“十三五”国家重点出版物出版规划项目

# 中国临床药物大辞典

## 中药饮片卷

总主编　余传隆　黄正明　修成娟
　　　　吴少祯　彭　成　熊方武
　　　　孙尚传
主　编　彭　成　黄正明

中国健康传媒集团
中国医药科技出版社

## 内容提要

中国临床药物大辞典(简称大辞典)是一部超大型医药类工具书,由中药成方制剂卷(中成药)、中药饮片卷和化学药卷组成。大辞典以近年来国内外医药发展信息为主线,结合我国新医改后临床用药和我国医药科技创新的要求,配合国家颁布的《国家基本药物目录》和《中华人民共和国药典》(2015年版)的实施,为临床医务工作人员以及从事药物研发、生产、经营、监管的人员全面、安全地应用药物提供可靠支持。

中药饮片卷,收载品种1003种,每味药设有异名、来源、产地、采收加工、炮制、性状特征、化学成分、药理毒理、药性、功能主治、临床应用、用法用量、成药例证、注意事项、贮藏等板块。该书以系统中药学相关理论思想为指导,以"品、质、性、效、用"多维评价为主线,多角度、多环节阐述中药饮片的安全、合理用药经验与方法,旨在为临床合理、安全、有效使用中药提供有益参考。附录部分从基础概念、认知过程、现代研究等方面介绍了系统中药学的主要内容。本书适合教学、科研、临床、管理、企业等方面人员参阅。

**图书在版编目(CIP)数据**

中国临床药物大辞典/余传隆,黄正明,修成娟等总主编

中国临床药物大辞典. 中药饮片卷/彭成,黄正明主编. —北京:中国医药科技出版社,2018.8

ISBN 978-7-5067-9887-7

Ⅰ.①中… Ⅱ.①彭…②黄… Ⅲ.①药物-中国-词典②饮片-中国-词典 Ⅳ.①R98-61②R283.3-61

中国版本图书馆CIP数据核字(2018)第010258号

**美术编辑** 陈君杞
**版式设计** 易维鑫

出版 **中国健康传媒集团**|中国医药科技出版社
地址 北京市海淀区文慧园北路甲22号
邮编 100082
电话 发行:010-62227427 邮购:010-62236938
网址 www.cmstp.com
规格 880×1230mm 1/16
印张 83½
字数 2206千字
版次 2018年8月第1版
印次 2018年8月第1次印刷
印刷 三河市万龙印装有限公司
经销 全国各地新华书店
书号 ISBN 978-7-5067-9887-7
**定价 525.00元**

# 中国临床药物大辞典

## 编　委　会

# 中国临床药物大辞典

## 中药饮片卷

## 编委会

| | | | | | | |
|---|---|---|---|---|---|---|
| 陈　林 | 陈　璐 | 陈丹丹 | 陈红梅 | 陈翠平 | 武　汀 | 欧　莉 |
| 畅洪昇 | 罗小蓉 | 罗妮妮 | 季宁平 | 岳美颖 | 周忆梦 | 周彦希 |
| 周莉江 | 周勤梅 | 郑　立 | 郑勇凤 | 赵　倩 | 赵　萱 | 赵思蕾 |
| 赵梦杰 | 赵嘉祺 | 胡　佳 | 胡婷婷 | 胡慧玲 | 侯飞侠 | 彦培傲 |
| 贺　抒 | 秦凡非 | 秦旭华 | 敖　慧 | 袁　岸 | 徐　升 | 徐世军 |
| 徐秋霞 | 徐菲飞 | 高　飞 | 高继海 | 郭　力 | 郭进秋 | 唐正伟 |
| 陶　陶 | 黄　珍 | 黄正明 | 黄史乐 | 曹丽梅 | 龚小红 | 龚新月 |
| 盛菲亚 | 康　敏 | 章津铭 | 梁耀月 | 续　艳 | 彭　成 | 彭　伟 |
| 彭　芙 | 董　艳 | 董世芬 | 董自亮 | 董艳红 | 蒋燕萍 | 傅　舒 |
| 傅超美 | 曾　锐 | 游　宇 | 谢　君 | 谢　欣 | 谢晓芳 | 蒙春旺 |
| 蒲忠慧 | 裴　瑾 | 裴文慧 | 廖　婉 | 廖春玲 | 熊　亮 | 熊秋韵 |
| 熊海霞 | 缪璐琳 | 潘　媛 | 潘晓丽 | 戴　宇 | 瞿　燕 | |

# 序

中华人民共和国成立60多年来，我国医药事业得到了迅速发展，已成为世界制药大国，正在向世界制药强国迈进。进入21世纪以来，随着医药科技的发展和高新技术的提升，国内外新药研发明显加快，新型创新药物，如靶向药物、生物药物层出不穷，上市新品种明显增多。在新时代、新形势下，面对我国医药发展成就和国内外研发上市医药新产品日益繁多的状况，为适应这一发展和深化改革的需要，编写一部新的医药类工具书，实在很有必要。

党和政府发出《"健康中国2030"规划纲要》，明确指出："共建共享、全民健康"是建设健康中国的战略主题。习近平总书记又着重指出：要把人民健康放在优先发展的战略地位，以普及健康生活、优化健康服务、完善健康保障、建设健康环境、发展健康产业为重点，加快推进健康中国建设，努力全方位、全周期保障人民健康，为实现"两个一百年"奋斗目标、实现中华民族伟大复兴的中国梦打下坚实健康基础。编纂《中国临床药物大辞典》(简称《大辞典》)，正是为了响应党和政府关于建设"健康中国"的号召和贯彻落实习近平总书记关于建设"健康中国"的重要指示精神，朝着习近平新时代开辟的道路阔步前进。

《大辞典》总的编写思路是：在党和国家大政方针和有关法律、法规的指引下，以"临床"为核心，以"质量"为生命线，着力于"创新"，使《大辞典》准确、全面、深刻地反映我国医药发展成就和近年来国内外医药发展动态与发展前景，保证《大辞典》内容具有先进性、科学性、全面性、权威性、新颖性和实用性。在具体指导思想上：按照"全、新、实、准、精"的要求；收载的品种要有法律和科学依据；要突破现有医药类工具书的"老框框"，不能照搬硬套，参考现有医药类工具书的优点，取其精华，弥补不足；丛书体例统一规范，浑然一体。

《大辞典》收载品种遵循的原则：首先，要有法律根据，要有国家批准文号，即有国药"准"字号的药品，才能收载；第二，《中华人民共和国药典》(简称《药典》)收载的品种，一律可以收载；第三，国外新药品种，必须是国外正式出版物(书刊)刊载和政府网络信息媒体公布并经政府部门正式批准生产和临床使用上市的品种，还要符合安全用药的要求，方可收载；第四，中药成方制剂中的针剂，收录范围为原国家食品药品监督管理总局批准生产并被相关标准收录的品种；第五，中药成方制剂和中药饮片组成成分如有有毒成分时，根据临床合理用药实际，确实对疾病治疗疗效显著的一些有毒成分制剂和饮片，在收载时加以“警示”，提醒医生注意安全合理用药。

《大辞典》从2009年9月开始酝酿策划，在充分探讨与制定出编写大纲、编写要求和样稿的基础上，2013年3月和2014年4月，先后由中国医药教育协会和成都中医药大学分别开始组织编写和参与编写工作，到2017年9月，历时8年时间，经过280多位编写人员的共同努力，按照总的目标和要求，圆满地完成了全书的编写任务。八年磨一剑，传世应无愧。

全书规模大、品种多、结构完整、层次分明、体例规范统一、内容完整，中西药编写方式自成体系、突出“临床”实用，并具有以下鲜明的特点。

1.“全”(即品种与栏目齐全)。表现在：①收载品种全。涵盖中华人民共和国成立60多年来研制生产的符合现行标准的所有品种；②涵盖所有用药类别，包括临床用药的中药成方制剂(中成药)、中药饮片和化学药；③品种栏目设置全，覆盖了临床用药须知的尽可能全的内容。中药饮片还特意介绍了部分饮片的产地、性状特征、优质饮片特征、化学成分等内容，力求全面实用。

2.“新”(即新内容多)。表现在：①总体结构新。由中药成方制剂、中药饮片和化学药形成三位一体的结构；②收载品种新。收载国内品种截止到2015年，收载的国外新药截止到2017年9月；③品种栏目设置新。化学药设有[CAS][ATC][用药警戒][孕期安全等级][临床新用]，中药设有[药物警戒]和[临床应用]等项目；④内容新。增加国家颁布的新品种和中药材GAP生产基地，并对国家公布的有关中成药不良反应等内容进行了修订和更新，参考文献收集到2016年。化学药增加许多药物的“新用途”，并根据近年来国家发布更改药品说明书的几十种函件，对涉及的药品，一一进行了相应更正。

3.“实”(即实用)。表现在：①内容全面、翔实、精准，并突出结合临床用药实践，可满足临床用药的需要；②品种齐全，覆盖病种面广；③新品种多(特别是化学药新品种多)，为一些疑难病症对症寻找新药进行有效治疗，提供了方便；④栏目设置实用。例如，化学药在附录中介绍了临床用药基本知识，中药饮片、中药成方制剂设置的[临床应用]栏目，突出了中医辨证论治和配伍特点等，对临床合理用药均起到指导作用。

4.“准”字(即准确)。编写人员对编写内容的准确性、科学性进行反复查对核实，力求为临床应用提供准确参考。

中药修正内容：①对中药成方制剂临床辨证应用和证候特点、西医病名进行了反复订正，力求体现中医理法方药一一对应的特点；②对药物的剂量、用药方式、用药指标等进行了核对，力求准确、全面；③对参考文献的题目、作者名、书刊名、起止页码进行了核对、修订；④对部分名词术语进行了规范；⑤收载品种均有国药“准字号”，并符合现行标准；⑥对容易出错的拉丁名进行了反复核对。

化学药修正内容：①在化学结构式、抗HIV干扰药物相互作用、某些译注所附的表格、药动学描述、药物治疗用途等方面都做了一一更正；②根据国家有关文件的规定，更正了一些药品名称和分类，如核糖核酸，过去不管来源如何，都统称核糖核酸，现在在书中根据来源写成核糖核酸Ⅰ(来源肝脏)、核糖核酸Ⅱ(来源胰脏)、核糖核酸Ⅲ(来源脾脏)。将胸腺肽$\alpha_1$改为胸腺法辛；③将一些“医学用语”和“语句”统一了“准确”写法，例如，将峰浓度改为峰值，谷浓度改为谷值，老年人、高龄、年老统改为老年人，联用、同用、并用统改为合用，心脏停搏、心脏骤停统改为心搏骤停等；④引用的内容和数据都有公开正式出版物的出处，具有真实性、准确性和可靠性；⑤收载的所有品种都有国药“准字号”，具有法律依据。

5.“精”（即精炼）。文字表达简洁明了，标题精炼，有概括性，主题突出，逻辑性较强。

《大辞典》是一部综合性的大型临床药物类工具书，经典实用，可供广大医务工作者，以及从事医药科研、生产、经营、教学、信息和监管人员使用和借鉴。

《大辞典》由中国医药教育协会组织，并会同成都中医药大学、开滦总医院、解放军302医院、湖北省中西医结合医院、北京中医药大学、包头医学院等单位联合编写而成。丛书在编写过程中，得到国家有关部门领导的关心和支持，特别是得到全国人民代表大会常务委员会原副委员长桑国卫院士的关心和支持，得到许多院士、专家和教授的关心和支持，得到中国医药科技出版社的大力支持和紧密配合，得到深圳信立泰药业股份有限公司和深圳得道健康有限公司的大力资助。在此，对以上领导、专家、单位以及所有参加编写、翻译和审稿的人员，一并表示崇高的敬意和衷心的感谢。

鉴于药学知识不断更新，药物品种不断增加，《大辞典》在编写过程中还存在一些疏漏或不足之处，敬请广大读者提出宝贵意见，以便在重印或再版时补充和修正。

《大辞典》已被列为“十三五”国家重点出版物出版规划项目，我们感到万分高兴，深受鼓舞。让我们不忘初心，牢记使命，不辜负党和国家的重托，以科学的态度和创新的精神，高质量地完成一部高水平的经典之作，为我国的医药保健卫生事业、为人类健康做出贡献。

**余传隆**

**2017年12月10日**

# 前 言

近年来，随着人类社会和医学模式的变革，疾病谱的改变、药物滥用导致毒副作用的不断加剧，在世界范围内掀起了回归自然的高潮。中医药作为中华民族医药宝库的瑰宝，受到了世界人民的青睐。中药是西方医药学传入我国后，人们对我国传统药物的称呼；是在中医药理论指导下，具有独特的理论体系和应用形式，充分反映了我国自然资源及历史、文化等方面若干特点的药物。中药临床应用的形式，主要是饮片和中药成方制剂。饮片是由中药材制成的片状、块状、丝状或段节形状的加工炮制品，可以用以制备各种制剂或直接服用，是临床处方用药的基本形式。

由于我国幅员辽阔、地形复杂、气候多态，中药资源丰富，中医流派众多，不同地区、不同学术流派的医家临床使用中药饮片，有所不同；目前，《中华人民共和国药典》(2015 年版)收载药材与饮片 618 种，普通高等医药院校《临床中药学》教材及《临床用药须知》等临床医师、临床药师的案头书籍，收载中药饮片，一般只有 500～600 多种，尚不能满足临床应用的需要。而中药饮片品种繁多，临床有效、安全、合理使用，必须有所遵循。为了适应现代医药的发展和临床用药的需要，由成都中医药大学牵头，组织北京中医药大学、解放军 302 医院、四川大学、香港大学、澳门大学、包头医学院、陕西中医药大学、成都医学院、锦州医科大学等单位 190 余位专家、学者，编写了《中国临床药物大辞典·中药饮片卷》。

《中国临床药物大辞典·中药饮片卷》分正文、附录和索引三部分。正文重点介绍了中药饮片【异名】【来源】【产地】【采收加工】【炮制】【性状特征】【化学成分】【药理毒理】【药性】【功能主治】【临床应用】【用法用量】【成药例证】【注意事项】【贮藏】【参考文献】十六个栏目的内容；附录包括系统中药学和医学名词缩略词表。其中，系统中药学主要介绍了系统中药学的基本概念、认知过程、现代研究，以便更好地理解正文体例中所蕴含的学术理念；索引即分别为笔画索引和拉丁名索引，便于查阅。本书有三大特点：①指导思想新。在系统中药学思想指导下，以“品、质、制、性、效、用”多维评价为主线，多角度多环节阐述中药饮片安全合理用药的经验与方法，旨在为临床合理、安全、有效使用中药饮片提供准则；②收录品种全。收载品种不仅力求全面，已达 1003 个，而且必须有据，品种源于历版《中华人民共和国药典》和中华人民共和国境内省、直辖市、自治区中药饮片标准。各栏目论述有据，引用研究成果真实可靠；③使用范围广。首次按照系统中药学“品、质、制、性、效、用”的学术思想，系统介绍中药药材与饮片，且将最新的研究成果、国家标准、GAP基地信息等收入书中，体现了“医药结合、系统中药、明理致用”的学术理念，可供教学、科研、临床、管理、商贸、企业等方面的人员阅读使用，适用面广。

本书编写过程中，成都中医药大学彭成、傅超美、裴瑾、郭力、邓赟、敖慧等编写了827味中药饮片，北京中医药大学孙建宁等编写了88味中药饮片，解放军302医院黄正明、包头医学院杨玉梅等编写了88味中药饮片。其中，成都中医药大学彭成在附录中介绍了“系统中药学”的基本概念、认知过程和现代研究，敖慧、蒲忠慧编写了拼音目录、笔画索引和医学名词缩略词表，周彦希编写了拉丁名索引。成都中医药大学敖慧、董艳、杨敏、秦旭华、刘贤武、张若琪、郑立、马川、余蕾、王晶、周忆梦、黄史乐、邓婧、朱晓燕、高继海、万惠、李俊玲、李娜、杨昆、徐升、郭静秋、陶陶、龚新月、廖春玲、苏海国、方成鑫、刘宇、丁兴杰、陈丹丹、张世洋、刘美辰、王月、冯五文，四川大学彭芙，锦州医科大学代春美等参加了统稿工作。在此对他们一并表示衷心感谢。

尽管我们在编写过程中竭尽所能，但由于内容多，时间仓促，加之近年来中药学发展较快，因此本书难免有疏漏之处，恳请各位专家、同道、读者提出宝贵意见，以便今后修改、补充、完善。

彭　成

**2017年10月于成都**

# 凡例

一、本卷共1册。分正文、附录和索引三部分。正文共收载药物1003种,按拼音顺序排列。附录包括系统中药学、医学名词缩略词表,索引包括笔画索引、动植矿物拉丁名索引。

二、正文部分以中药的正名为辞目,下设【异名】【来源】【产地】【采收加工】【炮制】【性状特征】【化学成分】【药理毒理】【药性】【功能主治】【临床应用】【用法用量】【成药例证】【注意事项】【贮藏】【参考文献】。资料不全者从略。

1. **正名** 采用《中华人民共和国药典》(2015年版)和部颁标准名称。拼音与之同。

2. **异名** 正名以外药物名称,包括药物原用名、别名、地方名等。有出处的写上出处,出处按年代排序,不限于药学著作。有的药物异名因摘自《中华本草》《中药大辞典》等大型本草著作,故没有明确写出出处。

3. **来源** 包含药材原动、植、矿物名,原动植物科、拉丁名,动植物、矿物的药用部位等。多基原的品种,按照药物品种的主次分列叙述。原则以最新权威标准为准。如品种为多版药典收载且基原不同,以最新版本为准。如品种为多版药典和其他标准收载且基原不同,以最新药典为准。

4. **产地** 介绍药材为野生资源还是栽培品种。根据原药材的生产实际情况及药材基地的变化情况编写,介绍药材的产地,突出道地药材的优势。并指出"珍稀濒危"品种和原国家食品药品监督管理总局颁布的GAP基地。

5. **采收加工** 根据动植物生长规律,介绍合理的采集时间和方法、采收加工的注意事项、产地的加工技术等。

6. **炮制** 介绍炮制规范。原则以《中华人民共和国药典》和部颁、局颁标准为主。

7. **性状特征** 介绍形、色、气味与品质优劣。

8. **化学成分** 简要介绍化学成分大类、主要药效物质、《中华人民共和国药典》(2015年版)质量控制标准。

9. **药理毒理** 主要介绍与功效主治有关的药理、毒理、药动学研究成果。

10. **药性** 与《中华人民共和国药典》及部颁标准、《中华本草》、《中药大辞典》等大型本草著作一致。

11. **功能主治** 与《中华人民共和国药典》及部颁标准一致。

12. **临床应用**

(1) 临床常用 尊重临床实践，介绍临床传统应用方法。

(2) 临床新用 介绍权威杂志刊登的治疗现代疾病的应用。

13. **用法用量** 与《中华人民共和国药典》及部颁标准一致。

14. **成药例证** 介绍饮片作为主要药味的3～5个成药及其组成、功效主治，并附上出处。

15. **注意事项** 介绍妊娠禁忌、配伍禁忌、安全用药方法等。

16. **贮藏** 与《中华人民共和国药典》及部颁标准一致。

17. **参考文献** 引用文献出处。

三、索引

1. **笔画索引** 此索引中每一饮片对应的数字为此饮片的序号。

2. **拉丁名索引** 此索引中每一拉丁名对应的数字为相应饮片的序号。

# 致　谢

《中国临床药物大辞典》得以顺利出版，得到了深圳信立泰药业股份有限公司和深圳得道健康有限公司的大力资助。在此，表示最诚挚的感谢。

深圳信立泰药业股份有限公司是一家集医药和医疗器械研发、生产、销售于一体的综合性医药上市集团，在国内上市公司中位列前10名。近年来，公司被评为国家火炬计划重点高新技术国家级创新型试点企业，公司技术中心被认定为国家级企业技术中心，是国内医药企业中自主创新能力最强的企业之一。公司先后荣获“福布斯亚洲中小上市企业200强”“中国化学制剂类上市企业核心竞争力排行榜10强”“中国最具竞争力医药上市公司20强”“中国医药工业百强(2015年排行榜57位)”等多项殊荣。《中国临床药物大辞典》的出版符合“健康中国2030”规划纲要的精神要求，是临床用药方面的重要文献和参考资料，具有重要的实用性和借鉴性。深圳信立泰药业股份有限公司在发展壮大的同时，也致力于社会福利事业和文化出版事业的发展，特别对列入“十三五”国家重点出版物出版规划项目的《中国临床药物大辞典》的编纂出版给予了高度的重视和大力支持与资助，该公司将继续秉承为人民健康服务的理念，发挥现有产品和研发的竞争优势，完善具有自主知识产权产品为主的心脑血管类药物产业链，建立以医疗产品为主的生物医疗产业链，并积极发展创新生物医药产品，进一步加强在生物医药技术、人才和科研的投入，为中国医药事业的发展做出自己的贡献。

深圳得道健康有限公司孙尚传总经理心系中医药事业，把大部分精力投入到中医中药产业当中，相继投入大量资金建立中药种植基地，创办中药厂，开设中医堂，资助《中国临床药物大辞典》的编纂出版，成立哲理与中医药现代化研究会等，为发展我国医药事业做出了重要的贡献。

**中国临床药物大辞典编委会**

**2017年12月27日**

# 目 录

## D

**E**



**F**



**G**

**H**

**J**



**K**

**L**

## S

T



W

**X**



**Y**

## Z

# A

## 1　阿尔泰狗娃花

A'ertaigouwahua

**【异名】**　铁杆蒿(《野菜博录》《植物名实图考》)(我国古书中所载铁杆蒿可能是此种,在某些著作中常被误用于他种他属),巴嘎-浩您-奴敦-其其格(《认药白晶鉴》),鲁格冲、阿拉泰因-宝绒黑、阿拉泰因-敖敦-其其格(《无误蒙药鉴》《蒙药学》),阿尔泰紫菀。

**【来源】**　为菊科植物阿尔泰狗娃花 *Heteropappus altaicus* (Willd.) Novopokr.的干燥头状花序。

**【产地】**　多为野生品。主要分布于我国西北、华北、东北各地,中亚、蒙古及西伯利亚亦有分布。

**【采收加工】**　夏、秋二季采摘头状花序,去总苞片,阴干。

**【炮制】**　采收后阴干,用时取出捣碎使用。

**【性状特征】**　干燥花序呈不规则球形,直径0.5～1cm,总苞片2层,长3～6mm,外层者稍长,灰绿色,条形或条状披针形,边缘膜质,具舌状花一轮,花冠淡蓝紫色,长1～1.5cm,宽约1mm;中央管状花,多数,黄色,长约6mm。花冠常脱落,冠毛浅红棕色。气微香,味苦。以花朵大、花丝长、无破碎者为佳。

**【化学成分】**　阿尔泰狗娃花主要含有萜类、黄酮类、微量元素等。

**【药性】**　甘、苦,凉、轻、糙、淡。

**【功能主治】**　杀“黏”,清热,解毒,排脓止咳。用于瘟疫,麻疹,猩红热,血热,毒热,“宝日”热。

**【临床应用】　临床常用**

(1) 胃热,血热　本品味甘苦,性凉,具有清热燥湿功效。用于治疗胃热,血热。常配伍胡黄连、蒲公英、漏芦花、丹参、吉勒泽、土木香,如《蒙药志》七味土木香汤。

(2) 天花　本品味甘性凉,具有清热解毒功效。常与葶苈子、砾玄参配伍,治疗天花,如《蒙医金匮》三味狗娃花汤。

**【用法用量】**　6～9g。

**【贮藏】**　置阴凉干燥处。

(邱敏　杨玉梅)

## 2　阿拉伯胶

Alabojiao

**【异名】**　艾热比依力蜜(《拜地依药书》),撒额、撒阿因、三额、三额阿刺必(《回回药方三十六卷》),赛蜜格艾热比、赛蜜格拜布里、滚地克开尔(《明净词典》)。

**【来源】**　为豆科植物阿拉伯胶树 *Acacia Senegal* Willd.及其同属他种植物收集渗出并凝结成泪滴状,除去杂质的干燥树胶。

**【产地】**　多为栽培品。主要分布于巴基斯坦、中国台湾、非洲、阿拉伯、印度等地。

**【采收加工】**　2～3月间,选择树龄在6～7年者,于干皮上用利刀横切,在砍伤处剥去老皮(留下韧皮部)长2～3cm,宽2～3cm,经2～3星期后,在其伤痕处即有树胶凝集,刮取,在阳光下晒干。

**【炮制】**　将采集的树胶混合、过滤、漂白、杀菌、喷雾干燥后,可直接使用,或制成阿拉伯胶粉。

**【性状特征】**　树胶呈圆形的颗粒或多角形的碎块,大小不等,无色或淡黄色半透明。以颜色呈琥珀色,且颗粒大而圆者为佳。

**【化学成分】**　阿拉伯胶主要含有多糖和蛋白质。

**【药性】**　淡,平。

**【功能主治】**　化痰止咳,止血止泻,利咽清音,补肠健胃。用于咳嗽咳痰,痰中带血,咽喉不利,声音嘶哑,肠胃虚弱,腹泻痢疾。

**【临床应用】 临床常用**

(1) 咳嗽胸痛,咽燥音哑 本品具有化痰止咳功效,适量含于口内可治疗咳嗽胸痛,肺部生疮,咽燥喑哑;也可与大枣、罂粟壳、甘草、蜀葵子、黄瓜子、巴丹仁等配伍,用于热性感冒咳嗽及呼吸道感染引起的咽喉不利,声音嘶哑(《药物之园》)。

(2) 腹泻 本品能机械防护胃肠脏器黏膜损伤,可止泻,收敛,补肠健胃;研末冲服可治疗肠胃虚弱,腹泻痢疾、胃肠黏膜损伤(《药物之园》)。

(3) 内脏出血,痰中带血 本品具有止血功效,与适量玫瑰花油配伍可治疗内脏出血;若痰中带血,可与鲜牛油或鲜山羊乳同服 3～7d 即可(《药物之园》)。

**【用法用量】** 1～3g。

**【成药例证】**

**1. 热感赛比斯坦颗粒(《卫生部药品标准·维吾尔药分册》)** 药物组成:阿拉伯胶、破布木果、大枣、罂粟壳、甘草、蜀葵子、黄瓜子、巴丹仁、罂粟子、甘草浸膏。

功能主治:清除异常胆液质,止咳,化痰。用于热性感冒咳嗽,呼吸道感染。

**2. 止血开日瓦片(《卫生部药品标准·维吾尔药分册》)** 药物组成:阿拉伯胶、石榴花、琥珀、玫瑰花、蚤状车前子、香没药树子、亚美尼亚红土、血竭、西黄芪。

功能主治:收敛,止血,止泻。用于异常体液所致的各种出血症(胃肠出血、便血、尿血)及慢性腹泻。

**【注意事项】** 阿拉伯胶对肛门有害,并可引起便秘,若有便秘、腹部剧痛等现象出现应及时服用西黄芪胶、玫瑰花糖浆或檀香,尤其以西黄芪胶为宜。

**【贮藏】** 置干燥处。

(邱敏 杨玉梅)

## 3 阿里红

Alihong

**【异名】** 落叶松茸(《新疆中草药手册》)。

**【来源】** 为多孔菌科真菌药用层孔菌 *Fomes officinalis* (Vill.ex Fr.) 的干燥菌体。

**【产地】** 多为野生品。主要分布于我国的新疆、内蒙古、黑龙江、吉林、辽宁等地,前苏联、蒙古、朝鲜、日本等地亦有分布。

**【采收加工】** 四季均可采收,但以春秋二季为好,采收后干燥。

**【炮制】** 除去粗皮,晒干或搓碎。

**【性状特征】** 子实体呈马蹄形或不规则的瘤状,与树干的着生面扁平,大小不等,直径 8～30cm。表面淡黄色或灰棕色,常较粗糙,同时可见同心环带或不规则裂隙,边缘钝。菌管多层,圆形,有时脱落,菌体内部白色或淡黄色,折断时有粉尘飞出。菌肉软,石棉样。气微,味苦,有的微甜。

**【化学成分】** 阿里红主要含有三萜类、甾体类、黄酮类及多糖等。

**【药理毒理】**

**1. 增强免疫力** 阿里红多糖 20、40、80mg/kg 灌胃给药 14d,可使小鼠抗体分泌细胞数量、功能及抗体水平、DTH 以及胸腺指数明显增加,还可以增强小鼠腹腔巨噬细胞吞噬功能以及血清溶菌酶含量[1]。

**2. 抗氧化** 阿里红多糖 20、40、80mg/kg 灌胃给药 14d,可明显增强小鼠心脏、肝脏、肾脏中 SOD 活性,降低心脏、肝脏、脾脏、肾脏中 MDA 含量。体外实验,阿里红多糖有清除氧自由基的作用,其中对 $O^{2-}\cdot$ 清除的 $IC_{50}$ 为 $3.866\times10^{-6}$ g/ml,对多种活性氧总和清除的 $IC_{50}$ 为 $1.668\times10^{-3}$ g/ml[2]。

**3. 抗肿瘤** 阿里红多糖 50、100、200mg/kg 灌胃给药 7d,可抑制小鼠 $S_{180}$ 的生长,并且可增加小鼠胸腺、脾脏重量[3]。

**4. 安全性评价** 阿里红提取物小鼠灌胃的 $LD_{50}$ 为 6.31g/kg,平均可信区间为 5.98～6.64g/kg。给药后小鼠活动减少,皮肤发绀,呼吸急促,死亡小鼠解剖发现胃胀气、胃肠充血扩张[4]。

**【药性】** 二级干,一级热。

**【功能主治】** 清泻复合性异常黏液质,黑胆质及胆液质,软化黏稠体液,消散寒气,解毒通滞。用于各种复合性异常黑胆质和黏液质以及胆液质所致黄疸,肝脾肿大,尿闭,闭经,咳喘,咯痰不爽,吐血肠疾。

**【临床应用】 临床常用**

(1) 咳嗽 本品具有温肺化痰,降气平喘功效,常与甘草配伍治疗咳嗽(《新疆中草药手册》)。

(2) 胃痛,胃酸过多　本品活血消肿,祛风除湿,单味药物水煎可治疗胃痛和胃酸过多(《新疆中草药手册》)。

(3) 尿路结石,淋证　本品具有利尿功效,与缬草配伍常用于治疗尿路结石与肾炎(《中华本草》)。

(4) 风湿痹证　本品祛风除湿,活血消肿,常与刺糖配伍治疗风湿痹证(《新疆中草药手册》)。

(5) 咽喉肿痛、牙龈肿痛　本品温肺化痰,活血消肿,单味药煎水含漱可治疗咽喉肿痛、牙龈肿痛(《中华本草》)。

(6) 毒蛇咬伤　本品可解蛇毒,搓成细末醋敷患处可治疗毒蛇咬伤(《新疆中草药手册》)。

**【用法用量】** 3～9g。

**【成药例证】**

**1. 止痛努加蜜膏(《卫生部药品标准·维吾尔药分册》)** 药物组成:诃子肉、毛诃子肉、余甘子、西青果、盒果藤、欧亚水龙骨、菟丝子、薰衣草、阿里红、铁力木、欧缬草、豆蔻。

功能主治:清除异常胆液质,止咳,化痰。用于热性感冒咳嗽,呼吸道感染。

**2. 驱白派甫云片(《卫生部药品标准·维吾尔药分册》)** 药物组成:阿里红、穆库没药、波斯阿魏、药西瓜、芦荟。

功能主治:清除异常黏液质,温肤,止痛。用于白热斯(白癜风),瘫痪,面瘫,关节骨痛。

**【贮藏】** 置通风干燥处。

**【参考文献】** [1]乌利娅·伊明,帕丽达·阿不力孜,白丽,等.阿里红多糖对小鼠免疫功能的影响[J].新疆医科大学学报,2003,26(6):563-565.

[2]依巴代提·依乎提,玛依努尔·吐尔逊,苏巴提·吐尔地,等.阿里红多糖对氧自由基的清除作用[J].新疆医科大学学报,2006,29(1):15-17.

[3]郭淑英,冯波,孙雪松,等.阿里红多糖的提取工艺研究及抗肿瘤作用初探[J].中国卫生检验杂志,2010,20(9):2191-2193.

[4]安宾,陈常春,李治建,等.阿里红提取物急性毒性实验研究[J].中国中医药科技,2011,18(6):502-504.

(邱敏　杨玉梅)

## 4　阿莫尼亚脂

Amoniyazhi

**【异名】** 兀沙吉、兀折吉(《回回药方三十六卷》),欧谢基,欧谢克,康都尔(《名净词典》)。

**【来源】** 为伞形科植物阿莫尼亚胶草 *Dorema ammoniacum* D.Don.的树脂。

**【产地】** 多为野生品。主要分布于伊朗、土耳其、阿富汗等西亚或中亚国家,西伯利亚也有分布。

**【采收加工】** 春末夏初盛花期至初果期,割伤颈部,收集渗出的乳状树脂,阴干,密闭保存。

**【性状特征】** 树脂呈淡黄色滴乳状或节状团块,直径0.5～3cm,放置色泽变深。冷时变脆,热之软而黏,但不融化。新鲜破碎面,呈乳白色至淡棕色,略带蜡样光泽。气特异,味苦而辛。

**【化学成分】** 阿莫尼亚脂主要含有蜡、萜类、挥发油等。

**【药性】** 一级热,二级干。

**【功能主治】** 散寒气,燥寒湿,软坚通便,抽泻机体深层异常体液,开通肝脾闭阻。用于寒性关节痛疼,关节僵硬,肌肤硬肿,腋下及颈部淋巴结核,久咳痰多,面色无华;与他药配用治疗癫痫,瘫痪,类风湿关节炎。

**【临床应用】 临床常用**

(1) 脾脏硬　本品可消肿止痛,开通肝阻,软坚散结,常配伍柽柳实、白胡椒、毛甘松、欧细辛用于治疗脾脏硬化等证,如《阿日甫验方》库日斯欧谢克片。

(2) 脉道阻塞　本品能散气通阻,软坚散结等。临床用于治疗各种脉道阻塞,各种坚硬结块等(《白色宫殿》)。

(3) 肢体麻木　本品能开通肝阻,溶化结石,温脑除癫,强筋健肌,增强知觉等。临床常用于治疗肝脏阻滞,肾脏结石,脑寒癫痫,瘫痪,肢体麻木等(《拜地依药书》)。

(4) 白癜风　本品能清除黏液质,除癣止痒,祛斑生辉等。治异常黏液质增多,各种癣疹,白斑,黑斑等(《药物之园》)。

**【用法用量】** 1～2g。外用适量。

**【注意事项】** 内服过量可引起尿血。对肾病和胃病有害,矫正药肾病者为神香草,胃病者为小茴香。

**【贮藏】** 干燥密闭贮藏。

(邱敏　杨玉梅)

## 5 阿纳其根

Anaqigen

**【异名】** 阿吉而哈而哈(《回回药方三十六卷》),欧都里·开日合、比合·台尔混·库依(《拜地依药书》)。

**【来源】** 为菊科植物罗马除虫菊 *Anacyclus pyrethrum* (L.) DC.的干燥根。

**【产地】** 多为野生品。主要分布于北非或欧洲南部,我国新疆亦有分布。

**【采收加工】** 于秋季挖取地下根,洗净,晒干。置阴凉干燥处。

**【性状特征】** 根呈圆柱形或长圆锥形,有的呈枯骨状,长5~15cm,直径0.5~2cm。表面黄棕色至灰棕色,有明显的纵沟及少数侧根痕,有的可见网状皱纹。根头部稍膨大,有的有残存的叶基纤维。质较坚硬,折断面皮部棕色,木部棕黄色。气味芳香而特异、微有刺激感,味辛辣而麻舌。

**【化学成分】** 阿纳其根主要含有挥发油、有机酸、生物碱、醌类、黄酮类、强心苷类、氨基酸、糖类等。

**【药性】** 三级干热。

**【功能主治】** 清除异常黏液质,开滞止痛。用于异常黏液质所致瘫痪、面瘫、震颤、麻痹、舌重久咳;调油外擦肌肤,用于发汗退烧;外擦颊项,用于暖脑,阻止乃孜来;外擦阴部,用于寒性阳弱,射精困难。

**【临床应用】 临床常用**

(1) 汗液不出　本品具有发汗退烧功效,常研成细粉,与橄榄油调配制成敷剂外敷肤表,治疗汗液不出,发热(《晒尔赫艾里卡农》,即《注医典》)。

(2) 骨节松弛,筋肌抽搐　本品味辛性热,单味药材煎汤,外洗患处或制成油剂擦于患处按摩,可治疗骨节松弛,肌筋抽搐(《晒尔赫艾里卡农》,即《注医典》)。

(3) 寒性牙痛,牙齿松动　本品开滞止痛,单味药材煎汤漱口可治疗寒性牙痛,牙齿松动(《药物之园》)。

(4) 瘫痪震颤　本品具可清除异常黏液质,开滞止痛,单味药材含服可治疗瘫痪震颤(《拜地依药书》)。

(5) 关节炎,关节疼痛　本品祛湿驱寒,消炎止痛。常与除虫菊根、橄榄油配伍,治疗湿寒性肌肉松弛,关节炎,关节疼痛。如《医学大全》热维改尼·阿克尔·开尔哈油(小)。

(6) 性欲减退　本品祛寒壮阳。常与除虫菊根、肉桂、麝香、阿片配伍使用,治疗阳痿精少,性欲减退。如《医学大全》热维改尼·阿克尔·开尔哈油(大)。

**【用法用量】** 1g。

**【成药例证】**

**1. 克比热提片(《卫生部药品标准·维吾尔药分册》)** 药物组成:硫黄、阿拉伯胶、阿纳其根、硇砂、茯苓。

功能主治:清理血液。用于疥疮,淋巴结核,肛瘘,各种皮肤癣。

**2. 驱白马日白热斯丸(《卫生部药品标准·维吾尔药分册)** 药物组成:金钱白花蛇、湖娃、阿纳其根、蛤蚧、水菖蒲、全蝎、乳香、马钱子(制)、司卡摩尼亚脂、芦荟、西红花。

功能主治:清理浊血,理气止痛。用于白热斯(白癜风),斯立(结核),皮肤病,各种肿疮。

**【注意事项】** 对肺脏有害,矫正药为西黄芪胶。

**【贮藏】** 置阴凉干燥处。

(邱敏　杨玉梅)

## 6 阿魏

Awei

**【异名】** 熏渠(《新修本草》),阿虞、形虞(《酉阳杂俎》),哈昔泥(《本草纲目》),五彩魏(《中药志》),臭阿魏(《新疆中草药手册》)。

**【来源】** 为伞形科植物新疆阿魏 *Ferula sinkiangensis* K.M.Shen 或阜康阿魏 *Ferula fukanensis* K.M.Shen 的树脂。

**【产地】** 多为野生品。其道地产区为新疆阿勒泰、喀什、伊犁、阜康、托里。

**【采收加工】** **割取法**　春末夏初盛花期至初果期,分次由茎上部往下斜割,收集渗出的乳状树脂,每次待树脂流尽后再割下一刀,一般割3~5次,将收集的树脂置于容器,放通风干燥处,除去多余水分。

**榨取法** 于春天挖出根部，洗去泥沙，切碎，压取汁液，置于容器中，放通风干燥处，蒸去多余水分。

**【性状特征】** 树脂呈不规则的块状和脂膏状。颜色深浅不一，表面蜡黄色至棕黄色。块状者体轻，质地似蜡，断面稍有孔隙；新鲜切面颜色较浅，放置后颜色变深。脂膏状者黏稠，灰白色。具强烈而持久的蒜样特异臭气，味辛辣，嚼之有灼烧感。以块状、气味浓、端面乳白色稍带红色、无杂质者为佳。

**【化学成分】** 阿魏主要含有挥发油、香豆素和苯丙素类等。阿魏的挥发油是其主要药理活性成分。《中华人民共和国药典》2015 版规定，本品药材含挥发油不得少于 10.0%(ml/g)。

**【药理毒理】**

**1. 抗早孕** 阿魏水煎液 1∶1000 宫腔内注射，引起豚鼠子宫强烈收缩。阿魏提取物 180mg/kg 灌胃给药，每日 2 次，连续 3d，对小鼠妊娠早期(7d) 终止率为 100%，对妊娠中期(11d) 终止率为 92%[1]。

**2. 保肝** 阿魏水煎液 150mg/kg 每周 5 次灌胃给药，一个月后能显著减轻小鼠肝脏虫卵肉芽肿，降低肝纤维化程度[2]。

**3. 杀虫** 阿魏水煎液及其有效成分在 0.3125g/L 时，72h 即杀死 95%以上的钉螺，5min 即可杀死 95%以上的血吸虫毛蚴[3]。

**4. 抗菌** 1.25%、2.5%、5%、10%的阿魏胶醇浸剂、胶水煎剂、粉醇浸剂和阿魏酚水煎剂，对奇异变形杆菌抑菌效果较好，抑菌直径均在 7.0～9.5mm 之间；10%的阿魏胶醇浸剂、粉醇浸剂对金黄色葡萄球菌和粪肠球菌抑菌直径达到 9.0～11.0mm[4]。

**5. 抗过敏、平喘** 阿魏挥发油 50mg/kg 腹腔注射 30min 后，对小鼠被动型皮肤过敏反应、大鼠颅骨骨膜肥大细胞的脱颗粒百分率及兔 Arthus 反应都有一定的抑制作用；50mg/kg 灌胃给药，对 1%卵蛋白诱发的豚鼠哮喘有平喘作用。体外实验，阿魏挥发油 6、12、20μg/ml 可明显抑制卵蛋白诱发的致敏兔回肠的最大收缩反应[5]。

**6. 调节免疫功能** 阿魏原汁 98、496mg/kg 灌胃给药 8d，能明显抑制 Swiss 小鼠血清溶血素的生成，还能抑制致敏红细胞引起的 Swiss 小鼠血清溶血素生成，以及致敏红细胞引起的 Swiss 小鼠迟发型超敏反应[6]。

**7. 抗炎、降低毛细血管通透性** 阿魏原汁 90、650mg/kg 灌胃给药 3d，对角叉莱胶引起的小鼠足跖肿胀有抑制作用；34、240mg/kg 灌胃给药 3d，能抑制兔皮肤毛细血管通透性[6]。

**8. 抗肿瘤** 阿魏乳剂 2.7mg/只腹腔注射 7d，对小鼠肉瘤 S180 有一定抑制作用[7]。

**9. 抗溃疡** 阿魏挥发油 0.2、0.1、0.05ml/kg，多糖 300、150、75mg/kg，树胶 300、150、75mg/kg，分别灌胃给药 7d，可使幽门结扎胃溃疡大鼠胃液 pH 升高、胃蛋白酶活性降低、溃疡指数降低[8]。新疆阿魏原汁 92、460mg/kg 灌胃给药 7d，对大鼠应激性胃溃疡有抑制作用；460mg/kg 灌胃给药 5d，对阿司匹林引起的大鼠胃溃疡有明显抑制作用[9]。

**【药性】** 苦、辛，温。归脾、胃经。

**【功能主治】** 消食，化癥，散痞，杀虫。用于肉食积滞，瘀血癥瘕，腹中痞块，虫积腹痛。

**【临床应用】** **临床常用**

(1) 肉食积滞 本品具有消积化滞之功，且长于消化肉食积滞，与山楂、黄连、连翘同用，可治疗肉食停积，胃呆不纳，如阿魏丸(《证治准绳》)。

(2) 痞块，癥瘕 本品苦泄，辛散，温通，有消痞散癥功效，与白芥子、白术、三棱、莪术等配伍，可治疗腹中痞块，瘀血癥瘕，如(《何日中手集》) 所载；亦可与雄黄、肉桂、乳香、没药、血竭等同用，制成硬膏外敷，如阿魏化痞膏。

**【用法用量】** 1～1.5g，多入丸、散和外用膏药。

**【成药例证】**

**1. 阿魏化痞膏(《中华人民共和国药典》2015 年版)** 药物组成：阿魏、香附、厚朴、三棱、莪术、当归、生草乌、生川乌、大蒜、使君子、白芷、穿山甲、木鳖子、蜣螂、胡黄连、大黄、蓖麻子、乳香、没药、芦荟、血竭、雄黄、肉桂、樟脑。

功能主治：化痞消积。用于气滞血凝，癥瘕痞块，脘腹疼痛，胸胁胀满。

**2. 阿魏麝香化积膏(《卫生部药品标准中药成方制剂·第二册》)** 药物组成：阿魏、麝香、透骨草、千年健、钻地风、川牛膝、杜仲、附子、当归、防风、高良姜、甘草、川乌、草乌、白芷、穿山甲、细辛、肉桂。

功能主治：化痞消积，追风散寒，活血祛瘀。用于虚寒痞块，肚腹饱胀，腰腿疼痛，筋骨麻木，脾湿胃寒，妇女血寒，行经腹痛。

【注意事项】 孕妇禁用。

【贮藏】 密闭，置阴凉干燥处。

【参考文献】 [1]杨宗孟，王耀庭，吴纯清，等.中药阿魏抗生育的动物实验观察小结[J].吉林中医药，1982，(4)：42-43.

[2]田洁，赵红梅.阿魏减轻小鼠血吸虫肝纤维化试验[J].中兽医医药杂志，2009，28(4)：37-38.

[3]李继雯，赵红梅.新疆阿魏杀灭钉螺及血吸虫毛蚴的研究[J].中兽医医药杂志，2007，(4)：17-19.

[4]罗洋，赵红琼，姚刚，等.新疆阿魏对五种细菌的抑菌作用初探[J].中兽医医药杂志，2007，(5)：33-34.

[5]张洪泉，胡坚.新疆阿魏抗过敏的药理作用[J].中药通报，1986，11(8)：49-52.

[6]叶尔波，刘发，熊元君，等.新疆三种阿魏的抗炎与免疫抑制作用[J].西北药学杂志，1993，8(2)：72-75.

[7]刘发，李观海.新疆产中草药抗肿瘤作用的筛选研究[J].新疆医学院学报，1980，(1)：23-27.

[8]李晓瑾，姜林，帕丽达.新疆阿魏抗溃疡作用组分筛选研究[J].中国现代中药，2007，9(10)：8-10.

[9]熊元军，刘发，叶尔波，等.新疆三种阿魏对肠道作用的比较[J].新疆医学院学报，1993，16(4)：300-302.

（邱敏　杨玉梅）

## 7　阿育魏果

Ayuweiguo

【异名】 难花、囊花、可木你(《回回药方三十六卷》)，开木尼木鲁克(《拜地依药书》)，那尼华、艾吉瓦引(《药物之园》)，阿育魏实。

【来源】 为伞形科植物糙果芹 *Trachyspermum ammi* (L.) Sprague 干燥成熟果实。

【产地】 多为栽培品。其道地产区为新疆的和田、喀什等地区。

【采收加工】 6月果实成熟时采收，除去杂质，晒干。

【性状特征】 果实为双悬果，呈卵圆形或广卵形，略扁，长约2mm，直径1.5～2mm；表面浅灰棕色或灰黄绿色，顶端残留有小突起的花柱基，圆锥形，基部有时带有纤细的果柄。分果呈长卵形，纵肋线5条，肋间凹陷处色泽较浓，表面密被乳突状毛，接合面平坦，中部色稍深。横切面略呈钝五角形。具特异香气，味辛。

【化学成分】 阿育魏果主要含有挥发油、黄酮类等。阿育魏果的挥发油是其主要药理活性成分。

【药理毒理】

**1. 激活酪氨酸酶** 阿育魏果乙酸乙酯提取物5、10、15g/L时，对酪氨酸酶激活动力学参数 $K_m$ 分别为0.4、0.28、0.19mmol/L，$V_m$ 分别为58.82、34.48、58.82μmol/L，具有较好的酪氨酸酶激活作用[1]。

**2. 清除氧自由基** 阿育魏果总黄酮在0.025～0.5mg/ml范围内，可以有效清除·OH、$O^{2-}$·、$NO_2$·、DPPH·、$ABTS^+$·，随浓度增加，清除能力增强，存在较好的量效关系[2]。

**3. 抗炎** 阿育魏果0.5、0.25g/kg灌胃给药7d，可有效减轻二甲苯所致小鼠耳廓肿胀[3]。

**4. 安全性评价** 阿育魏果水提物小鼠最大给药量为20.0g/kg(相当于352.4g生药/kg)，相当于人日用量的3520倍[3]。

【药性】 三级干热。

【功能主治】 燥寒湿，散寒气，消积食，排结石，疗肤疾。用于寒性瘫痪，筋脉软弱，胃寒作痛，呃逆频频，呕恶食少，小便不利，体内结石，皮肤瘙痒，白癜风，湿疹。

【临床应用】 **临床常用**

(1) 积食不化　本品补气健胃，祛寒燥湿。单味药材研末，开水冲服可治疗积食不化，打嗝不止，胃寒肝虚，肠道寄生虫(《拜地依药书》)；常与胡萝卜子、姜皮、藏红花、水龙骨、芹菜根、乳香、吾地哈木、除虫菊配伍使用，治疗胃脘虚弱，消化不良，肝脏虚弱，如《回回药方三十六卷》买朱尼·那尼华。

(2) 泌尿结石　本品散寒止痛，利湿解毒。与黑种子草、车前子配伍水煎，可治疗膀胱结石，尿道结石(《新疆中草药手册》)。

(3) 瘫痪抽搐　本品强筋健肌，祛寒燥湿，滋补耳目，通便壮阳，散寒止痛。单味药材研末，冲服可治疗瘫痪，抽搐，肌筋松弛，肝脾硬化(《药物之园》)；常与蒺藜配伍使用，治疗瘫痪，筋软无力，便秘，阳痿等，如《阿日甫验方》艾热克·那尼华。

【用法用量】 3～5g。外用适量。

【成药例证】 **行气那尼花颗粒(《卫生部药品标准·维吾尔药分册》)**

药物组成：阿育魏果、孜然、肉豆蔻衣、神香草、小茴香、水菖蒲、薄荷、肉豆蔻、干姜、藿香、牛至、芹菜籽。

功能主治：保肝开胃，行气止痛，温化子宫。用于治疗胃肠道疾病，肝炎，胆囊炎，妇女不孕等证。

【贮藏】 置通风阴凉处。

【参考文献】 [1]刘亚亚，王强，彭秧.阿育魏实提取物对酪氨酸酶的激活作用[J].中国实验方剂学杂志，2014，20(14)：117-119.

[2]张慧，章丽华，黄琼，等.维药阿育魏实总黄酮抗氧化活性研究[J].安徽农业科学，2014，42(15)：4624-4625.

[3]帕丽达·阿不力孜，丁燕南，等.维药阿育魏实水提物急性毒性及抗炎作用研究[J].亚太传统医药，2014，10(3)：12-13.

（邱敏　杨玉梅）

## 8　矮地茶

Aidicha

【异名】 紫金牛(《本草图经》)，平地木、叶下红(《李氏草秘》)，矮茶、地茶(《植物名实图考长编》)，老不大(《浙江民间草药》)，矮脚茶、映山红(《上海常用中草药》)。

【来源】 为紫金牛科植物紫金牛 *Ardisia japonica* (Tbunb.) Blume 的干燥全草。

【产地】 多为野生品。主产于湖南、江西、安徽、江苏等地。

【采收加工】 全年可采收。或夏秋季茎叶生长茂盛时采挖全株，除去泥沙，扎成小把，晒干。

【炮制】 除去杂质，洗净，切段，干燥。

【性状特征】 根茎呈圆柱形，疏生须根。茎略扁圆柱形，稍扭曲，长 10～30cm，直径 0.2～0.5cm；表面红棕色，有细纵纹、叶痕及节；质硬，易折断。叶互生，集生于茎梢；叶片略卷曲或破碎，完整者展平后呈椭圆形，长 3～7cm，宽 1.5～3cm；灰绿色、棕褐色或浅红棕色；先端尖，基部楔形，边缘具细锯齿；近革质。茎顶偶有红色球形核果。气微，味微涩。以茎色红棕、叶色绿者为佳。

**饮片**　呈不规则的段。根茎圆柱形而弯曲，疏生须根。茎略呈扁圆柱形，表面红棕色，具细纵纹，有的具分枝和互生叶痕，切面中央有淡棕色髓部。叶多破碎，灰绿色至棕绿色，顶端较尖，基部楔形，边缘具细锯齿，近革质。气微，味微涩。以茎色红棕、叶色绿者为佳。

【化学成分】 矮地茶主要含有异香豆素类、黄酮类、酚酸类和挥发油类等。矮地茶的异香豆素类是其主要药理活性成分。《中华人民共和国药典》2015 年版规定，本品药材及其饮片按干燥品计算，含岩白菜素($C_{14}H_{16}O_9$)不得少于 0.50%。

【药理毒理】

**1. 祛痰、镇咳、平喘**　矮地茶水煎液 4g/kg 灌胃给药，可降低二氧化硫引起的小鼠咳嗽次数，延长咳喘潜伏期。2、2.5g/kg 灌胃给药，可增加大鼠气管分泌量，有祛痰作用[1]。矮地茶提取物 200～400mg/kg 肌内或腹腔注射，可抑制哮喘模型小鼠喘息次数[2]。

**2. 抗炎、镇痛**　矮地茶水提物按 9、18、36g/kg 及醇提物按 7.5、15、30g/kg 灌胃给药 4d，对二甲苯所致小鼠耳廓肿胀有明显的抑制作用，对醋酸所致小鼠扭体反应也有明显的抑制作用[3]。

**3. 安全性评价**　矮地茶水提物及醇提物小鼠灌胃的 $LD_{50}$ 分别为 115.77、94.71g/kg[4]，矮地茶素小鼠腹腔注射最小致死量为 10g/kg，矮地茶粗黄酮苷和矮地茶纯黄酮苷小鼠腹腔注射的 $LD_{50}$ 分别为 1.31、0.84g/kg，矮地茶挥发油豚鼠灌胃最小致死量为 0.5ml/kg。矮地茶 40g/kg 及矮地茶素 2.5g/kg 分别灌胃给药 60d，对大鼠生长发育及主要脏器未见明显影响[2]。

【药性】 辛、微苦，平。归肺、肝经。

【功能主治】 化痰止咳，清利湿热，活血化瘀。用于新久咳嗽，喘满痰多，湿热黄疸，经闭瘀阻，风湿痹痛，跌打损伤。

【临床应用】 临床常用

(1) 咳嗽，喘满痰多　本品辛开苦降，有显著的止咳祛痰作用，稍兼平喘功效，对咳喘有痰而属热者尤其适宜。用于肺热咳喘痰多，可单用，亦可与枇杷叶、野菊花、甘草同用，如《中国药物大全》复方矮地茶片；若肺痈，咳吐脓痰腥臭，则与鱼腥草配伍，增加其清肺消痈功效方见《江西民间草药》；若肺痨咳嗽，痰中带血，多与百部、桑白皮、白及等配伍，如《中国药物大全》抗痨丸。

(2) 湿热黄疸　本品有清利湿热退黄，利水渗湿消肿功效。用于湿热黄疸，常与茵陈、栀子、虎杖等配伍，增加利湿退黄功效。

（3）跌打损伤，风湿痹痛，经闭瘀阻　本品有活血化瘀，通经止痛的作用。用于跌打损伤，伤处肿痛，可单用本品水酒煎服，或与当归、红花、苏木配伍，加强活血止痛功效，方见《江西民间草药》；若用于风湿痹痛，关节麻木，屈伸不利者，多与威灵仙、防己、八角枫等同用，增加祛风通络功效；若用于血瘀经闭，行经腹痛，可与丹参、川芎、益母草配伍，加强活血调经功效。

**【用法用量】** 15～30g。

**【成药例证】**

**1. 复方矮地茶片(《卫生部药品标准中药成方制剂·第九册》)**　药物组成：矮地茶、岗梅、野菊花、枇杷叶、甘草。

功能主治：清热解毒，化痰止咳。用于肺热咳嗽及慢性支气管炎等症。

**2. 慢支紫红丸(《卫生部药品标准中药成方制剂·第十四册》)**　药物组成：矮地茶、红背叶根、猪胆浸膏、五指毛桃、山药。

功能主治：健脾祛湿，顺气化痰，消炎镇咳。用于咳嗽痰多，气促，慢性支气管炎，肺气肿。

**3. 紫茶颗粒(《卫生部药品标准中药成方制剂·第十九册》)**　药物组成：紫花杜鹃、矮地茶。

功能主治：祛痰、止咳。用于寒性咳喘。

**4. 支气管炎片(《卫生部药品标准中药成方制剂·第八册》)**　药物组成：矮地茶、黄芩、地龙、甘草、盐酸麻黄碱。

功能主治：清热化痰，定喘止咳。用于哮喘型慢性支气管炎。

**5. 抗痨胶囊(《卫生部药品标准中药成方制剂·第三册》)**　药物组成：矮地茶、百部、白及、桑白皮、五指毛桃、穿破石。

功能主治：散瘀止血，祛痰止咳。用于肺虚久咳，痰中带血。

**【注意事项】** 孕妇慎用。

**【贮藏】** 置阴凉干燥处。

**【参考文献】** [1]周大云.矮地茶镇咳祛痰作用的药理试验研究[J].基层中药杂志，1998，12(1)：39-41.

[2]湖南医学院药理教研室.矮地茶治疗慢性支气管炎的实验研究[J].中华医学杂志，1973，53(12)：706.

[3]刘伟林，杨东爱，余盛民.矮地茶药理作用研究[J].时珍国医国药，2009，20(12)：3002-3003.

[4]陈少锋，杨东爱，余盛民，等.矮地茶水提物及醇提物急性毒理学研究[J].中国民族民间医药，2008，17(11)：3-4.

（邱敏　杨玉梅）

## 9　艾片

Aipian

**【异名】** 艾脑香(《现代实用中药》)，艾粉、结片(《药材资料汇编》)。

**【来源】** 为菊科植物艾纳香 *Blumea balsamifera* (L.) DC.的新鲜叶经提取加工制成的结晶。

**【产地】** 多为野生品，栽培品亦有。主产于广东、广西、云南、贵州等地。

**【采收加工】** 新鲜叶全年可采，但以秋季采的质量较好。采后晒干。

**【炮制】** 艾纳香叶入蒸器中加热使之升华，升华所得的结晶为灰白色之粉状物，称“艾粉”。经压榨去油，炼成块状结晶，再劈削成颗粒状或片状，即为“艾片”。

**【性状特征】** 本品为白色半透明片状、块状或颗粒状结晶，质稍硬而脆，手捻不易碎。具清香气，味辛、凉，具挥发性，点燃时有黑烟，火焰呈黄色，无残迹遗留。以片大、质薄、洁白、松脆、清香者为佳。

**【化学成分】** 艾片的主要成分是左旋龙脑，还含有少量的樟脑和异龙脑。《中华人民共和国药典》2015年版规定，本品药材含左旋龙脑以龙脑($C_{10}H_{16}O$)计，不得少于85.0%。

**【药理毒理】**

**1. 抗脑缺氧**　艾片66.67、133.33、200mg/kg灌胃给药3d，可显著增加小鼠断头、腹腔注射亚硝酸钠、尾静脉注射氯化镁、双侧颈总动脉结扎的存活时间，并且能抑制再灌注大鼠体温升高、降低脑水肿[1]。

**2. 影响脑代谢**　艾片66.67、133.33、200mg/kg灌胃给药3d，可显著降低大鼠缺血脑组织及血清MDA含量，增强SOD活力，并且显著降低大鼠缺血侧脑组织及血清NO含量、tNOs、iNOs活性，降低脑组织$Ca^{2+}$含量、$Na^{+}$-$K^{+}$-ATP酶、$Ca^{2+}$-$Mg^{2+}$-ATP酶活性以及脑组织P-GP蛋白表达及MDR1mRNA表达量，并不同程度改善血脑屏障超微结构[1]。

**3. 体内过程**　艾片溶液30mg/kg灌胃给药，小鼠脑、心、肝、脾、肺、肾的$C_{max}$分别为8.54、11.05、

23.72、6.10、4.98、12.94μg/g；$T_{max}$分别为10、9、3.8、7、4.8、7.6min；小鼠组织中龙脑含量高低顺序为肝＞肾＞心＞脑＞脾＞肺[2]。用1mg/ml的艾片溶液对大鼠进行在体单向灌流实验，利用气相色谱法测定艾片中龙脑含量，结果表明，艾片的肠吸收机制为被动扩散，其吸收动力学符合一级方程[3]。用197.12mg/L和98.56、492.8、985.6mg/L的艾片溶液分别进行大鼠鼻单向灌流实验，结果表明，艾片的鼻黏膜吸收良好，吸收速率不受药物质量浓度的影响，其在鼻腔按照一级被动方程进行吸收[4]。

**【药性】** 辛、苦，微寒。归心、脾、肺经。

**【功能主治】** 开窍醒神，清热止痛。用于热病神昏，痉厥，中风痰厥，气郁暴厥，中恶昏迷，目赤，口疮，咽喉肿痛，耳道流脓。

**【临床应用】** 临床常用

(1) 头风头痛　本品开窍醒神，清热止痛，与鸡蛋合用煎服可治疗头风，头痛(《广西本草选编》)。

(2) 风湿性关节炎　本品清热、消肿、止痛，与蓖麻叶、石菖蒲煮水熏洗患处，可治疗关节肿胀，风湿性关节炎(《广东中药》)。

(3) 跌打损伤，疮疖痈肿，皮肤瘙痒　本品味辛性温，清热止痛，单味药材捣烂外敷，或煎水清洗，可治疗跌打损伤，疮疖痈肿，皮肤瘙痒等(《常用中草药手册》)。

**【用法用量】** 0.15～0.3g，入丸散用。外用研粉点敷患处。

**【成药例证】** 银丹心泰滴丸(《国家中成药标准汇编·内科心系分册》)

药物组成：银杏叶、滇丹参、绞股蓝、艾片。

功能主治：活血化瘀，通脉止痛。用于瘀血闭阻引起的胸痹，症见胸闷，胸痛，心悸；冠心病、心绞痛见上述证候者。

**【注意事项】** 孕妇慎用。

**【贮藏】** 密封，置阴凉处。

**【参考文献】**
[1]田徽，王建，高天，等.艾片与合成冰片对脑缺血缺氧小鼠模型的影响[J].中药药理与临床，2013，29(2)：53-55.

[2]赵静宜，杜守颖，陆洋，等.艾片口服给药后在小鼠体内的组织分布[J].中国实验方剂学杂志，2013，19(15)：159-161.

[3]马勇，杜守颖，宋道，等.艾片的大鼠在体肠吸收动力学研究[J].中国药房，2011，22(39)：3651-3653.

[4]宋道，杜守颖，马勇，等.基于单向灌流法的艾片大鼠在体鼻黏膜吸收研究[J].中国中药杂志，2011，36(18)：2489-2492.

(邱敏　杨玉梅)

## 10　艾叶

Aiye

**【异名】** 医草(《名医别录》)，艾蒿(《尔雅》郭璞注)，灸草(《埤雅》)，蕲艾(《蕲艾传》)，黄草(《本草纲目》)，家艾(《艺术纂要》)，甜艾(《本草求原》)。

**【来源】** 为菊科植物艾 *Artemisia argyi* Lévil. et Vent.的干燥叶。

**【产地】** 多为野生品。主要分布于我国华东、华北、东北等地，主产于山东、安徽、湖北、河北等地。湖北蕲春、河北安国为其道地产区，河北祁州所产最优，称为"祁艾"。

**【采收加工】** 春季花未开时采摘，除去杂质，晒干或阴干。

**【炮制】** **艾叶**　除去杂质及硬梗，筛去灰屑，即为"艾叶"。

**艾叶炭**　取净艾叶，置于锅内，用武火炒至表面焦黑色，内部焦黄色。

**醋艾炭**　取净艾叶，置于锅内，用武火加热，炒至表面焦黑色，喷醋，炒干，取出凉透。

**【性状特征】** **艾叶**　多皱缩、破碎，有短柄。完整叶片展平后呈卵状椭圆形，羽状深裂，裂片椭圆状披针形，边缘有不规则的粗锯齿，上表面灰绿色或深黄绿色，有稀疏的绒毛及腺点；下表面密生灰白色绒毛。质柔软，气清香，味苦。以背面灰白色，绒毛多，香气浓郁，质柔软，叶厚色青者为佳。

**艾叶炭**　表面焦黑色，内部焦黄色。

**醋艾炭**　呈不规则碎片，表面黑褐色，有细条状叶柄。具醋香气。

**【化学成分】** 艾叶主要含有挥发油、黄酮类、三萜类、微量元素等。艾叶的挥发油是其主要药理活性成分。《中华人民共和国药典》2015年版规定，本品药材及其饮片按干燥品计算，含桉油精($C_{10}H_{8}O$)不得少于0.050%。

**【药理毒理】**

**1. 影响凝血**　艾叶不同炮制品对凝血影响也不同。生艾叶、艾叶炭、醋艾炭的水煎液以15mg/kg灌胃给药3d,可使小鼠凝血时间缩短[1]。2.0、0.4g/kg每日2次灌胃给药7d,生艾叶、醋艾叶可使凝血时间延长,醋艾炭、艾叶炭、煅艾炭则可缩短凝血时间;醋艾叶、醋艾炭、煅艾炭、艾叶炭均可使出血时间缩短[2]。

**2. 改善心血管功能** 艾叶油混悬液1.8、0.2g/kg灌胃给药,连续21d,对野百合碱诱导的大鼠肺心病肺动脉高压有一定的干预作用,可明显改善肺心病大鼠的平均右心室压(mRVP)、平均肺动脉压(mPAP)、最大肺动脉压力(Max mPAP)以及肺指数(LI)和右心肥厚指数(RVHI)[3]。

**3. 镇咳、祛痰、平喘** 艾叶油0.14、0.58、1.16g/kg灌胃给药3d,可有效延长枸橼酸引起的小鼠咳嗽潜伏期;以0.18、0.88、1.75g/kg灌胃给药,2次/d,可促进小鼠气管酚红排泄量;以0.24、0.32g/kg灌胃给药或0.25、0.5mg/kg气雾吸入1次,可延长组胺和乙酰胆碱引起的豚鼠哮喘潜伏期;以0.3、0.6g/kg灌胃给药3d,可呈剂量相关性地减少清醒状态下用卵白蛋白弗氏完全佐剂致敏的豚鼠呼吸频率和潮气量,改善气道流速;以0.16、0.32g/kg灌胃给药10d,可降低$SO_2$刺激所致哮喘豚鼠肺溢流压力[4,5]。

**4. 抑菌** 1g/ml艾叶水煎液对铜绿假单胞菌、变形杆菌和枯草菌有一定抑菌作用,*MIC*为250mg/ml,对鸡关节源性金黄色葡萄球菌有抑菌作用,表现为高敏感性。此外,对白色葡萄球菌、痢疾杆菌、伤寒杆菌也有抑制作用[6-8]。

**5. 抗炎、镇痛** 生艾叶、醋艾叶、艾叶炭、醋艾炭水提物以2.0、0.4g/kg灌胃给药3d,均可减轻二甲苯致小鼠耳廓肿胀[2]。醋艾炭水提物以1.35、2.70g/kg灌胃给药3d,可减少冰醋酸腹腔注射所致疼痛小鼠扭体次数,大剂量可升高热板法小鼠末次给药后60min的痛阈值[9]。艾叶水提液0.125、0.25、0.50g/L体外对LPS诱导的小鼠巨噬细胞RAW264.7分泌NO有抑制作用[10]。

**6. 利胆** 艾叶油配成2%吐温混悬液75μl/ml十二指肠注射给药,可使大鼠胆汁流量显著增加。艾叶油混悬液以3、8mg/kg十二指肠注射给药,可使正常大鼠胆汁流量明显增加;艾叶油3ml/kg十二指肠给药,可使$CCl_4$中毒大鼠胆汁流量增加也明显增加[11]。

**7. 镇静** 艾叶油1ml/kg腹腔注射,可使家兔活动减少;0.5ml/kg灌胃给药,可明显延长戊巴比妥钠睡眠时间,但可加速士的宁、戊四氮等所致的小鼠惊厥和死亡[12]。

**8. 调节免疫** 艾叶油0.12、0.25ml/kg灌胃给药7d,可抑制小鼠脾脏和胸腺的生长,抑制小鼠体内抗体溶血素的生成以及单核细胞吞噬功能[13]。

**10. 安全性评价** 艾叶油灌胃给药小鼠$LD_{50}$为5.13ml/kg,皮下注射小鼠$LD_{50}$为2.52ml/kg[12]。艾叶油0.45ml/kg给家兔灌胃(分2次服)或上、下午各喷雾1次(约每日0.5ml/只),用药10d或20d,动物一般情况无明显改变,体重有所减轻;用药30d,吸入组兔Hb明显升高,灌胃组无明显变化[14]。

**11. 体内过程** 从艾叶油中分离得到的单萜类化合物α-萜品烯醇吸入给药在豚鼠体内的血药浓度变化符合线性一室模型,灌胃和静脉注射时在豚鼠体内的血药浓度变化符合线性二室模型,三种给药途径下药物在气管平滑肌、肺、心、肝、肾组织中均有较高浓度,吸入给药20min和8h时在气管平滑肌中浓度显著高于其他组织,灌胃给药1h后以肝、肾组织中分布最多,静脉注射24h后肾组织中分布最多;尿液是其主要排泄途径,以原形排出[15]。

**【药性】** 苦、辛,温;有小毒。归肝、脾、肾经。

**【功能主治】** 温经止血,散寒止痛;外用祛湿止痒。用于吐血,衄血,崩漏,月经过多,胎漏下血,少腹冷痛,经寒不调,宫冷不孕;外治皮肤瘙痒。醋艾炭温经止血,用于虚寒性出血。

**【临床应用】**

**1. 临床常用**

(1)出血证 本品气香味辛,温可散寒,能温经止血,尤其宜用于下焦虚寒性出血。治妇女虚寒崩漏,妊娠下血,常与阿胶、当归、地黄等同用以温经散寒,养血止血,如《金匮要略》胶艾汤;若兼气虚不摄出血,可加黄芪、党参、白术等以益气摄血;若肾虚胎动不安,可加菟丝子、桑寄生、续断等以养血益肾安胎;治血热妄行之吐衄、咯血,配凉血止血之鲜生地、鲜荷叶、鲜柏叶同用,既能同奏清热止血,又可防止寒凉留瘀之弊,如《杨氏家藏方》四味丸;对于中阳亏虚,摄血无权之吐血、衄血,用熟艾叶单味煎服,方见

《备急千金要方》;或配伍干姜、柏叶同用,如《金匮要略》柏叶汤。

(2) 虚寒腹痛　本品能散寒止痛,暖宫助孕。治疗冲任虚寒,小腹冷痛,日久不孕者,常与香附、吴茱萸、当归、肉桂等同用,以散寒止痛,养血调经,如《仁斋直指方》艾附暖宫丸;寒甚者还可与附子、干姜同用;治疗产后寒感腹痛或老人腹脐冷痛,可用艾叶入布袋兜于脐部。

(3) 泻痢,带下　本品辛温散寒,苦温燥湿,用于泻痢,带下属寒湿下注者,单用或配伍干姜煎服即效;霍乱转筋者,须与木瓜、藿香、香薷等同用以散寒燥湿,舒筋缓急;若寒湿下注致妇女带下,常配苍术、白术、当归内服或配苦参、蛇床子、白芷等外洗以燥湿止痒。

**2. 临床新用**　艾叶可用于治疗上呼吸道感染[16]。

**【用法用量】**　3～9g。外用适量,供灸治或熏洗用。

**【成药例证】**

**1. 艾附暖宫丸(《中华人民共和国药典》2015 年版)**　药物组成:艾叶(炭)、醋香附、制吴茱萸、肉桂、当归、川芎、白芍(酒炒)、地黄、炙黄芪、续断。

功能主治:理气养血,暖宫调经。用于血虚气滞、下焦虚寒所致的月经不调、痛经,症见行经后错、经量少有血块、小腹疼痛,行经小腹冷痛喜热、腰膝酸痛。

**2. 保胎无忧片(《卫生部药品标准中药成方制剂·第五册》)**　药物组成:艾叶、荆芥、川芎、甘草、菟丝子、厚朴、羌活、川贝母、当归、黄芪、白芍、枳壳。

功能主治:安胎,养血。用于闪挫伤胎,习惯性小产,难产。

**3. 滋肾育胎丸(《卫生部药品标准中药成方制剂·第十六册》)**　药物组成:熟地黄、人参、杜仲、首乌、枸杞子、阿胶、鹿角霜、巴戟天、菟丝子、桑寄生、续断、党参、白术、艾叶、砂仁。

功能主治:补肾健脾,养血安胎。用于脾肾两虚,冲任不固所致的胎漏,胎动不安,滑胎,症见妊娠少量下血、小腹坠痛,或屡次流产、神疲乏力、腰膝酸软;先兆流产和习惯性流产见上述证候者。

**4. 保胎丸(《中国华人民共和国药典》2015 年版)**　药物组成:熟地黄、醋艾炭、荆芥穗、平贝母、槲寄生、菟丝子(酒炙)、黄芪、炒白术、麸炒枳壳、砂仁、黄芩、姜厚朴、甘草、川芎、白芍、羌活、当归。

功能主治:益气养血,补肾安胎。用于气血不足,肾气不固所致的胎漏,胎动不安,症见小腹坠痛,阴道少量出血,屡经流产,神疲乏力,腰膝酸软。

**5. 药艾条(《中国华人民共和国药典》2015 年版)**　药物组成:艾叶、桂枝、高良姜、广藿香、降香、香附、白芷、陈皮、丹参、生川乌。

功能主治:行气血,逐寒湿。用于风寒湿痹,肌肉酸麻,关节四肢疼痛,脘腹冷痛。

**【注意事项】**　艾叶有小毒,毒性成分是过量的挥发油。中毒后可出现咽喉部干燥,胃肠不适,疼痛,全身无力,头晕,耳鸣,四肢震颤,全身痉挛,肌肉松弛,瘫痪,肝大,黄疸等症状。故应用时不可过量。

**【贮藏】**　置阴凉干燥处保存。

**【参考文献】**
[1]赵钦祥,郑博秀,杨霞.生艾叶及其不同炮制品凝血作用研究[J].时珍国医药,1996,7(4):238-239.

[2]杨长江,田继义,张传平,等.艾叶不同炮制品对实验性炎症及出血、凝血时间的影响[J].陕西中医学院学报,2004,27(4):63-64.

[3]韩冰,应茵,丁晓霁,等.艾叶油治疗肺心病模型大鼠肺动脉高压的实验研究[J].浙江中西医结合杂志,2013,23(9):700-702.

[4]谢强敏,卞如濂,杨秋火,等.艾叶油的呼吸系统药理研究I,支气管扩张、镇咳和祛痰作用[J].中国现代应用药学杂志,1999,16(4):16-19.

[5]黄学红,谢元德,朱婉萍,等.艾叶油治疗慢性支气管炎的实验研究[J].浙江中医杂志,2006,41(12):734-735.

[6]高尚进,毛艳,周汉东,等.11 种中草药对 8 种常见细菌的体外抑菌实验[J].川北医学院学报,2008,23(5):466-468.

[7]程国富,王德海,谷长勤,等.45 种药物对鸡关节源性金黄色葡萄球菌的体外抑菌效果[J].动物医学进展,2004,25(6):87-89.

[8]应惠芳.鱼腥草等 5 种中草药对 10 种常见细菌体外抑菌实验研究[J].时珍国医国药,2006,17(11):2202-2203.

[9]瞿燕,秦旭华,潘晓丽.艾叶和粗艾叶炭止血、镇痛作用比较研究[J].中药药理与临床,2005,21(4):46-47.

[10]廖晖.12 味止血中药对脂多糖诱导小鼠巨噬细胞产生氧化亚氮的抑制作用[J].中国药房,2007,18(9):649-651.

[11]胡国胜.艾叶油利胆作用的实验研究[J].贵阳中医学院学报,1988,(3):52-53.

[12]慢性气管炎防治小组.艾叶油治疗慢性气管炎近期疗效及实验资料[J].新医药通讯,1977,(1):4-17.

[13]杨红菊,于庆海.艾叶挥发油对速发型[Ⅰ型]变态反应的

作用研究[J].沈阳药科大学学报,1995,12(2):124.

[14]卞如濂,周汉良,谢强敏,等.新平喘药-α-萜品烯醇的药理作用[J].中国药理学通报,1987,3(6):323-328.

[15]周汉良,郑卿君,莫启忠,等.[$^3$H]α-萜品烯醇在豚鼠体内的吸收、分布和排泄[J].中国药理学与毒理学杂志,1987,1(4):293-297.

[16]徐和祥.艾苏煎剂浴足治疗小儿急性上呼吸道感染发热80例临床观察[J].时珍国医国药,2004,15(8):507.

（邱敏　杨玉梅）

## 11　安息香

Anxixiang

**【异名】** 水安息(《新修本草》),拙贝罗香(《本草纲目》),息香(《新编中药炮制法》),白花榔(《全国中草药汇编》)。

**【来源】** 为安息香科植物白花树 *Styrax tonkinensis* (Pierre) Craib ex Hart.的干燥树脂。

**【产地】** 多为野生品,亦有栽培品。主产于印度尼西亚的苏门答腊及越南、老窝、泰国等地。我国已发现青山安息香、白叶安息香等植物树脂也可作为安息香使用,主要分布于广东、广西、福建、云南等地。

**【采收加工】** 树干自然损伤后,收集流出的香树脂;或在夏秋二季,选择生长5～10年的树木,用利刃在树干四周隔三角形伤口多处,经1周后,伤口开始流出黄色液汁,将此液状物除去后,渐流出白色香树脂,稍干后采收,阴干。

**【炮制】** 取原药材,除去杂质,捣碎。

**【性状特征】** 树脂为不规则的小块,稍扁平,常黏结呈团块。表面橙黄色,具蜡样光泽(自然出脂);或为不规则的圆柱状、扁平块状,表面灰白色至淡黄色(人工割脂)。质脆,易碎,断面平坦,白色,放置后逐渐变为淡黄棕色至红棕色。加热则软化熔融。气味芳香,味微辛,嚼之有沙粒感。以表面为黄色或淡黄棕色、断面乳白色、显油润、香气浓、无杂质者为佳。

**【化学成分】** 安息香主要含有香脂酸类、三萜类等。安息香的香脂酸类是其主要药理活性成分。《中华人民共和国药典》2015年版规定,本品药材含总香脂酸以苯甲酸($C_7H_6O_2$)计,不得少于27.0%。

**【药理毒理】**

**1. 保护脑缺血缺氧** 安息香1g/kg灌胃给药3d,可降低脑缺血再灌注大鼠异常升高的血清TNF-α水平,对血清SOD活力下降和MDA含量异常升高有调节趋势[1]。离体实验,安息香187.5、375、562.5μg/ml对$Na_2S_2O_2$造成的PC12细胞缺血缺氧损伤模型具有保护作用,375μg/ml能明显降低异常升高的细胞内$Ca^{2+}$含量,且三个剂量均明显升高细胞上清中NO含量[2]。

**2. 保护心肌缺血缺氧** 安息香水提物以1.0g/kg灌胃给药3d,可降低异丙肾上腺素致小鼠心肌缺血耗氧量,有延长亚硝酸钠中毒小鼠存活时间的趋势,并能延长小鼠在减压环境下缺氧存活时间[3]。

**【药性】** 辛、苦,平。归心、脾经。

**【功能主治】** 开窍醒神,行气活血,止痛。用于中风痰厥,气郁暴厥,中恶昏迷,心腹疼痛,产后血晕,小儿惊风。

**【临床应用】 临床常用**

(1) 闭证神昏　本品味辛性平,归心经,能开窍醒神,行气,祛痰辟秽。主治痰湿秽浊蒙蔽心窍的寒闭神昏,可配伍麝香、苏合香、石菖蒲、樟脑等;治痰湿化热,热痰蒙蔽者,配伍牛黄、郁金、胆南星、瓜蒌、竹沥等;治肝气不舒,气郁上逆,壅于心胸,闭阻清窍之气郁暴厥、猝然昏倒者,配伍木香、枳实、槟榔、沉香等行气开郁之品;治产后恶露不下,瘀血内停,气机阻塞,气血逆乱。

(2) 心腹疼痛　本品行气活血止痛,治疗气滞血瘀之心腹疼痛,可单味研末服用;治小儿气滞腹痛,屈脚啼哭者,配伍木香、沉香、丁香,如《全幼心鉴》安息香丸;治顽痹血脉凝涩,遍身疼痛,多与麝香、天麻等配伍,如《太平惠民和剂局方》麝香天麻丸。

(3) 产后血晕　本品辛香走窜,行气活血,开窍醒神,可与五灵脂配伍,治产后血晕。

(4) 风寒痹痛　本品辛行温通,能行气血、通经络、止疼痛,与独活、威灵仙、桑寄生、秦艽等祛风湿,止痹痛药物配伍,可用于治感受风寒湿邪,闭阻经络所致的肌肉关节酸痛、麻木、屈伸不利等。《太平圣惠方》治历节风痛,用精猪肉切片裹安息香,以瓶盛之,大火上放一铜板隔之,安息香于火上烧之,以平口对痛处熏,勿令透气,收通络止痛之效。

(5)小儿惊风　本品可镇惊息风,治疗小儿惊风,惊痫,单用有效(《常用中药八百味精要》)。

**【用法用量】** 0.6～1.5g,多入丸散用。

**【成药例证】**

**1. 益心丸(《中华人民共和国药典》2015年版)** 药物组成:红参、牛角尖粉、蟾酥、冰片、红花、人工牛黄、附片(黑顺片)、人工麝香、三七、安息香、珍珠。

功能主治:益气温阳,活血止痛。用于心气不足、心阳不振、瘀血闭阻所致的胸痹,症见胸闷心痛、心悸气短、畏寒肢冷、乏力自汗;冠心病心绞痛见上述证候者。

**2. 通窍镇痛散(《中华人民共和国药典》2015年版)** 药物组成:苏合香、安息香、冰片、石菖蒲、郁金、乳香、沉香、醋香附、木香、檀香、丁香、荜茇。

功能主治:行气活血,通窍止痛。用于痰瘀痹阻,心胸憋闷疼痛,或中恶气闭,霍乱,吐泻。

**3. 神香苏合丸(《中华人民共和国药典》2015年版)** 药物组成:人工麝香、苏合香、冰片、木香、香附、沉香、安息香、乳香(制)、水牛角浓缩粉、白术、丁香。

功能主治:温通宣痹,行气化浊。用于寒凝心脉、气机不畅所致的胸痹,症见心痛、胸闷、胀满、遇寒加重;冠心病心绞痛见上述证候者。

**4. 苏合香丸(《中华人民共和国药典》2015年版)** 药物组成:苏合香、安息香、冰片、人工麝香、檀香、沉香、丁香、木香、香附(制)、乳香、荜茇、白术、朱砂、水牛角浓缩粉、诃子肉。

功能主治:芳香开窍,行气止痛。用于痰迷心窍所致的痰厥昏迷、中风偏瘫、肢体不利,以及中暑、心胃气痛。

**【贮藏】** 置阴凉干燥处。

**【参考文献】** [1]倪彩霞,曾南,汤奇,等.芳香开窍药对脑缺血再灌注损伤大鼠的保护作用及其机制初探[J].中药药理与临床,2010,26(5):64-66.

[2]刘岩,王建,姚洪武,等.开窍药对缺血缺氧损伤PC12细胞的影响及其作用机制[J].中药药理与临床,2006,26(4):35-38.

[3]许福会,曾南,彭希,等.芳香开窍药对小鼠急性缺氧损伤的影响[J].中药药理与临床,2010,26(5):72-75.

(邱敏　杨玉梅)

# B

## 12 八角枫

Bajiaofeng

【异名】 白龙须、白金条(《简易草药》),八角金盘(《本草从新》),木八角(《本草纲目拾遗》),华瓜木(《中国植物图谱》),樻木(《经济植物手册》)。

【来源】 为八角枫科植物八角枫 *Alangium chinense* (Lour.) Harms.的干燥细根及须根。

【产地】 均为野生品。广泛分布于我国长江流域以南各地。

【采收加工】 全年可采。挖出后,除去泥沙,斩取侧根和须状根,晒干即可。

【炮制】 除去杂质,洗净,稍闷,切断,干燥。

【性状特征】 根呈长圆柱形,略弯曲,有分枝,长短不一,直径2~8mm;表面黄棕色或灰褐色,具细纵纹,有的外皮纵裂。须根纤细。质硬而脆,断面黄白色。气微,味淡。以须根多者为佳。

【化学成分】 八角枫主要含有生物碱类、蒽醌类等。

【药理毒理】

**1. 肌松** 从八角枫须根总生物碱中提出的八角枫碱5~7.5mg/kg静脉注射,可使家兔立即出现肌肉收缩减弱,至完全停止。猫股静脉注射八角枫碱2.5mg/kg后,立即出现短暂的瞬膜收缩,对植物神经节和运动神经横纹肌同时具有传导阻断作用[1]。八角枫碱0.5mg/kg快速注入麻醉猫的静脉内后,膈肌自主收缩停止,电刺激胫神经时胫前肌的机械收缩反应停止。同量八角枫碱缓慢注入静脉后,膈肌自主收缩良好,胫前肌的机械收缩反应消失[2]。

**2. 抗炎** 八角枫提取物13、26、52mg/kg和八角枫总碱3mg/kg分别灌胃给药8d,可明显减轻完全弗氏佐剂性关节炎大鼠的足肿胀度,降低其关节炎指数,并且可不同程度的改善关节的病理学变化[3]。

**3. 影响心血管功能** 从八角枫须根总生物碱中提出的八角枫碱0.05、0.25、0.5mg/kg静脉注射,可使麻醉猫血压升高,有明显剂量依赖性;以0.15~3.0mg/kg缓慢静注后,随剂量增加,依次出现心率减慢、心律紊乱、心脏停搏等;快速注射时,多数发生室性早搏、房室传导阻滞、心动过缓等心律紊乱停搏。八角枫总碱对心脏也有抑制作用,但不引起房室传导阻滞;可使兔离体心脏的心肌收缩力增强,振幅增大,增大剂量则收缩减弱,大剂量可使房室传导阻滞,但能自动恢复[4]。

**2. 安全性评价** 八角枫须根煎剂小鼠腹腔注射的$LD_{50}$为9.98g/kg。鼠注射须根煎剂1.25g/kg、犬静注4g/kg均立即产生抽搐,随后转入四肢瘫痪、呼吸停止,心跳可维持30min。兔静注八角枫总苷最小致死量为5.65±0.58g/kg,静注须根乙醇提取物1g/kg以上因呼吸抑制死亡。家兔静脉注射八角枫总碱1.9mg/kg,连续15d,可见肝轻度脂肪变性,轻度炎症或坏死[1,3,5]。

【药性】 辛,微温;有小毒。归肝、肾、心经。

【功能主治】 祛风除湿,舒筋活络,散瘀止痛。用于风湿痹痛,四肢麻木,跌仆损伤。

【临床应用】 **临床常用**

**风湿痹痛,跌打损伤** 本品祛风除湿,舒筋活络,散瘀止痛,单味药材煎水口服,或以白酒浸泡服用,可治疗类风湿关节炎;若有风湿骨痛,跌打损伤,局部神经痛可用药材煎水反复洗泡治疗。

【用法用量】 3~9g。

【成药例证】

**1. 七叶莲酊(《卫生部药品标准中药成方制剂·第九册》)** 药物组成:七叶莲根茎、八角枫须根、海风藤茎叶、飞扬草。

功能主治：祛风，通络，散瘀，镇痛。用于风湿痛，关节痛。

**2. 风湿定胶囊(《卫生部药品标准中药成方制剂·第十二册》)**　药物组成：八角枫、徐长卿、白芷、甘草。

功能主治：活血通络，除痹止痛。用于风湿性关节炎，类风湿关节炎，颈肋神经痛，坐骨神经痛等症。

**【注意事项】**

1. 八角枫有一定毒性，毒性成分主要是毒藜碱，可导致肌肉松弛和呼吸肌麻痹等。中毒表现为轻者面色苍白、肢体痿软、呼吸浅而慢，重者出现房室传导阻滞、血压下降、四肢痉挛，最终导致呼吸衰竭而死亡。八角枫用量与毒性呈正比，使用时要严格控制剂量。

2. 八角枫的须根毒性最强。一般汤剂中须根用量不超过3g，侧根用量为3～6g。

3. 孕妇、小儿、年老体弱者忌服。

**【贮藏】**　置阴凉干燥处。

**【参考文献】**　[1]浙江医科大学.八角枫碱肌肉松弛作用的研究[J].新医药学杂志，1974，(10)：45-50.

[2]丁辰，金中初.八角枫碱对膈肌的松弛作用及新斯的明对抗作用的研究[J].浙江医科大学学报，1981，(6)：59.

[3]张威，徐红梅，任娜，等.八角枫对佐剂性关节炎大鼠的治疗作用及毒性[J].合肥工业大学学报(自然科学版)，2012，35(6)：832-836.

[4]张元沛，杨秋火.关于八角枫碱心血管系统作用的若干实验观察[J].浙江医科大学学报，1981，10(6)：262-266.

[5]张长银，张礼俊，胡永良，等.小鼠急性八角枫中毒的病理学观察[J].法医学杂志，2009，25(5)：329-331.

(邱敏　杨玉梅)

## 13　八角茴香

Bajiaohuixiang

**【异名】**　舶上茴香(《脚气治法总要》)，大茴香(《卫生杂兴》)，舶茴香、八角珠(《本草纲目》)，八角香、八角大茴(《本草求真》)，八角(《本草求原》)，大料、五香八角(《全国中草药汇编》)。

**【来源】**　为木兰科植物八角茴香 *Illicium verum* Hook.f.的干燥成熟果实。

**【产地】**　多为野生品，也有栽培品。除进口外，主要产于广西左右江流域。其道地产区为云南文山、楚雄，广西防城港。

**【采收加工】**　栽培8年有少量结果，10年进入盛果期，可连续采收50～70年。春果在4月间果实老熟落地时拾取，晒干。秋果在10～11月采收，采后置沸水锅中煮沸，搅拌约5～10min后，捞出，晒干或烘干。

**【炮制】**　**八角茴香**　除去杂质及硬梗，筛去灰屑，用时捣碎。

**盐八角茴香**　原药材，加盐水拌匀，闷润，待盐水被吸尽后，置于锅内，用文火加热，炒干，取出放凉，用时捣碎。

**【性状特征】**　本品为聚合果，多由8个蓇葖果组成，各分果近等大，放射状排列于中轴上。蓇葖果长1～2cm，宽0.3～0.5cm，高0.6～1cm；外表面红棕色，有不规则皱纹，顶端呈鸟喙状，上侧多开裂；内表面淡棕色，平滑，有光泽；质硬而脆。果梗长3～4cm，连于果实基部中央，弯曲，常脱落。每个蓇葖果含种子1粒，扁卵圆形，长约6mm，红棕色或黄棕色，光亮，尖端有种脐；胚乳白色，富油性。气芳香，味辛、甜。以个大、色红、油性大、香气浓者为佳。

**【化学成分】**　八角茴香主要含有挥发油、有机酸、黄酮类、三萜类等。八角茴香的挥发油是其主要药理活性成分。《中华人民共和国药典》2015年版规定，本品药材含挥发油不得少于4.0%(ml/g)，含反式茴香脑不得少于4.0%。

**【药理毒理】**

**1. 抗菌**　八角茴香水溶性挥发油对金黄色葡萄球菌、大肠埃希菌、枯草杆菌、黑曲霉、黄曲霉和桔青霉均有抑制作用，*MIC* 分别为20、10、5、2.5、1.25、0.625ml/L[1]。八角茴香油0.01～0.1%对体外犬小孢子癣菌、紧密着色菌、断发癣菌、申克孢子丝菌、石青样小孢子菌、裴氏着色芽生菌和红色癣菌具有较好抑菌作用，对白色念珠菌也有一定抑菌作用，且效果与浓度呈正相关[2]。

**2. 镇痛**　八角茴香提取物0.25g/kg腹腔注射，可减少醋酸所致的小鼠扭体反应，延长小鼠疼痛潜伏期[3]。

**3. 抗氧化**　八角茴香在浓度大于0.3g/L时，对DPPH·清除能力接近于BHT和维生素C[4]。

**4. 杀虫** 八角茴香挥发油 50mg/L 时，可杀灭赤拟谷盗虫；2%的挥发油对中黄粉甲卵具有毒杀作用，以对中期卵的效果最好[5]。

**5. 安全性评价** 八角茴香中的茴香脑小鼠灌胃的 $LD_{50}$ 为 4g/kg，腹腔注射的 $LD_{50}$ 为 1.5g/kg；茴香脑顺式异构体给予大鼠、小鼠腹腔注射的 $LD_{50}$ 分别为 0.07、0.095g/kg，反式异构体给予大鼠、小鼠腹腔注射的 $LD_{50}$ 分别为 2.67、1.41g/kg，即反式异构体毒性较顺式异构体小。Ames 试验表明，八角茴香油中含有的黄樟醚是一种前致癌物，但八角茴香油 0.2～500μg/皿对伤寒沙门菌无诱变毒性，可能是其中黄樟醚含量过低[6]。

**【药性】** 辛，温。归肝、肾、脾、胃经。

**【功能主治】** 温阳散寒，理气止痛。用于寒疝腹痛，肾虚腰痛，胃寒呕吐，脘腹冷痛。

**【临床应用】**

**1. 临床常用**

(1) 寒疝腹痛，肾虚腰痛 本品性味辛温，有散寒止痛功效，主要用于寒疝腹痛，睾丸偏坠，前者常与吴茱萸、葱白等同用；后者多与橘核、荔枝核等配伍；用于肾虚腰膝冷痛，可单味使用，或与杜仲、狗脊等配伍(《福寿精方》)。

(2) 胃寒呕吐，脘腹冷痛 本品能温胃理气止痛。用于胃寒呕吐，可配伍生姜、丁香；治食不消化，配伍炒枳壳、焦山楂；用于脘腹胀满冷痛，配伍橘皮、白豆蔻(《古今医统》)。

**2. 临床新用** 八角茴香可用于治疗睾丸鞘膜积液[7]。

**【用法用量】** 3～6g。

**【贮藏】** 置阴凉干燥处。

**【参考文献】** [1]王同禹，田玉红，周小柳.八角茴香水溶性挥发成分的抑菌活性研究[J].中国调味品，2010，35(6)：46-49.

[2]李俭，李立秋，薛艳华，等.三种中药挥发油抗真菌作用的实验观察[J].中国微生态学杂志，1997，9(3)：31-32.

[3]林洁，兰琪欣，韦应芳，等.八角茴香药用成分的提取及其镇痛作用的实验研究[J].右江民族医学院学报，2008，30(2)：195-196.

[4]王琴，蒋林，温其标.八角提取物的 GC-MS 分析及抗氧化活性的研究[J].中国调味品，2007，32(3)：38-44.

[5]徐汉虹，赵善欢，周俊，等.八角茴香精油的杀虫活性和化学成分研究[J].植物保护学报，1996，23(4)：338-342.

[6]阮海星，王子坚，李锦兰.八角茴香挥发油成分的 Ames 试验[J].贵州医药，1987，11(1)：31-32.

[7]余育承，郑秀东，吴玉兰.八角茴香外用治疗睾丸鞘膜积液[J].新中医，2010，42(5)：107.

(邱敏 杨玉梅)

## 14 巴旦仁
Badanren

**【异名】** 巴旦杏仁、甜巴旦杏仁(《中国植物志》)。

**【来源】** 为蔷薇科植物甜巴旦 *Amygdalus communis* L.的成熟种子。

**【产地】** 多为栽培品。主要分布于我国新疆喀什、和田、阿克苏、阿图什、库尔勒等地区。

**【采收加工】** 夏秋果实成熟时，采收取核，晒干。

**【炮制】** 用时除去外壳。

**【性状特征】** 种子呈扁长卵形，长 2.2～3.5cm，宽约 1.5cm。表面红棕色，顶端稍尖，底部圆形，顶端有线形脐点，底部有合点，由合点处向上具有多数维管束，呈暗色纹理。种皮菲薄，子叶 2 枚，乳白色，富油性。气微，味苦。

**【化学成分】** 巴旦仁主要有含脂肪油、多酚类、黄酮类、氨基酸和微量元素。

**【药理毒理】**

**1. 增强免疫力** 巴旦仁 0.1、1.0g/kg 灌胃给药 30d，可降低小鼠足跖肿胀度，提高 CP 导致的小鼠 $HC_{50}$ 值降低水平，增强 ConA 对小鼠淋巴细胞增殖的作用，促进 T 细胞成熟[1]。

**2. 抗肿瘤** 巴旦仁提取物 0.5、1.0、2.0g/kg 灌胃给药 14d，可抑制荷瘤小鼠肿瘤生长；体外实验，巴旦仁提取物 $10^{-1}$～$10^{-4}$g/ml 可抑制 HO8910 肿瘤细胞生长[2]。

**3. 抗氧化** 巴旦仁 0.1、1.0g/kg 灌胃给药 30d，可使小鼠血浆、肝、脑组织中 LPO 含量明显降低，RBC、肝、脑组织中 SOD 活性明显升高[3]。

**【药性】** 一级湿热。

**【功能主治】** 助护营养力，强身健脑，明目养颜，润肠止咳。用于身体虚弱，咳嗽多痰，胸闷便秘，视弱面暗。

【临床应用】临床常用

(1) 风湿痹痛 本品开通阻滞,消肿止痛,与番泻叶、秋水仙、诃子肉、西红花等配伍使用可治疗风湿病,类风湿关节炎,关节疼痛。

(2) 风寒感冒 本品止咳化痰,与葫芦子仁、蜀葵子、阿拉伯胶、甘草浸膏等配伍使用,可治疗感冒,风寒咳嗽,痰多,失眠,气喘等证。

(3) 淋证涩痛,小便不利 本品利水渗湿,消肿止痛,与黄瓜子、血竭、酸浆、阿拉伯胶等药物配伍使用,可利尿消肿,治疗尿急,尿频,尿痛等证。

(4) 精血亏虚 本品助护营养力,强身健脑,明目养颜,常与西青果、余甘子、诃子肉等药物配伍使用,治疗肝肾精血亏虚之眩晕耳鸣,须发早白,腰膝酸软,肢体麻木等。

(5) 肠燥便秘 本品润肠通便,与诃子肉、芦荟、药西瓜等配伍使用,可治疗肠胃燥热,脾约便秘之证。

【用法用量】 30～50g。

【成药例证】

**1. 通滞苏润江胶囊(《卫生部药品标准·维吾尔药分册》)** 药物组成:番泻叶、秋水仙、诃子肉、盒果藤、巴旦仁、西红花、司卡摩尼亚脂。

功能主治:开通阻滞,消肿止痛。用于关节骨痛,风湿病,类风湿关节炎,坐骨神经痛。

**2. 复方巴旦仁颗粒(《卫生部药品标准·维吾尔药分册》)** 药物组成:巴旦仁、葫芦子仁、蜀葵子、阿拉伯胶、西黄芪胶、甘草浸膏。

功能主治:止咳化痰,利眠。用于寒性咳嗽,感冒痰多,气喘,失眠。

**3. 尿通卡克乃其片(《卫生部药品标准·维吾尔药分册》)** 药物组成:黄瓜子、血竭、西黄芪胶、酸浆、阿拉伯胶、巴旦仁、甘草浸膏、乳香、芹菜籽、阿片。

功能主治:止痛,利尿。用于尿痛,尿不尽,尿血,尿道流脓等。

**4. 驱白艾力勒思亚散(《卫生部药品标准·维吾尔药分册》)** 药物组成:西青果、余甘子、诃子肉、黑种紫草、巴旦仁。

功能主治:熟化异常黏液质,温服着色。用于白热斯(白癜风)和头发胡须早白。

**5. 通阻合牙日仙拜尔片(《卫生部药品标准·维吾尔药分册》)** 药物组成:清泻山扁豆、甘草、天山堇菜、盒果藤、青盐、小茴香、茴芹果、薰鲁香、巴旦仁、诃子(肉)、芦荟、药西瓜。

功能主治:清除异常胆液质,润肠,调经。用于异常胆液质所致的便秘,闭经。

【贮藏】 置阴凉干燥处,防蛀。

【参考文献】
[1]邓淑文,肖碧玉,马龙,等.巴旦杏仁浸出液对小鼠免疫功能的影响[J].营养学报,1998,20(2):234-236.

[2]肖辉,张月明,冷爱枝,等.巴旦杏仁提取物抗肿瘤作用[J].中国公共卫生,2007,23(8):940-941.

[3]马龙,邓淑文,肖碧玉,等.新疆甜巴旦杏仁抗氧化作用的实验研究[J].新疆医学院学报,1997,20(2):92-93.

(邱敏 杨玉梅)

## 15 巴豆(巴豆霜)

Badou (Badoushuang)

【异名】 巴菽(《神农本草经》),刚子(《雷公炮炙论》),江子(《瑞竹堂经验方》)老阳子(《本草纲目》),双眼龙(《岭南采药录》),猛子仁(《中国药植志》),巴果(《中药形性经验鉴别法》),巴米(《药材资料汇编》),双眼虾、红子仁、豆贡(《南宁市药物志》),毒鱼子、銮豆、贡仔(《中药志》),八百力(《广西中药志》)。

【来源】 为大戟科植物巴豆 *Croton tiglium* L.的干燥成熟果实。

【产地】 多为栽培品。主产于四川、福建、广东、广西等地,其道地产区为四川宜宾、江安、长宁、兴文、合川等地。

【采收加工】 栽种5～6年始结果,8～11月果实成熟,可分批采收,除去残枝落叶,摊放2～3d使其后熟,晾干或晒干,也可烤干,碾去果壳,筛出种子。

【炮制】**巴豆** 原药材,去除杂质,浸湿后用稠米汤或稠面汤拌匀,置阳光下暴晒或烘烤至外壳开裂,搓去皮壳,筛取净仁。

**巴豆霜** 取净巴豆仁,碾烂,或捣碎成泥状,用多层吸油纸包裹,加热微烘,压榨去油,反复数次至松散成分不再黏结成饼,取出碾细碎即可。

【性状特征】**巴豆** 呈卵圆形,一般具三棱,长1.8～2.2cm,直径1.4～2cm。表面灰黄色或稍深,粗糙,有纵浅6条,顶端平截,基部有果梗痕。破开果壳,可见3室,每室含种子1粒。种子呈略扁的椭圆形,长1.2～1.5cm,直径0.7～0.9cm,表面棕色或灰棕色,一端有小点状的种脐及种阜的疤痕,另一端有微凹的合点,其间有隆起的种脊;外种皮薄而脆,内种皮呈白色薄膜;种仁黄白色,油质。无臭,气微,味辛辣。以粒大、饱满、种仁黄白色者为佳。

**巴豆霜** 黄色粉末,松散,无臭,味辛辣。

**【化学成分】** 巴豆主要含有二萜类及其酯类、挥发油、生物碱、巴豆苷、黄酮类、氨基酸等。《中华人民共和国药典》2015年版规定,巴豆药材按干燥品计算,含脂肪油不得少于22.0%,含巴豆苷($C_{10}H_{13}N_5O_5$)不得少于0.80%;巴豆霜按干燥品计算,含巴豆苷($C_{10}H_{13}N_5O_5$)不得少于0.80%

**【药理毒理】**

**1. 影响胃肠运动** 巴豆霜4.6、13.7、41mg/kg灌胃给药,对正常小鼠胃肠运动无明显影响,但大剂量对新斯的明引起的小鼠胃肠运动功能亢进有增进作用;巴豆炭46、137、410mg/kg灌胃给药,大、中剂量对正常小鼠胃肠运动有明显推进作用,对新斯的明引起的小鼠胃肠运动功能亢进却有明显抑制作用[1]。

**2. 抗肿瘤** 巴豆总生物碱每只0.4ml灌胃给药5d,对小鼠腹水型肝癌细胞有抑制作用,可导致细胞膜流动性和胞浆基质结构发生不同程度的异常[2]。巴豆水提液4mg/ml对体外培养的白血病HL-60细胞可抑制其生长、升高NBT还原能力,提高其吞噬乳胶颗粒的能力[3]。

**3. 抗炎、免疫抑制** 巴豆霜1.5g/kg灌胃给药2d,可明显抑制正常小鼠腹腔血管通透性和巴豆油诱发的小鼠耳廓肿胀;巴豆霜1.5g/kg给幼年小鼠灌胃,隔日1次,连续7d,能明显降低小鼠胸腺和脾脏重量指数;给成年小鼠灌胃5d,可使腹腔巨噬细胞的吞噬功能受到抑制,碳廓清指数K值和校正廓清指数均降低,还可使小鼠腹腔巨噬细胞吞噬鸡红细胞吞噬百分比和吞噬指数降低[4,5]。

**4. 抗菌** 1∶40巴豆油对金黄色葡萄球菌有抗菌活性[6];1∶10～1∶160巴豆油对结核杆菌生长有抑制作用,1∶160组抗菌效果与含链霉素(100μg/ml)培养基作用相似[7,8]。

**5. 镇痛** 巴豆霜1.5g/kg灌胃给药3d,可明显升高热板法致痛小鼠的痛阈值,但对冰醋酸诱导的小鼠扭体反应潜伏期和扭体次数无明显影响[4]。

**6. 利胆** 巴豆水煎液0.3g/kg灌胃给药,可增加空腹家兔奥迪括约肌正常点活动频率,降低正常电位的电压及改变高峰电的节律,当剂量加大到中毒剂量10ml/kg时,胃肠明显充血,肠蠕动明显减弱[9]。

**7. 利尿** 巴豆水煎剂0.01～1.00g/kg,对豚鼠离体膀胱逼尿肌肌条收缩张力呈剂量依赖性增强作用[10]。

**8. 安全性评价** 小鼠灌胃巴豆霜、巴豆油的$LD_{50}$分别为489(426～562)mg/kg、3566(3024～4026)mg/kg[11]。小鼠灌胃含油量为9.5、19.6、30.5、39.7%的巴豆霜$LD_{50}$分别为1535、1012、522、540mg/kg[12]。10%巴豆油乳液20、10ml/kg灌胃给药,24h内大鼠出现食欲不振、体重稍有减轻、高剂量活动减少、拱背,小肠绒毛顶端有坏死,个别动物肠腔中有脓细胞,大肠黏膜表面上皮脱落[11]。巴豆水提液10mg/kg可诱发正常小鼠骨髓微核改变;对孕鼠灌胃给药1、5、10g/kg,各剂量均可诱发小鼠胚胎干细胞微核率增高[13];按同样方法给药,2次/周,连续4周,染毒小鼠癌发率为52.8%[14]。

**【药性】** 辛,热;有大毒。归胃、大肠经。

**【功能主治】** **巴豆** 外用蚀疮。用于恶疮疥癣,疣痣。

**巴豆霜** 峻下冷积,逐水退肿,豁痰利咽;外用蚀疮。用于寒积便秘,乳食停滞,腹水膨胀,二便不通,喉风,喉痹;外治痈肿脓成不溃,疥癣恶疮,疣痣。

**【临床应用】** **临床常用**

(1)寒积便秘,乳食停滞 本品辛热,能峻下冷积,荡涤胃肠沉寒痛冷,宿食积滞,药力刚猛。治大便不通,心腹冷痛,痛如锥刺,起病急骤,气急口噤,暴厥者,可单用巴豆霜,或与大黄、干姜等配伍,如《金匮要略》三物备急丸;治小儿乳食积滞,便秘腹胀,痰多惊厥,可与胆南星、六神曲等同用,如保赤散;治冷积凝滞之泄泻,痢疾,可以去油后与干姜、木香、肉豆蔻、百草霜同用。

(2)腹水膨胀 本品峻下,能逐水消肿,《神农本草经》曰本品能开通闭塞,利水谷道,可配杏仁炙黄服用,如《肘后备急方》治水蛊腹大动摇有水声方。

(3) 喉痹痰阻　本品能祛痰利咽,温下寒实,涤痰破结。治小儿痰壅咽喉,气逆喘促,可与胆南星同用;治痰壅喘满,气闭难出,可配伍半夏、杏仁等,以祛痰利气定喘。与巴豆霜、桔梗、贝母配伍,可治疗寒实结胸诸证,如《伤寒论》三物白散。

(4) 痈肿脓成未溃,疥癣恶疮　本品外用有蚀腐肉,疗疮毒作用。治痈肿疮疡脓成未溃者,常与乳香、没药、木鳖子、蓖麻子同用,外敷患处,以蚀腐皮肤,促进破溃排脓;治疥癣恶疮,《普济方》以巴豆榨油调雄黄,外涂于创面。

**【用法用量】** **生巴豆**　外用适量,研末涂患处,或捣烂以纱布包擦患处。

**巴豆霜**　0.1～0.3g,多入丸散用。外用适量。

**【成药例证】**

**1. 保赤散(《中华人民共和国药典》2015 年版)**
药物组成:六神曲(炒)、巴豆霜、天南星(制)、朱砂。

功能主治:消食导滞,化痰镇惊。用于小儿冷积,停乳停食,大便秘结,腹部胀满,痰多。

**2. 胃肠安丸(《中华人民共和国药典》2015 年版)**　药物组成:木香、枳壳(麸炒)、大黄、人工麝香、大枣(去核)、沉香、檀香、厚朴(姜炙)、巴豆霜、川芎。

功能主治:芳香化浊,理气止痛,健胃导滞。用于湿浊中阻、食滞不化所致的腹泻、纳差、恶心、呕吐、腹胀、腹痛;消化不良、肠炎、痢疾见上述证候者。

**【注意事项】**

1. 巴豆毒性较大,毒性成分是其中的毒性球蛋白,可溶解红细胞,并具有剧烈致泻作用。中毒后可出现口咽热痛、面赤、五心烦热、剧烈腹痛腹泻等症状,严重者可致昏迷、黄疸、肾脏损害,甚至休克死亡。巴豆霜的毒性与含油量有关,含油量越高,毒性越大。通过炮制降低含油量,可降低其毒性。

2. 动物实验证实有三致反应,故孕妇禁用。

3. 不宜与牵牛子同用。

**【贮藏】**　置阴凉干燥处。

**【参考文献】**
[1]赵景芳,苗彦霞,赵勤,等.巴豆不同炮制品对小鼠胃肠运动影响的实验研究[J].陕西中医,2009,30(2):241-242.

[2]刘秀云,隋在云.巴豆总生物碱对癌细胞质膜流动性及胞浆基质结构的影响[J].山东中医学院学报,1995,19(3):192-194.

[3]田艳伟.巴豆水提取液对 HL-60 细胞的诱导分化作用[J].山西医药杂志,2002,31(3):265.

[4]孙颂三,赵燕洁,袁士琴.巴豆霜对抗炎、免疫、镇痛及致突变的影响[J].中药药理与临床,1993,9(3):36-38.

[5]柯岩,赵文明.疗毒丸对小数巨噬细胞活性抑制作用的观察[J].首都医学院学报,1993,14(1):16-18.

[6]武延隽,赵中夫,明亮.巴豆油抗菌范围的实验室研究[J].长治医学院学报,2004,18(2):81-82.

[7]赵中夫,刘明社,武延隽.巴豆油体外抗结核分枝杆菌作用实验研究[J].长治医学院学报,2004,18(1):1-3.

[8]赵中夫,刘明社,武延隽.巴豆油抗多重耐药结核分枝杆菌作用实验研究[J].长治医学院学报,2004,18(4):241-243.

[9]朱利民,马常义,巩梅英,等.巴豆对家兔奥狄括约肌电活动的影响[J].邯郸医学高等专科学校学报,1999,12(1):4-5.

[10]邱小青,张英福,瞿颂义,等.巴豆对大鼠膀胱逼尿肌肌条运动的影响[J].兰州医学院学报,1999,25(3):12-14.

[11]赵景芳,朱复南,林苏,等.巴豆制剂的实验研究[J].江苏中医,1995,16(10):43-44.

[12]王毅,张静修.巴豆霜的新制法及其急性毒性试验[J].中药材,1993,16(4):24-27.

[13]李啸红,李娟,张艳,等.巴豆对小鼠骨髓及胚胎肝细胞微核率的影响[J].中国优生与遗传杂志,2002,10(3):43-44.

[14]鲁德银,左丹,郭淑芳,等.巴豆油对人巨细胞病毒诱发小鼠宫颈癌的促进作用[J].湖北医科大学学报,1997,18(1):1-4.

(邱敏　杨玉梅)

## 16　巴戟天

Bajitian

**【异名】**　巴戟(《本草图经》),巴吉天、戟天、巴戟肉(《药材学》)、鸡肠风、猫肠筋、兔儿肠(《中药志》),兔子肠(《中药材手册》)。

**【来源】**　为茜草科植物巴戟天 *Morinda officinalis* How 的干燥根。

**【产地】**　多为野生品,栽培品亦有。主产于广东、广西、福建南部、江西、四川等地,其道地产区为广东高要、德庆、郁南,广西苍梧等地。

**【采收加工】**　栽培品 6～7 年即可采收,秋冬季采挖,从植株周围挖土取根,挖取时尽量避免断根和伤根皮,一般多从根头摘取直径 1cm 以上的肉质根,留小根覆土,待来年长粗后再采收。挖出后,剪去茎叶须根,晒至 6～7 成干,用锤打扁,晒至全干或蒸约半小时后晒至半干,再锤扁晒干。

**【炮制】**　**巴戟天**　除去杂质,切段,干燥。

**巴戟肉**　取原药材除去杂质，洗净，泡至三四成透后，置容器内蒸透，趁热除去木心，切段，干燥。

**盐巴戟天**　取净巴戟天，用盐水拌匀，闷至盐水被吸尽，置于容器内蒸透，趁热除去木心，切段，干燥。

**制巴戟天**　取甘草切碎，煎汤，去渣，加入净巴戟天拌匀，置于锅内，用文火煮透，取出，趁热除去木心，切段，干燥。

**【性状特征】　巴戟天**　根呈扁圆柱形，略弯曲，长短不等，直径1～2cm。表面灰黄色，粗糙，具纵纹，外皮横向断裂而露出木部，形似连珠，质坚韧，断面不平坦，皮部厚，淡紫色，易与木部剥离，木部黄棕色。无臭，味甘、微涩。以条粗、连珠状、皮厚、色紫、质软、内心木细、味微甜、无虫蛀、体干者为佳。

**巴戟肉**　呈扁圆形小段或不规则颗粒状，表面灰黄色或暗灰色，具纵纹及横裂纹。切面皮部厚，紫色或淡紫色，中空。气微，味甘而微涩。

**盐巴戟天**　成品同巴戟肉，味微咸。

**制巴戟天**　成品同巴戟肉，有甘草甜味。

**【化学成分】**　巴戟天主要含有低聚糖类、蒽醌类、环烯醚萜苷类、有机酸类、甾醇类、氨基酸和微量元素等。巴戟天的低聚糖类是其主要药理活性成分。《中华人民共和国药典》2015年版规定，本品药材及其饮片按干燥品计算，含耐斯糖（$C_{24}H_{42}O_{21}$）不得少于2.0%。

**【药理毒理】**

**1. 增强免疫**　巴戟天水煎液16、32g/kg给予正常小鼠灌胃给药6d，或8、16g/kg给予环磷酰胺致免疫低下小鼠灌胃给药7d，均可明显提高ConA诱导的淋巴细胞增殖反应，对小鼠腹腔巨噬细胞吞噬鸡红细胞能力均有增强作用[1]。

**2. 抗衰老**　巴戟天水提液20、40mg/kg灌胃给药30d，可明显提高D-半乳糖致衰老小鼠血清SOD、GSH-Px活性，降低MDA含量[2]。巴戟天醇提物20mg/kg灌胃给药30d，可提高老龄雄性大鼠脑、心、肾、睾丸中SOD活性[3]。

**3. 抗疲劳**　巴戟天水提液2.5、5g/kg灌胃给药10d，可明显延长小鼠在水中持续游泳时间及提高小鼠倒悬网上活动时间，还能降低缺氧状态下耗氧量，增加耐缺氧时间[4]。巴戟天寡糖50mg/kg灌胃给药或25～40mg/kg腹腔注射，可使小鼠强迫游泳期间的不动时间减少；25～40mg/kg灌胃给药，对大鼠亦有相似药理作用；60～100mg/kg腹腔注射10d，可明显减少获得性无助抑郁模型大鼠躲避失败次数[5]。

**4. 改善精子质量**　巴戟天水煎液0.5、1.0、1.5g/kg灌胃给药5d，可降低小鼠精子畸形发生率[6]。0.125、0.25、0.5g/ml水煎液与精子悬液孵化，可提高ROS损伤小鼠精子SOD活力，降低MDA含量，改善精子运动功能和穿透能力，改善精子超微结构，提高完整率，对精子保护作用呈剂量相关性[7,8]。

**5. 抗骨质增生**　巴戟天水煎液0.2、0.4、0.6ml/只灌胃给药10d，可对抗环磷酰胺诱导的小鼠骨髓微核发生[9]。巴戟天多糖100mg/kg灌胃给药7d，可增加切除卵巢骨质疏松大鼠骨密度，上调血清护骨素（DPG）水平，降低TNF-α和IL-1表达水平[10]。巴戟天水提物和巴戟天多糖含药血清100g/L可有效促进体外培养SD鼠成骨细胞增殖，且使细胞内碱性磷酸酶活性、骨钙素含量及转化因子β1mRNA相对表达均升高[11-13]。

**6. 改善造血功能**　巴戟天水提液45g/kg灌胃给药6d，能抵抗环磷酰胺所致小鼠造血抑制反应、升高外周血RBC、WBC数量[14]。巴戟天水提物每日1.3、2.6、8.58g/kg灌胃给药43d，可明显提升D-半乳糖衰老模型小鼠红细胞和血小板的数量[15]。

**7. 保护心肌**　巴戟天水煎液4.5、1.5、0.5g/kg灌胃给药10d，可改善冠脉结扎所致心肌缺血再灌注损伤小鼠心脏功能，使心律失常评分显著降低，心肌梗死面积显著缩小，SOD、CAT活性升高，MDA含量降低，并且使$Na^+$-$K^+$-ATP酶及GSH-Px活性显著升高[16]。

**8. 改善血液流变性**　巴戟天醇提物12、6、3g/kg灌胃给药5d，可降低血瘀大鼠高、中、低切变率下全血黏度、全血卡森黏度、缩短红细胞电泳时间，抑制血小板最大聚集率，降低全血还原黏度[17]。

**9. 安全性评价**　小鼠灌服巴戟天水煎剂50g/kg，4次/d，累积量为250g/(kg·d)，观察3d，未见明显的急性毒性和动物死亡；遗传毒性试验，巴戟天水煎剂对大肠杆菌SOS应答系统无明显影响，即巴戟天无诱变或致诱变的遗传作用[18]。

**【药性】** 甘、辛,微温。归肾、肝经。

**【功能主治】** 补肾阳,强筋骨,祛风湿。用于阳痿遗精,宫冷不孕,月经不调,少腹冷痛,风湿痹痛,筋骨痿软。

**【临床应用】**

**1. 临床常用**

(1) 阳痿早泄,宫冷不孕　本品补肾助阳,温润不燥,用于治疗肾阳虚弱,命火不足所致的阳痿不育,遗精滑精等证,常配伍淫羊藿、仙茅、枸杞子等同用,如《景岳全书》赞育丸;用于治疗下元虚冷,宫冷不孕,月经不调,少腹冷痛等证,常配伍高良姜、肉桂、吴茱萸等同用,如《太平惠民和剂局方》巴戟丸。

(2) 筋骨痿软,腰膝痹痛　本品甘温助阳,培补肝肾,强筋健骨;辛温发散,又能发散风湿,除痹止痛。用于治疗肾虚骨痿,步履困难,腰膝冷痛,常配伍杜仲、鹿胎、紫河车等同用,方见《张氏医通》;用于治疗肝肾不足,风寒侵袭,腰膝痹痛,常配伍羌活、肉桂、牛膝等祛风湿、散风寒、强筋骨之品同用,如《太平圣惠方》巴戟散。

**2. 临床新用**　巴戟天可用于治疗慢性乙型肝炎[19]。

**【用法用量】** 3～10g。

**【成药例证】**

**1. 添精补肾膏(《中华人民共和国药典》2015年版)**　药物组成:淫羊藿、巴戟天(酒制)、锁阳、肉苁蓉、杜仲、狗脊、川牛膝、龟甲胶、鹿角胶、熟地黄、当归、枸杞了、党参、黄芪、茯苓、远志。

功能主治:温肾助阳,补益精血。用于肾阳亏虚、精血不足所致的腰膝酸软、精神萎靡、畏寒怕冷、阳痿遗精。

**2. 固本统血颗粒(《中华人民共和国药典》2015年版)**　药物组成:淫羊藿、黄芪、锁阳、巴戟天、菟丝子、党参、山药、附子、肉桂、枸杞子。

功能主治:温肾健脾,填精益气。用于阳气虚损、失血固摄所致的紫斑,症见畏寒肢冷,腰酸乏力,尿清便溏,皮下紫斑,其色淡暗。亦可用于轻型原发性血小板减少性紫癜见上述证候者。

**3. 温肾助阳药酒(《新药转正标准13》)**　药物组成:淫羊藿、肉苁蓉、巴戟天、韭菜子、蛤蚧、阳起石、葱子、补骨脂、菟丝子、熟地黄、山茱萸、山药、泽泻、牡丹皮、茯苓、制何首乌、枸杞子、蜂蜜。

功能主治:温肾助阳。用于肾阳不足所致的腰膝酸软,畏寒怕冷,精神萎靡,阳痿不举,舌淡苔白,脉沉细。

**4. 滋肾育胎丸(《卫生部药品标准中药成方制剂·第十六册》)**　药物组成:熟地黄、人参、杜仲、何首乌、枸杞子、阿胶、鹿角霜、巴戟天、菟丝子、桑寄生、续断、党参、白术、艾叶、砂仁。

功能主治:补肾健脾,养血安胎。用于脾肾两虚,冲任不固所致的胎漏,胎动不安,滑胎,症见妊娠少量下血,小腹坠痛或屡次流产,神疲乏力,腰膝酸软;先兆流产、习惯性流产见上述证候者。

**5. 巴戟口服液(《卫生部药品标准中药成方制剂·第十四册》)**　药物组成:巴戟天、狗脊、杜仲、续断、淫羊藿、仙茅、肉苁蓉、覆盆子、党参、黄芪、何首乌、熟地黄、当归、枸杞子、金樱子、甘草。

功能主治:补肾壮腰,固精止遗,调经。用于肾阳虚所致的神疲乏力,阳痿早泄,滑精遗精,夜尿频多,腰膝软弱,月经不调,闭经。

**【贮藏】** 置通风干燥处,防霉变,防蛀。

**【参考文献】**
[1]杨宏健,赵艳玲,贺显玉,等.巴戟天与鸡筋参免疫增强作用的比较[J].中国药师,2007,10(3):246-248.

[2]傅嘉,熊彬,郑冰生,等.巴戟天对D-半乳糖致衰老小鼠抗氧化系统作用的实验研究[J].中国老年学杂志,2004,24(12):1206.

[3]于成军,邓志华,余书勤,等.巴戟天醇提物对大鼠精子的影响及抗自由基作用[J].山东医药工业,1994,13(4):11-13.

[4]夏桂兰,赵宝东,赵春王,等.巴戟天对小鼠抗疲劳的实验研究[J].中国病理生理杂志,1998,14(2):182-186.

[5]张中启,黄世杰,袁莉,等.巴戟天寡糖对鼠强迫性游泳和获得性无助抑郁模型的影响[J].中国药理学与毒理学杂志,2001,15(4):262-265.

[6]林健,姜瑞钗,陈冠敏,等.巴戟天对小鼠精子畸形的影响[J].海峡药学,1995,7(1):83-84.

[7]颜志忠,杨欣,张永华,等.巴戟天水提物对人体精子运动功能氧化损伤的保护[J].中华中医药学刊,2006,12(8):701-703.

[8]杨欣,张永华,丁彩飞,等.巴戟天水提取物对人精子膜氧化损伤的保护作用[J].中华中医药学刊,2007,25(7):1423-1424.

[9]贾敏,王明艳,法京.温阳药对环磷酰胺诱发MN的抑制作用[J].南京中医药大学学报,2010,22(7):748-749.

[10]米孟勇,王彩娇,郝长胜.巴戟天多糖对骨质疏松大鼠血清护骨素表达影响的实验研究[J].现代实用医学,2010,22(7):748-749.

[11]李楠，王和鸣，林旭，等.巴戟天对成骨细胞生物学特征影响的实验研究[J].中国医药学报，2004，19(12)：726-728.

[12]李楠，王和鸣，郭素华，等.巴戟天多糖及其水提物对体外培养成骨细胞活性的影响[J].中国组织工程研究和临床康复，2007，11(23)：4570-4572.

[13]王和鸣，王力，李楠.巴戟天对骨髓基质细胞向成骨细胞分化过程 Cbfα1 表达的影响[J].中国中医骨伤科杂志，2004，12(6)：22-27.

[14]陈忠，涂涛，方代南，等.南药巴戟天水提液对小鼠造血功能的影响[J].热带农业科学，2002，22(5)：21-22.

[15]王丽红，李东东，甄锦芳，等.巴戟天醇提物与水提物对 D-半乳糖所致衰老小鼠血细胞的影响[J].中外健康文摘，2008，5(6)：34-35.

[16]冯国清，付润芳，杨万雷，等.巴戟天水提物对大鼠心肌缺血再灌注损伤的保护作用[J].浙江中医杂志，2005，40(3)：124-126.

[17]付润芳，冯国清，于爽，等.巴戟天醇提物对血瘀大鼠血流动力学及血小板聚集的影响[J].郑州大学学报(医学版)，2007，42(6)：1159-1161.

[18]乔智胜，吴焕，苏中武，等.巴戟天、鄂西巴戟天和川巴戟药理活性的比较[J].中西医结合杂志，1991，11(7)：415-390.

[19]高月求，王灵台，陈建杰.补肾冲剂治疗慢性乙型肝炎的临床研究[J].上海中医药大学学报，2001，14(1)：34-36.

(邱敏　杨玉梅)

## 17　菝葜

Baqia

**【异名】** 金刚根(《日华子本草》)，金刚骨(《儒门事亲》)，山梨儿、铁刷子(《救荒本草》)，铁菱角(《本草纲目》)，金刚刺(《医林纂要》)，金刚头、山菱角、霸王利(《岭南采药录》)。

**【来源】** 为百合科植物菝葜 *Smilax china* L.的干燥根茎。

**【产地】** 多为野生品。主要分布于我国华东、中南、西南以及台湾等地。缅甸、越南、泰国、菲律宾也有分布。

**【采收加工】** 秋末至次年春采挖，除去须根，洗净，晒干或趁鲜切片，干燥。

**【炮制】** 除去杂质，洗净，润透，切片，干燥。

**【性状特征】** 根茎呈不规则块状或弯曲扁柱形，有结节状隆起，长 10～20cm，直径 2～4cm。表面黄棕色或紫棕色，具圆锥状突起的茎基痕，并残留坚硬的刺状须根残基或细根。质坚硬，难折断，断面呈棕黄色或红棕色，纤维性，可见点状维管束和多数小亮点。切片呈不规则形，厚 0.3～1cm，边缘不整齐，切面粗纤维性；质硬，折断时有粉尘飞扬。气微，味微苦、涩。以根茎粗壮、断面色红者为佳。

**饮片**　呈不规则的片。外表皮黄棕色或紫棕色，可见残留刺状须根残基或细根。切面棕黄色或红棕色，纤维性，可见点状维管束。质硬，折断时有粉尘飞扬。气微，味微苦、涩。

**【化学成分】** 菝葜主要含有黄酮及黄酮苷类、甾体皂苷、苯丙素类等。

**【药理毒理】**

**1. 抗炎、免疫抑制**　菝葜水煎液 90、180g/kg 灌胃给药，对角叉菜胶引起的大鼠足跖肿胀具有明显抑制作用；180g/kg 灌胃给药 15d，对肉芽肿增重有明显抑制作用；90、180g/kg 灌胃给药 30d，可明显抑制小鼠继发性足肿胀，减轻胸腺和脾脏重量，减少 $CD_4^+$ 细胞、增加 $CD_8^+$ 细胞，降低 $CD_4^+$ / $CD_8^+$[1,2]。

**2. 镇痛**　菝葜提取物 5g/kg 灌胃给药，2 次/d，共 5 次，对醋酸所致小鼠扭体反应和热板法致痛均具有显著的抑制[3]。

**3. 抗菌**　菝葜乙酸乙酯提取物和乙醇提取物在体外实验对金黄色葡萄球菌、大肠埃希菌、表皮葡萄球菌、白色念珠菌、表皮毛癣菌均有抑制作用。两种提取物 $MIC_{50}$ 相同，分别为 0.094、0.375、0.188、0.094、0.094μg/ml[4]。

**4. 降血糖**　菝葜水煎剂 10、20g/kg 灌胃给药 3d，可降低四氧嘧啶糖尿病小鼠的血糖浓度，并且能显著对抗肾上腺素引起的血糖升高以及外源性葡萄糖引起的小鼠血糖升高[5]。

**5. 抗肿瘤**　菝葜乙酸乙酯提取物 20、40、60g/kg 灌胃给药 30d，可显著抑制小鼠 S180 肿瘤生长，且呈良好的量效关系；对小鼠 EAC、H22 肿瘤细胞及人肝癌细胞增殖也均有较强的抑制作用[6]。

**6. 抗氧化**　菝葜多酚类化合物 10、50μmol/L 对 DPPH·清除率分别为 72.32%、95.95%，具有较强的抗氧化作用[7]。

**【药性】** 甘、微苦、涩，平。归肝、肾经。

**【功能主治】** 利湿去浊，祛风除痹，解毒散瘀。用于小便淋浊，带下量多，风湿痹痛，疔疮痈肿。

**【临床应用】　临床常用**

(1) 风湿腿弱　本品利湿去浊，祛风除痹，用于腰及双下肢发凉，畏风疼痛，遇冷和伸展时疼痛加剧，行走困难，酸沉困重，可配伍制川乌、白芍、黄芪、狗脊服用，方见《名医别录》。

(2) 赤白痢　本品利湿除浊，解毒散瘀，单味药材加食盐水煎，可治疗胃肠炎大便呈喷射状、伴肠鸣腹痛。

(3) 小便滑数　本品利水渗湿，消炎解毒，常与金樱根、海金沙配伍使用，其对急性肾盂肾炎，慢性肾盂肾炎均有较好疗效，如三金片。

(4) 腰膝痿软，肌肤麻木　本品利湿去浊，祛风除痹，与桑寄生配伍使用祛风除湿功效加强，常用于肝肾亏虚，血虚血滞导致的腰膝痿软，两足无力，肌肤麻木不仁等。

(5) 小便淋浊，妇女带下量多　本品利湿去浊，与石菖蒲配伍，利湿而分清，去浊力强，适用于小便淋浊，妇女带下量多。

**【用法用量】**　10～15g。

**【成药例证】**

**1. 三金片(《中华人民共和国药典》2015年版)**　药物组成：金樱根、菝葜、羊开口、金沙藤、积雪草。

功能主治：清热解毒，利湿通淋，益肾。用于下焦湿热所致的热淋、小便短赤、淋沥涩痛、尿急频数；急慢性肾盂肾炎、膀胱炎、尿路感染见上述证候者。

**2. 清浊曲比亲艾拉片(《中华人民共和国卫生部药品标准·维吾尔药分册》)**　药物组成：菝葜、姜黄、草果、玫瑰花、秋水仙、干姜、肉桂、肉豆蔻衣、西红花、番泻叶、香附、白蜡树子、高良姜、胡椒、丁香、阿纳其根、天冬。

功能主治：清理浊血，利尿消肿。用于尿痛，尿少，尿血腰痛，滞下不止，关节疼痛等。

**【贮藏】**　置通风干燥处保存。

**【参考文献】**
[1]陈东生，吕永宁，王杰.菝葜的抗炎作用[J].中国医院药学杂志，2000，20(9)：544-545.

[2]吕永宁，陈东生，邓俊刚，等.菝葜对小鼠佐剂性关节炎作用的研究[J].中国现代应用药学杂志，1998，15(5)：5-7.

[3]陈秀芬，任广聪，曲国玉，等.贵州产菝葜属及肖菝葜属8个品种镇痛及抗炎作用研究[J].中药药理与临床，2010，26(6)：63-66.

[4]王涛，薛淑好.菝葜乙酸乙酯提取物抑菌作用研究[J].医药论坛杂志，2006，27(21)：23-25.

[5]马世平，卫敏，郭健，等.菝葜对小鼠血糖和肝糖原的影响[J].中国现代应用药学杂志，1998，15(5)：5-7.

[6]王涛，王鹏.菝葜乙酸乙酯提取物抗癌活性的实验研究[J].肿瘤基础与临床，2007，20(3)：234-236.

[7]赵钟祥，金晶，方伟，等.菝葜多酚类成分抗氧化活性的研究[J].医药导报，2008，27(7)：765-767.

(邱敏　杨玉梅)

## 18　白扁豆

Baibiandou

**【异名】**　藊豆(《唐本草》)，白藊豆(《本草折衷》)，南扁豆(《滇南本草》)，沿篱豆、蛾眉豆(《本草纲目》)，羊眼豆(《药品化义》)，凉衍豆(《本草乘雅半偈》)，白藊豆子(《要药分剂》)，藤豆(《中国药用植物图鉴》)，火镰扁豆、眉豆(《中药志》)，小刀豆(《四川中药志》)。

**【来源】**　为豆科植物扁豆 *Dolichos lablab* L.的干燥成熟种子。

**【产地】**　多为栽培品。主产于湖南、安徽、河南、江苏、四川等地。

**【采收加工】**　秋冬摘取成熟果实，晒干，收集种子，再晒干。

**【炮制】**　**白扁豆**　将原药材除去杂质，晒干，用时捣碎。

**炒白扁豆**　取原药材，置于锅内炒至黄色，略带焦斑为度，取出放凉，用时捣碎。

**【性状特征】**　**白扁豆**　呈扁椭圆形或扁卵圆形，长8～13mm，宽6～9mm，厚约7mm。表面淡黄白色或淡黄色，平滑，略有光泽，有的可见棕褐色斑点，一侧边缘有隆起的白色眉状种阜。质坚硬。种皮薄而脆，子叶2枚，肥厚，黄白色。气微，味淡，嚼之有豆腥气。以粒大、饱满、色白者为佳。

**炒白扁豆**　表面微黄色，具焦斑。

**【化学成分】**　白扁豆主要含有蛋白质、甾醇类、糖类等。

**【药理毒理】**

**1. 抗菌、抗病毒**　100%白扁豆煎剂体外实验，可明显抑制痢疾杆菌的生长，并且对小鼠 Columbia SK 病毒有抑制作用[1]。

**2. 抗氧化**　白扁豆多糖0.4、0.3、0.2g/kg灌胃

给药 15d,可提高小鼠血清中 SOD 和 GSH-Px 活性,具有抗氧化作用[2]。

**3. 提高免疫力** 白扁豆多糖水溶液 1.2、0.8、0.4g/kg 灌胃给药 14d,可显著提高小鼠腹腔巨噬细胞对鸡红细胞的吞噬百分率及吞噬指数,促进溶血素形成[2]。

**4. 保护神经细胞** 白扁豆多糖 2.0～6.0g/L 可促进神经细胞生长,阻断缺氧引起的神经细胞生长抑制,对神经细胞缺氧性凋亡具有显著对抗作用[3]。

**【药性】** 甘,微温。归脾、胃经。

**【功能主治】** 健脾化湿,和中消暑。用于脾胃虚弱,食欲不振,大便溏泻,白带过多,暑湿吐泻,胸闷腹胀。炒白扁豆健脾化湿,用于脾虚泄泻,白带过多。

**【临床应用】 临床常用**

(1) 脾虚湿滞　本品能补气以健脾,兼能化湿,药性温和,补而不滞,适用于脾虚湿滞,食少,便溏或泄泻。唯其"味轻气薄,单用无功,必须同补气之药共享为佳",如参苓白术散(《太平惠民和剂局方》),以本品作为人参、白术等药物的辅助。本品还可用于脾虚湿浊下注之白带过多,宜与白术、苍术、芡实等补气健脾除湿之品配伍。

(2) 暑湿吐泻　本品能健脾化湿以和中,性虽偏温,但无温燥助热伤津之弊,故可用于暑湿吐泻。如《千金方》单用本品水煎服。偏于暑热夹湿者,宜与荷叶、滑石等清暑、渗湿之品配伍。若属暑月乘凉饮冷,外感于寒,内伤于湿之"阴暑",宜配伍散寒解表,化湿和中之品,如香薷散(《太平惠民和剂局方》)以之与香薷、厚朴同用。

(3) 药物食物中毒　《药性论》:扁豆"主解一切草木毒,生嚼或煎汤服",故扁豆可用于治疗药物食物中毒。《永类钤方》单用扁豆生研,水绞汁饮,解砒霜毒;解酒毒,多与葛花、白豆蔻、砂仁等同用;解河豚毒,多与芦根配伍;《常见验方研究参考资料》单用本品治疗因服用轻粉或食鸟肉所致中毒。

**【用法用量】** 9～15g。

**【成药例证】**

**1. 香苏正胃丸(《中华人民共和国药典》2015 年版)** 药物组成:广藿香、紫苏叶、香薷、陈皮、炒白扁豆、姜厚朴、砂仁、炒山楂、六神曲(炒)、茯苓、甘草、滑石、朱砂、麸炒枳壳。

功能主治:解表化湿,和中消食。用于小儿暑湿感冒,症见头痛发热、停食停乳、腹痛胀满、呕吐泄泻、小便不利。

**2. 香苏调胃片(《中华人民共和国药典》2015 年版)** 药物组成:广藿香、香薷、木香、紫苏叶、姜厚朴、砂仁、麸炒枳壳、陈皮、茯苓、炒山楂、炒麦芽、白扁豆(去皮)、葛根、甘草、六神曲(麸炒)、生姜。

功能主治:解表和中,健胃化滞。用于胃肠积滞、外感时邪所致的身热体倦、饮食少进、呕吐乳食、腹胀便泻、小便不利。

**3. 参苓白术散(《中华人民共和国药典》2015 年版)** 药物组成:人参、白术(炒)、白扁豆(炒)、薏苡仁(炒)、桔梗、茯苓、山药、莲子、砂仁、甘草。

功能主治:补脾胃,益肺气。用于脾胃虚弱,食少便溏,气短咳嗽,肢倦乏力。

**4. 四正丸(《中华人民共和国药典》2015 年版)** 药物组成:广藿香、香薷、紫苏叶、白芷、厚朴(姜炙)、白扁豆(去皮)、木瓜、大腹皮、茯苓、槟榔、白术(麸炒)、檀香、桔梗、枳壳(麸炒)、法半夏、陈皮、山楂(炒)、六神曲(麸炒)、麦芽(炒)、甘草。

功能主治:祛暑解表,化湿止泻。用于内伤湿滞,外感风寒,头晕身重,恶寒发热,恶心呕吐,饮食无味,腹胀泄泻。

**5. 参苓健脾胃颗粒(《卫生部药品标准中药成方制剂·第十五册》)** 药物组成:北沙参、白术、茯苓、薏苡仁、山药、扁豆、砂仁、陈皮、莲子、甘草。

功能主治:补脾益胃,利中止泻。用于脾胃虚弱,阴气不足所致的饮食不消,或吐或泻,不欲饮食,形瘦色萎,神疲乏力。

**【注意事项】**

1. 白扁豆中含红细胞非特异性植物凝集素,属毒性成分,可抑制生长,甚至引起肝脏坏死。中毒后可出现头痛、头昏、恶心、呕吐等症状。故用药需遵医嘱慎用。

2. 生扁豆毒性大,加热可使其毒性明显下降。

**【贮藏】** 置干燥处,防蛀。

**【参考文献】**

[1] Chou SC, Ramanathan S, Cutting W. Chemical fractionation of antiviral plants[J]. Med Pharmacol Exp,1967,16(5):407-413.

[2]弓建红，许小华，王俊敏，等.白扁豆多糖对正常小鼠体内抗氧化和免疫实验研究[J].食品工业科技，2010，31(9)：337-338.

[3]姚于飞，胡国柱，高幼奇，等.白扁豆多糖抗神经细胞缺氧性坏死与凋亡[J].中药药理与临床，2012，28(3)：58-61.

（邱敏　杨玉梅）

## 19　白矾

Baifan

**【异名】**　石涅(《山海经》)、矾石、羽涅(《神农本草经》)、羽泽(《吴普本草》)、涅石(《山海经》郭璞注)、理石(《药性论》)、白君、明矾、雪矾、云母矾、生矾(《本草纲目》)。

**【来源】**　为硫酸盐类矿物明矾石加工提炼制成。

**【产地】**　为天然矿物加工品。分布于甘肃、河北、安徽、福建、山西、湖北、浙江等地，其中安徽无为、卢江，浙江平阳，福建福鼎为主要产地。

**【采收加工】**　全年均可采挖。采得后，打碎，用水溶解，收集溶液，蒸发浓缩，放冷后即析出结晶。

**【炮制】**　**白矾**　除去杂质。用时捣碎。

**枯矾**　净白矾敲成小块，置煅锅内，用武火加热至融化，继续煅至膨胀松脆，完全干燥，停火，取出放凉，碾成细粉。

**【性状特征】**　本品呈不规则结晶形块状或粒状。无色或淡黄白色，透明或半透明，有玻璃样光泽。表面略平滑或凹凸不平，具细密纵棱，并附有白色细粉。质硬而脆，易砸碎。气微，味微甘而极涩。以块大、无色、透明、无杂质者为佳。

**【化学成分】**　白矾主要成分为含水硫酸铝钾。《中华人民共和国药典》2015年版规定，本品药材及其饮片含水硫酸铝钾[$KAl(SO_4)_2 \cdot 12H_2O$]不得少于99.0%。

**【药理毒理】**

**1. 抗菌、杀虫**　1%白矾溶液2μg/200μl，对大肠埃希菌、痢疾杆菌、白色葡萄球菌、金黄色葡萄球菌、变形杆菌、炭疽杆菌、甲副伤寒沙门菌、伤寒杆菌均有明显的抑菌作用；10%明矾液还有抗阴道滴虫作用[1]。

**2. 安全性评价**　白矾0.25、1g/kg(相当于人用量的25～40倍）灌胃给药60d，1g/kg组可引起小鼠学习、记忆障碍，脑内乙酰胆碱和胆碱乙酰化酶活性均明显下降，小鼠血中ALT、BUN升高，停药后可恢复正常[2]。

**【药性】**　酸、涩，寒。归肺、脾、肝、大肠经。

**【功能主治】**　外用解毒杀虫，燥湿止痒；内服止血止泻，祛除风痰。外治用于湿疹，疥癣，脱肛，痔疮，聤耳流脓；内服用于久泻不止，便血，崩漏，癫痫发狂。枯矾收湿敛疮，止血化腐。用于湿疹湿疮，脱肛，痔疮，耳道流脓，阴痒带下，鼻衄齿衄，鼻瘜肉。

**【临床应用】　临床常用**

(1) 皮肤瘙痒，顽癣疥虫　本品品性燥急，功收敛，气寒，能燥湿热，敛水湿，杀疥虫，疗顽癣，止瘙痒，为皮肤科常用之品。主治风热湿毒，凝滞于肌肤之湿疹瘙痒，抓破后黄水淋漓者，可与雄黄为末，浓茶调敷，共收燥湿清热，收敛止痒之功，如《医宗金鉴》二味拔毒散；亦可与收湿敛疮之松香、黄丹为末，香油调搽，如《本草原始》黄水疮方；疥虫而致皮肤瘙痒疥疮者，可与硫黄、轻粉同用，解毒杀虫止痒，如《证治准绳》白矾散。

(2) 疮疡肿痛　本品酸涩气寒，性收敛，能蚀腐肉，生好肉，燥湿浊，清热毒，解疮肿，且有收湿敛疮作用。临床上多用于邪毒聚集，经络阻塞，气血凝滞之疮痈肿毒等外科疾患，以外用为主，亦可内服。治疗肿恶疮者，可以与黄丹配伍，如《卫生宝鉴》二仙散；治痈疽发背，可与黄蜡熔化为丸服用，能使痈疽未溃破者内消，已破溃者排脓愈口，如《医方集解》蜡矾丸；若痈疽溃烂后，腐肉不脱，可用枯矾配朴硝研末外用，去腐生肌；治疗冷疮成瘘、脓水不尽者，可与五灵脂配伍外用，脓尽自愈。

(3) 痢疾久泻　本品入大肠经，能涩肠道，固滑脱，常用于年老体弱，脾肾亏损，中气衰微之倦怠神疲，久泻不止，可与诃子配伍，如《太平圣惠方》诃黎勒散；治痢疾迁延，正虚邪恋，下痢时作时止，日久难愈者，可与硫黄、硝石等同用，以燥湿解毒，固涩止痢，如《太平圣惠方》白矾丸。

(4) 吐衄下血　本品酸涩性寒，酸涩可收敛，性寒能清热，如肝经血分，既能收敛止血，又能凉血，可用于多种出血证。治衄血不止，可以用白矾研末吹鼻，见《圣济总录》；治牙龈出血，可用白矾煎汤含漱，见《备急千金要方》。

(5) 中风痰厥，癫狂痫证　本品酸苦涌泻，其性燥急，善收脏腑之水湿，化一切痰涎，能涌吐痰涎、祛痰开闭。主治中风痰厥，痰涎壅盛，喉中痰声辘辘，神魂失语，脉滑实，可以用白矾与皂荚配伍，温开水灌服，开关催吐，如《圣济总录》救急稀涎散；若痰甚者，可再加入半夏、甘草等，增强涌吐痰涎之功，见《医宗金鉴·删补名医方论》。

**【用法用量】** 0.6～1.5g。外用适量，研末敷或化水洗患处。

**【成药例证】**

**1. 胃药胶囊(《中华人民共和国药典》2015 年版)**　药物组成：醋延胡索、海螵蛸(漂)、土木香、枯矾、鸡蛋壳(炒)、煅珍珠母。

功能主治：制酸止痛。用于肝胃不和所致的胃脘疼痛、胃酸过多、嘈杂反酸；胃及十二指肠溃疡见上述证候者。

**2. 治糜康栓(《中华人民共和国药典》2015 年版)**　药物组成：黄柏、苦参、儿茶、枯矾、冰片。

功能主治：清热解毒，燥湿收敛。用于湿热下注所致带下病，症见带下量多、色黄质稠、有臭味，或有大便干燥；细菌性阴道病、滴虫性阴道炎、宫颈糜烂见上述证候者。

**3. 橘红化痰丸(《中华人民共和国药典》2015 年版)**　药物组成：化橘红、川贝母、罂粟壳、白矾、锦灯笼、炒苦杏仁、五味子、甘草。

功能主治：敛肺化痰，止咳平喘。用于肺气不敛，痰浊内阻，咳嗽，咯痰，喘促，胸膈满闷。

**4. 医痫丸(《中华人民共和国药典》2015 年版)**　药物组成：生白附子、天南星(制)、半夏(制)、猪牙皂、僵蚕、乌梢蛇(制)、蜈蚣、全蝎、白矾、雄黄、朱砂。

功能主治：祛风化痰，定痫止搐。用于痰阻脑络所致的癫痫，症见抽搐昏迷、双目上吊、口吐涎沫。

**【注意事项】** 长期大剂量服用可能引起记忆力减退和肝肾功能损害，故要避免长期超量使用。

**【贮藏】** 置干燥处。

**【参考文献】**
[1]乌恩，杨丽敏，白文明，等.白矾及其炮制品枯矾体外抑菌作用研究[J].内蒙古医学院学报，2007，29(4)：259-260.

[2]伍迎红，周钟鸣，熊玉兰，等.白矾、氢氧化铝和氯化铝对小鼠学习、记忆及肝肾功能影响的比较研究[J].中国中医药信息杂志，2004，11(11)：971-973.

(邱敏　杨玉梅)

## 20　白附子

Baifuzi

**【异名】** 禹白附、牛奶白附(《中药志》)，鸡心白附(《中药材品种论述》)，疗毒豆(东北)，野半夏(《江西民间草药》)，野慈姑(《泉州本草》)，红南星、麻芋子(陕西、甘肃)。

**【来源】** 为天南星科植物独角莲 *Typhonium giganteum* Engl.的干燥块茎。

**【产地】** 野生品和栽培品均有。主产于河南禹县、长葛，甘肃天水、武都以及湖北、陕西、河北等地，其道地产区为河南禹县。

**【采收加工】** 秋季采挖，除去残茎，须根及外皮，用硫黄熏 1～2 次，晒干。

**【炮制】** **生白附子**　取原药材，去除杂质。

**制白附子**　取净白附子，大小分开，用清水浸泡，每日换水 2～3 次，数日后如起泡沫，换水后加白矾，泡 1d 后再换水，至口尝微有麻舌感为度，取出，将生姜片及白矾粉末置于锅内，加适量水煮沸后，倒入白附子，共煮至内无白心，捞出，除去生姜片，晾至六七成干，切厚片，干燥。每白附子 100kg，用生姜、白矾各 12.5kg。

**姜炒白附子**　取白附子，加姜汁拌匀，稍闷，至姜汁被吸尽后，置于锅内，用文火炒至微黄色，取出放凉。每白附子 100kg，用生姜 5kg。

**姜煮白附子**　取白附子，加姜水浸泡 4～5d 后，用大火煮约半天，至煮透无硬心时，取出，闷润至内外湿度一致，切 1.5mm 厚的片，晒干。每白附子 100kg，用生姜 5kg。

此外，还有姜矾甘草制、矾制、生姜石灰制、甘草白矾制等炮制方法。

**【性状特征】** **白附子**　本品呈椭圆形或卵圆形，长 2～5cm，直径 1～3cm。表面白色或黄白色，略粗糙，有环纹及根痕，顶端具有茎痕或芽痕。质坚硬，断面白色，粉性。无臭，味淡，嚼之有麻辣刺舌感。以个大、质坚实、色白、粉性足者为佳。

**制白附子**　为类圆形或卵圆形厚片，外表皮淡棕色，切面黄色，角质。味淡，微有麻舌感。

**【化学成分】**　白附子主要含脂肪酸、生物碱、二萜类、氨基酸和微量元素等。

**【药理毒理】**

**1. 镇静、催眠、抗惊厥**　白附子生品、炮制品水煎液30g/kg腹腔注射，可使小鼠活动减少，具有镇静作用；15～30g/kg腹腔注射，可增加戊巴比妥钠给药后入睡率。白附子生品、炮制品水煎液30g/kg灌胃给药，可明显降低戊四氮、士的宁致小鼠惊厥发生率及动物死亡率；生品、炮制品混悬液9g/kg灌胃给药，可降低咖啡因致惊厥小鼠惊厥发生率和死亡只数，推迟惊厥出现时间和死亡时间[1]。

**2. 镇痛**　白附子生品、炮制品水煎液30g/kg皮下注射，可减少冰醋酸腹腔注射致小鼠疼痛扭体次数[1]。

**3. 抗炎**　生白附子、制白附子水煎液按10～20g/kg灌胃给药，混悬液按5～7.5g/kg灌胃给药，均可明显抑制酵母菌或蛋清致大鼠足趾肿胀，减少棉球所致大鼠和小鼠肉芽肿的增生和炎性液渗出[2]。

**4. 增强免疫**　制白附子多糖2%作为抗原，于第1d和7d大腿内侧腹股沟皮下注射，14d后能刺激小鼠产生特异性IgG抗体[3]。白附子水煎液1g稀释10、20、40、80、160、320、640、1280倍可剂量依赖性地促进体外小鼠脾细胞和人淋巴细胞增殖活性，其效应细胞是T细胞[4]。

**5. 抗肿瘤**　白附子水煎液0.4mg/只灌胃给药15d，能明显抑制皮下接种肝癌腹水小鼠瘤体生长，提高脾脏指数[5]。

**6. 安全性评价**　白附子不同炮制品、不同给药途径的毒性存在差异。白附子生品及炮制品混悬液灌胃给药无明显毒性，其*MTD*大于60g/kg；白附子生品、制品冷浸液以15、20g/kg一次性腹腔注射，72h内生品组死亡率为70%，炮制品不高于40%[6]。白附子生品、炮制品水煎液40g/kg一次性腹腔注射，24h内传统炮制品组小鼠死亡1/10，而生品及矾制品无死亡[1]。白附子提取物0.2ml/10g静脉注射小鼠的$LD_{50}$为：制白附子29.57±2.7g/kg，生白附子32.58±2.65g/kg，小鼠多在注射后20min内死亡，死前表现为呼吸缓慢，倦卧不动，个别有短时惊厥现象；生白附子、制白附子温浸剂按180g/kg分3次灌胃给药或水煎剂按120g/g分4次灌胃给药，生白附子组未见明显毒性，制白附子温浸剂可使小鼠竖毛、安静，煎剂可引起小鼠死亡[7]。生白附子及制品冷浸液6g/kg灌胃给药，2次/d，连续21d，未见明显长期毒性[6]。

**【药性】**　辛、甘，温；有毒。归胃、肝经。

**【功能主治】**　祛风痰，定惊搐，解毒散结，止痛。用于中风痰壅，口眼㖞斜，语言謇涩，惊风癫痫，破伤风，痰厥头痛，偏正头痛，瘰疬痰核，毒蛇咬伤。

**【临床应用】　临床常用**

（1）中风痰壅，口眼㖞斜　本品辛温通络，与白僵蚕、全蝎、蜈蚣配伍可用于中风，颜面麻痹等证，痰盛者，加茯苓、白术、法半夏；风盛者加天麻、防风、白芷。

（2）寒湿偏正头痛　本品通络镇痛，与全蝎、川芎、白芷、僵蚕配伍，用于寒湿偏正头痛，三叉神经痛等。

（3）破伤风　白附子通络解毒，与南星、防风、白芷、天麻、羌活配伍，用于破伤风，牙关紧闭，角弓反张等。

（4）瘰疬结核，痈肿，毒蛇咬伤　白附子解毒镇痛，外用可治疗瘰疬结核，痈肿疔疮，毒蛇咬伤等。

**【用法用量】**　3～6g。一般炮制后用，外用生品适量捣烂，熬膏或研末以酒调敷患处。

**【成药例证】**

**1. 醒脑再造胶囊（《中华人民共和国药典》2015年版）**　药物组成：黄芪、石菖蒲、三七、当归、粉防己、炒桃仁、天麻、炒槐花、胆南星、玄参、连翘、川芎、全蝎（去钩）、决明子、制白附子、木香、猪牙皂、珍珠、淫羊藿、红参、地龙、红花、赤芍、石决明、仙鹤草、炒白术、葛根、黄连、泽泻、枸杞子、制何首乌、沉香、细辛、炒僵蚕、冰片、大黄。

功能主治：化痰醒脑，祛风活络。用于风痰闭阻清窍所致的神志不清、言语謇涩、口角流涎、筋骨酸痛、手足拘挛、半身不遂；脑血栓恢复期及后遗症见上述证候者。

**2. 复方牵正膏（《中华人民共和国药典》2015年版）**　药物组成：白附子、全蝎、川芎、当归、防风、樟脑、薄荷脑、地龙、僵蚕、白芷、赤芍、生姜、冰片、麝香草酚。

功能主治：祛风活血，舒经活络。用于风邪中络，口眼㖞斜，肌肉麻木，筋骨疼痛。

**【注意事项】**

1. 白附子毒性较大，毒性成分主要是次乌头碱等乌头类生物碱，遇水加热则容易水解成毒性较小的生物碱。中毒后表现为咽喉疼痛，口、舌麻木，烦躁不安，头晕，流涎，胃部灼烧，继而大量呕吐，腹痛剧烈，出汗，面色苍白，脱水，脉弱无力，虚脱，心律失常，血压下降，呼吸困难，惊厥，全身麻木，最终呼吸衰竭死亡。

2. 白附子中含有的草酸钙对口腔及消化道黏膜有刺激性，白矾制法能够降低草酸钙含量，可降低其刺激性。

3. 生品内服宜慎，不可过量；孕妇慎用。

**【贮藏】** 置通风干燥处，防蛀。

**【参考文献】** [1]吴连英，毛淑杰，程丽萍，等.白附子不同炮制品镇静、抗惊厥作用比较研究[J].中国中药杂志，1992，17(5)：274-278.

[2]吴连英，仝燕，毛淑杰，等.白附子不同炮制品抗炎作用比较研究[J].中国中药杂志，1992，17(6)：339-343.

[3]单宝恩，张金艳，李巧霞，等.白附子对人T细胞和单核细胞的调节活性[J].中国中西医结合杂志，2001，21(10)：768-772.

[4]孙文平，李发胜，侯殿东，等.当归、白术、制白附子多糖对小鼠免疫调节作用的影响[J].中国中医药信息杂志，2008，15(7)：37-38.

[5]朱耀寰，迟相林.白附子抗肿瘤作用研究[J].中药药理与临床，2006，22(3)：122-123.

[6]吴连英，仝燕，程丽萍，等.白附子不同炮制品毒性比较研究[J].中国医药学报，1992，7(1)：13-15.

[7]常东明，李庆华，朱明，等.白附子炮制前后药理作用的初步观察[J].中药通报，1981，(4)：23-25.

（邱敏　杨玉梅）

## 21　白果

Baiguo

**【异名】** 银杏(《日用本草》)，鸭脚子(《绍兴本草》)，灵眼(《太仓州志》)，佛指甲(《浙江通志》)。

**【来源】** 为银杏科植物银杏 *Ginkgo biloba* L.的干燥成熟种子。

**【产地】** 多为栽培品。其道地产区为安徽宣城，现辽宁、河北、陕西、河南、山东等全国大部分地区均有栽培。

**【采收加工】** 秋季种子成熟时采收，除去肉质种皮外层，稍蒸或略煮后，烘干。

**【炮制】** **白果**　取原药材，除去杂质，用时捣碎。

**白果仁**　取净白果，除去杂质及硬壳，用时捣碎。

**炒白果仁**　取净白果仁，用文火加热，炒至表面呈黄色，取出，放凉，用时捣碎。

**煨白果仁**　取带壳白果，放入暗炭火中，煨至外壳爆裂即取出，剥去外壳取肉即得。

**蜜白果仁**　先将蜂蜜置锅内，加热至沸，倒入捣碎的白果仁，用文火炒至表面呈黄色，不粘手为度，取出，放凉。每白果仁500g，用炼熟蜂蜜60g。

**【性状特征】** **白果**　本品略呈椭圆形，一端稍尖，另端钝，长1.5～2.5cm，宽1～2cm，厚约1cm。表面黄白色或淡棕黄色，平滑，具2～3条棱线。中种皮(壳)骨质，坚硬。内种皮膜质，种仁宽卵球形或椭圆形，一端淡棕色，另一端金黄色，横断面外层黄色，胶质样，内层淡黄色或淡绿色，粉性，中间有空隙。无臭，味甘、微苦。以壳色黄白、身干、粒大、种仁饱满、色黄绿、粉性足、断面色淡黄、无霉无蛀者为佳。

**白果仁**　成品为淡黄色椭圆形，粉质。

**炒白果仁**　成品同白果仁，微有香气。

**蜜白果仁**　成品同白果仁，微有蜜香气。

**【化学成分】** 白果主要含有黄酮类、有机酸类、氨基酸、脂肪酸、蛋白质等。

**【药理毒理】**

**1. 平喘**　白果1%浓缩液注射足三里，3次/周，连续8周，可减轻卵蛋白所致哮喘小鼠肺组织重量，减少肺泡灌洗液(BALF)中WBC数量和嗜红细胞数量，减轻肺组织中嗜红细胞浸润，降低BALF中细胞因子IL-4、IL-5、IgE及血清中IL-4、IL-5、IL-13水平，减少IL-4、IL-5、IL-13 mRNA表达[1]。

**2. 降压**　白果注射液1.5g/kg静脉注射，可使急性缺氧性肺动脉高压猪升高的肺动脉压降低，并使血清氧化亚氮含量显著下降。白果二酚500mg/kg静脉注射，可使家兔血压短暂下降；并且可使豚鼠毛细血管通透性增加[2]。

**3. 抗氧化**　白果提取液0.1ml/10g灌胃给药30d,可使雌性小鼠脑脂褐质明显升高[3]。白果提取液10ml/kg灌胃给药20d,可使正常小鼠体重增长减慢、肝脏SOD活性降低,而短期接触$O_3$的小鼠则SOD活性较正常小鼠明显升高[4]。

**4. 抗衰老**　从白果中分离的白果清蛋白100、50、25mg/kg和白果盐溶蛋白200、100、50mg/kg灌胃给药30d,可使老龄小鼠肝组织中GSH-Px活力明显升高,MDA含量降低[5]。

**5. 抗辐射**　白果清蛋白100、200mg/kg腹腔注射15d,可使γ辐射损伤小鼠30d存活率升高,使外周血下降的WBC、RBC、HGB、PLT恢复正常甚至高于造模前水平;15、90mg/kg腹腔注射10d,均能使γ辐射损伤小鼠胸腺指数和脾脏指数明显升高,并且升高血清SOD活性,促进DNFB诱发的辐射损伤小鼠DTH反应和升高$HC_{50}$;90mg/kg腹腔注射,能显著升高小鼠骨髓DNA含量及小鼠腹腔巨噬细胞吞噬能力[6]。

**6. 调节免疫**　白果清蛋白15、90mg/kg腹腔注射,或400mg/kg灌胃给药,连续15d,能明显提高环磷酰胺诱导的免疫低下小鼠胸腺指数和脾脏指数,增加脾脏T、B淋巴细胞和胸腺淋巴细胞增殖,增强NK细胞杀伤活力,改善外周血下降的WBC、RBC、HGB、PLT水平和骨髓细胞中DNA含量,增强脾脏分泌IL-2的能力,腹腔注射作用强于灌胃给药[7]。

**7. 降血脂**　将白果粉末和水溶、脂溶提取物按10%混于高脂饲料中饲喂小鼠,连续4周,脂溶部位组小鼠肝脏和血清中TC、TG水平最低。体外实验,白果总提取物、脂溶部位5μg/ml均可轻度降低人肝细胞系$HepG_2$分泌apoB,显著提高LDL受体mRNA的水平,脂溶部位还可明显降低apoB、mRNA表达[8]。

**8. 抗肿瘤**　白果清蛋白200、400、800mg/kg灌胃给药10d,可使$S_{180}$荷瘤小鼠胸腺和脾脏指数升高,呈剂量依赖性;同时抑制瘤体生长[8]。

**9. 安全性评价**　油浸白果3g/kg灌胃给药,共95～113d,可使豚鼠食欲下降,体重减轻,不同程度引起肝、肾损害,甚至引起动物死亡。白果水煎液以其急性毒性$LD_{50}$的1/4、1/8、1/16高、中、低剂量灌胃给药,连续90d,高剂量可使大鼠心脏指数升高,中剂量组肝脏指数降低、肾脏指数升高。恢复性观察2周后,中剂量使脾脏指数降低,高、低剂量可使肾脏指数升高。白果二酚对皮肤有刺激性,可引起皮肤发红、表皮增厚、炎性浸润,但不促进皮肤肿瘤发生[9]。

**【药性】**　甘、苦、涩,平;有毒。归肺、胃经。

**【功能主治】**　敛肺定喘,止带缩尿。用于痰多咳嗽,带下白浊,遗尿尿频。

**【临床应用】　临床常用**

(1)哮喘痰嗽　本品入肺经,既能止咳平喘,又能化痰,常用于治疗痰浊阻肺之咳喘痰多等。治外感风寒而内有寒痰者,常配伍麻黄,如《摄生众妙方》鸭掌散;治外感风寒而内有郁热者,多配伍麻黄、黄芩、桑白皮等,如《摄生众妙方》定喘汤;治肺肾两虚之虚喘,多配伍五味子、胡桃仁等。

(2)带下,白浊　本品有收涩止带之功效,治脾虚带下,可配伍芡实、山药等;治脾虚兼湿热下注,带下色黄腥臭,可配伍黄柏、车前子等,如《傅青主女科》易黄汤;治疗小便白浊,可配伍益智仁等。

(3)遗精滑精,遗尿尿频　本品收涩作用还表现为固精关,缩尿。治肾虚精关不固的遗精滑精、遗尿尿频,可单用,亦可配伍山茱萸、覆盆子、桑螵蛸等。

(4)肿毒,疮,癣　本品捣烂外敷或切片擦拭患处,可治疗无名肿毒,疮,赤鼻,头面癣等。

**【用法用量】**　5～10g。

**【成药例证】**

**1. 葶贝胶囊(《中华人民共和国药典》2015年版)**　药物组成:葶苈子、川贝母、瓜蒌皮、黄芩、旋覆花、白果、桔梗、蜜麻黄、苦杏仁、石膏、鱼腥草、赭石、蛤蚧、甘草。

功能主治:清肺化痰,止咳平喘。用于痰热壅肺所致的咳嗽、咯痰、喘息、胸闷、苔黄或黄腻;慢性支气管炎急性发作见上述证候者。

**2. 复方蛤青片(《中华人民共和国药典》2015年版)**　药物组成:干蟾、白果、苦杏仁、附片、黑胡椒、黄芪、紫菀、前胡、南五味子。

功能主治:补气敛肺,止咳平喘,温化痰饮。用于肺虚咳嗽,气喘痰多;老年慢性气管炎、肺气肿、喘息性支气管炎见上述证候者。

【注意事项】

1. 白果毒性较大，毒性成分有白果酸、白果醇、白果酚、银杏毒及氰苷，水浸、加热能减少毒性。白果生食或煮食过量服用均可导致中毒，表现为呕吐，昏迷、对光反应迟钝等症状。故禁止生食或过量服用。

2. 白果中毒及中毒的轻重与年龄大小、体质强弱有关。故儿童和年老体弱者慎用。

3. 白果尤以绿色的胚芽毒性最大。入药时应将其外种皮及内层的薄皮与心芽去除。

【贮藏】 置通风干燥处。

【参考文献】 [1]任允卿，李贤，洪权义，等.白果注射液注射足三里对卵蛋白(OVA)诱导哮喘小鼠的作用[J].天津中医药，2005，22(5)：429-431.

[2]孙依萍，杨玲，林建海，等.白果对缺氧性肺动脉高压动物模型的作用[J].中国临床医学，2004，11(6)：974-976.

[3]戴建国，陈景衡.白果提取液对小白鼠心脑脂褐质水平的影响[J].实验动物与动物实验，1994，6(2)：1-2.

[4]魏国勤，戴建国，陈景衡.短期接触$O_3$的小白鼠灌胃白果提取液对肝脏SOD活性的影响[J].职业医学，1997，24(1)：11-13.

[5]黄文，谢笔钧，姚平，等.白果活性蛋白的抗生物氧活作用研究[J].营养学报，2002，24(2)：192-194.

[6]邓乾春，唐瑛，黄文，等.白果清蛋白的免疫调节活性研究[J].食品科学，2006，27(3)：219-223.

[7]邓乾春，段会轲，谢笔钧，等.白果清蛋白对免疫功能低下小鼠的调节作用[J].食品科学，2006，27(6)：195-199.

[8]王雪超，张莉.白果及其提取物对胆固醇代谢的调节作用[J].现代药物与临床，2009，24(2)：119.

[9]向丽华，陈燕萍，张智，等.24味有毒中药长期毒性实验对大鼠脏器指数的影响[J].中国中医基础医学杂志，2006，12(1)：35-37.

（邱敏　杨玉梅）

## 22 白花菜子

Baihuacaizi

【异名】 羊角菜(《本草纲目》)，屡析草(《生草药性备要》)，臭花菜籽(《河南中草药手册》)。

【来源】 为白花菜科植物白花菜 *Cleome gynandra* L.的干燥成熟种子。

【产地】 多为野生品。分布于华北、华东、西南、华南等部分省区，其中河北安国为主要产地。

【采收加工】 播种当年8～9月种子成熟时，割取全株，晒干，打下种子，除净杂质即可药用。有些地方在7～9月当角果黄白色略干，种子呈黑褐色时，分批采收，以防脱落。也可待角果全部熟后，割取全株，晒干脱粒。

【炮制】 脱粒后，除去杂质，筛取灰尘，晒干。

【性状特征】 种子呈扁圆形，直径1～1.5mm，厚约1mm，边缘有一深沟。表面棕色或棕黑色，粗糙不平，于放大镜下观察，表面有突起的细密网纹，网孔方形或多角形，排列较规则或呈同心环状。纵切面可见"U"字形弯曲的胚，胚根深棕色，子叶与胚根等长，淡棕色，胚乳包于胚外，淡黄色，油质。味苦，有恶臭气。

【化学成分】 白花菜子主要含有机酸、黄酮类、生物碱、挥发油、蒽醌、甾体、三萜类、糖、氨基酸、蛋白质等。

【药理毒理】

**1. 抗炎** 白花菜子挥发油0.5、1.0、2.0g/kg灌胃给药3d，中、高剂量可明显减轻二甲苯致小鼠耳廓炎性肿胀，低剂量有减轻炎性肿胀趋势；1.0、2.0、4.0g/kg灌胃给药3d，均能明显抑制大鼠棉球肉芽肿，且具有良好的量效关系[1]。

**2. 镇痛** 白花菜子挥发油1.0、2.0、4.0g/kg灌胃给药3d，均可延缓冰醋酸所致小鼠扭体潜伏期，减少15min内小鼠扭体反应次数[1]。

**3. 抗氧化** 白花菜子提取物0.025、0.05、0.1、0.2、0.3mg/ml体外实验，可有效清除DPPH自由基，以其甲醇提取物效果最好；对氢氧基也具有清除能力，且具有很好的量效关系，以甲醇提取物效果最强[2]。

【药性】 苦、辛，温；有小毒。归心、脾经。

【功能主治】 散寒，消肿，止痛。用于肢体、关节冷痛。

【临床应用】 临床常用

(1) 关节肿痛，骨结核　本品活血通痹，用于治疗关节肿痛，单味药材研末，与面粉调成糊状，煮熟外敷，可治疗骨结核(《广西本草选编》)。

(2) 跌打损伤，疟疾　本品活血化瘀，单味药材研末，黄酒冲服可治疗跌打损伤肿痛，疟疾等证(《安徽中草药》)。

(3) 消化不良　本品祛风除湿，与野蔷薇果配伍,研末,炒鸡蛋,可以治疗胃寒胃痛,消化不良等证(《河南中草药手册》)。

**【用法用量】** 外用适量,研末敷患处。

**【注意事项】**

1. 白花菜子有一定毒性。服用过量可出现头晕、恶心、呕吐、多汗、视物模糊、四肢麻木等中毒症状。故一次使用不可过量,也不可少量多次使用。

2. 孕妇慎用。

**【贮藏】** 置阴凉干燥处。

**【参考文献】** [1]耿红梅,苗庆峰,吕海燕,等.白花菜子挥发油抗炎镇痛作用的实验研究[J].时珍国医国药,2012,23(1):58-59.

[2]张彦,耿红梅,陈彦芬,等.白花菜子不同溶剂提取物总多酚、总黄酮含量及抗氧化活性测定[J].科学技术与工程,2014,14(29):125-129.

(邱敏　杨玉梅)

## 23　白花丹

Baihuadan

**【异名】** 山坡苓、假茉莉(《生草药性备要》),千里及、乌面马(《植物名汇》),白雪花(《广州植物志》),野苜莉、隔布草(《福建民间草药》),千槟榔、照药(《广西药植图志》),天槟榔(《南宁市药物志》),白皂药、白花皂药(《四川中药志》),一见消(广州部队《常用中草药手册》),白花岩陀(《云南中草药》),白花九股牛、余笑花、白花铁罗汉(《红河中草药》),火灵丹、猛老虎(《全国中草药汇编》)。

**【来源】** 为白花丹科(又叫蓝雪科)植物白花丹 *Plumbago zeylanis* L.不带叶的干燥茎枝。

**【产地】** 多为野生品。分布于福建、四川、贵州、云南、广东等地。

**【采收加工】** 全年均可采收,切段晒干。

**【炮制】** 除去杂质,晒干,或压粉。

**【性状特征】** 本品呈圆柱形,直径0.2~0.7cm。表面黄绿色至淡褐色,节明显,具细纵棱。体轻,质硬,易折断;断面皮部呈纤维状,内层呈颗粒状,髓部白色,松软如海绵状。气微,味淡。

**【化学成分】** 白花丹主要含有萘醌类、香豆素类、三萜类、有机酸类、甾体类、氨基酸、微量元素等。白花丹的萘醌类成分是其主要药理活性成分。

**【药理毒理】**

**1. 抑菌** 白花丹素对 S.aureus ATCC 29213 悬浮菌的 *MIC* 和 *MBC* 分别为 4、32μg/ml,对 S.aureus ATCC 29213 生物被膜的 *MIC* 和 *MBC* 分别为 32、128μg/ml;对 E.coil ATCC 25922 悬浮菌的 *MIC* 和 *MBC* 分别为 32、64μg/ml,对 E.coil ATCC25922 生物被膜的 *MIC* 和 *MBC* 分别为 64μg/ml 和 >2048μg/ml[1]。20μg/ml 的白花丹素能完全抑制金黄色葡萄球菌、白色葡萄球菌、甲型副伤寒杆菌、肺炎球菌、马棒菌的生长,对结核杆菌的 *MIC* 为 7.8μg/ml[2]。

**2. 抗肿瘤** 白花丹氯仿提取物对乳腺癌细胞有较好的抑制生长作用,$IC_{50}$ 为 0.2699g/L;石油醚提取物对乳腺癌细胞、肝癌细胞 $HepG_2$ 的 $IC_{50}$ 分别为 0.5902、0.6374g/L[3]。白花丹素对 4 种肿瘤细胞系 Raji、Calu-1、HeLa 和 Wish 都有显著的抑制作用,$IC_{50}$(μmol/L)分别为 8.1、25.0、21.5、和 21.2[4]。白花丹素以 2mg/kg 进行瘤内注射或口服,对于由甲基胆蒽诱发的 Wistar 大鼠纤维肉瘤的抑制率分别为 70%和 60%[5]。

**3. 抗氧化** 白花丹素乙醇溶液 0.5、1.0、1.5、2.0mg/ml 体外实验,可迅速增加抗氧化剂 264(BHT)溶液抗氧化活性,各浓度抗氧化活性随反应时间增加而增大,并且对花生油的过氧化具有较强的抑制作用,有良好的量效关系[6]。

**4. 抗肝纤维化** 白花丹水煎液 8、4、2g/kg 灌胃给药 35d,均可降低 $CCl_4$ 致肝纤维化大鼠血清 ALT、AST、TBIL、DBIL、IBIL 的含量,抑制肝细胞坏死,促进肝细胞再生;并且可以提高大鼠血清 HA、P3NP、LN、CIV 含量,逆转肝纤维化过程,且可以降低肝组织Ⅰ型和Ⅲ型胶原蛋白、α-SMA 表达水平[7]。

**5. 安全性评价** 白花丹小鼠灌胃给药 2 周,氯仿提取物的 *MTD* 为 4g/kg;石油醚提取物的 *MTD* 为 4.4g/kg[3]。白花丹素小鼠灌胃的 $LD_{50}$ 为 164mg/kg,大鼠灌胃的 $LD_{50}$ 为 65mg/kg;20、40mg/kg 给小鼠灌胃给药 14d,可见肝内汇管区周围小灶性坏死,炎细胞浸润[8]。

**6. 体内过程** 小鼠尾静脉注射白花丹素 7.0mg/kg 后血浆 G-t 曲线呈二室模型,消除半衰期为26.7min,曲线下面积为15.43μg/(min·ml),血浆总清除率为0.013ml/(min·kg),在小鼠体内主要效应器官是肝脏,其次是肾脏和肺脏[9]。

**【药性】** 三级干热。

**【功能主治】** 消除异常体液质,开通湿寒气阻,清音利咽止痛,消食助阳疗肤。用于白癜风,牛皮癣,疖疮,死胎,腰背痛,阳痿,食少咽痛及关节疼痛。

**【临床应用】** 临床常用

(1)跌打损伤 本品活血化瘀,消肿止痛。捣烂后黄酒调敷患处,或水煎冲酒服用,可用于跌打损伤红肿热痛(《福建药物志》)。

(2)皮癣股癣 本品能解毒去腐生肌,将其茎叶捣烂,外敷,可用于体癣股癣等皮肤顽疾(《广西药用植物图志》)。

**【用法用量】** 1～3g。

**【成药例证】**

**1. 平溃加瓦日西麦尔瓦依特蜜膏(《卫生部药品标准·维吾尔药分册》)** 药物组成:珍珠、肉桂、肉豆蔻衣、干姜、阿纳其根、欧矢车菊根、草果、乳香、大叶补血草、郁金、印度多榔菊根、酥油、芹菜籽、白花丹、肉桂子、肉豆蔻。

功能主治:健脾温胃。用于寒性胃痛,腹泻食少,胃及十二指肠溃疡,习惯性流产等。

**2. 驱白巴布期片(《卫生部药品标准·维吾尔药分册》)** 药物组成:补骨脂、驱虫斑鸠菊、高良姜、盒果藤、白花丹。

功能主治:通脉、理血。用于白热斯(白癜风)。

**3. 强力玛得土力阿亚特蜜膏(《卫生部药品标准·维吾尔药分册》)** 药物组成:干姜、胡椒(黑)、荜茇、肉桂、余甘子、毛诃子肉、白花丹、防己、中亚白及、奶桃、白皮松子仁、洋甘菊、洋甘菊子、葡萄干(红)流浸膏。

功能主治:强壮肌体,止痛,益肾,补脑。用于偏瘫,关节骨痛,痴呆舌重,腰酸阳痿,齿松等。

**【注意事项】** 过量服用对肺有害。

**【贮藏】** 置阴凉干燥处保存。

**【参考文献】**
[1]李欣燃,唐旭东,陈志宝.白花丹素体外抗细菌、真菌及其生物被膜活性研究[J].黑龙江八一农垦大学学报,2012,24(5):41-45.

[2] Jaber SM, Farouk SEMuhammed I. Antimycobacterialconstituents from Juniperusprocera, Ferulacommunis and Plumbago Zeylanica and Their Synergistic Activity with Isonicotinic Acid Hydrazide in vitro[J].Phytother Res, 2004, 18: 934-937.

[3]刘圆,刘超,颜晓燕,等.白花丹不同提取部位体外抗肿瘤及急毒研究[J].中国药理学通报,2007,23(4):557-559.

[4] LinLC, Yang LL, Chou CJ. Cytotoxic Naphthoquinones and Plumbagicacid Glucosides from Plumbago Zeylanica [J]. Phytother Res, 2003,62:619-622.

[5] Krishnaswamym, Purushothaman KK. Plumbagin: a Study of Its Anticancer, Antibacterial and Antifungal Properties [J].Indian J Exp Biol, 1980, 15(8):876-877.

[6]黄厚泽,谭明雄,李冬青.白花丹素的提取及其抗氧化活性研究[J].安徽农业科学,2011,39(13):7775-7777.

[7]段雪琳,韦燕飞,廖丹,等.白花丹水煎液对四氯化碳诱导肝纤维化大鼠的干预作用[J].世界华人消化杂志,2015,23(7):1059-1067.

[8] Bhargava SK. Effect of Testosterone Replacement Therapy on Quantitative Spermatogenesis Following Plumbagin Treatment in Immature Rats[J]. Acta Eur Fertil, 1986, 7(3): 217-219.

[9]黄慧学,梁秋云,刘华钢,等.白花丹素在小鼠体内的药代动力学和组织分布特性[J].广西中医学院学报,2008,11(1):38-41.

(邱敏 杨玉梅)

## 24 白花酸藤果

Baihuasuantengguo

**【异名】** 丧间(《生草药性备要》),入地龙、酸味蕴(《岭南采药录》)。

**【来源】** 为紫金牛科植物白花酸藤 *Embelia ribes* Burm.f.r 的干燥果实。

**【产地】** 多为野生品。主要分布于广东、广西等地。

**【采收加工】** 夏末秋初果实接近成熟时采收,晒干。

**【炮制】** 筛除杂质,晒干,用时捣碎。

**【性状特征】** 果实呈球形或卵形,略似胡椒状,直径2～6mm,表面灰褐色至暗红色,有皱缩纹理,在放大镜下可见其花柱基于顶端呈圆点状,下端附有紧贴在果皮上的略微突起的宿存花萼。有的果实带有1～3cm长的细果柄。果皮质脆,较易剥落。种子质坚硬,种皮棕色,其底部可见一椭圆形凹陷孔。气微,味微酸甜。

**【化学成分】** 白花酸藤果主要含有苯醌类、黄酮类、甾醇类等。

**【药理毒理】** **抑菌** 白花酸藤果甲醇提取物0.1g/ml体外实验，对荔枝霜疫霉菌和炭疽病菌具有较强的抑菌活性，抑菌率分别为57.95±0.35%、6.67±6.53%[1]。

**【药性】** 二级干热。

**【功能主治】** 清除黏稠体液，消渴止痛，杀虫调便。用于心烦口渴，食少便结，关节骨痛，肠寄生虫。

**【临床应用】** **临床常用**

(1) 关节疼痛 本品味酸，消肿止痛，与适量牛奶煎服，可治疗关节疼痛(《药物之园》)。

(2) 肠道寄生虫 本品能清除多余黏液质，杀菌除虫，软肠通便。单味药材研末，以砂糖水或蜂蜜水冲服，用以治疗肠道寄生虫(《药物之园》)；与黑孜然、山道年草、含果藤根皮、苦艾、姜皮、西黄芪胶、芦荟配伍使用，可治疗儿童及成人肠道丝虫病，如《药物之园》艾比低当丸。

**【用法用量】** 5～10g。

**【成药例证】** **驱白依提尔菲力阿曼蜜膏(《卫生部药品标准·维吾尔药分册》)**

药物组成：诃子肉、毛诃子肉、余甘子、白花酸藤果。

功能主治：清除异常黏液质，增强肌肤营养力，乌发，养发。用于白癜风，白斑，头发早白等。

**【注意事项】** 本品对肠道有害，矫正药为西黄芪胶。

**【贮藏】** 置阴凉干燥处。

**【参考文献】** [1]陈兴龙，潘汝谦，盖云鹏，等.31种植物甲醇提取物对荔枝霜疫霉菌和炭疽病菌的抑菌活性测定[J].广东农业科学，2012，39(3)：1-3.

(邱敏 杨玉梅)

## 25 白及

Baiji

**【异名】** 甘根、连及草(《神农本草经》)，白根(《吴普本草》)，白给(《名医别录》)，白芨(《证治准绳》)，地螺丝、羊角七(《湖南药物志》)，千年棕、一兜棕、皲口药(江西《药物手册》)。

**【来源】** 为兰科植物白及 *Bletilla striata* (Thunb.) Reichb.f.的干燥块茎。

**【产地】** 多为栽培品，野生品亦有。主产于贵州、四川、湖南、湖北、安徽等地，以贵州产量最多、质量最好。

**【采收加工】** 夏秋两季采挖，除去残茎及须根，洗净，置沸水煮(或蒸)至无白心，晒至半干，除去外皮，再晒干或烘干。

**【炮制】** 拣去杂质，用水浸泡，捞出，晾至湿度适宜，切片，干燥。

**【性状特征】** 块茎呈不规则扁圆形或菱形。多有2～3个爪状分枝，长1.5～5cm，厚0.5～1.5cm。表面灰白色或黄白色，上面有凸起的茎痕，下面有连接另一块茎的痕迹；以茎痕为中心，有数个同心环节和棕色点状须根痕。质坚硬，不易折断，断面类白色，半透明，角质样。气微，味苦，嚼之有黏性。以个大、饱满、色白、半透明、质坚实者佳。

**饮片** 呈不规则薄片。外表皮灰白色或黄白色，切面类白色，角质样，半透明，维管束小点状，散生。质脆。气微，味苦，嚼之有黏性。

**【化学成分】** 白及主要含有联卞类、二氢菲类、联菲类、甾体、萜类、多糖等。

**【药理毒理】**

**1. 止血、造血** 白及水提取物、正丁醇提取物、乙酸乙酯提取物以7.5、15g/kg灌胃给药4d，对ADP诱导的家兔体内血小板聚集有促进作用[1]。白及100%水煎液灌胃给药，连续10d，可促进小鼠骨髓细胞增殖及脾细胞悬液IL-2分泌[2]。

**2. 抑制成纤维细胞生长** 0.1、1.0、10.0mg/ml白及胶加入体外培养日本大耳白兔胆管成纤维细胞，72h后可抑制成纤维细胞生长[3]。

**3. 促进角质细胞游走** 含白及$2\times10^{-2}$、$2\times10^{-3}$mg/ml培养基可使浮游法培养的小鼠皮片中角质细胞游走增快，且培养时间与游走长度呈线性相关[4]。

**4. 促进神经生长** 白及胶25mg/ml与神经生长因子联合使用，可促进鸡胚背根神经节突起生长及大鼠坐骨神经再生[5]。

**5. 抗氧化** 白及多糖160、80mg/kg灌胃给药20d，能增加D-半乳糖衰老模型小鼠体重，升高心、脑、肾、肝组织中SOD活性，具有较强的抗氧化活性[6]。

**6. 抑菌** 白及水煎剂在62.5～1000mg/ml范围内可抑制变形杆菌生长，抑菌强度与浓度呈正相关，*MIC*为125mg/ml[7]。

**7. 镇痛、抗炎** 白及甘露聚糖4.0、2.0、1.0mg/只灌胃给药15d，可明显减少醋酸腹腔注射引起的小鼠疼痛扭体次数，升高热板法致痛痛阈值，对抗二甲苯所致小鼠耳廓肿胀及醋酸所致小鼠腹腔毛细血管通透性增加[8]。

**8. 抗溃疡** 白及水煎液4g/kg灌胃给药10d，可有效改善三硝基苯磺酸合乙醇注射诱导的溃疡性结肠炎大鼠食量下降、稀便、毛色无光、精神萎靡等状态，降低肠组织中NF-κBp65水平[9]。

**9. 抗肿瘤** 白及1g/kg灌胃给药7d，可明显抑制荷瘤小鼠瘤体生长，延长H22腹水型肝癌小鼠生存期[10]。对Walker-256移植性肝癌大鼠经动脉化疗栓塞灌注直径50～200μm的5-FU白及微球10mg/kg，栓塞治疗后血管计数减少，肿瘤细胞因子Ⅷ明显下降[11]。

**10. 安全性评价** 白及多糖小鼠灌胃的$LD_{50}$大于10.0g/kg，口服较为安全[12]。白及甘露聚糖小鼠静脉注射、腹腔注射$LD_{50}$分别为595、804mg/kg，灌胃的最大给药量为2000mg/kg[13]。白及多糖直接涂于新西兰兔皮肤反复多次给药，无刺激性；涂于局部封闭涂皮法诱导2周的豚鼠皮肤上，不引起皮肤变态反应；经涂白及多糖30min后进行照射，未见皮肤光毒作用[12]。

**【药性】** 苦、甘、涩，微寒。归肺、肝、胃经。

**【功能主治】** 收敛止血，消肿生肌。用于咯血，吐血，外伤出血，疮疡肿毒，皮肤皲裂。

**【临床应用】** **临床常用**

（1）咯血，吐血 本品性涩微寒，入肺、肝、胃经，功能收敛止血。治疗内出血病症，可单味药材研末，糯米糖调服，称为“独圣散”。尤其多用于肺胃出血之咯血、吐血病症。

（2）外伤出血 本品气寒性涩，质黏而涩，外用能收敛止血，且具有生肌作用。对外伤或金疮出血，可单味研末外敷，见《本草汇言》，也可配煅石膏、煅龙骨同用，如《家藏济急方》治马伤方，以白及、龙骨为末，做金创止血药。

（3）疮疡肿毒 本品寒凉苦泄，能消散痈肿。用于治疗疮痈，初起者可消肿散结，如内消散《外科正宗》，即以白及配伍金银花、皂角刺、天花粉、乳香、贝母等药，用于治疗痈疽发背，疔疮，无名肿毒等病症。

（4）皮肤皲裂，水火烫伤 本品胶黏滑腻，对皲裂及烫伤疮口，能吸收创面渗出物，保护创面，可促进疮口的愈合。对手足皲裂，肛裂，水火烫伤等证可单用即有效，如《济急方》治手足皲裂，取白及末，水调敷之；治水火烫伤，油调敷之。

**【用法用量】** 6～15g；研末吞服3～6g。外用适量。

**【成药例证】**

**1. 快胃片（《中华人民共和国药典》2015年版）** 药物组成：海螵蛸、枯矾、醋延胡索、白及、甘草。

功能主治：制酸和胃，收敛止痛。用于肝胃不和所致的胃脘疼痛、呕吐反酸、纳食减少；浅表性胃炎、胃及十二指肠溃疡、胃窦炎见上述证候者。

**2. 健胃愈疡颗粒（《中华人民共和国药典》2015年版）** 药物组成：柴胡、白芍、白及、青黛、党参、延胡索、珍珠层粉、甘草。

功能主治：疏肝健脾，生肌止痛。用于肝郁脾虚、肝胃不和所致的胃痛，症见脘腹胀痛、嗳气吞酸、烦躁不适、腹胀便溏；消化性溃疡见上述证候者。

**3. 胃康胶囊（《中华人民共和国药典》2015年版）** 药物组成：白及、香附、白芍、鸡内金、乳香、百草霜、海螵蛸、黄芪、三七、鸡蛋壳（炒焦）、没药。

功能主治：行气健胃，化瘀止血，制酸止痛。用于气滞血瘀所致的胃脘疼痛，痛处固定，吞酸嘈杂，或见吐血、黑便；胃及十二指肠溃疡、慢性胃炎、上消化道出血见上述证候者。

**4. 益气止血颗粒（《卫生部药品标准中药成方制剂·第五册》）** 药物组成：白及、党参、黄芪、白术（炒）、茯苓、功劳叶、地黄、防风。

功能主治：益气，止血，固表，健脾。用于气不摄血所致的咯血、吐血。

**5. 溃平宁颗粒（《卫生部药品标准中药成方制剂·第三册》）** 药物组成：大黄浸膏、白及、延胡索粗碱。

功能主治：止血止痛，收敛生肌。用于郁热内蕴所致的胃痛，症见胃脘疼痛灼热，吞酸嘈杂，或见吐血，黑便；胃及十二指肠溃疡、上消化道出血见上述证候者。

**【注意事项】** 不宜与川乌、制川乌、草乌、制草乌、附子同用。

**【贮藏】** 置通风干燥处，防霉变，防虫蛀。

**【参考文献】**
[1]陆波，徐亚敏，张汉明，等.白及不同提取部位对家兔血小板聚集的影响[J].解放军药学学报，2005，21(5)：330-332.

[2]邸大琳，陈蕾，李法庆.白及对小鼠骨髓细胞增殖和白细胞介素-2产生的影响[J].时珍国医国药，2006，17(12)：2457-2458.

[3]王蒨，李东华，李继坤.白及胶对体外培养兔胆管成纤维细胞形态及活性的影响[J].河北中医，2007，29(8)：752-753.

[4]陈德利，施伟民，徐倩，等.中药白及促进角质形成细胞的游走[J].中华皮肤科杂志，1999，32(3)：161-162.

[5]邵景范，罗永湘.白及胶载神经生长因子促周围神经再生的实验研究[J].中华手外科杂志，1995，11(1)：42-44.

[6]芮海云，吴国荣，陈景耀，等.白及中性多糖抗氧化作用的实验研究[J].南京师范大学学报(自然科学版)，2003，26(4)：94-98.

[7]陈玉，张晓芳，朱剑东.五倍子、白及、龙胆草对变形链球菌生长作用的影响[J].北京口腔医学，2007，15(6)：319-321.

[8]王红英.白及甘露聚糖抗胃溃疡及抗炎、镇痛作用的实验研究[J].浙江中医药大学学报，2009，33(1)：119-121.

[9]郑子春，沈洪，朱萱萱，等.黄柏、地榆、白及对溃疡性结肠炎大鼠组织中NF-κB和细胞因子表达的影响[J].中国中医急症，2010，19(3)：469-472.

[10]冯敢生，李欣，郑传胜，等.中药白及提取物抑制肿瘤血管生成机制的实验研究[J].中华医学杂志，2003，83(5)：412-416.

[11]车艳玲，刘松江.白及治疗小鼠移植性肝癌的研究[J].中医药信息，2008，25(1)：38-40.

[12]张卫明，马世宏，顾龚平，等.白及多糖胶皮肤毒理学安全性评价研究[J].中国野生植物资源，2003，22(5)：59-61.

[13]悦随士，田河林，李丽鸣，等.白及甘露聚糖的毒性研究[J].中国实验方剂学杂志，2003，9(1)：63-64.

（邱敏　杨玉梅）

## 26　白巨胜

Baijusheng

**【异名】** 巨胜子(《神农本草经》)。

**【来源】** 为菊科植物莴苣 *Lactuca satica* L.的干燥成熟果实。

**【产地】** 多为野生品。主产于江苏、浙江、湖北等省区。

**【采收加工】** 夏秋采收，除去杂质，晒干。

**【性状特征】** 果实呈长卵形，略扁，长3～4mm，宽1～2mm。表面灰白色、黄白色或少有棕褐，有光泽，两面具突起的弧形棱线7～8条。质坚，断面白色，富有油性，无臭，味淡。

**【化学成分】** 白巨胜主要含有甾醇、黄酮类、三萜类等。

**【药性】** 微甘，温。归肝、肾经。

**【功能主治】** 通乳，利尿，活血，益肝肾。用于乳汁不通，大便不利，伤损作痛，肾亏遗精，筋骨痿软。

**【临床应用】** **临床常用**

(1) 寒凉腹痛　本品味甘性温，活血止痛，单味药材煎服可用于风寒侵袭导致腹部隐隐作痛(《海上方》)。

(2) 小便不利　本品活血利尿，捣烂外敷于脐，可治疗小便不通(《卫生简易方》)；或与葱白一同捣烂，加蜜糖或甘油调敷于脐部(《海上方》)。

(3) 产后无乳　本品具有通乳功效，与甘草、糯米、粳米配伍，煮粥食用，可下奶(《海上方》)。

(4) 跌打损伤　本品活血止痛，与乳香、没药、乌梅肉、白粟米配伍，共研为末，做成蜜丸，以热酒送服，可治疗跌打损伤，伤湿骨痛(《太平圣惠方》)。

**【用法用量】** 5～10g。外用适量。

**【成药例证】**

**1. 珍宝丸(《卫生部药品标准·蒙药分册》)**　药物组成：石膏、丁香、诃子、川楝子、栀子、红花、肉豆蔻、白豆蔻、决明子、草果仁、苘麻子、枫香脂、土木香、木香、甘草、檀香、降香、地锦草、白巨胜、黑种紫草、方海、海金沙、沉香、荜茇、肉桂、人工麝香、人工牛黄、珍珠(制)、水牛角浓缩粉。

功能主治：清热，安神，舒筋活络，除"协日乌素"。用于白脉病，半身不遂，风湿，类风湿，筋萎缩，神经麻痹，肾脉损伤，瘟疫热病久治不愈等。

**2. 清热二十五味丸(《卫生部药品标准·蒙药分册》)**　药物组成：冰片、檀香、川楝子、木棉花、千金子霜、红花、肉豆蔻、丁香、白巨胜、益智仁、草果、青皮、木香、紫檀香、甘松、木通、石花、石膏、枳实、诃子、栀子、卷柏、菊花、沉香、射干。

功能主治：清热祛瘟，止咳。用于脏腑瘀热，咳嗽脓疡，胸痛，口苦，舌干，关节疼痛，骨蒸劳热。

**【贮藏】** 置阴凉干燥处，防虫蛀。

（邱敏　杨玉梅）

## 27 白蜡树子

Bailashuzi

**【异名】** 里撒奴阿撒肥儿(《回回药方三十六卷》),再巴尼·困居谢克(《药物之园》)。

**【来源】** 为木犀科植物白蜡树 *Fraxinus chinenesis* Roxb.、苦枥白蜡树 *Fraxinus rhynchophylla* Hance.及其同属多种植物的干燥种子。

**【采收加工】** 秋季种子树上不脱落翅果干燥呈黄绿色变为黄褐色时采摘,趁湿剥下种子,晒干。

**【炮制】** 除去杂质,洗净,晒干。

**【性状特征】** 种子呈披针形或矩圆状倒卵形,两端渐尖,皮薄,棕色,内部白色,长1.1～1.5cm,直径2.1～3.0mm,柱头宿存,小坚果小于或等于翅果之半。光滑,稍见纵细纹,棕色至棕褐色。气微,味淡、微苦。

**【化学成分】** 白蜡树子主要含有香豆素类、脂肪油类。

**【药性】** 二级末干热。

**【功能主治】** 散气止痛,益心止咳,利尿排石。用于胸胁疼痛,神经衰弱,心悸气短,咳嗽气喘,小便不利,阳事不举;局部使用可治不孕症。

**【临床应用】** **临床常用**

(1) 腰部酸痛　本品祛寒止痛,补肾固精,单味药材煎汤内服,可缓解腰部酸痛(《拜地依药书》)。

(2) 哮喘,旧咳　本品清肺止咳平喘,单味中药研成细粉,用开水冲服,对哮喘旧咳有一定疗效(《药物之园》)。

(3) 腹痛,子宫疼痛,尿少结石　本品生干生热,利尿消石,单味药材煎汤内服,可用于腹痛,子宫疼痛,尿少结石等(《药物之园》)。

(4) 阳痿,早泄　本品生干生热,填精壮阳,单味药材适量研成细粉,用开水冲服,可提高性欲(《注医典》)。

**【用法用量】** 9g。

**【贮藏】** 置阴凉干燥处,防蛀。

(李焕婷　杨玉梅)

## 28 白蔹

Bailian

**【异名】** 兔核(《神农本草经》),白根、昆仑(《名医别录》),猫儿卵(《本草纲目》),鹅抱蛋(《植物名实图考》),野红薯(《全国中草药汇编》),见肿消(《南京民间药草》),穿山老鼠(《浙江中药手册》),山地瓜(《东北药植志》)。

**【来源】** 为葡萄科植物白蔹 *Ampelopsis japonica* (Thunb.) Makino 的干燥块根。

**【产地】** 多为野生品。全国许多省区均有分布,主产于河南洛阳、许昌,安徽六安、滁县,江西遂川,湖北大悟、广东始兴等地。

**【采收加工】** 春、秋两季采挖,除去茎及细须根,洗净,纵切成两瓣、四瓣或斜片,晒干。

**【炮制】** 除去杂质,洗净,润透,切厚片,干燥。

**【性状特征】** 块根纵瓣呈长圆形或近纺锤形,长4～10cm,直径1～2cm。切面周边常向内卷曲,中部有1突起的棱线。外皮红棕色或红褐色,有纵皱纹、细横纹及横长皮孔,易层层脱落,脱落处呈淡红棕色。斜片呈卵圆形,长2.5～5cm,宽2～3cm。切面类白色或浅红棕色,可见放射状纹理,周边较厚,微翘起或略弯曲。体轻,质硬脆,易折断;折断时,有粉尘飞出。气微,味甘。以肥大、断面粉红色、粉性足者为佳。

**【化学成分】** 白蔹主要含有黄酮类、酚酸类、三萜类、甾醇类、蒽醌类和木脂素等。

**【药理毒理】**

**1. 抗菌**　白蔹原生药、炒黄品、炒焦品1∶1水煎液对金黄色葡萄球菌、痢疾杆菌、大肠埃希菌、铜绿假单胞菌有显著的抑制作用,且经炒制后体外抗菌作用增强,又以炒焦的作用效果最好,炒白蔹和焦白蔹对金黄色葡萄球菌抗菌 *MIC* 值(g/ml)分别为0.5±0.05和0.28±0.003[1]。

**2. 增强免疫**　白蔹醇提物按5、10、20g/kg灌胃给药7d,均可增强小鼠T淋巴细胞的增殖能力;10、20g/kg剂量小鼠淋巴细胞ANAE阳性率明显增高,小鼠巨噬细胞吞噬功能明显增强[2]。

**3. 影响肝药酶**　白蔹煎剂0.75g/kg灌胃给药7d,可显著降低小鼠肝药酶CYP1A2、CYP3A1/2活性,并能抑制CYP3A2蛋白表达[3]。

**4. 抗肿瘤**　白蔹甲醇提取物对肿瘤细胞增殖具有抑制作用,并且具有细胞毒作用,$IC_{50}$ 为7.28～16.05mg/ml[4]。

**5. 安全性评价**　白蔹水煎液 30、50g/kg 给小鼠灌胃给药，观察 72h，无动物死亡，其中低剂量组 10 只小鼠中有 3 只出现竖毛现象，高剂量组大部分小鼠出现呼吸加快[3-5]。

**【药性】**　苦，微寒。归心、胃经。

**【功能主治】**　清热解毒，消痈散结，敛疮生肌。用于痈疽发背，疔疮，瘰疬，烧烫伤。

**【临床应用】**　**临床常用**

(1) 疮疡肿毒　本品苦辛而性寒，苦寒则能清热解毒，味辛则能散结消肿，故疮痈肿毒，瘰疬结肿，粉刺面疮，跌打肿痛等症，内服外用均可见效。凡热毒疮痈初起，肿硬不消者，可与大黄、黄芩配伍和鸡子白外涂，如《刘涓子鬼遗方》治痈肿方，或与金银花、连翘、蒲公英、白芷等同用内服，以清热解毒，促其消散；若脓已成而难溃，可与穿山甲、皂角刺等相合内服，以促其排脓消痈。凡瘰疬结肿者，可用本品配玄参、大黄、赤芍等调膏外贴，如《太平圣惠方》白蔹散；若为酒皶、粉刺等症，可配杏仁、白石脂和鸡子白外涂，以散结祛风，如《政和圣济总录》白蔹膏。凡跌打扭挫，损伤肿痛者，单用本品外敷即可达消肿止痛之效。

(2) 皮肤感染　本品能生肌敛疮，促使疮口愈合。凡疮痈溃后不敛者，可配白及、络石藤为末干掺，以敛疮止血，如《鸡峰普济方》白蔹散；或与黄芪、当归配伍内服，以托毒生肌。若瘰疬溃后结肿有头，脓水不止者，可与黄芪、玄参、乌蛇、斑蝥等为丸内服，以益气养阴而除恶毒，如《太平圣惠方》白蔹丸。凡湿疮流水者，可与漏芦、槐白皮、五加皮等并用煎水淋洗，如《医宗金鉴》漏芦汤；若为烧烫损伤皮肤者，则可单用本品为末外敷，或与地榆叶、侧柏叶配用。凡外伤出血者，可配白及外敷止血；若为咯血、吐血者，则多配阿胶、生地黄内服，如《圣济总录》白蔹汤。

**【用法用量】**　5～10g。外用适量，煎汤洗或研成极细粉敷患处。

**【注意事项】**

1. 不宜与川乌、制川乌、草乌、制草乌、附子同用。

2. 孕妇慎服。

**【贮藏】**　贮干燥容器内，置通风干燥处，防蛀。

**【参考文献】**　[1]闵凡印，周鸿，宋学立，等.白蔹炒制前后的体外抗菌作用[J].中国中药杂志，1995，20(12)：728-730.

[2]俞琦，蔡琨，田维毅.白蔹醇提物免疫活性的初步研究[J].贵阳中医学院学报，2005，27(2)：20-21.

[3]石苏英，金克涛，王宇光，等.白蔹配伍乌头对大鼠肝脏CYP450的调节作用[J].医药导报，2007，26(9)：975-979.

[4]Lee DK，Kim B，Lee SG，et al.Momordins Inhibit both AP-1 Function and Cell Proliferation[J].Anticancer Res，1998，18(1A)：119-124.

[5]赵翠兰，郭桂森，李开源，等.白蔹部分药理作用实验研究[J].云南中医中药杂志，1996，17(3)：55-58.

（李焕婷　杨玉梅）

## 29　白茅根

Baimaogen

**【异名】**　茅根、兰根、茹根(《神农本草经》)，地菅、地筋、兼杜(《名医别录》)，白茅菅(《本草经集注》)，白花茅根(《日华子本草》)，丝茅(《本草纲目》)，地节根(《青海药材》)，茅草根(《草木便方》)，甜草根(《河北药材》)，丝茅草根(《中药志》)。

**【来源】**　为禾本科植物白茅 *Imperata cylindrica* Beauv.var.*major* (Nees) C.E.Hubb.的干燥根茎。

**【产地】**　多为野生品。全国大部分地区均有分布，以华北地区较多，以广东产者质优。

**【采收加工】**　春、秋二季采挖，除去地上部分和鳞片状的叶鞘，洗净，鲜用或捆成小把晒干。

**【炮制】**　**白茅根**　除去杂质，洗净，稍润，切段，干燥即可。

**茅根炭**　取净茅根段置锅内，用中火加热，炒至表面焦黑色，内部棕褐色，喷淋清水少许，灭尽火星，取出晾干，凉透。

**【性状特征】**　根茎呈长圆柱形，长 30～60cm，直径 0.2～0.4cm。表面黄白色或淡黄色，微有光泽，具纵皱纹，节明显，稍突起，节间长短不等，通常长 1.5～3cm。体轻，质略脆，断面皮部白色，多有裂隙，放射状排列，中柱淡黄色，易与皮部剥离。气微，味微甜。以条粗、色白、味甜者为佳。

**饮片**　呈圆柱形的段。外表皮黄白色或淡黄色，微有光泽，具纵皱纹，有的可见稍隆起的节。切面皮部白色，多有裂隙，放射状排列，中柱淡黄色或中空，易与皮部剥离。气微，味微甜。

**茅根炭**　形如白茅根，表面黑褐色至黑色，具纵皱纹，有的可见淡棕色稍隆起的节。略具焦香气，味苦。

**【化学成分】**　白茅根主要含有三萜类、内酯类、甾醇类、糖类及有机酸类。

**【药理毒理】**

**1. 止血**　白茅根粉撒于兔或犬的股动脉出血处，并压迫1～2min，有止血作用[1]。白茅根生品和炭品水煎液15g/kg灌胃45min后，均能明显地缩短小鼠的出血时间、凝血时间和血浆复钙时间，炭炒后止血作用提高[2]。

**2. 利尿**　白茅根水煎剂5、10g/kg灌胃给药7d，对小鼠均有明显的利尿作用[3]。

**3. 免疫调节**　白茅根水煎剂5、10g/kg连续灌胃20d，可提高小鼠吞噬细胞的吞噬率、吞噬指数和辅助性T细胞数，并能促进IL-2的产生[4]。白茅根1.0g/ml生药水煎剂连续灌胃3周，可提高正常及氢化可的松所致免疫低下小鼠外周血淋巴细胞（LC）非特异性酯酶染色（ANAE）阳性细胞百分率，提高$CD_4^+$ T淋巴细胞百分率，降低$CD_8^+$ T淋巴细胞百分率并调整$CD_4^+/CD_8^+$比值趋向正常，增强机体细胞免疫功能[5]。白茅根多糖40、120μg/ml对植物血凝素（PHA）诱导的正常人外周血T淋巴细胞增殖起到促进作用，主要作用于细胞周期的S期[6]。

**4. 抗菌**　白茅根水煎剂（1g/ml生药）对肉膏琼脂培养的弗氏、宋内痢疾杆菌有明显抑制作用，对肺炎球菌、卡他球菌、流感杆菌、金黄色葡萄球菌等也有抑制作用，对志贺及舒氏痢疾杆菌却无作用[7]。

**5. 镇痛**　白茅根水煎剂2.5、5.0g/kg灌胃给药7d，能抑制醋酸引起的小鼠扭体反应，具有镇痛作用[3]。白茅根水煎剂2.5、5.0g/kg灌胃给药连续7d，对小鼠自发活动无明显影响；5.0、10g/kg灌胃给药，可显著抑制乙醇引起的小鼠自发活动增加[3]。

**【药性】**　甘，寒。归肺、胃、膀胱经。

**【功能主治】**　凉血止血，清热利尿。用于血热吐血，衄血，尿血，热病烦渴，湿热黄疸，水肿尿少，热淋涩痛。

**【临床应用】**　**临床常用**

（1）出血证　本品性寒，偏入血分，功能清热凉血止血，为治血热诸出血证之要药。凡吐血，衄血，咯血，尿血，血淋及崩漏等证，属血热妄行者，皆可应用。临床可单用本品，或与小蓟、栀子、侧柏叶、牡丹皮等配伍，以增强清热凉血止血之效，如《十药神书》十灰散。因本品又能利尿，若用治血淋，尿血者，则可两擅其功，故临床常用小蓟、蒲黄、生地黄等同用，以收清热通淋止血之效；同时，用本品与大青叶、紫草、茜草等配伍，亦可治疗血热瘀斑或紫癜。

（2）热证　本品味甘性寒，善清泄肺胃蕴热，生津止渴，且寒不伤中，甘不腻膈，故常用于热病烦渴、胃热呕逆、肺热咳喘等证。凡热病津伤口渴，轻者可单用鲜品煎汤代茶饮，重者可配鲜石斛、天花粉、芦根等，以增强清热生津止渴之功；若治消渴口干，小便数者，可与石膏、芦根、乌梅配伍，如《圣济总录》茅根汤。凡热邪壅胃，上逆呕哕者，可与芦根、竹茹、枇杷叶等同用，以增降逆和胃之力。凡肺热咳喘者，可与桑白皮、黄芩、贝母等相合，以清热润肺，如《太平圣惠方》如神汤；若痰中带血者，则需加配藕节、侧柏叶等凉血止血之品。

（3）湿热淋证　本品甘寒清降，能清热利尿通淋，导热下行，且无伤阴之弊，故为治湿热淋证，水肿之佳品。凡热结膀胱，小便淋沥涩痛者，可与石韦、冬葵子、滑石等配伍，如《圣济总录》茅根饮。凡湿热伤肾，肢体浮肿，小便不利者，可与薏苡仁、玉米须、赤小豆等同用，以加强利水消肿之功。另外，本品善清利下行，导湿热从小便而出，故又可治疗湿热黄疸，临床常与茵陈、栀子、金钱草等相配，以增强清利湿热退黄之效。

**【用法用量】**　9～30g。

**【成药例证】**

**1. 肾炎解热片（《中华人民共和国药典》2015年版）**　药物组成：白茅根、连翘、荆芥、炒苦杏仁、陈皮、大腹皮、盐泽泻、茯苓、桂枝、车前子（炒）、赤小豆、石膏、蒲公英、蝉蜕。

功能主治：疏风解热，宣肺利水。用于风热犯肺所致的水肿，症见发热恶寒、头面浮肿、咽喉干痛、肢体酸痛、小便短赤、舌苔薄黄、脉浮数；急性肾炎见上述证候者。

**2. 肾复康胶囊（《中华人民共和国药典》2015年版）**　药物组成：土茯苓、槐花、白茅根、益母草、广藿香。

功能主治：清热利尿，益肾化浊。用于热淋涩痛,急性肾炎水肿,慢性肾炎急性发作。

**3. 肾炎舒片(《中华人民共和国药典》2015年版)** 药物组成:苍术、茯苓、白茅根、防己、人参(去芦)、黄精、菟丝子、枸杞子、金银花、蒲公英。

功能主治:益肾健脾,利水消肿。用于脾肾阳虚、水湿内停所致的水肿,症见浮肿、腰痛、乏力、怕冷、夜尿多;慢性肾炎见上述证候者。

**4. 胆宁片(《中华人民共和国药典》2015年版)** 药物组成:大黄、虎杖、青皮、白茅根、陈皮、郁金、山楂。

功能主治:疏肝利胆,清热通下。用于肝郁气滞、湿热未清所致的右上腹隐隐作痛、食入作胀、胃纳不香、嗳气、便秘;慢性胆囊炎见上述证候者。

**5. 清热银花糖浆(《中华人民共和国药典》2015年版)** 药物组成:山银花、菊花、白茅根、通草、大枣、甘草、绿茶叶。

功能主治:清热解毒,通利小便。用于外感暑湿所致的头痛如裹、目赤口渴、小便不利。

**【贮藏】** 贮干燥容器内,置通风干燥处。

**【参考文献】** [1]宋善俊,王辨明,沈迪,等.17种止血中草药的实验研究[J].新医学,1978,9(2):55-56.

[2]宋劲诗,陈康.白茅根炒炭后的止血作用研究[J].中山大学学报论丛,2000,20(5):45-48.

[3]于庆海,杨丽君,孙启时,等.白茅根药理研究[J].中药材,1995,18(2):88-90.

[4]吕世静,黄槐莲.白茅根对IL-2和细胞亚群变化的调节作用[J].中国中药杂志,1996,21(8):488-489

[5]付嘉,熊斌,白丰沛,等.白茅根对小白鼠细胞免疫功能影响[J].黑龙江医药科学,2004,23(2):17-18.

[6]吕世静,黄槐莲,袁汉尧,等.白茅根多糖对人淋巴细胞免疫调节效应的研究[J].中国新药杂志,2004,13(9):834-835.

[7]中国医学科学院药物研究所抗菌工作组.545种中药的抗菌作用筛选[J].药学学报,1960,8(2):59.

(李焕婷　杨玉梅)

## 30　白葡萄

Baiputao

**【异名】** 葡萄(《神农本草经》),草龙珠(《本草纲目》)。

**【来源】** 为葡萄科植物葡萄 *Vitis vinifera* L.的干燥成熟果实。

**【产地】** 主要为栽培品。分布在新疆、甘肃、内蒙古等地区。

**【采收加工】** 夏末秋初果实成熟时采收,阴干。

**【性状特征】** 果实呈类圆形或椭圆形,长0.8～1.5cm,直径2～5mm;表面黄绿色或黄棕色,有皱缩的纹理,半透明。一端有点状花柱脱落的残迹,另一端有短果梗或果梗痕。质柔软,断面胶质状。气微香,味甜。

**【化学成分】** 白葡萄主要含有酚酸类、三萜类、黄酮类、糖类等。

**【药性】** 甘,重、凉、柔、稀。

**【功能主治】** 清肺,止咳,平喘,滋补。用于肺热咳嗽,痰喘,麻疹,口渴。

**【临床应用】** 临床常用

(1) 虚劳咳嗽,胸满郁闷　本品味甘性凉,具有清肺止咳平喘功效,临床常配伍石膏、红花、甘草、香附、肉桂、石榴等,治疗虚劳咳嗽,老年气喘,胸满郁闷等(《蒙古族验方》)。

(2) 气血虚弱,烦渴　本品味甘,具有补气血之功效,临床常用治疗气血虚弱,心悸盗汗,烦渴等疾病(《太平圣惠方》)。

**【用法用量】** 1.5～3g。

**【成药例证】**

**1. 七味葡萄散(《中华人民共和国药典》2015年版)** 药物组成:白葡萄干、石膏、红花、甘草、香附、肉桂、石榴。

功能主治:清肺,止咳,定喘。用于虚劳咳嗽,年老气喘,胸满郁闷。

**2. 五味沙棘散(《中华人民共和国药典》2015年版)** 药物组成:沙棘膏、木香、白葡萄干、甘草、栀子。

功能主治:清热祛痰,止咳定喘。用于肺热久咳,喘促痰多,胸中满闷,胸胁作痛;慢性支气管炎见上述证候者。

**3. 八味檀香散(《中华人民共和国药典》2015年版)** 药物组成:檀香、石膏、红花、甘草、丁香、北沙参、拳参、白葡萄干。

功能主治:清热润肺,止咳化痰。用于肺热咳嗽,痰中带脓。

**【贮藏】** 置通风干燥处,防蛀。

(李焕婷　杨玉梅)

# 31 白前

Baiqian

**【异名】** 石蓝、嗽药(《新修本草》),鹅管白前、空白前、水白前、软白前(《中药材手册》)。

**【来源】** 为萝藦科植物柳叶白前 *Cynanchum stauntonii* (Decne.) Schltr. ex Lévl. 或芫花叶白前 *Cynanchum glaucescens* (Decne.) Hand.-Mazz. 的干燥根茎和根。

**【产地】** 多为栽培品,野生品亦有。主要分布于我国长江以南地区,其道地产区是安徽安庆、滁州,江苏镇江,广东北江、清远等地。

**【采收加工】** 一般在栽种后第 2 年秋季或第 3 年春季发芽前采收,选晴天挖起全株,除去地上部分,取根及根茎。采挖后,用水洗净,拣出杂质,晒干或烘干。

**【炮制】** **白前** 原药材除去杂质,洗净,润透,切段,干燥。

**蜜白前** 取炼蜜,加适量开水稀释,淋入净白前段中拌匀,闷润,置锅内,用文火炒至表面深黄色、不粘手为度,取出放凉。

**【性状特征】** **柳叶白前** 根茎呈细长圆柱形,有分枝,稍弯曲,长 4～15cm,直径 1.5～4mm。表面黄白色或黄棕色,节明显,节间长 1.5～4.5cm,顶端有残茎。质脆,断面中空。节处簇生纤细弯曲的根,长可达 10cm,直径不及 1mm,有多次分枝呈毛须状,常盘曲成团。气微,味微甜。以根茎粗壮、断面色粉白、粉性足者为佳。

**芫花叶白前** 根茎较短小或略呈块状;表面灰绿色或灰黄色,节间长 1～2cm。质较硬。根稍弯曲,直径约 1mm,分枝少。以根茎粗者为佳。

**蜜白前** 成品形如白前段,表面金黄色,味甜。

**【化学成分】** 白前主要含有脂肪酸类、甾醇类、皂苷类及糖类等。

**【药理毒理】**

**1. 镇咳、祛痰、平喘** 柳叶白前 95%乙醇提取物 6.5g/kg 以及石油醚提取物 20g/kg,灌胃给药 5d,可延长氨水致咳小鼠咳嗽潜伏期,减少咳嗽次数,以醇提物效果最佳。95%乙醇提取物 3.2、4.6、6.5g/kg 灌胃给药 5d,其镇咳作用有明显的剂量依赖性。柳叶白前水提取物 10g/kg、乙醇提取物 6.5g/kg 和石油醚提取物 20g/kg 灌胃给药 5d,对小鼠有祛痰作用,以醇提取效果最佳,尤以大剂量作用明显。醇提物 3.0g/kg 腹腔注射给药,对乙酰胆碱和组胺混合液诱发的豚鼠哮喘无明显的平喘作用[1]。芫花叶白前水提取物 10g/kg、乙醇提取物 5g/kg 及石油醚提取物 10g/kg 灌胃给药 5d,对浓氨水诱发的小鼠咳嗽均有明显的镇咳作用,小鼠酚红排痰法也显示均具有祛痰作用,其中水提物在 5～20g/kg 范围内镇咳、祛痰作用呈正相关的量效关系;水提物 2.5、5.0g/kg 腹腔注射给药,可明显对抗乙酰胆碱和组胺液诱导的豚鼠哮喘[2]。

**2. 抗炎、镇痛** 柳叶白前水提物 1.0、2.0g/kg 腹腔注射给药,对巴豆油致炎引起的小鼠耳廓肿胀有明显的抑制作用[1]。芫花叶白前水提物 1.0、2.0、4.0g/kg 灌胃给药,对巴豆油致小鼠耳廓肿胀有明显的抑制作用,并呈现良好的量效关系[2]。柳叶白前乙醇提取物 5、15g/kg 灌胃给药 3d,可抑制二甲苯引起的小鼠耳廓肿胀、角叉菜胶引起的小鼠足跖肿胀,但对醋酸腹腔注射所致小鼠腹腔毛细血管通透性增加无明显作用[3]。75%柳叶白前乙醇提取物 5、15g/kg 灌胃给药,均能显著延长热痛刺激甩尾反应的潜伏期,15g/kg 剂量还能减少冰醋酸腹腔注射引起的小鼠扭体反应次数[3]。

**3. 抗溃疡、止泻、利胆** 75%柳叶白前乙醇提取物以 5、15g/kg 灌胃给药,能明显降低小鼠水浸应激性溃疡和小鼠盐酸性溃疡的溃疡指数,15g/kg 剂量还能明显对抗吲哚美辛-乙醇所致小鼠胃溃疡形成;能拮抗蓖麻油刺激小鼠小肠腹泻作用,15g/kg 剂量对番泻叶刺激引起的小鼠大肠性腹泻也有对抗作用。75%柳叶白前乙醇提取物以 3、10g/kg 一次性灌胃给药后 30min,还可促使大鼠胆汁分泌[4]。

**4. 抗凝血** 75%柳叶白前乙醇提取物 10g/kg 灌胃给药 3d,能显著延长大鼠体内血栓形成时间和凝血时间[3]。

**5. 安全性评价** 柳叶白前乙醇提取物小鼠灌胃的 $LD_{50}$ 为 19.56g/kg,95%可信区间(18.01～21.25)g/kg;石油醚提取物小鼠灌胃 80g/kg 可引起小鼠死亡,但未测出 $LD_{50}$;水提取物小鼠腹腔注射的 $LD_{50}$ 为 7.9g/kg[1]。芫花白前水提取物 120g/kg 灌胃给药，连续7d，未见小鼠明显急性毒性反应[2]。

**【药性】** 辛、苦，微温。归肺经。

**【功能主治】** 降气，消痰，止咳。用于肺气壅实，咳嗽痰多，胸满喘急。

**【临床应用】** 临床常用

(1) 咳嗽痰多　本品辛甘微温，气味平和，温而不燥，功能宣肺降气，祛痰止咳，为肺家咳喘要药，故常用于肺气壅实之胸满气急，咳嗽痰多，气逆喘促等证，临床不论寒、热、新、久均可使用。凡外感寒邪犯肺，咳嗽气逆，咯痰不爽者，可与荆芥、桔梗、陈皮等配伍，以增宣肺化痰止咳之功，如《医学心悟》止嗽散；凡痰饮内停，久咳上气，喘促痰鸣者，可与紫菀、半夏等同用，以增温肺化痰之功，如《深师方》白前汤；凡痰热壅肺，咳嗽喘急，咯痰黄稠者，可与杏仁、黄芩、贝母、石膏相配，以增清热化痰、泻肺平喘之功，如《普济方》白前汤；凡久咳伤络，咳嗽咯血者，可与桑白皮、桔梗、甘草相伍，以增清肺止咳之功，如《近效方》白前饮；如肺痿久咳，气阴两伤，心烦骨蒸者，可与黄芪、人参、生地、阿胶并用，以增益气养阴之功，如《太平圣惠方》白前散。

(2) 胃脘疼痛　本品有健胃消积之功，与健胃或消积药配伍可治胃脘疼痛，小儿疳积。

**【用法用量】** 3～10g。

**【成药例证】**

**1. 橘红痰咳液(《中华人民共和国药典》2015年版)** 药物组成：化橘红、蜜百部、茯苓、半夏(制)、白前、甘草、苦杏仁、五味子。

功能主治：理气化痰，润肺止咳。用于痰浊阻肺所致的咳嗽、气喘、痰多；感冒、支气管炎、咽喉炎见上述证候者。

**2. 小儿消咳片(《卫生部药品标准中药成方制剂·第八册》)** 药物组成：白屈菜、百部、天冬、南沙参、白前、侧柏叶、木蝴蝶。

功能主治：清肺润燥，化痰止咳，解表利咽。用于急慢性气管炎，痰热或燥痰咳嗽。

**3. 止嗽丸(《卫生部药品标准中药成方制剂·第一册》)** 药物组成：紫菀、白前、荆芥、甘草、百部、桔梗、陈皮。

功能主治：止咳祛痰，疏风理肺。用于风邪犯肺咳嗽咽痒，痰不易咳出者。

**【贮藏】** 置通风干燥处。

**【参考文献】**

[1]梁爱华，薛宝云，杨庆，等.柳叶白前的镇咳、祛痰及抗炎作用[J].中国中药杂志，1996，21(3)：173-175.

[2]梁爱华，薛宝云，杨庆，等.芫花白前的镇咳、祛痰及抗炎作用[J].中国中药杂志，1995，20(3)：176-178.

[3]沈雅琴，张明发，朱自平，等.白前的镇痛、抗炎和抗血栓形成作用[J].中国药房，2001，12(1)：15-16.

[4]沈雅琴，张明发，朱自平，等.白前的消化系统药理研究[J].中药药理与临床，1996，12(6)：18-21.

（李焕婷　杨玉梅）

## 32　白屈菜

Baiqucai

**【异名】** 地黄连、牛金花(《植物名汇》)，土黄连(《东北药植志》)，八步紧、断肠草、山西瓜(《辽宁经济植物志》)，雄黄草(《陕西中药志》)，山黄连(《辽宁常用中草药手册》)，假黄连(《东北常用中草药手册》)，小野人血草(《陕西中草药》)。

**【来源】** 为罂粟科植物白屈菜 *Chelidonium majus* L.的干燥全草。

**【产地】** 主要为栽培品，野生品亦有。我国大部分省区均有栽培，主要分布于东北、华北、长江中下游地区和四川、新疆等地。

**【采收加工】** 栽种3～4年后，花盛期采收，割取地上部分，除去泥沙，阴干或晒干。

**【炮制】** 除去杂质，喷淋清水，稍润，切段，干燥。

**【性状特征】** 根呈圆锥状，多有分枝，密生须根。茎干瘪中空，表面黄绿色或绿褐色，有的可见白粉。叶互生，多皱缩、破碎，完整者为一至二回羽状分裂，裂片近对生，先端钝，边缘具不整齐的缺刻；上表面黄绿色，下表面绿灰色，具白色柔毛，脉上尤多。花瓣4片，卵圆形，黄色，雄蕊多数，雌蕊1。蒴果细圆柱形；种子多数，卵形，细小，黑色。气微，味微苦。

**【化学成分】** 白屈菜主要含有生物碱类、有机酸类、黄酮类和挥发油等。白屈菜的生物碱是其主要药理活性成分。《中华人民共和国药典》2015年版规定，本品药材按干燥品计算，含白屈菜红碱($C_{21}H_{18}NO_4^+$)不得少于0.020%。

**【药理毒理】**

**1. 镇痛**　白屈菜碱5、10、20mg/kg灌胃给药，

可减少醋酸扭体法中小鼠的扭体次数，提高热板法中小鼠的痛阈值，减少小鼠对足底部注射福尔马林引起的疼痛反应积分，呈现良好的剂量依赖关系[1]。

**2. 镇咳、祛痰、平喘**　白屈菜总生物碱5、10、20mg/kg或10、20、40mg/kg灌胃给药，可延长氨水气雾刺激小鼠呼吸道黏膜下感受器引起的咳嗽潜伏期，减少咳嗽次数；减少枸橼酸气雾刺激豚鼠呼吸道引起的咳嗽次数；延长磷酸组胺和氯化乙酰胆碱及卵蛋白所致豚鼠的引喘潜伏期，减少抽搐跌倒动物数量；提高电刺激猫喉上神经引咳阈电压，增加小鼠气管酚红排泌量[2-4]。

**3. 抗病原微生物**　白屈菜提取物白屈菜红碱对放线杆菌的生长具有较强的抑制作用，最低抑菌浓度*MIC*为$0.56\times10^{-3}$ mol/L[5]。白屈菜红碱在24.4～781.3μg/ml浓度范围内，对口腔中的主要致龋菌变形链球菌细胞表面疏水性和黏附具有抑制作用，变形链球菌对玻璃表面的黏附抑制率随白屈菜红碱浓度的升高逐渐增高[6]；在24.4～390.6μg/ml浓度范围内，对变形链球菌葡糖基转移酶和细胞外水不溶性多糖的合成具有显著抑制作用[7]。

**4. 杀虫**　白屈菜正己烷、乙酸乙酯、正丁醇萃取液10、1、0.1mg/ml对菜青虫、甘蓝蚜、瓢虫等具有良好的杀虫活性，且具有一定的剂量依赖性[8]。

**5. 抗肿瘤**　白屈菜乙醇提取物中分离出的白屈菜碱22.5、30、37.5μg/ml可抑制HeLa细胞增殖，诱发其细胞凋亡，表现为ROS的产生，细胞亚$G_1$和$G_0/G_1$周期阻滞，线粒体膜电位变化和DNA碎片产生[9]。

**【药性】**　苦，凉；有毒。归肺、胃经。

**【功能主治】**　解痉止痛，止咳平喘。用于胃脘挛痛，咳嗽气喘，百日咳。

**【临床应用】　临床常用**

(1) 胃脘疼痛，久泻不止　本品具行气止痛功效，常用于脘腹疼痛，泄泻痢疾，单味药材水煎服或制成酊剂，可治疗慢性胃炎，胃痛，腹泻等证（《全国中草药汇编》）。

(2) 湿热黄疸，水肿　本品能利水解毒，常用于水肿，黄疸，肝硬化等证。配伍蒲公英、茵陈、臭草根水煎服，可治疗肝硬化腹水（《陕甘宁青中草药选》）。

(3) 胃脘胀痛，心下痞块　本品性凉味苦，解毒利水，还可用于肿瘤疾病的治疗。若治疗胃癌，可配伍蒲公英、刀豆壳水煎（《文堂集验方》）；治疗食管癌，可配伍半枝莲、藤梨根制成糖浆（《肿瘤临证备要》）。

(4) 水田皮炎　本品性凉，止痛，与黄柏、狼毒、樟脑配伍制成膏，外用可治疗水田皮炎（《全国中草药汇编》）。

**【用法用量】**　9～18g。

**【注意事项】**

1. 白屈菜有一定毒性，毒性成分包括白屈菜碱、原阿片碱、黄酮醇、强心苷、黄连碱等。中毒后出现中枢抑制、血管运动中枢麻痹等症状；如为新鲜植物中毒，则有强烈的胃肠刺激症状，如恶心、呕吐、腹泻等。中毒解救主要是对症处理。

2. 使用时要注意剂量，不可超量。

**【贮藏】**　置通风干燥处。

**【参考文献】**
[1]何志敏，佟继铭，宫凤春.白屈菜碱镇痛作用研究[J].中草药，2003，34(9)：837-838.

[2]佟继铭，刘玉玲，陈光晖，等.白屈菜总生物碱止咳平喘作用实验研究[J].承德医学院学报，2001，18(4)：277-279.

[3]佟继铭，郭秀梅，石艳华，等.白屈菜总生物碱的祛痰止咳作用[J].中国医院药学杂志，2004，24(1)：18-19.

[4]刘翠哲，佟继铭，张丽敏.白屈菜总生物碱对豚鼠的平喘作用[J].中国医院药学杂志，2006，26(1)：27-29.

[5]陈旭，程睿波.白屈菜红碱对伴放线放线杆菌的抑制作用研究[J].口腔医学研究，2007，23(6)：715-719.

[6]程睿波，陈旭，刘淑杰，白屈菜红碱对变形链球菌表面疏水性及黏附作用的影响[J].上海口腔医学，2007，162(1)：68-71.

[7]程睿波，陈旭，刘淑杰，等.白屈菜红碱对变形链球菌葡糖基转移酶和细胞外水不溶性多糖的影响[J].上海口腔医学，2007，16(3)：324-327.

[8]唐万霞，吴晓锋，高万寿，等.白屈菜提取液的杀虫活性研究[J].齐齐哈尔大学学报，2015，31(2)：50-52.

[9] Avijit Paul, Kausik Bishayee, Samrat Ghosh, *et al*. Chelidonine Isolated from Ethanolic Extract of *Chelidonium majus* Promotes Appoptosis in HeLa Cells through p38-p53 and P13K/AKT Signalling Pathways [J]. Journal of Chinese Integrative Medicine, 2012, 10(9): 1025-1038.

（李焕婷　杨玉梅）

## 33　白芍

Baishao

**【异名】**　芍药（《诗经》），金芍药（《安期生服炼法》),梨食、白术、铤(《名医别录》),可离(崔豹《古今注》),余容、其积、解仓(《吴普本草》),没骨花(《胡本草》),婪尾春(《清异录》),将离(《本草纲目》),白芍(《药品化义》),离草(《韩诗》内传)。

**【来源】** 为毛茛科植物芍药 *Paeonia lactiflora* Pall.的干燥根。

**【产地】** 多为栽培品。我国许多省区都有分布,主产于浙江、四川、安徽、山东、贵州等地,其中四川中江、安徽亳州、浙江杭州为其道地产区。浙江产者,商品称为"杭白芍",品质最佳;安徽产者称为"亳白芍",产量最大;四川产者称为"川白芍",又名"中江芍",产量亦大。建于四川省中江县集凤镇石垭子村、银冯村、高屋村等地的白芍 GAP 种植基地已通过原国家食品药品监督管理总局验收。

**【采收加工】** 夏、秋季采挖已栽植 3～4 年的芍药根,除去头尾及须根,洗净,刮去粗皮,入沸水中略煮 5～15 分钟至无硬心,使芍根发软,捞出晒干。

**【炮制】** **白芍**　原药材,除去杂质,大小分开,洗净,浸泡至六七成透,捞出,稍晾,闷润至透,切薄片,干燥。

**炒白芍**　净白芍片,置锅内用文火炒至表面微黄色。取出,放凉。

**酒白芍**　净白芍片,用黄酒喷淋均匀,稍闷润,置锅内用文火微炒,取出,放凉。

**醋白芍**　净白芍片,加米醋拌匀,稍闷润,置锅内,用文火炒干,取出,放凉。

**土炒白芍**　取灶心土(伏龙肝)细粉,置锅内用中火炒热,加入净白芍片,炒至外面挂有土色、微显焦黄色时取出,筛去土,放凉。

**白芍炭**　取白芍片,置锅内用武火炒至表面焦黑色,喷淋清水少许,灭尽火星,取出晾干,凉透。

**【性状特征】** **白芍**　根呈圆柱形,粗细较均匀,大多顺直,长 5～20cm,直径 1～2.5cm。亳白芍表面粉白色或类白色,较光滑;杭白芍表面棕色或浅棕色,较粗糙,有明显的纵皱纹及细根痕。质坚实而重,不易折断,断面灰白色或微带棕色,角质样,木部有放射状纹理。气微,味微苦而酸。以根粗长匀直、皮色光洁、质坚实、断面粉白色、粉性大、无白心或裂断痕者为佳。

**白芍片**　呈类圆型的薄片。表面淡棕红色或类白色,平滑。切面类白色或微带棕红色,形成层环明显,可见稍隆起的筋脉纹呈放射状排列。气微,味微苦而酸。

**炒白芍**　形如白芍片,表面微黄色或淡棕色,有的可见焦斑。气微香。

**酒白芍**　形如白芍片,表面微黄色或淡黄色,有的可见焦斑。微有酒香气。

**醋白芍**　形如白芍片,表面微黄色或淡黄色,有的可见焦斑。微有醋酸气。

**土炒白芍**　形如白芍片,表面挂有土色、微显焦黄。

**白芍炭**　形如白芍片,外表黑褐色,折断面棕色。

**【化学成分】** 白芍主要含有苷类、黄酮类和挥发油等。白芍的苷类是其主要药理活性成分。《中华人民共和国药典》2015 年版规定,白芍药材按干燥品计算,含芍药苷($C_{23}H_{28}O_{11}$)不得少于 1.6%;白芍饮片及炒白芍按干燥品计算,含芍药苷($C_{23}H_{28}O_{11}$)不得少于 1.2%。

**【药理毒理】**

**1. 对血液系统影响**

(1) 补血　白芍水煎液按 4、2、1g/kg 灌胃给药 15d,可使腹腔注射环磷酰胺所致血虚模型小鼠白细胞、红细胞、血红蛋白含量及骨髓有核细胞数及免疫器官重量不同程度升高[1]。

(2) 降低血液黏度　白芍水煎液 5.0g/kg 灌胃给药 10d,可使皮下注射盐酸肾上腺素及冰水浴复制血瘀证大鼠全血黏度、还原血黏度和血浆黏度降低,血浆中 NO 增加,ET 降低[2]。

(3) 抑制血小板集聚　白芍水煎液 15g/kg 灌胃给药 6d,可显著降低大鼠血小板最大凝集率水平[3]。

**2. 对消化系统的影响**

(1) 保护肝脏　白芍总苷按 160、80、40mg/kg 灌胃给药 8 周,可使 $CCl_4$ 致肝纤维化大鼠血清 ALT、AST、ALP、HA 和 PCⅡ水平降低,白蛋白水平及白蛋白、球蛋白比值升高[4]。白芍总苷 240、120mg/kg 灌胃给药 10 周,可使猪血清诱导肝纤维化模型大鼠肝组织破坏减轻,纤维化程度明显改善,胶原蛋白面积、NF-κB、p65 和 TGF-β1 表达均明显减少[5]。

(2) 保护结肠　白芍总苷 100mg/kg 灌胃给药 2

周，能显著降低三硝基苯磺酸/乙醇溶液灌肠诱导结肠炎大鼠CMDI和TDI，降低血清IL-6、IL-17和IL-23含量，升高结肠组织中TGF-β1和Foxp3[6]。

**3. 提高免疫功能**　50%白芍水煎剂0.8ml灌胃给药5d，可使小鼠腹腔巨噬细胞吞噬百分率和吞噬指数明显提高。白芍总苷40mg/kg灌胃给药3d，可促进小鼠腹腔巨噬细胞吞噬能力[7]。体外实验，白芍总苷在0.001～100mg/L浓度范围内可剂量依赖性抑制白三烯$B_4$产生，其$IC_{50}$为0.66mg/L；在100mg/L时对大鼠腹腔巨噬细胞产生白三烯$B_4$的抑制作用与相同剂量的非甾体类抗炎药氟芬那酸相当，但作用较慢[8]。

**4. 对内分泌系统的影响**　白芍总苷200、100、5mg/kg灌胃给药8周，中、高剂量可显著降低链脲佐菌霉素诱导糖尿病大鼠肾小管-间质损伤指数和肾小管-间质OPN蛋白表达；各剂量均可使肾组织NT蛋白表达降低[9]。白芍总苷150、50mg/kg灌胃给药4周，可使胰岛素抵抗大鼠血清胰岛素含量和胰岛素指数明显降低，并且降低大鼠TC、TG、FFA、LDL-C水平，增加HDL-C含量，但不影响空腹血糖和口服糖耐量试验2h血糖[10]。

**5. 对神经系统的影响**

（1）镇静、抗惊厥　白芍总苷50mg/kg灌胃给药7d，可延长正常大鼠慢波睡眠的持续时间，改善腹腔注射咖啡因诱导的大鼠睡眠障碍[11]。白芍总苷60～100mg/kg腹腔注射，可降低士的宁引起小鼠和大鼠惊厥发生率，呈一定剂量依赖性[12]。

（2）抗抑郁　白芍提取物（含48.49%芍药苷）70、35、17.5mg/kg灌胃给药21d，可显著改善孤养加慢性轻度不可预见性应激抑郁大鼠行为学变化，增加大鼠脑内NA、5-HT含量。大剂量组还可显著降低嗅球损毁抑郁大鼠水平运动和垂直运动得分和出点次数以及CRH、ACTH、CORT含量，调整其亢进的HPA轴功能[13]。

（3）改善记忆　白芍总苷5、10、20mg/kg灌胃给药，可使东莨菪碱引起记忆障碍的小鼠学习、记忆能力获得改善，对亚硝酸钠和乙醇分别造成的小鼠记忆的巩固不良及记忆再现缺失无明显影响。白芍总苷能增强正常小鼠学习和短时记忆，但不影响长时记忆[14]。

（4）降温　白芍总苷15～30mg/kg灌胃给药，可明显降低正常小鼠和人工发热小鼠体温，并受环境因素影响。但白芍总苷40mg/kg腹腔注射或静脉注射，对正常豚鼠和家兔无明显降温作用。白芍总苷2、4mg/kg大鼠侧脑室微量注射，有明显降温作用。$H_1$-组胺受体阻断剂氯苯那敏10、20mg/kg皮下注射，可明显拮抗白芍总苷对大鼠和小鼠的降温作用[15]。

（5）抗炎、镇痛　白芍总苷25、50、100mg/kg灌胃给药20d，可使鸡Ⅱ型胶原实验性关节炎大鼠关节指数降低；50、100mg/kg可有效缓解CIA模型大鼠体质量减轻，且足爪组织MMP-9表达降低，同时还可降低模型大鼠关节浸液中NO和$PGE_2$含量。白芍总苷200、100、50mg/kg灌胃给药6d，可降低醋酸致腹膜炎小鼠疼痛扭体次数；灌胃给药20d，对苯酚胶浆致盆腔炎大鼠白细胞渗出有一定抑制作用，对慢性盆腔炎大鼠子宫粘连与扩张有较好的治疗作用。白芍总苷150、50mg/kg灌胃给药30d，可使魏氏法致非细菌性前列腺炎大鼠炎症消退，TNF-α、INF-γ和IL-10蛋白表达随白芍总苷剂量相关性降低[16,17]。

（6）保护脑缺血　白芍总苷40、20、10mg/kg灌胃给药，可明显改善三血管阻断脑缺血再灌注大鼠眼球颜色变化，20mg/kg能提高脑缺血再灌注大鼠大脑皮层、海马、纹状体中SOD活性，并且降低升高的MDA含量；对大鼠缺血性脑组织的病理组织学改变也具有较好的保护作用[18]。

**6. 对心血管系统影响**

（1）改善心肌重构　白芍总苷300、150mg/kg灌胃给药7d，可明显降低异丙肾上腺素诱导所致心肌重构小鼠全心指数及左心室指数，血浆中CAMP水平有降低趋势。白芍总苷按200、100mg/kg灌胃给药9d，可降低甲状腺素诱导心肌重构小鼠全心指数、左心室指数，减慢心率[19]。

（2）增加心肌收缩力　白芍总苷200、100、50mg/kg灌胃给药7d，可使在体心肌缺血再灌注大鼠缺血前、后30min，再灌注90min时左心室压力变化最大速率、左心室收缩峰压力均进行性升高[20]。

（3）抗心肌缺血　白芍总苷按8、4、2mg/kg股静脉注射，可使急性心肌缺血犬心肌缺血程度减轻，缩小缺血范围，降低血清中磷酸肌酸激酶和乳酸脱氢酶的活性,降低游离脂肪酸和过氧化脂质含量,提高超氧化物歧化酶和谷胱甘肽过氧化物酶活性[21]。

**7. 安全性评价**　白芍水煎液灌胃小鼠的 $LD_{50}$ 为81g/kg。白芍总苷静脉注射、腹腔注射小鼠的 $LD_{50}$ 分别为159、230mg/kg,可信区间分别为140~169mg/kg和196~264mg/kg。白芍总苷腹腔注射大鼠 $LD_{50}$ 为301mg/kg。白芍总苷按50、1000、2000mg/kg给大鼠灌胃给药90d,大剂量组大鼠活动量减少,摄食降低,体重增长减慢,给药51~61d时,先后有4只大鼠死亡,尸解提示为支气管肺炎;低、中剂量组未见异常。提示长期服用白芍总苷对大鼠重要脏器与组织无明显损害[22]。白芍总苷Ames试验和微核试验均为阴性。在CHL细胞染色体畸变试验中,不加 $S_9$,当药物浓度为37μg/ml、培养48h时,染色体畸变率可疑增加;加入 $S_9$ 后,染色体畸变在正常范围内,而且药物浓度增加到333.3μg/ml,畸变率仍在正常范围内,说明白芍总苷经肝代谢后解毒[23]。

**8. 体内过程**　炒白芍提取物0.2、0.4、0.8g/kg灌胃给药,在大鼠体内半衰期基本一致,*AUC* 与给药剂量之间线性关系良好,属于线性动力学过程。犬静脉注射芍药苷11.25mg/kg,血药浓度曲线符合二室模型。分布相 $t_{1/2\alpha}$ 为6.29min,消除相 $t_{1/2\beta}$ 为133.41min,表观分布容积 $V_B$ 为0.54L/kg,清除率 *CL* 为3.41min。芍药苷以原形经尿排出,前20min和7h尿中累积排泄量分别占给药量的36.85%和79.33%;7h胆汁累积排泄量为静脉注射的3.77%。犬灌胃芍药苷168mg/kg,连续12周,停药24h后平均血药浓度为0.023g/L。大鼠静脉注射芍药苷15mg/kg后,血药浓度-时间曲线也符合二室模型[24,25]。

**【药性】**　苦、酸,微寒。归肝、脾经。

**【功能主治】**　养血调经,敛阴止汗,柔肝止痛,平肝抑阳。用于血虚萎黄,月经不调,自汗,盗汗,胁痛,腹痛,四肢挛痛,头痛眩晕。

**【临床应用】**

**1. 临床常用**

(1) 月经不调、痛经、崩漏及胎产诸疾　本品苦酸阴柔,入肝经血分,能补血以调经,敛阴以和营,养阴以平肝,故常用于妇女月经不调,痛经,崩漏,带下,自汗盗汗,晕眩,头痛等证。凡肝血不足,经脉失养,以致月经不调,崩中漏下,头眩昏晕者,可与当归、川芎、熟地配伍,以养血调经,如《太平惠民和剂局方》四物汤;若血崩不止者,当急止其血,可配柏叶炭,如《一盘珠》六一散。凡脾虚湿盛,带下色白者,可与白术、苍术、山药等伍用,以健脾除湿,如《傅青主女科》完带汤。凡外感风寒,营卫不和,表虚自汗恶风者,可与桂枝、姜、枣配伍,以调和营卫,如《伤寒论》桂枝汤;若营血不足,阴液外越,而致自汗盗汗者,则可与桂枝、龙骨、牡蛎等配用,以敛阴止汗,如《金匮要略》桂枝加龙骨牡蛎汤。凡肝阴不足,肝阳上亢,以致头痛、眩晕者,可与玄参、天冬、牛膝、赭石等相合,以养阴潜阳,如《医学衷中参西录》镇肝熄风汤。凡气阴不足,阳浮于外,发热虚烦者,可与黄芪、青蒿等同煎,以益气育阴敛阳,如《备急普济方》芍药散。

(2) 血虚肝旺,拘挛疼痛　本品酸苦微寒,能养肝血,敛肝阴,疏脾土,缓挛急,而具柔肝止痛之功,故常用于胁肋脘腹疼痛,泻痢腹痛,风湿痹痛,四肢挛痛等证。凡肝郁血虚,两胁作痛或乳胀者,可与当归、柴胡等配伍,以养血疏肝,如《太平惠民和剂局方》逍遥散。凡肝脾不调,脘腹挛急作痛,或血虚失养,四肢拘挛作痛者,可伍甘草,以缓急止痛,如《伤寒论》芍药甘草汤。凡肝旺脾虚,腹痛泄泻者,可与白术、陈皮、防风配用,以柔肝健脾止泻,如《丹溪心法》痛泻要方。若为热泻或热痢腹痛者,则可与黄芩等同用,如《伤寒论》黄芩汤;或与当归、黄连、木香等合用,如《保命集》芍药汤。凡妇人妊娠腹中绵绵作痛者,可与当归、白术等相配,以养血安胎,如《金匮要略》当归芍药散。凡产后腹痛,烦满不得卧者,可与枳实相伍,以行气止痛,如《金匮要略》枳实芍药散;若为产后虚羸,腹痛拘急着,则可与当归、桂枝并施,以养血温经,如《千金翼方》当归建中汤。凡风湿痹痛,日久气血虚弱者,可与独活、桑寄生、当归、人参等并用,以除风湿,补气血,如《备急千金要方》独活寄生汤。

(3) 肝血亏虚　本品味甘入肝,善养血滋肝,乃补血养血良药,常用于治疗肝血亏虚,面色苍白无华或血虚萎黄,眩晕心悸,爪甲不荣等证。因其性微寒,故以血虚有热者用之尤宜。常与熟地黄、当归、川芎同用，既有补血和血之功，又无寒凉滞涩之虞，即《太平惠民和剂局方》四物汤，此乃补血之要方，治血虚诸证，无论属寒或属热，皆可以此加减为治，并可随证配入制首乌、阿胶、鹿角胶等养血益精之品，则补血之力更强。

(4) 阴虚阳亢，血虚风动　白芍甘能养血和血，酸能敛阴柔肝，苦以泻肝抑阳，故常用于治疗阴虚阳亢，血虚风动诸证。若治阴血亏虚，肝阳上亢所致眩晕耳鸣，面红目赤，急躁易怒等证，常配伍生地、牛膝、赭石、生牡蛎等药，滋阴养血，平肝潜阳，如《医学衷中参西录》镇肝熄风汤；若治肝经热盛，热极动风之高热烦躁，手足抽搐，神昏痉厥者，宜与羚羊角、钩藤、菊花、生地等药配伍，有清热凉血滋阴，平肝息风止痉之效，如《重订通俗伤寒论》羚角钩藤汤；若治阴血亏虚，水不涵木，虚风内动所致手足蠕动，脉气虚弱者，常与干地黄、阿胶、生牡蛎、生鳖甲等同用，滋阴养血，平肝息风，如《温病条辨》二甲复脉汤；若手足瘛疭，真阴大亏，虚风内动之证，则当以生白芍配鸡子黄、生龟甲、阿胶、干地黄等药，以滋阴潜阳，平肝息风，如《温病条辨》大定风珠。

(5) 自汗，盗汗　白芍甘补酸收，善养血敛阴止汗，故常用治自汗盗汗等证。治阴虚内热，潮热盗汗，常与五味子、浮小麦、牡蛎等收敛止汗之品同用，以增强药力；若治虚劳，自汗不止者，常配黄芪、白术、甘草等药，有益气固表敛汗之功，如《赤水玄珠》芍药黄芪汤；《杂病源流犀烛》白芍汤治肝虚自汗，芍药配酸枣仁、乌梅有敛阴止汗之功；另外《金匮要略》治汗出沾衣如柏汁，体重发热而渴，脉沉者，芍药配黄芪、桂枝、苦酒，即黄芪芍药桂枝苦酒汤；白芍与桂枝、生姜、大枣同用，能调和营卫，用治风寒表虚有汗证，即《伤寒论》桂枝汤；与桂枝、附子、生姜、大枣同用，可治太阳病，发汗太过，汗出不止者，即《伤寒论》桂枝附子汤。

(6) 痢疾　本品常用于治疗痢疾诸证，治湿热下痢，气血瘀滞，腹痛，里急后重，下痢赤白，常配伍木香、槟榔、大黄、黄芩等药，有调气行血、导滞止痛之功，如《素问·病机气宜保命集》芍药汤；《苏沈良方》治痢疾，与黄连、吴茱萸配伍，即芍药散；《素问·病机气宜保命集》芍药柏皮丸，芍药与黄柏配伍，治大肠泻，溲而便脓血之证。

**2. 临床新用**　白芍可用于治疗胆汁反流性胃炎[26]。

**【用法用量】**　6～15g。

**【成药例证】**

**1. 妇康宁片(《中华人民共和国药典》2015年版)**　药物组成：白芍、香附、当归、三七、醋艾炭、麦冬、党参、益母草。

功能主治：养血理气，活血调经。用于血虚气滞所致的月经不调，症见月经周期后错、经水量少、有血块、经期腹痛。

**2. 小建中颗粒(《中华人民共和国药典》2015年版)**　药物组成：白芍、大枣、桂枝、炙甘草、生姜。

功能主治：温中补虚，缓急止痛。用于脾胃虚寒，脘腹疼痛，喜温喜按，嘈杂吞酸，食少心悸及腹泻与便秘交替症状的慢性结肠炎，胃及十二指肠溃疡。

**3. 胃康灵胶囊(《中华人民共和国药典》2015年版)**　药物组成：白芍、白及、三七、甘草、茯苓、延胡索、海螵蛸、颠茄浸膏。

功能主治：柔肝和胃，散瘀止血，缓急止痛，去腐生新。用于肝胃不和、瘀血阻络所致的胃脘疼痛、连及两胁、嗳气、泛酸；急、慢性胃炎，胃、十二指肠溃疡，胃出血见上述证候者。

**4. 根痛平颗粒(《中华人民共和国药典》2015年版)**　药物组成：白芍、葛根、桃仁、红花、乳香(醋炙)、没药(醋炙)、续断、烫狗脊、伸筋草、牛膝、地黄、甘草。

功能主治：活血，通络，止痛。用于风寒阻络所致的颈、腰椎病，症见肩颈疼痛、活动受限、上肢麻木。

**5. 维血宁合剂(《卫生部药品标准中药成方制剂·第二册》)**　药物组成：虎杖、炒白芍、仙鹤草、地黄、鸡血藤、熟地黄、墨旱莲、太子参。

功能主治：滋阴养血，清热凉血。用于阴虚血热所致的出血；血小板减少症见上述证候者。

**【注意事项】**　不宜与藜芦同用。

**【贮藏】**　置阴凉干燥处。防蛀。

**【参考文献】**
[1]何晓燕，李真贞.白芍对血虚小鼠补血作用的研究[J].时珍国医国药，2009，20(4)：999-1000.

[2]王飞，伍文斌，徐世军，等.赤、白芍对血瘀证动物模型内皮功能及血液流变学的影响[J].中药药理与临床，2009，25(4)：40-41.

[3]杨琪伟，杨莉，熊爱珍，等.赤芍与白芍抗血小板凝集作用

的 UPLC-MS 代谢组学初步研究[J].中国中药杂志,2011,36(6):698-701.

[4]李瑞林,马勇,魏伟,等.白芍总苷治疗四氯化碳致大鼠肝纤维化的作用与其影响肝星状细胞功能的关系[J].中国新药杂志,2007,16(9):685-689.

[5]路景涛,孙妧戈,刘浩,等.白芍总苷对免疫性肝纤维化大鼠肝组织 NF-kB 和 TGF-β1 蛋白表达的影响[J].中国药理学通报,2008,24(5):588-592.

[6]王佐,吴正祥,杨九华,等.白芍总苷对大鼠实验性结肠炎 Th17 细胞相关因子的作用[J].世界华人消化杂志,2010,18(1):84-88.

[7]梁君山,陈敏珠,徐淑云,等.白芍总苷对大鼠腹腔巨噬细胞化学发光的影响[J].中国药理学通报,1988,4(4):220.

[8]李俊,赵维中,陈敏珠,等.白芍总甙对大鼠腹腔巨噬细胞产生白三烯 B4 的研究[J].中国药理学通报,1992,8(1):36.

[9]方芳,吴永贵,董靖,等.白芍总苷对糖尿病大鼠肾小管-间质损伤的保护作用及机制[J].中国药理学通报,2008,24(3):369-373.

[10]郑琳颖,潘竞锵,吕俊华.白芍总苷增强高脂血症-胰岛素抵抗大鼠胰腺敏感性和降血脂作用研究[J].时珍国医国药,2008,19(2):349-351.

[11]张安平,陈敏珠,徐淑云.白芍总苷对大鼠睡眠节律的影响[J].中国药理学通报,1993,9(6):454-457.

[12]张艳,明亮,王瑜,等.白芍总苷的抗惊厥作用[J].中国药理学通报,1994,10(5):372-374.

[13]王景霞,张建军,李伟,等.白芍提取物对慢性应激抑郁模型大鼠行为学及大脑皮质单胺类神经递质的影响[J].中国中医药杂志,2010,25(11):1895-1897.

[14]明亮,马传庚,张艳,等.白芍总苷对小鼠学习记忆行为的影响[J].安徽医科大学学报,1993,28(1):19-22.

[15]王永祥,陈鹏,徐淑云.白芍总苷降低小鼠和大鼠体温作用及其机制初步探讨[J].中国药理学通报,1988,4(3):154-158.

[16]李宜川,张玉霞,刘国玲,等.白芍总苷对实验性关节炎大鼠足爪组织基质蛋白 9 表达及关节浸液氧化亚氮和地诺前列腺酮水平的影响[J].中国药理学与毒理学杂志,2011,25(3):280-283.

[17]王洪志,刘朝东,韦超.白芍总苷对慢性非细菌性前列腺炎大鼠 TNF-α、INF-γ 和 IL-10 表达影响的实验研究[J].重庆医科大学学报,2010,35(2):231-234.

[18]刘玮,吴华璞,祝晓光,等.白芍总苷对全脑缺血再灌注损伤的保护作用[J].中国药理学通报,2004,20(2):211-214.

[19]韩蕾,周晓辉,王维伟,等.白芍总苷对不同药物诱导所致心肌重构的影响[J].辽宁中医药大学学报,2011,13(2):43-47.

[20]郭道华,韦颖梅,王小静,等.白芍总苷对大鼠心肌缺血再灌注损伤保护作用及对 GRP78 表达的影响[J].中西医结合心脑血管病杂志,2010,8(5):556-558.

[21]王晓明,李付彪,吕文伟,等.白芍总苷对犬急性心肌缺血的保护作用[J].吉林大学学报(医学版),2006,32(3):393-396.

[22]李俊,李延凤,周爱武,等.白芍总甙的毒性研究[J].中国药理学通报,1991,7(1):53-55.

[23]佘素贞,王家骥,陈敏珠,等.白芍总苷致突变研究[J].中国医药工业杂志,1990,21(11):496-498.

[24]项琪,程刚,汤洁,等.白芍煎剂在大鼠体内的药物动力学[J].沈阳药科大学学报,1996,16(4):250-253.

[25]陈崇宏,张源,陈光亮,等.芍药苷的药代动力学研究[J].中国药理学通报,1990,6(5):299-300.

[26]祁长虹,原培稼,郭爱则.四逆散加味治疗胆汁反流性胃炎 30 例临床观察[J].北京中医药大学学报,1997,20(3):68.

（李焕婷　杨玉梅）

## 34 白石脂

Baishizhi

**【异名】** 白符(《吴普本草》)。

**【来源】** 为硅酸盐类物高岭土。

**【产地】** 全国各地均有分布,主产于山西、河南、江苏、河北、山东等省。

**【采收加工】** 全年可采,挖出后除去泥土、杂石。

**【炮制】** **白石脂** 除去杂质、石块,捣碎。

**醋白石脂** 碾成细粉,用醋调匀,搓条切段或制成饼,干燥,置耐火容器内以无烟武火加热,煅至红透,取出,放凉,碾碎或捣碎。

**【性状特征】** **白石脂** 为不规则块状,粉白色或类白色,有的带有浅红色或浅黄色斑纹;条痕白色。体较轻,质软,用指甲可刻划成痕。断面土状光泽,吸水力强,舔之粘舌,嚼之无沙粒感;具土腥气,味微。以色白、细腻、吸水力强者为佳。

**醋白石脂** 为不规则的段状或饼状,表面黄棕色,质坚硬,微有醋酸气。

**【化学成分】** 白石脂主要含水化硅酸铝。

**【药性】** 干寒。

**【功能主治】** 收敛止血,解毒,降解机体湿性。用于咳嗽,涩肠,止血。用于久泻久痢,大便出血,崩漏,带下,遗精;外治疮疡不敛、湿疹腔水浸淫。咯血,胃弱,腹痛,便血,麻风病及毒虫咬伤。

**【临床应用】** **临床常用**

久泻不止,崩漏带下,疮疡不敛　本品酸涩收敛，既能涩肠固脱，又能止血敛疮，故常用于久泻，久痢，遗精，崩带及疮疡不敛等证。凡水泻不止者，可与白龙骨、紫苏、木瓜配伍，如《百一选方》白龙丸；凡虚冷泻痢无度者，可与干姜同用以温中，如《外台秘要》治冷痢方；或与肉豆蔻合用以温补脾肾，如《圣济总录》白石脂丸。凡妇女腹痛，漏下赤白者，可与附子、禹余粮、牡蛎、龙骨等相伍，如《备急千金要方》白石脂丸。凡金疮流水，久不成痂者，可与乌贼骨、槟榔相配，如《太平圣惠方》白石脂散。

**【用法用量】** 6～12g。

**【贮藏】** 贮干燥容器内，置干燥处。

（李焕婷　杨玉梅）

## 35 白首乌

Baishouwu

**【异名】** 隔山消(《本草纲目》)，白何乌、白何首乌(《东医寿世宝元》)，隔山撬(《分类草药性》)。

**【来源】** 为萝藦科植物牛皮消 *Cynanchum auriculatum* Royle ex Wight 和戟叶牛皮消 *Cynanchum bungei* Decne.等的块根。

**【产地】** 多为栽培品，野生品亦有。牛皮消在我国许多地区都有分布；戟叶牛皮消主要分布于华北及辽宁、内蒙古、陕西、甘肃等地。

**【采收加工】** 春初或秋季采挖块根，洗净泥土，除去残茎和须根，晒干，或趁鲜切片晒干。鲜品随采随用。

**【炮制】** 除去杂质，洗净，润透，切厚片，干燥。

**【性状特征】** **牛皮消** 块根呈长圆柱形或结节状圆形，长 7～15cm，直径 1～4cm。表面浅棕色，有明显纵皱纹及横长皮孔，栓皮脱落处现网状纹理。质坚硬，断面类白色，粉性，具鲜黄色放射状纹理。气微，味微甘、后苦。

**戟叶牛皮消** 块根呈不规则团块或类圆形。长 1.5～7cm，直径约 5cm。表面棕褐色，凹凸不平，具纵皱纹及皮孔。质坚硬，断面类白色，粉性，有稀疏黄色放射状纹理。以块大、粉性足者为佳。

**【化学成分】** 白首乌主要含有甾体类、多糖、氨基酸、微量元素等。白首乌中的 $C_{21}$ 甾苷是其主要药理活性成分之一。

**【药理毒理】**

**1. 抗氧化、耐缺氧** 白首乌 0.5、1.0、2.0g/kg 灌胃给药 7d，可明显提高脑缺血再灌注小鼠血清 SOD 活性，降低 MDA 含量，并且存在较好的量效关系；还可明显降低正常小鼠耗氧量，延长小鼠缺氧存活时间[1]。白首乌甾体总苷 100、200、300mg/kg 灌胃给药 7d、白首乌 $C_{21}$ 甾苷 10、20、40mg/kg 灌胃给药 10d，也有明显的抗氧化和耐缺氧作用[2,3]。白首乌饮片及白首乌栓皮体外均有清除氧自由基作用，其 $IC_{50}$ 分别为 69.69、2.298μg/ml[4]。

**2. 抗肿瘤** 白首乌提取物 50、100、200mg/kg 灌胃给药 15d，可明显增加荷瘤小鼠体重，延长小鼠生存时间，呈剂量依赖关系，高剂量抑瘤率达 40.3%[5]。白首乌总苷 225mg/kg 腹腔注射 10d，可延迟皮下接种 Lewis 肺癌细胞小鼠肿块出现时间，减少平均瘤体重量及转移率[6]。

**3. 调节免疫** 白首乌总苷 50、100mg/kg 灌胃给药 20d，可明显提高 Mφ 的消化能力以及 Mφ 递呈抗原的能力[7]。

**4. 保肝** 白首乌多糖 3g/只灌胃给药 5d，可使 D-氨基半乳糖所致肝损伤大鼠肝脏组织形态基本保持正常，明显降低大鼠血清胆红素、转氨酶、凝血酶原时间等各项指标，提高肝细胞酶生物活性[8]。白首乌粗多糖 100、250、500mg/kg 灌胃给药 8d，可使酒精性肝损伤小鼠血清 ALT、AST 活性降低[9]。

**5. 抗炎** 白首乌 $C_{21}$ 甾苷 20、40、80mg/kg 灌胃给药 5d，对二甲苯致小鼠耳廓急性炎症反应有不同程度抑制作用，并可明显拮抗冰醋酸引起的小鼠毛细血管通透性增高以及角叉菜胶导致的大鼠足跖肿胀，抑制大鼠棉球肉芽肿形成；同时能明显抑制 AA 大鼠血清中 IL-6、TNF-α 含量和关节组织中 NO、$PGE_2$ 含量[10]。

**6. 调节血脂** 白首乌多糖 50、100、200mg/kg 灌胃给药 10d，可明显降低高脂血症大鼠血清 TC、TG 和 LDL-C 含量，并显著升高 HDL-C[11]。

**【药性】** 甘、微苦，微温。归肝、肾、脾、胃经。

**【功能主治】** 补肝肾，益精血，强筋骨，乌须发，健脾消积，解毒。用于腰膝酸痛，阳痿遗精，须发早白，关节不利，胃痛食少，腹胀积滞，疳疾痢痔，产后乳少，便秘，疮疡肿毒。

**【临床应用】** **临床常用**

(1) 腰膝酸痛，阳痿遗精，须发早白　本品味甘性缓，归肝肾经，具有滋补强壮作用，能补肝肾，益精血，强筋骨，乌须发，故常用于肝肾不足，精血亏少所致的腰膝酸痛、阳痿遗精、须发早白、关节不利等证。凡肾虚腰膝酸痛，关节不利者，可与怀牛膝、补骨脂、菟丝子、枸杞子等配伍；凡肾虚阳痿，遗精滑精，头昏失眠者，可与淫羊藿、枸杞子、党参、酸枣仁等同用；凡精血不足须发早白者，可与熟地黄、当归、补骨脂、女贞子等并施。

(2) 脾胃虚弱，食少腹胀　本品入脾胃经，功能健脾胃，消食积，故常用于脾胃虚弱之胃痛、食少、腹胀、产后乳少，以及饮食停积之疳疾痢痔等证。凡脾胃虚弱者，可与党参、白术、陈皮等配伍；兼积滞内停者，可与鸡内金、神曲、山楂、莱菔子等同用。

(3) 疮疡毒肿　本品有解毒之功，内服或配合外用可治疮疡肿毒及毒蛇咬伤。

**【用法用量】**　6～12g。

**【贮藏】**　贮干燥容器内，置阴凉干燥处。

**【参考文献】**

[1]陈美华，吴娟娟，朱玉云，等.白首乌对实验性小鼠抗氧化及耐缺氧作用的研究[J].中国食物与营养，2010，(1)：71-73.

[2]庞亚京，徐晓婷，徐凌川，等.泰山白首乌甾体总苷抗衰老作用的实验研究[J].山东中医药大学学报，2011，35(5)：439-440.

[3]张士霞，李心，尹家乐，等.江苏地产白首乌 $C_{21}$ 甾苷抗衰老作用研究[J].实用老年医学，2007，21(2)：104-107.

[4]宋俊梅，丁霄霖.白首乌对超氧阴离子自由基清除作用的研究[J].食品科学，1997，18(9)：61-64.

[5]毕芳，陶文沂，陆震鸣.白首乌提取物对小鼠肝癌细胞 $H_{22}$ 的抑制作用[J].中成药，2007，29(11)：1586-1590.

[6]赵瑾，韩进红，王少军，等.白首乌总甙抑瘤作用的实验研究[J].中国医药学报，1988，8(2)：29-32.

[7]宋俊梅，王增兰，丁霄霖.白首乌总甙对小鼠免疫功能的影响[J].无锡轻工大学学报，2001，20(6)：588-593.

[8]董筱玉，何原惠，于静云.白首乌对D-氨基半乳糖所致肝损伤的防治作用[J].南京中医学院学报，1990，6(4)：42-44.

[9]杨晓红，袁江，张瑜，等.白首乌粗多糖对酒精性肝损伤的保护作用研究[J].时珍国医国药，2009，20(11)：2704-2705.

[10]张士霞，李心，尹家乐，等.江苏地产白首乌C21甾苷抗炎作用及其机制研究[J].中国现代中药，2007，9(5)：8-12.

[11]杨小红，周远明，张瑜，等.白首乌多糖降血脂作用研究[J].时珍国医国药，2010，21(6)：1381-1382.

（李焕婷　杨玉梅）

## 36　白术

Baizhu

**【异名】**　山蓟、杨枹蓟（《尔雅》），术（《神农本草经》），山芥、天蓟（《吴普本草》），山连（《名医别录》），山精（《神农药经》），乞力伽（《南方草木状》），吃力伽（《日华子本草》），冬白术（《得配草木》）。

**【来源】**　为菊科植物白术 *Atractylodes macrocephala* Koidz.的干燥根茎。

**【产地】**　主要为栽培品。分布于长江流域，主产于浙江新昌、嵊县、磐安、东阳、仙居，湖南的平江、溆浦、隆回、洪江、龙山，安徽黄山、宁国、歙县以及湖北恩施一带。其中浙江、安徽栽培历史悠久。

**【采收加工】**　10月下旬至11月中旬待地上部分枯萎后，选晴天挖掘根部，除去泥土，剪去茎秆，将根茎烘干，烘温开始用100℃，待表皮发热时，温度减至60～70℃，4～6h翻动一遍，半干时搓去须根，再烘至八成干，取出，堆放5～6d，使表皮变软，再烘至全干。亦可晒干，需15～20d晒至全干。烘干者称“烘术”，晒干者称“生晒术”，亦称冬术。

**【炮制】**　**白术**　除去杂质，大小个分开，洗净，闷润至透，切厚片，干燥。

**麸炒白术**　将蜜炙麸皮撒入热锅内，用中火加热，待冒烟时加入白术片，炒至表深黄色，逸出焦香气，取出，筛去蜜炙麸皮，放凉。每白术片100kg，用蜜炙麸皮10kg。

**土炒白术**　取灶心土粉置锅内，用中火加热，炒至土呈灵活状态时，投入净白术片，拌炒至表面挂土色、有香气逸出时，取出，筛去土粉，放凉。每白术片100kg，用灶心土20kg。

**【性状特征】**　**白术**　根部为不规则的肥厚团块，长3～13cm，直径1.5～7cm。表面灰黄色或灰棕色，有瘤状突起及断续的纵皱纹和沟纹，并有须根痕，顶端有残留茎基和芽痕。质坚硬，不易折断，断面不平坦，黄白色至淡棕色，有棕黄色的点状油室散在；烘干者断面角质样，色较深或有裂隙。气清香，味甘、微辛，嚼之略带黏性。以个大、质坚实、断面黄白色、香气浓、甜味强而辣味少者为佳。

**饮片**　为不规则厚片，外表皮灰黄色或灰棕色。切面黄白色至淡棕色，散生棕黄色的点状油室，木部具放射状纹理；烘干者断面角质样，色较深或有裂隙。气清香，味甘，嚼之略有黏性。

**麸炒白术**　成品形如白术片，色深黄，偶有焦斑，质松脆，有焦香味。

**土炒白术**　成品形如白术片，色土黄，附有细土沫。

**【化学成分】**　白术主要含有挥发油、萜类、黄酮类、多糖类、氨基酸和微量元素等。白术的挥发油、多糖是其主要药理活性成分。

**【药理毒理】**

**1. 对消化系统的影响**

(1) 促进肠蠕动　白术水煎液 0.1mg/10g 灌胃给药，能促进小鼠胃肠推进运动，且阿托品可几乎完全拮抗其作用，酚妥拉明可部分拮抗其作用[1]。浓度为 4.00、8.00、16.00g/L 的白术水煎液能使鸡离体空肠平滑肌收缩张力、收缩振幅显著增强[2]。浓度为 12.5%～100.0%白术水煎液能增强豚鼠离体回肠平滑肌的收缩，并呈量效关系[3]。

(2) 纠正胃肌电紊乱　白术水提液 2.5g/kg 灌胃给药，能使胃肌电紊乱模型大鼠胃窦肌间神经丛 P 物质神经含量明显增加而血管活性肠肽、氧化亚氮合酶神经含量明显减少[4]。

(3) 保护胃黏膜　白术水提液 2.5g/kg 灌胃给药，能使运动应激性胃溃疡模型大鼠胃黏膜组织中 SOD 活性显著升高，MDA 含量显著降低，HSP70 表达显著增加[5]。体外实验，0.5%、1.0%的白术醇提液能促进术后胃黏膜细胞的增殖，刺激胃蛋白酶的分泌[6]。

(4) 保肝　白术水提液 2.5g/kg 灌胃给药 30d，能明显改善肝硬化大鼠胃动力，使胃窦肌间神经丛氮能阳性神经明显恢复[7]。

(5) 增强唾液淀粉酶活性　体外实验，用浓度为 0.4、0.8mg/ml 的白术内酯Ⅰ和白术内酯Ⅲ 0.5ml 分别处理唾液，其中 0.8mg/ml 的白术内酯Ⅰ具有增强淀粉酶活性的作用，可能为白术健脾运脾的有效成分之一[8]。

**2. 调节免疫功能**

(1) 对正常动物免疫功能的影响　100%白术水煎液给小鼠灌胃给药，0.5ml/只，连续 10d，其含药血清能促进健康 BALB/C 小鼠骨髓细胞的增殖反应和 IL-1 的分泌[9]；促进小鼠淋巴细胞的增殖和 IL-2 及抗体的产生，明显增加外周血白细胞，增加脾重、胸腺重，增加淋巴细胞转化率，提高吞噬细胞吞噬率[10]。

(2) 对免疫功能的影响　1%的白术水煎液给腹部手术致免疫功能低下大鼠输注 1.0ml/次，能使大鼠脾细胞 $CD_3^+$、$CD_3^+CD_4^+CD_8^+$、$CD_3^+CD_4^-CD_8^+$ 数量增高，还能升高 IgM、IgG 水平[11]。

(3) 对荷瘤鼠免疫功能的影响　白术水煎液 1.0、0.5、0.25g/ml 灌胃给药 0.4ml 连续 7d，可显著拮抗 S180 荷瘤小鼠 NK 活性的降低，促进荷瘤小鼠细胞产生 IL-2，且以中剂量作用最明显[12]。

**3. 减轻脑血肿，增强记忆**　白术多糖 40mg/kg 静脉注射，可使创伤性脑损伤大鼠脑组织中水分、MDA 含量显著降低，SOD 活性显著升高，从而减轻脑水肿[13]。白术注射液 0.9g/kg 腹腔注射，2 次/d，连续 4d，能显著升高记忆缺失大鼠血、肝、肾、海马、皮质抗氧化酶 SOD、GSH-Px 活性[14]。白术内酯 1.0、0.3、0.1mg/kg 灌胃给药 10d，均可明显缩短痴呆模型大鼠游水迷宫所需时间，减少错误次数，使胆碱酯酶活性明显降低[15]。

**4. 保护肾脏**　白术水浸剂(含生药 1g/ml)灌胃给药 1ml，连续 7d，可略升高庆大霉素中毒大鼠尿 NAG 值，显著降低肾皮质匀浆中 MDA 含量和升高 GSH-Px 活性，改善中毒小鼠肾近曲小管上皮细胞组织形态学变化，对庆大霉素致肾毒性有保护作用[16]。

**5. 抗衰老**　麸炒白术、土炒白术、生白术水煎液 2g/kg 灌胃给药 7d，能够降低衰老小鼠血清 MDA、肝组织 LF 含量，使血清 SOD、CAT 活性提高。白术水煎剂 3g/kg 灌胃给药 20d，可明显提高老龄鼠血清总抗氧化能力，灌胃 30d 还可明显升高老龄鼠心肌细胞膜 $Na^+$-$K^+$-ATP 酶活性[17]。

**6. 抗肿瘤、抗突变**　白术水煎液 20、10、5g/kg 灌胃给药 10d，均能明显改善荷瘤小鼠的生理变化，降低肿瘤重量，显著抑制肿瘤凋亡相关基因 Bcl-2 及 p53 基因的表达水平[18]。白术提取物 0.03、0.015、0.0075g/ml 体外对重铬酸钾所致的人外周血淋巴细胞程序外 DNA 合成有对抗作用，降低 CPM 值，且作用与浓度呈负相关[19]。

**7. 保护血细胞**　白术水提液 0.01～0.2g/ml 体

外实验，对紫外线损伤小鼠红细胞有防护作用，并升高小鼠血红蛋白含量；对紫外线损伤兔血细胞也有防护作用，且呈一定量效关系[20]。

**8. 安全性评价**　白术挥发油乳剂100、300mg/kg给大鼠灌胃90d，除高剂量组雄性大鼠体重从第8周开始增加较慢、生化指标AST降低外，未有其他异常反应。即白术挥发油乳剂上述剂量连续服用3个月是安全的[21]。白术提取物以临床用量的2、3、6倍的剂量分别给妊娠不同时期的小鼠、大鼠及家兔灌胃给药。结果显示，大剂量对小鼠和家兔的胚胎形成和发育均有不良影响，并可致畸；对大鼠无显著不良反应[22]。

**9. 体内过程**　白术内酯Ⅲ100μg/ml的灌胃给药1次，其药时曲线呈一级吸收二室模型，达峰时间为0.85±0.01h。给药15h时在主要效应器官浓度分布特点为：$C_{肺}>C_{小脑}>C_{心}>C_{大脑}$，在主要消除器官浓度分布特点为：$C_{脾}>C_{肝}>C_{肾}$[23]。

**【药性】**　苦、甘，温。归脾、胃经。

**【功能主治】**　健脾益气，燥湿利水，止汗，安胎。用于脾虚食少，腹胀泄泻，痰饮眩悸，水肿，自汗，胎动不安。

**【临床应用】**

**1. 临床常用**

(1) 脾气虚弱　本品甘缓苦燥，芳香质柔，善入脾胃二经，功能健脾和胃，益气升清，与脾主运化，喜燥恶湿之性相合，故为补脾之要药。常用于脾气虚弱诸证。凡脾气不足，形瘦面黄，不思饮食，脘腹胀满，大便溏薄者，可与人参、茯苓、炙甘草等配伍，以增健脾益气之功，如《太平惠民和剂局方》四君子汤；若脾虚不运，食积不消，脘腹胀满者，可与枳实合用，以消补兼施，如《兰室秘藏》枳术丸；若脾胃虚寒，脘腹冷痛，四肢不温，呕吐便溏者，可与干姜、人参、炙甘草同用，以温中健脾，如《伤寒论》理中汤；若脾虚气陷，久泻脱肛，子宫脱垂、胃虚下垂或其他内脏下垂者，多与黄芪、升麻、柴胡等并用，以健脾升阳举陷，如《脾胃论》补中益气汤；若心脾两虚，气血不足，食少倦怠，心悸失眠，或妇女月经不调，崩漏下血者，可与黄芪、当归、茯神、龙眼肉等配用，以气血双补，如《济生方》归脾汤。若脾虚津液不行而便秘者，可重用生白术或与生地、升麻伍用，以运脾生津润肠；若脾肾虚寒，推动无力，大便秘结者，可与肉苁蓉、附子同施，以温肾暖脾润肠，如《辨证录》暖阳汤；若脾肾阳虚，久痢不止，滑脱不禁者，可与人参、诃子、肉桂、豆蔻等相合，以脾肾双温而固肠，如《太平惠民和剂局方》真人养脏汤。

(2) 痰饮水湿　本品芳香气燥，可升可降，上能化痰饮，中能运脾湿，下能利肾水，故常用于痰饮水湿所致诸证。凡痰饮内停，症见胸胁支满，头眩心悸，咳而短气者，可与桂枝、茯苓、甘草配伍，健脾温阳化饮，如《伤寒论》苓桂术甘汤；若痰饮内停，清阳不升，浊阴上犯，以致头目眩晕者，可与半夏、天麻、茯苓等同用，以升清泄浊，如《医学心悟》半夏白术天麻汤。凡脾虚水湿不运，小便不利，水肿者，可与桂枝、茯苓、泽泻、猪苓相伍，以通阳化气利水，如《伤寒论》五苓散；若妊娠脾虚，面目四肢浮肿者，可与茯苓、橘皮、大腹皮等配用，以健脾利水安胎，如《全生指迷方》白术散；若脾肾阳虚，水气内停，而致四肢肿痛者，可与附子、茯苓、生姜等合用，以温肾利水，如《伤寒论》真武汤；若中焦虚寒，可与大腹皮、厚朴、干姜相配，以温中利水消肿，如《济生方》实脾饮。凡风寒湿邪侵犯经络，留阻肌肉，以致一身烦痛者，可与麻黄、桂枝、甘草等相佐，以散寒除湿解表，如《金匮要略》麻黄加术汤；若伤寒风湿相搏，一身烦痛不能转侧者，可与附子、甘草、生姜、大枣并施，以温阳除湿、调和营卫，如《金匮要略》白术附子汤等。

(3) 表虚自汗　本品能健脾益气，温阳固表，故有止汗之功，而常用于表虚自汗，盗汗等证。凡表虚自汗，症见汗出恶风，易于感冒，稍劳则汗出尤甚者，可单味煎服或研末服，可与黄芪、防风配伍，以固表止汗，如《丹溪心法》玉屏风散；若阴虚不能敛阳，津液随阳外越而盗汗者，可与黄芪、石斛、牡蛎等同用，以敛阴固表止汗，如《丹溪心法》治盗汗方；若妇人产后气虚自汗，动则加剧者，当与黄芪、茯苓等相合，如《济阴纲目》黄芪汤。

(4) 胎动不安　本品性缓气和，守而不走，为安胎之良药，故常用于妊娠恶阻及胎动不安之证。凡妊娠恶阻，呕吐清水，饮食不下者，可与人参、甘草、丁香等配伍，以益气降逆和胃，如《妇人良方》白术散。凡妊娠血虚有热而致胎动不安者，可与当归、白芍、黄芩等同用，以养血清热安胎，如《万病回春》安胎丸；若肾虚冲任不固而致胎动者，可与菟丝子、续断等配合，以补肾安胎，如《景岳全书》泰山磐石散；若妊娠胎动而致下血者，可与桑寄生、茯苓、甘草同服，以益气摄血安胎，如《外台秘要》引《张文仲方》安胎寄生汤。

**2. 临床新用** 白术可用于治疗呕吐、肾病综合征并发急性肾衰竭[24]、肿瘤化疗后白细胞下降[25]、中耳炎[26]、高脂血症[27]。

**【用法用量】** 6～12g。

**【成药例证】**

**1. 开胃健脾丸(《中华人民共和国药典》2015 年版)** 药物组成：白术、党参、茯苓、木香、黄连、六神曲(炒)、陈皮、砂仁、炒麦芽、山楂、山药、煨肉豆蔻、炙甘草。

功能主治：健脾和胃。用于脾胃虚弱、中气不和所致的泄泻、痞满，症见食欲不振、嗳气吞酸、腹胀泄泻；消化不良见上述证候者。

**2. 十全大补丸(《中华人民共和国药典》2015 年版)** 药物组成：党参、炒白术、茯苓、炙甘草、当归、川芎、酒白芍、熟地黄、炙黄芪、肉桂。

功能主治：温补气血。用于气血两虚，面色苍白，气短心悸，头晕自汗，体倦乏力，四肢不温，月经量多。

**3. 小儿腹泻宁糖浆(《中华人民共和国药典》2015 年版)** 药物组成：党参、白术、茯苓、葛根、甘草、广藿香、木香。

功能主治：健脾和胃，生津止泻。用于脾胃气虚所致的泄泻，症见大便泄泻，腹胀腹痛，纳减，呕吐，口干，倦怠乏力，舌淡苔白。

**4. 健儿消食口服液(《中华人民共和国药典》2015 年版)** 药物组成：黄芪、炒白术、陈皮、麦冬、黄芩、炒山楂、炒莱菔子。

功能主治：健脾益胃，理气消食。用于小儿饮食不节损伤脾胃引起的纳呆食少，脘腹胀满，手足心热，自汗乏力，大便不调，以至厌食、恶食。

**5. 参苓白术散(《中华人民共和国药典》2015 年版)** 药物组成：人参、茯苓、白术(炒)、山药、白扁豆(炒)、莲子、薏苡仁(炒)、砂仁、桔梗、甘草。

功能主治：补脾胃，益肺气。用于脾胃虚弱，食少便溏，气短咳嗽，肢倦乏力。

**【贮藏】** 置阴凉干燥处，防蛀。

**【参考文献】**
[1]马晓松，樊雪萍，陈忠，等.白术促进小鼠胃肠运动机制的探讨[J].中国医院药学杂志，1995，15(4)：167-168.

[2]王军，张秀凤，霍军，等.白术、白芍水煎液对鸡离体肠管运动张力的比较研究[J].安徽农业科学，2009，37(27)：13103-13104.

[3]马晓松，樊雪萍，陈忠，等.白术对离体豚鼠回肠收缩的影响[J].新消化病学杂志，1996，4(11)：603-604.

[4]朱金照，张捷，冷恩仁.中药白术对大鼠胃肌电紊乱调节作用的机制探讨[J].第三军医大学学报，2003，25(8)：698-700.

[5]王小梅，景会锋.白术对运动应激性溃疡大鼠胃组织中自由基含量及 HSP70 表达的影响[J].天津体育学院学报，2008，23(5)：453-456.

[6]祝金泉，张煜和，黄德强.白术对胃黏膜上皮细胞功能作用的实验研究[J].中国内镜杂志，2003，9(2)：15-17.

[7]朱金照，许其增，张志坚，等.白术对肝硬化大鼠胃动力和氮能神经分布的影响及意义[J].世界华人消化杂志，2005，13(15)：1846-1848.

[8]郝延军，桑育黎，李宝林，等.白术内酯Ⅰ及白术内酯Ⅲ对唾液淀粉酶活性的影响[J].时珍国医国药，2006，17(9)：1617-1618.

[9]邱世翠，李彩玉，邸大琳，等.白术对小鼠骨髓细胞增殖和 IL-1 的影响[J].滨州医学院学报，2001，24(5)：121-122.

[10]彭新国，邱世翠，李彩玉，等.白术对小鼠免疫功能影响的实验研究[J].时珍国医国药，2001，12(5)：396-397.

[11]黄勇，杨小红，刘建伟.白术促进大鼠腹部手术后免疫功能的实验[J].广东医学，2008，29(4)：561-563.

[12]姚淑娟，刘伯阳，孙艳.白术对荷瘤鼠 NK 和 IL-2 活性的影响[J].医学研究通讯，2005，34(12)：52.

[13]王光伟，丰昀，邱细敏，等.白术多糖对大鼠创伤性脑损伤后脑水肿的影响[J].食品科学，2008，29(6)：675-677.

[14]黄丽亚.白术注射液增强抗氧化酶作用的实验研究[J].时珍国医国药，2006，17(5)：758-759.

[15]冯星，王正濂，林永成，等.双白术内酯对 $A\beta_{1-40}$ 致痴呆模型大鼠的作用[J].中国药理学通报，2009，25(7)：949-951.

[16]王景霞，邓文伟，齐亚灵，等.黄芪和白术对庆大霉素肾毒性的保护作用[J].解剖学研究，2009，31(3)：179-180.

[17]欧芹，江旭东，王桂杰，等.白术水煎剂对老龄大鼠心肌 $Na^+$-$K^+$-ATPase 和血清 TAA 的影响[J].黑龙江医药科学，2001，24(2)：1-3.

[18]朱庆均，郑广娟，王江东.白术对 $S_{180}$ 荷瘤小鼠瘤组织 p53 基因表达的影响[J].山东中医药大学学报，2004，28(5)：387-388.

[19]黄清松，李红枝，张咏莉，等.白术提取物对六价铬致人外周血淋巴细胞抗突变作用研究[J].现代生物医学进展，2006，6(7)：20-21.

[20]吴翰桂，颜康华，朱玲.白术对血红蛋白浓度及红细胞抗

紫外线损伤的研究[J].浙江中医杂志,2005,40(7):302-303.

[21]杨广文,朱秀卿,刘玉英,等.白术挥发油灌胃对大鼠长期毒性的研究[J].中国药物与临床,2003,3(5):411-412.

[22]Li L, Tang LY, Man GC, *et al*. Potential reproductive toxicity of Largehead Atractylodes Rhizome, the most commonly used Chinese medicine for threatened miscarriage [J]. Hum Reprod, 2011,26(12):3280-3288.

[23]李翠芹,贺浪冲,邓婷.白术内酯Ⅲ在大鼠体内的药代动力学和组织分布特性[J].中药材,2006,29(8):807-809.

[24]陈威,万于军,梁云花,等.参苓白术散合甲氧氯普胺治疗化疗所致恶心、呕吐49例临床观察[J].时珍国医国药,2007,18(8):1992.

[25]刘嘉宁.参苓白术散加减治疗化疗后白细胞下降42例临床研究[J].中医杂志,2012,53(12):1038-1041.

[26]姜胤辉,仝庆忠,陈姗姗,等.参苓白术散治疗脾虚型慢性分泌性中耳炎[J].中国实验方剂学杂志,2013,19(13):311-314.

[27]张选明,叶丹,张虹霞,等.参苓白术散加味治疗高脂血症68例[J].中国实验方剂学杂志,2015,21(12):158-161.

（李焕婷　杨玉梅）

## 37　白头翁

Baitouweng

**【异名】**　野丈人、胡王使者(《神农本草经》),白头公(《本草经集注》)。

**【来源】**　为毛茛科植物白头翁 *Pulsatilla chinensis* (Bge.) Regel 的干燥根。

**【产地】**　均为野生品。主产于吉林、黑龙江、辽宁,为东北特产之一,产量居全国之首。亦主产于河北唐山、秦皇岛、承德、隆化,安徽嘉山、来安、凤阳,内蒙古呼伦贝尔、哲理木,山东沂蒙山区等地。

**【采收加工】**　春、秋两季采挖,一般以早春3～5月采挖的品质较好。挖出根后,除去叶及残留的花茎和须根,保留根头部白色茸毛,洗去泥土,晒干。

**【炮制】**　**白头翁**　除去杂质,洗净,润透,切薄片,干燥。

**白头翁炭**　取白头翁片置锅内,用武火炒至外呈黑色,内呈黑褐色,喷洒凉水适量,灭尽火星,取出放凉。

**【性状特征】**　根呈类圆柱形或圆锥形,稍扭曲,长6～20cm,直径0.5～2cm。表面黄棕色或棕褐色,具不规则纵皱纹或纵沟,皮部易脱落,露出黄色的木部,有的有网状裂纹或裂隙,近根头处常有朽状凹洞。根头部稍膨大,有白色绒毛,有的可见鞘状叶柄残基。质硬而脆,断面皮部黄白色或淡黄棕色,木部淡黄色。气微,味微苦涩。以条粗长、质坚实者为佳。

**饮片**　呈类圆形的片。外表皮黄棕色或棕褐色,具不规则的纵皱纹或纵沟,近根头部有白色绒毛。切面皮部黄白色或淡黄棕色,木部淡黄色。气微,味微苦涩。

**白头翁炭**　成品形如白头翁片,色深,有焦斑,质松脆,有焦味。

**【化学成分】**　白头翁主要含有三萜皂苷、三萜酸、木脂素等。白头翁的皂苷类是其主要药理活性成分。《中华人民共和国药典》2015年版规定,本品药材及其饮片按干燥品计算,含白头翁皂苷 $B_4$($C_{59}H_{96}O_{26}$)不得少于4.6%。

**【药理毒理】**

**1. 抗肿瘤**　白头翁提取液0.3、1.3g/kg灌胃给药8d,可明显延长艾氏腹水瘤小鼠存活期,随着剂量减小,作用减弱[1]。白头翁水煎剂10、20、30g/kg灌胃给药10d,对HepA肝癌、Lewis肺癌、W256瘤体都有显著抑制生长作用,明显延长EAC小鼠生存期。白头翁水煎液对K562、SW 1116肿瘤细胞株的体外 $IC_{50}$ 分别为28.8、27.8mg/L[2]。白头翁醇提液以30、20、10g/kg灌胃给药9d,对S180荷瘤小鼠、HepA肝癌荷瘤小鼠有明显的抑制瘤体生长作用,30、20g/kg剂量也能明显延长EAC小鼠存活时间[3]。

**2. 增强免疫**　白头翁提取液1、0.1g/kg灌胃给药6d,小鼠腹腔巨噬细胞的吞噬率、吞噬指数、脾指数均明显增加[4]。白头翁提取液0.75g/kg灌胃给药6d,可提高正常小鼠和环磷酸胺致免疫低下小鼠ConA诱导的T淋巴细胞转化率和LPS诱导的B淋巴细胞转化率,提高NK细胞杀伤活性[5]。白头翁糖蛋白30～480μg/ml体外实验,对小鼠腹腔巨噬细胞吞噬功能有明显增强作用,并可诱导其分泌NO;当浓度大于240μg/ml时还可明显促进细胞分泌IL-1[6]。

**3. 抗菌**　100%白头翁浸出液对金黄色葡萄球菌、白色葡萄球菌、铜绿假单胞菌、炭疽杆菌、伤寒杆菌、甲型链球菌、乙型链球菌均有明显的抑菌作用[7]。白头翁水煎液 0.5g/ml 对悬液中大肠埃希菌作用 3min、金黄色葡萄球菌和白色念珠菌作用 5min 的杀菌率均可达 100%[8]。白头翁正丁醇提取物（1∶10～1∶20）体外有抗结核菌作用，且有不可恢复的杀灭作用[9]。

**4. 抗寄生虫**

（1）抗滴虫　白头翁水提液 1∶64、1∶128、1∶256 在体外均可抑制阴道滴虫生长，浓度越大、作用时间越长、效果越强[10]；白头翁水提液 24h 杀灭阴道毛滴虫的最低有效浓度为 1.25mg/ml，5mg/ml 白头翁水提液作用 8h 杀虫率可达 100%[11]。

（2）抗阿米巴原虫　白头翁水煎液在 1∶4、1∶8、1∶16、1∶32、1∶64 浓度内作用 1h 对阿米巴原虫即有杀虫效果，至作用 5h 比较稳定；1∶8 以上作用 1h 可全部杀死虫体，1∶16 时作用 2h 可全部杀死虫体[12]。

**5. 抗炎**　白头翁总苷按 200、100、50mg/kg 灌胃给药 10d，可减轻巴豆油致小鼠耳廓肿胀、角叉菜胶致小鼠足跖肿胀[13]。白头翁提取物 10、100μg/ml 对 LPS 诱导的体外培养大鼠枯否细胞分泌 TNF、IL-1、IL-6 有抑制作用[14]；白头翁提取物还可抑制体外培养大鼠腹腔巨噬细胞产生白三烯 $B_4$ 和 5-羧基二十碳四烯酸，0.059g/L 时抑制率为 94.9%[15]。

**6. 抗畸变、抗突变**　白头翁提取液 0.75g/kg 灌胃给药 14d，可显著降低环磷酸胺诱导微核变小鼠微核率[16]；以 2、4、8g/kg 灌胃给药 5d，各剂量组均能明显对抗硫酸镉引起的精子畸形，并呈正相关的量效关系，且白头翁本身不引起小鼠精子畸变[17]。

**7. 抗氧化**　白头翁提取物 0.75g/kg 灌胃给药 14d，可以显著提高正常小鼠和微核变小鼠血清 SOD 活性，提高总抗氧化能力。白头翁提取物 0.05g/ml 体外实验，对 $H_2O_2$ 有清除作用，抗氧化值（AOV）为 0.836，并呈量效关系[18]。

**8. 保肝**　白头翁煎剂 20g/kg 腹腔注射 7d，可明显降低利福平和异烟肼致肝损伤小鼠血清 GPT 水平，降低肝脏重量指数和肝组织中 MDA 含量，减轻肝组织的坏死[19]。白头翁正丁醇提取物分别以 1.725、11.5、5.75% 浓度按 10ml/kg 灌胃给药 14d，可降低 $CCl_4$ 致肝损伤小鼠肝脏系数，降低血清 ALT\AST 水平，降低肝组织 MDA 含量，升高 SOD 和 GSH 活性，肝组织病理变化明显减轻[20]。

**9. 镇咳、平喘**　白头翁总苷按 200、100、50mg/kg 灌胃给药 10d，可延长卵白蛋白诱发哮喘小鼠和氨水咳嗽模型小鼠的哮喘潜伏期，减少咳嗽次数[13]。

**10. 抗溃疡**　白头翁提取物按 2g/kg 灌肠给药 7d，可明显改善结肠炎大鼠腹泻、血便等症状，使结肠黏膜糜烂、溃疡显著减轻，炎性细胞浸润明显减少，毛细血管、小血管扩张明显减弱，综合评价疾病活动指数和黏膜损伤积分值明显下降[21]；并可下调 MMP-3 mRNA 表达，抑制 NF-κB、平衡细胞因子 TNF-α、IL-10[22]。

**11. 安全性评价**　拟原白头翁素 A 大鼠经口给药 $LD_{50}$ 为 4.6739g/kg，经皮给药 $LD_{50}>2.0$g/kg，毒性分级为低毒[23]。拟原白头翁素 A 1167.5、291.9、73.0mg/kg 对孕鼠灌胃给药 10d，高剂量组有母体毒性，可引起小鼠胚胎发育迟缓，但无致畸作用[24]。体外实验，白头翁皂苷具有较强的杀精子作用，使精子瞬间失活的最低有效浓度为 0.73mg/ml[25]。

**【药性】**　苦，寒。归胃、大肠经。

**【功能主治】**　清热解毒，凉血止痢。用于热毒血痢，阴痒带下。

**【临床应用】　临床常用**

（1）热毒血痢　本品味苦性寒，既能清热解毒凉血，又能燥湿，故为治痢要药。凡热毒痢疾，湿热泻痢，发热腹痛，下痢脓血，里急后重者，可与黄连、黄柏、秦皮同用，如《伤寒论》白头翁汤；若产后血虚下痢，或痢久阴伤者，可与阿胶、甘草等配伍，如《金匮要略》白头翁加甘草阿胶汤；若冷劳泻痢，可配艾叶，如《圣济总录》白头翁丸；对于重症细菌性痢疾和慢性阿米巴痢疾，可在内服的同时，用本品煎汤保留灌肠。本品凉血解毒之功，亦可用血热鼻衄，痔疮出血。前者可配黄芩、白茅根，后者可伍地榆、槐花炭等。若治痈疖，可单用煎服或浸酒饮。《本草汇言》治疗瘰疬，则与当归、牡丹皮、夏枯草等配伍。

（2）阴痒带下　本品味苦性寒，又能清热燥湿，止带杀虫。凡湿热下注之带下腥臭黄浊者，多与苦参、薏苡仁、樗根白皮等配伍，以加强清热燥湿止带之效；若治滴虫性阴道炎，可配苦参、蛇床子等煎水外洗。

**【用法用量】** 9～15g。

**【成药例证】** **白蒲黄片(《中华人民共和国药典》2015年版)**

药物组成:白头翁、蒲公英、黄芩、黄柏。

功能主治:清热燥湿,解毒凉血。用于大肠湿热,热毒壅盛所致的痢疾、泄泻,症见里急后重、便下脓血;肠炎、痢疾见上述证候者。

**【贮藏】** 置通风干燥处。

**【参考文献】**
[1]蔡鹰,陆瑜,梁秉文,等.白头翁体内抗肿瘤作用的实验研究[J].中草药,1999,30(12):929-931.

[2]庄贤韩,耿宝琴,雍定国.白头翁抗肿瘤作用实验研究[J].实用肿瘤杂志,1999,14(2):94-96.

[3]王先芳,耿宝琴,章荣华.白头翁醇提物的抗肿瘤作用[J].浙江医科大学学报,1998,27(5):204-206.

[4]路西明,王学廷,王建刚.白头翁对小鼠免疫功能的影响[J].甘肃中医学院学报,1998,15(2):32-34.

[5]刘忠平,庞慧民,赵云霄,等.白头翁水提物对小鼠免疫功能影响[J].中国公共卫生,2009,25(2):211-212.

[6]戴玲,王华,陈彦.白头翁糖蛋白对小鼠腹腔巨噬细胞免疫的增强作用[J].中国生化药物杂志,2000,21(5):230-231.

[7]曹景花,李玉兰,邱世翠,等.白头翁的体外抑菌作用研究[J].时珍国医国药,2003,14(9):528.

[8]杨银书,常德辉.白头翁提取物的消毒效果研究[J].中国消毒学杂志,2006,23(4):324-326.

[9]王淑英,刘萌萌,吴银萍,等.白头翁提取物体外抗结核杆菌作用的实验研究[J].江西中医学院学报,2009,21(5):42-44.

[10]张永生,杜军,施雨露,等.五种中药灭阴道滴虫体外试验初步研究[J].白求恩医科大学学报,1996,22 (4):355-357.

[11]闫艳,袁丽杰,樊璐.白头翁体外抗阴道毛滴虫效果观察[J].包头医学院学报,2005,21 (4):329-331.

[12]兰继毓,袁继红,邵忠俊,等.五种中药杀灭溶组织内阿米巴滋养体体外实验研究[J].中国寄生虫病防治杂志对,1996,9(1):43-46.

[13]张成义,唐丽莉,孙晶波,等.白头翁总苷平喘作用的试验研究[J].中国老年学杂志,2009,29(2):137-139.

[14]杨昆,李培凡,肖向茜.白头翁体外对 TNF、IL-1、IL-6 产生的影响[J].天津医科大学学报,2004,10(1):59-61.

[15]翁福海,胡萍,焦建杰.中药抗炎作用与对大鼠腹腔巨噬细胞产生白三烯 $B_4$ 和 5-HETE 的影响[J].天津医科大学学报,1996,2(1):1-4.

[16]刘忠平,庞会民,赵云霄,等.白头翁水提物的抗诱变和抗氧化作用的初步研究[J].癌变·畸变·突变,2008,20(6):481-482.

[17]朱玉琢,庞慧民,邢沈阳,等.白头翁对硫酸镉诱发小鼠精子畸形的抑制作用[J].吉林大学学报(医学版),2003,29(4):402-404.

[18]龙盛京,罗佩卓,覃日昌.17种清热中药抗活性氧作用的研究[J].中草药,1999,30(1):40-43.

[19]路西明,王建刚,侯香波,等.白头翁对利福平异烟肼肝毒性研究[J].中国中医药信息杂志,1998,5(8):21-22.

[20]王单,王淑英,吴银萍,等.白头翁提取物对 $CCl_4$ 小鼠肝损伤的保护作用[J].现代中药研究与实践,2008,22(5):34-37.

[21]张文远,韩盛玺,杨红.白头翁醇提物对葡聚糖硫酸钠诱导大鼠结肠炎的抗炎作用机制研究[J].中华消化杂志,2004,24(9):568-570.

[22]张文远,程倬.白头翁醇提物对三硝基苯磺酸诱导大鼠结肠炎基质金属蛋白酶-3调控作用的研究[J].西部医学,2010,22(5):793-796.

[23]余素贞,伍越环,缪世廉,等.拟原白头翁素A毒性试验研究[J].中国药理学通报,1998,14(2):173-175.

[24]孙美芳,余素贞,伍越环,等.拟原白头翁素A的生殖与胚胎毒性作用研究[J].安徽医科大学学报,2002,37(2):93-95.

[25]綦慧,杜俊杰.白头翁皂苷体外杀精效果研究[J].西北药学杂志,1996,11(3):119-120.

(李焕婷　杨玉梅)

## 38　白薇

Baiwei

**【异名】** 白幕、薇草、骨美(《名医别录》),白微(《本草纲目》),白龙须(《植物名实图考》),龙胆白薇(《药材资料汇编》),山烟根子、拉瓜瓢、白马薇(《全国中草药汇编》)。

**【来源】** 为萝藦科植物白薇 *Cynanchum atratum* Bge.或蔓生白薇 *Cynanchum versicolor* Bge.的干燥根和根茎。

**【产地】** 多为野生品。白薇主产于安徽、湖北、山东及东北、陕西等地,其中陕西华县为其道地产区;蔓生白薇产于辽宁、河北、河南、山东、安徽等省区。

**【采收加工】** 栽种2～3年后,早春或晚秋挖取根部,洗净晒干。

**【炮制】** **白薇**　除去杂质,洗净,润透,切段,干燥。

**炒白薇**　取白薇片或段,置锅内,用文火加热,炒至焦黄色,取出,放凉。

**【性状特征】** **白薇**　根茎粗短,有结节,多弯曲。上面有圆形的茎痕,下面及两侧簇生多数细长的须根,根长10～25cm,直径0.1～0.2cm。表面棕黄色。质脆,易折断,断面皮部黄白色,木部黄色。气微,味微苦。

**蔓生白薇** 根茎及残存的茎基均较细,根多弯曲。

二者均以根粗长、条匀、色黄棕者为佳。

**【化学成分】** 白薇主要含有甾体皂苷、挥发油和微量元素等。

**【药理毒理】**

**1. 解热、抗炎** 白薇水提物3.4、4.9、7.0g/kg灌胃给药,对酵母菌所致大鼠发热有明显的退热作用;1.0、2.0、4.0g/kg腹腔注射,对巴豆油致炎小鼠耳廓肿胀具有显著抑制作用[1]。

**2. 平喘、祛痰** 蔓生白薇水提取210g/kg腹腔注射,对乙酰胆碱和组胺混合液诱发的豚鼠哮喘有明显的预防作用;白薇水提物10g/kg灌胃给药5d,对小鼠具有一定祛痰作用[2]。

**3. 抑制黑色素** 用白薇不同提取物20、60、100、140、180、200mg/L的经皮透过液进行体外实验,可明显抑制B16细胞增殖、酪氨酸酶的活性及黑色素含量,作用效果95%醇提物>50%醇提物>水提物,最佳浓度为200mg/L,最佳作用时间为48h[3]。

**4. 安全性评价** 白薇水提物小鼠腹腔注射的$LD_{50}$为26.7g/kg,蔓生白薇水提物腹腔注射小鼠的$LD_{50}$为8.5g/kg;两种白薇水提取物灌胃给药,对小鼠无明显毒性,*MTD*达到120g/kg[2]。

**【药性】** 苦、咸,寒。归胃、肝、肾经。

**【功能主治】** 清热凉血,利尿通淋,解毒疗疮。用于温邪伤营发热,阴虚发热,骨蒸劳热,产后血虚发热,热淋,血淋,痈疽毒肿。

**【临床应用】 临床常用**

(1) 温热病证 本品味苦咸性寒,苦能降泄,咸能入血,寒能清热,故能清退虚热,凉血益阴,而常用于阴虚内热,外感温热,肺痨咳血及妇女血热诸证。凡阴虚所致午后潮热,低热不退,骨蒸盗汗,以及热病后期伤阴发热者,可与生地、青蒿、地骨皮、鳖甲等配伍,以增强滋阴清热之功。凡温病热入营血,伤阴动血者,可与生地、玄参、赤芍、丹皮等同用,以增强清热凉血之效;凡肺痨阴虚,潮热盗汗,咳嗽咳血者,可与贝母、百部、白及等相合,以增强化痰止咳之力。凡妇女胎前产后血热诸证,可与当归、熟地、丹皮等养血凉血药并施,如《世医得效方》白薇散。其退热益阴之功,又可入方中以治阴虚外感,如《重订通俗伤寒论》加减葳蕤汤。

(2) 热淋,血淋 本品苦寒通降,既能清热凉血,又能利尿通淋,故可用于热淋,血淋,水肿,小便不利等证,临床常与木通、滑石、茯苓等药配伍,以增强清热利尿之功。

(3) 热毒证 本品入血又能解毒,可用于治疗疮疡肿痛。

**【用法用量】** 5～10g。

**【成药例证】 小儿感冒颗粒(《中华人民共和国药典》2015年版)**

药物组成:广藿香、菊花、连翘、大青叶、板蓝根、地黄、地骨皮、白薇、薄荷、石膏。

功能主治:疏风解表,清热解毒。用于小儿风热感冒,症见发热头重、头胀痛、咳嗽痰黏、咽喉肿痛;流感见上述证候者。

**【贮藏】** 贮干燥容器内,炒白薇密封,置通风干燥处。

**【参考文献】** [1]薛宝云,梁爱华.直立白薇退热抗炎作用[J].中国中药杂志,1995,20(12):751.

[2]梁爱华,薛宝云.白前与白薇的部分药理作用比较研究[J].中国中药杂志,1996,21(10):662.

[3]陈晓璐,毕颖娜,刘承平,等.白薇经皮透过液对B16黑色素瘤细胞的作用[J].中国实验方剂学杂志,2014,20(12):193-196.

(李焕婷 杨玉梅)

## 39 白鲜皮

Baixianpi

**【异名】** 藓皮(《药性集要》),北鲜皮(《药材资料汇编》)。

**【来源】** 为芸香科植物白鲜 *Dictamnus dasycarpus* Turcz.的干燥根皮。

**【产地】** 均为野生品。全国大部分地区均有分布,主产于河北、江西、河南、东北等省及其周边地区。

**【采收加工】** 大部分地区于春、秋季采挖,南方于立夏后采挖,洗净泥土,除去须根及外部粗皮,趁鲜时纵向剖开，抽去木心，晒干。

**【炮制】** 除去杂质及残留木心，洗净，润透，切厚片，干燥。

**【性状特征】** 根皮呈卷筒状，长5～15cm，直径1～2cm，厚0.2～0.5cm。外表面灰白色或淡灰黄色，具细纵皱纹和细根痕，常有突起的颗粒状小点；内表面类白色，有细纵纹。质脆，折断时有粉尘飞扬，断面不平坦，略呈层片状，剥去外层，迎光可见闪烁的小亮点。有羊膻气，味微苦。同科植物狭叶白鲜的根皮在新疆地区亦作白鲜皮入药。以条大，皮厚、色灰白、断面分层、无木心者为佳。

**饮片** 呈不规则厚片。外表皮灰白色或淡灰黄色，具细纵皱纹及细根痕，常有突起的颗粒状小点；内表面类白色，有细纵纹。切面类白色，略呈层片状。有羊膻气，味苦。

**【化学成分】** 白鲜皮主要含有生物碱类、柠檬苦素类、香豆素类、黄酮类、甾体类和多糖化合物等。《中华人民共和国药典》2015年版规定，本品药材及其饮片按干燥品计算，含梣酮($C_{14}H_{16}O_3$)不得少于0.050%，含黄柏酮($C_{26}H_{34}O_7$)不得少于0.15%。

**【药理毒理】**

**1. 抗菌** 白鲜皮的1∶4水浸剂体外实验，在试管内对堇色毛癣菌、同心性毛癣菌、奥杜盎小芽孢癣菌、许兰黄癣菌、铁锈色小芽孢癣菌等皮肤真菌均有不同程度的抑菌作用[1]。白鲜皮的两个杀菌活性成分梣酮和白鲜碱，可有效抑制玉米弯孢病菌和烟草赤星病菌孢子的萌发，其中，梣酮的$EC_{50}$分别为123.3、64.2μg/ml，白鲜碱的$EC_{50}$分别为46.6、91.7μg/ml[2]。

**2. 杀虫** 白鲜皮梣酮具有一定的杀虫作用，在其浓度为0.11%(质量百分数)时对3龄黏虫幼虫的72h拒食率和死亡率分别为80.4%和96.6%[3]。

**3. 抗炎** 白鲜皮提取物10、5、2.5g/kg腹腔注射7d，能抑制蛋清所诱发的大鼠足跖肿胀导致的HA和5-HT的含量升高[4]。白鲜皮浸膏粉末100、200mg/kg灌胃给药5d，对半抗原picryl chloride所致的接触性皮炎及颗粒抗原绵羊红细胞所致的足跖反应有明显的抑制作用；200mg/kg还明显地抑制二甲苯所致的小鼠耳廓肿胀及鸡蛋清所致的小鼠足跖炎症反应，对小鼠抗SRBC抗体的产生也有明显的抑制作用[5]。

**4. 抗内毒素** 白鲜皮分离提取的产物DPR-2对内毒素具有一定的中和作用，在8μg/ml浓度以上可显著抑制内毒素诱导的RAW264.7细胞释放TNF-α和IL-6，并具有剂量效应关系[6]。

**5. 对消化系统的影响** 白鲜皮醇提物4g/kg灌胃给药，可明显抑制小鼠番泻叶性腹泻；4、12g/kg灌胃给药，可明显抑制水浸应激性溃疡；12g/kg灌胃，明显抑制盐酸性溃疡和吲哚美辛-乙醇性溃疡；2.4、8g/kg灌胃，明显增加大鼠胆汁流量[7]。

**6. 升高白细胞** 白鲜皮粗多糖100、200、400mg/kg灌胃给药4d，对小鼠环磷酰胺所致外周血白细胞减少有一定的保护作用，使环磷酰胺作用下的脾脏仍能维持部分髓外造血功能[8]。

**7. 止血** 白鲜皮醇提物按5、10g/kg灌胃给药3次，能明显降低小鼠出血时间和出血量，缩短小鼠的凝血时间，明显降低小鼠毛细血管通透性[9]。

**8. 保护血管内皮** 白鲜皮乙醇提取物2.5～10g/kg灌胃给药7d，对腹腔注射肾上腺素及冰水浸泡方法制备的大鼠急性微循环障碍模型所致的血管内皮损伤有保护作用，可以下调急性微循环障碍大鼠模型血清的内皮素1，上调氧化亚氮，调节ET-1/NO的平衡以舒张血管，下调P-选择素的表达，减少炎症介质对内皮细胞的黏附，并下调血管内皮生长因子的表达[10]。

**【药性】** 苦，寒。归脾、胃、膀胱经。

**【功能主治】** 清热燥湿，祛风解毒。用于湿热疮毒，黄水淋漓，湿疹，风疹，疥癣疮癞，风湿热痹，黄疸尿赤。

**【临床应用】** **临床常用**

(1) 热湿疮毒，湿疹疥癣　本品气膻行散，能彻上彻下，走表达里，而具祛风燥湿，清热解毒，杀虫止痒之功，故可治风湿热毒所致诸证，尤常用于肌肤瘆痒。凡肺经风热所致皮肤瘙痒者，可与防风、知母、黄芩等同用，以疏风清热止痒，如《简要济众方》白鲜皮散；若血虚风热郁滞肌腠而致瘙痒者，宜与生地、赤芍、当归、蝉蜕等配伍，以养血祛风清热，如《外科证治全书》四物消风饮。凡湿热客于肌肤，湿疹焮红作痒，或糜烂淋漓，或妇女阴部湿痒，阴中肿痛，赤白带下者，均可与苍术、黄柏、苦参配用；或与黄芩、栀子、白蒺藜等相合，以清热燥湿，解毒止痒，如《圣惠方》白鲜皮散。凡疥癣瘙痒者，宜与苦参、蛇床子等煎汤外洗，以祛风杀虫止痒。

(2) 黄疸尿赤，湿热痹痛 本品清热燥湿之功，又可用治黄疸，风湿痹痛，筋骨痿弱及小儿惊痫。凡湿热黄疸者，可与茵陈、黄芩、栀子、大黄等相伍，以清热利湿退黄，如《圣惠方》白鲜皮散。凡风湿痹痛，关节不利者，可与独活、苍术、威灵仙等同用，以祛风除湿止痛；若属湿热痹痛者，当与忍冬藤、防己、薏苡仁等相配，以清热祛湿通痹；若风痱筋骨无力，四肢缓弱者，则需与防风、附子、人参、当归等并施，如《圣济总录》白鲜皮汤。凡小儿惊痫，昏迷吐涎者，可与钩藤、大黄、牛黄等同服，以清热定惊。

**【用法用量】** 5～10g。

**【成药例证】**

**1. 白癜风胶囊(《中华人民共和国药典》2015年版)** 药物组成：补骨脂、黄芪、红花、川芎、当归、香附、桃仁、丹参、乌梢蛇、紫草、白鲜皮、山药、干姜、龙胆、蒺藜。

功能主治：活血行滞，祛风解毒。用于经络阻隔、气血不畅所致的白癜风，症见白斑散在分布、色泽苍白、边界较明显。

**2. 复方青黛丸(《中华人民共和国药典》2015年版)** 药物组成：青黛、乌梅、蒲公英、紫草、白芷、丹参、白鲜皮、建曲、绵马贯众、土茯苓、马齿苋、绵萆薢、焦山楂、南五味子(酒蒸)。

功能主治：清热凉血，解毒消斑。用于血热所致的白疕、血风疮，症见皮疹色鲜红、筛状出血明显、鳞屑多、瘙痒明显，或皮疹为圆形、椭圆形红斑，上附糠秕状鳞屑，有母斑；银屑病进行期，玫瑰糠疹见上述证候者。

**【贮藏】** 贮干燥容器内，置通风干燥处。

**【参考文献】**
[1]曹仁烈，孙在原，王仲德，等.中药水浸剂在试管内抗皮肤真菌的观察[J].中华皮肤科杂志，1957，5(4)：286-290.

[2]王麦玲，张继文，钱勇，等.白鲜皮杀菌活性成分的研究[J].农药，2006，45(11)：739-741.

[3]卫粉艳，原春兰.白鲜皮杀虫活性成分的分离与鉴定[J].西北农业学报，2006，15(4)：93-95.

[4]黄汉辉，黄乐珊，何知广.白鲜皮对大鼠急性炎症组织中HA和5-HT的影响[J].现代医院，2008，8(10)：31-33.

[5]王蓉，徐强，徐丽华，等.白鲜皮的免疫药理学研究Ⅰ--对细胞免疫和体液免疫的影响[J].中国药科大学学报，1992，23(4)：234-238.

[6]郭毅斌，曹红卫，范莉，等.白鲜皮抗内毒素活性物质的分离提取与活性研究[J].第三军医大学学报，2007，29(17)：1654-1656.

[7]朱自平，张明发，沈雅琴，等.生甘草和白鲜皮对消化系统的药理实验研究[J].中国中西医结合脾胃杂志，1998，6(2)：95-97.

[8]李岩，曲绍春，刘杰，等.白鲜皮粗多糖升白细胞作用的初步研究[J].长春中医学院学报，1995，11(9)：48.

[9]睢大员，于晓凤，吕忠智，等.白鲜皮止血作用的药理研究[J].白求恩医科大学学报，1999，22(6)：608-609.

[10]杨骥，张毅，杨雪.白鲜皮对急性微循环障碍大鼠血管内皮分泌的细胞因子和黏附分子表达的影响[J].中国中西医结合皮肤性病学杂志，2006，5(2)：80-82.

(李焕婷 杨玉梅)

## 40 白药子

Baiyaozi

**【异名】** 白药(《药性论》)，白药根(《本草图经》)，山乌龟(《湖南药物志》)。

**【来源】** 为防己科植物头花千金藤 *Stephania cepharantha* Hayata 的干燥块根。

**【产地】** 均为野生品。主要分布于陕西、浙江、江西、湖南、广东等省。

**【采收加工】** 全年可采，以秋末冬初采收为好，除去须根，洗净，切片，晒干备用。

**【炮制】** 除去杂质，洗净，润透，干燥；或切厚片，干燥。

**【性状特征】** 块根为不规则的块状，直径2～7cm，厚0.2～1.5cm。外皮暗褐色，有皱纹及须根痕。切面类白色或灰白色，可见筋脉纹(维管束)，有的略呈环状排列。质硬而脆，易折断，断面显粉性。气微，味苦。以片大、断面色白、粉性足者为佳。

**【化学成分】** 白药子主要含多种生物碱。

**【药理毒理】**

**1. 抗氧化** 白药子黄酮提取物可清除·OH、DPPH·和 $ABTS^+$·，$IC_{50}$ 值分别为0.12、0.047、0.36mg/ml，其中提取液对DPPH·清除作用最为显著，具有较强的抗氧化活性[1]。

**2. 安全性评价** 白药子小鼠灌胃给药，干品的 $LD_{50}$ 为21.9g/kg；给药后2h，小鼠活动明显减少，眼睛呈半闭合状，被毛蓬松，精神萎靡；24h至48h内为死亡高峰期，死前四肢瘫软，呈匍匐状，抽搐，大小便失禁，呼吸减慢，最后出现腹式呼吸，直至呼吸停止[2]。

**【药性】** 苦，寒；有小毒。归脾、肺、肾经。

**【功能主治】** 散瘀消肿，止痛。用于痈疽肿毒，腮腺炎，毒蛇咬伤，跌仆肿痛。

**【临床应用】 临床常用**

(1) 喉中塞热，噎痹不通　本品性寒，无毒而能解毒，可凉血清热，止痛生肌，临床常配伍龙脑制成蜜丸含服(《太平圣惠方》)；或配伍朴硝研末吹入喉中治疗喉中塞热，噎痹不通，胸中隘塞，咽中常痛，肿胀，如《仁斋直指方》白药子散。

(2) 无名肿毒瘀血　本品具有散瘀消肿功效，临床常用白药子鲜根捣烂外敷，或用米泔水磨汁外敷，治疗无名肿毒、瘀血、毒蛇咬伤等(《浙江民间常用草药》)。

(3) 衄血不止　本品配伍红枣等分，为末，煎汤洗鼻，频频缩药令入，可治疗衄血不止(《经验良方》)。

(4) 疮疡瘰疬　本品性寒味苦，具有清热解毒生肌功效，临床常用生白药子根捣烂敷贴，可治疗疮痈肿毒不散(《本草图经》)；白药子研末，睡前以冷米饮调下一钱，可治疗瘰疬疮疡，如(《卫生家宝方》)白药子散。

(5) 目赤眼疾　本品清热解毒，常以白药子一两，甘草半两上为末，用猪肝一叶劈开掺药五钱，煮熟后服用，治疗疳眼赤烂，目生翳膜，内外障疾，如(《宣明论方》)白药子散。

**【用法用量】** 9～15g；酒泡治跌仆肿痛。外用适量，研末涂敷患处。

**【注意事项】**

1. 白药子有一定毒性，毒性成分包括千金藤碱、多花秋水仙碱等生物碱。中毒后可出现腹部疼痛，先便秘后剧烈下泻、脉搏增快、流涎、呼吸不整、体温上升、休克，严重时呼吸麻痹致死。鲜品毒性大，干燥后毒性降低。

2. 使用时不宜过量或久服。

**【贮藏】** 贮干燥容器内，置通风干燥处、防蛀。

**【参考文献】**
[1]吴冬青，林敏，武亚娟，等.白药子黄酮提取及抗氧化活性研究[J].医学美学美容，2013，(3)：161-163.

[2]陈吉炎，童玉玺，张秀华，等.头花千金藤的急性毒性实验[J].中药材，1999，22(9)：468-469

（李焕婷　杨玉梅）

## 41　白益母草

Baiyimucao

**【异名】** 楼台草、錾菜(《滇南本草》)，白花益母草(《植物名实图考》)，对月草、白花茺蔚(《中国药植志》)。

**【来源】** 为唇形科植物白龙昌菜 *Panzeria alaschanica* Kupr.的干燥地上部分。

**【产地】** 均为野生品。主要分布于我国内蒙古的乌兰察布、鄂尔多斯西北部、东阿拉善以及陕西，宁夏等地。

**【采收加工】** 夏季花开时采收，除去老茎及杂质，切段，晒干或阴干。

**【炮制】** 除去老茎及杂质，洗净，切段，晒干或阴干。

**【性状特征】** 茎呈方柱形，直径0.3～0.6cm，密被白色绒毛；质脆，易折断，断面有髓，有时中空。叶对生，有柄，叶片多卷曲破碎，完整叶呈宽卵形，长2～4cm，宽3～5cm，掌状二回3～5深裂，分裂常达基部，裂片狭楔形，小裂片卵形至披针形；表面被短毛，背面被灰白色绒毛。轮伞花序；花萼筒状，具5萼齿，外被白色绒毛；花冠二唇形，淡黄色。外被丝状长柔毛。小坚果椭圆状三棱形，具疣点。气特异。

**【化学成分】** 白益母草主要含有生物碱类、黄酮类和微量元素等。

**【药性】** 苦，凉、腻、锐、糙。

**【功能主治】** 祛云退翳，活血调经。用于眼翳白斑，血郁宫中，月经不调，痛经，经闭，产后腹痛。

**【临床应用】 临床常用**

(1) 脏腑生热，腰腿热痛　本品味苦性凉，临床常与檀香、木通、木棉花、干姜、甘松、诃子等药物配伍，用于治疗脏腑生热、腰腿热痛、阴道灼热等证，如(《蒙医成方选》)兴朱德·尼日吉格。

(2) 妇女痛经　本品味苦性凉，具有活血调经功效，临床常用于治疗妇女血瘀宫内，月经不调，痛经，经闭，产后腹痛等。

（3）眼翳白斑　本品祛云退翳，临床常用其治疗眼翳白斑，目赤肿痛等。

（4）丹毒疖肿，乳痈　本品主破血，具有排脓止痛、清热解毒、生肌等功效，蒙医常用于治疗丹毒疖肿，乳痈。

**【用法用量】** 6～9g。

**【贮藏】** 置阴凉干燥处。

（李焕婷　杨玉梅）

## 42　白英

Baiying

**【异名】** 毂菜（《神农本草经》），鬼目草（《尔雅》郭璞注），白草（《名医别录》），白幕、排风（《本草拾遗》），排风草（《履巉岩本草》），天灯笼、和尚头草（《本草纲目拾遗》），望冬红、酸尖菜（《植物名实图考》），排风藤（《分类草药性》），毛千里光、毛秀才（《全国中草药汇编》），鹰咬豆子、毛道士、毛葫芦、葫芦藤（《中药志》）。

**【来源】** 为茄科植物白英 *Solanum lyratum* Thunb.的干燥全草。

**【产地】** 均为野生品。我国大部分地区均有分布，主产于江苏、浙江、安徽等地。

**【采收加工】** 一般于5～6月或9～11月间割取全草，洗净晒干。

**【炮制】** 除去杂质，抢水洗净，稍润，切段，干燥。

**【性状特征】** 茎呈类圆柱形，直径约2～7mm，外表黄绿色至暗棕色，密被灰白色的毛茸，在较粗的茎上，毛茸极少或无，具纵皱纹，且有光泽；质硬而脆，断面淡绿色，纤维性，中央形成空洞。叶皱缩卷曲，密被毛茸，叶柄长约1～2cm。有的带有淡黄色至暗红色的果实。以干燥、肥嫩、叶绿、无子、无杂草者为佳。

**【化学成分】** 白英主要含有甾体皂苷、甾体生物碱、有机酸和多糖等。

**【药理毒理】** **抗肿瘤**　白英乙醇提取物62.4、31.6、15.2g/kg灌胃给药8d，对小鼠体内移植性肿瘤S180肉瘤和H22肝癌肿瘤的生长均有显著的抑制作用，且呈现良好的剂量效应关系；体外实验，白英乙醇提取物0.4、2、10、50、250μg/ml对人肝癌BEL-7402细胞及人胃腺癌SGC-7901细胞增殖有抑制作用，且均呈现良好的浓度-效应依赖关系，作用48h的$IC_{50}$值分别为287.40±5.84、176.14±5.18μg/ml[1]。白英乙醇提物、乙酸乙酯部位、正丁醇部位5、25、125、625mg/L对人宫颈癌细胞株HeLa、人黑色素瘤细胞株A375、人乳腺癌细胞株MCF7、小鼠纤维肉瘤细胞株L929、人髓性白血病细胞株U937等肿瘤细胞均有不同程度的抑制作用；乙酸乙酯部位对A375细胞和Hela细胞的抑制作用较强，$IC_{50}$值分别为9.69、20.90mg/L；正丁醇部位对A375细胞和HeLa细胞的抑制作用次之，$IC_{50}$值分别为31.72、64.42mg/L；水溶性部位对A375细胞和HeLa细胞无抑制作用[2]。白英醇提乙酸乙酯萃取物10、5、2.5mg/L可诱导肝癌BEL-7404细胞凋亡[3]。白英水提物12.5、25、50mg/ml能诱导人胃癌SGC-7901细胞凋亡和抑制增殖，且有一定的量效关系，其作用机制可能与调控Bcl-xl、Bid基因表达有关[4]；能下调人胃癌SGC-7901细胞中Notch1信号蛋白表达和促进细胞凋亡[5]；对人宫颈癌HeLa细胞有较强的增殖抑制和诱导凋亡作用，其分子机制可能与上调caspase-3基因表达、下调survivin基因表达有关[6]。白英水提物12.5、25、50、100mg/ml能抑制人肺腺癌SPC-A-1细胞株增殖、诱导其凋亡作用，细胞凋亡的机制可能与细胞凋亡相关基因Bcl-2表达下调有关[7]。

白英总苷62.4、31.2、15.6g/kg灌胃给药8d，对小鼠S180肉瘤有显著的抑制作用，呈现良好的剂量效应关系；白英总苷250、50、10、2、0.4μg/ml对人肝癌BEL-7402细胞及人胃腺癌SGC-790细胞有显著的增殖抑制作用，且均呈现良好的浓度效应依赖关系，作用48h的$IC_{50}$值分别为180.22±6.32、114.89±4.89μg/ml[8]。

**【药性】** 微苦，平；有小毒。归肝、胆、肾经。

**【功能主治】** 清湿热解毒，消肿。用于风热感冒，发热，咳嗽，黄疸性肝炎，胆囊炎；外治痈肿，风湿性关节炎。

**【临床应用】** **临床常用**

（1）癌肿　本品具解毒消肿，抗癌等功效，为常用抗癌中草药，临床多用于肺癌、宫颈癌、胃癌、肝癌、胰腺癌、膀胱癌、前列腺癌、绒毛膜上皮癌等多种癌肿的治疗。

(2) 湿热黄疸等　本品清热利湿，活血祛风，利湿退黄，还可用于治疗疟疾，黄疸，水肿，淋病，风湿关节炎，胆囊炎，子宫颈糜烂等。

**【用法用量】**　9～15g。外用适量。

**【成药例证】**　**紫龙金片(《中华人民共和国药典》2015年版)**

药物组成：黄芪、当归、白英、龙葵、丹参、半枝莲、蛇莓、郁金。

功能主治：益气养血，清热解毒，理气化瘀。用于气血两虚证原发性肺癌化疗者，症见神疲乏力、少气懒言、头昏眼花、食欲不振、气短自汗、咳嗽、疼痛。

**【注意事项】**

1. 白英有一定毒性，毒性成分主要是生物碱。中毒后表现为咽喉灼热感、恶心、呕吐、眩晕、瞳孔散大等。

2. 应用时不可过量，孕妇禁服。

**【贮藏】**　置通风干燥处。

**【参考文献】**　[1]任靖，冯国楠，王敏伟，等.白英乙醇提取物抗肿瘤作用初步研究[J].中国中药杂志，2006，31(6)：497-499.

[2]孙立新，任靖，王敏伟，等.白英抗肿瘤活性部位筛选[J].沈阳药科大学学报，2005，22(3)：210-212.

[3]单长民，胡娟娟，杜冠华.白英提取物诱导人肝癌BEL-7404细胞凋亡作用[J].中国临床药理学与治疗学，2001，6(3)：200-203.

[4]许宝华，余乐涵，吴剑，等.白英水提物对胃癌SGC-7901细胞凋亡与基因bcl-xl/bid表达的影响[J].中成药，2008，30(12)：1744-1748.

[5]王美凤，万慧芳，余乐涵，等.白英水提物对胃癌细胞凋亡与Notch1信号通路的影响[J].辽宁中医药大学学报，2011，3(11)：82-85.

[6]尹礼烘，王慧民，赵凤达，等.白英诱导人肺癌细胞凋亡及对Bcl-2的影响[J].中国肿瘤临床，2006，33(24)：1408-1410.

[7]任靖，冯国楠，吴剑，等.白英总苷抗肿瘤作用初步研究[J].肿瘤防治研究，2006，33(4)：262-264.

[8]赵令武，万福生.白英水提物诱导人宫颈癌HeLa细胞凋亡的实验研究[J].中国临床药理学与治疗学，2007，12(8)：882-886.

（李焕婷　杨玉梅）

## 43　白云花根

Baiyunhuagen

**【异名】**　独活(《滇南本草》)，云南独活(《植物名实图考》)，羌活骨，羌活(《云南中草药选》)，土全归、岩川、白云花(《云南中草药》)，滇独活、香白芷(《云南药用植物名录》)，鹤庆独活(《中国植物志》)。

**【来源】**　为伞形科植物白云花 *Heracleum rapula* Franch.的干燥根。

**【产地】**　均为野生品。主要分布于我国云南、西藏等地。

**【采收加工】**　秋季采挖，洗净，切片，晒干。

**【性状特征】**　完整根呈长圆柱形，多数已加工捶扁，不完整，有的有分枝。长短不一，长3～20(～60) cm，直径1.0～2.0(～3.5) cm。根头部膨大，顶端有残留茎基及细环形的叶鞘残痕，表面淡棕黄色或棕褐色，有细纵纹、皮孔及须根痕。质脆，易折断，断面皮部白色，有淡红色斑点，木部淡黄色。气浓，味苦辣。以香气浓者为佳。

**【化学成分】**　白云花根主要含有香豆素类、有机酸和挥发油等。

**【药理毒理】**

**1. 镇痛**　白云花根浸膏300mg/kg灌胃给药，对小鼠热板法刺激引起疼痛反应有明显的镇痛作用；200mg/kg、400mg/kg灌胃给药，对酒石酸锑钾引起的小鼠化学性疼痛刺激有显著的抑制作用[1]。

**2. 抑菌**　白云花根水浸液(1g/ml生药)体外对金黄色葡萄球菌、肠炎杆菌、铜绿假单胞菌、伤寒杆菌及白喉杆菌均有抑菌作用。白云花根乙醇浸液(1g/ml生药)对金黄色葡萄球菌、肺炎球菌、铜绿假单胞菌及白喉杆菌抑菌作用[1]。

**3. 安全性评价**　白云花根浸膏小鼠灌胃的 $LD_{50}$ 为1690.3±73.0mg/kg。白云花根总香豆精小鼠灌胃的 $LD_{50}$ 为2810±31mg/kg[2]。

**【药性】**　辛、苦，温。归肺、脾、肾经。

**【功能主治】**　止咳平喘，祛风湿，止痛。用于风寒咳嗽，风湿痹痛，脘腹痛。

**【临床应用】**　**临床常用**

(1) 风湿痹痛　本品性温味苦，祛风除湿，散寒止痛，临床常与当归、桂枝、牛膝、木瓜、玉带草配伍水煎服，用于治疗风湿痹痛(《滇南本草》白族)。

(2) 风寒喘咳　本品性温，可祛风除湿，散寒止咳，临床常与重楼、麻黄水煎服，治疗风寒喘咳(《滇南本草》白族)。

(3) 妇女产后下血　本品研末,与鸡蛋一个生调为引,或白酒、红糖为引,用于治疗妇女产后下血,子宫脱垂(《滇南本草》苗族)。

(4) 跌打损伤,骨痛　本品具有止痛功效,单用或与杏叶防风、骨碎补、土牛膝、续断、木香、马兜铃煎服或泡酒,治疗跌打损伤和风湿骨痛(《滇南本草》普米族)。

**【用法用量】** 3～9g。

**【贮藏】** 置干燥处,防潮、防蛀。

**【参考文献】** [1]莫云强,熊建明,邓世贤.白云花根镇痛及抑菌作用[J].云南医药,1983,4(2):111-113.

[2]邓士贤,蔡湘缓,藤初兴,等.白云花(*Heracleum rapula* *Franch.*)的药理研究(简报)[J].昆明医学院学报,1981,1(5):22-24.

(李焕婷　杨玉梅)

## 44　白芷

Baizhi

**【异名】** 芳香(《神农本草经》),苻蓠、泽芬(《吴普本草》),白茝(《名医别录》),香白芷(《夷坚志》)。

**【来源】** 为伞形科植物白芷 *Angelica dahurica* (Fisch. ex Hoffm.) Benth. et Hook. f. 或杭白芷 *Angelica dahurica* (Fisch. ex Hoffm.) Benth. et Hook.f. var. *formosana* (Boiss.) Shan et Yuan 的干燥根。

**【产地】** 多为栽培品。其道地产区是河南长葛、禹县,浙江余杭、永康,四川遂宁、达县。四川、河北、河南、浙江为白芷的四大历史产区,安徽、山东是近年迅速发展起来的产区,江苏、湖北、湖南、福建、陕西、青海、云南、贵州也有少量种植。产于河南长葛、禹县者,习称"禹白芷";产于河北安国者,习称"祁白芷"。产于浙江余杭、永康者,称为"杭白芷";产于四川遂宁、达县者,习称"川白芷"。建于四川省遂宁市船山区,射洪镇,蓬溪红江镇的白芷 GAP 种植基地已通过原国家食品药品监督管理总局验收。

**【采收加工】** 秋种者在次年秋季叶枯萎时采收;春种者由当年寒露时采收。择晴日采挖,先割去地上部分,再挖出根部,抖去泥土,除去须根,洗净,晒干或烘干。切片,生用。

**【炮制】** 除去杂质,大小个分开,洗净,浸泡至六七成透,捞出,闷润至透,切厚片,干燥。

**【性状特征】** **杭白芷**　根呈圆锥形,长 10～20cm,直径 2～2.5cm。上部近方形或类方形,表面灰棕色,有多数横向皮孔样突起,多四纵行排列,顶端有凹陷的茎痕。质坚实,较重,断面白色,粉性,皮部密布棕色油点,形成层环棕色,近方形。气芳香浓烈,味辛、微苦。

**祁白芷**　根呈圆锥形,长 7～24cm,直径 1.5～2cm。表面灰黄色或黄棕色,皮孔样横向突起散生,并有支根痕。质硬,断面灰白色,粉性,皮部散有散在棕色油点,形成层环圆形,棕色。气香浓,味辛、微苦。

二者均以独枝、皮细、条粗壮、体重、光滑、粉性足、香气浓者为佳。

**饮片**　呈类圆形的厚片。外表皮灰棕色或黄棕色。切面白色或灰白色,具粉性,形成层环棕色,近方形或近圆形,皮部散有多数棕色油点。气芳香,味辛、微苦。

**【化学成分】** 白芷主要含有香豆素类、挥发油类、有机酸类、甾体类、多糖、微量元素等。《中华人民共和国药典》2015 年版规定,本品药材及其饮片按干燥品计算,含欧前胡素($C_{16}H_{14}O_4$)不得少于 0.080%。

**【药理毒理】**

**1. 解热**　白芷香豆素 100、200mg/kg 灌胃给药,能有效降低酵母致热法发热大鼠体温[1]。

**2. 抗炎**　白芷香豆素 100、200mg/kg 灌胃给药 4d,能有效抑制二甲苯所致小鼠耳廓肿胀和蛋清致大鼠足跖肿胀[1];60、120mg/kg 灌胃给药 4d,能抑制巴豆油所致的小鼠耳廓肿胀、冰醋酸引起的小鼠腹腔毛细血管通透性增强和角叉莱胶所致的小鼠足跖肿胀[2]。

**3. 镇痛**　白芷总挥发油 38.5、77g/kg 灌胃给药 4d,可显著降低甲醛所致伤害性疼痛大鼠血中单胺类神经递质的含量,显著升高中枢 DA、5-HT 含量,降低中枢 NA 和 5-羟吲哚乙酸含量[3]。白芷挥发油 77g/kg 灌胃给药 1 次,对甲醛所致的伤害性疼痛模型大鼠脑干、下丘脑 c-fos 表达无明显影响,但可促进β-内啡肽的前体物质 POMC mRNA 的表达而发挥镇痛作用[4]。白芷水煎剂和冻干粉1、4、20g/kg灌胃给药，可有效抑制蜜蜂毒造成持续疼痛小鼠自发缩足反射次数；4g/kg对福尔马林诱致的双相性自发缩足反射也有抑制作用；4、20g/kg剂量还可有效抑制蜜蜂毒诱致的原发性热痛敏[5]。白芷香豆素6mg/kg侧脑室注射，可明显延长小鼠热板痛反应潜伏期；30、60、120mg/kg连续腹腔注射4d，可显著降低甲醛所致伤害性疼痛小鼠血清NO含量和脑中β-EP含量；30、60、120mg/kg腹腔注射，可不同程度抑制小鼠福尔马林实验第一和第二时相反应，抑制小鼠跳跃反应和竖尾反应，对物理、化学等伤害性刺激的镇痛作用确切且无身体依赖性作用[6,7]。

**4. 抗病原微生物**　白芷提取液0.5g/ml体外对大肠埃希菌的抑制作用最为明显，其*MIC*为6.25g/L；对沙门菌、无乳链球菌、金黄色葡萄球菌的*MIC*分别为12.50、25.00、25.00g/L[8]。

**5. 镇静**　白芷香豆素25、50、100mg/kg灌胃给药，可使小鼠戊巴比妥钠的催眠时间延长280.9%，但白芷香豆素大剂量组则显著延长巴比妥钠催眠潜伏期，并缩短催眠时间[9]。

**6. 调节平滑肌**　白芷水煎剂0.1～1.0g/ml体外可浓度依赖性的收缩大鼠离体肺动脉环；去除肺动脉环的内皮，白芷水煎剂收缩大鼠离体肺动脉环曲线明显右移[10]。

**7. 抗氧化**　白芷多糖能清除羟自由基（·OH）和超氧阴离子（$O^{2-}$·），并抑制脂质过氧化物（LPO）活性，$ED_{50}$为250.0、2541.7和670.0mg/ml[11]。

**8. 安全性评价**　小鼠灌胃，白芷煎剂的$LD_{50}$为42.88g/kg，醚提取物的$LD_{50}$为53.82g/kg，白芷挥发油的$LD_{50}$为5.86kg生药/kg。白芷水煎液毒性较小，最大耐受量为临床人用剂量的1600倍[12]。

**9. 体内过程**　大鼠灌胃白芷提取物（异欧前胡素单体），欧前胡素在大鼠体内呈二室模型分布，主要药物动力学参数：$T_{max}$为0.75h，$\rho_{ma}$为2.165±0.289mg/L，$T_{1/2}$为5.4494±2.040h，$AUC_{0\to1}$为7.2044±3.966mg/（L·h），$AUC_{0\to1}$为7.512±4.190mg/（L·h）[13]。

**【药性】**　辛，温。归胃、大肠、肺经。

**【功能主治】**　解表散寒，祛风止痛，宣通鼻窍，燥湿止带，消肿排脓。用于感冒头痛，眉棱骨痛，鼻塞流涕，鼻鼽，鼻渊，牙痛，带下，疮疡肿痛。

**【临床应用】**

**1. 临床常用**

（1）风寒感冒，时气瘟疫　本品味辛气温，芳烈升散，功能祛风寒，解表邪，行头目，止疼痛，故常用于风寒感冒，头痛，眉棱骨痛，齿痛，目痒泪出等证。凡感冒风寒，恶寒发热，头痛，骨节烦痛，脉浮紧者，可与羌活、防风、苍术、细辛等配伍，如《此事难知》引张洁古九味羌活汤；凡外感风寒，内郁化热，头痛发热，心烦不眠，嗌干耳聋者，可与柴胡、葛根、黄芩等同用，如《伤寒六书》柴葛解肌汤；凡外感风寒，内伤寒湿，或夏伤暑湿，而见恶寒发热，头痛脘闷，呕吐泄泻者，可与藿香、白术、茯苓、厚朴等相配，如《太平惠民和剂局方》藿香正气散。凡诸风上攻，偏正头痛，眉棱骨痛，目昏鼻塞者，可与川芎、薄荷、荆芥、防风等相伍，如《太平惠民和剂局方》川芎茶调散。凡风邪上攻，面肿齿痛者，可与川芎、细辛相合，如《世医得效方》川芎散；若为风热齿痛者，可加石膏、升麻，如《古今医统》川芎石膏散。凡风邪攻目，冷泪不止者，可与菊花、川芎、白术等并用，如《本事方》川芎丸；若为风热泪出者，可与石膏、薄荷、川芎等同施，如《烟霞圣效方》川芎石膏汤。又本品善除经络中风邪，故凡中风或破伤风而见风入经络，肢体拘挛抽搐者，可与秦艽、川芎等并进，如《保命集》大秦艽汤。

（2）湿阻吐泻，带下湿疮　本品辛香温燥，芳烈升散，功能祛风除湿，通达九窍，既可用于风湿上扰清阳之头昏鼻塞、鼻渊，又可用于清阳不升、湿邪内盛之久泻久痢，肠风痔漏、赤白带下等证。凡外感风寒，鼻塞不通者，可与苍术、藁本、川芎、细辛等配伍，如《医林方》川芎散；凡清阳不升，浊阴逆上，而致鼻渊，鼻流浊涕不止者，可与苍耳子、辛夷、薄荷同用，如《济生方》苍耳散；若属湿热者，则可加用蒲公英、黄芩等。凡湿浊内盛，带下日久，清腥如水者，可与乌贼骨、白术、薏苡仁、芡实等同服，如《医级宝鉴》白芷散。若为湿热带下，则宜与黄柏、苍术、椿白皮等配用。

（3）痈疽肿痛，已溃未溃　本品辛香走窜，温散和血，功能消肿排脓，故常用于痈疽疮疡，瘙痒疥癣，毒蛇咬伤等症。凡一切热毒痈疽疮疡，症见红肿热痛、脓已成或未成者，可与金银花、当归、乳香、没药等解毒活血之品配伍，如《女科万金方》神仙活命饮。凡毒蛇、蜈蚣咬伤，可与乳香、雄黄、甘草同用，如《医学心悟》白芷护心散。

**2. 临床新用** 白芷可用于治疗过敏性鼻炎[14]、寻常痤疮[15]、黄褐斑[16]。

**【用法用量】** 3～10g。

**【成药例证】**

**1. 都梁丸(《中华人民共和国药典》2015 年版)** 药物组成：白芷(酒炖)、川芎。

功能主治：祛风散寒，活血通络。用于风寒瘀血阻滞脉络所致的头痛，症见头胀痛或刺痛、痛有定处、反复发作、遇风寒诱发或加重。

**2. 克痢痧胶囊(《中华人民共和国药典》2015 年版)** 药物组成：白芷、苍术、石菖蒲、细辛、荜茇、鹅不食草、猪牙皂、雄黄、丁香、硝石、枯矾、冰片。

功能主治：解毒辟秽，理气止泻。用于泄泻，痢疾和痧气(中暑)。

**3. 川芎茶调丸(《中华人民共和国药典》2015 年版)** 药物组成：川芎、白芷、羌活、细辛、防风、荆芥、薄荷、甘草。

功能主治：疏风止痛。用于外感风邪所致的头痛，或有恶寒、发热、鼻塞。

**4. 天麻头痛片(《中华人民共和国药典》2015 年版)** 药物组成：天麻、白芷、川芎、荆芥、当归、乳香(醋制)。

功能主治：养血祛风，散寒止痛。用于外感风寒、瘀血阻滞或血虚失养所致的偏正头痛、恶寒、鼻塞。

**5. 芩芷鼻炎糖浆(《中华人民共和国药典》2015 年版)** 药物组成：黄芩、白芷、麻黄、苍耳子、辛夷、鹅不食草、薄荷。

功能主治：清热解毒，消肿通窍。用于急性鼻炎。

**【贮藏】** 置阴凉干燥处，防蛀。

**【参考文献】**
[1]王德才，李珂，徐晓燕.杭白芷香豆素组分解热镇痛抗炎作用的实验研究[J].中国中医信息杂志，2008，12(11)：36-38.

[2]聂红，沈映君，吴俊梅，等.白芷挥发油镇痛、镇静作用和身体依赖性研究[J].中药新药与临床药理，2002，13(4)：221-223.

[3]聂红，沈映君，曾南，等.白芷总挥发油对疼痛模型大鼠的神经递质的影响[J].中药药理与临床，2002，18(3)：11-14.

[4]聂红，沈映君.白芷挥发油对伤害性疼痛模型大鼠基因表达的影响[J].中药新药与临床药理，2003，14(1)：21-22.

[5]彭晓丽，陈军，黄熙.白芷水煎剂和冻干粉对大鼠外周组织损伤所致的持续性自发痛、热和机械性痛敏作用的比较研究[J].中国中西医结合杂志，2009，24(基础理论研究特辑)：243-247.

[6]王海莉，王春梅，李贺.白芷香豆素的镇痛作用部位及其机制[J].中国老年学杂志，2009，29(15)：1902-1904.

[7]王春梅，李贺，崔新颖.白芷香豆素的镇痛作用和身体依赖性研究[J].中国老年学杂志，2009，29(22)：2904-2906.

[8]陈谊，王彤光，郭抗抗，等.中药土贝母、川白芷提取物的体外抑菌试验[J].黑龙江畜牧兽医，2009，(3)：109-110.

[9]刘忠和，李佳，吴基良.杭白芷香豆素对巴比妥类药物催眠作用的影响及其机制研究[J].武汉大学学报(医学版)，2009，27(1)：63-65.

[10]张一飞，郭守利，刘晔，等.白芷水煎剂对大鼠离体肺动脉环的作用及其机制[J].哈尔滨医科大学学报，2008，2(42)：11-13.

[11]王德才，高丽君，高艳霞.杭白芷多糖体外抗氧化活性的研究[J].时珍国医国药，2009，20(1)：173-174.

[12]王玉春，聂红.白芷挥发油的急性毒性及对 PGE-2 和血糖的影响[J].江苏中医药，2002，23(10)：54-55.

[13]黄玉伟，陈晓辉，霍艳双，等.白芷提取物欧前胡素在大鼠体内的药物动力学[J].沈阳药科大学学报，2008，25(3)：215-218.

[14]胡丹霞.自拟清热祛湿方治疗过敏性鼻炎疗效观察[J].广州中医药大学学报，2014，31(2)：198-200.

[15]彭红华，员晓云，余方.百花除痘露的研制和临床研究[J].南京医科大学学报(自然科学版)，2013，33(4)：530-531.

[16]郑彩慧，杨晓娜，李艳玲.桃红四物合六味地黄汤加减治疗黄褐斑[J].中国实验方剂学杂志，2012，18(2)：222-224.

(李焕婷　杨玉梅)

## 45 百部

Baibu

**【异名】** 百部根、白并、玉箫、箭杆(《名医别录》)，嗽药(《本草经集注》)，百条根、野天门冬、百奶(《杨氏经验方》)，九丛根(《草木便方》)，九虫根(《分类草药性》)，山百根(《中药志》)，药虱药(《全国中草药汇编》)。

**【来源】** 为百部科植物直立百部 *Stemona sessilifolia* (Miq.) Miq.、蔓生百部 *Stemona japonica* (Bl.) Miq.或对叶百部 *Stemona tuberosa* Lour.的干燥块根。

**【产地】** 均为野生品。直立百部分布于华东及河南、湖北等地。蔓生百部分布于华东及陕西、湖南、湖北、四川等地。对叶百部分布于华南、西南及浙江、湖北等地。

**【采收加工】** 移栽2～3年后采挖，于冬季地上部分枯萎后或春季萌芽前，挖出块根，除去细根、泥土，在沸水中略烫或蒸至无白心，取出晒干或烘干。

**【炮制】** **百部** 除去残留根茎及杂质，洗净，润透，切厚片，干燥。

**蜜百部** 取炼蜜，加适量开水稀释后，淋入净百部片拌匀，闷润，置锅内，用文火炒至表面呈黄色、不粘手为度，取出放凉。

**【性状特征】** **直立百部** 块根呈纺锤形，上部较细长，长5～15cm，直径0.5～1cm。表面黄白色或淡土黄色，有不规则的深纵沟，间或有横皱纹。质脆，易折断，断面平坦，角质样，淡黄棕色或黄白色，皮部较宽，中柱扁缩。气微，味甘、苦。

**蔓生百部** 块根两端较狭细，表面淡灰白色，多不规则皱褶及横皱纹。味较苦。

**对叶百部** 块根呈长纺锤形或长条形，长8～24cm，直径0.8～2cm。表面浅黄棕色至灰棕色，具浅纵皱纹或不规则纵槽。质坚实，断面黄白色至暗棕色，中柱较大，髓部类白色。味苦。

三者均以条粗壮、质坚实者为佳。

**饮片** 呈不规则厚片或不规则条形斜片；表面灰白色、棕黄色，有深纵皱纹；切面灰白色、淡黄棕色或黄白色，角质样；皮部较厚，中柱扁缩。质韧软。气微，味甘、苦。

**蜜百部** 形同百部片，表面棕黄色或褐棕色，略带焦斑，稍有黏性。味甜。

**【化学成分】** 百部主要含有生物碱、有机酸、蒽醌类、木脂素、糖类等。

**【药理毒理】**

**1. 止咳** 直立百部、蔓生百部及对叶百部水煎液4.5、9.0、18g/kg，总生物碱45、90、180mg/kg，非生物碱4.5、9.0g/kg灌胃给药，均可抑制浓氨水所致小鼠咳嗽，且总生物碱提取物止咳作用强于水煎液和非生物碱提取物[1]。

**2. 杀虫** 20%百部醇浸液体外对猪虱有短时间的杀灭作用[2]。百部酊萃取液体外对人蠕形螨也有杀灭作用，作用3h蠕形螨开始死亡，作用6h全部死亡[3]。70%～75%的百部醇对蛾类、螨类害虫有很强的杀灭作用，对甲虫类害虫的幼虫也有较强的触杀能力[4]。百部碱对草原革蜱、日本血蜱、青海血蜱成虫的$LD_{50}$在37.22～60.29μg；施用0.5%百部碱醇溶液后，青海血蜱与日本血蜱若虫24h死亡率为100%，成虫48h死亡率为100%[5]。

**3. 抗菌** 以5.0、2.5、1.25g/ml剂量给白色念珠菌感染的霉菌性阴道炎小鼠阴道给药1ml/只，1次/d，连续10d，生品及炙品各剂量组均有显著的抑菌作用，且生品作用强于炙品；生、炙百部水提液0.0625、0.125g/ml体外对白色念珠菌均有抑制作用，但生品抑菌作用明显强于炙品[6]。75%的百部乙醇提取物对细菌和真菌都有明显的抑制作用。对大肠埃希菌和铜绿假单胞菌的抑菌浓度为10%，对肺炎克雷白杆菌、枯草杆菌、金黄色葡萄球菌、乙型溶血型链球菌、石膏样毛癣菌、犬小孢子菌、红色毛癣菌、新型隐球菌、白色念珠菌等有不同程度的抑制作用，抑菌浓度介于2.5～0.039%之间[7]。

**4. 安全性评价** 豚鼠皮肤涂抹百部酊萃取液0.2g和百部酊萃取液软膏0.2g，未见被动皮肤过敏反应；豚鼠角膜局部给予百部酊萃取液0.2g，连续3周，未见角膜过敏反应[3]。

**5. 体内过程** 大鼠静脉注射原百部碱10mg/kg后药时曲线符合二室模型，分布速率常数为$2.69h^{-1}$，消除速率常数为$0.69h^{-1}$，$AUC$为3.82mg·h/L[8]。

**【药性】** 甘、苦，微温。归肺经。

**【功能主治】** 润肺下气止咳，杀虫灭虱。用于新久咳嗽，肺痨咳嗽，顿咳；外用于头虱，体虱，蛲虫病，阴痒。蜜百部润肺止咳，用于阴虚劳嗽。

**【临床应用】** **临床常用**

(1) 咳嗽　本品甘润苦降，温而不燥，功能润肺止咳，故常用于咳嗽，无论外感内伤，或新或久，或寒或热者无不宜之。凡风寒犯肺而咳者，可与紫菀相须为用，并加荆芥、桔梗、白前等宣肺散邪，如《医学心悟》止嗽散；若肺寒咳嗽有痰者，可与麻黄、杏仁等配伍，如《小儿药证直诀》百部丸；若咳嗽偏热，口干咽痛者，可与款冬花、杏仁、甘草同用，如《圣济总录》百部汤；若久咳不愈者，可单用本品浓煎内服；若久咳而肺虚阴伤者，可与生地黄同用以滋阴，如《鸡峰普济方》百部丸；或再加麦门冬、百合等，如《圣济总录》百部煎。本品亦为治痨瘵之要药,可单味大量煎服;或与小雌鸡为丸服,如《实用中成药手册》百部丸;亦可与黄芩、丹参同用。又治百日咳痉咳期效果较佳,常与沙参、川贝、白前等配伍。

(2)虫积 本品善杀蛲虫,常与苦楝皮、乌梅煎水,于临睡前作保留灌肠。亦治滴虫性阴道炎,可单用本品或配蛇床子、苦参、白矾煎水冲洗阴道。若治头虱、阴虱及癣症,可以本品酒或醋浸泡,涂于患处。

**【用法用量】** 3～9g。外用适量,水煎或酒浸。

**【成药例证】**

**1. 小儿百部止咳糖浆(《中华人民共和国药典》2015年版)** 药物组成:蜜百部、苦杏仁、桔梗、桑白皮、麦冬、知母、黄芩、陈皮、甘草、制天南星、枳壳(炒)。

功能主治:清肺,止咳,化痰。用于小儿痰热蕴肺所致的咳嗽、顿咳,症见咳嗽、痰多、痰黄黏稠、咯吐不爽,或痰咳不已、痰稠难出;百日咳见上述证候者。

**2. 雅叫哈顿散(《中华人民共和国药典》2015年版)** 药物组成:小百部、藤苦参、苦冬瓜、箭根薯、羊耳菊根、蔓荆子茎及叶。

功能主治:清热解毒,止痛止血。用于感冒发热,喉炎,胸腹胀痛,虚劳心悸,月经不调,产后流血。

**3. 羊胆丸(《中华人民共和国药典》2015年版)** 药物组成:羊胆干膏、百部、白及、浙贝母、甘草。

功能主治:止咳化痰,止血。用于痰火阻肺所致的咳嗽咯痰、痰中带血;百日咳见上述证候者。

**4. 杏仁止咳合剂(《中华人民共和国药典》2015年版)** 药物组成:杏仁水、百部流浸膏、远志流浸膏、陈皮流浸膏、桔梗流浸膏、甘草流浸膏。

功能主治:化痰止咳。用于痰浊阻肺,咳嗽痰多;急、慢性支气管炎见上述证候者。

**5. 止咳宝片(《中华人民共和国药典》2015年版)** 药物组成:紫菀、橘红、桔梗、枳壳、百部、五味子、陈皮、干姜、荆芥、罂粟壳浸膏、甘草、氯化铵、前胡、薄荷素油。

功能主治:宣肺祛痰,止咳平喘。用于外感风寒所致的咳嗽、痰多清稀、咳甚而喘;慢性支气管炎、上呼吸道感染见上述证候者。

**【贮藏】** 置通风干燥处,防潮。

**【参考文献】**

[1]胡君萍,张囡,毛一倾,等.《中国药典》3种百部的止咳作用比较[J].中国中药杂志,2009,34(23):3096-3104.

[2]杨英,郭镇华,李毅.瑞香狼毒与百部醇浸液对猪虱杀灭作用的比较研究[J].动物科学与动物医学,2001,19(5):34-35.

[3]余俊萍,王光西,唐灿,等.百部酊萃取液对人蠕形螨作用的体外实验研究[J].热带病与寄生虫学,2008,6(2):73.

[4]陈旭东.百部、除虫菊酊驱虫、杀虫实验研究[J].时珍国药研究,1999,7(4):214-215.

[5]史智勇,张继军,赵红斌,等.百部碱对5种硬蜱的毒力研究[J].医学动物防制,2002,18(2):89-90.

[6]魏熙婷,陈晓霞,侯影,等.生、炙百部体内外抑制白色念珠菌作用比较[J].亚太传统医药,2012,8(10):9-11.

[7]黄庆华,姜昌富,王晶,等.百部等5种中药及其复方乙醇提取物的抗菌作用[J].中医研究,1993,6(2):27-29.

[8]张亚中,张彤,陶建生.原百部碱在大鼠体内药动学研究[J].时珍国医国药,2010,21(6):1364-1365.

(李焕婷 杨玉梅)

## 46 百合

Baihe

**【异名】** 重迈、重匡、中庭(《吴普本草》),夜合花(《本草崇原》),白花百合(《救生苦海》),重箱、摩罗、强瞿(《名医别录》),白百合(《日华子本草》),百合蒜(《玉篇》),蒜脑薯(《本草纲目》)。卷丹、山丹(《中国药材商品学》)。

**【来源】** 为百合科植物卷丹 *Lilium lancifolium* Thunb.、百合 *Lilium brownii* F. E. Brown var. *viridulum* Baker 或细叶百合 *Lilium pumilum* DC.的干燥肉质鳞叶。

**【产地】** 多为栽培品。全国大部分地区均有分布,主产于湖南黔阳、邵阳、龙山、湘西苗族自治州,浙江吴兴、长兴、龙游,江苏宜兴、浦口,陕西大荔、蓝田,四川中江等地。其中以湖南产品质量最好,浙江产品产量最大。

**【采收加工】** 于移栽第2年9～10月茎叶枯萎后采挖,去掉茎秆、须根,将小鳞茎选留做种,大鳞茎洗净,剥取鳞叶,置沸水中略烫,干燥。生用或蜜炙用。

**【炮制】** **百合** 拣去杂质及走油瓣,润透,切薄皮,干燥或用时捣碎。生品长于清心安神。

**蜜百合** 取净百合置锅内,文火炒至颜色加深时，加入用适量开水稀释过的炼蜜，迅速翻炒均匀，并继续用文火炒至微黄色、不粘手时，取出放凉。每百合100kg，用炼蜜5kg。

**【性状特征】** 干燥肉质鳞叶呈长椭圆形，长2～5cm，宽1～2cm，中部厚1.3～4mm。表面类白色、淡棕黄色或微带紫色，有数条纵直平行的白色维管束。顶端稍尖，基部较宽，边缘薄，微波状，略向内弯曲。质硬而脆，断面较平坦，角质样。气微，味微苦。以瓣匀、肉厚、质坚、筋少，色黄白者为佳。

**【化学成分】** 百合主要含有生物碱、甾体皂苷类、多糖、微量元素等。

**【药理毒理】**

**1. 止咳** 百合水提液20g/kg灌胃给药，可延长$SO_2$引咳小鼠引咳潜伏期，并减少2min内动物咳嗽次数；对氨水引起的小鼠咳嗽也有止咳作用[1]。百合不同提取部位（二氯甲烷提取部位、乙酸乙酯和正丁醇提取部位）20g/kg灌胃给药6d，可明显延长阴虚小鼠耐缺氧模型缺氧存活时间；二氯甲烷提取部位和乙酸乙酯提取部位能明显延长由25%氨水引起的咳嗽潜伏期和减少咳嗽次数，尤以乙酸乙酯提取部位为优[2]。

**2. 镇静** 百合水提液20g/kg灌胃给药，可明显延长戊巴比妥钠致小鼠睡眠时间，并使阈下剂量戊巴比妥钠睡眠率显著提高[1]。新鲜百合水提醇沉提取物20g/kg灌胃给药，能缩短戊巴比妥钠小鼠的入睡时间，并能提高耐缺氧能力[3]。

**3. 抗应激** 卷丹百合、百合、细叶百合的水煎液30g/kg分别灌胃给药15d，均能明显增强小鼠的耐缺氧及抗疲劳作用，其中以细叶百合的作用最好[4]。百合水提液10g/kg灌胃给药，2次/d，连续5d，可以明显延长小鼠负荷游泳时间，亦可使肾上腺素皮质激素所致的阴虚小鼠及烟熏所致肺气虚小鼠游泳时间延长[1]。百合正丁醇提取部位10g/kg灌胃给药21d，能明显减少小鼠的自发活动数，同时显著延长小鼠在常压下的耐缺氧时间及在冰水浴中的游泳时间[5]。

**4. 增强免疫** 百合粗多糖0.2、0.4g/kg灌胃给药8d，可提高免疫低下小鼠腹腔巨噬细胞的吞噬百分率和吞噬指数，促进溶血素及溶血空斑形成，促进淋巴细胞转化[6]。百合多糖400、200、100mg/kg灌胃给药7d，可升高环磷酰胺所致小鼠免疫抑制模型廓清指数、吞噬指数及免疫器官的重量指数，增加非特异性免疫功能；能提高血清溶血素含量，升高2,4-二硝基氯苯所致耳廓肿胀度，提高机体特异性体液免疫功能和细胞免疫功能；抑制迟发型过敏反应，明显延长小鼠耐缺氧的存活时间[7]。百合多糖在100～400mg/kg剂量范围内灌胃给药7d，可提高环磷酰胺免疫抑制模型小鼠的免疫器官指数，促进其吞噬指数和腹腔巨噬细胞增殖反应，提高其血清溶血素IgG、IgM含量；在75～150mg/L剂量范围内能促进小鼠脾细胞的增殖[8]。

**5. 抗氧化** 百合粗多糖400、200mg/kg灌胃给药30d，可使D-半乳糖引起的衰老小鼠血液中SOD、过氧化氢酶和谷胱甘肽酶活力升高，使血浆、脑匀浆和肝脏匀浆中的LPO水平下降[9]。百合多糖200、400mg/kg灌胃给药7d，能明显延长缺氧状态下小鼠的存活时间，升高小鼠血清SOD活力，提高清除氧自由基的能力，降低血清中MDA的含量[8]。

**6. 抗肿瘤** 百合多糖50mg/kg灌胃给药8d，对移植性黑色素B16和Lewis肺癌的抑制效果显著，抑瘤活性呈量效相关性[10]。百合多糖以50、100、200mg/kg灌胃给药7d，可增强H22荷瘤小鼠免疫功能，抑制肿瘤的生长[11]。

**7. 降血糖** 百合多糖100、200mg/kg灌胃给药5d，对四氧嘧啶引起的糖尿病模型小鼠有明显的降血糖作用[12]。

**【药性】** 甘，寒。归心、肺经。

**【功能主治】** 养阴润肺，清心安神。用于阴虚燥咳，劳嗽咯血，虚烦惊悸，失眠多梦，精神恍惚。

**【临床应用】**

**1. 临床常用**

（1）肺热咳嗽　本品味甘微寒质润，能养阴润肺止咳，故常用于阴虚肺燥咳嗽。凡肺虚燥咳，痰中带血者，可与款冬花同使，如《济生方》百花膏；若燥咳已久，咽痛失音者，可与沙参、川贝母、梨皮等相伍，以加强养阴润肺之功；若肺痨久咳咯血，症见潮热盗汗，颧红心烦者，可与生地、玄参、川贝母、麦门冬等同用，如《慎斋遗书》百合固金汤；若阴虚久咳致肺气浮散，气短微喘者，宜与麦冬、诃子、五味子等配伍，以养阴敛肺止咳。

(2)心神不安 本品味甘性微寒,能入心养阴清热而安神,故常用于心神不安等证。凡热病后期,余热未清、阴虚阳扰、神志恍惚、坐卧不宁、莫名所苦者,可与知母、生地等相伍,以清热养阴,如《金匮要略》百合知母汤、百合地黄汤;若心阴亏损,心肾不交,而致心烦失眠、健忘多梦者,可用本品蜜拌蒸食,或与黄连、阿胶等配伍,以清上滋下,交通心肾。另外,现代多借其清心安神之功,而用于神经衰弱、妇女更年期综合征。

**【用法用量】** 6～12g。

**【成药例证】**

**1. 百合固金丸(《中华人民共和国药典》2015年版)** 药物组成:百合、地黄、熟地黄、麦冬、玄参、川贝母、当归、白芍、桔梗、甘草。

功能主治:养阴润肺,化痰止咳。用于肺肾阴虚,燥咳少痰,痰中带血,咽干喉痛。

**2. 川贝雪梨膏(《中华人民共和国药典》2015年版)** 药物组成:梨清膏、川贝母、麦冬、百合、款冬花。

功能主治:润肺止咳,生津利咽。用于阴虚肺热,咳嗽,喘促,口燥咽干。

**【贮藏】** 置通风干燥处。

**【参考文献】** [1]李卫民,孟宪纾,俞腾飞,等.百合的药理作用的研究[J].中药材,1990,13(6):31-35.

[2]李林,张志杰,蔡宝昌.中药百合有效部位的药效学筛选[J].南京中医药大学学报,2005,21(3):175-177.

[3]胡焕萍,张剑,甘银凰.单味新鲜百合止咳镇静催眠等作用药理实验[J].时珍国医国药,2006,17(9):1704-1705.

[4]曾嵘,李福元,龙洛娜.3种百合水煎液抗疲劳与耐低氧作用比较[J].医药导报,2007,26(8):850-851.

[5]彭蕴茹,钱大玮,丁永芳,等.百合不同提取部位的药理活性比较[J].现代中药研究与实践,2006,20(1):31-32.

[6]苗明三,杨林莎.百合多糖免疫兴奋作用[J].中药药理与临床,2003,19(1):15-16.

[7]胡敏敏,蔡宝昌,张志杰,等.百合多糖的药效学研究[J].中药新药与临床药理,2007,18(2):107-109.

[8]弥曼,任利君,梅其炳,等.百合多糖对小鼠免疫功能的影响[J].第四军医大学学报,2007,28(22):2034-2036.

[9]苗明三.百合多糖抗氧化作用研究[J].中药药理与临床,2001,17(2):12-13.

[10]赵国华,李志孝,陈宗道.百合多糖的化学结构及抗肿瘤活性[J].食品与生物技术,2002,21(1):62-66.

[11]弥曼,李汾,任利君,等.百合多糖的分离纯化及抗肿瘤作用[J].西安交通大学学报(医学版),2009,30(2):177-180.

[12]刘成梅,付桂明,涂宗财,等.百合多糖降血糖功能研究[J].食品科学,2002,23(6):113.

(李焕婷 杨玉梅)

## 47 百蕊草

Bairuicao

**【异名】** 百乳草(《本草图经》),地石榴(《贵州民间方药集》),小草(《全展选编·内科》)。

**【来源】** 为檀香科植物百蕊草 *Thesium chinense* Turcz.的干燥全草。

**【产地】** 多为野生品。分布于东北、华北及陕西至长江以南大部分地区,主产于安徽、湖北、江苏、江西等省。

**【采收加工】** 春、夏季拔取全草,去净泥土,晒干。

**【性状特征】** 全草多分枝,长20～40cm。根呈圆锥形,直径1～4mm,表面棕黄色,有纵皱纹,具细支根。茎丛生,纤细,长12～30cm,暗黄绿色,具纵棱;质脆,易折断,断面中空。叶互生,线状披针形,长1～3cm,宽0.5～15mm,灰绿色。小花单生于叶腋,近无梗。坚果近球形,直径约2mm,表面灰黄色,有网状雕纹,有宿存叶状小苞片2枚。气微,味淡。以果多、色灰绿、无泥沙者为佳。

**【化学成分】** 百蕊草主要含有黄酮类、有机酸类、生物碱、甾醇类、挥发油等。

**【药理毒理】**

**1. 抑菌** 百蕊草提取物百蕊草素在体外对金黄色葡萄球菌、嗜水气单胞菌、枯草芽孢杆菌、蜡状芽孢杆菌、藤黄八叠球菌、铜绿假单胞菌和大肠埃希菌都具有一定的抑菌作用,特别对金黄色葡萄球菌和嗜水气单胞菌高度敏感,大肠埃希菌耐药;除枯草芽孢杆菌和铜绿假单胞菌 *MIC* 为62.5～31.3、125～62.5mg/ml 外,对其余各细菌的 *MIC* 均为31.3～15.6mg/ml[1]。

**2. 镇痛** 百蕊草素0.76、2.27、6.80g/kg灌胃给药7d,均可延长小鼠热板痛反应潜伏期,其中大、中剂量还能减少小鼠扭体次数,高剂量组还可延长小鼠甩尾潜伏期[2]。

**3. 平喘、止咳** 百蕊草提取物0.08、0.24、

0.80g/kg 灌胃给药，可使小鼠气管酚红排泌量明显增加；且对浓氨水引起的小鼠咳嗽有显著的止咳作用，可延长小鼠的咳嗽时间间隔及咳嗽的潜伏期[3]。

**4. 增强免疫、抗炎**　百蕊草提取物 0.08、0.24、0.80g/kg 灌胃给药 7d，可显著增加小鼠胸腺指数、脾脏指数和肝脏指数，大剂量可明显增加小鼠 IgG 含量[3]。

**【药性】** 辛、微苦、涩，寒。归肺经。

**【功能主治】** 清热解毒，消肿。用于感冒发热，乳蛾，喉痹，咳嗽痰多，肺痈，乳痈，疖肿。

**【临床应用】 临床常用**

感冒，咽喉肿痛　本品微苦、寒，可清热解毒，用于感冒发热或热毒壅盛引起的咽喉肿痛。

**【用法用量】** 15～30g。

**【贮藏】** 贮干燥容器内，置阴凉干燥处。

**【参考文献】** [1]刘永松，潘玲，祁克宗，等.百蕊草有效提取成分对七种细菌的敏感性试验[J].贵州医药，2006，30(6)：564-566.

[2]丁秀年，张三军，明亮.百蕊含片对小鼠的镇痛作用[J].淮海医药，2001，19(1)：17-18.

[3]杨军，王静，高美华，等.百蕊片药理作用的实验研究[J].中国中药杂志，1999，24(6)：367-369.

（李焕婷　杨玉梅）

## 48　柏子仁

Baiziren

**【异名】** 柏实、柏树子(《神农本草经》)，柏子、柏仁(《本草经集注》)，侧柏子、侧柏仁(《日华子本草》)。

**【来源】** 为柏科植物侧柏 *Platycladus orientalis* (L.) Franco 的干燥成熟种仁。

**【产地】** 多为栽培品。我国大部分省区均有分布，主产于山东安丘、陵山、淄川、费县、邹县，河南淅川、卢氏、灵宝、淇县，江苏盱眙、丹阳、泗洪、新沂、无锡，河北平山、迁安、唐县、滦水、武安，安徽怀远、来安、定远、长丰、寿县等地。

**【采收加工】** 秋、冬两季采收成熟球果，晒干，收集种子，碾去种皮，簸净。

**【炮制】 柏子仁**　取原药材，除去杂质及残留的种皮，筛去灰屑。

**炒柏子仁**　取净柏子仁置锅内，用文火炒至油黄色，有香气逸出为度，取出放凉。

**柏子仁霜**　取净柏子仁，碾成泥状，经微热后压去部分油脂，制成松散粉末。柏子仁霜滑肠作用减弱，多用于心神不安、虚烦失眠的脾虚患者。

**【性状特征】 柏子仁**　呈长卵形或长椭圆形，长 3～7mm，直径 1.5～3mm。鲜品淡黄色，久则呈黄棕色，显油性。外包膜质内种皮，先端圆三棱形，有深褐色的小点，基部钝圆，色较浅。断面乳白色至黄白色，胚乳发达，子叶 2 枚或更多，富油性。气微香，味淡而有油腻感。以颗粒饱满、黄白色、油性大而不泛油、无皮壳杂质者为佳。

**炒柏子仁**　形同柏子仁，表面呈油黄色，气微香。

**柏子仁霜**　为均匀、疏松的淡黄色粉末，微显油性，气微香。

**【化学成分】** 柏子仁主要含有二萜类，甾醇类，脂肪油和挥发油等。

**【药理毒理】**

**1. 促进睡眠**　柏子仁注射液 1ml/kg 腹腔注射 3d，可使猫的慢波睡眠时间和深睡眠时间延长，对体力恢复作用显著[1]。柏子仁皂苷 0.02、0.2、0.6g/kg 灌胃给药 10d，能明显增多小鼠入睡只数，明显延长小鼠睡眠时间[2]；柏子仁油以较小剂量 0.66g/kg 灌胃给药 10d，能明显延长小鼠的睡眠时间[3]。

**2. 促进神经节生长**　柏子仁石油醚提取物 0.2、2、20μg/ml 体外对鸡胚背根神经节突起的生长有轻度促进生长作用[4]。

**3. 润肠通便**　0%～16%含油量柏子仁 20ml/kg 灌胃给药，对小鼠便秘模型的相关指标均无明显影响，小肠推进率随含油量增加而呈现不同程度提高；20%～40%含油量柏子仁霜 20ml/kg 灌胃给药，对小鼠便秘模型的相关指标亦无明显影响，对小肠推进率影响较为明显，含油量在 30%时小肠推进作用明显增强，并随含油量增加，推进作用增强[5]。

**【药性】** 甘，平。归心、肾、大肠经。

**【功能主治】** 养心安神，润肠通便，止汗。用于阴血不足，虚烦失眠，心悸怔忡，肠燥便秘，阴虚盗汗。

**【临床应用】 临床常用**

(1) 心悸失眠　本品甘平和缓，主入心经，能养心血而安心神，故常用于惊悸怔忡，失眠健忘等证。凡心血不足，血不养心而致心悸、失眠者，可与酸枣仁、茯苓、当归等配伍，如《证治准绳》养心汤；若阴血两虚，症见虚烦不眠，惊悸怔忡，健忘遗泄者，可与熟地、枸杞子、麦冬等相合，如《体仁汇编》柏子养心丸。汗为心液，若心气不足，汗多心惕者，可与人参、五味子、牡蛎等同用，如《本事方》柏子仁丸。

(2) 肠燥便秘　本品质润多脂，能入大肠经，有养血润肠通便之功，故常用于年老、体弱、久病及产后血少津亏之肠燥便秘，多与郁李仁、松子仁、杏仁、火麻仁配伍，如《世医得效方》五仁丸。又单用本品，对津枯肠燥所致的大便下血，亦有润肠止血的功效。

**【用法用量】** 3～10g。

**【贮藏】** 置阴凉干燥处，防热，防蛀。

**【参考文献】**
[1]李海生，王安宁.柏子仁单方注射液对睡眠模型猫影响的实验研究[J].天津中医学院学报，2000，19(3)：38.

[2]肖韦华，刘宗林，李智欣，等.柏子仁中改善睡眠的有效成分研究[J].食品与科学，2007，28(7)：475-479.

[3]孙付军，陈慧慧，王春芳，等.柏子仁皂苷和柏子仁油改善睡眠作用的研究[J].世界中西医结合杂志，2010，5(5)：394-395.

[4]余正文，杨小生.柏子仁促鸡胚背根神经节生长活性成分研究[J].中草药，2005，36(1)：38-40.

[5]孙付军，宋卫国，虞慧娟，等.不同含油量柏子仁药效学作用研究[J].中华中医药学刊，2010，28(9)：1836-1838.

（李焕婷　杨玉梅）

## 49　败酱草

Baijiangcao

**【异名】** 败酱、鹿肠（《神农本草经》），鹿首、马草、泽败（《名医别录》），鹿酱（《药性论》），酸益（《日华子本草》），苦菜、苦蘵（《本草纲目》），野苦菜（《植物名实图考》），女郎花（《新华本草纲要》）。

**【来源】** 为败酱科植物黄花败酱 *Patrinia scabiosaefolia* Fisch. 或白花败酱 *Patrinina villosa* Juss. 的干燥全草。

**【产地】** 均为野生品。全国大部分地区均有分布，主产于四川、江西、福建、河北及东北等地。

**【采收加工】** 夏、秋季采挖，连根拔起，洗净，阴干或晒干。

**【炮制】** 除去杂质，洗净，稍润，切段，干燥。

**【性状特征】** **黄花败酱**　全草长70～130cm，常折迭成束。根茎圆柱形，向一侧弯曲，长5～15cm，直径2～5mm。表面有栓皮，易脱落，紫棕色或暗棕色，有节。根长圆锥形或圆柱形，长达10cm，表面有纵纹，断面黄白色。茎圆柱形，表面黄绿色至黄棕色，节明显，常有倒生粗毛。叶互生，多卷缩或破碎，完整者呈羽状深裂至全裂，边缘有锯齿，叶柄短，茎上部叶较小，常3裂，裂片狭长。小花黄色。瘦果长椭圆形，无膜质翅状苞片。气特异，味微苦。

**白花败酱**　根茎短，长约10cm，着生数条粗壮的根。茎不分枝，光滑无毛。断面中空。茎生叶多不分裂，完整叶片卵形或长椭圆形。花白色；苞片膜质，多具两条主脉。

二者均以根长、叶多色绿、完整、气浓者为佳。

**【化学成分】** 败酱草主要含有三萜类、黄酮类、香豆素类、挥发油、环烯醚萜苷类、甾醇类等。

**【药理毒理】**

**1. 抗病原微生物**　黄花败酱草蒸馏液和醇提液1g/ml对金黄色葡萄球菌、痢疾杆菌、伤寒杆菌、铜绿假单胞菌、大肠埃希菌、炭疽杆菌、白喉杆菌及乙型溶血性链球菌都有抑制作用，蒸馏液的抑菌作用强于醇提液[1]；白花败酱草提取液对前列腺液中金黄色葡萄球菌、白色葡萄球菌的 $MIC \leqslant 3.13$mg/ml，对普通变形杆菌、淋病奈瑟氏菌的 $MIC \leqslant 0.78$mg/ml，对其他菌株的 $MIC$ 大多大于12.5mg/ml[2]。

**2. 增强免疫**　败酱草总环烯醚萜苷元200、400、800mg/kg灌胃给药10d，能显著提高小鼠胸腺指数和脾脏指数，促进ConA诱导的脾淋巴细胞增殖和小鼠血清溶血素水平，提高小鼠NK细胞活性及腹腔巨噬细胞的吞噬活性[3]。

**3. 镇静**　黄花败酱醇提物0.45g/kg及石油醚提取物、氯仿提取物、乙酸乙酯提取物、正丁醇提取物0.12g/kg灌胃给药，可降低小鼠自发活动，延长小鼠戊巴比妥钠睡眠时间[4]。

**4. 抗肿瘤**　异叶败酱总苷溶液每只0.14g灌胃给药，可直接抑制多种小鼠肿瘤，对艾氏腹水癌和S180肉瘤均具有明显抑制作用，明显提高荷瘤小鼠单核吞噬细胞功能，肿瘤抑制率达到41.12%；还可诱导人大肠癌细胞凋亡[5]。黄花败酱提取物50～100mg/ml能显著抑制肝癌细胞生长，对TJC26癌细胞的抑制率为98.2%，对正常细胞促进增值率为100%[6-7]。

**5. 保肝**　败酱草提取物0.5g/ml对大鼠离体肝脏MDA生成具有一定增强作用，可以保护肝脏脂质过氧化[8]。

**6. 安全性评价**　黄花败酱干浸膏24g/kg给小白鼠灌胃，未见不良反应；其醇浸膏30g/kg灌胃时，对小鼠有轻度呼吸抑制作用和轻度致泻作用[9]。

**【药性】**　辛、苦，微寒。归胃、大肠、肝经。

**【功能主治】**　清热解毒，散瘀排脓。用于阑尾炎，痢疾，肠炎，肝炎，眼结膜炎，产后瘀血腹痛，痈肿疔疮。

**【临床应用】**　**临床常用**

(1) 痈肿疮毒　本品辛散苦泄，寒凉入血，能散血中瘀留结热，消内外痈肿疮毒，尤为治内痈所常用。凡肠痈初起，脓未成者，可与大黄、牡丹皮、桃仁等配伍，以清热消痈；若肠痈脓已成者，则与薏苡仁、附子同用，以解毒排脓，如《金匮要略》薏苡附子败酱散。凡肺痈咳吐脓血者，可与鱼腥草、桔梗、芦根等相配伍，以解毒祛痰排脓。凡痈肿初起，红肿热痛者，可与金银花、蒲公英等配合煎服，并用鲜品捣敷，以解毒消痈。凡附骨疽者，可与大黄、桃仁、皂角刺等合用，以消肿溃坚，如《圣济总录》败酱汤。

(2) 痢疾，带下　本品清热解毒之功，又可用治痢疾，带下等证。凡痢下赤白，肛门灼热，腹痛里急后重者，可单用煎服，或配黄连、黄芩、白头翁等，以清热除湿止痢。凡妇人带下赤白，连绵不绝，质黏腻如脓，腐臭难闻，小便赤涩作痛者可配黄柏、龙胆草、土茯苓、薏仁等，以清热解毒止带。

(3) 产后血滞　本品入肝经血分，尚能活血散瘀，可用于产后血滞腹痛，单味煎服即可奏效，如《千金翼方》败酱汤；亦可与五灵脂、蒲黄、当归等活血祛瘀药相伍，以加强其疗效。若产后恶血聚结，血气冲心，晕闷垂死者，则需与当归、川芎、桂心等相配，以速散其恶血，如《圣济总录》败酱汤。

(3) 目赤肿痛，翳障胬肉　肝开窍于目，肝经郁热上冲，多致目赤肿痛，翳障胬肉。本品能入肝经清热散瘀，常与草决明、木贼草、荆芥、白蒺藜配伍以消散之。

**【用法用量】**　9～15g。

**【成药例证】**

**1. 癃清片(《中华人民共和国药典》2015年版)**　药物组成：泽泻、车前子、败酱草、金银花、牡丹皮、白花蛇舌草、赤芍、仙鹤草、黄连、黄柏。

功能主治：清热解毒，凉血通淋。用于下焦湿热所致的热淋，症见尿频、尿急、尿痛、腰痛、小腹坠胀；亦用于慢性前列腺炎湿热蕴结兼瘀血证，症见小便频急，尿后余沥不尽，尿道灼热，会阴少腹腰骶部疼痛或不适等。

**2. 前列欣胶囊(《中华人民共和国药典》2015年版)**　药物组成：炒桃仁、没药(炒)、丹参、赤芍、红花、泽兰、炒王不留行、皂角刺、败酱草、蒲公英、川楝子、白芷、石韦、枸杞子。

功能主治：活血化瘀，清热利湿。用于瘀血凝聚、湿热下注所致的淋证，症见尿急、尿痛、排尿不畅、滴沥不净；慢性前列腺炎、前列腺增生见上述证候者。

**3. 热炎宁片(《中华人民共和国药典》2015年版)**　药物组成：蒲公英、虎杖、北败酱、半枝莲。

功能主治：清热解毒。用于外感风热、内郁化火所致的风热感冒、发热、咽喉肿痛、口苦咽干、咳嗽痰黄、尿黄便结；化脓性扁桃体炎、急性咽炎、急性支气管炎、单纯性肺炎见上述证候者。

**【注意事项】**　孕妇慎用。

**【贮藏】**　置阴凉干燥处。

**【参考文献】**
[1]谭超，孙志良，周可炎，等.黄花败酱化学成分及镇静、抑菌作用研究[J].中兽医医药杂志，2003，22(4)：3-5.

[2]殷网虎.3味中药对前列腺主要致病菌抑制作用的观察[J].实用中西医结合临床，2003，3(2)：53-54.

[3]储智勇，李铁军，邱彦，等.糙叶败酱中环烯醚萜苷元对小鼠免疫功能的影响[J].中药材，2008，31(6)：882-885.

[4]徐泽民，黄朝辉，朱波，等.黄花败酱镇静作用活性部位的研究[J].浙江中西医结合杂志，2007，17(6)：347-348.

[5]陈金秀，王怀璋.异叶败酱总甙片抗肿瘤作用的实验研究[J].中医研究，2006，19(2)：17-19.

[6]沈德凤，杨波，李进京.黄花败酱总皂苷提取物抗肿瘤作用的实验研究[J].黑龙江医药科学，2007，30(3)：35.

[7]万新，石晋丽，刘勇，等.败酱属植物化学成分与药理作用[J].国外医药·植物药分册，2006，21(2)：53-59.

[8]朱加进，何国庆.苦菜中防便秘抗腹泻功能因子研究[J].营养卫生，2002，23(2)：113-115.

[9]蒋惠娣,黄夏琴.九种护肝中药抗脂质过氧化作用的研究[J].中药材,1997,20(12):624-627.

（李焕婷　杨玉梅）

## 50　斑蝥

Banmao

**【异名】** 斑猫、龙尾(《神农本草经》),斑蚝、龙蚝、斑菌、腃发、盘蛩、晏清(《吴普本草》),龙苗(《药性论》),羊米虫(《陆川本草》),斑毛(《得宜本草》),斑蝥(《本草汇纂》),老虎斑毛、花斑毛、花壳虫、小豆虫、放屁虫(《中药志》),花罗虫(《广东中药》)。

**【来源】** 为芫青科昆虫南方大斑蝥 *Mylabris phalerata* Pallas 或黄黑小斑蝥 *Mylabris cichorii* Linnaeus 的干燥体。

**【产地】** 野生品和养殖品均有。全国大部分地区均有分布,主要产于江苏苏州、镇江、南京,安徽蚌埠及华北、西南的部分省区。

**【采收加工】** 在5～10月均可捕捉,以6～8月最盛,多在清晨露水未干、斑蝥翅湿不易飞起时捕捉,捕捉时应戴口罩和手套,以免刺激皮肤和黏膜引起炎症。日出后可用纱兜捕捉。将捕到的斑蝥用沸水烫死,取出晒干或烘干。

**【炮制】** **斑蝥**　将干燥的斑蝥除净杂质即可。

**米炒斑蝥**　取净斑蝥与米置热锅内,用文火加热,拌炒至米呈黄棕色,取出,放凉,除去米及头、足、翅。

**甘草糯米制斑蝥**　取净斑蝥于甘草汤内泡过,晒干;在锅内用糯米同炒至米呈金黄色时,取出,筛去糯米。每斑蝥1kg,用甘草0.2kg,糯米2kg。

**【性状特征】** **南方大斑蝥**　呈长圆形,长1.5～3cm,宽0.5～1cm。头及口器下垂,有较大的复眼及触角各1对,触角多已脱落。背部具革质鞘翅1对,黑色,有3条黄色或棕黄色的横纹;鞘翅下面有棕褐色薄膜状透明的内翅2片。胸腹部乌黑色,胸部有足3对。有特殊的臭气。以虫体个大、完整、色鲜明者为佳。

**黄黑小斑蝥**　体型较小,长1～1.5cm。

**米炒斑蝥**　头足翅偶有残留,断面不整齐。质脆易碎。有焦香气。

**甘草糯米制斑蝥**　同米炒斑蝥。

**【化学成分】** 斑蝥主要含有斑蝥素,氨基酸和微量元素等。斑蝥的斑蝥素是其主要药理活性成分。《中华人民共和国药典》2015年版规定,本品药材含斑蝥素($C_{10}H_{12}O_4$)不得少于0.35%;本品饮片含斑蝥素($C_{10}H_{12}O_4$)不得少于0.25%～0.65%。

**【药理毒理】**

**1. 抗凝血**　斑蝥煎剂0.06、0.03g/kg灌胃给药20d,能明显延长小鼠凝血时间,且低剂量较高剂量明显[1]。

**2. 改善微循环**　斑蝥煎剂0.06、0.03g/kg灌胃给药15d,能增加正常小鼠耳廓毛细血管开放数并扩大微血管直径,对小鼠耳廓微循环有明显的改善作用[1]。

**3. 抗肿瘤**　斑蝥素0.78～50μmol/L对人早幼粒白血病HL-60和QGY7703肝癌细胞呈现出浓度依赖性杀伤作用,$IC_{50}$分别是15.34、18.54μmol/L;斑蝥素还能诱导HL-60细胞发生凋亡[2]。斑蝥素0.2～25.6mg/L能抑制人肺癌A549细胞增殖,使Bax表达升高、Bcl-2和Survivin表达下降[3];斑蝥水煎液0.1、0.05g/kg给大鼠灌胃给药7d,制成含药血清作用于鸡胚绒毛尿囊膜血管模型,有抑制新生血管数及血管生成面积的趋势[4]。

**4. 抗炎、镇痛**　斑蝥煎剂60、30mg/kg灌胃给药15d,可提高小鼠热板法刺激所致疼痛的痛阈,减少醋酸所致小鼠疼痛的扭体次数;能降低二甲苯所致小鼠耳廓肿胀的肿胀率、蛋清致小鼠足跖肿胀的肿胀率及琼脂皮下注射所致的肉芽肿的湿重[1]。

**5. 安全性评价**　小鼠灌服斑蝥水煎剂的$LD_{50}$为457.1mg/kg,混悬液的$LD_{50}$为131.8mg/kg[5]。小鼠腹腔注射斑蝥素的$LD_{50}$为1.86mg/kg。斑蝥素0.375～0.5mg/(kg·d)腹腔注射10d,小鼠血清中ALT、ALP的活性增强,BUN含量升高,对肝肾都有损害[6]。体外致突变试验,其对TA97、TA98、TA100、TA102无直接诱变作用。小鼠体内试验,南方大斑蝥煎煮液82.84、49.70、16.57mg/kg灌胃给药,高、中剂量的斑蝥液致NIH小鼠骨髓嗜多染红细胞微核率显著增加,且呈剂量依赖性;100、50、10mg/kg灌胃给药,其高于50mg/kg时可引起SCE频率增高。结果表明其对体细胞有遗传毒性[7]。

**7. 体内过程**　斑蝥素34μg/kg静脉注射后在比

格犬体内的动态变化符合权重系数为1/C/C的一级吸收一室模型，其主要药动学参数：AUC为203.5±23.8h·μg/L，CL为168.8±18.6ml·h/kg，$t_{1/2}$为0.69±0.03h；斑蝥素102μg/kg灌胃后在比格犬体内的动态变化符合权重系数为1/C/C的一级吸收一室模型，其主要药动学参数：AUC为160.4+26.9h·μg/L，CL为649.1+97.7ml·h/kg，$t_{1/2}$为0.38±0.1h。与静脉注射相比，生物利用度为26.7%[8]。

**【药性】** 辛，热；有大毒。归肝、胃、肾经。

**【功能主治】** 破血逐瘀，散结消癥，攻毒蚀疮。用于癥瘕，经闭，顽癣，瘰疬，赘疣，痈疽不溃，恶疮死肌。

**【临床应用】** **临床常用**

(1) 顽癣疥癞　本品辛温毒烈，虫类搜剔，善行攻逐，故能攻痈肿毒疮，疗顽癣疥癞。凡痈疽脓成未溃，或虽溃而仍肿结无脓者，可单用焙研为末，调蒜膏贴敷疮口，以蚀疮排脓，如《仁斋直指方》涌泉膏；凡瘰疬初小后大，累累如珠者，可与荆芥穗、牵牛子、僵蚕研末热酒调服，以攻毒散结，如《杨氏家藏方》神秘散；凡顽癣久治不愈者，可与川槿皮、海桐皮、雄黄研末调敷，以杀虫止痒，如《医宗金鉴》必效散。凡癞风结肿者，可与蝮蛇酒浸外涂，以攻毒杀虫，如《圣惠方》治白癞方。凡狂犬咬伤者，《医方大成》乃用斑蝥、糯米同炒，冷水调米粉服。

(2) 闭经癥瘕　本品辛温搜剔，善行走窜，故能破血散结，逐瘀通经，常用于闭经癥瘕、癌肿、疝痛等症。凡血瘀闭经，癥瘕诸证，可与桃红、大黄配伍，如《济阴纲目》斑蝥通经丸；近年用于消化道癌肿，多以斑蝥素制成片剂、注射液等，或与其他抗肿瘤药同用，逐瘀散结消癌。又斑蝥直接外涂可以消疣，故可治赘疣；直接贴敷，可使皮肤局部发疱，故常冷灸治面瘫、风湿痹痛。

**【用法用量】** 0.03～0.06g，炮制后多入丸、散用。外用适量，研末或浸酒醋，或制油膏涂敷，不宜大面积用。

**【成药例证】** **复方斑蝥胶囊《卫生部药品标准中药成方制剂·第十七册》** 药物组成：斑蝥、人参、黄芪、刺五加、三棱、半枝莲、莪术、山茱萸、女贞子、熊胆粉、甘草。

功能主治：破血消瘀，攻毒蚀疮。用于原发性肝癌，肺癌，直肠癌，恶性淋巴瘤，妇科恶性肿瘤等。

**【注意事项】**

1. 斑蝥毒性较大，毒性成分为斑蝥素。经米炒炮制后斑蝥素含量下降，斑蝥毒性明显降低。斑蝥接触皮肤后引起局部疼痛、发热潮红，继而形成水疱和溃疡。误入眼中，则引起流泪、眼睑浮肿、结膜炎、虹膜炎，甚至角膜溃疡。口服中毒后，可出现口腔、咽喉烧灼感，口麻，口腔黏膜水疱及溃疡，食管黏膜剥脱、恶心、呕吐、呕血、腹痛、腹泻、便血、头痛、头晕，毒物由肾脏排出时刺激泌尿系统引起尿频、尿痛、尿急、尿道损伤及血尿，严重时可出现蛋白尿、管型尿、尿闭甚至肾衰竭。当毒素进入血液循环后，可使血压增高、心律失常，周围循环衰竭，外周红细胞、白细胞、血红蛋白增多，瞳孔散大，四肢麻木，张力降低或抽搐，皮肤痛觉、触觉降低，严重时可有高热、寒战、脉速、谵妄、惊厥，可因昏迷、虚脱、心脏和呼吸被抑制而死亡。

2. 斑蝥的中毒量约为1.0g，致死量约为1.5～3.0g；斑蝥素的致死量约为30mg。为减少毒副作用，内服应避免生用，必须经过炮制，且由小剂量逐步增加，不可超量；外敷不可过久，涂布面积不宜过大。

3. 凡体质虚弱、肝肾功能不全、消化道溃疡等禁服。

4. 能降低怀孕率，增加畸胎率，故孕妇禁用。

**【贮藏】** 贮干燥容器内，置通风干燥处，防蛀。

**【参考文献】** [1]箫庆慈，毛小平，赵霞，等.妊娠禁忌药斑蝥的部分药理研究[J].云南中医学院学报，2000，23(1)：7-10.

[2]金伟，王亚威，周宗祥，等.斑蝥素对HL-60细胞和QGY7703细胞的作用研究[J].中医药学报，2001，29(4)：42-43.

[3]张卫东，赵惠儒，阎影，等.斑蝥素诱导人肺癌A549细胞凋亡及其分子机制的研究[J].中华肿瘤杂志，2005，27(6)：330-334.

[4]吴秋玲，郭继龙，卢宏达，等.水蛭、斑蝥对鸡胚绒毛尿囊膜(CAM)血管生成的影响[J].世界中西医结合杂志，2010，10(5)：855-857.

[5]邹建军，张胜强，冯瑞祥.斑蝥素毒性及其药(毒)动力学研究[J].中国药科大学学报，2002，33(5)：393-396.

[6]丁瑞.中药樗鸡、红娘子与斑蝥毒性的比较研究[J].北京中医，1990(3)：33-35.

[7]周晖.南方大斑蝥煎煮液的体内和体外致突变作用研究[J].癌变·畸变·突变，2000，12(4)：221-223.

[8]党云洁,朱春燕.斑蝥素在比格犬体内的药代动力学和口服生物利用度研究[J].中国中药杂志,2009,34(16):2088-2091.

(李焕婷 杨玉梅)

## 51 板蓝根

Banlangen

**【异名】** 靛青根(张秉成《本草便读》),蓝靛根(《分类草药性》),靛根(《中药形性经验鉴别法》)。

**【来源】** 为十字花科植物菘蓝 *Isatis indigotica* Fort.的干燥根。

**【产地】** 均为栽培品。主产于河北安国、定州、安平、元氏、定兴等地,江苏的宿迁、徐州、姜堰、高邮、海门等地,山东的日照、安丘、高密、沂南、济南等地,安徽的太和、临泉、怀远、宿州、灵璧,湖北的黄冈、罗田、新洲、随州、孝感,辽宁的普兰店、康平、锦州、盖州和山西的霍州、定襄、临汾、芮城、平陆等地。此外黑龙江、湖南、四川、甘肃、陕西、新疆等省及自治区部分市县也有种植。建于黑龙江省大庆市大同区八井子乡建立村、荣家围子、长安村、永合村、民强村、国富村、杏山堡村、庆阳山村、公民村,安徽省太和县,河北省玉田县唐自头镇、玉田镇、郭家屯乡、彩亭桥镇、林南仓镇、林头屯乡;宁夏隆德县沙塘镇魏李村、许川村、沙塘街道村;隆德县联财镇、好水乡、关堡乡、陈靳乡山河镇、温堡乡、奠安乡、神林乡、凤岭乡;黑龙江省大庆市杜尔伯特蒙古族自治县东吐莫乡黑龙江省绿色草原牧场一管区九作业区绿色九队、三管区三作业区绿色三队、一管区二作业区绿色林场等地的板蓝根GAP种植基地已通过原国家食品药品监督管理总局验收。

**【采收加工】** 10~11月经霜1~2次后挖根,去掉茎叶,洗净,晒至半干扎把,顺直后再晒干。

**【炮制】** 除去杂质,洗净,润透,切厚片,干燥。

**【性状特征】** 根呈圆柱形,稍扭曲,长10~20cm,直径0.5~1cm。表面淡灰黄色或淡棕黄色,有纵皱纹及横生皮孔,并有支根或根痕;根头略膨大,可见暗绿色或暗棕色轮状排列的叶柄残基和密集的疣状突起。质略软,体实而稍脆,断面略平坦,皮部黄白色,约占半径的1/2~3/4,木部黄色。气微,味微甜而后苦涩。以条长、粗大、体实者为佳。

**饮片** 呈圆形的厚片。外表皮淡灰黄色至淡棕黄色,有纵皱纹。切面皮部黄白色,木部黄色。气微,味微甜后苦涩。

**【化学成分】** 板蓝根主要含有机酸类、生物碱类、苷类及微量元素等。《中华人民共和国药典》2015年版规定,本品药材按干燥品计算,含(R,S)-告依春($C_5H_7NOS$)不得少于0.020%;本品饮片按干燥品计算,含(R,S)-告依春($C_5H_7NOS$)不得少于0.030%。

**【药理毒理】**

**1. 抗病原微生物**

(1)抗菌 1g/L板蓝根多糖腹腔注射1ml,连续6d,能使感染鼠伤寒沙门菌的小鼠生存时间延长,脾脏的重量指数、菌落计数降低,血清中抗体IgG水平升高,脾脏细胞分泌细胞因子IFN-γ水平上升[1]。体外实验,板蓝根对表皮葡萄球菌、枯草杆菌、八联球菌、大肠埃希菌、伤寒杆菌、甲型链球菌、肺炎双球菌、流感杆菌、脑膜炎双球菌等都有抑制作用。板蓝根水提物体外对耐甲氧西林金黄色葡萄球菌和甲氧西林敏感金黄色葡萄球菌的*MIC*均为500mg/ml[2],对沙门菌的*MIC*为15.6g/L[3];板蓝根醇沉物对大肠埃希菌、痢疾杆菌、肺炎球菌、金黄色葡萄球菌的*MIC*为200、200、100、50mg/L;板蓝根浸膏对上述4种细菌的*MIC*依次为200、200、200、100mg/L[4]。

(2)抗病毒 板蓝根水煎液对乙型肝炎表面抗原、乙型肝炎病毒的抗体、乙型肝炎病毒的核心抗原及HBV-DNA均有显著的抑制作用,有效浓度依次为50、25、25、100mg/ml[5]。板蓝根水煎剂5.5mg/ml具有直接抑制柯萨奇$B_4$病毒的作用,能抑制HeLa细胞病变和$CB_4V$复制指数,其*TI*为2.7[6]。板蓝根药液0.25~1.00mg/ml可抑制$CVB_3$感染的心肌细胞出现细胞病变和肌原纤维紊乱[7]。

**2. 抗内毒素** 板蓝根乙醇提取物10g/kg灌胃给药5d,可显著降低内毒素性弥散性血管内凝血家兔血清脂质过氧化物水平,降低MDA含量,提高SOD活力[8]。板蓝根磷脂脂质体、板蓝根氯仿提取物5ml/kg腹腔注射,对内毒素血症小鼠巨噬细胞膜脂流动性具有显著的保护作用,其中板蓝根磷脂脂质体的作用优于板蓝根氯仿提取物[9]。

**3. 抗炎** 板蓝根浸膏2.5、5.0、10.0g/kg灌胃

给药 7d,能显著抑制角叉莱胶引起的大鼠足跖肿胀;6.0、12.0g/kg 灌胃给药 7d,可显著抑制二甲苯引起的小鼠耳廓肿胀[9]。板蓝根醇沉物及板蓝根浸膏 8g/kg 灌胃给药,对二甲苯所致的小鼠腹膜炎及蛋清所致的大鼠足跖肿胀有明显的抑制作用[3]。

**4. 解热**　板蓝根醇沉物及板蓝根浸膏 4g/kg 灌胃给药,对干酵母所致大鼠发热及内毒素所致的家兔发热均有明显的降温作用,两者强度相当[3]。

**5. 对免疫功能的影响**　板蓝根提取物 45mg/ml 灌胃给药 0.2ml/ADI,连续 5 周,可促进小鼠外周白细胞的分裂,显著增加小鼠脾重和胸腺重量,胸腺和脾脏细胞的数量和直径均增加[10];板蓝根 70%乙醇提取物腹腔注射给药 0.25g/次,连续 7d,能够有效地提高小鼠脾指数,对小鼠 T、B 细胞增殖反应有明显的增强作用[11]。板蓝根丙酮提取液按每只 0.05g 灌胃给药 7d,可激活小鼠腹腔巨噬细胞。板蓝根凝集素 0.054mg/kg 灌胃给药 30d,能使小鼠胸腺淋巴细胞质内的线粒体、核糖体数量和处于分裂前期的细胞数目均增多,促进小鼠胸腺的发育和 T 淋巴细胞分裂增殖[12-14]。板蓝根多糖也能提高正常小鼠的免疫功能,并明显对抗氢化可的松所致的免疫抑制[15,16]。

**6. 抗肿瘤**　板蓝根高级不饱和脂肪酸 20、10、5mg/kg 腹腔注射 15d,对荷瘤小鼠 S180 肉瘤的生长有一定的抑制作用,并呈剂量依赖性,且能延长 H22 腹水型肝癌小鼠的生存期[17]。50%板蓝根注射液在体外对小鼠白血病 3CL-8 细胞有强大的直接杀伤作用,其最低作用剂量可达 1∶80[18]。

**7. 清除自由基、抗氧化**　板蓝根多糖 1.5、3、6mg/kg 腹腔注射 3d,能显著提高中华鳖脑 SOD、CAT 酶活性,对 GSH-Px 酶活性、MDA 含量影响不显著[19]。体外实验也证明板蓝根多糖具有较明显的自由基清除能力[20]。

**8. 安全性评价**　以 240mg/kg 剂量的给小鼠一次性灌胃,小鼠肝、肾等脏器均无充血、出血和水肿现象,肝/体比值无改变[21]。

**9. 体内过程**　家兔耳缘静脉注射板蓝根注射液 500μg/kg,体内动力学模型为一室模型,动力学方程为 $C$ 为 $202.13e^{0.825t}$,$K$ 值为 $0.8253h^{-1}$,$t_{1/2}$ 为 0.8399h[22]。

**【药性】**　苦,寒。归心、胃经。

**【功能主治】**　清热解毒,凉血利咽。用于瘟疫时毒,发热咽痛,温毒发斑,痄腮,烂喉丹痧,大头瘟,丹毒,痈肿。

**【临床应用】**

**1. 临床常用**

(1) 时行温病　本品味苦性寒,既能清热解毒,又能清热凉血,故常用于温病高热头痛,热毒发斑吐衄,大头瘟,痄腮,丹毒,疮肿等症。凡温病高热头痛者,可与石膏、黄芩、大青叶等配伍,以增清热解毒之力;若热盛神昏谵语者,可与水牛角、生地、金银花、石菖蒲等同用,如《医效秘传》神犀丹。凡温毒发斑吐衄者,可与生地、赤芍、丹皮等相配,以增清热凉血之效;凡大头瘟疫、痄腮、烂喉丹痧、丹毒等症,可与黄芩、黄连、玄参、僵蚕等相伍,如《东垣试效方》普济消毒饮。凡急性传染性肝炎,可与茵陈、栀子等合用,如《中国常用中草药》治急性传染性肝炎方。凡疮毒肿痛者,可与金银花、蒲公英、紫花地丁等并用,以增清热解毒消肿之功。

(2) 喉痹咽痛　本品苦寒降泄,既能清热解毒,又可利咽消肿,故常用于喉痹咽痛之证,可与山豆根、玄参等配伍,以增解毒利咽之功。

**2. 临床新用**　板蓝根可用于治疗急性细菌性结膜炎[23]、跖疣[24]、尖锐湿疣[25]。

**【用法用量】**　9～15g。

**【成药例证】**

**1. 板蓝根颗粒(《中华人民共和国药典》2015 年版)**　药物组成:板蓝根。

功能主治:清热解毒,凉血利咽。用于肺胃热盛所致的咽喉肿痛、口咽干燥、腮部肿胀;急性扁桃体炎、腮腺炎见上述证候者。

**2. 抗病毒口服液(《中华人民共和国药典》2015 年版)**　药物组成:板蓝根、石膏、芦根、地黄、郁金、知母、石菖蒲、广藿香、连翘。

功能主治:清热祛湿,凉血解毒。用于风热感冒,温病发热及上呼吸道感染,流感、腮腺炎病毒感染疾患。

**3. 利肝隆颗粒(《中华人民共和国药典》2015 年版)**　药物组成:板蓝根、茵陈、郁金、五味子、甘草、当归、黄芪、刺五加浸膏。

功能主治：疏肝解郁，清热解毒，益气养血。用于肝郁湿热、气血两虚所致的两胁胀痛或隐痛、乏力、尿黄；急、慢性肝炎见上述证候者。

**4. 利咽解毒颗粒（《中华人民共和国药典》2015年版）** 药物组成：板蓝根、金银花、连翘、薄荷、牛蒡子（炒）、山楂（焦）、桔梗、大青叶、僵蚕、玄参、黄芩、地黄、天花粉、大黄、浙贝母、麦冬。

功能主治：清肺利咽，解毒退热。用于外感风热所致的咽痛、咽干、喉核红肿、两腮肿痛、发热恶寒；急性扁桃体炎、急性咽炎、腮腺炎见上述证候者。

**5. 小儿退热颗粒（《中华人民共和国药典》2015年版）** 药物组成：大青叶、板蓝根、金银花、连翘、栀子、牡丹皮、黄芩、淡竹叶、地龙、重楼、柴胡、白薇。

功能主治：疏风解表，解毒利咽。用于小儿外感风热所致的感冒，症见发热恶风、头痛目赤、咽喉肿痛；上呼吸道感染见上述证候者。

**【贮藏】** 置通风干燥处，防霉、防蛀。

**【参考文献】** [1]杨明炜，陆付耳，徐丽君，等.20种清热解毒中药对耐甲氧西林金黄色葡萄球菌体外抑菌的初步观察[J].中国药师.2006,9(2):141-142.

[2]李国旺，苗志国，赵恒章.板蓝根等10种中草药对沙门氏菌的体外抑菌试验[J].贵州农业科学，2010,38(2):142-144.

[3]许启泰，杜钢军，林海红.板蓝根醇沉物的药理作用[J].中国医院药学杂志，2003,23(10):587-589.

[4]夏新中，肖静，石国芳，等.板蓝根多糖对宿主抵抗鼠伤寒沙门菌感染能力的影响[J].武汉大学学报(医学版)，2007,28(3):348-350.

[5]孙广莲，胡志力，孟红，等.MTT法检测板蓝根抗巨细胞毒效应[J].山东中医药大学学报，2000,24(2):137-138.

[6]张宸隶，高妹，马爱新，等.板蓝根对柯萨奇病毒抑制作用的研究[J].第四军医大学吉林军医学院学报，2003,25(3):125-126.

[7]朱理安，关瑞锦，胡锡衷.板蓝根对实验性病毒性心肌炎心肌细胞的保护作用研究[J].中华心血管病杂志，1999,27(6):467-468.

[8]汤杰，施春阳，方建国，等.板蓝根对内毒素性DIC家兔血清LPO、SOD水平的影响[J].医药导报，2004,23(1):4-5.

[9]王新春，许平，刘北彦，等.板蓝根磷脂对内毒素血症小鼠巨噬细胞膜脂成分的保护作用[J].中华急诊医学杂志，2005,14(7):577-578.

[10]李苑，陈亦，胡兴昌.板蓝根枸杞提取液对小鼠免疫机能影响的比较[J].上海师范大学学报(自然科学版)，2006,35(5):83-86.

[11]金明哲，任东鲜，孟繁平，等.板蓝根对机体免疫功能及流感病毒FM1的作用[J].时珍国医国药，2007,18(2):394-396.

[12]张明，蒋培红.板蓝根凝集素的分离及其对小鼠免疫功能的影响[J].动物医学进展，2007,28(1):5-7.

[13]胡兴昌，黄旭冬，许燕.板蓝根凝集素对小鼠胸腺发育的影响[J].解剖学杂志，2000,23(6):559-562.

[14]胡兴昌，张慧绮.板蓝根凝集素对小鼠胸腺淋巴细胞分裂作用的电镜观察[J].上海师范大学学报(自然科学版)，2002,31(1):61-66.

[15]陆平成，许益民，王永珍.板蓝根多糖对小鼠的免疫调节作用[J].中药药理与临床，1991,7(2):22-23.

[16]许益明，陆平成，王永珍，等.板蓝根多糖促进免疫功能的实验研究[J].中西医结合杂志，1991,11(6):357-359.

[17]侯华新，黎丹戎，秦箐，等.板蓝根高级不饱和脂肪组酸体内抗肿瘤实验研究[J].中药新药与临床药理，2002,13(3):156-157.

[18]单风平.50%板蓝根注射液对小鼠Friend红白血病细胞3CL-8体内外的杀伤作用[J].中草药，1994,25(8):417-418.

[19]朱道玉.板蓝根多糖对中华鳖脑抗氧化酶活性和脂质过氧化的影响[J].中国兽医杂志，2009,45(9):23-24.

[20]张萍，刘捷，邓扬悟，等.板蓝根多糖的提取工艺及其清除自由基作用的初步研究[J].河南工业大学学报(自然科学版)，2006,27(3):36-38.

[21]胡兴昌，蒋娇蓉，许燕.板蓝根活性蛋白急性毒性研究[J].自然杂志，2000,22(2):122-123.

[22]吴坚东.板蓝根注射液在家兔体内药代动力学的评价[J].中成药，1993,15(3):5-6.

[23]戚朝秀，吴笑梅，王晓黎.板蓝根滴眼液治疗急性细菌性结膜炎临床疗效研究[J].中药材，2007,30(11):120-122.

[24]林少健，刘靖.板蓝根治疣汤加蒜头治疗跖疣疗效观察[J].时珍国医国药，2006,17(9):1757.

[25]宋文英，查旭山，胡文娟，等.消疣方联合光动力防治尿道尖锐湿疣复发的临床观察[J].广州中医药大学学报，2011,28(6):603-605.

（李焕婷　杨玉梅）

## 52 板栗壳

Banlike

**【异名】** 子上壳刺(《滇南本草》)，栗毛壳(《新修本草》)，栗毛球(《本草纲目》)，栗毬(《本草求真》)，栗刺壳(《日用本草》)，风栗壳(《广东中药》)，板栗壳斗(《江西草药手册》)。

**【来源】** 为壳斗科植物板栗 *Castanea mollissima* Bl.的干燥总苞。

**【产地】** 均为栽培品。我国除新疆等少数地区外，大部分地区均有分布，主产于河北迁西、兴隆、宽城，湖北麻城、罗田，安徽金寨，陕西镇安，广西平乐等地。

**【采收加工】** 秋季采收成熟果实时剥取刺壳，晒干。

**【炮制】** 除去杂质，洗净，晒干。

**【性状特征】** 果实呈球状，略扁，连刺直径4～8cm，高3～4cm，常纵向开裂成2～4瓣；外表面黄棕色或棕色，密布分枝利刺，刺长1～1.5cm，密被灰白色至灰绿色柔毛；内表面密被紧贴的黄棕色丝质长绒毛，底部有2～3个坚果脱落后的疤痕。质坚硬，断面颗粒状，暗棕褐色。气微，味微涩。以个大、质坚、色黄棕者为佳。

**【化学成分】** 板栗壳主要含有有机酸类、甾醇类、黄酮类、三萜类、糖类等。

**【药理毒理】**

**1. 抗菌** 板栗壳提取物50、25、12.5、6.25、3.125、1.56、0.78、0.39mg/ml体外对福氏痢疾杆菌、志贺痢疾杆菌、鲍氏痢疾杆菌、宋内痢疾杆菌、大肠埃希菌、铜绿假单胞菌、金黄色葡萄球菌均有抗菌作用，其 *MIC* 分别为0.350、0.175、0.350、2.100、0.350、1.400、1.220mg/ml，*MBC* 分别为0.700、0.175、0.700、2.100、0.350、1.750、1.570mg/ml[1]。

**2. 抗炎** 板栗壳浸膏3.0、1.5、0.75g/kg灌胃给药3d，对巴豆油所致小鼠耳廓肿胀有明显抑制作用；灌胃给药2d，对醋酸所致腹膜炎小鼠腹膜渗出有明显抑制作用，具有良好的量效关系[1]。

**3. 抑制胃肠道** 板栗壳浸膏3.0、0.3g/kg灌胃给药3d，可明显抑制新斯的明导致的小鼠肠推进功能亢进作用；体外实验，0.1g/ml可明显拮抗Ach对豚鼠离体肠平滑肌的兴奋作用，对组胺、氯化钡兴奋平滑肌效应无拮抗作用[1]。

**4. 抗氧化** 板栗壳水提物100、50、25mg/kg灌胃给药7d，可在一定程度上延长小鼠存活时间，使小鼠血清SOD活力上升，MDA含量下降，且与用药剂量呈相关性[2]。

**5. 抗糖尿病** 板栗壳斗总酚150、300mg/kg灌胃给药56d，可显著改善糖尿病大鼠血糖血脂水平[3]。

**6. 保护脑组织** 板栗壳提取液10g/kg灌胃给药7d，可明显降低大鼠脑缺血再灌注损伤后脑、肝、肾、心等组织中羟自由基、NO的含量，明显提高GSH-Px活性，从而预防自由基损伤，保护脑组织[4]。

**7. 安全性评价** 板栗毛壳浸膏按0.45、0.90、4.5g/kg灌胃给药180d，大鼠血常规、血液生化、内脏器官等均无异常[5]。

**【药性】** 甘、涩，平。归肺经。

**【功能主治】** 止咳，化痰，解毒。用于慢性支气管炎，咳嗽痰多，百日咳，瘰疬痰核。

**【临床应用】** **临床常用**

（1）咳嗽痰多　本品味甘性平，可宣降肺气、化痰止咳、降气平喘，煎汤内服可治疗外感或内伤引起的痰饮阻肺、肺失宣降的痰多咳嗽气喘，如慢性支气管炎、百日咳等。

（2）瘰疬痰核　本品可解毒散结，煎水洗或研末外敷用于治疗瘰疬痰核，痄腮等。

**【用法用量】** 30～60g。

**【贮藏】** 置阴凉干燥处。

**【参考文献】**
[1]吴龙云，凌桂生，许振朝，等.板栗壳浸膏的抗菌抗炎作用及对胃肠平滑肌运动的影响[J].广西中医药，2002，25(4)：54-56.

[2]许卫军，张红霞，吴长忠，等.板栗壳水提物对缺氧小鼠氧自由基的影响[J].临床医学，2012，32(4)：104-106.

[3]陈思玉，刘玉军.板栗壳斗总酚对高脂糖尿病大鼠血糖和血脂水平的影响[J].心理医生杂志，2012，4(下)：456-457.

[4]黄宏妙，李灵，郭占京，等.板栗毛壳水提液对大鼠脑缺血再灌注损伤后羟自由基、NO和GSH-Px的保护作用[J].时珍国医国药，2010，21(11)：2917-2918.

[5]李爱媛，贝伟剑，赵一，等.板栗毛壳长期毒性的实验研究[J].湖南中医药导报，1996，(4)：31-32.

（李焕婷　杨玉梅）

## 53　半边莲

Banbianlian

**【异名】** 急解索（《本草纲目》），蛇利草（《岭南采药录》），细米草（《中国药用植物志》），蛇舌草（《福建民间草药》），鱼尾花（《江西中药》），半边菊、半边旗（《广西中药志》），奶儿草、半边花（《浙江民间草药》），箭豆草（《四川中药志》），顺风旗、单片芽（《岭南草药志》），小莲花草、绵蜂草、吹血草，腹水草、疳积草、白腊滑草、金菊草(《湖南药物志》),金鸡舌(《闽东本草》),片花莲、偏莲、瓜仁草(《江西民间草药验方》),蛇啄草(《上海常用中草药》),鱼尾花(《江西中药》)。

**【来源】** 为桔梗科植物半边莲 *Lobelia chinensis* Lour.的干燥全草。

**【产地】** 主要为栽培品,野生品亦有。主产于长江以南各省区。

**【采收加工】** 栽种后可连续收获多年。夏、秋季生长茂盛时,选晴天,连根拔起,洗净,晒干。

**【炮制】** 除去杂质,抢水洗净,沥去水,切段,干燥。

**【性状特征】** 全草长15～35cm,常缠结成团。根细小,黄色,侧生纤细须根。根茎圆柱形,表面淡黄棕色。茎细长,有分枝,灰绿色,节明显。叶互生,近无柄,绿褐色,展平后呈狭披针形,长1～2.5cm,叶缘具疏锯齿。花梗细长,花小,单生于叶腋,花冠基部连合,上部5裂,偏向一边。气微,味微甘而辛。以茎叶色绿、根黄色、无泥沙杂质者为佳。

**饮片** 呈不规则的段。根及根茎细小,表面淡棕黄色或黄色。茎细,灰绿色,节明显。叶无柄,叶片多皱缩,绿褐色,狭披针形,边缘具疏而浅的齿或全缘、气味特异,味微甘而辛。

**【化学成分】** 半边莲主要含有生物碱、有机酸、黄酮类、氨基酸、多糖等。

**【药理毒理】**

**1. 镇痛、抗炎** 半边莲煎剂和醇提物1g/kg灌胃给药5d,可明显抑制醋酸所致小鼠扭体反应,提高小鼠热板痛阈值,且均能抑制二甲苯所致小鼠耳廓肿胀和蛋清所致小鼠足跖肿胀,具有良好的抗炎、镇痛作用[1]。

**2. 抗肿瘤** 半边莲煎剂0.4g/kg灌胃给药14d,可明显地抑制小鼠H22型肝癌细胞的生长,对小鼠肝癌细胞的生长抑制率为33.98%,其机制可能与肿瘤细胞内CerbB-2、P53蛋白表达有关[2]。体外实验,半边莲水煎液2g/ml可显著升高肝癌细胞HepG2细胞胞内游离的$Ca^{2+}$浓度,通过影响胞内钙信号进而诱导癌细胞凋亡[3];半边莲生物碱300、250、200、150、100、50mg/L对胃癌细胞BG-38有一定的抑制作用,且抑制作用与生物碱浓度呈相关性[4]。

**3. 利胆** 半边莲水煮醇沉制剂1g/kg静脉注射,可使犬胆汁流量明显增加,50min后作用达到高峰,但胆汁中固形物、胆酸盐和胆红素的浓度都有所降低,对绝大多数引起胆道感染的细菌也有较好的抑菌作用[5]。

**4. 调节血压** 半边莲生物碱2.5mg/kg灌胃给药8周,能明显降低高血压大鼠尾动脉血压,抑制胶原的表达以及内皮素基因的转录、蛋白合成和翻译,降低肾素活性,对缓解血管重塑、防治肾性高血压所致的血管病变具有一定作用[6,7]。

**5. 抗血管病变** 500mg/L半边莲提取液按5ml/kg给肾性高血压大鼠灌胃给药8周,能抑制内皮素基因的转录、蛋白合成及翻译,对防治肾性高血压所致的血管病变具有一定作用[6]。

**【药性】** 辛,平。归心、小肠、肺经。

**【功能主治】** 清热解毒,利尿消肿。用于痈肿疔疮,蛇虫咬伤,臌胀水肿,湿热黄疸,湿疹湿疮。

**【临床应用】** **临床常用**

(1) 毒蛇咬伤　本品味甘性凉,清热解毒之力甚强,尤长于解蛇毒,善治毒蛇咬伤,对眼镜蛇、蝰蛇、青竹蛇等蛇咬伤,可单味煎服,或鲜品捣汁加酒服,如《岭南草药志》治毒蛇咬伤方;亦可捣烂和鸡蛋清调敷伤口周围。若与黄芩、黄连、田基黄等清热解毒药同用,则疗效更佳。治疗痈肿疔毒,既可外用,亦可配金银花、紫花地丁、野菊花等煎服。

(2) 湿热黄疸,水肿腹水　本品味甘淡,主清降,具利水消肿之功,可用于湿热黄疸,水肿腹水,泻痢等证。如治水肿,小便不利,可配茯苓、猪苓、白茅根;治单腹臌胀,可配金钱草、大黄、枳实;治湿热黄疸,可配茵陈、大黄等。

(3) 肿瘤　本品还有散结抗肿瘤作用,临床随证配伍可用于多种癌症。如与白花蛇舌草、半枝莲、石见穿等同用,可治胃癌,直肠癌;与七叶一枝花、三棱、莪术等配伍,可治肝、胆、胰腺等肿瘤。

(4) 湿疹,足癣,跌打损伤　本品煎浓液湿敷,尚可治湿疹,足癣,并治跌打损伤肿痛。

**【用法用量】** 9～15g。

**【成药例证】** **二丁颗粒(《中华人民共和国药典》2015年版)**

药物组成:紫花地丁、半边莲、蒲公英、板蓝根。

功能主治:清热解毒。用于火热毒盛所致的热疖痈毒、咽喉肿痛、风热火眼。

**【注意事项】**

1. 半边莲有一定毒性,毒性成分为其中的生物碱。中毒症状为初起流涎,恶心,头痛,腹泻,血压增高,脉搏先缓后快;继而肌肉颤搐,呼吸困难;重者昏迷、瞳孔散大,血压下降,最终呼吸中枢麻痹而死亡。

2. 使用时要注意剂量,不可过量。

**【贮藏】** 贮干燥容器内,置通风干燥处。

**【参考文献】** [1]黄礼德,郭立强,潘喜英,等.半边莲不同提取物镇痛抗炎作用[J].医药导报,2012,31(8):982-984.

[2]邵金华,张红.半边莲煎剂对小鼠H22肝癌荷瘤细胞系CerbB-2和P53表达的影响[J].中国临床药学杂志,2010,19(6):372-375.

[3]高冬,刘如玉,张振林.半边莲通过钙信号诱导肝癌细胞凋亡的实验研究[J].福建中医学院学报,2006,16(6):32-34.

[4]粟君,谭兴,李劲涛,等.半边莲生物碱的提取及其对胃癌细胞的抑制作用[J].西华师范大学学报,2007,28(4):311-314.

[5]刘恕,刘浔阳,汤辉焕.半边莲利胆作用的实验研究与临床观察[J].中国现代医学杂志,1995,5(3):1-4.

[6]张晓玲,薛冰,李莉.半边莲生物碱缓解肾性高血压大鼠的血管重塑[J].中国病理生理杂志,2008,24(6):1074-1077.

[7]张晓玲,薛冰,李莉.半边莲生物碱抑制肾性高血压大鼠内皮素1mRNA和蛋白表达[J].中国动脉硬化杂志,2007,15(1):11-14.

(李焕婷　杨玉梅)

## 54　半夏(清半夏、姜半夏、法半夏)

Banxia (Qingbanxia, Jiangbanxia, Fabanxia)

**【异名】** 水玉、地文(《神农本草经》),和姑(《吴普本草》),守田、示姑(《名医别录》),羊眼半夏(《新修本草》),蝎子草(《植物名实图考》),地珠半夏(《昆明药植调查报告》),麻芋果(《贵州民间方药集》),三步跳、泛石子(《湖南野生植物》),地鹧鸪、地茨菇(《广西中兽医药植》),老黄嘴、老和尚头、野芋头,老鸹头(《江苏植药志》),捉嘴豆子,地巴豆(《河北药材》),无心菜根、天落星、老鸹眼、麻芋子(《山东中药》),地雷公、老瓜蒜、狗芋头(《中药志》),珠半夏(《广西中药志》),裂刀菜(《辽宁经济植物志》)。

**【来源】** 为天南星科植物半夏 *Pinellia ternata* (Thunb.) Breit.的干燥块茎。

**【产地】** 野生品与栽培品均有。分布于我国大部分地区,主产于四川、湖北、贵州、河南、安徽。现野生半夏从全国大部分地区萎缩至贵州、四川、湖北、甘肃的少数地区,而家种半夏已经发展到贵州、山西、河北、山东、甘肃等地。以山东、河南、江苏所产为道地。建于甘肃省西和县石堡乡张刘村、十里乡板桥村的半夏GAP种植基地已通过原国家食品药品监督管理总局验收。

**【采收加工】** 种子繁殖培育第3年、珠芽繁殖培育第2年,块茎繁殖春栽当年的9月下旬至11月收获。挖取块茎,筛去泥土,按大、中、小分等,放筐内。于流水中用棍棒搓捣脱皮,也可用半夏脱皮机去皮,洗净,晒干或烘干。

**【炮制】** **生半夏**　除去杂质,洗净,干燥。用时捣碎。

**清半夏**　取净半夏,大小分开,用8%白矾溶液浸泡,至内无干心,口尝微有麻舌感,取出,洗净,切厚片,干燥。

**姜半夏**　取净半夏,大小分开,用水浸泡至内心无干心时,取出;另取生姜切片煎汤,加白矾与半夏共煮透,取出,晾干,或晾至半干,干燥;或切薄片,干燥。每半夏100kg,用生姜25kg、白矾12.5kg。

**法半夏**　取净半夏,大小分开,用水浸泡至内无干心,去水,加入甘草石灰液(取甘草加适量水煎2次,合并煎液,倒入加适量水制成的石灰液中)浸泡,每日搅拌1～2次,并保持浸液pH 12以上,至口尝微有麻舌感,切面黄色均匀为度,取出,洗净,阴干或烘干,即得。每半夏100kg,用甘草15kg,生石灰10kg。

**【性状特征】** **生半夏**　块茎呈类球形,有的稍偏斜,直径1～1.5cm。表面白色或浅黄色,顶端有凹陷的茎痕,周围密布麻点状根痕;下面钝圆,较光滑。质坚实,断面洁白,富粉性。气微,味辛辣、麻舌而刺喉。

**清半夏**　呈椭圆形、类圆形或不规则的片。切面淡灰色至灰白色,可见灰白色点状或短线状维管束迹,有的残留栓皮处下方显淡紫红色斑纹。质脆,易折断,断面略呈角质样。气微,味微涩、微有麻舌感。

**姜半夏**　呈片状、不规则颗粒状或类球形。表面棕色至棕褐色。质硬脆,断面淡黄棕色,常具角质样光泽。气微香,味淡、微有麻舌感,嚼之略粘牙。

**法半夏** 呈类球形或破碎成不规则颗粒状。表面淡黄白色、黄色或棕黄色。质较松脆或硬脆，断面黄色或淡黄色，颗粒者质稍硬脆。气微，味淡略甘、微有麻舌感。

**【化学成分】** 半夏主要含有有机酸类、生物碱、氨基酸类、挥发油、微量元素等成分。《中华人民共和国药典》2015年版规定，本品药材按干燥品计算，含总酸以琥珀酸($C_4H_6O_4$)计，不得少于0.25%；本品药材按干燥品计算，含总酸以琥珀酸($C_4H_6O_4$)计，不得少于0.25%。本品饮片清半夏按干燥品计算，含总酸以琥珀酸($C_4H_6O_4$)计，不得少于0.30%。

**【药理毒理】**

**1. 对呼吸系统的作用**

(1) 镇咳 半夏生品以及药典法、酸法、碱法炮制品粉末混悬液6、10g/kg灌胃给药，对氨水引咳小鼠均有不同程度的止咳作用；半夏碱法与半夏药典法减咳率相近，半夏酸法效果较差[1]。半夏水提物1.5、3g/kg灌胃给药5d，能明显延长氨水致咳模型小鼠咳嗽的潜伏期，并减少咳嗽次数[2]。

(2) 祛痰 半夏水提物1.5、3g/kg灌胃给药7d，能增加小鼠气管酚红排泌量，具有祛痰作用[2]。半夏提取物60、30、10g/kg灌胃给药4d，能明显抑制经气道注入LPS大鼠气道黏液高分泌状态[3]。

**2. 对消化系统的作用**

(1) 镇吐 半夏生品以及药典法、酸法、碱法炮制品粉末混悬液100g/kg灌胃给药2d，均能抑制$CuSO_4$致呕吐家鸽呕吐次数；半夏生品减吐率高于半夏药典法制品，半夏碱法制品优于半夏酸法制品[1]。

(2) 催吐 生半夏细粉2g/kg灌胃给药，可诱发水貂产生干呕和呕吐，于给药后80min开始出现呕吐反应，发生率均为100%[4]。

(3) 抗溃疡 200%的半夏水煎醇沉液5、10、20mg/kg肌内注射，可以抑制大鼠胃液分泌，降低胃液游离酸度和总酸度，抑制胃蛋白酶活性，对大鼠幽门结扎型溃疡、吲哚美辛型溃疡及应激型溃疡都有明显对抗作用[5]。

(4) 抑制胃肠蠕动 生半夏、姜矾半夏和姜煮半夏0.5g/kg给予大鼠灌胃3d，2g/kg小鼠灌胃给药1次，对大鼠胃液中$PGE_2$的含量和胃蛋白酶活性无明显影响，但能显著抑制小鼠胃肠运动[6]。

(5) 激活肝肾功能 半夏1.56、3.12g/kg灌胃给药8d，可显著提高小鼠肝脏$Cyp_2e_1$和$Cyp_3a_{11}$活性、mRNA和蛋白表达水平，提高肾脏$OAT_1$和$OAT_3$ mRNA和蛋白表达水平，提高了肝脏代谢和肾脏排泄能力[7]。

**3. 抗肿瘤** 半夏多糖60、300、600mg/kg分别灌胃给予S180荷瘤小鼠、H22肝癌小鼠、EAC艾氏腹水瘤小鼠，连续10d，各剂量对三种肿瘤均有不同程度抑制作用；体外实验，15、60、120mg/L的半夏多糖对肾上腺嗜铬细胞(PC12)有抑制作用，且与剂量成正相关关系；60mg/ml的半夏多糖使人神经母瘤细胞(SH-SY5Y)细胞核出现典型的凋亡形态学改变[8]。半夏凝集素提取物8.60、2.15、0.72mg/kg注射给予S180荷瘤小鼠，连续10d，有促进荷瘤小鼠脾、淋巴细胞增殖作用，对实体瘤生长有一定抑制作用[9]。

**4. 抗炎** 半夏总生物碱0.03、0.02、0.01g/kg灌胃给药，2次/d，连续3d，可抑制二甲苯致小鼠耳廓肿胀和醋酸致小鼠腹腔毛细血管通透性增高；灌胃给药7d，明显抑制大鼠棉球肉芽肿的形成[10]。

**5. 抑菌** 半夏有效部位提取物50、25、10、5mg对大肠埃希菌、金黄色葡萄球菌、铜绿假单胞菌及2种深度真菌(白色假丝酵母菌)均有明显抑制作用，其中对金黄色葡萄球菌的抑制效果最好[11]。

**6. 对心血管系统的作用**

(1) 降血脂 半夏水提液4g/kg灌胃给药3周，可使正常大鼠LDL-C，TC/TG比值和LDL-C/HDL-C比值均显著降低，延缓喂饲高脂饲料所致高脂血症的形成；继续灌胃给药3周，可使高脂血症大鼠的TC和TG均显著降低[12]。

(2) 抑制血栓形成 清半夏75%乙醇提取物10、3g/kg灌胃给药3d，均能显著延长大鼠实验性体内血栓形成时间和凝血时间[13]。以ADP、胶原为诱导剂时，清半夏75%乙醇提取物0.51、1.00、1.92mg/ml对ADP和胶原诱导的血小板的聚集具有延迟作用[14]。

(3) 降低血液黏度 半夏水煎液5g/kg灌胃给药7d，能降低大鼠全血黏度，明显抑制红细胞的聚集和提高红细胞变形能力[15]。

**7. 镇静、催眠、抗惊厥** 生半夏水提液10g/kg

灌胃药,对尼可刹米兴奋模型小鼠具有明显抑制作用[16]。半夏醇提液12、8g/kg灌胃给药,可明显增加戊巴比妥钠阈下催眠剂量的入睡小鼠数,并且延长小鼠的睡眠时间[17]。半夏超临界$CO_2$乙醇萃取物29.96g/kg灌胃给药,可延长皮层定位注射青霉素惊厥模型大鼠痫性发作潜伏期,减轻发作程度,延长痫性放电的潜伏期,减少痫波发放频率,减少放电最高波幅,同时还能使大鼠海马区Glu含量降低,GABA含量升高[18]。

**8. 抗早孕**　半夏蛋白250μg皮下注射5d,可使怀孕7d的小鼠50%流产,但无动物死亡[19]。半夏蛋白30mg/kg皮下注射3d,可使怀孕小鼠血浆黄体酮水平下降,子宫内膜变薄,胚胎停止发育,抗早孕率可高达100%[20]。

**9. 杀虫**　半夏提取物100.0、75.0、50.0、25.0、12.5mg/ml,可引起棉蚜拒食,100mg/ml浓度48h内拒食效果达95%;对棉蚜的毒杀作用随浓度的增加而增强,同一浓度,随时间增长死亡率增高[21]。

**10. 安全性评价**　生半夏粉末混悬液小鼠灌胃$LD_{50}$为42.7±1.27g/kg;生半夏与姜半夏小鼠累积灌胃80g/kg.d,均未表现出毒性反应[22]。生半夏粉末混悬液小鼠腹腔注射$LD_{50}$为0.55±0.058g/kg、姜浸半夏的$LD_{50}$为1.23±0.032g/kg[23]。姜半夏水煎剂9、15、30g/kg灌胃给药3d,其中30g/kg可诱发孕鼠骨髓细胞SCE轻微升高;3个剂量对孕鼠骨髓细胞和胎鼠肝细胞的CA频率均无明显影响[24]。姜半夏10、20、30g/kg给小鼠灌胃给药13d,母鼠骨髓微核率未见显著升高[25]。生半夏、清半夏、法半夏、姜半夏0.2g/ml混悬液给家兔点眼0.2ml,均可致家兔眼结膜发生炎性反应,且刺激性大小为生半夏>清半夏>姜半夏>法半夏[26]。

**【药性】**　**半夏**　辛,温;有毒。归脾、胃、肺经。

**姜半夏**　辛,温。归脾、胃、肺经。

**法半夏**　辛,温。归脾、胃、肺经。

**清半夏**　辛,温。归脾、胃、肺经。

**【功能主治】**　**半夏**　燥湿化痰,降逆止呕,消痞散结。用于湿痰寒痰,咳喘痰多,痰饮眩悸,风痰眩晕,痰厥头痛,呕吐反胃,胸脘痞闷,梅核气;外治痈肿痰核。

**姜半夏**　温中化痰,降逆止呕。用于痰饮呕吐,胃脘痞满。

**法半夏**　燥湿化痰。用于痰多咳喘,痰饮眩悸,风痰眩晕,痰厥头痛。

**清半夏**　燥湿化痰。用于湿痰咳嗽,胃脘痞满,痰涎凝聚,咯吐不出。

**【临床应用】**

**1. 临床常用**

(1)咳嗽痰多　本品辛温燥散,能燥湿而化痰浊,为治湿痰之要药,故常用于咳嗽痰多,风痰眩晕等症。凡湿痰壅滞,症见痰多咳嗽、气逆者,可与陈皮、茯苓等配伍,如《太平惠民和剂局方》二陈汤;若寒饮伏肺,咳嗽气喘,痰多清稀,形寒背冷,感寒易发者,可与麻黄、桂枝、干姜、细辛等同用,如《伤寒论》小青龙汤;对于热痰犯肺,咳嗽痰黄质稠者,宜与黄芩、瓜蒌等相合,如《医方考》清气化痰丸。凡风痰上扰,症见眩晕头痛,胸痞,呕吐痰涎者,可与天麻,白术,茯苓等相配,如《医学心悟》半夏白术天麻汤。

(2)呕吐,反胃　本品味辛散苦降,能和胃降逆,为治呕吐之上品,故常用于呕吐反胃等证。凡寒饮内停而致呕吐者,可配生姜,如《金匮要略》小半夏汤;若寒甚,干呕,吐涎沫者,宜伍干姜,如《金匮要略》半夏干姜散;若胃热呕吐者,可与黄连、竹茹、橘皮同用,如《温热经纬》黄连竹茹橘皮半夏汤。凡胃虚不纳,症见朝食暮吐,暮食朝吐者,可与人参、白蜜配伍,如《金匮要略》大半夏汤;若妊妇脾胃虚弱,痰饮上冲而呕吐不止者,可与干姜、人参相合,如《金匮要略》干姜人参半夏丸。前人虽有"半夏堕胎""妊妇忌半夏"之说,但历代医家治妊娠呕吐多本《内经》"有故无殒"之义使用半夏。

(3)胸脘痞满　本品辛散有毒,能消痞化痰,散结解毒消肿,故常用于胸脘痞满,瘰疬结核,梅核气及痈疽肿毒等证。凡寒热互结于中焦,症见心下痞满不痛,或呕吐下利者,可与黄连、黄芩、干姜等同用,如《伤寒论》半夏泻心汤;若痰热互结,气机不利,症见胸脘痞满,按之则痛者,可与黄连、瓜蒌配伍,如《伤寒论》小陷胸汤。凡胸阳不振痰浊较甚之胸痹,症见心痛彻背者,可与瓜蒌、薤白相佐,如《金匮要略》瓜蒌薤白半夏汤。凡气滞痰凝之瘿瘤痰核者,可与海藻、香附、青皮等并施,如《外科正宗》通气散坚丸、海藻玉壶丸。凡气滞痰结，咽中如有物阻的梅核气症，无热象者，可与厚朴、苏叶、茯苓等并用，如《金匮要略》半夏厚朴汤。凡痈疽肿毒初起未溃者，《肘后方》则用半夏末与鸡子白调涂，以解毒散结消肿。

**2. 临床新用** 半夏可用于治疗非小细胞肺癌[27]、椎基底动脉供血不足[28]、癔球症[29]、老年冠心病[30]。

**【用法用量】** 内服一般炮制后使用，3～9g。外用适量，磨汁涂或研末以酒调敷患处。

**【成药例证】**

**1. 半夏天麻丸(《中华人民共和国药典》2015 年版)** 药物组成：法半夏、天麻、炙黄芪、人参、苍术(米泔炙)、炒白术、茯苓、陈皮、泽泻、六神曲(麸炒)、炒麦芽、黄柏。

功能主治：健脾祛湿，化痰息风。用于脾虚湿盛、痰浊内阻所致的晕眩、头痛、如蒙如裹、胸脘满闷。

**2. 风寒咳嗽丸(《中华人民共和国药典》2015 年版)** 药物组成：陈皮、法半夏、青皮、苦杏仁、麻黄、紫苏叶、五味子、桑白皮、炙甘草、生姜。

功能主治：宣肺散寒，祛痰止咳。用于外感风寒、肺气不宣所致的咳喘，症见头痛鼻塞、痰多咳嗽、胸闷气喘。

**3. 竹沥达痰丸(《中华人民共和国药典》2015 年版)** 药物组成：黄芩、半夏(制)、大黄(酒制)、橘红、甘草、沉香。

功能主治：豁除顽痰，清火顺气。用于痰热上壅，顽痰胶结，咳喘痰多，大便干燥，烦闷癫狂。

**4. 金嗓利咽丸(《中华人民共和国药典》2015 年版)** 药物组成：茯苓、法半夏、枳实(炒)、青皮(炒)、胆南星、橘红、砂仁、豆蔻、槟榔、合欢皮、六神曲(炒)、紫苏梗、生姜、蝉蜕、木蝴蝶、厚朴(制)。

功能主治：疏肝理气，化痰利咽。用于痰湿内阻、肝郁气滞所致的咽部异物感、咽部不适、声音嘶哑；声带肥厚见上述证候者。

**5. 二陈丸(《中华人民共和国药典》2015 年版)** 药物组成：陈皮、半夏(制)、茯苓、甘草。

功能主治：燥湿化痰，理气和胃。用于痰湿停滞导致的咳嗽痰多、胸脘胀闷、恶心呕吐。

**【注意事项】**

1. 半夏毒性较大，毒性成分主要是生物碱、植物固醇、针晶蛋白。炮制后毒性可降低。中毒后可出现口舌麻木，咽喉疼痛干燥，上腹部不适等症状，继而喉舌肿胀、灼痛充血，流涎，声音嘶哑，语言不清，吞咽困难，剧烈呕吐，腹痛，腹泻，头痛发热、出汗、心悸、面色苍白、脉弱无力、呼吸不规则，严重者抽搐、喉部痉挛，最后死于呼吸麻痹。

2. 内服切不可用生品，并要控制用量。

3. 生半夏对皮肤、黏膜刺激性较强。外用生半夏有引起过敏性坏死性皮炎的报道，应予以重视。

4. 不宜与川乌、制川乌、草乌、制草乌、附子同用。

**【贮藏】** 置通风干燥处，防蛀。

**【参考文献】**
[1]汤玉妹，周学优.半夏炮制前后的药效比较[J].中成药，1994(9) 21-22.

[2]谌立巍，卢先明，陈思敏，等.不同产地半夏的初步药效学评价实验研究[J].成都中医药大学学报，2008，31(2)：54-56.

[3]邓青南，周建龙，郭振辉，等.半夏提取物对气道黏液高分泌的影响[J].中国呼吸与危重监护杂志，2009，8(5)：477-481.

[4]赵永娟，吉中强，张向农，等.生半夏、姜半夏对水貂呕吐作用的影响研究[J].中国中药杂志，2005，30(4)：277-278.

[5]刘守义，尤春来，王义明.半夏抗溃疡作用机理的实验研究[J].辽宁中医杂志，1992，(10)：42-45.

[6]吴皓，蔡宝昌.半夏姜制对动物胃肠道功能的影响[J].中国中药杂志，1994，19(9)：535-537.

[7]王抚梦，卢燕，孔令东.半夏厚朴汤及君臣配伍对小鼠肝脏CYP450和肾脏离子转运子的影响[J].中国中药杂志，2011，36(1)：60-65.

[8]赵永娟，王蕾，侯琳，等.半夏多糖抗肿瘤作用研究[J].中国药理学通报，2006，22(3) 368-371.

[9]朱黎，范汉生，王雪，等.掌叶半夏凝集素的分离纯化及其在体内外对小鼠肉瘤 S180 细胞的影响[J].武汉大学学报(医学版)，2009，30(1) 11-15.

[10]周佶，吴皓.半夏总生物碱抗炎作用研究[J].中药药理与临床，2006，22(3、4) 87-89.

[11]王桂芳.半夏有效部位提取物对常见细菌及酵母样真菌的体外抑菌实验的研究[J].临床医药实践，2009，2(4) 1588-1589.

[12]洪行球，沃兴德，何一中，等.半夏降血脂作用研究[J].浙江中医学院学报，1 995，19(2)：28-29.

[13]沈雅琴，张明发，朱自平，等.半夏的镇痛、抗溃疡和抗血栓形成作用[J].中国生化药物杂志，1998，19(3)：141-143.

[14]张小丽，谢人明，冯英菊.四种中药对血小板聚集性的影

响[J].西北药学杂志,2000,15(6):260-261.

[15]蒋文越,杨宇,李燕燕.化痰药半夏、瓜蒌、浙贝母、石菖蒲对大鼠血液流变性的影响[J].中医杂志,2002,43(3):215-216,225.

[16]周细根,颜峰光,梁生林,等.生半夏水提取液对小鼠中枢神经抑制作用的研究[J].实用临床医学,2011,12(1):4(5):416-417.

[17]詹爱萍,王平,陈科力.半夏、掌叶半夏和水半夏对小鼠镇静催眠作用的比较[J].中药材,2006,29(9):964-965.

[18]杨蓉,王明正,成银霞.半夏超临界$CO_2$乙醇萃取物对皮层定位注射青霉素诱发大鼠痫性放电和海马区癫痫相关递质的影响[J].中华中医药学刊,2009,27(10):2108-2110.

[19]陶宗普,徐琴红,吴克佐,等.半夏蛋白的分离、结晶、生物活力和一些化学性质[J].生物化学与生物物理学报,1981,10(1):77-82.

[20]夏林纳,李超荆.半夏蛋白对小鼠的抗生育作用及抗早孕的机理探讨[J].上海第一医学院学报,1985,12(3):193-198.

[21]李进步,薛建平,方丽平,等.半夏提取物对棉蚜的毒杀和拒食活性[J].中国中药杂志,2007,32(10):973-975.

[22]杨守业,叶文华,吴子伦,等.半夏炮制前后对小白鼠急性、亚急性和蓄积性毒性的研究[J].中成药,1988,10(7):18-19.

[23]吴皓,蔡宝昌,史小良,等.半夏姜制对动物刺激性及毒性的影响[J].中国中药杂志,2000,18(7):408-410.

[24]王华江,孙萌,王真真,等.半夏对孕鼠及胎鼠姐妹染色单体交换和染色体畸变的影响[J].中医药学报,1987,15(5):43-44.

[25]王小红,江洪,夏明珠,等.姜半夏致突变性实验研究[J].江苏中医药,2002,23(8):42-43.

[26]高昌琨,吴琼,张陆军.半夏及炮制品对动物黏膜刺激性比较[J].安徽中医学院学报,2001,20(6):49-50.

[27]吴玉生,赵嫚嫚,曹洋,等.金福安汤治疗中晚期非小细胞肺癌的临床研究[J].中成药,2010,32(4):547-550.

[28]孔亮,狄美琪,李超生,等.半夏白术天麻汤加减治疗椎-基底动脉供血不足性眩晕60例临床研究[J].中医杂志,2013,54(4):315-317.

[29]陈晓鸥,颜红.半夏厚朴汤联合电针治疗瘿球症45例临床观察[J].中医杂志,2014,55(5):408-411.

[30]王懿.加减桃仁红花加瓜蒌半夏桂枝煎治疗老年患者冠心病的临床疗效观察[J].中药药理与临床,2015,31(1):316-317.

（李焕婷　杨玉梅）

## 55　半枝莲

Banzhilian

**【异名】**　狭叶韩信草(《广州植物志》),牙刷草(《江苏省植物药材志》),小韩信草(《广西药用植物图志》)。

**【来源】**　为唇形科植物半枝莲 *Scutellaria barbata* D.Don 的干燥全草。

**【产地】**　野生品与栽培品均有。主要分布于我国长江以南的大部分省区以及河北、河南、陕西、湖北等地。

**【采收加工】**　夏、秋二季茎叶茂盛时采挖,用刀割取地上部分,拣除杂草,捆成小把,晒干或阴干。

**【炮制】**　除去杂质,抢水洗净,沥去水,切段,干燥。

**【性状特征】**　全草长15～35cm,无毛或花轴上疏被毛。根纤细。茎丛生,较细,方柱形;表面暗紫色或棕绿色。叶对生,有短柄;叶片多皱缩,展平后呈三角状卵形或披针形,长1.5～3cm,宽0.5～1cm;先端钝,基部宽楔形,全缘或有少数不明显的钝齿;上表面暗绿色,下表面灰绿色。花单生于茎枝上部叶腋,花萼裂片钝或较圆;花冠二唇形,棕黄色或浅蓝紫色,长约1.2cm,被毛。果实扁球形,浅棕色。气微,味微苦。以色绿、味苦者为佳。

**饮片**　呈不规则的段。茎方柱形,中空,表面暗紫色或棕绿色。叶对生,多破碎,上表面暗绿色,下表面灰绿色。花萼下唇裂片钝或较圆;花冠唇形,棕黄色或浅蓝紫色,被毛。果实扁球形,浅棕色。气微,味微苦。

**【化学成分】**　半枝莲主要含有黄酮类、有机酸类、甾醇及多糖等。《中华人民共和国药典》2015年版规定,本品药材及其饮片按干燥品计算,含总黄酮以野黄芩苷($C_{21}H_{18}O_{12}$)计,不得少于1.50%;含野黄芩苷($C_{21}H_{18}O_{12}$)不得少于0.20%。

**【药理毒理】**

**1. 抗肿瘤**　半枝莲水提物10、20、40mg/kg灌胃给药10d,对$H_{22}$荷瘤小鼠抑瘤率分别为31.58%、36.26%、38.01%,且有效延长荷瘤小鼠生存时间[1]。半枝莲醇提物31.5、63.0、126.0mg/kg灌胃给药10d,对小鼠S180肉瘤株和H2y2肝癌细胞株具有显著的抑制作用[2]。体外实验,半枝莲水提物、醇提物10mg/m对人红白血病细胞株K562、人胃癌细胞株BGC823、人食管癌细胞株TE13均有抑制作用,$IC_{50}$分别为水提物27.6、146.3、57.4pμg/ml,醇提物25.7、30.8、30.8μg/ml[3]。半枝莲水提液1、0.2、

0.1、0.05g/ml 对 K562 细胞增殖有显著抑制作用，且呈一定剂量依赖性[4]。

**2. 抗病原微生物** 半枝莲水煎液 1g/ml 体外对金黄色葡萄球菌、福氏痢疾杆菌、伤寒杆菌、铜绿假单胞菌、大肠埃希菌等有一定的抑制作用，对乙肝病毒有中等的抑制作用[5]。

**3. 解热** 半枝莲水煎剂 2.5、5、10g/kg 灌胃给药，对皮下注射干酵母混悬液引起的发热大鼠具有明显解热作用，而对正常大鼠体温无明显影响[6]。

**4. 抗炎** 半枝莲水提物 5、10g/kg 灌胃给药 7d，可显著抑制角叉菜胶所致大鼠足趾肿胀、醋酸所致小鼠腹腔毛细血管通透性增高、小鼠羧甲基纤维素囊肿白细胞的游出数目以及大鼠巴豆油性气囊的形成[7]。

**5. 提高免疫力** 半枝莲多糖 50、100mg/kg 皮下注射 7d，可促进刀豆蛋白诱导的小鼠淋巴细胞增殖，提高小鼠外周淋巴细胞酯酶的染色阳性率[8]。半枝莲醇提取物 10、5、2.5、1.25g/L 对小鼠脾细胞增殖具有促进作用，且呈剂量依赖性[1]。

**6. 抗氧化** 体外实验，半枝莲总黄酮 3～48μg/ml，可以有效清除氧自由基，抗脂质过氧化，且呈剂量依赖性降低黄嘌呤-黄嘌呤氧化酶、过氧化氢和紫外线照射诱导的红细胞膜脂质过氧化[9]。

**7. 保肝** 半枝莲水提物 1、5、10、25、20、100、200mg/ml，可使人肝脏细胞色素 CYPs 的活性随浓度增加而递减，呈浓度依赖性抑制，其 $IC_{50}$ 值分别为 CYP2C9：101.34mg/ml，CYP1A2：30.89mg/ml，CYP1A1：48.50mg/ml，CYP3A4＞200mg/ml[10]。

**8. 安全性评价** 半枝莲煎剂小鼠静脉注射的 $LD_{50}$ 为 6.10±0.26g/kg，大鼠灌胃给药的 $LD_{50}$ 为 75±13.1g/kg。半枝莲煎剂 0.1、0.2、0.3 和 1.0g/kg 大鼠腹腔注射 90d，体重、尿沉渣及尿蛋白均无异常发现[11]。

**【药性】** 辛、苦，寒。归肺、肝、肾经。

**【功能主治】** 清热解毒，化瘀利尿。用于疔疮肿毒，咽喉肿痛，跌仆伤痛，水肿，黄疸，蛇虫咬伤。

**【临床应用】** **临床常用**

(1) 咽喉肿痛 本品辛苦性凉，具有清热解毒，散结消肿之功，故常用于咽喉肿痛，肝炎，痢疾，痈疮肿毒，毒蛇咬伤诸证。凡咽喉肿痛者，可与马鞭草配伍，以清热利咽；治肺痈，可与鱼腥草同用，以清肺消痈；治肠痈，可与红藤相配，以清肠消痈；治肝炎，可与茵陈、大枣相伍，以清热利湿；治痢疾，可与黄连相合，以清热止痢；治疮疡肿毒，可与紫花地丁、蒲公英、蚤休配伍，以清热解毒；治毒蛇咬伤，可与半边莲合用，以解毒消肿。

(2) 瘰疬痰核 本品味辛走窜，功能散结化瘀，行气活血，故常用于瘰疬痰核，跌打损伤，瘀滞肿痛等证。凡顽痰结滞，瘰疬痰核者，可与半夏、瓜蒌配伍，以化痰散结；凡跌打损伤，瘀滞肿痛者，可与乳香、没药、红花同用，以活血化瘀止痛。

(3) 出血 本品味苦性凉，不仅清热解毒，且能凉血止血，故常用于血热吐血，衄血，血淋等证。临床可取鲜品捣汁内服，也可随证与小蓟、白茅根、侧柏叶等同用，以增强清热凉血止血之功。

(4) 腹水，臌胀 本品辛散苦降，功能清热化湿，利水消肿，故常用于水肿，腹水，小便不利等证。凡水湿不化，面浮肢肿，腹水臌胀者，可与白桑皮、大腹皮、茯苓、泽泻等配伍，以增强利水消肿之功；凡小便不利淋痛者，可与滑石、山栀、车前子等同用，以增渗湿利尿之力。

(5) 肿瘤 本品清热解毒，散结化瘀，而有一定的抗肿瘤作用，故常试用于胃癌，食管癌，直肠癌，宫颈癌等多种癌肿。可与半边莲、白花蛇舌草、七叶一枝花等清热解毒抗癌药同用，或加入其他复方中使用。

**【用法用量】** 15～30g。

**【成药例证】** **茵山莲颗粒(《中华人民共和国药典》2015 年版)**

药物组成：茵陈、半枝莲、五味子、栀子、甘草、板蓝根。

功能主治：清热解毒利湿。用于湿热蕴毒所致的胁痛、口苦、尿黄、舌苔黄腻、脉弦滑数；急、慢性肝炎、胆囊炎见上述证候者。

**【注意事项】** 孕妇慎服。

**【贮藏】** 置干燥处。

**【参考文献】**
[1]李杰，孙静.中药半枝莲对肝癌 $H_{22}$ 荷瘤小鼠抑瘤作用的研究[J].时珍国医国药，2009，20(5)：1233-1234.

[2]王刚，董玫，刘秀书，等.半枝莲醇提取物抗肿瘤活性的研

究[J].现代中西医结合,2004,13(9):1141-1142.

[3]王刚,董玫,赵松,等.中药半枝莲提取物体外抗肿瘤活性的研究[J].河北中医,2006,28(9):701-702.

[4]谢路混,邓涛,张秋萍,等.半枝莲提取物诱导白血病 K562 细胞凋亡[J].武汉大学学报,2004,25(2):115-117.

[5]杨鉴英,刘燕玲,刘锡莹,等.中药抗乙型肝炎病的实验研究[J].中西医结合杂志,1989,9(8):494.

[6]佟继铭,陈光晖,高巍,等.半枝莲的解热作用实验研究[J].中国民族民间医药杂志,1999:167-169.

[7]张敏.半枝莲提取物的抗炎作用研究[J].中华实用中医药杂志,2008,21(1):1-3.

[8]陆平成,许益民.半枝莲多糖对细胞免疫的调节作用[J].南京中医药学院学报(自然科学版),1989,5(2):32.

[9]余建清,柳惠彬,廖志雄,等.半枝莲总黄酮对红细胞膜脂质过氧化损伤的保护作用[J].中国药师,2005,8(11):897-899.

[10]李卓,李幸旻,王海云,等.半枝莲粗提物对人肝脏细胞色素 P450 酶的影响[J].中南药学,2008,6(1):53-55.

[11]李佩文,郝迎旭,崔惠娟,等.处方中应用大剂量半枝莲的毒性观察[J].中医药学报,1987,(4):36-37.

（李焕婷　杨玉梅）

## 56　榜嘎

Bangga

**【异名】** 榜阿嘎保(《蓝琉璃》《晶珠本草》)。

**【来源】** 为毛茛科植物船盔乌头 *Aconitum naviculare* (Brühl) Stapf.或甘青乌头 *Aconitum tanguticum* (Maxim.) Stapf.的干燥全草。

**【产地】** 为野生品。甘青乌头主产于西藏、青海、甘肃、四川西部和云南西北部,陕西秦岭也有分布。船盔乌头产于西藏,印度北部、不丹也有分布。

**【采收加工】** 夏末秋初花开时采挖带根全草,除去杂质,洗净,切段,晒干或晾干。

**【性状特征】** **船盔乌头**　块根呈圆柱形,长 3～4cm,直径 3～6mm;表面黄棕色或棕褐色;子根光滑,母根皱缩;质硬而脆。茎圆柱形,皱缩,断面中空。叶片皱缩或破碎,完整叶片五角状肾形。总状花序轴和花梗被反曲的短柔毛。气微,味苦。

**甘青乌头**　块根纹锤形或圆锥形,大小不一,长 2～3cm,直径 3～4mm;表皮黄褐色至黑褐色;母根头部有子根着生痕 2～7 个;子根顶端有一个偏斜的疤痕;断面类白色。茎圆柱状,皱缩,长 10～30cm,直径 2～5mm,表皮灰绿色至暗绿色,质脆,易折断,断面中空。叶片皱缩卷曲,完整叶片肾圆形、椭圆形、掌状深裂,裂片 2～3 浅裂。总状花序梗和花梗被反曲而紧贴的短柔毛或几无毛。气微,味苦。

**【化学成分】** 榜嘎主要含有生物碱、黄酮、挥发油等。

**【药理毒理】**

**1. 抗菌**　榜嘎乙醇总提物、挥发油及生物碱类提取物 0.1g/m 对金黄色葡萄球菌、耐药表皮葡萄球菌、枯草芽孢杆菌、蜡状芽孢杆菌、粪肠球菌、大肠埃希菌、铜绿假单胞杆菌和白色念珠菌均有明显抑菌作用,*MIC* 范围为 0.125～25.00mg/ml;其中挥发油对各种细菌 *MIC* 范围为 0.125～0.25mg/ml[1]。

**2. 抗病毒**　甘青乌头 0.1、0.2g/kg 灌胃给药 7d,能延长小鼠平均存活天数。体外实验,甘青乌头总提取物 0.25、0.5、1、2、4g/L 对单纯疱疹病毒Ⅱ型(HSV-2)具有较强杀灭作用,$EC_{50}$ 为 2.25g/L,随着药物浓度增加,病毒抑制率也提高[2]。

**3. 抗炎、镇痛**　榜嘎总生物碱 0.2、0.4g/kg 灌胃给药 4d,可明显对抗二甲苯所致小鼠耳廓肿胀,降低角叉莱胶引起的大鼠足跖肿胀程度,抑制冰醋酸所致小鼠腹腔毛细血管通透性增加,并且能够减少醋酸腹腔注射导致小鼠扭体次数[3];200、500mg/kg 灌胃给药 7d,可显著降低关节炎模型大鼠血清中 COX-2 的活性及 IL-1、TNF、$PGE_2$ 的含量,并呈现一定的量效关系[4]。

**【药性】** 苦,凉;有小毒。归肝、胃、肺经。

**【功能主治】** 清热解毒。用于传染病发热,肝、胆热病,肺热,肠热,流行性感冒,食物中毒。

**【临床应用】** **临床常用**

(1) 上呼吸道感染　本品清热解毒,蒙医藏医中常用作治感冒、发热、肺炎、上呼吸道感染等疾病,常与哇复嘎、洪莲、松吉蒂、檀香、长花马先蒿、红花、滑石配伍应用。

(2) 天花　本品利水渗湿,清热解毒,常与莪大夏、翼首草、藏紫草幼苗、角茴香、山药、红花、檀香、渣驯、安息香、麝香、牛黄配伍,治疗紫斑性天花、脓包出血性天花、融合性天花、瘟疫等疾病。

(3) 瘙痒　本品清热解毒,镇静安神,常与冰片、秦艽花、蒂达、角茴香、金腰草、止泻木、小檗皮、大黄、毛诃子等药配伍使用,治疗口渴,口苦,发热,失眠,浑身瘙痒等证。

【用法用量】 0.6～1.2g,多入丸散服。

【成药例证】

**1. 十三味榜嘎散(《中华人民共和国药典》2015年版)** 药物组成:榜嘎、波棱瓜子、秦艽花、印度獐牙菜、巴夏嘎、苦荬菜、洪连、小檗皮、节裂角茴香、金腰草、人工牛黄、红花、止泻木子。

功能主治:清热解毒,凉肝利胆。用于热性"赤巴"病,胆囊炎,黄疸型肝炎。

**2. 十二味翼首散(《中华人民共和国药典》2015年版)** 药物组成:翼首草、榜嘎、节裂角茴香、天竺黄、红花、檀香、安息香、莪大夏、铁棒锤叶、五灵脂膏、牛黄、麝香。

功能主治:清热解毒,防疫。用于瘟疫,流行性感冒,乙型脑炎,痢疾,热病发热等病症。

【注意事项】 榜嘎有一定毒性,毒性成分主要是其中的二萜类生物碱阿替辛、异叶乌头碱及苯甲酰异叶乌头碱,但毒性远远低于川乌、草乌、附子、雪上一枝蒿等乌头类药材中的乌头类生物碱,为乌头类中毒性较低的种类。榜嘎过量可能会导致血压下降或波动、心率加快,故应用时如超量最好在医生指导下使用,并避免与川乌、草乌、附子、雪上一枝蒿等配伍。

【贮藏】 贮干燥容器内,置干燥通风处。

【参考文献】 [1]Chun-Jiang Zhang,Chun-Mei Liu,Tian Yun,*et al*.Chemical Composition and Antimicrobial Activities of the Essential Oil of Aconitum Tanguticum[J].Journal of Chinese Pharmaceutical Sciences,2009,(3):240-244.

[2]张春江,李薇,孙振鹏,等.藏药甘青乌头抗单纯疱疹病毒Ⅱ型体内外作用研究[J].中国药学杂志,2009,44(1):26-31.

[3]瞿燕.藏药榜嘎总生物碱的抗炎实验研究[J].时珍国医国药,2009,20(10):2412-2413.

[4]曾锐,侯新莲,高宇明.榜嘎总碱对关节炎模型大鼠炎症因子表达的影响[J].中国中医急症,2009,18(3):427.

(李焕婷　杨玉梅)

## 57 抱茎苦荬菜

Baojingkumaicai

【异名】 苦碟子、黄瓜菜、巴道拉(《蒙药正典》),满天星(《黑龙江省主要野生药用植物的鉴别及中草药新制剂》),苦荬菜(《全国中草药汇编》)。

【来源】 为菊科植物抱茎苦荬菜 *Ixeridum sonchifolium* (Maxim).Shih 的全草。

【产地】 主要为栽培品,野生品亦有。主要分布于我国东北、华北和华东等地。

【采收加工】 采收时间为七月中下旬,采收后扎捆支在一起晾晒,当含水量降至13%～15%时,即可贮藏。

【性状特征】 全草无毛,根呈长圆锥形,表面棕色至棕褐色,具纵皱纹及须根;质硬、不易折断,断面黄白色。茎呈细长圆柱形,表面暗绿色至深棕褐色,有纵棱,节明显;质轻脆,易折断,断面边缘淡黄色,髓部白色。叶互生多皱缩破碎,完整者呈卵状矩圆形或矩圆形,先端锐尖或钝尖,基部耳状或戟状抱茎,上表面绿色,下表面浅绿色,纸质。头状花序多数,具细梗;总苞片二层。舌状花黄色。瘦果纺锤形;冠毛白色。气微,味微甘、苦。

【化学成分】 抱茎苦荬菜主要含有黄酮类、有机酸类、香豆素类、甾醇类和氨基酸等。

【药理毒理】

**1. 改善心肌缺血** 抱茎苦荬菜(苦碟子注射液)7.2、3.6、1.8mg/kg腹腔注射,可抑制异丙肾上腺素所致大鼠急性心肌缺血心电图ST段偏移,降低血清CK、GOT、LDH及心肌匀浆中MDA水平,升高GSH-PX、SOD活性[1]。

**2. 提高耐缺氧能力** 抱茎苦荬菜(苦碟子注射液)以12、6、3mg/kg尾静脉注射,可延长小鼠断头喘气时间,延长常压耐缺氧存活时间[2]。

**3. 保护脑缺血,改善记忆** 抱茎苦荬菜(苦碟子注射液)以12、6、3mg/kg尾静脉注射,可使脑缺血再灌注小鼠脑内SOD活力显著增强,MDA含量显著降低;并且可明显降低学习记忆障碍小鼠错误次数,改善记忆[2]。

**4. 抑制血小板聚集** 抱茎苦荬菜(苦碟子注射液)以4g/kg静脉注射,对ADP诱导的家兔血小板聚集仅有轻度抑制;抱茎苦荬菜(苦碟子注射液)200mg/ml在体外对ADP和胶原诱导的血小板聚集也有显著抑制作用,作用与双嘧达莫(潘生丁0.05mg/ml)相似[3]。

**5. 增强纤维蛋白溶解酶的活性** 抱茎苦荬菜(苦碟子注射液)4g/kg一次静脉注射后,可使家兔、豚鼠、犬 20～50min 纤维蛋白溶解时间显著缩短，90min 后作用明显减弱或恢复正常；抱茎苦荬菜（苦碟子注射液）4g/kg 静脉给药 7d，家兔纤维蛋白溶解酶活性显著增强，作用持续 24h[3]。

**6. 镇静、镇痛**　抱茎苦荬菜提取液 1.0、0.7g/kg 腹腔注射，能显著延长小鼠睡眠时间；对热板法、醋酸扭体法及电击法均显示有明显的镇痛作用，电击痛阈显示药效持续时间强于吗啡[4]。

**7. 安全性评价**　苦碟子注射液小鼠静脉注射的 $LD_{50}$ 为 44.3±8g/kg。大鼠每日以苦碟子浸膏 4.2g/kg 连续灌胃 20d，体重增长略快，非蛋白氮略低，凝血时间有所延长，白细胞和红细胞总数、转氨酶、尿常规等指标无明显变化，各脏器肉眼检查和组织切片检查均无明显病理变化[5]。

**【药性】**　苦、辛，锐、凉。

**【功能主治】**　开胃，解毒，接骨，祛痞。用于不思饮食，毒热，骨折，牙痛。

**【临床应用】**

**1. 临床常用**

（1）无名肿毒　本品性寒味苦，具有清热解毒、凉血消肿等功效，临床常用于治疗无名肿痛、腹腔囊肿等疾病。

（2）胸痹疼痛、中风　本品具有清热解毒，祛瘀止痛功效，临床常用于治疗胸痹疼痛、中风、口眼㖞斜等。

（3）疮痈疖肿　本品具有清热解毒、活血凉血功效，临床常以抱茎苦荬菜研末调敷用于治疗疮痈疖肿或切碎煎水熏洗治疗痔疮。

（4）气滞血瘀、湿热蕴结、毒热炽盛　本品性寒味苦，具有清热解毒功效，临床常用于治疗气滞血瘀、湿热蕴结、毒热炽盛导致的下腹疼痛、恶心呕吐等。

**2. 临床新用**　抱茎苦荬菜可用于治疗冠心病[6]、脑梗死[7]、早期糖尿病肾病[8]、老年功能性睡眠障碍[9]。

**【用法用量】**　6～9g。

**【成药例证】**　**苦碟子注射液（《国家中成药标准汇编·内科心系分册》）**

药物组成：抱茎苦荬菜。

功能主治：活血止痛，清热祛瘀。用于瘀血闭阻的胸痹，症见胸闷，心痛，口苦，舌暗红或有瘀斑等；适用于冠心病、心绞痛见上述病状者，亦可用于脑梗死者。

**【贮藏】**　贮干燥容器内，置阴凉干燥处，防蛀。

**【参考文献】**

[1]王彩霞，李艳辉，刘玉兰，等.注射用苦碟子对大鼠急性心肌缺血的保护作用[J].河北医科大学学报，2006，27(1)：40-42.

[2]卫蓉，张雅丽，齐敏友，等.苦碟子注射液对血瘀症动物模型血液流变学及血管内皮素的影响[J].贵阳中医学院学报，2002，24(2)：57-58.

[3]张永和，于秀华，黄小微.克栓胶囊对血瘀症动物模型大鼠血浆 TXB2、6-Keto-PGF1α 水平的影响[J].长春中医学院学报，2003，19(3)：75.

[4]王彩霞，赵强.苦碟子注射液的药理作用[J].实用药物与临床，2005，8(5)：43-45.

[5]Zhang S，Zhao M，Bai L，*et al*. Bioactive Guaianolides from Siyekucai(Ixeris Chinensis)[J].Journal of Natural Products，2006，69(10)：425-428.

[6]肖立中，马绍春，黄志，等.碟脉灵注射液对老年急性心肌梗死患者梗死面积的影响[J].中国老年学杂志，2004，24(5)：401-402.

[7]常艳鹏，李霖，谢雁鸣，等.苦碟子注射液治疗脑梗死疗效的实效研究[J].中国中药杂志，2013，38(18)：3155-3160.

[8]林海洋，毛小洁，陈恩福，等.苦碟子联合前列地尔治疗早期糖尿病肾病的疗效观察[J].实用医学杂志，2011，27(4)：673-675.

[9]谷俊霞，刘福来.苦碟子注射液治疗老年功能性睡眠障碍 60 例临床观察[J].时珍国医国药，2007，18(3)：672-673.


（何静波　杨玉梅）

## 58　暴马子皮

Baomazipi

**【异名】**　白丁香皮（《吉林中草药》），帮帮木皮（《北方常用中草药手册》），荷花丁香皮（《宁夏中草药手册》）。

**【来源】**　为木犀科植物暴马丁香 *Syringa reticulata*（Bl.）Hara var. *mandshurica*（Maxim.）Hara 的干燥干皮或枝皮。

**【产地】**　多为野生品，栽培品亦有。分布于我国东北、华北和西北各省区，主要产地是吉林、辽宁、黑龙江。

**【采收加工】**　春、秋两季剥取，晒干。

【炮制】 将原药材去除杂质，洗净，润透，切片，干燥，再次筛除杂质。

【性状特征】 树皮呈浅槽状或板状，微凹，长短不一，厚2～7mm。外表面暗灰褐色，嫩皮光滑有光泽，老皮粗糙有龟裂纹，皮孔横向呈椭圆形，浅棕色，栓皮薄而韧，可横向剥离，脱落处浅黄色或浅黄绿色，微有光泽。内表面淡黄色至浅黄褐色。质脆，易折断，断面不整齐。气微香，味苦。以皮厚、味苦者为佳。

【化学成分】 暴马子皮主要含有苯丙素类、环烯醚萜类、甾醇类和脂肪酸类等。《中华人民共和国药典》2015年版规定，本品药材按干燥品计算，含紫丁香苷($C_{17}H_{24}O_9$)不得少于1.0%。

【药理毒理】

**1. 镇咳、平喘** 暴马子全皮水煎液2.5g/kg腹腔注射，对氨雾所致小鼠咳嗽有镇咳作用；以20g/kg灌胃给药，对组胺喷雾所致豚鼠哮喘有显著平喘作用[1,2]。

**2. 祛痰** 暴马子皮水煎液20g/kg灌胃给药，可明显减少小鼠气管和支气管酚红的排泌量，与等剂量的桔梗比较作用相似[1,2]。

**3. 抗菌** 暴马子皮水煎液200mg/ml对沙门菌和巴氏菌的*MIC*为6.25mg/ml，对链球菌*MIC*为12.5mg/ml，对大肠埃希菌*MIC*为100mg/ml，对金黄色葡萄球菌抑菌效果最好，*MIC*为1.563mg/ml[3]。

**4. 保肝** 暴马子皮水煎液2.0、1.0、0.5g/kg灌胃给药5d，可显著抑制$CCl_4$所致肝损伤小鼠血清AST、ALT浓度的升高，同时可升高肝组织内SOD活性，降低肝组织内MDA含量，对小鼠急性肝损伤具有保护作用[4]。

**5. 安全性评价** 暴马子皮水煎液小鼠灌胃给药$LD_{50}>100$（生药）g/kg；腹腔注射的$LD_{50}$是10.18±1.035g/kg，给药后动物表现镇静、肌肉松弛、匍伏不动、肢体瘫痪，最后因呼吸抑制、心脏停跳而死亡。按20g/kg给豚鼠灌胃给药20d，除了体重增长受到明显抑制外，肝肾功能、心电图及病理形态等均无异常改变[1]。

【药性】 苦，微寒。归肺经。

【功能主治】 清肺化痰，止咳平喘。用于喘咳痰多。

【临床应用】 临床常用

（1）痰湿蕴肺证　本品用于治疗咳嗽反复发作，咳声重浊、痰多色白、痰出咳平，胸膈胀满，呕恶、食少、体倦、苔白润或滑腻、脉滑，宜燥湿化痰，理气止咳。常用半夏、佛手、陈皮、茯苓、苍术、厚朴、芥子、莱菔子等以燥湿化痰、温肺降气，如《太平惠民和剂局方》二陈汤。

（2）痰热郁肺证　本品用于治疗咳嗽痰黄，黏稠难咳，胸膈痞满，甚则气急呕恶、舌质红、苔黄腻、脉滑数，宜清热肃肺，化痰止咳。常用瓜蒌、浙贝母、前胡、胆南星、桑白皮、竹茹、竹沥、蛤壳、瓦楞子、浮海石、矮地茶、罗汉果及车前子、石韦等以清热化痰，还常配合石膏、黄芩、芦根、黄连等清肺降火。若兼见肺热喘咳者，配伍地骨皮、桑白皮、葶苈子等清肺降气平喘；若兼见肝火犯肺、胸胁疼痛、痰中带血者，应配伍青黛、栀子用以清肝泻火、凉血止血，如《医方考》清气化痰丸。

（3）风寒袭肺证　本品用于治疗呼吸喘促，深长有余，呼气为舒，兼有咳嗽胸闷，痰白质稀，或恶寒，无汗，舌苔薄白，脉浮紧，宜发散风寒、宣肺平喘。常用麻黄、苦杏仁、甘草以宣肺平喘；紫苏子、桑白皮、陈皮、茯苓以理气化痰，如《太平惠民和剂局方》华盖散。

（4）痰饮　本品用于治疗胸胁支满，心下痞闷，胃内有振水音，脘腹喜温畏冷，背寒，头晕目眩，口渴不欲饮，食少便溏，苔白滑，脉细滑，宜温脾化饮。常用桂枝、甘草、白术、茯苓、半夏、生姜、泽泻、猪苓、干姜、吴茱萸、花椒、肉桂、枳实等，如《伤寒论》苓桂术甘汤、《金匮要略》小半夏加茯苓汤。

【用法用量】 30～45g。

【成药例证】

**1. 芩暴红止咳片(《中华人民共和国药典》2015年版)** 药物组成：满山红、暴马子皮、黄芩。

功能主治：清热化痰，止咳平喘。用于痰热壅肺所致的咳嗽、痰多；急性支气管炎及慢性支气管炎急性发作见上述证候者。

**2. 痰咳清片(《卫生部药品标准中药成方制剂·第五册》)** 药物组成：暴马子皮、满山红、黄芩、盐酸麻黄碱、氯化铵。

功能主治：清肺化痰，止咳平喘。用于痰热咳嗽，急慢性气管炎，哮喘。

**3. 化痰平喘片(《卫生部药品标准中药成方制剂·第四册》)**　药物组成：南沙参、黄芩、百部、暴马子皮、地龙、浮海石、盐酸异丙嗪。

功能主治：疏风散寒，宣肺解表，镇咳祛痰。用于风寒咳嗽，呕吐，咽喉肿痛，急、慢性气管炎，肺气肿，咳嗽痰多，胸满气喘等症。

**【注意事项】**　对本品过敏者禁用。

**【贮藏】**　置通风干燥处，防潮。

**【参考文献】**

[1]吉林省防治慢性气管炎暴马子协作组.暴马子治疗慢性气管炎临床与实验研究概况[J].新医药学杂志，1972，2(1)：6-8.

[2]黑龙江省祖国医药研究所.老年慢性气管炎药物-满山红、暴马子的研究[J].中国医药工业杂志，1971，2(6)：5-12.

[3]蔡恩博，陈秋连，郭世杰，等.暴马丁香不同部位乙醇提取物抑菌及清除DPPH自由基作用[J].上海中医药杂志，2015，49(4)：94-97.

[4]姚大雷，韩在刚，贲亮，等.暴马子皮提取物对四氯化碳所致小鼠急性肝损伤的保护作用[J].延边大学医学学报，2009，32(1)：29-30.

（何静波　杨玉梅）

## 59　北豆根

Beidougen

**【异名】**　蝙蝠葛根、北山豆根(南药《药材学》)，马串铃、狗骨头(《陕西中草药》)，野豆根(《河北中草药》)，山豆根、黄根、黄条香(《长白山植物药志》)。

**【来源】**　为防己科植物蝙蝠葛 *Menispermum dauricum* DC.的干燥根茎。

**【产地】**　多为野生品，栽培品亦有。分布于东北、华北、华东地区，主产于吉林、辽宁、河北、河南、山西等地。

**【采收加工】**　春秋二季采挖，除去泥土，洗净晒干。

**【炮制】**　切制洗净，润透，切厚片，干燥。

**【性状特征】**　根茎呈圆柱形，弯曲，有分枝，长可达50cm，直径0.3～0.8cm。表面黄棕色至暗棕色，多有弯曲的细根及纵皱纹，外皮易剥落。质韧，不易折断，断面不整齐，纤维性，木部淡黄色，呈放射状排列，中心有髓。气微，味苦。

**饮片**　呈不规则的圆形厚片。表面淡黄色至棕褐色，木部淡黄色，呈放射状排列，纤维性，中心有髓，白色。气微，味苦。

**【化学成分】**　北豆根主要含有生物碱、挥发油、多糖等。北豆根中的生物碱是其主要药理活性成分。《中华人民共和国药典》2015年版规定，本品药材按干燥品计算，含蝙蝠葛苏林碱($C_{37}H_{42}N_2O_6$)和蝙蝠葛碱($C_{38}H_{44}N_2O_6$)的总量不得少于0.60%；本品饮片按干燥品计算，含蝙蝠葛苏林碱($C_{37}H_{42}N_2O_6$)和蝙蝠葛碱($C_{38}H_{44}N_2O_6$)的总量不得少于0.45%。

**【药理毒理】**

**1. 抗心律失常**　北豆根蝙蝠葛碱30μmol/L，可抑制家兔离体乳头肌EADs发生，并可缩短APD，未发生EADs时也可延长APD，具有抑制恶性室性心律失常的作用[1]。

**2. 对神经突出传递影响**　北豆根蝙蝠葛碱可显著抑制神经元突触体"快相" $^{45}Ca$ 内流，$IC_{50}$ 值为15.5±2.1μmol/L，但不影响基础 $^{45}Ca$ 内流，对神经元电压依赖性 $Ca^{2+}$ 通道具有阻断作用[2]。

**3. 增加冠脉流量，降低心肌耗氧**　北豆根蝙蝠葛碱以0.25、2.5、5.0mg/kg静脉注射，可使小鼠冠状窦血流量显著增加，大剂量可显著降低心肌耗氧量[3-4]。

**4. 降血压**　北豆根蝙蝠葛碱以3、5、8.33mg/kg静脉注射，可使麻醉猫血压明显下降[5]。

**5. 镇咳祛痰**　北豆根蝙蝠葛碱以20mg/kg腹腔注射，对氨雾和二氧化硫刺激导致的小鼠咳嗽均有显著抑制作用。以8mg/kg灌胃给药，可促进家兔呼吸道酚红排出量，具有一定祛痰作用[6]。

**6. 保护脑缺血**　北豆根蝙蝠葛酚性碱以100、50、25mg/kg灌胃给药7d，可明显降低局灶性脑缺血大鼠脑组织的含水量，提高脑组织SOD活性，降低脑内MDA含量，具有保护脑缺血作用[7]。

**7. 抗血小板聚集**　北豆根蝙蝠葛碱20mg/kg静脉注射，能明显抑制大鼠血小板血栓和电刺激诱发动脉血栓的形成[8]。

**8. 抗炎、镇痛**　北豆根蝙蝠葛碱40mg/kg腹腔注射，对小鼠巴豆油性耳廓水肿有明显抑制作用。以20mg/kg腹腔注射，对小鼠角叉菜胶性足跖肿胀有明显的抑制作用；对醋酸所致扭体反应有抑制作用，$ID_{50}$为54±6mg/kg[9]。

**9. 抑菌** 北豆根蝙蝠葛碱0.09mg/ml对肺炎链球菌抑菌率为83.33%，对肠道细菌抑菌率为11.11%[10]。

**10. 抗肿瘤** 北豆根水提液10mg/ml对多种组织来源的肿瘤细胞增殖有较强的抑制作用，且有良好的量效关系；并且对原代培养肿瘤组织细胞增殖反应有抑制作用，$IC_{50}$多在9μg/ml以下，最低可达0.7μg/ml[11]。

**11. 安全性评价** 北豆根小鼠灌胃给药，全组分最大给药量为15.96g/kg，水提组分*MTD*为92.12g/kg，醇提组分的$LD_{50}$为75.116g/kg[12]。大鼠灌胃北豆根水提、醇提组分27d、33d，可导致大鼠体重下降，饮食、饮水不佳，血清ALT、AST、ALP活性升高；水提组分的肝体比值增大，醇提组分肝、肾体比值均增大；肝、肾毒性损伤程度与给药剂量呈现一定剂量依赖相关性，经过恢复期观察，部分病变不可逆[13]。

**12. 体内过程** 北豆根提取物蝙蝠葛碱在犬体内药动-药效学结合研究表明，蝙蝠葛碱静脉注射后血药浓度均呈双指数衰减，在犬体内药动学行为符合二房室开放模型，两者均从中央室向周边室分布迅速，$t_{1/2\alpha}$小于5mm。从中央室消除也较快，$t_{1/2\beta}$分别为3.102±0.876、2.699±0.618h，*Vd*分别为12.259±2.910L/kg和15.781±3.480L/kg，远大于实验犬体液的体积[14,15]。

**【药性】** 苦，寒；有小毒。归肺、胃、大肠经。

**【功能主治】** 清热解毒，祛风止痛。用于咽喉肿痛，热毒泻痢，风湿痹痛。

**【临床应用】** **临床常用**

(1) 咽喉肿痛 本品清热解毒，利咽消肿，常配伍射干研末，吹入咽喉；或配伍桔梗、酸浆水煎用于治疗咽喉肿痛（《吉林中草药》）。

(2) 肺热咳嗽 本品清热解毒，化痰清肺，配伍前胡、牛蒡子、枇杷叶，水煎服，用于治疗肺热咳嗽（《河北中草药》）。

(3) 痢疾肠炎 本品具有消炎止痛功效，配伍徐长卿水煎服，用于治疗痢疾肠炎（《浙江药用植物志》）。

(4) 湿热黄疸 本品清热解毒，配伍茵陈、生大黄、栀子煎服，用于治疗湿热黄疸（《陕甘宁青中草药选》）。

(5) 牙龈肿痛 本品清热解毒，消肿止痛，配伍玄参、地骨皮、甘草水煎服，用于治疗牙龈肿痛（《全国中草药汇编》）。

**【用法用量】** 3～9g。

**【成药例证】**

**1. 北豆根片（《中华人民共和国药典》2015年版）** 药物组成：北豆根。

功能主治：清热解毒，止咳，祛痰。用于咽喉肿痛，扁桃体炎，慢性支气管炎。

**2. 复方蒲芩片（《卫生部药品标准中药成方制剂·第十三册》）** 药物组成：蒲公英提取物、北豆根提取物、黄芩提取物、三棵针提取物。

功能主治：清热消炎。用于急、慢性支气管炎，肺炎，扁桃腺炎，牙龈炎等。

**3. 北豆根胶囊（《中华人民共和国药典》2015年版）** 药物组成：北豆根。

功能主治：清热解毒，止咳，祛痰。用于咽喉肿痛，扁桃体炎，慢性支气管炎。

**【注意事项】**

1. 北豆根有一定毒性，毒性成分为蝙蝠葛碱。中毒后出现惊厥、严重心律紊乱、呼吸麻痹等。故使用时不应过量。

2. 不宜与藜芦同用。

**【贮藏】** 置于通风干燥处。

**【参考文献】**

[1]柳强妮，杨晓燕，张力，等.蝙蝠葛碱对多非利特诱发的早后除极的治疗作用[J].医药导报，2008，27(1)：1-18.

[2]鲁友明，刘国卿.粉防己碱、蝙蝠葛碱对高$K^+$引起突触体$^{45}Ca^{2+}$内流的影响[J].中国药理学报，1991，7(2)：141-143.

[3]孙玉斌，关福兰，金万宝.蝙蝠葛碱对麻醉犬心肌耗氧量的影响[J].中国医科大学学报，1995，4(3)：236-239.

[4]苏云明，苏慧，盛波，等.蝙蝠葛酚性碱对实验性心肌缺血血流动力学的影响[J].中国药师，2004，7(2)：83-85.

[5]黄晓东.蝙蝠葛碱对肾上腺素所致的药物性高血压大鼠的影响研究[J].北华大学学报(自然科学版)，2007，8(1)：65-66.

[6]胡定浩，董华进.蝙蝠葛碱衍生物D-3对呼吸的影响及抗吗啡、甲苯噻嗪抵制呼吸的结果[J].中国药科大学学报，1993，4(2)：91-92.

[7]杨瑞琪，苏云明，刘霞，等.蝙蝠葛酚性碱对实验性脑缺血保护作用的研究[J].中医药信息，2002，19(5)：61-63.

[8]张彦周,朱俊兴,董建增,等.蝙蝠葛碱对急性心肌梗死患者血小板聚集性的影响[J].中国药理学通报,2002,18(1):97-99.

[9]王桂秋,聂晶,刁恩英.北豆根抗炎作用的实验研究[J].中国中医药科技,2001,(3):165.

[10]苏飞,刘恭植,关雄泰,等.北豆根总碱、多酚羟基碱和蝙蝠葛碱的抑菌效果试验[J].中草药,1986,17(9):12.

[11]单保恩,梁文杰,任凤芝,等.北豆根提取物PE2成分的体内抗肿瘤作用及其免疫学调节机制研究[J].癌变·畸变·突变,2006,18(5):351-354.

[12]杨倩,罗栋,赵燕,等.北豆根不同组分对小鼠急性毒性的影响[J].中国药物警戒,2010,7(2):70-72.

[13]张美丽,杨倩,钱晓路,等.北豆根不同组分大鼠长期毒性实验研究[J].中国药物警戒,2011,8(3):129-134.

[14]阮寅正.北豆根生物碱在体小肠吸收动力学研究[J].浙江中医杂志,2014,49(5):321-323.

[15]陈琼,冬雪川,师少军,等.蝙蝠葛碱和蝙蝠苏林碱犬体内药动-药效学结合研究[J].中国药学杂志,2004,39(5):366-369.

（何静波　杨玉梅）

## 60　北寒水石

Beihanshuishi

**【异名】** 凝水石、白水石(《神农本草经》),凌水石(《名医别录》),盐精(《丹房鉴源》)、水石、冰石、鹊石、盐精石、泥精、盐枕、盐根(《本草纲目》)。

**【来源】** 为硫酸盐类矿物硬石膏族红石膏。

**【产地】** 主产于内蒙古、甘肃、新疆、山东等地。

**【采收加工】** 全年皆可采挖,采挖后去泥沙、杂石即可。

**【炮制】** **生北寒水石**　取原药材,除去杂质,洗净,干燥,捣碎或研成细粉。

**煅北寒水石**　置坩埚或其他容器内,在无烟的炉火中煅至红透,取出放凉,捣碎或研粉即得。

**醋北寒水石**　置于耐火容器内,用武火煅至红透,取出放入醋中,冷后取出,晾干,研成细粉,过筛。

**姜北寒水石**　捣碎取汁,略加清水,再加入寒水石入锅煮至汁干,取出,晒干,研细。

**【性状特征】** **北寒水石**　为纤维状集合体,呈扁平块状或厚板状。大小不一,厚0.5～3.5cm。淡红色,有的为白色;条痕白色。表面凹凸不平,侧面呈纵细纹理,具丝绢光泽。质较软,指甲可刻划成痕;易砸碎,断面显直立纤维状,粉红色。气微,味淡。以粉红色、有细丝纹、具有光泽、无杂石者为佳。

**煅北寒水石**　形如北寒水石,表面黑色或棕色。

**醋北寒水石**　形如北寒水石,表面黑色或棕色。

**姜北寒水石**　形如北寒水石,具有香气。

**【化学成分】** 北寒水石主要成分为硫酸钙。

**【药理毒理】**

**1. 促进肠蠕动**　北寒水石水煎液50g/kg灌胃给药7d,可增加小鼠小肠推进率[1]。

**2. 对心血管系统的影响**　北寒水石上清液以20g/kg静脉注射,可使猫和兔的下肢动脉血流量呈一时性减少,其后增加,并使冠脉血流量减少;增大剂量可使呼吸抑制、血压下降、血流量减少、心率减慢,同时可以降低血管通透性,缩短凝血时间[1]。

**3. 抑制胃酸**　北寒水石煎剂以20g/kg灌胃给药7d,可使幽门结扎导致的胃液分泌增多大鼠的胃液分泌量减少、pH增高、胃液酸度下降,具有明显的抑制胃酸作用[2]。

**【药性】** 辛、咸,寒。归心、胃、肾经。

**【功能主治】** 清热降火,利窍,消肿。用于时行热病,积热烦渴,吐泻,水肿,尿闭,齿衄,丹毒,烫伤。

**【临床应用】** **临床常用**

(1)五脏六腑积热　本品味苦性寒,清热降火,常用于热毒壅盛,咽喉肿痛,肺热咳嗽等证,凡热毒咽喉肿痛者,可与射干、玄参、金银花、甘草等配伍,以清热利咽止痛;若喉风急症,痰涎壅结,吞咽不利者,可配白药子、土牛膝,以降火消痰利咽;凡肺热咳嗽者,可与贝母、黄芩、前胡、桔梗同用,以清肺化痰止咳;凡痄腮热肿者,可与板蓝根、连翘配伍,以清热解毒消肿(《方脉正宗》)。

(2)风热心燥　本品清热祛燥,配伍甘草、天竺黄、龙脑,糯米糕丸,用于治疗风热心燥等证,如《姚僧垣集验方》龙脑甘露丸。

(3)伤寒发狂　本品利窍消肿,清热降火,配伍黄连、甘草,用于治疗伤寒发狂等证,如《本事方》鹊石散。

(4)小儿惊痫　本品清热祛燥,配伍紫石英、石膏、龙齿、贝齿用于治疗小儿惊痫,如《圣惠方》寒水石散。

(5)湿热肿痛　本品味苦性寒,清热利湿,消肿解毒,常用于湿热泻痢,黄疸,风湿痹痛,痔疮肿疡等证,如治湿热泻痢,可配伍黄连、黄芩;治湿热黄疸,可配茵陈蒿、栀子、大黄；治风湿痹痛，可配苍术、牛膝；治痔疮肿疡，可配槐花、地榆等。

**【用法用量】** 9～15g。外用适量，研细粉调敷患处。

**【成药例证】**

**1. 十一味能消丸(《中华人民共和国药典》2015年版)** 药物组成：藏木香、小叶莲、干姜、沙棘膏、诃子肉、蛇肉(制)、大黄、方海、北寒水石(制)、硇砂、碱花(制)。

功能主治：化瘀行血，通经催产。用于闭经，月经不调，难产，胎盘不下，产后瘀血腹痛。

**2. 六味安消散(《中华人民共和国药典》2015年版)** 药物组成：藏木香、大黄、山柰、北寒水石(煅)、诃子、碱花。

功能主治：和胃健脾，消积导滞，活血止痛。用于脾胃不和、积滞内停所致的胃痛胀满、消化不良、便秘、痛经。

**3. 七味铁屑丸(《中华人民共和国药典》2015年版)** 药物组成：铁屑(诃子制)、北寒水石(奶制)、藏木香、木香、甘青青蓝、红花、五灵脂膏。

功能主治：行气活血，平肝清热止痛。用于肝区疼痛，肝脏肿大。

**【参考文献】** [1]陆景坤，陈朝军，周昊菲，等.不同产地北寒水石炮制前后药效学研究[J].中华中医药杂志，2011，26(11)：2547-2550.

[2]高甜，陈朝军，陆景坤.北寒水石对大鼠胃液分泌的影响[J].畜牧与饲料科学，2013，34(1)：29-30.

(何静波　杨玉梅)

## 61　北刘寄奴

Beiliujinu

**【异名】** 刘寄奴草(《新修本草》)，金寄奴(《日华子诸家本草》)，乌藤菜(《中药通志》)，六月雪、九里光(《药材资料汇编》)。

**【来源】** 为玄参科植物阴行草 *Siphonostegia chinensis* Benth.的干燥全草。

**【产地】** 多为栽培品，野生品亦有。主产于东北、河北、河南、山东等地。

**【采收加工】** 夏、秋季花开时采收，连根拔起，洗净；鲜用，或晒干，打成捆备用，防夜露雨淋变黑。

**【炮制】** 除去杂质，洗净，切段，干燥。

**【性状特征】** 干燥全草，长30～80cm，全体被短毛。根短而弯曲，稍有分枝。茎圆柱形，有棱，有的上部有分枝，表面棕褐色或黑棕色；质脆，易折断，断面黄白色，中空或有白色髓。叶对生，多脱落破碎，完整者羽状深裂，黑绿色。总状花序顶生，花有短梗，花萼长筒状，黄棕色至黑棕色，有明显10条纵棱，先端5裂，花冠棕黄色，多脱落。蒴果狭卵状椭圆形，较萼稍短，棕黑色。种子细小。气微，味淡。

**饮片** 呈不规则的段。茎呈圆柱形，有棱，表面棕褐色或黑棕色，被短毛。切面黄白色，中空或有白色髓。花萼长筒状，黄棕色至黑棕色，有明显10条纵棱，先端5裂。蒴果狭卵状椭圆形，较萼稍短，棕黑色，种子细小。

**【化学成分】** 北刘寄奴主要含有挥发油、黄酮类、奎尼酸酯类、生物碱类等。《中华人民共和国药典》2015年版规定，本品药材及其饮片按干燥品计算，含木犀草素($C_{15}H_{10}O_6$)不得少于0.050%，含毛蕊花糖苷($C_{29}H_{36}O_{15}$)不得少于0.060%。

**【药理毒理】**

**1. 保肝** 北刘寄奴水煎剂2.5～5.0g/kg皮下注射7d，对$CCl_4$所致肝损伤大鼠有明显降低转氨酶作用[1]。

**2. 抗血小板聚集** 北刘寄奴水煎剂14.4g/kg灌胃给药5d，对大鼠血小板聚集抑制率为13.4%。体外实验，北刘寄奴水煎剂7mg/mL对ADP诱导兔血小板聚集抑制百分率为5.5%[2]。

**3. 降低血清胆固醇** 北刘寄奴煎剂10g/kg灌胃给药8d，可明显降低正常大鼠的血清胆固醇含量[3]。

**4. 对血液流变性的作用** 北刘寄奴水煎液10mg/kg灌胃给药5d，可抑制小鼠血小板聚集，延长血栓形成时间及血浆复钙凝结时间，显著延长TT、PT、KPTT，并可减少体外血栓形成长度，具有良好的抗凝作用[4]。

**5. 安全性评价** 北刘寄奴130g/kg灌胃给药1次，2d后少量小鼠出现轻度腹泻；观察7d，无死亡现象。小鼠对北刘寄奴的最大耐受量为成人临床用量的206.6倍[3]。

**【药性】** 苦，寒。归脾、胃、肝、胆经。

【功能主治】 活血祛瘀，通经止痛，凉血，止血，清热利湿。用于跌打损伤，外伤出血，瘀血经闭，月经不调，产后瘀痛，癥瘕积聚，血痢，血淋，湿热黄疸，水肿腹胀，白带过多。

【临床应用】 临床常用

(1) 血瘀经闭　本品活血祛瘀，通经止痛。配桃仁、当归、川芎等用于治疗血瘀经闭(《日华子诸家本草》)。

(2) 跌打损伤，瘀滞肿痛　本品祛瘀止通。常用于跌打损伤，外伤出血等。

(3) 食积腹痛，赤白痢疾　本品有消积化滞之功，其花穗作用更强。用于治疗暑湿食积，脘腹胀痛，可单用煎服；若用花穗研末，开水冲服，其效更加；亦可配伍山楂、麦芽、鸡内金等消导药同用。用于治疗赤白痢疾，可配伍乌梅、干姜同用，等分煎服。赤痢重用乌梅，白痢则干姜加量，亦可单用刘寄奴草煎汁饮用。

(4) 疮痈肿痛　本品清凉活血，消肿止痛。配金银花、茯苓、薏苡仁等水煎服，可治疗肠痈(《疮疡外用本草》)；刘寄奴配伍蒲公英、红花，水煎，趁热洗渍，用于治疗乳痈初起肿痛。

【用法用量】 6～9g。

【成药例证】 垂阴茶糖浆(《卫生部药品标准中药成方制剂·第八册》)　药物组成：北刘寄奴、垂盆草、矮地茶。

功能主治：清热解毒，除湿退黄。用于急性黄疸型肝炎，中毒性肝炎等。

【贮藏】 置干燥处。

【参考文献】 
[1]潘金，毕洪钟，王伟，等.阴行草水煎液对肝纤维化大鼠的肝保护作用[J].国际中医中药杂志，2014，36(11)：1002-1005.

[2]潘颖宜，孙文忠，郭忻，等.南刘寄奴和北刘寄奴抗血小板聚集及抗血栓形成药理作用的比较研究[J].中成药，1998，20(7)：45-47.

[3]刘焱文，陈树和，夏曦.金钟茵陈与茵陈蒿的药理作用比较[J].中药材，1994，17(6)：38-40.

[4]孙文忠，潘颖宜.南北刘寄奴活血化瘀药理作用的比较研究[J].成都中医药大学学报，1997，20(3)：51-53.

(何静波　杨玉梅)

## 62　北沙参

Beishashen

【异名】 真北沙参(《卫生易简方》)，滨防风(《江淮杂记》)，白参、铃儿参(《得配本草》)，海沙参、银条参、莱阳参(《江苏植药志》)，辽沙参(《中药志》)，野香菜根(《中药材手册》)，珊瑚菜(《中华本草》)。

【来源】 为伞形科植物珊瑚菜 *Glehnia littoralis* Fr.Schmidt ex Miq.的干燥根。

【产地】 主要为栽培品。其道地产区为山东莱阳、伞平、蓬莱、崂山、烟台，河北昌黎、果亭、定县、安国，江苏连云港，其中以山东莱阳胡成村产者最为著名，称“莱阳沙参”。

【采收加工】 一年参于第二年白露到秋分参叶微黄时采收，称“秋参”；二年参于第三年入伏前后采收，称“春参”。采收应选晴天进行，在参田一端刨60cm左右的深沟，稍露根部，边挖边拔根、去茎叶。起挖时防止折断参根，降低品质，随时用麻袋或湿土盖好，保持水分，以利于剥皮。将参根去掉泥土及地上茎，洗净，按粗细长短分级，扎成小捆，放入开水中烫煮，晒干，放干燥通风处。

【炮制】 **北沙参**　取原药，除去残茎等杂质，抢水洗净，润软，切短段或厚片，干燥。

**炒北沙参**　取北沙参，炒至表面黄色，微具焦斑时，取出，摊凉。

**蜜北沙参**　将蜂蜜置于锅内，加热至沸，加入北沙参，用文火炒至黄色不粘手为度，取出晾凉。

**米制北沙参**　取沙参段，置锅内先洒水再洒米，米借水力粘在锅上，加热烧至有烟冒出时放入沙参段轻轻翻动，炒至变黄色，取出晾凉。

【性状特征】 干燥根呈细圆柱形或直条状，两头较细，很少有分枝，长15～30cm，直径3～8mm。外表淡黄色，粗糙，具纵纹及未除尽的棕黄色栓皮，并有棕色点状的细根痕，顶端往往残留圆柱状的根茎。质硬而脆，易折断。断面不整齐，淡黄色，中央有黄色放射状的木质部，形成层呈圆环状，深褐色。气微，味甘。以根条细长、均匀色白、质坚实者佳。

**饮片**　呈不规则的段。外表淡黄色，粗糙，具纵纹及未除尽的棕黄色栓皮，并有棕色点状的细根痕。断面淡黄色，中央有黄色放射状的木质部，形成层呈圆环状，深褐色。气微，味甘。

**炒北沙参**　形如北沙参段，表面黄色或焦黄色。

**蜜北沙参**　形如北沙参段，表面黄色，略粘手，有滋润感，味甜。

**米制北沙参**　形如北沙参段，表面黄色或焦黄色。

**【化学成分】**　北沙参主要含有香豆素类、黄酮类、木脂素类、挥发油、多糖和微量元素等。

**【药理毒理】**

**1. 解热、镇痛**　北沙参水煎液以20g/kg灌胃给药7d，能明显减少醋酸所致小鼠腹膜刺激疼痛的扭体次数，且能使正常家兔体温轻度降低，对伤寒杆菌引起的发热家兔有降温作用[1]。

**2. 免疫抑制**　北沙参多糖500mg/kg腹腔注射，对2,4-二硝基氯苯引起的小鼠迟发型超敏反应有抑制作用；500～800mg/kg腹腔注射，也可降低小鼠脾细胞溶血空斑及小鼠血清凝集素效价；400～600mg/kg腹腔注射，对PHA诱导的正常人血淋巴细胞增殖有抑制作用，对植物血凝素、刀豆蛋白A和美洲商陆分裂原所致的人血淋巴细胞体外增殖均有抑制作用[2-4]。

**3. 镇咳祛痰**　北沙参生药800mg/kg灌胃给药，对氨水致小鼠咳嗽有一定的抑制作用，并能延长小鼠咳嗽的潜伏期；促进小鼠呼吸道酚红排泌量，有较好的祛痰作用[5]。

**4. 抗肺纤维化**　北沙参醇提液1.5、3.0g/kg灌胃给药4周，可改善博来霉素所致肺纤维化大鼠的体重、毛色、呼吸状态及精神情况，减轻大鼠肺泡炎症及肺纤维化程度，降低肺组织中羟脯氨酸、血清中血清层连黏蛋白和血清纤维连接素含量，下调肺组织中TGF-β1及TNF-α的表达，对肺纤维化有治疗作用[6]。

**5. 抑制突变、抗肿瘤**　北沙参水煎液10mg/ml在体外对人肺腺癌细胞SPC-A-1增值指数抑制率在20%以上，对细胞周期各时相均有抑制作用；北沙参浸液0.5g/ml在体外培养哺乳类细胞中有较强的抑制突变作用；北沙参乙醇提取物对肺癌细胞株(A549)和癌细胞株(HEP)也有一定的抑制作用，但对胃癌细胞株(SGC)几乎没有抑制作用[7,8]。

**6. 抗氧化、保肝**　北沙参醇提物300、150、50mg/kg灌胃给药7d，可降低$CCl_4$诱导急性肝损伤大鼠肝脏脂质过氧化，提高肝脏胞浆中SOD和CAT活性，降低MDA水平，并可使大鼠血清中ALT、AST、ALP含量降低，对肝脏有保护作用[9]。

**7. 安全性评价**　北沙参水煎液小鼠腹腔注射$LD_{50}$为373m/kg，毒性很低。在常规剂量内水煎服没有副作用，长期服用也没有明显副作用。剂量过大，可能有胃部不适[1]。

**【药性】**　甘、微苦，微寒。归肺、胃经。

**【功能主治】**　养阴清肺，益胃生津。用于肺热燥咳，劳嗽痰血，胃阴不足，热病津伤，咽干口渴。

**【临床应用】　临床常用**

(1)胃阴不足　本品能入胃经，性微寒，善滋养胃阴而生津，兼能清热。可用于温热病，邪热伤津或胃阴不足，见口燥咽干、烦热口渴等证。以北沙参、麦冬、玉竹、生地黄、白芍、乌梅、白术、陈皮、甘草配伍，治疗慢性浅表性胃炎胃阴虚证疗效显著，如《温病条辨》益胃汤。

(2)肺热燥咳　本品味甘微苦，既能滋阴润肺，又能清解肺热，常与滋阴润肺止咳退热药品为伍，用于热伤肺阴所致的干咳痰少、口干口渴。可单独应用，也可与麦冬、天花粉配伍应用，治疗阴虚劳热，咳嗽咳血等证，如《温病条辨》沙参麦冬汤。

(3)心悸，胸痹及中风　本品与黄芪、麦冬、丹参配伍，配合静脉点滴治疗病毒性心肌炎有较好疗效；与附子、桂枝、当归配伍治疗慢性心律失常；与黄芪、水蛭、三七同用，益气活血，用于治疗中风。

(4)肝肾阴虚，肝气不舒　本品配伍生地黄、枸杞子组成的一贯汤，主治肝肾阴虚，肝气不舒，临床上应用于各类肝脏疾病均有较好疗效，并且对肝硬化腹水患者疗效明显。

**【用法用量】**　5～12g。

**【成药例证】**

**1. 乙肝养阴活血颗粒(《中华人民共和国药典》2015年版)**　药物组成：地黄、北沙参、麦冬、酒女贞子、五味子、黄芪、当归、白芍、泽兰、橘红、川楝子、制何首乌、阿胶珠、牡蛎、丹参、黄精(蒸)。

功能主治：滋补肝肾，活血化瘀。用于肝肾阴虚型慢性肝炎，症见面色晦暗、头晕耳鸣、五心烦热、腰腿酸软、齿鼻衄血、胁下痞块、赤缕红斑、舌质红少苔、脉沉弦、细涩。

**2. 八味清心沉香散（《中华人民共和国药典》2015年版）** 药物组成：沉香、广枣、檀香、紫檀香、红花、肉豆蔻、天竺黄、北沙参。

功能主治：清心肺，理气，镇静安神。用于心肺火盛，胸闷不舒，胸胁闷痛，心悸气短。

**3. 儿宝颗粒（《中华人民共和国药典》2015年版）** 药物组成：太子参、北沙参、茯苓、山药、炒山楂、炒麦芽、陈皮、白芍、炒白扁豆、麦冬、葛根（煨）。

功能主治：健脾益气，生津开胃。用于脾气虚弱、胃阴不足所致的纳呆厌食、口干燥渴、大便久泻、面黄体弱、精神不振、盗汗。

**4. 蜜炼川贝枇杷膏（《卫生部药品标准中药成方制剂·第十六册》）** 药物组成：枇杷叶、水半夏、川贝母、杏仁、款冬花、北沙参、陈皮、桔梗、五味子、薄荷脑。

功能主治：清热润肺，化痰止咳。用于肺燥咳嗽，痰黄而黏，胸闷，咽喉疼痛或痒，声音嘶哑。

**5. 养胃舒颗粒（《卫生部药品标准中药成方制剂·第十八册》）** 药物组成：黄精、党参、白术、山药、菟丝子、北沙参、玄参、乌梅、陈皮、山楂、干姜。

功能主治：益气养阴，健脾和胃，行气导滞。用于脾胃气阴两虚所致的胃痛，症见胃脘灼热疼痛，痞胀不适，口干口苦，纳少消瘦，手足心热；慢性萎缩性胃炎、慢性胃炎见上述证候者。

**【注意事项】** 不宜与藜芦同用。

**【贮藏】** 置干燥处。

**【参考文献】**
[1]Yuan Z, Kadota S, Li K.Biphenyl Ferulate from Glehnialittoralis[J].Chem Lett, 2002, 13(9): 865-866.

[2]谭允育，康娟娟，王娟娟.沙参对正常小鼠免疫功能影响的实验研究[J].北京中医药大学学报，1999，22(5)：39-41.

[3] Ng TB, Liu F, Wang HX. the Antioxidant Effects of Aqueous and Organic Extract of Panax Quinquefolium, Panax Notogiseng, Codonopsis Pilosula, Pseudostellaria Heterophylla and Glehnia Littoralis[J].J Ethno, 2004, 93(2): 285-288.

[4]刘永梅，刘波，王金凤.北沙参粗多糖的提取及对阴虚小鼠的免疫调节作用[J].中国生化药物杂志，2005，26(4)：224-225.

[5]屠鹏飞，张红彬，徐国钧，等.中药沙参类研究Ⅴ——镇咳祛痰药理作用比较[J].中草药，1995，26(1)：22-23.

[6]姚岚，盛丽，王莉，等.沙参对肺纤维化大鼠FN、LN的影响[J].中国工业医学杂志，2007，20(2)：118-119.

[7]王中民，张永祥，史美育，等.北沙参抗突变实验研究[J].上海中医药杂志，1993，(5)：47-48.

[8]刘西岭，辛华，谭玲玲.北沙参水提法不同提取物体外抗肿瘤的研究[J].安徽农业科学，2009，37(20)：9481-9482，9490.

[9]金香男，郑明昱.北沙参乙醇提取物对四氯化碳诱导急性肝损伤的保护作用[J].长春中医药大学学报，2010，26(6)：828-829.

（何静波　杨玉梅）

## 63　北野菊

Beiyeju

**【异名】** 岩香菊、甘野菊（《本草汇言》）。

**【来源】** 为菊科植物细裂野菊 *Ghrysanthemum lavandulaefolium* (Fisch.) Makino 的干燥地上部分。

**【产地】** 多为野生品，亦有栽培品。主产于东北、华北及华东地区。

**【采收加工】** 夏、秋季花盛开时采收地上部分，除去杂质，晒干。

**【炮制】** 除去老梗及杂质，喷淋清水，稍润，切段，干燥。

**【性状特征】** 本品呈圆柱形，有分枝，长20～140cm，直径0.1～0.5cm；表面黄绿色至淡棕色，具细纵棱，小枝被疏柔毛。叶片皱缩或破碎，完整者展平后呈卵形或椭圆状卵形，羽状深裂，长约6cm，暗绿色或棕褐色；叶柄极细，长1～1.5cm。头状花序排成伞房状，着生枝顶，花絮小球形，直径0.2～0.8cm，黄色。气清香，味微苦。

**【化学成分】** 北野菊主要含有挥发油、黄酮类、木脂素类、甾醇类等。

**【药性】** 微苦、辛，凉。归肝、心经。

**【功能主治】** 清热解毒，凉肝明目。用于防治流行性感冒，感冒，头痛，目赤，肺炎；外治痈疖疔疮，宫颈糜烂。

**【临床应用】 临床常用**

（1）痈疽疔毒　本品性寒味苦，具有清热解毒功效，临床常用于治疗痈疽疔肿等化脓病。

（2）目疾，眩晕　本品疏风热，清头目，降火解毒，临床上常用于治疗目疾眩晕，头痛，目赤，肿毒等。

(3) 时疫病邪　本品清热解毒，临床用于治疗时疫病邪侵卫犯肺导致的恶寒发热，痰热毒盛等疾病。

**【用法用量】** 9～30g。外用适量。

**【贮藏】** 置阴凉干燥处，防潮，防蛀。

（何静波　杨玉梅）

## 64　贝母花

Beimuhua

**【异名】** 土贝母花(《本草正》)，浙贝花(《外科全生集》)，象贝花(《经验广集》)，象贝母花(《百草镜》)，大贝母花(《疡医大全》)。

**【来源】** 为百合科植物浙贝母 *Fritillaria thunbergii* Miq.的干燥带茎梢的花。

**【产地】** 多为栽培品，野生品亦有。主产于浙江省，也分布于江苏、安徽、湖南等地，其道地产区为浙江宁波的鄞州区。

**【采收加工】** 贝母花于3～4月间，当浙贝植株最下两朵花开放时采摘。

**【炮制】** 除去杂质，洗净，润透，干燥或打碎。

**【性状特征】** 多皱缩，完整的花呈钟状，花梗长1～2cm。花被6片，棕黄色，分2轮排列；被片长倒卵形至卵圆形，长2～3cm，宽约2cm，外面有棕色条纹。雄蕊6个，着生于花被基部；雌蕊1个，柱头3枝。茎稍干瘪，紫棕色。气微，味苦。

**【化学成分】** 贝母花主要含有生物碱、甾体类、皂苷类和氨基酸等。

**【药性】** 苦，寒。归肺经。

**【功能主治】** 止咳，化痰。用于咳嗽痰多，支气管炎。

**【临床应用】** **临床常用**

外感风寒，喉痹　贝母花水煎剂及流浸膏可治疗感冒，支气管炎引起的咳嗽、咽喉肿痛。

**【用法用量】** 3～10g。

**【成药例证】**

**1. 贝母花片(《中华人民共和国药典》1977年版)** 药物组成：贝母花浸膏，每片相当于贝母花1g。

功能主治：止咳，化痰。用于咳嗽痰多，支气管炎。

**2. 贝母花流浸膏(《中华人民共和国药典》1977年版)** 药物组成：贝母花。

功能主治：止咳，化痰。用于咳嗽痰多，支气管炎。

**【注意事项】** 不宜与川乌、制川乌、草乌、制草乌、附子同用。

**【贮藏】** 置干燥处。

（何静波　杨玉梅）

## 65　荜茇

Bibo

**【异名】** 荜拔(《新修本草》)，荜拔梨(《酉阳杂俎》)、椹圣(《药谱》)、鼠尾(《中药志》)、蛤蒌(《赤雅》)。

**【来源】** 为胡椒科植物荜茇 *Piper longum* L.的干燥近成熟或成熟果穗。

**【产地】** 多为栽培品，野生品亦有。原产于印度尼西亚的苏门答腊以及菲律宾、越南等地，我国云南、广东也有栽种。

**【采收加工】** 9月果穗由绿变黑时采收。除去杂质，晒干。

**【炮制】** 除去杂质，洗净，用时捣碎。

**【性状特征】** 成熟果穗呈圆柱形，稍弯曲，由多数小浆果集合而成，长约1.5～3.5cm，直径0.3～0.5cm。表面黑褐色或棕色，有斜向排列整齐的小突起，基部有果穗梗残存或脱落。质硬而脆，易折断，断面不整齐，颗粒状。小浆果球形，直径约0.1cm。有特异香气，味辛辣。以条肥大、色黑褐、质坚实、断面稍红、气味浓者为佳。

**【化学成分】** 荜茇主要含有生物碱、挥发油、木脂素、萜类、甾醇类等。荜茇的生物碱是其主要药理活性成分。《中华人民共和国药典》2015年版规定，本品药材及其饮片按干燥品计算，含胡椒碱($C_{17}H_{19}NO_3$)不得少于2.5%。

**【药理毒理】**

**1. 抗动脉粥样硬化**　荜茇中的荜茇宁5mg/kg灌胃给药8周，可明显降低高脂模型家兔血清TC、LDL-C，抑制主动脉LOX-1、VCAM-1 mRNA的表达，抑制粥样病变的形成和发展[1]。

**2. 抑制溃疡**　荜茇乙醇提取物0.25、0.5g/kg静脉注射，能够显著抑制应激性、吲哚美辛、无水乙醇、利血平所致大鼠溃疡的形成[2]。

**3. 促胃排空**　荜茇水提物10、20g/kg灌胃给药,可促进正常小鼠小肠运动,并能明显拮抗硫酸阿托品所致小鼠小肠抑制作用,促进胃排空[3]。

**4. 保肝** 主要成分荜茇宁5、10mg/kg灌胃给药6周,可使食饵性高脂血症大鼠血清TC、TG、LDL-c和动脉硬化指数(AI),升高HDL-c的含量;能降低高血脂家兔血清TC、TG、LDL-c和肝脏TC、TG,并且显著改善动脉粥样硬化[4]。

**5. 抗氧自由基** 荜茇挥发油10~70μl,对DPPH·具有明显清除作用,与维生素E清除自由基能力相似[5]。

**6. 抗胰岛素抵抗** 荜茇醇提物120、60、30mg/kg灌胃给药8周,可明显增加胰岛素抵抗综合征模型大鼠胰岛素敏感指数,降低血压[6]。

**7. 抗炎** 荜茇水溶液100、200mg/kg灌胃给药5d,能减轻二甲苯引起小鼠耳廓肿胀程度[7]。

**8. 安全性评价** 荜茇水煎液小鼠灌胃给药$LD_{50}$为491.73±46.78mg/kg。荜茇胡椒碱287.04、71.76、17.94mg/kg给孕鼠灌胃11d,高、中剂量孕鼠体重增长、胎鼠生长指标缓慢或下降,低剂量没有显著影响,对胎鼠外观、骨骼和内脏均没有明显影响[8]。

**【药性】** 辛,热。归胃、大肠经。

**【功能主治】** 温中散寒,行气止痛。用于脘腹冷痛,呕吐,泄泻,寒凝气滞,胸痹心痛,头痛,牙痛。

**【临床应用】 临床常用**

(1) 胃寒脘腹冷痛,呕吐,泄泻,呃逆 本品辛散温通,能温中散寒止痛,降胃气,止呕呃。可用于治疗胃寒脘腹冷痛,呕吐,泄泻,呃逆等症,可单用或配伍干姜、厚朴、附子等同用,如《圣济总录》荜茇丸;若治脾胃虚寒之腹痛冷泻,可与白术、干姜、肉豆蔻等同用,如《圣济总录》荜茇散。

(2) 风虫牙痛 本品味辛性热,能散寒止痛。可用治风虫牙痛,可以本品与胡椒等分研末为丸,如麻子大,填塞于痛处,如《圣济总录》荜茇丸。

(3) 妇女气血不和,月经不调 本品辛散温通。用于治疗妇人血气不和,疼痛不止,下血无时,月经不调,可以本品与蒲黄等分为末,炼蜜丸服,如《普济方》二神丸。

**【用法用量】** 1~3g。外用适量,研末塞龋齿孔中。

**【成药例证】**

**1. 二十五味珍珠丸(《中华人民共和国药典》2015年版)** 药物组成:珍珠、珍珠母、肉豆蔻、石灰华、红花、草果、丁香、降香、豆蔻、诃子、檀香、余甘子、沉香、肉桂、毛诃子、螃蟹、木香、冬葵果、荜茇、志达萨增、金礞石、体外培育牛黄、香旱芹、西红花、黑种子草、人工麝香、水牛角。

功能主治:安神开窍。用于中风;半身不遂,口眼㖞斜,昏迷不醒,神志紊乱,谵语发狂等。

**2. 十六味冬青丸(《中华人民共和国药典》2015年版)** 药物组成:冬青叶、石榴、石膏、肉桂、豆蔻、木香、丁香、甘草、白葡萄干、沉香、拳参、荜茇、肉豆蔻、红花、广枣、方海。

功能主治:宽胸顺气,止嗽定喘。用于胸满腹胀,头昏浮肿,寒嗽痰喘。

**3. 五味清浊散(《中华人民共和国药典》2015年版)** 药物组成:石榴、红花、豆蔻、肉桂、荜茇。

功能主治:开郁消食,暖胃。用于食欲不振,消化不良,胃脘冷痛,满闷嗳气,腹胀泄泻。

**4. 六味木香散(《中华人民共和国药典》2015年版)** 药物组成:木香、栀子、石榴、闹羊花、豆蔻、荜茇。

功能主治:开郁行气止痛。用于寒热错杂、气滞中焦所致的胃脘痞满疼痛、吞酸嘈杂、嗳气腹胀、腹痛、大便不爽。

**5. 石榴健胃散(《中华人民共和国药典》2015年版)** 药物组成:石榴子、肉桂、荜茇、红花、豆蔻。

功能主治:温胃益火,化滞除温,温通脉道。用于消化不良、食欲不振、寒性腹泻等。

**【贮藏】** 置阴凉干燥处,防蛀。

**【参考文献】**
[1]麻春杰,阿拉坦高勒,娜日苏,等.荜茇宁对动脉粥样硬化家兔主动脉LOX-1和VCAM-1基因表达的影响[J].中国药学杂志,2008,43(19):1449-1453.

[2]白音夫,杨宏昕.荜茇挥发油对动物实验性胃溃疡的保护作用[J].中草药,2000,31(1):40-41.

[3]李春梅,李桂生,李敏,等.荜茇水提取物对小鼠胃排空和肠推进的影响[J].中药药理与临床,2007,23(3):58-60.

[4]麻春杰,博日吉汗格日勒图,呼日乐巴根,等.荜茇宁降血脂和急性毒性实验研究[J].中华中医药杂志,2008,23(4):321-324.

[5]李熙灿,赵小军,谢学明,等.荜茇挥发油清除自由基作用及其与分子结构的关系[J].中药新药与临床药理,2006,17(3):

218-220.

[6]万春平，包·照日格图，却翎，等.荜茇醇提物对胰岛素抵抗综合征模型大鼠血压和体重的影响[J].中国民族医药杂志，2009，15(5)：23-26.

[7]吴宜艳，杨志，刘广勤，等.荜茇有效成分提取及抗炎作用的研究[J].中国医药导报，2009，6(1)：16-17.

[8]海英，那生桑，双福.荜茇胡椒碱致畸试验研究[J].世界科学技术—中医药现代化，2008，10(1)：133-136.

（何静波　杨玉梅）

## 66 荜茇根

Bibogen

**【异名】** 荜茇没(《本草拾遗》)，非里肥厘磨耶、非力肥厘木耶(《回回药方三十六卷》)，文斯力非里非力、比合达日非里非力，非力非拉莫力(《明净词典》)。

**【来源】** 为胡椒科植物荜茇 *Piper longum* L.的干燥带根的茎。

**【产地】** 多为栽培品，野生品亦有。原产于印度尼西亚的苏门答腊以及菲律宾、越南等地，我国云南、广东也有栽种。

**【采收加工】** 夏、秋季采挖，除去枝叶，晒干。

**【炮制】** 净制。

**【性状特征】** 本品呈圆柱形，常弯曲，长短不一，长10～30cm，直径2～10mm，表面灰褐色微绿色，有纵向沟槽及明显的节。节间长1.5～15cm，节部膨大，上生不定根。体稍轻，质稍韧，易折断，断面不整齐，皮薄，木质部黄白色，质稍坚韧，长3～10cm，直径1～2mm，内有淡黄色木心。气微呈刺激性芳香，味辛凉而后麻辣。

**【化学成分】** 荜茇根主要含有生物碱，包括胡椒碱、荜茇明碱、荜茇明宁碱、四氢胡椒碱等成分。

**【药理毒理】** **保护胃黏膜** 荜茇根提取物10、5、2.5g/kg灌胃给药30d，可明显减轻反流性胃炎大鼠胃黏膜炎症反应，提升血清GAS、黏膜$PGE_2$含量，降低黏膜TNF-α、IL-8含量[1]。

**【药性】** 二级干热。

**【功能主治】** 发散寒气，开胃助食，消肿止痛。用于寒性关节骨痛，腰膝酸痛，胃虚食少，肝脾闭阻，配合他药可治癫痫昏迷。

**【临床应用】** **临床常用**

(1) 癫痫，昏厥　本品煎汤服用可用于治疗脑部湿盛，癫痫昏厥(《药物之园》)。

(2) 湿寒性，黏液质性疾病　本品研粉，开水制成敷剂可用于治疗湿寒性或黏液质性疾病，证见髋关节痛、小关节痛、关节炎肿痛等(《药物之园》)。

(3) 胃虚纳差　本品研粉，开水冲服，可用于治疗胃虚纳差，消化不良等(《药物之园》)。

**【用法用量】** 3g。外用适量。

**【贮藏】** 置阴凉干燥处。

**【参考文献】** [1]姚萍，高鸿亮，刘发.荜茇根对胆汁反流胃炎大鼠模型的防治作用及对胃泌素、$PGE_2$、TNF-α、IL-8含量的影响[J].中药药理与临床，2012，28(1)：111-114.

（何静波　杨玉梅）

## 67 荜澄茄

Bichengqie

**【异名】** 澄茄(《南州记》)、毗陵茄子(《开宝本草》)、毕澄茄(《本草纲目》)、毕茄(《本草求真》)。

**【来源】** 为樟科植物山鸡椒 *Litsea cubeba* (Lour.) Pers.的干燥成熟果实。

**【产地】** 多为野生品。主产于广西临桂、全县、富钟，浙江温州、建德、临安，四川宜宾、通江、南江，以及广东、云南等地，其中以产于广西临桂者质最佳。

**【采收加工】** 在果实充分成长而未成熟仍呈青色时，用手捻碎有强烈的生姜气味时即可采收，连果枝摘下，晒干。干燥后，摘下果实，应堆在阴凉通风室内，切记暴晒，堆放厚度不应超过5cm，经常翻动，以免发热。

**【炮制】** 取原药材，除去杂质及残留的果柄，洗净，晒干，用时捣碎。

**【性状特征】** 果实上部近圆球形，直径3～6mm。表面暗棕色至棕黑色，有网状皱纹，顶端有一小突起的柱头遗迹，不甚明显。基部果皮延长，形成细直的假果柄，长3～7mm，直径1mm以下，表面有纵皱纹。外果皮和中果皮稍柔软，内果皮薄而坚脆。内含未成熟种子1粒，黄棕色，富油质，有的皱缩干瘪。气强烈芳香，味苦。以个大、气味浓厚、有油质、无杂质者为佳。

**【化学成分】** 荜澄茄主要含有挥发油、脂肪酸类，黄酮类等。

【药理毒理】

**1. 松弛胃肠平滑肌**　荜澄茄水煎液20g/kg灌胃给药，对番泻叶引起的小鼠腹泻有止泻作用，其挥发油亦能抑制豚鼠胃肠推进运动[1]。荜澄茄水煎剂体外累积浓度为$4\times10^{-3}$、$1.2\times10^{-2}$g/ml时，对家兔离体空肠运动呈低度依赖性的抑制作用，并能对抗烟碱、乙酰胆碱、组胺、氯化钡、酚妥拉明等药物兴奋离体肠段的作用，对利血平所致家兔离体空肠活动无影响[2]。

**2. 镇痛、镇静**　荜澄茄水煎剂5、20g/kg灌胃给药，能抑制酒石酸锑钾引起的小鼠扭体反应和延长热痛觉测试的反应时间[3]。荜澄茄超临界$CO_2$萃取物8、4、2g/kg灌胃给药5d，能显著抑制醋酸扭体法和热板法所致小鼠疼痛反应[4]；1.75、5.25、15.75g/kg灌胃给药4d，可减少小鼠自主活动，具有镇静作用[5]。

**3. 对心血管系统的影响**

（1）抗心律失常　荜澄茄挥发油的主要成分柠檬醛0.2ml/kg灌胃给药，能显著缩短氯化钡诱发大鼠心律失常持续时间且减少室颤率和死亡率，延长乌头碱诱发大鼠心律失常出现的潜伏期和提高地高辛引起家兔中毒的致死量，但不能提高电刺激致家兔室颤的阈值[6]。

（2）抗心肌缺血　荜澄茄挥发油0.3ml/kg灌胃给药3d，能显著缩小结扎冠脉前降支所致家兔心肌梗死模型的梗死范围，也能对抗异丙肾上腺素引起的大鼠实验性心肌梗死：降低ST段总下移度，减少Q波出现和严重心律失常的发生率[7]。

（3）其他　荜澄茄挥发油2mg/kg静脉注射时，能显著降低麻醉犬心肌耗氧量和动脉压，但不影响冠脉流量、冠脉阻力和中心静脉压；当以0.1%浓度每分钟0.2ml/kg给予麻醉猫静脉滴注时变可使血压下降，心率减慢[8]。

**4. 抗应激**　荜澄茄水提物10、20g/kg灌胃给药，能延长断头小鼠张口喘气持续时间，亦能延长KCN中毒和$NaNO_2$中毒小鼠存活时间[9]。

**5. 抗过敏**　荜澄茄挥发油0.3ml/kg灌胃给药3d，能明显抑制卵蛋白和色甘酸钠引起的被动皮肤过敏反应，亦可对抗慢反应物质引起的离体豚鼠回肠过敏性收缩[10]。浓度为0.085、0.16、0.255mg/ml荜澄茄超临界$CO_2$萃取物0.1ml，对卵蛋白致敏豚鼠离体回肠平滑肌有抑制其过敏性收缩反应的作用[5]。

**6. 平喘**　荜澄茄挥发油0.1mg/g腹腔注射，对组胺加乙酰胆碱所致的豚鼠喘息有保护作用[11]。体外实验，荜澄茄挥发油90μl/ml不仅能松弛正常豚鼠离体气管平滑肌，也能阻断和对抗组胺或乙酰胆碱收缩反应；0.1μl/ml时能显著增加豚鼠离体肺灌流量[10]。

**7. 抗病原微生物**　荜澄茄超临界$CO_2$萃取物浓度在0.02795～3.58g生药/ml时，对金黄色葡萄球菌、甲型溶血性链球菌、乙型溶血性链球菌、肺炎链球菌、肠炎杆菌、大肠埃希菌均有不同程度的抗菌作用，*MIC*均在0.0509～1.79g生药/ml之间，对金黄色葡萄球菌和乙型溶血性链球菌的作用较强[5]。

**8. 安全性评价**　不同研究报道荜澄茄挥发油灌胃小鼠的$LD_{50}$有所不同，分别为1.309、1.28±0.15或3.25±0.22ml/kg[12]，腹腔注射的$LD_{50}$为0.384±0.092ml/kg[7]或0.617±0.035ml/kg[13]。荜澄茄挥发油或柠檬醛0.5ml/次涂擦去毛豚鼠皮肤表面，每日1次，连续12次，结果在涂擦1～2次后皮肤开始泛红，并随着给药次数的增加，局部皮肤颜色加深呈紫红色、变粗糙，并现痂皮，呈现明显的皮肤刺激作用，停药1周后皮肤恢复正常[14]。

【药性】　辛，温。归脾、肾、胃、膀胱经。

【功能主治】　温中散寒，行气止痛。用于胃寒呕逆，脘腹冷痛，寒疝腹痛，寒湿郁滞，小便浑浊。

【临床应用】　临床常用

（1）脾胃寒滞　本品辛温芳烈，功擅温中散寒，行气止痛，消食健胃。常用于脾胃寒滞及夹食夹湿诸证。凡胃寒呕吐呃逆者，可与高良姜、半夏、吴茱萸等配伍，以温中降逆止呕，如《圣济总录》荜澄茄汤；凡脘腹胀满冷痛者，可与高良姜、青皮、木香等同用，以温中行气止痛，如《宣明论方》荜澄茄丸；凡寒湿肠鸣泄泻者，可与砂仁、煨木香、炒薏仁等相配，以散寒行气止泻；若兼食积气胀者，可与炒麦芽、炒神曲、炒槟榔等相合，以消食健脾除胀。

（2）寒疝腹痛　本品辛温气雄，可升可降，功能暖肾泻浊，散膀胱冷气。常用于下焦寒湿之证，凡寒疝腹痛者，可与吴茱萸、香附、元胡等配伍，以增散寒理气止痛之效；凡小便频数或混浊者，可与乌药、芡实、益智仁、鸡内金等同用，以增散寒固脬之力。

**【用法用量】** 1～3g。

**【成药例证】**

**1. 荜铃胃痛颗粒(《中华人民共和国药典》2015年版)** 药物组成：荜澄茄、川楝子、醋延胡索、酒大黄、黄连、吴茱萸、醋香附、香橼、佛手、海螵蛸、煅瓦楞子。

功能主治：行气活血，和胃止痛。用于气滞血瘀所致的胃脘痛；慢性胃炎见上述证候者。

**2. 气管炎橡胶膏(《卫生部药品标准中药成方制剂·第二册》)** 药物组成：荜澄茄、白芥子、生天南星、生草乌、紫苏子、白附子、赤芍、乌药、白芷、桂枝、罂粟壳、皂荚、冰片、樟脑、薄荷脑、松节油、水杨酸甲酯。

功能主治：温肺化痰，平喘止咳。用于受寒引起的气管炎，并有预防气管炎的作用。

**3. 参茸黑锡丸(《卫生部药品标准中药成方制剂·第十三册》)** 药物组成：鹿茸、制附子、肉桂、红参、胡芦巴、益智仁、阳起石、补骨脂、黑锡、制硫黄、荜澄茄、丁香、小茴香、肉豆蔻、木香、沉香、橘红、半夏、赭石、川楝子。

功能主治：回阳固脱，坠痰定喘。用于肾阳亏虚，痰浊壅肺所致的痰壅气喘，四肢厥冷，大汗不止，腹中冷痛。

**【贮藏】** 置阴凉干燥处。

**【参考文献】** [1]张明发.温里药对小白鼠胃肠推进运动及药物性腹泻的影响[J].中国医药学报，1988，3(4)：20-23.

[2]张明发，范荣培，郭惠玲，等.温里药对小白鼠胃排空及离体兔小肠活动的影响[J].中医杂志，1984，25(12)：63-65.

[3]张明发，范荣培，郭惠玲，等.温里药镇痛作用研究[J].陕西中医，1989，10(5)：231-232.

[4]汤杰，万进，施春阳，等.荜澄茄超临界二氧化碳提取工艺及其镇痛活性评价[J].中南药学，2008，6(3)：301-303

[5]王资媛，何泽民，姜笑寒.荜澄茄超临界萃取物工艺筛选及药效学研究[J].时珍国医国药，2008，19(7)：1722-1724.

[6]查仲玲.柠檬醛的抗实验性心律失常作用[J].中国医药学杂志，1985，5(10)：435-436.

[7]陈修，胡卓伟，汤显良，等.山苍子油对实验性心肌梗死动物缺血性损伤的保护作用[J].药学学报，1983，18(5)：388-391.

[8]查仲玲.山苍子油治疗冠心病有效成分的探讨[J].湖北医学院学报，1984，5(2)：117-120

[9]张明发，沈雅琴，许青媛.荜澄茄和花椒对缺氧和受寒小鼠的影响[J].国医论坛，1991，(3)：38-41.

[10]钱伯初.山苍子油平喘与抗过敏药理研究[J].药理学报，1980，15(10)：584-589

[11]雷佩琳.山苍子油微型胶囊的试制[J].成都中医学院学报，1979，3：80-82.

[12]周勇，陶君娣，张家俊.山苍子挥发油及其主要成分柠檬醛抗真菌作用的研究[J].中西医结合杂志，1984，4(9)：558-559.

[13]张荣玉，赵德化，盛宝恒.山胡椒等三种中药挥发油的药理观察[J].第四军医大学学报，1985，(3)：200-204.

[14]涂新义，张国全.山苍子油及柠檬醛对动物皮肤刺激作用的观察[J].江西中医学院学报，1995，7(2)：27-28.

（何静波　杨玉梅）

## 68 蓖齿蒿

Bichihao

**【异名】** 籽蒿(《东北植物检索表》)、恶臭蒿、粘蒿(《内蒙古中草药》)、栉叶蒿(《中国高等植物图鉴》)，篦齿蒿。

**【来源】** 为菊科植物栉叶蒿 *Artemisia pectinata* Pall.的干燥地上部分。

**【产地】** 多为野生品。分布于东北、华北、西北及四川、西藏等地。

**【采收加工】** 夏、秋季割取地上部分，除去杂质，阴干。

**【炮制】** 取原药材，除去杂质，洗净，晾干。

**【性状特征】** 本品茎圆柱形，多自基部分枝，长15～30cm，直径1.5～2mm；表面灰绿色，具细纵棱线，被白色长和短的绢毛；质脆，易折断，断面黄白色。叶互生，无柄，多皱缩成丝而破碎；完整叶为1～2回栉齿羽状，全裂，小裂片刺芒状，质稍触手，黄绿色。气香，味微苦辛。

**【化学成分】** 蓖齿蒿主要含有萜类、甾醇类等。

**【药理毒理】**

**1. 抗菌** 蓖齿蒿水提物、石油醚提取物、乙酸乙酯提取物、正丁醇提取物 2g/kg 灌胃给药，2次/d，共7d，可提高腹腔注射金黄色葡萄球菌和链球菌小鼠死亡保护率[1]。体外抑菌实验表明，1g/ml 蓖齿蒿水提物和醇提物对金黄色葡萄球菌较敏感，乙酸乙酯提取物对大肠埃希菌、金黄色葡萄球菌、对沙门菌、链球菌均敏感，石油醚提取物对菌落不敏感[1]。

**2. 抗炎镇痛** 蓖齿蒿水提物20、10g/kg灌胃给药，2次/d，连续4d，可以降低小鼠腹腔毛细血管通透性，减少二甲苯致小鼠耳廓肿胀程度。蓖齿蒿水煎剂14、7g/kg灌胃给药，2次/d，连续4d，可以降低甲醛所致大鼠足跖肿胀[2]。

**3. 保肝** 蓖齿蒿水提物以20、10g/kg灌胃给药，2次/d，连续7d，可以降低肝损伤模型小鼠血清ALT、AST、ALP、TBIL、GGT等指标含量，提高肝组织SOD的活性，降低肝组织MDA含量，同时可以明显改善肝脏病理变化[2]。

**【药性】** 微苦、辛，凉，钝、稀。

**【功能主治】** 平息"协日"，解毒，杀虫。用于"协日"引起头痛，口苦，黄疸，发热，不思饮食，上吐下泻，肝胆热病。

**【临床应用】 临床常用**

头痛 本品利胆解毒，消炎止痛，可配伍草乌芽、龙骨（制）、黑云香用于头痛，如《经验方》五味蓖齿蒿汤。

**【用法用量】** 3～6g。

**【贮藏】** 置阴凉干燥处。

**【参考文献】** [1]裴大为，王纯洁，敖日格乐，等.篦齿蒿提取物的抗菌试验[J].动物医学进展，2012，33(5)：78-81.

[2]裴大为，王纯洁，敖日格乐.篦齿蒿提取物对α-萘异硫氰酸酯致小鼠肝损伤的保护作用[J].畜牧与兽医，2012，44(S1)：267-268.

（何静波 杨玉梅）

## 69 蓖麻子

Bimazi

**【异名】** 萆麻子（《雷公炮炙论》），蓖麻仁（《圣济总录》），大麻子（《中国药用植物志》），红大麻子（《药材学》）。

**【来源】** 为大戟科植物蓖麻 *Ricinus communis* L.的干燥成熟的种子。

**【产地】** 多为栽培品。自海南至黑龙江北纬49°以南均有分布，华北、东北最多，西北和华东次之。

**【采收加工】** 成熟后即可采收，下午为宜。采收后晒干、脱粒，放干燥处保存。

**【炮制】 蓖麻子** 取原药材，除去杂质，用时去壳，捣碎。

**蓖麻子霜** 取净蓖麻子仁，炒热后研成细末，用多层吸油纸包裹，压榨去油，反复数次，至松散成粉不再粘结成饼为度，取出碾细。

**【性状特征】 蓖麻子** 成熟的种子呈椭圆形或卵形，稍扁，长0.9～1.8cm，宽0.5～1cm。表面光滑，有灰白色与黑褐色或黄棕色与红棕色相间的花斑纹。一面较平，另一面较隆起，平面有隆起的种脊，一端有灰白色或浅棕色突起的种阜。种皮薄而脆，胚乳肥厚，白色，富油性。子叶菲薄。无臭，味微苦辛。以粒大、饱满、赤褐色、有光泽的为佳。

**蓖麻子霜** 赤褐色粉末，松散，无臭，味苦辛。

**【化学成分】** 蓖麻子主要含有脂肪酸、蛋白质和生物碱等。《中华人民共和国药典》2015年版规定，本品药材按干燥品计算，含蓖麻碱（$C_8H_8N_2O_2$）不得过0.32%。

**【药理毒理】**

**1. 抗肿瘤** 制蓖麻子混悬液2、4g/kg灌胃给药4周，对人未分化型肺癌裸鼠移植瘤模型小鼠的抑瘤率为80.6%，其抑瘤效果与2mg/kg丝裂霉素相近[1]。从去壳蓖麻子中提取的天然蓖麻毒素在不同浓度对肿瘤细胞有杀伤作用，在$5\times10^{-11}$～$5\times10^{-13}$mol/L浓度下对结肠癌细胞有选择性抑制作用[2]。

**2. 抗生育** 蓖麻油微胶囊在小鼠合笼成功第1d以0.42、0.84g/kg灌胃给药7d，第14d受孕率降低，具有一定抗着床作用[3]。

**3. 抗炎、镇痛** 蓖麻子提取物0.54、0.27、0.14g/kg灌胃给药2d，可减少醋酸引起小鼠扭体次数以及热板引起小鼠舔足次数，提高痛阈。蓖麻子提取物0.54、0.27、0.14g/kg灌胃给药3d，可明显降低二甲苯致小鼠耳廓肿胀及鸡蛋清导致的足跖肿胀程度[4]。

**4. 安全性评价** 小鼠口服蓖麻子的$LD_{50}$为30mg/kg；经呼吸道吸入粒径5μm以内的蓖麻毒素气溶胶的$LD_{50}$为3～5μg/kg；注射蓖麻毒素的$LD_{50}$为5～10μg/kg，最小致死剂量为0.7～2μg/kg[5]。

**【药性】** 甘、辛，平；有毒。归大肠、肺经。

**【功能主治】** 泻下通滞，消肿拔毒。用于大便燥结，痈疽肿毒，喉痹，瘰疬。

**【临床应用】** 临床常用

（1）痈疽肿痛喉痹，瘰疬　本品有毒，外用能消肿拔毒，故常用于痈疽肿毒，瘰疬，乳痈等，初起者能促其消散，已溃者能提脓拔毒。可单用研膏外贴，亦可与松香、乳香、没药、巴豆等配伍捣膏贴敷，以拔毒活血消痈，如《疡医大全》千捶膏。

（2）水肿腹胀，肠燥便秘　本品富含油质，性善降泄，内服可逐水饮，泻肠滞，利二便，消水肿。用于水肿腹胀及肠燥便秘，凡水肿臌胀腹满者，可去油久蒸后内服，凡大肠燥结便秘者，可以单品内服以缓泻，如《古今医鉴》蒸蓖麻膏。

**【用法用量】** 2～5g。外用适量。

**【注意事项】**

1. 蓖麻子毒性较大，毒性成分是蓖麻毒素和蓖麻碱，加热后可被破坏使毒性下降。中毒后出现恶心、呕吐、腹痛、腹泻、血便、血尿等，严重者出现黄疸、贫血、剧烈头痛、惊厥、血压下降，可因呼吸和血管运动中枢麻痹而死亡。

2. 人内服外用均能引起中毒。蓖麻毒素2mg、蓖麻碱16mg可使成人致死，小儿服生蓖麻子3～5颗即可致死。

3. 孕妇及便溏者忌服。

**【贮藏】** 贮干燥容器内，蓖麻子霜密闭，置阴凉干燥处。

**【参考文献】** [1]陈百先，丁元生，陈凌际.蓖麻子炮制品抗癌作用的实验研究[J].中国中药杂志，1994，19(12)：726-727.

[2]邹立波，詹金彪.蓖麻毒素的提取及抗肿瘤作用的研究[J].浙江大学学报(医学版)，2005，34(3)：217-219.

[3]王敬文，丁祥，高鹏，等.蓖麻籽提取物微胶囊的研制及其抗生育作用[J].四川大学学报(自然科学版)，2008，45(1)：181-184.

[4]兰鸿，杨光义，叶方，等.蓖麻子抗炎镇痛作用考察[J].中国药师，2011，14(3)：435-437.

[5] Godal A, Fodstad O, Ingebrigtsen K, *et al*. Pharmacological Studies of Ricin in Mice and Humans [J]. Cancer Chemother Pharmacol, 1984, (13): 157-163.

（何静波　杨玉梅）

## 70　萹蓄

Bianxu

**【异名】** 萹竹（《诗经》），蓄辩、萹蔓（《吴普本草》），萹竹（《本草经集注》），地萹蓄、编竹（《履巉岩本草》），萹蓄（《太平惠民和剂局方》），粉节草、道生草（《本草纲目》），萹蓄蓼（《植物名实图考》），百节、百节草、铁绵草（《新本草纲目》），斑鸠台（《安徽药材》），扁猪牙（《东北药用植物志》）。

**【来源】** 为蓼科植物萹蓄 *Polygonum aviculare* L.的干燥地上部分。

**【产地】** 主要为野生品，栽培品亦有。全国各地均有分布。

**【采收加工】** 在播种当年的7～8月生长茂盛时采收，齐地割取地上部分，除去杂草、泥沙，捆成把，晒干。

**【炮制】** 取原药材，除去杂质，洗净，润软，切段，晒干。

**【性状特征】** 茎呈圆柱形，略扁，长10～40cm，直径1～3mm。表面灰绿色或棕红色，有纵纹；节膨大，有浅棕色膜质托叶鞘，节间长短不一；质硬脆，易折断，断面髓部白色。叶互生，多脱落或皱缩破碎，完整者呈长椭圆形或披针形，长1～4cm，宽约0.5cm，全缘，灰绿色或棕绿色。有时可见黑褐色小瘦果，卵状三棱形。气微，味微苦。以质嫩、叶多、色灰绿者为佳。

**饮片**　呈不规则的段。茎呈圆柱形而略扁，表面灰绿色或棕红色，有细密微突起的纵纹；节部稍膨大，有浅棕色膜质的托叶鞘。切面髓部白色。叶片多破碎，完整者展平后呈披针形，全缘。气微，味微苦。

**【化学成分】** 萹蓄主要含有黄酮、香豆素、有机酸，多糖等。萹蓄的黄酮类化合物是其主要药理活性成分。《中华人民共和国药典》2015年版规定，本品药材及其饮片按干燥品计算，含杨梅苷($C_{21}H_{20}O_{12}$)不得少于0.030%。

**【药理毒理】**

**1. 利尿**　萹蓄水煎剂20g/kg灌胃给药3d，可使大鼠尿量、钠和钾排出增加，特别是钾的排出量增加显著[1]。

**2. 抗菌**　25%萹蓄全草煎剂对福氏痢疾杆菌和宋内痢疾杆菌皆有抑制作用；1∶10浓度的煎剂对须疮癣菌、羊毛状小芽胞菌有抑制作用；40%水煎剂对葡萄球菌、铜绿假单胞菌、皮肤真菌均有抑制作用[2]。

**3. 扩血管**　萹蓄提取液 20mg/ml 对由去氧肾上腺素引发的离体大鼠主动脉环收缩具有舒张作用，且呈剂量依赖性[3]。

**【药性】**　苦，微寒。归膀胱经。

**【功能主治】**　利尿通淋，杀虫，止痒。用于热淋涩痛，小便短赤，虫积腹痛，皮肤湿疹，阴痒带下。

**【临床应用】　临床常用**

(1) 小便赤短，淋沥涩痛　本品苦降下行，善清利膀胱湿热而利尿通淋。常用于小便不通，淋证，黄疸，泻痢，带下等证。凡湿热蕴结膀胱，症见小便短赤、淋沥涩痛者，可单用煎服，如《生生编》治淋沥涩痛方；或与瞿麦、木通、滑石等配伍，如《太平惠民和剂局方》八正散；若血淋者，宜与小蓟、白茅根、蒲黄等同用，以凉血止血；若砂石淋，可与金钱草、海金沙、虎杖等同施，以通淋排石；输尿管结石伴肾盂积水者，用萹蓄与海金沙、滑石、萆薢等配伍，如《全国中草药汇编》；若为淋膏、白浊者，可与萆薢、石韦等合用，以分清泄浊。

(2) 湿热下注，郁蒸生虫　本品清热利湿，又能杀虫止痒。凡湿热下注，郁蒸生虫之阴蚀，可煎汤外洗，现多用治阴道滴虫；凡蛔虫腹痛，蛲虫肛门瘙痒者，可单味煎汤服，亦可入复方中应用，前者可配乌梅、黄连、川椒等以驱蛔止痛，后者可伍槟榔、百部、榧子等以杀虫止痒；若为胆道蛔虫者，则可与醋同煎服；凡湿疹、疥癣者，可与黄柏、白鲜皮、苦参等配伍外用，亦可内服以增强疗效。

(3) 湿热淋证　本品有清热泻火，利水通淋功效，常与车前子、瞿麦、滑石、山栀子仁、炙甘草、木通、大黄面配伍，用于治疗湿热淋证，如《太平惠民和剂局方》八正散。

**【用法用量】**　9～15g。外用适量，煎洗患处。

**【成药例证】**

**1. 前列泰片(《卫生部药品标准新药转正标准·第三十四册》)**　药物组成：益母草、萹蓄、红花、油菜蜂花粉、知母盐炒、黄柏盐炒。

功能主治：清热利湿，活血散结。用于慢性前列腺炎湿热挟瘀证。

**2. 复方石韦片(《中华人民共和国药典》2015 年版)**　药物组成：石韦、黄芪、苦参、萹蓄。

功能主治：清热燥湿，利尿通淋。用于下焦湿热所致的热淋，症见小便不利、尿频、尿急、尿痛、下肢浮肿；急性肾小球肾炎、肾盂肾炎、膀胱炎、尿道炎见上述证候者。

**3. 复肾宁片(《卫生部药品标准中药成方制剂·第十三册》)**　药物组成：车前子、萹蓄、栀子、黄柏、知母、大黄、益母草、附子、甘草。

功能主治：清热利湿，通阳化瘀。用于湿热下注，瘀血阻滞所致的热淋，症见尿频、尿急、尿痛、腰痛；急慢性尿路感染、急慢性膀胱炎、急慢性肾盂肾炎见上述证候者。

**【贮藏】**　贮干燥容器内，置通风干燥处。

**【参考文献】**

[1]吕向华.中药苍术、萹蓄、芫花及车前子煎剂利尿作用的初步观察[J].药学学报，1965，13(6)：454-458.

[2]高洁.萹蓄液治疗细菌性痢疾 100 例临床分析与药物实验研究[J].辽宁中级医刊，1980，(7)：18.

[3]王桂芝，罗希锋，孙博，等.萹蓄黄酮苷对大鼠离体胸主动脉的舒张作用与机制[J].哈尔滨医科大学学报，2010，44(4)：315-317.

(何静波　杨玉梅)

## 71　扁豆花

Biandouhua

**【异名】**　南豆花(《广东中药》Ⅱ)。

**【来源】**　为豆科植物扁豆 *Dolichos lablab* L.的干燥花。

**【产地】**　多为栽培品。全国大部分地区均有，主要分布于辽宁、河北、山西、陕西、山东等地。

**【采收加工】**　7～8 月间采收未完全开放的花朵，晒干或阴干。鲜用时随用随采。

**【炮制】**　去柄，筛去泥土，拣去杂质及黑色花朵。

**【性状特征】**　花朵多皱缩，展开后呈不规则扁三角形，长 1～1.5cm。花萼宽钟状，稍二唇形，黄色至黄棕色，外被白色短毛，上唇 2 齿几全部合生，较大，其余 3 齿较小，近等大；花冠蝶形，黄白色至黄棕色，龙骨瓣抱合成舟状，上弯几成直角；雄蕊 10，其中 1 个单生，另 9 个花丝基部合生成管状；雌蕊 1，黄色或微带绿色，上弯，柱头顶生，下方有短须毛，体轻。以完整、未开放、色黄白者为佳。

【化学成分】 扁豆花主要含有黄酮类、香豆素类等。

【药性】 甘，平。归脾、胃、大肠经。

【功能主治】 消暑，化湿，和中。用于暑湿泄泻，痢疾。

【临床应用】 临床常用

(1) 痢疾 本品消暑化湿，抗菌和中，多用于夏感暑湿，发热泄泻或细菌性痢疾，常制成100%煎液口服。

(2) 赤白带下 本品具有化湿抑菌作用，常制成100%煎液口服治疗妇女赤白带下。

【用法用量】 4.5～9g。

【贮藏】 置通风干燥处，防潮、防蛀。

（王艳芳 杨玉梅）

## 72 扁蕾

Bianlei

【异名】 剪帮龙胆、扎格-地格、哈日-铁木尔-地格达(蒙名)(《蒙药正典》)。

【来源】 为龙胆科植物扁蕾 *Gentianopsis barbata* (Froel.) Ma.的干燥全草。

【产地】 多为野生品。主要分布于我国东北、华北、西北等地。

【采收加工】 春、夏采收，阴干。

【炮制】 去净泥沙，晒干。

【性状特征】 呈圆锥形，具须根，淡黄色，直径约2mm。茎类四棱形，直径2～4mm，节部稍膨大，表面绿色或紫褐色；质脆，易折断，断面中空。叶对生，多脱落破碎，完整叶条形或条状倒披针形，长2～6cm，宽2～6mm，先端渐尖；基部略抱茎，背面主脉明显。花萼管状钟形，长1.2～2.5cm，萼裂片披针形或条状披针形。花冠管状皱缩，管部淡黄色，檐部淡蓝色，裂片4。蒴果狭矩圆形，棕褐色，密被小疣状突起。气微，味苦。

【化学成分】 扁蕾主要含有黄酮类、三萜类等。

【药性】 苦，寒，钝，糙，轻，燥。

【功能主治】 平息"协日"，清热，愈伤。用于"协日"引起的头痛，"协日"热，中暑，黄疸，肝热，伤热。

【临床应用】 临床常用

(1) 发热头痛 本品味苦性寒，清热止痛，可用于感冒引起的发热、头痛等，可与龙骨、草乌叶配伍，薄荷汤送服。

(2) 热病呕吐 本品清热解毒，用于热病导致的头痛、呕吐等。可与苦参、瞿麦配伍；也可与苦参、胡连、青木香配伍，水煎或开水送服。

【用法用量】 3～6g。

【贮藏】 置阴凉干燥处。

（王艳芳 杨玉梅）

## 73 鳖甲(鳖甲胶)

Biejia(Biejiajiao)

【异名】 上甲(《证治要诀》)，鳖壳(《医林纂要》)，团鱼壳、鳖盖、王八盖子(《中药志》)，团鱼甲(《河北药材》)，鳖盖子(《山西中药志》)，水鱼壳(《中药材手册》)。

【来源】 为鳖科动物鳖 *Trionyx sinensis* Wiegmann 的背甲。

【产地】 野生品和养殖品均有。主产于湖北、湖南、江苏、安徽、江西等省的沿江地区，以湖南岳阳洞庭湖出产者为道地。以湖北、安徽二省产量最大。

【采收加工】 全年均可捕捉，以秋、冬二季为多。捕捉后杀死，置沸水中烫至背甲上的硬皮能剥落时，取出，剥取背甲，除去残肉，晒干。

【炮制】 **鳖甲** 用水浸泡，去净皮肉，洗净，晒干。

**醋鳖甲** 先取净砂入锅内炒热，然后加入净鳖甲，炒至表面微黄色为度，取出筛去砂子，置醋盆内略浸，取出，用水漂洗，晒干。每100kg鳖甲，用醋20kg。

【性状特征】 完整的干燥鳖甲呈卵圆形或椭圆形，长10～20cm，宽7～15cm，厚约5mm。背面微隆起，灰褐色或黑绿色，并有皱褶及突起状的灰黄色或灰白色斑点，甲中央有不明显的骨节隆起，两侧各有8条明显的横向的锯齿状衔接缝，左右边缘可见8对齿状突起，呈类白色。甲里面白色，中央有突起的脊椎骨，两侧各有8条肋骨。质坚硬，衔接缝处易断裂。气微腥，味咸。以个大、甲厚、无残肉、洁净无腐臭味者为佳，尤以活杀取甲者为优。

**饮片** 呈长方形的块片，外表面具有细网状皱纹及灰黄色或灰白色的凹凸斑点，内表面类白色，具肋骨，并伸出边缘，两侧边缘均具有细锯齿。质坚硬。气微腥，味淡。

**醋鳖甲**　成品性状同饮片，深黄色，质酥脆，易碎，略具醋香气。

**【化学成分】**　鳖甲主要含有动物胶，氨基酸及多种微量元素等。

**【药理毒理】**

**1. 调节免疫**　鳖甲超微粉按0.4、0.2、0.02g/kg灌胃给药25d，可提高小鼠溶血素抗体积数水平及小鼠巨噬细胞吞噬功能，其中大剂量还能提高NK细胞活力[1]。鳖甲多糖按400、200、100mg/kg灌胃给药5d，均能显著对抗氧化可的松引起的小鼠免疫器官萎缩，升高小鼠血清半数溶血值、外周血T淋巴细胞$CD_4$亚群的比例，增强小鼠迟发型超敏反应[2]。

**2. 抗疲劳**　鳖甲提取物按0.5、0.25、0.1g/kg灌胃给药15d，均能显著增加小鼠血清LDH活力，其中大剂量和中剂量能明显延长小鼠耐缺氧存活时间、负重游泳时间和降低血清尿素氮水平[3]。

**3. 增加骨密度**　鳖甲超微细粉5、3、1.5g/kg灌胃给药90d，可有效增加大鼠骨密度，而且在钙表观吸收率、提高股骨骨密度、提高股骨骨钙含量方面作用优于碳酸钙[4]。

**4. 抗肝纤维化**　不同炮制鳖甲粉4g/kg饲喂四氯化碳油剂致肝纤维化模型大鼠7周，可明显降低肝纤维化程度和羟脯氨酸含量[5]。鳖甲煎煮混悬液27g生药/kg给大鼠灌胃，2次/d，连续3d，其2.5、5、10、15、20%的含药血清可抑制与其共同培养的肝星状细胞系HSC-T6的增殖[6]。

**5. 抗肿瘤**　鳖甲多糖按0.4、0.2、0.1g/kg灌胃给药10d，可使S180荷瘤小鼠的瘤重和瘤体比降低，同时可改善S180荷瘤小鼠半数溶血值和提高T淋巴细胞的转化功能[7]。体外实验，鳖甲提取物1.56、3.13、6.25、12.5、25.0、50.0mg/ml可有效抑制S180肿瘤细胞、小鼠肝癌细胞H22和Lewis肿瘤细胞增殖，其中对Lewis肿瘤细胞的抑制作用相对较弱[8]。

**6. 抗辐射**　鳖甲粗多糖溶液按0.5、0.25、0.1g/kg灌胃给药3d，可明显改善6 GyX照射所致小鼠免疫功能低下，表现为升高外周血白细胞总数，提高免疫细胞吞噬百分率、消化百分率及吞噬指数，降低外周血淋巴细胞微核率，明显延长辐射损伤小鼠的存活时间，提高30d存活率，不同程度升高小鼠体重及脾脏、胸腺重量[9,10]。

**【药性】**　咸，微寒。归肝、肾经。

**【功能主治】**　滋阴潜阳，清热除蒸，软坚散结。用于阴虚发热，骨蒸劳热，阴虚阳亢，头晕目眩，虚风内动，手足瘈疭，经闭，癥瘕，久疟疟母。

**【临床应用】**

**1. 临床常用**

(1) 阴虚发热　鳖的阴气最多，故其甲能入肝肾血分，滋肝肾阴液，清上逆浮热，而常用于阴亏虚热之证。凡肝肾阴虚火旺而致虚劳骨蒸，潮热盗汗，身体消瘦者，可与银柴胡、知母、青蒿、地骨皮等配伍，如《证治准绳》清骨散；凡肺痨久嗽之骨蒸盗汗，咳血咯血，阴阳俱虚者，《古今医统》乃与阿胶、鹿角霜、甘草同用。凡温热病后期，津液已亏，余热未尽，夜热早凉，舌红少苔者，可与青蒿、知母、生地、丹皮相伍，如《温病条辨》青蒿鳖甲汤。现代则有以本品为主，配合白及、百部、百合、桔梗、青蒿等制成攻痨丸，治疗肺结核骨蒸劳热者。

(2) 热病伤阴　本品质重沉降，善入肝肾而潜阳息风，故常用于虚风内动，小儿惊痫等证。凡热病后期耗伤肝阴，以致虚风内动、手指蠕动、甚则痉厥、舌干光绛齿燥者，可与牡蛎、生地黄、阿胶、白芍等配伍，以滋阴潜阳息风，如《温病条辨》二甲复脉汤。若治小儿惊痫，则可单用为蜜丸服，或配朱砂、钩藤、全蝎、蝉蜕之类，以清热息风定惊。

(3) 久疟疟母，经闭癥瘕　本品味咸入血，咸则润燥软坚，入血则破结散瘀，故常用于疟母，癥瘕，经闭等证。凡疟疾久发结成疟母，或气血痰湿凝聚而致癥瘕痞块者，可与柴胡、䗪虫、大黄、蜣螂等配伍，如《金匮要略》鳖甲煎丸。凡胃脘痞结如杯，积久不散，胸胁痛，体瘦者，可与吴茱萸、木香、三棱、大黄等同用，如《证治准绳》鳖甲丸。凡妇人月水不利，腹胁闷胀者，可与大黄、桃仁、干漆、麝香等并施，如《太平圣惠方》鳖甲丸。

(4) 烫伤及溃疡　本品外用，可治水火烫伤，溃疡久不收。凡烫火伤损，皮绽肉烂者，《本经逢原》乃单用煅灰研末调敷或干掺；治肠痈内痛，刘禹锡《传信方》则烧存性研末服。

**2. 临床新用** 鳖甲可用于治疗肋软骨炎[11]、银屑病[12]、慢性乙型肝炎肝纤维化[13]、晚期肺癌癌性发热[14]、原发性肝癌[15]、肝炎后肝硬化[16]、原发性骨髓纤维化[17]。

**【用法用量】** 9～24g,先煎。

**【成药例证】**

**1. 中华肝灵胶囊(《卫生部药品标准中药成方制剂·第五册》)** 药物组成:柴胡、鳖甲、木香、香附、青皮、三七、当归、郁金、川芎、枳实、厚朴、糖参。

功能主治:舒肝理气,化瘀散结。用于肝郁气滞血阻,两胁胀痛,食少便溏,积聚不消,舌有瘀斑,脉沉涩无力。

**2. 肝复乐片(《卫生部药品标准新药转正标准·第十二册》)** 药物组成:党参、鳖甲、重楼、白术、黄芪、茯苓、薏苡仁、桃仁、土鳖虫、大黄、郁金、苏木、牡蛎、半枝莲、败酱草、陈皮、香附、沉香、木通、茵陈、柴胡。

功能主治:健脾理气,化瘀软坚,清热解毒。用于以肝郁脾虚为主证的原发性肝癌,症见上腹肿块,胁肋疼痛,神疲乏力,食少纳呆,脘腹胀满,心烦易怒,口苦咽干。

**3. 胎产金丸(《卫生部药品标准中药成方制剂·第七册》)** 药物组成:紫河车、鳖甲、肉桂、人参、白术、茯苓、五味子、当归、地黄、川芎、牡丹皮、益母草、延胡索、没药、香附、沉香、黄柏、青蒿、白薇、艾叶炭、赤石脂、藁本、甘草。

功能主治:补肾填精,益气养血,化瘀调经。用于肾精亏损,气血两虚挟瘀所致的产后恶露不绝,症见失血过多,腰酸腹痛,足膝肿痛,倦怠乏力。

**4. 乳癖散结胶囊(《中华人民共和国药典》2015年版)** 药物组成:夏枯草、川芎、僵蚕、鳖甲、柴胡、赤芍、玫瑰花、莪术、当归、延胡索、牡蛎。

功能主治:行气活血,软坚散结。用于气滞血瘀所致的乳腺增生病,症见乳房疼痛、乳房肿块、烦躁易怒、胸胁胀满等。

**5. 乌鸡白凤片(《中华人民共和国药典》2015年版)** 药物组成:乌鸡(去毛爪肠)、鹿角胶、醋鳖甲、牡蛎(煅)、桑螵蛸、人参、黄芪、当归、白芍、香附(醋制)、天冬、甘草、熟地黄、地黄、川芎、银柴胡、丹参、山药、芡实(炒)、鹿角霜。

功能主治:补气养血,调经止带。用于气血两虚,身体瘦弱,腰膝酸软,月经不调,崩漏带下。

**【贮藏】** 置干燥处,防蛀。

**【参考文献】**

[1]杨珺,邹全明,王东昕.鳖甲超微细粉免疫调节功能实验研究[J].食品科学,2000,21(3):40-42.

[2]王慧铭,孙伟,项伟岚,等.鳖甲多糖对小鼠免疫调节作用的研究[J].中国中药杂志,2007,32(12):1245-1247.

[3]张娅婕,凌笑梅,甘振威,等.鳖甲提取物抗疲劳及耐缺氧作用的研究[J].中国公共卫生,2004,20 (2):38-39.

[4]杨珺,邹全明.鳖甲超微细粉增加大鼠骨密度的研究[J].食品科学,2001,22(3):86-88.

[5]李信梅,王玉芹,张德昌,等.两种不同的鳖甲抗肝纤维化作用的比较[J].基层中药杂志,2001,15(2):19-20.

[6]高建蓉,张赤志,邵志华,等.鳖甲对肝星状细胞增殖影响的研究[J].实用医学杂志,2007,23(11):1618-1620.

[7]王惠铭,黄素霞,潘宏铭,等.鳖甲多糖对荷瘤小鼠免疫调节作用的研究[J].中华现代中西医杂志,2005,12(3):10780-1079.

[8]凌笑梅,刘娅,张娅婕,等.鳖甲提取物对体外肿瘤细胞生长的抑制作用.中国公共卫生学报,1997,16(1):8-9.

[9]凌笑梅,张娅婕,徐梓珍,等.鳖甲粗多糖预防辐射损伤效应的初步研究[J].辐射研究与辐射工艺学报,1996.14(3):190-192.

[10]凌笑梅,张娅婕,徐梓珍,等.鳖甲粗多糖对受X射线照射的小鼠的防护作用[J].辐射防护,1998,18(1):58-60.

[11]王长江,刘胜.中药治疗肋软骨炎30例[J].中西医结合杂志,1989,9(3):179.

[12]魏雅川,卢贺起.紫草鳖甲四物汤治疗162例银屑病临床观察[J].中医杂志,2000,41(2):97-98.

[13]吴秀美,曾常春.鳖甲软肝丸治疗慢性乙型肝炎肝纤维化患者的临床观察[J].中药新药与临床药理,2003,14(3):203-205.

[14]王蓉,冯军,王宇岭.加味青蒿鳖甲汤治疗晚期肺癌癌性发热32例[J].南京中医药大学学报,2011,27(5):484-486.

[15]何秀兰,肖俐,刘传波,等.鳖甲煎化裁与局部微创相结合治疗原发性肝癌38例临床观察[J].中国中医基础医学杂志,2013,19(4):470-472.

[16]吴军伟.复方鳖甲软肝片与慢肝解郁胶囊治疗肝炎后肝硬化的临床评价[J].中国实验方剂学杂志,2013,19(5):327-329.

[17]刘清池,马传宝,李建英,等.鳖甲生血丸治疗原发性骨髓纤维化患者120例临床观察[J].中医杂志,2014,55(8):677-680.

(王艳芳 杨玉梅)

## 74 槟榔(焦槟榔)

Binglang(Jiaobinglang)

**【异名】** 仁频(《上林赋》),宾门(李当之《药录》),宾门药饯(《南方草木状》),白槟榔(《药性论》),橄榄子(《食疗本草》),槟榔仁(《外台》),洗瘴丹(侯宁极《药谱》),大腹子(《岭表录异》),大腹槟榔(《本草图经》),槟榔子(《纲目》),马金南(《花镜》),青仔(《中国树木分类学》),槟榔玉、榔玉(《中药志》)。

**【来源】** 为棕榈科植物槟榔 *Areca catechu* L.的干燥成熟种子。

**【产地】** 主要为栽培品,野生品亦有。分布于福建东南部、广东南部、广西的东南沿海、云南的西南部、台湾本岛及其周围全部岛屿、海南全岛。最适宜产区为海南岛屯昌、安定、万宁、琼中。国外以印度尼西亚、印度、斯里兰卡,菲律宾等地产量最多。

**【采收加工】** 槟榔因商品规格不同其采收期也不同。第一个采收期为11～12月,采收青果加工成榔干,以采收长椭圆形或椭圆形、基部带宿萼、剖开内有未成熟瘦长形种子的青果加工成的榔干品质为佳;第二个采收期为3～6个月,采收熟果加工成榔玉,以采收圆形或卵圆形橙黄或鲜红色、剖开内有饱满种子的成熟果实加工成的榔玉为佳品。采收方法:用锋利镰刀绑紧在长竹竿上,由下而上将果托基部割下,树下接住割下的果实。将采下的青果去掉果枝,然后放入锅内加水煮沸30min,捞出晾干,再将果实放置于烤灶内用湿柴文火烘烤。约烤2～3d翻动一次,连翻两次即可;约烤8～10d用木棒从上面直插底层,如一插便入,说明底层已干,此时取出即为榔干。榔玉加工:将成熟果实晒1～2d,然后放在烤灶内用柴火慢慢烤干,约烤7～10d取出待冷,用小铁锤敲破果皮取出榔玉,再晒1～2d即成商品。

**【炮制】** **槟榔** 除去杂质,以清水浸泡,按气温情况换水,至泡透为止,捞起,切片,晾干。或取拣净的槟榔打碎如豆粒大,亦可。

**炒槟榔** 取槟榔片置锅中,文火炒至微微变色,取出,放凉。

**焦槟榔** 用武火把槟榔片炒至焦黄色时,喷洒清水,取出,放凉。

**【性状特征】** **槟榔** 呈扁球形或圆锥形,高1.5～3.5cm,底部直径1.5～3cm。表面淡黄棕色或淡红棕色,具稍凹下的网状沟纹,底部中心有圆形凹陷的珠孔,其旁有1明显疤痕状种脐。质坚硬,不易破碎,断面可见棕色种皮与白色胚乳相间的大理石样花纹。气微,味涩、微苦。

**饮片** 呈类圆形的薄片。切面可见棕色种皮与白色胚乳相间的大理石样花纹。以个大、体重、质坚实、断面大理石样纹理明显清晰者为佳。

**炒槟榔** 呈类圆形薄片,直径1.5～3cm,厚1～2mm。表面焦黄色,可见大理石样花纹。质脆,易碎。气微,味涩、微苦。

**焦槟榔** 呈类圆形薄片,直径1.5～3cm,厚1～2mm。表面焦黄色,可见大理石样花纹。质脆,易碎。气微,味涩、微苦。

**【化学成分】** 槟榔主要含有生物碱、脂肪酸,还含有缩合鞣质、酚类、氨基酸、多糖等。槟榔的生物碱是其主要药理活性成分。《中华人民共和国药典》2015年版规定,本品药材及其饮片按干燥品计算,含槟榔碱($C_8H_{13}NO_2$)不得少于0.20%。

**【药理毒理】**

**1. 驱虫** 50%槟榔水煎液对猪囊蚴有良好的驱虫效果,20%槟榔水煎液对猪带绦虫有一定驱虫作用,$1\times10^{-2}$、$1\times10^{-3}$ mol/L槟榔对肝吸虫也有明显的抑制作用,$3\times10^{-8}$～$3\times10^{-4}$ mol/L槟榔碱可使钉螺足平滑肌松弛而发挥灭螺作用[1-5]。

**2. 改善胃肠功能** 槟榔液和槟榔煎剂0.5、1.0%灌胃给药,大鼠胃排空运动明显增强,胃运动频率增加,胃平滑肌收缩振幅指数增强[6,7]。槟榔煎液2.5、10g/kg对功能性消化不良模型大鼠灌胃给药,具胃平滑肌收缩明显增强[8]。槟榔不同炮制品3g/kg灌胃给药,生槟榔对正常小鼠胃排空有轻微抑制作用,炒黄槟榔、炒焦槟榔则能促进胃排空,且炒制程度较深的焦槟榔有明显促进肠推进作用;槟榔炭、炒黄槟榔、焦槟榔对肠推进迟缓均有改善作用[9]。体外实验,槟榔中的槟榔碱$1\times10^{-4}$ mg/ml、$3\times10^{-4}$ mg/ml、$1\times10^{-3}$ mg/ml、$3\times10^{-3}$ mg/ml、$1\times10^{-2}$ mg/ml、$3\times10^{-2}$ mg/ml可明显促进豚鼠离体回肠自发性收缩的作用,且呈剂量依赖性关系,但对收缩频率的影响很小[10]。

**3. 抗病原微生物** 槟榔水浸剂对许兰黄癣菌等皮肤真菌均有不同程度的抑制作用。对内氏放线菌的产酸具有一定的抑制能力,*MIC*为8mg/ml[11];对牙龈卟啉菌和福赛类杆菌有明显的抑菌作用,*MIC*

分别为31.25、30.42g/L[12]。槟榔提取液浓度低于或等于8.0mg/ml时，对黏性放线菌的生长有抑制作用[13]。

**4. 对子宫平滑肌的影响** 槟榔中不同剂量($1.5\times10^{-7}$、$5\times10^{-7}$、$1.5\times10^{-6}$、$5\times10^{-6}$、$1.5\times10^{-5}$mol/L)的槟榔次碱能显著增强子宫平滑肌收缩的频率、振幅，增大收缩面积并呈正相剂量效应关系，而对收缩波的持续时间无明显影响，其对平滑肌的收缩作用主要是通过兴奋M-受体而发挥的[14]。

**5. 抗炎、抗过敏** 槟榔乙醇提取物20、100、300mg/kg给小鼠灌胃给药，对DNP-BSA和化合物48-80诱导的RBL-$2H_3$细胞脱颗粒均有显著抑制作用，亦能明显抑制肿瘤坏死因子-α(TNF-α)在RBL-$2H_3$中的表达和促细胞分裂剂活化蛋白(MAP)激酶ERKI/2的激活，具有明显的抗炎、抗过敏作用[15]。

**6. 缩瞳** 槟榔水提液1.0、0.5g/ml给家兔滴眼给药，有明显缩瞳作用，作用持续90min[16]。

**7. 安全性评价** 槟榔水提液以3.75、7.5、15g/kg剂量给小鼠连续灌胃90d，第18天时大剂量和中剂量小鼠出现脓肿、包块，并连续发生死亡，大剂量组小鼠死亡率高达25%[17]。槟榔水煎剂以3.75、7.5、15g/kg灌胃给药60d，小剂量可致雄性小鼠精子数量减少、精子畸形率增高，中剂量可致精子活动率明显降低，大剂量可致雄性小鼠对于雌性小鼠的授孕率降低，并且对仔鼠体重也会产生影响[18]。槟榔碱20、10、5mg/kg腹腔注射14d，对正常小鼠骨髓细胞的DNA有一定的损伤作用，具有一定的遗传毒性[19]。将加工和未加工的成熟槟榔果实水提物1、3、5mg/d灌胃给予妊娠的6～15d的母鼠，可导致吸收胎和死胎增加，并发生骨骼形态学改变[20]。体外实验，槟榔碱60、90、120μg/ml可诱导人口腔黏膜角质形成细胞凋亡[21]。

**【药性】** 苦、辛，温。归胃、大肠经。

**【功能主治】** **槟榔** 杀虫，消积，行气，利水，截疟。用于绦虫病，蛔虫病，姜片虫病，虫积腹痛，积滞泻痢，里急后重，水肿脚气，疟疾。

**焦槟榔** 消食导滞。用于食积不消，泻痢后重。

**炒槟榔** 同焦槟榔。

**【临床应用】** 临床常用

(1) 肠道寄生虫病 本品驱虫谱广，对绦虫、蛔虫、姜片虫、蛲虫、钩虫等肠道寄生虫都有驱杀作用，并兼泻下功效，能驱除虫体为其特点。治疗绦虫，可单用，或配伍木香等，如《证治准绳》圣功散；治疗蛔虫，可与使君子、苦楝皮等配伍；治姜片虫病，可单味煎服，或与乌梅、甘草配伍；治小儿虫积腹痛，常与鹤虱、苦楝根等同用，如《太平惠民和剂局方》化虫丸；治虫积患者，脏气虚寒，可与使君子、榧子、人参、花椒等同用，如《景岳全书》温脏丸。

(2) 食积气滞，腹胀便秘 本品辛散苦泄，主入胃肠，功善行胃肠之气，消积导滞，兼能缓泻通便，故可用于食积气滞，腹胀便秘等症。临证多与其他行气导滞药同用，如《儒门事亲》木香槟榔丸，即以本品与青皮、大黄、陈皮等配伍。若脾虚，水谷不能及时消化，腹满胀痛者，可与白术、麦芽、砂仁配伍，如《医学正宗》槟白散；又可以槟榔、木香、陈皮配伍人参、甘草，攻补兼施，如《证治准绳》槟榔丸。

(3) 湿热泻痢，里急后重 本品入大肠，行气消积，亦可用治湿热积滞于大肠之痢疾泄泻，里急后重。木香与黄连、芍药等同用，以行气导滞，攻积泄热，如《儒门事亲》木香槟榔丸；治湿热泻痢，与木香、黄连、芍药等同用，如《素问病机气宜保命集》芍药汤。

(4) 水肿，脚气肿痛 本品辛温通散，味苦降泄，具行气利水之功。治水肿实证，常与商陆、泽泻、木通等配伍，如《重订严氏济生方》疏凿饮子。治脾肺肾三脏受伤，水气不化，积为肿满，渐成喘急，不能偃卧者，《方脉正宗》用槟榔配伍白芍，茯苓、猪苓、泽泻、车前子、肉桂等治之，颇佳。治脚气肿痛，槟榔亦每用之为要药，如《简要济众方》单用本品，饮童子小便，生姜汁，温酒调服，治脚气冲心；《本草汇言》亦单用本品，滚汤磨汁食前服，治脚气累发，渐成水肿不消者。用治寒湿脚气肿痛，常与木瓜、吴茱萸同用，可增强疗效，如《证治准绳》鸡鸣散。用治湿热脚气肿痛，常与防己、苍术、黄柏等配伍，如《丹溪心法》防己饮。《普济本事方》槟榔汤，以本品配伍生姜、紫苏、陈皮、治脚气疼痛及一般风湿脚疼之

(5) 疟疾 本品有截疟、消积化滞之功效，用治疟疾寒热久发不止，常与常山、草果同用，如《伤寒保命集》截疟七宝饮。

(6) 丹毒，脓疮，阴虱 本品外用有解毒化湿，灭

虱等作用。如《圣济总录》单用本品制膏外敷,治乌癞;外涂治小儿头疮;烧灰外敷治口吻生白疮。《本事方续集》用槟榔醋调治丹毒。《本草备要》以本品煎水洗,治阴毛生虱。《经验方》以本品配伍黄连,外敷治金疮。《鲍氏小儿方》又以本品研末吹耳,治聤耳出脓。

**【用法用量】** 3～10g。驱虫绦虫、姜片虫30～60g。

**【成药例证】**

**1. 槟榔四消丸(大蜜丸)(《中华人民共和国药典》2015年版)** 药物组成:槟榔、酒大黄、炒牵牛子、猪牙皂(炒)、醋香附、五灵脂(醋炙)。

功能主治:消食导滞,行气泻水。用于食积痰饮,消化不良,脘腹胀满,嗳气吞酸,大便秘结。

**2. 槟榔四消丸(水丸)(《中华人民共和国药典》2015年版)** 药物组成:槟榔、酒大黄、炒牵牛子、猪牙皂(炒)、醋香附、五灵脂(醋炙)。

功能主治:消食导滞,行气泻水。用于食积痰饮,消化不良,脘腹胀满,嗳气吞酸,大便秘结。

**3. 木香槟榔丸(《中华人民共和国药典》2015年版)** 药物组成:木香、槟榔、枳壳(炒)、陈皮、青皮(醋炒)、香附(醋制)、醋三棱、莪术(醋炙)、黄连、黄柏(酒炒)、大黄、炒牵牛子、芒硝。

功能主治:行气导泻,泻热通便。用于湿热内停,赤白痢疾,里急后重,胃肠积滞,脘腹胀痛,大便不通。

**4. 槟榔四消片(《卫生部药品标准中药成方制剂·第九册》)** 药物组成:大黄、猪牙皂、槟榔、牵牛子、五灵脂、香附。

功能主治:清理肠胃,化滞消食,利水消胀。用于停食停水,气滞痰凝,消化不良,倒饱嘈杂,呕恶吞酸,大便秘结。

**【注意事项】**

1. 槟榔含有多种生物碱,超量服用易中毒,出现流涎、恶心、呕吐、上腹痛、腹泻、出汗、眩晕、瞳孔缩小、抽搐、心跳缓慢、呼吸困难、哮喘、昏睡、惊厥、血压下降、蛋白尿、肺水肿、心脏停搏、呼吸衰竭而死。故使用时不可过量。

2. 本品下气破积之力较强,能伤正气,故身体衰弱时慎用或忌用。

3. 动物实验表明,槟榔有致畸、致突变作用,故孕妇慎用。

4. 咀嚼槟榔会导致口腔黏膜下纤维化,并随时可能转化为癌症,应引起足够重视。

**【贮藏】** 置通风干燥处,防蛀。

**【参考文献】**
[1]赵文爱,李泽民,王伯霞.槟榔与白胡椒对猪囊尾蚴形态学改变的影响[J].现代中西医结合杂志,2003,12(3):237-238.

[2]田喜凤,戴建军,董路,等.槟榔南瓜子合剂对猪带绦虫作用的超微结构观察[J].中国寄生虫病防治杂志,2002,15(6):363-364.

[3]查传龙.槟榔厚朴等对肝吸虫作用的体外观察[J].南京中医学院学报,1990,6(4):34-37.

[4]姚伟星,夏国瑾,李泱,等.槟榔碱对大鼠门静脉和钙通道电流的剂量与效应关系[J].中国寄生虫病防治杂志,2001,14(2):94-96.

[5]李泱,夏国瑾,姚伟星,等.低浓度槟榔碱对钉螺足跖平滑肌收缩和对豚鼠心室肌细胞钙内流作用的实验研究[J].中国血吸虫病防治杂志,2000,12(2):94-96.

[6]郭喜军,郑陇军,王苏霞,等.槟榔对大鼠胃运动的影响及机制研究[J].山东中医杂志,2008,27(12):834-835.

[7]邹百仓,魏兰福,魏睦新.槟榔对实验大鼠胃平滑肌运动影响的研究[J].湖南中医杂志,2003,19(2):66-67.

[8]邹百仓,魏兰福,魏睦新.槟榔对功能性消化不良模型大鼠胃运动的影响[J].中国中西医结合消化杂志,2003,11(1):6-8.

[9]张三印,孙改侠,冯蓓,等.槟榔不同炮制品对胃肠功能的影响研究[J].云南中医中药杂志,2010,31(3):50-52.

[10]杜志敏,万新祥,伍爱婵,等.槟榔碱对离体肠自发性蠕动的影响[J].解放军广州医高专学报,1998,21(2):98-99.

[11]黄正蔚,周学东,肖悦.部分天然药物对内氏放线菌生长和产酸影响的体外研究[J].牙体牙髓牙周病学杂志,2002,12(1)4-7.

[12]黄冰冰,樊明文,杨祥良,等.中草药对牙周病菌生长的影响[J].第四军医大学学报,2003,24 (5):424-426.

[13]肖悦,刘天佳,黄正蔚,等.天然药物对黏性放线菌生长和产酸影响的体外研究[J].华西医大学报,2002,33(2):253-255.

[14]韩继超.槟榔次碱对未孕大鼠离体子宫平滑肌运动的影响[J].中华中医药学刊,2008,26(2):379-380.

[15]王维娜.槟榔体内外抗过敏作用[J].国外医药·植物药分册,2005,20(5):212.

[16]刘玲,古彦杰.四种中药对瞳孔作用的药理实验[J].中西医结合眼科杂志,1998,16(4):210-211.

[17]胡怡秀,臧雪冰.市售槟榔亚慢性毒性研究[J].中国公共卫生学报,1999,l8(2):112-113.

[18]胡怡秀,臧雪冰,胡余明,等.槟榔对雄性小鼠生育能力的

影响[J].实用预防医学,1999,6(6):108-109.

[19]季宇彬,李连闯,于蕾,等.槟榔碱对骨髓细胞内 DNA 的影响[J].中草药 2007,38(4):573-575.

[20]Sinha A, Rao AR. Embryotoxicity of betel nuts in mice [J]. Toxicology, 1985, 37(3/4): 315.

[21]高义军,凌天牖,尹晓敏,等.槟榔碱诱导口腔角质形成细胞凋亡研究[J].口腔医学研究,2007,23(6):624-628.

（王艳芳　杨玉梅）

## 75 冰凉花

Bingliánghua

**【异名】** 冰郎花(《吉林中草药》),侧金盏花(《中国植物志》),冰蓼花、冰了花(《兴京志》),献岁菊(《台湾府志》),雪莲(《西域见闻录》),长春菊(《事物绀珠》),岁菊(《漳州府志》),福寿草(《现代实用中药》),冰里花、顶冰花(《东北植物药图志》),雪莲花(《药材学》)等。

**【来源】** 为毛茛科植物冰凉花 *Adonis amurensis* Regel et Radde 的干燥全草。

**【产地】** 多为野生品。主要分布于东北各地,山东、江苏云台山等地亦有分布。

**【采收加工】** 春末采挖带根全草,洗净,晒干。

**【炮制】** 取原药材,除去杂质,洗净,稍润,切段,干燥。

**【性状特征】** 全草柔软纤细,茎长 20～40cm。根茎粗短,长 1～3cm,直径 0.3～0.7cm;密生多数细根呈疏松团状。根长 3～8cm,直径约 0.1cm;表面黄棕色或暗褐色,稍有皱纹。茎细弱,黄白色,基部具黄白色膜质鳞叶数片。叶互生,二回羽状复叶,多未展开。花顶生,黄色,花萼 6～8 片,与花瓣相似,倒卵形,外面显暗绿色,花瓣 12～16 片,雄蕊多数。质脆,易碎。气微,微苦。以根多而色棕褐、味苦者为佳。

**【化学成分】** 冰凉花主要含有强心苷、香豆素和黄酮类成分。冰凉花的强心苷是其主要药理活性成分。

**【药理毒理】**

**1. 强心** 冰凉花总苷 1.0mg/kg 静脉注射,能使麻醉家兔正常心脏的 P-dP/dt 环体面积增大,LV-$dP/dt_{max}$、Vpm 及 LVSP 增强,HR 减慢;能明显改善心脏衰竭家兔的心功能[1]。

**2. 抗心律失常** 冰凉花总苷 0.05、0.25、0.5、2.5、5mg/kg 静脉注射,单用对乌头碱所致小鼠心律失常未见抗心律失常作用,但可明显增强双异丙吡胺的抗心律失常作用[2]。

**3. 利尿** 冰凉花总苷 0.2mg/kg 静脉注射,具有显著的利尿作用,可使麻醉犬的尿泌量和尿中钠、钾、氯离子排出量明显增加[3]。

**4. 镇静** 冰凉花总苷 0.3～0.5mg/kg 静脉注射,可致家兔脑电呈高幅慢波,对声刺激的惊醒反应减弱[4]。

**【药性】** 苦,平;有大毒。归心经。

**【功能主治】** 强心,利尿,镇静及减慢心率。用于急性和慢性心功能不全。

**【临床应用】** **临床常用**

(1) 心力衰竭　本品含有多种强心苷类化合物,具有强心利尿作用,用于治疗充血性心力衰竭。其中福寿草总苷是一种疗效确切的新强心药,其控制心力衰竭效果肯定,对风心病和冠心病引起的心力衰竭疗效尤为显著,且蓄积性和副作用较洋地黄小,使用较安全。

(2) 心律失常　本品可使心率减慢,对各种早搏均有一定疗效,特别对室性早搏疗效较好。本品对快速心房纤颤有良好的降心率作用,副反应较少。

**【用法用量】** 口服全草细粉,一次 25mg,一日 1～3 次。

**【注意事项】**

1. 冰凉花毒性较大,毒性成分是强心苷类物质。中毒后表现为恶心、呕吐、头晕、视物不清、心悸、心律失常等症状,严重者可致死亡。故一定要按规定剂量服用,不可过量。

2. 忌与钙剂合用,用过洋地黄类药物的患者需隔 4～6d 才能使用本品。

3. 心动过缓、房室传导阻滞者禁用。

**【贮藏】** 贮干燥容器内,置通风干燥处。

**【参考文献】** [1]迟立国,陈正,陈羽.辽吉冰凉花总苷对心功能影响的实验研究[J].药学学报,1998;23(2):91-95.

[2]沈筱同,钱耀贤,王声本,等.毒毛旋花子甙 K 或冰凉花总甙与抗心律失常药合用于小鼠乌头碱诱发的心律失常[J].上海第一医学院学报,1983,10(1):41-46.

[3]王道生,周自强,王双龙,等.福寿草总甙的药理研究

三——总甙的利尿作用与尿中离子的关系[J].中成药研究,1981,5:35-36.

[4]顾振纶,钱曾年,藏玉英,等.福寿草总甙的药理研究——总甙对家兔中枢神经系统的作用[J].中成药研究,1980,(3):40-43.

(王艳芳　杨玉梅)

## 76 冰片

Bingpian

**【异名】** 龙脑(《名医别录》),龙脑香(《新修本草》),脑子(《海上名方》),片脑、梅花脑、冰片脑(《本草纲目》),梅花冰片、天然冰片、老梅片、梅片(《中药材手册》)。

**【来源】** 为龙脑香科植物龙脑香 *Dipterocarpus tubinatus* Gaertn.f.树脂的加工品,或用龙脑香的树干经蒸馏冷却而得的结晶。

**【产地】** 多为野生品,也有栽培品。主产于上海、天津、南京、广州等地。

**【采收加工】** 从龙脑香树干的裂缝处采取干燥的树脂,进行加工。或砍下树干及树枝,切成碎片,经水蒸气升华,冷却后即成结晶。

**【炮制】** 细研至粉末。

**【性状特征】** 为无色透明或白色半透明的片状松脆结晶;气清香,味辛、凉;具挥发性,点燃发生浓烟,并有带光的火焰。以片大、色白、气香凉者为佳。

**【化学成分】** 冰片的主要成分是龙脑。合成冰片除龙脑外,尚含较大量异龙脑。《中华人民共和国药典》2015年版规定,本品药材含龙脑($C_{10}H_{18}O$)不得少于55.0%。

**【药理毒理】**

**1. 镇静、抗惊厥** 冰片混悬液以0.4g/kg给小鼠灌胃,能延长苯巴比妥钠引起的入睡时间,对抗苦味毒兴奋中枢神经的作用,延长惊厥潜伏期,起到镇静抗惊厥作用[1]。

**2. 抗菌** 冰片可抑制或杀灭金黄色葡萄球菌、乙型溶菌性链球菌、绿色链球菌、肺炎链球菌、大肠埃希菌等5种常见细菌,其 *MIC* 为1.0%~2.0%,*MFC* 为1.5%~2.0%[2]。

**3. 抗病毒** 0.06%的异龙脑对1型单纯疱疹病毒有较强的灭活作用,可以完全抑制病毒复制,但不影响病毒吸附[3]。

**4. 抗炎、镇痛** 冰片直接外敷能升高豚鼠激光烧伤模型的痛阈值,并可减轻局部血管扩张、水肿及炎症反应[4]。5%龙脑或异龙脑乳剂外敷对巴豆油涂耳所致小鼠炎症反应有抑制作用,腹腔注射对小鼠蛋清性足跖肿胀有抑制作用[5]。

**5. 安全性评价** 冰片细粉小鼠口服和腹腔注射的 $LD_{50}$ 分别为13.68和3.06g/kg;冰片0.4、1、2g/kg给大鼠灌胃28d,动物外观、行为、进食、大小便、血常规、肝功能、主要脏器指数均未见明显变化[6]。龙脑、异龙脑小鼠灌胃的 $LD_{50}$ 分别为2.879、2.269、2.507mg/kg[7];以0.5、1、0.25g/L天然或合成冰片滴眼液,对兔单眼滴药50μl,对角膜、虹膜和结膜均未见明显刺激性[8]。另有研究显示,冰片的主要成分龙脑、异龙脑的局部刺激性均较小,眼结膜滴药时异龙脑可致局部轻度充血,刺激性略大于龙脑,肌注则相反[6]。小鼠生殖毒性研究表明,合成冰片1.5g/kg除可降低F1代小鼠生长指数外,未发现其他异常;天然冰片及合成冰片的一般无生殖毒性的剂量为0.68、0.75g/kg[9,10]。天然冰片和合成冰片Ames试验结果均为阴性,对体外培养CHL细胞染色体畸变试验结果阴性,未显示有致突变与DNA损伤的作用[11,12]。

**6. 体内过程** 冰片为小分子脂溶性单萜类物质,内服后可经胃肠道迅速吸收,广泛分布于心肌、肺、脾脏,且极易透过血脑屏障进入脑组织,脑与血中冰片的 $t_{1/2\alpha}$ 分别为10.3、3.3min,脑内分布相半衰期是血清的3倍;但脑组织和血清中冰片的消除速率常数相近,脑与血中冰片的 $t_{1/2\beta}$ 分别为228、251min,脑中浓度和血清中浓度平行下降[13]。大鼠口服冰片5min后即可进入脑组织,血清和脑组织中的达峰时间分别为20和45min,达峰浓度分别为57.4μg/L和16.4mg/g,表观分布容积为20.1ml。冰片主要以原形随粪、尿排泄,或经肺从呼吸及其他途径如毛孔等排泄[14]。

**【药性】** 辛、苦,微寒。归心、脾、肺经。

**【功能主治】** 开窍醒神,清热止痛。用于热病神昏,惊厥,中风痰厥,气郁暴厥,中恶昏迷,胸痹心痛,目赤,口疮,咽喉肿痛,耳道流脓。

**【临床应用】** 临床常用

(1) 闭证神昏，惊厥　本品治疗热毒内陷心包、痰热内蒙心窍等热闭证，常与牛黄、栀子、黄连等配伍，如安宫牛黄丸；若寒闭证，则常配伍苏合香、安息香等辛温开窍药，如苏合香丸。

(2) 目赤肿痛，喉痹口疮，耳道流脓　本品治疗目赤肿痛，单用点眼即效，也可与炉甘石、硼砂、熊胆等配伍，如八宝眼药水；治疗咽喉肿痛、口舌生疮，常与硼砂、朱砂等配伍，如冰硼散。

(3) 疮疡肿痛，疮溃不敛，水火烫伤　本品治疮疡溃后日久不敛，可配伍牛黄、珍珠、炉甘石等，如八宝丹，或与象皮、血竭、乳香等同用，如生肌散；治疗水火烫伤，可与紫草、黄连等制成药膏外用。

**【用法用量】** 0.15～0.3g，入丸散用。外用研粉点敷患处。

**【成药例证】**

**1. 桂林西瓜霜(《卫生部药品标准中药成方制剂·第十八册》)**　药物组成：西瓜霜、硼砂(煅)、黄柏、黄连、黄芩、山豆根、射干、浙贝母、青黛、冰片、大黄、木汉果(炭)、甘草、薄荷脑。

功能主治：清热解毒，消肿止痛。用于咽喉肿痛，口舌生疮，牙龈肿痛或出血，急、慢性咽喉炎，扁桃体炎，口腔炎，口腔溃疡，小儿鹅口疮及轻度烫火伤与创伤出血。

**2. 牛黄醒脑丸(《卫生部药品标准中药成方制剂·第十八册》)**　药物组成：黄连、水牛角浓缩粉、黄芩、冰片、栀子、麝香、郁金、朱砂、玳瑁、雄黄、牛黄、珍珠。

功能主治：清热解毒，镇惊，开窍。用于热病高热，昏迷惊厥，烦躁不安，小儿惊风抽搐，失眠等症。

**3. 热毒清片(《卫生部药品标准中药成方制剂·第十八册》)**　药物组成：重楼、南板蓝根、冰片、蒲公英、甘草。

功能主治：清热解毒，消肿散结。用于热毒内盛所致的腮腺炎，扁桃腺炎，喉头炎，上呼吸道感染等症。

**4. 速效救心丸(《中华人民共和国药典》2015年版)**　药物组成：川芎、冰片。

功能主治：行气活血，祛瘀止痛，增加冠脉血流量，缓解心绞痛。用于气滞血瘀型冠心病，心绞痛。

**5. 珍珠明目滴眼液(《卫生部药品标准中药成方制剂·第十七册》)**　药物组成：珍珠液、冰片。

功能主治：清肝，明目，止痛。能改善眼胀眼痛，干涩不舒，不能持久阅读等；用于早起老年性白内障、慢性结膜炎、视疲劳见上述证候者。

**【注意事项】** 孕妇慎用。

**【贮藏】** 密封，置凉处。

**【参考文献】** [1]方永奇，邹衍衍，李羚，等.芳香开窍药和祛痰药对中枢神经兴奋性的影响[J].中医药研究，2002，18(3)：40.

[2]牟家琬，杨胜华，孙玉梅，等.龙脑与异龙脑的体外抗菌作用的研究[J].华西药学杂志，1989，4(1)：20-22.

[3]Armaka M，Papanikolou E，Sivropolou A，et al. Antiviral Properties of Isobomeol a Potent Inhibitor of Herpes Simplex Virus Type[J]. Antivir Res，1999，43(2)：79-92.

[4]侯桂芝，廖仁德，孟如松.冰片对激光烧伤创面的镇痛及抗炎作用[J].中国药学杂志，1995，30(9)：532-534.

[5]江光池，杨胜华，冯旭军.龙脑与异龙脑的抗炎作用[J].华西药学杂志，1990，5(3)：190-191.

[6]何庆，夏忠玉.冰片口服制剂安全性的实验研究[J].中国药师，2006，9(5)：419-421.

[7]江光池，冯旭军，黄岚，等.龙脑和异龙脑对小鼠和家兔的药理作用[J].华西药学杂志，1989；4(1)：23-25.

[8]杨洪滨，寻延滨，张小宇，等.局部应用天然与合成冰片的眼刺激性与长期毒性[J].国际眼科杂志，2008，8(11)：2228-2231.

[9]胡利民，姜民，凌霜，等.合成冰片对小鼠一般生殖毒性研究[J].天津中医药，2005，22(5)：371-374.

[10]胡利民，姜民，凌霜，等.天然冰片与合成冰片对小鼠的一般生殖毒性[J].毒理学杂志，2006，20(4)：275-276.

[11]刘洋，胡利民，李怡岚，等.一种新来源天然冰片与合成冰片的致突变性比较研究[J].中药新药与临床药理，2004，l5：232-235.

[12]胡利民，屈彩芹，李怡岚，等.合成冰片和天然冰片对小鼠骨髓嗜多染红细胞微核试验[J].中草药，2005，36(4)：571-572.

[13]梁美容，刘启德，黄天来，等.冰片在大鼠血清和脑组织中的药代动力学特征[J].中药新药与临床药理，1993，4(4)：38.

[14]上海中医学院.3H-冰片在机体内的吸收分布和排泄，中药冰片芳香开窍机理的初步探讨[J].中成药，1981，5(3)：8-12.

(王艳芳　杨玉梅)

## 77　并头黄芩

Bingtouhuangqin

**【异名】** 山麻子(《全国中草药汇编》)、头巾草、吉布泽、好斯-其其格特-混芩(《内蒙古植物药志》)。

【来源】 为唇形科植物并头黄芩 *Scutellavia scordifolia* Fisch.ex Schrank 的干燥全草。

【产地】 多为野生品。主要分布于内蒙古、黑龙江、河北、山西、青海等地。尤其在内蒙古东部的大兴安岭地区分布较广，药源丰富。

【采收加工】 夏季花盛开时采收晒干。

【炮制】 晒干切段备用。

【性状特征】 根状茎圆柱形，细长，直径1～2mm；表面淡黄白色，有节，节间长0.5～1.5cm，节上有须根或须根痕。茎四棱形，多分枝，直径约为1mm，绿色至紫色，被疏短毛。叶对生，易脱落，多皱缩、破碎，完整叶三角状披针形、条状披针形或披针形，长1.7～3cm，直径3～10mm，边缘具疏锯齿。花紫蓝色或紫褐色，唇形；萼唇形，有毛，上萼片紫色，下萼片绿色，果期膨大，上萼盾片呈盔状突起。小坚果近球形，直径约1mm，表面褐色，具瘤状突起。气微，微苦。以叶多、色深绿、气浓者为佳。

【化学成分】 并头黄芩主要含有黄酮类、甾醇类等。

【药性】 苦，凉。归肺、胃、胆、大肠经。

【功能主治】 清热，消肿。用于肝热，肝肿大，牙龈肿痛。

【临床应用】 临床常用

(1) 肝热证，肝肿大　本品味苦，性凉，具有清热消肿功效，常与红花、牛胆、茵陈、铁屑(制) 加适量冰糖，制成散剂，用于治疗肝热证、肝肿大，如《内蒙古中草药》五味并头黄芩散。

(2) 牙龈脓肿　本品味苦，性凉，可清热消肿，蒙医常用于治疗牙龈脓肿(《中华本草》蒙药卷)。

【用法用量】 3～6g。

【贮藏】 置干燥处。

（王艳芳　杨玉梅）

## 78　波棱瓜子

Bolengguazi

【异名】 色吉美多[藏语]，色借美朵(《中国藏药》)，色启美多(《民族药志二》)。

【来源】 为葫芦科植物波棱瓜 *Herpetospermum pedunculosum* (Sex.) Baill.的干燥种子。

【产地】 多为野生品。主要分布于我国西藏、云南以及印度和尼泊尔等地。

【采收加工】 6～10月果实成熟时采摘晒干打取种子。

【炮制】 取净细砂置锅内加热(温度200～280℃至砂受热均匀时)，加入净波棱瓜子拌砂炒并不断翻动。炒至波棱瓜子鼓起并有香气立即取出筛去砂子，待凉后去皮即可。

【性状特征】 种子略呈扁长方形，长1～1.5cm，宽4～7mm，厚2～3mm，表面棕褐色至黑褐色，具凸凹不平的雕纹，呈类人字形、类圆形、不规则形沟纹及点状突起；一端有三角形突起，另端渐薄略呈楔形，而在中央微凹(种脐)；两侧稍平截其边缘稍凸起，呈微波状弯曲，中间有1条纵棱。种皮革质，种仁外被暗绿色薄膜，内有子叶2片，乳白色富油性。气微，微苦。以粒饱满、色黑褐、味苦浓者为佳。

【化学成分】 波棱瓜子主要含有木脂素类、脂肪酸类、氨基酸、生物碱、甾醇类、多糖及微量元素等。

【药理毒理】

**1. 保肝**　波棱瓜子氯仿提取液与水提液按10、30、60g/kg灌胃给药7d，明显降低$CCl_4$所致急性肝损伤小鼠肝细胞胞浆中Caspase-3和肝细胞核中NF-κB的表达，改善肝脏组织病理变化[1]。波棱瓜子脂肪油7、10、14.5ml/kg和波棱瓜子乙酸乙酯提取物0.25、0.35、0.51g/kg连续灌胃给药12d，均可显著降低卡介苗加脂多糖诱导的免疫性肝损伤小鼠的肝脏指数、脾脏指数及血清中ALT、AST水平，改善肝脏组织病理学变化[2,3]。波棱瓜子总木脂素0.375、0.75、1.5、3g/kg连续灌胃给药7d，对ConA诱导的免疫性肝损伤小鼠和$CCl_4$诱导的化学性肝损伤小鼠都有一定的保护作用[4,5]。波棱瓜子多糖0.71、0.99、1.44g/kg连续灌胃给药8d，对ConA诱导的免疫性肝损伤小鼠也有明显的保护作用，其保肝机制可能与抗炎、抗氧化、清除自由基及免疫调节有关[6]。

**2. 抗氧化**　波棱瓜子的氯仿及水提取物200、400mg/kg连续灌胃给药7d，均能显著抑制由$CCl_4$引起的肝细胞损伤和脂质过氧化，使MDA含量显著下降，不同程度提高肝细胞中SOD、GSH-Px的活性。体外实验，波棱瓜子的石油醚、氯仿、乙醇、60%乙醇、水的提取物 10、20、50、100、200、400、800μg/ml 对 DPPH 自由基有明显的清除作用，且具有良好的剂量依赖性；其中氯仿提取物的自由基清除活性最强，其 $IC_{50}$ 为 49.69μg/ml[7]。波棱瓜子的脂肪油、乙酸乙酯提取物、木脂素、多糖等均可抑制肝细胞损伤和脂质过氧化，升高肝匀浆中 SOD 活性，降低 MDA 含量[2-6]。

**3. 增强免疫** 波棱瓜子提取物按 0.059、0.117、0.234g/kg 给环磷酰胺造成免疫功能低下的小鼠灌胃给药 7d，能提高小鼠腹腔巨噬细胞吞噬鸡红细胞的百分率和吞噬指数，其中 0.117、0.234g/kg 剂量组能使循环免疫复合物水平降低，具有一定的免疫增强作用[8]。

**4. 抗疲劳** 波棱瓜子乙醇提取物以 1、2、4g/kg 连续灌胃给药 7d，可使小鼠的疲劳游泳时间和缺氧存活时间显著延长[9]。

**5. 体内过程** 波棱瓜子提取物原型成分在给药后 1～2h 间，在各脏器中分布广泛，其中在肺脏中原型成分蓄积最多，肝脏中出现代谢成分；心、脾、肾中原型成分的蓄积较小；脑组织中未出现任何移形成分，该药似不能通过血脑屏障。在给药后 1～2h 间，肝脏与肺脏中移形成分含量减小，说明波棱瓜子提取物给药后活性成分进入肝脏、肺脏较快；心脏与脾脏中移形成分含量增加，说明活性成分进入心、脾脏较慢，且含量较低；给药 2h，肾脏出现原型成分，表明波棱瓜子进入血液的原型成分可能在 2h 已经开始排泄[10]。

**【药性】** 苦，寒。归肝、胆经。

**【功能主治】** 泻肝火，解毒。用于黄疸型传染性肝炎，胆囊炎，消化不良。

**【临床应用】** **临床常用**

(1) 肝胆疾患 本品味苦、性寒，能清腑热，胆热，清肝利胆，具有增强免疫，保护肝脏的作用，可用于治疗肝炎、胆囊炎、胆石症等。

(2) 消化不良 本品可健脾助运，泻肝火，用于由于饮食不当、偏咸偏酸、饮食不洁等原因导致的消化不良。

**【用法用量】** 0.5～1g，多入丸散服。

**【贮藏】** 置干燥处。

**【参考文献】** [1]姜泅，李家奎.藏药波棱瓜子提取液对四氯化碳致小鼠急性肝损伤保护机理的研究[J].湖北农业科学，2014，53(4)：856-859.

[2]陈璐，张梅，姚红娥，等.波棱瓜子脂肪油对小鼠免疫性肝损伤的保护作用[J].华西药学杂志，2014，29(2)：17-19.

[3]陈璐，张梅，李春沁，等.波棱瓜子乙酸乙酯提取物对小鼠免疫性肝损伤的影响[J].中药药理与临床，2014，30(3)：111-113.

[4]顾健，李佳川，樊利娜.藏药波棱瓜子总木脂素对刀豆球蛋白(ConA)致免疫性肝损伤小鼠保护作用及其机制探讨[J].西南民族大学学报(自然科学版)，2014，40(3)：375-381.

[5]赵兴冉，章雷，李佳川，等.藏药波棱瓜子总木脂素对四氯化碳($CCl_4$)致化学性肝损伤小鼠保护作用[J].西南民族大学学报(自然科学版)，2015，41(2)：181-185.

[6]李春沁，王紫燕，唐慧君，等.波棱瓜子多糖对刀豆蛋白 A 所致小鼠免疫性肝损伤小鼠的保护作用[J].中药药理与临床，2015，31(4)：95-97.

[7]方清茂，张浩，曹毓.藏药波棱瓜子提取物对肝损伤大鼠的抗氧化作用[J].华西药学杂志，2008，23(2)：147-149.

[8]曹琳，吴勤，袁海龙，等.肝能滴丸对免疫异常小鼠的保护作用[J].解放军药学学报，2005，21(3)：227-228.

[9]靳世英，吕俊兰，袁海龙，等.波棱瓜子提取物对小鼠抗疲劳耐缺氧作用[J].解放军药学学报，2011，27(5)：417-418.

[10]陈璐，姚红娥，李春沁，等.波棱瓜子提取物在大鼠体内分布的初步研究[J].中药与临床，2014，5(1)：26-31.

（王艳芳 杨玉梅）

## 79 菠菜子

Bocaizi

**【异名】** 刺蒺藜(《滇南本草》)。

**【来源】** 为藜科植物菠菜 *Spinacia oleracea* L.的干燥成熟果实。

**【产地】** 主要为栽培品。全国各地均有栽种，为常见蔬菜之一。

**【采收加工】** 6～7 月种子成熟时割取地上部分打下果实，除去杂质，晒干或鲜用。

**【炮制】** 除去杂质，晒干或鲜用。

**【性状特征】** 种子呈三角状类圆形，直径 2～3mm。表面灰白色，略粗糙，在两端常各有 1 枚角刺。果皮坚硬，破碎后可见种皮深棕色，胚乳粉质，白色。无臭，味淡。

**【化学成分】** 菠菜子主要含甾醇和糖类。

**【药性】** 二级湿寒。

**【功能主治】** 清利异常胆液质，退热利尿，通便止痛。用于异常胆液质过盛，发热不退，体弱，便秘，小便不利。

**【临床应用】** 临床常用

(1) 热性伤寒，肺痨　本品有退热利尿之功，用于干热性或胆液质偏盛性疾病，如热性伤寒，各种结核疾病，热性心痛，内脏疼痛，小便不利，硬性炎肿等。

(2) 风火目赤，肿痛咳喘　本品具有清肝明目，止咳平喘，祛风解毒之功，开通关窍，利肠胃。用于治疗风火目赤，肿痛咳嗽。

**【用法用量】** 4～6g。

**【贮藏】** 置通风干燥处。

（王艳芳　杨玉梅）

## 80　薄荷
Bohe

**【异名】** 蕃荷菜(《备急千金要方》)，菝蔺、吴菝蔺(《食性本草》)，南薄荷(《本草衍义》)，猫儿薄苛(《履巉岩本草》)，野薄荷、升阳菜(《滇南本草》)，薄苛(《本草品汇精要》)，蔢荷(《本草蒙筌》)，夜息花(《植物名汇》)等。

**【来源】** 为唇形科植物薄荷 *Mentha haplocalyx* Briq.的干燥地上部分。

**【产地】** 主要为栽培品，野生品亦有。分布于我国华北、华东、华中、华南以及西南各地。商品多为栽培，其道地产区为江苏太仓、南通、海门，江西吉安，浙江笕桥、淳安、开化、余杭，安徽六安，河北安国等地。以江苏太仓出产的薄荷质量最佳，称为"苏薄荷"。

**【采收加工】** 江浙每年可采收2次，华北1～2次，四川2～4次。一般第一次(头刀)收割在小暑至大暑间(7月)，第二次(二刀)在寒露至霜降期间(10月)，晴天采割。薄荷油在花蕾期含量最高，薄荷脑在盛花期含量最高，因此薄荷的最佳收获期在花蕾期至盛花期。采摘后摊晒2d，稍干后扎成小把，再晒干或阴干。薄荷茎叶晒至半干，可蒸馏提取薄荷油。

**【炮制】** 除去老茎及杂质，喷少量清水湿润，切成短段，低温干燥后储存。

**【性状特征】** 茎呈方柱形，有对生分枝，长15～40cm，直径0.2～0.4cm；表面紫棕色或淡绿色，棱角处具茸毛，节间长2～5cm；质脆，断面白色，髓部中空。叶对生，有短柄；叶片皱缩卷曲，完整者展平后呈宽披针形、长椭圆形或卵形，长2～7cm，宽1～3cm；上表面深绿色，下表面灰绿色，稀被茸毛，有凹点状腺鳞。轮伞花序叶生，花萼钟状，先端5齿裂，花冠淡紫色。揉搓后有特殊清凉香气，味辛凉。以叶多、色深绿、味清凉、香气浓者为佳。

饮片　呈不规则段。茎方柱型，表面紫棕色或淡绿色，具纵棱线，棱角处具茸毛。切面白色，中空。叶多破碎，上表面深绿色，下表面灰绿色，稀被茸毛。轮伞花序腋生，花萼钟状，先端5齿裂，花冠淡紫色。揉搓后有特殊清凉香气，味辛凉。

**【化学成分】** 薄荷主要含有含挥发油、黄酮类、醌类、萜类、氨基酸和微量元素等。薄荷中的挥发油是其主要药理活性成分。《中华人民共和国药典》2015年版规定，本品药材含挥发油不得少于0.8%；本品饮片含挥发油不得少于0.4%(ml/g)。

**【药理毒理】**

**1. 镇痛**　薄荷油250、125、62.5mg/kg灌胃给药，对小鼠醋酸扭体反应具有明显的抑制作用，抑制率分别为23.2±10.9、20.0±10.2、27.6±9.7；但对小鼠温浴致痛反应潜伏期无明显影响[1]。

**2. 中枢抑制**　薄荷醇4.5%、1.5%、0.5%的戊巴比妥钠水溶液20ml/kg灌胃给药，可缩短戊巴比妥钠诱导的小鼠入睡潜伏期，加强戊巴比妥钠的中枢抑制作用，且可能导致死亡。推测是薄荷醇可能会增加戊巴比妥钠的吸收使其血药浓度增加，导致小鼠呼吸[2]。

**3. 解痉**　薄荷油33、66、133mg/L，对豚鼠离体回肠有一定抑制作用，并能拮抗组胺和乙酰胆碱引起的回肠痉挛[1]。

**4. 抗病原微生物**　薄荷精油在5%～0.039%浓度范围内对枯草芽孢杆菌、变形杆菌、金黄色葡萄球菌、表皮葡萄球菌、大肠埃希菌、铜绿假单胞菌、白色念珠菌等均有抑制作用；其中对变形杆菌抑制作用最强，*MIC*及*MBC*分别为0.625%和1.25%[3]。薄荷油对人单纯疱疹病毒HSV1、HSV2的$IC_{50}$(mg/ml)分别为2.0和0.8[4]。6.25%～50%的薄荷煎剂、0.001%～1%的薄荷油和薄荷脑对红色毛癣菌、石膏样毛癣菌、絮状表皮癣菌、白色念珠菌、交链孢霉、产黄青霉、枯青霉等均有抑制作用，其中薄荷油和薄荷脑尚具有较好的杀菌作用[5]。

**5. 抗氧化** 薄荷提取液（水提液、三氯甲烷提液、乙酸乙酯提液、正丁醇）0.25mg/ml 对 DPPH 自由基具有明显清除作用，清除率分别是 76.81%、69.54%、80.89%、85.36%[6]。

**6. 促渗透** 薄荷醇 0.01、0.02、0.03kg/L 作用于家兔皮肤进行两室扩散池体外透皮实验，其中 0.02、0.03kg/L 的薄荷醇能明显促进双氯芬酸钠的透皮吸收[7]。10%的薄荷素油可显著促进甲睾酮在离体大鼠皮肤的透皮吸收[8]。1.5%和 3%的薄荷醇在离体裸鼠皮肤上可以明显增加水杨酸和氟尿嘧啶的透皮吸收率[9]。4%的薄荷油还可促进 L-肉碱在离体大鼠皮肤的透皮吸收[10]。

**7. 抗炎** 浓薄荷水 80、100mg/kg 灌胃给药 3d，可降低鸡蛋清致大鼠足跖肿胀程度和肿胀率[11]；100、200mg/kg 灌胃给药 3d，还可明显抑制二甲苯引起的小鼠耳肿胀[12]。薄荷油 120、30mg/kg 灌胃给药，高剂量组对角叉菜胶致大鼠足肿胀也有一定的抑制作用[1]。

**8. 利胆** 薄荷油 120、60、30mg/kg 经十二指肠给药，对大鼠有明显的利胆作用，并能轻度增加胆汁中胆汁酸的排出量[1]。

**9. 驱虫** 薄荷的二氯甲烷提取物对蓝氏贾弟鞭毛虫具有较好的杀灭活性，培养 48h 后 $IC_{50}$ 值为 0.75μg/ml[13]。

**10. 抗肿瘤** 薄荷提取物 1g/kg 灌胃给药 49d，可显著降低苯并芘诱导肿瘤小鼠骨髓细胞的染色体畸变和微核频率，降低抗氧化物水平，增加 GSH 含量，同时可增加肝脏、肺中 SOD 和 LPO 活性，显著降低小鼠肺腺瘤发病率[14]。

**11. 抗早孕** 薄荷油每只 4μl 注入子宫角，对小鼠的妊娠终止率达 100%；肌注也有一定的抗早孕作用[15]。薄荷叶的石油醚提取物可使雄性小鼠的精子生成受阻，精子数量下降，并使输精管直径减少[16]。

**11. 安全性评价** 薄荷油小鼠灌胃给药 $MTD>4.0$g/kg；腹腔注射 $LD_{50}$ 为 1144.9±78.5mg/kg，给药后 2～10min 出现兴奋、震颤、定向障碍、呼吸急促以致俯卧不动，呈深醉状，40～60min 后逐渐恢复或出现死亡[1]。薄荷油 1.4、2.4ml/kg 灌胃给药，可造成大鼠急性肝脏毒性，出现血清 TNF-α、IL-6 升高，肝组织 NF-κB、ICAM-1 蛋白表达增强，肝细胞脂肪变性、坏死等病理变化，并呈现毒性时效、量效关系[17]。薄荷油 10、25mg/kg 灌胃给药 10d，对妊娠大鼠体重、饮食、出生窝数、胎儿数量无显著影响，胎鼠未出现内脏骨骼畸形，仅有部分胎鼠出现肾脏、肝脏、心脏、脑内血管出现轻微出血[18]。薄荷 20g/L 作为饮用水饲喂 30d，可使大鼠血浆内 MDA 含量升高，病理学切片可见大鼠子宫内膜及宫颈内膜细胞凋亡，弥漫性嗜酸性粒细胞浸润，表明对大鼠子宫有一定毒性作用[19]。薄荷 20g/L 作为饮用水饲喂 30d，可使大鼠血浆尿素和肌酐水平升高，但对大鼠肾脏中 TBARS 含量、GSH-Px 活性、CAT 和 SOD 无明显影响[20]。

**【药性】** 辛，凉。归肺、肝经。

**【功能主治】** 疏散风热，清利头目，利咽，透疹，疏肝行气。用于风热感冒，风温初起，头痛，目赤，喉痹，口疮，风疹，麻疹，胸胁胀闷。

**【临床应用】 临床常用**

（1）风热感冒，温病初起　本品味辛性凉，辛以发散，凉以清热，清轻凉散，是辛凉解表药中最能宣散表邪，具有一定发散作用的药物。用于治疗风热感冒或温病初起，邪在卫分，发热，微恶风寒，头痛等症，与金银花、连翘、牛蒡子等药配用，如《温病条辨》银翘散；或与桑叶、菊花等疏散风热药配伍，如桑菊饮；若温病初得，周身骨节疼痛、肌肤壮热无汗、头痛、背微恶寒、脉浮滑者，可配生石膏、蝉蜕、甘草等同用，如《医学衷中参西录》清解汤；若风热表证以风中为主，见头痛、鼻塞或流清涕、多喷嚏不已者，可配荆芥穗、木贼、蛇蜕等同用，如《圣济总录》胜金散。

（2）风热头痛，伤风咳嗽　本品用于治疗风热上攻，头痛目赤。若治风邪头痛，常配伍川芎、荆芥、防风、白芷等，如《太平惠民和剂局方》川芎茶调散；若用于重伤风、头痛身热、恶风怕冷、鼻塞声重、咳嗽清涕、痰多白清而稀，或咳甚，或无汗而喘，苔薄滑者，可配伍荆芥穗、杏仁、橘红、百部等，如《重订通俗伤寒论》疏风止嗽汤。

（3）咽喉肿痛，口舌生疮，牙龈肿痛　本品用于治疗热邪壅滞于上的诸多病症。若用于内有积热，引起咽喉肿痛、烦躁饮冷、大便秘结者，常配金银花、防风、桔梗、牛蒡子、大黄等同用，如《外科理例》清咽利膈散；若频发咽喉肿痛、口舌生疮者，配伍桔梗、川芎、甘草、诃子等，如《丹溪心法附余》甘露内消丸；若风热之邪未解，入里化热，蕴为热毒，而见牙龈肿痛、腮肿而热、口渴舌红、脉浮数者，可配金银花、连翘、生地、牛蒡子等，如《中医喉科学讲义》薄荷连翘汤。

(4) 喉痹乳蛾，喉风久嗽　本品疏散上焦风热，清头目，利咽喉，理肺气。用于热毒秽浊之气蕴结于喉所致的白喉，喉痈，喉风或乳蛾肿痛者，以薄荷配金银花、野菊花、土茯苓等清热解毒药物内服治疗，如《中医外科学》清咽消毒剂；亦可用本品配僵蚕、朴硝、白矾、黄连等研末混用，吹于患处，治疗喉风，乳蛾，喉痹，重舌，木舌等，如《外科正宗》神效吹喉散；若治喉风，声不出者，可配靛花等份，为丸噙化治疗，如《景岳全书》靛花丸；若肺阴不足，干咳少痰或无痰，或咽痒燥咳不止，可重用本品配百部、麦冬、天冬、桑白皮、桔梗等，为丸噙化治疗，如《先醒斋医学广笔记》久嗽噙化丸；若用于咽喉炎，扁桃体炎及口臭等，可配伍薄荷脑、苯甲酸钠、三氯叔丁醇、桉油、八角茴香油，如《全国中药成药处方集》薄荷喉片。

(5) 目赤肿痛，胞睑赤烂，酒糟鼻　本品质轻向上，疏散风热，既归于肺经，亦归于肝经。可用于治疗肝经火热上攻于目之目赤肿痛，亦可用于脾经内有浮热，外受风热侵袭，上攻于目之胞睑赤烂之证，肺开窍于鼻，肺经风热上壅，蕴结于鼻，而成热毒。若用于肝经风热，眼目暴赤，羞明流泪者，多配菊花、川芎、防风、白芷等，如《百一选方》芎菊散；若眼目暴赤，肿痛难开，伴有大便秘结，小便赤涩，配当归、山栀、大黄、川芎等，如《太平惠民和剂局方》洗肝散；若用于蝎螫蜂刺、汤泼火烧、风火牙疼，聤耳流脓，眼痒眼疼，目干模糊，暴发赤肿等证，可配伍薄荷油、樟脑、香油、薄荷冰、黄蜡，如健民薄荷油《全国中药成药处方集》禹县方。

(6) 麻疹不透，风疹瘙痒　本品质轻宣散，有疏风散热，宣毒透疹之功。用于治疗风热束表，麻疹不透。若用于风邪侵袭，皮肤瘙痒不能忍者，可配蝉蜕等分为末，温酒调下，如《景岳全书》二味消风散；若用于荨麻疹瘙痒难忍者，可配伍牛蒡子、柽柳、板蓝根、僵蚕、马勃等疏风透疹药同用，如《中医皮肤病学简编》竹叶柳蒡汤。

(7) 肝气郁滞，胸胁胀闷　本品用于治疗肝气郁滞，胸胁胀痛，月经不调，常与柴胡、白芍、当归等疏肝理气调经药同用，如《太平惠民和剂局方》逍遥散。

(8) 暑湿吐泻，芳香避秽　本品味辛性凉，辛以发散，凉以清热，清轻凉散。用于治疗夏令感受暑湿秽浊引起的痧胀、腹胀吐泻等症，常与广藿香、连翘、枳壳、山楂等同用，如《验方金四》薄荷藿香汤。

**2. 临床新用**　薄荷可用于治疗癫痫[21]、功能性头痛[22]、高血压[23]、妇科术后肠功能障碍[24]、跟痛证[25]、类风湿关节炎[26]、应激性亚健康抑郁状态[27]。

**【用法用量】**　3～6g，后下。

**【成药例证】**

**1. 牛黄上清丸(《中华人民共和国药典》2015 年版)**　药物组成：人工牛黄、薄荷、菊花、荆芥穗、白芷、川芎、栀子、黄连、黄柏、黄芩、大黄、连翘、赤芍、当归、地黄、桔梗、甘草、石膏、冰片。

功能主治：清热泻火，散风止痛。用于热毒内盛、风火上攻所致的头痛眩晕、目赤耳鸣、咽喉肿痛、口舌生疮、牙龈肿痛、大便燥结。

**2. 川贝枇杷糖浆(《中华人民共和国药典》2015 年版)**　药物组成：川贝母流浸膏、薄荷脑、桔梗、枇杷叶。

功能主治：清热宣肺，化痰止咳。用于风热犯肺、痰热内阻所致的咳嗽痰黄或咳痰不爽、咽喉肿痛、胸闷胀痛；感冒、支气管炎见上述证候者。

**3. 川芎茶调丸(《中华人民共和国药典》2015 年版)**　药物组成：川芎、薄荷、白芷、羌活、细辛、防风、荆芥、甘草。

功能主治：疏风止痛。用于外感风邪所致的头痛，或有恶寒、发热、鼻塞。

**【贮藏】**　置阴凉干燥处。

**【参考文献】**
[1]陈光亮，姚道云，汪远金，等.薄荷油药理作用和急性毒性的研究[J].中药药理与临床，2001，17(1)：10-12.

[2]王晖，许卫铭，王宗锐，等.薄荷醇对戊巴比妥中枢抑制作用的影响[J].现代应用药学，1995，12(3)：1-2.

[3]王微，吴楠，付玉杰，等.薄荷精油抗菌活性研究[J].植物研究，2007，27(5)：626-629.

[4]王维娜.薄荷油体外抗Ⅰ型和Ⅱ型单纯疱疹病毒活性的研究[J].国外医药：植物药分册，2004，19(6)：254-255.

[5]胡丽芬.薄荷抗真菌作用初步研究[J].消毒与灭菌，1989，6(1)：10-12.

[6]庞锦伟，胡广林，张敬迎，等.薄荷提取物对自由基消除能

力的研究[J].时珍国医国药,2014,25(1):76-77.

[7]徐碧莲,王宗瑞,何康,等.薄荷醇对双氯芬酸钠透皮吸收作用的研究[J].广东医学院学报,1998,16(4):320-321.

[8]杨琳,尹宗宁,冉兰.促渗剂对甲睾酮透皮作用的影响[J].中国医院药学杂志,2006,26(4):407-409.

[9]吴宋夏,王宗锐,谌小红.薄荷醇促皮渗透作用的研究[J].中国医院药学杂志,1994,14(8):366-368.

[10]张岭,陈莉,张莉,等.挥发性促透剂对L-肉碱体外经皮渗透的影响[J].解放军药学学报,2011,27(4):337-338.

[11]吴论,梅全喜,钟希文,等.浓薄荷水对鸡蛋清致大鼠足跖肿胀影响的实验研究[J].当代医学,2010,16(21):1-2.

[12]梅全喜,钟希文,高玉桥,等.浓薄荷水抗炎作用实验研究[J].中国药业,2008,17(21):11-12.

[13]Vidal F, Vidal JC, Gadelha AP, *et al*.Giardia lamblia: the Effects of Extracts and Fractions from Mentha x piperita Lin.(Lamiaceae) on Trophozoites[J].Exp Parasitol.2007,115(1):25-31.

[14]Samarth RM, Panwar M, Kumar A.Modulatory effects of Mentha piperita on Lung Tumor Incidence Genotoxicity, and Oxidative Stress in Benzo[a]pyrene-treated Swiss albino Mice[J].Environ Mol Mutagen, 2006, 47(3):192-198.

[15]吕怡芳,王秋晶,杨世杰.薄荷油对小白鼠终止妊娠作用的初步观察[J].白求恩医科大学学报,1989,15(5):455-457.

[16]杜海燕.薄荷叶石油醚提取物的抗精子生成作用[J].国外医学中医中药分册,1998,20(4):50.

[17]刘红杰,金若敏,张文斌,等.薄荷油致大鼠肝毒性时量关系及对肝细胞超微结构的影响[J].中国药理学通报,2008,24(1):84-86.

[18]Da Silva Bezerra Guerra KS, Silva RL, Souza Maia MB, *et al*.Embryo and Fetal Toxicity of Mentha x villosa Essential Oil in Wistar Rats[J].Pharm Biol, 2012,50(7):871-877.

[19]Güney M, Oral B, Karahanli N, *et al*. the Effect of Mentha Spicata Labiatae on Uterine Tissue in Rats[J].Toxicol Ind Health, 2006,22(8):343-348.

[20]Akdogan M, Kilinç I, Oncu M, *et al*.Investigation of Biochemical and Histopathological Effects of Mentha Piperita L.and Mentha Spicata L.on Kidney Tissue in Rats[J].Hum Exp Toxicol, 2003, 22(4):213-219.

[21]彭雪明,朱德仪.勃氏合剂治疗癫痫100例临床观察[J].武汉医学院学报,1985,14(3):221.

[22]林凤山,薛亚平,常继红,等.中药鼻吸入剂治疗功能性头痛496例临床观察[J].中医杂志,1989,(8):29-30.

[23]梁珑,冯佩芬.高血压外用药包治疗195例高血压临床疗效分析[J].中成药,1997,19(1):27.

[24]时学芳,魏玉华,王春香.薄荷泡饮用于妇科术后肠功能恢复[J].中国中西医结合杂志,1999,19(12):759.

[25]周青山,解小丽,刘春雷,等.复方薄荷脑注射液治疗跟痛症40例[J].医药导报,2005,24(5):410.

[26]敖雪仁,陈春雪,曾慧妍,等.清痹洗方熏洗对类风湿关节炎热痹症临床疗效的影响[J].广州中医药大学学报,2005,22(6):436-439.

[27]雷龙鸣,伦钛芳,黄锦军,等.薄荷精油循经推拿调治社会应激性亚健康抑郁状态93例[J].中华中医药杂志,2011,26(2):411-413.

（何静波　杨玉梅）

## 81　补骨脂

Buguzhi

**【异名】** 胡韭子(《南州记》),婆固脂、破故纸(《药性论》),补骨鸱(《本草图经》),天豆、反古纸、破故芷、破胡纸、婆故纸(《和汉药考》),黑故子、胡故子(《中药志》),吉固子(《江西中药》),和兰苋(《全国中草药汇编》)。

**【来源】** 为豆科植物补骨脂 *Psoralea corylifolia* L.的干燥成熟果实。

**【产地】** 主要为栽培品,野生品亦有。其道地产区为重庆合川一带,亦主产于四川仁寿、简阳、安岳、金堂、都江堰等地。河南商丘、安徽阜阳、陕西兴平等地也是其适宜区。

**【采收加工】** 秋季果实成熟时采收果序晒干搓出果实除去杂质即可入药。以粒大、饱满、色黑者为佳。补骨脂花期较长,故一般均随成熟随采,一般每隔7～10d采收1次,最后连茎秆割回。遇有大风雨天气,应提前收获,否则果实容易被风吹落,难以收集。采下的果实,经晒干、脱粒、除去杂质,即可药用。也可将果实采下后,放在布袋等容器中闷一夜,使之发热,再晒干,这样气味浓。还可以将采下的种子加5%盐水拌炒至干并发出香气时,即可。

**【炮制】** **补骨脂**　簸净杂质,洗净晒干。

**盐补骨脂**　取净补骨脂用盐水拌匀微润置锅内用文火炒至微鼓起取出晾干(每50kg补骨脂,用盐1.4kg加适量开水化开澄清)。

**炒补骨脂**　取净补骨脂用文火炒至微焦有香气。

**【性状特征】** **补骨脂**　干燥果实呈扁椭圆形或

略似肾形，长 3～5mm，直径 2～4mm，厚约 1.5mm。中央微凹表面黑棕色，粗糙具细微网状皱纹及细密腺点，少数果实外有淡灰棕色的宿萼。果皮薄与种皮不易分离。剥开后内有种子 1 枚，子叶 2 片，淡棕色至淡黄棕色富含油脂。气芳香特异味辛微苦。以粒大、色黑、饱满、坚实、无杂质者为佳。

**盐补骨脂**　形如补骨脂。表面黑色或黑褐色，微鼓起。气微香，味微咸。

**炒补骨脂**　形如补骨脂。表面微焦。有香气。

**【化学成分】**　补骨脂主要含有香豆素类、黄酮类、单萜酚类和微量元素。补骨脂中的香豆素类是其主要药理活性成分。《中华人民共和国药典》2015 年版规定，本品药材及其饮片按干燥品计算，含补骨脂素（$C_{11}H_6O_3$）和异补骨脂素（$C_{11}H_6O_3$）的总量不得少于 0.70%。

**【药理毒理】**

**1. 平喘**　补骨脂总香豆素 12.5mg/kg 腹腔注射 7d，能延长卵蛋白、组胺致哮喘模型豚鼠的呼吸困难潜伏期，降低动物死亡率[1]。补骨脂总香豆素、补骨脂黑色黏稠物（补骨脂总香豆素浓缩物）分别按 23.3、25.0g/kg 给卵蛋白致敏哮喘大鼠灌胃给药 10d，可显著升高大鼠血清 cAMP 含量、cAMP/cGMP 比值[2]。

**2. 促进骨细胞增殖**　补骨脂生药在终浓度 $1\times 10^{-4}$ mol/L 时，能抑制兔四肢长骨分离的破骨细胞在牛骨片上形成的吸收陷窝的增加与扩张[3]。$10^{-1}$、$10^{-3}$ mg/ml 补骨脂水提液对小鼠成骨细胞有明显的促增殖作用；不同浓度补骨脂素对小鼠成骨细胞影响不同，$10^{-4}$、$10^{-5}$ mol/L 补骨脂素抑制细胞增殖，$10^{-7}$、$10^{-8}$ mol/L 补骨脂素能够促进增殖；$10^{-4}$、$10^{-6}$、$10^{-8}$ mol/L 补骨脂素均能使成骨细胞碱性磷酸酶活性明显上升[4-5]。补骨脂乙酸乙酯提取物和乙醇提取物能促进新生大鼠颅骨成骨细胞体系中大鼠颅骨成骨细胞 ALP 活性及其增殖，最佳浓度为 $2.0\times 10^{-3}$ mg/ml[6]。

**3. 调节免疫**　补骨脂水煎液按每只 0.1g 给用绵羊红细胞和卵白蛋白制作的激发态小鼠模型灌胃给药 7d，能显著提高小鼠相应的抗体滴度[7]。补骨脂水煎剂给卡氏肺孢子虫肺炎大鼠以 10mg/kg 灌胃给药 5d，可使大鼠血清 IL-2 诱生水平和脾 NK 细胞活性显著升高[8]。补骨脂多糖给用绵羊红细胞和卵白蛋白制作的激发态模型小鼠 100mg/kg 灌胃 7d，可使血清 IFN-γ 和 IL-2 激发水平增加[9]。

**4. 雌激素样作用**　补骨脂石油醚提取部位按 5g/kg 灌胃给药 7d，能显著增加小鼠子宫重量和子宫系数[10]。补骨脂黄酮体注射液给小鼠以 0.1425、0.07135g/kg 腹腔注射 7d，可使去卵巢小鼠和未成熟小鼠的子宫指数明显增大，并逐渐恢复成熟[11]。

**5. 抑制前列腺增生**　补骨脂素 40mg/kg 灌胃给药 30d，可使去势大鼠前列腺湿重、前列腺指数和 PCN 指数均显著减少[12]。补骨脂素给丙酸睾酮所致大鼠前列腺增生模型以 45、15mg/kg 灌胃给药 30d，可使大鼠的前列腺湿重指数、体积指数、增生程度显著降低[13]。

**6. 双向调节睡眠**　补骨脂水煎液 5.3、8.0g/kg 灌胃给药 6d，雄性小鼠肝脏蛋白含量、肝脏微粒体药物代谢酶 P450 有显著增加；灌胃给药 1 次，可明显延长戊巴比妥钠所致的小鼠睡眠时间；而灌胃 6d，小鼠睡眠时间明显缩短，所以补骨脂对睡眠时间呈双向调节作用[14]。

**7. 影响皮肤色素**　补骨脂提取物 0.07mg/ml 对黑素细胞可溶性总蛋白合成和 c-kit 基因蛋白表达有促进作用[15]；补骨脂乙醇提取液 0.05g/ml 对酪氨酸酶有明显的激活作用[16]。补骨脂素 0.005、0.01、0.03、0.05、0.1、0.5、1mg/ml 对酪氨酸酶也有激活作用，0.03mg/ml 对酪氨酸酶的激活作用达到最高为 44.9%；在浓度超过 0.2mg/ml 以后，补骨脂素对酪氨酸酶活性起到抑制作用[17]。

**8. 抑菌**　补骨脂乙醇提取物在浓度为 5、10、20、40、80mg/L 时，对苹果腐烂病菌菌丝干重具有明显抑制率作用；50mg/L 补骨脂乙醇提取物处理在液体培养 3d 的苹果腐烂病菌，处理后 1、3、6、12h，菌体内几丁质酶活性和 β-1,3-葡聚糖酶活性均明显增高，对苹果腐烂病菌具有明显的抑制作用[18]。

**9. 抗肿瘤**　补骨脂水煎液 0.5g/kg 灌胃给药 20d，可提高乳腺癌骨转移大鼠 50% 缩足阈，降低双足负重差异，减小肿瘤体积，升高骨密度和骨矿物质含量[19]。补骨脂素 5mg/kg 灌胃给药，抑制乳腺癌细胞 EMTs 裸鼠移植瘤体外杀伤乳腺癌细胞 EMT6 的 $IC_{50}$ 为 2.23μg/ml[20]。补骨脂素浓度为 2～

500pg/ml 时对白血病细胞杀伤率为 18%～96%[21]。

**10. 安全性评价**　小鼠灌胃补骨脂生品的 $LD_{50}$ 为 37.31±0.54g/kg，盐炙品为 43.25±6.1g/kg[22]。小鼠灌胃补骨脂生品、老盐炙品、新盐炙品品水煎液的 $LD_{50}$ 分别为 27.90 ± 9.74、30.05 ± 7.54、33.36±7.74g/kg[23]。补骨脂生品及不同炮制品分别以 2.5、5.0g/kg 灌胃给药，2 次/d，连续 14d，大剂量生品和清炒品可引起小鼠睾丸、包皮腺、前列腺、精囊腺重量明显下降，生品还可明显引起小鼠肾小球上皮细胞增生和肾小管细胞肿胀[22]。补骨脂生品、老盐炙品、新盐炙品水煎液分别以 2.0、1.0g/kg 连续灌胃 21d，对大鼠肾脏均有不同程度损害，表现为肾曲管上皮细胞肿胀，肾曲管有扩张，管内出现蛋白管型及颗粒管型，且新盐炙品的病损程度明显低于其他两组[23]。补骨脂酚 9.375、18.75、37.5、75g/kg 连续灌胃给药，7d 时即可见肾曲管上皮细胞肿胀，14d 时病理损害加重，21d 时肾脏损害最为严重，且在短期内很难自然恢复[24]。

**11. 体内过程**　小鼠单次灌胃补骨脂素 50mg/kg 后属一室模型，其血清 $t_{1/2}$ 为 3.64h，吸收速率常数为 4.04h，消除速率常数为 0.17$h^{-1}$，达峰浓度为 3.77mg/L，$AUC$ 为 26.52mg·h/L，其绝对生物利用度为 62.09%[25]。家兔灌胃补骨脂素 2g/kg，在体内的处理过程为二室模型，分布速率常数为 1.4466$h^{-1}$，吸收速率常数为 3.225$h^{-1}$，分布相半衰期为 0.1849h，消除速率常数为 0.0647h，达峰时间为 0.82h，达峰浓度为 1.9351mg/L，吸收速率为 3.225$h^{-1}$，吸收半衰期为 0.2149h，消除半衰期为 10.7065h，$AUC$ 为 21.6104mg·h/L。家兔灌胃异补骨脂素 2g/kg，在体内的处理过程为一房室模型，吸收速率常数为 4.4329$h^{-1}$，消除速率常数为 0.3183$h^{-1}$，达峰时间为 1.0955h，达峰浓度为 1.8801mg/L，吸收速率常数为 4.4329$h^{-1}$，吸收半衰期为 0.1564h，消除半衰期为 2.1777h，$AUC$ 为 7.2418mg·h/L[26]。补骨脂素在大鼠小肠内通透率较高，吸收较好，不同浓度(1、5、32μg/ml) 的补骨脂素灌流时均以约 30% 的比例吸收入血，且通透率 $P_{lumen}$、$P_{blood}$ 在所测浓度范围内基本保持不变[27]。

**【药性】**　辛、苦，温。归肾、脾经。

**【功能主治】**　温肾助阳，纳气平喘，温脾止泻；外用消风祛斑。用于肾阳不足，阳痿遗精，遗尿尿频，腰膝冷痛，肾虚作喘，五更泄泻；外用治白癜风，斑秃。

**【临床应用】**

**1. 临床常用**

(1) 脾肾阳虚证　本品辛温下行，善能补肾壮阳，固精止遗，暖脾止泻，为温补脾肾之良药，故常用于脾肾阳虚所致诸证。凡肾虚腰痛如折、转侧不利，或酸软无力者，宜与杜仲、胡桃肉等相伍，如《太平惠民和剂局方》青娥丸。凡肾阳不足，命门火衰，症见阳痿早泄者，多与鹿角胶、熟地、菟丝子等同用，如《医学正传》青囊斑龙丸；若肾虚精关不固，症见梦遗滑精者，可与山茱萸、巴戟天、龙骨相配，如《圣济总录》补骨脂丸。凡肾气虚冷，小便频数或遗尿者，可与附子、肉苁蓉、黄芪等同施，如《太平圣惠方》补骨脂散；凡脾肾阳虚，久泻不止，或五更泄泻，肠鸣腹痛，食纳不化者，可与肉豆蔻、吴茱萸、五味子合用，如《内科摘要》四神丸。

(2) 虚寒喘嗽证　本品辛温，下行降敛，能补肾阳而纳气平喘，故常用于虚寒喘嗽之证。凡肺肾两虚，肾不纳气，虚喘不止者，可与人参、肉桂、胡桃、沉香等同用，以补肾纳气。

(3) 肾阳不足，腰膝冷痛　本品补肾阳，壮腰膝。用于治肾阳不足，肾腑虚冷，肾虚腰痛如折，起坐艰难，俯仰不利，转侧不能之症，与杜仲、胡桃肉、大蒜同用，如《太平惠民和剂局方》青娥丸；或与胡桃肉同用，治疗妊娠腰痛，如《妇人良方》通气散；或与防风、白蒺藜、肉桂等祛风寒之品配伍，治疗肾虚寒袭，腰膝冷痛，如《医宗必读》煨肾丸。

(4) 跌打损伤，瘀血腰痛　本品补肾健骨，强腰壮膝，用治肝肾不足，骨失温养，发为举止迟钝，关节脱臼等症，常与红花、当归、丹参等配伍应用，如《伤科大成》补肾养血汤；《仁斋直指方》以本品配伍茴香、辣桂，热酒送服，用治跌打损伤、瘀血腰痛之症。

(5) 肾虚牙痛　本品培补肾阳，用治肾气不足，牙齿疼痛症。《御院药方》以本品二两、青盐半两，炒研擦之；《增补神效集》牙齿痛方，配伍白矾、青盐，为末搽患处；《本草纲目》引《传信适用方》，以本品炒半两、乳香二钱半，为末擦之，用治风虫牙痛，上连头脑。

(6) 久泻久痢，五更泄泻　本品温涩，有补火助阳、温脾止泻之功，用治脾肾阳虚，五更泄泻，常与五味子、肉豆蔻、吴茱萸同用，如《校注妇人良方》四神丸；《本草纲目》引《普济本事方》二神丸，即以本品配伍肉豆蔻同用，加以木香为三神丸，佐以木香、茴香，即为《景岳全书》引澹寮四神丸，均可治疗脾肾阳虚之泄泻，五更泄泻；《百一选方》以本品与罂粟壳同用，炼蜜为丸，用治水泻久痢，取温补收涩止泻之功；或以之与白术、干姜等配伍，以温中健脾止泻，如《瑞竹堂经验方》泄泻方。

(7) 脏腑虚损，男女虚劳　本品补益脾肾，暖脏腑，益元气，用治元气不足，脏腑虚损，身体羸瘦，神疲志衰之虚劳证。如《太平圣惠方》补骨脂散以本品与当归、诃子、肉苁蓉等配用，治疗冷劳羸瘦，四肢无力，不思饮食，时泄痢；《经验后方》以本品酒浸，用治男女五劳七伤，下元久冷，一切风病，须发早白，四肢疼痛，精神衰疲等症。

(8) 白癜风，斑秃　本品外用有消风祛斑之功效，用酒精浸泡涂擦，可治白癜风，斑秃。

**2. 临床新用**　补骨脂可用于治疗溃疡性结肠炎合并抑郁症[28]、再生障碍性贫血[29]、乳腺癌多发性骨转移瘤[30]。

**【用法用量】**　6～10g。外用20％～30％酊剂涂患处。

**【成药例证】**

**1. 白癜风胶囊(《中华人民共和国药典》2015年版)**　药物组成：补骨脂、黄芪、蒺藜、红花、乌梢蛇、当归、川芎、香附、桃仁、山药、干姜、白鲜皮、紫草、丹参、龙胆。

功能主治：活血行滞，祛风解毒。用于经络阻隔、气血不畅所致的白癜风，症见白斑散在分布、色泽苍白、边界较明显。

**2. 生发搽剂(《中华人民共和国药典》2015年版)**　药物组成：补骨脂、闹羊花、生姜。

功能主治：温经通脉。用于经络阻隔、气血不畅所致的油风，症见头部毛发成片脱落、头皮光亮、无痛痒；斑秃见上述证候者。

**3. 四神丸(《中华人民共和国药典》2015年版)**　药物组成：肉豆蔻(煨)、补骨脂(盐炒)、五味子(醋制)、吴茱萸(制)、大枣(去核)。

功能主治：温肾散寒，涩肠止泻。用于肾阳不足所致的泄泻，症见肠鸣腹胀、五更溏泻、食少不化、久泻不止、面黄肢冷。

**4. 腰疼丸(《卫生部药品标准中药成方制剂·第十四册》)**　药物组成：补骨脂、续断、牛膝、南藤、吉祥草、山药。

功能主治：行气活血，散瘀止痛。用于腰部闪跌扭伤与劳损，症见腰痛，遇劳加重。

**【注意事项】**

1. 本品生品及炮制品对肾脏都有一定损害。故长期应用要注意检查肾功能；肾功能不良者及老年人慎用。

2. 本品长期应用可能影响生育能力。故育龄妇女慎用或禁用。

**【贮藏】**　置干燥处。

**【参考文献】**
[1]邓时贵，李爱群，欧润妹，等.补骨脂总香豆素的平喘作用[J].中国现代应用药学杂志，2001，18(6)：439-44.

[2]余文新，李伟英，李鸿燕，等.补骨脂总香豆素对哮喘大鼠血清cAMP/cGMP的影响[J].现代中药研究与实践，2006，20(5)：27-29.

[3]张润荃，史风芹，庞淑珍，等.补骨脂对分离破骨细胞作用研究[J].现代口腔医学杂志，1995，9(3)：136-138.

[4]安亚兰，王建舫，许水明，等.补骨脂水提液及补骨脂素对体外培养成骨细胞的影响[J].畜牧兽医学报，2009，40(2)：266-271.

[5]王建华，王艳，潘永梅.补骨脂素对大鼠成骨细胞增殖与分化的影响[J].天然产物研究与开发，2007，19：844-846.

[6]杨荣平，寿清耀，涂永勤.补骨脂提取物对体外培养新生大鼠颅骨成骨细胞的影响[J].中药新药与临床药理，2007，18(1)：32-34.

[7]姜宪辉，张健，刘辉.补骨脂对激发态小鼠的体液免疫影响的实验研究[J].辽宁中医学院学报，2004，6(2)：116-117.

[8]戴晓冬，秦元华，周长海，等.补骨脂与鸦胆子对感染卡氏肺孢子虫大鼠IL-2水平和NK细胞活性的影响[J].中国寄生虫学与寄生虫病杂志，2007，25(5)：436-438.

[9]李发胜，杨光，徐恒瑰，等.补骨脂多糖的提取及免疫活性的研究[J].中国药师，2008，11(2)：140-142.

[10]寿清耀，杨荣平，王宾豪，等.补骨脂雌激素样作用的有效成分研究[J].中药新药与临床药理，2007，18(6)：425-427.

[11]刘娟，朱兆荣，张玲，等.补骨脂粗黄酮对去卵巢小鼠的影响[J].中兽医学杂志，2005，(1)：4-6.

[12]姚良权，杨卓欣，李顺民，等.补骨脂素对良性增生前列腺细胞增殖的影响[J].中国中医基础医学杂志，2005，11(8)：601-602.

[13]董能本，詹炳炎.补骨脂素抗良性前列腺增生的研究

[J].中华实验外科杂志,2003,20(2):109-110.

[14]宓穗卿,叶少梅,欧卫平,等.补骨脂对戊巴比妥和巴比妥所致小鼠睡眠时间的影响[J].中药新药与临床药理,1998,9(1):27-29.

[15]李永伟,许爱娥,Ruth Halaban.单味中药提取物对体外培养的黑素细胞酪氨酸酶基因和c-kit基因表达的激活作用[J].中华皮肤科杂志,2004,37(10):598-600.

[16]徐建国,尚靖.补骨脂对酪氨酸酶的激活作用[J].中草药,1991,23(4):168-169.

[17]王锡元,王建新.补骨脂素复配物对酪氨酸酶协同激活性能研究[J].天然产物研究与开发,2007,19(1):79-80.

[18]关丽杰,张寒末,蔡丽丽,等.补骨脂提取物对苹果腐烂病菌的抑制作用[J].沈阳农业大学学报,2008,39(3):358-361.

[19]姚暄,贾立群,谭煌英,等.补骨脂对乳腺癌骨痛大鼠痛行为及肿瘤生长的影响[J].中国中医急症,2009,18(3):417-419.

[20]吴少华,张仲海,赵建斌.补骨脂素体内外抗癌活性的实验研究[J].中国中药杂志,1998,23(5):303-305.

[21]陆泽华,杨易灿,沈索云,等.补骨脂素对人白血病细胞杀伤作用的体外观察[J].中西医结合杂志,1990,10(6):370.

[22]姚祥珍,沈鸿.补骨脂主要炮制品的毒性比较[J].中药材,1997,20(4):182-183.

[23]姚祥珍,沈鸿,吴子伦,等.补骨脂生品、老品及新品的药效和毒性比较[J].中国中药杂志,1997,22(6):341-343.

[24]张玉顺,刘玉琦,吴子伦,等.补骨脂酚对小鼠肾脏毒害作用的研究[J].中国中药杂志,1981,6(3):30-32.

[25]黄熙,杨易灿,蒋永培,等.高效液相色谱法测定全血中补骨脂素的浓度[J].第四军医大学学报,1991,12(3):210-213.

[26]庞志功,汪宝琪,祁彦.用荧光法研究补骨脂素与异补骨脂素的药代动力学[M].分析化学,2001,29(2):146-149.

[27]王来友,苏启表,毕惠娥,等.大鼠在体肠灌流模型中补骨脂素的吸收研究[J].中国药科大学学报,2007,38(3):265-268.

[28]隋华章,萧峰,王建立.柴胡疏肝散合四神丸加减治疗溃疡性结肠炎合并抑郁症40例[J].中医杂志,2011,52(7):599.

[29]苏尔云,方玉华,陈辉树.中西医结合治疗62例免疫抑制治疗无效的重型再生障碍性贫血临床观察[J].中国中西医结合杂志,2012,32(12):1616-1620.

[30]陈琛.淫羊藿结合补骨脂治疗乳腺癌多发性骨转移瘤的临床效果观察[J].中国中医基础医学杂志,2015,21(3):360-361.

（王艳芳　杨玉梅）

## 82　布渣叶

Buzhaye

**【异名】** 破布叶(《本草求原》),薢宝叶(《汉英韵府》),瓜布木叶(《中华本草》),蓑衣子(《全国中草药汇编》)。

**【来源】** 为椴树科植物破布叶 *Microcos paniculata* L.的干燥叶。

**【产地】** 野生品为主,少有栽培品。分布于我国广东、海南、广西、云南等地,其主要产地是广东的阳西和湛江。

**【采收加工】** 夏、秋二季采收。以叶大、完整、色绿者为佳。

**【炮制】** 除去枝梗和杂质,阴干或晒干,切丝。

**【性状特征】** 干燥叶多皱缩或破碎。完整叶展平后呈卵状长圆形或卵状矩圆形,长8～18cm,宽4～8cm。表面黄绿色、绿褐色或黄棕色。先端渐尖,基部钝圆稍偏斜边缘具细齿。基出脉3条,侧脉羽状小脉网状。具短柄叶脉及叶柄被柔毛。纸质易破碎。气微味淡微酸涩。

**【化学成分】** 布渣叶主要含有生物碱、黄酮类、挥发油、三萜类等。《中华人民共和国药典》2015年版规定,本品药材按干燥品计算,含牡荆苷($C_{21}H_{20}O_{10}$)不得少于0.040%。

**【药理毒理】**

**1. 解热** 布渣叶水提物16.8、8.4g/kg连续灌胃4d,对干酵母致发热模型大鼠体温有降低作用,且温度变化接近正常基础体温水平[1]。

**2. 促进消化** 布渣叶水提液23.4、11.7g/kg灌胃给药4d,能显著提高小鼠小肠的推进率;16.8、8.4、4.2g/kg灌胃给药5d,对大鼠胃液量无显著影响,但16.8、8.4g/kg剂量组能显著降低胃液pH,4.2g/kg剂量组能显著提高胃蛋白酶活性[2]。布渣叶水提物、乙酸乙酯部位、正丁醇部位和剩余水层部位23.4g/kg灌胃给药6d,均能显著提高小鼠胃排空率和促进小肠的推进作用[3]。

**3. 保肝** 布渣叶水提液、正丁醇部位和有机溶剂萃取后剩余水层部位以23.4g/kg灌胃给药12d,均能降低α-萘异硫氰酸萘脂所致黄疸模型小鼠血清中血清总胆红素与直接胆红素的含量,并能抑制ALP、AST、ALT的活性[4]。

**4. 镇痛** 布渣叶水提物23.4、11.7、5.85g/kg灌胃给药5d,能抑制小鼠因热刺激与化学刺激所引起的疼痛反应[5]。

**5. 抗炎** 布渣叶水提物1.17、0.585、0.293g/ml

灌胃给药8d,对二甲苯引起的小鼠耳廓肿胀和醋酸引起的组织毛细血管的通透性增加均有抑制作用[6]。

**6. 抗心肌缺血**　布渣叶总黄酮按8.0、4.0、2.0mg/kg的剂量给异丙肾上腺素诱导的急性心肌缺血大鼠模型灌胃给药5d,8.0、4.0mg/kg剂量能明显对抗心肌缺血时心电图J点的下移,改善心肌病理损伤,降低血清中LDH、CK水平和心肌组织MDA的含量,提高心肌组织SOD和GSH-Px活性[7]。

**7. 调血脂**　布渣叶水提液每只0.3g灌胃给药4d,能降低小白鼠灌胃$^3$H-胆固醇的吸收;布渣叶水提液1kg/L制成饲料给大鼠喂饲20d,能降低高脂模型大鼠血清TC、TG水平,升高血HDL、HDL/TC[8]。

**【药性】**　微酸,凉。归脾、胃经。

**【功能主治】**　消食化滞,清热利湿。用于饮食积滞,感冒发热,湿热黄疸。

**【临床应用】**

**1. 临床常用**

(1) 感冒发热　本品具有清热作用,可与藿香、紫苏、白芷、法半夏、大腹皮、茯苓、川厚朴、陈皮、防风等配伍,治疗外感风寒。

(2) 痞满　本品有消食化滞之功效,可与神曲、鸡内金、山楂、莱菔子、茯苓、连翘、川厚朴、陈皮等配伍,治疗饮食不洁,宿食内停,阻滞肠胃所致的上腹饱胀隐痛、作呕嗳气、便烂腐臭、便后胀减、纳差等。

(3) 黄疸　本品清热利湿,可与茵陈、金钱草、板蓝根、溪黄草、虎杖、栀子、大黄、枳实等配伍,治疗黄疸(热重于湿)。

**2. 临床新用**　布渣叶可用于治疗激素依赖性皮炎[9]、小儿急性呼吸道感染[10]、2型糖尿病[11]、小儿厌食症[12]、糖尿病并发冠心病[13]。

**【用法用量】**　15～30g。

**【成药例证】**

**1. 胃肠宁片(《卫生部药品标准中药成方制剂·第二册》)**　药物组成:布渣叶、辣蓼、番石榴叶、火炭母、功劳木、番石榴叶。

功能主治:清热祛湿。用于大肠湿热所致的泄泻,症见大便稀溏,腹痛不适,肛门灼热,口苦身热;急性胃肠炎见上述证候者。

**2. 快应茶(《卫生部药品标准中药成方制剂·第十九册》)**　药物组成:岗梅、金樱根、鸭脚木皮、火炭母、救必应、淡竹叶、山芝麻、金沙藤、广金钱草、五指柑、布渣叶、木蝴蝶、白花茶。

功能主治:解暑清热,生津止渴。用于伤风感冒等。

**3. 保儿安颗粒(《卫生部药品标准中药成方制剂·第十四册》)**　药物组成:山楂、稻芽、使君子、布渣叶、莱菔子、槟榔、葫芦茶、孩儿草、莲子心。

功能主治:健脾消滞,利湿止泻,清热除烦,驱虫治积。用于食滞及虫积所致的厌食消瘦,胸腹胀闷,泄泻腹痛,夜睡不宁,磨牙咬指。

**4. 神农茶颗粒(《卫生部药品标准中药成方制剂·第十一册》)**　药物组成:忍冬藤、地胆草、金沙藤、岗梅、布渣叶、水翁花、桑枝、滇竹叶、广金钱草、扭肚藤、狗肝菜、鸭脚木皮。

功能主治:消暑清热,生津止渴。用于伤风感冒。

**5. 广东凉茶(《卫生部药品标准中药成方制剂·第二册》)**　药物组成:岗梅、木蝴蝶、淡竹叶、金沙藤、火炭母、五指柑、金樱根、布渣叶、山芝麻、广金钱草。

功能主治:清热解暑,去湿生津。用于四时感冒发热,喉痛湿热,积滞口干尿黄。

**【贮藏】**　置于燥处。

**【参考文献】**
[1]曾聪彦,梅全喜,高玉桥,等.布渣叶水提物解热退黄作用的实验研究[J].中国药房,2010,21(11):973-974.

[2]曾聪彦,钟希文,高玉桥,等.布渣叶水提物对小鼠及大鼠胃肠功能的影响[J].今日药学,2009,19(8):11-15.

[3]曾聪彦,戴卫波,梅全喜,等.布渣叶不同提取部位对胃肠运动的影响[J].中医药临床杂志,2009,21(5):447-448.

[4]戴卫波,梅全喜,曾聪彦,等.布渣叶不同提取部位降酶退黄试验[J].中医药学报,2009,37(6):24-26.

[5]曾聪彦,梅全喜,高玉桥,等.布渣叶水提物镇痛药效学的实验研究[J].中华中医药学刊,2009,27(8):1757-1758.

[6]梅全喜,戴卫波,曾聪彦,等.布渣叶水提物抗炎作用的实验研究[J].国际中医中药杂志,2010,23(1):16-17.

[7]陈艳芬,杨超燕,李坤平,等.布渣叶总黄酮对大鼠急性心肌缺血的保护作用及其机制[J].中草药,2013,44(8):1003-1007.

[8]陈淑英,余佩瑱,练美莲,等.布渣叶对血脂影响的实验研究[J].中药新药与临床药理,1991,2(3):53-56.

[9]林挺,廖元兴,冯穗一.中药外洗治疗面部激素依赖性皮炎[J].中国皮肤性病学杂志,1996,10(3):132.

[10]周思凉.透卫清气汤治疗小儿急性呼吸道感染105例[J].新中医,1998,30(6):46-47.

[11]侯刚,倪佩卿,叶安娜,等.健脾养阴清热活血法治疗2型糖尿病50例疗效观察[J].新中医,2004,36(4):34-35.

[12]潘奔前,周俊亮.二金启脾饮治疗小儿厌食症(肝旺脾虚型)40例疗效观察[J].新中医,2006,38(9):49-50.

[13]吕雄,邱联群,张芸.舒正颗粒联合降糖西药治疗糖尿病并发冠心病30例临床观察[J].新中医,2006,38(8):44-45.

(王艳芳　杨玉梅)

# C

## 83　菜豆

Caidou

**【异名】** 罗比亚(《中华本草》民族药卷:维吾尔药),罗必牙(《回回药方三十六卷》),排日哈(《明净词典》)。

**【来源】** 为豆科植物菜豆 *Phaseolus vulgaris* L.的干燥成熟种子。

**【产地】** 野生品、栽培品均有。我国主产于湖北、江苏、四川、云南、新疆等地;国外各地均有分布。

**【采收加工】** 秋季果实成熟后摘取豆荚,晒干搓下种子。

**【炮制】** 除去杂质,再晒至足干。

**【性状特征】** 种子呈矩圆形、长圆形或肾形,两端略斜平截或钝圆,长 11～15mm,宽 8～10mm,厚 6～9mm,稍扁。表面浅肉色或类白色者具不规则的紫红色斑点和条纹,紫红色者具稀疏而细小的白色斑纹,或表面全部浅红色或紫红色,无斑纹,平滑,有光泽。种脐白色,椭圆形,稍突起,长 2～2.5mm,宽 1～1.5mm,位于种子腹面的中央,中间凹陷成纵沟,背面有一条不明显的棱骨。质坚硬,不易破碎。种皮革质,子叶二枚,淡黄白色,肥厚。气微,味淡,嚼之具豆腥气。

**【化学成分】** 菜豆主要含有甾醇类,氨基酸类等。

**【药性】** 二级湿热。

**【功能主治】** 滋补机体,利尿通经,催乳填精。用于机体虚弱,尿少浮肿,月经不调,乳少面暗,皮肤粗糙及阴茎弱小。

**【临床应用】** **临床常用**

(1) 干寒性疾病　本品生湿生热,润肺化痰,用于治疗干寒性或黑胆质性疾病,如干性精液减少、乳汁不足、顽痰不化、小便不利,寒性月经不调、慢性炎肿等。

(2) 肝胃两虚　本品通阻止痛,调理经水,双补肝胃。与没药、圆柏实、芸香、藿香、野孜然、欧亚薄荷、茜草、阿魏、格蓬脂、波斯阿魏等配伍治疗子宫疼痛经水不下,肝胃两虚所致疾病,如(《中国医学百科全书·维吾尔医学》)库日斯罗比亚片。

**【用法用量】** 12g。外用适量。

**【注意事项】** 不易消化,可引起腹胀。矫正药为肉桂、干姜、冰糖。

**【贮藏】** 置阴凉干燥处。

(王艳芳　杨玉梅)

## 84　蚕茧

Canjian

**【异名】** 蚕衣(《说文》),茧黄(《圣惠方》),绵茧(《寿世保元》),蚕茧壳(《药材资料汇编》)。

**【来源】** 为蚕蛾科昆虫家蚕 *Bombyx mori* Linnaeus 的茧壳。

**【产地】** 主要为养殖品。全国养蚕地区均有。

**【采收加工】** 夏月收集孵化出蚕蛾的虫壳,晒干。

**【炮制】** 取净蚕茧壳,置煅锅内密封,焖煅至透用。

**【性状特征】** 茧壳呈长椭圆形,或中部稍缢缩,长约 3～4cm,直径 1.5～2.0cm。表面乳白色,有不规则皱纹,并有附着的蚕丝,呈绒毛状。其内壁具薄的丝网层,壁的断面稍剥离可见多数明显的茧层。质轻而韧,不易撕破。气微,味淡。未经羽化的蚕茧内有黄棕色的蚕蛹 1 枚以及成蛹前脱下的淡棕色、皱缩的蚕皮。

**【化学成分】** 蚕茧主要含有蛋白质、油脂类、无机物等。

**【药性】** 一级干热。

【功能主治】 益神爽志，助阳安神，止咳平喘。用于心悸忧郁，神弱阳痿，咳嗽气短，糖尿病，皮肤病，眼疾。

【临床应用】 临床常用

(1) 肠风，大小便血，淋沥疼痛　本品具有止血功能，可用于治疗便血，尿血，血崩等。如《太平圣惠方》茧黄散。

(2) 痈肿疳疮　本品可以解毒，常与生白矾配伍治疗痈肿，疳疮，如《小儿痘疹方论》绵茧散。

(3) 消渴，反胃吐食　本品有止渴作用，单用煮汤服用可治消渴；也可煮汁，烹鸡子三枚食之，以无灰酒下，治反胃吐食(《普济方》)。

(4) 口糜　本品烧灰，调蜂蜜抹口内，还可治口糜(《泉州本草》)。

【用法用量】 5～10g。

【贮藏】 置阴凉通风处，防蛀。

(王艳芳　杨玉梅)

## 85　蚕沙

Cansha

【异名】 原蚕屎(《名医别录》)，晚蚕沙(《斗门方》)，马鸣肝(《东医宝鉴》)，晚蚕矢(《本草备要》)，二蚕沙(《江苏药材志》)。

【来源】 为蚕蛾科昆虫家蚕蛾 *Bombyx mori* Linnaeus 幼虫的干燥粪便。

【产地】 主要为栽培品。我国大部分地区均有饲养，主产于江苏、浙江、四川、安徽，其道地产区为江苏镇江、浙江吴兴。

【采收加工】 6～8月收集，以二眠到三眠时的粪便为主，收集后晒干。

【炮制】 将收集后晒干的蚕沙，簸净泥土，除去轻粒及桑叶的碎屑，即可入药。

【性状特征】 呈短圆柱形小粒，长2～5mm，直径1.5～3mm。表面灰黑色，粗糙，有6条明显的纵棱及3～4条横向的浅纹。两端略平坦，呈六棱形。质坚而脆，遇潮湿后易散碎。微有青草气。以干燥、色黑、坚实、均匀、无杂质者为佳。

【化学成分】 蚕沙的主要成分是叶绿素，还含有生物碱、黄酮、氨基酸、叶绿素、甾醇以及磷、钾、硅、镁等营养元素。蚕沙的黄酮和生物碱为其主要药理活性成分。

【药理毒理】 降血糖　蚕沙醇提浸膏粉0.45、0.9、1.8g/kg灌胃1次，能减少正常小鼠口服蔗糖及淀粉后的血糖曲线下面积及血糖峰值；以0.6、1.2、1.8g/kg剂量对小鼠灌胃给药1次，可显著抑制四氧嘧啶高糖小鼠蔗糖负荷后血糖的升高，减少血糖曲线下面积，推迟其峰值时间；以0.6、1.2g/kg剂量对四氧嘧啶高糖小鼠自由摄食给药4周后，高血糖大鼠多食多饮等症状及尿糖含量明显改善或减少，使血糖、血清果糖胺及血清胆固醇含量明显下降，血清NAG酶活性明显下降，坐骨神经中山梨醇含量明显减少，红细胞GSH含量增加，机体的抗氧化能力增强；还可明显降低肾脏指数，减少血清肌酐水平[1]。

【药性】 辛、甘，温。归肝、脾、胃经。

【功能主治】 祛风除湿，活血定痛。用于风湿痹痛，关节不遂，皮肤不仁，腰腿冷痛，风疹瘙痒，头风头痛，烂弦风眼。

【临床应用】 临床常用

(1) 霍乱　蚕沙为和胃化浊的要药。其性好洁，既引浊下趋，又能化浊使之归清，名方"蚕矢汤"即以该药为君，治疗湿浊内蕴，霍乱吐泻之证效佳。

(2) 风湿痹证　蚕沙味辛散性温燥，祛风行气，祛湿除寒，配伍其他祛风湿药，治风湿痹证。《本草纲目》："蚕性燥，燥能胜风去湿，故蚕沙主疗风湿之病。"

(3) 半身不遂　蚕沙配伍他药活血行气散风，主治肢体不遂证。《本草纲目拾遗》："炒黄，袋盛浸酒，去风，缓诸节不遂，皮肤顽痹，腹内宿冷，冷血、瘀血、腰脚疼冷；炒令热，袋盛热熨之，主偏风筋骨瘫缓，手足不随，及腰脚软，皮肤顽痹。"

(4) 风瘙瘾疹　蚕沙辛散行气祛风，常配伍其他清热凉血药同用治疗风疹瘙痒。或单味药煎汤外洗，有祛风止痒之效。《太平圣惠方》中即以："蚕沙一升，以水一斗，煮取斗二升，去滓，温热得所以洗之，宜避风。"

(5) 外感头痛　本品祛风散风而定痛，可用于头风头痛证。《本草纲目》曰其可："治头风……祛风止痛。"《泉州本草》曰："治风寒感冒，偏头痛。"

【用法用量】 包煎，10～15g。外用适量，煎水洗或研细末调敷患处。

**【成药例证】**

**1. 冯了性风湿跌打药酒(《中华人民共和国药典》2015年版)**　药物组成:丁公藤、桂枝、麻黄、羌活、当归、川芎、白芷、补骨脂、乳香、猪牙皂、陈皮、苍术、厚朴、香附、木香、枳壳、白术、山药、黄精、菟丝子、小茴香、苦杏仁、泽泻、五灵脂、蚕沙、牡丹皮、没药。

功能主治:祛风除湿,活血止痛。用于风寒湿痹,手足麻木,腰腿酸痛;跌仆损伤,瘀滞肿痛。

**2. 舒筋活络酒(《中华人民共和国药典》2015年版)**　药物组成:木瓜、桑寄生、玉竹、续断、川牛膝、当归、川芎、红花、独活、羌活、防风、白术、蚕沙、红曲、甘草。

功能主治:祛风除湿,活血通络,养阴生津。用于风湿阻络、血脉瘀阻兼有阴虚所致的痹病,症见关节疼痛、屈伸不利、四肢麻木。

**【贮藏】**　置阴凉干燥处。

**【参考文献】**　[1]刘泉,乔风霞,叶菲,等.蚕沙提取物的抗糖尿病作用研究[J].中国新药杂志,2007,16(19):1589-1592.

(张硕峰　张彩峰　武汀　孙建宁)

## 86　苍耳子

Cang'erzi

**【异名】**　枱耳实(《神农本草经》),胡寝子(《药材资料汇编》),牛虱子(《贵州民间方药集》),苍郎种、棉螳螂(《江苏植药志》),苍子、胡苍子(《东北药植志》),饿虱子(《广西中药志》),苍棵子、苍耳疾藜(《陕西中草药》)。

**【来源】**　为菊科植物苍耳 *Xanthium sibiricum* Patr.的干燥成熟带总苞的果实。

**【产地】**　主要为野生品。主产于山东、江西、湖北、江苏等地,以江西新干县为最宜产区。

**【采收加工】**　秋季果实成熟时采收,干燥,除去梗、叶等杂质。

**【炮制】**　**苍耳子**　除去杂质。

**炒苍耳子**　取净苍耳子,照清炒法炒至黄褐色,去刺,筛净。

**【性状特征】**　**苍耳子**　呈纺锤形或卵圆形,长1～1.5cm,直径0.4～0.7cm。表面黄棕色或黄绿色,全体有钩刺,顶端有2枚较粗的刺,分离或相连,基部有果梗痕。质硬而韧,横切面中央有纵隔膜,2室,各有1枚瘦果。瘦果略呈纺锤形,一面较平坦,顶端具1突起的花柱基,果皮薄,灰黑色,具纵纹。种皮膜质,浅灰色,子叶2,有油性。气微,味微苦。

**炒苍耳子**　形如苍耳子,表面黄褐色,有刺痕。微有香气。

**【化学成分】**　苍耳子的主要成分是酚酸类、水溶性苷类、倍半萜内酯类以及挥发油、脂肪酸、噻嗪二酮和生物碱等。苍耳子的酚酸类为其主要药理活性成分。《中华人民共和国药典》2015版规定,本品药材及其饮片按干燥品计算,含绿原酸($C_{16}H_{18}O_9$)不得少于0.25%。

**【药理毒理】**

**1. 镇痛**　苍耳子水煎液40g/kg灌胃小鼠1次,可显著抑制醋酸引起的小鼠扭体反应次数,其抑制率为27.1%[1]。

**2. 降血糖**　药量为1.20～10mg/kg的苍耳子水煎液对小鼠腹腔注射1次,可显著降低正常小鼠血糖降低[1]。

**3. 安全性评价**　苍耳子水提物对小鼠灌胃的 $LD_{50}$ 为201.14g生药/kg,苍耳子醇提物对小鼠灌胃的最大耐受量>2400g生药/kg[2]。苍耳子水浸剂小鼠腹腔注射的 $LD_{50}$ 为0.93g/kg[3]。苍耳子水煎醇提取液对小鼠一次灌胃给药,最大耐受量为0.437g(原生药)/kg,是人体口服剂量(9g)的138倍[4]。苍耳子水、醇提取物以40.0、15.0g(原生药)/kg对大鼠连续灌胃30d,毒性反应不明显,动物的肝、肾功能以及肝、肾组织的病理切片均未发现异常[2]。

**【药性】**　辛、苦,温;有毒。归肺经。

**【功能主治】**　散风寒,通鼻窍,祛风湿。用于风寒头痛,鼻塞流涕,鼻鼽,鼻渊,风疹瘙痒,湿痹拘挛。

**【临床应用】**　**临床常用**

(1)风寒感冒　本品辛温宣散,既能外散风寒,又能通鼻窍、止痛,用治外感风寒,恶寒发热,头身疼痛,鼻塞流涕者。

(2)鼻渊　本品善通鼻窍以除鼻塞,止前额及鼻内胀痛,用治鼻渊头痛、不闻香臭、时流浊涕者,一药数效,标本兼治,可内服亦宜外用,为治鼻渊之良药。

(3) 风湿痹痛　本品能祛风除湿，通络止痛，治风湿痹症，关节疼痛，四肢拘挛。

(4) 风疹瘙痒　本品能散风除湿，治疗疥癣，麻风。

**【用法用量】** 3～10g。

**【成药例证】**

**1. 苓芷鼻炎糖浆(《中华人民共和国药典》2015年版)** 药物组成：黄芩、白芷、麻黄、苍耳子、辛夷、鹅不食草、薄荷。

功能主治：清热解毒，消肿通窍。用于急性鼻炎。

**2. 通窍鼻炎片(《中华人民共和国药典》2015年版)** 药物组成：炒苍耳子、防风、黄芪、白芷、辛夷、炒白术、薄荷。

功能主治：散风固表，宣肺通窍。用于风热蕴肺、表虚不固所致的鼻塞时轻时重、鼻流清涕或浊涕、前额头痛；慢性鼻炎、过敏性鼻炎、鼻窦炎见上述证候者。

**3. 鼻渊舒胶囊(《中华人民共和国药典》2015年版)** 药物组成：苍耳子、辛夷、薄荷、白芷、黄芩、栀子、柴胡、细辛、川芎、黄芪、川木通、桔梗、茯苓。

功能主治：疏风清热，祛湿通窍。用于鼻炎、鼻窦炎属肺经风热及胆腑郁热证者。

**【贮藏】** 置干燥处。

**【参考文献】** [1]杨雨晴.苍耳子的药理作用[J].医学信息(中旬刊),2011,24(4):1645-1646.

[2]李涓,高天,谢子清,等.苍耳子不同提取物的毒性比较实验[J].时珍国医国药,2005,16(6):484-487.

[3]宋振玉,张凌云,谢明智,等.苍耳子的有毒成分及其药理作用[J].药学学报,1962,11(9):678-682.

[4]何芙莉,闫姝,张小波.苍耳子小鼠最大耐受量实验观察[J].中国中西医结合外科杂志,1998,4(2):107-108.

(张硕峰　张彩峰　武汀　孙建宁)

## 87 苍术

Cangzhu

**【异名】** 山精(《神农本草经》)，赤术(《本草经集注》)，马蓟(《说文系传》)，青术，仙术(《本草纲目》)，茅术，仙姜，京茅术。

**【来源】** 为菊科植物茅苍术 *Atractylodes lancea* (Thunb.) DC.或北苍术 *Atractylodes chinensis* (DC.) Koidz.的干燥根茎。

**【产地】** 主要为野生品，栽培品亦有。茅苍术的道地产区为江苏茅山一带，主产于江苏、湖北、浙江、安徽等地。北苍术的道地产区为河北承德、山西芮城、陕西太白山，主产于河北、山西、内蒙古、辽宁、黑龙江等地。建于湖北省黄冈市罗田县草盘地镇韩婆墩村、黄沙河村、星光村、孙家垸村等地的苍术GAP种植基地已通过原国家食品药品监督管理总局验收。

**【采收加工】** 野生品于春、秋二季采挖，以8～9月采质佳。栽培品于栽种第二年，早春或晚秋采挖，挖出根状茎后除去地上部分及泥沙杂质晒干，撞去须根。

**【炮制】** **苍术**　取原药材，除去杂质，洗净，润透，切厚片，干燥，过筛。除去杂质，洗净，润透，切厚片，干燥。

**麸炒苍术**　取苍术片，照麸炒法炒至表面深黄色。

**【性状特征】** **苍术**　呈不规则类圆形或条形厚片。外表皮灰棕色至黄棕色，有皱纹，有时可见根痕。切面黄白色或灰白色，散有多数橙黄色或棕红色油室，有的可析出白色细针状结晶。气香特异，味微甘、辛、苦。

**麸炒苍术**　形如苍术片，表面深黄色，散有多数棕褐色油室。有焦香气。

**【化学成分】** 苍术的主要成分是挥发油，还含有苷类、微量元素、糖类及少量黄酮类。苍术的挥发油为其主要药理活性成分。《中华人民共和国药典》2015年版规定，本品药材及其饮片按干燥品计算，含苍术素($C_{13}H_{10}O$)不得少于0.20%。

**【药理毒理】**

**1. 对平滑肌收缩的影响**　北苍术煎剂0.2、0.4、0.6、0.8g/L可显著减弱未孕大鼠离体子宫收缩，减少收缩波频率、振幅、持续时间以及面积并呈剂量依赖性[1]。

**2. 抗溃疡**　北苍术醇提液15g/kg灌胃1次，可显著抑制小鼠水浸应激性溃疡、盐酸性溃疡和吲哚美辛-乙醇性溃疡的形成，显著抑制醋酸引起的小鼠扭体反应，延长热痛刺激小鼠甩尾反应的潜伏期；北苍术醇提液3g/kg对大鼠灌胃3d可以显著延长电刺激大鼠颈总动脉凝血时间[2]。苍术水煎剂 0.625、1.25、2.5g/kg 对大鼠灌胃 1 次，可显著抑制醋酸致大鼠胃溃疡的发生，显著降低血清 TNF-α、IL-8、IL-6、$PEG_2$的浓度，麸炒苍术效果优于苍术[3]。

**3. 调整胃肠运动功能**　苍术丙酮提取物 75mg/kg 对小鼠灌胃给药 1 次，可显著促进胃肠炭末推动运动[4]。30%～200%浓度的苍术水煎剂显著降低大鼠离体近端结肠纵行肌条的收缩波平均振幅[5]。

**4. 保肝**　苍术水煎剂 10g/kg 灌胃小鼠 7d，能明显促进正常小鼠肝脏蛋白质的合成[6]。苍术酮能显著降低叔丁基过氧化物诱导的 DNA 损伤及大鼠肝细胞毒性[7]。

**5. 止泻**　苍术醇提取物 5、15g/kg 给小鼠灌胃 1 次能抗蓖麻油引起的小肠性腹泻持续 8h 以上[8]。

**6. 抗炎**　苍术醇提取物 5、15g/kg 对小鼠灌胃 3d，能显著抑制二甲苯引起的耳肿，角叉菜胶引起的小鼠足趾肿胀和乙酸致腹腔毛细血管通透性增加[8]。

**7. 安全性评价**　北苍术挥发油灌胃小鼠的 $LD_{50}$ 为 2245.87mg/kg[9]。

**【药性】**　辛、苦，温。归脾、胃、肝经。

**【功能主治】**　燥湿健脾，祛风散寒，明目。用于湿阻中焦，脘腹胀满，泄泻，水肿，脚气痿躄，风湿痹痛，风寒感冒，夜盲，眼目昏涩。

**【临床应用】**

**1. 临床常用**

(1) 湿阻中焦证　本品苦温燥湿以祛湿浊，辛香健脾以和脾胃。用于湿阻中焦脾胃不和，气机失调之脘腹胀满，纳呆便溏，呕恶吞酸，肢体困重，舌苔白腻而厚，脉缓者。对湿阻中焦，脾胃健运而致脘腹胀闷，呕恶食少，吐泻乏力，舌苔白腻等症，最为适宜。常用于寒湿困脾，肝胃不和，湿胜泄泻，痰饮，水肿，湿热证，暑湿病等。

(2) 风湿痹证　本品气味雄厚功彻上下，能燥三焦湿热，搜肌腠、关节之风。辛散苦燥，长于祛湿，痹症湿胜者尤宜，可与薏苡仁、独活等祛风湿药同用，如薏苡仁汤。若湿热痹痛，可配石膏、知母等清热泻火药，如白虎加苍术汤。与龙胆、黄芩、栀子清热燥湿药同用，可治下部湿浊带下，湿疮，湿疹等。

(3) 风寒夹湿表证　本品辛香燥烈，走而不守，能开肌腠而发汗，祛肌表之风寒表邪，其虽为发散之品，然发汗解表之效不甚明显，因其长于胜湿，故以风寒表证夹湿者最为适宜。常与羌活、白芷、防风等同用，如神术散。

**2. 临床新用**　苍术可用于治疗老年肥胖或超重[10]、婴幼儿腹泻[11]。

**【用法用量】**　3～9g。

**【成药例证】**

**1. 小儿和胃丸(《国家中成药标准汇编·口腔肿瘤儿科分册》)**　药物组成：苍术、厚朴、陈皮、炒麦芽、山楂、枳壳、砂仁、木香、清半夏、荆芥、广藿香、黄连、大黄、川木通、桔梗、天花粉、冰片、朱砂、甘草、蜂蜜(炼)。

功能主治：健脾和胃，解热止呕。用于小儿外感夹滞，腹胀腹泻，发热呕吐。

**2. 香砂平胃散(《国家中成药标准汇编·内科脾胃分册》)**　药物组成：苍术(炒)、陈皮、厚朴(姜炙)、木香、砂仁、甘草。

功能主治：健脾，温中，燥湿。用于饮食不节，食滞湿困，胃脘胀痛，消化不良。

**3. 咳喘清片(《国家中成药标准汇编·内科肺系(二)分册》)**　药物组成：麻黄(炙)、满山红、灵芝、苍术(炒)、附子(制)、连翘、千里光、盐酸苯海拉明、淀粉、硬脂酸镁。

功能主治：燥湿化痰，止咳平喘。用于治疗慢性支气管炎。

**4. 二妙丸(《中华人民共和国药典》2015 年版)**　药物组成：苍术(炒)、黄柏(炒)。

功能主治：燥湿清热。用于湿热下注，足膝红肿热痛，下肢丹毒，白带，阴囊湿痒。

**【贮藏】**　置阴凉干燥处。

**【参考文献】**　[1]李志强，马力扬，徐敬东.北苍术对大鼠子宫平滑肌收缩的影响[J].中药药理与临床，2005，21(6)：39-40.

[2]张明发，沈雅琴，朱自平，等.苍术药理研究[J].时珍国医国药，1999，10(1)：1-3.

[3]Yu Yanjia，Tianzhu.Comparison of the Anti-ulcer Activity between the Crude and Bran-processed Atractylodes lancea in the Rat Model of Gastrin Ulcer Induced by Acetic Acid[J].Journal of Ethnopharmacology，2015，160(3)：211-218.

[4]李育浩，山原條二.苍术的胃肠促进作用及其活性成分

[J].中药新药与临床药理,1991,(1):27-29.

[5]李伟,郑天珍.苍术对大鼠离体小肠,结肠收缩活动的影响[J].中药药理与临床,2000,16(5):20-27.

[6]Kiso Y,Tohkin M,Hikino H.Antihepatotoxic Principles of Atractylodes rhizomes[J].Journal of Natural Products, 1983, 46 (5):651-654.

[7]Hwang JM, Tseng TH, Hsieh YS,et al.Inhibitory Effect of Atractylon on Tert-butyl Hydroperoxide Induced DNA damage and Hepatic Toxicity in Rat Hepatocytes[J].Arch Toxicol, 1996, 70(10):640-644.

[8]王红武,朱自平,沈雅琴,等.苍术抗腹泻和抗炎作用研究[J].中国药房,2000,11(3):119-120.

[9]杨明,张中文,李景如,等.苍术挥发油的急性毒性试验[J].动物医学进展,2008,29(2):113-114.

[10]石珺,胡衍园,王清华.复方苍术汤治疗老年肥胖或超重合并糖耐量异常32例临床观察[J].中医杂志,2005,46(1):24-25.

[11]赵丽萍,郁晓维.苍术合剂治疗婴幼儿秋季腹泻72例[J].南京中医药大学学报,2002,18(2):122-123.

（张硕峰　张彩峰　武汀　孙建宁）

## 88　糙苏

Caosu

**【异名】**　山苏子(《内蒙古中草药》)。

**【来源】**　为唇形科植物块根糙苏 *Phlomis tuberosa* L.的干燥块根。

**【产地】**　主要为野生品。分布于辽宁、吉林、河北等地。

**【采收加工】**　秋季采挖,除去须根及杂质,晒干或切片晒干。

**【性状特征】**　呈不规则的类球形,直径1～3cm。表面灰棕色至灰褐色,有明显的纵皱,两端有残留的细根或根痕。体轻,断面白色,粉性。切片多不平整,横切面可见多轮同心环纹。气微,味甜、微苦。

**【化学成分】**　糙苏的主要成分是黄酮苷、氨基酸、甾体类等。

**【药性】**　甘,糙,轻、平。

**【功能主治】**　清热,止咳祛痰,消"奇哈",止痛,愈伤生肌。用于感冒,支气管炎,气短,痰稠难咯,咽炎,胸热,肌、骨或脉"奇哈"症。

**【临床应用】　临床常用**

(1) 伤风　本品辛散可祛风,镇咳祛痰,又能通鼻窍、止痛,用于治疗外感风邪,咳嗽者。

(2) 风湿痹证　本品能燥湿,搜肌腠、关节之风。用于痹证湿胜者。

(3) 疮疡　本品可解毒消肿,用于治疗症见痈疽发背,初起红肿坚硬,麻木疼痛者。

**【用法用量】**　6～9g。

**【贮藏】**　置阴凉干燥处。

（张硕峰　张彩峰　武汀　孙建宁）

## 89　草豆蔻

Caodoukou

**【异名】**　豆蔻(《名医别录》),漏蔻(《南方异物志》),草果(《通志》),草蔻(《本草从新》),大草蔻(《药材资料汇编》《中药志》),草蔻仁、飞雷子、弯子(《广东中药》)。

**【来源】**　为姜科植物草豆蔻 *Alpinia katsumadai* Hayata 的干燥近成熟种子。

**【产地】**　主要为栽培品。分布于广东、海南、广西、云南等地,其中以广东遂溪、雷州为最宜产区。

**【采收加工】**　夏、秋二季采收,晒至九成干,或用水略烫,晒至半干,除去果皮,取出种子团,晒干。

**【炮制】**　除去杂质,用时捣碎。

**【性状特征】**　类球形的种子团,直径1.5～2.7cm。表面灰褐色,中间有黄白色的隔膜,将种子团分成3瓣,每瓣有种子多数,粘连紧密,种子团略光滑。种子为卵圆状多面体,长3～5mm,直径约3mm,外被淡棕色膜质假种皮,种脊为一条纵沟,一端有种脐;质硬,将种子沿种脊纵剖两瓣,纵断面观呈斜心形,种皮沿种脊向内伸入部分约占整个表面积的1/2;胚乳灰白色。气香,味辛,微苦。

**【化学成分】**　草豆蔻的主要成分是挥发油。草豆蔻的挥发油为其主要药理活性成分。《中华人民共和国药典》2015版规定,本品药材及其饮片含挥发油不得少于1.0%(ml/g)。

**【药性】**　辛,温。归脾、胃经。

**【功能主治】**　燥湿行气,温中止呕。用于寒湿内阻,脘腹胀满冷痛,嗳气呕逆,不思饮食。

**【临床应用】　临床常用**

(1) 湿阻中焦及脾胃气滞证　本品芳香温燥,长于燥湿化浊,温中散寒,行气消肿。故脾胃寒湿偏重，气机不畅者宜之。与干姜、厚朴、陈皮等温中行气之品同用，如厚朴温中汤。

(2) 寒湿呕吐证　本品可温中散寒，降逆止呕，多与肉桂、高良姜、陈皮等温中止呕之品同用，如草豆蔻散，尤以胃寒湿阻气滞呕吐最为相宜。

(3) 痢疾　本品温燥，温脾燥湿，除中焦之寒湿而止泻痢。用于寒湿内盛，清浊不分而腹痛泻痢者，可与苍术、厚朴、木香同用。

**【用法用量】** 3～6g。

**【成药例证】** **复方草豆蔻酊(《卫生部药品标准中药成方制剂·第十册》)** 药物组成：草豆蔻、肉桂、小茴香。

功能主治：驱风健胃，芳香矫味药。

**【贮藏】** 置阴凉干燥处。

（张硕峰　张彩峰　武汀　孙建宁）

## 90 草果

Caoguo

**【异名】** 草果子(《小儿卫生总微论方》)，草果仁(《传信适用方》)，草果药(《滇南本草》)。

**【来源】** 为姜科植物草果 *Amomum tsao-ko* Crevost et Lemaire 的干燥成熟果实。

**【产地】** 主要为野生品。主产于云南、广西、贵州等地，以云南元阳、福贡等地最为适宜。

**【采收加工】** 秋季果实成熟时采收，除去杂质，晒干或低温干燥。

**【炮制】** **草果**　净制。

**草果仁**　取草果，照清炒法炒至焦黄色并微鼓起，去壳，取仁。用时捣碎。

**姜草果仁**　取净草果仁，照姜汁炙法炒干。用时捣碎。

**【性状特征】** **草果**　呈长椭圆形，具三钝棱，长2～4cm，直径1～2.5cm。表面灰棕色至红棕色，具纵沟及棱线，顶端有圆形突起的柱基，基部有果梗或果梗痕。果皮质坚韧，易纵向撕裂。剥去外皮，中间有黄棕色隔膜，将种子团分成3瓣，每瓣有种子多为8～11粒。

**草果仁**　呈圆锥状多面体，直径约5mm；表面棕色至红棕色，有的可见外被残留灰白色膜质的假种皮。种脊为一条纵沟，尖端有凹状的种脐。胚乳灰白色至黄白色。有特异香气，味辛、微苦。

**姜草果仁**　形如草果仁，棕褐色，偶见焦斑。有特异香气，味辛辣、微苦。

**【化学成分】** 草果的主要成分是挥发油。草果的挥发油是其主要药理活性成分。《中华人民共和国药典》2015年版规定，本品药材种子团含挥发油不得少于1.4%(ml/g)；本品饮片草果仁含挥发油不得少于1.0%(ml/g)；饮片姜草果仁含挥发油不得少于0.7%(ml/g)。

**【药理毒理】** **调节胃肠功能**　药量为0.1、0.2、0.3ml/kg的草果挥发油灌胃小鼠1次，能明显抑制小鼠炭末推进，抑制肠推进[1]。

**【药性】** 辛，温。归脾、胃经。

**【功能主治】** 燥湿温中，截疟除痰。用于寒湿内阻，脘腹胀痛，痞满呕吐，疟疾寒热，瘟疫发热。

**【临床应用】** **临床常用**

(1) 寒湿中阻证　本品辛温燥烈，气浓味厚，燥湿温中之力强，用于寒湿偏盛之脘腹冷痛，呕吐泄泻，舌苔浊腻。

(2) 疟疾　本品芳香辟浊，温脾燥湿，除痰截疟，用于疟疾。

**【用法用量】** 3～6g。

**【成药例证】**

**1. 舒胃药酒(《国家中成药标准汇编·内科脾胃分册》)** 药物组成：紫萁贯众、草果、肉桂、甘草、八角茴香。

功能主治：温中散寒，理气止痛。用于寒凝气滞所致的胃脘痛，消化不良。

**2. 截疟七宝丸(《卫生部药品标准中药成方制剂·第四册》)** 药物组成：常山、草果仁、槟榔、厚朴(姜炙)、青皮(醋炙)、陈皮、甘草。

功能主治：行气化瘀，除温截疟。用于食宿停水，腠理失和引起的疟疾、胸胁满闷，不思饮食，肢体酸痛，寒热交作。

**【参考文献】** [1]杨小方，赵成城，汪维云，等.草果挥发油提取工艺及对小鼠小肠运动影响的研究[J].药物生物技术，2011，18(5)：434-437.

（张硕峰　张彩峰　武汀　孙建宁）

## 91 草红藤

Caohongteng

**【异名】** 黄花马豆、铁马豆、蝴蝶草、珊蛇通、三叶红藤(《常用中草药手册》),红藤(《四川省宜宾中草药植物名录》)。

**【来源】** 为豆科植物毛宿苞豆 *Shuteria Pampaniniana* Hand.-Mazz.的干燥全草。

**【产地】** 主要为野生品。主产于广西、云南、四川、贵州等地。

**【采收加工】** 夏、秋二季茎、叶茂盛时采收,除去杂质,扎成小把,晒干。

**【炮制】** 除去杂质,稍润,切段,晒干。

**【性状特征】** 根细小。茎圆柱形,弯曲,多节,节上分枝,长 50～200cm,直径约 0.1cm;表面紫褐色、深棕色或棕红色;老茎略粗糙,微具纵皱纹,无毛或有稀疏柔毛;嫩茎有明显的纵棱及灰白色柔毛,质脆,易折断,断面灰白色。三出复叶互生,总柄细长,棕色,具长柔毛;小叶宽椭圆形或菱状倒卵形,长 0.5～3cm,宽 0.4～2.5cm;先端钝圆,顶处有小凸尖,全缘;上表面黄绿色,下表面浅绿色,主脉棕色或浅棕色,两面均被白色伏贴柔毛,下表面尤密;总柄及两侧小叶柄基部各具托叶 2 片。花少见。荚果扁平,棕褐色或黄绿色。种子 3～5 粒,矩圆形,暗绿色,有黑斑,具光泽。气微,味微苦。

**【化学成分】** 草红藤的主要成分是黄酮类。

**【药性】** 苦,寒。归大肠,肺经。

**【功能主治】** 清热解毒。用于肠痈,乳痈,痄腮,肺痨咳嗽。

**【临床应用】 临床常用**

疮痈肿毒 本品清热解毒,消肿。用于阴虚潮热,虚劳咳嗽,乳腺炎,腮腺炎,阑尾炎,肠痈腹痛,表现为高热,咳嗽咳痰,咯血,食欲不振,低热,咳嗽,胸痛等症状。

**【用法用量】** 9～30g。

**【贮藏】** 置干燥处。

(张硕峰 张彩峰 武汀 孙建宁)

## 92 草乌(制草乌)

Caowu(Zhicaowu)

**【异名】** 堇(《庄子》),芨(《尔雅》),乌头、乌喙、奚毒、即子(《神农本草经》),鸡毒(《淮南子》),毒工、耿子(《吴普本草》),土附子(《日华子》),竹节乌头、金鸦(《本草纲目》),五毒根、耗子头(《中药材手册》)。

**【来源】** 为毛茛科植物北乌头 *Aconitum kusnezoffii* Reichb.的干燥块根。

**【产地】** 主要为野生品。其道地产区为内蒙古兴安盟。主产于黑龙江、吉林、辽宁、内蒙古、河北、山西等地。亦主产于东北、华北各地。

**【采收加工】** 秋季茎叶枯萎时采挖,除去须根和泥沙,干燥。

**【炮制】** **生草乌** 取原药材,除去杂质,洗净,干燥。

**制草乌** 取草乌,大小个分开,用水浸泡至内无干心,取出,加水煮至取大个切开内无白心,口尝微有麻舌感时,取出,晾至六成干后切薄片,干燥。

**【性状特征】** **生草乌** 呈不规则长圆锥形,略弯曲,长 2～7cm,直径 0.6～1.8cm。顶端常有残茎和少数不定根残基,有的顶端一侧有一枯萎的芽,一侧有一圆形或扁圆形不定根残基。表面灰褐色或黑棕褐色,皱缩,有纵皱纹、点状须根痕及数个瘤状侧根。质硬,断面灰白色或暗灰色,有裂隙,形成层环纹多角形或类圆形,髓部较大或中空。气微,味辛辣、麻舌。

**制草乌** 呈不规则圆形或近三角形的片。表面黑褐色,有灰白色多角形形成层环和点状维管束,并有空隙,周边皱缩或弯曲。质脆。气微,味微辛辣,稍有麻舌感。

**【化学成分】** 草乌的主要成分是生物碱、糖类、挥发油。草乌的乌头类生物碱为其主要药理活性成分。《中华人民共和国药典》2015 年版规定,草乌的药材及其饮片按干燥品计算,乌头碱($C_{34}H_{47}NO_{11}$)、次乌头碱($C_{33}H_{45}NO_{10}$)和新乌头碱($C_{33}H_{45}NO_{11}$)的总量应为 0.10%～0.50%;制草乌含苯甲酰乌头原碱($C_{32}H_{45}NO_{10}$)、苯甲酰次乌头原碱($C_{31}H_{43}NO_9$)及苯甲酰新乌头原碱($C_{31}H_{43}NO_{10}$)的总量为 0.020%～0.070%。

**【药理毒理】**

**1. 镇痛** 草乌煎煮液(2.4g/kg)灌胃给药 1 次,可减少醋酸所致小鼠扭体次数,延长小鼠扭体潜伏期。草乌煎煮液(2.4g/kg)灌胃给药1次,明显延长热板刺激小鼠舔足潜伏期,提高热板刺激小鼠痛阈值[1]。

**2. 抗炎**　草乌煎煮液(2.4g/kg)对大鼠灌胃7d,可明显抑制巴豆油所致大鼠炎性肉芽肿的增生,减少炎性渗出液[1]。

**3. 对心脏的影响**　草乌总碱(5μg/kg)对家兔静脉注射,每3min 1次,到引起窦性心律减慢为止,可对抗氯化钙所致家兔心电图T波倒置;北乌头总碱(10μg/kg)对家兔静脉注射,可对抗垂体后叶素所致初期的ST段上升和继之发生的ST段下降[2]。

**4. 安全性评价**　生草乌水煎醇提取液240g生药/kg对小鼠灌胃14d,从灌胃后10min均开始出现不同程度的耸毛,抽搐,眯眼或眼睛分泌物增多、瞳孔散大或缩小,腹泻,口吐白沫,呼吸急促或呼吸困难,大小便失禁等中毒症状,小鼠死亡主要集中在给药后10h内,解剖死亡小鼠可见肺部有不同程度淤血、胃胀、部分肠管充盈。生草乌对小鼠灌胃$LD_{50}$值为4.03g/kg[3]。生草乌粉末、诃子制草乌粉末、诃子草乌配伍煎液、诃子制草乌煎液、生草乌煎液对小鼠灌胃给药1次,其$LD_{50}$分别为0.7009、1.1690、2.5600、4.0000、15.3200g/kg;药典法制草乌粉末、药典法制草乌水煎液对小鼠灌胃最大给药量分为20g/kg和64g/kg[4]。

**【药性】**　**生草乌**　辛、苦,热;有大毒。归心、肝、肾、脾经。

**制草乌**　辛、苦,热;有毒。归心、肝、肾、脾经。

**【功能主治】**　祛风除湿,温经止痛。用于风寒湿痹,关节疼痛,心腹冷痛,寒疝作痛及麻醉止痛。

**【临床应用】**　**临床常用**

(1)风湿痹痛　本品常与川乌、地龙、乳香等同用(《太平惠民和剂局方》)。制草乌与制川乌同为辛热有毒之品,具有较强的祛风除湿,温经止痛之功效,常配伍使用。两药配伍可明显增强祛风散寒、逐湿止痛之力,药性更峻猛,常用于寒痹重症,顽症及骨节冷痛者。

(2)麻醉止痛　多以生品与生川乌并用,配伍羊踯躅、姜黄等(《医宗金鉴》),现已少用。

**【用法用量】**　**生草乌**　一般炮制后使用。

**制草乌**　1.5～3g,宜先煎、久煎。

**【成药例证】**

**1. 乌头酊(《卫生部药品标准中药成方制剂·第八册》)**　药物组成:草乌。

功能主治:止痛药。用于神经痛,非神经痛。

**2. 虎力散(《卫生部药品标准中药成方制剂·第十册》)**　药物组成:制草乌、三七、断节参、白云参。

功能主治:祛风散寒,活血通络。用于寒湿闭阻,瘀血阻络所致的痹病,症见关节疼痛,冷痛,刺痛或疼痛夜甚,屈伸不利,局部畏恶风寒,肢体麻木,亦用于跌打损伤见瘀血阻络者。

**3. 筋骨疼痛酒(《卫生部药品标准中药成方制剂·第五册》)**　药物组成:制草乌、制川乌、当归、党参、枸杞子、桂枝、红花、虎杖、黄芪、木香、秦艽、肉桂、续断、玉竹、重楼。

功能主治:祛风除湿,舒筋活血。用于筋骨酸痛,四肢麻木,风湿性关节炎。

**4. 小金丸(《中华人民共和国药典》2015年版)**　药物组成:制草乌、地龙、木鳖子、当归、五灵脂、乳香、没药、枫香脂、香墨、麝香。

功能主治:散结消肿,化瘀止痛。用于痰气凝滞所致的瘰疬、瘿瘤、乳岩、乳癖,症见肌肤或肌肤下肿块一处或数处,推之能动,或骨及骨关节肿大,皮色不变,肿硬作痛。

**5. 强筋英雄丸(《卫生部药品标准中药成方制剂·第四册》)**　药物组成:制草乌、制川芎、石斛、制半夏、川牛膝、制天南星、党参、木瓜、钩藤、续断、陈皮、制马钱子。

功能主治:祛风除痰,强筋壮骨。用于左瘫右痪,筋骨疼痛,风湿麻木,腰膝痿软。

**【注意事项】**

1. 孕妇禁用。

2. 不宜与半夏、瓜蒌、瓜蒌子、瓜蒌皮、天花粉、川贝母、浙贝母、平贝母、伊贝母、湖北贝母、白蔹、白及同用。

3. 一般炮制后用,生品内服宜慎。酒浸、酒煎服易致中毒,应慎用。草乌含有乌头碱等生物碱,具有较强的毒性,主要表现为神经系统、心血管系统、消化系统、肾脏以及胚胎毒性等。草乌毒性的大小与煎煮时间、炮制、配伍等密切相关,因此应制用久煎,合理配伍。

【贮藏】 置通风干燥处，防蛀。

【参考文献】 [1]张宏，余成浩，彭成.草乌煎煮时间、给药剂量与抗炎镇痛功效的相关性研究[J].中药材，2006，29(12)：1318-1322.

[2]刘世芳，杨毓章.北乌头总生物碱及乌头碱对几种药物引起心电图变化的影响[J].药学学报，1980，15(9)：520-525.

[3]白梅荣，图雅，巴根那，等.草乌不同药用部位的急性毒性实验研究[J].中国现代中药，2009，11(11)：28-29.

[4]刘帅，刘晓艳，李妍，等.草乌及其炮制品的急性毒性实验研究[J].中国药物警戒，2015，12(9)：513-516.

（孙文燕　续艳　武汀　孙建宁）

## 93　草乌花

Caowuhua

【来源】 为毛茛科植物北乌头 *Aconitum kusnezoffii* Reichb.的干燥花。

【产地】 主要为野生品。其道地产区为内蒙古兴安盟。分布于黑龙江、吉林、辽宁、内蒙古、河北、山西等地。亦主产于东北、华北各地。

【采收加工】 夏、秋二季花开时采收，阴干。

【炮制】 取原药材，除去杂质，洗净，干燥。

【性状特征】 为多皱缩破碎，形状不规则，完整者轮廓椭圆形，长3～4cm，宽约1cm。萼片5，蓝紫色、褐紫色或褐色；上萼片1，盔形，高1.5～2.5cm，内藏二枚密叶，密叶浅蓝紫色，宽约4mm，梢呈弓形，距短，钩状，唇近圆形，先端二浅裂，侧萼片2，宽斜倒卵形；下萼片2，矩圆形，长1～1.5cm。雄蕊多数，花丝中、下部较宽；心皮4～5。气微，味微麻。

【药理毒理】 **安全性评价** 草乌花水煎醇提取液240g生药/kg对小鼠灌胃14d，从灌胃后10min均开始出现不同程度的耸毛，抽搐，眯眼或眼睛分泌物增多、瞳孔散大或缩小，腹泻，口吐白沫，呼吸急促或呼吸困难，大小便失禁等中毒症状，小鼠死亡主要集中在给药后10h内，解剖死亡小鼠可见肺部有不同程度瘀血、胃胀、部分肠管充盈。草乌花对小鼠灌胃 $LD_{50}$ 值为125.3g/kg[1]。

【药性】 辛、涩，平；有小毒。

【功能主治】 杀"黏"，清热，止痛。用于"黏"热，头痛，牙痛，肠刺痛，阵刺痛，结喉，发证，丹毒，喉感，肺感，"协日"疫，麻疹。

【临床应用】 临床常用

（1）热病发热　草乌花味辛，能行能散，具清热之功，由疫毒邪所致发热，症见麻疹、丹毒等。

（2）痛证　草乌花味涩，具有止痛功效，症见头痛、牙痛、腹痛、咽喉疼痛等。

【用法用量】 0.1～0.3g。

【注意事项】 生品内服宜慎。孕妇忌服。不宜与半夏、天花粉、瓜蒌、白及、贝母同用。

【贮藏】 置干燥处。

【参考文献】 [1]白梅荣，图雅，巴根那，等.草乌不同药用部位的急性毒性实验研究[J].中国现代中药，2009，11(11)：28-29.

（孙文燕　续艳　武汀　孙建宁）

## 94　草乌叶

Caowuye

【来源】 为毛茛科植物北乌头 *Aconitum kusnezoffii* Reichb.的干燥叶。

【产地】 主要为野生品。主产于山西北部、河北北部、内蒙古兴安盟及东北地区。

【采收加工】 夏季叶茂盛花未开时采收，除去杂质，及时干燥。

【炮制】 取原药材，除去杂质，洗净，干燥。

【性状特征】 多皱缩卷曲、破碎，完整叶片展平后卵圆形，3全裂，长5～12cm，宽10～17cm，灰绿色或黄绿色。中间裂片菱形，渐尖，近羽状深裂，侧裂片两深裂；小裂片披针形或卵状披针形。上表面微被柔毛，下表面无毛。叶柄长2～6cm。质脆。气微，味微咸辛。

【化学成分】 草乌叶的主要成分是生物碱，还含有肌醇和鞣质等。草乌叶的生物碱为其主要药理活性成分。

【药理毒理】

**1. 抗炎、镇痛** 50%草乌叶煎剂20ml/kg对大鼠灌胃5d，显著抑制甲醛致炎模型大鼠肿胀度；药量为5g/kg的25%草乌叶煎剂对小鼠灌胃1次，显著抑制醋酸致小鼠扭体次数。抗炎的有效物质基础为草乌叶总碱[1]。

**2. 解热** 草乌叶水煎液0.96g/kg对大鼠灌胃1次，可显著降低2,4-二硝基苯酚所致发热大鼠的体温[2]。

**3. 提高免疫功能** 药量为50、100、150mg/kg

的草乌叶总生物碱灌胃给药 7d,可显著升高绵羊红细胞悬液致敏小鼠的血清 IgG 水平[3]。

**4. 安全性评价** 草乌叶水煎醇提取液 240g 生药/kg 对小鼠灌胃 14d,从灌胃后 10min 均开始出现不同程度的耸毛,抽搐,眯眼或眼睛分泌物增多、瞳孔散大或缩小,腹泻,口吐白沫,呼吸急促或呼吸困难,大小便失禁等中毒症状,小鼠死亡主要集中在给药后 10h 内,解剖死亡小鼠可见肺部有不同程度淤血、胃胀、部分肠管充盈。草乌叶对小鼠灌胃 $LD_{50}$ 值为 121.7g/kg[4]。

**【药性】** 辛、涩,平;有小毒。

**【功能主治】** 清热,解毒,止痛。用于热病发热,泄泻腹痛,头痛,牙痛。

**【临床应用】 临床常用**

(1) 热病发热 草乌叶味辛,能行能散,具有清热解毒功效,可用于瘟疫毒邪所致发热。

(2) 泄泻、腹痛、头痛、牙痛 草乌叶味涩,具有涩肠,止泻,止痢,止痛功效,常用于赤白泻痢,腹痛,头痛,牙痛等。

**【用法用量】** 1～1.2g,多入丸散用。

**【成药例证】**

**1. 巴特日七味丸(《卫生部药品标准·蒙药分册》)** 药物组成:草乌叶、诃子、翻白草、茜草、黑云香、麝香、银朱。

功能主治:消瘟解毒,消“黏”,止痛,散瘀,止痢。用于瘟疫盛热,脑炎,赤白痢疾,白喉,目黄,音哑,转筋。

**2. 哈敦海鲁木勒十三味丸(《卫生部药品标准·蒙药分册》)** 药物组成:五灵脂、甘松、红花、香青兰、牛胆粉、诃子、草乌叶、木香、水菖蒲、白豆蔻、拳参、黑冰片。

功能主治:清腑热,消“黏”,止痢。用于胃肠痉挛,呕吐,腹泻,赤白痢疾。

**3. 清肺十八味丸(《卫生部药品标准·蒙药分册》)** 药物组成:石膏、牛黄、红花、檀香、降香、拳参、麝香、黑云香、草乌叶、诃子、木香、银朱、甘草、北沙参、沉香、肉豆蔻、苦参、蒜炭。

功能主治:清热,止咳。用于肺热咳嗽,痰色赤黄,“赫依”热烦躁。

**4. 清肝二十七味丸(《卫生部药品标准·蒙药分册》)** 药物组成:寒水石(凉制)、石膏、红花、丁香、草果、诃子、川楝子、栀子、牛黄、沉香、檀香、降香、木香、茵陈、连翘、五味子、使君子、款冬花、猫儿眼、黑冰片、胡黄连、地丁、漏芦、苦荬菜、草乌叶、肉豆蔻、白豆蔻。

功能主治:舒肝清热,健胃消食。用于急、慢性肝炎,脾胃虚热,骨蒸烦闷,食欲不振,恶心呕逆等症。

**【注意事项】** 孕妇慎用。

**【贮藏】** 置干燥处。

**【参考文献】**
[1]内蒙古医学院药理学教研组草乌叶实验小组.蒙药草乌叶的抗炎镇痛作用[J].内蒙古医学院学报,1976,(21):1-9.

[2]张宏,余成浩,彭成.草乌叶煎煮时间、给药剂量与解热功效的相关性研究[J].陕西中医,2007,28(2):225-226.

[3]乌力吉特古斯,柳占彪,王怀松,等.草乌叶总生物碱对小鼠免疫功能的影响[J].中草药,2008,39(7):1064-1065.

[4]白梅荣,图雅,巴根那,等.草乌不同药用部位的急性毒性实验研究[J].中国现代中药,2009,11(11):28-29.

(孙文燕 续艳 武汀 孙建宁)

## 95 草血竭

Caoxuejie

**【异名】** 草血结、回头草(《滇南本草》),土血竭、拱腰老(《中药形性经验鉴别法》),迂头鸡、一口血、蛇疙瘩(《四川中药志》),拳参、鸢头鸡(《贵州草药》),紫花根、地蜂子、地黑蜂、老腰弓(《云南中草药选》)。

**【来源】** 为蓼科植物草血竭 *Polygonum paleaceum* Wall.的干燥根茎。

**【产地】** 主要为野生品。分布于四川、贵州、云南等地。

**【采收加工】** 秋季采挖,除去须根及泥沙,干燥。

**【炮制】** 除去杂质,略泡,洗净,润透,切片,晒干。

**【性状特征】** 呈扁圆柱形,常弯曲,两端略尖,长 2～6cm,直径 0.8～2cm。表面紫褐色至黑褐色,一面隆起,另一面稍有凹槽,通体密具粗环纹,有残留须根或根痕。质硬,断面红棕色或灰棕色,可见筋脉点(维管束)排列成环。无臭,味涩,微苦。以条粗、表面色紫褐、断面红棕色者为佳。

【药理毒理】

**1. 抗炎**　草血竭乙醇提取物 0.4、0.8g/kg 对小鼠灌胃给药 3d，对二甲苯致小鼠耳肿和角叉莱胶致小鼠足肿均有抑制作用[1]。草血竭醇提取物 10～40mg/kg 对小鼠腹腔注射 1 次，可明显抑制巴豆油诱发的小鼠耳肿胀；草血竭提取物 10～40mg/kg 对大鼠腹腔注射 1 次，可抑制角叉莱胶诱导的大鼠炎足肿胀，20mg/kg 的草血竭醇提物可显著抑制模型大鼠炎足中 MDA 的生成和 β-NAG 含量的升高，抑制率分别为 47.2% 和 28.6%，显著降低模型大鼠炎足中 NO 浓度和 NOS 活性以及炎症渗出液中 IL-1β 和 TNF-α 含量[2]。

**2. 镇痛**　草血竭乙醇提取物 0.4、0.8g/kg 对热板法刺激的小鼠灌胃给药 1 次，可显著提高小鼠的痛阈值[1]。

**3. 抗肿瘤**　1.6g/kg 的草血竭醇提物对 $S_{180}$ 和 HepA 荷瘤小鼠灌胃给药 10d，对肿瘤的抑制率分别为 47.3% 和 52.9%[3]。草血竭醇提物体外抑制 $K_{562}$ 和 HL-60 的 $IC_{50}$ 为 26.2～36.7mg/L。

**4. 对胃肠功能的影响**　草血竭醇提取物 0.8g/kg 对小鼠灌胃 3d，可抑制小鼠排便反射；草血竭醇提取物 0.2、0.4、0.8g/kg 对小鼠灌胃 3d，可抑制肠内容物推进[4]。

【药性】　苦、涩，微温。归脾、胃、肾经。

【功能主治】　破瘀，调经，止血，消食。用于跌打损伤，血瘀经闭，食积胃痛；外治外伤出血。

【临床应用】　临床常用

(1) 跌打损伤　本品有破瘀，止血功效，可治疗跌打损伤肿痛，可配伍陆英(《四川中药志》)。

(2) 经闭　本品破瘀止血，可治疗瘀血留滞所致经闭。

(3) 胃痛　本品具消食之功。可配伍消导行滞之品，如山楂、莱菔子、陈皮、枳实等。

(4) 出血　本品具止血功效，研粉外涂伤口可治外伤出血(《云南中草药选》)。

【用法用量】　3～9g。外用适量，研粉撒敷患处。

【成药例证】

**1. 小儿功劳止泻颗粒(《国家中成药标准汇编·口腔肿瘤儿科分册》)**　药物组成：薯莨、功劳木、草血竭、蔗糖、食用香精。

功能主治：清热解毒，利湿止泻。用于大肠湿热所致的小儿腹泻。

**2. 肠胃舒胶囊(《国家中成药标准汇编·内科脾胃分册》)**　药物组成：草果、木香、蜘蛛香、紫地榆、草血竭、淀粉。

功能主治：清热燥湿，理气止痛，止痢止血。用于湿热蕴结所致的食少纳呆，脘腹疼痛。

**3. 饿求齐胶囊(《国家中成药标准汇编·内科脾胃分册》)**　药物组成：草血竭、岩陀、老鹳草、苍术(炒)、淀粉。

功能主治：健脾燥湿，收敛止泻。用于脾虚湿盛所致的腹泻。

【贮藏】　置干燥处。

【参考文献】　[1]张小郁.草血竭镇痛抗炎作用的研究[J].中药药理与临床，2001，17(2)：19.

[2]李文广，张小郁，吴勇杰，等.草血竭提取物抗炎作用和机理研究[J].中药药理与临床，2002，18(2)：18-20.

[3]李文广，张小郁，陈晓.草血竭抗肿瘤作用的实验研究[J].中药药理与临床，2001，17(6)：31-32.

[4]张小郁.草血竭提取物对胃肠功能的影响[J].中药材，2002，25(3)：192-193.

(孙文燕　续艳　武汀　孙建宁)

## 96　侧柏叶

Cebaiye

【异名】　柏叶(《金匮要略》)，扁柏叶(《草医草药简便验方汇编》)，丛柏叶(《闽东本草》)

【来源】　为柏科植物侧柏 *Platycladus orientalis* (L.) Franco 的干燥枝梢和叶。

【产地】　主要为栽培品，野生品亦有。主要分布于东北南部，内蒙古南部，经华北到广东、广西北部、甘肃、陕西、贵州、四川、云南。以江苏、广东、河北、山东等地产量较大。

【采收加工】　多在夏、秋二季采收，阴干。

【炮制】　**侧柏叶**　除去硬梗及杂质。

**侧柏炭**　取净侧柏叶，照炒炭法炒至表面黑褐色，内部焦黄色。

【性状特征】 侧柏叶 多分枝，小枝扁平。叶细小鳞片状，交互对生，贴伏于枝上，深绿色或黄绿色。质脆，易折断，气清香，味苦涩、微辛。

侧柏炭 形如侧柏叶，表面黑褐色。质脆，易折断，断面焦黄色。气香，味微苦涩。

【化学成分】 侧柏叶的主要成分是黄酮类、鞣质和挥发油。侧柏叶的黄酮类、鞣质、挥发油为其主要药理活性成分。《中华人民共和国药典》2015年版规定，本品药材及其饮片按干燥品计算，含槲皮苷（$C_{21}H_{20}O_{11}$）不得少于0.10%。

【药理毒理】

**1. 抗炎** 侧柏叶黄酮提取物12.5～50.0mg/kg腹腔注射给药1次，可显著抑制二甲苯致小鼠耳片肿胀及角叉菜胶诱发大鼠足爪肿胀的急性炎症[1]。

**2. 止血** 侧柏叶炭品的醇提物按生药4.0g/kg剂量对大鼠连续灌胃7d，可显著缩短干酵母致血热复合出血模型大鼠的血浆凝血酶时间及活化部分凝血活酶时间，显著降低纤维蛋白原的量，明显降低大鼠血小板计数、血小板压积、血小板分布宽度等[2]。

【药性】 苦、涩，寒。归肺、肝、脾经。

【功能主治】 凉血止血，化痰止咳，生发乌发。用于吐血，衄血，咯血，便血，崩漏下血，肺热咳嗽，血热脱发，须发早白。

【临床应用】 临床常用

（1）血热出血证 侧柏叶味苦涩、性寒，能清热凉血，兼能收敛止血。因其苦寒能清热泻火以凉血止血，可用治血热妄行之吐血、衄血；味涩能收敛固涩，入脾经，而能收摄脾气而止血，虽其性寒，配伍温里驱寒、温中止血之药，亦可用治中气虚寒所致吐血。其苦寒燥湿，入下焦，故可用治温热蕴结膀胱所致尿血、血淋，以及湿热蕴结大肠之肠风下血，血痢；若配伍温里散寒，补血止血之品，亦可用治下焦虚寒之便血。其味涩，凉血止血兼能收敛止血，故可用治血热所致崩漏；配伍益气养血之品，亦可用治下血日久，气血两虚之崩漏。

（2）肺热咳嗽 侧柏叶苦能清泻，降泄，寒能清热，又入肺经，故长于清肺热，化痰止咳。可治疗肺热咳喘见上述症状者。

（3）脱发，须发早白 侧柏叶苦寒入血分，能黑润鬓发，可乌发生发，用于血热所致之脱发，须发早白。

【用法用量】 6～12g。外用适量。

【成药例证】

**1. 妇宝颗粒（《中华人民共和国药典》2015年版）** 药物组成：地黄、盐续断、忍冬藤、杜仲叶（盐炙）、麦冬、酒白芍、甘草、莲房炭、炒川楝子、醋延胡索、侧柏叶（炒）、大血藤。

功能主治：益肾和血，理气止痛。用于肾虚夹瘀所致的腰酸腿软、小腹胀痛、白带经漏；慢性盆腔炎、附件炎见上述证候者。

**2. 癣湿药水（《中华人民共和国药典》2015年版）** 药物组成：土荆、大风子仁、防风、凤仙透骨草、吴茱萸、蝉蜕、蛇床子、百部、当归、侧柏叶、花椒、斑蝥。

功能主治：祛风除湿，杀虫止痒。用于风湿虫毒所致的鹅掌风、脚湿气，症见皮肤丘疹、水疱、脱屑、伴有不同程度瘙痒。

【贮藏】 置干燥处。

【参考文献】 [1]梁统，覃燕梅，丁航，等.侧柏总黄酮的抗炎作用[J].沈阳药科大学学报，2004，21(4)：301-303.

[2]刘晨，柳佳，张丽，等.侧柏叶炮制前后对血热复合出血模型大鼠的止血作用比较[J].中草药，2014，45(5)：668-672.

（孙文燕 杨颖 武汀 孙建宁）

## 97 柴胡

Chaihu

【异名】 此胡、地熏（《神农本草经》），山菜、茹草（《吴普本草》），柴草（《本草品汇精要》）。

【来源】 为伞形科植物柴胡 *Bupleurum chinense* DC.或狭叶柴胡 *Bupleurum scorzonerifolium* Willd.的干燥根。按性状不同，分别习称“北柴胡”和“南柴胡”。

【产地】 主要为栽培品。北柴胡分布于我国内蒙古中南部，辽宁西南部，山西、陕西及河北北部，主产于内蒙古察哈尔右翼后旗和林格尔、武川，辽宁喀左、建昌、朝阳，吉林抚松、安图，河北张家口，北京延庆、怀柔，山西兴县、原平，陕西神木等。南柴胡分布于我国大部分地区，主产于湖北、四川、安徽、陕西、内蒙古、河北、江苏、黑龙江、吉林等。建于湖北省十堰房县军点、竹山南口村、竹山向山村的北柴胡GAP

种植基地已通过原国家食品药品监督管理总局验收。

**【采收加工】** 春、秋二季采挖，除去茎叶和泥沙，干燥。

**【炮制】** **北柴胡** 取原药材，除去杂质及残茎，洗净，润透，切厚片，干燥。

**醋北柴胡** 取北柴胡片，照醋炙法炒干。

**南柴胡** 除去杂质，洗净，润透，切厚片，干燥。

**醋南柴胡** 取南柴胡片，照醋炙法炒干。

**【性状特征】** **北柴胡** 呈不规则厚片。外表皮黑褐色或浅棕色，具纵皱纹和支根痕。切面淡黄白色，纤维性。质硬。气微香味微苦。

**醋北柴胡** 形如北柴胡片，表面淡棕黄色，微有醋香气味微苦。

**南柴胡** 呈类圆形或不规则片。外表皮红棕色或黑褐色。有时可见根头处具细密环纹或有细毛状枯叶纤维。切面黄白色，平坦。具败油气。

**醋南柴胡** 形如南柴胡片，微有醋香气。

**【化学成分】** 柴胡的主要成分是柴胡皂苷类、挥发油、植物甾醇、香豆素、脂肪酸等。柴胡的皂苷和挥发油为其主要药理活性成分。《中华人民共和国药典》2015年版规定，北柴胡药材按干燥品计算，含柴胡皂苷a($C_{42}H_{68}O_{13}$)和柴胡皂苷d($C_{42}H_{68}O_{13}$)的总量不得少于0.30%。

**【药理毒理】**

**1. 抗炎** 北柴胡挥发油10g/kg对小鼠灌胃给药1次，可对抗二甲苯致小鼠耳肿胀，抑制醋酸致小鼠毛细血管通透性增加，减少小鼠扭体次数，提高小鼠痛阈值[1]。

**2. 解热** 柴胡挥发油300mg/kg、柴胡皂苷元300mg/kg、柴胡皂苷380mg/kg对大鼠腹腔注射1次，可明显降低酵母致热大鼠的体温[2]。

**3. 镇痛** 柴胡醇提取液10g生药/kg腹腔注射1次，可明显延长热刺激致痛小鼠的痛阈时间，显著降低醋酸致小鼠扭体次数[3]。

**4. 保肝** 柴胡水煎液200g生药/L，2ml/只灌胃1周，可降低急性缺血性肝损伤大鼠的血清转氨酶[4]。柴胡醇提液1.8mg/kg灌胃4周，可明显降低肝纤维化大鼠ALT和AST水平[5]。柴胡注射液(浓度1∶1)每只1ml皮下注射，连续5d，可显著降低四氯化碳所致大鼠血清谷丙转氨酶升高，减轻肝细胞变性及坏死，调节肝细胞内糖原及核糖核酸含量[6]。

**5. 镇静、抗惊厥** 柴胡挥发油100mg/kg腹腔注射一次，可拮抗戊四唑所致小鼠惊厥。柴胡挥发油300mg/kg与柴胡皂苷150mg/kg配伍，亦可拮抗小鼠惊厥[7]。

**6. 降血脂** 柴胡水煎液以0.03ml/(g·kg)给小鼠灌胃30d，可明显降低四氧嘧啶和蛋黄乳液造成的实验性高脂血症和高血糖小鼠的血脂水平[8]。

**7. 免疫调节** 柴胡多糖以100mg/kg注射小鼠体内一次，可显著增加巨噬细胞、天然杀伤细胞功能，提高病毒特异抗体精度，明显增加淋巴细胞转化率和皮肤迟发超敏反应[9]。

**8. 安全性评价** 柴胡挥发油对大小鼠灌胃的$LD_{50}$及其95%可信限分别为2.081(1.7599～2.4613) ml/kg和3.118(2.8724～3.3912) ml/kg[10]。

**【药性】** 辛、苦，微寒。归肝、胆、肺经。

**【功能主治】** 疏散退热，疏肝解郁，升举阳气。用于感冒发热，寒热往来，胸胁胀痛，月经不调，子宫脱垂，脱肛。

**【临床应用】**

**1. 临床常用**

(1) 表证发热，少阳证　柴胡辛散苦泄，微寒退热，善于祛邪解表退热和疏散少阳半表半里之邪。治疗风寒感冒，恶寒发热、头身疼痛，常与防风、生姜等药配伍，如正柴胡饮(《景岳全书》)。若外感风寒，寒邪入里化热，恶寒渐轻，身热增盛者，常配伍葛根、羌活、黄芩、石膏等，如柴葛解肌汤(《伤寒六书》)。若风热感冒，发热，头痛等症，可与菊花、薄荷、升麻等辛凉解表药同用。若伤寒邪在少阳，寒热往来、胸胁苦满、口苦咽干、目眩，常与黄芩同用，如小柴胡汤(《伤寒论》)。

(2) 肝郁气滞　柴胡辛行苦泄，性善条达肝气，疏肝解郁。治疗肝失疏泄，气机郁阻所致胸胁或少腹胀痛、情志抑郁、妇女月经失调、痛经等症，常与香附、川芎、白芍同用，如柴胡疏肝散(《景岳全书》)。若肝郁血虚，脾失健运，妇女月经不调，乳房胀痛，胸胁作痛，神疲食少，脉弦而虚者，常配当归、白芍、白术、茯苓等，如逍遥散(《太平惠民和剂局方》)。

(3) 气虚下陷,脏器脱垂　柴胡能升举脾胃清阳之气,可治疗中气不足,气虚下陷所致的脘腹重坠作胀,食少倦怠,久泻脱肛,子宫下垂,肾下垂等脏器脱垂,常配伍人参、黄芪、升麻,以补气升阳,如补中益气汤(《脾胃论》)。

**2. 临床新用**　柴胡可用于治疗感冒[11]、慢性肾小球肾炎[12]、流行性腮腺[13]、亚急性甲状腺炎[14]、抑郁症[15]。

**【用法用量】**　3～10g。

**【成药例证】**

**1. 小柴胡片(《中华人民共和国药典》2015年版)**　药物组成:柴胡、姜半夏、黄芩、党参、甘草、生姜、大枣。

功能主治:解表散热,疏肝和胃。用于外感病,邪犯少阳证,症见寒热往来,胸胁苦满、食欲不振、心烦喜呕、口苦咽干。

**2. 小柴胡颗粒(《中华人民共和国药典》2015年版)**　药物组成:柴胡、黄芩、姜半夏、党参、生姜、甘草、大枣。

功能主治:解表散热,疏肝和胃。用于外感病,邪犯少阳证,症见寒热往来、胸胁苦满、食欲不振、心烦喜呕、口苦咽干。

**3. 柴胡口服液(《中华人民共和国药典》2015年版)**　药物组成:柴胡。

功能主治:解表退热。用于外感发热,症见身热面赤、头痛身楚、口干而渴。

**【注意事项】**

1. 柴胡其性升散,古人有"柴胡劫肝阴"之说,阴虚阳亢,肝风内动,阴虚火旺,气机上逆者不宜使用。

2. 大叶柴胡的干燥根茎,表面密生环节,有毒,不可当柴胡用。

**【贮藏】**　置通风干燥处,防蛀。

**【参考文献】**　[1]谢东浩,贾晓斌,蔡宝昌,等.北柴胡及春柴胡挥发油的抗炎镇痛作用的实验研究[J].药学与临床研究,2007,15(2):108-110.

[2]薛燕,白金叶.柴胡解热成分的比较研究[J].中药药理与临床,2003,19(1):11-12.

[3]唐伟军,卢新华,周大观,等.柴胡镇痛效应的研究[J].湖南中医杂志,2003,19(4):52-53.

[4]高毅,汪爽,詹兴海.柴胡保护大鼠肝脏缺血性损伤[J].世界华人消化杂志,2000,8(2):168-170.

[5] Loftis J M, Huckans M, RuimyS, *et al*. Depressive Symptoms in Patients with Chronic Pepatitis C are Correlated with Elevated Plasma Levels of Interleukin-1beta and Tumor Necrosis Factor-alpha[J].Neurosci Lett, 2008, 430(3): 264-268.

[6]王胜春,王玲.柴胡及五灵丸对慢性肝损伤小鼠的影响[J].第四军医大学学报,2002,23(2):133-134.

[7]刘燕,廖卫平.柴胡有效成分的萃取与抗惊厥作用实验研究[J].中医药学报,2001,29(3):47-49.

[8]邵淑丽.柴胡、姜黄对小白鼠实验性高脂血症的预防作用[J].中医药学报,2002,30(4):59-59.

[9]张兴权,陈鸿珊.柴胡多糖的免疫药理作用[J].中国药理学与毒理学杂志,1989,3(l):30-32.

[10]孙蓉,王丽,杨倩,等.柴胡挥发油对大鼠和小鼠的急性毒性研究[J].中国实验方剂学杂志,2010,16(11):154-156.

[11]程荣珍,张纪立.小柴胡冲剂治疗感冒82例[J].时珍国医国药,1998(6):494.

[12]丁世永,郑平东,何立群,等.小柴胡汤改善慢性肾小球肾炎患者炎症及减轻蛋白尿的作用研究[J].中国中西医结合杂志,2013,33(1):21-26.

[13]杨承岐,杨双全.七珍丹和柴胡注射液治疗流行性腮腺炎疗效观察[J].时珍国药研究,1998,9(3):211.

[14]夏仲元,任卫华,庞洁.柴胡牛蒡汤加减治疗亚急性甲状腺炎的临床研究[J].北京中医药大学学报,2009,32(3):208-211.

[15]席玉红,党中勤,张莉莉,等.加味四逆散对功能性消化不良伴抑郁状态的干预作用[J].中国实验方剂学杂志,2014,20(3):202-204.

(孙文燕　杨颖　武汀　孙建宁)

## 98　蝉蜕

Chantui

**【异名】**　蜩(《诗经》),蜩甲(《庄子》),蚱蝉(《神农本草经》),蝉壳、伏壳、伏蜟、枯蝉(《名医别录》),蝉退(《眼科龙木论》),蝉甲(《备急千金要方》),蜩蟟退皮(《本草拾遗》),蝉退壳(《太平圣惠方》),禅脱(《校正集验背疽方》),金牛儿(《卫生易简方》),蝉衣(《临证指南医案》),知了皮、热皮、麻儿鸟皮(《中药志》),催米虫壳(《贵州民间方药集》),唧唧猴皮、唧唧皮(《山东中药》)。

**【来源】**　为蝉科昆虫黑蚱 *Cryptotympana pustulata* Fabricius 的若虫羽化时脱落的皮壳。

**【产地】**　主要为野生品。我国大部分地区均有分布,以黄淮海辽平原为主,其道地产区为山东鄄城、郓城、济宁、诸城、临沂、日照、聊城,河南濮阳、安阳、新乡、商丘、周口，安徽蚌阜、阜阳、宿州、凤阳、定远、寿县，河北石家庄、保定、衡水、邯郸、邢台，江苏徐州、淮阴、宿迁、泰兴、南通，浙江海宁、平湖，上海崇明等地。

**【采收加工】** 夏、秋二季收集，除去泥沙，晒干。

**【炮制】** 取原药材，除去杂质，洗净，干燥。

**【性状特征】** 略呈椭圆形而弯曲，长约3.5cm，宽约2cm。表面黄棕色，半透明，有光泽。头部有丝状触角1对，多已断落，复眼突出。额部先端突出，口吻发达，上唇宽短，下唇伸长成管状。胸部背面呈十字形裂开，裂口向内卷曲，脊背两旁具小翅2对；腹面有足3对，被黄棕色细毛。腹部钝圆，共9节。体轻，中空，易碎。气微，味淡。

**【化学成分】** 蝉蜕的主要成分是氨基酸，还含有甲壳质、蛋白质、壳聚糖、组胺及微量元素等。

**【药理毒理】**

**1. 镇痛** 蝉蜕水提物39g/kg对小鼠单次皮下注射，可显著降低醋酸致扭体反应次数[1]。

**2. 镇静、抗惊厥** 蝉蜕水提物25g/kg对小鼠单次腹腔注射30min后，戊巴比妥钠致小鼠入睡数显著增加[1]。蝉蜕水提物4、8g/kg单次腹腔注射30min后，戊四唑致小鼠惊厥率降低，惊厥潜伏期延长，惊厥死亡时间延长，死亡率降低[2]。蝉蜕水提物16g/kg单次灌胃2h后，士的宁致小鼠死亡数明显减少[1]。

**3. 镇咳、平喘** 蝉蜕水提液20g/kg单次灌胃20min后，氢氧化铵致小鼠咳嗽潜伏期显著延长，咳嗽次数减少[3]。蝉蜕水提物4、8g/kg灌胃28d后，卵白蛋白致哮喘大鼠的炎症细胞浸润明显减少，血清中IL-2及IL-5含量明显降低[4]。

**4. 对免疫功能的影响** 蝉蜕水煎液5.0g/kg灌胃10d可明显减轻小鼠脾脏和胸腺的脏器指数；蝉蜕水煎液2.5、5.0g/kg灌胃5d可明显降低小鼠碳粒廓清指数；蝉蜕水煎液2.5、5.0g/kg灌胃8d可明显降低小鼠腹腔巨噬细胞对鸡血细胞的吞噬百分率和吞噬指数；蝉蜕水煎液5.0g/kg灌胃6d可明显降低小鼠耳异种被动皮肤过敏反应（PCA）的耳提取液光密度；蝉蜕水煎液2.5、5.0g/kg灌胃5d可明显降低大鼠颅骨骨膜肥大细胞的脱颗粒百分率；蝉蜕水煎液5.0g/kg灌胃10d可明显抑制二硝基氯苯（DNCB）致小鼠迟发型超敏反应的耳壳肿胀[5]。

**5. 对血液系统的影响** 100%蝉蜕水提物6ml/d，灌胃9d，能降低高脂喂养的大鼠全血和血浆黏度、体外血栓形成、红细胞聚集指数、血清甘油三酯及总胆固醇水平[6]。蝉蜕胰蛋白酶酶解物体外10mg/ml可显著延长活化部分凝血活酶时间（APTT），可降低血小板聚集率；蝉蜕胃蛋白酶酶解物体外10mg/ml可显著延长凝固启动时间（CST）及凝固时间（CT）[7]。

**6. 抑菌** 蝉蜕醇提物对*E.coli*具有抑菌作用，最小抑菌浓度为0.078mg/ml[8]。

**7. 安全性评价** 小鼠腹腔注射蝉蜕醇提取物，$LD_{50}$为809±41.8mg/kg。蝉蜕醇提物1.33g/kg腹腔注射，连续7d，小鼠全部死亡。蝉蜕醇提物1.12g/kg静脉给药，连续7d，家兔血尿素氮下降、肌酐升高，停药后恢复正常[9]。蝉蜕水煎液5、10g/kg灌胃20d，雄鼠睾丸及贮精囊指数均降低，雌鼠怀孕率降低，畸胎率升高[10]。

**【药性】** 甘，寒。归肺、肝经。

**【功能主治】** 疏散风热，利咽，透疹，明目退翳，解痉。用于风热感冒，咽痛音哑，麻疹不透，风疹瘙痒，目赤翳障，惊风抽搐，破伤风。

**【临床应用】**

**1. 临床常用**

（1）风热感冒，温病初起，咽痛音哑　蝉蜕能宣肺利咽，开音疗哑，故风热感冒，温病初起，症见声音嘶哑或咽喉肿痛者，尤为适宜。治风热感冒或温病初起，发热恶风，头痛口渴者，常与薄荷、牛蒡子、前胡等药配伍，如《时病论》辛凉解表法；治风热火毒上攻之咽喉红肿疼痛、声音嘶哑，常与薄荷、牛蒡子、金银花、连翘等药同用，如《中国当代名中医秘验方临证备要》蝉薄饮。

（2）麻疹不透，风疹瘙痒　本品宣散透发，疏散风热，透疹止痒。用治风热外束，麻疹不透，可与麻黄、牛蒡子、升麻等同用，如《杂病源流犀烛》麻黄散；用治风湿浸淫肌肤血脉，皮肤瘙痒，常与荆芥、防风、苦参等同用，如《外科正宗》消风散。

（3）目赤翳障　蝉蜕入肝经，善疏散肝经风热而有明目退翳之功效，可用于治疗风热上攻或肝火上炎之目赤肿痛，翳膜遮睛，常与菊花、白蒺藜、决明子、车前子等同用，如《银海精微》蝉花散。

（4）急慢惊风，破伤风证　本品甘寒，既能疏散肝经风热，又可凉肝息风止痉，故可用治小儿急慢惊风，破伤风证。治小儿急惊风，可与天竺黄、栀子、僵蚕等药配伍，如《幼科释迷》天竺黄散；治小儿慢惊风，可与全蝎、天南星等配伍，如《幼科释迷》蝉蝎散；治破伤风证牙关紧闭，手足抽搐，角弓反张，常与天麻、僵蚕、全蝎、天南星等药同用，如五虎追风散（广州中医学院主编《方剂学》引山西省史全恩家传方）。

**2. 临床新用**　蝉蜕可用于治疗产后急性尿潴留[11]、疱疹性咽峡炎发热[12]。

**【用法用量】**　3～6g。

**【成药例证】**

**1. 儿童清热口服液（《卫生部药品标准中药成方制剂·第十八册》）**　药物组成：金银花、广藿香、蝉蜕、石膏、滑石、黄芩、板蓝根、赤芍、羚羊角片、大黄。

功能主治：清热解毒，解肌退热。用于小儿外感时邪，内蕴伏热所致的感冒，症见高热不退，烦躁不安，咽喉肿痛，大便秘结。

**2. 黄氏响声丸（《中华人民共和国药典》2015 年版）**　药物组成：桔梗、薄荷、薄荷脑、蝉蜕、诃子肉、胖大海、浙贝母、儿茶、川芎、大黄、连翘、甘草。

功能主治：疏风散热，化痰散结，利咽开音。用于风热外束、痰热内盛所致的急、慢性喉瘖，症见声音嘶哑、咽喉肿痛、咽干灼热、咽中有痰，或寒热头痛，或便秘尿赤；急慢性喉炎及声带小结、声带息肉初起见上述证候者。

**3. 健民咽喉片（《中华人民共和国药典》2015 年版）**　药物组成：玄参、麦冬、地黄、板蓝根、西青果、蝉蜕、诃子、桔梗、胖大海、薄荷素油、薄荷脑、甘草。

功能主治：清利咽喉，养阴生津，解毒泻火。用于热盛津伤、热毒内盛所致的咽喉肿痛、失音及上呼吸道炎症。

**4. 拨云退翳丸（《中华人民共和国药典》2015 年版）**　药物组成：蝉蜕、蛇蜕、木贼、密蒙花、蒺藜、菊花、荆芥穗、蔓荆子、薄荷、黄连、地骨皮、楮实子、天花粉、当归、川芎、花椒、甘草。

功能主治：散风清热，退翳明目。用于风热上扰所致的目翳外障、视物不清、隐痛流泪。

**5. 湿毒清胶囊（《中华人民共和国药典》2015 年版）**　药物组成：地黄、当归、苦参、白鲜皮、蝉蜕、土茯苓、黄芩、丹参、甘草。

功能主治：养血润肤，祛风止痒。用于血虚风燥所致的风瘙痒，症见皮肤干燥、脱屑、瘙痒伴有抓痕、血痂、色素沉着；皮肤瘙痒症见上述证候者。

**【注意事项】**　孕妇慎用。

**【贮藏】**　置干燥处，防压。

**【参考文献】**
[1]王喜云，刘小平，王国珍，等.蝉蜕炮制的研究[J].中国中药杂志，1986，11(4)：25-28.

[2]安磊.蝉蜕的抗惊厥作用[J].中国医药导报，2008，4(15)：35-36.

[3]陈庆平，谢小瑞.蝉蜕解痉、镇咳作用的实验研究[J].医校学报，1994，17(Z1)：105-108.

[4]王永梅，徐树楠，侯仙明，等.蝉蜕对哮喘大鼠模型支气管和肺组织形态学及血清中 IL-2、5 的影响[J].中国中医基础医学杂志，2007，13(12)：948-949.

[5]马世平，瞿融，杭秉茜.蝉蜕的免疫抑制和抗过敏作用[J].中国中药杂志，1989，14(8)：42-45.

[6]刘善庭，李建美，王立赞，等.蝉蜕对大鼠血液流变学影响的实验研究[J].中医药学报，32(3)：56-58.

[7]黄唯仪，黄镇林，何亮颖，等.蝉蜕不同提取工艺抗凝与纤溶活性比较研究[J].中医药信息，2012，29(6)：45-48.

[8]王钰，田强强，陶刚，等.蝉蜕活性成分的提取及其抑菌活性的研究[J].昆虫知识，2010，47(6)：1109-1112.

[9]于龙顺，吴葆金，任世兰，等.蝉蜕醇提取物临床前药理学研究[J].中国医院药学杂志，1988，8(3)：8-10.

[10]毛小平，毛晓健，萧庆慈，等.蝉蜕对生育影响之初探[J].云南中医学院学报，2002，25(2)：9-11.

[11]徐妙燕.蝉蜕通黄汤治疗产后急性尿潴留 60 例[J].中医杂志，2000，41(4)：245.

[12]胡庆梅，朱义杰，朱军容.薄荷蝉蜕饮保留灌肠治疗疱疹性咽峡炎发热 60 例疗效观察[J].中国全科医学，2005，8(23)：1966-1967.

（孙文燕　熊海霞　武汀　孙建宁）

## 99　蟾酥

Chansu

**【异名】**　蟾蜍眉脂（《药性论》），蟾蜍眉酥（《日华诸家本草》），癞蛤蚂浆（《新疆药材》），蛤蟆酥（《山东中药》），蛤蟆浆（《中药材手册》）。

**【来源】**　为蟾蜍科蟾蜍属动物中华大蟾蜍 *Bufo bufo gargarizans* Cantor.或黑眶蟾蜍 *Bufo melanostictus* Schneider.的干燥分泌物。

【产地】 中华大蟾蜍多为野生品。分布于河北东北部、江苏中部和南部、安徽南部、山东东南部、浙江北部和中部、江西东部以及上海等的丘陵山地、湖泊洼地以及沿海滩涂和冲积平原区域。河北玉田、迁安、唐山、秦皇岛、承德，江苏启东、泰兴、海门、如皋，上海崇明，山东日照、临沂，四川南充，湖南常德、湘潭等地均适宜其人工养殖生产。江苏启东、泰兴、海门、如皋等地产量最大，是药材生产最适宜区。

黑眶蟾蜍多为野生品。分布于我国南方各省区的丘陵山地和湖泊洼地。宁夏永宁，四川会理、攀枝花、屏山，云南宾川、永仁、武定、昭通、昆明、双柏、景东、新平，贵州江口、贵定、望漠、荔波、雷山、罗甸、安龙、兴义，浙江温州、江山、丽水，江西萍乡、上犹，湖南长沙、江永、宜章，福建建宁、邵武、福州、沙县、顺昌、厦门、诏安，广东广州、乐昌、连州、连平、紫金、和平、龙门、五华、封开，广西凭祥、南宁、金秀、龙州、宁明、都安、桂林、田林、浦北、容县，海南全岛等地均适宜其人工养殖生产。

【采收加工】 多于夏、秋二季捕捉蟾蜍，洗净，挤取耳后腺及皮肤腺的白色浆液，加工干燥。

【炮制】 **蟾酥** 净制。

**蟾酥粉** 取蟾酥，捣碎，用白酒浸渍，时常搅动至呈稠膏状，干燥，粉碎。每10kg蟾酥，用白酒20kg。

【性状特征】 **蟾酥** 呈扁圆形团块状或片状。棕褐色或红棕色。团块状者质坚，不易折断，断面棕褐色，角质状，微有光泽；片状者质脆，易碎，断面红棕色，半透明。气微腥，味初甜而后有持久的麻辣感，粉末嗅之作嚏。

**蟾酥粉** 呈棕褐色粉末状，气微腥，味初甜而后有持久的麻辣感，粉末嗅之作嚏。

【化学成分】 蟾蜍的主要成分是蟾蜍毒素类，蟾毒配基类，蟾毒色胺类等。蟾蜍的蟾毒配基类为其主要药理活性成分。《中华人民共和国药典》2015年版规定，本品药材按干燥品计算，含华蟾酥毒基($C_{26}H_{34}O_6$)和酯蟾毒配基($C_{24}H_{32}O_4$)的总量不得少于6.0%。

【药理毒理】

**1. 强心、升压** 蟾酥混悬乳剂0.3mg/kg单次静脉注射30s后，即可见正常犬心脏血流动力学参数左心室内压、$+dp/dt_{max}$、$V_{max}$和心搏出量升高[1]。酯蟾毒配基(RBG) 0.5、1.2mg/kg单次静脉注射1～3min后，失血性休克大鼠血压明显升高。RBG 0.3mg/kg单次静脉注射1min后，正常大鼠在体心收缩力明显加强[2]。

**2. 抗心肌缺血** 蟾酥针剂60mg/kg单次静脉输注30min，可升高心肌缺血再灌注家兔的血清及心肌中SOD，降低血清及心肌中FFA、LD和MDA含量，升高心肌ATP活性[3]。

**3. 镇痛** 蟾酥氯仿提取物2.32g/kg单次腹腔注射1h后，冰醋酸所致小鼠扭体反应次数显著降低；蟾酥氯仿提取物2.32g/kg单次腹腔注射90min后，热板小鼠的痛阈值明显升高[4]。

**4. 调节免疫** 药量为0.02、0.1mg/kg的蟾酥注射液腹腔注射7d，可使氟苯尼考致免疫低下小鼠的脾脏指数升高，血清中IgG、$IgG_1$、$IgG_{2b}$的抗体水平升高[5]。蟾酥0.1g/kg腹腔注射13d后，小鼠脾脏溶血空斑形成细胞(PFC)活性率提高[6]。

**5. 抗肿瘤** 蟾酥醇提物(7.69、76.92、769.23、7692.31、76923.08μg/L)可呈时间和剂量依赖性地抑制HeLa和SKOV-3细胞增殖，并使两种细胞出现空泡样变性[7]。蟾酥水溶物不同时间(6、12、24h)不同浓度(4.5、9.0、18μg/ml)对Hep-2细胞的生长均有抑制作用，并呈明显的量效关系和时间依赖性。4.5μg/ml的蟾酥水溶物可使Hep-2细胞中Survivin与Caspase-9蛋白表达降低，且具有时间依赖性[8]。

**6. 安全性评价** 腹腔注射蟾酥注射液，大鼠的$LD_{50}$为102.65mg/kg[9]。蟾酥10.26mg/kg灌胃4周，大鼠体重增长变慢，全血白细胞及血小板值明显升高，血清白蛋白水平明显升高，血清尿素氮及肌酐含量明显下降，肝脏系数显著升高[9]。

**7. 体内过程** 比格犬按股静脉注射蟾酥提取物0.18mg/kg，测定蟾毒灵、华蟾毒精及酯蟾毒配基的药动学参数分别为$C_{max}$为721.1±40.0、968.1±30.0、785.8±20.0μg/L；$T_{max}$均为2min；$T_{1/2}$分别为28.77±3.47、17.50±0.56、14.86±0.44min；$AUC_{0\to 90}$分别为8.79±0.80、12.30±0.67、9.66±0.21mg/(L·min)[10]。

【药性】 辛，温；有毒。归心经。

【功能主治】 解毒，止痛，开窍醒神。用于痈疽疔疮，咽喉肿痛，中暑神昏，痧胀腹痛吐泻。

【临床应用】 临床常用

(1) 痈疽疔疮，瘰疬，咽喉肿痛，牙痛　蟾酥有良好解毒消肿，麻醉止痛作用，可外用及内服。治痈疽及恶疮，常与麝香、朱砂等药配伍，如蟾酥丸(《外科正宗》)。治咽喉肿痛及痈疖，常与牛黄、冰片等配用，如雷氏六神丸。治牙痛，单用本品研细少许点患处(《本草正》)。本品亦用于五官科手术的黏膜麻醉，配川乌、生南星、生半夏为末，烧酒调敷患处，如外敷麻药方(《医宗金鉴》)。

(2) 痧胀腹痛，神昏吐泻　蟾酥辛温走窜，有辟秽化浊，开窍醒神之功，嗅之亦能催嚏。用治伤于暑湿秽浊或饮食不洁而致痧胀腹痛，吐泻不止，甚至昏厥，常与麝香、丁香、雄黄等药配伍，用时研末吹入鼻中取嚏收效，如蟾酥丸(《集验简易良方》)。

【用法用量】 0.015～0.03g，多入丸散用。外用适量。

【成药例证】

**1. 牙痛一粒丸(《中华人民共和国药典》2015年版)** 药物组成：蟾酥、朱砂、雄黄、甘草。

功能主治：解毒消肿，杀虫止痛。用于火毒内盛所致的牙龈肿痛，龋齿疼痛。

**2. 六应丸(《中华人民共和国药典》2015年版)** 药物组成：牛黄、蟾酥、雄黄、冰片、珍珠、丁香。

功能主治：清热，解毒，消肿，止痛。用于火毒内盛所致的喉痹、乳蛾，症见咽喉肿痛、口苦咽干、喉核红肿；扁桃体炎见上述证候者。亦用于疖痈疮疡及虫咬肿痛。

**3. 咽速康气雾剂(《新药转正标准30》)** 药物组成：人工牛黄、麝香、冰片、蟾酥、珍珠、雄黄。

功能主治：清热解毒，消肿止痛。用于肺胃热盛所致的急乳蛾，症见咽部红肿，咽痛。

**4. 喉症丸(《卫生部药品标准中药成方制剂·第四册》)** 药物组成：板蓝根、牛黄、猪胆汁、雄黄、冰片、硼砂、蟾酥、玄明粉、青黛、百草霜。

功能主治：清热解毒，消肿止痛。用于肺胃蕴热所致的咽喉炎、扁桃体炎及一般疮疖。

【注意事项】

1. 孕妇慎用。

2. 蟾酥的中毒症状和洋地黄类似，有头疼、眩晕、呼吸急促、恶心呕吐、食欲消失、心悸、传导阻滞、尿量减少、四肢寒冷等。蟾酥有毒成分为蟾蜍他灵、蟾毒灵、华蟾毒精、酯蟾毒配基。蟾酥毒性的大小与炮制、配伍等密切相关。

3. 本品有毒，内服慎勿过量；外用不可入目。

【贮藏】 置干燥处，防潮。

【参考文献】
[1]沈幼棠.蟾酥和毒毛旋花子苷K对狗心肌力学作用比较[J].中国中药杂志，1986，11(9)：50-52.

[2]朱远，后德辉.脂蟾毒配基对失血性休克和实验性心衰的作用[J].中国药科大学学报，1989，20(2)：117-121.

[3]邵玲，任江华，曹茂银.低温及蟾酥对麻醉家兔心肌缺血再灌注损伤的保护作用研究[J].中西医结合心脑血管病杂志，2005，3(2)：134-135.

[4]杨琳，段鹏飞，王琼，等.蟾酥脂溶性提取物的分离分析及其镇痛、抗肿瘤作用研究[J].氨基酸和生物资源，2006，29(1)：64-67.

[5]郭维霄，仲伟婷，李文华，等.蟾酥注射液对免疫抑制小鼠免疫功能的调节作用[J].中国农学通报，2011，27(14)：45-49.

[6]孙关林，王振义，陈淑容，等.蟾酥制剂对免疫功能作用的初步研究[J].中西医结合杂志，1984，4(5)：297-300.

[7]张素娟，张永太，申利娜，等.蟾酥提取工艺优化与提取物体外抗肿瘤活性研究[J].上海中医药杂志，2013，47(5)：93-97.

[8]张健夫.蟾酥对Hep-2细胞系的体外生长及生存素Caspase-9蛋白表达的影响[J].四川中医，2015，33(1)：58-61.

[9]钟舒红，胡庭俊，郝利华，等.蟾酥注射液的急性和亚慢性毒性研究[J].中国兽医杂志，2013，49(3)：68-71.

[10]刘冬，何秀峰，杜守颖，等.蟾酥提取物中3种蟾蜍甾烯类成分比格犬体内药代动力学[J].中国实验方剂学杂志，2013，10(17)：188-192.

（孙文燕　熊海霞　武汀　孙建宁）

## 100　常山

Changshan

【异名】 互草(《神农本草经》)，恒山、七叶(《吴普本草》)，鸡骨常山(《本草经集注》)，翻胃木(侯宁极《药谱》)，黄常山(《中国药用植物志》)，茗叶常山、土常山(《湖南药物志》)，大常山、树盘根、一枝蓝(《云南中草药选》)。

【来源】 为虎耳草科植物常山 *Dichroa febrifuga* Lour.的干燥根。

【产地】 多为野生品。分布于长江以南及甘肃、陕西两省南部。重庆南川、酉阳、涪陵，四川峨眉山市、夹江、雅安，湖南湘西、常德，贵州毕节、铜仁，湖北，广西等地均适宜其生长，以重庆南川、酉阳、涪陵最为适宜。

**【采收加工】** 秋季采挖，除去须根，洗净，晒干。

**【炮制】** **常山** 除去杂质，分开大小，浸泡，润透，切薄片，晒干。

**炒常山** 取常山片，照清炒法炒至色变深。

**【性状特征】** **常山** 呈不规则的薄片。外表皮淡黄色，无外皮。切面黄白色，有放射状纹理。质硬。气微，味苦。

**炒常山** 形如常山片，表面黄色。

**【化学成分】** 常山的主要成分是生物碱、香豆素、甾体、多酚等。常山的生物碱为其主要药理活性成分。

**【药理毒理】**

**1. 抗疟** 常山碱乙 0.5mg/kg 肌内注射 5d，可使血中疟原虫逐日减少，其最小有效剂量为 0.5mg/kg[1]。

**2. 催吐** 常山碱甲 6.0mg/kg、常山碱乙 0.15mg/kg、常山碱丙 0.2mg/kg 经鸽翼单次静脉给药 30min 内对鸽催吐率分别为 63.63%、37.21%、61.64%，24h 内总催吐率分别为 86.37%、95.35%、91.23%[2]。

**3. 调节免疫** 常山氯仿萃取物 10mg/L 时可促进 ConA 诱导的 T 淋巴细胞增殖，常山乙素 0.0001mg/L 时可促进 ConA 诱导的 T 淋巴细胞增殖[3]。

**4. 毒理研究** 生常山及水浸、酒炒、清炒品的水煎液对小鼠灌胃给药的 $LD_{50}$ 分别为 16.19、104、89.32、122.7g/kg，可见水浸、酒炒和清炒等炮制方法均可降低其毒性[4]。小鼠灌胃给予常山提取物，测得 $LD_{50}$ 为 18.16g/kg，95% 可信限为 15.35～21.49g/kg[5]。

**【药性】** 苦、辛，寒；有毒。归肺、心、肝经。

**【功能主治】** 涌吐痰涎，截疟。用于痰饮停聚，胸膈痞塞，疟疾。

**【临床应用】**

**1. 临床常用**

（1）胸中痰饮证　常山辛开苦泄，善开泄痰结，其性上行，能引吐胸中痰饮，适用于痰饮停聚，胸膈壅塞，不欲饮食，欲吐而不能吐者。常以本品配甘草，水煎和蜜温服。

（2）疟疾　常山善祛痰而截疟，为治疟之要药。适用于各种疟疾，尤以治间日疟、三日疟为佳。古方常单用本品浸酒或煎服治疟，每获良效；临证亦可配伍运用。若治一切疟疾，寒热往来，发作有时者，可以常山酒浸蒸焙，与槟榔共研末，糊丸服之，如胜金丸（《太平惠民和剂局方》）；治疟疾寒热，或二三日一发者，可与厚朴、草豆蔻、肉豆蔻、槟榔等同用，如常山饮（《圣济总录》）；若虚人久疟不止者，可与黄芪、人参、乌梅等同用，如截疟饮（《医宗必读》）；疟久不愈，而成疟母者，则与鳖甲、三棱、莪术等同用，如截疟常山饮（《丹溪心法》）。

**2. 临床新用** 常山可用于治疗酒精依赖[6]。

**【用法用量】** 5～9g。

**【成药例证】** **九龙化风丸（《卫生部药品标准中药成方制剂·第十一册》）**

药物组成：大黄、桔梗、细辛、常山、天麻、地龙、白附子、羌活、薄荷、防风、枳壳、冰片、巴豆霜、猪牙皂、僵蚕、全蝎、胆南星、麻黄、朱砂、麝香。

功能主治：镇痉息风，开窍豁痰。用于小儿急惊风，癫痫，热病抽搐，时气瘴疟。

**【注意事项】** 常山含常山碱甲、乙、丙和常山次碱等多种生物碱，能刺激胃肠道及呕吐中枢引起呕吐，有催吐副作用，用量不宜过大；孕妇慎用。

**【贮藏】** 置通风干燥处。

**【参考文献】**
[1]唐汝愚，周文正，姚丹帆.常山碱乙与槟榔碱的抗疟试验[J].上海中医药杂志，1951，(2)：37-38.

[2]江文德，张昌绍，杨藻宸.常山碱催吐作用的研究Ⅰ——常山碱对鸽催吐作用的机制[J].上海第一医学院学报，1957，(3)：253-258.

[3]郭志廷，韦旭斌，梁剑平，等.常山提取物和常山乙素对小鼠脾淋巴细胞增殖的影响[J].中国兽医学报，2013，33(11)：1730-1732.

[4]叶定江，丁安伟，蔡宝昌，等.常山炮制方法的研究[J].中成药，1981，(2)：19-21.

[5]雷宏东，梁剑平，郭志廷，等.常山提取物急性毒性试验研究[J].中国畜牧兽医，2011，38(6)：236-238.

[6]卢桂华，王世锴，郭萍.中药常山治疗酒精依赖患者 30 例临床研究[J].中医杂志，2011，52(8)：679-682.

（孙文燕　熊海霞　武汀　孙建宁）

## 101　朝天罐

Chaotianguan

【异名】　张天刚(《植物名实图考》),七孔莲、朝天瓮子、张天罐、紫金钟、赤红莲、痢症草、罐子草(《江西中医》),向天葫芦、天葡萄、公石榴、大金钟(《广西中兽医药植》),痢疾罐(《贵阳民间药草》),罗浮金锦香(《中国药植图鉴》),倒罐草、天罐子(《成都中草药》),酒里坛(《云南中草药选》)。

【来源】　为野牡丹科植物朝天罐 *Osbeckia crinita* Benth.ex G.B.ClarkeWall.的干燥根。

【产地】　主要为野生品。主产于贵州、广西至台湾、长江流域以南各省区。越南至泰国也有。

【采收加工】　夏、秋二季采挖。除去杂质,洗净,晒干,或趁鲜切片,晒干。

【炮制】　净制。

【性状特征】　根头部膨大呈团块状,顶端有茎痕或茎基。根数条,长圆锥形或近圆柱形,略弯曲。长10～20cm,直径1～3cm。表面浅棕黄色至黄棕色,有皱纹及细裂纹,粗皮易脱落。质硬,不易折断,切面浅灰白色,可见环纹。气微,味酸,涩。

【化学成分】　朝天罐的主要成分是黄酮类。

【药理毒理】　**抗炎**　朝天罐水提物20、10g/kg灌胃给药5d,能抑制醋酸所致小鼠腹腔毛细血管通透性增高、二甲苯诱导的小鼠耳廓肿胀和小鼠棉球肉芽肿,降低小鼠背部气囊炎性渗出液中$PGE_2$的含量[1]。

【药性】　酸、涩,微寒。

【功能主治】　清肠,收敛止泻。用于痢疾,泄泻。

【临床应用】　**临床常用**

**痢疾**　由湿热之邪,内伤脾胃,脾失健运,胃失消导所致。临床常伴发热、腹痛、里急后重、大便脓血,或发病急剧,伴突然高热,神昏、惊厥者。《贵阳民间药草》:"清热收敛止血。治痢疾,虚咳,咯血。"

【用法用量】　30～60g。

【贮藏】　置干燥处。

【参考文献】　[1]蒋霞,黎格,杨柯,等.民族药朝天罐提取物抗炎作用及机理研究[J].时珍国医国药,2010,21(10):2693-2694.

(畅洪昇　张静　武汀　孙建宁)

## 102　车前草

Cheqiancao

【异名】　芣苢、马舄、车前、当道、陵舄、牛舌草、虾蟆衣、牛遗、胜舄、车轮菜、胜舄菜、蛤蚂草、虾蟆草、钱贯草、牛舄、野甜菜、地胆头、白贯草、猪耳草、饭匙草、七星草、五根草、黄蟆龟草、蟾蜍草、猪肚子、灰盆草、打官司草、车轱辘草、驴耳朵草、钱串草、牛甜菜、黄蟆叶、牛耳朵棵。

【来源】　为车前科植物车前 *Plantago asiatica* L.或平车前 *Plantago depressa* Willd.的干燥全草。

【产地】　主要为野生品。分布于全国各地。

【采收加工】　夏季采挖,除去泥沙,晒干。

【炮制】　除去杂质,洗净,切段,干燥。

【性状特征】　呈不规则的段。根须状或直而长。叶片皱缩,多破碎,表面灰绿色或污绿色,脉明显。可见穗状花序气微,味微苦。

【化学成分】　车前草的主要成分是黄酮类、苯乙醇苷类、环烯醚萜类、三萜及甾醇类、挥发油等。车前草的黄酮、萜类为其主要药理活性成分。《中华人民共和国药典》2015年版规定,本品药材及其饮片按干燥品计算,含大车前苷($C_{29}H_{36}O_{16}$)不得少于0.10%。

【药理毒理】

**1. 利尿**　车前草乙醇提取物40、10g/kg灌胃,能增加0～2h、2～4h大鼠排尿量和4h内尿中$Na^+$、$K^+$、$Cl^-$含量[1]。

**2. 降低血尿酸**　车前草醇提液8、2.67、0.89g生药/(kg·d)灌胃2d,能降低大鼠血尿酸水平[2]。

**3. 保肝**　车前草总三萜0.04、0.02g/kg灌胃7d,能降低四氯化碳致肝损伤模型小鼠ALT、AST水平,提高肝SOD活性,降低MDA水平[3]。

【药性】　甘,寒。归肝、肾、肺、小肠经。

【功能主治】　清热利尿通淋,祛痰,凉血,解毒。用于热淋涩痛,水肿尿少,暑湿泄泻,痰热咳嗽,吐血衄血,痈肿疮毒。

【临床应用】　**临床常用**

(1) 湿热证　车前草有清热利湿功效,用于湿热蕴盛之水肿、淋病、泄痢、黄疸(《药性本草》)。

(2) 肺热证　车前草能清肺止咳,用于肺热咳嗽

(《中华临床中药学》)。

**【成药例证】**

**1. 咳痰合剂(《国家中成药标准汇编·内科肺系(二)分册》)** 药物组成:车前草、千里光、罂粟壳、桔梗、蒲公英、苯甲酸钠、羟苯乙酯、甜蜜素、蔗糖。

功能主治:感冒,支气管炎咳嗽,痰多。

**2. 清宁丸(《中华人民共和国药典》2015 年版)** 药物组成:大黄、绿豆、车前草、白术、黑豆、半夏(制)、香附(醋制)、桑叶、桃枝、牛乳、厚朴(姜制)、麦芽、陈皮、侧柏叶。

功能主治:清热泻火,消肿通便。用于火毒内蕴所致的咽喉肿痛、口舌生疮、头晕耳鸣、目赤牙痛、腹中胀满、大便秘结。

**3. 泌淋胶囊(《国家中成药标准汇编·内科肾系分册》)** 药物组成:四季红、车前草、酢浆草、石椒草、淀粉。

功能主治:清热解毒,利尿通淋。用于湿热蕴结所致淋症,小便不利,淋漓涩痛,尿路感染见上述证候者。

**【用法用量】** 9～30g。

**【贮藏】** 置通风干燥处。

**【参考文献】**

[1]耿放,孙虔,杨莉,等.车前子与车前草利尿作用研究[J].上海中医药杂志,2009,43(8):72-74.

[2]钱莺,傅旭春,白海波,等.车前草醇提液降大鼠血尿酸作用的研究[J].中国现代应用药学,2011,28(5):406-408.

[3]杨亚军,李庆耀,梁生林,等.车前草总三萜对四氯化碳致小鼠肝损伤的保护作用[J].中成药,2012,34(1):140-142.

(畅洪昇　张静　武汀　孙建宁)

## 103　车前子

Cheqianzi

**【异名】** 车前实、牛么草子、车轱辘草子、虾蟆衣子、猪耳朵穗子、凤眼前仁。

**【来源】** 为车前科植物车前 *Plantago asiatica* L.或平车前 *Plantago depressa* Willd.的干燥成熟种子。

**【产地】** 主要为野生品,栽培品亦有。车前的道地产区为江西吉水、吉安、泰和、永吉;河南许昌、信阳,亦主产于江西、河南、四川、陕西、重庆等地。平车前的道地产区为黑龙江五常、庆安、辽宁海城、盖州,亦主产于东北、华北、西北及河南、湖北、西藏。

**【采收加工】** 夏、秋二季种子成熟时采收果穗,晒干,搓出种子,除去杂质。

**【炮制】** **车前子** 除去杂质。

**盐车前子** 取净车前子,照盐水炙法炒至起爆裂声时,喷洒盐水,炒干。

**【性状特征】** **车前子** 呈椭圆形、不规则长圆形或三角状长圆形,略扁,长约 2mm,宽约 1mm。表面黄棕色至黑褐色,有细皱纹,一面有灰白色凹点状种脐。质硬。气微,味淡。

**盐车前子** 形如车前子,表面黑褐色。气微香,味微咸。

**【化学成分】** 车前子的主要成分是黄酮类、三萜类、挥发油、多糖等。车前子的多糖类化合物为其主要药理活性成分。《中华人民共和国药典》2015 年版规定,本品药材及其饮片按干燥品计算,含京尼平苷酸($C_{16}H_{22}O_{10}$)不得少于 0.50%,毛蕊花糖苷($C_{29}H_{36}O_{15}$)不得少于 0.40%。

**【药理毒理】**

**1. 利尿** 车前子醇提物 1.6、0.4、0.1g/ml,25ml/kg 灌胃给药 8d,在给药 4h 后对大鼠可产生利尿效果,24h 内尿量增加,并能下调肾脏水通道蛋白 AQP mRNA 表达[1]。

**2. 镇咳、祛痰** 车前子苷 525mg/kg 灌胃 6d,能降低大鼠排痰量;车前子苷 10、50mg/kg 灌胃 7d,可延长小鼠氨水引发咳嗽的潜伏期[2]。

**3. 降血脂、抗动脉粥样硬化** 在高脂饲料基础上分别加车前子水煎液 2.5、5、15g/kg 饲养 12 周,可降低大鼠血清 TC、TG、MDA 含量,提高 HDL-C、SOD、CAT 及 NO 含量[3]。车前子多糖 25、50、100mg/L,对体外 ox-LDL 诱导的血管平滑肌细胞增殖有抑制作用[4]。

**4. 降低血尿酸** 车前子低醇提物 1.17、2.34、4.68g/kg 灌胃 7d,降低急性高尿酸血症小鼠血尿酸水平,改善高尿酸血症小鼠肾脏功能抑制肝脏黄嘌呤氧化酶与腺苷脱氨酶活性并下调肾脏尿酸转运体尿酸转运体 1(URAT1) mRNA 的表达[5]。

**5. 抗炎** 车前子多糖 400、800、1600mg/kg,灌胃 5d,能够抑制二甲苯致小鼠耳廓肿胀、醋酸致小鼠毛细血管通透性的增加,以及小鼠棉球肉芽肿的形成，降低大鼠气囊滑膜炎渗出液中 WBC、MDA、TNF-α 含量及血清中 MDA 水平，并能提高渗出液和血清中 SOD 的活性[6]。

**6. 缓泻**　车前子多糖 80、160、320mg/kg，灌胃，1h 后能够提高小鼠小肠推进率[7]。

**7. 抗氧化、抗衰老**　车前子多糖 0.3、0.8g/kg 灌胃 40d，能提高 D-半乳糖致衰大鼠总抗氧化能力 T-AOC、GSH/GSSH 比值、抑制·OH 能力，降低羰基化蛋白含量、脑单胺氧化酶 B(MAO-B)活性和晚期糖基化终末产物特异性受体(RAGE) mRNA 表达[8]。

**【药性】**　甘，寒。归肝、肾、肺、小肠经。

**【功能主治】**　清热利尿通淋，渗湿止泻，明目，祛痰。用于热淋涩痛，水肿胀满，暑湿泄泻，目赤肿痛，痰热咳嗽。

**【临床应用】**

**1. 临床常用**

(1) 水湿证　车前子有利水功效，用于水湿内停之水肿，小便不利(《神农本草经》)，泄泻(《本草纲目》)，可配伍木通、滑石等清热利湿药。

(2) 火热证　车前子能清肝、利肺，用于肝火上炎之目赤肿痛以及肺热咳嗽(《药性本草》)，可配伍黄芩、鱼腥草、贝母等清热化痰药。

**2. 临床新用**　车前子可用于治疗慢性前列腺炎[9]、慢性肾盂肾炎[10]、术后尿潴留[11]。

**【成药例证】**

**1. 三清胶囊(《国家中成药标准汇编·内科肾系分册》)**　药物组成：猪苓、茯苓、泽泻、地黄、枸杞子、车前子、白茅根、白术、陈皮、桑白皮、大腹皮、金银花、连翘、续断、藕节(炒炭)。

功能主治：清热利湿，凉血止血。用于下焦湿热所致急、慢性肾盂肾炎，泌尿系感染引起的小便不利、恶寒发热、尿频、尿急、少腹痛疼等。

**2. 三味泻痢颗粒(《国家中成药标准汇编·内科脾胃分册》)**　药物组成：石榴皮、马齿苋、车前子、淀粉。

功能主治：涩肠止泻。用于大肠湿热所致的久痢，急痢。

**3. 痛风舒胶囊(《国家中成药标准汇编·脑系经络肢体分册》)**　药物组成：大黄、车前子、泽泻、川牛膝、防己。

功能主治：清热，利湿，解毒。用于湿热瘀阻所致的痛风病。

**【用法用量】**　9～15g，包煎。

**【贮藏】**　置通风干燥处，防潮。

**【参考文献】**
[1]颜升，曾金祥，毕莹，等.车前子提取物对正常大鼠利尿活性及肾脏水通道蛋白与离子通道的作用[J].中国医院药学杂志，2014，34(12)：968-971.

[2]阴月，高明哲，袁昌鲁，等.车前子镇咳祛痰有效成分的实验研究[J].辽宁中医杂志，2001，28(7)：443-444.

[3]张杰，李兴琴，王素敏，等.车前子对高脂血症大鼠血脂水平及抗氧化作用的影响[J].中国新药杂志，2005，14(3)：299-301.

[4]张宁，王素敏，车文文，等.车前子多糖抑制氧化型低密度脂蛋白诱导的血管平滑肌细胞增殖及其机制[J].细胞生物学杂志，2009，31(5)：683-688.

[5]曾金祥，魏娟，毕莹，等.车前子醇提物降低急性高尿酸血症小鼠血尿酸水平及机制研究[J].中国实验方剂学杂志，2013，19(9)：173-177.

[6]冯娜，刘芳，郭会彩，等.车前子多糖抗炎作用机制的实验研究[J].天津医药，2012，40(6)：598-601.

[7]王东，袁昌鲁，林力，等.车前子多糖对小肠运动障碍小鼠的影响[J].中华中医药学刊，2008，26(6)：1188-1189.

[8]刘秀娟，欧芹，朱贵明，等.车前子多糖对衰老模型大鼠脑氧化-非酶糖基化影响的实验研究[J].中国老年学杂志，2009，29(4)：424-426.

[9]李勋，孙自学，门波.爱活尿通片联合八正散加减治疗湿热下注型慢性前列腺炎[J].中国实验方剂学杂志，2014，20(10)：233-235.

[10]邓茜，李顺民.知柏地黄汤合八正散治疗慢性肾盂肾炎疗效观察[J].广州中医药大学学报，2013，30(3)：309-311.

[11]赵琛.八正散干预治疗腰硬联合麻醉下术后尿潴留 98 例疗效观察[J].中药药理与临床，2015(1)：317-318.

(畅洪昇　张静　武汀　孙建宁)

## 104　沉香
Chenxiang

**【异名】**　蜜香(《南方草木状》)，沉水香(《桂海虞衡志》)。

**【来源】**　为瑞香科植物白木香 *Aquilaria sinensis* (Lour.) Gilg 含有树脂的木材。

**【产地】**　主要为野生品。其道地产区为广东茂名，海南万宁、三亚、保亭、陵水。主产于中国海南、广东、广西、福建、云南等地。

【采收加工】 全年均可采收，割取含树脂的木材，除去不含树脂的部分，阴干。

【炮制】 除去枯废白木，劈成小块。用时捣碎或研成细粉。

【性状特征】 本品呈不规则块、片状或盔帽状，有的为小碎块。表面凹凸不平，有刀痕，偶有孔洞，可见黑褐色树脂与黄白色木部相间的斑纹，孔洞及凹窝表面多呈朽木状。质较坚实，断面刺状。气芳香，味苦。

【化学成分】 沉香的主要成分是倍半萜化合物、三萜类、挥发油、脂肪酸类等。沉香的倍半萜化合物、挥发油为其主要药理活性成分。《中华人民共和国药典》2015 年版规定，本品药材按干燥品计算，含沉香四醇($C_{17}H_{18}O_6$) 不得少于 0.10%。

【药理毒理】

**1. 调节肠道平滑肌** 沉香水煎醇沉液 20g 生药/kg 腹腔注射 1 次，能对抗新斯的明引起的小鼠肠平滑肌痉挛。静脉注射沉香水煎醇沉液 2ml(相当于生药 1.8g/kg) 1 次，可使麻醉猫注射乙酰胆碱后肠管收缩幅度减少，蠕动减慢。沉香水煎液（浓度为 $1\times10^{-2}$g/ml）和水煎醇沉液（2～6mg/ml)，能抑制离体豚鼠回肠的自主收缩，对抗 His、Ach 引起的痉挛性收缩[1]。

**2. 抗氧化损伤** 2.16、8.64、17.29μg/ml 沉香挥发油，可显著降低 $H_2O_2$ 引起 $PC_{12}$ 细胞损伤模型 ROS、MDA 含量，增加细胞存活率、SOD 和 GSH-Px 酶活力[2]。

【药性】 辛、苦，微温。归脾、胃、肾经。

【功能主治】 行气止痛，温中止呕，纳气平喘。用于胸腹胀闷疼痛，胃寒呕吐呃逆，肾虚气逆喘急。

【临床应用】 临床常用

(1) 气滞证　沉香有行气降逆功效，用于气滞气逆所致之胸腹胀痛，呕吐呃逆(《本草经疏》)，喘咳(《本草纲目》)，可配伍陈皮、厚朴、苏子、木香、槟榔等理气药。

(2) 虚寒证　沉香补火暖肾，用于肾阳虚冷，肾不纳气之精冷早泄、腰膝酸冷(《日华子本草》)，可配伍肉桂、附子等温里药。

【成药例证】

**1. 八味三香散(《国家中成药标准汇编·内科心系分册》)** 药物组成：沉香、诃子、肉豆蔻、木香、广枣、木棉花、石膏、枫香脂。

功能主治：理气活血。用于气滞血瘀引起的胸痹，症见胸闷，胸痛，心悸等。

**2. 清心沉香八味散(《国家中成药标准汇编·内科肺系(二)分册》)** 药物组成：沉香、广枣、檀香、紫檀香、红花、肉豆蔻、天竺黄、北沙参。

功能主治：清心肺，理气，镇静安神。用于心肺火盛，胸闷不舒，胸胁闷痛，心慌气短。

**3. 十一味维命胶囊(《国家中成药标准汇编·内科心系分册》)** 药物组成：沉香、肉豆蔻、广枣、天竺黄、乳香、木香、诃子、木棉花、丁香、牦牛心、阿魏。

功能主治：镇静安神。用于"索龙"病引起的神志紊乱、惊悸、哑结、失眠多梦，头晕目眩。

【用法用量】 1～5g，后下。

【贮藏】 密闭，置阴凉干燥处。

【参考文献】
[1]周永标.沉香对肠平滑肌的药理作用[J].中药通报，1988，13(6)：40-42.

[2]熊礼燕，李丽月，林励，等.沉香挥发油对 $H_2O_2$ 致 $PC_{12}$ 细胞氧化损伤的保护作用[J].中药新药与临床药理，2014，25(1)：28-32.

（畅洪昇　张静　武汀　孙建宁）

## 105 陈皮
Chenpi

【异名】 橘皮、贵老、红皮、黄橘皮、广橘皮、新会皮、柑皮、广陈皮。

【来源】 为芸香科植物橘 *Citrus reticulata* Blanco 及其栽培变种的干燥成熟果皮。

【产地】 野生品或栽培品均有。其道地产区为广东新会、四会、江门，重庆江津，四川简阳、资阳等地，亦主产于湖北、广东、福建、四川、重庆、浙江、江西、湖南等地。

【采收加工】 采摘成熟果实，剥取果皮，晒干或低温干燥。

【炮制】 除去杂质，喷淋水，润透，切丝，干燥。

【性状特征】 不规则的条状或丝状。外表面橙红色或红棕色，有细皱纹凹下的点状油室。内表面浅黄白色，粗糙，附黄白色或黄棕色筋络状维管束。

气香，味辛、苦。

【化学成分】 陈皮的主要成分是黄酮、三萜、挥发油、多糖等。陈皮的黄酮类化合物为其主要药理活性成分。《中华人民共和国药典》2015年版规定，本品药材及其饮片按干燥品计算，含橙皮苷($C_{28}H_{34}O_{15}$)不得少于3.5%。

【药理毒理】

**1. 调节胃肠运动** 陈皮水煎液40g/kg灌胃给药1次，能促进小鼠胃排空。陈皮水煎液30、40g/kg灌胃给药1次，能促进小鼠肠推进，并对阿托品所致的肠推进抑制有拮抗作用[1]。陈皮水煎液、挥发油(1.2g生药/kg)灌胃给药1次，对家兔在体胃肠道运动具有抑制作用，陈皮挥发油能降低正常家兔肠道收缩频率，陈皮水煎液能使振幅、频率都降低[2]。离体条件下，陈皮提取物在0.1g/L时能降低家兔离体回肠平滑肌的张力和收缩频率，0.05g/L也可降低平滑肌张力，在0.025g/L时，对家兔离体回肠平滑肌的张力、收缩频率无影响[3]。

**2. 抗肿瘤** 陈皮石油醚提取物(20、10、5mg/kg)灌胃8d，对小鼠移植性肿瘤S180、Heps具有明显的抑制作用，可使$G_0$～$G_1$期癌细胞增多，并能促使癌细胞凋亡[4]。陈皮多甲氧基黄酮类成分5、10mg/kg灌胃12d，可提高荷瘤小鼠(接种肝细胞癌$H_{22}$瘤株8d)巨噬细胞的吞噬率以及吞噬指数，增强腹腔巨噬细胞吞噬功能并可提高荷瘤小鼠的血清溶血素水平；2、5、10mg/kg可提高荷瘤小鼠PHA诱导淋巴细胞的转化率，提高荷瘤小鼠IL-2以及TNF-α水平[5]。

**3. 抗肺纤维化** 用博莱霉素诱导的大鼠肺纤维化模型，建模后第7、14、21、28d时，陈皮挥发油50、100、200mg/kg可以增加大鼠体质量增幅；陈皮挥发油100、200mg/kg降低肺泡炎、肺纤维化积分；陈皮挥发油50、100、200mg/kg增加血清、肺组织SOD活性，降低血清及肺组织MDA含量；陈皮挥发油100、200mg/kg可降低肺组织Ⅰ型胶原蛋白含量、结缔组织生长因子及mRNA表达[6]。

**4. 对心血管系统的作用** 陈皮注射剂(1g生药/ml)静脉注射1ml/kg，5min内，可使猫血压迅速升高，脉压差增加，心输出量增加，左心室内压及最大上升速率增加，左室舒张末压下降[7]。体外，陈皮水煎液累计终浓度为1%、3%、10%、30%、100%、200%时，可剂量依赖性的使兔离体主动脉平滑肌张力增加[8]。

【药性】 苦、辛，温。归肺、脾经。

【功能主治】 理气健脾，燥湿化痰。用于脘腹胀满，食少呕吐，咳嗽痰多。

【临床应用】

**1. 临床常用**

(1)气滞证　陈皮有行气功效，用于气滞气逆所致之脘腹胀满，呕吐恶心(《本草汇言》)，可配伍枳实、木香等理气药。

(2)痰咳证　陈皮能燥湿化痰，理肺止咳，用于肺失宣降，痰湿内停的咳喘(《中华临床中药学》)，可配伍半夏、茯苓等燥湿化痰药。

**2. 临床新用** 陈皮可用于治疗睡眠呼吸暂停低通气综合征[9]、后循环缺血性眩晕[10]。

【成药例证】

**1. 石椒草咳喘颗粒(《国家中成药标准汇编·内科肺系(二)分册》)** 药物组成：陈皮、石菖蒲、虎杖、天冬、石椒草、百部、通关藤、臭灵丹、苦杏仁、鱼腥草、桑白皮、蔗糖、糊精。

功能主治：用于肺热引起的咳嗽痰稠，口干咽痒，以及急慢性支气管炎引起的痰湿咳喘。

**2. 恒古骨伤愈合剂(《国家中成药标准汇编·骨伤科分册》)** 药物组成：陈皮、红花、三七、杜仲、人参、黄芪、洋金花、钻地风、鳖甲。

功能主治：活血益气，补肝肾，接骨续筋，消肿止痛，促进骨折愈合。用于新鲜骨折及陈旧骨折，股骨头坏死，骨关节病，腰椎间盘突出症等症。

**3. 银花芒果颗粒(《国家中成药标准汇编·内科肺系(二)分册》)** 药物组成：金银花、芒果叶、蒲公英、桔梗、百部、陈皮、甘草、蔗糖。

功能主治：疏风清热，止咳化痰。用于外感风热所致的咽痛，喉痒，咳嗽，上呼吸道感染，急性支气管炎见有上述症状者。

【用法用量】 3～10g。

【贮藏】 置阴凉干燥处，防霉、防蛀。

【参考文献】
[1]李伟，郑天珍，瞿颂义，等.陈皮对小鼠胃排空及肠推进的影响[J].中药药理与临床，2002，18(2):22-23.

[2]陈君，郭建生，王小娟，等.陈皮挥发油、水煎液对新西兰家

兔在体肠平滑肌的影响及体内血中移行成分的研究[J].时珍国医国药,2012,23(6):1425-1427.

[3]张旭,纪忠岐,赵长敏,等.陈皮提取物对小鼠胃排空、肠推进及家兔离体回肠平滑肌的影响[J].河南大学学报(医学版),2012,30(1):12-14.

[4]钱士辉,王佾先,亢寿海,等.陈皮提取物体内抗肿瘤作用及其对癌细胞增殖周期的影响[J].中国中药杂志,2003,28(12):1167-1170.

[5]李兰英,彭蕴茹,姚楠,等.陈皮多甲氧基黄酮类成分对荷瘤小鼠免疫功能的影响[J].江苏中医药,2009,41(5):67-68.

[6]Xianmei Zhou, Yang Zhao, Cuicui He, *et al*. Preventive effects of Citrus reticulata essential oil on bleomycin-induced pulmonary fibrosis in rats and the mechanisme[J]. Journal of Chinese Integrative Medicine, 2012, 10(2): 200-208.

[7]沈明勤,叶其正,常复蓉.陈皮注射剂对猫心脏血流动力学的影响[J].中药材,1996,19(10):517-519.

[8]李红芳,李丹明,瞿颂义,等.枳实和陈皮对兔离体主动脉平滑肌条作用机理探讨[J].中成药,2001,23(9):658-660.

[9]杨珺超,王真,沈莹莹,等.二陈解鼾颗粒治疗痰湿型阻塞性睡眠呼吸暂停低通气综合征40例的疗效分析[J].中华中医药杂志,2014,29(1):313-316.

[10]张丽梅.植葛夏陈汤联合天麻素注射液对后循环缺血性眩晕的临床疗效分析[J].中国中医基础医学杂志,2014,20(2):202-203.

(畅洪昇　张静　武汀　孙建宁)

## 106　称钩风

Chenggoufeng

**【异名】** 穿墙风、九层皮、土防己、蛇总管。

**【来源】** 为防己科植物中华称钩风 *Diploclisia chinensis* Merr.的干燥根、根茎及老茎。

**【产地】** 野生品或栽培品均有。主产于湖北西部、四川东部和东南部、贵州北部、云南(产地不详)、广西北部、广东北部和东部、湖南西北部、江西各地、福建(永安)和浙江南部至东部。

**【采收加工】** 秋季采挖,除去嫩茎及枝叶,干燥。

**【炮制】** 除去杂质,洗净,稍泡,润透,切片,干燥。

**【性状特征】** 呈不规则圆柱形或集结成疙瘩状,长10～30cm,直径1.5～6cm,表面灰褐色至暗棕色,粗糙,有不规则的沟纹、裂隙和疤痕。外皮脱落后呈黄白色,纵沟明显,凹陷处可见多数纵向排列的小孔洞。质坚硬,不易折断,切断面有多数小孔及2～7层偏心性环纹。茎与根茎断面有髓。气微,味微苦。

**【化学成分】** 称钩风的主要成分是生物碱。

**【药性】** 微苦,平。

**【功能主治】** 祛风湿,活血,利尿。用于风湿关节痛,跌仆损伤,小便不利。

**【临床应用】** 临床常用

风湿痹证　本品祛风湿,活血化瘀,用于风湿瘀血所致关节疼痛,不利。

**【成药例证】**

**1. 风湿酒(《卫生部药品标准中药成方制剂·第一册》)** 药物组成:桑皮、川乌(制)、熟地黄、细辛、马尾松子树根(鲜)、活血藤、淫羊藿、石南藤、侧柏叶(鲜)、麻黄、皮子药、续断、桂枝、苍术(麸炒)、茄根、独活、称钩风、川牛膝、白术(麸炒)、秦艽、附子(制)、干姜、杜仲(盐水炒)、甘草、防风、地枫皮、枳壳(麸炒)、狗迹(去毛)、木瓜。

功能主治:祛风燥湿,通经活络。用于四肢麻木,腰膝酸软,风湿关节疼痛

**2. 蕲蛇风湿酒(《卫生部药品标准中药成方制剂·第二册》)** 药物组成:蕲蛇(去头)、桑枝、熟地黄、淫羊藿、侧柏叶(鲜)、称钩风、马尾松根(鲜、去粗皮)、白芍、当归、大血藤、麻口皮子药、石南藤、桂枝、杜仲(盐水炒)、续断、木瓜、川牛膝、甘草、狗脊(去毛)。

功能主治:祛风除湿,通经活络。用于风湿痹痛,骨节疼痛,四肢麻木,屈伸不利,腰膝酸软,风湿性关节炎,腰肌劳损,跌打损伤后期。

**3. 蕲蛇追风酒(《卫生部药品标准中药成方制剂·第十四册》)** 药物组成:蕲蛇(酥炙)、豹骨(酥炙)、杜仲、当归、枸杞子、首乌(制)、川乌(制)、续断、桂枝、甘松、威灵仙、党参、白术、松节、狗脊、地枫皮、龟板(酥炙)、细辛、仙茅、羌活、穿山甲(炒炮)、黄芪、鳖甲(酥炙)、独活、附片(制)、五加皮、草乌(制)、秦艽、甘草(炙)、木瓜、称钩风、川芎、天麻、白芍、川牛膝、熟地黄。

功能主治:祛风除湿,通经活血。用于风寒湿痹,瘫痪,手足麻木,腰膝酸软。

**【用法用量】** 9～15g。

【贮藏】 置干燥处。

（畅洪昇　李海娜　武汀　孙建宁）

## 107　齿缘草

Chiyuancao

【异名】 蓝梅。

【来源】 为紫草科植物石生齿缘草 *Eritrichium rupestre* (Pall.) Bunge 的干燥地上部分。

【产地】 野生品或栽培品均有。主产于内蒙古及东北等地。

【采收加工】 夏季花开时采收，除去根及杂质。阴干。

【炮制】 净制。

【性状特征】 本品密被绢状细刚毛，灰白色。茎丛生，圆柱形，直径 2mm；质脆，易折断，断面中空。叶多卷缩，破碎，完整者展平后，狭匙形、狭匙状倒披针形至条形，长 1.5～3cm，宽 1～3mm，先端锐尖或钝圆，基部渐狭下延，无柄。总状花序，花梗 3～5mm，花冠淡蓝色，长约 4.5mm，裂片 5，矩圆形或近圆形，喉部具 5 个附属物。小坚果陀螺形，具疣状突起和毛。气微，味微苦。

【药性】 苦、甘，凉。

【功能主治】 杀"黏"，清热，解毒。用于瘟热流感，"协日"人脉症，"协日"热。

【临床应用】 临床常用

热毒证　齿缘草具有清热解毒功效，用于治疗高烧头痛，疫热，脉管炎，炭疽等(《中国医学百科全书·蒙医学》)。

【用法用量】 3～6g。

【贮藏】 置干燥处。

（畅洪昇　李海娜　武汀　孙建宁）

## 108　赤瓟子

Chibaozi

【异名】 赤雹子(《本草衍义》)、土瓜仁(《本草汇言》)、马雹儿子(《濒湖集简方》)、气包(《东北药植志》)、赤包、山屎瓜(《东北常用中草药手册》)。

【来源】 为葫芦科植物赤瓟 *Thladiantha dubia* Bunge 的果实。

【产地】 野生品和栽培品均有。主产于分布于黑龙江、吉林、辽宁、河北、山西、陕西、宁夏、甘肃、山东等地。

【采收加工】 秋季采摘成熟的果实，对剖，取出种子，洗净后晒干。

【性状特征】 本品呈卵圆形、椭圆形至长圆形，常压扁，长 3～5cm，直径 1.5～3cm。表面橙黄色、橙红色、红色至红棕色，皱缩，有极稀的茸毛及纵沟纹，先端有残留柱基，基部有细而弯曲的果柄，果皮厚约 1mm；内表面粘连多数黄色长圆形的小颗粒，中心有多数扁卵形、棕黑色的成熟种子，新鲜时质软而黏。气特异，味甜。

【药理毒理】 **抗氧化**　赤瓟子黄酮在 0.004～0.020mg/ml 的浓度范围内，对羟自由基有清除作用；在 0.0013～0.0027mg/ml 浓度范围内，赤包子黄酮对 $O_2^-$ · 有清除作用；在 0.016～0.080mg/ml 浓度范围内，对 $H_2O_2$ 有清除作用[1]。

【药性】 甘、酸，平。

【功能主治】 活血，化瘀，调经。用于阴道疾病，血瘀宫中，血痞，经闭，血脉病，皮肤病，死胎，胎衣不下。

【临床应用】 临床常用

月经不调　本品可治疗气滞血瘀型月经不调。气机运行不畅，以致血液运行障碍，表现为月经周期或出血量的异常，或痛经、闭经等症状。

【用法用量】 3～6g。

【贮藏】 置干燥处。

【参考文献】 [1]张力，包玉敏，李增春，等.赤包子黄酮的体外抗氧化性研究[J].光谱实验室，2008，25(6)：1284-1286.

（畅洪昇　李海娜　武汀　孙建宁）

## 109　赤芍

Chishao

【异名】 赤芍药(《本草经集注》)，木芍药(崔豹《古今注》)，红芍药(《圣济总录》)，赤芍(《药品化义》)，臭牡丹根(《青海药材》)。

【来源】 为毛茛科植物芍药 *Paeonia lactiflora* Pall.或川赤芍 *Paeonia veitchii* Lynch 的干燥根。

【产地】 主要为野生品。赤芍道地产区为内蒙古多伦、辽宁凤城、河北赤城。亦分布于我国东北、华北、西南及陕西和甘肃南部等地区。川赤芍道地产区为青藏高原边缘地带的四川阿坝和甘孜。亦分布于四川西部、云南西北部、西藏东南、青海东部、甘肃、陕西南部、山西。

**【采收加工】** 春、秋二季采挖，除去根茎、须根及泥沙，晒干。

**【炮制】** 除去杂质，分开大小，洗净，润透，切厚片，干燥。

**【性状特征】** 本品为类圆形切，外表皮棕褐色。切面粉白色或粉红色，皮部窄，木部放射状纹理明显，有的有裂隙。

**【化学成分】** 赤芍的主要成分是皂苷类，还含有鞣质类、黄酮类、挥发油类等成分。赤芍的皂苷类为其主要药理活性成分。《中华人民共和国药典》2015年版规定，按干燥品计算，本品药材含芍药苷不得少于1.8%；本品饮片含芍药苷不得少于1.5%。

**【药理毒理】**

**1. 抗脑缺血**　赤芍总苷50、100mg/kg，预先注射给药2d，并于造模前0.5h，造模后4h、12h再分别给药3次，能改善脑缺血大鼠的行为学症状，减轻脑水肿，降低其脑梗死面积和减轻缺血所致组织病理改变[1]。

**2. 抗心肌缺血**　赤芍总苷35、17.5mg/kg，尾静脉注射给药5d，对异丙肾上腺素、垂体后叶素引起的大鼠急性心肌坏死T波及ST段改变有保护作用，能明显减少心肌酶(CK、LDH、AST)的漏出[2]。

**3. 抑制血管内膜增生**　赤芍水提物(相当于生药3、2、1g/kg)，灌胃给药6周，对球囊损伤颈总动脉内膜家兔模型能减少增生内膜的面积，并降低血浆AngⅡ水平[3]。

**4. 对血液系统的作用**　赤芍总苷5、10、20mg/kg，腹腔注射6d，赤芍总苷20mg/kg可降低血瘀证大鼠血小板的聚集率、红细胞聚集能力，增强红细胞变形能力，延长凝血酶原及凝血酶时间，降低全血黏度、血浆黏度[4-8]；赤芍总苷10mg/kg可降低红细胞聚集能力，对红细胞变形能力有一定的增强作用，可延长凝血酶时间和活化部分凝血酶时间；赤芍总苷5mg/kg可延长凝血酶时间[9]。

**5. 改善肾功能**　赤芍注射液腹腔注射30g/kg，连续8周，能降低正常大鼠血尿素氮、24h尿蛋白及肾重/体质量，增加内生肌酐清除率，同时下调肾组织TNF-$\mu$、MCP-1、ICAM-1 mRNA及ED-1表达[10]。

**6. 保肝**　赤芍浓缩液10、20g/kg灌胃7周，能降低正常大鼠血清ALT、AST及肝匀浆FFA、TG、MDA[11]。赤芍水煎剂1g/100g灌胃11周，能降低正常大鼠血清ALT、HA、IVC、PCⅢ、LN水平，具有抗肝纤维化作用[12]。

**7. 抗溃疡**　赤芍总苷600、300、100mg/kg灌胃给药7d，能降低幽门结扎型胃溃疡模型大鼠胃液量、总酸度及胃蛋白酶活性，增加血清中NO含量和SOD活性，降低MDA含量[13]。

**8. 防止急性肺损伤**　赤芍注射液30mg/(kg·2h)股静脉泵入，具有保护内毒素性肺损伤作用，并能降低大鼠肺组织iNOS，升高eNOS，降低MDA和血清NO含量[14]。

**9. 抗肿瘤**　赤芍总苷240、120mg/kg，灌胃给药7d，能抑制HepA肝癌小鼠肿瘤的生长，肿瘤细胞凋亡指数增加，抑制肿瘤细胞G0/G1期比例，向S期细胞转化，凋亡率增高；下调肿瘤细胞中Bcl-2蛋白的表达，同时明显提高肿瘤细胞中Bax蛋白的表达[15]。

**【药性】** 苦，微寒。归肝经。

**【功能主治】** 清热凉血，散瘀止痛。用于热入营血，温毒发斑，吐血衄血，目赤肿痛，肝郁胁痛，经闭痛经，癥瘕腹痛，跌仆损伤，痈肿疮疡。

**【临床应用】**

**1. 临床常用**

(1) 温热病热入营血　本品苦寒，主入肝经，善走血分，能清肝火，除血分郁热，因而有凉血止血、散瘀消斑的功效。治温病热入营血，温毒发斑，或血分郁热，吐衄出血等，常配伍水牛角、生地黄、牡丹皮，如《备急千金要方》犀角地黄汤。

(2) 瘀血证　本品苦降，有较强活血化瘀作用，且长于散瘀止痛。治血瘀气滞，月经不行，小腹胀痛，常配伍当归、枳壳、延胡索等，如《太平圣惠方》当归散；若治瘀在膈下，癥积痞块，多配伍当归、桃仁、红花等，如《医林改错》膈下逐瘀汤；治跌打损伤，瘀血内阻，腹部胀痛，多配用当归、桃仁、青木香等，如《疡医大全》泽兰汤。

(3) 痈肿疮毒，目赤肿痛　本品味苦微寒，有清肝散瘀、消肿止痛的功效。治热毒壅盛，痈肿疮毒，常配伍银花、白芷、皂刺等，如《妇人良方》仙方活命饮；若治胃火炽盛，痈疡身热，多配伍石膏、升麻、甘草等，如《证治准绳》芍药汤；若治肝经风热，目赤肿痛，眵多羞明，可配用荆芥、薄荷、黄芩等，如《原机启微》芍药清肝散。

**2. 临床新用**　赤芍可用于治疗慢性湿疹[16]、膝骨性关节炎[17]。

**【成药例证】**

**1. 冠心丹芍片(《国家中成药标准汇编·内科心系分册》)**　药物组成：赤芍、丹参、红花、降香、川芎、刺五加。

功能主治：活血化瘀，通脉止痛。用于瘀血闭阻所致的胸痹，症见胸闷，胸痛，心悸，憋气等症，以及冠心病、心绞痛见上述症状者。

**2. 冠心静胶囊(《国家中成药标准汇编·内科心系分册》)**　药物组成：丹参、赤芍、川芎、红花、玉竹、三七、人参、苏合香、冰片。

功能主治：活血化瘀，益气通脉。用于气虚血瘀引起的胸痹，胸痛，气短心悸及冠心病见上述症状者。

**3. 乌金活血止痛胶囊(《国家中成药标准汇编·口腔肿瘤儿科分册》)**　药物组成：赤芍、倒提壶(制)、金荞麦、滑石粉。

功能主治：活血化瘀，通络止痛。用于气滞血瘀所致的腰腿痛，风湿关节痛，癌症疼痛。

**【用法用量】**　6～12g。

**【注意事项】**　不宜与藜芦同用。

**【贮藏】**　置通风干燥处。

**【参考文献】**
[1]马仁强，朱邦豪，陈健文，等.赤芍总苷注射液对大鼠局灶性脑缺血的保护作用和脑血流量的影响[J].中成药，2006，28(6)：835-838.

[2]孙英莲，王英军，徐荔新.赤芍总苷对大鼠急性心肌缺血的影响[J].中草药，2009，40(12)：1961-1962.

[3]朱慧民，祝彼得.赤芍对兔颈动脉球囊损伤后血管紧张素Ⅱ激活的影响[J].中药药理与临床，2003，19(2)：20-22.

[4] Piao X, Piao XL, Kim HY, *et al*. Antioxidative Activity of Geranium (Pelargonium inquinans Ait) and Its Active Component, 1, 2, 3, 4, 6-penta-O-galloyl-beta-D-glucose [J]. Phytother.Res., 2008, 22(4)：534-538.

[5] Ji MS, Piao XL, Jin YL, *et al*. Anticoagulant1,2,3,4,6-pentagalloyl-beta-D-glucopyranose Isolated from Geranium (Pelargonium inquinans Ait) [J].Arch Pharm Res, 2005, 28(9)：1037-1041.

[6] Liu JC, Hsu FL, Tsai JC, *et al*. Antihypertensive Effects of Tannins Isolated from Traditional Chinese Herbs as Non-specific Inhibitors of Angiontensin Converting Enzyme[J].Life Sci, 2003, 73(12)：1543-1555.

[7] Okubo T, Nagai F, Seto T, *et al*. the Inhibition of Phenylhydroquinone-Induced oxidative DNA Cleavage by Constituents of Moutan Cortex and Paeoniae Radix [J].Biol Pharm Bull, 2000, 23(2)：199-203.

[8] Satoh K, Nagai F, Ushiyama K, *et al*. Inhibition of $Na^+$, $K^+$-ATPase by 1, 2, 3, 4, 6-penta-*O*-galloyl-beta-D-glucose, A Major Constituent of Both Moutan Cortex and Paeoniae Radix [J].Biochem Pharmacol, 1997, 53(4)：611-614.

[9]王琳琳，丁安伟.赤芍总苷对大鼠血瘀证模型的影响[J].南京中医药大学学报，2011，27(6)：552-554.

[10]郑亚萍，康红钰.赤芍对糖尿病肾病大鼠肾脏 TNF-$\mu$、MCP-1、ICAM-1 表达及巨噬细胞浸润的影响[J].中国中医基础医学杂志，2013，19(6)：637-639.

[11]赵文霞，段荣章，李建国，等.赤芍防治大鼠非酒精性脂肪肝模型作用机制的实验研究[J].中医研究，2005，18(3)：13-16.

[12]李延昌，孙玉凤，冯志杰，等.赤芍抗肝纤维化的实验研究[J].中国中西医结合杂志，2003，23(10)：767-768.

[13]林彦君，章津铭，瞿燕，等.赤芍总苷对实验性大鼠胃溃疡模型的影响[J].中国实验方剂学杂志，2010，16(6)：215-217.

[14]陈畅，夏中元，王晓园，等.赤芍对大鼠内毒素性急性肺损伤时肺 iNOS 和 eNOS 表达的影响[J].武汉大学学报(医学版)，2005，26(1)：135-138.

[15]许惠玉，陈志伟，王继峰，等.赤芍总苷对 HepA 肝癌小鼠肿瘤细胞凋亡的影响[J].中草药，2007，37(9)：1364-1367.

[16]曹毅，王友力，陶茂灿，等.加味桃红四物汤治疗慢性湿疹临床研究[J].中华中医药杂志，2011，26(2)：253-255.

[17]朱兰妃，韩平，黄秀锦.桃红四物汤治疗膝骨性关节炎气滞血瘀证的临床研究[J].时珍国医国药，2013，24(11)：2702-2704.

(畅洪昇　李海娜　武汀　孙建宁)

## 110 赤石脂

Chishizhi

【异名】 赤符(《吴普本草》),红高岭(《增订伪药条辨》),赤石土(《中药形性经验鉴别法》),吃油脂(《中药志》),红土(《药材学》)。

【来源】 为硅酸盐类矿物多水高岭石族多水高岭石,主含含水硅酸铝[$Al_4(Si_4O_{10})(OH)_8 \cdot 4H_2O$]。

【产地】 主要为野生品。其道地产区为福建永春、德山,河南禹县、济源,江苏无锡,陕西延安,湖北孝感;安徽、山西亦产。

【采收加工】 采挖后,除去杂石。

【炮制】 **赤石脂** 除去杂质,打碎或研细粉。

**煅赤石脂** 取赤石脂细粉,用醋调匀,搓条,切段,干燥,照明煅法煅至红透。用时捣碎。

【性状特征】 为块状集合体,呈不规则的块状。粉红色、红色至紫红色,或有红白相间的花纹。质软,易碎,断面有的具蜡样光泽。吸水性强。具黏土气,味淡,嚼之无沙粒感。

【化学成分】 赤石脂的主要成分是水化硅酸铝,还含有相当多的氧化铁等物质。

【药理毒理】 **对凝血系统的作用** 赤石脂腹腔注射20g/kg,30min后能明显缩短小鼠凝血时间。赤石脂体外剂量23.8mg/ml时,对ADP诱导的兔血小板聚集有明显抑制作用,剂量增加1倍作用更强。赤石脂40g/kg灌胃,1h后尾静脉注射ADP,赤石脂能缩短小鼠自主活动恢复时间,说明赤石脂具有缓解ADP引起小鼠体内血栓形成的作用[1]。

【药性】 甘、酸、涩,温。归大肠、胃经。

【功能主治】 涩肠,止血,生肌敛疮。用于久泻久痢,大便出血,崩漏带下;外治疮疡不敛,湿疮脓水浸淫。

【临床应用】 **临床常用**

(1)下焦不固证 赤石脂具有收敛固涩功效,用于治疗泄泻滑脱、下痢不止、脱肛不收、崩漏下血、带下不止等(《本草纲目》)。

(2)疮疡 赤石脂敛疮,配龙骨、滑石、白及,可治痘后疮毒(《蕙怡堂经验方》)。

(3)湿疮 赤石脂治疗湿疮可单用,亦常配龙骨、血竭等用,如《外科精义》单用本品治诸疮多脓水,不敛口。亦常配伍龙骨、海螵蛸、白矾、炉甘石、石膏、寒水石等矿物类,具有燥湿收脓,生肌敛疮的功效(《生肌方》)。

【成药例证】

**1. 震灵丸(《卫生部药品标准中药成方制剂·第四册》)** 药物组成:赤石脂(醋煅)、禹余粮(醋煅)、朱砂、紫石英(醋煅)、赭石(醋煅)、乳香(制)、没药(制)、五灵脂(醋炒)。

功能主治:固涩冲任,止血定痛。用于崩漏,吐血,咳血,便血,尿血。

**2. 小儿止泻安颗粒(《卫生部药品标准中药成方制剂·第六册》)** 药物组成:赤石脂(煅)、肉豆蔻(煨)、伏龙肝、茯苓、陈皮、木香(煨)、砂仁。

功能主治:健脾和胃,利湿止泻。用于小儿消化不良腹泻,脾虚腹泻。

**3. 肠胃宁片(《中华人民共和国药典》2015年版)** 药物组成:党参、白术、黄芪、赤石脂、干姜(炭)、木香、砂仁、补骨脂、葛根、防风、白芍、延胡索、当归、儿茶、罂粟壳、炙甘草。

功能主治:健脾益肾,温中止痛,涩肠止泻。用于脾肾阳虚所致的泄泻,症见大便不调、五更泄泻、时带黏液,伴腹胀腹痛、胃脘不舒、小腹坠胀;慢性结肠炎、溃疡性结肠炎、肠功能紊乱见上述证候者。

【用法用量】 9~12g,先煎。外用适量,研末敷患处。

【注意事项】 不宜与肉桂同用。

【贮藏】 置干燥处,防潮。

【参考文献】 [1]禹志领,窦昌贵,刘保林,等.赤石脂对凝血系统作用的初步研究[J].中药药理与临床,1992,8(4):23-25.

(畅洪昇 李海娜 武汀 孙建宁)

## 111 赤小豆

Chixiaodou

【异名】 赤豆(《日华子本草》),红豆(《本草纲目》),红小豆(《本草原始》),猪肚赤(《本经逢原》),杜赤豆(《本草便读》),小红绿豆(《陆川本草》),金红小豆、朱小豆(《药材学》),朱赤豆(《中药材手册》)。

【来源】 为豆科植物赤小豆 *Vigna umbellata* Ohwi et Ohashi 或赤豆 *Vigna angularis* Ohwi et Ohashi 的干燥成熟种子。

【产地】 主要为栽培品。主产于广东、广西、江西。

【采收加工】 秋季果实成熟而未开裂时拔取全株，晒干，打下种子，除去杂质，再晒干。

【性状特征】 **赤小豆** 呈长圆形而稍扁，长5～8mm，直径3～5mm。表面紫红色，无光泽或微有光泽；一侧有线形突起的种脐，偏向一侧，白色，约为全长2/3，中间凹陷成纵沟，另侧有1条不明显的棱脊。质硬，不易破碎。2个子叶，乳白色，气微，味微甘。

**赤豆** 呈短圆柱形，两端较平截或钝圆，直径4～6mm，表面暗棕红色，有光泽，种脐不突起。

【化学成分】 赤小豆的主要成分是三萜皂苷，还含有糖类、鞣质、黄酮、蛋白质及微量元素等。赤小豆的皂苷为其主要药理活性成分。

【药理毒理】

**1. 利尿** 药量为30、15g/kg赤小豆三氯甲烷及正丁醇萃取部位灌胃给予小鼠7d，能明显增加盐水负荷模型小鼠的尿量，且三氯甲烷萃取部位具有更高效利尿作用[1]。

**2. 抗氧化** 40、80、120ng剂量的赤豆总黄酮提取物，对Fe导致的大鼠原代肝细胞氧化损伤具有保护作用，抗氧化作用大于芹菜素[2]。

**3. 雌激素样作用** 10～200μg/ml赤豆提取物能明显诱导MCF-7细胞孕激素受体（PR）基因mRNA和蛋白的表达，10～200μg/ml赤豆黄酮提取物能显著促进MCF-7细胞的增殖，100μg/ml时作用达到最大，以上作用均能被雌激素受体拮抗剂所完全拮抗[3]。

**4. 避孕** 赤小豆中提纯的胰蛋白酶抑制剂，剂量在2mg/ml以上时体外能显著抑制人体精子，该抑制剂对人体精子顶体粒蛋白亦有较强的抑制作用[4]。

**5. 致早产** 100%赤小豆水煎剂以15ml/次，每日4次的剂量，灌胃孕兔服用直至产仔，可明显缩短孕兔的孕、产程时间[5]。

【药性】 甘、酸，平。归心、小肠经。

【功能主治】 利水消肿，解毒排脓。用于水肿胀满，脚气浮肿，黄疸尿赤，风湿热痹，痈肿疮毒，肠痈腹痛。

【临床应用】 临床常用

（1）水肿，小便不利　本品甘酸偏凉，性善下降。具有益胃健脾，清热燥湿、利水道，使水湿和湿热从小便出而消肿，止渴、止泻、退黄的功效。配赤茯苓入血分，清理下焦湿毒作用强，用于湿热蕴结小便不利，尿血，下肢浮肿。配连翘，泻心火，具有清上焦诸热，解热散结的功效，用于湿热内蕴之黄疸，湿热下注之淋证，妇科盆腔急性炎症发作和产后高烧。

（2）痈肿　本品入血能降火行血解热毒、排脓。《本草经疏》："主下水，排痈肿脓血"。可用治疗痄腮，乳痈，肠痈，丹毒，烂疮等。

【用法用量】 9～30g。外用适量，研末调敷。

【成药例证】

**1. 琥珀消石颗粒（《卫生部药品标准中药成方制剂·第十八册》）** 药物组成：赤小豆、当归、琥珀、海金沙、金钱草、鸡内金、蒲黄、牛膝。

功能主治：清热利湿，通淋消石。用于石淋，血淋，也可用于泌尿系统结石属湿热瘀结证者。

**2. 肾炎解热片（《中华人民共和国药典》2015年版）** 药物组成：白茅根、连翘、荆芥、炒苦杏仁、陈皮、大腹皮、盐泽泻、茯苓、桂枝、车前子（炒）、赤小豆、石膏、蒲公英、蝉蜕。

功能主治：疏风解热，宣肺利水。用于风热犯肺所致的水肿，症见发热恶寒、头面浮肿、咽喉干痛、肢体酸痛、小便短赤、舌苔薄黄、脉浮数；急性肾炎见上述证候者。

【贮藏】 置干燥处，防蛀。

【参考文献】
[1]闫婕，卫莹芳，钟熊，等.赤小豆对小鼠利尿作用有效部位的筛选[J].四川中医，2010，28(6)：53-55.

[2]李波，赵青威，Nadine Weber，等.赤豆荚果总黄酮提取物对原代培养大鼠肝细胞氧化损伤的保护作用[J].营养学报，2005，27(5)：397-399.

[3]张幸国，赵青威.赤豆的雌激素样作用及其对人类乳腺癌MCF-7细胞孕激素受体水平的影响[J].中国中药杂志，2006，1(5)：1261-1265.

[4]杨同成，李田土，胡铃男.赤小豆胰蛋白酶抑制剂对人体精子体外抑制作用及其作用机理的初步探讨[J].福建师范大学学报(自然科学版)，1989，5(3)：76-79.

[5]王学俊,狄丽霞,赵金花.赤小豆致早产的实验研究及前瞻性应用[J].实用医技,2000,7(9):671-673.

(方芳　裴文慧　武汀　孙建宁)

## 112　茺蔚子

Chongweizi

**【异名】**　益母草子、苦草子、小胡麻(《江苏药材志》),野黄麻、六角天麻(《浙江民间常用草药》)、茺玉子(《河北药材》)。

**【来源】**　为唇形科植物益母草 *Leonurus japonicus* Houtt.的干燥成熟果实。

**【产地】**　主要为栽培品。全国各地均可栽培,其道地产区为安徽蚌阜、六安、芜湖,亦主产于江苏南京、镇江、苏州,浙江义乌、奉化、嵊州,四川通江、邛崃、大邑,河南嵩县、栾川、洛宁、汝阳、许昌等地。

**【采收加工】**　秋季果实成熟时采割地上部分,晒干,打下果实,除去杂质。

**【炮制】**　**茺蔚子**　取原药材,除去杂质,洗净,干燥。

**炒茺蔚子**　取净茺蔚子,照清炒法炒至有爆声。

**【性状特征】**　**茺蔚子**　呈三棱形,长2～3mm,宽约1.5mm。表面灰棕色至灰褐色,有深色斑点,一端稍宽,平截状,另一端渐窄而钝尖。果皮薄,子叶类白色,富油性。气微,味苦。

**炒茺蔚子**　表面色泽加深,内部黄色,质脆,具有香气,表面微鼓起。

**【化学成分】**　茺蔚子的主要成分是生物碱,还有黄酮类、脂肪酸、二萜类、挥发性成分、氨基酸及矿物质等。茺蔚子的生物碱为其主要药理活性成分。《中华人民共和国药典》2015年版规定,本品药材按干燥品计算,含盐酸水苏碱($C_7H_{13}NO_2 \cdot HCl$)不得少于0.050%。

**【药理毒理】**

**1. 兴奋子宫平滑肌**　茺蔚子总碱(26～104μg/ml)显著提高离体子宫张力,收缩力增加,频率加快,但高浓度(10μg/ml)的茺蔚子总碱对离体小鼠子宫的兴奋作用减弱[1]。

**2. 降血压**　茺蔚子水溶性成分(0.54g生药/kg)灌胃大鼠10d,显著降低正常大鼠舒张压和收缩压。茺蔚子所含生物碱类为其降压活性的有效成分之一[2]。

**3. 降血脂**　茺蔚子黄酮(100、200、400mg/kg)连续灌胃21d,能显著降低高脂血症模型小鼠的LDL、TG水平,显著升高其HDL含量,增加模型小鼠LDL受体活性促进胆固醇的清除[3]。

**4. 抗氧化**　60mg的茺蔚子油脂提取物添加于50g花生油中,可显著降低第3、6、9、12、15、18d的过氧化值(POV)[4]。DPPH·法测定茺蔚子75%提取液体外抗氧化活性,其半数有效浓度 $EC_{50}$ 1.28g/L,有显著体外抗氧化活性[5]。

**【药性】**　辛、苦,微寒。归心包、肝经。

**【功能主治】**　活血调经,清肝明目。用于月经不调,经闭痛经,目赤翳障,头晕胀痛。

**【临床应用】**　**临床常用**

(1)肝热目疾　茺蔚子凉入肝经,辛以疏风,既可宣散风热,又可清解肝热,宜于肝经风热,或肝热上攻,目赤翳障之症。治"风热入眼,鹘眼凝睛外障,初起痒痛泪出,目珠艰难回转,渐不辨人物"之症,常与大黄、黄芩、玄参、桂心、芒硝同用,如《秘传眼科龙木论》泻肝汤;治"风邪热毒上攻,视如轻烟薄雾,将变内障"之症,常与黄芩、玄参、大黄、车前子、细辛同用,如《圣济总录》洗肝汤;治"目内障,小眦清白翳,大眦微显白翳,寒热便秘,头痛"之症,常与羌活、寒水石、防己、附子、知母、牡丹皮同用,如《兰室秘藏》羌活退翳丸。

(2)阴虚翳障　茺蔚子除可治疗实热目疾,又有甘凉养阴之性,故能用于肝肾阴虚,积热扰睛,致生翳障之症。治"肝肾阴虚伏热,瞳神内生白翳",常与玄参、知母、车前子、桔梗同用,如《眼科金镜》还阴退翳丸;治"肝虚积热,眼目肿痛,羞明多泪,目涩难开,久生翳膜,视物昏暗",常与菟丝子、生地、青葙子、泽泻同用,如《医宗金鉴》青葙丸。

(3)胎前产后诸疾　茺蔚子辛入肝经,活血消瘀,味甘并可补血,宜于血虚血瘀并见之症。女子以肝为先天,本品善调肝血,尤为胎前产后诸疾常用之品,治疗多种胎产病,由茺蔚子、益母草叶组成,制成蜜丸或熬膏,以不同药汤送服,如《经效产宝》济阴返魂汤。

**【用法用量】**　5～10g。

【成药例证】

**1. 痛经丸(《中华人民共和国药典》2015 年版)** 药物组成:当归、白芍、川芎、熟地黄、香附(醋制)、木香、青皮、山楂(炭)、延胡索、炮姜、肉桂、丹参、茺蔚子、红花、益母草、五灵脂(醋炒)。

功能主治:温经活血,调经止痛。用于下焦寒凝血瘀所致的痛经、月经不调,症见经行错后、经量少有血块、行经小腹冷痛、喜暖。

**2. 高血压速降丸(《卫生部药品标准中药成方制剂·第十九册》)** 药物组成:茺蔚子、琥珀、蒺藜(盐炙)、乌梢蛇(酒炙)、天竺黄、阿胶、菊花、法半夏、夏枯草、大黄(酒炒)、白芍、赤芍、白薇、当归、牛膝、僵蚕(麸炒)、远志(甘草水炙)、桂枝、玄参、龙胆、石膏、玳瑁、勾藤、九节菖蒲、化橘红、西红花、茯神、麦冬、地黄、黄芩、川芎(酒炙)、枳实(炒)、天麻、蒲黄、沉香、黄柏、柴胡、连翘、桑叶、地龙、芦荟、全蝎、黄连、降香、牡丹皮、甘草(蜜炙)、羚羊角、朱砂。

功能主治:清热息风,平肝降逆。用于虚火上升引起:目眩头晕,脑中胀痛,颈项强直,颜面红赤,烦躁不宁,言语不清,头重脚轻,行步不稳,知觉减退。

【注意事项】

1. 肝血不足,瞳孔散大及孕妇忌服。

2. 服食大量的茺蔚子后可发生中毒。据 25 例报告,一般服食 20～30g 后即可于 4～10h 发病;但亦有人在 10d 内连续服至 500g 而始发病的。临床中毒症状为突然全身无力,下肢不能活动呈瘫痪状态,但神志、言语清楚,苔脉多正常[6]。

【贮藏】 置通风干燥处。

【参考文献】 [1]潘思源,常英,魏路雪.茺蔚子总碱和水苏碱收缩离体小鼠子宫的比较[J].中草药,1998,29(10):687-689.

[2]高文义,李银清,蔡广知.茺蔚子降血压活性成分筛选的实验研究[J].长春中医药大学学报,2008,24(2):142-144.

[3]宋宇,孙立伟,申野.茺蔚子黄酮对高脂血症小鼠血脂的影响[J].中国老年学杂志,2011,31(12):4616-4618.

[4]宋宇,孙立伟,姜锐,等.茺蔚子油脂提取条件优化及其抗氧化的作用[J].中国老年学杂志,2010,2(4):3741-3742.

[5]王灿,李寒冰,齐向云.益母草与茺蔚子体外抗氧化活性比较[J].中国实验方剂学杂志,2013,19(12):179-181.

[6]江一平,王天如.服食茺蔚子粉发生中毒报导[J].中医杂志,1964(03):15.

(方芳 裴文慧 武汀 孙建宁)

## 113 虫白蜡

Chongbaila

【异名】 虫蜡(《本草求真》),木蜡(《新本草纲目》),蜡膏(《四川中药志》),树蜡(《中国药学大辞典》)。

【来源】 为介壳虫科昆虫白蜡虫 *Ericerus pela* (Chavannes) Guerin 的雄虫群栖于木犀科植物白蜡树 *Fraxinus chinensis* Roxb.、女贞 *Ligustrum lucidum* Ait.或女贞属其他种植物枝干上所分泌的蜡,经精制而成。

【产地】 主要为野生品。虫白蜡的道地产区为四川峨眉山市、洪雅、乐山。亦主产于贵州、云南、重庆、陕西、山东、江苏、浙江、福建、河南、湖北、湖南、广东、广西、西藏等地。四川、贵州、云南、湖南、陕西、广东等地均适宜挂虫(养虫种),以四川昭觉、美姑、西昌、喜德,湖南芷江,陕西汉中等为最适宜。

【采收加工】 8～9 月间采蜡。清晨用刀将包有蜡质的树枝切下,名曰蜡花,放入沸水锅中煮之,使蜡质熔化而浮于水面,冷后凝结成块。取出,再加水加热熔化,过滤后凝固即成。

【炮制】 取原药材,用时擦去灰尘,刮成粉末。

【性状特征】 本品呈块状,白色或类白色。表面平滑,或稍有皱纹,具光泽。体轻,质硬而稍脆,搓捻则粉碎。断面呈条状或颗粒状。气微,味淡。

【化学成分】 虫白蜡的主要成分是大分子量的酯类,醇类,酸类。虫白蜡的脂肪族一价酸的酯类混合物为其主要药理活性成分。

【药性】 甘、淡、涩,温。归肝经。

【功能主治】 止血,生肌,定痛。用于金疮出血,尿血、下血,疮疡久溃不敛,下疳。

【临床应用】 临床常用

(1) 皮肤病 本品具有润泽肌肤,敛疮生肌等作用,在治疗皮肤干燥,皴裂,溃烂等见症的皮肤病软膏中,常既作赋形剂,又作治疗剂。治癣,与白蜡、黄蜡、紫草、牛乳酥、当归同用,如《疡科遗编》泽肌膏;治梅毒,与猪脂油、樟脑、冰片末、红粉同用,如《医宗金鉴》莹珠膏;治手脚皴裂,与猪脂油、白芷、丁香、猪牙膏配伍,如《外科大成》不龟手膏；治秃发，与生地黄、附子、山椒同用，如《续名家选方》生发膏。

（2）疮疡，烧烫伤　虫白蜡治疮疡，除用作赋形剂外，主要以敛疮生肌，外用内服都有效。治暑疖，溃烂流水，与滑石、轻粉、冰片、甘草同用，用以清热祛湿，化腐生肌，如《疡科遗编》五宝散；治烧烫伤皮肉破损溃烂，可用以敛疮生肌，止痛，与罂粟花、轻粉、麻油同用，如《外科正宗》罂粟膏。

（3）跌打损伤　虫白蜡有良好的止血生肌之效，又能疗伤定痛，单用本品，可治跌打损伤所致出血，肿痛，皮肉破损，如《虫类药的应用》。

（4）内科疾病　本品内服，除能收敛止血外，还能止咳止泻，适用于多种出血症及久咳，泻痢。治出血症，以本品入鲫鱼腹中煮食，如《本经逢原》治肠红；治慢性久咳，痰量不多，甚或痰中带血者，可口服本品，如《虫类药的应用》。

**【成药例证】　拔毒生肌散（《国家中成药标准汇编·外科妇科分册》）**

药物组成：黄丹、红粉、轻粉、龙骨、炉甘石、煅石膏、冰片、虫白蜡。

功能主治：拔毒生肌。用于热毒内蕴所致的溃疡，症见疮面脓液稠厚，腐肉未脱，久不生肌。

**【贮藏】**　密闭，置阴凉处。

（方芳　狄亚琪　武汀　孙建宁）

## 114　重楼

Chonglou

**【异名】**　蚤休《神农本草经》、草甘遂（《新修本草》）、重台根（《日华子本草》）、金线重楼（《扁鹊心书》）、草河车（《本经逢原》）、七叶一枝花（《植物名实图考》）、灯台七、铁灯台、枝花头、海螺七、螺丝七等。

**【来源】**　为百合科植物云南重楼 *Paris polyphylla* Smith var. *yunnanensis* (Franch.) Hand.-Mazz.或七叶一枝花 *Paris polyphylla* Smith var. *chinensis* (Franch.) Hara 的干燥根茎。

**【产地】**　主要为野生品，栽培品亦有。我国黄河以南省区均产。以云南、四川、广西、陕西、江西产量大，质优。建于云南省丽江市玉龙县鲁甸乡拉美荣村的滇重楼GAP种植基地已通过原国家食品药品监督管理总局验收。

**【采收加工】**　一般于栽培3～5年后可以进行采收。秋末在大约90%重楼倒苗后，可选晴天进行采收。重楼全年均可采挖，但以秋季叶片枯黄后采挖者根茎粗壮，粉性大，质量好。春季采挖者水分含量高，粉性小，药材干瘪，质量差。秋季茎叶刚枯萎时采挖。挖取后，去掉残茎和泥土，晒干，搓去须根后再晒干即可。

**【炮制】**　除去杂质，洗净，润透，切薄片，晒干。

**【性状特征】**　呈结节状扁圆柱形，略弯曲，长5～12cm，直径1.0～4.5cm。表面黄棕色或灰棕色，外皮脱落处呈白色；密具层状突起的粗环纹，一面结节明显，结节上具椭圆形凹陷茎痕，另一面有疏生的须根或疣状须根痕。顶端具鳞叶和茎的残基。质坚实，断面平坦，白色至浅棕色，粉性或角质。气微，味微苦、麻。以粗壮、质坚实、断面色白、粉性足、无泥沙者为佳。

**【化学成分】**　重楼的主要成分是甾体皂苷，还含有有机酸和生物碱等。重楼的甾体皂苷是其主要药理活性成分。《中华人民共和国药典》2015年版规定，本品药材按干燥品计算，含重楼皂苷Ⅰ（$C_{44}H_{70}O_{16}$）、重楼皂苷Ⅱ（$C_{51}H_{82}O_{20}$）、重楼皂苷Ⅵ（$C_{39}H_{62}O_{13}$）和重楼皂苷Ⅶ（$C_{51}H_{82}O_{21}$）的总量不得少于0.60%。

**【药理毒理】**

**1. 止血**　重楼甾体总皂苷300、150、75mg/kg连续灌胃给药7次，能够增强ADP诱导的大鼠血小板聚集，且这一作用能被肾上腺素、蛋白酪氨酸磷酸酶抑制剂过钒酸钠增强[1]。重楼皂苷C 100mg/kg灌胃给药1次，能显著缩短小鼠凝血时间，降低小鼠腹毛细血管通透性；17μg能缩短大鼠体外血浆复钙时间[2]。

**2. 镇静、止痛**　重楼皂苷以300mg/kg剂量灌胃急性吗啡耐受大鼠1次，对吗啡致海马ACTH和β-EP回降过程有抑制作用，并能增强吗啡对大鼠痛阈的提高作用[3]。

**3. 杀虫**　20、40mg/L重楼皂苷液接触血吸虫尾蚴，5min和15min尾蚴死亡率均为100%；重楼皂苷油膏涂抹去毛血吸虫尾蚴人工感染小鼠，5mg/L的防护率为61.32%，20mg/L的防护率为100%[4]。

**4. 抑制新生血管生长**　5μl重楼皂苷Ⅰ和重楼皂苷Ⅱ（浓度为0.4mg/ml）给药一次，可使鸡胚尿囊膜的小血管明显减少，颜色呈灰暗，说明这两个化合物具有抑制新生血管生长的作用[5]。

**【药性】**　苦，微寒；有小毒。归肝经。

**【功能主治】**　清热解毒，消肿止痛，凉肝定惊。用于疔疮痈肿，咽喉肿痛，蛇虫咬伤，跌仆伤痛，惊风抽搐。

**【临床应用】　临床常用**

（1）痈肿疔疮，毒蛇咬伤，咽喉肿痛　重楼苦寒能清热解毒，消肿止痛，尤宜于热毒壅盛的痈肿疮毒，可单用为末，醋调外敷，亦可配伍其他清热解毒消痈之品，常与黄连、赤芍、金银花等同用；若用治咽喉肿痛，常与解毒利咽之品同用，如牛蒡子、连翘、板蓝根等；若治瘰疬痰核，可配伍软坚散结之品，常与夏枯草、牡蛎、浙贝母等同用；治疗毒蛇咬伤，红肿疼痛，单用本品煎煮或研末冲服，另用其鲜根捣烂外敷患处，也常与半边莲等解毒消肿药配伍使用。

（2）小儿高热惊风　重楼苦寒入肝，用于小儿肝热惊风，四肢抽搐，有凉肝泻火以息风止痉之效。需与其他清热息风药配伍以增强疗效，可与钩藤、蝉蜕等药同用。

**2. 临床新用**　重楼可用于治疗小儿急性支气管炎[6]、衣原体女性生殖道感染[7]。

**【用法用量】**　3～9g。外用适量，研末调敷。

**【成药例证】**

**1. 宫血宁胶囊（《中华人民共和国药典》2015年版）**　药物组成：重楼。

功能主治：凉血止血，清热除湿，化瘀止痛。用于崩漏下血，月经过多，产后或流产后宫缩不良出血及子宫功能性出血属血热妄行证者，以及慢性盆腔炎之湿热瘀结所致的少腹痛、腰骶痛、带下增多。

**2. 热毒清片（《卫生部药品标准中药成方制剂·第十八册》）**　药物组成：重楼、南板蓝根、冰片、蒲公英、甘草。

功能主治：清热解毒，消肿散结。用于热毒内盛所致的腮腺炎、扁桃腺炎、喉头炎、上呼吸道感染等症。

**3. 红卫蛇药片（《卫生部药品标准中药成方制剂·第十四册》）**　药物组成：黄药子、重楼、八角莲、雄黄。

功能主治：清热解毒，消肿止痛，凉血散瘀。用于蝮蛇、五步蛇、竹叶青蛇、眼镜蛇、银环蛇等毒蛇及毒虫咬伤。

**4. 百宝丹（《卫生部药品标准中药成方制剂·第十七册》）**　药物组成：金铁锁、重楼、生草乌、三七。

功能主治：散瘀消肿，止血止痛。用于刀枪伤，跌打损伤，月经不调，经痛经闭，慢性胃痛及关节疼痛。

**5. 喉舒口含片（《卫生部药品标准中药成方制剂·第二十册》）**　药物组成：余甘子粉、重楼、薄荷脑、冰片。

功能主治：清热解毒，润肺利咽。用于咽喉肿痛，咽痒，咽干咳等症。

**【贮藏】**　置阴凉干燥处，防蛀。

**【参考文献】**
[1]付亚莉，赵振虎，善亚君，等.重楼甾体总皂苷对血小板聚集的直接诱导作用及初步机制研究[J].军事医学科学院院刊，2007，31(5)：416-419.

[2]罗刚，吴廷楷，周永禄等.重楼皂苷C止血作用的初步研究[J].中药药理与临床，1998，4(2)：37-39.

[3]王建，黎海蒂，徐建伟，等.重楼皂苷对急性吗啡耐受大鼠痛反应及海马ACTH和β-EP含量的影响[J].第三军医大学学报，2000，22(12)：1142-1144.

[4]黄文通，高珊，谈佩萍，等.重楼皂苷杀灭血吸虫尾蚴及防护效果的研究[J].实用预防医学，1999，6(2)：90-91.

[5]毕葳，沈施，王鹏龙，等.重楼中几个甾体皂苷类成分对鸡胚绒毛尿囊膜血管生成的影响[J].中成药，2012，34(8)：1536-1539.

[6]靳增娥，张香菊，房立军.蚤休当归汤治疗小儿急性支气管炎的临床观察[J].中国实验方剂学杂志，1998，4(2)：45-46.

[7]叶燕萍，胡琳，游蔓球.中药蚤休治疗衣原体女性生殖道感染的研究[J].中国医药学报，2001，16(5)：16-21.

（刘露丝　谢欣　彭成　敖慧）

## 115　臭灵丹草

Choulingdancao

**【异名】**　鹿耳林、大黑药、归经草（《滇南本草》）。

**【来源】**　为菊科植物翼齿六棱菊 *Laggera pterodonta*（DC.）Benth.的干燥地上部分。

【产地】 主要为野生品。主产于华北、西北及辽宁、山东、江苏、安徽、河南、湖北、四川。

【采收加工】 秋季茎叶茂盛时采割，干燥。

【性状特征】 长50～150cm，全体密被淡黄色腺毛和柔毛。茎圆柱形，具4～6纵翅，翅缘锯齿状，易折断。叶互生，有短柄；叶片椭圆形，暗绿色，先端短尖或渐尖，基部楔形，下延成翅，边缘有锯齿。头状花序着生于枝端。气特异，味苦。

【化学成分】 臭灵丹草的主要成分是桉烷型倍半萜，还含有黄酮类化合物、苷类、少量单萜、三萜、香豆素类、醇类化合物。臭灵丹草的黄酮类是其主要药理活性成分。《中华人民共和国药典》2015年版规定，本品药材按干燥品计算，含洋艾素($C_{20}H_{20}O_8$)不得少于0.10%。

【药理毒理】

**1. 抗炎** 臭灵丹草总黄酮类化合物(100mg/kg)灌胃7d，能有效抑制角叉莱胶诱发胸膜炎模型大鼠的炎症分泌物和白血球的转移，减少溶菌酶和丙二醛的血清水平，增加血清中超氧化物岐化酶的活性，降低胸膜炎分泌物中的蛋白质、一氧化氮和前列腺素$E_2$的含量[1]。

**2. 镇痛** 200～400mg/kg臭灵丹水提取物腹腔注射醋酸扭体法致痛模型小鼠，可显著减少小鼠扭体次数；相同给药量皮下注射福尔马林致痛模型小鼠，可显著减少小鼠舔体行为[2]。

【药性】 苦、辛，寒；有毒。归肺经。

【功能主治】 清热解毒，止咳祛痰。用于风热感冒，咽喉肿痛，肺热咳嗽。

【临床应用】 **临床常用**

(1) 风热感冒　臭灵丹草味苦，性寒，擅清热解毒，可治疗外感风热之邪所致发热，咽喉肿痛，头痛，口干等症。

(2) 肺热咳嗽　臭灵丹草主入肺经，功擅止咳祛痰，可治疗风热毒邪所致咳嗽，痰黄稠，咯痰不爽，口干，咽痛，鼻流黄涕，发热，汗出，头痛等症。

【用法用量】 9～15g。

【成药例证】 **灵丹草合剂(《国家中成药标准汇编·内科肺系(一)分册》)**

药物组成：臭灵丹草。

功能主治：清热疏风，解毒利咽，止咳祛痰。用于风热邪毒，咽喉肿痛，肺热咳嗽；急性咽炎、扁桃体炎、上呼吸道感染见上述证候者。

【注意事项】 孕妇忌服。

【贮藏】 置阴凉干燥处。

【参考文献】 [1]曹长姝，沈伟哉，李药兰，等.中药臭灵丹中3,5-二羟基-6,7,3′,4′-四甲氧基黄酮对人鼻咽癌CNE细胞凋亡的影响及机制[J].生物化学与生物物理进展，2011，10(3)：254-261.

[2]赵永娜，Reanmongkol Wantana，Bouking Pisit，等.臭灵丹水提取物的急性毒性及镇痛作用的实验研究(英文)[J].天然产物研究与开发，2005，10(4)：457-459.

(方芳　狄亚琪　武汀　孙建宁)

## 116 楮实子

Chushizi

【异名】 榖实、榖子(《千金方》)，楮桃(《濒湖集简方》)，角树子、野杨梅子(《江苏植药志》)，构泡(《重庆草药》)，榖木子、榖树子、榖树卵子(《上海常用中草药》)。

【来源】 为桑科植物构树 *Broussonetia papyrifera* (L.) Vent.的干燥成熟果实。

【产地】 主要为野生品，栽培品亦有。全国大部分地区都有分布，主产于河南、湖北、湖南、山西、甘肃、浙江、福建。安徽、四川、云南、贵州、山东、江苏、江西、陕西、广西亦产。

【采收加工】 秋季果实成熟呈红色时采收，洗净，晒干，除去灰白色膜状宿萼和杂质。

【炮制】 除去杂质和灰屑。

【性状特征】 略呈球形或卵圆形，稍扁，直径约1.5mm。表面红棕色，有网状皱纹或颗粒状突起，一侧有棱，一侧有凹沟，有的具果梗。质硬而脆，易压碎。胚乳类白色，富油性。气微，味淡。

【化学成分】 楮实子的主要化学成分是脂肪油，还含有微量元素、氨基酸、生物碱、色素等。楮实子的脂肪油为其主要药理活性成分。

【药理毒理】

**1. 抗氧化** 楮实子油12.0、6.0、3.0ml/kg灌胃40d，能明显提高D-半乳糖诱导的衰老模型小鼠的SOD、GSH-Px活性；降低衰老模型小鼠NO、MDA值[1]。终浓度为20、40、80、160mg/L楮实子红色素能显著清除 NADH-PMS-NBT 系统产生的超氧阴离子及 $H_2O_2$ 系统产生的羟基自由基，降低 $H_2O_2$ 诱导的小鼠红细胞溶血速率，降低组织匀浆自氧化终产物 MDA 增加速度，使 Vit-$Fe^{2+}$ 系统引起的线粒体在 520nm 的吸光度降低速度减慢[2]。

**2. 增强免疫**　160、80、40mg/kg 的楮实子油灌胃 7d，显著提高小鼠环磷酰胺和放血致血虚模型小鼠的 WBC、RBC、Hb、PLT 值[3]。

**3. 抗肿瘤**　50、100μg/L 楮实子中提取总生物碱对 HeLa、BEL27402、A375、SMM1990、Saos22 细胞株抑制作用较明显[4]。

**【药性】**　甘，寒。归肝、肾经。

**【功能主治】**　补肾清肝，明目，利尿。用于肝肾不足，腰膝酸软，虚劳骨蒸，头晕目昏，目生翳膜，水肿胀满。

**【临床应用】　临床常用**

(1) 腰膝酸软，虚劳骨蒸，头晕目眩　本品甘寒养阴，善补肝肾之阴。用于肝肾不足的腰膝酸软、虚劳骨蒸、盗汗遗精、头晕目眩等症，常与枸杞子、黑豆同用，如《本草汇言》。

(2) 目翳昏花　本品寒能清热，清肝明目。治肝经有热，目生翳障之症，以楮实子单味研末，蜜汤调下，如《仁斋直指方》楮实散。治风热上攻，目翳流泪，泪目昏花，常与荆芥穗、地骨皮同用，炼蜜丸，米汤调服。

(3) 水肿胀满　本品入肾经，补肾阴，助生肾气，治气化不利所致水液停滞之鼓胀、小便不利等症，常与丁香、茯苓同用，如《素问病机气宜保命集》楮实丸。

**【用法用量】**　6～12g。

**【成药例证】**

**1. 退龄颗粒(《卫生部药品标准中药成方制剂·第十七册》)**　药物组成：制何首乌、枸杞子、黑芝麻、桑椹、菟丝子、楮实子、黄精、山楂、三七、菊花。

功能主治：滋补肝肾，生精益血。用于肝肾亏损，精血不足所致的神疲体倦，失眠健忘，腰膝酸软。

**2. 还少胶囊(《卫生部药品标准中药成方制剂·第十七册》)**　药物组成：熟地黄、山药、枸杞子、山茱萸、五味子、牛膝、楮实子、杜仲、巴戟天、小茴香、肉苁蓉、远志、石菖蒲、茯苓、大枣。

功能主治：温肾补脾，养血益精。用于脾肾两虚，精血亏耗所致的腰膝酸痛，阳痿，遗精，耳鸣，目眩，肌体瘦弱，食欲减退，牙根酸痛。

**3. 拨云退翳丸(《中华人民共和国药典》2015 年版)**　药物组成：蝉蜕、蛇蜕、木贼、密蒙花、蒺藜、菊花、荆芥穗、蔓荆子、薄荷、黄连、地骨皮、楮实子、天花粉、当归、川芎、花椒、甘草。

功能主治：散风清热，退翳明目。用于风热上扰所致的目翳外障、视物不清、隐痛流泪。

**【贮藏】**　置干燥处，防蛀。

**【参考文献】**
[1]杨金枝，尹皎琳，任汉阳，等.楮实子油对亚急性衰老模型小鼠脑组织抗氧化作用的实验研究[J].四川中医，2008,26(9):16-17.

[2]庞素秋，王国权，秦路平，等.楮实子红色素体外抗氧化作用研究[J].中药材，2006,29(3):262-265.

[3]杨金枝，崔晓鸽.楮实子油对血虚模型小鼠的实验研究[J].四川中医，2010,28(8):57-58.

[4]庞素秋，王国权，黄宝康，等.楮实子生物碱的细胞毒作用研究[J].中药材，2007,30(7):826-828.

(方芳　狄亚琪　武汀　孙建宁)

## 117　川贝母

Chuanbeimu

**【异名】**　虻(《诗经》)，贝母、空草(《神农本草经》)，黄虻(《管子》)，苘(《尔雅》)，贝父、药实(《广雅》)，苦花、苦菜、勤母(《名医别录》)。

**【来源】**　为百合科植物川贝母 *Fritillaria cirrhosa* D. Don、暗紫贝母 *Fritillaria unibracteata* Hsiao et K. C. Hsia、甘肃贝母 *Fritillaria przewalskii* Maxim.、梭砂贝母 *Fritillaria delavayi* Franch.、太白贝母 *Fritillaria taipaiensis* P. Y. Li 或瓦布贝母 *Fritillaria unibracteata* Hsiao et K. C. Hsia var. *wabuensis* (S.Y.Tang et S.C.Yue) Z.D.Liu.S. Wang et S. C.Chen 的干燥鳞茎。按性状不同分别习称“松贝”“青贝”“炉贝”和“栽培品”。

**【产地】**　主要为野生品，栽培品亦有。川贝母道地产区为四川康定，亦主产于四川雅江、九龙、丹巴、稻城、得荣、乡城、小金、金川；西藏芒康、贡觉、江达、察雅、左贡、察隅；云南德钦、贡山、香格里拉、宁蒗、丽江、维西、福贡等地。暗紫贝母道地产区为四川红原、松潘，亦主产于四川若尔盖、南坪、茂县、平武、理县、阿坝，青海班玛、久治、达日、甘德、玛沁、玛多、同仁、同德等地。亦是商品川贝母的主要来源。甘肃贝母道地产区为四川若尔盖、松潘、红原，亦主产于四川康定、雅江、九龙、丹巴、小金、金川、马尔康、汶川、茂县、理县、黑水；甘肃陇南、岷县、洋县、甘谷、舟曲、迭部、曲玛；青海班玛、久治、达日、甘德、玛沁、玛多、同仁、同德等地。梭砂贝母道地产区为甘孜州海拔4000m以上的地带，亦主产于青海玉树、称多、杂多、治多；四川石渠、德格、色达、白玉、新龙、炉霍、道孚、理塘；云南德钦、贡山、福贡、碧江；西藏芒康、贡觉、江达、左贡等地。太白贝母道地产区为四川万源、重庆巫溪县洪池坝和城口县明中乡、山西太白，亦主要分布于湖北、陕西、甘肃、宁夏等省区。瓦布贝母道地产区为四川茂县、汶川，亦主产于四川省阿坝州、甘孜州及相邻的青海、甘肃、西藏交界地区。建于四川省阿坝州松潘县水晶乡寒盼村、茂县松萍沟乡岩窝寨村的川贝母GAP种植基地已通过原国家食品药品监督管理总局验收。

**【采收加工】** 夏、秋二季或积雪融化后采挖，除去须根、粗皮及泥沙，晒干或低温干燥。

**【炮制】** 取原药材，除去杂质，用时捣碎，或研末。

**【性状特征】** **松贝** 类圆锥形或近球形，高0.3～0.8cm，直径0.3～0.9cm。表面类白色外层鳞叶2瓣，大小悬殊，大瓣紧抱小瓣，未抱部分呈新月形，习称“怀中抱月”；顶部闭合，内有类圆柱形、顶端稍尖的心芽和小鳞叶1～2枚，先端钝圆或稍尖，底部平，微凹入，中心有1灰褐色的鳞茎盘，偶有残存须根。质硬而脆，断面白色，富粉性。气微，味微苦。

**青贝** 类扁球形，高0.4～1.4cm，直径0.4～1.6cm。外层鳞叶2瓣，大小相近，相对抱合，顶部开裂，内有心芽和小鳞叶2～3枚及细圆柱形的残茎。

**炉贝** 长圆锥形，高0.7～2.5cm，直径0.5～2.5cm。表面类白色或浅棕黄色，有的具棕色斑点。外层鳞叶2瓣，大小相近，顶部开裂而略尖，基部稍尖或较钝。

**栽培品** 类扁球形或短圆柱形，高0.5～2cm，直径1～2.5cm。表面类白色或浅棕黄色，稍粗糙，有的具浅黄色斑点。外层鳞叶2瓣，大小相近，顶部多开裂而较平。

**【化学成分】** 川贝母的主要成分是生物碱，还含有糖类、甾醇类、内酯香豆素类、挥发油等成分。川贝母的生物碱、皂苷为其主要药理活性成分。《中华人民共和国药典》2015年版规定，本品药材按干燥品计算，含总生物碱以西贝母碱（$C_{27}H_{13}NO_3$）计，不得少于0.050％。

**【药理毒理】**

**1. 镇咳、祛痰** 剂量（生药量）为100mg/20g的暗紫贝母、甘肃贝母、梭砂贝母总生物碱灌胃给药1h后，显著降低氨水引咳小鼠模型咳嗽次数；各种贝母的总皂苷部分相同剂量相同方式给药0.5h后，显著增加小鼠呼吸道中的酚红排泌量[1]。

**2. 平喘** 暗紫贝母、栽培瓦布贝母微粉混悬液1.5g/kg灌胃给药5d，能使超声雾化器喷入0.1％的磷酸组胺与2％氯化乙酰胆碱引发豚鼠哮喘模型后潜伏期增长[2]。

**3. 降血压** 川贝母水提物0.65g/kg，灌胃4周，能改善L-NAME诱导的豚鼠的高血压[3]。

**4. 强心** 贝母碱FH1、FH4（30μmol/L）可增强离体豚鼠及大鼠心肌收缩力，此种作用可能与抑制磷酸二酯酶有关[4]。

**5. 抗肿瘤** 去氢贝母碱能抑制人骨髓白血病细胞株HL-60、NB4、U937的增殖，*IC*50为7.5、15.2和17.4μmol/L，均未引起细胞凋亡[5]。

**6. 安全性评价** 对引种栽培瓦布贝母与野生川松贝母口服毒性的研究显示，予小鼠1次灌胃60g/kg（生药量）后观察7d，其全部存活，且无任何异常。3种贝母小鼠口服给药其最大耐受量（*MTD*）均＞60g/kg（生药量），相当于临床人用量的480倍，提示其口服毒性极低[6]。

**【药性】** 苦、甘，微寒。归肺、心经。

**【功能主治】** 清热润肺，化痰止咳，散结消痈。用于肺热燥咳，干咳少痰，阴虚劳嗽，痰中带血，瘰疬，乳痈，肺痈。

**【临床应用】** **临床常用**

(1) 虚劳咳嗽，肺热燥咳　本品性寒味微苦，能清肺泄热化痰，又味甘质润能润肺止咳，尤宜于内伤久咳，燥痰，热痰之证。用于肺虚劳嗽，阴虚久咳有疾者,常配沙参、麦冬等以养阴润肺化痰止咳;治肺热肺燥咳嗽,常配知母以清肺润燥化痰止咳,如二母丸。

(2) 瘰疬疮肿及乳痈,肺痈　本品能清热解郁化痰散结。治痰火郁结之瘰疬,配玄参,牡蛎等以化痰软坚消瘰疬,如消瘰丸;治热毒壅结之疮痈,肺痈,常配蒲公英、鱼腥草等以清热解毒,消肿散结。

**【用法用量】**　3～10g;研粉冲服,一次1～2g。

**【成药例证】**

**1. 川贝枇杷糖浆(《中华人民共和国药典》2015年版)**　药物组成:川贝母流浸膏、桔梗、枇杷叶、薄荷脑。

功能主治:清热宣肺,化痰止咳。用于风热犯肺、痰热内阻所致的咳嗽痰黄或咯痰不爽、咽喉肿痛、胸闷胀痛;感冒、支气管炎见上述证候者。

**2. 川贝雪梨膏(《中华人民共和国药典》2015年版)**　药物组成:梨清膏、川贝母、麦冬、百合、款冬花。

功能主治:润肺止咳,生津利咽。用于阴虚肺热,咳嗽,喘促,口燥咽干。

**3. 小儿咳喘颗粒(《中华人民共和国药典》2015年版)**　药物组成:麻黄、川贝母、苦杏仁(炒)、黄芩、天竺黄、紫苏子(炒)、僵蚕(炒)、山楂(炒)、莱菔子(炒)、石膏、鱼腥草、细辛、茶叶、甘草、桔梗。

功能主治:清热宣肺,化痰止咳,降逆平喘。用于小儿痰热壅肺所致的咳嗽、发热、痰多、气喘。

**4. 复方川贝精片(《中华人民共和国药典》2015年版)**　药物组成:川贝母、麻黄浸膏、远志、桔梗、甘草浸膏、五味子、法半夏、陈皮。

功能主治:宣肺化痰,止咳平喘。用于风寒咳嗽、痰喘引起的咳嗽气喘、胸闷、痰多;急、慢性支气管炎见上述证候者。

**【注意事项】**　不宜与川乌、制川乌、草乌、制草乌、附子同用。

**【贮藏】**　置通风干燥处,防蛀。

**【参考文献】**
[1]李萍,季晖,徐国钧.贝母类中药的镇咳祛痰作用研究[J].中国药科大学学报,1993,24(6):360-362.

[2]颜晓燕,童志远,晏子俊,等.暗紫贝母、栽培瓦布贝母及浙贝母药效学比较[J].中国实验方剂学杂志,2012,9(10):244-248.

[3]Dae Gill Kang, EJ Sohn, YM Lee, *et al*.Effects of Bulbus Fritillaria Water Extract on Blood Pressure and Renal Functions in the L-NAME-indeced Hypertensive Rats [J]. Journal of Ethnopharmacology, 2004,9(1):51-56.

[4]冯秀玲,董丽霞,陈晓松,等.四种贝母生物碱对离体心肌、血管及神经生理效应的影响[J].中药药理与临床,1999,15(2):11-12.

[5]肖灿鹏,赵浩如,李萍,等.中药贝母几种主要成分的体外抗菌活性[J].中国药科大学学报,1992,23(3):188-189.

[6]莫正纪,唐心曜,孙中,等.引种栽培瓦布贝母、浓蜜贝母与野生川松贝母的药理作用比较研究[J].中国中药杂志,1998,10(1):14-16,61.

(方芳　王冉　武汀　孙建宁)

## 118　川楝子

Chuanlianzi

**【异名】**　楝实(《神农本草经》),练实(《本草经集注》),金铃子(《本草纲目》),仁枣(侯宁极《药谱》),楝子、苦楝子(《本草图经》),石茱萸,楝树果,川楝树子,川楝实。

**【来源】**　为楝子科植物川楝 *Melia toosendan* Sieb.et Zucc.的干燥成熟果实。

**【产地】**　主要为栽培品。其道地产区为四川邛崃、宜宾、达州,重庆万州等地。亦主产于四川大邑、双流、金堂、泸州、乐山,贵州安顺的平坝、镇宁,云南楚雄、元谋、宜良等地。贵州、湖南、湖北、河南、甘肃等地亦有分布。

**【采收加工】**　冬季果实成熟采收,除去杂质,干燥。

**【炮制】**　**川楝子**　除去杂质,用时捣碎。

**炒川楝子**　取净川楝子,切厚片或碾碎,照清炒法炒至表面焦黄色。

**【性状特征】**　**川楝子**　呈类球形,直径2～3.2cm。表面金黄色至棕黄色,微有光泽,少数凹陷或皱缩,具深棕色小点。顶端有花柱残痕,基部凹陷,有果梗痕。外果皮革质,与果肉间常成空隙,果肉松软,淡黄色,遇水润湿显黏性。果核球形或卵圆形,质坚硬,两端平截,有6～8条纵棱,内分6～8室,每室含黑棕色长圆形的种子1粒。

气特异，味酸、苦。

**炒川楝子**　呈半球状、厚片或不规则的碎块，表面焦黄色，偶见焦斑。气焦香，味酸、苦。

**【化学成分】**　川楝子的主要成分是三萜类，还含有挥发油、黄酮及多糖。川楝子的三萜类为其主要药理活性成分。《中华人民共和国药典》2015年版规定，本品药材按干燥品计算，含川楝素($C_{30}H_{38}O_{11}$)应为0.060%～0.20%；本品饮片炒川楝子含川楝素($C_{30}H_{38}O_{11}$)应为0.040%～0.20%。

**【药理毒理】**

**1. 驱虫**　川楝素10、5、2.5、1.25、0.265μg/ml放入蛔虫，以自主活动、刺激活动、停止活动为观测指标，对猪蛔虫成虫的杀虫活性较强[1]。

**2. 抗肿瘤**　川楝素提取物终浓度5、10、20、30、40nmol/L，显著抑制K562细胞增殖，显著诱导K562细胞凋亡，并呈时间依赖性[2]。

**3. 镇痛抗炎**　生川楝子、焦川楝子、盐川楝子20g/kg灌胃50min后，显著增长热传导引起疼痛反应小鼠模型舔后足所需时间；显著减少醋酸所致疼痛小鼠模型的扭体反应次数；显著降低巴豆油所致小鼠耳肿胀模型的耳肿胀程度[3]。

**4. 抗生育**　雄性SD大鼠两侧附睾尾部注射川楝子油100μg/侧，10d，大鼠附睾注射川楝子油后，生精细胞相对减少，非生精细胞相对增加，降低生育率。0.2ml有生育力的SD大鼠附睾尾部精子和0.5ml川楝子油混合于试管中，20s内可使精子丧失活力且不可恢复[4]。

**5. 安全性评价**　小鼠灌服川楝子水提醇沉物的$LD_{50}$为200g生药/kg。川楝子166g生药/kg对肝组织产生明显损伤，升高血清ALT和AST水平[5]。川楝子以90g生药/kg灌胃1～2h后多数大鼠出现活动减少，ALT、AST水平显著升高，在2h时达到高峰[6]。小鼠灌服川楝子乙酸乙酯提取物的$LD_{50}$为82.85g/kg小鼠灌胃川楝子石油醚提取物、酒精提取物及水提物的最大耐受量分别为：133.2g/kg，122.0g/kg，52.0g/kg[7]。

**【药性】**　苦，寒；有小毒。归肝、小肠、膀胱经。

**【功能主治】**　疏肝泄热，行气止痛，杀虫。用于肝郁化火，胸胁、脘腹胀痛，疝气疼痛，虫积腹痛。

**【临床应用】　临床常用**

(1) 肝郁化火所致诸痛证　川楝子苦寒降泄，能清肝火、泄郁热、行气止痛。常与延胡索配伍，用于肝郁气滞或肝郁化火胸腹诸痛，如《素问病机气宜保命集》金铃子散；治肝胃气痛，与延胡索同用，或以金铃子散与四逆散合用；治疝气痛，以治疗热疝为宜，常与延胡索、香附、橘核、芒果核同用；治寒疝腹痛，常与小茴香、木香、吴茱萸同用，如《医方简义》导气汤。

(2) 虫积腹痛　川楝子苦寒有毒，能驱杀肠道寄生虫，味苦又能降泄气机而行气止痛。可用治蛔虫等引起的虫积腹痛，常与槟榔、使君子同用。

此外，川楝子苦寒有毒，能清热燥湿，杀虫而疗癣。可用焙黄研末，以油调膏，外涂治头癣、秃疮。

**【用法用量】**　5～10g。外用适量，研末调涂。

**【成药例证】**

**1. 慢肝养阴胶囊(《卫生部药品标准中药成方制剂·第九册》)**　药物组成：北沙参、枸杞子、麦冬、川楝子、五味子、当归、地黄、党参、桂枝、人参。

功能主治：养阴清热，滋补肝肾。用于迁延性肝炎，慢性肝炎，肝炎后综合征。

**2. 苏南山肚痛丸(《卫生部药品标准中药成方制剂·第五册》)**　药物组成：白芍、川楝子、陈皮、木香、香附(制)、血竭、甘草、丹参、郁金、乳香(炒)、没药(炒)。

功能主治：行气止痛。用于肚痛，食滞腹痛，胃痛，月经痛，小肠疝气痛，胁痛。

**3. 阴虚胃痛颗粒(《中华人民共和国药典》2015年版)**　药物组成：北沙参、麦冬、川楝子、石斛、玉竹、白芍、甘草。

功能主治：养阴益胃，缓急止痛。用于胃阴不足所致的胃脘隐隐灼痛，口干舌燥、纳呆干呕；慢性胃炎、消化道溃疡见上述证候者。

**4. 痛经宁糖浆(《卫生部药品标准中药成方制剂·第十一册》)**　药物组成：当归(炒)、香附(制)、白芍(炒)、延胡索(炒)、川芎(炒)、甘草(炙)、丹参、川楝子(炒)、红花。

功能主治：调经止痛。用于月经不调，经前、行经期腹痛。

**【注意事项】** 孕妇慎用。

**【贮藏】** 置通风干燥处，防蛀。

**【参考文献】** [1]李志敏，左新，王兆炜，等.川楝素驱猪蛔虫体外杀虫试验研究[J].中国兽药杂志，2008，42(3)：28-31.

[2]刘小玲，王进，张伶，等.川楝素提取物诱导K562细胞凋亡的实验研究[J].中草药，2010，41(3)：426-431.

[3]纪青华，陆兔林.川楝子不同炮制品镇痛抗炎作用研究[J].中成药，1999，21(4)：181-183.

[4]贾瑞鹏，周性明，陈甸英，等.川楝子油附睾注射对雄性大鼠的抗生育作用[J].中华实验外科杂志，1996，10(5)：306-307.

[5]齐双岩，熊彦红，金若敏.川楝子致小鼠肝毒性时效、量效关系研究[J].时珍国医国药，2008，5(1)：2694-2696.

[6]齐双岩，金若敏，刘红杰.川楝子致大鼠肝毒性机制研究[J].中国中药杂志，2008，33(16)：2045-2047.

[7]程蕾，雷勇，梁媛媛，等.川楝子不同提取部位药效及毒性的比较研究[J].中药材，2007，30(10)：1276-1279.

（方芳　王冉　武汀　孙建宁）

## 119　川木通

Chuanmutong

**【异名】** 淮木通(《中药志》)，油木通、白木通(《四川中药志》)

**【来源】** 为毛茛科植物小木通 *Clematis armandii* Franch.或绣球藤 *Clematis montana* Buch.-Ham.的干燥藤茎。

**【产地】** 主要为野生品。小木通道地产区为四川都江堰、彭州、雷波等地，亦主产于四川屏山、古蔺、筠连、叙永、峨眉山市、雅安、达州、临水、西昌、美姑，贵州习水、金沙等地。长江流域的江苏、浙江、湖南、湖北、四川、安徽等地，江西、广西、广东、陕西、山西、贵州、云南亦有分布。绣球藤道地产区为四川理县、康定、泸定等地，亦主产于四川九寨沟、松潘、小金、九龙、天全、峨眉山市等地。陕西、宁夏、安徽、甘肃、江西、福建、台湾、河南、湖南、湖北、贵州、云南、西藏等地亦有分布。

**【采收加工】** 春、秋二季采收，除去粗皮，晒干，或趁鲜切薄片，晒干。

**【炮制】** 未切片者，略泡，润透，切薄片，晒干。

**【性状特征】** 呈类圆形厚片。切面边缘不整齐，残存皮部黄棕色，木部浅黄棕色或浅黄色，有黄白色放射状纹理及裂隙，其间密布细孔状导管，髓部较小，类白色或黄棕色，偶有空腔。气微，味淡。

**【化学成分】** 川木通的主要成分是三萜皂苷类，还含有黄酮类及木脂素成分。

**【药理毒理】**

**1. 利尿** 川木通水煎剂20g/kg给大鼠灌胃1次，24h平均排尿率明显升高。川木通水提醇沉液1g/kg给兔静脉注射1次，给药1h后尿量显著增高，同时尿中钠、钾、氯离子含量显著增加[1]。

**2. 安全性评价** 川木通水煎液大鼠每日灌胃给药10g/kg连续4周，结果大鼠活动行为正常，外观，体重，肝肾功能及主要脏器病理学检测无明显差异[2]。

**【药性】** 淡、苦，寒。归心、肺、小肠、膀胱经。

**【功能主治】** 清热利尿，通经下乳。用于水肿、淋病，小便不通，关节痹痛，经闭乳少。

**【临床应用】** **临床常用**

(1) 水肿，淋证　川木通利水通淋。治湿热壅盛的水肿，常与商陆、泽泻、赤小豆同用，如《济生方》疏凿饮子；治湿热淋，常与瞿麦、车前子、滑石同用，如《太平惠民和剂局方》八正散。

(2) 缺乳，经闭，痹证　川木通通利血脉、下乳通经。下乳可与穿山甲、王不留行合用；经闭可与生地、赤芍等合用；痹证可与桑枝、牛膝等合用。

**【用法用量】** 3～6g。

**【成药例证】** **八正合剂(《中华人民共和国药典》2015年版)**

药物组成：川木通、车前子、扁蓄、瞿麦、滑石、大黄、栀子、灯心草、甘草。

功能主治：清热，利尿，通淋。适用于湿热下注，小便短赤，淋沥涩痛，口燥咽干。

**【贮藏】** 置通风干燥处，防潮。

**【参考文献】** [1]张卫华.三种木通利尿作用及其毒性的比较研究[J].中国药学杂志，1989，24(10)：594-596.

[2]裴瑾，万德光，唐远，等.川木通对大鼠的肾毒性研究[J].华西药学杂志，2009，24(5)：461-463.

（方芳　张景泉　武汀　孙建宁）

## 120　川木香

Chuanmuxiang

**【异名】** 木香。

【基原】 为菊科植物川木香 *Vladimiria souliei* (Franch.) Ling 或灰毛川木香 *Vladimiria souliei* (Franch.) Ling var.*cinerea* Ling 的干燥根。

【产地】 主要为栽培品。其道地产区为四川小金、马尔康、松潘、理县、茂县、汶川、宝兴、康定、道孚、九龙、丹巴及西藏东部。

【采收加工】 秋季采挖，除去须根、泥沙及根头上的胶状物，干燥。

【炮制】 **川木香** 除去杂质及"油头"，洗净，润透，切厚片，干燥。

**煨川木香** 取净川木香片，在铁丝匾中，用一层草纸，一层川木香片，间隔平铺数层，置炉火旁或烘于室内，烘煨至川木香中所含的挥发油渗至纸上，取出，放凉。

【性状特征】 本品呈圆柱形或有纵槽的半圆柱形，稍弯曲，长10～30cm，直径1～3cm。表面黄褐色或棕褐色，具纵皱纹，外皮脱落处可见丝瓜络状细筋脉；根头偶有黑色发黏的胶状物，习称"油头"。体较轻，质硬脆，易折断，断面黄白色或黄色，有深黄色稀疏油点及裂隙，木部宽广，有放射状纹理；有的中心呈枯朽状。气微香，味苦，嚼之粘牙。

**饮片** 本品呈类圆形切片，直径1.5～3cm。外皮黄褐色至棕褐色。切面黄白色至黄棕色，有深棕色稀疏油点，木部呈菊花心状的放射纹理，有的中心呈枯朽状，周边有一明显的环纹，体较轻，质硬脆，气微香，味苦，嚼之粘牙。

**煨川木香** 形如川木香，色深，质脆。

【化学成分】 川木香中主要含有内酯类、甾醇类、倍半萜烯类及多种微量元素等化学成分。川木香的内酯类是其主要药理活性成分。《中华人民共和国药典》2015年版规定，本品药材及其饮片按干燥品计算，含木香烃内酯($C_{15}H_{20}O_2$)和去氢木香内酯($C_{15}H_{18}O_2$)的总量，不得少于3.2%。

【药理毒理】

**1. 调节胃肠运动** 15、9g/kg川木香及其煨制品水煎剂灌胃可明显促进正常小鼠的小肠运动，并能拮抗硫酸阿托品所致小鼠的小肠抑制作用；可促进正常小鼠的胃排空，并对肾上腺素所致小鼠胃排空的抑制有明显的拮抗作用。其中，15g/kg煨制品对新斯的明所致小鼠的胃排空亢进有明显的拮抗作用[1]。

**2. 抑制胃溃疡形成** 川木香单体提取物(去氢木香内酯15、45、90mg/kg)、乙酸乙酯提取物(4.5、9g/kg)、乙醇提取物(9g/kg)对利血平胃溃疡模型小鼠及醋酸型大鼠，慢性实验性胃溃疡有明显抑制作用。其中乙酸乙酯提取物(9g/kg)作用最为显著。提示川木香具有抑制实验性胃溃疡的形成作用，乙酸乙酯提取物可以作为川木香抑制胃溃疡形成的有效部位[2]。

**3. 抗炎、镇痛** 15g/kg生川木香和煨川木香水煎剂灌胃对二甲苯所致小鼠耳廓炎症模型均具显著抑制作用，15、9g/kg生川木香和煨川木香水煎剂灌胃可显著抑制乙酸所致小鼠腹腔毛细血通透性增加。对热板法所致疼痛，15、9g/kg生川木香和煨川木香水煎剂可减少小鼠扭体次数，且生品较强；对乙酸所致小鼠疼痛，15g/kg生品有显著的镇痛作用且生品较强[3]。

**4. 体内过程** 川木香生品中木香烃内酯和去氢木香内酯在大鼠胃和小肠中的每小时吸收百分率较煨制品高，川木香煨制品中木香烃内酯和去氢木香内酯在结肠中的每小时吸收百分率较生品高[4]。

【药性】 辛、苦，温。归脾、胃、大肠、胆经。

【功能主治】 行气止痛。用于胸胁、脘腹胀痛，肠鸣腹泻，里急后重。

【临床应用】 **临床常用**

(1)脾胃气滞 本品辛行苦泄温通，善行中焦脾胃之气，且能止痛，为治脾胃气滞，脘腹疼痛的要药。治脾胃气滞，脘腹疼痛，常配伍陈皮、枳壳、厚朴等行气调中药配伍，如《证治准绳》木香顺气散；治脾虚气滞，常配伍人参、白术等补气健脾药，如《增补万病回春》香砂六君子汤；治食积气滞，常配伍山楂、神曲、麦芽等消食药，如《太平惠民和剂局方》木香汤。

(2)大肠气滞，泻痢后重 本品辛行苦降，入大肠经，能行大肠之气，使大便通畅，后重自除。治湿热痢疾，里急后重，常配伍黄连等清热燥湿药，如《兵部手集方》香连丸；治湿热互结，大便秘结，或泄而不爽，常配伍大黄、槟榔等，如《儒门事亲》木香槟榔丸。

(3) 肝胆气滞　本品能行气调中,疏肝利胆。对于湿热郁蒸,脾运失常,肝失疏泄,胆失调达,气机阻滞所致胁肋胀满,常与郁金、柴胡等疏肝理气药和大黄、金钱草等配伍。

**【用法用量】** 3~9g。

**【贮藏】** 置阴凉干燥处。

**【参考文献】**
[1]赖先荣,孟保华,江志尧,等.川木香对实验性胃溃疡形成的抑制作用研究[J].现代生物医学进展,2008,8(1):34-36.

[2]瞿燕,付超美,胡慧玲,等.川木香及其煨制品对小鼠胃排空及肠推进的影响[J].华西药学杂志,2010,25(3):269-271.

[3]瞿燕,胡慧玲,傅超美,等.川木香煨制前后抗炎与镇痛作用的实验研究[J].时珍国医国药,2010,21(6):1442-1443.

[4]高飞,傅超美,胡慧玲,等.川木香煨制前后药效成分在大鼠胃、小肠、结肠中吸收差异研究[J].中草药,2013,44(20):2872-2877.

(彭芙　敖慧　彭成)

## 121 川牛膝
Chuanniuxi

**【异名】** 甜川牛膝、甜牛膝、天全牛膝、大牛膝、白牛膝、拐牛膝、龙牛膝。

**【来源】** 为苋科植物川牛膝 *Cyathula officinalis* Kuan 的干燥根。

**【产地】** 主要为栽培品,野生品亦有。其道地产区为四川天全、宝兴、金口河等地。亦主产于四川芦山、洪雅、峨眉山市、峨边、荥经、石棉、汉源、甘洛、越西、盐边、喜德、冕宁、德昌等地。云南、贵州等地亦有分布。

**【采收加工】** 秋、冬二季节采挖,除去芦头、须根及泥沙,烘或晒至半干,堆放回润,再烘干或晒干。

**【炮制】** **川牛膝**　除去杂质及芦头,洗净,润透,切薄片,干燥。

**酒川牛膝**　取川牛膝片,照酒炙法炒干。

**【性状特征】** **川牛膝**　呈圆形或椭圆形薄片。外表皮黄棕色或灰褐色。切面浅黄色至棕黄色。可见多数排列成数轮同心环的黄色点状维管束。气微,味甜。

**酒川牛膝**　形如川牛膝片,表面棕黑色。微有酒香,气味甜。

**【化学成分】** 川牛膝的主要成分是甾体酮类成分,还含有多糖及微量元素钛等。川牛膝的甾体酮类为其主要药理活性成分。《中华人民共和国药典》2015年版规定,本品药材按干燥品计算,含杯苋甾酮($C_{29}H_{44}O_8$)不得少于0.030%。

**【药理毒理】**

**1. 改善微循环**　川牛膝水煎液20mg/kg灌胃7d,能降低血瘀大鼠的血浆黏度。川牛膝水煎液20ml/kg灌胃7d,能增加正常小鼠毛细血管开放数,降低肾上腺素引起的细动脉变化率,改善微循环障碍小鼠的血液流态[1]。

**2. 降血压**　川牛膝水煎液6、12、24g/kg灌胃8周,可以降低自发性高血压大鼠血压,改善自发性高血压大鼠的左心室肥厚[2]。川牛膝醇提物24g/kg灌胃8周,能促进自发性高血压大鼠血浆前列环素($PGI_2$)的合成[3]。

**3. 抗生育**　500mg/kg川牛膝苯提取物灌胃18d,显著降低小鼠孕鼠只数[4]。

**4. 增强免疫**　川牛膝多糖5、10g/kg灌胃8d,提高$C_3b$受体花环率,降低IC花环率[5]。10~300μg/ml浓度川牛膝多糖和小鼠脾淋巴细胞悬体外培养72h,显著增强NK细胞活性[6]。

**5. 其他药理作用**　川牛膝多糖2、4、8g/kg灌胃10d,显著降低小鼠$H_{22}$肝癌的瘤重[7]。

**【药性】** 甘、微苦,平。归肝、肾经。

**【功能主治】** 逐瘀通经,通利关节,利尿通淋。用于闭经癥瘕,胞衣不下,跌仆损伤,风湿痹痛,足痿筋挛,尿血血淋。

**【临床应用】** **临床常用**

(1) 闭经,痛经　本品味甘微苦,性善下行,功偏逐瘀通经,常用于瘀血阻滞所致的闭经、痛经,难产胞衣不下等证。

(2) 跌打损伤　川牛膝活血祛瘀力强,具有活血散瘀,消肿止痛之功,又为跌仆损伤所致的瘀肿作痛所常用。

(3) 关节疼痛,足痿痉挛　川牛膝活血通利且兼能强筋骨,亦可用于风湿痹痛,气血阻滞之关节不利,以及痹证日久,筋骨失养的足痿筋挛。与黄柏配伍,具有清热利湿,消肿止痛的作用,用于湿热下注的脚膝红肿热痛或两脚麻木。

(4) 血尿,血淋　川牛膝苦泻下行,具有活血祛瘀，利尿通淋之功效。与蒲黄配伍增强利尿通淋之力，又具有活血化瘀之功。

**【用法用量】** 5～10g。

**【成药例证】**

**1. 强力天麻杜仲胶囊（《卫生部药品标准中药成方制剂·第四册》）** 药物组成：天麻、杜仲（盐制）、制草乌、附子（制）、独活、藁本、玄参、当归、地黄、川牛膝、槲寄生、羌活。

功能主治：散风活血，舒筋止痛。用于中风引起的筋脉掣痛，肢体麻木，行走不便，腰腿酸痛，头痛头昏等。

**2. 滑膜炎颗粒（《卫生部药品标准中药成方制剂·第十八册》）** 药物组成：夏枯草、女贞子、功劳叶、黄芪、防已、薏苡仁、土茯苓、丝瓜络、泽兰、丹参、当归、川牛膝、豨莶草。

功能主治：清热利湿，活血通络。用于急慢性滑膜炎及膝关节术后的患者。

**【注意事项】** 孕妇慎用。

**【贮藏】** 置阴凉干燥处，防潮。

**【参考文献】** [1]陈红，石圣洪.中药川、怀牛膝对小鼠微循环及大鼠血液流变学的影响[J].中国微循环，1998，2(3)：182-183.

[2]徐婷，王微.川牛膝水煎剂对自发性高血压大鼠血压和左心室肥厚的影响[J].长春中医药大学学报，2008，24(4)：367-369.

[3]张仲起，张国侠，曲智勇.川牛膝醇提物对SHR大鼠血浆$PGI_2$浓度影响[J].中国社区医师，2008，10(13)：6-10.

[4]李乾五，葛玲，李生正.川牛膝提取物抗生育作用的实验研究[J].西安医科大学学报，1990，12(1)：2729-2731.

[5]李祖伦，石圣洪，陈红.川牛膝多糖促红细胞免疫功能研究[J].中药药理与临床，1999，15(4)：26-27.

[6]王剑，蒲蔷，何开泽，等.川牛膝多糖的体外免疫活性研究[J].应用与环境生物学报，2008，14(4)：481-483.

[7]宋军，杨金蓉，李祖伦.川牛膝多糖对小鼠肝癌细胞抑制作用研究[J].四川生理科学杂志，2002，24(3)：118-120.

（方芳　张景泉　武汀　孙建宁）

## 122　川射干

Chuanshegan

**【异名】** 蓝蝴蝶、土知母、铁扁担、扇把草。

**【来源】** 为鸢尾科植物鸢尾 *Iris tectorum* Maxim.的干燥根茎。

**【产地】** 主要为野生品。其道地产区为四川绵阳、甘孜、阿坝等地，亦主产于四川、重庆、广东、广西等地。云南、江苏、浙江等地亦有分布。

**【采收加工】** 全年均可采挖，除去须根及泥沙，干燥。

**【炮制】** 除去杂质，洗净，润透，切薄片，干燥。

**【性状特征】** 为不规则薄片。外表皮灰黄褐色或棕色，有时可见环纹，或凹陷或圆点状突起的须根痕。切面黄白色或黄棕色。气微，味甘、苦。

**【化学成分】** 川射干的主要化学成分是异黄酮类，还含有糖苷、苯醌类、三萜类、皂苷。川射干的异黄酮类和三萜类为其主要的药理活性成分。《中华人民共和国药典》2015年版规定，本品药材按干燥品计算，含射干苷（$C_{22}H_{21}O_{11}$）不得少于3.6%。

**【药理毒理】**

**1. 抗炎** 川射干醇提液0.3g/kg给小鼠灌胃1次，对组胺所致的皮肤毛细血管通透性增高和组胺刺激所致小鼠腹腔毛细血管通透性增高有明显抑制作用[1]。

**2. 解热** 川射干醇提液8g/kg给发热模型大鼠灌服1次，5h后显著减低大鼠肛温[1]。

**3. 安全性评价** 川射干乙醇提取物灌胃小鼠，$LD_{50}$为39g/kg[1]。

**【药性】** 苦，寒。归肺经。

**【功能主治】** 清热解毒，祛痰，利咽。用于热毒痰火郁结，咽喉肿痛，痰涎壅盛，咳嗽气喘。

**【临床应用】** **临床常用**

咽喉肿痛　川射干为治咽喉肿痛常用的药品，治感受风热，或痰热壅盛所致的咽喉肿痛等症，常与清热毒、消肿痛的牛蒡子、桔梗、甘草同用。

**【用法用量】** 6～10g。

**【成药例证】**

**1. 消积通便胶囊（《国家中成药标准汇编内科脾胃分册》）** 药物组成：川射干。

功能主治：泻热通便。用于胃肠实热所致的便秘，脘腹胀痛，食欲不振。

**2. 抗病毒颗粒（《卫生部药品标准中药成方制剂·第十八册》）** 药物组成：板蓝根、忍冬藤、山豆根、鱼腥草、重楼、贯众、白芷、青蒿、川射干。

功能主治:清热解毒。用于病毒性上呼吸道感染(病毒性感冒)。

**【注意事项】** 孕妇慎用。

**【贮藏】** 置干燥处。

**【参考文献】** [1]吴泽芳,熊朝敏.射干与白射干、川射干(鸢尾)的药理作用比较研究[J].中药药理与临床,1990,6(6):28-30.

(方芳 张景泉 武汀 孙建宁)

## 123 川桐皮

Chuantongpi

**【异名】** 茨楸、棘楸。

**【来源】** 为五加科植物刺楸 *Kalopanax septemlobus* (Thunb.) Koidz.的干燥树皮。

**【产地】** 主要为野生品。主产于安徽、湖北、湖南、广西。

**【采收加工】** 初夏剥取有钉刺的树皮,晒干。

**【炮制】** 洗净,润透,切块,干燥。

**【性状特征】** 呈片状或微卷曲的不规则块片,厚0.6～1cm。外表面黑褐色,粗糙,多呈不规则鳞片状裂纹,并分布有较密的钉刺,钉刺扁圆锥形,纵向着生,高约1cm,顶尖,基部直径1～2cm。内表面棕褐色,有斜网状的细条纹。质脆,易折断,断面略呈层片状,层间有白色粉霜。气香,味微辣而麻。以皮薄,带钉刺、气香者为佳。

**【化学成分】** 川桐皮的主要成分是皂苷,还含有多炔、苯丙烷、木脂素和简单酚苷等。川桐皮的皂苷为其主要药理活性成分。

**【药性】** 辛、微苦,平;有小毒。

**【功能主治】** 祛风湿,通络,止痛。用于风湿痹痛,腰膝疼痛;外治皮肤湿疹。

**【临床应用】** **临床常用**

风湿痹证 本品祛风湿通经络,用于关节疼痛,屈伸不利等。

**【用法用量】** 9～15g。外用适量。

**【注意事项】** 孕妇忌用。

**【贮藏】** 置通风干燥处。

(王晶 李佳佳 武汀 孙建宁)

## 124 川乌(制川乌)

Chuanwu (Zhichuanwu)

**【异名】** 鹅儿花、铁花、五毒。

**【来源】** 为毛茛科植物乌头 *Aconitum carmichaelii* Debx.的干燥母根。

**【产地】** 主要为栽培品。其道地产区为四川江油河西一带,亦主产于四川安县、平武、青川、北川及布拖,陕西汉中等地区。

**【采收加工】** 一般于栽培第二年6月下旬至8月上旬采挖,除去子根、须根及泥沙,晒干。

**【炮制】** **生川乌** 除去杂质。用时捣碎。

**制川乌** 取净川乌,按大小个分开,用水浸泡至内无干心,取出,加水煮沸至大个及实心者切开内无白心,口尝微有麻舌感时,取出,晾至六成干,切片,干燥。以质脆、断面有光泽、微有麻舌感者为佳。

**【性状特征】** **生川乌** 呈不规则的圆锥形,稍弯曲,顶端常有残茎,中部多向一侧膨大,长2～7.5cm,直径1.2～2.5cm。表面棕褐色或灰棕色,皱缩,有小瘤状侧根及子根脱离后的痕迹。质坚实,断面类白色或浅灰黄色,形成层环纹呈多角形。气微,味辛辣、麻舌。

**制川乌** 为不规则或长三角形的片。表面黑褐色或黄褐色,有灰棕色形成层环纹。体轻,质脆,断面有光泽。气微,微有麻舌感。

**【化学成分】** 川乌的主要成分为生物碱。川乌的生物碱是其主要药理活性成分。《中华人民共和国药典》2015年版规定,本品按干燥品计算,生川乌药材及其饮片含乌头碱($C_{34}H_{47}NO_{11}$)、次乌头碱($C_{33}H_{45}NO_{10}$)和新乌头碱($C_{33}H_{45}NO_{11}$)的总量应为0.050%～0.17%;制川乌含苯甲酰乌头原碱($C_{32}H_{45}NO_{10}$)、苯甲酰次乌头原碱($C_{31}H_{43}NO_{9}$)及苯甲酰新乌头原碱($C_{31}H_{43}NO_{10}$)的总量应为0.070%～0.15%。

**【药理毒理】**

**1. 抗炎** 0.5%、1.5%、3%、6%、12%、18%、24%的川乌药液10ml/kg对小鼠灌胃1次,显著抑制二甲苯所致小鼠耳廓肿胀、对抗蛋清所致大鼠足肿胀;药量为0.5%、1.5%、3%、6%、12%、18%、24%的川乌药液10ml/kg对小鼠灌胃7d,明显抑制巴豆油所致大鼠炎性肉芽肿的增生，减少炎性渗出[1]。

**2. 镇痛** 0.5%、1.5%、3%、6%、12%、18%、24%的川乌药液 10ml/kg 对小鼠灌胃 1 次，显著降低醋酸致小鼠扭体次数及延长扭体潜伏期，显著延长热板刺激小鼠添足潜伏期，提高热板小鼠痛阈值[1]。

**3. 抗肿瘤** 生川乌水煎液分别按 15、30、60g/kg 对小鼠灌胃 10d，可显著抑制肉瘤 S180 细胞模型小鼠实体瘤的生长；生川乌水煎液 $200\times10^{-3}$ g/ml 体外给药 48h 后，对人结肠癌细胞株 LoVo、人胃癌细胞株 MGC-803 有良好的生长抑制作用，其 $IC_{50}$ 分别为 $50\times10^{-3}$、$150\times10^{-3}$ g/ml[2]。

**4. 免疫抑制** 6.0、3.0、1.5g/kg 蜜煮川乌水煎液对 $H_{22}$ 荷瘤小鼠灌胃给药 10d，3.0g/kg 的蜜煮川乌对 $H_{22}$ 荷瘤小鼠脾脏 T 细胞增殖和对腹腔巨噬细胞的吞噬功能有明显促进作用，而对 B 细胞增殖有明显抑制作用[3]。

**5. 安全性评价** 生川乌头煎剂小鼠灌胃的 $LD_{50}$ 为 18.0±0.034g/kg；小鼠皮下注射 $LD_{50}$ 为 0.32mg/kg[4]。

**【药性】** **生川乌** 辛、苦，热；有大毒。归心、肝、肾、脾经。

**制川乌** 辛、苦，热；有毒。归心、肝、肾、脾经。

**【功能主治】** 祛风除湿，温经止痛。用于风寒湿痹，关节疼痛，心腹冷痛，寒疝作痛及麻醉止痛。

**【临床应用】** **临床常用**

(1) 风寒湿痹 本品辛热升散苦燥，“疏立迅速，开通关腠，驱逐寒湿”，善于祛风除湿、温经散寒，有明显的止痛作用，为治风寒湿痹证之佳品，尤宜于寒邪偏盛之风湿痹痛。治寒湿侵袭，关节疼痛，不可屈伸者，常与麻黄、芍药、甘草等配伍，如乌头汤(《金匮要略》)；若与草乌、地龙、乳香等同用，可治寒湿瘀血留滞经络，肢体筋脉挛痛、关节屈伸不利、日久不愈者，如活络丹(《太平惠民和剂局方》)。

(2) 心腹冷痛，寒疝疼痛 本品辛散温通，散寒止痛之功显著，故常用于阴寒内盛之心腹冷痛。治心痛彻背，背痛彻心者，常配赤石脂、干姜、蜀椒等，如乌头赤石脂丸(《金匮要略》)；治寒疝，绕脐腹痛，手足厥冷者，多与蜂蜜同煎，如大乌头煎(《金匮要略》)。

(3) 跌打损伤，麻醉止痛 本品止痛作用可治跌打损伤，骨折瘀肿疼痛，多与自然铜、地龙、乌药等同用，如回生续命丹(《跌损妙方》)。

**【成药例证】**

**1. 风湿骨痛胶囊(《中华人民共和国药典》2015 年版)** 药物组成：制川乌、制草乌、红花、甘草、木瓜、乌梅、麻黄。

功能主治：温经散寒，通络止痛。用于寒湿闭阻经络所致的痹病，症见腰脊疼痛、四肢关节冷痛；风湿性关节炎见以上证候者。

**2. 天麻祛风丸(《卫生部药品标准中药成方制剂·第三册》)** 药物组成：苍术(制)、当归、川芎、制何首乌、石斛、全蝎、防风、羌活、麻黄、细辛、制川乌、制草乌、天麻、荆芥、雄黄、甘草。

功能主治：祛风散寒，除湿止痛。用于风寒湿痹，骨节肿痛，四肢麻木，偏瘫。

**3. 复方小活络丸(《卫生部药品标准中药成方制剂·第二十册》)** 药物组成：川乌(甘草银花炙)、草乌(甘草银花炙)、当归、川芎、白芍、地龙、乳香(制)、没药(制)、香附(醋炙)、胆南星(酒炙)。

功能主治：舒筋活络，散风止痛。用于风寒湿邪引起的风寒湿痹，肢节疼痛，麻木拘挛，半身不遂，行步艰难。

**4. 百花活血跌打膏(《卫生部药品标准中药成方制剂·第十四册》)** 药物组成：川乌、草乌、山柰、荆芥、白芷、干姜、黑老虎根、防风、颠茄流浸膏、老鹳草、香加皮、马钱子、红花、水杨酸甲酯、薄荷脑、冰片、樟脑、白胶香、乳香、肉桂油、丁香油、麝香草脑、骨碎补。

功能主治：祛风驱湿，化瘀止痛。用于风湿骨痛，轻度跌打碰伤，肿痛。

**5. 追风药酒(《卫生部药品标准中药成方制剂·第四册》)** 药物组成：制川乌、制草乌、防风、炮姜、陈皮、甘草、当归。

功能主治：活血疏风，散寒和脾。用于风寒湿痹引起的筋骨疼痛，四肢麻木，腰膝疼痛，风湿性关节炎。

**【注意事项】**

1. 孕妇慎用。

2. 不宜与半夏、瓜蒌、瓜蒌子、瓜蒌皮、天花粉、川贝母、浙贝母、平贝母、伊贝母、湖北贝母、白蔹、白及同用。

3. 乌头中含多种乌头碱类化合物,具有较强的毒性,尤其表现为心脏毒性。乌头碱类结构具有箭毒样作用,还具有乌头碱样作用,表现为心律不齐、血压下降、体温降低、呼吸抑制,肌肉麻痹和中枢神经功能紊乱等。川乌毒性的大小与煎煮时间、炮制、配伍等密切相关。其水解后形成的乌头原碱类,毒性大大降低,故川乌应制用久煎,合理配伍。

4. 生品内服宜慎,酒浸、酒煎服易致中毒,应慎用。生品内服宜慎,酒浸、酒煎服易致中毒,应慎用。

**【用法用量】** 一般炮制后用。1.5～3g,先煎、久煎。

**【贮藏】** 置通风干燥处,防蛀。

**【参考文献】** [1]张宏,彭成.川乌煎煮时间、剂量与药效的相关性研究[J].中药药理与临床,2006,22(5):30-32.

[2]曾瑾,罗霞,江南,等.生川乌水煎液抗肿瘤作用的实验研究[J].四川大学学报(自然科学版),2007,44(6):1344-1348.

[3]刘曦,李飞,张莉.蜜煮川乌对 $H_{22}$ 荷瘤小鼠免疫功能影响的实验研究[J].北京中医药大学学报,2004,27(2):68-70.

（王晶　李佳佳　武汀　孙建宁）

## 125　川芎

Chuanxiong

**【异名】** 山鞠穷(《左传》),芎䓖(《神农本草经》),香果(《吴普本草》),胡䓖(《名医别录》),京芎(《本草图经》),贯芎(《珍珠囊》),抚芎(《丹溪心法》),台芎(《本草蒙筌》),西芎(《本草纲目》)。

**【来源】** 为伞形科植物川芎 *Ligusticum chuanxiong* Hort.的干燥根茎。

**【产地】** 主要为栽培品,野生品亦有。其道地产区为四川都江堰、郫县、彭州,亦主产于四川新都、崇州、什邡等地。云南、贵州、广西、湖北等省及自治区亦有栽培。建于四川省彭州市敖平镇、葛仙山镇群柏村、百顺村,汶川县水磨镇灯草坪村,甘肃省西和县石堡乡张刘村、十里乡板桥村等地的川芎 GAP 种植基地已通过原国家食品药品监督管理总局验收。

**【采收加工】** 夏季当茎上的节盘显著突出,并略带紫色时采挖,除去泥沙,晒后烘干,再去须根。

**【炮制】** 除去杂质,分开大小,洗净,润透,切厚片,干燥。

**【性状特征】** 为不规则厚片,外表皮黄褐色,有皱缩纹。切面黄白色或灰黄色,具有明显波状环纹或多角形纹理,散生黄棕色油点。质坚实。气浓香,味苦、辛,微甜。

**【化学成分】** 川芎的主要成分是生物碱、挥发油、酚性物质,还有有机酸、苯酞内酯及维生素 A、叶酸、蔗糖、甾醇及脂肪油等。川芎的生物碱、挥发油、酚性物质为其主要药理活性成分。《中华人民共和国药典》2015 年版规定,本品药材按干燥品计算,含阿魏酸($C_{10}H_{10}O_4$)不得少于 0.10%。

**【药理毒理】**

**1. 抗心肌缺血** 川芎水煎剂(相当于生药 2g/ml) 2mg/ml 对大鼠注射给药 1 次,能减少离体心脏逆行灌流模型大鼠离体心脏灌流冠脉流量(CF),降低离体大鼠心脏的左心室收缩压(LVSP)、室内压最大上升速率($+dp/dt_{max}$)、CF 冠脉流量、心律(HR)[1]。川芎提取物 0.2、0.6g/kg 预先大鼠灌胃给药 1 次,能够对心肌缺血再灌注损伤大鼠模型有保护作用,降低血清 CK 活性、MDA 含量,增加 NO、NOS 及超氧 SOD 含量,心肌缺血面积明显缩小[2]。

**2. 改善血液流变性** 川芎超临界 $CO_2$ 流体萃取液 80mg/kg 灌胃 3d 可抑制大鼠动-静脉旁路血栓的形成[3]。川芎水溶液 30mg/kg 大鼠灌胃给药 10d,能够降低血瘀证模型大鼠全血黏度、全血还原黏度、全血相对黏度、红细胞变形指数和红细胞聚集指数[4]。

**3. 抗脑缺血** 川芎萃取液 20、40、80mg/kg 灌胃 2 次能缓解急性阻断大脑中动脉所致脑缺大鼠行为障碍,减小脑损伤面积[5]。3.075、6.15mg/ml 川芎挥发油 0.369g/(60kg·d) 灌胃给药 3d,能够增加脑缺血再灌注模型大鼠 SOD、GSH-Px、NOS 活性,降低丙二醛 MDA、含量[6]。

**4. 镇静** 20、10、5mg/kg 川芎水煎剂对小鼠腹腔注射给药 1 次,可显著减少旷场模型小鼠的自主活动,显著延长戊巴比妥钠致睡眠模型小鼠的睡眠[7]。

**5. 解热**　0.8%、0.4%、0.2%的川芎挥发油乳剂对家兔腹腔注射给药1次，能降低对内毒素所致家兔体温升高，抑制下丘脑组织中5-HT、DA含量增高[8]。0.68%、0.23%、0.11%的川芎挥发油乳剂对大鼠腹腔注射给药1次，能显著降低啤酒酵母发热模型大鼠的体温，同时大鼠下丘脑组织中cAMP含量明显降低[9]。

**6. 抗胃溃疡**　川芎提取物5、10g/kg灌胃给药10d，可使吲哚美辛致小鼠急性胃溃疡模型的胃溃疡发生率降低，溃疡面积减小[7]；川芎提取物5、10g/kg灌胃给药10d，能够使幽门结扎法致大鼠急性胃溃疡模型的胃液量减少，胃液pH提高，溃疡抑制率达61.5%[10]。

**7. 对肾脏的保护作用**　川芎水煎液1.2g/kg灌胃6周，可减轻实验性糖尿病大鼠肾脏形态学改变，减轻肾小球肥大、系膜细胞、系膜基质增生及肾小球基底膜(GBM)增厚[11]；川芎嗪60mg/kg静脉注射1次，对脓毒症致兔急性肾损伤的保护作用，降低肾脏组织含水率，增加尿量，减轻肾脏病理改变程度[12]。

**8. 其他药理作用**　0.06g/ml川芎提取物可显著抑制HS 766T细胞的体外侵袭，抑制HS 766T细胞同层黏连蛋白及血管内皮细胞的黏附作用[13]。

**9. 安全性评价**　川芎水煎液4.5、13.5、22.5g/kg对小鼠连续灌胃9d，22.5g/kg能使妊娠早期小鼠出现死胎[14]。

**10. 体内过程**　药量为30mg/kg的川芎水提取物、乙醇提取物、乙酸乙酯提取物大鼠灌胃给药1次，阿魏酸的$t_{1/2\alpha}$分别为1.6、0.6、0.4h[15]。川芎超临界$CO_2$萃取物的β-环糊精包合物400mg/kg灌胃，藁本内酯在大鼠体内符合二室模型，$t_{1/2\alpha}$为1.4h[16]。1mg/g川芎挥发油小鼠灌胃给药1次，藁本内酯在小鼠主要效应器官中浓度分布如下：$C_{肺}>C_{心}>C_{脑}$，在主要消除器官中$C_{肝}>C_{脾}>C_{肾}$，藁本内酯在肺和脾脏中分布较多[17]。

**【药性】**　辛，温。归肝、胆、心包经。

**【功能主治】**　活血行气，祛风止痛。用于胸痹心痛，胸胁刺痛，跌仆肿痛，月经不调，经闭痛经，癥瘕腹痛，头痛，风湿痹痛。

**【临床应用】**

**1. 临床常用**

(1) 血瘀气滞痛证　本品辛散温通，既能活血化瘀，又能行气止痛，为“血中之气药”，具通达气血功效，故治气滞血瘀之胁痛、腹部诸痛。若治心脉瘀阻之胸痹心痛，常与丹参、桂枝、檀香等同用；若治肝郁气滞之胁痛，常配柴胡、白芍、香附，如柴胡疏肝散(《景岳全书》)；若肝血瘀阻、积聚痞块、胸胁刺痛，多与桃仁、红花等同用，如血府逐淤汤(《医林改错》)。

(2) 头痛，风湿痹痛　本品辛温升散，能“上行头目”，祛风止痛，为治头痛要药，无论风寒、风热、风湿、血虚、血瘀头痛均可随证配伍用之，故李东垣言“头痛需用川芎”。治风寒头痛，配羌活、细辛、白芷，如川芎茶调散(《太平惠民和剂局方》)；若配菊花、僵蚕、石膏，可治风热头痛，如川芎散(《卫生保健》)；若治风湿头痛，可配羌活、独活、防风，如羌活胜湿汤(《内外伤辨惑论》)。

**2. 临床新用**　川芎可用于治疗妊娠期肝内胆汁淤积症[18]、急性脑梗死[19]、偏头痛[20]、冠心病心绞痛[21]。

**【用法用量】**　3～10g。

**【成药例证】**

**1. 清眩片、丸(《中华人民共和国药典》2015年版)**　药物组成：川芎、白芷、薄荷、荆芥穗、石膏。

功能主治：散风清热。用于风热头晕目眩，偏正头痛，鼻塞牙痛。

**2. 速效救心丸(《中华人民共和国药典》2015年版)**　药物组成：川芎、冰片。

功能主治：行气活血，祛瘀止痛，增加冠脉血流量，缓解心绞痛。用于气滞血瘀型冠心病，心痛。

**3. 脑安胶囊(《中华人民共和国药典》2015年版)**　药物组成：川芎、当归、红花、人参、冰片。

功能主治：活血化瘀，益气通络。用于脑血栓形成急性期，恢复期属气虚血瘀证候者，症见急性起病、半身不遂、口舌㖞斜、舌强语謇、偏身麻木、气短乏力、口角流涎、手足肿胀、舌暗或有瘀斑、苔薄白。

**4. 消栓通络胶囊(《中华人民共和国药典》2015年版)**　药物组成：川芎、丹参、三七、黄芪、郁金、桂枝、山楂、木香、泽泻、槐花、冰片。

功能主治：活血化瘀，温经通络。用于瘀血阻络所致的中风，症见神情呆滞、言语謇涩、手足发凉、肢体疼痛；缺血性中风及高脂血症见上述证候者。

**5. 坎离砂(《中华人民共和国药典》2015 年版)**

药物组成:川芎、防风、透骨草、当归。

功能主治:祛风散寒,活血止痛。用于风寒湿痹,四肢麻木,关节疼痛,脘腹冷痛。

**【贮藏】** 置阴凉干燥处,防蛀。

**【参考文献】** [1]阮琴,何新霞,胡燕月,等.川芎水煎剂和挥发油对大鼠血流动力学的影响[J].中国药学杂志,2004,39(12):906-909.

[2]陈德森,郭俐宏.川芎提取物对大鼠心肌缺血再灌注损伤的影响[J].现代中西医结合杂志,2010,19(27):3427-3429.

[3]张旭静,曹奕丰,冯春红,等.川芎、当归萃取液对大鼠血栓形成的影响[J].中国临床药学杂志,2002,11(1):45-46.

[4]姚旭,于文会.赤芍和川芎及其配伍对血淤模型大鼠血液流变学影响[J].动物医学进展,2013,34(6):120-122.

[5]范柳,孙继虎,王春安,等.川芎、当归萃取液对实验性急性脑梗死大鼠行为学和脑组织损伤的影响[J].中国临床药学杂志,2002,11(2):81-83.

[6]盛艳梅,孟宪丽,李春雨,等.川芎挥发油对大鼠大脑皮层神经细胞体外存活及脑缺血再灌注损伤的影响[J].时珍国医国药,2012,23(3):536-538.

[7]阮琴.川芎水煎剂对小鼠神经功能的影响[J].浙江中医杂志,2008,43(12):723-725.

[8]杨金蓉,李祖伦,胡荣,等.川芎挥发油解热作用及其对家兔下丘脑 5-HT、DA 含量的影响[J].中药药理与临床,2003,19(2):17-19.

[9]杨金蓉,沈慎,宋军,等.川芎挥发油对啤酒酵母发热模型大鼠下丘脑 cAMP 含量的影响[J].中国中医急症,2008,17(7):961-962,973.

[10]王丽娟,王键,韩淑珍,等.川芎对实验性胃溃疡的影响[J].天津商业大学学报,2008,28(3):7-9.

[11]刘宝义,李英.黄芪川芎对实验性糖尿病大鼠肾脏形态学的影响[J].中国中西医结合肾病杂志,2003,4(6):323-325.

[12]刘海华,王锦权,刘宝,等.川芎嗪对脓毒症致兔急性肾损伤的保护作用[J].安徽医科大学学报,2010,45(2):213-216.

[13]汝涛,崔乃强,李东华.川芎提取物对胰腺癌 HS 766T 细胞体外粘附影响的实验研究[J].中国中西医结合外科杂志,2006,12(1):57-60.

[14]苗晓玲,曹东,母昌敏,等.部分破血活血中药对妊娠早期小鼠流产及死胎的影响[J].云南中医中药杂志,2005,26(1):31-32,1.

[15]刘晓峰,魏玉辉,罗建云,等.不同溶媒提取对川芎提取物中阿魏酸药动学的影响[J].中国医院药学杂志,2008,28(2):99-102.

[16]刘洋,胡连栋,唐星.川芎挥发油中藁本内酯在大鼠体内的药动学研究[J].中草药,2009,40(2):228-230.

[17]钱敏,石力夫,胡晋红.口服川芎挥发油后小鼠体内藁本内酯的组织分布特性[J].药学服务与研究,2008,8(2):130-132.

[18]徐明娟,沙金燕,李娟,等.川芎在妊娠期肝内胆汁淤积症治疗中的应用[J].实用妇产科杂志,2002,18(1):24-25.

[19]陈达仁,史荫绵.川芎和低分子右旋糖酐治疗急性脑梗塞的对照研究[J].中国中西医结合杂志,1992,12(2):71-73.

[20]李燕梅,王新志.川芎清脑颗粒治疗偏头痛 56 例[J].中医杂志,2012,53(4):339-340.

[21]李丽华,唐素敏,王艳玲,等.复方川芎胶囊合消心痛治疗冠心病心绞痛 33 例临床观察[J].时珍国医国药,2007,18(6):1485-1485.

（王晶　李佳佳　武汀　孙建宁）

## 126　穿破石

Chuanposhi

**【异名】** 柘根(《千金方》),川破石(《生草药性备要》),地棉根(《岭南采药录》)、拉牛入石(《岭南采药录》),黄蛇(《广东中药》)。

**【来源】** 为桑科植物构棘 *Cudrania cochinchinensis* (Lour.) Kudo et Masam. 或柘树 *Cudrania tricuspidata* (Carr.) Bur. 的干燥根。

**【产地】** 主要为野生品。主产于湖南、安徽、浙江、福建、广东、广西等地。

**【采收加工】** 全年均可采,除去须根,洗净,切片或段,晒干。

**【炮制】** 除去杂质,洗净,晒干,或润透,切片,晒干。

**【性状特征】** 呈不规则的块片状,大小厚薄不一,外皮橙黄色或橙红色,具多数纵皱纹,有的密布细小类白色点状或横长的疤痕。栓皮菲薄,多成层状,极易脱落,脱落处显灰黄色或棕褐色。质坚硬,不易折断,切面淡黄色或淡黄棕色,皮部薄,纤维性,木部宽广,有小孔。气微,味淡。

**【化学成分】** 穿破石的主要成分是黄酮类、酚类、氨基酸、有机酸、糖类等。穿破石的黄酮类成分为其主要药理活性成分。

**【药理毒理】**

**1. 保肝** 0.325、0.216、0.108g/ml,0.2ml/10g 穿破石水提取物和醇提取物对小鼠连续灌胃给药 8d,显著降低四氯化碳所致急性肝损伤模型小鼠肝组织中 MDA 的含量,显著升高 SOD 水平[1]。

**2. 抗肝纤维化**　4.57、3.05、1.52g/kg 的穿破石水提取物对大鼠灌胃给药 8 周，显著降低四氯化碳致肝纤维化模型大鼠 ALT，AST 活性及血清 PCⅢ，HA 含量及肝组织 HYP 水平，而提高血清 SOD，总蛋白质 TP，ALB 含量[2]。

**3. 镇痛**　20、10、5g/kg 穿破石水提取物对小鼠灌胃给药 1 次，显著抑制醋酸所致小鼠腹腔毛细血管通透性增加，减少醋酸所致小鼠扭体次数；20、10、5g/kg 穿破石水提取物对小鼠灌胃给药 1 次，显著提高热板刺激模型小鼠热刺激体表的痛阈，延长热板痛反应时间[3]。

**4. 抗炎**　20、10、5g/kg 穿破石水提取物对二甲苯致耳肿胀模型小鼠灌胃给药 3d，显著抑制二甲苯所致小鼠耳廓肿胀。穿破石水提取物对大鼠灌胃给药 3d，显著降低角叉菜胶致足肿胀模型大鼠的足趾肿胀率[4]。

**5. 安全性评价**　5.714g/ml 穿破石水提取物按 0.4ml/10g 对小鼠一次性灌胃给药，*MTD*＞228.6g/kg；2.00g/ml 穿破石醇提取物按 0.4ml/10g 对小鼠一次性灌胃给药，*MTD*＞80g/kg[3]。

**【药性】**　微苦，凉。

**【功能主治】**　止咳，退黄，活血，通络。用于肺结核，湿热黄疸，胁肋疼痛，跌打瘀痛，风湿痹痛。

**【临床应用】**　**临床常用**

(1) 湿热证　本品清热祛湿，用于湿热黄疸，脘腹疼痛，淋证等。

(2) 风湿痹证　本品祛风清热除湿，用于风湿热痹，关节红肿疼痛者。

**【用法用量】**　15～30g。

**【注意事项】**　孕妇忌服。

**【贮藏】**　置干燥处，防蛀。

**【参考文献】**　[1]金俊杰，钟鸣，余胜民，等.穿破石水提取物对四氯化碳致大鼠肝纤维化的治疗作用[J].中国实验方剂学杂志，2012，18(22)：258-262.

[2]金俊杰，钟鸣，余胜民，等.穿破石对四氯化碳所致小鼠急性肝损伤的保护作用[J].时珍国医国药，2012，23(8)：1903-1904.

[3]金俊杰，钟鸣，余胜民，等.穿破石水提取物和醇提取物急性毒性实验研究[J].时珍国医国药，2012，23(4)：891-892.

[4]韦健全，罗莹，黄健，等.穿破石抗炎镇痛活性观察及最大给药量测定[J].中成药，2011，33(9)：1589-1592.

（王晶　李佳佳　武汀　孙建宁）

## 127　穿山甲

Chuanshanjia

**【异名】**　鲮鲤甲(《名医别录》)，鳣鲤甲(《补缺肘后方》)，鲮鲤角(《本草衍义》)，川山甲(《三因方》)，鳖鲤甲(《神农本草经疏》)，山甲(《本草求真》)，甲片(《疡科遗编》)，麒鳞片(《广西中药志》)，鳞片(《广西中药志》)，随碱片(《广西中药志》)。

**【来源】**　为鲮鲤科动物穿山甲 *Manis pentadactyla* Linnaeus 的鳞甲。

**【产地】**　主要为野生品。主产于广东、广西、云南、贵州；浙江、福建、湖南、安徽等地亦产。在我国，穿山甲被列为国家二级保护动物，禁止私人捕杀和食用。

**【采收加工】**　收集鳞甲，洗净，晒干。

**【炮制】**　**穿山甲**　除去杂质，洗净，干燥。

**炮山甲**　取净穿山甲，大小分开，照烫法用砂烫至鼓起。用时捣碎。

**醋山甲**　取净穿山甲，大小分开，按上法烫至鼓起，醋淬，取出，干燥。用时捣碎。每 100kg 穿山甲，用醋 30kg。

**【性状特征】**　**穿山甲**　呈扇面形、三角形、菱形或盾形的扁平片状或半折合状，中间较厚，边缘较薄，大小不一，长宽各为 0.7～5cm。外表面黑褐色或黄褐色，有光泽，宽端有数十条排列整齐的纵纹及数条横线纹；窄端光滑。内表面色较浅，中部有一条明显突起的弓形横向棱线，其下方有数条与棱线相平行的细纹。角质，半透明，坚韧而有弹性，不易折断。气微腥，味淡。

**炮山甲**　全体膨胀呈卷曲状，黄色，质酥脆，易碎。

**醋山甲**　全体膨胀呈卷曲状，黄色，质酥脆，易碎。金黄色。有醋香气。

**【化学成分】**　穿山甲的主要成分是蛋白质、硬脂酸、游离氨基酸、胆甾醇、挥发油、水溶性生物碱及多种微量元素等。穿山甲的蛋白质类成分为其主要药理活性成分。

**【药理毒理】**

**1. 促进泌乳**　15g/kg 穿山甲水煎液对大鼠灌胃给药 7d，显著提高缺乳模型母鼠单次泌乳量，升高受试大鼠血清催乳素(PRL)水平[1]。

**2. 正性肌力作用**　6mg/ml穿山甲片水醇提取物能显著增加大鼠离体工作心脏的LVSP,左室内压最大变化速率($+dp/dt_{max}$)和心输出量[2]。

**3. 抗炎**　3.33g/kg穿山甲片水煎液灌胃给药7d,能够显著降低琼脂致足肿胀模型大鼠的足跖肿胀度,显著抑制纸片致肉芽肿模型大鼠的肿胀度,显著降低毛细血管通透性增高模型小鼠的毛细血管通透性[3]。

**4. 镇痛**　3.00、1.5、0.75g/kg穿山甲片水提液对小鼠灌胃给药5d,可抑制醋酸致小鼠腹腔毛细血管通透性增加,减少醋酸所致小鼠扭体次数;显著提高热板刺激模型小鼠的体表痛阈,延长痛反应时间[4]。

**5. 抑制阑尾脓肿**　3.33g/kg穿山甲片水煎液灌胃给药2周,能够提高阑尾脓肿模型大鼠的白细胞吞噬能力和SOD活性,降低MDA含量[5]。

**6. 抑制乳腺增生**　3.33g/kg穿山甲水煎液灌胃给药48d,能够显著降低乳腺增生模型大鼠血清中$E_2$水平,升高血清中泌乳素(PRL)水平,改善实验大鼠乳腺增生病理组织形态[6]。

**【药性】**　咸,微寒。归肝、胃经。

**【功能主治】**　活血消癥,通经下乳,消肿排脓,搜风通络。用于经闭癥瘕,乳汁不通,痈肿疮毒,风湿痹痛,中风瘫痪,麻木拘挛。

**【临床应用】　临床常用**

(1)癥瘕,经闭　本品善走窜,性专行散,既能活血祛瘀,又能消癥通经。治疗癥瘕,可配伍鳖甲、大黄、赤芍等药用,如穿山甲散(《妇科大全》);治疗血瘀经闭,可配伍当归、红花、桃仁,如化瘀汤(《经验方》)。

(2)风湿痹痛　本品性善走窜,内达脏腑,外通经络,活血祛瘀力强,能通利经络,透达关节。治风湿痹痛,关节不利,麻木拘挛,常配川芎、羌活、白花蛇等药用;治中风瘫痪,手足不举,可配川乌等研末调敷,如趁风膏(《三因极一病证方论》)。

(3)产后乳汁不下　本品活血走窜,擅长通经下乳,为治疗产后乳汁不下之要药。可单用研末,以酒冲服,谓之泉涌散(《本草纲目》)。

(4)痈肿疮毒,瘰疬　本品能活血消痈,消肿排脓,可使脓未成者消散,已成脓者速溃,为治疗疮疡肿痛之要药。治疮痈初起,常配银花、天花粉、皂角刺等以清热解毒,活血消痈,如仙方活命饮(《校注妇人良方》);治疮痈脓成未溃则配黄芪、当归、皂角刺以脱毒排脓,如透脓散(《外科正宗》)。

**【用法用量】**　5～10g,一般炮制后用。

**【成药例证】**

**1. 一粒珠(《卫生部药品标准中药成方制剂·第二册》)**　药物组成:穿山甲、乳香、没药、麝香、朱砂、雄黄、冰片、珍珠、牛黄、蟾酥。

功能主治:活血,消肿,解毒。用于痈疽疮疖,乳痈乳岩,红肿疼痛。

**2. 黑虎散(《卫生部药品标准中药成方制剂·第十一册》)**　药物组成:僵蚕、丁香、冰片、全蝎、麝香、穿山甲、蜈蚣、牛黄、蜘蛛、磁石。

功能主治:提脓拔毒,消肿软坚。用于痈疽发背,对口疔疮,无名肿毒,坚硬疼痛。

**3. 癃闭通胶囊(《新药转正标准37》)**　药物组成:穿山甲(砂烫)、肉桂。

功能主治:活血软坚,温阳利水。用于血瘀凝聚、膀胱气化不利所致的癃闭,症见排尿不畅、夜尿频多、尿细无力、淋漓不尽或尿频、尿急等;早期良性前列腺增生见上述证候者。

**【注意事项】**　孕妇慎用。

**【贮藏】**　置干燥处。

**【参考文献】**　[1]侯士良,赵晶,董秀华,等.比较猪蹄甲、穿山甲泌乳作用实验研究[J].中国中药杂志,2000,25(1):46-48.

[2]文秀英,徐保国,刘浩.穿山甲对心脏收缩功能和血小板聚集性的影响[J].中国中药杂志,1999,24(1):52-53,66.

[3]李寅超,侯士良,傅曼华,等.猪蹄甲、穿山甲抗炎作用的比较研究[J].中药药理与临床,2002,18(2):17-18.

[4]吴珊,农彩丽,何显科,等.穿山甲水提物镇痛作用的实验研究[J].广西医学,2012,34(1):7-9.

[5]刘红春.猪蹄甲和穿山甲消痈作用比较[J].郑州大学学报(医学版),2005,40(2):359-361.

[6]王辉,崔瑛,侯士良.猪蹄甲和穿山甲抑制乳腺增生作用的比较研究[J].中国实验方剂学杂志,2007,13(7):51-53.

(王晶　李佳佳　武汀　孙建宁)

## 128　穿山龙

Chuanshanlong

**【异名】**　穿地龙(《东北药植志》),地龙骨、金刚骨(《河北中药手册》),狗山药(《河北药材》)。

**【来源】** 为薯蓣科植物穿龙薯蓣 *Dioscorea nipponica* Makino 的干燥根茎。

**【产地】** 主要为野生品。主产于辽宁、吉林、黑龙江、山东、浙江、河北、山西等地。

**【采收加工】** 春、秋二季采挖,洗净,除去须根和外皮,晒干。

**【炮制】** 除去杂质,洗净,润透,切厚片,干燥。

**【性状特征】** 呈圆形或椭圆形的厚片。外表皮黄白色或棕黄色,有时可刺状残根。切面白色或黄白色,有淡棕色的点状维管束。气微,味苦涩。

**【化学成分】** 穿山龙的主要成分是甾体皂苷,还含有烷烃、多糖等,穿山龙的甾体皂苷类为其主要药理活性成分。《中华人民共和国药典》2015 年版规定,本品药材及其饮片按干燥品计算,含薯蓣皂苷($C_{45}H_{72}O_{16}$)不得少于 1.3%。

**【药理毒理】**

**1. 抗炎** 穿山龙水煎液(2.5、5.0g/kg)对小鼠灌胃 3d,能明显抑制二甲苯引起的小鼠耳壳炎症程度;穿山龙水煎液(2.5、5.0g/kg)对小鼠灌胃 3d,可以有效降低角叉莱胶所致模型大鼠足踝关节肿胀度[1]。

**2. 镇痛** 穿山龙水煎液(2.5、5.0g/kg)对小鼠灌胃 3d,对热烫法致痛小鼠模型,能延长小鼠疼痛反应时间,减少小鼠扭体次数[1]。

**3. 抗肿瘤** 穿山龙粗提物对人口腔上皮鳞癌 KB 细胞株有细胞毒作用,$IC_{50}$ 为 4.13μg/ml,对其相应的多药耐药株 KB 细胞亦敏感,$IC_{50}$ 为 4.20μg/ml,且不表现交叉耐药[2]。

**4. 调节免疫** 穿山龙总皂苷(1g/kg)对小鼠灌胃 8d,可明显降低绵羊红细胞溶血素所致小鼠抗体生成量,减轻二硝基氟苯所致小鼠迟发型超敏反应,降低耳廓肿胀率,有免疫调节作用;穿山龙总皂苷 10%含药血清可抑制 LPS、ConA 诱导的小鼠脾淋巴细胞增殖及 IL-6 的产生;穿山龙总皂苷(40mg/kg)对大鼠灌胃 8d,能使佐剂性关节炎大鼠的胸腺指数基本恢复到正常,脾指数降低,血清、关节液内炎性细胞因子 IL-1、IL-6、IL-8、TNF-α 水平降低,ConA 诱导的脾细胞增殖反应提高[3-6]。

**【药性】** 甘、苦,温。归肝、肾、肺经。

**【功能主治】** 祛风除湿,舒筋通络,活血止痛,止咳平喘。用于风湿痹病,关节肿胀,疼痛麻木,跌仆麻木,闪腰岔气,咳嗽气喘。

**【临床应用】** 临床常用

(1) 风湿痹证 本品能祛风湿,入肝经活血通络,常用于风湿痹痛,腰腿疼痛,肢体麻木。因其微寒清热,以治热痹为多,可水煎或酒浸服,或与桑枝、络石藤、忍冬藤等配伍。

(2) 痰热咳喘 本品苦降泄,微寒清热,入肺能清肺化痰,止咳平喘,治咳嗽痰多,可与瓜蒌、杏仁、黄芩等同用。

**【用法用量】** 9～15g;也可制成酒剂用。

**【成药例证】**

**1. 骨龙胶囊(《卫生部药品标准中药成方制剂·第六册》)** 药物组成:狗腿骨、穿山龙。

功能主治:散寒止痛,活血祛风,强筋壮骨。用于慢性风湿及类风湿关节炎。

**2. 骨刺丸(《卫生部药品标准中药成方制剂·第十一册》)** 药物组成:穿山龙、制川乌、制草乌、制天南星、秦艽、白芷、当归、甘草、薏苡仁、绵萆薢、红花、徐长卿。

功能主治:祛风止痛。用于骨质增生,风湿性关节炎,风湿痛。

**3. 穿龙骨刺片(《中华人民共和国药典》2015 年版)** 药物组成:穿山龙、淫羊藿、狗脊、川牛膝、熟地黄、枸杞子。

功能主治:补肾健骨,活血止痛。用于肾虚血瘀所致的骨性关节炎,症见关节疼痛。

**4. 风湿圣药胶囊(《卫生部药品标准中药成方制剂·第十八册》)** 药物组成:穿山龙、土茯苓、桃仁、玉竹、五味子、黄柏、防风、羌活、独活、防己、威灵仙、蚕沙、绵萆薢、桂枝、当归、红花、人参、青风藤。

功能主治:祛风除湿,舒筋通络止痛。用于风湿性关节炎及类风湿关节炎(关节未变形者)。

**【注意事项】** 粉碎加工时,注意防护,以免发生过敏反应。

**【贮藏】** 置于干燥处。

**【参考文献】**

[1]唐丽香.福建穿山龙抗炎镇痛作用的实验研究[J].海峡药学,2000,12(3):38-40.

[2]刘江涛,陈信义,王玉芝.穿山龙粗提物抗肿瘤体外实验研究[J].中国中医药信息杂志,2004,11(3):206-207.

[3]高巍,宋鸿儒,赵铁华,等.穿山龙总皂苷对小鼠免疫功能的影响[J].承德医学院学报,2001,18(1):9-10.

[4]于海荣,王济兴,张凤英,等.穿山龙总皂苷对大鼠T淋巴细胞功能影响的血清药理学研究[J].时珍国医国药,2006,17(9):1653-1654.

[5]于海荣,王济兴,陈建双,等.穿山龙总皂苷含药血清对小鼠脾淋巴细胞增殖及IL-6产生影响的实验研究[J].江苏中医药,2007,39(1):57-58.

[6]谢守军,宋鸿儒.穿山龙总皂苷对佐剂性关节炎大鼠免疫调节作用的实验研究[J].辽宁中医杂志,2007,34(9):1323-1325.

（王晶　肖从瑞　武汀　孙建宁）

## 129　穿心莲

Chuanxinlian

**【异名】** 春莲秋柳(《岭南采药录》),一见喜(《泉州本草》),榄核莲、斩蛇剑、苦胆草(广州部队《常用中草药手册》),四方莲、金香草、金耳钩、印度草(《广东中草药》),苦草(《福建中草药》)。

**【来源】** 为爵床科植物穿心莲 *Andrographis paniculata* (Burm.f.) Nees 的干燥地上部分。

**【产地】** 主要为栽培品。主产于广东、福建、云南、四川、江西、浙江、江苏。建于广东省清远英德市大湾镇,湛江市遂溪县城月镇、北坡镇、岭北镇的GAP种植基地已通过原国家食品药品监督管理总局验收。

**【采收加工】** 秋初茎叶茂盛时采割,晒干。

**【炮制】** 除去杂质,洗净,切段,干燥。

**【性状特征】** 呈不规则的段。茎方柱形,节稍膨大。切面不平坦,具类白色髓。叶片多皱缩或破碎,完整者展平后呈披针形或卵状披针形,先端渐尖,基部楔形下延,全缘或波状;上表面绿色,下表面灰绿色,两面光滑。气微,味极苦。

**【化学成分】** 穿心莲的主要成分是内酯及黄酮类化合物。穿心莲的内酯为其主要药理活性成分。《中华人民共和国药典》2015年版规定,本品药材按干燥品计算,含穿心莲内酯($C_{20}H_{30}O_5$)和脱水穿心莲内酯($C_{20}H_{28}O_4$)的总量不得少于0.80%。

**【药理毒理】**

**1. 解热**　穿心莲提取物25、50、100mg/(kg·d)对大鼠灌胃1次,可以显著降低酵母混悬液所致发热大鼠模型的肛温[1]。

**2. 抗炎**　穿心莲提取物25、50、100mg/(kg·d)对大鼠灌胃3d,可以有效降低角叉莱胶所致的模型大鼠足肿胀度[1]。

**3. 止咳**　穿心莲提取物12.5、25、50mg/(kg·d)对小鼠灌胃3d,对浓氨水诱导的咳嗽有很好的镇咳作用[1]。

**4. 免疫调节**　穿心莲提取物25、50、100mg/(kg·d)对小鼠灌胃10d,可以促进免疫低下小鼠脾脏淋巴细胞溶血素抗体的分泌;明显提高醋酸泼尼松所致免疫低下小鼠的腹腔巨噬细胞吞噬能力[1]。

**5. 保肝、利胆**　穿心莲内酯类混悬液400、800、1600mg/kg对小鼠灌胃4d,对皮下注射可卡因所致肝毒性有治疗保护作用[2];穿心莲内酯类100mg/kg对大鼠腹腔注射3周,对脂肪乳剂引起的大鼠脂肪肝炎有防治作用,显著降低模型大鼠血清和肝脏TG、MDA、TNF-α水平,显著减轻肝组织SOD活性,减轻肝脂肪变形和炎症程度[3]。

**6. 抗肿瘤**　穿心莲内酯于体外试验中对多种瘤株有抑制作用,对于低、中、高分化胃腺癌细胞株(MKN45、SGC7901、MKN28)其抑制作用呈量-效、时-效关系,其$IC_{50}$于24h分别为27.02±6.18、36.94±2.09、43.56±1.65μg/ml[4]。对于人食管癌Ec9706细胞,穿心莲内酯对其细胞增殖的$IC_{50}$为28.6μg/ml,抑制其克隆形成的$IC_{50}$为1.7μg/ml,并可阻滞细胞周期于G0/G1期并诱导细胞凋亡[5]。

**7. 安全性评价**　穿心莲毒性较小,穿心莲浸膏灌服对小鼠的$LD_{50}$以穿心莲内酯计算为13.19g/kg;穿心莲根总黄酮给小鼠静注的$LD_{50}$为1.15±0.28g/kg。穿心莲数种内酯或制剂对小鼠的$LD_{50}$值为:总内酯灌服为13.4g/kg,甲、乙、丙、丁素灌服分别大于20、40、20、20g/kg,穿心莲甲素注射液静注为1.075～1.145g/kg,穿琥宁注射液腹腔注射0.675±0.030g/kg、静脉注射0.600±0.020g/kg。

**【药性】** 苦,寒。归心、肺、大肠、膀胱经。

**【功能主治】** 清热解毒,凉血,消肿。用于感冒发热,咽喉肿痛,口舌生疮,顿咳劳嗽,泄泻痢疾,热淋涩痛,痈肿疮疡,蛇虫咬伤。

**【临床应用】** **临床常用**

(1)外感风热,温病初起　穿心莲苦寒泄降,清热解毒,故凡温热之邪所引起的病症皆可应用。治外感风热或温病初起，发热头痛，可单用，如穿心莲片；也可与金银花、连翘、薄荷等同用。

（2）肺热喘咳，肺痈吐脓，咽喉肿痛　本品入肺经，清肺泄热，凉血消肿，常与黄芩、桑白皮、地骨皮合用，治疗肺热咳嗽气喘；与鱼腥草、桔梗、冬瓜仁等药同用，治疗肺痈咳吐脓痰；与玄参、牛蒡子、板蓝根等药同用，治疗咽喉肿痛。

（3）湿热泻痢，热淋涩痛，湿疹瘙痒　本品苦燥性寒，有清热燥湿，解毒，凉血止痢之功，凡湿热诸证均可使用。主治胃肠湿热，腹痛泄泻，下痢脓血者，可单用，或与苦参、木香等同用；用治膀胱湿热，小便淋沥涩痛，多与车前子、白茅根、黄柏等合用；治湿疹瘙痒，可以本品为末，甘油调涂患处。也可以治疗湿热黄疸，湿热带下等证。

（4）痈肿疮毒，蛇虫咬伤　本品既能清热解毒，又能凉血消痈，可以治疗火热毒邪诸证。用治热毒壅聚，痈肿疮毒者，可单用或配金银花、野菊花等同用，并用鲜品捣烂外敷；治疗蛇虫咬伤，可与墨旱莲同用。

**【用法用量】** 6～9g。外用适量。

**【成药例证】**

**1. 穿心莲片（《中华人民共和国药典》2015 年版）** 药物组成：穿心莲。

功能主治：清热解毒，凉血消肿。用于邪毒内盛，感冒发热，咽喉肿痛，口舌生疮，顿咳劳嗽，泄泻痢疾，热淋涩痛，痈肿疮疡，毒蛇咬伤。

**2. 清感穿心莲片（《卫生部药品标准中药成方制剂·第十九册》）** 药物组成：穿心莲、买麻藤。

功能主治：清热利咽，止咳化痰。用于风热感冒，咽喉肿痛，支气管炎，扁桃腺炎。

**3. 复方穿心莲片（《卫生部药品标准中药成方制剂·第十九册》）** 药物组成：穿心莲、路边青。

功能主治：清热解毒，凉血，利湿。用于风热感冒，喉痹，痄腮，湿热泄泻等。

**4. 穿心莲注射液（《卫生部药品标准中药成方制剂·第十九册》）** 药物组成：穿心莲。

功能主治：清热解毒。用于咽喉肿痛，肺热咳嗽，热痢，亦可用于上呼吸道感染，细菌性痢疾等。

**【贮藏】** 置干燥处。

**【参考文献】**
[1]李春英，梁爱华，薛宝云，等.穿心莲提取物的药效学研究[J].中国实验方剂学杂志，2009，15(10)：94-98.

[2]姚青，高岭，贾凤兰，等.穿心莲内酯对可卡因致小鼠肝毒性的保护作用[J].宁夏医学杂志，2007，29(3)：208-209.

[3]叶宝华，王智明，钟伟华，等.穿心莲内酯对大鼠非酒精性脂肪肝的防治作用[J].安徽医药，2008，12(7)：582-584.

[4]董建华，叶再元，李曙光，等.穿心莲内酯对不同分化胃癌细胞株的体外增殖的影响[J].浙江中医药大学学报，2009，33(2)：170-174.

[5]戴桂馥，王俊峰，徐海伟，等.穿心莲内酯对人食管癌Ec9706 细胞增殖和凋亡的影响[J].中国新药杂志，2006，15(16)：1363-1365.

（王晶　肖从瑞　武汀　孙建宁）

## 130　垂盆草

Chuipencao

**【异名】** 石指甲（《四川中药志》）、半支莲（《药镜》）、狗牙齿（《浙江民间常用草药》）、瓜子草（《分类草药性》）、太阳花（《上海常用中草药》）、鼠牙半支（《百草镜》）。

**【来源】** 为景天科植物垂盆草 *Sedum sarmentosum* Bunge 的干燥全草。

**【产地】** 主要为野生品。我国大部分地区均有分布。

**【采收加工】** 夏、秋二季采收，除去杂质，干燥。

**【炮制】** 除去杂质，切段。

**【性状特征】** 为不规则的段。部分节上可见纤细的不定根。3 叶轮生，叶片倒披针形至矩圆形，绿色。气微，味微苦。

**【化学成分】** 垂盆草的主要成分是生物碱，还含有糖类、氨基酸、三萜类及植物固醇等。垂盆草的糖苷类为其主要药理活性成分。《中华人民共和国药典》2015 年版规定，本品药材及其饮片按干燥品计算，含槲皮素（$C_{15}H_{10}O_7$）、山柰素（$C_{15}H_{10}O_6$）和异鼠李素（$C_{16}H_{12}O_7$）的总量不得少于 0.10%。

**【药理毒理】**

**1. 保肝** 垂盆草的水及正丁醇提取物（25、50g/kg）对小鼠灌胃连续 6d，对 D-氨基半乳糖致小鼠急性肝损伤有明显的保肝作用，能显著地降低 ALT 和 AST 的含量；垂盆草的乙酸乙酯部位（25、50g/kg）对小鼠灌胃连续 6d，对 D-氨基半乳糖致小鼠急性肝损伤有明显的保肝作用，也能显著降低 ALT[1]。

**2. 保护肠道** 垂盆草氯化钠溶液（4.5g/kg）对

大鼠灌胃连续14d,对三硝基苯磺酸诱导的实验性结肠炎具有保护作用,可以使调控T细胞分泌的TGF-β1、IL-10含量升高,IL-2含量降低[2]。

**3. 抗疲劳** 垂盆草颗粒溶液(400mg/kg)对大鼠连续灌胃8周,垂盆草可以显著延长大鼠跳台运动力竭时间,使运动大鼠心脏、肝脏、肾脏、脑、股四头肌组织中$Na^+$、$K^+$-ATP酶和$Ca^{2+}$-$Mg^{2+}$-ATP酶活性显著升高[3];垂盆草颗粒溶液(400mg/kg)对大鼠灌胃连续8周,使运动训练大鼠不同组织中NO的含量升高,抑制长期大强度训练引起大鼠体重显著性下降趋势[4]。

**【药性】** 甘、淡,凉。归肝、胆、小肠经。

**【功能主治】** 利湿退黄,清热解毒。用于湿热黄疸,小便不利,痈肿疮疡。

**【临床应用】** **临床常用**

(1)黄疸 本品甘淡渗泄,微寒清热,能利湿退黄。用于湿热黄疸的治疗,常与虎杖、茵陈等同用。

(2)痈肿疮疡 本品清热解毒,消痈散肿。用于痈肿疮疡,可单用内服或外敷,或配野菊花、紫花地丁、半边莲等药同用;用于咽喉肿痛,则与山豆根同用。

**【用法用量】** 15~30g。

**【成药例证】**

**1. 垂盆草颗粒(《中华人民共和国药典》2015年版)** 药物组成:垂盆草。

功能主治:清热解毒,活血利湿。用于急慢性肝炎湿热瘀结证。

**2. 复方垂盆草颗粒(《卫生部药品标准中药成方制剂·第七册》)** 药物组成:垂盆草、矮地茶。

功能主治:清热解毒,活血利湿,在降低谷丙转氨酶的作用。用于急性肝炎及迁延性肝炎,慢性肝炎的活动期。

**3. 复方益肝丸(《中华人民共和国药典》2015年版)** 药物组成:茵陈、垂盆草、龙胆、车前子、夏枯草、板蓝根、野菊花、蒲公英、山豆根、土茯苓、人工牛黄、胡黄连、大黄、柴胡、枳壳、香附、青皮、槟榔、苦杏仁、蝉蜕、丹参、牡丹皮、红花、人参、炙甘草、桂枝、五味子、鸡内金。

功能主治:清热利湿,疏肝理脾,化瘀散结。用于湿热毒蕴所致的胁肋胀痛、黄疸、口干口苦、苔黄脉弦;急、慢性肝炎见上述证候者。

**【贮藏】** 置干燥处。

**【参考文献】**

[1]潘金火,何满堂,罗兰,等.垂盆草不同提取部位保肝降酶试验[J].时珍国医国药,2001,12(10):888-900.

[2]葛相栓,吴正祥,吴强,等.垂盆草对实验性结肠炎的保护作用及其机制研究[J].中国中西医结合消化杂志,2007,15(6):391-394.

[3]苏振阳.垂盆草对训练大鼠不同组织ATPase活性的影响[J].北京体育大学学报,2006,29(11):1505-1507.

[4]苏振阳.垂盆草对训练大鼠不同组织NO含量及运动能力影响的实验研究[J].山东体育学院学报,2003,23(4):73-75.

(王晶 肖从瑞 武汀 孙建宁)

## 131 椿皮

Chunpi

**【异名】** 椿樗(《新修本草》)樗皮(《日华子本草》)、臭椿皮(《滇南本草》)、山椿(《本草拾遗》)、臭椿(《食疗本草》)、大眼桐(《本草纲目》)、苦椿皮(《陕西中药志》)樗白皮、樗根皮(《全国中草药汇编》)。

**【来源】** 为苦木科植物臭椿 *Ailanthus altissima* (Mill.) Swingle的干燥根皮或干皮。

**【产地】** 主要为野生品。主产于山东、辽宁、河南、安徽等地。

**【采收加工】** 全年均可剥取,晒干,或刮去粗皮晒干。

**【炮制】** **椿皮** 除去杂质,洗净,润透,切丝或段,干燥。

**麸炒椿皮** 取椿皮丝(段),照麸炒法炒至微黄色。

**【性状特征】** **椿皮** 饮片呈不规则的丝条状或段状。外表面灰黄色或黄褐色,粗糙,有多数纵向皮孔样突起和不规则,横裂纹,除去粗皮者显黄白色。内表面淡黄色。较平坦,密布梭形小孔或小点。气微,味苦。

**麸炒椿皮** 如椿皮丝(段),表面黄色或褐色,微有香气。

**【化学成分】** 椿皮的主要成分是苦味质和生物碱类。椿皮的臭椿酮和苦木素为其主要药理活性成分。

**【药理毒理】** **抗肿瘤**

椿皮水煎液(62.5g/kg)对小鼠灌胃14d,可降低

尾静脉接种 $H_{22}$ 肝癌细胞小鼠的肺部转移结节数[1]；椿皮水煎液 62.5g/kg 对小鼠灌胃 7d，可抑制 $S_{180}$ 肉瘤小鼠皮下移植瘤模型移植瘤生长，降低肿瘤血管生成，抑制肉瘤组织基质金属蛋白酶-9 的表达[2]。

**【药性】** 苦、涩，寒。归大肠、胃、肝经。

**【功能主治】** 清热燥湿，收涩止带，止泻，止血。用于赤白带下，湿热泻痢，久泻久痢，便血，崩漏。

**【临床应用】** **临床常用**

(1) 赤白带下　本品入大肠，苦可燥湿，寒以清热，涩能收敛。既可清热燥湿，又能收敛止带，为止带之常用药物。治疗湿热下注，带脉失约而致赤白带下者，常与黄柏等同用。

(2) 久泻久痢，湿热泻痢　本品入大肠经能收涩止泻，清热燥湿，治久泻久痢，常与诃子、母丁香同用；治湿热泻痢，常与地榆同用。

(3) 崩漏经多，便血痔血　本品入肝经血分，善能收敛止血，因其性寒，尤宜用于血热崩漏，便血者。治崩漏，月经过多者，常与黄柏、黄芩、白芍、龟甲等同用。治便血痔血，可单用本品为丸服；或与侧柏叶、升麻、白芍等同用。

**【用法用量】** 6～9g。

**【成药例证】**

**1. 白带丸(《中华人民共和国药典》2015 年版)** 药物组成：黄柏、椿皮、白芍、当归、醋香附。

功能主治：清热，除湿，止带。用于湿热下注所致的带下病，症见带下量多、色黄、有味。

**2. 千金止带丸(大蜜丸)(《中华人民共和国药典》2015 年版)** 药物组成：党参、白术、杜仲、续断、补骨脂、当归、白芍、川芎、延胡索、香附、木香、小茴香、青黛、鸡冠花、椿皮、牡蛎、砂仁。

功能主治：健脾补肾，调经止带。用于脾肾两虚所致的月经不调、带下病，症见月经先后不定期、量多或淋漓不净、色淡无块，或带下量多、色白清稀、神疲乏力、腰膝酸软。

**【贮藏】** 置通风干燥处，防蛀。

**【参考文献】**

[1]孙静.收涩类中药对小鼠肝癌血道及淋巴道转移的影响[J].中药新药与临床药理，2008，19(5)：347-350.

[2]郭继龙，王世军.椿皮抑制 $S_{180}$ 肉瘤血管生成机理的实验研究[J].中国实验方剂学杂志，2008，14(8)：48-50.

（王晶　肖从瑞　武汀　孙建宁）

## 132　磁石

Cishi

**【异名】** 玄石(《神农本草经》)、慈石(《本草纲目》)、活磁石(《外科大成》)、摄石(《药物出产辨》)、处石(《名医别录》)。

**【来源】** 为氧化物类矿物尖晶石族磁铁矿。

**【产地】** 主产于江苏、山东、河北、河南、辽宁等地。

**【采收加工】** 随时可采，开采后，除去杂石，选择吸铁能力强者入药。

**【炮制】** **生磁石**　除去杂质，砸碎。

**煅磁石**　取净磁石块，照煅淬法煅至红透，醋淬，碾成粗粉。每 100kg 磁石，用醋 30kg。

**【性状特征】** **生磁石**　呈不规则的碎块。灰黑色或棕褐色，条痕黑色，具金属光泽。质坚硬，具磁性。有土腥气，味淡。

**煅磁石**　为不规则的碎块或颗粒，表面黑色，质硬而酥，无磁性。有醋香气。

**【化学成分】** 磁石主要含四氧化三铁，并含有硅、铅、钛、磷、锰、钙、铬、钡、铁、镁等杂质；少数含一定量的砷。《中华人民共和国药典》2015 年版规定，本品药材及其饮片含铁(Fe)不得少于 50.0%。

**【药理毒理】**

**1. 镇静、催眠**　生、煅磁石混悬液 4g(生药)/kg 对小鼠连续灌胃 4d，可缩短阈剂量戊巴比妥钠所致小鼠入睡潜伏期时间和睡眠维持时间，增加阈下剂量戊巴比妥钠入睡率；延长回苏灵诱发的惊厥潜伏时间，并拮抗戊四氮 50mg/kg 腹腔注射致小鼠惊厥，生磁石优于煅磁石[1]；磁石水煎剂(12.5、50g(生药)/kg) 对小鼠腹腔注射 1 次，可不同程度地减少小鼠自发活动，增加阈剂量戊巴比妥纳小鼠的入睡率，缩短阈剂量戊巴比妥钠小鼠的入睡时间及睡眠持续时间[2]。磁石水煎液 20g(生药)/kg 对大鼠灌胃连续 7d，能延长自由活动大鼠的睡眠时间，在睡眠时相上主要表现为延长慢波睡眠第 2 期[3]。

**2. 抗惊厥**　制磁石水溶液(15g/kg) 对小鼠灌胃 1 次，显著延长士的宁所致小鼠惊厥潜伏期[4]。

**3. 安全性评价**　磁石的水煎液 200g(生药)/kg 对小鼠腹腔注射 1 次，1 周内小鼠的外观、行为未见异常,未发现动物死亡[1]。

**【药性】** 咸,寒。归肝、心、肾经。

**【功能主治】** 镇惊安神,平肝潜阳,聪耳明目,纳气平喘。用于惊悸失眠,头晕目眩,视物昏花,耳鸣耳聋,肾虚气喘。

**【临床应用】 临床常用**

(1) 心神不宁,惊悸,失眠,癫痫　本品质重沉降,入心经,能镇惊安神,味咸入肾,又有益肾之功;性寒清热,清泻心肝之火。故能固护真阴,震摄浮阳,安定神志。主治肾虚肝旺,肝火上炎,扰动心神或惊恐气乱,神不守舍所致的心神不宁、惊悸、失眠及癫痫,常与朱砂、神曲同用,如磁朱丸(《千金方》)。

(2) 头晕目眩　本品入肝、肾经,既能平肝潜阳,又能益肾补阴,故可用治肝阳上亢之头晕目眩、急躁易怒等症,常与石决明、珍珠、牡蛎等平肝潜阳药同用。若阴虚甚者,可配伍生地、白芍、龟甲等滋阴潜阳药;若热甚者,又可与钩藤、菊花、夏枯草等清热平肝药同用。

(3) 耳聋耳鸣,视物昏花　本品入肝、肾经,补益肝肾,有聪耳明目之功。用治肾虚耳鸣、耳聋,多配伍熟地黄、山茱萸、山药等滋肾之品。用治肝肾不足,目暗不明,视物昏花者,多配伍枸杞子、女贞子、菊花等补肝肾药。

(4) 肾虚气喘　本品入肾经,质重沉降,纳气归肾,有益肾纳气平喘之功。用治肾气不足,摄纳无权之虚喘,常与五味子、蛤蚧等同用,共奏纳气平喘之功。

**【用法用量】** 9～30g,先煎。

**【成药例证】 脑立清丸(《中华人民共和国药典》2015年版)** 药物组成:磁石、珍珠母、赭石、猪胆汁、冰片、薄荷脑、半夏、熟酒曲、酒曲、牛膝。

功能主治:平肝潜阳,醒脑安神。用于肝阳上亢,头晕目眩,耳鸣口苦,心烦难寐;高血压病见上述证候者。

**【贮藏】** 置干燥处。

**【参考文献】** [1]王汝娟,黄寅墨,朱武成,等.生、煅磁石的药理作用比较[J].中草药,1997,28(4):223-225.

[2]李光华,周旭,贺弋,等.龙骨、磁石对小鼠镇静催眠作用的研究[J].宁夏医学院学报,2001,23(2):82-83.

[3]郭冷秋,霍荣,李廷廷,等.磁石水煎液对自由活动大鼠睡眠时相的影响[J].时珍国医国药,2008,3(19):609-710.

[4]杜景客,高凤兰,师资春,等.磁石炮制前后的实验研究[J].黑龙江中医药,1990,(1):48.

(王晶　肖从瑞　武汀　孙建宁)

## 133　刺柏叶

Cibaiye

**【异名】** 乌日格斯图-阿日查、树格刺日、巴玛、拉树格、优不如格色瓦(《蒙药正典》)。

**【来源】** 为柏科植物杜松 *Juniperus rigida* Sieb.et Zucc.的干燥嫩枝叶。

**【产地】** 主要为栽培品,野生品亦有。主产于黑龙江、吉林、辽宁、内蒙古、河北北部等省及自治区,生于比较干燥的地方,朝鲜、日本也有分布。

**【采收加工】** 夏、秋二季采收,除去老枝等杂质,晒干。

**【性状特征】** 本品叶三棱针形,长0.5～2.5cm,宽约1mm,表面淡黄绿色,腹面有一条深槽,背面有一明显的纵脊,先端锐尖,叶基有关节。质韧,不易折断。嫩枝长短不等,直径1～3mm,叶脱落痕迹明显可见,外表粗糙,有纵皱,浅棕色或褐色。气芳香,味淡。

**【化学成分】** 刺柏叶的主要成分是双黄酮类、苯丙素苷类、萜类、木脂素及其苷类和香豆素类等化合物。刺柏叶的双黄酮类、木质素类、苯丙素苷类为其主要药理活性成分。

**【药性】** 苦、涩,凉、糙、轻、钝。

**【功能主治】** 清肾热,利尿,燥"协日乌素",愈伤,止血。用于尿血,尿道疼痛,发症,痛风,游痛症,肾"达日干",淋病,"协日乌素"病。

**【临床应用】 临床常用**

"协日乌素"病　刺柏叶具有清肾热,燥黄水,取刺柏叶、照山白各1份;水柏枝、麻黄各2份;小白蒿3份;水煎,将药液合并入浴,具有舒筋散结、通络止痛、益气补肾、祛燥黄水等功效;与小白蒿、川楝子等配伍,制成医院制剂阿日善洗液,具有清热,燥"协日乌素",杀虫,消肿,止痒,止痛等功能,用于治疗"协日乌素"病,血热性皮肤病、头痛,脚癣,滴虫病,脱发等。

**【用法用量】** 3～6g或药浴用。

**【贮藏】** 置阴凉干燥处。

(董世芬　张荣　武汀　孙建宁)

## 134　刺玫果

Cimeiguo

**【异名】** 刺莓果、刺木果、刺莓蔷薇、山刺莓。

**【来源】** 为蔷薇科植物山刺玫 *Rosa davurica* Pall.的干燥成熟果实。

**【采收加工】** 8～9月果实成熟变红时采摘，干燥。

**【性状特征】** 为花托（萼筒）发育而成的假果，呈球形或椭圆形，直径0.5～1.2cm。表面红色、红棕色或黄棕色，有不规则的皱缩。顶端常宿存萼片及多数雄蕊，萼片5，长约1.2cm，灰绿色，披针形，被短毛。基部有果柄或脱落。质脆，破开后，可见花托壁薄，内有多数坚硬的小瘦果，内壁及瘦果表面均有淡黄色的长柔毛。瘦果卵状三棱形，长3～5mm，宽约2mm，浅棕色。气微，味微酸、涩。

**【化学成分】** 刺玫果的主要成分是有机酸类、黄酮类、糖类、维生素类，还含有酚性化合物。刺玫果的黄酮类为其主要药理活性成分。

**【药理毒理】**

**1. 抗衰老**　刺玫果水浸膏（0.06g生药/ml）5ml/只连续灌胃给药45d能提高小鼠体内超氧化物歧化酶（SOD）活性，抑制过氧化脂质（LPO）和脂褐素的形成，清除体内的有害自由基，从而延缓衰老[1]。山刺玫果（4.0、2.0g/kg）灌胃给药30d可显著抑制D-半乳糖诱发衰老线粒体模型小鼠丙二醛（MDA）生成增多以及缓解心磷脂（CL）的相对含量减少，表明山刺玫果具有抗衰老作用[2]。

**2. 免疫调节**　刺玫果水煎液1.44g/kg对大鼠自由饮食给药3周，对二甲基亚硝胺所致大鼠的免疫器官胸腺、脾的萎缩有显著拮抗作用，并能减轻环磷酰胺化疗及$^{60}Co$放疗给荷瘤小鼠白细胞数量及免疫器官所造成的损伤[3]。刺玫果正己烷提取物、乙醇提取物和水体物可显著抑制刀豆蛋白（ConA）诱导的小鼠T脾淋巴细胞增殖，且水提物和乙醇提物在质量浓度为50～200μg/ml时，作用最强；3种提取物还能显著抑制脂多糖（LPS）诱导的B淋巴细胞增殖，且随着浓度的增加，作用增强，在质量浓度200μg/ml时抑制率达到最高。3种提取物质量浓度在1～200μg/ml范围内，对LPS诱导的小鼠腹腔巨噬细胞吞噬中性红能力均具有抑制作用还能降低NO的生成量，表明刺玫果3种提取物可显著抑制细胞免疫和体液免疫[4]。

**3. 抗肿瘤**　刺玫果浓缩液（0.7g/100g）对大鼠连续灌胃给药14d，可阻断二甲基亚硝胺（DMN）在动物体内外的合成[5]。

**4. 益智**　通过跳台试验、迷宫试验及药物所致记忆障碍试验表明，刺玫果复合制剂（10、5g/kg）灌胃给药15d能明显提高小鼠记忆力，可分别对抗东莨菪碱所致记忆获得障碍，氯霉素引起的记忆巩固不良和乙醇引起的记忆再现障碍[6]。

**5. 促进胃肠运动**　刺玫果水煎液（1.5、3g/kg）单次灌胃给药，可显著促进小鼠胃排空，减少小鼠胃内容物残留率，还可增加小鼠小肠推进运动，6g/kg剂量组显著增加小鼠湿粪计数；刺玫果水煎液还可促进家兔离体十二指肠肠管的运动，增高肠管的张力，减小收缩波平均振幅，刺玫果水煎液具有改善胃肠动力的作用[7]。

**6. 降血脂**　刺玫果乙酸乙酯提取物（9g生药/kg）灌胃给药28d可显著降低高脂饲料喂养联合腹腔内一次性注射小剂量链尿佐菌素30mg/kg造成的2型糖尿病模型大鼠空腹血糖和葡萄糖耐量、糖化血红蛋白含量以及血清蛋白含量；水提物（9g生药/kg）可显著降低大鼠糖化血红蛋白及糖化血清蛋白含量；正丁醇提取物（9g生药/kg）可降低大鼠糖化血红蛋白含量[8]。

**7. 安全性评价**　刺玫果水提物和醇提物给小鼠静注的$LD_{50}$分别为4.5（4.0～5.0）g/kg和5.0（4.3～5.8）g/kg，小鼠服药后心、肝、肾的肉眼及病理学检查均未发现异常[9]。

**【药性】** 酸，重，凉，糙，燥。

**【功能主治】** 清热，解毒，清“协日乌素”。用于毒热，热性“协日乌素”，肝热，“巴木”病。

**【临床应用】 临床常用**

“协日乌素”　本品具有清热、解毒、清“协日乌素”之功，用于治疗湿疹、皮肤粗糙、瘙痒、关节疼痛等症状。

**【用法用量】** 6～9g。

**【成药例证】 玫果口服液（《国家中成药标准汇编·内科心系分册》）**　药物组成：刺玫果、枸橼酸、山梨酸、蔗糖。

功能主治:理气活血。用于气滞血瘀的胸痹,症见胸痛,胸闷憋气等或冠心病、高脂血症见上述症状者。

**【贮藏】** 置通风干燥处,防蛀。

**【参考文献】**
[1]刘中申,李廷利,王厚德,等.刺玫果抗衰老实验研究[J].中医药学报,1990,(1):46-48.

[2]姜虹,焦淑萍,丁宁.山刺玫果对D-半乳糖致衰小鼠心肌线粒体能量代谢的影响[J].中国老年学杂志,2008,28(18):1858-1859.

[3]刘中申,李廷利,吕亚彬.刺玫果抗辐射研究[J].中医药学报,1989,(4):37-38.

[4]魏颖,刘艳,林峰,等.刺玫果免疫调节和体外抗氧化活性研究[J].中国食品学科,2014,14(8):41-45.

[5]金长炼,洪淳赞,曹东铉,等.刺玫果阻断二甲基亚硝胺在大鼠体内合成及肝保护作用[J].肿瘤防治研究,1994,21(2):81-82.

[6]朴世浩,张红英,金长炼,等.刺玫果复合制剂对小鼠学习记忆的促进作用[J].延边医学院学报,1994,17(2):123-126.

[7]何晓燕,张馨木,常淑芳,等.刺玫果水煎液对动物胃肠运动的影响.时珍国医国药,2006,17(11):2147-2148.

[8]杜佳林,顾晓颖,包玉龙,等.刺玫果不同提取物对2型糖尿病大鼠影响实验研究[J].中成药,2010,32(11):1967-1969.

[9]张远,卫兰,肖菊英,等.刺玫果提取物对心血管系统的作用[J].中草药,1985,16(1):20-24.

（董世芬　张荣　武汀　孙建宁）

## 135　刺山柑根皮

Cishangangenpi

**【异名】** 比合开白尔破斯提(维名)、可伯儿、可八而根的皮(《回回药方三十六卷》),槌果藤根皮、克西加力·艾斯里力开白尔、破斯提·比合·开日尔(《拜地依药书》)。

**【来源】** 为白花菜科植物刺山柑 *Capparis spinosa* L.的干燥根皮。

**【采收加工】** 夏、秋二季采挖根部,洗净,剥取根皮,晒干。

**【药性】** 二级干热。

**【功能主治】** 消散异常黏液质,开通肝脾血管闭塞,消散寒气,软坚利尿。用于寒湿所致的瘫痪,忧郁,肢体麻木,大小关节痛疼,"耳昆尼萨"(类似坐骨神经痛),小输乐利,月事不通,胸痛痰多,性欲减退。

**【临床应用】** 临床常用

痹证　本品具有祛风、散寒、除湿的功效,治疗痛风、风湿病、慢性关节炎、肩周炎。

**【用法用量】** 5～15g。外用适量。

**【注意事项】** 对胃有害,矫正药为高良姜、蜂蜜;热性气质者,与各种醋酸糖浆同服。

**【贮藏】** 置干燥处。

（董世芬　张荣　武汀　孙建宁）

## 136　刺糖

Citang

**【异名】** 羊刺蜜(《北史》),草蜜、给敦罗(《本草拾遗》),骆驼刺糖(《新疆药材》),阳塔克西克尔(维名)。

**【来源】** 为豆科植物骆驼刺茎枝 *Alhagi pseudoalhagi* (MB) Desv.的糖质分泌物。

**【产地】** 主要为栽培品,野生品亦有。分布新疆、内蒙古等地。

**【采收加工】** 夏、秋二季采集,选择结糖较多的植株,地下铺以布或塑料布,用小木棒击植株,收集糖粒,除去杂质。

**【性状特征】** 糖粒呈圆球形的小颗粒,黄白色,有黏性,味甜。以色黄白,无枝叶、泥沙、杂质者为佳。

**【化学成分】** 刺糖主要成分是维生素类、三萜类、黄酮类、酚类、醌类,糖及苷类等。刺糖的糖类,维生素类为其主要药理活性成分。

**【药理毒理】**

**1. 对胃肠运动作用**　刺糖溶液(7、14g/kg)单次灌胃给药,可拮抗阿托品对小鼠离体肠平滑肌的舒张作用以及胃肠通对小鼠离体肠平滑肌的收缩作用[1]。

**2. 对急性肾损伤的保护作用**　刺糖水煎液(7g/kg)连续灌胃给药7d,可显著减少庆大霉素致小鼠肾衰模型血液中非蛋白氮(NPN)的含量的升高[2]。

**3. 促进生长作用**　刺糖溶液(750mg/kg)连续灌胃给药30d可明显升高正常小鼠肝、肾、脾、肺的脏器系数,促进动物的生长,且300mg/kg可明显升高血红蛋白的含量，但浓度过高会引起动物中毒，因此刺糖溶液最适宜浓度为300、750mg/kg[3]。

**【药性】** 一级湿热。

**【功能主治】** 清除异常胆液质，调通机体体液。用于大便干燥，里急后重，形瘦体弱，阳事不举。

**【临床应用】** **临床常用**

本品具有滋补强壮，精液浓缩，益精壮阳，涩肠止痛，祛痰止咳等功效，可治疗痢疾，腹泻，胃脘胀痛，血尿等疾病。

**【用法用量】** 24～48g。

**【注意事项】** 对热性气质者和脾脏有害，矫正药为罗望实、酸梅、酸枣。

**【贮藏】** 置通风干燥处，防尘，防潮。

**【参考文献】** [1]曹雯丽，贾舒安，陈阳，等.刺糖对小鼠肠推进和离体小肠平滑肌运动的影响[J].新疆农业大学学报，2011,34(3):193-196.

[2]米克热木·沙衣布扎提，海如拉·马木提，姚琛.刺糖对庆大霉素致小鼠肾损伤保护作用的初步研究[J].中国畜牧兽医，2013,40(3):230-233.

[3]海如拉·马木提，木卡德斯·艾热，吾买尔江·牙合甫，等.刺糖对小鼠的促生长作用初探[J].新疆畜牧业，2014,(11):29-31,38.

（董世芬　张荣　武汀　孙建宁）

## 137　刺五加

Ciwujia

**【异名】** 五加、南五加、香五加、五加皮、刺捌棒（高学敏《中药学》），老虎镣子（肖培根《新编中药志》）。

**【来源】** 为五加科植物刺五加 *Acanthopanax senticosus* (Rupr.et Maxim.) Harms 的干燥根和根茎或茎。

**【产地】** 主要为栽培品，野生品亦有。主产于黑龙江。

**【采收加工】** 春、秋二季采收，洗净，干燥。

**【炮制】** 除去杂质，洗净，稍泡，润透，切厚片，干燥。

**【性状特征】** 呈类圆形或不规则形的厚片。根和根茎外表皮灰褐色或黑褐色，粗糙，有细纵沟和皱纹，皮较薄，有的剥落，剥落处呈灰黄色；茎外表皮浅灰色或灰褐色，无刺，幼枝黄褐色，密生细刺。切面黄白色，纤维性，茎的皮部薄，木部宽广，中心有髓。根和根茎有特异香气，味微辛、稍苦、涩；茎气微，味微辛。

**【化学成分】** 刺五加的主要成分是糖类、脂肪酸类、醌类、微量元素、氨基酸类等。刺五加的糖类、微量元素、维生素及氨基酸类为其主要药理活性成分。《中华人民共和国药典》2015年版规定，本品药材及其饮片按干燥品计算，含紫丁香苷($C_{17}H_{24}O_9$)不得少于0.050%。

**【药理毒理】**

**1. 抗疲劳** 刺五加水煎液1、2g/kg灌胃给药5d，减少疲劳模型大鼠血清LD，提高LDH活力[1]。刺五加水提物或乙醇提取物0.1732g/kg灌胃给药15d，可显著延长小鼠负重游泳时间，提高无负重小鼠肝糖原储备量和降低血乳酸[2]；增强小鼠腓肠肌和胫骨前肌琥珀酸脱氢酶SDH、苹果酸脱氢酶MDH活性[3]。刺五加喷雾干燥粉500、1000mg/kg灌胃给药10d可提高睡眠剥夺小鼠模型的抗疲劳能力，增加游泳时间以及转棒时间[4]。刺五加根提取液（主要成分为刺五加苷B+E）100、200mg/kg灌胃给药21d，可提高慢性疲劳模型大鼠的抗疲劳能力，可部分逆转由慢性疲劳引起的CRH、ACTH及皮质酮血清浓度升高和$CRHR_1$ mRNA表达的上调[5]。

**2. 提高免疫功能** 刺五加水提物0.6g/kg灌胃给药8d，增强环磷酰胺致机体损伤小鼠巨噬细胞吞噬功能，提高IL-2和TNF-α[6]。刺五加500、1000mg/kg灌胃给药10d可提高睡眠剥夺小鼠模型的免疫功能，增加炭粒廓清能力[4]。

**3. 抗氧化** 刺五加水煎液1、2g/kg灌胃给药5d，减少疲劳模型大鼠血清丙二醛(MDA)，提高血清SOD活性[1]。刺五加水提物0.6g/kg灌胃给药8d，提高环磷酰胺致机体损伤小鼠SOD[6]。刺五加水煎液7.5g加入培养基给药90d，延长雌雄果蝇半数死亡时间、最高寿命以及雌果蝇平均寿命[7]。刺五加注射液1.5g/kg灌胃给药28d，增强老龄小鼠红细胞、心脏SOD活性，降低血清、心脏过氧化脂质(LPO)[8]。

**4. 抗肿瘤** 刺五加水浸液100g/kg灌胃给药5d，能抑制大鼠肝微粒体酶CYPIA1活性，防肿瘤发生[9]；刺五加水煎液30g/kg及其膜分离不同部位

60g/kg 灌胃给药 12d，提高 $S_{180}$ 肉瘤小鼠 NK 细胞活性[10]。刺五加提取物 10、30、60g/kg 灌胃给药 12d，抑制 $S_{180}$ 肉瘤小鼠癌细胞生长，提高 $S_{180}$ 肉瘤小鼠 NK 细胞活性[11]。刺五加提取物 0.23g/只饲喂给药 70d，减少给予致癌剂 3-甲基-4-双甲氨基偶氮苯模型大鼠外周血及肝组织中 PAI-1 的含量，抑制肝癌细胞分裂增殖，减少 rasp21 基因蛋白表达[12]。

**5. 其他药理作用**　刺五加水提物 11.4g/kg 口服给药 7d，增加大鼠快动眼睡眠（REMS）和慢波睡眠Ⅱ期（SWS2）时间，减少觉醒时间，延长睡眠时间[13]。刺五加水提物 225g/kg 灌胃给药 21d，增加小鼠红细胞膜流动性，降低血液黏度，改善血液流变学[14-15]。6%刺五加混悬液 0.6g/kg 灌胃给药 10d，推迟地高辛致豚鼠发生心律失常时间，减轻地高辛毒性反应[16]。

**6. 安全性评价**　刺五加浸膏含生药量 100、200g/kg（相当于临床剂量 400、800 倍）灌胃，观察 7d，小鼠未出现中毒症状；刺五加浸膏 1.25、6.25、12.5g/kg 连续灌胃 90d，大鼠产生镇静、鼻衄、鼻尖血等，逐渐适应后症状消失，体重、血常规、血液生化、病理检查均无明显改变[17]。刺五加多糖 1.8g/kg 静脉注射，小鼠安静、竖毛；34h 恢复正常，观察 3d 未见死亡[18]。

**【药性】**　辛、微苦，温。归脾、肾、心经。

**【功能主治】**　益气健脾，补肾安神。用于脾肺气虚，体虚乏力，食欲不振，肺肾两虚，久咳虚喘，肾虚腰膝酸痛，心脾不足，失眠多梦。

**【临床应用】　临床常用**

（1）脾肺气虚证　本品既能健脾益气，又可平喘祛痰。治脾肺气虚、体倦乏力、食欲减退或咳嗽气喘者，单用即效，亦可配伍蛤蚧等药，疗效更佳，如五加参蛤蚧精。

（2）肾虚腰膝酸软证　本品有益肾强腰的功效。治肾虚之腰膝酸软、体虚乏力者，单用即效，如五加参晶。

（3）心脾两虚证　本品有益气健脾，养血安神之效。治疗心脾两虚，血虚体弱，食欲不振，失眠多梦者，单用浸酒服即效，若与何首乌同用，养血安神之力更强，如五加首乌片。

**【用法用量】**　9～27g。

**【成药例证】**

**1. 甜梦胶囊（《中华人民共和国药典》2015 年版）**　药物组成：刺五加、黄精、蚕蛾、桑葚、党参、黄芪、砂仁、枸杞子、山楂、熟地黄、制淫羊藿、陈皮、茯苓、制马钱子、法半夏、泽泻、山药。

功能主治：益气补肾，健脾和胃，养心安神。用于头晕耳鸣，视减听衰，失眠健忘，食欲不振，腰膝酸软，心慌气短，中风后遗症；对脑功能减退，冠状血管疾患，脑血管栓塞及脱发也有一定作用。

**2. 灭澳灵片（《卫生部药品标准中药成方制剂·第八册》）**　药物组成：板蓝根、刺五加、金银花、冬虫夏草。

功能主治：清热解毒，益肝补肾。用于急慢性乙型肝炎及表面抗原健康带毒者。

**3. 刺五加片（《中华人民共和国药典》2015 年版）**　药物组成：刺五加浸膏。

功能主治：益气健脾，补肾安神。用于脾肾阳虚，体虚乏力，食欲不振，腰膝酸痛，失眠多梦。

**4. 心舒宝片（《卫生部药品标准中药成方制剂·第十四册》）**　药物组成：刺五加、丹参、山楂、白芍、郁金。

功能主治：活血化瘀，益气止痛。用于冠心病，气虚血瘀引起的胸闷，心绞痛，以及高血压，高血脂，动脉硬化等。

**5. 五加参精（《卫生部药品标准中药成方制剂·第六册》）**　药物组成：刺五加清膏、蜂蜜。

功能主治：补气健脾，安神益智。用于脾肺气虚症，以及病后体虚，精力不足等。

**【贮藏】**　置通风干燥处，防潮。

**【参考文献】**
[1]刘芳，何文彬，吴颢昕，等.南京地区引种刺五加抗大鼠疲劳实验研究[J].东南国防医药，2008，10(5)：356-358.

[2]徐峰，赵江燕，刘天硕.刺五加提取物抗疲劳作用的研究[J].食品科学，2005，26(9)：453-455.

[3]王柯慧.刺五加对小鼠骨骼氧化酶活性的影响[J].国外医学·中医中药分册，1996，18(2)：39-40.

[4]许光辉，吴艳萍，罗友华，等.刺五加增强小鼠睡眠剥夺模型免疫功能和抗疲劳能力的实验研究[J].中国实验方剂学杂志，2012，18(23)：173-175.

[5]尹红，朱丰海，辛海量.刺五加提取液对慢性疲劳模型大鼠下丘脑-垂体-肾上腺轴的调节作用[J].药学服务与研究，2014，14

(5):372-375.

[6]段玉敏,肖志刚,王伟明.刺五加对环磷酰胺抗肿瘤作用引起机体损伤扶正作用的实验研究[J].黑龙江中医药,2006,(3):62-63.

[7]陶少武.刺五加对黑腹果蝇寿命的影响[J].江西中医学院学报,2006,18(3):62.

[8]李福全,郭忠兴,马春力,等.刺五加对老龄小鼠SOD活性和LPO含量的影响[J].佳木斯医学院学报,1992,15(6):10-11.

[9]苗丽娟,孟宪清.刺五加对大鼠及人肝微粒体酶CYP450的作用观察[J].哈尔滨医科大学学报,1998,32(5):336-338.

[10]蔡宇,梁少玲.刺五加水煎液膜分离不同药效部位抗肿瘤作用研究[J].山东中医杂志,2005,24(4):238-239.

[11]梁丽坚,蔡宇,梁少玲.刺五加提取物抗肿瘤作用的实验研究[J].时珍国医国药,2006,17(7):1187-1188.

[12]张迺哲,张敬一,赵会军,等.刺五加抗癌作用的实验研究[J].癌变·畸变·突变,1999,11(6):314.

[13]韩春霞,李廷利,郭冷秋.刺五加根水提液对大鼠睡眠时相的影响[J].中药药理与临床,2007,23(5):148-149.

[14]温筱煦,程丽静,刘蔚,等.刺五加提取物对小鼠红细胞膜流动性的影响[J].山西医药杂志,2006,35(4):289-291.

[15]温筱煦,刘蔚,邓锡军,等.刺五加提取物的总黄酮含量测定及其对血液流变学的影响[J].解放军药学学报,2006,22(3):197-199.

[16]钟玲,叶秋荣.刺五加对豚鼠地高辛中毒的影响[J].中国病理生理杂志,1995,11(5):469-470.

[17]张万友,黄星培,康忠玉.刺五加动物毒性实验研究[J].职业卫生与病伤,1996,11(4):227-230.

[18]程秀娟,李佩珍,商晓华,等.刺五加多糖的抗肿瘤作用及免疫作用[J].癌症,1984,3(3):191-193.

(董世芬 张荣 武汀 孙建宁)

## 138 葱子

Congzi

**【来源】** 为百合科植物葱 *Allium fistulosum* L.的干燥成熟种子。

**【采收加工】** 夏秋种子成熟时采收果序,晒干,搓取种子,除去杂质。

**【炮制】** 除去杂质,洗净,晒干,生用或微炒用,用时捣碎。

**【性状特征】** 本品类三角状卵形,长3～4mm,宽2～3mm。表面黑色,一面微凹,一面隆起,隆起面有棱线1～2条,光滑或有疏皱缩纹。基部有两个小突起,较短的突起为种脐,顶端灰棕色或白色;较长的突起顶端为珠孔。质坚硬,种皮较薄,破开后可见灰白色胚乳,富油性。气特异,味如葱。

**【化学成分】** 葱子主要含挥发油、有机酸等成分。

**【药性】** 辛,温。归肺、肝、胃经。

**【功能主治】** 补中益精,明目散风。用于肾虚,目眩,风寒感冒。

**【临床应用】** 临床常用

肾虚眼暗 本品具有补肾明目,壮阳的作用,单味捣烂,和蜜制丸,饭后服。

**【用法用量】** 3～9g。

**【贮藏】** 置通风干燥处。

(董世芬 梁耀月 武汀 孙建宁)

# D

## 139　打破碗花花

Dapowanhuahua

**【异名】** 湖北秋牡丹、大头翁、山棉花、秋芍药、野棉花(《中药大辞典》)。

**【来源】** 为毛茛科植物打破碗花花 *Anemone hupehensis* V.Lem.的新鲜全草。

**【产地】** 主要为栽培品。分布于陕西南部、甘肃、浙江、江西、湖北西部等地。

**【采收加工】** 夏、秋二季茎叶茂盛时采挖,除去泥沙。

**【炮制】** 洗净。

**【性状特征】** 本品长可达1m。根粗壮,常弯曲,表面深褐色。基生叶具长柄,为三出复叶或单叶,长10～40cm;小叶卵形或狭卵形,长4～12cm,宽2.5～12cm,3或5浅裂,边缘具齿,两面疏生短毛,下表面沿叶脉处较密;茎生叶多为单叶,稍有三出复叶。花茎长20～80cm,被短毛。聚散花序顶生,二至三回分枝或成单花;总苞苞片叶状,2～3片,具短梗,花被5片,瓣状,倒卵形或椭圆形,长1～3cm,红紫色,外面密被白色丝状毛,雄蕊多数。聚合果球形,瘦果长约3mm,密被白色长柔毛。气微,味微苦。

**【化学成分】** 打破碗花花的主要成分是糖类、糖苷类、皂苷类等。打破碗花花的皂苷类为其主要药理活性成分。

**【药性】** 苦、辛,平;有小毒。归脾、胃、大肠经。

**【功能主治】** 去湿,杀虫。用于灭蛆,杀孑孓;外治体癣、脚癣。

**【临床应用】** 临床常用

(1) 跌打损伤　本品具有消肿散瘀之功效,《四川常用中草药》:消肿散毒。治跌打损伤红肿,瘰疬疮毒,痢疾腹泻。

(2) 疟疾　本品具有解毒杀虫之功效,《陕西中草药》:清热解毒,排脓生肌,消肿散瘀,消食化积,截疟,杀虫。治顽癣,秃疮,疖疮痈肿,无名肿毒,疟疾,痢疾,小儿疳积,消化不良,跌打损伤。

**【用法用量】** 取鲜品适量,捣烂投粪坑或污水坑中,或捣烂取汁,加水或进水喷洒;外用茎、叶适量,捣汁涂患处。

**【贮藏】** 置通风处,防蛀。

(董世芬　梁耀月　武汀　孙建宁)

## 140　大豆黄卷

Dadouhuangjuan

**【异名】** 大豆卷、豆黄卷、豆蘖、黄卷、卷蘖、菽蘖(《药物集成》)。

**【来源】** 为豆科植物大豆 *Glycine max* (L.) Merr.的成熟种子经发芽干燥的炮制加工品。

**【采收加工】** 取净大豆,用水浸泡至膨胀,放去水,用湿布覆盖,每日淋水二次,待芽长至0.5～1cm时,取出,干燥。

**【性状特征】** 大豆黄卷略呈肾形,长约8mm,宽约6mm。表面黄色或黄棕色,微皱缩,一侧有明显的脐点;一端有1弯曲胚根。外皮质脆,多破裂或脱落。气微,味淡,嚼之有豆腥味。

**【化学成分】** 大豆黄卷的主要成分是蛋白质,氨基酸类,还含有微量元素等。大豆黄卷的蛋白质,氨基酸为其主要药理活性成分。《中华人民共和国药典》2015年版规定,本品药材按干燥品计算,含大豆苷($C_{21}H_{20}O_9$)和染料木苷($C_{21}H_{20}O_{10}$)的总量不得少于0.080%。

**【药性】** 甘,平。归脾、胃、肺经。

**【功能主治】** 解表祛暑,清热利湿。用于暑湿感冒,湿温初起,发热汗少,胸闷脘痞,肢体酸重,小便不利。

【临床应用】 临床常用

水病，通身肿满，喘急，大小便涩 《本草汇言》："大豆黄卷，活血气，消水胀之药也。蓐妇药中多用之，有行瘀血之妙也；水肿方中多用之，有行水之功也。仰思前古治湿痹久着与筋挛膝痛，皆血与水气之所结也。"《长沙药解》："大豆黄卷，专泄水湿，善达木郁，通腠理而逐湿痹，行经脉而破血，疗水郁腹胀之病，治筋挛膝痛之疾"。

【用法用量】 9～15g。

【贮藏】 置通风干燥处，防蛀。

（董世芬 梁耀月 武汀 孙建宁）

## 141 大风子

Dafengzi

【异名】 大枫子（《本草品汇精要》）、麻风子（《全国中草药汇编》）

【来源】 为大风子科植物大风子 *Hydnocarpus anthelmintica* Pierre 的干燥成熟种子。

【产地】 主要为栽培品，野生品亦有。主产于越南、柬埔寨、泰国、马来西亚、印度尼西亚、印度等地。我国台湾、海南岛、云南南部有栽培。

【采收加工】 夏季采收成熟果实，取出种子，洗净，晒干。

【炮制】 制霜用，或取油用。

【化学成分】 大风子的主要成分是黄酮类、糖类、五环三萜类，挥发油类。大风子的挥发油为其主要药理活性成分。

【药性】 辛，热；有毒。归肝、脾、肾经。

【功能主治】 祛风燥湿，攻毒杀虫。用于麻风，疥癣。

【临床应用】 临床常用

（1）麻风 本品攻毒祛风，前人为专治麻风之要药。如《解围元薮》大风丸，以本品与祛风杀虫，燥湿止痒之防风、蝉蜕、苦参、全蝎等药研末为丸服，治疗风邪疠毒，内侵血脉而致肌肤麻木，大疯眉目遍身秽烂者；亦可与轻粉研末外用，麻油调涂患处。现代临床用治瘤型麻风，常与苦参、苍耳子、白花蛇、防风等祛风燥湿，攻毒杀虫药同用，制成丸剂服用。因其有毒，且疗效难肯定，现已少用。

（2）杨梅疮 《本草纲目》曰："大风子主杨梅诸疮，攻毒杀虫。"如《岭南卫生方》则以本品烧炭存性，与攻毒杀虫的轻粉研末，麻油调涂，并以其壳煎汤洗之，治梅毒恶疮。

（3）疥疮 本品能燥湿杀虫，可用于疥虫引起皮肤皱折部位，甚则全身皮肤并起粟粒状丘疹之疥疮。如《疠疡机要》之大风子膏，以本品与杀虫止痒之轻粉、枯矾等为末，乌桕油调涂；或与硫黄、轻粉、樟脑等配成散剂或软膏剂外用。

（4）癣疮 本品外用，具有祛风燥湿，杀虫疗癣之功，治湿热留滞，致肌肤生圆形或椭圆形淡红色斑块，表面干燥上附白色糠秕样鳞屑，伴皮肤瘙痒之癣疮。如《血证论》之大风丹，即以本品配伍燥湿止痒疗癣之硫黄、雄黄、枯矾等研末，香油调涂，用治癣疮；又如《外科正宗》以本品与斑蝥、土槿皮、轻粉等浸酒或煎汁外涂；再如《中国药物大全》之除湿止痒油，用大风子配白鲜皮、花椒、黄柏等制成油剂外涂，不但可治疥癣，且又可用于脓疱疥、坐板疮、黄水疮等。

（5）酒渣鼻 肺胃积热上蒸，复遇风邪交阻，迫鼻部肌肤之酒渣鼻，大风子功能祛风燥湿杀虫。如《本草纲目》以大风子配木鳖子仁、轻粉、硫黄为末，水调涂之；近代有以本品配伍樟脑粉、冰片、防风等研末，纱布包裹，局部扑擦，治螨虫引起的酒渣鼻。又如《中国药物大全》之润肌皮肤膏，即以本品与红粉、蓖麻油、樟脑制成软膏，具有燥湿消斑作用，除用于酒渣鼻之外，尚可用于粉刺、疙瘩、汗斑、白癜风、狐臭等。

【用法用量】 1.5～3g，多用大风子霜配丸、散用。外用适量。

【注意事项】 本品有毒，内服宜慎，不可过量或持续服用，以免中毒。中毒症状有头晕、发热、腹痛呕吐、甚则产生蛋白尿。

【贮藏】 置通风干燥处，防虫。

（董世芬 梁耀月 武汀 孙建宁）

## 142 大腹皮

Dafupi

【异名】 槟榔壳、槟榔毛、槟榔皮（孙思邈），大腹毛（《医林纂要》），茯毛（《会约医境》），猪槟榔（《本草纲目》），槟榔衣（《药科资料汇编》），大腹绒（《药材学》)。

**【来源】** 为棕榈科植物槟榔 *Areca catechu* L.的干燥果皮。

**【产地】** 主要为栽培品。国外主产于印度尼西亚、印度、菲律宾;国内主产于海南屯昌、安定、陵水、崖县、琼东等地。

**【采收加工】** 冬季至次春采收未成熟的果实,煮后干燥,纵剖两瓣,剥取果皮,习称“大腹皮”;切段。春末至秋初采收成熟果实,煮后干燥,剥取果皮,打松,晒干,习称“大腹毛”。以色黄白、质柔韧者为佳。

**【炮制】** **大腹皮** 除去杂质,洗净,切段,干燥。

**大腹毛** 除去杂质,洗净,干燥。

**【性状特征】** **大腹皮** 略呈椭圆形或长卵形瓢状,长4～7cm,宽2～3.5cm,厚0.2～0.5cm。外果皮深棕色至近黑色,具不规则的纵皱纹及隆起的横纹,顶端有花柱残痕,基部有果梗及残存萼片。内果皮凹陷,褐色或深棕色,光滑呈硬壳状。体轻,质硬,纵向撕裂后可见中果皮纤维。气微,味微涩。

**大腹毛** 略呈椭圆形或瓢状。外果皮多已脱落或残存。中果皮棕毛状,黄白色或淡棕色,疏松质柔。内果皮硬壳状,黄棕色或棕色,内表面光滑,有时纵向破裂。气微,味淡。

**【化学成分】** 大腹皮的主要成分是挥发性成分、生物碱、甾体、鞣质等成分。大腹皮的生物碱和挥发性成分为其主要药理活性成分。

**【药理毒理】** **促进胃肠动力** 大腹皮水提物200mg/kg灌胃给药1次,可增强正常小鼠胃排空和小肠推进功能[1]。大腹皮促进胃肠动力作用机制与调节胃肠组织中MLT、SP、VIP以及拟胆碱样作用有关。大腹皮水提液2.5g/kg单次灌胃,可提高大鼠胃动力,增加血浆以及胃窦、空肠组织的MLT和SP含量,并降低VIP含量[2]。大腹皮水提物2.5g/kg连续灌胃给药28d可明显减少大鼠胃窦肌间神经丛胆碱能和氮能神经密度[3]。大腹皮水提物2.5g/kg单次灌胃给药可明显降低血浆荧光内毒素的含量,其机制可能通过调节小肠一氧化氮合酶及P物质的分布抑制肠道内内毒素的发生[4]。大腹皮水煎液30mg/ml单次给药可增大离体豚鼠胃体环行肌条的收缩波,1g/ml可增加胃体平滑肌条的张力,100mg/ml可加快胃体环行肌条的频率,其作用部分通过胆碱能$M_3$受体介导[5]。

**【药性】** 辛,微温。归脾、胃、大肠、小肠经。

**【功能主治】** 行气宽中,行水消肿。用于湿阻气滞,脘腹胀闷,大便不爽,水肿胀满,脚气浮肿,小便不利。

**【临床应用】** **临床常用**

(1)胃肠气滞证 本品味辛能行散,主入脾胃经,是行气宽中之捷药。治疗食积气滞之脘腹痞满,嗳气吞酸,大便秘结或泻而不爽,可与山楂、麦芽、枳实、厚朴等同用;治疗湿阻气滞之脘腹胀满,可与藿香、陈皮、苍术等同用。

(2)水肿,脚气肿满 本品味辛,能开宣肺气而行水消肿,治疗水湿外溢,皮肤水肿,可与陈皮、生姜皮、五加皮等同用,如《麻科活人全书》五皮饮;治疗脚气肿痛,二便不通,可与桑白皮、木通、牵牛子等同用。

**【用法用量】** 5～10g。

**【成药例证】**

**1. 藿香正气水、滴丸、口服液、软胶囊(《中华人民共和国药典》2015年版)** 药物组成:广藿香油、紫苏叶油、白芷、厚朴、大腹皮、生半夏、陈皮、苍术、茯苓、甘草浸膏。

功能主治:解表化湿,理气和中。用于外感风寒、内伤湿滞或夏伤暑湿所致的感冒,症见头痛昏重、胸膈痞闷、脘腹胀痛、呕吐泄泻;胃肠型感冒见上述证候者。

**2. 暑湿感冒颗粒(《中华人民共和国药典》2015年版)** 药物组成:藿香、佩兰、紫苏叶、白芷、香薷、防风、半夏、陈皮、苦杏仁、茯苓、大腹皮。

功能主治:消暑祛湿,芳香化浊。用于暑湿感冒,症见胸闷呕吐,腹泻便溏,发热,汗出不畅。

**3. 四正丸(《中华人民共和国药典》2015年版)** 药物组成:广藿香、香薷、紫苏叶、白芷、厚朴、白扁豆、木瓜、大腹皮、茯苓、槟榔、白术、檀香、桔梗、枳壳、法半夏、陈皮、山楂、六神曲、麦芽、甘草。

功能主治:祛暑解表,化湿止泻。用于内伤湿滞,外感风寒,头晕身重,恶寒发热,恶心呕吐,饮食无味,腹胀泄泻。

**4. 养血调经膏(《卫生部药品标准中药成方制**

**剂·第十二册》）** 药物组成：当归、白芍、牛膝、续断、鹿茸粉、人参粉、白术、茯苓、艾叶、生姜、川芎、丹参、益母草、泽兰、木香、香附、大腹皮、陈皮、柴胡。

功能主治：养血调经，暖宫止痛。用于经血不足，子宫虚寒引起的经期不准，行经腹痛，宫寒带下，腰酸腿软。

**5. 肾炎解热片（《中华人民共和国药典》2015年版）** 药物组成：白茅根、连翘、荆芥、蝉蜕、泽泻、茯苓、车前子、赤小豆、蒲公英、大腹皮、陈皮、石膏、杏仁、桂枝。

功能主治：疏风解热，宣肺利水。用于风热犯肺所致的水肿，症见发热恶寒、头面浮肿、咽喉干痛、肢体酸痛、小便短赤、舌苔薄黄、脉浮数；急性肾炎见上述证候者。

**【贮藏】** 置干燥处。

**【参考文献】** [1]李岩，孙思予，周卓.7种中药对小鼠胃肠动力影响的实验研究[J].中国中西医结合杂志，1998，18(6)：138-139.

[2]朱金照，张捷，冷恩仁，等.中药大腹皮提取液促进胃动力的机制探讨[J].海峡药学，2001，13(4)：20-23.

[3]朱金照，冷恩仁，张捷，等.大腹皮对大鼠胃电节律失常的影响及其机制[J].解放军医学杂志，2002，27(1)：39-41.

[4]朱金照，张捷，许其增，等.中药大腹皮抑制肠道内毒素移位中的iNOS、SP的作用[J].世界华人消化杂志，2002，10(6)：659-662.

[5]李梅，蔺美玲，金珊，等.大腹皮对豚鼠胃体环行肌条收缩活动的影响[J].上海中医药大学学报，2008，22(2)：46-47.

（董世芬　梁耀月　武汀　孙建宁）

## 143　大红袍

Dahongpao

**【异名】** 簸赭子（《植物名实图考》），矮零子、豆瓣柴、铁打杵（《贵州民间药物》），碎米果、牙痛草、碎米颗（《云南中草药》），碎米柴（《贵州中草药名录》）。

**【来源】** 为豆科植物毛杭子梢 *Campylotropis hirtella*（Franch.）Schindl.的干燥根。

**【产地】** 主要为栽培品，野生品亦有。主产于湖北、四川、云南、贵州等地。

**【采收加工】** 秋、冬二季采挖，除去泥沙，晒干。

**【炮制】** 除去杂质，喷淋清水，润透，切片，干燥。

**【性状特征】** 呈圆柱形，稍弯曲，少分枝，长30～70cm，直径0.5～3cm。表面棕褐色或红褐色，粗糙，有细根或细根痕，常有黑褐色油脂状物。质硬而韧，不易折断，断面淡棕色，纤维性。气微，味微苦，涩。

**【化学成分】** 大红袍的主要成分是皂苷、甾醇、糖类及酯类等。

**【药性】** 微苦，涩，温。

**【功能主治】** 活血调经，止血，止痛。用于月经不调，痛经，崩漏，胃、十二指肠溃疡。

**【临床应用】** 临床常用

(1) 月经不调　本品活血祛瘀，主治饮食习惯、工作压力、外部环境等引起的月经不调，经期提前或延后。

(2) 血证　本品清热利湿，收敛止血。用于血崩，便血，肺结核咳血，牙痛。也外用治烧烫伤（《全国中草药汇编》）。

**【用法用量】** 15～45g。

**【成药例证】**

**1. 千紫红颗粒（《卫生部药品标准中药成方制剂·第十一册》）** 药物组成：大红袍、紫地榆、千光里、杨梅根、钻地风。

功能主治：清热凉血，收敛止泻。用于赤白痢疾，暑湿伤及胃肠而发生的泄泻以及小儿脾弱肝旺之消化不良性腹泻。

**2. 暖胃舒乐片（《卫生部药品标准中药成方制剂·第八册》）** 药物组成：黄芪、大红袍、延胡索、白芍、鸡矢藤、白及、砂仁、五倍子、肉桂、丹参、甘草、炮姜。

功能主治：温中补虚，调和肝脾，行气活血，止痛生肌。用于脾胃虚寒及肝胃不和型胃溃疡，十二指肠溃疡，慢性胃炎，症见脘腹疼痛，腹胀喜温，反酸嗳气。

**3. 复方大红袍止血胶囊（《国家中成药标准汇编·外科妇科分册》）** 药物组成：大红袍、柿蒂。

功能主治：收敛止血。用于功能性子宫出血，人工流产术后出血、放取环术后出血、鼻衄、胃出血及内痔出血等。

**【贮藏】** 置通风干燥处。

（武汀　张荣　孙建宁）

## 144 大黄

Dahuang

【异名】 黄良、火参、肤如(《吴普本草》),将军(李当之《药录》),锦纹大黄(《千金方》),川军(《中药材手册》),峻(藏名)。

【来源】 为蓼科植物掌叶大黄 *Rheum palmatum* L.、唐古特大黄 *Rheum tanguticum* Maxim.ex Balf.或药用大黄 *Rheum officinale* Baill.的干燥根和根茎。

【产地】 主要为栽培品。掌叶大黄的道地产区为甘肃岷县、文县,四川色达、康定、甘孜,西藏昌都,亦主产于陕西、甘肃东南部、青海、四川西部、云南西北部及西藏东部,甘肃岷县、文县、礼县、临夏、武威、永登、清水、庄浪,青海同仁、同德、贵德,西藏昌都、那曲,四川甘孜、炉霍、石渠、色达、阿坝、理塘、康定、木里等地;唐古特大黄的道地产区为青海玉树、果洛、黄南、海南、海北,四川德格、石渠、色达等地区,亦主产于青海玉树,果洛,黄南,海南,海北,甘肃祁连山北麓,四川甘孜、石渠、德格、色达、巴塘、理塘、阿坝,西藏东北部;药用大黄的道地产区为四川北川、青川、平武、万源,亦主产于陕西南部,河南西部,湖北西部,四川,重庆,贵州,云南等地。

【采收加工】 秋末冬初茎叶枯萎或次春发芽前采挖,除去细根,刮去外皮,切瓣或段,绳穿成串干燥或直接干燥。

【炮制】 **大黄** 除去杂质,洗净,润透,切厚片或块,晾干。

**酒大黄** 取大黄片,照酒炙法炒干。加黄酒拌润,炒干。

**熟大黄** 取大黄块,照酒炖或酒蒸法炖或蒸至内外均呈黑色。

**大黄炭** 取大黄片,照酒炙法炒至表面焦黑色,内部焦褐色。

【性状特征】 **大黄** 呈不规则类圆形厚片或块,大小不等。外表皮黄棕色或棕褐色,有纵皱纹及疙瘩状隆起。切面黄棕色至淡红棕色,较平坦,有明显散在或排列成环的星点,有空隙。

**酒大黄** 形如大黄片,表面深棕黄色,有的可见焦斑。微有酒香气。

**熟大黄** 呈不规则的块片,表面黑色,断面中间隐约可见放射状纹理,质坚硬,气微香。

**大黄炭** 形如大黄片,表面焦黑色,内部深棕色或焦褐色,具焦香气。

【化学成分】 大黄的主要成分是蒽类、苯丁酮苷类、二苯乙烯苷类,还含有鞣质、挥发油、多糖、脂肪酸等。大黄的蒽醌类为其主要药理活性成分。《中华人民共和国药典》2015年版规定,本品药材按干燥品计算,含总蒽醌以芦荟大黄素($C_{15}H_{10}O_5$)、大黄酸($C_{15}H_8O_6$)、大黄素($C_{15}H_{10}O_5$)、大黄酚($C_{15}H_{10}O_4$)和大黄素甲醚($C_{16}H_{12}O_5$)的总量计,不得少于1.5%;含游离蒽醌以芦荟大黄素($C_{15}H_{10}O_5$)、大黄酸($C_{15}H_8O_6$)、大黄素($C_{15}H_{10}O_5$)、大黄酚($C_{15}H_{10}O_4$)和大黄素甲醚($C_{16}H_{12}O_5$)的总量计,不得少于0.20%。饮片大黄按干燥品计算,含游离蒽醌以芦荟大黄素($C_{15}H_{10}O_5$)、大黄酸($C_{15}H_8O_6$)、大黄素($C_{15}H_{10}O_5$)、大黄酚($C_{15}H_{10}O_4$)和大黄素甲醚($C_{16}H_{12}O_5$)的总量计,不得少于0.35%;酒大黄含游离蒽醌不得少于0.50%;熟大黄含游离蒽醌不得少于0.50%;大黄炭含总蒽醌不得少于0.90%;含游离蒽醌不得少于0.50%。

【药理毒理】

**1. 泻下** 药量为2.64g/kg的大黄水煎液对正常小鼠、粪性腹膜炎小鼠单次灌胃给药后,可缩短首次排出炭末黑便的时间,增加排便量;药量为1.3g/kg的大黄水煎液对禁水致失水便秘大鼠单次灌胃后,可显著缩短模型小鼠炭末排出时间[1]。生大黄水煎液25g/kg对小鼠灌胃1h后,可使小肠推进率增加,灌胃6h后小肠推进率开始明显减少[2]。生大黄与酒大黄泻下作用相当,$ED_{50}$分别为1.58g/kg,1.43g/kg,酒大黄从泻下时间和泻下次数上都较生大黄有所延迟和减少;生大黄5g/kg,酒大黄5、3g/kg及大黄炭3g/kg组单次灌胃给药后,可明显提高小鼠的小肠炭末推进率[3]。游离型蒽醌是大黄泻下物质基础[4]。

**2. 抗急性胰腺炎** 10.8%大黄溶液以1ml/200g的剂量对牛磺酸钠致重症急性胰腺炎(SAP)大鼠灌胃1～3d,可使血清淀粉酶、TNF-α、IL-1水平降低,升高抗炎细胞因子IL-10含量[5]。7.5%生大黄溶液以20ml/kg对大鼠单次灌胃给药,显著降低使

SPA模型大鼠血清淀粉酶、TNF-α、IL-1β水平，升高血清SOD水平[6]。抗急性胰腺炎的有效物质基础为大黄素[7]。

**3. 抗病原微生物** 大黄煎剂10、5g/kg对小鼠灌胃3d，可显著提高大肠杆菌及变形杆菌致腹膜炎模型小鼠存活率，降低模型小鼠菌血症发生率[8]。大黄提取物3.3、6.7、11.38g/kg对单纯疱疹病毒(HSV)感染小鼠灌胃7d，可提高小鼠存活率，延长存活时间，加快脑、心、肝、神经节中病毒的清除[9]。大黄水提液在64～128mg/ml能降低细胞外HBV病毒颗粒DNA水平，并且呈剂量依赖性地抑制HBsAg的分泌[10]。抗病原微生物的物质基础为大黄蒽醌类化合物[11]。

**4. 保护肾功能** 大黄醇提物1g/kg对肾毒血清性肾炎模型大鼠连续灌胃35d，可显著降低血肌酐水平，减小动物肾小球系膜区面积，并可降低体外培养肾小球上清液中纤维连接素(Fn)浓度[12]。大黄素为其保护肾功能的有效物质基础[13]。

**5. 保肝、利胆** 生大黄1g/kg对α-异硫氰酸萘酯致急性肝内胆汁淤积大鼠灌胃2d，可较早恢复胃肠消化间期移行性复合肌电活动(MMC)，减少胃肠一氧化氮合酶(NOS)表达，增加给药后胆汁排泌量[14]。大黄浸膏2g/kg连续给药7d，可明显增强大鼠胆汁分泌量，促进胆囊收缩，降低胆囊重量[15]。其保肝利胆的有效物质基础为大黄蒽醌类衍生物[16]。

**6. 对血液系统的影响** 大黄炭按2、4、8g/kg对大鼠灌胃给药6d，可提高血小板聚集性，提高$TXB_2$水平，促进凝血[17]。生大黄及酒制大黄水煎液按6g/kg对大鼠灌胃给药7d，可降低肾上腺素致怒及寒冷所致大鼠血瘀模型的血小板黏附与聚集作用，使PT、TT、PTT等延长，并可降低血黏度、血沉、纤维蛋白原含量、红细胞聚集指数，改善大鼠实验性血瘀，其中酒制大黄作用强于生品[18]。

**7. 抗溃疡** 唐古特大黄多糖(RTP)按100、200、400mg/kg对大鼠连续灌胃5d，能降低水浸束缚应激大鼠胃黏膜溃疡指数和胃黏膜MDA水平，升高血清和胃黏膜SOD活性，对应激性胃溃疡有保护作用[19]。25%的大黄醇提物可抑制幽门螺杆菌(HP)，其抑菌的$MIC_{60}$和$MIC_{90}$分别为31、37μg/ml，其醇提物抗HP效果优于水提物[20]。

**8. 降血脂** 大黄醇提液4.2、1.4、0.47g/只对高脂饲料致家兔高脂血症及脂肪肝模型灌胃10周，可降低TG、LDL-C，升高HDL-C，抑制高脂血症，保护肝细胞，降低脂肪变性程度[21]。其降血脂作用的有效物质基础为大黄素[22]。

**9. 降血糖** 药量为10g/kg的大黄煎剂对STZ致糖尿病模型大鼠灌胃给药8周，可显著降低模型大鼠血浆ET-1水平，升高NO含量，增强模型大鼠胸主动脉对乙酰胆碱的反应性，且能够抑制模型大鼠胸主动脉ICAM-1及VCAM-1的表达[23]。

**10. 抗动脉粥样硬化** 酒制大黄780mg/kg对载脂蛋白E(ApoE)基因缺陷小鼠灌胃13周，可抑制小鼠动脉粥样硬化斑块内炎症因子单核细胞趋化蛋白MCP-1及TNF-α的表达，干预成熟斑块进展[24]。酒大黄2g/kg对家兔灌胃12周，可降低高脂饮食诱导动脉粥样硬化模型家兔血清TC，LDL，升高HDL含量，降低家兔主动脉iNOS mRNA的表达，减少NO的产生[25]。

**11. 安全性评价** 大黄汤剂120g/kg大剂量灌胃小鼠，分4次每隔3h一次，其中生品和热压一次蒸晒制品可使小鼠生长受到非常显著的抑制，并在7d内分别引起50%和35%的动物死亡[26]。大黄水提液一日内间隔6h对小鼠灌胃2次，测得最大耐受量(MTD)为120g/kg，服药后动物活动减少，引起稀便或腹泻[27]。大黄水煎剂2、4g/kg分别对豚鼠灌胃30、60d，均可致豚鼠结肠产生不同程度黑变，以盲肠及近端结肠为显著，并与给药剂量和时间呈正相关[28,29]。生大黄水煎液20g/kg对妊娠6～15d大鼠连续灌胃给药，可引起孕鼠腹泻、体重降低、怀孕率显著降低，死胎率升高，胎仔体重增长受抑，但未见引起胎仔畸形；小剂量生、熟大黄1g/kg对妊娠和胚胎未见明显影响[30]。

**12. 体内过程** 大黄煎剂10g/kg对大鼠灌胃1次后，检测到22个成分入血，其中大黄酸含量最高，其他蒽醌类成分量较低。大黄游离蒽醌提取物及结合蒽醌提取物0.5g/kg分别对大鼠灌胃，存在于血清中化学成分相似，以芦荟大黄素、大黄酸、大黄素、大黄酚为主[31]。

**【药性】** 苦，寒。归脾、胃、大肠、肝、心包经。

**【功能主治】** 泻下攻积，清热泻火，凉血解毒，逐瘀通经，利湿退黄。用于湿热积滞便秘，血热吐衄，目赤咽肿，痈肿疔疮，肠痈腹痛，瘀血经闭，产后瘀阻，跌打损伤，湿热痢疾，黄疸尿赤，淋证，水肿；外治烧烫伤。酒大黄善清上焦血分热毒。用于目赤咽肿，齿龈肿痛。熟大黄泻下力缓，泻火解毒。用于火毒疮疡。大黄炭凉血化瘀止血。用于血热有瘀出血症。

**【临床应用】**

**1. 临床常用**

（1）大便燥结，积滞泻痢，以及热结便秘，壮热苔黄等症　大黄泻下通便，清除积滞，故可用于大便不通及积滞泻痢、里急后重、溏而不爽等症；又因它能苦寒泄热，荡涤肠胃积滞，对于热结便秘、高热神昏等属于实热壅滞的症候，用之可以起到清热泻火的作用。在临床应用时，本品常与芒硝、厚朴、枳实等配伍。

（2）火热亢盛，迫血上溢，以及目赤暴痛，热毒疮疖等症　大黄泻下泄热，有泻血分实热的功效，故又能用治血热妄行而上溢，如吐血、衄血；对目赤肿痛、热毒疮疖等症属于血分实热壅滞的症候，可配黄连、黄芩、丹皮、赤芍等同用。

（3）产后瘀滞腹痛，瘀血凝滞，月经不通，以及跌打损伤、瘀滞作痛等症　大黄入血分，又能破血行瘀，故可用于上述瘀血留滞的实症，在使用时须配合活血行瘀的药物，如桃仁、赤芍、红花等同用。此外，大黄又可清化湿热而用于黄疸，临床多与茵陈、山栀等药配伍应用；如将本品研末，还可作为烫伤及热毒疮疡的外敷药，具有清热解毒的作用。

大黄是一味泻火、破积、行瘀的要药，使用少量，又有健胃作用，可随配伍的不同而发挥它的特长。如配以芒硝，可攻下破积；配以附子，可温阳降浊；配以茵陈，可清化湿热；配黄芩、黄连，可泻火凉血；配黄连、槟榔，可清热导滞，用于湿热下痢、里急后重；配丹皮、赤芍、桃仁等，可活血祛瘀，用于血瘀经闭、损伤瘀血或肠痈初起等症；又如用本品少量，配合乌贼骨，可清热而制酸，治胃痛泛酸、脘部灼热等症。

大黄除内服外，又可外敷治热毒痈肿、水火烫伤，也是取它泻火解毒的功效。

**2. 临床新用**　大黄可用于治疗重症急性胰腺炎[32]、术后急性粘连性肠梗阻[33]、危重病患者多器官功能衰竭综合征[34]、功能性消化不良[35]、急性毒鼠强中毒[36]。

**【用法用量】**　3～15g；用于泻下不宜久煎。外用适量，研末敷于患处。

**【成药例证】**

**1. 清泻丸(《中华人民共和国药典》2015年版)**
药物组成：大黄、黄芩、枳实、朱砂、甘草。

功能主治：清热，通便，消滞。用于实热积滞所致的大便秘结。

**2. 清宁丸(《中华人民共和国药典》2015年版)**
药物组成：大黄、白术、半夏、麦芽、牛乳、香附、厚朴、陈皮、车前草、黑豆、绿豆、桑叶、侧柏叶、桃枝。

功能主治：清热泻火，消肿通便。用于火毒内蕴所致的咽喉肿痛、口舌生疮、头晕耳鸣、目赤牙痛、腹中胀满、大便秘结。

**3. 大黄清胃丸(《中华人民共和国药典》2015年版)**　药物组成：大黄、木通、槟榔、黄芩、胆南星、羌活、滑石粉、白芷、牵牛子、芒硝。

功能主治：清热通便。用于胃火炽盛所致的口燥舌干、头痛目眩、大便燥结。

**4. 胃肠复元膏(《中华人民共和国药典》2015年版)**　药物组成：大黄、黄芪、太子参、桃仁、赤芍、枳壳、紫苏梗、木香、莱菔子、蒲公英。

功能主治：益气活血，理气通下。用于胃肠术后腹胀、胃肠活动减弱，症见体乏气短、脘腹胀满、大便不下；亦可用于老年性便秘及虚性便秘。

**【注意事项】**　孕妇、月经期、哺乳期慎用。

**【贮藏】**　置通风干燥处，防蛀。

**【参考文献】**　[1]李晓芹，沈鸿.三种承气汤方药配伍对大黄泻下作用的影响[J].中国实验方剂学杂志，1998，4(4)：37-38.

[2]杜群，吴秀美.大黄给药后不同时间对小鼠小肠炭末推进率的影响[J].中药药理与临床，1999，15(2)：27-29.

[3]李燕，隋峰，刘亮亮，等.大黄各炮制品提取物泻下作用的比较研究[J].中国实验方剂学杂志，2011，17(17)：151-154.

[4]唐大轩，谭正怀，梁媛媛，等.大黄蒽醌致泻作用及其机理的初步研究[J].时珍国医国药，2007，18(6)：1313-1314.

[5]吕冠华，王长洪，王立新，等.大黄及其复方对重症急性胰腺炎大鼠促炎抗炎细胞因子调节作用的实验研究[J].中国中医药科技，2009，16(4)：265-267.

[6]杨昌永，申理，谢珍国，等.大黄对急性胰腺炎治疗作用的

实验研究[J].中药材,2011,34(1):84-88.

[7]刘雷,庄丽维.大黄素对急性坏死性胰腺炎的防治作用[J].中国实验诊断学,2012,16(5):852-855.

[8]胡萍,白凤菊.大承气汤及大黄对小鼠抗菌能力的影响[J].中国中西医结合外科杂志,1999,5(1):7-9.

[9]罗军,杨占秋.大黄对大白鼠单纯疱疹病毒感染的治疗作用[J].中药新药与临床药理,1996,7(1):19-23.

[10]Kim T G, Kang S Y, Jung K K, *et al*. Antiviral Activities of Extracts Isolated from *Terminalischebula* Retz., *Sanguisorbaofficinalis* L., *Rubuscoreanus miq*. and *Rheum palmatum* L. against hepatitis B virus [J]. Phytotherapy Research, 2001, 15(8): 718-720.

[11]梁荣感,罗伟生,李利亚,等.大黄蒽醌类化合物体外抗流感病毒作用的研究[J].华夏医学,2006,19(3):396-398.

[12]李雪军,张赛南.大黄对增生性肾小球肾炎大鼠肾小球细胞外基质的影响[J].中国现代医学杂志,1999,9(7):32.

[13]夏育民,黎娟.大黄素对BXSB狼疮样小鼠肾脏病变的影响及其机制[J].中国麻风皮肤病杂志,2003,19(1):1-3.

[14]刘萍,胡玉莲,黄志华.大黄对淤胆型大鼠胃肠消化间期MMC的影响及利胆机制探讨[J].华中医学杂志,2007,31(1):53-55.

[15]刘文萍.肝宁颗粒和大黄利胆抗炎作用的比较研究[J].时珍国医国药,2008,19(2):153-155.

[16]万绍晖,丁原全,蒲晓辉,等.掌叶大黄蒽醌类衍生物对四氯化碳所致大鼠急性肝损伤的保护作用[J].中国药理学通报,2006,22(11):1405-1406.

[17]毛德华,时昭红,郝建军,等.微米大黄炭对大鼠血小板聚集性及血栓素B-2和6-酮-前列腺素F-(1α)的影响[J].中国中西医结合消化杂志,2007,15(4):237-239.

[18]黄政德,蒋孟良.酒制丹参、大黄对大鼠血小板功能及抗凝血作用的研究[J].中成药,2001,23(5):341-342.

[19]曹晓林,刘莉,王志鹏,等.唐古特大黄多糖对大鼠应激性胃溃疡的保护作用[J].中国临床药理学与治疗学,2005,9(10):1115-1118.

[20]宋希仁,华杰松.大黄治疗幽门螺旋菌相关性胃炎的临床及实验研究[J].实用中西医结合杂志,1993,6(6):358-359.

[21]徐在品,卢占军,陈春华,等.大黄醇提液抗家兔实验性高脂血症及脂肪肝的实验研究[J].中国应用生理学杂志,2007,23(3):375-380.

[22]周利玲,舒筱灿,吴和平,等.大黄素干预鹌鹑脂肪肝病变的效果[J].中国临床康复,2006,10(32):57-59.

[23]田风胜,李振彬,王元松,等.大黄对糖尿病大鼠血管病变保护机制的研究[J].中国中药杂志,2008,33(6):672-675.

[24]文川,徐浩,黄启福,等.活血中药对ApoE基因缺陷小鼠血脂及动脉粥样硬化斑块炎症反应的影响[J].中国中西医结合杂志,2005,25(4):345-349.

[25]陈俊红,陈俊荣,牟兆新,等.酒大黄对动脉粥样硬化兔血脂和NO及主动脉iNOS表达的影响[J].中国实验方剂学杂志,2011,17(6):160-164.

[26]杨守业,何民,王岚.大黄不同炮制品泻下作用和急性毒性比较[J].中药材,1991,14(7):29-29.

[27]邱赛红,汤淮波,李飞艳,等.常用苦寒药的急性毒性实验研究[J].中南药学,2003,2(1):37-38.

[28]张陆勇,江振洲,濮存海,等.大黄总蒽醌对SD大鼠灌胃给药的长期毒性研究[J].中国生化药物杂志,2004,25(4):206-209.

[29]赵平,罗金燕,董蕾,等.六味安消胶囊及其组分对豚鼠结肠黑变及动力学影响[J].中华消化杂志,2006,26(5):327-329.

[30]杨守业,何民,王岚,等.大黄对大白鼠妊娠和胚胎的毒性研究[J].中西医结合杂志,1992,12(8):485-487.

[31]邓翀,吴怡,孟宪丽,等.大黄抗内毒素有效组分血清药物化学研究[J].中药药理与临床,2008,24(2):31-33.

[32]何俊,何庆玲,陈忠华,等.生长抑素联合柴芍承气汤鼻饲和生大黄灌肠治疗重症急性胰腺炎50例分析[J].重庆医学,2008,37(22):2603-2604.

[33]康新,杨亮,路小光,等.善宁、大黄附子汤及喜能三联疗法治疗术后急性粘连性肠梗阻45例[J].世界华人消化杂志,2012(1):79-83.

[34]陈德昌,杨兴易,景炳文,等.大黄对危重病患者多器官功能衰竭综合征的防治研究[J].中华急诊医学杂志,2004,13(2):103-106.

[35]李德珍,曹宝国.大黄建中汤治疗功能性消化不良80例临床观察[J].中医杂志,2006,47(3):205-206.

[36]张希洲,刘军,杨兴易,等.大黄和维库溴铵救治急性毒鼠强中毒的临床研究[J].中华急诊医学杂志,2004,13(8):542-544.

(武汀 张荣 孙建宁)

## 145 大黄药

Dahuangyao

**【异名】** 大黑头草、黄药、垂花香薷、吊吊黄、小香薷、野苏子。

**【来源】** 系苗族习用药材,苗文名为Mbat nchangt dok(板插多)。为唇形科香薷属植物大黄药 *Elsholtzia penduliflora* W.W.Sm.的干燥地上部分。

**【产地】** 主要为栽培品,亦有野生品。主要分布于云南东南部、南部至西部。

**【采收加工】** 夏、秋二季采割,除去杂质,阴干。

**【炮制】** 除去杂质,喷淋清水,润透,切段,阴干。

【性状特征】　茎呈方柱形，长约1m；表面紫褐色，节稍膨大，幼枝疏被白柔毛；质脆，易折断，断面中部有髓。叶对生，有短柄，叶片多皱缩、破碎；完整者展平后呈披针形，长7～18cm，宽1.5～3cm；先端渐尖，基部宽楔形或钝，边缘具有细锯齿；上表面棕褐色，下表面黄棕色。轮伞花序排成假穗状，长8～12cm，顶生或腋生；花萼钟状，倒垂。小坚果倒卵形。气微香，味辛、凉。

【化学成分】　大黄药的主要成分是挥发油。

【药性】　辛，凉。

【功能主治】　清热解毒，止咳。用于肺热咳嗽，乳蛾，乳痈，小便淋漓不尽。

【临床应用】　临床常用

热毒证　本品清热解毒，用于肺热咳喘，咽痛，小便不利，舌红，脉数等。

【成药例证】　黄石感冒片(《卫生部药品标准中药成方制剂·第二十册》)　药物组成：大黄药、石椒草、芦根、桑叶、菊花、甘草、枇杷叶、薄荷油。

功能主治：清热解毒，止咳化痰。用于感冒，咽喉炎，扁桃体炎，支气管炎。

【用法用量】　15～30g。外用适量。

【贮藏】　置阴凉干燥处。

(武汀　张荣　孙建宁)

## 146　大蓟(大蓟炭)

Daji (Dajitan)

【异名】　虎蓟(《本草经集注》)，刺蓟、山牛蒡(《日华子本草》)，马蓟(《范汪方》)，鸡项草(《本草图经》)，茨芥(《本草述》)，牛触嘴、鼓椎(《医林纂要》)，野红花(《本草纲目》)，鸡姆刺(《质问本草》)，鸡脚刺(《滇南本草》)，恶鸡婆(《草木便方》)，驴扎嘴、马刺刺(《山西中药志》)，牛口舌、老虎刺、草鞋刺、刷把头(《广西中药志》)，土红花(《四川中药志》，野刺菜(《药材学》)，牛不嗅、猪妈菜(《闽东本草》)，大牛喳口、山萝卜(《贵州民间方药集》)，猪姆刺、六月霜、蚁姆刺(《福建民间草药》)，牛口刺(《浙江中药手册》)，老虎脷(《广西中兽医药植》)，刺萝卜(《民间常用草药汇编》)，牛刺芳菜、芳菜、乌不扑(《江西民间草药验方》)。

【来源】　为菊科植物大蓟 *Cirsium japonicum* Fisch.ex DC.的干燥地上部分。

【产地】　主要为栽培品，野生品亦有。主产于河北、山东、江苏、浙江、福建等地，华北地区多用地上部分，华东地区多用地上部分及根，中南及西南地区多用根。

【采收加工】　夏、秋二季开花时采割地上部分，除去杂质，晒干。

【炮制】　**大蓟**　取原药材，除去杂质，抢水洗或润软后，切段，干燥。

**大蓟炭**　取大蓟段，照炒炭法炒至表面焦黑色。

【性状特征】　**大蓟**　呈不规则的段。茎短圆柱形，表面绿褐色，有数条纵棱，被丝状毛；切面灰白色，髓部疏松或中空。叶皱缩，多破碎，边缘具不等长的针刺；两面均具灰白色丝状毛。头状花序多破碎。气微，味淡。

**大蓟炭**　呈不规则的段。表面黑褐色。质地疏脆，断面棕黑色。气焦香。

【化学成分】　大蓟的主要成分是黄酮和黄酮苷类、三萜和甾醇、长链炔(烯)醇类等。大蓟的黄酮及黄酮苷类为其主要药理活性成分。《中华人民共和国药典》2015年版规定，本品药材及其饮片按干燥品计算，含柳穿鱼叶苷($C_{29}H_{34}O_{15}$)不得少于0.20%。

【药理毒理】

**1. 对心血管系统的作用**　药量为27g/kg的大蓟对两肾一夹模型大鼠灌胃2周，可显著增强模型大鼠心脏功能，显著降低右肾重与左肾重比值(RK/LK)和、左心重与体重比值(LVM/BW)及血浆中AngⅡ的含量，显著升高心脏、肾脏和腹主动脉Intermedin(IMD)的水平以及血浆中IMD的含量、血清中NO和NOS的含量[1]。药量为1.5g/kg的大蓟单次静脉注射，可使麻醉犬血压下降，且具有快速耐受性，并可抑制闭塞颈总动脉(BCD)的加压反射。药量为200mg/L的大蓟水煎液对蛙离体心脏具有明显的抑制作用；0.59g/kg该煎液对离体兔心脏的心率及心收缩振幅有显著抑制作用[2]。药量为0.1、0.3、1.0mg/ml的大蓟水提取物，体外可显著舒张苯肾上腺素预收缩的离体大鼠胸主动脉，其$EC_{50}$为0.29±0.09mg/ml[3]。

**2. 抗病原微生物**　大蓟水煮液在1.0g/ml浓度

下对耐药性大肠埃希菌具有抑制作用[4];大蓟乙醇提取液对金葡菌ATCC25923,福氏痢疾杆菌具有抑制作用,其$MIC_{90}$为0.625mg/ml;对金黄色葡萄球菌,铜绿假单胞菌,伤寒沙门菌,大肠埃希菌及E.coli ATCC25922具有抑制作用,其$MIC_{90}$为1.25mg/ml;对甲型副伤寒沙门菌、乙型副伤寒沙门菌、肺炎克雷伯氏菌具有抑制作用,其$MIC_{90}$为2.5mg/ml,对普通变形杆菌,白色念珠菌具有抑制作用,其$MIC_{90}$为5.0mg/ml[5];其抗病原微生物的有效物质基础为挥发油[6]。

**3. 抗肿瘤** 大蓟水煎液(10.0、20.0g/kg)对小鼠灌胃10d,能抑制Hep(荷瘤小鼠细胞)增殖,其抑制率为46.4%、59.7%,胸腺和脾脏的重量明显增加,同时还观察到小鼠血清溶血素值的提高[7];大蓟水煮液12mg/ml对人白血病细胞(K562)的生长抑制率达81.73%,对肝癌细胞(HepG2)、宫颈癌细胞(HeLa)、胃癌细胞(BGC823)、结肠癌细胞(HT-29)的生长有明显抑制作用,其抑制率均在50%以上[8]。

**4. 止血** 药量为3.9g/kg的大蓟炭对肝素钠模型及华法林模型小鼠灌胃给药3d,可显著延长小鼠凝血时间,缩短出血时间[9]。

**5. 其他药理作用** 药量为2.2、6.6、11.0g/kg的大蓟醇提浸膏对正常小鼠灌胃7d,可显著延长小鼠凝血时间[10]。浓度为10~1000μg/ml的大蓟水提取液体外对α-葡萄糖苷酶活性具有抑制作用[11]。

**【药性】** 甘、苦,凉。归心、肝经。

**【功能主治】** 凉血止血,行瘀消肿。用于衄血,吐血,尿血,便血,崩漏,外伤出血,痈肿疮毒。

**【临床应用】 临床常用**

(1) 血热妄行,咯血吐衄 大蓟性凉,功能凉血止血。无论咯血,衄血,凡属血热妄行者,大蓟皆可应用。《本草经疏》曰:"大蓟根最能凉血,血热解,则诸症自愈矣。"大蓟用于止血,单味即奏效,如《太平圣惠方》治心热吐血、口干;《普济方》致舌上出血不止。

(2) 崩中下血,热结血淋 本品凉血止血,亦可用于治下焦之出血病证。《滇南本草》以此配土艾叶、白鸡冠花子、木耳、炒黄柏(如白带,不用黄柏),以治妇人红崩下血,白带不止。

(3) 热毒痈肿,水火烫伤 本品甘苦性寒,既能凉血解毒,又可散瘀消肿,无论内外痈疽皆可用之。

(4) 湿热黄疸 本品味苦性寒,清利肝胆湿热,有退黄之效。用治湿热黄疸,可与清热利湿退黄的茵陈、虎杖等同用。

**【用法用量】 大蓟** 9~15g。

**大蓟炭** 5~10g,多入丸散服。

**【成药例证】**

**1. 大蓟止血片(《卫生部药品标准中药成方制剂·第十三册》)** 药物组成:大蓟草、干姜。

功能主治:凉血,止血。用于妇女功能性子宫出血,子宫复旧不全等。

**2. 血见宁(散)(《卫生部药品标准中药成方制剂·第四册》)** 药物组成:大蓟根浸膏、继木叶浸膏、白及。

功能主治:止血。用于消化道出血,肺咯血。

**3. 治红丸(《卫生部药品标准中药成方制剂·第二册》)** 药物组成:鲜荷叶、侧柏叶、地黄、荷叶、陈皮、牡丹皮、黄芩、百合、石斛、橘络、地黄、甘草、大蓟、铁树叶、京墨、浙贝母、棕板等。

功能主治:清热,凉血,止血。用于吐血,便血,咳嗽痰中带血。

**4. 祁门蛇药片(《卫生部药品标准中药成方制剂·第十九册》)** 药物组成:紫葳根皮、半边莲、大蓟、杏香兔儿风、射干等。

功能主治:解蛇毒。用于五步蛇、腹蛇、竹叶青蛇咬伤,亦可用于眼镜蛇、金(银)环蛇咬伤。

**【贮藏】** 置阴凉干燥处。

**【参考文献】** [1]梁颖,黎济荣,周永忠,等.大蓟醇提物对两肾一夹高血压大鼠Intermedin变化的影响[J].时珍国医国药,2011,22(7):1572-1574.

[2]马峰峻,赵玉珍,张建华,等.大蓟对动物血压的影响[J].佳木斯医学院学报,1991,14(1):10-11.

[3]Kim EY, Jho HK, Kim DI, *et al*. Cirsium japonicum elicits endothelium -dependent relaxation via histamine $H_1$-receptor in rat thoracic aorta [J].Journal of Ethnopharmacology, 2008, 116(2): 223-227.

[4]黄衍强,黄宏思,张莲,等.6种中草药抗耐药性大肠杆菌的抑菌效果[J].右江民族医学院学报,2009(3):368-369.

[5]黄晓敏,郑秋桦,廖玲军,等.粤北山区14种中草药抗菌效能的实验研究[J].陕西中医,2005,26(9):963-965.

[6]罗润,杨志荣.大蓟挥发油的GC-MS分析及其抑菌活性的研究[J].四川大学学报(自然科学版),2009,46(5):1531-1536.

[7]赵鹏,雷晓梅,连秀珍,等.甘肃大蓟提取物对Hep细胞毒性作用研究[J].医药卫生,2005,34(4):214.

[8]王振飞,李煜,戴宝贞,等.大蓟对5种癌细胞抑制作用的研究[J].中华中医药学刊,2008,26(4):761-762.

[9]陈泣,龚千锋.大蓟炭的止血机制的初步研究[J].西北药学杂志,2013,28(6):602-604.

[10]陈海芳,陈凯云,袁金斌,等.大蓟的止血活性药效初步研究[J].中华中医药学刊,2010,28(7):1458-1459.

[11]Yin J, Heo SI, Wang MH. Antioxidant and anti-diabetic activities of extracts from Cirsium japonicum roots [J]. Nutrition Research and Practice, 2008, 2(4):247-251.

(武汀　张荣　孙建宁)

## 147　大麦

Damai

【异名】　麰(《广雅》),稞麦、麰麦(《本草经集注》),牟麦(《本草纲目》),饭麦、赤膊麦(《医林纂要》)。

【来源】　为禾本科植物大麦 *Hordeum vulgare* L.的干燥成熟果实。

【产地】　主要为栽培品。全国各地均产。

【采收加工】　夏季果实成熟时,割取地上部分,晒干,打下颖果,除去杂质。

【性状特征】　颖果略呈梭形,长8～12mm,直径1～3mm。表面淡黄色,背面浑圆,为外稃包围,先端长芒已断落;腹面为内稃包围,有1条纵沟。质硬。断面粉性,白色。气无,味微甘。

【化学成分】　大麦的主要成分是碳水化合物、蛋白质、脂质以及多酚等。

【药理毒理】　**抗氧化**　大麦的乙醇、甲醇、丙酮提取物体外可清除DPPH·、·OH和超氧阴离子,抑制亚油酸自氧化[1]。大麦麸皮提取物体外可显著抑制亚油酸自氧化,抑制生物膜脂质过氧化作用,有消除DPPH·和超氧化物的能力,可降低Ames致突变试验致突变性能力[2]。

【药性】　一级干寒。

【功能主治】　降低机体胆液质、血液质的偏盛,祛痰通滞,生血润肤,生津止渴。用于肝热内盛,口渴心烦,腹泻,干咳,皮肤瘙痒,咽喉疼痛、腹泻、耳背肿痛。

【临床应用】　**临床常用**

大麦可治疗食饱腹胀,但欲卧者(《肘后备急方》);治卒小便淋涩痛(《太平圣惠方》),煮大麦汁,治麦芒入目(孙思邈);大麦研末调敷,治蝼蝮尿疮日(《伤寒类要》);治汤火灼伤,大麦炒黑,研末,油调搽之(《本草纲目》)。

【用法用量】　3～10g,常与其他药配伍使用。单用时可煎服,20～50g;外用适量。

【贮藏】　置阴凉干燥处,防蛀。

【参考文献】　[1]Zhao HF, Dong JJ, Lu J, *et al*. Effects of Extraction Solvent Mixtures on Antioxidant Activity Evaluation and Their Extraction Capacity and Selectivity for Free Phenolic Compounds in Barley (*Hordeum vulgare* L.) [J]. J Agric Food Chem, 2006, 54(19): 7277-7286.

[2]履新.大麦麸皮多酚类提取物抗氧化活性和抗突变性[J].粮食与油脂,2004,(6):9-12.

(武汀　张荣　孙建宁)

## 148　大青盐

Daqingyan

【异名】　戎盐(《五十二病方》),路让找胡盐(《名医别录》),秃登盐、阴土盐(《新修本草》),寒盐、冰石(《石药尔雅》),羌盐(《日华子》),青盐(《圣惠方》),岩盐(《地质矿物学大辞典》)。

【来源】　为卤化物类石盐族湖盐结晶体,主要含氯化钠(NaCl)。

【产地】　主产于新疆、青海、内蒙古。

【采收加工】　秋春采集,沥尽母液,自然干燥。

【炮制】　自盐湖中采挖后,除去泥沙、杂质,干燥。

【性状特征】　呈立方体、八面体或菱形的结晶,有的为歪晶,直径0.5～1.5cm。白色或灰白色,半透明,具玻璃样光泽。质硬,易砸碎,断面光亮。气微,味咸、微涩苦。

【化学成分】　大青盐的主要成分为氯化钠(NaCl)。《中华人民共和国药典》2015年版规定,本品药材含氯化钠(NaCl)不得少于97.0%。

【药性】　咸,寒。归心、肾、膀胱经。

【功能主治】　清热,凉血,明目。用于吐血,血尿,牙龈肿痛出血,目赤肿痛,风眼烂弦。

【临床应用】　**临床常用**

出血证　本品清热凉血,用于血热吐衄,尿血,舌红,脉数等。

**【用法用量】** 1.2～2.5g;或入丸散。外用适量,研末擦牙或水化漱口、洗目。

**【成药例证】**

**1. 内消瘰疬片(《中华人民共和国药典》2015年版)** 药物组成:夏枯草、海藻、蛤壳、连翘、白蔹、大青盐、天花粉、玄明粉、浙贝母、枳壳、当归、地黄、熟大黄、玄参、桔梗、薄荷、甘草。

功能主治:化痰,软坚,散结。用于痰湿凝滞所致的瘰疬,症见皮下结块、不热不痛。

**2. 复方藤果痔疮栓(《国家中成药标准汇编·外科妇科分册》)** 药物组成:酸藤果、荜茇、姜黄、碱花、大青盐。

功能主治:清热解毒,凉血消肿。用于大肠湿热瘀阻所致的痔疮肿痛。

**【贮藏】** 置通风干燥处,防潮。

(武汀　张荣　孙建宁)

## 149 大青叶

Daqingye

**【异名】** 蓝叶(《本草正》),蓝菜(柴裔《食鉴本草》)。

**【来源】** 为十字花科植物菘蓝 *Isatis indigotica* Fort.的干燥叶。

**【产地】** 主要为栽培品。主产于江苏、河北、陕西、安徽、河南等地,其道地产区为河北深泽、元氏、博野、蠡县、安国、定州。

**【采收加工】** 夏、秋二季分2～3次采收。除去杂质,晒干。

**【炮制】** 除去杂质,抢水洗,切碎,干燥。

**【性状特征】** 呈不规则的碎段。叶片暗灰绿色,叶上表面有的可见色较深稍突起的小点;叶柄碎片淡棕黄色。质脆。气微,味微酸、苦、涩。

**【化学成分】** 大青叶主要成分是生物碱类,还含有机酸类、苷类、微量元素等。大青叶的生物碱为其主要药理活性成分。《中华人民共和国药典》2015年版规定,本品药材按干燥品计算,含靛玉红($C_{16}H_{10}N_2O_2$)不得少于0.020%。

**【药理毒理】**

**1. 抗病原微生物** 大青叶水煎剂3.4g/kg灌胃给药7d,可明显减轻柯萨奇病毒$B_2$($CB_2$)所致病毒性心肌炎小鼠心肌病变积分,显著降低心肌坏死灶数量和范围,减轻炎细胞浸润[1]。大青叶水提醇沉提取物(稀释比为1∶1)可抑制鸡胚内甲型流感病毒的增殖,对流感病毒直接作用、治疗作用和预防作用的有效率分别为87%(13/15),87%(13/15),40%(6/15)[2]。大青叶石油醚、氯仿、正丁醇提取部位(2～64mg/ml)对抗单纯疱疹病毒Ⅰ型(HSV-I)有直接灭活作用,抑制其生物合成,正丁醇部位0.32g/(kg·d)连续灌胃给药5d能显著降低HSV-I感染脑炎小鼠死亡率,具有较强的体内外抗HSV-I病毒活性的作用[3]。大青叶水提物对金黄色葡萄球菌、沙门菌、李斯特菌、炭疽杆菌*MIC*分别为0.08、0.19、0.20、0.56mg/ml,而对猪粪链球菌和大肠埃希菌*MIC*分别为1.08、1.16mg/ml[3]。稀释比为1∶2、1∶4、1∶8、1∶16(即:500、250、125、62mg/ml)的大青叶水浸液、乙醇提取液及正丁醇提取液对金黄色葡萄球菌、肠炎杆菌和大肠埃希菌分别有不同程度的抑菌作用,其中对金黄色葡萄球菌的抑菌作用最为明显;各提取物的抑菌强度依次为正丁醇萃取液、乙醇提取液、水提液[4]。

**2. 抗内毒素** 大青叶正丁醇萃取部位10g/kg灌胃给药2d,可显著抑制内毒素致家兔致热反应;以50g/kg灌胃给药1次,能显著降低放线菌素D(ACTD)敏化小鼠的死亡率[5]。体外1%大青叶氯仿提取物的溶液(稀释比为1∶64)具有破坏内毒素作用,经耳缘静脉注射可显著抑制大肠埃希菌$O_{111}B_4$内毒素致家兔发热反应[6]。

**3. 解热、抗炎** 大青叶醇沉物4.0g/kg灌胃给药1次,可显著降低干酵母所致大鼠体温升高[7],大青叶注射液(1ml)静脉注射,可显著抑制IL-1β所致新西兰兔体温升高,抑制IL-1β作用下新西兰兔下丘脑EP3 mRNA的表达[8]。大青叶颗粒剂前浸膏8.0g/kg灌胃给药1次,对二甲苯所致的小鼠腹膜炎及蛋清所致的大鼠足肿胀具有明显的抑制作用[7]。大青叶所含总有机酸为其解热活性的有效成分之一[9]。

**4. 对免疫系统的影响** 药量为0.5～3.2g/L的大青叶水煎剂显著促进刀ConA、细菌LPS对小鼠脾淋巴细胞的增殖，0.4～6.4g/L的大青叶水煎剂显著增强小鼠腹腔巨噬细胞的吞噬功能[10]。大青叶水煎剂0.4～1.6mg/ml，能促进ConA诱导下正常小鼠脾淋巴细胞分泌IL-2[11]。

**6. 抗肿瘤** 大青叶的乙醇提取小鼠含药血清10、20、40、80、160g/kg在体外（1∶20）具有抗人白血病细胞K562和S180肉瘤细胞生长和增殖的作用，并具有剂量依赖性和时间依赖性[12]。

**7. 安全性评价** 大青叶乙醇提取物，醇提后的石油醚、氯仿、正丁醇提取物以500、1000、1500、2000mg/kg剂量饲养小鼠，$LD_{50}$依次为1050.56、1268.66、984.40、1244.60mg/kg[13]。药量为0.78、7.8g/(kg·d)的大青叶水煎剂对小鼠灌胃给药3～9d，可增强小鼠肝脏前致癌物CYP1A2酶的活性，诱导率高达69%～92%，并显著上调CYP1A1 mRNA的表达[14]；亦可显著增强小鼠肝微粒体CYP2E1酶活性，于第3d达高峰，诱导率在4.96%～84.27%之间[15]。

**8. 体内过程** 大青叶水煎剂给家兔灌胃，大青叶中微量锰在兔体内处置过程为一室代谢模型，药代学参数为：$Ke$为$0.06h^{-1}$，$Ka$为$0.48h^{-1}$，$t_{1/2ke}$为11.37h，$T_{peak}$为2.91h，$C_{max}$为$0.66\times10^{-5}$ mol/L，$AUC$为$12.54\times10^{-5}$ mol·h/L[16]。

**【药性】** 苦，寒。归心、胃经。

**【功能主治】** 清热解毒，凉血消斑。用于温热病高热烦渴，神昏，斑疹，痄腮，喉痹，丹毒，痈肿。

**【临床应用】 临床常用**

（1）热入营血，高热斑疹 本品性寒，善解心胃火毒，既走气分，又入血分，其解热及凉血之力尤强，故常用于温热病的各个阶段，常与其他清热凉血药同用。若用于热入营血，心胃毒盛，温毒发斑，常与水牛角、玄参、栀子等同用；若气血两燔，斑疹紫暗，多与生地、石膏、玄参等配用。

（2）喉痹，口疮，痄腮，丹毒 本品苦寒，善清肺胃心经热毒，有解毒利咽、凉血消肿功效。用于治疗风热或热毒郁结所致的咽喉红肿疼痛，可与其他疏散风热药或清热解毒药配伍。用于治疗热毒熏蒸，咽喉肿痛，口舌生疮时，常与生地、大黄、升麻同用；若热盛牙痛，口鼻生疮，可与石膏、大黄、薄荷配伍；热毒郁于肌肤，发为丹毒、痈肿等，可单用本品奏效。

**【用法用量】** 9～15g。

**【成药例证】**

**1. 清瘟解毒丸（《中华人民共和国药典》2015年版）** 药物组成：大青叶、连翘、玄参、天花粉、桔梗、羌活、牛蒡子（炒）、防风、葛根、柴胡、黄芩、白芷、川芎、赤芍、甘草、淡竹叶。

功能主治：清瘟解毒。用于外感时疫，憎寒壮热，头痛无汗，口渴咽干，痄腮，大头瘟。

**2. 感冒退热颗粒（《中华人民共和国药典》2015年版）** 药物组成：大青叶、板蓝根、连翘、拳参。

功能主治：清热解毒，疏风解表。用于上呼吸道感染、急性扁桃体炎、咽喉炎属外感风热、热毒壅盛证，症见发热、咽喉肿痛。

**3. 消炎退热颗粒（《中华人民共和国药典》2015年版）** 药物组成：大青叶、蒲公英、紫花地丁、甘草。

功能主治：清热解毒，凉血消肿。用于外感热病、热毒壅盛证，症见发热头痛、口干口渴、咽喉肿痛；上呼吸道感染见上述证候者，亦用于疮疖肿痛。

**4. 复方大青叶合剂（《中华人民共和国药典》2015年版）** 药物组成：大青叶、金银花、羌活、拳参、大黄。

功能主治：疏风清热，解毒消肿，凉血利胆。用于感冒发热头痛、咽喉红肿、耳下肿痛、胁痛黄疸；流感、腮腺炎、急性病毒性肝炎见上述证候者。

**【贮藏】** 置通风干燥处，防霉。

**【参考文献】**
[1]马伏英，智光，张建红，等.栀子等中药治疗小鼠病毒性心肌炎实验研究[J].实用儿科临床杂志，2006，21(5)：300-302.

[2]刘盛，陈万生，乔传卓，等.不同种质板蓝根和大青叶的抗甲型流感病毒作用[J].第二军医大学学报，2000，21(3)：204-206.

[3]胡永金，乔金玲，朱仁俊，等.紫草与大青叶提取物体外抑菌效果研究[J].安徽农业科学，2010，38(9)：4565-4567.

[4]郑剑玲，王美惠，杨秀珍，等.大青叶和板蓝根提取物等抑菌作用研究[J].中国微生态学杂志，2003，15(1)：21-22.

[5]方建国，施春阳，汤杰，等.大青叶抗内毒素活性部位筛选[J].中草药，2004，35(1)：64-66.

[6]刘云海，李清香，石玉梅.大青叶抗内毒素实验[J].中药材，1994，17(6)：36-37，56.

[7]史国举，张杰.大青叶醇沉物药理作用等实验研究[J].河南中医学院学报，2006，21(4)：15-16，18.

[8]董军，裘晟，谢新华，等.大青叶对IL-1β作用下兔下丘脑EP3mRNA表达的影响[J].细胞与分子免疫学杂志，2007，23(1)：

42-45.

[9]吴启南，王立新，蒋小文，等.大青叶中有机酸药理作用研究[J].南京中医药大学学报，2008，24(3)：187-189.

[10]张淑杰，赵红，顾定伟，等.大青叶水煎剂对小鼠细胞免疫功能的体外研究[J].中国公共卫生，2003，19(9)：73.

[11]顾定伟.大青叶水煎剂调节小鼠免疫细胞分泌 IL-2、TNF-α的体外研究[J].陕西中医，2003，23(8)：757-759.

[12]简晓顺，尹一子，陈健清，等.大青叶乙醇提取液含药血清体外抗肿瘤活性研究[J].中药材，2013，36(4)：633-635.

[13]方建国，胡娅，汤杰，等.大青叶抗单纯疱症病毒Ⅰ型的户型研究[J].中国中药杂志，2005，30(17)：1343-1346.

[14]雷霆雯，李红梅，许庆忠，等.大青叶对 CYP1A1 酶活性及转录水平影响[J]中国公共卫生，2006，22(10)：1241-1242.

[15]雷霆雯，李红梅，许庆忠，等.大青叶对小鼠肝脏 CYP2E1 酶活性及信使核糖核酸表达的影响[J].中国医院药学杂志，2006，26(9)：1095-1097.

[16]汪宝琪，庞志功，曹治权，等.大青叶淫羊藿中微量锰在兔血中药代动力学的研究[J].西安交通大学学报(医学版)，1993，14(3)：226-229.

(武汀　张荣　孙建宁)

## 150　大蒜

Dasuan

**【异名】** 胡蒜(崔豹《古今注》)，葫(《名医别录》)，独蒜(《普济方》)，独头蒜(《肘后方》)，青蒜(《滇南本草》)

**【来源】** 为百合科植物大蒜 *Allium sativum* L.的鳞茎。

**【产地】** 主要为栽培品。主产于山东、河南、江西、广西、安徽等地。

**【采收加工】** 夏季叶枯时采挖，除去须根和泥沙，通风晾晒至外皮干燥。

**【性状特征】** 呈类球形，直径 3～6cm。表面被白色、淡紫色或紫红色的膜质鳞皮。顶端略尖，中间有残留花葶，基部有对数须根痕。剥去外皮，可见独头或6～15个瓣状小鳞茎，着生于残留花茎基周围。鳞茎瓣略呈卵圆形，外皮膜质，先端略尖，一面弓状隆起，剥去皮膜，白色，肉质。气特异，味辛辣，具刺激性。

**【化学成分】** 大蒜的主要成分是含硫有机化合物和皂苷。大蒜的皂苷为其主要药理活性成分。《中华人民共和国药典》2015 年版规定，本品药材含大蒜素($C_6H_{10}S_3$)不得少于 0.15%。

**【药理毒理】**

**1. 抗菌** 鲜蒜提取液(2、10μl)可显著抑制番茄早疫病菌的活性，以乙酸乙酯提取液的抑菌活性最佳[1]。大蒜油 2μl 体外对金黄色葡萄球菌、腐生葡萄球菌、肺炎链球菌、军团杆菌、大肠埃希菌、福氏痢疾杆菌、铜绿假单胞菌、奇异变形杆菌、伤寒沙门杆菌、EL-Tor 型霍乱弧菌有较强的抑菌作用[2]。鲜蒜提取液可显著抑制李氏杆菌的生长和繁殖[3]。

**2. 改善血液流变学** 大蒜注射液 2ml/kg 浓度单次注射给予实验兔，可明显降低实验兔全血比黏度和血浆比黏度，显著降低纤维蛋白原含量[4]。

**3. 对免疫功能的影响** 稀释比例为 1∶3、1∶9、1∶15 的大蒜浸提液以 20ml/kg 对正常小鼠灌胃 21d，可显著增加小鼠胸腺和脾脏重量及脏器系数，促进中枢淋巴器官和外周淋巴器官的增殖；稀释比例为 1∶9 的大蒜浸提液对正常小鼠灌胃 14d (20ml/kg)，可显著升高小鼠外周血 T 淋巴细胞酸性-α醋酸萘酯酶染色阳性率[5]。

**【药性】** 辛，温。归脾、胃、肺经。

**【功能主治】** 解毒消肿，杀虫，止痢。用于痈肿疮疡，疥癣，肺痨，顿咳，泄泻，痢疾。

**【临床应用】**

**1. 临床常用**

(1) 痈肿疔毒　大蒜辛散温通，具有散痈消肿之功效。以大蒜 3～4 枚捣烂，入麻油适量和研调匀，贴患处；治疥癣瘙痒，大蒜切片外擦或捣烂外敷，或制成 30%凡士林软膏外擦。

(2) 癣疮瘙痒　大蒜辛散走表，解毒杀虫。治头癣，体癣等，可单用大蒜切片外擦或捣烂外敷，或制成外用制剂外用。

(3) 痢疾，泄泻　大蒜辛散温通，气熏烈，入中焦，能温胃健脾，行气消滞，解毒止泻痢。治暑湿疫毒与饮食搏结于大肠所致之痢疾泄泻者，可生食大蒜，或用 10～15g 大蒜捣烂，用白糖冲服；若湿热偏盛者，可与黄连配伍同用。

(4) 肺痨，顿咳　大蒜具有杀痨虫，止顿咳的作用。治肺痨咳嗽，可用大蒜煮粥送服白及粉，或每餐饭后嚼服 2～3 枚大蒜；治百日咳，用大蒜捣烂，凉开水浸 12h 后，取液加白糖调服。

(5) 钩虫，蛲虫病　本品具有杀虫作用，治蛲虫病，亦可用5%～10%大蒜浸液作保留灌肠或用大蒜捣泥，加少许莱油调匀，于睡前涂患者肛门四周；将大蒜捣烂于下田前涂抹四肢，有预防钩虫感染作用。

**2. 临床新用**　大蒜可用于治疗口腔溃疡[6]。

**【用法用量】**　9～15g。

**【注意事项】**　大蒜外用，易引起皮肤发红，灼热，起泡，所以不可敷之过久。灌肠法孕妇忌用。阴虚火旺及目疾、舌、喉、口齿诸疾均不宜服用。

**【贮藏】**　置阴凉干燥处。

**【参考文献】**
[1]徐文静，郑陪和，杜茜，等.大蒜抑菌成分提取方法及抑菌活性的研究[J].吉林农业科学，2008，33(3)：50-54.

[2]席荣英，张积霞.大蒜油微量元素及抗菌活性测定.新乡医学院学报，1999，16(4)：301-302.

[3]Adler BB, Beuchat LR. Death of Salmonella, Escherichia Coli O-157, and Listeria Monocytegenesin Garlic Butter as Affected by Storage Temperature. Journal of Food Protection, 2002, 65(12): 1976-1980.

[4]费逸明.大蒜注射液对血液流变学的影响[J].中国微循环，2000，4(4)：249-250.

[5]李锋，王玉.大蒜浸提液对小鼠细胞免疫功能影响研究[J].卫生研究，1995，24(4)：250-251.

[6]谢晓莉.大蒜治疗复发性口腔溃疡的临床疗效[J].中南大学学报(医学版)，2004，29(3)：330-331.

(武汀　张荣　孙建宁)

## 151　大头陈

Datouchen

**【异名】**　千捶草、乌头风、土夏枯草(《广东中药》)，假薄荷、黑头草、神曲草(广州空军《常用中草药手册》)，地松茶、石棘(广州部队《常用中草药手册》)。

**【来源】**　为玄参科植物球花毛麝香 *Adenosma indianum* (Lour.) Merr.的干燥全草。

**【产地】**　主要为栽培品，野生品亦有。主产于广东、广西、云南等地。

**【采收加工】**　秋季花开时采收，除去杂质，晒干。

**【炮制】**　除去杂质，洗净，切段，晒干。

**【性状特征】**　根呈须状，地上部分被毛，茎类方柱型，有分枝；长15～60cm，直径0.1～0.3cm；表面棕褐色或黑褐色，具细纵纹，节稍膨大；质稍韧，断面黄白色，中空。叶对生，有柄；叶片多脱落或皱缩，破碎，完整者展平后呈卵形或长卵圆形，长1.5～6cm，宽0.5～1.5cm；先端钝，基部楔形，边缘有锯齿。穗状花序顶生或腋生，呈球状或长圆状。花萼筒状5裂；花冠多脱落。气香，味辛凉、微苦。以叶多，带花，香气浓者为佳。

**【化学成分】**　大头陈的主要成分是挥发油，还有脂肪类、三萜类等。

**【药理毒理】**

**1. 抗炎**　药量为40g/kg的大头陈提取物(水提液合并挥发油)对小鼠灌胃给药2d，可显著抑制二甲苯致小鼠耳肿胀[1]。

**2. 止泻**　药量为40g/kg的大头陈提取物(水提液合并挥发油)单次灌胃给药，可显著降低番泻叶诱导腹泻模型小鼠的稀便率和腹泻指数[1]。

**3. 镇静**　药量为10、40g/kg的大头陈提取物(水提液合并挥发油)对大鼠灌胃给药2d，可显著升高正常小鼠自主活动抑制率[1]。

**4. 安全性评价**　大头陈提取物(水提液合并挥发油)以52.1、64、80、100g/kg的剂量对小鼠一次性灌胃给药后，出现活动减少、静伏少动的抑制状态，临近死亡时常步态不稳、震颤、强直、惊厥，直至死亡。其 $LD_{50}$ 为81.47g/kg[1]。

**【药性】**　辛，微温。

**【功能主治】**　疏风解表，化湿消滞。用于感冒头痛，咳嗽，发热，消化不良，腹痛泄泻。

**【临床应用】　临床常用**

外感发热　大头陈配伍山芝麻、狗肝菜、岗梅根、淡竹叶、海金沙藤、金丝草。治疗感冒头痛，发热，腹痛腹泻，消化不良，皮炎等症。

**【用法用量】**　15～30g。

**【贮藏】**　置通风干燥处。

**【参考文献】**
[1]张琴，张明明，邵帅，等.大头陈药理作用和毒性作用的初步研究[J].时珍国医国药，2011，22(5)：1293-1294.

(武汀　张荣　孙建宁)

## 152　大血藤

Daxueteng

**【异名】**　血藤(《本草图经》)，大活血(《植物名实图考》)，五花血藤(《贵州民间方药集》)，红藤、赤沙藤(《浙江中药手册》)，活血藤、血通、血木通(《中药志》)，穿尖龙、半血莲、过血藤、血灌肠、花血藤(《湖南药物志》)，黄梗藤、八卦藤、黄鸡藤、血陈根、红牛鼻陈(《闽东本草》)，山红藤(广州部队《常用中草药手册》)，五花七、五花血通、大血通(《陕西中草药》)，红血藤、黄省藤、鱼藤、红菊花心(《浙江民间常用草药》)。

**【来源】** 为木通科植物大血藤 *Sargentodoxa cuneata* (Oliv.) Rehd.et Wils.的干燥藤茎。

**【产地】** 主要为野生品。主要分布于湖北、四川、江西、河南、江苏、浙江、安徽等地。

**【采收加工】** 秋、冬二季采收，除去侧枝，截段，干燥。

**【炮制】** 除去杂质，洗净，润透，切厚片，干燥。

**【性状特征】** 呈类椭圆形的厚片。外表皮灰棕色，粗糙。切面皮部红棕色，有数处向内嵌入木部，木部黄白色，有多数导管孔，射线呈放射状排列。气微，味微涩。

**【化学成分】** 大血藤的主要成分是蒽醌类、糖苷类、酚酸类成分等。大血藤的糖苷类为其主要药理活性成分。

**【药理毒理】**

**1. 抗病原微生物** 大血藤70%乙醇、60%丙酮溶剂提取物和水提物对金黄色葡萄球菌 $MIC_{90}$ 依次为200、100、825mg/ml[1]。

**2. 抗炎** 大血藤水提液2.5、5、10g/kg连续灌胃给药5d，可以显著延长醋酸腹腔注射引起的小鼠扭体反应的潜伏期，减少扭体次数，显著减轻二甲苯引起的小鼠耳肿胀程度、肿胀率；大血藤水提液2.5、5、10g/kg连续灌胃给药15d，可以显著抑制小鼠棉球肉芽组织增生[2]。大血藤水煎液0.35、0.7、1.4g/kg连续灌胃给药20d，能够显著降低苯酚引起的大鼠盆腔炎症反应，抑制子宫肿胀，降低血清中 $TXA_2$ 和 $TXA_2/PGI_2$ 比值[3]。

**【药性】** 苦，平。归肝、大肠经。

**【功能主治】** 清热解毒，活血，祛风止痛。用于肠痈腹痛，热毒疮疡，经闭，痛经，跌仆肿痛，风湿痹痛。

**【临床应用】** 临床常用

(1) 肠痈腹痛　本品苦平，清热解毒。可用于治疗急性阑尾炎等。常与蒲公英、生大黄等配伍以增强疗效。

(2) 痹证　本品苦平，祛风止痛。可用于治疗风湿性关节炎。常与透骨香、香樟根等配伍以增强疗效。

**【用法用量】** 9～15g。

**【成药例证】**

**1. 妇乐颗粒(《中华人民共和国药典》2015年版)** 药物组成：大血藤、忍冬藤、牡丹皮、赤芍、川楝子、延胡索、大青叶、蒲公英、大黄、甘草。

功能主治：清热凉血，化瘀止痛。用于瘀热蕴结所致的带下病，症见带下量多、色黄，少腹疼痛；慢性盆腔炎见上述证候者。

**2. 妇宝颗粒(《中华人民共和国药典》2015年版)** 药物组成：大血藤、忍冬藤、地黄、白芍、杜仲叶、续断、延胡索、川楝子、侧柏叶、莲房、麦冬、甘草。

功能主治：益肾和血，理气止痛。用于肾虚夹瘀所致腰酸腿软、小腹胀痛、白带、经漏；慢性盆腔炎、附件炎见上述证候者。

**3. 山龙药酒(《卫生部药品标准中药成方制剂·第二册》)** 药物组成：大血藤、徐长卿、称钩风、麻口皮子药、川芎、当归、白芍、熟地黄。

功能主治：追风祛湿，舒筋活血，滋补强身。用于风湿劳伤，筋骨疼痛，四肢无力，腰膝酸软，活动不利等症。

**4. 阑尾消炎片(《卫生部药品标准中药成方制剂·第二册》)** 药物组成：大血藤、金银花、大青叶、败酱草、蒲公英、川楝子、大黄、木香、冬瓜子、桃仁、赤芍、黄芩。

功能主治：清热解毒，散瘀消肿。用于急、慢性阑尾炎。

**【贮藏】** 置通风干燥处。

**【参考文献】** [1]李钧敏，处优优，金则新.大血藤叶片提取物抑菌作用的初步研究[J].浙江中医学院学报，2004，28(1)：55-57.

[2]李华，黄淑凤，邓翀，等.大血藤镇痛作用和抗炎作用研究[J].陕西中医，2013，34(10)：1427-1428.

[3]黄淑凤，孟建国，孙鑫，等.大血藤对苯酚胶浆致盆腔炎模型大鼠血清 $PGI_2$、$TXA_2$ 的影响[J].陕西中医学院学报，2012，35

(5):69-70.

(张胜威 梁耀月 武汀 孙建宁)

## 153 大叶木兰(腾冲厚朴)

Dayemulan(Tengchonghoupu)

**【来源】** 为木兰科植物大叶木兰 *Magnolia rostrata* W.W.Smith 的干燥干皮、根皮及枝皮。

**【采收加工】** 4～6月剥取。根皮及枝皮直接阴干;干皮置沸水中微煮后,堆置阴湿处,"发汗"至内表面变紫褐色棕褐色时,蒸软,取出,卷成筒状,干燥。

**【炮制】** **大叶木兰** 洗净润透,展开,刮去粗皮,切丝,晒干。

**姜大叶木兰** 取净大叶木兰,照姜汁炙法,炒干。每净药材100kg,用生姜20kg。

**【性状特征】** **干皮** 呈卷筒状,厚0.4～1.5cm,表面灰黄色,近光滑。具横形及类圆形皮孔;内皮暗褐色,近平滑,具细纵纹,指甲划之略显油性。质坚硬,不易折断。断面纤维性,具多量白色晶状颗粒,对光闪亮星状。气香,味辛辣,微苦涩。

**根皮** 多呈不规则块状,多弯曲。质硬,断面富纤维性。

**枝皮** 多呈单筒状,较薄质脆。

**【药性】** 苦、辛,温。归脾、胃、肺、大肠经。

**【功能主治】** 温燥消痰,下气除满。用于湿滞伤中,脘痞吐泻,食积气滞,腹胀便秘,痰饮喘咳。

**【临床应用】** **临床常用**

(1) 食积,呕吐,便秘 本品能温燥寒湿,又能行气宽中,可用于湿困脾胃,脘腹致胀满等症。便秘腹胀,可配大黄、枳实同用。

(2) 咳嗽 本品可用于痰湿内蕴,胸闷喘咳。

**【用法用量】** 6～20g。

**【贮藏】** 置通风干燥处。

(张胜威 梁耀月 武汀 孙建宁)

## 154 大叶紫珠

Dayezizhu

**【异名】** 假大艾(广州空军《常用中草药手册》),白骨风、大风叶(《广西中草药》)。

**【来源】** 为马鞭草科植物大叶紫珠 *Callicarpa macrophylla* Vahl 的干燥叶或带叶嫩枝。

**【产地】** 主要为野生品。主要分布于广东、广西、福建、贵州、云南等地。

**【采收加工】** 夏、秋二季采摘,晒干。

**【炮制】** 除去杂质,喷淋清水,切段,干燥。

**【性状特征】** 多皱缩、卷曲,有的破碎。完整叶片展平后呈长椭圆形至椭圆状披针形,长10～30cm,宽5～11cm,表面灰绿色或棕绿色,被短柔毛,较粗糙;下表面淡绿色或淡棕绿色,密被灰白色绒毛,主脉和侧脉突起,小脉伸入齿端,两面可见腺点。先端渐尖,基部楔形或钝圆,边缘有锯齿。叶柄长0.8～2cm。纸质。气微,味辛微苦。

**【化学成分】** 大叶紫珠的主要成分为黄酮类、糖类、鞣质、酚类、氨基酸、有机酸。大叶紫珠的黄酮类是其主要药理活性成分。《中华人民共和国药典》2015年版规定,本品药材按干燥品计算,含毛蕊花糖苷($C_{29}H_{36}O_{15}$)不得少于0.15%。

**【药理毒理】**

**1. 抗炎** 大叶紫珠总黄酮200、400mg/kg连续灌胃给药3d,可以显著抑制二甲苯所致的小鼠耳肿胀[1]。

**2. 止血** 大叶紫珠总黄酮200、400mg/kg连续灌胃给药3d,能缩短毛细玻璃管法测得的正常小鼠凝血时间[1]。

**【药性】** 辛、苦,平。归肝、肺、胃经。

**【功能主治】** 散瘀止血,消肿止痛。用于衄血,咯血,吐血,便血,外伤出血,跌仆肿痛。

**【临床应用】** **临床常用**

血证 本品辛、苦,平,散瘀止血。可用于治疗外伤出血,跌仆肿痛等。

**【用法用量】** 15～30g。外用适量,研末敷于患处。

**【贮藏】** 置通风干燥处。

**【参考文献】** [1]余行,徐诗强,马冬晴,等.大叶紫珠总黄酮的提取工艺优选及其抗炎、镇痛及止血作用考察[J].中国实验方剂学杂志,2013,9(12):8-11.

(张胜威 梁耀月 武汀 孙建宁)

## 155 大枣

Dazao

**【异名】** 干枣、美枣、良枣(《名医别录》),红枣

(《医学入门》),枣(《诗经》)。

**【来源】** 为鼠李科植物枣 *Ziziphus jujuba* Mill.的干燥成熟果实。

**【产地】** 主要为栽培品,全国大部分地区有产,主产于河北、河南、山东、四川、贵州等地。

**【采收加工】** 秋季果实成熟时采收,晒干。

**【炮制】** 除去杂质,洗净,晒干。用时破开或去核。

**【性状特征】** 呈椭圆形或球形,长2～3.5cm,直径1.5～2.5cm。表面暗红色,略带光泽,有不规则皱纹。基部凹陷,有短果梗。外果皮薄,中果皮棕黄色或淡褐色,肉质,柔软,富糖性而油润。果核纺锤形,两端锐尖,质坚硬。气微香,味甜。

**【化学成分】** 大枣的主要成分是三萜酸类、皂苷类、生物碱类、黄酮类,还含多糖、氨基酸、微量元素等。大枣的多糖类成分为其主要药理活性成分。

**【药理毒理】**

**1. 提高免疫功能** 大枣多糖200、400mg/kg连续灌胃给药7d,可显著提高氢化可的松所致免疫抑制小鼠的腹腔巨噬细胞吞噬百分率和吞噬指数,促进免疫抑制小鼠溶血素和溶血空斑的形成百分率[1]。大枣多糖4、8、16g/kg连续灌胃给药4周,能增加正常小鼠和环磷酰胺所致免疫抑制小鼠腹腔巨噬细胞的吞噬功能[2]。

**2. 延缓衰老** 大枣水煎液2.6、7.8g/kg灌胃给药6周,能够显著提高D-半乳糖致衰老模型小鼠脑SOD活性,降低MDA水平,提高红细胞SOD活性,提高心肌细胞膜Na-K-ATP酶、$Ca^{2+}$-ATP酶活性,增加心肌线粒体$Ca^{2+}$、降低心肌线粒体MDA、心肌$Ca^{2+}$[3,4]。大枣多糖0.2、0.4g/kg连续灌胃给药30d,提高D-半乳糖致衰老模型小鼠血浆及肝SOD、过氧化氢酶(CAT)活力,降低过氧化脂质(LPO)[5]。

**3. 保肝** 大枣多糖2～10g/kg连续灌胃给药10d,能改善$CCl_4$致小鼠急性肝损伤,升高血清SOD、CAT、GSH-Px水平,降低MDA水平,对肝损伤有一定的保护作用[6]。大枣多糖0.1～10g/kg灌胃给药4周,降低$CCl_4$致肝损伤模型小鼠血清天冬氨酸氨基转移酶,改善脏组织病理变化[7]。

**4. 抗疲劳** 大枣多糖0.1、0.2、0.4g/kg灌胃给药4周,提高负重游泳小鼠体内肌糖原、肝糖原储备,提高运动后乳酸脱氢酶活力[7]。

**5. 其他药理作用** 大枣多糖0.4、1.6、2.8g/kg灌胃给药1周,能升高大鼠血清钙含量,连续灌胃给药4周能升高大鼠血糖[8]。

**【药性】** 甘,温。归脾、胃、心经。

**【功能主治】** 补中益气,养血安神。用于脾虚食少,乏力便溏,妇人脏躁。

**【临床应用】 临床常用**

(1) 气虚　本品甘温,补中益气。可用于治疗脾气不足引起的食少便溏、倦态乏力等。常与党参、白术等配伍以增强疗效。

(2) 血虚　本品甘温,能养血安神。可用于治疗血虚萎黄及妇女脏躁,神志不安等。治疗脏躁常与甘草、小麦等配伍,如甘麦大枣汤;治疗血虚萎黄,常与熟地黄、阿胶等同用。

(3) 调和药性　本品性甘,能够缓和药性,常配在药性峻烈的方剂中,减少烈性药物的副作用,如与甘遂、大戟、芫花配伍(十枣汤)。

**【用法用量】** 6～15g。

**【成药例证】**

**1. 阿胶三宝膏(《中华人民共和国药典》2015年版)** 药物组成:大枣、黄芪、阿胶。

功能主治:补气血,健脾胃。用于气血两亏、脾胃虚弱所致的心悸、气短、崩漏、浮肿、食少等。

**2. 益气维血颗粒(《中华人民共和国药典》2015年版)** 药物组成:大枣、黄芪、猪血提取物。

功能主治:补益气血。用于气血两虚所致的面色萎黄或苍白、眩晕、神疲乏力、少气懒言、自汗、唇舌色淡、脉细弱;缺铁性贫血见上述证候者。

**3. 夜宁糖浆(《中华人民共和国药典》2015年版)** 药物组成:大枣、首乌藤、灵芝、浮小麦、合欢皮、女贞子、甘草。

功能主治:养血安神。用于心血不足所致的失眠、多梦、头晕、乏力;神经衰弱见上述证候者。

**【贮藏】** 置干燥处,防蛀。

**【参考文献】**
[1]刘丹丹,郑丰渠,苗明三.大枣多糖对氢化可的松致小鼠免疫抑制模型免疫功能的影响[J].中医学报,2011,26(7):809-810.

[2]顾有方,丁静静,孙运,等.大枣多糖对小鼠腹腔巨噬细胞吞噬功能的影响[J].中国中医药科技,2009,16(4):290-291.

[3]杨新宇,王建光,李新成,等.不同剂量大枣对D-半乳糖衰

老小鼠 SOD 活性和 MDA 含量影响的实验研究[J].黑龙江医药科学,2001,24(2):13-14.

[4]王建光,杨新宇,张伟,等.大枣对 D-半乳糖致衰老小鼠钙稳态影响的实验研究[J].中国老年学杂志,2004,24(10):930-931.

[5]周运峰,苗明三,李根林.大枣多糖抗氧化作用研究[J].中国中西医结合杂志,1997,17(S1):197-198.

[6]顾有方,李卫民,李升和,等.大枣多糖对小鼠四氯化碳诱发肝损伤防护作用的实验研究[J].中国中医药科技,2006,13(2):105-107.

[7]张钟,吴茂东.大枣多糖对小鼠化学性肝损伤的保护作用和抗疲劳作用[J].南京农业大学学报,2006,29(1):94-97.

[8]商常发,赵芝刚,顾有方,等.大枣多糖对大鼠血清钙和葡萄糖水平的影响[J].中国中医药科技,2007,14(2):102-103.

（张胜威　梁耀月　武汀　孙建宁）

## 156　大皂角

Dazaojiao

**【来源】** 为豆科植物皂荚 *Gleditsia sinensis* Lam.的干燥成熟果实。

**【产地】** 主要为野生品，主产于四川、山东、陕西、湖北、河南。以个小、饱满、色紫褐、有光泽者为佳。

**【采收加工】** 秋季果实成熟时采摘，晒干。

**【炮制】** 用时捣碎。

**【性状特征】** 呈扁长的剑鞘状，有的略弯曲，长15～40cm，宽2～5cm，厚0.2～1.5cm，表面棕褐色或者紫褐色，被灰色粉霜，擦去后有光泽，种子所在处隆起。基部渐窄而弯曲，有短果柄，或果柄痕，内侧有明显的纵棱线。质硬，摇之有声，易折断，断面黄色，纤维性。种子多数，扁椭圆形，黄棕色至棕褐色，光滑。气特异，有刺激性，味辛辣。

**【药性】** 辛、咸，温；有小毒。归肺、大肠经。

**【功能主治】** 祛痰开窍，散结消肿。用于中风口噤，昏迷不醒，癫痫痰盛，关窍不通，喉痹痰阻，顽痰喘咳，咳痰不爽，大便燥结；外治痈肿。

**【临床应用】** **临床常用**

闭证　本品辛咸温，祛痰开窍。可用于治卒中风，风涎潮于上膈，闭气不通，昏昏若醉，形体惛闷，四肢不收，或倒或不倒，或口角似利微有涎出等。

**【用法用量】** 1～1.5g，多入丸散用。

**【注意事项】** 孕妇及咯血、吐血患者忌服。

**【贮藏】** 置干燥处，防蛀。

（张胜威　梁耀月　武汀　孙建宁）

## 157　大栀子

Dazhizi

**【来源】** 为茜草科植物长果栀子 *Gardenia jasminoides* Ellisf. *longicarpa* Z.W.Xie et Okada 的干燥成熟果实。

**【产地】** 主要为野生品。主产于内蒙古等地。

**【采收加工】** 9～11 月果实成熟呈红黄时采收，除去果梗及杂质，蒸至上气或置沸水中略烫，取出，干燥。

**【性状特征】** 呈长卵圆形或椭圆形，长4～6cm，直径1.5～2.5cm。表明橙红色或红棕色，具有6条翅状纵棱，棱间常有1条明显的纵脉纹，并有分枝。顶端残存萼片，基部稍尖，偶有残留果梗。果皮薄而脆，略有光泽，内表面色较浅，有光泽，具有2～3条隆起的假隔膜。种子多数变卵圆形，集结成团，深红色或红黄色，表面密具细小疣状突起。气微，微酸而苦。

**【药性】** 酸、微苦，钝、燥、凉。

**【功能主治】** 清血热，明目，祛“巴达干协日”，生津，调元。用于血热，肝热，黄疸，急性结膜炎，肾热，膀胱热，血热头痛，口渴。

**【临床应用】** **临床常用**

热证　本品酸微苦，清血热，明目。可用于热邪引起的血热，肝热，黄疸，急性结膜炎，肾热，膀胱热，血热头痛等。

**【用法用量】** 3～9g。

**【贮藏】** 置通风干燥处。

（张胜威　梁耀月　武汀　孙建宁）

## 158　代代花

Daidaihua

**【异名】** 枳壳花（《草花谱》），代代花（《饮片新参》），酸橙花（《药材学》）。

**【来源】** 为芸香科植物代代花 *Citrus aurantium* L.var.*amara* Engl.的干燥花蕾。

**【产地】** 主要为栽培品，野生品亦有，主产于河北、河南、山东、四川、贵州等地。

**【采收加工】** 5～6月花未开放时分批采摘，及时干燥。

**【性状特征】** 略呈长卵圆形，顶端稍膨胀。长1～1.5cm，有梗。花萼基部联合，先端5裂，灰绿色，有凹陷的小油点，花瓣5片，覆瓦状抱合，黄白色或浅黄棕色，可见棕色油点和纵脉。雄蕊多数，花丝基部联合成数束，子房倒卵形。体轻，质脆。气香，味微苦。

**【化学成分】** 代代花的主要成分是挥发油和皂苷类等。

**【药性】** 甘、微苦，平。

**【功能主治】** 理气，宽胸，开胃。用于胸脘胀闷，恶心，食欲不振等。

**【临床应用】** 临床常用

胸膈及脘腹痞痛　本品甘平，理气宽胸，调气疏肝。可用于治胸膈及脘腹痞痛。

**【用法用量】** 1.5～2.5g。

**【贮藏】** 置阴凉干燥处，密闭保存，防霉、防蛀。

（张胜威　梁耀月　武汀　孙建宁）

## 159　玳瑁

Daimao

**【异名】** 瑇瑁（《开宝本草》），蝳瑁（《桂海虞衡志》）。

**【来源】** 为海龟科动物玳瑁 *Eretmochelys imbricata* (L.) 的背甲。

**【产地】** 主要为养殖品。主产于福建、台湾、广东、海南西沙群岛等地。

**【采收加工】** 多于春末夏初捕捉，用沸水烫后，剥下甲片；或将玳瑁倒悬，用沸醋泼浇，使甲片脱落；洗净，干燥。

**【性状特征】** 呈近长方形、菱形或扇形板片状，长8～35cm，宽5～25cm，中间较厚，可达0.4cm。外表面光滑，浅黄棕色，对光透视可见深棕色条状或点状云彩，边缘较薄，呈不整齐的锯齿状，有近平行的层状沟纹。内表面有纵横交错的白色沟纹，排成云彩状图案。脊角板中间有隆起的棱脊。气微腥，味淡。以片大而厚、半透明、斑纹显著者为佳。

**【化学成分】** 玳瑁的主要成分是角蛋白及胶质等。

**【药性】** 甘，寒。

**【功能主治】** 定惊，清热解毒。用于热病神昏，谵语，痉厥。

**【临床应用】** 临床常用

热病神昏　本品甘咸，定惊。可用于治急风及中恶，不识人，面青，四肢逆冷。常与朱砂、安息香等配伍。

**【用法用量】** 3～6g，多入丸散或水磨服。

**【贮藏】** 置干燥处。

（张胜威　梁耀月　武汀　孙建宁）

## 160　丹参

Danshen

**【异名】** 郄蝉草（《神农本草经》），赤参、木羊乳（《吴普本草》），逐马（陶弘景），山参（《日华子本草》），紫丹参（《现代实用中药》），红根（《中国药植志》），紫党参（《南京民间药草》），山红萝卜（《浙江中药手册》），活血根、靠山红、红参（《江苏植药志》），烧酒壶根、野苏子根、山苏子根（《东北药植志》），大红袍（《河北药材》），蜜罐头、血参根、朵朵花根（《山东中药》），蜂糖罐（《陕西中药志》），长鼠尾草。

**【来源】** 为唇形科植物丹参 *Salvia miltiorrhiza* Bge.的干燥根和根茎。

**【产地】** 主要为栽培品。其道地产区为四川中江县。主产于山东、河北、四川等地。建于山东省临沂市高新技术产业开发区罗西街道办事处西石埠村、涧沟崖村、金山村、北白埠子村；济南市长清区马山镇双泉村、大崖村、牛角沟村、大河东村、小河东村；陕西省商洛市商州、商南、山阳、洛南、丹凤、镇安、柞水、商州；山东省临沂市蒙阴县垛庄镇万泉庄、大石龙、小石龙、刘庄、大山场、彭庄、风水沟、蒙阴县县城三路汶溪居委；蒙阴县旧寨乡卧龙湾村；蒙阴县坦埠镇桃花峪、临沂市高新技术产业开发区西石埠村、涧沟岸村、金山村、北白埠子村；四川省中江县石泉乡西眉山村、林家沟村、堀宾寺村；河南南阳市方城县杨集乡、柳河乡和拐河镇（西关村、王家营村、许良庄村、养马口村）、四里店乡四里店村、杨集乡尹店村；河北省唐山市玉田县大杨铺村、小杨铺村、中君铺村、斯家铺村、双铺村、东六村、六里村、三村、十一村、刘现庄村、邢庄村、孔雀店村、高马头村、西黄庄村、林西村、大丁庄村、三户庄村、三里屯村、小刘庄村；山西省芮城县陌南镇禾头村、上坡村，东垆乡西南村、许家坡村、坑北村、董壁村，古魏镇窖头村、兴耀村、董村，南卫乡东山底村、老庄村，西陌镇石湖村、板桥村，大王镇观庄村、鲁庄村、大王村、古仁村、上坊村，阳城镇阳祖村、杜庄村等地GAP种植基地已通过原国家食品药品监督管理总局验收。

**【采收加工】** 春、秋二季采挖，除去泥沙，干燥。切厚片。以外表皮色红者为佳。

**【炮制】** **丹参** 除去杂质和残茎，洗净，润透，切厚片，干燥。

**酒丹参** 取丹参片，照酒炙法炒干。

**【性状特征】** **丹参** 呈类圆形或椭圆形的厚片。外表皮棕红色或暗棕红色，粗糙，具纵皱纹。切面有裂隙或略平整而致密，有的呈角质样，皮部棕红色，木部灰黄色或紫褐色，有黄白色放射状纹理。气微，味微苦涩。

**酒丹参** 形如丹参片，表面红褐色，略具酒香气。

**【化学成分】** 丹参的主要成分是脂溶性二萜醌类、水溶性酚酸类、挥发油和多糖等。丹参的二萜醌类和酚酸类为其主要药理活性成分。《中华人民共和国药典》2015年版规定，本品药材按干燥品计算，含丹参酮Ⅱ$_A$($C_{19}H_{18}O_3$)、隐丹参酮($C_{19}H_{20}O_3$)和丹参酮Ⅰ($C_{18}H_{12}O_3$)的总量不得少于0.25%；丹酚酸B不得少于3.0%。

**【药理毒理】**

**1. 抗血栓形成** 丹参超细粉、丹参水煎液1.0、1.5g/kg连续灌胃给药7d，能够显著减少肾上腺素皮下注射引起的大鼠血栓形成，延长凝血酶原时间、凝血酶时间、活化部分凝血酶时间和血浆纤维蛋白原含量[1]。

**2. 改善微循环** 丹参水提物0.4g/kg于大鼠肠系膜动静脉缺血再灌注前60min单次灌胃给药，可以显著抑制白细胞黏附、抑制细静脉血管壁超氧化物的产生，并且能够抑制白蛋白漏出[2]。白酒炙丹参、丹参醇提物20g/kg家兔单次给药后30min，能显著改善肾上腺素尾静脉注射引起的微循环障碍，增加微循环动、静脉血管直径、血管内红细胞流速[3]。丹酚酸B 6mg/kg家兔单次给药后30min，能够显著降低10、60、200/s的全血黏度和血浆黏度，降低红细胞压积，减轻红细胞聚集，降低红细胞刚性指数[4]。

**3. 降低血压** 丹参酮Ⅱ$_A$ 10mg/kg连续给药8周，能够显著降低单侧肾动脉狭窄性高血压大鼠肥厚心脏的左心室/体重指数，降低血中去甲肾上腺素含量，降低肥厚心肌中的肾上腺素及血管紧张素Ⅱ[5]，显著缩短肥厚心肌细胞中存在的动作电位时间延长、降低膜电容和L型钙通道电流峰值幅度，并能够显著减少胞内钙离子浓度[6]。

**4. 降血脂** 丹参酮Ⅱ$_A$ 30mg/kg连续灌胃给药8周，能够显著降低高脂饲料喂养ApoE基因敲除小鼠血清TG、TC、LDL-C，升高HDL-C水平，并且能够减少肝脏脂质沉积，增加LDL-R、LCAT基因和蛋白水平[7]。

**5. 抗心肌缺血** 丹参水提物29.76、59.52mg/kg连续预防灌胃给药3d，可以显著降低左冠状动脉前降支结扎引起的心肌缺血再灌注大鼠模型的心肌梗死面积，降低左室舒张末期内压、增加动脉血压、左室收缩内压、左室内压最大上升/下降速率，升高血清SOD、GSH-Px活性，降低MDA、LDH、CK和GOT水平，对缺血心肌有保护作用[8]。

**6. 抗心肌肥大** 体外研究显示，丹参酮Ⅱ$_A$ $10^{-5}$ mol/L与原代大鼠心肌细胞连续培养7d，可以通过抑制原癌基因c-fos、c-myc和c-jun mRNA的表达，抑制血管紧张素Ⅱ引起的心肌细胞肥大[9]。丹参酮Ⅱ$_A$ 30$\mu$mol/L可以显著抑制5-HT诱导的新生大鼠心肌细胞表面积增大，降低心肌细胞的合成速度及活性氧水平，并且能够显著增加Apelin mRNA和蛋白水平[10]。

**7. 保护血管内皮损伤** 丹参酮Ⅱ$_A$ 15、30、60、120$\mu$g/ml与人内皮细胞共同培养24h，可以显著提高$H_2O_2$诱导的人脐静脉内皮细胞生存率降低，抑制MDA和LDH的释放[11]。丹参酮Ⅱ$_A$ 0.25、0.5、1mg/L与人主动脉内皮细胞培养24h，可以显著下调葡萄糖调节蛋白78表达，从而抑制同型半胱氨酸诱导的人主动脉内皮细胞凋亡[12]。

**8. 抗氧化损伤** 丹参乙酸乙酯提取物对$H_2O_2$、·OH均有较强的清除能力，$IC_{50}$分别为0.513、0.65g/L；丹参正丁醇提取物对DPPH·有较强清除能力，$IC_{50}$为0.059g/L[13]。

**9. 抗缺氧** 丹参水提物5、10、20g/kg连续灌胃给药10d,能够显著延长常压密闭缺氧小鼠存活时间;丹参水提物10、20g/kg连续灌胃给药10d,可以显著延长小鼠断头后喘息次数[14]。

**10. 保护脑损伤** 丹参水提液5g/kg连续大鼠灌胃给药12周,可以通过减轻神经元变性坏死,增加脑组织中SOD活性,降低MDA水平,最终改善反复使用糖皮质激素引起的学习记忆能力下降[15]。丹参酮$Ⅱ_A$ 30mg/kg连续灌胃给药7d,能够显著改善脑缺血大鼠神经行为学症状,降低脑梗死体积、梗死侧脑组织的细胞凋亡数及Bax的表达,增加GSH-Px的活性和Bcl-2的表达[16]。

**11. 保护肺损伤** 丹参水提物12g/kg连续灌胃给药3d,能够显著改善油酸尾静脉注射引起的急性肺损伤,降低细胞间黏附因子水平[17]。

**12. 保护肝损伤** 丹参水煎液20g/kg连续灌胃给药4d,可以显著抑制$CCl_4$所致的小鼠血清ALT、AST、MDA水平升高,升高血清SOD活性[18]。丹参多糖180、360mg/kg,连续灌胃给药12d,可以显著抑制卡介苗复合脂多糖所致的免疫性肝损伤,降低肝脏、脾脏指数,增加胸腺指数,降低血清NO、ALT、AST和肝脏IL-1β、TNF-α水平[19]。

**13. 体内过程** 丹参提取物(丹参素含量为65%),按丹参素10mg/kg家兔灌胃后的药动学参数复合一房式开放模型,绝对生物利用度为67.5%[20]。按照隐丹参酮、丹参酮Ⅰ、次甲基丹参酮和丹参酮$Ⅱ_A$的剂量分别为9、14.4、7.5和30mg/kg的丹参醇提物对大鼠灌胃给药1次,隐丹参酮、丹参酮$Ⅱ_A$大鼠灌胃后的药动学特征复合二室开放模型,次甲基丹参酮和丹参酮Ⅰ符合一室开放模型[21]。260mg/kg丹酚酸B大鼠灌胃后的药动学复合二房室模型[22]。

**【药性】** 苦,微寒。归心、肝经。

**【功能主治】** 活血祛瘀,通经止痛,清心除烦,凉血消痈。用于胸痹心痛,脘腹胁痛,癥瘕积聚,热痹疼痛,心烦不眠,月经不调,痛经经闭,疮疡肿痛。

**【临床应用】**

**1. 临床常用**

(1)月经不调 本品性微寒而缓,功善活血祛瘀,并且去瘀生新而不伤正,善调经水,为妇科调经常用药,可单味为末,酒调服,如《妇人良方》丹参散;亦常与川芎、当归、益母草等药配伍,如《卫生鸿宝》宁坤至宝丹等。

(2)心烦不眠 本品性属寒凉,入心经,既可清热凉血,又可除烦安神。治疗血不养心引起的心悸不寐,常与生地、酸枣仁、柏子仁等同用,如《摄生秘剖》天王补心丹等。

(3)疮疡痈肿 本品性寒,既能凉血活血,又能清热消痈,可用于热毒郁阻引起的疮疡肿毒,常与清热解毒药配伍。如治疗乳痈初起或疮疡肿毒,常与金银花、连翘等同用。

**2. 临床新用** 丹参可用于治疗心绞痛[20]、早发型重度子痫前期[23]、银屑病[24]。

**【用法用量】** 10~15g。

**【成药例证】**

**1. 复方丹参滴丸(《中华人民共和国药典》2015年版)** 药物组成:丹参、冰片、三七。

功能主治:活血化瘀,理气止痛。用于气滞血瘀所致的胸痹,症见胸闷、心前区刺痛;冠心病心绞痛见上述证候者。

**2. 保心片(《中华人民共和国药典》2010年版)** 药物组成:丹参、何首乌、制何首乌、三七、川芎、山楂。

功能主治:滋补肝肾,活血化瘀。用于肝肾不足、瘀血内停所致的胸痹,症见胸闷、胸前区刺痛;冠心病心绞痛见上述证候者。

**3. 丹田降脂丸(《卫生部药品标准中药成方制剂·第十八册》)** 药物组成:丹参、黄精、肉桂、人参、三七、川芎、当归、何首乌、淫羊藿、五加皮、泽泻。

功能主治:活血化瘀,健脾补肾,能降低血清脂质,改善微循环。用于高脂血症。

**4. 脑震宁颗粒(《卫生部药品标准中药成方制剂·第十七册》)** 药物组成:丹参、地龙、当归、川芎、地黄、牡丹皮、柏子仁、酸枣仁、茯苓、陈皮、竹茹。

功能主治:凉血活血,化瘀通络,益血安神,宁心定智,除烦止呕。用于脑外伤引起的头痛、头晕,烦躁失眠,健忘惊悸,恶心呕吐。

**【注意事项】** 不宜与藜芦同用。

**【贮藏】** 置干燥处。

**【参考文献】** [1]李琦,宋嫣,祝晓雯,等.丹参超细粉及丹参水煎液活血化瘀作用的比较研究[J].上海中医药杂志,2011,

45(4):60-62.

[2]韩晶岩.复方丹参滴丸及其主要成分丹参,三七对缺血再灌注引起的大鼠肠系膜微循环障碍的多环节改善作用[J].世界科学技术—中医药现代化,2008,10(3):99-105.

[3]黄政德,蒋孟良.酒炙丹参对小鼠耳廓微循环的影响[J].湖南中医学院学报,2000,20(3):17-18.

[4]孙莉莎,吴航宇,徐江平.丹酚酸B对家兔血液流变性的影响[J].微循环学杂志,2003,13(1):19-20.

[5]王照华,梁黔生,郑智.丹参酮对肥厚心肌中血管活性肽的干预[J].上海中医药杂志,2006,40(3):56-58.

[6]王照华,梁黔生,郑智.丹参酮对肥厚心肌L-型钙电流的影响[J].高血压杂志,2006,14(6):450-454.

[7]王俊岩,朱美林,冷雪,等.丹参酮Ⅱ$_A$对ApoE基因敲除小鼠肝脏脂质沉积的影响及机制[J].遵义医学院学报,2014,37(1):94-98.

[8]周茹,何耀,和丽芬,等.丹参水提物对大鼠心肌缺血——再灌注损伤氧化应激的影响[J].中药药理与临床,2014,30(2):76-78.

[9]江凤林,冯俊,郑智.丹参酮Ⅱ$_A$对AngⅡ诱导的心肌肥大中c-fos、c-myc和c-jun mRNA表达的影响[J].中国药理学通报,2007,23(1):55-59.

[10]冯俊,李树生,梁黔生,等.丹参酮Ⅱ$_A$抑制氧化应激相关心肌肥大的研究[J].现代中西医结合杂志,2012,21(21):2301-2303.

[11]王维蓉,林蓉,彭宁,等.丹参酮Ⅱ$_A$对过氧化氢损伤人血管内皮细胞的保护作用[J].中药材,2006,29(1):49-51.

[12]黄明宜,王建新,沈晓君.丹参酮Ⅱ$_A$拮抗血管内皮细胞凋亡相关机制研究[J].中医学报,2013,28(4):533-534.

[13]王研,温新宝,秦翠萍,等.丹参提取物体外抗氧化活性研究[J].西北农业学报,2011,20(11):160-163.

[14]尹东锋,陈效.丹参水提取物对小鼠耐缺氧作用的影响[J].中国医药导报,2012,09(6):33-35.

[15]邹丽宜,吴铁,崔燎,等.丹参水提液防治糖皮质激素性大鼠脑损害[J].中国现代医学杂志,2006,16(12):1815-1818.

[16]韩若东,汤其强,肖晗,等.丹参酮Ⅱ$_A$对早期脑缺血和脑缺血再灌注损伤的脑保护作用[J].安徽医科大学学报,2012,47(6):655-658.

[17]许梅,张国忠,闻心培,等.丹参水提物对急性肺损伤保护作用的实验研究[J].中华结核和呼吸杂志,2004,27(2):124-125.

[18]吴百灵.丹参对$CCl_4$所致急性肝损伤保护作用的研究[J].中医药学刊,2002,20(3):363-363.

[19]宋雨鸿,刘强,徐舒,等.丹参多糖对小鼠免疫性肝损伤的保护作用[J].中南药学,2013,11(5):345-348.

[20]苗阳,高铸烨,徐凤芹,等.丹参多酚酸盐治疗冠心病心绞痛(心血瘀阻证)的临床研究[J].中药新药与临床药理,2006,17(2):140-144.

[21]杜玮,魏玉辉,赵刚,等.RP-HPLC同时测定大鼠血浆中4种丹参酮的浓度及药动学研究[J].中国药学杂志,2008,43(10):786-789.

[22]宋敏,杭太俊,张正行.丹参提取物有效成分在大鼠体内的药代动力学和相互影响研究[J].药学学报,2007,42(3):301-307.

[23]童重新,邢小芬,乔书花,等.复方丹参注射液治疗早发型重度子痫前期患者临床疗效评价[J].中国中西医结合杂志,2012,32(4):482-485.

[24]李牧,刘俐,杨敏.中药药浴联合丹参注射液治疗泛发性斑块型银屑病53例临床观察[J].中医杂志,2014,55(21):1853-1855.

(张胜威　梁耀月　武汀　孙建宁)

## 161　胆矾
Danfan

**【异名】** 石胆、毕石、君石(《神农本草经》),黑石、铜勒(《吴普本草》),基石(《名医别录》),立制石(陶弘景),石液、制石浓(《石药尔雅》),鸭嘴胆矾(《济生方》),翠胆矾(《本草蒙筌》),蓝矾(《中药材手册》)。

**【来源】** 为三斜晶系胆矾的矿石。

**【产地】** 主要是野生品。主产于云南、山西、江西、广东、陕西、甘肃等地。

**【采收加工】** 开采铜、铅、锌等矿时选取或用化学方法制得。

**【炮制】** 拣去杂质,砸成小块。

**【性状特征】** 呈不规则块状,大小不一。深蓝色或淡蓝色,半透明,有玻璃样光泽。质脆,易碎,碎块呈棱柱状。无臭,味涩。以块大、色深蓝、半透明者为佳。

**【化学成分】** 胆矾的主要成分是硫酸铜,通常是带5分子结晶水的蓝色结晶($CuSO_4 \cdot 5H_2O$)。胆矾的硫酸铜为其主要药理活性成分。

**【药理毒理】** **安全性评价**　大鼠口服$LD_{50}$为0.3、0.96g/kg。小鼠尾静脉注射$LD_{50}$为50～65mg/kg,家兔尾静脉注射$LD_{50}$为5mg/kg,犬静脉注射$LD_{50}$为27mg/kg。成人的最小致死量为15g。其毒性对消化道黏膜有强烈的刺激引起充血、水肿、溃疡外,对肝、肾、心脏有直接毒性作用,对中枢神经系统亦有较强的亲和力。又能引起急性溶血性贫血[1]。

**【药性】** 酸、辛,寒;有毒。

**【功能主治】** 涌吐风痰,收敛。用于风痰壅塞,急性咽喉炎,癫狂烦躁;外治口疮,牙疳。

**【临床应用】** **临床常用**

(1)喉痹癫痫,误食毒物　本品有强烈的涌吐痰涎的作用。用于风热痰涎壅盛,喉痹肿痛,可与白僵蚕同用,研末吹喉,如《济生方》二圣散;用于风痰所致的癫痫惊狂,《谭氏小儿方》单用本品为末,温醋汤调下取吐,用于误食毒物,可单用本品催吐,服药时宜饮入适量温水,吐即再饮令胃中毒物完全排出。

(2)风眼赤烂,口疮牙疳　本品少量外用能解毒收湿,用于风眼赤烂,《明日经验方》用本品煅研,泡汤洗目,用于口疮牙疳,可与胡黄连、儿茶同用,研末外敷,如《杂病源流犀烛》胆矾散。

(3)肿毒不溃,胬肉疼痛　本品外用有祛腐蚀疮作用,用于肿毒不溃,《仁斋直指方》与雀屎同用,研末点疮;用于胬肉疼痛,亦可单用本品煅研,外敷患处,如《圣济总录》石胆散。

**【用法用量】** 0.3～0.6g,研末服。外用适量,煅后研末敷患处。

**【成药例证】** **飞龙夺命丸(《卫生部药品标准中药成方制剂·第三册》)**　药物组成:乳香、没药、血竭、蜈蚣、铜绿、胆矾、寒水石、蜗牛、轻粉、雄黄、麝香、蟾酥、冰片、朱砂。

功能主治:活血败毒,消肿止痛。用于血瘀化腐成毒引起的痈疽疔毒,脑疽对口,搭背恶疮,乳痈乳癌,溃烂不愈。

**【注意事项】** 孕妇禁用。

**【贮藏】** 置干燥处,密封保存,防风化。

(张晓双　武汀　孙建宁)

## 162　胆木

Danmu

**【异名】** 山熊胆、熊胆树、乌檀(广州部队《常用中草药手册》)。

**【来源】** 为茜草科乌檀属植物乌檀 *Nauclea officinalis* Pierre ex Pitard 的干燥茎干及根。

**【产地】** 主要为栽培品。分布我国南部。生于高山近顶或半腰荫蔽潮湿地带。

**【采收加工】** 全年均可采收。砍成块片,晒干。

**【性状特征】** 呈不规则的小块或片、黄色或棕黄色,有的带皮部,其外皮黄褐色,粗糙,易剥落。皮部断面棕褐色或棕黄色,纤维性。质坚硬。无臭,味苦。以色鲜黄、味苦者为佳。

**【化学成分】** 胆木的主要成分是生物碱类,还含有酚类、黄酮类、氨基酸类、多种微量元素等成分。胆木的生物碱为其主要药理活性成分。

**【药理毒理】**

**1. 抑菌**　95%胆木乙醇提取物对耐甲氧西林的金黄色葡萄球菌具有抑菌活性,95%胆木乙醇提取物对普通金黄色葡萄球菌、变形杆菌、枯草芽孢杆菌只有极弱的抑菌活性[1]。

**2. 镇痛、抗炎、解热**　药量为1.56g/kg胆木浸膏片溶液小鼠灌胃给药3d,能显著延长小鼠的热疼痛反应时间。药量为1.56g/kg胆木浸膏片溶液小鼠灌胃给药3d,减少乙酸所致的小鼠扭体次数[1];药量为2、1、0.5g/kg胆木浸膏片溶液小鼠灌胃给药3d,能抑制醋酸致小鼠腹腔毛细血管通透性增高;药量为2、1、0.5g/kg胆木浸膏片溶液小鼠灌胃给药3d,减轻二甲苯致小鼠耳肿胀度。药量为1.4、0.7、0.35g/kg胆木浸膏片溶液大鼠灌胃给药3d,减轻蛋清致大鼠足跖肿胀度。量为1.4、0.7、0.35g/kg胆木浸膏片溶液灌胃棉球肉芽肿大鼠给药3d,能降低棉球肉芽肿重量。药量为1.2、0.6g/kg胆木浸膏片溶液对伤寒多糖菌苗所致发热家兔灌胃给药1次,能降低发热家兔的体温[2]。

**【药性】** 苦,寒。

**【功能主治】** 清热解毒。用于感冒发热,咽喉肿痛,外耳道疔肿,急性结膜炎,皮肤疖肿。

**【临床应用】** **临床常用**

外感风热　胆木苦、寒,善于清热解毒,消肿止痛,可用于治疗外感风热之邪所致乳蛾、喉痹。胆木注射液可治疗上呼吸道感染(《中药大辞典(2版)》)。单用或配伍大青叶、地胆草、紫珠草水煎服,治疗钩端螺旋体病(《全国中草药汇编》)。尚可用于乳癖、泄泻、痢疾、淋痛、胁痛、湿疮、疖肿脓疡、湿脚气等属热毒所致者。

**【用法用量】** 9～15g。

**【成药例证】** **胆木注射液(《国家中成药标准汇**

**编·内科肺系分册》)** 药物组成:胆木提取物。

功能主治:清热解毒。用于急性扁桃腺炎,急性咽喉炎,急性结膜炎及上呼吸道感染。

**【贮藏】** 置干燥处。

**【参考文献】** [1]苏奎,龚敏,周静,等.胆木叶抗 MRS 活性研究[J].安徽农业科学,2009,37(25):12014-12016.

[2]曹亮,李娜,姜雅琼,等.胆木叶提取部位群的抗炎镇痛作用[J].中国实验方剂学杂志,2011,17(24):124-127.

(张晓双　武汀　孙建宁)

## 163　胆南星

Dannanxing

**【异名】** 陈胆星(《理瀹骈义》)。

**【来源】** 为制天南星的细粉与牛、羊或猪胆汁经加工而成,或为生天南星细粉与牛、羊或猪胆汁经发酵加工而成。

**【产地】** 主要为栽培品。全国各地均产。

**【采收加工】** 全年均可制作。为制天南星的细粉与牛、羊或猪胆汁经加工而成,或为生天南星细粉与牛、羊或猪胆汁经发酵加工而成。

**【炮制】** 取生南星用清水漂 3d,每日换水 2 次,与明矾拌匀(每 100kg 天南星,用明矾 12.5kg),存放缸内加水,腌至无麻舌感,捞出,清水漂净,晒干,磨粉,再与牛胆汁搅拌均匀(每 100kg 天南星粉,用鲜牛胆汁 250kg,羊胆汁等量),做成小块,晒干即成。以陈者为佳,故又称陈胆南星。

**【性状特征】** 呈方块状或圆柱状。棕黄色、灰棕色或棕黑色。质硬。气微腥,味苦。

**【化学成分】** 胆南星为天南星的炮制品,天南星的主要成分是黄酮类,还含有没食子酸、没食子酸乙酯及氨基酸和微量元素等。天南星的黄酮类成分为其主要药理活性成分。

**【药理毒理】**

**1. 镇静** 药量为 4.5g/kg 胆南星混悬液给小鼠灌胃 4 次可增强小鼠戊巴比妥钠催眠作用,药量为 1.2g/kg 胆南星水浸液给小鼠腹腔注射 1 次可增强小鼠戊巴比妥钠催眠作用。

**2. 安全性评价** 发酵和混合蒸炮制胆南星混悬液 16g/kg 生药灌胃小鼠 1 次,观察 7d,未见小鼠死亡和毒副反应;胆南星醇提物 4g/kg 小鼠腹腔注射均未见毒副和刺激反应[1]。新、老法制品混悬液 36g/kg,水煎液 120g/kg 给小鼠灌胃 3 次,每次间隔 4h,观察 7d,未见毒副反应[2]。

**【药性】** 苦、微辛,凉。归肺、肝、脾经。

**【功能主治】** 清热化痰,息风定惊。用于痰热咳嗽,咯痰黄稠,中风痰迷,癫狂惊痫。

**【临床应用】** 临床常用

(1) 痰热咳嗽　胆南星经炮制后,味苦而微辛,性由温转凉,入肺,功擅清热化痰,又无制天南星燥热伤阴之弊,常用于痰火内蕴所致咳嗽痰多,咯痰黄稠,气息喘促,常与黄芩、瓜蒌、陈皮、枳实等配伍。

(2) 中风,癫狂惊痫　胆南星又入肝经,擅化风痰,息风定惊,因其性凉,故尤宜用于痰火内甚、引动肝风之中风痰迷,小儿惊风,癫狂惊痫,常与牛黄、朱砂等配伍。

**【用法用量】** 3～6g。

**【成药例证】**

**1. 清气化痰丸(《中华人民共和国药典》2015 年版)** 药物组成:胆南星、黄芩、瓜蒌仁霜、苦杏仁、陈皮、枳实、茯苓、半夏。

功能主治:清肺化痰。用于痰热阻肺所致的咳嗽痰多、痰黄稠黏、胸脘满闷。

**2. 牛黄抱龙丸(《中华人民共和国药典》2015 年版)** 药物组成:人工牛黄、胆南星、天竺黄、全蝎、僵蚕、朱砂、琥珀、麻香、雄黄、茯苓。

功能主治:清热镇惊,祛风化痰。用于小儿风痰壅盛所致的惊风,症见高热神昏、惊风抽搐。

**3. 保幼化风丹(《卫生部药品标准中药成方制剂·第三册》)** 药物组成:胆南星、薄荷、羌活、独活、天麻、荆芥穗、川芎、全蝎、甘草、人参、防风。

功能主治:清热散风,止嗽化痰。用于惊风里热,痰涎壅盛,咳嗽发热,头痛身痛,四肢抽动,睡卧不安。

**4. 哮喘宁片(《卫生部药品标准中药成方制剂·第四册》)** 药物组成:胆南星、石膏、甘草、洋金花、五味子、远志、太子参、麻黄。

功能主治:止咳定喘,消炎化痰。用于支气管哮喘,慢性咳嗽,气急。

**【贮藏】** 置通风干燥处,防蛀。

**【参考文献】** [1]赫炎,吴连英,王孝涛.胆南星不同炮制品的药效和毒性实验研究[J].中药材,1997,20(9):459-461.

[2]吴连英,程丽萍,毛淑杰,等.天南星(虎掌南星)生、制品毒性比较研究[J].中国中药杂志,1997,22(2):90-92.

(张晓双 武汀 孙建宁)

## 164 淡豆豉

Dandouchi

**【异名】** 香豉(《伤寒论》),淡豉(《本草纲目》)。

**【来源】** 为豆科植物大豆 *Glycine max* (L.) Merr.的成熟种子的发酵加工品。

**【产地】** 主要为栽培品。全国各地区均产,主产于东北。

**【采收加工】** 秋季收取全株,晒干,打下种子,取黑者洗净。黑豆与桑叶、青蒿的煎液蒸透后发酵而成。

**【炮制】** 取桑叶、青蒿各70~100g,加水煎煮,滤过,煎液拌入净大豆1000g中,俟吸尽后,蒸透,取出,稍凉,再置容器内,用煎过的桑叶、青蒿渣覆盖,闷使发酵至黄衣上遍时,取出,除去药渣,洗净,置容器内再闷15~20d,至充分发酵、香气溢出时,取出,略蒸,干燥,即得。

**【性状特征】** 呈椭圆形,略扁,长0.6~1cm,直径0.5~0.7cm。表面黑色,皱缩不平。质柔软,断面棕黑色。气香,味微甘。

**【化学成分】** 淡豆豉的主要成分是异黄酮类成分,还含有大豆苷,黄豆苷、大豆素、黄豆素、维生素、淡豆豉多糖及微量元素等。淡豆豉的异黄酮类为其主要药理活性成分。

**【药理毒理】**

**1. 抗动脉粥样硬化** 药量为1.0g/kg淡豆豉水煎液给去卵巢模型大鼠灌胃给药12周,可降低大鼠TG、LDL和MDA水平,升高载脂蛋白、HDL和SOD活力。药量为20g/kg淡豆豉醇提物给动脉粥样硬化模型大鼠灌胃给药10周,可降低大鼠血清TC、TG、LDL水平,改善主动脉内皮细胞的形态,降低内皮细胞的凋亡率,提高增殖指数,对早期动脉粥样硬化大鼠血管损伤有保护作用[1]。

**2. 降血糖** 药量为18.5g生药/kg淡豆豉水提取物小鼠连续灌胃给药56d,能降低链脲佐菌素所致高血糖模型小鼠能小鼠主动脉糖化终末产物和血清糖化终末产物[2]。药量为20、40g生药/kg的淡豆豉正丁醇提取物大鼠连续给药7d,对链脲佐菌素所致自发性高血压大鼠的血糖升高有明显的降低作用,并降低血压;对链脲佐菌素糖尿病大鼠的血糖升高有明显的降低作用,并明显降低血糖曲线下面积(*AUC*),改善糖耐量[2]。淡豆豉提取物能抑制非酶糖化反应的浓度在1~100mg/ml之间,且浓度升高,抑制作用增加[3]。

**3. 抗骨质疏松** 药量为5、10、20g/kg的淡豆豉水煎剂对卵巢切除大鼠灌胃12周,可提高大鼠的骨密度及血清钙、磷浓度,降低血清总碱性磷酸酶的活性[4]。药量为5、10、20g/kg淡豆豉醇提物灌胃大鼠12周,可提高大鼠腰椎极限强度、最大应变及股骨最大挠度等[5]。

**4. 抗肿瘤** 淡豆豉醇提物10mg/ml显著抑制人肝癌细胞株SMMC-7721和QSG-7701生长,并且具有一定的时间、剂量依赖关系[6]。

**5. 抗心肌缺血** 药量为20、40g生药/kg的淡豆豉提取物给大鼠灌胃给药7d,能显著提高垂体后叶诱发心肌缺血模型大鼠血清及心肌SOD、NO含量,降低LDH、CK、MDA活力[7]。

**【药性】** 苦、辛,凉。归肺、胃经。

**【功能主治】** 解表,除烦,宣发郁热。用于感冒,寒热头痛,烦躁胸闷,虚烦不眠。

**【临床应用】** **临床常用**

(1)风寒感冒 本品质轻辛散,能疏散表邪,切发汗解表之力颇为平稳,有发汗而不伤阴之说。若用于风寒感冒,常配葱白,薄荷等,如《重订通俗伤寒论》葱豉荷米煎,用于小儿伤寒初起一二日,头痛身热,怕冷无汗者;若外感风寒表实证,见恶寒甚而拘急,无汗者,可配麻黄、葛根、葱白等,如《类证活人书》葱豉汤(又名麻黄汤);若妊娠伤寒,见恶汗发热,头痛鼻塞,无汗脉浮者,配香附、陈皮、紫苏等同用,如《重订通俗伤寒论》香葱豆豉汤。

(2)风热感冒,温病初起 本品辛散,疏风透邪,无论风寒或风热表证均可用之,用于风热感冒、温病初起,常与银花、连翘、薄荷等同用,如《温病条辨》银翘散;若烂喉痧兼见神烦,热盛汗少等温病初起症状者,可配牛蒡子、荆芥、连翘、栀子等同用,如《疫莎草》犀豉饮;若风热感冒,兼见咳嗽者,当疏风散邪,宣肺止咳,常配桔梗、连翘、杏仁、苏梗等,如《类证治裁》豉桔汤。

(3)胸中烦闷,虚烦不眠　本品既能透散外邪,又能宣发郁热,故常与清热除烦的栀子同用,治疗邪热内于胸中,心中懊侬,烦热不眠之证,如《伤寒论》栀子豉汤;《备急千金要方》香豉汤,以香豉一味煎服,用于妇人半产下血不尽,烦满欲死者;若见胸中烦满,而兼见少气者,可配栀子、甘草同用,如《肘后备急方》常山汤。

(4)热郁头痛、牙痛,骨蒸烦热　本品辛散,宜发郁热效佳,故可用于热郁之证,若热壅头痛不可忍者,可配白僵蚕,石膏、川乌等同用,如《杨氏家藏方》立效丸;本品配蜂房,蜀椒,用于牙齿虫蚀肿痛,如《圣济总录》蜂房汤;本品配葱白、粳米,用于骨蒸烦热咳嗽,四肢疼痛,时发寒热者,如《太平圣惠方》葱豉粥。

(5)其他杂病　本品由青蒿等炮制而成,故尚有解暑辟秽之效,如《温病条辨》黄连黄芩汤中,本品与黄连黄芩郁金相配,清热化浊。用于阳明温病,干呕,口苦而渴者;本品若与草果、厚朴、半夏、黄芩等相配,还可用于暑秽夹湿,霍乱吐下,脘痞烦渴,外见恶寒肢冷者,如《霍乱论》燃照汤;《普济方》淡豆豉丸以本品配巴豆(去油),用治小儿面色萎黄,不欲饮食,腹胀如鼓,日渐羸瘦之疳积证者;《圣济总录》橘姜丸以本品配陈皮、生姜内服,治食鱼中毒;《圣济总录》鲫鱼涂敷方以本品与生鲫鱼合捣为细末,涂敷疮上,治疗疮癣浸淫。

**【用法用量】**　6～12g。

**【成药例证】**

**1. 疏风散热胶囊(《卫生部药品标准中药成方制剂·第十二册》)**　药物组成:金银花、连翘、忍冬藤、薄荷、牛蒡子、荆芥、淡豆豉、栀子、淡竹叶、地黄、桔梗、甘草。

功能主治:清热解毒,疏风散热。用于风热感冒,发热头痛,咳嗽口干,咽喉疼痛。

**2. 金青感冒颗粒(《卫生部药品标准中药成方制剂·第十四册》)**　药物组成:金银花、大青叶、板蓝根、鱼腥草、薄荷、淡豆豉、淡竹叶、陈皮、甘草。

功能主治:辛凉解表,清热解毒。用于感冒发热,头痛咳嗽,咽喉疼痛。

**3. 荆菊感冒片(《卫生部药品标准中药成方制剂·第十一册》)**　药物组成:荆芥、菊花、淡豆豉、牛蒡子、桑叶、淡竹叶、薄荷、桔梗、钩藤、金银花、连翘、甘草、薄荷油。

功能主治:疏风清热,发表解肌。用于伤风感冒,身热恶寒,头痛鼻塞。

**4. 抗热镇痉丸(《卫生部药品标准中药成方制剂·第四册》)**　药物组成:天花粉、淡豆豉、玄参、鲜地黄、板蓝根、金银花、紫草、连翘、黄芩、鲜石菖蒲、水牛角浓缩粉。

功能主治:清热解毒。用于湿温暑疫,高热不退,痉厥昏狂,谵语发斑。

**【贮藏】**　置通风干燥处,防蛀。

**【参考文献】**
[1]王鑫国,葛喜珍,白霞,等.淡豆豉对去卵巢大鼠脂代谢的影响[J].中药材,2003,26(9):652-654.

[2]牛丽颖,常淑凤,刘姣,等.淡豆豉正丁醇提取物对糖尿病大鼠血糖及糖耐量的影响[J].时珍国医国药,2008,19(6):1398-1399.

[3]葛喜珍,刘海燕,郑来丽,等.淡豆豉、黄大豆及熏大豆体内外抗蛋白非酶糖化作用研究[J].食品科学,2008,29(10),557-559.

[4]毛俊琴,李铁军,黄晓瑾.中药淡豆豉防治去卵巢大鼠骨质疏松的实验研究[J].解放军药学学报,2006,22(2):136-138.

[5]李双,牛丽颖,窦玉红,等.淡豆豉对去卵巢骨质疏松大鼠生物力学性能的影响[J].中药药理与临床,2008,24(2):57-58.

[6]毛俊琴,李铁军,黄晓瑾,等.中药淡豆豉提取物的体外抗肿瘤作用研究[J].解放军药学学报,2003,19(6):407-410.

[7]高淑丽,牛丽颖,曹秀莲,等.淡豆豉提取物抗心肌缺血作用的研究[J].河北医药,2007,29(9):923-924.

(张晓双　武汀　孙建宁)

## 165　淡竹叶

Danzhuye

**【异名】**　竹叶(《名医别录》)。

**【来源】**　为禾本科植物淡竹叶 *Lophatherum gracile* Brongn.的干燥茎叶。

**【产地】**　主要为栽培品。分布于长江流域以南和西南地区。主产于浙江、湖南、四川、湖北、广东、江西等地。其中尤以浙江余姚、奉化、仙居、临海等地最为适宜。

**【采收加工】**　夏季未抽花穗前采割,晒干。

**【炮制】**　除去杂质,切段。

**【性状特征】**　长25～75cm。茎呈圆柱形,有节,表面淡黄绿色，断面中空。叶鞘开裂。叶片披针形，有的皱缩卷曲，长5～20cm，宽1～3.5cm；表面浅绿色或黄绿色。叶脉平行，具横行小脉，形成长方形的网格状，下表面尤为明显。体轻，质柔韧。气微，味淡。

**【化学成分】** 淡竹叶主要成分是黄酮类，还含有挥发油类、三萜类、酚酸、多糖、氨基酸等。淡竹叶的黄酮类为其主要药理活性成分。

**【药理毒理】**

**1. 抑菌** 淡竹叶的醇提取物对金黄色葡萄球菌的 *MIC* 为6.2%，对溶血性链球菌、铜绿假单胞菌和大肠埃希菌的 *MIC* 都是12.5%；抑菌pH范围在4～9之间；具有良好的防腐保鲜效果[1]。

**2. 抗氧化** 浓度为0.838mg/ml热水提取的淡竹叶多糖水溶液对·OH和$O_2^-$均有较强的清除能力，清除率分别达到54.37%和41.37%，淡竹叶多糖具有的较强的生理活性[2]。

**3. 保肝** 药量为125、250、500mg/kg淡竹叶总黄酮大鼠灌胃给药5d，可明显降低拘束应激18h后致急性肝损伤模型小鼠血浆ALT活性、肝组织的MDA含量和NO含量，显著提高血浆和肝组织的抗氧化能力指数[3]。

**4. 收缩血管** 淡竹叶黄酮可浓度依赖性收缩正常小鼠腹主动脉，$EC_{50}$为0.305±0.021mg/ml，淡竹叶黄酮能明显收缩腹主动脉，其机制可能与激动α受体有关[4]。

**5. 降血脂** 大鼠灌胃30%淡竹叶醇浸膏3周，可显著降低高脂血症大鼠的血清总胆固醇[5]。

**6. 抗心肌缺血** 药量为50、100mg/kg的淡竹叶总黄酮大鼠灌胃10d，可抑制心肌缺血/再灌注损伤模型大鼠心肌中LDH及CK的漏出，降低血清和心肌组织中LDH与CK活性，降低MDA含量，提高SOD、GSH-Px和NO浓度，抑制NF-κB和TNF-α蛋白的表达，下调Caspase-3蛋白表达[6]。

**【药性】** 甘、淡，寒。归心、胃、小肠经。

**【功能主治】** 清热泻火，除烦止渴，利尿通淋。用于热病烦渴，小便短赤涩痛，口舌生疮。

**【临床应用】临床常用**

（1）热病烦渴　本品甘寒，功能清心泄热，除烦止渴，用于热病伤津，心烦口渴之症，常与石膏、芦根等同用，若治孕妇热盛，烦热而渴，多于黄芩、知母、麦冬等配伍，如《医学心悟》淡竹叶汤。

（2）心火亢盛，心热下移小肠之热淋　本品甘淡性寒，功能清心降火、渗湿利尿。治心火炽盛，口舌生疮，以及移热小肠，热淋湿痛等症，常于灯心草、滑石、白茅根等同用。

**【用法用量】** 6～10g。

**【成药例证】**

**1. 银翘解毒丸（浓缩蜜丸）、颗粒、片、胶囊（《中华人民共和国药典》2015年版）** 药物组成：金银花、连翘、薄荷、荆芥、淡豆豉、牛蒡子、桔梗、淡竹叶、甘草。

功能主治：疏风解表，清热解毒。用于风热感冒，症见发热头痛、咳嗽口干、咽喉疼痛。

**2. 清暑解毒颗粒（《卫生部药品标准中药成方制剂·第八册》）** 药物组成：金银花、芦根、淡竹叶、滑石粉、薄荷、夏枯草、甘草。

功能主治：清暑解毒，生津止渴。用于暑热或高温作业中暑，症见烦热口渴、头晕乏力。

**3. 肾舒颗粒（《卫生部药品标准中药成方制剂·第九册》）** 药物组成：白花蛇舌草、海金沙藤、粗麦、大青叶、黄柏、淡竹叶、萹蓄、茯苓、地黄、甘草。

功能主治：清热解毒，利水通淋。用于尿道炎，膀胱炎，急、慢性肾盂肾炎。

**【贮藏】** 置干燥处。

**【参考文献】** [1]刘晓蓉.淡竹叶提取物抑菌防腐作用的研究[J].广东轻工职业技术学院学报，2008，7(2)：20-23.

[2]李志洲.淡竹叶多糖的提取及体外抗氧化性研究[J].中成药，2008，30(3)：434-437.

[3]林冠宇，姚楠，何蓉蓉，等.淡竹叶总黄酮对拘束负荷所致小鼠肝损伤的保护作用[J].中国实验方剂学杂志，2010，16(7)：177-179.

[4]孙涛，刘静，曹永孝，等.淡竹叶黄酮收缩血管的作用[J].中药药理与临床，2010，26(5)：57-59.

[5]付彦君，陈靖.淡竹叶提取物对实验性高脂血症大鼠血脂的影响[J].长春中医药大学学报，2013，29(6)：963-965.

[6]邵莹，吴启南，周婧，等.淡竹叶黄酮对大鼠心肌缺血/再灌注损伤的保护作用[J].中国药理学通报，2013，29(2)：241-247.

（张晓双　武汀　孙建宁）

## 166 当归

Danggui

**【异名】** 干归（《神农本草经》），马尾当归（《本草经集注》)，秦归、马尾归(《本草纲目》)，云归(云南)，西当归、岷当归(甘市)。

**【来源】** 为伞形科植物当归 *Angelica sinensis* (Oliv.) Diels 的干燥根。

**【产地】** 主要为栽培品。分布于甘肃、云南、四川、湖北、陕西、宁夏、青海、贵州、山西等地。甘肃岷县、宕昌、渭源、漳州、武都、文县，云南维西、丽江、德钦、香格里拉，四川九寨沟、宝兴、汉源、平武，湖北恩施、巴东、鹤峰、利川，陕西陇县、平利、镇坪，宁夏固原的西吉，青海贵德、湟中、大通，贵州习水、威宁、黄平，山西吕梁、运城等地均适宜其生长。尤以甘肃岷县、宕昌、渭源、漳州、武都、文县等地为最适宜地区。建于甘肃省宕昌县哈达部镇，岷县西寨镇岷县禾驮乡石家台村红花沟，岷县麻子川乡麻子川村、上沟村；曲靖市沾益县播乐乡奴革村、播乐乡洒宇村、独宇村的当归 GAP 种植基地已通过原国家食品药品监督管理总局验收。

**【采收加工】** 秋末采挖，除去须根和泥沙，待水分稍蒸发后，捆成小把，上棚，用烟火慢慢熏干。

**【炮制】** **当归** 除去杂质，洗净，润透，切薄片，晒干或低温干燥。

**酒当归** 取净当归片，照酒炙法炒干。

**【性状特征】** **当归** 呈类圆形、椭圆形或不规则薄片。外表皮色至棕褐色。切面黄色或黄色，平坦，有裂隙，中间有浅棕色的形成层环，并有多数色的油点，香气浓郁，味甘、辛、微苦。

**酒当归** 形如当归片。切面深黄色或浅棕黄色，略有焦斑。香气浓郁，并略有酒香气。

**【化学成分】** 当归的主要成分是挥发油，还有有机酸类、多糖等。当归的挥发油、有机酸为其主要药理活性成分。《中华人民共和国药典》2015 年版规定，本品药材按干燥品计算，含挥发油不得少于 0.4%，含阿魏酸($C_{10}H_{10}O_4$)不得少于 0.05%。

**【药理毒理】**

**1. 促进造血** 100%当归水煎液(1g/ml)小鼠 0.5ml/只灌胃 5d，能增加 X 线照射损伤小鼠骨髓细胞数和抗体数[1]；100%当归水煎液(1g/ml)小鼠 0.2ml/只灌胃给药 7d，能升高$^{60}Co$-γ 射线诱发血虚模型小鼠外周 WBC，增加骨髓红系(CFU-E)、粒系(CFU-GM)造血祖细胞集落[2]。药量为 280、560、1120mg/kg 的当归多糖给溶血性血虚模型小鼠灌胃 12d，能升高外周血红蛋白，促进$^{60}Co$-γ 射线照射后小鼠内源性脾结节生成及骨髓细胞 DNA 合成[3]。

**2. 调节血压** 药量为 0.5、1、2g/kg 当归提取液(1g/ml)给自发性高血压大鼠(SHR)大鼠灌胃给药 1 次，能降低大鼠血压[4]；药量为 0.5、2g/kg 当归提取液给肾性高血压大鼠(RHR)大鼠灌胃 30d，能降低大鼠血浆醛固酮水平[5]。当归提取液 10mg/20μl 侧脑室注射能升高大鼠动脉血压，25min 时达到峰值，增加心率，此效应可被侧脑室内预先注射 β 受体阻断剂普萘洛尔或 M 受体阻断剂阿托品拮抗，但不能被 α 受体阻断剂酚妥拉明拮抗[6]。

**3. 抑制子宫肌收缩** 药量为 3.8、5.7、7.6g/kg 当归醇提取物给正常小鼠灌胃给药 3d，能减少醋酸所致疼痛模型小鼠的扭体次数。药量为 3.8、5.7、7.6g/kg 当归醇提取物给痛经模型雌性小鼠灌胃 3d，能减少醋酸所致疼痛模型小鼠的扭体次数[7]。当归水提液 1g/ml 降低缩宫素引起的小鼠离体子宫痉挛性收缩[8]。当归挥发油 10～80mg/L 降低 $PGF_{2\alpha}$ 诱发的子宫收缩[9]。当归 $CO_2$ 超临界萃取物 0.1～3.2mg/L 抑制正常未孕离体子宫或经缩宫素处理的离体子宫收缩[10]。

**4. 抗肝损伤** 药量为 6、4、2g/kg 当归水煎剂对 $CCl_4$ 致肝纤维化模型大鼠灌胃给药 10 周，能降低大鼠胶原蛋白含量，减轻肝纤维化[11]；药量为 1.06g/kg、5.3g/kg 当归水煎剂给牛血清白蛋白致免疫损伤性肝纤维化模型大鼠灌胃给药 8 周，能提高大鼠 SOD 活性、肝细胞膜 ATP 酶活性，降低 MDA[12]。当归醇沉物 250、500mg/kg 给免疫性肝损伤小鼠灌胃给药 12d，能降低血清 ALTA、GST、MDA，增加肝细胞浆中 GSH-Re 活性[13]。

**5. 提高免疫功能** 100%当归水煎液(1g/ml)给小鼠 0.5ml/只灌胃 6d，能增加 X 射线照射损伤小鼠淋巴细胞数和抗体分泌量，促进骨髓细胞增殖[14]。药量为 0.5、1、1.5g/kg 当归水煎液给衰老模型小鼠灌胃给药 6 周，能抑制脑组织细胞凋亡，提高胸腺指数；增加环磷酰胺致衰老模型小鼠的胸腺肽合成量[15]。药量为 50、200mg/kg 的当归多糖给$^{60}Co$-γ 射线辐射小鼠灌胃给药 7d，能增加血中淋巴细胞数，抑制淋巴细胞凋亡[16]。

**6. 抗凝血** 药量为20g/kg的当归水煎液小鼠灌胃给药3d,能延长正常小鼠凝血时间、正常大鼠凝血酶原时间(PT)、白陶土部分凝血酶原时间[17]。药量为0.7g/kg当归水煎液大鼠灌胃给药5d,能抑制ADP诱导的正常大鼠血小板聚集、动-静脉混合血栓形成,延长出血时间[18]。药量为8.11g/kg的当归醇提液大鼠灌胃给药3d,减轻正常大鼠实验性血栓湿重和干重,降低血小板与中性粒细胞黏附率[19]。

**7. 降血脂** 药量为20、60、200mg/kg当归多糖给2型糖尿病模型大鼠灌胃给药54d,可降低大鼠血中TC、TG和LDL-C,增加HDL-C[20]。

**8. 抗肿瘤** 药量为30、100g、300mg/kg当归多糖给是S180荷瘤小鼠灌胃给药10d,可明显抑制肿瘤生长,增强巨噬细胞数目、增强其吞噬功能及脾细胞、NK活性,明显延长动物生存期[21]。当归多糖200μg/ml对人白血病细胞株K562细胞增殖有明显的抑制作用,诱导K562细胞血红素、粒单系细胞分化,联苯胺染色、糖原染色和过氧化物酶染色阳性率、细胞表面分化抗原$CD_{15}$表达等均明显增加[22]。

**9. 抗氧化及衰老** 药量为0.5、1、1.5g/kg当归水煎液对D-半乳糖诱导的亚急性衰老模型小鼠灌胃给药30d,明显提高大脑皮层中SOD活性,$Ca^{2+}$-ATP酶活性,降低脂褐素含量[23]。当归注射液对更年期大鼠每日静脉注射10ml,给药20d后,增高血SOD活性,降低脂质过氧化物(LPO)水平[24]。

**10. 抗脑缺血** 药量为150、300mg/kg当归多糖灌胃家兔40d,对脑缺血再灌注损伤家兔能提高脑内ACh、$Na^+$-$K^+$-ATP酶,$Ca^{2+}$-$Mg^{2+}$-ATP酶和葡萄糖的水平,减低AChE活性[25]。药量为200mg/kg当归多糖灌胃局灶性脑缺血损伤模型大鼠7d,能升高大脑皮层SOD和GSH-Px的活性,降低MDA含量[26]。

**【药性】** 甘、辛,温。归肝、心、脾经。

**【功能主治】** 补血活血,调经止痛,润肠通便。用于血虚萎黄,眩晕心悸,月经不调,经闭痛经,虚寒腹痛,风湿痹痛,跌仆损伤,痈疽疮疡,肠燥便秘。酒当归活血通经。

**【临床应用】**

**1. 临床常用**

(1) 血虚证 本品甘温质润,既能补血又能活血。可达"补而兼行"之效,为治疗血虚的要药。治疗心血亏虚,症见心悸怔忡,失眠多梦,眩晕健忘,面白无华,舌质淡,脉细弱者,常配伍酸枣仁、柏子仁、白芍等;治疗心血虚而见怔忡者,常配伍黄芪等补气之品。治肝血亏虚,症见眩晕耳鸣,爪甲干枯,目干畏光,视物昏花,视力减退,急躁易怒等症,常配熟地、白芍等,如《医宗金鉴》补肝血,《杂病源流犀烛》补血养肝明目汤。治心脾两虚,常与人参、黄芪、白术、炙甘草等同用,如《严氏济生方》归脾汤。

(2) 闭经,经行腹痛 本品补血活血,又能调经止痛,为妇科调经之要药。治疗血虚月经后期,量少色淡,常配伍熟地黄、白芍、川芎等;治疗血崩偏于虚寒者,常配伍阿胶、艾叶等,如《金匮要略》胶艾汤;治疗气两虚之崩漏,多配伍熟地、人参、黄芩、白术等,如《傅青女主科》固本止崩汤;治疗血滞经闭,可与延胡索等配伍使用;治疗血虚之经行腹痛,可配以人参、地黄、黄芪、赤芍等。

(3) 疼痛诸痛 本品既能补血,又能行血,且有良好的止痛作用。故对疼痛证,不论是血虚所致,还是瘀血引起,均可配伍其他药物治疗不同性质、不同部位的多种疼痛症。

心胸痛:《必效方》用当归末,频服,以治心痛,如《外台秘要》引《广济方》当归汤。

腹痛:本品广泛用于各种原因所致腹痛症的治疗,不论是血虚、血瘀、久寒所致之腹痛,还是痢疾腹痛,蛔虫腹痛、产后腹痛、小儿脏寒腹痛等均可通过配伍使用。治疗血虚有寒之腹痛、本品与生姜、羊肉同用,如《金匮要略》当归生姜羊肉汤。治疗久寒宿疾,胸腹中痛,以本品与甘草、橘皮、附子、牵牛、大黄、干姜同用,《备急千金要方》当归汤。

跌打损伤:本品与乳香、没药、桃仁、红花等同用,治疗跌打损伤,瘀血作痛,如《医学发明》复元活血汤。

风湿痹痛:本品可配伍桂枝、独活、川芎等。

(4) 痈疽疮疡 本品活血消肿止痛,治疗疮疡初起肿胀疼痛,可与银花、赤芍、天花粉等解毒消痈药同用,如《妇人良方》仙方活命饮;治疗痈疮成脓不溃或溃后不敛,可与黄芪、人参、肉桂等同用,如《太平惠民和剂局方》十全大补汤;治疗脱疽溃烂,亦可与金银花、玄参、甘草同用,如《验方新编》四妙永安汤。

（5）血虚肠燥便秘　本品补血以润肠通便，用于治疗血虚肠燥便秘，常用肉苁蓉、牛膝、天麻等同用。

**2. 临床新用**　当归可用于治疗膝骨性关节炎[27]、急性脑梗死[28]、瘙痒症[29]。

**【用法用量】**　6～12g。

**【成药例证】**

**1. 当归补血口服液(《中华人民共和国药典》2015年版)**　药物组成：黄芪、当归。

功能主治：补养气血。用于气血两虚证。

**2. 当归养血丸(《中华人民共和国药典》2015年版)**　药物组成：当归、炙黄芪、白芍、地黄、阿胶、白术、茯苓、杜仲、牡丹皮、香附。

功能主治：益气养血调经。用于气血两虚所致的月经不调，症见月经提前、经血量少或量多、经期延长、肢体乏力。

**3. 当归拈痛丸(《中华人民共和国药典》2015年版)**　药物组成：当归、粉葛、党参、苍术(炒)、升麻、苦参、泽泻、炒白术、知母、防风、羌活、黄芩、猪苓、茵陈、甘草。

功能主治：清热利湿，祛风止痛。用于湿热闭阻所致的痹病，症见关节红肿热痛或足胫红肿热痛；亦可用于疮疡。

**4. 当归龙荟丸(中华人民共和国药典》2015年版)**　药物组成：酒当归、龙胆(酒炙)、芦荟、青黛、栀子、酒黄连、酒黄芩、盐黄柏、酒大黄、木香、人工麝香。

功能主治：泻火通便。用于肝胆火旺，心烦不宁，头晕目眩，耳鸣耳聋，胁肋疼痛，脘腹胀痛，大便秘结。

**【贮藏】**　置阴凉干燥处，防潮，防蛀。

**【参考文献】**
[1]李宗山，李恒元，李泉，等.当归对X线辐射损伤小鼠造血功能恢复的影响[J].时珍国医国药，2007，18(12)：3048-3049.

[2]路晓钦，高月，谭洪玲，等.四物汤及其单药对血虚证小鼠造血的改善作用及其机制初探[J].中国中医基础医学杂志，2002，8(2)：38-41.

[3]张晓君，祝晨蘸，胡黎，等.当归多糖的免疫活性和对造血功能影响[J].中药药理与临床，2002，18(5)：24-25.

[4]吕圭源，陈素红，吕焕军，等.血灵的抗高血压实验研究[J].浙江中医学院学报，2003，27(1)：47-49.

[5]吕圭源，李万里，沈康克，等.血灵对肾性高血压大鼠血压相关物质的影响[J].中国中药杂志，1998，23(6)：369-371.

[6]杨午鸣，饶芳，吕圭源.血灵测脑室注射对大鼠动脉血压和心率的影响[J].中国现代应用药学杂志，2000，17(5)：451-454

[7]刘琳娜，梅其炳，程建峰，等.当归精油治疗痛经的药理研究[J].解放军药学学报，2002，18(2)：77-78.

[8]华永庆，洪敏，李璇，等.当归、芍药、香附及其配伍对离体小鼠子宫痛经模型的影响[J].浙江中医杂志，2003，38(1)：26-27.

[9]肖军花，林先明，周全军，等.当归$A_3$活性部位抑制子宫平滑肌收缩机制的研究[J].华中科技大学学报(医学版)，2003，32(5)：471-473.

[10]闫升，乔国芳，刘志峰，等.当归油对大鼠离体子宫平滑肌收缩功能的影响[J].中草药，2000，31(8)：604-606

[11]王伟群，王柏欣，邵文武.当归对$CCl_4$致大鼠肝纤维化胶原蛋白含量的影响[J].黑龙江医药科学，2003，26(3)：25-28.

[12]陈斌，孙克伟，谢风瑛，等.当归抗大鼠免疫性肝纤维化的实验研究[J].湖南中医学院学报，2002，22(4)：1-3.

[13]李颖，彭仁琇.阿魏酸钠和当归醇沉物对免疫性肝损伤的干预作用[J].中草药，2000，31(4)：274-276.

[14]李宗山，邱世界，韩兆东，等.当归对X线辐射小鼠骨髓细胞增值、抗体产生的影响[J].中国中医药科技，2005，12(2)：118-120.

[15]申梅淑，李旺照.当归对衰老小鼠脑组织细胞凋亡及胸腺指数的影响[J].牡丹江医学院学报，2004，25(6)：9-10.

[16]孙元琳，顾小红，李德远，等.当归多糖对急性辐射损伤小鼠外周血淋巴细胞的保护作用[J].中华放射医学与防护杂志，2006，26(4)：369-370.

[17]陆红，周大兴，严建伟，等.四种产地当归凝血功能的实验研究[J].中国中医药科技，2002，9(4)：225-228.

[18]李丽，李艳红，王宁生.当归、红花与硫酸氢氯吡格雷抗血小板聚集的相互作用[J].中药新药与临床药理，2009，20(1)：14-17.

[19]王胜春，李剑峰，刘明义，等.莪术当归延胡索及配伍后的活气行血作用[[J].解放军药学学报，2004，20(4)：331-334.

[20]李成军，张亚珍，孟文芳.当归多糖对2型糖尿病大鼠的降糖机制[J].齐齐哈尔医学院学报2007，28(12)：1422-1424.

[21]商彭，扬铁虹，贾敏，等.当归多糖APO对小鼠移植性肿瘤的抑制作用[J].第三军医大学学报，2001，23(11)：1299-1232.

[22]郑敏，王亚平.当归多糖对K562细胞增殖抑制与诱导分化的实验研究[J].中国中西医结合杂志，2002，22(1)：54-57.

[23]张峻峰，郑欣，鄂洁，等.黄芪当归合剂对肾病综合征鼠组织单核巨噬细胞浸润的影响[J].中医药研究，2000，16(2)：44-45.

[24]袁新初，张端莲.当归注射液对更年期大鼠超氧化物歧化酶和脂质过氧化物的影响[J].中草药，2001，32(9)：822-823.

[25]Ai Song-tao, Fan Xin-dong, Fan Lin-feng, *et al*. Extraction and Chemical Characterization of Angelica Sinensis

Polysaccha-rides and Its Antioxidant Activity [J]. Carbohydr Polym,2013,94(2):731-736.

[26]Lei Tao, Li Hai-feng, Fang Zhen, *et al*. Polysaccharides from Angelica Sinensis Alleviate Neuronal Cell Injury Caused by Oxidative Stress [J].Neural Regen Res,2014,9(3):260-267.

[27]邓伟,丁明辉.加味当归四逆汤治疗膝骨性关节炎的临床研究[J].中药材,2010,33(5):840-841.

[28]刘煜敏,章军建,姜健,等.当归注射液治疗急性脑梗塞患者的临床疗效观察[J].中国中西医结合杂志,2004,24(3):205-208.

[29]陈红,郭渝南.中药复方当归饮子治疗瘙痒症的临床研究[J].中药材,2003,26(1):76-77.

（张晓双　武汀　孙建宁）

## 167　当药

Dangyao

**【异名】**　兴安獐牙菜(《内蒙古中草药》)。

**【来源】**　为龙胆科植物瘤毛獐牙菜 *Swertia pseudochinensis* Hara 的干燥全草。

**【产地】**　主要为栽培品。分布于吉林至华北和陕西、甘肃、青海、四川、浙江。

**【采收加工】**　夏、秋二季采挖,除去杂质,晒干。

**【炮制】**　除去杂质,喷淋清水,稍润,切段,干燥。

**【性状特征】**　呈不规则的段。根呈类圆柱形;表面黄色或黄褐色。茎方柱形,常具狭翅,有的可见分枝;表面黄绿色或黄棕色带紫色,节处略膨大,切面中空。叶片与花多破碎,花冠裂片内侧基部有2腺体,腺体周围有长毛。蒴果椭圆形。气微,味苦。

**【化学成分】**　当药主要成分是裂环环烯醚萜类,还含有三萜类、黄酮类、齐墩果酸等。当药的裂环环烯醚萜类为其主要药理活性成分。《中华人民共和国药典》2015年版规定,本品药材按干燥品计算,含当药苷($C_{16}H_{22}O_9$)不得少于0.070%,含獐牙菜苦苷($C_{16}H_{22}O_{10}$)不得少于3.5%。

**【药理毒理】**

**1. 保肝**　药量为46.3、92.6、185.2mg/kg的当药水提取物灌胃四氯化碳和D-氨基半乳糖导致小鼠急性肝损伤模型小鼠7d,能降低AST和ALT升高,减轻肝脏肝细胞变性、坏死和炎细胞浸润程度[1]。

**2. 安全性评价**　小鼠灌胃给予獐牙菜苦苷10g/kg、腹腔注射8g/kg、静脉注射5g/kg,5d内均未见死亡;犬静脉注射20mg/kg、腹腔注射300mg/kg,5d内亦未见死亡;480mg/kg经口给予30d,对动物无明显影响;犬静脉注射200mg/kg或灌胃250mg/kg,家兔灌胃250mg/kg,对试验动物的血压、呼吸、心率均无明显影响[2]。

**【药性】**　苦,寒。归肝、胃、大肠经。

**【功能主治】**　清湿热,健胃。用于湿热黄疸,胁痛,痢疾腹痛,食欲不振。

**【临床应用】**　临床常用

(1)肝经湿热　当药味苦性寒,苦能降泄、燥湿,寒以疗热,又主入肝经,故擅清肝经湿热,用于湿热黄疸,胁肋疼痛,常与茵陈配伍。

(2)泄泻,腹痛　当药入胃和大肠经,既能清利胃肠湿热,又能健胃消滞,常用于湿热泄泻、痢疾腹痛及食欲不振等。

**【用法用量】**　6～12g,儿童酌减。

**【成药例证】**

**1. 当飞利肝宁胶囊(《中华人民共和国药典》2015年版)**　药物组成:水飞蓟、当药。

功能主治:清利湿热,益肝退黄。用于湿热郁蒸所致的黄疸,症见面黄或目黄、口苦尿黄、纳少乏力;急、慢性肝炎见上述证候者。

**2. 肝舒片(《卫生部药品标准中药成方制剂·第三册》)**　药物组成:当药、党参、黄精、木香、维生素C。

功能主治:有改善肝功能和增加食欲作用。用于慢性和迁延性肝炎。

**3. 愈肝片(《卫生部药品标准中药成方制剂·第七册》)**　药物组成:当药、茵陈、黄芩素、维生素C。

功能主治:利湿退黄,恢复肝功能。用于急性黄疸型肝炎和急性无黄疸型肝炎。

**【贮藏】**　置干燥处。

**【参考文献】**　[1]周大成,朴惠善,张思玉,等.当药提取物对鼠试验性肝损伤的保护作用[J].中国实验方剂学杂志,2010,16(7):125-128.

[2]梁钜忠,雷伟亚,刘珮.解痉止痛新药——獐牙菜苦甙[J].中国新药与临床杂志,1995,4(2):58-59.

（张晓双　武汀　孙建宁）

## 168　党参

Dangshen

**【异名】**　上党人参(《本经逢原》),防风党参

(《本草从新》),黄参、防党参、上党参(《百草镜》),狮头参(《本草纲目拾遗》),中灵草(《青海药材》)等。

**【来源】** 为桔梗科植物党参 *Codonopsis pilosula*（Franch.）Nannf.、素花党参 *Codonopsis pilosula* Nannf.var.*modesta*（Nannf.）L.T.Shen 或川党参 *Codonopsis tangshen* Oliv.的干燥根。

**【产地】** 主要为栽培品,野生品亦有。党参分布于东北、华北及陕西、宁夏、甘肃、青海、河南、云南、西藏等地。栽培品多靠近水源、土壤疏松、肥沃的平坦处。辽宁的凤城、宽甸,吉林延边州、通化,黑龙江尚志、五常、宾县,山西平顺、凌川、长治、壶关、晋城、黎城及河南新乡等地均适宜其生产。其中以山西平顺、凌川、长治、壶关、晋城、黎城最为适宜。素花党参分布于山西中部、陕南南部、甘肃、青海、四川西北部。甘肃岷县、文县、临潭、卓尼、舟曲,四川九寨沟、平武、松潘、若尔盖,陕西汉中、安康,山西五台等地均适宜其生长。其中以四川九寨沟、松潘,甘肃文县最为适宜。川党参分布于陕西、湖北、湖南、四川、贵州等地。陕西、湖北、湖南、重庆接壤地区均适宜其生产。其中尤以重庆巫溪、巫山,湖北恩施、利川,陕西平利等地最为适宜。建于山西省陵川县六泉乡、古郊乡、崇文镇;甘肃省定西市陇西县福星镇马营湾村;甘肃省岷县梅川镇车路村等地的党参GAP种植基地已通过原国家食品药品监督管理总局验收。

**【采收加工】** 秋季采挖,洗净,晒干。

**【炮制】** **党参片** 除去杂质,洗净,润透,切厚片,干燥。

**米炒党参** 取党参片,照炒法用米拌炒至表面深黄色,取出,筛去米,放凉。每100kg党参片,用米20kg。

**【性状特征】** **党参片** 呈类圆形的厚片。外表皮灰黄色、黄棕色至灰棕色,有时可见根头部有多数疣状突起的茎痕和芽。切面皮部淡棕黄色至黄棕色,木部淡黄色至黄色,有裂隙或放射状纹理。有特殊香气,味微甜。

**米炒党参** 形如党参片,表面深黄色,偶有焦斑。

**【化学成分】** 党参的主要成分是党参多糖、还含有植物甾醇、萜类、酚酸类、黄酮类、生物碱、香豆素类、磷酸盐、挥发油等。党参的多糖为其主要药理活性成分。

**【药理毒理】**

**1. 增强免疫** 药量为0.03、0.09g/kg的党参水提物对小鼠灌胃给药30d,可提高D-半乳糖致亚急性衰老模型小鼠血中白细胞介素2(IL-2)的水平,增强机体免疫功能,延缓衰老[1]。药量为9、7、5g生药/kg的党参多糖灌胃小鼠4d,可显著增强小鼠网状内皮系统的吞噬功能,提高成年小鼠脾脏指数,增强小鼠半数溶血值,提高小鼠的血清溶血素抗体生成水平[2]。

**2. 增强造血** 药量为1g/ml,500ml/kg党参水煎液灌胃小鼠10d,可显著提高小鼠血中WBC、RBC、HGB及PLT数[3]。

**3. 降血脂、抗动脉粥样硬化** 药量为1.5、3、6g/kg的党参乙醇提取液灌胃大鼠8d,可显著降低高脂膳食引起的高三酰甘油血症,抑制动脉粥样硬化及降低肝脏Zn、Cu含量[4]。

**4. 降血糖** 药量为30、100、200mg/kg党参多糖灌胃小鼠28d,能抑制由四氧嘧啶引起的小鼠高血糖,提高糖尿病小鼠的胰岛素敏感性,调整血脂代谢,抑制糖异生,促进糖原合成,改善胰岛素抵抗[5]。

**5. 对消化系统的作用** 100%党参水煎液4ml/只单次灌胃豚鼠能显著降低严重烫伤豚鼠血中TNF水平,提高血中MTL和GAS浓度,调理严重烫伤后的胃肠动力,减少炎性介质分泌和毒素吸收[6]。药量为10g/kg、5g/kg的党参水提液给灌胃大鼠1次,能减轻应激性溃疡大鼠胃黏膜溃疡指数,还能减轻其病理损害,提高胃黏膜多胺含量。党参提取的参皂苷能够调节肠道,不同程度对抗Ach、His、5-HT以及$BaCl_2$等对肠道的影响[7]。

**6. 改善学习记忆** 药量为20、10g/kg的党参水煎提取物灌胃小鼠20d,对东莨菪碱所致小鼠记忆获得障碍有明显改善作用,能减少错误次数,延长错误潜伏期。能逆转东莨菪碱所致的小鼠大脑组织超氧化物歧化酶(SOD)活性降低,促进学习记忆能力,通过增加大脑M2受体来对抗东莨菪碱[8]。药量为2.5g/kg的党参水提物灌胃小鼠15d,对东莨菪碱所致小鼠记忆获得障碍有明显改善作用,Morris水迷宫空间搜索实验中经过平台次数和平台停留时间明显增加[9]。

**7. 抗疲劳、抗应激**　药量为0.25、0.5、1mg/kg党参总黄酮灌胃小鼠25d,能显著增强小鼠肝脏和血清的SOD活性,延长小鼠负重游泳时间,提高肌糖原和肝糖原储备量,使小鼠运动后的血清尿素氮降低[10]。药量为0.8、0.4、0.2g/kg党参多糖灌胃小鼠21d,能延长小鼠负重游泳力竭时间,降低小鼠运动后血清乳酸含量[11]。药量为9、7、5g生药/kg党参多糖灌胃小鼠5d,能明显延长小鼠常压缺氧条件下存活时间及游泳时间[12]。

**8. 安全性评价**　党参水煎液灌胃小鼠$LD_{50}$为240.3g/kg。小鼠腹腔注射党参注射液$LD_{50}$为79.21±0.60g/kg[13]。

**【药性】**　甘,平。归脾、肺经。

**【功能主治】**　健脾益肺,养血生津。用于脾肺气虚,食少倦怠,咳嗽虚喘,气血不足,面色萎黄,心悸气短,津伤口渴,内热消渴。

**【临床应用】**

**1. 临床常用**

(1) 脾胃虚弱　本品甘平,补脾养胃,健运中气,鼓舞清阳,为常用补中益气之品,治脾虚食少,纳呆便溏,倦怠乏力等症,可代人参与茯苓、白术、炙甘草同用以健脾和气,如四君子丸;致气虚下陷而见脱肛,子宫脱垂等脏器脱垂轻症,又常以本品与黄芪、升麻、白术等配用,有益气升阳举陷之功。

(2) 脾虚咳喘　本品甘平入肺而不燥,善补益肺气,用治肺气不足,声低气怯,动辄喘促,可代人参与黄芪、五味子、紫菀、桑白皮等同用,有补肺益气,止咳平喘之效。治肺肾两虚,呼多吸少,短气虚喘者,可代人参与胡桃等配伍应用,补肺益肾,纳气定喘,如《济生方》人参胡桃汤。

(3) 津伤口渴　本品甘平,补中州,生清阳,益肺气,布津液,有补气生津之功。用于外感热病,热伤气津,心烦口渴,可代人参与清热养阴生津的石膏、竹叶、麦冬等同用以益气生津,如《伤寒论》竹叶石膏汤。

(4) 血虚体弱　本品甘平,益脾胃,化精微,生阴血,有补气生血之效,用治气血双亏之面色萎黄、头晕心悸、体弱乏力等症,常与白术、炙甘草、熟地、当归等同用,如八珍丸;治血虚萎黄轻症,可代人参与黄芪、当归、熟地等配伍,如《太平惠民和剂局方》人参养荣汤。

(5) 气虚邪盛,感冒,便秘　因党参补气养血生津,药性平和故临证遇有邪实正虚之证,常以之与相应祛邪药同用,有扶正祛邪之效,治体弱感冒风寒引起的恶寒发热,头痛鼻塞,咳嗽痰多等症,可与紫苏、前胡、制半夏、桔梗等解表化痰止咳药同用,有益气解表祛痰止咳之效如参苏丸;治气血虚弱,热盛里结之症,可代人参与大黄、枳实、芒硝等攻下药同用以扶正攻下,如《伤寒六书》黄龙汤。

**2. 临床新用**　党参可用于治疗功能性消化不良[14]、早期糖尿病肾病[15]、精神分裂症[16]、高考前焦虑症[17]。

**【用法用量】**　9～30g。

**【成药例证】**

**1. 参苏丸(《中华人民共和国药典》2015年版)**　药物组成:紫苏叶、葛根、前胡、半夏、桔梗、陈皮、枳壳、党参、茯苓、木香、甘草。

功能主治:益气解表,疏风散寒,祛痰止咳。适用于身体虚弱、感受风寒所致感冒,症见恶寒发热、头痛鼻塞、咳嗽痰多、胸闷呕逆、乏力气短。

**2. 小柴胡颗粒(《中华人民共和国药典》2015年版)**　药物组成:柴胡、黄芩、党参、大枣、生姜、姜半夏、甘草。

功能主治:解表散热,舒肝和胃。用于外感病,邪犯少阳证,症见寒热往来、胸胁苦满、食欲不振、心烦喜呕、口苦咽干。

**3. 强肝糖浆(《卫生部药品标准中药成方制剂·第二册》)**　药物组成:生黄芪、党参、山药、当归、白芍、黄精、丹参、地黄、郁金、神曲、山楂、茵陈、泽泻、板蓝根、秦艽、甘草。

功能主治:清热利湿,补脾养血,益气解郁。用于慢性肝炎、早期肝硬化、脂肪肝、中毒性肝炎等。

**【注意事项】**　不宜与藜芦同用。

**【贮藏】**　置通风干燥处,防蛀。

**【参考文献】**
[1]王敏,王彦春,洪小平,等.党参及其复方对亚急性衰老模型小鼠IL-2影响的研究[J].湖北中医杂志,2004,26(7):6-7.

[2]Sun Yongxu, Liu Jicheng. Structure Characterization of Water-soluble Polysaccharide from the Root of Codonopsis Pilosula and Its Immunity Activity [J]. Int. Biol Macromol, 2008, 43(3): 273-282.

[3]高丽松,曾凡潘,宁榴贤,等.磁处理党参药液对小鼠血液生理功能影响的研究[J].生物磁学,2005,5(1):14-16.

[4]李克,王冬明,韩春姬,等.轮叶党参对高血脂大鼠体内铜、锌的调节作用[J].中国公共卫生杂志,2005,21(3):339-341.

[5]傅盼盼,洪铁,杨振,等.党参多糖对糖尿病小鼠胰岛素抵抗的改善作用[J].时珍国医国药,2008,19(10):2414-2416.

[6]王少根,徐慧芹,陈侠英.党参对严重烫伤豚鼠肠道的保护作用[J].中国中西医结合急救杂志,2005,12(3):144-145.

[7]李茹柳,年立全,赵世清,等.党参对应激性溃疡和细胞迁移及多胺的影响[J].广州中医药大学学报,2013,30(4):519-523.

[8]黄涛,唐瑛,邹瑞,等.党参水煎提取物对化学药品诱导小鼠学习记忆障碍的影响[J].华南国防医学杂志,2007,21(2):10-12.

[9]郭军鹏,葛斌.党参不同提取物对小鼠记忆功能的改善作用[J].中国老年医学杂志,2014,34(6):1564-1565.

[10]汪建红,原慧,李雪红.新疆野生党参总黄酮体内抗氧化及抗疲劳作用研究[J].天然产物研究与开发,2012,24(8):1035-1039.

[11]褚海滨,王玉芳.党参多糖对小鼠抗运动性疲劳作用的研究[J].中国现代医生,2011,49(30):1-2.

[12]侯丽丽,晏永新,蔡美萍,等.党参多糖口服液抗应激及抗炎作用的研究[J].中国兽药杂志,2013,47(11):37-39.

[13]庞来祥,姜平.党参抗缺氧作用的研究[J].西北药学杂志,1998,3(3):45.

[14]王曦宇,刘迎雪,徐岩,等.黄芪党参桂枝汤合半夏厚朴汤治疗功能性消化不良脾虚肝郁证的临床疗效观察[J].中药药理与临床,2015(1):337-338.

[15]赵宏波,张振忠,刘宁州,等.参芪糖肾安冲剂治疗90例早期糖尿病肾病临床疗效观察[J].中华中医药杂志,2014,(6):1909-1912.

[16]谭斌,向恩平.抗精神病药合并党参口服液治疗老年精神分裂症患者30例[J].中国老年学杂志,2014,(18):5239-5240.

[17]肖佐才,余新华.参芪五味子片治疗高考前焦虑症113例临床观察[J].中医杂志,2010,51(2):136-138.

（张晓双　武汀　孙建宁）

## 169　刀豆

Daodou

**【异名】** 挟剑豆(《酉阳杂俎》),刀豆子(《滇南本草》),大弋豆(《本草求原》),大刀豆(《分类草药性》),关刀豆(《广西中兽医药植》),刀鞘豆(《陆川本草》),刀巴豆(《四川中药志》),马刀豆(《闽东本草》),刀培豆(《江西草药》)。

**【来源】** 为豆科植物刀豆 *Canavalia gladiata* (Jacq.) DC.的干燥成熟种子。

**【产地】** 主要为栽培品。我国长江流域及南方各省均有栽培。主产江苏、湖北、安徽。此外,四川、广西等地亦产。

**【采收加工】** 秋季采收成熟果实,剥取种子,晒干。

**【炮制】** 除去杂质,用时捣碎。

**【性状特征】** 呈扁卵形或扁肾形,长约2～3.5cm,宽约1～2cm,厚约0.5～1.2cm。表面淡红色或红紫色,微皱缩,略有光泽。边缘具眉状黑色种脐,长约2cm,上有白色细纹3条。质硬,难破碎。种皮革质,内表面棕绿色而光亮。子叶2,黄白色,油润。气微,味淡,嚼之有豆腥味。

**【化学成分】** 刀豆的主要成分是胺类,还含有赤霉素A21(刀豆赤霉素Ⅰ),赤霉素A22(刀豆赤霉素Ⅱ)及蛋白质等。刀豆的胺类为其主要药理活性成分。

**【药性】** 甘,温。归胃、肾经。

**【功能主治】** 温中,下气,止呃。用于虚寒呃逆,呕吐。

**【临床应用】 临床常用**

(1)呃逆,呕吐　本品甘温暖胃,性主沉降,故能温中和胃,降气止呃,可治中焦虚寒之呕吐、呃逆,可与丁香、柿蒂、陈皮等同用。

(2)肾虚腰痛　本品甘温,入肾经而能温肾助阳,故可治肾阳虚之腰痛,可单用,如《重庆草药》所载单方,以刀豆二粒,包于猪腰内烧熟,或配杜仲、桑寄生、牛膝等同用。

**【用法用量】** 6～9g。

**【贮藏】** 置通风干燥处,防蛀。

（张晓双　武汀　孙建宁）

## 170　倒扣草

Daokoucao

**【异名】** 牛舌大黄、牛舌头、鱼鳞菜(《岭南采药录》),倒钩草、倒梗草(《广州植物志》),破布粘、白基牛膝、鸡骨草(《福建民间草药》),牛七风、白牛七、鹅膝(《广西中兽医药植》),倒捋草(《南宁市药物志》),倒吞吞、倒挂草(《野生药植图说》),鸡骨癀、牛獭鼻(《泉州本草》),倒刺草(广州部队《常用中草药手册》),虎鞭草、粘身草,鸭脚节(《福建中草药》),铁马鞭、撮鼻草(《实用中草药》),倒勒草(广州空军《常用中草药手册》)。

**【来源】** 为苋科植物倒扣草 *Achyranthes aspera* L.的干燥全草。

**【产地】** 主要为栽培品。分布广东、广西、云南、贵州、福建、湖南、山东、江苏等地。

**【采收加工】** 夏、秋二季花果期采挖,除去杂质,晒干。

**【炮制】** 除去杂质,洗净,稍润,切段,晒干。

**【性状特征】** 本品根呈圆柱形,弯曲,表面灰黄色。茎呈类圆柱形,有分枝,嫩枝略呈方柱形,长40～100cm,直径0.3～0.8cm;表面紫棕色或褐绿色,有纵棱,节膨大,嫩枝被短柔毛,质脆,易折断,断面黄绿色或灰白色。叶对生,有柄;叶片皱缩卷曲,完整者展平后呈卵圆形或长椭圆形,长3～10cm,宽1.5～5cm;先端急尖或钝,基部狭,全缘;上表面深绿色,下表面灰绿色,两面均被柔毛。穗状花序细长,花反折如倒钩。胞果卵形,黑色。气微,味甘。

**【化学成分】** 倒扣草主要成分是蜕皮甾酮和齐墩果酸,还含有倒扣草皂苷、倒扣草碱等。齐墩果酸和蜕皮甾酮为其主要药理活性成分。

**【药性】** 甘、淡,凉。

**【功能主治】** 解表清热,利湿。用于外感发热,咽喉肿痛,烦渴,风湿性关节痛。

**【临床应用】** **临床常用**

(1) 血瘀证　倒扣草具活血化瘀功效,可用于治疗瘀血阻滞所致经闭,痛经,月经不调,跌打损伤,风湿痹痛。可与马鞭草配伍治疗瘀血经闭(《福建中草药》)。

(2) 湿热证　倒扣草味苦,性微寒,具利尿通淋之功,可用于湿热所致淋病,水肿,带下,痢疾。

(3) 外感热病　倒扣草具解表清热之效,可用于感受热邪所致外感发热,咽痛,疔疮痈肿及疟疾发热。

**【用法用量】** 15～30g。

**【注意事项】** 孕妇忌用。

**【贮藏】** 置干燥处。

(张晓双　武汀　孙建宁)

## 171 稻芽

Daoya

**【异名】** 蘖米(《名医别录》),稻蘖(《本草纲目》)。

**【来源】** 为禾本科植物稻 *Oryza sativa* L.的成熟果实经发芽干燥的炮制加工品。

**【产地】** 主要为栽培品。全国多数地方均可生产,主产于南方各省区。

**【采收加工】** 将稻谷用水浸泡后,保持适宜的温、湿度,待须根长至约1cm时,干燥。

**【炮制】** **稻芽**　净制,干燥。

**炒稻芽**　取净稻芽,置热锅内,用文火加热,炒至表面深黄色,鼓起并有香气时,取出,晾凉。

**焦稻芽**　取净稻芽,置热锅内,用中火加热,炒至有爆裂声,表面呈焦黄色,鼓起并有焦香气时,取出,晾凉。

**【性状特征】** **稻芽**　呈扁长椭圆形,长7～9cm,直径约3mm。外稃黄色,有白色细茸毛,具5脉。一端有2枚对称的白色条形浆片,长2～3mm,于一个浆片内侧伸出弯曲的须根1～3条,长0.5～1.2cm。质硬,断面白色,粉性。气微,味淡。

**炒稻芽**　形如稻芽,表面棕黄色,偶见焦斑,有香气,味微苦。

**焦稻芽**　形如稻芽,表面焦褐色,有焦斑,有焦香气,味微苦。

**【化学成分】** 稻芽的主要成分是淀粉酶,还含有蛋白质、脂肪、淀粉、麦芽糖、维生素B、腺嘌呤、胆碱等。稻芽的淀粉酶是其主要药理活性成分。

**【药理毒理】** **抑菌**　稻芽粗提物抑制变异链球菌(变链菌)体外生长的*MIC*值为6.25mg/ml,当稻芽粗提物浓度≥0.78mg/ml时有抑制变链菌黏附的作用,当稻芽粗提物浓度≥0.39mg/ml时有抑制变链菌产酸的作用[1]。

**【药性】** 甘,温。归脾、胃经。

**【功能主治】** 消食和中,健脾开胃。用于食积不消,腹胀口臭,脾胃虚弱,不饥食少。炒稻芽偏于消食。用于不饥食少。焦稻芽善化积滞。用于积滞不消。

**【临床应用】　临床常用**

米面薯芋食滞证　本品甘温，有较好的消食化积作用，尤擅长消米、面、薯等淀粉性食物积滞，常配山楂、神曲、鸡内金等。治脾虚食少，食后饱胀，可与消食健脾的药物配伍，以之与神曲、白术、陈皮同用。

**【用法用量】**　9～15g。

**【贮藏】**　置通风干燥处，防蛀。

**【参考文献】**　[1]邵旭媛，俞晓峰，冯岩，等.稻芽粗提物抑制变异链球菌的体外实验研究[J].牙体牙髓牙周病学杂志，2011，21(3)：121-124.

（李梦婷　敖慧　彭成）

## 172　灯台叶

Dengtaiye

**【来源】**　为夹竹桃科植物糖胶树 *Alstonia scholaris*（L.）R.Br.的干燥叶子。

**【产地】**　主要为野生品，也有栽培品。主产于广东、广西、云南南部、台湾和湖南。

**【采收加工】**　全年均可采收，晒干。

**【性状特征】**　本品呈长圆形或倒卵状长圆形，长12～16cm，宽4～6cm。灰绿色，全缘，上表面具光泽，侧脉40～50条，近平行，于边缘处连接。革质。无臭，味微苦。以叶厚、色灰绿者为佳。

**【化学成分】**　灯台叶的主要成分是生物碱、黄酮，还含有三萜、挥发油、甾体、维生素等。灯台叶的生物碱、黄酮是其主要药理活性成分。

**【药理毒理】**

**1. 止咳、平喘**　将筛选咳嗽潜伏期合格的豚鼠24h后分别灌胃给药灯台叶生物碱0.005、0.010、0.020g/kg，生物碱与黄酮混合成分0.030、0.060、0.120g/kg，可使潜伏期延长，咳嗽次数减少[1]。

**2. 抗肿瘤**　灯台叶醇提物在0.1～2.0mg/ml对各肿瘤细胞的增殖有抑制作用，2.0mg/ml灯台叶醇提物对人乳腺癌细胞增殖抑制率达到83.6%；2.0mg/ml灯台叶醇提物作用后人乳腺癌细胞凋亡率达到62.5%[2]。

**3. 抗氧化**　0.1～2.0mg/ml灯台叶醇提物溶液能抗EDTA-Fe(Ⅱ)所致的体外氧化模型，提高细胞存活率[3]。

**4. 安全性评价**　一次灌胃小鼠10%灯台叶生物碱、黄酮、生物碱和黄酮的混合成分悬浊液1.25、2.5、5.0g/kg，给药后每天观察其反应，连续1周。未见毒性反应和死亡现象，所有受试动物状况良好，活动正常[1]。

**【药性】**　苦，凉。

**【功能主治】**　宣肺，止咳，祛痰。用于肺热咳嗽、痰多。

**【临床应用】　临床常用**

咳嗽　本品苦，凉，可止咳化痰，单用即可用于咳嗽，咯痰。

**【用法用量】**　6～9g。

**【成药例证】　灯台叶颗粒(《中华人民共和国药典》2015年版)**　药物组成：灯台叶。

功能主治：清热化痰止咳。用于痰热阻肺所致的咳嗽、咯痰；慢性支气管炎、百日咳见上述证候者。

**【贮藏】**　置干燥处。

**【参考文献】**　[1]杨泳，周玲，李颖，等.灯台叶止咳平喘的药效学研究[J].云南中医中药杂志，2007，28(1)：38-39.

[2]韩芳.灯台叶醇提物体外抗肿瘤作用研究[J].现代中药研究与实践，2013，27(2)：28-30.

[3]戴云，杨新星，程春梅，等.傣药灯台叶醇提取物体外抗氧化活性[J].中药材，2009，32(12)：1883-1885.

（李梦婷　敖慧　彭成）

## 173　灯心草

Dengxincao

**【异名】**　秧草、水灯心、野席草。

**【来源】**　为灯心草科植物灯心草 *Juncus effusus* L.的干燥茎髓。

**【产地】**　主要为野生品，栽培品亦有。主产于江苏、四川、云南、贵州和福建。

**【采收加工】**　夏末至秋季割取茎，晒干，取出茎髓，理直，扎成小把。

**【炮制】　灯心草**　除去杂质，剪段。

**灯心炭**　取净灯芯草，照煅炭法，制炭。

**【性状特征】　灯心草**　呈细圆柱形，直径0.1～0.3cm。表面白色或淡黄白色，有细纵纹。体轻，质软，略有弹性，易拉断，断面白色。无臭，无味。

**灯心炭**　呈细圆柱形的段。表面黑色。体轻，质松脆，易碎。气微，味微涩。

**【化学成分】**　灯心草的主要成分是二氢菲，还含有黄酮、甘油酯、三萜、挥发油等。灯心草的二氢菲是其主要药理活性成分。

**【药理毒理】**

**1. 抗氧化**　灯心草的乙酸乙酯提取物对DPPH·的清除能力$IC_{50}$为10.76mg/ml。

**2. 镇静**　灯心草用95%乙醇提取后的氯仿部分和乙酸乙酯部位以20g/kg灌胃小鼠，氯仿部分和乙酸乙酯部分均能减少小鼠自主活动，只有乙酸乙酯部分能延长阈剂量戊巴比妥钠所导致的睡眠时间[2]。

**【药性】**　甘、淡，微寒。归心、肺、小肠经。

**【功能主治】**　清心火，利小便。用于心烦失眠，尿少涩痛，口舌生疮。

**【临床应用】**　**临床常用**

(1) 心火亢盛证　本品上清心火，下利小便，可用于心火亢盛，症见心胸烦热，舌尖红赤，口舌生疮；或心热下移至小肠，症见小便赤涩，尿道灼痛。用于衄血不止，灯心一两为末，入丹砂一钱，米饮每服二钱(《圣济总录》)。用于清热利尿，小便不利，淋沥涩痛之证：与木通、瞿麦、车前子等同用，如八正散(《太平惠民和剂局方》)。

(2) 心神不宁证　本品擅清心经实热，用于心火亢盛，内扰神明之心神不宁，且阴血不足之惊悸怔忡，烦躁不眠，失眠多梦，心中烦热，常与黄连合用。

**【用法用量】**　1～3g。

**【成药例证】**　**灯心止血糖浆(《卫生部药品标准中药成方制剂·第十五册》)**　药物组成：灯心草、绒毛龙穿草、铁苋菜。

功能主治：解热清毒，淡渗利湿，收敛止血。用于痔疮出血、鼻出血、消化道出血、产后恶露不净、计划生育术后阴道出血以及血小板减少等症。

**【贮藏】**　置干燥处。

**【参考文献】**　[1]陆风，沈建玲.灯心草抗氧化活性成分研究[J].中国民族民间医药，2008，3(8)：28-30.

[2]王衍龙，黄建梅，张硕峰，等.灯心草镇静作用活性部位的研究[J].北京中医药大学学报，2006，29(3)：181-183.

(李梦婷　敖慧　彭成)

## 174　灯盏细辛(灯盏花)

Dengzhanxixin (Dengzhanhua)

**【异名】**　地顶草、灯盏花(《云南中草药》)，地朝阳、双葵花、东菊(《云南中草药选》)。

**【来源】**　为菊科植物短葶飞蓬 *Erigeron breviscapus* (Vant.) Hand.-Mazz.的干燥全草。

**【产地】**　主要为栽培品，野生品亦有。主产于云南、湖南、广西、贵州及四川等。建于云南省泸西县中枢镇小村、吉双、阿勒、鲁克、小逸圃、里比、总村，泸西县舞街镇镇凤舞、三棵树、水塘，泸西县旧城镇木龙，永宁乡舍者，旧城镇三河、金马爵册、太平、白水镇桃园、红杏，红河州弥勒市弥阳镇母乃村的灯盏花GAP种植基地已通过原国家食品药品监督管理总局验收。

**【采收加工】**　夏、秋二季采挖，出去杂质，晒干。

**【性状特征】**　干燥全草长15～25cm。根茎长1～3cm，直径0.2～0.5cm；表面凹凸不平，着生多数圆柱形细根，直径约0.1cm，淡褐色至黄褐色。茎圆柱形，长14～22cm，直径0.1～0.2cm；黄绿色至淡棕色，具细纵棱线，被白色短柔毛；质脆，断面黄白色，有髓或中空。基生叶皱缩、破碎，完整者展平后呈倒卵状披针形、匙形、阔披针形，长1.5～9cm，宽0.5～1.3cm；黄绿色，先端钝圆，有短尖，基部渐狭，全缘；茎生叶互生，披针形，基部抱茎，头状花序顶生，瘦果扁倒卵形。气微香，味微苦。以根多、叶色黄绿者为佳。

**【化学成分】**　灯盏细辛的主要成分是黄酮，还含有咖啡酸酯、酚酸、吡喃酮、植物甾醇、倍半萜、挥发油、焦性儿茶酚、氨基酸、微量元素等。灯盏细辛的黄酮是其主要药理活性成分。《中华人民共和国药典》2015年版规定，本品药材按干燥品计算，含野黄芩苷($C_{21}H_{18}O_{12}$)不得少于0.30%。

**【药理毒理】**

**1. 脑缺血再灌注损伤保护**　灯盏细辛注射液以2.7ml/kg腹腔注射7d对急性期大鼠脑出血再灌注后细胞凋亡有抑制作用，并提高Bederson评分，减少脑组织含水量[1]。连续腹腔注射22.5mg/kg灯盏细辛注射液7d，能减轻大鼠脑缺血再灌注损伤，降低脑含水量和血脑屏障通透性，减少大脑中*N*-乙酰天门冬氨酸与肌酐，胆碱与肌酐的比值[2]。分别腹腔注射灯盏花注射液12.15mg/kg，7、28d可改善脑缺血再灌注损伤的梗死面积和神经行为学评分，诱导脑梗死后BDNF及其高亲和性受体TrkB表达上调[3,4]。

**2. 神经保护**　灌胃灯盏细辛提取物 0.5%灯盏乙素 2ml/d，连续 10d，提高痴呆大鼠的学习记忆能力并改善大脑中胆碱酯酶的活性[5]。腹腔注射灯盏花素 0.04mg/kg 连续 3 周可使阿尔茨海默病模型大鼠 Morris 水迷宫实验逃避潜伏期缩短，原象限停留时间明显延长学习和记忆能力升高，脑组织 GSH-Px、SOD 活力升高，MDA 含量减少[6]。

**3. 心脏保护**　灯盏细辛注射液以 10mg/kg 剂量腹腔注射 8 周后可以改善自发性高血压大鼠心肌间质胶原面积、含量及胶原容积分数，逆转自发性高血压大鼠心肌、间质及血管重构，改善心肌僵硬度[7]。0.45mg/ml 的灯盏细辛注射液能提高 TNF-α 损伤的心脏微血管内皮细胞活力，降低 LDH 的释放，抑制 IL-6 和 MCP-1 的释放及 mRNA 的表达[8]。静脉注射灯盏花总黄酮 100mg/kg 能降低异丙肾上腺素所致的大鼠血压升高，减轻了心脏后负荷，从而降低了心肌耗氧量，射血阻抗降低，使心缩期相对缩短，舒张期相对延长，利于冠脉灌流，改善了心肌供血状态[9]。

**4. 抗凝血**　静脉注射灯盏细辛注射液 10mg/(kg·h) 能够抑制犬急性心肌梗死缺血后血小板聚集功能、升高 $TxB_2$ 和 $TxB_2$/6-酮-$PGF_{1\alpha}$ 比值，并且能够恢复冠脉阻断后 6-酮-$PGF_{1\alpha}$ 的水平[10]。

**5. 抗氧化**　灯盏细辛提取物 10mg/ml 中对 DPPH·、$ABTS^+$·、$O^{2-}$·、·OH 自由基均具有清除作用，且与浓度呈良好的量效关系[11]。

**6. 肾保护**　腹腔注射大鼠灯盏细辛 12mg/kg，对缺血再灌注损伤的肾损伤有一定的保护作用，能改善大鼠血中血尿素氮、血肌酐、SOD 的含量，降低肾细胞凋亡，降低 Bax 表达、$Bcl_2$ 和 Bax 的比值[12]。

**【药性】**　辛、微苦，温。归心、肝经。

**【功能主治】**　活血通络止痛，祛风散寒。用于中风偏瘫，胸痹心痛，风湿痹痛，头痛，牙痛。

**【临床应用】　临床常用**

(1) 头痛，风湿痹痛　本品辛温升散，能祛风止痛，对于治疗瘀血头痛，既能活血，又能止痛。祛风止痛，又可治风湿痹痛，常与独活、秦艽、防风等祛风湿通络药同用。

(2) 血瘀气滞诸痛症　本品辛散温通，内能宣通脏腑，外能透达经络，既能活血化瘀，又能行散滞气，广泛用于血瘀气滞所致的胸、胁诸痛症。治胸痹心痛，配伍当归、川芎、丹参、瓜蒌等。

**【用法用量】**　9～15g，煎服或研末蒸鸡蛋服。外用适量。

**【成药例证】**

**1. 灯盏花颗粒(《卫生部药品标准中药成方制剂·第十五册》)**　药物组成：灯盏细辛。

功能主治：活血化瘀，通经活络。同于脑络瘀阻，中风偏瘫，心脉痹阻，胸痹心痛；缺血性中风、冠心病心绞痛见上述证候者。

**2. 灯盏细辛注射液(《中华人民共和国药典》2015 年版)**　药物组成：灯盏细辛。

功能主治：活血祛瘀，通络止痛。用于瘀血阻滞，中风偏瘫，肢体麻木，口眼㖞斜，语言謇涩及胸痹心痛；缺血性中风、冠心病心绞痛等见上述证候者。

**【贮藏】**　置干燥处，防潮。

**【参考文献】**　[1]刘东华，李扬，常杰.灯盏细辛对急性期大鼠脑缺血再灌注后细胞凋亡影响作用的研究[J].宁夏医学杂志，2014，36(11)：972-975.

[2]刘华，廖维靖，魏黎，等.灯盏细辛对脑缺血再灌注后血脑屏障通透性及脑物质代谢的影响[J].中国中药杂志，2009，34(2)：208-211.

[3]周弋人，何柳，张仲，等.不同疗程灯盏细辛对大鼠脑缺血恢复期内源性脑源性神经营养因子及酪氨酸激酶受体 B 表达的影响[J].临床合理用药，2011，4(4A)：3-4.

[4]周弋人，高励，沈富伟，等.不同疗程的灯盏细辛对大鼠急性脑缺血恢复期的保护作用[J].中国神经免疫学和神经病学杂志，2011，18(3)：203-205.

[5]郭莉莉，官志忠.灯盏细辛提取物对痴呆大鼠学习记忆能力和胆碱酯酶活性的影响[J].时珍国医国药，2010，21(10)：2436-2438.

[6]梅峥嵘，司徒冰，黄汉辉，等.灯盏花素对阿尔茨海默病模型大鼠学习记忆和抗氧化能力的影响[J].中国药学杂志，2012，47(5)：347-350.

[7]周建中，雷寒，陈运贞，等.灯盏细辛注射液对自发性高血压大鼠心室及血管重构的影响[J].中国中西医结合杂志，2002，22(2)：122-125.

[8]张晗，王小莹，刘洋，等.灯盏细辛注射液对肿瘤坏死因子损伤大鼠心脏微血管内皮细胞炎性因子的影响[J].中国药学杂志，2009，44(23)：1791-1795.

[9]李玲，陈必义，吴婉玲，等.灯盏花总黄酮抗大鼠心肌缺血及对正常大鼠血流动力学的影响[J].昆明医学院学报，1995，16(3)：45-48.

[10]盛净，徐济民，杨菊贤，等.灯盏细辛对犬急性心肌缺血时血小板聚集功能、TxB2 和 6-酮-$PGF_{1\alpha}$ 的影响[J].中华心血管病杂志，1995，23(1)：53-55.

[11]党翠芝，黄小燕，杨庆雄，等.灯盏细辛的抗氧化活性研究[J].中国实验方剂学杂志，2012，18(17)：100-103.

[12]王斌，马瑜红，胡清茹，等.灯盏细辛注射液对大鼠肾脏缺血再灌注损伤的保护作用研究[J].中国生化药物杂志，2014，34(1)：38-40.

（李梦婷　敖慧　彭成）

## 175　地胆草

Didancao

**【异名】** 苦地胆(《本草纲目拾遗》)，地胆头、磨地胆(《广州植物志》)，牛托鼻(《福建民间草药》)，地苦胆(广西《中草药新医疗法处方集》)，草鞋根，草鞋底，牛吃埔，铁灯盏。

**【来源】** 为菊科植物地胆草 *Elephantopus scaber* L.的干燥全草。

**【产地】** 主要为野生品。主产于广东、广西、云南、贵州、福建等地。

**【采收加工】** 夏秋采收。

**【炮制】** 净制。

**【性状特征】** 本品全长 15～40cm。根茎长 2～5cm，直径 0.5～1cm；具环节，密被紧贴的灰白色茸毛，着生多数须根。叶多基生，皱缩，完整叶片展平后呈匙形或倒披针形，长 6～20cm，宽 1～4.5cm；黄绿色或暗绿色，多有腺点，先端钝或急尖，基部渐狭，边缘稍具钝齿；两面均被紧贴的灰白色粗毛，幼叶尤甚，叶柄短，稍呈鞘状，抱茎。茎圆柱形，常二歧分枝，密被紧贴的灰白色粗毛，茎生叶少而小。气微，味苦。

**【化学成分】** 地胆草的主要成分是倍半萜内酯，还含有三萜、甾体、黄酮、蒽醌、肽等。地胆草的倍半萜内酯是其主要药理活性成分。

**【药理毒理】**

**1. 抑菌**　地胆草全草提取液对金黄色葡萄球菌的 *MIC* 为 0.0313g/ml，对藤黄八叠球菌的 *MIC* 为 0.0156g/ml，对溶血性链球菌的 *MIC* 为 0.0313g/ml，对肺炎双球菌的 *MIC* 为 0.1250g/ml，对铜绿假单胞菌的 *MIC* 为 0.1250g/ml，对大肠埃希菌的 *MIC* 为 0.0625g/ml[1]。

**2. 抗肿瘤**　地胆草种内酯和异去氧地胆草内酯在 1～100μmol/L 浓度内在体外对 SMMC-7721、HeLa 和 Caco-2 3 种肿瘤细胞增殖有抑制作用，且呈一定量效关系，二者抑制 SMMC-7721 细胞增殖的 $IC_{50}$ 值分别为 29.27、9.54μmol/L；抑制 HeLa 细胞增殖的 $IC_{50}$ 值分别为 22.19、25.39μmol/L；抑制 Caco-2 细胞增殖的 $IC_{50}$ 值分别为 35.99、25.76μmol/L[2]。

**3. 抗炎**　给大鼠灌服 4.85g/ml 的地胆草全草提取液 0.2、0.4g/kg，能抑制角叉菜胶所致的足跖肿胀；给小鼠灌服 4.85g/ml 的地胆草全草提取液 0.2、0.4g/kg 连续 3d，2 次/d，能抑制二甲苯所致的小鼠耳肿胀[1]。

**4. 保肝**　地胆草提取物 3、15、30mg/kg 灌胃乙醇所致肝损伤大鼠，1 次/d，连续 7d，能降低血浆生化指标 AST、ALT 和 TG，并减少肝脏的脂肪累积[3]。

**【药性】** 苦，寒。归肺、肝、肾经。

**【功能主治】** 清热解毒，利尿消肿。用于感冒高热，咽喉肿痛，肺热咳嗽，目赤，痢疾，痈疮肿痛。

**【临床应用】　临床常用**

(1) 湿热黄疸　本品有清热除湿，利尿消肿之功。治湿热黄疸，常与利湿退黄药茵陈蒿、栀子、大黄等同用。

(2) 感冒，咽喉肿痛　本品苦凉，主入肺经，既善清热解毒，又利咽消肿。治热毒壅盛之咽喉肿痛，可与解毒利咽之品配伍，即与升麻、马勃等同用，或与黄芩、桔梗、甘草等同用。

(3) 水肿　本品有利尿消肿之功，既可上宣肺气，发汗解表，使肌肤的水湿从毛窍外散，又可通调水道、下输膀胱以下助利尿之力。

**【用法用量】** 15～30g。

**【注意事项】** 孕妇慎用。

**【贮藏】** 置干燥处。

**【参考文献】** [1]何昌国，董玲婉，阮肖平，等.地胆草全草提取物抗菌抗炎作用的实验研究[J].中国中医药科技，2008，15(3)：191-192.

[2]梁侨丽，龚祝南，绪广林，等.地胆草倍半萜内酯化合物体外抗肿瘤作用的研究[J].天然产物研究与开发，2008，20(3)：436-439.

[3]Ho WY，Yeap SK，Ho CL，*et al*.Hepatoprotective Activity of Elephantopus scaber on Alcohol-Induced Liver Damage in Mice [J]. Evidence-Based Complementary and Alternative Medicine, 2012, 2012：417953.

（李梦婷　敖慧　彭成）

## 176 地耳草

Diercao

**【异名】** 田基黄(《生草药性备要》),水榴子、香草(《质问本草》),斑鸠窝、雀舌草(《植物名实图考》),蛇喳口(《草木便方》),合掌草、跌水草(《分类草药性》),七寸金、一条香(《福建民间草药》),金锁匙、红孩儿、寸金草、田边菊(《江西民间草药》),刘寄奴(《四川中药志》),痧子草、光明草,田基苋,荞壳草、小王不留行、细叶黄、观音莲(《湖南药物志》),雷公箭(《贵州植药调查》),降龙草(广州部队《常用中草药手册》),七层塔、土防风、枫草儿、小元宝草(《浙江民间常用草药》),黄花仔、禾霞气(《广东中草药》),耳挖草、小田基黄(《广西实用中草药新选》)。

**【来源】** 为藤黄科植物地耳草 *Hypericum japonicum* Thunb.的干燥全草。

**【产地】** 主要为野生品。主产于江苏、浙江、福建、湖南、江西等地。

**【采收加工】** 于每年春、夏二季植物开花时采收。收取部位为植物全草,除去杂质,洗净,润透,切丝,干燥后备用。

**【炮制】** 除去杂质,切段。

**【性状特征】** 本品长10～40cm。根须状,黄褐色。茎单一或基部有分枝,有4棱,表面黄绿色或黄棕色;质脆,易折断,断面中空。叶对生,无柄;叶片卵形或卵圆形,长0.4～1.6cm,全缘,具腺点,基出脉3～5条。聚伞花序顶生,花小,橙黄色或黄色,萼片、花瓣均为5片。无臭、味微苦。

**【化学成分】** 地耳草的主要成分是黄酮,还含有间苯三酚、氧杂蒽酮、挥发油等。地耳草的黄酮是其主要药理活性成分。

**【药理毒理】**

**1. 保肝** 地耳草注射液按5、8、15g/kg给四氯化碳致小鼠肝损伤正常小鼠模型分别腹腔注射,每天1次/d,共给药连续10d,可不同程度地抑制四氯化碳所致的小鼠血清谷丙转氨酶、肝甘油三酯和肝脂质过氧化丙二醛含量的升高,且对血清谷丙转氨酶的抑制作用呈剂量相关。地耳草注射液对四氯化碳引起的肝超微结构损伤及细胞色素P450和磷脂含量的降低也有明显抑制作。其中以15g/kg剂量的效果最为明显[1]。

**2. 抗病毒** 地耳草提取物每日给予28d后,可对实验动物产生强大的抗鸭乙肝病毒作用。按10g/kg给流感病毒 $H_3N_2$ 感染小鼠灌胃,0.2ml/次,连续4d,可降低动物死亡率[2]。地耳草水提取部位按68.4g/kg对小鼠灌胃3d,对HBeAg与HBsAg抑制率分别可达到70%与30%[3]。

**3. 抗菌** 地耳草水提物对大肠埃希菌、产碱杆菌、枯草杆菌、产气肠杆菌、肺炎克雷伯菌、弗氏志贺菌痢疾、沙门菌、伤寒杆菌、金黄色葡萄球菌、表皮葡萄球菌、化脓性链球菌、辣椒疮痂病菌等革兰阳性与阴性菌均能发挥抗菌作用,除产气肠杆菌外对其余菌株最小抑菌浓度为1mg/ml,水提物对铜绿假单胞菌无抗菌作用[4]。

**4. 抗肿瘤** 地耳草注射液对TSCCa细胞连续72h给药,$IC_{50}$ 为75mg/ml[5]。

**5. 增强免疫力** 给予正常大鼠地耳草提取物(1g/ml) 2ml/kg皮下注射,隔天1次,注射连续7次,后检测可发现,提取物能明显提高外周血中性粒细胞吞噬率及T淋巴细胞百分率,提高支气管肺泡灌洗液中T淋巴细胞百分率[6]。

**【药性】** 甘、微苦,凉。归肝、胆经。

**【功能主治】** 清热利湿,散瘀消肿。用于急、慢性肝炎,疮疖痈肿。

**【临床应用】**

**1. 临床常用**

(1) 湿热黄疸 本品入肝胆,功能清热利湿,用治湿热黄疸,具有良好疗效,可配合茵陈、金钱草等同用。

(2) 疮疡肿痛,毒蛇咬伤等症 本品有清热解毒作用,治疗疮疖肿毒或毒蛇咬伤,可用鲜草煎服,另用鲜草适量,洗净,捣烂外敷。

(3) 跌仆伤痛 本品活血消肿,用治跌仆损伤,除煎汤内服外,还可用鲜草适量,捣烂外敷。

**2. 临床新用** 地耳草可用于治疗肝内胆管结石[7]。

**【用法用量】** 9～15g。

**【成药例证】**

**1. 中华跌打丸(《国家中成药标准汇编·骨伤科分册》)** 药物组成:牛白藤、假蒟、地耳草、牛尾菜、鹅不食草、牛膝、乌药、红杜仲、鬼画符、山桔叶、羊耳菊、刘寄奴、过岗龙、山香、穿破石、两面针、鸡血藤、丢了棒、岗梅、木鳖子、丁茄根、大半边莲、独活、苍术、急性子、栀子、川乌(制)、丁香、香附、黑老虎根、桂枝、樟脑。

功能主治:消肿止痛,舒筋活络,止血生肌,活血祛瘀。用于挫伤筋骨,新旧瘀患,创伤出血,风湿瘀痛。

**2. 清肝败毒丸(《国家中成药标准汇编·内科肝胆分册》)**　药物组成:地耳草、黄花倒水莲、虎杖、白花蛇舌草、蒲公英、垂盆草、半边莲、重楼、徐长卿、姜黄、丹参、白首乌、盘龙参、甘草。

功能主治:清热利湿解毒。用于急、慢性肝炎属肝胆湿热证者。

**3. 田基黄注射液(《国家中成药标准汇编·内科肝胆分册》)**　药物组成:地耳草。

功能主治:清热利湿,散瘀消肿。用于病毒性肝炎属肝胆湿证者。

**4. 田基黄糖浆(《国家中成药标准汇编·内科肝胆分册》)**　药物组成:地耳草。

功能主治:清热利湿,散瘀消肿。用于病毒性肝炎属肝胆湿热证。

**【贮藏】**　置干燥处,防潮。

**【参考文献】**　[1]黎七雄,王玉山,彭仁秀,等.田基黄注射液对四氯化碳引起小鼠肝损伤的保护作用[J].华西药学杂志,1992,7(3):145-149.

[2]刘妮,胡溪柳,孟以蓉,等.田基黄体内抗甲3型流感病毒作用研究[J].中药材,2008,31(7):1022-1024.

[3]潘小姣,杨柯,曾金强,等.田基黄不同提取物含药血清体外抗乙肝和抗肝癌作用的实验研究[J].时珍国医国药,2009,20(5):1076-1078.

[4]Samaga P V, Rai V R. Evaluation of pharmacological properties and phenolic profile ofHypericum japonicum Thunb. from Western Ghats of India[J]. J. Pharm. Res., 2013, 30(7): 626-632.

[5]金辉喜,李金荣.田基黄对人舌癌细胞株 TSCCa 细胞毒作用的研究[J].临床口腔医学杂志,1997,13(1):19-20.

[6]周小玲,柯美珍,宋志军.田基黄对大鼠呼吸道及全身免疫功能的影响[J].广西医科大学学报,2001,18(2):211-212.

[7]郑曙峰,张文广,王晶,等.综合疗法治疗肝内胆管结石110例疗效观察[J].新中医,2006,38(5):36-37.

(杜旌畅　李燕　彭成　敖慧)

## 177　地枫皮

Difengpi

**【异名】**　地风皮、追地风、钻地风、南宁地枫皮、枫榔、矮山香、地风。

**【来源】**　为木兰科植物地枫皮 *Illicium difengpi* K.I.B.et K.I.M.的干燥树皮。

**【产地】**　主要为野生品。主产于广西和云南东南部。

**【采收加工】**　药材于春、秋二季采。选10年以上老株,在树的一侧锯树皮的上下两端,用刀直划,将树皮剥下,其余树皮保留不剥,将树皮置通风处阴干。

**【炮制】**　除去杂质,洗净,打碎,晒干。

**【性状特征】**　呈卷筒状或槽状,长5～15cm,直径1～4cm,厚0.2～0.3cm。外表面灰棕色至深棕色,有的可见灰白色地衣斑,粗皮易剥离或脱落,脱落处棕红色。内表面棕色或棕红色,具明显的细纵皱纹。质松脆,易折断,断面颗粒状。气微香,味微涩。

**【化学成分】**　地枫皮的主要成分是含挥发油,还含有三铁酸、苯丙素、地枫皮素、β铁谷甾醇等。地枫皮的挥发油是其主要药理活性成分。

**【药理毒理】**

**1. 抗炎**　地枫皮按生药12g/kg对巴豆油致耳廓肿胀小鼠灌胃,连续2d,对小鼠巴豆油致耳廓肿胀抑制率为35.4%[1]。

**2. 安全性评价**　浓缩地枫皮灌胃小鼠,$LD_{50}$为75.71±7.08g/kg[1]。

**【药性】**　微辛、涩,温;有小毒。归膀胱、肾经。

**【功能主治】**　祛风除湿,行气止痛。用于风湿痹痛,劳伤腰痛。

**【临床应用】　临床常用**

风湿痹痛　本品入膀胱经,具有除湿行气之功效,煎汤内服可对因风寒湿热所致关节肿痛有良好疗效。

**【用法用量】**　6～9g。

**【成药例证】**

**1. 风寒双离拐胶囊(《国家中成药标准汇编·脑系经络肢体分册》)**　药物组成:地枫皮、红花、千年健、制川乌(制)、制草乌(制)、马钱子(制)、没药

(制)、乳香(制)、防风、木耳。

功能主治:祛风散寒。用于风寒腰腿疼痛,四肢麻木、筋骨拘挛。

**2. 舒筋活络丸(《卫生部药品标准中药成方制剂·第一册》)** 药物组成:五加皮、威灵仙、羌活、豨莶草、胆南星、川芎、独活、桂枝、木瓜、当归、牛膝、地枫皮。

功能主治:驱风祛湿,舒筋活络。用于一般骨节风痛,腰膝酸痛。

**3. 风湿关节炎丸(《卫生部药品标准中药成方制剂·第三册》)** 药物组成:马钱子(调制粉)、麻黄、当归、苍术、续断、桃仁、红花、乳香(制)、没药(制)、千年健、地枫皮、羌活、地龙、桂枝、穿山甲(制)、木瓜、牛膝。

功能主治:祛风燥湿,活血止痛。用于风湿痹痛,腰腿疼痛,风湿关节炎等症。

**4. 万年春酒(《卫生部药品标准中药成方制剂·第四册》)** 药物组成:红参、枸杞子、地枫皮、玉竹、锁阳、川牛膝、淫羊藿、丹参、红花、狗脊(制)、白术(麸炒)。

功能主治:补气健脾,益精滋肾,祛风活血,强壮筋骨。用于气虚脾弱,腰膝酸软,风湿关节痛等。

**5. 窑腿痛丸(《卫生部药品标准中药成方制剂·第十六册》)** 药物组成:人参、鹿茸、豹骨(制)、马钱子(制)、麻黄、牛膝、羌活、木瓜、桂枝、乳香(炒)、甘草、千年健、地枫皮、杜仲(炭)、防风、独活、没药(炒)。

功能主治:强筋壮骨,舒筋活血。用于腰腿酸软,肢体麻木,风寒湿痹。

**【贮藏】** 置干燥处,防潮。

**【参考文献】** [1]刘元,韦焕英,姚树汉,等.地枫皮类药理作用研究[J].湖南中医药导报,1997,3(2):71-74.

(杜旌畅　李燕　彭成　敖慧)

## 178　地肤子

Difuzi

**【异名】** 地葵(《神农本草经》),地麦(《名医别录》),益明(《药性论》),落帚子(《日华子本草》),竹帚子(《滇南本草》),千头子(《万病回春》),帚菜子(《新疆药材》),铁扫把子(《四川中药志》)。

**【来源】** 为藜科植物地肤 *Kochia scoparia* (L.) Schrad.的干燥成熟果实。

**【产地】** 主要为栽培品。主产于黑龙江、吉林、辽宁、河北、山东、山西、河南等地。此外,辽宁、青海、陕西、甘肃、四川、江苏、安徽等地亦产。

**【采收加工】** 秋季果实成熟时割取全草,晒干,打下果实,除净枝、叶等杂质。

**【炮制】** 净制。

**【性状特征】** 胞果扁圆形或五角星形。直径2～3mm。外面宿存花萼膜质,灰褐色或带红晕,有翅五枚,排列成五角星状。翅易脱落。背面中央有果柄痕。并可见十数条放射状棱线。剥离花萼内有种子一枚。褐棕色,形似芝麻而小,长约1mm。内种仁显油性。胚绿黄色,形如马蹄。胚乳白色。气无,味先微咸而后苦酸,并有麻喉感。

**【化学成分】** 地肤子的主要成分是三萜皂苷,还含有脂肪酸、生物碱、微量元素、维生素等。地肤子的三萜皂苷是其主要药理活性成分。《中华人民共和国药典》2015年版规定,本品药材按干燥品计算,含地肤子皂苷Ic($C_{41}H_{64}O_{13}$)不得少于1.8%。

**【药理毒理】**

**1. 抗菌** 地肤子挥发油可有效抑制金黄色葡萄球菌、表皮葡萄球菌、链球菌、痢疾杆菌、毛癣菌的生长,其 $MIC_{90}$ 均在1000mg/ml以下,$MIC_{50}$ 在250mg/ml以下[1]。

**2. 抗真菌** 地肤子正丁醇部位中3-*O*-[β-D-吡喃葡萄糖(1→2)βD吡喃木糖(1→3)βD吡喃葡萄糖醛酸]齐墩果酸对白色念珠菌有较好的抗菌活性,在50、100、200、400μg剂量下抑菌圈直径达分别为8、9、11与16mm[2]。

**3. 抗肿瘤** 地肤子甲醇部位通过提高Caspase-3、8、9的含量发挥诱导细胞凋亡的作用,对MDA-MB-231细胞的 $IC_{50}$ 为36.2μg/ml,在25μg/ml时可使44.7%的MDA-MB-231细胞停留在$G_1$早期,具有抑制细胞分裂作用[3]。

**4. 抗炎、抗过敏** 按生药量1g/ml,3、5ml/kg分别对巴豆油致耳廓肿胀小鼠灌胃,均可有效对抗巴豆油所导致的耳廓肿胀现象[4]。地肤子醇提物200和500mg/kg,总皂苷50、100、200mg/kg灌胃2次明显抑制SRBC诱导的小鼠迟发型足跖肿胀;地肤子醇提物100、200和500mg/kg，总皂苷200mg/kg灌胃2次，明显抑制氯化钴无水乙醇液致小鼠耳廓接触性皮炎早期相反应(2h)，地肤子醇提物500mg/kg，总皂苷200mg/kg灌胃2次明显抑制小鼠耳廓接触性皮炎后期相反应(24h)。200、500和1000μg/ml地肤子醇提物浓度依赖性抑制大鼠腹腔肥大细胞释放组胺，地肤子醇提物50～200μg/ml醇提浓度依赖性抑制5-HT所致豚鼠回肠收缩[5]。

**5. 降血糖**　地肤子正丁醇部分50mg/kg灌胃能抑制正常小鼠胃排空，25、50mg/kg明显抑制灌胃葡萄糖、静脉注射四氧嘧啶所致高血糖小鼠和皮下注射胰岛素所致低血糖小鼠的胃排空；125～500μg/ml抑制大鼠小肠黏膜蔗糖酶、麦芽糖酶和乳糖酶的活性，100～800μg/ml浓度依赖性减少大鼠小肠对葡萄糖的吸收[6]。

**【药性】**　辛，苦，寒。归肾、膀胱经。

**【功能主治】**　清热利湿，祛风止痒。用于小便涩痛，阴痒带下，风疹，湿疹，皮肤瘙痒。

**【临床应用】　临床常用**

(1) 热淋涩痛　本品苦寒，能通利小便，清下焦膀胱湿热。用于膀胱湿热，小便淋漓涩痛，古方有单用煎服，也与知母、黄芩、瞿麦、通草等配伍应用，方如《备急千金要方》地肤子汤。

(2) 湿疹，瘙痒　本品能祛除皮肤中湿热与风邪而止痒，用于湿疹湿疮、风疹瘙痒，常与白鲜皮、蝉蜕、薄荷、荆芥等清热燥湿、祛风止痒药配伍，也可用于男女阴部瘙痒，与蛇床子、苦参、白矾、川椒等燥湿杀虫药配伍煎汤熏洗患部。若治久疹时发，如《肘后备急方》单味为末，酒送服。

**【用法用量】**　9～15g。外用适量，煎汤熏洗。

**【成药例证】**

**1. 复方黄松湿巾(《国家中成药标准汇编·外科妇科分册》)**　药物组成：地肤子、千里光、黄柏、岗松油、大叶桉油、满山香油、蛇床子油。

功能主治：清热解毒，祛风燥湿，杀虫止痒。用于湿热下注所致的外阴炎、外阴瘙痒、外阴湿疹，症见外阴肿胀、充血、瘙痒等；亦可配合“复方黄松洗液”用于霉菌性、滴虫性、非特异性阴道炎。

**2. 肤痒颗粒(《卫生部药品标准中药成方制剂·第六册》)**　药物组成：苍耳子(炒、去刺)、川芎、红花、白英、地肤子。

功能主治：祛风活血，除湿止痒。用于皮肤瘙痒症，湿疹，荨麻疹等瘙痒性皮肤病。

**3. 鱼鳞病片(《卫生部药品标准中药成方制剂·第十八册》)**　药物组成：白鲜皮、威灵仙、地黄、苍术、防风、蝉蜕、火麻仁、红花、桂枝、当归、川芎、甘草、苦参、麻黄、地肤子。

功能主治：养血，祛风，通络。用于鱼鳞病。

**4. 癣灵药水(《卫生部药品标准中药成方制剂·第十九册》)**　药物组成：土槿皮、黄柏、白鲜皮、徐长卿、苦参、石榴皮、洋金花、南天仙子、地肤子、樟脑。

功能主治：清热除湿，杀虫止痒，有较强的抗真菌作用。用于脚癣、手癣、体癣、股癣等皮肤癣症。

**5. 洁尔阴泡腾片(《新药转正标准38》)**　药物组成：蛇床子、艾叶、独活、石菖蒲、苍术、薄荷、黄柏、黄芩、苦参、地肤子、茵陈、土荆皮、栀子。

功能主治：清热燥湿，杀虫止痒。用于妇女湿热带下，症见阴部瘙痒红肿，带下量多、色黄或如豆渣状，口苦口干，尿黄便结；霉菌性、滴虫性及非特异性阴道炎见上述证候者。

**【贮藏】**　置干燥处，防潮。

**【参考文献】**
[1]林秀仙，李菁.超临界萃取地肤子油的抑菌作用研究[J].中药材，2004，27(8)：603-604.

[2]徐云辉，黄浩，郭兆霞，等.地肤子抗真菌化学成分研究[J].中成药，2012，34(9)：1726-1729.

[3]Han H Y，Kim H，Son Y H，*et al*.Anti-cancer Effects of Kochia Scoparia Fruit in Human Breast Cancer Cells [J]. Pharmacogn Mag，2014，10(S3)：661-667.

[4]王玉洁，隋长惠.地肤子与藜的药效及毒性比较[J].现代应用药学，1995，12(4)：10-12.

[5]戴岳，夏玉凤，陈海标，等.地肤子70%醇提物抑制速发型及迟发型变态反应[J].中国现代应用药学，2001，18(1)：8-10.

[6]戴岳，夏玉凤，林巳茏.地肤子正丁醇部分降糖机制的研究[J].中药药理与临床，2003，19(5)：21-24.

(杜旌畅　李燕　彭成　敖慧)

## 179　地骨皮

Digupi

**【异名】**　杞根、地骨、地辅、地节(《神农本草经》)，枸杞根，苟起根(《本草经集注》)，枸杞根皮(《药性论》)，山杞子根、甜齿牙根、红耳堕根(《河南中药手册》)，山枸杞根、狗奶子根皮(《山东中药》)，红榴根皮(《中药材手册》)，狗地芽皮(《四川中药志》)。

【来源】 为茄科植物枸杞 *Lycium chinense* Mill.或宁夏枸杞 *Lycium barbarum* L.的干燥根皮。

【产地】 主要为栽培品。其道地产区为宁夏回族自治区的中宁、银川。主产于宁夏、内蒙古、甘肃、青海、新疆、陕西、河北等省及自治区，我国中部和南部一些地区也有引种栽培。

【采收加工】 春初或秋后采挖，洗净泥土，剥下根皮，晒干。

【炮制】 拣去杂质及木心，略洗，晒干，切段。

【性状特征】 干燥根皮为短小的筒状或槽状卷片，大小不一，一般长3～10cm，宽0.6～1.5cm，厚约3mm。外表面灰黄色或棕黄色，粗糙，有错杂的纵裂纹，易剥落。内表面黄白色，较平坦，有细纵纹。质轻脆，易折断，断面不平坦，外层棕黄色，内层灰白色。气微臭，味微甘。以块大、肉厚、无木心与杂质者为佳。

【化学成分】 地骨皮主要含生物碱、有机酸及其酯类、肽类、蒽醌类、木脂素类、甾醇类、黄酮类等。地骨皮的生物碱、有机酸为其主要药理活性成分。

【药理毒理】

**1. 降血糖** 地骨皮水煎液按100、200mg/kg对四氧嘧啶所致糖尿病小鼠进行灌胃给药，连续28d，各剂量均可降低小鼠血糖[1]。

**2. 降血压、降血脂** 地骨皮总黄酮按100、200、400mg/kg的剂量给链脲佐菌素和高糖高脂饲料致2型糖尿病模型大鼠灌胃给药，连续2周，各剂量均可使大鼠血糖、胰岛素、血清低密度脂蛋白胆固醇、总胆固醇和甘油三酯明显降低[2]。

**3. 抗菌、抗病毒** 75%乙醇回流提取地骨皮提取物对金黄色葡萄球菌、表皮葡萄球菌、白色念珠菌、大肠埃希菌、肺炎克雷伯菌、甲型副伤寒杆菌、伤寒沙门菌、福氏志贺杆菌、痢疾志贺杆菌，*MIC* 为0.25mg/ml；甲型溶血性链球菌、肺炎双球菌、铜绿假单胞菌 *MIC* 为0.125mg/ml[3]。

**4. 镇痛、解热** 地骨皮乙醇提取液按2.0、4.0、8.0g/kg的剂量给扭体法、热板法致痛小鼠灌胃给药，8g/kg的剂量给髓刺激致痛家兔灌胃给药，可明显抑制小鼠扭体反应次数，明显提高小鼠、家兔的痛阈值[4]。

【药性】 甘，寒。归肺、肝、肾经。

【功能主治】 凉血除蒸，清肺降火。用于阴虚潮热，骨蒸盗汗，肺热咳嗽，咯血，衄血，内热消渴。

【临床应用】 临床常用

(1) 阴虚发热，盗汗骨蒸　本品甘寒清润，能清肝肾之虚热，除有汗之骨蒸，为退虚热，疗骨蒸之佳品。用于阴虚发热，骨蒸潮热，盗汗形瘦，五心烦热，颧红面赤，脉象细数，可单用本品，如《中国药物大全》地骨皮露；又常与鳖甲、知母、银柴胡等配伍，如《圣济总录》地骨皮汤、《奇效良方》地骨皮饮及《小儿药证直诀》地骨皮散。

(2) 肺热咳嗽　本品甘寒，善清泻肺热，除肺中伏火，则清肃之令自行。用于肺火郁结、气逆不降、咳嗽气喘、皮肤蒸热等症；常与桑白皮、甘草等同用，如《小儿药证直诀》泻白散；亦可与白前、石膏、杏仁等配伍，如《圣济总录》地骨皮散。

(3) 血热出血　本品甘寒入血分，又有清热凉血之功。用于血热妄行而致吐血、衄血、尿血等症，《经验广集》单用本品加酒煎服，或取鲜品加水捣汁，再入酒少许，空腹温服，亦可与栀子、白茅根、侧柏叶等凉血止血药同用。

(4) 内热消渴　本品于清热除蒸泻火之中，兼有生津止渴的作用。用于肺胃蕴热、唇干口燥、烦渴引饮，可与石膏、小麦配伍，如《医心方》枸杞汤；亦可与天花粉、芦根、麦冬等同用，如《圣济总录》地骨皮饮。

【用法用量】 9～15g。

【成药例证】

**1. 龙掌口含液(《国家中成药标准汇编·口腔肿瘤儿科分册》)** 药物组成：飞龙掌血根皮、飞龙掌血叶、地骨皮、升麻。

功能主治：散瘀止血，除湿解毒，消肿止痛。用于口臭，复发性口疮口腔溃疡，牙龈炎，牙周炎。

**2. 复方地茯口服液(《国家中成药标准汇编·内科心系分册》)** 药物组成：人参、天冬、麦冬、地黄、茯苓、五味子、地骨皮、蜂王浆。

功能主治：补气养心，滋阴生津，益脑安神。适用于气血虚弱，倦怠乏力，病后津伤口渴，可作为冠心病，更年期综合征辅助治疗药。

**3. 枸杞消渴胶囊（《国家中成药标准汇编·内科气血津液分册》）** 药物组成：鲜沙棘、鲜枸杞子、地骨皮、山楂、山药、麦芽、黄芪。

功能主治：益气养阴，生津止渴。用于气阴两虚所致消渴，2型糖尿病见上述证候者。

**4. 十味降糖颗粒（《国家中成药标准汇编·内科气血津液分册》）** 药物组成：人参、黄芪、地骨皮、葛根、知母、山药、天花粉、五味子、鸡内金、格列本脲。

功能主治：益气养阴，生津止渴。用于非胰岛素依赖型糖尿病中气阴两虚证者，表现为倦怠乏力，自汗盗汗，气短懒言，口渴喜饮，五心烦热，心悸失眠，溲赤便秘，舌红少津，舌体胖大，苔薄或花剥，脉弦细或细数。

**5. 地骨降糖胶囊（《国家中成药标准汇编·内科气血津液分册》）** 药物组成：郁金、地骨皮、紫苏子、龟甲（制）、地龙、水蛭、冬虫夏草。

功能主治：滋阴润燥，化瘀通络。用于阴虚血瘀所引起的消渴，2型糖尿病见上述证候者。

**【贮藏】** 置干燥处，防潮。

**【参考文献】**
[1]高大威，刘志伟，刘智华，等.地骨皮降血糖效果研究及成分分析[J].燕山大学学报，2007，31(3)：269-272.

[2]李春英，姜海霞，张晶，等.地骨皮中有效成分的提取及其降血糖调血脂作用研究[J].中国林副特产，2014，28(4)：27-29.

[3]杨风琴，陈少平，马学琴.地骨皮的醇提取物及其体外抑菌活性研究[J].宁夏医学杂志，2007，29(9)：787-789.

[4]卫琮玲，闫杏莲，柏李.地骨皮的镇痛作用[J].中草药，2000，31(9)：688-689.

（杜旌畅　李燕　彭成　敖慧）

## 180　地黄

Dihuang

**【异名】** 苄（《尔雅》），生地、地髓（《神农本草经》），芑（《名医别录》），原生地（《本草正义》），牛奶子（《本草衍义》），干生地（《中药志》），婆婆奶（《救荒本草》），狗奶子（《植物名实图考》）。

**【来源】** 为玄参科植物地黄 *Rehmannia glutinosa* Libosch.的新鲜或干燥块根。

**【产地】** 主要为栽培品。其道地产区为河南古怀庆府地区，即现在的修武、武陟、温县、孟县、博爱等县区；山东省、山西省、陕西省等亦有栽种。建于河南省武陟县西陶镇，大封镇董宋村、寨上村，温县招贤乡，孟州化工镇，温县赵堡镇东坪滩村、南平皋村、黄河滩，温县温泉镇滩陆庄村、张庄村、黄河滩，温县南张羌朱家庄；荥阳市汜水镇口子村、南屯村；东阿县牛角店镇朱圈村、周门前村、董圈村，陈集乡胡庄村，姜楼镇徐楼村，大桥镇康韩村、小生村等地的地黄GAP种植基地已通过原国家食品药品监督管理总局验收。

**【采收加工】** 秋季10月份，地上叶片逐渐枯黄，选晴天挖出根茎，抖净泥土，除掉须根，再根据不同炮制方法进行加工。

**【炮制】** **鲜地黄** 洗净后，沙埋贮存待用。

**生地黄** 洗净捞出焖润，切片生晒，火烘均可，边烘晒边发汗，至根块无硬心，质地柔软为止。

**【性状特征】** **鲜地黄** 呈纺锤形或条状，长8～24cm，直径2～9cm。外皮薄，表面浅红黄色，具弯曲的纵皱纹、芽痕、横长皮孔及不规则疤痕。肉质，易断，断面皮部淡黄白色，可见橘红色油点，木部黄白色，导管呈放射状排列。气微，味微甜、微苦。

**生地黄** 多呈不规则的团块状或长圆形，中间膨大，两端稍细，有的细小，长条状，稍扁而扭曲，长6～12cm，直径3～6cm。表面棕黑色或棕灰色，极皱缩，具不规则的横曲纹。体重，质较软而韧，不易折断，断面棕黑色或乌黑色，有光泽，具黏性。无臭，味微甜。

**【化学成分】** 地黄的主要成分是单萜、多糖，还含有苯乙醇及其苷、三萜、黄酮、酚酸、木脂素、香豆素等。地黄的单萜、多糖是其主要药理活性成分。《中华人民共和国药典》2015年版规定，地黄药材及其饮片按干燥品计算，梓醇（$C_{15}H_{22}O_{10}$）不得少于0.2%；毛蕊花糖苷（$C_{29}H_{36}O_{15}$）不得低于0.02%。

**【药理毒理】**

**1. 保护血管内皮** 梓醇按0.1、1、10μg/mL的剂量给过氧化氢致人脐静脉内皮细胞凋亡模型给药，可增加内皮Bcl-2、p-Akt和p-Bad的表达，抑制Bax的表达，激活PI3K/Akt-B阿尔茨海默病信号转导通路，减轻内皮LDH、MDA的释放，增加SOD的浓度，增加ROS，明显改善内皮功能及心肌功能[1]。

**2. 抗脑缺血** 梓醇按1、5、10mg/kg的剂量给开颅电凝法致局灶性脑缺血模型大鼠腹腔注射，术后6h注射5mg/kg进行干预，每日1次，连续7d，中、高剂量可明显恢复大鼠的姿势反射及肌力，明显上调GAP-43蛋白表达，促进轴突再生，加速其神经功能恢复[2]。

**3. 降血糖、降血脂**　地黄粗多糖按300mg/kg给腹腔注射四氧嘧啶致糖尿病小鼠动物模型灌胃给药，每日1次，连续4周，可显著增加体重，可降低小鼠的血糖、甘油三酯、低密度脂蛋白和胆固醇[3]。梓醇按0.1mg/kg给链脲佐菌素致糖尿病大鼠外周静脉注射，可增强大鼠比目鱼肌对葡萄糖的摄取，促进肝糖原合成，增加葡萄糖的利用，降低血糖[4]。

**4. 抗炎**　地黄多糖提取物按200μg/ml给小鼠骨髓来源的树突状细胞给药，可上调小鼠树突状细胞$CD_{40}$、$CD_{80}$、$CD_{83}$、$CD_{86}$和MHCⅡ分子的表达，促进树突状细胞的成熟，增强宿主免疫[5]；地黄多糖按100μg/ml给原代培养4～6周ICR小鼠骨髓组织给药，可显著刺激其淋巴细胞增殖和T细胞的生长速度，上调T淋巴细胞中IL-2和IFN-γ的生成，增强免疫[6]。

**5. 抗肿瘤**　低分子量地黄多糖按20、40mg/kg给Lewis肺癌小鼠灌胃给药，连续8d，可明显增加癌组织内p53基因的表达[7]。

**6. 抗骨质疏松**　梓醇按$1\times10^{-7}$～$1\times10^{-9}$mol/L给骨细胞株MC3T3-E1细胞给药，培养24、48h，均可促进成骨细胞株MC3T3-E1细胞增殖；梓醇按$1\times10^{-5}$～$1\times10^{-6}$mol/L给骨细胞株MC3T3-E1细胞给药，培养48、72h，可提高成骨细胞株MC3T3-E1细胞内碱性磷酸酶的活性；梓醇按$1\times10^{-5}$～$1\times10^{-6}$mol/L给骨细胞株MC3T3-E1细胞给药，培养8、12d，可明显促进成骨细胞MC3T3-E1骨钙素合成和分泌；梓醇按$1\times10^{-5}$～$1\times10^{-6}$mol/L给骨细胞株MC3T3-E1细胞给药，培养19d，可增加成骨细胞株MC3T3-E1细胞的矿化结节数目[8]。

**【药性】**　**鲜地黄**　甘、苦，寒。归心、肝、肾经。

**生地黄**　甘，寒。归心、肝、肾经。

**【功能主治】**　**鲜地黄**　清热生津，凉血，止血。用于热病伤阴，舌绛烦渴，发斑发疹，吐血，衄血，咽喉肿痛。

**生地黄**　清热凉血，养阴，生津。用于热病舌绛烦渴，阴虚内热，骨蒸劳热，内热消渴，吐血，衄血，发斑发疹。

**【临床应用】**

**1. 临床常用**

（1）热入营血，斑疹吐衄　本品甘寒质润，苦寒清热，入营分、血分，为清营、凉血、止血之要药。用于温热病热入营血、壮热烦渴、神昏舌绛，常与水牛角、玄参等同用，如《温病条辨》清营汤；若血热妄行、吐血衄血、斑疹紫黑，常与水牛角、赤芍、丹皮配伍，如《备急千金要方》犀角地黄汤；若血热吐衄便血、崩漏下血、血色鲜红，亦可与生荷叶、生艾叶、生柏叶配用，如《妇人良方》四生丸；若血分热盛、吐血脉数，又可与牡丹皮、焦山栀、三七等配伍，如《医学心悟》生地黄汤。

（2）阴虚内热，潮热盗汗　本品甘寒质润，入肾经，又能滋阴降火。用于温病后期，余热未尽，邪伏阴分，夜热早凉，舌红脉数者，常与鳖甲、青蒿、知母等同用，如《温病条辨》青蒿鳖甲汤；若阴虚火旺，可与丹皮、知母、地骨皮等配伍，如《古今医统》地黄膏；若肺阴亏损，虚劳干咳，咽燥咯血，常与人参、茯苓、白蜜同用，如《洪氏集验方》琼玉膏。

（3）津伤口渴，内热消渴　本品甘寒质润，又具清热养阴、生津止渴之效。用于热病伤阴、口干咽燥、烦渴多饮，常与玉竹、麦冬、沙参同用，如《温病条辨》益胃汤；用于肺热津伤、烦渴多饮，多于天花粉、黄连、藕汁等配用，如《丹溪心法》消渴方；若暑热伤阴，肾水不能上济，而口渴引饮，可与山约、黄芪、山茱萸等配用，如《医学衷中参西录》滋膵饮；若温病伤津，大便燥结、咽干口渴，常与玄参、麦冬同用，如《温病条辨》增液汤。

**2. 临床新用**　地黄可用于治疗阿尔茨海默病[9]、2型糖尿病[10]。

**【用法用量】**　**鲜地黄**　12～30g。

**生地黄**　10～15g。

**【成药例证】**

**1. 润肺止咳胶囊［《国家中成药标准汇编·内科肺系（二）分册》］**　药物组成：百部（蜜炙）、生地黄、麦冬、芦根、黄芩、苦杏仁、枇杷叶（蜜炙）、桔梗、浙贝母、甘草。

功能主治：养阴清热，润肺止咳。用于肺热燥咳，或热病伤阴所致咳嗽。

**2. 润燥止痒胶囊(《国家中成药标准汇编·眼科耳鼻喉科皮肤科分册》)**　药物组成：何首乌、制何首乌、生地黄、桑叶、苦参、红活麻。

功能主治：养血滋阴，祛风止痒，润肠通便。用于血虚风燥所致的皮肤瘙痒；热毒蕴肤所致的痤疮肿痛，热结便秘。

**3. 三九胃泰颗粒[《卫生部药品标准中药成方制剂·第二十一册(中药保护)》]**　药物组成：三叉苦、九里香、两面针、木香、黄芩、茯苓、生地黄、白芍。

功能主治：消炎止痛，行气健胃。用于浅表性胃炎，糜烂性胃炎。

**4. 银屑灵(《卫生部药品标准中药成方制剂·第二册》)**　药物组成：苦参、甘草、白鲜皮、防风、土茯苓、蝉蜕、黄柏、生地黄、金银花、赤芍、连翘、当归。

功能主治：祛风燥湿，清热解毒，活血化瘀。用于银屑病。

**5. 龟苓膏(《卫生部药品标准中药成方制剂·第十四册》)**　药物组成：龟(去内脏)、生地黄、土茯苓、绵茵陈、金银花、甘草、火麻仁。

功能主治：滋阴润燥，降火除烦，清利湿热，凉血解毒。用于虚火烦躁，口舌生疮，津亏便秘，热淋白浊，赤白带下，皮肤瘙痒，疖肿疮疡。

**【贮藏】**　鲜地黄埋在砂土中，防冻；生地黄置通风干燥处，防霉、防蛀。

**【参考文献】**　[1]L H, Y S, J H.Catalpol Inhibits Apoptosis in Hydrogen Peroxide-induced Endothelium by Activating the PI3K/Akt Signaling Pathway and Modulating Expression of Bcl-2 and Bax[J].Eur J Pharmacol, 2010, 628(1/3):155-163.

[2]祝慧凤，万东，罗勇，等.梓醇上调GAP-43表达伴随局灶脑缺血大鼠神经功能恢复[J].中国药理学通报，2007，23(9)：1231-1236.

[3]赵平鸽，刘晓.地黄多糖的提取纯化及其对糖尿病小鼠血糖的影响研究[J].海峡药学，2010，22(9)：29-32.

[4]Wj H, Hs N, Mh L, *et al*. Antihyperglycemic Effect of Catalpol in Streptozotocin-induced Diabetic Rats.[J].J Nat Prod, 2010,73(6): 1170-1172.

[5]Zhang Z, Meng Y, Guo Y, *et al*. Rehmannia Glutinosa Polysaccharide Induces Maturation of Murine Bone Marrow Derived Dendritic Cells (BMDCs) [J].Int J Biol Macromol, 2013, 61(54):136-143.

[6]Huang Y, Jiang C, Hu Y.Immunoenhancement Effect of Rehmannia Glutinosa Polysaccharide on Lymphocyte Proliferation and Dendritic Cell[J].Carbohydr Polym, 2013, 96(2): 516-521.

[7]魏小龙，茹祥斌.低分子量地黄多糖对p53基因表达的影响[J].中国药理学报，1997，18(5)：471-474.

[8]武密山，赵素芝，李恩，等.地黄活性成分梓醇对小鼠成骨细胞MC3T3-E1增殖、分化和矿化的影响[J].中国药理学通报，2010，26(4)：509-513.

[9]顾超，袁灿兴，沈婷，等.地黄益智方联合盐酸多奈哌齐片治疗阿尔茨海默病患者50例临床观察[J].中医杂志，2014，55(6)：482-485.

[10]潘启学.玄石地黄汤治疗2型糖尿病50例[J].时珍国医国药，2002，13(8)：481-482.

(杜旌畅　李燕　彭成　敖慧)

## 181　地椒

Dijiao

**【异名】**　地花椒(《海上名方》)，百里香(《植物学大辞典》)，山椒(《中国药植图鉴》)，山胡椒(《辽宁经济植物志》)。

**【来源】**　为唇形科植物百里香 *Thymus mongolicus* (Ronn.) Ronn.或兴凯百里香 *Thymus przewalskii* (Kom.) Nakai 的干燥地上部分。

**【产地】**　主要为野生品，亦有栽培品，其道地产区为内蒙古大兴安岭。主产于甘肃、山东、辽宁、河北、河南、山西；朝鲜、日本也有。

**【采收加工】**　夏、秋二季花盛开时采收，6～7月采收，阴干。

**【炮制】**　除去杂质，喷淋清水，稍润，切断，晾干，生用。

**【性状特征】**　茎呈方柱形，略弯曲，多分枝，长5～15cm，直径约为0.1cm；表面紫红色或灰色，节明显，下部节上有细根。叶对生，近无柄；叶片展平后呈椭圆状披针形或长卵形，长0.4～1.2cm，宽0.1～0.3cm，全缘，微反卷；上表面绿色，下表面灰绿色，两面密布油点。小花顶生，密集成圆头状；花冠暗紫红色或棕色，气芳香，味辛。以花叶多、色绿、香气浓者为佳。

**【化学成分】**　地椒的主要成分是挥发油，还含有黄酮等。地椒的挥发油是其主要药理活性成分。

**【药理毒理】**　**抗肿瘤**　20、40g生药/(kg·d)

野生地椒挥发油及乙醇提取物对荷 $S_{180}$ 瘤小鼠模型灌胃给药，均能抑制小鼠体内移植性肿瘤的生长，乙醇提取物的抗肿瘤作用更明显，并且表现为药物浓度依赖性[1]。地椒乙酸乙酯萃取物 10mg/ml 作用体外培养的人白血病细胞株 K562 24h 和 48h，均有抑制作用，且呈药物浓度依赖性，并可诱导肿瘤细胞凋亡[2]。

**【药性】** 辛，温；有小毒。归肺、胃经。

**【功能主治】** 祛风止咳，健脾行气，利湿通淋。用于感冒头痛，咳嗽，百日咳，脘腹疼痛；消化不良，呕吐腹泻，牙痛，小便涩痛，湿疹瘙痒，疮痈肿痛。

**【临床应用】** 临床常用

(1) 风寒感冒　本品辛以祛风，温以散寒，治疗风寒感冒，民间单用有效，亦可与其他辛温解表药同用(《中国植物图鉴》)。近年来，本品更常用于治小儿百日咳或支气管炎，如以地椒草浸膏作为镇咳剂，治疗百日咳及其他小儿咳嗽亦有效。

(2) 胃脘痛　本品温中散寒，并有较好的止痛之功，又宜用于寒凝气滞之胃脘疼痛。另可用于牙痛、外伤疼痛等症，如《海上名方》以地椒、芎劳各等份，为末，外搽，治疗牙痛。本品还可治疗慢性湿疹及皮肤瘙痒，多煎汤外洗，常与蒲公英等同用。

**【用法用量】** 9～15g。

**【注意事项】** 本品毒性较小，正常剂量无不良反应，内服煎剂用量 10～12g，超过 60g 可发生中毒。

**【贮藏】** 置阴凉干燥处。

**【参考文献】** [1]孙震晓，孙晋华，程霜，等.中药地椒提取物的抗肿瘤作用及对小鼠免疫功能的影响[J].中西医结合学报，2003，1(3)：209-210.

[2]孙震晓，张英慧，程霜，等.中药地椒乙醇提取物对人白血病细胞增殖的抑制作用[J].中西医结合学报，2005，3(5)：52-55.

（胡婷婷　敖慧　彭成）

## 182　地锦草

Dijincao

**【异名】** 地联、夜光、承夜(《吴普本草》)，地噤、地锦(《本草拾遗》)，酱瓣草(《庚辛玉册》)，草血竭、血见愁、血风草、马蚁草、雀儿卧单、猢狲头草(《本草纲目》)，扑地锦(《本草原始》)，奶花草(《植物名实图考》)，奶草、奶汁草、铺地锦、铺地红、红莲草(《福建民间草药》)，斑鸠窝、天瓜叶、三月黄花(《民间常用草药汇编》)，地蓬草、铁线马齿苋、蜈蚣草(《江西民间草药》)，奶疳草、红茎草(《浙江民间草药》)，红斑鸠窝、地马桑，红沙草、凉帽草、小苍蝇翅草(《四川中药志》)，红丝草、小红筋草(《杭州药植志》)。

**【来源】** 为大戟科植物地锦 *Euphorbia humifusa* Willd.或斑地锦 *Euphorbia maculata* L.的干燥全草。

**【产地】** 主要为野生品。除广东、广西外，几乎遍布于全国各地。

**【采收加工】** 夏、秋二季采收，除去杂质，晒干。

**【炮制】** 除去杂质，喷淋清水，稍润，切段，晒干。

**【性状特征】** 常皱缩卷曲，根细小。茎细，呈叉状分枝，表面带紫红色，光滑无毛或疏生白色细柔毛；质脆，易折断，断面黄白色，中空。单叶对生，具淡红色短柄或几无柄；叶片多皱缩或已脱落，展平后呈长椭圆形，5～10mm，宽 4～6mm；绿色或带紫红色，通常无毛或疏生细柔毛；先端钝圆，基部偏斜，边缘具小锯齿或呈微波状。杯状聚伞花序腋生，细小。蒴果三棱状球形，表面光滑。种子细小，卵形，褐色。色微，味微涩。

**【化学成分】** 地锦草主要含有黄酮类、萜类、酚类和生物碱类等成分。地锦草的黄酮是其主要药理活性成分。《中华人民共和国药典》2015 年版规定，本品药材按干燥品计算，含槲皮素($C_{15}H_{10}O_7$)不得少于 0.1%。

**【药理毒理】**

**1. 抗炎**　生地锦草按 1.35、2.7g/ml 的剂量给二甲苯所致小鼠耳肿胀模型进行灌胃给药，0.2ml/kg，连续 3d，能抑制二甲苯所致的小鼠耳廓肿胀，且高剂量的作用效果比低剂量的作用效果要明显[1]。

**2. 止血**　生地锦草按 2.7g/ml，0.2ml/kg 的剂量进行小鼠灌胃给药，连续 3d，能明显缩短凝血时间[1]。

**3. 抑菌**　生地锦草水提液 2.7g/ml 对大肠埃希菌、痢疾杆菌和金黄色葡萄球菌有明显抑菌作用[1]。

**4. 抗氧化**　地锦草提取物按 0.0625、0.125、0.25g 生药/ml 给小鼠灌胃，1ml/(次·d)，连续 23d，

可明显提高小鼠血液 CAT 和 GSH-Px 活性,并呈剂量依赖性[2]。

**5. 保肝**　地锦草醇提取物按 0.125、0.25g 生药/ml 对四氯化碳急性肝损伤小鼠灌胃给药,1ml/(次・d),连续 1 周,显著降低血清和肝脏 GPT 活力,增加 GSH 含量,提高肝脏 SOD 活力[3]。

**6. 镇痛**　用 45%、15%地锦草水提物和醇提物按 0.1ml/10g,进行小鼠灌胃,连续 5d,每天 1 次,能提高热板法试验小鼠的痛阈值和减少醋酸扭体法小鼠的扭体次数[4]。

**【药性】**　苦、辛,平。归肝、胃、大肠经。

**【功能主治】**　清热解毒,活血,止血,利湿,通乳。用于细菌性痢疾,肠炎,咳血,吐血,便血,崩漏,外伤出血,湿热黄疸,乳汁不通,痈肿疔疮,跌打肿痛。

**【临床应用】**　**临床常用**

(1) 出血证　本品既能凉血止血,又可散瘀,有止血而不留瘀之特点,尤多用于便血,尿血,崩漏。如《本草纲目》引戴原礼《证治要诀》治大肠泻血,以本品姜汁和捣,米饮服之。临床用治各种出血证也可随证配伍其他药物同用以增强疗效,如治便血、血痢、痔血,可配地榆同用以凉血止血、解毒涩肠、止痢疗疮;治尿血、血淋,可配白茅根、小蓟等长于治尿血之品同用;治崩漏下血,则可茜草,棕榈炭等同用以固经止崩。

(2) 热毒泻痢　《本草汇言》谓其"解毒止痢",古方《经验方》治脏毒赤白,以本品研末,米饮服之;现代用以治细菌性痢疾,肠炎,有单味煎服者,有制成片剂或合剂、酊剂、注射剂等。也可与铁苋菜、凤尾草或木香等组成以地锦草为主的复方治之,尤其对急性细菌性痢疾、肠炎之属湿热型者为宜。

(3) 湿热黄疸　本品功能清热解毒利湿而治湿热黄疸,古方《乾坤秘韫》如圣丸,以本品配羊颤草、桔梗、苍术、甘草,治疲劳黄疸;《江西民间草药》单用本品煎服,治湿热黄疸。

(4) 热毒疮疡痈肿及毒蛇咬伤　本品能清热解毒消肿,《本草纲目》曰:"主痈肿恶疮。"可配酢浆草,乳香,没药等研末,酒调服,或擂汁兑酒热服,以渣敷之,治痈肿背疮,如《仙传外科集验方秘传》。治风疮疥癣,本品同满江红草,捣末敷之,如《乾坤秘韫》;治毒蛇咬伤,以鲜品捣烂外敷,如《湖南药物志》。

**【用法用量】**　9～20g。外用适量。

**【成药例证】**

**1. 地锦草片(《卫生部药品标准中药成方制剂・第十册》)**　药物组成:地锦草清膏、地锦草细粉。

功能主治:清热解毒,凉血止血。用于痢疾,肠炎,咳血,尿血,便血,崩漏,痈肿疮疔。

**2. 地锦草四味汤散(《卫生部药品标准・蒙药分册》)**　药物组成:地锦草、紫草、瞿麦、白花龙胆。

功能主治:清血热,止血。用于鼻出血。

**3. 复方地锦糖浆(《卫生部药品标准中药成方制剂・第四册》)**　药物组成:地锦草、辣蓼、车前草。

功能主治:清热,利湿。用于细菌性痢疾,肠炎。

**4. 肠炎宁糖浆(《中华人民共和国药典》2015 年版)**　药物组成:地锦草、金毛耳草、樟树根、香薷、枫香树叶。

功能主治:清热利湿,行气。用于大肠湿热所致的泄泻、痢疾,症见大便泄泻,或大便脓血、里急后重、腹痛腹胀;急慢性胃肠炎、腹泻、细菌性痢疾、小儿消化不良见上述证候者。

**5. 止血八味散(《卫生部药品标准・蒙药分册》)**　药物组成:西红花、熊胆、豌豆花、木鳖子(制)、紫檀香、银朱、地锦草、射干。

功能主治:清热,止血。用于"宝日"病,胃肠出血,外伤流血,鼻衄,月经过多等。

**【贮藏】**　置通风干燥处。

**【参考文献】**　[1]褚小兰,廖万玉,楼兰英,等.地锦类中草药的药理作用研究[J].时珍国医国药,2001,12(3):193-194.

[2]曹瑞珍,张国文,薛燕,等.地锦草提取物对小鼠血液过氧化氢酶和谷胱甘肽过氧化物酶活性的影响[J].时珍国医国药,2002,13(12):724-725.

[3]曹瑞珍,魏永春,强欣,等.地锦草总黄酮预防四氯化碳所致急性肝损伤的实验研究[J].时珍国医国药,2007,18(1):85-86.

[4]梁生林,李庆耀,钟卫华,等.地锦草提取物对小鼠镇痛作用的实验研究[J].中成药,2011,33(5):880-882.

(胡婷婷　敖慧　彭成)

## 183　地龙

Dilong

**【异名】**　蚯蚓(《礼记・月令》),赤虫、虫蟮、地龙子、地农、附蚓,沪地龙、寒蚓、曲曲、曲蛇、曲蟮、土龙、蜿、引无。

【来源】 为钜蚓科动物参环毛蚓 *Pheretima aspergillum*（E. Perrier）、通俗环毛蚓 *Pheretima vulgaris* Chen、威廉环毛蚓 *Pheretima guillelmi*（Michaelsen）或栉盲环毛蚓 *Pheretima pectinifera* Michaelsen 的干燥体。前一种习称"广地龙"，后三种习称"沪地龙"。

【产地】 野生或人工养殖。广地龙以广西横县，广东南海、灵山为道地产区，主产于广西、广东、福建。沪地龙主产于江苏及上海郊区各县。

【采收加工】 广地龙春季至秋季捕捉，沪地龙夏季捕捉，把收集来的地龙放进温水中，洗去其体表的黏液，再拌入草灰将蚯蚓闷死，然后去掉草木灰，用清水洗净，及时剖开腹部，除去内脏及泥沙，洗净，晒干或低温干燥。

【炮制】 取原药材，除去杂质，洗净，切断，干燥。

【性状特征】 **广地龙** 呈长条状薄片，弯曲，边缘略卷，长 15～20cm，宽 1～2cm。全体具环节，背部棕褐色至紫灰色，腹部浅黄棕色；第 14～16 环节为生殖带，习称"白颈"较光亮。体前端稍尖，尾端钝圆，刚毛圈粗糙而硬，色稍浅。雄生殖孔在第 18 环节腹侧刚毛圈一小孔突上，外缘有数环绕的浅皮褶，内侧刚毛圈隆起，前面两边有横排(一排或二排）小乳突，每边 10～20 个不等。受精囊孔 2 对，位于 7/8 至 8/9 环节间一椭圆形突起上，约占节周 5/11。体轻，略呈革质，不易折断。气腥，味微咸。

**沪地龙** 长 8～15cm，宽 0.5～1.5cm。全体具环节，背部棕褐色至黄褐色，腹部浅黄棕色；第 14～16 环节为生殖带，较光亮。第 18 环节有一对雄生殖孔。通俗环毛蚓的雄交配腔能全部翻出，呈花菜状或阴茎状；威廉环毛蚓的雄交配腔孔呈纵向裂缝状；栉盲环毛蚓的雄生殖孔内侧有 1 或多个小乳突。受精囊孔 3 对，在 6/7～8/9 环节间。

【化学成分】 地龙的主要成分是核苷酸、酯类，还含有蛋白质等。地龙的核苷酸、酯类是其主要药理活性成分。

【药理毒理】

**1. 解热** 地龙粉剂 7mg/kg 对内毒素性发热家兔模型进行灌胃给药，能够降低发热家兔的肛温[1]。

**2. 抗炎** 地龙醇提取物按 2.3、4.6、9.2g 生药/kg 灌胃小鼠，连续 3d，各剂量均可降低二甲苯致小鼠耳廓的肿胀程度，且呈剂量依赖关系[2]。

**3. 镇痛** 地龙醇提取物按 2.3、4.6、9.2g 生药/kg 灌胃小鼠，连续 3d 后，均可延长热板法致痛小鼠舔足时间阈值[2]。

**4. 平喘** 卵蛋白腹腔注射致敏加雾化吸入诱导的哮喘模型大鼠腹腔注射地龙注射液 2ml(含 0.75g 鲜地龙/ml)，连续 8、12 周，均可显著缓解哮喘大鼠支气管痉挛，降低气道阻力，改善肺功能[3]。地龙注射液 0.04ml/g 给小鼠灌胃，连续 7d，可显著抑制由鸡卵清蛋白引起的慢性哮喘模型小鼠肺组织 α-SMA 和 FN 的阳性表达，下调 α-SMA mRNA、FN mRNA 阳性表达水平，从而抑制哮喘气道重构；同时小鼠炎症细胞总数、嗜酸性粒细胞和血清总 IgE 水平也下降[4]。

**5. 改善血液流变性** 给健康大耳白兔静脉注射 1、2mg/kg 地龙冻干粉，可降低血浆黏度、全血高切低切黏度，2mg/kg 剂量还能降低红细胞压积、减小血沉方程指数和红细胞刚性指数[5]。

**6. 降血压** 单次静脉注射地龙耐热蛋白(LHP) 0.2g/kg，能显著降低正常大鼠的血压，起效快，作用强，持续时间短。腹腔注射 LHP 0.4、0.8g/kg，连续 14d 和 28d，均能显著降低自发性高血压大鼠(SHR)的血压[6]。

**7. 抗组织纤维化和细胞增殖** 给由 $CC1_4$ 花生油所致的实验性肝纤维化大鼠灌服地龙 2 号提取活性成分(主要成分为蚯蚓纤溶酶和蚯蚓胶原酶) 25、50mg/kg，连续 8 周，可使血清肝纤维化指标透明质酸(HA) 和层黏连蛋白(LN) 显著降低，肝纤维化程度、肝细胞损害均明显减轻[7]。给由博莱霉素所致肺纤维化小鼠灌服 1.45g/kg 地龙水提物，连续 28d，可显著降低模型小鼠肺指数、肺组织胶原纤维羟脯氨酸含量，明显改善肺纤维组织增生状况[8]。20、40、80μg/ml 地龙血栓通胶囊(地龙有效成分蚯蚓纤溶蛋白酶) 对体外培养人肾小球系膜细胞(HMC) 的增殖起显著抑制作用[9]。

**8. 保护神经细胞** 给大鼠灌服相当于生药 1、4g/kg 的地龙水提取液，14d 后能显著减轻大脑局灶性脑缺血再灌注损伤所致大脑皮层水肿、充血，改善神经元的形态结构；降低大脑皮层损伤后的 Caspase-3 蛋白表达，降低神经元凋亡[10]。2～10mg/ml 地龙水煎乙醇提取液对培养的 SH-SY5Y 神经母细胞生长无明显影响，且在 2mg/ml 呈神经细胞保护作用；当达到 20mg/ml 以上时，表现出明显的细胞生长抑制现象；达到 100mg/ml 时，表现出 100% 抑制[11]。

**【药性】** 咸，寒。归肝、脾、膀胱经。

**【功能主治】** 清热定惊，通络，平喘，利尿。用于高热神昏，惊痫抽搐，关节痹痛，肢体麻木，半身不遂，肺热喘咳，水肿尿少。

**【临床应用】** 临床常用

(1) 壮热躁狂　本品咸寒，咸入血分，既能清血分之热，又能凉血，有清热解毒之功效，故宜用之。常单用此泻火清热，治伤寒六七日热极，心下烦闷，狂言；以本品研烂和生姜汁、薄荷汁调服可治阳毒结肠。

(2) 惊痫抽搐　本品性味咸寒，主归肝经，具有很好的息风止痉作用，症见诸种因素引起的四肢抽搐，颈项强直，筋脉挛急，甚至口噤、角弓反张。因其能去热邪，除大热，泄肝火，对于因热邪亢盛而致惊痫抽搐者更为适宜。

(3) 头痛　本品有通利经络而止痛的功效，多种原因所致头痛均可考虑选用。

**【用法用量】** 5～10g。

**【成药例证】**

**1. 双红活血胶囊(《国家中成药标准汇编·内科心系分册》)**　药物组成：黄芪、西红花、当归、苏木、川芎、红景天、胆南星、地龙、牛膝。

功能主治：益气活血，祛瘀通脉。用于气虚血瘀引起的胸痹及中风恢复期；冠心病，心绞痛及脑梗死恢复期属上述证候者。

**2. 复方地龙胶囊(《新药转正标准 37》)**　药物组成：地龙(鲜品)、川芎、黄芪、牛膝。

功能主治：化瘀通络，益气活血。用于缺血性中风中经络恢复期气虚血瘀证，症见半身不遂，口舌㖞斜，言语謇涩或不语，偏身麻木，乏力，心悸气短，流涎，自汗等。

**3. 地龙注射液(《国家中成药标准汇编·内科肺系(一)分册》)**　药物组成：广地龙。

功能主治：平喘止咳。用于支气管哮喘所致的咳嗽、喘息。

**4. 接骨丸(《卫生部药品标准中药成方制剂·第一册》)**　药物组成：甜瓜子、土鳖虫、地龙(广地龙)、桂枝(炒)、郁金、骨碎补、续断、自然铜(煅醋淬)、马钱子粉。

功能主治：活血散瘀，消肿止痛。用于跌打损伤，青紫肿痛，闪腰岔气，筋断骨折，瘀血作痛。

**5. 姜胆咳喘片(《国家中成药标准汇编·内科肺系(一)分册》)**　药物组成：猪胆粉、乌梅肉、干姜、白矾、地龙、氨茶碱、陈皮、氯化铵、白芥子、蜂蜜。

功能主治：祛风化痰，止咳平喘。用于支气管哮喘，慢性支气管炎。

**【注意事项】**

1. 地龙服用量过大可出现中毒反应，主要表现为头痛、头昏、心悸、呼吸困难、血压先升高后又突然降低，有时还可见胃肠道出血现象。

2. 地龙制剂注射给药，个别病人可出现过敏性休克，故对过敏体质患者尤应慎用。首次注射应观察 15min，一旦发生过敏反应，应及时对症处理。

**【贮藏】** 置通风干燥处，防霉，防蛀。

**【参考文献】**
[1]陈斌艳，张蕾，虞礼敏，等.地龙粉剂对小鼠、大鼠与兔的镇痛解热作用[J].上海医科大学学报，1996，23(3)：225-226.

[2]吕金胜，吴畏，孟德胜，等.地龙醇提物抗炎及镇痛作用的研究[J].中国药师，2003，6(1)：16-18.

[3]吴世满，张彩苹.地龙注射液对哮喘大鼠肺功能的影响[J].山西医药杂志，2009，38(6)：511-513.

[4]王莉，刘毅，王芬，等.地龙对哮喘模型小鼠肺组织 α-SMA 及纤维蛋白的抑制作用[J].中国病理生理杂志，2009，25(10)：1964-1968.

[5]陈军霞，龚冬梅，蔡本志，等.地龙冻干粉针对家兔血液流变学的作用[J].中国药理学通报，2009，25(3)：418-419.

[6]张兰娥，康白，李承德，等.地龙耐热蛋白降压作用的研究[J].实用医学杂志，2008，24(11)：1886-1887.

[7]陆亚琴，刘顺英，陈洪，等.地龙 2 号抑制大鼠肝纤维化的研究[J].胃肠病学和肝病学杂志，2004，13(3)：225-227.

[8]盛丽，姚岚，王丽，等.水蛭、地龙抗实验性小鼠肺纤维化作用的研究[J].中医研究，2006，19(2)：15-17.

[9]马艳春，周波，孙许涛，等.MTT 法检测地龙有效成分对肾小球系膜细胞增殖的影响[J].中医药信息，2010，27(1)：34-36.

[10]李青，肖移生，侯吉华，等.地龙抗大鼠大脑局灶性脑缺血

诱导的凋亡研究[J].江西中医学院学报,2010,22(2):63-66.

[11]王玉,伍凤云,刘丹,等.地龙提取物对神经母细胞 SH-SY5Y 细胞增殖的影响[J].实用中西医结合临床,2010,10(3):83-84.

(胡婷婷　赦慧　彭成)

## 184　地梢瓜

Dishaogua

【异名】　地梢花(《苏南种子植物》),羊不奶棵、小丝瓜、浮瓢棵(《河南中草药手册》)

【来源】　为萝藦科植物地梢瓜 *Cynanchum thesioides* (Freyn) Schum.的干燥成熟种子。

【产地】　主要为野生品。主产于甘肃。河南、河北、陕西、山西、山东、安徽及江苏等地亦产。

【采收加工】　夏、秋季采收,洗净,晒干。

【炮制】　净制。

【性状特征】　茎自基部分枝。叶对生或近对生,叶片线形,长 3～5cm,宽 2～5mm,下面中脉隆起。伞形聚伞花序腋生;花萼外面被柔毛;花冠绿白色;副花冠杯状,裂片三角状披针形,渐尖,高过药隔的膜片。蓇葖纺锤形,先端渐尖,中部膨大,长 5～6cm,直径约 2cm。种子扁平,暗褐色,长达 8mm,种毛白色绢质,长达 2cm。

【化学成分】　地梢瓜的主要成分是三萜,还含有脂肪酸、甾醇、苯丙素、黄酮等。地梢瓜的三萜是其主要药理活性成分。

【药性】　苦,钝,燥,糙,凉。

【功能主治】　清"协日",止泻。用于黄疸,腑"协日"热,肠刺痛,细菌性痢疾,热泻。

【临床应用】　临床常用

(1) 黄疸,腑"协日"热,肠刺痛　本品苦、钝、燥、糙、凉,可清"协日"热。

(2) 细菌性痢疾,热泻　本品苦、钝、燥、糙、凉,可止泻。

【用法用量】　1～3g。

【贮藏】　置通风干燥处,防蛀。

(胡婷婷　赦慧　彭成)

## 185　地榆

Diyu

【异名】　白地榆、鼠尾地榆(《滇南本草》),涩地榆(《贵州民间方药集》),马连鞍薯(《广西中兽医药植》),山红枣根(《河北药材》),赤地榆、紫地榆(《中药志》),枣儿红(《贵阳民间药草》),岩地芨、红地榆(《湖南药物志》),水橄榄根、花椒地榆、线形地榆、水槟榔、山枣参、黄根子、蕨苗参(《云南中草药》)。

【来源】　为蔷薇科植物地榆 *Sanguisorba officinalis* L.或长叶地榆 *Sanguisorba officinalis* L. var. *longifolia* (Bert.) Yü et Li 的干燥根。后者习称"绵地榆"。

【产地】　**地榆**　主要为野生品。其道地产区为内蒙古东乌珠穆沁、西乌珠穆沁、阿鲁科尔沁、巴林左旗、扎鲁特旗等地。主产于黑龙江、吉林、辽宁、内蒙古等地。

**长叶地榆**　主要为野生品。主产于浙江杭州、淳安,江苏镇江、苏州、徐州,安徽等地亦产。

【采收加工】　春季将发芽时或秋季植株枯萎后采挖,除去须根,洗净,干燥,或趁鲜切片,干燥。

【炮制】　**地榆**　取原药材,除去杂质;未切片者,用水洗净,除去残茎,稍浸泡,润透,切成厚片,晒干。

**地榆炭**　取地榆片置锅内,用武火加热炒至表面焦黑色,内部老黄色,喷洒少许清水,灭尽火星,取出凉透,晒干。

【性状特征】　**地榆**　呈不规则纺锤形或圆柱形,稍弯曲,长 5～25cm,直径 0.5～2cm。表面灰褐色至暗棕色,粗糙,有纵纹。质硬,断面较平坦,粉红色或淡黄色,木部略呈放射状排列。气微,味微苦涩。

**地榆炭**　形如地榆片,表面焦黑色,内部棕褐色。具焦香气,味微苦涩。

【化学成分】　地榆的主要成分是鞣质、黄酮、皂苷,还含有糖等。地榆的皂苷、鞣质、黄酮是其主要药理活性成分。《中华人民共和国药典》2015 年版规定,本品药材及其饮片按干燥品计算,含没食子酸($C_7H_6O_5$)不得少于 1.0%。

【药理毒理】

**1. 抗凝血**　用浓度为 0.25、0.5、1g/ml 的地榆水煎液和醇沉液对小鼠进行灌胃给药,给药容积为 0.02ml/kg,对小鼠凝血时间有明显延长作用,生地榆水煎醇沉液作用效果最强[1]。

**2. 抗炎**　剂量为 2.25、4.5g 生药/kg 生地榆和

地榆炭水提物灌胃给药，能抑制二甲苯引起的小鼠耳廓肿胀、冰醋酸引起的小鼠腹腔毛细血管通透性增高和蛋清所致的大鼠足趾肿胀，显著降低足趾肿胀大鼠血清 IL-1β 和炎症足趾组织中 $PGE_2$ 含量，生地榆水提物的作用强于地榆炭水提物[2]。

**3. 促进血细胞增殖**　地榆总皂苷溶液分别以 5、10、20、30、40μg/ml 的质量浓度作用 Baf3/Mpl、NSF-60 72h，可明显促进 Baf3/Mpl 和 NSF-60 细胞增殖[3]。

**4. 抗病原微生物**　给乳鸭股静脉注射地榆水提取物 40g 生药/kg，能够明显抑制鸭乙型肝炎病毒(DHBV) DNA 聚合酶的活性，降低鸭乙型肝炎病毒的 DNA 浓度，对 DHBV 有抑制作用[4]。地榆水煎液 1g/ml 稀释液对鸡未定型大肠埃希菌、猪链球菌均有明显的抑制作用，其最小抑菌浓度分别为 15.625、31.25mg/ml[5]。

**5. 抗氧化**　给快速老化小鼠灌胃地榆提取物 100mg/kg，地榆提取物能够升高快速老化小鼠肾脏、肝脏中的 GSH 水平及降低 GSSG 水平，降低血清、肾脏及肝脏中 MDA 的含量[6]。体外给予地榆鞣质 2.5μg/ml 具有明显抑制 $O^{2-}$ · 基产生的作用，60μg/ml 具有显著对抗 $H_2O_2$ 诱发的溶血作用，160μg/ml 具有明显清除·OH 的作用[7]。

**6. 抗色素沉积**　用 0.2% 和 1% 的地榆提取物分别涂抹在 3 周龄的 SD 大鼠后腿上，每周 3 次进行 UVB 紫外线照射，连续 6 周，地榆提取物能抑制紫外线照射后成纤维细胞的蛋白酶活性[8]。

**7. 抗肿瘤**　地榆提取物 50、100、200mg/kg 灌胃 $S_{180}$ 肉瘤细胞株造模的小鼠模型，能抑制移植瘤的生长，促进脾细胞的增殖以及提高血清中 IL-2、TNF-α 和 IFN-γ 的含量[9]。

**8. 安全性评价**　给小鼠以最大浓度 8g/kg 和最大体积 40ml/kg 单次灌胃给予地榆总皂苷，连续观察 7d，小鼠生活状况较好，精神正常、饮食正常、大小便正常、活动自如、皮毛光滑，无死亡，体重有不同程度的增长，未见明显毒性反应[10]。给小鼠灌胃地榆水提物或醇提物每日 2.5g/kg，连续 7d，未发现不良反应；给大鼠灌胃地榆水提物每日 6.67g/kg，连续 10d，未见明显中毒症状，但发现脂肪浸润细胞数增加[11]。

**【药性】**　苦、酸、涩，微寒。归肝、胃、大肠经。

**【功能主治】**　凉血止血，解毒敛疮。用于便血，痔血，血痢，崩漏，水火烫伤，痈肿疮毒。

**【临床应用】　临床常用**

(1) 各种血热出血证　地榆清热凉血而入胃经，可单用，以米醋煎服；湿热蕴结大肠而致下血鲜红，或胃肠郁热络损，可用地榆以凉血涩肠止血；治痔血或肠风便血，色鲜红者，可用地榆以清肠凉血止血；若久病肠风，痛痒不止，大便下血者，可以地榆清肠凉血解毒；若胃及十二指肠溃疡等上消化道出血，可单用地榆煎剂；还可以醋煎服治月经不止，血崩，产前后诸血疾。

(2) 血痢，热痢　本品苦寒而兼酸涩，能清热解毒，凉血涩肠而治泻痢，尤以血痢为宜，因本品性寒，对寒虚冷痢，水泻非宜，又因其酸涩，对湿热积滞较重者，也当慎用。治赤白下痢，可单用本品熬膏服，也可配甘草同用，治血痢不止，以地榆配诃子、槐花、黄连共研末服，以涩肠止痢与凉血泻火并进。

(3) 烫伤，湿疹，热毒疮疡等证　本品能泻火解毒敛疮，为治烫伤之要药；单用地榆煎液，纱布浸药外敷，适用于急性湿疹或慢性湿疹急性发作期；地榆能清热解毒消肿止痛，治面疮赤肿焮痛，可以地榆煎汤外洗。

**【用法用量】**　9～15g。外用适量，研末涂敷患处。

**【成药例证】**

**1. 地榆升白片(《国家中成药标准汇编·口腔肿瘤儿科分册》)**　药物组成：地榆。

功能主治：增强免疫。用于白细胞减少症。

**2. 地榆槐角丸(《中华人民共和国药典》2015 年版)**　药物组成：地榆炭、蜜槐角、炒槐花、大黄。

功能主治：疏风凉血，泻热润燥。用于脏腑实热、大肠火盛所致的肠风便血、痔疮肛瘘、湿热便秘，肛门肿痛。

**3. 复方栀子气雾剂(《国家中成药标准汇编·外科妇科分册》)**　药物组成：苦参、栀子、紫草、地榆、花椒、冰片(天然冰片)、大黄、黄连、槐花、细辛。

功能主治：清热解毒，收敛止血，消肿止痛。用于皮肤浅表切割伤、疖疮。

**4. 烧烫伤膏(《卫生部药品标准中药成方制剂·**

**第一册》)**　药物组成:獾油、地榆、大黄、冰片。

功能主治:清热解毒,消肿止痛。用于水火烫伤。

**5. 千紫红胶囊(《卫生部药品标准中药成方制剂·第十二册》)**　药物组成:千里光、大红袍、钻地风、紫地榆、杨梅根。

功能主治:清热凉血,收敛止泻。用于肠炎,细菌性痢疾、小儿腹泻。

**【贮藏】**　置通风干燥处,防蛀。

**【参考文献】**　[1]程郁昕,刘芳芳,吕锦芳,等.地榆对小鼠凝血作用影响的实验研究[J].中国中医药科技,2006,9(13):337-338.

[2]俞浩,方艳夕,毛斌斌,等.地榆炮制前后水提物抗炎效果研究[J].中药材,2014,37(1):34-37.

[3]邹文俊,刘芳,吴建明,等.地榆总皂苷促进血细胞增殖效应研究[J].中草药,2012,43(5):929-933.

[4]徐诺,李宗友.诃子、地榆、覆盆子和掌叶大黄的抗鸭乙型肝炎病毒作用[J].国外医学·中医中药分册,1998,20(5):49-50.

[5]史秋梅,沈萍,汤生玲.抗菌中草药筛选试验方法研究[J].中国家禽学报,2004,8(1):45-47.

[6]聂淑琴.地榆提取物对老化加速小鼠抗氧化保护能力的影响[J].国外医学·中医中药分册,2001,23(2):89.

[7]傅乃武,刘朝阳,刘福成,等.地榆和虎杖鞣质抑制体内亚硝胺生成对抗巴豆油对皮肤的炎症反应和抗氧化作用的研究[J].中药药理与临床,1994,10(2):13-16.

[8]Kazue TSUKAHARA, Shigeru MORIWAKI, Tsutomu FUJIMURA, *et al*.Inhibitory Effect of an Extract of *Sanguisorba officinalis* L. on Ultraviolet-B-Induced Photodamage of Rat Skin.Biol.Pharm.Bull., 2001,24(9): 998-1003.

[9]Zibin Cai, Wei Li, Haotian Wang, *et al*.Anti-tumor and Immunomodulating Activities of A Polysaccharide from the Root of Sanguisorba Officinalis L.[J].International Journal of Biological Macromolecules, 2012, 51(4): 484-488.

[10]秦三海,李坤,周玲,等.地榆总皂苷抗肿瘤作用的实验研究[J].山东医药,2010,50(15):24-26.

[11]叶聚荣,林大杰,张丽华.地榆的抗炎作用[J].中药药理与临床,1985,1(1):153.

(胡婷婷　敖慧　彭成)

## 186　滇鸡血藤

Dianjixueteng

**【异名】**　鸡血藤(《本草纲目拾遗》),风庆鸡血藤、顺宁鸡血藤。

**【来源】**　为木兰科植物内南五味子 *Kadsura interior* A.C.Smith 的干燥藤茎。

**【产地】**　主要为野生品,栽培品亦有。其道地产区为云南省凤庆县。主产于云南保山市、临沧县、耿马县等地。

**【采收加工】**　秋季采收,除去枝叶,切片,晒干。

**【炮制】**　除去杂质,切厚片,晒干。

**【性状特征】**　呈圆形、椭圆形或不规则的斜切片,直径1.8～6.5cm。表面灰棕色,栓皮剥落处呈暗红紫色,栓皮较厚,粗者具多数裂隙,呈龟裂状;细者具纵沟,常附有苔类和地衣。质坚硬,不易折断。横切面皮部窄,红棕色,纤维性强。木部宽,浅棕色,有多数细孔状导管。髓部小,黑褐色,呈空洞状。具特异香气,味苦而涩。以质坚硬,具特异香气,味苦而涩者为佳。

**【化学成分】**　滇鸡血藤的主要成分是木脂素,还含有三萜酸、酚酸、甾醇等。滇鸡血藤的木脂素是其主要药理活性成分。《中华人民共和国药典》2015年版规定,本品药材按干燥品计算,含异型南五味子丁素($C_{27}H_{30}O_8$)不得少于0.050%。

**【药性】**　苦、甘,温。归肝、肾经。

**【功能主治】**　活血补血,调经止痛,舒筋通络。用于月经不调,痛经,麻木瘫痪,风湿痹痛,气血虚弱。

**【临床应用】　临床常用**

(1)月经不调　本品苦泄甘补温通,入肝经血分,既活血化瘀,又调经止带,同时兼补血之功效。常用于血虚、血瘀所致月经不调、经量少、有血块,痛经腰酸、小腹下坠等症,为妇科良药。血虚所致月经不调常与补血药同用;血瘀所致经行腹痛、月经不调常与活血通经药配伍。

(2)风湿痹痛　本品性善通利,具有养血益肾、活血通络的作用。对血虚或瘀滞所致关节酸痛,肢麻瘫痪,风湿痹痛具有神奇作用。

(3)气血虚弱　本品性温,归肝、肾经,具有养血益肾、生血活血之功效。可用于气血虚弱诸症。可与补血药同用。

**【用法用量】**　15～30g。

**【成药例证】　复方滇鸡血藤膏(《中华人民共和国药典》2015年版)**　药物组成:滇鸡血藤膏粉、川牛膝、续断、红花、黑豆。

功能主治：活血养血，益肾。用于瘀血阻络、肾失所养所致的月经不调，症见经水后错、经量少、有血块，腰酸、小腹下坠、手足麻木、关节酸痛。

**【贮藏】** 置干燥处。

（文欢　敖慧　彭成）

## 187 颠茄草

Dianqiecao

**【异名】** 颠茄、美女草、别拉多娜草。

**【来源】** 为茄科植物颠茄 *Atropa belladonna* L.的干燥全草。

**【产地】** 主要为栽培品。主产于山东烟台市牟平区、河南省新县陈店乡、陕西汉阴县等地。在北京、四川、上海、浙江等地亦有栽培。

**【采收加工】** 一年可采收 2～3 次，一般在 7 月中旬和 8 月中下旬，分两次收落地叶和果、植株下部老叶和枝上已成熟的果实，晒干或 60℃下低温烘干备用。整株一般在 9 月底 10 月初收获，根、茎、叶、果实仔细收获，将原药除去杂质、枯叶与粗茎，趁鲜切成 5cm 短段，及时薄摊干燥。在遇到多雨季节，田间积水排不出时，要立即进行整株收获，以免大面积涝死，失去经济价值。

**【炮制】** 净制。

**【性状特征】** 根呈圆柱形，直径 5～15mm，表面浅灰棕色，具纵皱纹；老根木质，细根易折断，断面平坦，皮部狭，灰白色，木部宽广，棕黄色，形成层环纹明显，髓部中空。茎扁圆柱形，直径 3～6mm，表面黄绿色，有细纵皱纹及稀疏的细点状皮孔，中空，幼茎有毛。叶多皱缩破碎，完整叶片卵状椭圆形，黄绿至深绿色。花萼 5 裂，花冠钟形。果实球形，直径 5～8mm，具长梗，种子多数。气微，味微苦、辛。以叶完整、嫩茎、无杂质者为佳。

**【化学成分】** 颠茄草的主要成分是莨菪类生物碱，还含有黄酮等。颠茄草的生物碱是其主要药理活性成分。《中华人民共和国药典》2015 年版规定，本品药材按干燥品计算，含生物碱以莨菪碱（$C_{17}H_{23}NO_3$）计，不得少于 0.30%。

**【功能主治】** 抗胆碱药。

**【临床应用】 临床常用**

本品辛散苦泄，有良好的解痉定痛作用，临床常用于肝胃不和，气滞血瘀所致的胃痛，腹胀，嗳气泛酸，恶心呕吐。

**【成药例证】 颠茄酊、片（《中华人民共和国药典》2015 年版）** 药物组成：颠茄草。

功能主治：抗胆碱药，解除平滑肌痉挛，抑制腺体分泌。用于胃及十二指肠溃疡，胃肠道、肾、胆绞痛等。

**【注意事项】**

1. 青光眼、前列腺肥大者禁用。

2. 不能与促动力剂（甲氧氯普胺等）合用，免生拮抗。与单胺氧化酶抑制剂如呋喃唑酮合用，可使其作用与毒性增强。

3. 本品有毒。其毒性物质基础主要为莨菪碱及其消旋体（阿托品）。毒性表现为明显的中枢兴奋、不安、激动、幻觉及谵妄等，严重者表现出先兴奋后抑制，终至延髓麻痹而死。可通过煎煮、醋制等减毒。

**【贮藏】** 遮光，密封，置阴凉干燥处，防蛀。

（文欢　敖慧　彭成）

## 188 丁公藤

Dinggongteng

**【异名】** 麻辣子、包公藤（广州空军《常用中草药手册》）、麻辣仔藤、斑鱼烈（《中华本草》）。

**【来源】** 为旋花科植物丁公藤 *Erycibe obtusifolia* Benth.或光叶丁公藤 *Erycibe schmidtii* Craib 的干燥藤茎。

**【产地】** 主要为野生品，亦有栽培品。丁公藤和光叶丁公藤分布区域狭窄，全国仅分布于广东、广西、云南、海南四省区，且多生长于深山密林。主产于广西上林县、上思县、桂平市等地。

**【采收加工】** 全年均可采收，切段或片，晒干。

**【炮制】** 除去杂质，洗净，润透，切片，干燥。

**【性状特征】** 为斜切的段或片，直径 1～10cm。外皮灰黄色、灰褐色或浅棕褐色，稍粗糙，有浅沟槽及不规则纵裂纹或龟裂纹，皮孔点状或疣状，黄白色，老的栓皮呈薄片剥落。质坚硬，纤维较多，不易折断，切面椭圆形，黄褐色或浅黄棕色，异型维管束呈花朵状或块状，木质部导管呈点状。气微，味淡。

以切面异型维管束呈花朵状者为佳。

【化学成分】 丁公藤的主要成分是香豆素，还含有生物碱、多酚等。丁公藤的香豆素是其主要药理活性成分。《中华人民共和国药典》2015年版规定，本品药材按干燥品计算，含东莨菪内酯（$C_{10}H_8O_4$）不得少于0.050%。

【药理毒理】

**1. 抗炎** 从丁公藤中分离得到东莨菪素和东莨菪苷，用大鼠蛋清性及右旋糖苷性关节炎做抗炎实验，腹腔注射剂量分别为150mg/kg和250mg/kg均有明显的抗炎作用，表现为足跖关节的肿胀减轻及消退加快，其作用与水杨酸钠相似[1]。

**2. 缩瞳** 对家兔左眼滴磷酸盐缓冲液（pH 6.98）配制的1%丁公藤提取物滴眼溶液0.1mg，可使家兔瞳孔直径由6.1mm收缩到最小直径2.8mm，缩瞳持续时间长达7h 50min，接近毛果芸香碱的2倍，刺激性较低，没有流泪和水肿现象[2]。

**3. 降眼压** 丁公藤中分离得到丁公藤碱，并对家兔任一眼滴2滴0.01%的丁公藤碱，可降低正常兔眼压，拮抗水负荷法所致的实验性高眼压，且长期用药不产生耐受性，局部滴药对全身血压无明显影响[3]。

**4. 调节免疫** 丁公藤注射液（含提取物0.05g/ml）用生理盐水配成30%稀释液，用超声雾化器雾化后随新鲜空气一道注入气雾箱，使大鼠每天1次吸入雾化丁公藤注射液，每次30min，连续14d，可提高大鼠的呼吸道T淋巴细胞数量和肺泡巨噬细胞吞噬功能，使大鼠血液中T淋巴细胞和脾脏特异性抗体形成细胞比率升高[4]。

**5. 体内过程** 丁公藤注射液的有效成分东莨菪内酯在家兔体内的吸收、分布、代谢过程个体差异较大。禁食过夜家兔单剂量肌内注射丁公藤注射液0.5ml/kg（东莨菪内酯含量：2030μg/ml），东莨菪内酯在家兔体内吸收很快，药后3.11～5.97min间出现第一峰，其平均出现时间为8.08±3.88min，平均第一峰浓度145.45±47.65ng/ml。第二峰于给药后0.47～5.21h间出现，平均出现时间为2.45±1.79h，第二峰浓度处于4.48～118.08ng/ml间，平均值为48.66±41.66ng/ml。东莨菪内酯在体内的消除较快，消除速率常数0.56±0.37$h^{-1}$，半衰期1.81±1.14h，给药后4h体内的浓度已很低，仅有5.32±5.23ng/ml，这提示临床上丁公藤注射液的应用方法：每天1～2次（每次2ml）可能会致体内有效成分的血中浓度偏低及持时过短而致疗效不佳[5]。

【药性】 辛，温；有小毒。归肝、脾、胃经。

【功能主治】 祛风除湿，消肿止痛。用于风湿痹痛，半身不遂，跌仆肿痛。

【临床应用】 临床常用

（1）风湿痹痛，半身不遂　本品味辛辣，尤长于发散，善祛风湿，消肿止痛。治风寒湿痹，半身不遂，可单用酒水各半煎服；或与桂枝、麻黄、当归等制成酒剂，以治风寒湿痹，手足麻木，腰腿酸痛，如冯了性风湿跌打药酒（《中华人民共和国药典》2015年版）；或配桂枝、羌活、乳香等，如丁公藤风湿药酒（《中国药物大全》）。

（2）跌打损伤　本品辛散温通，有良好的消肿止痛之功。冯了性风湿跌打药酒、丁公藤风湿药酒除治风寒湿痹外，亦常用于跌打损伤，瘀肿疼痛。

【用法用量】 3～6g，用于配制酒剂，内服或外搽。

【成药例证】

**1. 冯了性风湿跌打药酒（《中华人民共和国药典》2015年版）** 药物组成：丁公藤、桂枝、麻黄、羌活、当归、川芎、白芷、补骨脂、乳香、猪牙皂、陈皮、苍术、厚朴、香附、木香、枳壳、白术、山药、黄精、菟丝子、小茴香、苦杏仁、泽泻、五灵脂、蚕沙、牡丹皮、没药。

功能主治：祛风除湿，活血止痛。用于风寒湿痹，手足麻木，腰腿酸痛；跌仆损伤，瘀滞肿痛。

**2. 海蛇药酒（《卫生部药品标准中药成方制剂·第五册》）** 药物组成：海蛇（蜜炙）、过岗龙、何首乌、丁公藤、半枫荷、川牛膝、鸡血藤、熟地黄、防风、龙眼肉、豆豉黄、枸杞子、巴戟天、桂枝、黑老虎、杜仲、汉桃叶、红花、菊花、川芎、两面针、当归、羌活、独活、陈皮、党参、木瓜。

功能主治：祛风除湿，舒筋活络，强身壮骨。用于肢体麻木，腰膝酸软，风寒湿痹。

**3. 风痛药酒（《卫生部药品标准中药成方制剂·第十一册》）** 药物组成：羌活、防己、威灵仙、麻黄、香加皮、青蒿子、丁公藤、小茴香、桂枝、当归、独活、白芷、川芎、栀子。

功能主治：疏风通络，散寒止痛。用于风寒湿痹，四肢麻木，筋骨疼痛，腰背酸痛。

**【注意事项】**

1. 孕妇禁用；有强烈的发汗作用，虚弱者慎用。

2. 本品用量过大可引起中毒反应，其症状为大汗不止、四肢麻痹、流泪、心跳减慢，甚则呼吸急促，血压下降等。其毒性物质基础为东莨菪内酯，可通过加甘草炮制，使毒性物质衍生化以达到减毒作用。一般救治方法为：及时洗胃，导泻，服用甘草蜜糖水，用温水擦身，及时给予阿托品类特效解毒剂，静脉输液及对症治疗等。另有用丁公藤注射液引起剥脱性皮炎的报道，治疗可用青霉素、氢化可的松、苯海拉明、维生素C，并静滴葡萄糖生理盐水。

**【贮藏】** 置干燥处。

**【参考文献】** [1]叶惠珍，范椰新，刘植蔚，等.丁公藤抗风湿有效成分的研究[J].中草药，1981，12(5)：5-7.

[2]王心田，黄明月，梁舜薇.丁公藤缩瞳的药理研究[J].新医学，1978，9(6)：279-280.

[3]曾淑君，丘鹏新，胡本荣.丁公藤碱降眼压作用的药理研究[J].中药药理与临床，1989，5(3)：15-18.

[4]杨志平，宋志军，宁耀瑜，等.丁公藤注射液雾化吸入对大鼠呼吸道和全身免疫功能的影响[J].广西中医药，1998，21(5)：45-49.

[5]周燕文，李梅，赵素荣.丁公藤注射液在家兔体内的药代动力学研究[J].中国中药杂志，1997，22(3)：197-181.

（文欢　赦慧　彭成）

## 189　丁香

Dingxiang

**【异名】** 丁子香(《齐民要术》)、支解香、雄丁香(《本草蒙筌》)、公丁香(《本草原始》)。

**【来源】** 为桃金娘科植物丁香 *Eugenia caryophyllata* Thunb.的干燥花蕾。

**【产地】** 主要为栽培品。海南万宁、昌江、保亭等地为其道地产区。亦主产印度尼西亚、坦桑尼亚、马达加斯加、马来西亚等，我国海南岛和雷州半岛有引种栽培。

**【采收加工】** 定植后5～6年，花蕾开始呈白色，渐次变绿色，最后呈鲜红色时采集，除去花梗，晒干。

**【炮制】** 除去杂质，筛去灰屑，用时捣碎。

**【性状特征】** 干燥的花蕾略呈短棒状，长1.5～2cm，红棕色至暗棕色。下部为圆柱状略扁的萼管，长1～1.3cm，宽约5mm，厚约3mm，基部渐狭小，表面粗糙，刻之有油渗出，萼管上端有4片三角形肥厚的萼。上部近圆球形，径约6mm，具花瓣4片，互相抱合。将花蕾剖开，可见多数雄蕊，花丝向中心弯曲，中央有一粗壮直立的花柱。质坚实而重，入水即沉；断面有油性，用指甲划之可见油质渗出。气强烈芳香，味辛。以个大、粗壮、鲜紫棕色、香气强烈、油多者为佳。

**【化学成分】** 丁香的主要成分是挥发油，还含有三萜、鞣质、脂肪油等。丁香的挥发油是其主要药理活性成分。《中华人民共和国药典》2015年版规定，本品药材及其饮片按干燥品计算，含丁香酚($C_{10}H_{12}O_2$)不得少于11.0%。

**【药理毒理】**

**1. 对消化系统的作用**

(1) 对胃肠活动的作用　丁香水煎剂以20g/kg给灌胃墨汁小鼠灌胃给药，能减少小鼠墨汁行进距离[1]。丁香水提物按20g/kg的剂量给小鼠灌胃，能明显抑制番泻叶所引起的腹泻；1.5%丁香醚提取物按0.3ml/kg给小鼠灌胃，能显著抑制蓖麻油所引起的小鼠腹泻[2]。

(2) 抗胃溃疡　给小鼠灌胃丁香水提物10、20g/kg，大鼠5、10g/kg，可抑制小鼠水浸应激性溃疡和盐酸所致大鼠溃疡[2]。给小鼠灌服1.5%丁香醚提物0.15、0.3ml/kg，其中0.3ml/kg可抑制吲哚美辛加乙醇诱发的小鼠胃溃疡；大鼠灌服0.08ml/kg和0.15ml/kg，可抑制0.6mol/L盐酸所致的胃黏膜损伤。丁香醚提取物不能抑制水浸应激性小鼠和幽门结扎性大鼠胃溃疡形成。

(3) 利胆　丁香水提物按10、20g/kg的剂量十二指肠给药，仅在给药后30min内具有利胆作用。丁香酚和乙酰丁香酚是其利胆活性成分；1.5%的丁香醚提物按0.08ml/kg和0.15ml/kg给麻醉大鼠十二指肠注射，均可显著增加胆汁分泌，并持续2h[2]。

**2. 抗血栓、抗血小板聚集**　丁香水提物20g/kg及丁香油0.075、0.15ml/kg给电刺激大鼠灌胃，能明显延长体内血栓形成时间，其中丁香水提物20g/kg明显延长大鼠血浆凝血酶原时间(PT)、白陶土部分凝血酶时间(KPTT)、V因子(VF)，同时明显缩短凝血酶原消耗时间(PCT)；丁香水提物10g/kg灌胃时仅对PCT有明显影响，丁香油的作用强于丁香水提取物；此外，丁香水提取物对ADP和胶原诱导的血小板聚集也有明显的抑制作用，抑制率分别为37.4%和69.7%[3]。

**3. 耐缺氧**　小鼠灌胃丁香水提物10、20g/kg，能延长断头小鼠张口动作持续时间及氰化钾中毒小鼠存活时间；小鼠灌胃1.5%丁香醚提物0.15、0.3ml/kg，能延长亚硝酸钠中毒小鼠存活时间[4]。

**4. 镇痛**　丁香水提物按10、20g/kg以及1.5%丁香醚提取物按0.15、0.30ml/kg的剂量分别给小鼠灌胃，均能显著延长热板试验中小鼠痛觉反应潜伏期，并能显著减少醋酸引起的小鼠扭体反应次数[2]。

**5. 抗炎**　丁香水提物按10、20g/kg，1.5%丁香醚提物按0.15、0.3ml/kg分别给小鼠灌胃，每日1次，连续3d，均能抑制二甲苯引起的小鼠耳廓肿胀和角叉菜胶引起的大鼠足跖肿胀[5]。

**6. 抗菌**　丁香水煎液、醇浸液和丁香油均对福氏志贺氏菌、沙门菌、大肠埃希菌、金黄色葡萄球菌、铜绿假单胞菌等致病菌有较强的抑制和杀灭作用。丁香浸渍液对大肠埃希菌杀灭力最强，其*MBC*值为0.0156g/ml，丁香水煎液对上述各种致病菌的*MBC*值均为0.5g/ml[6]。丁香中的丁香酚是丁香抑菌的有效成分，且丁香酚对皮肤癣菌的抑制作用要明显强于对其他病原真菌[7]。

**7. 安全性评价**　小鼠一次灌服1.5%丁香醚提物，$LD_{50}$为1.74±0.24ml/kg，小鼠中毒时表现为翻正反射消失，这可能与其所含丁香酚具有麻醉作用有关。丁香水提物按120g生药/kg灌服，观察7d，无一只动物死亡[8]。小鼠腹腔注射和灌胃给予丁香挥发油，其$LD_{50}$分别为0.68、4.26ml/kg[9]。

**【药性】**　辛，温。归脾、胃、肺、肾经。

**【功能主治】**　温中降逆，补肾助阳。用于脾胃虚寒，呃逆呕吐，食少吐泻，心腹冷痛，肾虚阳痿。

**【临床应用】**　**临床常用**

(1) 脾胃虚寒证　丁香辛温芳香，暖脾胃而行气滞，尤善降逆，故有温中散寒、降逆止呕、止呃之功，为治胃寒呕逆之要药。治虚寒呃逆，常与降气止呃的柿蒂配伍，如丁香柿蒂汤(《症因脉治》)；治脾胃虚寒之吐泻、食少，与白术、砂仁等同用，如丁香散(《沈氏尊生书》)；治妊娠恶阻，可与人参、藿香同用(《证治准绳》)；治胃寒脘腹冷痛，常与延胡索、五灵脂、橘红等同用。

(2) 肾阳虚证　丁香又能温肾助阳，以治肾虚阳痿，常与淫羊藿、巴戟天、附子等补肾壮阳药同用；治疗宫寒不孕，亦可与吴茱萸、艾叶、阿胶等配伍；治寒湿带下等症，可与附子、肉桂、小茴香、巴戟天、肉苁蓉等同用。

**【用法用量】**　1～3g，内服或研末外敷。

**【成药例证】**

**1. 丁蔻理中丸(《卫生部药品标准中药成方制剂·第一册》)**　药物组成：丁香、豆蔻、党参、白术(炒)、干姜、甘草(蜜炙)。

功能主治：温中散寒，补脾健胃。用于脾胃虚寒，脘腹挛痛，呕吐泄泻，消化不良。

**2. 丁桂温胃散(《卫生部药品标准中药成方制剂·第五册》)**　药物组成：丁香、肉桂。

功能主治：温胃散寒，行气止痛。用于寒性脘痛及寒性腹痛。

**【贮藏】**　置阴凉干燥处，防潮。

**【参考文献】**　[1]张明发，范荣培，郭惠玲，等.温里药对小白鼠胃肠推进运动及药物性腹泻的影响[J].中国医药学报，1988，3(4)：260.

[2]陈光娟，沈雅琴，张明发，等.丁香温中止痛作用研究[J].中国中药杂志，1991，16(7)：429-432.

[3]许青媛，陈春梅，张小莉.丁香及其主要成分的抗凝作用[J].中药药理与临床，1990，6(6)：31-32.

[4]张明发，沈雅琴，许青媛.丁香和肉桂对缺氧和受寒小鼠的影响[J].中药材，1990，13(8)：34-36.

[5]张明发，陈光娟，沈雅琴，等.丁香温经止痛和温中止泻药理研究[J].中药材，1992，15(4)：33-36.

[6]陈星灿，刘定安，宫锡坤，等.中药抗菌作用研究[J].中医药学报，1998，26(1)：36-37.

[7]宋军，李鹤玉，赵小秋，等.丁香酚抗真菌作用的实验研究[J].中国皮肤性病学杂志，1996，10(4)：203-204.

[8]张明发，沈雅琴.丁香温里药理研究[J].陕西中医，1995，16(9)：419-422.

[9]杨滋渊，李巧如，赵院莉，等.丁香挥发油的抗菌作用研究[J].西北药学杂志，2007，22(4)：181.

(谢君　敖慧　彭成)

## 190 丢了棒

Diulebang

**【异名】** 追风棍、赶风债(《生草药性备要》),赶风柴(《本草求原》),咸鱼头(广州部队《常用中草药手册》)。

**【来源】** 为大戟科植物白桐树 *Claoxylon polot* (Burm.) Merr.的干燥带叶嫩枝。

**【产地】** 主要为野生品。主要分布于印度至我国南部及马来西亚。

**【采收加工】** 秋季采收,洗净,晒干。

**【炮制】** 切段。

**【性状特征】** 嫩枝呈圆柱形,表面黄绿色,有时可见紫晕,具细纵条纹,被细茸毛,有多数菱形或圆形突起的黄白色皮孔,枝皮内面常呈紫红色,体轻,质脆,易折断,髓面占断面的1/2～2/3。叶互生,多皱缩、脱落,完整叶面展平后呈宽卵形至卵状矩圆形,长10～20cm,宽6～12cm;先端尖,基部浑圆,有2个不甚明显的腺体,边缘具不规则的粗齿;下表面被细绒毛,叶脉隆起,常呈紫红色;叶柄长5～18cm。气微香,味微咸而涩。以枝嫩、色黄绿、叶多者为佳。

**【化学成分】** 丢了棒的主要成分是生物碱,还含有木脂素类化合物。

**【药性】** 淡,平;有小毒。

**【功能主治】** 祛风除湿,散瘀止痛。用于风湿痹痛,外伤瘀痛。

**【临床应用】** **临床常用**

(1) 风湿痹痛　本品淡,平,善于祛风除湿,治疗风湿痹痛。

(2) 跌打损伤　本品可散瘀止痛,可与牛尾草等配伍治疗跌打损伤。

**【用法用量】** 12～18g。

**【成药例证】** **中华跌打丸**　药物组成:丢了棒、牛白藤、假蒟、地耳草、牛尾菜、鹅不食草等。

功能主治:消肿止痛,舒筋活络,止血生肌,活血祛瘀。用于挫伤筋骨,新旧瘀痛,创伤出血,风湿瘀痛。

**【注意事项】** 孕妇忌服。

**【贮藏】** 置通风干燥处。

(彭芙　敖慧　彭成)

## 191 冬虫夏草

Dongchongxiacao

**【异名】** 冬虫草,夏草冬虫(《黔囊》),虫草(《本草问答》)。

**【来源】** 为麦角菌科真菌冬虫夏草菌 *Cordyceps sinensis* (Berk.) Sacc.寄生在蝙蝠蛾科。

**【产地】** 主要为野生品,亦有人工繁育。其道地产区为四川白玉、德格、色达,西藏那曲等地。主产于四川甘孜、阿坝,西藏那曲等地。以西藏质量最优,四川产量最大,质量亦佳。

**【采收加工】** 夏至前后,当积雪尚未溶化,子座多露于雪面时采集,此时子座顶部长出土面,易于发现。过迟则积雪融化,杂草生长,不易找寻,且土中的虫体枯萎,不合药用。挖起后,在虫体潮湿未干时,除去外层的泥土及膜皮,晒至6～7成干。或再用黄酒喷之使其变软,整理平直,每7～8条用红线扎成小把;用微火烘干。

**【炮制】** 除去杂质,洗净,低温干燥,低温灭菌即可。

**【性状特征】** 本品由虫体与从虫头部长出的真菌子座相连而成。虫体似蚕,长3～5cm,直径0.3～0.8cm;表面深黄色至黄棕色,有环纹20～30个,近头部的环纹较细;头部红棕色;足8对,中部4对较明显;质脆,易折断,断面略平坦,淡黄白色。子座细长圆柱形,长4～7cm,直径约0.3cm;表面深棕色至棕褐色,有细纵皱纹,上部稍膨大;质柔韧,断面类白色。气微腥,味微苦。以完整,虫体色泽黄亮,丰满肥大,断面黄白色,子座短小者为佳。

**【化学成分】** 冬虫夏草的主要成分是核苷、糖、氨基酸、甾体,还含有肽、有机酸、维生素、磷脂、蛋白质等。冬虫夏草的糖、氨基酸、核苷、甾体是其主要药理活性成分。《中华人民共和国药典》2015年版规定,本品药材按干燥品计算,含腺苷($C_{10}H_{13}N_5O_4$)不得少于0.010%。

**【药理毒理】**

**1. 免疫调节**　大鼠灌胃冬虫夏草菌丝体1.12、2.83g/kg,连续28d,肺巨噬细胞吞噬率、吞噬指数,肺巨噬细胞内酸性磷酸酶活性、精氨酸酶活性均有提高。小鼠连续灌胃冬虫夏草菌丝体2.83、

5.66g/kg 28d,腹腔巨噬细胞吞噬率均有提高[1]。

**2. 降血糖** 从人工虫草菌粉人工提取的虫草多糖(多糖含量为62.0%)对腹腔注射四氧嘧啶造模的糖尿病小鼠灌胃200、400、600mg/kg,每天1次,连续给药17d,有较好的降血糖效果[2]。

**3. 抗肿瘤** 冬虫夏草水煎液按2.5、5、10g/kg给皮下接种结肠癌细胞株HCT8致荷瘤模型小鼠灌胃,每天1次,连续12d,可使荷瘤小鼠瘤块明显减小且更为集中,易于剥离[3]。

**4. 抗氧化** 对链脲佐菌素诱导糖尿病肾病大鼠给予冬虫夏草粉5g/(kg·d),灌胃24周,可使SOD及GSH-Px水平均增加[4]。

**5. 抗肺纤维化** 0.9g/ml人工冬虫夏草菌液按0.66g/(kg·d)对博莱霉素致肺纤维化小鼠连续灌胃14d,每天1次,能减轻博莱霉素诱导的肺泡炎及肺纤维化程度,预防肺纤维化[5]。

**6. 抗炎** 冬虫夏草的水提液按5g/kg对二甲苯致耳部肿胀小鼠模型、蛋清致足跖炎大鼠模型腹腔注射给药,可抑制小鼠耳部肿胀,能抑制大鼠足跖炎症[6]。

**7. 安全性评价** 冬虫夏草菌丝体对雌、雄小鼠和大鼠经口 $LD_{50}$ 均大于20g/kg体重,属无毒级;对大鼠按1.25、2.50、5.00g/kg投喂饲料(按剂量以体重10%折算分别均匀拌入冬虫夏草菌丝体)连续30d,未见明显毒性[7,8]。

**【药性】** 甘,平。归肺、肾经。

**【功能主治】** 补肾益肺,止血化痰。用于肾虚精亏,阳痿遗精,腰膝酸痛,久咳虚喘,劳嗽咯血。

**【临床应用】**

**1. 临床常用**

(1) 肾阳不足

阳痿,遗精:本品主归肾经,能既补肾阳,又补益肾精。可单用治肾阳不足、肾精亏虚的阳痿早泄、遗精、腰膝酸痛者,亦可与鹿茸浸酒,助补阳之功。

腰痛:本品补益肾阳,善治肾虚所致腰膝酸软、疼痛,可与枸杞子等同用。

健忘:本品补肾,肾主髓,脑为髓海,肾虚,髓海空虚可致健忘,可与其他开窍增智之品同用。

虚损:本品可用于病后体虚不复或自汗畏寒。常做食疗。如治病后虚损,用冬虫夏草三五枚,老雄鸭一只,去肚杂,将鸭头劈开,纳于药中仍以线扎好,酱油酒如常蒸烂食之,如《本草纲目拾遗》。

(2) 肺肾不足

虚喘:本品有补肾益肺之功,适用于肺肾亏虚,肾不纳气,动则气喘者,常与人参、核桃肉等补益肺肾、纳气平喘药同用。

痨咳:本品入肺经,补肺肾之气,可治阴虚痨咳,可与贝母、百合等补益肺阴药同用。

**2. 临床新用** 冬虫夏草可用于治疗肾移植术后症状[9]、2型糖尿病肾病[10]、危重症肠内营养[11]、支气管哮喘[12]。

**【用法用量】** 3～9g。

**【成药例证】** **虫草清肺胶囊(《国家中成药标准汇编·内科肺系(一)分册》)** 药物组成:冬虫夏草、沙棘膏、蛤蚧、南五味子、百部、白及、百合、枇杷叶、甘草、牡蛎。

功能主治:润肺补气,清肺化痰,止咳平喘。本品用于气阴两虚,痰热阻肺所致的咳嗽痰多,气喘胸闷;慢性支气管炎见上述证候者。

**【贮藏】** 置阴凉干燥处,防蛀。

**【参考文献】** [1]魏涛,唐粉芳,郭豫,等.冬虫夏草菌丝体改善肺免疫功能的研究[J].食品科学,2002,23(8):276-279.

[2]黄志江,季晖,李萍,等.人工虫草多糖降血糖作用及其机制研究[J].中国药科大学学报,2002,33(1):51-54.

[3]黄展,田寅,李怀荆,等.冬虫夏草水煎剂联合顺铂对荷瘤小鼠抑瘤作用的实验研究[J].重庆医学,2014,43(15):1896-1899.

[4]黄可,谢淑华,安宁,等.冬虫夏草通过抗氧化及抗衰老减轻糖尿病肾病大鼠肾小管损伤的研究[J].中国医学创新,2014,11(22):15-17.

[5]王少杰,白文,王春玲,等.人工冬虫夏草菌液对博莱霉素致小鼠肺纤维化的保护作用[J].中国中药杂志,2007,32(24):2623-2627.

[6]陈桂宝,罗梅出,刘实晶,等.蛹虫草的药理作用研究[J].中草药,1997,28(7):415-417.

[7]陈建国,来伟旗,梅松,等.冬虫夏草菌丝体的安全性毒理学评价[J].中国卫生检验杂志,2009,19(2):417-419.

[8]胡征,刘丹丹,刘志刚,等.冬虫夏草钙制剂的毒理学评价[J].毒理学杂志,2009,23(4):332-334.

[9]吴雅冰,李响,张愚,等.丹参及冬虫夏草制剂在肾移植中应用的临床研究[J].北京中医药大学学报(中医临床版),2013,20(5):21-25.

[10]李青云.厄贝沙坦和冬虫夏草制剂联合治疗2型糖尿病肾病的临床观察[J].当代医学,2012,18(22):82-83.

[11]郝春艳，路燕燕.冬虫夏草应用于危重症肠内营养的临床观察[J].现代预防医学，2011，38(5)：852-853.

[12]王宁群，姜良铎，张晓梅，等.冬虫夏草软胶囊改善支气管哮喘患者气道炎症的临床研究[J].中国中药杂志，2007，32(15)：1566-1568.

（缪璐琳 敖慧 彭成）

## 192 冬瓜皮

Dongguapi

**【异名】** 地芝皮(《本草纲目》)，白瓜皮，白东瓜皮，枕瓜皮。

**【来源】** 为葫芦科植物冬瓜 *Benincasa hispida*（Thunb.）Cogn.的干燥外层果皮。

**【产地】** 主要为栽培品。全国大部分地区均有栽种。

**【采收加工】** 夏季初秋果实成熟时采收，收集削下的外果皮，除去杂质，洗净，切块或宽丝，干燥。

**【炮制】** **冬瓜皮** 净制，切片，晒干。

**麸炒冬瓜皮** 取冬瓜皮段，加麦麸炒至老黄色，筛去麦麸即可。

**【性状特征】** **冬瓜皮** 本品为不规则的碎片，常向内卷曲，大小不一。外表面灰绿色或黄白色，被有白霜，有的较光滑不被白霜；内表面较粗糙，有的可见筋脉状维管束。体轻，质脆。气微，味淡。以片薄、条长、色灰绿、有粉霜、干燥洁净者为佳。

**麸炒冬瓜皮** 表面为老黄色，余与冬瓜皮相似。

**【化学成分】** 冬瓜皮的主要成分是多糖，还含有树脂、挥发性物质、三萜、胆甾醇衍生物、有机酸、无机元素等。冬瓜皮的多糖是其主要药理活性成分。

**【药性】** 甘，凉。归脾、小肠经。

**【功能主治】** 利尿消肿。用于水肿胀满，小便不利，暑热口渴，小便短赤。

**【临床应用】** **临床常用**

(1) 水肿 本品善利尿，可用于水肿胀满，小便不利之证，可与猪苓、泽泻同用。

(2) 暑热 本品性凉，可清热解暑。用于暑热烦渴，可与其他清热解暑药如绿豆、西瓜翠衣同用；用于暑湿证可与滑石、薏苡仁等化湿药同用。

**【用法用量】** 9～30g。

**【成药例证】** **化浊轻身颗粒(《卫生部药品标准中药成方制剂·第十七册》)** 药物组成：何首乌、玄参、陈皮、益母草、龙胆、黄芪、冬瓜皮、陈皮、夏枯草。

功能主治：滋补肝肾，清热降浊。用于肝肾阴虚，痰湿郁结而致的单纯性肥胖症，以及肥胖症伴有高血压、糖尿病、闭经、月经不调等症。

**【贮藏】** 置干燥处。

（缪璐琳 敖慧 彭成）

## 193 冬瓜子

Dongguazi

**【异名】** 白瓜子(《神农本草经》)，冬瓜仁(《名医别录》)，瓜子、瓜瓣(《金匮要略》)，瓜犀(《荆楚岁时记》)。

**【来源】** 为葫芦科植物冬瓜 *Benincasa hispida*（Thunb.）Cogn.的干燥成熟种子。

**【产地】** 主要为栽培品。全国大部分地区均有栽种。以四川、浙江、江苏、河南、河北、安徽等地产量较大。

**【采收加工】** 夏季采收，收集种子，洗净，除去杂质，选成熟者，晒干。

**【炮制】** **冬瓜子** 净制。

**炒冬瓜子** 取净冬瓜子，照清炒法，炒至黄白色。

**麸炒瓜子** 在热锅中撒下麦麸，直冒烟时，倒入冬瓜子，炒至黄色或用大火炒至黄色，筛去麦麸即可。每100kg冬瓜子，用麦麸皮10kg。

**【性状特征】** **冬瓜子** 呈扁平卵圆形，长1～1.4cm，宽0.5～0.8cm。表面淡黄白色，一端较尖，间断一侧有小突起的种脐，另端钝圆。边缘光滑（单边冬瓜子），或两面外缘各有1环纹（双边冬瓜子）。体轻，剥去种皮，可见白色子叶2片，有油性。无臭，味微甜。以粒色白、仁饱满者为佳。

**炒冬瓜子** 表面为黄色有焦斑，微香，余与冬瓜子相似。

**麸炒瓜子** 表面微黄色，有焦香气，余与冬瓜子相似。

**【化学成分】** 冬瓜子的主要成分是脂、甾醇，还含有三萜、酚、氨基酸、皂苷、生物碱等。冬瓜子的脂、甾醇是其主要药理活性成分。

**【药理毒理】** **抗肺纤维化** 冬瓜子灭菌浓煎液灌胃33g/(kg·d)，每天1次，连续给药14、28d，可抑制博莱霉素溶液致肺纤维化大鼠成纤维细胞增殖，降低血清 TGF-$\beta_1$ 和 TNF-$\alpha$ 浓度[1]。

**【药性】** 甘，微寒。归肺、大肠经。

**【功能主治】** 清肺化痰，消痈排脓，利湿。用于痰热咳嗽，肺痈，肠痈，带下。

**【临床应用】 临床常用**

(1) 肺痈，肠痈　本品善清肺消脓，能治咳有微热，烦满，胸中甲错之肺痈及少腹肿痞，按之即痛之肠痈。治肺痈，可加苇茎、薏苡仁、桃仁，如《金匮要略》千金苇茎汤；治肠痈，小便自调，时时发热，自汗出，复恶寒，其脉迟紧者：可增大黄、牡丹、桃仁、芒硝，如《金匮要略》大黄牡丹汤。

(2) 带下病　本品利湿，可用于男子白浊，女子白带，可单用炒冬瓜仁，如《救急易方》。

**【用法用量】** 9～30g。

**【成药例证】**

**1. 前列舒丸(《中华人民共和国药典》2015 年版)** 药物组成：熟地黄、薏苡仁、冬瓜子、山茱萸、山药、牡丹皮、苍术、桃仁、泽泻、茯苓、桂枝、附子(制)、韭菜子、淫羊藿、甘草。

功能主治：扶正固本，益肾利尿。用于肾虚所致的淋证，症见尿频、尿急、排尿滴沥不尽；慢性前列腺炎及前列腺增生症见上述证候者。

**2. 通淋胶囊(《国家中成药标准汇编·外科妇科分册》)** 药物组成：土茯苓、韭菜子、泽泻、苍术、川木通、苦参、大黄、金樱子、鹿茸、蜈蚣、冬瓜子。

功能主治：补肾健脾，解毒利湿；用于肾虚瘀阻症，症见尿频、尿急、尿涩痛、血尿。

**3. 阑尾消炎丸(《卫生部药品标准中药成方制剂·第九册》)** 药物组成：金银花、大青叶、败酱草、蒲公英、鸡血藤、川楝子、大黄、木香、冬瓜子(麸炒)、桃仁(去皮)、赤芍、黄芩。

功能主治：清热解毒，散瘀消肿。用于急慢性阑尾炎。

**【贮藏】** 置干燥处，防虫蛀及鼠咬。

**【参考文献】** [1]姜文，周兆山，胡海波，等.茯苓、薏苡仁与冬瓜子对肺纤维化大鼠血清 TGF-$\beta_1$ 和 TNF-$\alpha$ 浓度影响[J].齐鲁医药杂志，2013，28(3)：237-240.

(缪璐琳　敖慧　彭成)

## 194　冬葵果

Dongkuiguo

**【异名】** 萨日木格-占巴(蒙药习语)，冬苋菜，滑滑菜，土黄芪，葵菜子。

**【来源】** 为锦葵科植物冬葵 *Malva erticillata* L.的干燥成熟果实。

**【产地】** 主要为栽培品。主产于四川温江、大邑、宜宾、双流，内蒙古等地。

**【采收加工】** 夏、秋二季果实成熟时采收，除去杂质，阴干。

**【炮制】** 取原药材，除去杂质，洗净，干燥。用时捣碎。

**【性状特征】** 本品呈扁球状盘形，直径 4～7mm。外被膜质宿萼，宿萼钟状，黄绿色或黄棕色，有的微带紫色，先端 5 齿裂，裂片内卷，其外有条状披针形的小苞片 3 片。果梗细短。果实由分果瓣 10～12 枚组成，在圆锥形中轴周围排成 1 轮，分果类扁圆形，直径 1.4～2.5mm。表面黄白色或黄棕色，具隆起的环向细脉纹。种子肾形，棕黄色或黑褐色。气微，味涩。以完整，色黄绿者为佳。

**【化学成分】** 冬葵果的主要成分是多糖，还含有脂肪酸、黄酮、黏液质、蛋白质、微量元素。冬葵果的多糖是其主要药理活性成分。《中华人民共和国药典》2015 年版规定，本品药材按干燥品计算，含总酚酸以咖啡酸($C_9H_8O_4$)计，不得少于 0.15%。

**【药理毒理】**

**1. 利尿**　冬葵果的石油醚提取物、乙酸乙酯提取物按 1.2g/kg 给水负荷大鼠灌胃，可使大鼠 5h 内尿液增加[1]。

**2. 抗氧化**　0.28、0.64、1.00、1.36mg/ml 冬葵果多糖对 Fenton 体系产生的·OH 有很强的清除作用，1.72、2.08mg/ml 对邻苯三酚自氧化体系产生的超氧阴离子自由基的清除能力与维生素 C 相当；1.72mg/ml 可明显降低 MDA 的含量[2]。

**【药性】** 甘、涩，凉。

**【功能主治】** 清热利尿，消肿。用于尿闭，水肿，口渴；尿路感染。

**【临床应用】 临床常用**

(1) 淋证　本品清热利尿，用治小便淋沥涩痛，常与车前子、海金沙等同用。治疗热淋可与石韦、瞿麦、滑石等同用，如《证治汇补》石韦散。治疗血淋、虚劳尿血，可单用一味冬葵果煎服，方见《千金方》。

(2) 水肿　本品利水通淋，用治水肿，常与茯苓等药配合同用。

(3) 乳汁稀少，乳房胀痛　本品可用于产妇乳汁稀少，乳房胀痛等症，常与木通、通草同用，方见《妇人良方》。

**【用法用量】** 3～9g。

**【成药例证】**

**1. 三味蒺藜散(《中华人民共和国药典》2015年版)**　药物组成：蒺藜、冬葵果、方海。

功能主治：清湿热，利尿。用于湿热下注，小便热痛。

**2. 泌感颗粒(《国家中成药标准汇编·内科肾系分册》)**　药物组成：柴胡、五味子、萹蓄、黄柏、白芷、续断、桑寄生、甘草、冬葵果。

功能主治：清热利湿。用于下焦湿热，症见尿频，尿急，尿痛等。

**3. 六味余甘子汤散(《卫生部药品标准·藏药第一册》)**　药物组成：余甘子、芫荽果、冬葵果、全缘马先蒿、甘肃棘豆、甘草。

功能主治：清热，利尿。用于热性尿闭。

**【注意事项】** 孕妇慎用。

**【贮藏】** 置阴凉干燥处，防虫，防潮。

**【参考文献】** [1]何晓燕，刘毅，刘薇.藏药玛宁江巴提取物对大鼠利尿作用的初步研究[J].现代生物医学进展，2010，10(9)：1727-1828.

[2]乌兰格日乐，赵烈，巴虎山，等.冬葵果多糖的抗氧化作用研究[J].天然产物研究与开发，2012，24(4)：536-538.

（缪璐琳　敖慧　彭成）

## 195 冬凌草

Donglingcao

**【异名】** 冰凌草、六月令、破血丹、山茌、山香草、雪在丹。

**【来源】** 为唇形科植物碎米桠 *Rabdosia rubescens* (Hemsl.) Hara 的干燥地上部分。

**【产地】** 主要为栽培品，野生品亦有。主要分布于河南、陕西、山西、河北、湖南、湖北、四川、广西等地，其道地产区为河南省济源市。建于河南省济源市克井镇西许村；河南省济源市克井镇枣庙村等地的GAP种植基地已通过原国家食品药品监督管理总局验收。

**【采收加工】** 夏、秋二季茎叶茂盛时采割，晒干。

**【炮制】** 除去杂质，切段，干燥。

**【性状特征】** 茎基部近圆形，上部方柱形，长30～70cm。表面红紫色，有柔毛；质硬而脆，断面淡黄色。叶对生，有柄；叶片皱缩或破碎，完整者展平后呈卵形或卵形菱状，长2～6cm，宽1.5～3cm；先端锐尖或渐尖，基部宽楔形，急缩下延成假翅，边缘具粗锯齿；上表面棕绿色，下表面淡绿色，沿叶脉被疏柔毛。有时带花，聚伞状圆锥花序顶生，花小，花萼筒状钟形，5裂齿，花冠二唇形。气微香，味苦、甘。

**【化学成分】** 冬凌草的主要成分是二萜，还含有黄酮、挥发油、生物碱、氨基酸、糖等。冬凌草的二萜是其药理活性成分。《中华人民共和药典》2015年版规定，本品药材按干燥品计算，含冬凌草甲素($C_{20}H_{28}O_6$)不得少于0.25%。

**【药理毒理】**

**1. 抗肿瘤**　冬凌草水煎液0.15、0.3、0.6、1.2、2.4g/L体外作用于人膀胱癌BIU-87细胞4h，对肿瘤细胞有明显的抑制生长作用，且呈明显的量效关系[1]。腹腔注射冬凌草多糖100、200mg/kg，对荷瘤小鼠体内$S_{180}$细胞有明显抑制作用，且呈现明显量效关系；冬凌草多糖1g/L作用24～48h后，能明显抑制体外小鼠EAC肿瘤细胞生长[2]。

**2. 抗炎**　冬凌草水提物18.4、36.7、110.0ml/kg灌胃大鼠，20ml/(100g·bw)每日1次，连续30d，能使角叉菜胶致足跖肿胀大鼠炎症反应减轻[3]。

**3. 抗菌**　冬凌草甲素作用24h，对金黄色葡萄球菌、耐甲氧西林葡萄球菌、β-内酰胺酶阳性的金黄色葡萄球菌有一定的抗菌活性，*MIC* 分别为3.125、6.25、6.25μg/disc[4]。

**4. 抗疲劳**　冬凌草总黄酮0.05ml/g，15mg/100ml灌胃小鼠，每日2次，连续30d，可显著增强健康小鼠体内MDA、SOD、GSH-$P_X$、CAT及LDH的活性，延迟运动性疲劳的产生，提高运动能力[5]。

**5. 保肝**　$CCl_4$致慢性肝损伤小鼠灌胃给予冬凌

草乙酸乙酯部位 0.02、0.04、0.08g/10g，每日 1 次，连续 8 周，能够显著降低血清 ALT、AST 水平，降低 TP、ALB 和 MDA 的含量，提高 SOD 活性，减轻肝组织变性、坏死程度，缓解肝组织的病理改变[6]。

**6. 增强免疫**　冬凌草多糖 0.5、1.0g/L 对体外 ConA 诱导的 T 淋巴细胞增殖反应和 LPS 诱导的 B 淋巴细胞增殖反应有明显增强作用[2]。

**7. 安全性评价**　冬凌草乙醇提取后，溶于丙酮，再经乙酸乙酯萃取得到冬凌草有效部位，灌胃小鼠最大耐受量 20g/kg，未出现明显毒性表现；腹腔注射 $LD_{50}$ 58.50mg/kg，95% 置信区间为 45.89～74.59mg/kg[7]；冬凌草醇提物灌胃小鼠 $LD_{50}$ 为 1.9923g/kg，95% 置信区间为 1.7213～2.3113g/kg，死亡小鼠解剖后除见十二指肠充血外无其他异常反应；腹腔注射 $LD_{50}$ 为 148.71μg/g，95% 置信区间为 130.56～169.47μg/g[8,9]；冬凌草二萜类成分灌胃小鼠的 $LD_{50}$ 为 1.138g/kg，95% 置信区间为 0.949～1.397g/kg[10]。冬凌草醇提物 40、20、10g/kg 灌胃大鼠，连续 12 周，一般状况、血常规和血生化指标、脏器系数及组织结构均未见明显异常[11]。作用体外人肝细胞株 HL-7702 细胞 24、48h，冬凌草醇提物的 $IC_{50}$ 分别为 295.167、78.349μg/ml，冬凌草水提物的 $IC_{50}$ 分别为 4357.310、2134.194μg/ml；作用体外人 HEK-293 肾细胞 24、48h，冬凌草醇提物的 $IC_{50}$ 分别 224.544、106.292μg/ml，冬凌草水提物的 $IC_{50}$ 分别 2252.899、1153.267μg/ml[12]。

**【药性】**　苦、甘，微寒。归肺、胃、肝经。

**【功能主治】**　清热解毒，活血止痛。用于咽喉肿痛，癥瘕痞块，蛇虫咬伤。

**【临床应用】**

**1. 临床常用**

（1）咽喉肿痛　本品苦甘而寒，清热之中长于解毒，有消肿止痛之效，常用于风热犯肺或热毒壅盛所致之咽喉肿痛。

（2）癥瘕痞块　本品既能清热解毒，又有活血止痛之功，现多用于瘀毒结聚之癥瘕痞块。

（3）蛇虫咬伤　本品亦善解蛇虫之毒，可用于蛇虫咬伤，红肿疼痛。

**2. 临床新用**　冬凌草可用于治疗慢性咽炎[13]、食管癌[14]。

**【用法用量】**　30～60g。外用适量。

**【成药例证】**

**1. 冬凌草片（《中华人民共和国药典》2015 年版）**　药物组成：冬凌草。

功能主治：清热解毒，消肿散结，利咽止痛。用于热毒壅盛所致咽喉肿痛、声音嘶哑；扁桃体炎、咽炎、口腔炎见上述证候者及癌症的辅助治疗。

**2. 冬凌草糖浆（《卫生部药品标准中药成方制剂·第十册》）**　药物组成：冬凌草。

功能主治：清热解毒。用于慢性扁桃体炎、咽炎、喉炎、口腔炎。

**3. 咽康含片（《国家中成药标准汇编·口腔肿瘤儿科分册》）**　药物组成：冬凌草、玄参、麦冬、桔梗、甘草、薄荷脑、冰片、艾纳香油。

功能主治：清热解毒，养阴利咽。用于肺经风热所致急慢性咽炎。

**【贮藏】**　置干燥处。

**【参考文献】**　[1]徐培元，赵高贤，韩新军，等.温热与冬凌草液对人膀胱癌 BIU-87 细胞体外凋亡的影响[J].郑州大学学报，2005，40(5)：876-877.

[2]王一飞，江金花，王庆端，等.冬凌草多糖的抗肿瘤及其免疫增强作用[J].中国病理生理杂志，2002，18(11)：1341-1343.

[3]马征，易传祝，陈炜林.冬凌草水提物清咽功能动物实验研究[J].实用预防医学，2008，15(6)：1940-1941.

[4]李高申，张伟，彭涛，等.冬凌草抗菌活性成分研究[J].世界科学技术—中医药现代化，2014，16(3)：610-613.

[5]裴保河.冬凌草总黄酮对小鼠抗运动性疲劳能力的影响[J].中国兽医杂志，2013，49(7)：53-57.

[6]姚会枝，李吉学，郑海娜.冬凌草提取物对四氯化钛诱导的小鼠慢性肝损伤的保护作用[J].时珍国医国药，2010，21(3)：575-577.

[7]胡颖军，张进朝，王岚，等.冬凌草有效部位急性毒性试验研究[J].光明中医，2011，26(11)：2216-2217.

[8]营卫中，王随华，李寅超，等.冬凌草醇提取物单次灌胃给药毒性试验[J].医药论坛杂志，2010，31(23)：139-142.

[9]蒋征奎，杨正武，王随华，等.冬凌草醇提物腹腔注射给药急性毒性试验[J].中医研究，2011，24(7)：22-24.

[10]李寅超，王随华，郭琰，等.冬凌草二萜类成分半数致死量的测定[J].中国医院药学杂志，2011，31(2)：163-164.

[11]姚会枝，李吉学，郑海娜.冬凌草提取物对大鼠长期毒性的实验研究[J].时珍国医国药，2010，21(6)：1371-1373.

[12]李寅超，陈慧芳，孙曼，等.冬凌草醇提物体外肝肾细胞毒性的 MTT 法测定[J].时珍国医国药，2012，23(7)：1672-1673.

[13]王文兰，付彩文，付文浩，等.冬凌草煎剂联合超声雾化吸入治疗慢性咽喉炎68例[J].河南中医，2015，35(3)：582-583.

[14]樊青霞，王瑞，王瑞林.冬凌草单药及与化疗合用治疗食管癌205例[J].世界华人消化杂志，2007，15(23)：2534-2537.

（徐菲飞　敖慧　彭成）

## 196　豆蔻

Doukou

**【异名】** 白豆叩、白豆蔻、白蔻（《沈氏尊生书》）、波扣、白叩仁、东波蔻、多骨、带壳蔻、壳蔻、叩仁、蔻仁、十开蔻、苏麦、原豆蔻、圆豆蔻、紫蔻。

**【来源】** 为姜科植物白豆蔻 *Amomum kravanh* Pierre ex Gagnep.或爪哇白豆蔻 *Amomum compactum* Soland ex Maton 的干燥成熟果实。按产地不同分为“原豆蔻”和“爪哇白豆蔻”。

**【产地】** 主要为栽培品。白豆蔻原产于泰国、柬埔寨，我国广东、广西、海南、云南亦有引种栽培，尤以海南万宁、琼海、保亭、定安、文昌、屯昌等及云南西双版纳景洪、勐海、勐腊等地最为适宜；爪哇白豆蔻主产于印度尼西亚爪哇，我国云南、海南亦有引种栽培，尤以海南万宁和云南西双版纳景洪最为适宜。白豆蔻的道地产区为泰国，爪哇白豆蔻的道地产区为印度尼西亚。

**【采收加工】** 待果实大量成熟时，用剪刀剪下果穗。晒干即可。

**【炮制】** 除去杂质。用时捣碎。

**【性状特征】** **白豆蔻**　呈类球形，直径1.2～1.8cm。表面黄白色至淡黄棕色，有3条较深的纵向槽纹，顶端有突起的柱基，基部有凹下的果柄痕，两端均具浅棕色绒毛。果皮体轻，质脆，易纵向裂开，内分3室，每室含种子约10粒；种子呈不规则多面体，背面略隆起，直径3～4mm，表面暗棕色，有皱纹，并被有残留的假种皮。气芳香，味辛凉略似樟脑。

**印尼豆蔻**　个略小。表面黄白色，有的微显紫棕色。果皮较薄，种子瘦瘪。气味较弱。

均以个大饱满、果皮薄而完整，皮色洁白，气味浓者为佳。

**【化学成分】** 豆蔻的主要成分为挥发油，此外还含有色素、淀粉和少量皂苷等。豆蔻的挥发油成分为其主要药理活性成分。《中华人民共和国药典》2015年版规定，原豆蔻仁药材及其饮片含挥发油不得少于5.0%(ml/g)；印尼白蔻仁药材及其饮片不得少于4.0%(ml/g)；本品药材及其饮片按干燥品计算，豆蔻仁含桉油精($C_{10}H_{18}O$)不得少于3.0%。

**【药理毒理】**

**1.止呕**　腹腔注射顺铂致呕吐模型水貂灌胃给予白豆蔻水煎液，每日1次，连续2d，能显著延长模型水貂呕吐潜伏期，减少呕吐次数[1]。

**2.抗肿瘤**　人胃癌SGC-7901细胞移植瘤小鼠灌胃豆蔻提取物1.0g/kg，每日1次，连续4周，可明显下调血管内皮生长因子的表达，降低微血管密度，抑制模型小鼠胃癌移植瘤的生长[2]。

**3.保肺**　采用烟熏联合常温及冰水游泳联合服用冰水多因素复合制备大鼠肺阳虚模型，模型大鼠灌胃豆蔻水提物0.45g/kg，每日1次，连续24d，能不同程度调节肺功能指标（呼吸时间、呼吸周期、呼吸频率、呼吸气量、呼吸速度、呼吸峰值流速、气道阻力），减少血清$TXB_2$的含量[3]。

**4.抗菌**　经水蒸气蒸馏得到的豆蔻精油体外37℃作用24～48h，能有效抑制金黄色葡萄球菌、白色葡萄球菌及谷草芽孢杆菌等革兰阳性菌和肠道沙门菌、痢疾志贺菌及大肠埃希菌等革兰阴性菌的生长和增殖，对金黄色葡萄球菌的*MIC*为＞5.0mg/ml，无法测定其*MBC*；对白色葡萄球菌的*MIC*为5.0mg/ml，*MBC*为5.0mg/ml；对谷草芽孢杆菌的*MIC*为2.5mg/ml，*MBC*为5.0mg/ml；对肠道沙门菌的*MIC*为2.5mg/ml，*MBC*为5.0mg/ml；对痢疾志贺菌的*MIC*为1.25mg/ml，*MBC*为2.5mg/ml；对大肠埃希菌的*MIC*为2.5mg/ml，*MBC*为2.5mg/ml[4]。

**5.抗炎**　从豆蔻中提取的二萜类化合物能抑制脂多糖诱导的RAW264.7巨噬细胞产生NO，其$IC_{50}$为36.2μmol/L[5]。

**6.安全性评价**　小鼠一次性灌胃豆蔻水煎液160g/kg，观察2周，未出现死亡及异常现象；以食用精制油为溶剂制备的豆蔻油具有一定的毒性，灌胃雌鼠的$LD_{50}$为2.148g/kg，雄鼠的$LD_{50}$为2.211g/kg。豆蔻水煎液对体外小鼠BALB/c 3T3细胞、仓鼠CHL细胞及人SL-7二倍体细胞具有一定毒性，中性红吸收法测定$IC_{50}$分别为100、320、

320mg/ml；MTT法测定无细胞毒性；集落形成法测定仅对小鼠BALB/c 3T3细胞、仓鼠CHL细胞有毒性，$IC_{50}$分别为8.8、10.4mg/ml；豆蔻油集落形成法测定$IC_{50}$分别为BALB/c 3T3细胞1.5mg/ml及CHL细胞1.9mg/ml。小鼠淋巴瘤细胞TK基因突变毒性试验、骨髓微核试验、Ames试验均显示豆蔻水煎液及豆蔻油无致突变毒性[6]。

**【药性】** 辛，温。归肺、脾、胃经。

**【功能主治】** 化湿行气，温中止呕，开胃消食。用于湿浊中阻，不思饮食，湿温初起，胸闷不饥，寒湿呕逆，胸腹胀痛，食积不消。

**【临床应用】**

**1. 临床常用**

(1) 脾胃湿阻气滞证　本品味辛芬芳，可化湿浊，行滞气。治脾胃气滞，宿食不消，可与砂仁、木香、丁香等药同用，如《太平惠民和剂局方》匀气散；治寒湿偏胜，气机阻滞之腹满胀痛者，可与干姜、厚朴、苍术等配伍；治脾虚湿阻气滞之胸腹虚胀，食少无力者，则宜与黄芪、白术、人参等同用，如《太平圣惠方》白豆蔻丸。

(2) 湿温初起，胸闷不饥　本品温而不燥，辛散入上、中二焦而宣化湿邪，故常用于湿温初起，胸闷不饥。若湿邪偏重者，与杏仁、薏苡仁等同用，如《温病条例》三仁汤；若热重于湿者，与黄芩、滑石等同用，如《温病条例》黄芩滑石汤。

(3) 呕吐　本品能行气宽中，温胃止呕，尤以胃寒湿阻气滞呕吐为宜，可研为末单服，或与藿香、半夏等同用，如《沈氏尊生书》白豆蔻汤；治小儿胃寒，吐乳不食，可与砂仁、甘草等研末同服。本品止呕亦可用于妊娠，噎膈呕吐。

**2. 临床新用**　豆蔻可用于治疗腹部手术后胃肠功能障碍[7]。

**【用法用量】** 3～6g，后下。

**【成药例证】**

**1. 舒肝健胃丸(《卫生部药品标准中药成方制剂·第五册》)**　药物组成：香附、柴胡、枳壳、厚朴、槟榔、陈皮、青皮、牵牛子、豆蔻、鸡内金、檀香、香橼、白芍、延胡索、五灵脂。

功能主治：疏肝开郁，导滞和中。用于肝胃不和所致的胃脘胀痛，胸胁满闷，呕吐吞酸，腹胀便秘。

**2. 丁蔻理中丸(《卫生部药品标准中药成方制剂·第一册》)**　药物组成：党参、干姜、白术、丁香、豆蔻、甘草(炙)。

功能主治：温中散寒，补脾健胃。用于脾胃虚寒，脘腹挛痛，呕吐泄泻，消化不良。

**3. 六味木香散(《中华人民共和国药典》2015年版)**　药物组成：木香、豆蔻、荜茇、石榴皮、闹羊花、栀子。

功能主治：开郁行气止痛。用于寒热错杂、气滞中焦所致的胃脘痞满疼痛，吞酸嘈杂，嗳气腹胀，腹痛，大便不爽。

**【贮藏】** 密闭，置阴凉干燥处，防蛀。

**【参考文献】** [1]于一，杨玉玲，胡孝桢，等.白豆蔻汤和丁香汤对顺铂所致水貂呕吐模型的治疗作用[J].泰山医学院学报，2011，32(1)：26-27.

[2]石磊，陈平，赵伟，等.豆蔻提取物对人胃癌裸鼠移植瘤生长及血管生成的影响[J].肿瘤学杂志，2010，16(10)：776-778.

[3]吕圭源，陈素红，苏洁，等.三味辛温归肺经中药对复合因素致肺阳虚大鼠肺功能的影响[J].中草药，2011，42(7)：1357-1362.

[4]Diao WR, Zhang LL, Feng SS, *et al*. Chemical Composition, Antibacterial Activity, and Mechanism of Action of the Essential Oil from Amomum kravanh[J]. J Food Prot, 2014, 77(10): 1740-1746.

[5]Hong Yin, Jian Guang Luo, Ling Yi Kong. Tetracyclic Diterpenoids with Isomerized Isospongian Skeleton and Labdane Diterpenoids from the Fruits of Amomum kravanh[J]. Journal of Natural Products, 2013, (76): 237-242.

[6]仲伟鉴，应贤平，郑卫东，等.川芎、桔梗和豆蔻毒性、致突变性试验[J].卫生毒理学杂志，2004，18(4)：267-269.

[7]武晨亮，马效东.白豆蔻联合西药促进腹部手术后胃肠功能恢复39例临床观察[J].江苏中医药，2011，43(8)：52-53.

（徐菲飞　敖慧　彭成）

## 197　独活

Duhuo

**【异名】** 大活、羌活、羌青、护羌使者(《神农本草经》)，肉独活、山独活、川独活、香独活、独摇草(《名医别录》)，胡王使者(《吴普本草》)，巴东独活(《中华本草》)。

**【来源】** 为伞形科植物重齿毛当归 *Angelica pubescens* Maxim. f. *Biserrata* Shan et Yuan 的干

燥根。

【产地】 主要为栽培品。其道地产区为四川都江堰。主产于浙江、湖南、湖北、重庆、四川、陕西、江西、贵州等地。

【采收加工】 苗刚发芽或秋末茎叶枯萎时采挖，除去须根和泥沙，烘至半干，堆置2～3d，发软后再烘至全干。

【炮制】 除去杂质，洗净，润透，切薄片，晒干或低温干燥。

【性状特征】 根略呈圆柱形，下部2～3分枝或更多，长10～30cm。根头部膨大，圆锥状，多横皱纹，直径1.5～3cm，顶端有茎、叶的残基或凹陷。表面灰褐色或棕褐色，具纵皱纹，有横长皮孔样突起及稍突起的细根痕。质较硬，受潮则变软，断面皮部灰白色，有多数散在的棕色油室，木部灰黄色至黄棕色，形成层环棕色。有特异香气，味苦、辛、微麻舌。

**饮片** 呈类圆形薄片。外表皮灰褐色或棕褐色，具皱纹。切面皮部灰白色至灰褐色，有多数散在棕色油点，木部灰黄色至黄棕色，形成层环棕色。有特异香气。味苦、辛、微麻舌。

以条粗壮、油润、香气浓者为佳。

【化学成分】 独活的主要成分是香豆素，还含有挥发油、甾醇等。独活的香豆素是其主要药理活性成分。《中华人民共和国药典》2015年版规定，本品药材及其饮片按干燥品计算，含蛇床子素($C_{15}H_{16}O_3$)不得少于0.50%，含二氢欧山芹醇当归酸酯($C_{19}H_{20}O_5$)不得少于0.08%。

【药理毒理】

**1. 抗炎** 选用牛Ⅱ型胶原为免疫原，建立大鼠胶原诱导性关节炎模型，灌胃给予独活4.5g/kg，每周1次，连续4周，可减轻胶原诱导性关节炎肿胀度，明显降低血清血管内皮生长因子、基质金属蛋白酶-3水平[1]。采用右膝关节前交叉韧带切断术建立兔膝骨关节炎模型，灌胃给予独活挥发油0.2ml/kg，每日1次，连续8周，可减少滑液中炎性介质IL-4的分泌，促进TGF-β的分泌，减轻软骨破坏，减少滑膜纤维增生[2]。

**2. 杀虫** 独活甲醇提取物作用48h，能有效抑制金鱼体内单殖亚纲中型指环虫的生长，$EC_{50}$为57.45mg/L[3]。

**3. 益智** 采用$A\beta_{1-40}$蛋白灌注建立阿尔茨海默病模型大鼠，灌胃给予独活0.73g/只，每日1次，连续28d，可明显改善模型大鼠在水迷宫实验中的学习记忆能力[4]。采用双侧颈总动脉持久结扎法建立血管性痴呆大鼠模型，灌胃给予独活水煎液（给药剂量为成人每日用药量进行等效替代），每日1次，连续28d，能明显改善模型大鼠自由基和免疫炎性损伤情况，提高脑组织氧自由基的代谢，促进大鼠的学习与记忆能力的恢复[5]。采用$MOG_{35-55}$和CFA结合建立实验性自身免疫性脑脊髓炎模型小鼠，灌胃给予独活水煎液36mg/kg，每日1次，连续40d，能明显缓解模型小鼠神经功能受损症状，抑制淋巴细胞增殖，使脾淋巴细胞分泌的浓度下降，IL-13浓度升高[6]。香豆素是其益智主要物质基础[7]。

**4. 抗衰老** 自然衰老小鼠灌胃给予独活水煎液及独活醇提液18g/kg，每日1次，连续60d，均能显著抑制衰老小鼠脑组织细胞凋亡，延缓脑老化[8]。

**5. 抗肿瘤** 独活醇提物及其单体成分蛇床子素3.75～30μg/ml能有效抑制体外人脐静脉血管内皮细胞（HUVEC）和人肠癌LoVo细胞增殖，抑制HUVEC迁移和小管形成，诱导细胞死亡，阻滞细胞周期，具有明显的抗血管生成作用，发挥抗肿瘤作用，抗肿瘤物质基础主要为蛇床子素[9]。

【药性】 辛、苦，微温。归肾、膀胱经。

【功能主治】 祛风除湿，通痹止痛。用于风寒湿痹，腰膝疼痛，少阴扶风头痛，风寒挟湿头痛。

【临床应用】

**1. 临床常用**

（1）风寒湿痹　本品辛能祛风，苦能胜湿，性温散寒，为治疗风寒湿痹之要药。因其主入肾经，故多用于病位偏下之腰膝疼痛，若少阴寒湿腰痛，不能转侧，可与苍术、防风、细辛等同用，如《症因脉治》独活苍术汤；若痹症日久，肝肾不足，气血亏虚而见腰腿冷痛，酸软无力，屈伸不利等，可与桑寄生、地黄、当归、人参等同用，如《备急千金要方》独活寄生汤。

（2）头痛，齿痛　本品能祛风湿，散寒止痛，凡头痛、齿痛因风寒湿而引起者，均可用之以散邪止痛。若治头痛，可与川芎、白芷、蔓荆子等同用；若治“风干足少阴肾经，伏而不出，发为头痛，痛在脑齿”，可与细辛、生地、川芎等同用，如《症因脉治》独活细辛汤;治牙痛,可单用本品,以酒煎热含漱,或与细辛、川芎、羌活、生地等同用,如《证治准绳》独活散;若治风火牙痛,牙龈红肿,可与石膏、升麻、细辛等同用。

**2. 临床新用**　独活可用于治疗强直性脊柱炎[10]、膝关节骨性关节炎[11]、腰椎间盘突出症[12]。

**【用法用量】**　3～10g。

**【成药例证】**

**1. 独活寄生合剂(《中华人民共和国药典》2015年版)**　药物组成:独活、桑寄生、防风、秦艽、桂枝、细辛、川牛膝、杜仲、当归、白芍、熟地黄、川芎、党参、茯苓、甘草。

功能主治:养血舒筋,祛风除湿,补益肝肾。用于风寒湿闭阻、肝肾两亏、气血不足所致的痹病,症见腰膝冷痛、屈伸不利。

**2. 骨筋丸片(《卫生部药品标准中药成方制剂·第十三册》)**　药物组成:独活、乳香、没药、白芍、延胡索、三七、木香、制马钱子、郁金、牛膝、秦艽、桂枝、血竭、红花。

功能主治:活血化瘀,舒筋通络,祛风止痛。用于肥大性脊椎炎、颈椎病、跟骨刺、增生性关节炎、大骨节病等。

**3. 骨刺平片(《卫生部药品标准中药成方制剂·第十一册》)**　药物组成:独活、黄精、威灵仙、莱菔子、骨碎补、熟地黄、两面针、制川乌、锁阳、狗脊、枸杞子、鸡血藤。

功能主治:补精壮髓,壮筋健骨,通络止痛。用于骨质增生(包括肥大性腰椎炎、胸椎炎、颈椎综合征、四肢骨节增生)。

**4. 风湿药酒料(《卫生部药品标准中药成方制剂·第三册》)**　药物组成:独活、当归、甘草、红花、桔梗、老鹳草、牛膝、茜草、草乌(制)、川乌(制)。

功能主治:舒筋活血、祛湿散寒。用于四肢麻木,周身疼痛。

**5. 活血解痛膏(《卫生部药品标准中药成方制剂·第十册》)**　药物组成:独活、冰片、丁香油、干姜、甘松、辣椒、生川乌、樟脑。

功能主治:祛风散寒,活血止痛。用于扭伤,挫伤,风湿骨痛,腰背酸痛。

**【贮藏】**　置干燥处,防霉,防蛀。

**【参考文献】**
[1]邱明山,陈进春,徐振兴,等.独活对大鼠胶原诱导性关节炎的治疗作用[J].中医正骨,2012,24(2):6-8.

[2]乙军,周业庭,潘武,等.独活挥发油灌胃对兔膝骨关节炎的保护作用及其机制[J].临床骨科杂志,2013,16(4):451-454.

[3]Liu YT, Wang F, Wang GX, *et al*. In vivo Anthelmintic Activity of Crude Extracts of Radix angelicae pubescentis, Fructus bruceae, Caulis spatholobi, Semen aesculi, and Semen pharbitidis against Dactylogyrus intermedius (Monogenea) in Goldfish (Caras- sius auratus) [J]. Parasitol Res, 2010, 106(5):1233-1239.

[4]朱曼迪,曲静,崔家鹏,等.独活对阿尔茨海默病模型大鼠学习记忆能力的影响[J].中华中医药学刊,2011,29(12):2641-2643.

[5]代永霞,马素好,马记平.独活干预血管性痴呆模型大鼠自由基和免疫炎性损伤的实验研究[J].科技展望,2015,(12):205-206.

[6]郝海光,李红艳,张晓丹,等.独活治疗实验性自身免疫性脑脊髓炎的免疫学机制研究[J].时珍国医国药,2012,23(10):2407-2410.

[7]教亚男,胡昱,张晓丹,等.独活香豆素对APP/PS1双转基因小鼠的神经保护作用[J].中药药理与临床,2014,30(5):67-70.

[8]裴媛,李德新,孙松辉.独活及其醇提物对自然衰老小鼠脑组织细胞凋亡的影响[J].中国老年学杂志,2005,25(8):959.

[9]胡静,林黎,钱晓萍,等.中药独活及其单体蛇床子素体外抗血管生成的实验研究[J].现代肿瘤医学,2013,21(9):1945-1949.

[10]周献伟,李洋.克痹通络汤合独活寄生汤加减治疗强直性脊柱炎肝肾阴虚证患者54例临床观察[J].中医杂志,2015,56(8):686-689.

[11]岑祖怡,周剑鹏.独活寄生汤治疗膝关节骨性关节炎50例疗效观察[J].新中医,2010,42(8):50-51.

[12]乔根宝,许理忠,邬学群,等.独活寄生汤加减治疗腰椎间盘突出症802例[J].江苏中医药,2004,25(8):28-29.

(徐菲飞　敖慧　彭成)

## 198　独一味

Duyiwei

**【异名】**　达巴(《四部医典》),打布巴、供金包。

**【来源】**　为唇形科植物独一味 *Lamiophlomis rotata* (Benth.) Kudo 的干燥地上部分。

**【产地】**　主要为野生品,目前尚没有大面积人工种植。主产于西藏、甘肃、青海、四川西部及云南西北部。其道地产区为西藏自治区林芝市。

**【采收加工】**　6～9月花期采全草,洗净,晒干。9～10月拔取全草,除去泥沙后,晒至五成干时,截取地上部分，完全晒干即可。

**【炮制】** 除去杂质，切碎。

**【性状特征】** 叶莲座状相互对生，卷缩，展平后呈扇形或三角状卵形，长4～12cm，宽5～15cm，先端钝或圆形，基部浅心形或下延成宽楔形，边缘具圆齿；上表面绿褐色，下表面灰绿色；脉扇形，小脉网状，突起；叶柄扁平而宽。果序略呈塔形或短圆锥状，长3～6cm；宿萼棕色，管状钟形，具5棱线，萼齿5，先端具长刺尖。小坚果倒卵状三棱形。气微，味微涩、苦。

**【化学成分】** 独一味的主要成分是环烯醚萜苷，还含有苯乙醇苷、黄酮、多糖等。独一味的环烯醚萜苷是其主要药理活性成分。《中华人民共和国药典》2015年版规定，本品药材及其饮片按干燥品计算，含山栀苷甲酯($C_{17}H_{26}O_{11}$)和8-*O*-乙酰山栀苷甲酯($C_{19}H_{28}O_{12}$)的总量不得少于0.50%。

**【药理毒理】**

**1. 止血** 独一味水提物0.3、0.15、0.075g/kg灌胃大鼠，每日1次，连续14d，均能明显缩短凝血酶时间，增加大鼠纤维蛋白原含量，起到止血作用[1]。其外用止血及口服止血的主要物质基础均为有效部位总环烯醚萜苷类[2,3]。

**2. 改善微循环** 独一味提取物0.0375、0.15g/kg灌胃小鼠，每日1次，连续5d，能明显抑制肾上腺素所致微静脉管径的收缩，也能一定程度上抑制微动脉管径的收缩，改善微血流速度的降低，抑制毛细血管网交点开放数的减少，改善小鼠肠系膜微循环障碍[4]。

**3. 抗炎、镇痛** 独一味水提物及醇提物1.0g/kg灌胃弗氏佐剂致关节炎模型大鼠，每日1次，连续22d，能明显减轻大鼠致炎对侧足的肿胀，抑制大鼠关节炎原发病变和继发病变的形成，具有明显的抗炎作用[5]。独一味水煎液0.1g/kg灌胃BALB/c小鼠，每日1次，连续5d，再给予内毒素致内毒素血症，结果显示独一味能改变内毒素血症细胞因子的血清水平，降低MCP-1及TNF-1含量，升高IL-1、IL-4及IL-10含量，提高了抗炎细胞因子的水平，减少了部分促炎因子的表达，避免发生炎症反应[6]。独一味水提物及醇提物1.0、1.2g/kg灌胃热板法致痛小鼠及醋酸致痛小鼠，每日1次，连续10d，均能延长小鼠疼痛刺激反应潜伏期，使小鼠10、20min内扭体次数减少；独一味水提物及醇提物1.0g/kg灌胃二甲苯致耳廓肿胀小鼠及滤纸片致炎性肉芽肿小鼠，每日1次，连续10d，均能明显减轻小鼠耳廓肿胀，抑制小鼠炎性肉芽肿的形成[7]。

**4. 抗溃疡** 独一味水提物0.4、0.8g/kg灌胃吲哚美辛致急性胃损伤模型小鼠，每日1次，连续7d；0.56g/kg灌胃幽门结扎法致急性胃损伤模型大鼠，每日2次，连续7d，均能使模型动物胃溃疡发生率降低，溃疡程度减轻，溃疡面积明显减小，还能使幽门结扎致胃损伤模型大鼠的胃液量减少，胃液pH升高[8]。独一味水提物和醇提物1.2g/kg灌胃水浸束缚法致应激性胃溃疡模型大鼠及小鼠，每日1次，连续14d，能使模型动物溃疡面积减小，程度减轻，发生率降低，对应激性溃疡具有明显的抑制作用[9]。

**5. 抑制心脏** 独一味水提物0.01～2.0mg/ml加入灌流液中能明显减弱蟾蜍离体心脏收缩力，减少心输出量，减慢心率，对离体心脏有明显抑制作用，且作用与剂量呈现明显量效关系[10]。

**6. 抗应激** 独一味醇提物1.2g/kg灌胃昆明小鼠，每日1次，连续10d，能明显延长小鼠负重游泳时间及缺氧存活时间[11]。

**7. 益智** 独一味水提物0.5、1.0g/kg灌胃东莨菪碱所致学习记忆获得障碍模型小鼠及乙醇所致记忆再现障碍模型小鼠，每日1次，连续14d，均能使小鼠逃避伤害刺激的反应速度加快，错误次数减少，遭电击时间缩短，对小鼠学习和记忆障碍有改善作用[12]。

**8. 安全性评价** 独一味提取物尾静脉注射小鼠，部分小鼠出现中毒反应并死亡，$LD_{50}$为711mg/kg，95%可信区间为612.9～824.9mg/kg，死亡动物主要脏器未见异常；独一味提取物18.0g/kg灌胃小鼠，14d后小鼠全部存活，无明显毒性反应[13]。

**【药性】** 甘、苦，平。归肝经。

**【功能主治】** 活血止血，祛风止痛。用于跌打损伤，外伤出血，风湿痹痛，黄水病。

**【临床应用】** **临床常用**

跌打损伤　本品功能活血止血，祛风止痛，长于治跌打引起的头部骨伤、细脉断裂、伤口烧痛等症，如《新编藏药配方》用独一味三两五、黄花绿绒蒿五两、千里光四两、查朋三两五、色布古垂四两、查江三两研成细粉，混匀后加熊胆一钱混匀，煎汤内服。

**【用法用量】** 2～3g。

**【成药例证】**

**1. 独一味胶囊、片(《中华人民共和国药典》2015年版)** 药物组成：独一味。

功能主治：活血止痛，化瘀止血。用于多种外科手术后的刀口疼痛、出血，外伤骨折，筋骨扭伤，风湿痹痛以及崩漏，痛经，牙龈肿痛、出血。

**2. 消痛贴膏(《中华人民共和国药典》2015年版)** 药物组成：独一味、姜黄。

功能主治：活血化瘀，消肿止痛。用于急慢性扭挫伤、跌打瘀痛、骨质增生、风湿及类风湿疼痛、落枕、肩周炎、腰肌劳损和陈旧性伤痛。

**3. 香冰祛痛气雾剂(《国家中成药标准汇编·骨伤科分册》)** 药物组成：独一味、铁棒锤、洋金花、天南星、姜黄、土木香、冰片。

功能主治：活血散瘀，消肿止痛。用于跌打扭伤，软组织损伤。

**【贮藏】** 置通风干燥处。

**【参考文献】** [1]廖应琼，邓治国，韦会平.独一味水提物对大鼠血液凝集参数的影响[J].海南医学，2014，25(11)：1561-1563.

[2]张泉龙，邱建国，李茂星，等.独一味环烯醚萜苷外用止血作用研究[J].医药导报，2011，30(7)：877-879.

[3]李茂星，贾正平，胡之德，等.藏药独一味止血有效部位总环烯醚萜苷对大鼠血液凝集参数的影响[J].中国药房，2007，18(3)：231-233.

[4]孟保华，孟宪丽，刘韵璐，等.独一味对小鼠肠系膜微循环的影响[J].中药药理与临床，2009，25(2)：84-85.

[5]王丽娟，王勇，杨婕，等.独一味对大鼠佐剂性关节炎防治作用的实验研究[J].中国中医基础医学杂志，2013，19(7)：763-766.

[6]童雪涛，陈腾祥，刘亚伟，等.独一味对内毒素血症BALB/c小鼠血清细胞因子的影响[J].贵州医药，2009，33(4)：291-294.

[7]王丽娟，王庆艳，可研，等.独一味水提取物与醇提取物镇痛抗炎作用的比较研究[J].时珍国医国药，2011，22(8)：2037-2038.

[8]王丽娟，彭勍，王勇，等.独一味对实验性小鼠胃溃疡的影响[J].时珍国医国药，2009，20(5)：1189-1190.

[9]王丽娟，王勇，韩淑珍，等.独一味抗应激性溃疡的实验研究[J].时珍国医国药，2012，23(3)：769-770.

[10]王丽娟，王庆妍，杨春宝.独一味对蟾蜍离体心脏功能的影响[J].时珍国医国药，2010，21(1)：237-239.

[11]操学海，程锰，李晓龙，等.独一味抗疲劳与耐缺氧作用的实验研究[J].齐齐哈尔医学院学报，2011，32(16)：2570-2571.

[12]王丽娟，王亚丽，李蓓，等.独一味对小鼠学习记忆能力的影响[J].时珍国医国药，2009，20(7)：1761-1762.

[13]王丽娟，赵中硕，王庆妍.独一味急性毒性实验研究[J].时珍国医国药，2011，22(1)：256-257.

（徐菲飞　敖慧　彭成）

## 199　杜衡

Duheng

**【异名】** 土卤(《诗经·尔雅》)，杜蘅(《广雅》)，土杏(《博物志》)，水马蹄、杜蘅葵(《尔雅翼》)，马蹄香(《新修本草》)，土细辛、杜葵(《本草纲目》)，钹儿草(《太仓州志》)，南细辛(《医林纂要》)，马蹄细辛(《浙江天目山药植志》)，马辛(《江苏药材志》)，马细辛、泥里花(《浙江天目山药植志》)，土里开花(《浙江天目山药植志》)。

**【来源】** 为马兜铃科植物杜衡 *Asarum forbesii* Maxim.的干燥全草。

**【产地】** 主要为栽培品，野生品亦有。主产于江苏、浙江、湖南、安徽、江西等地。

**【采收加工】** 4～6月间采挖，洗净，晒干。

**【炮制】** 拣去杂质，拍去泥屑，用水洗净，稍润后切断，晒干。

**【性状特征】** 全株常卷曲皱缩。根状茎呈圆柱状，长1～2cm，直径2～3mm，灰棕色，具节和环纹。根占主要部分，须状，长6～12cm，直径1.5～3mm，表面灰棕色，较平滑；质脆，易折断，断面平坦，白色，中央有细小深棕色圆形中柱。叶少数，通常1枚；叶片破碎或皱缩，展平后呈宽心形或肾状心形，长3～6cm，宽4～7cm。先端钝圆，基部心形；叶柄长4～13cm。花有时可见，生于叶腋，几无柄，暗紫棕色，花被筒钟状，内壁有突出呈网格状花纹。全体尤以根茎与根气芳香，味辛辣。

**【化学成分】** 杜衡的主要成分是挥发油、马兜铃酸。杜衡的挥发油、马兜铃酸是其主要药理活性成分。

**【药理毒理】**

**1. 抗菌** 杜衡挥发油能有效抑制大肠埃希菌、酵母菌、金黄色葡萄球菌和枯草芽孢杆菌、黑曲霉和蜡样芽孢杆菌的生长和增殖，对大肠埃希菌、酵母菌、金黄色葡萄球菌和枯草芽孢杆菌的 *MIC* 为 0.065%，对黑曲霉和蜡样芽孢杆菌的 *MIC* 为 0.125%[1]。

**2. 抗过敏**　百日咳病菌致敏模型大鼠灌胃给予杜衡乙酸乙酯提取物 300mg/kg，可使大鼠背部皮肤蓝斑直径减小[2]。

**【药性】**　辛，温；有小毒。归肺、肝、肾、膀胱经。

**【功能主治】**　祛风，散寒，止痛。用于风寒头痛，关节疼痛，痰饮咳喘；外治牙痛。

**【临床应用】　临床常用**

本品疏风散寒，活血止痛，善治风寒感冒、痰饮喘咳、水肿、风寒湿痹、跌打损伤等。若治风寒头痛，伤风伤寒，可与马蹄香等同用，如《杏林摘要》香汗散；若呼吸喘息、犹觉停滞在心胸，膈中不和，可与瓜蒂、人参等同用；若治跌打损伤、蛇虫咬伤，可研末吞服或鲜品捣敷患处。

**【用法用量】**　1.5～3g。外用适量。

**【成药例证】**

**1. 伤痛舒(《卫生部药品标准中药成方制剂·第十五册》)**　药物组成：生川乌、生草乌、枫茄花、马钱子、红花、丹皮、甘松、官桂、儿茶、白芷、丁香、川芎、木香、降香、干姜、南细辛、苏木、高良姜、薄荷脑、冰片、苯甲醇、樟脑、冬青油、二甲基亚砜、桂皮醛。

功能主治：活血消肿，散寒止痛。用于急性软组织挫伤、扭伤、风湿痹痛、腱鞘炎、肌肉劳损等症。

**2. 损伤接骨药膏(《卫生部药品标准中药成方制剂·第五册》)**　药物组成：白附子、白芷、川乌、羌活、地骨皮、防风、杜衡、红花、天南星、大黄、芙蓉叶、紫荆皮、草乌、薄荷脑、冰片、樟脑、肉桂、土鳖虫。

功能主治：散瘀，消肿，活血止痛，舒筋续骨。用于陈旧性跌打损伤，筋骨折伤。

**3. 香桂活血膏(《卫生部药品标准中药成方制剂·第四册》)**　药物组成：大黄、片姜黄、白芷、干姜、山柰、徐长卿、甘松、杜衡、猪牙皂、香加皮、独活、川芎、木香、檀香、丁香、冰片、薄荷脑、桂皮油、樟脑、芸香浸膏、颠茄流浸膏。

功能主治：祛风散寒，活血止痛。用于跌打损伤，风湿性关节痛等。

**【注意事项】**

1. 孕妇忌服。

2. 杜衡有一定肾毒性。其毒性物质基础是马兜铃酸。

**【贮藏】**　置干燥处。

**【参考文献】**
[1]王乃馨，李超.杜衡挥发油的水酶法提取及其抗菌活性研究[J].粮油加工，2010，(11)：13-15.

[2]卞如濂，谢强敏，小林真子，等.杜衡的抗过敏成分[J].药学学报，1990，25(11)：824-829.

（徐菲飞　敖慧　彭成）

## 200　杜仲
Duzhong

**【异名】**　思仙(《神农本草经》)，木绵、思仲(《名医别录》)，木绵(《本草图经》)，玉丝皮(《清异录·药谱》)，石思仙(《本草衍义补遗》)，丝连皮、丝楝树皮(《中药志》)，扯丝皮(《湖南药物志》)，丝棉皮(苏医《中草药手册》)，棉花、乱银丝、棉皮、鬼仙木(《和汉药考》)，扯丝片。

**【来源】**　为杜仲科植物杜仲 *Eucommia ulmoides* Oliv.的干燥树皮。

**【产地】**　主要为栽培品，野生品亦有。主产于四川、陕西、湖北、河南、贵州、云南，江西、甘肃、湖南、广西等地亦产。其道地产区为湖南省慈利县，陕西省略阳县，四川省旺苍县，贵州省遵义县，河南省汝阳县等。杜仲是我国珍稀濒危二类保护植物，被列入《中国植物红皮书——稀有濒危植物》第一卷。

**【采收加工】**　选择栽培 15～20 年的长势旺盛，枝叶繁茂，皮厚孔多，无病虫害的成龄树于 4～6 月用环剥法或半环剥法剥取树皮。在离地面 10cm 以上树干，切树干的一半或三分之一，注意割至韧皮部时不伤形成层，然后剥取树皮，或用芽接刀在树干分枝处的下方，绕树干环切一刀，再在离地面 10cm 处再环切一刀，再垂直向下纵切一刀，切口斜度以 45°～60°为宜，只切断韧皮部，不伤木质部，然后剥取树皮。剥皮宜选多云或阴天，或在下午 4 时以后进行，不宜在雨天及炎热的晴天进行。将树皮趁鲜刮去粗皮晒干，或剥下树皮用开水烫泡，将皮展平，把树皮内面相对叠平，压紧，四周上、下用稻草包住，使其发汗，经 1 周后，内皮略成紫褐色，取出，晒干，刮去粗皮，修切整齐，贮藏。

**【炮制】　生杜仲**　取原药材，刮去残留粗皮，洗净，切块或丝，干燥。

**盐杜仲**　取杜仲块或丝，加盐水拌匀，润透，待盐水被吸尽后，置炒制容器内，用中火加热至丝易断时，取出晾凉。筛去碎屑。每100kg杜仲块或丝加食盐2kg。

**杜仲炭**　取杜仲块，置锅内用武火炒至黑色并断丝，但须存性，用盐水喷洒，取出，防止复燃，晾干即得，或取杜仲块，先用盐水拌匀吸尽后置锅中，用武火炒至黑色并断丝存性，用水喷灭火星，取出晾干。每100kg杜仲块，用食盐3kg。

**【性状特征】　生杜仲**　呈板片状或两边稍向内卷，大小不一，厚3～7mm。外表面淡棕色或灰褐色，有明显的皱纹或纵裂槽纹；有的树皮较薄，未去粗皮，可见明显的皮孔；内表面暗紫色，光滑。质脆，易折断，断面有细密、银白色、富弹性的橡胶丝相连。气微，味稍苦。以皮厚、完整、粗皮刮净、内表面色暗紫、断面银白色橡胶丝多者为佳。

**盐杜仲**　形如杜仲块或丝，表面黑褐色，内表面褐色，折断时胶丝弹性较差。味微咸。以皮厚、块整、干燥、无粗皮、断面白丝多、内表面黑褐色者为佳。

**杜仲炭**　形如杜仲块，表面黑褐色，内表面褐色，断丝存性。味微咸。以皮厚、块整、干燥、无粗皮、断面白丝多、内表面黑褐色者为佳。

**【化学成分】**　杜仲的主要成分是木脂素及其苷、环烯醚萜，还含有黄酮、酚酸、多糖、挥发油、脂肪酸等。杜仲的木脂素及其苷、环烯醚萜是其主要药理活性成分。《中华人民共和国药典》2015年版规定，本品药材及其饮片按干燥品计算，含松脂醇二葡萄糖苷($C_{32}H_{42}O_{16}$)不得少于0.10%。

**【药理毒理】**

**1. 补肾阳**　给腹腔注射苯甲酸雌二醇所致雄性大鼠肾阳虚模型、腹腔注射丙酸睾酮所致雌性大鼠肾阳虚模型灌服杜仲提取物0.7g/kg，连续12d，能显著降低血清UR、Cr、ALT水平，增加肾阳虚大鼠肾指数[1]。分别给腹腔注射苯甲酸雌二醇所致肾阳虚小鼠模型灌服杜仲水提取物、正丁醇提取物、乙酸乙酯提取物1.25g生药/kg，连续15d，杜仲水提取物能提高小鼠肛温、游泳时间、自主活动次数、睾丸和精囊腺指数、Hb、WBC、LY、MO、PLT，降低UR；正丁醇提取物能提高小鼠抓力、游泳时间、自主活动次数、睾丸和精囊腺指数、RBC、Hb、WBC、LY、MO、PLT，降低UR；乙酸乙酯提取物能提高小鼠肛温、抓力、精囊腺指数、Hb、PLT，降低Cr、UR[2]。

**2. 降血压**　给肾动脉结扎法所致肾性高血压雄性大鼠灌服3g/ml杜仲水提液1ml，连续14d，能降低其血压[3]。给予正常大鼠十二指肠杜仲煎剂4.2g/kg，能降低其血压[4]。

**3. 降血糖**　给四氧嘧啶致糖尿病小鼠灌服杜仲多糖100、200mg/kg，连续10d，能降低其血糖值，并能在一定程度上升高体内SOD与NOS的活性，降低MDA与NO的含量[5]。

**4. 扩血管、保护心肌缺血**　给家兔耳缘静脉缓缓注射杜仲提取物2.5、5g/kg，5min后静脉注射垂体后叶素导致急性心肌缺血家兔模型，其对T波的保护作用较弱，抑制心律变缓的作用较弱、对抑制S-T段抬高有一定作用[6]。杜仲木脂素是杜仲扩血管的物质基础[7]。

**5. 抗炎、镇痛、镇静**　给大鼠灌服杜仲水提物28.67、57.33、114.66g生药/kg，连续15d，均能减轻蛋清所致的足肿胀。给小鼠灌服杜仲水提物40.95、81.90、163.80g生药/kg，连续7d，均能有效抑制二甲苯所致的小鼠耳廓肿胀[8]。给小鼠灌服杜仲水提物40.95、81.90、163.80g生药/kg，连续7d，均能提高小鼠的痛阈值，减少腹腔注射冰醋酸所致的小鼠扭体反应次数[8]。给小鼠灌服杜仲煎剂15g/kg或腹腔注射杜仲煎剂10g/kg，均能使小鼠自发活动减少。给小鼠腹腔注射杜仲煎剂10g/kg，能延长戊巴比妥钠麻醉的睡眠时间[9]。

**6. 抗骨质疏松**　给以维甲酸灌胃建立的小鼠骨质疏松模型灌服杜仲醇提物1.97g/kg，连续30d，能使血清总碱性磷酸酶显著升高，使骨形成活性增强[10]。用含杜仲总提取物0.1、1、10μg/L的培养基培养体外分离培养的大鼠成骨细胞，能提高成骨细胞增殖、分化和Col1α I的表达[11]。

**7. 保肝**　给小鼠灌服杜仲水提液40.95、81.90、163.80g生药/kg，连续10d，再腹腔注射0.08% $CCl_4$花生油溶液0.1ml/10g造成小鼠急性肝损伤，能明显抑制小鼠肝脾指数的升高和血清中ALT、AST活性的升高；亦能降低肝组织中MDA的水平，提高肝组织中SOD的活性和GSH-Px的水平[12]。

**8. 对生殖系统的作用** 给腹腔注射苯甲酸雌二醇所致肾阳虚模型雄性SD大鼠灌服0.075g生药/ml,10ml/kg盐杜仲水提物,连续10d,能增加肾阳虚大鼠睾丸系数、精囊腺系数[13]。生杜仲、杜仲炭水煎剂1g/ml作用于乙烯雌酚造模未孕兔离体子宫,能增加子宫的收缩频率和张力[14]。

**9. 提高免疫功能** 给小鼠灌服0.6、1.2、1.8ml/kg杜仲水煎剂各0.2ml,连续6d,或腹腔注射、静脉注射、灌服1.2ml/kg杜仲水煎剂各0.2ml,连续6d,能明显对抗地塞米松的免疫抑制作用,明显增强小鼠腹腔巨噬细胞的吞噬能力,且高剂量灌胃效果优于中、低剂量,腹腔注射的效果优于口服、静脉注射[15]。给小鼠灌服生杜仲、盐杜仲的水提液或醇提液10g/kg,连续7d,能显著增加小鼠单核巨噬细胞的碳粒廓清指数K及吞噬指数α,提高小鼠非特异性免疫功能[16]。给腹腔注射环磷酰胺的小鼠灌服杜仲多糖50、100、200mg/kg,连续5d,能有效地拮抗环磷酰胺引起的小鼠毒性作用,使体重下降减少,胸腺指数、脾脏指数、肝脏指数均有提高,使MDA降低,SOD、GSH、GPT升高;WBC、RBC、PLT均有升高;骨髓DNA含量升高,其中200mg/kg剂量组作用最明显[17]。

**10. 抗肿瘤** 给接种$S_{180}$肿瘤模型小鼠灌服杜仲总多糖200mg/kg,连续10d,能够抑制肿瘤的生长,并能够提高胸腺指数和脾指数,增加骨髓有核细胞计数及外周血白细胞计数,拮抗环磷酰胺引起的外周血白细胞和骨髓有核细胞减少[18]。

**11. 抗疲劳、抗衰老** 给大鼠灌服杜仲提取物2.06g/kg,连续6周,对其跑台运动力竭时间有显著的延缓作用,可改善运动大鼠激素水平,促进糖原合成,减少蛋白质分解,降低乳酸含量[19]。给小鼠灌服生杜仲、盐杜仲的水或醇提液10g/kg,连续7d,能延长小鼠在疲劳仪上的跌落时间[16]。给皮下注射D-半乳糖所致亚急性衰老小鼠模型灌服杜仲水煎液0.1g/kg,连续15、30、45d,能提高GSH-Px、SOD、NOS活性[20]。小鼠自由饮食质量分数为1%的盐杜仲水煎液连续120d,能显著升高雌、雄动物血红蛋白,肾脏组织蛋白,心脏蛋白,雌性动物脑组织蛋白含量,显著降低雄性动物肝蛋白含量[21]。

**12. 安全性评价** 小鼠腹腔注射杜仲提取物水溶液(主要成分为绿原酸)的$LD_{50}$为2.57±0.15g/kg;灌胃的$MTD$为18.52g/kg[22]。给小鼠灌服160.0g/kg杜仲醇提物后,2周内无动物死亡,亦无明显的中毒表现或不良反应。即杜仲对雄、雌性昆明种小鼠的急性经口$LD_{50}$均大于160.0g/kg,属无毒类[23]。给小鼠灌服杜仲水提物(含80%绿原酸)0.69、2.06g/kg,连续8周,每周停药2d,能够提高小鼠血红蛋白含量和红细胞数,对白细胞分类计数无影响,同时能够提高小鼠体重、总蛋白及白蛋白含量,对脾脏、肝脏、心脏、肺脏、肾脏、性器官指数及血清酶活性无影响,未见有明显毒性作用。表明杜仲提取物在受试浓度下对受试动物未见有明显毒性作用[24]。给小鼠灌服杜仲提取物水溶液0.16、0.32、0.64、1.28g/kg,对小鼠骨髓嗜多染红细胞微核率无影响;对小鼠精子无畸形诱变作用;对供试菌株无致突变作用。表明杜仲未见有明显的致突变作用[25]。给小鼠灌服杜仲水提液1.25、2.5、5.0、10.0g/kg,不引起小鼠精子畸形频率和精原细胞SCE频率增高,对小鼠生殖细胞UDS亦无诱导作用[26]。给小鼠灌服杜仲醇提液41.65、83.3、166.6g/kg,对其骨髓嗜多染红细胞微核试验为阴性;Ames试验表明,0.4、1.6、8.0、40.0、200.0mg/皿的杜仲醇提物无诱导4种菌株回变菌落数增加的作用。表明杜仲在上述试验条件下无遗传毒性[23]。

**【药性】** 甘,温。归肝、肾经。

**【功能主治】** 补肝肾,强筋骨,安胎。用于肝肾不足,腰膝酸痛,筋骨无力,头晕目眩,妊娠漏血,胎动不安,高血压。

**【临床应用】**

**1. 临床常用**

(1)肾阳虚证 本品味甘性温,入肝肾经,能补肝肾、强筋骨而长于强腰,为治腰痛要药,尤宜于肝肾不足或肾虚腰膝酸软,筋骨无力者。腰痛用之,均有扶正固本之效。治下元虚冷,肾虚阳痿,遗尿尿频,常与人参、熟地、巴戟天等同用,如《石室秘录》起阳至神丹;治肾虚腰痛,腰膝酸软,可与胡桃肉、补骨脂等配伍,如《太平惠民和剂局方》青蛾丸;治疗肾气不足,腰痛耳鸣,四肢酸软,可与延胡索、小茴香等同用,如《因应便方》腰痛杜仲方;治腰痛连小腹,不得俯仰等症，与牡丹皮、肉桂等同用，如《全生指迷方》补肾散；治风湿久痹，腰痛冷重，可与川芎、细辛、桂心等泡酒服用，如杜仲酒。

(2) 胎动不安或胎漏　本品补肝益肾，调理冲任以安胎，尤宜于肝肾亏虚，冲任不固，妊娠下血，胎动不安，胎漏等。单用或与桑寄生、续断、阿胶、菟丝子等补肝肾安胎药同用，如《圣济总录》杜仲丸；或与人参、艾叶、大枣同用，如《奇效良方》安胎当归汤；单用本品为末，枣肉为丸，治胎动不安。

**2. 临床新用**　杜仲可用于治疗妊娠期高血压疾病[27]、膝关节骨性关节炎[28]。

**【用法用量】**　6～10g。

**【成药例证】**

**1. 杜仲补天素片(《卫生部药品标准中药成方制剂·第十二册》)**　药物组成：杜仲(盐水炒)、菟丝子(制)、肉苁蓉、远志(制)、当归(酒炙)、莲子、泽泻、牡丹皮、白芍、淫羊藿、黄芪、熟地黄、山药、茯苓、白术、陈皮、砂仁、女贞子、金樱子、山茱萸、巴戟天、柏子仁、党参、枸杞子、甘草。

功能主治：温肾养心，壮腰安神。用于腰脊酸软，夜多小便，神经衰弱等症。

**2. 杜仲补腰合剂(《卫生部药品标准中药成方制剂·第十五册》)**　药物组成：杜仲、党参、当归、枸杞子、牛膝、补骨脂、熟地黄、菟丝子、香菇、猪腰子。

功能主治：补肝肾，益气血，强腰膝。用于腰腿疼痛，疲劳无力，精神不振，小便频数。

**3. 杜仲降压片(《卫生部药品标准中药成方制剂·第六册》)**　药物组成：复方杜仲流浸膏、钩藤。

功能主治：补肾，平肝，清热。用于肾虚肝旺之高血压症。

**4. 杜仲壮骨胶囊(《卫生部药品标准中药成方制剂·第十二册》)**　药物组成：杜仲、人参、三七、细辛、乌梢蛇、金铁锁、川芎、当归、秦艽、独活、白术、狗骨胶、桑枝、石楠藤、淫羊藿、木瓜、续断、附片、大血藤、威灵仙、寻骨风、黄芪、防风。

功能主治：益气健脾，养肝壮腰，活血通络，强健筋骨，祛风除湿。用于风湿痹痛，筋骨无力，屈伸不利，步履艰难，腰膝疼痛，畏寒喜温。

**5. 杜蛭丸(《新药转正标准82》)**　药物组成：杜仲(盐炙)、巴戟天、淫羊藿、黄芪、当归、烫水蛭、赤芍、益母草、地黄、白薇、石菖蒲、伸筋草。

功能主治：补肾益气活血。用于气虚血瘀型缺血性中风病中经络恢复期，症见半身不遂，偏身麻木，口舌㖞斜，语言謇涩等。

**【注意事项】**

1. 不宜与蛇皮、玄参同用。

2. 炒用破坏其胶质有利于有效成分煎出。

**【贮藏】**　置通风干燥处。

**【参考文献】**
[1]王辉，吕圭源，陈素红，等.四味甘温归肝肾经中药对性激素致肾阳虚大鼠血生化等的影响[J].中药药理与临床，2008，24(5)：70-71.

[2]范景，吕圭源，李恒辉，等.杜仲提取物对雌二醇致肾阳虚小鼠的影响[J].浙江中西医结合杂志，2009，19(1)：1-4.

[3]黄志新，岳京丽，赵凤生，等.槲寄生、杜仲的降血压作用和急性毒性的实验研究[J].天然产物研究与开发，2003，15(3)：245-248.

[4]翟文俊.杜仲叶浸提物制剂对大鼠血压及心率的影响[J].陕西教育学院学报，2004，20(4)：106-109.

[5]刘国荣，邱立朋，周延萌，等.杜仲多糖对糖尿病小鼠降血糖作用及其机制研究[J].泰山医学院学报，2010，31(9)：659-661.

[6]吕锦芳，戴丽，宁康健.黄芪和杜仲对家兔实验性急性心肌缺血的保护作用[J].南京农业大学学报，2005，28(2)：80-84.

[7]许激扬，宋妍，季晖.杜仲木脂素化合物舒张血管作用机制[J].中国中药杂志，2006，31(23)：1976-1978.

[8]周程艳，王美，甄悦，等.杜仲抗炎镇痛作用的实验研究[J].中国煤炭工业医学杂志，2009，12(10)：1613-1615.

[9]吕锦芳，邢丽，宁康健.杜仲对小鼠中枢镇静作用的影响[J].中国中医药科技，2004，11(5)：294-296.

[10]肖润梅，陈勇.药材醇提物对骨质疏松小鼠生化指标影响的比较[J].上海师范大学学报(自然科学版)，2007，36(3)：85-88.

[11]关钧声，郭海玲，张紫佳，等.杜仲总提物对大鼠成骨细胞增殖、分化及Ⅰ型胶原蛋白表达的影响[J].上海中医药杂志，2014，48(7)：95-98.

[12]周程艳，余海平，陶志彬，等.杜仲水提物对四氯化碳所致小鼠肝损伤的保护作用[J].时珍国医国药，2009，20(9)：2321-2323.

[13]苏洁，陈素红，吕圭源，等.杜仲及菟丝子对肾阳虚大鼠生殖力及性激素的影响[J].浙江中医药大学学报，2014，38(9)：1087-1090.

[14]宁康健，熊传敏，万文琴，等.不同炮制方法杜仲对兔离体子宫的影响[J].安徽技术师范学院学报，2003，17(4)：292-295.

[15]宁康健，吕锦芳，赵晶晶.杜仲对小鼠腹腔巨噬细胞吞噬能力的影响[J].中国中医药科技，2004，11(5)：296-297.

[16]王宇华，许惠琴，狄留庆，等.生杜仲和盐杜仲对小鼠免疫

功能的影响和抗疲劳作用研究[J].中药药理与临床,2008,24(2):49-50.

[17]辛晓明,郭桂丽,王浩,等.杜仲多糖对环磷酰胺致小鼠毒性的影响[J].时珍国医国药,2009,20(7):1664-1665.

[18]辛晓明,王大伟,赵娟,等.杜仲总多糖抗肿瘤作用的实验研究[J].医药导报,2009,28(6):719-721.

[19]王新军,王一民,吴珍,等.杜仲提取物抗运动疲劳作用的实验研究[J].西北大学学报(自然科学版),2013,43(1):64-69,74.

[20]栗坤,刘明远,魏晓东,等.细辛、杜仲及其合剂对D-半乳糖所致衰老小鼠模型抗氧化系统影响的实验研究[J].中药材,2000,23(3):161-163.

[21]陈贤均,赵红刚.杜仲对小鼠蛋白质代谢及SOD活性的影响[J].山东中医杂志,2004,23(12):745-747.

[22]刘月凤,龚朋飞,袁慧,等.杜仲提取物的急性毒性试验研究[J].陕西农业科学,2009,55(3):52,60.

[23]隋海霞,高芃,徐海滨,等.杜仲的快速毒性筛选试验[J].癌变·畸变·突变,2004,16(6):355-358.

[24]刘月凤,陈建文,龚朋飞,等.杜仲提取物的亚慢性毒理学研究[J].时珍国医国药,2006,17(11):2185-2187.

[25]刘月凤,符达,袁慧.杜仲提取物的致突变实验研究[J].时珍国医国药,2009,20(3):679-680.

[26]庞慧民,朱玉琢,高久春.杜仲对小鼠生殖细胞的遗传毒性[J].中国公共卫生,2006,22(9):1152.

[27]彭红梅,李小姝,杨亚培.杜仲颗粒结合常规疗法治疗妊娠期高血压疾病的临床疗效[J].重庆医学,2012,41(31):3262-3264.

[28]王和鸣,葛继荣,殷海波,等.复方杜仲健骨颗粒治疗膝关节骨性关节炎400例临床观察[J].中国中西医结合杂志,2005,25(6):489-491.

（熊秋韵　敖慧　彭成）

## 201　杜仲叶

Duzhongye

**【异名】** 棉芽(《名医别录》)。

**【来源】** 为杜仲科植物杜仲 *Eucommia ulmoides* Oliv.的干燥叶。

**【产地】** 主要为栽培品,野生品亦有。主产于四川、陕西、湖北、河南、贵州、云南,江西、甘肃、湖南、广西等地亦产。其道地产区为湖南省慈利县,陕西省略阳县,四川省旺苍县,贵州省遵义县,河南省汝阳县等。杜仲是我国珍稀濒危二类保护植物,被列入《中国植物红皮书——稀有濒危植物》第一卷。

**【采收加工】** 夏、秋二季枝叶茂盛时采收,除去杂质,洗净晒干或低温烘干即可。

**【炮制】** **杜仲叶**　除去杂质,切丝,筛去灰屑。

**盐炒杜仲叶**　取净杜仲叶,用盐水喷匀,稍闷,炒至有焦斑。每100kg杜仲叶,用食盐2kg。

**【性状特征】** **杜仲叶**　本品多皱缩,破碎,完整叶片展平后呈椭圆形或卵圆形,长7～15cm,宽3.5～7cm,表面黄绿色或黄褐色,微有光泽,先端渐尖,基部圆形或广楔形,边缘有锯齿,下表面脉上有柔毛;具短叶柄,叶柄长1～1.5cm。质脆,搓之易碎,折断可见有少量银白色的橡胶丝相连。气微,味微苦。以完整、色黄绿、无杂质者为佳。

**盐炒杜仲叶**　本品与杜仲叶类似。

**【化学成分】** 杜仲叶的主要成分是黄酮、环烯醚萜,还含有木脂素及其苷、苯丙素、水溶性多糖、生物碱、杜仲胶等。杜仲叶的环烯醚萜、黄酮是其主要药理活性成分。《中华人民共和国药典》2015年版规定,本品药材按干燥品计算,含绿原酸($C_{16}H_{18}O_9$)不得少于0.080%。

**【药理毒理】**

**1. 降血压、扩血管**　给自发性高血压大鼠灌服杜仲叶醇提取物4.2、6.3g/kg,连续18d,能产生慢性降压作用。给肾动脉结扎法所致肾性高血压大鼠灌服杜仲叶醇提取物4.2、6.3g/kg一次,能产生急性降压作用[1]。将家兔离体主动脉血管条固定于灌流肌槽中,加入100%杜仲叶醇提物,能促进内皮细胞释放NO,直接激活β受体,产生扩血管效应[2]。

**2. 减肥、降血脂、降血糖**　给通过高脂饮食建立的类似代谢综合征的小鼠模型灌服富含曲黴酸组分的杜仲嫩叶提取物,连续4周,能明显抑制小鼠肥胖[3]。给喂高脂饲料致高脂血症模型小鼠灌服杜仲叶黄酮提取物5、15、45mg/(kg·d),连续17d,能降低营养性高脂血症小鼠的血浆总胆固醇、三酰甘油、低密度脂蛋白胆固醇和动脉粥样硬化指数,升高高密度脂蛋白胆固醇,增强血中过氧化氢酶、过氧化物酶活性,降低血浆中丙二醛(MDA)的含量[4]。给链脲佐菌素所致的糖尿病小鼠模型灌服50%杜仲叶醇提物2.5、5、10g/kg,连续10d,能拮抗链脲佐菌素诱导的小鼠高血糖,明显降低糖尿病小鼠的空腹血糖[5]。

**3. 抗动脉粥样硬化**　给高脂饮食加腹腔注射维

生素 $D_3$ 所致的冠状动脉粥样硬化大鼠模型灌服杜仲叶醇提物 70、140、420mg/kg，连续 6 周，能明显减轻大鼠冠状动脉粥样硬化病变程度及心肌损伤程度[6]。

**4. 抗骨质疏松** 给去势骨质疏松模型大鼠灌服杜仲叶总提取物 1.5g/kg，连续 90d，能改善骨代谢，增强骨密度，减少骨破坏，加强骨稳定，有效防治骨质疏松症[7]。$10^{-5}$、$10^{-4}$ g/ml 杜仲叶提取物能诱导全骨髓法体外分离纯化培养的羊骨髓间充质干细胞向成骨细胞方向分化增殖，同时抑制其向脂肪细胞分化[8]。

**5. 抗氧化、抗衰老、抗疲劳** 给 5%D-半乳糖所致的亚急性衰老小鼠模型灌服杜仲叶浸膏粉 3g/kg，连续 45d，能够降低亚急性衰老小鼠脑 MAO-B 活力，提高肝 SOD 活力，降低肝 MDA 和 LF 含量，提高 RCR 和 RICR，产生延缓衰老的作用[9]。给小鼠灌服杜仲叶黄酮 5、15、45mg/(kg·d)，连续 17d，能抑制氧化产物 MDA 的积累，促进抗 POD 和 CAT 的活性，提高机体的抗氧化能力[10]。给小鼠灌服杜仲叶黄酮苷 2g/kg，连续 15d，能显著延长小鼠负重游泳时间，提高肝糖原的含量，降低 LD、BUN 的含量和降低 LDH 的活性[11]。

**6. 保肝** 给背部注射 D-半乳糖所致肝损伤小鼠模型灌服杜仲叶水提物 0.5、1.5、4.5g/(kg·d)，连续 50d，能减轻肝脏的损伤，抑制线粒体肿胀，清除超氧阴离子，增强抗氧化酶的活性[12]。

**7. 镇静** 给小鼠灌胃杜仲叶煎剂 20g/kg 后 1、2、3h，小鼠的自发活动次数明显减少，并以 2h 最明显，对小鼠有中枢镇静作用[13]。

**8. 抗炎** 给小鼠灌服生杜仲叶、盐炒杜仲叶提取物 5.0、10.0g/kg 连续 6d，能抑制二甲苯所致的小鼠耳廓肿胀，且与剂量呈正相关[14]。

**9. 提高免疫** 给小鼠灌服杜仲叶多糖 50、100、200mg/kg，能提高小鼠脾脏重量和指数，但对胸腺无影响；能显著提高血清 IL-2、IL-4 的含量，且当杜仲多糖含量达到 100mg/kg 以上时，能明显提高机体的免疫力；能提高血清 IgG 的含量[15]。

**10. 抑菌** 杜仲叶桃叶珊瑚苷提取液对大肠埃希菌和金黄色葡萄球菌的抑菌作用较强，对金黄色葡萄球菌的最小抑菌浓度为 4.832mg/ml，对大肠埃希菌的最小抑菌浓度为 9.664mg/ml，但对肺炎链球菌和 MG 溶血性链球菌的抑菌作用不明显，最小抑菌浓度均为 28.946mg/ml[16]。

**11. 安胎** 将经过已烯雌酚预处理的空怀兔急性处死，分段取子宫置于加入 10g/ml 杜仲叶水煎剂 1ml 的恒温通气麦氏浴皿培养液中，能增强子宫平滑肌收缩张力[17]。

**12. 安全性评价** 杜仲叶水煎剂小鼠腹腔注射的 $LD_{50}$ 为 8.64±0.59g/kg[18]。小鼠灌服杜仲叶制成的杜仲茶 2.15、4.64、10.00 和 21.50g/kg 的 $LD_{50}$ 均大于 21.50g/kg，表明杜仲茶基本无毒[19]。大鼠灌胃杜仲叶提取物的最大耐受剂量为 1200mg/kg，表明杜仲叶提取物较安全，无明显毒性[20]。Ames 试验表明，0.025、2.5mg/皿的杜仲叶制成的杜仲茶提取物细菌回复突变数分别为 61±5、76±2，试验结果为阴性；SOS/Umu 试验表明杜仲茶 10、25、50、100mg/ml 不加 S9 情况下酶诱导单位值(R)分别为 1.37、1.03、1.31、1.16，加 S9 情况下 R 值分别为 1.14、1.05、1.06、1.07，试验结果为阴性，杜仲茶提取物未显示遗传毒性。彗星试验中，0.01、0.05、0.25、0.5mg/ml 杜仲茶水提物与小鼠血淋巴细胞孵育 16h 后，彗尾长增加[21]。

**【药性】** 微辛，温。归肝、肾经。

**【功能主治】** 补肝肾，强筋骨，降血压。用于肝肾不足，头晕目眩，腰膝酸痛，筋骨痿软，高血压。

**【临床应用】**

**1. 临床常用**

(1) 肾阳虚证 杜仲叶味微辛、性温，入肝肾经，能补肝肾、强筋骨而长于强腰，尤宜于肝肾不足或肾虚腰膝酸软，筋骨无力者。

(2) 高血压病 杜仲叶能降低血压，调节心血管功能。

**2. 临床新用** 杜仲叶可用于减轻冠状动脉粥样硬化病变程度[22]，治疗糖尿病周围神经病变[23]。

**【用法用量】** 10～15g。

**【成药例证】**

**1. 杜仲平压片(《卫生部药品标准中药成方制剂·第十一册》)、杜仲平压胶囊(《国家中成药标准汇编·脑系经络肢体分册》)** 药物组成：杜仲叶。

功能主治：降血压，强筋健骨。适用于高血压，头晕目眩，腰膝酸痛，筋骨痿软等症。

**2. 杜仲双降袋泡剂(《卫生部药品标准中药成方制剂·第十二册》)** 药物组成：杜仲叶、苦丁茶。

功能主治：降压，降脂。用于高血压症及高脂血症等。

**3. 腰痛片(《卫生部药品标准中药成方制剂·第五册》)、腰痛丸(《卫生部药品标准中药成方制剂·第二十册》)** 药物组成：杜仲叶(盐炒)、补骨脂(盐炒)、续断、当归、白术(炒)、牛膝、肉桂、乳香(制)、狗脊(制)、赤芍、泽泻、土鳖虫(酒炒)。

功能主治：强腰补肾，活血止痛。用于肾虚腰痛，腰肌劳损。

**【贮藏】** 置干燥处。

**【参考文献】** [1]唐志晗，彭娟，姜金兰.杜仲叶提取物对清醒大鼠血压的影响[J].中国医院药学杂志，2007，27(7)：901-903.

[2]王梦华，刘颖菊，周歧新，等.杜仲叶醇提取物血管舒张作用的机制研究[J].中药药理与临床，2006，22(2)：35-36.

[3] Hirata T, Kobayashi T, Wada A, *et al*. Anti-obesity Compounds in Green Leaves of *Eucommia Ulmoides* [J].BIOORG MED CHEM LETT, 2011, 21(6): 1786-1791.

[4]刘静，濮智颖，李爱玲，等.杜仲叶黄酮降血脂及抗氧化作用的研究[J].安徽农业科学，2010，38(11)：5631-5632.

[5]田吉，岳永花，秦大莲.杜仲叶降血糖作用的实验研究[J].现代医药卫生，2011，27(7)：961-962.

[6]宋昀，刘颖菊，王梦华，等.杜仲叶醇提取物对冠状动脉粥样硬化心脏病的保护作用[J].中药药理与临床，2009，25(2)：77-80.

[7]饶华，徐贤柱，王曼莹.杜仲叶总提取物治疗去势大鼠骨质疏松症的实验研究[J].江西医药，2014，49(2)：100-102.

[8]陈伟才，罗军.杜仲叶提取物诱导羊骨髓间充质干细胞成骨及抑制其成脂肪分化[J].中国组织工程研究与临床康复，2009，13(10)：1960-1964.

[9]李小安，夏前明，王秉文，等.杜仲叶浸膏粉抗衰老作用的研究[J].西部医学，2009，21(6)：904-906.

[10]刘静，濮智颖，李爱玲，等.杜仲叶黄酮降血脂及抗氧化作用的研究[J].安徽农业科学，2010，38(11)：5631-5632.

[11]杨津，董文宾，许先猛，等.杜仲叶黄酮苷抗疲劳和抗氧化活性的研究[J].陕西科技大学学报(自然科学版)，2010，28(3)：60-63.

[12] Hung M Y, Fu T Y, Shih P H, *et al*. Du-Zhong (*Eucommia ulmoides* Oliv.) Leaves Inhibits $CCl_4$-Included Hepatic Damage in Rats[J]. Food Chem Toxicol, 2006, 44(8): 1424-1431.

[13]宁康健，曾艳，吕锦芳，等.不同采摘时期杜仲叶中枢镇静作用的比较[J].中国中医药科技，2009，16(6)：459-460.

[14]吕锦芳，李东风，司武松，等.不同炮制法杜仲叶与杜仲皮对小鼠耳廓肿胀抑制作用的实验研究[J].中国中医药科技，2006，13(6)：399-400.

[15]辛晓明，王大伟，赵娟，等.杜仲总多糖抗肿瘤作用的实验研究[J].医药导报，2009，28(6)：719-721.

[16]郑杰，刘端，赵肃清，等.杜仲叶桃叶珊瑚苷的酶法提取及其抑菌活性[J].中药材，2012，35(2)：304-306.

[17]吕锦芳，万文琴，宁康健.杜仲不同部位对兔离体子宫运动性能的影响[J].中国中医药科技，2004，11(5)：292-293.

[18]范维衡.杜仲叶和杜仲皮的药理作用研究[J].中国药学杂志，1979，14(9)：404-405.

[19]杨虎，肖太菊，陈惠达，等.芳香杜仲茶毒性评价[J].卫生毒理学杂志，1995，9(2)：140.

[20]Lang C, Liu Z, Taylor H W, *et al*. Effect of *Eucommia ulmoides* on Systolic Blood Pressure in the Spontaneous Pypertensive Rat[J]. Am J Chin Med, 2005, 33(2): 215-230.

[21]韩运双，浦跃朴.杜仲茶的遗传毒性作用研究[J].劳动医学，2001，18(1)：38-40.

[22]宋昀，刘颖菊，王梦华，等.杜仲叶醇提取物对冠状动脉粥样硬化心脏病的保护作用[J].中药药理与临床，2009，2(2)：77-80.

[23]陈琳，喻明，曹玉莉.强力天麻杜仲胶囊联合甲钴胺治疗糖尿病周围神经病变观察[J].中成药，2012，34(8)：1451-1455.

(熊秋韵　敖慧　彭成)

## 202 断血流

Duanxueliu

**【异名】** 风轮菜(《救荒本草》)，大叶香薷(《植物名实图考》)，茵风轮、山藿香(《贵州草药》)，灯笼草(《中国植物志》)，蒙锄草(《全展选编·传染病》)，走马灯笼草、脚癣草、绣球草、漫胆草、小益母草、楼台草(云南)，蜂窝草、节节草(贵州)，山薄荷(江西)、野凉粉藤、苦刀草、九层塔(广西)，野薄荷(广东)，土荆芥(江苏)，第第菜(四川)。

**【来源】** 为唇形科植物灯笼草 *Clinopodium polycephalum* (Vaniot) C.Y.Wu et Hsuan 或风轮菜 *Clinopodium chinense* (Benth.) O.Kuntze 的干燥地上部分。

**【产地】** 主要为野生品，也有栽培品。其道地产区为大别山区(安徽省、湖北省、河南省三省交界处)，亦产于陕西、广西等地。主产于安徽省霍山县、安徽省岳西县、湖北省英山县。

【采收加工】 夏季开花前采收,除去泥沙,切段晒干。

【炮制】 净制。

【性状特征】 为不规则段状。茎呈方柱形,四面凹下呈槽,表面灰绿色或绿褐色,有的被灰白色茸毛,质脆,易折断,切面中央有髓或中空。叶片多皱缩、破碎,完整者展平后呈卵形,边缘具疏锯齿,上表面呈绿褐色,下表面呈灰绿色。气微香,味涩,微苦。以茎枝幼嫩、叶多、色绿气微香者为佳。

【化学成分】 断血流的主要成分是断血流总苷、黄酮,还含有皂苷、鞣质、挥发油、酚性物质、氨基酸、香豆素、糖等。断血流的总苷、黄酮是其主要药理活性成分。

【药理毒理】

**1. 止血** 给家兔灌服断血流总苷 5、10mg/kg 连续 4d,能缩短血浆 PRT、PT 和白陶土部分 TT;给大鼠灌服断血流总苷 2.5、5、10mg/kg 连续 4 周,能缩短 CT;给小鼠灌服断血流总苷 10、20、40mg/kg 连续 4d,能缩短出血及 CT,减少出血量,且作用随剂量增加而增强[1]。

**2. 降血糖** 给四氧嘧啶所致糖尿病小鼠灌服断血流乙醇提取物 300、600mg/kg,能减轻四氧嘧啶对胰岛细胞的损伤;给肾上腺素所致糖尿病小鼠灌服断血流乙醇提取物 300、600mg/kg,能显著降低其血糖,使肝糖原含量回升[2]。

**3. 保护血管** 给予过氧化氢和高糖建立体外培养的人脐静脉内皮细胞损伤模型 3、10、30、100mg/L 断血流乙醇提取物,能明显提高过氧化氢和高糖损伤的内皮细胞的存活率,使过氧化氢损伤的内皮细胞内低下的 SOD 活力回升,降低高糖诱导的内皮细胞 LDH 释放,并且能增加人脐静脉内皮细胞培养液中 NO 量,具有明显的保护血管内皮细胞作用[3]。

**4. 扩血管** 用累计给药法分别向 $1\times10^{-6}$ mol/L 苯肾上腺素和 60mmol/L 高钾预收缩内皮完整的离体大鼠胸主动脉血管环逐步加入断血流活性部位(主要含总黄酮和萜类) $1\times10^{-6}$～$3\times10^{-4}$g/L,能显著降低血管张力,且对苯肾上腺素诱导血管收缩的抑制作用强于高钾的作用。0.3mg/L 断血流活性部位能明显增加离体大鼠胸主动脉 NO 的含量[4]。

**5. 收缩子宫** 给家兔灌服断血流总苷 2.5、5、10mg/kg,能使家兔在体子宫收缩幅度增加;0.075、0.15g/L 断血流总苷能显著提高离体大鼠子宫收缩幅度[5]。

**6. 抗炎** 给大鼠灌服断血流总苷 5、10、20mg/kg,能轻度减轻角叉菜胶所致大鼠足肿胀度;给小鼠灌服断血流总苷 10、20、40mg/kg,能轻度减轻二甲苯所致小鼠耳肿胀度,对小鼠毛细血管通透性有显著降低作用[6]。

**7. 抑菌** 断血流水浸液对金黄色葡萄球菌、大肠埃希菌、铜绿假单胞菌和白色念球菌的最小抑菌浓度分别为 0.06、0.08、0.1、0.125g/ml,而对枯草杆菌、黑曲霉球菌、青霉菌和酿酒酵母菌没有抑制作用[7]。

**8. 抗氧化** 3～120mg/L 断血流活性部位(主要含总黄酮和萜类)具有显著的体外抗氧化活性,能有效清除 $O_2^-$、·OH 和 DPPH·自由基,且清除作用呈浓度依赖性,其中对·OH 的清除力最强,对 DPPP·自由基的 $IC_{50}$ 为 32.7mg/L,对 $O_2^-$ 自由基的 $IC_{50}$ 为 28.6mg/L,对·OH 自由基的 $IC_{50}$ 为 14.6mg/L;对 $Fe^{2+}$-维生素 C 诱导的小鼠肝脂过氧化有明显的抑制作用,且呈浓度依赖性,$IC_{50}$ 为 37.1mg/L;能明显提高高糖刺激下内皮细胞中的 SOD 水平,降低 LDH 活性[8]。

**9. 免疫抑制** 给豚鼠灌服断血流总苷 150mg/kg 连续 5d,能降低豚鼠血清补体总量。给小鼠灌服断血流总苷 150mg/kg 连续 6d,能升高小鼠血清水平,并抑制小鼠碳粒廓清速率及鸡红细胞的吞噬百分率和吞噬指数[9]。

**10. 调节内分泌** 给小鼠灌服断血流总苷 10、20、40mg/kg,能明显增加幼龄小鼠子宫质量,对其雌激素(雌二醇)含量有升高趋势,而对孕激素(黄体酮)水平无显著性影响[5]。

**11. 安全性评价** 按 0.04ml/g 给健康小鼠灌胃 100ml/L 断血流总苷溶液上、下午各一次,观察 7d,无任何异常症状,无小鼠死亡,小鼠灌胃给药的最大耐受量为 8.0g/kg,相当于临床成人试用量的 476.19 倍[10]。给健康大鼠灌胃 235、470、940mg/(kg·d) 断血流总苷溶液连续 21d,停药 2 周,大鼠无异常症状,各指标无明显改变;均能明显缩短凝血时间;940mg/(kg·d) 断血流总苷能明显降低血胆固醇水平;其他血液和血液生化指标、脏器系数、病理解剖观察均未见明显异常。断血流总苷未见有明显毒性反应及延时毒性,故安全性较高[10]。断血流总苷1.6、3.2、6.4mg/kg连续灌胃4d,对犬心率、舒张压和收缩压均无明显影响;断血流总苷2.2、4.4、8.8mg/kg十二指肠给药,对家猫的呼吸频率及深度均无明显影响;断血流总苷7.5、15、30mg/kg连续灌胃4d,对大鼠摄食、外观及大体行动均无明显影响;断血流总苷5、10、20、40mg/kg连续灌胃4d,对小鼠爬杆、翻正反射、睡眠均无明显影响[11]。

**【药性】** 微苦、涩,凉。归肝经。

**【功能主治】** 收敛止血。用于崩漏,尿血,鼻衄,牙龈出血,创伤出血。

**【临床应用】** **临床常用**

血热出血 断血流苦凉泄热,味涩收敛,入肝经血分,功专止血,既凉血止血,又收敛止血,可用于血热出血诸症,如崩漏,尿血,鼻衄,牙龈出血等。

**【用法用量】** 9~15g。外用适量,研末敷患处。

**【成药例证】** **断血流胶囊、颗粒、片(《中华人民共和国药典》2015年版)** 药物组成:断血流。

功能主治:凉血止血。用于血热妄行所致的月经过多、崩漏、吐血、衄血、咯血,尿血、便血,血色鲜红或紫红;功能失调性子宫出血、子宫肌瘤出血及多种出血症、单纯性紫癜、原发性血小板减少性紫癜见上述证候者。

**【贮藏】** 置干燥处,防潮。

**【参考文献】** [1]彭代银,刘青云,戴敏,等.茵风轮总苷止血作用研究[J].中国中药杂志,2005,30(12):909-912.

[2]田冬娜,吴斐华,马世超,等.风轮菜乙醇提取物的降血糖作用及其机制研究[J].中国中药杂志,2008,33(11):1313-1316.

[3]吴斐华,田冬娜,刘洋,等.风轮菜乙醇提取物对血管内皮细胞的保护作用研究[J].时珍国医国药,2010,21(8):2074-2076.

[4]吴斐华,刘洋,李娟,等.风轮菜活性部位对大鼠离体胸主动脉的舒张作用及机制研究[J].时珍国医国药,2012,23(9):2226-2228.

[5]彭代银,刘青云,戴敏.茵风轮总苷对动物子宫作用的研究[J].中国中药杂志,2005,30(13):1006-1008.

[6]彭代银,刘青云,戴敏,等.茵风轮总苷抗炎镇痛作用研究[J].安徽医药,2005,9(6):413-415.

[7]杨东娟,马越峰,李云,等.风轮菜水浸液抑菌作用的初步研究[J].韩山师范学院学报,2009,30(6):71-74.

[8]李娟,吴斐华,苏锦冰,等.风轮菜活性部位体外抗氧化作用的实验研究[J].海峡药学,2012,24(9):7-20.

[9]李国贤.茵风轮总皂苷对免疫功能的抑制作用[J].中草药,1993,24(3):138-140.

[10]彭代银,刘青云,戴敏,等.茵风轮总苷毒理学实验研究[J].安徽中医学院学报,2005,24(3):23-25.

[11]彭代银,刘青云,戴敏,等.茵风轮总苷的一般药理学试验研究[J].安徽医药,2005,9(7):486-488.

(熊秋韵 敖慧 彭成)

## 203 对叶大戟果

Duiyedajiguo

**【异名】** 苏扎甫拜尔各(新疆维吾尔)。

**【来源】** 为大戟科植物对叶大戟 *Euphorbia sororia* Schrenk.的干燥成熟果实。

**【产地】** 主要为野生品,亦有栽培品。主产于新疆维吾尔自治区和田市、墨玉县、皮山县等。

**【采收加工】** 秋季果实成熟时,割下全株,晒干,打下果实。

**【炮制】** 净制。

**【性状特征】** 呈类球形,一般具三圆棱,直径4~5mm。上端略宽,中央处有很短的花柱,在放大镜下可见柱头3裂,裂片小三角形;下端稍狭,在放大镜下可见微突起的点状果柄痕。果实表面光滑,黄绿色、灰黄白色或黄棕色,在放大镜下可见网状纹理。果皮薄,剥开后果皮平滑,色略浅。气微或无,味微咸而辛香,稍显刺喉感。

**【药性】** 三级干热。

**【功能主治】** 消散寒气,开通阻滞,燥湿开胃,健脑益智。用于腹胀胃弱,食少健忘,语言不利,肢体瘫痪,皮肤疾病。

**【临床应用】** **临床常用**

(1)腹胀胃弱 本品可消散寒气,开通阻滞,燥湿开胃,用于寒气所致腹胀胃弱。

(2)健忘 本品健脑益智,可用于健忘,语言不利,肢体瘫痪。

**【用法用量】** 3~6g。

**【贮藏】** 置阴凉干燥处。

(熊秋韵 敖慧 彭成)

## 204 多叶棘豆

Duoyejidou

**【异名】** 查干·达克沙(《内蒙古植物药志》),

那布其日哈嘎-奥日都扎(内蒙古自治区),鸡翎草(《内蒙古中草药》),狐尾藻棘豆,长肉芽草。

**【来源】** 为豆科植物多叶棘豆 *Oxytropis myriophylla* (Pall.) DC.的干燥全草。

**【产地】** 主要为野生品。其主要分布于东北和华北地区,主产于内蒙古自治区呼伦贝尔、兴安、通辽、林郭勒、乌兰察布等。

**【采收加工】** 夏季花盛开时采收,除去杂质,晒干。

**【性状特征】** 根呈圆柱形,多纠聚扭曲,根头直径0.5~1cm;外表黑褐色,具粗网纹。叶基生,叶轴长20~30cm;基部托叶与叶柄合生,质薄,密被白色长毛茸;小叶多脱落,完整者,可见轮生复叶,每轮有小叶6~8枚,小叶条状披针形,长0.3~1cm,直径0.5~1.5mm,边缘反卷,两面密被毛茸。总状花序,花淡紫蓝色,长约2cm;萼筒状,长约8mm,密被毛茸,萼齿条形。气微,味淡。

**【化学成分】** 多叶棘豆的主要成分是黄酮,还含有挥发油、糖、三萜、微量元素等。多叶棘豆的黄酮是其主要药理活性成分。

**【药理毒理】** **抗氧化** 0.015625、0.03125、0.0625、0.125、0.25、0.5、1.0、2.0g/L多叶棘豆提取物AB-8大孔吸附树脂柱的50%乙醇洗脱部位对DPPH·自由基和ABTS·自由基均具有较强的清除能力[1]。

**【药性】** 苦、甘,凉。

**【功能主治】** 杀"黏",清热,燥"协日乌素",愈伤,生肌,锁脉,止血,消肿,通便。用于瘟疫,发症,丹毒,腮腺炎,阵刺痛,脑刺痛,麻疹,颈强病,痛风,游痛症,创伤,抽筋,鼻衄,月经过多,创伤出血,吐血,咳痰。

**【临床应用】** **临床常用**

(1)"黏"症　本品杀"黏",可用于瘟疫,发症,丹毒,腮腺炎,阵刺痛,脑刺痛,麻疹等。

(2)"协日乌素"　本品可燥"协日乌素",可治疗颈强病,痛风,游痛症,创伤,抽筋等。

(3)出血症　本品可止血,用于鼻衄,月经过多,创伤出血,吐血等。

**【用法用量】** 3~6g。

**【贮藏】** 置干燥处。

**【参考文献】** [1]折改梅,孙芳芳,吕海宁,等.多叶棘豆清除自由基活性研究[J].中国实验方剂学杂志,2010,16(18):91-94.

(熊秋韵　敖慧　彭成)

# E

## 205　阿胶

Ejiao

**【异名】**　傅致胶(《神农本草经》),覆盆胶(《本草经集注》),驴皮胶(《备急千金方要》)。

**【来源】**　为马科动物驴 *Equus asinus* L.的干燥皮或鲜皮经煎煮、浓缩制成的固体胶。

**【产地】**　主要为养殖品。主产于山东、浙江,其道地产区为山东省东阿县,产品最著名;浙江产量最大。此外,河北、河南、江苏等地亦产。

**【采收加工】**　将驴皮漂泡去毛,切块洗净,分次水煎,滤过,合并滤液,浓缩(用文火浓煎或加适量黄酒、冰糖、豆油)至稠膏状,冷凝,切块,晾干,即得。

**【炮制】**　**阿胶**　捣成碎块,或烘软切成小块。

**阿胶珠**　取阿胶,烘软,切成1cm左右的丁,照烫法用蛤粉烫至成珠,内无溏心时,取出,筛去蛤粉,放凉。

**【性状特征】**　**阿胶**　本品呈长方形块、方形块或丁状。棕色至黑褐色,有光泽。质硬而脆,断面光亮,碎片对光照视呈棕色半透明状。气微,味微甘。以乌黑、光亮、透明、无腥臭气、经夏不软者为佳。

**阿胶珠**　本品呈类球形。表面棕黄色或灰白色,附有白色粉末。体轻,质酥,易碎。断面中空或多孔状,淡黄色至棕色。气微,味微甜。

**【化学成分】**　阿胶主要含有蛋白质和微量元素。阿胶的蛋白质是其主要药理活性成分,水解后产生多种氨基酸。《中华人民共和国药典》2015年版规定,本品药材及其饮片按干燥品计算,含L-羟脯氨酸不得少于8.0%,甘氨酸不得少于18.0%,丙氨酸不得少于7.0%,L-脯氨酸不得少于10.0%。

**【药理毒理】**

**1. 促进造血**　阿胶水煎液1.6～9g/kg灌胃给药7d,可增加环磷酰胺所致造血功能低下小鼠的白细胞、骨髓细胞、造血干细胞和外周血IL-3含量,促进粒细胞-巨噬细胞集落刺激因子分泌,降低造血干细胞及骨髓细胞凋亡[1]。

**2. 降低血液黏度**　阿胶3～6g/kg灌胃给药7d,可降低内毒素性休克犬血液黏度,改善微循环,促进动脉血压恢复及稳定[2]。40%阿胶溶液15ml/kg灌胃给药,可降低烫伤后兔血管通透性,改善正常兔球结膜微循环,增加血小板,降低血细胞比积、全血比黏度和纤维蛋白原、凝血活酶时间[3]。

**3. 抗肺损伤**　阿胶0.14～6g/kg灌胃给药3周,可降低鸡蛋清致敏哮喘大鼠血液IL-4含量和肺组织嗜酸性粒细胞浸润程度[4]。

**4. 提高免疫力**　阿胶2.5～5g/kg灌胃给药6d,可促进正常小鼠免疫特异性玫瑰花结细胞形成,增强NK细胞活性,改善氢化可的松造模小鼠脾脏萎缩,增强肝脾单核吞噬细胞吞噬功能[5]。

**5. 保护脑组织,增强记忆力**　阿胶1g/kg灌胃给药12周,可减少亚慢性醋酸铅染毒大鼠Y迷宫试验所受电击次数,提高跳台试验主、被动回避反应正确次数,修复海马$CA_3$区及锥体细胞的超微结构异常,增加海马$CA_3$区及小脑原癌基因c-fos mRNA表达,提高海马和小脑组织一氧化氮水平和总抗氧化能力[6-11]。

**6. 安全性评价**　阿胶水溶液小鼠灌胃给药*MTD*大于20g/kg;以2.6、5.2、10g/kg给大鼠喂饲30d,各项观察指标未见异常。遗传毒性试验中,Ames试验、小鼠精子畸形试验和微核试验均为阴性[12]。

**【药性】**　甘,平。归肺、肝、肾经。

**【功能主治】**　补血滋阴,润燥,止血。用于血虚萎黄,眩晕心悸,肌萎无力,心烦不眠,虚风内动,肺燥咳嗽,劳嗽咯血,吐血尿血,便血崩漏,妊娠胎漏。

【临床应用】 临床常用

(1) 心肝血虚　本品甘平滋润，有良好的补血作用。用于治疗心肝血虚之面色苍白或萎黄、头晕目眩、心悸乏力等证，单用黄酒炖服即可；若与当归、白芍、熟地黄等配伍使用，疗效更佳，如《杂病源流犀烛》阿胶四物汤；若血虚兼气弱者，与黄芪、人参配伍，以养血益气。

(2) 诸种出血　本品味甘性平，质滋黏润，除善滋养阴血外，还具有良好的止血作用，为止血要药，用于治疗咯血、吐血、尿血、血便、崩漏下血等多种出血，尤其以阴血亏虚者用之为佳。单用即有效，如阿胶炒黄为末，治疗妊娠尿血(《太平圣惠方》)；若有口耳出血不止，可用蒲黄、生地汁配伍(《太平圣惠方》)。

(3) 热病伤阴，虚风内动　本品味甘质润，入肾滋阴，治疗阴液亏虚引起的五心烦热、心烦失眠、虚风内动等证，常与其他滋阴药配伍。如治疗阴虚阳热上亢，或热病伤阴、身心烦不得卧、舌红苔干脉数者，常配伍黄连、黄芩、白芍、鸡子黄等，有育阴清热除烦功效，如《伤寒论》黄连阿胶汤。

(4) 虚劳喘咳，阴虚燥咳　本品甘平入肺，质黏滋润，又能滋阴润肺，常用于治疗肺阴不足、虚劳喘咳、气短乏力；或燥邪伤肺之干咳无痰或痰少而黏、鼻燥咽干等证。常配伍牛蒡子、杏仁、马兜铃、甘草用于治疗小儿阴虚火旺，气粗喘粗，如《小儿药证直诀》阿胶散。

(5) 肠燥便秘　本品善滋阴养血润燥，可用于治疗血虚津亏导致的肠燥便秘。常与润肠通便药配伍增强疗效，如阿胶配伍蜂蜜、葱白，治疗老人、虚弱者大便秘涩，如《仁斋直指方》胶蜜汤；配伍枳壳、飞滑石、炼蜜，治疗产后虚羸之大便秘涩，如《太平惠民和剂局方》阿胶枳壳丸。

【用法用量】 3～9g，烊化兑服。

【成药例证】

**1. 复方阿胶浆(《中华人民共和国药典》2015 年版)**　药物组成：阿胶、红参、熟地黄、党参、山楂。

功能主治：补气养血。用于气血两虚，头晕目眩，心悸失眠，食欲不振及白细胞减少症和贫血。

**2. 阿胶三宝膏(《中华人民共和国药典》2015 年版)**　药物组成：阿胶、大枣、黄芪。

功能主治：补气血，健脾胃。用于气血两亏、脾胃虚弱所致的心悸、气短、崩漏、浮肿、食少。

**3. 阿胶补血膏(《中华人民共和国药典》2015 年版)**　药物组成：阿胶、熟地黄、党参、黄芪、枸杞子、白术。

功能主治：补益气血，滋阴润肺。用于气血两虚所致的久病体弱、目昏、虚劳咳嗽。

**4. 驴胶补血颗粒(《中华人民共和国药典》2015 年版)**　药物组成：阿胶、黄芪、党参、熟地黄、白术、当归。

功能主治：补血，益气，调经。用于久病气血两虚所致的体虚乏力、面黄肌瘦、头晕目眩、月经过少、闭经。

**5. 山东阿胶膏(《中华人民共和国药典》2015 年版)**　药物组成：阿胶、党参、白术、黄芪、枸杞子、白芍、甘草。

功能主治：补益气血，润燥。用于气血两虚所致的虚劳咳嗽、吐血、妇女崩漏、胎动不安。

【贮藏】 密闭。

【参考文献】 [1]郑筱祥，杨勇，叶剑锋，等.东阿阿胶的升白作用及机制研究[J].中国现代应用药学，2005，22(2)：102-105.

[2]姚定方.阿胶对内毒素性休克狗血液动力学、血液流变学及微循环的影响[J].中国中药杂志，1989，14(1)：44-46.

[3]承孝慈，姚伟，武军，等.阿胶对兔血管通透性影响的实验研究[J].中药通报，1986，11(12)：47-51.

[4]赵福东，董竞成，崔焱，等.阿胶对哮喘大鼠气道炎症及外周血Ⅰ型/Ⅱ型T辅助细胞因子的影响[J].中国实验方剂学杂志，2006，12(6)：59-61.

[5]路承彪，童秋声，吴钧.中药阿胶对正常小鼠细胞免疫学功能的影响[J].中药药理与临床，1991，7(4)：24-26.

[6]胡俊峰，李国珍，李茂进.天麻和阿胶对铅所致大鼠海马结构及功能损害的保护作用[J].中华劳动卫生职业病杂志，2003，21(2)：124-127.

[7]胡俊峰，李国珍，李茂进.天麻和阿胶对铅致大鼠 c-fos 表达下降的拮抗作用[J].中华劳动卫生职业病杂志，2003，21(2)：128-131.

[8]李茂进，冷为忠.阿胶对染铅大鼠海马损害的拮抗作用[J].中国工业医学杂志，2002，15(5)：262-264.

[9]李茂进，胡俊峰，张春玲，等.天麻阿胶联合对染铅大鼠脑一氧化氮及学习记忆的影响[J].中国公共卫生，2002，18(3)：284-286.

[10]李茂进，胡俊峰，张春玲，等.天麻和阿胶联合对染铅大鼠海马一氧化氮含量及学习记忆的影响[J].中国职业医学，2002，29

(1):10-12.

[11]李茂进,胡俊峰,张春玲,等.天麻和阿胶对铅所致大鼠脑功能损害的保护作用[J].劳动医学,2001,18(5):269-271.

[12]郭婕,谢玮,颜燕,等.阿胶的毒理学安全性评价[J].毒理学杂志,2013,27(4):314-316.

(邱敏 杨玉梅)

## 206 莪大夏

Edaxia

**【异名】** 莪达夏。

**【来源】** 为豆科植物轮叶棘豆 *Oxytropis chiliophylla* Royle.或镰形棘豆 *Oxytropis falacata* Bge.的干燥全草。

**【产地】** 主要为野生品。轮叶棘豆主产于西藏西部及新疆;印度西北部、阿富汗、克什米尔地区和前苏联(中亚)亦有。镰形棘豆产于西藏、青海、甘肃南部、四川西部;新疆亦有。

**【采收加工】** 夏末秋初采挖,除去杂质,晒干。

**【炮制】** 拣净杂质,晒干。

**【性状特征】** 本品多皱缩。根圆锥状,多分枝,微木质化,皮黄褐色至黑褐色,与木质部易剥离,质韧,断面不整齐,类白色。茎长6~25cm,基端分枝甚多。叶柄与叶轴被白色绵毛,小叶多数23~45枚(镰形棘豆)或3~4(~6)枚轮生(轮叶棘豆),两面密生腺点。花序总状,由3~11朵花组成,花序梗被白色绵毛;花冠蝶形,淡蓝色或黄白色(镰形棘豆)。稀见幼嫩荚果,密生疣状腺点。

**【化学成分】** 莪大夏的主要成分是黄酮类和生物碱类化合物,还含有一些甾族类化合物。莪大夏的黄酮是其主要药理活性成分。

**【药理毒理】**

**1. 抗菌** 镰形棘豆总黄酮苷元具有广谱的抗菌活性,能抑制金黄色葡萄球菌、大肠埃希菌、枯草埃希菌、肺炎克雷伯菌、铜绿假单胞菌、豚鼠气单胞菌、屎肠球菌、肺炎双球菌、嗜麦芽窄食单胞菌的生长。对各菌的 $MIC_{90}$ 值为0.38~3mg/ml,*MBC* 值为0.75~3mg/ml。其中对金黄色葡萄球菌的最低抑菌浓度为0.38mg/ml[1]。

**2. 止血、促凝血** 将莪大夏总提取物以4.04、2.02、1.01g/kg的浓度,分别按0.2ml/20g灌胃给药5d,可使凝血时间缩短[2]。

**3. 镇痛、抗炎** 小鼠灌服镰形棘豆总提取物400、800mg/kg(相当于镰形棘豆1.3、2.6g/kg),60min后对小鼠腹腔注射0.8%醋酸溶液10ml/kg,明显减少了小鼠的扭体(腹部收缩内凹、伸展后肢、臀部抬高、蠕行)次数和二甲苯致小鼠耳廓肿胀程度和模型大鼠肉芽组织的增生。小鼠灌服镰形棘豆总提取物300、600mg/kg(相当于镰形棘豆0.975、1.95g/kg),明显提高热板法痛阈[3]。

**【药性】** 微苦,寒;有毒。

**【功能主治】** 清热解毒,生肌。用于高烧,喉炎,痢疾,创伤出血。

**【用法用量】** 0.3~0.5g,多入丸散。

**【成药例证】**

**1. 十二味翼首散(《中华人民共和国药典》2015年版)** 药物组成:翼首草、榜嘎、节裂角茴香、天竺黄、红花、檀香、安息香、莪大夏、铁棒锤叶、五灵脂膏、牛黄、麝香。

功能主治:清热解毒,防疫。用于瘟疫、流行性感冒、乙型脑炎、痢疾、热病发热等症。

**2. 九味青鹏散(《卫生部药品标准藏药·第一册》)** 药物组成:铁棒锤(幼苗)、诃子(去核)、藏木香、安息香、翼首草、力嘎都、兔耳草、丛菔、镰形棘豆(莪大夏)。

功能主治:清热止痛,制疠。用于瘟疠疾病,流感引起的发热、肺部疼痛、肺炎、嗓子肿痛等。

**【注意事项】**

1. 孕妇慎用。

2. 用本品不可过量。

**【贮藏】** 置通风干燥处。

**【参考文献】** [1]江华,胡君茹,程晓华,等.藏药镰形棘豆总黄酮苷元抑菌活性的研究[J].天然产物研究与开发,2014,26(3):407-409,383.

[2]戴衍朋,杨欢,童丽,等.镰形棘豆止血作用初步研究[J].南京中医药大学学报,2008,24(2):107-109.

[3]代现平,张光辉,班翠红,等.镰形棘豆总提取物的镇痛抗炎作用[J].中国生化药物杂志,2010,5(31):313-315.

(何贝轩 敖慧 彭成)

## 207 莪术

Ezhu

**【异名】** 蒁药(《新修本草》),蓬莪茂(《药性论》),蓬莪莲(《日华子本草》),蓬术(《普济方》),文术(《四川中药志》)。

【来源】　为姜科植物蓬莪术 *Curcuma phaeocaulis* Val.、广西莪术 *Curcuma Kwangsiensis* S.G. Lee et C.F.Liang 或温郁金 *Curcumawenyujin* Y.H.Chen et C.Ling 的干燥根茎。

【产地】　主要为栽培品,亦有野生品。蓬莪术主产于福建同安,四川双流,广东乐昌、封开、清远,广西博白、百色、龙州等地。广西莪术(桂莪术)主产于广西的上思、贵县、横县、大新、邕宁及云南、广东等地;温郁金主产于浙江温州地区的瑞安县,福建安溪县等地。建于四川省成都市双流区金桥镇舟渡村一组(一区、二区、三区)、四川省成都市双流区金桥镇舟渡村二组(四区、五区)、四川省成都市双流区金桥镇舟渡村三组(六区、七区)的蓬莪术 GAP 种植基地和建于浙江省温州市陶山镇沙洲村的温郁金 GAP 种植基地已通过原国家食品药品监督管理总局验收。

【采收加工】　12 月中、下旬,地上部分枯萎时,挖掘根部,除去根茎上的泥土,洗净,置锅里蒸或煮约 15min,晒干或烘干,撞去须根即成。也可将根茎放入清水中浸泡,捞起,沥干水,润透,切薄片,晒干或烘干。

【炮制】　**莪术**　除去杂质,略泡,洗净,蒸软,切薄片,干燥。

**醋莪术**　取净莪术,照醋煮法,煮至透心,取出,稍凉,切厚片,干燥。

【性状特征】　**莪术**　类圆形或椭圆形的厚片。外表皮灰黄色或灰棕色,有时可见环节或须根痕。切面黄绿色、黄棕色或棕褐色,内皮层环纹明显,散在"筋脉"小点。气微香,味微苦而辛。

**醋莪术**　形如莪术片,色泽加深,角质样,微有醋香气。

【化学成分】　莪术的主要成分是挥发油,还含有糖、树脂、生物碱、微量元素等。莪术的挥发油是其主要药理活性成分。《中华人民共和国药典》2015 年版规定,本品药材按干燥品计算,含挥发油不得少于 1.5%;本品饮片按干燥品计算,含挥发油不得少于 1.0%。

【药理毒理】

**1. 抗血小板聚集、抗凝血**　莪术提取物不同剂量(分别含莪术二酮 50、100、200mg/kg)按 0.2ml/10g 给角叉莱胶致尾血栓小鼠模型灌胃给药,连续 7d,能降低小鼠血栓形成。同上述相同方法给药,莪术二酮 100、200mg/kg 均能延长凝血时间[1]。

**2. 抗炎**　小鼠灌服莪术挥发油 200mg/kg,对醋酸产生的腹膜炎有非常显著的抑制作用;小鼠腹腔注射莪术挥发油 200mg/kg,对烫伤性局部水肿有明显抑制作用;小鼠腹腔注射莪术挥发油 100mg/kg,对巴豆油引起的耳部炎症有明显抑制作用;大鼠腹腔注射莪术挥发油 75mg/kg,连续 7d,对皮下棉球肉芽肿增生有明显抑制作用[2]。在体外,温莪术中提取的蓬莪术环二烯、莪术烯 1、5、10mg/L、莪术双环烯酮 1、5、10mg/L 对 THP-1 细胞进行体外抗炎实验,发现对 THP-1 细胞分泌的 TNF-α 炎症因子有明显的抑制作用[3]。

**3. 抗早孕**　小鼠腹腔注射和皮下注射莪术油 600～900mg/kg,其抗着床和抗早孕效果为 7%～90%,家兔腹腔注射莪术油 80mg/kg,抗着床效果为 80%,经阴道注药 400mg/kg 的抗着床效果为 100%,一般于受孕 2～5d 给药,即出现胚胎死亡,吸收或阻止胚胎着床[4]。

**4. 抗病毒**　20、40、80mg/kg 莪术油灌胃,20mg/kg 莪术油葡萄糖注射液腹腔注射,每日 2 次,连续 5d,能明显减轻 RSV 感染病毒小鼠的肺部感染体征,对病毒感染小鼠的肺指数有明显抑制作用,减轻小鼠病毒性肺病变;莪术油体外抗流感病毒 A/京防/0185 株的半数有效浓度($IC_{50}$)和治疗指数($TI$)为 1.16±0.27mg/L、39.72±5.65;莪术油体外抗合胞病毒 $IC_{50}$ 和 $TI$ 分别为 4.38±0.16mg/L、7.59±1.25[5]。

**5. 抑制肝纤维化**　莪术提取物(2.8g 生药/ml) 5%、10%、20%浓度的药物血清能降低 PDGF 诱导肝星状细胞内 $Ca^{2+}$ 浓度升高,10%的浓度能显著降低 PI3-K 的表达水平[6]。莪术甲醇提取物以 2.15g/kg 剂量灌胃四氯化碳复制的肝纤维化模型大鼠,2 次/周,连续 12 周,治疗后模型大鼠血清 TP、ALB 水平升高,AST 水平下降,全血高切、中切、低切黏度及血浆黏度均明显下降,肝组织 Hyp 显著下降,病理学检查显示肝纤维化程度改善[7]。

**6. 抗脑缺血**　蓬莪术水煎液10g/kg灌胃大鼠7d,末次给药1h后制备大鼠大脑中动脉阻断短暂局灶性脑缺血/再灌注损伤模型,给药组大鼠海马CA1区的损伤程度明显改善,神经元存活数增多,莪术脑组织含水量降低。用20g/kg蓬莪术水煎液灌胃小鼠7d,末次给药1h后采用常压密闭缺氧和亚硝酸钠中毒缺氧的方法分别制备小鼠急性缺氧模型,两种模型小鼠给药后存活时间延长[8]。

**7. 增强免疫**　莪术煎剂(浓度为1g生药/ml)0.3ml,腹腔注射,能够促进正常小鼠胸腺的生长发育,提高小鼠血中淋巴细胞的绝对值,促进Ea和Et花环的形成[9]。0.5g生药/ml的莪术水煎液0.5ml给小鼠灌胃,连续10d,对小鼠淋巴细胞增殖、抗体形成及IL-2产生均有促进作用[10]。温莪术油在1～10μg/ml浓度范围内对脂多糖诱导的小鼠巨噬细胞释放NO具有明显的抑制作用,并呈现良好的剂量依赖关系[11]。

**8. 改善记忆**　温莪术油以5、10、20mg/kg腹腔单次注射慢性低氧大鼠,持续饲养28d。中、高浓度莪术油能缩短隐蔽平台的潜伏期;莪术油可使MDA、$Ca^{2+}$含量均显著降低;中、高浓度莪术油能使血清SOD活力显著增加,p-CaMKⅡ免疫组化染色较强,表达量也明显增加;突触后致密物质逐渐增多,这些作用呈剂量依赖效应[12]。

**9. 抗肿瘤**　C57BL/6小鼠在腋下接种Lewis肺癌细胞悬液后第7d起分别给予莪术油(100mg/ml)0.4、0.2、0.1ml腹腔注射,1次/d,连续7次,对模型小鼠有明显抑瘤作用,其低、中、高剂量抑瘤率分别为85.0%、75.0%、51.0%;能有效抑制肺癌转移,能够下调VEGF的表达,从而抑制肿瘤血管生成的作用[13]。8、4、2g/kg莪术挥发油灌胃子宫肌瘤小鼠,连续15d,可使小鼠子宫系数及NOS酶活性均有所下降[14]。莪术多糖(50、100、200μg/ml)对Lewis肺癌细胞体外生长有明显的抑制作用[15]。

**10. 升高白细胞**　小鼠腹腔注射莪术油10ml/kg,0.3%莪术醇10ml/kg,连续8d后,可明显对抗由腹腔1次注射环磷酰胺150ml/kg所引起的白细胞减少,并促进白细胞指标回升[16]。

**11. 安全性评价**　莪术醇提取物,小鼠口服的$LD_{50}$为86.8±12g/kg。莪术醇(含量92%)以580、290、97mg/kg的剂量采用等容量不等浓度连续6个月灌胃SPF级大鼠,1次/d,高剂量可使大鼠的体重、肝脏系数、肾脏系数、卵巢系数、ALT、AST、γ-GT、AKP、BUN、BCr、T-BiL、D-BiL、尿常规出现异常;高剂量对大鼠慢性毒性靶器官为肝、肾脏和卵巢;莪术醇对大鼠6个月慢性经口最大阈剂量雌、雄大鼠均为290mg/kg,最大无作用剂量雌、雄大鼠均为290mg/kg[17]。

**12. 体内过程**　$^3$H-莪术醇在胃肠道吸收迅速完全,以160μg/kg灌胃大鼠,灌后5min即可在血浆中测到本品,15min达高峰,可维持1h左右。$^3$H-莪术醇以40μg/kg静脉注射大鼠后,$t_{1/2\alpha}$为33min,$t_{1/2\beta}$为12.5h。$^3$H-莪术醇静脉注射或灌胃大鼠后,以肝、肾浓度分布最高,且可透过血脑屏障;主要从尿排泄,胆汁也有排泄,存在肝肠循环现象[18]。

**【药性】**　苦、辛,温。归肝、脾经。

**【功能主治】**　行气破血,消积止痛。用于癥瘕痞块,瘀血经闭,胸痹心痛,食积胀痛。

**【临床应用】**　临床常用

(1) 癥瘕积聚,闭经,心腹瘀痛　本品辛行温通力强,既能破血逐瘀消癥,又能行气止痛,尤宜于气滞血瘀重症,并常与三棱相须为用。治癥瘕积聚,可与三棱、香附、当归等同用;治血滞闭经、痛经,常与当归、红花、牡丹皮等同用;治胸痹心痛,可与丹参、川芎等活血止痛药配伍。

(2) 食积脘腹胀痛　本品行气消积止痛力强,适宜于食积气滞之脘腹胀痛重症,可与青皮、木香等行气止痛药同用。

**【用法用量】**　6～9g。

**【成药例证】**

**1. 小儿化食口服液(《中华人民共和国药典》2015年版)**　药物组成:六神曲(炒焦)、焦山楂、焦麦芽、焦槟榔、醋莪术、三棱(麸炒)、大黄、牵牛子(炒)。

功能主治:消食化滞,泻火通便。用于食滞化热所致的积滞,症见厌食、烦躁、恶心呕吐、口渴、脘腹胀满、大便干燥。

**2. 保妇康栓(《中华人民共和国药典》2015年版)**　药物组成:莪术油、冰片。

功能主治:行气破瘀,生肌止痛。用于湿热瘀滞所致的带下病,症见带下量多、色黄、时有阴部瘙痒;

霉菌性阴道炎、老年性阴道炎、宫颈糜烂见上述证候者。

**3. 乳康片(《卫生部药品标准中药成方制剂·第十二册》)** 药物组成：夏枯草、丹参、三棱、莪术、乳香、没药、玄参、牡蛎、浙贝母、瓜蒌、海藻、黄芪、白术、鸡内金、天冬。

功能主治：舒肝活血，祛痰软坚。用于肝郁气滞、痰瘀互结所致的乳癖，症见乳房肿块或结节数目不等，大小形态不一，质地软或中等硬，或经前胀痛、乳腺增生病见上述证候者。

**4. 烂积丸(《卫生部药品标准中药成方制剂·第四册》)** 药物组成：大黄、牵牛子、枳实、槟榔、山楂、青皮、陈皮、三棱、莪术。

功能主治：消积，化滞，驱虫。用于脾胃不和所致的食滞积聚，胸满，痞闷，腹胀坚硬，嘈杂吐酸，虫积腹痛，大便秘结。

**【注意事项】**

1. 孕妇忌服。

2. 临床应用本品，莪术制剂作局部注射时，可有刺激性疼痛，静脉推注过快会出现胸闷、面部潮红、呼吸困难等症状。

**【贮藏】** 置干燥处，防蛀。

**【参考文献】** [1]王秀，夏泉，许杜娟，等.莪术中莪术二酮抗凝血和抗血栓作用的实验研究[J].中成药，2012，34(3)：550-553.

[2]李成章.莪术油抗炎作用的研究[J].中国中药杂志，1985，10(3)，134

[3]孙秀燕，郑艳萍，刘志峰，等.温莪术环状含氧倍半萜类化学成分的研究[J].分析测试学报，2006，25(6)：27-30.

[4]安一心，孙治，徐永贵，等.莪术止孕作用的实验研究[J].生殖与避孕，1983，(1)：57-59.

[5]夏泉，黄赵刚，李绍平，等.莪术油抗流感病毒和呼吸道合胞病毒作用的实验研究[J].中国药理学通报，2004，20(3)：357-358.

[6]熊振芳，朱清静，杨玲，等.莪术提取物对PDGF诱导的肝星状细胞内$Ca^{2+}$和PI3-K的影响[J].中西医结合肝病杂志，2007，17(6)：358-360.

[7]朱锐，杨玲，沈霖，等.莪术提取物对肝纤维化大鼠血液流变学指标的影响[J].中西医结合研究，2009，1(3)：117-120.

[8]孟冰，闵冬雨，谷淑玲.5种中药对脑缺血缺氧损伤的保护作用[J].徐州医学院学报，2009，29(9)：615-617.

[9]卞长武，王东荣，郭文来，等.莪术对小白鼠免疫功能的影响[J].中国中医药信息杂志，1997，4(2)：29.

[10]李法庆，邸大琳，陈蕾.莪术对小鼠免疫功能影响的研究[J].时珍国医国药，2006，17(8)：1482-1483.

[11]王珊，郑艳萍，孙秀燕，等.温莪术油对脂多糖活化巨噬细胞释放一氧化氮的抑制作用[J].烟台大学学报(自然科学与工程版)，2008，21(1)：71-74.

[12]孙臣友，方周溪，戚双双，等.莪术油对慢性低氧大鼠学习与记忆和海马p-CaMKⅡ表达的影响[J].中国病理生理杂志，2008，24(11)：2156-2161.

[13]李芳，何平平，张平.莪术油抑制小鼠Lewis肺癌生长机制的探讨[J].中华实用中西医杂志，2009，20(22)：1546-1549.

[14]欧阳勇.莪术挥发油对实验动物子宫肌瘤抑制作用影响研究[J].中国现代药物应用，2008，2(24)：14-15.

[15]陈志强，张英志.莪术多糖对Lewis肺癌小鼠的抑制作用及机制[J].中国老年学杂志，2015，(7)：1925-1927.

[16]时继慧，李成章.莪术油升高白细胞作用的研究[J].中药通报，1981，(2)：32-34.

[17]曾建红，欧贤红，郭俊平，等.莪术醇原药对大鼠慢性毒性的实验研究[J].现代农业科学，2008，15(11)：21-23.

[18]苏成业，刘金友，许洪霞，等.莪术醇在正常大鼠及肿瘤小鼠体内的代谢研究[J].药学学报，1980，15(5)：257-262.

(何贝轩　敖慧　彭成)

## 208　鹅不食草

Ebushicao

**【异名】** 食胡荽(《本草品汇精要》)，野园荽(《濒湖集简方》)，鸡肠草(《本草纲目》)，鹅不食(《生草药性备要》)，地芫荽(《医林纂要》)，满天星、沙飞草、地胡椒、大救驾(《简易草药》)，三节剑(《分类草药性》)，山胡椒、连地稗(《岭南采药录》)，球子草(《广州植物志》)，二郎戟、小救驾(《贵州民间方药集》)，杜网草、猪屎草(《福建民间草药》)，砂药草(《江苏植药志》)，白地茜(《南宁市药物志》)，猪屎潺(《广西中药志》)，通天窍(《四川中药志》)，雾水沙、猫沙、小拳头(《广东中药》)，铁拳头、散星草、地杨梅、三牙钻等。

**【来源】** 为菊科植物鹅不食草 *Centipeda minima* (L.) A.Br.et Aschers.的干燥全草。

**【产地】** 主要为野生品。主产浙江、湖北、江苏等地，广西、河南、江西、福建、安徽等地亦有分布。

**【采收加工】** 夏、秋二季花开时采收，洗去泥沙，晒干。

**【炮制】** 拣净杂质，切段，晒干。

**【性状特征】** 缠结成团。须根纤细，淡黄色。茎细，多分枝；质脆，易折断，断面黄白色。叶小，近无柄；叶片多皱缩、破碎，完整者展平后呈匙形，表面灰绿色或棕褐色，边缘有3～5个锯齿。头状花序黄色或黄褐色。气微香，久嗅有刺激感，味苦、微辛。

**【化学成分】** 鹅不食草的主要成分是挥发油、三萜，还含有豆甾醇、谷甾醇、黄酮、有机酸、树脂、鞣质、香豆素等。鹅不食草的挥发油、三萜是其主要药理活性成分。

**【药理毒理】**

**1. 抗炎** 采用鹅不食草挥发油0.05、0.1ml/kg对角叉菜胶致大鼠急性胸膜炎模型进行灌胃给药，对白细胞数增高表现出明显的对抗作用[1]。

**2. 抗肿瘤** 鹅不食草醇提物16.4～50μg/ml对人鼻咽癌细胞CNE-1有明显的增殖抑制作用，并诱导其凋亡[2]。

**3. 抑菌** 鹅不食草醇提物对金黄色葡萄球菌、藤黄微球菌、大肠埃希菌、枯草芽孢杆菌、变形杆菌有明显的抑菌活性，*MIC*为0.125mg/ml[3]。

**【药性】** 辛，温。归肺、肝经。

**【功能主治】** 发散风寒，通鼻窍，止咳。用于风寒头痛，咳嗽痰多，鼻塞不通，鼻渊流涕。

**【临床应用】** **临床常用**

(1) 鼻科病证鼻塞不通　本品辛温升散，能入肺经，达脑窍，并以通肺窍，利鼻气为主要功效。古方多以本品塞于鼻内，治疗鼻息肉及鼻渊鼻塞、头痛。现代临床则多用于鼻炎(包括急性鼻炎、慢性单纯性鼻炎、肥厚性鼻炎、过敏性鼻炎等)，经鼻腔给药，剂型多样，单用有效。现代治疗上述病证的中成药产品中，选用该药者亦较多，并常与辛夷、苍耳子等通鼻窍药同用。

(2) 感冒　本品温散之性可以外祛风寒，然功力甚弱，一般感冒较少选用。因其长于宣通鼻窍，故主要用于感冒而见鼻塞、流涕、头痛者。如前述之鼻通宁滴剂亦可主治此证。

(3) 寒痰咳喘　本品兼具化痰、止咳、平喘之效，性偏辛温，较宜于寒痰咳喘之证。《濒湖集验方》单用本品研汁和酒服，以治疗"寒痰齁喘"。本品用于治疗百日咳亦较有效，如《千家名老中医妙方秘典》顿咳白龙汤，以本品与百部、地龙等同用。

(4) 疼痛证　本品除用于鼻渊头痛、感冒头身疼痛外，还可用于"头风脑痛"(《本草汇言》)，"理跌打折骨，止痛消肿"(《生草药性备要》)，"解毒……散疮肿"(《本草纲目》)，"治风湿性腰腿痛"(《常用中草药手册》)，"痧症腹痛"(《植物名实图考》)等，均有止痛之效。

**2. 临床新用** 鹅不食草可用于治疗胆石症[4]。

**【用法用量】** 6～9g。

**【成药例证】**

**1. 辛夷鼻炎丸(《中华人民共和国药典》2015年版)** 药物组成：辛夷、薄荷、紫苏叶、甘草、广藿香、苍耳子、鹅不食草、板蓝根、山白芷、防风、鱼腥草、菊花、三叉苦。

功能主治：祛风宣窍，清热解毒。用于风热上攻、热毒蕴肺所致的鼻塞、鼻流清涕或浊涕、发热、头痛；慢性鼻炎、过敏性鼻炎、神经性头痛见上述证候者。

**2. 中华跌打丸(《中华人民共和国药典》2015年版)** 药物组成：牛白藤、假蒟、地耳草、牛尾菜、鹅不食草、牛膝、乌药、红杜仲、鬼画符、山桔叶、羊耳菊、刘寄奴、过岗龙、山香、穿破石、毛两面针、鸡血藤、丢了棒、岗梅、木鳖子、丁茄根、大半边莲、独活、苍术、急性子、建栀、川乌(制)、丁香、香附、黑老虎根、桂枝、樟脑。

功能主治：消肿止痛，舒筋活络，止血生肌，活血祛瘀。用于挫伤筋骨，新旧瘀痛，创伤出血，风湿瘀痛。

**【注意事项】**

1. 本品对胃肠道黏膜有一定刺激性，并加强胃壁收缩，引起平滑肌痉挛而出现急性腹痛、胃脘不适、恶心、呕吐等消化道症状。使用注射剂亦有上述不良反应。胃溃疡及胃炎患者慎用。

2. 用本品不可过量。

3. 宜在饭后1h服药，可减轻其不良反应。

**【贮藏】** 置通风干燥处。

**【参考文献】** [1]覃仁安，梅璇，宛蕾，等.鹅不食草挥发油对角叉菜胶致大鼠急性胸膜炎的影响[J].中国中药杂志，2005，30(15)：1192-1194.

[2]郭育卿，王文强，陈志安，等.鹅不食草提取物对人鼻咽癌细胞CNE-1增殖抑制和凋亡诱导作用[J].生物加工过程，2013，11(3)：65-70.

[3]李吉华.鹅不食草醇提取物抑菌作用研究[J].中国民族民间医药杂志,2013,22(14):28-29.

[4]刘宁,刘永静,刘永翠.复方鹅不食草汤治疗胆石症 32 例[J].新中医,2003,35(12):69-69.

(何贝轩　敖慧　彭成)

## 209　儿茶

Ercha

**【异名】**　乌爹泥、乌垒泥、乌丁泥(《本草纲目》),西谢(《中药形性经验鉴别法》)。

**【来源】**　为豆科植物儿茶 *Acacia catechu* (L.f.) Willd.的去皮枝、干的干燥煎膏。

**【产地】**　主要为野生品。主产于云南西双版纳临沧地区,浙江、台湾、广东、广西等地有引种。

**【采收加工】**　一般儿茶栽培 10 年以上,即可采伐加工。可在冬季落叶后春季萌芽抽枝前进行,此时正值旱季,儿茶膏易蒸发干燥。将树砍伐后,除去白色边材,取褐色心材砍成碎片,加水 4 倍,煮沸提取 6 次,每次浸提 1.5h,合并 6 次浸提液,浓缩成流浸膏,盛入模具干燥成形,即得商品儿茶膏。

**【炮制】**　拣去杂质,刷去灰屑,研成小块或细粉。

**【性状特征】**　呈类方形块状或不规则块状,大小不一,表面棕褐色或黑褐色,稍具光泽,平滑或有龟裂纹。质脆,易破碎,断面不整齐,具光泽,有细孔。无臭,味涩、苦后略甜。以黑色略带棕色,不焦不碎,味微苦而涩者为佳。

**【化学成分】**　儿茶的主要成分是黄酮。儿茶的黄酮是其主要药理活性成分。《中华人民共和国药典》2015 年版规定,本品药材按干燥品计算,含儿茶素($C_{15}H_{14}O_6$)和表儿茶素($C_{15}H_{14}O_6$)的总量不得少于 21.0%。

**【药理毒理】　抗病原微生物**

儿茶提取物 3.125～12.5mg/ml 对甲型和乙型流感病毒的增殖具有抑制作用,能完全抑制病毒的增殖[1]。儿茶水煎液体外对金黄色葡萄球菌(12 株),表皮葡萄球菌(12 株)和肠球菌(8 株)的 $MIC_{50}$分别为 0.59、1.19、1.19mg/ml,$MIC_{90}$分别为 1.19、2.38 和 1.19mg/ml。对肺炎克雷伯菌和大肠埃希菌的 $MIC_{90}$ 均为 1.19mg/ml[2]。

**【药性】**　苦、涩,微寒。归肺、心经。

**【功能主治】**　活血止痛,止血生肌,收湿敛疮,清肺化痰。用于跌仆伤痛,外伤出血,吐血衄血,疮疡不敛,湿疹、湿疮,肺热咳嗽。

**【临床应用】**

**1. 临床常用**

(1) 多种出血证　本品味苦可降泄,涩可收敛,凉可清热,故可收敛止血,凉血清热,可用于多种出血证,包括咯血、吐血、便血、尿血、血痢、妇人崩漏等及外伤出血,以血热妄行者尤宜,可以单用,亦可配伍他药同用,如桑叶、白及、阿胶等。

(2) 痰热咳嗽　本品苦涩,性凉。苦能降泄,寒以清热,主入肺经,故可清上焦肺热,化痰止咳,治疗痰热咳嗽。多配伍他药同用。

(3) 疮疡、痔疮、下疳、皮肤湿疹、疮疹等　本品苦以降燥,微寒清热,涩以收敛,敛疮生肌,故可外用治疗外科疮疡、痔疮等多种病证。

**2. 临床新用**　儿茶可用于治疗湿疹[3]。

**【用法用量】**　1～3g,包煎;多入丸散服。外用适量。

**【成药例证】　生肌散(《中华人民共和国药典》2015 年版)**　药物组成:象皮、乳香、没药、血竭、儿茶、冰片、龙骨、赤石脂。

功能主治:解毒,生肌。适用于热毒壅盛,气血耗伤所致的溃疡,症见疮面脓水将尽,久不收口。

**【注意事项】**　孕妇禁用。

**【贮藏】**　置干燥处,防潮。

**【参考文献】**　[1]郑群,甲国玲,赵文明.儿茶提取物对流感病毒感染小鼠免疫功能的影响[J].首都医科大学学报,2004,(25):180-182.

[2]李仲兴,王秀华,岳云升,等.用新方法进行儿茶对 30 株临床菌株的体外抗菌活性研究[J].中国中医药信息杂志,2001,8(1):38-40.

[3]汤调平,徐锦池.儿茶散治疗肛周湿疹 120 例[J].时珍国医国药,1999,10(1):56.

(何贝轩　敖慧　彭成)

# F

## 210 番泻叶

Fanxieye

**【异名】** 旃那叶、泻叶(《药物学大成》),泡竹叶(《上海市中药饮片炮制规范》)等。

**【来源】** 为豆科植物狭叶番泻 *Cassia angustifolia* Vahl 或尖叶番泻 *Cassia acutifolia* Delile 的小叶。

**【产地】** 主要为栽培品,野生品亦有。狭叶番泻主产于红海以东至印度一带,现盛栽于印度南端丁内未利。尖叶番泻主产于埃及的尼罗河中上游地方;现我国广东省、海南省及云南西双版纳等地均有栽培。

**【采收加工】** 狭叶番泻叶在开花前摘下叶片,阴干后用水压机打包。尖叶番泻叶在9月份果实将成熟时,剪下枝条,摘取叶片晒干,按全叶与碎叶分别包装。

**【炮制】** 取原药材,除去枝梗及杂质,筛去灰屑。

**【性状特征】** **狭叶番泻** 呈长卵形或卵状披针形,长1.5～5cm,宽0.4～2cm,全缘,叶端急尖,叶基稍不对称。上表面黄绿色,下表面浅黄绿色,无毛或近无毛,叶脉稍隆起。革质。气微弱而特异,味微苦,稍有黏性。

**尖叶番泻** 呈披针形或长卵形,略卷曲,叶端短尖或微凸,叶基不对称,两面均有细短茸毛。

**【化学成分】** 番泻叶的主要成分是游离蒽醌及其苷、二蒽酮苷。番泻叶的游离蒽醌及其苷、二蒽酮苷是其主要药理活性成分。《中华人民共和国药典》2015年版规定,本品药材按干燥品计算,含番泻苷A($C_{42}H_{38}O_{20}$)和番泻苷B($C_{42}H_{38}O_{20}$)的总量不得少于1.1%。

**【药理毒理】**

**1. 泻下** 番泻叶水煎液按3g/kg对禁水不禁食致肠燥便秘模型小鼠进行灌胃给药,给药后小鼠首次排黑便时间缩短、干粪粒数增加、干粪质量增加和稀粪点数增加。番泻叶水煎液按3g/kg对复方地芬诺酯致小鼠便秘模型进行灌胃给药,可使小鼠干粪粒数增加且不排便小鼠数量减少[1]。

**2. 止血** 番泻叶中提取的总蒽醌苷(番泻叶苷70mg/ml)按0.2ml/10g剂量对小鼠腹腔注射给药,进行断尾止血试验,可缩短止血时间[2]。

**3. 安全性评价** 番泻叶苷的小鼠 $LD_{50}$ 为1.414g/kg,折合番泻叶生药为36.3g/kg,此剂量大于临床口服治疗量的300倍以上[3]。

**【药性】** 苦、甘,寒。归大肠经。

**【功能主治】** 泻热行滞,通便,利水。用于热结积滞,便秘腹痛,水肿胀满。

**【临床应用】** **临床常用**

热结便秘 本品苦寒降泄,有类似大黄的泻下作用,既能泻下导滞,又能清导实热,适用于热解便秘、习惯性便秘及老人便秘。多单味泡服,小剂量可起缓泻作用,大剂量则可攻下;若热结便秘,腹满胀痛者,可与枳实、厚朴配伍,以增强泻下导滞作用,而奏泄热,利肠腑,通大便之效(《饮片新参》)。

此外,本品具有泻下导滞的作用,广泛应用于X线腹部摄片或腹部手术及肛门疾病术前服,以清洁肠道。

**【用法用量】** 2～6g,后下,或开水冲服。

**【成药例证】**

**1. 荷丹片(《中华人民共和国药典》2015年版)** 药物组成:荷叶、丹参、山楂、番泻叶、补骨脂(盐炙)。

功能主治:化痰降浊,活血化瘀。用于高脂血症属痰浊挟瘀证候者。

**2. 通便灵胶囊(《卫生部药品标准中药成方制剂·第七册》)** 药物组成:番泻叶、当归、肉苁蓉。

功能主治：泻热导滞，润肠通便。用于热结便秘，长期卧床便秘，一时性腹胀便秘，老年习惯性便秘。

**3. 通便灵茶（《国家中成药标准汇编·内科脾胃分册》）** 药物组成：番泻叶、当归、肉苁蓉。

功能主治：泻热导滞，润肠通便。本品用于热结所致的便秘，腹胀，及老年习惯性便秘。

**【注意事项】** 孕妇禁用。

**【贮藏】** 避光，置通风干燥。

**【参考文献】**
[1]沃连群，方琳，杨明华，等.番泻叶不同煎煮时间的水提物对小鼠便秘模型的影响[J].中药新药与临床药理，2013，24(5)：449-451.

[2]金亚城，胡关海，朱正中，等.番泻叶对急性胃、十二指肠出血的临床观察和实验研究[J].中西医结合杂志，1986，6(8)：455-457.

[3]刘顺良，周月彩，李建新，等.番泻叶的化学成分毒性及用药安全性研究[J].时珍国医国药，2002，13(11)：693-694.

（何贝轩　敖慧　彭成）

## 211　翻白草

Fanbaicao

**【异名】** 鸡腿儿（《救荒本草》），湖鸡腿（《本草纲目》），天藕儿（《野菜谱》），鸡脚草、鸡距草（《草木便方》），乌皮浮儿、觭角草（《植物名汇》），土菜、茯苓草（《现代实用中药》），郁苏参、土人参（《福建民间草药》），金线吊葫芦、鸭脚参、细沙扭（《广西中药志》），鸡脚爪（《四川中药志》），野鸡坝、兰溪白头翁、黄花地丁、千锤打（《湖南药物志》），天青地白（《南京地区常用中草药》）。

**【来源】** 为蔷薇科植物翻白草 *Potentilla discolor* Bge. 的干燥全草。

**【产地】** 主要为野生品，栽培品亦有。主产于河北、安徽、东北等地。

**【采收加工】** 夏秋采集，未开花前连根挖取，除净泥土，晒干。

**【炮制】** 除去杂质，洗净，稍润，切段，干燥。

**【性状特征】** 干燥的带根全草，根呈纺锤形或圆锥形，有时分歧，长约5～8cm，表面暗棕红色，扭曲而皱缩，栓皮无剥落痕。无明显的茎。叶根生，单数羽状复叶，小叶片两两对生，长椭圆形，具短柄，顶端1枚较大，向下逐渐变小，皱缩，多从中脉向内对折，上表面暗绿色，下表面灰白色；密布毛茸，边缘具粗锯齿。根头部及叶柄均被白色毛茸。质稍脆，易碎。气微臭，味涩。以无花茎、色灰白、无杂质者为佳。

**【化学成分】** 翻白草的主要成分是鞣质，还含有黄酮等。翻白草的鞣质是其主要药理活性成分。

**【药理毒理】**

**1. 对糖脂代谢的影响** 翻白草水提取物按200、400mg/kg对链脲佐菌素(STZ)致2型糖尿病胰岛素抵抗大鼠模型灌胃给药，连续4周，可显著降低大鼠FBG、TG、TC、LDL、FFA水平，升高HDL水平[1]。翻白草水煎液按2.25、4.5、9g/kg对四氧嘧啶性致糖尿病大鼠模型灌胃给药，连续4周，可明显修复大鼠的胰岛B细胞，降低血糖、胆固醇及甘油三酯的含量[2]。翻白草煎剂按25、50、100g/kg对四氧嘧啶致糖尿病小鼠灌胃给药，连续15d，可明显降低糖尿病小鼠血糖值[3]。

**2. 对脑缺血再灌注损伤的保护** 翻白草总黄酮按2.5、5mg/(kg·d)对脑I/R损伤模型小鼠灌胃给药，连续3d，可改善小鼠学习及记忆能力，降低I/R损伤小鼠脑组织MPO活性及TNF-α、IL-6的含量[4]。

**3. 抗病毒** 翻白草油65.6mg/ml稀释后对HeLa细胞及被RSV感染的HeLa细胞给药，可在直接灭活阶段、病毒复制阶段、病毒吸附阶段调节宿主HeLa细胞Fas/FasL蛋白的表达[5]，可明显降低Bax蛋白的表达，而Bcl-2蛋白的表达明显增加[6]。药量为65.6mg/ml的翻白草油经稀释后作用于HeLa细胞及被RSV感染的HeLa细胞，宿主HeLa细胞凋亡百分比及Caspase-3蛋白的表达明显降低[7]。

**【药性】** 甘、微苦，平。归肝、胃、大肠经。

**【功能主治】** 清热解毒，止痢，止血。用于湿热泻痢，痈肿疮毒，血热吐衄，便血，崩漏。

**【临床应用】**

**1. 临床常用**

(1) 湿热泻痢，热毒血痢及痈肿疮毒　本品性味甘微苦平而偏凉，归肝、胃、大肠经，能清肠胃湿热及血分热毒。配伍仙鹤草，共奏清热解毒，凉血止痢之功。

(2) 吐血，便血，崩漏　本品有清热解毒、凉血止痢之功，配伍茜草，同为偏寒之止崩中下血佳品，合用则相得益彰，止血固崩之功增强，且凉血止血而无留瘀之弊，尤对血热有瘀的妇人崩漏下血最为相宜。

**2. 临床新用**　翻白草可用于治疗2型糖尿病[8]。

**【用法用量】**　9～15g。

**【成药例证】**　**痢特敏片(《卫生部药品标准中药成方制剂·第十六册》)**　药物组成：仙鹤草浸膏粉、翻白草浸膏粉。

功能主治：清热解毒，凉血止痢。用于大肠湿热所致的泄泻、痢疾，症见发热腹痛、大便泄泻或大便脓血、里急后重；肠炎、急性痢疾见上述证候者。

**【贮藏】**　置于阴凉干燥处，防潮，防蛀。

**【参考文献】**
[1]严哲琳，董正平，孙文.翻白草水提液对2型糖尿病胰岛素[J].中国实验方剂学杂志，2012，18(7)：216-219.

[2]朴丽花，洪花，金政.翻白草对四氧嘧啶性糖尿病大鼠的降糖作用及对胰岛的病理学影响[J].时珍国医国药，2007，18(7)：1663-1664.

[3]孟令云，朱黎霞，郑海洪.翻白草对高血糖动物模型的作用研究[J].中国药理学通报，2004，20(5)：588-590.

[4]刘文泊，许本善，王德厚.翻白草总黄酮对小鼠脑缺血再灌注损伤的保护作用[J].中国老年学杂志，2012，32(22)：4965-4966.

[5]刘蕾，刘志新，王淑湘.翻白草油对RSV感染宿主HeLa细胞Fas/FasL蛋白表达的影响[J].中国病原生物学杂志，2014，9(5)：403-407.

[6]刘蕾，陈光，王跃新.翻白草油对RSV感染宿主HeLa细胞Bax蛋白和Bcl-2蛋白表达的影响[J].中国病原生物学杂志，2014，33(18)：4483-4485.

[7]刘蕾，张建华，陈光.翻白草油对呼吸道合胞病毒感染宿主HeLa细胞凋亡的影响[J].中国老年学杂志，2013，33(16)：3889-3891.

[8]马瑛，温少珍.翻白草治疗2型糖尿病50例疗效观察[J].中草药，2002，33(7)：644.

（何育霖　敖慧　彭成）

## 212　返顾马先蒿

Fangumaxianhao

**【异名】**　阿兰内(内蒙古)、芝麻七。

**【来源】**　为玄参科植物返顾马先蒿 *Pedicularis resupinata* L.的干燥地上部分。

**【产地】**　主要为栽培品，野生品亦有。本种分布极广，在我国东北、内蒙古、山东、河北、山西、陕西、安徽、甘肃、四川、贵州等省区均有之。主产于呼伦贝尔、兴安、通辽、赤峰、锡林郭勒、乌兰察布等。国外分布于欧洲，俄罗斯的沙乌拉尔、远东地区、西伯利亚，蒙古人民共和国，朝鲜与日本等。

**【采收加工】**　夏、秋二季花开时采割，除老茎，阴干。

**【性状特征】**　茎呈类方形，直径2～4mm；表面绿色或紫色；质脆，易折断，断面皮部浅黄绿色，髓部类白色，有的中空。叶多脱落或破碎，完整叶披针形，长2～8mm，宽0.6～1.5cm，先端尖，基部广楔形。边缘具钝圆的羽状重齿，背面具白色斑点，两面被疏毛或无毛。苞片叶状。花萼长卵形，长约7mm，一边深裂；花冠紫色，长2～2.5cm，旋转扭曲。硕果斜圆状披针形。气微，味微苦。

**【化学成分】**　返顾马先蒿的主要成分是皂苷，还含有生物碱、钠盐等。返顾马先蒿的皂苷是其主要药理活性成分。

**【药性】**　苦，凉，钝，燥，轻，柔。

**【功能主治】**　拢敛扩散之毒，清胃火，止泻。用于眼花，胃胀，痧症，肉毒症。

**【临床应用】**　**临床常用**

(1) 胃脘痞胀　本品清胃火，止泻，适宜于胃热泄泻，常与清热泻火药，如石膏、芦根等配伍。

(2) 痧症　本品拢敛扩散之毒，又能止痧后泄泻，适宜于外感秽浊、痧气之邪，正气不足，常与清热泻火解毒药，如石膏、黄连配伍。

**【用法用量】**　3～6g。

**【贮藏】**　置干燥处。

（何育霖　敖慧　彭成）

## 213　方儿茶

Fang'ercha

**【异名】**　棕儿茶。

**【来源】**　为茜草科儿茶钩藤 *Uncaria gambier* (Hunter) Roxb. 带叶嫩枝的干燥煎膏。

**【产地】**　主要为栽培品，野生品亦有。主产于缅甸、印度、印度尼西亚及马来西亚等地。

**【采收加工】**　割取带叶小枝，放于铜锅中，加水煮沸6～8h，并经常搅拌，使叶破碎，待叶变黄色时，取出枝叶，药液浓缩成糖浆状，倒入木盘中，冷却后凝固，切成方块状，干燥。

**【炮制】**　拣去杂质，刷去灰屑，研成小块或研成细粉。

【性状特征】 商品分新儿茶和老儿茶两种，均呈方块状，每边长约3cm。表面均向内抽缩；棱角多偏斜或破碎。表面平坦，或不平坦而有裂纹，老儿茶黑褐色，表面有胶质样光泽；新儿茶棕褐色，表面无胶质样光泽。质脆易破碎，内部浅棕红色。无臭，味苦涩。习惯认为老儿茶品质较新儿茶为佳。

【化学成分】 方儿茶的主要成分是生物碱，还含有鞣质等。方儿茶的生物碱是其主要药理活性成分。

【药性】 苦、涩，微寒。归肺经。

【功能主治】 收湿生肌敛疮。用于溃疡不敛，湿疹，口疮，跌打伤痛，外伤出血。

【临床应用】 临床常用

喉痹口疮，牙疳，湿疮　本品能清热生肌、定痛，适宜于血热毒盛，湿热蕴结于体，常与清热泻火解毒药物，如蒲公英、金银花、紫花地丁等配伍。

【用法用量】 1～3g，包煎，多入丸散敷。外用适量。

【贮藏】 置干燥处，防潮。

（何育霖　敖慧　彭成）

## 214　防风

Fangfeng

【异名】 铜芸(《神农本草经》)，屏风(《名医别录》)，茴芸、茴草、百枝、闾根、百蜚(《吴普本草》)，风肉(《药材资料汇编》)。

【来源】 为伞形科植物防风 *Saposhnikovia divaricata* (Turcz.) Schischk. 的干燥根。

【产地】 主要为栽培品，野生品亦有。栽培品主产于东北、内蒙古东部、吉林、辽宁等地。野生品主产于内蒙古、东北三省、甘肃、宁夏等地。现以黑龙江为道地产区。

【采收加工】 春、秋二季挖未抽花茎植株的根，除去须根及泥沙，晒干。

【炮制】 **防风**　除去杂质，洗净，润透，切厚片，干燥。

**炒防风**　取防风片，置锅内微炒至深黄色，取出放凉。

**炭制防风**　取防风片置锅内，用中火炒至外呈黑色，内呈黄褐色为度。喷洒清水适量，灭尽火星，取出，晾一夜。

**蜜炙防风**　取防风，加蜜炒至蜜被吸尽，放冷即可。每防风片1kg，蜂蜜0.3kg。

【性状特征】 **防风**　呈长圆锥形或长圆柱形，下部渐细，有的略弯曲，长15～30cm，直径0.5～2cm。表面灰棕色或棕褐色，粗糙，有纵皱纹、多数横长皮孔样突起及点状细根痕。根头部有明显密集的环纹，有的环纹上残存棕褐色毛状叶基。体轻，质松，易折断，断面不平坦，皮部棕黄色至棕色，有裂隙，木部浅黄色。气特异，味微甘。

其余品种性状与防风相似。

【化学成分】 防风的主要成分是色原酮，还含有酸性多糖、挥发油、甾醇等。防风的色原酮是其主要药理活性成分。《中华人民共和国药典》2015年版规定，本品药材及其饮片按干燥品计算，含升麻素苷($C_{22}H_{28}O_{11}$)和5-*O*-甲基维斯阿米醇苷($C_{22}H_{28}O_{10}$)的总量不得少于0.24%。

【药理毒理】

**1. 抗炎、镇痛**　防风水煎液按30、60g/kg对热板法致疼痛小鼠和醋酸法致疼痛扭体小鼠，及二甲苯致耳肿胀小鼠和醋酸致腹腔毛细血管通透性增加小鼠灌胃给药，可抑制小鼠疼痛，可显著抑制小鼠耳肿胀和腹腔毛细血管通透性增加[1]。防风色原酮提取部位是防风抗炎的物质基础[2]。

**2. 抗过敏**　含防风大鼠及家兔血清按20、40、60g生药/kg对His致豚鼠离体回肠平滑肌收缩及His致药物性哮喘和卵白蛋白致过敏性休克大鼠模型给药，可明显抑制豚鼠离体回肠平滑肌收缩[3]。

**3. 对胃肠道运动的影响**　防风水煎液按5、10、15、20、25g/kg给予正常小鼠灌胃后，均可抑制小鼠小肠推进，有不同程度的抑制胃排空[4]。10～40g/L防风水煎液作用于纳洛酮、普萘洛尔和酚妥拉明充分孵育致大鼠离体平滑肌肌条收缩模型，可显著抑制大鼠平滑肌肌条收缩[5]。

**4. 免疫调节功能**　防风有效多糖部位JBO-6按30、60mg/(kg·d)对小鼠腹腔注射，连续8d，可增加小鼠的脾脏重量，提高胸腺细胞对ConA和LPS诱导的脾B细胞的增殖，显著提高Mϕ的吞噬功能[6]。

**5. 抗肿瘤** 防风多糖溶液按60mg/kg给予接种$S_{180}$瘤免疫小鼠腹腔注射，连续给药10d和3周，可明显抑制$S_{180}$实体瘤的生长，提高$S_{180}$瘤免疫小鼠腹腔Mφ的吞噬活性，提高$S_{180}$瘤免疫小鼠腹腔与$S_{180}$瘤细胞混合接种的抗肿瘤活性[7]。

**6. 其他药理作用** 20g/L的防风浸出液对$K_3$菌丝作用效果最好，40g/L的防风浸出液是促进"清丰"菌丝体生长发育的最佳浓度[8]。0.3ml 60%防风水煎液给予小鼠急性脑缺氧模型灌胃，连续3d，可延长断头开始到喘气终止的时间[9]。

**7. 体内过程** 药量为4ml的防风水煎液(含升麻苷6.56mg、升麻素3.612mg、5-*O*-甲基维斯阿米醇苷7mg)大鼠灌胃给药后，鉴别出血浆中6个防风原型成分：蔗糖、升麻苷、升麻素、紫花前胡苷元、5-*O*-甲基维斯阿米醇苷和3′-*O*-i-丁酰亥茅酚；尿液中8个原型成分：升麻苷、divaricatacid、升麻素、5-*O*-甲基维斯阿米醇苷、(3S)-2,2-二甲基-3,5-二羟基-8-羟甲基-3,4二氢-2H,6H-苯并-[1,2-b:5,4-b′]双吡喃6-酮、5-*O*-甲基维斯阿米醇、亥茅酚苷和汉黄芩素；2个代谢产物：升麻素的葡萄糖醛酸苷和升麻素的同分异构体[10]。

**【药性】** 辛、甘，微温。归膀胱、肝、脾经。

**【功能主治】** 祛风解表，胜湿止痛，止痉。用于感冒头痛，风湿痹痛，风疹瘙痒，破伤风。

**【临床应用】**

**1. 临床常用**

(1) 风寒表证，表证夹湿及风热表证 本品功似荆芥，发散之力缓和，长于祛风，为治风湿通用之品，并能止痛，适宜于外感风寒，头身疼痛，常与发散风寒类药物同用。因其还可祛风湿，又可治外感风湿，头身疼痛等，常与祛风散寒、除湿止痛药配伍。若治风热表证之发热恶风、咽痛口渴，常与发散风热药同用。本品与补气药党参、黄芪同用，还可治体虚易患感冒者。

(2) 风湿痹痛 本品能祛风湿、止痛，适宜于风寒湿痹，关节疼痛、筋脉挛急者，可与羌活、藁本等祛风散寒、除湿止痛药配伍。治疗风寒湿邪郁而化热，关节红肿热痛之湿热痹证，可与清热除湿、通络止痛药，如川芎、威灵仙同用。

(3) 瘾疹，瘙痒 本品祛风以止痒，功似荆芥。治疗风邪所致之瘾疹皮肤瘙痒，起团块，可与其他祛风、止痒药，如蛇床子配伍。

(4) 破伤风，小儿惊风 本品既祛外风，又息内风以止痉，其力较弱。治疗外风引动内风的破伤风，四肢痉挛抽搐，角弓反张，常与其他祛风止痉药，如地龙、天麻等药物同用。

**2. 临床新用** 防风可用于治疗银屑病[11]、荨麻疹[12]、病毒性肝炎[13]、上呼吸道感染[14]、眼外肌麻痹[15]。

**【用法用量】** 5～10g。

**【成药例证】**

**1. 感冒舒颗粒(《中华人民共和国药典》2015年版)** 药物组成：大青叶、连翘、荆芥、防风、薄荷、白芷、牛蒡子、桔梗、甘草。

功能主治：疏风清热，解表宣肺。用于风热感冒，头痛体困，发热恶寒，鼻塞流涕，咳嗽咽痛。

**2. 九味羌活丸、颗粒、口服液(《中华人民共和国药典》2015年版)** 药物组成：羌活、防风、苍术、细辛、川芎、白芷、黄芩、地黄、甘草。

功能主治：疏风解表，散寒除湿。用于外感风寒挟湿所致的感冒，症见恶寒发热、无汗、头重而痛、肢体酸痛。

**3. 坎离砂(《中华人民共和国药典》2015年版)** 药物组成：川芎、防风、透骨草、当归。

功能主治：祛风散寒，活血止痛。用于风寒湿痹，四肢麻木，关节疼痛，脘腹冷痛。

**4. 畅鼻通颗粒(《卫生部药品标准中药成方制剂第十七册》)** 药物组成：桂枝、白芍、荆芥、防风、薄荷、黄芩、当归、甘草。

功能主治：调和营卫，解表散风。用于外感风寒、营卫失和所致的恶风有汗、头痛、喷嚏，或鼻塞时轻时重、疹块色白发痒；过敏性鼻炎、荨麻疹见上述证候者。

**【贮藏】** 置阴凉干燥处，防蛀。

**【参考文献】**

[1]李静，吴美丽，张桂香.宁夏栽培防风镇痛、抗炎作用的实验研究[J].黑龙江医药，2007,20(6):596-598.

[2]Xiangying Konga, Chunfang Liua, Cun Zhang, *et al*. The suppressive effects of Saposhnikovia divaricata (Fangfeng) chromone extract on rheumatoid arthritis via inhibition of nuclear. Journal of Ethnopharmacology, 2013,148(3): 842-850.

[3]陈子雳，李庆生，淤泽溥.防风与刺蒺藜抗过敏作用的实验

研究[J].云南中医中药杂志,2003,24(4):30-32

[4]刘振清,魏睦新.中药防风抑制小鼠胃肠运动的实验观察[J].中国中西医结合消化杂志,2008,(5):305-307.

[5]刘振清,魏睦新.中药防风对大鼠结肠平滑肌收缩的抑制作用及其机制[J].世界华人消化杂志,2008,(26):2946-2951.

[6]周勇,马学清,严宣佐.防风多糖JBO-6体内对小鼠免疫功能的影响及抗肿瘤作用[J].北京中医药大学学报,1996,19(4):25-27.

[7]李莉,周勇,张丽.防风多糖增强巨噬细胞抗肿瘤作用的实验研究[J].北京中医药大学学报,1999,22(3):38-40.

[8]简在友,刘荷芬,孟丽.阿魏和防风浸出液对白灵菇菌丝生长的影响[J].西北农业学报,2007,16(6):117-119.

[9]马红,朱荃,孙小玉.防风耐缺氧及抗脂质过氧化的实验研究[J].中药药理与临床,1996,12(6):21-22.

[10]李悦悦,王慧,陈俊.RRLC-TOF/MS鉴别防风血浆、尿液中成分及代谢产物[J].第二军医大学学报,2010,31(7):760-763.

[11]万荣宏,唐德才,熊兴江.防风双宝汤治疗银屑病的临床研究[J].辽宁中医杂志,2004,31(12):1021-1022.

[12]孙旭.防风通圣散加减治疗荨麻疹42例[J].中医杂志,2009,40(S1):188-189.

[13]王文鸽,袁楠.中医治疗淤胆型肝炎瘙痒症31例[J].陕西中医,2007,28(5):554-555.

[14]王硕,赵婷,齐文升等.防风通圣颗粒治疗上呼吸道感染的随机对照观察[J].中国中西医结合杂志,2013,33(10):1328-1331.

[15]张雪娟,陈小华,高秀领.防风正目汤结合针刺治疗眼外肌麻痹40例疗效观察[J].新中医,2007,39(4):54-55.

（何育霖　敖慧　彭成）

## 215　防己

Fangji

**【异名】**　解离(《神农本草经》),载君行(《本草蒙筌》),石解(《本草纲目》)。

**【来源】**　为防己科植物粉防己 *Stephania tetrandra* S. Moore 的干燥根。

**【产地】**　主要为栽培品,野生品亦有。主产于浙江、安徽、湖北、湖南、江西等地。集散于汉口,故名汉防己。

**【采收加工】**　秋季采挖,洗净,除去粗皮,晒至半干,切段,个大者再纵切,干燥。

**【炮制】**　除去杂质,稍浸,洗净,润透,切厚片,干燥。本品为类圆形或破碎的厚片,周边色较深,切面灰白色,粉性,有稀疏的放射状纹理。气微,味苦。

**【性状特征】**　本品呈不规则圆柱形、半圆柱形或块状,多弯曲,弯曲处有横沟而呈结节状的瘤块样,长5～10cm,直径1～5cm。未刮去栓皮者表面灰棕色,粗糙而多细皱,多数可见明显横向突起的皮孔,已刮除栓皮者,表面灰白色,较平滑,可见深色的横沟纹。切开面浅棕白色,粉质,维管束浅棕色,呈弯曲的横曲纹或皱纹。横断面平坦,有明显的浅棕色,呈弯曲的横曲纹或皱纹。质重而坚脆,易折断。气微,味苦。以去净栓皮,干燥,粗细均匀,质重,粉性大,纤维少者为佳。

**【化学成分】**　防己的主要成分是异喹啉生物碱,还含有黄酮苷、酚、挥发油、有机酸、糖等。防己的异喹啉生物碱是其主要药理活性成分。《中华人民共和国药典》2015年版规定,本品药材按干燥品计算,含粉防己碱($C_{38}H_{42}N_2O_6$)和防己诺林碱($C_{37}H_{40}N_2O_6$)的总量不得少于1.6%;本品饮片按干燥品计算,含粉防己碱($C_{38}H_{42}N_2O_6$)和防己诺林碱($C_{37}H_{40}N_2O_6$)的总量不得少于1.4%。

**【药理毒理】**

**1. 利尿**　药量为4.5、9.0g/kg的粉防己水煎液给予大鼠灌胃给药,连续5d后,能显著增加尿量[1]。

**2. 免疫抑制**　药量为1mg/ml的防己醇提物对小鼠脾脏淋巴细胞和胸腺淋巴细胞的增殖有抑制作用,对COX-1有抑制作用[2]。药量为5mg/L的粉防己碱能抑制软骨细胞的功能表达,仍能促进细胞增殖和提高细胞活性;药量为10mg/L,能抑制软骨细胞增殖和细胞活性[3]。

**3. 抗炎**　药量为2.252g/L的防己水煎液给热板法所致疼痛及二甲苯致炎的雄性大鼠灌胃,连续12、24d以及停药观察12d后,能使大鼠痛阈值明显升高[4]。药量为10～80mg/kg的粉防己碱给角叉菜胶所致胸膜炎大鼠灌胃,能增加炎症白细胞cAMP浓度,对AC活性无明显影响[5]。

**4. 镇痛**　药量为20、30g/kg的防己水煎液分别给予由$K^+$皮下透入及电刺激法所致家兔和扭体及热刺激法所致小鼠疼痛模型口服灌胃,分别连续2、4、24h和15min及50、90、150、240、360min以及24h后,家兔痛阈值升高,小鼠扭体次数减少,疼痛反应时间增加[6]。药量为5、15、45mg/kg的粉防己碱对LPS100所致痛阈增敏疼痛小鼠模型腹腔注射,能抑制内毒素诱导小鼠血液中IL-6的产生、减少血浆TNF-α的含量[7]。药量为30、60、90mg/kg的粉防己碱对热板法所致小鼠疼痛模型肌内注射，可显著延长小鼠热板反应潜伏期[8]。

**5. 降血压**　给予药量为50mg/(kg·d)粉防己碱对二肾一夹(2K1C)术后雄性大鼠以定量方式加入饮水中，连续9周，能增高NE和AngⅡ促增殖作用敏感性及反应性，抑制主动脉血管平滑肌细胞(AVSMC)增殖和DNA合成[9]。

**6. 安全性评价**　防己水煎液给小鼠灌胃$LD_{50}$为81.9±8.2g/kg[10]。药量为4.5、9.0g/kg的粉防己水煎液对大鼠灌胃给药，连续5d，尿素氮显著升高[1]。药量为8.1g/(kg·d)的防己水煎液对大鼠灌胃给药，分别连续2、4周后，BUN、AST、SCr均升高，肾组织及肝组织均出现明显病理改变[11]。药量为2.25、4.5、9.0g/kg的防己总提取物对大鼠灌胃给药，连续5d，各剂量组肾小球细胞数无明显增多，毛细血管管腔无显著扩张，肾间质内无明显充血、水肿及炎细胞浸润，未见明显肾脏毒性病理学变化[1]。

**【药性】**　苦，寒。归膀胱、肺经。

**【功能主治】**　祛风止痛，利水消肿。用于风湿痹痛，水肿脚气，小便不利，湿疹疮毒。

**【临床应用】**

**1. 临床常用**

(1) 风湿痹证　本品辛散祛风，苦寒清湿热，并善止痛，尤宜于风湿热痹之关节红肿热痛及湿热身痛，常与清热利湿，祛风湿止痛药，如菊花、桑叶、川芎等药物配伍。治寒湿痹证，关节冷痛者，可与温经散寒止痛药物，如当归、艾叶等药物同用。

(2) 水肿，小便不利，脚气　本品又能利水退肿，适宜于水湿病证。治全身浮肿、身重、汗出恶风等，可与补气健脾、利水消肿药配伍；治水肿、小便短少，也可与其他利水渗湿药物，如茯苓、泽泻等同用；若治湿热下注脚气肿痛，可与清热利湿药同用。

(3) 湿疹疮毒　本品清利湿热，故可治疗湿疹疮毒。

**2. 临床新用**　防己可用于治疗高血压肾损害水肿[12]、肝硬化腹水[13]、原发性高血压[14]。

**【用法用量】**　5～10g。

**【成药例证】**

**1. 防己关节丸(《卫生部药品标准中药成方制剂·第十九册》)**　药物组成：防己、白术、党参、茯苓、甘草、肉桂、川乌(制)。

功能主治：祛湿散寒，健脾利水。用于风寒湿痹，关节疼痛。

**2. 风湿镇痛膏(《卫生部药品标准中药成方制剂·第十七册》)**　药物组成：防己、生川乌、樟脑。

功能主治：镇痛，除寒湿。用于关节肌肤因受风、寒、湿引起的疼痛。

**3. 肾炎舒片(《中华人民共和国药典》2015年版)**　药物组成：防己、生晒参、菟丝子、黄精、枸杞子、苍术、茯苓、白茅根、金银花、蒲公英。

功能主治：益肾健脾，利水消肿。用于脾肾阳虚、水湿内停所致的水肿，症见浮肿、腰痛、乏力、怕冷、夜尿多；慢性肾炎见上述证候者。

**【贮藏】**　置干燥处，防霉，防蛀。

**【参考文献】**　[1]张良，江振洲，卞勇，等.中药广防己与粉防己总提取物利尿效应及肾毒性比较研究[J].安徽医药，2009，13(12)：1471-1473.

[2]龙启才，邱建波.雷公藤、防己醇提物对淋巴细胞和环氧化酶的影响[J].中药材，2004，27(11)：851-853.

[3]崔元璐，姚康德，戚爱棣，等.粉防己碱对体外培养软骨细胞的影响[J].中草药，2006，37(12)：1847-1850.

[4]梁琦，闫润红，王永辉，等.粉防己与其主要组分粉防己碱效、毒作用及关系初探[J].中药实验方剂学杂志，2015，21(7)：163-166.

[5]张乐之，何华美，李新芳，等.粉防己碱的抗炎作用与炎症白细胞cAMP的关系[J].中国药理学通报，2003，19(7)：791-796.

[6]李晓丽，张少华，秦林，等.川乌与防己配伍镇痛作用的实验研究[J].中国中西医结合杂志，2000，20(3)：202-204.

[7]代先坤，罗福玲，章卓，等.粉防己碱对脂多糖致小鼠的痛觉增敏的影响及机制[J].时珍国医国药，2010，21(5)：1049-1050.

[8]宋必卫，张俭，陈志武，等.钙离子对粉防己碱镇痛作用的影响[J].安徽医科大学学报，1995，30(1)：1-3.

[9]李庆平，陆泽安，饶曼人.粉防己碱对高血压大鼠血管平滑肌细胞增殖的抑制作用[J].中国药理学与毒理学杂志，2001，15(2)：145-149.

[10]胡世林，彭俊生，苏惠英，等.四种防己的急性毒性比较[J].中国医药学报，2003，18(10)：601-639.

[11]梁琦，倪诚，颜贤忠，等.广防己、粉防己的肝肾毒性及代谢组学比较研究[J].中国中药杂志，2010，35(21)：2882-2888.

[12]马界，陈学忠，王毅.防己黄芪汤加减结合西药治疗高血

压肾损害水肿的临床观察[J].中国中医基础医学杂志,2012,18(8):879-880.

[13]萧焕明,池晓玲,蒋俊民,等.苍牛防己汤加减治疗肝硬化腹水60例疗效观察[J].新中医,2007,39(12):82-83.

[14]肖艳,文旺秀,程康林,等.中药防己黄芪胶囊配合西药治疗痰浊中阻型原发性高血压34例临床观察[J].中医杂志,2002,43(4):271-272.

(何育霖　敖慧　彭成)

## 216　飞扬草

Feiyangcao

**【异名】** 大飞羊(《生草药性备要》),飞扬、神仙对座草、节节花、大号乳仔草、蚝刈草、猫仔痶、大乳草、木本奶草、金花草、蜻蜓草(《福建民间草药》),白乳草、过路蜈蚣、蚂蚁草(《闽南民间草药》),大乳汁草、奶子草、天泡草(《广东中药志》),大乳汁草、奶子草、九歪草(《常用中草药手册》),假奶子草、癣药草(《南方主要有毒植物》),脚癣草(《云南中草药》),毛飞扬(《广西本草选编》),大本乳仔草、乳仔红骨大本乳仔草(《台湾药用植物志》),催乳草(《浙江药用植物志》),大奶浆草(《贵州中草药名录》)。

**【来源】** 为大戟科植物飞扬草 *Euphorbia hirta* L.的干燥全草。

**【产地】** 主要为野生品。主产于浙江、江西、福建、台湾、湖南、广东、海南、广西、四川、贵州、云南。

**【采收加工】** 夏、秋两季采挖。洗净,晒干。

**【炮制】** 除去杂质,洗净,稍润至软,切断,干燥。

**【性状特征】** 茎近圆柱形,长15～50cm或切成2～6cm的段,直径1～3mm。表面黄褐色或浅棕红色;质脆,易折断,断面中空;地上部分被长粗毛。根细长而弯曲。叶对生,皱缩,展平后叶片椭圆状卵形或略近菱形,长1～4cm,宽0.5～1.3cm;绿褐色,先端急尖或钝,基部偏斜,边缘有细锯齿,有3条较明显的叶脉。聚伞花序密集成头状,腋生。蒴果卵状三棱形。无臭,味淡、微涩。

**【化学成分】** 飞扬草的主要成分是黄酮苷,还含有酚、三萜等。飞扬草的黄酮苷是其主要药理活性成分。

**【药理毒理】**

**1. 解热**　飞扬草水提物按100、400mg/kg给酵母致高热大鼠模型,能降低大鼠的直肠温度[1]。

**2. 抗炎**　飞扬草水提物按1.35、2.7g/ml,0.2ml/10g给二甲苯致耳廓肿胀模型小鼠,1次/d,连续3d,可降低小鼠耳廓肿胀度[2]。

**【药性】** 辛、酸,凉;有小毒。归肺、膀胱、大肠经。

**【功能主治】** 清热解毒,利湿止痒,通乳。用于肺痈,乳痈,疔疮肿毒,牙疳,痢疾,泄泻,热淋,血尿,湿疹,脚癣,皮肤瘙痒,产后少乳。

**【临床应用】 临床常用**

痢疾　飞扬草清热解毒,可单用,亦可配伍火炭母、凤尾草治疗痢疾。

**【用法用量】** 6～9g。

**【成药例证】 灵源万应茶(《卫生部药品标准中药成方制剂·第九册》)**　药物组成:飞扬草、木香、广藿香、紫苏、枳壳(麸炒)、前胡、苍术(糠炒)、荆芥、川木通、金银花、赤芍、车前子、肉豆、大黄(酒炙)、麦芽、茵陈、甘松、白芷、山楂、天花粉、小茴香、香薷、槟榔、野甘草、鬼针草、白扁豆、白芍、积雪草、红豆(姜制)、一点红、枳实(麸炒)、荷叶、防风、稻芽、木瓜、泽泻(盐炙)、茯苓、大腹皮、柴胡、陈皮(四制)、丁香、狗肝菜、厚朴(姜炙)、酢浆草、白术(土炒)、肉桂、石荠宁、紫花地丁、爵床、叶下珠、虎咬红、铁苋菜、墨旱莲、桑白皮、半夏(姜炙)、青蒿、甘草、红茶叶。

功能主治:疏风解表,调胃健脾,祛痰利湿。用于感冒发热,中暑,痢疾,腹痛吐泻。

**【注意事项】** 孕妇慎用。

**【贮藏】** 置干燥处。

**【参考文献】** [1]Hiermann A, Bucar F, *et al*.Influence of some Traditional Medicinal Plants of Senegal on Prostaglandin Biosynthesis[J]. Journal of Ethnopharmacology, 1994, 42(2): 111-117.

[2]褚小兰,廖万玉,楼兰英,等.地锦类中草药的药理研究[J].时珍国医国药,2001,12(3):93-194.

(张仲林　敖慧　彭成)

## 217　榧子

Feizi

**【异名】** 彼子(柀子)(《神农本草经》),榧实(《名医别录》),罴子(陶弘景),玉山果(《东坡诗集》),赤果、玉榧(《日用本草》)。

**【来源】** 为红豆杉科植物榧 *Torreya grandis* Fort. 的干燥成熟种子。

**【产地】** 主要为栽培品，野生品亦有。主产于江苏南部、浙江、福建北部、安徽南部及大别山区、江西北部，西至湖南西南部及贵州松桃等地。

**【采收加工】** 9～10月采收果实，除去其肉质果皮，敲破果壳后取出种子。

**【炮制】** **榧子** 拣净杂质，或去壳取仁，用时捣碎。

**炒榧子** 将净仁微炒至外表褐黑，内仁黄黑，发出焦香味为度。或用砂拌炒至熟透，内呈黄色，外具焦斑，取出，筛去砂，放冷。

**【性状特征】** **榧子** 呈卵圆形或长卵圆形。表面灰黄色或淡黄棕色，有纵皱纹，一端钝圆，可见椭圆形的种脐，另端稍尖。种皮质硬。种仁表面皱缩，外胚乳灰褐色，膜质；内胚乳黄白色，肥大，富油性。气微，味微甜而涩。

**炒榧子** 形如榧子，外表褐黑，内仁黄黑，有焦香味，味微甜而涩。

**【药理毒理】** **驱虫** 大鼠经腹部皮下接种巴西日本圆线虫第三期幼虫，10d后灌服榧子油原药0.2g/kg，连续7d，粪便中绦虫数量减少[1]。

**【药性】** 甘，平。归肺、胃、大肠经。

**【功能主治】** 杀虫消积，润燥通便。用于钩虫、蛔虫、绦虫病，虫积腹痛，小儿疳积，大便秘结。

**【临床应用】** **临床常用**

寄生虫病　榧子可杀虫，临床常用于钩虫、蛔虫、绦虫病等病的治疗。

**【用法用量】** 9～15g。

**【成药例证】**

**1. 儿童清热导滞丸(《卫生部药品标准中药成方制剂·第一册》)** 药物组成：榧子、鸡内金(醋炙)、莪术(醋炙)、厚朴(姜炙)、枳实、山楂(焦)、青皮(醋炙)、半夏(制)、六神曲(焦)、麦芽(焦)、槟榔(焦)、君子(仁)、胡黄连、苦楝子、知母、青蒿、黄芩(酒炙)、薄荷、钩藤、车前子(盐制)。

功能主治：健胃导滞，消积化虫。用于小儿蓄乳宿食引起：胸膈满闷，积聚痞块，虫积腹痛，面黄肌瘦，消化不良，躁烦口渴，不思饮食。

**2. 健儿疳积散(《卫生部药品标准中药成方制剂·第三册》)** 药物组成：榧子、使君子肉、雷丸、苦楝皮、海螵蛸、小茴香(炒)、莲子、徐长卿、炉甘石(煅，水飞)、鸡内金(炒)。

功能主治：健胃导滞，消积化虫。用于小儿蓄乳宿食引起：胸膈满闷，积聚痞块，虫积腹痛，面黄肌瘦，消化不良，躁烦口渴，不思饮食。

**3. 小儿康颗粒(《卫生部药品标准中药成方制剂·第六册》)** 药物组成：榧子、太子参、葫芦茶、山楂、乌梅、蝉蜕、白芍、麦芽、槟榔、陈皮、茯苓、白术。

功能主治：健脾开胃，消食导滞，驱虫止痛，安神定惊。用于食滞虫病，烦躁不安，精神疲倦，脘腹胀满，面色萎黄。

**4. 婴儿消食散(《卫生部药品标准中药成方制剂·第七册》)** 榧子、红参、大黄、槟榔、使君子仁、麦芽(炒)、三棱(醋炙)、枳实(炒)、莪术(醋炙)、山楂、牵牛子(炒)、胡黄连、鸡内金(炒)、芦荟、朱砂、冰片。

功能主治：消食健脾。用于小儿停食伤乳，消化不良，腹胀腹痛，停滞作泻食火疳积。

**5. 儿童清热导滞丸(《中华人民共和国药典》2015年版)** 药物组成：榧子、醋鸡内金、莪术(醋炙)、厚朴(姜炙)、枳实、焦山楂、青皮(醋炙)、法半夏、六神曲(焦)、麦芽(焦)、槟榔(焦)、使君子仁、胡黄连、苦楝皮、知母、青蒿、黄芩(酒炙)、薄荷、钩藤、车前子(盐炙)。

功能主治：健胃导滞，消积化虫。用于食滞肠胃所致的疳症，症见不思饮食、消化不良、面黄肌瘦、烦躁口渴、胸膈满闷、积聚痞块，亦用于虫积腹痛。

**【贮藏】** 置阴凉干燥处，防蛀。

**【参考文献】** [1]陈振德，侯连兵，许重远，等.榧子驱除钩虫的实验研究[J].中药材，2000，(4)：220-221.

(张仲林　敖慧　彭成)

## 218　肺形草

Feixingcao

**【异名】** 双蝴蝶(《植物名实图考》)，金丝蝴蝶、石板青、铁交杯、铜交杯、金交杯、大叶竹叶青、四脚喜、铁板青(《浙江民间常用草药》)，胡地莲(江西《草药手册》)。

**【来源】** 为龙胆科植物双蝴蝶 *Tripterospermum chinense* (Wall.) H. Smith 的干燥全草。

**【产地】** 主要为栽培品,野生品亦有。主产于江苏南部、浙江、福建、台湾、江西、湖南、广东、广西、云南、四川西南部及西藏东南部。日本、朝鲜、缅甸、印度、印度尼西亚、菲律宾亦有。

**【采收加工】** 初夏采收,晒干。

**【炮制】** 除去杂质,切断。

**【性状特征】** 长13~17cm。根细小。匍匐茎纤细,黄棕色至黄褐色。叶对生,多卷曲成团。基生叶4片,2大2小,无柄叶片展平后呈卵圆形,长4~11cm,宽2~7cm,全缘或微波状,上表面灰绿色至绿褐色,间有绿黑色网脉,下表面紫红色,三出脉明显;茎生叶对生,有短柄,叶片展平后呈披针形至卵状披针形,长3~4cm,全缘。花顶生或腋生,长达5cm黄棕色,花冠多破碎。气微香,味微辛。

**【化学成分】** 肺形草的主要成分是黄酮、环烯醚萜。肺形草的黄酮、环烯醚萜是其主要药理活性成分。

**【药性】** 辛、甘,寒。归肺经。

**【功能主治】** 清热解毒,祛痰止咳。用于支气管炎,肺脓肿,肺结核,小儿高热;外治疔疮疖肿。

**【临床应用】 临床常用**

(1) 肺热咳嗽,劳伤吐血　本品能清肺热止咳。《江西民间草药》用肺形草五六钱(鲜者加倍量),冰糖一两,水煎服。清肺止咳,解毒消肿。治肺热咳嗽,肺痨咯血,肺痈,肾炎,疮痈疖肿。

(2) 肺痈　本品能清肺止咳,解毒消肿,《浙江民间草药》用肺形草二至三钱,煎汁冲白糖服,或配其他清肺药同煎服。

(3) 痈肿,疮疖,疔疽　本品能清热,解毒消肿,《江西民间草药》用鲜肺形草(捣烂如泥),加鸡蛋白少许同捣匀,敷患处,一日换一次。

(4) 小儿高热　本品能清热,《江西草药手册》用肺形草二钱,冰糖少许。水煎服,每日1剂。

**【用法用量】** 9~15g。

**【贮藏】** 置通风干燥处。

(张仲林　敖慧　彭成)

## 219　分心木

Fenxinmu

**【异名】** 胡桃衣(《本草从新》),胡桃夹(《现代实用中药》),胡桃隔(《山东中草药手册》)。

**【来源】** 为胡桃科植物胡桃 *Juglans regia* L.果核的干燥木质隔膜。

**【产地】** 主要为栽培品。主产于河北、山西、山东、甘肃、新疆等地。

**【采收加工】** 秋季果实成熟时采收,除去果皮和种子,晒干。

**【炮制】** 将原药除去硬壳、残留核桃仁等杂质,筛去灰屑。

**【性状特征】** 木质隔膜呈薄片状,多弯曲、破碎而不整齐,完整者呈类圆形或椭圆形,直径2.5~3cm,表面淡棕色至棕褐色,或棕黑色,稍有光泽,边缘不整齐,上中部有一卵圆形或椭圆形孔洞,长约占隔膜直径的1/2,边缘增厚处呈棕褐色,增厚部分汇合延伸至基部。略有光泽。质脆,易折断。气微,味微苦。以块大、质薄、色黄为佳。

**【化学成分】** 分心木的主要成分是生物碱、鞣质、挥发油、蒽醌等。分心木的生物碱、鞣质、挥发油、蒽醌是其主要药理活性成分。

**【药性】** 苦、涩,平。归脾、肾经。

**【功能主治】** 补肾涩精。用于肾虚遗精,滑精,遗尿,尿血,带下,泻痢。

**【药理毒理】**

**1. 抗菌**　核桃分心木乙醇后水提取物、水提取物、水后乙醇提取物、乙醇提取物对常见菌枯草芽孢杆菌、产气杆菌、大肠埃希菌、金黄色葡萄球菌均有抑菌活性,乙醇提取液和水后乙醇提取液浓度在12.5%,水提取液和乙醇后水提取液则在25%时,对以上菌种均有抑制效果。乙醇提取物对大肠埃希菌、枯草芽孢杆菌 *MIC* 值为3.125%[1]。

**2. 改善肾阳虚**　给肾阳虚模型小鼠分别灌服分心木水饱和正丁醇、95%乙醇和水煎液10ml/kg,连续给药8d,小鼠的全身耗竭现象出现不同程度的改善,质量增长率升高;肾小管上皮细胞水肿、胶质细胞水肿、肾间质出血症状明显改善[2]。

**【临床应用】 临床常用**

(1) 遗精，滑泄　本品涩精止滑，用于遗精滑泄，头昏脑涨，腰酸腿软，心慌气短，精神萎靡，体倦乏力，可配伍白龙骨、桑螵蛸、夜门关等用。

(2) 带下　本品止带，用于带下，白带增多、绵绵不断，腰痛，神疲等，或见赤白相兼，或五色杂下，或脓浊样、有臭气等。

(3) 泄泻　本品止泻，用于泄泻，泻下急迫，腹痛伴有肠鸣，痞满，脘腹胀闷，食少，或泻下不爽，粪色黄褐而臭，烦热口渴，小便短赤，肛门灼热等，可配藿香、苍术、白芍等用。

(4) 痢疾　本品止痢，用于痢疾，腹部疼痛，里急后重，痢下赤白脓血，黏稠如胶冻，腥臭，肛门灼热，小便短赤，可配芍药、当归、木香等用。

**【用法用量】** 10～15g。

**【成药例证】 清宫寿桃丸(《卫生部药品标准中药成方制剂·第十八册》)** 药物组成：驴肾、鹿肾、狗肾、枸杞子、人参、天冬、麦冬、地黄、当归、益智(盐制)、蚕沙、酸枣仁(炒)、分心木(炒焦)。

功能主治：补肾生精，益元强壮。用于肾虚衰老所致头晕疲倦，记忆力衰退，腰膝酸软，耳鸣耳聋，眼花流泪，夜尿多，尿有余沥等症。

**【贮藏】** 置通风干燥处，防蛀。

**【参考文献】** [1]高莉，王艳梅，帕提古丽·马合木提.核桃分心木粗提物抑菌活性的研究[J].食品科学，2008，11(29)：69-71.

[2]王艳，迪丽达尔·马合木提，韩艳春，等.维吾尔药核桃分心木不同提取物对肾阳虚模型小鼠的实验研究[J].新疆医科大学学报，2012，35(2)：153-157.

(张仲林　敖慧　彭成)

## 220 粉萆薢
Fenbixie

**【异名】** 赤节(《名医别录》)，百枝(《吴普本草》)，竹木(《雷公炮炙论》)，白菝葜(《日华子本草》)，金刚、硬饭团(《植物名实图考长编》)。

**【来源】** 为薯蓣科植物粉背薯蓣 *Dioscorea hypoglauca* Palibin 的干燥根茎。

**【产地】** 主要为栽培品，野生品亦有。主产于浙江武义、宣平、寿昌、临海、温州、平阳以及安徽款县，近年在福建、广东、广西、四川以及江南各地亦产。

**【采收加工】** 通常在秋、冬二季采掘，将其块根挖出，除去须根，洗净泥土，切成薄片，当大曝干者色佳。鲜片黄色，干燥后即呈白色。

**【炮制】** 将原药除去杂质。洗净砂石，取出，中途淋水，润透。切薄片。干燥，筛去灰屑。

**【性状特征】** 为不规则的薄片，边缘不整齐，大小不一。有的有棕黑色或灰棕色的外皮。切面黄白色或淡灰棕色，维管束呈小点状散在。质松，略有弹性，易折断，新断面近外皮处显淡黄色。气微，味辛、微苦。

**【药性】** 苦，平。归肾、胃经。

**【功能主治】** 利湿去浊，祛风除痹。用于膏淋，白浊，白带过多，风湿痹痛，关节不利，腰膝疼痛。

**【临床应用】 临床常用**

(1) 膏淋　本品利湿，用于膏淋，小便浑浊，乳白或如米泔水，上有浮油，置之沉淀，或伴有絮状凝块物，或混有血液、血块，尿道热涩疼痛，尿时阻塞不畅，可配石菖蒲、黄柏、莲子心等用。

(2) 白带过多　本品去浊，用于白带过多，带下量多，色黄，黏稠，有臭气，或伴阴部瘙痒，胸闷心烦，口苦咽干，纳食较差，小腹或少腹作痛，可配车前子、泽泻、茵陈等用。

(3) 风湿痹痛　本品祛风除痹，用于风湿痹痛，机体关节肌肉疼痛，关节麻木屈伸不利，局部红肿，可与威灵仙、白芍、川牛膝等用。

**【用法用量】** 9～15g。

**【成药例证】**

**1. 萆薢分清丸(《卫生部药品标准中药成方制剂·第一册》)** 药物组成：粉萆薢、石菖蒲、甘草、乌药、益智仁。

功能主治：分清化浊，温肾利湿。用于肾不化气，清浊不分，小便频数，时下白浊。

**2. 坤复康胶囊(《国家中成药标准汇编·外科妇科分册》)** 药物组成：粉萆薢、赤芍、乌药、香附、南刘寄奴、萹蓄、猪苓、女贞子、苦参。

功能主治：活血化瘀，清利湿热。用于气滞血瘀，湿热蕴结之盆腔炎，症见带下量多，下腹疼痛等症。

**3. 天麻丸(《中华人民共和国药典》2015 年版)** 药物组成:粉萆薢、天麻、羌活、独活、盐杜仲、牛膝、附子(制)、当归、地黄、玄参。

功能主治:祛风除湿,通络止痛,补益肝肾。用于风湿瘀阻、肝肾不足所致的痹证,症见肢体拘挛、手足麻木、腰腿酸痛。

**4. 骨刺丸(《中华人民共和国药典》2015 年版)** 药物组成:绵萆薢、制川乌、天南星(制)、白芷、甘草、穿山龙、红花、制草乌、秦艽、当归、薏苡仁(炒)、徐长卿。

功能主治:祛风止痛。用于骨质增生,风湿性关节炎,风湿痛。

**【贮藏】** 置通风干燥处。

(张仲林　敖慧　彭成)

## 221　粉葛

Fenge

**【异名】** 葛根、鸡齐根(《神农本草经》),黄葛根(《天宝本草》),葛麻茹(《陆川本草》),干葛(《阎氏小儿方》),甘葛(《滇南本草》),葛子根(《山东中药》),葛条根(《陕西中药志》)。

**【来源】** 为豆科植物甘葛藤 *Pueraria thomsonii* Benth. 的干燥根。

**【产地】** 野生品和栽培品均多见,主产于广西、广东。此外,四川、云南等地亦产。

**【采收加工】** 秋、冬二季采挖,除去外皮,稍干,截段或再纵切两半或斜切成厚片,干燥。

**【炮制】** 除去杂质,洗净,润透,切厚片或切块,干燥。

**【性状特征】** 呈圆柱形、类纺锤形或半圆柱形,长 12～15cm,直径 4～8cm;有的为纵切或斜切的厚片,大小不一。表面黄白色或淡棕色,未去外皮的呈灰棕色。体重,质硬,富粉性,横切面可见由纤维形成的浅棕色同心性环纹,纵切面可见由纤维形成的数条纵纹。气微,味微甜。

**【化学成分】** 粉葛的主要成分是黄酮。粉葛的黄酮是其主要药理活性成分。《中华人民共和国药典》2015 年版规定,本品药材及其饮片按干燥品计算,含葛根素($C_{21}H_{20}O_9$)不得少于 0.30%。

**【药性】** 甘、辛,凉。归脾、胃经。

**【功能主治】** 解肌退热,生津止渴,透疹,升阳止泻,通经活络,解酒毒。用于外感发热头痛,项背强痛,口渴,消渴,麻疹不透,热痢,泄泻,眩晕头痛,中风偏瘫,胸痹心痛,酒毒伤中。

**【临床应用】** 临床常用

(1) 外感发热,头痛项强　本品甘辛性凉,轻清升散,功善发表解肌退热,凡外感发热,服之可奏热退身凉之效。治外感风寒,恶寒发热,项背强痛,无汗者配麻黄、桂枝;有汗者与桂枝、白芍等同用。

(2) 麻疹初起,透发不畅　本品味辛性凉,有发表散邪,药性升发,长于透发麻疹。治小儿麻疹,发而不透者,常与升麻相须为用,以透疹解表。

(3) 津伤口渴,消渴　本品甘凉,治疗口渴之症,可单用或配伍使用。若口渴因温病热盛所致者,宜配伍石膏、知母、芦根。治内热消渴,体瘦乏力,气阴不足者,宜与养阴生津之天花粉、麦冬、生地黄等同用。

(4) 泄泻,痢疾　本品味辛升发,治脾虚泄泻,清阳不升者,宜与白术、木香等补气健脾止泻药配伍;治湿热泻痢伴有表证者,常与黄连、黄芩同用,如《伤寒论》葛根黄芩黄连汤。

**【用法用量】** 10～15g。

**【成药例证】**

**1. 当归拈痛丸(《中华人民共和国药典》2015 年版)** 药物组成:当归、粉葛、党参、苍术(炒)、升麻、苦参、泽泻、白术(炒)、知母、防风、羌活、黄芩、猪苓、茵陈、甘草。

功能主治:清热利湿,祛风止痛。用于湿热闭阻所致的痹证,症见关节红肿热痛或足胫红肿热痛;亦可用于疮疡。

**2. 利脑心胶囊(《中华人民共和国药典》2015 年版)** 药物组成:丹参、川芎、粉葛、地龙、赤芍、红花、郁金、制何首乌、泽泻、枸杞子、炒酸枣仁、远志、九节菖蒲、牛膝、甘草。

功能主治:活血祛瘀,行气化痰,通络止痛。用于气滞血瘀,痰浊阻络所致的胸痹刺痛、绞痛,固定不移,入夜更甚,心悸不宁,头晕头痛;冠心病、心肌梗死,脑动脉硬化、脑血栓见上述证候者。

**3. 葛山降脂颗粒(《新药转正标准 77》)** 药物组成:粉葛、山楂(炒)、泽泻、何首乌(制)、当归。

功能主治:活血化瘀,补益肝肾。用于痰瘀阻滞兼肝肾不足所致的原发性高脂血症，症见头晕，胸闷，肢困，纳呆，腹胀，失眠，健忘，腰酸。

**4. 气血康胶囊(《新药转正标准88》)** 药物组成：三七、黄芪、人参、粉葛。

功能主治：益气养血，扶正固本。适用于贫血患者气血两虚证。

**【贮藏】** 置通风干燥处，防蛀。

(孙涛 敖慧 彭成)

## 222 粉条儿菜

Fentiao'ercai

**【异名】** 肺筋草(《植物名实图考》)，小肺筋草(《草木便方》)，土瞿麦(《分类草药性》)，蛆儿草、一窝蛆、肺痨草(《四川中药志》)，蛆婆草、肺风草、肺痈草、金线吊白米、麻里草、曲折草、四季花、牙虫草(《湖南药物志》)，银针草(《陕西中草药》)。

**【来源】** 为百合科植物粉条儿菜 *Aletris spicata* (Thunb.) Franch. 的干燥全草。

**【产地】** 主要为野生品。主产于四川、陕西、湖南、安徽、江苏等地。

**【采收加工】** 夏秋二季采挖，除去杂质，晒干。

**【炮制】** 除去杂质，切段。

**【性状特征】** 长40～80cm。根茎短，须根丛生，纤细弯曲，有的着生多数白色细小块根，习称"金线吊白米"。叶基生，带状，稍反曲，长10～20cm，宽0.3～0.5cm；灰绿色，先端尖，全缘。花茎细柱形，稍波状弯曲，直径0.2～0.3cm，被毛；总状花序穗状，花几无梗，棕黄色，花被6列，长约0.5cm，裂片条状披针形。蒴果倒卵状三棱形。气微，味淡。

**【化学成分】** 粉条儿菜的主要成分是甾体、黄酮、苯丙素。粉条儿菜的甾体、黄酮、苯丙素是其药理活性成分。

**【药性】** 甘、微辛，平。

**【功能主治】** 清肺，养心安神。用于支气管炎，咳嗽，咳痰不爽，神经衰弱。

**【临床应用】** **临床常用**

本品性平、味甘，善清热，润肺止咳，活血调经，杀虫，养心安神。主要用于：咳嗽，咯血，百日咳，喘息，肺痈，乳痈，腮腺炎，经闭，缺乳，小儿疳积，蛔虫病，风火牙痛，神经官能症。

**【用法用量】** 9～30g。

**【贮藏】** 置通风干燥处。

(孙涛 敖慧 彭成)

## 223 枫香脂

Fengxiangzhi

**【异名】** 白胶香(《新修本草》)，枫脂(《通典》)，白胶(《儒门事亲》)，芸香(《本草原始》)，胶香(《国药的药理学》)。

**【来源】** 为金缕梅科植物枫香树 *Liquidambar formosana* Hance 的干燥树脂。

**【产地】** 主要为野生品。主产于浙江庆元、龙泉及江西、福建、云南等地。

**【采收加工】** 7、8月间割裂树干，使树脂流出，10月至次年4月采收，阴干。

**【炮制】** 除去杂质，捣碎。

**【性状特征】** 呈不规则块状，淡黄色至黄棕色，半透明或不透明。质脆，断面具光泽。气香，味淡。

**【化学成分】** 枫香脂的主要成分是挥发油、有机酸。枫香脂的挥发油、有机酸是其主要药理活性成分。《中华人民共和国药典》2015年版规定，本品药材按干燥品计算，含挥发油不得少于1.0%(ml/g)。

**【药理毒理】**

**1. 抗血栓** 枫香脂挥发油4ml/kg灌胃给药，连续10d，可降低小鼠血浆$TXA_2$、ET-1的含量、升高$PGI_2$的含量；枫香脂乙酸乙酯提取部位0.1、0.2、0.4g/kg灌胃给药，连续10d，可降低小鼠血浆t-PA含量[1]。枫香脂及其挥发油100mg/kg灌胃给药，连续3d，可抑制大鼠血栓形成；枫香脂及其挥发油1mg/ml可缩短兔血栓长度、减少血栓的重量(湿重和干重)，提高纤溶酶活性[2]。

**2. 抗心律失常** 枫香脂生药、精制枫香脂、枫香脂挥发油200、400mg/kg灌胃给药，均可降低氯仿诱导的小鼠心律失常的发生率，作用强度为精制枫香脂>枫香脂挥发油>枫香脂生药，且均有剂量依赖关系[3]。

**3. 耐缺氧** 枫香脂生药、精制枫香脂、枫香脂挥发油800mg/kg灌胃给药，均可延长皮下注射盐酸异丙肾上腺素致缺氧模型小鼠的耐缺氧时间[3]。

**4. 安全性评价**　小鼠灌胃枫香脂挥发油的 $LD_{50}$ 为 2.03g/kg[3]。

**【药性】**　辛、微苦，平。归肺、脾经。

**【功能主治】**　活血止痛，解毒生肌，凉血止血。用于跌仆损伤，痈疽肿痛，吐血，衄血，外伤出血。

**【临床应用】**

**1. 临床常用**

（1）痈疽肿毒，瘰疬，痰核　本品具有凉血解毒，散瘀止痛之功，痈疽外证初起者用之可以消散，已溃者用之促使排脓，又有敛疮生肌作用，被誉为外科要药，尤多用于慢性溃疡。如《证治准绳》之乳香丸，以乳香、没药等配本品为丸内服，治发背及一切痈疮溃烂，痛不可忍。《仁斋直指方》以本品配轻粉，用猪脂调涂，治诸疮不合，可以解毒生肌。《疡科选粹》以本品治瘰疬初起，可以软坚散结。又如《外科全生集》小金丹，以本品与草乌、地龙、木鳖子、麝香等配伍，可治流注、痰核、瘰疬、乳癌、贴骨疽等多种疡科顽证。

（2）风疹顽癣　本品能凉血散风，燥湿止痒。若治热生风发为瘾疹，如《证治准绳》枫香汤，重用本品配以当归、大黄、蛇床子煎水洗。又常配入治疥癣药中，用以杀虫止痒。

（3）痹痛，瘫痪，一切风气　本品功擅祛风活血，具有止痛功效。治风痹走注疼痛，常配伍草乌头、乳香、当归或威灵仙等，如《太平惠民和剂局方》乳香没药丸、《证治准绳》一粒金丹。若治瘫痪，可配伍白僵蚕、五灵脂、草乌头或木鳖子等，如《太平惠民和剂局方》之伏虎丹、乳香应痛丸。若治肝肾两虚，风湿脚气，行步艰难，可配伍补骨脂、狗脊、地龙等，如《三因方》抱龙丸。

（4）吐血，咯血，衄血　本品有散瘀止血之功，可单用为散调服，也可配伍其他止血药同用。外伤出血，研末掺，更有止痛、生肌之功。

**2. 临床新用**　枫香脂可用于治疗感染性伤口[4]。

**【用法用量】**　1～3g，宜入丸散服。外用适量。

**【成药例证】**

**1. 小金丸（《中华人民共和国药典》2015 年版）**　药物组成：人工麝香、木鳖子（去壳去油）、草乌（制）、枫香脂、乳香（制）、没药（制）、五灵脂（醋炒）、当归（酒炙）、地龙、香墨。

功能主治：散结消肿，化瘀止痛。用于痰气凝滞所致的瘰疬、瘿瘤、乳岩、乳癖，症见肌肤或肌肤下肿块一处或数处，推之能动，或骨及骨关节肿大，皮色不变，肿硬作痛。

**2. 七味广枣丸（《中华人民共和国药典》2015 年版）**　药物组成：广枣、肉豆蔻、丁香、木香、枫香脂、沉香、牛心粉。

功能主治：养心益气，安神。用于胸闷疼痛，心悸气短，心神不安，失眠健忘。

**3. 麝香跌打风湿膏（《卫生部药品标准中药成方制剂·第十一册》）**　药物组成：跌打风湿流浸膏、颠茄流浸膏、枫香脂、冰片、薄荷油、丁香罗勒油、樟脑、肉桂油、水杨酸甲酯、人工麝香。

功能主治：祛风除湿，化瘀止痛。用于风湿痛，跌打损伤，肿痛。

**4. 消肿片（《卫生部药品标准中药成方制剂·第七册》）**　药物组成：枫香脂（制）、没药（制）、当归、制草乌、地龙（炙）、乳香（制）、马钱子（炒，去毛）、香墨、五灵脂。

功能主治：消肿拔毒。用于瘰疬痰核，流注，乳房肿块，阴疽肿毒等症。

**5. 枫香脂十味丸（《卫生部药品标准·蒙药分册》）**　药物组成：枫香脂、决明子、川楝子、苘麻子、广木香、苦参、诃子、栀子、瞿麦、五灵脂。

功能主治：燥“协日乌素”，止痛。用于游痛症，风湿性关节疼痛。

**【贮藏】**　密闭，置阴凉处。

**【参考文献】**　[1]程再兴，陈卫琳，陈锡铖，等.枫香脂挥发油及乙酸乙酯部位对小鼠血管活性因子的影响[J].中国医药导报，2011，8(34)：37-39.

[2]朱亮，郭济贤.枫香脂及其挥发油抗血栓作用[J].中草药，1991，22(9)：404-405.

[3]李蓓，邵以德，郭济贤，等.枫香脂和苏合香的心血管药理学研究[J].天然产物研究与开发，1999，11(5)：72-79.

[4]刘世华，李国强，汤清波，等.中药敷料应用于感染性伤口81例[J].中医杂志，2007，48(12)：1102-1103.

（孙涛　敖慧　彭成）

## 224　蜂房

Fengfang

**【异名】**　露蜂房、蜂肠（《神农本草经》），百穿、蜂𥯨（《名医别录》），革蜂窠（《雷公炮炙论》），大黄蜂窠(《蜀本草》),紫金沙(《圣济总录》),马蜂包(《贵州民间方药集》),马蜂窝(《河南中药手册》),虎头蜂房、野蜂房(《民间常用草药汇编》),纸蜂房(《河北药材》),长脚蜂窝、草蜂子窝(《山东中药》),蜂巢(《中药材手册》)。

**【来源】** 为胡蜂科昆虫果马蜂 *Polistes olivaceous*(DeGeer)、日本长脚胡蜂 *Polistes japonicus* Saussure 或异腹胡蜂 *Parapolybia varia* Fabricius 的巢。

**【产地】** 主要为养殖品。全国各地均有养殖。主产于河北、四川、内蒙古、新疆、广西等地。

**【采收加工】** 秋冬二季采收,晒干,或略蒸,除去死蜂死蛹,晒干。

**【炮制】** 除去杂质,剪块。

**【性状特征】** 呈圆盘状或不规则的扁块状,有的似莲房状,大小不一。表面灰白色或灰褐色。腹面有多数整齐的六角形房孔,孔径 3～4mm 或 6～8mm;背面有 1 个或数个黑色短柄。体轻,质韧,略有弹性。气微,味辛淡。

**【化学成分】** 蜂房的主要成分是酚酸、二苯基庚烷、萜、黄酮及酯等。蜂房的酚酸、二苯基庚烷、萜、黄酮及酯是其主要药理活性成分。

**【药理毒理】**

**1. 抗肿瘤** 蜂房提取物(生药 4g/ml)1.2g/kg 灌胃给药,每日 1 次,连续 14d,能够显著抑制 H22 肝癌荷瘤模型小鼠的肝癌细胞生长,其生长抑制率可达 38.06%,明显延长小鼠生存期,增加 Histone H1 表达,降低 cyclin B1 表达[1]。蜂房醇提取物 1.25、2.5、5g/L 作用人红白血病细胞株 K562 72h,能抑制 K562 细胞生长;大多数细胞染色质边集,呈新月形或块状,胞质内线粒体聚集,基质深染,并出现空泡样变和髓样变,凋亡细胞率增加;Bcl-2 蛋白表达显著减弱、Bax 蛋白表达显著增强[2]。此外,蜂房纯化蛋白(nidus vespae protein-块,NVP-s)0.001919、0.01919、0.1919mg/L 体外作用于人早幼粒白血病 HL-60 细胞 72h,也可显著诱导 HL-60 细胞出现凋亡的特征形态学改变,及增加细胞凋亡率[3]。

**2. 抗菌** 蜂房粗提物对变形链球菌、黏性放线菌、链球菌的生长、产酸均有一定的抑制作用,其 *MIC* 分别为 4、0.125、0.5mg/ml,且能够有效抑制变形链球菌和血链球菌产生水不溶性葡聚糖[4]。蜂房中分离得到的黄酮类化合物槲皮素及山柰酚对 6 种细菌(变形链球菌、龋齿链球菌、血链球菌、黏性放线菌、内氏放线菌、鼠李糖乳杆菌)均有抑制作用,*MIC* 为 1～4mg/ml,*MBC* 为 4～16mg/ml[5]。蜂房醇提取物 1∶8 作用于多重耐药铜绿假单胞菌 5d 后,耐药基因 TEM、OXA-10 的 mRNA 表达由阳性转为阴性,提示其逆转机制可能与抑制耐药基因表达有关[6]。

**3. 抗炎** 蜂房水溶性分离物 3.3、6.6、10g/kg 腹腔注射给药,能够显著抑制巴豆油致急性炎症模型小鼠耳肿胀,其抑制率分别为 31%、31.9%、47%[7]。

**【药性】** 甘,平。归胃经。

**【功能主治】** 攻毒杀虫,祛风止痛。用于疮疡肿毒,乳痈,瘰疬,皮肤顽癣,鹅掌风,牙痛,风湿痹痛。

**【临床应用】**

**1. 临床常用**

(1)疮疡肿毒,乳痈,瘰疬,顽癣瘙痒,癌肿　本品能攻毒杀虫,攻坚破积,为外科常用之品。虽可单用,但更常与解毒消肿生肌药配伍应用。如《证治准绳》治疮肿初发,与生南星、生草乌、白矾、赤小豆共为细末,淡醋调涂。若与蛇蜕、黄芪、黄丹、玄参等为膏外用,可治瘰疬,如蜂房膏(《圣惠方》)。《圣惠方》又以此为末,调猪脂涂擦,治头上癣疮。治癌肿可与莪术、全蝎、僵蚕等配用。

(2)风湿痹痛,牙痛,风疹瘙痒　本品质轻且性善走窜,能祛风止痛、止痒而奏效。若与川乌、草乌同用,乙醇浸泡外涂痛处可治风湿痹痛,或配全蝎、蜈蚣、土鳖虫各等份,研末为丸服,治关节炎、骨髓炎(《虫类药的应用》)。治牙痛可配细辛水煎漱口用,《普济方》内即载有十多个以蜂房为主的治牙痛方。治风疹瘙痒,常与蝉蜕等同用。

**2. 临床新用** 蜂房可用于治疗原发性肝癌[7]、中晚期食管癌[8]、晚期胃癌[9]、慢性萎缩性胃炎[10]、强直性脊柱炎[11]、急性化脓性鼻窦炎[12]。

**【用法用量】** 3～5g。外用适量。研末油调敷患处,或煎水漱,或洗患处。

**【成药例证】**

**1. 麝香风湿胶囊(《中华人民共和国药典》2015年版)** 药物组成:川乌(制)、全蝎、地龙(酒洗)、黑豆(炒)、蜂房(酒洗)、人工麝香、乌梢蛇(去头,酒浸)。

功能主治:祛风散寒,除湿活络。用于风寒湿闭阻所致的痹证,症见关节疼痛、局部畏恶风寒、屈伸不利、手足拘挛。

**2. 清凉膏药(《卫生部药品标准中药成方制剂·第十五册》)** 药物组成:当归、玄参、赤芍、马钱子、大黄、蜂房、地黄、甘草、黄柏、白芷、白蔹。

功能主治:清凉解毒。用于疮毒,肿痛。

**3. 口腔炎喷雾剂(《卫生部药品标准中药成方制剂·第十一册》)** 药物组成:蜂房、蒲公英、皂角刺、忍冬藤。

功能主治:清热解毒,消炎止痛。用于治疗口腔炎,口腔溃疡,咽喉炎等;对小儿口腔炎症有特效。

**4. 疏肝益阳胶囊(《新药转正标准52》)** 药物组成:蒺藜、柴胡、蜂房、地龙、水蛭、九香虫、紫梢花、蛇床子、远志、肉苁蓉、菟丝子、五味子、巴戟天、蜈蚣、石菖蒲。

功能主治:疏肝解郁,活血补肾。用于肝郁肾虚和肝郁肾虚兼血瘀证所致的功能性阳痿和轻度动脉供血不足性阳痿,症见阳痿,阴茎痿软不举或举而不坚,胸闷善太息,胸胁胀满,腰膝酸软,舌淡或有瘀斑,脉弦或弦细。

**5. 慈丹胶囊(《新药转正标准35》)** 药物组成:莪术、山慈菇、马钱子粉、蜂房、鸦胆子、人工牛黄、僵蚕、丹参、黄芪、当归、冰片。

功能主治:化瘀解毒,消肿散结,益气养血。为原发性肝癌辅助治疗药。适用于原发性肝癌瘀毒蕴结证,合并介入化疗,可改善临床症状,提高病灶缓解率。

**【贮藏】** 置通风干燥处,防压,防蛀。

**【参考文献】** [1]贾爱明,胡文梅,张红,等.露蜂房提取物对H22肝癌小鼠防治作用及其机制的实验研究[J].世界中西医结合杂志,2012,7(12):1045-1047.

[2]芦志红,张圣明,李香群,等.中药露蜂房醇提取物对人红白血病K562细胞的生长抑制及凋亡诱导作用[J].解剖学杂志,2004,27(1):18-22.

[3]时彦,张圣明,张雪莉,等.露蜂房纯化蛋白对人早幼粒白血病HL-60细胞的生长抑制作用[J].潍坊医学院学报,2007,29(2):111-113.

[4]黄正蔚,肖悦,刘天佳,等.蜂房粗提物对致龋菌影响的实验研究[J].上海口腔医学,2002,11(1):50-52.

[5]Guan X, Zhou Y, Liang X, *et al*. Effects of Compounds Found in Nidus Vespae on the Growth and Cariogenic Virulence Factors of Streptococcus Mutans[J]. Microbiological Research, 2012, 167(2): 61-68.

[6]庄爱文,饶芳,刘文洪,等.蜂房醇提物逆转铜绿假单胞菌耐药性的研究[J].中国中医药科技,2011,18(2):123-124.

[7]王俊显,周超凡,郑伟达.应用慈丹胶囊治疗原发性肝癌325例临床疗效观察[J].中国肿瘤临床,2005,32(21):1255-1256.

[8]王玲玲.涤痰化瘀方配合化疗治疗中晚期食道癌60例临床观察[J].中国中医基础医学杂志,2012,18(4):457.

[9]陈平,高红兰,宋俊标,等.ELF方案联合慈丹胶囊治疗晚期胃癌64例临床分析[J].中国肿瘤临床,2005,32(8):476-477.

[10]周玮,王秀娟.安胃三号治疗慢性萎缩性胃炎60例临床观察[J].中草药,2007,38(3):424-425.

[11]刘维,王慧,左芳,等.中药强脊宁治疗强直性脊柱炎68例[J].中国中西医结合杂志,2000,20(5):377.

[12]朱广沛.苍耳子合剂治疗急性化脓性鼻窦炎100例[J].中国中西医结合杂志,1995,15(8):504.

(孙涛 敖慧 彭成)

## 225 蜂胶

Fengjiao

**【来 源】** 为蜜蜂科昆虫意大利蜂 *Apis mellifera* L.工蜂采集的植物树脂与其上颚腺、蜡腺等分泌物混合形成的具有黏性的固体胶状物。

**【产地】** 主要为养殖品。全国各地均有养殖。

**【采收加工】** 在暖和季节每隔10d左右开箱检查蜂群时刮取,刮取后紧捏成球形,包上一层蜡纸,放入塑料纸袋内,置凉爽处收藏。

**【炮制】** **蜂胶** 净制。

**酒制蜂胶** 取蜂胶粉碎,用乙醇浸泡溶解,滤过,滤液回收乙醇,晾干。

**【性状特征】** 为团块状或不规则碎块,多数呈青绿色、棕黄色、棕红色、棕褐色或深褐色,表面或断面有光泽。20℃以下逐渐变硬、脆,20~40℃以上逐渐变软,有黏性和可塑性。气芳香,味微苦、略涩、有微麻感和辛辣感。

**【化学成分】** 蜂胶的主要成分是黄酮、香豆素、甾体，还含有维生素、氨基酸、糖、多糖等。蜂胶的黄酮、香豆素、甾体是其主要药理活性成分。《中华人民共和国药典》2015 年版规定，本品药材按干燥品计算，含白杨素（$C_{15}H_{10}O_4$）不得少于 2.0%；高良姜素（$C_{15}H_{10}O_5$）不得少于 1.0%；咖啡酸苯乙酯（$C_{17}H_{16}O_4$）不得少于 0.50%；乔松素（$C_{15}H_{12}O_4$）不得少于 1.0%。

**【药理毒理】**

**1. 抗菌** 蜂胶乙醇提取物对食品中多种常见致病菌包括伤寒沙门菌、志贺菌、魏氏梭菌、肉毒梭菌、蜡状芽孢杆菌、小肠结膜炎耶尔森菌、金黄色葡萄球菌有抑制作用，其 *MIC* 分别为：0.8%、0.8%、0.8%、0.4%、0.1%、0.4%、0.4%[1]。采用载体定量杀菌试验，发现 10%蜂胶乙醇提取液按 1∶6 加水稀释后对布片上大肠埃希菌、金黄色葡萄球菌作用 15min，杀灭率均为 100%；加水稀释对布片上白色念珠菌作用 20min，杀灭率为 99.96%～99.98%[2]。通过肉汤稀释法和定量抑菌试验法，发现蜂胶水提取物对金黄色葡萄球菌、大肠埃希菌和黑曲霉均有抑菌作用，其 *MIC* 分别为 7.8、31.25、31.25g/L，明显低于苯甲酸钠、山梨酸和山梨酸钾对金黄色葡萄球菌、大肠埃希菌和黑曲霉的 *MIC*[3]。

**2. 抗炎** 蜂胶 0.08、0.24、0.72g/kg 对小鼠背部脱毛处外用给药，连续 7d，能够显著降低二甲苯致小鼠耳廓肿胀度，降低血清 $PGE_2$、NO 含量；蜂胶 0.05、0.1g/kg 对大鼠背部脱毛处外用给药，连续 7d，能够显著降低角叉菜胶致大鼠足跖肿胀度，降低血清 $PGE_2$ 含量[4]。蜂胶水溶液 3g/kg 灌胃给药，连续 5d，能够明显降低小鼠腹腔毛细血管通透性，抑制二甲苯性小鼠耳肿胀[5]。蜂胶水提取物（特殊提取方法）及 80%乙醇提取物 300mg/kg 灌胃给药，连续 7d，能够显著降低 1%角叉菜胶右胸膜腔内注射致胸膜炎模型大鼠的胸腔内渗出液中的中性粒细胞数量、NO、$PGE_2$ 含量[6]。

**3. 抗肿瘤** 1.5%、2%、2.5%蜂胶浓度的饲料喂养小鼠，连续 2 个月，对小鼠体内移植瘤 $S_{180}$ 生长具有显著抑制作用，主要表现为瘤体生长速度减慢，瘤体重量减轻；肿瘤细胞核分裂数目明显减少；肿瘤组织周围淋巴细胞反应增强，并有纤维性包裹；3 个剂量组的肿瘤生长抑制率分别为 45.7%、66.0%、64.4%[7]。机制研究发现，蜂胶 80%乙醇提取物 0.1ml/10g 腹腔注射，连续 7d，能够显著提高移植 $S_{180}$ 荷瘤模型小鼠的 NK 细胞活性、淋巴细胞增殖率及淋巴细胞 IL-2 的诱生[8]。

**4. 保肝** 蜂胶无水乙醇提取物 12.5μg/mL 作用于 $H_2O_2$ 预孵 1h 后的大鼠 BRL 肝细胞 24h，能够显著提高 $H_2O_2$ 损伤后 BRL 肝细胞的存活率，抑制细胞的凋亡；降低细胞培养液中 ALT 和 AST 水平；提高 SOD 的活性[9]。蜂胶醇提物 12.5、25、50、100mg/kg 灌胃给药，连续 4d，可以明显降低皮下注射对乙酰氨基酚致急性肝损伤模型小鼠血清中 ALT、AST 和 LDH 的活性，降低肝组织中 MDA 的含量，升高 GSH、GSH/GSSG 比值，肝组织病理损伤明显减轻[10]。

**5. 抗氧化** 蜂胶水提液（总黄酮含量 3.35%）50、100、200mg/L 体外预处理人脐动脉平滑肌细胞（HUASMC）24h，然后加入血管紧张素Ⅱ继续作用 24h，能够显著升高 SOD 活力、降低 MDA 含量[11]。蜂胶醇提物对非细胞体系产生的超氧阴离子和羟基自由基具有较强的抑制作用，并呈量效关系，其抑制作用大于相同剂量的槲皮素，与同浓度芦丁的作用相当[12]。

**6. 降血糖** 蜂胶总黄酮 120、240mg/kg 灌胃给药，连续 4 周，能够显著降低链脲佐菌素（STZ）致糖尿病模型大鼠血清 GLU、TG、TC、LDL-C、MDA、FFA、TNF-α、GHb 及 NO，升高 HDL-C、SOD、GSH、INS、C-P 及肝糖原[13]。

**【药性】** 苦、辛，寒。归脾、胃经。

**【功能主治】** 补虚弱，化浊脂，止消渴；外用解毒消肿，收敛生肌。用于体虚早衰，高脂血症，消渴；外治皮肤皲裂，烧烫伤。

**【临床应用】**

**1. 临床常用**

（1）牙痛　本品性寒味苦，擅泻火解毒，多单用于治疗牙周炎症引起的疼痛。

（2）消渴　本品可治疗气阴不足所致的消渴，常与黄芪、五味子、地黄等配伍。

**2. 临床新用** 蜂胶可用于治疗扁平疣[14]、牙龈充血[15]、变异型哮喘缓解期[16]。

**【用法用量】** 0.2～0.6g。外用适量。多入丸散用，或加蜂蜜适量冲服。

**【成药例证】**

**1. 蜂胶牙痛酊(《国家中成药标准汇编·口腔肿瘤儿科分册》)**　药物组成：蜂胶、丁香油、甲硝唑。

功能主治：止痛，止血。用于牙周炎症的辅助治疗。

**2. 参胶胶囊(《国家中成药标准汇编·内科脾胃分册》)**　药物组成：人参茎叶皂苷、蜂胶。

功能主治：健脾益气，和胃止痛。用于胃痛或消化性溃疡属脾虚证者。

**3. 七味糖脉舒胶囊(《国家中成药标准汇编·内科气血津液分册》)**　药物组成：黄芪、芹菜籽、芫荽、五味子、地黄、红参、蜂胶。

功能主治：补气滋阴，生津止渴。用于气阴不足所致的消渴，症见：口渴消瘦，疲乏无力；2 型糖尿病见上述证候者。

**4. 苦参疱疹酊(《国家中成药标准汇编·眼科耳鼻喉科皮肤科分册》)**　药物组成：苦参、蜂胶、牡丹皮、灯盏细辛。

功能主治：清热解毒，凉血止痛。用于肝经湿热所致带状疱疹。

**5. 蜂胶牙泰(《国家药品标准新药转正标准·第二十七册》)**　药物组成：蜂胶。

功能主治：清热，泻火，解毒，止痛。用于胃火热毒所致急性冠周炎、牙周炎的辅助治疗。

**【注意事项】**　过敏体质者慎用。

**【贮藏】**　置－4℃贮存。

**【参考文献】**
[1]张伟，崔同，檀建新，等.蜂胶对食品致病菌抑菌作用研究[J].食品科学，1998，19(3)：40-43.

[2]张天宝，黄晓波，岳木生.蜂胶复方消毒剂杀菌效果与毒性的试验观察[J].中国消毒学杂志，2000，17(4)：203-206.

[3]高建新，卢兆芸，薛琳，等.蜂胶与三种化学防腐剂抑菌性能的比较[J].中国消毒学杂志，2008，25(3)：233-235.

[4]王雪妮，杜娟，黄云英，等.蜂胶的外用抗炎作用实验研究[J].中国实验方剂学杂志，2012，18(8)：234-237.

[5]杨锋，戴关海，潘慧云，等.蜂胶水溶液降脂、降糖、抗炎作用的实验研究[J].中国中医药科技，2007，14(1)：41-42.

[6]胡福良，李英华，朱威，等.不同方法提取的蜂胶液中总黄酮含量的测定及抗肿瘤与抗炎作用研究[J].中国食品学报，2005，5(3)：18-22.

[7]郭文君，韩连堂，王春梅，等.蜂胶对小鼠移植瘤细胞株生长的抑制作用的形态学观察[J].中国药房，2003，14(4)：206-207.

[8]潘明.蜂胶提取物对荷瘤小鼠肿瘤免疫系统的影响研究[J].时珍国医国药，2007，18(2)：415-416.

[9]李振，玄红专，张丽，等.蜂胶对大鼠 BRL 肝细胞损伤的保护作用[J].食品研究与开发，2013，34(15)：5-8.

[10]马秋霞，贾风兰，阮明，等.蜂胶醇提物对扑热息痛致小鼠急性肝损伤的保护作用[J].中药新药与临床药理，2009，20(6)：524-528.

[11]桑慧，司艳红，王家富，等.蜂胶抗氧化性的实验研究[J].中华中医药学刊，2008，26(3)：586-588.

[12]曹炜，尉亚辉，雒西萍，等.蜂胶的抗氧化作用研究Ⅰ——蜂胶对超氧阴离子和羟基自由基的抑制作用[J].西北大学学报(自然科学版)，2001，31(2)：146-148.

[13]杨明，隋殿军，陈文学，等.蜂胶总黄酮对 STZ 诱导糖尿病大鼠降血糖机制研究[J].中药材，2014，37(9)：1623-1626.

[14]赵保艾，刘邯梅，张合恩，等.蜂胶酊治疗扁平疣 100 例[J].中国皮肤性病学杂志，1996，10(5)：281.

[15]李含薇，刘晓红.靓洁士治疗洗牙后牙龈充血 150 例临床分析[J].吉林大学学报(医学版)，2010，36(6)：1038.

[16]刘竹云，王醖恩，于忠翠.健儿乐颗粒治疗咳嗽变异型哮喘缓解期儿童 52 例临床观察[J].中医杂志，2010，51(4)：319-322.

(孙涛　敖慧　彭成)

## 226　蜂蜡

Fengla

**【异名】**　蜜蜂蜡(《神农本草经》)，蜜跖(《本草经集注》)，黄蜡(《姚僧坦集验方》)等，蜡(《肘后备急方》)。

**【来源】**　为蜜蜂科昆虫中华蜜蜂 *Apis cerana* Fabricius 或意大利蜂 *Apis mellifera* Linnaeus 分泌的蜡。

**【产地】**　主要为养殖品。全国大部分地区均有养殖。

**【采收加工】**　春、秋二季，将蜂巢置水中加热，滤过，冷凝取蜡或再精制而成。

**【炮制】**　用时熔化，澄清，除去杂质。

**【性状特征】**　为不规则团块，大小不一。呈黄色、淡黄棕色或黄白色，不透明或微透明，表面光滑。体较轻，蜡质，断面砂粒状，用手搓捏能软化。有蜂蜜样香气，味微甘。

**【化学成分】**　蜂蜡的主要成分是游离酸、烷烃，还含有类胡萝卜素、维生素 A、微量挥发油等。蜂蜡的游离酸、烷烃是其主要药理活性成分。

【药性】 甘,微温。归脾经。

【功能主治】 解毒,敛疮,生肌,止痛。外用于溃疡不敛,臁疮糜烂,外伤破溃,烧烫伤。

【临床应用】 临床常用

(1)下痢脓血 本品能治赤白痢,少腹痛不可忍,后重,或面青手足俱变,常配伍阿胶、黄连,如《金匮要略》调气饮。

(2)胎动下血 蜂蜡治妊娠胎动,腹痛下血,可用清酒煎蜂蜡,顿服,如《圣济总录》蜡酒方。

(3)疮毒 蜂蜡可治诸般疮毒,初起即消,已成即溃,配伍白矾;疮在上,服一两,在下服七钱,小儿减半,酒和开水下;忌葱三日。如《医学集成》蜡矾丸。

(4)水火烫伤 蜂蜡能拔热毒,止疼痛,敛疮口,可治烫火伤疮,焮赤疼痛,毒腐成脓,与当归、麻油同用,摊帛贴之,如《医林集要》。

【用法用量】 外用适量,熔化敷患处;常作成药赋型剂及油膏基质。

【成药例证】

**1. 葛兰心宁软胶囊(《国家中成药标准汇编内科·心系分册》)** 药物组成:葛根总黄酮、山楂提取物、绞股蓝总皂苷、色拉油、蜂蜡、氢化棕榈油、大豆磷脂。

功能主治:活血化瘀,通络止痛。用于瘀血闭阻所致的冠心病、心绞痛。

**2. 结核丸[《国家中成药标准汇编·内科肺系(一)分册》]** 药物组成:龟甲(醋炙)、百部(蜜炙)、鳖甲(醋炙)、紫石英(煅)、地黄、熟地黄、天冬、北沙参、牡蛎、阿胶、龙骨、麦冬、蜂蜡、熟大黄、白及、川贝母。

功能主治:滋阴降火,补肺止嗽。用于阴虚火旺引起的潮热盗汗,咳痰咯血,胸胁闷痛,骨蒸痨嗽,肺结核,骨结核。

**3. 生肌八宝散(《卫生部药品标准中药成方制剂·第五册》)** 药物组成:炉甘石(煅)、石膏(煅)、龙骨(煅)、赤石脂(煅)、血竭、冰片、轻粉、蜂蜡。

功能主治:生肌收敛。用于疮疡溃烂,腐肉将尽,疮口不收。

**4. 烧伤止痛药膏(《国家中成药标准汇编·外科妇科分册》)** 药物组成:当归、地榆、黄柏、黄芩、罂粟壳、大黄、五倍子、槐米、忍冬藤、侧柏叶、白芷、栀子、苦参、紫草、血余炭、红花、冰片、穿山甲、麻油、蜂蜡。

功能主治:清热解毒,消肿止痛。用于热毒灼肤之Ⅰ~Ⅱ度烧烫伤。

**5. 顽癣敌软膏(《卫生部药品标准中药成方制剂·第十五册》)** 药物组成:柳蘑、蜂蜡。

功能主治:消炎解毒,止痒。用于干癣、风癣、牛皮癣,多年蔓延不愈。

【贮藏】 置阴凉处,防热。

(邓青秀 敖慧 彭成)

## 227 蜂蜜

Fengmi

【异名】 石蜜、石饴(《神农本草经》),食蜜(《伤寒论》),蜜(《金匮要略》),白蜜(《药性论》),蜜糖(《本草蒙筌》),沙蜜、蜂糖(《本草纲目》)。

【来源】 为蜜蜂科昆虫中华蜜蜂 *Apis cerana* Fabricius 或意大利蜂 *Apis mellifera* Linnaeus 所酿的蜜。

【产地】 商品中有家蜜和野蜜两种。我国各地均产。主产于湖北、四川、云南、河南、江西、广东、江苏、浙江等地。

【采收加工】 春至秋季采收,采收时先将蜂巢割下,置于布袋中,将蜜挤出,或置于离心机内把蜜摇出,过滤,除去蜂蜡的碎片及其他杂质。

【炮制】 取纯净的蜂蜜,用文火熬炼,过滤去沫。

【性状特征】 为半透明、带光泽、浓稠的液体,白色至淡黄色或橘黄色至黄褐色,放久或遇冷渐有白色颗粒状结晶析出。气芳香,味极甜。

【化学成分】 蜂蜜的主要成分是糖,还含有蛋白质、氨基酸、挥发油、有机酸等。蜂蜜的糖类是其主要药理活性成分。《中华人民共和国药典》2015年版规定,本品药材按干燥品计算,含果糖($C_6H_{12}O_6$)和葡萄糖($C_6H_{12}O_6$)的总量不得少于60.0%,果糖与葡萄糖含量比值不得小于1.0。

【药理毒理】

**1. 抑菌** 龙眼蜜、荔枝蜜、八叶五加蜜、桂花蜜、野菊花蜜、桉树蜜、红树林蜜等七种蜂蜜对幽门螺杆菌的体外抗菌作用中，桉树蜜抑菌作用最强（*MIC* 为 1∶8），红树林蜜抑菌作用最弱（*MIC* 为 1∶2），其他蜜抑菌作用相当（*MIC* 为 1∶4）；桉树蜜还具有一定的杀菌作用（*MBC* 为 1∶2），其他蜂蜜无此作用[1]。

**2. 促进创面愈合**　给糖尿病模型大鼠背部全皮层皮肤创面涂抹 2.0～3.0mm 厚的蜂蜜，隔天换药，能明显缩短创面愈合时间，促进糖尿病创面早期局部组织 VEGF 的表达，促进 EGF 的表达和 FB 增殖；蜂蜜能促进糖尿病大鼠创面愈合，还可能是通过基质细胞衍生因子 1α 的生成促进内皮祖细胞的动员，进而参与新生血管的生成进行[2,3]。

**3. 抗氧化**　洋槐蜂蜜、枣花蜜均与过氧化油按 1∶1 混合后，以 0.30ml/d 灌胃昆明种小鼠，连续灌胃 3 周，可明显降低小鼠血清 MDA、肝脏脂褐质含量，显著提高血清 SOD 活力，蜂蜜颜色深浅对肝脏中脂褐质含量有影响，对 MDA 及 SOD 的作用无影响[4]。

**【药性】** 甘，平。归肺、脾、大肠经。

**【功能主治】** 补中，润燥，止痛，解毒；外用生肌敛疮。用于脘腹虚痛，肺燥干咳，肠燥便秘，解乌头类药毒；外治疮疡不敛，水火烫伤。

**【临床应用】**

**1. 临床常用**

（1）中虚腹痛　蜂蜜味甘质润入脾，既能补中益气，又能缓急止痛。治中虚腹痛，单用即效，配伍疗效更好。治疗手足厥冷，寒疝腹痛，配伍乌头，如《金匮要略》；治疗卒心痛，与生姜配伍，如《药性本草》；治疗胃、十二指肠溃疡腹痛，配伍陈皮、甘草，如《现代实用中药》；治疗胃神经官能症、胃炎、胃溃疡致脘腹疼痛，配伍延胡索、枯矾、鸡蛋壳、陈皮油，如《上海市药品标准》。

（2）肺虚燥咳　蜂蜜甘平入肺，既能润肺止咳，又能补虚，善于治疗肺虚燥咳之证。

肺虚咳喘证治肺气阴不足，咳喘不止，短气乏力。治肺虚咳嗽不止，单用老蜜，如《药品化义》；治疗咳嗽，配伍白蜜、生姜，煎炼为丸，如《千金要方》；治疗上气咳嗽、喘息、唾血，配伍杏仁、生姜，合白糖、猪脂为丸服，治喘息不止，配伍大蒜、捣泥发酵后服用，如《常见病单方验方选》；治肺痨久咳，潮热盗汗，消瘦乏力，与鸡蛋、绿茶同用，如《醋蛋治百病》蜜茶蛋；治小儿顿咳不止，可与橘络同用，如《中医临床验方集》。

燥邪伤肺证治干咳无痰，或痰少而黏，或痰中带血，口干咽燥等，配伍石膏、杏仁、枇杷叶、雪梨，如《百病饮食自疗》清燥润肺汤；治肺燥干咳，咯血，配伍杏仁、苏子，如《类证治裁》杏仁膏；治肺燥咳嗽失音，与白茯苓、桑白皮、白果仁、马豆，如《百病单方大全》嗽音丸。

（3）肠燥便秘　蜂蜜味甘质润，能润肠通便，善于治疗肠燥津亏便秘证。治肠燥津亏，大便秘结，可单用冲服，也可制成栓剂或灌肠液用，如《常见病验方研究参考资料》；治便秘，配伍细辛、皂刺制成通便条，如《中医秘单偏验方妙用大典》；治年老体弱，排便困难，配伍柏子仁、粳米共煮食用，如《粥谱》柏子仁粥。

（4）疮疡　蜂蜜外用解毒疗疮，治疮疡烫火伤等。治热油烧痛，用白蜜外涂，如《梅师集验方》；治疖肿，与生葱捣烂为泥，外敷患处，如《百病良方》；治颜面丹毒，配伍大黄、生薄荷汁、绿豆，如《经验方》；治发际疮，配伍大黄，如《中医秘单偏验方妙用大典》；治口疮，用少量蜂蜜涂患处，如《中国秘方大全》；治男子阴疮，用蜜煎甘草末外涂，如《肘后备急方》；治烫火烧伤，用白蜜涂，竹中白膜贴，如《肘后备急方》。

（6）药毒　蜂蜜有解药毒功效。治药物中毒，如乌头类药物中毒，单味水冲服有一定疗效；蜂蜜配伍淡竹叶、生黑豆、甘草可增加疗效，如《中国民间草药》竹叶黑豆汤。

**2. 临床新用**　蜂蜜可用于治疗皮肤创伤[5]、皮肤脓肿[6]。

**【用法用量】** 15～30g，冲服，或入丸，膏剂。外用适量。内服宜用炼蜜，外用亦用生蜜。

**【成药例证】**

**1. 沙棘油软胶囊（《国家中成药标准汇编·内科心系分册》）**　药物组成：新鲜沙棘果、淀粉、蔗糖、蜂蜜（炼）。

功能主治：止咳祛痰，消食化滞，活血散瘀。用于咳嗽痰多，消化不良，食积腹痛，跌仆瘀肿，瘀血经闭。

**2. 六味地黄丸（《国家中成药标准汇编·内科肾**

**系分册》)**　药物组成:熟地黄、山茱萸(制)、牡丹皮、山药、茯苓、蜂蜜(炼)。

功能主治:滋阴补肾。用于肾阴亏损,头晕耳鸣,腰膝酸软,骨蒸潮热,盗汗遗精,消渴。

**3. 二母宁嗽丸[《国家中成药标准汇编·内科肺系(二)分册》]**　药物组成:川贝母、知母、石膏、栀子(炒)、黄芩、桑白皮(蜜炙)、茯苓、瓜蒌子(炒)、陈皮、枳实(麸炒)、炙甘草、五味子(蒸)、蜂蜜(炼)。

功能主治:清肺润燥,化痰止咳。用于燥热蕴肺,痰黄而黏不易咳出,胸闷气促,久咳不止,声哑喉痛。

**4. 润通丸(《国家中成药标准汇编·内科脾胃分册》)**　药物组成:火麻仁、郁李仁、肉苁蓉、枳壳(去瓤,麸炒)、荆芥、羌活、苦杏仁(去皮,炒)、当归、熟大黄、陈皮、防风、秦艽、蜂蜜(炼)。

功能主治:润肠通便,和血疏风。用于津枯气滞证,症见大便秘结或有便血,小便短赤,或有身热,口干,腹胀或痛,舌淡红,苔薄黄少津,脉滑数或细数。

**5. 清热祛毒丸(《国家中成药标准汇编·口腔肿瘤儿科分册》)**　药物组成:牛蒡子(炒)、地黄、荆芥、玄参、赤芍、连翘、天花粉、浙贝母、芒硝、甘草、桔梗、防风、朱砂、青黛、蜂蜜(炼)。

功能主治:清热,凉血,解毒。用于小儿热毒蕴积,头面生疮,皮肤溃烂,口舌生疮,心热烦渴,痘疹余毒不清。

**【注意事项】**　服用本品,若有过敏反应,应立即停用,并对症处理。

**【贮藏】**　置阴凉处。

**【参考文献】**
[1]黄东萍,蒋贵发,周文誉,等.几种蜂蜜对幽门螺旋杆菌的体外抗菌作用[J].时珍国医国药,2006,17(10):1989-1990.

[2]杨淑盈,张谦,单岩,等.蜂蜜治疗糖尿病创面及对局部血管内皮生长因子与表皮生长因子表达的影响[J].医学研究生学报,2013,26(6):581-584.

[3]李岚,陆祖谦,李翔,等.蜂蜜治疗糖尿病创面与内皮祖细胞的动员[J].中国组织工程研究与临床康复,2010,14(32):6006-6009.

[4]朱明元,周光宇,林茜,等.蜂蜜对小白鼠脂质过氧化影响的研究[J].中国公共卫生,2002,18(3):264-265.

[5]付向阳,郭春兰.蜂蜜用于皮肤软组织擦挫创面感染的临床研究[J].中华医院感染学杂志,2011,21(10):2035-2037.

[6]耿爱香,韩恩崑,唐万斌,等.蜂蜜敷料促进浅表脓肿切口愈合的研究[J].天津医药,2012,40(8):835-836.

（邓青秀　敖慧　彭成）

## 228　凤凰衣

Fenghuangyi

**【异名】**　鸡卵中白皮(《名医别录》),鸡子白皮(孟诜《必效力》),凤凰退(《本草蒙筌》),鸡蛋膜衣(《现代实用中药》),鸡蛋衣(《浙江中药手册》)。

**【来源】**　为雉科动物家鸡 *Gallus gallus domesticus* Brisson 蛋壳内的干燥卵膜。

**【产地】**　主要为人工养殖,全国各地均产。

**【采收加工】**　全年均可采收,取孵出小鸡后蛋壳内的软膜,洗净,晾干。

**【炮制】**　除去残留的蛋壳及杂质。

**【性状特征】**　为皱褶状的薄膜,大小不等。外表面白色,内表面淡黄白色,具棕色线样血丝。边缘不整齐。体轻,略有韧性,易破碎。气微,味淡。以色白,不破碎者为佳。

**【化学成分】**　凤凰衣的主要成分是角蛋白,还含有黏蛋白纤维等。凤凰衣的角蛋白是其主要药理活性成分。

**【药性】**　甘,平。归脾、胃、肺经。

**【功能主治】**　润肺,止咳。用于久咳,声音嘶哑。

**【临床应用】**

**1. 临床常用**　咳嗽

本品入肺经,养阴润肺。常与麻黄(焙)配伍,能治久咳,如(孟诜《必效方》)。

**2. 临床新用**　凤凰衣可用于治疗褥疮[1]。

**【用法用量】**　1.5～2.5g。

**【成药例证】**

**1. 铁笛丸(《卫生部药品标准中药成方制剂·第一册》)**　药物组成:麦冬、玄参、瓜蒌皮、诃子肉、青果、凤凰衣、桔梗、浙贝母、茯苓、甘草。

功能主治:润肺利咽,生津止渴。用于肺热津伤咽干口燥,声音嘶哑,咽喉疼痛。

**2. 双金胃疡胶囊(《国家中成药标准汇编·内科脾胃分册》)**　药物组成:雪胆、金荞麦、大血藤、紫珠、麻布袋、延胡索、仙鹤草、白及、凤凰衣、木香、核桃仁。

功能主治：疏肝理气，健胃止痛，收敛止血。用于肝胃气滞血瘀所致的胃脘刺痛，呕吐吞酸，脘腹胀痛，胃及十二指肠溃疡见上述证候者。

【贮藏】 置干燥处，防霉，防蛀。

【参考文献】 [1]王燕萍，徐艳萍.凤凰衣加胰岛素外用治疗褥疮临床疗效观察[J].中国全科医学，2012，15(2C)：682-683.

（邓青秀　敖慧　彭成）

## 229　凤尾草

Fengweicao

【异名】 井口边草（《本草拾遗》），小金星凤尾、铁脚鸡（《履巉岩本草》），青蕨（《陆川本草》），山鸡尾，井茜（《生草药性备要》），凤凰草（《分类草药性》），井边茜（《岭南采药录》），井阑草、石长生（《植物名实图考》），旋鸡头、阄鸡尾（《中国药用植物志》），凤尾蕨、野鸡尾（《广西中兽医药植》），鸡脚草（《南宁市药物志》），百脚草、龙须草（《江西民间草药》），金鸡尾、腊肾草（《四川中药志》），百脚鸡（《中国药用植物图鉴》），金鸡爪、井口鸡胶舌（《闽东本草》），井栏茜、小叶凤尾草（《广东中药》Ⅱ），小凤尾（广州空军《常用中草药手册》）。

【来源】 为凤尾蕨科植物井栏边草 *Pteris multifida* Poir.的干燥全草。

【产地】 主要为野生品。主产于河北、山东、河南、陕西、四川、贵州、广西、广东、福建、台湾、浙江、江苏、安徽、江西、湖南、湖北。越南、菲律宾、日本也有分布。

【采收加工】 夏、秋二季采收。洗净。晒干。

【炮制】 除去杂质，切段。

【性状特征】 长25～70cm。根茎短，密生棕褐色披针形的鳞片及弯曲的细根。叶二型，丛生，灰绿色或绿色；叶柄细而有棱，长10～30cm，禾杆色或棕绿色；能育叶片为一回羽状分裂，下部羽片常具2～3枚小羽片，羽片和小羽片下面边缘连续着生，覆有膜质的囊群盖；不育叶的羽片和小羽片较宽，边缘有锯齿。气微，味淡或稍涩。

【化学成分】 凤尾草的主要成分是黄酮，还含有萜、甾醇、挥发油、苯丙素等。凤尾草的黄酮是其主要药理活性成分。

【药理毒理】

**1. 保肝** 凤尾草70%乙醇总提取物、石油醚部位、乙酸乙酯部位、正丁醇部位、水部位、大孔树脂水洗脱部位和95%乙醇洗脱部位分别以14、7、3.5g/kg的剂量灌胃雷公藤甲素致小鼠急性肝损伤模型，其中凤尾草70%乙醇总提取物、水部位、大孔树脂95%乙醇洗脱部位各剂量均能显著降低模型小鼠血清的ALT、AST，且对肝细胞变性有抑制作用[1]。雷公藤甲素1.25、1.6、2.0、2.5、3.1mg/kg，分别加上固定剂量为7g/kg的凤尾草水提物灌胃小鼠，能使$LD_{50}$增大约1倍，肝细胞损伤明显减轻；用剂量为0.7mg/kg的雷公藤甲素加上剂量为5g/kg凤尾草水提物灌胃大鼠，2次/d，连续3d，能明显降低ALT和AST[2]。

**2. 抗糖尿病** 凤尾草中的芹菜素-7-*O*-β-D-葡萄糖-4′-*O*-α-L-鼠李糖苷以浓度分别为1、5、10μmol/L作用胰岛素抵抗的$HepG_2$细胞，能显著提高胰岛素抵抗$HepG_2$细胞AMPK及ACC磷酸化水平，改善胰岛素抵抗，提高细胞对葡萄糖的利用，具有较强的抗糖尿病活性，并呈现剂量依赖性[3]。

**3. 抗菌** 凤尾草水提物和醇提物的质量浓度分别大于62.5mg/ml和大于31.25mg/ml时对大肠埃希菌有抑制作用，水提物和醇提物的质量浓度大于31.25mg/ml时对金黄色葡萄球菌均有抑制作用，醇提物抑菌效果好于水提物，对金黄色葡萄球菌的抑制效果优于对大肠埃希菌的抑制效果[4]。

【药性】 微苦，凉。归肝、胃、大肠经。

【功能主治】 清利湿热，凉血止血，消肿解毒。用于黄疸，痢疾，泄泻，淋浊，带下，吐血，便血，崩漏，尿血，湿疹，痈肿疮毒。

【临床应用】

**1. 临床常用**

（1）痢疾，泄泻，淋浊　本品能清利湿热，与辣蓼、马齿苋配伍，可治疗痢疾、腹泻；与萹蓄、瞿麦、海金沙、碎米荠等配伍，可治疗小便淋痛不利，湿热带下。

（2）咽喉肿痛　本品能消肿解毒，与大青叶、板蓝根等药配伍，可治疗咽喉肿痛。

（3）尿血，便血　本品能凉血止血，与侧柏叶、大蓟、小蓟、藕节炭、蒲黄炭等药配伍，用于治疗尿血，便血，痔疮出血。

**2. 临床新用**　凤尾草可用于治疗慢性前列腺炎[5]、前列腺增生[6]。

**【用法用量】**　9～12g。

**【成药例证】**

**1. 胆清胶囊(《国家中成药标准汇编·内科肝胆分册》)**　药物组成：虎耳草、凤尾草、大黄、牛胆汁。

功能主治：清热利湿，疏肝利胆。用于肝胆湿热所致的脘胁疼痛，呃逆呕恶，口干口苦，大便秘结，以及胆囊炎、胆石症见上述证候者。

**2. 清热利胆颗粒(《卫生部药品标准中药成方制剂·第四册》)**　药物组成：连钱草、荷包草、凤尾草、紫花地丁。

功能主治：清热利湿，消炎利胆。用于胆囊炎，胆结石伴胆囊炎。

**3. 肠胃适胶囊(《中华人民共和国药典》2015年版)**　药物组成：功劳木、鸡骨香、黄连须、葛根、救必应、凤尾草、两面针、防己。

功能主治：清热解毒、利湿止泻。用于大肠湿热所致的泄泻、痢疾，症见腹痛、腹泻，或里急后重、便下脓血；急性胃肠炎、痢疾见上述证候者。

**4. 尿感宁颗粒(《中华人民共和国药典》2015年版)**　药物组成：海金沙藤、连钱草、凤尾草、葎草、紫花地丁。

功能主治：清热解毒，利尿通淋。用于膀胱湿热所致淋证，症见尿频、尿急、尿道涩痛、尿色偏黄、小便淋漓不尽等；急慢性尿路感染见上述证候者。

**【贮藏】**　置通风干燥处。

**【参考文献】**　[1]刘建群，张维，高书亮，等.凤尾草对雷公藤甲素致小鼠肝损伤的保护作用研究[J].中国药房，2010，21(43)：4033-4035.

[2]刘建群，洪沁，张维，等.凤尾草对雷公藤甲素的减毒作用[J].中国医院药学杂志，2010，30(6)：443-446.

[3]姚学军，孟素蕊，王喆.凤尾草抗糖尿病活性成分的研究[J].中成药，2014，36(8)：1782-1785.

[4]赵锦慧，陈璨，刘中华，等.中草药凤尾草两种提取物的抑菌活性研究[J].时珍国医国药，2013，24(5)：1110-1111.

[5]单玉喜，薛波新，向贵，等.单味中药凤尾草颗粒剂治疗慢性前列腺炎(ⅢA型)87例[J].中医杂志，2008，49(6)：549.

[6]薛波新，单玉喜，向贵，等.凤尾草颗粒剂治疗良性前列腺增生症的临床疗效评价[J].中国中西医结合杂志，2008，28(5)：456-458.

（邓青秀　敖慧　彭成）

## 230　凤仙花

Fengxianhua

**【异名】**　金凤花(《世医得效方》)，好女儿花(《本草纲目》)，灯盏花(《滇南本草》)，指甲花(《草木便方》)，指甲桃花(《山东中药》)，竹盏花(《药材学》)，海莲花(《河北药材》)，金童花(《江西民间草药》)。

**【来源】**　为凤仙花科植物凤仙花 *Impatiens balsamina* L.的干燥花。

**【产地】**　主要为栽培品。原产中国、印度。中国各地庭园广泛栽培。主产于江苏、浙江、河北、安徽等地。

**【采收加工】**　夏、秋二季采摘初开的花朵，晒干。

**【炮制】**　用时拣去花梗等杂质，筛去灰屑，生用。

**【性状特征】**　多皱缩，花梗短，被短柔毛。萼片3，侧生2片较小，下面一片舟行，花瓣状，基部延长成矩，矩长约1cm，被短柔毛。花瓣浅棕色至紫褐色，单瓣或重瓣。气微，味微苦。

**【化学成分】**　凤仙花的主要成分是黄酮，还含有醌等。凤仙花的黄酮是其主要药理活性成分。

**【药理毒理】**

**1. 抗过敏**　用凤仙花花瓣的体积分数35%醇提物进行被动皮肤过敏反应实验，依据大鼠背部皮肤伊文斯蓝染斑的大小，显示其对IgE生成有抑制作用；在静脉注射His引起的大鼠皮肤血管扩张实验中，显示凤仙花有组胺$H_1$受体阻滞剂作用[1]。

**2. 抗菌**　凤仙花水提物以0.01、0.10、1.00、10.00g/ml浓度作用金黄色葡萄球菌、大肠埃希菌、白色念珠菌、变形杆菌、铜绿假单胞菌、鲍曼不动杆菌及肺炎克雷伯菌，浓度为1.00、10.00g/ml时，对这7种致病菌均有抑制作用；当浓度为0.10g/ml时，可以抑制金黄色葡萄球菌、大肠埃希菌、白色念珠菌、变形杆菌、鲍曼不动杆菌及肺炎克雷伯菌；当浓度为0.01g/ml时，仅对金黄色葡萄球菌和大肠埃希菌有抑制作用，其抑菌作用有剂量依赖性；且凤仙花水提物对青霉素、链霉素双重耐药的金黄色葡萄球菌具有较好的抑制作用。凤仙花水提物以0.5、5.0、50.0g/kg剂量分别灌胃接种金黄色葡萄球菌、大肠埃希菌给小鼠，当给药浓度高于5.0g/kg时具有明显的体内抑菌活性，且抑菌作用随着浓度增加呈现增强的趋势[2]。凤仙花叶的75%丙酮提取物和75%乙醇提取物对大肠埃希菌、金黄色葡萄球菌、枯草杆菌黑色变种三种细菌的最低抑菌浓度均为0.05g/kg，抑菌作用有剂量依赖性，且比水提取物抑菌作用强[3]。

**3. 抗氧化**　凤仙花红色花瓣不同提取物均具有抗氧化活性，以凤仙花水提取物的抗氧化活性最强，100g凤仙花水提物的抗氧化能力相当于2.3g维生素C、0.76g槲皮素和0.02g芦丁的抗氧化能力[4]。

**【药性】**　甘，凉。

**【功能主治】**　利尿，敛伤，燥"协日乌素"。用于尿闭，水肿，膀胱热，关节肿痛，骨"协日乌素"病。

**【临床应用】　临床常用**

(1) 月经不调、经闭、经行腹痛及产后恶露不净，少腹疼痛　凤仙花能活血散瘀止痛，可治疗由瘀血引起的上述病证。可单味煎汤服，或研末黄酒送服，如《中国医学百科全书·中药学》；用凤仙花3～6g，水煎内服，治闭经，如《福建药物志》；治疗白带量多，可配伍墨鱼，水煎服，每日1剂，如《江西草药》。

(2) 跌打损伤　凤仙花能活血消肿止痛，可治跌打损伤。凤仙花配伍当归酒浸酒饮，能治跌仆伤损筋骨，并血脉不行，如《兰台集》；治骨折疼痛异常、不能动手术者，用本品泡酒制成药酒止痛，如《贵州民间方药集》。

(3) 风湿痹痛　凤仙花可治风湿痹痛，或风湿所致的肢体偏废，与当归浸酒饮配伍或单味煎服，如《中国医学百科全书·中药学》；治湿气流注之处痛不可忍，或遍身疼痛，用本品每朝取几朵口嚼，用温酒送下，如《百变单方》。

(4) 疔毒痈疮　凤仙花能清热解毒，活血消肿，可治流火，将本品熬制成膏，外敷患处，如《常见病验方研究参考资料》；凤仙花可化痰消湿，治痰湿发于脊背，患部硬肿疼痛，不红不热，用葱汁、米醋、广胶熬化后，再入凤仙花、人中白熬炼成药膏，外贴患处，如《医宗金鉴》金凤化痰膏；治红眼边，用凤仙花捣烂，临卧外敷眼窝上下，如《疡医大全》；治毒蛇咬伤，用本品擂酒内服，如《本草纲目》。

(5) 癣病　凤仙花可治灰指甲，用白凤仙花捣为泥，涂指甲，上下包好，每日1次，如《外科全生集》；治鹅掌风，可用单用鲜品外擦，如《上海常用中成药》；也可配伍荆芥、防风、醋等制成药液，浸泡手和足，如《疮疡外用本草》。

**【用法用量】**　6～9g。

**【成药例证】　复方缬草牙痛酊(《国家中成药标准汇编·口腔肿瘤儿科分册》)**　药物组成：宽叶缬草、红花、凤仙花、樟木。

功能主治：活血散瘀，消肿止痛。用于牙龈炎、龋齿引起的牙痛或牙龈肿痛。

**【贮藏】**　置通风干燥处。

**【参考文献】**
[1]Fukumoto H, Yamaki M, Isoi K, *et al*. An-tianaphylactic Effects of the Principal Compounds From the White Petals of Impatiens Balsamina L. [J]. Phytotherapy Research, 1996, 10(3): 202-206.

[2]秦海宏，贾琳钰，阎建义，等.凤仙花水提物体外和体内的抑菌活性[J].吉林大学学报(医学版)，2013，39(1)：60 64.

[3]马红梅，黎秋华，岑红焕.凤仙花不同提取物对细菌的抑制作用[J].山东农业大学学报(自然科学版)，2012，43(2)：193-196.

[4]胡喜兰，韩照祥，刘玉芬，等.凤仙花提取物的抗氧化活性研究[J].食品科学，2007，28(2)：48-50.

（邓青秀　敖慧　彭成）

## 231　凤仙透骨草

Fengxiantougucao

**【异名】**　透骨草(《本草正》)，凤仙梗、凤仙花梗(《疡医大全》)，凤仙花秸、凤仙花杆(《江苏省植物药材志》)。

**【来源】**　为凤仙花科植物凤仙花 *Impatiens balsamina* L.的干燥茎。

**【产地】**　主要为栽培品，中国南北各地均有栽培。

**【采收加工】**　夏、秋两季采割，除去根、叶，干燥。

**【炮制】**　除去杂质，洗净，稍润，切断，干燥。

**【性状特征】**　略呈长圆柱形，稍弯曲，多分支，长30～60cm，直径1～2cm。表面黄棕色至红棕色，具纵沟纹，节膨大，有深棕的叶痕。体轻，质脆，易折断，断面中空或有髓。气微，味微酸。以色棕者为佳。

【化学成分】 凤仙透骨草的主要成分是黄酮，还含有醌、甾醇、香豆素等。凤仙透骨草的黄酮是其主要药理活性成分。

【药理毒理】 抗菌　凤仙透骨草的石油醚、二氯甲烷、乙酸乙酯、正丁醇及水相 5 个溶剂萃取部位，分别以 100、50、25、12.5、6.25、3.125、1.5625、0.78125、0.3906、0.1953mg/ml 浓度作用红色毛癣菌、须癣毛癣菌、犬小孢子菌和白色念珠菌，其中石油醚和二氯甲烷部位对皮肤癣菌和白色念珠菌有明显的抑制作用，其强度石油醚部位＞二氯甲烷部位，其他部位没有测出最低抑菌浓度，无明显的抑菌效果[1]。

【药性】 苦、辛，平；有小毒。

【功能主治】 祛风湿，活血，止痛。用于风湿性关节痛，屈伸不利。

【临床应用】 临床常用

(1) 风湿痹痛　本品能祛风除湿，可治筋骨一切风湿疼痛挛缩，常与木瓜、桑枝、威灵仙配伍，如《湖北中草药志》。

(2) 筋骨拘挛　本品辛散温通能祛风散寒，舒筋活络，可治外感风寒之邪，经气失宣，症见肢体筋脉收缩抽急，不能舒转自如，如《陕甘宁青中草药选》选用本品，治筋骨拘挛。

(3) 疮疡肿毒　本品能祛风、活血、止痛，能解毒化疹，如《灵秘丹药笺》曰："疔热毒。"《杨诚经验方》选用本品，治肿毒初起；《陕甘宁青中草药选》选用本品，治阴囊湿疹，疮疡肿毒。

【用法用量】 6～9g。外用适量，煎水熏洗患处。

【成药例证】

**1. 风寒砂熨剂(《国家中成药标准汇编·骨伤科分册》)** 药物组成：凤仙透骨草、防风、羌活、麻黄、荆芥、独活、桂枝、艾绒、木瓜、红花、牛膝、附片、当归、白芷、干姜、发热剂(铁屑、蛭石、药用炭、食盐、水)。

功能主治：祛风散寒，活血止痛。用于腰腿酸痛，四肢麻木，闪腰岔气，腹痛痞块，风湿性关节痛。

**2. 骨泰酊(《国家中成药标准汇编·脑系经络肢体分册》)** 药物组成：千年健、赤芍、凤仙透骨草、络石藤、防风、地枫皮、鸡血藤、海风藤、独活、羌活、川芎、当归、木瓜、红花、桃仁、丁香、肉桂、苍耳子、乳香(制)、没药(制)、冰片、血竭、麝香。

功能主治：温经散寒，祛瘀止痛。用于风寒湿痹痛。

**3. 癣湿药水(《中华人民共和国药典》2015 年版)** 药物组成：土荆皮、大风子仁、防风、凤仙透骨草、吴茱萸、蝉蜕、蛇床子、百部、当归、侧柏叶、花椒、斑蝥。

功能主治：祛风除湿，杀虫止痒。用于风湿虫毒所致的鹅掌风、脚湿气，症见皮肤丘疹、水疱、脱屑，伴有不同程度瘙痒。

【注意事项】 孕妇忌服。

【贮藏】 置通风干燥处。

【参考文献】 [1]顾媛媛，王建明，田振坤，等.凤仙透骨草不同萃取部位体外抗真菌作用研究[J].时珍国医国药，2013，24(2)：481-482.

(邓青秀　敖慧　彭成)

## 232　佛甲草

Fojiacao

【异名】 火烧草、火焰草(《履巉岩本草》)，佛指甲(《本草纲目》)，铁指甲(王安卿《采药志》)，狗牙半支(《本草纲目拾遗》)，禾雀舌(《岭南采药录》)，牙草、回生草(《草木便方》)，鼠牙半枝莲、猪牙齿(《江西草药》)，半枝莲(《医宗汇编》)，龙万年草、午时花(《福建民间草药》)，金枪药(《江西民间草原》)，土三七、养鸡草(《广西中草药》)。

【来源】 为景天科植物佛甲草 *Sedum lineare* Thunb. 的干燥全草。

【产地】 主要为野生品。主产于中南地区及陕西、甘肃、江西、江苏、安徽、浙江、福建、台湾、四川、贵州、云南等地。

【采收加工】 夏、秋二季采收，洗净，置沸水中烫后晒干。

【炮制】 取原药材，除去杂质，抢水洗净，切成短段，干燥。

【性状特征】 根细小。茎弯曲，长 7～12cm，直径约 0.1cm；表面淡褐色至棕褐色，有明显的节，偶有残留的不定根。叶轮生，无柄；叶片皱缩卷曲，多脱落，展平后呈条形或条状披针形，长 1～2cm，宽约 0.1cm，聚伞花序顶生，花小，浅棕色。果实为蓇葖果。气微，味淡。以叶多者为佳。

**【化学成分】** 佛甲草的主要成分是黄酮类、甾类及萜类。佛甲草的黄酮是其主要药理活性成分。

**【药理毒理】**

**1. 保肝** 以剂量为4、8g/kg的佛甲草提取液按0.01ml/g体重预防给药实验性肝纤维化大鼠，连续给药9周，能明显改善肝细胞结构，减轻肝纤维化程度；降低肝纤维化大鼠血清ALT、AST活性和HA、LN、PCⅢ、CⅣ含量，升高NO含量及增强抗$O_2$活力[1]。

**2. 抗缺氧、抗疲劳、抗氧化** 佛甲草提取液以5g/kg和10g/kg剂量分别腹腔注射给缺氧小鼠，能明显延长小鼠在常压缺氧、特异性心肌缺氧、亚硝酸钠中毒性缺氧及脑缺血缺氧条件下的存活时间，能显著提高缺氧小鼠的耐受性[2]。佛甲草提取液以5g/kg剂量腹腔注射给小鼠，能明显延长小鼠耐寒、耐热的存活时间，且能明显延长游泳时间，具有延缓疲劳的作用[3]。佛甲草提取液以4、8g/kg体重灌胃实验性肝纤维化大鼠，连续给药9周，能明显改善大鼠肝细胞结构，减轻肝纤维化程度，明显降低肝纤维化大鼠肝脏及血清MDA含量，显著升高SOD、GSH-Px活性[4]。

**3. 抗炎** 以4、8g/kg剂量的佛甲草提取液灌胃佐剂性关节炎大鼠模型，于致炎前3d及致炎后16d，连续给药，1次/d，均能抑制大鼠原发性及继发性足肿胀，降低胸腺及脾脏指数，显著降低血清TNF-α、IL-6的水平及关节液$PGE_2$含量。以相同剂量的佛甲草提取液灌胃小鼠，能抑制二甲苯致小鼠耳廓肿胀度和醋酸致小鼠腹腔毛细血管通透性增加，能抑制小鼠肉芽组织增生，降低胸腺指数，升高脾指数，其抗炎机制与调节免疫功能有关[5,6]。

**4. 抗肿瘤** 佛甲草以4、8g/kg剂量灌胃移植性$S_{180}$肉瘤小鼠，1次/d，连续14d，均可显著抑制肿瘤的生长，抑瘤率分别为84.26%、62.24%，且能有效调节荷瘤小鼠的胸腺指数及脾脏指数；提高荷瘤小鼠$CD_3^+$、$CD_4^+$ T细胞的百分含量，降低$CD_8^+$ T细胞的百分含量，$CD_4^+/CD_8^+$比值明显升高；显著提高荷瘤小鼠血清细胞因子IL-6、IL-10水平，对TNF-α水平有升高趋势[7]。

**【药性】** 甘、微酸，寒。

**【功能主治】** 清热解毒，消肿，止血。用于咽喉肿痛，目赤，痢疾，漆疮，带状疱疹，痈肿，丹毒，烫、火伤，外伤出血。

**【临床应用】** 临床常用

(1) 咽喉肿痛、喉火、喉癣 佛甲草能清热解毒，消肿止痛，单用本品捣汁，加米醋嗽喉，可治咽喉肿痛，如《闽东本草》；加蛋清冲开水服，可治喉火，如《贵阳民间药草》；加陈京墨磨汁，和匀漱喉，可治喉癣，如《救生苦海》。

(2) 诸疖毒，火丹，头面肿胀 佛甲草少入皮硝捣罨之，如《李氏草秘》。

(3) 乳痈红肿 佛甲草配伍蒲公英、金银花，加甜酒捣烂外敷可治乳痈红肿，如《贵阳民间药草》。

(4) 烫火烧，蛇咬伤 佛甲草晒干，为细末，每用少许，冷水调敷患处，可治烧烫伤，如《履巉岩本草》；将本品捣烂，罨咬伤处，可治蛇咬，如《浙江民间草药》。

**【用法用量】** 9～15g。

**【贮藏】** 置通风干燥处。

**【参考文献】** [1]周青，杨庆春，程赣中，等.佛甲草对四氯化碳诱导大鼠肝纤维化的影响[J].中药药理与临床，2011，27(1)：70-73.

[2]周青，刘建新，周俐，等.佛甲草对小鼠缺氧耐受性的影响[J].中国现代应用药学杂志，2003，20(7)：6-7.

[3]周青，刘建新，周俐，等.佛甲草抗疲劳作用的动物实验[J].中国临床康复，2005，9(27)：93-95.

[4]周俐，曹性玲，熊小琴，等.佛甲草对实验性肝纤维化大鼠脂质过氧化的影响[J].中国实验方剂学杂志，2010，16(16)：174-177.

[5]周青，眭荣燕，连磊凡，等.佛甲草对大鼠佐剂性关节炎的作用及对炎症因子的影响[J].中药药理与临床，2013，29(4)：105-107.

[6]廖跃华，吴丽珍，程赣中，等.佛甲草抗炎作用研究[J].中国实验方剂学杂志，2011，17(3)：142-144.

[7]周青，连磊凡，吴丽珍，等.佛甲草对荷瘤小鼠的抗肿瘤作用及其免疫机制研究[J].中药药理与临床，2013，29(6)：83-86.

（邓青秀 敖慧 彭成）

## 233 佛手

Foshou

**【异名】** 佛手柑（《滇南本草》），佛手香橼（《闽书》），密罗柑（《古州杂记》），蜜筒柑（《黔书》），五指柑(《广西中药志》),福寿柑(《民间常用草药汇编》)。

**【来源】** 为芸香科植物佛手 *Citrus medica* L. var. *sarcodactylis* Swingle 的干燥果实。

**【产地】** 主要为栽培品。主产于四川江津、合江、泸县、犍为,云南易门、宾川、新平、峨山等地产称川佛手,广东高要,广西凌乐、灌阳、大新等地产称广佛手,浙江金华、兰溪等地称金佛手。此外,福建福安、莆田、闽候多有栽培。

**【采收加工】** 秋季果实尚未变黄或变黄时采收,纵切成薄片,晒干或低温干燥。

**【炮制】** 拣去杂质,用水喷润后,切碎,晒干即得。

**【性状特征】** 为类椭圆形或卵圆形的薄片,常皱缩或卷曲,长 6～10cm,宽 3～7cm,厚 0.2～0.4cm。顶端稍宽,常有 3～5 个手指状的裂瓣,基部略窄,有的可见果梗痕。外皮黄绿色或橙黄色,有皱纹和油点,果肉浅黄白色,散有凹凸不平的线状或点状维管束。质硬而脆,受潮后柔韧。气香,味微甜后苦。

**【化学成分】** 佛手的主要成分是挥发油,还含有黄酮等。佛手的挥发油是其主要药理活性成分。《中华人民共和国药典》2015 年版规定,本品药材按干燥品计算,含橙皮苷($C_{28}H_{34}O_{15}$)不得少于 0.030%。

**【药理毒理】**

**1. 抗抑郁** 用体积分数为 3.25% 的川佛手挥发油混悬液,生药量为 300g/L 的川佛手水提浸膏,1200g/L 的川佛手水提后醇提浸膏、石油醚浸膏、乙酸乙酯浸膏和正丁醇浸膏,以 0.01ml/g 剂量腹腔注射小鼠,连续给药 7d。川佛手挥发油、浸膏和正丁醇浸膏均能明显缩短小鼠游泳的不动时间,川佛手正丁醇浸膏能明显缩短小鼠悬尾的不动时间,未发现川佛手水提浸膏的抗抑郁作用[1]。佛手挥发油以 150、300、600mg/kg 剂量灌胃慢性应激抑郁大鼠模型,连续给药 21d,能明显增加旷场水平评分,300、600mg/kg剂量能显著提高糖水偏好、旷场垂直评分和海马 BDNF 表达,明显降低血清中皮质酮浓度,呈现明显的剂量依赖关系,300mg/kg 剂量佛手挥发油给药即能产生明显的抗抑郁作用,600mg/kg 剂量佛手挥发油与经典抗抑郁药氟西汀 10mg/kg 效果相当[2]。

**2. 平喘** 金佛手醇提取液以 15、30g 生药/kg 体重分别灌胃小鼠和豚鼠,能明显减轻哮喘症状,延长由雾化组胺所引起的豚鼠哮喘潜伏期,且呈量效关系;同时具有明显的祛痰作用,能明显延长小鼠咳嗽潜伏期,且呈量效关系;30g 生药/kg 体重剂量还能显著减少咳嗽次数[3]。佛手挥发油分别以 0.108、0.540、1.080g/kg 灌胃豚鼠;以 0.175、0.877、1.753g/kg 灌胃小鼠,能明显延长引咳和致喘潜伏期、增加气管酚红排泌量,能降低外周血肺泡灌洗液(BALF)中嗜酸粒细胞(EOS)水平,减少肺组织 EOS 浸润,且有剂量依赖性[4,5]。

**3. 抗应激** 金佛手醇提取液以 15、30g 生药/kg 体重灌胃小鼠,连续 5d,能显著提高小鼠耐高温能力,提高存活率,且能显著增加小鼠的体重[6]。

**4. 营养皮肤和促进毛发生长** 以 40g 生药/ml 的佛手提取液涂抹于小鼠脱毛皮肤部位,1 次/d,连续 42d,能显著提高小鼠皮肤中 SOD 的活性,增加皮肤中胶原蛋白的含量,明显减少丙二醛的含量,促进毛发的生长[7]。

**5. 抗肿瘤** 佛手挥发油以 62.5、125、250、500μg/ml 剂量作用 B16 黑色素瘤细胞,能够显著抑制 B16 黑色素瘤细胞增殖,且呈剂量依赖效应;62.5、125、250μg/ml 剂量可诱导细胞凋亡,500μg/ml 剂量可致细胞坏死[8]。以 31.25、62.5、125μg/ml 剂量的佛手挥发油作用 MDA-MB-435 人乳腺癌细胞,能抑制 MDA-MB-435 癌细胞增殖,且呈剂量依赖性。31.25、62.5μg/ml 剂量能诱导细胞凋亡且将细胞周期阻滞在 S 期和 $G_2$/M 期,125μg/ml 剂量能引起细胞坏死[9]。

**【药性】** 辛、苦、酸,温。归肝、脾、胃、肺经。

**【功能主治】** 疏肝理气,和胃止痛,燥湿化痰。用于肝胃气滞,胸胁胀痛,胃脘痞满,食少呕吐,咳嗽痰多。

**【临床应用】 临床常用**

(1) 胸胁胀痛,肝胃气痛 佛手辛行苦泄,入肝经,能疏肝解郁,行气止痛,配伍柴胡、香附、郁金等,可治肝郁气滞及肝胃不和之胸胁胀痛、脘腹痞满等。

(2) 脾胃气滞证 佛手气味清香,能醒脾和胃,行气导滞,配伍木香、砂仁、香附等,可治脾胃气滞之脘腹胀痛、恶心、纳呆等。

(3) 久咳痰多,胸闷胁痛 佛手芳香醒脾,苦燥化湿而健脾消痰,辛行苦泄能疏肝理气,配伍丝瓜络、瓜蒌皮、陈皮、郁金等,可治咳嗽日久而痰多者,尤宜于治咳嗽不止,胸膺作痛。

**【用法用量】** 3～10g。

**【成药例证】**

**1. 舒肝和胃丸(《中华人民共和国药典》2015年版)** 药物组成:香附(醋炙)、白芍、佛手、木香、郁金、白术(炒)、陈皮、柴胡、广藿香、甘草(炙)、莱菔子、槟榔(焦)、乌药。

功能主治:疏肝解郁,和胃止痛。用于肝胃不和,两胁胀满,胃脘疼痛,食欲不振,呃逆呕吐,大便失调。

**2. 胃益胶囊(《卫生部药品标准中药成方制剂·第八册》)** 药物组成:佛手、砂仁、黄柏、川楝子、延胡索、山楂。

功能主治:疏肝理气,和胃止痛,健脾消食。用于肝胃气滞,脘胁胀痛,食欲不振,嗳气呃逆,及萎缩性胃炎见上述表现者。

**3. 金佛止痛丸(《卫生部药品标准中药成方制剂·第二十一册》** 药物组成:白芍、延胡索、三七、郁金、佛手、姜黄、甘草。

功能主治:行气止痛,疏肝和胃,祛瘀生新。用于胃脘气痛,痛经,消化道溃疡,慢性胃炎引起的疼痛。

**4. 乌军治胆片(《中华人民共和国药典》2015年版)** 药物组成:乌梅、大黄、佛手、枳实、牛至、栀子、甘草、槟榔、威灵仙、姜黄。

功能主治:疏肝解郁,利胆排石,泄热止痛。用于肝胆湿热所致的胁痛、胆胀,症见胁肋胀痛,发热,尿黄;胆囊炎、胆道感染或胆道术后见上述证候者。

**【贮藏】** 置阴凉干燥处,防霉,防蛀。

**【参考文献】** [1]芦红,吴月霞,杨丽嘉,等.川佛手提取物对小鼠的抗抑郁作用[J].郑州大学学报(医学版),2011,46(2):220-222.

[2]高洪元,田青.佛手挥发油的抗抑郁作用机制探讨[J].中国实验方剂学杂志,2012,18(7):231-234.

[3]胡希忠,金晚玲.佛手的镇咳、平喘、祛痰作用研究[J].中国现代应用药学杂志,2002,19(7):4-6.

[4]施长春,王建英,朱婉萍,等.佛手挥发油对哮喘的治疗作用[J].实用儿科临床杂志,2010,25(4):287-288.

[5]施长春,王建英,朱婉萍,等.佛手挥发油对支气管哮喘小鼠外周血、肺泡灌洗液及肺组织中嗜酸性粒细胞的影响[J].中草药,2009,40(1):99-101.

[6]金晓玲,徐丽珊,何新霞.佛手醇提取液的药理作用研究[J].中国中药杂志,2002,27(8):604-606.

[7]邵邻相.佛手和枸杞提取物对小鼠皮肤胶原蛋白、SOD含量及毛发生长的影响[J].中国中药杂志,2003,28(8):766-769.

[8]吕学维,邵邻相,张均平,等.佛手挥发油对B16黑色素瘤细胞体外增殖的抑制作用[J].中国粮油学报,2011,26(8):50-54.

[9]麻艳芳,邵邻相,张均平,等.佛手挥发油对MDA-MB-435人乳腺癌细胞体外增殖的影响[J].中国药学杂志,2010,45(22):1737-1741.

(邓青秀　敖慧　彭成)

## 234　佛手花

Foshouhua

**【异名】** 佛柑花(《四川中药志》)。

**【来源】** 为芸香科植物佛手 *Citrus medica* L. var. *sarcodactylis* Swingle 的干燥花及花蕾。

**【产地】** 主要为栽培品。主产于四川江津、合江、泸县、犍为,云南易门、宾川、新平、峨山,广东高要,广西凌乐、灌阳、大新,福建福安、莆田、闽候,浙江金华、兰溪等地。

**【采收加工】** 3～4月采收或及时拾取落地花,除去杂质,晒干或稍闷润,蒸后晒干。

**【炮制】** 取原药材,除去杂质。

**【性状特征】** 长1.5～2cm,表面淡黄棕色或淡棕褐色。花梗长2～7mm,具纵皱纹。花萼杯状,常有小凹点。花瓣3片,披针形或长卵形,常弯曲卷缩,长1～2cm,宽约0.5cm,外表面淡黄色,具众多棕褐色细小凹点,质厚,易脱落。雄蕊多数,黄白色,着生于花盘周围。子房上部狭尖。有的花瓣脱落后,可见渐发育成微呈指状的小果实。花蕾色较深。气香,味微苦。

**【药性】** 辛、微苦,温。归肺、脾经。

**【功能主治】** 平肝,胃气痛。用于胸闷咳嗽痰多。

**【临床应用】** **临床常用**

夏日伤暑,湿浊中阻,胃纳不佳　佛手花性辛,微苦,能平肝理气,醒脾开胃,配伍扁豆花、厚朴花、石菖蒲,可治中暑,食欲不振,如《四川中药志》。

**【用法用量】** 3～9g。

【贮藏】 置阴凉干燥处,防虫蛀。

（邓青秀　敖慧　彭成）

## 235　茯苓

Fuling

【异名】 茯菟(《神农本草经》),松腴、不死面(《记事珠》),松薯、松苓、松木薯(《广西中药志》)。

【来源】 为多孔菌科真菌茯苓 *Poria cocos* (Schw.) Wolf 的干燥菌核。

【产地】 野生品和栽培品均有。栽培者以安徽产量较大,称为"安苓";野生者以云南产质量为佳,称为"云苓"。

【采收加工】 野生茯苓常在7月至次年3月到松林中采挖;人工栽培茯苓于接种后的第二年7～9月间采挖。菌核表皮呈黄褐色,未出现白色裂缝时即可收获。选晴天,先将表面泥土挖去,掀起椴木,轻轻取出菌核,放入箩筐内。有的菌核一部分长在椴木上,若用手掰,菌核易破碎,可用锄头背轻轻敲打段木,将菌核完整地震下来,然后拣入箩筐内。采收后的茯苓,应及时运回加工。

挖出茯苓团后,先将鲜茯苓除去泥土及小石块等杂物,然后按大小分开,堆放于通风干燥室内离地面15cm高的架子上,一般放2～3层,使其"发汗",每隔2～3d翻动一次,翻转时动作要轻,每次翻半边,不可上下对翻,以免茯苓"发汗"不匀。

【炮制】 **茯苓个**　鲜茯苓堆置"发汗"后,摊开晾至表面干燥,再"发汗",反复数次至现皱纹,内部水分大部散失后,阴干。

**茯苓块**　将鲜茯苓按不同的部位切制,阴干。

**茯苓片**　将鲜茯苓按不同的部位切制,阴干。

【性状特征】 **茯苓个**　呈类球形、椭圆形、扁圆形或不规则团块,大小不一。外皮薄而糙,棕褐色至黑褐色,有明显的皱缩纹理。体重,质坚实,断面颗粒性,有的具裂隙,外层淡棕色,内部白色,少数淡红色,有的中间抱有松根。气微,味淡,嚼之粘牙。

**茯苓块**　为去皮后切制的茯苓,呈立方块状或方块状厚片,大小不一。白色、淡红色或淡棕色。

**茯苓片**　为去皮后切制的茯苓,呈不规则厚片,厚薄不一,白色、淡红色或淡棕色。

【化学成分】 茯苓的主要成分是多糖、三萜,还含有脂肪酸、甾醇、酶等。茯苓的多糖、三萜是其主要药理活性成分。

【药理毒理】

**1. 对消化系统的影响**　以8.3、16.7、50.0μg/kg的茯苓药粉灌胃BALB/C小鼠,连续14d,50.0μg/kg的茯苓能显著提高肠道双歧杆菌的水平,而对乳杆菌、大肠埃希菌和肠球菌的数量无显著影响[1]。用30%的茯苓煎剂以0.2ml/10g体重分别灌胃脾虚小鼠和正常小鼠,连续14d,可显著降低脾虚小鼠肺、脾、胃、大肠、肾组织MDA含量,及其心、肺、肝、小肠、肾NO活性,且对大肠、小肠SOD活性有显著性影响;对正常小鼠的作用趋势与脾虚小鼠相近似[2]。用含生药量为0.125g/ml的茯苓,以4ml/200g体重灌胃大黄厚朴枳实加饥饱失常法复制的脾气虚证大鼠,连续7d,有下调脾虚大鼠血浆及结肠组织VIP含量的趋势,能使脾虚大鼠VIPR2的基因表达量明显下降[3]。茯苓水煎液浓度为3.75、7.50、15.00和22.50mg/ml时均可使鸡离体空肠和离体盲肠的收缩张力和舒张张力降低,收缩振幅减小[4,5]。1、5、10μg/ml剂量的茯苓酸均可下调SLT-Ⅱe诱导的大鼠肠黏膜微血管内皮细胞分泌NO、$TXA_2$;10μg/ml剂量可抑制ET-1、sICAM-1的分泌,各个剂量茯苓酸对过量分泌PGI2、PAF、P-选凝素、TNF-α无明显影响[6,7]。

**2. 对免疫系统的影响**　茯苓水煎液以12g/kg灌胃小鼠,1次/d,连续21d,能显著增强脾淋巴细胞对ConA诱导的增殖反应及IL-2活性[8]。茯苓水煎液(含生药1g/ml)以7ml/d,1次/d,连续25d,灌胃Ⅲ型变态反应家兔,治疗给药和预防给药两种方式均使SIL-2R下降,预防给药作用好于治疗给药[9]。茯苓醇提取物以25、50mg/(kg·d)灌胃异位(腹腔)心脏移植大鼠,能显著延长模型大鼠心存活时间,减轻病理损害程度,降低外周血IL-2及IFN-7的含量以及降低$CD_3^+$、$CD_4^+$、$CD_8^+$细胞百分比和$CD_4^+/CD_8^+$比值,且50mg/(kg·d)的抗排斥作用优于25mg/(kg·d)[10]。茯苓多糖是茯苓增强免疫的有效成分[11]。茯苓多糖和茯苓素是其调节免疫系统的主要物质基础[11-14]。

**3. 抗炎、抗菌、抗病毒**　100%茯苓浸出液滤纸片对金黄色葡萄球菌、白色葡萄球菌、铜绿假单胞菌、炭疽杆菌、大肠埃希菌、甲型链球菌、乙型链球菌均有抑制作用[15]。茯苓总三萜、茯苓多糖是茯苓抗炎的有效成分[16,17]。茯苓多糖是茯苓抗病毒的有效成分[18]。

**4. 利水** 以1、5、10μg/ml的茯苓酸作用SLT-Ⅱe诱导的大鼠肠黏膜微血管内皮细胞(RIMEC)均可降低NO、$TXA_2$的分泌,10μg/ml的茯苓酸可抑制ET-1的分泌,且接近正常水平;但对SLT-Ⅱe诱导RIMEC过量分泌PGI2、PAF无影响[19]。

**5. 保肝** 以15mg/200g体重剂量的茯苓醇提物皮下注射实验性肝硬变动物,1次/d,连续3周,能减轻肝纤维增生度,降低肝内胶原蛋白含量,明显增加尿羟脯氨酸排出,显示茯苓醇提物可促进胶原降解及肝纤维重吸收;相同剂量茯苓醇提物还能减轻急性肝损伤动物肝细胞变性、坏死,降低血清谷丙转氨酶活性[20]。茯苓总三萜、茯苓多糖是茯苓保肝的有效成分[21,22]。

**6. 镇静、催眠** 8.56g生药/kg茯苓水煎液、石油醚组分、醋酸乙酯组分、粗多糖组分及精制多糖组分均能明显缩短记忆障碍小鼠到达平台的潜伏期,降低东莨菪碱所致记忆障碍小鼠大脑乙酰胆碱酯酶(AchE)活性,水洗物和醇洗物对潜伏期的影响不明显,各个组分能不同程度地增加小鼠脑指数;生药含量为42.8g/kg的茯苓水煎液能显著延长阈上剂量戊巴比妥钠引起小鼠睡眠时间,而对小鼠睡眠潜伏期没有影响;茯苓粗多糖能显著缩短小鼠的睡眠潜伏期,且与精制多糖组分均能显著延长小鼠睡眠时间,醋酸乙酯组分作用次之[23]。

**7. 抗衰老** 以10、20、40mg/kg茯苓多糖灌胃小鼠,1次/12h,连续3次;能明显延长小鼠鼻孔入水时间,同时延缓小鼠游泳死亡时间。以3、6、12mg/kg茯苓多糖灌胃老年大鼠,1次/d,连续10d,能不同程度增加血清中T-SOD和Cu-SOD活性,降低MDA含量,且有一定的量效关系,但对MAO活性无明显影响[24]。

**8. 抑制黑素生成** 以0.1g生药/ml的茯苓提取液外涂经UVB照射后的豚鼠背部皮肤,2次/d,连续3周,能显著降低酪氨酸酶mRNA表达水平,抑制黑素生成[25]。

**9. 抗肿瘤** 茯苓多糖以100、200mg/kg剂量灌胃$S_{180}$、EAC瘤株小鼠8d,能显著提高荷瘤小鼠NK细胞活性,小剂量的作用较大剂量强;200mg/kg剂量可提高荷瘤小鼠TNF含量[26,27]。用浓度为100、250、500μg/ml的茯苓多糖作用于$S_{180}$肉瘤细胞,能引起细胞凋亡,其效果与其浓度和作用时间有关[28]。茯苓素亦是茯苓抗肿瘤的有效物质基础[29]。

**10. 对神经系统的作用** 茯苓水提液(10~20mg/ml)与新生大鼠海马神经细胞预孵育24h,能明显抵抗叠氮钠引起的神经细胞线粒体还原MTT的能力下降[30]。以31~250mg/l剂量的茯苓水提液作用神经细胞时,可诱导细胞内钙离子浓度升高9.9%~33.7%,且有剂量依赖性;当浓度大于或等于500mg/L时,无明显升高胞浆内钙离子浓度的作用;31~2000mg/L剂量的茯苓水提液均能不同程度抑制500μmol/L谷氨酸诱导的升钙作用;显示茯苓水提液对神经细胞内钙离子浓度具有双向调节作用[31]。

**11. 抗惊厥** 以70、140、280mg/kg剂量茯苓总三萜灌胃青霉素诱发的惊厥模型大鼠,能延长青霉素诱发大鼠痫性发作的潜伏期,能明显降低大鼠海马区Glu含量,280mg/kg剂量还能明显降低Asp含量和癫痫发作,且有剂量依赖性;但对惊厥大鼠海马Gly和GABA含量无明显影响[32]。

**12. 安全性评价** 以2.5、5、10g/kg剂量的茯苓水煎液灌胃小鼠,0.4mL/只,各剂量所致的微核率和精子畸形率与正常动物相比无明显差异,茯苓对体细胞及生殖细胞均无诱变损伤作用[33]。

**13. 体内过程** 茯苓多糖硫酸化后以2g/kg体重灌胃家兔,在测定的时间段内(0.33~8h)硫酸化茯苓多糖在血浆中均有分布,给药1.5h时达最大[34]。$^3$H茯苓聚糖尿素液37kBq/g剂量口服灌胃小鼠,按一定时间在尾部静脉取血样作放射性分析,得到的药-时曲线适合于双室模型[35]。茯苓中3-表去氢土莫酸(EDHTA)、猪苓酸C(PPAC)和6α-羟基猪苓酸C(HPPA)可以通过小肠上皮细胞被动吸收进入体内,EDHTA和PPAC属于良好吸收的化合物;HPPA属于中等吸收的化合物。EDHTA、PPAC和HPPA由人源结肠腺癌细胞系Caco-2细胞单层模型的绒毛面(AP侧)到基底面(BL侧)的表观渗透系数($P_{app}$)值分别为$(9.99\pm1.08)\times10^{-6}$、(10.06±

0.53)$\times10^{-6}$和(3.32±0.66)$\times10^{-6}$ cm/s;由BL侧到AP侧的$P_{app}$值分别为(17.76±0.91)$\times10^{-6}$,(19.23±1.16)$\times10^{-6}$和(8.19±0.57)$\times10^{-6}$ cm/s。EDHTA和PPAC与呈良好吸收,与普萘洛尔在同一数量级;HPPA介于普萘洛尔和阿替洛尔之间。EDHTA、PPAC和HPPA的$P_{appA\to B}/P_{appB\to A}$比值分别为0.56、0.52、0.41;EDHTA、PPAC和HPPA外流分别是摄取的1.78、1.91、2.47倍[36]。

**【药性】** 甘、淡,平。归心、肺、脾、肾经。

**【功能主治】** 利水渗湿,健脾,宁心。用于水肿尿少,痰饮眩悸,脾虚食少,便溏泄泻,心神不安,惊悸失眠。

**【临床应用】**

**1. 临床常用**

(1)小便不利,水肿　本品甘淡,平,归脾、肾经,能利水渗湿,且有健脾功效,药性平和,补而不峻,利水而不伤正气,对水湿为患,不论寒热虚实均可应用,为利水渗湿要药。治水湿停滞所致小便不利、水肿,可与桂枝、白术等配伍,如《伤寒论》五苓散;治脾肾阳虚水肿,与附子、生姜同用,如《伤寒论》真武汤;治水热互结,邪热伤阴,与泽泻、茯苓同用;若妊娠转胞,小便不通,与升麻等同用,如《医学心悟》茯苓升麻汤;治饮停于胃而呕吐者,与生姜、半夏配伍,如《金匮要略》小半夏加茯苓汤。

(2)脾虚证　本品既能健脾补虚,但作用缓和,尤善于治疗脾虚湿滞。治脾虚倦怠乏力,食少便溏,常与人参、白术等配伍,如《太平惠民和剂局方》四君子汤;治脾虚湿盛之泄泻、带下,常与党参、白术、山药等配伍;若湿邪较重者,与人参、白术、薏苡仁配伍,如《太平惠民和剂局方》参苓白术散。

(3)心悸,不寐　本品入心经,能宁心安神,且能利湿,故多用于心脾两虚或水气凌心者,治疗心气虚,不能藏神,常与人参、远志、龙齿等配伍,如《医学心悟》安神定志丸。

**2. 临床新用**　茯苓可用于治疗白内障术后黄斑囊样水肿[37]、异位妊娠[38]、流产[39]、子宫肌瘤[40]、输卵管炎[41]、慢性胃炎[42]。

**【用法用量】** 10~15g。

**【成药例证】**

**1. 归脾丸(《中华人民共和国药典》2015年版)** 药物组成:党参、白术(炒)、黄芪(炙)、甘草(炙)、茯苓、远志(制)、酸枣仁(炒)、龙眼肉、当归、木香、大枣(去核)。

功能主治:益气健脾,养血安神。用于心脾两虚,气短心悸,失眠多梦,头昏头晕,肢倦乏力,食欲不振,崩漏便血。

**2. 香砂养胃片(《国家中成药标准汇编·内科脾胃分册》)** 药物组成:木香、麦芽、茯苓、甘草、陈皮、砂仁、豆蔻、白术、苍术、香附、厚朴、党参、神曲、半夏曲、广藿香油。

功能主治:健胃消食,行气止痛。用于胃肠衰弱、消化不良、胸膈满闷、腹痛呕吐、肠鸣泄泻。

**3. 指迷茯苓丸[《国家中成药标准汇编·内科肺系(二)分册》]** 药物组成:茯苓、枳壳(麸炒)、半夏(制)、芒硝、生姜。

功能主治:燥湿和中,化痰通络。用于痰饮留伏,筋络挛急,臂痛难举。

**4. 三清胶囊(《国家中成药标准汇编·内科肾系分册》)** 药物组成:猪苓、茯苓、泽泻、地黄、枸杞子、车前子、白茅根、白术、陈皮、桑白皮、大腹皮、金银花、连翘、续断、藕节(炒炭)。

功能主治:清热利湿,凉血止血。用于下焦湿热所致急、慢性肾盂肾炎,泌尿系感染引起的小便不利,恶寒发热,尿频,尿急,少腹疼痛等。

**【贮藏】** 置干燥处,防潮。

**【参考文献】**
[1]宋克玉,江振友,严群超,等.党参及茯苓对小鼠肠道菌群调节作用的实验研究[J].中国临床药理学杂志,2011,27(2):142-145.

[2]王树荣,王欣,胡霜.白术、茯苓归经的实验研究[J].中国中药杂志,2004,29(11):1076-1079.

[3]贾波,刘岩,张丰华,等.白术、茯苓、白术茯苓汤对脾虚大鼠VIP及VIPR2的基因表达的影响[J].四川中医,2008,26(9):14-15.

[4]程会昌,霍军,樊克峰.二术茯苓散及组分对鸡离体空肠张力的影响[J].中兽医医药杂志,2009,(4):10-12.

[5]程会昌,樊克峰,霍军.二术茯苓散及组分对鸡离体盲肠张力的影响[J].中国畜牧兽医,2009,36(5):160-162.

[6]周宏超,高立云,范光丽,等.茯苓酸对SLT-Ⅱe诱导大鼠肠黏膜微血管内皮细胞分泌细胞因子的影响[J].中国兽医科学,2008,38(10):884-888.

[7]周宏超,索占伟,范光丽,等.茯苓酸对SLT-Ⅱe诱导的大鼠肠黏膜微血管内皮细胞分泌P-选凝素、slCAM-1及TNF-I[J].

中国兽医学报,2009,29(5):628-632.

[8]林晓明,冯建英,龙珠,等.银耳、茯苓对小鼠免疫调节效应的观察[J].免疫学杂志,1995,11(1):65.

[9]张淑萍,李雅玲,王毅军,等.茯苓对家兔模型 SIL-2R、IL-2、TNF-α 的影响[J].中草药,2000,31(5):363-364.

[10]张国伟,夏求明.茯苓醇提取物抗心脏移植急性排斥反应的实验研究[J].中华器官移植杂志,2003,24(3):169-171.

[11]彭小彬,邱小惠,余传林,等.茯苓多糖对环磷酰胺所致免疫功能低下小鼠体液免疫功能的影响[J].中药药理与临床,2013,29(5):69-72.

[12]王青,胡明华,董燕,等.茯苓多糖对免疫抑制小鼠黏膜淋巴组织及脾脏中 $CD3^{+}$ 和 $CD19^{+}$ 细胞变化的影响[J].中国免疫学杂志,2011,27(3):228-231.

[13]王青,胡明华,董燕,等.茯苓多糖对小鼠肠道分泌型免疫球蛋白 A、CD80、CD86 表达的影响[J].中国实验方剂学杂志,2011,17(13):127-129.

[14]丁晨光,田普训,薛武军,等.茯苓素预防大鼠肾移植急性排斥反应的实验研究[J].中国中西医结合杂志,2010,30(3):308-311.

[15]孙博光,邱世翠,李波清,等.茯苓的体外抑菌作用研究[J].时珍国医国药,2003,14(7):394.

[16]汪电雷,陈卫东,徐先祥.茯苓总三萜的抗炎作用研究[J].安徽医药,2009,13(9):1021-1023.

[17]侯安继,彭施萍,项荣.茯苓多糖抗炎作用研究[J].中药药理与临床,2003,19(3):15-16.

[18]谢国秀,王芙艳,杨忠东,等.茯苓多糖对流感灭活疫苗的免疫增强作用[J].生命科学研究,2009,13(3):246-251.

[19]周宏超,高立云,范光丽,等.茯苓酸对 SLT-Ⅱe 诱导大鼠肠黏膜微血管内皮细胞分泌细胞因子的影响[J].中国兽医科学,2008,38(10):884-888.

[20]赵元昌,尹镭,马学惠,等.茯苓醇提物对大鼠急、慢性肝损伤的防治[J].中国中西医结合杂志,1995,(S1):147-149,383.

[21]张先淑,饶志刚,胡先明,等.茯苓总三萜对小鼠肝损伤的预防作用[J].食品科学,2012,33(15):270-273.

[22]刘成,杨宗国,陆云飞,等.茯苓多糖退黄疸作用的实验研究[J].中国实验方剂学杂志.2012,18(10):195-198.

[23]徐煜彬,徐志立,李明玉,等.茯苓及其化学拆分组分学习记忆及镇静催眠的性味药理学研究[J].中草药,2014,45(11):1577-1584.

[24]侯安继,陈腾云,彭施萍,等.茯苓多糖抗衰老作用研究[J].中药药理与临床,2004,20(3):10-11.

[25]李洪武,朱文元,夏明玉,等.白术及茯苓提取物对豚鼠皮肤酪氨酸酶 mRNA 基因表达水平的影响[J].中华皮肤科杂志,2001,34(2):134-135.

[26]陈宏,曾凡波,雷雪峰,等.茯苓多糖的抗肿瘤作用及其机理的研究[J].中药药理与临床,1995,(2):33-36.

[27]刘可人,杨雪枫,吴士良,等.茯苓多糖对受照射白血病 K562 细胞 *N*-乙酰氨基半乳糖转移酶-9 和自由基等的影响[J].中国中西医结合杂志,2005,25(S):94-96.

[28]冯刚,罗利琼,孔庆志,等.中药多糖在信号转导中诱导细胞凋亡的探讨[J].肿瘤防治研究,2005,32(9):557-559.

[29]许津,吕丁,钟启平,等.茯苓素对小鼠 L1210 细胞的抑制作用[J].中国医学科学院学报,1988,10(1):45-49.

[30]安文林,张兰,李雅莉,等.茯苓水提液对叠氮钠致原代培养的新生大鼠海马神经细胞线粒体损伤的影响[J].中国药学杂志,2001,36(7):450-453.

[31]陈文东,安文林,楚晋,等.茯苓水提液对新生大鼠神经细胞内钙离子浓度的影响[J].中国中西医结合杂志,1998,18(5):293-295.

[32]张琴琴,王明正,王华坤,等.茯苓总三萜对青霉素诱发惊厥模型海马氨基酸含量的影响[J].中国药理学通报,2009,25(2):279-280.

[33]刘冰,庞慧民,武广恒,等.几味抗癌中药致突变性研究[J].白求恩医科大学学报,1999,25(1):8-10.

[34]高贵珍,焦庆才,李绪亮,等.家兔血浆中硫酸化茯苓多糖血药浓度的测定[J].中国药学杂志,2005,40(2):134-136.

[35]谢炳华,张年宝,俞斌伟,等.茯苓聚糖的氚离子束标记及其在小鼠体内的药物动力学研究[J].核技术,1990,13(11):693-695.

[36]郑艳,杨秀伟.茯苓三萜类化合物在人源 Caco-2 细胞单层模型中的吸收研究[J].中国中药杂志,2008,33(13):1596-1601.

[37]谢恩.桂枝茯苓汤辅助治疗老年性白内障术后黄斑囊样水肿 38 例[J].中国中西医结合杂志,2002,22(12):942-943.

[38]尹凤玲,严春寅,沈宗姬,等.桂枝茯苓胶囊辅助西药保守治疗异位妊娠 40 例[J].中国实验方剂学杂志,2013,19(6):317-319.

[39]徐珠凤.桂枝茯苓胶囊配合药物流产 80 例[J].中医杂志,2004,45(9):689.

[40]史党民,孙国珍.桂枝茯苓胶囊治疗 60 例子宫肌瘤临床疗效观察[J].中草药,2000,31(5):365.

[41]王新花.桂枝茯苓丸治疗输卵管炎 50 例[J].中国实验方剂学杂志,2011,17(6):292-293.

[42]曾海,付灿鋆.外台茯苓饮加味治疗慢性胃炎 68 例[J].时珍国医国药,2005,16(1):47.

（邓青秀　敖慧　彭成）

## 236　茯苓皮

Fulingpi

**【异名】**　苓皮(《四川中药志》)。

**【来源】**　为多孔菌科真菌茯苓 *Poria cocos*

(Schw.) Wolf 的干燥外皮。

**【产地】** 野生品和栽培品均有。栽培者以安徽产量较大,称为"安苓";野生者以云南产质量为佳,称为"云苓"。建于湖北省英山县石头咀镇周家畈村、天堂村、卡里村、郑坊村、方家畈村、程璋河村、栗树咀村、胡家山村,陶家河乡英太寨村、严坳村;湖南省靖州县太阳坪乡八龙村、地芒村,甘棠镇乐群村;湖北省罗田县九资河镇九资河村、徐凤冲村、王家铺村,罗田县白庙河乡白庙河村等地的茯苓GAP种植基地已通过原国家食品药品监督管理总局验收。

**【采收加工】** 加工茯苓时将茯苓的紫黑外皮削下,阴干或晒干。

**【炮制】** 取原药材,拣去杂质,用清水洗净,捞起,切片,片厚约1.5cm,当天晒干或烘干。筛去灰屑。

**【性状特征】** 呈长条形或不规则块片,大小不一。外表面棕褐色至黑褐色,有疣状突起,内面淡棕色并常带有白色或淡红色的皮下部分。质较松软,略具弹性。气微,味淡,嚼之粘牙。

**【化学成分】** 茯苓皮的主要成分是三萜、多糖。茯苓皮的三萜、多糖是其主要药理活性成分。

**【药理毒理】**

**1. 利尿** 以150、300、600mg/kg剂量的茯苓皮乙醇提取物灌胃大鼠,均能明显增加大鼠尿量(分别增加29%、21%和42%),减少$K^+$排泄量(分别减少18%、22%和27%),升高$Na^+/K^+$比值,600mg/kg剂量能显著增加$Na^+$排泄量。75、150、300mg/kg剂量的茯苓水提取物无利尿作用[1]。

**2. 抗氧化** 茯苓皮三萜能有效清除羟自由基(·OH)、超氧阴离子自由基($O_2^-$)和过氧化氢($H_2O_2$),半数抑制率($IC_{50}$)分别为0.91、1.01、0.87mg/ml,且清除率与质量浓度有剂量依赖关系,其中1.58mg/ml茯苓皮三萜甲醇液抑制效果最明显,抑制效果皆优于熊果酸甲醇液;茯苓皮三萜能抑制家鸡红细胞溶血,对小鼠肝脂质过氧化产生的丙二醛(MDA)有较好的清除效果[2]。

**3. 抗菌** 茯苓皮水煎液浓度为2mg/ml时,沙眼衣原体的敏感率为87.5%,$MIC_S$均值为1.83mg/ml生药,随着药物浓度的增加,衣原体包涵体的体积和数量逐渐减小,最后消失[3]。茯苓皮粗三萜提取液对金黄色葡萄球菌、大肠埃希菌、铜绿假单胞菌的最低抑菌浓度分别为47、47、95μg/ml,其中对大肠埃希菌、金黄色葡萄球菌的抑菌效果稳定,受时间因素影响很小;而对铜绿假单胞菌的抑菌效果稳定性较差,受时间因素影响较大[4]。

**【药性】** 甘、淡,平。归脾、肺、肾经。

**【功能主治】** 利水消肿。用于水肿,小便不利。

**【临床应用】** **临床常用**

(1) 皮水证 本品味甘淡,功能渗泻,长于利水消肿。治一身悉肿,胸腹胀满,小便不利,配伍桑白皮、大腹皮、生姜片,以理气行水消肿,如《中藏经》五皮散。

(2) 阳水证 本品治上下表里俱实,遍身水肿,气喘,口渴,二便不利,配伍羌活、商陆、槟榔,可疏风解表,泻下逐水,如《济生方》疏凿饮子。

(3) 湿热证 本品治湿温、湿热弥漫三焦,头胀身痛,呕逆,舌白,渴不多饮,小便不利,配伍生薏仁、猪苓、白通草,以分消湿浊,如《温病条辨》茯苓皮汤。

**【用法用量】** 15~30g。

**【成药例证】**

**1. 五淋丸(《卫生部药品标准中药成方制剂·第四册》)** 药物组成:海金沙、木通、栀子(姜炙)、黄连、石韦(去毛)、茯苓皮、琥珀、地黄、白芍、川芎、当归、甘草。

功能主治:清热利湿,分清止淋。用于下焦湿热引起的尿频,尿急,小便涩痛,浑浊不清。

**2. 老范志万应神曲(《卫生部药品标准中药成方制剂·第十七册》)** 药物组成:砂仁、广藿香、青皮(制)、木香、乌药(炒)、青蒿叶、黄柏(炒)、枳实(炒)、麸皮、使君子、白曲、槟榔、甘草、柴胡(炒)、泽泻(炒)、苍术、车前子、诃子肉(炒)、黄芪(炒)、香薷、茯苓皮、枳壳(炒)、小麦、陈皮(制)、栀子(炒)、姜黄(炒)、香附子、防风(去毛)、山楂、薄荷、荆芥、赤小豆、白扁豆(炒)、泽兰、白芍(炒)、莪术(制)、苍耳草、葛根、延胡索(制)、芡实、厚朴(制)、麦芽(炒)、川椒(炒)、紫苏、辣蓼、羌活、白芥子、面粉、苦杏仁、桑枝(制)、大黄(炒)、高良姜(炒)。

功能主治:疏风解表,消积化湿,醒脾开胃。用于伤风感冒,夏令中暑,食积腹痛,呕吐泄泻等症。

**【贮藏】** 置干燥处,防潮。

**【参考文献】** [1]田婷,陈华,殷璐,等.茯苓和茯苓皮水和乙醇提取物的利尿作用及其活性成分的分离鉴定[J].中国药理学和毒理学杂志,2014,28(1):57-62.

[2]程水明,桂元,沈思,等.茯苓皮三萜类物质抗氧化活性研究[J].食品科学,2011,32(9):27-30.

[3]李建军,涂裕英,佟菊贞,等.瞿麦等12味利水中药体外抗泌尿生殖道沙眼衣原体活性检测[J].中国中药杂志,2000,25(10):628-630.

[4]沈思,李孚杰,梅光明,等.茯苓皮三萜类物质含量的测定及其抑菌活性的研究[J].食品科学,2009,30(1):95-98.

（邓青秀　敖慧　彭成）

## 237　浮海石

Fuhaishi

**【异名】** 浮石(《日华子诸家本草》),水花(《本草拾遗》),石花(《本草衍义》),海石(《丹溪心法》),水泡石(《东医宝鉴》),海浮石(《本草从新》),浮水石(《医林纂要》)。

**【来源】** 为胞孔科动物脊突苔虫 *Costazia aculeata* Canu et Bassler 的干燥骨骼。

**【产地】** 为野生品。主产于浙江、福建、广东、江苏等沿海地区。

**【采收加工】** 多于夏、秋二季从海中捞出,用清水漂洗,除去盐质及泥沙,晒干。

**【炮制】** **浮海石** 除去杂质,洗净,晒干,打碎。

**煅浮海石** 取净浮海石,煅至红透,打碎。

**【性状特征】** 呈珊瑚样的不规则块状,大小不等。灰白色或灰黄色,表面多突起呈叉状分枝,中部交织如网状。体轻,质硬而脆,表面与断面均有多数细小孔道。气微腥,味微咸。以个匀、体轻、灰白色、干燥不碎者为佳。

**【化学成分】** 浮海石的主要成分是碳酸钙,并含少量镁、锌、铁、铝等。浮海石的碳酸钙是其主要药理活性成分。

**【药性】** 咸,寒。归肺、肾经。

**【功能主治】** 清肺化痰,软坚散结,通淋。用于肺热咳嗽痰稠,瘰疬。

**【临床应用】** **临床常用**

(1) 痰热咳喘　本品性寒清热,味咸软坚,入肺经,能清热化痰,化顽痰胶结,可单用研末,炼蜜为丸,以粥送服,治痰热壅肺,咳喘咳痰黄稠,胶结成块,如《太平圣惠方》;配伍滑石、薄荷、杏仁、百部等能清热润肺,化痰平喘,可治小儿风湿燥热,咳嗽痰喘,如《医学从众录》海浮石滑石散;配伍栀子、青黛、瓜蒌仁等能清肝泻肺,化痰止咳,可治肝火灼肺,久咳痰中带血,如《丹溪心法》咳血方。

(2) 瘿瘤,瘰疬　本品能清化痰火,软坚散结,配伍海藻、昆布、夏枯草、玄参、贝母、连翘等,可治痰火郁结之瘿瘤,瘰疬。

(3) 血淋,石淋　本品能清热解毒,利尿通淋,单用本品研粉,用生甘草煎汤送服,可治湿热蕴结下焦,热伤血络,或炼液成石,致血淋、石淋、小便淋漓涩痛,如《仁斋直指方》的海金散。

**【用法用量】** 9～15g。

**【成药例证】**

**1. 咳喘舒片[《国家中成药标准汇编·内科肺系(二)分册》]** 药物组成:麻黄、蒲公英、紫苏子(去油)、浮海石、白前、麦冬、紫菀、百合、甘草、白果(去壳)、罂粟壳、化橘红。

功能主治:宣肺平喘,化痰止咳,养阴敛肺。用于咳嗽气喘,阴虚痰阻证,症见久病咳喘,干咳痰少。慢性支气管炎及哮喘见以上证候者。

**2. 海蛤散(《卫生部药品标准中药成方制剂·第四册》)** 药物组成:浮海石、蛤壳。

功能主治:化痰清肝,用于肝火毒盛所致的咳嗽痰多等症。

**3. 清热镇咳糖浆(《卫生部药品标准中药成方制剂·第二册》)** 药物组成:葶苈子、矮地茶、鱼腥草、荆芥、知母、前胡、板栗壳、浮海石。

功能主治:镇咳祛痰。用于感冒咽炎,肺热咳嗽。

**【贮藏】** 置干燥处。

（邓青秀　敖慧　彭成）

## 238　浮萍

Fuping

**【异名】** 苹(《尔雅》),浮蓱、薸(《尔雅》郭璞注),水萍、水花(《神农本草经》),萍子草(《补缺肘后方》),水白、水苏(《名医别录》),小萍子(《本草拾遗》),浮萍草(《本草图经》),水藓(《本草品汇精要》),水帘、九子萍(《二如亭群芳谱》),田萍(《中药志》),水萍草(浙江杭州),浮瓜叶、氽头蕰草、浮飘草(上海)。

【来源】 为浮萍科植物紫萍 *Spirodela polyrrhiza* (L.) Schleid. 的干燥全草。

【产地】 主要为野生品,少有栽培品。主产于江苏、河北、江西、湖南等地,全国南北其他省区均产。

【采收加工】 夏、秋二季6～9月,从池塘、水田中捞起,洗净,除去杂质,晒干。

【炮制】 取原药材,拣去杂质,筛去泥屑。

【性状特征】 为扁平叶状体,呈卵形或卵圆形,长径2～5mm。上表面淡绿色至灰绿色,偏侧有1小凹陷,边缘整齐或微卷曲。下表面紫绿色至紫棕色,着生数条须根。体轻,手捻易碎。以气微、味淡、色绿、背紫者为佳。

【化学成分】 浮萍的主要成分是黄酮、氨基酸,还含有有机酸、鞣质、多糖、微量元素等。浮萍的黄酮、氨基酸是其主要药理活性成分。

【药理毒理】

**1. 利尿** 给大鼠灌服38℃生理盐水,0.5h后灌服2g生药/ml紫萍10、20g/kg,能使利尿作用持续3～4h,并具有排$Na^+$和排$K^+$作用[1]。

**2. 保护内皮细胞** 用10、25、50μg/ml紫萍提取物处理1mmol/L的$H_2O_2$作用1h所致的ECV-304细胞氧化损伤模型24h,能提升细胞的存活率,预防细胞氧化损伤[2]。

**3. 抑菌** 多根紫萍zh0003甲醇提取物、多根紫萍zh0225甲醇提取物对枯草芽孢杆菌和金黄色葡萄球菌的*MIC*分别为12.5、25mg/ml,12.5、25mg/ml。多根紫萍zh0025 95%乙醇提取物、95%乙醇提取乙酸乙酯萃取物、95%乙醇提取正丁醇萃取物对枯草芽孢杆菌、金黄色葡萄球菌的*MIC*分别为6.25、50mg/ml,3.125、12.5mg/ml,6.25、25mg/ml[3]。

**4. 促黑素细胞增殖** 用含10、50、100、150、200、250μg/ml浮萍提取液,能促进黑素细胞增殖,且呈剂量依赖关系[4]。

【药性】 辛,寒。归肺经。

【功能主治】 宣散风热,透疹,利尿。用于麻疹不透,风疹瘙痒,水肿尿少。

【临床应用】 临床常用

(1)风热表证 本品味辛性寒,入肺经,能宣散风热,发汗解表,可用于风热表证。治风热感冒,发热无汗,常与薄荷、蝉蜕等同用,如《秋温证治》浮萍银翘汤;治时行热病,常与麻黄、桂心等同用,如《本草图经》发汗方。

(2)风疹瘙痒 本品辛散,能解表透疹,祛风止痒,可用于麻疹初起,疹出不畅,治风邪郁闭肌表,风疹瘙痒。治风癣疥癞,常与荆芥、赤芍等同,用如《疡医大全》浮萍散;治顽癣,常与钩藤、黄芩等同用,如《外科正宗》顽癣浮萍丸。

(3)水肿兼有表证 本品上可开宣肺气而发汗透邪,下可通调水道而利尿消肿,可用于水肿尿少兼风热表证。

【用法用量】 3～9g。外用适量。

【成药例证】

**1. 小儿羚羊散(《卫生部药品标准中药成方制剂·第二册》)** 药物组成:羚羊角、牛黄、水牛角浓缩粉、朱砂、冰片、金银花、紫草、连翘、牛蒡子、浮萍、葛根、西河柳、赤芍、黄连、天竺黄、川贝母、甘草。

功能主治:清热解毒,透疹止咳,用于麻疹隐伏,肺炎高热,嗜睡,咳嗽喘促,咽喉肿痛。

**2. 金酸萍糖浆(《卫生部药品标准中药成方制剂·第八册》)、金酸萍颗粒(《卫生部药品标准中药成方制剂·第八册》)** 药物组成:阴行草、酸模、浮萍。

功能主治:清热解毒,利湿退黄,有恢复肝功能、降低转氨酶的作用。用于急性黄疸型肝炎、慢性肝炎、重症肝炎。

【贮藏】 置通风干燥处,防潮。

【参考文献】
[1]凌云,鲍燕燕,吴奇,等.三种浮萍利尿作用比较[J].中药材,1998,21(10):526-528.

[2]彭亮,李知敏.紫萍提取物对过氧化氢诱导内皮细胞氧化损伤的保护作用研究[J].时珍国医国药,2009,20(4):996-998.

[3]谢天艳,何开泽,赵海,等.4种浮萍提取物的抗菌活性和黄酮含量[J].应用与环境生物学报,2014,20(2):238-244.

[4]牟宽厚,冯捷,张宪旗,等.浮萍、紫丹参醇提取物对体外培养的黑素细胞生长的影响[J].中药新药与临床药理,2004,15(1):6-9.

(任波 敖慧 彭成)

## 239　浮石

Fushi

【异名】　水花(《本草拾遗》),海石(《丹溪心法》),水泡石(《东医宝鉴》),浮海石、浮水石(《玉楸药解》),羊肚石(《药材资料汇编》),大海浮石、浮岩、岩浮石、海乳石。

【来源】　为火山喷出的岩浆凝固形成的多孔状石块。

【产地】　主产于辽宁、山东、福建、广东等沿海地区。

【采收加工】　夏、秋季采收,自海中捞出,洗净晒干。

【炮制】　**浮石**　净制。

**煅浮石**　取净浮石,砸成小块,置适宜的容器内,煅至酥脆或红透时,取出,放凉,碾碎。

【性状特征】　**浮石**　呈稀松似海绵状的不规则块体。大小不等。表面灰白色或灰黄色,具多数细孔。体轻,质硬而脆,易碎,断面疏松,具小孔,常有玻璃或绢丝样光泽。气微弱,味微咸。以体轻、色灰白者为佳。

**煅浮石**　形如浮石,多粉状,暗灰色,质酥脆而易碎。气微,味淡。以质轻、能浮于水面者为佳。

【化学成分】　浮石的主要成分是二氧化硅、锌、铁、钾,还含有钙、钠、铝、镁、钛、磷等。浮石的二氧化硅、锌、铁、钾是其主要药理活性成分。

【药理毒理】　**安全性评价**　将浮石用生理盐水制成50μg/ml的浸提液,在培养组氨酸营养缺陷型鼠伤寒沙门菌株的培养基中平板掺入5000μg/皿浮石浸提液,培养24h后,菌落数正常,说明浮石无致突变毒性[1]。

【药性】　咸,寒。归肺、肾经。

【功能主治】　清肺化痰,软坚散结。用于肺热咳嗽痰稠,瘰疬。

【临床应用】　**临床常用**

(1) 咳嗽　本品清肺化痰,善治痰热咳嗽。痰稠可配瓜蒌、贝母以助清肺化痰,如《医学从众录》海浮石滑石散;久咳,痰中带血,配伍青黛、栀子增强清肺化痰止血之效;还可炼蜜为丸治疗久咳不止,如《太平圣惠方》。

(2) 瘰疬,瘿瘤　本品软坚散结,清痰化火,可配伍昆布、海带等增强软化坚结之功,如消瘿顺气散。

【用法用量】　9～15g。

【成药例证】

**1. 百贝益肺胶囊[《国家中成药标准汇编·内科肺系(一)分册》]**　药物组成:白及、浙贝母、桔梗、百部、百合、海浮石、紫菀、三七、功劳木、甘草。

功能主治:滋阴活血,止咳化痰。用于治疗肺阴不足之久咳,以及支气管炎,肺痨久咳。

**2. 荡石片(《卫生部药品标准中药成方制剂·第十册》)**　药物组成:苘麻子、石韦、海浮石、蛤壳、茯苓、小蓟、玄明粉、牛膝、甘草。

功能主治:清热利水,通淋排石。用于肾结石,输尿管、膀胱等泌尿系统结石。

**3. 小儿久嗽丸(《卫生部药品标准中药成方制剂·第十九册》)**　药物组成:石膏、枇杷叶、竹茹、桑叶、法半夏、款冬花、桑白皮、葶苈子、石菖蒲、海浮石(煅)、藿香、紫苏子(炒)、忍冬藤、苦杏仁(炒)、沉香、僵蚕(炒)、麻黄。

功能主治:疏风解热,止嗽化痰。用于肺热咳嗽,痰多而稠,久嗽不已及百日咳。

【贮藏】　置干燥处。

【参考文献】
[1]孙洪然.中药浮海石致突变的实验研究[J].中国医药指南,2012,10(23):408-409.

(任波　敖慧　彭成)

## 240　浮小麦

Fuxiaomai

【异名】　浮水麦(《本草蒙筌》),浮麦(《本草纲目》)。

【来源】　为禾本科植物小麦 *Triticum aestivum* L.的干燥轻浮瘪瘦果实。

【产地】　主要为栽培品,全国产麦地区均有生产。

【采收加工】　一般在夏至果实成熟时采收,取瘪瘦轻浮与未脱净皮的麦粒,拣取杂质,筛去灰屑,用水漂洗,晒干即得。

【炮制】　**浮小麦**　取原药材,拣取杂质,筛去灰屑。

**炒浮小麦**　取净浮小麦,置锅内,用文火加热炒至棕黄色，取出放凉。

**【性状特征】** **浮小麦**　干瘪颖果呈长圆形，长约6mm，直径约1.5～2.5mm；表面黄白色或浅黄棕色，略皱缩，有的尚带有未脱净的外稃；腹面中央有一深陷的纵沟，顶端钝形，具黄白色柔毛，另一端成斜尖形，有脐；质坚硬，少数极瘪者，质地较软；断面白色，粉性。气弱，味淡。以粒均匀、轻浮、无杂质、表面有光泽者为佳。

**炒浮小麦**　形如浮小麦，表面棕黄色。

**【化学成分】** 浮小麦的主要成分是酚类，还含有B族维生素、棉籽糖、亚油酸、淀粉、蛋白质、氨基酸等。浮小麦的酚是其主要药理活性成分。

**【药理毒理】** **止汗**　浮小麦水煎液按0.267g/100g给大鼠灌胃，可降低大鼠体重，增加足趾部皮肤汗点数，减少足趾汗腺导管扩张、降低空泡发生率[1]。

**【药性】** 甘，咸，凉。归心经。

**【功能主治】** 止汗，退虚热。用于自汗、盗汗，骨蒸劳热。

**【临床应用】** **临床常用**

(1) 汗证　本品具有敛阴止汗、益气固表的作用，其性甘凉，专入心经，养气阴，退虚热，治疗腠理不固、津液外泄的自汗、盗汗等症，如《太平惠民和剂局方》牡蛎散。也可文武火炒令焦，为末，每服二钱，米饮汤调下，频服为佳，或取陈小麦用干枣煎服，治盗汗及虚汗不止，如《卫生宝鉴》。

(2) 脏躁抑郁　本品具有养心安神的作用，《金匮要略论注》："小麦能和肝阴之客热，而养心液，且有消烦利溲止汗之功，故以为君。"《绛雪园古方选注》："小麦，苦谷也。经言心病宜食麦者，以苦补之也。"与百合、莲子、大枣、甘草等配伍，可治疗脏躁，症见精神抑郁，无故悲伤欲哭，数欠伸，周身疲惫，神倦，失眠，健忘等心脾受损症状，如《金匮要略》甘麦大枣汤。

(3) 淋证　本品加童便炒为末，砂糖煎水调服，治男子血淋不止，如《奇方类编》。

**【用法用量】** 10～30g。

**【成药例证】**

**1. 更年安片(《中华人民共和国药典》2015年版)、更年安胶囊(《卫生部药品标准中药成方制剂·第十四册》)**　药物组成：地黄、泽泻、麦冬、熟地黄、玄参、茯苓、仙茅、磁石、牡丹皮、珍珠母、五味子、首乌藤、制何首乌、浮小麦、钩藤。

功能主治：滋阴清热，除烦安神。用于肾阴虚所致的绝经前后诸证，症见烦热出汗、眩晕耳鸣、手足心热、烦躁不安；围绝经期综合征见上述证候者。

**2. 夜宁糖浆(《中华人民共和国药典》2015年版)、夜宁颗粒(《卫生部药品标准中药成方制剂·第六册》)、夜宁口服液(《新药转正标准39》)、夜宁合剂(《新药转正标准40》)**　药物组成：合欢皮、灵芝、首乌藤、大枣、女贞子、甘草、浮小麦。

功能主治：养血安神。用于心血不足所致的失眠、多梦、头晕、乏力；神经衰弱见上述证候者。

**3. 解郁安神颗粒(《中华人民共和国药典》2015年版)、解郁安神胶囊(《新药转正标准88》)**　药物组成：柴胡、大枣、石菖蒲、姜半夏、炒白术、浮小麦、制远志、炙甘草、炒栀子、百合、胆南星、郁金、龙齿、炒酸枣仁、茯苓、当归。

功能主治：疏肝解郁，安神定志。用于情志不畅、肝郁气滞所致的失眠、心烦、焦虑、健忘；神经官能症、围绝经期综合征见上述证候者。

**4. 虚汗停颗粒(《卫生部药品标准中药成方制剂·第十四册》)**　药物组成：黄芪、浮小麦、大枣、糯稻根、牡蛎(煅)。

功能主治：益气养阴，固表敛汗。用于气阴不足之自汗、盗汗及小儿盗汗。

**5. 稚儿灵颗粒(《卫生部药品标准中药成方制剂·第四册》)**　药物组成：党参、太子参、南沙参、地黄、制何首乌、白术(麸炒)、当归、白芍(麸炒)、黑大豆、木香、白扁豆、山药、仙鹤草、功劳叶、茯苓、五味子(制)、石菖蒲、浮小麦、甘草(蜜炙)、牡蛎、牡蛎(煅)、陈皮、远志(制)、大枣。

功能主治：益气健脾，补脑强身。用于小儿厌食，面黄体弱，夜寝不宁，睡后盗汗等症。

**【贮藏】** 置通风干燥处，防蛀。

**【参考文献】** [1]裴妙荣，孟霜，李慧峰.浮小麦与小麦的止汗作用及5-二十一烷基间苯二酚等化合物含量比较研究[J].中华中医药学刊，2013，31(9)：2030-2032.

(任波　敖慧　彭成)

## 241 附子

Fuzi

【异名】 堇(《庄子》),茛、乌头、奚毒、即子、乌喙(《神农本草经》),茇(《尔雅》),鸡毒(《淮南子》),千秋、毒公、果负、耿(《吴普本草》),独自草(《续汉书》),土附子(《日华子本草》),侧子、漏蓝子、天雄、天锥、鬲子(《彰明附子记》)、草乌(《圣济总录》),竹节乌头、金鸦(《本草纲目》),断肠草(《新疆药材》)等。

【来源】 为毛茛科植物乌头 *Aconitum carmichaelii* Debx. 的子根加工品。

【产地】 主要为栽培品,野生品亦有。其道地产区为四川江油河西一带,亦主产于四川平武、安县、布托等地。陕西、云南、重庆、湖北等亦有栽种。其种源乌药主产于四川青川、平武、安县等地。建于江油市太平镇普照村、合江村、桥楼村、竹林村、泗洲村、月爱村、双胜村;凉山州布拖县西溪河区火烈乡、补洛乡、乐安乡;北川羌族自治县漩坪乡烧房材(乌药坪)等地的附子GAP种植基地,北川羌族自治县漩坪乡烧房村(乌药坪)的种源乌药GAP种植基地已通过原国家食品药品监督管理总局验收。

【采收加工】 各地采收附子的季节随地理、气候的不同亦有明显差异,如四川江油在6~8月采挖,陕西汉中地区在大暑至立秋间采挖,四川布拖则在9~10月采收。采挖时用特制的二齿耙从侧挖下提起,除去茎秆,抖去泥沙,将母根与子根分开,去掉须根。母根晒干,即"川乌"。子根即是泥附子,再按大小分开后洗净泥沙进行,放入胆水内浸渍,以防腐烂。

【炮制】 **盐附子** 将个大的子根放入盐卤(食用胆巴)水溶液中浸泡过夜,再加食盐,继续浸泡,每日取出晾晒,至表面出现大量盐霜,质地变硬为止。

**黑顺片** 选中等大小的子根,浸盐卤液中数日后,与浸液共煮至透心,捞出,用水漂洗,纵切成约5cm的厚片,用水浸漂,并加用红糖与菜油炒成的调色液,使附片染成茶褐色,取出蒸透,至出现油面光泽后,烘至半干,再晒干。

**白附片** 加工方法与黑顺片略同,但不加调色液,煮至透心后,剥去黑褐色外皮,纵切成约3mm的薄片,用清水浸漂,蒸透,晒至半天,用硫黄熏后再晒干。

**炮附片** 取附片,照烫法用砂烫至鼓起并微变色。

**淡附片** 取盐附子,用清水浸漂,每日换水2~3次,至盐分漂尽,与甘草、黑豆加水共煮透心,至切开后口尝无麻舌感时,取出,除去甘草、黑豆,切薄片,干燥。

【性状特征】 **盐附子** 呈圆锥形,长4~7cm,直径3~5cm。表面灰黑色,被盐霜,顶端有凹陷的芽痕,周围有瘤状突起的支根或支根痕。体重,横切面灰褐色,可见充满盐霜的小空隙和多角形形成层环纹,环纹内侧导管束排列不整齐。气微,味咸而麻,刺舌。以个大、体重、色灰黑、表面起盐霜者为佳。

**黑顺片** 为纵切片,上宽下窄,长1.7~5cm,宽0.9~3cm,厚0.2~0.5cm。外皮黑褐色,切面暗黄色,油润具光泽,半透明状,并有纵向导管束。质硬而脆,断面角质状。气微,味淡。以皮黑褐、切面油润有光泽者为佳。

**白附片** 无外皮,黄白色,半透明,厚约0.3cm。以片大、色黄白、油润半透明者为佳。

**炮附片** 形如黑顺片或白附片,表面鼓起黄棕色,质松脆。气微,味淡。以片大、油润者为佳。

**淡附片** 为纵切片,上宽下窄,长1.7~5cm,宽0.9~3cm,厚0.2~0.5cm。外皮褐色。切面褐色,半透明,有纵向导管束。质硬,断面角质样。气微,味淡,口尝无麻舌感。以切面油润有光泽者为佳。

【化学成分】 附子的主要成分是生物碱,还含有甾醇、多糖、微量元素等。附子的生物碱是其主要药理活性成分。如乌头碱、中乌头碱、次乌头碱、异飞燕草碱、苯甲酰中乌头碱、新乌宁碱、附子宁碱、北乌头碱、多根乌头碱、去氧乌头碱、新江油乌头碱等。

【药理毒理】

**1. 对心血管系统的作用**

(1) 强心 用生附子按2、1、0.5g/kg的剂量给戊巴比妥钠造成大鼠急性心衰模型进行十二指肠给药,能明显升高心衰大鼠左心室收缩压,增加左心室内压最大上升速率,升高左心室内压最大下降速率[1]。

(2) 抗心肌缺血 1.5、15、75mg/ml的附子流浸膏和15mg/ml的附片(黑顺片)流浸膏对垂体后叶素制备豚鼠离体心脏急性心肌缺血模型心率无明显影响,但均能增加冠状动脉流量,其中附子高、中剂量还能增加心肌收缩力[2]。附子总生物碱按2.5mg/kg的剂量给垂体后叶素制备心肌缺血小鼠灌胃,连续5d,可调节缺血心肌的能量代谢、信号传导、功能、细胞修复和抗氧自由基损伤等多组相关蛋白的表达,从而对缺血心肌产生保护作用[3]。

(3) 抗心律失常 黑顺片正丁醇提取物、乙醇提取物及水提取物腹腔注射均对氯仿所致小鼠室颤有预防作用,其中尤以水提物作用最为明显[4]。

(4) 扩血管 0.25、0.5、1.0mg/ml附子的中性水煎液可显著扩张NA预收缩的内皮细胞完整的家兔离体肺动脉血管,并有剂量依赖关系,但经L-NNA、MB温育或去除内皮细胞后,附子水煎液的上述作用明显减弱,吲哚美辛和普萘洛尔温育对附子水煎液的血管舒张作用无明显影响。0.5、1.0、2.0、4.0、8.0mg/ml中性附子水煎剂对家兔离体主动脉环也具有相似作用,其舒张血管的作用同样可以被L-NNA、MB和去除内皮细胞所阻断,而吲哚美辛和普萘洛尔对其无影响[5,6]。3mM中乌头碱能促进内皮细胞$Ca^{2+}$内流和NOS激活,从而导致家兔主动脉血管舒张[7]。1.5g生药/ml黑顺片水煎醇沉液按2ml/kg给家兔腹腔注射,对于常压缺氧所致肠系膜微循环障碍家兔的血液流态具有改善作用,减少血流由线流变为粒流的动物数,抑制微血管缩小,显著减轻红细胞聚集现象[8]。

(5) 抗休克 给内毒素引起休克的猫静脉滴注附子水溶部分2mg/(kg·min)或一次性静脉注射30mg/kg。附子水溶部分静脉滴注可明显减慢休克猫的血压下降,对内毒素引起的心率减慢无对抗作用;附子水溶部分一次性静脉注射对休克猫的血压先有短暂下降,然后增加,能对抗内毒素引起的心率减慢作用;两种给药方式均能明显对抗内毒素抑制心肌收缩力的作用;静脉滴注给药还能显著延长内毒素休克猫的生存时间[9]。

**2. 对消化系统的作用** 附子水煎剂按10、20g/kg生药量的剂量给小鼠灌胃,其中大剂量能显著对抗小鼠水浸应激型胃溃疡损伤,显著降低溃疡指数;大鼠按5、10g/kg的剂量灌胃,结果均对0.6mol/ml HCl所致大鼠胃黏膜损伤有显著对抗作用,显著降低溃疡指数。附子水煎剂10、20g/kg给小鼠灌胃,结果小剂量能明显减少蓖麻油引起的1~6h的腹泻次数,大剂量能明显减少蓖麻油引起的3~6h的腹泻次数和番泻叶引起的4~8h的腹泻次数[10]。附子水提液按5g/kg的剂量给小鼠灌胃,能显著抑制小鼠胃肠运动,显著增加胃残留率,降低小肠推进率[11]。

**3. 抗衰老** 附子水煎剂按0.75g/(kg·bw)给老年大鼠灌胃,能提高老年大鼠TAA及SOD活性,降低脑组织LPF和肝组织MDA含量,增加心肌组织$Na^+$-$K^+$-ATP酶的活性,改善肝细胞膜脂流动性[12]。

**4. 抗炎、镇痛** 附子水煎剂按1g/kg的剂量腹腔注射,对巴豆油所致小鼠耳部肿胀、甲醛所致大鼠足跖肿胀和切除双侧肾上腺后大鼠甲醛性足跖肿胀均有明显抑制作用[13]。附子水煎醇沉液按15、10、5、2.5、1.25g/kg的剂量给小鼠腹腔注射,对小鼠痛阈值均有不同程度的提高,其镇痛效应强度与剂量呈正相关[14]。

**6. 抗肿瘤** 附子提取物按20mg/kg的剂量给荷瘤小鼠连续腹腔注射10d,能显著抑制肝癌H22移植瘤的生长,并显著促进移植瘤TNF-α和Caspase-3表达,抑制NF-κB的表达[15]。用含10、100mg/L和1g/L附子多糖的培养基培养细胞5d,HL-60细胞分叶核与杆状核细胞增多,晚幼粒细胞亦增多,早幼粒细胞减少;其中100mg/L和1g/L的附子多糖能明显增强HL-60细胞NBT还原能力,显著升高细胞内MPO水平,使HL-60细胞膜分化抗原$CD_{11b}$上升,$CD_{33}$下降[16]。

**6. 调节免疫** 1g/ml的附子水提液给小鼠灌胃,每次0.6ml,每日2次,连续7d,能显著促进小鼠脾淋巴细胞和混合脾淋巴细胞产生IL-2,具有调节机体免疫功能的作用[17]。

**7. 安全性评价** 附子为毒性较大的中药,其毒性主要是由双酯型乌头类生物碱引起。经炮制、水煎、合理配伍等,双酯型乌头类生物碱含量下降,毒性也明显降低。附子水煎醇沉液(酯型生物碱乌头碱的含量为0.0364%)给小鼠灌胃,$LD_{50}$为31.24g/kg,换算成人临床用量为240.31g/d。给药后即可见部分动物躁动不安、呼吸增强、头部颤动,继而全身抽搐，继而蜷卧，体表温度下降，直至死亡。镜检可见中毒死亡小鼠肝脏、肾脏呈暗红色，心肌有轻微瘀血，内有少量积液，其余未见异常[18]。黑顺片水煎液按15、30、45、60、75、90g/kg的剂量给小鼠灌胃，连续10d，60g/kg以上剂量组能使小鼠死亡率显著增加，中毒反应较多且较严重，对心电图也有一定影响，对肝有一定损伤，还可显著降低血尿素氮[19]。2.5mg/ml以上浓度乌头碱可影响体外大鼠胚胎生长发育和器官形态分化，诱发以心脏和神经系统为主的器官畸形，加入体外代谢活化系统S9可以减轻乌头碱对大鼠胚胎的毒性作用[20]。

**10. 体内过程**　给大鼠灌胃附子总生物碱（折算成乌头碱、新乌头碱、次乌头碱剂量为：乌头碱0.3112mg/kg、新乌头碱3.912mg/kg、次乌头碱1.3096mg/kg），灌胃后不同时间点取血测定。其中乌头碱、新乌头碱和次乌头碱的药动学曲线经拟合均符合口服给药的二室模型，乌头碱$t_{1/2\alpha}$为3.326±1.564min，$t_{1/2\beta}$为886.609±242.136min；新乌头碱$t_{1/2\alpha}$为15.4989±4.8712min，$t_{1/2\beta}$为1255.8081±684.891min；次乌头碱$t_{1/2\alpha}$为125.482±51.654min，$t_{1/2\beta}$为1007.7575±349.4852min。总体而言，灌胃给药后20min，乌头碱类双酯型生物碱总血药浓度达最高，然后快速下降，30min下降到20min的3/4左右，30～360min血药浓度相对稳定，然后缓慢下降[21]。

**【药性】**　辛、甘，大热；有毒。归心、肾、脾经。

**【功能主治】**　回阳救逆，补火助阳，散寒止痛。用于亡阳虚脱，肢冷脉微，心阳不足，胸痹心痛，虚寒吐泻，脘腹冷痛，肾阳虚衰，阳痿宫冷，阴寒水肿，阳虚外感，寒湿痹痛。

**【临床应用】**

**1. 临床常用**

（1）亡阳证　附子能上助心阳以复脉，下补肾阳以益火，还有中温脾阳的功效，能通行十二经脉，为回阳救逆要药；治亡阳证，常与干姜相须为用，如《伤寒论》四逆汤；若元气大亏，阳气暴脱，汗出肢冷，脉微欲绝者，又当与大补元气之人参同用，如《严氏济生方》参附汤；治大汗吐泻，阳随阴脱，或吐衄崩中，血脱亡阳之证，可在参附基础上加用干姜、肉桂、五味子等，如《伤寒六书》回阳急救汤；治阴盛格阳，浮阳上越，症见下利脉微而伴面赤烦躁者，可与干姜、葱白同用，以破阴回阳，宣通阳气，如《伤寒论》白通汤。

（2）心脾肾阳虚证　本品辛甘温煦，归心脾肾经，上能助心阳以通脉，中能温脾阳以散寒，下能补肾阳以益火，常用于心阳虚、脾阳虚及肾阳虚诸证。

心阳虚证：治心阳不振，心悸气短，胸痹心痛，可与人参、桂枝、甘草等同用。

脾阳虚证：治脾阳虚之脘腹冷痛，大便溏泄者，常配干姜、白术，温中补脾，如《阎氏小儿方论》附子理中汤；治冷痢日夜不止，属大肠虚滑者，与干姜、肉豆蔻配伍，如《圣济总录》火轮散；治脾肾阳虚之身面浮肿，小便不利，可与白术、茯苓等相伍，如《伤寒论》真武汤。

肾阳虚证：治肾阳不足，命门火衰，阳痿滑精，肢冷畏寒，小便自遗者，常与肉桂、熟地黄、山茱萸、枸杞子相伍，于阴中求阳，温肾益精，如《景岳全书》右归丸；若肾虚，元气不固，头晕肢冷，腰膝酸软，梦泄遗精等，可配肉苁蓉、巴戟天、牛膝、煅龙骨同用，如《证治准绳》秘精丸；治妇女冲任虚寒，久不受孕，则可配补骨脂、当归、鹿角胶等，以温养冲任，如《医学衷中参西录》温冲汤。

（3）寒凝疼痛证　本品气雄性悍，能温经脉，散寒凝，止疼痛，故可用于寒凝心脉的胸痹，寒凝腹部的疼痛，寒凝胞宫的痛经以及风湿痹痛、阴疽疮肿等。治寒湿偏盛之周身骨节疼痛，常与桂枝、甘草同用，如《伤寒论》桂枝附子汤；若湿痹，阳虚阴盛，一身如从水中出，可配川乌、官桂、白术，如《宣明论方》附子丸；治湿伤肾经，腰重冷痛，可配白术、杜仲，如《医林类证集要》术附汤；治历节风痛，日夜不可忍者，则与黄芪、麻黄、防风等配伍，以散寒祛风，止痹痛，如《圣济总录》附子汤；治寒性疮疽漫肿不溃者，用之可消可溃，溃久不敛者，用之亦可温阳敛疮，常与人参、黄芪、当归等益气养血、扶正内托药相伍，如《外科正宗》回阳三建汤、神功内托散等；治阳气虚弱，冷漏诸疮，可配桂枝、白术等，如《外科精要》神效桂附丸。

**2. 临床新用**　附子可用于治疗重度脓毒症[22]、感染性休克[23]、急性冠状动脉综合征[24]、慢性心功能不全[25]、原发性甲状腺功能减退症[26]、慢性肾衰竭[27]、风湿性关节炎[28]、糖尿病[29]。

**【用法用量】**　3～15g，先煎，久煎。

**【成药例证】**

**1. 参附注射液(《卫生部药品标准中药成方制剂·第十八册》)** 药物组成:黑顺片、人参。

功能主治:回阳救逆,益气固脱。主要用于阳气暴脱的厥脱症(感染性、失血性、失液性休克等);也可用于阳虚(气虚)所致的惊悸、怔忡、喘咳、胃痛、泄泻、痹证等。

**2. 四逆汤(《中华人民共和国药典》2015 年版)** 药物组成:淡附片、干姜、炙甘草。

功能主治:温中祛寒,回阳救逆。用于阳虚欲脱,冷汗自出,四肢厥逆,下利清谷,脉微欲绝。

**3. 附子理中片(《中华人民共和国药典》2015 年版)、附子理中丸(《卫生部药品标准中药成方制剂·第二十册》)、附子理中液(《卫生部药品标准中药成方制剂·第二十册》)** 药物组成:附子(制)、干姜、党参、白术(炒)、甘草。

功能主治:温中健脾。用于脾胃虚寒,脘腹冷痛,呕吐泄泻,手足不温。

**4. 附片口服液(《卫生部药品标准中药成方制剂·第二十册》)** 药物组成:黑顺片。

功能主治:回阳救逆,补火助阳,逐风寒湿邪。用于亡阳虚脱,肢冷脉微,阳痿,宫冷,小腹冷痛,虚寒吐泻,阴寒水肿,阳虚外感,寒湿痹痛。

**5. 附桂骨痛颗粒(《中华人民共和国药典》2015 年版)、附桂骨痛片(《中华人民共和国药典》2015 年版)、附桂骨痛胶囊(《中华人民共和国药典》2015 年版)** 药物组成:附子(制)、制川乌、肉桂、党参、当归、白芍、淫羊藿、乳香。

功能主治:温阳散寒,益气活血,消肿止痛。用于阳虚寒湿型颈椎及膝关节增生性关节炎。症见骨关节疼痛,屈伸不利,麻木肿胀,遇热则减,畏寒肢冷。

**【注意事项】**

1. 孕妇慎用。

2. 不宜与半夏、瓜蒌、瓜蒌子、瓜蒌皮、天花粉、川贝母、浙贝母、平贝母、伊贝母、湖北贝母、白蔹、白及同用。

3. 附子中含多种乌头碱类化合物,具有较强的毒性,尤其表现为心脏毒性。乌头碱类结构具有箭毒样作用,还具有乌头碱样作用,表现为心律失常、血压下降、体温降低、呼吸抑制、肌肉麻痹和中枢神经功能紊乱等。附子毒性的大小与煎煮时间、炮制、配伍等密切相关。其水解后形成的乌头原碱类,毒性大大降低,故附子应制用久煎,合理配伍。

**【贮藏】** 盐附子密闭,置阴凉干燥处;黑顺片及白附片置干燥处,防潮。

**【参考文献】**
[1]王立岩,张志仁,王奕琛,等.附子炮制前后对急性心衰大鼠血流动力学的影响[J].时珍国医国药,2009,20(6):1327-1328.

[2]李立纪,张风雷,吴荣祖,等.附子和附片回阳救逆作用的比较研究[J].中药药理与临床,2005,21(6):31-33.

[3]李劲平,吴伟康,曾英,等.附子总生物碱对缺血心肌蛋白质组的影响[J].中南药学,2008,6(1):18-21.

[4]张梅,张艺,陈海红,等.附子抗心律失常有效组分研究[J].时珍国医国药,2000,11(3):193-194.

[5]张团笑,牛彩琴,秦晓民.附子水煎剂对家兔离体肺动脉血管的舒张作用[J].中成药,2005,27(6):694-697.

[6]牛彩琴,张团笑,徐厚谦,等.附子水煎剂对家兔离体主动脉血管舒张作用的研究[J].中药药理与临床,2004,20(4):23-25.

[7]Mana Mitamura, Syunji Horie, Masaru Sakaguchi, *et al*. Mesaconitine-induced Relaxation in Rat Aorta: Involvement of $Ca^{2+}$ Influx and Nitric-oxide Synthase in the Endothelium[J]. European Journal of Pharmacology, 2002, 436,217-225.

[8]李立,王斌,赵群兰.附子、当归的抗缺氧作用及对微循环障碍的影响[J].山西医学院学报,1990,21(1):4-9.

[9]周远鹏,刘文化.附子水溶部分对内毒素休克的治疗作用[J].中药通报,1988,13(5):43-45,64.

[10]朱自平,沈雅琴,张明发,等.附子的温中止痛药理研究[J].中国中药杂志,1992,17(4):238-241.

[11]张媛,王建,王琼,等.黄连与附子对小鼠胃肠运动的影响[J].时珍国医国药,2008,19(10):2456.

[12]张涛,王桂杰,白书阁,等.附子对老年大鼠抗氧化系统影响的实验研究[J].中国老年学杂志,2001,21(2):135-136.

[13]张维敏,徐志敏,郭彬.附子抗炎症作用的实验研究[J].中医药信息,1994,(5):41-42.

[14]周京滋,陈长勋,苏健美,等.附子、四逆汤镇痛、抗炎作用的药效动力学研究[J].中国中药杂志,1992,17(2):104-107.

[15]任丽娅,曾升平.附子提取物对移植性肝癌 $H_{22}$ 细胞凋亡影响的实验研究[J].河南中医,2008,28(11):34-37.

[16]彭文珍,吴雄志,曾升平,等.附子多糖诱导人早幼粒白血病细胞分化研究[J].职业卫生与病伤,2003,18(2):123-124.

[17]陈玉春.人参、附子与参附汤的免疫调节作用机理初探[J].中成药,1994,16(8):30-31.

[18]张梅,苗维纳,杨明,等.附子抗心律失常有效组分[J].中华国际医学杂志,2001,1(6-7):549,556.

[19]陈金月,周芳,黄世优.大剂量使用附子的安全性研究.亚太传统医药,2008,4(10):37-39.

[20]Kai Xiao, Li Wang, Yuqing Liu, *et al*.Study of Aconitine Toxicity in Rat Embryos in Vitro[J].Birth Defects Research (Part B),2007,(80):208-212.

[21]陶长戈,李文军,彭成.附子总生物碱中乌头碱、新乌头碱、次乌头碱在大鼠体内的药动学研究[J].云南中医中药杂志,2011,32(3):49-52.

[22]江荣林,雷澍,王灵聪,等.参附注射液对重度脓毒症患者组织氧代谢的影响[J].中华中医药杂志,2009,24(7):965-967.

[23]胡晶,符子艺,谢雁鸣,等.参附注射液治疗感染性休克的系统评价[J].中国中药杂志,2013,38(18):3209-3214.

[24]刘斌,乔方,刘茂辉.参附注射液治疗急性冠脉综合征142例临床疗效观察[J].中国中医基础医学杂志,2012,18(8):873-877.

[25]靳利利,刘秋江,李典鸿,等.加味参附颗粒对慢性心功能不全患者心功能及血浆脑钠肽的影响[J].广州中医药大学学报,2011,28(5):468-470.

[26]罗试计,何复忠,黄茂政,等.二仙参附汤治疗原发性甲状腺功能减退症[J].中国实验方剂学杂志,2012,18(3):220-221.

[27]张秋林,洪钦国.尿毒清胶囊对慢性肾功能衰竭患者肾纤维化指标的影响[J].广州中医药大学学报,2007,24(2):108-112.

[28]范琳燕,吴凌.中药离子导入法治疗寒邪偏盛型风湿性关节炎的临床疗效观察[J].广州中医药大学学报,2014,3(1):44-46.

[29]阮永队,陈红梅,莫冰泉,等.中医温阳健脾法与降糖药合用治疗2型糖尿病胰岛素抵抗阳虚患者70例[J].广州中医药大学学报,2007,24(3):184-187.

(彭芙　敖慧　彭成)

## 242　覆盆子

Fupenzi

**【异名】** 覆盆(《名医别录》),乌藨子(《本草纲目》),小托盘(《中药材手册》),竻藨子(《江西中药》)。

**【来源】** 为蔷薇科植物华东覆盆子 *Rubus chingii* Hu 的干燥果实。

**【产地】** 主要为栽培品,野生品亦有。主产于浙江、福建。江西、江苏、安徽、湖北等地亦产。

**【采收加工】** 夏初果实由绿变绿黄时采收,除去梗、叶,置沸水中略烫或略蒸,取出,干燥。

**【炮制】** 取原药材,拣去杂质,筛去泥屑。

**【性状特征】** 本品为聚合果,由多数小核果聚合而成,呈圆锥形或扁圆锥形,高0.6～1.3cm,直径0.5～1.2cm。表面黄绿色或淡棕色,顶端钝圆,基部中心凹入。宿萼棕褐色,下有果梗痕。小果易剥落,每个小果呈半月形,背面密被灰白色茸毛,两侧有明显的网纹,腹部有突起的棱线。体轻,质硬。气微,味微酸涩。以籽粒完整、饱满坚实、色黄绿、具酸味者为佳。

**【化学成分】** 覆盆子的主要成分是黄酮、三萜苷,还含有生物碱、甾体、维生素等。覆盆子的黄酮、三萜苷是其主要药理活性成分。《中华人民共和国药典》2015年版规定,本品药材按干燥品计算,含鞣花酸($C_{14}H_5O_8$)不得少于0.20%,含山柰酚-3-*O*-芸香糖苷($C_{27}H_{80}O_{15}$)不得少于0.03%。

**【药理毒理】**

**1. 抗衰老** 12g生药/kg覆盆子提取液及氯仿、乙酸乙酯萃取部位灌胃可不同程度地缩短D-半乳糖所致亚急性衰老模型大鼠第一次穿越平台时间,增强肾阳虚模型大鼠的学习能力,其作用机制可能与增加睾酮水平有关[1]。

**2. 抗肿瘤** 0.02～0.08g/L覆盆子水提取液对人新鲜肝脏肿瘤细胞的增殖有抑制作用,且呈现出与药物浓度、作用时间的依赖性[2]。覆盆子水提取物可降低体外基质金属蛋白酶(MM-13)的荧光强度,其抑制作用与浓度呈明显正比关系,其 $IC_{50}$ 为0.036μg/ml[3]。

**3. 促进淋巴细胞增殖作用** 50～200μg/ml覆盆子提取液,50～100μg/ml覆盆子粗多糖和正丁醇组分均有明显的促进淋巴细胞增殖作用,在有丝或无丝裂原ConA辅助的作用下,均具有明显激活淋巴细胞的作用。粗多糖和正丁醇组分对体外培养的淋巴细胞在激活早期有升高细胞内cAMP作用,而不影响cGMP水平[4]。

**4. 抗真菌** 覆盆子提取物(0.5g生药/ml)对白念珠菌等多种致病真菌具有较好的抗真菌活性,而白念珠菌耐药株也对其具有耐药性。但当覆盆子提取物与氟康唑联合使用时,两者能较好地发挥协同作用,有效抑制白念珠菌耐药株的生长[5]。

**5. 抗氧化** 覆盆子黄酮提取物对·OH、$H_2O_2$·、DPPH·均有不同程度的清除作用,对花生油的自动氧化也有明显的抑制作用,表明覆盆子黄酮有较好的体外抗氧化作用[6]。

**【药性】** 甘、酸，温。归肝、肾、膀胱经。

**【功能主治】** 益肾固精缩尿，养肝明目。用于遗精滑精，遗尿尿频，阳痿早泄，目暗昏花。

**【临床应用】** 临床常用

(1) 遗精滑精，遗尿尿频　本品既能固精缩尿，又能补益肝肾而发挥标本兼顾的治疗作用。治肾虚遗精、滑精、阳痿、不孕、遗尿、尿频等症。

(2) 肝肾不足，目暗不明　本品补益肝肾而明目。

**【用法用量】** 6～12g。

**【成药例证】**

**1. 五子衍宗丸、片(《中华人民共和国药典》2015年版)、五子衍宗胶囊、颗粒(《新药转正标准87》)** 药物组成：枸杞子、菟丝子(炒)、覆盆子、五味子(蒸)、盐车前子。

功能主治：补肾益精。用于肾虚精亏所致的阳痿不育、遗精早泄、腰痛、尿后余沥。

**2. 全鹿丸(《中华人民共和国药典》2015年版)** 药物组成：全鹿干、锁阳(酒炒)、党参、地黄、牛膝、熟地黄、楮实子、菟丝子、山药、盐补骨脂、枸杞子(盐水炒)、川芎(酒炒)、肉苁蓉、酒当归、巴戟天、炙甘草、天冬、五味子(蒸)、麦冬、炒白术、覆盆子、盐杜仲、芡实、花椒、茯苓、陈皮、炙黄芪、小茴香(酒炒)、盐续断、青盐、胡芦巴(酒炒)、沉香。

功能主治：补肾填精，健脾益气。用于脾肾两亏所致的老年腰膝酸软、神疲乏力、畏寒肢冷、尿次频数、崩漏带下。

**3. 龟鹿补肾丸(《中华人民共和国药典》2015年版)** 药物组成：盐菟丝子、续断(盐蒸)、狗脊(盐蒸)、制何首乌、陈皮(蒸)、熟地黄、金樱子(蒸)、山药(炒)、淫羊藿(蒸)、锁阳(蒸)、酸枣仁(炒)、炙甘草、鹿角胶(炒)、龟甲胶(炒)、炙黄芪、覆盆子(蒸)。

功能主治：补肾壮阳，益气血，壮筋骨。用于肾阳虚所致的身体虚弱、精神疲乏、腰腿酸软、头晕目眩、精冷、性欲减退、夜尿频数、健忘、失眠。

**4. 益肾灵颗粒(《中华人民共和国药典》2015年版)** 药物组成：枸杞子、女贞子、附子(制)、芡实(炒)、车前子(炒)、补骨脂(炒)、覆盆子、五味子、桑椹、沙苑子、韭菜子(炒)、淫羊藿、金樱子。

功能主治：温阳补肾。用于肾气亏虚、阳气不足所致的阳痿、早泄、遗精或弱精症。

**5. 调经促孕丸(《中华人民共和国药典》2015年版)** 药物组成：鹿茸(去毛)、炙淫羊藿、仙茅、续断、桑寄生、菟丝子、枸杞子、覆盆子、山药、莲子(去芯)、茯苓、黄芪、白芍、酸枣仁(炒)、钩藤、丹参、赤芍、鸡血藤。

功能主治：温肾健脾，活血调经。用于脾肾阳虚、瘀血阻滞所致的月经不调，闭经，痛经，不孕，症见月经错后，经水量少，有血块，行经小腹冷痛，经水日久不行，久不受孕，腰膝冷痛。

**【贮藏】** 置干燥处。

**【参考文献】**

[1]黄丽萍，熊玉洁，赵梦岚，等.覆盆子对肾阳虚型AD大鼠学习记忆的影响[J].中药药理与临床，2013，29(4)：111-113.

[2]齐贯和，王静，李业永.覆盆子浆对原发性肝癌细胞影响的临床研究[J].山西中医学院学报，2010，11(4)：22-23.

[3]王艳春，李芳，陶蕾.覆盆子提取物对基质金属蛋白酶的体外抑制作用[J].中国临床药理学杂志，2011，27(4)：291-292.

[4]陈坤华，方军，宫斌，等.覆盆子提取成分促进淋巴细胞增殖作用及与环核苷酸的关系[J].上海免疫学杂志，1995，15(5)：502-304.

[5]韩冰，林辉，陈佳，等.覆盆子抗耐药真菌活性成分提取方法比较及活性部位初步筛选[J].中国真菌学杂志，2012，7(6)：326-329.

[6]朱会霞.覆盆子黄酮抗氧化活性研究[J].现代食品科技，2012，28(10)：1302-1305.

（任波　敖慧　彭成）

# G

## 243 甘草(炙甘草)

Gancao (Zhigancao)

**【异名】** 美草、蜜甘(《神农本草经》),蜜草、蕗草(《名医别录》),国老(陶弘景),灵通(《记事珠》),粉草(《群芳谱》),甜草(《中国药植志》),甜根子(《中药志》),棒草(《黑龙江中药》)。

**【来源】** 为豆科植物甘草 *Glycyrrhiza uralensis* Fisch.、胀果甘草 *Glycyrrhiza inflata* Bat. 或光果甘草 *Glycyrrhiza glabra* L.的干燥根和根茎。

**【产地】** 甘草主要来源于野生品。

甘草产于东北、华北、西北各省区及山东,主产于内蒙古、甘肃、新疆等地。常生于干旱沙地、河岩砂质地、山坡草地及盐渍化土壤中。蒙古及俄罗斯西伯利亚地区也有。

建于吉林省白城市洮北区洮儿河镇六家子村的甘草GAP种植基地已通过原国家食品药品监督管理总局验收。

**【采收加工】** 春、秋二季采挖,除去须根,晒干。

**【炮制】** **甘草** 除去杂质,洗净,润透,切厚片,干燥。

**炙甘草** 将甘草片加入炼熟的蜂蜜与少许开水,拌匀后稍焖,放锅内炒至深黄色和不粘手时,取出晾凉(每100kg用炼熟蜂蜜25～30kg)。

**【性状特征】** **甘草** 呈圆柱形,长25～100cm,直径0.6～3.5cm。外皮松紧不一。表面红棕色或灰棕色,具显著的纵皱纹、沟纹、皮孔及稀疏的细根痕。质坚实,断面略显纤维性,黄白色,粉性,形成层环明显,射线放射状,有的有裂隙。根茎呈圆柱形,表面有芽痕,断面中部有髓。气微,味甜而特殊。

**胀果甘草** 根及根茎木质粗壮,有的分枝,外皮粗糙,多灰棕色或灰褐色。质坚硬,木质纤维多,粉性小。根茎不定芽多而粗大。

**光果甘草** 根及根茎质地较坚实,有的分枝,外皮不粗糙,多灰棕色,皮孔细而不明显。

**甘草片** 多为类圆形或椭圆形的厚片,直径0.8～3.5cm。外表面棕红色至灰棕色,松紧不一,具细纵皱,粗糙或稍平滑;切面略显纤维性,黄白色,粉性,有明显的形成层环及放射状纹,有的具裂隙。气微,味甜而特殊,有入喉感。嚼之无豆腥味。

**炙甘草** 类圆形或椭圆形厚片,周边红棕色或灰棕色,微有光泽,切面黄色或深黄色,形成层环明显,射线放射状。质稍黏。具焦香气,味甜。

**【化学成分】** 甘草的主要成分是黄酮、三萜皂苷,还含有氨基酸、生物碱、挥发性成分、多糖等。甘草的黄酮、三萜皂苷是其主要药理活性成分。《中华人民共和国药典》2015年版规定,甘草药材按干燥品计算,含甘草苷($C_{21}H_{22}O_9$)不得少于0.50%,甘草酸($C_{42}H_{62}O_{16}$)不得少于2.0%;甘草饮片按干燥品计算,含甘草苷($C_{21}H_{22}O_9$)不得少于0.45%,甘草酸($C_{42}H_{62}O_{16}$)不得少于1.5%。

**【药理毒理】**

**1. 肾上腺皮质激素样作用** 临床试验表明,维持固定的饮食之后,健康对象每天口服20～45g甘草制剂(含甘草酸、甘草次酸),所有对象均出现了尿钾排泄增加而尿氯化物、钠和水排泄减少。甘草的肾上腺皮质激素样作用主要与甘草酸、甘草次酸和甘草甜素有关[1]。

**2. 免疫增强作用** 给$^{60}Co\gamma$射线和环磷酰胺联合处理后的贫血小鼠灌服炙甘草水煎剂(0.5ml,含生药0.5g/ml)8d,能增加小鼠脾结节、白细胞和骨髓有核细胞数量[2]。0.5%和2%甘草粗提物按0.3ml/尾腹腔注射鲫鱼后对其血液溶菌酶活性具有增强作用;对嗜水气单胞菌的杀菌活性在实验前期升高,到中后期停止上升趋势,保持一个较高水平;还能提高血液淋巴细胞计数和白细胞吞噬活性[3]。

**3. 抗菌、抗病毒**

(1) 抗菌　100%甘草浸出液滤纸片对大肠埃希菌、金黄色葡萄球菌、白色葡萄球菌、铜绿假单胞菌、乙型链球菌均有明显抑菌作用[4]。甘草水煎剂对铜绿假单胞菌、枯草杆菌、变形杆菌、金黄色葡萄球菌、表皮葡萄球菌、变形杆菌、链球菌的 *MIC* 分别为 0.4、0.05、0.2、0.025、0.05、0.2、0.025g/ml[5]。

(2) 抗病毒　采用细胞病变抑制实验观察甘草水提液与甘草酸在体外 HeLa 细胞培养中对呼吸道合胞病毒(RSV)的抑制作用，甘草水提液 $TC_{50}$ 为 5.1mg/ml，抑制 RSV 的 $EC_{50}$ 为 0.215mg/ml，$TI$ 为 23.72；甘草酸的 $TC_{50}$ 为 0.52mg/ml，没有明显抑制 RSV 的作用[6]。

**4. 抗炎**　甘草煎剂(2g 生药/ml)4、2、1g/kg 对小鼠灌胃，连续 3d，可显著降低二甲苯致小鼠耳廓肿胀；4、2g/kg 对小鼠灌胃，连续 7d，则可明显拮抗醋酸所致的急性炎症反应，使毛细血管通透性降低，腹膜中渗出的 EvansBlue 含量明显减少；2.8、1.4、0.7g/kg 对大鼠灌胃，连续 3d，可明显减轻大鼠蛋清性足跖肿胀；2.8、1.4g/kg 对大鼠灌胃，连续 7d，可明显减轻棉球所致肉芽肿胀[7]。

**5. 对呼吸系统的影响**

(1) 止咳、祛痰　对小鼠灌胃甘草黄酮 100、150、200mg/kg、甘草浸膏 250、500mg/kg、甘草次酸 20mg/kg，均能提高半数小鼠咳嗽的吸气时间 $EDT_{50}$，能提高 $SO_2$ 引咳的潜伏期；小鼠灌胃甘草黄酮 50、100、200mg/kg、甘草浸膏 250、500mg/kg、甘草次酸 10、20mg/kg，除甘草黄酮 50mg/kg 对酚红排泌无作用和甘草次酸 10mg/kg 对酚红排泌及毛果芸香碱法祛痰无作用外，其他均能增加小鼠气管段酚红排泌量，增加毛果芸香碱祛痰法滤纸量。镇咳祛痰强度甘草次酸＞甘草黄酮＞甘草浸膏[8]。

(2) 平喘　1g/ml 甘草煎剂给卵蛋白致敏建立的慢性哮喘模型小鼠灌胃，0.5ml/只，治疗后小鼠肺组织的炎症病理变化减轻，血清 IFN-γ 水平升高，IL-4 水平降低[9]。离体实验表明，当甘草浓度为 27.95mg/ml 时对组胺引起豚鼠气管收缩有明显抑制作用，甘草在 13.97～27.95mg/ml 浓度范围内与紫菀合用对抑制组胺引起气管痉挛有显著的协同作用[10]。

**6. 对消化系统的影响**

(1) 对胃肠运动的影响　小鼠灌胃不同剂量的甘草煎剂(3.75、7.5、15、20、40g/kg)，连续 5d，较小剂量 3.75g/kg 的甘草煎剂可延长小鼠的胃半排时间，随着剂量的加大它又可缩短小鼠的胃半排时间，较小剂量的甘草煎剂 3.75g/kg 对小鼠小肠的推进功能有抑制作用，随剂量的加大，小肠推进率加大[11]。

(2) 抗胃溃疡　500mg/kg 甘草浸膏对大鼠水浸拘束应激致腺胃部溃疡模型有显著抑制作用，甘草抗溃疡的主要成分为芹糖甘草苷、甘草酸[12,13]。

(3) 抗结肠炎　甘草甲醇提取物 $FM_{100}$ 分别给溃疡性结肠炎模型小鼠灌胃 300、200、100mg/kg，连续灌胃 14d，可不同程度地改善 TNBS/乙醇所致溃疡性结肠炎小鼠体质量下降和腹泻症状，明显降低结肠黏膜粘连及其溃疡分值和脾脏指数，且可增高 MPO 活力[14]。

(4) 对胆的作用　对大鼠十二指肠给予 10、5ml/kg 甘草浸膏(每毫升相当于原生药 1g)能显著促进麻醉大鼠的胆汁分泌，并能显著增加单位时间内胆汁中直接胆红素的含量，作用持续 1～2h[15]。

(5) 保肝　对四氯化碳所致急性肝损伤小鼠灌胃甘草提取物低剂量(2.5g/kg)，高剂量(5.0g/kg)，连续 7d，能明显降低模型小鼠的 ALT、AST 升高，降低小鼠肝组织 MDA 含量，增加 SOD 活性，病理观察发现高剂量组炎性肝细胞明显减少，肝细胞脂肪变性明显好转，正常肝细胞数目增多，低剂量组效果稍差[16]。

**7. 对泌尿系统的影响**　对尾静脉注射阳离子化牛血清白蛋白(C-BSA)诱导的系膜增生性肾小球肾炎模型大鼠灌胃甘草水提物 5g/kg，连续 4 周，可明显降低模型大鼠尿蛋白、血清 BUN、Cr 及 IL-2、IL-6、TNF-α 和 NF-κB[17]。

**8. 抗氧化，延缓衰老**　0.25g/kg 生甘草拌食喂养 12 个月龄大鼠至 18、24 个月，发现老龄大鼠标记神经元树突分枝增多，突起伸长、弯曲，梭形细胞明显增多，NT 标记和 NT-LENK 双标记神经元更加明显。NT 和 LENK 标记神经元的灰度值和平均面积分别在 9～12 月开始明显增加，喂饲甘草大鼠与同月龄正常大鼠相比在细胞数、灰度值、平均面积等方面均有显著改善[18]。老龄小鼠灌胃甘草煎剂(10g/kg),连续20d,可明显提高衰老小鼠胸腺中SOD活性,明显降低MDA含量[19]。

**9. 对心血管系统的影响**

(1)对心肌损伤的保护作用　灌胃炙甘草0.01g/20g,连续2周能使CVB3感染的病毒性心肌炎小鼠的心肌病理改变得到显著改善[20]。

(2)抗心律失常　甘草水提液(4g生药/kg)灌胃能明显对抗乌头碱20μg/kg和$BaCl_2$ 2mg/kg静脉注射以及结扎左冠状动脉前降支诱发的大鼠室性心律失常,也能明显对抗$CaCl_2$-Ach($CaCl_2$ 0.6%+Ach0.0025%)混合液10ml/kg静脉注射诱发的小鼠心房纤颤或扑动,大鼠心电图实验证明甘草水提液有负性频率作用以及负性传导作用,这些作用可能是甘草水提液抗心律失常作用的药理学基础[21]。

(3)抗休克　腹腔注射0.3%甘草LX(盐酸缓冲液浸泡后过滤经66%饱和硫酸铵沉淀后,透析、煮沸,冷冻干燥所得)0.8ml,可明显降低BPO-蛋白致敏大鼠过敏性休克发生率和死亡率,降低大鼠血清抗体峰效价和肺组胺含量[22]。

**10. 降血脂、降血糖**

(1)降血脂　甘草酸灌胃给药(50、100mg/kg)能降低幼大鼠和新鲜蛋黄液诱发的高脂小鼠血清TC、甘油三酯含量;40、80mg/kg灌胃能降低高脂饮食喂食的家鸽血清胆固醇含量,改善主动脉粥样硬化性病理改变[23]。

(2)降血糖　2mg/ml的甘草乙醇提取物的70%、95%乙醇大孔树脂洗脱部位的α-葡萄糖苷酶抑制率分别为95.7%、99.8%,$IC_{50}$分别为0.043、0.015mg/ml[24]。

**11. 对神经系统的影响**

(1)对学习记忆的影响　对东莨菪碱致学习记忆障碍大鼠连续灌服甘草醇提物200、400mg/kg,连续15d,可提高大鼠被动回避及"Y"型迷宫行为学学习记忆成绩[25]。

(2)对脑损伤的保护作用　给线栓法建立的大鼠大脑中动脉(MCA)缺血再灌注模型灌胃甘草总黄酮(10、50、100mg/kg)能促进模型大鼠24h后神经功能恢复,甘草总黄酮能明显降低血清、脑组织中的MDA、NO含量,提高体内SOD的活性[26]。

**12. 抗肿瘤**　甘草水溶物可诱导胃癌MGC-803细胞凋亡,其作用随甘草水溶物浓度升高和作用时间延长而增强[27]。甘草水提物甘草酸1200μg/ml、甘草总黄酮50μg/ml对乳腺癌BCAP-37细胞具有良好的增殖抑制作用[28]。对经静脉接种黑素瘤B16细胞后1、3、5、7d给予甘草酸10mg/kg,可使肺转移明显减少,且如用甘草酸处理过的小鼠脾脏$CD_4^+$ T细胞接种荷B16细胞小鼠,则肺转移率同样明显下降,抑制率为84%[29]。

**13. 安全性研究**　自甘草残渣中分离一种水溶性葡聚糖GPS对小鼠经口给药$LD_{50}$大于10.00g/kg[30]。小鼠灌胃甘草次酸钠的$LD_{50}$为406.15mg/kg,腹腔注射$LD_{50}$为141.52mg/kg,$LD_{50}$的95%平均可信限分别为(406.15±91.38)mg/kg及(141.52±28.66)mg/kg[31]。

**14. 体内过程**　大鼠对于口服给予甘草皂苷(GL)的主要代谢产物甘草次酸(GA)的吸收大于GL,小肠中的吸收多于大肠,GL大部分在大肠中被肠道细菌作用而代谢成为活性代谢产物GA并从大肠被吸收,口服GL的生物利用率仅约为1%,腹腔注射GL可使其生物利用率大幅提高。大鼠静脉注射GL后,大部分GL可与血浆蛋白结合而被转运,一部分迅速分布到肝脏,也有很少量可较缓慢地分布至其他脏器组织。GL在体内的代谢主要发生在两个部位,一是在消化管内,口服给药的GL可在消化管内被肠道细菌分解成为GA而被吸收;二是在肝脏中,静脉给药或从肠道吸收的GL可在肝脏中被转化为GA,GA也可在肝脏中通过羟化反应被转化,反应在肝细胞微粒体中由氧化酶系统催化完成。血浆中GL和GA主要从胆汁排泄,部分可从尿中排出[32]。

甘草酸单次静脉注射α-GL或β-GL 53mg/kg(α-GL和β-GL为甘草酸的两个差向异构体)后分布迅速,除血外,肝中含量最高,肺、肾、脂肪、心、卵巢、肠、脾、睾丸、肌肉中药物含量依次减小,脑中最低;肠肝循环的第二峰现象出现在30min时;α-GL静脉注射后早期肝含量显著高于β-GL,血及其余组织脏器药物含量明显低于β-GL或与其相近;随时间的延长药物含量迅速降低的同时肠浓度渐高,至180min时α-GL各组织脏器(除肠外)药物浓度接近或低于检测限，β-GL 则仍维持较高浓度，是峰值的30%～70%[33]。

**【药性】** 甘，平。归心、肺、脾、胃经。

**【功能主治】** 补脾益气，清热解毒，祛痰止咳，缓急止痛，调和诸药。用于脾胃虚弱，倦怠乏力，心悸气短，咳嗽痰多，脘腹、四肢挛急疼痛，痈肿疮毒，缓解药物毒性、烈性。

**【临床应用】**

**1. 临床常用**

(1) 心气虚之心动悸，脉结代　本品长于补益心气，适宜于心气虚之心动悸、脉结代者，可单用，或与人参、阿胶、桂枝等补气养血、温阳通脉药配伍。

(2) 脾气虚证　本品补脾益气之力缓和，治脾气虚证，多入复方。

(3) 咳嗽气喘　本品能祛痰止咳，单用有效，通过配伍，用于寒热虚实多种喘咳，不论外感内伤，或有痰无痰。

(4) 脘腹、四肢挛急疼痛　本品味甘能缓，善于缓急止痛，适宜于脾虚肝旺之脘腹挛急作痛，或阴血不足，肝失所养之四肢及脘腹挛急作痛。

(5) 痈肿疮毒，药物、食物中毒　本品生用有良好的解毒功效，应用广泛。

(6) 调和药性　本品与寒热温凉补泻等各类药物同用，有缓和药性、调和药性的功效。

**2. 临床新用**　甘草可用于治疗特发性血小板减少性紫癜[34]。

**【用法用量】** 2～10g。

**【成药例证】**

**1. 六一散(《中华人民共和国药典》2015 年版)**　药物组成：滑石粉、甘草。

功能主治：清暑利湿。用于感受暑湿所致的发热、身倦、口渴、泄泻、小便黄少；外用治痱子。

**2. 气痛丸(《中华人民共和国药典》2015 年版)**　药物组成：木香、甘草、煅赤石脂、枳实(炒)、朱砂粉。

功能主治：行气止痛，健胃消滞。用于气机阻滞，脘腹胀痛。

**3. 四君子丸(《中华人民共和国药典》2015 年版)**　药物组成：党参、炒白术、茯苓、炙甘草。

功能主治：益气健脾。用于脾胃气虚，胃纳不佳，食少便溏。

**4. 四逆汤(《中华人民共和国药典》2015 年版)**　药物组成：淡附片、干姜、炙甘草。

功能主治：温中祛寒，回阳救逆。用于阳虚欲脱，冷汗自出，四肢厥逆，下利清谷，脉微欲绝。

**5. 玄麦甘桔颗粒(《中华人民共和国药典》2015 年版)**　药物组成：玄参、麦冬、甘草、桔梗。

功能主治：清热滋阴，祛痰利咽。用于阴虚火旺，虚火上浮，口鼻干燥，咽喉肿痛。

**【注意事项】** 不宜与甘遂、京大戟、海藻、芫花同用。

**【贮藏】** 置通风干燥处，防蛀。

**【参考文献】**
[1]葛仁山，桑国卫.甘草的盐皮质激素样作用及作用机制[J].中国药理学通报，1996，12(2)：117-119.

[2]许勇，祝彼得，罗友华.炙甘草对贫血小鼠多能造血干细胞(CFU-S)的影响[J].中华实用中西医杂志，2006，19(20)：2422-2423.

[3]王文博，林小涛，方平，等.腹注甘草粗提物对鲫免疫力的影响[J].中山大学学报(自然科学版)，2007，46(4)：84-88.

[4]丁长玲，邱世翠，宫照龙，等.甘草的体外抑菌作用研究[J].时珍国医国药，2002，13(9)：518.

[5]崔永明，余龙江，敖明章，等.甘草酸的提取及其抑菌活性研究[J].天然产物研究与开发，2006，18(3)：428-431.

[6]方炳虎，邱灵才，陈建新，等.甘草主要成分抗 H9N2 亚型流感病毒作用研究[J].广东农业科学，2007，(3)：66-69.

[7]曲晓梅，金钟太，尚艳华，等.甘草水煎液抗炎作用的实验研究[J].实用药物与临床，2005，8(5)：14-16.

[8]俞腾飞，田向东，李仁，等.甘草黄酮、甘草浸膏及甘草次酸的镇咳祛痰作用[J].中成药，1993，15(3)：32-33.

[9]吕小华，吴铁，覃冬云.甘草对慢性小鼠哮喘模型气道炎症及外周血 Th1/Th2 失衡的影响[J].中国临床药理学与治疗学，2006，11(5)：532-534.

[10]李岩，王丽华，盛莉.紫菀与甘草对豚鼠气管作用研究[J].中医药信息，1999，(4)：47.

[11]税典奎，姜楠，刘松林.不同剂量甘草煎剂对小鼠胃肠运动影响的实验研究[J].江苏中医药，2005，26(5)：53-54.

[12]中村理惠，寥系晗，徐嘉红.甘草的抗溃疡作用机理研究[J].重庆中草药研究，2004，49(1)：49-52.

[13]黄能慧，李诚秀，任光友.甘草酸、甘草酸铵对实验性胃溃疡的防治作用[J].贵阳医学院学报，1990，15(1)：36-39.

[14]吴国泰，任远，马骏，等.甘草甲醇提取物 FM100 对小鼠溃疡性结肠炎的药效学研究[J].中医儿科杂志，2007，3(5)：14-17.

[15]宋光明，吴练秋，万宗明，等.甘草浸膏利胆作用的研究[J].武警医学院学报，2001，10(4)：267-268.

[16]陈红艳，严莉，王建华，等.甘草提取物对小鼠四氯化碳急

性肝损伤的影响[J].中国中医药信息杂志,2009,16(7):24-25.

[17]金亚香,张研,刘天戟,等.甘草水提物对大鼠C-BSA肾炎模型治疗作用的研究[J].世界临床药物,2016,37(1):29-32.

[18]魏建宏,郭连魁.甘草对大鼠杏仁中央核肽能神经元年龄变化的影响[J].解剖学杂志,2006,29(2):209-212.

[19]董凯.甘草抗衰老作用的研究[J].牡丹江医学院学报,2004,25(3):17-18.

[20]卫文峰,张国成,许东亮,等.柴胡、黄芩、炙甘草对小鼠CVB3心肌炎治疗作用的研究[J].中国当代儿科杂志,2003,5(3):223-225.

[21]黄彩云,谢世荣,杨静娴,等.甘草水提液抗实验性心律失常的作用[J].大连医科大学学报,2003,25(1):13-15.

[22]乔海灵,马统勋.甘草Lx对青霉噻唑蛋白致敏豚鼠大鼠过敏休克的保护作用及机理研究[J].河南医科大学学报,1992,27(1):14-17.

[23]黄能慧,李诚秀,任光友,等.甘草酸降血脂作用的实验研究[J].贵阳医学院学报,1994,19(4):333-335.

[24]孙佳明,张林林,宗颖,等.甘草降血糖和抗氧化的有效部位筛选研究[J].时珍国医国药,2013,24(12):2879-2880.

[25]崔永明,余龙江,丁巧,等.甘草醇提物对大鼠学习记忆障碍的影响[J].中国老年学杂志,2008,28(12):1055-1057.

[26]吴碧华,胡长林,吴文斌,等.甘草总黄酮对大鼠局灶性脑缺血再灌注损害的脑保护作用.河南实用神经疾病杂志,2003,6(1):6-8.

[27]马靖,李玉梅,庞大本,等.甘草水溶物诱导MGC-803细胞凋亡中胞内$Ca^{2+}$、pH与线粒体△Ψm的变化[J].中国生物化学与分子生物学报,2000,16(4):556-558.

[28]马淼,户元林,周旭莉.四种甘草对人乳腺癌细胞增殖抑制和诱导凋亡作用的比较研究[J].时珍国医国药,2007,18(10):2354-2356.

[29]Kobayashi M, Fujita K, Katakura T, *et al*. Inhibitory Effect of Glycyrrhizin on Experimental Pulmonary Metastasis in Mice Inoculated with B16 Melanoma[J].Anticancer Res, 2002, 22(6c): 4053-4058.

[30]李俊丽,严瑞琪,王辉云,等.甘草甜素等对黄曲霉毒素B致大鼠肝癌作用的影响[J].癌症,1993,12(2):104-107.

[31]孟富敏,李新芳,崔志刚.甘草次酸钠的调血脂及急性毒性作用[J].兰州医学院学报,1994,20(4):225-227.

[32]王骊丽,黄熙,张莉.甘草甜素药代动力学[J].世界华人消化杂志,2000,8(5):567-569.

[33]范益,丁建花,刘苏怡,等.α-与β-甘草酸在小鼠体内分布的研究[J].中国临床药理学与治疗学,2004,9(6):619-622.

[34]罗耀光,刘燕群,胡俊,等.重组炙甘草汤配合小剂量糖皮质激素治疗特发性血小板减少性紫癜的临床观察.中国中西医结合杂志,2001,21(7):501-503.

(任波　潘媛　彭成　敖慧)

## 244　甘青青兰

Ganqingqinglan

**【异名】** 知羊故(《藏兽医经验选编》),唐古特青兰(《青海省兽医中草药》),陇塞青兰(《简明生物学辞典》)。

**【来源】** 为唇形科植物甘青青兰 *Dracocephalum tanguticum* Maxim. 的干燥地上部分。

**【产地】** 主要为栽培品。主产甘肃西南、青海东部、四川西部及西藏东南部。

**【采收加工】** 幼苗期或花初开时分别采收,采集全草,除去杂质,洗净泥土,晒干。

**【炮制】** 除去杂质,洗净泥土,晒干。

**【性状特征】** 本品茎方形,直径2～4mm,有纵沟;表面灰绿色或蓝紫色,质脆,易折断,断面有髓或中空。叶对生,羽状深裂至全裂,灰绿色;气香,味辛、微苦。以色绿、香气浓者为佳。

**【化学成分】** 甘青青兰的主要成分是黄酮及其苷,还含有氨基酸、甾醇、挥发油、生物碱等。甘青青兰的黄酮及其苷是其主要药理活性成分。

**【药理毒理】**

**1. 保肝**　甘青青兰正丁醇萃取物按0.2ml/10g剂量给正常小鼠灌胃给药,每日1次,连续7d,可降低四氯化碳肝损伤小鼠的血清丙氨酸氨基转移酶含量[1]。

**2. 抗缺氧**　甘青青兰的水提液按2.5、5.0g生药/kg剂量给小鼠灌胃给药,可降低小鼠的整体耗氧量,延长异丙肾上腺素所致心肌损害小鼠的存活时间[2]。

**3. 抑菌**　甘青青兰水提取物和醇提取物分别按0.15、0.2g/ml的浓度可抑制铜绿假单胞菌生长[3]。

**【药性】** 甘、苦,寒。归肝、胃经。

**【功能主治】** 清肝热,止血,愈疮,干黄水。用于肝、胃热,黄水类病,血证,疮口不愈。幼苗用于腹水,浮肿。

**【临床应用】 临床常用**

(1) 胃热　本品可与寒水石、藏木香合用,治疗"木布"引起的胃酸过多。

(2) 肝热　本品还可治疗肝热引起的肝炎、肝脓肿。

**【用法用量】** 9～15g。

**【成药例证】**

**1. 藏降脂胶囊(《国家中成药标准汇编·内科心系分册》)** 药物组成:藏锦鸡儿、余甘子、短管兔耳草、紫檀香、印度獐牙菜、诃子、沙棘膏、大黄、塞北紫堇、甘青青兰、干姜。

功能主治:活血化瘀。用于瘀瘀血阻引起的高脂血症。

**2. 解郁肝舒胶囊(《国家中成药标准汇编·内科肝胆分册》)** 药物组成:川西獐牙菜、甘青青兰、黄芪、党参、兔耳草、五味子、白芍、当归、麦冬、柴胡、黄芩、郁金、枳壳、茯苓、甘草。

功能主治:健脾柔肝,益气解毒。用于肝郁脾虚所致的胸胁胀痛,脘腹胀痛,慢性肝炎见上述证候者。

**3. 石榴普安散(《卫生部药品标准藏药·第一册》)** 药物组成:石榴子、肉桂、豆蔻、荜茇、红花、葶冥、甘青青兰、兔耳草、翼首草、獐芽菜、沙棘膏、芒果核。

功能主治:益胃火,除痰湿,温肾。用于"培根甲布""木布"病,胃火,衰弱,消化不良,腰部冷痛,小便不利,妇女血病等。

**4. 秘诀清凉散(《卫生部药品标准藏药·第一册》)** 药物组成:寒水石(煅制)、檀香、降香、沉香、诃子(去核)、豆蔻、红花、天竺黄、肉豆蔻、草果、余甘子、石榴子、止泻木子、荜茇、木香、甘青青兰。

功能主治:清热解毒,凉血热,化痰湿。用于瘟热窜入脉道,肝脾坏血增盛,中毒症,"木布"症,热势亢盛的并发症,热性培根病,热病后期的余邪。

**5. 十一味甘露丸(《卫生部药品标准藏药·第一册》)** 药物组成:沉香、肉豆蔻、广枣、石灰华、乳香、木香、诃子、木棉花、寒水石(制)、甘青青兰、藏木香。

功能主治:养心安神,调和气血。用于"宁龙"病及"培龙"病引起的头痛,心区疼痛,心悸,背胀,烦闷,烦躁;"培龙"引起的头昏,恶心呕吐,反酸等。

**【贮藏】** 置通风干燥处。

**【参考文献】**
[1]沈杰,叶蕴华,周亚伟.藏药甘青青兰的生物活性成分研究[J].中国药学杂志,2009,44(3):170-175.

[2]海平,叶于聪,周生祥,等.藏药唐古特青兰的抗缺氧及其他作用[J].高原医学杂志,1995,5(2):34-36.

[3]胡君茹,姜华,李喜香.对藏药甘青青兰7种提取物抑菌作用的研究[J].西部中医药,2014,27(6):10-12.

（任波　敖慧　彭成）

## 245 甘松

Gansong

**【异名】** 甘松香(《开宝本草》《四川中药志》),香松(《中药志》)。

**【来源】** 为败酱科植物甘松 *Nardostachys jatamansi* DC.的干燥根及根茎。

**【产地】** 主要为栽培品。主产于四川。此外,甘肃、青海等地亦产。

**【采收加工】** 春、秋二季采收,以秋季采者为佳。采挖后去净泥沙,不可用水洗,以免损失香气。除去殖茎及细根,晒干或阴干。

**【炮制】** 除去杂质和泥沙,洗净,切长段,干燥。

**【性状特征】** 本品呈不规则的长段。根呈圆柱形,表面棕褐色。质松脆。切面皮部深棕色,常成裂片状,木部黄白色。气特异,味苦而辛。

**【化学成分】** 甘松的主要成分是挥发油,还含有倍半萜、三萜等。甘松的挥发油是其主要药理活性成分。《中华人民共和国药典》2015年版规定,本品药材含挥发油不得少于2%(ml/g);本品药材按干燥品计算,含甘松新酮($C_{15}H_{22}O_3$)不得少于0.10%;本品饮片含挥发油不得少于1.8%(ml/g)。

**【药理毒理】**

**1. 抗微生物** 大肠埃希菌、金黄色葡萄球菌、枯草芽孢杆菌培养液中加入浓度分别为6.25、12.5、25、50、100g/L的甘松精油1ml,结果大肠埃希菌、金黄色葡萄球菌、枯草芽孢杆菌的生长均受抑制[1]。

**2. 抗胃炎、胃溃疡** 甘松水提浸膏按1.6g/kg剂量给乙醇所致大鼠急性胃炎及胃溃疡模型大鼠灌胃给药,每日1次,连续5d,可降低乙醇所致大鼠急性胃炎及胃溃疡率[2]。

**3. 抗心律失常** 甘松乙醇提取物按2、4ml/kg(10g生药/ml)剂量给氯化钡所致的心律失常模型大鼠静脉注射给药,可对抗氯化钡所致的心律失常[3]。

**【药性】** 辛、甘,温。归脾、胃经。

**【功能主治】** 理气止痛,开郁醒脾;外用祛湿消肿。用于脘腹胀满,食欲不振,呕吐;外用治牙痛,脚气肿毒。

【临床应用】 临床常用

(1) 脾胃虚寒　本品味辛甘，性温，归脾、胃经，理气止痛，开郁醒脾，故常用于脘腹胀满，食欲不振，呕吐等脾胃虚寒证。治脾胃虚寒，不思饮食，心膈噎塞，渐成膈气，下利腹痛，醉酒呕吐，冷痃翻胃，霍乱吐泻等，可与香附子、麦蘖(炒)、丁香皮、缩砂仁、藿香叶、乌药、肉桂、甘草(炒)、陈皮等同用，如《太平惠民和剂局方》大七香丸。

(2) 脚气　本品可收湿拔毒，与荷叶、藁本合用，煎汤外洗，可治疗脚气。如《本草纲目》甘松汤。

【用法用量】 3～6g。外用适量，泡汤漱口或煎汤洗脚或研末敷患处。

【成药例证】

**1. 救急行军胶囊[《国家中成药标准汇编·内科肺系(二)分册》]**　药物组成：冰片、黄芩、绵马贯众、薄荷脑、细辛、白芷、猪牙皂、苍术、甘松、茶叶、雄黄、朱砂、肉桂、高良姜、八角茴香、丁香、木香、陈皮、甘草。

功能主治：通关消积，止痛止泻。用于中暑伤风，发热恶寒，头眩身酸，心胃气痛。

**2. 蟾乌巴布膏(《国家中成药标准汇编·口腔肿瘤儿科分册》)**　药物组成：蟾酥、川乌、两面针、重楼、关白附、芙蓉叶、三棱、莪术、红花、丁香、细辛、肉桂、六轴子、荜茇、甘松、山柰、乳香、没药、薄荷脑、冰片、樟脑。

功能主治：活血化瘀，消肿止痛，用于肺、肝、胃等多种癌症引起的疼痛。

**3. 木香理气丸(《国家中成药标准汇编·内科脾胃分册》)**　药物组成：木香、香附(醋炙)、乌药、青皮(醋炙)、陈皮、枳实、枳壳、厚朴(姜汁炙)、三棱(醋制)、莪术(醋制)、山楂、槟榔、吴茱萸(制)、肉桂、甘松、桔梗、黄芩、大黄、牵牛子(炒)、蜂蜜(炼)。

功能主治：行气宽中，化滞通便。用于气郁不舒，停食停水，胸肋痞闷，脘腹胀满，恶心呕吐，倒饱嘈杂，大便秘结。

**4. 稳心颗粒(《中华人民共和国药典》2015 年版》)**　药物组成：党参、黄精、三七、琥珀、甘松。

功能主治：益气养阴，活血化瘀。用于气阴两虚，心脉瘀阻所致的心悸、气短乏力、胸闷胸痛；室性早搏、房性早搏见上述证候者。

**5. 追风透骨丸(《卫生部药品标准中药成方制剂·第十八册》)**　药物组成：制川乌、白芷、制草乌、香附(制)、甘草、白术(炒)、没药(制)、麻黄、川芎、乳香(制)、秦艽、地龙、当归、茯苓、赤小豆、羌活、天麻、赤芍、细辛、防风、天南星(制)、桂枝、甘松、朱砂。

功能主治：祛风除湿，通经活络，散寒止痛。用于风寒湿痹，肢节疼痛，肢体麻木。

【贮藏】 置阴凉干燥处，防潮，防蛀。

【参考文献】
[1]卢靖，张丽珠，王秀萍，等.甘松精油抑菌活性及抗氧化活性研究[J].食品工业，2014，35(4)：91-93.

[2]何跃，杨松涛，胡晓梅.甘松不同提取成分组合给药预防大鼠急性胃炎的实验研究[J].实用医院临床杂志，2011，8(1)：27-29.

[3]马传庚.甘松乙醇提出液的抗心律失常的实验研究[J].安徽医学报，1980，15(4)：9-11.

(任波　敖慧　彭成)

## 246 甘遂

Gansui

【异名】 陵津(《广雅》)，主田(《神农本草经》)，重泽、苦泽、甘泽、陵藁，甘藁、鬼丑(《吴普本草》)，肿手花根(《药材资料汇编》)。

【来源】 为大戟科植物甘遂 *Euphorbia kansui* T. N. Liou ex T. P. Wang 的干燥块根。

【产地】 主要为野生品。分布于河北、山西、陕西、甘肃、河南、四川等地。

【采收加工】 春季开花前或秋季枯苗后挖掘根部，除去泥土，将根放入竹筐内，置流水河渠内，筐内放些碎瓦块或煤渣，用木棒搅拌，洗净外皮，晒干。或用硫黄熏后再晒干。

【炮制】 **甘遂**　拣去杂质，用水漂净，捞出，晒干。

**醋甘遂**　取净甘遂，用醋拌匀，置锅内用文火炒至微干，取出晾干。

【性状特征】 **甘遂**　椭圆形、长圆柱形或连珠形，长 1～7cm，直径 0.5～1.5cm。表面类白色或黄白色，凹陷处有棕色外皮残留。质脆，易折断，断面粉性，白色，木部微显放射状纹理；长圆柱状者纤维性较强。气微，味微甘而辣。

**醋甘遂**　与生品比较主要是颜色上的差异，表面颜色较深，为焦黄色，偶有焦斑。

**【化学成分】** 甘遂的主要成分是二萜，还含有三萜、甾体等。甘遂的二萜是其主要的药理活性成分。《中华人民共和国药典》2015年版规定，本品药材及其饮片按干燥品计算，含大戟二烯醇($C_{30}H_{50}O$)不得少于0.12%。

**【药理毒理】**

**1. 泻下** 生甘遂石油醚部位(0.19mg/ml)、乙酸乙酯部位(0.012mg/ml)、氯仿部位(0.100mg/ml)按0.2ml/10g灌胃小鼠，采用墨汁推进法测定小鼠胃肠推进率和查看肠容积变化，生甘遂石油醚部位、乙酸乙酯部位、氯仿部位有泻下作用[1]。

**2. 利尿** 甘遂醇提物按1.2g/kg给雄性小鼠灌胃进行水负荷试验，可促进水负荷小鼠的排尿排水，使体重下降，同时升高外周血清肌酐，对下调肾集合管水通道蛋白2($AQP_2$)表达有一定的作用趋势，并能够促进表达肿瘤坏死因子α(TNF-α)[2]。

**3. 抗病毒** 甘遂醇提物按10～70mg/(kg·d)灌胃已吸入流感病毒亚甲型小鼠肺炎适应株FM1的病毒小鼠，在20、30、40、50mg/(kg·d)剂量下，肺指数抑制率增加，抗病毒活性随剂量增加而增强[3]。

**4. 抗肿瘤** 甘遂醇提物，环己烷、乙酸乙酯萃取物及水溶性组分在200～800μg/ml浓度范围内对MCF-7增殖有抑制作用，在100～800μg/ml浓度范围内对A549细胞生长有促进作用。甘遂醇提物的乙酸乙酯萃取部位对MCF-7细胞生长有显著抑制作用；在400～800μg/ml浓度范围内对$HepG_2$和A549细胞有显著抑制作用。甘遂醇提物的环己烷萃取部各浓度对MCF-7均有抑制作用[5]。

**5. 安全性评价** 小鼠灌胃甘遂生品半数致死量($LD_{50}$)为32g/kg，醋制品及甘草制品$LD_{50}$分别为103、160g/kg。

**【药性】** 苦，寒；有毒。归肺、肾、大肠经。

**【功能主治】** 泻水逐饮，消肿散结。用于水肿胀满，胸腹积水，痰饮积聚，气逆咳喘，二便不利，风痰癫痫，痈肿疮毒。

**【临床应用】** 临床常用

(1)水肿，鼓胀，胸胁停饮　本品苦寒性降，善行经隧之水湿，泻水逐饮力峻，药后可连续泻下，使潴留水饮排泄体外。凡水肿、大腹鼓胀、胸胁停饮，正气未衰者，均可用之。可单用研末服，或与牵牛子同用，如二气汤(《圣济总录》)；或与大戟、芫花为末，枣汤送服，如十枣汤(《伤寒论》)。另可与大黄、阿胶配伍治疗妇人少腹满如敦状，小便微难而不渴，如大黄甘遂汤(《金匮要略》)。

(2)二便不通　本品可治疗宿食结于肠间，不能下行，大便多日不通。可与生赭石、朴硝、干姜同用(《医学衷中参西录》)。

(3)风痰癫痫　本品尚有逐痰涎作用。临床上以甘遂为末，入猪心煨后，与朱砂末为丸服，可用于风痰癫痫之证，如遂心丹(《济生方》)。

(4)疮痈肿毒　本品外用能消肿散结，治疮痈肿毒，可用甘遂末水调外敷。现代临床用化瘀膏(青核桃枝、参三七、甘遂、生甘草)外贴，治疗乳腺肿瘤。

**【用法用量】** 0.5～1.5g，炮制后多入丸散用。外用适量，生用。

**【成药例证】**

**1. 控涎丸(《中华人民共和国药典》2015年版)** 药物组成：甘遂(醋制)、红大戟、白芥子。

功能主治：涤痰逐饮。用于痰涎水饮停于胸膈，胸胁隐痛，咳喘痛甚，痰不易出，瘰疬，痰核。

**2. 消喘膏(《卫生部药品标准中药成方制剂·第四册》)** 药物组成：白芥子(炒)、鲜姜汁、延胡索(制)、甘遂(制)、细辛。

功能主治：止咳祛痰，降气降湿，解痉平喘。用于哮喘，喘息型气管炎，支气管哮喘，肺气肿。

**3. 祛痰止咳颗粒(《卫生部药品标准中药成方制剂·第十册》)** 药物组成：党参、水半夏、芫花(醋制)、甘遂(醋制)、紫花杜鹃、明矾。

功能主治：健脾燥湿，祛痰止咳。主要用于慢性支气管炎及支气管炎合并肺气肿、肺心病所引起的痰多，咳嗽，喘息等症。

**4. 咳喘膏(《卫生部药品标准中药成方制剂·第七册》)** 药物组成：芥子、甘遂、延胡索、细辛、洋金花、干姜、樟脑、盐酸异丙嗪。

功能主治：止咳平喘，利湿祛痰。用于单纯型慢性气管炎，喘息型慢性气管炎，哮喘(除心脏引起的)等症。

**5. 臌症丸(《卫生部药品标准中药成方制剂·第二册》)** 药物组成：皂矾(醋制)、甘遂、大枣(去核炒)、木香、小麦(炒)。

功能主治:利水消肿,除湿健脾。用于臌症,胸腹胀满,四肢浮肿,大便秘结,小便短赤。

**【注意事项】**

1. 孕妇禁用。

2. 不宜与甘草同用。

**【贮藏】** 置通风干燥处,防蛀。

**【参考文献】**

[1]刘艳菊,李水清,夏艺,等.甘遂炮制前后不同极性部位泻下作用的药效研究[J].湖北中医杂志,2010,32(1):77-78.

[2]李慧玉,雷帆,王玉刚,等.甘遂对水负荷小鼠排尿以及肾脏 $AQP_2$、IL-1β、TNF-α mRNA 表达的影响[J].中国中药杂志,2012,37(5):606-609.

[3]郑维发.甘遂醇提物中4种二萜类化合物的体内抗病毒活性研究[J].中草药,2004,25(3):65-68.

[4]曹艳,周云云,宋成武,等.甘遂醇提物及不同极性溶剂萃取物对肿瘤细胞增殖的影响[J].医药导报,2011,29(11):1416-1418.

[5]丁安伟,叶定江,全应灿,等.甘遂不同炮制品的研究[J].江苏中医杂志,1986,7(7):24-25.

(任波　敖慧　彭成)

## 247　干蟾

Ganchan

**【异名】** 蟾诸(《尔雅》),去甫(《名医别录》),蟾(《药性论》),癞虾蟆、石蚌(《本草蒙筌》),癞虾蟆(《疮疡全书》),癞蛤蟆(《本草纲目》),癞格宝(《贵州民间方药集》),癞巴子(《吉林中约手册》),癞蛤蚆(《药材资料汇编》),蚧蛤蟆、蚧巴子(《山东中草药手册》)。

**【来源】** 为蟾蜍科动物中华大蟾蜍 *Bufo bufo gargarizans* Cantor 或黑眶蟾蜍 *Bufo melanostictus* Schneider 的干燥全体。

**【产地】** 以养殖为主。主产于河北、山东、四川、黑龙江、吉林、辽宁、宁夏等地。

**【采收加工】** 多于夏、秋二季捕捉杀死,除去内脏,洗净,晒干。或直接烫死,晒干。

**【炮制】** 刷去灰屑,泥土,剪去头爪,切成方块。

**【性状特征】** 呈矩圆形,扁平,结粗壮,长7~10cm,宽约4cm。头略呈钝三角形。外皮粗糙,多疣状突起,背部灰褐色,腹部黄白色,有明显的黑色斑纹。四肢屈曲向外伸出,前肢较长,后肢粗大,趾间蹼不发达。除去内脏者呈扁片状,可见突起的中央脊椎。质韧,不易折断。气腥臭,味咸而麻舌。以个大、身干、完整者为佳。

**【化学成分】** 干蟾的主要成分是蟾蜍内酯、蟾毒色胺、甾醇、氨基酸、有机酸、多糖,还含有光色素、肾上腺素、吗啡、多肽等。干蟾的蟾蜍内酯、蟾毒色胺、甾醇、氨基酸、有机酸、多糖是其主要药理活性成分。

**【药性】** 辛,凉;有毒。归肝、脾、肺经。

**【功能主治】** 破结,消痞积,行水,解毒,杀虫,定痛。用于疔疮,发背,阴疽瘰疬,水肿,恶疮,小儿疳积。

**【临床应用】** 临床常用

(1) 痈疽诸疮　本品辛、凉,有毒。入肝、脾、肺经。功专解毒散结,治痈疽肿毒初起未化脓者,蟾蜍烧存性研末外敷,或取活蟾蜍剖开腹部乘热敷合于疮上,也可取活蟾去内脏后与冰片捣烂外敷;治疔毒,则配黑胡椒、鲜生姜烧存性研末内服,或与清热解毒之野苎麻、栀子同捣敷;治疮痈、痈疽、瘰疬等疾经月不瘥,将作冷瘘者,常配伍温经通阳之硫黄、肉桂熬膏摊贴,如《圣济总录》蟾蜍膏;治口舌生疮,与胆矾研末涂患处,如《圣惠方》蟾矾散;治唇疮,单用干蟾烧灰细研外敷;治小儿走马牙疳,蟾蜍与清热解毒之黄连、青黛研末涂患处,如《全婴方论》蟾酥散;用于痔疮,取蟾蜍剖去肠杂,刺孔外贴患处,或研末与猪大肠煮熟同食;治腹中冷疝,水谷阴结,配伍软坚散结之芒硝煮食,得下即愈,如《补缺肘后方》。

(2) 鼓胀,水肿,小便不利及痛证　本品辛,入脾、肺经,能利水消肿,治水肿腹水,单用蟾蜍粉内服;治小儿肿胀,与麝香相伍敷脐;治鼓胀由脾气不运、水湿内聚者,配行气之砂仁同用,如《绛囊撮要》之蟾砂散;治鼓胀、小便不通,配伍逐水散结之巴豆、甘遂,如《普济方》治蛊方;蟾蜍味辛,能散能行,长于镇痛,治脱疽,鱼口,疙瘩,疼痛难忍者,可以本品与葱白同捣外敷,如《鲁府禁方》之金蟾膏。

(3) 小儿疳积,破伤风及麻风,癣疮　本品辛,有毒。入肝、脾、肺经,杀虫消疳,善治小儿疳积之症,可单用,或与胡黄连同用;治小儿疳积面黄肌瘦,好食泥土,不思乳食,可配皂荚、蛤粉等药同用,如《全婴方论》五疳保童丸;治破伤风,与花椒相伍,如《奇效良方》;治癣疮,干蟾蜍灰、猪脂和涂,如《僧深方》;蟾蜍与苍耳子同炖服,还可治麻风癞病。

**【用法用量】** 1～3g。外用适量,研末敷或熬膏摊贴。

**【成药例证】**

**1. 鹤蟾片(《卫生部药品标准中药成方制剂·第五册》)** 药物组成:仙鹤草、干蟾皮、猫爪草、浙贝母、生半夏、鱼腥草、天冬、人参、葶苈子。

功能主治:解毒除痰,凉血祛瘀,消癥散结。用于原发性支气管肺癌,肺部转移癌,能够改善患者的主观症状体征,提高患者体质。

**2. 华蟾素口服液(《卫生部药品标准中药成方制剂·第十一册》)** 药物组成:干蟾皮。

功能主治:解毒,消肿,止痛。用于中、晚期肿瘤,慢性乙型肝炎等症。

**【注意事项】**

1. 孕妇慎用。

2. 干蟾主要毒性表现有恶心、呕吐、腹痛、腹泻、头昏,甚或神志昏迷、面色苍白、四肢厥冷、脉搏微弱、心律不齐等,心电图的表现类似洋地黄中毒。其毒性物质基础为蟾蜍内酯、蟾毒色胺等。

**【贮藏】** 置通风干燥处,防蛀。

(任波　敖慧　彭成)

## 248 干姜(炮姜)

Ganjiang (Paojiang)

**【异名】** 白姜、均姜、干生姜(《本草纲目》)。

**【来源】** 为姜科植物姜 *Zingiber officinale* Rosc.的干燥根茎。

**【产地】** 主要为栽培品。其道地产区为四川犍为。贵州、广西、浙江、山东、湖北、广东、陕西等地亦有栽种。

**【采收加工】** 一般在冬至前后,收获时挖起全株,去掉茎叶,抖净泥沙。立即上炕进行干燥加工。姜块挖出后趁鲜纵切成厚片,晒干或低温干燥则加工为干姜片。洗净后低温(一般不超过60℃)烘或烤至7～8成干,堆沤4～5d后,再烘烤至全干后装入撞笼中,来回推送去掉粗皮,扬净即为干姜。若把姜块挖出后,洗净,分成具有2～3个分支的姜块,用竹片顺一定方向刮去外皮(严禁使用铁器,防止表面烘烤后变黑),再采用上述方法烘烤,则为去皮干姜。

**【炮制】** **干姜** 取原药材,除去杂质,略泡,洗净,润透后切厚片或块,干燥。

**炮姜** 取净砂子置于锅中,用武火加热,将砂子炒热后加入干姜片或块,不断翻动,炒至鼓起,待其表面显棕褐色时,从锅内取出,筛去沙子,放凉。

**姜炭** 取干姜片或块,放置于锅中。用武火加热,炒至表面焦黑色而内部棕褐色时,喷淋少许清水。灭尽火星,取出凉透。

**【性状特征】** **干姜** 呈扁平块状,具指状分枝,长3～7cm,厚1～2cm。表面灰黄色或浅灰棕色,粗糙,具纵皱纹及明显的环节。分枝处常有鳞叶残存,分枝顶端有茎痕或芽。质坚实,断面黄白色或灰白色,粉性或颗粒性,内皮层环纹明显,维管束及黄色油点散在。气香、特异,味辛辣。以质坚实,断面色黄白、粉性足、气味浓者为佳。

**干姜片** 为不规则纵切片或斜切片,具指状分枝,长1～6cm,宽1～2cm,厚0.2～0.4cm。外皮灰黄色或浅黄棕色,粗糙,具纵皱纹及明显的环节,切面灰黄色或灰白色,略显粉性,可见较多的纵向纤维,有的呈毛状。质坚实,断面纤维性。气香、特异,味辛辣。

**炮姜** 呈不规则膨胀的块状,具指状分枝。表面棕褐色或棕黑色。质轻泡,断面边缘处显棕黑色,中心棕黄色,细颗粒性,维管束散在。气香、特异,味微辛,辣。

**姜炭形** 如干姜片状,表面焦黑色,内部棕褐色,体轻,质松脆。味微苦,微辣。

**【化学成分】** 干姜的主要成分是挥发油,还含有树脂、淀粉、多种氨基酸等。干姜的挥发油是其主要的药理活性成分。《中华人民共和国药典》2015年版规定,干姜药材按干燥品计算,含挥发油不得少于0.8%(ml/g),含6-姜辣素($C_{17}H_{26}O_4$)不得少于0.60%;干姜饮片按干燥品计算,含6-姜辣素($C_{17}H_{26}O_4$)不得少于0.050%;炮姜药材按干燥品计算,含6-姜辣素($C_{17}H_{26}O_4$)不得少于0.30%。

**【药理毒理】**

**1. 对消化系统的作用**

(1) 利胆　干姜醇提物按9、18g/kg给大鼠经口及十二指肠给药均能明显增加胆汁分泌量,维持时间长达3~4h,口服作用更强[1]。干姜石油醚提取物(30g生药/ml)给大鼠经十二指肠给药0.75、1.5ml/kg,有促进大鼠胆汁分泌作用,且呈剂量依赖性[2]。

(2)抗溃疡 干姜、炮姜水煎液按4.5g/kg给大鼠灌胃,干姜水煎液对大鼠实验性胃溃疡无明显影响,而同剂量的炮姜水煎液对大鼠应激性胃溃疡模型、醋酸诱发胃溃疡模型及幽门结扎型胃溃疡模型均具有不同程度的抑制作用[3]。干姜石油醚提取物给小鼠灌胃45、90g/kg,对吲哚美辛加乙醇引起的小鼠溃疡有抑制作用;干姜石油醚提取物给小鼠灌胃22.5、45g/kg,对盐酸性溃疡的形成呈剂量依赖性的抑制作用;干姜石油醚提取物给小鼠灌胃45g/kg,对幽门结扎性溃疡形成有明显抑制作用[2]。

**2. 对心血管系统的作用**

(1)对心率、血压的影响 正常麻醉家兔经口插管入胃,灌服2%(V/V)干姜$CO_2$超临界提取物2.8ml/kg,结果使正常麻醉家兔HR、SAP和DAP分别在药后5、10、150min与药前值比较有显著性或极显著性差异,其中HR在5~150min全过程呈逐渐下降趋势,SAP从药后15~60min持续下降,至90min开始回升到药前水平,DAP在药后5~150min各时点均呈下降趋势,并于45min下降到最低值后维持至150min[4]。

(2)抗心衰 干姜$CO_2$超临界提取物在心衰模型家兔造模前灌胃给药0.056ml/kg,第4d造模后继续给药,可使造模所需时间明显延长和所需造模药戊巴比妥钠用量增加;使心衰模型家兔血流动力学指标lv+$dp/dt_{max}$、lv-$dp/dt_{max}$明显改善,提示干姜提取物对家兔急性心衰模型形成具有拮抗作用;能通过改善心室舒缩功能,降低外周阻力,改善心衰程度,对急性心衰具有实验性治疗作用[5]。1%、2%、4%(V/V)干姜$CO_2$超临界提取物(姜辣素含量12%)在心衰模型家兔造模后10min灌胃给药2.8ml/kg,各给药组LVSP、lv+$dp/dt_{max}$、lv-$dp/dt_{max}$呈逐渐上升趋势,表示干姜提取物能改善心衰家兔的心肌舒缩功能,减轻心衰症状[6]。

(3)抗心律失常 干姜醋酸乙酯提取物给小鼠灌胃23.4g/(kg·d),连续3d,可使氯仿诱发的室颤小鼠室颤率明显降低;8、16g/kg给大鼠灌胃,对乌头碱诱发的大鼠心律失常有抑制作用;7g/kg给豚鼠灌胃,对哇巴因诱发豚鼠心律失常有抑制作用[7]。

(4)心肌保护 干姜粉液给大鼠灌胃0.8g/kg,连续3d,取其血清,结果1%、2%、4%大鼠血清使乳鼠心肌细胞缺氧缺糖性损伤模型中LDH的释放量明显减少,细胞损伤有所减轻[8]。

**3. 抗炎** 干姜醇提物每天13.5、27g/kg给小鼠灌胃,连续7d,对二甲苯致小鼠耳廓肿胀也具有明显的抑制作用[9]。干姜石油醚提取物每天45g/kg、水提物每天5、10g/kg给大鼠灌胃,连续3d,对角叉菜胶引起大鼠足跖肿胀有显著抑制作用;干姜石油醚提取物每天90g/kg、水提物每天10、20g/kg给小鼠灌胃,连续3d,能显著抑制二甲苯引起的小鼠耳廓肿胀[10]。

**4. 解热、镇痛** 干姜水煎液20、40、80g/kg给酵母致热大鼠灌胃,20、40mg/kg剂量在大鼠给药后2h起表现出一定的退热作用趋势,80mg/kg剂量在给药后4h表现出显著退热作用[11]。干姜醇提物10g/kg给家兔灌胃,药后2、3、4、6h对伤寒、副伤寒甲乙三联菌苗所致家兔发热具有明显的抑制作用[9]。干姜石油醚提取物45、90g/kg、水提物20g/kg给小鼠灌胃,对醋酸引起的小鼠扭体次数有显著减少作用,对小鼠热刺激反应有明显抑制作用[10]。

**5. 抗血栓、抗凝血** 在0.2ml PRP中加入10ml不同浓度的干姜粉溶液,干姜粉浓度在0.8、1.6mg/ml时,对血小板聚集有抑制作用,在2mg/ml时,血小板聚集率降至0[8]。50%炮姜、姜炭水煎液给小鼠灌胃0.2ml/10g,均能明显缩短小鼠的出血时间,姜炭同时能显著缩短小鼠的凝血时间[12]。干姜水提物按10、20g/kg,干姜挥发油按0.75、1.5ml/kg剂量给大鼠灌胃,均可使实验性血栓形成延迟[13]。

**6. 耐缺氧** 干姜石油醚提取物90g/kg给小鼠灌胃,能延长常压密闭缺氧和KCN中毒缺氧模型小鼠的存活时间,也能延长断头小鼠的张口动作持续时程[14]。

**7. 抗病原微生物** 干姜醇提物对肺炎链球菌、溶血性链球菌的*MIC*为13.5、54mg/ml,对金黄色葡萄球菌、铜绿假单胞菌、福氏痢疾杆菌的*MIC*为108mg/ml,对大肠埃希菌、伤寒杆菌的*MIC*为

432mg/ml[9]。干姜醇提物对红色毛癣菌、石膏样毛癣菌、白色念珠菌的 *MIC* 分别为 3、30、100mg/ml[15]。

**8. 镇静** 干姜水煎液给小鼠灌胃，剂量为 0.3g/10g 时，其对小鼠的走动时间及举前肢数在一定时间(给药后 2.5h)内都有非常明显的抑制作用；剂量为 0.6g/10g 时，干姜对小鼠的走动时间及举前肢数也有较为显著的影响，但抑制时间较 0.3g/10g 时缩短；剂量为 0.9g/10g 时，干姜对小鼠的抑制作用不明显[16]。

**9. 其他药理作用** 干姜 4g/kg 给幼年小鼠灌胃，连续 7d，能使幼年小鼠胸腺萎缩；干姜给幼年大鼠灌胃 20g/kg，10%干姜、20%干姜酚酸性部位给幼年大鼠灌胃 20ml/kg，均可显著降低肾上腺中维生素 C 含量[17]。干姜石油醚提取物 45、90g/kg 给小鼠灌胃，能对抗蓖麻油引起的腹泻作用，但作用时间短[2]。分别对匀速模式致晕动病模型小鼠、三角形模式致晕动病模型小鼠灌胃干姜挥发油 0.03、0.05、0.1ml/只，干姜醇提物 0.2、0.4、0.9g/kg，干姜水提物 1、3、10g/kg，干姜粉 0.2、0.6、2g/kg，干姜挥发油、醇提物、干姜粉均能降低小鼠晕反应指数，具有抗晕作用，而干姜水提物无此作用[18]。

**10. 安全性研究** 小鼠皮下注射干姜醇提物 $LD_{50}$ 为 33.5g/kg[19]。小鼠灌服干姜醇提物的 $LD_{50}$ 为 108.9g/kg；大鼠长毒实验结果表明，干姜醇提物 10、18g/kg 灌服 2 个月，对大鼠体重增加、血液学、血液生化学指标均无显著影响，各脏器病理学检查均无异常，因此干姜醇提物 10、18g/kg 是安全剂量[20]。

**【药性】** **干姜** 辛，热。归脾、胃、肾、心、肺经。

**炮姜** 辛，热。归脾、胃、肾经。

**【功能主治】** **干姜** 温中散寒，回阳通脉，温肺化饮。用于脘腹冷痛，呕吐泄泻，肢冷脉微，寒饮喘咳。

**炮姜** 温经止血，温中止痛。用于阳虚失血，吐衄崩漏，脾胃虚寒，腹痛吐泻。

**【临床应用】**

**1. 临床常用**

(1) 干姜

脾胃寒证：本品辛热燥烈，入脾胃经，而长于温中散寒、健运脾阳，为温暖中焦之主药，《名医别录》："治寒冷腹痛，中恶，霍乱，胀满，风邪诸毒，皮肤间结气，止唾血。"治脘腹冷痛，常与高良姜配伍，如《太平惠民和剂局方》二姜丸；治中寒水泻，可单用为末服，亦可与党参、甘草等同用；治干呕吐逆，常配半夏，以增强温中散寒、降逆止呕，如《金匮要略》半夏干姜散；治脾胃虚寒，食欲不振，饮食减少，常与人参、白术同用，如《伤寒论》理中丸。

亡阳证：本品辛热，入心、脾、肾经，有温阳守中，回阳通脉的功效，治亡阳证，常与附子相须为用，如《伤寒论》四逆汤。

寒饮喘咳：本品辛热，入肺、脾经，上能温肺散寒化饮，中能温脾运水以绝痰。治寒饮喘咳，形寒背冷，痰多清稀之症，常与细辛、麻黄、五味子等同用，如《伤寒论》小青龙汤。

(2) 炮姜

虚寒性出血证：本品性温，入脾经，能温经止血，对脾阳虚、脾不统血者，为首选药。可单味用之，如《姚氏集验方》以本品为末，治血痢不止；亦可配伍棕榈、乌梅，如《证治准绳》如圣散；或与当归、阿胶等同用，如《观聚方要补》断红饮。

腹痛，腹泻：本品性温，善温脾胃，能温中止痛、止泻。可单用，如《千金要方》以本品研末冲服，治中焦虚寒水泻；或与高良姜、附子等同用，如《世医得效方》朴附丸、《太平惠民合剂局方》二姜丸。

本品对于产后恶露不尽、少腹疼痛亦可治之。

**2. 临床新用** 干姜可用于治疗手足皲裂[21]、脊髓损伤后神经源性膀胱[22]、胃食管反流性咳嗽[23]。

**【用法用量】** **干姜** 3～10g。

**炮姜** 3～9g。

**【成药例证】**

**1. 三味干姜散(《卫生部药品标准藏药·第一册》)** 药物组成：干姜、肉豆蔻、豆蔻。

功能主治：性温。用于小儿肝炎，寒性肝炎，肝肿大。

**2. 四逆汤(《中华人民共和国药典》2015 年版)** 药物组成：淡附片、干姜、炙甘草。

功能主治：温中祛寒，回阳救逆。用于阳虚欲脱，冷汗自出，四肢厥逆，下利清谷，脉微欲绝。

**3. 附子理中片(《中华人民共和国药典》2015 年版)、附子理中丸(《卫生部药品标准中药成方制剂·第二十册》)、附子理中液(《卫生部药品标准中药成**

方制剂·第二十册》)　药物组成:附子(制)、干姜、党参、白术(炒)、甘草。

功能主治:温中健脾,用于脾胃虚寒,脘腹冷痛,呕吐泄泻,手足不温。

**4. 安神补脑液(《中华人民共和国药典》2015年版)、安神补脑片(《国家中成药标准汇编内科·心系分册》)**　药物组成:鹿茸、制何首乌、淫羊藿、干姜、甘草、大枣、维生素 $B_1$。

功能主治:生精补髓,益气养血,强脑安神。用于肾精不足、气血两亏所致的头晕、乏力、健忘、失眠;神经衰弱见上述证候者。

**5. 桑姜感冒片(《中华人民共和国药典》2015年版)、桑姜感冒注射液(《卫生部药品标准中药成方制剂·第二十册》)、桑姜感冒胶囊(《新药转正标准84》)**　药物组成:桑叶、菊花、紫苏叶、连翘、苦杏仁、干姜。

功能主治:散风清热,宣肺止咳。用于外感风热、痰浊阻肺所致的感冒,症见发热头痛、咽喉肿痛、咳嗽痰白。

**【贮藏】**　置阴凉干燥处,防蛀。

**【参考文献】**　[1]王梦,钱红美,苏简单.干姜醇提物对大鼠利胆作用研究[J].西北药学杂志,1999,14(4):157-158.

[2]张明发,沈雅琴,朱自平,等.干姜温中止痛作用研究[J].西北药学杂志,1996,11(4):186-189.

[3]吴皓,叶定江,柏玉启,等.干姜、炮姜对大鼠实验性胃溃疡的影响[J].中国中药杂志,1990,15(5):22-24.

[4]卢传坚,许庆文,欧明,等.干姜提取物对正常麻醉兔心脏功能及血流动力学的影响[J].中华现代临床医学杂志,2004,2(6B):868-870.

[5]许庆文,卢传坚,欧明,等.干姜提取物对兔急性心衰模型的保护和治疗作用[J].中药新药与临床药理,2004,15(4):244-247.

[6]卢传坚,许庆文,欧明,等.干姜提取物对心衰模型兔心功能的影响[J].中药新药与临床药理,2004,15(5):301-305.

[7]沈云辉,陈长勋,徐姗珺.干姜醋酸乙酯提取物抗心律失常作用研究[J].时珍国医国药,2008,19(5):1064-1065.

[8]谢恬,钱宝庆,徐红.干姜对心肌细胞缺氧缺糖性损伤的保护及其抗血小板聚集功能的实验研究[J].中国实验方剂学杂志,1998,4(6):47-48.

[9]王梦,钱红美,苏简单.干姜乙醇提取物解热镇痛及体外抑菌作用研究[J].中药新药与临床药理,2003,14(5):299-301.

[10]张明发,段泾云,沈雅琴,等.干姜"温经止痛"的药理研究[J].中医药研究,1992,(1):41-43,25.

[11]王春霞,刘杰.比较生姜与干姜的药理活性[J].中华医学写作杂志,2003,10(8):769-780.

[12]李文圣,熊慕兰.炮姜与姜炭的实验研究[J].中成药,1992,14(12):22-23.

[13]许青媛,于利森,张小利,等.干姜及其主要成分的抗凝作用[J].中国中药杂志,1991,16(2):112-113.

[14]张明发,沈雅琴,许青媛.干姜对缺氧和受寒小鼠的影响[J].中国中药杂志,1991,16(3):170-172.

[15]万东华,黄宝建,周训胜,等.五种中药对甲癣常见致病菌的抑菌实验研究[J].中医药学刊,2004,22(4):657-658.

[16]李艳玲,梁鹤.干姜的镇静作用研究[J].安徽农业科学,2008,36(32):14159-14160.

[17]谢人明,陈光娟,沈雅琴,等.干姜及其提取物对肾上腺皮质功能作用的实验研究[J].陕西新医药,1984,15(5):53-55.

[18]郭琪,赵晓红,雷虹,等.干姜及其提取物的抗晕动病作用研究[J].实用药物与临床,2015,18(3):268-271.

[19]笠原义正.半夏与干姜的药理作用[J].中医药信息,1984,2(1):30-33.

[20]王梦,钱红美,苏简单.干姜醇提物的毒性研究[J].中医药学报,2000,28(2):60-62.

[21]廖晖,王慧梅,王春莲,等.干姜擦剂治疗手足皲裂70例[J].中国中西医结合杂志,2001,21(6):469.

[22]王晓丹,冯晓东,刘乘梅,等.脐灸治疗脊髓损伤后神经源性膀胱30例观察[J].中医杂志,2014,55(1):45-47.

[23]黄少君,范良,王宝爱,等.半夏泻心汤加减配合拔罐治疗胃食管反流性咳嗽[J].中国实验方剂学杂志,2013,19(2):305-307.

(任波　潘媛　彭成　敖慧)

## 249　干漆

Ganqi

**【异名】**　漆渣、漆底、漆脚(《中药材手册》)。

**【来源】**　为漆树科植物漆树 *Toxicodendron vernicifluum* (Stokes) F. A. Barkl. 的树脂经加工后的干燥品。

**【产地】**　主要为野生品,栽培品亦有。主要分布于黑龙江、吉林、内蒙古和新疆,其余省区亦产。

**【采收加工】**　割伤漆树树皮,收集自行流出的树脂为生漆,干固后凝成的团块即为干漆。多收集漆缸壁或底部黏着的干渣,经煅制后入药。

**【炮制】**　取干漆,至火上烧枯;或砸成小块,至锅中炒至焦枯黑烟尽,取出,放凉。

**【性状特征】**　呈不规则块状,黑褐色或棕褐色,表面粗糙，有蜂窝状细小孔洞或呈颗粒状。质坚硬，不易折断，断面不平坦。具特殊臭气。

**【化学成分】** 干漆的主要成分是漆酚、漆酶、漆树多糖、含氮物、树胶质等。

**【药理毒理】** **抗冠心病** 干漆浸膏按 0.5g/kg 体重灌胃给药，每日 1 次，连续 7d，能延长小鼠常压和减压耐缺氧存活时间；能部分对抗脑垂体后叶素引起大鼠 ECG 的 ST 段、T 波上移；对大鼠血栓形成有一定的抑制作用[1]。

**【药性】** 辛，温；有毒。归肝、脾经。

**【功能主治】** 破瘀通经，消积杀虫。用于瘀血经闭，癥瘕积聚，虫积腹痛。

**【临床应用】** **临床常用**

(1) 经闭，癥瘕，瘀血　本品辛，温；入肝、脾经；性善下降而破血。治胞衣不出，及恶血不行，如《圣济总录》干漆散，以之与当归同用。

(2) 虫积腹痛　本品性毒而杀虫。治小儿蛔虫腹痛，《太平圣惠方》单用本品，炒制、捣细成散服之。

**【用法用量】** 2～5g。

**【成药例证】**

**1. 妇科通经丸(《中华人民共和国药典》2015 年版)** 药物组成：巴豆(制)、干漆(炭)、醋香附、红花、大黄(醋炙)、沉香、木香、醋莪术、醋三棱、郁金、黄芩、艾叶(炭)、醋鳖甲、硇砂(醋制)、醋山甲。

功能主治：破瘀通经，软坚散结。用于气血瘀滞所致的闭经、痛经、癥瘕，症见经水日久不行、小腹疼痛、拒按、腹有癥块、胸闷、喜叹息。

**2. 平消片、胶囊(《中华人民共和国药典》2015 年版)** 药物组成：郁金、五灵脂、硝石、麸炒枳壳、仙鹤草、白矾、干漆(制)、马钱子粉。

功能主治：活血化瘀，散结消肿，解毒止痛。对毒瘀内结所致的肿瘤患者具有缓解症状，缩小瘤体，提高机体免疫力，延长患者生存时间的作用。

**3. 通经甘露丸(《卫生部药品标准中药成方制剂·第一册》)** 药物组成：当归、桃仁(去皮)、红花、牡丹皮、干漆(煅)、牛膝、三棱(麸炒)、莪术(醋炙)、大黄(酒炒)、肉桂(去粗皮)。

功能主治：活血祛瘀，通经止痛。用于血瘀阻滞所致经闭不通，小腹疼痛，或经血量少，小腹疼痛拒按以及癥瘕积块。

**4. 调经化瘀丸(《卫生部药品标准中药成方制剂·第一册》)** 药物组成：香附(醋制)、艾叶(炭)、当归、地黄、川芎、赤芍、桃仁、红花、三棱(醋制)、莪术(醋制)、干漆(炭)。

功能主治：调经行血，理气化瘀。用于气滞血瘀引起的经血不调，行经腹痛或经闭不通。

**【注意事项】**

1. 孕妇及对漆过敏者禁用。

2. 本品含漆酚，具有一定的毒性，主要表现为过敏反应。其毒性的大小与炮制、配伍等密切相关。漆酚中的酚羟基在炮制过程中遇高温可发生乙氧化反应而发生变化，毒性大大降低，故本品应煅制，合理配伍。

**【贮藏】** 密闭保存，防火。

**【参考文献】** [1]许芍芳，许静亚，谭宫屏.干漆治冠心病的实验研究[J].中国生漆，2002，22(1)：5-6.

(任波　周彦希　彭成　敖慧)

## 250　岗梅

Gangmei

**【异名】** 百解(《广西中兽医药植》)，土甘草、秤杆根、盆包银(《南宁市药物志》)，点秤根(广州部队《常用中草药手册》)，天星根(《广西中草药》)，七星蕴、山梅根(《南方主要有毒植物》)。

**【来源】** 为冬青科植物岗梅 *Ilex asprella* (Hook. et Arn.)Champ. ex Benth. 的干燥根。

**【产地】** 主要为野生品。分布于江西、福建、台湾、湖南、广东、广西等地。

**【采收加工】** 全年均可采挖，洗净，切片、段，或劈成小块，晒干。

**【炮制】** 除去杂质；未切片者，洗净，润透，切片，晒干。

**【性状特征】** 为近圆形片、段，或类长方形块，直径 1.5～5cm。外皮浅棕褐色或浅棕红色，稍粗糙，有细纵皱纹、细根痕及皮孔。外皮薄，不易剥落，剥去外皮处显灰白色至灰黄色，可见较密的点状或短条状突起。质坚硬，不易折断，断面有微细的放射状纹理。气微，味苦而后甘。以质坚、色白者为佳。

**【化学成分】** 岗梅的主要成分是三萜皂苷，还含有黄酮、酚、生物碱等。岗梅的三萜皂苷是其主要药理活性成分。

【药理毒理】

**1. 抗炎**　岗梅根醇提液按12、24g/(kg·d)对二甲苯所致的耳廓肿胀小鼠连续灌胃4d,可抑制耳廓肿胀;剂量为12g/(kg·d)的岗梅根醇提液对棉球致肉芽肿大鼠连续灌胃8d,可减轻肉芽肿重量;剂量为9、12g/(kg·d)的岗梅根醇提物对鸡蛋清致足跖肿胀大鼠连续灌胃8d,可减少致炎后1、2、3、4h大鼠的足跖肿胀度;岗梅根醇提物按6、12g/(kg·d)灌胃对醋酸致毛细血管通透性增高小鼠连续7d,对毛细血管通透性增高具有一定的抑制作用[1]。对角叉菜胶致关节炎大鼠于造模前1h预防性肌内注射岗梅根醇提物9g生药/kg,可减轻足跖肿胀度;对胸腔注入角叉菜胶混悬剂致炎的大鼠于致炎前1h及12h各肌内注射岗梅根醇提物9g生药/kg 1次,可减少胸腔洗出液中的白细胞总数;对腹部皮肤注射组胺或5-羟色胺的大鼠肌内注射岗梅根醇提物9g生药/kg,可减轻组织胺皮丘的大小,但对5-羟色胺皮丘无明显作用[2]。

**2. 止咳**　岗梅根醇提物按16g/(kg·d)灌胃氨水引咳小鼠,连续4d,可减少小鼠咳嗽次数[3]。

**3. 抗病毒**　岗梅根水提物按5、10、20g/(kg·d)灌胃甲Ⅰ型流感病毒致肺炎小鼠连续5d,可明显降低感染小鼠肺指数,其中10、20g/(kg·d)可降低小鼠死亡率;以同剂量灌胃感染H9N2亚型禽流感病毒小鼠连续4d,亦明显降低病毒感染小鼠的肺指数,若连续灌胃10d则明显可延长平均存活时间,5、10g/(kg·d)时还可减少小鼠死亡数量[4]。

**4. 抗菌**　岗梅水提物以0.125、0.25、0.50、1.00、2.00g/ml对金黄色葡萄球菌和大肠埃希菌均有抑菌活性,且对金黄色葡萄球菌的抗菌作用明显强于大肠埃希菌[5]。

**5. 降血脂**　岗梅根水煎液按9.15g/kg对束缚应激下脂肪肝大鼠连续灌胃8周,可明显降低血清胆固醇(TC)、甘油三酯(TG)、低密度脂蛋白胆固醇(LDL-C)含量,而明显升高高密度脂蛋白胆固醇(HDL-C)及脂蛋白酯酶含量[6]。岗梅根总皂苷按440、220、110mg/(kg·d)灌胃高脂血症大鼠,连续10周,均可明显降低血清TC、TG、LDL-C含量,且升高HDL-C含量及脂联素水平,还明显降低瘦素及炎性介质C-反应蛋白(CRP)、白细胞介素-6(IL-6)水平,从而达到抗动脉粥样硬化目的[7]。

**6. 抗氧化**　岗梅根水煎液按9.15g/(kg·d)对束缚应激下非酒精性脂肪肝大鼠连续灌胃8周,能明显升高肝组织总抗氧化能力(T-SOD)、谷胱甘肽-S转移酶(GST)水平,降低自由基丙二醛(MDA)含量[8]。

**7. 促创口愈合**　5%、10%的岗梅醇提物软膏按1g/(cm$^2$·d)包扎糖尿病大鼠的溃疡创口连续21d,在7、14、21d时均可提高大鼠溃疡愈合率以及创面组织胶原染色率[9]。

**8. 安全性评价**　岗梅根醇提液腹腔注射健康昆明种小鼠,$LD_{50}$为37786.27mg/kg,其95%的可信限为33744.27～42315.55mg/kg[10]。

【药性】　苦、微甘,凉。

【功能主治】　清热解毒,生津,利咽,化瘀止痛。用于感冒发热口渴,咽喉肿痛,外伤瘀血肿痛。

【临床应用】　临床常用

(1) 热病燥渴　本品清热,生津止渴。若治热病燥渴,可单用煎服。

(2) 喉疾　本品清热解毒,可用于治疗喉痛。若治双单喉蛾,可与竹蜂、陈皮、细辛等同用;若治小儿百日咳,可与白茅根等同用。

【用法用量】　15～30g。

【成药例证】

**1. 治感灵颗粒(《卫生部药品标准中药成方制剂·第十四册》)**　药物组成:岗梅、金盏银盘、胡芦茶、忍冬藤、广东土牛膝、白茅根。

功能主治:解毒清热,清咽利喉。用于感冒发热,头痛,咽喉肿痛,咳嗽。

**2. 六和茶(《卫生部药品标准中药成方制剂·第十四册》)**　药物组成:岗梅、鬼羽箭、贯众、倒扣草、连翘、毛麝香、金银花、金锦香、荆芥、土茵陈、香薷、蟛蜞草、薄荷、地胆草、青蒿、木棉花、淡竹叶、苍术、栀子、布渣叶、夏枯草、山楂、黄芩、水翁花、白茅根、甘草。

功能主治:清热祛湿,解暑消食。用于感冒发热,头痛身倦,四肢不适,食滞饱胀。

**3. 石歧外感茶颗粒(《卫生部药品标准中药成方制剂·第十四册》)**　药物组成:岗梅、铁包金、蒲桃、臭屎茉莉、露兜勒。

功能主治：疏风清热，解暑消食。用于外感引起的发热头痛，食滞饱胀，喉干舌燥，预防流行性感冒。

**4. 罗浮山凉茶颗粒(《卫生部药品标准中药成方制剂·第十四册》)**　药物组成：岗梅、地胆草、葫芦茶、金盏银盘、白茅根、淡竹叶。

功能主治：清热解暑，生津止渴，消食化滞，利尿除湿。用于感冒中暑，烦热口渴，小便短赤，消化不良。

**5. 梅翁退热颗粒(《卫生部药品标准中药成方制剂·第十七册》)**　药物组成：岗梅、水翁花、金银花、连翘、鱼腥草、绵马贯众、野菊花、三叉苦、倒扣草、石膏。

功能主治：疏风清热，解毒利咽，消痈散结。用于风热感冒，发热咳嗽，咽喉肿痛，胸脘胀痛，喉痹，乳蛾。

**【贮藏】**　置干燥处。

**【参考文献】**　[1]罗雅劲，孙永学，代珍青，等.岗梅根醇提物抗炎活性的实验研究[J].贵州畜牧兽医，2010，34(3)：1-2.

[2]刘郴淑，陈华萍，李卫群，等.岗梅根乙醇提取物的抗炎作用[J].中药材，2004，27(7)：519-520.

[3]黄晓丹，张玲玲，林吉，等.岗梅不同药用部位抗炎、止咳药效比较研究[J].环球中医药，2012，5(9)：660-662.

[4]李耿，汪天呈，姚海燕，等.岗梅根水提物在小鼠体内抗H9N2亚型禽流感病毒实验研究[J].环球中医药，2012，5(2)：84-87.

[5]何少璋，张一萍，喻丽元.岗梅对微生物的作用研究[J].现代医院，2008，8(5)：12-13.

[6]胡向阳，林春淑，李安，等.岗梅根水煎液对束缚负荷下脂肪肝大鼠脂蛋白代谢相关酶的影响研究[J].亚太传统医药，2012，8(9)：37-38.

[7]喻良文，张敏敏，张玲玲，等.岗梅根总皂苷对高脂血症大鼠降血脂作用的实验研究[J].新中医，2014，46(7)：191-193.

[8]胡向阳，李安，杨璇，等.岗梅根水煎液对束缚应激条件下非酒精性脂肪肝大鼠氧化应激的影响[J].时珍国医国药，2012，23(9)：2131-2132.

[9]周洁，严鹏程，魏克民.岗梅提取物对糖尿病大鼠溃疡愈合的促进作用及其胶原、$CD_{31}$表达的影响[J].中国中医药科技，2015，22(2)：156-158.

[10]罗雅劲，孙永学，曾绮雯，等.岗梅根醇提液对小鼠的半数致死量($LD_{50}$)的测定[J].广东畜牧兽医科技，2010，35(1)：37-39.

(任波　敖慧　彭成)

## 251　岗松

Gangsong

**【异名】**　扫卡木(《陆川本草》)，扫把枝、铁扫把、松毛枝、蛇毛草、鸡儿松(《广西中药志》)，香柴、扫帚子(江西《草药手册》)，观音扫、长松、沙松(《广西药用植物名录》)，蚊仔苏、蚊松(《福建药物志》)。

**【来源】**　为桃金娘科岗松 *Baeckea frutescens* L. 带有花果的干燥叶。

**【产地】**　主要为野生品。主产于福建、广东、广西及江西等地。分布于马来西亚、印度尼西亚、印度、越南、菲律宾等地。

**【采收加工】**　7～10月收割，晒干。

**【炮制】**　净制。

**【性状特征】**　本品为附有少量短嫩枝的叶。嫩枝长5～10mm，具对生叶。叶线形或线状锥形，全体黄绿色，无毛，长5～10mm，宽不及1mm，全缘，先端尖，基部渐狭，叶面有槽，背面凸起，侧脉不明显，具透明的油点，无柄或具短柄。气微香，味苦、涩。

**【化学成分】**　岗松的主要成分是挥发油，还含有黄酮、萜、酚酸、氨基酸等。岗松的挥发油是其主要药理活性成分。

**【药理毒理】**

**1. 保肝、抗炎**　岗松挥发油按695mg/kg剂量给四氯化碳所致的肝损伤模型小鼠灌胃给药，可降低血清谷丙转氨酶。岗松挥发油按174mg/kg剂量给巴豆油所致的耳部肿胀模型小鼠腹腔注射给药，可降低小鼠耳部肿胀率[1]。

**2. 抗菌**　将阴道滴虫加入到含0.6、1.3、2.5、5.0μg/ml岗松油的培养基中，37℃孵育24h，对阴道滴虫均有抑制或杀灭作用，并随浓度增大和作用时间延长，杀虫作用增强[2]。

**【药性】**　苦、涩，寒。

**【功能主治】**　清利湿热，杀虫止痒。用于急性胃肠炎；外治滴虫性阴道炎，皮肤湿疹。

**【临床应用】　临床常用**

(1) 泄泻　本品清热利湿，可治疗临床湿热内盛所致泄泻，对于食物中毒等导致的急性胃肠炎亦可辨证使用。

(2) 湿疹，阴痒　本品可清热利湿，杀虫止痒，可治疗湿疹、阴痒等。

【用法用量】 3～9g。外用适量。

【贮藏】 置阴凉干燥处。

【参考文献】 [1]相正心,何兴全,周桂芬,等.岗松挥发油对实验性肝损害的防治作用[J].药学学报,1982,18(9):654-655.

[2]周军,韦桂宁,周智,等.岗松油治疗阴道炎的实验研究[J].中药药理与临床,2010,26(3):34-35.

（任波 敖慧 彭成）

## 252 杠板归

Gangbangui

【异名】 蛇倒退、犁头刺、河白草、蚂蚱簕、急解素、老虎脷、猫爪刺、蛇不过、蛇牙草、穿叶蓼。

【来源】 为蓼科植物贯叶蓼 *Polygonum perfoliatum* L.的干燥地上部分。

【产地】 主要为野生品。主产湿润、半湿润地区如江苏、浙江、福建、江西、广东、四川、湖南及东亚北部、东南亚、印度等地区。

【采收加工】 夏秋植株生长茂盛时采集,晒干。

【炮制】 晒干。

【性状特征】 茎有棱,红褐色,有倒生钩刺。叶互生,盾状着生;叶片近三角形,先端尖,基部近心形或截形,下面沿脉疏生钩刺;托叶鞘近圆形,抱茎;叶柄长,疏生倒钩刺,果实肉质,深蓝色。

【化学成分】 杠板归的主要成分是黄酮,还含有醌、萜、苯丙素糖酯、酰胺等。杠板归的黄酮是其主要药理活性成分。《中华人民共和国药典》2015年版规定,本品药材按干燥品计算,含槲皮素($C_{15}H_{10}O_7$)不得少于0.15%。

【药理毒理】

**1. 抗炎、抑菌** 杠板归提取物按78mg/20g剂量给对二甲苯诱发的耳廓炎症和新鲜鸡蛋清致足肿胀小鼠灌胃给药,每日1次,连续7d,可降低小鼠的耳廓肿胀度和足肿胀度。杠板归乙酸乙酯部位按0.49g/ml浓度可抑制金黄色葡萄球菌、大肠埃希菌、粪链球菌、铜绿假单胞菌的生长[1]。

**2. 止咳、化痰** 杠板归总提取物按5g/kg剂量给$SO_2$致咳嗽模型小鼠灌胃给药,每日1次,连续7d,可延长$SO_2$致小鼠咳嗽的咳嗽潜伏期,减少咳嗽次数,促进大鼠排痰量。杠板归总提取物按5g/kg剂量给大鼠灌胃给药,每日1次,连续7d,可增加大鼠排痰量[2]。

**3. 抗病毒** 杠板归提取物8μg/ml可抑制单纯疱疹病毒-1增殖[3]。

【药性】 酸,微寒。归肺、膀胱经。

【功能主治】 清热解毒,利尿消肿,止咳。用于咽喉肿痛,肺热咳嗽,小儿顿咳,水肿尿少,湿热泻痢,湿疹,疖肿,蛇虫咬伤。

【临床应用】 临床常用

(1) 咽喉肿痛,肺热咳嗽 本品微寒,可清热解毒,止咳消肿。与一枝黄花等配伍可治疗咽喉肿痛,亦可单独应用治疗肺热咳嗽。

(2) 湿热痢疾 本品酸,有收敛止泻之功。单用即可奏效。

【用法用量】 15～30g。外用适量,煎汤熏洗。

【成药例证】

**1. 兰花咳宁片[《国家中成药标准汇编·内科肺系(二)分册》]** 药物组成:石吊兰、板蓝根、罂粟壳、百部、重楼、杠板归。

功能主治:风热犯肺,清热解毒,敛肺止咳。用于急慢性支气管炎,久咳,少痰。

**2. 妇平胶囊(《国家中成药标准汇编·外科妇科分册》)** 药物组成:金荞麦、紫花地丁、莪术、败酱草、杠板归、大血藤、一枝黄花。

功能主治:清热解毒,化瘀消肿。用于下焦湿热、瘀毒所致之白带量多,色黄质黏,或赤白相兼,或如脓样,有异臭,少腹坠胀疼痛,腰部酸痛,尿黄便干,舌红苔黄腻,脉数;盆腔炎、附件炎等见上述证候者。

**3. 康妇灵胶囊(《国家中成药标准汇编·外科妇科分册》)** 药物组成:杠板归、苦参、黄柏、鸡血藤、益母草、红花、龙胆、土茯苓、当归。

功能主治:清热燥湿,活血化瘀,调经止带。用于宫颈炎、阴道炎,月经不调,赤白带下,痛经,附件炎等。

**4. 复方岩连片(《卫生部药品标准中药成方制剂·第九册》)** 药物组成:石吊兰、重楼、板蓝根、百部、杠板归。

功能主治:清热解毒,化痰止咳。用于上呼吸道感染引起的感冒咳嗽，急慢性支气管炎，咽喉炎，扁桃体炎等。

**5. 云南蛇药(《卫生部药品标准中药成方制剂·第十九册》)** 药物组成：紫金龙、臭牡丹、白花蛇舌草、虎杖、夏枯草、半边莲、鱼腥草、杠板归、龙胆、茜草、白茅根。

功能主治：解毒镇痛，利尿消肿，止血，散瘀。用于毒蛇咬伤，毒蜂、蝎子、蜈蚣等蜇伤。

**【贮藏】** 置阴凉干燥处，防潮。

**【参考文献】**
[1]黄鹤飞，张长城，袁丁，等.杠板归抗炎及抑菌活性部位研究[J].安徽医药，2008，12(7)：595-596.

[2]隆万玉，李玉山.杠板归抗炎止咳作用的实验研究[J].临床合理用药，2010，3(18)：34-35.

[3]张长城，黄鹤飞，周志勇，等.杠板归提取物抗单纯疱疹病毒-I型的药理作用研究[J].时珍国医国药，2010，11(21)：2835-2836.

（任波　敖慧　彭成）

## 253 高良姜

Gaoliangjiang

**【异名】** 膏凉姜(《本草经集注》)，高凉姜(《岭表录异》)，良姜(《太平惠民和剂局方》)，蛮姜、佛手根(《履巉岩本草》)，小良姜(《中药志》)，海良姜(《药材学》)等。

**【来源】** 为姜科植物高良姜 *Alpinia officinarum* Hance 的干燥根茎。

**【产地】** 主要为栽培品，野生品亦有。其道地产区为广东省湛江市，亦产于广西、云南、海南等地。

**【采收加工】** 夏末秋初采挖，除去须根和残留的鳞片，洗净，切段，晒干。

**【炮制】** 除去杂质，洗净，润透，切薄片，晒干。

**【性状特征】** 呈圆柱形，多弯曲，有分枝，长5～9cm，直径1～1.5cm。表面棕红色至暗褐色，有细密的纵皱纹和灰棕色的波状环节，节间长0.2～1cm，一面有圆形的根痕。质坚韧，不易折断，断面灰棕色或红棕色，纤维性，中柱约占1/3，气香，味辛辣。以分枝少、色红棕、香气浓、味辣为佳。

**饮片** 呈类圆形或不规则形的薄片。外表皮棕红色至暗棕色，有的可见环节和须根痕。切面灰棕色至红棕色，外周色较淡，具多数散在的筋脉小点，中心圆形，约占1/3。气香，味辛辣。以切面红棕色、香气浓郁、质地坚实、粉性足者为佳。

**【化学成分】** 高良姜的主要成分是挥发油、黄酮，还含有二苯基庚烷等。高良姜的挥发油、黄酮是其主要药理活性成分。《中华人民共和国药典》2015年版规定，本品药材及其饮片按干燥品计算，含高良姜素($C_{15}H_{10}O_5$)不得少于0.70%。

**【药理毒理】**

**1. 对消化系统的作用**

(1) 抗胃溃疡　高良姜油按2、4、8ml/kg的剂量给利血平胃溃疡小鼠模型灌胃，能抑制小鼠胃酸分泌，降低胃蛋白酶活性[1]。高良姜总黄酮按0.125、0.25、0.5g/kg的剂量给用幽门结扎法、水浸应激法和口服乙醇法致胃溃疡大鼠模型灌胃，能降低大鼠的溃疡指数、大鼠胃液量、总酸排出量，同时降低胃蛋白酶活性[2]。

(2) 止泻　高良姜20g/kg给小鼠口服，对番泻叶引起的小鼠腹泻有抑制作用[3]。20g/kg的高良姜水提物和0.4、0.8ml/kg的高良姜醚提物灌胃能对抗蓖麻油引起的小鼠腹泻[4]。

(3) 对胃肠平滑肌的作用　0.005、0.01、0.02g/ml的高良姜总黄酮给药禁食24h后再处死的家兔，能抑制兔离体回肠收缩活动[5]。

(4) 止呕　高良姜水提物、醇提物3.33g/kg给硫酸铜致呕吐的家鸽灌胃，均能使家鸽呕吐潜伏期延长，并减少呕吐次数[6]。

(5) 利胆　高良姜水提物按10、20g/kg的剂量给已进行胆管插管术的大鼠皮内注射，能增加大鼠给药后30min胆汁流量；4%高良姜醚提物按0.2、0.4ml/kg的剂量给大鼠皮内注射，低剂量增加药后60min的胆汁流量，高剂量增加药后90min内及180～210min胆汁流量均有增加[4]。

**2. 镇痛、抗炎、解热**　高良姜水提物10、20g/kg或4%高良姜醚提物按0.4、0.8ml/kg的剂量给小鼠灌胃，均能减少乙酸引起的小鼠扭体反应次数和延长热痛反应的潜伏期[7]。高良姜水提物按30g/kg的剂量灌胃给药2,4-二硝基苯酚造成大鼠发热模型后0.5～1h，有解热作用[8]。高良姜总黄酮按66.4g/kg的剂量给药小鼠，能提高1h小鼠热板痛阈值[9]。

**3. 抗缺氧**　4%高良姜醚提物0.4、0.8ml/kg，

水提物10、20g/kg的剂量给小鼠灌胃，均可延长断头小鼠的张口动作持续时间和KCN中毒后的存活时间[10]。

**4. 抗血栓形成**　高良姜水提物按10、20g/kg、高良姜醚提物按0.2、0.4ml/kg的剂量给大鼠灌胃，能延长大鼠实验性血栓的形成时间，并有一定的抗凝血作用[11]。

**5. 抗氧化**　高良姜乙醇提取物4mg/ml对DPPH·自由基生产的抑制率可达96.99%，有抗氧化作用[12]。高良姜多糖清除·OH、DPPH·自由基和螯合铁离子能力的$EC_{50}$分别为(0.05±0.003)、(0.59±0.01)、(2.75±0.2)g/L[13]。

**6. 抗病毒**　高良姜中的二苯基庚烷类化合物在100mg/kg剂量时灌胃给药大鼠，能增加被流感病毒感染的大鼠体重，并延长其存活时间[14]。

**7. 抗肿瘤**　高良姜甲醇提取物按1mg/耳的剂量对促癌物质TPA引起炎症的小鼠进行涂抹，对TPA诱发小鼠水肿的抑制率为70%[15]。

**8. 安全性评价**　高良姜水提物120g/kg灌胃小鼠，7d后，未出现死亡。4%高良姜醚提物按0.4、0.8ml/kg剂量灌胃小鼠，连续7d，$LD_{50}$为(4.2±0.4)ml/kg。其中毒现象为，翻正反射消失，持续8h以上至死亡[10]。

**9. 体内过程**　给大鼠腹腔注射高良姜提取物溶液(折算成高良姜素分别为：1.47、2.94、4.2mg/kg)，给药前后不同时间点取血用高效液相色谱法测定。大鼠体内高良姜素血药浓度-时间变化趋势均呈二室模型，三种剂量从高至低的消除半衰期分别是(5.11±1.60)、(5.89±4.18)、(57.98±37.48)h，清除率分别为(0.20±0.07)L/(h·kg)、(0.20±0.04)L/(h·kg)、(0.04±0.02)L/(h·kg)，浓度时间下面积分别为(23.77±8.62)、(15.04±3.27)、(41.80±19.88)h·mg/L，呈非线性动力学特征[16]。

**【药性】**　辛，热。归脾、胃经。

**【功能主治】**　温胃止呕，散寒止痛。用于脘腹冷痛，胃寒呕吐，嗳气吞酸。

**【临床应用】**

**1. 临床常用**

(1) 脘腹冷痛　高良姜能温脾暖胃，散寒止痛。若胃有寒凝，肝郁气滞，以致痛者，常与香附同用，如《良方集腋》良附丸；若肝胃郁热且痛者，常与黄连、白芍、栀子同用；若冷物所伤，中焦寒凝，或脘腹冷痛者，常与干姜相须而用，如《太平惠民和剂局方》二姜丸。

(2) 呕吐，嗳气　本品辛热，可降胃中逆冷之气，用以止呕，止噫。若呕吐清水，畏寒气逆，常与半夏、生姜同用；若噫气不止，胃气虚寒，常与茯苓、人参同用。

(3) 风牙肿痛　本品能治疗风牙疼痛，也可治疗腮颊肿痛，常与全蝎同用，外用，如《百一选方》逡巡散。

**2. 临床新用**　高良姜可用于治疗胆道术后肝胆管结石[17]、反流性食管炎[18]、隆起糜烂性胃炎[19]。

**【用法用量】**　3～6g。

**【成药例证】**

**1. 良附丸(《中华人民共和国药典》2015年版)**　药物组成：高良姜、醋香附。

功能主治：温胃理气。用于寒凝气滞，脘痛吐酸，胸腹胀满。

**2. 牙痛药水(《卫生部药品标准中药成方制剂·第二册》)**　药物组成：荜茇、高良姜、细辛、丁香、冰片。

功能主治：止痛杀菌，防蛀。用于风火牙痛，牙龈红肿，虫蛀牙痛及一切神经牙痛。

**3. 九气心痛丸(《卫生部药品标准中药成方制剂·第五册》)**　药物组成：五灵脂(醋炒)、高良姜、木香、石菖蒲、青皮、丁香、延胡索(醋炒)。

功能主治：理气，散寒，止痛。用于胃脘疼痛，两胁胀痛，癥瘕积聚。

**4. 祛风膏(《卫生部药品标准中药成方制剂·第二十册》)**　药物组成：高良姜、当归、千年健、生草乌、威灵仙、地枫皮、防风、苏木、蜈蚣、桃仁、川芎、大风子、牛膝、生姜、大葱、木香、肉桂、丁香、乳香(制)、没药(制)、细辛。

功能主治：破瘀止痛，化积消胀，追风散寒，舒筋活血。用于筋骨酸痛，四肢麻木，腰背疼痛，筋骨拘挛，肚腹寒痛，胃脘胀痛，积瘀寒块，水泻寒痢。

**5. 人参药酒(《新药转正标准13》)**　药物组成：黄精(蒸)、高良姜、莱菔子(炒)、鹿角胶、白术(炒)、鲜人参、苍术(炒)、陈皮、淫羊藿、肉桂、红花、丁香、黄芪、五味子。

功能主治：补气养血，暖胃散寒。用于气血两亏，神疲乏力，胃寒作痛，食欲不振。

**【贮藏】** 置阴凉干燥处。

**【参考文献】**

[1]王海燕，刘亚明，牛欣，等.高良姜油抗实验性胃溃疡作用及其机制研究[J].中国中西医结合消化杂志，2011，19(2)：71-74.

[2]江涛，唐春萍，陈艳芬，等.高良姜总黄酮对大鼠实验性胃溃疡模型的影响[J].中药材，2009，32(2)：260-262.

[3]张明发，范荣培，郭惠玲，等.温里药对小鼠胃推进运动及药物性腹泻的影响[J].中药药理与临床，1985，(00)：178-179.

[4]朱自平，陈光娟，张明发，等.高良姜的温中止痛药理研究[J].中药材，1991，14(10)：37-41.

[5]唐春萍，江涛，陈少仪，等.高良姜总黄酮对兔离体回肠运动的影响[J].中药药理与临床，2006，22(5)：23-25.

[6]吴清和，荣向路，黄萍，等.高良姜有效部位的筛选研究[J].新中医，2000，32(6)：31-32.

[7]张明发，沈雅琴.高良姜的温里药理研究[J].陕西中医，1996，17(7)：324-326.

[8]严波，白筱璐，胡竞一，等.高良姜的解热和抗炎作用[J].中药药理与临床，2013，29(1)：85-87.

[9]陈艳芬，江涛，唐春萍，等.高良姜总黄酮抗炎镇痛作用的实验研究[J].广东药学院学报，2009，25(2)：188-191.

[10]张明发，沈雅琴，许青媛.高良姜对缺氧和受寒小鼠的影响[J].中药药理与临床，1990，6(6)：26-27.

[11]许青媛，于利森，张小莉，等.高良姜及其主要成分对实验性血栓形成及凝血系统的影响[J].陕西中医，1991，12(5)：232-233.

[12]刘小红，张尊听，段玉峰，等.市售天然植物香料的抗氧化作用研究[J].食品科学杂志，2002，23(1)：143-145.

[13]吕玮，蒋伶活.高良姜的化学成分及药理作用[J].药学专论，2006，15(3)：19-21.

[14]Rie Sawamura，Tomomi Shimizu，Yi Sun，*et al*. *In vitro* and *in vivo* Snit-influenza Virus Activity of Diarylheptanoids Isolated from *Alpinia Offinarum* [J]. Anticiral Chemisry & Chemotherapy，2013，21(1)：33-35.

[15]安川宪.高良姜的抗促癌作用[J].国外医学·中医中药分册，2003，25(1)：53.

[16]卫平.高效液相色谱法测定大鼠血清中高良姜素[J].药物分析杂志，2010，30(4)：592-595.

[17]张显耀，王伟珍.肝胆消石片治疗胆道术后肝胆管结石80例疗效观察[J].中成药，2001，23(1)：72-73.

[18]汪寿松.厚朴三物汤配合雷尼替丁治反流性食管炎68例[J].时珍国医国药，2000，11(2)：167.

[19]王俊山，李世林.康胃饮治疗隆起糜烂性胃炎120例[J].中医杂志，2009，50(2)：150.

（刘薇　吴清华　裴瑾）

## 254　高山辣根菜

Gaoshanlagencai

**【异名】** 单花芥(《中国药用植物志》)，无茎芥(《拉汉种子植物名称》)，高山无茎芥(《甘肃中草药》)等。

**【来源】** 为十字花科植物无茎芥 *Pegaeophyton scapiflorum*(Hook. F. et Thoms.) Marq. et Shaw 的干燥根和根茎。

**【产地】** 主要为野生品。主产于四川、云南、青海、西藏等地。

**【采收加工】** 秋季采挖，除去须根和泥沙，晒干。

**【炮制】** 净制。

**【性状特征】** 根茎顶端有数个分枝，有密集横环纹，其上有叶柄残基。根圆柱形，长5～16cm，直径0.6～1.5cm。表面黄棕色至灰黄褐色，粗糙，有明显的皱纹和纵沟。质松泡，易折断，断面不整齐，皮部淡棕色至黄棕色，木部淡黄白色至浅黄棕色，周边与中心部呈灰白与黄色相间的花纹。气微香，味微苦。

**【化学成分】** 高山辣根菜的主要成分是黄酮。高山辣根菜的黄酮是其主要药理活性成分。

**【药性】** 苦、辛，寒。归肺、肝经。

**【功能主治】** 清热解毒，清肺止咳，止血，消肿。用于温病发热，肺热咳嗽，咯血，创伤出血，四肢浮肿。

**【临床应用】** **临床常用**

肺热咳嗽　本品能治发热、肺热咳嗽、痰中带血及气短等，常与岩白菜根、紫草茸和甘草同用，如《藏药标准》1979年版。也可与紫草茸、力嘎都、甘草同用，治疗慢性支气管炎，如藏药四味辣根菜汤散。

**【用法用量】** 3～6g，或入丸、散。外用适量，研末敷。

**【成药例证】**

**1. 四味辣根菜汤散(《卫生部药品标准·藏药第一册》)**　药物组成：高山辣根菜、紫草茸、力嘎都、甘草。

功能主治：清肺热，祛痰止咳。用于肺热咳嗽，发热，气短，痰中带血。

**2. 九味石灰华散(《中华人民共和国药典》2015年版)** 药物组成：石灰华、牛黄、榜嘎、高山辣根菜、洪连、红花、红景天、甘草(去皮)、檀香。

功能主治：清热，解毒，止咳，安神。用于小儿肺炎，高热烦躁，咳嗽。

**3. 十五味沉香丸(《中华人民共和国药典》2015年版)** 药物组成：沉香、藏木香、檀香、紫檀香、红花、肉豆蔻、高山辣根菜、悬钩子茎(去皮、心)、宽筋藤(去皮)、干姜、石灰华、广枣、诃子(去核)、毛诃子(去核)、余甘子。

功能主治：调和气血，止咳，安神。用于气血郁滞，胸痛，干咳气短，失眠。

**4. 安儿宁颗粒(《国家中成药标准汇编·口腔肿瘤儿科分册》)** 药物组成：天竺黄、红花、人工牛黄、岩白菜、甘草、高山辣根菜、短管兔耳草、白檀香、唐古特乌头、蔗糖。

功能主治：清热祛风，化痰止咳。用于小儿风热感冒，咳嗽有痰，发热咽痛，上呼吸道感染见上述证候者。

**5. 清肺止咳丸(《卫生部药品标准·藏药第一册》)** 药物组成：诃子(去核)、毛诃子(去核)、余甘子(去核)、藏木香、木香、马兜铃、天竺黄、紫草茸、藏茜草、紫草、高山辣根菜、翼首草、力嘎都。

功能主治：清热止咳，利肺化痰。用于扩散伤热，陈旧波动热引起的肺病，感冒咳嗽，胸部疼痛，咯脓血。

**【贮藏】** 置通风干燥处。

（刘薇　吴清华　裴瑾）

## 255 藁本

Gaoben

**【异名】** 藁茇(《山海经》)，鬼卿、地新(《神农本草经》)，山茝、蔚香(《广雅》)，微茎(《名医别录》)，藁板(《山东中药》)等。

**【来源】** 为伞形科植物藁本 *Ligusticum sinense* Oliv. 或辽藁本 *Ligusticum jeholense* Nakai et Kitag. 的干燥根茎和根。

**【产地】** 主要为野生品。藁本主产于陕西安康、汉中，湖北恩施、建始、巴东，湖南，四川，重庆，贵州，江西等地。辽藁本主产于河北承德、隆化、龙关，辽宁，吉林，内蒙古，山西等地。

**【采收加工】** 秋季茎叶枯萎或次春出苗时采挖，除去泥沙，晒干或烘干。

**【炮制】** 除去杂质，洗净，润透，切厚片，晒干。

**【性状特征】** **藁本** 根茎呈不规则结节状圆柱形，稍扭曲，有分枝，长3～10cm，直径1～2cm。表面棕褐色或暗棕色，粗糙，有纵皱纹，上侧残留数个凹陷的圆形茎基，下侧有多数点状突起的根痕和残根。体轻，质较硬，易折断，断面黄色或黄白色，纤维状。气浓香，味辛、苦、微麻。以个体粗大、质坚、香气浓郁者为佳。

**辽藁本** 较小，根茎呈不规则的团块状或柱状，长1～3cm，直径0.6～2cm。有多数细长弯曲的根。以个体粗大、质坚、香气浓郁者为佳。藁本片本品呈不规则的厚片。外表皮棕褐色至黑褐色，粗糙。切面黄白色至浅黄褐色，具裂隙或孔洞，纤维性。气浓香，味辛、苦、微麻。以身干、无杂质、香气浓者为佳。

**辽藁本饮片** 外表皮可见根痕和残根突起呈毛刺状，或有呈枯朽空洞的老茎残基。切面木部有放射状纹理和裂隙。以身干、无杂质、香气浓者为佳。

**【化学成分】** 藁本的主要成分是挥发油，还含萜、香豆素、苯酞、烯丙基苯等。藁本的挥发油是其主要药理活性成分。《中华人民共和国药典》2015年版规定，本品药品及其饮片按干燥品计算，含阿魏酸($C_{10}H_{10}O_4$)不得少于0.050%。

**【药理毒理】**

**1. 抗炎** 藁本75%乙醇提取物按5、15g/kg的剂量给二甲苯致耳廓肿胀小鼠模型、醋酸致腹腔毛细血管通透性增高小鼠模型灌胃，均可抑制耳廓肿胀率，平均抑制率分别为26.9%、32.4%，能抑制小鼠腹腔毛细血管通透性增高[1]。藁本醇提液按7g/kg的剂量给角叉菜胶致足肿胀小鼠模型灌胃，能降低小鼠的足肿胀度[2]。

**2. 解热、镇痛** 藁本中性油按7、14g/kg的剂量给耳静脉注射伤寒-副伤寒甲、乙混合菌苗的兔灌胃，能降低兔体温，且作用可持续4h以上[3]。藁本醇提物按5、10、15g/kg的剂量给热板致痛和醋酸致扭体反应的小鼠灌胃，能延长痛反应的潜伏期、扭体反应潜伏期，以及减少扭体反应次数[4]。

**3. 抗血栓形成**　藁本75%乙醇提取物按3、10g/kg的剂量给电刺激颈动脉造成血栓的大鼠灌胃，能延长小鼠血栓形成，延长率分别为22.3%、47.1%[5,6]。

**4. 对消化系统的作用**

(1) 利胆　藁本75%乙醇提取物按3、10g/kg的剂量给麻醉大鼠进行十二指肠注射，能促进胆汁分泌，且3h的平均增加率分别为25.5%、34.5%[7]。

(2) 抗溃疡　藁本75%乙醇提取物按5、15g/kg的剂量对水浸应激性、盐酸性和吲哚美辛-乙醇性溃疡的小鼠灌胃，可抑制溃疡的发生，抑制率从25.6%～85.7%[8]。

(3) 止泻　藁本75%乙醇提取物按5、15g/kg的剂量对蓖麻油、番泻叶致腹泻的小鼠灌胃，能减少小肠性腹泻次数，作用可达8h以上；也能减少大肠性腹泻次数，作用仅4h[9]。藁本中性油按7、14g/kg的剂量给蓖麻油致腹泻的小鼠灌胃，能减少腹泻次数以及发生率[10]。

**5. 对中枢系统的抑制作用**　藁本的乙醇提取物按7g/kg的剂量给戊巴比妥钠致睡眠小鼠模型灌胃，对小鼠睡眠状态有促进作用[2]。

**6. 耐缺氧**　藁本中性油按2.5、5.0g/kg的剂量给小鼠灌胃，将小鼠放入置有钠石灰的密闭玻璃瓶中，能延长小鼠在脑缺血性缺氧情况下的存活时间，减慢耗氧速度，改善因心肌缺血而导致的心电图S点降低[11]。

**【药性】**　辛，温。归膀胱经。

**【功能主治】**　祛风，散寒，除湿，止痛。用于风寒感冒，颠顶疼痛，风湿痹痛。

**【临床应用】**

**1. 临床常用**

(1) 风寒表证，颠顶疼痛　本品辛温发散，善于散寒止痛。治外感风寒，头痛，尤其是颠顶疼痛，乃至是痛连齿颊，常与细辛、白芷、川芎等药同用。如外感风寒夹湿，头痛昏重，常与苍耳子、羌活、蔓荆子同用。

(2) 风寒湿痹　本品能祛风胜湿，散寒止痛。治风湿外感，头痛项强，肢体痹痛，四肢酸重，常与独活、羌活、防风等同用，如《内外伤辨惑论》羌活胜湿汤；治遍身及头面皮肤风湿瘙痒，常与白蒺藜、防风同用，如《圣济总录》藁本散；治寒湿客于肠胃，腹痛泄泻，常与苍术配伍，如《保命集》藁本汤；治寒湿凝滞之疝瘕腹痛，常与小茴香、吴茱萸同用。

**2. 临床新用**　藁本可用于治疗脑动脉硬化症[12]。

**【用法用量】**　3～10g。

**【成药例证】**

**1. 凉血退热排毒丸(《国家中成药标准汇编·内科脾胃分册》)**　药物组成：藁本、黑云香、藏菖蒲、黄矾(制)、诃子、姜黄、甘松、狼毒(制)、硫黄(制)、雄黄(制)、大黄、五灵脂、黑矾(制)、草乌(制)。

功能主治：清瘟排毒，凉血退热。用于外感时疫瘟毒，内陷营血，高热不退，神昏谵语。

**2. 小儿鼻炎片(《卫生部药品标准中药成方制剂·第五册》)**　药物组成：藁本、防风、白芷、苍耳子(去刺，炒)、蓼大青叶、蒲公英、升麻、甘草。

功能主治：散风，清热。用于小儿慢性鼻炎。

**3. 仔花感冒胶囊[《国家中成药标准汇编·内科肺系(一)分册》]**　药物组成：狗仔花、柴胡、藁本、防风、黄芩、马来酸氯苯那敏、对乙酰氨基酚。

功能主治：温中健脾。用于脘腹冷痛，肢冷便溏。

**4. 镇脑宁胶囊(《卫生部药品标准中药成方制剂·第二十一册》)**　药物组成：川芎、藁本、细辛、白芷、水牛角浓缩粉、丹参、葛根、天麻、猪脑粉。

功能主治：息风通络。用于内伤头痛，伴有恶心、呕吐、视物不清、肢体麻木、头昏、耳鸣等症，及高血压动脉硬化，血管神经性头痛。

**5. 六经头痛片(《卫生部药品标准中药成方制剂·第二十册》)**　药物组成：白芷、辛夷、藁本、川芎、葛根、细辛、女贞子、茺蔚子、荆芥穗油。

功能主治：疏风活络，止痛利窍。用于全头痛、偏头痛及局部头痛。

**【贮藏】**　置阴凉干燥处，防潮，防蛀。

**【参考文献】**
[1]张明发，沈雅琴，王红武，等.辛温(热)合归脾胃经中药药性研究(Ⅲ)抗炎作用[J].中药药理与临床，1998，14(6)：13-17.

[2]张金兰，周志华，陈若芸，等.藁本药材化学成分、质量控制及药效学研究[J].中国药学杂志，2002，37(9)：654-657.

[3]沈雅琴，陈光娟，马树德.藁本中性油的镇静、镇痛、解热和抗炎作用[J].中西医结合杂志，1987，7(12)：738-740.

[4]王维,孙靖辉,康治臣.藁本醇提物的镇痛作用实验研究[J].中国实验诊断学,2008,12(2):171-173.

[5]张明发,沈雅琴.藁本的药理与归经探讨[J].上海医药,2006,27(9):415-418.

[6]张明发,沈雅琴,朱自平,等.辛温(热)合归脾胃经中药药性研究——抗血栓形成和抗凝作用[J].中国中药杂志,1997,22(11):691-693.

[7]张明发,朱自平,沈雅琴,等.辛温(热)合归脾胃经中药药性研究(Ⅰ)——利胆作用[J].中国中医基础医学杂志,1998,4(8):16-19.

[8]张明发,沈雅琴,朱自平,等.辛温(热)合归脾胃经中药药性研究(Ⅱ)——抗溃疡作用[J].中药药理与临床,1997,13(4):1-5.

[9]张明发,沈雅琴,朱自平,等.辛温(热)合归脾胃经中药药性研究(Ⅴ)——抗腹泻作用[J].中药药理与临床,1997,13(5):2-5.

[10]陈光娟,沈雅琴,马树德.藁本中性油的药理研究Ⅱ——对肠和子宫平滑肌的抑制作用[J].中药通报,1987,12(4):48-51.

[11]汤臣康,许青媛.藁本中性油对耐缺氧的影响[J].中国中药杂志,1992,17(12):745-746,764.

[12]魏亚超,张洪峰,王乐,等.镇脑宁胶囊治疗脑动脉硬化症的临床疗效及经济效益学分析[J].中国中药杂志,2013,38(8):1247-1250.

（刘薇　吴清华　裴瑾）

## 256　格蓬脂

Gepengzhi

**【异名】**　扎兀失儿、扎兀石而、札兀失儿、札兀石而(《回回药方三十六卷》),加瓦西尔、高西尔(《拜地依药书》)。

**【来源】**　为伞形科植物格蓬阿魏 *Ferula galbaniflora* Boissier et Buhse. 的胶树脂。

**【产地】**　主要为野生品。土耳其、伊朗有分布。

**【采收加工】**　春末夏初盛花期至初果期,分次由茎上部往下斜割,收集渗出的乳状树脂,阴干。

**【炮制】**　净制。

**【性状特征】**　呈类圆形、乳液状或块状物,颗粒状者如豌豆大或稍大。表面棕黄色或橙棕色,粗糙,质软,有黏性与延长性。破折面不规则,不透明,类黄色。颗粒状者多少有些半透明,呈类蓝绿色。气芳香而特异,味苦,令人不快。有时杂有植物碎片及果实等杂质。

**【化学成分】**　格蓬脂的主要成分是挥发油,还含有树脂、树胶。格蓬脂的挥发油是其主要药理活性成分。

**【药性】**　干热。

**【功能主治】**　消散寒气,祛涤黏痰,开通闭阻,去除异常体液。用于肝肿胃胀,湿寒肢痛,半身不遂,咳喘浮肿,月经不调。

**【临床应用】**　临床常用

湿痰,寒痰证　本品干热,能燥湿以化痰,消散寒气,用于湿痰阻肺,咳嗽痰多,咳喘浮肿等证,常与燥湿化痰药同用。

**【用法用量】**　1～3g。

**【注意事项】**　本品用量过多对睾丸有害,矫正药为没药。

**【贮藏】**　置阴凉干燥处。

（刘薇　吴清华　裴瑾）

## 257　葛根

Gegen

**【异名】**　鸡齐根(《神农本草经》),干葛(《阎氏小儿方》),甘葛(《滇南本草》),粉葛(《草木便方》),黄葛根(《天宝本草》),葛麻茹(《陆川本草》),葛子根(《山东中药》),葛条根(《陕西中药志》)。

**【来源】**　为豆科植物野葛 *Pueraria lobata* (Willd.) Ohwi 的干燥根,习称野葛。

**【产地】**　主要为野生品。主产于湖南的邵阳、怀化、益阳,河南的南阳、信阳,浙江的杭州、金华,四川的宜宾、绵阳,重庆的涪陵等地。

**【采收加工】**　秋、冬二季采挖,趁鲜切成厚片或小块,干燥。

**【炮制】**　除去杂质,洗净,润透,切厚片,晒干。

**【性状特征】**　呈纵切的长方形厚片或小方块,长5～35cm,厚0.5～1cm。外皮淡棕色,有纵皱纹,粗糙。切面黄白色,纹理不明显。质韧,纤维性强。气微,味微甜。以质坚实、色白、粉性足、纤维少者为佳。

**饮片**　呈不规则的厚片、粗丝或边长为5～12mm的方块。切面浅黄棕色至棕黄色。质韧,纤维性强。气微,味微甜。以质坚实、色白、粉性足、纤维少者为佳。

【化学成分】 葛根的主要成分是黄酮，还含有三萜、皂苷、香豆素、生物碱等。葛根的黄酮是其主要药理活性成分。《中华人民共和国药典》2015年版规定，本品药材及其饮片按干燥品计算，含葛根素($C_{21}H_{20}O_9$)不得少于2.4%。

【药理毒理】

**1. 对心血管系统的作用**

(1) 降血压，降低心肌耗氧量，减慢心率　葛根水煎剂或酒浸膏按1g/kg的剂量给高血压犬口服给药，有一定的降压作用[1]。葛根素用15%丙二醇生理盐水配成浓度为20mg/ml的溶液，10mg/(kg·min)对犬进行静脉注射，MAP下降，HR减慢，TTI与LV dp/dt降低，减少心肌需氧量[2]。

(2) 扩张冠状血管，改善心肌代谢　葛根水提物4.8g/kg给小鼠灌胃，负荷异丙肾上腺素小鼠的存活时间延长。葛根水提物9.6g/kg给大鼠灌胃，对垂体后叶素所致心肌缺血大鼠有一定对抗作用，使大鼠J点位移变化减少[3]。

(3) 抗心律失常　葛根乙醇提取物按500mg/(kg·d)的剂量给大鼠灌服，连续4d后，能减少结扎冠状动脉后心室纤颤的发作时间[4]。

**2. 抗氧化**　葛根异黄酮按10～1000μg/ml的剂量能抑制大白兔脑组织，及小鼠肝、肾组织匀浆在振荡温育条件下引起的脂质过氧化产物丙二醛的升高，且呈量效关系。相同剂量的葛根异黄酮能降低经液氮冷冻致脑水肿的大白兔的血、脑组织中脂质过氧化物LPO的含量，还能提高血、脑组织中超氧化物SOD的活性[5]。

**3. 抗肿瘤**　葛根提取物按10g/kg的剂量给移植性瘤株质ECA腹水癌、$S_{180}$肉瘤、Lewis肺癌的小鼠灌胃8～10d，抑制率大多在20%左右，最高为50%左右[6]。

**4. 提高免疫**　用100%葛根水浸液按0.5ml/(次·只)的剂量定期给小鼠灌胃，使小鼠抗体分泌量增多，对抗体形成细胞有促进作用；能增高淋巴细胞的转化率；提高吞噬细胞的吞噬率[7]。

**5. 改善氨基酸代谢紊乱**　葛根乙醇提取物(含葛根素19.81%)按421mg/kg的剂量给糖尿病视网膜病变大鼠模型灌胃10周，葛根提取物干预后大鼠亮氨酸及谷氨酸浓度降低，异亮氨酸及酪氨酸浓度有降低趋势[8]。

**6. 解酒**　2.5、7.5、10g/(kg·bw)的葛根水提物、醇提物分别按0.10ml/10g的剂量灌胃于禁食不禁水12h的小鼠，30min后灌胃白酒5.75g/(kg·bw)，低、中剂量的葛根水提物和醇提物能缩短醉酒小鼠的醒酒时间，中、高剂量的葛根水提物和醇提物能有效抑制乙醇的吸收，降低小鼠血液乙醇浓度[9]。

**7. 改善骨代谢**　含有5%、10%、20%葛根粉的饲料分别给骨质疏松雌性小鼠饲喂，每天喂食4.0g饲料。低剂量抑制雌激素缺乏所致小鼠股骨骨密度的下降；中剂量完全抑制了这种下降；高剂量可增加小鼠骨密度、骨量和骨小梁的宽度[10]。

**8. 抗慢性酒精性肝损伤**　葛根水提液(0.333g生药/ml)按每天1ml/100g的剂量给酒精性肝损伤大鼠模型灌胃5周，大鼠肝组织脂肪变性和炎症浸润减轻，肝组织γ-谷氨酰转肽酶活性和肝组织三酰甘油含量降低，同时肝组织丙二醛含量、一氧化氮合酶活性降低，而肝组织超氧化物歧化酶活性升高[11]。

**9. 止泻**　葛根的主要成分葛根素(纯度95.5%)、大豆苷元(纯度95%)分别按0.074、0.005g/kg的剂量给小鼠灌胃，每日1次，连续3d。第3d给药后分别以8%(25℃)番泻叶混悬液灌胃(0.5ml/只)，均能增加小鼠胃内残留率，随给药剂量的增加，小鼠胃内残留率呈现增强趋势，均能降低小鼠小肠推进率，随给药剂量的增加，小肠推进率呈减弱趋势，同时还能降低腹泻指数，并在一定剂量范围内存在良好的量效关系[12]。

**10. 安全性评价**　葛根总黄酮按14.0～7.3g/kg的剂量给小鼠灌胃，以及按8.0～4.2g/kg的剂量对小鼠进行腹腔注射，$LD_{50}$及95%可信限分别为10.11(9.41～10.81)g/kg和5.97(5.46～6.48)g/kg，相当于成人用量的337和200倍[13]。

**11. 体内过程**　葛根提取物44.67μg/ml、葛根素50μg/ml均按500mg/kg给大鼠灌胃，灌胃后不同时间点取血测定。葛根素和葛根提取物在大鼠体内的药动学过程均符合二房室模型，葛根素$t_{1/2z}$为(5.24±0.33)h，葛根提取物$t_{1/2z}$为(8.30±2.08)h[14]。葛根黄酮按100mg/kg给大鼠静脉注射，按不同时间点采样。葛根黄酮和葛根素均呈一室模型分布，葛根黄酮 $t_{1/2}$ 为(34.29±11.82)min；葛根素 $t_{1/2}$ 为(11.55±1.18)min[15]。

**【药性】** 甘、辛，凉。归脾、胃、肺经。

**【功能主治】** 解肌退热，生津止渴，透疹，升阳止泻，通经活络，解酒毒。用于外感发热头痛，项背强痛，口渴，消渴，麻疹不透，热痢，泄泻，眩晕，头痛，中风偏瘫，胸痹心痛，酒毒伤中。

**【临床应用】**

**1. 临床常用**

(1) 表证发热，项背强痛　葛根有解表退热之功，治外感表证发热，无论风寒风热，均可选用。治风热表证，发热、头痛等症，可与薄荷、菊花、蔓荆子等同用。若治风寒表证，常与麻黄、紫苏等药配伍，如《太平惠民和剂局方》十神汤。治外感表证，邪郁化热初犯于里，发热重，恶寒轻，头痛无汗，目疼鼻干，口微渴，苔薄黄等症，常与柴胡、白芷、黄芩等同用，如《伤寒六书》柴葛解肌汤。治风寒表证，恶寒发热、无汗，项背强痛者，常与桂枝、白芍等配伍，如《伤寒论》桂枝加葛根汤。

(2) 麻疹不透　本品辛凉透邪，既能解表退热，又能透发麻疹，治麻疹初起，表邪外束，疹出不畅者，常与升麻相须为用，如《阎氏小儿方论》升麻葛根汤。亦常与牛蒡子、荆芥、蝉蜕等配伍使用。

(3) 热病口渴，消渴　本品甘凉，生用有生津止渴之功；煨用可鼓舞脾胃清阳之气上升而助津液的化生和输布，以达止渴之效。故不论热病口渴，还是阴液不足以及气阴两虚之口渴，均可使用。治热病津伤口渴，常与芦根、天花粉、知母等药同用；治消渴证属阴津不足者，可与鲜地黄、麦冬等配伍；治内热消渴，症见口渴多饮、体瘦乏力、气阴不足者，多与黄芪、麦冬、乌梅等同用。

(4) 脾虚泄泻　本品能升发清阳，鼓舞脾胃清阳之气上升而收止泻之效，故尤宜用治脾虚泄泻，常与人参、白术、木香等配伍，如《六科准绳》七味白术散。

此外，本品还可用治痢疾初起而有发热者，但须与黄连、黄芩等同用，如《伤寒论》葛根芩连汤。

**2. 临床新用**　葛根可用于治疗2型糖尿病[16]、脑卒中后抑郁症[17]、慢性鼻炎[18]。

**【用法用量】** 10～15g。

**【成药例证】**

**1. 重感宁片[《国家中成药标准汇编·内科肺系(一)分册》]**　药物组成：葛根、青蒿、毛冬青、羌活、板蓝根、马鞭草、石膏、安乃近、马来酸氯苯那敏。

功能主治：解表清热，消炎止痛。用于恶寒，发热，四肢酸痛，鼻塞，咽喉肿痛，咳嗽等。

**2. 葛芪胶囊(《国家中成药标准汇编·内科气血津液分册》)**　药物组成：葛根、夜关门、金荞麦、黄芪、杜仲、淫羊藿、地黄、玄参、天花粉、人参。

功能主治：益气养阴，生津止渴。用于气阴两虚所致消渴，症见倦怠乏力，气短懒言，烦热多汗，口渴喜饮，小便清长，耳鸣腰酸，以及2型糖尿病见以上症状者。

**3. 愈风宁心颗粒(《国家中成药标准汇编·脑系经络肢体分册》)**　药物组成：葛根。

功能主治：解痉止痛，增强脑及冠状动脉血流量。用于高血压头晕，头痛，颈项疼痛，冠心病，心绞痛，神经性头痛，早期突发性耳聋等症。

**4. 消渴丸(《卫生部药品标准中药成方制剂·第十八册》)**　药物组成：葛根、地黄、黄芪、天花粉、玉米须、五味子、山药、格列本脲。

功能主治：滋肾养阴，益气生津。用于多饮，多尿，多食，消瘦，体倦无力，眠差腰痛，尿糖及血糖升高之气阴两虚型消渴。

**5. 止痢颗粒(《卫生部药品标准中药成方制剂·第五册》)**　药物组成：葛根、黄连、黄芩、木香、槟榔、地锦草。

功能主治：清热解毒，理气止痢。用于急性痢疾。

**【贮藏】** 置通风干燥处，防蛀。

**【参考文献】**
[1]曾贵云.葛根的药理研究——葛根对犬血压、血管反应性、脑循环及外周循环的作用[J].中华医学杂志，1974，54(5)：265-270.

[2]范礼理.葛根素对急性心肌缺血狗区域性心肌血流与心脏血流动力学的作用[J].药学学报，1984，19(11)：801-807.

[3]范虹，丁大琼.葛根提取物抗心肌缺血机制的初步试验研究[J].中国药业，2013，22(19)：25-26.

[4]范礼理，赵德化，赵敏崎，等.葛根黄酮抗心律失常作用[J].药学学报，1985，20(9)：647-651.

[5]张光成，方思鸣.葛根异黄酮的抗氧化作用[J].中药材，1997，20(71)：358-360.

[6]杜德极,石小枫,冉长清,等.葛根的抗肿瘤作用研究[J].中药药理与临床,1994,(2):16-20.

[7]刘云波,邱世翠,邸大琳,等.葛根对小白鼠免疫功能的影响[J].中国现代医学杂志,2002,12(15):62-63.

[8]张艳,徐佑东,胡樱凡,等.葛根提取物对糖尿病视网膜病变大鼠血清氨基酸代谢的影响[J].中药药理与临床,2016,32(1):102-106.

[9]高学清,汪何雅,钱和,等.葛根和葛花对急性酒精中毒小鼠的解酒作用[J].食品与生物技术学报,2012,31(6):621-627.

[10]王新祥,张允岭,吴坚,等.葛根对骨质疏松模型小鼠骨密度和骨组织构造的作用[J].中国骨质疏松杂志,2008,14(5):349-354.

[11]冯琴,方志红,崔剑巍,等.葛根对大鼠酒精性肝损伤的干预作用[J].上海中医药杂志,2007,41(4):64-66.

[12]钟凌云,马冰洁,叶喜德,等.葛根主要药效成分止泻作用研究[J].世界科学技术—中医药现代化,2015,17(1):109-113.

[13]王庆瑞,江金华,孙文欣,等.葛根总黄酮的急性毒性及长期毒性实验[J].河南医科大学学报,1999,34(2):48-50.

[14]李煦颖,赵妍,王琳,等.葛根素及葛根提取物在大鼠体内药代动力学研究[J].中国生化药物杂志,2009,30(6):383-386.

[15]杜力军,邢东明,炎彬,等.对葛根素与葛根黄酮体内动力学关系的探讨——兼论中药药代动力学的研究方法[J].世界科学技术—中医药现代化,2004,6(6):26-30.

[16]陈东方,张聪恪,李立,等.葛根胶囊对2型糖尿病患者辅助降糖功能观察[J].中国卫生检验杂志,2014,24(16):2365-2367.

[17]张剑,张敏.葛根汤治疗脑卒中后抑郁症36例[J].吉林大学学报(医学版),2009,35(3):569.

[18]周学君,王兵.葛根芩连汤加减治疗慢性鼻炎50例临床观察[J].实用医学杂志,2000,16(7):543-543.

（刘薇　吴清华　裴瑾）

## 258 葛花

Gehua

**【异名】** 葛条花(《中药志》)。

**【来源】** 为豆科植物野葛 *Pueraria lobata* (Willd.) Ohwi 或甘葛藤 *Pueraria thomsonii* Benth. 的干燥花。

**【产地】** 主要为栽培品,主产于广西。野生品除新疆、西藏、青海外都有分布。

**【采收加工】** 秋季花未完全开放时采摘。阴干。

**【炮制】** 净制。

**【性状特征】** 呈不规则扁长形或扁肾形,长5～15mm,宽2～6mm。花萼钟状,灰绿色,萼齿5,其中2齿合生,被白色或黄色茸毛。花瓣5片,淡棕色,紫红色或蓝紫色,旗瓣近圆形或椭圆形,翼瓣和龙骨瓣近镰刀状。雄蕊10枚,其中9枚连合,雌蕊细长,微弯曲。气微,味淡。以朵大、淡紫色、未开放者为佳。

**【化学成分】** 葛花的主要成分是黄酮,还含有皂苷、生物碱、挥发油、氨基酸、甾醇等。葛花的黄酮是其主要药理活性成分。

**【药理毒理】**

**1. 抗肝损伤** 葛花水提物、乙醇提取物分别按0.032g/10g的剂量给乙醇致肝损伤小鼠灌胃,二者均可能抑制肝脏系数的增加[1]。葛花醇提物0.16、0.32、0.64g/ml分别按1ml/100g的剂量对酒精性肝损伤大鼠灌胃,中、高剂量大鼠肝指数均有下降;各剂量的大鼠的血清AST活性均下降[2]。

**2. 保护心肌细胞** 葛花提取物分别以2、4、8g/(kg·d)的剂量给结扎冠状动脉左前降支建立急性心肌梗死小鼠腹腔注射,均能不同程度减轻心肌的梗死程度,降低小鼠血清中AST和LDH的含量,能升高血清中SOD的含量,降低MDA的含量[3]。5、10g/L的葛花总黄酮分别以0.1ml/10g的剂量对开胸结扎左冠状动脉前降支致急性心肌梗死小鼠腹腔注射,分别使小鼠心肌梗死面积减小了33.5%和45.9%,能降低小鼠血清MDA的含量;高剂量能够降低小鼠血清中AST和LDH的含量[4]。

**3. 解酒** 7.5g/(kg·bw)的葛花醇提物按0.10ml/10g的剂量对醉酒小鼠灌胃,能缩短小鼠睡眠时间[5]。0.2、0.4、0.8g/ml的葛花醇提物分别按0.1ml/10g的剂量对小鼠灌胃,再对小鼠灌酒,能使小鼠血液中乙醇浓度数值降低,能增加酒后0.5～1h小鼠肝中的ADH活性[6]。葛花水提液按5、10g/kg的剂量给小鼠灌胃,再用40%乙醇按12ml/kg灌胃,高剂量小鼠翻正反射消失的潜伏时间较长,翻正反射维持时间缩短,且均能增加小鼠在转棒实验中棒上的停留时间[7]。

**4. 抗氧化** 4.72%的葛花总黄酮进行铁离子体外抗氧化实验,对 $O^{2-}$·、DPPH·和·OH三种自由基有清除作用[8]。

**5. 降血糖** 葛花总黄酮分别按50、100、

200mg/kg的剂量对糖尿病小鼠腹腔注射，中、高剂量能降低小鼠的血糖值，高剂量使小鼠体重下降的现象得到改善，均能降低小鼠视网膜过氧化终产物MDA含量，升高SOD活性[9]。

**6. 抗肿瘤** 5、10μg/ml的葛花鸢尾异黄酮对SMMV-7721人肝癌细胞进行干预，能减少肝癌细胞贴壁数量，使癌细胞变小变圆；1.0～8.0μg/ml浓度范围内的鸢尾异黄酮对人肝癌细胞的增殖有抑制作用；5、10、20μg/ml的葛花鸢尾异黄酮能提高肝癌细胞株的早期凋亡率[10]。

**7. 抗辐射** 葛花多糖按300、600mg/(kg·bw)的剂量给小鼠灌胃，可使高剂量小鼠肝组织中的SOD、GSH-Px和CAT活性均升高，MDA含量下降[11]。

**8. 安全性评价** 葛花按30g/(kg·bw)的剂量对健康小鼠灌胃，小鼠未见异常，按急性毒性剂量分级标准属于无毒级别。葛花按8、40、200、1000、5000μg/皿的剂量进行遗传毒性实验，包括Ames、小鼠骨髓嗜多染红细胞微核和小鼠精子畸变实验，三者实验结果均显示为阴性[12]。

**【药性】** 甘，平。

**【功能主治】** 解酒毒，清湿热。用于酒毒烦渴，湿热便血。

**【临床应用】 临床常用**

（1）酒毒内蕴 葛花善解酒毒，是治疗醉酒的重要药物。用于饮酒过度，呕吐痰涎，常配伍砂仁、木香、白豆蔻、沉香等，如《普济方》葛花丸；用于饮酒过度，头晕头痛，胸闷呕吐，常与小豆花同用，如《肘后备急方》葛花散。

（2）酒毒伤正 葛花与扶助正气药相配伍，可用于酒毒伤正诸证。用于酒毒伤正，气血不足，酒湿壅滞经络，引起半身不遂，常配伍苍术、陈皮、厚朴、甘草等，如《症因脉治》葛花平胃散；治疗湿伤脾胃，头痛心烦，食少体倦，尿少泄泻的嗜酒者，常与青皮、泽泻、木香、茯苓等同用，如《脾胃论》葛花解酒汤。

**【用法用量】** 3～5g。

**【成药例证】 五花茶颗粒（《卫生部药品标准中药成方制剂·第十一册》）** 药物组成：金银花、鸡蛋花、木棉花、槐花、葛花、甘草。

功能主治：清热，凉血，解毒。用于湿热，下血下痢，湿疹。

**【贮藏】** 置干燥处。

**【参考文献】**
[1]姚美村，廖祎婷，袁月梅，等.不同葛花提取物对乙醇致小鼠肝损伤保护作用的比较研究[J].时珍国医国药，2011，22(4)：883-885.

[2]苗彦妮，钟赣生.葛花对大鼠酒精性肝损伤的预防作用研究[J].科技导报，2008，26(15)：60-65.

[3]薄华本，郑迪伟，钱佳碧.葛花提取物对急性心肌梗死小鼠心肌的保护作用[J].中南药学，2008，6(1)：18-21.

[4]王金凤，薄华本，孟祥颖，等.葛花异黄酮对急性心肌梗死小鼠心肌的保护作用[J].中国药理学通报，2010，26(1)：59-62.

[5]高学清，汪何雅，钱和，等.葛根和葛花对急性酒精中毒小鼠的解酒作用[J].食品与生物技术学报，2012，31(6)：621-627.

[6]李萍，钟赣生.葛花对酒后血中乙醇浓度和肝中乙醇脱氢酶活性的影响[J].科技导报，2009，27(23)：82-85.

[7]洪华祎，程佑民，吴华嵩，等.葛花水提液对小鼠急性酒精性行为障碍的药效观察[J].海峡药学，2012，24(5)：28-28.

[8]彭常安，李媛媛.葛花总黄酮的抗氧化作用研究[J].安徽师范大学学报，2012，35(2)：163-166.

[9]艾明，杨芳，孙明，等.葛花总黄酮对糖尿病小鼠视网膜MDA、SOD的影响[J].临床眼科杂志，2012，20(4)：374-376.

[10]汪新亮，吴基良，郑敏，等.葛花鸢尾异黄酮对SMMC-7721肝癌细胞增殖的抑制作用[J].中国新药杂志，2010，19(2)：168-171.

[11]陈奕冰，柳鸿敏，冯艳群，等.葛花多糖对X射线照射小鼠抗氧化应激能力的影响[J].中国实验诊断学，2012，16(9)：1594-1596.

[12]关则婷，叶小忠，梁群欢，等.葛花急性毒性及遗传毒性试验研究[J].中国医药导报，2014，11(9)：130-134.

（刘薇 吴清华 裴瑾）

## 259 蛤蚧

Gejie

**【异名】** 蛤蟹（《日华子本草》），仙蟾（《本草纲目》），大壁虎（《中药志》），蚧蛇、德多、握儿、石牙（《广西中药志》）。

**【来源】** 为壁虎科动物蛤蚧 *Gekko gecko* Linnaeus的干燥体。

**【产地】** 主要为养殖品，野生品亦有。人工养殖品主产广西、江苏等地。野生品主产广西龙津、大新、百色、容县等地，云南、广东、福建等省亦产。野生蛤蚧为我国珍稀濒危药用物种，《国家重点保护野生动物名录》中列为Ⅱ级保护动物。进口蛤蚧产于越南、泰国、柬埔寨、印度尼西亚。

**【采收加工】** 全年均可捕捉，除去内脏，拭净，用竹片撑开，使全体扁平顺直，低温干燥。

**【炮制】** **蛤蚧** 除去鳞片及头足，切成小块。

**酒蛤蚧** 取蛤蚧块，加黄酒浸润，烘干。

**【性状特征】** **蛤蚧** 呈不规则的片状小块。表面灰黑色或银灰色，有棕黄色的斑点及鳞甲脱落的痕迹。切面黄白色或灰黄色。脊椎骨和肋骨突起。气腥，味微咸。以干燥、肥厚、无虫蛀者为佳。

**酒蛤蚧** 形如蛤蚧块，微有酒香气，味微咸。以干燥、肥厚、无虫蛀者为佳。

**【化学成分】** 蛤蚧的主要成分是蛋白质、氨基酸，还含有磷脂、脂肪酸等。蛤蚧的蛋白质、氨基酸是其主要药理活性成分。

**【药理毒理】**

**1. 性激素样作用** 蛤蚧身、尾打粉配制成9%混悬液灌胃小鼠，均可使幼年雌小鼠子宫和卵巢增重，阴道开放时间提前，使去势雄性大鼠精囊和前列腺增重，且蛤蚧尾更明显[1]。蛤蚧乙醇提取物按2g生药/(kg·d)的剂量腹腔注射，连续15d，能使18月龄大鼠子宫卵巢重量增加22.73%、血中雌二醇水平增高170.38%、促卵泡激素水平降低19.91%[2]。蛤蚧乙醇提取液按2g生药/(kg·d)剂量灌胃给药，可有效抑制大鼠卵巢颗粒细胞的凋亡，改善大鼠卵巢功能[3]。

**2. 平喘** 蛤蚧头及蛤蚧尾的乙醇提取物，按3g/kg的剂量给豚鼠肌内注射，给药1次及每日给药1次，连续给药4d，均可对抗氯化乙酰胆碱所致的咳喘反应，对磷酸His所致的离体气管平滑肌收缩也有松弛作用[4]。

**3. 抗缺氧、抗疲劳** 蛤蚧各部位(头、身、足、尾)打粉分别配制成9%混悬液给肾阳虚小鼠模型灌胃，连续9d，均能延长小鼠缺氧存活时间，提高小鼠的抗疲劳能力[1]。

**4. 免疫增强** 蛤蚧各部位(头、身、足、尾)打粉分别配制成9%混悬液给肾阳虚模型小鼠灌胃给药，连续9d，各部位均能提高受免疫抑制作用的小鼠脾的重量，提高小鼠静脉注射碳粒廓清指数，增强网状内皮系统的活性[1]。蛤蚧体、尾酒提取物按3g生药/kg的剂量肌内注射，连续7d，增强小鼠血清中溶酶菌活性和提高抗体效价，蛤蚧尾能提高小鼠淋巴细胞转化率[5]。

**5. 抗肿瘤** 蛤蚧提取物以高剂量(浓度为12.4%)和低剂量(浓度为2.4%)灌胃10d，均能使$S_{180}$荷肉瘤小鼠生命延长，瘤重减轻、抑瘤率提高，脾重增高、脾指数下降，T、B淋巴细胞增殖增强[6]。

**6. 抗炎** 蛤蚧各部位(头、身、足、尾)打粉分别配制成9%混悬液给小鼠灌胃给药，连续8d，各部位均能抑制二甲苯所致的鼠耳炎症肿胀和冰醋酸所致的毛细血管通透性增强[1]。

**7. 安全性评价** 20%浓度的蛤蚧眼混悬液灌胃给药，可引起小鼠躁动不安，四处走窜，轻微抽搐等反应[1]。

**【药性】** 咸，平。归肺、肾经。

**【功能主治】** 补肺益肾，纳气定喘，助阳益精。用于肺肾不足，虚喘气促，劳嗽咯血，阳痿，遗精。

**【临床应用】** **临床常用**

(1) 肺虚咳嗽，肾虚作喘，虚劳喘咳　本品主入肾肺二经，长于补肾阳、补肺气而定喘咳，为治劳嗽虚喘之要药。对肺虚劳嗽，本品能补肺气以止嗽，宜与养阴、退虚热、祛痰止咳的麦冬、地骨皮、款冬花等药同用。若喘咳日久，肺气久虚必损及肾，本品既能补肺肾以纳气，又能定喘嗽，常与补益肺肾、化痰止咳平喘之品配伍，如《卫生宝鉴》人参蛤蚧散以之与人参、贝母、杏仁等同用，治肺肾虚喘。

(2) 肾虚阳痿，早泄精薄　本品入肾经，既能补肾阳，又能益肾精，对肾阳不足，肾精亏虚所致的阳痿，早泄精薄，有补肾助阳、起痿填精、固本培元之功。可单用浸酒服，或与补肾益精壮阳之鹿茸、海狗肾、淫羊藿等药同用。

**【用法用量】** 3～6g，多入丸散或酒剂。

**【成药例证】**

**1. 蛤蚧定喘胶囊、丸(《中华人民共和国药典》2015年版)** 药物组成：蛤蚧、百合、紫苏子、苦杏仁、紫菀、瓜蒌子、麻黄、黄芩、黄连、石膏、煅石膏、鳖甲、麦冬、甘草。

功能主治：滋阴清肺，止咳平喘。用于肺肾两虚、阴虚肺热所致的虚劳咳喘、气短胸满、自汗盗汗。

**2. 海龙蛤蚧口服液(《卫生部药品标准中药成方**

制剂·第十三册》）　药物组成：海龙、蛤蚧、鹿茸、淫羊藿、羊鞭、阳起石、肉苁蓉、锁阳、羊外肾、莲须、菟丝子、韭菜子、蛇床子、肉桂、熟地黄、地黄、枸杞子、何首乌、川芎、当归、人参、黄芪、花椒、豆蔻、陈皮、沉香、泽泻、黄芩、甘草。

功能主治：温肾壮阳，补益精血。用于肾阳虚衰所致的腰膝酸软，面色无华，头目眩晕，阳痿，遗精。

**3. 蛤蚧治痨丸（《卫生部药品标准中药成方制剂·第四册》）**　药物组成：蛤蚧、百部（蜜炙）、平贝母、白果、白及、乌梅、冬虫夏草。

功能主治：滋肾补肺，止咳抗结核，用于肺痨，潮热，盗汗，咳嗽，咯血。

**4. 参芪蛤蚧补浆（《卫生部药品标准中药成方制剂·第四册》）**　药物组成：党参、黄芪、蛤蚧。

功能主治：补肺益肾，益精助阳，益气定喘。用于体弱气虚，精神倦怠，阴虚喘咳，虚劳消渴，阳痿等症。

**5. 参茸蛤蚧保肾丸（《卫生部药品标准中药成方制剂·第三册》）**　药物组成：红参、鹿茸、蛤蚧、当归、熟地黄、枸杞子、山茱萸、肉苁蓉、巴戟天、杜仲、远志、沉香、山药、茯苓、白术、益智（制）、补骨脂。

功能主治：温肾补虚。用于肾虚腰痛，夜尿频多，病后虚弱，头晕眼花，疲倦乏力。

**【贮藏】**　用木箱严密封装，常用花椒拌存，置阴凉干燥处，防蛀。

**【参考文献】**　[1]龚千锋，余润民，王文凯，等.蛤蚧不同部位的药理作用[J].中药材，1998，21(4)：194-197.

[2]王荣琪，沈稚芳，薛长江，等.蛤蚧对大鼠性器官重量及生殖激素水平影响的初步观察[J].中药材，1993，18(1)：19-21.

[3]蒋兴伟，胡丽娜.蛤蚧乙醇提取液对大鼠卵巢颗粒细胞凋亡的影响[J].实用妇产科杂志，2010，26(4)：290-292.

[4]胡觉民，李军，覃云英，等.蛤蚧药理实验研究[J].天津中医，1989，(3)：24-26.

[5]曹治金，李敏珍，叶琦莉，等.蛤蚧对免疫功能的影响[J].广西中医药，1986，9(1)：47.

[6]尤琪，韩世愈，黄明莉，等.蛤蚧对$S_{180}$荷肉瘤小鼠的抑瘤作用及对免疫系统的影响[J].哈尔滨医科大学学报，2005，39(5)：402-404.

（陈璐　吴清华　裴瑾）

## 260　蛤壳

Geqiao

**【异名】**　海蛤（《神农本草经》），海蛤壳（《中华本草》）。

**【来源】**　为帘蛤科动物文蛤 *Meretrix meretrix* Linnaeus 或青蛤 *Cyclina sinensis* Gmelin 的贝壳。

**【产地】**　野生品和人工养殖品均常见。我国沿海均有分布，主产江苏、浙江、山东、福建等地。

**【采收加工】**　夏、秋二季捕捞，去肉，洗净，晒干。

**【炮制】**　**蛤壳**　洗净，碾碎，干燥。

**煅蛤壳**　取净蛤壳，煅至酥脆。

**【性状特征】**　**蛤壳**　为不规则碎片。碎片外面黄褐色或棕红色，可见同心生长纹。内面白色。质坚硬。断面有层纹。气微，味淡。以光滑、洁净者为佳。

**煅蛤壳**　为不规则碎片或粗粉。灰白色，碎片外面有时可见同心生长纹。质酥脆。断面有层纹。

**【化学成分】**　蛤壳的主要成分是碳酸钙，还含有微量元素、氨基酸等。蛤壳的碳酸钙是其主要药理活性成分。《中华人民共和国药典》2015年版规定，本品饮片含碳酸钙（$CaCO_3$）不得少于95.0%。

**【药理毒理】**

**1. 抗炎**　文蛤壳油糊（0.15、0.3g/ml，$0.5ml/cm^2$），青蛤壳油糊（0.15、0.3g/ml，$0.5ml/cm^2$）外用给药，能降低耳壳湿疹模型小鼠右耳损伤程度、血清白细胞介素4（IL-4）含量、耳壳增重值和皮肤毛细血管通透性，升高磷酸组胺所致瘙痒模型豚鼠的瘙痒阈值[1]。

**2. 抗烫伤**　文蛤壳油糊（0.15、0.3g/ml，$0.5ml/cm^2$），青蛤壳油糊（0.15、0.3g/ml，$0.5ml/cm^2$）外用给药，烫伤模型大鼠、小鼠烫伤皮肤面积比用药前均减小，且能改善烫伤的病理损伤[2]。

**3. 改善甲状腺功能**　蛤壳水煎液按1.35g生药/kg剂量灌胃，能增加甲状腺肿大模型大鼠血清中$T_3$、$T_4$含量，抑制甲状腺滤泡上皮细胞增生[3]。

**【药性】**　苦、咸，寒。归肺、肾、胃经。

**【功能主治】**　清热化痰，软坚散结，制酸止痛；外用收湿敛疮。用于痰火咳嗽，胸胁疼痛，痰中带血，瘰疬瘿瘤，胃痛吞酸；外治湿疹，烫伤。

**【临床应用】** 临床常用

(1) 痰热咳喘　本品性寒，味苦咸，可清肺热、化稠痰，尤善热痰胶结者。痰热壅肺，咳嗽喘满，痰黄黏稠，常配伍其他清肺化痰，止咳平喘药，如《中国药物大全》宁嗽膏以之与桑白皮、枇杷叶、杏仁等同用。肝火盛，夹痰热灼伤肺络，胸胁疼痛，咳吐痰血等，可以之与青黛同用，以清肝火，化痰热，止血宁络，如《卫生鸿宝》黛蛤散。

(2) 瘿瘤，瘰疬　本品咸寒，能清化痰水，兼能软坚散结。治痰水凝聚，瘿瘤肿块，常配伍其他软坚化痰散结药，如《证治准绳》含化丸即以本品配海藻、昆布、瓦楞子同用。日久体虚者，还可与补虚药同用以消补兼施，如《圣济总录》海蛤散即以本品与人参、海藻、猪靥子等配伍。

(3) 水肿胀满　本品还可利尿消肿。若用于水湿停滞，身肿胀满，咳喘气急者，常与利水渗湿药配伍，如《普济方》海蛤散即以其配伍泽泻、防己；邪实病重者又需配合峻泻水气之品同用，如《圣济总录》海蛤壳饼即以本品与甘遂、桑白皮等同用。

此外，本品煅后具制酸之效，可用于胃痛泛酸，常与其他制酸止痛、活血药同用，如海螵蛸、延胡索等。外用又可治烫火伤、湿疹等症，常与收湿敛疮药，同用，如《外科大成》青蛤散以之与煅石膏、黄柏、青黛配伍。

**【用法用量】** 6～15g，煎服；蛤粉宜包煎。外用适量，研极细粉撒布或油调后敷患处。

**【成药例证】**

**1. 海蛤散(《卫生部药品标准中药成方制剂·第四册》)** 药物组成：浮海石、蛤壳。

功能主治：化痰清肝。适用于肝火毒盛所致的咳嗽痰多等症。

**2. 青蛤散(《卫生部药品标准中药成方制剂·第九册》)** 药物组成：蛤壳(煅)、石膏(煅)、黄柏、青黛、轻粉。

功能主治：清热解毒，燥湿杀虫。用于皮肤湿疮，黄水疮。

**3. 黛蛤散(《中华人民共和国药典》2015 年版)** 药物组成：青黛、蛤壳。

功能主治：清肝利肺，降逆除烦。用于肝火犯肺所致的头晕耳鸣、咳嗽吐衄、痰多黄稠、咽膈不利、口渴心烦。

**4. 五海瘿瘤丸(《卫生部药品标准中药成方制剂·第一册》)** 药物组成：海带、海藻、海螵蛸、蛤壳、昆布、白芷、木香、海螺(煅)、夏枯草、川芎。

功能主治：软坚消肿。用于痰核瘿瘤，瘰疬，乳核。

**5. 消瘿丸(《中华人民共和国药典》2015 年版)** 药物组成：昆布、海藻、蛤壳、浙贝母、桔梗、夏枯草、陈皮、槟榔。

功能主治：散结消瘿。用于痰火郁结所致的瘿瘤初起；单纯型地方性甲状腺肿见上述证候者。

**【贮藏】** 置干燥处。

**【参考文献】**
[1]李瑞奇，白明，缪君娴，等.蛤壳油糊外用对小鼠湿疹模型及豚鼠瘙痒模型的影响[J].中华中医药杂志，2013,28(6):1699-1702.

[2]李瑞奇，缪君娴，白明，等.蛤壳油糊外用对大小鼠烫伤模型的影响[J].中华中医药杂志，2013,28(8):2256-2259.

[3]彭倩倩，洪寅，廖广辉.6 种介类中药对大鼠甲状腺肿大模型影响的实验研究[J].浙江中医药大学学报，2013,37(12):1429-1432.

(陈璐　吴清华　裴瑾)

## 261 功劳木

Gonglaomu

**【异名】** 土黄柏、黄柏、黄天竹、鼠不爬、山黄柏、大叶黄连(江西《草药手册》)，十大功劳、伞把黄连、大老鼠黄、老鼠黄、老鼠刺、刺黄连、黄杨木、羊角莲、土黄芩、羊角黄连、八角羊、土黄连(《湖南药物志》)。

**【来源】** 为小檗科植物阔叶十大功劳 *Mahonia bealei* (Fort.) Carr. 或细叶十大功劳 *Mahonia fortunei* (Lindl.) Fedde 的干燥茎。

**【产地】** 主要为野生品。主产于浙江。四川、贵州、湖南、广西亦产。

**【采收加工】** 全年均可采收，切块片，干燥。

**【炮制】** 除去杂质，洗净，浸润至透，切薄片，干燥。

**【性状特征】** 为不规则的块片，大小不等。外表面灰黄色至棕褐色，有明显的纵沟纹和横向细裂纹，有的外皮较光滑，有光泽，或有叶柄残基。质硬，切面皮部薄，棕褐色，木部黄色，可见数个同心性环纹及排列紧密的放射状纹理，髓部色较深。气微，味苦。

【化学成分】 功劳木的主要成分是生物碱。功劳木的生物碱是其主要药理活性成分。《中华人民共和国药典》2015年版规定，本品饮片按干燥品计算，含非洲防己碱($C_{20}H_{20}NO_4$)、药根碱($C_{20}H_{20}NO_4$)、巴马汀($C_{21}H_{21}NO_4$)、小檗碱($C_{20}H_{17}NO_4$)的总量，不得少于1.5%。

【药理毒理】 **抗肿瘤** 功劳木提取物按10、20mg/L的剂量加入乳腺癌细胞株MCF7/ADM中，对乳腺癌细胞株MCF7/ADM的抑制率分别为0.218±0.081、0.202±0.033[1]。

【药性】 苦，寒。归肝、胃、大肠经。

【功能主治】 清热燥湿，泻火解毒。用于湿热泻痢，黄疸尿赤，目赤肿痛，胃火牙痛，疮疖痈肿。

【临床应用】

**1. 临床常用**

(1) 湿热泻痢 本品苦寒，清热燥湿，可治疗湿热泻痢，常与桃金娘根、石榴叶(或凤尾草)同用，如《浙江药用植物志》。

(2) 目赤肿痛 本品泻火解毒，归肝经，可治疗目赤肿痛，常与野菊花同用。

(3) 疮疖痈肿 本品治疗痔疮，常与猪脚爪同用，如《湖南药物志》；治疗湿疹，疮毒，烫火伤，常与苦参同用，如江西《草药手册》。

**2. 临床新用** 功劳木可用于治疗乳腺导管扩张伴炎症[2]。

【用法用量】 9～15g。外用适量。

【成药例证】

**1. 乳癖安胶囊(《国家中成药标准汇编·口腔肿瘤儿科分册》)** 药物组成：功劳木、三叉苦、益母草、鸡血藤、土茯苓、连翘。

功能主治：活血化瘀，软坚散结。用于气滞血瘀所致乳癖，乳腺小叶增生，卵巢囊肿，子宫肌瘤见上述证候者。

**2. 关通舒胶囊(《国家中成药汇编·脑系经络肢体分册》)** 药物组成：功劳木、飞龙掌血、血满草、海桐皮、豨莶草、火把花根、倒扣草。

功能主治：祛风除湿，散寒通络。用于风寒湿邪，痹阻经络所致关节疼痛，屈伸不利以及腰肌劳损，外伤性腰腿痛见以上证候者。

**3. 功劳去火片(《中华人民共和国药典》2015年版)、功劳去火胶囊(《新药转正标准28》)** 药物组成：功劳木、黄柏、黄芩、栀子。

功能主治：清热开音。用于风热犯肺引起的失音声哑；风热犯肺引起急性咽炎出现的咽痛、咽干灼热、咽黏膜充血等。

**4. 肠胃适胶囊(《中华人民共和国药典》2015年版)** 药物组成：功劳木、鸡骨香、黄连须、葛根、救必应、凤尾草、两面针、防己。

功能主治：清热解毒、利湿止泻。用于大肠湿热所致的泄泻、痢疾，症见腹痛、腹泻，或里急后重、便下脓血；急性胃肠炎、痢疾见上述证候者。

**5. 紫椒癣酊(《国家中成药汇编·眼科耳鼻喉科皮肤科分册》)** 药物组成：功劳木、苦参、紫花地丁、五倍子、花椒。

功能主治：清热燥湿，杀虫止痒。用于足癣、手癣及体癣。

【贮藏】 置干燥处。

【参考文献】 [1]陈海，戚晓东，邱萍.中药功劳木对乳腺癌耐药MCF7/ADM逆转MDR1的作用研究[J].中医药导报，2014,20(9):27-28.

[2]卓睿，柴好，董洁，等.功劳木液乳管镜冲洗治疗乳腺导管扩张伴炎症临床观察[J].中国中西医结合杂志，2009,29(10):941-943.

(刘薇 吴清华 裴瑾)

## 262 钩藤

Gouteng

【异名】 钓藤(《名医别录》)，吊藤(《本草经集注》)，钩藤钩子(《小儿药证直决》)，钓钩藤(《滇南本草》)，钓藤勾(《婴童百问》)，莺爪风(《草木便方》)，嫩钩钩(《饮片新参》)，金钩藤(《贵州民间方药集》)、挂钩藤(《药材学》)，钩丁(《陕西中药志》)，倒挂金钩、钩耳(《湖南药物志》)，双钩藤、鹰爪风、倒挂刺(《全国中草药汇编》)等。

【来源】 为茜草科植物钩藤 *Uncaria rhynchophylla* (Miq.) Miq. ex Havil.、大叶钩藤 *Uncaria macrophylla* Wall.、毛钩藤 *Uncaria hirsuta* Havil.、华钩藤 *Uncaria sinensis* (Oliv.) Havil.、无柄果钩藤 *Uncaria sessilifructus* Roxb. 的干燥带钩茎枝。

**【产地】** 主要为野生品。主产于广西凌云、昭平、兴安、三江、田林、龙州，江西宜春、黎川、乐安、金溪、永修，广东韶关、广州市花都区、从化，浙江临安、淳安、江山，福建宁化、沙县，云南富宁、广南、勐腊，四川宜宾、旺苍，安徽青阳，山西镇巴、镇坪。

**【采收加工】** 秋、冬二季采收，去叶，切段，晒干。

**【炮制】** 净制。

**【性状特征】** 茎枝呈圆柱形或类方柱形，长2～3cm，直径0.2～0.5cm。表面红棕色至紫红色者具细纵纹，光滑无毛；黄绿色至灰褐色者有的可见白色点状皮孔，被黄褐色柔毛。多数枝节上对生两个项下弯曲的钩（不育花序梗），或仅一侧有钩，另一侧为突起的瘢痕；钩略扁或稍圆，先端细尖，基部较阔，钩基部的枝上可见叶柄脱落后的窝点状痕迹和环状的托叶痕。质坚韧，断面黄棕色，皮部纤维性，髓部黄白色或中空。气微，味淡。以双钩、茎细、钩结实、光滑、色紫红、无枯枝钩者为佳。

**【化学成分】** 钩藤的主要成分是生物碱，还含有酚性成分等。钩藤的生物碱是其主要药理活性成分。

**【药理毒理】**

**1. 对心血管系统的作用**

（1）降血压　钩藤总生物碱按7.5、15、30mg/kg的剂量分别给原发性高血压大鼠模型、肾性高血压大鼠模型及正常大鼠灌胃，能降低原发性高血压大鼠的血压，并抑制醛固酮（ALD）的分泌；对肾性高血压大鼠，降压程度维持在12%～20%，并有降低内皮素及血管紧张素Ⅱ的趋势；对正常大鼠的血压也能持续降压[1]。从大叶钩藤中提取的钩藤碱、异钩藤碱、钩藤总碱及非生物碱各1、1、6、1mg/ml的浓度按5ml/kg剂量分别给麻醉大鼠持续微量注入股静脉，均出现心指数下降，降压强度为异钩藤碱＞钩藤碱＞钩藤总碱＞钩藤非生物碱[2]。

（2）逆转心肌重构　钩藤煎剂浓缩液（100ml/250g生药）按4ml/kg的剂量给高血压大鼠灌胃，能抑制大鼠心肌组织中原癌基因c-fos的表达，缩小已肥大的左心室，透射电镜下的超微结构已基本恢复正常，逆转了高血压引起的左心室肥厚这一不良心肌重构[3]。

**2. 对中枢神经系统的作用**

（1）镇静　钩藤水提液按12g/kg的剂量给小鼠灌胃，能减少小鼠自发活动，使戊巴比妥钠阈下睡眠剂量致小鼠入睡数量增多，使戊巴比妥钠阈剂量睡眠时间延长[4]。大叶钩藤、华钩藤、钩藤的水提物吲哚生物碱分别按0.5、2、2g/kg的剂量对小鼠灌胃，能抑制小鼠的自发活动，强度大小为大叶钩藤＞华钩藤＞钩藤[5]。

（2）抗癫痫　1g/ml的钩藤醇提液按20μl（分4滴，每滴5μl）的剂量给腹腔注射盐酸毛果芸香碱致癫痫的大鼠进行脑片旁微量滴注给药，使致癫痫大鼠海马脑片PS幅度平均降低27.64%[6]。

（3）对脑的保护　钩藤的甲醇提取物按100～1000mg/kg的剂量给大鼠腹腔注射，能保护暂时性前脑缺血对海马CA1区神经元所造成的损伤，使大鼠神经元细胞受保护程度大于70%[7]。

（4）神经阻滞　0.5%、1.0%的钩藤总碱按0.1ml/只的剂量注入小鼠一侧小腿足跟处，钩藤总碱能降低100V直流电刺激引起的小鼠神经冲动的动作电位，且用药前后有明显差异[8]。

**3. 抗肿瘤**　5μg/ml的钩藤总碱对长春新碱在KBv200细胞的逆转倍数为16.8，可逆转KBv200细胞对长春新碱的耐药性[9]。

**4. 抗老年痴呆**　75～600mg/kg的钩藤水煎液对大脑短暂缺血造成认知障碍的小鼠灌胃，能缩短小鼠预训练中的逃避潜伏期，增加高台区域的游泳时间；钩藤乙醇提取物的生物碱部位、钩藤碱分别以10mg/kg的剂量给小鼠灌胃，均可缩短小鼠在水迷宫中的逃避潜伏时间，使高台区域中的游泳时间延长[10]。

**5. 安全性评价**　钩藤总碱给小鼠灌胃$LD_{50}$为649.85mg/kg；钩藤总碱缓释滴丸的$LD_{50}$为1900.7mg/kg[11]。钩藤总碱按2.5、15mg/d的剂量给大鼠灌胃，可使肝功能改变，且有部分大鼠死亡，死亡发生在12～20周[12]。

**【药性】** 甘，凉。归肝、心包经。

**【功能主治】** 息风定惊，清热平肝。用于肝风内动，惊痫抽搐，高热惊厥，感冒夹凉，小儿惊啼，妊娠子痫，头痛眩晕。

**【临床应用】**

**1. 临床常用**

（1）肝风内动证　本品有较好的息风止痉作用，

是治疗肝风内动，惊痫抽搐的常用药。治疗热盛动风及小儿高热急惊风，常与羚羊角、桑叶、菊花等同用，如《通俗伤寒论》羚角钩藤汤。

（2）肝阳上亢及肝火上炎证　本品既能平肝阳，又能清肝热，可用于肝火上炎或肝阳上亢的头胀头痛、眩晕等症。若治肝火上攻者，可与夏枯草、栀子等同用。若治肝阳上亢者，可与天麻、石决明等配伍，如《杂病证治新义》天麻钩藤饮。

此外，本品尚有清热透邪之效，还可用治外感风热，头痛目赤等症。

**2. 临床新用**　钩藤可用于治疗抽动-秽语综合征[13]、儿童注意缺陷多动障碍[14]、椎动脉型颈椎病[15]、重症手足口病并发中枢神经系统损害[16]。

**【用法用量】**　3～12g，后下。

**【成药例证】**

**1. 回心康片（《国家中成药汇编·内科心系分册》）**　药物组成：钩藤、回心草、何首乌、黄芪、三七、山楂、甘草。

功能主治：益气活血，镇静平肝。用于气虚血瘀，肝阳上亢引起的胸痹、眩晕，症见胸痹、胸闷、心悸、头晕等症，冠心病、高血压属上述证候者。

**2. 小儿牛黄散（《卫生部药品标准中药成方制剂·第一册》）**　药物组成：钩藤、僵蚕（麸炒）、天麻、全蝎、黄连、大黄、胆南星（酒炙）、浙贝母、天竺黄、半夏（制）、橘红、滑石、人工牛黄、朱砂、麝香、冰片。

功能主治：清热镇惊，散风化痰。用于小儿食滞内热引起咳嗽身热，呕吐痰涎，烦躁起急，睡卧不安，惊风抽搐，神志昏迷，大便燥结。

**3. 脉君安片（《卫生部药品标准中药成方制剂·第十二册》）**　药物组成：钩藤、葛根。

功能主治：平肝息风，解肌止痛。用于高血压症，头痛眩晕，颈项强痛，失眠心悸，冠心病。

**4. 保济口服液（《卫生部药品标准中药成方制剂·第十七册》）、保济丸（《卫生部药品标准中药成方制剂·第十八册》）、保济丸（浓缩丸）（《卫生部药品标准中药成方制剂·第二十册》）**　药物组成：钩藤、薄荷、蒺藜、白芷、木香、神曲茶、菊花、广藿香、苍术、茯苓、厚朴、化橘红、天花粉、薏苡仁、葛根、稻芽。

功能主治：解表，祛湿，和中。用于腹痛吐泻，噎食嗳酸，恶心呕吐，肠胃不适，消化不良，舟车晕浪，四时感冒，发热头痛。

**5. 小儿百寿丸（《中华人民共和国药典》2015年版）**　药物组成：钩藤、胆南星（酒炙）、桔梗、砂仁、麸炒苍术、炒山楂、炒麦芽、滑石、朱砂、炒僵蚕、天竺黄、木香、陈皮、茯苓、六神曲（麸炒）、薄荷、甘草、牛黄。

功能主治：清热散风，消食化滞。用于小儿风热感冒、积滞，症见发热头痛、脘腹胀满、停食停乳、不思饮食、呕吐酸腐、咳嗽痰多、惊风抽搐。

**【注意事项】**　钩藤有效成分钩藤碱加热后易破坏，故不宜久煎，一般不超过20min。

**【贮藏】**　置干燥处。

**【参考文献】**　[1]周继胡，丁涛，温富春，等.钩藤总生物碱胶囊降压作用研究[J].长春中医药大学学报，2013，29(6)：1117-1118.

[2]宋纯清，樊懿，黄伟晖，等.钩藤中不同成分降压作用的差异[J].中草药，2000，31(10)：762-764.

[3]刘建斌，任江华.钩藤对自发性高血压大鼠心肌重构及原癌基因c-fos表达的影响[J].中国中医基础医学杂志，2000，6(5)：40-43.

[4]林晓亮，罗超华，莫志贤.毛钩藤叶对中枢抑制作用的初步研究[J].时珍国医国药，2009，20(9)：2132-2133.

[5]Sakakibara I，Terabayashi S，Kubo M，*et al*.Effect on Iocomotion of Indole Alkaloids From the Hooks of Uncaria Plants [J].Phytomedicine，1999，6(3)：163-168.

[6]徐淑梅，何津岩，林来祥，等.钩藤对致痫大鼠海马脑片诱发场电位的影响[J].中国应用生理学杂志，2001，17(3)：259-261.

[7] Suk K，Kim SY，Leem K，*et al*.Neuroprotection by Met Hanol Extract of Uncaria Rhynchophylla Against Global Cerebral ischemia in rats[J].Life Sci，2002，70(21)：2467-2480.

[8]张兴安，程多今，李复金.钩藤总碱与钩藤神经阻滞作用实验研究的初步报告[J].临床麻醉学杂志，1999，15(1)：25-26.

[9]张慧珠，杨林，刘淑梅，等.中药活性成分体外逆转肿瘤细胞多药耐药性的研究[J].中药材，2001，24(9)：655-657.

[10]张绍辉.钩藤散、钩藤及其生物碱对小鼠血管性痴呆的防治作用[J].国外医药·植物药分册，2003，18(3)：119-119.

[11]王盟，华南，王超花，等.钩藤总碱缓释滴丸的急性毒性研究[J].泰山医学院学报，2009，30(6)：405-406.

[12]刘卫，王中师，张辉，等.口服钩藤总碱对高血压大鼠的肝毒性[J].中国药理学通报，2014，30(6)：883-884.

[13]李君芳，蒋平.天麻钩藤颗粒剂治疗抽动-秽语综合征50例临床研究[J].北京中医药大学学报(中医临床版)，2003，10(4)：1-2.

[14]王基薪，于建博，杨秀萍，等.静宁汤加脑电生物反馈治疗

儿童注意缺陷多动障碍临床观察[J].时珍国医国药,2006,17(6):1032-1033.

[15]焦乃军.针药并用治疗椎动脉型颈椎病 80 例[J].中国实验方剂学杂志,2011,17(10):245-246.

[16]洪源,王玉珍,张双.中医药辨证治疗重症手足口病并发中枢神经系统损害 30 例[J].中国实验方剂学杂志,2014,20(1):185-188.

（刘薇　吴清华　裴瑾）

## 263　狗宝

Goubao

**【异名】** 狗结石(《药材学》)。

**【来源】** 为犬科动物狗 *Canis familiaris* Linnaeus 的胃结石。

**【产地】** 主要为养殖品。全国各地均有饲养。

**【采收加工】** 将狗宰杀后,剖腹开胃,如发现有结石时,即用刀割取,除去皮膜及肉等,洗净,阴干。

**【炮制】** 磨粉或锉成细粉。

**【性状特征】** 呈圆球形或椭圆形,大小不一,直径 1.5～5cm。表面灰白色或灰黑色,略有光泽,有多数类圆形突起。体重质坚实而细腻,以指甲刻之可留痕迹。破断面显同心环状层纹,近中心部较疏松,但多不能分离。气微腥,味微苦,嚼之有粉性而无砂性感。以色白细腻、指甲划之有痕迹、断面有层纹者为佳。

**【化学成分】** 狗宝的主要成分是碳酸钙、碳酸镁、磷酸镁等。狗宝的碳酸钙、碳酸镁、磷酸镁是其主要药理活性成分。

**【药性】** 甘、咸,平。归胃经。

**【功能主治】** 降逆气,开郁结,解毒。用于噎膈反胃,痈疽疮疡。

**【临床应用】** 临床常用

(1) 噎膈,反胃　本品降逆气,可治噎食病数月不愈者,常与威灵仙同用,如《杏林摘要》。

(2) 痈疽疮疡　本品治痈疽疮疡,常与蜂房同用,如《吉林中草药》。

**【用法用量】** 0.9～1.5g,研末冲服。外用适量,撒布患处。

**【贮藏】** 密闭置干燥处。

（刘薇　吴清华　裴瑾）

## 264　狗鞭(狗肾)

Goubian (Goushen)

**【异名】** 狗肾、黄狗肾、广狗肾(《全国中草药汇编》)。

**【来源】** 为犬科动物狗 *Canis familiaris* Linnaeus 的干燥阴茎和睾丸。

**【产地】** 主要为养殖品。全国各地均有饲养。

**【采收加工】** 将狗杀死,割取阴茎和睾丸,除去附着的毛、皮、肌肉及脂肪,拉直,干燥。

**【炮制】** **狗鞭**　除去残皮、毛、脂肪等杂质,洗净,干燥。

**酒制狗鞭**　取净狗鞭切段、片,置铁丝筛中,用文火酥制,待狗肾烤热后,离火,喷适量白酒,再置火上酥制,离火又喷适量白酒,反复数次,至酥脆为度,放凉,即得。每 100kg 狗鞭,用白酒 20kg。

**【性状特征】** **狗鞭**　阴茎棒状,长 9～15cm,直径 1～2cm,表面较光滑,具一条不规则的纵沟,先端龟头(又称腺阴茎)色稍深,长 2～3cm,微隆起与后部界限明显,剖开阴茎,内有阴茎骨一根,略呈扁长条形,长约 10cm,腹面有一沟槽,端部圆钝尖,常残连结缔组织。阴茎后端由韧带连结两只睾丸,睾丸呈扁椭圆形,长 3～5cm,宽 2～3cm,表面干皱;附睾紧密地附着于睾丸外侧面的背侧方,与一条淡黄色输精管连结;全体淡棕色或棕褐色,质硬,不易折断,气腥臭。以色淡黄,带红筋,条长大,粗壮,带睾丸者为佳。

**酒制狗鞭**　性状与狗鞭相似。

**【化学成分】** 狗鞭的主要成分是雄性激素、蛋白质、脂肪等。

**【药性】** 咸,温。归肾经。

**【功能主治】** 暖肾壮阳,益精补髓。用于肾阳衰弱,阳痿遗精,腰膝痿弱无力,女子带下。

**【临床应用】**

**1. 临床常用**

肾阳虚　本品咸、温,可暖肾壮阳,益精补髓,治疗阳痿遗精,腰膝痿弱无力,女子带下。

**2. 临床新用**　狗鞭可用于治疗多囊卵巢综合征伴胰岛素抵抗[1]。

**【用法用量】** 3～10g,多入丸、散、酒剂。

【成药例证】

**1. 三鞭参茸固本丸(《国家中成药标准汇编·内科肾系分册》)** 药物组成:鹿鞭(烫)、驴鞭(烫)、狗鞭(烫)、鹿茸、人参、淫羊藿、枸杞子、山茱萸、菟丝子、杜仲、女贞子、制何首乌、茯苓、蜂蜜(炼)。

功能主治:补气养血,助阳填精,强筋壮骨。用于身体虚弱,气血双亏,腰腿酸软,阳痿,遗精早泄。

**2. 仙乐雄胶囊(《卫生部药品标准中药成分制剂·第十七册》)** 药物组成:人参、鹿茸、狗鞭、牛鞭、淫羊藿、熟地黄。

功能主治:温肾补气,益精助阳。用于肾阳不足,精气亏损所致的头昏耳鸣,腰膝酸软,惊悸健忘,阳痿不举等症。

**3. 建脑补肾丸(《卫生部药品标准中药成分制剂·第十六册》)** 药物组成:人参、鹿茸、狗鞭、肉桂、金牛草、牛蒡子(炒)、金樱子、杜仲(炭)、川牛膝、金银花、连翘、蝉蜕、山药、远志(甘草水制)、酸枣仁(炒)、砂仁、当归、龙骨(煅)、牡蛎(煅)、茯苓、白术(麸炒)、桂枝、甘草、白芍(酒炒)、豆蔻。

功能主治:健脑补肾,益气健脾,安神定志。用于健忘失眠,头晕目眩,耳鸣心悸,腰膝酸软,肾亏遗精,神经衰弱和性功能障碍等病症。

**4. 西汉古酒(《卫生部药品标准中药成方制剂·第二册》)** 药物组成:鹿茸、蛤蚧(酒炙)、狗鞭(酒炙)、柏子仁(去油)、枸杞子、松子仁、黄精。

功能主治:补肾益精,强筋补髓。用于肾阳虚衰,阳痿,滑精,早泄,腰膝酸软,肢冷乏力,健忘,动则气喘等症。

【贮藏】 置阴凉干燥处,防走油,虫蛀。

【参考文献】 [1]韦凤,丘彦,何辉玉.强肾片联合龙鹿胶囊治疗多囊卵巢综合征伴胰岛素抵抗患者73例临床观察[J].中医杂志,2014,55(16):1386-1389.

(刘薇　吴清华　裴瑾)

## 265 狗肝菜

Gougancai

【异名】 青蛇、路边青(《陆川本草》),青蛇仔(《岭南草药志》),金龙棒(《广州植物志》),猪肝菜(《广西中兽医药用植物》),麦穗红(《南宁市药物志》),野辣椒(《广东中药》),羊肝菜、土羚羊、假米针、紫燕草、假红蓝(《广西中草药》),野青仔、六角英(《福建中草药》),狮子草、九头狮子草(《江西草药志》);小青(《全国中草药汇编》),天青菜、大青(《福建药物志》)等。

【来源】 为爵床科植物狗肝菜 *Dicliptera chinensis*(L.) Juss. 的干燥全草。

【产地】 主要为栽培品,少数为野生品。主产于广东、广西、福建、台湾等地。

【采收加工】 夏、秋二季采挖,洗净,晒干。

【炮制】 除去杂质,洗净,切段,晒干。

【性状特征】 根呈须状,淡黄色。茎多分枝,折曲状,长30～80cm,直径0.2～0.3cm;表面灰绿色,被疏柔毛,有4～6条钝棱,节稍膨大。叶对生,叶片多皱缩、破碎,完整者展平后呈卵形或宽卵形,长2.5～6cm,宽1.5～3.5cm;暗绿色或灰绿色,先端渐尖,基部宽楔形或稍下延,全缘;两面近无毛或下表面中脉上被疏柔毛;叶柄长0.2～0.5cm。有的带花,花腋生,由数个头状花序组成聚伞状或圆锥状花序;总苞片对生,叶状,宽卵形或近圆形,大小不等,长0.6～1cm,其内有数朵二唇形的花。气微,味淡,微甘。以叶多、色绿者为佳。

【化学成分】 狗肝菜的主要成分是多糖,还含有萜类、甾体及苷类等。狗肝菜的多糖是其主要药理活性成分。

【药理毒理】

**1. 保肝** 狗肝菜多糖按100、200、300mg/kg剂量对$CCl_4$致肝损伤的大鼠灌胃,能使大鼠血清ALT、AST降低;相同剂量的狗肝菜多糖对卡介苗加脂多糖诱发的免疫性肝损伤小鼠静脉注射,能降低小鼠ALT、AST活性[1]。狗肝菜多糖按100、200、300mg/kg的剂量给二甲基亚硝胺诱导的肝纤维化大鼠灌胃,能使大鼠VEGF表达着色浅,表达降低[2]。

**2. 增强免疫** 狗肝菜多糖按600、900mg/kg的剂量给CTX致免疫功能低下的小鼠灌胃,高剂量小鼠吞噬指数及廓清指数升高,低剂量小鼠吞噬指数升高;均能提高PHA活化的免疫抑制小鼠脾脏淋巴细胞的增殖[3]。

【药性】 甘、淡，凉。归心、肝、肺经。

【功能主治】 清热，解毒，凉血，生津。用于感冒，斑疹发热，暑热烦渴，眼结膜炎。

【临床应用】 临床常用

(1) 风热感冒　本品治疗感冒发热，常与白花蟛蜞菜、毛甘蔗头同用，如《岭南草药志》。

(2) 斑疹　本品治斑疹发热，咯血，常单用，如《广西中药志》。

(3) 肝热目赤　本品治肝热目赤，常与猪肝、羊肝或鸡肝同用，如《广西中药志》。

【用法用量】 15～30g。

【成药例证】

**1. 清感丸**(《卫生部药品标准中药成方制剂·第十四册》)　药物组成：狗肝菜、山芝麻、大青叶、葛根、东风橘、白及、青蒿、防风。

功能主治：祛风清热，解暑，止咳化痰，利咽喉。用于感冒引起的发热，头痛，咽痛咳嗽，痰多等呼吸道感染。

**2. 青梅感冒颗粒**(《国家中成药标准汇编·内科肺系分册》)　药物组成：青蒿、五指柑、香薷、狗肝菜、甘草、积雪草、岗梅。

功能主治：清凉解热。用于风热感冒，头痛，咳嗽，鼻塞。

**3. 神农茶颗粒**(《卫生部药品标准中药成方制剂·第十一册》)　药物组成：忍冬藤、地胆草、金沙藤、岗梅、布渣叶、水翁花、桑枝、滇竹叶、广金钱草、扭肚藤、狗肝菜、鸭脚木皮。

功能主治：消暑清热，生津止渴。用于伤风感冒。

【贮藏】 置干燥处。

【参考文献】 [1]李海燕，王旭深.狗肝菜多糖保肝作用研究[J].中药材，2006，29(8)：833-834.

[2]李志超，曹庆生.狗肝菜多糖对肝纤维化大鼠组织VEGF表达的影响[J].贵阳中医学院学报，2012，34(4)：192-193.

[3]朱华，张小玲，张可峰，等.狗肝菜多糖对免疫低下小鼠免疫功能的影响[J].中国现代医学杂志，2011，21(4)：393-396.

(刘薇　吴清华　裴瑾)

## 266　狗脊

Gouji

【异名】 百枝(《神农本草经》)，扶盖、扶筋(《名医别录》)，苟脊(《本草经集注》)，狗青、强膂(《吴普本草》)，金毛狗脊(《普济方》)，金狗脊(《本草纲目拾遗》)，毛狗儿、金丝毛(《湖南药物志》)，金毛狮子(《浙江药用植物志》)、黄狗头(《广西药用植物名录》)，金扶筋、金猫咪、老猴毛(《福建药物志》)。

【来源】 为蚌壳蕨科植物金毛狗脊 *Cibotium barometz* (L.) J. Sm. 的干燥根茎。

【产地】 主要为野生品，栽培品亦有。主产于福建、四川等地。其中以福建宁德，四川宜宾、乐山、泸州，重庆江津等地产量较大。

【采收加工】 秋、冬二季采挖，除去泥沙，干燥；或去硬根、叶柄及金黄色绒毛，切厚片，干燥，为"生狗脊片"；蒸后晒至六七成干，切厚片，干燥，为"熟狗脊片"。

【炮制】 **狗脊**　除去杂质。未切片者，洗净，润透，切厚片，干燥。

**烫狗脊**　取生狗脊片，照烫法用砂烫至鼓起，放凉后除去残存绒毛。

【性状特征】 **狗脊**　本品呈不规则的长块状，长10～30cm，直径2～10cm。表面深棕色，残留金黄色绒毛；上面有数个红棕色的木质叶柄，下面残存黑色细根。质坚硬，不易折断。无臭，味淡、微涩。

**生狗脊片**　呈不规则长条形或圆形，长5～20cm，直径2～10cm，厚1.5～5mm；切面浅棕色，较平滑，近边缘1～4mm处有1条棕黄色隆起的木质部环纹或条纹，边缘不整齐，偶有金黄色绒毛残留；质脆，易折断，有粉性。

**熟狗脊片**　呈黑棕色，质坚硬。余性状同生狗脊片。

**烫狗脊**　形如狗脊片，表面略鼓起。棕褐色。气微，味淡、微涩。以体肥大、质坚实无空心、外表略有金黄色绒毛者为佳。

【化学成分】 狗脊的主要成分是挥发油、水溶性酚酸、芳香族化合物，还含有鞣质、氨基酸、蕨素类物质、无机元素等。狗脊的挥发油、水溶性酚酸、芳香族化合物是其主要药理活性成分。《中华人民共和国药典》2015年版规定，本品饮片按干燥品计算，含原儿茶酸($C_7H_6O_4$)不得少于0.020%。

【药理毒理】

**1. 抗骨质疏松**　狗脊生品的乙酸乙酯提取物、狗脊制品的乙酸乙酯提取物各20ml/kg的浓度按

0.2g/kg 的剂量给切除卵巢致骨质疏松的大鼠灌胃，大鼠体重下降，子宫指数升高，骨碱性磷酸酶活性降低，骨皮质及骨松质密度增高。其中以狗脊制品的乙酸乙酯提取物的作用较为明显[1]。

**2. 抑制血小板聚集**　狗脊的砂烫品、盐制品、酒蒸品、单蒸品和生品的乙醇提取物 0.5ml/g 均按 25、50μl/只的剂量给凝血酶诱导血小板聚集的兔腹腔注射，各炮制品均有抑制血小板聚集的作用，且作用强度为砂烫品＞盐制品＞酒蒸品＞单蒸品＞生品[2]。

**3. 镇痛**　生狗脊醇提液、砂烫狗脊醇提液、狗脊毛醇提液均按 0.5、1.8g/ml 两个浓度按 10ml/kg 剂量对痛阈值在 5～30s 的小鼠腹腔注射，高剂量的生狗脊和砂烫狗脊小鼠的扭体次数减少[3]。

**4. 抗类风湿关节炎**　狗脊水煎液生理盐水溶液、砂烫狗脊水煎液生理盐水溶液均以 12g/kg 的剂量给佐剂性关节炎大鼠模型和肾阳虚佐剂性关节炎大鼠模型灌胃，连续 15d，对两种大鼠模型高切、中切、低切、血浆黏度、全血还原黏度、红细胞聚集指数、红细胞变形指数、血沉、血沉方程 K 值、红细胞刚性指数、红细胞电泳时间、卡松黏度、卡松屈服应力的升高均有抑制作用，砂烫品尤为明显，而红细胞压积、红细胞计数和纤维蛋白原则无明显下降[4]。

**5. 抗炎**　生狗脊正丁醇提取物、制狗脊正丁醇提取物均按 0.4g/kg 的剂量，生狗脊乙酸乙酯提取物、制狗脊乙酸乙酯提取物均按 0.2g/kg 的剂量给二甲苯致耳廓肿胀模型小鼠和无菌棉球致肉芽肿模型大鼠灌胃，生狗脊正丁醇提取物和生狗脊乙酸乙酯提取物能抑制二甲苯所致的小鼠耳肿胀；生狗脊的乙酸乙酯提取物可以抑制大鼠的肉芽组织增生[5]。

**6. 对心肌的影响**　狗脊注射液按 20～30g/kg 的剂量对小鼠腹腔注射，1 次/d，连续 14d 后，使心肌对 $^{86}Rb$ 摄取增加 54%，能增加心肌营养血流量，连续给药会产生蓄积作用[6]。

**【药性】**　苦、甘，温。归肝、肾经。

**【功能主治】**　祛风湿，补肝肾，强腰膝。用于风湿痹痛，腰膝酸软，下肢无力。

**【临床应用】**

**1. 临床常用**

(1) 痹证，腰痛脊强，足膝痿弱　本品既能祛脊背之风湿，也能补肝肾而强腰脊，对肝肾不足，兼有风寒湿邪引起的腰痛脊强，不能俯仰，或足膝痿弱，关节不利者最为适宜。常与续断、杜仲、海风藤等同用。

(2) 遗尿，遗精，白带过多　本品既能补肾，又能收敛固涩，主要用于肾气不固之尿频、遗尿、遗精及白带过多，常与补骨脂、益智仁、杜仲等同用。

此外，狗脊的绒毛有止血作用，外敷可用于外伤出血。

**2. 临床新用**　狗脊可用于治疗强直性脊柱炎[7]、膝关节骨性关节炎[8]、骨质疏松[9]。

**【用法用量】**　6～12g。

**【成药例证】**

**1. 壮腰健肾丸(《国家中成药汇编·内科肾系分册》)、壮腰健肾片(《卫生部药品标准中药成方制剂·第十三册》)**　药物组成：狗脊、黑老虎、千斤拔、桑寄生(蒸)、女贞子(蒸)、鸡血藤、金樱子、牛大力、菟丝子(盐水制)、蜂蜜(炼)。

功能主治：壮腰健肾，祛风活络。用于肾亏腰痛，风湿骨痛，膝软无力，神经衰弱，小便频数，遗精梦泄。

**2. 金鸡虎补丸(《卫生部药品标准中药成方制剂·第一册》)、金鸡虎补片(《卫生部药品标准中药成方制剂·第十五册》)**　药物组成：狗脊、牛大力、黑老虎根、骨碎补、大枣、鸡血藤、桑寄生(盐酒制)、金樱子(盐制)、千斤拔。

功能主治：补气养血，舒筋活络，健肾固精。用于水气凝滞，四肢麻痹，腰膝酸痛，夜尿频数，梦遗滑精。

**3. 金毛狗脊丸(《卫生部药品标准中药成方制剂·第八册》)**　药物组成：狗脊、杜仲、川牛膝、木瓜、桑枝、续断、秦艽、桂枝、油松节、海风藤。

功能主治：通经活络，强筋壮骨。用于风湿，手足麻木等症。

**4. 舒筋健腰丸(《卫生部药品标准中药成方制剂·第十二册》)**　药物组成：狗脊、金樱子、鸡血藤、千斤拔、黑老虎、牛大力、女贞子(蒸)、桑寄生(蒸)、菟丝子(盐制)、延胡索(制)、两面针、乳香(制)、没药(制)。

功能主治：补益肝肾，强健筋骨，祛风除湿，活络止痛。用于腰膝酸痛，坐骨神经痛。

**5. 壮骨关节丸(《中华人民共和国药典》2015 年版)** 药物组成：狗脊、淫羊藿、独活、骨碎补、续断、补骨脂、桑寄生、鸡血藤、熟地、黄木香、乳香(醋炙)、没药(醋炙)。

功能主治：补益肝肾，养血活血，舒筋活络，理气止痛。用于肝肾不足、血瘀气滞、脉络痹阻所致的骨性关节炎、腰肌劳损，症见关节肿胀、疼痛、麻木、活动受限。

**【贮藏】** 置通风干燥处，防潮。

**【参考文献】** [1]索天娇，韩涛，韩蕾，等.狗脊生、制品乙酸乙酯提取物抗骨质疏松药效学研究[J].辽宁中医药大学学报，2012，14(11)：35-38.

[2]Li Jun，JiaTianzhu，Du Guangli，*et al*.Studies on the Basic Principles for the Processing of Rhizoma Cibotii Part Ⅰ Influence of Rhizoma Cibotii and Its Processed Samples on Thrombin Iduced Rabbit Platelet Aggegation[J].中草药，2000，31(9)：678-680.

[3]鞠成国，曹翠香，史琳，等.狗脊及其炮制品和狗脊毛的镇痛、止血作用研究[J].中成药，2005，27(11)：1279-1281.

[4]李军，王振海，王春田，等.狗脊及其炮制品对佐剂性关节炎大鼠血液流变学的影响[J].中国中药杂志，2008，33(17)：2170-2173.

[5]索天娇，韩蕾，贾天柱.狗脊生、制品不同提取部位抗炎药效学实验研究[J].中华中医药学刊，2012，30(12)：2754-2756.

[6]张宝恒，齐治，温淑荣，等.几种中药连续给药与单次给药对小鼠心肌摄取$^{86}$Rb 作用的比较[J].中药通报，1985，10(2)：42-44.

[7]李丽萍，魏华娜，王君雅.中药外贴治疗强直性脊柱炎 175 例疗效观察[J].广州中医药大学学报，2008，25(1)：40-43.

[8]唐勇，姜杰，孟辉，等.补肾益气行血方治疗膝骨性关节炎 44 例[J].时珍国医国药，2005，16(9)：902-903.

[9]王昊，阎小萍，孔维萍，等.补肾强督方对强直性脊柱炎患者骨质疏松及骨量减少的影响[J].中国中西医结合杂志，2011，31(4)：471-475.

（刘薇　吴清华　裴瑾）

## 267 枸骨叶
Gouguye

**【异名】** 猫儿刺(《本草纲目》)，枸骨刺(《本草汇言》)，八角茶(《本草从新》)，老鼠刺、十大功劳叶(《本草纲目拾遗》)，老虎刺(《江苏省植物药材志》)，功劳叶、狗古芳(《中药志》)，散血丹、八角刺(《广西中药志》)，羊角刺(《湖南药物志》)。

**【来源】** 为冬青科植物枸骨 *Ilex cornuta* Lindl. ex Paxt. 的干燥叶。

**【产地】** 主要为野生品。主产于河南、湖北、安徽、江苏等地。

**【采收加工】** 秋季采收，除去杂质，晒干。

**【炮制】** 净制。

**【性状特征】** 呈类长方形或矩圆状长方形，偶有长卵圆形，长 3～8cm，宽 1.5～4cm。先端具 3 枚较大的硬刺齿，顶端 1 枚常反曲，基部平截或宽楔形，两侧有时各具刺齿 1～3 枚，边缘稍反卷；长卵圆形叶常无刺齿。上表面黄绿色或绿褐色，有光泽，下表面灰黄色或灰绿色。叶脉羽状，叶柄较短。革质，硬而厚。气微，味微苦。以色绿、无枝者为佳。

**【化学成分】** 枸骨叶的主要成分是三萜及其皂苷，还有黄酮、糖脂、有机酸、多种微量元素等。枸骨叶的三萜及其皂苷是其主要药理活性成分。

**【药理毒理】**

**1. 抗氧化** 多酚类物质提取率为 11.42%的枸骨叶提取物按质量分数为 0.02%，加入新鲜熬制的猪油中，搅拌混匀，测定过氧化值，在相同时间内，测得的 POV 值呈上升趋势[1]。

**2. 抗菌** 枸骨叶粗提物、乙酸乙酯提取物、正丁醇提取物对光滑念珠菌 ATCC2001、白色念珠菌 ATCC10231 有抑制作用，且正丁醇提取物、乙酸乙酯提取物的抑菌效果优于粗提物[2]。

**3. 抗生育** 12%枸骨叶按 0.05ml/10g 的剂量给孕中期小鼠皮下注射给药，用药后少数有阴道出血或流黄水，解剖时多数子宫仍留有黑蓝色死胎，胚胎生长停滞，甚至变小，部分胚胎流产。5%的枸骨叶按 0.1ml/10g 的剂量给早、中、晚孕的小白鼠进行腹腔注射给药，解剖时能看到胚胎脱落，子宫充血，较正常粗，略显分节状[3]。

**4. 免疫抑制** 枸骨叶乙酸乙酯提取物、正丁醇提取物、醇提物分别各按 6.25、12.5、25、50、100μg/ml 的浓度，醇提物、乙酸乙酯提取物能抑制 ConA 刺激 T 淋巴细胞 CD69 分子的表达[4]。

**【药性】** 苦，凉。归肝、肾经。

**【功能主治】** 清热养阴，益肾，平肝。用于肺痨咯血，骨蒸潮热，头晕目眩。

**【临床应用】** 临床常用

(1) 肺虚咯血，骨蒸潮热　枸骨叶具有养阴之效，能清虚热。治肺虚咳嗽、咯血及骨蒸潮热等症，常与沙参、白及、麦冬等同用。

(2) 头晕耳鸣，腰膝酸痛　本品可用于补肝肾。治肝肾阴虚、头晕耳鸣、腰膝酸痛等症，常与枸杞子、女贞子、旱莲草等配伍。

**【用法用量】** 9～15g。

**【成药例证】** **清身饮颗粒(《卫生部药品标准中药成方制剂·第七册》)** 药物组成：枸骨叶、玄参、地骨皮、龙骨(煅)、太子参、地黄、糯稻根、甘草。

功能主治：养阴清热，益气敛汗。用于功能性低热及体虚盗汗等症。

**【贮藏】** 置干燥处。

**【参考文献】**
[1]旷春桃，陈如峰，吴斌，等.枸骨叶中多酚类物质的提取及抗氧化性能分析[J].湖北农业科学，2009，48(2)：427-429.

[2]张晶，林晨，岑颖洲，等.枸骨叶抗真菌作用初探[J].中国病理生理杂志，2003，19(11)：1562-1562.

[3]魏成武，杨翠芝，任华能，等.枸骨抗生育作用[J].中药通报，1988，13(5)：48-50，64.

[4]林晨，谭玉波，张晶，等.枸骨叶不同溶媒萃取物对小鼠体外T淋巴细胞活化增殖的影响[J].暨南大学学报(医学版)，2006，27(2)：199-203.

(刘薇　吴清华　裴瑾)

## 268　枸杞子

Gouqizi

**【异名】** 苟起子(《本草经集注》)，甜菜子(《救荒本草》)，西枸杞(《本草纲目》)，枸杞红实(《宝庆本草折衷》)，狗奶子(《广雅疏证》)，红青椒、枸蹄子(《河南中药手册》)，枸杞果(《河北药材》)，地骨子，枸茄茄(《山西中药志》)，红耳坠、血枸子(《中药材手册》)，枸地芽子(《四川中药志》)，枸杞豆、血杞子(《药材学》)。

**【来源】** 为茄科植物宁夏枸杞 *Lycium barbarum* L.的干燥成熟果实。

**【产地】** 主要为栽培品。其道地产区为宁夏中宁、中卫，此外内蒙古、新疆、河北巨鹿、甘肃也有大面积种植。建于宁夏中宁县舟塔乡孔滩村的枸杞子GAP种植基地已通过原国家食品药品监督管理总局验收。

**【采收加工】** 夏、秋二季果实呈红色时采收，热风烘干，除去果梗。或晾至皮皱后，晒干，除去果梗，或晾至皮皱后，晒干，除去果梗。

**【炮制】** 除去杂质，洗净，润透，切薄片，晒干。

**【性状特征】** 呈类纺锤形或椭圆形，长6～20mm，直径3～10mm。表面红色或暗红色，顶端有小突起状的花柱痕，基部有白色的果梗痕。果皮柔韧，皱缩；果肉肉质柔润。种子20～50粒，类肾形，扁而翘，长1.5～1.9mm，宽1～1.7mm，表面浅黄色或棕黄色。气微，味甜。以粒大、肉厚、籽小、色红、质柔、味甜者为佳。

**【化学成分】** 枸杞子的主要成分是多糖，还含有酸浆红素、生物碱、胡萝卜素、烟酸、维生素、多种游离氨基酸等。枸杞子的多糖是其主要药理活性成分。《中华人民共和国药典》2015年版规定，本品药材按干燥品计算，含枸杞多糖以葡萄糖($C_6H_{12}O_6$)计不得少于1.8%；含甜菜碱($C_5H_{11}NO_2$)不得少于0.30%。

**【药理毒理】**

**1. 对免疫功能的影响**　用酶降解的枸杞子多糖分别按50、100、200mg/kg的剂量给小鼠灌胃，连续10d，可增加小鼠脾脏指数，增强巨噬细胞的吞噬能力，提高机体抵抗病原微生物的能力，促进T及B淋巴细胞的增殖，使机体的体液免疫和细胞免疫功能增强，且中剂量效果较好[1]。枸杞煎剂0.25、0.50、0.75g/ml分别按0.2ml/10g的剂量给小鼠灌胃，连续10d，增加小鼠的胸腺指数、脾指数、淋巴细胞转化率及430nm处的吸光度[2]。

**2. 延缓衰老**　枸杞子煎剂分别按50%、75%、100%的浓度，以0.5ml/d的剂量给小鼠灌胃，连续20d，小鼠干细胞总SOD活性升高[3]。枸杞多糖按20mg/(kg·d)的剂量连续对老年小鼠和D-半乳糖致衰老小鼠模型灌胃，使老年小鼠和D-半乳糖致衰老的小鼠的NOS活性、NO含量提高[4]。

**3. 抗肿瘤**　枸杞子多糖分别按20、40、80mg/kg的剂量给接种肝癌Hac-F细胞株的荷瘤小鼠进行腹腔注射，连续10d，各剂量组的抑瘤率分别为25.27%、41.90%、62.32%[5]。枸杞多糖分别按0.625、1.250g/kg的剂量给右侧腋下接种H22肝癌腹水型细胞复制荷瘤的小鼠模灌胃，连续14d，均可降低肿瘤细胞核分裂计数，降低小鼠肿瘤细胞FasL阳性表达指数；高剂量能升高肿瘤间质淋巴细胞浸润程度[6]。

**4. 降血脂、抗动脉粥样硬化** 枸杞子水煎液分别按1、2、4g/kg的剂量给大鼠灌胃，连续10d，均能降低大鼠血液中TC、TG、LDL-C的作用以及降低肝内TC、TG的作用，且存在明显的量效关系[7]。枸杞子油按1、2ml/kg的剂量给高脂膳食致动脉粥样硬化的家兔灌胃，可增加家兔血浆HDL-C的含量，降低血浆TC、TG、LDL-C含量，增强血清SOD、GSH-Px、T-AOC活性，降低血清MDA、TNF-α的含量；降低NF-κB、TNF-α分子在血管中的表达，减少脂质斑块的形成[8]。

**5. 促进造血** 100%枸杞子水浸液按0.5ml/(次·只)的剂量给小鼠灌胃10d，能促进小鼠骨髓细胞增殖反应[9]。枸杞子水煎液、枸杞子原果按450mg/(kg·d)的剂量给环磷酰胺致血虚大鼠模型喂饲，连续7d，可使大鼠白细胞、体重、网织红细胞、血小板及骨髓有核细胞均增高[10]。

**6. 抗遗传损伤** 2g/ml浓度的枸杞子水提液分别以0.10、0.20、0.50ml的剂量作用于丝裂霉素-C(MMC)诱发人外周血淋巴细胞姐妹染色单体交换(SCE)这一系统中。随着枸杞子水提液剂量的增加，MMC所诱发的SCE频率逐渐下降，呈递减趋势，枸杞子水提液剂量的对数与其相应的SCE频率呈明显的负相关[11]。

**7. 降血糖** 枸杞子总多糖按100、200、400mg/kg的剂量喂饲高脂高糖饲料联合小剂量注射链脲佐菌素致2型糖尿病的大鼠灌胃，各剂量大鼠的FBG水平降低，FINS、C-P、HbAlc水平升高，且表现剂量依赖性，大鼠的胰腺组织病理形态改善[12]。

**8. 抗疲劳** 枸杞子油分别以0.1、0.2、0.4ml/10g的剂量给小鼠灌胃，连续3周，均能增加小鼠的负重游泳时间和缺氧条件下的存活时间，增强SOD活性，增加Hb含量[13]。

**9. 保护脏器** 枸杞子水煎液分别按5、10g/kg的剂量给$CCl_4$致肝损伤的小鼠灌胃，均可减低肝损伤小鼠血清中TNF-α、IL-6、IL-8含量，高剂量还能减轻肝损伤[14]。枸杞子提取液按1mg/kg的剂量给通过缝合单侧眼睑建立视觉剥夺性弱视的大鼠灌胃，能使大鼠的Bax及Caspase-3的表达减弱，Bcl-2的表达增强[15]。枸杞子多糖按25mg/kg的剂量给采用左侧肾动脉缩窄方法制备肾血管性高血压模型大鼠灌胃，连续18d，可改善大鼠肾形态，降低血压、血清肌酐和尿素氮，减少24h尿蛋白和尿沉渣中管型、细胞数，对肾功能损害有一定改善作用[16]。枸杞子多糖按125、250、500mg/kg的剂量给水应激性和无水乙醇性胃溃疡模型大鼠给药，高剂量能抑制水应激性大鼠胃溃疡，抑制率为52.20%，高、中剂量均能抑制无水乙醇型大鼠出血糜烂性胃溃疡，抑制率分别为56.40%、43.90%[17]。枸杞子多糖按50、100、200mg/kg的剂量给饮用0.3%醋酸铅30d的小鼠灌胃，降低血铅和股骨、肝脏中铅的含量，中、高剂量可提高血清SOD活性[18]。

**10. 安全性评价** 枸杞子多糖按10g/kg的剂量给大鼠和小鼠灌胃，观察2周，结果大鼠小鼠$LD_{50}>$10g/kg，属实际无毒级[19]。枸杞子多糖按40～7g/kg的剂量给小鼠腹腔注射，结果$LD_{50}$为20.42g/kg，95%可信限为17.05～24.46g/kg[20]。

**11. 体内过程** 给大鼠灌胃枸杞子多糖，给药剂量为200mg/(kg·bw)，给药容量1ml/100g，给药前后不同时间点尾静脉取血，采用荧光标记物定量分析方法测定。测得$C_{max}$为(2.39±0.71)μg/ml，$T_{max}$为(1.17±0.41)h，$t_{1/2}$为(80.32±32.70)h，$CL$为(1693.96±492.47)ml/kg，$MRT$为(20.64±1.36)h[21]。

**【药性】** 甘，平。归肝、肾经。

**【功能主治】** 滋补肝肾，益精明目。用于虚劳精亏，腰膝酸痛，眩晕耳鸣，阳痿遗精，内热消渴，血虚萎黄，目昏不明。

**【临床应用】**

**1. 临床常用**

(1) 肝肾不足，精血亏虚 本品甘平，质润，为补肝肾、益精血之良药。治肝肾不足，精血亏虚所致腰膝酸软、耳鸣耳聋、发脱齿松、不育不孕、健忘呆钝或生长发育迟缓等症，常以单味枸杞浸酒服用，如《饮膳正要》枸杞酒；也可与熟地黄、龟甲胶、山萸肉等同用，如《景岳全书》左归丸。治肾阳不足，常与肉桂、附子、熟地黄等配伍，如《景岳全书》右归丸。治肝肾阴虚，常与天冬、干地黄等同用，如《古今录验方》枸杞丸。

（2）血虚证　本品有补血之效，还可用于血虚所致面色萎黄、失眠多梦、头昏耳鸣等症，常与龙眼肉同用，如《摄生秘剖》杞圆膏。

（3）目暗不明，视力减退　本品既善补肝肾，益精血，又有较好的明目作用。治肝肾不足，精血不能上荣之眼目昏花、干涩流泪、视力减退，常与菊花、熟地黄、山萸肉等同用，如《医级》杞菊地黄丸；也可与菟丝子、肉苁蓉、五味子同用，如《银海精微》驻景丸。

此外，本品兼有润肺之功，治阴虚劳嗽，常与知母、麦冬、川贝母等同用。

**2. 临床新用**　枸杞子可用于高脂血症[22]、黄体功能不健性不孕[23]、小卵泡排卵不孕[24]、晚期肿瘤[25]。

**【用法用量】**　6～12g。

**【成药例证】**

**1. 杞菊地黄丸（《中华人民共和国药典》2015年版）**　药物组成：枸杞子、菊花、熟地黄、酒萸肉、牡丹皮、山药、茯苓、泽泻。

功能主治：滋肾养肝。用于肝肾阴亏，眩晕耳鸣，羞明畏光，迎风流泪，视物昏花。

**2. 锁仙补肾口服液（《国家中成药标准汇编·内科肾系分册》）**　药物组成：枸杞子、蛇床子、淫羊藿、锁阳、仙茅、巴戟天、附子（制）、熟地黄、肉桂、蜂蜜（炼）。

功能主治：补肾助阳。用于肾阳不足所致的阳痿遗精，腰膝酸软，头晕耳鸣等。

**3. 枸杞益元酒（《国家中成药标准汇编·内科肾系分册》）**　药物组成：枸杞子、制何首乌、锁阳、补骨脂（盐水炒）、茯苓、麦冬、当归、红花、牛膝、栀子、红曲、冰糖。

功能主治：补益肝肾、养血明目。用于肝肾两虚，头晕目花，腰膝酸痛。

**4. 脂清胶囊（《国家中成药标准汇编·内科心系分册》）**　药物组成：枸杞子、制何首乌、红参、大黄（酒炙）、竹叶、柴胡、红花。

功能主治：滋补肝肾，活血化瘀。用于肝肾阴虚所致高脂血症。

**5. 五子衍宗丸（《中华人民共和国药典》2015年版）**　药物组成：枸杞子、菟丝子（炒）、覆盆子、五味子（蒸）、盐车前子。

功能主治：补肾益精。用于肾虚精亏所致的阳痿不育、遗精早泄、腰痛、尿后余沥。

**【贮藏】**　置阴凉干燥处，防闷热，防潮，防蛀。

**【参考文献】**
[1]潘志强.酶降解的枸杞多糖免疫增强作用实验研究[J].中国药业，2010，19(24)：13-14.

[2]王辉，白秀珍，包品.枸杞煎剂对小白鼠免疫功能的作用[J].锦州医学院学报，2006，27(1)：47-49.

[3]王建红，成飞，陈晓琴.枸杞煎剂对小鼠肝细胞总SOD活性影响的研究[J].新疆师范大学学报(自然科学版)，2006，25(4)：58-60.

[4]陈智松，吴志奎，陈玉英，等.枸杞多糖对衰老小鼠脑NO、NOS的影响[J].中药药理与临床，2000，16(6)：16-18.

[5]蒋艳，姜孝新.枸杞多糖对肝癌Hca-F荷瘤小鼠的抗肿瘤作用及其机制[J].肿瘤药学，2011，1(4)：391-394.

[6]何彦丽，杜标炎，王慧峰，等.枸杞多糖对实验性肝癌小鼠肿瘤细胞FasL表达的影响及其抗肿瘤作用机制[J].广州中医药大学学报，2010，27(2)：126-129.

[7]王德山，肖玉芳，董朝晖，等.枸杞抗实验性高血脂肝脂量效关系及毒性研究[J].辽宁中医杂志，1997，24(14)：567-568.

[8]姜怡邓，曹军，董泉洲，等.枸杞籽油抗动脉粥样硬化的功效强度及作用机制的实验研究[J].中药材，2007，30(6)：672-677.

[9]邱世翠，李海滨，彭新国，等.枸杞对小鼠骨髓细胞增殖和白细胞介素-1的影响[J].时珍国医国药，2000，11(7)：587-588.

[10]任非非，刘敬霞，俞维，等.枸杞不同制剂对环磷酰胺致血虚大鼠全血细胞及骨髓造血功能的影响[J].中国实验方剂学杂志，2012，18(3)：187-189.

[11]陶茂萱，赵忠良，高文华.枸杞提取液对MMC诱发人淋巴细胞遗传物质损伤的保护作用[J].宁夏医学院学报，1988，9(4)：12-14.

[12]尹长江，杨坤宝，张学军，等.枸杞总多糖对2型糖尿病大鼠的降糖作用研究[J].中成药，2014，36(8)：1750-1753.

[13]姜怡邓，董晓薇，毛忠英，等.枸杞籽油对小鼠耐缺氧抗疲劳作用的实验研究[J].宁夏医学院学报，2002，26(1)：19-21.

[14]邵鸿娥，李丽芬，刘斌焰.枸杞对实验性肝损伤血清肿瘤坏死因子-α与白细胞介素-6、白细胞介素-8的影响[J].中国药物与临床，2010，10(6)：659-660.

[15]王文宏，刘相和，迟焕芳，等.枸杞子提取液对单眼视觉剥夺性弱视大鼠视网膜的保护作用[J].神经解剖学杂志，2010，26(3)：268-272.

[16]詹银珠，郑惠珍，倪锡胜，等.枸杞多糖对肾血管性高血压大鼠肾功能不全的作用[J].中国中医基础医学杂志，2008，14(8)：605-607.

[17]张艺芳，冯怡，徐德生.枸杞多糖对大鼠实验性胃溃疡的

作用研究[J].中国药业,2011,20(1):14-15.

[18]宁红梅,葛亚明,雒海潮,等.枸杞多糖促排铅功效初步研究[J].郑州轻工业学院学报(自然科学版),2011,26(2):9-11.

[19]穆冰,刘晓峰,熊进,等.枸杞多糖的急性毒性及致突变性[J].环境与职业医学,2002,19(3):201-204.

[20]赵德惠,何永珍,王晓峰.枸杞多糖、牛膝多糖的急性毒性实验[J].上海畜牧兽医通讯,2009,(1):37-38.

[21]陈忱,唐华丽,马月,等.大鼠血浆中枸杞多糖荧光标记物定量分析方法的建立[J].食品科学,2015,36(2):90-95.

[22]彭悦,徐学明,岳凤先,等.降脂冲剂治疗高脂血症的临床报告[J].中国中药杂志,1991,16(6):372-373.

[23]毕焕英.补肾养肝法治疗黄体功能不健性不孕临床观察[J].北京中医药大学学报(中医临床版),2003,10(1):11-12.

[24]张慧珍,张霄.补肾疏肝中药联合克罗米芬助进小卵泡发育治疗[J].世界科学技术—中医药现代化,2013,15(7):1616-1619.

[25]曹广文,杨文国,杜平,等.枸杞多糖联合LAK/IL-2疗法对75例晚期肿瘤的疗效观察[J].中华肿瘤杂志,1994,16(6):428-431.

（刘薇　吴清华　裴瑾）

## 269　古山龙

Gushanlong

**【异名】** 黄肚木通、黄胆榄(《海南岛常用中草药手册》),大黄藤(《云南中草药》),黄藤、黄连藤(《全国中草药汇编》),钩影、黄丁课、问更梅(《中华本草》)。

**【来源】** 为防己科植物古山龙 *Arcangelisia gusanlung* H.S. LO的干燥藤茎。

**【产地】** 主要为野生品。主产于广东、海南、广西。

**【采收加工】** 全年均可采收,截段,晒干。

**【炮制】** 除去杂质,洗净,润透,切片,晒干。

**【性状特征】** 呈圆柱形,直径3～6cm。外皮灰褐色或棕褐色,有纵皱纹及浅沟纹。质坚韧,横切面皮部菲薄,木部棕黄色或淡黄色,有数个同心性环纹及放射状纹理,其间多有数小孔,中心有髓;折断面自环纹及放射状纹理处成片状剥裂。气微,味苦。以断面色黄、味苦者为佳。

**【化学成分】** 古山龙的主要成分是生物碱。古山龙的生物碱是其主要药理活性成分。

**【药性】** 苦,寒。归心、肺、大肠经。

**【功能主治】** 清热泻火,解毒。用于热盛心烦,肠炎,细菌性痢疾;外治眼结膜炎,疖肿。

**【临床应用】** 临床常用

(1)痢疾　本品常与鲜刺苋、鲜火炭母同用,治疗细菌性痢疾。

(2)疟疾　本品常与过江龙同用,治疗疟疾。

(3)咳嗽　本品常与细叶百部块根、杏仁、甘草配伍,用于治疗百日咳。

(4)外伤出血,痈肿　本品研末,外敷,可治疗外伤出血、痈肿。

**【用法用量】** 9～15g。外用适量。

**【贮藏】** 置干燥处。

（刘薇　吴清华　裴瑾）

## 270　谷精草

Gujingcao

**【异名】** 戴星草(《开宝本草》),文星草、流星草(《本草纲目》),鱼眼草(《陆川本草》),移星草(《现代实用中药》),珍珠草(《江苏省植物药材志》),天星草(《南宁市药物志》),佛顶珠、灌耳草(《四川中药志》),翳子草、满天星、羊壳珠、金箍棒(《湖南药物志》),鼓锤草(《湖北中草药志》),谷星草(《植物名释札记》)。

**【来源】** 为谷精草科植物谷精草 *Eriocaulon buergerianum* Koern. 的干燥带花茎的头状花序。

**【产地】** 主要为野生品。主产于浙江、江苏、湖北,安徽、江西等地亦产。以浙江、江苏、湖北产量大,浙江、江苏质量佳。

**【采收加工】** 秋季采收,将花序连同花茎拔出,晒干。

**【炮制】** 除去杂质,切段。

**【性状特征】** 头状花序呈半球形,直径4～5mm;底部有苞片层层紧密排列,苞片淡黄绿色,有光泽,上部边缘密生白色短毛;花序顶部灰白色。揉碎花序,可见多数黑色花药及细小黄绿色未成熟的果实。花茎纤细,长短不一,直径不及1mm,淡黄绿色,有数条扭曲的棱线。质柔软。无臭,味淡。以珠大而紧、灰白色,花茎短、黄绿色,无根、叶及杂质者为佳。

**【化学成分】** 谷精草的主要成分是黄酮及其

苷，还含有生物碱、酚性成分、有机酸、挥发油、植物甾醇、鞣质等。谷精草的黄酮及其苷是其主要药理活性成分。

【药理毒理】

**1. 抗菌**　谷精草水提液按 0.004～1g/ml 的浓度对链球菌、金黄色葡萄球菌、大肠埃希菌、沙门菌、巴氏杆菌等有较强的抗菌作用，最低抑菌浓度分别为 0.063、0.125、0.25、0.5、0.125g/ml；最低杀菌浓度分别为 0.125、0.25、1、1、0.25g/ml[1]。100%谷精草煎剂按 1∶320 浓度对铜绿假单胞菌有较强的抑制作用，对大肠埃希菌、肺炎球菌作用较弱[2]。50%的谷精草洗剂对合轴马拉色菌和糠秕马拉色菌的最低抑菌浓度均为 3.13%[3]。

**2. 抗氧化**　谷精草总黄酮提取液按 0.16、0.32、0.48、0.64、0.80mg/ml 的浓度加入到·OH 产生体系模型，对·OH 有一定的清除作用，清除率随提取液浓度的升高而增加[4]。

**3. 其他药理作用**　谷精草的 95%乙醇提取物中分离得到 26 个化合物，并进行 α-D-葡萄糖苷酶抑制活性检测，发现决明内酯-9-*O*-β-D-葡萄糖苷，万寿菊素，1,3,6,8-四羟基-2-甲氧基口山酮，万寿菊素-3-*O*-β-D-吡喃葡萄糖苷有抑制活性[5]。谷精草乙醇提取物按 50、100、200μg/ml 的浓度能剂量依赖性提高 6-OHDA 损伤的 PC12 细胞的存活率，减少 6-OHDA 引起的 PC12 细胞凋亡；可以抑制 6-OHDA 引起的斑马鱼多巴胺神经元的减少；能降低 6-OHDA 刺激引起的 PC12 细胞内 NO 含量的增加量，能降低 iNOS 的表达[6]。

**4. 安全性评价**　20%和 50%的谷精草中药煎剂对背部脊柱两侧已去毛的家兔和豚鼠右侧脱毛部位均匀涂药，家兔的行为活动、皮毛光泽度及饮食均未变化；谷精草中药煎剂对豚鼠的皮肤无致敏性[7]。

【药性】　辛、甘，平。归肝、肺经。

【功能主治】　疏散风热，明目退翳。用于风热目赤，肿痛羞明，眼生翳膜，风热头痛。

【临床应用】　临床常用

（1）肝热或风热目疾　本品既能疏散头面风热，又可清降肝热。治风热目疾，常与蝉蜕、木贼等同用；治肝热目疾，常与夏枯草、决明子同用。

（2）风热头痛，牙痛，咽痛　本品上行头目，有疏散风热之功，治风热引起的头痛、牙痛及咽痛，可与蔓荆子、牛蒡子、升麻等同用。

【用法用量】　5～10g。

【成药例证】

**1. 疳积散（《中华人民共和国药典》2015 年版）**　药物组成：石燕（煅）、石决明（煅）、使君子仁、鸡内金（炒）、谷精草、威灵仙、茯苓。

功能主治：消积化滞。用于食滞脾胃所致的疳证，症见不思乳食、面黄肌瘦、腹部膨胀、消化不良。

**2. 退障眼膏（《卫生部药品标准中药成方制剂·第十二册》）**　药物组成：决明子、木贼、谷精草、蛇蜕、羌活、海藻、莪术、苍术（炒）、黄精、枸杞子、密蒙花、白蒺藜、蝉蜕、石决明、昆布、威灵仙、细辛、当归、何首乌。

功能主治：明目退翳。用于初发白内障及角膜斑翳。

**3. 小儿肠胃康颗粒（《卫生部药品标准中药成方制剂·第十九册》）**　药物组成：鸡眼草、地服草、谷精草、夜明砂、蚕沙、蝉蜕、谷芽、盐酸小檗碱、木香、党参、麦冬、玉竹、赤芍、甘草。

功能主治：清热平肝，调理脾胃。用于小儿营养紊乱所引起的食欲不振，面色无华，精神烦忧，夜寝哭啼，腹泻腹胀，发育迟缓。

【注意事项】　忌铁。

【贮藏】　置通风干燥处。

【参考文献】　[1]李向勇，粟玉刚，陈小军，等.谷精草有效成分分析及体外抗菌活性测定[J].草业与畜牧，2009，(5)：10-12.

[2]重庆医学院第一附属医院内科中医中药研究组，重庆医学院第一附属医院检验科.192 种中药及草药抗菌作用研究（初步报告）[J].微生物学报，1960，8(1)：52-58.

[3]严洲平，王清玲，颜晓波，等.中药谷精草对合轴马拉色菌和糠秕马拉色菌的敏感性检测研究[J].中国中西医结合皮肤性病学杂志，2011，10(1)：28-29.

[4]袁建梅，尚雪芳，汪应灵，等.谷精草总黄酮提取及对羟自由基清除作用研究[J].时珍国医国药，2010，21(4)：894-895.

[5]朱海燕，叶冠.谷精草抑制 α-葡萄糖苷酶活性成分研究[J].天然产物研究与开发，2010，21(22)：60-62.

[6]王美微，张在军，林志秀，等.谷精草提取物对 6-OHDA 所致 PC12 细胞及斑马鱼神经损伤模型的保护作用[J].中药新药与临床药理，2010，21(4)：341-346.

[7]周岩，丁月芳，严洲平，等.谷精草中药煎剂的皮肤毒理学

试验[J].山西中医,2010,26(10):45-46.

(刘薇 吴清华 裴瑾)

## 271 谷芽

Guya

**【异名】** 蘖米(《名医别录》)、粟蘖(《本草衍义》),粟芽(《本草纲目》)。

**【来源】** 为禾本科植物粟 *Setaria italica* (L.) Beauv. 的成熟果实经发芽干燥的炮制加工品。

**【产地】** 主要为栽培品。主产于黄河中上游。

**【采收加工】** 将粟谷用水浸泡后,保持适宜的温度、湿度,待须根长至约 6mm 时,晒干或低温干燥。

**【炮制】** **谷芽** 除去杂质。

**炒谷芽** 取净谷芽,照清炒法炒至深黄色。

**焦谷芽** 取净谷芽,照清炒法炒至焦褐色。

**【性状特征】** **谷芽** 呈类圆球形,直径约 2mm,顶端钝圆,基部略尖。外壳为革质的稃片,淡黄色,具点状皱纹,下端有初生的细须根,长约 3～6mm,剥去稃片,内含淡黄色或黄白色颖果(小米)1 粒。无臭,味微甘。以黄色、有芽、颗粒匀整者为佳。

**炒谷芽** 形如谷芽,表面深黄色。有香气,味微苦。以色深黄、有芽、颗粒匀整者为佳。

**焦谷芽** 形如谷芽,表面焦褐色,有焦香气。以色焦褐、有芽、颗粒匀整者为佳。

**【化学成分】** 谷芽的主要成分是蛋白质、淀粉,还含有脂肪油、淀粉酶、麦芽糖、氨基酸等。谷芽的蛋白质、淀粉是其主要药理活性成分。

**【药理毒理】**

**1. 抗过敏** 谷芽甲醇提取物禾胺(Os-DJ)按 $10^{-5}$～1g/kg 的剂量对大鼠腹腔注射,再用复合物 48/80 诱发大鼠全身过敏,1g/kg 的 Os-DJ 可抑制复合物 48/80 诱发的过敏症达 60%;Os-DJ 给大鼠灌胃给药,皮内注射抗-DNP IgE 使其皮肤过敏,48h 再注射 DNP-HAS 到大鼠尾静脉,对 PCA 反应具有抑制作用[1]。

**2. 改善蛋白和脂质失调** 0.2g/ml 的谷芽水提液按 2.0g/kg 的剂量给苯甲酸雌二醇大豆油稀释液致肾阳虚的小鼠模型灌胃,小鼠血清 TP、ALB、TC、TG 水平升高[2]。

**【药性】** 甘,温。归脾、胃经。

**【功能主治】** 消食和中,健脾开胃。用于食积不消,腹胀口臭,脾胃虚弱,不饥食少。炒谷芽偏于消食,用于不饥食少。焦谷芽善化积滞,用于积滞不消。

**【临床应用】** **临床常用**

谷芽具有消食和胃之效。治脾胃虚弱,纳谷不香者,常与党参、白术、山药等配伍。

**【用法用量】** 9～15g。

**【成药例证】**

**1. 醒脾开胃颗粒(《卫生部药品标准中药成方制剂·第七册》)** 药物组成:谷芽、稻芽、荷叶、香橼、佛手、白芍、甘草、使君子、冬瓜子(炒)。

功能主治:醒脾调中,升发胃气。用于面黄乏力,食欲低下,腹胀腹痛,食少便多。

**2. 消食健儿糖浆(《卫生部药品标准中药成方制剂·第十册》)** 药物组成:南沙参、白术、山药、谷芽、麦芽、九香虫。

功能主治:健脾消食。用于小儿慢性腹泻,食欲不振及营养不良等症。

**3. 感冒疏风片(《卫生部药品标准中药成方制剂·第十一册》)** 药物组成:麻黄绒、苦杏仁、桂枝、白芍(酒炙)、紫苏叶、防风、桔梗、独活、甘草、大枣(去核)、生姜(捣碎)、谷芽(炒)。

功能主治:辛温解表,宣肺和中。用于风寒感冒,发热咳嗽,头痛怕冷,鼻流清涕,骨节酸痛,四肢疲倦。

**4. 人参健脾丸(《卫生部药品标准中药成方制剂·第一册》)** 药物组成:人参、白术(麸炒)、甘草、山药、莲子、白扁豆、木香、草豆蔻、陈皮、青皮(醋炙)、六神曲(麸炒)、谷芽(炒)、山楂(炒)、芡实(麸炒)、薏苡仁(麸炒)、当归、枳壳(麸炒)。

功能主治:健脾益气,消食和胃。用于脾胃虚弱,消化不良,食欲不振,脘胀呕恶,腹痛便溏,小儿疳积。

**5. 养血退热丸(《卫生部药品标准中药成方制剂·第二册》)** 药物组成:熟地黄、鳖甲(醋制)、地骨皮、牡蛎(煅)、六神曲、谷芽(炒)、茯苓、山药、丹参、牡丹皮、陈皮、酸枣仁、党参、麦冬、山楂。

功能主治:滋阴养血,退虚热。用于阴血亏虚,骨蒸潮热，盗汗，眩晕，咳嗽痰少。

**【贮藏】** 置通风干燥处，防蛀。

**【参考文献】** [1]余文海.谷芽对大鼠的抗过敏作用的评价[J].国外医学·中医中药分册，2000，22(5)：297-298.

[2]吕圭源，苏洁，陈素红，等.相同性味不同归经中药对雌二醇致肾阳虚小鼠的影响[J].上海中医药杂志，2011，45(10)：70-74.

（刘薇　吴清华　裴瑾）

## 272　骨碎补

Gusuibu

**【异名】** 石庵闾（《开宝本草》），石毛姜（《本草图经》），猴姜、猢狲姜（《本草纲目拾遗》），过山龙（《植物名实图考》），石良姜（《分类草药性》），爬岩姜、石岩姜、碎补（《四川中药志》），树蜈蚣、地蜈蚣、黄爬山虎、麻鸡翅膀、搜山虎（《云南中草药选》），肉碎补、猴掌姜、石连姜（《广西民间常用中草药手册》），石巴掌（《四川中草药治疗手册》），毛姜、申姜（《湖北中草药手册》），岩连姜（《浙江药用植物志》）等。

**【来源】** 为水龙骨科植物槲蕨 *Drynaria fortunei*(Kunze) J. Sm. 的干燥根茎。

**【产地】** 主要为野生品。主产于湖南、浙江、广西、江西。福建、四川、贵州亦产。

**【采收加工】** 全年均可采挖，除去泥沙，干燥，或再燎去茸毛（鳞片）。

**【炮制】** **骨碎补**　除去杂质，洗净，润透，切厚片，干燥。

**烫骨碎补**　取净骨碎补或片，照烫法用砂烫至鼓起，撞去毛。

**【性状特征】** **骨碎补**　呈扁平长条状，多弯曲，有分枝，长5～15cm，宽1～1.5cm，厚0.2～0.5cm。表面密被深棕色至暗棕色的小鳞片，柔软如毛，经火燎者呈棕褐色或暗褐色，两侧及上表面均具凸起或凹下的圆形叶痕，少数有叶柄残基和须根残留。体轻，质脆，易折断，断面红棕色，维管束呈黄色点状，排列成环。无臭，味淡，微涩。以条粗大、棕色者为佳。

**饮片**　呈不规则厚片。表面深棕色至棕褐色，常残留细小棕色的鳞片，有的可见圆形的叶痕。切面红棕色，黄色的维管束点状排列成环。气微，味淡、微涩。

**烫骨碎补**　形如骨碎补或片，体膨大鼓起，质轻、酥松。

**【化学成分】** 骨碎补的主要成分是黄酮，还含有四环三萜、甾醇等。骨碎补的黄酮是其主要药理活性成分。《中华人民共和国药典》2015年版规定，本品药材及其饮片按干燥品计算，含柚皮苷($C_{27}H_{32}O_{14}$)不得少于0.50%。

**【药理毒理】**

**1. 强筋骨**

(1) 对骨损伤的作用　骨碎补混悬液(28g生药/100ml)按0.56g/只的剂量给用胫骨打孔的方法建立单因素干扰的大鼠灌胃，2次/d，调节TGF-β1 mRNA、骨形态发生蛋白(BMP)-2 mRNA和Ⅰ型胶原mRNA的表达上升[1]。

(2) 对骨质生长的作用　骨碎补水提液(0.5g/ml)按0.5g/100g的剂量给双侧卵巢切除(OVX)所致绝经后骨质疏松的大鼠灌胃，可增加骨小梁体积、厚度、密度，减少骨小梁间隙、骨小梁表面积和体积之比，还可减少类骨质表面、单标表面、双标表面、组织水平的骨形成速率，延长类骨质成熟时间[2]。骨碎补醇提液分别按0.0002、0.002、0.02g/ml的浓度加入到新西兰大耳白兔骨髓基质细胞的培养液中，低、中浓度使细胞形态逐渐发生变化，呈现多角形、不规则形态，促进细胞的增殖，而高浓度组可见大量细胞漂浮，对细胞的增殖有抑制作用[3]。骨碎补总黄酮分别按27、54、108mg/kg的剂量给通过膝关节注入木瓜蛋白酶造成膝关节炎的家兔灌胃，均降低软骨病变积分，减轻软骨病变；骨碎补总黄酮分别按54、108、216mg/kg的剂量给采用股静脉结扎法造成骨关节炎的大鼠灌胃，中、高剂量均能减轻软骨病变，降低软骨病变积分[4]。骨碎补总黄酮按1800mg/kg的剂量给雌性大鼠灌胃，2h取含药血清处理UMA-106-01成骨细胞株，24、48h后培养液和细胞内ALP活性显著增高，24h时还可使$^{3}$H-TdR掺入增加，$^{3}$H计数增高[5]。

(3) 对牙齿生长及牙周病的作用　骨碎补水提液按15g/kg的剂量给局部注射大肠埃希菌内毒素建立牙槽骨吸收模型的大鼠灌胃，分别用药10、20、30d，用药10d大鼠的实验牙位骨密度升高，牙周破骨细胞减少，Howship陷窝减少，大多出现根分叉区有成骨细胞附着的新生未钙化骨样基质，且第20、30d检查结果与第10d相似[6]。0.1、1、10mg/L的骨碎补柚皮苷对人牙周细胞的增殖有促进作用；0.1、1、10、100mg/L的骨碎补柚皮苷可提高人牙周膜细胞的碱性磷酸酶活性，其中1mg/L的促进作用最强[7]。

**2. 抗炎**　骨碎补总黄酮分别按81、162、324mg/kg的剂量给二甲苯所致耳廓肿胀和醋酸所致腹腔毛细血管渗透的小鼠、蛋清所致足跖肿胀及棉球肉芽肿的大鼠灌胃，均对小鼠耳廓肿胀有抑制作用，高剂量可抑制醋酸所致的小鼠腹腔毛细血管通透性增加，并使Evan's蓝渗出减少；中、高剂量对大鼠的足跖肿胀和棉球肉芽肿有抑制作用[8]。

**3. 保护肾脏**　骨碎补类黄酮提取物（FF）按10mg/kg的剂量给采用单克隆抗体OX-7诱导系膜增殖性肾小球肾炎的大鼠皮下注射，能降低尿蛋白蛋白量及三色染色面积，抑制肾小球PCNA、ED-1和α-SMA的表达，还能加快大鼠肾皮质SOD活性的恢复[9]。

**4. 改善血液流变性**　骨碎补总黄酮按200mg/(kg·d)的剂量给去甲肾上腺素所致血瘀的大鼠灌胃，连续21d，能降低血液流变学全血黏度，防治红细胞的聚集[10]。

**5. 调节免疫**　骨碎补乙醇提取物按2g生药/kg的剂量给Ⅱ型胶原免疫所致关节炎的小鼠腹腔注射，可延迟关节炎的发病时间，降低IgG2b含量，提高IgM型类风湿因子滴度，降低关节炎小鼠淋巴结细胞分泌IFN-γ能力[11]。

**6. 对链霉素中毒的作用**　100%骨碎补液按5ml/kg的剂量给肌内注射链霉素致耳聋的豚鼠灌胃，可使链霉素所致耳蜗一回和二回毛细胞的损伤减轻[12]。

**7. 安全性评价**　骨碎补总黄酮每日按24、30g/kg(分2次给药)的剂量给小鼠灌胃，未即刻出现死亡；第2次灌胃后，部分小鼠出现蜷缩及活动减少，1～3h后活动如常；连续观察7d，均存活，饮食、活动、精神状态、皮毛肤色、大小便等均无异常变化。骨碎补总黄酮每日按12.96g/kg(分2次给药)的剂量给大鼠灌胃，活动未见明显异常，连续观察7d，均存活，饮食、活动、精神状态、皮毛肤色、大小便等均无异常变化。按照$LD_{90}$为10g/kg、$LD_{50}$为5g/kg，$LD_{10}$为2.5g/kg，按组间剂量比值0.75设置7个浓度的骨碎补总黄酮药液，无菌条件下给小鼠腹腔注射，$LD_{50}$为5.99g/kg，95%可信限为5.10～7.03g/kg，相当于人每日临床用量的666倍[13]。

**8. 体内过程**　骨碎补总黄酮分别按0.3、0.6、1.2g/kg的剂量给大鼠灌胃，柚皮苷在30min已经开始吸收，90min达到高峰，90～180min均保持较高水平，灌胃后4h血药浓度下降，至8h仍保持有一定的血药浓度。组织中的浓度以胃、肠为最高，但下降迅速，其次是肝、肺、肾较高，肌肉、脂肪也有一定分布，脑组织含量甚低[14]。

**【药性】**　苦，温。归肝、肾经。

**【功能主治】**　疗伤止痛，补肾强骨；外用消风祛斑。用于跌仆闪挫，筋骨折伤，肾虚腰痛，筋骨痿软，耳鸣耳聋，牙齿松动；外治斑秃，白癜风。

**【临床应用】**

**1. 临床常用**

（1）跌打损伤　骨碎补能通血脉，续筋骨，疗伤痛，为伤科要药。内服外用均有效，尤宜于跌打筋骨损伤、瘀血肿痛之症，常单用本品浸酒服，并外敷，亦可水煎服，或常与没药、自然铜等配伍。

（2）肾虚诸证　骨碎补入肾，能温补肾阳，强健筋骨，可治肾虚所致的腰痛脚弱、耳鸣耳聋、牙痛、久泻等症。治肾虚腰痛、足膝痿弱，常与补骨脂、牛膝等配伍；治肾虚耳鸣、耳聋、牙痛，常与熟地黄、山茱萸、泽泻等同用；治肾虚久泻，可单用，或与补骨脂、益智仁、吴茱萸同用。

此外，本品还可用于治疗斑秃、白癜风等病。

**2. 临床新用**　骨碎补可用于治疗骨质疏松症[15]、纤维肌痛综合征[16]、骨性关节炎[17]、强直性脊柱炎[18]。

**【用法用量】**　3～9g。

**【成药例证】**

**1. 骨折再生丸（《国家中成药汇编·骨伤科分册》）**　药物组成：骨碎补、三七、续断、没药（炒）、自然铜（煅）、蜂蜜（炼）。

功能主治：接骨续筋。用于骨折中期。

**2. 骨仙片（《卫生部药品标准中药成方制剂·第**

四册》） 药物组成：骨碎补、熟地黄、黑豆、女贞子、牛膝、仙茅、菟丝子、防己、枸杞子。

功能主治：填精益髓，壮腰健肾，强壮筋骨，舒筋活络，养血止痛。用于因骨质增生引起的疾患。

**3. 接骨灵贴膏（《卫生部药品标准中药成方制剂·第十三册》）** 药物组成：骨碎补、续断、土鳖虫、羌活、天南星、乳香、没药、当归、桃仁、五加皮、蒲公英、红花、冰片、樟脑、水杨酸甲酯、桉油。

功能主治：活血化瘀，舒筋通络，消肿止痛。用于各种闭合性新骨折及跌打损伤，扭挫伤等软组织损伤。

**4. 益肾补骨液（《卫生部药品标准中药成方制剂·第十册》）** 药物组成：骨碎补、何首乌、茯苓、续断、白芍、当归、党参、熟地黄、黄精、枸杞子、自然铜（煅，醋淬）、陈皮。

功能主治：滋补肝肾，强壮筋骨。用于肝肾不足，劳伤腰痛，筋骨折伤。

**5. 筋骨宁膏（《新药转正标准 19》）** 药物组成：骨碎补、风仙透骨草、五加皮、生天南星、续断、蒲公英、当归、羌活、红花、土鳖虫、桃仁、乳香、没药、樟脑、冰片、桉叶油。

功能主治：活血化瘀，消肿止痛，舒筋活络。用于闭合性骨折及跌打损伤。

**【贮藏】** 置干燥处。

**【参考文献】**
[1]董福慧，郑军，程伟.骨碎补对骨愈合过程中相关基因表达的影响[J].中国中西医结合杂志，2003，23(7)：518-521.

[2]贾红蔚，王宝利，邝晨钟，等.骨碎补与雌激素对去卵巢大鼠骨质疏松作用的对照研究[J].中国中西医结合杂志，2009，20(10)：2544-2546.

[3]徐展望，张建新，李军，等.骨碎补提取液对兔骨髓基质细胞增殖的影响[J].中医正骨，2005，17(4)：1-3.

[4]龚晓健，李运曼，安佰平，等.骨碎补总黄酮的抗膝骨关节炎作用[J].中国天然药物，2006，4(3)：215-218.

[5]谢雁鸣，秦林林，于向东，等.骨碎补、淫羊藿、菟丝子总黄酮对成骨细胞体外培养影响的比较研究[J].中国中医药信息杂志，2005，12(7)：22-24.

[6]陈莉丽，唐琪，严杰.骨碎补提取液对实验性牙槽骨吸收疗效的研究[J].中国中药杂志，2004，29(6)：549-553.

[7]蒋俊强，丁一，李小玉，等.骨碎补柚皮苷对人牙周膜细胞增殖、碱性磷酸酶活性影响的实验研究[J].华西口腔医学杂志，2009，27(5)：538-541.

[8]刘剑刚，谢雁鸣，邓文龙，等.骨碎补总黄酮抗炎作用的实验研究[J].中国天然药物，2004，2(4)：232-234.

[9]蒋文功，李幼姬.骨碎补类黄酮对系膜增殖性肾小球肾炎大鼠模型的抑制作用[J].中国中西医结合肾病杂志，2006，7(8)：382-385.

[10]许志宇，田永利，葛林，等.6 种黄酮对大鼠血液流变学指标的影响[J].河北中医，2009，31(8)：1227-1228.

[11]刘振丽，吕爱平，何孟德.骨碎补提取物对Ⅱ型胶原免疫所致关节炎小鼠免疫功能的影响[J].中医杂志，1997，38(9)：554-556.

[12]戴小牛，童素琴，贾淑萍，等.骨碎补对链霉素耳毒性解毒作用的实验研究[J].南京铁道医学院学报，2000，19(4)：248-249.

[13]赵晋宁，谢雁鸣，张文军，等.骨碎补总黄酮急性毒性实验[J].医药导报，2005，24(1)：12-13.

[14]谢雁鸣，邓文龙，洪诤.骨碎补中柚皮苷大鼠体内药-时过程研究[J].中药新药与临床药理，2005，16(5)：350-352.

[15]樊继波，覃勇，李莎，等.离子导入骨碎补总黄酮对骨质疏松症患者腰椎骨密度影响临床研究[J].中国骨质疏松杂志，2013，19(12)：1256-1258.

[16]高冠民，蒋莉，刘升云，等.骨碎补总黄酮纤维肌痛综合征的随机对照研究[J].中国新药与临床杂志，2007，26(11)：837-840.

[17]陈文超，周然，王永辉，等.骨灵膏及拆方制剂治疗骨性关节炎[J].中国实验方剂学杂志，2013，19(1)：311-314.

[18]王昊，阎小萍，孔维萍，等.补肾强督方对强直性脊柱炎患者骨质疏松及骨量减少的影响[J].中国中西医结合杂志，2011，31(4)：471-475.

（刘薇　吴清华　裴瑾）

## 273 瓜蒌

Gualou

**【异名】** 果赢（《诗经》），王菩（《吕氏春秋》），栝楼（《神农本草经》），泽姑、黄瓜（《名医别录》），王白（《广雅》），天瓜（《尔雅》郭璞注），泽巨、泽冶（《吴普本草》），瓜葵（《针灸甲乙经》），天圆子（《东医宝鉴》），柿瓜（《医林纂要·药性》），野苦瓜（《贵州民间方药集》），杜瓜、大肚瓜（《浙江中药手册》），药瓜（《四川中药志》），鸭屎瓜（《广东中药》）等。

**【来源】** 为葫芦科植物栝楼 *Trichosanthes kirilowii* Maxim. 或双边栝楼 *Trichosanthes rosthornii* Harms 的干燥成熟果实。

**【产地】** 主要为栽培品，在自然分布区内广为栽培。主产于长江以北和西部大部分地区，江苏南通，安徽怀宁、六安，四川旺苍，陕西汉中、三原，河南周口，河北安国、邢台，山东潍坊、莱州等地。

**【采收加工】** 秋季果实成熟时，连果梗剪下，置通风处阴干。

**【炮制】** 压扁，切丝或切块。

**【性状特征】** 呈类球形或宽椭圆形，长7～15cm，直径6～10cm。表面橙红色或橙黄色，皱缩或较光滑，顶端有圆形的花柱残基，基部略尖，具残存的果梗。轻重不一。质脆，易破开，内表面黄白色，有红黄色丝络，果瓤橙黄色，黏稠，与多数种子黏结成团。具焦糖气，味微酸、甜。以完整不破、皱缩、果皮橙红色或橙黄色、糖性足者为佳。

**饮片** 呈不规则的丝或块状。外表面橙红色或橙黄色，皱缩或较光滑；内表面黄白色，有红黄色丝络，果瓤橙黄色，与多数种子黏结成团。具焦糖气，味微酸、甜。

**【化学成分】** 瓜蒌的主要成分是三萜，还含有挥发油、甾醇、黄酮、有机酸、氨基酸、微量元素等。瓜蒌的三萜是其主要药理活性成分。

**【药理毒理】**

**1. 镇咳、祛痰** 瓜蒌水煎液分别按2.0、2.5g/kg的剂量给氨水致咳模型小鼠灌胃，能抑制氨水致咳的作用，增加小鼠呼吸道酚红的排泄[1]。

**2. 对心血管系统的作用**

(1) 扩血管 瓜蒌注射液按4ml/kg的剂量给家兔静脉注射，可使家兔肠系膜微动脉口径增加，用药5min内可使正常家兔血压降低，脉压增加[2]。

(2) 保护心脏 瓜蒌提取物分别按9.53、12.71、16.94、22.59、30.12g/kg的剂量给舌下注射垂体后叶素致急性心肌缺血的大鼠灌胃，能对抗垂体后叶素所致ST段变化，对垂体后叶素引起的心率变缓、心律不齐也有改善作用。瓜蒌提取物分别按24.69、49.38g/kg的剂量给结扎冠状动脉左旋支造成心肌缺血后再灌注损伤的大鼠灌胃，能使大鼠再灌注后心律失常出现时间滞后，心律失常维持时间缩短，使室颤、室性心动过速、室性早搏波发生数减少[3]。

(3) 抗血小板聚集 瓜蒌注射液(浓度为125、250mg/ml)加入到家兔的血小板血浆中，在该浓度范围内，对ADP 2μmol所致血小板聚集的抑制率为57%～78%，对ADP 10μmol和AA 6.5μmol所致血小板聚集有抑制作用[4]。

**3. 对消化系统的作用** 瓜蒌醇提物按100、500、1000mg/kg的剂量给大鼠灌胃，中、高剂量能降低大鼠胃酸分泌量和胃酸浓度，对结扎幽门引起的溃疡均有抑制作用，抑制率分别为44.4%、68.2%、84.2%[5]。

**4. 抗肿瘤** 瓜蒌水煎剂按16、32、63、125、250、500mg/ml的剂量加入到子宫颈癌细胞培养液中，对子宫颈癌细胞有直接抑制作用，并呈浓度依赖性，当浓度达到125mg/ml时，抑制率达到100%[6]。瓜蒌水煎剂250、500、1000g/L分别给家兔灌胃，0.015L/次，连续给药3d，不同浓度的瓜蒌含药血清分别作用于人宫颈癌HeLa细胞24、45h后，对HeLa细胞的增殖均有抑制作用，并随着浓度的增加、作用时间的延长，抑制率也增大。瓜蒌含药血清处理后的HeLa细胞部分出现细胞膜皱缩，细胞核固缩，核染色质边缘化，核膜裂解，细胞膜周围或细胞外出现凋亡小体，并随着剂量的增加细胞凋亡数量也增加[7]。

**5. 增强免疫** 瓜蒌中提取瓜蒌多糖，分别按150、100、50mg/kg的剂量每天分别给经腹腔注射环磷酰胺制备免疫抑制的小鼠灌胃0.3ml，连续灌胃21d，中、高剂量可以增加小鼠胸腺重量、脾脏重量，提高小鼠淋巴细胞的增殖能力，高剂量可提高免疫抑制小鼠巨噬细胞的吞噬率、吞噬指数，中剂量也可提高小鼠吞噬指数[8]。

**6. 降血糖** 瓜蒌乙酸乙酯提取物配制成12.5、25、50、100和200g/L系列质量浓度的二甲基亚砜溶液，测定其对α-葡萄糖苷酶的半抑制浓度，瓜蒌乙酸乙酯提取物对α-葡萄糖苷酶的抑制作用具有明显的浓度依赖性，其浓度增大，对α-葡萄糖苷酶的抑制作用随之增强，对α-葡萄糖苷酶的半抑制浓度$IC_{50}$为0.336g/L[9]。

**【药性】** 甘、微苦，寒。归肺、胃、大肠经。

**【功能主治】** 清热涤痰，宽胸散结，润燥滑肠。用于肺热咳嗽，痰浊黄稠，胸痹心痛，结胸痞满，乳痈，肺痈，肠痈，大便秘结。

**【临床应用】**

**1. 临床常用**

(1) 肺热咳嗽 本品甘寒质润，善于清肺润燥化痰。治肺热咳嗽痰喘，可单用，如《宣明论方》润肺散。治痰热咳嗽，咳痰黄稠、胸膈痞满、大便不畅者，常与黄芩、胆南星、枳实等同用，如《医方考》清气化痰丸。

(2) 胸痹，结胸　本品既能消化痰热，又能利气散结以宽胸，常与半夏、薤白等同用，如《金匮要略》栝楼薤白白酒汤、栝楼薤白半夏汤。治痰热结胸，胸膈痞满，按之则痛者，常与黄连、半夏同用，如《伤寒论》小陷胸汤。

(3) 肠燥便秘　本品能润肠通便，治肠燥便秘，常与火麻仁、郁李仁等配伍。

此外，瓜蒌还有消痈散结之效，用于治疗肺痈、肠痈、乳痈等内外痈，常与清热解毒、消散痈肿等药配伍。

**2. 临床新用**　瓜蒌可用于治疗冠心病[10]、带状疱疹[11]、急性支气管炎[12]，还能预防放射性肺炎[13]。

**【用法用量】**　9～15g。

**【成药例证】**

**1. 复方气管炎胶囊[《国家中成药标准汇编·内科肺系(二)分册》]、复方气管炎片[《国家中成药标准汇编·内科肺系(二)分册》]**　药物组成：瓜蒌、陈皮、茯苓、甘草、葶苈子。

功能主治：祛痰，止咳。用于急慢性支气管炎，咳嗽、痰多属痰浊阻肺者。

**2. 解心痛片(《卫生部药品标准中药成方制剂·第六册》)**　药物组成：瓜蒌、香附、淫羊藿。

功能主治：宽胸理气，通脉止痛。用于治疗冠心病，胸闷，心绞痛。

**3. 咳喘静糖浆(《卫生部药品标准中药成方制剂·第二册》)**　药物组成：桔梗、紫菀、地龙、知母、蒲公英、黄芩、瓜蒌、麦冬、苦杏仁、款冬花、百部、甘草、赤芍、丹参。

功能主治：镇咳平喘，祛痰消炎。用于慢性支气管炎，支气管哮喘，急性咽炎，小儿肺炎等。

**【注意事项】**　不宜与川乌、制川乌、草乌、制草乌、附子同用。

**【贮藏】**　置阴凉干燥处，防霉，防蛀。

**【参考文献】**
[1]阮耀，岳兴如.瓜蒌水煎剂的镇咳祛痰作用研究[J].国医论坛，2004，19(5)：48-48.

[2]王红光，孙喜杭，余惠铭.瓜蒌注射液对微血管作用的实验研究[J].中草药，1984，15(1)：29-29.

[3]吴波，曹红，陈思维，等.瓜蒌提取物对缺血缺氧及缺血后再灌注损伤心肌的保护作用[J].沈阳药科大学学报，2000，17(6)：450-451，465.

[4]凌宏，鲁翔，董传仁，等.瓜蒌、心得安对血小板体外聚集和$TXA_2$合成的影响[J].湖北医学院学报，1988，9(2)：138-141.

[5]Takano T.瓜蒌的抗溃疡作用[J].国外医药·植物药分册，1991，6(3)：133-137.

[6]秦林，高伟良.瓜蒌对子宫颈癌细胞和巨噬细胞的影响[J].山东中医学院学报，1995，19(6)：414-416.

[7]周艳芬，田景贤，靳祎，等.瓜蒌含药血清对宫颈癌HeLa细胞增殖的影响[J].时珍国医国药，2011，22(9)：2119-2121.

[8]张岫秀，蔡盈，吴中梅，等.瓜蒌多糖的体内免疫活性研究[J].食品研究与开发，2015，36(24)：15-17.

[9]叶肖栗，汤海燕，任国飞，等.栝楼提取物的α-葡萄糖苷酶抑制活性研究[J].西北药学杂志，2008，23(5)：306-307.

[10]张国伦，王劲红.瓜蒌葛参汤合生脉注射液治疗冠心病93例[J].中国中西医结合杂志，1999，19(2)：68-68.

[11]陈云志，刘安英.程氏瓜蒌散治疗带状疱疹临床观察[J].时珍国医国药，2008，19(5)：1225-1226.

[12]李梅芳，胡思源，李新民，等.小儿白贝止咳糖浆治疗小儿急性支气管炎痰火壅肺证的临床研究[J].中成药，2014，36(1)：44-48.

[13]胡彦辉，于卫江，崔庆丽，等.清肺养阴活血方预防放射性肺炎的临床研究[J].中药药理与临床，2014，30(6)：1175-177.

(刘薇　吴清华　裴瑾)

## 274　瓜蒌皮

Gualoupi

**【异名】**　栝楼皮(《雷公炮炙论》)，栝楼壳(《中药形性经验鉴别法》)，瓜壳(《吕四川中药志》)等。

**【来源】**　为葫芦科植物栝楼 *Trichosanthes kirilowii* Maxim. 或双边栝楼 *Trichosanthes rosthornii* Harms 的干燥成熟果皮。

**【产地】**　主要为野生品。栝楼果皮主产于山东、安徽、河南、浙江等地，中华栝楼果皮主产于四川。

**【采收加工】**　秋季采摘成熟果实，剖开，除去果瓤及种子，阴干。

**【炮制】**　洗净，稍晾，切丝，晒干。

**【性状特征】**　常切成2至数瓣，边缘向内卷曲，长6～12cm。外表面橙红色或橙黄色，皱缩，有的有残存果梗；内表面黄白色。质较脆，易折断。具焦糖气，味淡、微酸。以颜色鲜泽、无果柄者为佳。

**【化学成分】**　瓜蒌皮的主要成分是甾醇，还含有挥发油、有机酸酯、氨基酸、无机元素等。瓜蒌皮的甾醇是其主要药理活性成分。

【药理毒理】

**1. 对心血管系统的作用**

(1) 抗心肌缺血 瓜蒌皮水提液分别按3.0g/kg的剂量给大鼠灌胃，连续15d，瓜蒌皮水提液可抑制血清CK、LDH、AST、iNOS活性，使MDA水平降低，但可提高SOD活性，同时可增加心肌组织内Bcl-2蛋白表达，减低Bax、ET表达[1]。瓜蒌皮水煎液按30g/kg的剂量给急性心肌梗死大鼠模型灌胃，连续3d，能使大鼠△ST值降低，心肌梗死面积、心肌梗死率减小，5种心肌酶CK、CK-MB、LDH、α-HBDH、AST活性降低，MDA含量下降，SOD活性上升[2]。

(2) 抑制血小板聚集 瓜蒌注射液按2ml/kg给急性心肌梗死家兔耳缘静脉注射给药，瓜蒌注射液能抑制结扎后家兔动脉、冠状窦血小板聚集的增强，动脉血$TXB_2$也不升高，而冠状窦略有升高[3]。

(3) 改善微循环 瓜蒌注射液按0.4ml/kg的剂量给吸入含9%氧气的气体致缺氧的家兔静脉注射给药，能延缓缺氧家兔微循环障碍的发生[4]。

(4) 抗心律失常 瓜蒌皮水煎液按2.5g生药/kg的剂量提取30min给通过静脉注射哇巴因诱发室性心动过速的豚鼠腹腔注射，能提高剂量阈值；瓜蒌皮水煎液分别按1.7、2.5g生药/kg的剂量提前30min给通过静脉注射$CaCl_2$诱发室颤的大白鼠腹腔注射，可减少$CaCl_2$诱发室颤的动物数；瓜蒌皮水煎液按2.5g生药/kg的剂量给正常麻醉大鼠腹腔注射，能延长心电图的P-R、Q-T、R-R间期[5]。

**2. 抗肿瘤** 瓜蒌皮分别用水、20%乙醇、40%乙醇、60%乙醇、甲醇、醚、氯仿、醋酸乙酯、丙酮提取并制成10%及20%浓度的溶液用美兰试管法做体外试验，瓜蒌皮的体外抗癌效果比瓜蒌子好，且以60%乙醇提取物的作用最强，自瓜蒌皮的醚浸出液中得到的类白色非晶体性粉末，也有体外抗癌作用[6]。

**3. 提高免疫** 瓜蒌皮水煎煮浓缩液(每1ml含1g生药)分别按7.5、15ml/kg的剂量给腹腔注射环磷酰胺致免疫低下小鼠灌胃，均能提高免疫抑制小鼠吞噬系数、血清溶血素含量，促进T淋巴细胞转化；能提高巨噬细胞的活性及其吞噬鸡红细胞的能力，能提高环磷酰胺诱导抑制小鼠的碳粒廓清率和血清溶血素生产水平，促进淋巴细胞的转化[7]。

【药性】 甘，寒。归肺、胃经。

【功能主治】 清热化痰，利气宽胸。用于痰热咳嗽，胸闷胁痛。

【临床应用】

**1. 临床常用**

(1) 肺热咳嗽 瓜蒌皮长于清肺化痰，又能利气宽胸，为肺热咳喘，痰涎壅盛常用之品。治疗热烁肺金，咳逆胸闷，身体发热，常与牛蒡子、川贝母、马兜铃配伍，如《时病论》清宣金脏法。治疗喘促不宁，痰涎壅滞，大便闭结，肺气不降者，常与杏仁、大黄等配伍，如《温病条辨》宣白承气汤。

(2) 胸胁痞痛 对于痰热壅结不甚之一般胸胁疼痛，或大便不实而不宜于瓜蒌子之滑润者，用瓜蒌皮亦有效，可单用或与薤白、半夏同用，痰热互结者加黄连。

**2. 临床新用** 瓜蒌皮可用于治疗冠心病稳定型心绞痛合并2型糖尿病[8]、冠心病[9]、小儿热性哮喘[10]。

【用法用量】 6～10g。

【成药例证】

**1. 瓜蒌皮注射液(《国家中成药标准汇编·内科心系分册》)** 药物组成：瓜蒌皮。

功能主治：行气除满，开胸除痹。用于痰浊阻络之冠心病，稳定型心绞痛。

**2. 乳癖舒胶囊(《国家中成药标准汇编·妇科分册》)** 药物组成：瓜蒌皮、蒲公英、丹参、赤芍、土贝母、柴胡、延胡索。

功能主治：疏肝解郁，活血解毒，软坚散结。用于肝气郁结，毒瘀互阻所致的乳腺增生，乳腺炎。

**3. 橘半止咳颗粒(《国家中成药标准汇编·内科肺系第二分册》)** 药物组成：橘红、茯苓、瓜蒌皮、地黄、陈皮、桔梗、麦冬、紫菀、苦杏仁、法半夏、石膏、紫苏子(炒)、甘草、款冬花、薄荷油。

功能主治：润肺化痰，止咳定喘。用于痰多咳嗽，胸闷气促，嗓子发干、发痒等症。

【注意事项】 不宜与川乌、制川乌、草乌、制草乌、附子同用。

【贮藏】 置阴凉干燥处，防霉，防蛀。

【参考文献】 [1]陈昌喆，段磊，王贤，等.瓜蒌皮提取液对大鼠缺血心肌的保护作用[J].中国老年学杂志,2014,34(23):6723-6725.

[2]孙娟,赵启韬,黄臻辉,等.瓜蒌皮对急性心肌缺血大鼠的保护作用[J].中药药理与临床,2013,29(3):114-116.

[3]鲁翔,凌宏,董传仁,等.瓜蒌和心得安对家兔急性心肌梗塞后血小板聚集性及 $PGI_2$-$TXA_2$ 平衡的影响[J].中药病理生理杂志,1988,4(1):43-46.

[4]雷学锋,李志凌,阎德文,等.瓜蒌注射液对急性缺氧家兔球结膜微循环的影响[J].武汉医学院学报,1985,14(4):295-296,315.

[5]聂淑琴,李桂琴,薛宝云,等.瓜蒌皮抗心律失常作用的实验研究(简报)[J].中国中药杂志,1992,17(2):112.

[6]陈思义,任丽娟,马双和.栝楼抗癌成分的研究[J].南京药学院学报,1959,(4):1-9.

[7]张霄翔,王艳苹,王玉凤,等.瓜蒌皮对环磷酰胺致免疫功能低下小鼠免疫功能的影响[J].中国药房,2009,20(9):648-650.

[8]赵然尊,石蓓,王冬梅,等.瓜蒌皮注射液治疗冠心病稳定型心绞痛合并2型糖尿病的临床观察[J].中国新药杂志,2010,19(20):1871-1874,1884.

[9]范华昌,尚孝堂,沈红权.舒心安口服液治疗冠心病100例临床观察[J].中成药,2002,25(6):456-456.

[10]缪湘伊,刘晓青.宣肺平喘汤治疗小儿热性哮喘临床疗效观察[J].中药材,2010,33(1):160-162.

（刘薇　吴清华　裴瑾）

## 275　瓜蒌子

Gualouzi

**【异名】** 栝楼子(《本草经集注》),瓜蒌仁(《丹溪心法》),栝楼仁(《药性类明》),瓜米(《四川中药志》)等。

**【来源】** 为葫芦科植物栝楼 *Trichosanthes kirilowii* Maxim. 或双边栝楼 *Trichosanthes rosthornii* Harms 的干燥成熟种子。

**【产地】** 主要为野生品,在自然分布区内广为栽培。栝楼子主产安徽、山东、河南、四川;双边栝楼子主产广西、广东、四川等地,一般认为质量较差。

**【采收加工】** 秋季采摘成熟果实,剖开,取出种子,洗净,晒干。

**【炮制】** **瓜蒌子**　除去杂质和干瘪的种子,洗净,晒干。用时捣碎。

**炒瓜蒌子**　取瓜蒌子,照炒法,用文火炒至微鼓起,取出,放凉。

**【性状特征】** **瓜蒌子(栝楼)**　呈扁平椭圆形,长12～15mm,宽6～10mm,厚约3.5mm。表面浅棕色至棕褐色,平滑,沿边缘有1圈沟纹。顶端较尖,有种脐,基部钝圆或较狭。种皮坚硬;内种皮膜质,灰绿色,子叶2,黄白色,富油性。气微,味淡。以个均匀、饱满、油足、味甜者为佳。

**瓜蒌子(双边栝楼)**　较大而扁,长15～19mm,宽8～10mm,厚约2.5mm。表面棕褐色,沟纹明显而环边较宽。顶端平截。以个均匀、饱满、油足、味甜者为佳。

饮片性状同药材。

**炒瓜蒌子**　呈扁平椭圆形,长12～15mm,宽6～10mm,厚约3.5mm。表面浅褐色至棕褐色,平滑,偶有焦斑,沿边缘有1圈沟纹。顶端较尖,有种脐,基部钝圆或较狭。种皮坚硬;内种皮膜质,灰绿色,子叶2,黄白色,富油性。气略焦香,味淡。以均匀、饱满、油性足者为佳。

**【化学成分】** 瓜蒌子的主要成分是三萜,还含有油脂、氨基酸等。瓜蒌子的三萜是其主要药理活性成分。

**【药理毒理】**

**1. 抗肿瘤**　瓜蒌子挥发油按6.25、12.5、25、50、100μg/ml可抑制胃癌细胞株SGC-7901细胞生长,其中100μg/ml为抗胃癌细胞株SGC-790生长的最佳浓度[1]。

**2. 抑菌**　瓜蒌子挥发油分别按50、100、200、400、800μg/ml对红酵母生长有很强的抑制作用,浓度为50μg/ml,抑制率达到48.66%,随着浓度增大,其抑制作用增强,在800μg/ml时抑制率达到90.91%;对金黄色葡萄球菌、大肠埃希菌有一定的抑制作用,浓度为800μg/ml,抑制率分别为79.35%、93.23%,在400μg/ml以下抑制作用弱[1]。

**【药性】** 甘,寒。归肺、胃、大肠经。

**【功能主治】** 润肺化痰,滑肠通便。用于燥咳痰黏,肠燥便秘。

**【临床应用】** **临床常用**

(1) 痰热咳嗽　本品甘寒清润,化痰泄热,为治热痰燥痰之要药。治疗热痰内结,咳嗽喘急,痰黄稠黏,常与黄芩、杏仁、半夏等配伍,如《医方考》清气化痰丸,或与黄连、杏仁、竹沥同用。治疗肺痈咳吐脓血，常与桔梗、薏苡仁等配伍，如《济生方》桔梗汤。

（2）肠燥便秘 本品质润多脂，有滑肠通便之功，治疗燥热便秘，常单用或与火麻仁、郁李仁同用。

（3）痈疽恶疮 本品能化痰散结消肿，常与乳香、没药等配伍，如《百一选方》神仙灵宝膏。

**【用法用量】** 9～15g。

**【成药例证】**

**1. 蛤蚧定喘丸（《卫生部药品标准中药成方制剂·第九册》）** 药物组成：蛤蚧、瓜蒌子、紫菀、麻黄、鳖甲（醋制）、黄芩、甘草、麦冬、黄连、百合、紫苏子（炒）、石膏、苦杏仁（炒）、石膏（煅）、朱砂。

功能主治：滋阴清肺，止咳定喘。用于虚劳久咳，年老哮喘，气短发热，胸满郁闷，自汗盗汗，不思饮食。

**2. 泻白糖浆（《卫生部药品标准中药成方制剂·第十五册》）** 药物组成：石膏、桑白皮、瓜蒌子、葶苈子、麻黄、甘草、前胡、紫菀、款冬花、川贝母、苦杏仁、紫苏叶油、薄荷脑。

功能主治：宣肺解热，化痰止咳。用于伤风咳嗽，痰多胸满，口渴舌干，鼻塞不通。

**3. 润肺止嗽丸（《中华人民共和国药典》2015年版）** 药物组成：天冬、地黄、天花粉、瓜蒌子（蜜炙）、蜜桑白皮、炒紫苏子、炒苦杏仁、紫菀、浙贝母、款冬花、桔梗、醋五味子、前胡、醋青皮、陈皮、炙黄芪、炒酸枣仁、黄芩、知母、淡竹叶、炙甘草。

功能主治：润肺定喘，止嗽化痰。用于肺气虚弱所致的咳嗽喘促、痰涎壅盛、久嗽声哑。

**【注意事项】** 不宜与川乌、制川乌、草乌、制草乌、附子同用。

**【贮藏】** 置阴凉干燥处，防霉，防蛀。

**【参考文献】** [1]徐礼英，张小平，蒋继宏.栝楼子挥发油的成分分析及其生物活性的初步研究[J].中国实验方剂学杂志，2009，15(8)：38-43.

（刘薇 吴清华 裴瑾）

## 276 瓜子金

Guazijin

**【异名】** 丁蒿、苦远志（《滇南本草》），远志草（《分类草药性》），金锁匙、神砂草、地藤草（《植物名实图考》），山黄连、瓜子草（《民间常用草药汇编》），小金盆、鸡拍翅（《重庆草药》），竹叶地丁（《浙江中草药手册》），银不换（《南宁市药物志》），铁线风、瓜子莲、女儿红（《湖南药物志》），金牛草（《全国中草药汇编》），直立地丁、紫花地丁、苦草（《云南药用植物名录》）等。

**【来源】** 为远志科植物瓜子金 *Polygala japonica* Houtt. 的干燥全草。

**【产地】** 主要为野生品。主产于安徽、浙江、江苏等地。

**【采收加工】** 春末花开时采收，除去泥沙，晒干。

**【炮制】** 除去杂质，洗净，稍润至软，切段，干燥。

**【性状特征】** 根呈圆柱形，稍弯曲，直径可达4mm；表面黄褐色，有纵皱纹；质硬，断面黄白色。茎少分枝，长10～30cm，淡棕色，被细柔毛。叶互生，展平后呈卵形或卵状披针形，长1～3cm，宽0.5～1cm；侧脉明显，先端短尖，基部圆形或楔形，全缘，灰绿色；叶柄短，有柔毛。总状花序腋生，最上的花序低于茎的顶端；花蝶形。蒴果圆而扁，直径约5mm，边缘具膜质宽翅，无毛，萼片宿存。种子扁卵形，褐色，密被柔毛。气微，味微辛苦。以叶多，有根者为佳。

**【化学成分】** 瓜子金的主要成分是皂苷，还含有黄酮、树脂、脂肪油醇等。瓜子金的皂苷是其主要药理活性成分。

**【药理毒理】**

**1. 镇静** 瓜子金水煎剂按0.5～1.0g/kg的剂量给小鼠腹腔注射，对小鼠的自由活动有抑制作用[1]。

**2. 抗炎、镇痛** 瓜子金甲醇提取物、石油醚萃取部位、乙酸乙酯萃取部位、正丁醇萃取部位分别均按0.14g/kg的剂量给小鼠灌胃，可减少小鼠扭体反应的次数。其中，甲醇提取物的效果较好，抑制率可达54%，而乙酸乙酯部位和正丁醇部位的作用次之，约40%左右；瓜子金提取物可以降低醋酸所致小鼠腹腔通透性的增高，甲醇部位的抑制率达58%。瓜子金的醇提部位对二甲苯所致炎症有较好的抑制作用，其中正丁醇部位最强，抑制率可达52%，乙酸乙酯部位次之，而石油醚部位则无作用[2]。

**3. 保护神经** 瓜子金皂苷0.10、1.00、

10.00μmol/L 的浓度可增加 PC1₂ 细胞存活率，在此浓度范围内具有浓度依赖性；减少细胞凋亡率，呈剂量依赖性降低[3]。

**4. 安全性评价**　腹腔注射瓜子金水煎剂的 $LD_{50}$ 为 1.7g/kg，口服的 $LD_{50}$ 为（46±5.84）g/kg。瓜子金水煎剂按 1g/kg 的剂量给小鼠腹腔注射，即出现中毒症状，表现为伏地不动，活动减少，四肢无力，不能攀爬。但经 24h 后仍能存活。随剂量增加症状更为明显，呼吸减弱，最后死亡[1]。

**【药性】**　辛、苦，平。归肺经。

**【功能主治】**　祛痰止咳，活血消肿，解毒止痛。用于咳嗽痰多，咽喉肿痛；外治跌打损伤，疔疮疖肿，蛇虫咬伤。

**【临床应用】**

**1. 临床常用**

（1）咳嗽　本品治疗痰咳，常单用，如《福建民间草药》；治疗咳嗽，常与柿根、南沙参同用，如《安徽中草药》；治百日咳，常与蜂蜜同用，如《贵阳民间药草》。

（2）跌打损伤　本品治疗跌打损伤，疔疮痈疽，常单用，如《浙江民间常用草药》。

（3）刀伤　本品治疗刀伤、接骨，常单用，如《贵州草药》。

（4）毒蛇咬伤　本品可治毒蛇咬伤，常单用，另加半夏外敷。

**2. 临床新用**　瓜子金可用于治疗水疸[4]。

**【用法用量】**　15～30g。

**【成药例证】**

**1. 复方瓜子金颗粒（《中华人民共和国药典》2015 年版）**　药物组成：瓜子金、大青叶、野菊花、海金沙、白花蛇舌草、紫花地丁。

功能主治：清热利咽，散结止痛，祛痰止咳。用于风热袭肺或痰热壅肺所致的咽部红肿、咽痛、发热、咳嗽；急性咽炎、慢性咽炎急性发作及上呼吸道感染见上述证候者。

**2. 肾元胶囊（《国家中成药标准汇编·内科肾系分册》）**　药物组成：益母草、瓜子金、水蛭。

功能主治：活血化瘀，利水消肿。用于水肿属于瘀血内阻，水湿阻滞证者，以及慢性肾炎所引起的水肿，腰痛，蛋白尿，头昏，乏力等。

**【贮藏】**　置通风干燥处，防蛀。


**【参考文献】**　[1]彭建中.草药瓜子金的初步药理研究[J].新医药学杂志，1978，(3)：31-33.

[2]王洪兰，李祥，陈建伟.瓜子金提取物及不同部位的抗炎镇痛作用研究[J].现代中药研究与实践，2011，25(5)：40-42.

[3]吴苗苗，苑玉和，胡金凤，等.瓜子金皂苷己对 $MPP^+$ 诱导 PC12 细胞凋亡的保护作用[J].中国药理学通报，2012，28(4)：473-777.

[4]阿依吐拉·买买亚.中西医结合治疗 112 例水疸的疗效[J].中国临床药理学杂志，2010，26(6)：470，474.


（刘薇　吴清华　裴瑾）

## 277　关白附

Guanbaifu

**【异名】**　白附子（《名医别录》），节附、两头尖（《盛京通志》），竹节白附（《中药材品种论述》）等。

**【来源】**　为毛茛科黄花乌头 *Aconitum coreanum*（Levl.）Rapics. 的干燥子根及母根。

**【产地】**　主要为野生品。主产于辽宁桓仁、凤城、海城及吉林等地。

**【采收加工】**　秋季采挖，除去须根，洗净，干燥。

**【炮制】**　**关白附**　除去杂质。

**制关白附**　取净关白附，按大小个分开，加水浸泡，每日换水 1～3 次，发现起白沫时，换水后加白矾（每关白附 100kg，用白矾 2kg），泡一日后再换水，至口尝微有麻舌感为度，取出。将生姜片、白矾粉置锅内加适量水，煮沸后，倒入关白附共煮至无干心，捞出，除去生姜片，晾至六至七成干，切薄片，干燥。每关白附 100kg，用生姜、白矾各 12.5kg。

**【性状特征】**　**关白附子**　根呈卵形或椭圆形，长 1.5～5cm，直径 0.7～2cm；表面灰褐色或棕褐色，有细纵皱纹和点状根痕，顶端有芽痕；质硬，难折断，断面类白色，富粉性。母根呈长圆锥形。长 2～7cm，直径 0.5～1.5cm；表面灰褐色或暗棕色，有纵皱及沟纹，并有横长突起的根痕，散在或横列近似节状；顶端有茎基；体轻，断面有裂隙，粉性小。气微，味辛而麻舌。以个大、皮细、饱满充实，粉性大的子根为佳。

**制关白附**　类圆形或不规则形的厚片，表面类白色或黄白色，角质样，微具光泽，有的具裂隙。并可见不规则的形成层环。气微，味微苦、辛。微有麻舌感。

**【化学成分】**　关白附的主要成分是生物碱，还含有多糖、β-谷甾醇、油酸、亚油酸、棕榈酸等。关白附的生物碱是其主要药理活性成分。

【药理毒理】

**1. 对心肌的作用及抗心律失常**　关白附生品和关白附蒸品、姜矾制品、豆腐制品等水煎剂分别按12.5、6.25g/kg的剂量给氯仿致室颤小鼠模型灌胃，蒸品和生品大剂量对小鼠室颤有抑制作用，室颤阳性率均为18.18%。关白附生品和关白附蒸品、姜矾制品、豆腐制品等水煎剂分别按12.5、6.25g/kg的剂量给AC诱发心律失常小鼠模型灌胃，生品与蒸品、姜矾制品都能抑制小鼠心律失常，尤其是蒸品的两个剂量都有较好的抑制作用[1]。

**2. 抗炎、镇痛**　关白附混悬液、水煎剂分别按4.5、8g/kg的剂量给关节肿大鼠灌胃，可使大鼠踝关节肿胀程度减轻，并可持续1h以上。关白附混悬液、水煎剂分别按9、20g/kg的剂量给两侧蹊部埋有消毒棉球致棉球肉芽肿的小鼠灌胃，混悬液和水煎剂均可使肉芽肿重和渗出量减轻[2]。关白附生品50%乙醇提取物按50、25、12.5g/kg的剂量给小鼠灌胃，均能降低因醋酸刺激小鼠腹膜引起的扭体次数，其中中剂量最强[3]。

**3. 抗氧化**　关白附石油醚、乙酸乙酯、正丁醇提取物分别以0.1、0.25、0.5、1.0、2.0、4.0、8.0mg/ml的浓度的DPPH·、$O^{2-}$·、·OH清除率活性随其浓度的增加而迅速上升，清除活性呈量效关系。活性大小顺序为正丁醇提取物＞乙酸乙酯提取物＞石油醚提取物[4]。

**4. 抑菌**　关白附中提取分离得到单体十二水合硫酸铝铵，分别以10、20、30、40、50mg/ml的浓度对金黄色葡萄球菌、大肠埃希菌和嗜水气单胞菌做体外抑菌作用。该单体对三种菌都有较好的抑制活性，且抑菌活性的大小与样品浓度呈计量关系。其中对嗜水气单胞菌的抑制活性最好[5]。

**5. 安全性评价**　关白附生品及关白附姜矾制品、豆腐制品、蒸制品的水煎剂、混悬剂、冷浸剂分别按160、36、32g/kg的剂量给小鼠灌胃，观察7d，生品与炮制品均未见小鼠死亡及明显毒性反应。关白附生、制品冷浸剂均分别按4、7.5g/kg的剂量给小鼠腹腔注射，生品小鼠的死亡率分别为18%、93%，且小鼠是在几分钟内呈惊厥状态下死亡，未死小鼠也有精神不振、呼吸急促等毒性反应。炮制品均未见动物死亡，大剂量小鼠出现活动迟缓等反应，但很快消失[3]。

【药性】　辛、甘，温；有毒。归肝、胃、肺经。

【功能主治】　祛风，化痰，燥湿。用于中风痰壅，口眼㖞斜，偏正头风，风痰眩晕，痰厥头痛；外治疥癣风疮，阴下湿痒。

【临床应用】

**1. 临床常用**

（1）口眼㖞斜　本品治疗口眼㖞斜，常与白僵蚕、全蝎（去毒）同用，如《杨氏家藏方》牵正散。

（2）半身不遂，手足顽麻　本品可治疗半身不遂，手足顽麻，口眼㖞斜，痰涎壅塞，小儿劲风，大人头风、洗头风，妇人血风，常与半夏、川乌、天南星相配伍，如《太平惠民和剂局方》青州白丸子。

（3）风痰气壅，痰厥头痛　本品治疗风痰气壅，常与天南星、半夏、天麻、人参同用，如《瑞竹堂经验方》加味三生丸。治疗痰厥头痛，常与半夏、天南星配伍，如《济生方》三生丸。

（4）骨节作痛　本品治疗骨节作痛或浑身麻痹，常与白僵蚕、地龙、五灵脂、草乌等同用，如《校注妇人良方》四生丸。

**2. 临床新用**　关白附可用于预防小儿高热惊厥复发[6]。

【用法用量】　1.5～4.5g。一般炮制后用，多入丸散服；外用生品适量，研末涂敷患处。

【成药例证】

**1. 治伤散（《卫生部药品标准中药成方制剂·第一册》）**　药物组成：生关白附、防风、羌活、天南星（姜矾制）、白芷。

功能主治：祛风散结，消肿止痛。用于跌打损伤所致之外伤红肿，内伤胁痛等。

**2. 创伤散（《卫生部药品标准中药成方制剂·第二十册》）**　药物组成：关白附（制）、白附子（制）、制川乌、三七干浸膏、山药、冰片、麝香、白芷。

功能主治：活血祛瘀，镇痛止血。用于跌打损伤，刀、创伤出血和内出血等症。

**3. 金粟丹（《卫生部药品标准中药成方制剂·第六册》）**　药物组成：胆南星、僵蚕（炒）、全蝎（漂）、关白附（制）、赭石（煅飞）、麝香、天麻（姜汁炒）、冰片、乳香（制）。

功能主治：疏风化痰，镇惊息风。用于小儿风痰抽搐。

**【注意事项】**

1. 不宜与半夏、瓜蒌、贝母、白蔹、白及同用。

2. 孕妇慎用。生品内用宜慎。

3. 关白附的毒性主要表现在心血管系统、神经系统、消化系统等。其毒性物质基础是生物碱。可通过炮制、配伍、准确辨证等减毒。

**【贮藏】** 置通风干燥处，防蛀。

**【参考文献】** [1]柯青，毛淑杰，李桂芹，等.关白附不同炮制品抗心律失常研究[J].中国中药杂志，1996，21(1)：25-27.

[2]吴连英，仝燕，程丽萍，等.关白附、禹白附抗炎及毒性比较研究[J].中国中药杂志，1991，16(10)：595-597，639.

[3]毛淑杰，程丽萍，吴连英.关白附生品、炮制品药效及安全性评价[J].中国中药杂志，1997，22(3)：152-156，191.

[4]翟松涛，祝铭，翟明月，等.关白附提取物的抗氧化活性研究[J].北华大学学报(自然科学版)，2013，14(3)：299-301.

[5]田渭花，郭晋君，杏艳，等.关白附提取物及单体抑菌活性的研究[J].广州化工，2011，39(24)：73-76.

[6]董幼祺，董继业，郑含笑.固本防惊汤预防小儿高热惊厥复发的疗效观察[J].中华中医药杂志，2012，27(3)：766-768.

（刘薇　吴清华　裴瑾）

## 278　关黄柏

Guanhuangbo

**【异名】** 檗木(《神农本草经》)，檗皮(《伤寒论》)。

**【来源】** 为芸香科植物黄檗 *Phellodendron amurense* Rupr. 的干燥树皮。

**【产地】** 主要为野生品，亦有栽培。主产于辽宁、吉林、黑龙江、河北、内蒙古等地。

**【采收加工】** 剥取树皮，除去粗皮，晒干。

**【炮制】** **关黄柏**　除去杂质，喷淋清水，润透，切丝，干燥。

**盐关黄柏**　取关黄柏丝，照盐水炙法炒干。

**关黄柏炭**　取关黄柏丝，照炒炭法炒至表面焦黑色。

**【性状特征】** **关黄柏**　呈板片状或浅槽状，长宽不一，厚2～4mm。外表面黄绿色或淡棕黄色，较平坦，有不规则的纵裂纹，皮孔痕小而少见，偶有灰白色的粗皮残留；内表面黄色或黄棕色。体轻，质较硬，断面纤维性，有的呈裂片状分层，鲜黄色或黄绿色。气微，味极苦，嚼之有黏性。以皮厚、断面色黄者为佳。

**盐关黄柏**　形如关黄柏丝，深黄色，偶有焦斑。略具咸味。

**关黄柏炭**　形如关黄柏丝，表面焦黑色，断面焦褐色。质轻而脆。味微苦、涩。

**【化学成分】** 关黄柏的主要成分是生物碱，还含有黄柏酮、黄柏内酯、黄柏酮酸、黏液质等。关黄柏的生物碱是其主要药理活性成分。《中华人民共和国药典》2015年版规定，本品药材及其饮片按干燥品计算，含盐酸小檗碱($C_{20}H_{17}NO_4 \cdot HCl$)不得少于0.60%，盐酸巴马汀($C_{21}H_{21}NO_4 \cdot HCl$)不得少于0.30%。

**【药性】** 苦，寒。归肾、膀胱经。

**【功能主治】** 清热燥湿，泻火除蒸，解毒疗疮。用于湿热泻痢，黄疸尿赤，带下阴痒，热淋涩痛，脚气痿躄，骨蒸劳热，盗汗，遗精，疮疡肿毒，湿疹湿疮。盐关黄柏滋阴降火。用于阴虚火旺，盗汗骨蒸。

**【临床应用】**

**1. 临床常用**　关黄柏功能主治与黄柏类似，临床常作为黄柏代用品使用。

**2. 临床新用**　关黄柏可用于治疗急性荨麻疹及皮肤瘙痒症[1]、原发性痛经[2]。

**【用法用量】** 3～12g。外用适量。

**【成药例证】**

**1. 固经丸(《中华人民共和国药典》2015年版)** 药物组成：盐关黄柏、酒黄芩、麸炒椿皮、醋香附、炒白芍、醋龟甲。

功能主治：滋阴清热，固经止带。用于阴虚血热，月经先期，经血量多、色紫黑，赤白带下。

**2. 癣宁搽剂(《中华人民共和国药典》2015年版)** 药物组成：土荆皮、关黄柏、白鲜皮、徐长卿、苦参、石榴皮、洋金花、南天仙子、地肤子、樟脑。

功能主治：清热除湿，杀虫止痒，有较强的抗真菌作用。用于脚癣、手癣、体癣、股癣等皮肤癣症。

**3. 乌蛇止痒丸(《中华人民共和国药典》2015年版)** 药物组成：乌梢蛇(白酒炙)、防风、蛇床子、关黄柏、苍术(泡)、红参须、牡丹皮、蛇胆汁、苦参、人工牛黄、当归。

功能主治：养血祛风，燥湿止痒。用于风湿热邪蕴于肌肤所致的瘾疹、风瘙痒，症见皮肤风团色红、时隐时现、瘙痒难忍，或皮肤瘙痒不止、皮肤干燥、无原发皮疹；慢性荨麻疹、皮肤瘙痒症见上述证候者。

**【贮藏】** 置通风干燥处，防潮。

**【参考文献】** [1]梁海清，陈钢，倪依东，等.乌蛇止痒丸治疗急性荨麻疹及皮肤瘙痒症的临床研究[J].中药新药与临床药理，2002，13(3)：141-143，145.

[2]曾真.妇宝胶囊治疗原发性痛经57例疗效观察[J].中成药，1993，15(10)：21-22.

（刘薇　吴清华　裴瑾）

## 279　贯叶金丝桃

Guanyejinsitao

**【异名】** 过路黄、小种黄(《贵州民间方药集》)，赶山鞭、千层楼、上天梯(《四川中药志》)，小对月草(《贵州植物药调查》)，小对叶草、小种癀药(《贵州草药》)，贯叶连翘(《中华本草》)。

**【来源】** 为藤黄科植物贯叶金丝桃 *Hypericum perforatum* L.的干燥地上部分。

**【产地】** 主要为野生品。主产于河北、山西、陕西、甘肃、新疆、山东等。

**【采收加工】** 夏、秋二季开花时采割，阴干或低温烘干。

**【炮制】** 净制。

**【性状特征】** 茎呈圆柱形，长10～100cm，多分枝，茎和分枝两侧各具一条纵棱，小枝细瘦，对生于叶腋。单叶对生，无柄抱茎，叶片披针形或长椭圆形，长1～2cm，宽0.3～0.7cm，散布透明或黑色的腺点，黑色腺点大多分布于叶片边缘或近顶端。聚伞花序顶生，花黄色，花萼、花瓣各5片，长圆形或披针形，边缘有黑色腺点；雄蕊多数，合生为3束，花柱3。气微，味微苦涩。

**【化学成分】** 贯叶金丝桃的主要成分是二蒽酮衍生物、黄酮，还含有酚羧酸、香豆素、挥发油、间苯三酚等。贯叶金丝桃的二蒽酮衍生物、黄酮是其主要药理活性成分。

**【药理毒理】**

**1. 抗抑郁**　含0.35%的金丝桃素的贯叶金丝桃提取物按0.18、0.72、1.44g/kg的浓度给小鼠灌胃，使小鼠尾悬挂死亡时间降低。以0.1286、0.5143、1.0286g/kg的浓度按1ml/100g的剂量给大鼠灌胃，使大鼠强迫游泳的不动时间降低[1]。15、30、60mg/kg的贯叶金丝桃总黄酮浓度均按20ml/kg的剂量给利血平致抑郁小鼠模型灌胃，能抑制小鼠眼睑下垂及自主活动减少，使脑内5-羟色胺、去甲肾上腺素的含量增加，并能使原先不会引起异常反应的5-羟色胺剂量引起小鼠产生震颤反应，对抗小鼠行为绝望及获得性无助，使小鼠睡眠时间延长[2]。

**2. 促进学习记忆**　贯叶金丝桃素按1.25mg/kg的剂量给大鼠和东莨菪碱所致记忆缺失的小鼠灌胃，在连续7d的训练中能提高大鼠学习能力，且学习促进或记忆巩固的作用与剂量的关系呈“U”型曲线；不仅可以提高小鼠记忆的获得和巩固，还能几乎完全反转由东莨菪碱所致的记忆缺失[3]。

**3. 抗病毒**　贯叶金丝桃醇提物10、100mg/kg对用$FM_1$ 2个$LD_{50}$滴鼻感染流感病毒的小鼠灌胃，连续5d，均对小鼠肺炎突变有抑制作用，高剂量能延长流感病毒感染小鼠的生存时间[4]。0.78～100mg/ml浓度贯叶金丝桃水提物、醇提物对2.2.15细胞半数毒性浓度分别为85.74、59.95mg/ml；对2.2.15细胞分泌HBsAg的抑制率分别为96.96%～13.94%、95.15%～7.88%，对2.2.15细胞分泌HBeAg的抑制率分别为95.60%～46.54%、95.60%～13.84；对HBsAg、HBeAg的半数抑制浓度分别为2.23、0.89、3.79、1.91g/L；治疗指数分别为38.45、96.34、15.82、31.39[5]。

**4. 抗菌**　贯叶金丝桃醇提物分别以0.1、1.0、10.0mg/ml的浓度加入黄色短杆菌培养瓶中，经光照和未光照处理，可以抗黄色杆菌，且浓度增加作用增强，光照与不光照的OD 640nm均在8h时回升，较高浓度的贯叶金丝桃醇提物使黄色短杆菌延迟期变长，并随时间推移作用消失。经光照和未经光照的高浓度的醇提物的CFU/ml和$n/n_0$在培养至12h后降至零，未经光照的贯叶金丝桃醇提物的杀菌作用稍强[6]。

**5. 抗炎、镇痛**　贯叶金丝桃醇提物按600 mg/(kg·bw)的剂量灌胃，可抑制二甲苯致小鼠耳廓肿胀和皮下埋藏有无菌棉球的大鼠肉芽组织生长，减少甲醛溶液注射小鼠注射后0～5、15～30min

的舔足时间，抑制注射甲醛后4h的足水肿[7]。

**6. 对心血管系统的作用**　0.08～10g/L浓度的贯叶金丝桃苷对心肌细胞的$TC_{50}$为8.946g/L，$TC_{10}$为0.028g/L；各剂量均能降低$H_2O_2$损伤的心肌细胞上清液乳酸脱氢酶含量，亦能降低$H_2O_2$损伤所导致的心肌细胞死亡[8]。贯叶金丝桃醇提物0.125、0.25、0.5g/L作用于大鼠心肌微血管内皮细胞（ox-LDL）氧化损伤模型，均能不同程度提高大鼠体内谷胱甘肽过氧化物酶（GSH-Px），超氧化物歧化酶（SOD）活性，降低丙二醛（MDA）含量，增加内皮细胞存活率[9]。

**7. 抗肿瘤**　浓度为5、10、30、50、80、100nmol/L的贯叶金丝桃的金丝桃素提取物，可抑制人肺癌细胞株SpcA1，抑制细胞生长的能力与金丝桃素的浓度及光照能量密切相关[10]。6.25、12.5、25、50、100、200μg/ml的贯叶金丝桃提取物加在此浓度范围内有剂量和时间依赖性抑制人结肠癌细胞HCT8的增殖，且随着剂量的增加，抑制作用逐渐增强，随着时间的延长，抑制作用变化明显[11]。

**8. 抗衰老**　贯叶金丝桃的醇提物按0.03、0.04、0.05、0.06、0.07mg/ml的浓度加入到采用$Fe^{2+}$-ADP-NADPH体外氧化体系诱发的大鼠肝微粒体脂质过氧化反应体系中，最终确定贯叶金丝桃醇提物的$IC_{50}$为0.044mg/ml[12]。

**9. 安全性评价**　贯叶金丝桃水提物分别按0.3、0.6、1.5g/kg的剂量给大鼠灌胃，每天1次，每周给药6次，连续给药26周，停药恢复期8周，在连续给药13、26周时。中、高剂量大鼠均出现肝细胞轻度颗粒性变性和脂肪变性，以及肾脏近曲小管呈轻度颗粒性变性[13]。

**10. 体内过程**　贯叶金丝桃胶囊（每粒含0.30g提取物）1粒给比格犬口服，给药前后不同时间点取血用高效液相色谱法测定。金丝桃苷在犬体内2～3h达到浓度最高值，平均滞留时间在9h内；$t_{max}$为（2.17±0.41）h，$C_{max}$为（13.88±1.26）mg/L[14]。含金丝桃素0.3%的贯叶金丝桃提取物以0.26mg/ml（以金丝桃素计）的剂量给小鼠静脉注射或灌胃，给药前后不同时间点取血用高效液相色谱-荧光检测法测定。两种方法给药后血药浓度-时间曲线均呈二室模型，静脉给药的$t_{1/2\alpha}$为（20.71±7.81）min、$t_{1/2\beta}$为（8220.77±12.89）min，灌胃给药的$t_{1/2\alpha}$为（16.22±10.52）min、$t_{1/2\beta}$为（1612.40±10.90）min[15]。

**【药性】**　辛，寒。归肝经。

**【功能主治】**　疏肝解郁，清热利湿，消肿通乳。用于肝气郁结，情志不畅，心胸郁闷，关节肿痛，乳痈，乳少。

**【临床应用】**

**1. 临床常用**

（1）吐血，崩漏下血　本品可用于治疗吐血，崩漏下血，常与千层楼、旱莲草、蒲黄炭同用。

（2）肠风出血　本品可治疗肠风出血，常与千层楼、炒槐花、地瓜藤根、棕树根配伍。

（3）血滞痛经　本品能治血滞痛经，常与千层楼、元宝草、当归、香附子、鸡血藤等配伍，如《四川中药志》。

（4）乳少，乳疖　本品可治乳少，常与小连翘全草同用，如《贵州民间药物》；治疗乳疖，常与小连翘嫩叶尖同用，如《贵州民间药物》。

（5）无名肿痛，烫火伤　本品治疗无名肿痛、烫火伤，常用鲜品外敷，如《中草药学》。

**2. 临床新用**　贯叶金丝桃可用于治疗抑郁症[16]、经前期紧张综合征[17]。

**【用法用量】**　2～3g。

**【注意事项】**　妊娠期妇女慎用。

**【贮藏】**　置干燥处。

**【参考文献】**
[1]储智勇，汤义，卞俊，等.贯叶金丝桃提取物对行为绝望鼠抑郁模型的抗抑郁作用[J].解放军药学学报，2003，19(6)：426-428.

[2]徐立，魏翠娥，赵明波，等.贯叶金丝桃总黄酮对小鼠抑郁症模型的实验研究[J].中国中药杂志，2005，30(15)：1184-1188.

[3] KLUSA V，GERMANE S，NO LDNERM，*et al*. Hypericum Extract and Hyperorin Memory Enhancing Properties in Rodents[J].Pharmacopsy，2001，34(S)：61-69.

[4]杨子峰，徐活腾，刘妮，等.贯叶金丝桃醇提物抗流感病毒作用的研究[J].现代中西医结合杂志，2004，13(6)：712-713.

[5]肖会泉，杨子峰，刘妮，等.贯叶金丝桃提取物抗乙型肝炎病毒的体外实验研究[J].中药材，2005，28(3)：213-214.

[6]李宏，姜怀春.贯叶连翘总提取物对黄色短杆菌的抗菌作用[J].广西植物，2005，25(4)：362-365.

[7]徐元翠.贯叶连翘提取物抗炎镇痛作用实验研究[J].中国药师，2010，13(10)：1435-1436.

[8]覃振明,孔晓龙,梁凯,等.贯叶金丝桃苷对心肌细胞作用的初步研究[J].齐齐哈尔医学院学报,2011,32(16):2572-2573.

[9]王岚,杨滨,梁日欣,等.5种中药醇提物对ox-LDL损伤心肌微血管内皮细胞的保护作用研究[J].中国实验方剂学杂志,2013,19(10):276-279.

[10]王晓利,刘金钏,张俊松,等.金丝桃素及其提取物对肺癌细胞SpcA1的体外杀伤效应[J].中国药业,2008,17(13):13-15.

[11]王丽敏,田寅,杨玉,等.贯叶金丝桃提取物对人结肠癌HCT8细胞增殖和凋亡的影响[J].黑龙江医药科学,2012,35(6):43-44.

[12]杨艳,梁日欣,杨滨,等.黄芩等5种中药醇提物的抗脂质过氧化作用研究[J].中国实验方剂学杂志,2009,15(9):46-48.

[13]谢家俊,周广兴,乔正东,等.贯叶连翘提取物长期给药对大鼠的肝肾毒性[J].中成药,2013,35(12):2555-2560.

[14]尹兴斌,曲昌海,张晓燕,等.贯叶金丝桃中金丝桃苷在比格犬体内的药代动力学研究[J].中国实验方剂学杂志,2013,19(2):140-143.

[15]张继敏,齐晓丹,曹德英,等.高效液相色谱-荧光检测法测定贯叶连翘提取物中金丝桃素在小鼠体内的组织分布及药动学研究[J].临床合理用药,2010,3(15):1-3.

[16]白燕,姜红燕,许秀峰,等.安佳欣胶囊治疗抑郁症(肝郁脾虚证)的临床研究[J].中成药,2011,33(1):17-21.

[17]曾真,韩钟博.贯叶连翘合剂治疗经前期紧张综合征——55例临床资料分析[J].中成药,2001,23(2):108-110.

(刘薇 吴清华 裴瑾)

## 280 光慈姑

Guangcigu

**【异名】** 山慈菇(《本草纲目》),老鸦头、棉花包(《植物名实图考》),毛地梨(《中国药用植物志》),光菇(《中药形性经验鉴别法》),山蛋(《山西中药志》)。

**【来源】** 为百合科植物老鸦瓣 *Tulipa edulis* Baker 的干燥鳞茎。

**【产地】** 主要为野生品。主产于安徽、河南、山东、江苏等。

**【采收加工】** 春、夏二季采挖,除去须根外皮,洗净、晒干。

**【炮制】** 净制。

**【性状特征】** 呈类圆锥形,高1～2.5cm,直径0.5～1.5cm。表面类白色、黄白色或浅棕色,光滑、顶端尖,茎部圆平而凹陷,一侧有纵沟,自基部伸向顶端。质硬而脆,断面白色,内有一圆锥形心芽。气微,味淡。以色白、体质饱满者为佳。

**【化学成分】** 光慈姑的主要成分是生物碱,还含有淀粉、多糖等。光慈姑的生物碱是其主要药理活性成分。

**【药理毒理】**

**1. 抗肿瘤** 0.3g/ml的光慈姑甲醇提取物按5、10g/kg的剂量给腋下接种鼠$S_{180}$瘤液、鼠肝癌(Heps)瘤液致肿瘤的小鼠灌胃,均对小鼠$S_{180}$肉瘤和小鼠肝癌(Heps)有抑制作用,高剂量的抑瘤率分别达24.6%、26.2%。0.3g/ml的光慈姑甲醇提取物按5g/kg的剂量给移植性Lewis肺癌的小鼠灌胃,对小鼠移植性Lewis肺癌有抑制作用,光慈姑对人肝癌7721的$IC_{50}$为$1.46\times10^{-4}$g/ml[1]。

**2. 抗突变** 光慈姑水煎液分别按5、10、20g/kg的剂量对环磷酰胺诱发体细胞遗传损伤的小鼠进行灌胃,低、中剂量均可不同程度抑制环磷酰胺诱发的骨髓微核率[2]。

**3. 安全性评价** 光慈姑给小鼠灌胃最大耐受量>15g/kg[1]。

**【药性】** 辛、甘,寒;有小毒。

**【功能主治】** 消肿散结,解毒。用于淋巴结结核,痈肿。

**【临床应用】**

**1. 临床常用**

(1) 痈疽,疔肿,瘰疬 本品治疗痈疽,疔肿,瘰疬,常单用外敷,如《山东中草药手册》。

(2) 咽喉肿痛 本品治疗咽喉肿痛,常单用。

**2. 临床新用** 光慈姑可用于治疗乳腺增生[3]。

**【用法用量】** 3～6g。

**【成药例证】**

**1. 蛇伤解毒片(《卫生部药品标准中药成方制剂·第二册》)** 药物组成:光慈姑、山豆根、拳参、黄连、白芷、红大戟、冰片、雄黄、朱砂、大黄。

功能主治:清解蛇毒,散瘀消肿。用于各种毒蛇咬伤。

**2. 乳核散结片(《卫生部药品标准中药成方制剂·第十八册》)** 药物组成:当归、黄芪、光慈姑、漏芦、柴胡、郁金、昆布、海藻、淫羊藿、鹿衔草。

功能主治:疏肝解郁,软坚散结,理气活血。用于治疗乳腺囊性增生,乳痛症,乳腺纤维腺瘤和男性乳房发育等。

**【注意事项】** 秋水仙碱毒性很大，但毒性发生较慢，往往在用药3～6h后才发生，有恶心、呕吐、腹泻、衰竭、虚脱及呼吸麻痹，继续应用可能产生粒性白细胞缺乏症和再生障碍性贫血等严重后果。

**【贮藏】** 置干燥处。

**【参考文献】** [1]阮小丽，施大文.山慈菇的抗肿瘤及抑菌作用[J].中药材，2009，32(12)：1886-1888.

[2]武广恒，刘冰，陆培信，等.山慈菇抗环磷酰胺诱发体细胞遗传损伤的实验研究[J].长春中医学院学报，1998，14(70)：56-56.

[3]朱艳琼.三苯氧胺联合乳核散结片治疗乳腺增生症的临床观察[J].中国妇幼保健，2011，26(36)：5813-5814.

（刘薇 吴清华 裴瑾）

## 281 广地丁

Guangdiding

**【异名】** 紫花地丁、地丁(《广西药用植物名录》)，海地丁(《实用中草药彩色图集》)，小金瓜管、土地莲、一见莲(《福建药物志》)，蓝花草、土地丁(《香港中草药》)，龙胆地丁(《中华本草》)。

**【来源】** 为龙胆科植物华南龙胆 *Gentiana loureiri*(G. Don) Griseb. 的干燥全草。

**【产地】** 主要为野生品。主产于广东、广西。

**【采收加工】** 春季花开时采收，除去杂质，干燥。

**【炮制】** 净制。

**【性状特征】** 长3～8cm，地上部分被细柔毛，根短小。茎丛生，紫红色。叶交互对生，多皱缩破碎，完整叶片展平后呈长椭圆形至倒卵状披针形，长1～2cm，宽0.3～0.5cm，先端尖，基部稍下延，全缘。花单生于茎顶，花萼5裂；花冠钟状，淡黄色或淡紫色，筒长1.4～1.7cm，先端5裂，裂片三角状卵形，其间有5皱褶，长约为裂片的1/2，气微，味微苦。以株矮小，叶色青绿，花色紫蓝，完整者为佳。

**【化学成分】** 广地丁的主要成分是黄酮，还含有苷、多糖等。广地丁的黄酮是其主要药理活性成分。

**【药性】** 微苦，寒。

**【功能主治】** 清热解毒。用于痈肿疮毒。

**【临床应用】** 临床常用

(1) 痈疮，无名肿痛 本品治疗痈疮，无名肿痛，常单用。

(2) 痢疾 本品治疗痢疾，常单用。

**【用法用量】** 6～15g。

**【贮藏】** 置干燥处。

（刘薇 吴清华 裴瑾）

## 282 广东紫珠

Guangdongzizhu

**【异名】** 紫珠、紫珠草、止血草(《全国中草药汇编》)。

**【来源】** 为马鞭草科植物广东紫珠 *Callicarpa kwangtungensis* Chun 的干燥茎枝和叶。

**【产地】** 主要为栽培品，野生品亦有。主产于湖南会同，江西萍乡、新余、宜春、井冈山等地，浙江、湖北、贵州、广东、广西等地均产。

**【采收加工】** 夏、秋二季采收，切成10～20cm的段，干燥。

**【性状特征】** 茎呈圆柱形，分枝少，长10～20cm，直径0.2～1.5cm；表面灰绿色或灰褐色，有的具灰白色花斑，有细纵皱纹及多数长椭圆形稍突起的黄白色皮孔；嫩枝可见对生的类三角形叶柄痕，腋芽明显。质硬，切面皮部呈纤维状，中部具较大类白色髓。叶片多已脱落或皱缩、破碎，完整者呈狭椭圆状披针形，顶端渐尖，基部楔形，边缘具锯齿，下表面有黄色腺点；叶柄长0.5～1.2cm。气微，味微苦涩。以干燥、色绿、气微香、无杂质者为佳。

**【化学成分】** 广东紫珠的主要成分是黄酮，还含有苯丙素糖苷、酚酸、三萜、挥发油等。广东紫珠的黄酮是其主要药理活性成分。《中华人民共和国药典》2015年版规定，本品药材按干燥品计算，含连翘酯苷B($C_{34}H_{44}O_{19}$)和金石蚕苷($C_{35}H_{46}O_{19}$)的总量不得少于0.50%。

**【药理毒理】**

**1. 抗菌** 广东紫珠提取物0.0125、0.0250、0.0500、0.1000、0.2000g/ml对金黄色葡萄球菌、伤寒沙门菌和肺炎双球菌等均有不同程度的抑菌作用[1]。广东紫珠挥发油对金黄色葡萄球菌、大肠埃希菌及白色念珠菌在体外有一定的抑菌活性，抑菌圈直径分别为 9.0、6.4、8.3mm[2]。

**2. 止血、凝血**　广东紫珠提取物按 1.0、2.0g/kg 的剂量给小鼠灌胃，连续 3d，可缩短小鼠断尾后出血时间和摘去一侧眼球后的凝血时间[1]。

**【药性】**　苦、涩，凉。归肝、肺、胃经。

**【功能主治】**　收敛止血，散瘀，清热解毒。用于衄血，咯血，吐血，便血，崩漏，外伤出血，肺热咳嗽，咽喉肿痛，热毒疮疡，水火烫伤。

**【临床应用】　临床常用**

(1) 出血证　本品苦涩性凉，能收敛止血，兼能散瘀，可用于各种出血的病证。既可内服，也可外用；即可单用，亦可因证配伍使用。

(2) 烧烫伤，热毒疮疡　本品性凉苦涩，清热解毒，可用于热毒疮疡，水火烫伤。

**【用法用量】**　9～15g。外用适量，研粉敷患处。

**【成药例证】　抗宫炎片、胶囊(《中华人民共和国药典》2015 年版)**　药物组成：广东紫珠干浸膏、益母草干浸膏、乌药干浸膏。

功能主治：清热，祛湿，化瘀，止带。用于湿热下注所致的带下病，症见赤白带下、量多臭味；宫颈糜烂见上述证候者。

**【贮藏】**　置干燥通风处。

**【参考文献】**　[1]周伯庭，李新中，钟广蓉，等.广东紫珠地上部位主要药效学试验[J].中国现代医学杂志，2006，16(2)：204-206.

[2]贾安，杨义芳，孔德云，等.广东紫珠挥发油化学成分的 GC-MS 分析及体外抗菌活性[J].中药材，2012，35(3)：415-417.

(陈璐　吴清华　裴瑾)

## 283　广藿香

Guanghuoxiang

**【异名】**　藿香、海藿香、排香草、刺蕊草(《中药大辞典》)。

**【来源】**　为唇形科植物广藿香 *Pogostemon cablin* (Blanco) Benth. 的干燥地上部分。

**【产地】**　主要为栽培品。主产广东省。海南、台湾、广西、云南等地亦产。建于广州经济开发区萝岗区、湛江市遂溪县乌塘镇等地的广藿香 GAP 生产基地已通过原国家食品药品监督管理总局验收。

**【采收加工】**　枝叶茂盛时采割，日晒夜闷，反复至干。

**【炮制】**　除去残根和杂质，先抖下叶，筛净另放；茎洗净，润透，切段，晒干，再与叶混匀。

**【性状特征】**　呈不规则的段。茎略呈方柱形，表面灰褐色、灰黄色或带红棕色，被柔毛，切面有白色髓；叶破碎或皱缩成团，完整者展平后呈卵形或椭圆形，两面均被灰白色绒毛；基部楔形或钝圆，边缘具大小不规则的钝齿；叶柄细，被柔毛。气香特异，味微苦。以茎叶粗壮，不带须根，香气浓郁者为佳。

**【化学成分】**　广藿香的主要成分是挥发油，还含有黄酮等。广藿香的挥发油是其主要药理活性成分。《中华人民共和国药典》2015 年版规定，本品药材按干燥品计算，含百秋李醇($C_{15}H_{26}O$)不得少于 0.10%。

**【药理毒理】**

**1. 调节胃肠道功能**　广藿香去油水提物(5.0g 生药/L)、水提物(5.0g 生药/L)均可抑制离体兔肠的自发痉挛性收缩和乙酰胆碱、氯化钡引起的痉挛性收缩；二者以 2.0g 生药/kg 的剂量灌胃给药 40min 均可减慢小鼠胃排空；以 4.0g 生药/kg 的剂量灌胃可抑制正常小鼠和新斯的明所致小鼠的肠推进运动，并可减少番泻叶引起的腹泻次数[1]。广藿香精油以 40.0μl/kg 剂量灌胃给药，可协同番泻叶引起小鼠腹泻[1]，连续吸入广藿香精油芳香物质，可使有便秘倾向者的便意次数及排便次数增加[2]。广藿香水提物和去油水提物以 2.0g 生药/kg 的剂量灌胃给药 2h 后，可增加大鼠胃酸分泌，提高胃蛋白酶活性，促进胰腺分泌淀粉酶；以 2.0g 生药/kg 剂量连续灌胃给药 3d，均可提高小鼠血清淀粉酶活力[1]。广藿香水提物以 2.0g 生药/d 的剂量，连续给药 4 周后，可抑制缺锌及锌中毒所致的小鼠体重下降；可改善缺锌和锌中毒引起的肠黏膜病理性损害，并改善肠绒毛排列[3]。

**2. 抗病原微生物**　广藿香水提物对枯草杆菌、金黄色葡萄球菌、肠炎球菌、铜绿假单胞菌、产气杆菌均有抑制作用，其最小抑菌浓度 *MIC* 分别为：0.0078、0.0312、0.0312、0.0625、0.0625g/ml[4]。广藿香精油能抑制球毛壳菌、新型隐球菌、白色念珠菌、短柄帚霉、小孢子菌的生长；也能抑制白色葡萄球菌、枯草杆菌、四联球菌及金黄色葡萄球菌[5,6]。

广藿香精油对甲氧西林敏感金黄色葡萄糖球菌(MSSA)和耐甲氧西林金黄色葡萄球菌(MRSA)的*MICs*均为0.51mg/ml,能延长MSSA、MRSA生长的延迟期,抑制细菌的生长[7]。

**3. 止咳、祛痰、平喘** 广藿香挥发油以0.08ml/kg剂量灌胃给药1h后可增加引起半数小鼠咳嗽的氨水喷雾时间;分别以0.04、0.08、0.16ml/kg剂量灌胃给药均能促进小鼠气管酚红排泌[8];广藿香水提物以400mg/kg剂量连续灌胃给药5d,可延长豚鼠氨水喷雾致喘的潜伏期[9]。

**4. 抗炎、镇痛** 广藿香挥发油分别以0.03、0.06、0.12ml/kg剂量和水提物以100、200、400mg/kg剂量灌胃,连续7d,末次给药90min后均可抑制二甲苯所致的小鼠耳廓肿胀;一次性灌胃给药可抑制醋酸所致的小鼠扭体反应次数[10]。

**5. 安全性评价** 广藿香醇小鼠灌胃给药的$LD_{50}$是4.693g/kg,腹腔注射给药的$LD_{50}$是3.145g /kg,二者均大于2.0g/kg[11]。

**【药性】** 辛,微温。归脾、胃、肺经。

**【功能主治】** 芳香化浊,和中止呕,发表解暑。用于湿浊中阻,脘痞呕吐,暑湿表证,湿温初起,发热倦怠,胸闷不舒,寒湿闭暑,腹痛吐泻,鼻渊头痛。

**【临床应用】**

**1. 临床常用**

(1) 湿阻中焦 本品气味芳香,为芳香化湿之要药。其性微温,故常用于寒湿困脾所致的脘腹痞闷,少食作呕,神疲体倦等症,常配伍苍术、厚朴等,如不换金正气散(《太平惠民和剂局方》)。

(2) 呕吐 本品既能化湿,又可和中止呕。治湿浊中阻所致之呕吐,最为捷要。常配半夏、丁香等,如藿香半夏汤(《太平惠民和剂局方》)。若偏于湿热者,与黄连、竹茹等同用;妊娠呕吐,与砂仁、苏梗等同用;脾胃虚弱者,与党参、白术等同用。

(3) 暑湿,湿温 本品既能化湿,又能解暑。可用于暑月外感风寒,内伤生冷而致恶寒发热,头痛脘闷,呕恶吐泻暑湿证者,常与紫苏、厚朴、半夏等同用,如藿香正气散(《太平惠民和剂局方》);若湿温病初起,湿热并重者,多配黄芩、滑石、茵陈等,如甘露消毒丹(《温热经纬》)。

**2. 临床新用** 广藿香可用于治疗小儿手足口病[12]、传染性非典型肺炎(SARS)[13]、婴幼儿秋季腹泻[14]。

**【用法用量】** 3~10g。

**【成药例证】**

**1. 藿香正气水、滴丸、口服液、软胶囊(《中华人民共和国药典》2015年版)** 药物组成:广藿香油、紫苏叶油、白芷、厚朴、大腹皮、生半夏、陈皮、苍术、茯苓、甘草浸膏。

功能主治:解表化湿,理气和中。用于外感风寒、内伤湿滞或夏伤暑湿所致的感冒,症见头痛昏重、胸膈痞闷、脘腹胀痛、呕吐泄泻;胃肠型感冒见上述证候者。

**2. 暑湿感冒颗粒(《中华人民共和国药典》2015年版)** 药物组成:广藿香、佩兰、紫苏叶、白芷、香薷、防风、半夏、陈皮、苦杏仁、茯苓、大腹皮。

功能主治:消暑祛湿,芳香化浊。用于暑湿感冒,症见胸闷呕吐,腹泻便溏,发热,汗出不畅。

**3. 小儿感冒颗粒(《中华人民共和国药典》2015年版)** 药物组成:广藿香、菊花、连翘、大青叶、板蓝根、地黄、地骨皮、白薇、薄荷、石膏。

功能主治:疏风解表,清热解毒。用于小儿风热感冒,症见发热重、头胀痛、咳嗽痰黏、咽喉肿痛;流行性感冒见上述证候者。

**4. 四正丸(《中华人民共和国药典》2015年版)** 药物组成:广藿香、紫苏叶、檀香、法半夏、大腹皮、白术(麸炒)、茯苓、枳壳(麸炒)、六神曲(麸炒)、白扁豆(去皮)、香薷、白芷、木瓜、厚朴(姜炙)、陈皮、桔梗、槟榔、山楂(炒)、麦芽(炒)、甘草。

功能主治:祛暑解表,化湿止泻。用于内伤湿滞,外感风寒,头晕身重,恶寒发热,恶心呕吐,饮食无味,腹胀泄泻。

**5. 六合定中丸(《中华人民共和国药典》2015年版)** 药物组成:广藿香、紫苏叶、香薷、木香、檀香、姜厚朴、枳壳(炒)、陈皮、桔梗、甘草、茯苓、木瓜、炒白扁豆、炒山楂、六神曲(炒)、炒麦芽、炒稻芽。

功能主治:祛暑除湿,和中消食。用于夏伤暑湿,宿食停滞,寒热头痛,胸闷恶心,吐泻腹痛。

**【贮藏】** 置阴凉干燥处,防潮。

**【参考文献】** [1]陈小夏,何冰,李显奇,等.广藿香胃肠道药理作用[J].中药材,1998,21(9):462-466.

[2]贺玉琢.广藿香精油的芳香气味对排便的影响[J].国外医学·中医中药分册,2005,27(4):243-244.

[3]陈蕙芳.广藿香水提物对锌异常小鼠肠黏膜的作用[J].国外医药·植物药分册,1996,11(3):129-163.

[4]罗超坤.广藿香水提物的抗菌实验研究[J].中药材,2005,28(8):700-701.

[5]苏镜娱,张广文,李核,等.广藿香精油化学成分分析与抗菌活性研究(Ⅰ)[J].中草药,2001,32(3):204-205.

[6]张广文,蓝文键,苏镜娱,等.广藿香精油化学成分分析与抗菌活性研究(Ⅱ)[J].中草药,2002,33(3):210-212.

[7]万峰,彭成,曹小玉,等.广藿香精油对金黄色葡萄球菌的抑菌活性及机制研究[J].中成药,2014,36(7):1376-1381.

[8]刘尧,毛羽.广藿香挥发油止咳化痰药理实验的研究[J].时珍国医国药,2007,18(8):1920-1921.

[9]赵书策,贾强,廖富林.广藿香提取物的止咳、化痰、平喘药理研究[J].中成药 2008,30(3):449-450.

[10]赵书策,贾强,廖富林.广藿香提取物的抗炎、镇痛药理研究[J].中成药,2007,29(2):285-287.

[11]何景进,彭绍忠,谢庆凤,等.广藿香醇的急性毒性研究[J].时珍国医国药,2012,23(2):274-275.

[12]杨玉红,董玉秋,宋永华,等.藿香正气口服液治疗小儿手足口病疗效观察[J].中成药,2009,31(4):501-503.

[13]李海,卢诚震,唐克诚,等.柴胡滴丸联合藿香正气滴丸治疗SARS的临床观察[J].中国中西医结合杂志,2004,24(4):321-324.

[14]谢康禧,冯艳珍.藿香正气散治疗婴幼儿秋季腹泻35例[J].新中医,2005,37(4):69-70.

(陈璐 吴清华 裴瑾)

## 284 广金钱草

Guangjinqiancao

**【异名】** 落地金钱、铜钱草、马蹄香、假花生(《全国中草药汇编》)。

**【来源】** 为豆科植物广金钱草 *Desmodium styracifolium* (Osb.) Merr. 的干燥地上部分。

**【产地】** 主要为栽培品,野生品亦有。其道地产区为广东东莞、宝安、增城、博罗;广西邕宁、扶绥、崇左、隆安、横县、来宾等。福建、湖南等地亦有栽种。

**【采收加工】** 夏、秋二季采割,除去杂质,晒干。

**【炮制】** 除去杂质,切段,晒干。

**【性状特征】** 茎呈圆柱形,表面密被黄色伸展的短柔毛;质稍脆,断面中部有髓。叶互生,小叶1或3,圆形或矩圆形,直径2~4cm;先端微凹,基部心形或钝圆,全缘;上表面黄绿色或灰绿色,无毛,下表面具灰白色紧贴的绒毛,侧脉羽状;叶柄长1~2cm,托叶1对,披针形,长约0.8cm。气微香,味微甘。以干燥、叶多、色绿、无杂质者为佳。

**【化学成分】** 广金钱草的主要成分是黄酮,还含有酚酸、生物碱、三萜、鞣质等。广金钱草的黄酮是其主要药理活性成分。《中华人民共和国药典》2015年版规定,本品药材及其饮片按干燥品计算,含夏佛塔苷($C_{26}H_{28}O_{14}$)不得少于0.13%。

**【药理毒理】**

**1. 利胆** 广金钱草煎剂按1.43g/kg剂量给犬灌胃给药,30min后犬胆囊收缩,胆囊收缩素(CCK)升高,并与胆囊体积之间呈负相关[1]。

**2. 利尿** 广金钱草水煎剂按20g生药/kg剂量给大鼠灌胃,能增加大鼠排尿率和排钠率[2]。

**3. 抗炎** 广金钱草水针剂(50g/kg)、广金钱草黄酮及酚酸物(3.75g/kg)给小鼠腹腔,对组胺所致的血管通透性增加有抑制作用,对由巴豆油所致的小鼠耳部炎症、由蛋清引起的大鼠关节肿胀及对棉球肉芽肿均有抑制作用[3]。

**4. 益智** 广金钱草水煎剂按35、50g/kg给小鼠灌胃,可拮抗樟柳碱所致小鼠记忆获得障碍,按50、70g/kg剂量灌胃给药改善氯霉素引起的小鼠记忆巩固不良,对乙醇所致记忆再现缺失也有一定拮抗作用。广金钱草水煎液按50、70g/(kg·d)剂量给小鼠灌胃,连续5d,可延长小鼠断头后的张口呼吸时间,延长亚硝酸钠所致脑缺氧死亡时间,延迟窒息缺氧死亡时间[4]。

**【药性】** 甘、淡,凉。归肝、肾、膀胱经。

**【功能主治】** 利湿退黄,利尿通淋。用于黄疸尿赤,热淋,石淋,小便涩痛,水肿尿少。

**【临床应用】 临床常用**

(1) 石淋,热淋 本品利尿通淋,善于治疗石淋,治热淋、石淋,常与石韦、海金沙等配伍,如复方石淋通片。

(2) 湿热黄疸 本品性凉,归肝、肾、膀胱经,能清热,除湿,退黄,善治湿热黄疸,尿赤。

**【用法用量】** 15~30g。

【成药例证】

**1. 石淋通颗粒(《国家中成药标准汇编·内科肾系分册》)** 药物组成:广金钱草。

功能主治:清湿热,利尿排石。用于下焦湿热所致尿路结石,肾盂肾炎,胆囊炎。

**2. 结石通片(《卫生部药品标准中药成方制剂·第十三册》)** 药物组成:广金钱草、玉米须、石韦、鸡骨草、茯苓、车前草、海金沙草、白茅根。

功能主治:清热利湿,通淋排石,镇痛止血。用于泌尿系统感染,膀胱炎,肾炎水肿,尿路结石,血尿,淋沥浑浊,尿道灼痛等。

**3. 复方石淋通片(《卫生部药品标准中药成方制剂·第十三册》)** 药物组成:广金钱草、石韦、海金沙、忍冬藤。

功能主治:清热利湿,通淋排石。用于膀胱湿热,石淋涩痛,尿路结石,泌尿系感染属肝胆膀胱湿热者。

**4. 复方金钱草颗粒(《卫生部药品标准中药成方制剂·第十八册》)** 药物组成:广金钱草、车前草、石韦、玉米须。

功能主治:清热祛湿,利尿排石,消炎止痛。用于泌尿系结石、尿路感染属湿热下注证者。

**5. 玉石茶(《卫生部药品标准中药成方制剂·第十册》)** 药物组成:广金钱草、玉米须、鸡骨草、茯苓、石韦、白茅根、车前草、金沙藤。

功能主治:利尿消火,通淋镇痛,止血化石。用于泌尿系感染,膀胱炎,肾炎水肿,尿路结石,血尿,淋沥浑浊,尿管灼痛。

【注意事项】 孕妇忌服。

【贮藏】 置干燥处。

【参考文献】 [1]刘敬军,郑长青,周卓,等.广金钱草、木香对犬胆囊运动及血浆CCK含量影响的实验研究[J].四川中医,2008,26(4):31-32.

[2]王琍文,陈秀英,孙安盛,等.金钱草、马蹄金、鸭跖草、海金沙、满天星利尿作用的实验观察[J].遵义医学院学报,1981,4(1):9-11.

[3]顾丽贞,张百舜,南继红,等.四川大金钱草与广金钱草抗炎作用的研究[J].中药通报,1988,13(7):40-42.

[4]覃文才,洪庚辛.广金钱草益智作用研究[J].中药药理与临床,1992,8(3):24-26.

(陈璐　吴清华　裴瑾)

## 285　广升麻

Guangshengma

【异名】 广东升麻、蓝肉升麻(《广东省中药材标准》2011年版),麻花头、升麻(《中华本草》)。

【来源】 为菊科植物麻花头 *Serratula Centauroides* L. S. Moore的干燥块根。

【产地】 野生品和栽培品均多见,产于广东、广西、福建、湖南等地。

【采收加工】 夏、秋二季采挖,去净芦头及须根,焙干或晒干。

【性状特征】 呈长纺锤形,稍扭曲,两端稍细、中部稍粗,长10～20cm,直径0.5～1cm。表面灰黄色、棕褐色或黑褐色,有粗纵皱纹或少数须根痕。质坚硬而脆,易折断。断面暗蓝色或灰黄色,略呈角质状。气特异,味淡,微苦涩。以根条肥大、表面黑褐色、断面蓝紫色、质坚实、无须根者为佳。

【化学成分】 广升麻的主要成分是蜕皮甾酮,还含有挥发油、植物鞘酯等。广升麻的蜕皮甾酮是其主要药理活性成分。

【药性】 甘、辛、微苦,寒。归肺、胃经。

【功能主治】 升阳,散风,解毒,透疹。用于风热头痛,咽喉肿痛,斑疹不透,中气下陷,久泻脱肛,子宫下坠。

【临床应用】 临床常用

(1) 外感表证　本品辛甘微寒,性能升散,有发表退热之功,善治疗风热感冒,温病初起,发热、头痛等症。

(2) 斑疹不透　本品能辛散发表,透发斑疹,用治麻疹初起,透发不畅,常与其他解表透疹药配伍。

(3) 中气下陷,久泻脱肛,子宫下坠　本品入肺、胃经,善引脾胃清阳之气上升,故常用治中气不足,气虚下陷所致的脘腹重坠作胀,食少倦怠,久泻脱肛,子宫下垂等脏器脱垂。

【用法用量】 2～5g。

【成药例证】

**1. 新雪颗粒(《中华人民共和国药典》2015年版)** 药物组成:磁石、石膏、滑石、南寒水石、硝石、芒硝、栀子、竹心、广升麻、穿心莲、珍珠层粉、沉香、人工牛黄、冰片。

功能主治:清热解毒。用于外感热病、热毒壅盛证,症见高热、烦躁;扁桃体炎、上呼吸道感染、气管炎、感冒见上述证候者。

**2. 新雪片(《卫生部药品标准中药成方制剂·第十四册》)** 药物组成:磁石、石膏、滑石、寒水石、硝石、芒硝、栀子、竹叶卷心、广升麻、穿心莲、珍珠层粉、沉香、人工牛黄、冰片。

功能主治:消炎解热。用于各种热性病之发热,如扁桃体炎、上呼吸道炎、咽炎、气管炎、感冒所引起的高热,以及温热病之烦热不解。

**3. 补气升提片(《新药转正标准 23》)** 药物组成:人参芦、党参、黄芪、白术、广升麻。

功能主治:益气升阳。用于中气不足,气虚下陷之胃下垂、脱肛、子宫下垂和久泻等。

**【贮藏】** 置通风干燥处,防潮。

(陈璐　吴清华　裴瑾)

## 286　广天仙子

Guangtianxianzi

**【异名】** 冰嚢衣子(《上海市中药材标准》1994年版)、南天仙子(《中华本草》)。

**【来源】** 为爵床科植物大花水蓑衣 *Hygrophila megalantha* Merr. 的干燥种子。

**【产地】** 主要为栽培品。原产印度尼西亚、马来西亚及泰国等东南亚热带国家,我国海南,广东湛江、广州及广西东兴,云南等地有引种栽培。

**【采收加工】** 秋后果实成熟时割取果枝,晒干打下种子,除去杂质,晒干。

**【性状特征】** 略呈扁平心脏形,一端略尖,基部有种脐。直径 0.6～1mm;表面红棕色或暗褐色,平滑,具贴伏的黏液化表皮毛,遇水则膨胀竖立,蓬松散开,并释放黏液,黏性极强,干后板结变硬;无臭,味淡而黏舌。以粒大、饱满、色棕红、遇水有黏性者为佳。

**【化学成分】** 广天仙子的主要成分是蛋白质、脂肪,种子毛中还含有黏液质。广天仙子的蛋白质、脂肪是其主要药理活性成分。

**【药性】** 苦,寒。

**【功能主治】** 清热泻火,凉血解毒。外用治热毒、疮疖,虫蛇咬伤。

**【临床应用】**

**1. 临床常用** 本品味苦性寒,能凉血、清热、解毒,外用善消肿止痛,治痈红热痛,疮肿,虫蛇咬伤。

**2. 临床新用** 广天仙子可用于治疗急性乳腺炎[1]。

**【用法用量】** 外用适量,遵医嘱以水润湿,贴敷患处。

**【成药例证】** **癣宁搽剂(《中华人民共和国药典》2015 年版)、癣灵药水(《卫生部药品标准中药成方制剂·第十九册》)** 药物组成:土荆皮、关黄柏、白鲜皮、徐长卿、苦参、石榴皮、洋金花、南天仙子、地肤子、樟脑。

功能主治:清热除湿,杀虫止痒,有较强的抗真菌作用。用于脚癣、手癣、体癣、股癣等皮肤癣症。

**【贮藏】** 避光,干燥保存。

**【参考文献】** [1]张有礼.南天仙子外敷治疗急性乳腺炎50例[J].中国中西医结合杂志,1992,12(7):423.

(陈璐　吴清华　裴瑾)

## 287　广枣

Guangzao

**【异名】** 南酸枣(《全国中草药汇编》),五眼果(《广西中草药》),山枣(《浙江民间常用草药》),人面子、山枣子(《常用中草药手册》,良肖夏(《四部医典》),吉如罕·芍沙(蒙医)。

**【来源】** 为漆树科植物南酸枣 *Choerospondias axillaris* (Roxb.) Burtt et Hill 的干燥成熟果实。

**【产地】** 主要为野生品,也有栽培品。主产于江西、四川、云南、山东、湖南等地。

**【采收加工】** 秋季果实成熟时采收,除去杂质,干燥。

**【性状特征】** 呈椭圆形或近卵形,长 2～3cm,直径 1.4～2cm。表面黑褐色或棕褐色,稍有光泽,具不规则的皱褶,基部有果梗痕。果肉薄,棕褐色,质硬而脆。核近卵形,黄棕色,顶端有 5 个(偶有 4 个或 6 个)明显的小孔,每孔内各含种子 1 枚。气微,味酸。以个大、肉厚、色黑褐色者为佳。

**【化学成分】** 广枣的主要成分是有机酸、黄酮,还含有甾醇、酯、多糖、氨基酸、多种微量元素。广枣的有机酸和黄酮是其主要药理活性成分。《中华人民共和国药典》2015年版规定，本品药材去核后按干燥品计算，含没食子酸($C_7H_6O_5$)不得少于0.060%。

**【药理毒理】**

**1. 抗心律失常** 50、100、200mg/L的广枣总黄酮给大鼠灌流给药，可对抗大鼠离体心脏缺氧性心律失常，延长心律失常出现时间，降低心律失常和心脏停搏发生率，提高心脏室颤阈值[1]。

**2. 保护心肌缺血** 广枣总提物按2.5、5g/kg剂量给麻醉犬灌胃，能减轻犬心脏结扎冠状动脉后心肌缺血程度，缩小心肌缺血范围，同时改善心肌代谢，逆转肌酸磷酸激酶(CPK)的升高[2]。广枣乙醇提取物按11.2、22.4mg/kg剂量给急性心肌缺血大鼠模型静脉注射，可减少大鼠心肌梗死范围，减小心肌缺血程度，降低血清中CK、LDH、GOT和ET活性，升高NO和NOS含量[3]。

**3. 抑制血小板聚集** 20mg/kg的广枣总黄酮注射液给家兔耳静脉注射，能降低家兔血小板凝集率，改变血液流变性，加快流速，改善血液循环和微循环[4]。

**4. 抗氧化** 广枣总黄酮按100、150、200mg/L剂量灌胃给药，能降低阿霉素所致的自由基损伤模型大鼠血清中LDH、AST、CK含量，升高心、肝、红细胞中SOD、GSH-Px和CAT含量，降低脂质过氧化物(MDA)含量；还能降低阿霉素损伤的培养心肌细胞中LDH和MDA含量[5]。广枣总黄酮能对抗$O_2^-$·、·OH对血红蛋白的氧化及绿色素的生成，并呈剂量依赖性。在$VB_2$-Met-NBT体系中，广枣总黄酮对$O_2^-$·清除和抑制的$IC_{50}$为3.76mg/L，$SC_{50}$为3.60mg/L；在VitC-CuSO4-CytC体系中，广枣总黄酮清除和抑制·OH的$IC_{50}$为49.4mg/L，$SC_{50}$为74.3mg/L[6]。

**5. 增强免疫功能** 20.16、40.32mg/kg的广枣总黄酮腹腔注射给药，连续7d，能增加小鼠脾脏和胸腺的重量，增加小鼠血清溶菌酶的含量，提高血清抗体水平，低剂量还能促进小鼠血清半数溶血值($HC_{50}$)的形成[7]。

**【药性】** 甘、酸，平。

**【功能主治】** 行气活血，养心安神。用于气滞血瘀，胸痹作痛，心悸气短，心神不安。

**【临床应用】 临床常用**

本品性平，味甘、酸，能行气活血，养心安神，善治气滞血瘀、心区作痛、心悸气短、心神不安等。

**【用法用量】** 1.5～2.5g。

**【成药例证】**

**1. 七味广枣丸(《中华人民共和国药典》2015年版)** 药物组成：广枣、肉豆蔻、丁香、木香、枫香脂、沉香、牛心粉。

功能主治：养心益气，安神。用于胸闷疼痛，心悸气短，心神不安，失眠健忘。

**2. 八味沉香散(《中华人民共和国药典》2015年版)** 药物组成：沉香、广枣、乳香、诃子(煨)、肉豆蔻、石灰华、木香、木棉花。

功能主治：清心热，养心，安神，开窍。用于热病攻心，神昏谵语；冠心病，心绞痛。

**3. 清心沉香八味散[《国家中成药标准汇编·内科肺系(二)分册》]** 药物组成：沉香、广枣、檀香、紫檀香、红花、肉豆蔻、天竺黄、北沙参。

功能主治：清心肺，理气，镇静安神。用于心肺火盛，胸闷不舒，胸胁闷痛，心悸气短。

**4. 三味檀香汤散(《国家中成药标准汇编·内科心系分册》)** 药物组成：檀香、肉豆蔻、广枣。

功能主治：清热。用于清心热。

**5. 九味沉香胶囊(《国家中成药标准汇编·内科心系分册》)** 药物组成：沉香、肉豆蔻、广枣、当归、川木香、黄芪、西洋参、诃子、木棉花。

功能主治：益气行滞，通络止痛。用于冠心病，心绞痛，脑梗死属气滞血瘀证者。

**【贮藏】** 置阴凉干燥处。

**【参考文献】** [1]徐继辉，杨玉梅，覃建民，等.蒙药广枣对大鼠离体心脏的抗心律失常作用[J].中国民族医药杂志，2001，7(2)：25-26.

[2]戴汉云，方云祥，肖州生.广枣浸膏对犬心脏血流动力学及心肌缺血的影响[J].中药药理与临床，1996，(3)：25-28.

[3]唐丽，韩华，杨炳友，等.广枣对大鼠急性心肌缺血保护作用的研究[J].中医药学报，2003，31(3)：50-51.

[4]石山，田风居，李坤晞.广枣总黄酮对血小板聚集功能和血液动力学的影响[J].内蒙古药学，1985，(2)：11-13.

[5]包保全，张昕原，乌日娜，等.广枣总黄酮抗氧化作用的实验研究[J].中药药理与临床，2001，17(2)：8-10.

[6]张昕原，孙丽燕，巴根那，等.广枣总黄酮抗氧化作用的研

究[J].中国民族医药杂志,1999,(S1):112-113.

[7]侯慧英,秦荣,王玉珍.蒙药广枣总黄酮对小鼠体液免疫功能影响的研究[J].中国民族医药杂志,1998,4(4):38-39.

(陈璐 吴清华 裴瑾)

## 288 龟甲(龟甲胶)

Guijia(Guijiajiao)

**【异名】** 龟壳(《淮南子》),神屋(《神农本草经》),败龟甲(《小品方》),败将、败龟版、龟版(《日华子本草》),龟筒(《本草衍义》),龟下甲(朱震亨),龟底甲(《药品化义》),龟腹甲(《医林纂要》),元武版、坎版、拖泥板(《药材学》)。

**【来源】** 为龟科动物乌龟 *Chinemys reevesii*(Gray)的背甲及腹甲。

**【产地】** 野生品和饲养品均有。主产于江苏、浙江、安徽、湖北、湖南等地。

**【采收加工】** 全年均可捕捉,以秋、冬二季为多,捕捉后杀死,或用沸水烫死,剥取背甲及腹甲,除去残肉,晒干。

**【炮制】** **龟甲** 置蒸锅内,沸水蒸45min,取出,放入热水中,立即用硬刷除净皮肉,洗净,晒干。

**醋龟甲** 取净龟甲,照烫法用砂子炒至表面淡黄色,取出,醋淬,干燥。用时捣碎。每100kg龟甲,用醋20kg。

**龟甲胶** 将龟甲漂泡洗净,分次水煎,滤过,合并滤液(或加入白矾细粉少许),静置,滤取胶液,浓缩(可加适量的黄酒、冰糖及豆油)至稠膏状,冷凝,切块,晾干,即得。

**【性状特征】** **龟甲** 背甲及腹甲由甲桥相连,背甲稍长于腹甲,与腹甲常分离。背甲呈长椭圆形拱状,长7.5~22cm,宽6~18cm;外表面棕褐色或黑褐色,脊棱3条;颈盾1块,前窄后宽;椎盾5块,第1椎盾长大于宽或近相等,第2~4椎盾宽大于长;肋盾两侧对称,各4块;缘盾每侧11块;臀盾2块。腹甲呈板片状,近长方椭圆形,长6.4~21cm,宽5.5~17cm;外表面淡黄棕色至棕黑色,盾片12块,每块常具紫褐色放射状纹理,腹盾、胸盾和股盾中缝均长,喉盾、肛盾次之,肱盾中缝最短;内表面黄白色至灰白色,有的略带血迹或残肉,除净后可见骨板9块,呈锯齿状嵌接;前端钝圆或平截,后端具三角形缺刻,两侧残存呈翼状向斜上方弯曲的甲桥。质坚硬。气微腥,味微咸。以块大、无残肉、无腥臭者为佳。

**醋龟甲** 呈不规则的块状。背甲盾片略称拱状隆起,腹甲盾片呈平板状,大小不一。表面黄色或棕褐色,有的可见深棕褐色斑点,有不规则纹理。内表面棕黄色或棕褐色,边缘有的呈锯齿状。断面不平整,有的有蜂窝状小孔。质松脆。气微腥,味微咸,微有醋香气。以质松脆、干燥、无杂质者为佳。

**龟甲胶** 呈长方形或方形的扁块。深褐色。质硬而脆,断面光亮,对光照视时呈半透明状。气微腥,味淡。以松脆、透明者为佳。

**【化学成分】** 龟甲的主要成分是蛋白质、氨基酸,还含有龟甲胶、脂肪和多种微量元素等。龟甲的蛋白质、氨基酸是其主要药理活性成分。

**【药理毒理】**

**1. 滋阴** 龟甲水提液按16.2g生药/(kg·d)的剂量给阴虚小鼠模型灌胃,连续8d,能抑制小鼠的体重减轻和自主活动减少,增强小鼠的耐缺氧能力,抑制小鼠甲状腺、胸腺、肾上腺和脾脏萎缩[1]。龟甲不同部位(上、下甲)按10g生药/kg的剂量给甲亢阴虚大鼠模型灌胃,连续6d,大鼠的整体耗氧量减少、痛阈延长、心率减慢、血糖升高、血浆皮质醇含量降低[2]。

**2. 免疫调节** 龟甲提取液按85mg/d剂量腹腔注射,连续7d,能使小鼠腹腔巨噬细胞数量增多,体积增大,伪足增多及吞噬红细胞的能力增强[3]。龟甲含量为4mg生药/ml的培养液,在体外能促进SAC诱导的肾阴证病人B淋巴细胞转化[4]。

**3. 对骨髓的作用** 龟甲的下甲水煎液按1.1、3.3、9.9g/(kg·d)(生药量)给大鼠灌胃,大鼠体内的碱性磷酸酶、钙化结节、骨钙素均升高[5]。

**4. 对神经干细胞的作用** 1g/ml的龟甲水煎液按4ml/只的日剂量给大鼠灌胃给药,连续7d,能降低局灶性脑缺血大鼠模型神经病评分和增强脑缺血后神经上皮干细胞蛋白(Nestin)的表达[6]。1g/ml的龟甲水煎液按3ml/只的日剂量,给改良Allen脊髓损伤模型大鼠灌胃给药,连续7d,可使大鼠受损伤脊髓中Nestin的持续高表达至术后第28d,增加的Nestin阳性细胞数量与神经功能的改善平行[7]。

**5. 兴奋子宫**　龟甲 10～30mg/ml 对大鼠、豚鼠、家兔和人的离体子宫均有兴奋作用；按 5g 生药/kg 剂量灌胃给药，对家兔在体子宫亦有兴奋作用[8]。

**6. 延缓衰老**　2mg/ml 的龟甲提取液能促进体外培养第 35 代人胚肺 2 倍体成纤维细胞(2Bs 细胞)的生长增殖[3]。

**7. 抗氧化**　龟甲的 95%乙醇部位溶出物(0.05～3.00mg/ml)具有很强的体外抗氧化活性，且呈浓度依赖性。95%乙醇部位溶出物 $EC_{50}$ 所需浸膏约为 3.1±0.2mg，与维生素 C $EC_{50}$ 所用量比较相差 2.38 个数量级[9]。

**【药性】　龟甲**　咸、甘，微寒。归肝、肾、心经。

**龟甲胶**　咸、甘，凉。归肝、肾、心经。

**【功能主治】　龟甲**　滋阴潜阳，益肾强骨，养血补心，固经止崩。用于阴虚潮热，骨蒸盗汗，头晕目眩，虚风内动，筋骨痿软，心虚健忘，崩漏经多。

**龟甲胶**　滋阴，养血，止血。用于阴虚潮热，骨蒸盗汗，腰膝酸软，血虚萎黄，崩漏带下。

**【临床应用】　临床常用**

(1) 阴虚阳亢证，虚风内动证，阴虚内热证　本品甘寒质重，入肝肾经，既滋补肝肾之阴，又镇潜上越之浮阳。治肝肾阴虚，肝阳上亢之头晕目眩、面红目赤、急躁易怒，常与滋阴镇潜之品配伍，如《温病条辨》三甲复脉汤，其与鳖甲、牡蛎、生地、白芍等同用。治阴虚骨蒸潮热、盗汗遗精，本片有"补水制火之功"，常与其他滋阴退热之品配伍，如《丹溪心法》大补阴丸，其与熟地、知母、黄柏等同用。

(2) 肾虚骨软证　本品功擅滋补肝肾，强筋健骨。治肝肾不足，筋骨失养，腰膝痿弱、步履乏力，或小儿行迟、囟门不合，常与熟地、白芍、牛膝、锁阳等滋阴补肾、强筋骨之品同用。

(3) 崩漏，月经过多　本品滋肾制火以固冲任，兼能止血，多用治阴虚血热，冲任不固之崩漏、月经过多，常与滋阴清热止血之品配伍，如《医学入门》固经丸，其与白芍、黄芩、椿皮等同用。

(4) 心虚惊悸，失眠，健忘　本品味甘入心，既滋阴，又补心。治心血不足，心失所养，以致惊悸、失眠，常与安神定志之品配伍，如《千金方》孔圣枕中丹，其与石菖蒲、远志、龙骨等同用。

**【用法用量】　龟甲**　9～24g，先煎。

**龟甲胶**　3～9g，烊化兑服。

**【成药例证】**

**1. 养阴降压胶囊(《卫生部药品标准中药成方制剂·第十二册》)**　药物组成：龟甲、白芍、天麻、钩藤、珍珠层粉、赭石、夏枯草、槐米、牛黄、冰片、人参、五味子、大黄、石膏、土木香、吴茱萸。

功能主治：滋阴潜阳，平肝安神。用于肝肾阴虚、肝阳上亢所致的眩晕，症见头晕、头痛、颈项不适、目眩、耳鸣、烦躁易怒、失眠多梦等；高血压见上述证候者。

**2. 龟龙丸(《卫生部药品标准中药成方制剂·第十册》)**　药物组成：龟甲(醋制)、牡蛎、鳖甲(醋制)、地黄、熟地黄、天冬、百部(蜜炙)、阿胶、北沙参、龙骨、紫石英(煅)、麦冬、熟大黄、白及、川贝母、蜂蜡。

功能主治：滋阴降火，补肺止嗽。用于阴虚火旺引起的潮热盗汗、咳痰咯血、胸胁闷痛、骨蒸劳嗽，肺结核，骨结核。

**3. 三甲散(《卫生部药品标准中药成方制剂·第六册》)**　药物组成：龟甲(砂烫、醋淬)、鳖甲(砂烫、醋淬)、穿山甲(砂烫)、鸡内金(砂烫)。

功能主治：软坚化积。用于食积，乳积，痞块。

**【注意事项】**　孕妇不宜应用。

**【贮藏】　龟甲**　置干燥处，防蛀。

**龟甲胶**　密闭。

**【参考文献】**
[1]顾迎寒，卢先明，蒋桂华，等.不同品种龟甲滋阴作用对比研究[J].时珍国医国药，2007，18(16)：14 17.

[2]杨梅香，杨勇，谢平，等.龟上、下甲滋阴作用的药理研究[J].药学通报，1988，23(3)：138-141.

[3]王淑兰，李淑莲，董崇田，等.枸杞子等八种中药提取液对体外培养细胞和小鼠腹腔巨噬细胞影响的实验研究[J].白求恩医科大学学报，1990，16(4)：325-328.

[4]杨峰，潘毓仁，郑敏，等.龟板在体外对 SAC 诱导肾虚症病人 B 淋巴细胞增殖的影响[J].免疫学杂志，1988，4(2)：127-129.

[5]黎晖，周健洪，陈东风，等.龟板对大鼠骨髓间充质干细胞向成骨分化的影响[J].中药新药与临床药理，2005，16(3)：159-161.

[6]陈东风，杜少辉，李伊为，等.龟板对局灶性脑缺血后神经干细胞的作用[J].广州中医药大学学报，2001，18(4)：328-331.

[7]李伊为，崔晓军，陈东风，等.龟板对脊髓损伤大鼠神经干细胞的作用[J].神经解剖学杂志，2003，19(3)：321-324.

[8]潘毅生，邬立光，罗桂香，等.龟板对子宫的兴奋作用[J].中

国药学杂志,1991,26(10):594.

[9]谢学明,李熙灿,钟远声,等.龟板体外抗氧化活性的研究[J].中国药房,2006,17(18):1368-1370.

(陈璐 吴清华 裴瑾)

## 289 桂枝

Guizhi

**【异名】** 柳桂(《本草别说》)。

**【来源】** 为樟科植物肉桂 *Cinnamomum cassia* Presl 的干燥嫩枝。

**【产地】** 主要为栽培品,野生品亦有。其道地产区为广西防城、平南、苍梧,广东高要等,海南、云南、福建、四川等地亦产。

**【采收加工】** 春、夏二季采收,除去叶,晒干,或切片晒干。

**【炮制】** 除去杂质,洗净,润透,切厚片,干燥。

**【性状特征】** 呈类圆形或椭圆形的厚片。表面红棕色至棕色,有时可见点状皮孔或纵棱线。切面皮部红棕色,木部黄白色或浅黄棕色,髓部类圆形或略呈方形,有特异香气,味甜、微辛。以幼嫩、色棕红、气香者为佳。

**【化学成分】** 桂枝的主要成分是挥发油,还含有机酸、香豆素等。桂枝的挥发油是其主要药理活性成分。《中华人民共和国药典》2015年版规定,本品药材按干燥品计算,含桂皮醛($C_9H_8O$)不得少于1.0%。

**【药理毒理】**

**1. 对中枢神经系统的作用** 桂枝水煎液按5、12、30g/kg(生药量)的剂量给大鼠灌胃,均可增加戊巴比妥钠诱导的催眠作用,随着给药剂量的增加,大鼠进入高架十字桥开臂的次数和时间增加,大鼠进入闭臂的次数降低;中、高剂量大鼠在矿场中心区域停留时间和比例增加,大鼠跨格次数和站立次数增加;大鼠总的运动距离均降低[1]。

**2. 抗病毒** 桂枝挥发油含药血清(浓度5%、3.5%、2.5%)在体外能抑制甲型流感病毒在狗肾传代细胞(MDCK)中的增殖,浓度5%、3.5%的桂枝挥发油含药血清对甲型流感病毒有直接杀灭作用[2]。桂枝挥发油能抑制流感病毒在MDCK细胞内的增殖,其$IC_{50}$为$5.80\times10^{-3}$ mg/ml,*TI* 为92.82,桂枝挥发油以0.174mg/kg的浓度连续灌胃5d,能减低病毒感染小鼠的肺指数,抑制率为26.7%,并对病理组织形态有改善作用[3]。

**3. 抑菌** 采用KB纸片扩散法研究发现,100%桂枝浸出液滤纸片对金黄色葡萄球菌、白色葡萄球菌、铜绿假单胞菌、变形杆菌、甲型链球菌和乙型链球菌在体外均有明显抑制作用[4]。桂枝挥发油在体外对金黄色葡萄球菌、大肠埃希菌均有良好的杀灭作用,最低抑菌浓度为2.08%[5]。

**4. 解热** 桂枝水煎液按4g/kg剂量给家兔灌胃给药,能抑制注射枯草溶液所致的发热作用[6]。

**5. 对心血管系统的作用** 桂枝水煎液按4g/(kg·d)的剂量给冠心病大鼠灌胃,连续10d,能改善冠心病大鼠心电图,减低血脂检查CHO、L-CHO水平,升高H-CHO水平[7]。桂枝蒸馏液(1.875g生药/L)能减低Langendorff离体灌流大鼠心脏室颤发生率,能明显对抗缺血再灌注引起的冠状动脉流量(CF)下降,增加心肌最大收缩速率($+dp_{max}$),恢复心率(HR)[8]。

**6. 抗过敏** 桂枝去油水煎液、乙酸乙酯萃取部位、水提部位均以6g/kg(生药量)剂量给小鼠灌胃,能降低迟发型过敏反应模型小鼠的毛细血管通透性,抑制小鼠异种被动皮肤过敏反应;乙酸乙酯部位亦能抑制迟发型过敏反应模型小鼠的耳廓肿胀度;去油水煎液及乙酸乙酯部位能抑制His、5-HT所致的小鼠毛细血管通透性增加,两者在浓度0.5g/ml时,体外对透明质酸酶有较强的抑制作用,抑制率分别为52.48%、52.17%[9]。

**7. 镇痛** 桂枝醇提液(1g生药/ml)按0.1ml/10g体重剂量腹腔注射,可延长热致痛小鼠的痛阈时间,对醋酸所致的小鼠疼痛有拮抗作用[10]。

**8. 安全性评价** 桂枝煎剂给小鼠灌胃$LD_{50}$大于10g/kg。1.25、2.5、5g/(kg·bw)桂枝连续灌胃给药30d,对大鼠体重、进食量、食物利用率、血常规、血生化均无明显影响,病理组织学观察也未见异常改变[11]。

**9. 体内过程** 放射物标记的桂皮醛以5、50、500mg/kg的剂量给雄性Fisher344大鼠单次或多次(间隔24h,给药7d)灌胃后,桂皮醛首先分布在大鼠的胃肠道、肾脏和肝脏,放射标记物主要从尿中排出。服药25h后主要分布在脂肪、肝脏和胃肠道。

桂皮醛单次给药组，5、50mg/kg 剂量多次给药组的主要代谢途径是通过β氧化作用降解为苯甲酸，在尿中主要以马尿酸的形式排泄，伴有极少量苯甲酸和桂皮酸。在多次给药 500mg/kg 剂量，在尿中主要以苯甲酸的形式排泄[12]。

**【药性】** 辛、甘，温。归心、肺、膀胱经。

**【功能主治】** 发汗解肌，温通经脉，助阳化气，平冲降气。用于风寒感冒，脘腹冷痛，血寒经闭，关节痹痛，痰饮，水肿，心悸，奔豚。

**【临床应用】**

**1. 临床常用**

(1) 风寒表证　本品辛甘温煦，甘温通阳扶卫，其开腠发汗解表之力较麻黄温和，而善于宣阳气于卫分，畅营血于肌表，故有助卫发汗，外散风寒之功。对于外感风寒，不论表实无汗、表虚有汗及阳虚受寒者，均宜使用。如《伤寒论》所载麻黄汤，治外感风寒，表实无汗，桂枝与麻黄相须为用，以增强发汗解表，温散寒凝之功；《伤寒论》桂枝汤治疗外感风寒，表虚有汗者，与桂枝、白芍配伍，以调和营卫，发汗解肌；若素体阳虚，外感风寒者，本品既发散风寒，又温助阳气，邪正兼治，甚为适合，与附子、麻黄、细辛同用，以助阳解表。

(2) 寒凝血滞诸痛证及风湿痹证　本品辛散温通，能温经通脉，散寒止痛。如妇女寒凝血滞，月经不调，经闭痛经，产后腹痛，桂枝既能温散血中寒凝，又可宣导活血药物，以增强化瘀止痛之功，多与当归、吴茱萸等配伍；若中焦虚寒，脘腹冷痛，桂枝能温中散寒止痛，如《金匮要略》小建中汤与白芍、饴糖等配伍；若风寒湿痹、肩臂疼痛，则与附子配伍，以祛风散寒、通痹止痛。

(3) 阳虚证　本品甘温，唯其性温煦而力缓和，常用于心、肾、脾之阳虚证。助心阳，通血脉，止悸动，可治心阳不振，心脉瘀阻，胸痹疼痛，或心失温养，心动悸，脉结代之证，为温心通阳之要药。如《金匮要略》枳实薤白桂枝汤，主治胸阳不振，气结痰阻之胸痹；《伤寒论》桂枝甘草汤，主治心阳受伤之心悸者；《伤寒论》炙甘草汤治疗心阳不振，不能宣通血脉，而见心悸动、脉结代者，与炙甘草、人参、麦冬等配伍。本品可温扶脾阳以助运水，温肾阳、逐寒邪以助膀胱气化而行水湿之邪，为治疗痰饮、水肿的常用药。治疗脾阳不运，水湿内停之痰饮、眩晕，常与补脾、除湿、化痰药配伍，如《金匮要略》苓桂术甘汤以之与白术、茯苓等配伍。治疗肾与膀胱阳虚寒凝，气化不行之小便不利、水肿，常与利水渗湿药同用，如《伤寒论》五苓散以之与茯苓、猪苓等配伍，共收温阳化气、行水利尿之效。

**2. 临床新用**　桂枝可用于治疗室性早搏[13]、糖尿病周围神经病变[14]。

**【用法用量】** 3～10g。

**【成药例证】**

**1. 表虚感冒颗粒(《中华人民共和国药典》2015年版)**　药物组成：桂枝、白芍、葛根、苦杏仁、生姜、大枣。

功能主治：散风解肌，和营退热。用于外感风寒表虚证。症见发热恶风，有汗，头痛项强，咳嗽痰白，鼻鸣干呕，苔薄白，脉浮缓。

**2. 肾炎消肿片(《中华人民共和国药典》2015年版)**　药物组成：桂枝、苍术、陈皮、茯苓、香加皮、大腹皮、姜皮、冬瓜皮、益母草、泽泻、椒目、黄柏。

功能主治：健脾渗湿，通阳利水。用于脾虚气滞、水湿内停所致的水肿，症见肢体浮肿，晨起面肿甚，按之凹陷，身体重倦，尿少，脘腹胀满，舌苔白腻，脉沉缓；急、慢性肾炎见上述证候者。

**3. 安中片(《中华人民共和国药典》2015年版)**　药物组成：桂枝、醋延胡索、煅牡蛎、小茴香、砂仁、高良姜、甘草。

功能主治：温中散寒，理气止痛，和胃止呕。用于阳虚胃寒所致的胃痛。症见胃痛绵绵，畏寒喜暖，泛吐清水，神疲肢冷；慢性胃炎、胃及十二指肠溃疡见上述证候者。

**4. 桂枝茯苓丸(《国家中成药标准汇编·外科妇科分册》)**　药物组成：桂枝、茯苓、牡丹皮、赤芍、桃仁。

功能主治：活血，化瘀，消癥。用于妇人宿有癥块，或血瘀经闭，行经腹痛，产后恶露不尽。

**5. 金匮肾气丸(《国家中成药标准汇编·内科肾系分册》)**　药物组成：地黄、山药、山茱萸(酒炙)、茯苓、牡丹皮、泽泻、桂枝、附子(炙)、牛膝(去头)、车前子(盐炙)、蜂蜜(炼)。

功能主治：温补肾阳，化气行水。用于肾虚水肿，腰膝酸软，小便不利，畏寒肢冷。

**【注意事项】** 孕妇慎用。

**【贮藏】** 置阴凉干燥处。

**【参考文献】** [1]郑芳昊，罗佳波.桂枝对大鼠中枢神经系统作用的研究[J].中国药理与临床，2014，30(4)：76-79.

[2]苟玲，何婷，曾南，等.荆芥、桂枝挥发油含药血清体外抗病毒的实验研究[J].时珍国医国药，2013，24(1)：19-21.

[3]刘蓉，何婷，陈恬，等.桂枝挥发油抗甲型流感病毒作用[J].中药药理与临床，2012，28(2)：75-78.

[4]韩爱霞，綦跃花，邱世翠，等.桂枝体外抑菌作用研究[J].时珍国医国药，2004，15(11)：743.

[5]万里江，范正达，唐风雷，等.桂枝挥发油的提取及抗菌试验的考察[J].海峡药学，2008，20(12)：32-34.

[6]张鸿祺，钱明正.金银花、桂枝、香薷、连翘、芦根、麦门冬解热作用的实验报告[J].山东医刊，1960，(10)：22-23.

[7]江波，蒋红玉，任莉莉.桂枝对冠心病大鼠心电图及血脂的影响[J].深圳中西医结合杂志，2005，13(4)：234-235.

[8]邹丽琰，傅延龄，陈永红，等.桂枝蒸馏液对离体灌流鼠心缺血/再灌注损伤的保护作用[J].北京中医药大学学报，1997，20(2)：22-25.

[9]吴志强，何敏，阙昌田，等.桂枝不同萃取部位抗过敏作用的研究[J].中药药理与临床，2014，30(6)：74-77.

[10]唐伟军，卢新华，周大观，等.桂枝镇痛效应的药理学研究[J].郴州医学高等专科学校学报，2003，5(1)：14-16.

[11]赵国玺，宋莉.桂枝急性毒性及30天喂养试验研究[J].湖北中医杂志，2014，36(2)：23-24.

[12]Sapienza PP, Ikeda GJ, Warr PI, *et al*. Tissue Distribution and Excretion of $^{14}$C-labelled Cinnamic Aldehyde Following Single and Multiple Oral Administration in Male Fischer344 Rats [J]. *Food Chem Toxicol*, 1993, 31(4): 253-261.

[13]刘涛，包红.小建中汤治疗室性早搏60例临床观察[J].中国实验方剂学杂志，2005，11(6)：50.

[14]裴强，桑文凤，赵习德.桂枝茯苓胶囊联合鼠神经生长因子治疗糖尿病周围神经病变[J].中成药，2013，35(7)：1396-1399.

（陈璐　吴清华　裴瑾）

## 290　过岗龙

Guoganglong

**【异名】** 过江龙、扁龙、过岗扁龙、榼子藤、脊龙、扭龙、左右扭、扭骨风、眼镜豆、猪腰子、牛肠麻、牛眼睛(《全国中草药汇编》)，过山枫、过山龙(《广西药植名录》)。

**【来源】** 为豆科植物榼藤 *Entada phaseoloides* (L.) Merr. 的干燥藤茎。

**【产地】** 主要为野生品，栽培品亦有。主产于福建、台湾、海南、广东、广西等地。

**【采收加工】** 全年均可采收，洗净，切片，蒸后晒干。

**【炮制】** 除去杂质，洗净，切碎，干燥。

**【性状特征】** 呈不规则的块片状，斜面扭曲，大小不等，厚1～2cm。外皮棕褐色或灰棕色，粗糙，有地衣斑，具明显纵皱纹或沟纹，可见侧枝痕和皮孔，常有1条棱脊状突起。切面皮部深棕色，有红棕色或棕黑色树脂状物，木部棕色或浅棕色，有多数小孔，可见红棕色树脂状物环绕髓部呈偏心环纹，髓部呈小空洞状，偏于有棱脊的一侧。质坚硬，不易折断。气微，味微涩。以树脂状物多者为佳。

**【化学成分】** 过岗龙所含的主要成分是三萜皂苷，还含有硫酰胺、黄酮、苯乙醇、挥发油等。过岗龙的三萜皂苷是其主要药理活性成分。

**【药理毒理】**

**1. 抗炎** 过岗龙水提液按生药量4、8g/kg给小鼠灌胃，对二甲苯所致的小鼠耳肿胀有抑制作用；6、12g/kg的过岗龙水提液皮下注射能抑制角叉莱胶所致的小鼠足跖肿胀[1]。

**2. 镇痛** 过岗龙水提液按生药量4、8g/kg给小鼠灌胃，能减少醋酸所致的小鼠扭体次数，提高小鼠热刺激体表的痛阈[1]。

**3. 抗肿瘤** 印度产榼藤分离出的榼藤酸阿拉伯木糖苷15～30mg/kg剂量连续给药7d，对大鼠Walker256癌肉瘤模型有抗肿瘤活性，对Walker256癌肉瘤生长抑制率可达64%～100%。印度尼西亚产榼藤中分离出的2-羟基-5-丁氧基苯乙酸和2,5-二羟基苯乙酸甲酯对人P-388癌细胞模型也表现出显著的拮抗活性，$ED_{50}$值分别为1.0和1.7μg/ml[2]。

**4. 安全性评价** 小鼠灌胃给药过岗龙水提液，半数致死量$LD_{50}$为85.4g/kg，$LD_{50}$ 95%的可信限为71.2～103.1g/kg[1]。

**【药性】** 涩、微苦，凉；有小毒。归肝、脾经。

**【功能主治】** 祛风湿，活络行瘀。用于风湿痹痛，腰腿疼痛，跌仆肿痛。

**【临床应用】** **临床常用**

(1)风湿痹证　本品能祛风湿，通经络，治风湿痹痛，四肢麻木，腰腿疼痛。

（2）跌打肿痛　本品性凉微涩，又能行瘀活络，可治跌仆损伤，瘀滞肿痛。

**【用法用量】**　9～15g。

**【成药例证】**

**1. 过岗龙片（《卫生部药品标准中药成方制剂·第五册》）**　药物组成：过岗龙浸膏。

功能主治：祛风除湿，活络止痛。用于风湿性关节炎、腰腿痛、四肢痹痛、大骨节病等。

**2. 复方风湿宁片（《国家中成药标准汇编·脑系经络肢体分册》）**　药物组成：两面针、七叶莲、宽筋藤、过岗龙、威灵仙、鸡骨香。

功能主治：祛风除湿，活血散瘀，舒筋止痛。用于风湿痹痛。

**3. 活络止痛丸（《卫生部药品标准中药成方制剂·第五册》）**　药物组成：鸡血藤、何首乌、过岗龙、牛大力、豨莶草、豆豉姜、半枫荷、两面针、臭屎茉莉、走马胎、威灵仙、连钱草、千斤拔、独活、穿破石、薏苡仁、土五加、钩藤、山白芷、宽筋膝。

功能主治：活血舒筋，祛风除湿。用于风湿关节痹痛，肢体游走痛，手足麻木酸软。

**4. 海蛇药酒（《卫生部药品标准中药成方制剂·第五册》）**　药物组成：海蛇（蜜炙）、过岗龙、何首乌、丁公藤、半枫荷、川牛膝、鸡血藤、熟地黄、防风、龙眼肉、豆豉姜、枸杞子、巴戟天、桂枝、黑老虎根、杜仲、汉桃叶、红花、菊花、川芎、两面针、当归、羌活、独活、陈皮、党参、木瓜。

功能主治：祛风除湿，舒筋活络，强身壮骨。用于肢体麻木，腰膝酸软，风寒湿痹。

**5. 中华跌打丸（《中华人民共和国药典》2015年版）**　药物组成：牛白藤、地耳草、鹅不食草、乌药、鬼画符、羊耳菊、假蒟、牛尾菜、牛膝、红杜仲、山桔叶、刘寄奴、过岗龙、山香、穿破石、毛两面针、鸡血藤、丢了棒、岗梅、木鳖子、丁茄根、大半边莲、独活、苍术、急性子、建栀、制川乌、丁香、香附、黑老虎根、桂枝、樟脑。

功能主治：消肿止痛，舒筋活络，止血生肌，活血祛瘀。用于挫伤筋骨，新旧瘀痛，创伤出血，风湿瘀痛。

**【注意事项】**　本品茎皮浸液中含两种毒性皂苷，能催吐、泻下，有强烈的刺激性，误入眼中可引起结膜炎。误食过量树皮可引起头晕、呕吐、血压急剧下降、呼吸减缓乃至死亡。需采取洗胃、导泻；服稀醋酸或鞣酸等解救手段。

**【贮藏】**　置干燥处。

**【参考文献】**
[1]韦健全，罗莹，黄健，等.榼藤的镇痛抗炎及急性毒性的实验研究[J].华西药学杂志，2012，27(4)：461-463.

[2]Ikegami F., Ohmiya S., Ruangrungsi N., *et al*. Entadamide B, a Second New Sulphur-containing Amide from Entada Phaseoloides[J].Phytochemistry，1987，26(5)：1525-1526.

（陈璐　吴清华　裴瑾）

# H

## 291 哈蟆油

Hamayou

【异名】 田鸡油、哈什蟆油、蛤蚂油(《中药通报》),哈士蟆油(《中药志》),林蛙油,雪蛤油。

【来源】 为蛙科动物中国林蛙 *Rana temporaria chensinensis* David 雌蛙的输卵管。

【产地】 主要为野生品,亦有养殖品。主产于黑龙江、吉林、辽宁等省。林蛙为我国珍稀濒危药用物种,被列为国家二级保护野生药材物种。

【采收加工】 秋季捕捉,用麻绳从口部穿过,挂于露天处风干,再用热水浸润,立即捞出,闷润一夜,次日剖开腹皮,取输卵管,去净卵子及其内脏,置通风处阴干。

【性状特征】 呈不规则块状,弯曲而重叠,长1.5～2cm,厚1.5～5mm。表面黄白色,呈脂肪样光泽,偶有带灰白色薄膜状干皮。摸之有滑腻感,在温水中浸泡体积可膨胀。气腥,味微甘,嚼之有黏滑感。以色黄白、有光泽、片大肥厚、表面不带皮膜者为佳。

【化学成分】 哈蟆油的主要成分是蛋白质,还含有氨基酸、脂肪酸、激素、磷脂类、核酸、固醇、酰胺、维生素、微量元素等。哈蟆油的蛋白质是其主要药理活性成分。

【药理毒理】

**1. 性激素样作用** 体积分数为15%、30%、60%、120%、240%(大鼠灌胃浓度为4.5g/kg)的哈蟆油含药血清,对离体培养的卵巢颗粒细胞增殖具有促进作用,最佳作用浓度体积分数为15%～30%[1]。哈蟆油混悬液按0.3、0.9g生药/kg的剂量灌胃,对幼年雌性小鼠有促进性成熟趋势,对去势幼年大鼠前列腺、睾丸有生长促进作用[2]。

**2. 对免疫功能的作用** 哈蟆油混悬液按0.1g/kg剂量灌胃给药,连续8d,能够提高免疫功能低下小鼠吞噬系数、脏器指数;哈蟆油混悬液按0.2g/kg剂量灌胃,连续8d,能够降低免疫功能增强小鼠吞噬系数,提高脏器指数,并对免疫器官有一定的保护作用[3]。哈蟆油提取物混悬液按100、200、400mg/(kg·d)剂量灌胃,连续15d,低剂量能增强NK细胞的杀伤活性,中、低剂量能提高T淋巴细胞的增殖活性[4]。

**3. 抗疲劳、抗应激** 哈蟆油混悬液按0.68g/kg的剂量给氢化可的松所致肾虚小鼠和正常小鼠灌胃,能延长小鼠滚棒和游泳时间,并能抑制肾虚小鼠的体温下降和体重减轻;其石油醚提取物混悬液(136mg/kg)灌胃,连续3d,能延长肾虚小鼠和正常小鼠的游泳、滚棒及爬杆时间;甲醇提取物混悬液(85、170mg/kg)对正常小鼠有抗疲劳作用,对肾虚小鼠作用不明显[5]。甘肃产哈蟆油乙醇提取物水溶液按5、15g生药/kg剂量灌胃,连续7d,能延长小鼠游泳时间、耐常压缺氧能力和耐寒能力[6]。

**4. 镇咳、祛痰** 哈蟆油匀浆液按0.05、0.50g生药/kg剂量灌胃,能减轻哮喘缓解期模型小鼠肺组织病理学改变,降低模型小鼠BALF中炎性细胞计数和IL-4、IL-5水平,升高IFN-γ水平[7]。哈蟆油680mg/kg及甲醇提取物170.85mg/kg、石油醚提取物136.68mg/kg灌胃,均能延长$SO_2$及浓氨水致小鼠引咳的潜伏期,并减少咳嗽次数,增加小鼠酚红排出量;哈蟆油340mg/kg及其甲醇提取物85.43mg/kg、石油醚提取物68.34mg/kg给大鼠灌胃,能增加大鼠排痰量[8]。

**5. 抗氧化、抗衰老** 哈蟆油按0.1、0.2、0.4g生药/kg给小鼠灌胃,均能降低D-半乳糖所致的衰老小鼠模型肾脏中丙二醛(MDA)含量,减弱黄嘌呤氧化脱氢酶(XOD)活性,增强髓过氧化物酶(MPO)活性;低剂量还能使NO含量升高[9]。34、68mg哈蟆油加入100g果蝇培养基中，均可延长果蝇平均寿命。哈蟆油按340、680mg/(kg·d)剂量灌胃，能降低小鼠肝、脑过氧化脂质含量，升高血浆SOD活性[10]。

**6. 调节血脂**　哈蟆油按1.50、1.00g/(kg·d)剂量灌胃，连续28d，能降低高脂大鼠模型血清甘油三酯含量，提高高密度脂蛋白胆固醇含量[11]。

**【药性】**　甘、咸，平。归肺、肾经。

**【功能主治】**　补肾益精，养阴润肺。用于病后体弱，神疲乏力，心悸失眠，盗汗，痨嗽咯血。

**【临床应用】**　**临床常用**

(1) 病后体虚，盗汗神衰　本品性平味甘，咸以入血，归肺、肾二经，善补益肺肾之精血，有强壮体魄，补虚扶羸之效。可治产后、病后，伤血耗气，虚弱羸瘦，盗汗神衰等症。单用即可。治疗神经衰弱，可与土燕窝蒸服；治疗盗汗，可将本品与党参、白术、黄芪、阿胶为丸(《四川中药志》)。

(2) 痨嗽咯血　本品能补肺益肾，可治肺肾阴伤，痨嗽咯血。以本品与白木耳蒸服，有良效；或与蛤蚧、人参、熟地黄、胡桃肉等配伍，入丸、散，以增强养阴止咳，纳气定嗽之力。

**【用法用量】**　5～15g，用水浸泡，炖服，或作丸剂服。

**【成药例证】**　**补金片(《卫生部药品标准中药成方制剂·第二十册》)**　药物组成：鹿角胶、紫河车、龟甲胶、蛤蚧、哈蟆油、鸡蛋黄油、乌梢蛇、红参、当归、核桃仁、黄精、麦冬、茯苓、陈皮、浙贝母、百部、桔梗、白及。

功能主治：补肾益肺，健脾化痰，止咳平喘。用于肺脾两虚，肾不纳气所致的久病咳喘，神疲乏力；肺结核，慢性支气管炎，肺气肿，肺心病缓解期见上述证候者。

**【贮藏】**　置通风干燥处，防潮，防蛀。

**【参考文献】**　[1]彭娟，邓虹珠，马丹丹，等.哈蟆油对大鼠卵巢颗粒细胞增殖与分泌的影响[J].时珍国医国药，2013，24(3)：532-535.

[2]张蔚君，任昕，钱立，等.哈蟆油对生长及性器官的影响[J].沈阳药科大学学报，1998，15(2)：136-137.

[3]谢程，张兰杰，张炜煜，等.哈蟆油对免疫功能低下或增强小鼠的免疫调节作用[J].中国老年学杂志，2010，30(21)：3132-3133.

[4]顾红缨，林卓，徐云，等.哈蟆油调节小鼠细胞免疫功能的实验研究[J].吉林中医药，2010，30(12)：1103-1104.

[5]刘玉兰，姜云梅，尤越人，等.哈蟆油及其提取物对肾虚和正常小鼠的抗疲劳作用[J].吉林中医药，1997，14(1)：20-23.

[6]高燕玲.甘肃产蛤蟆油对小鼠免疫力和应激性能的影响[J].中药材，1996，19(2)：90-92.

[7]金香男，延光海，金哲悟，等.林蛙油对哮喘缓解期模型小鼠气道炎症的影响[J].延边大学医学学报，2014，37(2)：101-104.

[8]刘玉兰，尤越人，翁鸿博，等.哈蟆油及其甲醇、石油醚提取物的镇咳祛痰作用[J].沈阳药科大学学报，1997，14(1)：48-51.

[9]叶豆丹，尤越人，李星，等.哈蟆油延缓衰老的作用机制研究[J].中国药房，2012，23(47)：4419-4422.

[10]刘玉兰，牟孝硕，崔素玉，等.哈蟆油的抗衰老作用[J].沈阳药科大学学报，1998，15(1)：56-58.

[11]于勇，刘阳，范文今，等.林蛙油耐缺氧与调节血脂的作用[J].环境与职业医学，2002，19(3)：204-205.

(陈璐　吴清华　裴瑾)

## 292　海风藤

Haifengteng

**【异名】**　风藤、巴岩香(《中药志》)，满坑香、老藤、大风藤、岩胡椒(《中华本草》)。

**【来源】**　为胡椒科植物风藤 *Piper kadsura* (Choisy) Ohwi 的干燥藤茎。

**【产地】**　主要为野生品。主产于福建、浙江、广东、台湾等地。

**【采收加工】**　夏、秋二季采割，除去根、叶，晒干。

**【炮制】**　除去杂质，浸泡，润透，切厚片，晒干。

**【性状特征】**　呈扁圆柱形，微弯曲，长15～60cm，直径0.3～2cm。表面灰褐色或褐色，粗糙，有纵向棱状纹理及明显的节，节间长3～12cm，节部膨大，上生不定根。体轻，质脆，易折断，断面不整齐，皮部窄，木部宽广，灰黄色，导管孔多数，射线灰白色，放射状排列，皮部与木部交界处常有裂隙，中心有灰褐色髓。气香，味微苦、辛。以香气浓者为佳。

**【化学成分】**　海风藤的主要成分是木脂素，还含有挥发油、生物碱、黄酮、环氧化合物、甾体等。海风藤的木脂素是其主要药理活性成分。

**【药理毒理】**

**1. 抗炎、镇痛**　海风藤的乙酸乙酯(0.5928mg/ml)、正丁醇(0.772mg/ml)、挥发油部位

(7.038mg/ml)0.2ml/10g 给小鼠灌胃，连续 7d，能抑制二甲苯所致的小鼠耳廓肿胀[1]。海风藤挥发油以 6.25、12.5、25g 生药/kg 剂量给小鼠灌胃，能延长小鼠热板致痛的舔后足时间，可提高小鼠疼痛耐受力，抑制棉球肉芽组织生长[2]。

**2. 拮抗血小板活化因子** 海风藤中所含木脂素类化合物具有明显的拮抗血小板活化因子(PAF)的作用。海风藤酚、甲基海风藤酚、海风藤醇 A 和海风藤醇 B 灌胃均能选择性拮抗 PAF 对兔血小板的聚集作用，$IC_{50}$分别为 17.9、9.2、142.0、14.0μmol/L[3]。

**3. 保护局部缺血脑组织** 海风藤提取物制成浓度为 10% 的注射液，对大脑中动脉阻塞再灌注 Wistar 大鼠模型腹腔注射，可减少凋亡诱导因子(AIF)、Caspase-3 蛋白的表达，减轻迟发性神经元死亡，对缺血性脑组织有保护作用[4]。海风藤新木脂素复合物(10mg/kg)、海风藤酮(10mg/kg)给 Wistar 大鼠缺血前和缺血后腹腔注射，海风藤提取物能减少缺血半暗带神经细胞的凋亡数量，减缓缺血区神经元损害[5]。

**4. 对生殖系统的作用** 海风藤酮 0.005mol/L 给妊娠小鼠腹腔注射(10μl/d)，连续 6d，能拮抗血小板激活因子(PAF)的促着床作用[6]。海风藤酮 0.0002、0.001、0.0015mol/L 能拮抗 PAF 对长白猪精子活率的促进作用，低剂量降低精子活率的作用最强[7]。

**5. 对神经系统的作用** 海风藤在实验浓度内(2.5～25g/L)可抑制淀粉样蛋白(β-APP)第 25～35 个氨基酸片段诱导的神经细胞胞浆钙离子浓度升高，作用随海风藤浓度增加而增强[8]。

**【药性】** 辛、苦，微温。归肝经。

**【功能主治】** 祛风湿，通经络，止痹痛。用于风寒湿痹，肢节疼痛，筋脉拘挛，屈伸不利。

**【临床应用】 临床常用**

(1) 风寒湿痹 本品辛散、苦燥、温通，为治风寒湿痹，肢节疼痛，筋脉拘挛，屈伸不利的常用药，每与羌活、独活、桂心、当归等配伍，如蠲痹汤(《医学心悟》)。亦可入膏药方中外用。

(2) 跌打损伤 本品能通络止痛，治跌打损伤，瘀肿疼痛，可与三七、土鳖虫、红花等配伍。

**【用法用量】** 6～12g。

**【成药例证】**

**1. 散风活络丸(浓缩丸)(《卫生部药品标准中药成方制剂·第二十册》)** 药物组成：海风藤、乌梢蛇、制草乌、制附子、威灵仙、防风、麻黄、细辛、制白附子、胆南星、蜈蚣、地龙、乳香、桃仁、红花、当归、川芎、赤芍、桂枝、牛膝、骨碎补、熟地黄、党参、白术、茯苓、木香、香附、草豆蔻、石菖蒲、黄芩、熟大黄、牛黄、冰片。

功能主治：舒筋活络，祛风除湿。用于风寒湿痹引起的中风瘫痪，口眼㖞斜，半身不遂，腰腿疼痛，手足麻木，筋脉拘挛，步行艰难。

**2. 天和追风膏(《中华人民共和国药典》2015 年版)** 药物组成：海风藤、生草乌、麻黄、细辛、羌活、乌药、白芷、高良姜、独活、威灵仙、生川乌、肉桂、红花、桃仁、苏木、赤芍、乳香、没药、当归、蜈蚣、蛇蜕、牛膝、续断、香加皮、红大戟、麝香酮、广西血竭、肉桂油、冰片、薄荷脑、辣椒流浸膏、丁香罗勒油、月桂氮卓酮、樟脑、水杨酸甲酯。

功能主治：温经散寒，祛风除湿，活血止痛。用于风寒湿闭阻、瘀血阻络所致的痹证，症见关节疼痛，局部畏风寒，腰背痛，屈伸不利，四肢麻木。

**3. 豹骨活络丸(《卫生部药品标准中药成方制剂·第五册》)** 药物组成：豹骨(制)、木瓜、当归、白芷、威灵仙、青风藤、海风藤、川芎、牛膝、制川乌、制草乌、人参。

功能主治：舒筋活络，散风祛湿，止痛。用于腰膝疼痛，筋骨无力，步行艰难，手足麻木。

**4. 祛风湿骨痛酒(《卫生部药品标准中药成方制剂·第十五册》)** 药物组成：海风藤、木瓜、络石藤、香加皮、鸡血藤、槲寄生。

功能主治：祛风湿，通经络。用于风湿性关节炎。

**【贮藏】** 置通风干燥处。

**【参考文献】** [1]李吉莹，刘艳菊，郮飞虹，等.海风藤抗炎作用的实验研究[J].湖北中医杂志，2006，28(12)：17.

[2]刘艳菊，文莉，黄丽，等.海风藤挥发油抗风湿作用的药效学[J].中国医院药学杂志，2007，27(2)：218-219.

[3]李少华.海风藤提取物对大鼠内毒素性低血压和肺损伤的拮抗作用[J].中国中药杂志，1989，34(11)：43.

[4]刘振华，冯建利，杜怡峰，等.海风藤提取物对大鼠脑缺血再灌注后神经细胞凋亡的影响[J].中国老年学杂志，2008，28

(20):1977-1980.

[5]王雪松,王伟,阮旭中.海风藤提取物对脑缺血保护作用的实验研究[J].中国临床神经科学,2003,11(1):1-3.

[6]肖君刚,李惠,刘斌.海风藤酮对小鼠胚卵着床的影响[J].北京医科大学学报,1994,26(1):42.

[7]秦爱萍,朱晓晔,郑行.海风藤酮对PAF影响长白猪精子活率及运动能力的拮抗作用[J].畜牧兽医学报,2000,31(4):301-305.

[8]韩恩吉,Jose. R. 海风藤抑制淀粉样蛋白诱导神经细胞胞浆钙离子升高的研究[J].山东医科大学学报,1998,36(3):239-241.

(陈璐　吴清华　裴瑾)

## 293　海狗肾

Haigoushen

**【异名】**　腽肭脐(《药性论》)。

**【来源】**　为海狮科动物海狗 *Callorhinus ursinus* Linnaeus 的干燥雄性外生殖器。

**【产地】**　主要为野生品。多为进口,国内主产辽宁等地。

**【采收加工】**　春季捕捉雄兽,割取阴茎和睾丸,置阴凉处风干。

**【性状特征】**　阴茎呈长圆柱形,因干缩有不规则的纵棱脊、纵沟及凹槽,稍扭曲。长18~25cm,先端膨大呈长椭圆形,略扁,具鞘状龟头膜,中部略膨大呈关节状,表面棕黄色至黄棕色,略呈半透明并杂有黑血色斑。近基部附睾丸二枚,睾丸囊状,扁长圆形,棕黄色或黄棕色,各由韧带和输精管与阴茎末端相连。输精管直径约2mm,棕黄色。质坚韧,不易折断。气微腥。以形粗长,质油润,半透明,无腥臭者为佳。

**【化学成分】**　海狗肾的主要成分是蛋白质、脂肪,还含有雄性激素等。海狗肾的蛋白质、脂肪是其主要药理活性成分。

**【药理毒理】**

**1. 壮阳**　海狗肾以70mg/(kg·d)剂量灌胃,能有效阻止和修复环磷酰胺所致的雄性大鼠生殖系统破坏,提高血清睾酮的含量,改善其睾丸间质细胞的功能状态,促进精子的发生与发育;提高血清SOD活力,降低血清MDA含量;大鼠灌胃海狗肾70mg/(kg·d),30d后,大鼠血清睾酮的含量增加[1]。

**2. 抗衰老**　以含有0.008%、0.024%、0.072%、0.216%海狗肾粉末的玉米粉培养基培养果蝇,能延长果蝇的半数死亡时间、平均寿命和最高平均寿命,其中0.072%浓度的海狗肾对果蝇寿命的延长作用最好;海狗肾以50、100、200mg/kg剂量给小鼠灌胃给药,均能提高老龄小鼠红细胞SOD活性。低、中剂量能提高老龄小鼠全血GSH-Px活性,降低血清ROS和红细胞MDA含量[2]。

**【药性】**　咸,热。归肾经。

**【功能主治】**　暖肾壮阳,益精补髓。用于阳痿精冷,精少不育,肾阳衰微,心腹冷痛等症。

**【临床应用】**　临床常用

(1)阳痿精冷,精少不育　本品性热壮阳,味咸入肾经,为血肉有情之品,具补肾壮阳,益精补髓之功效。可治肾阳亏虚,阳痿不举,腰膝痿弱,精寒不育,尿频便溏,腹中冷痛等,常配伍人参、鹿茸、附子等药,以增强壮阳散寒,暖肾益精之功,如腽肭脐丸(《济生方》)。或与鹿茸、紫河车、人参同用,治疗精少不育之症。

(2)肾阳衰微,心腹冷痛　本品长于补肾壮阳,可治肾阳衰微,下元久冷,虚寒攻冲,心腹冷痛等症。本品与吴茱萸、甘松、高良姜等同用,可增强补阳散寒之效,如腽肭脐散(《圣济总录》)。

**【用法用量】**　研末服,每次1~3g,每日2~3次;入丸、散或泡酒服。

**【成药例证】**

**1. 海马三肾丸(《卫生部药品标准中药成方制剂·第十册》)**　药物组成:海狗肾(烫)、驴肾(烫)、鹿肾(烫)、海马(烫)、核桃仁、人参、母丁香、韭菜子、枸杞子、仙茅、补骨脂(盐炙)、鹿茸、山药(炒)、肉桂、山茱萸、肉苁蓉、淫羊藿、八角茴香、蛇床子、小茴香(盐炙)、熟地黄、蛤蚧(油炙)、附子、紫梢花、覆盆子、巴戟天、菟丝饼、荜澄茄、桑螵蛸。

功能主治:补肾壮阳。用于阳痿,滑精,腰痛腿酸。

**2. 参茸强肾片(《国家中成药标准汇编·内科肾系分册》)**　药物组成:人参、鹿茸、鹿鞭、牛鞭、海狗肾、黄芪、当归、肉苁蓉、阳起石、枸杞子、杜仲、附片、菟丝子、熟地黄、淫羊藿、韭菜子。

功能主治:补肾壮阳,填精益髓。用于肾阳不足，精血亏损而致的肢倦神疲，眩晕健忘，阳痿早泄，不育不孕，腰膝冷痛等症。

**3. 参茸强肾口服液（《卫生部药品标准中药成方制剂·第十九册》）**　药物组成：人参、鹿茸、鹿肾、牛肾、海狗肾、黄芪、当归、肉苁蓉、阳起石、枸杞子、杜仲、附片、菟丝子、熟地黄、淫羊藿、韭菜子。

功能主治：补肾壮阳，填精益髓。用于肾阳不足，精血亏损而致的肢倦神疲，眩晕健忘，阳痿早泄，不育不孕，腰膝冷痛等症。

**【贮藏】**　置阴凉干燥处，防潮，防蛀。

**【参考文献】**
[1]王静凤，田树川，费钢锐.海狗肾抗衰老作用的实验研究[J].中国海洋药物，2002，89(5)：35-36.

[2]王静凤，薛长湖，王志刚.海狗肾抗衰老作用的实验研究Ⅱ——对果蝇寿命及老龄小鼠体内过氧化水平的影响[J].中国海洋大学学报，2005，36(2)：241-244.

（陈璐　吴清华　裴瑾）

## 294　海金沙
Haijinsha

**【异名】**　左转藤灰（《四川中药志》），海金砂（《江西草药》）。

**【来源】**　为海金沙科植物海金沙 *Lygodium japonicum*（Thunb.）Sw. 的干燥成熟孢子。

**【产地】**　主要为野生品，栽培品亦有。主产于广东、四川、湖南、浙江、江苏、湖北等省。

**【采收加工】**　秋季孢子未脱落时采割藤叶，晒干，搓揉或打下孢子，除去藤叶。

**【性状特征】**　呈粉末状，棕黄色或浅棕黄色。体轻，手捻有光滑感，置手中易由指缝滑落。气微，味淡。置手掌中即由指缝滑落；撒在水中则浮于水面，加热后逐渐下沉；易着火燃烧而发爆鸣及闪光，不留灰渣。以干燥、黄棕色、质轻光滑、能浮于水、无泥沙杂质、引燃时爆响者为佳。

**【化学成分】**　海金沙的主要成分是黄酮，还含有酚酸及其糖苷、挥发油、三萜等。海金沙的黄酮是其主要药理活性成分。

**【药理毒理】**

**1. 抗炎**　海金沙水提物分别以 0.608、1.215、2.430g 生药/kg 的剂量给角叉菜胶致足跖肿胀大鼠模型、二甲苯致耳廓炎小鼠模型灌胃，能抑制大鼠足跖肿胀，高剂量可抑制小鼠耳廓肿胀度[1]。

**2. 抑菌**　海金沙对藤黄球菌、枯草芽孢杆菌、金黄色葡萄球菌和乙型溶血性链球菌均有抑菌活性。42℃时，对藤黄球菌、枯草杆菌、金黄色葡萄球菌的抑菌效果最好，最大抑菌圈分别为 21、6.5、13.2mm。37℃时，醇提物对乙型溶血性链球菌的抑菌效果最好，最大抑菌圈为 8.5mm；pH 为 7.6 时，海金沙醇提物对藤黄球菌、金黄色葡萄球菌、枯草杆菌和乙型溶血性链球菌的最大抑菌圈分别为 9.1、8.2、9、11.3mm。海金沙水提物和醇提物对藤黄球菌、乙型溶血性链球菌、枯草芽孢杆菌、金黄色葡萄球菌的最低抑菌质量分数分别为 25%、12.5%、12.5%、25% 和 3.12%、1.56%、6.25%、3.12%[2]。

**3. 利胆**　从海金沙中分离出的反式-对-香豆酸按 50mg/kg 剂量十二指肠注入麻醉大鼠，给药后 24h 利胆达到最大效应，可持续 4～5h，胆汁平均增加 20%，但胆汁中胆红素和胆固醇的浓度不增加；与去氧胆酸利胆效价相比，其利胆作用强度和持续时间基本相同，但起效较缓慢[3]。

**4. 抗结石**　海金沙提取物按 100、150mg/kg 剂量给大鼠灌胃，能降低肾草酸钙结石模型大鼠尿中 Ca、P、UA 水平，提高尿 Mg 水平，增加排尿量，抑制肾组织草酸钙结晶的形成，降低肾组织草酸钙的含量[4]。

**5. 抗氧化**　海金沙总黄酮对羟基自由基、超氧阴离子自由基、烷基自由基均有一定的清除作用；浓度为 1.04mg/ml 的海金沙总黄酮提取物对烷基自由基的清除能力与维生素 C 相当；对羟基自由基、超氧阴离子自由基清除能力弱于维生素 C、芦丁和槲皮素；对油脂的抗氧化作用强于 BHT；海金沙总黄酮提取物的浓度在实验范围内与其抗氧化活性呈正相关[5]。

**6. 镇痛**　海金沙水提物分别以 0.608、1.215、2.430g 生药/kg 剂量给小鼠灌胃，中、高剂量可提高小鼠扭体法痛阈，高剂量可提高小鼠热板法痛阈[1]。

**7. 抗雄激素**　海金沙 50% 乙醇提取物体外实验对睾酮 5α-还原酶的抑制率为 40.6%（浓度 1.0mg/m）、66.7%（浓度 2.0mg/ml）；灌胃后能抑制睾酮处理过的仓鼠胁腹器官的增长，并促进睾酮处理过的小鼠毛发再生长[6]。

【药性】 甘、咸，寒。归膀胱、小肠经。

【功能主治】 清利湿热，通淋止痛。用于热淋，石淋，血淋，膏淋，尿道涩痛。

【临床应用】 临床常用

淋证，水肿　本品寒咸性降，善清膀胱、小肠湿热，能通利水道，止尿道疼痛，为治诸淋涩痛之要药。常据证配伍他药，以增强疗效，如用于热淋急病，可以本品为末，甘草汤送服，以增强其清热通淋之功；本品又能清血分之热，治血淋，可单用，或与清热通淋凉血药配伍；治石淋，可与鸡内金、金钱草等同用，共奏通淋排石之效；治膏淋，《世医得效方》海金沙散与滑石、麦冬、甘草同用。本品又能利水消肿，常与泽泻、猪苓、防己等同用，以增强利尿之功效。

此外，本品又能止血，可治血热吐血、衄血、尿血等。

【用法用量】 6～15g，包煎。

【成药例证】

**1. 五淋化石丸(《卫生部药品标准中药成方制剂·第十九册》)**　药物组成：广金钱草、海金沙、车前子、石韦、琥珀、沙牛、鸡内金、泽泻、延胡索、黄芪、甘草。

功能主治：利湿通淋，化石止痛。用于淋证，癃闭，尿路感染；尿路结石、前列腺炎、乳糜尿见上述证候者。

**2. 复方石淋通片(《卫生部药品标准中药成方制剂·第十二册》)**　药物组成：广金钱草、海金沙、石韦、忍冬藤。

功能主治：清热利湿，通淋排石。用于下焦湿热所致的热淋、石淋，症见肾区绞痛、尿频、尿涩痛；尿路结石、泌尿系感染见上述证候者。

**3. 五淋丸(《卫生部药品标准中药成方制剂·第四册》)**　药物组成：海金沙、木通、栀子(姜制)、黄连、石韦、茯苓皮、琥珀、地黄、白芍、川芎、当归、甘草。

功能主治：清热利湿，分清止淋。用于下焦湿热所致的尿频尿急、小便涩痛、浑浊不清。

**4. 琥珀消石颗粒(《卫生部药品标准中药成方制剂·第十八册》)**　药物组成：赤小豆、当归、琥珀、海金沙、金钱草、鸡内金、蒲黄、牛膝。

功能主治：清热利湿，通淋消石。用于石淋、血淋，也可用于泌尿系统结石属湿热瘀结证者。

**5. 妇科分清丸(《中华人民共和国药典》2015年版)**　药物组成：当归、白芍、川芎、地黄、栀子、黄连、石韦、海金沙、甘草、木通。

功能主治：清热利湿，活血止痛。用于湿热瘀阻下焦所致妇女热淋证，症见尿频、尿急、尿少涩痛、尿赤浑浊。

【贮藏】 置干燥处。

【参考文献】 [1]何胜旭，孟杰，吕高荣，等.金沙藤与海金沙药理作用的比较研究[J].中国中药杂志，2011，36(15)：2149-2152.

[2]欧阳玉祝，唐塞燕，秦海琼，等.海金沙提取物体外抑菌性能研究[J].中国野生植物资源，2009，28(3)：41-44.

[3]刘家骏，陈澍禾，王静，等.海金沙利胆作用的实验研究[J].安徽医学，2011，8(1)：34-35.

[4]胡露红，卞荆晶，吴晓娟.海金沙提取物对实验性大鼠肾草酸钙结石形成的影响[J].医药导报，2011，30(8)：1007-1010.

[5]王桃云，陈娟，彭志任，等.海金沙黄酮体外抗氧化活性研究[J].食品工业科技，2010，31(3)：193-199.

[6]Matsuda H，Yamazaki M，Naruto H，*et al*.Anti-androgenic and Hair Growth Promoting Activities of Lygodii Spora(Spore of *Lygodium japonicum*) I. Active Constituents Inhibiting Testosterone 5α-Reductase[J].*Biol. Pharm. Bull.*，2002，25(5)：622-626.

（陈璐　吴清华　裴瑾）

## 295　海狸香
Hailixiang

【异名】 海狸鼠。

【来源】 为河狸科动物欧亚河狸 *Castor fiber* Linnaeus 或加拿大河狸 *Castor canadensis* Linnaeus 的香囊分泌物。

【产地】 主要为野生品，人工养殖品亦有。欧亚河狸我国主产于新疆，国外主产于俄罗斯、德国、法国、英国等地；加拿大海狸主产加拿大、美国、墨西哥北部、阿根廷等国家。

【采收加工】 捕捉后取出香囊，用乙醇消毒后，阴干或晾至近干。

【性状特征】 **欧亚海狸香**　呈扁梨状或略呈圆棒状，成对连接，稍压扁，不皱缩或稍具纵皱纹，长6～12cm，宽3～7cm。外部皮膜极易剥落，内含分泌物，新鲜时为乳黄色，糊状，放置后颜色加深，呈棕黄色至棕褐色，并渐变硬，剖开后可见麦粒状结块，外被白色薄膜。气特异芳香，味辛辣。

**加拿大海狸香**　呈扁梨状或长卵形，成对连接，表面暗棕色或棕色至红棕色，皱缩有数条纵纹，长8～10cm，宽约3cm。连接处有一小开口，内含树脂状分泌物，鲜时浅黄棕色，糊状，放置后渐变硬，呈棕色或棕褐色。

**【化学成分】**　海狸香的主要成分是海狸香素、海狸香胺、苯甲醇、苯甲酸、2-羟基苯甲醛等。海狸香的海狸香素、海狸香胺、苯甲醇、苯甲酸、2-羟基苯甲醛是其主要药理活性成分。

**【药理毒理】**

**1. 免疫抑制**　海狸香水溶物以5g/kg剂量给小鼠腹腔注射，能降低小鼠脾细胞分泌抗体的功能，降低小鼠血清溶血素水平；还能降低小鼠外周T淋巴细胞功能，使血酸性非特异性脂酶活性减弱，抑制小鼠腹腔巨噬细胞的吞噬功能[1]。

**2. 抗氧化**　河狸香能有效抑制黄嘌呤氧化酶体系的化学发光作用，在12～75ng/ml范围内，随着河狸香浓度的增加，发光强度随之下降，$IC_{50}$为24ng/ml；能有效清除OH·，随浓度增加，清除作用增强，$IC_{50}$为2.74μg/ml；无消耗$H_2O_2$作用；还能清除其他活性氧，抑制脂质过氧化[2]。

**【药性】**　三级末热，二级末干。

**【功能主治】**　驱散异常腐败体液，温暖机体，营养神经，解毒利尿，通经止痛。用于胸痛心悸，胃脑寒湿，癫痫肢抽，阳事虚弱，咳喘气短，闭经尿少，四肢麻木。

**【临床应用】　临床常用**

（1）湿寒性或黏液质性脑病　本品性热味辛，能驱散异常腐败体液，温暖机体，营养神经，治湿寒性或黏液质性脑病，用于胸痛心悸，胃脑寒湿；《拜地依药书》记载："祛寒通畅，温心除悸等，治寒性肠梗阻，寒性心慌、心悸等。"

（2）记忆减退，湿盛嗜睡　常与葡萄醋、玫瑰花油、蜂蜜、胡椒粉、阿魏、罗勒汁等同用，《注医典》记载："增强记忆，燥湿醒苏。"

**【用法用量】**　0.05～0.2g。

**【注意事项】**　本品对热性气质者有害，矫正药为谢日比提比乃非谢糖浆。

**【贮藏】**　置阴凉通风干燥处。

**【参考文献】**

[1]荆雪梅，朱武成，高苏提，等.河狸香水溶部分对小鼠免疫功能的影响[J].时珍国药研究，1997，8(4)：313-314.

[2]陈季武，胡天喜，盛和林.河狸香抗氧化作用[J].华东师范大学学报(自然科学版)，1997，1(1)：95-97.

（陈璐　吴清华　裴瑾）

## 296　海龙

Hailong

**【异名】**　水雁(《现代实用中药》)，海蛇(《药材资料汇编》)。

**【来源】**　为海龙科动物刁海龙 *Solenognathus hardwickii* (Gray)、拟海龙 *Syngnathoides biaculeatus* (Bloch)或尖海龙 *Syngnathus acus* Linnaeus的干燥体。

**【产地】**　主要为野生品。主产于广东、福建、山东。

**【采收加工】**　多于夏、秋二季捕捞，刁海龙、拟海龙除去皮膜，洗净，晒干；尖海龙直接洗净，晒干。

**【性状特征】**　**刁海龙**　体狭长侧扁，全长30～50cm。表面黄白色或灰褐色。头部具管状长吻，口小，无牙，两眼圆而深陷，头部与体轴略呈钝角。躯干部宽3cm，五棱形，尾部前方六棱形，后方渐细，四棱形，尾端卷曲。背棱两侧各有1列灰黑色斑点状色带。全体被以具花纹的骨环和细横纹，各骨环内有突起粒状棘。胸鳍短宽，背鳍较长，有的不明显，无尾鳍。骨质，坚硬。气微腥，味微咸。以条大、色黄白、头尾齐全者为佳。

**拟海龙**　体长平扁，躯干部略呈四棱形，全长20～22cm。表面灰黄色。头部常与体轴成一直线。以条大、色黄白、头尾齐全者为佳。

**尖海龙**　体细长，呈鞭状，全长10～30cm，未去皮膜。表面黄褐色。有的腹面可见育儿囊，有尾鳍。质较脆弱，易撕裂。以条大、色黄白、头尾齐全者为佳。

**【化学成分】**　海龙的主要成分是甾体，还含有蛋白质、氨基酸、多种微量元素等。海龙的甾体是其主要药理活性成分。

**【药理毒理】**

**1. 性激素样作用**　刁海龙、拟海龙、尖海龙乙醇提取物均以3g生药/kg剂量给小鼠灌胃，能提高环磷酰胺造模雄性小鼠睾丸、精囊腺、附睾、前列腺的重量和精子数、精子活力[1]。尖海龙按50、100、200mg/kg给尿生殖窦致前列腺增生小鼠模型灌胃，连续30d，能升高小鼠的结精囊腺指数，降低前列腺指数、血清ACP、腺体周长、腺体面积和腺上皮高度[2]。

**2. 抗疲劳**　尖海龙粉悬乳液、酶解液、总脂肪以5g/(kg·d)剂量灌胃，连续14d，能延长小鼠游泳时间，减少运动引起的血乳酸增加和加速运动后血乳酸含量的降低，增加小鼠肌糖原和肝糖原的储备[3]。

**3. 抗肿瘤**　尖海龙的95%乙醇提取物(100、200、500、1000μg/ml)对人癌细胞株KB的生长有抑制作用，并呈量效关系[4]。尖海龙水提物对宫颈HeLa癌细胞系有抑制和杀伤作用，且随加药浓度的增加，抑制率增大，对GLT-82和SK-RB-3也有杀伤作用[5]。

**4. 对心肌细胞的作用**　从尖海龙中分离得到的4个甾体化学物Sy1、Sy2、Sy3、Sy4用DMSO制成0.1mg/ml，Sy1、Sy2具有降低心肌细胞的拍动数，而对心幅有加强作用；Sy3、Sy4对心率作用不明显，但对收缩力有加强作用[6]。

**【药性】**　甘、咸，温。归肝、肾经。

**【功能主治】**　温肾壮阳，散结消肿。用于肾阳不足，阳痿遗精，癥瘕积聚，瘰疬痰核，跌仆损伤；外治痈肿疔疮。

**【临床应用】**　**临床常用**

(1) 阳痿，遗精遗尿　本品甘咸性温，能温肾阳、壮阳道，《本草纲目拾遗》谓其“功倍海马”。适用于肾阳不足所致的阳痿不举，肾关不固，遗精遗尿等。

(2) 癥瘕积聚，跌打损伤　本品入血分，有助阳活血，调气止痛之能，可治气滞血瘀，聚而成形之癥瘕积聚，跌打损伤。

(3) 痈肿疔疮　本品还具调气活血之功，能使血瘀得散，气滞得通，用治气血凝滞，营卫不和，经络阻塞，肌肉腐溃之疮疡肿毒，恶疮发背。

**【用法用量】**　3～9g。外用适量，研末敷患处。

**【成药例证】**

**1. 海龙蛤蚧口服液(《卫生部药品标准中药成方制剂·第十三册》)**　药物组成：海龙、蛤蚧、鹿茸、淫羊藿、羊鞭、阳起石、肉苁蓉、锁阳、羊外肾、莲须、菟丝子、韭菜子、蛇床子、肉桂、熟地黄、地黄、枸杞子、何首乌、川芎、当归、人参、黄芪、花椒、豆蔻、陈皮、沉香、泽泻、黄芩、甘草。

功能主治：温肾壮阳，补益精血。用于肾阳虚衰所致的腰膝酸软，面色无华，头目眩晕，阳痿，遗精。

**2. 深海龙胶囊(《卫生部药品标准中药成方制剂·第十六册》)**　药物组成：海龙、淫羊藿、海马、鹿茸、羊鞭、蛇床子、肉苁蓉、附片、干姜、当归、天冬、熟地黄、枸杞子、麦冬、人参、黄芪、大枣、山药、茯苓、五味子、牛膝、桃仁、水蛭、牡丹皮、砂仁、炙甘草。

功能主治：温补肾阳，益髓填精。用于肾阳虚所致的腰膝酸软，畏寒肢冷，神疲乏力，头晕，耳鸣，心悸，失眠，小便频数及性功能减退。

**3. 海龙胶口服液(《国家中成药标准汇编·外科妇科分册》)**　药物组成：海龙、黄明胶、当归、肉桂、川芎、肉苁蓉、黄芪、白芍、枸杞子、陈皮、甘草。

功能主治：温肾壮阳，填精补髓。用于腰膝足软，精神萎靡，面色白，男子阳痿遗精，女子宫冷不孕。

**4. 深海龙丸(《卫生部药品标准中药成方制剂·第二十一册》)**　药物组成：海龙、海马、羊鞭、鹿茸、蛇床子、淫羊藿、肉苁蓉、五味子、人参、黄芪、大枣、茯苓、砂仁、山药、干姜、附片、当归、熟地黄、天冬、麦冬、枸杞子、桃仁、水蛭、牡丹皮、牛膝、甘草。

功能主治：温补肾阳，补髓填精。用于因肾阳不足所致的腰膝酸软，畏寒肢冷，神疲乏力，头晕耳鸣，心悸失眠，小便频数及性功能减退等症。亦能增强心功能、降低血脂，可作为心脏病的辅助治疗药。

**5. 蚕蛹补肾胶囊(《国家中成药标准汇编·内科肾系分册》)**　药物组成：雄柞蚕蛹、刺五加、海龙、熟地黄、淫羊藿(羊脂制)、枸杞子。

功能主治：温肾助阳，生精益髓。用于肾阳虚衰者，症见阳痿，早泄，遗精，腰膝酸软，四肢乏力等。

**【贮藏】**　置阴凉干燥处，防蛀。

**【参考文献】**　[1]张朝晖，徐国钧，徐珞珊，等.海龙类乙醇提取物的激素样作用[J].中药材，1995，18(4)：197-199.

[2]许东晖，蒋国津，梅雪婷，等.尖海龙对胚胎尿生殖窦致小鼠前列腺增生模型的药理作用[J].中国海洋药物杂志，2011，30(1)：31-35.

[3]胡建英，李八方.海洋生药尖海龙的抗疲劳作用研究[J].中

国海洋药物,2002,(4):48-53.

[4]李士敏,吴筱丹,曾苏,等.海龙体外抗肿瘤活性研究[J].中国中药杂志,2001,26(3):198-199.

[5]李春香,袁强,朱晓梅,等.倒置显微镜观察尖海龙提取物对 HeLa 细胞的杀伤作用[J].唐山师范学院学报,2001,23(5):4-6.

[6]张朝晖,赵怀清,徐国钧,等.尖海龙中甾体类化合物对小鼠离体心肌细胞的作用[J].中国海洋药物,1999,(4):11-13.

（陈璐　吴清华　裴瑾）

## 297　海马

Haima

**【异名】**　水马(《本草经集注》)。

**【来源】**　为海龙科动物线纹海马 *Hippocampus kelloggi* Jordan et Snyder、刺海马 *Hippocampus histrix* Kaup、大海马 *Hippocampus kuda* Bleeker、三斑海马 *Hippocampus trimaculatus* Leach 或小海马(海蛆)*Hippocampus japonicus* Kaup 的干燥体。

**【产地】**　主要为野生品,养殖品亦有。我国主产于广东、福建及台湾等,其他沿海省区亦产。进口海马主产于马来西亚、菲律宾、印度尼西亚及澳洲、非洲等地。野生海马是《濒危野生动植物种国际贸易公约》(CITES,2004)和世界自然保护联盟列名保护物种(IUCN,2012),在我国被列为国家二级重点保护动物。

**【采收加工】**　夏、秋二季捕捞,洗净,晒干;或除去皮膜和内脏,晒干。

**【炮制】**　用时捣碎或碾粉。

**【性状特征】**　**线纹海马**　呈扁长形而弯曲,体长约 30cm。表面黄白色。头略似马头,有冠状突起,具管状长吻,口小,无牙,两眼深陷。躯干部七棱形,尾部四棱形,渐细卷曲,体上有瓦楞形的节纹并具短棘。体轻,骨质,坚硬。气微腥,味微咸。

**刺海马**　体长 15～20cm。头部及体上环节间的棘细而尖。

**大海马**　体长 20～30cm。黑褐色。

**三斑海马**　体侧背部第 1、4、7 节的短棘基部各有 1 块黑斑。

**小海马(海蛆)**　体形小,长 7～10cm。黑褐色。节纹和短棘均较细小。

**【化学成分】**　海马的主要成分是蛋白质、氨基酸,还含有甾体、脂肪酸及酯、磷脂、多种微量元素等。海马的蛋白质、氨基酸是其主要药理活性成分。

**【药理毒理】**

**1. 激素样作用**　线纹海马乙醇提取物按 3g 生药/kg的剂量灌胃,能增加正常雄性小鼠的精子数和精子活率,对性器官和附性器官的重量变化几乎无影响;可对抗环磷酰胺引起的小鼠精子数、精子活率及性器官、附性器官重量减低[1]。

**2. 免疫调节**　海马乙醇提取物按 5、10g 生药/kg的剂量灌胃,连续 10d,能增强小鼠巨噬细胞吞噬能力,抑制由二硝基氯代苯攻击导致的小鼠耳朵肿胀[2]。

**3. 抗疲劳**　大海马乙醇提取物按 5、10g 生药/kg的剂量给小鼠灌胃,连续 7d,能延长小鼠负重游泳的时间,延长小鼠常压下耐缺氧能力的作用[2]。三斑海马混悬液按 5g/(kg·d)剂量连续灌胃 14d,能延长小鼠负重游泳时间,有效降低游泳后血乳酸含量[3]。大海马酶解提取物按 50、100、200mg/kg 剂量灌胃,连续给药 14d,可减少一次性运动疲劳模型小鼠和递增运动量疲劳模型小鼠运动时乳酸、尿素氮和过氧化物的产生,又能促进运动后三者的清除;还可延长正常小鼠在缺氧、寒冷以及缺氧合并寒冷条件下的生存时间,延长游泳时间,其作用有明显的量效关系[4]。

**4. 抗肿瘤**　线纹海马黄酒悬液按 2、4、6mg/kg 剂量皮下注射,能抑制 $S_{180}$ 荷瘤鼠的肿瘤形成,延长肿瘤潜伏时间,提高肿瘤抑制率,提高荷瘤小鼠的胸腺和脾脏指数[5]。

**5. 抗血栓**　三斑海马甲醇提取物分别以 50、100、200mg/kg 剂量给大鼠腹腔注射,能抑制大鼠实验性颈动脉血栓和脑血栓的形成[6,7]。

**6. 抗辐射**　20、40mg/kg 线纹海马悬液皮下注射,能抑制 $^{60}Co$-γ 射线照射所致的外周血白细胞和血小板降低,提高照射后 30d 小鼠存活率[8]。

**【药性】**　甘、咸,温。归肝、肾经。

**【功能主治】**　温肾壮阳,散结消肿。用于阳痿,遗尿,肾虚作喘,癥瘕积聚,跌仆损伤;外治痈肿疔疮。

**【临床应用】**　**临床常用**

海马多用生品,研末或泡酒服用,较少入煎剂。

配合枸杞子、鱼鳔胶、红枣水煎服，可治肾阳衰弱致夜尿频及白带多者；配合木香、大黄、青陈皮、白牵牛、巴豆制散剂水煎服，治各种聚瘕块。亦可外用，如配合穿山甲、水银、朱砂、雄黄、轻粉、硇砂磨香为末，点药入疮口，治恶疮及疔疮。

**【用法用量】** 3～9g。外用适量，研末敷患处。

**【成药例证】**

**1. 海马舒活膏（《卫生部药品标准中药成方制剂·第十七册》）** 药物组成：海马、三七、血竭、红花、川芎、香附、白芷、栀子、官桂、樟脑、薄荷脑、冰片。

功能主治：活血化瘀，舒筋活络，消肿止痛。用于跌打损伤，瘀血肿痛，劳伤疼痛，风湿骨痛，闭合性新旧软组织挫伤，肌肉劳损见上述证候者。

**2. 海马万应膏（《卫生部药品标准中药成方制剂·第十七册》）** 药物组成：海马、桃仁、木香、白芷、肉桂、羌活、防风、附子、莪术、独活、血竭、麻黄、当归。

功能主治：追风，活血，止痛。用于一切风寒湿痹，腰腿疼痛，四肢麻木，跌打损伤等症。

**3. 复方皂矾丸（《中华人民共和国药典》2015年版）** 药物组成：海马、西洋参、皂矾、肉桂、核桃仁、大枣。

功能主治：温肾健髓，益气养阴，生血止血。用于再生障碍性贫血，白细胞减少症，血小板减少症，骨髓增生异常综合征及放疗和化疗所致的骨髓损伤、白细胞减少属肾阳不足、气血两虚证者。

**4. 回春胶囊（《卫生部药品标准中药成方制剂·第十三册》）** 药物组成：海马、鹿鞭、牛鞭、狗肾、鹿角胶、仙茅、阳起石、肉苁蓉、韭菜子、淫羊藿、刺五加浸膏、黄柏、蛤蚧、五味子。

功能主治：补肾助阳，益精润燥。用于肾阳亏虚所致的腰痛，神疲，健忘，阳痿。

**5. 海马多鞭丸（《卫生部药品标准中药成方制剂·第十三册》）** 药物组成：牛鞭、驴鞭、狗鞭、貂鞭、蛤蚧、海马、鹿茸、制附子、肉桂、母丁香、补骨脂、巴戟天、淫羊藿、肉苁蓉、韭菜子、锁阳、菟丝子、沙苑子、杜仲、牛膝、枸杞子、山茱萸、当归、熟地、雀脑、红参、黄芪、白术、茯苓、山药、小茴香、龙骨、五味子、甘草。

功能主治：补肾壮阳，填精益髓。用于肾精亏虚所致的腰腿酸软，疲乏无力，阳痿不举，遗精早泄。

**【贮藏】** 置阴凉干燥处，防蛀。

**【参考文献】**

[1]张朝晖，徐国钧，徐路珊，等.海龙类乙醇提取物的激素样作用[J].中药材，1995，18(4)：197-199.

[2]朱爱民.海马乙醇提取物药理作用的研究[J].中国药事，2005，19(1)：23-25.

[3]胡建英，李八方，李志军，等.八种海洋生药抗疲劳作用的初步研究[J].中国海洋药物，2000，74(2)：56-58.

[4]彭汶铎，陈启亮.海马酶法提取物的抗疲劳作用[J].中国食品卫生杂志，2005，17(5)：404-407.

[5]李文琪，倪庆桂，赵振金，等.海马对小鼠S180实体肿瘤的抑制作用[J].安徽医学，1999，20(6)：6-7.

[6]许东晖，许实波.斑海马提取物抗血栓药理作用研究[J].中药材，1995，18(1)：573-575.

[7]许东晖，许实波.斑海马提取物抗大鼠血栓形成的作用及成分分析[J].中国海洋药物，1997，61(1)：11-13.

[8]倪庆桂，张朝晖，李文琪，等.海马对小鼠$^{60}Co$-γ照射的防护作用[J].中国中药杂志，1997，22(12)：750-751.

（陈璐　吴清华　裴瑾）

## 298　海螵蛸

Haipiaoxiao

**【异名】** 乌贼骨（《素问》），乌贼鱼骨（《神农本草经》），墨鱼盖（《中药志》）。

**【来源】** 为乌贼科动物无针乌贼 *Sepiella maindroni* de Rochebrune 或金乌贼 *Sepia esculenta* Hoyle 的干燥内壳。

**【产地】** 主要为野生品，养殖品亦有。无针乌贼主产于浙江、江苏和广东等省；金乌贼主产于辽宁、山东等省。

**【采收加工】** 收集乌贼鱼的骨状内壳洗净干燥。

**【炮制】** 刷洗干净，晒干，砸成小块。

**【性状特征】** 多为不规则形或类方形小块，类白色或微黄色，味淡。以干燥、色白、无杂质者为佳。

**【化学成分】** 海螵蛸的主要成分是碳酸钙，还含有壳角质、黏液质和多种微量元素等。海螵蛸的碳酸钙是其主要药理活性成分。

**【药理毒理】**

**1. 抗溃疡** 海螵蛸200mg/d剂量单次使用和连续给药10d均能增加大鼠胃组织cAMP含量，以连续用药10d作用明显；还能增进大鼠胃黏膜$PGE_2$

的合成[1]。

**2. 中和胃酸**　用酸碱中和法测定海螵蛸制酸量，1g 海螵蛸能中和浓度为 0.1mol/L 的盐酸 140～150ml[2]。

**3. 接骨**　海螵蛸按 0.34g/次的剂量，每天两次给胫骨打孔小鼠灌胃，在骨折早期能升高Ⅰ、Ⅲ型前胶原 mRNA、VEGF mRNA、BMP-2 mRNA 的表达，对Ⅱ型前胶原 mRNA、TGF-β1 mRNA 的表达量无明显影响；但到达峰值后，Ⅱ、Ⅲ型前胶原 mRNA 表达水平下降，VEGF mRNA、TGF-β1 mRNA 表达量中后期维持于较高水平[3]。

**4. 安全性评价**　海螵蛸以 6、12、24g/kg 剂量(生药量)灌胃，对小鼠一般行为、自发活动、协调运动、戊巴比妥钠阈下剂量催眠和睡眠时间均无影响；以 3.6、7.2、14.4g/kg 剂量灌胃，对麻醉猫的血压、心率、呼吸频率、呼吸幅度等各生理指标均无显著影响[4]。

**【药性】**　咸、涩，温。归脾、肾经。

**【功能主治】**　收敛止血，涩精止带，制酸止痛，收湿敛疮。用于吐血衄血，崩漏便血，遗精滑精，赤白带下，胃痛吞酸；外治损伤出血，湿疹湿疮，溃疡不敛。

**【临床应用】**

**1. 临床常用**

(1) 带下，遗精　本品温涩收敛，有固精止带之功，而以止带见长。治脾肾虚亏，带下清稀者需与补脾肾药同用，共收补肾健脾收敛止带之功，如以之与鹿角霜、山药、芡实等药配伍。治肾失固藏之遗精、滑精者需与补肾固涩药配伍，共收补肾固精止遗之功，如以之与山茱萸、菟丝子、沙苑子等药同用。

(2) 崩漏，吐血，便血及外伤出血　本品内服、外用均有收敛止血作用，可用于多种出血证，常与其他收敛止血药同用，以增强其止血之功，如治吐血、便血者常与白及等分为末服；治崩漏常与棕榈炭、五倍子等同用，如《医学衷中参西录》固冲汤；治外伤出血可单用，研末外敷。

(3) 胃痛，吐酸　本品煅用有良好的制酸作用，并可缓解因胃酸过多所致之胃痛。治疗胃脘痛胃酸过多者可单用或与延胡索、贝母、瓦楞子等药同用，共收制酸止痛之功。

(4) 湿疮，湿疹，溃疡不敛等　本品外用能收湿敛疮。治湿疮、湿疹需与燥湿药同用，共收清热燥湿敛疮之功，如以之配黄柏、青黛、煅石膏等药研末外敷；治溃疡多脓久不愈合者可单用研末外敷或配煅石膏、枯矾、冰片、乳香等药，共研细末撒敷患处，以敛疮生肌。

**2. 临床新用**　海螵蛸可用于治疗慢性肾衰高磷血症[5]。

**【用法用量】**　5～10g。外用适量研末敷患处。

**【成药例证】**

**1. 安胃止痛散(《国家中成药标准汇编·内科脾胃分册》)**　药物组成：海螵蛸、小茴香、珍珠母、肉桂、干姜、山柰、大黄、丁香、陈皮、花椒、薄荷脑、甘草。

功能主治：和胃制酸，理气止痛。用于胃气不和引起的胃脘胀闷、疼痛、反酸、吞酸等症，胃及十二指肠溃疡见上述病症者。

**2. 海贝胃疡胶囊(《国家中成药标准汇编·内科脾胃分册》)**　药物组成：海螵蛸、浙贝母、盐酸普鲁卡因、延胡索、甘草浸膏。

功能主治：行气，制酸，止痛。用于气滞胃脘所致的胃及十二指肠溃疡，胃炎。

**3. 猴头健胃灵胶囊(《中华人民共和国药典》2015 年版)**　药物组成：猴头菌培养物浸膏、海螵蛸、延胡索、白芍、香附、甘草。

功能主治：疏肝和胃，理气止痛。用于肝胃不和，胃脘胁肋胀痛，呕吐吞酸；慢性胃炎、胃及十二指肠溃疡见上述证候者。

**4. 化积口服液(《中华人民共和国药典》2015 年版)**　药物组成：茯苓、海螵蛸、鸡内金、三棱、莪术、红花、槟榔、雷丸、鹤虱、使君子仁。

功能主治：健脾导滞，化积除疳。用于脾胃虚弱所致的疳积，症见面黄肌瘦、腹胀腹痛、厌食或食欲不振、大便失调。

**【贮藏】**　置干燥处。

**【参考文献】**　[1]方尔笠，顾洛，田苏平，等.海螵蛸防治胃溃疡作用的机理探讨[J].中国中西医结合杂志，1994，14(2)：101-103.

[2]金玲，居明秋，居明乔，等.海螵蛸制胃酸量测定[J].中成药，2000，22(6)：454-455.

[3]高云，董福慧，郑军，等.海螵蛸对骨愈合相关基因表达的

影响[J].中医正骨,2004,16(7):1-3.

[4]王慧,唐菲,刘维俊.海螵蛸一般药理实验研究[J].中国热带医学,2010,10(6):713-714.

[5]程晓霞,王永钧.海螵蛸散治疗慢性肾衰高磷血症30例报告[J].中医杂志,1994,35(3):139.

（陈璐 吴清华 裴瑾）

## 299 海松子

Haisongzi

【异名】 松子(《海药本草》),松子仁(《本草衍义》),新罗松子(《本草纲目》),红松子(《广东省中药材标准》)。

【来源】 为松科植物红松 *Pinus koraiensis* Sieb. et Zucc.的干燥成熟种仁。

【产地】 野生品和栽培品均有。主产于我国东北各省;俄罗斯、朝鲜、日本也有出产。

【采收加工】 9～10月种子成熟时采下球果,剥取种子,干燥。

【性状特征】 呈倒卵状三角形,微扁,长12～16mm,直径7～10mm。表面暗褐色,顶端及上部两侧微具棱脊,基部着生于种鳞腹面的凹槽处有脱落后的紫色脐状瘢痕。外种皮硬壳状,剥去壳后,可见黄褐色的包衣为内种皮。剥去包衣后显露黄白色的胚乳;胚乳中央为一幼小的胚。无臭,味甘甜。以粒大、饱满者为佳。

【化学成分】 海松子的主要成分是脂肪油,还含有蛋白质、糖、挥发油等。海松子的脂肪油是其主要药理活性成分。

【药理毒理】 **抗动脉粥样硬化** 家兔灌胃给予海松子油10ml/d(相当于生药海松子5.5g/kg),给药前、给药后16、32、48、64d及停药后16d血清总胆固醇和甘油三酯含量降低[1]。

【药性】 甘,温。归肝、肺、大肠经。

【功能主治】 养液,息风,润肺,滑肠,用于风痹,头眩,燥咳,吐血,便秘。

【临床应用】 **临床常用**

(1) 肺燥咳嗽 本品甘润益肺,清心止嗽,温中益阴,为治肺燥痰、干咳之良药。

(2) 便秘 本品质润多脂,能滑肠通便,且兼有滋养补虚作用,治身体虚弱、便秘。

【用法用量】 6～15g。

【贮藏】 置阴凉干燥处,密闭,防蛀。

【参考文献】 [1]郭忠兴,白书阁,王玉民,等.海松子油对家兔实验性高脂血症及动脉粥样硬化的防治作用[J].中国药学杂志,1983,10(6):51.

（陈璐 吴清华 裴瑾）

## 300 海桐皮

Haitongpi

【异名】 刺桐皮(《开宝本草》),钉桐皮、鼓桐皮、丁皮、接骨药(《山东省中药材标准》)。

【来源】 为豆科植物刺桐 *Erythrina variegata* L.var. *orientalis* (L.) Merr. 或乔木刺桐 *Erythrina arborescens* Roxb. 的干燥树皮。

【产地】 主要为野生品,栽培品亦有。主产于浙江、福建、台湾、四川、贵州、云南等地。

【采收加工】 初夏剥取有钉刺的树皮,晒干。

【炮制】 用清水浸泡,洗净泥屑,切丝,晒干。

【性状特征】 呈板片状,两边略卷曲,厚0.3～1cm。外表面淡棕色,常有宽窄不等的纵凹纹,并散布钉刺;钉刺长圆锥形,高0.5～0.8cm,顶尖锐,基部直径0.5～1cm。内表面黄棕色,较平坦,有细密网纹。质硬而韧,断面裂片状。气微香,味微苦。以皮张大、皮薄,钉刺多者为佳。

【化学成分】 海桐皮的主要成分是生物碱,还含有黄酮、有机酸等。海桐皮的生物碱是其主要药理活性成分。

【药理毒理】

**1. 镇痛** 海桐皮提取物按15、30g/kg(生药量)的剂量灌胃,能减少醋酸所致的小鼠扭体次数;按60g/kg(生药量)剂量给小鼠灌胃,能提高热板法痛阈[1]。

**2. 抗菌** 海桐皮水浸剂(1∶3、1∶10、1∶20)在试管内对堇色毛癣菌、许兰黄癣菌等皮肤真菌均有不同程度的抑制作用[1]。

**3. 镇静** 海桐皮提取物按40g/kg(生药量)的剂量给小鼠灌胃,能减少小鼠自发活动次数,并能延长戊巴比妥钠所致的小鼠睡眠时间[1]。

**4. 抗肿瘤** 海桐皮提取物(50μg/ml)在体外对肿瘤细胞株HepG-2、BEL-7402、HCT-8和A-549的

增生均有抑制作用，抑制率分别为46%、43.15%、29.14%、43.28%。海桐皮提取物按1g/kg（生药量）的剂量灌胃，能抑制Lewis肺癌荷瘤小鼠的肿瘤生长[2]。

**5. 解痉** 海桐皮提取液（10、20mg/ml）能拮抗乙酰胆碱对大鼠离体回肠的收缩作用[1]。

**6. 安全性评价** 小鼠腹腔注射刺桐皮、乔木刺桐皮提取物，半数致死量（$LD_{50}$）分别为（40.5±4.37）、（26.9±2.78）g/kg；小鼠灌胃桐皮、乔木刺桐皮提取物（100g/kg），观察7d，处死动物，解剖观察内脏，未发现异常[1]。

**【药性】** 苦，平。归肝、脾经。

**【功能主治】** 祛风湿，通络，止痛。用于腰膝肩臂疼痛；外治皮肤湿疹。

**【临床应用】** **临床常用**

（1）风湿痹证 本品辛能散风，苦能燥湿，主入肝经，具祛风湿，行经络，止疼痛，达病所之功，治下肢关节痹痛效尤佳。治风湿痹痛、腰膝酸痛、四肢拘挛、麻痹不仁等症，常配伍薏苡仁、生地黄、牛膝、五加皮等，如海桐皮酒（《杂病源流犀烛》）；或与丹参、肉桂、附子、防己等同用，如海桐皮汤（《圣济总录》）。

（2）疥癣，湿疹 本品辛散苦燥，入血分，具祛风燥湿，杀虫之功效，故可治疥癣、湿疹瘙痒，可单用或与蛇床子、苦参、土茯苓、黄柏等同用煎汤外洗或内服。

**【用法用量】** 3～9g。外用适量。

**【成药例证】**

**1. 关通舒胶囊（《国家中成药标准汇编·脑系经络肢体分册》）** 药物组成：功劳木、飞龙掌血、血满草、海桐皮、豨莶草、火把花根、倒扣草。

功能主治：祛风除湿，散寒通络。用于风寒湿邪，痹阻经络所致关节疼痛，屈伸不利以及腰肌劳损，外伤性腰腿痛见以上证候者。

**2. 关通舒口服液（《国家中成药标准汇编·脑系经络肢体分册》）** 药物组成：功劳木、飞龙掌血、血满草、海桐皮、豨莶草、火把花根、倒扣草、蜂蜜。

功能主治：祛风除湿，散寒通络。用于风寒湿痹，症见关节疼痛，屈伸不利，腰肌劳损；外伤性腰腿痛。

**3. 风痛安胶囊（《卫生部药品标准中药成方制剂·第四册》）** 药物组成：防己、通草、桂枝、姜黄、石膏、薏苡仁、木瓜、海桐皮、忍冬藤、黄柏、连翘。

功能主治：清热利湿，活血通络。用于急、慢性风湿性关节炎，慢性风湿性关节炎活动期。

**4. 关节克痹丸（《卫生部药品标准中药成方制剂·第二十册》）** 药物组成：川乌、虎杖、草乌、黄芩、独活、秦艽、片姜黄、苍术、麻黄、薏苡仁、牛膝、海桐皮、桑枝、桂枝、生姜。

功能主治：祛风散寒，活络止痛。用于关节炎，四肢酸痛，伸展不利。

**【贮藏】** 置通风干燥处。

**【参考文献】** [1]李吉珍，黄良月，张白嘉，等.六种海桐皮药理作用比较研究[J].中药材，1992，15(6)：29-32.

[2]张虹，向俊锋，谭莉，等.海桐皮提取物的抗肿瘤活性及其机制研究[J].药学学报，2009，44(12)：1359-1363.

（陈璐 吴清华 裴瑾）

## 301 海芋

Haiyu

**【异名】** 隔河仙、观音莲（《本草纲目》），尖尾野芋头、狼毒头（《生草药性备要》），天荷（《本草纲目拾遗》），独脚莲（《分类草药性》），野芋、木芋头（《岭南采药录》），广东万年青（《中国植物图鉴》），老虎芋（《贵州民间方药集》），大虫芋、毒芋头、天蒙（《广西中兽医药植》），老虎蒙、痕芋头（《南宁市药物志》），大叶野芋头（《中国药植图鉴》），野芋头、奚芋头（《岭南草药志》），土塘、天河芋（《湖南药物志》），朴薯头（《广西中草药》）。

**【来源】** 为天南星科植物海芋 *Alocasia odora* (Roxb.) C. Koch 的干燥根茎。

**【产地】** 野生品和栽培品均有。主产于广东、广西、四川等地。

**【采收加工】** 全年可采。用刀削去外皮，切片，以清水浸漂6～7d，多次换水，取出晒干或鲜用。加工时以布或纸垫手，以免中毒。

**【性状特征】** 为近圆形或不规则的薄片，卷曲或皱缩，厚1～3mm。外皮棕黄色，有的有残存鳞叶，切面白色或黄白色,有颗粒状突起及波状皱纹。质脆,易折断,富粉性。气微,味淡,嚼之麻舌而刺喉。以匀整、身干、色白者为佳。

**【化学成分】** 海芋的主要成分是海芋多糖、凝集素,还含有皂苷、甾醇等。海芋的多糖、凝集素是其主要药理活性成分。

**【药理毒理】**

**1. 抗炎、镇痛** 海芋提取物按 4g/kg(生药量)灌胃,能减少热板法或化学刺激法所致的小鼠疼痛反应;按 4、8、16g/kg(生药量)灌胃,抑制二甲苯所致小鼠耳廓炎症和小鼠棉球肉芽肿形成[1]。海芋水煎液醇溶部位按 32g/kg(生药量)灌胃,能降低大鼠下丘脑中 $PGE_2$ 含量并抑制大鼠酵母性发热[2]。

**2. 抗肿瘤** 采用小鼠移植瘤和裸小鼠异体移植人肿瘤模型,灌胃给药观察海芋水煎液的抗肿瘤作用,120g 生药/kg 给药量时对小鼠 $S_{180}$ 实体瘤的抑制率为 29.38%,80g、120g 生药/kg 给药量对裸小鼠人胃腺癌移植瘤的抑制率分别为 46.30%、51.72%;但对腹水瘤小鼠生存期无明显延长作用[3]。海芋乙酸乙酯提取物和丙酮提取物对人肺癌细胞株 A549、黑色素瘤细胞株 B16、人胃腺癌细胞株 BGC-823 和神经肿瘤细胞株 NG108-15 均显示较好的细胞毒活性。海芋乙酸乙酯提取物对 A549、B16、BGC-823 的 $IC_{50}$ 分别为 94.6、541.9、629.5μg/ml,丙酮提取物对 A549、B16 的 $IC_{50}$ 分别为 40.9、438.0μg/ml;而海芋的环已烷、石油醚、乙醇、水提物对各种细胞株细胞毒活性不明显[4]。

**【药性】** 辛,寒;有毒。

**【功能主治】** 清热解毒,消肿散结。用于热病高热,流行性感冒,肠伤寒;外治疔疮肿毒。

**【临床应用】** **临床常用**

(1) 热病高热,流行性感冒　本品性寒味辛,能清热解毒、行气止痛,治流行性感冒、高热。

(2) 疔疮肿毒　本品外用能解毒、散结、消肿,可用于风湿骨痛,疔疮,痈疽肿毒,虫蛇咬伤等。

**【用法用量】** 9～30g。

**【注意事项】** 海芋为有毒中药材,必须用大米共炒至焦黄或久煎去毒,方可内服。误食本品可能会引起中枢神经系统反应和消化系统损伤,海芋鲜品汁液皮肤接触会引起瘙痒或烧灼感、肿痛以及刺痛感,与人眼接触后可致结膜炎,甚至致盲。内服须煎 3～5h。

**【贮藏】** 置干燥阴凉处,防蛀。

**【参考文献】**

[1]卢先明,黄国均,蒋桂华,等.海芋抗炎镇痛的药效学研究[J].四川中医,2005,23(10):44-45.

[2]张俊荣,李育浩,吴清和,等.海芋不同提取部位对大鼠酵母性发热的抑制作用对下丘脑中 $PGE_2$ 含量的影响[J].新中医,1999,31(5):40-41.

[3]可燕,周秀佳,柏巧明.海芋抗肿瘤作用研究[J].中药材,1999,22(5):252-253.

[4]赵俊.不同溶剂海芋提取物的体外抗肿瘤活性研究[J].时珍国医国药,2008,19(8):1865-1866.

(陈璐　吴清华　裴瑾)

## 302　海藻

Haizao

**【异名】** 蕣(《尔雅》),落首(《神农本草经》),海萝(《尔雅》郭璞注),薻(《名医别录》),乌菜(《罗源县志》),海带花(《中药材手册》)。

**【来源】** 为马尾藻科植物海蒿子 *Sargassum pallidum* (Turn.) C. Ag. 或羊栖菜 *Sargassum fusiforme*(Harv.)Setch. 的干燥藻体。前者习称"大叶海藻",后者习称"小叶海藻"。

**【产地】** 主要为人工养殖品,野生品亦常见。大叶海藻主产山东、辽宁等地;小叶海藻主产浙江、福建、广东、海南等地。

**【采收加工】** 夏、秋二季采捞,除去杂质,洗净,晒干。

**【炮制】** 除去杂质,洗净,稍晾,切段,干燥。

**【性状特征】** **大叶海藻** 皱缩卷曲,黑褐色,有的被白霜,长 30～60cm。主干呈圆柱状,具圆锥形突起,主枝自主干两侧生出,侧枝自主枝叶腋生出,具短小的刺状突起。初生叶披针形或倒卵形,长 5～7cm,宽约 1cm,全缘或具粗锯齿;次生叶条形或披针形,叶腋间有着生条状叶的小枝。气囊黑褐色,球形或卵圆形,有的有柄,顶端钝圆,有的具细短尖。质脆,潮湿时柔软;水浸后膨胀,肉质,黏滑。气腥,味微咸。以身干、色黑褐、盐霜少、枝嫩、无砂石者为佳。

**小叶海藻** 较小，长15～40cm。分枝互生，无刺状突起。叶条形或细匙形，先端稍膨大，中空。气囊腋生，纺锤形或球形，囊柄较长。质较硬。以身干、色黑褐、盐霜少、枝嫩、无砂石者为佳。

**【化学成分】** 海藻的主要成分是多糖，还含有粗蛋白、甘露醇、氨基酸、多种维生素、微量元素等。海藻的多糖是其主要药理活性成分。《中华人民共和国药典》2015年版规定，本品药材及其饮片按干燥品计算，含海藻多糖以岩藻糖（$C_6H_{12}O_5$）计，不得少于1.70%。

**【药理毒理】**

**1. 抗肿瘤** 海蒿子中提取的海藻多糖50、100mg/kg连续腹腔注射7d，可抑制$S_{180}$荷瘤小鼠的肿瘤生长，延长$H_{22}$荷瘤小鼠的生存时间，降低$S_{180}$荷瘤小鼠红细胞内$Ca^{2+}$、红细胞脆性，提高$S_{180}$荷瘤小鼠红细胞膜流动性和封闭度，升高$S_{180}$荷瘤小鼠肿瘤细胞的膜流动性，降低$H_{22}$荷瘤小鼠肿瘤细胞膜流动性，提高$S_{180}$荷瘤小鼠红细胞膜表面的唾液酸含量、$Na^+$，$K^+$-ATP酶及$Ca^{2+}$，$Mg^{2+}$-ATP酶活性，提高$S_{180}$荷瘤小鼠红细胞膜膜电位水平和红细胞表面的电泳淌度[1,2]。羊栖菜多糖25～100mg/L对肝癌BEL17405、人宫颈癌克隆cc801、人乳腺癌MCF7、人直肠癌COLO205、人胃癌SCC7901、人食管癌Eca109等6种癌细胞均有体外抑制作用，尤其对胃癌和直肠癌明显[3]。

**2. 免疫增强** 羊栖菜多糖10、20、40mg/kg腹腔注射给药7d，可增加小鼠免疫器官胸腺和脾脏的重量指数，促进ConA诱导的小鼠脾T淋巴细胞增殖反应，小鼠的NK细胞活性、巨噬细胞吞噬鸡红细胞的吞噬率和吞噬指数均增高[4]。

**3. 降血糖** 羊栖菜-水混悬液70、105、140mg/kg灌胃4周，可降低四氧嘧啶诱导的糖尿病大鼠的血糖浓度[5]。

**4. 降血脂** 羊栖菜粉与生理盐水制成的悬液按0.6g/(kg·d)剂量连续灌胃30d，能降低高血脂模型大鼠血中TC、TG和LDL-C含量，增高HDL-C的含量[6]。

**【药性】** 苦、咸，寒。归肝、胃、肾经。

**【功能主治】** 消痰，软坚散结，利水消肿。用于瘿瘤，瘰疬，睾丸肿痛，痰饮水肿。

**【临床应用】** 临床常用

（1）瘿瘤，瘰疬，睾丸肿痛 本品咸能软坚，消痰散结。治瘿瘤，常配昆布、贝母等药用，如海藻玉壶汤（《外科正宗》）；治瘰疬，常与夏枯草、玄参、连翘等同用，如内消瘰疬丸（《疡医大全》）；治睾丸肿胀疼痛，配橘核、昆布、川楝子等，如橘核丸（《济生方》）。

（2）痰饮水肿 本品有利水消肿之功，但单用力薄，多与茯苓、猪苓、泽泻等利湿药同用。

**【用法用量】** 6～12g。

**【成药例证】**

**1. 内消瘰疬丸（《卫生部药品标准中药成方制剂·第十五册》）** 药物组成：夏枯草、海藻、蛤壳、连翘、白蔹、大青盐、天花粉、玄明粉、浙贝母、枳壳、当归、地黄、熟大黄、玄参、桔梗、薄荷、甘草。

功能主治：化痰，软坚，散结。用于痰湿凝滞所致的瘰疬，症见皮下结块，不热不痛。

**2. 宫炎康颗粒（《卫生部药品标准中药成方制剂·第二十册》）** 药物组成：当归、赤芍、北败酱、香附、炮姜、泽兰、川芎、红花、柴胡、海藻、车前子、延胡索。

功能主治：活血化瘀，解毒消肿。用于慢性盆腔炎。

**3. 乳核散结片（《中华人民共和国药典》2015年版）** 药物组成：柴胡、当归、黄芪、郁金、光慈姑、漏芦、昆布、海藻、淫羊藿、鹿衔草。

功能主治：疏肝活血，祛痰软坚。用于肝郁气滞、痰瘀互结所致的乳癖，症见乳房肿块或结节、数目不等、大小不一、质软或中等硬，或乳房胀痛、经前疼痛加剧；乳腺增生症见上述证候者。

**4. 化核膏药（《国家中成药标准汇编·外科妇科分册》）** 药物组成：大黄、昆布、牵牛子、夏枯草、大皂角、乳香、没药、芥子、白芷、紫荆皮、石菖蒲、海藻、食用植物油、红丹、松香。

功能主治：软坚散结，化痰消肿。用于寒痰凝结，瘰疬结核。

**5. 五海瘿瘤丸（《卫生部药品标准中药成方制剂·第一册》）** 药物组成：海带、海藻、海螵蛸、蛤壳、昆布、白芷、木香、海螺（煅）、夏枯草、川芎。

功能主治：软坚消肿。用于痰核瘿瘤，瘰疬，乳核。

【注意事项】 不宜与甘草同用。

【贮藏】 置干燥处。

【参考文献】 [1]季宇彬,高世勇,孔琦.海藻多糖对肿瘤细胞膜流动性的影响[J].中草药,2002,33(5):435-437.

[2]季宇彬,汲晨锋,王翀.羊栖菜多糖通过$Ca^{2+}$影响$S_{180}$荷瘤小鼠红细胞膜功能的研究[J].中国药理学通讯,2007,24(3):15.

[3]季宇彬,高世勇.羊栖菜多糖体外抗肿瘤的作用及其机制[J].中国临床康复,2005,9(34):190-192.

[4]严全能,陈均忠,陈晓文,等.羊栖菜多糖的分离纯化及其对小鼠免疫功能的影响[J].实用医学杂志,2008,24(12):2046-2048.

[5]冯磊,沈健,徐明智.羊栖菜降血糖的作用[J].中华预防医学杂志,2001,35(5):324.

[6]薛风照,张慧,张建程,等.羊栖菜多糖及其络合物调节血脂功能的研究[J].海军医学杂志,2008,29(1):1-2.

（陈璐　吴清华　裴瑾）

## 303　焊菜

Hancai

【异名】 辣米菜(《本草纲目》),野油菜(《分类草药性》),塘葛菜(《岭南采药录》),干油菜(《民间常用草药汇编》),石豇豆(《贵阳民间药草》),鸡肉菜、田葛菜(广州部队《常用中草药手册》),江剪刀草、野雪里蕻、野芥草、野菜花(《上海常用中草药》),山芥菜、独根菜、山萝卜、金丝荚(《福建中草药》)。

【来源】 为十字花科植物焊菜 *Rorippa indica* (L.) Hiern. 的干燥全草。

【产地】 主要为野生品。陕西、甘肃、江苏、浙江、福建、湖北、广东、广西等地均产。

【采收加工】 夏、秋二季花期采收,除去泥沙,晒干。

【性状特征】 长15～35cm。根细长,弯曲,直径1.5～3cm;表面淡黄色,有不规则纵皱纹及须根痕;质脆,易折断,断面类白色,木部黄色。茎纤细,近基部有分枝,淡绿色,有的带紫色。叶多卷缩或破碎,完整叶片展平后呈长椭圆形至卵形,黄绿色,有的呈大头羽状分裂,有疏齿或全缘。总装花序顶生,小花黄色。长角果细圆柱形,长1.5～2cm,无臭,味淡。以身干、完整、叶多者为佳。

【化学成分】 焊菜的主要成分是焊菜素,还含有焊菜酰胺、有机酸、黄酮、微量生物碱等。焊菜的焊菜素是其主要药理活性成分。

【药理毒理】

**1. 祛痰**　焊菜有效成分焊菜素按80.46mg/kg剂量给家兔灌胃,家兔的痰量减少[1]。

**2. 抗菌**　焊菜提取物对金黄色葡萄球菌ATCC25923、大肠埃希菌ATCC25922、铜绿假单胞菌ATCC27853的最低抑菌浓度(*MIC*)分别为7.8、15.6、62.5mg/ml,最低杀菌浓度(*MBC*)分别为62.5、500、125mg/ml[2]。

**3. 安全性评价**　焊菜素对小鼠灌胃的半数致死量($LD_{50}$)为402.3mg/kg;家兔每天灌胃焊菜素60mg/kg,共10d,心电图及外观检查均未见毒性反应[1]。

【药性】 辛,温。归肺、肝经。

【功能主治】 祛痰,止咳。用于迁延期慢性支气管炎。

【临床应用】 **临床常用**

(1) 咳喘　本品性温味辛,归肺、肝经,治咳嗽痰喘,肺寒、肺热均可使用。

(2) 热毒壅盛,湿热证等　本品还具清热解毒,利水通经之功,可治感冒,咽痛,黄疸,水肿,疮痈肿痛,经闭,跌打损伤。

【用法用量】 15～30g。

【成药例证】 **博落回肿痒酊(《国家中成药标准汇编·眼科耳鼻喉科皮肤科分册》)**　药物组成:博落回、焊菜、重楼、地榆。

功能主治:凉血解毒,祛风止痒。用于血热风燥,皮肤瘙痒及蚊虫叮咬。

【贮藏】 置干燥处。

【参考文献】 [1]上海市攻克老年慢性气管炎药理会战组.焊菜素的实验研究和临床疗效观察[J].医学研究通讯,1972,(3):19-20.

[2]谌立巍,陈思敏,吴小唯,等.焊菜提取物体外抗菌活性研究[J].内蒙古中医药,2008,27(10):31-32.

（陈璐　吴清华　裴瑾）

## 304　汉桃叶

Hantaoye

【异名】 广西鹅掌柴、广西鸭脚木、七叶莲(《广东省中药材标准》)。

【来源】 为五加科植物广西鹅掌柴 *Schefflera*

*kwangsiensis* Merr. ex Li 的干燥带叶茎枝或茎枝。

【产地】 主要为栽培品。全国各地均有栽培,主产于云南、贵州、广东、广西。

【采收加工】 全年可采收,切段,晒干。

【性状特征】 茎枝呈圆柱形,常斜切成段或厚片,长1～3cm,直径0.4～5cm,厚0.5～1cm,表面灰白色至淡黄棕色,具纵皱纹及点状皮孔,有时可见环状叶痕,栓皮常呈片状脱落质坚实而体轻,不易折断。横断面黄白色,皮部薄,木部宽广,致密坚实,放射状纹理明显,髓部质松,有时成空洞。叶切碎或完整。小叶柄长1～3cm,小叶片革质。完整者披针形,长5～12cm,宽1.5～5cm;先端渐尖,基部楔形,全缘并稍向下反卷。上表皮灰绿色或灰棕色,下表面色略淡。中脉及羽状侧脉向上、下两面凸出。气弱,味微苦、涩。以嫩枝者为佳。

【化学成分】 汉桃叶的主要成分是三萜皂苷,还含有多种有机酸、黄酮、甾体、醌、挥发油等。汉桃叶的三萜皂苷是其主要药理活性成分。

【药理毒理】

**1. 镇痛、抗炎** 汉桃叶乙酸乙酯提取物以6.67g/kg剂量给小鼠灌胃,对小鼠耳廓肿胀抑制率为50.10%;对大鼠棉球所致肉芽肿抑制率为56.05%;对醋酸致小鼠疼痛的扭体抑制率达50.17%;对热板所致的小鼠疼痛抑制率为55.01%[1]。

**2. 抗惊厥** 七叶莲(汉桃叶)注射液(3g/只)腹腔注射,对小鼠电惊厥有对抗作用[2]。

**3. 镇静催眠** 小鼠腹腔注射七叶莲(汉桃叶)注射液0.5ml(相当于生药2.5g),5～10min后小鼠出现活动减少、闭目、伏卧等现象,有的深度睡眠、翻身运动消失,可维持1～4h;七叶莲注射液还能延长硫喷妥钠作用于小鼠的睡眠时间[3,4]。

**4. 安全性评价** 七叶莲(汉桃叶)注射液小鼠腹腔注射的$LD_{50}$为150g/kg,由其水煎液乙醇提取物制备的注射液小鼠腹腔注射的$LD_{50}$为107.4g/kg;家兔耳静脉注射七叶莲注射液15、30g/kg,观察3d未见中毒症状[5,6]。

【药性】 微苦、涩,温。归肝、胃经。

【功能主治】 祛风止痛,舒筋活络。用于风湿关节痛,坐骨神经痛,三叉神经痛及肾、胆管疼痛。

【临床应用】 临床常用

(1) 风湿痹证　本品性温能散,入肝经,舒筋活络,兼能活血祛瘀,以治风寒湿痹,关节不利等症。

(2) 肾、胆管疼痛　本品能祛风止痛,可治血瘀经闭、痛经、癥瘕积聚、跌打损伤,瘀肿疼痛等;且温通升散,能上行头面,祛风止痛,治疗头痛、牙痛;常与乌药、当归配伍。

【用法用量】 15～30g。

【成药例证】

**1. 汉桃叶片(《中华人民共和国药典》2015年版)** 药物组成:汉桃叶。

功能主治:祛风止痛,舒筋活络。用于三叉神经痛,坐骨神经痛,风湿关节痛。

**2. 痛肿灵(酊剂)(《卫生部药品标准中药成方制剂·第八册》)** 药物组成:汉桃叶、豆叶九里香、四方木皮、山乌龟、黑吹风、苏木、过岗龙、大驳骨、千斤拔、桂枝、小驳骨、大头陈、牛大力、九里香、竹叶花椒、防己、大风艾、骨碎补、小风艾、木香、白芷、姜黄、朱砂根、当归藤、地瓜藤、走马风、猪牙皂、香附、水泽兰、猪肚木皮、鸡血藤、冰片、樟脑、薄荷脑。

功能主治:祛风除湿,消肿止痛。用于风湿骨痛,跌打损伤。

**3. 七叶莲酊(《卫生部药品标准中药成方制剂·第九册》)** 药物组成:七叶莲酊(汉桃叶酊)。

功能主治:祛风除湿,活血止痛。用于风湿痹痛,胃痛,跌打骨折,外伤疼痛。

**4. 金骨莲胶囊(《国家中成药标准汇编·脑系经络肢体分册》)** 药物组成:透骨草、汉桃叶、大血藤、八角枫、金铁锁。

功能主治:祛风除湿,消肿止痛。用于风湿痹阻所致的关节肿痛,屈伸不利等。

**5. 海蛇药酒(《卫生部药品标准中药成方制剂·第五册》)** 药物组成:海蛇(蜜炙)、过岗龙、何首乌、丁公藤、半枫荷、川牛膝、鸡血藤、熟地黄、防风、龙眼肉、豆豉黄、枸杞子、巴戟天、桂枝、黑老虎根、杜仲、汉桃叶、红花、菊花、川芎、两面针、当归、羌活、独活、陈皮、党参、木瓜。

功能主治:祛风除湿,舒筋活络,强身壮骨。用于肢体麻木,腰膝酸软,风寒湿痹。

【注意事项】 孕妇慎用。

【贮藏】 置干燥阴凉处，防蛀，防霉。

【参考文献】 [1]刘娴，刘道芳，刘海兵，等.汉桃叶抗炎镇痛作用有效部位的筛选[J].安徽医药，2011，15(12)：1491-1493.

[2]王大林，马惠玲，鲍志英，等.七叶莲有效成分的研究[J].中草药通讯，1979，6(11)：18-20.

[3]上海中药一厂.七叶莲制剂的初步研究[J].医药工业，1974，4(3)：22-26.

[4]上海中药一厂.七叶莲的药理研究(简报)[J].中华医学杂志，1976，56(2)：107.

[5] YALLAN LI. Antiviral Activities of Medicinal Herbs Traditionally Used in Southern Mainland China[J].Phytother Res, 2004, 18(9): 718-722.

[6]WITHAW ASKUL P. Acute and Subacute of the Sapoin Mixture Isolated from Schefflera Leucantha Viguier[J].J Ethnopharmacol, 2003, 89(1): 115-121.

（陈璐　吴清华　裴瑾）

## 305　诃子

Hezi

【异名】 诃黎勒(《金匮要略》)，诃黎(《千金要方》)，随风子(《传信方》)。

【来源】 为使君子科植物诃子 *Terminalia chebula* Retz. 或绒毛诃子 *Terminalia chebula* Retz. var. *tomentella* Kurt. 的干燥成熟果实。

【产地】 主要为野生品，栽培品亦有。主产于云南，广东、广西亦有出产。诃子为国家三级保护野生药材物种。

【采收加工】 秋、冬二季果实成熟时采收，除去杂质，晒干。

【炮制】 **诃子**　除去杂质，洗净，干燥。用时打碎。

**诃子肉**　取净诃子，稍浸，闷润，去核，干燥。

【性状特征】 呈长圆形或卵圆形，长2～4cm，直径2～2.5cm。表面黄棕色或暗棕色，略具光泽，有5～6条纵棱线和不规则的皱纹，基部有圆形果梗痕。质坚实。果肉厚0.2～0.4cm，黄棕色或黄褐色。果核长1.5～2.5cm，直径1～1.5cm，浅黄色，粗糙，坚硬。种子狭长纺锤形，长约1cm，直径0.2～0.4cm，种皮黄棕色，子叶2，白色，相互重叠卷旋。气微，味酸涩后甜。以黄棕色、微皱、有光泽、坚实、身干者为佳。

【化学成分】 诃子的主要成分是鞣质，还含有三萜、有机酸、脂肪酸等。诃子的鞣质是其主要药理活性成分。

【药理毒理】

**1. 抗病原微生物**　诃子甲醇提取物对沙门伤寒杆菌、枯草杆菌、金黄色葡萄球菌、表皮葡萄球菌、大肠埃希菌以及铜绿假单胞菌和肺炎克雷伯菌等菌株有高度敏感性。在1mg/ml的低浓度时即显示了较强的抑菌能力[1]。诃子水煎液对耐药金黄色葡萄球菌有抑制作用，最小抑菌浓度为1.0mg/ml[2]。

**2. 抑制气管平滑肌收缩**　炙诃子水提物(40g/L)对乙酰胆碱诱发的家兔离体气管平滑肌收缩有抑制作用[3]。

**3. 保护心肌细胞**　诃子水煎剂以6.4g/kg(生药量)的剂量对大鼠连续灌胃7d，可对抗乌头碱引起的心脏毒性，降低对心肌细胞和细胞膜的损伤[4]。乳鼠心肌细胞采用$H_2O_2$处理后，在含诃子提取物62.5、93.75、125μg/ml的新鲜培养基中培养观察，诃子提取物可减轻$H_2O_2$对乳鼠心肌细胞的损伤程度[5]。

**4. 抗氧化**　诃子乙醇提取物12.5μg/ml对肝微粒体脂质过氧化有抑制作用，能够抑制$H_2O_2$引起的红细胞溶血和自氧化引起的溶血，乙醇提取物浓度在3μg/ml对DPPH·自由基有清除作用[6]。

**5. 抗糖尿病**　诃子乙醇提取物按200mg/kg剂量连续灌胃给药30d，能控制链霉素诱导的实验性糖尿病大鼠体内硫代巴比妥酸反应物质、氢过氧化物、酶类和非酶类抗氧化剂水平的改变，还能降低血糖和糖化血红蛋白的浓度[7]。

**6. 抗肿瘤**　诃子水提物(0.01、0.10、1.00、10.00、100.00μg/ml)对人肺癌A549细胞的体外增殖有抑制作用，当浓度为10.00μg/ml时达到最佳抑菌浓度[8]。

【药性】 苦、酸、涩，平。归肺、大肠经。

【功能主治】 涩肠止泻，敛肺止咳，降火利咽。用于久泻久痢，便血脱肛，肺虚喘咳，久嗽不止，咽痛音哑。

【临床应用】 临床常用

(1) 久泻久痢，便血脱肛　本品苦、酸而涩，入大肠经，取其涩可去脱，能实大肠，固滑脱，止泻痢，治疗脾气虚亏或脾肾虚寒之久泻久痢者；本品能涩大肠，止下血，治疗风火交迫，肠络受损，肠风下血等症。

（2）肺虚喘咳，久嗽不止，咽痛音哑　本品酸涩，入肺经，能敛肺气，止咳嗽，用治肺气虚弱，久咳不愈，短气脉弱者；其性偏凉，既能敛肺止咳，又有清肺利咽开音之功，《药品化义》记载："诃子能降能收……用此降火敛肺，则肺窍无壅塞，声音清亮矣。"故可用于肺虚金破失音者。

**【用法用量】** 3～10g。

**【成药例证】**

**1. 诃芩止泻胶囊（《国家中成药标准汇编·口腔肿瘤儿科分册》）** 药物组成：诃子、防风、苍术、茯苓、黄连、山楂、车前子、罂粟壳、大青叶、乌药、白芷、木香、白糖参、麝香。

功能主治：清热化湿，收涩止泻，用于腹泻便溏，迁延日久。

**2. 十八味诃子利尿胶囊（《国家中成药标准汇编·内科肾系分册》）** 药物组成：诃子、红花、豆蔻、岩精膏、山矾叶、紫草茸、藏茜草、余甘子、姜黄、小檗皮、蒺藜、金礞石、刺柏、小伞虎耳草、塞北紫堇、刀豆、熊胆、牛黄。

功能主治：益肾固精，利尿。用于肾病，腰肾疼痛，尿频，小便浑浊，糖尿病，遗精。

**3. 洁白丸（《中华人民共和国药典》2015年版）** 药物组成：诃子（煨）、南寒水石、翼首草、五灵脂膏、土木香、石榴子、木瓜、沉香、丁香、石灰华、红花、肉豆蔻、草豆蔻、草果仁。

功能主治：健脾和胃，止痛止吐，分清泌浊。用于胸腹胀满，胃脘疼痛，消化不良，呕逆泄泻，小便不利。

**4. 桂蒲肾清胶囊（《国家中成药标准汇编·内科肾系分册》）** 药物组成：诃子、菥蓂子、人工牛黄、蒲公英、三七、鸡内金、肉桂、菟丝子、莲子、琥珀、阿胶、泽泻。

功能主治：清热利湿解毒，化瘀通淋止痛。用于湿热下注，毒瘀互阻所致尿频、尿急、尿痛、尿血，腰痛乏力等症；尿路感染、急慢性肾盂肾炎、非淋菌性尿道炎见上述证候者。

**5. 三子散［《国家中成药标准汇编·内科肾系（二）分册》］** 药物组成：栀子、川楝子、诃子。

功能主治：清热凉血，解毒。用于温热，血热，新久热。

**【贮藏】** 置于燥处。

**【参考文献】**

[1] Kannan P, Ramadevi SR, Hopper W. Antibacterial Activity of *Terminalia chebula* Fruit Extract[J]. Afr J Microbiol Res, 2009, 3(4): 180-184.

[2] 陈文伟，肖丽英.8种中草药对耐药金葡菌的最小抑菌浓度检测[J].广东药学，2005，15(3)：72-73.

[3] 庞锦江，郑天珍，张小郁，等.生、炙诃子对气管平滑肌收缩活动的影响[J].中药材，2001，24(2)：120-122.

[4] 潘燕，张述禹，侯金凤.诃子对乌头碱致心肌细胞损伤的影响[J].中国民族医药杂志，2002，8(1)：32-33.

[5] 张东，邬国栋，张述禹，等.诃子提取物对过氧化氢所致乳鼠心肌细胞损伤的保护作用[J].中国药业，2010，19(22)：30-31.

[6] 王金华，孙芳云，袁东亚，等.诃子乙醇提取物的抗氧化作用研究[J].中药药理与临床，2012，28(5)：124-126.

[7] Senthilkumar GP, Subramanian S. Evaluation of Antioxidant Potential of *Terminalia Chebula* Fruits Studied in Streptozotocin-induced Diabetic Rats [J]. Pharm Biol, 2007, 45(6): 511-518.

[8] 包志强，韩浩，杨丽敏，等.诃子水提取物对肺癌A549细胞抑制作用的实验研究[J].现代肿瘤医学，2012，20(9)：1783-1786.

（陈璐　吴清华　裴瑾）

## 306　合欢花

Hehuanhua

**【异名】** 夜合花（《本草衍义》），乌绒（《雷公炮制药性解》）。

**【来源】** 为豆科植物合欢 *Albizia julibrissin* Durazz. 的干燥花序或花蕾。

**【产地】** 主要为栽培品，野生品亦有。主产于我国黄河流域及以南的湖北、江苏、安徽、浙江、四川等地。

**【采收加工】** 夏季花开放时择晴天采收或花蕾形成时采收，及时晒干。前者习称"合欢花"，后者习称"合欢米"。

**【性状特征】** 净制。

**【性状特征】** **合欢花**　头状花序，皱缩成团。总花梗长3～4cm，有时与花序脱落，黄绿色，有纵纹，被稀疏毛茸。花全体密被毛茸，细长而弯曲，长

0.7～1cm，淡黄色或黄褐色，无花梗或几无花梗。花萼筒状，先端有5小齿；花冠筒长约为萼筒的2倍，先端5裂，裂片披针形；雄蕊多数，花丝细长，黄棕色至黄褐色，下部合生，上部分离，伸出花冠筒外。气微香，味淡。

**合欢米**　呈棒槌状，长2～6mm，膨大部分直径约2mm，淡黄色至黄褐色，全体被毛茸，花梗极短或无。花萼筒状，先端有5小齿；花冠未开放；雄蕊多数，细长并弯曲，基部连合，包于花冠内。气微香，味淡。

**【化学成分】**　合欢花的主要成分是黄酮，还含有挥发油、多糖等。合欢花的黄酮是其主要药理活性成分。《中华人民共和国药典》2015年版规定，本品药材按干燥品计算，含槲皮苷（$C_{21}H_{20}O_{11}$）不得少于1.0%。

**【药理毒理】**

**1. 抗抑郁**　给抑郁症大鼠连续灌胃0.025、0.05、0.10g/kg剂量的合欢花总黄酮21d，矿场实验3min内大鼠水平运动、垂直运动得分均增高，海马CA3区神经元凋亡细胞数及阳性细胞率均减少。合欢花总黄酮2.5、5、10g/kg能缩短大鼠Morris水迷宫定位导航潜伏期，增加空间探索中穿越平台次数，水迷宫试验逃避潜伏期时间缩短，成功次数增加；且均能提高抑郁模型大鼠血浆中5-HT、NE的含量，海马CA3区BDNF及受体TrkB的表达增高[1-3]。合欢花黄酮60mg/kg按单位体重给药容量100μl/20g的剂量给地卓西平马来酸盐致精神分裂症大鼠模型灌胃，预处理4周，大鼠海马组织中S100-β、c-Fos蛋白表达减少[4]。

**2. 镇静、催眠**　1g/ml合欢花水煎剂按0.2ml/10g剂量给小鼠一次性灌胃，小鼠20min内活动的次数减少；0.5、1g/ml合欢花水煎剂分别按0.9ml/20g的剂量给小鼠一次性灌胃，小鼠活动迟缓，对铃声刺激无反应；0.5g/ml合欢花水煎剂按1ml/20g剂量给小鼠一次性灌胃，30min小鼠的翻正反射消失[5]。

**3. 抗肿瘤**　合欢花水提物能抑制C6细胞的增殖，且具有剂量和时间依赖性，其在24、48、72h时对C6细胞的半数抑制率（$LD_{50}$）分别为：305、50、15μg/ml。200、300μg/ml合欢花水提物均可诱导C6细胞发生早期凋亡，早期凋亡率分别由对照组的0.7%增加到了4.3%、14.3%[6]。

**4. 抗氧化**　当合欢花多糖浓度为90μg/ml时，对·OH清除率达79.92%；当提取液浓度为12μg/ml时，清除率达83.59%[7]。采用50%乙醇70℃浸提合欢花中的黄酮类化合物，当黄酮浓度达到0.06mg/ml时对·OH清除率为62.81%[8]。

**5. 抑菌**　合欢花95%乙醇提取液浓度小于0.1mg/ml时，对灿烂弧菌和高卢弧菌的抑制作用较巨大芽孢杆菌、鳗弧菌和哈维弧菌明显；当浓度大于0.1mg/ml时，对鳗弧菌和哈维弧菌的作用有所提高；当浓度大于0.25mg/ml时，对几种供试菌的抑制作用均增强[9]。

**6. 安全性评价**　合欢花正丁醇提取物小鼠灌胃给药的$LD_{50}$大于2g/kg体重（相当于32g生药/kg体重），但不足8g/kg体重（相当于128g生药/kg体重）[10]。

**【药性】**　甘，平。归心、肝经。

**【功能主治】**　解郁安神。用于心神不安，忧郁失眠。

**【临床应用】　临床常用**

心神不宁证　本品味甘性平，归心、肝经。常配伍官桂、黄连、夜交藤等治疗心肾不交失眠（《四川中药志》）。与鸡肝、猪肝或羊肝同蒸治疗风火眼疾（《四川中药志》）。

**【用法用量】**　5～10g。

**【成药例证】**

**1. 神康宁丸（《卫生部药品标准中药成方制剂·第二十册》）**　药物组成：地黄、酸枣仁、山药、远志（制）、当归、丹参、珍珠母（飞）、五味子、首乌藤、合欢皮、合欢花、大枣。

功能主治：滋阴养血，平肝安神。用于血虚肝旺，失眠心悸，夜寐多梦，烦躁易怒，眩晕耳鸣，神经衰弱属上述证候者。

**2. 安神宝颗粒（健脑颗粒）（《卫生部药品标准中药成方制剂·第二十一册》）**　药物组成：酸枣仁、枸杞子、合欢花。

功能主治：补肾益精，养心安神。用于失眠健忘，眩晕耳鸣，腰膝酸软等症。

**3. 养心安神丸（《卫生部药品标准中药成方制剂·第四册》）**　药物组成：五味子（醋炙）、首乌藤、合欢花、黄精(酒炙)、当归、丹参、酸枣仁(炒)、远志(去心,甘草炙)、知母、磁石。

功能主治:补肾益智,养心安神。用于心肾不交引起的少眠多梦,头晕心悸,耳鸣健忘,倦怠无力。

**4. 安神宝颗粒(《卫生部药品标准中药成方制剂·第十六册》)** 药物组成:酸枣仁、枸杞子、合欢花。

功能主治:补肾益精,养心安神。用于失眠健忘,眩晕耳鸣,腰膝酸软等症。

**5. 神康宁丸(《卫生部药品标准中药成方制剂·第二十册》)** 药物组成:地黄、酸枣仁、山药、远志(制)、当归、丹参、珍珠母(飞)、五味子、首乌藤、合欢皮、合欢花、大枣。

功能主治:滋阴养血,平肝安神。用于血虚肝旺,失眠心悸,夜寐多梦,烦躁易怒,眩晕耳鸣,神经衰弱属上述证候者。

**【注意事项】** 孕妇慎用。

**【贮藏】** 置通风干燥处。

**【参考文献】** [1]郭超峰,夏猛,银胜高,等.合欢花总黄酮的抗抑郁作用及其机制研究[J].中国实验方剂学杂志,2013,19(13):225-228.

[2]郭超峰,银胜高,夏猛,等.合欢花总黄酮对抑郁模型大鼠学习记忆能力及血浆单胺类神经递质的影响[J].世界科学技术—中医药现代化,2013,15(6):1318-1322.

[3]施学丽,杜正彩,夏猛.合欢花总黄酮对抑郁模型大鼠海马CA3区BDNF和TrkB表达的影响[J].中国实验方剂学杂志,2013,19(18):198-201.

[4]杜志敏,马倩,宋予娟,等.合欢花黄酮对精神分裂症模型大鼠学习能力的影响及其机制研究[J].中国免疫学杂志,2014,30(1):52-56.

[5]单国存,石磊虹.合欢花与南蛇藤果实水煎剂镇静、催眠作用的比较[J].中药材,1989,12(5):36-37.

[6]訾亚伟,张立伟,陈廷贵.合欢花水提物对大鼠脑胶质瘤C6细胞株的增殖抑制与凋亡诱导作用[J].山西大学学报(自然科学版),2012,35(1):122-125.

[7]袁建梅,吕馨馨,王春峰.合欢花多糖的提取工艺及其抗氧化活性研究[J].湖北农业科学,2013,52(11):2625-2628.

[8]袁建梅,郭伟云,汪应灵.合欢花中总黄酮的提取工艺及对羟自由基清除作用的研究[J].中国食品添加剂,2012,22(1):87-91.

[9]王一卓,罗慧,赵士贤.合欢花挥发油化学成分及提取液抑菌作用研究[J].湖北农业科学,2012,51(6):1245-1247.

[10]嵇扬,王文俊,刘文尧.合欢花正丁醇提取物对小鼠睡眠时间的影响及其急性毒性实验[J].中华中医药学刊,2007,25(2):242-244.

(邓晶晶 吴清华 裴瑾)

## 307 合欢皮

Hehuanpi

**【异名】** 合昏皮(《千金方》),夜合皮(《独行方》),合欢木皮(《本草纲目》)。

**【来源】** 为豆科植物合欢 *Albizia julibrissin* Durazz. 的干燥树皮。

**【产地】** 主要为栽培品,野生品亦有。主产于我国黄河流域及以南的湖北、江苏、安徽、浙江、四川等地。

**【采收加工】** 夏、秋二季,剥取树皮,晒干。

**【炮制】** 除去杂质,洗净,润透,切丝或块,干燥。

**【性状特征】** 呈卷曲筒状或半筒状,长40~80cm,厚0.1~0.3cm。外表面灰棕色至灰褐色,稍有纵皱纹,有的成浅裂纹,密生明显的椭圆形横向皮孔,棕色或棕红色,偶有突起的横棱或较大的圆形枝痕,常附有地衣斑;内表面淡黄棕色或黄白色,平滑,有细密纵纹。质硬而脆,易折断,断面呈纤维性片状,淡黄棕色或黄白色。气微香,味淡、微涩、稍刺舌,而后喉头有不适感。以皮薄均匀、嫩而光滑者为佳。

**【化学成分】** 合欢皮的主要成分是三萜,还含有黄酮、木脂素、生物碱、鞣质、多糖等。合欢皮的三萜是主要药理活性成分。《中华人民共和国药典》2015年版规定,本品按干燥品计算,含(-)-丁香树脂酚-4-*O*-β-D-呋喃芹糖基-(1→2)-β-D-吡喃葡萄糖苷($C_{33}H_{44}O_{17}$)不得少于0.030%。

**【药理毒理】**

**1. 对中枢神经系统的影响**

(1) 抗抑郁 合欢皮水提液100、300mg/kg给小鼠灌胃,均能使小鼠悬尾和强迫游泳6min内的死亡时间缩短,并呈一定的剂量依赖性[1]。

(2) 镇静、催眠 8.25、16.50g/kg合欢皮水煎液给小鼠灌胃,连续4d,能缩短戊巴比妥钠致小鼠的入睡潜伏期,并延长其睡眠时间[2]。

**2. 对血液循环系统的影响** 26.25mg/kg合欢

皮总皂苷给大鼠灌胃,能使大鼠血压升高、脉搏频率、幅值及上升斜率增加[3]。

**3. 抗生育**　合欢皮总皂苷水溶液按135、270、540mg/(kg·d)的剂量给雄性成熟小鼠灌胃,连续19d,雌性小鼠的怀孕率降低;雄性小鼠睾丸生精细胞排列疏松,间质减少,曲细精管内有多核巨噬细胞浸润,各级生精细胞脱落;附睾管腔内精子几乎消失[4]。

**4. 增强免疫**　给小鼠腹腔注射0.2ml合欢皮总皂苷(浓度约合1、2、4mg/kg)一次,能使小鼠脾细胞中NK细胞杀伤活性增强[5]。给小鼠腹腔注射合欢皮水提物(250mg/kg)、乙醇提取物(2.5mg/kg)、多糖(25mg/kg)及皂苷(0.75mg/kg)0.5ml,连续给药8d,小鼠红细胞ICR及$C_{3b}$RR、红细胞对白细胞的吞噬促进率、红细胞RFER和RFIR活性、红细胞SOD活性、红细胞免疫指标均有增强[6]。

**5. 抗肿瘤**　浓度为1.0、1.5、2.0μg/ml的合欢皮总皂苷作用于细胞人脐静脉微血管内皮细胞(HMEC-1)48h,合欢皮总皂苷提取物具有抑制血管内皮细胞增殖的作用,其与时间、剂量均存在依赖关系,作用48h的$IC_{50}$为1.5μg/ml;合欢皮总皂苷使HMEC-1细胞周期阻滞在亚$G_0/G_1$期[8]。浓度为300μg/ml合欢皮正丁醇相和水相提取物具有抑制HMEC-1增殖作用[7]。乙醇回流正丁醇萃取的组分A(皂苷)能明显抑制HMEC-1细胞,其$IC_{50}$为(4.18±0.37)μg/ml;当剂量为4、8mg/(kg·d)时,$CD_{31}$蛋白标志肿瘤血管数降低,当剂量为2、4、8mg/(kg·d)时,肿瘤细胞凋亡数目显著增高[9]。

**6. 抑菌**　合欢皮乙醇提取物对金黄色葡萄球菌的最低抑制浓度(MIC)为20mg/ml,对黑曲霉的抑制中浓度($EC_{50}$)为12.43mg/ml;合欢皮正丁醇相萃取物对黑曲霉抑制中浓度($EC_{50}$)为7.68mg/ml[10]。

**7. 安全性评价**　给小鼠一次性灌胃合欢皮总皂苷7.5mg/kg,观察14d,肾组织形态发生变化,肾SOD和GSH-Px的活性降低,肾小球内皮细胞凋亡数目增多,Bcl-2表达下降,COX-2表达增加,肾小管COX-1表达增加;肺组织病理变化明显,肺组织SOD和GSH-Px的活性降低,肺间质及支气管黏膜上皮细胞凋亡数目增多,COX-2表达增加[11,12]。给雄性大鼠灌胃26.25mg/kg的合欢皮总皂苷1h后,大鼠的白细胞数目、血小板数目及血红蛋白含量均下降[3]。给雄性小鼠连续灌胃135、270和540mg/(kg·d)的合欢皮总皂苷水溶液19d,小鼠血液中各种指标(如TP、ALB、GLB、A/G、ALT、AST)无异常[4]。合欢皮抗肿瘤新生血管高效低毒组分A(皂苷)最小致毒量为100mg/kg,最小致死量为4000mg/kg,最大耐受量和最小致毒剂量之间跨度范围比较大,临床使用安全性比较高[9]。

**【药性】**　甘,平。归心、肝、肺经。

**【功能主治】**　解郁安神,活血消肿。用于心神不安,忧郁失眠,肺痈,疮肿,跌仆伤痛。

**【临床应用】**

**1. 临床常用**

(1)心神不宁证　本品入心、肝,有宁心安神、疏肝解郁之功,可使心肝安和,情志愉悦而达安神之效。故适用于情志不和、忿怒忧郁而致烦躁不安、失眠多梦等症,但因其药力较弱,多与夜交藤、酸枣仁、郁金等解郁安神药同用。

(2)跌打骨伤,血瘀肿痛　本品入血分,能活血化瘀,消肿止痛,续筋接骨。治疗跌打损伤、血瘀肿痛、筋伤骨折,宜配伍消肿止痛、活血疗伤药,如《续本事方》中配以麝香、乳香研末,温酒调服。临床也常与续断、红花、乳香等药同用。

(3)肺痈,疮痈肿毒　本品入肺经,有活血消肿之功,能消散内外痈肿。治疗肺痈,咳吐脓血,单用即可,如《千金方》中黄昏汤,亦可与鱼腥草、桃仁、冬瓜仁等同用。治疗热毒疮痈,宜配伍蒲公英、连翘、紫花地丁等。

**2. 临床新用**　合欢皮可用于治疗腹泻型肠易激综合征[13]、卵巢癌[14]。

**【用法用量】**　6～12g。外用适量,研末调敷。

**【成药例证】**

**1. 夜宁糖浆(《中华人民共和国药典》2015年版)**　药物组成:合欢皮、灵芝、首乌藤、大枣、女贞子、甘草、浮小麦。

功能主治:养血安神。用于心血不足所致的失眠、多梦、头晕、乏力;神经衰弱见上述证候者。

**2. 神康宁丸(《国家中成药标准汇编·内科心系分册》)**　药物组成:地黄、酸枣仁、山药、远志(制)、当归、丹参、珍珠母、五味子、首乌藤、合欢皮、合欢花、大枣。

功能主治：滋阴养血。用于阴虚火旺所致心悸失眠，眩晕耳鸣等症。

**3. 安神足液(《国家中成药标准汇编·内科心系分册》)**　药物组成：酸枣仁、柏子仁、合欢皮、首乌藤、当归、栀子、知母、玄参、甲壳素、苯甲酸钠。

功能主治：清热除烦，养心安神，用于心血亏虚，心火上炎所引起的失眠症。症见失眠，多梦，易醒，心烦等。

**4. 养血安神糖浆(《国家中成药标准汇编·内科心系分册》)**　药物组成：熟地黄、地黄、鸡血藤、合欢皮、首乌藤、墨旱莲、仙鹤草、蔗糖、苯甲酸、枸橼酸。

功能主治：滋阴养血，宁心安神。用于精神倦怠，失眠健忘，卧寝多梦，肾虚腰痛，头晕乏力。

**5. 健神片(《卫生部药品标准中药成方制剂·第二册》)**　药物组成：墨旱莲、鸡血藤、金樱子、艾叶、桑椹、菟丝子、仙鹤草、牡蛎(煅)、狗脊(制)、女贞子(制)、甘草、合欢皮、首乌藤、五味子(制)。

功能主治：固肾涩精。用于带下遗精，四肢酸软。

**【注意事项】**　孕妇慎用。

**【贮藏】**　置通风干燥处。

**【参考文献】**　[1]廖颖，王琼，黎霞，等.合欢皮抗抑郁作用研究[J].安徽农业科学，2014，42(1)：57-58.

[2]霍长虹，郝存书，李作平，等.合欢皮水煎剂催眠作用的药理实验研究[J].河北医科大学学报，2002，23(4)：216-217.

[3]刘冬，高越颖，邱丽颖，等.合欢皮总皂苷对大鼠循环系统的影响[J].海峡药学，2010，22(2)：28-30.

[4]舒杨，孙潇雅，李平，等.合欢皮总皂苷对雄性小鼠的抗生育作用研究[J].四川动物，2013，32(5)：746-750.

[5]田维毅，冯济凤，武孔云，等.合欢皮总皂苷对小鼠NK细胞杀伤活性的影响[J].贵阳中医学院学报，2003，25(3)：47-48.

[6]田维毅，武孔云，白惠卿.合欢皮红细胞免疫活性成分及其机制的研究[J].四川中医，2003，21(10)：17-19.

[7]花慧，冯磊，张小平，等.合欢皮中抑制血管内皮细胞增殖活性组分的分析[J].华西药学杂志，2011，26(3)：229-231.

[8]冯磊，谭莹，陈爽，等.合欢皮总皂苷对人微血管内皮细胞体外增殖的影响[J].天然产物研究与开发，2014，26(8)：1272-1275.

[9]易清清，刘玲艳，冯磊，等.合欢皮中抗肿瘤新生血管高效低毒组分的筛选及药效学研究[J].天然产物研究与开发，2013，(25)：1046-1051.

[10]白羡钦，代光辉，陈佳，等.合欢皮提取物对黑曲霉抑菌活性的研究[J].食品工业科技，2014，35(12)：133-136.

[11]邱丽颖，李倩，许天蟾.合欢皮总皂苷所致小鼠肾毒性及其机制的研究[J].毒理学杂志，2011，25(6)：431-434.

[12]康晓星，高越颖，余行云，等.合欢皮总皂苷对小鼠呼吸系统的毒性及机制研究[J].中药材，2011，34(3)：428-431.

[13]颜勤，杨景林.解郁止泄汤联合西药治疗腹泻型肠易激综合征60例[J].中医杂志，2010，51(S1)：172-173.

[14]李明瑞，张毅，孟庆伟，等.中药配合西医疗法综合治疗卵巢癌48例[J].中医杂志，2006，47(2)：123-124.

[15]石学波，赵锦强，宫运红.百合龙牡安神汤治疗脏躁280例[J].时珍国医国药，2000，11(8)：728-729.

(邓晶晶　吴清华　裴瑾)

## 308　何首乌

Heshouwu

**【异名】**　陈知白(《开宝本草》)，马肝石(《本草纲目》)，地精(《何首乌录》)，亦敛(《仙授理伤续断秘方》)，首乌(《经验方》)，红内消(《外科精要》)，黄花乌根、小独根(《云南中草药选》)。

**【来源】**　为蓼科植物何首乌 *Polygonum multiflorum* Thunb. 的干燥块根。

**【产地】**　主要为栽培品，野生品亦有。其道地产区为广东德庆。主产于河南、湖北、贵州、四川、江苏、广东、广西等地，此外，浙江、安徽、山东、江西、湖南亦产。建于贵州省施秉县牛大场镇，从江县洛香镇、贯洞镇，岑巩县老鹰岩农场，锦屏县启蒙镇、铜鼓镇、敦寨镇，凯里市旁海镇建的何首乌GAP种植基地已通过原国家食品药品监督管理总局验收。

**【采收加工】**　秋、冬二季叶枯萎时采挖，削去两端，洗净，个大的切成块，干燥。

**【炮制】**　**何首乌**　拣去杂质，洗净，用水泡至八成透，捞出，润至内外湿度均匀，切片或切成方块，晒干。

**制何首乌**　取何首乌片或块，照炖法用黑豆汁拌匀，置非铁质的适宜容器内，炖至汁液吸尽；或照蒸法，清蒸或用黑豆汁拌匀后蒸，蒸至内外均呈棕褐色，或晒至半干，切片，干燥。

**【性状特征】**　**何首乌**　呈不规则的厚片或块。外表皮红棕色或红褐色，皱缩不平，有浅沟，并有横长皮孔样突起和细根痕。切面浅黄棕色或浅红棕色，显粉性；横切面有的皮部可见云锦状花纹，中央木部较大，有的呈木心。气微，味微苦而甘涩。以质坚实而重、外表皮红褐色、断面显云锦花纹、粉性足者为佳。

**制何首乌**　呈不规则皱缩状的块片，厚约1cm。表面黑褐色或棕褐色，凹凸不平。质坚硬，断面角质样，棕褐色或黑色。气微，味微甘而苦涩。

**【化学成分】**　何首乌的主要成分是蒽醌、二苯乙烯苷，还含有鞣质、卵磷脂、酰胺、多种微量元素等。何首乌的二苯乙烯苷、蒽醌为其主要药理活性成分。《中华人民共和国药典》2015年版规定，何首乌药材及其饮片含2,3,5,4′-四羟基二苯乙烯-2-*O*-β-D-葡萄糖苷（$C_{20}H_{22}O_9$）不得少于1.0%，制何首乌不得少于0.70%；含结合蒽醌以大黄素（$C_{15}H_{10}O_5$）和大黄素甲醚（$C_{16}H_{12}O_5$）的总量计，何首乌饮片不得少于0.05%，制何首乌不得少于0.10%。

**【药理毒理】**

**1. 降血脂**　何首乌的2,3,5,4′-四羟基二苯乙烯-2-*O*-β-D-葡萄糖苷（TSG）按90、180mg/kg的剂量给大鼠灌胃，连续1周，能有效控制高脂血症模型大鼠血清TC和LDL-C升高，降低动脉粥样硬化指数，并能增加LDLR的表达[1]。何首乌超临界提取物、乙醇提取物和水提取物按1.00g/(kg·d)（生药量）的剂量给高脂血症小鼠模型灌胃，能降低小鼠血清总胆固醇（TC）及甘油三酯（TG）的含量。其中超临界提取物的降脂效果优于乙醇提物和水提取物，给药剂量在0.50～1.00g/(kg·d)时降脂效果最佳[2]。

**2. 对免疫功能的影响**　31.25、62.5、125μg/ml何首乌蒽醌苷对小鼠T、B淋巴细胞的增殖能力，对mLR的影响及对Mit C所致的淋巴细胞增殖抑制有拮抗作用；中、高剂量均能直接促进小鼠脾脏淋巴细胞增殖，且具有量效关系，能增加ConA、LPS诱导的脾细胞增殖，增强小鼠腹腔巨噬细胞吞噬中性红的能力，还可增强小鼠脾细胞分泌TNF活性；均能拮抗Mit C的免疫抑制作用[3]。

**3. 抗衰老**　何首乌70%乙醇提取物按0.32g/(只·d)（生药量）的剂量给D-半乳糖所致亚急性衰老小鼠模型灌胃，5d/w，连续4周，可降低小鼠脑组织和肾组织的LPF含量，升高心肌$Na^+$，$K^+$-ATP酶活性和肝脏SOD活性[4]。何首乌蛋白质按5、20mg/(kg·d)剂量，何首乌蒽醌苷按7、28mg/(kg·d)剂量给小鼠灌胃，均能增加D-半乳糖所致衰老小鼠的肝系数、胸腺系数、脑系数和脾系数，降低衰老小鼠脑组织MAO的活力、脂质过氧化产物MDA的含量和肝组织中LF的含量；何首乌蛋白质组高剂量还能改善衰老小鼠的记忆能力，何首乌蒽醌苷高剂量还可改善衰老小鼠的学习速率和记忆能力[5]。

**4. 抗氧化**　何首乌提取物0.0025、0.005、0.01、0.02、0.04mg/ml体外对亚硝基具有清除作用，浓度为0.01mg/ml时清除作用达到最大值；0.5mg/ml浓度时对超氧阴氧离子的清除率为93.16%；对DPPH的半数抑制浓度$IC_{50}$为0.0029mg/L[6]。何首乌总苷按150、25mg/(kg·d)剂量连续灌胃10d，能增加载脂蛋白E基因缺陷小鼠血浆一氧化氮（NO）及总抗氧化能力，减少丙二醛（MDA）的生成[7]。

**5. 促黑色素生成**　0.1、0.5、1.0mg/ml的何首乌浸膏稀释液体外实验能促进B16黑素瘤细胞的增殖和酪氨酸酶活蛋白（TYR）表达，提高黑色素生成量，且呈浓度依赖性；但对酪氨酸酶相关蛋白1（TRP-1）和酪氨酸相关蛋白2（TRP-2）的表达几乎没有影响[8]。

**6. 抗炎**　何首乌提取物按2.30、4.60、9.20g/kg（生药量）的剂量连续灌胃3d，能减轻二甲苯酸所致的小鼠耳廓肿胀，降低醋酸所致的小鼠腹腔毛细血管通透性增高；按3.20、6.40g/kg（生药量）的剂量给大鼠灌胃，连续3d，能抑制角叉菜胶所致的大鼠足肿胀和蛋清所致的大鼠足肿胀[9]。

**7. 抗肿瘤**　何首乌总蒽醌苷按15、30mg/kg的剂量连续灌胃给药10d，能抑制小鼠整体前胃癌（MFC）实体肿瘤和肉瘤（$S_{180}$）生长，但对荷瘤小鼠体重增长没有影响；按20mg/kg的剂量连续灌胃10d，减轻CTX对$S_{180}$荷瘤小鼠外周白细胞数减少的毒性作用。体外抑瘤实验显示何首乌总蒽醌苷在5～250μg/ml浓度范围内对MFC及$S_{180}$肿瘤细胞无直接杀伤作用[10]。

**8. 促成骨细胞增殖**　0.1mg/ml的何首乌乙酸乙酯提取物在作用于大鼠颅骨成骨细胞24、48、72h后，细胞增殖率增加[11]。何首乌煎剂按5g/(kg·d)

的剂量给大鼠灌胃，能增加去卵巢大鼠的松质骨骨量，缩小骨小梁分离度，使骨形成呈增加趋势，骨吸收减少[12]。

**9. 安全性评价**　何首乌药材（粉末水混悬液）、水提物及60%醇提物给正常小鼠灌胃，最大耐受量（MTD）分别为 20.0、78.0、98.4g/（kg·d）（生药量），相当于临床70kg人每kg体重日用量的116.7、574、455倍，主要毒性症状是腹泻、怠动、毛色不华。受给药体积和浓度的限制，无法测出其 $LD_{50}$ 值[13]。何首乌水提物按60、30g/（kg·d）（生药量）的剂量给SD大鼠连续灌胃28d，高剂量可导致雄性大鼠血清中ALP、GGT、TBA升高，TBIL降低，并可引起雄性大鼠胆汁成分改变；低剂量使雄性大鼠血清中GGT升高。肝脏病理学检查可见给药大鼠肝脏出现部分肝细胞小灶性坏死，未见严重病变[14]。

**10. 体内过程**　Beagle犬灌服何首乌水提液后，其血浆中可检测到14个移行成分，其中4个为原型成分，以2,3,5,4′-四羟基二苯乙烯-2-*O*-β-D-葡萄糖苷（TSG）的含量相对最高，另外10个为代谢产物[15]。TSG在SD大鼠体内呈一级动力学消除，具有二室开放模型的特征，$T_{max}$ 和 $C_{max}$ 分别为40min和31.9μg/ml，肝组织中分布浓度最大；在小鼠体内呈一室模型，$T_{max}$ 为60min，$C_{max}$ 为29.6μg/ml[16,17]。

**【药性】**　苦、甘、涩，微温。归肝、心、肾经。

**【功能主治】**　**何首乌**　解毒，消痈，截疟，润肠通便。用于疮痈，瘰疬，风疹瘙痒，久疟体虚，肠燥便秘。

**制何首乌**　补肝肾，益精血，乌须发，强筋骨，化浊降脂。用于血虚萎黄，眩晕耳鸣，须发早白，腰膝酸软，肢体麻木，崩漏带下，高脂血症。

**【临床应用】**　**临床常用**

（1）精亏血虚证　制首乌擅长养血补肝，固肾益精，收敛精气，特点是不燥不腻，为滋补良品。主要用于精亏血虚，眩晕耳鸣，腰膝酸软，须发早白等症，常与其他补肝固肾、益精养血药同用。如《积善堂经验方》中七宝美髯丹，将本品与枸杞子、菟丝子、当归等配伍。

（2）久疟，痈疽，瘰疬　生首乌能截疟、解毒，若疟疾日久，气血虚弱，可使生首乌与人参、当归、陈皮、煨姜配伍，如何人饮（《景岳全书》）；若瘰疬痈疮，皮肤瘙痒，可配伍夏枯草、土贝母、当归等药；也可与防风、苦参、薄荷同用煎汤洗，治遍身疮肿痒痛，如何首乌散（《外科精要》）。

（3）肠燥便秘　生首乌苦泻甘润，既能润燥通便，又兼有较弱补益之效，若年老体弱之人血虚肠燥便秘，可与肉苁蓉、当归、火麻仁等同用。

**【用法用量】**　**何首乌**　3～6g。

**制何首乌**　6～12g。

**【成药例证】**

**1. 首乌丸（《中华人民共和国药典》2015年版）**药物组成：制何首乌、桑椹、墨旱莲、女贞子、黑芝麻、牛膝、菟丝子、补骨脂、地黄、金樱子、豨莶草、桑叶、金银花。功能主治：补肝肾，强筋骨，乌须发。用于肝肾两虚，头晕目花，耳鸣、腰酸肢麻，须发早白；亦用于高脂血症。

**2. 益龄精（合剂）（《卫生部药品标准中药成方制剂·第六册》）**　药物组成：制何首乌、桑椹、女贞子、菟丝子、金樱子肉、川牛膝、豨莶草。

功能主治：滋补肝肾。用于肝肾亏虚所致的头晕目眩，耳鸣，心悸失眠，腰膝酸软；原发性高血压见上述证候者。

**3. 降脂灵颗粒、片（《中华人民共和国药典》2015年版）**　药物组成：制何首乌、枸杞子、黄精、决明子、山楂。

功能主治：补肝益肾，养血明目。用于肝肾不足型高脂血症，症见头晕、目眩、须发早白。

**4. 乌丹降脂颗粒（《国家中成药标准汇编·内科心系分册》）**　药物组成：何首乌、丹参、山药、麦冬、泽泻、黄芪、山楂、茶叶。

功能主治：益气活血。用于气虚血瘀所致的高脂血症，症见头晕耳鸣，胸闷肢麻，口干舌暗等。

**5. 五味健脑口服液（《国家中成药标准汇编·内科心系分册》）**　药物组成：制何首乌、淫羊藿、干姜、大枣、甘草。

功能主治：补肾健脑。用于神经衰弱，失眠健忘。

**【注意事项】**　何首乌致肝损伤的常见症状、指标主要有血清ALT、GGT活性及CHE、TP、IgG含量升高，肝细胞功能紊乱，胆管上皮细胞受损及胆汁淤积相关指标改变等。大黄酚等蒽醌类化合物可能是导致肝细胞凋亡和药物性肝损伤的主要成分。目前原国家食品药品监督管理总局规定保健食品生何首乌每日用量不得超过1.5g,制何首乌每日用量不得超过3.0g。

**【贮藏】** 置干燥处,防蛀。

**【参考文献】**
[1]高瑄,胡英杰,符林春.何首乌二苯乙烯苷的调节血脂作用[J].中国中药杂志,2007,32(4):323-326.

[2]李宗诚,金在久,崔爽,等.何首乌降血脂有效部位及量效关系的实验研究[J].中国实用医药,2008,3(29):3-5.

[3]孙桂波,郭宝江,李续娥,等.何首乌蒽醌苷对小鼠细胞免疫功能的影响[J].中国药理与临床,2006,22(6):30-32.

[4]宋士军,李芳芳,岳华,等.何首乌的抗衰老作用研究[J].河北医科大学学报,2003,24(2):90-91.

[5]刘一流,李续娥.何首乌蛋白质和蒽醌苷对D-半乳糖衰老小鼠学习记忆及代谢产物的影响[J].广州中医药大学学报,2009,26(2):160-163.

[6]贾朝.商洛何首乌提取物的抗氧化活性研究[J].商洛学院学报,2014,28(4):15-18.

[7]方微,秦彦文,王绿娅,等.何首乌总苷调血脂、抗氧化的实验研究[J].中国药物应用与监测,2005,1(1):48-51.

[8]姜泽群,吴琼,徐继敏,等.中药何首乌促进黑色素生成的作用机理研究[J].南京中医药大学学报,2010,26(3):190-192.

[10]孙桂波,邓响潮,郭宝江,等.何首乌蒽醌苷类化合物抗肿瘤作用研究[J].中国新药杂志,2008,17(10):837-841.

[11]典灵辉,程纪伦,陆江赢,等.德庆何首乌提取物对成骨细胞增殖的影响[J].安徽农业科学,2012,40(16):8885-8886.

[12]黄连芳,吴铁,谢华,等.何首乌煎剂对去卵巢大鼠骨质丢失的防治作用[J].中国老年学杂志,2005,25(6):709-710.

[13]黄伟,张亚囡,孙蓉.何首乌不同组分对小鼠急性毒性试验比较研究[J].中国药物警戒,2010,7(12):705-707.

[14]王涛,王佳颖,江振洲,等.何首乌水提物大鼠连续灌胃给药28d肝毒性研究——胆汁淤积相关性分析[J].中国中药杂志,2012,37(10):1445-1450.

[15]王福刚,曹娟,刘斌,等.何首乌血中移行成分归属的实验研究[J].中华中医药杂志,2010,25(8):1293-1295.

[16] Guiyuan Lv, Zhaohuan Lou, Suhong Chen, *et al*. Pharmacokinetics and Tissue Distribution of 2, 3, 5, 4′-tetrahydroxystilbene-2-*O*-β-D-glucoside from Traditional Chinese Medicine Polygonum multiflorum Following Oral Administration to rats [J].*J. Ethnopharmacology*, 2011, 137(1): 449-456.

[17]Lv GY, Gu H, Chen SH, *et al*.Pharmacokinetic Profile of 2,3,5,4′-Tetrahydroxystilbene-2-*O*-β-D-glucoside Inmice after Oral Administation of Polygonum multiflorum Extracts[J].Drug Dev. Ind. Pharm, 2012, 38(2): 248-255.

（陈璐　吴清华　裴瑾）

## 309　荷梗

Hegeng

**【异名】** 藕杆(《随身居饮食谱》)。

**【来源】** 为睡莲科植物莲 *Nelumbo nucifera* Gaertn. 的干燥叶柄。

**【产地】** 主要为栽培品,野生品亦有。全国大部分地方均产,主要分布于湖南、福建、浙江、江西等南方各地以及北方的微山湖地区。

**【采收加工】** 夏、秋二季采收,除去叶,用刀刮去刺,切段,晒干或鲜用。

**【炮制】** 净制。

**【性状特征】** 呈近圆柱,长40～80cm、直径8～15mm。表面淡黄棕色,具深浅不等的纵沟纹,并疏生短刺状突起。体轻、质脆,易折断,断面可见数个大小不等的孔道。气微,味淡。以身干、条长、棕黄色、无泥土及杂质者为佳。

**【化学成分】** 荷梗的主要成分是生物碱,还含有黄酮、树脂、鞣质等。荷梗的生物碱是其主要药理活性成分。

**【药理毒理】** **抗肿瘤**　荷梗提取物鹅掌楸碱、荷叶碱、降荷叶碱、杏黄罂粟碱、*N*-去甲杏黄罂粟碱和*N*-甲基乌药碱等$1\times10^{-5}$mol/L浓度对对HL-60癌细胞体外生长的抑制率分别为51.36%、59.09%、52.51%、53.93%、51.43%、64.31%[1]。

**【药性】** 苦,平。归脾、胃经。

**【功能主治】** 清热解暑,通气行水。用于暑湿胸闷,泄泻,痢疾,带下。

**【临床应用】** **临床常用**

暑热证　本品味苦,归脾、胃经,善入脾、胃二经以清热泻火,能清利暑热、除烦渴,用于暑热证。

**【用法用量】** 3～9g。

**【成药例证】** **轻身消胖丸(《卫生部药品标准中药成方制剂·第七册》)**　药物组成:罗布麻叶、泽泻、白术(麸炒)、薏苡仁、芒硝、防己、海藻、当归、川芎、茶叶、大黄、麻黄、玫瑰花、茯苓、滑石、山楂、黄芪、荷梗、木香。

功能主治:益气,利湿,降脂,消胖,用于单纯性肥胖症。

**【贮藏】** 置干燥处。

【参考文献】 [1]段绪红，裴林，蒋建勤.荷梗中的细胞毒活性生物碱[J].中国中药杂志，2013，38(23)：4104-4108.

（邓晶晶 吴清华 裴瑾）

## 310 荷叶

Heye

**【异名】** 蕸(《尔雅》)。

**【来源】** 为睡莲科植物莲 *Nelumbo nucifera* Gaertn.的干燥叶。

**【产地】** 主要为栽培品，野生品亦有。全国大部分地方均产，主要分布于湖南、福建、浙江、江西等南方各地以及北方的微山湖地区。

**【采收加工】** 夏、秋二季采收，晒至七八成干时，除去叶柄，折成半圆形或折扇形，干燥。

**【炮制】** **荷叶丝** 取净荷叶，喷水，稍润，切丝，干燥。

**荷叶炭** 取净荷叶，置煅锅内，密封，加热至所需温度煅成炭，放凉，取出。

**【性状特征】** **荷叶丝** 呈不规则丝状。上表面深绿色或黄绿色，较粗糙；下表面淡灰棕色，较光滑，叶脉明显突出。质脆，易破碎。稍有清香气，味微苦。以色绿、无斑点者为佳。

**荷叶炭** 呈不规则片状，表面棕褐色或黑褐色。气焦香，味涩。

**【化学成分】** 荷叶的主要成分是生物碱、黄酮，还含有三萜、类固醇、多酚、多糖等。荷叶的生物碱、黄酮是其主要药理活性成分。《中华人民共和国药典》2015年版规定，本品药材按干燥品计算，含荷叶碱($C_{19}H_{21}NO_2$)不得少于0.10%；本品饮片按干燥品计算，含荷叶碱($C_{19}H_{21}NO_2$)不得少于0.07%。

**【药理毒理】**

**1. 镇静、催眠** 荷叶乙醇提取物450mg/kg、总生物碱90mg/kg给小鼠灌胃，均能降低小鼠自主活动的总路程、运动时间和平均速度。给巴比妥钠致催眠小鼠模型腹腔注射荷叶总提物450mg/kg、荷叶总生物碱30、90mg/kg，生物碱均能增加小鼠入睡率；生物碱高剂量能缩短小鼠入睡潜伏期，总提物和生物碱均能延长小鼠睡眠时间[1]。

**2. 止血** 0.3g/ml的生荷叶醇水双提物、炒荷叶炭醇水双提物、煅荷叶炭醇水双提物均按照10ml/kg的剂量给大鼠连续灌胃7d，生荷叶醇水双提物可缩短大鼠血浆活化部分凝血酶原时间(PT)；炒荷叶炭和煅荷叶炭醇水双提物均可缩短凝血活酶时间(APTT)、PT，增加纤维蛋白原(FIB)水平，制炭后止血作用增强[2]。不同采收期的荷叶、荷叶炭分别以2g/kg给小鼠灌胃，生长末期的荷叶可缩短小鼠凝血时间，制炭后作用显著[3]。将荷叶生、炭饮片总黄酮，荷叶生饮片总生物碱分别以30、300μmol/L浓度的醇溶液进行兔体外凝血实验，生荷叶总黄酮高、中剂量可缩短体外兔血的PT、APTT，低剂量可缩短APTT；荷叶炭总黄酮可缩短PT、APTT；生荷叶总生物碱高、中剂量可增长PT，高剂量可增长APTT，荷叶碱可增长PT、APTT[4]。

**3. 抗氧化** 浓度为7mg/ml荷叶生物碱水提物溶液对特制体系所产生的·OH有明显的清除作用，对·OH的清除率为55.2%[5]。荷叶黄酮为125mg/L(以芦丁计)时，可以清除50%的羟自由基，黄酮为3.5mg/L(以芦丁计)时，可以清除50%的超氧阴离子自由基[6]。当荷叶黄酮浓度为10mg/ml时，对羟基自由基的清除率达到80.9%。0.2g/kg浓度的荷叶黄酮可以抑制猪油的腐败，且对猪油抗氧化性随着时间的增加而更加明显[7]。荷叶多糖浓度在0.2～1.0mg/ml范围内，当多糖质量浓度增加时，其对DPPH·的清除能力也相应增强，当浓度为1.0mg/ml时，超声提取的多糖对DPPH·的清除率为76.85%，而水提多糖对其的清除率为45.31%[8]。

**4. 抑菌、抗病毒** 采用纯化的荷叶总碱进行体外抗新城疫病毒(NDV)活性研究，测定其对鸡胚成纤维细胞的最大无毒浓度($TD_0$)为6.25mg/ml、半数中毒浓度($TD_{50}$)为13.86mg/ml、抑制50%细胞病变的药物浓度($IC_{50}$)为1.53mg/ml和治疗指数($TI$)为9[9]。荷叶生物碱在9%浓度以上时，对金黄色葡萄球菌、大肠埃希菌、酵母菌均有较好的抑制效果；荷叶生物碱提取液的*MIC*(最小抑菌浓度)为大肠埃希菌7%、酵母菌9%、金黄色葡萄球菌12%、黑曲霉21%以上[10]。从荷叶中提取分离的鹅掌楸碱对大肠埃希菌、枯草芽孢杆菌和金黄色葡萄球菌的最低抑菌浓度*MIC*均为32μg/ml；Lysicamine对大肠埃希菌的*MIC*为64μg/ml，对枯草芽孢杆菌和金黄色葡萄球菌的*MIC*为128μg/ml；杏黄罂粟碱对红色毛癣菌和石膏状小孢子菌的 *MIC* 为 16μg/ml，对白假丝酵母菌和近平滑假丝酵母菌的 *MIC* 为 32μg/ml，对其他致病真菌的 *MIC* 为 64μg/ml。

**5. 降血脂**　荷叶生物碱按 7.82、15.64g 生药/kg剂量给高脂血症大鼠模型连续灌胃 30d，可使大鼠血清甘油三酯（TG）、总胆固醇（TC）、低密度脂蛋白胆固醇（LDL-C）降低，高密度脂蛋白胆固醇（HDL-C）升高[11]。

**【药性】**　苦，平。归肝、脾、胃经。

**【功能主治】**　清暑化湿，升发清阳，凉血止血。用于暑热烦渴，暑湿泄泻，脾虚泄泻，血热吐衄，便血崩漏。荷叶炭收涩化瘀止血。用于出血症和产后血晕。

**【临床应用】**　临床常用

（1）暑温证　本品味苦，归肝经，能清热，清肝火，能清利暑热、除烦渴，用于暑温证。若暑温证出汗后余邪未净，目视不清、头感微胀，常与金银花、鲜扁豆花、西瓜翠衣同用，以达清暑热余邪的目的，如清络饮（《温病条辨》）。能清头目，用于风热头痛眩晕。常与菊花、桑叶等同用，以散风热之邪。若有头风，头面疙瘩肿痛，憎寒壮热，常配以升麻、苍术，使荷叶能升发清阳，使邪从上散。

（2）脾虚诸证　荷叶归脾、胃经，能升清气、助运化，用于脾虚诸证。如脾胃虚弱，饮食不化，脘腹痞满，常用荷叶烧饭；和枳实、白术研末为丸，可升清化浊，健脾除胀，如枳术丸（《内外伤辨》）。若脾虚泄泻，常与人参、山药、白术等配伍以补脾气，升清阳则止泄泻。

（3）出血证　荷叶能散瘀止血，用于各种失血证，且有止血而不留瘀之优点。若吐血、咯血，单味焙末口服，如青金散（《圣济总录》）。若因血热妄行的吐血、衄血者，常配伍生地黄、生艾叶和生柏叶同用，以凉血、止血、散瘀，如四生丸（《妇人良方》）。若崩中下血，亦常用炭品，如用荷叶烧后研磨与黄芩、蒲黄同用，以散瘀止血，并散邪热而达止血之功。

**【用法用量】**　荷叶　3～10g。

荷叶炭　3～6g。

**【成药例证】**

**1. 血脂宁丸（《中华人民共和国药典》2015 年版）**　药物组成：决明子、山楂、荷叶、制何首乌。

功能主治：化浊降脂，润肠通便。用于痰浊阻滞型高脂血症，症见头昏胸闷，大便干燥。

**2. 荷丹片（《中华人民共和国药典》2015 年版）**

药物组成：荷叶、丹参、山楂、番泻叶、盐补骨脂。

功能主治：化痰降浊，活血化瘀。用于高脂血症属痰浊挟瘀证候者。

**3. 荷叶丸（《中华人民共和国药典》2015 年版）**

药物组成：荷叶、藕节、大蓟炭、小蓟炭、知母、黄芩炭、地黄（炭）、棕榈炭、栀子（焦）、茅根炭、玄参、白芍、当归、香墨。

功能主治：凉血止血。用于血热所致的咯血、衄血、尿血、便血、崩漏。

**4. 脂脉康胶囊（降脂灵胶囊）（《中华人民共和国药典》2015 年版）**　药物组成：普洱茶、刺五加、山楂、莱菔子、荷叶、葛根、菊花、黄芪、黄精、何首乌、茺蔚子、杜仲、大黄（酒制）、三七、槐花、桑寄生。

功能主治：消食，降脂，通血脉，益气血。用于瘀浊内阻、气血不足所致的动脉硬化症、高脂血症。

**5. 脂欣康颗粒（《国家中成药标准汇编·内科心系分册》）**　药物组成：决明子、荷叶、绞股蓝、泽泻、金银花、苦丁茶、银杏叶。

功能主治：清热祛痰。用于痰热内阻引起的高脂血症，症见头胀，眩晕，身困，体胖。

**【贮藏】**　置通风干燥处，防蛀。

**【参考文献】**

［1］闫明珠，钟雨，刘新民，等.荷叶提取物的镇静催眠作用[J].食品科学，2015，36（5）：168-171.

［2］彭凯，张学兰，王莉，等.荷叶不同炮制品提取物对正常大鼠凝血功能影响的比较研究[J].中成药，2013，35（1）：140-143.

［3］廖立，舒展，李笑然，等.荷叶炭的止血作用与炮制工艺研究[J].中药材，2010，33（12）：1852-1854.

［4］刘洋，张学兰，李慧芬，等.荷叶不同饮片黄酮和生物碱类成分对兔体外凝血功能影响的比较[J].中成药，2014，36（4）：842-845.

［5］肖娟，孙智达，谢笔钧，等.荷叶生物碱的提取工艺优化及其清除羟基自由基能力的测定[J].食品工业科技，2009，30（7）：194-197.

［6］金德宽，孙芝杨.荷叶黄酮的复合法提取及清除自由基的研究[J].食品研究与开发，2011，32（12）：16-20.

［7］许金蓉.荷叶黄酮提取工艺及抗氧性研究[J].轻工科技，2014，10（191）：15-18.

［8］涂宗财，寇玉，王辉，等.荷叶多糖的超声波辅助提取和抗氧化活性[J].食品科学，2013，34（16）：108-112.

[9]肖桂青,方俊,卢向阳,等.荷叶总碱体外抗新城疫病毒活性研究[J].中国畜牧兽医文摘,2012,28(10):205-206.

[10]张兰英,董长颖.荷叶生物碱的提取及体外抑菌和凝血活性研究[J].特产研究,2012,50(2):17-19.

[11]朱兰镇,李伟.荷叶总生物碱提取物对高血脂大鼠调节血脂作用研究[J].黑龙江医药,2010,23(3):363-364.

(邓晶晶　吴清华　裴瑾)

## 311　核桃仁

Hetaoren

**【异名】**　胡桃仁(《七卷食经》),胡桃肉(《海上集验方》)。

**【来源】**　为胡桃科植物胡桃 *Juglans regia* L.的干燥成熟种子。

**【产地】**　主要为栽培品,野生品亦有。全国多数地区均有产。

**【采收加工】**　秋季果实成熟时采收,除去肉质果皮,晒干,再除去核壳和木质隔膜。

**【炮制】**　净制。

**【性状特征】**　多破碎,为不规则的块状,有皱曲的沟槽,大小不一;完整者类球形,直径2~3cm。种皮淡黄色或黄褐色,膜状,维管束脉纹深棕色。子叶类白色。质脆,富油性。气微,味甘;种皮味涩、微苦。以个大、饱满、断面色白、富油性者为佳。

**【化学成分】**　核桃仁的主要成分是蛋白质、多糖,还含有油脂、多酚、黄酮、鞣质、无机元素、氨基酸等。核桃仁的蛋白质、多糖为其主要药理活性成分。

**【药理毒理】**

**1. 健脑、益智**　1.0、2.0、3.0g/(kg·d)核桃饼粕饲料给大鼠饲喂,连续60d,大鼠从安全台跳下的潜伏期明显延长;5min内大鼠遭受电击次数减少;大鼠逃避Morris水迷宫潜伏期明显缩短,有效时间延长,穿越平台次数增多[1]。0.4g/100g核桃仁水提取物、乙醇提取物和丙酮提取物分别给阿尔茨海默病(AD)大鼠模型灌胃,干预30d后,可使大鼠海马和皮质区ChAT活性和AchE活性均增强,水提取物、丙酮提取物较乙醇提取物作用强[2]。给阿尔茨海默病(AD)大鼠模型灌胃核桃仁水提取物、乙醇提取物、丙酮提取物(0.3g生药/ml),灌胃剂量为3g生药/kg体重,每6d为1个疗程,连续治疗4个疗程,各提取物均能降低脑内IL-1、海马和皮质IL-6含量,其中丙酮提取物的效果最为理想[3]。

**2. 抗氧化**　2.0、3.0g/(kg·d)核桃饼粕饲料给大鼠饲喂,连续60d,大鼠脑组织的SOD活性提高,MDA含量降低[1]。当底物浓度为10mg/ml时,核桃仁直接酶解物蛋白还原力值达到谷胱甘肽的79.74%,其$A_{700}$为1.06。核桃仁直接酶解物的ORAC值为1560.75μmol Trolox equivalent/g Peptide,与等质量的谷胱甘肽的ORAC值相当[4]。当核桃内种皮多酚质量浓度为160μg/ml时,对·OH的清除率达100%[5]。核桃仁乙酸乙酯、正丁醇提取物清除DPPH $IC_{50}$值分别为1.58、4.94mg/L;清除ABTS自由基的能力$IC_{50}$值分别为1.69、1.90mg/L;还原$Fe^{3+}$的能力FRAP值分别为(13212.99±55.35)、(2299.99±27.68)μmol TE/g[6]。

**3. 抗衰老**　8ml/kg核桃仁水提液给衰老小鼠模型灌胃,持续30d,小鼠皮肤结构完整,表皮与真皮界线清晰,皮肤中羟脯氨酸(Hyp)含量提高[7]。给皮肤衰老小鼠模型连续灌胃浓度为4.0、8.0g/kg的核桃仁水提物30d,小鼠皮肤胶原纤维厚度增加,排列紧密,同时Hyp含量升高,MMP-9阳性细胞率及表达量均减少[8]。给衰老小鼠模型连续灌胃核桃仁丙酮提取物(4g/kg)30d,提高脑组织中超氧化物歧化酶(SOD)的活性,提高过氧化氢酶(CAT)、过氧化物酶(POD)的活性,同时能减少脑组织中过氧化脂质(LPO)的形成[9]。

**4. 细胞保护**　当底物浓度为0.10、0.25、0.50mg/ml时,核桃仁直接酶解物对$H_2O_2$诱导$PCl_2$细胞损伤具有很好的保护效果,细胞存活率分别为72.64%、90.43%和84.98%;当底物浓度为1.00mg/ml时,脱脂核桃仁酶解物的细胞存活率为85.11%[4]。0.5g/300g核桃仁与金耳速溶粉溶液给大鼠灌胃,每日2次,大鼠手术后3d活动量及反抗能力恢复,灌喂7d,大鼠活动量完全恢复,弯曲的前肢可以伸展,行动自如,反抗力强烈[10]。40、70g/kg核桃仁给$CCl_4$致急性肝损伤大鼠模型皮下注射,连续8d,均降低因大鼠血清ALT、AST的升高,急性肝损伤大鼠血清SOD、GSH-Px的活性升高,MDA的含量降低[11]。

**5. 抑菌** 从核桃仁种皮中提取的纯多糖WKPP-70-1-1对大肠埃希菌、沙门菌、枯草芽孢杆菌、金黄色葡萄球菌均有一定的抑制作用，其*MIC*值分别为300、300、400、500μg/ml；WKPP-70-1-1对大肠埃希菌的抑制时间段为对数生长期和稳定期的前期，使大肠埃希菌细胞壁褶皱、粗糙、失去原有的规则性[12,13]。

**6. 抗肿瘤** 核桃仁蛋白木瓜酶水解物对人乳腺癌细胞（MCF-7）的$IC_{50}$值为1.62mg/ml；对人结肠癌细胞（Caco-2）及人宫颈癌细胞（HeLa）的$IC_{50}$值分别为2.04、2.21mg/ml；对小鼠脾淋巴细胞还具有一定的促进增殖作用[14]。核桃仁蛋白及其酶（胃蛋白酶、胰蛋白酶、碱性蛋白酶、木瓜蛋白酶和中性蛋白酶）水解物均对脾淋巴细胞及巨噬细胞功能具有促进作用，并且核桃仁蛋白酶水解物的促进作用较核桃仁蛋白强。中性蛋白酶水解物可增强脾淋巴细胞增殖、脾淋巴细胞分泌IL-2、巨噬细胞吞噬功能及巨噬细胞产生NO功能的效果分别达40.5%、50.1%、100%、20.4%[15]。

**【药性】** 甘，温。归肾、肺、大肠经。

**【功能主治】** 补肾，温肺，润肠。用于肾阳不足，腰膝酸软，阳痿遗精，虚寒喘嗽，肠燥便秘。

**【临床应用】** **临床常用**

（1）体虚喘嗽 核桃仁归肾、肺经，有补肾、温肺之功，用于虚证所致咳喘。治湿伤于内外，阳气衰竭，腰脚疼痛，虚寒喘嗽，可与核桃仁、补骨脂（酒蒸）配伍，如《续传信方》；治久嗽不止，可与核桃、人参、杏仁同用，如《本草纲目》；治产后气喘，可与胡桃仁、人参同用，如《普济方》。

（2）肠燥便秘 治消肾，唇口干焦，小便赤黄，或精溢自出，五色浑浊，大便燥实，小便不利而不甚渴，常与白茯苓、胡桃肉、附子、蛤粉等同用，如《三因方》。

**【用法用量】** 6～9g。

**【成药例证】**

**1. 青娥丸（《中华人民共和国药典》2015年版）** 药物组成：盐杜仲、盐补骨脂、核桃仁（炒）、大蒜。

功能主治：补肾强腰。用于肾虚腰痛，起坐不利，膝软乏力。

**2. 复方皂矾丸（《中华人民共和国药典》2015年版）** 药物组成：皂矾、西洋参、海马、肉桂、大枣（去核）、核桃仁。

功能主治：温肾健髓，益气养阴，生血止血。用于再生障碍性贫血，白细胞减少症，血小板减少症，骨髓增生异常综合征及放疗和化疗引起的骨髓损伤、白细胞减少属肾阳不足、气血两虚证者。

**3. 培坤丸（《中华人民共和国药典》2015年版）** 药物组成：炙黄芪、陈皮、炙甘草、炒白术、北沙参、茯苓、酒当归、麦冬、川芎、炒酸枣仁、酒白芍、砂仁、杜仲炭、核桃仁、盐胡芦巴、醋艾炭、龙眼肉、山茱萸（制）、制远志、熟地黄、五味子（蒸）。

功能主治：补气血，滋肝肾。用于妇女血亏，消化不良，月经不调，赤白带下，小腹冷痛，气血衰弱，久不受孕。

**4. 益肾强身丸（《卫生部药品标准中药成方制剂·第二十册》）** 药物组成：茯苓、黄芪（蜜炙）、芡实（麸炒）、熟地黄、黑芝麻、侧柏叶、黄精（酒炙）、黑豆、山药、龙骨（煅）、琥珀、紫河车、珍珠、何首乌（黑豆酒炙）、核桃仁、天冬、麦冬、玄参、大青盐、大枣。

功能主治：益肾填精、补气养血。用于肾精不足，气血两虚，胸闷气短，失眠健忘，腰酸腿软，全身乏力，脑力减退，须发早白。

**5. 噎膈丸（《卫生部药品标准中药成方制剂·第十册》）** 药物组成：核桃仁、白果仁、柿饼（去蒂，去核）、小茴香、黑芝麻（炒）、麻油、大枣（去核）、甘草。

功能主治：补益肺肾，润燥生津，通咽利膈。用于噎膈，咽炎，吞咽不利，咽哽干燥；亦可用于食管黏膜上皮不典型增生及食管癌的辅助治疗。

**【贮藏】** 置阴凉干燥处，防蛀。

**【参考文献】** [1]樊永波，陶兴无，马琳，等.核桃饼粕对大鼠学习、记忆和抗氧化功能的影响[J].食品科学，2013，34(17)：323-326.

[2]周丽莎，朱书秀，张雯娟，等.核桃仁提取物对AD模型大鼠海马和皮质区ChAT、AchE活性的影响[J].江汉大学学报(自然科学版)，2011，39(2)：70-72.

[3]周丽莎，朱书秀，王小月.核桃仁提取物对老年痴呆模型大鼠IL-1、IL-6含量影响的实验研究[J].江汉大学学报(自然科学版)，2012，40(1)：89-91.

[4]赵谋明，陈卉平，任娇艳.核桃粕、核桃仁酶解物抗氧化活性的研究[J].现代食品科技，2013，29(10)：2335-2339.

[5]张春梅，陈朝银，赵声兰，等.核桃内种皮多酚提取工艺及

其体外抗氧化活性的初步研究[J].中国酿造，2014，33(7)：130-134.

[6]康文艺，宋艳丽，李彩芳.核桃仁抗氧化活性研究[J].精细化工，2009，26(3)：269-272.

[7]姚媛媛，陈勤.核桃仁抗小鼠皮肤衰老的实验研究[J].中国医药科学，2011，1(19)：18-22.

[8]陈勤，姚媛媛，徐柯乐，等.核桃仁水提物对皮肤老化小鼠皮肤胶原纤维的作用[J].中国老年学杂志，2013，33(21)：5383-5385.

[9]毕敏，尹政.核桃仁提取物抗脑衰老作用的实验研究[J].现代中药研究与实践，2006，20(3)：35-37.

[10]李久长，刘诚，马挺军.核桃仁与金耳速溶粉对大鼠缺血性脑功能障碍的作用[J].食品科学，2005，26(12)：219-220.

[11]纪学师.核桃仁对大鼠 $CCl_4$ 肝损伤的保护作用[J].实用中西医结合临床，2006，6(4)：81-82.

[12]刘安军，王玥玮，朱振元，等.核桃仁种皮多糖的提取及抑菌作用的研究[J].现代食品科技，2010，26(4)：362-369.

[13]刘安军，李海燕，王云霞，等.核桃种皮多糖抑制大肠杆菌的研究[J].现代食品科技，2011，27(1)：29-31.

[14]翟梦新，赖莹，崔犁，等.核桃仁蛋白木瓜酶水解物抑制癌细胞增殖[J].食品科技，2013，38(9)：6-10.

[15]崔犁，郭淼，翟梦新，等.核桃仁蛋白中性蛋白酶水解物提高脾淋巴细胞和巨噬细胞功能[J].食品科技，2013，38(9)：15-19.

（邓晶晶　吴清华　裴瑾）

## 312　鹤草芽

Hecaoya

**【来源】** 为蔷薇科植物龙芽草 *Agrimonia pilosa* Ldb. 的干燥带短小根茎的芽。

**【产地】** 主要为野生品。分布于全国各地。

**【采收加工】** 秋末茎叶枯萎后至次春植株萌芽前采挖根茎，掰下带短小根茎的芽，洗净，晒干或低温干燥。

**【炮制】** 净制。

**【性状特征】** 略呈圆锥形，常弯曲，长2～4cm，直径0.5～1cm。芽由数片黄棕色披针形的膜质芽鳞包被，芽鳞上有数条叶脉；剥去芽鳞，可见黄色或黄绿色的幼芽，密被白毛；质脆，易碎。短小根茎圆柱形，长1～2cm；表面棕褐色，有紧密的环状节，着生棕色细小的鳞叶及须根；质硬，断面平坦，黄白色。气微，味先微甜而后苦涩。

**【化学成分】** 鹤草芽的主要成分是鹤草酚。鹤草芽的鹤草酚是其主要药理活性成分。

**【药理毒理】** 杀虫　给感染伊氏锥虫病的小鼠腹腔注射0.5ml鹤草芽注射液(每ml含生药0.5g)，每天1次，3d为1个疗程。用药后24～48h血液中虫体消失，保持3～4d重新现虫死亡[1]。

**【药性】** 苦、涩，凉。归小肠、大肠经。

**【功能主治】** 驱绦虫药。用于绦虫感染，对其头节、体节均有致死性的痉挛作用。

**【临床应用】** 临床常用

绦虫证　本品善驱绦虫，兼有泻下作用，是治疗绦虫病的要药。本品单用研粉，晨起空腹顿服即可见效。

**【用法用量】** 内服时，须剪去须根，用水闷湿，搓去根茎上的外皮，晒干，磨成细粉服用。成人30g，儿童按体重每kg 0.7～0.8g，晨起空腹一次顿服(不需服泻药)。

**【成药例证】** 鹤草芽栓(《卫生部药品标准中药成方制剂·第三册》)　药物组成：鹤草芽浸膏。

功能主治：杀滴虫，消炎、止痒。用于阴道滴虫感染，滴虫性阴道炎，因阴道滴虫所致白带增多，外阴瘙痒等症，对子宫宫颈糜烂有一定疗效。

**【注意事项】** 本品遇热失效，故不宜煎服。

**【贮藏】** 置通风干燥处，防霉、防蛀。

**【参考文献】** [1]杨宏道，朱印生，王汝揖，等.几种中草药治疗小白鼠人工感染伊氏锥虫病的筛选试验初报[J].中国兽医杂志，1984，31(5)：37-38.

（邓晶晶　吴清华　裴瑾）

## 313　鹤虱

Heshi

**【异名】** 鬼虱(《本草崇原》)，鹄虱(《新修本草》)。

**【来源】** 为菊科植物天名精 *Carpesium abrotanoides* L.的干燥成熟果实。

**【产地】** 主要为野生品。主产于河南、山西、陕西、甘肃、贵州等地。

**【采收加工】** 秋季果实成熟时采收，晒干，除去杂质。

**【炮制】** 净制。

**【性状特征】** 呈圆柱形，细小，长3～4mm，直径不及1mm。表面黄褐色或暗褐色，具多数纵棱。顶端收缩呈细喙状，先端扩展成灰白色圆环；基部稍尖，有着生痕迹。果皮薄，纤维性，种皮菲薄透明，子叶2，类白色，稍有油性。气特异，味微苦。

**【化学成分】** 鹤虱的主要成分是内酯。鹤虱的内酯是其主要药理活性成分。

**【药性】** 苦、辛，平；有小毒。归脾、胃经。

**【功能主治】** 杀虫消积。用于蛔虫病，蛲虫病，绦虫病，虫积腹痛，小儿疳积。

**【临床应用】 临床常用**

多种肠道寄生虫病 治疗小儿疾病多，有诸虫，腹中疼痛，往来上下，痛无休止，呕吐涎沫或吐清水，四肢无力，面色青黄，常与槟榔、苦楝根，白矾（枯）等药研末入丸，如《太平惠民和剂局方》。

**【用法用量】** 3～9g。

**【成药例证】**

**1. 化积口服液（《中华人民共和国药典》2015年版）** 药物组成：茯苓（去皮）、海螵蛸、炒鸡内金、醋三棱、醋莪术、红花、槟榔、雷丸、鹤虱、使君子仁。

功能主治：健脾导滞，化积除疳。用于脾胃虚弱所致的疳积，症见面黄肌瘦、腹胀腹痛、厌食或食欲不振、大便失调。

**2. 化虫丸（《卫生部药品标准中药成方制剂·第九册》）** 药物组成：鹤虱、玄明粉、大黄、苦楝皮、雷丸、牵牛子（炒）、槟榔、芜荑、使君子（去壳）。

功能主治：杀虫消积。用于虫积腹痛，蛔虫、绦虫、蛲虫等寄生虫病。

**3. 杀虫丸（《卫生部药品标准中药成方制剂·第九册》）** 药物组成：槟榔、雷丸、使君子仁、苦楝皮、鹤虱、牵牛子（炒）、大黄、木香。

功能主治：杀虫导滞。用于肠道虫积引起的虫积腹痛，停食停乳，饮食少进，大便燥结。

**4. 小儿消积化虫散（《卫生部药品标准中药成方制剂·第十册》）** 药物组成：茯苓、海螵蛸、鹤虱、槟榔、雷丸、三棱（醋制）、莪术（醋制）、鸡内金（炒）、使君子（去壳）、红花。

功能主治：消积化虫。用于食积、乳积、虫积，面黄肌瘦，毛发不泽，食欲不振，腹胀腹痛等症。

**【注意事项】** 鹤虱的毒性主要表现在神经系统。其毒性物质基础为挥发油。

**【贮藏】** 置阴凉干燥处。

（邓晶晶 吴清华 裴瑾）

## 314 黑豆

Heidou

**【异名】** 大豆（《神农本草经》），乌豆（《肘后备急方》），冬豆子（《四川中药志》）。

**【来源】** 为豆科植物大豆 *Glycine max*（L.）Merr. 的干燥成熟种子。

**【产地】** 主要为栽培品。全国各地广泛栽培。

**【采收加工】** 秋季采收成熟果实，晒干，打下种子，除去杂质。

**【炮制】** 净制。

**【性状特征】** 呈椭圆形或类球形，稍扁，长6～12mm，直径5～9mm。表面黑色或灰黑色，光滑或有皱纹，具光泽，一侧有淡黄白色长椭圆形种脐。质坚硬。种皮薄而脆，子叶2，肥厚，黄绿色或淡黄色。气微，味淡，嚼之有豆腥气。以粒饱满、色黑者为佳。

**【化学成分】** 黑豆的主要成分是黄酮、皂苷，还含有肽、蛋白质、脂肪、碳水化合物等。黑豆的异黄酮、皂苷是其主要药理活性成分。

**【药理毒理】**

**1. 降血糖** 黑豆皮花色苷按2、6、10mg/ml浓度给四氧嘧啶造模的实验性糖尿病小鼠腹腔注射，连续给药10d，均使小鼠血糖下降，且随着剂量的加大，效果更加明显[1]。浓度为1g/ml胆汁制黑大豆提取液按200mg/kg给糖尿病小鼠模型灌胃，连续10d，小鼠的血糖值降低[2]。黑大豆乙醇提取物1按8.5g生药/kg（1g黑大豆浸膏相当于14.89g生药）给糖尿病小鼠模型灌胃，连续56d，小鼠主动脉糖化终末产物降低，血清糖化终末产物无明显变化[3]。

**2. 降血脂** 浓度为1g/ml胆汁制黑大豆提取液按200mg/kg给四氧嘧啶复制糖尿病小鼠模型灌胃，连续10d，小鼠血清中甘油三酯（TG）、总胆固醇（TC）降低[2]。黑豆肽按1000mg/kg给高脂小鼠模型灌胃，连续30d，小鼠血清TC、TG降低，HDL-C、LDL-C、VLDL-C浓度降低[4]。

**3. 抗氧化** 黑豆水提物对 $O_2^-$·、DPPH·自由基均有一定的清除能力，其 $IC_{50}$ 值分别为121.6、28.4、32.8μg/ml[5]。浓度为50g/L黑豆皮提取物水溶液 0.2ml/(10g·bw·d)给小鼠连续灌胃6周，小鼠血清SOD活性增高；皮肤中Hyp含量增加；血清MDA生成量和脑组织MAO-B活性降低[6]。当黑大豆种皮花色苷(BSCA)为390ng/ml时，氧自由基清除活性(ORAC)值为4.63U/ml；BSCA可增强肝匀浆中谷胱甘肽过氧化物酶(GSH-Px)活力、抑制$H_2O_2$诱导的脂质过氧化产物MDA的生成和红细胞溶血[7]。在A lcalase碱性蛋白酶最适水解条件下，当黑豆至水解度接近15%，其抗氧化活性为7.3%～11.7%；Alcalase、Neutrase和Flavour-zyme蛋白酶的水解液的抗氧化活性分别为11.7%、8.4%和5.6%[8]。当凝胶柱层析法分离得的黑豆小分子肽$BSP_3$浓度为0.8mg/ml时，DPPH·清除率约为61.25%，当浓度为1.8mg/ml时，DPPH自由基清除率达到86.35%，其半清除浓度($HSC_{50}$)为0.664mg/ml[9]。

**4. 缓解疲劳**　黑豆肽按250、500、1000mg/kg给小鼠连续灌胃30d，均延长负重小鼠游泳时间[10]。

**5. 抗肿瘤**　黑豆提取物(浓度0.15～2.40mg/ml)对人乳腺癌细胞(MCF-7细胞)的生长具有剂量依赖性抑制作用，其$IC_{50}$为2.851mg/ml[11]。将昆明小鼠腋下接种$S_{180}$腹水瘤后，灌胃75℃处理的小黑豆乳清蛋白10g/(kg·d)和3g/(kg·d)，连续给药14d，小鼠胰腺未肿大，其胸腺指数提高；小鼠的白细胞数、肿胀度和半数溶血值升高[12]。

**6. 抗凝血**　用pH为7.2的磷酸缓冲液提取黑豆凝集素粗品，其凝血效果最好，血细胞50%凝集的最低体积质量分数为2.5mg/ml[13]。

**7. 激素样作用**　当黑大豆乙醇提取物(BSE)浓度在10～200μg/ml时，能促进人乳腺癌细胞株(MCF-7)细胞的增殖，浓度在100μg/ml时作用达到最大；BSE能诱导MCF-7细胞$pS_2$，孕激素受体(PR)基因mRNA的表达，并与药物浓度有一定相关性[14]。

**8. 保护肝肾**　浓度为1g/ml胆汁制黑大豆提取液按200mg/kg给四氧嘧啶复制糖尿病小鼠模型连续灌胃10d，可使发生变化的糖尿病小鼠肾脏形态恢复正常[2]。小黑豆乳清蛋白(SBWP)、水解多肽(SBWPE)按2、6g/(kg·d)给$CCl_4$致急性肝损伤小鼠模型饲喂，连续30d，BWP和SBWPE组小鼠的血清谷丙转氨酶(ALT)活性和肝脏丙二醛(MDA)、甘油三酯(TG)含量降低，肝中GSH含量升高，其中以SBWPE效果最明显[15]。

**【药性】**　甘，平。归脾、肾经。

**【功能主治】**　益精明目，养血祛风，利水，解毒。用于阴虚烦渴，头晕目昏，体虚多汗，肾虚腰痛，水肿尿少，痹痛拘挛，手足麻木，药食中毒。

**【临床应用】　临床常用**

(1)肾虚阴亏证　黑豆味甘性平，主入脾肾经，能甘润肾燥，益精明目，健脾利水，适用于肾虚阴亏烦渴、血虚头晕目昏，阴虚多汗，以及肾虚腰痛、水肿尿少等症。常与天花粉同用，如《普济方》救活丸。

(2)疫证　黑豆能解食物、药物之毒。常与绿豆、白扁豆、贝母等药材配伍，如《证因方论集要》就疫汤。

**【用法用量】**　9～30g。外用适量，煎汤洗患处。

**【成药例证】**

**1. 平肝舒络丸(《中华人民共和国药典》2015年版)**　药物组成：柴胡、醋青皮、陈皮、佛手、乌药、醋香附、木香、檀香、丁香、沉香、广藿香、砂仁、豆蔻、姜厚朴、麸炒枳壳、羌活、白芷、铁丝威灵仙(酒炙)、细辛、木瓜、防风、钩藤、炒僵蚕、胆南星(酒炙)、天竺黄、桑寄生、何首乌(黑豆酒炙)、牛膝、川芎、熟地黄、醋龟甲、醋延胡索、乳香(制)、没药(制)、白及、人参、炒白术、茯苓、肉桂、黄连、冰片、朱砂、羚羊角粉。

功能主治：平肝舒络，活血祛风。用于肝气郁结、经络不舒引起的胸胁胀痛、肩背窜痛、手足麻木、筋脉拘挛。

**2. 复方滇鸡血藤膏(《中华人民共和国药典》2015年版)**　药物组成：滇鸡血藤膏粉、川牛膝、续断、红花、黑豆。

功能主治：活血养血，益肾。用于瘀血阻络、肾失所养所致的月经不调，症见经水后错、经量少、有血块、腰酸、小腹下坠、手足麻木、关节酸痛。

**3. 养血荣筋丸(《中华人民共和国药典》2015年版)**　药物组成：当归、鸡血藤、何首乌(黑豆酒炙)、赤芍、续断、桑寄生、铁丝威灵仙(酒炙)、伸筋草、透骨草、油松节、盐补骨脂、党参、炒白术、陈皮、木香、赤小豆。

功能主治：养血荣筋，祛风通络。用于陈旧性跌打损伤，症见筋骨疼痛、肢体麻木、肌肉萎缩、关节不利。

**4. 清宁丸(《中华人民共和国药典》2015 年版)** 药物组成:绿豆、车前草、炒白术、黑豆、半夏(制)、醋香附、桑叶、桃枝、牛乳、姜厚朴、麦芽、陈皮、侧柏叶。

功能主治:清热泻火,消肿通便。用于火毒内蕴所致的咽喉肿痛、口舌生疮、头晕耳鸣、目赤牙痛、腹中胀满、大便秘结。

**5. 麝香风湿胶囊(《中华人民共和国药典》2015 年版)** 药物组成:制川乌、全蝎、地龙(酒洗)、黑豆(炒)、蜂房(酒洗)、人工麝香、乌梢蛇(去头,酒浸)。

功能主治:祛风散寒,除湿活络。用于风寒湿痹阻所致的痹证,症见关节疼痛、局部畏恶风寒、屈伸不利、手足拘挛。

**【贮藏】** 置通风干燥处,防蛀。

**【参考文献】** [1]张继曼,文汉.黑豆皮花色苷的降血糖作用及其机理的研究[J].食品工业科技,2011,32(3):374-377.

[2]胡昌江,谢锋,黄勤挽,等.胆汁制黑大豆对糖尿病小鼠血糖、血脂及肾的影响研究[J].成都中医药大学学报,2009,32(4):54-56.

[3]葛喜珍,刘海燕,郑来丽.淡豆豉、黄大豆及黑大豆体内外抗蛋白非酶糖化作用研究[J].食品科学,2008,29(10):557-559.

[4]刘恩岐,巫永华,张建萍,等.黑豆肽的分离纯化及其辅助降血脂作用[J].食品科学,2011,32(19):248-252.

[5]信璨,常丽新,贾长虹.黑豆水提物抗氧化性能[J].河北联合大学学报(自然科学版),2012,34(3):115-118.

[6]张瑞芬,黄昉,徐志宏,等.黑豆皮提取物抗氧化和延缓衰老作用研究[J].营养学报,2007,29(2):160-162.

[7]徐金瑞,张名位,刘兴华,等.黑大豆种皮花色苷体外抗氧化活性研究[J].营养学报,2007,29 (1):54-57.

[8]刘恩岐,贺菊萍,陈振家,等.黑豆蛋白质酶水解物体外抗氧化活性的研究[J].中国粮油学报,2009,24(11):38-41.

[9]任海伟,王常青,宋育璇.黑豆多肽分离及其抗氧化活性的研究[J].天然产物研究与开发,2009,21(1):136-139.

[10]刘恩岐,李华,巫永华,等.黑豆肽的抗氧化活性与缓解体力疲劳作用[J].食品科学,2013,34(11):273-277.

[11]谭颖颖,张琪.淡豆豉与黑豆提取物抗癌细胞增殖作用及4种异黄酮成分的含量测定[J].中华中医药杂志,2012,27(6):1547-1549.

[12]王菲,王常青,樊迎,等.不同处理条件小黑豆乳清蛋白的抗肿瘤作用[J].食品科学,2013,34(3):267-270.

[13]唐超,王清吉.黑豆凝集素的提取及血凝效果研究[J].西南师范大学学报(自然科学版),2012,37(2):82-87.

[14]赵青威,楼宜嘉.黑大豆乙醇提取物的雌激素样作用及其机制研究[J].中国中药杂志,2006,31(10):825-828.

[15]樊迎,王常青,王菲,等.小黑豆乳清蛋白和水解多肽对小鼠急性肝损伤的保护作用[J].食品科学,2013,34(5):238-241.

(邓晶晶　吴清华　裴瑾)

## 315　黑风藤

Heifengteng

**【异名】** 牛耳风(《广西本草选编》),牛利藤(《新华本草纲要》),黑皮跌打(《云南思茅中草药选》)。

**【来源】** 为番荔枝科植物多花瓜馥木 *Fissistigma polyanthum* (Hook. f. et Thoms) Merr. 的干燥藤茎。

**【产地】** 主要为野生品。主产于广东、广西、海南、云南和西藏等地。

**【采收加工】** 全年均可采割,切片,晒干。

**【炮制】** 净制。

**【性状特征】** 为椭圆形或不规则的块片,直径3～6cm。外皮灰褐色至黑褐色,略粗糙,具纵向裂纹及突起的皮孔,外皮剥落处呈红棕色。切面皮部棕色至红棕色,木部淡黄色至浅红棕色,有密集的小孔。放射状纹理及偏心性环纹。质硬,气微,味微。

**【化学成分】** 黑风藤的主要成分是黄酮、生物碱。黑风藤的黄酮、生物碱是其主要药理活性成分。

**【药理毒理】**

**1. 抗氧化** 黑风藤石油醚层提取物、乙酸乙酯层提取物、正丁醇层提取物和水层提取物均对DPPH·自由基有一定的清除能力,其 $IC_{50}$ 分别为113.74、5.19、2.51、6.25μg/ml[1]。

**2. 降血糖** 黑风藤石油醚提取物、乙酸乙酯提取物、正丁醇提取物和水提取物均具有α-葡萄糖苷酶抑制活性,正丁醇提取物活性最好,$IC_{50}$ 为17.74μg/ml[2]。

**【药性】** 涩、微辛,温。归肝、肾经。

**【功能主治】** 祛风湿,强筋骨,活血止痛。用于小儿麻痹后遗症,风湿性关节痛。

**【临床应用】 临床常用**

风湿骨痛证　本品性温,归肝、肾经,有强筋骨、祛风湿之功,用于治风湿骨痛,黑风藤配吊吊香、芦子藤、当归、芸香草,泡酒服。

**【用法用量】** 60～120g。外用适量。

**【注意事项】** 孕妇忌服。

**【贮藏】** 置干燥处。

**【参考文献】** [1]郑桐,王向楠,梅之南,等.9种傣药提取物对DPPH自由基清除作用的研究[J].华中师范大学学报(自然科学版),2009,43(4):601-604.

[2]胡鑫,齐艳菲,王兴云,等.8种傣药提取物体外抑制α-糖苷酶活性的研究[J].中南民族大学学报(自然科学版),2013,32(3):60-62.

（邓晶晶　吴清华　裴瑾）

## 316　黑芥子

Heijiezi

**【来源】** 为十字花科植物黑芥 *Brassica nigra* (L.) Koch. 的干燥成熟种子。

**【产地】** 主要为栽培品。主产于安徽、河南、河北、山西、山东、四川等地。

**【采收加工】** 夏末秋初果实成熟时割下,晒干,打下种子,除去杂质。

**【炮制】** 净制。

**【性状特征】** 呈类球形,直径1～1.5mm。表面棕褐色、红棕色或浅棕色,在放大镜下可见粗糙的网状小窝,并附着白色膜片状物。用水浸泡后去掉种皮,可见黄色胚乳,内有黄绿色子叶2枚。无臭,味辛辣。以粒大、饱满者为佳。

**【药理毒理】** **抗菌** 当黑芥子乙醇提取物浓度为1mg/ml时,对变异链球菌生长的抑制率为31.5%;浓度为250μg/ml时,对变异链球菌生物膜形成的抑制率为41.8%;抑制变异链球菌生长的*MIC*为1mg/ml,抑制其生物膜形成的*MIC*为250μg/ml。当黑芥子氯仿、乙酸乙酯提取物浓度为62.5μg/ml时,对大肠埃希菌生物膜形成抑制率大于80%,其正丁醇提取物浓度为125μg/ml时的抑制率为66.4%[1]。

**【功能主治】** 清涤湿寒浊液,燥化脑胃的湿性,消食祛滞。用于湿寒感冒,头痛头胀,疖疮痈疽,食欲不振。

**【临床应用】** **临床常用**

头痛　黑芥子能清涤湿寒,善治湿寒感冒头痛。

**【用法用量】** 3～5g。

**【贮藏】** 置阴凉干燥处。

**【参考文献】** [1]田莉,杨建,田树革,等.维药材黑芥子提取物的体外抑菌实验[J].光谱实验室,2012,29(5):2933-2936.

（邓晶晶　吴清华　裴瑾）

## 317　黑老虎根

Heilaohugen

**【异名】** 过山风(《岭南采药录》),红钻(《广西本草选编》),密多罗(《云南药用植物名录》),红外消(《湖南药物志》),过山香(《广西药用植物名录》)。

**【来源】** 为木兰科植物厚叶五味子 *Kadsura coccinea* (Lem.) A. C. Smith 的干燥根。

**【产地】** 主要为栽培品,亦有野生品。主要产于广西、广东、江西、湖南、四川等地,多自产自销。

**【采收加工】** 全年均可采挖,洗净,晒干。

**【炮制】** 除去杂质,洗净,润透,切断,晒干。

**【性状特征】** **黑老虎根** 呈圆柱形,弯曲,直径1～3cm。表面深褐色或黑褐色,粗糙,皮部多横向断离,呈串珠状,皮部与木部易剥离。质坚韧,不易折断,断面皮部厚,浅蓝灰色,有密集的小白点和放射状的细条纹;木部黄白色或浅棕色,可见多数小孔。气微香,味微辛。以条大小均匀,皮厚色黑,气味浓者为佳。

**黑老虎根片** 为类圆形。切面皮部厚,浅蓝灰色,有密集小白点;木部黄白色或浅棕色,可见多数小孔。周边深褐色或黑褐色。气微香,味微辛。以皮厚、香气浓者为佳。

**【化学成分】** 黑老虎根的主要成分是生物碱、三萜、甾醇,还含有挥发油、鞣质、糖苷等。黑老虎根的生物碱、三萜、甾醇是其主要药理活性成分。

**【药理毒理】**

**1. 抗炎** 小鼠和大鼠均按10ml/kg体质量的剂量连续灌胃浓度为1ml含生药为0.15、0.3、0.6g的黑老虎根水煎液7d,均能降低二甲苯致小鼠耳廓肿胀程度、醋酸致毛细血管通透性增高及各组大鼠棉球肉芽肿质量[1]。

**2. 保肝** 黑老虎根水溶液2.5、5g/kg给$CCl_4$和高脂低蛋白等复合因素致实验性肝纤维化大鼠模型灌胃,连续6周,能使大鼠血清ALT、AST活性降低,血清Alb含量升高;血清HA、LN、PCⅢ和肝组织

Hyp、MDA含量降低，肝组织SOD活性提高；肝细胞坏死、肝脏脂肪变性和胶原纤维增生程度减轻[2]。

**【药性】** 辛，温。

**【功能主治】** 行气活血，祛风止痛。用于风湿痹痛，痛经，脘腹痛，跌仆瘀痛。

**【临床应用】** **临床常用**

风湿痹痛　本品辛散温通，能祛风通络止痛，可治风湿痹痛。常与虎杖、络石藤、鸡血藤等祛风湿通络药同用。

**【用法用量】** 9～18g。

**【成药例证】**

**1. 中华跌打丸(《中华人民共和国药典》2015年版)** 药物组成：牛白藤、地耳草、鹅不食草、乌药、鬼画符、羊耳菊、假蒟、牛尾菜、牛膝、红杜仲、山橘叶、刘寄奴、过岗龙、山香、穿破石、毛两面针、鸡血藤、丢了棒、岗梅、木鳖子、丁茄根、大半边莲、独活、苍术、急性子、建栀、制川乌、丁香、香附、黑老虎根、桂枝、樟脑。

功能主治：消肿止痛，舒筋活络，止血生肌，活血祛瘀。用于挫伤筋骨，新旧瘀痛，创伤出血，风湿瘀痛。

**2. 舒筋风湿酒(《国家中成药标准汇编·脑系经络肢体分册》)** 药物组成：春根藤、络石藤、鸡血藤、血风藤、乌多、虎杖、水高丽、黑老虎根。

功能主治：祛风湿，舒筋络。用于风湿性关节痛，跌打损伤，筋骨疼痛，腰肢酸痛等症。

**3. 金鸡虎补丸(《卫生部药品标准中药成方制剂·第一册》)** 药物组成：狗脊、牛大力、黑老虎根、骨碎补、大枣、鸡血藤、桑寄生(盐酒制)、金樱子(盐制)、千斤拔。

功能主治：补气养血，舒筋活络，健肾固精。用于水气凝滞，四肢麻痹，腰膝酸痛，夜尿频数，梦遗滑精。

**4. 壮腰健肾丸(《卫生部药品标准中药成方制剂·第三册》)** 药物组成：狗脊(制)、金樱子、黑老虎根、桑寄生(蒸)、鸡血藤、千斤拔、牛大力、菟丝子、女贞子。

功能主治：壮腰健肾，祛风活络。用于肾亏腰痛，风湿骨痛，膝软无力，神经衰弱，小便频数，遗精梦泄。

**5. 风湿液(《卫生部药品标准中药成方制剂·第十七册》)** 药物组成：牛大力、两面针、七叶莲、半枫荷、黑老虎根、豺皮樟、路路通、血风根、香加皮、虎杖、千斤拔、毛冬青、鸡血藤。

功能主治：补养肝肾，养血通络，祛风除湿。用于肝肾血亏、风寒湿痹引起的骨节疼痛，四肢麻木，以及风湿性、类风湿疾病见上述证候者。

**【贮藏】** 置干燥处。

**【参考文献】** [1]李艳，陈骏，黎开燕，等.冷饭团的抗炎作用及其机制研究[J].现代中西医结合杂志，2014，23(25)：2745-2747.

[2]李文胜，陈骏，文家萍，等.冷饭团对实验性肝纤维化的防治作用及其机制[J].中国实验方剂学杂志，2010，16(6)：199-201.

(邓晶晶　吴清华　裴瑾)

## 318　黑蚂蚁

Heimayi

**【来源】** 为蚁科昆虫拟黑刺蚂蚁 *Formica fusca* Linnaeus 的干燥虫体。

**【产地】** 主要为野生品，现有养殖品。全国大部分地区均有分布。

**【采收加工】** 夏秋捕获，用沸水烫死，取出，晾干。

**【炮制】** 焙干后研成粉。

**【性状特征】** 呈黑褐色。体壁碎片多见，黑褐色至棕褐色，细胞呈类方形或矩形，有长圆锥状刚毛。触角碎片褐色，有时可见节，具疏刺毛。足节碎片具多数刺毛。气特异，味酸。

**【化学成分】** 黑蚂蚁的主要成分是乙酸、氨基酸等。黑蚂蚁的乙酸、氨基酸是其主要药理活性成分。

**【药理毒理】** **免疫调节**　40mg/ml的蚁粉液按0.5ml/d剂量给小鼠灌胃，连续10d，小鼠巨噬细胞吞噬能力、空斑形成细胞数、$L_3T_4$细胞及$L_3T_4/Lyt_2$比值均增高[1]。40mg/ml的蚁粉液0.5ml/d给$H_{22}$肝癌小鼠灌胃，连续10d，小鼠巨噬细胞吞噬率、T淋巴细胞增殖及IL-2水平增强[2]。

**【药性】** 咸，平；有毒。

**【功能主治】** 散寒气，消水肿，补心脑，强助阳。

用于关节骨痛，阳事不举，耳鸣耳聋，白癜风。

**【临床应用】** 临床常用

痹证　黑蚂蚁性咸、平，用于脾肾两虚，气阴不足所致的腰膝酸软、风湿痹痛等症，常与人参、黄芪、滑石粉等同用。

**【用法用量】** 3～6g。

**【成药例证】**

**1. 茯蚁参酒（《国家中成药标准汇编·内科心系分册》）**　药物组成：茯苓、卷柏、当归、千年健、天麻、党参、黑蚂蚁、黄芪、竹节参、三七。

功能主治：益肾健脾，养心安神。用于失眠，纳差。

**2. 复方玄驹益气片（《国家中成药标准汇编·内科心系分册》）**　药物组成：黑蚂蚁、人参、鹿茸、黄芪、栀子、地黄、麦冬、大枣、山楂（炒）、麦芽（炒）。

功能主治：健脾温肾，益气养阴。用于脾肾两虚，气阴不足所致腰膝酸软，眩晕耳鸣，神疲乏力，食欲不振等症。

**3. 玄驹胶囊（《国家中成药标准汇编·脑系经络肢体分册》）**　药物组成：黑蚂蚁。

功能主治：滋补肝肾，通痹止痛。用于肝肾不足，风湿痹痛，腰膝酸痛；类风湿关节炎见上述证候者。

**4. 铁帚清浊丸（《国家中成药标准汇编·外科妇科分册》）**　药物组成：猪殃殃、铁扫帚、粉萆薢、鱼腥草、蒲公英、黑蚂蚁、预知子、车前子、茯苓、山药、益智、菟丝子、沙苑子、金樱根、远志、甘草。

功能主治：清热解毒、利湿去浊。用于慢性前列腺炎下焦湿热证。

**5. 消乳癖胶囊（《国家中成药标准汇编·外科妇科分册》）**　药物组成：三七、香附、八角莲、鼠妇虫、黑蚂蚁、五香血藤、鸡矢藤、金荞麦、大红袍、柴胡。

功能主治：疏肝理气，软坚散结，化瘀止痛。用于气滞血瘀所致乳腺小叶增生。

**【贮藏】** 置干燥处。

**【参考文献】**
[1]金四立，李春波，李岩，等.黑蚂蚁对小鼠免疫功能的调节作用[J].齐齐哈尔医学院学报，1996，17(2)：93-94.

[2]王立芳，官杰，杜凤霞.黑蚂蚁对H22肝癌小鼠免疫功能的影响[J].中国基层医药，2004，11(5)：581-582.

（邓晶晶　吴清华　裴瑾）

## 319　黑芝麻

Heizhima

**【异名】** 胡麻（《神农本草经》），乌麻（《备急千金要方》），油麻（《食疗本草》），狗虱（《吴普本草》）。

**【来源】** 为脂麻科植物脂麻 *Sesamum indicum* L.的干燥成熟种子。

**【产地】** 主要为栽培品。主产于山东、山西、河南、四川等地。

**【采收加工】** 秋季果实成熟时采割植株，晒干，打下种子，除去杂质，再晒干。

**【炮制】** **黑芝麻**　除去杂质，洗净，晒干。用时捣碎。

**炒黑芝麻**　取净黑芝麻，置炒制容器内，用文火炒至有爆声，取出，放凉。用时捣碎。

**【性状特征】** **黑芝麻**　呈扁卵圆形，长约3mm，宽约2mm。表面黑色，平滑或有网状皱纹。尖端有棕色点状种脐。种皮薄，子叶2，白色，富油性。气微，味甘，有油香气。以个大、色黑、饱满、无杂质者为佳。

**炒黑芝麻**　形如黑芝麻，微鼓起，有的可见爆裂痕，有油香气。以个大、色黑、油香味浓者为佳。

**【化学成分】** 黑芝麻的主要成分是色素、蛋白质，还含有油脂、多糖、木质素类、维生素等成分。黑芝麻的色素、多糖是其主要药理活性成分。

**【药理毒理】**

**1. 促进黑色素生成**　浓度为0.5、1.0、2.0mg/ml的黑芝麻水提物可轻微促进B16黑素瘤细胞增殖；可促进B16细胞黑素合成和酪氨酸酶活性增加，并以浓度依赖方式促进酪氨酸酶和MITF的蛋白和mRNA表达[1]。

**2. 保肝**　黑芝麻黑色提取物0.12、0.24g/kg给乙醇和四氯化碳所致肝损伤小鼠模型灌胃，连续7d，均可降低乙醇致急性肝损伤小鼠血清ALT、AST活性，降低两种急性肝损伤小鼠肝脏MDA水平和升高肝脏SOD活性[2]。

**3. 抗氧化**　5g/L黑芝麻色素和4g/L黑芝麻多

糖均对清除过氧化氢、超氧阴离子自由基和羟自由基(·OH)有一定的作用[3]。用中性蛋白酶酶解黑芝麻蛋白，其酶解液对羟自由基(·OH)的清除率最高可达到94.84%，对超氧阴离子自由基($O_2^-$·)清除率最高可达到74.78%，对脂过氧化自由基(ROO·)清除率为43.63%[4]。

**4. 抗衰老**　黑芝麻水提物8g/(kg·d)给衰老小鼠模型连续灌胃，连续30d，可提高小鼠血清中超氧化物歧化酶(SOD)的活性，降低丙二醛(MDA)的活性[5]。

**5. 降血脂**　黑芝麻油3.0g/d给高脂兔模型饲喂，连续15周，能降低兔血清TC值和LDL-C值[6]。黑芝麻油饲料50g/d给复合因素致高脂兔模型饲喂，连续8周，兔血清胆固醇(TC)、甘油三酯(TG)和低密度脂蛋白(LDL)降低，主动脉病理改变和血管壁斑块组织免疫组化减轻[7]。

**【药性】**　甘，平。归肝、肾、大肠经。

**【功能主治】**　补肝肾，益精血，润肠燥。用于精血亏虚，头晕眼花，耳鸣耳聋，须发早白，病后脱发，肠燥便秘。

**【临床应用】**　临床常用

肝肾不足　本品可用于治疗五脏虚损，常与黑芝麻同用可益气力，坚筋骨，如《本草纲目》；本品归肝、肾、大肠经，能补肝肾、润肠燥，治疗肝肾不足，常与霜桑叶等分为末，以糯米饮捣丸。

**【用法用量】**　9～15g。

**【成药例证】**

**1. 七宝美髯颗粒(《中华人民共和国药典》2015年版)**　药物组成：制何首乌、当归、补骨脂(黑芝麻炒)、枸杞子(酒蒸)、菟丝子(炒)、茯苓、牛膝(酒蒸)。

功能主治：滋补肝肾。用于肝肾不足，须发早白，遗精早泄，头眩耳鸣，腰酸背痛。

**2. 养心定悸口服液、膏(《中华人民共和国药典》2015年版)**　药物组成：地黄、麦冬、红参、大枣、阿胶、黑芝麻、桂枝、生姜、炙甘草。

功能主治：养血益气，复脉定悸。用于气虚血少，心悸气短，心律不齐，盗汗失眠，咽干舌燥，大便干结。

**3. 首乌丸(《中华人民共和国药典》2015年版)**　药物组成：制何首乌、熟地黄、酒牛膝、桑椹、酒女贞子、墨旱莲、桑叶(制)、黑芝麻、菟丝子(酒蒸)、金樱子、盐补骨脂、豨莶草(制)、金银花(制)。

功能主治：补肝肾，强筋骨，乌须发。用于肝肾两虚，头晕目花，耳鸣，腰酸肢麻，须发早白；亦用于高脂血症。

**4. 滋补生发片(《卫生部药品标准中药成方制剂·第十册》)**　药物组成：当归、地黄、川芎、桑椹、黄芪、黑芝麻、桑叶、何首乌(制)、菟丝子、枸杞子、侧柏叶、熟地黄、女贞子、墨旱莲、鸡血藤。

功能主治：滋补肝肾，益气养荣，活络生发。用于脱发症。

**【贮藏】**　置通风干燥处，防蛀。

**【参考文献】**　[1]姜泽群，徐继敏，吴琼，等.黑芝麻提取物促B16黑素瘤细胞黑素合成及其机制的研究[J].时珍国医国药，2009，20(9)：2143-2145.

[2]刘晓芳，徐利，刘娜，等.黑芝麻和黑豆色素提取物对急性肝损伤的保护作用[J].中国实验方剂学杂志，2008，14(5)：68-70.

[3]龙盛京，农冠荣，马文力.黑芝麻色素和多糖对全血化学发光和活性氧的抑制作用[J].食品工业科技，1999，20(2)：7-10.

[4]陈晓刚，刘爱文，陈忻，等.芝麻蛋白酶解液的抗氧化性能[J].食品科学，2010，31(21)：85-88.

[5]黄万元，陈洪玉，李文静，等.核桃、黑芝麻对D-半乳糖衰老模型小鼠的抗衰老作用研究[J].右江民族医学院学报，2009，(5)：778-779.

[6]张锦玉，关立克.黑芝麻油对大白耳兔血脂的调节作用[J].吉林医学，2007，28(1)：19-22.

[7]关立克，王淑兰.黑芝麻油对兔实验性动脉粥样硬化血管壁的影响[J].山东医药，2007，47(32)：47-48.

(邓晶晶　吴清华　裴瑾)

## 320　黑种草子

Heizhongcaozi

**【异名】**　少尼子(《回回药方》)。

**【来源】**　为毛茛科植物腺毛黑种草 *Nigella glandulifera* Freyn et Sint. 的干燥成熟种子。

**【产地】**　主要为栽培品，野生品亦有。我国新疆、西藏、云南、青海、甘肃、内蒙古有栽培，尤以新疆鄯善最适宜。

**【采收加工】**　夏、秋二季果实成熟时采割植株，晒干，打下种子，除去杂质，晒干。

**【炮制】**　取原药材，筛去杂质和灰屑。

**【性状特征】** 呈三棱状卵形，长 2.5～3mm，宽约 1.5mm。表面黑色，粗糙，顶端较狭而尖，下端稍钝，有不规则的突起。质坚硬，断面灰白色，有油性。气微香，味辛。以粒大、饱满者为佳。

**【化学成分】** 黑种草子的主要成分是挥发油、黄酮，还含有皂、蛋白质、氨基酸、脂肪酸、重金属、微量元素等。黑种草子的皂苷、黄酮是其主要药理活性成分。《中华人民共和国药典》2015 年版规定，本品药材按干燥品计算，含常春藤皂苷元($C_{30}H_{48}O_4$)不得少于 0.50%。

**【药理毒理】**

**1. 对心血管系统的作用**

(1) 抗血栓形成、抗血小板聚集　黑种草子油 0.25、0.5g/kg 能明显抑制 ADP、collagen 诱导的大鼠体外血小板聚集。0.5、1g/kg 黑种草子油给胆固醇大鼠模型灌胃，连续 9d，低剂量能抑制大鼠体外血栓长度，高剂量减轻大鼠体外血栓重量，延长大鼠血爆时间，降低甘油三酯[1]。黑种草子总黄酮 25、50μg/ml 仅对二磷酸腺苷引起的大鼠血液体外血小板聚集有抑制作用，总皂苷 25、50μg/ml；同时对二磷酸腺苷和花生四烯酸引起的血小板聚集有抑制作用，总生物碱 50μg/ml 对二磷酸腺苷诱导血小板聚集有抑制作用[2]。

(2) 扩血管　瘤果黑种草子水煎液 900mg/kg、油脂 270、1080mg/kg 及非油脂 630、2520mg/kg 灌胃小鼠 1h 后，均可延长 2%氯化乙酰胆碱和 0.1%磷酸组胺等量混合液引发小鼠哮喘反应潜伏期。黑种草子水煎液 27mg/ml、油脂(8.2、16.4、32.8mg/ml)及非油脂 19mg/ml，均能增加豚鼠离体肺支气管气道灌流量，降低豚鼠离体回肠平滑肌收缩张力[3]。黑种草子总生物碱 $10^{-4}$、$10^{-3}$ mg/ml 能舒张去肾上腺素预刺激的大鼠离体血管环[2]。

**2. 抗氧化**　黑种草子醇提物 50、100、200mg 生药/ml，对体外 VitC-NADPH 体系肝微粒体脂质过氧化反应均有抑制作用[4]。

**3. 抗肿瘤**　黑种草子提取物 100mg/kg 擦拭皮肤，可延迟 DMBA 所致的小鼠皮肤乳头状癌的发生，并使癌肿发生数减少，其水提物 100mg/kg 腹膜内给药能抑制 MAC 所致小鼠软组织癌的发生[5]。黑种草子总黄酮(相对含量为 60.19%)抑制 4T1 细胞增殖的 $IC_{50}$ 为 24.18μg/ml，同时呈剂量依赖性抑制 4T1 细胞的集落形成，并下调细胞中 p-JAK2 的蛋白表达[6]。

**4. 抗炎、镇痛**　给 COPD 模型大鼠灌胃浓度为 0.07、0.28ml/kg 瘤果黑种草子挥发油，连续给药 20d，BALF 中的巨噬细胞、中性粒细胞所占比例下降，IL-8、TNF-α 和 NF-κB 的含量水平均降低[7]。连续给小鼠灌胃 6、12、24mg/kg 黑种草子总皂苷提取物 3d，能减少冰醋酸致小鼠扭体反应次数，减轻二甲苯致小鼠耳肿胀和抑制小鼠腹腔毛细血管通透性增高；连续给大鼠灌胃 4.2、8.3、16.6mg/kg 瘤果黑种草子总皂苷 20d，对完全佐剂所致大鼠原发性和继发性炎症及Ⅱ型胶原诱导的大鼠胶原性关节炎症状均有所减轻；给胶原诱导型关节炎(CIA)模型大鼠连续灌胃 16.6mg/(kg·2w)，在第 25～29d 能减轻佐剂所致大鼠继发性损害左后足肿胀度[8]。

**5. 抑制亚硝酸盐形成**　黑种草子总黄酮类(浓度 1、10、100μg/ml)、总皂苷类(浓度 100μg/ml)、总生物碱(浓度 100μg/ml)成分能抑制以脂多糖和干扰素 γ 诱导小鼠巨噬细胞活化引起细胞上清液中亚硝酸盐累积[2]。

**6. 安全性评价**　给大鼠灌胃 35、157、700mg/kg 瘤果黑种草子总皂苷 90d，分别于给药 45d、90d 及停药后 17d 处死大鼠进行检查，发现大鼠在给药及停药恢复期间外观体征、行为活动、体质量、摄食量、血液学、血液生化学及组织病理学检查均未见异常[9]。

**【药性】** 甘、辛，温。

**【功能主治】** 补肾健脑，通经，通乳，利尿。用于耳鸣健忘，经闭乳少，热淋，石淋。

**【临床应用】 临床常用**

中风　本品入肝、肾经，能开窍醒神，舒筋活络。用于瘟热、陈旧热证，四肢麻木，瘫痪，口眼㖞斜，神志不清，痹证，痛风，肢体强直，关节不利。常与珍珠母、沉香、肉豆蔻配伍同用。

**【用法用量】** 2～6g。

**【成药例证】**

**1. 七味榼藤子丸(《中华人民共和国药典》2015 年版)**　药物组成：榼藤子仁(炒)、毛叶巴豆茎及叶、阿魏、胡椒、蔓荆子、蔓荆子叶、黑种草子、墨旱莲。

功能主治：祛暑，和中，解痉止痛。用于吐泻腹痛，胸闷，胁痛，头痛发热。

**2. 十二味石榴散(《卫生部药品标准·藏药第一册》)**　药物组成：石榴子、山柰、荜茇、肉豆蔻、豆蔻、草果、肉桂、红花、黑种草子、诃子、光明盐、紫硇砂。

功能主治：温中散寒。用于“肠龙”，胃肠风寒引起的肠鸣腹胀，下泻等。

**3. 如意珍宝丸(《卫生部药品标准·藏药第一册》)**　药物组成：珍珠母、沉香、石灰华、金礞石、红花、螃蟹、丁香、毛诃子(去核)、肉豆蔻、豆蔻、余甘子、草果、香旱芹、檀香、黑种草子、降香。

功能主治：清热，醒脑开窍，舒筋通络，干黄水。用于瘟热、陈旧热证、白脉病，四肢麻木，瘫痪，口眼㖞斜，神志不清，痹证，痛风，肢体强直，关节不利。对白脉病有良效。

**4. 消白软膏(《国家中成药标准汇编·眼科耳鼻喉科皮肤科分册》)**　药物组成：蛋黄、丁香、黑芝麻、黑种草子、芥子、阿育魏实、羊脂。

功能主治：祛风利湿，调和气血。用于风湿阻络，气血不和所致的白癜风。

**5. 珍龙醒脑胶囊(《国家中成药标准汇编·脑系经络肢体分册》)**　药物组成：珍珠、天竺黄、西红花、丁香、肉豆蔻、豆蔻、草果、檀香、紫檀香、沉香、诃子、毛诃子、余甘子、木香、肉桂、荜茇、螃蟹、金礞石、香旱芹、人工牛黄、麝香、广枣、烈香杜鹃、塞北紫堇、短穗兔耳草、铁粉(制)、冬葵果、甘草、黑种草子。

功能主治：开窍醒神，清热通络。用于痰瘀阻络所致的中风，语言謇涩，半身不遂，口眼㖞斜。

**【注意事项】**　孕妇及热性病患者禁用。

**【贮藏】**　置阴凉干燥处。

**【参考文献】**
[1]郭景珍，郝海峰，任丽娟，等.黑种草子油对大鼠体外血栓形成和抗血小板聚集的作用[J].中药药理与临床，2000，16(5)：20-21.

[2]章丹丹，凌霜，张洪平，等.黑种草子不同组分抑制亚硝酸盐积累、血小板聚集和血管收缩的体外实验研究[J].中成药，2013，35(7)：1376-1380.

[3]陈雪莲，谢玲，涂宏海，等.瘤果黑种草子提取物对支气管平滑肌解痉作用的研究[J].时珍国医国药，2014，25(2)：268-269.

[4]井立萍，吴霞，陶海英，等.三种维吾尔药抗脂质过氧化作用的研究[J].中草药，1999，30(7)：524-525.

[5]Salomi M. J., Nair S. C., Panikkar KR. Inhibitory Effects of Nigella Sativa and Saffron(*Crocus sativus*) on Chemical Carcinogenesis in Mice[J]. Nutr Cancer, 1991,16(1):67-72.

[6]王原来，杨晓露，卞卡，等.黑种草子抑制乳腺癌细胞增殖的组分筛选及机制分析[J].时珍国医国药，2013，24(6)：1289-1291.

[7]耿东升，陈雪莲.瘤果黑种草子挥发油对慢性阻塞性肺病大鼠肺部炎症的影响[J].中药药理与临床，2013，29(5)：87-89.

[8]王林林，史玉柱，刘燕，等.瘤果黑种草子总皂苷治疗类风湿关节炎的作用研究[J].中药药理与临床，2014，30(3)：78-82.

[9]刘燕，史玉柱，杨巧丽，等.瘤果黑种草子总皂苷的长期毒性研究[J].中药药理与临床，2013，29(6)：68-70.

(邓晶晶　吴清华　裴瑾)

## 321　红宝石

Hongbaoshi

**【来源】**　为红色、透明的刚玉晶体矿物红宝石(Ruby)中的石榴石。

**【产地】**　世界各地均产。主产于缅甸、斯里兰卡、泰国等地，中国、澳大利亚、美国、坦桑尼亚等国亦产，在我国主产于云南、安徽、青海、重庆等地，以云南所产质量较好。

**【采收加工】**　除去杂质。

**【性状特征】**　呈六边形的桶状或柱状。红色的色调变化较大，有粉红、鳞红、紫红至暗红等色。由于在晶体中含有微量的三氧化二铬($Cr_2O_3$)，在可见光下显红色，在紫外光灯下显鲜红色荧光。具有双折射率，质硬，性脆，撞击时易碎。以质硬、光泽好、纯净无杂质者为佳。

**【化学成分】**　红宝石的主要成分是三氧化二铝($Al_2O_3$)，还含有微量的三氧化二铬($Cr_2O_3$)。红宝石的三氧化二铝是其主要药理活性成分。

**【药性】**　二级干热。

**【功能主治】**　爽神悦志，养心益脑，理血解毒。用于精神错乱，眩晕神弱，心悸不安，癫痫，霍乱。

**【临床应用】**　**临床常用**

本品二级干热，有爽神悦志，养心益脑，理血解毒的功效，可用于治疗精神错乱，眩晕神弱，心悸不安，癫痫及霍乱等。

**【用法用量】**　0.25～0.5g。

**【贮藏】**　置干燥处。

(王倩　吴清华　裴瑾)

## 322 红参

Hongshen

**【来源】** 为五加科植物人参 *Panax ginseng* C. A. Mey. 的栽培品经蒸制后的干燥根和根茎。

**【产地】** 均系栽培品。红参为人参栽培品的加工品，其道地产区为吉林省桦甸市、蛟河市、集安市、浑江区、靖宇县、长白县、抚松县，黑龙江省铁力市、牡丹江市、七台河市、伊春市、尚志市、方正县、勃利县等地，北京、河北、山西等地亦有引种栽培。建于吉林省靖宇县蒙江乡徐家店、临江县桦树镇大西林场、长白县宝泉山参场种植区、尼粒河参场种植区、马鹿沟参场种植区，集安市麻线乡、榆林镇、大路镇、台上镇、清河镇、头道镇，抚松县抽水乡参场村、桦树包、泉阳班，东岗镇锦北林场村、板石河村，北岗镇胜利林场村、东泉村、大顶子林场村的GAP种植基地已通过原国家食品药品监督管理总局验收。

**【采收加工】** 秋季采挖，洗净，蒸制后，干燥。

**【炮制】** 润透，切薄片，干燥，用时粉碎或捣碎。

**【性状特征】** 主根呈纺锤形、圆柱形或扁方柱形，长3～10cm，直径1～2cm。表面半透明，红棕色，偶有不透明的暗黄褐色斑块，具纵沟、皱纹及细根痕；上部有时具断续的不明显环纹；下部有2～3条扭曲交叉的支根，并带弯曲的须根或仅具须根残迹。根茎(芦头)长1～2cm，上有数个凹窝状茎痕(芦碗)，有的带有1～2条完整或折断的不定根(艼)。质硬而脆，断面平坦，角质样。气微香而特异，味甘，微苦。以支大、质硬、完整者为佳。

**【化学成分】** 红参的主要成分是三萜皂苷，还含有挥发油、多糖、氨基酸、微量元素、多肽等。红参的三萜皂苷、多糖是其主要药理活性成分。《中华人民共和国药典》2015年版规定，本品按干燥品计算，含人参皂苷 $Rg_1$ ($C_{42}H_{72}O_{14}$) 和人参皂苷 Re ($C_{48}H_{82}O_{18}$) 不得少于0.25%，人参皂苷 $Rb_1$ ($C_{54}H_{82}O_{23}$) 不得少于0.20%。

**【药理毒理】**

**1. 增强免疫** 红参双蒸水(含生药5g)提取无菌溶液体外能刺激外周血单个核细胞(PBMC)的增殖反应，有较强的丝裂作用，能诱导PBMC产生细胞因子[1]。红参总皂苷按50mg/kg的剂量对环磷酰胺致免疫功能抑制小鼠模型灌胃，连续4d，可使小鼠巨噬细胞吞噬百分率和吞噬指数均升高；按25、50mg/kg的剂量同法给药，均可使小鼠平均白细胞数及 $HC_{50}$ 增加；按25、50mg/kg的剂量对二硝基氯苯丙酮致敏且环磷酰胺致免疫功能抑制小鼠模型灌胃，连续8d，可对抗环磷酰胺所致小鼠迟发型超敏反应抑制[2]。红参多糖提取物按100、200mg/kg的剂量对环磷酰胺致免疫功能低下小鼠模型灌胃，连续14d，均可提高小鼠的白细胞数和脾脏T、B淋巴细胞增殖能力，高剂量可提高小鼠NK细胞的活性；20～60μg/ml红参多糖可提高小鼠体外血清中白介素-2(IL-2)的分泌[3]。

**2. 增强非特异性抵抗力**

(1) 抗疲劳 红参、高压红参乙醇提取物各按生药量1.25、2.5、5g/kg对小鼠灌胃，连续15d，均可使小鼠负重游泳后肝糖原含量升高，红参组小鼠血尿素氮含量降低[4]。红参细粉、微米红参各按2.5、5g/kg的剂量对利血平诱发脾虚小鼠模型灌胃，连续16d，红参细粉高剂量、微米红参均可使小鼠转棒时间延长[5]。

(2) 耐缺氧 红参细粉、微米红参各按2.5、5g/kg的剂量对异丙肾上腺素致心肌缺氧小鼠模型灌胃，连续16d，小鼠死亡时间均延长，5min和10min累计耗氧量减少[5]。

**3. 抗心力衰竭** 红参粉胶囊按生药量6g/d给心功能Ⅳ级患者口服，连续15d，患者射血速率指数、心脏指数、心搏指数、左室作功指数等血流动力学指标升高，肺水肿指数、体循环阻力指数、心肌耗氧量等血流动力学指标降低；血清丙二醛(MDA)、血浆前列腺素E2等生化指标浓度降低，超氧化物歧化酶(SOD)活力及SOD/MDA比值升高改善率升高[6]。红参提取液按1.66、3.33、6.67ml/kg的剂量对普罗帕酮所致急性心力衰竭大鼠模型给药，30min内，中、高剂量有升高心率的趋势；60min时，低、中剂量有升高心率的趋势[7]。

**4. 降血糖、降血脂** 红参多糖按75、150、300mg/kg的剂量对链脲佐菌素诱导的糖尿病小鼠模型灌胃，连续14d，均能降低糖尿病小鼠血糖、总胆固醇、甘油三酯、低密度脂蛋白水平，提高高密度脂蛋白水平[8]。

**5. 抗氧化**　红参多糖 1mg/ml 体外对 DPPH 自由基的清除率高达 67.61%，对羟自由基的清除率为 36.43%[9]。红参不同加工方法所得的水溶性褐变萃取物中，高温、高压条件下（121℃）加工的红参褐变度最大，且其水溶性萃取物对超氧阴离子自由基的清除率最高，当红参的浓度为 25～100mg/ml 时对 DPPH 自由基的清除率也相对高；梯度升温法加工红参的褐变度仅次于高温、高压条件下加工的红参，其水溶性萃取物对羟自由基的清除率最高[10]。

**6. 保护视网膜**　红参按 2g/d 的剂量对肾性高血压家兔模型灌胃，连续 20 周，可使家兔内皮素、血管紧张素Ⅱ及细胞生长因子含量均降低[11]。红参粉末按 1.5g/kg 对链脲佐菌素诱导的糖尿病大鼠模型灌胃，连续 7 个月，大鼠纤连蛋白表达降低[12]。

**7. 抗肿瘤**　红参含药血清按 0.833、1.667、5g/kg的剂量对大鼠灌胃，每日 2 次，连续 3d，低剂量含药血清对大鼠 MCF-7 细胞有促增殖作用，24、48、72h 时增殖率分别为 105.9%、115.9%和 121.5%，而高剂量对 MCF-7 细胞表现为抑制作用；低剂量使 MCF-7 细胞 S 期 DNA 含量比例增多，高剂量使细胞周期阻滞在 $G_0/G_1$ 期，并能够诱导细胞凋亡，凋亡率达 26.86%[13]。红参酸性多糖按 25mg/kg 对接种肉瘤 180 肿瘤细胞的 ICR 荷瘤小鼠模型腹腔注射，连续 7d，可提高小鼠存活率，且可增强紫杉醇抗癌活性[14]。

**8. 其他药理作用**　红参水提取液按生药量 20g/kg对家兔饲喂，连续 28d，家兔红细胞膜磷脂成分中磷脂酰胆碱增多，而鞘磷脂类、磷脂酰乙醇胺都有不同程度的减少，特别是磷脂酰丝氨酸含量、鞘磷脂类/磷脂酰胆碱及磷脂酰丝氨酸/磷脂酰胆碱比值减少[15]。红参水提物按 1、5、10mg/ml 的浓度与 $Aβ_{25-35}$ 诱导凋亡的人神经瘤母 SH-SY5Y 细胞共同孵育，均使细胞形态改善，中、高剂量抗凋亡作用更为明显；各浓度组细胞存活率及线粒体红绿荧光强度比值升高、凋亡率降低，且 5mg/ml 浓度组对细胞的保护作用、抑制膜电位降低作用及抗凋亡作用均最强[16]。红参按传统工艺加工成的 50%浓缩液 5g/kg 对环磷酰胺致骨质疏松小鼠模型灌胃，连续 15d，能防治小鼠骨钙及骨羟脯氨酸含量的减少[17]。红参粉 3g/kg对香烟熏吸致慢性支气管炎小鼠模型喂食，连续 14 周，对小鼠慢性支气管炎无明显防治作用，但可降低小鼠死亡率，可使支气管上皮细胞内 RNA 增多[18]。红参粉末按 1.7、8.3、17.0mg/ml 的剂量加至培养有果蝇的培养基中，均使果蝇的平均寿命延长[19]。

**9. 安全性评价**　红参细粉对大鼠灌胃，进行急性毒性实验，给药后大鼠一般行为无异常，无一例死亡，14d 后处死动物，肉眼观察大鼠各脏器未见异常，其灌胃最大耐受剂量大于 19.2g/kg，无急性毒性作用；遗传毒性试验（Ames 试验、小鼠骨髓细胞微核试验、小鼠精子畸形试验）均为阴性，该受试物无致突变作用；在大鼠 30d 喂养试验中，2.0、4.0、8.0g/kg 剂量组的实验动物均生长发育良好，体重、摄食量、饮水量、血液学、血液生化学、脏器系数及病理组织学相关指标均未见异常变化[20]。

**【药性】**　甘、微苦，温。归脾、肺、心、肾经。

**【功能主治】**　大补元气，复脉固脱，益气摄血。用于体虚欲脱，肢冷脉微，气不摄血，崩漏下血。

**【临床应用】**

**1. 临床常用**

（1）气虚脉微　红参味甘厚，性偏温，善大补元气。凡大失血、大汗、大吐、大泻，及一切疾病导致的面色苍白，神情淡漠，肢冷汗多，脉微欲绝，元气虚极欲脱之症，可急用红参煎服。若症兼见冷汗淋漓，四肢厥逆，呼吸微弱等亡阳征象者，当配附子同用。若为热伤气阴，肢体倦怠，气短懒言，汗出口渴，脉细虚数者，则与麦冬、五味子等养阴生津药同用，共奏益气生津、敛阴复脉之功。

（2）血虚证　红参气虚血虚俱补，血虚而用红参，以其有益气生血之功，较之单用补血药效佳，此即阳生阴长之义，尤宜于气血两亏之候，常与熟地黄、当归、白芍、白术、蜂蜜，或人乳粉同用，以益气养血。

**2. 临床新用**　红参可用于治疗充血性心力衰竭[21]、舒张性心力衰竭[22]、银屑病[23]、2 型糖尿病胰岛素抵抗[24]、高脂血症[25]。

**【用法用量】**　3～9g，另煎兑服。

**【成药例证】**

**1. 参附注射液（《卫生部药品标准中药成方制剂·第十八册》）**　药物组成：红参、附片。

功能主治：回阳救逆，益气固脱。主要用于阳气暴脱的厥脱证（感染性、失血性、失液性休克等）；也可用于阳虚(气虚)所致的惊悸、怔忡、喘咳、胃痛、泄泻、痹证。

**2. 生脉注射液(《卫生部药品标准中药成方制剂·第十五册》)**　药物组成:红参、麦冬、五味子。

功能主治:益气养阴,复脉固脱。用于气阴两虚所致的脱证,心悸,胸痹,症见心悸气短,四肢厥冷,面白汗出,脉微细;休克,心肌梗死,病毒性心肌炎见上述证候者。

**3. 肠泰合剂(《国家中成药标准汇编·内科脾胃分册》)**　药物组成:红参、白术、茯苓、甘草、陈皮糖浆。

功能主治:益气健脾,消食和胃。用于脾胃气虚所致的神疲懒言,体倦无力,食少腹胀,大便稀溏等;胃肠功能紊乱、药源性肠道菌群失调见以上证候者。

**4. 补虚通瘀颗粒(《国家中成药标准汇编·内科气血津液分册》)**　药物组成:红参、黄芪、刺五加、赤芍、丹参、桂枝。

功能主治:益气补虚,活血通络。用于气虚血瘀所致动脉硬化,冠心病。

**5. 复方红豆杉胶囊(《国家中成药标准汇编·口腔肿瘤儿科分册》)**　药物组成:红豆杉皮、红参、甘草。

功能主治:祛邪散结。用于气虚痰瘀所致的中晚期肺癌化疗的辅助治疗。

**【注意事项】**　不宜与藜芦、五灵脂同用。

**【贮藏】**　置阴凉干燥处,密闭,防蛀。

**【参考文献】**
[1]张剑平,高燕菁,徐克沂,等.生晒参与红参体外免疫增强的作用[J].细胞与分子免疫学杂志,2000,16(5):387-388.

[2]李慧文,韩春姬,洪喜道,等.红参多糖对免疫抑制小鼠免疫功能的影响[J].延边大学农学学报,2012,34(4):330-333.

[3]袁文学,商晓华,杨福新,等.中国红参与高丽红参总皂苷对环磷酰胺抑制免疫功能作用的比较[J].沈阳药学院学报,1992,9(2):106-110.

[4]高伟博,米钧,秦秋杰,等.人参及其炮制品抗疲劳作用[J].中国实验方剂学杂志,2011,17(19):210-212.

[5]杨凯,郭建鹏,李镐,等.微米红参对小鼠抗疲劳和耐缺氧能力的影响[J].延边大学医学学报,2011,34(3):175-177.

[6]丁大植,沈铁宽,崔银泽,等.红参对充血性心力衰竭的疗效及其作用机理的研究[J].中国中西医结合杂志,1995,15(6):325-327.

[7]杜巧辉,彭成,曹小玉,等.红参提取物对普罗帕酮所致大鼠急性心力衰竭的保护作用[J].现代临床医学,2014,40(3):175-177.

[8]于雷,刘洋,越皓,等.红参多糖的提取及其对STZ糖尿病小鼠血糖血脂的作用[J].食品科技,2012,37(11):181-185.

[9]许海顺,蒋剑平,徐攀,等.红参多糖抗氧化活性的研究[J].浙江中医药大学学报,2011,35(6):909-912.

[10]张君艳,张先,李范洙.红参水溶性褐变萃取物的抗氧化活性研究[J].延边大学农学学报,2013,35(2):136-139.

[11]金明,魏育林,赵家良,等.红参预防家兔高血压性视网膜动脉硬化的免疫组化研究[J].北京中医药大学学报,1998,21(3):26-28.

[12]苑维,金明,潘琳,等.红参对糖尿病大鼠视网膜微血管病变细胞外基质的影响[J].中国中医眼科杂志,2004,14(4):200-203.

[13]谢长生,徐丽君.红参含药血清对人乳腺癌MCF-7细胞增殖和细胞周期的影响[J].中国肿瘤,2013,22(4):291-294.

[14]Han Jae Shin, Young Sook Kim, Yi Seong Kwak, *et al*. Enhancement of Antitumor Effects of Paclitaxel (taxol) in Combination with Red Ginseng Acidic Polysaccharide(RGAP)[J].Planta Med, 2004, 70(11): 1033-1038.

[15]吴峰.红参提取物对红细胞膜磷脂成分的影响[J].临沂师范学院学报,2001,23(6):63-64.

[16]王晶,余惠旻,胡胜全,等.红参水提物对$A\beta_{25-35}$诱导SH-SY5Y细胞凋亡的保护作用[J].华西药学杂志,2008,23(6):627-630.

[17]吴铁,刘钰瑜,崔燎.红参对环磷酰胺致小鼠骨质疏松作用的研究[J].现代康复,2000,4(11):1682-1683.

[18]许志奇,曾祥国,彭国瑞,等.红参五味子防治小鼠慢性支气管炎的实验研究[J].中药药理与临床,1992,8(6):28-29.

[19]魏忠宝,侯微,闫梅霞,等.红参和西洋红参对果蝇寿命的影响[J].安徽农业科学,2011,39(23):14027,14030.

[20]林贺,杨明,杨铭,等.红参毒理学安全性研究[J].中国卫生检验杂志,2012,22(11):2605-2608.

[21]丁大植,沈铁宽,崔银泽.红参对充血性心力衰竭的疗效及其作用机理的研究[J].中国中西医结合杂志,1996,15(6):325-327.

[22]刘泽银,邹旭,潘光明,等.邓铁涛暖心胶囊治疗舒张性心力衰竭的临床研究[J].广州中医药大学学报,2007,24(6):449-452.

[23]王宝庭,李学军,刘雪山.生脉注射液治疗银屑病的疗效观察[J].华西药学杂志,2000,15(1):69.

[24]阮永队,陈红梅,莫冰泉,等.中医温阳健脾法与降糖药合用治疗2型糖尿病胰岛素抵抗阳虚患者70例[J].广州中医药大学学报,2007,24(3):184-187.

[25]刘月玲,陆颂规,彭慧敏,等.三七红参粉对气虚脉弱的高

脂血症患者降脂疗效观察[J].中药材,2007,30(4):500-501.

（王倩　吴清华　裴瑾）

## 323　红大戟

Hongdaji

**【异名】**　红芽大戟(《药物出产辨别》),紫大戟(《中国药学大辞典》),广大戟、云南大戟、南大戟(《药材学》),红其根(《广西本草选编》),红牙戟、野黄萝卜(《全国中草药汇编》),红萝卜、走沙黄、红心薯(《中药志》),土人参(《新华本草纲要》),红牙大戟(《中药材品种论述》)等。

**【来源】**　为茜草科植物红大戟 *Knoxia valerianoides* Thorel et Pitard 的干燥块根。

**【产地】**　主要为野生品,亦有栽培品。主产于广西石龙、邕宁、上思、隆安等地,云南弥勒、文山,广东阳江、电白、阳春等地亦产。

**【采收加工】**　秋、冬二季采挖,除去须根,洗净,置沸水中略烫,干燥。

**【炮制】**　除去杂质,洗净,润透,切厚片,干燥。

**【性状特征】**　略呈纺锤形,偶有分枝,稍弯曲,长3～10cm,直径0.6～1.2cm。表面红褐色或红棕色,粗糙,有扭曲的纵皱纹。上端常有细小的茎痕。质坚实,断面皮部红褐色,木部棕黄色。气微,味甘、微辛。以个大、质坚实、色红褐者为佳。

**【化学成分】**　红大戟的主要成分是蒽醌,还含有三萜、豆甾酮、木脂素、香豆素等。红大戟的蒽醌是其主要药理活性成分。

**【药理毒理】**

**1. 抑菌**　红大戟五种不同溶剂提取液浓度高于12.5mg/ml时,均对结核杆菌标准菌株H37RV生长有抑制作用;相同药物浓度下水提取物的抑菌能力最弱,其次为甲醇提取物,石油醚提取物和氯仿提取物作用最强,且效果相当,尤其是当浓度高于1.56mg/ml时,抑菌作用较为稳定[1]。

**2. 安全性评价**　红大戟的水提物、醇提物单次灌胃给药对小鼠的 $LD_{50}$ 难以测出,对家兔眼和破损皮肤均无刺激性[2]。

**【药性】**　苦,寒;有小毒。归肺、脾、肾经。

**【功能主治】**　泻水逐饮,消肿散结。用于水肿胀满,胸腹积水,痰饮积聚,气逆咳喘,二便不利,痈肿疮毒,瘰疬痰核。

**【临床应用】**　临床常用

(1) 水肿胀满,痰饮喘急　红大戟苦寒泄降,能通利二便而泻水逐饮,为近代治水肿痰饮者所常用。治水肿,常与芫花、甘遂、大枣等配伍,有泻水护胃之效;治痰饮喘急,可与白芥子、甘遂等同用,以增消痰逐饮之功。

(2) 痈疮肿毒　红大戟解毒散结,治痈疮肿毒,内服或外用,单用或入复方,均可收效。

**【用法用量】**　1.5～3g,入丸散服,每次1g;内服醋制用。外用适量,生用。

**【注意事项】**

1. 孕妇禁用。

2. 红大戟有小毒,但其具体毒性成分不详,其毒性表现多因用量过大所致,故可通过控制药量避免中毒。

**【贮藏】**　置阴凉干燥处。

**【参考文献】**　[1]秦海宏,贾琳钰,高阳.红大戟提取物对结核杆菌的抑制作用观察[J].山东医药,2013,53(10):77-78.

[2]李兴华,钟丽娟,王晶晶.京大戟与红大戟的急性毒性和刺激性比较研究[J].中国药房,2013,24(3):208-209.

（王倩　吴清华　裴瑾）

## 324　红豆蔻

Hongdoukou

**【异名】**　红蔻(《本草述钩元》),良姜子(《萃金裘本草述录》),红扣(《中药志》)。

**【来源】**　为姜科植物大高良姜 *Alpinia galanga* Willd. 的干燥成熟果实。

**【产地】**　主要为野生品,栽培品亦有。分布于广州清平,海南,广西玉林,云南,台湾等地。亚洲热带地区广泛分布。

**【采收加工】**　秋季果实变红时采收,除去杂质,阴干。

**【炮制】**　除去杂质,用时捣碎。

**【性状特征】**　呈长球形,中部略细,长0.7～1.2cm,直径0.5～0.7cm。表面红棕色或暗红色,略皱缩,顶端有黄白色管状宿萼,基部有果梗痕。果皮薄,易破碎。种子6,扁圆形或三角状多面形,黑棕色或红棕色,外被黄白色膜质假种皮,胚乳灰白色。气香，味辛辣。以粒大、饱满、气味浓者为佳。

**【化学成分】** 红豆蔻的主要成分是黄酮，还含有挥发油、萜、苯丙素等。红豆蔻的黄酮是其主要药理活性成分。《中华人民共和国药典》2015 版规定，本品种子含挥发油不得少于 0.40%。

**【药理毒理】** **保护胃黏膜** 红豆蔻水煎液按 20、60g/kg 剂量给寒凉药致胃实寒证大鼠模型灌胃，高剂量对大鼠胃组织炎细胞浸润、腺体减少或破坏、胃黏膜充血水肿均有改善作用；低剂量对胃组织炎细胞浸润、腺体减少或破坏有改善作用[1]。

**【药性】** 辛，温。归脾、肺经。

**【功能主治】** 散寒燥湿，醒脾消食。用于脘腹冷痛，食积胀满，呕吐泄泻，饮酒过多。

**【临床应用】** **临床常用**

脾胃寒湿诸证 红豆蔻功能散寒燥湿，行气止痛，为寒湿阻滞中焦诸证之良药。如脘腹冷痛，呕吐涎沫，不欲饮食，可与荜茇、附子、白术等同用，以温中散寒，燥湿健脾，如《圣惠方》红豆蔻丸；若脾胃寒凝，肝气郁滞，脘腹冷痛，两胁胀满者，每与香附相伍，以散寒解郁止痛；若胃寒呕吐，可配半夏、生姜，以助温中止呕之力。

**【用法用量】** 3～6g。

**【成药例证】**

**1. 御制平安丸（《卫生部药品标准中药成方制剂·第二十册》）** 药物组成：苍术（炒）、陈皮、厚朴（炙）、甘草、山楂（焦）、老范志万应神曲、麦芽（炒）、枳实（炒）、红豆蔻、白豆蔻、草豆蔻、肉豆蔻、沉香、木香、檀香、丁香。

功能主治：温中和胃，行气止痛，降逆止呕，消食导滞。用于晕车晕船，恶心呕吐，肠胃不和，胸膈痞满，嗳腐厌食，脘腹胀痛，大便溏泻等症。

**2. 药酒丸（《卫生部药品标准中药成方制剂·第七册》）** 药物组成：红豆蔻、高良姜、干姜、丁香、官桂、山柰、甘松、细辛、白芷、栀子（姜炙）、羌活、独活、檀香、砂仁、香附（醋炙）、木香、川芎、当归、红曲、陈皮、青皮（醋炙）、薄荷、苦杏仁（炒）、甘草、川乌（甘草银花炙）、草乌（甘草银花炙）。

功能主治：祛湿散寒，疏风通络。用于外受风寒湿邪引起的手足麻木，下肢软弱，筋骨疼痛，气滞积聚，痞满腹痛。

**【贮藏】** 置阴凉干燥处。

**【参考文献】**
[1]柳俊辉，秦华珍，刘磊，等.3 味山姜属中药不同提取物对胃实寒证大鼠胃黏膜的保护作用[J].中国实验方剂学杂志，2013，19(5)：225-228.

（王黎　吴清华　裴瑾）

## 325　红豆杉

Hongdoushan

**【异名】** 紫杉（《东北药植志》），赤柏松（《盛京通志》），紫柏松（《蒙文汇书》）。

**【来源】** 为红豆杉科植物喜马拉雅红豆杉 *Taxus wallichiana* Zucc.的干燥枝及叶。

**【产地】** 主要为野生品，栽培品亦有。主产于广东乐昌、四川贵州铜仁市梵净山和佛顶山地区、重庆西南大部分地区以及酉阳大板营原始森林；甘肃南部、陕西南部、云南东北部及东南部、贵州西部及东南部、广西北部和安徽南部（黄山）、江西庐山有栽培。

**【采收加工】** 夏秋采摘，晒干。

**【炮制】** 净制。

**【性状特征】** 多切成小段，长 3～15cm。老枝树皮灰棕色或浅灰褐色，稍糙，易成小片状剥离，木部与树皮接触的表面呈淡黄白色或白色，内部淡黄白色，不易折断。二年生树枝表皮棕色，新的当年枝棕绿色，可见叶序排列的突起残茎，茎粗，老枝直径 0.5～2cm，二年枝 1～2mm，当年枝与二枝几近等粗或略粗。叶线形，通常较直，上下几乎等宽或上端稍渐狭，先端具凸起的尖头，基部两侧对称，长 2～3cm，宽约 1.5mm，主脉在背面隆起，边缘反曲。气芳香，味微苦涩。

**【化学成分】** 红豆杉的主要成分是紫杉烷，还含有黄酮、木脂素、甾体、酚酸、倍半萜、多糖等。红豆杉的紫杉烷是其主要药理活性成分。

**【药理毒理】** **抗肿瘤** 红豆杉水提物按 52、104、208mg/ml（生药量）的剂量给 A549 肺癌裸鼠模型灌胃，高剂量对 A549 肺癌裸鼠的瘤重降低明显，低、中剂量对 A549 肺癌裸鼠脾指数升高[1]。

**【药性】** 二级干热。

**【功能主治】** 消除异常体液，强心助食健脑，爽神悦志，温胃益肝。用于神经衰弱，心悸气短，咳嗽气喘,食欲不振,消化不良,面神经麻痹,瘫痪。

**【临床应用】　临床常用**

本品具有消除异常体液,强心助食健脑,爽神悦志,温胃益肝的功效,配红参、甘草可治气虚痰瘀所致的中晚期肺癌化疗。

**【用法用量】**　3～7g。

**【成药例证】　复方红豆杉胶囊(《国家中成药标准汇编·口腔肿瘤儿科分册》)**　药物组成:红豆杉皮、红参、甘草。

功能主治:祛邪散结。用于气虚痰瘀所致的中晚期肺癌化疗的辅助治疗。

**【贮藏】**　置阴凉处。

**【参考文献】**　[1]顾丹琳,舒琦瑾,王彬彬.南方红豆杉水提物对肺癌裸鼠抑瘤作用及生活质量影响的研究[J].浙江中医,2013,48(11):853-854.

(王黎　吴清华　裴瑾)

## 326　红粉

Hongfen

**【异名】**　灵药(《外科大成》),三白丹(《张氏医通》),三仙散(《吴氏医方汇编》),小升丹、三仙丹(《疡医大全》),升丹(《药蔹启秘》),红升(《外科传薪集》),小红升(《外科方外奇方》),升药(《药材资料汇编》)。

**【来源】**　为红氧化汞(HgO)。以水银、火硝、白矾为原料加工而成的红色升华物。

**【产地】**　主产于河北、天津,湖北武汉、湖南湘潭、江苏镇江。

**【采收加工】**　全年采收。

**【炮制】**　原品入药。用时置乳钵内,加水少许,飞至极细,晒干,研细。

**【性状特征】**　为橙红色片状或粉状结晶,片状的一面光滑略具光泽,另一面较粗糙。粉末橙色。质硬,性脆;遇光颜色逐渐变深。气微。以片状、色橙红、有光泽者为佳。

**【化学成分】**　红粉的主要成分是汞及其化合物。红粉的汞及其化合物是其主要药理活性成分。本品药材含氧化汞(HgO)不得少于99.0%。

**【药理毒理】　抗菌**　取增菌液按倍比稀释法将其分别稀释成含红粉药量0.0625～1mg/ml,对金黄色葡萄球菌、大肠埃希菌、铜绿假单胞菌均有抗菌作用[1]。

**【药性】**　辛,热;有大毒。归肺、脾经。

**【功能主治】**　拔毒,除脓,去腐,生肌。用于痈疽疔疮,梅毒下疳,一切恶疮,肉暗紫黑,腐肉不去,窦道瘘管,脓水淋漓,久不收口。

**【临床应用】　临床常用**

痈疽溃后脓出不畅或腐肉不去,新肉难生　本品外用有良好的攻毒排脓去腐作用,为外科提脓祛腐之主药。本品有大毒,故临床较少使用纯品,常与收湿敛疮的煅石膏同用。通常根据溃疡面脓腐的多少,调整二药的用量比例,随着本品用量的增多,则拔毒提脓之力逐步增强。用时可将药物撒于患处,或将药物黏附在棉纸上,插入脓腔内。

**【用法用量】**　外用适量,研极细粉单用或与其他药味配成散剂或制成药捻。

**【成药例证】**

**1. 九一散(《中华人民共和国药典》2015年版)**　药物组成:石膏(煅)、红粉。

功能主治:提脓拔毒,去腐生肌。用于热毒壅盛所致的溃疡,症见疮面鲜活,脓腐将尽。

**2. 九圣散(《中华人民共和国药典》2015年版)**　药物组成:红粉、苍术、紫苏叶、黄柏、苦杏仁、薄荷、乳香、没药、轻粉。

功能主治:解毒消肿,燥湿止痒。用于湿毒瘀阻肌肤所致的湿疮、臁疮、黄水疮,症见皮肤湿烂,溃疡,渗出脓水。

**3. 拔毒生肌散(《国家中成药标准汇编·外科妇科分册》)**　药物组成:红粉、冰片、炉甘石(煅)、龙骨(煅)、虫白蜡、石膏(煅)、轻粉、黄丹。

功能主治:拔毒生肌。用于疮疡阳证已溃,脓腐未清,久不生肌。

**4. 润肌皮肤膏(《卫生部药品标准中药成方制剂·第四册》)**　药物组成:红粉、大枫子仁、核桃仁、蓖麻子、樟脑、松香、蜂蜡。

功能主治:消斑,燥湿,活血。用于皮肤疮癣,粉刺疙瘩,酒渣赤鼻,雀斑,汗斑,白癜风,湿毒脚气。

**5. 腋臭粉(《国家中成药标准汇编·眼科耳鼻喉科皮肤科分册》)**　药物组成:红粉、白矾(煅)、丁香、石膏、龙骨。

功能主治:辟秽,除臭。用于腋臭。

**【注意事项】** 本品有大毒,孕妇禁用。毒性物质基础是氧化汞(HgO)。因此只可外用,不可内服;外用亦宜久用。

**【贮藏】** 置干燥处,遮光,密闭。

**【参考文献】** [1]陆继梅,孟建华,安立,等.红粉、轻粉体外抗菌作用实验研究[J].新中医,2012,44(7):157-158.

(王黎 吴清华 裴瑾)

## 327 红根草

Honggencao

**【异名】** 红地胆(《广西药用植物名录》),关公须、红根子、关羽须、土活血(江西),小活血(福建)。

**【来源】** 为唇形科植物黄埔鼠尾草 *Salvia prionitis* Hance 的干燥全草。

**【产地】** 主要为野生品。主产于江西、广西,福建、湖北、湖南、广东、广西等地亦产。

**【采收加工】** 秋季采收,除去杂质,晒干。

**【炮制】** 净制。

**【性状特征】** 根呈须状,长可达10cm,表面棕褐色。茎方柱形,长20~40cm,直径0.1~0.2cm;被白色长毛,断面灰白色。基生叶为单叶或三出羽状复叶,有的为羽状5深裂,叶片多皱缩卷曲,展平后呈矩圆形或椭圆形,长2~6cm,宽1~3.5cm,黑褐色,先端钝,边缘有粗齿,两面均有白色长柔毛,叶柄长1~4cm;茎生叶对生,均为单叶。气微,味微苦。以干燥、色棕褐、无杂质、气微、味微苦者为佳。

**【化学成分】** 红根草的主要成分是黄酮、蒽醌,还含有皂苷、香豆素、内酯、甾醇等。红根草的黄酮、蒽醌是其主要药理活性成分。

**【药理毒理】**

**1. 抗菌** 红根草乙醇提取物100、500g/L的剂量对粪肠球菌的抑制效果最为明显,两种浓度的抑菌圈均为25mm[1]。

**2. 抗凝、抗血小板聚集** 10mg/ml的红根草正丁醇提取物按150mg/kg的剂量对大鼠灌胃,连续7d,能抑制大鼠血小板中5-HT的释放[2]。1g/ml红根草水煎液按0.095ml/20g的剂量给小鼠一次性静脉注射,能延长小鼠凝血时间;1g/ml红根草水煎液按0.239ml/100g的剂量给大鼠一次性静脉注射,能抑制大鼠血小板血栓的形成;1g/ml红根草水煎液按0.8ml/kg的剂量对戊巴比妥钠致血小板聚集大鼠模型尾静脉注射,能抑制大鼠血小板聚集[3]。

**3. 抗肿瘤** 红根草提取物红根草邻醌按0.2ml/只的剂量对荷腹水瘤小鼠模型腹腔注射,25mg/kg时能延长4种腹水瘤小鼠的生存时间,T/C值为168%~234%。红根草邻醌按1.0、10.0mg/L的剂量对白血病细胞株P388、L1210进行体外实验,低剂量对两种细胞均有抑制作用,抑制率分别为70%和95.6%,高剂量时细胞几乎全部被杀死[4]。

**4. 安全性评价** 红根草水煎液1g/ml按0.80、0.64、0.51、0.41、0.33ml/20g的剂量给昆明种小鼠静脉注射,其$LD_{50}$为23.93ml/kg,95%可信限为21.88~25.98ml/kg[3]。

**【药性】** 微苦,凉。

**【功能主治】** 清热解毒。用于急性扁桃体炎,咽喉炎,支气管炎,肠炎,细菌性痢疾。

**【临床应用】** **临床常用**

热毒证 本品味微苦、性凉。有清热解毒、抗菌消炎的功能。可用于急性扁桃体炎、咽喉炎、支气管炎、肠炎、细菌性痢疾,常与鱼腥草、金银花、野菊花、穿心莲等药同用。

**【用法用量】** 15~45g。

**【成药例证】** **复方红根草片(《卫生部药品标准中药成方制剂·第二册》)** 药物组成:红根草、鱼腥草、金银花、野菊花、穿心莲。

功能主治:清热解毒。用于急性咽喉炎、扁桃体炎、肠炎、痢疾等。

**【贮藏】** 置通风干燥处。

**【参考文献】** [1]侯洁,尹艳,邹国林.九种中草药抗菌活性[J].武汉大学学报(理学版),2009,55(5):597-601.

[2]张锋,张文娟.红根草提取物对血小板膜流动性及5-HT释放的影响[J].中成药,2003,25(7):附2.

[3]朱传义,徐宝林,张卫,等.红根草抗凝血作用研究[J].现代应用药学,1987,4(2):11-12.

[4]乐秀芳,韩家娴,沈祖铭,等.红根草邻醌的体内外抗癌作用研究[J].肿瘤,1992,12(2):49-50.

(吴沂芸 吴清华 裴瑾)

## 328 红管药

Hongguanyao

**【异名】** 马兰、田边菊、山白菊。

**【来源】** 为菊科植物宽序紫菀 *Aster agera-*

*toides* Turcz. var. *laticorymbus* Hand.-Mazz. 或异叶紫菀 *Aster ageratoides* Turcz. var. *heterophyllus* Maxim. 的干燥全草。

**【产地】** 主要为野生品。宽序紫菀主产于贵州贵阳。异叶紫菀主产于贵州赤水、习水、湄潭、修文、贵阳等地。

**【采收加工】** 秋季茎叶茂盛、花开放时采收，除去杂质，干燥。

**【炮制】** 除去杂质，切段。

**【性状特征】** 长 50～170cm。根茎横生，有多数浅棕黄色须状根。茎圆柱形，有细毛，上部分枝，呈暗绿色，下部暗紫色；质脆，易折断，断面不整齐，中部有髓。叶互生，叶片多皱缩或破碎，完整者展平后呈长椭圆形至披针形，长 6～12cm，宽 3～5cm；灰绿色，边缘具疏锯齿，两面均被粗毛，下表面有 3 条明显叶脉。头状花序排成伞房状，顶生，舌状花淡黄色，管状花淡棕色。瘦果具长冠毛。气微，味微苦。以叶多、带花、干燥、无杂质者为佳。

**【化学成分】** 红管药的主要成分是黄酮，还含有皂苷等。红管药的黄酮是其主要药理活性成分。

**【药理毒理】**

**1. 祛痰** 红管药黄酮按 0.6g/kg 的剂量对气管酚红小鼠模型灌胃，能增加小鼠酚红排出量，其排出率达 200%；红管药黄酮按 0.05g/kg 的剂量对大鼠灌胃，能增加大鼠毛细管排痰量[1]。红管药总皂苷与总黄酮按 1.0g/kg 的剂量对气管酚红 KM 种小鼠模型灌胃，连续 3d，红管药总皂苷与总黄酮除 1∶4 与 1∶8 组未有显著性变化外，其余组小鼠酚红排泌量均增加[2]。

**2. 镇咳** 红管药黄酮按 0.6g/kg 的剂量对浓氨水致咳小鼠模型灌胃，能延长半数小鼠咳嗽所需的时间[1]。红管药总皂苷与总黄酮按 8∶1、4∶1、2∶1、1∶1、1∶2、1∶4、1∶8，1.0g/kg 的剂量对氨水致咳小鼠模型灌胃，连续 3d，各配比组小鼠咳嗽次数均减少，咳嗽潜伏期均延长[2]。

**3. 平喘** 红管药黄酮按 0.05g/L 的剂量对乙酰胆碱致平滑肌收缩的豚鼠气管进行离体实验，能舒张离体气管平滑肌，且作用缓慢而持久；红管药黄酮按 0.5g/kg 的剂量对 2% 氯化乙酰胆碱与 0.02% 磷酸组胺同体积混合液致喘豚鼠模型腹腔注射，能增加豚鼠的不翻倒率[1]。

**【药性】** 微苦、辛，微温。

**【功能主治】** 止咳，祛痰。用于慢性支气管炎。

**【临床应用】** **临床常用**

咳嗽　本品味微苦、辛，性微温。有止咳祛痰之效。可用于慢性支气管炎，常与黄芩、前胡、百部、白花蛇舌草等药同用。

**【用法用量】** 60g，分 2 次服。

**【成药例证】** **肺力咳合剂（《国家中成药标准汇编·口腔肿瘤儿科分册》）、肺力咳胶囊［《国家中成药标准汇编·内科肺系（一）分册》］**　药物组成：黄芩、前胡、百部、红花龙胆、梧桐根、白花蛇舌草、红管药。

功能主治：清热解毒，镇咳祛痰。用于小儿痰热犯肺所引起的咳嗽痰黄，支气管哮喘、气管炎见上述证候者。

**【贮藏】** 置干燥处。

**【参考文献】**

[1]江西中医学院药物研究所气管炎药理组.红管药黄酮部分有效成分的药理实验[J].新医药学杂志，1975，(11)：38-40.

[2]赵海平，康林之，任刚，等.基于红管药祛痰止咳有效组分的最佳配比研究[J].中国实验方剂学杂志，2013，19(3)：163-166.

（吴沂芸　吴清华　裴瑾）

## 329　红花

Honghua

**【异名】** 红蓝花（《金匮要略》），刺红花（《四川中药志》），草红花（《陕西中药志》）。

**【来源】** 为菊科植物红花 *Carthamus tinctorius* L.的干燥花。

**【产地】** 主要为栽培品。其道地产区为新疆裕民县、吉木萨尔县及霍城县，河南泌阳县，四川简阳市。甘肃、云南、浙江等地亦有栽种。原产中亚地区，俄罗斯有野生也有栽培，日本、朝鲜广有栽培。主要分布于新疆、黑龙江、辽宁、吉林、西藏等地。建于新疆裕民县江格斯乡，吉木萨尔县北庭镇，伊宁市霍城县果子沟牧场；裕民县哈拉布拉乡霍斯哈巴克村和喀拉乔克村；裕民县江格斯乡特布拉克村、吉兰德村；北庭镇余家宫村；二工乡红山子村；碧流河黄宫村；乌鲁木齐市米东区八家户村、天山村、柏杨河村；乌鲁木齐市水磨沟区石人子沟村；伊宁市霍城县果子沟牧场农业村、牧业村、芦草沟镇二大队；新疆伊宁市霍城县果子沟牧场农业村、牧业村、芦草沟镇二大队等地的红花GAP种植基地已通过原国家食品药品监督管理总局验收。

【采收加工】 夏季花由黄变红时采摘，阴干或晒干。

【炮制】 净制。

【性状特征】 为不带子房的管状花，长1～2cm。表面红黄色或红色。花冠筒细长，先端5裂，裂片呈狭条形，长5～8mm；雄蕊5，花药聚合成筒状，黄白色；柱头长圆柱形，顶端微分叉。质柔软。气微香，味微苦。以色红黄、鲜艳、质柔软、气微香者为佳。

【化学成分】 红花的主要成分是黄酮，还含有生物碱、聚炔、亚精胺、木脂素、倍半萜、有机酸、甾醇、烷基二醇和多糖等。红花的黄酮是其主要药理活性成分。《中华人民共和国药典》2015年版规定，本品药材按干燥品计算，含羟基红花黄色素A（$C_{27}H_{32}O_{16}$）不得少于1.0%；含山柰素（$C_{15}H_{10}O_{6}$）不得少于0.050%。

【药理毒理】

**1. 对心血管系统的作用** 红花提取物按40mg/kg的剂量对肥厚心肌细胞家兔模型灌胃，能降低兔心肌细胞内的钙含量[1]。红花注射液按0.8、1.6、3.2ml/kg的剂量对线栓法致局灶性脑缺血再灌注损伤大鼠模型灌胃，连续7d，其Bcl-2阳性细胞表达增多，且高剂量组增多最明显；而Bax阳性细胞表达均降低[2]。红花黄色素按10、20、40mg/kg的剂量对急性心肌缺血犬模型股静脉注射，能减轻犬的心肌缺血程度，降低血清肌酸激酶及乳酸脱氢酶；增加冠状动脉流量，增加心输出量，对心肌耗氧量无明显影响[3]。红花黄色素按0.05、0.22、0.44g/L的剂量对高纯氮气致心肌细胞缺氧缺糖损伤乳鼠心肌细胞进行体外实验，可降低乳鼠心肌细胞缺氧缺糖损伤时胞内$Ca^{+}$浓度的升高，并可缓解心肌细胞缺氧缺糖损伤时LDH的漏出[4]。羟基红花黄色素A按0.01、0.1、1、10μmol/L的剂量对肾上腺嗜铬细胞瘤细胞缺氧缺糖再灌注损伤模拟脑缺血再灌注损伤模型进行体外实验，能增加缺氧缺糖再灌注诱导后肾上腺嗜铬细胞瘤细胞存活率，降低细胞乳酸脱氢酶释放率，同时减少肾上腺嗜铬细胞瘤细胞凋亡率；能抑制基质金属蛋白酶-9的表达[5]。红花黄色素A按$10^{-4}$、$10^{-3.5}$、$10^{-3}$、$10^{-2.5}$、$10^{-2}$ mol/L的剂量对猪冠状动脉进行离体实验，对$PGF_{2\alpha}$预收缩的冠状动脉血管环具有浓度依赖性舒张作用，使KCl的量效曲线下移，呈浓度依赖性[6]。

**2. 抗凝血** 红花注射液按1、3、10ml/kg的剂量对脂多糖致兔弥散性血管内凝血模型耳缘静脉滴注，连续6h，能缩短活化部分凝血活酶时间与凝血酶原时间，恢复血小板计数、纤维蛋白原含量、蛋白C及抗凝血酶Ⅲ活性，降低血浆ALT、BUN、FDP的TNF-α水平[7]。红花黄色素按27.1、54.2mg/kg的剂量对ADP致血小板聚集家兔模型静脉注射，可抑制ADP诱发的血小板聚集，且有量效关系[4]。

**3. 抗炎** 红花黄色素按$4.5\times10^{-5}$、$4.5\times10^{-4}$、$4.5\times10^{-3}$ g/L的剂量对血小板激活因子诱发的内皮细胞进行体外实验，能明显升高PAF损伤组内皮细胞培养上清液中IL-1β、IL-6及TNF-α蛋白表达水平，可抑制Eahy926培养液中IL-1β、IL-6及TNF-α蛋白表达水平的升高；浓度为16.49g/L的红花黄色素可抑制0.17nmol/L[$^{3}$H]PAF与家兔血小板膜的特异性结合，浓度为11.17、22.08g/L的红花黄色素分别可抑制0.083及0.25nmol/L[$^{3}$H]PAF与兔血小板膜蛋白的特异性结合[8]。羟基红花黄色素A按1、4、16μmol/L的剂量对香烟烟雾提取物致A549肺泡上皮细胞炎症模型进行体外实验，能抑制香烟烟雾提取物所诱发的炎症因子的高表达、能抑制细胞p38MAPK的磷酸化水平升高[9]。羟基红花黄色素A按1、10、20μmol/L的剂量对BV-2细胞炎症模型进行体外实验，能抑制LPS引起的NO的释放及激活诱导细胞死亡，升高BV-2细胞活力，且呈剂量依赖关系[10]。

**4. 抗氧化** 红花黄色素按2mg/kg的剂量对脂多糖致急性肺损伤大鼠模型尾静脉注射，连续2、6、12d，治疗第6d后，肺泡灌洗液中细胞总数、中性粒细胞、巨噬细胞、IL-6含量开始减少，肺组织匀浆内TNF-α表达减弱，肺组织炎症有所减轻；彗星实验分析DNA损伤减轻；肺组织过氧化氢、丙二醛含量减少；总超氧化物歧化酶活性、谷胱甘肽过氧化物酶活性增加，治疗12d后改变最显著[11]。红花黄色素按

10mg/ml 的初始浓度进行体外抗氧化活性实验，能抑制 Fenton 反应对 2-脱氧核糖的氧化降解，其 $IC_{50}$ 为 256.79μg/ml；且能清除 DPPH 自由基，其 $IC_{50}$ 为 27.15μg/ml[12]。

**5. 保肝**　红花红色素按 5、10、20mg/kg 的剂量对四氯化碳致肝损伤小鼠模型灌胃，连续 7d，能改善小鼠肝组织损伤情况；血清中 ALT、AST、ALP 活性下降，最高达 50%以上；肝组织匀浆中 CAT、SOD 活性和 GSH 含量升高，最高达 30%以上，MDA 的含量降低，最高达 36.02%；Nrf2、GSTα 和 NQO1 蛋白表达量增加[13]。

**6. 增加学习记忆能力**　红花黄色素按 10、30、100mg/kg 的剂量给 Aβ1-42 致痴呆大鼠模型灌胃，每日 1 次，连续 4 周，均可使大鼠皮层组织中 SOD、GSH-Px 含量增加，MDA 含量降低，可增加大鼠海马组织中 T-CHE 含量；小剂量能使大鼠海马组织中 SOD 含量增加[14]。红花黄色素按 10、30、100mg/kg 的剂量对 D-半乳糖/亚硝酸钠致痴呆小鼠模型灌胃，均可降低痴呆小鼠皮层及海马组织中 MDA 含量；均可增加痴呆小鼠海马组织中 SOD 含量，而大剂量组可增加皮层组织中 GSH-Px 含量[15]。

**7. 抗早孕**　红花水煎液按 0.03、0.09、0.15g/ml的剂量对妊娠小鼠灌胃，具有抗早孕作用，且随着剂量的升高而增加；小鼠的卵巢和子宫均受到不同程度的影响，且能增加蜕膜细胞凋亡率；高浓度静置 1h 未见溶血反应[16]。

**【药性】**　辛，温。归心、肝经。

**【功能主治】**　活血通经，散瘀止痛。用于经闭，痛经，恶露不行，癥瘕痞块，胸痹心痛，瘀滞腹痛，胸胁刺痛，跌仆损伤，疮疡肿痛。

**【临床应用】**

**1. 临床常用**

(1) 血滞经闭，痛经，产后瘀滞腹痛　本品辛散温通，为活血通经止痛之要药，尤其是妇产科血瘀病证的常用药。可单用酒煎服，或配活血养血通经之当归、赤芍、桃仁等，如《医宗金鉴》桃红四物汤。

(2) 癥瘕积聚，心腹瘀痛，跌打损伤及疮疡肿痛　本品通过活血祛瘀而达消癥、通畅血脉、消肿止痛之效。治疗癥瘕积聚，常配三棱、莪术等活血消癥之品；治心脉痹阻，胸痹心痛，常配桂枝、瓜蒌、丹参等通阳散结、活血止痛之品；治跌打损伤，瘀肿作痛，常配苏木、乳香、没药等活血疗伤之品；治疮疡肿痛，常配连翘、紫花地丁等清热解毒、消痈散结药。

此外，取其活血祛瘀而消斑，还可用治热郁血瘀、斑疹色暗者，须配伍凉血解毒、化斑透疹之紫草、大青叶、牛蒡子等。

**2. 临床新用**　红花可用于治疗急性脑梗死[17]。

**【用法用量】**　3～10g。

**【成药例证】**

**1. 丹红滴注液、注射液(《国家中成药标准汇编·内科心系分册》)**　药物组成：丹参、红花。

功能主治：活血化瘀，通脉舒络。用于瘀血闭阻所致的胸痹及中风，症见胸痛，胸闷，心悸，口眼㖞斜，言语謇涩，肢体麻木，活动不利等症；冠心病，心绞痛，心肌梗死，瘀血型肺心病，缺血性脑病、脑血栓。

**2. 冠心静胶囊(《国家中成药标准汇编·内科心系分册》)**　药物组成：丹参、赤芍、川芎、红花、玉竹、三七、人参、苏合香、冰片。

功能主治：活血化瘀，益气通脉。用于气虚血瘀引起的胸痹，胸痛，气短心悸；冠心病见上述症状者。

**3. 红花七厘散(《国家中成药标准汇编·骨伤科分册》)**　药物组成：乳香(醋制)、红花、血竭、麝香、当归、儿茶、朱砂、降香、三七、没药(醋制)、冰片。

功能主治：散瘀，活血，消肿，止痛。用于跌打损伤，血瘀疼痛，外伤出血。

**4. 七味红花殊胜散(《国家中成药标准汇编·内科肝胆分册》)**　药物组成：红花、天竺黄、獐牙菜、诃子、麻黄、木香、马兜铃、五脉绿绒蒿。

功能主治：清利湿热。用于肝胆湿热所致的胁肋胀痛，脘腹胀痛；急慢性肝炎见上述症状者。

**5. 苏红络通酊(《国家中成药标准汇编·脑系经络肢体分册》)**　药物组成：红花、三七、伸筋草、骨碎补、赤芍、苏木、丁香罗勒油、松节油、薄荷素油。

功能主治：活血化瘀，消肿止痛，舒筋活络。用于各种急慢性软组织扭伤引起的疼痛。

**【注意事项】**　孕妇慎用。

**【贮藏】**　置阴凉干燥处，防潮，防蛀。

**【参考文献】**　[1]谷高玲，赵巍峰，陈娟，等.红花提取物对家兔肥厚心肌细胞内钙含量的影响[J].中国现代药物应用，

2013,7(14):246-247.

[2]杨泽伟,冯飞,陈文明,等.红花注射液对脑缺血再灌注损伤大鼠大脑皮质 Bcl-2 及 Bax 表达的影响[J].现代医药卫生,2014,30(21):3218-3222.

[3]刘俐,魏云,卜振军,等.红花黄色素对犬心肌缺血及血流动力学的影响[J].中国医药科学,2013,3(24):26-28.

[4]臧宝霞,吴伟,陈红燕,等.红花黄色素抑制血小板聚集和缓解心肌细胞缺氧缺糖损伤的作用[J].心肺血管病杂志,2012,31(6):736-739.

[5]钱晓东,吕圭源,袁玉梅,等.羟基红花黄色素 A 保护缺氧缺糖再灌注诱导 PC12 细胞损伤及对基质金属蛋白酶-9 的影响[J].中国药学杂志,2013,48(9):691-695.

[6]李琳,张冬慧,徐培涵,等.羟基红花黄色素 A 对猪冠状动脉环的舒张作用及机制[J].中药药理与临床,2013,29(6):22-25.

[7]朱玮玮,李梦佳,马莲顺,等.红花注射液对脂多糖诱导的兔弥散性血管内凝血的作用[J].中国病理生理杂志,2013,29(8):1481-1486.

[8]董芳,薛长江,王宇,等.红花黄色素抑制血小板激活因子诱导的内皮细胞炎性因子蛋白表达升高作用的研究[J].心肺血管病杂志,2014,33(2):281-285.

[9]薛长江,董芳,王宇,等.羟基红花黄色素 A 对香烟提取物诱导 A549 细胞炎症因子表达作用的研究[J].心肺血管病杂志,2014,33(2):276-280.

[10]杨红云,景浩然,王旭梅,等.羟基红花黄色素 A 对小胶质细胞炎性激活的抑制作用[J].湖北中医杂志,2013,35(10):22-23.

[11]杨才弟,杨芳.红花黄色素对 LPS 致大鼠急性肺损伤的保护作用[J].中药药理与临床,2014,30(4):44-48.

[12]张欢,张立伟.红花黄色素抗氧化活性研究[J].化学研究与应用,2012,24(5):715-721.

[13]李晓斐,李志珂,武双婵,等.红花红色素对小鼠急性 $CCl_4$ 性肝损伤的作用[J].现代食品科技,2013,29(7):1569-1573.

[14]马勤,徐慧,阮影影,等.红花黄色素对 Aβ1-42 诱导的痴呆大鼠学习记忆能力的影响[J].中药药理与临床,2014,30(5):64-66.

[15]徐慧,马勤,王志祥,等.红花黄色素对 D-半乳糖/亚硝酸钠诱导痴呆小鼠学习记忆的影响[J].中药药理与临床,2013,29(2):59-61.

[16]宋小青,魏会平,李丹丹,等.中药红花抗小鼠早孕的实验研究[J].中成药,2014,36(11):2408-2410.

[17]江晋渝,马庆庆,宋芳,等.红花注射液对急性脑梗死患者神经功能及血清 IL-6、IL-10 水平的影响[J].中国中医基础医学杂志,2014,20(10):1350-1366.

（吴沂芸　吴清华　裴瑾）

## 330　红花龙胆

Honghualongdan

**【异名】** 小龙胆草、红龙胆(《甘肃中草药资源志》),小青鱼胆、青鱼胆草(《贵州常用天然药物》)。

**【来源】** 为龙胆科植物红花龙胆 *Gentiana rhodantha* Franch. 的干燥全草。

**【产地】** 主要为野生品。主产于湖北、广西、四川、贵州、云南等地。

**【采收加工】** 秋、冬二季采挖,除去泥沙,晒干。

**【炮制】** 除去叶鞘和杂质,晒干。

**【性状特征】** 长 30～60cm,根茎短,具数条细根;根直径约 1～2mm,表面浅棕色或黄白色。茎具棱,直径 1～2mm,黄绿色或带紫色,质脆,断面中空。基生叶丛生,披针形或卵状匙形;茎生叶对生,卵形或卵状三角形,长 0.7～2cm,宽 0.5～1.5cm,先端尖,边缘有细锯齿,反卷,基部无柄抱茎,主脉 3 条。花单生于枝顶及上部叶腋,花萼筒状,5 裂;花冠喇叭状,长 2～3.5cm,淡紫色或浅黄棕色,先端 5 裂,裂片间褶流苏状。蒴果狭长,2 瓣裂。种子扁卵形,长约 1mm,具狭翅。气微,清香,茎叶味微苦,根味极苦。以叶多,色绿,无杂质者为佳。

**【化学成分】** 红花龙胆的主要成分是黄酮,还含有三萜等。红花龙胆的黄酮是其主要药理活性成分。《中华人民共和国药典》2015 年版规定,本品药材按干燥品计算,含芒果苷($C_{19}H_{18}O_{11}$)不得少于 2.0%。

**【药性】** 苦,寒。归肝、胆经。

**【功能主治】** 清热除湿,解毒,止咳。用于湿热黄疸,小便不利,肺热咳嗽。

**【临床应用】** **临床常用**

本品味苦,性寒,具有清热利湿、消炎止咳之效。用于眼结膜炎、急性黄疸型肝炎、痢疾、小儿肺炎、支气管炎、支气管哮喘、肺结核、小便不利、疮疡、烫伤等。

**【用法用量】** 9～15g。

**【成药例证】**

**1. 肺力咳合剂(《国家中成药标准汇编·口腔肿瘤儿科分册》)** 药物组成:黄芩、前胡、百部、红花龙胆、梧桐根、白花蛇舌草、红管药、阿斯帕坦、苯甲酸钠、蜜桃香精、羟苯乙酯-羟基丙酯(1∶4)。

功能主治:清热解毒,镇咳祛痰。用于小儿痰热犯肺所引起的咳嗽痰黄,支气管哮喘、气管炎见上述证候者。

**2. 肺力咳胶囊**[《国家中成药标准汇编·内科肺系(一)分册》]　药物组成:黄芩、前胡、百部、红花龙胆、梧桐根、白花蛇舌草、红管药。

功能主治:止咳平喘,清热解毒,顺气祛痰。用于咳喘痰多,呼吸不畅,以及急、慢性支气管炎,肺气肿见上述证候者。

**3. 康妇灵胶囊**(《国家中成药标准汇编·外科妇科分册》)　药物组成:杠板归、苦参、黄柏、鸡血藤、益母草、红花龙胆、土茯苓、当归。

功能主治:清热燥湿,活血化瘀,调经止带。用于宫颈炎、阴道炎,月经不调,赤白带下,痛经,附件炎等。

**【贮藏】**　置干燥处,防潮。

(刘维　吴清华　裴瑾)

## 331　红花子

Honghuazi

**【异名】**　红蓝子(《广利方》),白平子(《药材资料汇编》)。

**【来源】**　为菊科植物红花 *Carthamus tinctorius* L.的干燥果实。

**【产地】**　主要为栽培品。其道地产区同前红花。主产于河南、浙江、江苏、四川、新疆等地。

**【采收加工】**　秋季果实成熟时,割收茎枝,打下果实。

**【性状特征】**　呈倒卵形,略扁,长7～9mm,宽3.5～5.4mm。外表面白色,上端淡棕色,稍有光泽,具4条纵棱,前端截形,四角凸起,中央微凸,基部钝圆,果脐小圆点状。果皮坚硬,内含种子1枚。种子倒卵形,略扁,长5～7mm,宽2.8～3.9mm。表面淡棕色,顶端钝圆,下端尖,种皮薄。子叶2枚,肥厚,富油性。气微,微辛。以粒大、饱满、灰白色、无暗色斑者为佳。

**【化学成分】**　红花子主要含挥发油、蛋白质等。

**【药性】**　二级热,一级干。

**【功能主治】**　轻泻异常黏稠体液,祛痰通便,调经助阳。用于异常黏液质和黑胆质性疾病,咳痰不爽,心悸咳嗽,腹痛便秘,形瘦瘙痒,虫蝎叮伤,体内结石,阳事不举,月经不调。

**【临床应用】**　**临床常用**

斑豆疮出不快　红花子辛、温,功效同红花,具活血,解毒之效。常用于治疗豆疮不出。

**【用法用量】**　5～7g。

**【注意事项】**　孕妇禁用。

**【贮藏】**　置阴凉干燥处。

(刘维　吴清华　裴瑾)

## 332　红景天

Hongjingtian

**【来源】**　为景天科植物大花红景天 *Rhodiola crenulata* (Hook. f. et Thoms.) H. Ohba 的干燥根和根茎。

**【产地】**　主要为野生品。主产于西藏、云南西北部及四川西部。

**【采收加工】**　秋季花茎凋枯后采挖,除去粗皮,洗净,晒干。

**【炮制】**　除去须根、杂质,切片,干燥。

**【性状特征】**　根茎呈圆柱形,粗短,略弯曲,少数有分枝,长5～20cm,直径2.9～4.5cm。表面棕色或褐色,粗糙有褶皱,剥开外表皮有一层膜质黄色表皮且具粉红色花纹;宿存部分老花茎,花茎基部被三角形或卵形膜质鳞片;节间不规则,断面粉红色至紫红色,有一环纹,质轻,疏松。主根呈圆柱形,粗短,长约20cm,上部直径约1.5cm,侧根长10～30cm;断面橙红色或紫红色,有时具裂隙。气芳香,味微苦涩、后甜。以表面棕褐、断面紫红、质轻、疏松、气芳香、味微苦涩、后甜者为佳。

**【化学成分】**　红景天的主要成分是苯乙醇,还含有鞣质、多糖、木脂素、萜、氰苷、黄酮等。红景天的苯乙醇、黄酮是其主要药理活性成分。《中华人民共和国药典》2015年版规定,本品药材按干燥品计算,含红景天苷($C_{14}H_{20}O_7$)不得少于0.05%。

**【药理毒理】**

**1. 抗氧化**　碱提红景天多糖30～240μg/ml分别作用于羟自由基、超氧阴离子自由基,对两者清除率为50%时红景天多糖的剂量分别为208、

180μg/ml[1]。

**2. 抗衰老**　大花红景天多糖 100、150、200mg/kg灌胃 D-半乳糖致亚急性衰老小鼠模型，连续 7 周，均能增加小鼠脾脏及胸腺指数，血清、肝组织、脑组织中 SOD 活性，小鼠脑神经元数；降低小鼠血清、肝组织和脑组织中 MDA 含量，且随剂量的增加抗衰老作用增强[2]。

**3. 抗辐射损伤**　大花红景天 0.01g/ml，按 10、20、50ml/kg 剂量给小鼠灌胃，连续 38d，5Gy $Co^{60}$-γ 射线照射后 3d、14d，中、高剂量小鼠外周血 WBC 计算增加；照射 3d 后，中、高剂量小鼠骨髓嗜多染红细胞微核率降低，高剂量小鼠骨髓细胞 DNA 含量增高[3]。

**4. 肝损伤保护**　大花红景天水提取物 100、200、400mg/kg 给二甲基苯酰胺(DMF)致肝损伤小鼠模型灌胃，连续 5d，小鼠血清 ALT、AST 活性、TBA、肝脏 8-羟基脱氧鸟苷(8-OHdG)含量均降低，中、高剂量小鼠血清 LDH 活性和肝脏 MDA 含量降低，低剂量小鼠肝脏 SOD 活力升高[4]。

**【药性】**　甘、苦，平。归肺、心经。

**【功能主治】**　益气活血，通脉平喘。用于气虚血瘀，胸痹心痛，中风偏瘫，倦怠气喘。

**【临床应用】**　**临床常用**

气虚血瘀证　本品味甘、苦，入肺、心经，具益气活血、通脉平喘之功效。用于治疗气虚血瘀，胸痹心痛，倦怠气喘等，可与川芎、黄芪、冬虫夏草及蛤蚧等活血止痛、补肾阳、益气药同用。

**【用法用量】**　3～6g。

**【贮藏】**　置通风干燥处，防潮，防蛀。

**【参考文献】**　[1]张生明.碱提红景天中的多糖及抗氧化性研究[J].安徽农业科学，2008，36(18)：7741-7742.

[2]邓胜国，尹爱武，田润，等.大花红景天多糖的抗衰老作用[J].中国老年学杂志，2014，34(8)：2161-2162.

[3]全国辉，谭壮生，杨庆.大花红景天的抗辐射损伤作用[J].卫生毒理学杂志，2004，18(3)：183-184.

[4]赵霞，赵茜，马文军，等.大花红景天提取物低 DMF 致小鼠肝损伤的保护作用及其机制研究[J].毒理学杂志，2011，25(3)：172-175.

（陈翠平　吴清华　裴瑾）

## 333　红毛七

Hongmaoqi

**【异名】**　红毛漆(《峨眉山药用植物》)，搜山猫、红毛细辛(《贵州民间药物》)，火焰叉(《贵州草药》)，金丝七(《陕西中草药》)，黑汗腿(《陕甘宁青中草药选》)，通天窍(《四川中药志》1979 年版)，藏严仙(《长白山植物药志》)，海椒七、鸡骨升麻(《新华本草纲要》)。

**【来源】**　为小檗科植物红毛七 *Caulophyllum robustum* Maxim. 的根和根茎。

**【产地】**　主要为野生品。主产于四川、贵州、湖北、陕西，甘肃等地。为地区性用药，多自产自销。

**【采收加工】**　夏、秋季采挖，除去茎叶、泥土，洗净，晒干。

**【炮制】**　净制。

**【性状特征】**　根茎圆柱形，多分枝，节明显，上端有圆形茎痕，下端及侧面着生多数须状根，直径 1mm。根茎及根表面均紫棕色。质较软，断面红色。气微，微苦。

**【化学成分】**　红毛七的主要成分是生物碱，还含有三萜皂苷、多糖、黄酮、树胶等。红毛七的生物碱是其主要药理活性成分。

**【药理毒理】**

**1. 抑菌**　红毛七乙醇提取物及乙醇提取物的石油醚、氯仿、乙酸乙酯、正丁醇萃取部位 10mg/ml 对金黄色葡萄球菌、大肠埃希菌和铜绿假单胞菌均有不同程度的抑制作用，对致病性临床株铜绿假单胞菌具有较强的抑菌活性，乙酸乙酯和正丁醇萃取部分的抑菌圈直径分别为 15.65mm 和 14.49mm[1]。红毛七三萜皂苷对金黄色葡萄球菌、乳链球菌、大肠埃希菌、枯草杆菌、小麦赤霉病菌、白菜黑斑病菌、西瓜枯萎病菌、葡萄炭疽病菌均显示出较强的抑制细菌活性，其中 16α-羟基-齐墩果-12-烯-28 酸-3-*O*-α-L-阿拉伯吡喃糖苷、葳严仙皂苷元-3-*O*-α-L-阿拉伯吡喃糖苷显示出很强的抑菌活性，*MIC* 值为 3.9μg/ml[2]。

**2. 抗炎、镇痛**　红毛七乙醇提取物、氯仿提取物按 10g/kg 分别给蛋清致大鼠足肿胀模型大鼠灌胃给药，连续 3d，均有抑制大鼠足肿胀的作用，乙醇提取物组作用明显;红毛七乙醇提取物、正丁醇提取物按10g/kg给二甲苯致小鼠耳廓肿胀小鼠灌胃,均有抑制小鼠耳廓肿胀的作用[3]。红毛七中常春藤皂苷元-3-*O*-α-L-阿拉伯吡喃糖苷1～100mg/kg皮下注射小鼠,均有镇痛作用,且镇痛效果与剂量成依赖关系[2]。

**3. 抗氧化**　不同浓度的红毛七乙醇提取物、乙醇提取物石油醚、乙酸乙酯、正丁醇萃取部位及多糖分别作用于DPPH·、$O_2^-$、·OH、$NO_2^-$,除石油醚部位外均有较强清除作用,当红毛七多糖浓度为4.0mg/ml时,对DPPH·的清除率接近80%,对·$O_2^-$的清除率达78.1%,对·OH的清除率达96.6%,对$NO_2^-$的清除率达85.1%[4,5]。

**4. 保护血管内皮细胞**　红毛七提取物6.25～100μmol/L作用于$H_2O_2$刺激的人脐静脉内皮细胞ECV-304,当红毛七提取物达到50μmol/L时可减少细胞的死亡;当达到12.5μmol/L时可促进细胞内NO、NOS释放的增加和抑制核转录因子-κB的表达加强[6]。

**【药性】**　苦、辛,温;有小毒。归肝经。

**【功能主治】**　活血散瘀,祛风除湿,行气止痛。用于月经不调,痛经,产后血瘀腹痛,脘腹寒痛,跌打损伤,风湿痹痛。

**【临床应用】**　**临床常用**

(1)血瘀证　本品味辛,性温,归肝经,具活血散瘀之功效。用于治疗经血不调,可与白芍、川芎等养血调经、活血祛瘀药物配伍,治疗经期少腹结痛,可与小茴香、川芎等散寒止痛、活血祛瘀药物配伍。

(2)风湿痹痛,跌打损伤　本品有祛风除湿之效。治疗关节炎,跌打损伤,常泡酒单用。

(3)寒凝气滞腹痛　本品尚有行气止痛之效。治疗寒凝气滞之胃脘疼痛,可与香樟根同用。

**【用法用量】**　3～15g。

**【注意事项】**　孕妇禁服。

**【贮藏】**　置通风干燥处。

**【参考文献】**　[1]蔡正军,但飞君,陈国华,等.红毛七的体外抑菌试验[J].安徽农业科学,2008,36(35):15541-15543.

[2]杨秀芳,马养民,邢华,等.红毛七中三萜皂苷类化学成分生物活性研究[J].陕西科技大学学报,2013,31(2):62-69.

[3]杨苹,陈森州,杨红要,等.三种红毛七提取物的抗炎镇痛作用实验研究[J].中国实用医药,2007,32(2):1-3.

[4]但飞君,鄢文芳,褚立军,等.红毛七乙醇提取物和不同极性部位抗氧化活性的研究[J].食品工业科技,2011,32(1):68-70.

[5]但飞君,褚立军,蔡正军,等.红毛七多糖体外抗氧化活性研究[J].江苏农业科学,2010,(5):398-400.

[6]林荣,刘俊田,贺浪冲,等.红毛七提取物对$H_2O_2$损伤内皮细胞核转录因子-κB的表达和NO生成的影响[J].中国药学杂志,2004,11(39):826-827.

(陈翠平　吴清华　裴瑾)

## 334　红芪(炙红芪)

Hongqi(Zhihongqi)

**【异名】**　纳洼善马、真盘子、岩黄芪、黑芪(《中华本草》)。

**【来源】**　为豆科植物多序岩黄芪 *Hedysarum polybotrys* Hand-Mazz. 的干燥根。

**【产地】**　主要为野生品,栽培品亦有。主要分布于内蒙古、宁夏、甘肃及四川西部。建于甘肃省陇南市武都区的红芪GAP种植基地已通过原国家食品药品监督管理总局验收。

**【采收加工】**　春、秋二季采挖,除去须根及根头,晒干。

**【炮制】**　**红芪片**　药材除去杂质后,大小分开,洗净,润透,切厚片,干燥。

**炙红芪**　取净红芪片,照蜜炙法炒至不黏手。

**【性状特征】**　呈圆柱形,少有分枝,上端略粗,长10～50cm,直径0.6～2cm。表面灰红棕色,有纵皱纹、横长皮孔及少数支根痕,外皮易脱落,剥落处淡黄色。质硬而韧,不易折断,断面纤维性,并显粉性,皮部黄白色,木部淡黄棕色,射线放射状,形成层环浅棕色。气微,味微甜,嚼之有豆腥味。以断面粉性,嚼之有豆腥味者为佳。

饮片呈类圆形或椭圆形的厚片。外表皮红棕色或黄棕色。切面皮部黄白色,形成层环浅棕色,木质部浅黄棕色,呈放射状纹理。气微,味微甜,嚼之有豆腥味。以断面粉性,嚼之有豆腥味者为佳。

**炙红芪**　呈圆形或椭圆形厚片,直径0.4～1.5cm,厚0.2～0.4cm。外表皮红棕色,略有光泽,可见纵皱纹及残留少数支根痕。切面皮部浅黄色,形成层环浅棕色,木质部浅黄棕色至浅棕色,可见放射状纹理。具蜜香气,味甜,略带黏性,嚼之有豆腥味。以断面粉性,具蜜香气,嚼之有豆腥味者为佳。

【化学成分】 红芪的主要成分是多糖，还含有酯、黄酮、酸等。红芪的多糖是其主要药理活性成分。

【药理毒理】

**1. 降血糖**　红芪提取的红芪多糖50、150mg/kg剂量给由腹腔注射链脲菌素致糖尿病大鼠模型灌胃，连续56d，大鼠血糖降低，SOD活性增强[1]。红芪醇提物红芪多糖Ⅰ、Ⅱ、Ⅲ、Ⅳ提取物按400mg/kg的剂量给腹腔注射四氧嘧啶致糖尿病小鼠模型灌胃，连续30d，红芪多糖Ⅲ能改善小鼠全身症状、降低血糖水平并提高糖耐量[2,3]。红芪醇提物红芪多糖Ⅲ 50、100、200mg /kg给2型糖尿病大鼠模型灌胃，持续35d，均可降低大鼠空腹血糖和口服葡萄糖后2h的血糖，并能抑制总胆固醇、甘油三酯、低密度脂蛋白胆固醇升高和高密度脂蛋白胆固醇降低[4,5]。

**2. 抗肿瘤**　红芪中提取的红芪多糖提取物以5～20μg/ml浓度体外培养人类膀胱癌细胞EJ细胞48h，红芪多糖与LAK细胞（淋巴因子激活的杀伤细胞）或PBMC（外周血单个核细胞）合用可增强对膀胱肿瘤细胞株EJ和原代肿瘤细胞的杀伤作用[6]。

【药性】 甘，微温。归肺、脾经。

【功能主治】 补气升阳，固表止汗，利水消肿，生津养血，行滞通痹，托毒排脓，敛疮生肌。用于气虚乏力，食少便溏，中气下陷，久泄脱肛，便血崩漏，表虚自汗，气虚水肿，内热消渴，血虚萎黄，半身不遂，痹痛麻木，痈肿难溃，久溃不敛。

【临床应用】 临床常用

(1) 脾肺气虚证　本品甘温，善补脾益肺，适用于中气不足的倦怠乏力、食少便溏等症，常与补气健脾除湿的白术、茯苓等配伍；用治肺气虚弱、气短神疲者，可与人参、蛤蚧等同用，以补肺定喘。

(2) 气虚自汗证　本品能补脾肺之气，固表止汗，其功效与黄芪相似但力稍弱，对于卫气不固、表虚自汗者，常与收敛止汗之品如麻黄根、牡蛎等药配伍。

(3) 气血亏虚疮疡难溃，溃久难收　本品功长生津养血，托毒生肌，故可用于痈肿难溃，久溃不敛致血虚萎黄，不能脱毒达外，难溃难敛者，常与补益气血、排脓解毒药物配伍。

【用法用量】 9～30g。

【贮藏】 置通风干燥处。防潮，防蛀。

【参考文献】
[1]金智生，汝亚琴，楚惠媛，等.红芪多糖对不同病程糖尿病大鼠血清NO、NOS及过氧化脂质的影响[J].上海中医药杂志，2004，38(6)：44-46.

[2]赵良功，李晓东，赵建辉，等.4种红芪多糖对实验性糖尿病小鼠血糖的影响[J].中药材，2009，32(10)：1590-1592.

[3]王希玉，路莉，胡燕，等.不同红芪多糖抗肿瘤和免疫调节作用研究[J].中药药理与临床，2009，25(5)：72-74.

[4]李冰，封士兰，刘小花，等.HPLC测定红芪药材中红芪多糖的含量[J].中成药，2008，30(5)：716-718.

[5]李晓东，封德梅，赵良功，等.红芪多糖HPS-3对2型糖尿病大鼠糖脂代谢和胰腺组织病理改变的影响[J].中药药理与临床，2012，28(1)：83-86.

[6]雷丰丰，赵健雄，王学习，等.红芪总多糖对小鼠$S_{180}$瘤的抑制作用及其机制研究[J].中药材，2007，30(12)：1548-1551.

（吴清华　裴瑾）

## 335　红头草

Hongtoucao

【异名】 黄花地胆头（《全国中草药汇编》），白毛倒提壶、红根、土蒿枝、红根草、甲冬仗（《云南中草药》）。

【来源】 为菊科植物柔毛艾纳香 *Blumea mollis* (D. Don) Merr. 的干燥地上部分。

【产地】 主要为野生品，栽培品少有。主要产于云南、广西等地。

【采收加工】 花期采割，除去泥沙，阴干。

【炮制】 **红头草**　除去杂质，喷淋清水，稍润。

**红头草段**　除去杂质，喷淋清水，稍润，切段，阴干。

【性状特征】 **红头草**　茎成圆柱形，有的基部分枝，长20～60cm；表面绿褐色或带紫红色，密被淡黄色长绒毛和腺毛。基部叶常脱落，茎生叶互生，有短柄或无柄；叶片皱缩，展平后呈椭圆形或矩状倒卵形，长2～6cm，宽0.8～2.5cm；先端稍尖或钝，基部楔形，两面被长绒毛和腺毛，边缘有细锯齿。花棕紫色，头状花序近无梗，生于茎顶或上部叶腋，排列紧密或近圆锥状，总苞半球形，苞片4～5层，条形，被毛，均为管状花。瘦果矩圆形，细小，冠毛白色，气香，味淡。以带花、香气浓者为佳。

**红头草段** 为10～15mm的段状，表面绿褐色或带紫红色，密被淡黄色长绒毛和腺毛。茎生叶互生，有短柄或无柄；叶片皱缩，展平后呈椭圆形或矩状倒卵形，长2～6cm，宽0.8～2.5cm；先端稍尖或钝，基部楔形，两面被长绒毛和腺毛，边缘有细锯齿。花棕紫色，头状花序近无梗，排列紧密或近圆锥状，总苞半球形，苞片4～5层，条形，被毛，均为管状花。瘦果矩圆形，细小，冠毛白色，气香，味淡。以带花、香气浓者为佳。

**【化学成分】** 红头草的主要成分是黄酮类，还含有甾醇、多糖、酯类等。红头草的黄酮类是其主要药理活性成分。

**【药性】** 苦，平。归心、肺、脾经。

**【功能主治】** 消炎，解毒。用于肺炎，腮腺炎，口腔炎，乳腺炎。

**【临床应用】** 临床常用

疮痈疔毒 本品辛散苦泄，具有清热解毒，消肿止痛的作用。主要用于扁桃体炎，口腔炎，牙龈脓肿，流行性腮腺炎，小儿肺炎。常与清热解毒、活血散结之品配伍。

**【用法用量】** 9～15g。

**【贮藏】** 置阴凉干燥处。

（吴清华 裴瑾）

## 336 洪连

Honglian

**【异名】** 藏黄连、兔耳草《中华本草》。

**【来源】** 为玄参科植物短筒兔耳草 *Lagotis brevituba* Maxim. 的干燥全草。

**【产地】** 主要为野生品。主要分布于西藏、青海东部、甘肃西南部、四川、云南等地。

**【采收加工】** 夏、秋二季花开时采收，除去杂质，洗净，阴干。

**【炮制】** 洗净，切段，晒干。

**【性状特征】** 长5～15cm。根茎呈圆柱状，略弯曲，节间紧密，形似蚕；表面灰褐色或浅紫褐色，质脆，易折断，断面棕褐色或灰黄色，有3～4个白色的点状维管束，排列成环。根细长，圆柱形，扭曲，表面浅黄褐色或灰褐色，有纵皱纹。基生叶，具长柄；叶片多卷曲破碎，完整者展平后呈圆形或卵圆形，先端钝圆，边缘具圆齿，基部宽楔形。穗状花序顶生，果长圆形，黑褐色。气微，味微苦。以叶多、色绿带紫者为佳。

**【化学成分】** 洪连的主要成分是黄酮，还含有黄酮醇、糖苷等。洪连的黄酮是其主要药理活性成分。《中华人民共和国药典》2015年版规定，本品药材按照干燥品计算，含松果菊苷（$C_{35}H_{46}O_{20}$）不得少于0.80%。

**【药性】** 苦、甘，寒。归肺、心、肝经。

**【功能主治】** 清热，解毒，利湿，平肝，行血，调经。用于发热烦渴，肺热咳嗽，头痛眩晕，湿热黄疸，月经不调，药食中毒。

**【临床应用】** 临床常用

肝胆湿热 本品性苦，寒，能清热燥湿解毒。入肺、肝经，能治疗肝胆湿热，气滞血瘀所致的胁痛，脘胀。常与毛诃子、余甘子、红连等药同用。

**【用法用量】** 1～6g。

**【成药例证】**

**1. 十五味赛尔斗丸（《国家中成药标准汇编·内科肝胆分册》）** 药物组成：印度獐牙菜、金腰草、火硝、角茴香、洪连、唐古特乌头、石榴子、波棱瓜子、小檗皮、五灵脂、矮丛风毛菊、黑冰片、川木香、诃子、金精石。

功能主治：清热利胆，排石退黄。用于胆囊炎、胆石症、胆总管结石属肝胆湿热者。

**2. 二十味疏肝胶囊（《国家中成药标准汇编·内科肝胆分册》）** 药物组成：印度獐牙菜、红花、诃子、毛诃子、余甘子、洪连、石榴、水柏枝、松石、绿绒蒿、西红花、甘青乌头、白花秦艽、塞北紫堇、甘青青兰、渣驯膏、芫荽、铜灰、止泻木子、波棱瓜子。

功能主治：清热利湿，疏肝理脾，化瘀散结。用于肝胆湿热、气滞血瘀所致的胁痛，脘胀。

**3. 十三味榜嘎散（《中华人民共和国药典》2015年版）** 药物组成：榜嘎、秦艽花、巴夏嘎、洪连、节裂角茴香、人工牛黄、止泻木子。

功能主治：清热解毒，凉肝利胆。用于热性“赤巴”病，胆囊炎，黄疸型肝炎。

**4. 九味石灰华散（《中华人民共和国药典》2015版）** 药物组成：石灰华、牛黄、榜嘎、高山辣根菜、洪连、红花、红景天、甘草（去皮）、檀香。

功能主治：清热，解毒，止咳，安神。用于小儿肺炎，高热烦躁，咳嗽。

**【贮藏】** 置通风干燥处。

（吴清华　裴瑾）

## 337　猴枣

Houzao

**【异名】** 猴子枣、羊肠枣（《药物出产辨》），猴丹（《中国医学大辞典》），申枣（《药材资料汇编》）。

**【来源】** 为猴科动物猕猴 *Macaca mulatta* Zimmermann 等内脏的结石。

**【产地】** 均系进口。产印度、马来西亚及南洋群岛等地，多集散于新加坡。我国西南、华南、长江流域、河南、山西、河北等地亦产，西藏产者较佳。

**【采收加工】** 全年皆产。杀猴时，取出结石，除去皮膜，洗净，阴干。

**【炮制】** 打碎，拣去核，研极细用。

**【性状特征】** 呈椭圆形或长扁圆形，大小不一，长1.5～2.2cm。表面青黑色或暗黄色，平滑有光泽。质硬而脆，击之易碎，断面有层纹，外层易剥离，内表面灰绿色粗糙，无光泽，中心有空洞，有的存有果核、树枝、石子等。微有香气，味微苦。以个大、色深、质脆者为佳。

**【化学成分】** 猴枣的主要成分是氨基酸，还含有钴、锶等20多种微量元素，以及鹅去氧胆酸等。猴枣的氨基酸是其主要药理活性成分。

**【药性】** 苦，寒。归肝、肺经。

**【功能主治】** 清热镇惊，豁痰定喘，解毒，消肿。用于痰热惊痫，小儿急惊，痈疽瘰疬。

**【临床应用】 临床常用**

肝风内动证　本品入肝经，苦，寒，能清热镇惊，豁痰定喘，治小儿惊风，痰多气急，喘声如锯，烦躁不宁，可与麝香、迦南香等药同用，如《上海市中药成方制剂规范》猴枣散。

**【用法用量】** 0.3～0.6g，多入丸散用。

**【成药例证】**

**1. 精制猴枣散（《卫生部药品标准中药成方制剂·第五册》）** 药物组成：猴枣、天竺黄、川贝母、沉香、羚羊角、硼砂（煅）、麝香、青礞石（煅）。

功能主治：清热，化痰，镇惊。用于小儿惊风，痰涎壅盛，气喘痰鸣，烦躁不宁。

**2. 天黄猴枣散（《卫生部药品标准中药成方制剂·第十册》）** 药物组成：猴枣、珍珠、全蝎、僵蚕、胆南星、天竺黄、天麻、薄荷脑、牛黄。

功能主治：除痰定惊，祛风清热。用于小儿痰多咳喘，发热不退，惊悸不眠等症。

**3. 猴枣牛黄散（《卫生部药品标准中药成方制剂·第十册》）** 药物组成：猴枣、猪牙皂、牛黄、细辛、珍珠（水飞）、川贝母（蛇胆汁制）、琥珀（水飞）、石菖蒲、朱砂（水飞）、草豆蔻、麝香、硝石、冰片、白矾（煅）、甘草、全蝎（制）。

功能主治：除痰镇惊，通窍。用于小儿惊风，痰涎壅盛。

**【贮藏】** 本品易碎，以棉花包裹，置盒内保存。

（吴清华　裴瑾）

## 338　厚朴

Houpo

**【异名】** 赤朴（《名医别录》），重皮（《广雅》），厚皮（《吴普本草》），烈朴（《日华子本草》）。

**【来源】** 为木兰科植物厚朴 *Magnolia officinalis* Rehd. et Wils. 或凹叶厚朴 *Magnolia officinalis* Rehd. et Wils. var. *biloba* Rehd. et Wils. 的干燥干皮、根皮及枝皮。

**【产地】** 主要为栽培品，野生品亦有。其道地产区为四川都江堰、彭州、荥经、雅安、乐山等地。厚朴主产于浙江、江西、湖南、湖北和四川等省；凹叶厚朴主产于浙江、江西、安徽及广西等地。其中，浙江所产称温朴，质量亦好。建于四川省都江堰市中兴镇两河村二组、四组、六组厚朴GAP种植基地已通过原国家食品药品监督管理总局验收。

**【采收加工】** 4～6月剥取，根皮和枝皮直接阴干；干皮置沸水中微煮后，堆置阴湿处，“发汗”至内表面变紫褐色或棕褐色时，蒸软，取出，卷成筒状，干燥。

**【炮制】** **厚朴**　刮去粗皮，洗净，润透，切丝，干燥。

**姜厚朴**　取厚朴丝，照姜汁炙法炒干。

**【性状特征】** **厚朴**　呈弯曲的丝条状或单、双卷筒状。外表面灰褐色，有时可见椭圆形皮孔或纵皱纹。内表面紫棕色或深紫褐色,较平滑,具细密纵纹,划之显油痕。切面颗粒性,有油性,有的可见小亮星。气香,味辛辣、微苦。以皮厚、油性足、断面紫棕色、有小亮星、气味浓厚者为佳。

**姜厚朴**　形如厚朴丝,表面灰褐色,偶见焦斑。略有姜辣气。以表面偶见焦斑,有姜辣气味者为佳。

**【化学成分】**　厚朴的主要成分是酚性成分、挥发油,还含有生物碱、皂苷等。厚朴的酚性成分、挥发油是其主要药理活性成分。《中华人民共和国药典》2015年版规定,本品药材按干燥品计算,含厚朴酚($C_{18}H_{18}O_2$)与和厚朴酚($C_{18}H_{18}O_2$)的总量不得少于2.0%;本品饮片按干燥品计算,含厚朴酚($C_{18}H_{18}O_2$)与和厚朴酚($C_{18}H_{18}O_2$)的总量不得少于1.6%。

**【药理毒理】**

**1. 对消化系统的作用**

(1) 调节胃肠运动　厚朴水煎剂按10g/kg的剂量给盐酸左旋精氨酸致胃肠动力障碍大鼠模型灌胃,连续6d,可有效抑制实验大鼠胃动力下降和血清胃动素下降[1]。厚朴水煎剂按6.5g/kg一次性给大鼠灌胃,可兴奋大鼠胃肠电,并可改善内毒素休克时胃肠电的抑制[2]。厚朴和凹叶厚朴水煎剂均按0.625、1.25、2.5、5g/kg的生药剂量给硫酸阿托品致胃肠动力障碍模型小鼠灌胃,连续7d,高剂量可对抗硫酸阿托品引起的小鼠胃排空抑制,2.5、5g/kg的厚朴和凹叶厚朴可促进小肠推进率[3]。

(2) 促进消化及保护胃黏膜　厚朴醇提物按5、15g/kg的剂量给HCl致溃疡小鼠模型注射,均可降低小鼠溃疡指数,抑制率分别为46.3%和64.6%[4]。

**2. 抗病原微生物**　厚朴不同炮制品的水煎剂按生药1、2g/ml的浓度分别对金黄色葡萄球菌给药,可抑制金黄色葡萄球菌的生长,抑菌效果为姜汁厚朴>厚朴生品>紫苏汁厚朴>酒制厚朴>醋制厚朴>水制厚朴[5]。

**3. 抗炎、镇痛**　厚朴不同炮制品生厚朴、药典姜厚朴、樟帮姜厚朴水煎液按5、10、20g/kg的剂量对醋酸致扭体反应小鼠模型一次性灌胃,醋酸致小鼠腹腔毛细血管通透性增加模型灌胃,连续7d,二甲苯致耳肿胀小鼠模型灌胃,生厚朴高剂量,药典厚朴中、高剂量及樟帮姜厚朴各剂量均可减少小鼠醋酸扭体反应次数;抑制小鼠腹腔毛细血管通透性增加,生厚朴及不同姜制厚朴各剂量均能抑制小鼠耳肿胀[6]。厚朴乙醇提取物按5、15g/kg的剂量对热刺激致甩尾小鼠模型一次性灌胃给药,可延长小鼠甩尾反应的潜伏期;相同剂量对醋酸致小鼠腹腔毛细血管通透性增加模型、二甲苯致小鼠耳肿胀及角叉菜胶致小鼠足肿胀灌胃,连续3d,可减少小鼠腹腔毛细血管通透性升高,并抑制小鼠耳肿胀及足肿胀[7]。

**4. 抗抑郁**　厚朴主要活性成分厚朴酚按100mg/kg的剂量给强迫游泳小鼠模型腹腔注射,连续1h,可抑制杏仁核内多巴胺和5-羟色胺转化率降低以及杏仁核和额叶皮层内去甲肾上腺素转化增加[8]。

**5. 抗肿瘤**　厚朴主要活性成分厚朴酚按0.4、2、10mg/kg的剂量给肝脾肿瘤转移小鼠模型腹腔注射,连续14d,中、高剂量可抑制黑素瘤B16-BL6肺转移,高剂量抑制率达到40%[9]。

**6. 安全性评价**　厚朴甲醇提取物0.25g生药/只灌胃,长期给药后在肾脏有蓄积中毒作用,体内药物浓度升高,消除半衰期延长。连续1个月,可使肾小球轻度肿胀,肾小管上皮肿胀,肾小管轻度扩张,部分肾小管内可见沉积物;连续3个月,可使肾小球肿胀、呈网状、结构消失,肾小球内可见少量沉积物,肾小管上皮多呈立方状结构[10]。厚朴不同炮制品生厚朴、药典法姜厚朴、樟帮法姜厚朴提取液以40g/kg的剂量配制成质量分数为10%的混悬液对家兔左右两眼滴加给药,每只眼2滴,生厚朴可使家兔眼刺激性明显增强;相同剂量对豚鼠皮肤给药,连续24h,生厚朴对豚鼠皮肤具有轻度刺激,药典法姜厚朴、樟帮法姜厚朴对完整和破损皮肤均不呈刺激反应[11]。

**7. 体内过程**　在体大鼠肠段进行十二指肠至回肠段结扎,用厚朴提取物不同浓度(含和厚朴酚26.09、32.62、40.77mg/L,厚朴酚67.44、84.30、105.38mg/L)的供试液进行回流1h,回流体积为50ml,和厚朴酚、厚朴酚在小肠上部吸收最佳,在小肠中部及下部无明显差异,但较小肠上部相比稍差。和厚朴酚、厚朴酚在肠道中的吸收量与其浓度成线性关系,随着药物浓度的增大吸收量增加,其吸收百分率基本不变。和厚朴酚、厚朴酚在肠道中无特点吸收部分,吸收良好,不需特定载体参与,吸收机制为被动转运[12]。

【药性】 苦、辛,温。归脾、肺、胃、大肠经。

【功能主治】 燥湿消痰,下气除满。用于湿滞伤中,脘痞吐泻,食积气滞,腹胀便秘,痰饮喘咳。

【临床应用】

1. 临床常用

(1) 湿阻气滞证　本品苦燥辛散,燥湿清浊,行气除满。治湿阻中焦,气机失畅,脘腹痞满,不思饮食等症,常与其他燥湿行气药如苍术、陈皮配伍,如《太平惠民和剂局方》平胃散。

(2) 胃肠积滞胀满　本品为行气消胀要药,可用于多种气滞腹胀之证。如胃肠积滞之便秘腹满,常与泻下攻积之品配伍,以消积导滞,行气除满,如《金匮要略》厚朴三物汤,常与大黄、枳实同用。若热结便秘者,每以苦寒攻下药为主,辅以本品,共奏攻下热结、消积导滞之效,如《伤寒论》大承气汤,以本品与大黄、芒硝、枳实同用。

(3) 痰饮咳喘　本品既燥湿化痰,又下气平喘。治痰浊阻肺、咳喘胸闷者,多与化痰降气药紫苏子、陈皮、半夏等药配伍,如《太平惠民和剂局方》苏子降气汤。若寒饮化热,胸闷气喘、喉间痰声辘辘、烦躁不安者,宜与清肺化痰、下气平喘之品麻黄、石膏、杏仁配伍,如《金匮要略》厚朴麻黄汤。若宿有喘病,又外感风寒者,则与发散解表之品桂枝、杏仁配伍,如《伤寒论》桂枝加厚朴杏子汤。

2. 临床新用　厚朴可用于治疗早期肠麻痹[13]、癔球症[14]、海洛因脱毒依赖症[15]。

【用法用量】 3～10g。

【成药例证】

1. 午时茶颗粒(《中华人民共和国药典》2015年版)　药物组成:苍术、柴胡、羌活、防风、白芷、川芎、广藿香、前胡、连翘、陈皮、山楂、枳实、麦芽(炒)、甘草、桔梗、紫苏叶、厚朴、红茶、六神曲(炒)。

功能主治:祛风解表,化湿和中。用于外感风寒、内伤食积证,症见恶寒发热、头痛身楚、胸脘满闷、恶心呕吐、腹痛腹泻。

2. 六合定中丸(《中华人民共和国药典》2015年版)　药物组成:广藿香、紫苏叶、香薷、木香、檀香、厚朴(姜炙)、枳壳(炒)、陈皮、桔梗、甘草、茯苓、木瓜、白扁豆(炒)、山楂(炒)、六神曲(炒)、麦芽(炒)、稻芽(炒)。

功能主治:祛暑除湿,和中消食。用于夏伤暑湿,宿食停滞,寒热头痛,胸闷恶心,吐泻腹痛。

3. 如意金黄散(《中华人民共和国药典》2015年版)　药物组成:姜黄、大黄、黄柏、苍术、厚朴、陈皮、甘草、生天南星、白芷、天花粉。

功能主治:清热解毒、消肿止痛。用于热毒瘀滞肌肤所致疮疡肿痛、丹毒流注,症见肌肤红、肿、热、痛,亦可用于跌打损伤。

4. 利胆排石片(《中华人民共和国药典》2015年版)　药物组成:金钱草、黄芩、郁金、槟榔、芒硝、茵陈、木香、大黄、枳实(麸炒)、厚朴(姜炙)。

功能主治:清热利湿,利胆排石。用于湿热蕴毒、腑气不通所致的胁痛、胆胀,症见胁肋胀痛、发热、尿黄、大便不通;胆囊炎、胆石症见上述证候者。

5. 香砂养胃丸(《中华人民共和国药典》2015年版)　药物组成:木香、白术、茯苓、香附(醋炙)、豆蔻(去壳)、广藿香、砂仁、陈皮、半夏(制)、枳实(炒)、厚朴(姜炙)、甘草。

功能主治:温中和胃。用于胃阳不足、湿阻气滞所致的胃痛、痞满,症见胃痛隐隐、脘闷不舒、呕吐酸水、嘈杂不适、不思饮食、四肢倦怠。

【注意事项】 孕妇慎用。

【贮藏】 置通风干燥处。

【参考文献】 [1]王贺玲,白菡,王学清,等.厚朴对实验大鼠的胃动力影响[J].实用药物与临床,2007,10(2):65-66.

[2]次秀丽,王宝恩,郭昌燕,等.厚朴对正常和内毒素休克大鼠胃肠电活动影响的实验研究[J].中国中医药科技,1999,6(3):153-156.

[3]彭博,贺蓉,杨滨,等.厚朴和凹叶厚朴对实验性胃肠动力障碍的药效作用差异[J].中国中药杂志,2010,35(19):2624-2627.

[4]朱自平,张明发,沈雅琴,等.厚朴对消化系统的药理作用[J].中国中药杂志,1997,22(11):686-688.

[5]周新蓓,欧阳荣.厚朴不同炮制品体外抑菌作用的实验研究[J].湖南中医药大学学报,2008,28(1):38-40.

[6]钟凌云,霍慧君,祝婧,等.不同姜制厚朴抗炎镇痛作用实验研究[J].中药材,2012,35(10):1576-1579.

[7]朱自平,张明发,沈雅琴,等.厚朴的镇痛抗炎药理作用[J].中草药,1997,28(10):613-615.

[8]王洋.厚朴中厚朴酚在强迫游泳实验中的抗抑郁药样作用[J].国外医学·中医中药分册,2005,27(1):43.

[9]张敏.厚朴酚对小鼠肿瘤转移的抑制作用[J].国外医药·

植物药分册,2004,19(5):213.

[10]袁成,贾暖,曾林.厚朴提取物长期灌胃对小鼠肾脏的损害作用[J].药学服务与研究,2003,3(3):156-159.

[11]钟凌云,兰智慧,祝婧,等.姜制前后厚朴毒性及刺激性作用研究[J].中成药,2013,35(8):1782-1785.

[12]丁婉萍,唐星,陶秀梅,等.厚朴提取物中主要成分的小肠吸收特性[J].沈阳药科大学学报,2003,20(6):399-401.

[13]金保亮,许京锋.厚朴排气合剂治疗早期肠麻痹的临床研究[J].中药新药与临床药理,2005,16(5):383-384.

[14]卜平,陈齐鸣,朱海杭,等.半夏厚朴汤加味治疗癔球症46例临床观察[J].中医杂志,2009,50(4):314-316.

[15]黄德彬,余昭芬,傅琳.半夏厚朴汤加味治疗海洛因依赖脱毒后稽延性戒断症状的临床观察[J].中国中西医结合杂志,2004,24(3):216-219.

（吴清华　裴瑾）

## 339　厚朴花

Houpohua

**【异名】** 调羹花(《中药材手册》)。

**【来源】** 为木兰科植物厚朴 *Magnolia officinalis* Rehd. et Wils. 或凹叶厚朴 *Magnolia officinalis* Rehd. et Wils. var. *biloba* Rehd. et Wils. 的干燥花蕾。

**【产地】** 主要为栽培品,野生品亦有。其道地产区为四川都江堰、彭州、荥经、雅安、乐山等地。厚朴主产于浙江、江西、湖南、湖北和四川等省;凹叶厚朴主产于浙江、江西、安徽及广西等地。建于四川省都江堰市中兴镇两河村二组、四组、六组的厚朴GAP种植基地已通过原国家食品药品监督管理总局验收。

**【采收加工】** 春季花未开放时采摘,稍蒸后,晒干或低温干燥。

**【炮制】** 蒸后,晒干或低温干燥。

**【性状特征】** 长圆锥形,长4～7cm,基部直径1.5～2.5cm。红棕色至棕褐色。花被多为12片,肉质,外层的呈长方倒卵形,内层的呈匙形。雄蕊多数,花药条形,淡黄棕色,花丝宽而短。心皮多数,分离,螺旋状排列于圆锥形的花托上。花梗长0.5～2cm,密被灰黄色绒毛,偶无毛。质脆,易破碎。气香,味淡。以含苞未开、身干、完整、柄短、色棕红、香气浓者为佳。

**【化学成分】** 厚朴花的主要成分是酚性成分,还含有樟脑等。厚朴花的酚性成分是其主要药理活性成分。《中华人民共和国药典》2015年版规定,本品按干燥品计算,含厚朴酚($C_{18}H_{18}O_2$)与和厚朴酚($C_{18}H_{18}O_2$)的总量不得少于0.20%。

**【药性】** 苦,微温。归脾、胃经。

**【功能主治】** 芳香化湿,理气宽中。用于脾胃湿阻气滞,胸脘痞闷胀满,纳谷不香。

**【临床应用】 临床常用**

湿阻中焦证　本品苦温,能燥湿浊,健脾胃,促脾运。主治湿阻中焦,脾失健运而致胸闷痞闷胀满,不思饮食等症。

**【用法用量】** 3～9g。

**【成药例证】 舒肝调气丸(《卫生部药品标准中药成方制剂·第八册》)** 药物组成:龙胆、香附(醋炙)、厚朴(姜炙)、豆蔻、枳实(麸炒)、青皮(醋炙)、木香、陈皮、延胡索(醋炙)、郁金、石菖蒲、牵牛子(炒)、牡丹皮、莪术(醋炙)、五灵脂(醋炙)、白芍、姜黄、厚朴花、郁李仁、沉香、莱菔子(炒)。

功能主治:祛风解表,化湿和中。用于外感风寒、内伤食积证,症见恶寒发热、头痛身楚、胸脘满闷、恶心呕吐、腹痛腹泻。

**【注意事项】** 孕妇慎用。

**【贮藏】** 置干燥处,防霉,防蛀。

（吴清华　裴瑾）

## 340　胡黄连

Huhuanglian

**【异名】** 割孤露泽(《开宝本草》),胡连(《本草正义》)。

**【来源】** 为玄参科植物胡黄连 *Picrorhiza scrophulariiflora* Pennell 的干燥根茎。

**【产地】** 主要为野生品,栽培品亦有。主产于印度、印度尼西亚。我国主产于西藏、四川、云南等地。

**【采收加工】** 秋季采挖,除去须根和泥沙,晒干。

**【炮制】** 除去杂质,洗净,润透,切薄片干燥或用时捣碎。

**【性状特征】** 呈不规则的圆形薄片。外表皮灰棕色至暗棕色。切面灰黑色或棕黑色,木部有4～10

个类白色点状维管束排列成环，气微，味极苦。以切面灰黑色，味苦者为佳。

【化学成分】 胡黄连的主要成分是环烯醚萜苷，还含有三萜苷、酚苷、有机酸等。胡黄连的环烯醚萜苷是其主要药理活性成分。《中华人民共和国药典》2015年版规定，本品药材及其饮片按干燥品计算，含胡黄连苷Ⅰ($C_{24}H_{28}O_{11}$)与胡黄连苷Ⅱ($C_{23}H_{28}O_{13}$)的总量不得少于9.0%。

【药理毒理】

**1. 保肝** 西藏胡黄连提取物按50～200mg/kg给用乙醇、$CCl_4$和综合因素致急、慢性肝损伤和脂肪肝的大鼠模型灌胃，可抑制大鼠血清ALT、AST、TBil升高，对大鼠肝中甘油三酯升高也有降低作用[1]。西藏胡黄连醇提取物按50、100、200mg/kg的剂量给用$CCl_4$、对乙酰氨基酚(APAP)、硫代乙酰胺(TAA)致急性化学性肝损伤、大鼠亚急性肝损伤小鼠模型灌胃，连续5d，均可抑制肝损伤小鼠的血清ALT和AST升高，降低$CCl_4$中毒大鼠的血清ALT及AST水平，增加胆红素水平[2]。胡黄连总苷按4、8、16mg/(kg·d)的剂量给以卡介苗加大肠埃希菌脂多糖致免疫性肝损伤小鼠模型灌胃，连续7d，均可抑制小鼠血清丙氨酸氨基转移酶、天门冬氨酸氨基转移酶活性的升高；减轻增加的肝重量指数，抑制肝组织中MDA含量的升高及SOD活性的下降[3]。

**2. 对神经系统的影响** 胡黄连甲醇提取物按0.3ml/d的剂量给大脑中动脉闭塞再灌注大鼠模型灌胃，可使大鼠缺血再灌注后14、21天皮质区和纹状体区神经营养因子(NGF)、胶质细胞源性神经营养因子(GDNF)mRNA的反应阳性细胞明显增加，脑内N-甲基-D-天门冬氨酸受体下降[4-7]。

**4. 保护肾脏** 胡黄连提取物按40、80、160mg/kg的剂量给无创动脉夹夹闭左肾动脉60min再灌注72h的方法致急性缺血再灌注肾损伤大鼠模型灌胃，连续3d，均可减轻大鼠急性缺血性再灌注肾损伤，促进肾功能恢复[8]。

**6. 体内过程** 胡黄连苷Ⅰ按5.04、50.4、100.8μg/ml给大鼠灌胃，其中胡黄连苷Ⅰ在大鼠小肠中吸收属于动力学一级吸收。吸收速率大小顺序为：空肠＞十二指肠＞回肠，结果十二指肠、空肠、回肠的吸收速率无显著性差异[9]。胡黄连苦苷Ⅱ按20.9、21.8、17.8μg/ml泵入药液，胡黄连苦苷Ⅱ在大鼠小肠中吸收属于动力学一级吸收。吸收速率大小顺序为：空肠＞回肠＞十二指肠，且吸收速率无显著性差异[10]。

【药性】 苦，寒。归肝、胃、大肠经。

【功能主治】 退虚热，除疳热，清湿热。用于骨蒸潮热，小儿疳热，湿热泻痢，黄疸尿赤，痔疮肿痛。

【临床应用】 临床常用

(1)骨蒸潮热 本品苦寒，入心、肝二经血分，有退虚热、除骨蒸之效。用治阴虚内热、骨蒸潮热，常与清虚热药银柴胡、地骨皮等同用，如《证治准绳》清骨散。

(2)疳积发热 本品既清虚热，又除疳热，治小儿疳积，消瘦腹胀，低热不退，常与健脾消食药党参、白术、山楂等配伍，如《万病回春》肥儿丸。

(3)湿热泻痢，痔疮肿痛 本品苦寒沉降，能清热燥湿。尤善除胃肠湿热。故亦为治湿热泻痢之药，常与清热燥湿止痢之黄连、黄芩、白头翁等同用。本品既能清大肠湿火蕴结，适用于痔疮肿痛，可研末，以鹅胆汁调涂局部；或与活血止痛之品的刺猬皮、麝香等配伍，如《外科正宗》胡连追毒丸。

【用法用量】 3～10g。

【成药例证】

**1. 万应胶囊、锭(《中华人民共和国药典》2015年版)** 药物组成：胡黄连、黄连、儿茶、冰片、香墨、熊胆粉、人工麝香、人工牛黄、牛胆汁。

功能主治：清热，解毒，镇惊。用于邪毒内蕴所致的口舌生疮、牙龈咽喉肿痛、小儿高热、烦躁易惊。

**2. 阿魏化痞膏(《中华人民共和国药典》2015年版)** 药物组成：香附、厚朴、三棱、莪术、当归、生草乌、生川乌、大蒜、使君子、白芷、穿山甲、木鳖子、蜣螂、胡黄连、大黄、蓖麻子、乳香、没药、芦荟、血竭、雄黄、肉桂、樟脑、阿魏。

功能主治：化痞消积。用于气滞血凝，癥瘕痞块，脘腹疼痛，胸胁胀满。

**3. 黄连羊肝丸(《中华人民共和国药典》2015年版)** 药物组成：黄连、胡黄连、黄芩、黄柏、龙胆、柴胡、青皮(醋炒)、木贼、密蒙花、茺蔚子、决明子(炒)、石决明(煅)、夜明砂、鲜羊肝。

功能主治：泻火明目。用于肝火旺盛，目赤肿痛，视物昏暗，羞明流泪，胬肉攀睛。

**4. 肥儿丸(《中华人民共和国药典》2015年版)、肥儿片(《卫生部药品标准中药成方制剂·第十七册》)** 药物组成：煨肉豆蔻、木香、六神曲(炒)、炒麦芽、胡黄连、槟榔、使君子仁。

功能主治：健胃消积，驱虫。用于小儿消化不良，虫积腹痛，面黄肌瘦，食少，腹胀泄泻。

**5. 熊胆降热胶囊[《国家中成药标准汇编·内科肺系(二)分册》]** 药物组成：熊胆、大黄(酒炙)、儿茶、冰片、胡黄连、香墨、玄明粉。

功能主治：清热，解毒，通便。用于外感病气分热盛，发热烦躁，头痛目赤，牙龈肿痛，大便秘结等症。

**【注意事项】** 孕妇慎用。

**【贮藏】** 置干燥处。

**【参考文献】** [1]温志坚，唐大轩，曹毓，等.西藏胡黄连提取物的保肝降酶、降脂的实验研究[J].中药药理与临床，2003，19(6)：19-20.

[2]刘洁，刘保林，张建强，等.西藏胡黄连保肝利胆作用的研究[J].中国新药杂志，2002，11(6)：459-461.

[3]王晓燕，庞建新.胡黄连总苷对小鼠免疫性肝损伤的保护作用[J].广西医科大学学报，2002，19(4)：524-526.

[4]杨学伟，季旭明，郭云良，等.胡黄连对大鼠缺血脑组织神经营养因子的影响[J].青岛大学医学院学报，2008，44(1)：69-71.

[5]位兰玲，银哲，杜芳.胡黄连对脑缺血大鼠神经生长因子表达的影响[J].中国老年学杂志，2009，10(29)：2460-2462.

[6]位兰玲，杨继国，杜芳.胡黄连对缺血再灌注模型大鼠脑内GDNF mRNA表达的影响[J].山东中医杂志，2009，28(10)：718-719.

[7]张伟，银建军，杨学伟，等.胡黄连对缺血再灌注大鼠脑内NMDAR1 mRNA表达的影响[J].青岛大学医学院学报，2006，42(1)：25-27.

[8]杨永红，李建华，刘尚喜，等.胡黄连提取物在缺血再灌注肾损伤中的防治作用[J].解放军医学杂志，2006，31(3)：237-239.

[9]高宏伟，匡海学，阎雪莹.胡黄连苦苷Ⅰ大鼠在体肠吸收特征研究[J].中医药信息，2011，28(4)：7-9.

[10]高宏伟，匡海学，阎雪莹.胡黄连苦苷Ⅱ大鼠在体肠吸收特征研究[J].现代药物与临床，2011，26(4)：284-286.

(吴清华　裴瑾)

## 341　胡椒

Hujiao

**【异名】** 昧履支(《百阳杂俎》)，浮椒(《东医宝鉴》)，玉椒(《通雅》)。

**【来源】** 为胡椒科植物胡椒 *Piper nigrum* L.的干燥近成熟或成熟果实。

**【产地】** 主要为栽培品，野生品亦有。国外主产于马来西亚、印度尼西亚、印度南部、泰国、越南等地。国内主产于海南琼海、屯昌，广东徐闻、廉江，广西龙州，云南河口等地。

**【采收加工】** **黑胡椒** 秋末至次春果实呈暗绿色时采收，晒干。

**白胡椒** 果实变红时采收，用水浸渍数日，擦去果肉，晒干。

**【炮制】** 除去杂质及灰屑。用时粉碎成细粉。

**【性状特征】** **黑胡椒** 呈球形，直径3.5～5mm。表面黑褐色，具隆起网状皱纹，顶端有细小花柱残迹，基部有自果轴脱落的瘢痕。质硬，外果皮可剥离，内果皮灰白色或淡黄色。断面黄白色，粉性，中有小空隙。气芳香，味辛辣。以个大、饱满、香辣气味浓者为佳。

**白胡椒** 表面灰白色或淡黄白色，平滑，顶端与基部间有多数浅色线状条纹。以果皮表面平滑，顶端与基部有多数浅色线状条纹者为佳。以个大、饱满、香辣气味浓者为佳。

**【化学成分】** 胡椒的主要成分是生物碱，还含有挥发油、有机酸、木质素等。胡椒的生物碱是其主要药理活性成分。《中华人民共和国药典》2015年版规定，本品药材按干燥品计算，含胡椒碱($C_{17}H_{19}NO_3$)不得少于3.3%。

**【药理毒理】**

**1. 解热** 胡椒醇提取物按1.25、2.5、5、10g/kg的剂量对内毒素所致发热大鼠模型灌胃，均可降低体温[1]。

**2. 抑菌** 黑胡椒提取物按12.5～800mg/ml对大肠埃希菌、金黄色葡萄球菌、枯草芽孢杆菌、黑曲菌及酵母菌给药，抑制上述菌种氯仿提取物效果最好[2]。

**【药性】** 辛，热。归胃、大肠经。

**【功能主治】** 温中散寒，下气，消痰。用于胃寒呕吐，腹痛泄泻，食欲不振，癫痫痰多。

**【临床应用】** **临床常用**

胃寒腹痛，呕吐泄泻　本品味辛性热，能温中散寒止痛，用治胃寒脘腹冷痛、呕吐，可单用研末入猪肚中炖服，或与温中止痛的高良姜、荜茇等配伍。若治反胃及不欲饮食，可与降逆开胃的药物配伍，如《百一选方》以本品与半夏、姜汁为丸服。若治脾胃虚寒之泄泻，可与吴茱萸、白术等燥湿散寒、健脾止泻药同用。

**【用法用量】** 0.6～1.5g，研粉吞服。外用适量。

**【成药例证】**

**1. 七味榼藤子丸(《中华人民共和国药典》2015年版)** 药物组成：榼藤子仁(炒)、毛叶巴豆茎及叶、阿魏、胡椒、蔓荆子、蔓荆子叶、黑香种草子、墨旱莲草汁。

功能主治：祛暑，和中，解痉止痛。用于吐泻腹痛，胸闷，胁痛，头痛发热。

**2. 小儿暖脐膏(《卫生部药品标准中药成方制剂·第二册》)** 药物组成：橘核、小茴香、官桂、炮姜、白胡椒、川楝子、吴茱萸、荔枝核、麝香。

功能主治：散寒止痛。用于小儿胎寒，积聚痞块，疝气偏坠，虚寒泻痢，胃寒腹胀。

**3. 胃痛定(《卫生部药品标准中药成方制剂·第八册》)** 药物组成：肉桂、红花经、沉香、五灵脂、豆蔻、雄黄、人参、白胡椒、枳壳、巴豆霜、高良姜、丁香、木香。

功能主治：疏气，化郁，逐寒止痛。用于胃寒痛，胃气痛，食积痛。

**4. 复方蛤青片《卫生部药品标准中药成方制剂·第八册》** 药物组成：干蟾、黄芪、白果、紫菀、苦杏仁、前胡、附子、五味子、黑胡椒。

功能主治：补气敛肺，止咳平喘，温化痰饮。用于肺虚咳嗽，气喘痰多，老年慢性气管炎，肺气肿。喘息性支气管炎更宜。对反复感冒者有预防作用。

**【贮藏】** 密闭，防潮。

**【参考文献】**
[1]李兴平，赵颖韬，邓薏，等.胡椒及胡椒碱的解热作用研究[J].中药药理与临床，2013，29(3)：63-66.

[2]杨敏，袁佳依，陈文学.胡椒提取物抑菌活性研究[J].食品工业科技，2013，34(4)：125-128.

（吴清华　裴瑾）

## 342　胡芦巴

Huluba

**【异名】** 芦巴子、香草子、小木夏、苦豆、香草、胡芦巴。

**【来源】** 为豆科植物胡芦巴 *Trigonella foenum-graecum* L. 的干燥成熟种子。

**【产地】** 主要为栽培品，野生品亦有。主产于河南、甘肃、四川、安徽等地。

**【采收加工】** 夏季果实成熟时采割植株，晒干，打下种子，除去杂质。

**【炮制】** **胡芦巴** 除去杂质，洗净，干燥。

**盐胡芦巴** 取净胡芦巴，照盐水炙法，炒至鼓起，微具焦斑，有香气溢出时，取出，晾凉。用时捣碎。

**【性状特征】** **胡芦巴** 呈斜方形或矩形，长3～4mm，宽2～3mm，厚约2mm。表面黄绿色或黄棕色，平滑，两侧各具一深斜沟，相交处有点状种脐。质坚硬，不易破碎。种皮薄，胚乳呈半透明状，具黏性；子叶2，淡黄色，胚根弯曲，肥大而长。气香，味微苦。以粒大、饱满、坚硬者为佳。

**盐胡芦巴** 形如胡芦巴，表面黄棕色至棕色，偶见焦斑。略具香气，味微咸。以粒大、饱满、色黄者为佳。

**【化学成分】** 胡芦巴的主要成分是生物碱，还含有黄酮、皂苷、香豆素、氨基酸、多糖、酶等。胡芦巴的生物碱是其主要药理活性成分。《中华人民共和国药典》2015年版规定，本品药材及其饮片按干燥品计算，含胡芦巴碱($C_7H_7O_2$)不得少于0.45%。

**【药理毒理】**

**1. 降血糖、降血脂** 胡芦巴水提取物按1.5g/kg剂量给四氧嘧啶致糖尿病小鼠模型灌胃，连续7d，可降低实验性糖尿病小鼠血糖[1]。胡芦巴水煎液按4.2、8.4g/kg给链脲霉素致1型糖尿病大鼠模型腹腔注射，连续20d，可使大鼠血清甘油三酯(TG)、总胆固醇(TC)明显降低，血清高密度脂蛋白(HDL-C)升高[2]。胡芦巴总皂苷按20～160mg/kg的剂量给STZ加高脂致糖尿病模型大鼠灌胃，可降低大鼠空腹血糖和动态血糖，升高空腹血清胰岛素和高密度脂蛋白，降低大鼠的TG、TC、低密度脂蛋[3]。胡芦巴水煎剂按4～18g/kg给SZT致糖尿病大鼠模型灌胃，连续30d，可降低大鼠尿蛋白、血肌酐、尿素氮，升高肾脏超氧化物歧化酶(SOD)、过氧化氢酶(CAT)活性，降低丙二醛水平，减小肾指数、肾小球体积，减轻肾病变程度[4,5]。

**2. 抗肿瘤** 胡芦巴乙醇提取物按100、

200mg/kg的剂量给大鼠预防性或治疗性腹腔注射给药，可抑制大鼠艾氏腹水癌(ECA)细胞的生长，抑制率为70%～94%[6]。胡芦巴中性多糖酸解或酶解产物按40、80、160mg/kg的剂量给$S_{180}$腹水瘤模型小鼠灌胃，可提高小鼠肝、肾等内脏器官的SOD活性，减少膜脂过氧化产物MDA生成[7]。

**3. 抗肝损伤**　胡芦巴混悬液按0.5、1、2g/kg的剂量给$CCl_4$或D-氨基半乳糖致急性肝损伤小鼠模型灌胃，可降低小鼠血清丙氨酸氨基转移酶(ALT)、天门冬氨酸氨基转移酶(AST)和MDA，升高谷胱甘肽过氧化物酶(GSH-Px)活性。胡芦巴提取物按0.5、1g/kg的剂量给$CCl_4$致慢性肝损伤模型大鼠灌胃，可降低大鼠的血清胆汁酸、MDA，升高GSH-Px活性[8]。胡芦巴多糖按10、20mg/kg的剂量给$CCl_4$或对乙酰氨基酚致急性肝损伤小鼠模型灌胃，可降低小鼠的ALT活性[9]。

**4. 抗生育**　胡芦巴提取物按100mg/d(含0.6%胆固醇皂苷)的剂量给大鼠灌胃，连续60d，可减少雄性大鼠精液量，降低精子能动力，减轻睾丸、附睾、精囊、前列腺重量，降低附睾、精囊、前列腺总蛋白质和唾液酸浓度，降低睾丸总蛋白、精囊果糖、睾丸糖原浓度，增加血清胆固醇和睾丸，降低血清蛋白、磷脂和TG[10]。

**5. 镇痛、抗炎**　胡芦巴水提物10ml/100g给福尔马林致疼痛小鼠模型一次性腹腔注射，可减轻小鼠第一和第二阶段引起的疼痛反应，减轻小鼠的炎症反应[11]。

**6. 其他药理作用**　胡芦巴水煎液按15g/kg，按0.6ml/d的剂量给甲基硫氧嘧啶致甲状腺功能减退小鼠模型灌胃20～30d，可使小鼠脑组织M受体恢复至正常水平[12]。胡芦巴总皂苷按80、160mg/kg的剂量给结扎双侧颈总动脉所致急性不完全性脑缺血小鼠模型灌胃，可延长小鼠的存活时间、凝血时间、断颅后喘息时间[13]。

**【药性】**　苦，温。归肾经。

**【功能主治】**　温肾助阳，祛寒止痛。用于肾阳不足，下元虚冷，小腹冷痛，寒疝腹痛，寒湿脚气。

**【临床应用】**

**1. 临床常用**

(1) 肾阳不足，气血亏虚证　胡芦巴苦，温；归肾经，具有温肾助阳，温经止痛之功，为温肾阳、暖下元的良药。可用治肾阳不足，下元虚冷，常与补肾壮阳，强筋健骨药巴戟天同用，增强温肾助阳，散寒止痛，强筋健骨之效；与补肾固精、缩尿止遗药覆盆子配伍，增强补肾固精之功。

(2) 寒凝诸痛　胡芦巴苦温而燥，专入肾经，长于温肾阳，逐寒湿，止疼痛，善治肾阳不足而兼寒湿诸证，常与疏肝理气、调经止痛药香附配伍，增强散寒理气，调经止痛之功；与温中散寒、回阳通脉药干姜同用，增强温中散寒止痛之功；常与补火助阳、散寒止痛药如附子配伍，增强温肾助阳，散寒止痛之功。

**2. 临床新用**　胡芦巴可用于治疗糖尿病[14]。

**【用法用量】**　3～10g。

**【成药例证】**

**1. 固肾补气散(《国家中成药标准汇编·内科气血津液分册》)**　药物组成：人参(去芦)、鹿茸(去毛)、海马、莲子(去心)、茯苓、天冬、麦冬、穿山甲(砂烫，醋淬)、肉苁蓉(酒炙)、锁阳、补骨脂(盐炒)、淫羊藿(羊油炙)、胡芦巴(盐炙)、菟丝子、沙苑子、杜仲(炭)、附子(炙)、紫梢花、怀牛膝(去头)、细辛、地黄、石斛、当归、砂仁、母丁香(花椒油煎)、菊花、车前子(盐炙)、莱菔子(炒)、石燕(煅，醋淬)、食盐、绵马贯众、槐角(蜜炙)、远志(甘草炙)、桂皮、阿胶、甘草、朱砂、芝麻油。

功能主治：补肾填精，补益脑髓。用于肾亏阳弱，记忆减退，腰酸腿软，气虚咳嗽，五更溏泻，食欲不振。

**2. 妇科万应膏(《卫生部药品标准中药成方制剂·第十四册》)**　药物组成：苏木、川芎、青皮、白蔹、干姜、石楠藤、胡芦巴(炒)、泽兰、小茴香、茺蔚子、九香虫、艾叶、白芷、拳参、红花、当归、桉油。

功能主治：温经散寒，活血化瘀，理气止痛。用于宫寒血滞引起的月经不调，经期腹痛，腹冷经闭，腰痛带下等。

**3. 肾宝糖浆(《卫生部药品标准中药成方制剂·第十七册》)**　药物组成：蛇床子、川芎、菟丝子、补骨脂、茯苓、红参、小茴香、五味子、金樱子、白术、当归、覆盆子、何首乌(制)、车前子、熟地黄、枸杞子、山药、淫羊藿、胡芦巴、黄芪、肉苁蓉、甘草(炙)。

功能主治:调和阴阳,温阳补肾,安神固精,扶正固本。用于阳痿,遗精,腰腿酸痛,精神不振,夜尿频多,畏寒怕冷,妇女月经过多,白带清稀诸症。

**4. 十二味冰片散(《卫生部药品标准·藏药第一册》)** 药物组成:冰片、天竺黄、红花、丁香、肉豆蔻、檀香、牛黄、力嘎都、石榴子、蒲桃、银朱、胡芦巴。

功能主治:清热解毒,消炎。用于小儿流行性感冒,脑炎等瘟热疾病。

**5. 金复康口服液(《新药转正标准43》)** 药物组成:黄芪、北沙参、麦冬、女贞子(酒炙)、山茱萸、绞股蓝、淫羊藿、胡芦巴(盐炒)、石上柏。

功能主治:益气养阳,清热解毒。用于原发性非小细胞肺癌气阴两虚证不适合手术、放疗、化疗的患者,或与化疗并用,有助于提高化疗效果,改善免疫功能,减轻化疗引起的白细胞下降等副作用。

**【贮藏】** 置干燥处。

**【参考文献】** [1]潘立东,杨键,卢荣华,等.胡芦巴对小鼠降血糖作用的实验研究[J].中国康复理论与实践,2004,10(11):662-663.

[2]周玖瑶,邓素坚,黄桂英,等.胡芦巴对链佐霉素诱导糖尿病模型大鼠药理作用[J].中华中医药学刊,2007,25(5):1005-1007.

[3]李琳琳,张月明,王雪飞,等.胡芦巴粗提物对血糖和血脂作用的实验研究[J].新疆医科大学学报,2005,28(2):98-101.

[4]石艳,李才,张秀云,等.胡芦巴对实验性糖尿病大鼠脂质代谢及肾脏抗氧化防御功能的影响[J].吉林大学学报(医学版),2004,30(5):694-696.

[5]石艳,李才,孙波,等.胡芦巴种子有效成分对实验性糖尿病大鼠肾脏病变的保护作用[J].吉林大学学报(医学版),2005,31(6):875-877.

[6]左风.胡芦巴种子提取物的抗肿瘤活性[J].国外医学·中医中药分册,2002,24(2):114.

[7]吴婷,闫茂华,张娅,等.胡芦巴多糖酸解和酶解产物抗氧化及抗菌活性的比较研究[J].食品科学,2007,28(11):509-511.

[8]朱宝玉,班永宏,段金廒.胡芦巴对急性化学性肝损伤的保护作用[J].中国工业医学杂志,2000,13(1):19-21.

[9]黄玉萍,张黎明,江丽霞,等.胡芦巴多糖对小鼠实验性肝损伤的保护作用[J].赣南医学院学报,1994,16(2):36.

[10]胡芦巴种子提取物中类固醇部分对雄性大白鼠生育力的功效[J].国外医学·中医中药分册,1994,16(2):36.

[11]Rastegar Moghadam B, Ali-Beig H, Arbabian S, *et al*. Effect of Aqueous Extract of Trigonella foenum-graecum on Pain and Inflammation Induced by Formalin in Male Mice[J].Journal of Medicinal Plants, 2011, 10(39): 22-32.

[12]方思永.八种助阳药对小鼠甲减模型M胆碱能受体的调节作用[J].温州医学院学报,1994,(2):80-83.

[13]李琳琳,毛新民,王雪飞,等.胡芦巴总皂苷对小鼠学习记忆的促进作用及抗脑缺血作用初探[J].新疆医科大学学报,2001,24(2):98-99.

[14]卢芙蓉,沈霖,秦铀,等.胡芦巴总皂苷联合磺脲类降糖药治疗2型糖尿病36例临床观察[J].中国中药杂志,2008,33(2):184-187.

(吴清华　裴瑾)

## 343　胡颓子叶

Hutuiziye

**【异名】** 蒲颓叶(《中藏经》)。

**【来源】** 为胡颓子科植物胡颓子 *Elaeagnus pungens* Thunb. 的干燥叶。

**【产地】** 主要为野生品。主产于江苏、安徽、浙江、江西、福建等地。

**【采收加工】** 秋季采收,晒干。

**【炮制】** 除去杂质,洗净,切丝,晒干。

**【性状特征】** 稍皱缩,展平后呈椭圆形或长椭圆形,长4～10cm,宽2～5cm。先端钝或稍尖,基部圆形,边缘微波状而反卷,上表面黄绿色,有光泽,下表面灰白色,被白色鳞片,散生点褐色鳞斑;叶柄长0.6～1.2cm。厚革质。气微,味微涩。以叶大、色黄绿、上表面具光泽者为佳。

**【化学成分】** 胡颓子叶的主要成分是三萜,还含有黄酮、生物碱、单宁、有机酸、香豆精等。胡颓子叶的三萜是其主要药理活性成分。

**【药理毒理】**

**1. 对气管平滑肌的作用** 胡颓子叶正丁醇提取物按1.46、2.92、5.84g/L的剂量给静息状态下的豚鼠离体气管标本给药,可舒张豚鼠离体气管平滑肌,降低致痉剂Ach和组胺量效曲线的 $pD_2$ 值,使量效曲线发生非平行线右移,最大效应降低[1]。

**2. 增强免疫功能** 胡颓子叶水煎液按10、20、30g生药/kg的剂量给小鼠灌胃,连续10d,可增加小鼠胸腺指数和脾指数、增强巨噬细胞吞噬功能、促进T淋巴细胞增殖[2]。

**3. 安全性评价** 胡颓子叶提取物分离得到的化合物3′-甲氧基槲皮素(Ⅰ)、山柰酚-3-*O*-β-D-6-

(对羟基桂皮酰基)-吡喃葡萄糖苷(Ⅱ)、葛花苷(Ⅲ)、3′-*O*-甲基鞣花酸-4-*O*-α-L-吡喃鼠李糖苷(Ⅳ)按25、50、100μg/ml的浓度采用MTT法测定对体外肿瘤代传细胞SGC-7901(人胃癌)和HeLa(人子宫颈癌)的细胞毒活性,化合物Ⅰ～Ⅳ均对其有一定的抑制作用[3]。

**【药性】** 酸,平。归肺经。

**【功能主治】** 止咳平喘,止血解毒。用于咳嗽气喘,咯血。

**【临床应用】 临床常用**

咳喘痰多　本品性平,质润不燥,善止咳平喘,又可化痰,多用于咳嗽喘逆,痰多胸痞,常与桔梗、太子参、百部等润肺止咳药配伍。

**【用法用量】** 9～15g。

**【成药例证】**

**1. 消炎止咳片(《卫生部药品标准中药成方制剂·第五册》)** 药物组成:胡颓子叶、桔梗、太子参、百部、罂粟壳、麻黄、黄荆子、南沙参、穿心莲。

功能主治:镇咳,化痰,定喘。用于咳嗽痰多,胸满气逆,气管炎。

**2. 海珠喘息定片(《卫生部药品标准中药成方制剂·第九册》)** 药物组成:珍珠层粉、胡颓子叶、天花粉、蝉蜕、防风、冰片、甘草、盐酸氯喘、盐酸去氯羟嗪。

功能主治:平喘,祛痰,镇静,止咳。用于支气管哮喘,慢性气管炎。

**3. 情安喘定片(《卫生部药品标准中药成方制剂·第九册》)** 药物组成:榕树叶、鱼腥草、胡颓子叶、五指毛桃、珍珠层粉、冰片、盐酸双氯醇胺。

功能主治:平喘,止咳,祛痰,消炎。用于慢性支气管炎,支气管哮喘等。

**4. 息喘丸(《卫生部药品标准中药成方制剂·第二十册》)** 药物组成:无患子根、墨旱莲、苦杏仁(去油)、五指柑、陈皮(蒸)、五指毛桃、白前、穿破石、桑白皮、枇杷叶、白花鬼灯笼、甘草、胡颓子叶、盐酸麻黄碱、党参。

功能主治:益气养阴,清肺平喘,止咳化痰。用于气阴不足,痰热阻肺,喘息气短,吐痰黄黏,咽干口渴;慢性支气管炎,早期肺气肿见上述证候者。

**【贮藏】** 置干燥处。

**【参考文献】** [1]代黔,王园园,葛月宾,等.胡颓子叶对豚鼠离体气管平滑肌收缩功能的影响[J].中草药,2013,44(10):1305-1308.

[2]伍杨,刘锦红,聂青,等.长叶胡颓子叶对小鼠免疫功能的影响[J].时珍国医国药,2006,17(8):1403-1404.

[3]付义成,王晓静,贾献慧,等.胡颓子叶正丁醇部位化学成分及其细胞毒活性初步研究[J].中药材,2009,32(12):1848-1850.

(吴清华　裴瑾)

## 344　葫芦

Hulu

**【异名】** 葫芦壳、抽葫芦、壶芦、蒲芦。

**【来源】** 为葫芦科植物葫芦 *Lagenaria siceraria* (Molina) Standl. var. *depressa* (Ser.) Hara 的干燥果皮。

**【产地】** 主要为栽培品。全国各地均有栽培。

**【采收加工】** 秋季采收成熟果实,除去果瓤及种子,晒干。切块。

**【炮制】** 洗净,干燥,打碎。

**【性状特征】** 瓢状,多碎成块片,厚0.5～1.5cm。外表面黄棕色,较光滑;内表面黄白色或灰黄色,松软。体轻,质硬,断面黄白色。气微,味淡。以松软、体轻者为佳。

**【化学成分】** 葫芦的主要成分是三萜,还含有葡萄糖、戊聚糖等。葫芦的三萜是其主要药理活性成分。

**【药性】** 酸、涩,温。

**【功能主治】** 止泻,引吐。用于热痢,肺病,皮疹。

**【临床应用】 临床常用**

淋证,水肿　葫芦甘淡渗泻,可通淋而退黄。故可用于热淋、血淋、湿热黄疸等症。葫芦味甘,性平,功专利水道而消肿,尤宜于水湿停滞之面目浮肿,大腹水肿,小便不利等,常与渗湿利水药猪苓同用,以增加渗湿利水消肿之功效。

**【用法用量】** 6～9g。

**【成药例证】 二十五味珊瑚丸(《中华人民共和国药典》2015年版)** 药物组成:珊瑚、珍珠、青石、珍珠母、诃子、木香、红花、丁香、沉香、朱砂、龙骨、炉甘石、脑石、磁石、禹粮土、芝麻、葫芦、紫菀花、獐牙菜、藏菖蒲、榜那、打箭菊、甘草、西红花、人工麝香。

功能主治：开窍，通络，止痛。用于“白脉病”，神志不清，身体麻木，头昏目眩，胸部疼痛，血压不调，头痛，癫痫及各种神经性疼痛。

**【贮藏】** 置通风干燥处，防蛀。

（吴清华　裴瑾）

## 345　葫芦茶

Hulucha

**【异名】** 牛虫草、迫颈草、百劳舌（《广西中兽医药植》），金剑草、螳螂草（《泉州本草》），田刀柄、钌板茶、咸鱼草（《岭南草药志》），麻草、鲮鲤舌（《闽东本草》），土豆、地马庄（《贵州草药》），龙舌癀（《福建中草药》）。

**【来源】** 为豆科植物葫芦茶 *Desmodium triquetrum*（L.）DC. 的干燥全株。

**【产地】** 主要为野生品。主产于广东、广西、福建、贵州、云南等地。

**【采收加工】** 夏、秋二季采挖，晒干，或趁鲜切段，晒干。

**【炮制】** 除去杂质；未切段者，切段。

**【性状特征】** 长 40～120cm。根近圆柱形，扭曲。表面灰棕色或棕红色，质硬稍韧，断面黄白色。茎基部圆柱形，灰棕色至暗棕色，木质，上部三棱形，草质，疏被短毛。叶矩状披针形，薄革质，长 6～15cm，宽 1.5～3cm；灰绿色或棕绿色，先端尖，基部钝圆或浅心形，全缘，两面稍被毛；叶柄长约 1.5cm，有阔翅；托叶披针形，与叶柄近等长，浅棕色。有的带花、果；总状花序腋生，长 15～30cm，蝶形花多数，长不及 1cm，花梗较长；荚果扁平，长 2～4cm，有 5～8 个近方形的荚节。气微，味淡。以带根、叶多色绿者为佳。

**【化学成分】** 葫芦茶的主要成分是有机酸，还含有鞣质、二氧化硅、氧化钾等。葫芦茶的有机酸是其主要药理活性成分。

**【药理毒理】**

**1. 杀虫** 葫芦茶提纯物和葫芦茶浸膏用蒸馏水、二甲基亚砜（5%）分别配制成 0.055‰～0.15‰、1‰～16‰ 浓度的药液对椎实螺进行杀灭实验，0.055‰～0.15‰的葫芦茶提纯物能在 24h 将椎实螺全部或绝大部分杀死；4‰～16‰浓度的葫芦茶浸膏能在 4d 内将椎实螺全部或绝大部分杀死[1]。葫芦茶粉剂和葫芦茶煎剂分别按 0.05%～0.5%、0.143～5.72g/ml 的浓度对椎实螺进行杀灭实验，粉剂有效浓度在 0.1%时 24h 内可出现死亡，当浓度在 0.5%时可在 24h 内实现椎实螺全部死亡。煎剂的有效浓度在 0.0143%时 48h 后出现死亡，当有效浓度在 0.572%时，52h 后全部死亡[2]。葫芦茶 9 种提纯物 0.1mg/ml 和 10%的葫芦茶浸膏剂对离体兔球虫卵囊寄生虫虫卵具有杀灭作用，其中提纯物 Cyclolievitone 和葫芦素 D 的杀灭效果最好，葫芦素 A 的效果较差[3]。

**2. 抗氧化** 葫芦茶乙醇提取物可减少 DPPH 自由基的浓度，剂量依赖性清除自由基，在 50μg/ml 的剂量时过氧化氢的清除活性最大，在 25～75μg/ml 的剂量时葫芦茶乙醇提取物也剂量依赖性抑制一氧化氮[4]。

**3. 抗炎** 葫芦茶地上部分 50%丙酮-水提取物按 100、400mg/kg 的剂量给过敏性哮喘大鼠模型灌胃，连续 18d，可降低大鼠血清 IgE 和 LTS 的含量，减少全血和 BALF 中的 EOS 数量，减小肺组织炎症面积[5]。

**4. 抑菌** 葫芦茶提取液浸泡过的滤纸制成的抑菌片对供试细菌、供试真菌，如大肠埃希菌、藤黄微球菌、产气肠杆菌、金黄色葡萄球菌、卡尔伯斯酵母菌、阿达青霉菌进行体外实验，葫芦茶水提取液对大肠埃希菌、产气肠杆菌、藤黄微球菌具有一定的抑制作用，还可抑制香石竹瓶插期间的微生物生长[6]。

**【药性】** 微苦，凉。

**【功能主治】** 清热解毒，利湿。用于预防中暑，感冒发热，咽喉肿痛，肠炎，细菌性痢疾，急性肾炎水肿，小儿疳积。

**【临床应用】 临床常用**

疮痈，咽喉肿痛　葫芦茶性苦涩，凉，具清热利湿之功。可单用水煎服，治咽喉肿痛或疮痈。

**【用法用量】** 15～30g。

**【成药例证】**

**1. 山地岗感冒颗粒[《国家中成药标准汇编·内科肺系（一）分册》]** 药物组成：山芝麻、地胆草、岗梅、葫芦茶、金盏银盘。

功能主治：清热，解毒。用于感冒引起的发热、头痛、咽喉肿痛。

**2. 小儿疳积糖(《卫生部药品标准中药成方制剂·第二册》)**　药物组成:葫芦茶、独脚金、槟榔、苦楝皮。

功能主治:健胃消食,去积驱虫。用于小儿疳积,消瘦烦躁,食欲不振,夜睡不宁,腹胀呕吐。

**3. 小儿康颗粒(《卫生部药品标准中药成方制剂·第六册》)**　药物组成:太子参、葫芦茶、山楂、乌梅、蝉蜕、白芍、榧子、槟榔、陈皮、茯苓、白术。

功能主治:健脾开胃,消食导滞,驱虫止痛,安神定惊。用于食滞虫病,烦躁不安,精神疲倦,脘腹胀满,面色萎黄。

**4. 金牡感冒片(《卫生部药品标准中药成方制剂·第十册》)**　药物组成:金银花、牡荆根、贯众、三叉苦、葫芦茶、山甘草、薄荷油。

功能主治:疏风解表,清热解毒。用于外感风热,憎寒壮热,头痛咳嗽,咽喉肿痛。

**5. 治感灵颗粒(《卫生部药品标准中药成方制剂·第十四册》)**　药物组成:岗梅、金盏银盘、葫芦茶、忍冬藤、广东土牛膝、白茅根。

功能主治:解毒清热,清咽利喉。用于感冒发热,头痛,咽喉肿痛,咳嗽。

**【贮藏】**　置通风干燥处。

**【参考文献】**　[1]李树荣,杨灿,吴志蕾,等.葫芦茶提纯物对椎实螺的杀灭试验[J].中兽医医药杂志,2003,22(1):10-13.

[2]李树荣,李琦华,张菁,等.葫芦茶对椎实螺的杀灭实验[J].中兽医学杂志,2003,(1):3-4.

[3]李树荣,杨灿,王芸,等.葫芦茶提纯物对兔球虫卵囊的离体杀灭试验[J].云南农业大学学报,2003,18(2):170-174.

[4]G. A. Kalyani, Purnima Ashok, A. D. Taranalli, *et al*. Anti-inflammatory and in Vitro Ant-ioxidant Activity of Desmodium Triquetrum(L.)[J]. Indian J Pharmacol, 2011, 43(3): 740-741.

[5]于大永,周旭东,史丽颖,等.葫芦茶地上部分抗 IgE 介导Ⅰ型过敏反应的研究[J].中药材,2010,33(11):1785-1787.

[6]彭琼,孙艳娟,杨振德,等.葫芦茶提取液的抑菌活性及对香石竹的保鲜效应研究[J].北方园艺,2009,(3):101-102.

(吴清华　裴瑾)

## 346　湖北贝母

Hubeibeimu

**【异名】**　窑贝、板贝。

**【来源】**　为百合科植物湖北贝母 *Fritillaria hupehensis* Hsiao et K. C. Hsia 的干燥鳞茎。

**【产地】**　主要为栽培品。主产于湖北建始、宣恩,湖南,四川等地。

**【采收加工】**　夏初植株枯萎后采挖,用石灰水或清水浸泡,干燥。

**【炮制】**　洗净,干燥。

**【性状特征】**　呈扁球形,高 0.8～2.2cm,直径 0.8～3.5cm。表面类白色至淡棕色。外层鳞叶 2 瓣,肥厚,略呈肾形,或大小悬殊,大瓣紧抱小瓣,顶端闭合或开裂。内有鳞叶 2～6 枚及干缩的残茎。内表面淡黄色至类白色,基部凹陷呈窝状,残留有淡棕色表皮及少数须根。单瓣鳞叶呈元宝状,长 2.5～3.2cm,直径 1.8～2cm。质脆,断面类白色,富粉性。气微,味苦。以个完整,质脆,粉性充足,气微,味苦者为佳。

**【化学成分】**　湖北贝母的主要成分是生物碱,还含有萜、谷甾醇、腺苷等。湖北贝母的生物碱是其主要药理活性成分。《中华人民共和国药典》2015 年版规定,本品药材及其饮片按干燥品计算,含贝母素乙($C_{27}H_{43}NO_3$)不得少于 0.16%。

**【药理毒理】**

**1. 镇咳、祛痰、平喘**　湖北贝母总生物碱按 25mg/kg 腹腔注射,可提高大鼠组胺、乙酰胆碱混合液恒压喷雾引喘实验平喘率;湖北贝母总生物碱按 57mg/kg 的剂量给用酚红法及氨水引咳法致咳嗽小鼠模型灌胃,可增加小鼠气管内酚红的洗出量,增加腺体组织分泌[1]。湖北贝母 11 种生物碱单体提取物均按照 3mg/kg 的剂量给用酚红法及氨水引咳法致咳嗽小鼠模型灌胃,各生物碱单体均可减少咳嗽次数,增加酚红排出量,湖贝甲素苷、鄂贝甲素可减少咳嗽次数[2]。

**2. 耐缺氧**　湖北贝母醇提取物按 5g/kg 的剂量给小鼠灌喂,可提高小鼠耐受常压缺氧的能力,降低组织对氧的需要,延长存活时间[1]。

**3. 降血压**　湖北贝母总碱按 30mg/只的剂量给猫静脉注射,可使猫呈现短时中等度的降压,并伴有心率减慢[1]。

**【药性】**　微苦,凉。归肺、心经。

**【功能主治】**　清热化痰,止咳,散结。用于热痰咳嗽,瘰疬痰核,痈肿疮毒。

**【临床应用】 临床常用**

(1) 痰热咳嗽　本品性凉微苦,能清泻肺热化痰,但苦寒较重而无甘润,开泄力强,长于清化热痰,尤宜于痰热郁肺咳嗽及风热咳嗽。

(2) 瘰疬,疮痈　本品清热化痰,散结消肿之功与川贝母相似,治痰火郁结之瘰疬。

**【用法用量】** 3～9g,研粉冲服。

**【成药例证】** **咳立停糖浆[《国家中成药标准汇编·内科肺系(一)分册》]**　药物组成:川贝母流浸膏、湖北贝母流浸膏、桔梗流浸膏、盐酸麻黄碱、薄荷脑。

功能主治:镇咳祛痰,用于支气管炎引起的咳嗽痰多。

**【注意事项】** 不宜与川乌、制川乌、草乌、制草乌、附子同用。

**【贮藏】** 置通风干燥处,防蛀。

**【参考文献】** 
[1]姚丽娜,孙汉清,江湛,等.湖北贝母、鄂北贝母、紫花鄂北贝母生物总碱对呼吸系统的药理作用[J].同济医科大学学报,1993,22(1):47-49.

[2]张勇慧,阮汉利,皮慧芳,等.湖北贝母生物碱单体的镇咳、祛痰和平喘作用[J].中草药,2005,36(8):1205-1207.

(吴清华　裴瑾)

## 347　湖蛙

Huwa

**【异名】** 沼泽蛙。

**【来源】** 为蛙科动物湖蛙 *Rana ridibunda* Pollas. 的干燥全体。

**【产地】** 主要为野生品。广泛分布在非洲北部的阿尔及利亚、埃及,欧洲及亚洲的巴基斯坦、伊朗,俄罗斯等地。我国仅新疆西部的伊犁地区及博尔塔拉蒙古自治州有分布。

**【采收加工】** 生殖季节捕捉,用线绳拴着晒干。

**【炮制】** 净制。

**【性状特征】** 全体瘪干萎缩,体长10～15cm,身长3～5cm。头部略呈马蹄形,长与宽几乎相等,由胸至腹渐狭,两侧呈纵行的棱,脊柱及肋明晰可见。全体背部黑褐色,头部腹面淡灰色至暗灰色,胸、腹、四肢腹面及前肢腋部红褐色至暗褐色。味涩。

**【药性】** 三级干寒。

**【功能主治】** 消散热气,解毒止痛,止血敛疮。用于咽喉肿痛,口疮牙痛,虫舌生疮,跌打损伤,经血不止,痔疮眼痛。

**【临床应用】 临床常用**

各种肿疮　本品能消散热气,解毒止痛,与乳香、蛤蚧、芦荟等药同用,可用于治疗咽喉肿痛,口疮牙痛,虫舌生疮等。

**【成药例证】** **驱白马日白热斯丸(《卫生部药品标准·维吾尔药分册》)**　药物组成:金钱白花蛇、蛤蚧、乳香、芦荟、湖蛙、水菖蒲、马钱子(制)、西红花、阿纳其根、全蝎、司卡摩尼亚脂。

功能主治:清理浊气,理气止痛。用于白热斯(白癜风),斯立(结核),皮肤病,各种肿疮。

**【用法用量】** 1～3g。

**【贮藏】** 置通风干燥处,防蛀。

(吴清华　裴瑾)

## 348　槲寄生

Hujisheng

**【异名】** 北寄生(《中药志》),台湾槲寄生(台湾),冬青(辽宁),寄生子(四川)。

**【来源】** 为桑寄生科植物槲寄生 *Viscum coloratum* (Komar.) Nakai 的干燥带叶茎枝。

**【产地】** 主要为野生品。全国大部分省区均产,仅新疆、西藏、云南、广东不产。俄罗斯远东地区、朝鲜、日本也有分布。

**【采收加工】** 冬季至次春采割,除去粗茎,切断,干燥,或蒸后干燥。

**【炮制】** 除去杂质,略洗,润透,切厚片,干燥。

**【性状特征】** 茎枝呈圆柱形,2～5叉状分枝,长约30cm,直径0.3～1cm;表面黄绿色、金黄色或黄棕色,有纵皱纹;节膨大,节上有分枝或枝痕。体轻,质脆,易折断,断面不平坦,皮部黄色,木部色较浅,射线放射状,髓部常偏向一边。叶对生于枝梢,易脱落,无柄;叶片呈长椭圆状披针形,长2～7cm,宽0.5～1.5cm;先端钝圆,基部楔形,全缘;表面黄绿色,有细皱纹,主脉5出,中间3条明显。革质。气微,味微苦,嚼之有黏性。以枝细嫩,色黄绿者为佳。

饮片呈不规则的厚片。茎外皮黄绿色、黄棕色、棕褐色。切面皮部黄色,木部浅黄色,有放射状纹理，髓部常偏向一边。叶片黄绿色或黄棕色，全缘，有细皱纹；革质。气微，味微苦，嚼之有黏性。以枝细嫩，色黄绿，叶未脱落、嚼之发黏者为佳。

**【化学成分】** 槲寄生的主要成分是黄酮，还含有生物碱、三萜、挥发油、多糖、有机酸、苯丙素、木质素、甾醇等。槲寄生的黄酮、生物碱是其主要药理活性成分，如槲寄生碱。《中华人民共和国药典》2015年版规定，本品药材按干燥品计算，含紫丁香苷($C_{17}H_{24}O_9$)不得少于0.040%；本品饮片按干燥品计算，含紫丁香苷($C_{17}H_{24}O_9$)不得少于0.025%。

**【药理毒理】**

**1. 对心血管系统的作用**

(1) 抗心肌缺血 槲寄生黄酮苷提取物按15、75mg/kg的剂量给结扎大鼠冠状动脉左前降支致大鼠心肌梗死模型给药，低剂量可改善大鼠心肌梗死面积，高剂量可使大鼠心肌梗死面积缩小，均可降低心肌梗死大鼠血清乳酸脱氢酶(LDH)、丙二醛(MDA)水平，提高血清超氧化物歧化酶(SOD)活性[1]。

(2) 抗心律失常 槲寄生水煎液10～40mg/kg的剂量分别给氯仿致心室颤动小鼠模型、氯化钡诱发心律失常大鼠模型、心肌缺血再灌注损伤心律失常大鼠模型、乌头碱诱发心律失常大鼠模型腹腔注射给药，可降低氯仿诱发的小鼠心室颤动(VF)发生率；明显延迟氯化钡诱发大鼠心律失常的发生时间，并缩短持续时间；减少大鼠冠状动脉结扎诱发的室性早搏(VP)发生频率和缩短心律失常时间；延迟大鼠冠状动脉结扎诱发的VP、VF、VT(室性心动过速)出现时间和减少前后心率变化的幅度；延迟乌头碱诱发大鼠VP、VF、VT的发生时间及减少动物死亡数[2]。槲寄生水煎液10g/kg给氯仿致小鼠室颤和乌头碱致大鼠室颤模型腹腔注射，可显著对抗小鼠和大鼠室颤[3]。

**2. 抗肿瘤** 槲寄生碱按60、90、120mg/kg浓度均对接种食管癌细胞株(Eca-109)、肝癌$H_{22}$和胃癌细胞株的小鼠灌胃，连续7d，可抑制小鼠肿瘤生长，延长其生存期[4]。槲寄生碱按0.625、1.250、2.500、5.000mg/kg浓度对ACC细胞给药，可抑制ACC细胞的生长和增殖，其半数抑制浓度($IC_{50}$)值为2.24mg/L[5]。槲寄生碱按0.72～92μg/ml对人肺腺癌细胞株SPC-A1及肺鳞癌细胞株SK-MES-1给药，连续24h，对SPC-A1细胞的$IC_{50}$为(14.43±0.53)μg/ml，对SK-MES-1细胞的$IC_{50}$为(8.09±0.40)μg/ml；作用48h，对SPC-A1细胞的$IC_{50}$为(12.11±0.25)μg/ml，对SK-MES-1细胞的$IC_{50}$为(6.43±0.33)μg/ml，且抑制作用随碱浓度升高和作用时间的延长而增加[6]。

**3. 抗炎** 槲寄生总碱按50mg/ml浓度对盲肠结扎穿刺(CLP)致败血症小鼠模型腹腔注射200μl，连续7d，可提高CLP小鼠存活率，降低血液中TNF-α、IL-6的浓度，增加脾脏白髓部分细胞的凋亡[7]。

**4. 抗衰老** 槲寄生提取液按10、20g/kg的剂量给大鼠灌胃，连续30d，均可提高老年大鼠血清CAT、GSH-Px活性，降低老年大鼠脑组织MDA含量、脑和肝组织Lf含量，并可提高老年大鼠下丘脑SOD活性[8]。

**5. 抑菌** 槲寄生内生菌发酵液培养24h后对革兰阳性细菌表皮葡萄球菌，革兰阴性细菌产气杆菌、大肠埃希菌、伤寒杆菌等均具有较强的抑制作用[9]。

**6. 体内过程** 槲寄生黄酮苷按50、250μg/ml给大鼠灌胃，可使大鼠单个心室肌细胞内向整流钾电流($I_{K1}$)和心室肌细胞瞬时外向钾电流($I_{to}$)减少[10]。

**【药性】** 苦，平。归肝、肾经。

**【功能主治】** 祛风湿，补肝肾，强筋骨，安胎元。用于风湿痹痛，腰膝酸软，筋骨无力，崩漏经多，妊娠漏血，胎动不安，头晕目眩。

**【临床应用】** **临床常用**

(1) 痹证，腰膝酸软，筋骨无力 本品功用与桑寄生相似，善补肝肾，以强筋骨，对于痹证日久，伤及肝肾，腰膝酸软，筋骨无力者为宜，常与祛风湿、益气血药人参、独活、当归等同用。

(2) 胎漏下血，胎动不安 本品补肝肾，可收固冲任以安胎之效。适用于肝肾亏虚，冲任不固之胎漏，胎动不安，常与补肝肾、养血安胎药续断、菟丝子、阿胶等配伍。

**【用法用量】** 9～15g。

**【成药例证】**

**1. 寄生追风酒(《中华人民共和国药典》2015年版)** 药物组成：独活、槲寄生、杜仲(炒)、秦艽、防风、党参、白芍、熟地黄、牛膝、桂枝、细辛、甘草、当归、川芎、茯苓。

功能主治：补肝肾，祛风湿，止痹痛。用于肝肾两亏，风寒湿痹，腰膝冷痛，屈伸不利；风湿性关节炎、腰肌劳损、跌打损伤后期见上述证候者。

**2. 益脑宁片(《中华人民共和国药典》2015年版)** 药物组成：炙黄芪、党参、麦芽、何首乌(制)、灵芝、女贞子、墨旱莲、槲寄生、天麻、钩藤、丹参、赤芍、地龙、山楂、琥珀。

功能主治：益气补肾，活血通脉。用于气虚血瘀、肝肾不足所致的中风、胸痹，症见半身不遂、口舌㖞斜、言语謇涩、肢体麻木或胸痛、胸闷、憋气；中风后遗症、冠心病心绞痛及高血压病见上述证候者。

**3. 复方羚角降压片(《中华人民共和国药典》2015年版)** 药物组成：羚羊角、夏枯草、黄芪、槲寄生。

功能主治：平肝泄热。用于肝火上炎、肝阳上亢所致的头晕、头胀、头痛、耳鸣；高血压病见上述证候者。

**4. 当归寄生注射液(《卫生部药品标准中药成方制剂·第二十册》)** 药物组成：当归、槲寄生。

功能主治：舒筋活络，祛风湿，镇痛。用于风湿性关节炎，肥大性脊椎炎，腰膝劳损，腰腿痛，痛经，坐骨神经痛，神经性头痛。

**5. 祛风止痛胶囊(《新药转正标准30》)** 药物组成：老鹳草、槲寄生、续断、威灵仙、独活、草乌(制)、红花。

功能主治：祛风止痛，舒筋活血，强筋健骨。用于四肢麻木，腰膝疼痛，风寒湿痹等症。

**【贮藏】** 置干燥处，防蛀。

**【参考文献】** [1]李晶，刘清梅，王志勇，等.槲寄生黄酮苷对大鼠心肌缺血的保护作用及其机制[J].中草药，2009，40(1)：78-82.

[2]吴金义，张爽，张秀梅，等.槲寄生抗实验性心律失常的作用[J].中国老年学杂志，2011，31(15)：2933-2935.

[3]荆雪梅，李定格，林清义，等.槲寄生抗心室颤动作用及其机理研究[J].中药药理与临床，1998，14(1)：34-35.

[4]彭海燕，章永红，韩英，等.槲寄生碱抗肿瘤作用的研究[J].中国中药杂志，2005，30(5)：381-382，387.

[5]李亚娟，周洪澜，葛岩.槲寄生碱对人腺样囊性癌细胞的抑制作用[J].吉林大学学报(医学版)，2008，34(4)：601-604.

[6]孙莉，姚俊涛，王一羽，等.槲寄生碱抑制癌细胞增殖作用初步观察[J].中华肿瘤防治杂志，2013，20(21)：1653-1656.

[7]尤奇，龚祝南.槲寄生生物碱对小鼠败血症影响的初步研究[J].四川中医，2008，26(12)：10-12.

[8]李晓斌.槲寄生提取物的抗衰老实验研究[J].云南中医学院学报，2001，24(1)：13-15.

[9]陈炎伟，胡旭姣，朱佳，等.槲寄生内生菌发酵产物抗平滑肌细胞增殖和抗菌作用初步研究[J].中医药学刊，2006，24(8)：1541-1543.

[10]王志勇，初文峰，王玲，等.槲寄生黄酮苷对大鼠心室肌细胞钾离子通道的作用[J].哈尔滨医科大学学报，2005，39(3)：244-246.

（吴清华　裴瑾）

## 349 虎刺

Huci

**【异名】** 刺虎(《本草图经》)，寿星草(《寿域神方》)，雀不踏、绣花针(《植物名实图考》)，黄脚鸡、天针、老鼠刺(《江西民间草药》)，虎牙刺、千金刺、鹅嘴花根、黄鸡兰、千口针，针上叶、顺茶风、脚不踏、土鸡爪黄连、猫儿刺、小黄连(《湖南药物志》)，两面针、细花针(《广西药植名录》)，鸟不踏(《江西草药》)，蛇不过、朝天刺、钢针木、虎叶、老鼠枪、老虎刺、小叶刺风、高骨老虎刺、红老鼠刺、红远志、白风珠(《浙江民间常用草药》)。

**【来源】** 为茜草科植物虎刺 *Damnacanthus indicus* (L.) Gaertn. f. 的干燥全株。

**【产地】** 主要为野生品。主产于浙江、江西、广东、湖南等地。

**【采收加工】** 全年均可采挖，除去杂质，洗净，干燥。

**【炮制】** 净制。

**【性状特征】** 根近圆柱形，有的呈连珠状，暗棕色。茎圆柱形，直径可达1cm，表面灰褐色，有纵皱纹；质硬，不易折断，断面不整齐，皮部薄，木部灰白色，有髓。小枝着生多数成对的细针刺，刺长1～1.5cm。叶对生，有短柄；叶片卵圆形，长1～1.5cm，宽0.5～1cm，先端短尖，基部圆形，全缘，侧脉3～4对；革质。气微，味微苦甘。以根多、粗壮者为佳。

**【化学成分】** 虎刺的主要成分是蒽醌，还含有黄酮等。虎刺的蒽醌是其主要药理活性成分。

**【药理毒理】**

**1. 抗氧化**　虎刺 80%乙醇提取物不同萃取部位按 0～200μg/ml 浓度对清除 DPPH 自由基模型、还原力模型及总抗氧化力模型给药，均可抗氧化；虎刺乙酸乙酯部分在清除 DPPH 自由基和还原力模型中抗氧化活性最强，水溶性部分在总抗氧化力模型中抗氧化活性最强，而石油醚部位抗氧化活性最弱[1]。

**2. 抑菌**　虎刺 80%乙醇提取物不同萃取部位按 20mg/ml 的浓度采用纸片扩散法测定抑菌作用，虎刺二氯甲烷部位、乙酸乙酯部位和石油醚部位对肺炎菌(ATCC 13883)具有抑菌活性，对革兰阳性菌表现出一定程度的敏感性[1]。

**【药性】**　甘、苦，平。归心、肾、脾经。

**【功能主治】**　祛风湿，活络，止痛。用于风湿痹痛，腰痛。

**【临床应用】　临床常用**

痹证　本品苦燥，入脾、肾经，能治风湿痹痛、腰痛。可单用或与天仙果、陈皮同用增强疗效。

**【用法用量】**　9～15g。

**【成药例证】　止咳定喘片(《卫生部药品标准中药成方制剂·第十七册》)**　药物组成：香白芷、虎刺、矮地茶、罗汉果、水田七。

功能主治：止咳祛痰，消炎定喘。用于支气管哮喘，哮喘性支气管炎。

**【贮藏】**　置干燥处。

**【参考文献】**　[1]马瑞丽，李倩倩，徐秀泉，等.虎刺抗氧化和抗菌活性研究[J].中国野生植物资源，2014，33(2)：16-19.

(吴清华　裴瑾)

## 350　虎耳草

Hu'ercao

**【异名】**　石荷叶(《本草纲目》)，金线吊芙蓉、老虎耳(《生草药性备要》)，系系叶(《简易草药》)，天荷叶、金丝荷叶(《现代实用中药》)，丝棉吊梅(《中国药植志》)，耳聋草、猪耳草、狮子草(《福建民间草药》)，金钱荷叶(《民间常用草药汇编》)，金线莲(《江西民间草药》)，石丹药(《四川中药志》)，佛耳草、丝丝草、蟹壳草、搽耳草、猫耳朵(《湖南药物志》)，耳朵草(《闽东本草》)，红丝络、红线草、红线绳、水耳朵、月下红、金丝草、耳朵红、铜钱草(《浙江民间常用草药》)。

**【来源】**　为虎耳草科植物虎耳草 *Saxifraga stolonifera* (Curt.) 的干燥全草。

**【产地】**　主要为野生品。主产于山东、河南、江苏、安徽、浙江等地。

**【采收加工】**　春、夏两季采收，除去杂质，洗净，鲜用或干燥。

**【炮制】**　除去杂质，洗净，切段，干燥。

**【性状特征】**　多卷缩成团，全体被毛。根茎短，丛生细短须根状，灰褐色至棕褐色；匍匐枝线状。基生叶数片，密被黄棕色绒毛；叶柄长 2～10cm，稍扭曲，有纵皱纹，基部鞘状；叶片稍厚，展平后呈近圆形或肾形，红棕色或棕褐色或墨绿色，长 2～6cm，宽 3～7cm，边缘具不规则钝齿。狭圆锥花序顶生，花有梗，花瓣 5，其中 2 片较大。无臭，味微苦。以叶厚，色红棕者为佳。

**【化学成分】**　虎耳草的主要成分是多元酚，还含有黄酮、有机酸等。虎耳草的多元酚是其主要药理活性成分。

**【药理毒理】**

**1. 抗肿瘤**　虎耳草水提物、醇提物、石油醚提取物和乙酸乙酯提取物以 0.25～1.5g/L 的浓度进行体外实验，细胞增殖检测虎耳草不同提取部位对 PC-3 细胞的增殖均有一定抑制作用，随着药物浓度和作用时间的增加而增强[1-3]。

**2. 抗病原微生物**　0.01～0.50g/ml 的虎耳草乙醇提取物对金黄色葡萄球菌和大肠埃希菌进行体外实验，0.01～0.10g/ml 浓度的虎耳草乙醇提取物对摇床培养的金黄色葡萄球菌生长具有较强的抑制作用，而 0.25～0.5g/ml 的虎耳草乙醇提取物对摇床培养的金黄色葡萄球菌生长有较强的促进作用；0.01～0.50g/ml 浓度的提取物对摇床培养的大肠埃希菌生长表现为抑制作用[4]。虎耳草乙醇提取物按 0.1～2.5g/12ml 的 6 个浓度对 4 种细菌、1 种酵母菌和 1 种霉菌进行体外抑菌实验，均可抑菌；乙醇提取物对金黄色葡萄球菌、苏云金芽孢杆菌、大肠埃希菌和枯草芽孢菌等 4 种浓度的最低抑菌浓度分别为 0.9/12、1.1/12、2.3/12、1.7/12ml[5]。

**【药性】**　辛、苦，寒；有小毒。归肺、胃经。

**【功能主治】** 疏风清热，凉血解毒。用于风热咳嗽，急性中耳炎，大泡性鼓膜炎，风疹瘙痒。

**【临床应用】** 临床常用

（1）肺热燥咳　本品苦泄辛散，性寒清热，入肺经，能清泻肺经热邪火毒而化痰止咳、排脓消肿，常与清热解毒、散上焦风热药金银花同用，以增强风热犯肺或热毒壅肺之肺热咳嗽，肺痈吐脓之效。

（2）热毒疮痈　本品入胃、肝经，善清泻二经火热而解毒消肿，故又可用治耳内毒，聤耳流脓，痈肿丹毒，痔疮肿毒。常与燥湿止痒、凉血消斑药青黛、枯矾等配伍，以增强祛风清热、燥湿止痒及风疹瘙痒之效。

**【用法用量】** 9～15g。外用适量。

**【成药例证】**

**1. 二十五味松石丸（《中华人民共和国药典》2015年版）** 药物组成：松石、珍珠、珊瑚、朱砂、诃子肉、铁屑（诃子制）、余甘子、五灵脂膏、檀香、降香、木香、马兜铃、鸭嘴花、牛黄、木香、绿绒蒿、船型乌头、肉豆蔻、丁香、伞梗虎耳草、毛诃子（去核）、天竺黄、西红花、木棉花、麝香、石灰华。

功能主治：清热解毒，疏肝利胆，化瘀。用于肝郁气滞，血瘀，肝中毒，肝痛，肝硬化，肝渗水及各种急慢性肝炎和胆囊炎。

**2. 二十九味羌活散（《卫生部药品标准藏药·第一册》）** 药物组成：羌活、铁棒锤（根）、铁棒锤（幼苗）、铁棒锤（叶）、黑冰片、结血蒿膏、北豆根、小伞虎耳草、降香、牛黄、天竺黄、红花、力嘎都。

功能主治：清热消炎，镇痛杀疠。用于瘟疠疾病，痢疾，白喉，疫黄，痘疹，炭疽等。

**3. 十八味牛黄散（《卫生部药品标准·藏药第一册》）** 药物组成：牛黄、檀香、降香、沉香、小伞虎耳草、诃子、矮紫堇、余甘子、绿绒蒿、波棱瓜子、藏木香、芫荽果。

功能主治：活血，化瘀。用于肝血增盛引起的胸背刺痛，"木布"增盛，肝胃不适等。

**4. 胆清胶囊（《国家中成药标准汇编·内科肝胆分册》）** 药物组成：虎耳草、凤尾草、大黄、牛胆汁。

功能主治：清热利湿，疏肝利胆。用于肝胆湿热所致的脘胁疼痛，呃逆呕恶，口干口苦，大便秘结，以及胆囊炎，胆石症见上述证候者。

**5. 胆炎康胶囊（《国家中成药标准汇编·内科肝胆分册》）** 药物组成：连钱草、土大黄、虎耳草、小花清风藤、凤尾草、黄芩、黄柏、穿心莲。

功能主治：清热利湿，排石止痛。用于肝胆湿热蕴结所致急慢性胆囊炎，胆管炎，胆石症，以及胆囊手术后综合征。

**【注意事项】** 用量不宜过大。

**【贮藏】** 置干燥处。

**【参考文献】**

[1]周欣，陈华国，黄志金，等.虎耳草抗前列腺癌生物活性部位筛选研究[J].中国药理学通报，2013，29(6)：867-870.

[2]丁家欣，张立石，张玲，等.虎耳草提取物对前列腺癌细胞凋亡的影响[J].中国中医基础医学杂志，2005，11(12)：905，907.

[3]张立石，丁家欣，张秋海，等.虎耳草提取物对大鼠成纤维细胞的抑制作用[J].中国中医基础医学杂志，2005，11(12)：920，922.

[4]刘世旺，徐艳霞，石宏武.虎耳草乙醇提取物对细菌生长曲线的影响[J].安徽农业科学，2007，35(4)：943-944，946.

[5]刘世旺，徐艳霞.虎耳草乙醇提取物抑菌作用的研究[J].资源开发与市场，2007，23(6)：481-483.

（吴清华　裴瑾）

## 351　虎掌草

Huzhangcao

**【异名】** 见风青、见风蓝、乌骨鸡（《贵州民间方药集》），羊九、狗脚迹（《贵阳民间药草》），土黄芩（《中国药植图鉴》），五朵云（《中国高等植物图鉴》）。

**【来源】** 为毛茛科植物草玉梅 *Anemone rivularis* Buch.-Ham. 的干燥根。

**【产地】** 主要为野生品。主产于西藏、云南、四川、贵州、甘肃等地。

**【采收加工】** 秋季采挖，除去杂质，干燥。

**【炮制】** 净制。

**【性状特征】** 呈长圆柱形或类长圆锥形，稍弯曲，有的扭曲或分枝，长5～12cm，直径2～3cm。表面褐黑色或褐棕色，粗糙，具不规则的裂纹及皱纹，根头部略膨大，有残留的叶基，茎痕及灰白色绒毛。质硬而脆，易折断，断面不平坦，黄绿色。气微，味微苦。以叶多、色黄绿色者为佳。

**【化学成分】** 虎掌草的主要成分是三萜内酯、三萜皂苷，还含有白桦脂酸等。虎掌草的三萜皂苷是其主要药理活性成分。

【药理毒理】 抗肿瘤 草玉梅乙醇提取物的萃取物采用四甲基偶氮唑盐比色法进行体外抗肿瘤活性筛选,发现草玉梅乙醇提取物的石油醚萃取物、乙酸乙酯萃取物和正丁醇萃取物均具有不同程度的抑制肿瘤作用,对体外培养的QGY-7703 $IC_{50}$分别为40.14、35.90、41.24mg/L,对COLO-205 $IC_{50}$分别为32.41、33.29、34.56mg/L,对A549 $IC_{50}$分别为62.10、56.32、62.24mg/L[1]。

【药性】 辛、苦,寒;有小毒。归肝、肾、肺、胃经。

【功能主治】 清热解毒,止咳,祛痰。用于咽喉肿痛,咳嗽痰多,淋巴结炎,痢疾。

【临床应用】 临床常用

痈肿疮毒 本品清热解毒,兼能消肿散结,可用于治疗疮疡肿痛、咽痛等症。如治无名肿毒,可与虎掌草研末,调醋以敷(《贵州草药》)。

【用法用量】 9~15g,外用适量。

【成药例证】

1. 咽舒胶囊[《国家中成药标准汇编·内科肺系(二)分册》] 药物组成:虎掌草、午香草、玄参、射干、牛蒡子、桔梗、陈皮、甘草。

功能主治:清咽利喉,止咳化痰。用于风热证或痰热证引起的咽喉肿痛,咳嗽,痰多,发热,口苦;急慢性咽炎、扁桃体炎。

2. 咽舒口服液[《国家中成药标准汇编·内科肺系(二)分册》] 药物组成:虎掌草、午香草、玄参、射干、牛蒡子、桔梗、陈皮、甘草。

功能主治:清咽利喉,止咳化痰。用于风热证或痰热证引起的咽喉肿痛,咳嗽,痰多,发热,口苦;急慢性咽炎、扁桃体炎。

3. 天胡荽愈肝片(《国家中成药标准汇编·内科肝胆分册》) 药物组成:天胡荽、杏叶防风、酢浆草、虎掌草。

功能主治:清热解毒,疏肝利胆。用于肝胆湿热所致的急、慢性肝炎。

【注意事项】 本品对皮肤刺激性大,接触时间过长,可致发泡。

【贮藏】 置干燥处。

【参考文献】 [1]邵建华,赵春超,刘墨祥.草玉梅抗肿瘤活性成分的分离与鉴定[J].扬州大学学报(自然科学版),2011,14(2):48-50.

(吴清华 裴瑾)

## 352 虎杖

Huzhang

【异名】 蒤(《尔雅》),大虫杖(《药性论》),苦杖(《本草纲目拾遗》),斑庄根(《滇南本草》),酸杖、斑杖(《日华子本草》),酸桶笋(《救荒本草》),红贯脚(《陆川本草》),鸟不踏(《医林纂要》),酸杆、斑根(《植物名实图考》),酸榴根、土地榆(《分类草药性》),酸通、雄黄连(《天宝本草》),蛇总管(《岭南采药录》),大活血、血藤、紫金龙(《南京民间草药》),酸汤秆、黄地榆、号筒草(《贵州民间方药集》),斑龙紫、野黄连(《中医药实验研究》),活血丹(《江苏植药志》),阴阳莲(《南宁市药物志》)等。

【来源】 为蓼科植物虎杖 *Polygonum cuspidatum* Sieb. et Zucc.的干燥根茎和根。

【产地】 主要为野生品,栽培品亦有。全国各地均有分布,主产于江苏、浙江、江西、福建、四川等地。建于重庆市黔江区鹅池镇学堂村、杜家村、方家村,石家镇渗坝村,石会镇中元村的虎杖GAP基地已通过原国家食品药品监督管理总局验收。

【采收加工】 春、秋二季采挖,除去须根,洗净,趁鲜切短段或厚片,晒干。

【炮制】 除去杂质,洗净,润透,切厚片,干燥。

【性状特征】 多为圆柱形短段或不规则厚片,长1~7cm,直径0.5~2.5cm。外皮棕褐色,有纵皱纹和须根痕,切面皮部较薄,木部宽广,棕黄色,射线放射状,皮部与木部较易分离。根茎髓中有隔或呈空洞状。质坚硬。气微,味微苦、涩。以切面色棕黄者为佳。

【化学成分】 虎杖的主要成分是游离蒽醌、蒽醌苷,还含有黄酮、鞣质、多糖、酚性等。虎杖的蒽醌是其主要药理活性成分。《中华人民共和国药典》2015年版规定,本品药材按干燥品计算,含大黄素($C_{15}H_{10}O_5$)不得少于0.60%。

【药理毒理】

1. 抗肝损伤 虎杖水提液以11g/(kg·d)的剂量给非酒精性脂肪肝大鼠模型灌胃,连续4周,可使大鼠的肝组织甘油三酯、总胆固醇和葡萄糖含量下降，其中总胆固醇含量具有差异[1]。虎杖煎剂4ml/kg(生药含量分别为0.2、0.4、0.8g/ml)给四氯化碳致急性肝损伤大鼠模型腹腔注射，连续6d，均可抑制大鼠血清丙氨酸氨基转移酶(ALT)和天冬氨酸氨基转移酶(AST)活性升高，并呈量效关系[2]。

**2. 抗动脉硬化**　虎杖及虎杖提取物虎杖苷、大黄素分别按2g/只及15、160mg/只的剂量给高脂饮食喂养致动脉粥样硬化(AS)家兔模型灌胃，每天1次，连续18周，可降低兔动脉粥样硬化模型总胆固醇(TC)、低密度脂蛋白(LDL)水平，减小主动脉粥样硬化斑块面积，抑制血管平滑肌细胞的增殖，且虎杖原药的降脂、抑制AS形成和抑制血管平滑肌细胞的增殖作用优于其有效成分提取物[3]。虎杖粉末按3、6、9g/只的剂量给高脂高胆固醇日本大耳白兔模型喂养，每天1次，连续14周，均可呈剂量依赖性改善AS紊乱的NOS系统功能，并可减轻AS病变[4]。含虎杖的高脂高胆固醇饲料按0.67%、2%、6%给日本大耳白兔灌胃，连续14周，均呈剂量依赖性保护高脂动物内皮功能，可使大耳白兔肾脏二甲基精氨酸二甲基氨基水解酶活性呈剂量依赖性升高，血浆非对称性二甲基精氨酸水平呈剂量依赖性降低，最终效应为AS斑块面积减小[5]。

**3. 对心血管系统的作用**

(1) 抗心肌损伤　虎杖蒽醌化合物以18.7、25.0、37.5、50.0、75μg/ml浓度给中毒性心肌炎小鼠模型腹腔注射，连续5次，均可使小鼠血清心肌酶活性降低。虎杖蒽醌化合物25、50、100mg/kg剂量给小鼠灌胃，连续10d，均可使心肌损害情况基本恢复正常[6]。

(2) 保护血管平滑肌　虎杖提取物虎杖苷(PD)按0.4mmol/L对烧伤血清作用后大鼠给药，可使胸主动脉血管平滑肌细胞VSMC胞质蛋白激酶C(PKC)的活性下降，但胞膜的PKC活性上升，经PD治疗后胞质PKC的活性上升，胞膜的PKC活性下降，脂多糖(LPS)刺激后VSMC胞质与胞膜PKC活性均上升，经PD处理后其活性均下降[7]。虎杖提取物虎杖苷(PD)按0.4mmol/L对缺血缺氧状态下大鼠灌胃给药，可使血管平滑肌VSMC胞浆PKC的活性上升，但胞膜的PKC活性下降，经PD治疗后胞浆PKC的活性下降，胞膜的PKC活性上升[8]。

(3) 抗休克　虎杖苷0.1～0.4mmol/L浓度对正常及缺氧血管内皮细胞(PECs)给药，连续24h，可使PECs合成NO的量也逐渐增加，以24h最高，为(29.69±4.51)μmol/L，并可对抗缺氧刺激下，PECs的NO表达量下降[9]。

(4) 抗肺缺血/再灌注损伤　0.2%的虎杖苷溶液给手术致在体单肺原位缺血/再灌注损伤兔模型静脉注射，可使丙二醛产量减少，超氧化物歧化酶活性增强[10]。

(5) 扩血管　虎杖注射液按生药5g/只给手术致栓塞性肺动脉高压的小猪静脉注射，用药1h后，可使猪肺动脉压下降，心搏指数增加，血氧分压改善，NO、PAP下降，可降低栓塞引起的肺动脉高压，增加心输出量，改善氧合[11]。

**4. 抗氧化**　0.2%的虎杖苷溶液给手术致在体兔单肺原位缺血/再灌注损伤模型静脉注射，可拮抗肺缺血/再灌注损伤，减少血液中丙二醛，提高超氧化物歧化酶活性[10]。

**5. 抗病原微生物**　虎杖乙醇提取物按1g生药/ml对金黄色葡萄球菌、大肠埃希菌、痢疾杆菌给药，均可抑菌；最小抑菌浓度为0.25～0.5g/ml，提取物在pH 2～8时保持较强的抑菌活性；在pH≥9时，虎杖提取物对大肠埃希菌、痢疾杆菌生长的抑制活动减弱，在pH为12时活性丧失，但对金黄色葡萄球菌仍有抑制活性[12]。

**6. 抗肿瘤**　虎杖提取物白藜芦醇2.5、10mg/kg的剂量给肺癌荷瘤小鼠皮下注射，连续21d，均可使小鼠肺癌细胞的肿瘤面积、肿瘤重量减少[13]。虎杖提取物白藜芦醇0.02～0.64mmol/L的浓度对鼻咽癌细胞株CNE-1、CNE-2、5-8F的生长均有抑制作用，并表现剂量依赖性特点，$IC_{50}$分别为0.161、0.187、0.174mmol/L，且白藜芦醇对CNE-1癌细胞增殖表现$G_1$期阻滞[14]。虎杖有效成分白藜芦醇5.0、10、20μg/ml浓度在8、12、24和48h可抑制肝癌H22的生长[15]。

**7. 降血糖**　虎杖水提液的乙酸乙酯萃取部分对α-D-葡萄糖苷酶具有较高的抑制活性，最佳作用浓度为60mg/ml，且抑制作用迅速，在1min内抑制率达到最大值，抑制类型为非竞争性抑制[16]。

**8. 镇痛**　虎杖水煎液按4、8g/kg的剂量给热板法致小鼠扭体模型灌胃，高剂量能减少小鼠扭体次数；低剂量在给药后1.5h可提高小鼠的痛阈值，高剂量在给药后1.5h、3h和5h均能提高小鼠的痛阈值[17]。

**9. 体内过程**　虎杖提取物含大黄素57.1mg/kg灌胃大鼠，大黄素在大鼠体内药代动力学模型符合二房室模型，血药浓度给药后9min达到峰值，实测的$C_{max}$为(3.973±0.535)μg/ml，半衰期约为11h，肝脏药物浓度时间曲线显示，肝脏中药物浓度给药后10min达到峰值，实测的$C_{max}$为(9.654±1.41)μg/g。给药24h，血浆及肝脏中药物浓度均降低。虎杖中大黄素在大鼠体内吸收入血迅速，并快速分布至肝脏[18]。

**【药性】**　微苦，微寒。归肝、胆、肺经。

**【功能主治】**　利湿退黄，清热解毒，散瘀止痛，止咳化痰。用于湿热黄疸，淋浊，带下，风湿痹痛，痈肿疮毒，水火烫伤，经闭，癥瘕，跌打损伤，肺热咳嗽。

**【临床应用】**

**1. 临床常用**

(1) 湿热黄疸，淋证，带下　虎杖苦寒之性，既清泻肝胆之热，又除湿利尿退黄，常用治湿热黄疸。单味水煎或配伍黄柏、茵陈、栀子等药，以增强清热利湿退黄之效。如《姚僧坦集验方》治五淋，以本品为末，米饮送服，治湿热蕴结膀胱之淋证小便涩痛；或与木通、车前子、瞿麦等利尿通淋药同用。本品还具清下焦湿热而止带，治湿热带下，可与黄柏、芡实、薏苡仁等配伍。

(2) 水火烫伤，痈肿疮毒，虫蛇咬伤　本品既清热解毒，又活血止痛。治水火烫伤，可单用为末，与麻油调敷；或与冰片、地榆等配伍研末外敷。本品能"攻诸毒症"，若治湿毒蕴结肌肤所致痈肿疮毒，既可与清热解毒之金银花、连翘、蒲公英等同用，水煎内服；又可单用鲜品捣烂外敷或煎汤外洗。治虫蛇咬伤，多取鲜品捣烂外敷患处。

(3) 瘀血证　本品入血分，既活血祛瘀，通经消癥，又消肿，止痛，利痹。治血瘀经闭、痛经，常与活血通经药如川芎、红花、益母草等同用。治癥瘕积聚，可与活血消癥药配伍，如《千金方》中本品与牛膝等药同用；或与三棱、莪术等配伍。治跌打损伤，瘀肿疼痛，常与活血消肿药乳香、没药等同用。治风寒湿痹，手足麻木，《滇南本草》以本品与川牛膝、防风、桂枝等浸酒同用。本品所具苦寒清热之性，治痹证尤宜于湿热痹证，常配秦艽、防己等清热祛风通络之品。

(4) 肺热咳嗽　本品能清肺热，又化痰止咳。治肺热咳嗽，可单味煎服，还可与黄芩、瓜蒌、枇杷叶同用。

**2. 临床新用**　虎杖可用于治疗动脉粥样硬化[19]、急性扭挫伤[20]、感染伤口[21]、小儿支原体肺炎[22]、小儿病毒性肺炎[23]、慢性盆腔炎[24,25]、子宫内膜异位症[26]。

**【用法用量】**　9～15g。外用适量，制成煎液或油膏涂敷。

**【成药例证】**

**1. 烧伤灵酊(《中华人民共和国药典》2015年版)**　药物组成：虎杖、黄柏、冰片。

功能主治：清热燥湿，解毒消肿，收敛止痛。用于各种原因引起的Ⅰ、Ⅱ度烧伤。

**2. 热炎宁颗粒(《中华人民共和国药典》2015年版)**　药物组成：蒲公英、虎杖、北败酱、半枝莲。

功能主治：清热解毒。用于外感风热、内郁化火所致的风热感冒、发热、咽喉肿痛、口苦咽干、咳嗽痰黄、尿黄便结；化脓性扁桃体炎、急性咽炎、急性支气管炎、单纯性肺炎见上述证候者。

**3. 胆宁片(《中华人民共和国药典》2015年版)**　药物组成：大黄、虎杖、青皮、白茅根、陈皮、郁金、山楂。

功能主治：疏肝利胆，清热通下。用于肝郁气滞、湿热未清所致的右上腹隐隐作痛、食入作胀、胃纳不香、嗳气、便秘；慢性胆囊炎见上述证候者。

**4. 复方虎杖片(《卫生部药品标准中药成方制剂·第三册》)**　药物组成：虎杖提取物、功劳木提取物、枇杷叶提取物。

功能主治：清热，祛痰，止咳，平喘。用于慢性支气管炎。

**5. 散寒感冒片(《国家中成药标准汇编·内科肺系(一)分册》**　药物组成：虎杖、异叶茴芹、云实皮。

功能主治：解表散寒，止咳祛痰。用于治疗伤风感冒及感冒合并支气管炎者。

【注意事项】 孕妇慎用。

【贮藏】 置干燥处，防霉，防蛀。

【参考文献】 [1]江庆澜，李瑜元，潘锦瑶，等.虎杖提取液对非酒精性脂肪肝大鼠肿瘤坏死因子α基因表达的影响[J].中药材，2005，28(10)：917-919.

[2]高晚霞，罗丽丹，陈舒丽，等.虎杖对大鼠急性四氯化碳肝损伤保护作用的量效关系[J].咸宁学院学报，2007，21(3)：215-217.

[3]马渝，史若飞，文玉明，等.虎杖抗动脉粥样硬化作用的实验研究[J].中国中医急症，2005，14(6)：564-566.

[4]秦俭，陈运贞，周岐新，等.虎杖对高脂血症动脉粥样硬化兔NOS系统的在体干预[J].重庆医科大学学报，2005，30(4)：501-504.

[5]秦俭，陈运贞，涂植光.兔肾脏二甲基精氨酸二甲基氨基水解酶活性在动脉粥样硬化和虎杖干预中的变化[J].中华心血管病杂志，2004，32(4)：299-300.

[6]李凤新，孙振国，李辛，等.虎杖蒽醌化合物对阿霉素性心肌损伤的保护作用及机制[J].东北师大学报，2008，40(4)：128-131.

[7]王月刚，金春华，黄海潇.虎杖苷对烧伤血清和LPS作用下大鼠平滑肌细胞蛋白激酶C活性的影响[J].第四军医大学学报，2006，27(21)：1960-1962.

[8]王月刚，金春华，黄海潇，等.虎杖苷对缺血缺氧下平滑肌细胞蛋白激酶C的影响[J].中国药理学通报，2005，21(4)：461-464.

[9]王月刚，金春华，裴静娴，等.虎杖苷对肺血管内皮细胞一氧化氮的影响[J].广东医学，2010，31(8)：951-953.

[10]王方岩，徐正衿，张晓隆，等.虎杖苷抗肺缺血/再灌注损伤作用及其机制初探[J].中国应用生理学杂志，2008，24(1)：62-65.

[11]杨玲，邱丽君，周琪，等.虎杖对栓塞性肺动脉高压动物的作用[J].中国血液流变学杂志，2008，18(1)：24-26.

[12]卢成瑛，黄早成，李翔，等.湘西虎杖抑菌活性成分提取研究[J].天然产物研究与开发，2005，17(5)：557-561.

[13]刘红山，齐咏，刘青光，等.虎杖提取物白藜芦醇对鼠肝癌细胞H22生长及扩增的影响[J].新乡医学院学报，2001，18(6)：381-385.

[14]黄峙，何文珊，郑文杰，等.虎杖白藜芦醇对鼻咽癌细胞增殖的抑制效应[J].广东医学，2006，27(3)：330-331.

[15]Yoshiyuki Kimura, Hiromichi Okuda. Resveratrol Isolated from Polygonum cuspidatum Root Prevents Tumor Growth and Metastasis to Lung and Tumor-Induced Neovascularization in Lewis Lung Carcinoma-Bearing Mice[J]. The Journal of Nutrition, 2001, 131(6)：1844-1849.

[16]杨秀芳，吴明鑫.虎杖中α-葡萄糖苷酶抑制剂的初步研究[J].陕西科技大学学报，2006，24(5)：48-50.

[17]杨敏，蒋强富，许韧，等.虎杖水煎液的镇痛作用研究[J].南通医学院学报，2009，29(1)：36-37.

[18]彭娟，宋增锋，马辰.大鼠口服虎杖后大黄素血药浓度及肝脏分布的研究[J].世界科学技术—中医药现代化，2008，10(1)：64-67.

[19]刘龙涛，郑广娟，张文高，等.虎杖与山楂提取物配伍干预颈动脉粥样硬化患者的随机对照临床试验[J].中国中药杂志，2014，39(6)：1115-1119.

[20]欧彪，叶志文，周文光.舒筋络酊临床疗效观察[J].中成药，1997，19(1)：25-26.

[21]荆萍.复方虎杖液用于感染伤口换药的临床观察[J].中国中西医结合杂志，2001，21(4)：313-314.

[22]张雷家，孔令芬.虎杖合剂联合抗生素治疗小儿支原体肺炎的临床观察[J].中国中西医结合杂志，2001，21(1)：68-69.

[23]汪受传，任现志，朱先康，等.开肺化痰解毒法治疗小儿病毒性肺炎痰热壅肺证临床观察[J].南京中医药大学学报，1999，15(1)：14-17.

[24]叶翠芬，陈秀廉.促透型中药外敷与活血化瘀中药灌肠治疗慢性盆腔炎临床观察[J].广州中医药大学学报，2004，21(4)：264-266.

[25]陈国宏，刘保兴，李兰群，等.虎杖愈浊汤治疗慢性盆腔疼痛综合征湿热瘀症临床研究[J].中华中医药杂志，2011，26(3)：495-497.

[26]邬素珍，陈秀廉，邓卫红.内异丸合内异灌肠液联合治疗子宫内膜异位症的临床观察[J].广州中医药大学学报，2006，23(3)：198-202.

（吴清华　裴瑾）

## 353 琥珀
Hupo

【异名】 育沛(《山海经》)，虎珀(《汉书》)，虎魄(《广志》)，江珠(《博物志》)，琥魄(《后汉书》)，兽魄、顿牟(《隋书》)。

【来源】 为古代松科松属植物的树脂埋藏地下经年久转化而成。

【产地】 琥珀　主产于云南腾冲，广西贵县，河南安阳。

煤珀　主产于辽宁抚顺等地。

【采收加工】 全年均可采收，从地下挖出称“琥珀”或从煤中选出称“煤珀”，除去泥沙及煤屑。

【炮制】 除去杂质，用时研成细粉。

【性状特征】 琥珀　呈不规则的块状、颗粒状或多角形。表面黄棕色、血红色及黑褐色，有的具光泽。质硬而脆，断面光亮，有的颜色不一，手捻有涩感。无臭，味淡。以色红、质脆、断面光亮者为佳。

**煤珀**　呈不规则多角形块状或颗粒状，少数乳滴状，大小不一。表面淡黄色、黄棕色、红褐色及黑褐色，有光泽。质硬，断面有玻璃样光泽。以色黄棕、断面有玻璃样光泽者为佳。

**【化学成分】**　琥珀的主要成分是树脂，还含有挥发油、Mg、Ca、Fe等。琥珀的树脂是其主要药理活性成分。

**【药性】**　甘，平。归心、肝、膀胱经。

**【功能主治】**　安神镇惊，活血利尿。用于心悸失眠，惊风抽搐，癫痫，小便不利，尿血，尿痛。

**【临床应用】**　**临床常用**

（1）心神不宁，失眠心悸，惊风，癫痫　本品性味甘平，入心、肝二经，有镇心安神之功。主治心神不宁、心悸失眠、健忘多梦等症，常与其他宁心安神药如朱砂、远志、石菖蒲等配伍，如《杂病源流犀烛》琥珀定志丸；治疗小儿惊风，高热神昏、抽搐及癫痫发作，痉挛抽搐，常与豁痰定惊、清热息风药天竺黄、胆南星、朱砂等药物配伍，如《活幼心书》琥珀抱龙丸；治疗心血亏虚，惊悸怔忡，夜卧不安者，常与养血安神药酸枣仁、人参、当归等同用，如《证治准绳》琥珀养心丹。

（2）血瘀证　本品入心肝血分，具活血通经，散瘀消癥之功。主治痛经经闭，心腹刺痛，癥瘕积聚等多种血瘀证，常与活血化瘀药当归、莪术等药配伍，如《灵苑方》琥珀散，治疗血瘀气阻之经闭，痛经；治疗癥瘕痞块，本品常与三棱、大黄、鳖甲等同用，以增强活血消癥、软坚散结之功；治疗心脉瘀阻，胸痹心痛，则常与三七同用，研末吞服以取效。

（3）淋证，癃闭　本品既利尿通淋，又化瘀止血。可治疗多种淋证、小便淋漓涩痛及癃闭小便不利之证，尤宜于治疗血淋，如《仁斋直指方》单用琥珀为散，灯心汤送服。若治疗石淋、热淋，可与金钱草、海金沙、木通等药配伍以增强效果。因本品能散瘀止血，故尤宜于血淋，可与蒲黄、石韦等散瘀止血、利尿通淋药配伍。

**【用法用量】**　1～2g，研末吞服或入丸散服。

**【成药例证】**

**1. 八宝坤顺丸（《中华人民共和国药典》2015年版）**　药物组成：熟地黄、地黄、白芍、当归、川芎、人参、白术、茯苓、甘草、益母草、黄芩、牛膝、橘红、沉香、木香、砂仁、琥珀。

功能主治：益气养血调经。用于气血两虚所致的月经不调、痛经，症见经期后错、经血量少、行经腹痛。

**2. 马应龙麝香痔疮膏（《中华人民共和国药典》2015年版）**　药物组成：麝香、人工牛黄、珍珠、炉甘石（煅）、硼砂、冰片、琥珀。

功能主治：清热燥湿，活血消肿，去腐生肌。用于湿热瘀阻所致的各类痔疮、肛裂，症见大便出血，或疼痛、有下坠感；亦用于肛周湿疹。

**3. 宁心安神颗粒（《国家中成药标准汇编·外科妇科分册》）**　药物组成：黄连、琥珀、石菖蒲、远志（制）、茯苓、丹参、甘草、大枣、小麦、磁石（煅）、珍珠母。

功能主治：镇静安神，宽胸宁心。用于妇女脏躁引起的心悸，胸闷，烦躁不安，失眠多梦，头昏目眩，潮热自汗等症。

**4. 局方至宝散（《中华人民共和国药典》2015年版）**　药物组成：水牛角浓缩粉、牛黄、玳瑁、麝香、朱砂、雄黄、琥珀、安息香、冰片。

功能主治：清热解毒，开窍镇惊。用于热病属热入心包、热盛动风证，症见高热惊厥，烦躁不安、神昏谵语及小儿急热惊风。

**5. 娃娃宁（《卫生部药品标准中药成方制剂·第二册》）**　药物组成：白术、天竺黄、茯苓、僵蚕（炒）、钩藤、甘草、薄荷、朱砂、党参、琥珀。

功能主治：解热镇惊，祛风止痛。用于感冒发热，惊风痉挛，呕吐绿便，脾胃虚弱等。

**【贮藏】**　置干燥处。

（吴清华　裴瑾）

## 354　花椒

Huajiao

**【异名】**　秦椒、蜀椒（《神农本草经》），大椒（《尔雅》），巴椒、蓎藙（《名医别录》），汗椒（《本草经集注》），点椒（《本草纲目》），南椒（《雷公炮炙论》），陆拨(《药性论》),汉椒(《日华子本草》),川椒(《圣惠方》)等。

**【来源】** 为芸香科植物青椒 *Zanthoxylum schinifolium* Sieb. et Zucc.或花椒 *Zanthoxylum bungeanum* Maxim.的干燥成熟果皮。

**【产地】** 主要为栽培品,野生品亦有。主产于河北、山西、陕西、甘肃、河南等地。此外黑龙江、四川、湖北、青海、湖南等地亦产。

**【采收加工】** 秋季采收成熟果实,晒干,除去种子和杂质。

**【炮制】** **花椒** 除去椒目、果柄等杂质。

**炒花椒** 取净花椒,照清炒法炒至有香气。

**【性状特征】** **青椒** 多为2～3个上部离生的小蓇葖果,集生于小果梗上,蓇葖果球形,沿腹缝线开裂,直径3～4mm。外表面灰绿色或暗绿色,散有多数油点和细密的网状隆起皱纹;内表面类白色,光滑。内果皮常由基部与外果皮分离。残存种子呈卵形,长3～4mm,直径2～3mm,表面黑色,有光泽。气香,味微甜而辛。以色灰绿、皮细、均匀、无杂质者为佳。

**花椒** 蓇葖果多单生,直径4～5mm。外表面紫红色或棕红色,散有多数疣状突起的油点,直径0.5～1mm,对光观察半透明;内表面淡黄色。香气浓,味麻辣而持久。以鲜红、光艳、皮细、均匀、无杂质者为佳。

**【化学成分】** 花椒的主要成分是挥发油,还含有生物碱、酰胺、香豆素、木质素、黄酮、萜类、甾醇、有机酸、脂肪酸等。花椒的挥发油是其主要药理活性成分。《中华人民共和国药典》2015年版规定,本品药材含挥发油不得少于1.5%(ml/g)。

**【药理毒理】**

**1. 抗肿瘤** 花椒挥发油4、8、16mg/ml的浓度对人A549肺癌细胞株有杀伤作用,具有较高的抑瘤率,0.125、0.25、0.5、1、2mg/ml花椒挥发油对A549肺癌细胞株有诱导细胞凋亡的作用[1,2]。花椒挥发油按0.5～8mg/ml的浓度处理$H_{22}$荷瘤小鼠模型,4mg/ml的花椒挥发油处理$H_{22}$细胞72h,可抑制$H_{22}$细胞增殖并诱导细胞凋亡[3]。

**2. 抗炎、镇痛** 花椒挥发油按0.05、0.1、0.2g/kg的剂量给二甲苯致小鼠耳廓肿胀、醋酸致小鼠疼痛模型灌胃,均可抑制小鼠耳廓肿胀,减少小鼠扭体次数[4]。花椒挥发油按1.25、2.5、5、10、20g/kg的剂量给小鼠灌胃,小鼠的痛阈值提高[5]。花椒水提物5、10g/kg和1g/ml的醚提取物按3、6ml/kg的剂量对二甲苯致耳廓肿胀小鼠和角叉胶致足趾肿胀大鼠模型灌胃,可抑制小鼠耳廓肿胀和大鼠足趾肿胀[6]。

**3. 抗溃疡** 花椒水提物按5、10g/kg的剂量给吲哚美辛加乙醇和水浸应激致溃疡小鼠模型一次性灌胃,小鼠的溃疡指数降低[7]。

**4. 调节胃肠运动** 花椒水提物按5、10g/kg的剂量给小鼠灌胃,能抑制小鼠胃肠推进运动[6,7]。花椒水煎液20g/kg剂量给正常小鼠、番泻叶煎剂或蓖麻油致腹泻小鼠模型灌胃,可抑制小鼠胃肠推进运动,并可对抗小鼠腹泻[8]。

**5. 降血脂** 花椒仁油按50、100、200ml/kg的剂量给小鼠灌胃,连续4周,能降低高脂血症小鼠血清中的胆固醇、甘油三酯、低密度脂蛋白,升高高密度脂蛋白,并呈现一定的量效关系[9]。花椒籽仁油2.5ml/kg剂量灌胃10周,大鼠的胆固醇、TG、HBV、LBV降低,HDL-C增高,而肝组织匀浆的SOD、CAT活性及抑制羟自由基能力均增强[10]。

**6. 抑菌** 花椒挥发油0.125%、0.25%、0.5%、1%、2%浓度剂量均对啤酒酵母、面包酵母、青霉、黑曲霉、大肠埃希菌、金黄色葡萄球菌有抑制作用[11]。花椒挥发油稀释成20%、40%、60%、80%的浓度均对金黄色葡萄球菌、大肠埃希菌、枯草杆菌、白色假丝酵母菌有较好的抑菌活性[12]。

**7. 安全性评价** 花椒挥发油采用灌胃、腹腔注射、肌内注射和皮下注射4种途径给药,$LD_{50}$分别为2.27、2.03、4.64、5.32g/kg。致死剂量给予花椒挥发油后小鼠可见行动迟缓、嗜睡、腹泻、心率和呼吸缓慢、四肢抽搐等症状,一般72h内死亡[13]。花椒和青椒提取物给小鼠灌胃,$LD_{50}$分别为(51.14±4.47)、(78.02±6.86)g/kg[14]。

**【药性】** 辛,温。归脾、胃、肾经。

**【功能主治】** 温中止痛,杀虫止痒。用于脘腹冷痛,呕吐泄泻,虫积腹痛;外治湿疹,阴痒。

**【临床应用】** **临床常用**

(1) 脘腹冷痛　本品辛热,入脾胃经,善温中散寒止痛，治脾胃有寒，无论虚实皆可应用。治外寒内侵所致脘腹冷痛、呕吐，可与生姜、白豆蔻等温中散寒止呕之品配伍。治脾胃虚寒的脘腹冷痛，呕吐，不思饮食，常与温中健脾之药配伍，如《金匮要略》大建中汤，与干姜、人参等同用。治寒湿困脾，腹痛吐泻，常与温燥寒湿、止泻止呕药如苍术、砂仁、草豆蔻等同用。

(2) 湿疹，阴痒　本品外用能燥湿杀虫而止痒。治湿疹瘙痒，可单用或与苦参、蛇床子、地肤子、黄柏等药配伍，煎汤外洗。治妇人阴痒难忍，非以热汤泡洗不能已者，可与吴茱萸、蛇床子、藜芦、陈茶、烧盐同用，水煎熏洗，如《医级》椒茱汤。

此外，本品治蛔厥腹痛所致的手足逆厥，烦闷吐蛔，常配伍味酸辛苦之品如乌梅、干姜、黄柏等，如《伤寒论》乌梅丸。单用煎液，作保留灌肠，治小儿蛲虫病之肛周瘙痒。

**【用法用量】** 3～6g。外用适量，煎汤熏洗。

**【成药例证】**

**1. 癣湿药水(《中华人民共和国药典》2015 年版)**　药物组成：土荆皮、蛇床子、大风子仁、百部、防风、当归、凤仙透骨草、侧柏叶、吴茱萸、花椒、蝉蜕、斑蝥。

功能主治：祛风除湿，杀虫止痒。用于风湿虫毒所致的鹅掌风、湿脚气，症见皮肤丘疹、水疱、脱屑，伴有不同程度瘙痒。

**2. 拨云退翳丸(《中华人民共和国药典》2015 年版)**　药物组成：密蒙花、蒺藜(盐炙)、菊花、木贼、蛇蜕、蝉蜕、荆芥穗、薄荷、当归、川芎、黄连、地骨皮、花椒、楮实子、天花粉、甘草。

功能主治：散风清热，退翳明目。用于风热上扰所致的目翳外障、视物不清、隐痛流泪。

**3. 风茄平喘膏(复方风茄膏)(《卫生部药品标准中药成方制剂·第二册》)**　药物组成：洋金花、吴茱萸、干姜、白芥子、生川乌、生半夏、花椒、麻黄、丁香、樟脑、冰片、桂皮醛。

功能主治：止咳，祛痰，平喘。用于防止单纯性、喘息性慢性气管炎和支气管哮喘。

**4. 回春酒(《卫生部药品标准中药成方制剂·第二册》)**　药物组成：淫羊藿、当归、五加皮、茯苓、地骨皮、苍术、熟地黄、杜仲、生地黄、天冬、西红花、牛膝、肉苁蓉、附片、甘草、花椒、丁香、木香。

功能主治：滋阴补阳，培元固本，调养气血。用于肾阳不足，气血虚损引起的精神倦怠，阳痿精冷，腰膝酸软，食欲不振及病后体弱。

**5. 蟾马正痛酊《国家中成药标准汇编·骨伤科分册》**　药物组成：蟾蜍、马钱子、细辛、花椒、吴茱萸、草乌、白芥子、猪牙皂、三七、樟脑、干姜、胡椒、薄荷脑、铁棒锤、祖师麻、丁香、栀子、高良姜。

功能主治：舒筋活络，活血化瘀，消肿止痛，提神醒脑。用于筋骨关节痹痛和软组织、肌肉损伤，以及肩周炎、骨质增生、跌打损伤、慢性劳损、腰椎间盘突出症等引起的疼痛。

**【注意事项】** 孕妇慎服。

**【贮藏】** 置通风干燥处。

**【参考文献】**
[1]藏林泉，胡枫，韦敏，等.花椒挥发油抗肿瘤药理作用研究[J].蛇志，2006，18(3)：183-186.

[2]袁太宁，汪鋆植.花椒抗肺癌 A549 细胞作用及其机制研究[J].内蒙古中医药，2009，(4)：59-60.

[3]袁太宁，王艳林，汪鋆植.花椒体内外抗肿瘤作用及其机制的初步研究[J].时珍国医国药，2008，19(12)：2915-2916.

[4]袁丽娟.花椒挥发油的抗炎、镇痛作用[J].中药材，2010，33(5)：794-797.

[5]宋丽，刘友平.花椒与青椒的镇痛效应和药动力学比较研究[J].中药药理与临床，2009，25(6)：64-66.

[6]张明发，沈雅琴，朱自平，等.花椒温经止痛和温中止泻药理研究[J].中药材，1994，17(2)：37-40.

[7]张明发，沈雅琴，朱自平，等.花椒"温中止痛"药理研究[J].中国中药杂志，1991，16(8)：494-497.

[8]范荣培，张明发，郭惠玲，等.花椒抗脾胃虚寒证的药理作用研究[J].中药药理与临床，1994，10(2)：37-39.

[9]衡亮，李晨，贾敏，等.花椒仁油对实验性高脂血症小鼠的治疗作用[J].解放军医学杂志，2005，30(11)：1012-1013.

[10]刘永英，王多宁，刘渊声，等.花椒籽仁油对实验性高脂血症大鼠的防治作用[J].第四军医大学学报，2007，28(5)：411-413.

[11]于信，吴士筠，高雯琪.花椒挥发油抑菌作用研究[J].食品科学，2009，30(21)：128-131.

[12]袁丽娟，王四旺，崔雪娜.花椒挥发油的化学成分分析及体外抑菌活性研究[J].现代生物医学进展，2009，9(21)：4108-4112.

[13]袁丽娟，贺中民，王四旺，等.花椒挥发油的急性毒性[J].时珍国医国药，2010，21(10)：32696-2697.

[14]宋丽，刘友平.花椒与青椒的毒性和药动学比较研究[J].时珍国医国药，2010，21(5)：1142-1143.

(吴清华　裴瑾)

## 355 花蕊石

Huaruishi

【异名】 花乳石(《嘉佑本草》)。

【来源】 为变质岩类岩石蛇纹大理岩。

【产地】 主产于河北、山西、陕西、江苏、浙江等地。

【采收加工】 全年均可采挖。采挖后,除去杂石和泥沙。

【炮制】 **花蕊石** 洗净,干燥,砸成碎块。

**煅花蕊石** 取净花蕊石,照明煅法煅至红透。

【性状特征】 为粒状和致密块状的集合体,呈不规则的块状,具棱角,而不锋利。白色或浅灰白色,其中夹有点状或条状的蛇纹石,呈浅绿色或淡黄色,习称"彩晕",对光观察有闪星状光泽。体重,质硬,不易破碎。气微,味淡。以质坚硬,色白带"彩晕"者为佳。

【化学成分】 花蕊石的主要成分是碳酸钙($CaCO_3$),还含有少量铁盐、铝盐,及锌、铜、钴、镍、铬、镉、铅等元素及少量的酸不溶物。花蕊石的碳酸盐是其主要药理活性成分。

【药理毒理】

**1. 止血** 生花蕊石、炮制花蕊石水煎液2.5g/ml按40ml/kg的剂量给摘眼球致流血小鼠模型灌胃,连续3d,均能缩短小鼠凝血时间和出血时间,减少出血量[1]。花蕊石水煎液0.2g/150ml浓度按100ml/kg的剂量给小鼠灌胃,连续10d,可有效缩短小鼠凝血时间和出血时间[2]。

**2. 抗惊厥** 20%花蕊石混悬液按0.2mg/10g给二甲弗林致惊厥小鼠模型灌胃,连续4d,小鼠发生抽搐、强直惊厥及死亡发生的时间减少[3]。

【药性】 酸、涩,平。归肝经。

【功能主治】 化瘀止血。用于咯血,吐血,外伤出血,跌仆伤痛。

【临床应用】 **临床常用**

(1)血证 花蕊石味酸涩,归肝经,入血分,功专止血。既收敛止血,又化瘀止血,止中有行,散中有收,止血而不留瘀,散血而不妄行,为止血之佳品。且药性平和,对于体内外出血诸症,无论有无瘀滞,属寒属热皆可运用。可单用为末,如《十药神书》花蕊石散,治疗劳证五脏崩损,涌吐血出。

(2)瘀血证 本品尚能化瘀止痛,适用于跌打损伤,瘀肿疼痛。常与化瘀止血、行气止痛药乳香、没药、紫苏等同用,如《外科正宗》花蕊石散。

【用法用量】 4.5~9g,多研末服。外用适量。

【成药例证】

**1. 颈复康颗粒(《中华人民共和国药典》2015年版)** 药物组成:羌活、川芎、葛根、秦艽、威灵仙、苍术、丹参、白芍、地龙(酒炙)、红花、乳香(制)、黄芪、党参、地黄、石决明、煅花蕊石、关黄柏、炒王不留行、桃仁、没药(制)、土鳖虫(酒炙)。

功能主治:活血通络,散风止痛。用于风湿瘀阻所致的颈椎病,症见头晕、颈项僵硬、肩背酸痛、手臂麻木。

**2. 止血定痛片(《中华人民共和国药典》2015年版)** 药物组成:三七、煅花蕊石、海螵蛸、甘草。

功能主治:散瘀,止血,止痛。用于十二指肠溃疡疼痛、胃酸过多、出血属血瘀证者。

**3. 花蕊石止血散(《卫生部药品标准中药成方制剂·第六册》)** 药物组成:花蕊石。

功能主治:化瘀,止血。用于咯血,便血,胃及十二指肠等上消化道出血,亦可用于轻度呼吸道出血。

**4. 止血宁片(《卫生部药品标准中药成方制剂·第二十册》)** 药物组成:三七、紫珠草、马齿苋、槐花(炒)、血余炭、花蕊石

功能主治:止血,消肿,化瘀。用于功能性子宫出血,崩中下血,衄血,咯血,吐血等出血证。

【注意事项】 孕妇忌服。

【贮藏】 置干燥处。

【参考文献】 [1]丁望,李大同,周洪雷.花蕊石止血作用的实验研究[J].实用医药杂志,2005,22(12):1109.

[2]高锦飚,李祥.花蕊石止血作用物质基础的研究[J].吉林中医药,2007,27(3):47-48.

[3]黄寅墨,刘淑花.龙骨、龙齿、花蕊石微量元素及药理作用比较[J].中成药,1990,12(6):31-32.

(吴清华　裴瑾)

## 356 华山参

Huashanshen

【异名】 秦参(《陕西中药名录》),二月旺(山西),白毛参、热参、大紫参(河南)。

**【来源】** 为茄科植物漏斗泡囊草 *Physochlaina infundibularis* Kuang 的干燥根。

**【产地】** 主要为野生品,栽培品亦有。主要分布于陕西秦岭中部到东部、河南西部和南部、山西南部。主产于陕西华山、秦岭山脉、山西中条山、河南沁阳等地。

**【采收加工】** 春季采挖,除去须根,洗净,晒干。

**【炮制】** 除去杂质,洗净,晒干。用时捣碎。

**【性状特征】** 呈长圆锥形或圆柱形,略弯曲,有的有分枝,长 10～20cm,直径 1～2.5cm。表面棕褐色,有黄白色横长皮孔样突起、须根痕及纵皱纹,上部有环纹。顶端常有 1 至数个根茎,其上有茎痕和疣状突起。质硬,断面类白色或黄白色,皮部狭窄,木部宽广,可见细密的放射状纹理。具烟草气,味微苦,稍麻舌。以体充实、色金黄而条纹细、断面色白、具糖样气味,味甘而微苦者为佳。

**【化学成分】** 华山参的主要成分是生物碱,还含有氨基酸、多糖、还原糖、淀粉和甾醇等。华山参的生物碱是其主要的药理活性成分。《中华人民共和国药典》2015 年版规定,本品药材按干燥品计算,含东莨菪内酯($C_{10}H_8O_4$)不得少于 0.080%。

**【药理毒理】**

**1. 止咳、祛痰、平喘**　华山参水煎剂按 5.2mg/ml,0.2ml/10g 的剂量对浓氨水引咳法致咳嗽小鼠模型、气管酚红致痰小鼠模型、磷酸组胺致喘豚鼠模型灌胃,可使小鼠咳嗽次数减少,小鼠气管酚红排泄量增加,豚鼠的呼吸多数减慢减弱[1]。

**2. 镇静**　华山参水煎剂按 2、3、4g/kg 的剂量对大鼠腹腔注射,20～30min 后可使大鼠活动减少;按 2、5g/kg 的剂量对犬灌胃,60～90min 后可使犬出现安静现象;按 0.5、1、2、4g/kg 的剂量对小鼠腹腔注射,30min 后能使小鼠自发活动减少,并且呈量效关系;按 1g/kg 的剂量对大鼠腹腔注射,30min 后可延长大鼠运动性条件反射潜伏期,部分动物条件反射破坏及分化抑制有解除现象;按 2g/kg 的剂量对大鼠灌胃,1.5h 后仅使大鼠条件反射潜伏期延长;按 4g/kg 的剂量对苯丙胺、咖啡因致中枢兴奋小鼠模型腹腔注射,可对抗小鼠的中枢兴奋[2]。

**3. 安全性评价**　华山参水煎剂按 20～80g/kg 的剂量对小鼠腹腔注射,20～30min 后小鼠活动减少,闭眼匍匐不动,呼吸缓慢,给予大剂量多在 1h 内死亡,华山参水煎剂的 $LD_{50}$ 为 43g/kg[2]。

**【药性】** 甘、微苦,温;有毒。归肺、心经。

**【功能主治】** 温肺祛痰,平喘止咳,安神镇惊。用于寒痰喘咳,惊悸失眠。

**【临床应用】 临床常用**

(1) 寒痰喘咳　本品性温,入肺经,能温肺祛痰,平喘止咳,适用于寒痰壅肺之喘息咳嗽,痰多清稀者。

(2) 心悸失眠　本品味甘,入心经,有较好的安神镇惊作用,用于痰浊扰心的心神不安,惊悸失眠。

**【用法用量】** 0.1～0.2g。

**【成药例证】**

**1. 华山参片(《中华人民共和国药典》2015 年版)**　药物组成:华山参浸膏。

功能主治:温肺平喘,止咳祛痰。用于寒痰停饮犯肺所致的气喘咳嗽、吐痰清稀;慢性气管炎、喘息性气管炎见上述证候者。

**2. 华山参滴丸[《卫生部药品标准中药成方制剂·第二十一册(中药保护)》]**　药物组成:华山参浸膏。

功能主治:定喘,止咳,祛痰。用于慢性支气管炎,喘息性气管炎。

**【注意事项】**

1. 孕妇及前列腺重度肥大者慎用。

2. 忌铁器、五灵脂、皂荚、黑豆、卤水、藜芦等。

3. 华山参的中毒表现与阿托品类药物类似。其毒性物质基础主要为阿托品及其衍生物。其机制主要是阻断胆碱能受体,导致神经系统抑制。可通过炮制、控制剂量疗程、配伍等减毒。

**【贮藏】** 置通风干燥处,防蛀。

**【参考文献】** [1]徐志敏,郑淑琴,张会常.华山参的止咳、祛痰及平喘作用的研究[J].佳木斯医学院学报,1987,3(10):241-243.

[2]车锡平,徐元秀,庄斐尔.华山参对中枢神经系统的药理作用[J].药学学报,1965,6(12):368-372.

(吴沂芸　吴清华　裴瑾)

## 357　滑石(滑石粉)

Huashi(Huashifen)

**【异名】** 画石粉(《本草衍义》)。

**【来源】** 为硅酸盐类矿物滑石族滑石,主含含水硅酸镁[$Mg_3(Si_4O_{10})(OH)_2$]。

**【产地】** 主产于山东、辽宁、广西等地。

**【采收加工】** 采挖后，除去泥沙和杂石。

**【炮制】** 除去杂石，洗净，砸成碎块，粉碎成细粉，或照水飞法水飞，晾干。

**【性状特征】** **滑石** 多为块状集合体。呈不规则的块状。白色、黄白色或淡蓝灰色，有蜡样光泽。质软，细腻，手摸有滑润感，无吸湿性，置水中不崩散。气微，味淡。

**滑石粉** 白色或类白色、微细、无砂性的粉末，手摸有滑腻感。气微，味淡。本品在水、稀盐酸或稀氢氧化钠溶液中均不溶解。以色白，滑润者为佳。

**【化学成分】** 滑石的主要成分是硅酸镁，还含有氧化铝、氧化镍等。滑石粉的硅酸镁是其主要药理活性成分。《中华人民共和国药典》2015年版规定，本品饮片滑石粉含硅酸镁[$Mg_3(Si_4O_{10})(OH)_2$]，不得少于88.0%。

**【药理毒理】** **抗炎** 滑石抽取液按4g/ml，1ml/100g的剂量给FCA致关节炎大鼠模型肌内注射，连续19d，能减轻大鼠关节炎浮肿[1]。

**【药性】** 甘，淡，寒。归膀胱、肺、胃经。

**【功能主治】** 利尿通淋，清热解暑，外用祛湿敛疮。用于热淋，石淋，尿热涩痛，暑湿烦渴，湿热水泻；外治湿疹，湿疮，痱子。

**【临床应用】** **临床常用**

(1) 淋证　本品甘淡滑利，性寒清热，渗湿利窍，为湿热淋证常用品。治热结膀胱、湿热下注的小便淋沥、尿热涩痛，常与木通、车前子、瞿麦等清热利尿通淋药配伍，如《太平惠民和剂局方》八正散。治石淋，多与金钱草、海金沙、石韦等同用，以增强利尿通淋排石之功。

(2) 暑湿，湿温　本品淡利水湿，寒解暑热，为治暑湿、湿温常用药。治小便不利，暑热烦渴，本品常与配伍，如《伤寒标本》六一散。治湿温初起，头痛恶寒，胸闷身重，常与宣肺、化湿药薏苡仁、白蔻仁、杏仁等配伍，如《温病条辨》三仁汤。

(3) 泄泻　本品能"分水道，实大府"，既能清热解暑除湿，又能利水分清泌浊。尤宜治暑湿或湿热泄泻，可与甘草、猪苓、车前子、薏苡仁等配伍。若治伏暑泄泻，本品常配藿香、丁香为末服用，如《普济方》中玉液散。

(4) 湿疮，湿疹，痱子　本品外用清热祛湿，敛疮止痒。治湿疹、湿疮，可单用或与黄柏、枯矾等为末，撒布患处。治痱子，常与薄荷、甘草等同用，制成痱子粉外用。

**【用法用量】** 10～20g，先煎。外用适量。

**【成药例证】**

**1. 八正合剂(《中华人民共和国药典》2015年版)** 药物组成：瞿麦、车前子(炒)、萹蓄、大黄、滑石、川木通、栀子、甘草、灯心草。

功能主治：清热，利尿，通淋。用于湿热下注，小便短赤，淋沥涩痛，口燥咽干。

**2. 六一散(《中华人民共和国药典》2015年版)** 药物组成：滑石粉、甘草。

功能主治：清暑利湿。用于感受暑湿所致的发热、身倦、口渴、泄泻、小便黄少；外用治痱子。

**3. 大黄清胃丸(《中华人民共和国药典》2015年版)** 药物组成：大黄、木通、槟榔、胆南星、滑石粉、炒牵牛子、黄芩、羌活、白芷、芒硝。

功能主治：清热通便。用于胃火炽盛所致的口燥舌干、头痛目眩、大便燥结。

**4. 血栓通胶囊(《国家中成药标准汇编·脑系经络肢体分册》)** 药物组成：三七总皂苷。

功能主治：活血祛瘀，通络活脉。用于脑络瘀阻引起的中风偏瘫，心脉瘀阻引起的胸痹心痛；脑梗死、冠心病、心绞痛见上述证候者。

**5. 温六散(《卫生部药品标准中药成方制剂·第四册》)** 药物组成：滑石(飞)、干姜、甘草。

功能主治：祛暑散寒，除呕止泻。用于暑月受寒，呕吐泄泻。

**【注意事项】** 孕妇慎用。

**【贮藏】** 密闭。

**【参考文献】** [1]徐富一，郑国永.滑石对关节炎效能的研究[J].河南中医学院学报，2003，3(18)：21-22.

(吴清华　裴瑾)

## 358 化橘红

Huajuhong

**【异名】** 化皮(《岭南杂记》)，化州橘红(《岭南随笔》)，化州陈皮(《本草从新》)，柚皮橘红(《中药志》),毛化(《广西中药志》)。

**【来源】** 为芸香科植物化州柚 *Citrus grandis* Tomentosa或柚 *Citrus grandis*(L.) Osbeck 的未成熟或近成熟的干燥外层果皮。前者习称“毛橘红”,后者习称“光七爪”“光五爪”。

**【产地】** 主要为栽培品,野生品亦有。主要栽培于广东化州、廉江、遂溪、徐闻,广西南宁及博白等地。建于广东省化州市平定镇积田村、马力村、瀚堂村;广东省化州市河西街道办山车村天鹅岭、鱼九岭、大车岭和卜儿岭等地的化橘红GAP种植基地已通过原国家食品药品监督管理总局验收。

**【采收加工】** 夏季果实未成熟时采收,置沸水中略烫后,将果皮割成5或7瓣,除去果瓤及部分中果皮,压制成形,干燥。

**【炮制】** 除去杂质,洗净,闷润,切丝或块,晒干。

**【性状特征】** **化橘柚** 呈对折的七角或展平的五角星状,单片呈柳叶形。完整者展平后直径15～28cm,厚0.2～0.5cm。外表面黄绿色,密布茸毛,有皱纹及小油室;内表面黄白色或淡黄棕色,有脉络纹。质脆,易折断,断面不整齐,外缘有1列不整齐的下凹的油室,内侧稍柔而有弹性。气芳香,味苦、微辛。以片薄均匀,气味浓厚者为佳。

**柚** 外表面黄绿色、黄棕色,无毛。以片薄均匀,气味浓厚者为佳。

**【化学成分】** 化橘红的主要成分是黄酮,还含有挥发油、多糖、蛋白质、脂肪、香豆素类化合物等。化橘红的黄酮是其主要药理活性成分。《中华人民共和国药典》2015年版规定,本品药材按干燥品计算,含柚皮苷($C_{27}H_{32}O_{14}$)不得少于3.5%。

**【药理毒理】**

**1. 平喘** 化橘红提取物按0.46、0.92g生药/L剂量对KCl致离体豚鼠气管平滑肌收缩模型给药,可抑制离体豚鼠平滑肌收缩[1]。

**2. 增强免疫功能** 化橘红多糖50、100、200mg/kg剂量给小鼠灌胃,连续10d,均可提高小鼠的脾指数和胸腺指数并有效促进淋巴细胞转化,中、高剂量可使小鼠巨噬细胞的吞噬能力提高[2]。

**【药性】** 辛、苦,温。归肺、脾经。

**【功能主治】** 理气宽中,燥湿化痰。用于咳嗽痰多,食积伤酒,呕恶痞闷。

**【临床应用】** 临床常用

风寒,寒痰或湿痰咳嗽　本品辛苦性温,能燥湿化痰,常用于湿痰、寒痰咳嗽证。治痰浊阻肺所致的咳嗽,气喘,痰多,常与半夏、茯苓、苦杏仁等药配伍。

**【用法用量】** 3～6g。

**【成药例证】**

**1. 橘红丸[《国家中成药标准汇编·内科肺系(二)分册》]** 药物组成:化橘红、陈皮、法半夏、茯苓、甘草、桔梗、苦杏仁、紫苏子(炒)、紫菀、款冬花、瓜蒌皮、浙贝母、地黄、麦冬、石膏。

功能主治:清热,化痰,止咳,用于咳嗽痰多,痰不易出,胸闷口干。

**2. 止咳橘红丸(《卫生部药品标准中药成方制剂·第二册》)** 药物组成:化橘红、陈皮、法半夏、茯苓、甘草、紫苏子(炒)、苦杏仁(去皮,炒)、紫菀、款冬花、麦冬、瓜蒌皮、知母、桔梗、地黄、石膏。

功能主治:清肺润燥,止嗽化痰。用于肺热燥咳,痰多气促,口苦咽干。

**3. 橘红痰咳液(《中华人民共和国药典》2015年版)** 药物组成:化橘红、百部(蜜炙)、茯苓、半夏(制)、白前、甘草、苦杏仁、五味子。

功能主治:理气化痰,润肺止咳。用于痰浊阻肺所致的咳嗽、气喘、痰多;感冒、支气管炎、咽喉炎见上述证候者。

**4. 橘红梨膏(《卫生部药品标准中药成方制剂·第三册》)** 药物组成:化橘红、梨、川贝母、天冬、麦冬、苦杏仁、枇杷叶、五味子。

功能主治:养阴清肺,止咳化痰。用于肺胃阴虚,口干咽燥,久咳痰少。

**5. 复方春砂颗粒(《卫生部药品标准中药成方制剂·第十一册》)** 药物组成:砂仁叶油、化橘红、白术、枳壳。

功能主治:行气温中,健脾开胃,止痛消胀。用于脾胃虚寒引起的胃脘痛和消化不良。

**【贮藏】** 置阴凉干燥处,防蛀。

**【参考文献】**
[1]关骏良,吴钊华,吴万征,等.化橘红提取物对豚鼠离体气管平滑肌收缩功能的影响[J].中药材,2004,27(7):515-517.

[2]董宏坡,江明树,朱伟杰.化橘红多糖对小鼠的免疫调节作

用[J].中成药,2010,32(3):491-493.

（吴清华　裴瑾）

## 359　槐花

Huaihua

**【异名】** 槐蕊(《本草正》)。

**【来源】** 为豆科植物槐 *Sophora japonica* L.的干燥花及花蕾。前者习称“槐花”,后者习称“槐米”。

**【产地】** 主要为栽培品。全国各地均产,主产于河北、山东、江苏、辽宁等地。

**【采收加工】** 夏季花开放或花蕾形成时采收,及时干燥,除去枝、梗及杂质。

**【炮制】** **槐花**　除去杂质及灰屑。

**炒槐花**　取净槐花,照清炒法炒至表面深黄色。

**槐花炭**　取净槐花,照炒炭法炒至表面焦褐色。

**【性状特征】** **槐花**　皱缩而卷曲,花瓣多散落。完整者花萼钟状,黄绿色,先端5浅裂;花瓣5,黄色或黄白色,1片较大,近圆形,先端微凹,其余4片长圆形。雄蕊10,其中9个基部连合,花丝细长。雌蕊圆柱形,弯曲。体轻。气微,味微苦。以色黄白、整齐、无枝梗杂质者为佳。

**炒槐花**　与槐花性状相似,表面深黄色。以色深黄、整齐、无枝梗杂质者为佳。

**槐花炭**　与槐花性状相似,表面焦褐色。以色焦褐、整齐、无枝梗杂质者为佳。

**槐米**　呈卵形或椭圆形,长2～6mm,直径约2mm。花萼下部有数条纵纹。萼的上方为黄白色未开放的花瓣。花梗细小。体轻,手捻即碎。气微,味微苦涩。以花蕾足壮、花萼色绿而厚、无枝梗者为佳。

**【化学成分】** 槐花主要成分是黄酮及其苷,还含有皂苷及其苷元、甾体、蛋白质、氨基酸、微量元素等。槐花、槐米的黄酮及其苷是其主要药理活性成分。《中华人民共和国药典》2015年版规定,本品药材按干燥品计算,含总黄酮以芦丁($C_{27}H_{30}O_{16}$)计,槐花不得少于8.0%;槐米不得少于20.0%;本品药材按干燥品计算,含芦丁($C_{27}H_{30}O_{16}$)槐花不得少于6.0%;槐米不得少于15.0%。

**【药理毒理】**

**1. 止血**　生槐花、炒槐花、槐花炭水煎液按10.0、20.0g/kg的剂量给Wistar大鼠和昆明种小鼠灌胃,连续4d,均能降低毛细血管的通透性和增加纤维蛋白原含量;减少小鼠出血、凝血时间和大鼠血浆凝血酶原时间;降低大鼠血小板聚集率[1]。槐花生品、槐花炭品、槐花生品和槐花炭品提取物A、B按1～4.4g/kg的剂量给大鼠灌胃,连续2d,槐花生品、炭品及提取物A、B都能缩短大鼠出血时间和血浆复钙时间,其中炭品作用强于生品[2]。生槐米、槐米炭1g/ml,按0.25ml/10g的剂量给小鼠灌胃,槐米炭的出血时间缩短[3]。

**2. 对心血管系统的作用**　槐花煎液按2.8ml/kg(每ml煎液相当于0.34g生药)的剂量给家兔静脉注射给药,可使家兔心电图的Q-T间期和R-R间期延长,SP、DP和MAP三项血压指标均下降,心肌收缩力指标AVSP、$V_{max}$的值减小,LVET的值有所增大;心肌耗氧指标MOCI降低[4]。槐花煎液按0.952g/kg的剂量给家兔灌胃,能降低家兔心肌收缩力,减慢心率,减少心肌耗氧量[5]。

**3. 降血糖**　槐花总黄酮按150、300、600mg/kg的剂量给链脲佐菌素致大鼠糖尿病模型灌胃,连续30d,可很好地改善糖尿病状况,减低大鼠血糖,并可升高血清胰岛素水平和C-肽水平,降低瘦素水平[6]。

**4. 降血脂**　槐花中的槲皮素按10mg/kg的剂量对舌下静脉注射链脲佐菌素致高胆固醇血症大鼠皮下注射,连续30d,能有效降低大鼠的肝、主动脉及血中胆固醇量,并增加胆固醇-蛋白复合物的稳定性,大鼠血清瘦素水平升高,血清胰岛素水平及C-肽水平降低[7]。

**5. 抗病毒**　槐花水提取化合物K3能有效抑制实验株HIV-$1_{IIIB}$致C8166细胞病变(CPE),$EC_{50}$为8μM,也能抑制临床分离株HIV-$1_{KM018}$在PBMC细胞中的复制,其半效浓度($EC_{50}$)为32μM,治疗指数($TI$)为33。对耐药病毒株HIV-$1_{74V}$在C8166细胞中的复制$EC_{50}$为54μM,$TI$为13;5μM能够抑制半数正常的C8166细胞与慢性感染的H9细胞的融合;300μM时能够抑制80%HIV-1重组RT活性[8]。

**6. 抗肿瘤**　槐米提取物按2.0、4.0、6.0g/(kg·d)的剂量给移植Lewis肺癌的ICR小鼠模型灌胃,连续26d,不同浓度提取物均可抑制小鼠肿瘤生长[9,10]。

**7. 抗氧化**　槐米水提物作用于小鼠体外细胞，对小鼠肝微粒体膜脂氧化有很强的抑制作用，而且对 $H_2O_2$ 诱导的 PC12 神经细胞的氧化损伤也有很强的保护作用[11]。槐米水煎液按 0.2～0.3g/kg 的剂量给实验小鼠灌服，连续 3 周，能提高小鼠血清、肝和股四头肌的超氧化物歧化酶活性、肝糖原、肌糖原、血红蛋白含量[12,13]。

**8. 抗焦虑**　槐米中槲皮素按 15、60mg/kg 的剂量给不确定性刺激致小鼠焦虑模型灌胃，连续 6d，槲皮素可使高剂量组小鼠穿箱次数增加，高、低剂量小鼠测试错误反应次数减少，小鼠脑内 GABA、Glu 含量增加[14]。

**【药性】**　苦，微寒。归肝、大肠经。

**【功能主治】**　凉血止血，清肝泻火。用于便血，痔血，血痢，崩漏，吐血，衄血，肝热目赤，头痛眩晕。

**【临床应用】**

**1. 临床常用**

(1) 血热出血证　本品性属寒凉，可用治血热妄行所致的各种出血证。因其苦降下行，善清泄大肠之火热而止血，用治新久痔血，常与黄连、地榆等药配伍，如《成方便读》榆槐脏连丸；用治便血属血热甚者，常与山栀同用，如《经验良方》槐花散。

(2) 目赤，头痛　本品味苦性寒，常与清泻肝火，凡肝火上炎所致的目赤、头胀头痛及眩晕等症，可用单味煎汤代茶饮，或与夏枯草、菊花同用。

**2. 临床新用**　槐花可用于治疗原发性高血压[15]、大肠癌[16]、肝炎[17]。

**【用法用量】**　5～10g。

**【成药例证】**

**1. 止红肠辟丸(《中华人民共和国药典》2015 年版)**　药物组成：地黄(炭)、当归、黄芩、地榆炭、栀子、白芍、槐花、阿胶、荆芥穗、侧柏炭、黄连、乌梅、升麻。

功能主治：清热凉血，养血止血。用于血热所致肠风便血、痔疮下血。

**2. 血栓心脉宁胶囊(《中华人民共和国药典》2015 年版)**　药物组成：川芎、丹参、毛冬青、人工麝香、冰片、槐花、水蛭、人工牛黄、人参茎叶总皂苷、蟾蜍。

功能主治：益气活血，开窍止痛。用于气虚血瘀所致中风、胸痹，症见头晕目眩、半身不遂、胸闷心痛、心悸气短；缺血性中风恢复期、冠心病心绞痛见上述证候者。

**3. 心宁片(《中华人民共和国药典》2015 年版)**　药物组成：丹参、槐花、川芎、三七、红花、降香、赤芍。

功能主治：理气止痛，活血化瘀。用于气滞血瘀所致胸痹，症见胸闷、胸痛、心悸、气短；冠心病心绞痛见上述证候者。

**4. 化痔片(《卫生部药品标准中药成方制剂·第十五册》)**　药物组成：槐米、茜草、枳壳、三棱、三七。

功能主治：清热、凉血、行气散瘀。用于内痔，外痔，混合痔，内外痔血栓。

**5. 痔疮止血丸《卫生部药品标准中药成方制剂·第十册》**　药物组成：槐花、荆芥(炒)、陈皮、侧柏叶、地榆、仙鹤草。

功能主治：清解肠风湿热，凉血止血。用于痔疮出血，肠风下血，血色鲜红者。

**【贮藏】**　置干燥处，防潮，防蛀。

**【参考文献】**

[1]李惠，原桂东，金亚宏，等.槐花饮片及其提取物止血作用的实验研究[J].中国中西医结合杂志，2004，24(11)：1007-1009.

[2]赵雍，郭静，刘婷，等.槐花制炭后新止血成分的药理研究[J].中国中药杂志，2010，35(17)：2346-2348.

[3]徐志.槐米炭凝血止血作用的实验研究[J].广西中医药杂志，1990，13(1)：44-45.

[4]王天仕，郑合勋，谷艳芳，等.槐花煎液对家兔在位心功能的影响[J].山东中医杂志，2001，20(8)：490-492.

[5]王天仕，郑合勋，魏高明，等.槐花对家兔体外心房肌的作用[J].山东中医药杂志，2002，21(5)：297-298.

[6]刘凯.大鼠高胆固醇血症快速造型法初筛降脂中草药[J].徐州医学院学报，1990，(4)：260-262.

[7]苗明三，李彩荣，陈元朋.槐花总黄酮对大鼠糖尿病模型血清胰岛素、瘦素和 C-肽水平的影响[J].中国现代应用药学，2011，28(10)：895-897.

[8]张高红，郑永唐.槐花提取化合物 K3 体外抗 HIV-1 活性的研究[J].中药材，2006，29(4)：355-358.

[9]金念祖，茅力，朱燕萍，等.槲皮素及槐米提取物对小鼠 Lewis 肺癌的抑瘤实验研究[J].南京中医药大学学报，2005，21(2)：108-110.

[10]金念祖，茅力，朱燕萍，等.槐米提取物对小鼠 Lewis 肺癌移植瘤细胞周期和 PCNA 表达的影响[J].中药新药与临床药理，2005，16(3)：164-168.

[11]卢艳花，杜长斌，刘建文，等.槐米对微粒体和神经细胞氧

化损伤的保护作用[J].中成药,2003,25(10):845-847.

[12]张军,王家宏,王丽娟,等.槐米水提液对训练小鼠运动能力影响的机制研究[J].陕西师范大学学报,2007,35(4):99-101.

[13]杨建雄,王丽娟,田京伟.槐米提取液对小鼠抗氧化能力的影响[J].陕西师范大学学报,2002,30(2):87-90.

[14]聂忠富.槐米中槲皮素对焦虑模型小鼠的保护作用研究[J].中国药房,2013,24(31):2905-2907.

[15]徐文雄.降压口服液治疗原发性高血压102例疗效观察[J].中成药,1994,16(1):26.

[16]段荟,蒋艳.地榆、槐花中药热敷疗法在肠癌便脓血患者治疗上所起的作用[J].时珍国医国药,2012,23(11):2916-2917.

[17]王瑞烈,杨焕彪.莨菪碱类药及大黄槐花米治疗重型病毒性肝炎46例报告[J].中西医结合临床杂志,1993,3(2):3-4.

（吴清华　裴瑾）

## 360　槐角

Huaijiao

**【异名】** 槐实(《神农本草经》),槐子(《本草经集注》),槐豆(《本草原始》),槐连灯、九连灯、天豆(《河南中药手册》),槐连豆(《中药材手册》)。

**【来源】** 为豆科植物槐 *Sophora japonica* L.的干燥成熟果实。

**【产地】** 主要为栽培品,全国各地均产,主产于河北、山东、江苏、辽宁等地。

**【采收加工】** 冬季采收,除去杂质,干燥。

**【炮制】** **槐角**　除去杂质。

**蜜槐角**　取净槐角,照蜜炙法炒至外皮光亮,不粘手。

**【性状特征】** **槐角**　呈连珠状,长1～6cm,直径0.6～1cm。表面黄绿色或黄褐色,皱缩而粗糙,背缝线一侧呈黄色。质柔润,干燥皱缩,易在收缩处折断,断面黄绿色,有黏性。种子1～6粒,肾形,长约8mm,表面光滑,棕黑色,一侧有灰白色圆形种脐;质坚硬,子叶2,黄绿色。果肉气微,味苦,种子嚼之有豆腥气。以肥大、角长、黄绿色、充实饱满者为佳。

**蜜槐角**　与槐角性状相似,外皮光亮。以肥大、角长、外皮光亮、不粘手者为佳。

**【化学成分】** 槐角的主要成分是黄酮,还含有三萜、氨基酸、生物碱、脂肪酸等。槐角的黄酮是其主要药理活性成分。《中华人民共和国药典》2015年版规定,本品药材按干燥品计算,含槐角苷($C_{21}H_{20}O_{10}$)不得少于4.0%。

**【药理毒理】**

**1. 抗氧化**　槐角水煎液按1.95、3.25mg/kg的剂量给D-半乳糖致衰老小鼠灌胃,连续30d,均能提高小鼠脑组织超氧化物歧化酶和一氧化氮合酶的活性,使NO含量增加,过氧化脂质的含量降低[1,2]。

**2. 降血脂**　槐角总黄酮按40、80、160mg/kg的剂量给高脂饲料致高脂血症大鼠模型给药,连续6周,能降低大鼠血清总胆固醇、甘油三酯、低密度脂蛋白胆固醇水平,升高高密度脂蛋白胆固醇;降低全血黏度,使肝组织丙二醛水平降低,超氧化物歧化酶及总抗氧化能力活力升高,促进低密度脂蛋白受体基因mRNA的表达[3]。

**3. 抗生育**　槐角苷按150、300、600mg/(kg·d)的剂量给受孕小鼠灌胃,连续6d,槐角苷能通过调节子宫内ERα与PR的表达、影响胞饮突的形成,降低子宫内膜容受性等多种途径的相互作用而导致小鼠胚胎着床的失败[4]。

**4. 安全性评价**　静脉注射槐角提取液,测得小鼠$LD_{50}$为(14.215±30)mg/kg。用Ames分点试验法和平皿渗入试验法研究槐角的诱变活性,结果表明槐角不含诱变活性物质[5]。

**【药性】** 苦,寒。归肝、大肠经。

**【功能主治】** 清热泻火,凉血止血。用于肠热便血,痔肿出血,肝热头痛,眩晕目赤。

**【临床应用】** **临床常用**

血热出血证　本品性味、功效、主治与槐花相似,但止血作用较槐花为弱,而清降泄热之力较强,兼能润肠,主要用于痔血、便血,尤多用于痔疮肿痛出血之证,常与地榆、黄芩、当归等同用,如槐角丸(《太平惠民和剂局方》)。

**【用法用量】** 6～15g。

**【成药例证】**

**1. 地榆槐角丸(《中华人民共和国药典》2015年版)**　药物组成:地榆(炭)、蜜槐角、槐花(炒)、大黄、黄芩、当归、红花、荆芥穗、地黄、赤芍、防风、枳壳(麸炒)。

功能主治:疏风凉血,泻热润燥。用于脏腑实热、大肠火盛所致的肠风便血、痔疮肛瘘、湿热便秘,肛门肿痛。

**2. 脏连丸(《中华人民共和国药典》2015 年版)**　药物组成:黄连、黄芩、地黄、赤芍、当归、槐角、槐花、荆芥穗、地榆炭、阿胶。

功能主治:清肠止血。用于肠热便血,肛门灼热,痔疮肿痛。

**3. 槐角丸(《中华人民共和国药典》2015 年版)**　药物组成:槐角(炒)、地榆炭、黄芩、枳壳(炒)、当归、防风。

功能主治:清肠疏风,凉血止血。用于血热所致的肠风便血、痔疮肿痛。

**4. 痔舒适洗液(《卫生部药品标准中药成方制剂·第二十册》)**　药物组成:槐角、三七、苦参、白及、蛇床子、败酱草、艾叶、马齿苋、金银花、防风、白矾、硼砂、冰片、甘草。

功能主治:清热燥湿,化瘀解毒,止血消肿,止痛止痒。用于痔疮急性发作。

**5. 复方夏枯草降压糖浆(《国家中成药标准汇编·脑系经络肢体分册》)**　药物组成:夏枯草、白芍、槐角。

功能主治:平肝降火,止咳。用于肝火上炎,眩晕头痛,失眠多梦,心烦口苦。

**【注意事项】**　孕妇忌服。

**【贮藏】**　置通风干燥处,防蛀。

**【参考文献】**
[1]田黎明,胡新伟,隋志华,等.槐角对半乳糖致衰小鼠脑抗氧化作用的研究[J].中国老年学杂志,2002,7(22):308-309.

[2]张涛,白大芳,杨晶,等.槐角对半乳糖致衰小鼠血清及心肌抗氧化作用的研究[J].黑龙江医药科学,2003,26(3):43.

[3]王永红,龙晓莉,何菲,等.槐角总黄酮对高脂血症大鼠降血脂及抗氧化能力的实验研究[J].第四军医大学学报,2009,30(22):2677-2681.

[4]瞿成权,孙齐,周建宏,等.槐角苷对雌性小鼠的抗生育作用研究[J].四川动物,2014,33(4):558-562.

[5]王景华,唐于平,楼凤昌等.槐角化学成分与药理作用[J].国外医药·植物药分册,2002,17(2):58-60.

(吴清华　裴瑾)

## 361　黄柏
Huangbo

**【异名】**　檗木(《神农本草经》),黄檗(《本草经集注》)。

**【来源】**　为芸香科植物黄皮树 *Phellodendron chinense* Schneid. 的干燥树皮。习称"川黄柏"。

**【产地】**　主要为栽培品,野生品亦有。其道地产区为四川省雅安市荥经县,亦主产于四川省都江堰、叙永、绵阳、巴中等地。湖北、湖南西北部、四川东部亦有分布。

**【采收加工】**　定植 15～20 年,3～6 月采收,剥取树皮后,除去粗皮,晒干。

**【炮制】**　**黄柏**　去杂质,喷淋清水,润透,切丝,干燥。

**盐黄柏**　取黄柏丝,照盐水炙法,炒干。

**黄柏炭**　取黄柏丝,照炒炭法,炒至表面焦黑色。

**【性状特征】**　**黄柏**　呈丝条状。外表面黄褐色或黄棕色。内表面暗黄色或淡棕色,具纵棱纹。切面纤维性,呈裂片状分层,深黄色。味极苦。以皮厚、断面深黄色,味极苦者为佳。

饮片呈板片状或浅槽状,长宽不一,厚 1～6mm。外表面黄褐色或黄棕色,平坦或具纵沟纹,有的可见皮孔痕及残存的灰褐色粗皮;内表面暗黄色或淡棕色,具细密的纵棱纹。体轻,质硬,断面纤维状,呈裂片状分层,深黄色。气微,味极苦,嚼之有黏性。以皮厚、断面深黄色,味极苦者为佳。

**盐黄柏**　形如黄柏丝,表面深黄色,偶有焦斑。味极苦,微咸。以皮厚、表面深黄色,味极苦者为佳。

**黄柏炭**　形如黄柏丝,表面焦黑色,内部深褐色或棕黑色。体轻,质脆,易折断。味苦涩。以皮厚、断面深褐色或棕黑色,味极苦涩者为佳。

**【化学成分】**　黄柏的主要成分是生物碱,还含有内酯、甾醇、黏液质、三萜化合物等。黄柏的生物碱是其主要药理活性成分。按《中华人民共和国药典》2015 年版规定,本品药材及其饮片按干燥品计算,含小檗碱以盐酸小檗碱($C_{20}H_{17}NO_4 \cdot HCl$)计,不得少于 3.0%;含黄柏碱以盐酸黄柏碱($C_{20}H_{23}NO_4 \cdot HCl$)计,不得少于 0.34%。

**【药理毒理】**

**1. 抗病原微生物**　50%黄柏水煎剂在体外对金黄色葡萄球菌和表皮葡萄球菌均有抑制作用,对金黄色葡萄球菌的 $MIC_{90}$ 和 $MIC_{50}$ 分别为 7.8、0.244mg/ml,对表皮葡萄球菌的 $MIC_{90}$ 和 $MIC_{50}$ 分别为7.8、0.122mg/ml[1]。黄柏乙醇提取物在体外对红色毛癣菌、须癣毛癣菌、犬小孢子菌、絮状表皮癣菌、石膏小孢子菌的最低抑菌浓度分别为2.5、5.0、1.25、5.0、2.5g/L[2]。另外，20%黄柏乙醇提取物与毛囊蠕形螨接触0.5min即可将其杀死，1.5min全部杀死[3]。

**2. 抗炎**　2.4μL/10g黄柏水煎剂按0.385、0.192、0.096g生药/kg的剂量给二甲苯致耳廓肿胀的小鼠模型灌胃，连续7d，均可抑制小鼠耳廓肿胀度[4]。50%黄柏水煎液以20g/(kg·d)剂量给巴豆油所致耳壳肿胀的小鼠模型灌胃，连续4d，可抑制小鼠的耳肿胀；50%黄柏水煎液以20g/(kg·d)剂量给醋酸所致腹腔毛细血管通透性增高的小鼠模型灌胃，连续4d，可减少小鼠毛细血管通透性亢进[5]。川黄柏醇提取物按4.5和9.0g/kg的剂量给角叉菜胶致大鼠胸膜炎模型灌胃，连续15d，可降低大鼠胸腔炎性渗出液中$PGE_2$、TNF-α和IL-1β的含量；9.0g/kg的剂量可抑制肺组织中TNF-α、IL-1β和MDA含量的升高[6]。

**3. 调节免疫**　100%和20%黄柏水煎液给绵羊血红细胞致迟发型超敏反应小鼠模型灌胃，每天2次，连续7d，可抑制小鼠超敏反应的诱导期和IgM的生成[7]。100%和20%黄柏水煎液按每日0.5μl/只的剂量给二硝基氟苯致迟发型超敏反应小鼠模型灌服，连续7d，可降低小鼠血清γ干扰素水平，抑制其腹腔巨噬细胞产生白细胞介素-1及肿瘤坏死因子-α，抑制其脾细胞产生白细胞介素-2[8]。6.25%黄柏水煎剂在无伴刀豆球蛋白A(ConA)刺激时可提高小鼠体外脾细胞膜的流动性，而在ConA的刺激下则降低细胞膜流动性[9]。

**4. 降血压**　黄柏提取物黄柏素按0.025g/kg、0.035g/kg的剂量给犬进行股静脉注射或0.011g/kg的剂量腹腔注射，均可降低其血压；0.00166g/kg的剂量给猫进行股静脉注射，也可降低其血压[10]。

**5. 抗溃疡**　黄柏免煎颗粒按0.617、1.234g/kg的剂量给口腔溃疡大鼠模型灌胃，每日1次，连续8d，可使其溃疡愈合[11]。(去小檗碱)按200mg/kg的剂量对水浸捆束应激负荷致溃疡小鼠模型皮下注射，可抑制胃黏膜SOD活性；黄柏提取物(去小檗碱)按1000mg/kg的剂量给吲哚美辛致溃疡大鼠灌胃，可抑制大鼠胃黏膜组织前列腺素$E_2$含量减少[12]。

**6. 抗痛风**　黄柏水煎液按250mg/kg的剂量给高尿酸血症小鼠模型灌胃，每天1次，连续3d，可降低小鼠血清尿酸水平，抑制小鼠肝脏黄嘌呤氧化酶活性[13]。黄柏按6g/(kg·d)的剂量给高尿酸血症小鼠模型灌胃，每天1次，连续7d，可降低小鼠尿酸水平[14]。黄柏醇提取物按18.75g/(kg·d)的剂量给高尿酸血症小鼠模型灌胃，连续1周，可降低小鼠血清尿酸水平[15]。

**7. 对关节软骨细胞的影响**　5%和10%黄柏注射液在体外对兔软骨细胞DNA和胶原合成具有抑制作用；5%黄柏注射液对蛋白多糖合成有促进作用，10%有轻度抑制作用[16]。

**8. 体内过程**　黄柏中的盐酸小檗碱按125mg/kg的剂量给大鼠灌胃，盐酸小檗碱在大鼠体内呈一室模型分布，药代动力学参数为：血药浓度曲线下面积($AUC$)为774.3mg/(L·min)，肾排泄速度常数($Ke$)为$7.285\times10^{-3}$ L/min，吸收速度常数($Ka$)为$4.166\times10^{-2}$ L/min，吸收半衰期$t_{1/2Ka}$为16.64min，肾排泄半衰期$T_{1/2Ke}$为95.15min，达峰时间$T_{peak}$为50.73min，最大血药浓度$C_{max}$为3.898mg/L[17]。

**【药性】**　苦，寒。归肾、膀胱经。

**【功能主治】**　清热燥湿，泻火除蒸，解毒疗疮。用于湿热泻痢，黄疸尿赤，带下阴痒，热淋涩痛，脚气痿躄，骨蒸劳热，盗汗，遗精，疮疡肿毒，湿疹湿疮。盐黄柏滋阴降火。用于阴虚火旺，盗汗骨蒸。

**【临床应用】**

**1. 临床常用**

(1) 湿热病证　本品性味苦寒，归肾、膀胱二经，具清热燥湿作用，即可治湿热下注之淋浊、带下、脚气等症，也可治泻痢、黄疸等湿热证。

淋浊：治血淋，以之与白茅根、大小蓟同用煎服可凉血通淋；治湿热蕴结膀胱，小便赤涩淋痛，常与利水药木通、车前子等同用；若湿热下注膀胱，下浊不止，可与益智仁、茯苓、猪苓配伍，如《医学正传》治浊固本丸；若少腹胀满，小便点滴不通，可配知母，除下焦湿热，泄其闭，并反佐肉桂，引入肾经而化气，以滋肾通关，如《兰室秘藏》通关丸；也可与珍珠粉共末，为丸服，如《保命集》珍珠分丸。

湿热带下，脚气肿痛：若湿热下注，带下色黄者，以之配车前子、芡实、白果同煮，如《傅青主女科》易黄汤；治湿毒内蕴，秽浊下注，与车前子、泽泻、栀子同用，如《世补斋不谢方》止带汤。治湿热下注之足膝红肿热痛，与苍术配伍，如《丹溪心法》二妙散；治下肢疼痛麻木，屈伸不利，与牛膝同用，如《医学正传》三妙丸。

湿热痢疾，泄泻：与地黄、阿胶、当归、石榴皮、黄连配伍，可治久痢；可单用，治小儿热泻，如《十全博救方》；与赤芍配伍，治小儿热痢下血，如《阎氏小儿方论》；与栀子、黄连同用，治妊娠及产后寒热下痢，如《千金翼方》；与秦皮、白头翁、黄连配伍，具清利大肠湿热、凉血止痢之功，可治热痢下重，如《伤寒论》白头翁汤。

黄疸：与栀子等药配伍，可治湿热黄疸，如《伤寒论》栀子柏皮汤。

(2) 疮痈等热毒证　本品具清湿热、解毒疗疮之功，用于热毒内蕴所致口舌生疮，目赤肿痛，湿疹瘙痒，疮痈肿毒等证。

疮痈肿毒，湿疹：本品清热解毒燥湿，与苦参等药煎煮洗渍，可治皮肤湿疹；与白及、地榆研末香油调敷，可治水火烫伤；与川乌配伍，治痈疽肿毒，如《濒湖集简方》；《子母秘录》取黄柏合轻粉调猪胆汁、可治热疮、脓疮；《梅师方》以本品为末合鸡子白外涂，治乳痈。

口舌生疮，目赤肿痛：治心脾热、舌颊生疮，可与青黛、龙脑配伍，如《本草衍义》；治时行火眼，可取本品粉末，煎汤熏洗，如《世医得效方》五行汤；治小儿重舌，可用竹沥汤浸渍本品，取汁点舌，如《备急千金要方》。

(3) 阴虚火旺证　本品长于入肾经退虚热，降火以坚阴，可用于肾阴不足，虚火上炎，五心烦热，潮热盗汗，遗精等症。治阴虚火旺证者，需与龟甲、熟地黄等药配伍，如《丹溪心法》大补阴丸。

另外，本品还可清泄肝、胆、胃三经实火，用于治疗多种脏腑实热证。如《千金方》单用本品治胃热口疮；《独行方》单用本品治胃热消渴；《眼科龙木论》五行汤，单用本品治肝热目赤肿痛。

**2. 临床新用**　黄柏可用于治疗湿疹[18]。

**【用法用量】**　3～12g。外用适量。

**【成药例证】**

**1. 白带丸(《中华人民共和国药典》2015 年版)**　药物组成：黄柏、椿皮、当归、白芍、香附。

功能主治：清热，除湿，止带。用于湿热下注所致的带下病，症见带下量多、色黄、有味。

**2. 泌尿宁颗粒(《卫生部药品标准中药成方制剂·第十七册》)**　药物组成：黄柏、苘麻子、萹蓄、桑寄生、续断、五味子、柴胡、白芷、甘草。

功能主治：清热利尿，通淋止痛。用于下焦湿热所致的热淋，症见小便赤涩热痛；泌尿系感染见上述证候者。

**3. 湿热痹片(《中华人民共和国药典》2015 年版)**　药物组成：苍术、黄柏、粉萆薢、薏苡仁、防己、连翘、川牛膝、地龙、防风、威灵仙、忍冬藤、桑枝。

功能主治：祛风除湿，清热消肿，通络定痛。用于湿热痹阻证，其症状为肌肉或关节红肿热痛，有沉重感，步履艰难，发热，口渴不欲饮，小便短赤。

**4. 如意金黄散(《中华人民共和国药典》2015 年版)**　药物组成：黄柏、大黄、姜黄、白芷、天花粉、陈皮、厚朴、苍术、生天南星、甘草。

功能主治：清热解毒，消肿止痛。用于热毒瘀滞肌肤所致疮疡肿痛、丹毒流注，症见肌肤红、肿、热、痛，亦可用于跌打损伤。

**5. 九圣散(《中华人民共和国药典》2015 年版)**　药物组成：黄柏、苍术、乳香、没药、轻粉、红粉、紫苏叶、薄荷、苦杏仁。

功能主治：解毒消肿，燥湿止痒。用于湿毒瘀阻肌肤所致的湿疮、臁疮、黄水疮，症见皮肤湿烂、溃疡、渗出脓水。

**【贮藏】**　置通风干燥处，防潮。

**【参考文献】**　[1]李仲兴，王秀华，赵建宏，等.用新方法进行黄柏对 224 株葡萄球菌的体外抗菌活性研究[J].中医药信息，2000，17(5)：33-35.

[2]刘春平，赵淑肖，陈强，等.盐酸小檗碱抗 5 种皮肤癣菌实验观察[J].临床皮肤科杂志，2005，34(1)：29.

[3]张荣波，李朝品，田晔.黄柏提取物体外抑杀毛囊蠕形螨活性研究[J].中国药理学通报，2006，22(7)：894-895.

[4]杨磊，张延英，李卉，等.黄柏煎剂的抗炎、抗菌作用研究[J].实验动物科学，2014，31(4)：14-17.

[5]南云生，毕晨蕾.炮制对黄柏部分药理作用的影响[J].中药材，1995，18(2)：81-84.

[6]欧丽兰,雨昕,张椿,等.川黄柏醇提取物的抗炎作用及机制的研究[J].华西药学杂志,2015,30(3):308-309.

[7]邱全瑛,谭允育,赵岩松,等.黄柏和小檗碱对小鼠免疫功能的影响[J].中国病理生理杂志,1996,24(6):664.

[8]吕燕宁,邱全瑛.黄柏对小鼠DTH及其体内几种细胞因子的影响[J].北京中医药大学学报,1999,22(6):49-51.

[9]Lu YN, Qiu QY, Wang Y. Effects of Phellodendron and Its Main Components on the Cell Membrane fluidity[J].Chinese Journal of Pathophysiology, 2006, 22(1):156-159.

[10]冯高闳,曾广信.黄柏素的降低血压作用[J].江西医药,1961,(7):29-30.

[11]杨敬宁,袁敏,邹每伶,等.黄柏对大鼠口腔溃疡的作用及其对TNF-α水平的影响[J].中国中医药科技,2013,20(6):614-615.

[12]张志军.黄柏提取物的抗溃疡效果[J].国外医学·中医中药分册,1994,16(1):29.

[13]杨澄,朱继孝,王颖,等.盐制对黄柏抗痛风作用的影响[J].中国中药杂志,2005,30(2):145-148.

[14]沈德凤,刘悦,赵岩,等.黄连黄柏协同抗痛风作用研究[J].安徽农业科学,2013,41(26):10620-10621.

[15]潘志,段富津,王颖航,等.黄柏与苍术提取物对高尿酸血症小鼠血尿酸的影响[J].时珍国医国药,2008,19(1):112-113.

[16]岳珍,王嘉芙,吕红斌.行气消肿类中药对体外培养的软骨细胞代谢的影响[J].中国运动医学杂志,1998,17(1):34-37.

[17]肖学凤,乔晓莉,高岚,等.黄柏中盐酸小檗碱的药代动力学研究[J].天津中医药大学学报,2008,27(4):263-265.

[18]张旭.黄柏胶囊治疗湿疹60例[J].中医杂志,2003,44(1):57.

(侯飞侠　吴清华　裴瑾)

## 362　黄瓜子

Huangguazi

**【异名】** 哈力苏(《中华本草》)。

**【来源】** 为葫芦科植物黄瓜 *Cucumis sativus* L. 的干燥成熟种子。

**【产地】** 主要为栽培品。主产于山东、河南、内蒙古等地,现世界各地普遍栽培。

**【采收加工】** 秋季果实成熟时,摘下果实,收取种子,洗净,晒干。

**【炮制】** **黄瓜子** 除去杂质,洗净,干燥。

**炒黄瓜子** 取净黄瓜子,用文火炒至色变深,有爆裂声,并有香气逸出,取出,摊凉。

**【性状特征】** **黄瓜子** 呈扁棱形或狭长卵形,长8～12mm,宽3～5mm。表面黄白色,平滑,略有光泽。一端具短尖芒;另一端较狭平截,中央微凹具种脐,边缘稍有棱。种皮革质稍厚,子叶2枚,乳白色,富粉性。气微,味淡微甘。以干燥、粒饱满、外壳黄白色者为佳。

**炒黄瓜子** 性状与黄瓜子相似,外皮深黄色,有焦斑,香气浓。以外皮有焦斑,香气浓郁者为佳。

**【化学成分】** 黄瓜子的主要成分是脂肪油,还含有氨基酸、脂肪酸、植物甾醇、维生素、黏多糖、Mg、Ca、Fe、K等。黄瓜子的脂肪油是其主要药理活性成分。

**【药理毒理】**

**1. 促进骨细胞增殖** 黄瓜子生品、制品不同提取部位(水、正丁醇、乙酸乙酯、石油醚)含药液1g/ml,50mg/ml的浓度对大鼠成骨细胞给药,均可促进大鼠成骨细胞的增殖,其中正丁醇及乙酸乙酯提取部位对成骨细胞骨钙素的合成及碱性磷酸酶活性作用明显[1]。

**2. 缓解体力疲劳** 黄瓜子粉水溶液按0.25、1.25、2.5mg/g的剂量给小鼠灌胃,连续28d,可使小鼠游泳时间延长,血清尿素氮含量和乳酸含量增加,肝糖原含量增加[2]。

**【药性】** 二级湿寒。

**【功能主治】** 降低机体胆液质的旺盛,止咳,止痛,通便,利尿。用于发热不退,小便灼痛,点滴不畅,中暑口渴,月经不调。

**【临床应用】** **临床常用**

跌打损伤,筋伤骨折　本品味甘,入肝经血分,有活血散瘀止痛、促进骨折愈合的作用。常配活血止痛疗伤之骨碎补、乳香、没药等。

**【用法用量】** 5～15g。

**【成药例证】**

**1. 骨折挫伤胶囊(《卫生部药品标准中药成方制剂·第十八册》)** 药物组成:猪骨(制)、黄瓜子(炒)、自然堂(煅)、红花、大黄、当归、乳香(炒)、没药(制)。

功能主治:舒筋活络,接骨止痛。用于跌打损伤,消肿散瘀,扭腰岔气等症。

**2. 归红跌打丸(《卫生部药品标准中药成方制剂·第二册》)** 药物组成:当归、防风、红花、制天南星、白芷、三七、黄瓜子。

功能主治:活血散瘀。用于跌打损伤,血瘀作痛。

**3. 麝香接骨胶囊(《卫生部药品标准中药成方制剂·第五册》)**　药物组成:赤芍、麻黄(蜜炙)、牛膝、当归、没药(炒)、黄瓜子、血竭、朱砂、土鳖虫、续断、红花、川芎、儿茶、硼砂、马钱子(炙)、三七、骨碎补(烫)、桂枝、苏木、乳香(炙)、自然铜(煅)、麝香。

功能主治:散瘀止痛,续筋接骨。用于跌打损伤,筋伤骨折,瘀血凝结,闪腰岔气。

**4. 愈伤灵胶囊(《卫生部药品标准中药成方制剂·第八册》)**　药物组成:土鳖虫、红花、自然铜(煅)、冰片、黄瓜子(炒)、续断、三七、当归、落新妇提取物。

功能主治:活血散瘀,消肿止痛。用于跌打挫伤,筋骨瘀血肿痛者,亦可用于骨折的辅助治疗。

**5. 骨疏康胶囊(《新药转正标准22》)**　药物组成:淫羊藿、骨碎补、丹参、黄瓜子。

功能主治:补肾益气,活血壮骨。用于肾虚气血不足所致的中老年人骨质疏松症,伴有腰脊酸痛、胫膝酸软、神疲乏力等症状者。

**【贮藏】**　置通风干燥处。

**【参考文献】**　[1]裴启洋,佟鑫,贾天柱.黄瓜子不同提取部位对体外培养大鼠成骨细胞的影响[J].中成药,2014,36(4):680-684.

[2]张平,冯二雷,葛红娟,等.黄瓜子粉对体力疲劳的缓解作用[J].安徽农业科学,2012,40(11):6544,6581.

(吴清华　裴瑾)

## 363　黄精
Huangjing

**【异名】**　龙衔(《广雅》),鹿竹、重楼(《名医别录》),萎蕤、苟格、马箭、笔菜(《本草图经》),生姜(《滇南本草》),太阳草(《博物志》),白及、兔竹、垂珠、鸡格(《抱朴子》),笔管菜(《救荒本草》),野生姜(《本草蒙筌》),山生姜(《本草备要》),玉竹黄精、白芨黄精(《本草从新》),山捣臼(《岭南采药录》),阳雀蕻(《辰溪志》),土灵芝、老虎姜(《草木便方》),野仙姜(《广西通志》)。

**【来源】**　为百合科植物滇黄精 *Polygonatum kingianum* Coll. et Hemsl.、黄精 *Polygonatum sibiricum* Red. 或多花黄精 *Polygonatum cyrtonema* Hua 的干燥根茎。按形状不同,习称"大黄精""鸡头黄精""姜形黄精"。

**【产地】**　主要为栽培品。其道地产区为云南滇西地区的大理、丽江、迪庆、怒江等地。滇黄精主产于广西、贵州、云南等地区,四川亦有分布;黄精主产于河北、内蒙古、陕西等地区,黑龙江、吉林、辽宁、山西、宁夏、甘肃、河南、山东、安徽东部、浙江西北部亦有分布;多花黄精主产于贵州、湖南、云南等地区,四川、湖北、河南等地亦有分布。建于陕西省汉中市略阳县五龙洞镇、观音寺镇、西淮坝镇等地的黄精GAP种植基地已通过原国家食品药品监督管理总局验收。

**【采收加工】**　春、秋二季采挖,除去须根,洗净,置沸水中略烫或蒸至透心,干燥。

**【炮制】**　**黄精**　去杂质,洗净,略润,切厚片,干燥。

**酒黄精**　取净黄精,照酒炖法或酒蒸法,炖透或蒸透,稍晾,切厚片,干燥。每100kg黄精,用黄酒20kg。

**【性状特征】**　**大黄精**　呈肥厚肉质的结节块状,结节长可达10cm以上,宽3～6cm,厚2～3cm。表面淡黄色至黄棕色,具环节,有皱纹及须根痕,结节上侧茎痕呈圆盘状,圆周凹入,中部突出。质硬而韧,不易折断,断面角质,淡黄色至黄棕色。气微,味甜,嚼之有黏性;鸡头黄精呈结节状弯柱形,长3～10cm,直径0.5～1.5cm。结节长2～4cm,略呈圆锥形,常有分枝。表面黄白色或灰黄色,半透明,有纵皱纹,茎痕圆形,直径5～8mm;姜形黄精呈长条结节块状,长短不等,常数个块状结节相连。表面灰黄色或黄褐色,粗糙,结节上侧有突出的圆盘状茎痕,直径0.8～1.5cm。均以块大、肥润、色黄、断面透明、甜味浓者为佳。

**黄精**　呈不规则的厚片,外表皮淡黄色至黄棕色。切面略呈角质样,淡黄色至黄棕色,可见多数淡黄色筋脉小点。质稍硬而韧。气微,味甜,嚼之有黏性。以色黄、断面透明、质润泽,习称"冰糖渣"者为佳。

**酒黄精**　呈不规则的厚片。表面棕褐色至黑色,有光泽,中心棕色至浅褐色,可见筋脉小点。质较柔软。味甜，微有酒香气。以有光泽，有酒香气者为佳。

【化学成分】 黄精的主要成分是多糖，还含有生物碱、皂苷、黄酮、强心苷、木质素、维生素等。黄精的多糖是其主要药理活性成分。《中华人民共和国药典》2015年版规定，本品药材及其饮片按干燥品计算，含黄精多糖以无水葡萄糖($C_6H_{12}O_6$)计，不得少于7.0%；酒黄精含黄精多糖以无水葡萄糖($C_6H_{12}O_6$)计，不得少于4.0%。

【药理毒理】

**1. 提高免疫** 黄精水提液按1～25g/kg的剂量分别给$S_{180}$荷瘤小鼠、甲基硝基亚硝基胍致癌大鼠模型灌胃，能促进其脾细胞产生白细胞介素-2，增强其T淋巴细胞和自然杀伤细胞[1]；黄精水煎剂按5、15、25g/kg的剂量分别给环磷酰胺致免疫低下小鼠模型灌胃，均可使其白细胞和红细胞数值上升，骨髓嗜多染红细胞微核率下降，提高其腹腔巨噬细胞的吞噬功能[2]。黄精粗多糖按0.1～1.0g/kg的剂量给环磷酰胺致免疫低下小鼠模型灌胃，可增加其外周血白细胞，增加脾重量[3]。黄精粗多糖按0.5、1.0g/kg的剂量给四氧嘧啶致糖尿病小鼠模型灌胃，可降低其血糖，提高其胸腺、脾脏和肝脏指数，提高血清和肝脏组织中的总超氧化物歧化酶和谷胱甘肽过氧化物酶活性，降低丙二醛含量[4]。

**2. 抗疲劳** 黄精多糖按30mg/kg的剂量给小鼠灌胃，可延长其游泳时间[5]。黄精水提液按4.2g/kg的剂量给负荷耐力训练致疲劳大鼠模型灌胃，可延长其运动时间，增加其骨骼肌中一氧化氮含量，提高结构型一氧化氮和总一氧化氮活性，增强骨骼肌供血及供氧能力[6]。

**3. 提高和改善记忆** 黄精多糖按22.4～48.6mg/kg的剂量给老龄大鼠灌胃，可降低其迷宫测试错误次数，缩短迷宫实验潜伏期[7]。黄精水提醇沉液按5～35g/kg的剂量给老年小鼠、化学药物(氢溴酸东莨菪碱，亚硝酸钠，40%乙醇)致记忆获得、巩固和再现三障碍小鼠模型灌胃，可增加其大脑皮层和海马乙酰胆碱含量，提高胆碱乙酰转移酶活性，延长其触电潜伏期，减少错误次数[8]。黄精乙醇提取物按0.25g/kg的剂量给东莨菪碱致记忆获得障碍小鼠模型进行灌胃，能改善其学习记忆获得障碍[9]。

**4. 抗氧化** 黄精多糖按0.1～1.0g/kg的剂量给温热药致阴虚小鼠模型灌胃，可提高其体重增长率及痛阈，升高其血浆中超氧化物歧化酶活力、肝匀浆中谷胱甘肽过氧化物酶活力，降低其肝匀浆中丙二醛含量[10]；黄精水提液按4.2～24g/kg的剂量给D-半乳糖所致衰老小鼠模型灌胃，可降低其脑丙二醛含量，提高其脑谷胱甘肽过氧化物酶活力、超氧化物歧化酶活性，升高脑细胞$Ca^{2+}$-ATP酶、$K^+$-ATP酶和$Na^+$的活性[11]；增高大强度耐力训练大鼠心肌线粒体总超氧化物歧化酶、过氧化氢酶CAT和谷胱甘肽过氧化物酶活性，降低心肌线粒体丙二醛含量，增加大鼠心肌线粒体在大强度耐力运动中的能量供给，防止心肌线粒体氧化损伤[12]。

**5. 抗肿瘤** 黄精水提液按1～10g/kg剂量给$S_{180}$荷瘤小鼠和诱癌剂Flukay致癌大鼠模型灌胃，可促进其脾细胞产生白细胞介素-2，增强自然杀伤细胞和细胞毒T淋巴细胞活性，抑制小鼠$S_{180}$肿瘤，抑瘤率为28%～40%，降低诱癌剂Flukay诱导的大鼠消化道肿瘤发生率[1]。

**6. 抗炎** 黄精多糖制成眼药水按0.12、0.20mg/kg的剂量给乙醇致眼结膜、角膜炎症家兔模型注射眼角膜给药，可消除其眼结膜充血、水肿、分泌物增加、角膜浑浊、睫状体充血等现象[13]。

**7. 抗衰老** 15%黄精水煎液按6g/kg的剂量给D-半乳糖壁皮下注射致实验性衰老小鼠模型灌胃，连续8周，可升高其脑组织端粒酶活性[14]。

**8. 安全性评价** 生黄精和酒蒸品、清蒸品水提醇沉液450g/kg灌胃，生品可导致小鼠全部死亡，炮制品组小鼠均未死亡，表明生品具有一定毒性[15]。

【药性】 甘，平。归脾、肺、肾经。

【功能主治】 补气养阴，健脾，润肺，益肾。用于脾胃气虚，体倦乏力，胃阴不足，口干食少，肺虚燥咳，劳嗽咯血，精血不足，腰膝酸软，须发早白，内热消渴。

【临床应用】

**1. 临床常用**

(1) 肺阴虚证或肺肾虚证　本品可滋肾阴，润肺燥。即可单用，又可与清肺养阴、润肺止咳药如沙参、川贝母、知母等同用，治疗阴虚肺燥，干咳少痰。

与养阴润肺止咳药百部、天冬、地黄等同用，治疗肺肾阴虚，劳嗽久咳。

(2) 脾胃虚弱证　本品养脾阴，益脾气。与白术、茯苓、党参等补气健脾药配伍，治疗脾胃气虚而倦怠无力，脉象虚软，食欲不振；配伍山药、麦冬、石斛等养胃生津药同用，治疗脾胃阳虚而舌红无苔，饮食无味，口干食少。本品既可单用，又可与天花粉、石斛、麦冬等滋阴清热药同用，治疗阴虚消渴。

(3) 肾虚精亏证　本品具补肾虚，填精之效。可单用或配伍其他补肾填精药，治疗肾虚精亏的头晕，腰膝酸软，须发早白，如《奇效良方》二精丸，以之与枸杞子同用。

**2. 临床新用**　黄精可用于治疗药物中毒性聋[16]。

**【用法用量】**　9～15g。

**【成药例证】**

**1. 参精止渴丸(《中华人民共和国药典》2015年版)**　药物组成：红参、黄精、黄芪、白术、茯苓、葛根、五味子、黄连、大黄、甘草。

功能主治：益气养阴，生津止渴。用于气阴两亏、内热津伤所致的消渴，症见少气乏力、口干多饮、易饥、形体消瘦；2型糖尿病见上述证候者。

**2. 养胃舒胶囊(《卫生部药品标准中药成方制剂·第十三册》)、养胃舒颗粒(《卫生部药品标准中药成方制剂·第十八册》)**　药物组成：黄精、党参、白术、山药、菟丝子、北沙参、玄参、乌梅、陈皮、山楂、干姜。

功能主治：益气养阴，健脾和胃，行气导滞。用于脾胃气阴两虚所致的胃痛，症见胃脘灼热疼痛，痞胀不适，口干口苦，纳少消瘦，手足心热；慢性萎缩性胃炎、慢性胃炎见上述证候者。

**3. 精乌胶囊、颗粒(《卫生部药品标准中药成方制剂·第十五册》)**　药物组成：黄精、何首乌(制)、女贞子、墨旱莲。

功能主治：补肝肾，养精血。用于肝肾亏虚所致失眠多梦，耳鸣健忘，须发早白。

**4. 降脂灵颗粒、片(《中华人民共和国药典》2015年版)**　药物组成：何首乌(制)、枸杞子、黄精、决明子、山楂。

功能主治：补肝益肾，养血明目。用于肝肾不足型高脂血症，症见头晕、目眩、须发早白。

**【贮藏】**　置通风干燥处，防霉，防蛀。

**【参考文献】**
[1]朱瑾波，王慧贤，焦炳忠，等.黄精调节免疫及防治肿瘤作用的实验研究[J].中国中医药科技，1994，1(6)：31-33.

[2]薄芯，董历平.黄精、党参和绿茶减轻环磷酰胺毒副反应初探[J].中医研究，1997，10(3)：20-22.

[3]李岩，孙文娟，曲绍春，等.黄精粗多糖对环磷酰胺所致小鼠白细胞减少的对抗作用[J].吉林中医药，1996，(2)：38.

[4]公惠玲，尹艳艳，李卫平，等.黄精多糖对四氧嘧啶诱导的糖尿病小鼠血糖和抗氧化作用的影响[J].安徽医科大学学报，2008，43(5)：538-540.

[5]李迪民，符波，施杰，等.黄精炮制前后黄精多糖药理作用的研究[J].新疆医学院学报，1997，20(3)：164-166.

[6]毛雁，韩晓燕，熊正英，等.黄精提取物对耐力训练大鼠骨骼肌组织NO-NOS体系影响的实验研究[J].北京体育大学学报，2008，31(9)：1225-1227.

[7]黄芳，陈桃林，蒙义文，等.黄精多糖对老龄大鼠记忆获得和记忆再现的影响[J].应用与环境生物学报，1999，5(1)：36-39.

[8]杨文明，韩明向，周宜轩，等.黄精易化小鼠学习记忆功能的实验研究[J].中医药研究，2000，16(3)：45-48.

[9]孙隆儒，郭月英，王丹，等.黄精改善小鼠学习记忆障碍等作用的研究[J].沈阳药科大学学报，2001，18(4)：286-289.

[10]薛春苗，任汉阳，薛润苗，等.黄精粗多糖对温热药致阴虚模型小鼠抗氧化作用的实验研究[J].河南中医，2006，26(3)：24-26.

[11]王爱梅，周建辉，欧阳静萍，等.黄精对D-半乳糖所致衰老小鼠的抗衰老作用研究[J].长春中医药大学学报，2008，24(2)：731-831.

[12]毛雁，马兰军，吕永安，等.黄精提取物对大强度耐力训练大鼠心肌线粒体抗氧化能力及ATP酶活性影响的实验研究[J].四川中医，2008，26(2)：15-17.

[13]彭成，曹小玉，曾庆华，等.角结膜炎模型建立及黄精多糖眼药水抗炎药理研究[J].中药新药与临床药理，1996，7(4)：48-50.

[14]李友元，杨宇，邓红波，等.黄精煎液对衰老小鼠组织端粒酶活性的影响[J].华中医学杂志，2002，26(4)：225-226.

[15]冯敬群，侯建平，吴建华，等.黄精不同炮制品的毒性有及浸出物对比研究[J].陕西中医学院学报，1991，14(4)：35-36.

[16]刘鋋，冯彦，廉能静，等.黄精治疗药物中毒性聋初步体会——附100例临床分析[J].中西医结合杂志，1982，2(1)：19-21.

(侯飞侠　吴清华　裴瑾)

## 364　黄连

Huanglian

**【异名】**　王连(《神农本草经》)，灾连(《药性论》)。

【来源】　为毛茛科植物黄连 *Coptis chinensis* Franch.、三角叶黄连 *Coptis deltoidea* C. Y. Cheng et Hsiao 或云连 *Coptis teeta* Wall. 的干燥根茎。以上三种分别习称"味连""雅连""云连"。

【产地】　主要为栽培品。其道地产区为重庆石柱县、湖北利川和四川成都市大邑县、彭州、邛崃、崇州、峨眉山市等地，亦主产于湖北、四川、重庆、陕西、湖南等省。其中味连的栽培面积最大，主产于四川峨眉山市、洪雅、大邑、彭州，重庆石柱、巫溪、南川，湖北恩施、利川、建始和来凤，贵州、湖南、陕西西部亦有分布；雅连以野生为主，主产于四川峨眉山市、洪雅、大邑、宝兴等地，四川瓦屋山、峨眉山一带亦有分布；云连原为野生，现有栽培，分布于西藏的察隅及云南德钦、腾冲、维西、云龙。建于重庆市石柱土家族自治县，湖北省利川市建南镇龙塘沟村、恩施市新塘乡太山庙、恩施市下坝村（种质资源圃），陕西省华坪镇团结村、三坝村、尖山坪村，钟宝镇金岭村、民主村、干洲河村、小曙河镇安坪村、中坪村、和平村的黄连 GAP 种植基地已通过原国家食品药品监督管理总局验收。

【采收加工】　秋季采挖，除去须根和泥沙，干燥，撞去残留须根。

【炮制】　**黄连片**　除去杂质，润透后切薄片，晾干，或用时捣碎。

**酒黄连**　取净黄连，照酒炙法，炒干。每 100kg 黄连，用黄酒 12.5kg。

**萸黄连**　取吴茱萸加适量水煎煮，煎液与净黄连拌匀，待液吸尽，炒干。每 100kg 黄连，用吴茱萸 10kg。

**姜黄连**　取净黄连，照姜汁炙法，炒干。每 100kg 黄连，用生姜 12.5kg。

【性状特征】　**味连**　多集聚成簇，常弯曲，形如鸡爪，单枝根茎长 3～6cm，直径 0.3～0.8cm。表面灰黄色或黄褐色，粗糙，有不规则结节状隆起、须根及须根残基，有的节间表面平滑如茎秆，习称"过桥"。上部多残留褐色鳞叶，顶端常留有残余的茎或叶柄。质硬，断面不整齐，皮部橙红色或暗棕色，木部鲜黄色或橙黄色，呈放射状排列，髓部有的中空。气微，味极苦；雅连多为单枝，略呈圆柱形，微弯曲，长 4～8cm，直径 0.5～1cm。"过桥"较长。顶端有少许残茎；云连弯曲呈钩状，多为单枝，较细小。均以粗壮、坚实、断面皮部橙红色，木部鲜黄色或橙黄色，味极苦者为佳。

**黄连片**　呈不规则的薄片。外表皮灰黄色或黄褐色，粗糙，有细小的须根。切面或碎断面鲜黄色或红黄色，具放射状纹理，气微，味极苦。以坚实、断面皮部橙红色，木部鲜黄色或红黄色，味极苦者为佳。

**酒黄连**　形如黄连片，色泽加深。略有酒香气。以坚实、断面皮部橙红色，木部鲜黄色或红黄色，味极苦具酒香气者为佳。

**萸黄连**　形如黄连片，表面棕黄色。有吴茱萸的辛辣香气。以坚实、断面皮部橙红色，木部鲜黄色或红黄色，味极苦具辛辣香气者为佳。

**姜黄连**　形如黄连片，表面棕黄色，有姜的辛辣味。以坚实、断面皮部橙红色，木部鲜黄色或红黄色，味极苦具辛辣味者为佳。

【化学成分】　黄连的主要成分是生物碱，还含有酚酸、黄酮等。黄连的生物碱是其主要药理活性成分。《中华人民共和国药典》2015 年版规定，味连饮片按干燥品计算，以盐酸小檗碱（$C_{20}H_{17}NO_4$）计，含小檗碱（$C_{20}H_{17}NO_4$）不得少于 5.0%；表小檗碱（$C_{20}H_{17}NO_4$）、黄连碱（$C_{19}H_{13}NO_4$）和巴马汀（$C_{21}H_{21}NO_4$）的总量不得少于 3.3%；味连药材按干燥品计算，以盐酸小檗碱计，含小檗碱（$C_{20}H_{17}NO_4$）不得少于 5.5%，表小檗碱（$C_{20}H_{17}NO_4$）不得少于 0.80%，黄连碱（$C_{19}H_{13}NO_4$）不得少于 1.6%，巴马汀（$C_{21}H_{21}NO_4$）不得少于 1.5%。雅连按干燥品计算，以盐酸小檗碱（$C_{20}H_{17}NO_4$）计，含小檗碱（$C_{20}H_{17}NO_4$）不得少于 4.5%。云连按干燥品计算，以盐酸小檗碱计（$C_{20}H_{17}NO_4$），含小檗碱（$C_{20}H_{17}NO_4$）不得少于 7.0%。

【药理毒理】

**1. 抗病原微生物**　黄连水煎液在体外对耐万古霉素肠球菌的 $MIC_{50}$ 为 0.322mg/ml[1]。黄连的醇提取物在体外对皮肤癣菌有较强的抑制作用，其对红色毛癣菌、须癣毛癣菌、石膏样小孢子菌、犬小孢子菌和絮状表皮癣菌的 *MIC* 变化范围为 0.156～1.250mg/ml[2]。黄连乙醇提取物在体外对幽门螺杆菌的 *MIC* 为 0.0156g/ml[3]。

**2. 抗炎**　黄连提取物小檗碱按 4、8mg/kg 的剂量给二甲苯致耳廓肿胀的小鼠模型皮下注射，可抑制小鼠耳廓肿胀，抑制率分别为73.9%和84.1%[4]。

**3. 对消化系统的作用**

（1）止泻　100g生药/L的黄连饮片和细粉水煎剂给番泻叶致腹泻小鼠模型灌胃2次，每次15ml/kg，可减少其稀便次数[5]。0.5g/ml的黄连水提取物按0.2ml/10g的剂量给营养性半固体糊致腹泻小鼠模型灌胃，可使小鼠胃残留率升高，小肠推进率降低[6]。

（2）抗胃溃疡　黄连总碱按100mg/kg的剂量给乙醇致大鼠胃黏膜损伤模型灌胃，可抑制大鼠胃黏膜损伤程度，阻遏乙醇所致胃酸分泌和胃黏膜MDA的升高和NO、SOD的降低，抑制乙醇所致iNOS、eNOS在胃黏膜的表达降低和NOS的过表达[7]。黄连提取物小檗碱按100mg/kg或黄连总碱按120、360mg/kg的剂量给乙醇致胃黏膜损伤、幽门结扎致胃溃疡和乙酸灼伤致胃黏膜损伤大鼠模型灌胃，高剂量可降低大鼠胃酸分泌，包括游离酸度、总酸度和总酸排出量，但对胃液体积、胃蛋白酶活性、胃壁黏液和腔黏液无影响[8]。

**4. 对心脑血管系统的影响**

（1）抗动脉粥样硬化　黄连醇提取物按0.67g原药材/kg的剂量给高脂饲料喂养造成的兔动脉粥样硬化模型灌胃，连续12周，可降低其主动脉弓部斑块校正面积与最大斑块厚度，降低其血清总胆固醇、低密度脂蛋白胆固醇及非高密度脂蛋白胆固醇水平[9]。黄连提取物小檗碱、黄连碱和巴马汀均按100mg/kg的剂量给高脂饲料饲养造成的高脂血症及动脉粥样硬化的鹌鹑灌胃，连续4周，均可降低其血清胆固醇、甘油三酯和低密度脂蛋白胆固醇水平[10]。

（2）抗心肌缺血　黄连粗提取物按61.27mg/(kg·d)的剂量给左冠状动脉复制大鼠心肌缺血模型灌胃，连续7d，可对抗心肌缺血引起的Ⅱ导联心电图ST-T段的抬高，降低血清肌酸激酶、乳酸脱氢酶、丙二醛，升高超氧化物歧化酶[11]。

（3）抗脑缺血　黄连水煎液按5、10、20g/kg的剂量给小鼠实验性脑缺血模型灌胃，连续5d，可延长小鼠双侧颈动脉和迷走神经结扎后的存活时间，减少大鼠双侧颈动脉结扎后的脑含水量，增加密闭室息小鼠生存时间[12]。黄连提取液按15mg/kg的剂量给脑缺血再灌注大鼠模型灌胃，可降低血清CRP和1L-1β含量[13]。

**5. 降血糖**　黄连水煎剂按1、2.5、5、10g/kg的剂量给小鼠灌胃，可引起其血糖剂量依赖性下降[14]。黄连总生物碱分别按低剂量（192.9mg/kg）和高剂量（578.7mg/kg）给链脲佐菌素诱导糖尿病大鼠模型灌胃，每天1次，连续68d，低剂量可降低谷胱甘肽-过氧化物酶的活性，高剂量可降低大鼠空腹6h血糖和糖化血清蛋白水平[15]。浓度均为3.2g/ml的黄连未除蛋白多糖和除蛋白多糖均可抑制α-淀粉酶对可溶性淀粉的降解，抑制率分别为79.85%和86.63%[16]。

**6. 抗肿瘤**　黄连水煎剂按10mg/kg的剂量给荷瘤鼠灌胃，其体质状况较未给黄连的荷瘤鼠好，瘤组织和脾脏中IL-6 mRNA水平及瘤组织和血浆中IL-6蛋白水平也较未给黄连的荷瘤鼠低[17]。

**7. 抗胰腺炎**　10%黄连按1ml/100g的剂量给实验性急性出血坏死性胰腺炎大鼠模型灌胃，可有效降低其肿瘤坏死因子的水平，减轻胰腺损害程度[18]。

**8. 安全性评价**　黄连水煎剂给小鼠灌胃，可引起小鼠死亡，其$LD_{50}$为4.89g/kg，可引起小鼠肝功能改变[19]。

**【药性】**　苦，寒。归心、脾、胃、肝、胆、大肠经。

**【功能主治】**　清热燥湿，泻火解毒。用于湿热痞满，呕吐吞酸，泻痢，黄疸，高热神昏，心火亢盛，心烦不寐，心悸不宁，血热吐衄，目赤，牙痛，消渴，痈肿疔疮；外治湿疹，湿疮，耳道流脓。酒黄连善清上焦火热。用于目赤，口疮。姜黄连清胃和胃止呕。用于寒热互结，湿热中阻，痞满呕吐。萸黄连疏肝和胃止呕。用于肝胃不和，呕吐吞酸。

**【临床应用】**

**1. 临床常用**

（1）湿热痞满，泻痢　本品大苦大寒，苦可燥湿，寒可清热，尤长于清胃肠湿热，治疗湿热泻痢，湿热中阻之痞满等湿热病证。本品可单用，或与其他清热燥湿解毒药物同用，治热毒或湿热所致的里急后重，泻痢腹痛等，如《伤寒论》葛根芩连汤，以之与甘草、黄芩、葛根同用。本品常与半夏、干姜、黄芩等同用，治疗湿热中阻，气机不畅，脘腹痞满，恶心呕吐，如《伤寒论》半夏泻心汤。

（2）心经实火证及胃热证　本品为大苦大寒之物，其性清降，可清热泻火，入心、胃等经，故尤善清心、胃二经的火热。常用于心经实火之口舌生疮，失眠，胃火上炎之牙龈肿痛，呕吐等实热病证。本品单用，可治心火上炎之口舌生疮，小便短赤，如《肘后备急方》。与栀子、黄芩等同用，可治外感热病，心经热盛，高热，烦躁，神昏等，如《外台秘要》黄连解毒汤。与阿胶、白芍、黄芩等同用，可治疗心火亢盛，烦躁不眠及迫血妄行所致的吐血、衄血等，如《伤寒论》黄连阿胶汤。本品与升麻、丹皮、生地黄、当归配伍，具清胃凉血之功，可治胃火上炎，牙龈肿痛，如《脾胃论》清胃散。与陈皮、芦根等同用，可治胃热恶心呕吐。

（3）热毒疮痈、疔、疖等　本品可泻火解毒，善治热毒疮疡等皮肤疾患。既可单用，也可与连翘、金银花、黄芩等同用内服，如《外科正宗》黄连救苦汤。亦可局部外敷，与黄柏等药制为软膏，如《医宗金鉴》黄连膏。

本品具清热解毒功效，还可用于水火烫伤等。

**2. 临床新用**　黄连可用于治疗痤疮[20]、急性咽炎[21]。

**【用法用量】**　2～5g。外用适量。

**【成药例证】**

**1. 黄连胶囊(《中华人民共和国药典》2015 年版)**　药物组成：黄连。

功能主治：清热燥湿，泻火解毒。用于湿热蕴毒所致的痢疾、黄疸，症见发热、黄疸、吐泻、纳呆、尿黄如茶、目赤吞酸、牙龈肿痛或大便脓血。

**2. 加味香连丸(《中华人民共和国药典》2015 年版)**　药物组成：黄连、黄芩、黄柏、白芍、当归、延胡索、厚朴、枳壳、槟榔、木香、吴茱萸、甘草(炙)。

功能主治：清热祛湿，化滞止痛。用于大肠湿热所致的痢疾，症见大便脓血、腹痛下坠、里急后重。

**3. 导赤丸(《中华人民共和国药典》2015 年版)**　药物组成：黄连、栀子、黄芩、连翘、木通、大黄、玄参、赤芍、滑石、天花粉。

功能主治：清热泻火，利尿通便。用于火热内盛所致的口舌生疮、咽喉疼痛、心胸烦热、小便短赤、大便秘结。

**4. 万氏牛黄清心丸(《中华人民共和国药典》2015 年版)**　药物组成：牛黄、黄连、黄芩、栀子、朱砂、郁金。

功能主治：清热解毒，镇惊安神。用于热入心包、热盛动风证，症见高热烦躁、神昏谵语及小儿高热惊厥。

**5. 戊己丸(《中华人民共和国药典》2015 年版)**　药物组成：黄连、白芍、吴茱萸。

功能主治：泻肝和胃，降逆止呕。用于肝火犯胃、肝胃不和所致的胃脘灼热疼痛、呕吐吞酸、口苦嘈杂、腹痛泄泻。

**【贮藏】**　置通风干燥处。

**【参考文献】**　[1]杨烨建，柳益群，张劲丰，等.黄连和五倍子对耐万古霉素肠球菌的体外抗菌活性[J].南方医科大学学报，2008，28(5)：819-820.

[2]王玲，吕雪莲，孙令，等.黄连等 6 味中药提取物对皮肤癣菌的抗真菌活性研究[J].中国皮肤性病学杂志，2008，22(8)：498-500.

[3]吴静，王克霞，胡联华.黄连对幽门螺杆菌的体外抗菌活性研究[J].时珍国医国药，2006，17(12)：2486-2487.

[4]耿东升.黄连素的抗炎与免疫调节作用[J].解放军药学学报，2000，16(6)：317-320.

[5]戴维正，戴豪良，竺叶青，等.黄连饮片及其细粉中小檗碱的溶出量和止泻作用[J].上海医科大学学报，1997，24(3)：239-240.

[6]张媛，王建，王琼，等.黄连与附子对小鼠胃肠运动的影响[J].时珍国医国药，2008，19(10)：2456.

[7]李备，刘华蓉，潘永全，等.黄连总生物碱对乙醇致大鼠胃黏膜损伤的保护作用及其机制探讨[J].中国中药杂志，2006，31(1)：51-54.

[8]李备，周歧新.黄连对消化性溃疡的实验研究[J].四川生理科学杂志，2005，26(4)：187.

[9]李晋生，陈霞，靳冉，等.3 味清热中药调节兔动脉粥样硬化相关因素的实验研究[J].中国中医药信息杂志，2012，19(1)：42-44.

[10]侯宏，孙胜亮，黄静，等.黄连生物碱抗高脂血症及动脉粥样硬化实验研究[J].时珍国医国药，2011，22(10)：2462-2464.

[11]刘雪涛，陈霞，靳冉，等.黄连干预心肌缺血损伤的体内外实验研究[J].中国中医药信息杂志，2010，17(12)：28-30.

[12]尚艳华，曲晓梅.口服黄连水煎液对实验性脑缺血的保护作用[J].实用药物与临床，2004，7(3)：38.

[13]何文智，蔡光先，熊艾君，等.黄连对脑缺血再灌注损伤大鼠血清 CRP，IL-1β 含量动态变化的影响[J].湖南中医杂志，2007，23(4)：91-92.

[14]陈其明，谢明智.黄连及小檗碱降血糖作用的研究[J].药学学报，1986，21(6)：401-406.

[15]汤喜兰，唐剑彬，张启云.黄连总生物碱对糖尿病大鼠降血糖作用研究[J].中国临床药理学与治疗学，2010，15(9)：967-971.

[16]熊雄，王懿平，王岳峰，等.黄连多糖的降血糖活性研究[J].时珍国医国药，2013，24(10)：2351-2353.

[17]Iizuka N，Hazama S，Yoshimura K，*et al*.Anticachectic effects of the natural herb *Coptidis rhizoma* and berberine on mice bearing colon 26/clone 20 adenocarcinoma[J].International Journal of Cancer，2002，99(2)：286-291.

[18]李小争，张艾红，吕云福.黄连、大黄、丹参对大鼠实验性急性出血坏死性胰腺炎时肿瘤坏死因子表达及淀粉酶的影响[J].中国中西医结合杂志，2002，(S1)：138-140.

[19]邱塞红，李飞艳，尹健康，等.9味苦寒药对小鼠胃肠运动与肝肾功能影响的实验研究.湖南中医学院学报，2004，24(5)：1-3.

[20]毕桂芬，刘新庭，刘晓明.黄连治疗痤疮的临床疗效[J].临床皮肤科杂志，2008，37(2)：135.

[21]李朝敏，崔建蓉，窦建卫.黄连上清胶囊治疗上焦风热所致急性咽炎临床报告[J].中药药理与临床，2000，16(1)：44-45.

（侯飞侠　吴清华　裴瑾）

## 365　黄栌
Huanglu

**【异名】**　黄道栌、黄栌材(《中国树木分类学》)，栌木(《经济植物手册》)，月亮柴(《贵州植药调查》)。

**【来源】**　为漆树科植物红叶 *Cotinus coggygria* Scop. var. *cinerea* Engl. 的干燥叶及嫩枝。

**【产地】**　主要为栽培品，野生品亦有。主产于河北、山东、河南、湖北、四川等地。华北、西南和浙江、陕西等地亦有分布。

**【采收加工】**　夏季枝叶茂盛时采割，截段，干燥。

**【炮制】**　除去杂质，喷淋清水，稍润，切段，干燥。

**【性状特征】**　呈圆柱形，直径1.5～4mm；表面紫红色或灰绿色，具灰色短柔毛及淡褐色小皮孔；质硬而脆，易折断，断面边缘黄绿色，中间淡紫红色。叶互生，叶片多皱缩、破碎，完整者展平后呈近圆形，长3～8cm，宽2.5～7cm；灰绿色，味涩，微苦。以叶多、枝嫩、色灰绿者为佳。

**【化学成分】**　黄栌的主要成分是黄酮，还含有酚性化合物、挥发油等。黄栌的黄酮是其主要药理活性成分。

**【药理毒理】**

**1. 抗氧化**　利用总抗氧化测定法、DPPH·清除法、抗脂质过氧化物法、$Fe^{3+}$离子还原能力法、$Fe^{2+}$螯合法和羟自由基清除法测定黄栌醇提取物抗氧化的能力，黄栌醇提取物总抗氧化作用最强，DPPH·清除法和抗脂质过氧化物法测定的黄栌醇提取物的 $IC_{50}$ 值分别为9、3μg/ml[1]。

**2. 降血压**　黄栌水提液按0.15、0.3g/kg的剂量给兔静脉注射，具降低血压的作用；按0.16、0.2、0.24g/kg的剂量给犬静脉注射，可降低血压[2]。

**3. 修复肝损伤**　黄栌糖浆按18、26、36mg/kg的剂量给四氯化碳致肝损伤大鼠模型灌胃，可降低大鼠肝脏损伤程度，作用与剂量有相关性；黄栌糖浆按12、24、36mg/kg的剂量给急性四氯化碳致肝炎大鼠模型灌胃，可降低大鼠胆道括约肌张力、增加胆汁流量，提高机体免疫[3]。

**【药性】**　苦，微寒。归心、肝经。

**【功能主治】**　清利湿热。用于急性传染性肝炎。

**【临床应用】**　临床常用

淋证，湿热带下　黄栌苦寒清热降泄，入心、肝二经，善利湿热，通水道，又泻心火导热下行，能治湿热带下、小便淋漓涩痛，常配伍清热通淋药物。

**【用法用量】**　一次30g，小儿减半。水煎服。

**【贮藏】**　置干燥处。

**【参考文献】**
[1]NićiforovićN，MihailovićV，MaškovićP，*et al*.Antioxidant Activity of Selected Plant Species；Potential new Sources of Natural Antioxidants[J].Food and Chemical Toxicology，2010，48(11)：3125-3130.

[2]龙丽辉，马卓，崔恩贤，等.黄栌降压作用研究[J].中国实验诊断学，2009，13(3)：330-331.

[3]申庆亮，商道旭，马峰，等.黄栌糖浆抗肝炎作用的药理研究[J].中国中药杂志，1991，16(12)：746-748.

（侯飞侠　吴清华　裴瑾）

# 366　黄芪(炙黄芪)

Huangqi (Zhihuangqi)

**【异名】**　戴糁(《神农本草经》),百本(《名医别录》),棉芪、绵芪、绵黄芪(《本草图经》),黄耆(《本草纲目》),戴椹、独椹、蜀脂、百药棉、百药绵(《药谱》),土山爆张根(《新疆药材》),独根(《甘肃中药手册》),大抽、二人抬(《辽宁经济植物志》)。

**【来源】**　为豆科植物蒙古黄芪 *Astragalus membranaceus* (Fisch.) Bge. var.*mongholicus* (Bge.) Hsiao 或膜荚黄芪 *Astragalus membranaceus* (Fisch.) Bge. 的干燥根。

**【产地】**　主要为栽培品,野生品亦有。其道地产区为山西浑源、繁峙、应县,甘肃岷县、岩昌、武都,黑龙江宁安、依兰,内蒙古武川、武东、固阳、集宁等地。河北、陕西、吉林、辽宁等地亦有栽种。黄芪为国家三级保护植物。建于内蒙古乌兰察布市察右后旗贲红镇,丰镇市黑土台镇段家营村、柳家营村;山西省浑源县官儿乡,隆德县沙塘镇魏李村、许川村、沙塘街道村、联财镇、好水乡、关堡乡、陈靳乡、山河镇、温堡乡、奠安乡、神林乡、凤岭乡;甘肃省定西市陇西县碧岩镇塄岸村塄上基地、塄下基地、阳务川基地、郭家庄基地,岷县梅川镇车路村等地的黄芪GAP基地已通过原国家食品药品监督管理总局验收。

**【采收加工】**　春、秋二季采挖,除去须根和根头,晒干。

**【炮制】**　**黄芪**　除去须根及根头,晒干,切厚片。

**炙黄芪**　取黄芪片,加炼蜜炒至不粘手。

**【性状特征】**　**黄芪**　呈圆柱形,有的有分枝,上端较粗,长30～90cm,直径1～3.5cm。表面淡棕黄色或淡棕褐色,有不整齐的纵皱纹或纵沟。质硬而韧,不易折断,断面纤维性强,并显粉性,皮部黄白色,木部淡黄色,有放射状纹理和裂隙,老根中心偶呈枯朽状,黑褐色或呈空洞。气微,味微甜,嚼之微有豆腥味。以单枝粗长、质坚而绵、断面黄白色、粉性足、味甜、豆腥味浓者为佳。

饮片呈类圆形或椭圆形的厚片,外表皮黄白色至淡棕褐色,可见纵皱纹或纵沟。切面皮部黄白色,木部淡黄色,有放射状纹理及裂隙,有的中心偶有枯朽状,黑褐色或呈空洞。气微,味微甜,嚼之有豆腥味。以切面色淡黄、粉性足、味甜者为佳。

**炙黄芪**　呈圆形或椭圆形的厚片,直径0.8～3.5cm,厚0.1～0.4cm。外表皮淡棕黄色或淡棕褐色,略有光泽,可见纵皱纹或纵沟。切面皮部黄白色,木部淡黄色,有放射状纹理和裂隙,有的中心偶有枯朽状,黑褐色或呈空洞。具蜜香气,味甜,略带黏性,嚼之微有豆腥味。以切面色淡黄、具蜜香气、味甜不粘手者为佳。

**【化学成分】**　黄芪的主要成分是三萜皂苷、黄酮、多糖,还含有氨基酸等。黄芪的三萜皂苷、黄酮、黄芪多糖是其主要药理活性成分。《中华人民共和国药典》2015年版规定,本品药材及其饮片按干燥品计算,含黄芪甲苷($C_{41}H_{68}O_{14}$)分别不得少于0.040%、0.030%;含毛蕊异黄酮葡萄苷($C_{22}H_{22}O_{10}$)不得少于0.020%。

**【药理毒理】**

**1. 对心血管系统的作用**

(1) 强心　黄芪提取物按剂量2、4、8mg/只给戊巴比妥钠致急性心力衰竭模型大鼠静脉注射,低剂量可加重大鼠心力衰竭,中、高剂量能改善心功能各项指标[1];黄芪乙醇提取物按生药1g/kg体重的剂量给犬静脉给药,实验犬动脉压下降差值平均为(54.9±5.2)mmHg,后肢血管阻力指数降低的差值平均为(46.9±4.8)[2]。30、50、100、200、500μg/ml的黄芪皂苷作用于离体的大鼠心肌细胞,其中30μg/ml浓度的黄芪皂苷使心肌收缩性能减弱,增加细胞外$Ca^{2+}$不能使之改善,50～200μg/ml浓度时对大鼠心肌有正性肌力作用,而浓度为500μg/ml时可使培养大鼠心肌细胞膜的静息电位减小10mV[3]。

(2) 扩血管　黄芪多糖按250、500mg/kg的剂量给葡萄糖致高血糖的小鼠模型腹腔注射,连续7d,均能使小鼠的血糖下降[4]。

(3) 抗血栓　黄芪总提取物按15、50、150mg/kg的剂量给胶原蛋白-肾上腺素致血栓小鼠模型灌胃,连续5d,均可保护小鼠体内血栓形成,黄芪总提取物按40、80、160、320mg/L的剂量进行体外试管法测定大鼠血凝块的溶解作用,均对体外形成的大鼠血凝块有溶解作用[5]。黄芪皂苷按50、100、200mg/kg的剂量给手术致血栓大鼠灌胃,连续7d,中、高剂量均能延长大鼠血栓形成时间和抑制血小板聚集最大强度，提高 $PGI_2$ 和 NO 水平，降低 $TXA_2/PGI_2$ 的比例[6]。

(4) 保护心肌　黄芪注射液(含黄芪生药 4g)按 0.2mg/ml 的剂量给药于感染柯萨奇 $B_3$($CVB_3$)病毒致心肌炎细胞大鼠模型，可抑制感染细胞中 $CVB_3$ 的核酸复制和减少感染细胞的 $Ca^{2+}$ 内流增加，从而减轻病毒对心肌的直接损失和心肌 $Ca^{2+}$ 超负荷对细胞的进一步损伤[7]。黄芪多糖按 5.6mg/kg 的剂量静脉对手术致急性心肌梗死模型的杂种犬，能逆转因急性心肌梗死所致左心室收缩压，左心室最大舒张速率，主动脉流量，冠状动脉流量，每搏量的下降及左心室舒张压的升高，还可减慢心率[8]。

(5) 降血糖、降血脂　黄芪注射液按 8g/kg 的剂量给 STZ 致糖尿病大鼠灌胃，连续 5 周，能降低血糖水平和血清丙二醛(MDA)水平，提高总超氧化物歧化酶(SOD)、谷胱甘肽过氧化物酶(GSH-Px)活性[9]。黄芪多糖按 0.7g/(kg·d)的剂量给饮食致肝脏胰岛素抵抗小鼠模型灌胃，连续 12 周，能改善高脂饮食诱导的胰岛素抵抗及肝脏脂肪变性[10]。

**2. 提高免疫**　100％黄芪水煎液 0.5ml/只，每天 1 次，连续 6d，可使小鼠脾淋巴细胞增殖和 L-2 产生、骨髓细胞增殖反应、淋巴细胞转化率、巨噬细胞吞噬功能都有增强，同时可使 ConA 激发的 T 淋巴细胞功能和对 B 淋巴细胞的免疫功能增强[11,12]。黄芪多糖按 250、500mg/kg 的剂量给小鼠腹腔注射，连续 7d，能增强小鼠巨噬细胞的吞噬功能，促进血清溶血素的形成，提高空斑形成细胞的溶血能力和明显的碳粒廓清作用和脾重[13]。

**3. 促进胃肠运动**　黄芪注射液每天 1ml(相当 2g 生药)/100g 体重的剂量对脾虚型大鼠胃壁细胞悬浮液腹腔注射，能增加胃泌素受体结合位点数[14]。黄芪颗粒按 0.01、0.1g/ml 的剂量给脾虚型肠易激综合征(IBS)大鼠模型灌胃，均能改善脾虚型 IBS 模型大鼠的胃肠推进功能，增加大鼠十二指肠最大收缩力和最小舒张力，使收缩幅度减少，频率减慢[15]。黄芪总苷按 10、20、30g/L 的剂量加入脾虚型大鼠胃壁细胞悬液中进行体外孵育，高剂量黄芪总苷能增加脾虚模型大鼠因脾虚而降低的胃壁细胞胃泌素受体结合位点数[16]。

**4. 抗病毒**　黄芪水煎液 5～30g/kg 的剂量灌胃小鼠，能降低脑感染Ⅰ型单纯疱疹病毒(HSV-1)小鼠的死亡率，延长平均存活时间；200％的黄芪水煎液滴眼，控制双眼感染 HSV-1 病毒的家兔角膜、结膜病变[17]。

**5. 抗疲劳**　黄芪水煎液按 0.125、0.25、0.5g/kg 的剂量灌胃小鼠，连续 7d，中、高剂量能提高小鼠运动后血中乳酸的清除速度，增加肝糖原的含量[18]；黄芪提取物按 20、60、180mg/kg 的剂量灌胃大鼠，连续 7d，均能延长大鼠负重游泳力竭游泳时间，减少血清和骨骼肌中乳酸的堆积，降低血清中 LDH 和 BUN 的含量，以及降低血清和骨骼肌 MDA 的含量[19]。

**6. 抗氧化**　黄芪醇提物按 150、300mg/kg 剂量给注射戊四唑致癫痫小鼠模型灌胃，连续 15d，能抑制小鼠体内的脂质过氧化、蛋白氧化和活性氧，并增强线粒体功能[20]。

黄芪多糖按 1.5、3ml/kg 的剂量给 D-半乳糖复制小鼠衰老模型与 AS 兔模型灌胃，连续 40d，均可提高小鼠血液超氧化物歧化酶、过氧化氢酶、谷胱甘肽活力，降低血浆及肝匀浆、脑匀浆过氧化脂质水平[21]。

**7. 安全性评价**　以 300％的黄芪煎剂 0.4～0.9ml/只(折合生药 75g/kg)给小鼠腹腔注射，$LD_{50}$ 为(40±5)g/kg，小鼠在死前均出现四肢麻痹和呼吸困难等现象。以 10％黄芪煎剂 0.9～1.3ml(折合生药 0.5g/kg)给大鼠腹腔注射，连续 30d，能使大鼠的平均体重增加，进食量无明显差异，给约过程中亦未出现其他不良反应[22]。

**【药性】** 甘，微温。归肺、脾经。

**【功能主治】** 补气升阳，固表止汗，利水消肿，生津养血，行滞通痹，托毒排脓，敛疮生肌。用于气虚乏力，食少便溏，中气下陷，久泻脱肛，便血崩漏，表虚自汗，气虚水肿，内热消渴，血虚萎黄，半身不遂，痹痛麻木，痈疽难溃，久溃不敛。

**【临床应用】**

**1. 临床常用**

(1) 脾肺气虚证　本品甘，微温，归脾、肺经，能补中益气，常用于脾虚气弱之倦怠乏力、食少便溏等症，亦能补益肺气。

脾气虚证：因其兼能升阳举陷，尤善治脾虚中气下陷之久泻脱肛、内脏下垂，常与益气、升阳之品的人参、柴胡、升麻等品配伍，如《脾胃论》补中益气汤；其补气利尿消肿之特长，对脾虚水停之浮肿尿少者，有标本兼顾之能，常与健脾利水之品的白术、茯苓、防己等药同用，如《金匮要略》防己黄芪汤；本品还可补气以摄血，治脾虚不能统血之失血证，常与补中益气的人参、白术等配伍，如《济生方》归脾汤；本品又可补气升阳，促进津液的输布而收止渴之效，还可用于治脾不布津之消渴，常与生津润燥之天花粉、葛根等药同用，如《医学衷中参西录》玉液汤。

肺气虚证：治咳嗽日久、肺气虚弱、气短神疲者，常与润肺止咳平喘之款冬花、紫菀、苦杏仁等药同用，若属肺肾两虚者，则与补益肺肾、止咳定喘之人参、蛤蚧等药配伍。

(2) 气虚自汗　本品能补脾肺之气，益卫固表以止汗，用治气虚自汗，常与收敛止汗之麻黄根、牡蛎等药同用，如《太平惠民和剂局方》；若因卫气不固，表虚自汗而易感风邪者，宜与补气固表，疏风之防风、白术等药配伍，如《丹溪心法》玉屏风散。

(3) 血虚证及气血亏虚疮疡难溃或溃久难敛　治气不生血之面色萎黄、神倦脉虚者，常与补血药之当归同用，如《兰室秘藏》；治痈疽气血亏虚，不能托毒外达，疮形平塌，根盘散漫，难溃难腐者，常与补益气血、解毒排脓之人参、当归、穿山甲、白芷等药配伍，如《医宗金鉴》；若溃疡后期，毒势已去，因气血虚弱，脓水清稀，疮口难敛者，用本品气血双补，有生肌敛疮之效，常与补益气血、温通血脉之人参、当归、肉桂等药同用，如《太平惠民和剂局方》十全大补汤。

**2. 临床新用**　黄芪可用于治疗肺癌[23]、冠心病[24]、不稳定型心绞痛[25]、肾小动脉硬化症[26]、慢性乙型肝炎[27]、病毒性心肌炎[28]、宫外孕[29]、女性围绝经期综合征[30]、功能失调性子宫出血[31]、儿童直立性调节障碍[32]。

**【用法用量】**　9～30g。

**【成药例证】**

**1. 乙肝养阴活血颗粒(《中华人民共和国药典》2015年版)**　药物组成：地黄、北沙参、麦冬、酒女贞子、五味子、黄芪、当归、何首乌(制)、白芍、阿胶珠、泽兰、牡蛎、橘红、丹参、川楝子、黄精(蒸)。

功能主治：滋补肝肾，活血化瘀。主要用于肝肾阴虚型慢性肝炎，症见面色晦暗、头晕耳鸣、五心烦热、腰腿酸软、齿鼻衄血、胁下痞块、赤缕红斑、舌质红少苔、脉沉弦、细涩。

**2. 乙肝益气解郁颗粒(《中华人民共和国药典》2015年版)**　药物组成：柴胡(醋炙)、枳壳、白芍、橘叶、丹参、黄芪、党参、桂枝、茯苓、刺五加、瓜蒌、法半夏、黄连、决明子、山楂、五味子。

功能主治：益气化湿，疏肝解郁。用于肝郁脾虚型慢性肝炎，症见胁痛腹胀、痞满纳呆、身倦乏力、大便溏薄、舌质暗淡、舌体肿或有齿痕、舌苔薄白或白腻、脉沉弦或沉缓。

**3. 十一味参芪片(《中华人民共和国药典》2015年版)**　药物组成：人参、黄芪、天麻、当归、决明子、菟丝子、鹿角、枸杞子、细辛。

功能主治：补脾益气。用于脾气虚所致的体弱、四肢无力。

**4. 牛黄降压片(《中华人民共和国药典》2015年版)**　药物组成：羚羊角、珍珠、水牛角浓缩粉、人工牛黄、冰片、白芍、党参、黄芪、决明子、川芎、黄芩提取物、甘松、薄荷、郁金。

功能主治：清心化痰、平肝安神。用于心肝火旺，痰热壅盛所致的头晕目眩、头痛失眠、烦躁不安；高血压见上述证候者。

**5. 芪苈强心胶囊(《中华人民共和国药典》2015年版)**　药物组成：黄芪、人参、黑顺片、丹参、葶苈子、泽泻、玉竹、桂枝、红花、香加皮、陈皮。

功能主治：益气温阳，活血通络，利水消肿。用于冠心病、高血压所致轻中度充血性心力衰竭，证属阳气虚乏，络瘀水停证，症见心慌气短，动则加剧，夜间不能平卧，下肢浮肿，倦怠乏力，小便短少，口唇青紫，畏寒肢冷，咳吐稀白痰。

**【贮藏】**　置通风干燥处，防潮，防蛀。

**【参考文献】**
[1]孙成文，雷春利，吕文伟，等.黄芪皂苷对实验性心力衰竭的作用[J].白求恩医科大学学报，1994，20(2)：125-127.

[2]郭兆贵，许树梧，贾宏钧，等.黄芪的外周扩血管作用及与γ-氨酪酸[J].中医杂志，1980，(5)：73-75.

[3]王奇玲，李云义，齐辉，等.黄芪皂苷对离体工作心脏的肌力作用及其可能机制[J].中国中药杂志，1992，17(9)：556-559.

[4]李先荣，康永，程霞，等.注射用黄芪多糖药理作用的研究——3. 对血糖及其肝糖原含量的影响[J].中成药，1989，11(9)：32-33.

[5]朱虹,吴强,徐明.黄芪总提取物体内外抗血栓作用的实验研究[J].中国临床药理学与治疗学,2005,10(8):917-920.

[6]高建,徐先祥,徐先俊,等.黄芪总皂苷抗血栓形成作用实验研究[J].中成药,2002,24(2):116-118.

[7]郭棋,彭天庆,杨英珍,等.黄芪对柯萨奇 $B_3$ 病毒感染培养大鼠心肌细胞 $Ca^{2+}$ 内流及该病毒 RNA 复制的影响[J].中国中西医结合杂志,1995,15(8):483-485.

[8]雷春利,陈羽,吕文伟.黄芪总皂苷对犬急性心肌梗塞缺血面积、心外膜电图、心肌酶的影响[J].白求恩医科大学学报,1995,21(2):111-113

[9]熊凡,熊伟,孙静,等.黄芪对糖尿病大鼠血糖及脂质过氧化作用的影响[J].湖北中医学院学报,2003,5(2):20-21.

[10]毛先晴,欧阳静萍.黄芪多糖对饮食诱导小鼠肝脏胰岛素抵抗的预防作用[J].中国病理生理杂志,2007,23(11):2222-2225.

[11]李宗山,张迪,邱世翠.黄芪抗 γ 射线辐射作用的研究[J].时珍国医国药,2003,14(12):733-734.

[12]郭毅,曹新山,李宗山.黄芪抗 γ 射线辐射对小鼠淋巴细胞增殖和 L-2 的作用研究[J].时珍国医国药,2004,15(9):554-555.

[13]李先荣,康永,牛艳艳.注射用黄芪多糖药理作用的研究-2.对免疫药理作用的实验研究[J].中成药,1989,11(5):25-27.

[14]张根水,王汝俊.脾虚大鼠壁细胞胃泌素受体研究及黄芪作用观察[J].中国中医基础医学杂志,2002,8(6):44-45.

[15]王光明,姬爱冬.黄芪对脾虚大鼠胃肠道动力的作用[J].中药药理与临床,2008,24(1):54-55.

[16]黄可儿,李燕舞,王汝俊,等.黄芪总苷对脾虚大鼠壁细胞胃泌素受体作用的研究[J].广州中医药大学学报,2006,23(1):42-44.

[17]唐七义,董熙昌.黄芪抗小鼠及家兔Ⅰ型单纯疱疹病毒的实验研究[J].上海第二医科大学学报,1991,16(4):305-309.

[18]朱华野,朴龙.黄芪提取物抗炎、镇痛、耐缺氧及抗疲劳作用的研究[J].时珍国医国药,2007,18(5):1156-1157.

[19]武云,吴大正,胡之璧.黄芪提取物对大鼠负重力竭游泳的抗疲劳作用[J].上海中医药大学学报,2008,22(1):36-39.

[20]Jalsrai Aldamaa, Zhongbo Liu, Jiangang Long, *et al*. Anti-convulsant Effect and Mechanism of Astragalus Mongholicus Extract in Vitro and in Vivo: Protection Against Oxidative Damage and Mitochondrial Dysfunction[J]. Neurochem Res, 2010, 35(1): 33-41.

[21]凌洪锋,苏丹,曹洋.黄芪多糖抗氧化作用研究[J].医学理论与实践,2005,18(8):872-874.

[2]黄厚聘,李蕊兴,杨德均.黄芪的利尿与降压作用[J].药学学报,1965,12(5):319-324.

[23]孙芳,宋波,王燕虎.黄芪多糖联合碘-125 治疗中晚期非小细胞肺癌的临床研究[J].中国实验方剂学杂志,2014,20(1):189-192.

[24]范华昌,尚孝堂,沈红权.舒心安口服液治疗冠心病 100 例临床观察[J].中成药,1996,18(4):22-23.

[25]石建国,薛涛.中西医结合治疗不稳定型心绞痛 50 例临床分析[J].时珍国医国药,2006,17(7):1338.

[26]金相哲.黄芪固精饮治疗老年性良性肾小动脉硬化症 30 例临床观察[J].中医杂志,1999,40(12):726-728.

[27]李筠,易毛,张敏.复方黄芪颗粒治疗慢性乙型肝炎 60 例临床研究[J].中医杂志,2003,44(5):357-359,377.

[28]周静.黄芪注射液治疗病毒性心肌炎 31 例临床观察[J].中药药理与临床,2001,17(3):38-39.

[29]陈慧娟,宁英,高慧璞.化浊祛瘀消癥通络中药联合西药保守治疗宫外孕 76 例[J].时珍国医国药,2013,24(9):2270-2272.

[30]任桂华,邓悦.治疗女性更年期综合征 60 例临床观察[J].时珍国医国药,2014,25(4):906-907.

[31]马堃,范晓迪.益气养阴法治疗无排卵型功血 106 例临床分析[J].中国中药杂志,2012,37(1):115-119.

[32]朱红赤,张延军,蔡晶.黄芪建中汤治疗儿童直立性调节障碍 45 例[J].中医杂志,2003,44(2):123.

(吴清华　裴瑾)

## 367 黄芩

Huangqin

**【异名】** 腐肠(《神农本草经》),空肠(《名医别录》),黄文、妒妇、虹胜、经芩、印头、内虚(《吴普本草》),尾芩(《新修本草》),条芩(《本草纲目》),元芩、土金茶根(《东北药植志》)。

**【来源】** 为唇形科植物黄芩 *Scutellaria baicalensis* Georgi 的干燥根。

**【产地】** 野生品与栽培品均有。其道地产区为河北承德,亦主产于山西、山东、东部、河南等地区。黑龙江、辽宁、内蒙古、河南、甘肃、陕西、山西、山东、四川等地亦有分布。建于山东省临沂市高新技术产业开发区罗西街道办事处西石埠村、涧沟崖村、金山村、北白埠子村;隆德县沙塘镇魏李村、许川村、沙塘街道村;隆德县联财镇、好水乡、关堡乡、陈靳乡、山河镇、温堡乡、奠安乡、神林乡、凤岭乡;宽城县峪耳崖镇唐家庄村;围场满族蒙古族自治县黄土坎乡黄土坎村等地的黄芩 GAP 种植基地已通过原国家食品药品监督管理总局验收。

**【采收加工】** 春、秋二季采挖,除去须根和泥沙,晒后撞去粗皮,晒干。

**【炮制】** **黄芩**　净制。

**黄芩片**　去杂质，置沸水中煮10min，取出，闷透，切薄片，干燥；或蒸半小时，取出，切薄片，干燥（注意避免暴晒）。

**酒黄芩**　取黄芩片，照酒炙法，炒干。

**【性状特征】** **黄芩**　呈圆锥形，扭曲，长8～25cm，直径1～3cm。表面棕黄色或深黄色，有稀疏的疣状细根痕，上部较粗糙，有扭曲的纵皱纹或不规则的网纹，下部有顺纹和细皱纹。质硬而脆，易折断，断面黄色，中心红棕色；老根中心呈枯朽状或中空，暗棕色或棕黑色。气微，味苦。栽培品较细长，多有分枝。表面浅黄棕色，外皮紧贴，纵皱纹较细腻。断面黄色或浅黄色，略呈角质样。味微苦。以条长，质坚实、色黄者为佳。

**黄芩片**　为类圆形或不规则形薄片。外表皮黄棕色或棕褐色。切面黄棕色或黄绿色，具放射状纹理。以质坚实、色黄者为佳。

**酒黄芩**　形如黄芩片。略带焦斑，微有酒香气。以质坚实者为佳。

**【化学成分】** 黄芩的主要成分是黄酮，还含有萜、β-谷甾醇、苯甲酸、黄芩酶等。黄芩的黄酮是其主要药理活性成分。《中华人民共和国药典》2015年版规定，本品药材按干燥品计算，含黄芩苷（$C_{21}H_{18}O_{11}$）不得少于9.0%；本品饮片按干燥品计算，含黄芩苷（$C_{21}H_{18}O_{11}$）不得少于8.0%。

**【药理毒理】**

**1. 对心血管系统的影响**　黄芩苷溶液按1.0g/kg的剂量给异丙肾上腺素致急性心肌缺血模型小白鼠进行腹腔注射，可延长小鼠存活时间[1]。

**2. 对消化系统的影响**　0.2、2.0、20μg/ml剂量的黄芩苷均对肿瘤坏死因子（TNF-α）和放线菌素D（DACT）致肝细胞凋亡给药，可抑制肝细胞凋亡[2]。

**3. 抗病原微生物**　黄芩提取物在体外对呼吸道合胞体（RSV）病毒具有抗性，$IC_{50}$抑制浓度为6.3～52.1μg/ml[3]。15mg/ml黄芩苷在体外对2.2.15细胞分泌HBsAg和HBeAg的抑制率分别达100%和88%以上，且对2.2.15细胞的破坏率较低[4]。

**4. 抗炎**　黄芩苷可抑制大鼠腹腔白细胞内白三烯$B_4$、白三烯$C_4$的生物合成，其$IC_{50}$值分别为0.48μmol/L和3.15μmol/L；10～100μmol/L范围内黄芩苷可抑制fMLP激发的白细胞内$Ca^{2+}$升高，促进细胞内环磷酸腺苷水平提高[5]。黄芩总黄酮按15g/kg的剂量给二甲苯致小鼠耳廓肿胀模型灌胃，连续7d，可减轻其耳廓肿胀程度[6]。

**5. 抗肿瘤**　50、125μmol/L黄芩苷在体外可诱导前列腺癌细胞DU145凋亡，凋亡率与剂量正相关[7]。

**6. 抗氧化及清除自由基**　黄芩水煎液按50、100mg/kg的剂量给四氯化碳致小鼠肝脂质过氧化损伤模型腹腔注射，可降低损伤程度；3.3mg/ml黄芩水煎液对自由基的清除率为98.96%[8]。黄芩苷按25、50mg/kg的剂量连续3d给腹腔注射$FeCl_2$-ADP-NADPH混合物致体内肝过氧化脂质小鼠模型灌胃，可抑制其体内肝过氧化脂质的生成，抑制率分别为75%和84%[9]。

**7. 对免疫系统的影响**　黄芩苷按0.125、0.25、0.5、1.0、2.0mg/10g的剂量给小鼠腹腔注射，均可提高小鼠血清溶血素和脾脏B细胞分泌溶血素的含量，并可增加小鼠抗血清血凝素抗体的含量[10]。黄芩苷按0.125、0.25mg/10g的剂量给小鼠腹腔注射，可促进巨噬细胞吞噬功能，增加巨噬细胞中溶菌酶含量和吞噬中性红的作用；在体外，0.125、0.25、0.5、1.0、2.0mg/10g剂量的黄芩苷均能抑制巨噬细胞吞噬中性红的功能[11]。$1.25\times10^{-4}\sim5\times10^{-4}$ mol/L黄芩类黄酮3′,5,6′,7-四羟基-2′,8-二甲氧基黄酮（TDF）可抑制PHA诱导的人淋巴细胞增殖，抑制率达31%～100%[12]。

**9. 解热**　黄芩苷按4.5mg/kg的剂量给小鼠腹腔注射，可使小鼠体温降低[13]。

**10. 体内过程**　1.25g/kg（相当于生药4.68g/kg）黄芩水煎剂灌服大鼠后，大鼠血浆中黄芩苷和汉黄芩苷存在双峰现象，血浆中黄芩苷和汉黄芩苷血药浓度-时间曲线均存在双峰：黄芩苷的$t_{max1}$和$t_{max2}$分别为（12.0±4.5）min和（7.2±1.79）h；$C_{max1}$和$C_{max2}$分别为（5.29±1.96）和（4.49±2.12）μg/ml，汉黄芩苷的$t_{max1}$和$t_{max2}$分别为（14.0±9.0）min和（6.8±1.1）h；$C_{max1}$和$C_{max2}$分别为（1.38±0.16）和（1.62±0.71）μg/ml；黄芩苷的CL/F为（4.72±1.68）L/h，汉黄芩苷的CL/F为（3.04±0.98）L/h[14]。

**【药性】** 苦，寒。归肺、胆、脾、大肠、小肠经。

**【功能主治】** 清热燥湿，泻火解毒，止血，安胎。用于湿温、暑湿，胸闷呕恶，湿热痞满，泻痢，黄疸，肺热咳嗽，高热烦渴，血热吐衄，痈肿疮毒，胎动不安。

**【临床应用】**

**1. 临床常用**

(1) 湿热病证　本品苦寒而燥，可清热燥湿，能清泄脾胃、肝胆、大肠及膀胱诸经的湿热，广泛用于黄疸、泻痢、淋证、暑湿、湿温等多种湿热病证。可入肺、胃、胆经以清气分实热，长于退壮热，用于湿温及暑湿病，湿热郁阻气分，舌苔黄腻、恶心呕吐、胸脘痞闷、身热不扬等症，常配行气、化湿药及利水渗湿药使用。如《温病条辨》黄芩滑石汤，治疗湿热蕴结中焦，以之与白豆蔻、猪苓等药同用；《重订通俗伤寒论》蒿芩清胆汤，治疗湿热郁阻少阳胆经，以之与陈皮、枳壳、茯苓等同用。治疗湿热淋证，可与利尿通淋药同用，如《本事方》火府丹。治疗湿热泻痢，有助黄连以增清热燥湿、解毒功效，如《伤寒论》葛根黄芩黄连汤。治疗湿热黄疸，可作为利湿退黄药如栀子、茵陈等的辅助药。

(2) 肺热咳嗽，少阳证气分热证等　本品可入肺、胃、胆诸经，清热泻火，用于治疗多种脏腑实热证。尤善清肺火，常用于肺热壅遏，清肃失司，咳嗽痰黄等症。单用有效；与清泄肺热药止咳、化痰药配伍，作用更强，如《医方考》清气化痰丸，与胆南星、杏仁、瓜蒌仁等药同用。本品也长于清半表半里之热，与柴胡配伍，具疏透外入少阳之邪，共收和解少阳的功效，故亦常作为治疗伤寒邪入少阳，寒热往来之证的药，如《伤寒论》小柴胡汤。治温热病气分热盛，壮热不退，可与竹叶、连翘、栀子等清热泻火药同用。

(3) 痈肿疮毒，咽喉肿痛等热毒证　本品具清热解毒之效，可治温热病及热毒痢等病证，用于痈肿，咽痛等热毒证，可与解毒利咽或解毒消痈药同用。如《万病回春》消凉散，以之与桔梗、连翘、山豆根等配伍，主治热毒壅结所致的咽喉肿痛。

(4) 血热出血证　本品可凉血止血，用于治疗血热妄行所致的吐血、衄血、便血、尿血及崩漏等。单用有效，与相应的凉血止血药同用，效果更好。本品的止血之功，还可与温经止血药同用，用于治疗虚寒性吐血、便血、崩漏等，如《金匮要略》黄土汤，以之与阿胶、附子、灶心土等同用。

另外，本品还有一定的清热安胎之效，可用于热伤胎气而胎漏下血，胎动不安，或妊娠热盛，下扰血海，迫血妄行，常与养阴清热药地骨皮、沙参、白芍等同用，如《揣摩有得集》安胎饮；血虚而有热者，又应与养血安胎药白术、白芍、当归等同用，如《寿世保元》安胎丸。

**2. 临床新用**　黄芩可用于防治糖尿病神经病变[15]。

**【用法用量】** 3～10g。

**【成药例证】**

**1. 甘露消毒丸(《中华人民共和国药典》2015 年版)**　药物组成：滑石、茵陈、黄芩、石菖蒲、豆蔻、藿香、薄荷、射干、川贝母、木通、连翘。

功能主治：芳香化湿，清热解毒。用于暑湿蕴结，身热肢酸，胸闷腹胀，尿赤黄疸。

**2. 清肺抑火丸(《中华人民共和国药典》2015 年版)**　药物组成：黄芩、栀子、黄柏、浙贝母、桔梗、前胡、苦参、知母、天花粉、大黄。

功能主治：清肺止痰，止咳平喘。用于痰热阻肺，咳嗽气喘，胸胁胀痛，吐痰黄稠；上呼吸道感染、急性支气管炎、慢性支气管炎急性发作及肺部感染见上述证候者。

**3. 清咽利膈丸(《中华人民共和国药典》2015 年版)**　药物组成：黄芩、射干、连翘、栀子、熟大黄、防风、荆芥穗、薄荷、炒牛蒡子、天花粉、玄参、桔梗、甘草。

功能主治：清热利咽，消肿止痛。用于外感风邪、脏腑积热所致的咽部红肿、咽痛、面红腮肿、痰涎壅盛、胸膈不利、口苦舌干、大便秘结、小便黄赤。

**4. 芩连片(《中华人民共和国药典》2015 年版)**　药物组成：黄芩、黄连、黄柏、连翘、赤芍、甘草。

功能主治：清热解毒，消肿止痛。用于脏腑蕴热，头痛目赤，口鼻生疮，热痢腹痛，湿热带下，疮疖肿痛。

**【贮藏】** 置通风干燥处，防潮。

**【参考文献】**
[1]付守廷，付宇.黄芩苷的耐缺氧作用[J].沈阳药科大学学报，2001，18(3)：207-210.

[2]胡聪，韩聚强，徐峥，等.黄芩苷对大鼠肝细胞凋亡的影响[J].中国中药杂志，2001，26(2)：124-127.

[3]Ma SC, Du J, But PP, *et al*.Antiviral Chinese medicinal herbs against respiratory syncytial virus[J].Journal of Ethnopharmacology, 2002, 79(2): 205-211.

[4]张奉学,汪晓军,刘妮,等.黄芩甙对HBsAg和HBeAg的体外抑制作用[J].中西医结合肝病杂志,2003,13(5):267-269.

[5]侯艳宁,朱秀媛,程桂芳.黄芩苷的抗炎机理[J].药学学报,2000,35(3):161-164.

[6]王丽娟,王勇,朱旭燕,等.黄芩抗炎镇痛作用的实验研究[J].齐齐哈尔医学院学报,2008,29(11):1304-1305.

[7]顾正勤,孙颖浩,徐传亮,等.黄芩苷诱导前列腺癌细胞株DU145凋亡的体外研究[J].中国中药杂志,2005,30(1):63-66.

[8]陈忻,周建平,李玉红.大黄等中药抗自由基损伤研究[J].北京中医,1995,(5):48-49.

[9]钱江,刘璇,何华,等.黄芩甙对过氧化脂质生成的抑制作用[J].中国药科大学学报,1995,26(5):308-310.

[10]蔡仙德,谭剑萍.黄芩甙对小鼠体液免疫的调节作用[J].南京铁道医学院学报,1995,14(3):151-153.

[11]蔡仙德,谭剑萍,穆维同,等.黄芩甙对小鼠细胞免疫功能的影响[J].南京铁道医学院学报,1994,13(2):65-68.

[12]贺海平,秦菁,陈明,等.一种新的黄芩类黄酮3′,5,6′,7-四羟基-2′,8-二甲氧基黄酮的体外免疫作用[J].广西医科大学学报,2000,17(3):353-355.

[13 范书铎,赵红艳,王翠花,等.黄芩甙对发热大鼠解热作用的实验研究[J].中国医科大学学报,1995,24(4):358-360.

[14]路通,宋钰,谢林,等.HPLC法测定灌胃黄芩水煎剂后大鼠血浆中黄芩苷和汉黄芩苷的质量浓度及药动学研究[J].中草药,2005,36(6):870-873.

[15]董砚虎,逄力男,王秀军,等.黄芩苷治疗糖尿病周围神经病变的初步观察[J].中国糖尿病杂志,1999,7(6):352-355.

(侯飞侠　吴清华　裴瑾)

## 368　黄山药

Huangshanyao

**【异名】** 姜黄草(《植物名实图考》)。

**【来源】** 为薯蓣科植物黄山药 *Dioscorea panthaica* Prain et Burk. 的干燥根茎。

**【产地】** 主要为栽培品,野生品亦有。主产于云南,在湖北恩施,湖南西北部,四川西部,贵州西部,云南蒙自,丽江,玉溪地区新平、峨山、易门、元江等地亦有分布。

**【采收加工】** 秋季采挖,除去须根,洗净,切片,晒干。

**【炮制】** 除去须根,洗净,切片,晒干。

**【性状特征】** 呈长圆形或不规则厚片,边缘不整齐,厚1～5mm。外表皮黄棕色,有纵皱纹,可见稀疏的须根残基。质硬。切面白色或黄白色,黄色点状维管束散在,断面纤维状。气微,味微苦。以切面白色为佳。

**【化学成分】** 黄山药的主要成分是甾体皂苷,还含有非甾体皂苷等。黄山药的甾体皂苷是其主要药理活性成分。《中华人民共和国药典》2015年版规定,本品药材按干燥品计算,含伪原薯蓣皂苷($C_{51}H_{82}O_{21}$·HCl)不得少于0.050%。

**【药理毒理】**

**1. 对心血管系统的影响**

(1) 抗心肌缺血　地奥心血康(黄山药)按0.10g/kg的剂量给大鼠手术致急性心肌梗死模型进行灌胃,可减轻其心肌缺血程度和缺血范围[1]。

(2) 降血脂　黄山药总皂苷按400mg/kg的剂量给喂饲胆固醇饲料致小鼠高胆固醇血症模型灌胃,可预防小鼠高胆固醇血症;200mg/kg的剂量给喂饲胆固醇饲料致大鼠高胆固醇血症模型灌胃,可预防大鼠高脂血症,可抑制胆固醇微胶粒的形成,其最高抑制率为80.2%[2]。

(3) 抗血凝　60～240mg/L黄山药总皂苷在体外有抗血小板聚集活性[3]。黄山药总皂苷按30、60、100mg/kg剂量对注射盐酸肾上腺素结合冷水刺激致血瘀大鼠模型灌胃,可降低其血液黏度,且降低程度呈现一定的剂量依赖性,并可降低其纤维蛋白原含量,延长凝血酶时间和凝血酶原时间[4]。

**2. 抗肿瘤**　20mg/L黄山药皂苷A和C均可抑制人类黑色素瘤细胞(A375-S2)、小鼠成纤维细胞瘤细胞(L929)和HeLa细胞的增长,抑制率可高达90%[5]。

**【药性】** 苦、微辛,平。归胃、心经。

**【功能主治】** 理气止痛,解毒消肿。用于胃痛,吐泻腹痛,跌打损伤;外治疮痈肿毒,瘰疬痰核。

**【临床应用】**

**1. 临床常用**　本品可解毒消肿,止痛,用于治疗跌打损伤。

**2. 临床新用**　黄山药可用于治疗冠心病[6]。

**【用法用量】** 15～30g。外用适量,捣烂敷患处。

【成药例证】

**1. 地奥心血康(《新药转正标准 9》)** 药物组成：黄山药根茎。

功能主治：活血化瘀，行气止痛，扩张冠状动脉血管，改善心肌缺血。用于预防和治疗冠心病、心绞痛以瘀血内阻之胸痹、眩晕、气短、心悸、胸闷或痛等症。

**2. 地奥心血康片(《新药转正标准 26》)** 药物组成：黄山药。

功能主治：活血化瘀，行气止痛，扩张冠状动脉血管，改善心肌缺血。用于预防和治疗冠心病、心绞痛以瘀血内阻之胸痹、眩晕、气短、心悸、胸闷或胸痛等病症。

【贮藏】 置通风干燥处。

【参考文献】 [1]杨雪洁，杨迎暴，罗景慧.地奥心血康的药理与临床[J].山东医药工业，2003，22(2)：30-32.

[2]马海英，赵志涛，王丽娟，等.薯蓣皂苷元和黄山药总皂苷抗高脂血症作用比较[J].中国中药杂志，2002，27(7)：528-531.

[3]马海英，周秋丽，王本祥.黄山药总皂苷和薯蓣皂苷元抗高脂血症及体外抗血小板聚集的比较[J].中国医院药学杂志，2002，22(6)：323-325.

[4]白仲梅，张建强，魏玉辉.地奥心血康对血瘀大鼠血液流变学及凝血系统的影响[J].兰州大学学报(医学版)，2013，39(2)：38-40.

[5]Dong M，Feng XZ，Wang BX，*et al*.Two novel furostanol saponins from the rhizomes of *Dioscorea panthaica* Prain et Burkill and their cytotoxic activity[J].Tetrahedron，2001，57(3)：501-506.

[6]孟庆芝，李萝武，刘高华，等.地奥心血康治疗冠心病疗效探讨[J].中国危重病急救医学，1992，(2)：100-101.

（侯飞侠　吴清华　裴瑾）

## 369　黄蜀葵花

Huangshukuihua

【异名】 黄葵(《说文解字》)，黄蜀葵(《香奁集》)，侧金盏、秋葵(《群芳谱》)，棉花葵(《植物名实图考》)

【来源】 为锦葵科植物黄蜀葵 *Abelmoschus manihot* (L.) Medic.的干燥花冠。

【产地】 主要为栽培品，野生品亦有。主产于河北、河南、山东、福建、湖北、湖南、广东、广西、贵州、云南、四川。

【采收加工】 夏、秋二季花开时采摘，及时干燥。

【炮制】 除去萼片、苞片、灰屑杂质，以净药材入药。

【性状特征】 多皱缩破碎，完整的花瓣呈三角状阔倒卵形，长 7～10cm，宽 7～12cm，表面有纵向脉纹，呈放射状，淡棕色，边缘浅波状；内面基部紫褐色。雄蕊多数，联合成管状，长 1.5～2.5cm，花药近无柄。柱头紫黑色，匙状盘形，5 裂。气微香，味甘淡。以朵大，色泽鲜明者为佳。

【化学成分】 黄蜀葵花的主要成分是黄酮，还含有还原糖、鞣酸、长链烷烃等。黄蜀葵花的黄酮是其主要药理活性成分。《中华人民共和国药典》2015 年版规定，本品药材及其饮片按干燥品计算，含金丝桃苷($C_{21}H_{20}O_{12}$)不得少于 0.50%。

【药理毒理】

**1. 对心肌缺血损伤的影响** 黄蜀葵花总黄酮按 100、200mg/kg 的剂量给注射垂体后叶素致心肌损伤大鼠模型腹腔注射，可抑制大鼠心电图 T 波升高[1]；黄蜀葵花总黄酮按 50、100mg/kg 的剂量给手术致急性心肌梗死大鼠模型腹腔注射，可抑制血清中磷酸肌酸激酶、乳酸脱氢酶的升高，降低血清游离脂肪酸水平，降低心肌梗死大鼠的梗死面积；黄蜀葵花总黄酮按 3mg/kg 的剂量给小鼠腹腔注射，可抑制其心肌线粒体中丙二醛的生成，提高超氧化物歧化酶和谷胱甘肽过氧化物酶的活力[1]；黄蜀葵花总黄酮按 4、8、16mg/kg 的剂量给手术致家兔心肌缺血再灌注损伤模型静脉注射，可降低其心律失常的发生率，抑制心肌组织中 LD 的生成，上调 Bcl-2 mRNA 的表达强度，下调 P53 mRNA 的表达水平[2]。

**2. 对脑缺血损伤的影响** 黄蜀葵花总黄酮按 20、40、80、160mg/kg 的剂量给手术致大鼠脑缺血再灌注损伤模型静脉注射，可减少其大脑中动脉栓塞面积，降低血清中乳酸脱氢酶活性、丙二醛和前列腺素 $E_2$ 含量，增加血清中一氧化氮合酶活性和一氧化氮含量[3]；黄蜀葵花总黄酮按 50、100mg/kg 的剂量连续 3d 给结扎双侧颈总动脉致大鼠急性不完全脑缺血损伤模型灌胃，可抑制大鼠脑水肿的发生，改善脑组织病理学的改变[4]；黄蜀葵花总黄酮按 25、50、100mg/kg 的剂量给大鼠手术致大脑中动脉结扎模型进行灌胃,可剂量依赖性减少大鼠凋亡脑细胞的数量[5]。

**3. 对肾炎及肾纤维化的影响**　黄蜀葵花总黄酮按173.6、347.2、694.4mg/kg的剂量给湿热型慢性肾炎大鼠模型灌胃,连续4周,大鼠体内UP、Cr、CIC、RBC-IC降低,A1b、RBC-$C_{3b}$升高,系膜细胞增殖和基质增生被抑制[6]。黄蜀葵花总黄酮按1g/kg的剂量连续21d给手术致单侧输尿管梗阻大鼠模型灌胃,可减轻其肾脏病理改变,降低肾组织骨桥蛋白和结缔组织生长因子的表达,上调肾组织中Smad 7和Smad核转录共抑制因子SnoN蛋白表达水平,延缓肾小管损伤及肾纤维化的进展[7]。

**4. 抗乙型肝炎病毒**　在HepG2.2.15细胞模型和鸭感染DHBV(鸭乙型肝炎病毒)模型中,金丝桃苷的半数毒性浓度是0.115g/L;最大无毒浓度是0.05g/L;在最大无毒浓度时金丝桃苷在HepG2.2.15细胞对HBeAg和HBsAg在第8d的抑制率分别为86.41%和82.27%;在鸭感染DHBV模型中,金丝桃苷0.10g/(kg·d)抑制病毒血症峰值在第10d和第13d分别达60.97%和69.78%[8]。

**5. 其他药理作用**　黄蜀葵花提取物10μg/ml可减少人中性粒细胞经24h培养后上清液中白细胞介素-8的含量[9]。

**6. 体内过程**　黄蜀葵花提取物浸膏3.43g/kg灌胃,异槲皮苷、棉皮素-8-葡萄糖醛酸和槲皮素-3′-葡萄糖苷血药时程曲线符合二室模型,$t_{1/2\alpha}$分别为28.74、19.104、34.32min,$t_{1/2\beta}$分别为69.32、886.68、69.32min。0.343g/kg静脉注射,金丝桃苷血药时程曲线符合三室模型,金丝桃苷$t_{1/2\alpha}$为0.51min,$t_{1/2\beta}$分别为8.40min[10]。

**【药性】**　甘,寒。归肾、膀胱经。

**【功能主治】**　清利湿热,消肿解毒。用于湿热壅遏,淋浊水肿;外治痈疽肿毒,水火烫伤。

**【临床应用】**

**1. 临床常用**

(1) 淋证　本品利尿通淋,单服可治砂石淋,如《圣济总录》独圣散。

(2) 痈肿疮毒　本品消肿解毒,可治痈疽肿毒恶疮,单用有效,如《仁斋直指方》蜀葵膏。

**2. 临床新用**　黄蜀葵花可用于治疗糖尿病肾病[11]、慢性肾小球肾炎[12]。

**【用法用量】**　10～30g;研末内服,3～5g。外用适量,研末调敷。

**【注意事项】**　孕妇慎用。

**【贮藏】**　置干燥处。

**【参考文献】**
[1]李庆林,陈志武,马传庚.黄蜀葵花总黄酮对心肌损伤的保护作用及其机制[J].中国药理学通报,2001,17(4):466-468.

[2]范丽,袁丽萍,陈志武.黄蜀葵花总黄酮药理性预适应对家兔心肌缺血再灌注损伤的保护作用[J].中国药学杂志,2005,40(11):836-838.

[3]文继月,陈志武.黄蜀葵花总黄酮预处理对大鼠脑缺血再灌注损伤的保护作用[J].安徽医科大学学报,2006,41(6):667-669.

[4]高杉,范丽,董六一,等.黄蜀葵总黄酮对大鼠急性不完全脑缺血损伤的保护作用[J].中国临床药理学与治疗学,2003,8(2):167-179.

[5]高杉,范丽,董六一,等.黄蜀葵总黄酮对MCAO大鼠脑细胞凋亡的影响[J].中国药理学通报,2003,19(6):704-707.

[6]胡翠云,戴敏,陈君君,等.黄蜀葵花总黄酮对大鼠湿热型慢性肾炎的作用及其对红细胞免疫黏附功能的影响[J].安徽中医学院学报,2011,30(1):57-61.

[7]冯媛,刘敏,张苗,等.黄蜀葵花总黄酮对单侧输尿管梗阻大鼠肾间质纤维化的影响[J].中国中西医结合肾病杂志,2010,11(11):1006-1008.

[8]Wu L, Yang X, Huang Z, *et al*. In vivo and in vitro antiviral activity of hyperoside extracted from *Abelmoschus manihot* (L.) medic. [J]. Acta Pharmacologica Sinica, 2007, 28(3): 404-409.

[9]崔桅,陈玉兰,王玉亮.黄蜀葵花提取物对人中性粒细胞活化及分泌IL-8的影响[J].天津药学,2003,15(4):1-3.

[10]王晓剑,郝旭亮,梁泰刚,等.HPLC测定金丝桃苷的血药浓度及其在药动学研究中的应用[J].中国现代应用药学杂志,2009,26(3):231-233.

[11]余江毅,熊宁宁.黄蜀葵花醇提物治疗糖尿病肾病的临床观察[J].中国中西医结合杂志,1995,15(5):263-265.

[12]余江毅,熊宁宁,余承惠.黄蜀葵花胶囊治疗慢性肾小球肾炎132例临床观察[J].南京中医药大学学报,1995,11(5):3-4.

(侯飞侠　吴清华　裴瑾)

## 370　黄藤

Huangteng

**【异名】**　藤黄连(《广西中药志》),土黄连(《南宁市药物志》),黄连藤(《中国药植图鉴》),大黄藤

（广西《中草药新医疗法处方集》），伸筋藤、山大王（《广西药植名录》）。

【来源】 为防己科植物黄藤 *Fibraurea recisa* Pierre. 的干燥藤茎。

【产地】 主要为野生品，栽培品亦有。主产于广西西南部和广东东南部，在香港、海南亦有分布。

【采收加工】 秋、冬二季采收，切段，晒干。

【炮制】 拣除杂质，稍浸，闷润，切片，干燥。

【性状特征】 呈长圆柱形，稍扭曲，直径0.6～3cm。表面灰褐色至黄棕色，粗糙，有纵沟和横裂纹，老茎外皮较易剥落。质硬，不易折断，折断时可见大量粉尘飞扬，断面不整齐，黄色，具纤维性，有棕黄色与黄棕色相间排列的放射状纹理，导管呈细孔状，木质部有时具裂隙，中心多为枯黄棕色或空腔。气微，味苦。以根长均匀、无地上茎、断面黄色有菊花纹、味苦者为佳。

【化学成分】 黄藤的主要成分是生物碱，还含有黄藤内酯、黄藤素、甾醇等。黄藤的生物碱是其主要药理活性成分，如黄藤素。《中华人民共和国药典》2015年版规定，本品药材按干燥品计算，含盐酸巴马汀（$C_{21}H_{21}NO_4 \cdot HCl$）不得少于2.0%。

【药性】 苦，寒。归心、肝经。

【功能主治】 清热解毒，泻火通便。用于热毒内盛，便秘，泻痢，咽喉肿痛，目赤红肿，痈肿疮毒。

【临床应用】 临床常用

热毒证　本品具泻热解毒，通便，去水毒，消肿之功效，可用于热郁便秘，痢疾，石水，疮痈，天泡疮，赤眼等病证。

【用法用量】 30～60g。外用适量。

【成药例证】

**1. 消肿止痛酊（《中华人民共和国药典》2015年版）** 药物组成：大罗伞、小罗伞、黄藤、栀子、三棱、莪术、川芎、木香、沉香、五加皮、牛膝、红杜仲、防风、荆芥、白芷、薄荷脑、细辛、桂枝、徐长卿、两面针、樟脑。

功能主治：舒筋活络，消肿止痛。用于跌打扭伤，风湿骨痛，无名肿毒及腮腺炎肿痛。

**2. 黄藤素片（《中华人民共和国药典》2015年版）** 药物组成：黄藤素。

功能主治：清热解毒。用于妇科炎症，细菌性痢疾，肠炎，呼吸道及泌尿道感染，外科感染，眼结膜炎。

**3. 矾藤痔注射液（《国家中成药标准汇编外科·妇科分册》）** 药物组成：白矾、黄藤素、赤石脂。

功能主治：清热解毒，收敛止血，消肿止痛。用于大肠湿热所致痔疮。

【贮藏】 置通风干燥处，防霉。

（侯飞侠　吴清华　裴瑾）

## 371　黄药子

Huangyaozi

【异名】 黄药（《日华子本草》），黄药根（《开宝本草》），木药子、大苦（《本草纲目》），山慈姑（《植物名实图考》），毛肾子、毛睾丸、牛卵子、野脚板薯（《湖南药物志》）。

【来源】 为薯蓣科植物黄独 *Dioscorea bulbifera* L.的干燥块茎。

【产地】 主要为野生品，栽培品亦有。主产于湖北、湖南、江苏。安徽、浙江、福建、广东、广西等地亦有分布。

【采收加工】 夏末至冬初采挖，洗净，趁鲜切片，干燥。

【炮制】 取原药材，加水浸约1h，洗净，润透，切丝，干燥，筛去灰屑。

【性状特征】 为圆形或椭圆形厚片，直径2～7cm，厚0.5～1.5cm。外皮深褐色，具皱折并密布类白色圆点状凸起的须根痕，有的尚具未去净的细小硬须根。切面淡黄色至棕黄色，密布许多橙黄色麻点。质坚脆，易折断，断面黄白色，粉性。气微，味苦。以身干、片大、外皮灰黑、断面黄白色者为佳。

【化学成分】 黄药子的主要成分是二萜，还含皂苷、鞣质、淀粉等。黄药子的二萜是其主要药理活性成分。

【药理毒理】

**1. 抗病原微生物**　黄药子水浸剂（1∶3）实验，在试管内对堇色毛癣菌、同心性毛癣菌、许兰黄癣菌、奥杜盎小芽孢癣菌、铁锈色小芽孢癣菌、羊毛状小芽孢癣菌、石膏样小芽孢癣菌、腹股沟表皮癣菌、红色表皮癣菌、星形奴卡菌等皮肤真菌均有不同程度抑制作用,50%黄药子煎剂对金黄色葡萄球菌有抑制作用[1]。0.017~0.034mg/ml黄药子乙醇浸膏不仅能抑制DNA病毒,而且可抑制RNA病毒的转录[2]。

**2. 抗炎** 黄药子提取液0.1mg/ml对单纯疱疹病毒致角膜炎家兔滴药,每眼两滴,可抑制家兔角膜炎[3]。黄药子甲醇提取物按1、4、8g/kg的剂量给二甲苯致小鼠耳肿胀及角叉菜胶和蛋清致大鼠足趾肿胀模型灌胃,可抑制其肿胀程度[4]。有效成分黄独乙素按50、200mg/kg的剂量给交叉菜胶致足趾肿胀及棉球致肉芽肿大鼠模型灌胃,可抑制其肿胀程度[5]。

**3. 抗肿瘤** 黄药子乙醇提取物(浸膏)按50、100mg/kg的剂量给小鼠肉瘤$S_{180}$进行灌胃,可抑制其肿瘤的发生率,抑瘤率分别为24.3%和31.6%;黄独乙醇浸膏按100mg/kg的剂量给小鼠腹水瘤(EAC)模型灌胃,可延长小鼠的生存天数,使小鼠的生命延长率达到74.1%[6]。

**【药性】** 苦,平;有小毒。归肝、心经。

**【功能主治】** 凉血,降火,消瘿,解毒。用于疮毒,喉痹,瘿气,蛇犬咬伤。

**【临床应用】** 临床常用

(1)瘿瘤结肿 本品有散结消瘿化痰的作用,宜用于瘿瘤结肿,治项下气瘿,可单用,如《本草纲目·卷十八·黄药子引》《半门方》,单用浸酒服。亦可与昆布、牡蛎、海藻等药配伍,如《浙江中医研究所方》消瘿汤。近代有制成黄药子流浸膏,可治多种甲状腺肿。

(2)疮疡肿毒 本品清热解毒,用于疮疡肿毒,常与清热解毒药紫花地丁、金银花等配伍使用,亦可将鲜品捣烂外敷;治热毒引起的咽喉肿痛,具清热解毒、消肿止痛之功,常与射干、山豆根等药配伍;用于毒蛇咬伤,可与山慈菇、薏苡仁、白花蛇舌草、海藻等。

(3)吐血,衄血 本品性寒,具凉血止血之功,宜用于血热引起的各种出血如咯血、衄血、吐血等症。常与茜草炭、棕榈炭、蒲黄炭等止血药配伍使用。

另外,本品还具有止咳平喘之功,可用于急、慢性支气管炎、百日咳、支气管哮喘等咳嗽气喘者。可单用或与其他化痰平喘药配伍。

**【用法用量】** 4.5~9g。外用适量,研末涂敷患处。

**【成药例证】** **金蒲胶囊(《中华人民共和国药典》2015年版)** 药物组成:人工牛黄、金银花、蒲公英、半枝莲、白花蛇舌草、苦参、龙葵、穿山甲、莪术、大黄、乳香、没药、延胡索、红花、蜈蚣、山慈菇、珍珠、黄药子、姜半夏、蟾酥、党参、黄芪、刺五加、砂仁。

功能主治:清热解毒,消肿止痛,益气化痰。用于晚期胃癌、食管癌患者痰湿瘀阻及气滞血瘀证。

**【注意事项】** 黄药子中的毒性成分为黄独乙素,多服、久服可引起吐泻腹痛等消化道反应,并对肝肾有一定损害。黄药子与当归合煎可降低有毒成分的含量。

**【贮藏】** 置干燥处,防蛀。

**【参考文献】** [1]曹仁烈,孙在原,王仲德.中药水浸剂在试管内抗皮肤真菌的观察[J].中华皮肤科杂志,1957,5(4):286.

[2]徐以珍,白翠贤,周琪,等.黄药子乙醇浸膏管内抑制灭活病毒的研究[J].药学通报,1998,23(9):535-537.

[3]周令娴,付文洋,徐以珍,等.黄药子对实验性单纯疱疹病毒性角膜病变的疗效[J].中成药研究,1987,34(11):28.

[4]李万,阮金兰.黄独抗炎作用的实验研究[J].实用医药杂志,1996,9(4):20-22.

[5]谭兴起,阮金兰,陈海生,等.黄药子抗炎活性成分的研究[J].第二军医大学学报,2003,24(6):677-679.

[6]陈晓莉,吴少华,赵建斌.黄药子醇提物对小鼠移植瘤的抑瘤作用[J].第四军医大学学报,1998,19(3):354-355.

(侯飞侠 吴清华 裴瑾)

## 372 黄芫花
Huangyuanhua

**【异名】** 荛花(《神农本草经》),绛州芫花(《本草图经》)。

**【来源】** 为瑞香科植物河朔荛花 *Wikstroemia chamaedaphne* Meisn. 的干燥叶及花蕾。

**【产地】** 主要为野生品。主产于河北、山西、北京等地。华北及陕西、甘肃、河南、四川等地亦有分布。

**【采收加工】** 夏季花未开放时采收,干燥。

**【炮制】** 除去杂质,干燥。

**【性状特征】** 叶多卷缩,完整叶片展平后呈披针形或狭长披针形,长2~6cm,宽0.4~1cm;先端尖或稍尖,全缘,边缘略向下翻卷,基部渐狭成短柄;两面无毛，上表面绿色，下表面淡绿色，主脉突出；折断时可见叶脉处有白色棉状纤维。花多单个散在或聚集成束，花被棒状或细长筒状，长 0.3～0.8cm，灰绿色或灰黄色，密被白色短柔毛，上部较粗，有的先端 4 裂；雄蕊 8 个。气微香，花味辛。以叶色绿、花蕾多者为佳。

**【化学成分】** 黄芫花的主要成分是黄酮，还含有二萜原酸酯等。黄芫花的黄酮是其主要药理活性成分。

**【药理毒理】**

**1. 对生殖功能的影响** 黄芫花醇提取物按 66mg/kg 的剂量给妊娠家兔膜腔注射，可使家兔在 24～36h 内排出死胎[1]。

**2. 对心血管系统的影响** 黄芫花总黄酮按 20mg/kg 的剂量给氯化钡致心律失常大鼠模型静脉注射，可预防大鼠心律失常[2]。黄芫花总黄酮按 650mg/kg 的剂量给小鼠吸入氯仿致心室纤颤模型静脉注射，可预防小鼠心室纤颤[2]。

**3. 安全性评价** 黄芫花水提物腹腔注射小鼠的 $LD_{50}$ 为 25.98g/kg，小鼠皮下注射黄芫花乙醇液的 $LD_{50}$ 为 2.16g/kg，小鼠腹腔注射黄芫花醇提物的 $LD_{50}$ 为 3.0g/kg[3]。

**【药性】** 辛、苦，寒；有小毒。归肺、胃、大肠、肾经。

**【功能主治】** 泻下逐水。用于水肿胀满，痰饮咳喘，急、慢性肝炎，精神分裂症，癫痫。

**【临床应用】**

**1. 临床常用** 本品逐水，涤痰，用于治痰饮癖积，喘咳，水肿，胁痛。与枣配伍，治疗咳嗽，如《伤寒论》十枣汤；与甘遂、大黄、葶苈子、巴豆配伍，治疗水病通身微肿，如《圣济总录》小消化丸。

**2. 临床新用** 黄芫花可用于抗早孕[4]、引产[5]。

**【用法用量】** 1.5～3g。

**【成药例证】** **芫蒿护肝片（《国家中成药标准汇编内科·肝胆分册》）** 药物组成：黄芫花。

功能主治：解毒护肝。主要用于肝脏损害所致的全身乏力，食欲不振，腹胀，肝区疼痛及失眠等症；急慢性病毒性肝炎和中毒性肝炎具有上述症状者。

**【注意事项】**

1. 孕妇忌服。

2. 不宜与甘草同用。

3. 芫花具有强烈刺激性，主要表现在神经系统、消化系统和生殖系统。其毒性物质基础主要为二萜原酸酯类化合物。可通过炮制、配伍、辨证等减毒。

**【贮藏】** 置通风干燥处。

**【参考文献】** [1]蔡文娟，徐铎，董彩金，等.黄芫花醇提物的引产作用和毒性及有效成分的研究[J].河北医科大学学报，1989，10(3)：137-141.

[2]陶成，温淑荣，牛沛兴，等.黄芫花总黄酮抗实验性心律失常作用的初步研究[J].北京大学学报(医学版)，1983，15(1)：9-11.

[3]李慧博，徐丽霞，刘来正，等.黄芫花药材标准修订的基础研究[J].山西中医学院学报，2013，14(4)：67-69.

[4]鱼爱和，邓虹珠.黄芫花乙醇液抗早孕 312 例临床分析[J].中国中药杂志，2000，25(2)：118-119.

[5]冷金花，何萃华，范光升.黄芫花醇液引产 710 例临床分析[J].中国医学科学院学报，1988，8(5)：388.

（侯飞侠　吴清华　裴瑾）

## 373　茴芹果

Huiqinguo

**【来源】** 为伞形科植物突蕨茴芹 *Pimpinella anisum* L.的干燥成熟果实。

**【产地】** 主要为栽培品。分布于新疆乌鲁木齐、吐鲁番、伊犁等地区。

**【采收加工】** 夏秋果实成熟时割取果序，打下果实，除去杂质，晒干。

**【炮制】** 除去杂质，晒干。

**【性状特征】** 为双悬果，多连接而少分离，呈卵圆形，长 2.5～4mm，直径约 1.5mm。表面灰绿色或灰棕色，顶端狭细，基部宽圆，果柄长 1～3mm 或无。分果具 5 条明显的肋线，微隆起，肋间具有短刚毛。分果横切面置解剖镜下观察，背面具 20～30 个细小的油室，结合面存有较大的油室 2～3 个。气芳香，味甜。以果实饱满者为佳。

**【化学成分】** 茴芹果的主要成分是芳香油，还含有脂肪酸、蛋白质、糖等。茴芹果的芳香油是其主要药理活性成分。

**【药性】** 二级干热。

**【功能主治】** 消散寒气，促进机体自然随和，利尿通经，润肠止痛。用于机体满闷气阻，异常腐败体液留滞，尿闭闭经，头痛腹痛，腹胀筋弱，瘫痪，机体自然力下降。

【临床应用】 临床常用

本品温中散寒，祛风下气，活血镇痛，健胃止痢，可治脘腹胀满，肠炎，痢疾。

【用法用量】 3～5g。

【贮藏】 置干燥处。

（侯飞侠 吴清华 裴瑾）

## 374 茴香根皮

Huixianggenpi

【来源】 为伞形科植物茴香 *Foeniculum vulgare* Mill. 的干燥根皮。

【产地】 主要为栽培品。全国各地均有栽培。主产于山西、甘肃、辽宁、内蒙古。在吉林、黑龙江、河北、陕西、四川等地亦有分布。

【采收加工】 夏秋采挖，剥取根皮，晒干。

【炮制】 除去杂质，晒干。

【性状特征】 呈条状卷筒，长 5～15cm，直径 3～10mm。表面灰白色至浅灰黄色，具纵向皱缩条纹和突起的横向类圆形皮孔；内表面颜色较深，呈黄棕色，略平滑，有的残留有木心。质脆易折断，断面不整齐，白色。气微香，味先微而后淡。以皮厚，断面白色为佳。

【化学成分】 茴香根皮的主要成分是挥发油，还含有糖及其苷、内酯、酚、鞣质、黄酮、生物碱、甾醇等。茴香根皮的挥发油是其主要药理活性成分。

【药性】 二级干热。

【功能主治】 祛散寒气，温肾暖胃，通水利湿，消肿止痛。用于寒性胃痛，腹部不利，尿路结石，小便不通，阴囊肿痛，疝气，咳嗽，气管炎等。

【临床应用】 临床常用

（1）寒疝腹痛，睾丸偏坠，胃腹冷痛 本品可散寒理气止痛，为治疗寒疝腹痛，睾丸偏坠的常用药，可与橘核、荔枝核配伍应用；又可温中散寒止痛，对脘腹冷痛，可与吴茱萸等药配伍。

（2）胃寒呕吐，食少 本品具调中醒脾之功，可开胃进食，故可用于胃寒呕吐，食欲减退之症。

【用法用量】 5～7g。

【贮藏】 置阴凉干燥处。

（侯飞侠 吴清华 裴瑾）

## 375 火麻仁

Huomaren

【异名】 麻子（《神农本草经》），麻子仁（《伤寒论》），大麻子（《本草经集注》），大麻仁（《药性论》），白麻子（《千金·食治》），冬麻子（《食医心镜》），火麻子（《本草新编》）。

【来源】 为桑科植物大麻 *Cannabis sativa* L. 的干燥成熟种子。

【产地】 主要为栽培品。主产于山东、河北、黑龙江、吉林、辽宁。在四川、甘肃、云南、江苏、浙江等地亦有分布。

【采收加工】 秋季果实成熟时采收，除去杂质，晒干。

【炮制】 火麻仁 除去杂质及果皮。

炒火麻仁 取净火麻仁，照清炒法，炒至微黄色，有香气。

【性状特征】 火麻仁 呈卵圆形，长 4～5.5mm，直径 2.5～4mm。表面灰绿色或灰黄色，有微细的白色或棕色网纹，两边有棱，顶端略尖，基部有 1 圆形果梗痕。果皮薄而脆，易破碎。种皮绿色，子叶 2，乳白色，富油性。气微，味淡。以粒大、种仁饱满者为佳。

炒火麻仁 与火麻仁相似，表面微黄色。

【化学成分】 火麻仁的主要成分是生物碱、黄酮，还含有酚、蛋白质、脂肪酸等。火麻仁的生物碱、黄酮是其主要药理活性成分。

【药理毒理】

**1. 对消化系统的影响**

（1）抗溃疡 火麻仁醇提取物按 5、15g/kg 的剂量给小鼠水浸应激致溃疡、吲哚美辛-乙醇致溃疡和盐酸致溃疡模型灌胃，方剂量可抑制其溃疡的形成，抑制率分别为 60.8%、75.7%、52.3%[1]。

（2）促进胃肠运动，止泻 火麻仁醇提取物按 5、15g/kg 的剂量给墨汁灌胃致便秘小鼠模型和番泻叶致小鼠腹泻模型灌胃，可推进小鼠胃肠运动和抑制大肠性腹泻[1]。

**2. 对中枢神经系统的影响**

（1）改善学习和记忆功能 火麻仁提取物按 0.2、0.4、0.8g/ kg 的剂量给 45%乙醇、亚硝酸钠和东莨菪碱致学习和记忆功能障碍小鼠模型灌胃，连续7d，可有效改善其学习和记忆功能障碍，其中0.2g/kg可改善学习获得、记忆保存和再现3种记忆过程的缺失[2]。

(2) 镇痛　火麻仁75%乙醇提取物按5、15g生药/kg的剂量给乙酸致腹腔毛细血管通透性增高小鼠模型灌胃，可减少乙酸引起的扭体反应次数，抑制率分别为57.8%和40.0%[3]。

**3. 抗炎**　火麻仁75%乙醇提取物按5、15g生药/kg的剂量给二甲苯致小鼠耳肿胀模型和角叉菜胶致小鼠足跖肿胀模型灌胃，可抑制二甲苯致小鼠耳肿厚度，4h平均抑制率分别为35.4%和50.1%，也可抑制小鼠足跖肿胀厚度[3]。

**4. 安全性评价**　火麻仁含有一定量的毒蕈碱和大麻素等生物活性很高的成分，食用过量(超过50g)可致中毒，多在食后1～2h内发病，中毒程度与进食量成正比。火麻仁提取物火麻仁蛋白灌胃$LD_{50}$大于10g/kg[4]；火麻仁油对雌雄性大、小鼠经口$LD_{50}$均大于21.5g/kg[5]。

**【药性】**　甘，平。归脾、胃、大肠经。

**【功能主治】**　润肠通便。用于血虚津亏，肠燥便秘。

**【临床应用】**

**1. 临床常用**

肠燥便秘　本品质润多脂，可润肠通便，并略具滋养补虚之功效。宜用于产妇、老人及体弱津血不足的肠燥便秘证，既可单用，又可与生津润燥药生地、麦冬、玄参等配伍。与大黄、厚朴等配伍，适用于燥热而便秘较甚者，如《伤寒论》麻子仁丸。

**2. 临床新用**　火麻仁可用于治疗神经性皮炎[6]。

**【用法用量】**　10～15g。

**【成药例证】**

**1. 麻仁丸(《中华人民共和国药典》2015年版)**　药物组成：麻仁、熟大黄、苦杏仁、白芍、枳实、厚朴。

功能主治：润肠通便。用于肠热津亏所致的便秘，症见大便干结难下、腹部胀满不舒；习惯性便秘见上述证候者。

**2. 麻仁润肠丸(《中华人民共和国药典》2015年版)**　药物组成：火麻仁、苦杏仁、大黄、木香、陈皮、白芍。

功能主治：润肠通便。用于肠胃积热，胸腹胀满，大便秘结。

**3. 麻仁滋脾丸(《中华人民共和国药典》2015年版)**　药物组成：麻仁、大黄、苦杏仁、郁李仁、当归、白芍、厚朴、枳实。

功能主治：润肠通便，消食导滞。用于胃肠积热、肠燥津伤所致的大便秘结、胸腹胀满、饮食无味、烦躁不宁、舌红少津。

**【注意事项】**　火麻仁含毒蕈素胆碱，作用于中枢神经，引起毒性反应，临床症状表现为恶心，呕吐、腹泻、四肢发麻、烦躁不安、精神错乱、手舞足蹈、脉搏增速、瞳孔散大、昏睡甚至昏迷。

**【贮藏】**　置阴凉干燥处，防热，防蛀。

**【参考文献】**
[1]张明发，朱自平，沈雅琴，等.火麻仁的消化系统药理研究[J].药学实践杂志，1997，15(5)：267-269.

[2] Luo J, Yin JH, Wu HZ, *et al*. Extract from Fructus cannabis Activating Calcineurin Improved Learning and Memory in Mice with Chemical Drug-induced Dysmnesia[J]. Acta Pharmacol Sin, 2003, 24(11): 1137-1142.

[3]张明发，沈雅琴，朱自平，等.火麻仁的镇痛抗炎、抗血栓形成作用研究[J].基层中药杂志，1999，13(1)：13-15.

[4]胡嘉想，秦光和，刘敏，等.火麻仁蛋白毒理学安全性研究[J].中国卫生检验杂志，2007，17(12)：2185-2190.

[5]扈学俸，李永进，王军波，等.火麻仁油安全性评价及血清抗氧化功能初步研究[J].中国食品卫生杂志，2008，20(50)：388-392.

[6]杨素华，马于牧，马晓旋.火麻仁馏油治疗116例神经性皮炎临床观察[J].临床皮肤科杂志，1997，(1)：28-29.

(侯飞侠　吴清华　裴瑾)

## 376　火绒草

Huorongcao

**【异名】**　薄雪草、白艾(《陕甘宁植物志》)，老头草(《东北常用中草药手册》)，小矛香艾(《青海常用中草药手册》)，老头艾(《黑龙江常用中草药手册》)，小头矛香(《西宁中草药》)。

**【来源】**　为菊科植物火绒草 *Leontopodium leontopodioides* (Willd.) Beauv. 的干燥地上部分。

**【产地】**　主要为野生品。主产于辽宁、西藏、青海等地。在新疆东部、青海东部和北部、甘肃、陕西北部、山西、内蒙古南部和北部、河北、吉林、黑龙江以及山东半岛广泛分布。

**【采收加工】** 夏、秋二季花开期采收，除去杂质，晒干。

**【炮制】** 除去泥土杂质，洗净，润透，切段，晒干。

**【性状特征】** 茎类圆柱形，长20～40cm，直径1～2.5cm；表面密被灰白色棉毛，有纵棱。叶互生，多皱缩破碎，完整者条形或条状披针形，中、上部叶长1～3cm，宽2～4mm，先端尖，基部稍狭；上表面绿色，被柔毛，下表面灰白色，被白色或灰白色棉毛，苞叶3～6，矩圆形或条形，两面被灰白色厚棉毛，有的呈星状苞叶群，有的散生不排列成苞叶群。头状花序，3～7密集；总苞半球形，直径4～6mm，总苞片约4层；花多皱缩，雄花花冠狭漏斗状，褐色，雌花花冠丝状，棕色或棕绿色，柱头超出花冠，2裂。瘦果矩圆形，具白色冠毛。气微，味淡。以叶色黄绿、香气浓者为佳。

**【化学成分】** 火绒草的主要成分是有机酸，还含有苯丙素、挥发油、倍半萜、甾体等。火绒草的有机酸是其主要药理活性成分。

**【药理毒理】**

**1. 抗炎** 火绒草的95%乙醇提取物按50mg/kg的剂量给大鼠逆转性被动Arthus(RPA)反应性足肿胀模型进行腹腔注射，可抑制大鼠RPA反应时局部组织水肿和出血灶的形成，其作用不依赖于肾上腺的完整存在[1]。

**2. 抗菌** 火绒草醇提物及石油醚和乙酸乙酯部分在体外对金黄色葡萄球菌具有很强的抑(杀)菌作用，其*MIC*最低可达0.14mg/ml生药浓度，其*MBC*最低可达0.27mg/ml生药浓度[2]。火绒草醇提物正丁醇部分和水溶部分在体外对大肠埃希菌和沙门菌具有较强的抑制作用，其*MIC*最低可达2.70mg/ml生药浓度，其*MBC*最低也可达2.70mg/ml生药浓度[3]。

**3. 降血糖** 30g/kg火绒草水煎剂(1g/ml)给小鼠灌胃，连续10d，可降低正常小鼠的血糖水平，预防四氧嘧啶引起的小鼠糖尿病，降低因葡萄糖或抗肾上腺素引起的血糖升高[3,4]。

**4. 利尿** 火绒草水提液按10、20g/kg的剂量对小鼠灌胃，均可利尿，给药第5d达到高峰，可使$Na^+$、$Cl^-$、$K^+$含量增加[5]。

**【药性】** 微苦，寒。归肾、膀胱经。

**【功能主治】** 清肺，止咳，燥肺脓。用于肺热咳嗽，讧热，多痰，气喘，陈久性肺病，咽喉感冒，咯血，肺脓肿。

**【临床应用】**

**1. 临床常用** 火绒草配绢毛苣、高山龙胆、小檗，可治疗高热性传染病；火绒草配蹄叶橐吾，可治疗支气管肺炎；火绒草配瞿麦、小连翘，可治疗肾炎，有尿血者疗效较好；火绒草配黄芪、甘草，可治疗胃溃疡。

**2. 临床新用** 火绒草可用于治疗慢性肾炎[6]。

**【用法用量】** 6～9g。

**【成药例证】** **坤净栓(《卫生部药品标准中药成方制剂·第二十册》)** 药物组成：柴胡、火绒草、呋喃唑酮。

功能主治：清热燥湿，去腐生肌。用于湿热下注之阴道炎、宫颈糜烂、宫颈炎等。

**【贮藏】** 置通风干燥处，防虫。

**【参考文献】** [1]李龙云，叶金梅，尹航，等.火绒草对动物变态反应性炎症的影响[J].中国中药杂志，1994，19(3)：174-176.

[2]黄利权，伍义行.火绒草的抗菌活性研究[J].中兽医医药杂志，2006，(1)：5-6.

[3]焦素萍，姜虹，任庆林，等.火绒草对四氧嘧啶糖尿病小鼠高血糖的降低作用[J].吉林医学院学报，1997，17(2)：10-11.

[4]焦素萍，陈彪，姜虹，等.火绒草降血糖作用的初步研究[J].中草药，1997，28(11)：673-675.

[5]睢大员，平立源，于晓风，等.老头草水提液利尿作用的初步研究[J].人参研究，2000，12(3)：24-27.

[6]常桂荣.中药老头草乙醇剂治疗慢性肾炎45例[J].中西医结合杂志，1987，7(11)：669-670.

（侯飞侠　吴清华　裴瑾）

## 377　火炭母

Huotanmu

**【异名】** 赤地利(《新修本草》)，火炭毛(《生草药性备要》)，乌炭子(《植物名实图考长编》)，运药(《分类草药性》)，山荞麦草(《福建民间草药》)，乌白饭草(《泉州本草》)，火炭星、鹊糖梅(《岭南草药志》)，红梅子叶、白饭草、大叶沙滩子(《广东中草药》)，赤地利、乌饭藤、水沙柑子、鹄鷂饭、水退痧(《福建中草药》)，老鼠蔗(《广西中草药》)，黄鳝藤、晕药(《四川中药志》)。

**【来源】** 为蓼科植物火炭母 *Polygonum chinense* L.或粗毛火炭母 *Polygonum chinense* L. var. *hispidum* Hook. f. 的干燥全草。

**【产地】** 主要为野生品。主产于江苏、安徽、浙江、江西、福建、台湾等地。

**【采收加工】** 夏、秋二季采挖，除去泥沙，晒干。

**【炮制】** 除去杂质，整理洁净，切成长段，干燥。

**【性状特征】** **火炭母** 茎扁圆柱形，有分枝，长30～100cm，节稍膨大，下部节上有须根；表面淡绿色或紫褐色，无毛，有细棱；质脆，易折断，断面灰黄色，多中空。叶互生，多卷缩，破碎，完整叶片展平后呈卵状矩圆形，长5～10cm，宽2～4.5cm；先端短尖，基部截形或稍圆，全缘；上表面暗绿色，下表面色较浅，两面近无毛；托叶鞘筒状，膜质，先端偏斜。无臭，味酸，微涩。以干燥、无杂质者为佳。

**粗毛火炭母** 茎较粗，茎叶均被粗毛。以干燥、无杂质者为佳。

**【化学成分】** 火炭母的主要成分是黄酮，还含有甾体、酚酸、碳水化合物、氨基酸等。火炭母的黄酮是其主要药理活性成分。

**【药理毒理】**

**1. 抑菌** 火炭母提取物对金黄色葡萄球菌、痢疾杆菌、枯草杆菌、藤黄球菌、白色念珠菌的最小抑菌浓度(*MIC*)分别为0.6、0.6、0.8、1.0、0.6g/ml，最小杀菌浓度(*MBC*)均为1.0g/ml[1]。火炭母煎剂对禽大肠埃希菌具抑菌效果，其对分离株的 *MIC* 值为3.9mg/ml，对 $O_1$、$O_2$、$O_{78}$ 型菌株 *MIC* 值分别为250、187.5、23.6mg/ml[2]。10%火炭母煎剂作用于乙肝病毒DNA多聚酶(HBV-DNAP)及HBV-DNA，其对DNAP的抑制率在50%以上，对HBV-DNA的降解率在25%以上[3]。

**2. 抗氧化** 火炭母提取液按0.8g/ml，对羟自由基的清除效果与6.29g维生素C的作用相当，对超氧阴离子的清除效果与9.82g维生素C的作用相当[4]。

**3. 抗胃溃疡** 火炭母水提物按62.5、125、250、500mg/kg的剂量给乙醇诱导的胃黏膜损伤大鼠模型灌胃，可降低其胃黏膜损伤程度和丙二醛(MDA)水平，增加超氧化物歧化酶(SOD)水平[5]。

**4. 安全性评价** 静脉注射火炭母水提取物5g(鲜生药)/kg，可使小鼠中枢抑制，呼吸加深加快，运动失调，头部轻度震颤，24h后5只中有1只死亡；火炭母煎剂1g(生药)/只，24h内小鼠全部死亡[6]。

**【药性】** 酸、涩，凉。归肝、脾经。

**【功能主治】** 清热解毒，利湿止痒，明目退翳。用于痢疾，肠炎，扁桃体炎，咽喉炎；外治角膜云翳，子宫颈炎，霉菌性阴道炎，皮炎湿疹。

**【临床应用】**

**1. 临床常用** 本品清热解毒，利湿止痒，与海金沙配伍，可用于治疗赤白痢；与小凤尾和布渣叶配伍，用于治疗痢疾和肠炎；与鸡骨草配伍，可治疗湿热黄疸。

**2. 临床新用** 火炭母可用于治疗慢性结肠炎。

**【用法用量】** 15～30g。外用适量。

**【成药例证】**

**1. 胃肠宁片(《卫生部药品标准中药成方制剂·第二册》)** 药物组成：布渣叶、辣蓼、番石榴叶、火炭母、功劳木。

功能主治：清热祛湿，健胃止泻。用于急性胃肠炎，小儿消化不良。

**2. 腹安颗粒(《卫生部药品标准中药成方制剂·第九册》)** 药物组成：仙鹤草、火炭母、铁苋菜、鬼针草、土荆芥。

功能主治：清热解毒，燥湿止痢。用于痢疾、急性胃肠炎，腹泻、腹痛。

**3. 消炎止痢丸(《卫生部药品标准中药成方制剂·第二册》)** 药物组成：翻白草、山楂(焦)、白头翁、地榆(炭)、委陵菜、火炭母。

功能主治：清热，解毒，止痢。用于痢疾，肠炎腹泻，消化不良。

**4. 腹可安片(《卫生部药品标准中药成方制剂·第十一册》)** 药物组成：扭肚藤、火炭母、车前草、救必应、石榴皮。

功能主治：清热利湿，收敛止痛。用于急性胃肠炎、消化不良引起的腹痛、腹泻、呕吐。

**5. 广东凉茶颗粒(《卫生部药品标准中药成方制剂·第十九册》)**　药物组成：岗梅、火炭母、山芝麻、五指柑、淡竹叶、木蝴蝶、布渣叶、金沙藤、广金钱草、金樱根。

功能主治：清热解暑，祛湿生津。用于四时感冒，发热喉痛，湿热积滞，口干尿赤。

**【贮藏】** 置阴凉干燥处。

**【参考文献】** [1]欧阳蒲月，朱翠霞，陈功锡，等.火炭母提取物抑菌活性的初步研究[J].化学与生物工程，2012，29(4)：37-40.

[2]刘富来，陈志华，冯翠兰，等.中草药对禽大肠杆菌的体外抑菌试验[J].中国家禽，2003，25(1)：14-16.

[3]张正，许向东，杜绍财，等.60种中草药抗乙型肝炎病毒的实验研究[J].北京医科大学学报，1988，20(3)：211-213.

[4]黄国霞，刘柳，汪青，等.火炭母有效成分的提取及抗氧化活性研究[J].湖北农业科学，2011，50(12)：2490-2492.

[5]Ismail IF, Golbabapour S, Hassandarvish P, *et al*.Gastroprotective Activity of *Polygonum Chinense* Aqueous Leaf Extract on Ethanol-induced Hemorrhagic Mucosal Lesions in Rats[J]. Evidence-Based Complementary and Alternative Medicine, 2012, (4): 277-293.

[6]潘锦瑶，周妙英，马军.结肠灵汤内服及灌肠治疗溃疡性结肠炎50例[J].中国中西医结合杂志，2004，24(6)：566-567.

(侯飞侠　吴清华　裴瑾)

# J

## 378　鸡骨草

Jigucao

【异名】　黄头草、黄仔蕴、大黄草(《岭南采药录》),假牛甘子、红母鸡草(《南宁市药物志》),黄食草、小叶龙鳞草(广州部队《常用中草药手册》),猪腰草(《广东中药》Ⅱ)。

【来源】　为豆科植物广州相思子 *Abrus cantoniensis* Hance 的干燥全株。

【产地】　主要为栽培品,野生品亦有。主产于广东、广西。在海南、湖南、福建等地亦有分布。

【采收加工】　全年均可采挖,除去泥沙,干燥。

【炮制】　除去杂质和荚果,切段。

【性状特征】　根多呈圆锥形,上粗下细,有分枝,长短不一,直径0.5～1.5cm;表明灰棕色,粗糙,有细纵纹,支根极细,有的断落或留有残基;质硬。茎丛生,长50～100cm;直径约0.2cm;灰棕色至紫褐色,小枝纤细,疏被短柔毛。羽状复叶互生,小叶8～11对,多脱落,小叶矩圆形,长0.8～1.2cm;先端平截,有小突尖,下表面被伏毛。气微香,味微苦。以根、茎、叶全者为佳。

【化学成分】　鸡骨草的主要成分是三萜及其苷,还含有蒽醌、黄酮、生物碱等。鸡骨草的三萜及其苷是其主要药理活性成分。

【药理毒理】

**1. 抗肝损伤**　鸡骨草水煎剂按30、60、80g/kg的剂量给四氯化碳致肝损伤小鼠模型灌胃,连续10d,可使小鼠的血清中天门冬氨酸氨基转氨酶和谷丙转氨酶活性降低;鸡骨草水煎剂60g/kg的剂量给卡介苗和脂多糖致小鼠免疫性肝损伤模型灌胃,连续10d,可降低其肝损伤程度[1]。

**2. 抗炎**　鸡骨草水提液按20、40、60g/kg的剂量给二甲苯所致耳廓肿小鼠模型和醋酸致腹腔毛细血管通透性小鼠模型灌胃,连续10d,对小鼠耳廓肿胀及腹腔毛细血管通透性均有抑制作用[2]。

**3. 增强免疫**　鸡骨草水煎剂按20、40、60g/kg的剂量给小鼠灌胃,连续10d,可降低小鼠血清溶血素水平,增强巨噬细胞的吞噬功能,增加幼鼠和成年鼠脾脏重量[2]。

**4. 抗菌**　鸡骨草醇提取物对大肠埃希菌和铜绿假单胞菌均有抑菌效果,其中对铜绿假单胞菌抑菌效果最明显,以1g鸡骨草提取1ml提取液为标准,则其提取液对铜绿假单胞菌的抗菌活性与0.1mg/ml的盐酸四环素溶液相当[3]。

**5. 抗氧化**　鸡骨草多糖溶液11.29～29.37mg/ml浓度范围内对由Fenton体系产生的·OH有一定的清除作用,随着鸡骨草多糖浓度的增加,对·OH的清除能力也增强[4]。鸡骨草总黄酮对超氧阴离子自由基有清除作用,1.5462mg/ml鸡骨草总黄酮对超氧阴离子的清除率达到50%[5]。

**6. 降血脂**　鸡骨草煎煮液按10、20g/kg的剂量给高脂饲料致高脂血症大鼠模型灌胃,连续21d,可降低大鼠血清和肝中总胆固醇、甘油二酯、丙二醛的含量,增高血浆高密度脂蛋白、载脂蛋白-A的含量[6]。

**7. 对肠平滑肌的作用**　鸡骨草根水煎剂按10～20g/kg的剂量分别给家兔灌胃和肌内注射,可使肠管张力提高、蠕动略增强;在用家兔和豚鼠离体回肠进行体外实验时,向灌注液中加入鸡骨草根水煎剂0.2ml(每ml含3g生药),可增强家兔回肠肠管收缩幅度;相同浓度上述鸡骨草根水煎剂0.2或0.4ml对乙酰胆碱致豚鼠离体回肠收缩模型给药,可抑制豚鼠离体回肠收缩,抑制率分别达48.92%和66.72%[7]。

**8. 安全性评价**　鸡骨草水煎剂灌胃小鼠最大耐受量大于400g生药/kg体重,相当于人用量的

240～480倍[8]。小鼠灌胃给予鸡骨草荚果水煎剂的最大耐受量为360g生药/kg[7]。

**【药性】** 甘、微苦，凉。归肝、胃经。

**【功能主治】** 利湿退黄，清热解毒，疏肝止痛。用于湿热黄疸，胁肋不舒，胃脘胀痛，乳痈肿痛。

**【临床应用】**

**1. 临床常用**

(1) 黄疸　本品甘苦而凉，具有清热利湿而退黄之功，治疗肝胆湿热郁蒸引起的黄疸，可单味使用，或与茵陈、地耳草等药配伍，以加强清热解毒，利湿退黄作用。

(2) 乳痈　本品有清热解毒之功，治疗乳痈，可用本品鲜叶捣烂外敷。

(3) 胁肋不舒，胃脘胀痛。本品入肝胃二经，具疏肝止痛功效，治肝气郁结之胁肋不舒，胃脘疼痛，常与两面针同用。

**2. 临床新用**　鸡骨草可用于治疗ABO母儿血型不合[9]。

**【用法用量】** 15～30g。

**【成药例证】**

**1. 鸡骨草胶囊(《卫生部药品标准中药成方制剂·第十八册》)**　药物组成：鸡骨草、牛至、茵陈、人工牛黄、猪胆汁、栀子、白芍、枸杞子、三七、大枣。

功能主治：疏肝利胆，清热解毒。用于肝胆湿热所致的右胁胀痛，脘腹胀满，口苦，尿黄；慢性肝炎、胆囊炎见上述证候者。

**2. 结石通片(《卫生部药品标准中药成方制剂·第十三册》)**　药物组成：广金钱草、鸡骨草、白茅根、海金沙草、车前草、玉米须、石韦、茯苓。

功能主治：清热利湿，通淋排石，止痛止血。用于下焦湿热所致淋证，症见小便淋漓浑浊，尿道灼痛；泌尿系统感染、尿路结石见上述证候者。

**【贮藏】** 置干燥处。

**【参考文献】** [1]李爱媛，周芳，成彩霞.鸡骨草与毛鸡骨草对急性肝损伤的保护作用[J].云南中医中药杂志，2006，27(4)：35-36.

[2]周芳，李爱媛.鸡骨草与毛鸡骨草抗炎免疫的实验研究[J].云南中医中药杂志，2006，26(4)：33-35.

[3]程瑛琨，陈勇，王璐，等.鸡骨草醇提物抗菌活性研究[J].现代中药研究与实践，2006，20(2)：39-41.

[4]谭冰，严焕宁，黄锁义，等.广西壮药鸡骨草多糖的提取及对羟自由基清除作用的研究[J].检验医学教育，2011，18(4)：36-39.

[5]王晓波，黄叠玲，刘冬英，等.鸡骨草总黄酮清除自由基及抑制亚硝化作用研究[J].时珍国医国药，2012，23(4)：942-944.

[6]陈晓白，甘耀坤，王晓平，等.鸡骨草对SD大鼠血脂及肝脂的影响[J].中国医药指南，2009，7(23)：28-29.

[7]刘锡玖，杨解人，桂常青，等.鸡骨草根对肠平滑肌的作用与毒性观察[J].皖南医学院学报，1990，9(3)：6-8.

[8]李爱媛，周芳，陈坤凤，等.鸡骨草与毛鸡骨草及其种子的急性毒性实验[J].时珍国医国药，2008，19(7)：1720-1721.

[9]冯惠娟，周秀荣，苏小军.鸡骨草治疗ABO母儿血型不合148例的疗效观察[J].中国妇幼保健，2006，21(12)：1712-1714.

(侯飞侠　吴清华　裴瑾)

## 379　鸡冠花

Jiguanhua

**【异名】** 鸡髻花、鸡公花(《闽东本草》)，鸡角枪(《福建中草药》)，鸡冠头、鸡骨子花、老来少(《中华本草》)。

**【来源】** 为苋科植物鸡冠花 *Celosia cristata* L.的干燥花序。

**【产地】** 主要为栽培品。全国各地均有栽培。主产于广东、广西。

**【采收加工】** 秋季花盛开时采收，晒干。切断。

**【炮制】** **鸡冠花**　除去杂质和残茎，切段。

**鸡冠花炭**　取净鸡冠花，置热锅内，用武火炒至焦黑色，喷淋清水少许，熄灭火星，取出，晾干。

**【性状特征】** 穗状花序，多扁平而肥厚，呈鸡冠状，长8～25cm，宽5～20cm，上缘宽，具皱褶，密生线状鳞片，下端渐窄，常残留扁平的茎。表面红色、紫红色或黄白色。中部以下密生多数小花，每花宿存的苞片和花被片均呈膜质。果实盖裂，种子扁圆肾形，黑色，有光泽。体轻，质柔韧。气微，味淡。以朵大而扁、色泽鲜明者为佳。

饮片呈不规则的块段。扁平，有的呈鸡冠状。表面红色、紫红色或黄白色。可见黑色扁圆肾形的种子。气微，味淡。以扁平、色泽鲜明者为佳。

**鸡冠花炭**　形如鸡冠花。表面黑褐色，内部焦褐色。可见黑色种子。具焦香气，味苦。以扁平、断面焦褐色为佳。

**【化学成分】** 鸡冠花的主要成分是黄酮，还含有皂苷、维生素、鸡冠花红色素等。鸡冠花的黄酮是其主要药理活性成分。《中华人民共和国药典》2015年版规定，本品按干燥品计算，含异鼠李素($C_{16}H_{12}O_7$)和山柰素($C_{15}H_{10}O_6$)的总量不少于0.15%。

**【药理毒理】**

**1. 止血** 鸡冠花加水搅碎液按0.8g/kg的剂量给家兔灌胃，连续14d，可缩短家兔凝血时间，增高血中$Ca^{2+}$和维生素C浓度[1]。

**2. 抗疲劳** 鸡冠花加水搅碎液按1.25、2.5g/kg的剂量给游泳致疲劳小鼠模型灌胃，连续25d，可升高小鼠肌糖原、肝糖原，增强小鼠对疲劳及缺氧、高温的耐受力[2]。

**3. 增强免疫** 鸡冠花水提液按15g/kg的剂量给环磷酰胺致免疫低下小鼠模型灌胃，连续4周，可拮抗小鼠脾脏、胸腺等免疫器官损伤，提高血清溶血素水平，增强迟发型变态反应强度，提高小鼠巨噬细胞吞噬指数和吞噬率[3]。

**4. 抗肿瘤** 鸡冠花加水搅碎液按1.25、2.5g/kg的剂量和鸡冠花水煎液按3、6g/kg的剂量分别给$S_{180}$荷瘤小鼠灌胃，连续2周，可抑制$S_{180}$肿瘤细胞的生长，并增加小鼠免疫器官的质量[4]。

**5. 抗氧化、延缓衰老** 鸡冠花加水搅碎液按1.25、2.5g/kg的剂量给D-半乳糖致衰老小鼠模型灌胃，连续8周，可提高其SOD、GSH-Px活性和总抗氧化能力，降低肝脏脂褐质(LF)和血清MDA含量[5]。

**6. 保肝** 从鸡冠花种子中分离出的一种皂苷，即celosin A按1.0、2.0、4.0mg/kg的剂量分别给四氯化碳致肝损伤小鼠模型进行腹腔注射，连续3d，可修复小鼠肝损伤，降低小鼠肝化学损伤后分泌的碱性磷酸酶、谷氨酸氨基转移酶、天冬氨酸氨基转移酶的含量[6]。

**7. 抗病原微生物** 鸡冠花水提物可杀伤阴道毛滴虫，其杀伤阴道毛滴虫的最低有效浓度为5.00mg/ml，鸡冠花作用后的阴道毛滴虫体内充满大量颗粒和空泡，部分虫体裂解，内容物外溢[7]。

**【药性】** 甘、涩，凉。归肝、大肠经。

**【功能主治】** 收敛止血，止带，止痢。用于吐血，崩漏，便血，痔血，赤白带下，久痢不止。

**【临床应用】**

**1. 临床常用**

(1) 带下 本品味涩性凉，善能收敛止带，为治疗带下证之常用药物。与芡实、茯苓、白术等药配伍，可治脾虚带下。与苍术、车前子、黄柏等药配伍，可治湿热带下。

(2) 崩漏，便血痔血 本品甘涩性凉，具收敛凉血止血之功。与茜草、丹皮、苎麻根、赤芍药等药配伍，治血热妄行之崩漏；若与炮姜、党参、山茱萸、黄芪等药配伍，则可用于冲任虚寒之崩漏。与槐花、地榆、黄芩炭等药配伍，可治血热便血、痔血。

(3) 赤白下痢，久痢不止 本品有凉血涩肠止痢之功。可单用酒煎服，或与白头翁、黄连、秦皮、黄柏等药同用治赤白下痢；与石榴皮、椿皮、罂粟壳等药同用，治久痢不止者。

**2. 临床新用** 鸡冠花可用于治疗细菌性阴道病[8]。

**【用法用量】** 6～15g。

**【成药例证】**

**1. 千金止带丸(水丸、大蜜丸)(《中华人民共和国药典》2015年版)** 药物组成：党参、白术、杜仲、续断、补骨脂、当归、白芍、川芎、延胡索、香附、木香、小茴香、青黛、鸡冠花、椿皮、牡蛎、砂仁。

功能主治：健脾补肾，调经止带。用于脾肾两虚所致的月经不调、带下病，症见月经先后无定期，量多或淋漓不净，色淡无块，或带下量多、色白清稀，神疲乏力，腰膝酸软。

**2. 愈带丸(《卫生部药品标准中药成方制剂·第十册》)** 药物组成：当归、白芍、芍药花、熟地黄、艾叶、棕榈炭、蒲黄、百草霜、鸡冠花、香附、木香、知母、黄柏、牛膝、干姜、肉桂、甘草。

功能主治：养血柔肝，固经止带。用于血虚肝郁所致月经不调，带下病，症见月经先后无定期，赤白带下，头晕目眩，神疲乏力，胸闷不舒。

**【贮藏】** 置通风干燥处。

**【参考文献】** [1]陈静，姜秀梅，李坦.鸡冠花止血作用研究[J].北华大学学报，2001，2(1)：39-40.

[2]陈静，李坦，姜秀梅.鸡冠花对小鼠耐力影响的实验研究[J].预防医学文献信息，2000，6(2)：109-110.

[3]陈静，吴凤兰，张明珠，等.鸡冠花对小鼠免疫功能的影响[J].中国公共卫生，2003，19(10)：1225.

[4]姜秀梅,郭缸,孙维琦,等.鸡冠花提高$S_{180}$荷瘤鼠免疫功能及抑瘤作用的研究[J].北华大学学报,2003,4(2):123-124.

[5]陈静,刘巨森,吴风兰,等.鸡冠花对D2半乳糖致小鼠衰老作用的研究[J].中国老年学杂志,2003,10(23):687-688.

[6]Wang Y, Lou ZY, Wu QB, *et al*. A novel hepatoprotective saponin from *Celosia cristata* L[J]. Fitoterapia, 2010, 81(8): 1-7.

[7]陈建芳,闫艳.鸡冠花体外抗阴道毛滴虫作用研究[J].中国病原生物学杂志,2010,5(9):720-721.

[8]方为民.鸡冠花白果止带汤辨证治疗细菌性阴道病(脾虚湿热型)的临床研究[J].时珍国医国药,2014,25(1):130-131.

(侯飞侠 吴清华 裴瑾)

## 380 鸡内金

Jineijin

**【异名】** 鸡肶胵里黄皮(《神农本草经》),鸡肶胵(《本草经集注》),鸡肫内黄皮(《日华子本草》),鸡肫皮(《滇南本草》),鸡食皮(《河南中药手册》),鸡黄皮(《现代实用中药》),鸡中金、化石胆、化骨胆(《山西中药志》),鸡合子(《山东中药》)。

**【来源】** 为雉科动物家鸡 *Gallus gallus domesticus* Brisson 的干燥沙囊内壁。

**【产地】** 主要为养殖品。全国各地均有饲养。

**【采收加工】** 杀鸡后,取出鸡肫,立即剥下内壁,洗净,干燥。

**【炮制】** **鸡内金** 洗净,干燥。

**炒鸡内金** 取净鸡内金,照清炒或烫法,炒至鼓起。

**醋鸡内金** 取净鸡内金,照清炒法,炒至鼓起,喷醋,取出,干燥。每100kg鸡内金,用醋15kg。

**【性状特征】** **鸡内金** 为不规则卷片,厚约2mm。表明黄色、黄绿色或黄褐色,薄而半透明,具明显的条状皱纹。质脆,易碎,断面角质样,有光泽。气微腥,味微苦。以色黄、完整、洁净者为佳。

**炒鸡内金** 表面暗黄褐色或焦黄色,用放大镜观察,显颗粒状或微细泡状。轻折即断,断面有光泽。以色黄、完整者为佳。

**醋鸡内金** 与炒鸡内金相似,表面黑褐色。

**【化学成分】** 鸡内金的主要成分是促胃液素,还含角蛋白、微量胃蛋白酶、淀粉酶,多种维生素等。鸡内金的促胃液素是其主要药理活性成分。

**【药理毒理】**

**1. 对肠胃系统的影响**

(1) 调节肠胃运动 15%鸡内金不同炮制品(清炒品、砂糖品、醋炒品、烘制品)的混悬液和100%水煎液按0.2ml/10g的剂量给小鼠进行灌胃,均可增强小鼠胃肠的推进功能,可增强小鼠胃蛋白酶、胃游离酸的含量,并且炮制品明显优于生品[1]。

(2) 促进胃液分泌 鸡内金不同炮制品的水煎液按2g/ml浓度、0.01ml/g给大鼠灌胃,连续7d,可增加大鼠的胃液量和胃蛋白酶活性[2]。

**2. 抗凝血** 鸡内金提取物冻干粉按12.5mg/只的剂量给高脂饲料喂养致高脂家兔模型进行灌胃,连续8周,可降低家兔全血低切、中切、高切黏度及血浆黏度,改善血液流变学和抗凝[3]。

**3. 降血脂、降血糖** 鸡内金颗粒饲料按27g/kg的剂量给高糖饲养致高脂兔模型喂饲,可降低兔腹部脂肪血糖和甘油三酯的含量,减少肝及肠系膜脂肪的堆积[4]。

**4. 抗乳腺增生** 生鸡内金粉按0.75g/kg的剂量给乳腺增生大鼠模型进行灌胃,可缓解大鼠乳腺增生,可使大鼠乳房直径和乳头高度减小[5]。

**【药性】** 甘,平。归脾、胃、小肠、膀胱经。

**【功能主治】** 健胃消食,涩精止遗,通淋化石。用于食积不消,呕吐泻痢,小儿疳积,遗尿,遗精,石淋涩痛,胆胀胁痛。

**【临床应用】** **临床常用**

(1) 饮食积滞 本品具较强的消食化积作用,广泛用于各种食积证。单味研末服,对病情较轻者即有效,如《千金方》单用本品治消化不良引起的反胃吐食;对食积较重者,可配山楂、麦芽等,增强消食导滞之效;与白术、山药等配伍,可治小儿脾虚疳积。

(2) 石淋,胆结石 本品可化坚消石,可治砂石淋证或胆结石,与金钱草等药物配伍,用于治疗小便淋沥,痛不可忍。

此外,本品还可固精缩尿止遗,治遗精、遗尿。与桑螵蛸等温肾止遗的药物同用,可加强功效,如《圣惠方》鸡肶胵散。

**【用法用量】** 3~10g。

**【成药例证】**

**1. 疳积散(《中华人民共和国药典》2015年版)**

药物组成：鸡内金、茯苓、使君子仁、石燕、石决明、谷精草、威灵仙。

功能主治：消积化滞。用于食滞脾胃所致的疳证，症见不思乳食，面黄肌瘦，腹部膨胀，消化不良。

**2. 儿童清热导滞丸(《中华人民共和国药典》2015年版)**　药物组成：鸡内金、莪术、厚朴、枳实、山楂、青皮、半夏、六神曲、麦芽、槟榔、榧子、使君子、胡黄连、苦楝皮、知母、青蒿、黄芩、薄荷、钩藤、车前子。

功能主治：健胃导滞，消积化虫。用于食滞肠胃所致的疳证，症见不思饮食，消化不良，面黄肌瘦，烦躁口渴，胸膈满闷，积聚痞块，亦用于虫积腹痛。

**3. 化积散(《卫生部药品标准中药成方制剂·第二册》)**　药物组成：鸡内金、山楂、麦芽、六神曲、槟榔、牵牛子。

功能主治：消食化积。用于小儿脾胃不和，停食停乳，积聚痞块，肚腹膨胀，四肢倦怠，面色萎黄，不思饮食。

**4. 小儿复方鸡内金散(《卫生部药品标准中药成方制剂·第十四册》)**　药物组成：鸡内金、六神曲。

功能主治：健脾开胃，消食化积。用于小儿因脾胃不和引起的食积胀满，饮食停滞，呕吐泻痢。

**5. 尿路通片(《新药转正标准20》)**　药物组成：金钱草、海金沙、冬葵子、鸡内金、泽泻、小蓟、郁金、延胡索、芒硝。

功能主治：清热利湿，通淋排石。用于下焦湿热所致的石淋，症见腰痛，尿频，尿急，尿痛，淋漓不爽，苔黄腻，脉弦滑或滑数。

**【贮藏】**　置干燥处，防蛀。

**【参考文献】**　[1]南云生，张永清.鸡内金不同炮制品对小白鼠肠胃推进功能的影响[J].中药材，1990，13(11)：30-31.

[2]李飞艳，李卫先，李达，等.鸡内金不同炮制品对大鼠胃液及胃蛋白酶的影响[J].中国中药杂志，2008，33(19)：2282-2284.

[3]郭晓军，冯继光，胡克杰，等.鸡内金降脂，抗凝及改善血液流变学作用的实验研究[J].中医药信息，2000，17(4)：68-69.

[4]张秋菊，尹卫东，席守民，等.金樱子和鸡内金对饲高糖高脂兔血中糖、脂和胰岛素水平的影响[J].中国动脉硬化杂志，2003，11(3)：227-229.

[5]罗江波，胡建平.生鸡内金在实验性乳腺增生症治疗中的作用研究[J].江西中医药，2009，39(12)：72-73.

(侯飞侠　吴清华　裴瑾)

## 381　鸡矢藤

Jishiteng

**【异名】**　臭藤根(《本草纲目拾遗》)，牛皮冻(《植物名实图考》)。

**【来源】**　为茜草科植物鸡矢藤 *Paederia scandens* (Lour.) Merr.的干燥地上部分。

**【产地】**　主要为野生品，栽培品亦有。主产于甘肃、江苏、贵州。在陕西、山东、安徽等省亦有分布。

**【采收加工】**　夏、秋二季采割，阴干。

**【炮制】**　除去杂质，洗净，切段，晒干。

**【性状特征】**　茎呈扁圆柱形，直径2～5mm；老茎灰白色，无毛，有纵皱纹或横裂纹，嫩茎黑褐色，被柔毛；质韧，不易折断，断面纤维性，灰白色或浅绿色。叶对生，有柄；多卷缩或破碎，完整叶片展平后呈卵形或椭圆状披针形，长5～10cm，宽3～6cm；先端尖，基部圆形，全缘，两面被柔毛或仅下表面被毛，主脉明显。气特异，味甘、涩。以叶多、气浓者为佳。

**【化学成分】**　鸡矢藤的主要成分是环烯醚萜苷，还含有挥发油、甾醇、不饱和脂肪酸等。鸡矢藤的环烯醚萜苷是其主要药理活性成分。

**【药理毒理】**

**1. 镇痛**　鸡矢藤环烯醚萜总苷按90、180、360mg/kg的剂量给腹腔注射1%冰醋酸致扭体小鼠模型灌胃，连续3d，均可减少小鼠扭体次数，最大抑制率为51.57%[1]。1g/ml浓度的鸡矢藤根皮水煎液按2ml/kg的剂量给热板致小鼠疼痛模型进行腹腔注射给药，可显著提高小鼠的痛阈值[2]。鸡矢藤甲醇提取物的水溶性成分按800mg/kg的剂量给热板致小鼠疼痛模型进行腹腔注射，也可提高小鼠的痛阈值[3]。鸡矢藤甲醇提取的石油醚成分按80mg/kg的剂量给腹腔注射乙酸和辣椒素和热板致小鼠疼痛模型腹腔注射，可抑制腹腔注射乙酸和辣椒素对小鼠的化学性伤害，也可抑制热板实验中小鼠的疼痛强度[4]。

**3. 抗腹泻**　鸡矢藤90%乙醇提取物按100、250、500mg/kg的剂量给蓖麻油和硫酸镁致小鼠腹泻模型灌胃，可增加其腹泻潜伏期，且增加程度与鸡矢藤乙醇提取物的浓度和时间有关系，当鸡矢藤乙醇提取物浓度在500mg/kg剂量时作用6h后腹泻指数减低[5]。

**4. 抗病原微生物**　鸡矢藤水提物对沙门菌的抑菌活性较金黄色葡萄球菌和大肠埃希菌强，最小抑菌浓度均为0.0625g/ml[6]。鸡矢藤挥发油在最大无毒浓度下对HepG2.2.15细胞HBsAg和HBeAg的最大抑制率分别为72.49%和23.64%[7]。

**5. 安全性评价**　鸡矢藤环烯醚萜苷280、700、1750mg/kg给小鼠灌胃，连续12周，除高剂量组红细胞数量有一过性短暂升高外，其余各剂量组的大鼠体重、血液学指标、血液生化学指标、脏器系数及各组织器官的病理形态与对照组比较均未见明显异常改变；停药2周后，各项检查均正常，表明鸡矢藤环烯醚萜苷长期大量口服，对大鼠无明显损害[8]。

**【药性】**　甘、涩，平。归肝、脾、肾、胆经。

**【功能主治】**　除湿，消食，止痛，解毒。用于消化不良，胆绞痛，脘腹疼痛；外治湿疹，疮疡肿痛。

**【临床应用】　临床常用**

(1) 饮食积滞，小儿疳积　本品既消食化积，又健运脾胃。可单味煎服或与山楂、神曲等配伍，治食积腹痛，腹泻；若与党参、麦芽、白术配伍，治脾虚食少，消化不良。亦可用鸡矢藤根与猪小肚炖服，治小儿疳积。

(2) 热痰咳嗽　本品味苦性寒凉，入肺经，故能清热化痰止咳。单味煎服，或与瓜蒌皮、胆南星、枇杷叶等配伍，治热痰咳嗽。

(3) 热毒泻痢，咽喉肿痛，痈疮疖肿，烫火伤等　本品甘寒苦泻，清热解毒，消肿止痛。单味煎服，可治红痢(《重庆草药》)，亦治咽喉肿痛；或配合黄芩、金银花，以增强解毒之功；治痈疮疖肿、烫火伤，可内服，或鲜嫩叶捣烂外敷。

(4) 胃肠疼痛，胆绞痛，肾绞痛，痛经，分娩疼痛，神经痛以及各种外伤、骨折、手术后疼痛等　本品有良好的止痛效果，可治多种痛证，但以注射剂止痛最佳(《全国中草药汇编》)。

此外，煎汤外洗或鲜品捣敷，可治湿疹、神经性皮炎、皮肤瘙痒等。

**【用法用量】**　30～60g。

**【成药例证】**

**1. 绿及咳喘颗粒[《国家中成药标准汇编·内科肺系(二)分册》]**　药物组成：小绿及、鸡矢藤、功劳木、通关藤、白及、虎杖、透骨草、黄精。

功能主治：养阴润肺，清热解毒，化瘀止血。用于热燥犯肺引起的咳嗽，潮热，盗汗等症。

**2. 利胆解毒胶囊(《国家中成药标准汇编·内科肝胆分册》)**　药物组成：龙胆、鸡矢藤、小儿腹痛草、木香、白芍。

功能主治：清热解毒，理气止痛。用于胆囊炎属肝胆湿热证者。

**3. 宜肝乐颗粒(《国家中成药标准汇编·内科肝胆分册》)**　药物组成：鸡矢藤、虎杖、马鞭草、六月雪、马兰草、茅莓、吉祥草、功劳木、冷水花。

功能主治：清热解毒，利胆退黄。用于肝胆湿热所致的急慢性乙型肝炎。

**4. 山楂内金胶囊(《国家中成药标准汇编·内科脾胃分册》)**　药物组成：山楂、藏菖蒲、荠菜、鸡矢藤、连翘、枇杷叶、蝉蜕、鸡内金。

功能主治：健脾和胃，消积化滞。用于食积内停所致小儿疳积，症见食欲不振，脘腹胀痛，消化不良，大便失调。

**5. 延胡胃安胶囊(《国家中成药标准汇编·内科脾胃分册》)**　药物组成：鸡矢藤、白及、木香、砂仁、海螵蛸、生姜、大枣、甘草、延胡索。

功能主治：疏肝和胃，制酸止痛。用于肝肾不和证，症见呕吐吞酸，脘腹胀痛，不思饮食等。

**【贮藏】**　置通风干燥处。

**【参考文献】**　[1]刘梅，周兰兰，王璐，等.鸡矢藤环烯醚萜总苷的镇痛作用及其机制初探[J].中药药理与临床，2008，24(6)：43-45.

[2]王振富.鸡矢藤抗炎镇痛作用的实验研究[J].中国民族民间医药，2009，18(24)：30-31.

[3] Chu C, Huang Y, Chen Y F, *et al*. Anti-nociceptive Activity of Aqueous Fraction from the MeOH Extracts of *Paederia scandens* in Mice[J]. Journal of Ethnopharmacology, 2008, 118(1): 177-180.

[4]Chen Y F, Li N, Jiao Y L, *et al*. Antinociceptive Activity of Petroleum Ether Fraction from the MeOH Extracts of *Paederia scandens* in Mice[J]. Phytomedicine, 2008, 15(6): 427-436.

[5] Afroz S, Alamgir M, Khan MTH, *et al*. Antidiarrhoeal Activity of the Ethanol Extract of *Paederia foetida* Linn. (Rubiaceae)[J]. Journal of Ethnopharmacology, 2006, 105(1): 125-130.

[6]曾志红，何建仁.三种常见植物体外抑菌活性的初步研究

[J].莆田学院学报,2009,16(5):36-38.

[7]朱宁,黄迪南,侯敢,等.鸡矢藤挥发油体外抗乙型肝炎病毒作用研究[J].时珍国医国药,2010,21(11):2754-2756.

[8]庞明群,王双苗,颜海燕,等.鸡矢藤环烯醚萜苷对大鼠的长期毒性试验研究[J].安徽医科大学学报,2010,45(1):62-65.

（侯飞侠　吴清华　裴瑾）

## 382　鸡血藤

Jixueteng

**【异名】** 血风藤(《中药志》)。

**【来源】** 为豆科植物密花豆 *Spatholobus suberectus* Dunn 的干燥藤茎。

**【产地】** 主要为野生品。主产于广东、广西、云南等地。福建、贵州等地亦有分布。建于广东省梅州市平远县大柘镇黄花陂、石正镇中东村(种苗繁育基地)、石正镇周畲村、周正村(产业化种植基地)的鸡血藤GAP种植基地已通过原国家食品药品监督管理总局验收。

**【采收加工】** 秋、冬二季采收,除去枝叶,切片,晒干。

**【炮制】** 除去杂质,洗净,润透,切碎,干燥。

**【性状特征】** 为椭圆形、长矩圆形或不规则的斜切片,厚0.3～1cm。栓皮灰棕色,有的可见灰白色斑,栓皮脱落处显红棕色。质坚硬。切面木部红棕色或棕色,导管孔多数;韧皮部有树脂状分泌物呈红棕色至黑棕色,与木部相间排列呈数个同心性椭圆形环或偏心性半圆形环;髓部偏向一侧。气微,味涩。以树脂状分泌物多者为佳。

**【化学成分】** 鸡血藤的主要成分是黄酮,还含有甾醇、挥发油等。鸡血藤的黄酮是其主要药理活性成分。

**【药理毒理】**

**1. 促进造血** 鸡血藤水煎液按4g/ml,0.2ml/只的剂量给盐酸苯肼致骨髓抑制、溶血性贫血小鼠模型灌胃,可增加骨髓抑制和溶血性贫血小鼠的骨髓粒细胞分裂指数,使其白细胞和骨髓有核细胞回升[1]。鸡血藤水煎液按0.15ml/10g的剂量给正常小鼠和注射环磷酰胺致骨髓功能损伤小鼠模型灌胃,可提高骨髓增殖的能力,刺激小鼠细胞IL-1、IL-2、IL-3的分泌[2]。

**2. 抗血栓形成** 鸡血藤水煎液按5、10g/kg的剂量给血瘀大鼠模型灌胃,可抑制大鼠血小板聚集,降低血栓湿重[3]。

**3. 降血脂** 鸡血藤醇提取物按0.2g/次的剂量给高脂饲料致高脂血症大鼠模型灌胃,可降低大鼠血清胆固醇(CH)和甘油三酯(TG)的含量,降低血浆的脂质过氧化产物(LPO)含量,升高血浆超氧化物歧化酶活性,并可升高其高密度脂蛋白(HDL),降低低密度脂蛋白(LDL)含量[4]。

**4. 镇痛** 25、50、100%浓度的鸡血藤水煎液0.2ml给醋酸致扭体小鼠模型、热板法致疼痛小鼠模型和热水缩尾法致疼痛小鼠模型灌胃,可延长醋酸所致小鼠扭体潜伏期,减少扭体次数,抑制率高达64.74%;提高热板所致小鼠舔足的痛阈值,痛阈提高率高达112.17%;可延长热水所致小鼠缩尾潜伏期,提高痛阈值,痛阈提高率高达81.79%[5]。

**5. 抗病毒** 鸡血藤水提物的聚酰胺柱层析成分2μg/ml,在体外可完全抑制HIV-RT活性[6]。鸡血藤水提液体外抑制肠道病毒柯萨奇病毒$B_3$、$B_5$,埃可病毒ECHO、ECHO9,脊髓灰质炎病毒的$IC_{50}$分别为60.8、47.1、14.8、65.5、29.1μg/ml,治疗指数分别为4.1、5.3、16.9、3.8、8.6[7]。

**6. 抗肿瘤** 鸡血藤黄酮类组按0.6g/kg的剂量给Lewis肺癌小鼠灌胃,连续12d,可抑制其肿瘤,抑制率为31.01%,体外可抑制人肺癌A549和人大肠癌HT29细胞,$IC_{50}$分别为70.17μg/ml和126.81μg/ml,能阻滞肺癌细胞系A549于S和$G_2$/M期,阻滞肠癌细胞系HT29于$G_2$/M期[8]。鸡血藤小鼠含药血清对$L_{1210}$细胞有一定的抑制作用,20%含药血清的抑制率为57.23%,10%含药血清的抑制率为41.66%[9]。鸡血藤甲醇提取物对黑色素瘤细胞B16BL6诱导的血细胞凝集和肿瘤细胞HT1080的扩散有抑制作用,半数抑制率($IC_{50}$)分别为50、25μg/ml[10]。

**7. 抗炎** 鸡血藤水提取物按0.375、0.75、1.5g/kg的剂量给二甲苯致耳廓肿胀小鼠模型灌胃,连续5d,可抑制其肿胀程度,抑制率分别为6.91%、14.73%和29.91%[11]。

**8. 降血压** 鸡血藤乙醇提取物分别按1g/ml,2ml/kg,1ml/kg,对犬、兔静脉注射,可使犬、兔的血压下降,且分别下降46.28%、70.9%[12]。

**9. 对免疫系统的影响**　鸡血藤水煎液按0.25、1g/ml,0.5ml/只的剂量给正常小鼠灌胃,连续15d,可提高其淋巴因子活化杀伤细胞(LAK细胞)的活性,1g/ml也可提高其自然杀伤细胞(NK细胞)的活性[13]。鸡血藤水煎剂按50g/kg的剂量给小鼠灌胃给药,每天2次,连续15d,可降低小鼠T细胞的淋转功能和IL-2活性[14]。

**【药性】**　苦、甘,温。归肝、肾经。

**【功能主治】**　活血补血,调经止痛,舒筋活络。用于月经不调,痛经,经闭,风湿痹痛,麻木瘫痪,血虚萎黄。

**【临床应用】**

**1. 临床常用**

(1) 月经不调,痛经,闭经　本品苦而不燥,温而不烈,行血散瘀,调经止痛,性质和缓,同时又兼补血作用,凡妇人血虚及血瘀之月经病证均可应用。与当归、川芎、香附等药物同用,可治血瘀之月经不调、痛经、闭经;配伍当归、熟地、白芍等药物,可治血虚月经不调、痛经、闭经。

(2) 风湿痹痛,手足麻木,肢体瘫痪及血虚萎黄　本品行血养血,舒筋活络,为治疗经脉不畅,络脉不和病证的常用药。与独活、威灵仙、桑寄生等祛风湿药物同用,可治风湿痹痛,肢体麻木;与黄芪、丹参、地龙等益气活血通络药同用,可治中风手足麻木,肢体瘫痪;与黄芪、当归等益气补血药同用,可治血虚不养筋之肢体麻木及血虚萎黄。

**2. 临床新用**　鸡血藤可用于治疗再生障碍性贫血[15]。

**【用法用量】**　9～15g。

**【成药例证】**

**1. 乳癖消颗粒(《中华人民共和国药典》2015年版)**　药物组成:鹿角、鸡血藤、红花、三七、牡丹皮、赤芍、蒲公英、连翘、天花粉、玄参、夏枯草、漏芦、昆布、海藻、木香。

功能主治:软坚散结,活血消痈,清热解毒。用于痰热互结所致的乳癖、乳痈,症见乳房结节、数目不等、大小形态不一、质地柔软,或产后乳房结块、红热疼痛;乳腺增生、乳腺炎早期见上述证候者。

**2. 新血宝胶囊(《卫生部药品标准中药成方制剂·第十三册》)**　药物组成:鸡血藤、黄芪、大枣、当归、白术、陈皮、硫酸亚铁。

功能主治:补血益气,健脾和胃。用于消化道出血,痔疮出血,月经过多,尤其适用于妊娠及偏食等所致的缺铁性贫血。

**3. 养血安神糖浆(《国家中成药标准汇编·内科心系分册》)**　药物组成:熟地黄、地黄、鸡血藤、合欢、首乌藤、墨旱莲、仙鹤草。

功能主治:滋阴养血,宁心安神。用于精神倦怠,失眠健忘,卧寝多梦,肾虚腰痛,头晕乏力。

**4. 骨增消片(《国家中成药标准汇编·骨伤科分册》)**　药物组成:熟地黄、鸡血藤、淫羊藿(羊脂油炙)、骨碎补(烫)、狗脊(盐炙)、莱菔子(炒)、枸杞子、锁阳、续断。

功能主治:补肝益肾,活血。用于肝肾两虚所致的腰膝骨关节酸痛等骨质增生症。

**5. 脑心安胶囊(《国家中成药标准汇编·脑系经络肢体分册》)**　药物组成:黄芪、党参、西红花、三七、丹参、葛根、川芎、郁金、制何首乌、石决明、鸡血藤、天麻、冰片、桃仁、胆南星、全蝎、蜈蚣、麝香、人工牛黄。

功能主治:益气活血,开窍通络。用于气虚血瘀,痰浊阻络,中风偏瘫,胸痹心痛。

**【贮藏】**　置通风干燥处,防霉,防蛀。

**【参考文献】**
[1]赵春凤.鸡血藤对小鼠粒-单系血细胞的影响[J].中国保健,2007,15(18):54-55.

[2]余梦瑶,罗霞,陈东辉,等.鸡血藤煎剂对小鼠细胞分泌细胞因子的影响[J].中国药学杂志,2005,40(1):27-30.

[3]王秀华,刘爱东,徐彩云.鸡血藤抗血栓形成作用的研究[J].长春中医学院学报,2006,21(4):41.

[4]张志萍,刘屏,陈孟莉.鸡血藤降低高脂血症大鼠血脂及抗脂质过氧化的作用研究[J].药物与临床,2001,16(3):1-2.

[5]徐蓬娟,辛晓林,艾洪滨.中药鸡血藤的镇痛实验研究[J].生物医学工程研究,2008,27(4):291-293.

[6]孟正木,小费克彦,中根英雄,等.八种中草药的抗病毒活性研究[J].中国药科大学学报,1995,25(1):33-36.

[7]郭金鹏,庞佶,王新为,等.鸡血藤水提物体外抗肠道病毒作用研究[J].实用预防医学,2007,14(2):349-351.

[8]唐勇,何薇,王玉芝,等.鸡血藤黄酮类组分抗肿瘤活性研究[J].中国实验方剂学杂志,2007,13(2):51-54.

[9]梁宁,韦松基,庞宁舟,等.鸡血藤含药血清对$L_{1210}$细胞的影响[J].中国民族医药杂志,2008,(7):49-50.

[10]Kang IC, Kim SA, Song GY.Effects of the Ethyl Acetate Fraction of *Spatholobi caulis* on Tumour cell Aggregation and Mig-ration[J].Phytother Res, 2003, 17(2):163-167.

[11]张爱文,何彩美,钟晶,等.鸡血藤提取物的制备及药理毒理研究[J].中兽医医药杂志,2011,13(3):20-22.

[12]李月华,苏秉珠,曾枫,等.鸡血藤降压作用及其机制的初步研究[J].广东药学院学报,1987,3(1):1-5.

[13]胡利平,樊良卿,杨锋,等.鸡血藤对小鼠LAK、NK细胞的影响[J].浙江中医学院学报,1997,21(6):29-30.

[14]杨锋,樊良卿,沈翔,等.八味活血化瘀中药对小鼠细胞免疫调节作用的量效关系研究[J].中国实验临床免疫学杂志,1997,9(1):49-52.

[15]苏尔云,王勍,赵毅,等.鸡血藤复方治疗再生障碍性贫血66例30年随访[J].中国中西医结合杂志,2009,29(11):986-989.

（侯飞侠　吴清华　裴瑾）

## 383　积雪草

Jixuecao

**【异名】**　连钱草(《徐仪药图》),地钱草(《新修本草》),马蹄草(《滇南本草》),老公根、葵蓬菜、崩口碗(《生草药性备要》),地棠草(《植物名实图考》),崩大碗、钱凿口(《广州植物志》),复箸碗草、蚶壳草、鲎圭草(《福建民间草药》),铜钱草、遍地香(《浙江中药手册》),野荠菜、马脚迹、遍地金钱草、半边月(《江西民间草药》),酒杯菜(《广西中药志》),灯盏菜、牛浴菜(《南宁市药物志》),大叶金钱草(《江西民间草药验方》),大叶伤筋草、葫瓜草、落地梅花(《浙江民间常用草药》),破铜钱、半边钱、地浮萍、野冬苋菜、盘龙草、节节连(《湖南药物志》),雷公根(《江苏植药志》),大马蹄草、土细辛(《草木便方》)。

**【来源】**　为伞形科植物积雪草 *Centella asiatica* (L.) Urb.的干燥全草。

**【产地】**　主要为野生品,栽培品亦有。主产于江苏、浙江、福建。在陕西、安徽、江西、湖南、湖北等省区亦有分布。

**【采收加工】**　夏、秋二季采收,除去泥沙,晒干。

**【炮制】**　除去杂质,洗净,切断,干燥。

**【性状特征】**　卷缩成团状。根圆柱形,长2～4cm,直径1～1.5mm;表面浅黄色或灰黄色。茎细长弯曲,黄棕色,有细纹皱纹,节上常着生须根状。叶片多皱缩、破碎,完整者展平后呈近圆形或肾形,直径1～4cm;灰绿色,边缘有粗钝齿;叶柄长3～6cm,扭曲。伞形花序腋生,短小。双悬果扁圆形,有明显隆起的纵棱及细网纹,果梗甚短。气微,味淡。以叶多、色绿者为佳。

饮片呈不规则的段。根圆柱形,表面浅黄色或灰黄色。茎细,黄棕色,有细纵皱纹,可见节,节上常着生须状根。叶片多皱缩、破碎,完整者展平后呈近圆形或肾形,灰绿色,边缘有粗钝齿。伞形花序短小。双悬果扁圆形,有明显隆起的纵棱及细网纹。气微,味淡。以叶多、色绿者为佳。

**【化学成分】**　积雪草的主要成分是三萜皂苷,还含有三萜酸、黄酮、生物碱等。积雪草的三萜皂苷是其主要药理活性成分。《中华人民共和国药典》2015年版规定,本品药材按干燥品计算,含积雪草苷($C_{48}H_{78}O_{19}$)和羟基积雪草苷($C_{48}H_{78}O_{20}$)的总量不得少于0.80%;本品饮片按干燥品计算,含积雪草苷($C_{48}H_{78}O_{19}$)和羟基积雪草苷($C_{48}H_{78}O_{20}$)不得少于0.70%。

**【药理毒理】**

**1. 对中枢神经系统的影响**

(1)抑制中枢　积雪草水提物按300mg/kg的剂量给戊四氮致癫痫模型小鼠和戊巴比妥钠致小鼠催眠模型灌胃,可减少小鼠自主运动活性,延迟戊四氮诱导的惊厥时间,强化戊巴比妥钠诱导的睡眠[1]。

(2)抗抑郁　积雪草总苷按30、60、120mg/kg的剂量连续21d给长期未预知应激刺激致大鼠抑郁症模型灌胃,可增加其血浆ACTH、血清TSH、$T_4$和$Rt_3$,降低血清$T_3$的浓度[2]。积雪草总苷元按30、60、120mg/kg的剂量给5-羟色氨酸致小鼠甩头模型、盐酸色胺致小鼠癫痫模型灌胃,连续7d,可增加5-羟色氨酸致小鼠诱导甩头行为,增强大鼠在注射盐酸色胺后引起的拍打、弓背、阵挛程度[3]。羟基积雪草苷按10、20、40mg/kg的剂量给大鼠灌胃,每天2次,急性给药,连续3d,可降低大鼠海马单胺氧化酶A(MAO-A)活性,40mg/kg降低下丘脑MAO-A活性;慢性给药,连续21d,40mg/kg可增加海马MAO-A的活性[4]。

**2. 抗炎**　积雪草总苷按1.5、3、6mg/kg的剂量给大鼠棉球肉芽肿模型灌胃,连续7d,可抑制大鼠肉芽肿重量;积雪草总苷按3、6、12mg/kg的剂量给二甲苯致小鼠耳肿胀模型灌胃，连续5d，可抑制二甲苯致小鼠耳肿胀程度，抑制率分别为64.94%、71.26%、75.86%[5]。积雪草苷按10、20、40mg/kg的剂量给胶原诱导性关节炎(CIA)模型小鼠灌胃，可剂量依赖性地抑制小鼠的继发性足肿胀，抑制CIA小鼠CⅡ胶原诱导的淋巴细胞增殖反应，减少CIA小鼠踝关节软组织中高水平的COX-2表达及$PGE_2$含量，降低血清中炎症因子TNF-α和IL-6的水平[6]。

**3. 抗肿瘤**　10、100mg/kg积雪草水提取物给重氮甲烷致小鼠结肠瘤F344小鼠灌胃，每天1次，连续7d，可抑制异常小鼠小囊块的生长[7]。250mg/kg积雪草苷给荷瘤小鼠灌胃，每天1次，连续14d，可抑制小鼠$S_{180}$细胞的生长，延长小鼠的存活时间[8]。

**4. 促进创口愈合和瘢痕形成**　积雪草苷溶液按0.2%给豚鼠皮肤外伤模型外用，可使其羟脯氨酸含量增加56%，皮肤张力增加57%，组织的上皮化和伤口的愈合促进[9]。将25μg/ml的积雪草三萜提取物加入体外培养的人成纤维细胞，可增加胶原蛋白和纤维结合素的合成；加入50μg/ml的积雪草总三萜提取物，可刺激脯氨酸、硫酸软骨素和硫酸乙酰肝素的生物合成[9]。积雪草苷按20mg/d的剂量连续5d给烧伤增生性瘢痕裸鼠模型进行瘢痕组织内注射，可使裸鼠增生性瘢痕开始变软，体积变小；用药10d后，瘢痕体积减小，光镜观察发现用药后瘢痕表皮细胞层数，成纤维细胞、胶原纤维均减少，胶原纤维排列相对整齐、变细小[10]。

**5. 抗病原微生物**　积雪草苷按0.68～3.36g/kg的剂量给膀胱上行致肾感染小鼠模型灌胃，可清除大肠埃希菌26；可抗金黄色葡萄球菌、表皮葡萄球菌、粪肠球菌、大肠埃希菌、肺炎克雷伯菌、醋酸钙不动杆菌、铜绿假单胞菌，最低抑菌浓度分别为4、32、32、4、32、32、32mg/ml[11]。

**6. 抗胃溃疡**　积雪草水提物按0.05、0.25、0.50g/kg的剂量给乙醇致小鼠胃黏膜损害模型灌胃，可通过加强黏膜的自身阻碍及减少自由基的损害来抵抗小鼠胃黏膜损害[12]。积雪草水提物按0.05、0.10、0.25g/kg的剂量连续3d或积雪草皂苷按1、5、10mg/kg的剂量给醋酸致大鼠胃溃疡模型灌胃，连续7d，可减小醋酸引发的大鼠胃溃疡面积，减弱胃组织髓过氧化物酶活性，促进上皮细胞的增殖、血管发生和成纤维细胞的生长[13]。

**7. 对心脑系统的影响**　羟基积雪草苷按0.8、1.6、3.2mg/kg的剂量给手术致兔心肌缺血再灌注损伤模型静脉滴注，连续15min，可减少该模型的左心及全心心肌梗死面积，改善心功能，降低乳酸脱氢酶、磷酸肌酸激酶和C-反应蛋白的升高程度，升高超氧化物歧化酶活性，减少丙二醛含量，抑制心肌缺血再灌注损伤引起的心肌细胞凋亡，使Bcl-2表达上调[14]。

**8. 体内过程**　采用大鼠在体肠灌流试验，利用HPLC法测定积雪草苷的量，当积雪草苷在25～100μg/ml时，小肠吸收速率常数($Ka$)和表观吸收系数($P_{app}$)无显著性差异，表明积雪草苷在体肠的吸收机制为被动扩散；各肠段的$Ka$和$P_{app}$有显著性差异，十二指肠、空肠、回肠、结肠的$Ka$分别为$0.0298\pm0.0043$、$0.0365\pm0.0076$、$0.0335\pm0.0081$、$0.0070\pm0.0015min^{-1}$，$P_{app}$分别为$(3.42\pm0.63)\times10^{-3}$、$(4.02\pm1.07)\times10^{-3}$、$(3.79\pm0.77)\times10^{-3}$、$(1.72\pm0.43)\times10^{-3}cm/min$。单次量和长期口服积雪草总苷后积雪草酸的药物代谢动力学研究发现给药方式的改变不影响血浆药物达峰时间，长期给药的健康受试者血浆药物达峰浓度、药物浓度曲线下面积与时间的比值及半衰期都明显高于单次量给药[15]。

**【药性】**　苦、辛，寒。归肝、脾、肾经。

**【功能主治】**　清热利湿，解毒消肿。用于湿热黄疸，中暑腹泻，石淋血淋，痈肿疮毒，跌仆损伤。

**【临床应用】**

**1. 临床常用**　本品活血消肿，清热利水，可用于治疗跌打损伤；黄疸，湿疹，尿频不畅，排尿涩痛；热疖疮毒，咽喉肿痛等病症。与当归、栀子仁、蒲黄、黄连、黄芩、生地、槐花配伍，可治疗诸血及便血，妇人崩中，如九仙驱红散(《本草纲目》)。

**2. 临床新用**　积雪草可用于治疗增生性瘢痕[16]、硬皮病[17]。

**【用法用量】**　15～30g。

**【成药例证】**

**1. 三金片(《中华人民共和国药典》2015年版)**

药物组成：菝葜、羊开口、积雪草、金沙藤、金樱根。

功能主治：清热解毒，利湿通淋，益肾。用于下焦湿热所致的热淋、小便短赤、淋漓涩痛、尿急频数；急慢性肾盂肾炎、膀胱炎、尿路感染见上述证候者。

**2. 伤湿止痛膏(《中华人民共和国药典》2015 年版)**　药物组成：伤湿止痛流浸膏(由生草乌、生川乌、乳香、没药、生马钱子、丁香、肉桂、荆芥、防风、老鹳草、香加皮、积雪草、骨碎补、白芷、山柰、干姜组成)、樟脑、薄荷脑、冰片、水杨酸甲酯、芸香浸膏、颠茄流浸膏。

功能主治：祛风湿，活血止痛。用于风湿性关节炎，肌肉疼痛，关节肿痛。

**3. 玉叶解毒糖浆(《卫生部药品标准中药成方制剂·第十七册》)**　药物组成：玉叶金花、金银花、菊花、野菊花、岗梅、山芝麻、积雪草。

功能主治：清热解毒，生津利咽，辛凉解表，清暑利湿。用于风热感冒，喉痹，发热头痛，咽喉肿痛，口干，咳嗽，小便短赤；防治暑热、时令感冒。

**4. 青梅感冒颗粒[《国家中成药标准汇编·内科肺系(一)分册》]**　药物组成：青蒿、五指柑、香薷、狗肝菜、甘草、积雪草、岗梅。

功能主治：清凉解热。用于风热感冒，头痛，咳嗽，鼻塞。

**5. 银龙清肝片(《国家中成药标准汇编·内科肝胆分册》)**　药物组成：积雪草、金银花、茵陈、龙胆。

功能主治：清热利湿，疏肝利胆。用于肝胆湿热所致的急性黄疸型肝炎。

**【贮藏】**　置干燥处。

**【参考文献】**　[1]Gupta YK, Veerendra Kumar MH, Srivastava AK. Effect of *Centella asiatica* on Pentylenetetrazole-Induced Kindling, Cognition and Oxidative Stress in Rats[J]. Pharmacology Biochemistry and Behavior, 2003, 74(3): 579-585.

[2]陈瑶，秦路平.积雪草总苷对抑郁症大鼠神经内分泌功能的影响[J].第二军医大学学报，2002，23(11)：1224-1226.

[3]曹尉尉，李晏，伊佳.积雪草总苷元抗抑郁作用机制的初步研究[J].解放军药学学报，2009，(1)：40-43.

[4]刘沐荣，韩婷，陈瑶.羟基积雪草苷对小鼠抑郁行为和大鼠不同脑区单胺氧化酶活性的影响[J].中西医结合学报，2004，2(6)：440-444.

[5]明志君，孙萌.积雪草总甙抗炎作用的实验研究[J].中国中医药科技，2002，9(1)：62.

[6]李洪忠，万敬员，张力，等.积雪草苷对小鼠胶原诱导性关节炎的抑制作用[J].药学学报，2007，42(7)：698-703.

[7]Bunpo P, Kataoka K, Arimochi H, *et al*. Inhibitory Effects of *Centella Asiatica* on Azoxymethane-induced Aberrant Crypt Focus Formation and Carcinogenesis in the Intestines of F344 Rats[J]. Food and chemical toxicology, 2004, 42(12): 1987-1997.

[8]王锦菊，王瑞国，王宝奎，等.积雪草甙抗肿瘤作用的初步实验研究[J].福建中医药，2001，32(4)：39-40.

[9]陈瑶，郑汉臣，秦路平.伞形科天胡荽亚科植物化学成分和药理作用[J].国外医药：植物药分册，2004，19(2)：51-55.

[10]祁少海，谢举临，利天增，等.积雪草甙对烧伤增生性瘢痕作用的实验研究[J].中华烧伤杂志，2000，16(1)：53-56.

[11]张胜华，余兰香，甄瑞贤，等.积雪草苷的抗菌作用及对小鼠实验性泌尿系统感染的治疗作用[J].中国新药杂志，2006，15(20)：1746-1749.

[12]Cheng CL, Koo MWL. Effects of *Centella asiatica* on Ethanol Induced Gastric Mucosal Lesions in Rats[J]. Life sciences, 2000, 67(21): 2647-2653.

[13]Cheng CL, Guo JS, Luk J, *et al*. The healing effects of *Centella* Extract and Asiaticoside on Acetic Acid Induced Gastric Ulcers in rats[J]. Life sciences, 2004, 74(18): 2237-2249.

[14]李桂桂，卞广兴，任建平，等.羟基积雪草苷对兔心肌缺血再灌注损伤的保护作用[J].药学学报，2007，42(5)：475-480.

[15]黄怀鹏，刘彩霞.积雪草苷大鼠在体肠吸收动力学研究[J].中草药，2008，39(7)：1056-1058.

[16]利天增，祁少海，黎志明.积雪草甙治疗增生性疤痕的临床研究[J].中国现代医学杂志，1999，9(2)：22-25.

[17]苏立德，李君蒂，陈顺乐.积雪草治疗硬皮病 100 例临床观察[J].中医杂志，1985，26(12)：32-33.

(侯飞侠　吴清华　裴瑾)

## 384　急性子

Jixingzi

**【异名】**　凤仙子(《本草纲目》)，金凤花子(《摘元方》)。

**【来源】**　为凤仙花科植物凤仙花 *Impatiens balsamina* L.的干燥成熟种子。

**【产地】**　主要为栽培品。全国各地均有栽培。主产于江苏、浙江、河北、安徽。

**【采收加工】**　夏、秋季果实即将成熟时采收，晒干，除去果皮及杂质。

**【炮制】**　除去果皮及杂质，晒干。

**【性状特征】**　呈椭圆形、扁圆形或卵圆形，长 2～3mm，宽 1.5～2.5mm。表面棕褐色或灰褐色，粗糙，有稀疏的白色或浅黄棕色小点，种脐位于狭端，稍突出。质坚实，种皮薄，子叶灰白色，半透明，油质。无臭，味淡、微苦。以颗粒饱满，色棕褐者为佳。

**【化学成分】** 急性子的主要成分是挥发油，还含有黄酮、香豆素类、萘醌、甾醇等。急性子的黄酮是其主要药理活性成分。

**【药理毒理】**

**1. 抗氧化** 急性子的乙酸乙酯提取物具有良好的抗氧化作用：其对卵黄脂质过氧化抑制率可达到90%以上，对氧自由基抑制率可达70%[1]。

**2. 改善血液流变学** 急性子水煎液按157.5、315mg/kg的剂量给右旋糖酐致血瘀证家兔模型灌胃，连续3d，可降低其全血黏度、血浆黏度、红细胞压积、血沉和纤维蛋白原[2]。

**3. 抗肿瘤** 20、40、60、80mol/L急性子中双萘呋喃-7，12-酮类化合物balsaminone A和balsaminone B体外作用48h均抑制人肺癌A549细胞的生长；balsaminone A作用48h使DNA合成前期的细胞比例减少，DNA合成期和DNA合成后期的细胞比例增加，但无明显量效关系；balsaminone B作用48h使DNA合成前期的细胞比例减少，DNA合成期的细胞比例增加，呈量效关系[3]。槲皮素体外可抑制乳腺癌细胞的增殖，其半抑制浓度 $IC_{50}$ 为55μM[4]。

**4. 安全性评价** 急性子油按0.041ml/g给小鼠灌胃，每天2次，观察7d，药后2h可见小鼠汗出，躁动不安，饮食减少，第3d小鼠汗出基本停止，7d内未见小鼠死亡，急性子油的最大耐受量为360g生药/kg[5]。

**【药性】** 微苦、辛，温；有小毒。归肺、肝经。

**【功能主治】** 破血软坚，消积。用于癥瘕痞块，经闭，噎膈。

**【临床应用】**

**1. 临床常用** 风寒湿痹

本品性辛、温，能活血软坚，祛风寒湿邪。常与威灵仙、川芎等舒筋活络、活血行气止痛药物配伍，治疗风寒湿痹，关节疼痛等症。

**2. 临床新用** 急性子可用于治疗青少年近视[6]。

**【用法用量】** 3～5g。

**【成药例证】**

**1. 止痛透骨膏（《新药转正标准31》）** 药物组成：急性子、白芷、藤黄、威灵仙、川芎、蜂蜜。

功能主治：祛风散寒，活血行滞，通络止痛。用于风寒瘀阻所致的腰、膝部骨性关节炎，症见关节疼痛、肿胀、功能障碍，舌质暗或有瘀斑。

**2. 消瘀定痛膏（《卫生部药品标准中药成方制剂·第十二册》）** 药物组成：山楂、当归、威灵仙、川芎、王不留行、三棱、急性子、秦艽、香加皮、肉桂、冰片、樟脑、颠茄浸膏、麻黄。

功能主治：行滞散瘀，消肿定痛。用于跌打损伤，挫闪扭伤，风寒湿痹及气滞血瘀所致的疼痛。

**3. 骨刺宁酒（《卫生部药品标准中药成方制剂·第十七册》）** 药物组成：威灵仙、急性子、山楂、砂仁、白芷、红花、乌梅。

功能主治：活血通络，消癥定痛。用于骨刺，风寒湿痹所引起的疼痛及四肢麻木等症。

**4. 舒筋止痛酊（《卫生部药品标准中药成方制剂·第十二册》）** 药物组成：草乌（甘草银花炙）、地枫皮、透骨草、红花、乳香（醋炙）、骨碎补、急性子、花椒、独活。

功能主治：舒筋，活血，止痛。用于风寒湿邪引起的四肢关节及周身疼痛。

**【注意事项】** 孕妇忌服。

**【贮藏】** 置干燥处。

**【参考文献】** [1]徐艳，张立军.急性子提取物抗氧化活性的体外研究[J].时珍国医国药，2009，20(10)：2598-2599.

[2]赵琦.急性子水煎液对实验性血瘀证家兔血液流变学的影响[J].陕西中医学院学报，2006，29(1)：47-48.

[3]裴慧，钱士辉.急性子中balsaminone A和balsaminone B对人肺癌A549细胞生长及周期的影响[J].植物资源与环境学报，2011，20(2)：15-18.

[4]Singhal R L，Yeh Y A，Prajda N，*et al*.Quercetin Down-Regulates Signal Transduction in Human Breast Carcinoma Cells[J].Biochemical and Biophysical Research Communications，1995，208(1)：425-431.

[5]陈明霞，王相立，张玉杰，等.中药急性子油类成分分析及毒性考察[J].中国中药杂志，2006，31(11)：928-929.

[6]刘贺新，吕月英，董清华，等.耳穴贴压急性子治疗青少年近视[J].中医杂志，1993，34(2)：103-104.

（侯飞侠　吴清华　裴瑾）

## 385 蒺藜

Jili

【异名】 茨(《诗经》),蒺藜子、旁通、屈人、止行、豺羽、升推(《神农本草经》),即藜(《名医别录》),白蒺藜(《药性论》),杜蒺藜(《圣惠方》),休羽(《本草纲目》),旱草(《本草经解》),三角蒺藜(《本草求真》),三角刺(《中国药植志》),八角刺(《青海药材》),蒺骨子、野菱角、地菱(《江苏植药志》),硬蒺藜、蒺藜骨羡(《山东中药》)。

【来源】 为蒺藜科植物蒺藜 *Tribulus terrestris* L.的干燥成熟果实。

【产地】 主要为野生品。主产于河南、河北、山东、山西。全国各地均有分布。

【采收加工】 秋季果实成熟时采割植株,晒干,打下果实,除去杂质。

【炮制】 **蒺藜** 除去杂质。

**炒蒺藜** 取净蒺藜,置炒制容器内,用文火加热炒至微黄色,取出,晾干。

【性状特征】 **蒺藜** 由5个分果瓣组成,呈放射状排列,直径7~12mm。常裂为单一的分果瓣,分果瓣呈斧状,长3~6mm;背部黄绿色,隆起,有纵棱和多数小刺,并有对称的长刺和短刺各1对,两侧面粗糙,有网纹,灰白色。质坚硬。气微,味苦、辛。以饱满坚实、色黄绿者为佳。

**炒蒺藜** 多为单一的分果瓣,分果瓣呈斧状,长3~6mm;背部棕黄色,隆起,有纵棱,两侧面粗糙,有网纹。气微香,味苦、辛。以饱满坚实、色棕黄者为佳。

【化学成分】 蒺藜的主要成分是甾体皂苷,还含有黄酮、挥发油、脂肪酸等。蒺藜的甾体皂苷是其主要药理活性成分。

【药理毒理】

**1. 降血糖** 2g生药/kg蒺藜粉末混悬液或10g生药/kg蒺藜水煎剂给四氧嘧啶致糖尿病小鼠模型灌胃,连续7d,可使其血糖、血清及胰腺组织过氧化脂质的含量降低,血清胰岛素水平升高[1]。蒺藜水提取物按8g生药/kg的剂量给糖异生致糖代谢异常小鼠模型灌胃,连续21d,可抑制小鼠糖异生,同时可降低糖异生小鼠血清甘油三酯水平,降低幅度为27.82%[2]。

**2. 抗过敏** 蒺藜水煎液按10g/kg的剂量给对右旋糖酐致小鼠全身瘙痒、组胺致小鼠毛细血管通透性增加、组胺致豚鼠局部瘙痒和二甲基亚砜致耳肿胀豚鼠模型灌胃,连续3d,可抑制小鼠全身瘙痒、毛细血管通透性增加,豚鼠局部瘙痒和耳肿胀[3]。

**3. 抗衰老** 蒺藜总皂苷按100、240mg/kg的剂量给D-半乳糖致亚急性衰老小鼠模型灌胃,可抑制小鼠血胆固醇的升高,增加胸腺重量,降低血糖[4]。蒺藜总皂苷按150、300mg/kg的剂量给D-半乳糖致亚急性衰老模型进行灌胃,连续6周,可增强小鼠记忆功能[4]。

**4. 对心脑血管系统的影响**

(1) 抗心肌缺血 蒺藜皂苷按10、30、100mg/kg的剂量给手术致心肌缺血/再灌注损伤大鼠模型腹腔注射,可降低其血清乳酸脱氢酶,二氨基二苯甲烷,TNF-α与IL-6的含量,升高超氧化物歧化酶活性[5]。

(2) 抗动脉粥样硬化和血小板聚集 蒺藜有效成分JL-1按150mg/kg给ADP致大鼠血小板聚集和KCl致离体兔主动脉血管平滑肌收缩模型灌胃,可有效抑制大鼠血小板聚集和KCl致离体兔主动脉血管平滑肌收缩,抑制大鼠体外血栓的形成,改善高分子右旋糖酐所致兔球结膜微循环障碍[6]。

**5. 对神经系统的影响** 采用无血清和单克隆培养方法,将20mg/kg蒺藜皂苷加入离体的大鼠海马神经干细胞的培养液中,可增高海马神经干细胞向神经元分化的比例[7]。

**6. 抗肿瘤** 蒺藜醇提取物中的螺甾醇皂苷对黑色素瘤细胞SK-MEL、口腔上皮细胞KB、乳腺癌细胞BT549、卵巢癌细胞SK-OV-3具有抑制作用,$IC_{50}$分别为6.0、7.0、6.0、8.2mg/ml[8]。

**7. 安全性评价** 蒺藜水体物在死亡率0%和100%范围内确定5~7个给药剂量给小鼠灌胃,每只给药1ml,连续7d,小鼠半数致死量为234.25g/kg[9]。

【药性】 辛、苦,微温;有小毒。归肝经。

【功能主治】 平肝解郁,活血祛风,明目,止痒。用于头痛眩晕,胸胁胀痛,乳闭乳痈,目赤翳障,风疹瘙痒。

【临床应用】

**1. 临床常用**

(1) 眩晕,头痛 本品苦寒沉降,主入肝经,有平肝潜阳之功,故用治阳热上亢,眩晕、头痛诸症甚效,每与清肝平肝之品如钩藤、菊花、珍珠母等同用。因其有通络止痛之功,随证配伍,可用治多种原因之头痛,如治偏头痛属肝阳夹瘀血痰浊上扰清窍者,每以之配伍平肝、化痰、活血之品如菊花、僵蚕、川芎等同用。亦用于外伤后头痛、眩晕、失眠者。

(2) 胸胁胀痛,乳闭胀痛 本品辛行苦泄,入肝经,有疏肝解郁之效。常治肝郁气滞,胸胁胀痛,单用研末服有效,而每与其他疏肝理气止痛之品如柴胡、香附、青皮等配伍以增效;若治肝郁乳汁不通,乳房胀痛,可单用本品研末服,或与通经下乳之品如穿山甲、王不留行等共用以增效。

(3) 风热上攻,目赤翳障 本品苦泄辛散,微寒清热,能疏散肝经风热而明目退翳,为祛风明目要药。用治风热目赤肿痛,多泪多眵或翳障遮睛等症,常与其他清肝明目之品配伍,如《张氏医通》白蒺藜散,以之与菊花、决明子、蔓荆子、青葙子同用。

(4) 风疹瘙痒,白癜风 本品辛散,又有祛风止痒之功。治风疹瘙痒,常与其他祛风止痒药配伍,如《圣惠方》白蒺藜丸,以之与防风、蝉蜕、苦参等同用;若治血虚风盛,皮肤干燥,瘙痒难忍者,则当配伍养血润燥、祛风止痒之品如当归、生地黄、何首乌、防风等。治白癜风,《千金方》单用本品研末服以取效。

**2. 临床新用** 蒺藜可用于治疗脑血栓[10]、脑血管障碍[11]。

【用法用量】 6~10g。

【成药例证】

**1. 白癜风胶囊(《中华人民共和国药典》2015 年版)** 药物组成:当归、桃仁、红花、丹参、紫草、川芎、香附、补骨脂、干姜、山药、黄芪、蒺藜、白鲜皮、乌梢蛇、龙胆。

功能主治:活血行滞,祛风解毒。用于经络阻隔、气血不畅所致的白癜风,症见白斑散在分布、色泽苍白、边界较明显。

**2. 痔疮片(《卫生部药品标准中药成方制剂·第十七册》)** 药物组成:大黄、蒺藜、功劳木、白芷、冰片、猪胆汁。

功能主治:清热解毒,凉血止痛,祛风消肿。用于各种痔疮,肛裂,大便秘结。

**3. 白蚀丸(《中华人民共和国药典》2015 年版)** 药物组成:补骨脂、何首乌、灵芝、蒺藜、紫草、丹参、降香、红花、牡丹皮、黄药子、苍术、龙胆草、海螵蛸、甘草。

功能主治:补益肝肾,活血祛瘀,养血祛风。用于肝肾不足、血虚风盛所致的白癜风,症见白斑色乳白,多有对称、边界清楚,病程较久,伴有头晕目眩、腰膝酸痛。

**4. 复方手参丸(《国家中成药标准汇编·内科肾系分册》)** 药物组成:手参、西藏棱子芹、黄精、喜马拉雅紫茉莉、天冬、冬虫夏草、锁阳、蒺藜、马尿泡、诃子。

功能主治:温肾助阳。用于肾阳不足,阴精亏虚,阳痿遗精,或有失眠健忘。

**5. 九味肝泰胶囊(《国家中成药标准汇编·内科肝胆分册》)** 药物组成:三七、郁金、蒺藜、姜黄、大黄(酒制)、黄芩、蜈蚣、山药、五味子。

功能主治:化瘀通络,疏肝健脾。用于气滞血瘀兼肝郁脾虚所致的胁肋痛或刺痛,抑郁烦闷,食欲不振,食后腹胀脘痞,大便不调,或胁下痞块等。

【注意事项】

1. 孕妇慎用。

2. 光敏性毒性成分不明。

3. 蒺藜可引起猩红热样药疹。其毒性物质基础为蒺藜皂苷。

【贮藏】 置干燥处,防霉。

【参考文献】
[1]冯玛莉,武玉鹏,杨艳华,等.蒺藜的降血糖作用[J].中草药,1998,29(2):107-109.

[2]李明娟,瞿伟箐,褚书地,等.蒺藜水煎剂对小鼠糖代谢中糖异生的作用[J].中药材,2001,24(8):586-587.

[3]陈子珺,李庆生,李云森,等.防风与刺蒺藜的药理实验研究[J].中成药,2003,25(9):737-739.

[4]曹惠玲,陈浩宏.蒺藜及其有效成分的药理与临床研究进展[J].中成药,2001,23(8):602-605.

[5]张羽冠,宋宏宇,李鎏,等.蒺藜皂苷预适应对大鼠心肌缺血/再灌注损伤的保护作用[J].中国药理学通报,2010,26(6):714-718.

[6]江长根,夏雨,蒋嵝子,等.蒺藜有效成分治疗心脑血管性

疾病的实验和临床研究[J].微循环技术杂志,1996,(1):39-42.

[7]郑鸿燕,邰浩清,周春祥,等.蒺藜皂苷诱导SD新生大鼠海马神经干细胞分化的实验研究[J].第三军医大学学报,2007,29(18):1764-1767.

[8]Bedir E, Khan IA, Walker LA.Biologically Active Sterідal Glycosides From *Tribulus Terrestris*[J].Die Pharmazie, 2002, 57(7): 491-493.

[9]张智,闪增郁,向丽华,等.15味有毒中药小鼠半数致死量的实验研究[J].中国中医基础医学杂志,2005,,11(6):435-436.

[10]刘慰祖,陈汝兴,袁灿兴,等.心脑舒通片治疗脑血栓形成30例疗效观察[J].中成药,1998,20(2):23-24.

[11]周端,顾仁樾,陈琼,等.白蒺藜有效组分治疗脑血管障碍(瘀血症)的临床研究[J].中医杂志,1995,36(5):289-290.

（侯飞侠　吴清华　裴瑾）

## 386　檵木叶

Jimuye

**【来源】** 为金缕梅科植物檵木 *Loropetalum chinense*(R.Br.) Oliv.的干燥叶。

**【产地】** 主要为栽培品。主产于山东、河南、浙江、江苏、安徽等地。在我国中部、南部及西南各地均有分布。

**【采收加工】** 夏、秋两季枝叶茂盛时采收,干燥。

**【炮制】** 除去杂质,晒干。

**【性状特征】** 呈椭圆形或卵形,长1.5～3cm,宽1～2.5cm。先端锐尖,基部钝,稍偏斜,全缘或有细锯齿。上表面灰绿色或浅棕褐色,下表面色较浅,两面疏生短茸毛。叶柄被棕色茸毛。气微,味涩、微苦。以色绿者为佳。

**【化学成分】** 檵木叶的主要成分是黄酮,还含有鞣质、没食子酸。檵木叶的黄酮是其主要药理活性成分。

**【药理毒理】** **抗菌**　檵木叶乙醇提取物按生药1g/ml,每次0.5ml对金黄色葡萄球菌、大肠埃希菌、痢疾杆菌给药,在体外可明显抑制金黄色葡萄球菌、大肠埃希菌、痢疾杆菌的生长[1]。

**【药性】** 苦、涩,凉。归肝、胃、大肠经。

**【功能主治】** 清热解毒,收敛,止血。用于烧、烫伤,外伤出血,吐血,便血,崩漏,腹泻。

**【临床应用】** **临床常用**

(1)出血证　本品涩可收敛,具有较好的收敛止血作用,可用于出血病证。如治外伤出血,可用其鲜品捣烂外敷。

(2)水火烫伤　本品既能止血生肌,又能清热解毒,可用治水火烫伤。将其烧灰存性,麻油调涂,或以鲜品捣烂,滤过加茶油,清疮后,将药液涂于疮面上,治疗烧伤有效。

(3)泄泻,痢疾　本品苦涩,功能收敛止泻,主治泄泻、痢疾。可单本品水煎服,或加糖水煎服,或配伍骨碎补、荆芥、木香同用。

**【用法用量】** 15～30g。

**【成药例证】** **檵木胃痛颗粒(《国家中成药标准汇编·内科脾胃分册》)**　药物组成:檵木、蒲公英、檵木、红木香。

功能主治:理气和胃,清热止痛。用于胃炎、胃及十二指肠溃疡引起的疼痛和隐性出血,属气滞血瘀、胃中积热证者。

**【贮藏】** 置干燥处。

**【参考文献】** [1]卢成英,徐东翔,杜勇,等.檵木叶抑菌活性成分提取分离及活性检测[J].食品科学,2005,26(7):40-42.

（侯飞侠　吴清华　裴瑾）

## 387　家独行菜子

Jiaduxingcaizi

**【异名】** 辣辣菜(《植物名实图考》),腺茎独行菜(《秦岭植物志》)。

**【来源】** 为十字花科植物家独行菜 *Lepidium sativum* L.的干燥成熟种子。

**【产地】** 主要为野生品。主产于黑龙江、吉林、新疆、山东及西藏等地。在东北、华北、江苏、浙江、安徽、西北、西南均有分布。

**【采收加工】** 夏、秋二季果实成熟时采收果枝,晒干,打下种子,除去杂质。

**【炮制】** 除去杂质,晒干。

**【性状特征】** 呈扁卵形,长2～2.5mm,宽1～1.5mm。表面棕红色,有细微的颗粒状突起,一端钝圆,另一端有纵沟2条,在浅沟外被短柔毛,种脐位于凹陷处。气微,味辛、微苦。遇水有黏滑性。以籽粒饱满者为佳。

**【化学成分】** 家独行菜子的主要成分是挥发

油，还含有芥子碱等。家独行菜子的挥发油是其主要药理活性成分。

【药理毒理】

**1. 抗胃溃疡**　家独行菜子水浸液按浓度为1g/ml，0.015ml/g的剂量给利血平注射液致小鼠溃疡模型灌胃，连续7d，可抑制其溃疡程度、降低小鼠溃疡指数、减少溃疡出血点[1]。

**2. 促进骨愈合**　家独行菜子乙醇提取物按500mg/kg的剂量给大鼠灌胃，可增加大鼠骨质部位胶原蛋白的沉积和提高骨折股骨的抗张强度[2]。家独行菜子乙醇提取物按400mg/kg的剂量给内固法致大鼠股骨骨折模型灌胃，4周后可促进愈伤组织的形成，8周后完全愈合[3]。

**3. 镇咳**　家独行菜子水提物按0.1ml/10g的剂量给氨水致咳小鼠模型灌胃，连续7d，可使其咳嗽潜伏期延长、每分钟咳嗽次数减少[4]。

**4. 镇痛**　家独行菜子水浸液按1g/ml浓度，0.015ml/g的剂量给小鼠热板法致痛模型灌胃，连续3d，可提高其痛阈值[1]。独行菜子粉末按550、780mg/kg的剂量分别给醋酸致扭体小鼠和大鼠模型灌胃，可减少小鼠、大鼠腹部收缩和后肢伸展次数[5]。

**5. 降血糖**　家独行菜子水提物按20mg/kg的剂量给一次饲喂和连续饲喂链唑霉素致糖尿病大鼠模型灌胃，可降低血糖，同时又不影响血浆中的胰岛素水平[6]。家独行菜子粉末按3g/kg的剂量给四氧嘧啶致糖尿病大鼠模型灌胃，可降低其血糖[7]。

**7. 降血压**　家独行菜子水提物按20mg/kg的剂量给大鼠灌胃，可以降血压，提高水和电解质的排泄，在改善高血压的同时对正常的血压或心律没有影响[8]。

**8. 安全性评价**　家独行菜子石油醚提取物对大鼠给药7d，45.0g/kg可使大鼠的血小板数增加，肌酐、尿素、胆固醇、甘油三酯、丙氨酸氨基转移酶、碱性磷酸酶、磷酸肌酸激酶的水平升高，血糖浓度降低；5.4g/kg剂量可使大鼠的心脏、肾脏、肝脏有轻微病变；9.8、45.0g/kg可使大鼠的心脏、肾脏、肝脏、肺部病变较明显[9]。

【药性】　三级干热。

【功能主治】　消除异常黏液质，利尿助阳，理肺杀虫，促进伤口愈合。用于胃寒作痛，肝弱食少，阳事不举，咳嗽胸闷，月经不通，伤口不愈，肠寄生虫。

【临床应用】　临床常用

（1）痰涎壅滞，咳嗽气喘等症　本品可泄肺而下行，行水而消痰，故具泻肺定喘之效，适用于痰涎壅滞，咳嗽痰喘，喉中有痰如拉锯，可与桑白皮、旋覆花等药同用。

（2）面目浮肿，胸腹积水而小便不利者　本品泻肺气之闭，利膀胱之水，故可用于面浮，小便不利，胸腹积水而属于实证者，常与防己、椒目、大黄等品配伍同用。

【用法用量】　12g。

【贮藏】　置干燥处。

【参考文献】 [1]周旋，韩海霞，包晓玮，等.维药家独行菜子的药效学研究[J].华西药学杂志，2008，23(5)：567-569.

[2]Ahsan S K，Tariq M，Ageel M，*et al*. Studies on Some Herbal Drugs Used in Fracture Healing [J].Int J Crude Drug Res，1989，27(4)：235-239.

[3]Yadav YC，Jain A，Srivastava DN，*et al*. Fracture Healing Activity of Ethanolic Extract of *Lepidium sativum* Seeds in Internally Fixed Rats Femoral Osteotomy Model[J].Int J Pharm Sci，2011，3(suppl 2)：193-197.

[4]包晓玮，周旋，郭庆勇，等.维药家独行菜子镇咳、抗炎及抑菌作用初探[J].时珍国医国药，2009，20(9)：2318-2320.

[5]Raval ND，Ravishankar B. Analgesic Effect of *Lepidium sativum* Linn.（Chandrashura）in Experimental Animals[J]. Ayu，2010，31(3)：371-373.

[6]Eddouks M，Maghrani M，Zeggwagh N A，*et al*. Study of the Hypoglycaemic Activity of *Lepidium sativum* L. aqueous Extract in Normal and Diabetic rats[J]. J Ethnopharmacol，2005，97(2)：391-395.

[7]Shukla A，Bigoniya P，Srivastava B. Hypoglycemic Activity of *Lepidium sativum* Linn Seed Total Alkaloid on Alloxan Induced Diabetic Rats[J]. Research Journal of Medicinal Plant，2012，6(8)：587-596.

[8]Maghrani M，Zeggwagh NA，Michel JB，*et al*. Antihypertensive Effect of Lepidium Sativum L. in Spontaneously Hypertensive Rat[J]. J Ethnopharmacol. 2005，100(1-2)：193-197.

[9]许琴，张东辉，路娟，等.家独行菜子石油醚提取物对雌性大鼠的毒性作用研究[J].华西药学杂志，2010，25(3)：275-277.

（侯飞侠　吴清华　裴瑾）

## 388　碱花

Jianhua

【来源】　为硫酸盐类苏打石水碱族矿物天

然碱。

【产地】 主产于内蒙古西部区及四川、云南、西藏等地。

【采收加工】 四季可采，除去杂质，干燥。

【炮制】 除去杂质，洗去土色。

【性状特征】 为结晶性粉末，白色或淡黄白色。体较轻。无臭，味咸苦、微甘。以色白、体轻者为佳。

【化学成分】 碱花的主要成分是碳酸钠，还含有淀粉、蛋白质。碱花的碳酸钠是其主要药理活性成分。

【药性】 甘，咸，温。

【功能主治】 消滞。用于胃寒，消化不良。

【临床应用】 **临床常用**

本品治疗消化不良，新旧痧证，可与土木香、山柰、诃子、大黄、寒水石配伍，如《蒙医药方汇编》六味安消散。与沙棘配伍使用，可治外伤瘀血，如《中国医学百科全书·蒙医学》二味碱花散。

【用法用量】 0.6～1.8g，多入丸散服。

【成药例证】

**1. 六味安消散(《中华人民共和国药典》2015年版)** 药物组成：藏木香、大黄、山柰、北寒水石(煅)、诃子、碱花。

功能主治：和胃健脾，消积导滞，活血止痛。用于脾胃不和、积滞内停所致的胃痛胀满、消化不良、便秘、痛经。

**2. 六味能消胶囊(《新药转正标准29》)** 药物组成：大黄、诃子、干姜、藏木香、碱花、寒水石(平制)。

功能主治：宽中理气，润肠通便，调节血脂。用于胃脘胀痛、厌食、纳差及大便秘结；高脂血症及肥胖症。

**3. 加味白药丸(《卫生部药品标准藏药·第一册》)** 药物组成：碱花、硼砂、寒水石(制)、藏木香、光明盐、干姜、鹫粪。

功能主治：健胃消食。用于消化不良，胃腹胀痛、肠鸣，食欲不振等。

**4. 复方藤果痔疮栓(《国家中成药标准汇编外科·妇科分册》)** 药物组成：酸藤果、荜茇、姜黄、碱花、大青盐、明胶、甘油。

功能主治：清热解毒，凉血消肿。用于大肠湿热瘀阻所致的痔疮肿痛。

**5. 白脉软膏(《卫生部药品标准藏药·第一册》)** 药物组成：姜黄、肉豆蔻、甘松、阳起石、甘草、麝香、山柰、藏茴香、藏菖蒲、花椒、碱花。

功能主治：舒筋活络。用于白脉病、瘫痪、偏瘫、筋腱强直、外伤引起的经络及筋腱断伤，手足挛急，跛行等。

【贮藏】 置干燥处，密闭保存。

(侯飞侠 吴清华 裴瑾)

## 389 姜黄

Jianghuang

【异名】 宝鼎香(《本草纲目》)，黄姜(《生草药性备要》)。

【来源】 为姜科植物姜黄 *Curcuma longa* L.的干燥根茎。

【产地】 栽培品和野生品均有。主产于四川、福建。在广东、广西、云南、湖北、陕西等地均有分布。

【采收加工】 冬季茎叶枯萎时采挖，洗净，煮或蒸至透心，晒干，除去须根。

【炮制】 除去杂质，略泡，洗净，润透，切厚片，干燥。

【性状特征】 呈不规则卵圆形、圆柱形或纺锤形，常弯曲，有的具短叉状分枝，长2～5cm，直径1～3cm。表面深黄色，粗糙，有皱缩纹理和明显环节，并有圆形分枝痕及须根痕。质坚实，不易折断，断面棕黄色至金黄色，角质样，有蜡样光泽，内皮层环纹明显，维管束呈点状散在。气香特异，味苦、辛。以切面金黄、有蜡样光泽者为佳。

饮片为不规则或类圆形的厚片。外表皮深黄色，有时可见环节。切面棕黄色至金黄色，角质样，内皮层环纹明显，维管束呈点状散在。气香特异，味苦、辛。以切面金黄、有蜡样光泽者为佳。

【化学成分】 姜黄的主要成分是酚性成分，还含有挥发油等。姜黄的酚性成分是其主要药理活性成分。《中华人民共和国药典》2015年版规定，本品药材按干燥品计算，含挥发油不得少于7.0%(ml/g)，含姜黄素($C_{21}H_{20}O_6$)不得少于1.0%；本品饮片含挥发油不得少于5.0%(ml/g)，按干燥品计算，含姜黄素($C_{21}H_{20}O_6$)不得少于0.9%。

【药理毒理】

**1. 抗肝损伤**　姜黄素按10、20、40mg/100g的剂量给四氯化碳致肝纤维化大鼠模型灌胃，可降低其血清天门冬氨酸氨基转移酶、丙氨酸氨基转移酶、层黏蛋白、透明质酸、Ⅲ型前胶原肽的含量；降低血清细胞因子TNF-α、TGF-β1、NO水平，改善四氯化碳所致大鼠肝纤维化的病理学改变[1]。姜黄素按200mg/kg的剂量给早期血吸虫病致肝损伤小鼠模型灌胃，可减少其肝脏中的炎症细胞浸润，减轻肝细胞变性坏死和小叶结构破坏程度，升高血及肝匀浆GSH-Px、SOD的浓度，减少MDA的生成[2]。

**2. 抗肾损伤**　姜黄素按200mg/kg的剂量给环孢素致肾毒性的大鼠模型灌胃，连续2周，可使其体重回升，减少尿量、降低尿素氮含量，降低肌酐值，减轻局灶性肾小球硬化和肾间质纤维化程度，增加肾组织血红素氧合酶-1蛋白表达量，降低bFGF的表达量[3]。

**2. 抗心肌缺血**　25、50μmol/L姜黄素体外可提高$H_2O_2$所致乳鼠心肌细胞损伤的心肌存活率，提高超氧化物歧化酶活性，减少乳酸脱氢酶和丙二醛的生成[4]。姜黄水煎剂按100、200mg/kg的剂量给手术致心肌缺血再灌注损伤家兔模型灌胃，可降低其血清肌酸激酶活性和心肌组织中丙二醛含量，缩小心肌缺血面积[5]。姜黄素按20、80mg/kg的剂量给手术致急性心肌梗死犬模型的十二指肠给药，可使其冠状动脉阻力降低，冠状动脉流量增加，心肌耗氧量减少，心肌缺血程度减轻，缺血范围、心肌梗死面积缩小，血清肌酸磷酸激酶、乳酸脱氢酶活性和游离脂肪酸含量降低[6]。姜黄素按30mg/kg的剂量给手术致兔心肌缺血再灌注损伤模型耳静脉注射，可使其血红素氧合酶-1蛋白表达量及活性升高，抑制心肌中性粒细胞浸润和脂质过氧化反应，降低心肌梗死范围和心肌细胞凋亡指数[7]。

**3. 抗肺纤维化**　姜黄素按50、100、200mg/kg的剂量给博来霉素致肺纤维化大鼠模型灌胃，可降低其吸气阻力，升高最大通气量，降低肺组织中羟脯氨酸的含量[8]。

**4. 抗肿瘤**　2.5、5、10、20μmol/L姜黄素，可减少体外人结肠癌细胞SW620软琼脂集落数和穿膜细胞数，增加癌细胞的凋亡指数，增强癌细胞对凋亡的敏感性[9]。姜黄素10μmol/L对胶质瘤细胞U251有生长抑制作用，生长抑制率达35%，10μmol/L的姜黄素作用24h后可增加细胞中生长抑制基因家族4蛋白表达水平，上调p21waf/cipl和p53蛋白的表达量[10]。

**5. 降血脂**　姜黄素10、50、100mg/kg的剂量给高脂饮食兔模型灌胃，可使其血清总胆固醇、甘油三酯、低密度脂蛋白胆固醇水平降低，抑制NF-κB、VEGF、VCAM-1的表达[11]。

**6. 改善学习记忆**　姜黄素按300mg/kg的剂量给氯化锂-匹罗卡品致大鼠癫痫持续状态模型腹腔注射，可防治其海马CA1区和CA3区神经元丢失，防治海马神经元程序化死亡[12]。姜黄素按100mg/kg的剂量给手术致缺血再灌注大鼠模型灌胃，可升高其超氧化物歧化酶的活性，降低大脑皮质和纹状体丙二醛，降低细胞内$Ca^{2+}$的水平，进而缩小缺血面积[13]。姜黄素按50、100、200mg/kg的剂量连续14d给HIV-1包膜糖蛋白gp120致大鼠学习记忆障碍模型灌胃，可缩短其逃避潜伏期，还可使大鼠海马内*N*-甲基天冬氨酸受体（$NMDA_{2B}$）的表达上调[14]。

**7. 调节免疫**　姜黄素按250μg/kg的剂量给大鼠灌胃，可减少其嗜酸粒细胞的数量，抑制淋巴细胞增殖，使IL-4、IL-5和IL-13的表达减少，MMP-9、OAT和TSLP的基因表达也减少[15]。

**9. 体内过程**　姜黄素100mg/kg尾静脉注射小鼠，给药20min后在小鼠肝、肾、肺、心内的姜黄素含量分别为8.00、0.35、0.17、0.06μg/g；给药40min后，仅在肝脏测得0.04μg/g，其他脏器未测得姜黄素含量；给药100min后，各脏器均未测得姜黄素含量[16]。

**【药性】**　辛、苦，温。归脾、肝经。

**【功能主治】**　破血行气，痛经止痛。用于胸胁刺痛，胸痹心痛，痛经经闭，癥瘕，风湿肩臂疼痛，跌仆肿痛。

**【临床应用】**

**1. 临床常用**

（1）气滞血瘀所致的心、胸、胁、腹诸痛　姜黄辛散温通，苦泄，既入血分又入气分，能活血行气而止痛。治胸阳不振，心脉痹阻之心胸痛，可配当归、木香、乌药等药用，如姜黄散(《圣济总录》)；治肝胃气滞寒凝之胸胁痛，可配枳壳、桂心、炙草，如推气散(《丹溪心法》)；治气滞血瘀之痛经、经闭、产后腹痛，常与当归、川芎、红花同用，如姜黄散(《圣济总录》)；治跌打损伤，瘀肿疼痛，可配苏木、乳香、没药，如姜黄汤(《伤科方书》)。

(2) 风湿痹痛　本品辛散苦燥温通，外散风寒湿邪，内行气血，通经止痛，尤长于行肢臂而除痹痛，常配羌活、防风、当归等药，如五痹汤(《妇人大全良方》)。

此外，以本品配白芷、细辛为末外用可治牙痛，牙龈肿胀疼痛，如姜黄散《百一选方》；配大黄、白芷、天花粉等外敷，可用于疮疡痈肿，如如意金黄散(《外科正宗》)；单用本品外敷可用于皮癣痛痒。

**2. 临床新用**　姜黄可用于治疗脑梗死[17]。

**【用法用量】**　煎服，3～10g。外用适量。

**【成药例证】**

**1. 利胆止痛片(《卫生部药品标准中药成方制剂·第十一册》)**　药物组成：柴胡、赤芍、枳壳、甘草、茵陈、延胡索、苍术、川楝子、仙鹤草、板蓝根、蒲公英、姜黄。

功能主治：清热利胆，理气止痛。用于肝胆湿热所致的胁痛，黄疸(如急慢性肝炎、胆囊炎)。

**2. 降脂通脉胶囊(《国家中成药标准汇编·内科心系分册》)**　药物组成：决明子、姜黄、泽泻、三七、铁线草。

功能主治：化痰祛湿，活血通脉。用于痰瘀阻滞所致的高脂血症。

**3. 香冰祛痛气雾剂(《国家中成药标准汇编·骨伤科分册》)**　药物组成：冰片、独一味、铁棒锤、洋金花、天南星(制)、姜黄、土木香。

功能主治：活血散瘀，消肿止痛。用于跌打扭伤，软组织损伤。

**4. 肿痛舒喷雾剂(《国家中成药标准汇编·骨伤科分册》)**　药物组成：芭蕉根、酢浆草、姜黄。

功能主治：活血化瘀，消肿止痛。用于跌打损伤，瘀血肿痛，软组织挫伤。

**5. 肺心片[《国家中成药标准汇编·内科肺系(一)分册》]**　药物组成：丹参、红花、虎杖、玉竹、北沙参、补骨脂、制附片、黄芪、姜黄、南沙参、淫羊藿、甘草。

功能主治：温肾活血，益气养阴。用于慢性肺源性心脏病缓解期及阻塞性肺气肿属肺肾两虚，瘀血阻络证的辅助治疗。

**【注意事项】**　孕妇慎用。

**【贮藏】**　置阴凉干燥处。

**【参考文献】**
[1]舒建昌，王红利，叶国荣，等.姜黄素治疗肝纤维化及相关细胞因子变化的研究[J].中药材，2007，3(11)：1421-1425.

[2]李薇，张玲敏，李凯杰，等.姜黄素对早期血吸虫病小鼠肝功能的影响[J].中国病原生物学杂志，2008，3(7)：517-519.

[3]付艳红，吴永红，刘慎微.姜黄素对大鼠环孢素慢性肾毒性防治作用研究[J].医药导报，2007，26(5)：472-477.

[4]章海燕，龙明智，徐少华，等.姜黄素对乳鼠心肌细胞过氧化氢损伤的保护作用[J].江苏医药，2008，34(4)：374-376.

[5]陈德森，郭俐宏，张琴，等.姜黄对家兔心肌缺血再灌注损伤的影响[J].山西医科大学学报，2005，36(6)：684-686.

[6]程虹，刘萍，王芳，等.姜黄素对麻醉犬实验性心肌梗死的保护作用[J].中药材，2006，29(11)：1210-1213.

[7]张英，黄雄义，林燕.姜黄素抗心肌缺血再灌注损伤作用及其机制研究[J].中国现代医学杂志，2007，17(22)：2736-2739.

[8]赵成江，牛建昭，王继峰，等.姜黄素对博莱霉素致肺纤维化大鼠肺功能改变的影响[J].中国中药杂志，2008，33(12)：1434-1438.

[9]范钰，张尤历，许则丰.姜黄素抑制结肠癌SW620细胞侵袭的体外实验研究[J].江苏大学学报，2006，16(4)：298-300.

[10]刘恩渝，章翔，张剑宁，等.姜黄素对脑胶质瘤的抑制作用及其机制研究[J].现代肿瘤医学，2008，16(2)：170-173.

[11]王春彬，离大中，殷跃辉，等.姜黄素对高脂血症兔主动脉NF-κB、VCAM-1、VEGF表达的影响[J].中成药，2007，29(8)：1127-1129.

[12]黄志凌，肖波，谭利明，等.姜黄素对癫痫持续状态致大鼠海马神经元程序化死亡的影响[J].中国康复医学杂志，2006，21(7)：590-592.

[13]Shukla PK，Khanna VK，Ali MM，*et al*. Anti-ischemic effect of curcumin in rat brain[J]. Neurochemical research，2008，33(6)：1036-1043.

[14]董军，陆大祥，潘锐，等.姜黄素对gp120所致大鼠学习记忆障碍的作用及机制研究[J].细胞与分子免疫学杂志，2008，24(4)：328-331.

[15]Kurup VP，Barrios CS，Raju R，*et al*. Immune response modulation by curcumin in a latex allergy model[J]. Clin Mol Allergy，2007，5(1)：1-12.

[16]温彩霞，许建华，黄秀旺.姜黄素在小鼠体内各脏器的药代动力学研究[J].中药药理与临床，2007，23(4)：25-26.

[17]谭华，李作孝，李小红，等.加用姜黄素对脑梗死患者血浆

超氧化物歧化酶及丙二醛的影响[J].中国中西医结合杂志，2003，23(2)：110-111.

（侯飞侠　吴清华　裴瑾）

## 390　僵蚕

Jiangcan

**【异名】** 白僵蚕（《神农本草经》），天虫（《药材资料汇编》），僵虫（《河北药材》）。

**【来源】** 为蚕蛾科昆虫家蚕 *Bombyx mori* Linnaeus 4～5 龄的幼虫感染（或人工接种）白僵菌 *Beauveria bassiana*（Bals.）Vuillant 而致死的干燥体。

**【产地】** 主要为养殖品。主产于浙江、江苏、四川等养蚕区。

**【采收加工】** 多于春、秋季生产，将感染白僵菌病死的蚕干燥。

**【炮制】** **僵蚕**　淘洗后干燥，除去杂质。

**炒僵蚕**　取净僵蚕，照麸炒法，炒至表面黄色。

**【性状特征】** **僵蚕**　略呈圆柱形，多弯曲皱缩。长 2～5cm，直径 0.5～0.7cm。表面灰黄色，被有白色粉霜状的气生菌丝和分生孢子。头部较圆，足 8 对，体节明显，尾部略呈二分歧状。质硬而脆，易折断，断面平坦，外层白色，中间有亮棕色或亮黑色的丝腺环 4 个。气微腥，味微咸。以肥壮、质硬、色白、断面明亮者为佳。

**炒僵蚕**　与僵蚕相似，表面黄色。以肥壮、质硬、断面明亮者为佳。

**【化学成分】** 僵蚕的主要成分是蛋白质、草酸铵、脂肪，还含有多种氨基酸及铁、锌、铜、锰、铬等。僵蚕的蛋白质、草酸铵、脂肪酸是其主要药理活性成分。

**【药理毒理】**

**1. 对凝血系统的影响**　僵蚕水煎液按 5、10g 生药/kg 的剂量给小鼠灌胃，连续 20d，可延长其凝血时间[1]。42mg 生药/ml 体外对去纤溶酶原血浆和去 ATⅢ血浆具抗凝作用；僵蚕水煮醇液按 2.5g/kg 的剂量给家兔静脉注射，可使其颈动脉血 TT、KPTT 延长[2]。

**2. 镇静**　僵蚕水提醇沉提取物按 20g 生药/kg 的剂量给小鼠灌胃，可减少小鼠的自动活动，增加转棒试验的坠落率，影响小鼠运动协调功能；僵蚕水提醇沉提取物按 10、20g 生药/kg 给小鼠灌胃，连续给药 10、20、30min 均可减少开阔法平均走动格数，减少自动活动作用，呈一定的量效关系[3]。

**3. 抗惊厥**　僵蚕 60％乙醇提取物、乙酸乙酯提取物及氯仿提取物以 20g 生药/kg 给士的宁致小鼠惊厥模型、尼可刹米致小鼠惊厥模型和异烟肼致小鼠惊厥模型灌胃，连续 3d，乙醇提取物可延长士的宁致小鼠惊厥的出现时间，乙酸乙酯及氯仿提取物对尼可刹米致小鼠惊厥出现的潜伏时间，氯仿提取物对异烟肼致小鼠惊厥出现的潜伏时间[4]。

**4. 抗菌**　僵蚕 95％乙醇提取物对大肠埃希菌有抑菌作用，最低抑菌浓度为 0.625mg/ml[5]。

**5. 抗生育**　僵蚕水煎剂按 5、10g/kg 的剂量给小鼠灌胃，可降低雌性小鼠卵巢、子宫重量及妊娠率；增加雄性小鼠睾丸、贮精囊的重量[6]。

**6. 降血糖**　僵蚕粉按 3、6g/kg 的剂量连续 1 个月给正常小鼠及四氧嘧啶诱导的糖尿病小鼠模型灌胃，可降低其血糖[7]。

**7. 安全性评价**　僵蚕水煮醇沉液小鼠腹腔注射的 $LD_{50}$ 为 35.84g/kg[8]。

**【药性】** 咸、辛，平。归肝、肺、胃经。

**【功能主治】** 祛风定惊，化痰散结。用于肝风夹痰，惊痫抽搐，小儿急惊，破伤风，中风口㖞，风热头痛，目赤咽痛，风疹瘙痒，发颐痄腮。

**【临床应用】** **临床常用**

（1）惊痫抽搐　本品咸、辛，平，入肝、肺二经，既能息风止痉，又能化痰定惊，故对惊风、癫痫而挟痰热者尤为适宜。治高热抽搐者，可与蝉蜕、钩藤、菊花配伍；治急惊风，痰喘发痉者，与全蝎、天麻、朱砂、牛黄、胆南星等药同用，如千金散（《寿世保元》）；若用治小儿脾虚久泻，慢惊搐搦者，又当与党参、白术、天麻、全蝎等益气健脾，息风定惊药配伍，如醒脾散（《古今医统》）；用治破伤风角弓反张者，则与全蝎、蜈蚣、钩藤等配伍，如撮风散（《证治准绳》）。

（2）风中经络，口眼㖞斜　本品味辛行散，能祛风、化痰、通络，常与全蝎、白附子等同用，如牵正散（《杨氏家藏方》）。

（3）风热头痛，目赤，咽痛，风疹瘙痒　本品辛散，入肝、肺二经，有祛外风、散风热、止痛、止痒之功。用治肝经风热上攻之头痛、目赤肿痛、迎风流泪等症，常与桑叶、木贼、荆芥等疏风清热之品配伍，如白僵蚕散(《证治准绳》)；用治风热上攻，咽喉肿痛、声音嘶哑者，可与桔梗、薄荷、荆芥、防风、甘草等同用，如六味汤(《咽喉秘集》)；治疗风疹瘙痒，如《圣惠方》用本品为末，内服，治风疮瘾疹，可单味研末服，或与蝉蜕、薄荷等疏风止痒药同用。

(3) 痰核，瘰疬　本品味咸，能软坚散结，又兼可化痰，故可用治痰核、瘰疬，可单用为末，或与浙贝母、夏枯草、连翘等化痰散结药同用。亦可用治乳腺炎、流行性腮腺炎、疔疮痈肿等症，可与金银花、连翘、板蓝根、黄芩等清热解毒药同用。

**【用法用量】** 5～10g。

**【成药例证】**

**1. 复方牵正膏(《中华人民共和国药典》2015年版)** 药物组成：白附子、地龙、全蝎、僵蚕、白芷、防风、生姜、川芎、当归、赤芍、樟脑、冰片、薄荷脑、麝香、草酚。

功能主治：祛风活血，舒经活络。用于风邪中络，口眼㖞斜，肌肉麻木，筋骨疼痛。

**2. 小儿咳喘颗粒(《中华人民共和国药典》2015年版)** 药物组成：麻黄、石膏、黄芩、鱼腥草、苦杏仁、川贝母、天竺黄、紫苏子、莱菔子、桔梗、僵蚕、茶叶、细辛、山楂、甘草。

功能主治：清热宣肺，化痰止咳，降逆平喘。用于小儿痰热壅肺所致的咳嗽、发热、痰多、气喘。

**3. 定搐化风丸(《卫生部药品标准中药成方制剂·第一册》)** 药物组成：全蝎、僵蚕、蝉蜕、防风、羌活、麻黄、桔梗、半夏、黄连、大黄、甘草、人工牛黄、朱砂、麝香、冰片。

功能主治：清热镇惊，散风化痰。用于小儿脏腑积热，关窍闭塞引起急热惊风，痰涎壅盛，昏睡，神志不清，牙关紧闭，四肢抽搐，颈项强直，双目直视。

**4. 小儿太极丸(《卫生部药品标准中药成方制剂·第二册》)** 药物组成：胆南星、天竺黄、僵蚕(炒)、大黄、冰片、麝香、朱砂。

功能主治：镇惊清热，涤痰消积。用于小儿急惊，手足抽搐，角弓反张，食积痞满，内热咳嗽等症。

**5. 小儿清热镇惊散(《卫生部药品标准中药成方制剂·第四册》)** 药物组成：黄连、胆南星(酒炙)、天竺黄、全蝎、僵蚕(麸炒)、甘草、牛黄、朱砂、冰片。

功能主治：清热镇惊，开窍定搐。用于小儿脏腑积热引起的急热惊风，手足抽搐，咳嗽身热，痰涎壅盛，烦躁口渴，睡卧不安。

**【贮藏】** 置干燥处，防蛀。

**【参考文献】**


[1]毛晓健，毛小平，肖庆慈，等.僵蚕抗生育的药理研究[J].云南中医学院学报，2002，25(3)：26-28.

[2]李安国，彭延吉，邓长青，等.僵蚕提取液抗凝活性初步研究[J].湖南中医学院学报，1992，12(3)：37-40.

[3]胡鹏飞，王敬平，范荣培，等.僵蚕提取物对小鼠自主活动的影响[J].时珍国医国药，2005，16(11)：13-1114.

[4]严铸云，李晓华，陈新，等.僵蚕抗惊厥活性部位的初步研究[J].时珍国医国药，2006，17(5)：696-697.

[5]项林平，柴卫利，王珏，等.僵蚕抑菌活性成分的提取及其对大肠埃希菌的抑制作用[J].西北农林科技大学学报(自然科学版)，2010，38(3)：150-154.

[6]毛晓健，毛小平.僵蚕抗生育的药理研究[J].云南中医学院学报，2002，25(3)：26-28.

[7]陈光娟，汤臣康，顾莹.白僵蚕粉对小鼠血糖的影响[J].西北药学杂志，2000，15(S)：82.

[8]李安国，彭延吉，邓长青，等.僵蚕提取液抗凝活性初步研究[J].湖南中医学院学报，1992，12(3)：37-40.


(侯飞侠　吴清华　裴瑾)

## 391　降香

Jiangxiang

**【异名】** 紫藤香(《名医别录》)，降真香(《本草纲目》)。

**【来源】** 为豆科植物降香檀 *Dalbergia odorifera* T.Chen 树干和根的干燥心材。

**【产地】** 主要为栽培品。主产于海南，在福建、台湾、广东、广西等地亦有分布。

**【采收加工】** 全年均可采收，除去边材，阴干。

**【炮制】** 除去杂质，劈成小块，碾成细粉或镑片。

**【性状特征】** 呈类圆柱形或不规则块状。表面紫红色或红褐色，切面有致密的纹理。质硬，有油性。气微香，味微苦。以色紫红、坚实、富油性、香气浓者为佳。

**【化学成分】** 降香的主要成分是挥发油，还含有黄酮等。降香的挥发油、黄酮是其主要药理活性成分。《中华人民共和国药典》2015年版规定，本品药材按干燥品计算，含挥发油不得少于1.0ml/g。

【药理毒理】

**1. 对中枢神经系统的影响** 降香水煎液超临界提取物、石油醚提取物按5g生药/10g灌胃，可减少其醋酸致小鼠扭体的次数[1]。降香乙醇提取物按500mg/kg的剂量给烟碱致小鼠惊厥模型灌胃，可延缓烟碱所致惊厥的出现，缩短惊厥发作时间；100、250mg/kg对戊巴比妥钠致睡眠小鼠模型灌胃，均可延长戊巴比妥钠的睡眠时间；250mg/kg灌胃可抑制小鼠的自主活动，对抗电惊厥的发生[2]。

**2. 抗血栓、血小板聚集** 降香挥发油及其芳香水均按200mg/kg的剂量给手术致实验性血栓模型大鼠灌胃，可抑制其实验性血栓的形成，抑制率分别为37.2%和41.2%；200mg/kg降香挥发油及其芳香水在体外均可提高兔血小板cAMP的水平；200mg/kg降香挥发油及其芳香水给家兔灌胃，给药后1、4h时，可提高血浆纤溶酶活性[3]。

**3. 抗氧化** 从降香中分离出的紫铆花素200μmol/L可抑制$Fe^{2+}$诱导的鼠脑组织匀浆中的脂质过氧化过程，该作用具有浓度依赖性，$IC_{50}$为(3.3±0.4)μmol/L；黄嘌呤氧化酶参与ROS的产生过程，紫铆花素可抑制黄嘌呤氧化酶的活性，减少ROS的生成，$IC_{50}$为(5.9±0.3)μmol/L[4]。降香中的黄酮类化合物(2S)-6,4′-二羟基-7-甲氧基黄烷、6,4′-二羟基-7-甲氧基黄烷酮、isoparvifuran对谷氨酸诱导的小鼠HT22细胞具有抗氧化作用，其$EC_{50}$分别为2.85、3.3、3.09μmol/L[5]。

**4. 安全性评价** 降香挥发油以20ml/kg尾静脉注射，给药约30s后，小鼠出现中毒，中毒反应与剂量相关，症状表现为兴奋不安、呼吸加快、时有抽搐，死亡时间在1～5min内，最长的在5h内，其$LD_{50}$为5505.7g生药/kg。$LD_{50}$ 95%为可信限为4845.6～6240.3g生药/kg，死亡小鼠尸检，其主要脏器未见病理改变，说明降香挥发油毒性很低[6]。

【药性】 辛，温。归肝、脾经。

【功能主治】 化瘀止血，理气止痛。用于吐血，衄血，外伤出血，肝郁胁痛，胸痹刺痛，跌仆伤痛，呕吐腹痛。

【临床应用】

**1. 临床常用**

(1) 出血证　本品辛散温通，能化瘀行血止血，适用于瘀滞性出血证，尤其适用于跌打损伤所致的内外出血之证，为外科常用之品。如《名医别录》治刀伤出血，单用本品研末外敷；《百一选方》治金刃或跌仆伤损，血流不止，以本品与五倍子共研末，捣敷患处。若治内伤吐血、衄血，属血瘀或气火上逆所致者，本品能降气化瘀止血，常与丹皮、郁金等同用。

(2) 胸胁疼痛，跌损瘀痛　本品味辛，能散能行，能化瘀理气止痛，可用治血瘀气滞之胸胁心腹疼痛及跌损瘀肿疼痛。如《本草经疏》治上部瘀血停滞胸膈者，以本品为末煎服；临床亦常与五灵脂、川芎、郁金等同用。治跌打损伤，瘀肿疼痛，常配乳香、没药等同用。

(3) 呕吐腹痛　本品辛温芳香，其性主降，故能降气辟秽，和中止呕，可用于秽浊内阻脾胃之呕吐腹痛，常与藿香、木香等同用。

**2. 临床新用** 降香可用于治疗肾衰竭[7]。

【用法用量】 9～15g，后下。外用适量，研细末敷患处。

【成药例证】

**1. 跌打镇痛膏(《中华人民共和国药典》2015年版)** 药物组成：土鳖虫、大黄、草乌、马钱子、薄荷油、薄荷脑、樟脑、冰片、降香、黄芩、黄柏、虎杖、两面针、水杨酸甲酯。

功能主治：活血止痛，散瘀消肿，祛风胜湿。用于急、慢性扭伤挫伤，慢性腰腿痛，风湿性关节痛。

**2. 正骨水(《中华人民共和国药典》2015年版)** 药物组成：九龙川、猪牙皂、买麻藤、过江龙、香樟、香加皮、海风藤、豆豉姜、羊耳菊、虎杖、草乌、碎骨木、千斤拔、穿壁风、横经席、莪术、降香、土鳖虫、五味藤、鹰不扑、朱砂根、木香、徐长卿、两面针、薄荷脑、樟脑。

功能主治：活血祛瘀，舒筋活络，消肿止痛。用于跌打扭伤，骨折脱位以及体育运动前后消除疲劳。

**3. 荣心丸(《新药转正标准33》)** 药物组成：玉竹、五味子、丹参、降香、山楂、蓼大青叶、苦参、甘草(炙)。

功能主治：益气养阴，活血解毒。用于气阴两虚或气阴两虚兼心脉瘀阻所致的胸闷，心悸，气短，乏力，头晕，多汗，心前区不适或疼痛；轻、中型小儿病毒性心肌炎见上述证候者。

**4. 冠心安口服液(《卫生部药品标准中药成方制**

剂·第十六册》) 药物组成:川芎、三七、延胡索、牛膝、降香、珍珠母、野菊花、柴胡、桂枝、半夏、首乌藤、茯苓、大枣、冰片、甘草(炙)。

功能主治:活血行气,宽胸散结。用于气滞血瘀所致的胸痹,症见胸闷心悸、心前区刺痛;冠心病心绞痛见上述证候者。

**5. 香丹注射液(《卫生部药品标准中药成方制剂·第十七册》)** 药物组成:降香、丹参。

功能主治:活血化瘀,行气止痛。用于气滞血瘀所致的胸痹,症见胸闷,心痛,刺痛,痛处固定;冠心病心绞痛见上述证候者。

**【贮藏】** 置阴凉干燥处。

**【参考文献】** [1]郭丽冰,黄丽容,赵面华,等.降香行气止痛、活血止血有效部位的药理筛选[J].中药材,2007,30(6):696-698.

[2]张磊,刘干中.降香的中枢抑制作用[J].上海中医药杂志,1987,(12):39-40.

[3]朱亮,冷红文,谭力伟,等.降香挥发油对血栓形成,血小板cAMP和血浆纤溶酶活性的影响[J].中成药,1992,14(4):30-31.

[4]Cheng ZJ,Kuo SC,Chan SC,*et al*.Antioxidant Properties of Butein Isolated from *Dalbergia odorifera* [J]. Biochimica Biophysica Acta,1998,1392(2):291-299.

[5]An RB,Jeong GS,KimYC.Flavonoids From the Heart Wood of *Dalbergia odorifera* and Their Protective Effect on Glutamate-induced Oxidative Injury in HT22 cells [J]. Chem Pharm Bull,2008,56(12):1722-1724.

[6]杨超燕,唐春萍,沈志滨.降香挥发油对垂体后叶素致大鼠急性心肌缺血的保护作用及急性毒性实验研究[J].时珍国医国药,2011,22(11):2685-2686.

[7]姜明华.丹参降香介入腹膜透析治疗肾功能衰竭的临床观察[J].中医杂志,1998,39(10):612-613.

(侯飞侠 吴清华 裴瑾)

## 392 接骨木

Jiegumu

**【异名】** 木蒴藋、公道老(《新修本草》),接骨草(《履巉岩本草》),续骨木(《本草纲目》),扦扦活(《本经逢原》),铁骨散(《植物名实图考》),七叶黄荆、放棍行、珊瑚配(《采药书》),接骨丹(《草木便方》),七叶金、透骨草(《福建民间草药》),接骨风(《四川中药志》)。

**【来源】** 为忍冬科植物接骨木 *Sambucus williamsii* Hance 或毛接骨木 *Sambucus siebodiana* (Miq.) Blume ex Graebner var. *miquelii* (Nakai) Hara 的干燥茎枝。

**【产地】** 主要为野生品。主产于江苏。此外福建、四川、广西、浙江等地亦产。

**【采收加工】** 夏、秋二季采收,除去杂质,阴干。

**【炮制】** **接骨木** 取原药材,洗净,润软,切斜薄片,晒干。

**炒接骨木** 取接骨木片,置锅内,文火加热,炒至黄色,出锅,放凉。

**【性状特征】** **接骨木** 呈圆柱形,长 8.5～19cm,直径 0.2～1.2cm;表面灰褐色或绿褐色,有纵向隆起的纵沟及较细的纵裂纹并有点状突起的皮孔。皮易剥离,脱落后呈浅绿色至浅黄棕。质坚硬,不易折断,断面不平坦,皮部较薄,木部黄白色至浅棕色,髓部疏松,呈海绵状,浅黄棕色或棕褐色。气微,味淡。以片完整、黄白色、无杂质者为佳。

**炒接骨木** 形如接骨木黄色,偶有焦斑。以片完整,表面有焦斑者为佳。

**【化学成分】** 接骨木的主要成分是黄酮,还含有酚酸、三萜、氰苷、木质素、甾醇、多糖、微量元素等。接骨木的黄酮是其主要药理活性成分。

**【药理毒理】**

**1. 抗骨质疏松** 接骨木 60%乙醇提取物给去卵巢致骨质疏松大鼠灌胃,连续 3 个月,大鼠的骨密度指标、骨生物力学指标、骨组织形态计量学指标及生化指标均得到不同程度的改善[1]。接骨木乙醇提取物 30、60mg/100g 的浓度给 4 个月大卵巢切除的小鼠灌胃,连续 3 个月,均可减少小鼠的尿钙排泄量和骨更新率,增加血钙水平[2]。

**2. 抗炎、镇痛** 接骨木枝或叶的 60%乙醇提取物按 0.35、0.7、1.4g/kg 对 10%鸡蛋清致大鼠足肿胀模型灌胃,连续 7d,均可抑制足肿胀[3]。

**3. 免疫活性** 接骨木多糖溶液按 50、100、200、400、800mg/L 的浓度对四氧嘧啶致损伤的胰岛细胞给药,不同浓度的处理组均表现了较高的细胞活性;将不同浓度的接骨木多糖溶液给药于经低浓度和高浓度葡萄糖刺激大鼠胰岛细胞分泌的胰岛素中,100、200、400、800mg/L 都可明显降低胰岛素释放量[4]。

**4. 抑菌**　1.25、2.50、5.0、10.00、20.00g/L 的接骨木叶不同溶剂提取物对灰葡萄胞菌的菌丝生长具有抑制作用，以 20.00g/L 的乙醇提取物的抑菌效果最好，抑制率达到了 29.9222%[5]。

**【药性】**　甘、微苦，软，平。

**【功能主治】**　解表，调元，止咳。用于未熟热，讧热，“赫依”热，瘟疫，感冒，肺热咳嗽，气喘。

**【临床应用】**

**1. 临床常用**

跌打损伤，筋伤骨折　本品能通血脉，续筋骨，疗伤痛，功能活血散瘀，消肿止痛而疗伤，治跌打损伤。

**2. 临床新用**　接骨木可用于治疗流行性感冒[6]。

**【用法用量】**　6～9g。外用适量。

**【成药例证】**　**三七伤药胶囊、片(《中华人民共和国药典》2015 年版)**　药物组成：三七、草乌(蒸)、雪上一枝蒿、冰片、骨碎补、红花、接骨木、赤芍。

功能主治：舒筋活血，散瘀止痛。用于跌打损伤，风湿瘀阻，关节痹痛；急慢性挫伤、神经痛见上述证候者。

**【贮藏】**　置干燥处。

**【参考文献】**　[1]杨序娟，黄文秀，王乃利.接骨木中的酚酸类化合物及其对大鼠类成骨细胞 UMR106 增殖及分化的影响[J].中草药，2005，36(11)：1604-1607.

[2]Xie F，Wu CF，Zhang Y.Increase in bone mass and bone strength by Sambucus williamsii HANCE in ovariectomized rats[J].Biol Pharm Bull，2005，28(10)：1879-1885.

[3]杨洪梅，郑尹佳，戴赟，等.接骨木抗炎活性部位及活性成分的初步研究[J].时珍国医国药，2012，23(2)：338-339.

[4]宋彬亮，傅江南.接骨木多糖对大鼠胰岛细胞增殖及胰岛素分泌的影响[J].中国药理学通报，2011，27(11)：1593-1596.

[5]孙涛，孙华，王桂清，等.接骨提取物对灰葡萄孢菌的离体抑菌活性研究[J].聊城大学学报，2011，24(3)：43-46.

[6]Zichria Zakay-rones，Noemi Varsano，Moshe Zlotnik.Inhibition of Several Strains of Influenza Virus in Vitro and Reduction of Symptoms by an Elderberry Extract(Sam-bucus nigra L.)during an Outbreak of Influenza B Panama [J]. Alteranative and Complementary Medicine，1995，1(4)：361-369.

(吴清华　裴瑾)

## 393　桔梗

Jiegeng

**【异名】**　苻蓠、白药、利如、梗草、卢如(《吴普本草》)，房图、荠苨(《名医别录》)，苦梗(《丹溪心法》)。

**【来源】**　为桔梗科植物桔梗 *Platycodon grandiflorum* (Jacq.) A.DC.的干燥根。

**【产地】**　主要为栽培品，野生品亦有。其道地产区为山东省沂源县一带，亦主产于安徽、辽宁、吉林、河北及内蒙古等地。建于山东省沂源县三岔乡，四川省广安市乔家镇南山村、花园镇苏麻沟村、朝阳乡高井圈村，四川省巴中市通江县龙凤乡环山村的桔梗 GAP 种植基地已通过原国家食品药品监督管理总局验收。

**【采收加工】**　春、秋二季采挖，洗净，除去须根，趁鲜剥去外皮或不去外皮，干燥。

**【炮制】**　除去杂质，洗净，润透，切厚片，干燥。

**【性状特征】**　呈圆柱形或略呈纺锤形，下部渐细，有的有分枝，略扭曲，长 7～20cm，直径 0.7～2cm。表面白色或淡黄白色，不去外皮者表面黄棕色至灰棕色，具纵扭皱沟，并有横长的皮孔样斑痕及支根痕，上部有横纹。有的顶端有较短的根茎或不明显，其上有数个半月形茎痕。质脆，断面不平坦，形成层环棕色，皮部类白色，有裂隙，木部淡黄白色。气微，味微甜后苦。以条肥大，色白，体质坚实，具菊花纹，味苦者为佳。

**饮片**　呈椭圆形或不规则厚片。外皮多已除去或偶有残留。切面皮部类白色，较窄；形成层环纹明显，棕色；木部宽，有较多裂隙。气微，味微甜后苦。以片厚实，具菊花纹，味苦者为佳。

**【化学成分】**　桔梗的主要成分是三萜皂苷，还含有挥发油、黄酮、甾体、聚炔、脂肪酸、氨基酸等。桔梗的三萜皂苷是其主要药理活性成分。《中华人民共和国药典》2015 年版规定，本品药材及其饮片按干燥品计算，含桔梗皂苷 D($C_{57}H_{92}O_{28}$)不得少于 0.10%。

**【药理毒理】**

**1. 祛痰、镇咳**　桔梗水煎剂以 1g/kg 剂量灌胃犬、猫，能使其呼吸道黏液分泌量增加[1]。

**2. 降血脂、降血糖**　桔梗多糖按照 150、300、600mg/(kg·d)剂量灌胃糖尿病大鼠模型，桔梗多糖能降低大鼠空腹血糖，升高胰岛素水平、胰岛素敏感指数及葡萄糖耐受能力[2]。桔梗醇提物按照4、8g/kg剂量给链脲菌素致糖尿病ICR小鼠模型灌胃给药，连续28d，均可抑制血糖的急剧升高，均能降低糖尿病小鼠血清TG、TC、LDL-C含量，并提高HDL-C含量[3]。

**3. 保肝**　桔梗提取物按150、300mg/kg剂量给D-氨基半乳糖/内毒素致小鼠暴发性肝衰竭模型灌胃给药，给药2次，可使小鼠血清的ALT、AST含量下降[4]。

**4. 安全性评价**　桔梗水提物以10000、13200、17420、23000、30360mg/kg灌胃小鼠，7d后小鼠未出现死亡及其他异常行为，$LD_{50}>30360$mg[5]。

**【药性】**　苦、辛，平。归肺经。

**【功能主治】**　宣肺，利咽，祛痰，排脓。用于咳嗽痰多，胸闷不畅，咽痛音哑，肺痈吐脓。

**【临床应用】　临床常用**

（1）咳嗽痰多　本品辛散苦泄，功能开宣肺气而利胸膈咽喉，并善于祛痰，其性平和，治咳嗽痰多，不论肺寒肺热，俱可用之。治外感风寒咳嗽，痰多质稀，常与发散风寒、宣肺化痰药配伍，如《温病条辨》杏苏散，以之与紫苏、杏仁等药同用。治外感风热咳嗽，常与发散风热、宣肺止咳药配伍，如《温病条辨》桑菊饮，以之与桑叶、菊花等药同用。治痰壅气滞之胸闷痞满者，常与宽胸利气、化痰消痞的枳壳、陈皮、半夏等药配伍。

（2）咽喉肿痛、失音　本品能宣肺祛痰、利咽开音，善治咽痛音哑证，无论外感、热毒、阴虚所致者均可。治风热犯肺，咽痛失音者，常与解毒利咽药配伍，如《金匮要略》桔梗汤，以之与甘草同用；亦可再配伍疏散风热药，疗效更佳，如《医学心悟》加味甘桔汤，以之与薄荷、牛蒡子等药同用。热毒壅盛咽喉红肿热痛者，常与清热解毒、利咽消肿药配伍，如射干、马勃、板蓝根等。阴虚咽痛，常与养阴生津药配伍，如现代中成药玄麦甘桔胶囊，以之与玄参、麦冬、甘草同用。

（3）肺痈　本品能宣肺利气排脓，常用治疗肺痈，咳嗽痰多，咳吐脓血，痰黄腥臭，胸痛，常与解毒化痰药配伍，如《金匮要略》桔梗汤，以之与甘草同用；或与鱼腥草、黄芩、薏苡仁等药同用，以增强清热解毒、消肿排脓之效。

**【用法用量】**　3～10g。

**【成药例证】**

**1. 祛痰平喘片[《国家中成药标准汇编·内科肺系(二)分册》]**　药物组成：桔梗、远志、盐酸麻黄碱。

功能主治：平喘祛痰。用于咳嗽、咳痰、痰喘。

**2. 桔梗冬花片[《国家中成药标准汇编·内科肺系(二)分册》]**　药物组成：桔梗、款冬花、远志（制）、甘草。

功能主治：镇咳祛痰。用于咳嗽痰多，支气管炎。

**3. 止嗽片[《国家中成药标准汇编·内科肺系(二)分册》]**　药物组成：紫菀（制）、白前、荆芥、甘草、百部（制）、桔梗、陈皮。

功能主治：疏风解表，止咳化痰。用于感冒引起的咳嗽，咳痰不爽等。

**4. 外用止咳散[《国家中成药标准汇编·内科肺系(二)分册》]**　药物组成：地龙、麻黄、茜草、桔梗。

功能主治：宣肺祛痰，止咳平喘。用于风寒或风热感冒引起的咳嗽、鼻塞、流涕。

**5. 景天清肺胶囊[《国家中成药标准汇编·内科肺系(二)分册》]**　药物组成：红景天、石灰华、桔梗、甘草。

功能主治：清热利肺，祛痰止咳。用于痰热阻肺所致急慢性支气管炎、咳嗽痰多。

**【贮藏】**　置通风干燥处，防蛀。

**【参考文献】**
[1]童瑾，周向东.代表性祛痰中药提取物对气道黏液上皮细胞粘蛋白的影响[J].中国药理与临床，2006，22(2)：33-35.

[2]乔彩虹，孟祥顺.桔梗多糖降血糖作用及其机制[J].中国老年学杂志，2015，35(7)：1944-1946.

[3]郑杰，何计国，李博，等.桔梗醇提物对链尿菌素致糖尿病ICR小鼠血糖影响研究[J].食品科学，2006，27(7)：236-239.

[4]冯陆冰，马青松，李秀英，等.桔梗提取物对D-氨基半乳糖/内毒素诱导暴发性肝衰竭的影响[J].河北医药杂志，2008，30(11)：1674-1675.

[5]金锡九，张敏，聂兵.桔梗水提取的急性和蓄积毒性试验[J].饲料工业，2007，28(20)：33-34.

（吴清华　裴瑾）

## 394　芥子

Jiezi

**【异名】**　芥菜子（《孙天仁集效方》），青菜子

(《分类草药性》),黄芥子(《中药志》)。

**【来源】** 为十字花科植物白芥 *Sinapis alba* L.或芥 *Brassica juncea* (L.) Czern.et Coss.的干燥成熟种子。前者习称"黄芥子",后者习称"白芥子"。

**【产地】** 主要为栽培品,野生品亦有。主产于河南、安徽。

**【采收加工】** 夏末秋初果实成熟时采割植株,晒干,打下种子,除去杂质。

**【炮制】** **芥子** 除去杂质。用时捣碎。

**炒芥子** 取净芥子,炒至深黄色(炒白芥子)或棕褐色(炒黄芥子)。用时捣碎。

**【性状特征】** **白芥子** 呈球形,直径1.5～2.5mm。表面灰白色至淡黄色。具细微的网纹,有明显的点状种脐。种皮薄而脆,破开后内有白色折叠的子叶,有油性。气微,味辛辣。以粒大、饱满者为佳。

**黄芥子** 较小,直径1～2mm。表面黄色至棕黄色,少数呈暗红棕色。研碎后加水浸湿,则产生辛烈的特异臭气。以粒大、饱满者为佳。

**炒芥子** 形如芥子,表面淡黄色至深黄色(炒白芥子)或深黄色至棕褐色(炒黄芥子),偶有焦斑。有香辣气。以粒大、饱满者为佳。

**【化学成分】** 白芥子的主要成分是含氮类成分,还含有脂肪油等。白芥子的含氮类成分是其主要药理活性成分。《中华人民共和国药典》2015年版规定,本品药材按干燥品计算,含芥子碱以芥子碱硫氰酸盐($C_{16}H_{24}NO_5 \cdot SCN$)计,不得少于0.50%,炒芥子含芥子碱硫氰酸盐($C_{16}H_{24}NO_5 \cdot SCN$)不得少于0.40%。

**【药理毒理】**

**1. 镇咳、祛痰、平喘** 白芥子水提物按0.343、0.686g/kg,炒白芥子水提物按0.305、0.611g/kg,白芥子醇提物按0.162、0.324g/kg,白芥子醚提取物按0.78、1.56g/kg,炒白芥子醚提取物1.10、2.20g/kg给浓氨水致咳嗽小鼠模型一次性灌胃,均可减少咳嗽次数,延长小鼠咳嗽潜伏期;炒白芥子水提取物和白芥子水提取物相同剂量给4%氯化乙酰胆碱致豚鼠哮喘模型灌胃,可预防豚鼠哮喘[1]。

**2. 抗炎、镇痛** 白芥子乙醇回流物、乙醇渗漉物和水煎提取物20g生药/kg剂量给二甲苯致小鼠耳廓肿胀、醋酸致小鼠扭体小鼠模型灌胃,连续5d,均可降低小鼠的耳肿胀程度,延长小鼠扭体潜伏时间,减少小鼠扭体次数[2]。白芥子水提取物(WTEF-BA)300、600mg/kg,乙酸乙酯提取物(EAEF-BA)200、400mg/kg给小鼠灌胃给药,连续7d,WTEF-BA可提高小鼠的痛阈值,且呈现出一定的剂量相关性;EAEF-BA可提高小鼠痛阈值;两者均可抑制二甲苯致小鼠耳廓肿胀度,WTEF-BA抗炎作用更为明显[3]。白芥子醇提物按300、600mg/kg剂量给二甲苯致耳肿胀、醋酸致扭体小鼠分别灌胃,连续5d,均可抑制小鼠耳肿胀,降低小鼠扭体反应次数,延长小鼠疼痛反应时间;高剂量可使小鼠腹腔毛细血管通透性增加[4]。

**3. 抗前列腺增生** 白芥子乙醇回流提取物、渗漉物按20g生药/kg的剂量给丙酸睾酮致小鼠前列腺增生小鼠灌胃,连续15d,均可抑制小鼠前列腺增生,降低前列腺湿重,抑制小鼠的血清酸性磷酸酶活力,其回流提取物作用强于渗漉物[3]。白芥子60%乙醇总提取物、乙醚-乙醇-水连续加热回流提取分段提取物Ⅰ、Ⅱ按10、20g生药/kg给丙酸睾酮致去势小鼠前列腺增生小鼠模型灌胃,连续15d,可抑制去势小鼠前列腺增生,降低小鼠包皮腺湿重和血清酸性磷酸酶活力[5]。芥子碱按8、16mg/kg剂量给丙酸睾酮致去势雄性小鼠模型灌胃,每天1次,连续15d,均可抑制小鼠前列腺增生,降低小鼠包皮腺湿重和血清酸性磷酸酶活力[6]。

**4. 抗肿瘤** 白芥子挥发油按20、40、80mg/kg剂量对小鼠肝癌$H_{22}$移植性肿瘤小鼠模型腹腔给药或原位注射给药,均可延长$H_{22}$荷瘤小鼠生存期并抑制肿瘤生长,上调Bax的表达、下调Bcl-2的表达,且呈良好的剂量相关性,但高剂量毒副作用明显[7]。

**【药性】** 辛,温。归肺经。

**【功能主治】** 温肺豁痰利气,散结通络止痛。用于寒痰喘咳,胸胁胀痛,痰滞经络,关节麻木、疼痛,痰湿流注,阴疽肿毒。

**【临床应用】** **临床常用**

(1)寒痰咳喘　本品辛散利气,温通祛痰,治寒痰壅肺之咳嗽气喘,常与苏子、莱菔子等化痰降气,止咳平喘药同用,如《韩氏医通》三子养亲汤。治寒饮壅滞于胸膈,胸满胁痛,常与甘遂、大戟等泄水逐饮药同用，如《三因方》控涎丹。

（2）阴疽流注，肢体麻木，关节肿痛　本品既能祛经络之痰，又能通络止痛，消肿散结。治阴疽流注，常与鹿角胶、肉桂、熟地等温阳补血，散寒通滞药同用，如《外科全生集》阳和汤。治痰滞经络之肢体麻木或关节肿痛者，可与马钱子、没药等活血通经药配伍，如《妇人良方》白芥子散。

**【用法用量】** 3～9g。外用适量。

**【成药例证】**

**1. 参贝咳喘丸[《国家中成药标准汇编·内科肺系(一)分册》]**　药物组成：人参、川贝母、芥子(炒)、细辛、五味子(制)、蜂蜜(炼)。

功能主治：健脾化痰，补肺益肾，止咳平喘。用于慢性支气管炎属于虚寒型咳嗽，气喘者。

**2. 控涎丸(《中华人民共和国药典》2015年版)**　药物组成：甘遂(醋炙)、红大戟、白芥子。

功能主治：涤痰逐饮。用于痰涎水饮停于胸膈，胸胁隐痛，咳喘痛甚，痰不易出，瘰疬，痰核。

**3. 姜胆咳喘片[《国家中成药标准汇编·内科肺系(一)分册》]**　药物组成：猪胆粉、乌梅肉、干姜、白矾、地龙、氨茶碱、陈皮、氯化铵、白芥子、蜂蜜。

功能主治：祛风化痰，止咳平喘。用于支气管哮喘，慢性支气管炎。

**4. 消喘膏(《卫生部药品标准中药成方制剂·第四册》)**　药物组成：白芥子(炒)、鲜姜汁、延胡索(制)、甘遂(制)、细辛。

功能主治：止咳祛痰，降气降湿，解痉平喘。用于哮喘，喘息型气管炎，支气管哮喘，肺气肿。

**5. 降气定喘丸(《卫生部药品标准中药成方制剂·第十二册》)**　药物组成：麻黄、葶苈子、紫苏子、桑白皮、白芥子、陈皮。

功能主治：降气定喘，除痰止咳。用于慢性支气管炎，支气管哮喘，咳嗽气促等症。

**【注意事项】**　本品对皮肤有发泡作用，故对皮肤过敏、破溃者不宜外敷。

**【贮藏】**　置干燥处，防霉，防蛀。

**【参考文献】**
[1]张学梅，刘凡亮，梁文波，等.白芥子提取物的镇咳、祛痰及平喘作用研究[J].中草药，2003，34(7)：635-636.

[2]刘明，张永萍，罗春，等.白芥子提取物对前列腺增生的作用[J].贵阳中医学院学报，2008，30(2)：15-18.

[3]万军梅，黄红.白芥子不同提取部位抗炎镇痛作用研究[J].亚太传统医药，2014，10(5)：39-41.

[4]李小莉，张迎庆，黄通华.白芥子提取物的抗炎镇痛作用研究[J].现代中药研究与实践，2007，21(6)：28-30.

[5]吴国欣，林跃鑫，欧敏锐，等.白芥子提取物抑制前列腺增生的实验研究(Ⅰ)[J].中国中药杂志，2002，27(10)：766-768.

[6]吴国欣，林跃鑫，欧敏锐，等.芥子碱抗雄激素作用[J].中国医药学报，2003，18(3)：142-144.

[7]吴圣曦，吴国欣，何珊，等.白芥子挥发油对小鼠肝癌H22移植性肿瘤的抑制作用及其机制研究[J].中草药，2013，44(21)：3024-3029.

（吴清华　裴瑾）

## 395　金沸草

Jinfeicao

**【异名】**　金佛草、白芷胡(《分类草药性》)，旋覆梗、黄花草(《苏州本产药材》)，毛柴胡、黄柴胡(《重庆草药》)。

**【来源】**　为菊科植物条叶旋覆花 *Inula linariifolia* Turcz.或旋覆花 *Inula japonica* Thunb.的干燥地上部分。

**【产地】**　主要为野生品，亦有栽培品。主产于吉林、辽宁、黑龙江等省。

**【采收加工】**　夏、秋二季采割，晒干。

**【炮制】**　除去杂质，略洗，切段，干燥。

**【性状特征】**　呈不规则的段。茎圆柱形，表面绿褐色或棕褐色，疏被短柔毛，有多数细纵纹。切面黄白色，髓部中空。叶多破碎，完整者先端尖，基部抱茎，全缘。头状花序，冠毛白色。气微，味苦。以色绿褐、叶多、带花者为佳。

**【化学成分】**　金沸草的主要成分是倍半萜，还含有黄酮、多糖、甾醇、挥发油、鞣质等。金沸草的倍半萜是其主要药理活性成分。

**【药性】**　苦、辛、咸，温。归肺、大肠经。

**【功能主治】**　降气，消痰，行水。用于外感风寒，痰饮蓄结，咳喘痰多，胸膈痞满。

**【临床应用】　临床常用**

喘咳痰喘　本品苦降辛开，化痰下气而平喘。治寒痰喘咳，痰多清稀者，常与发散风寒药生姜、荆芥、细辛等药同用，如《证类活人书》金沸草散。

【用法用量】 5～10g。

【贮藏】 置干燥处。

（吴清华 裴瑾）

## 396 金果榄

Jinguolan

【异名】 金桔榄（《药性考》），金苦榄（《柑园小识》），地胆、天鹅蛋（《分类草药性》），金榄（《陆川本草》），铜秤锤、金银袋（《广西野生资源植物》），山慈菇、九龙胆、金狗胆（《广西植物名录》），黄金古（《广西中草药》），金牛胆（《恩施中草药手册》），金线吊葫芦（《云南中草药选》），地苦胆（《四川常用中草药》），青牛胆、苦地胆（《广西本草选编》），金狮藤、九莲子（《全国中草药汇编》），地蚕、破石珠、破岩珠、九牛胆（《湖南药物志》）等。

【来源】 为防己科植物青牛胆 *Tinospora sagittata* (Oliv.) Gagnep.或金果榄 *Tinospora capillipes* Gagnep.的干燥块根。

【产地】 主要为野生品。主产于广西、湖南、四川等地。

【采收加工】 秋、冬二季采挖，除去须根，洗净，晒干。

【炮制】 除去杂质，浸泡，润透，切厚片，干燥。

【性状特征】 呈类圆形或不规则形的厚片。外表皮棕黄色至暗褐色，皱缩，凹凸不平。切面淡黄白色，有时可见灰褐色排列稀疏的放射状纹理，有的具裂隙。气微，味苦。以体重、质坚实者为佳。

【化学成分】 金果榄的主要成分是生物碱，还含有萜、甾醇、多糖、黄酮、内酯等。金果榄的生物碱是其主要药理活性成分。《中华人民共和国药典》2015年版规定，本品药材及其饮片按干燥品计算，含古伦宾（$C_{20}H_{22}O_6$）不得少于1.0%。

【药理毒理】

**1. 抗菌** 金果榄水提液（成人一次口服剂量中间量）体外对金黄色葡萄球菌的抑菌环直径范围为1.91～2.5cm，高度敏感；对表皮葡萄球菌和八叠球菌的抑菌环直径范围为0.8～1.3cm，低度敏感；对洛菲不动杆菌的抑菌环直径范围为1.31～1.9cm，中度敏感[1]。

**2. 抗炎** 金果榄水煎液按50g/kg的剂量对二甲苯致耳肿胀小鼠模型、蛋清致足爪肿胀大鼠模型、醋酸致实验性腹膜炎小鼠模型及组胺致皮肤炎症大鼠模型分别灌胃，连续2d，可降低小鼠耳肿胀度、大鼠足爪肿胀度，并可抑制小鼠腹腔及大鼠皮肤毛细血管通透性增高[2]。

**3. 抗胃溃疡** 金果榄水煎液按生药量10、20、30g/kg对水浸应激致胃溃疡大鼠模型灌胃，连续3d，均可降低大鼠溃疡指数及溃疡抑制率，提高大鼠血清前列腺素$E_2$和一氧化氮水平[3]。金果榄水煎液按生药量20g/kg对醋酸烧灼致胃溃疡大鼠模型灌胃，连续7d，可提高大鼠组织及血清超氧化物歧化酶活性，降低丙二醛含量，并提高胃黏膜前列腺素$E_2$的水平，降低溃疡指数[4]。

**4. 降血糖** 青牛胆、金果榄水提液分别按16、32、64g/kg的剂量对四氧嘧啶致糖尿病小鼠模型灌胃，连续7d，均可降低小鼠血糖值，且青牛胆高剂量小鼠的血糖下降百分率高于金果榄高剂量[5]。

【药性】 苦，寒。归肺、大肠经。

【功能主治】 清热解毒，利咽，止痛。用于咽喉肿痛，痈疽疔毒，泄泻，痢疾，脘腹疼痛。

【临床应用】 临床常用

(1) 咽喉肿痛，痈疽疔毒 金果榄性味苦寒，主入肺经，能清泄肺火热毒，有清热解毒、利咽、止痛之效，既为治热毒咽喉肿痛之良药，亦为治痈疽疔毒之常用品。可单用，亦可与甘寒芳香之金银花合用以增效。

(2) 湿热火毒之证 金果榄苦寒降泄，入大肠经，能清泄大肠之湿火热毒而止痢、止痛，故又可用治泄泻、痢疾、脘腹疼痛等湿热火毒之证。治肠胃湿热积滞所致泻痢，脘腹疼痛，可与辛、苦温之木香配伍，寒热并用，辛苦通降，以增加止痢、止痛之力。

【用法用量】 3～9g。外用适量，研末吹喉或醋磨涂敷患处。

【成药例证】

**1. 金果榄凝胶（《国家中成药标准汇编·外科妇科分册》）** 药物组成：金果榄、冰片。

功能主治：清热解毒，消肿止痛。用于热毒蕴结所致疮疡阳证。

**2. 西黄清醒丸（《卫生部药品标准中药成方制剂·第六册》）** 药物组成：金果榄、藏青果、黄芩、栀子、木香、槟榔、防己、薄荷冰、冰片、甘草。

功能主治：清利咽喉，解热除烦。用于肺胃蕴热引起的口苦舌燥，咽喉肿痛，烦躁不安，气滞胸满，头晕耳鸣。

**3. 牛黄噙化丸**（《卫生部药品标准中药成方制剂·第十五册》）　药物组成：柿霜、硼砂、黄连、雄黄、金果榄、冰片、牛黄、麝香、绿豆粉。

功能主治：清热解毒，止痛。用于咽喉肿痛，口燥咽干，痰涎不出，咳嗽声哑。

**4. 复方党参片**（《卫生部药品标准中药成方制剂·第十三册》）　药物组成：党参、丹参、当归、北沙参、金果榄。

功能主治：活血化瘀，益气宁心。用于心肌缺血引起的心绞痛及胸闷等。

**5. 复方青果颗粒**（《卫生部药品标准中药成方制剂·第七册》）　药物组成：胖大海、青果、金果榄、麦冬、玄参、诃子、甘草。

功能主治：清热利咽。用于口干舌燥，声哑失音，咽喉肿痛。

**【贮藏】**　置干燥处，防蛀。

**【参考文献】**　[1]华娟，周明康，周琼珍，等.50种传统清热解毒药的抑菌实验[J].中药材，1995，18(5)：255-257.

[2]王刚，涂自良，陈黎，等.金果榄抗炎作用的实验研究[J].时珍国医国药，2009，20(5)：1232-1233.

[3]王刚，涂自良，陈黎，等.金果榄对实验性应激性胃溃疡的保护作用及其机制[J].中国医院药学杂志，2008，28(23)：2000-2012.

[4]王刚，涂自良，陈黎，等.金果榄防治消化性溃疡的机制研究[J].时珍国医国药，2009，20(3)：676-677.

[5]王永慧，杨光义，冉培红，等.两种植物来源金果榄药材降血糖作用比较[J].医药导报，2010，29(8)：1005-1007.

（王倩　吴清华　裴瑾）

## 397　金锦香

Jinjinxiang

**【异名】**　天香炉、大香炉（《生草药性备要》），天吊香（《岭南采药录》）。

**【来源】**　为野牡丹科植物金锦香 *Osbeckia chinensis* L.的干燥全草。

**【产地】**　主要为野生品。主产于江西、浙江、安徽、江苏、福建等地。

**【采收加工】**　夏末秋初果期采挖，除去杂质，晒干。

**【炮制】**　除去杂质，切段。

**【性状特征】**　长约60cm。根较粗壮，木质。茎方柱形，黄绿色，被紧贴的金黄色粗伏毛，老茎略呈圆柱形，褐色。叶对生，有短柄；叶片条形或条状披针形，长2～5cm，宽0.2～0.6cm；先端渐尖，基部圆钝，上表面黄绿色，下表面色较浅，两面均被金黄色毛；基出脉3～5条，侧脉不明显。花数朵，无梗，排成顶生的头状花序；花冠暗紫红色，皱缩，易脱落。蒴果钟状，浅棕黄色或黄棕色，顶端截平。气微，味涩、微甘。以叶多、带果者为佳。

**【化学成分】**　金锦香的主要成分是黄酮，还含有酚、氨基酸等。金锦香的黄酮是其主要药理活性成分。

**【药性】**　甘、淡，凉。归肝、肺、大肠经。

**【功能主治】**　清湿热，解毒。用于泄泻，痢疾。

**【临床应用】**　**临床常用**

（1）湿热或热毒泻痢　金锦香甘凉，归大肠经，具清热解毒之效，可用于治疗湿热或热毒泻痢。与马尾连、木香同用，治疗细菌性痢疾；与白头翁同用，治疗阿米巴痢疾。

（2）外感风热或肺热咳嗽　金锦香归肺经，能清热止咳，可用于治疗风热或肺热咳嗽。

**【用法用量】**　15～30g。

**【成药例证】**　**六和茶**［《国家中成药标准汇编·内科肺系（一）分册》《卫生部药品标准中药成方制剂·第十四册》］　药物组成：岗梅、鬼羽箭、贯众、倒扣草、连翘、毛麝香、金银花、金锦香、荆芥、土茵陈、香薷、蟛蜞草、薄荷、地胆草、青蒿、木棉花、淡竹叶、苍术、栀子、布渣叶、夏枯草、山楂、黄芩、水翁花、白茅根、甘草。

功能主治：清热祛湿，解暑消食。用于感冒发热，头痛身倦，四肢不适，食滞饱胀。

**【贮藏】**　置干燥处。

（刘维　吴清华　裴瑾）

## 398　金精石

Jinjingshi

**【异名】**　金星石（《嘉祐本草》），金晶石（《中药志》）。

【来源】 为硅酸盐类矿物蛭石族蛭石。

【产地】 主产于河南、山东、山西、四川、湖南等地。

【采收加工】 采挖后，除去泥沙及杂石。

【炮制】 **金精石** 取原药材，除去杂质，洗净干燥，砸碎。

**煅金精石** 取净金精石，置适宜的容器中，用无烟武火加热，煅至红透，取出，放凉。

【性状特征】 **金精石** 为片状集合体。多呈不规则板状或扁块状，有的呈近六方形板状。厚约0.2～1.2cm。褐黄色至暗棕色，具玻璃样光泽而较弱。质较柔软，易切开，断面呈明显层片状，无光泽，可层层剥离，薄片光滑不透明。具挠性。比重大于水，气微，味淡。以块大、色金黄、质软、无杂质者为佳。

**煅金精石** 呈粉末状，表面有黄色无光的斑点，体轻，质酥松，无光泽。

【化学成分】 金精石的主要成分是氧化硅、氧化铝、氧化镁、氧化铁、氧化亚铁以及水，还含有钛、钡、锰、锌等。金精石的氧化硅、氧化铝、氧化镁、氧化铁、氧化亚铁以及水是其主要药理活性成分。

【药性】 咸，寒；有小毒。归心、肝、肾经。

【功能主治】 镇惊安神，去翳明目。用于目疾翳障，心悸怔忡，夜不安眠。

【临床应用】 **临床常用**

眼疾翳障　金精石具去翳明目之效，同石决明，蒺藜同用，可治疗目疾翳障之症。

【用法用量】 3～6g。或用于丸散。

【成药例证】

**1. 十五味赛尔斗丸(《国家中成药标准汇编·内科肝胆分册》)**　药物组成：印度獐牙菜、金腰草、火硝、角茴香、洪连、唐古特乌头、石榴子、波棱瓜子、小檗皮、五灵脂、矮丛风毛菊、黑冰片、川木香、诃子、金精石。

功能主治：清利肝胆，排石退黄。用于胆囊炎、胆石症、胆总管结石属肝胆湿热者。

**2. 四十二味疏肝胶囊(《国家中成药标准汇编·内科肝胆分册》)**　药物组成：诃子、铁粉、佐太、金精石、肉豆蔻、天竺黄、西红花、白豆蔻、丁香、草果、川木香、芒果核、白檀香、紫檀香、沉香、银朱、唐古特乌头、白花秦艽、牛黄、麝香、美丽乌头、商陆、赛北紫堇、渣驯膏、延胡索、毛诃子、余甘子、松石、红珊瑚、珍珠、青金石、印度獐牙菜、波棱瓜子、止泻木子、荜茇、芫荽、决明子、酸藤、没药、马宝、熊胆、螃蟹。

功能主治：清热利湿，疏肝理脾，化瘀散结。用于肝胆湿热，气滞血瘀所致的胁痛，脘胀；急慢性乙型肝炎见上述证候者。

【注意事项】 用量不宜过大。

【贮藏】 置干燥处。

（刘维　吴清华　裴瑾）

## 399　金莲花

Jinlianhua

【异名】 旱地莲、金芙蓉(《本草纲目拾遗》)，旱金莲(《五台山志》)，金梅草(《山西通志》)，金疙瘩(《山西中药志》)。

【来源】 为毛茛科植物金莲花 *Trollius chinensis* Bge.的干燥花。

【产地】 主要为野生品，栽培品亦有。主产于吉林西部、辽宁、内蒙古东部、河北、山西等地。

【采收加工】 夏季花开放时采摘，除去杂质，阴干。

【炮制】 除去杂质，筛去灰屑。

【性状特征】 呈不规则团状，皱缩，直径1～2.5cm。金黄色或棕黄色。萼片花瓣状，通常10～16片，卵圆形或倒卵形，长1.8～3cm，宽0.9～2cm。花瓣多数，条形，长1.4～2.5cm，宽0.1～0.3cm；先端渐尖，近基部有蜜槽。雄蕊多数，长0.7～1.5cm，淡黄色。雌蕊多数，具短喙，棕黑色。花梗灰绿色。体轻，疏松。气芳香，味微苦。以完整、色金黄、香气浓者为佳。

【化学成分】 金莲花的主要成分是黄酮、有机酸，还含有挥发油、糖、生物碱等。金莲花的黄酮是其主要药理活性成分。

【药理毒理】

**1. 镇痛、解热、抗炎**　金莲花总黄酮按照0.2、0.4、0.8g/kg剂量醋酸致小鼠扭体疼痛和二甲苯致耳廓炎症小鼠模型灌胃，小鼠扭体抑制率分别为12.1%、28.5%、31.6%、49.8%，对小鼠耳廓炎性渗出抑制率为14.4%、29.7%、22.6%。按照上述剂量给棉球肉芽肿致大鼠炎症模型灌胃，连续8d，可抗炎，抗炎抑制率依次为5.7%、12.8%、29.2%；相同剂量对大肠埃希菌内毒素致发热家兔模型灌胃，均可降低家兔发热体温，降温作用可持续5h以上[1]。

**2. 抑菌**　金莲花经水、质量分数为60%和90%乙醇3种溶媒提取，均有不同程度的抑菌作用，水和质量分数60%乙醇溶媒提取物对革兰阳性菌抑菌作用大于对革兰阴性菌的抑菌作用[2]。金莲花中提取的总黄酮及分离的化合物原金莲酸、牡荆苷和荭草苷，对倍稀释培养不同菌株，总黄酮、原金莲酸、牡荆苷和荭草苷对藤黄微球杆菌和枯草芽孢杆菌的 *MIC* 均大于200μg/ml，原金莲酸对金黄色葡萄球菌和表皮葡萄球菌的 *MIC* 均为200μg/ml，对金黄色葡萄球菌和表皮葡萄球菌总黄酮的 *MIC* 分别为50、25μg/ml，牡荆苷的 *MIC* 分别为100、25μg/ml，荭草苷的 *MIC* 均为25μg/ml，荭草苷对以上两种菌的抑制效果最佳[3]。金莲花蛋白提取液按1.25、2.5、5.0g/L剂量培养金黄色葡萄球菌、变形杆菌、大肠埃希菌、产气杆菌、伤寒杆菌，高、中剂量对变形杆菌和伤寒杆菌有显著抑制作用，抑菌圈直径大于8.5mm[4]。

**3. 抗病毒**　金莲花中提取的总黄酮及分离的化合物原金莲酸、牡荆苷和荭草苷，对呼吸道合胞病毒、A型流感病毒、副流感病毒，总黄酮的抑制作用较弱，原金莲酸对A型流感病毒有较强的抑制作用，其 $IC_{50}$ 为184.2μg/ml，治疗指数 *TI* 为4.0μg/ml；荭草苷和牡荆苷对副流感病毒有较强的抑制作用，其 $IC_{50}$ 分别为11.7、20.8μg/ml，治疗指数 *TI* 分别为32.1和16.0[3]。

**4. 抗氧化**　金莲花总黄酮提取液以0.05%、0.2%、0.5%三个浓度添加到猪油中，对猪油有一定的抗氧化作用，且与其抗氧化性呈正相关；当添加量为0.5%时，其抗氧化作用可与人工合成的抗氧化剂BHT相媲美[5]。金莲花中提取的多糖组分按0.05、0.1、0.15、0.2、0.25、0.3mg/ml浓度测定·OH清除能力，浓度为0.3mg/ml时，对·OH的清除能力最大为30.3%[6]。

**5. 抗肿瘤**　金莲花黄酮按0.476、0.793、1.269、1.586、2.379mg/ml剂量对人非小细胞肺癌细胞株A549的抑制率分别为11.28%、21%、52.62%、68%、78.45%[7]。

**【药性】**　苦，钝，轻，软，寒。

**【功能主治】**　愈伤，燥脓，止腐，止血，清热，解毒。用于金伤，外伤感染，血"协日"性眼患，咽喉热。

**【临床应用】**

**1. 临床常用**

乳蛾　金莲花苦、寒，具清热解毒之效，用于治疗扁桃体炎，与蒲公英同用，可治疗急、慢性扁桃体炎。

**2. 临床新用**　金莲花可用于治疗呼吸道炎症[8]。

**【用法用量】**　6～9g。

**【成药例证】**

**1. 金莲花胶囊[《国家中成药标准汇编·内科肺系(一)分册》]**　药物组成：金莲花。

功能主治：抗菌消炎。用于上呼吸道感染，咽炎，扁桃体炎。

**2. 金莲花口服液(《卫生部药品标准中药成方制剂·第十七册》)**　药物组成：金莲花。

功能主治：清热解毒。用于风热邪毒袭肺，热毒内盛引起的上呼吸道感染、咽炎、扁桃体炎。

**3. 金莲花片(《卫生部药品标准中药成方制剂·第十七册》)**　药物组成：金莲花。

功能主治：清热解毒。用于风热邪毒袭肺，热毒内盛引起的上呼吸道感染、咽炎、扁桃体炎。

**4. 金莲花润喉片(《中华人民共和国药典》2015年版)**　药物组成：金莲花、薄荷素油。

功能主治：清热解毒，消肿止痛，利咽。用于热毒内盛所致的咽部红肿疼痛、牙龈肿胀、口舌生疮；急性咽炎、急性扁桃体炎、上呼吸道感染见上述证候者。

**5. 金莲清热颗粒(《中华人民共和国药典》2015年版)**　药物组成：金莲花、大青叶、石膏、知母、地黄、玄参、苦杏仁(炒)。

功能主治：清热解毒，生津利咽，止咳祛痰。用于感冒热毒壅盛证，症见高热，口渴，咽干，咽痛，咳嗽，痰稠；流行性感冒、上呼吸道感染见上述证候者。

**【贮藏】**　置干燥处。

**【参考文献】**　[1]杨宏昕，常亮，赵阳，等.蒙药金莲花药理作用研究[J].中国药业，2012，21(20)：29-31.

[2]林晨，沈伟哉，李药兰，等.不同溶媒中金莲花提取物体外

抑菌作用的比较[J].暨南大学学报(医学版),2001,22(6):54-55.

[3]林秋风,冯顺卿,李药兰,等.金莲花抑菌抗病毒活性成分的初步研究[J].浙江大学学报(理学版),2004,31(4):412-414.

[4]张丽娟,张贵君,李仁伟.金莲花蛋白超声提取工艺优化及其抑菌活性的初步测定[J].天津中医药,2007,24(1):63-65.

[5]唐津忠,鲁晓翔,陈瑞芳.金莲花中黄酮类化合物的提取及其抗氧化性研究[J].食品科学,2003,24(6):88-90.

[6]王书华,饶娜,安芳.金莲花多糖的分离纯化及其抗氧化作用研究[J].中成药,2013,35(11):2384-2386.

[7]孙黎,罗强,张力,等.金莲花黄酮对A549细胞生长及凋亡的影响[J].中国老年学杂志,2011,31(1):82-84.

[8]王颖,王和平.金莲花片对上呼吸道感染100例临床观察[J].中国中医基础医学杂志,2008,14(6):449-452.

(刘维　吴清华　裴瑾)

## 400　金龙胆草

Jinlongdancao

**【异名】** 苦蒿尖(《滇南本草》),鱼胆草、苦艾、劲直假蓬(《云南中草药选》),金蒿枝、刘寄奴(《玉溪中草药》),细苦蒿、毛苦蒿、油蒿、龙胆草(《全国中草药汇编》)。

**【来源】** 为菊科植物苦蒿 *Conyza blinii* Levl.的干燥地上部分。

**【产地】** 主要为野生品。主产于甘肃、四川、贵州及云南等地。

**【采收加工】** 夏、秋二季采割,除去杂质,晒干。

**【炮制】** 除去杂质,喷淋清水,稍润,切段,干燥。

**【性状特征】** 茎呈圆柱形,少分枝,长30～100cm,直径0.2～0.6cm;表面黄绿色或浅棕黄色,有纵棱和多数白色长绒毛;质硬而脆,易折断。单叶互生,叶片多卷缩、破碎,完整者展平后呈羽状深裂至全裂,裂片披针形,黄绿色,两面密被白色绒毛;下部叶具柄,上部叶几无柄。头状花序直径约1cm,花黄白色。瘦果浅黄色,扁平,冠毛长5～6mm。气微,味极苦。

**【化学成分】** 金龙胆草的主要成分是萜、皂苷,还含有生物碱、酚性物质、酸性物质等。金龙胆草的萜、皂苷是其主要药理活性成分。《中华人民共和国药典》2015年版规定,本品药材按干燥品计算,含苦蒿素($C_{22}H_{32}O_6$)不得少于0.30%。

**【药理毒理】**

**1. 抗消化道溃疡** 金龙胆草中提取的苦蒿素按50mg/kg剂量给幽门结扎致大鼠胃溃疡模型灌胃,可减少胃溃疡面积,明显减少大鼠胃黏膜组织中MDA的水平[1]。

**2. 抗肿瘤** 金龙胆草总皂苷按浓度$10^{-7}$～$10^{-3}$mol/L培养宫颈癌细胞系HeLa细胞和肺癌细胞系SPC-A1细胞,对HeLa细胞和SPC-A1细胞的生长抑制有剂量和时间依赖性,48h时,Hela细胞和SPC-A1细胞的$IC_{50}$分别为$1.25\times10^{-5}$ mol/L和$1.03\times10^{-5}$ mol/L[2]。

**3. 安全性评价** 金龙胆草皂苷给小鼠灌胃,$LD_{50}$为508mg/kg,*MTD*为315mg/kg;给豚鼠腹腔注射,$LD_{50}$为140mg/kg,*MTD*为82mg/kg[3]。

**【药性】** 苦,寒。归肺、肝经。

**【功能主治】** 清热化痰,止咳平喘,解毒利湿,凉血止血。用于肺热咳嗽,痰多气喘,咽痛,口疮,湿热黄疸,衄血,便血,崩漏,外伤出血。

**【临床应用】** 临床常用

(1)喘咳证　本品性苦寒,开泻力强,善清化热痰,适用于肺热咳嗽痰喘,常与清热化痰、行气导滞药配伍。

(2)血热出血证　本品能凉血止血,主治血热所致的各种出血证。常与其他凉血止血药大蓟、侧柏叶等配伍。

**【用法用量】** 6～9g。

**【贮藏】** 置通风干燥处。

**【参考文献】** [1]苏艳芳,陈磊,罗洋,等.金龙胆草化学成分及其抗溃疡活性研究(I)[J].中草药,2007,38(3):332-324.

[2]刘培,周立军,苏艳芳,等.金龙胆草总皂苷诱导HeLa细胞和SPC-A1细胞凋亡的研究[J].中国药房,2011,22(35):3288-3291.

[3]齐永清,徐锡成,何厚文,等.金龙胆草总皂苷的初步实验研究[J].中成药研究,1983,(6):38.

(刘维　吴清华　裴瑾)

## 401　金礞石

Jinmengshi

**【异名】** 烂石、酥酥石(《中药志》)。

**【来源】** 为变质岩类蛭石片岩或水黑云母

片岩。

**【产地】** 主产于河南、山西、河北等地。

**【采收加工】** 采挖后，除去杂石和泥沙。

**【炮制】** **金礞石** 除去杂石。

**煅金礞石** 取净金礞石，照明煅法煅至红透。

**【性状特征】** **金礞石** 为鳞片状集合体。呈不规则块状或碎片，碎片直径0.1～0.8cm；块状者直径2～10cm，厚0.6～1.5cm，无明显棱角。棕黄色或黄褐色，带有金黄色或银白色光泽。质脆，用手捻之，易碎成金黄色闪光小片。具滑腻感。气微，味淡。以色金黄、块整齐、无杂质者为佳。

**煅金礞石** 呈粉末状，黄褐色，闪金星更明显，无臭，五味。以色金黄，无杂质者为佳。

**【化学成分】** 金礞石的主要成分是含钾、镁、铝的硅酸盐，还含有钒等。金礞石的钾、镁、铝的硅酸盐是其主要药理活性成分。

**【药性】** 甘，咸，平。归肺、心、肝经。

**【功能主治】** 坠痰下气，平肝镇惊。用于顽痰胶结，咳逆喘急，癫痫发狂，烦躁胸闷，惊风抽搐。

**【临床应用】** **临床常用**

（1）顽痰胶结　金礞石质地沉重，其性下坠，具逐痰下气，消痰积之效，以化老痰顽痰见长。《本草纲目》载："治积痰惊痫，咳嗽喘急。"与沉香、大黄、黄芩同用，治疗顽痰或老痰稠黏胶结，气逆喘咳，如《丹溪心法》礞石滚痰丸。

（2）痰积癫痫，惊风抽搐　金礞石重坠下泄，又具平肝镇惊之效，为治惊利痰之圣药，用于热痰壅盛的惊风抽搐，痰积癫痫，与薄荷汁和蜜调下，治疗小儿惊风，如《婴孩宝鉴》。与大黄、沉香同用，发挥逐痰降火定惊之效，治疗痰积癫痫。

**【用法用量】** 多入丸散服，3～6g；煎汤10～15g，布包先煎。

**【成药例证】**

**1. 十八味诃子利尿胶囊（《国家中成药标准汇编·内科肝胆分册》）** 药物组成：诃子、红花、豆蔻、岩精膏、山矾叶、紫草茸、藏茜草、余甘子、姜黄、小檗皮、蒺藜、金礞石、刺柏、小伞虎耳草、赛北紫堇、刀豆、熊胆、牛黄。

功能主治：益肾固精，利尿。用于肾病，腰肾疼痛，尿频，小便浑浊，糖尿病，遗精。

**2. 珍龙醒脑胶囊（《国家中成药标准汇编·脑系经络肢体分册》）** 药物组成：珍珠、天竺黄、西红花、丁香、肉豆蔻、豆蔻、草果、檀香、紫檀香、沉香、诃子、毛诃子、余甘子、木香、肉桂、荜茇、螃蟹、金礞石、香旱芹、人工牛黄、麝香、广枣、烈香杜鹃、塞北紫堇、短穗兔耳草、铁粉(制)、冬葵果、甘草、黑种草子。

功能主治：开窍醒神，清热通络。用于痰瘀阻络所致的中风，语言謇涩，半身不遂，口眼㖞斜。

**3. 小儿牛黄清心散（《卫生部药品标准中药成方制剂·第二册》）** 药物组成：天麻、胆南星、黄连、赤芍、大黄、全蝎、水牛角浓缩粉、僵蚕(麸炒)、牛黄、琥珀、雄黄、冰片、朱砂、金礞石(煅)。

功能主治：清热化痰、镇惊止痉。用于小儿内热，急惊痰喘，四肢抽搐，神志昏迷。

**4. 清心滚痰丸（《卫生部药品标准中药成方制剂·第二册》）** 药物组成：金礞石(煅)、大黄、沉香、黄芩、甘遂(醋炙)、牵牛子、猪牙皂、马舌子、人参、肉桂、金钱白花蛇(去头，酒炙)、朱砂粉、牛黄、冰片、羚羊角粉、水牛角浓缩粉、珍珠粉。

功能主治：清心涤痰，泻火通便。用于顽痰蒙蔽心窍引起；神志错乱，语无伦次，哭笑无常，疯狂打闹，羊癫风症。

**5. 礞石滚痰片（《卫生部药品标准中药成方制剂·第七册》）** 药物组成：金礞石(煅)、沉香、黄芩苷、熟大黄、大黄流浸膏。

功能主治：降火逐痰。用于湿热顽痰，发为癫狂惊悸，或咳嗽喘痰稠，大便秘结。

**【贮藏】** 置干燥处。

（刘维　吴清华　裴瑾）

## 402　金钱白花蛇

Jinqianbaihuashe

**【异名】** 金钱蛇、白花蛇(《中药材手册》)。

**【来源】** 为眼镜蛇科动物银环蛇 *Bungarus multicinctus* Blyth 的幼蛇干燥体。

**【产地】** 主要为野生品。分布于安徽、浙江、江西、福建、台湾、湖南、湖北、广东、海南、广西、四川、贵州、云南等地。主产于广东、广西。

**【采收加工】** 夏、秋二季捕捉，剖开腹部，除去内脏，擦净血迹，用乙醇浸泡处理后，盘成圆形，用竹签固定，干燥。

【性状特征】 呈圆盘状，盘径3～6cm，蛇体直径0.2～0.4cm。头盘在中间，尾细，常纳口内，口腔内上颌骨前端有毒沟牙1对，鼻间鳞2片，无颊鳞，上下唇鳞通常各为7片。背部黑色或灰黑色，有白色环纹45～58个，黑白相间，白环纹在背部宽1～2行鳞片，向腹面渐增宽，黑环纹宽3～5行鳞片，背正中明显突起一条脊棱，脊鳞扩大呈六角形，背鳞细密，通身15行，尾下鳞单行。气微腥，味微咸。以头尾齐全、色泽明亮、盘径小者为佳。

【化学成分】 金钱白花蛇的主要成分是蛋白质，还含有脂肪、氨基酸及钙、磷、镁、铁、铝、锌、锶、钛、锰、钒、铜等。金钱白花蛇的蛋白质是其主要药理活性成分。

【药理毒理】

**1. 抗炎** 金钱白花蛇白酒浸泡液按0.23、0.35、0.46g/kg的剂量对二甲苯致耳廓炎症和蛋清致足肿胀小鼠模型分别灌胃，均可抑制小鼠耳肿胀、足肿胀的肿胀度[1]。

**2. 镇痛** 白花蛇乙醇浸泡液按0.20、0.40g/kg的剂量对热板致痛和醋酸致扭体反应小鼠模型分别灌胃，均可延长小鼠舔后足时间，抑制小鼠扭体反应，对扭体反应的抑制率分别为54.82、49.65%[2]。

【药性】 甘、咸，温；有毒。归肝经。

【功能主治】 祛风，通络，止痉。用于风湿顽痹，麻木拘挛，中风口眼㖞斜，半身不遂，抽搐痉挛，破伤风，麻风，疥癣。

【临床应用】

**1. 临床常用**

风湿痹证　本品性善走窜，能搜风邪，通经络，多用于风湿顽痹、日久不愈者及中风半身不遂，常配伍祛风通络之品。治中风，口眼㖞斜，半身不遂，宜配通络、活血之品。本品又善祛风止痒，常用于治疗多种皮肤瘙痒。

**2. 临床新用** 金钱白花蛇可用于治疗神经根型颈椎病[3]。

【用法用量】 2～5g。研粉吞服1～1.5g。

【成药例证】

**1. 三蛇风湿药酒(《国家中成药标准汇编·脑系经络肢体分册》)** 药物组成：金钱白花蛇(鲜)、乌梢蛇(鲜)、王锦蛇(鲜)、黄芪、海桐皮、独活、石南藤、丹参、甘草、枸杞子、羌活、木瓜、薏苡仁、何首乌、乳香(制)。

功能主治：祛风湿，透筋骨，通经络，止疼痛，散瘀肿。用于全身风湿痛，四肢麻木，腰膝酸痛，坐骨神经痛，跌打损伤，半身不遂。

**2. 三蛇药酒(《卫生部药品标准中药成方制剂·第一册》)** 药物组成：乌梢蛇(鲜，去头、内脏及皮)、川木香、银环蛇(鲜，去头、内脏及皮)、牛膝、眼镜蛇(鲜，去头、内脏及皮)、大血藤、杜仲、山木通、草乌(制)、威灵仙、川乌(制)、南沙参、陈皮、寻骨风、独活、当归、石南藤、黄精(制)、南蛇藤、乌药、石菖蒲、白芷、伸筋草、川芎、桑寄生、桂枝、锁阳、甘草、大枣、香加皮。

功能主治：祛风除湿，通经活络。用于风寒湿痹，手足麻木，筋骨疼痛，腰膝无力等症。

**3. 金钱白花蛇药酒(《卫生部药品标准中药成方制剂·第七册》)** 药物组成：白花蛇、乌梢蛇、马钱子(制)、五加皮、老鹳草、豨莶草、千年健、地枫皮、陈皮、红花、肉桂、杜仲、川牛膝、甘草。

功能主治：祛风除湿，散寒止痛，活血通络，舒筋强骨。用于由风、寒、湿邪引起的痹证、痿证，筋骨疼痛，腰膝酸软，手足麻木，屈伸不利。

**4. 龟蛇酒(《卫生部药品标准中药成方制剂·第八册》)** 药物组成：活乌龟、党参、眼镜蛇(去头、内脏)、杜仲、大枣、乌梢蛇(去头、内脏)、枸杞子、当归、银环蛇(去头、内脏)、黄芪、肉桂、湘牛膝、川芎、桑寄片。

功能主治：滋阴补肾，益气活血，舒筋通络，祛风除湿。用于老年体弱，头昏眼花，腰酸膝软，阳痿尿频，四肢麻木，关节酸痛。

【注意事项】 金钱白花蛇的头部毒腺中含强烈的神经性毒，为小分子蛋白质或多肽类，并含溶血成分及血球凝集成分；中毒后可有头痛、头昏、血压升高、心悸。严重时患者血压下降、呼吸困难、昏迷，最后多因呼吸中枢麻痹而死亡；使用时可通过去除头部减毒。

【贮藏】 置干燥处，防霉，防蛀。

【参考文献】 [1]鄢顺琴，凤良元，丁荣光.金钱白花蛇抗炎作用的实验研究[J].中药材，1994，17(12)：29-30.

[2]陈龙全,肖本见,杨和春.白花蛇抗炎镇痛作用的实验研究[J].中国医药学报,2004,19(9):567-568.

[3]赵一男.中药扶正祛邪治疗神经根型颈椎病临床观察[J].中国实验方剂学杂志,2010,16(4):168-169.

（王倩　吴清华　裴瑾）

## 403　金钱草

Jinqiancao

**【异名】** 白耳草、乳香藤、九里香、半池莲、千年冷、遍地金钱(《本草纲目拾遗》),遍地香(《祝穆试效方》),地钱儿(《救荒野谱》),钹儿草(《救生苦海》),连钱草(《质问本草》),铜钱草(《慈航活人书》),金钱艾(《本草求取》),马蹄草、透骨消(《植物名实图考》),透骨风,过墙风、巡骨风(《分类草药性》),蛮子草(《天宝本草》),胡薄荷(《现代实用中药》)等。

**【来源】** 为报春花科植物过路黄 *Lysimachia christinae* Hance 的干燥全草。

**【产地】** 主要为野生品,亦有栽培品。主产于四川省,江南各省亦有分布。

**【采收加工】** 夏、秋二季采收,除去杂质,晒干。

**【炮制】** 除去杂质,抢水洗,切段,干燥。

**【性状特征】** 常缠结成团,无毛或被疏柔毛。茎扭曲,表面棕色或暗棕红色,有纵纹,下部茎节上有时具须根,断面实心。叶对生,多皱缩,展平后呈宽卵形或心形,长1～4cm,宽1～5cm,基部微凹,全缘;上表面灰绿色或棕褐色,下表面色较浅,主脉明显突起,用水浸后,对光透视可见黑色或褐色条纹;叶柄长1～4cm。有的带花,花黄色,单生叶腋,具长梗。蒴果球形。气微,味淡。以叶大、色绿者为佳。

饮片为不规则的段。茎棕色或暗棕红色,有纵纹,实心。叶对生,展平后呈宽卵形或心形,上表面灰绿色或棕褐色,下表面色较浅,主脉明显突出,用水浸后,对光透视可见黑色或褐色的条纹。偶见黄色花,单生叶腋。气微,味淡。

**【化学成分】** 金钱草的主要成分是黄酮,还含有酚、鞣质、多糖、挥发油、胆碱、甾醇等。金钱草的黄酮是其主要药理活性成分。《中华人民共和国药典》2015年版规定,本品药材及其饮片按干燥品计算,含槲皮素($C_{15}H_{10}O_7$)与和山柰素($C_{15}H_{10}O_6$)的总量不得少于0.10%。

**【药理毒理】**

**1. 利胆**　金钱草水提物按0.518、1.036g/kg,醇提物按0.648、1.296g/kg给大鼠一次性腹腔给药,在给药后30、60、90、120min,可使大鼠胆汁分泌量升高;相同剂量给乙酰胆碱致胆囊平滑肌条收缩豚鼠模型体外实验,均可使豚鼠胆囊肌条收缩减少,并呈量效关系[1]。金钱草醇提取物(EE)200、500mg/kg给小鼠灌胃,连续4d,高剂量能促进小鼠胆汁分泌[2]。

**2. 抗尿路结石**　金钱草水提液(每ml相当于2g生药)按15ml/kg剂量给草酸致结石小鼠模型灌胃,每天1次,连续28d,可使小鼠血清钙和肾组织匀浆中钙、磷、尿素氮含量降低,可有效减少草酸钙晶体的形成[3]。金钱草乙酸乙酯提取物100、200mg/kg的剂量给草酸致结石豚鼠模型灌胃,连续70d,均可降低豚鼠胆结石的发生率[4]。金钱草黄酮提取物按100、200、400mg/kg剂量给大鼠肾草酸钙结石模型灌胃,连续6周,均使大鼠肾$Ca^{2+}$含量、24h尿$Ca^{2+}$分泌量,肾组织的草酸钙晶体沉积和肾小管扩张降低[5]。

**3. 抗炎**　金钱草水提物按0.518、1.036g/kg,醇提物0.648、1.296g/kg给二甲苯致小鼠耳肿胀模型灌胃,连续3d,可使小鼠两耳质量差均减少;相同剂量给琼脂致肉芽肿大鼠模型灌胃,连续7d,醇提物和水提物高剂量可使大鼠肉芽肿质量减少[1]。金钱草醇提物200、500mg/kg给二甲苯致耳肿胀小鼠模型灌胃,连续4d,高剂量对小鼠耳肿胀具有抑制作用[2]。

**4. 抗氧化**　金钱草提取液按0.2、0.4、0.6、0.8mg/ml对$FeSO_4$致脂质过氧化模型进行体外实验,均能有效清除·OH、$O_2$·自由基,对DNA的OH氧化损伤有抑制作用[6]。0.4～1.4mg/ml的金钱草多糖溶液对·OH和超氧阴离子具有一定的清除作用,其清除率与作用强弱随着提取物中多糖含量的增加而增加[7]。

**5. 抗血栓**　金钱草总黄酮提取物10、20、30mg/kg给手术致静脉血栓大鼠模型静脉注射,连续7d,中、高剂量均不同程度抑制大鼠体内静脉血栓形成,减轻大鼠血栓湿重和干重;抑制由ADP诱导的大鼠血小板不同时间点的最大聚集率和聚集率[8]。

【药性】 甘、咸，微寒。归肝、胆、肾、膀胱经。

【功能主治】 利湿退黄，利尿通淋，解毒消肿。用于湿热黄疸，胆胀胁痛，石淋，热淋，小便涩痛，痈肿疔疮，蛇虫咬伤。

【临床应用】 临床常用

(1) 湿热黄疸　本品性微寒，清泻肝胆之热，有清热利湿退黄之功。治湿热蕴结肝胆之黄疸，常与茵陈蒿、虎杖、栀子等药配伍，以增强清利肝胆湿热之力。

(2) 石淋，热淋，肝胆结石　本品擅渗利下焦湿热，利尿通淋，为治石淋、热淋、小便涩痛之要药，尤善治石淋。可单用大剂量煎汤服用或代茶饮，或与海金沙、鸡内金、滑石等药同用治疗石淋，其效更佳；治热淋，可与瞿麦、萹蓄、车前子等清热利尿药同用；治肝胆结石，多配伍茵陈蒿、大黄、郁金等利胆退黄之品，如《中华人民共和国药典》利胆排石片。

(3) 痈肿疔疮，毒蛇咬伤　本品能清热解毒消肿，可用于热毒所致恶疮肿毒及蛇虫咬伤等，可鲜品捣烂取汁内服、药渣外敷；或配伍野菊花、蒲公英等，以加强清热解毒之功。

【用法用量】 15～60g。

【成药例证】

**1. 肝康颗粒(《国家中成药标准汇编·内科肝胆分册》)**　药物组成：柴胡、地耳草、茵陈、蒲公英、甘草、金钱草。

功能主治：清肝利湿。用于肝胆湿热所致的黄疸，症见周身、小便俱黄，体疲乏力，纳呆，恶心厌油，苔黄腻，脉弦滑数；急、慢性肝炎见上述证候者。

**2. 胆石通利胶囊(《国家中成药标准汇编·内科肝胆分册》)**　药物组成：金钱草、茵陈、郁金、陈皮、黄芩、乳香、硝石、白矾、大黄、三棱、栀子、甘草、没药。

功能主治：清热利胆，化瘀排石。用于肝胆湿热所致的急、慢性胆囊炎，胆结石等。

**3. 金黄利胆胶囊(《国家中成药标准汇编·内科肝胆分册》)**　药物组成：川西獐牙菜、金钱草、大黄。

功能主治：疏肝利胆，清热解毒。用于急、慢性胆囊炎属肝胆湿热证者。

**4. 金黄草颗粒(《国家中成药标准汇编·内科肝胆分册》)**　药物组成：金钱草。

功能主治：清利湿热，通淋，消肿。用于热淋，沙淋，尿涩作痛，黄疸尿赤，痈肿疔疮，毒蛇咬伤，肝胆结石，尿路结石。

**5. 利胆排石片(《中华人民共和国药典》2015年版)**　药物组成：金钱草、茵陈、黄芩、木香、郁金、大黄、槟榔、枳实(麸炒)、芒硝(精制)、厚朴(姜炙)。

功能主治：清热利湿，利胆排石。用于湿热蕴毒，腑气不通所致的胁痛，胆胀，症见胁肋胀痛，发热，尿黄，大便不通；胆囊炎，胆石症见上述证候者。

【贮藏】 置干燥处。

【参考文献】 [1]阎婷，王佩琪，湛鸿利.金钱草提取物的抗炎利胆作用[J].中国医院药学杂志，2010，30(10)：841-844.

[2]马世平，张雅媛，松田秀秋，等.金钱草抗炎利胆有效部位研究[J].世界科学技术—中医药现代化，2003，5(2)：45-47.

[3]李静，胡国全，桂敬强，等.金钱草水提液对小鼠肾脏草酸钙结石形成的干预作用[J].安徽科技学院学报，2014，28(2)：5-11.

[4]张雅媛，马世平.金钱草对食饵性胆色素结石的防治作用[J].中药药理与临床，2004，20(2)：21-22.

[5]邹志辉，崔维奇，谌辉鹏，等.金钱草黄酮提取物对大鼠肾脏草酸钙结石形成的影响[J].中国实验方剂学杂志，2013，19(4)：195-199.

[6]董良飞，高云涛，杨益林.金钱草提取物体外清除活性氧及抗氧化作用研究[J].云南中医中药杂志，2006，27(3)：47-48.

[7]吴亚妮，朱意丽，史洁文，等.对金钱草多糖抗氧化性的研究[J].当代医药论丛，2014，12(2)：32-33.

[8]薄锋，袁玲，张永和.金钱草总黄酮提取物的抗血栓作用研究[J].长春中医药大学学报，2007，23(2)：10-11.

(吴清华　裴瑾)

## 404　金荞麦
Jinqiaomai

【异名】 赤地利(《新修本草》)，赤薛荔(《本草纲目》)，金锁银开、天荞麦根(《李氏草秘》)，开金锁(《本草从新》)，贼骨头、透骨消(《植物名实图考》)，苦荞头、铁石子(《天宝本草》)，野荞子(《分类草药性》)，蓝荞头(《民间常用草药汇编》)，荞麦三七(《浙江民间常用草药》)，野荞麦根、苦荞麦根(《上海常用中草药手册》)，荞当归(《陕西中草药》)等。

【来源】 为蓼科植物金荞麦 *Fagopyrum dibotrys* (D.Don) Hara 的干燥根茎。

【产地】 主要为野生品，栽培品亦有。主产于陕西、江苏、江西、浙江等地。

**【采收加工】** 冬季采挖，除去茎和须根，洗净，晒干。

**【炮制】** **金荞麦** 净制。

**金荞麦片** 除去杂质，洗净，润透，切厚片，干燥。

**【性状特征】** **金荞麦** 呈不规则团块或圆柱状，常有瘤状分枝，顶端有的有茎残基，长3～15cm，直径1～4cm。表面棕褐色，有横向环节和纵皱纹，密布点状皮孔，并有凹陷的圆形根痕和残存须根。质坚硬，不易折断，断面淡黄白色或淡棕红色，有放射状纹理，中央髓部色较深。气微，味微涩。以个大、质坚硬者为佳。

**金荞麦片** 呈不规则的厚片。外表皮棕褐色，或有时脱落。切面淡黄白色或淡棕红色，有放射状纹理，有的可见髓部，颜色较深。气微，味微涩。以切面色淡棕红者为佳。

**【化学成分】** 金荞麦的主要成分是黄酮、多酚，还含有甾体、萜类、有机酸、挥发油等。金荞麦的黄酮、多酚是其主要药理活性成分。《中华人民共和国药典》2015年版规定，本品药材按干燥品计算，含表儿茶素($C_{15}H_{14}O_6$)不得少于0.030%；本品饮片按干燥品计算，含表儿茶素($C_{15}H_{14}O_6$)不得少于0.020%。

**【药理毒理】**

**1. 抗病原微生物** 金荞麦饮片超微粉悬液按0.75、1.25、1.75g/kg的剂量对牦牛肠炎沙门菌感染小鼠模型灌胃，连续7d，均可延长小鼠的存活时间，降低其死亡率，且作用具一定的剂量依赖性[1]。金荞麦醇提物浓度达7.8mg/ml时，可抑制金黄色葡萄球菌胞外热核酸酶酶环的形成，随药物浓度的增大，酶环直径渐趋缩小，当药物浓度达62.5mg/ml时，已无酶环出现[2]。金荞麦醇提物乙酸乙酯萃取部分按0.39、0.78g/kg的剂量对肺炎链球菌感染小鼠模型灌胃，连续7d，均可降低小鼠死亡率[3]。

**2. 抗肿瘤** 金荞麦提取物$Fr_4$按200、400、800mg/kg的剂量给接种肉瘤$S_{180}$、肝瘤$H_{22}$的荷瘤小鼠模型口服，连续7d，对小鼠实体瘤的抑制率为41.4%～68.3%[4]。金荞麦$Fr_4$按200、400、800mg/kg的剂量给接种Lewis肺癌细胞的荷瘤小鼠模型口服，连续7d，中、高剂量可降低小鼠瘤重，下调金属蛋白酶-9的表达[5]。

**3. 对免疫系统的影响** 金荞麦乙醇提取液按生药量1g/只对小鼠灌胃，可提高小鼠腹腔吞噬细胞的吞噬指数；按生药量0.3g/只对小鼠颈背皮下注射，可提高小鼠腹腔吞噬细胞吞噬指数和吞噬百分率[6]。金荞麦超微粉悬液按0.75、1.25、1.75g/kg的剂量对接种鸡新城疫弱毒疫苗的小鼠灌胃，连续7d，中剂量可提高小鼠外周血淋巴细胞增殖能力、免疫抗体水平和体重，同时提高腹腔巨噬细胞的吞噬能力和脾脏指数[7]。

**4. 抗损伤**

(1) 抗肺损伤 金荞麦片按1.5、3、6g/kg的剂量对肺炎克雷伯菌致肺炎大鼠模型灌胃，连续6d，均能降低肺组织匀浆中IL-1β和ICAM-1，高剂量可降低肺组织匀浆中INF-γ含量，中、高剂量可降低肺组织中TLR2/4、MyD88 mRNA和IkB-α的表达[8]。金荞麦饮片水提物和醇提物分别按5、10g/kg的剂量对烟熏致慢性阻塞性肺病大鼠模型灌胃，连续21d，均可不同程度降低模型大鼠血清TNF-α、IL-6、IL-8、转化生长因子、Ⅲ型前胶原肽等指标的异常升高，水提物和醇提物高剂量可改善大鼠肺组织的病理损伤[9]。

(2) 抗心肌损伤 金荞麦片按生药量1.5、3、6g/kg对肺炎克雷伯菌致肺炎大鼠模型灌胃，连续6d，均可使大鼠外周血中的白细胞和中性粒细胞数降低，心肌损伤改善，心肌组织中TNF-α和ICAM-1蛋白表达减弱[10]。

**5. 抗氧化** 金荞麦根茎60%丙酮提取液体外清除DPPH自由基的$IC_{50}$为10.95μg/ml[11]。

**6. 对肠道的影响** 金荞麦醇提物按6、24g/kg的剂量对母源性分离联合醋酸致腹泻型肠易激综合征大鼠模型灌胃，连续2周，均可使大鼠粪便稀便级及粪便湿重下降[12]。

**【药性】** 微辛、涩，凉。归肺经。

**【功能主治】** 清热解毒，排脓祛瘀。用于肺痈吐脓，肺热喘咳，乳蛾肿痛。

**【临床应用】**

**1. 临床常用**

(1) 肺经疾患 金荞麦性寒，能入肺而清热解毒。治肺痈热毒蕴肺，发热胸痛，咳吐腥臭脓痰，可单用本品；如病情迁延，脓痰不易排出，则可配以黄酒隔水蒸服；亦可与桔梗、桃仁、薏苡仁、鱼腥草等同用。治肺热咳喘，可与麻黄、杏仁、石膏等同用，共奏宣肺清热、止咳平喘之效。治咽喉红肿疼痛，可与桔梗、甘草、射干等同用，以清热利咽。

（2）湿热痢疾　金荞麦能清肠道湿热，可与马齿苋、白头翁、山楂等同用，以清肠化湿，消积滞而止痢。

（3）风湿痹证　金荞麦有祛风除湿之功，痹证筋骨疼痛，可与独活、当归、牛膝等同用，以祛风湿、活血通经。

（4）痈肿疮毒、蛇虫咬伤　取金荞麦解毒作用，每多外用。如痈肿疮毒，可用本品以醋磨汁涂敷患处，亦可用鲜品捣烂外敷；乳痈、流火及蛇虫咬伤，用之亦效，若同时煎汤内服，则其效尤佳。

此外，金荞麦与红糖煎服，或与当归、赤芍、桃仁等活血通经药同用，可治痛经、经闭及产后瘀滞腹痛。

**2. 临床新用**　金荞麦可用于治疗早期糖尿病肾病[13]。

**【用法用量】**　15～45g，用水或黄酒隔水密闭炖服。

**【成药例证】**

**1. 妇平胶囊（《国家中成药标准汇编·外科妇科分册》）**　药物组成：金荞麦、紫花地丁、莪术、败酱草、杠板归、大血藤、一枝黄花。

功能主治：清热解毒，化瘀消肿。用于下焦湿热、瘀毒所致之白带量多，色黄质黏，或赤白相兼，或如脓样，有异臭，少腹坠胀疼痛，腰部酸痛，尿黄便干，舌红苔黄腻，脉数；盆腔炎、附件炎等见上述证候者。

**2. 金荞麦片（《卫生部药品标准中药成方制剂·第十九册》）**　药物组成：金荞麦浸膏片。

功能主治：清热解毒，排脓祛瘀，祛瘀止咳平喘。用于急性肺脓肿、急慢性气管炎、喘息型慢性气管炎、支气管哮喘及细菌性痢疾。症见咳吐腥臭脓血痰液或咳嗽痰多，喘息痰鸣及大便泻下赤白脓血。

**3. 急支糖浆（《中华人民共和国药典》2015年版）**　药物组成：鱼腥草、金荞麦、四季青、麻黄、紫菀、前胡、枳壳、甘草。

功能主治：清热化痰，宣肺止咳。用于外感风热所致的咳嗽，症见发热，恶寒，胸膈满闷，咳嗽咽痛；急性支气管炎、慢性支气管炎急性发作见上述证候者。

**4. 双金胃疡胶囊（《国家中成药标准汇编·内科脾胃分册》）**　药物组成：雪胆、金荞麦、大血藤、紫珠、麻布袋、延胡索、仙鹤草、白及、凤凰衣、木香、核桃仁。

功能主治：疏肝理气，健胃止痛，收敛止血。用于肝胃气滞血瘀所致的胃脘刺痛，呕吐吞酸，脘腹胀痛，胃及十二指肠溃疡见上述证候者。

**5. 喘络通胶囊［《国家中成药标准汇编·内科肺系(一)分册》］**　药物组成：鸡根、金荞麦、人参、紫河车、蛤蚧、地龙、蟾酥、浙贝母、麻黄、苦杏仁、甘草。

功能主治：益肺健肾，止咳平喘。用于虚劳久咳及支气管哮喘、肺气肿见以上症状者。

**【贮藏】**　置干燥处，防霉，防蛀。

**【参考文献】**
[1]王航，汤承，岳华.金荞麦超微粉对小鼠体内抑菌作用的研究[J].动物医学进展，2013，34(10)：130-132.

[2]印德贤，刘明强.金荞麦对金黄色葡萄球菌胞外耐热核酸酶活性的影响[J].南通医学院学报，1999，19(4)：427.

[3]王立波，邵萌，高慧媛，等.金荞麦抗菌活性研究[J].中国微生态学杂志，2005，17(5)：330-331.

[4]陈晓锋，顾振纶，梁中琴.金荞麦 $Fr_4$ 对荷瘤小鼠的抗肿瘤作用研究[J].苏州医学院学报，2001，21(1)：23-25，41.

[5]陈晓锋，顾振纶，杨海华，等.金荞麦 Fr4 对小鼠 lewis 肺癌细胞 MMP-9、TIMP-1 蛋白表达的影响[J].苏州大学学报(医学版)，2005，25(3)：383-386.

[6]印德贤，林树楠.金荞麦对小鼠腹腔巨噬细胞吞噬功能的影响[J].首都医药，1999，6(12)：28.

[7]王航，汤承，岳华，等.金荞麦超微粉对小鼠免疫功能的影响[J].中国畜牧兽医，2013，40(9)：165-168.

[8]董六一，汪春彦，吴常青，等.金荞麦对克雷伯杆菌肺炎大鼠肺组织中 TLR2/4，MyD88 mRNA 和 IκB-α 表达的影响[J].中国中药杂志，2011，36(2)：200-204.

[9]唐艳芬，高想，蒋凤荣，等.金荞麦提取物对慢性阻塞性肺病大鼠血清细胞因子及肺组织病理形态学的影响[J].中药新药与临床药理，2014，25(6)：679-683.

[10]汪春彦，吴常青，江勤，等.金荞麦对克雷伯杆菌肺炎大鼠心肌损伤中炎症细胞因子表达的影响[J].安徽医科大学学报，2011，46(1)：44-48.

[11] Kai-Jin Wang, Ying-Jun Zhang, Chong-Ren Yang. Antioxidant Phenolic Constituents from *Fagopyrum dibotrys* [J].

Journal of Ethnopharmacology,2005,99(2):259-264.

[12]刘丽娜,严晶,孙志广.金荞麦提取物对D-IBS大鼠排便功能及离体结肠的作用和机制[J].中国中西医结合杂志,2014,34(12):1469-1475.

[13]黄国栋,黄敏,陈文华,等.金荞麦合剂治疗早期糖尿病肾病的临床研究[J].中药材,2009,32(12):1932-1935.

（王倩　吴清华　裴瑾）

## 405　金铁锁

Jintiesuo

**【异名】** 昆明沙参(《植物名实图考》),独丁子(《昆明药用植物调查报告》),金丝矮陀陀、独定子、蜈蚣七、对叶七、白马分鬃、麻参(《云南中草药》),夜翻草、独根、白暗消、小麻药、独脚暗消(《红河中草药》),小马桑、巴地蜈蚣(《西昌中草药》)等。

**【来源】** 为石竹科植物金铁锁 *Psammosilene tunicoides* W.C.Wu et C.Y.Wu 的干燥根。

**【产地】** 主要为野生品。分布于云南、四川、贵州及西藏等地,主产于云南。

**【采收加工】** 秋季采挖,除去外皮和杂质,晒干。

**【性状特征】** 呈长圆锥形,有的略扭曲,长8～25cm,直径0.6～2cm。表面黄白色,有多数纵皱纹和褐色横孔纹。质硬,易折断,断面不平坦,粉性,皮部白色,木部黄色,有放射状纹理。气微,味辛、麻,有刺喉感。以粗壮、质坚、断面粉性者为佳。

**【化学成分】** 金铁锁的主要成分是五环三萜皂苷,还含有环肽、氨基酸、有机酸、生物碱、酰胺、多糖、挥发油等。金铁锁的五环三萜皂苷是其主要药理活性成分。

**【药理毒理】**

**1. 抗炎、镇痛**　野生金铁锁、栽培金铁锁的水层、正丁醇、乙酸乙酯及石油醚各提取部分均按0.02g/kg的剂量对醋酸及热板致疼痛小鼠模型注射给药,均能有效减少小鼠扭体次数,可提高扭体抑制率;其中,野生金铁锁的正丁醇部分及栽培金铁锁的正丁醇、乙酸乙酯部分能提高热板致痛的痛阈[5]。金铁锁根水煎浸膏按0.25、0.41、1.24g生药/kg对弗氏完全佐剂致实验性类风湿关节炎大鼠疼痛模型灌胃,连续7d,中、高剂量可延长大鼠缩腿反应时间,提高其痛阈,并减轻大鼠皮肤肿胀度,降低其疼痛级别[1]。金铁锁总皂苷按1.78、3.55、7.1mg/kg的剂量对弗氏完全佐剂致关节炎大鼠模型皮下注射给药,连续12d,均能提高大鼠痛阈,不同程度降低其炎性组织液中丙二醛含量,降低大鼠关节炎指数,且中、高剂量能抑制大鼠足肿胀,降低其炎性组织液中促炎细胞因子IL-1β,TNF-α的水平;可有效抑制模型大鼠c-fos基因蛋白在下丘脑、脊髓、心肌等器官组织中的表达,且存在一定的剂量依赖性[2-4]。金铁锁总皂苷按2.5、5、10mg/kg的剂量对小鼠颈背皮下注射给药,均可减少冰醋酸致小鼠扭体次数,提高60～120min内热板致痛小鼠痛阈[4]。

**2. 调节免疫**　金铁锁总苷均按20、40、60、80、100mg/(kg·d)的剂量对80mg/kg和250mg/kg环磷酰胺分别致迟发型超敏反应增强和抑制小鼠模型灌胃,连续12d,均能下调免疫增强小鼠左右耳片重量的差值,降低其胸腺系数,且40mg/(kg·d)剂量可使小鼠的脾脏系数下降至一般水平;40、60、80、100mg/(kg·d)剂量均能提高免疫抑制小鼠左右耳片差值,5个剂量均能提高小鼠脾脏系数,而胸腺系数则随剂量的增加而减小[6]。金铁锁总苷按20、40、60、80mg/(kg·d)的剂量给小鼠给药,连续15d,均能提升小鼠脾淋巴细胞产生白细胞介素-2的水平,以60mg/(kg·d)最为显著[6]。

**3. 抗氧化**　金铁锁石油醚提取物、乙酸乙酯提取物(PTEA)、正丁醇提取物(PTBU)在初筛浓度为55.56mg/L时,体外对二苯代苦味酰基DPPH·自由基的清除率分别为9.23%、23.74%、12.00%;三者初筛浓度为100mg/L时,对[2,2′-连氮-(3-乙基苯并噻唑啉-6-磺酸)二氨盐](ABTS)自由基的清除率分别为27.26%、79.11%、55.96%,其中PTEA和PTBU清除ABTS自由基的$IC_{50}$分别为40.54、83.38mg/L,且二者清除ABTS自由基的能力与提取物浓度呈正量效关系;三者之中,PTEA还原$Fe^{3+}$的抗氧化当量较大,为(696.9±2.42)μmol/g[7]。野生和栽培金铁锁根乙酸乙酯、正丁醇提取物体外清除DPPH自由基的$IC_{50}$分别为443、1265μg/ml和378、1877μg/ml[8]。

**4. 抑菌**　金铁锁总皂苷2.5mg/L体外对金黄色葡萄球菌、大肠埃希菌、铜绿假单胞菌、白色念珠菌的抑菌圈直径分别为11、9、9、14mm,2mg/L体外对石羔样毛癣菌、断发毛癣菌的抑菌圈直径分别为13、17mm[9]。

**5. 安全性评价**　金铁锁总皂苷小鼠皮下注射的$LD_{50}$为48.7mg/kg,给药后小鼠出现活动减少、闭目嗜睡、四肢无力、呼吸急促、毛竖立、因呼吸衰竭而死的现象,50%(0.5ml药液∶0.5ml全血稀释液)的金铁锁总皂苷对兔血、狗血、羊血和豚鼠血的溶血指数均为1∶33200[9]。

**【药性】**　苦、辛,温;有小毒。归肝经。

**【功能主治】**　祛风除湿,散瘀止痛,解毒消肿。用于风湿痹痛,胃脘冷痛,跌打损伤,外伤出血;外治疮疖,蛇虫咬伤。

**【临床应用】　临床常用**

(1) 寒湿诸痛　金铁锁辛散温通,能祛风散寒,除湿止痛。若寒湿去,经脉通,则肢节痹痛,胃脘冷痛自消。

(2) 内外各种出血　金铁锁专入肝经血分,既能辛散化瘀,还善止血,止血而不留瘀,活血化瘀而消肿定痛,故常用于治疗跌打损伤,瘀肿疼痛,创伤出血。可单用,亦可与三七配伍应用。

(3) 痈疽疮疖,蛇虫咬伤　金铁锁有小毒,其外用治疗痈疽疮疖,蛇虫咬伤,乃取其以毒攻毒之意而行解毒消肿,散瘀止痛之功。

**【用法用量】**　0.1～0.3g,多入丸散服。外用适量。

**【成药例证】**

**1. 百宝丹(《卫生部药品标准中药成方制剂·第十七册》)**　药物组成:金铁锁、重楼、生草乌、三七。

功能主治:散瘀消肿,止血止痛。用于刀枪伤,跌打损伤,月经不调,经痛经闭,慢性胃痛及关节疼痛。

**2. 肿痛凝胶(《国家中成药标准汇编·骨伤科分册》)**　药物组成:金铁锁、七叶莲、滇草乌、三七、雪上一枝蒿、金叶子、八角莲、玉葡萄根、白芷、灯盏细辛、披麻草、白及、栀子、火把花根、重楼、薄荷脑、甘草、冰片、麝香。

功能主治:消肿镇痛,活血化瘀,舒筋活络,化痞散结。用于跌打损伤,风湿关节痛,肩周炎,痛风,乳腺小叶增生。

**3. 金骨莲胶囊(《国家中成药标准汇编·脑系经络肢体分册》)**　药物组成:透骨香、汉桃叶、大血藤、八角枫、金铁锁。

功能主治:祛风除湿,消肿止痛。用于风湿痹阻所致的关节肿痛,屈伸不利等。

**4. 云南红药胶囊(《卫生部药品标准中药成方制剂·第十五册》)**　药物组成:三七、重楼、紫金龙、玉葡萄根、滑叶跌打、大麻药、金铁锁、石菖蒲、西南黄芩、黄草乌(制)。

功能主治:止血镇痛,活血散瘀,祛风除湿。用于胃溃疡出血,支气管扩张咯血,功能性子宫出血,月经过多,眼底出血,眼结膜出血,鼻衄,痔疮出血,软组织挫伤,风湿性关节炎,风湿性腰腿痛等。

**【注意事项】**

1. 孕妇慎用。

2. 本品有小毒,味辛辣,尝之刺激喉舌,易致呕吐;其具体毒性成分不详。

**【贮藏】**　置干燥处。

**【参考文献】**　[1]许建阳,王发强,郑维发,等.金铁锁水煎浸膏对实验性类风湿关节痛镇痛作用的研究[J].武警医学,2003,14(10):589-591.

[2]王学勇,许建阳,邱德文,等.金铁锁总皂苷抗炎镇痛作用及作用机理研究[J].中国实验方剂学杂志,2006,12(5):56-58.

[3]王学勇,张元,许建阳,等.金铁锁总皂苷抗类风湿关节炎作用及其作用机制研究[J].中国中药杂志,2006,31(5):419-421.

[4]王学勇,张元,许建阳,等.金铁锁总皂苷镇痛作用及其对佐剂性关节炎大鼠c-fos基因的表达的影响[J].中国实验方剂学杂志,2010,16(3):94-96.

[5]沈放,马银海,杨黎江,等.野生和栽培金铁锁镇痛功效及有效部位的比较[J].中国实验方剂学杂志,2012,18(18):240-243.

[6]郑维发,石枫,王莉,等.金铁锁总甙对小鼠细胞免疫功能的影响[J].武警医学,2003,14(10):598-602.

[7]袁琳,马银海,尹震花,等.金铁锁体外抗氧化活性研究[J].中国实验方剂学杂志,2012,18(6):109-112.

[8]黄建华,肖建青,刘锡葵.野生和栽培金铁锁抗氧化活性比较[J].中国医药指南,2013,11(2):60-62.

[9]宋烈昌.金铁锁总皂苷的药理研究[J].云南植物研究,1981,3(3):287-290.

(王倩　吴清华　裴瑾)

## 406　金银花

Jinyinhua

**【异名】**　忍冬花(《新修本草》),鹭鸶花(《曲洧旧闻》)，银花(《温病条辨》)，双花(《中药材手册》)，二花(《陕西中药志》)，金藤花(《河北药材》)，双苞花(《浙江民间草药》)，金花(《江苏省植物药材志》)，二宝花(《江苏验方草药选编》)等。

**【来源】** 为忍冬科植物忍冬 *Lonicera japonica* Thunb.的干燥花蕾或带初开的花。

**【产地】** 主要为栽培品，野生品亦有。其道地产区为山东省平邑县，河南省封丘县、延津县、密县，亦主产于湖南省隆回县、溆浦县，河北省巨鹿县，四川省南江县，贵州省安龙县、贞丰县，广西壮族自治区马山县、都江县、田阳县、凌云县、忻城县等地。建于河南省新乡市封丘县轩寨村，封丘县陈固乡东仲宫村、牛所村，山东省平邑县郑城镇，四川省成都市大邑县出江镇香桂村、出源村，河南省新乡市，江苏省连云港市东海县李埝乡李埝林场李林路，山东省平邑县流峪镇流峪村、三合二村、谭家庄村等地的金银花GAP种植基地已通过原国家食品药品监督管理总局验收。

**【采收加工】** 夏初花开放前采收，干燥。

**【性状特征】** 呈棒状，上粗下细，略弯曲，长2～3cm，上部直径约3mm，下部直径约1.5mm。表面黄白色或绿白色(贮久色渐深)，密被短柔毛。偶见叶状苞片。花萼绿色，先端5裂，裂片有毛，长约2mm。开放者花冠筒状，先端二唇形；雄蕊5，附于筒壁，黄色；雌蕊1，子房无毛。气清香，味淡、微苦。以花蕾初开、色黄白、肥大、气清香者为佳。

**【化学成分】** 金银花的主要成分是有机酸，还含有挥发油、黄酮、环烯醚萜苷、三萜皂苷、微量元素等。金银花的有机酸是其主要药理活性成分。《中华人民共和国药典》2015年版规定，本品药材按干燥品计算，含绿原酸($C_{16}H_{18}O_9$)不得少于1.5%，含木犀草苷($C_{21}H_{20}O_{11}$)不得少于0.050%。

**【药理毒理】**

**1. 抗病原微生物** 金银花醇提液和水提液生药量4μg体外均能增强细胞抗缺陷型腺病毒Ad-lacZ感染能力，且对细胞抗感染能力为金银花醇提液强于水提液及超声波水提液[1]。金银花水煎液1g/ml体外对金黄色葡萄球菌、白色葡萄球菌、甲型链球菌和乙型链球菌的抑菌环直径平均值分别为1.200、1.100、1.1300、0.940cm[2]。金银花乙醇提取液按7.5g/kg的剂量对甲型流感病毒致肺损伤小鼠模型灌胃，每天3次，连续3d，对小鼠肺损伤的肺指数抑制率达到17.51%，肺损伤范围明显缩小、程度减轻[3]。金银花水煎液1g/ml体外对金黄色葡萄球菌、大肠埃希菌、铜绿假单胞菌的抑菌环直径分别为20.54、16.22、11.31cm，最小抑菌浓度分别为0.0312、0.0312、0.125g/ml[4]。

**2. 解热抗炎** 金银花注射液1ml给白介素-1β(IL-1β)致发热新西兰兔模型静脉注射，可明显抑制兔结肠温度上升峰值，增加IL-1β作用下热敏神经元的放电频率，减少冷敏神经元的放电频率[5]。金银花水煎液按5、20g/kg的剂量对酵母致热大鼠模型灌胃，高剂量可降低大鼠体温，解热作用持续至药后2h[6]。金银花注射液1ml给白介素-1β(IL-1β)致发热新西兰兔模型静脉注射，可降低兔结肠温度上升峰值，明显减少兔视前区-下丘脑前部前列腺素受体$EP_3$的表达[7]。金银花水提液按生药量2.5、5、10g/kg对角叉菜胶致炎大鼠模型灌胃，连续5d，均能降低大鼠角叉菜胶炎性渗出液中前列腺素$E_2$含量，中、高剂量能抑制大鼠足肿胀，并降低大鼠炎性渗出液中组胺含量，高剂量可降低大鼠炎性渗出液中5-HT含量[8]。

**3. 对免疫功能的影响** 金银花水煎液按25g/kg的剂量对小鼠灌胃，连续7d，可提高小鼠腹腔巨噬细胞吞噬鸡红细胞百分率和吞噬指数[9]。金银花总黄酮按200、400、600mg/kg的剂量对猪血清致肝纤维化大鼠模型灌胃，连续12周，均可降低大鼠血清中丙氨酸氨基转移酶、门冬氨酸氨基转移酶及肝组织中HYP、MDA的含量，不同程度降低大鼠血清中透明质酸、层黏蛋白、Ⅳ型胶原、Ⅲ型前胶原的含量[10]。

**4. 抗氧化** 河南、山东和江苏三个不同产地的金银花水煎液体外清除超氧根负离子的$IC_{50}$分别为12.56、16.18、21.71mg/ml，清除HO·的$IC_{50}$分别为6.15、10.79、19.65mg/ml，清除$H_2O_2$的$IC_{50}$分别为4.42、6.25、15.84mg/ml[11]。金银花超声波水提液体外对HO·的清除率随浓度增加而升高，直接水煎液1：50(0.02g干花/ml)浓度时对羟基自由基的清除率达87.83%；二者1：5(0.2g干花/ml)，加入量不超过250μl时，对超氧根负离子的清除率随加入量的增加呈线性上升[12]。金银花75%乙醇提物体外清除1,1-二苯基-2-三硝基苯肼(DPPH)自由基的$IC_{50}$为195.75μg/ml[13]。金银花乙醇提取液体外清除DPPH自由基的$IE_{50}$为0.286mg/ml[14]。

**5. 保肝** 金银花乙醇提取物按2g/kg的剂量对二甲基亚硝胺致肝纤维化大鼠模型灌胃,连续14d,可抑制大鼠血清中升高的谷丙转氨酶(ALT)、谷草转氨酶(AST)、γ-谷氨酰转肽酶、碱性磷酸酶水平,并提高大鼠白蛋白和总蛋白的水平,降低肝组织中丙二醛(MDA)、谷胱甘肽过氧化物的含量,抑制肝细胞变性坏死,减轻肝组织内结缔组织增生[13]。金银花总黄酮按100、200、400mg/kg的剂量对卡介苗联合脂多糖致免疫性肝损伤小鼠模型灌胃,连续10d,均可降低小鼠血清中ALT、AST的含量和肝匀浆中MDA水平,升高其低下的超氧化物歧化酶水平,并降低小鼠肝脏TNF-α和NF-κB p65在肝脏中的强烈表达[15]。

**6. 降血糖、降血脂** 金银花提取物Ⅰ按1、2、4g/kg,提取物Ⅱ按4g/kg的剂量对脂肪乳剂致高脂血症大鼠模型灌胃,连续20d;对脂肪乳剂致高脂血症小鼠模型灌胃,连续30d;对蔗糖性高血糖小鼠模型灌胃,连续3d;对四氧嘧啶致糖尿病小鼠模型灌胃,连续10d;金银花提取物Ⅰ中,高剂量可使高脂血症小鼠、大鼠血清及肝组织甘油三酯水平降低;金银花提取物Ⅰ高剂量和提取物Ⅱ可降低蔗糖性高血糖小鼠血糖,金银花提取物Ⅰ和提取物Ⅱ均可降低四氧嘧啶糖尿病小鼠血糖[16]。

**7. 安全性评价** 密银花(河南密县金银花正品)水煎液、济银花(山东大邑县正品金银花)水煎液对小鼠灌胃给药后,小鼠活动渐少,约12h恢复,$LD_{50}$分别为81.19、72.95g/kg,均显示较小的毒性[17]。

**8. 体内过程** 金银花乙醇提取液按1g生药/ml,3ml/只,对大鼠灌胃测得绿原酸药代动力学参数如下:$t_{1/2}$为26.7、27.6min,$T_{max}$为30.6、30.1min[18]。

**【药性】** 甘,寒。归肺、心、胃经。

**【功能主治】** 清热解毒,疏散风热。用于痈疽疔疮,喉痹,丹毒,热血毒痢,风热感冒,温病发热。

**【临床应用】**

**1. 临床常用**

(1) 温热病,外感风热 金银花辛甘而寒,可用于温热病的各个阶段。温热病初起,邪在卫分,宜与荆芥、薄荷、牛蒡子等发散风热药同用,如《温病条辨》银翘散。本品除清热解毒之外,尚兼有清泻肺胃及凉血之功,亦常用以治疗外感风热之证。治气分热盛,壮热,烦渴,脉洪大者,可与石膏、知母等清热泻火药同用。治热入营血,高热神昏、斑疹吐衄等,常配伍生地黄、玄参等清热凉血药,如《温病条辨》清营汤。

(2) 热毒疮痈,咽痛,痢疾 金银花清热解毒之力颇佳,且又有消痈、利咽、治痢之效,为治疗热毒疮痈,咽喉肿痛要药,热毒泻痢亦可使用。治疮痈红肿热痛,单用有效,内服外敷均可;治痈疽疔毒,常与连翘、紫花地丁、黄连等配伍;治肠痈腹痛,常配以大黄、牡丹皮等;治热毒内盛之咽喉肿痛,多与射干、马勃等解毒利咽药同用;治风热外袭之咽喉肿痛,宜与薄荷、牛蒡子等疏风热、利咽喉之药同用。治热毒痢疾,可单用本品浓煎频服,亦可配伍清热燥湿、解毒止痢之黄连、白头翁等。

此外,以蒸馏法将本品制成金银花露尚能解暑热,主治暑热烦渴等症,与荷叶、西瓜翠衣、扁豆花等配伍,亦颇常用。

**2. 临床新用** 金银花可用于治疗流行性感冒[19]、疱疹性咽峡炎[20]、阑尾炎[21]、皮疹[22]、慢性肛周湿疹[23]、女性尖锐湿疣[24]、跖疣[25]、中重度痤疮[26]、急性脑梗死痰热腑实型便秘[27]、慢性阻塞性肺病[28]、支气管哮喘[29]、急性肾衰竭[30]。

**【用法用量】** 6~15g。

**【成药例证】**

**1. 银花芒果颗粒[《国家中成药标准汇编·内科肺系(二)分册》]** 药物组成:金银花、芒果叶、蒲公英、桔梗、百部、陈皮、甘草。

功能主治:疏风清热,止咳化痰。用于外感风热所致的咽痛,喉痒,咳嗽;上呼吸道感染、急性支气管炎见有上述症状者。

**2. 金防感冒颗粒[《国家中成药标准汇编·内科肺系(一)分册》]** 药物组成:金银花、防风、山楂、生姜、对乙酰氨基酚。

功能主治:发表解热,祛风散寒。用于风寒外感,恶寒无汗,发热头痛等症。

**3. 连翘败毒丸[《国家中成药标准汇编·外科妇**

科分册》）　药物组成：金银花、连翘、大黄、紫花地丁、蒲公英、栀子、白芷、黄芩、赤芍、浙贝母、桔梗、玄参、川木通、防风、白鲜皮、甘草、蝉蜕、天花粉、蜂蜜（炼）。

功能主治：清热解毒，消肿止痛。用于疮疖溃烂、灼热，胃寒发热，流脓流水，丹毒疮疹，疥癣痈疡。

**4. 抗骨髓炎片**［《卫生部药品标准中药成方制剂·第二十一册（中药保护）》］　药物组成：金银花、蒲公英、地丁、半枝莲、白头翁、白花蛇舌草。

功能主治：清热解毒，散瘀消肿。主治附骨疽，用于骨髓炎属热毒血瘀者。

**5. 阑尾消炎丸**（《卫生部药品标准中药成方制剂·第九册》）　药物组成：金银花、大青叶、败酱草、蒲公英、鸡血藤、川楝子、大黄、木香、冬瓜子（麸炒）、桃仁（去皮）、赤芍、黄芩。

功能主治：清热解毒，散瘀消肿。用于急慢性阑尾炎。

**【贮藏】**　置阴凉干燥处，防潮，防蛀。

**【参考文献】**　[1]李永梅，李莉，柏川，等.金银花的抗腺病毒作用研究[J].华西药学杂志，2001，16(5)：327-329.

[2]宋海英，邱世翠，王志强，等.金银花的体外抑菌作用研究[J].时珍国医国药，2003，14(5)：269.

[3]包信通，郭承军，王锋.金银花对流感小鼠肺损伤保护作用初探[J].时珍国医国药，2013，24(3)：583-584.

[4]陈寿妮.金银花提取液抑菌活性的研究[J].时珍国医国药，2014，25(3)：609-610.

[5]谢新华，董军，付咏梅，等.金银花解热作用及机制的实验研究[J].时珍国医国药，2007，18(9)：2071-2073.

[6]林丽美，王智民，王金华，等.金银花、连翘及银翘药对水煎剂的抗炎、解热作用研究[J].中国中药杂志，2008，33(4)：473-475.

[7]谢新华，蒋绍祖，邹晓琴，等.金银花对发热新西兰兔解热作用机制的研究[J].时珍国医国药，2009，20(3)：691-692.

[8]崔晓燕，王素霞，候永利.金银花提取物的抗炎机制研究[J].中国药房，2007，18(24)：1861-1863.

[9]梁忆红，才玉婷.金银花对小鼠腹腔巨噬细胞吞噬功能的影响[J].牡丹江医学院学报，2007，28(1)：69-70.

[10]丘志春，陈玉兴，周瑞玲.金银花总黄酮抗大鼠免疫性肝纤维化的实验研究[J].中药材，2010，33(6)：974-976.

[11]李会军，李萍，张重义，等.金银花类中药提取物清除自由基的作用[J].中国药科大学学报，2002，33(6)：496-498.

[12]陈晓麟，任彦荣.金银花水提取液抗氧化作用研究[J].时珍国医国药，2010，21(7)：1652-1653.

[13]藤杨，谭天，罗时旋，等.金银花醇提物的抗氧化及保肝作用[J].食品研究与开发，2014，35(24)：57-59.

[14] YUXUE WU, BEN LIU, YILING CHANG, *et al*. Optimization of Modified Supercritical $CO_2$ Extraction of Chlorogenic Acid from the Flower Buds of *Lonicera japonica* Thunb and Determination of Antioxidant Activity of the Extracts [J].Journal of Liquid Chromatography and Related Technologies, 2015,38(4):443-450.

[15]胡成穆，姜辉，刘洪峰，等.金银花总黄酮对小鼠免疫性肝损伤的保护作用[J].中药药理与临床，2007，23(5)：85-87.

[16]王强，陈东辉，邓文龙.金银花水取物对血脂与血糖的影响[J].中药药理与临床，2007，23(3)：40-42.

[17]雷志钧，周日宝，童巧珍，等.灰毡毛忍冬与正品金银花安全性比较[J].中成药，2006，28(5)：759-761.

[18]晏肃霜，梁小明.LC-MS法及微生物效应法研究金银花提取物抗菌成分在SD大鼠体内药代动力学[J].江西中医学院学报，2009，21(4)：60-61.

[19]林棉，缪英年，吴志光，等.羌银解热汤治疗流行性感冒124例[J].中医杂志，2009，50(S)：114-115.

[20]李慧竹，兰秀聪，郑桂爱.金银花软胶囊联合康复新液治疗疱疹性咽峡炎105例疗效观察[J].中医杂志，2012，53(9)：758-760.

[21]高原，孔棣.中西医结合非手术治疗阑尾炎性包块[J].中国实验方剂学杂志，2013，19(10)：315-317.

[22]张海霖，王国蓉，张仕碧，等.金银花液热湿敷防治放疗加西妥昔单抗致皮肤反应的效果观察[J].中华护理杂志，2010，45(4)：307-309.

[23]李俊，李亚玲，闻永，等.中西医治疗慢性肛周湿疹120例临床观察[J].中国皮肤性病学杂志，2013，27(9)：931-934.

[24]姚岚，余军，彭洁.中药与二氧化碳激光联合治疗女性尖锐湿疣[J].时珍国医国药，2013，24(5)：1190-1191.

[25]林少健，刘靖.板蓝根治疣汤加蒜头治疗跖疣疗效观察[J].时珍国医国药，2006，17(9)：1757.

[26]王亚斐，杨正生，刁慕戈，等.扶正消毒饮联合美满霉素治疗中重度痤疮疗效观察[J].中成药，2014，36(4)：883-884.

[27]肖蕾，王立新，崔祺，等.针药结合治疗急性脑梗死痰热腑实型便秘临床观察[J].中国针灸，2011，31(5)：400-404.

[28]董樑，夏敏文，龚益，等.莲花清瘟胶囊治疗慢性阻塞性肺疾病急性加重期的临床疗效和作用机制[J].中成药，2014，36(5)：926-929.

[29]林剑勇，蒙兰青，罗维贵，等.痰热清佐治支气管哮喘急性发作的疗效分析及机制探讨[J].中成药，2010，32(2)：184-186.

[30]张小兆.救肾汤治疗肾综合征出血热急性肾功能衰竭50例[J].中成药，2009，31(9)：1328-1330.

（王倩　吴清华　裴瑾）

## 407　金樱子

Jinyingzi

【异名】 刺榆子(《新修本草》),刺梨子(《开宝本草》),金罂子(《梦溪笔谈》),山石榴(《奇效良方》),糖莺子(《生草药性备要》),棠球、糖罐(《植物名实图考长编》),糖果(《分类草药性》),黄刺果(《中药形性经验鉴别法》),野石榴、糖橘子(《江苏植药志》),小石榴(《四川武隆药植图志》)。

【来源】 为蔷薇科植物金樱子 *Rosa laevigata* Michx.的干燥成熟果实。

【产地】 主要为栽培品。主产于陕西、安徽、江西、江苏、浙江等地。

【采收加工】 10～11月果实成熟变红时采收,干燥,除去毛刺。

【炮制】 **金樱子**　除去杂质,洗净,干燥。

**金樱子肉**　取净金樱子,略浸,润透,纵切两瓣,除去毛、核,干燥。

【性状特征】 **金樱子**　为花托发育而成的假果,呈倒卵形,长2～3.5cm,直径1～2cm。表面红黄色或红棕色,有突起的棕色小点,系毛刺脱落后的残基。顶端有盘状花萼残基,中央有黄色柱基,下部渐尖。质硬。切开后,花托壁厚1～2mm,内有多数坚硬的小瘦果,内壁及瘦果均有淡黄色绒毛。气微,味甘、微涩。以个大、色红黄、去净毛刺者为佳。

**金樱子肉**　呈倒卵形纵剖瓣。表面红黄色或红棕色,有突起的棕色小点。顶端有花萼残基,下部渐尖。花托壁厚1～2mm,内面淡黄色,残存淡黄色绒毛。气微,味甘、微涩。以个大、色红黄、去净毛刺者为佳。

【化学成分】 金樱子的主要成分是多糖,还有黄酮、三萜等。金樱子的多糖是其主要药理活性成分。《中华人民共和国药典》2015年版规定,本品药材及其饮片按干燥品计算,含金樱子多糖以无水葡萄($C_6H_{12}O_6$)计,不得少于25.0%。

【药理毒理】

**1. 增强免疫**　金樱子多糖按125、250、500mg/kg剂量给小鼠灌胃,均能提高小鼠巨噬细胞对血中刚果红的吞噬能力,增加鸡红细胞抗原致小鼠溶血素生成,恢复诱导的免疫功能低下小鼠的迟发型超敏反应,降低BCG/LPS致肝损伤小鼠血清ALT、AST转氨酶活性,逆转肝、脾指数[1]。

**2. 降血脂**　金樱子多糖按500mg/kg剂量给高胆固醇血症小鼠模型灌胃,连续7d,可降低小鼠甘油三酯和胆固醇含量[2]。

**3. 抗氧化**　金樱子总黄酮按0.12、0.48mg/ml剂量处理$H_2O_2$细胞氧化损伤模型,均能使细胞培养液中的SOD、CAT及GSH-Px活性均升高,Bcl-2蛋白表达水平均升高,Bax蛋白表达水平降低[3]。

**4. 抑菌**　金樱子多糖溶液按5、10、15、20mg/ml剂量配成培养基,均对大肠埃希菌、副伤寒杆菌、白葡萄球菌以及金黄色葡萄球菌有抑制作用,对酿酒酵母和放线菌也有较强的抑制作用[4]。

**5. 安全性评价**　金樱子多羟基色素按100、158、249.6、394.4、623.2、984.7mg/kg的剂量给小鼠腹腔注射给药,15min后小鼠表现为安静少动、松毛、闭眼、呼吸缓慢,有部分小鼠死亡,其$LD_{50}$为(519±105)mg/kg[5]。金樱子多羟基色素按100、500mg/kg的剂量给大白鼠皮下注射,连续1～2周,均可使大鼠质量增长减慢,脏器系数普遍增大;白细胞增多,红细胞减少,并出现白细胞分类变化[6]。

【药性】 酸、甘、涩,平。归肾、膀胱、大肠经。

【功能主治】 固精缩尿,固崩止带,涩肠止泻。用于遗精滑精,遗尿尿频,崩漏带下,久泻久痢。

【临床应用】 **临床常用**

(1)遗精滑精,遗尿尿频,带下量多　本品味酸涩,功专收敛固涩,入肾、膀胱经,善于固精、缩尿、止带。肾虚遗精滑精、遗尿尿频、带下过多,可单用本品熬膏服,如《明压指掌》金樱子膏;或与补肾固涩药同用,如《仁存堂经验方》水陆二仙丹,以之与芡实配伍。

(2)久泻,久痢　本品入大肠经,能泄肠止泻。治脾虚久泻、久痢,可单用浓煎服;或配伍涩肠止泻之品罂粟壳、石榴皮等;或配伍补脾泄肠之品,以标本兼顾,如《景岳全书》秘元煎,以之与党参、白术、芡实等同用。

【用法用量】 6～12g。

【成药例证】

**1. 首乌丸(《中华人民共和国药典》2015年版)**

药物组成:金樱子、制何首乌、熟地黄、酒牛膝、桑椹、酒女贞子、墨旱莲、桑叶(制)、黑芝麻、菟丝子(酒蒸)、补骨脂(盐炙)、豨莶草(制)、金银花(制)。

功能主治:补肝肾,强筋骨,乌须发。用于肝肾两虚,头晕目花,耳鸣,腰酸肢麻,须发早白;亦用于高脂血症。

**2. 益肾灵颗粒(《中华人民共和国药典》2015年版)**　药物组成:金樱子、枸杞子、女贞子、附子(制)、芡实(炒)、车前子(炒)、补骨脂(炒)、覆盆子、五味子、桑椹、沙苑子、韭菜子(炒)、淫羊藿。

功能主治:温阳补肾。用于肾气亏虚、阳气不足所致的阳痿、早泄、遗精或弱精症。

**3. 治带片(《卫生部药品标准中药成方制剂·第一册》)**　药物组成:金樱子、墓头回、苦参、知母(盐炒)、苍术(炒)。

功能主治:清利湿热,止带。用于湿热下注,赤带、白带、黄带。

**4. 水陆二味片(《卫生部药品标准中药成方制剂·第五册》)**　药物组成:金樱子肉、芡实。

功能主治:涩精,止带。用于肾虚,精关不固,男子滑精,妇女白带。

**5. 补肾强身胶囊(《卫生部药品标准中药成方制剂·第四册》)**　药物组成:淫羊藿、金樱子、菟丝子、女贞子(制)、狗脊(制)。

功能主治:补肾强身。用于腰酸足软,头晕耳鸣,眼花心悸,阳痿遗精。

**【贮藏】**　置通风干燥处,防蛀。

**【参考文献】**　[1]张庭延,聂刘旺,刘爱民,等.金樱子多糖的免疫活性研究[J].中国实验方剂学杂志,2005,11(40):55-58.

[2]张庭廷,聂刘旺,吴宝军,等.金樱子多糖的抑脂作用[J].中国公共卫生,2004,20(7):829-830.

[3]赵云涛,国兴明,李付振.金樱子多糖的抗氧化作用[J].生物学杂志,2003,20(2):23-24.

[4]张庭廷,潘继红,逸刘旺,等.金樱子多糖的抑菌和抗炎作用研究[J].生物学杂志,2005,22(2):41-42.

[5]庞慧民,朱玉琢,高久春.金樱子对小鼠的致突变作用[J].毒理学杂志,2006,20(5):345.

[6]孙兰,刘伟新,蔡一华,等.金樱子多羟基色素的毒性作用[J].江西医学院学报,1990,30(3):5-8.

(王黎　吴清华　裴瑾)

## 408　筋骨草

Jingucao

**【异名】**　白毛夏枯草(《西藏常用中草药》),轮花筋骨草(《高原中草药治疗手册》)。

**【来源】**　为唇形科植物筋骨草 *Ajuga decumbens* Thunb.的干燥全草。

**【产地】**　主要为野生品,栽培品亦有。主产于江西、湖南、四川、贵州和云南等地。

**【采收加工】**　春季花开时采收,除去泥沙,晒干。

**【炮制】**　除去杂质,洗净,切段,干燥。

**【性状特征】**　长10～35cm,根细小,暗黄色,地上部分灰黄色或黄绿色,密被白色柔毛。细茎丛生,质较柔韧,不易折断。叶对生,多皱缩、破碎,完整叶片展平后呈匙形或倒卵状披针形,长3～6cm,宽1.5～2.5cm,绿褐色,边缘有波状粗齿,叶柄具狭翅。轮伞花序腋生,小花二唇形,黄棕色。气微,味苦。以根细、色黄、质柔韧者为佳。

**【化学成分】**　筋骨草的主要成分是糖苷,还含有甾体、黄酮、萜等。筋骨草的糖苷是其主要药理活性成分。《中华人民共和国药典》2015年版规定,本品药材按干燥品计算,含乙酰哈巴苷($C_{17}H_{26}O_{11}$)不得少于0.40%。

**【药理毒理】**

**1. 抑菌**　筋骨草溶液含生药量按0.125、0.25、0.5mg/ml的剂量进行培养,均能抑制金黄色葡萄球菌、表皮葡萄球菌、肺炎克雷伯菌、大肠埃希菌和铜绿假单胞菌的生长[1]。

**2. 抗炎**　筋骨草醇洗液分别按6g/kg剂量给小鼠右耳涂二甲苯致炎模型和琼脂致小鼠肉芽肿模型灌胃,连续3d,筋骨草醇洗液可抑制小鼠耳廓肿胀及肉芽肿[2]。

**3. 抗肿瘤**　筋骨草提取物按50、100、200mg/kg剂量给小鼠乳腺癌细胞株4T1原位接种致乳腺癌自发转移模型灌胃,连续28d,均可依赖性抑制乳腺癌生长和肺转移,下调MMP-2和MMP-9的表达,上调TIMP-1和TIMP-2表达[3]。

**4. 抗肺纤维化**　筋骨草醇提物按3、6、12g/kg的剂量给气管内注入博莱霉素方法致小鼠肺纤维化模型灌胃,小鼠肺系数均降低;中、高剂量小鼠肺颜色略暗,触之弹性尚好,体积无明显缩小;高剂量肺泡炎和肺纤维化较轻[4]。

**5. 降血压**　筋骨草总二萜提取物按30mg/kg

的剂量给自发性高血压大鼠模型灌胃，给药2周，测得其血压降低[5]。

**6. 保护肾功能**　筋骨草总黄酮（TFA）按0.540、1.080、2.160g/kg的剂量给改良慢性血清病致系膜增生性肾小球肾炎（MsPGN）大鼠模型灌胃，连续6周，均可降低尿蛋白，减小系膜区面积占毛细血管丛面积的百分比，明显降低大鼠血清中NF-κB p65、TGF-β1的表达[6]。

**【药性】**　苦，寒。归肺经。

**【功能主治】**　清热解毒，凉血消肿。用于咽喉肿痛，肺热咯血，跌打肿痛。

**【临床应用】**　临床常用

（1）咽喉肿痛　本品具有凉血消肿的功效，对咽喉红肿疼痛，甚至有发热者，单用本品一两，煎服，即有良好的功效；单用筋骨草，水煎服，可治扁桃体炎，咽炎，喉炎。

（2）肺热咯血　本品苦，寒，归肺经，具有清热解毒的功效。与化痰止咳药如前胡、佛耳草、枇杷叶等配伍，可治肺热咳嗽，咯痰黄稠；配白茅根、冰糖可治肺热咯血。

**【用法用量】**　15～30g。外用适量，捣烂敷患处。

**【成药例证】**

**1. 筋骨草片（白毛夏枯草片）（《卫生部药品标准中药成方制剂·第七册》）**　药物组成：筋骨草。

功能主治：清热解毒，止咳，祛痰，平喘。用于急慢性支气管炎、肺脓肿。

**2. 筋骨草胶囊（《卫生部药品标准中药成方制剂·第七册》）**　药物组成：筋骨草。

功能主治：清热解毒，止咳，祛痰，平喘。用于急慢性支气管炎、肺脓肿。

**【贮藏】**　置阴凉干燥处。

**【参考文献】**

[1]张彪，曾富佳，张学愈.筋骨草抗感染作用研究[J].中华医院感染学杂志，2014，24(12)：2937-2939.

[2]陈芳，李孝栋，吴符火.筋骨草抗炎有效部位及其量效关系研究[J].福建中医学院学报，2009，19(6)：27-28.

[3]彭博，贺蓉，徐启，等.筋骨草提取物抑制乳腺癌转移与MMPs和TIMPs表达的关系研究[J].中国中药杂志，2011，36(24)：3511-3514.

[4]陈芳，吴符火.筋骨草醇提物抗小鼠实验性肺纤维化研究[J].福建中医药大学学报，2014，24(2)：38-41.

[5]王实强，王晓洪，许敏.筋骨草总二萜的降压实验研究[J].湖南中医药导报，1996，2(3)：28-29.

[6]彭卫华，南丽红，赖文芳，等.筋骨草总黄酮治疗系膜增生性肾小球肾炎大鼠肾组织NF-κB变化的实验研究[J].中华临床医师杂志，2013，7(23)：10752-10757.


（王黎　吴清华　裴瑾）

## 409　锦灯笼

Jindenglong

**【异名】**　酸浆实（《神农本草经》），挂金灯（《救荒本草》），红姑娘（《吉林中草药》）。

**【来源】**　为茄科植物酸浆 *Physalis alkekengi* L. var. *franchetii*（Mast.）Makino 的干燥宿萼或带果实的宿萼。

**【产地】**　主要为野生品，亦有栽培品。主产于吉林、河北、新疆、山东等地。

**【采收加工】**　秋季果实成熟、宿萼呈红色或橙红色时采收，干燥。

**【炮制】**　净制，拣去杂质，去柄即得。

**【性状特征】**　略呈灯笼状，多压扁，长3～4.5cm，宽2.5～4cm。表面橙红色或橙黄色，有5条明显的纵棱，棱间有网状的细脉纹。顶端渐尖，微5裂，基部略平截，中心凹陷有果梗。体轻，质柔韧，中空，或内有棕红色或橙红色果实。果实球形，多压扁，直径1～1.5cm，果皮皱缩，内含种子多数。气微，宿萼味苦，果实味甘、微酸。以色橙红、体轻、质柔韧、中空者为佳。

**【化学成分】**　锦灯笼的主要成分是甾体，还含有黄酮、氨基酸、生物碱等。锦灯笼的甾体是其主要药理活性成分。《中华人民共和国药典》2015年版规定，本品药材按干燥品计算，含木犀草苷（$C_{21}H_{20}O_{11}$）不得少于0.10%。

**【药理毒理】**

**1. 抗炎**　锦灯笼提取物按0.75、1.5g/kg的剂量给小鼠灌胃，均能减轻二甲苯致小鼠耳肿胀程度；相同剂量给蛋清所致大鼠足爪肿胀模型灌胃，均可抑制大鼠足肿胀，且呈一定的剂量关系[1]。

**2. 抗菌**　锦灯笼宿萼乙醇粗提物、精提物分别按50、100、200mg/ml剂量接种于营养琼脂和沙堡弱氏琼脂斜面，均对甲型链球菌、金黄色葡萄球菌、乙型链球菌、枯草芽孢杆菌、蜡样芽孢杆菌有抑制作用[2]。

**3. 利尿**　锦灯笼醇提取物按0.2、0.4、0.8g/kg的剂量给大鼠灌胃，均可增强大鼠肾脏排尿功能，可使大鼠尿量增加[3]。

**4. 降血糖**　锦灯笼的果实水提醇沉液、带果实的宿萼水提醇沉液及带果实的宿萼醇提液分别按0.75、1.5g/(kg·d)的剂量给诱发实验致糖尿病小鼠模型灌胃，连续10d，低剂量可抑制小鼠血糖升高，尤其是用果实水提醇沉液给药效果更好；锦灯笼果实水提醇沉液按0.3、0.75、1.5g/kg的剂量灌胃给四氧嘧啶致小鼠糖尿病模型灌胃，连续10d，中、高剂量可降低血糖[4]。

**【药性】**　苦，寒。归肺经。

**【功能主治】**　清热解毒，利咽化痰，利尿通淋。用于咽痛音哑，痰热咳嗽，小便不利，热淋涩痛；外治天疱疮，湿疹。

**【临床应用】　临床常用**

咽喉不利　本品苦，寒，具有清热解毒，利咽化痰，利尿通淋的功效，单品研末，可治疗热咳咽痛。

**【用法用量】**　5～9g。外用适量，捣敷患处。

**【成药例证】**

**1. 橘红化痰丸(《中华人民共和国药典》2015年版)**　药物组成：锦灯笼、化橘红、川贝母、苦杏仁(炒)、罂粟壳、五味子、白矾、甘草。

功能主治：敛肺化痰，止咳平喘。用于肺气不敛，痰浊内阻，咳嗽，咯痰，喘促，胸膈满闷。

**2. 橘红化痰片(《新药转正标准32》)**　药物组成：锦灯笼、化橘红、川贝母、苦杏仁、罂粟壳、白矾、五味子、甘草。

功能主治：滋阴清热，敛肺止咳，化痰平喘。用于肺肾阴虚，咳嗽，咯痰，喘促，胸膈满闷。

**【贮藏】**　置通风干燥处，防蛀。

**【参考文献】**
[1]吕春平，王宏芳，李静，等.锦灯笼抗炎作用实验研究[J].现代预防医学，2007，34(12)：2213-2214.

[2]甄清，李静，李勇，等.锦灯笼宿萼提取物体外抗菌作用研究[J].天然产物研究与开发，2006，18(2)：273-274.

[3]武蕾蕾，才玉婷，常乐.锦灯笼醇提取物对大鼠的利尿作用研究[J].牡丹江医学院学报，2012，33(2)：5-6.

[4]王和平，徐美术，孙亮，等.锦灯笼降血糖作用的实验研究[J].中医药信息，2004，21(1)：53-54.

(王黎　吴清华　裴瑾)

## 410　京大戟

jingdaji

**【异名】**　下马仙(《本草纲目》)。

**【来源】**　为大戟科植物大戟 *Euphorbia pekinensis* Rupr.的干燥根。

**【产地】**　主要为野生品，栽培品亦有。分布于全国(除台湾、云南、西藏和新疆)，北方尤为普遍，朝鲜和日本亦有分布。主产于江苏、四川、江西、广西等地。

**【采收加工】**　秋季地上部分枯萎后至早春萌芽前。

**【炮制】　京大戟**　除去杂质，洗净，润透，切厚片，干燥。

**醋京大戟**　取净京大戟，照醋煮法，煮至醋吸尽。每100kg京大戟，用醋30kg。

**【性状特征】**　呈不整齐的长圆锥形，略弯曲，常有分枝，长10～20cm，直径1.5～4cm。表面灰棕色或棕褐色，粗糙，有纵皱纹、横向皮孔样突起及支根痕。顶端略膨大，有多数茎基及芽痕。质坚硬，不易折断，断面类白色或淡黄色，纤维性。气微，味微苦涩。以根条均匀、肥嫩、质软无须者为佳。

**【化学成分】**　京大戟的主要成分是二萜，还含有黄酮、三萜、生物碱、有机酸、鞣质、树脂胶等。京大戟的二萜是其主要的药理活性成分。

**【药理毒理】**

**1. 利尿**　京大戟水提液、京大戟粉末分别按0.3、0.6g/kg的剂量给小鼠灌胃，京大戟粉末可使小鼠第1h内尿量增加，而京大戟水提液低剂量可使小鼠第4h内尿量增加[1]。

**2. 抗炎**　京大戟石油醚提取液按50、100、250mg/kg的剂量给大鼠、小鼠角叉菜胶致足水肿模型腹腔注射灌胃，均能使大鼠水肿度减轻，高剂量使小鼠白细胞总数增加而渗出液体积减少[2]。

**3. 抗肿瘤**　京大戟注射液按1.053、1.554、2.105g/kg的剂量给L615白血病小鼠肌内注射，7d后，均可使小鼠的生存期延长，可抑制L615白血病小鼠细胞的DNA合成，中剂量的生命延长率最高，为71.42%[3]。

**4. 安全性评价**　京大戟水提物、京大戟醇提物按0.04ml/g的剂量给小鼠灌胃京大戟醇提物存在一定的急性毒性。测得单次灌胃给药对小鼠的 $LD_{50}$ 为36.91g/kg,95%的可信区间为33.80～40.31g/kg。给药30min后小鼠出现中毒现象:精神萎靡、活动量减少、对外界的敏感性减弱、缓慢抽搐、呼吸急促、步态异常、身体发抖、厌食等,随后正位反射消失、闭眼,直到死亡。对死亡小鼠及时尸检,十二指肠至空肠肿胀,疑似有出血[4]。京大戟水提物、京大戟醇提物按0.1ml/g的剂量滴于家兔眼内,按1.0ml/g的剂量涂于家兔背部脊柱两侧,京大戟水提物具有轻度刺激性,对家兔破损皮肤具有中度刺激性,可见中度红斑和轻微水肿;京大戟醇提物具有强烈刺激性,对家兔破损皮肤具有强度刺激性,可见重度红斑、焦痂形成和中度水肿[4]。

**【药性】** 苦,寒;有毒。归肺、脾、肾经。

**【功能主治】** 泻水逐饮,消肿散结。用于水肿胀满,胸腹积水,痰饮积聚,气逆咳喘,二便不利,痈肿疮毒,瘰疬痰核。

**【临床应用】 临床常用**

(1)水肿、鼓胀、胸胁停饮　本品泻水逐饮作用类似甘遂而稍逊,偏行脏腑之水湿,多治水肿,鼓胀,正气未衰者。《活法机要》治水肿腹水,用大戟与大枣同煮,去大戟不用,食枣。又如《伤寒论》十枣汤、《景岳全书》舟车丸等方,均与甘遂、芫花等逐水药同用,以治上述病证。

(2)痈肿疮毒,瘰疬痰核　本品能消肿散结,内服外用均可。治热毒痈肿疮毒,可鲜用捣烂外敷;治颈项间痈疽,配当归、白术、生半夏为丸服(《本草汇言》);治痰火凝聚的瘰疬痰核,可用大戟与鸡蛋同煮,食鸡蛋(内蒙古《中草药新医疗法资料》)。

**【用法用量】** 1.5～3g。入丸散服,每次1g;内服醋制用。外用适量,生用。

**【成药例证】** **十枣丸(《卫生部药品标准中药成方制剂·第七册》)**　药物组成:京大戟、甘遂(制)、芫花(制)、大枣(墨枣)。

功能主治:攻逐水饮。用于水饮积滞,腹水肿胀,胁下疼痛,喘逆气急。

**【注意事项】**

1. 孕妇禁用。
2. 不宜与甘草同用。
3. 京大戟具有较强的毒性,尤其表现为心脏毒性。表现为剧烈的腹泻、腹痛和便血,继而累及中枢神经系统,引起眩晕、昏迷、痉挛、瞳孔放大等。京大戟毒性的大小与炮制密切相关。京大戟经醋制后毒性降低,药性缓和。

**【贮藏】** 置干燥处,防蛀。

**【参考文献】**
[1]许瑞,陶伟伟,段金廒,等.基于对小鼠利尿与泻下作用探讨京大戟与甘草配伍禁忌的理论依据[J].中草药,2014,45(14):2056-2059.

[2]左风(译).大戟提取物的抗炎作用[J].国外医学中医中药分册,1998,20(3):39-41.

[3]尚溪瀛,文成英,刘丽波.大戟注射液对L615白血病小鼠体内药物实验及DNA含量的检测[J].中医药学报,2000,(2):67-69.

[4]李兴华,钟丽娟,王晶晶.京大戟与红大戟的急性毒性和刺激性比较研究[J].中国药房,2013,24(3):208-209.

(吴清华　裴瑾)

## 411　荆芥(荆芥炭)

Jingjie (Jingjietan)

**【异名】** 假苏、鼠蓂(《神农本草经》),姜苏(《吴普本草》),稳齿菜(《滇南本草》),四棱杆蒿(《中药志》)。

**【来源】** 为唇形科植物荆芥 *Schizonepeta tenuifolia* Briq.的干燥地上部分。

**【产地】** 主要为栽培品,野生品亦有。主产于新疆、甘肃、陕西、四川及云南等地;自中南欧经阿富汗,向东一直分布到日本,在美洲及非洲南部亦有野生。建于河北省唐山市玉田县大杨铺村、小杨铺村、中君铺村、斯家铺村、东六村、六里村、三村、十一村、刘现庄村、邢庄村、大和平村、孔雀店村、高马头村、张家选村、板桥选村、小套村等地的荆芥GAP基地已通过原国家食品药品监督管理总局验收。

**【采收加工】** 夏、秋二季花开到顶、穗绿时采割,除去杂质,晒干。

**【炮制】** **荆芥**　净制。

**荆芥段**　除去杂质,喷淋清水,洗净,润透,于50℃烘1h,切段,干燥。

**荆芥炭**　取荆芥段,照炒炭法,炒至表面焦黑色,内部焦黄色,喷淋清水少许,熄灭火星,取出,晾干。

**【性状特征】** **荆芥**　茎呈方柱形,上部有分枝,长50～80cm,直径0.2～0.4cm。表面淡黄绿色或淡紫红色，被短柔毛；体轻，质脆，断面类白色。叶对生，多已脱落，叶片3～5羽状分裂，裂片细长。穗状轮伞花序顶生，长2～9cm，直径约0.7cm。花冠多脱落，宿萼钟状，先端5齿裂，淡棕色或黄绿色，被短柔毛；小坚果棕黑色。气芳香，味微涩而辛凉。以色绿，茎细，香味浓为佳。

饮片呈不规则的段。茎呈方柱形，表面淡黄绿色或淡紫红色，被短柔毛。切面类白色。叶多已脱落。穗状轮伞花序。气芳香，味微涩而辛凉。

**荆芥炭**　呈不规则的段，长5mm。全体黑褐色。茎方柱形，体轻，质脆，断面焦褐色。叶对生，多已脱落。花冠多脱落，宿萼钟状。略具焦香气，味苦而辛。以色黑褐，茎细，香味浓为佳。

**【化学成分】**　荆芥和荆芥炭的主要成分是挥发油，还含有单萜苷、黄酮、有机酸、三萜、甾体等。荆芥和荆芥炭的挥发油是其主要药理活性成分。《中华人民共和国药典》2015年版规定，荆芥药材按干燥品计算，含胡薄荷酮($C_{10}H_{16}O$)不得少于0.020%，含挥发油不得少于0.60%(ml/g)；荆芥饮片含挥发油不得少于0.30%(ml/g)。胡薄荷酮($C_{10}H_{16}O$)不得少于0.020%。

**【药理毒理】**

**1. 发汗**　荆芥内酯类提取物按2、4、8mg/kg的剂量给大鼠腹腔注射给药，可提高大鼠汗腺腺泡上皮细胞的空泡发生率、数密度和面密度，显著降低全血比黏度和红细胞的聚集性[1]。

**2. 解热**　荆芥水煎液按4.4g/kg的剂量给伤寒、副伤寒甲菌苗破伤风类毒素致家兔发热模型肌内注射，可对抗家兔发热，可使家兔体温降低[2,3]。

**3. 抗炎**　荆芥挥发油(其中，薄荷酮和胡薄荷酮的相对含量分别为71.05%和12.44%)分别按0.2、0.5ml/kg的剂量给角叉菜胶和蛋清致足肿胀大鼠模型，二甲苯致小鼠耳肿胀、角叉菜胶致小鼠足肿胀、醋酸致小鼠腹腔毛细血管通透性增加模型灌胃，均可抑制大鼠足肿胀，及小鼠耳肿胀、足肿胀、醋酸致小鼠腹腔毛细血管通透性增加[4,5]。

**4. 镇痛**　荆芥酯类提取物按5.00、7.00、9.75mg/kg的剂量给腹腔注射0.6%HAc溶液致小鼠扭体反应模型灌胃，给药30min后，均可减少小鼠的扭体反应次数，延长小鼠疼痛反应的潜伏期[6]。

**5. 止血**　荆芥提取物、荆芥炭提取物溶液分别按5g/kg的剂量给小鼠灌胃，均可缩短凝血时间，荆芥提取物可使凝血时间缩短30%，而荆芥炭提取物则使出血时间和凝血时间分别缩短72.6%和77.7%[7,8]。

**6. 对气管平滑肌**　荆芥挥发油按0.5ml/kg的剂量给豚鼠灌胃给药，按0.25ml/kg给豚鼠腹腔注射给药，均能直接松弛豚鼠气管平滑肌，最低有效浓度(*MIC*)为0.01mg/ml；相同剂量对抗组胺、乙酰胆碱致气管平滑肌收缩豚鼠模型灌胃，可延长豚鼠引喘潜伏期，并减少发生抽搐的豚鼠动物数[3]。

**7. 抗病原微生物**　荆芥醇提物按1.7、5、10mg/kg的剂量给小鼠灌胃，连续6d，中、高剂量可延长小鼠的存活天数，降低感染小鼠的死亡率及感染小鼠的肺指数值[9,10]。

**8. 抗肿瘤**　荆芥挥发油按0.125、0.25、0.5、1、2、4、8、16mg/ml的剂量体外添加培养A549肺癌细胞，分别作用24、48、72h，大于或等于4mg/ml以上剂量对A549具有较高的抑瘤率，最低可达91.2%，最低抑瘤浓度为1mg/ml，抑瘤率为43.3%；被杀伤的细胞体积萎缩、细胞膜皱缩、成活细胞数稀疏、数量明显降低；0.25～1mg/ml剂量作用72h，对A549细胞凋亡具有诱导作用[11]。

**9. 安全性评价**　荆芥煎剂小鼠腹腔注射给药，$LD_{50}$为(39800±1161.2)mg/kg，荆芥炭提取物家兔口服$LD_{50}$为(2.652±0.286)g/kg，腹腔注射$LD_{50}$为(1.945±0.072)g/kg；荆芥挥发油小鼠灌胃$LD_{50}$为1.22ml/kg，荆芥挥发油给家兔0.15ml/kg灌胃，连续20d，对主要器官均未见明显毒性反应[1,2]。

**【药性】**　**荆芥**　辛，微温。归肺、肝经。

**荆芥炭**　辛、涩，微温。归肺、肝经。

**【功能主治】**　**荆芥**　解表散风，透疹，消疮。用于感冒，头痛，麻疹，风疹，疮疡初起。

**荆芥炭**　收敛止血。用于便血，崩漏，产后血晕。

**【临床应用】**　**临床常用**

(1) 外感表证　本品药性平和，治外感表证，无论风寒、风热或寒热明显者，均可广泛使用。治风寒表证，恶寒发热、头痛无汗者，常与发散风寒药配伍，如《摄生众妙方》荆防败毒散，其与防风、羌活等药同用；治风热表证，发热头痛者，多与疏散风热药配伍，如《温病条辨》银翘散，其与银花、连翘、薄荷等药同用。

(2) 皮肤瘙痒，麻疹不透 本品辛香透散，有祛风止痒之功，可用治风邪外束，皮肤瘙痒症，常与其他祛风止痒之品配伍，如《医宗全鉴》消风散，其与蝉蜕、防风等药同用；亦可单味用，研末撒涂并揉搓患处。治表邪外束，麻疹难于透发者，本品又能宣透疹毒，可直接促进疹点外透；其祛风解表之效，亦有助于透疹。因麻疹为“内蕴热毒，外感天行”所致，故应与升麻、紫草等清热解毒、凉血透疹之品同用。

(3) 出血证 本品炒炭有止血之功，可用于吐血、衄血、便血、崩漏等多种出血证。但宜辨证型的寒热虚实，作相应配伍，以标本兼治，增强止血之效。如治血热妄行之吐血、衄血常与地黄、白茅根等凉血止血药配伍；治血热便血、痔血，常与地榆、槐花等凉血止血药同用；治妇女崩漏下血，常与茜草、贯众等固崩止血药同用。治虚寒性出血，则宜与艾叶、炮姜等温经止血药同用。

此外，本品还常用于风邪上扰清窍诸证，可收清头目、利咽喉之效。治风邪所致的头昏、头痛、目赤多泪、咽喉痒痛，不论风寒、风热均宜使用。治头昏头痛，宜与蔓荆子、防风等祛风止痛药同用；治目赤多泪，多与菊花、桑叶等祛风、清热明目药同用；治咽喉痒痛，则多与蝉蜕、薄荷、牛蒡子等祛风宣肺、清热利咽药同用。本品既祛风解表，透散邪气，又“通利血脉”(《药性论》)，以宣通壅结而促使疮肿消散，故亦用于疮肿初起而有表证者。

**【用法用量】** 5～10g。

**【成药例证】**

**1. 止嗽片[《国家中成药标准汇编·内科肺系(二)分册》]** 药物组成：荆芥、紫菀(制)、白前、甘草、百部(制)、桔梗、陈皮。

功能主治：疏风解表，止咳化痰。用于感冒引起的咳嗽，咯痰不爽等。

**2. 止嗽片[《国家中成药标准汇编·内科肺系(二)分册》]** 药物组成：荆芥、紫菀、白前、桔梗、百部、陈皮、甘草。

功能主治：疏风解表，止咳化痰。用于感冒引起的咳嗽，咯痰不爽等。

**3. 银翘片[《国家中成药标准汇编·内科肺系(一)分册》]** 药物组成：荆芥、金银花、连翘、薄荷、淡豆豉、牛蒡子、桔梗、淡竹叶、芦根、甘草。

功能主治：辛凉解表，清热解毒。用于风热感冒，发热头痛，咳嗽口干，咽喉疼痛。

**4. 川芎茶调丸(《中华人民共和国药典》2015年版)** 药物组成：荆芥、川芎、白芷、羌活、细辛、防风、薄荷、甘草。

功能主治：疏风止痛。用于外感风邪所致的头痛，或有恶寒、发热、鼻塞。

**5. 清热镇咳糖浆(《卫生部药品标准中药成方制剂·第二册》)** 药物组成：荆芥、葶苈子、矮地茶、鱼腥草、知母、前胡、板栗壳、浮海石。

功能主治：镇咳祛痰。用于感冒咽炎，肺热咳嗽。

**【贮藏】** 置阴凉干燥处。

**【参考文献】** [1]卢金福，张丽，冯有龙，等.荆芥内脂类提取物对大鼠足跖汗腺及血液流变学的影响[J].中国药科大学学报，2002，33(6)：502-504.

[2]李淑蓉，唐光菊.荆芥与防风的药理作用研究[J].中药材，1989，1(6)：137-138.

[3]卞如濂，杨秋火，任熙云，等.荆芥油的药理研究[J].浙江医科大学学报，1981，10(5)：219-223.

[4]曾南，沈映君，刘旭东，等.荆芥挥发油抗炎作用研究[J].中药药理与临床，1998，14(6)：24-26.

[5] Miceli N, Taviano MF, Giuggrida D, *et al*. Anti-Inflammatory Activity of Extract and Fractions from Nepeta Sibthorpii Bentham[J].J Ethnopharmacol，2005，97(2)：261-266.

[6]祁乃容，卢金福，冯有龙，等.荆芥酯类提取物对小鼠的镇痛作用[J].南京中医药大学学报，2004，20(4)：229-230.

[7]丁安伟，吴皓，孔令东，等.荆芥炭提取物止血机理的研究[J].中国中药杂志，1993，18(9)：598-600.

[8]丁安伟，吴军，黄雪梅，等.荆芥炭止血作用研究(I)——荆芥炭及其提取物止血量效关系的研究[J].中国医药学报，1988，3(6)：20-21.

[9]徐立，朱萱萱，冯有龙，等.荆芥醇提物抗病毒作用的实验研究[J].中医药研究，2000，16(5)：45-46.

[10] Milica GL, Milosa S, Jeljna V. Antifungalna aktivnost etarskogulja[J].J Serbian Chen Soc，2008，73(10)：961-965.

[11]臧林泉，胡枫，韦敏，等.荆芥挥发油抗肿瘤作用的研究[J].广西中医药，2006，29(4)：60-62.

(王黎 吴清华 裴瑾)

## 412　荆芥穗(荆芥穗炭)

Jingjiesui(Jingjiesuitan)

**【来源】**　为唇形科植物荆芥 *Schizonepeta tenuisfolia* Briq.的干燥花穗。

**【产地】**　主要为栽培品，野生品亦有。主产于河北安国、易县、唐县、承德，江苏江都、扬州、泰兴，浙江，江西吉安、吉水，湖北、湖南等地。建于河北省玉田县唐自头镇、玉田镇、郭家屯乡、彩亭桥镇、林南仓镇、林头屯乡的种源荆芥GAP种植基地已通过原国家食品药品监督管理总局验收。

**【采收加工】**　夏、秋二季花开到顶、穗绿时采摘，除去杂质，晒干。

**【炮制】**　**荆芥穗**　净制。

**荆芥穗炭**　取荆芥穗段，照炒炭法，炒至表面黑褐色，内部焦黄色，喷淋清水少许，熄灭火星，取出，晾干。

**【性状特征】**　**荆芥穗**　穗状轮伞花序呈圆柱形，长3～15cm，直径约7mm。花冠多脱落，宿萼黄绿色，钟形，质脆易碎，内有棕黑色小坚果。气芳香，味微涩而辛凉。以色黄绿、气芳香、味微涩而辛凉者为佳。

**荆芥穗炭**　为不规则的段，长约15mm。表面黑褐色。花冠多脱落，宿萼钟状，先端5齿裂，黑褐色。小坚果棕黑色。具焦香气，味苦而辛。

**【化学成分】**　荆芥穗的主要成分是挥发油、黄酮，还含有萜、有机酸等。荆芥穗的挥发油、黄酮是其主要药理活性成分。《中华人民共和国药典》2015年版规定，本品药材含挥发油不得少于0.40%(ml/g)；本品药材按干燥品计算，含胡薄荷酮($C_{10}H_{15}O$)不得少于0.080%。

**【药理毒理】**

**1. 抗病毒**　荆芥穗水提取物、荆芥穗总提取物按1、2、4g/kg，荆芥油按10、20、40mg/kg给病毒尿囊液滴鼻致甲型流感病毒小鼠模型灌胃，连续5d，水提取物高剂量，荆芥油中、高剂量，荆芥穗总提取物组可增加小鼠的存活天数，提高保护率；可明显抑制甲型流感病毒小鼠的肺指数值，抑制率分别为23.51%、21.26%、26.91%、24.18%、24.24%、27.83%[1]。

**2. 止血**　荆芥穗炭品、荆芥穗炭品鞣质、荆芥穗炭品乙酸乙酯按3g/kg灌胃大鼠，连续10d，荆芥穗炭品及荆芥穗炭品鞣质均能缩短大鼠凝血酶原时间，(PT)活化部分凝血活酶时间(APTT)、凝血酶时间(TT)，同时均能提高血浆中纤维蛋白原(FIB)的含量；荆芥穗炭品乙酸乙酯能缩短大鼠APTT[2]。

**【药性】**　辛，微温。归肺、肝经。

**【功能主治】**　解表散风，透疹，消疮。用于感冒，头痛，麻疹，风疹，疮疡初起。

**【临床应用】**　**临床常用**

(1) 风寒、风热表证　本品味辛，微温，入肺经，有解表散风之功效，可上清头目诸风，止头痛，明目。治疗风寒感冒，恶寒发热、头身疼痛等症，可与防风、羌活等祛风解表药配伍；治疗风热表证之咽喉肿痛配伍桔梗、甘草，如《太平惠民和剂局方》荆芥汤。

(2) 麻疹，疮疡　本品辛散之功能助麻疹透发，常与蝉蜕、牛蒡子等药物配伍，以增强祛风透疹之效；治疗疮疡初起而有表证者，可与防风、金银花、连翘等药物配伍。

**【用法用量】**　5～10g。

**【成药例证】**

**1. 感冒清热颗粒(《中华人民共和国药典》2015年版)**　药物组成：荆芥穗、薄荷、防风、柴胡、紫苏叶、葛根、桔梗、苦杏仁、白芷、苦地丁、芦根。

功能主治：疏风散寒，解表清热。用于风寒感冒，头痛发热，恶寒身痛，鼻流清涕，咳嗽咽干。

**2. 防风通圣丸(《中华人民共和国药典》2015年版)**　药物组成：防风、荆芥穗、薄荷、麻黄、大黄、芒硝、栀子、滑石、桔梗、石膏、川芎、当归、白芍、黄芩、连翘、甘草、白术(炒)。

功能主治：解表通里，清热解毒。用于外寒内热，表里俱实，恶寒壮热，头痛咽干，小便短赤，大便秘结，瘰疬初起，风疹湿疮。

**3. 清眩丸(《中华人民共和国药典》2015年版)**　药物组成：川芎、白芷、薄荷、荆芥穗、石膏。

功能主治：散风清热。用于风热头晕目眩，偏正头痛，鼻塞牙痛。

**4. 解热感冒片(《卫生部药品标准中药成方制剂·第二册》)**　药物组成：荆芥穗、防风、白芷、柴胡、葛根、薄荷、蒲公英、板蓝根、苦地丁、黄芩、芦根、玄参、苦杏仁、甘草。

功能主治：清热解表。用于外感风寒引起的头痛，鼻塞流涕，发热怕冷，咳嗽音哑，咽喉干痛。

**5. 搜风理肺丸(《卫生部药品标准中药成方制剂·第三册》)** 药物组成：荆芥穗、紫苏梗、薄荷、前胡、陈皮、苦杏仁(去皮炒)、桔梗、枳壳(去瓤麸炒)、旋覆花、竹茹、法半夏、瓜蒌子(蜜炙)、黄芩、甘草。

功能主治：清热解表，宣肺止咳。用于外感风寒，肺失宣降引起的发热恶寒，头痛无汗，四肢酸软，鼻塞流涕，咳嗽痰多，胸闷喘急。

**【贮藏】** 置阴凉干燥处。

**【参考文献】** [1]倪文澎，朱萱萱，张宗华.荆芥穗提取物对甲型流感病毒感染小鼠的保护作用[J].中医药学刊，2004，22(6)：1151-1152.

[2]曹琳琳，李娴，张丽.荆芥穗炭及其有效部位对大鼠凝血系统影响的实验研究[J].中成药，2010，32(4)：611-613.

（陈翠平　吴清华　裴瑾）

## 413　景天三七

Jingtiansanqi

**【异名】** 费菜(《救荒本草》)，土三七(《植物名实图考》)，把仙草(《南京民间药草》)，血山草(《山西中药志》)，吐血草(《中草药手册》)，见血散、活血丹(《浙江民间常用草药》)，墙头三七、养心草(《浙江药用植物志》)，马三七、白三七、胡椒七、晒不干(《湖南药物志》)。

**【来源】** 为景天科植物费菜 *Sedum aizoon* L.的干燥全草。

**【产地】** 主要为野生品，栽培品亦有。分布于我国东北、华中、华南等大部分地区，主产于四川、湖北、江西、浙江、山东等地。

**【采收加工】** 夏、秋二季采挖，除去泥沙，晒干。

**【炮制】** 除去杂质，切段。

**【性状特征】** 根茎短小，略呈块状，表面灰棕色；根数条，粗细不等，质硬，断面呈暗棕色或类灰白色。茎圆柱形，长15～40cm，直径2～5mm；表面暗棕色或紫棕色，有纵棱；质脆，易折断，断面常中空。叶互生或近对生，几无柄；叶片皱缩，展平后呈长披针形至倒披针形或匙形至倒卵形，长3～8cm，宽1～2cm；灰绿色或棕褐色，先端渐尖，基部楔形，边缘上部有锯齿，下部全缘。聚伞花序顶生，花黄色至橘黄色。气微，味微涩。以根茎叶花具全，味微涩者为佳。

**【化学成分】** 景天三七的主要成分是黄酮、酚，还含有氨基酸、萜类、甾体、皂苷、生物碱等。景天三七的黄酮、酚是其主要药理活性成分。

**【药理毒理】**

**1. 止血** 景天三七生药按2mg/kg给阿司匹林致血小板数量、聚集功能降低大鼠灌胃，连续7d，可升高大鼠血小板数量、聚集功能，使凝血酶时间TT缩短、活化部分凝血酶时间APTT缩短[1]。

**2. 镇静** 景天三七醇提液、水提液按8.47、16.94、33.88g/kg给小鼠灌胃，均减少小鼠自主活动数、增加小鼠入睡只数，醇提液均可延长小鼠睡眠时间[2]。

**3. 抗菌** 景天三七醇提取物体外对表皮葡萄球菌、金黄色葡萄球菌、微球菌、痢疾志贺菌及铜绿假单胞菌的*MIC*为0.125g/ml，对乙型副伤寒沙门菌、大肠埃希菌及奇异变形杆菌的*MIC*为0.25g/ml[3]。费菜同上多酚对金黄色葡萄球菌、巨大芽孢杆菌、藤黄八叠球菌、大肠埃希菌、白色葡萄球菌等8种菌有较强的抑制作用，金黄色葡萄球菌对其最为敏感，其*MIC*和*MBC*分别为6.25、25mg/ml[4]。

**4. 抗氧化** 景天三七清除DPPH·的$IC_{50}$为0.057mg/ml，呈浓度依赖性；对多不饱和脂肪酸过氧化体系的抑制$IC_{50}$为1.06mg/ml，且作用较维生素C强[5]。将费菜馏出液、原汁液均配成浓度2%喂养鲤鱼，处理后3d和7d时均可使鲤鱼SOD酶活性升高，MDA含量降低，处理3d原汁液组可使鲤鱼POD酶活性升高[6]。

**5. 抗肿瘤** 景天三七提取液63.6mg/ml对Ec-109食管癌细胞有网面内质网消失，核糖体减少，线粒体呈空泡状，大部分嵴消失等杀伤作用，且随作用时间延长而增强[7]。费菜总黄酮50、100、200μg/ml对人体肝癌细胞的抑制率分别为11.15%、41.96%、52.04%，抑制作用随浓度的升高而增大[8]。

**6. 调节血脂** 景天三七总黄酮按25、125、250mg/kg给高脂小鼠模型灌胃，连续28d，均可使小鼠体重增长缓慢，肝指数和脂肪系数降低，血清中TC、TG水平降低，HDL-C水平升高[8]。

**7. 保护胃黏膜**　景天三七水提醇沉部位按0.326、0.96g/kg,水提部位按0.61、1.83g/kg,石油醚部位按0.05、0.15g/kg给吲哚美辛致胃溃疡小鼠模型灌胃,连续10d,均可改善小鼠胃黏膜出现广泛出血带及少量点状出血点的现象,减少小鼠胃黏膜损伤[9]。

**8. 安全性评价**　景天三七总生物碱灌胃小鼠的$LD_{50}$为(84.74±7.35)mg/kg,50mg/kg灌胃小鼠给药后15min出现精神沉郁,俯卧不动,收腹,腹式呼吸,20min至数小时内死亡,临死前蹦跳,尖叫。土三七总生物碱50mg/kg灌胃小鼠,隔日1次,连续4周,出现部分肝窦扩张、淤血和出血,部分肝窦极度扩张;肝细胞水样变性,灶性坏死或萎缩消失;中央静脉扩张,管壁水肿,纤维组织增生,伴少许慢性炎症细胞浸润;或管壁玻璃样变,小叶静脉管腔鼻塞;门管区少量慢性炎症细胞浸润等肝小静脉闭塞病(VOD)表现[10]。

**【药性】**　甘、微酸,平。归心、肝、脾经。

**【功能主治】**　散瘀,止血,安神。用于吐血,咯血,牙龈出血,血小板减少性紫癜,消化道出血,外用治跌打损伤,外伤出血,烧烫伤;心悸,烦躁失眠。

**【临床应用】**　**临床常用**

(1) 各种血证　本品味甘、微酸,有化瘀、止血之效,可用于各种出血证。治疗吐血、咯血、牙龈出血,鲜品单用即可有效;治疗血小板减少性紫癜,消化道出血可单用本品或制成糖浆剂使用。

(2) 心悸失眠　本品入心经,有宁心安神之效。治疗心悸,烦躁失眠,可配伍远志、柏子仁、龙骨等安神药配伍。

**【用法用量】**　30～60g。

**【成药例证】**　**景天三七糖浆(《卫生部药品标准中药成方制剂·第五册》)**　药物组成:景天三七。

功能主治:止血。用于各种出血病证。

**【贮藏】**　置通风干燥处。

**【参考文献】**
[1]刘克芹,尹卫东,郑文芝,等.景天三七对阿司匹林大鼠血小板及凝血功能影响的实验研究[J].标记免疫分析与临床,2011,18(6):407-410.

[2]郭素华,黄华花,许飞,等.养心草水提液和醇提液宁心安神药效比较的实验研究[J].福建中医学院学报,2009,19(4):28-29.

[3]张彦霞,乔海霞,单永强,等.景天三七醇提取物体外抗菌作用的研究[J].河北北方学院学报,2011,27(5):78-80.

[4]强毅,王政军,陈克克,等.费菜多酚含量的测定及体外抗菌活性研究[J].食品工业科技,2013,34(5) 53-56.

[5]陈慧卿,杨安平,任吉君,等.土三七总酚酸抗氧化活性的研究[J].中医药导报,2013,19(11):79-82.

[6]张贵生,王桂萍.费菜对鲤鱼肝脏抗氧化酶活性及MDA含量的影响[J].四川动物,2012,31(6):909-911.

[7]付煜荣,薄爱华,孙犁,等.土三七对食管癌细胞超微结构的影响[J].时珍国医国药,2008,19(2):368-369.

[8]王鸿飞,刘飞,徐超,等.费菜总黄酮调节血脂及对肝癌细胞增殖的作用[J].中国食品学报,2013,13(4):23-26.

[9]钟露霞,夏新华,姜德建,等.景天三七药材不同提取部位对小鼠胃黏膜保护作用的研究[J].中国临床药理学杂志,2014,30(3):208-211.

[10]高新生,肖绍树,贺降福.土三七生物碱成分分析及肝小静脉闭塞病小鼠模型建立[J].中国中西医结合消化杂志,2006,14(5):311-313.

(陈翠平　吴清华　裴瑾)

## 414　九节菖蒲

Jiujiechangpu

**【异名】**　小菖蒲、外菖蒲(《中药志》),节菖蒲(《中药材手册》),鸡爪连(《陕西中药志》),九节离(《河南中草药手册》),穿骨七(湖北)。

**【来源】**　为毛茛科植物阿尔泰银莲花*Anemone altaica* Fisch.ex C.A.Mey.的干燥根茎。

**【产地】**　主要为野生品,栽培品亦有。分布于湖北西北部、河南西部、陕西南部、山西南部。主产于陕西太白、洛南、华县、华阴、宝鸡等地;山西、河南亦产,以陕西产量最大,质量亦佳。

**【采收加工】**　夏、秋采集,除去茎叶,洗净,晒干。

**【性状特征】**　根茎长纺锤形,稍弯曲,长1～4cm,直径3～5mm。表面棕黄色至暗棕色,具多数半环状突起的节,其上有鳞叶痕,斜向交互排列,节上有1～3个突起的根痕。质硬脆,易折断,断面平坦,色白,有粉性,可见淡黄色小点(维管束)6～12个,排列成环。气微,味微酸。以色棕黄、断面色白者为佳。

**【化学成分】**　九节菖蒲的主要成分是有机酸,还含有挥发油、皂苷、氨基酸及糖类等。九节菖蒲的有机酸是其主要药理活性成分。

**【药理毒理】**

**1. 镇痛**　九节菖蒲氯仿和乙酸乙酯提取部位按500mg/kg的剂量对醋酸刺激腹腔黏膜致疼痛反应及麻醉性疼痛大鼠模型灌胃，可抑制大鼠疼痛反应及麻醉性疼痛，减少扭体次数，其抑制率分别为65.72%和25.38%[1]。

**2. 对消化系统的作用**　九节菖蒲水煎醇沉液1g/ml，1.5ml/20g的剂量，给小鼠腹腔注射，可使小鼠胃快、慢波频率，振幅降低，且该作用在M受体阻断后可消失[2]。

**3. 安全性评价**　九节菖蒲提取物10.8g/ml灌胃小鼠，每日3次，连续7d，九节菖蒲提取物灌胃小鼠的最大耐受量为49g/(kg·d)，相当于60kg人临床用量的1620倍，九节菖蒲提取物较安全，急性毒性很小[3]。九节菖蒲95%乙醇提取物300、600、1200g/kg灌胃妊娠后6～15d小鼠，均可使小鼠吸收胎率升高，高剂量胎鼠可见胸骨缺失，畸形率为3%，高、中剂量各见颅内出血1例，有胚胎毒和致畸趋向，建议孕妇慎用[3]。

**【药性】**　辛，温。归心、胃经。

**【功能主治】**　开窍化痰，醒脾安神。用于热病神昏，癫痫，耳鸣耳聋，胸闷腹胀，食欲不振；外治痈疽疮癣。

**【临床应用】　临床常用**

(1) 热闭神昏证　本品辛，温，入心经，有化痰开窍，安神的功效。治疗小儿急惊风，高热抽搐，可与姜汁或远志等药物配伍；治疗心悸，健忘，多梦，神志不清，可与远志、龙骨、龟甲配伍使用。

(2) 胸腹闷胀　本品入脾经，有宣湿醒脾的功效。治疗胸腹闷胀，消化不良，配伍莱菔子、六神曲等消食化积药物使用。

(3) 痈疽，疔疖　此外，本品有解毒的功效。可用于痈疽，疔疖，鲜品捣烂外敷即可有效。

**【用法用量】**　1.5～6g。

**【成药例证】**

**1. 健脑丸(《中华人民共和国药典》2015年版)**　药物组成：山药、琥珀、五味子(酒蒸)、天麻、柏子仁(炒)、丹参、益智仁(盐炒)、人参、远志(甘草水炙)、菊花、九节菖蒲、赭石、胆南星、酸枣仁、枸杞子。

功能主治：补肾健脑，养血安神。用于心肾亏虚所致的记忆减退、头晕目眩、心悸失眠、腰膝酸软；老年轻度认知障碍见上述证候者。

**2. 小儿抗痫胶囊(《中华人民共和国药典》2015年版)**　药物组成：胆南星、天麻、太子参、茯苓、水半夏(制)、橘红、九节菖蒲、青果、琥珀、沉香、六神曲(麸炒)、枳壳(麸炒)、川芎、羌活。

功能主治：豁痰息风，健脾理气。用于原发性全身性强直-阵挛发作型儿童癫痫风痰闭阻证，发作时症见四肢抽搐、口吐涎沫、二目上窜，甚至昏仆。

**3. 耳聋丸(《中华人民共和国药典》2015年版)**　药物组成：龙胆、地黄、木通、当归、甘草、黄芩、泽泻、栀子、九节菖蒲、羚羊角。

功能主治：清肝泻火，利湿通窍。用于肝胆湿热所致的头晕头痛、耳聋耳鸣、耳内流脓。

**4. 摩罗口服液(《国家中成药标准汇编·内科脾胃分册》)**　药物组成：百合、茯苓、玄参、川芎、鸡内金(炒)、乌药、泽泻、麦冬、三七、白术(麸炒)、当归、茵陈、地榆、蒲黄、延胡索(醋炙)、白芍、石斛、九节菖蒲、蜂蜜(炼)。

功能主治：和胃降逆，健脾消胀，通络定痛。用于慢性萎缩性胃炎及胃痛，胀满，痞闷，纳呆，嗳气，烧心等症。

**5. 环心丹(《卫生部药品标准中药成方制剂·第十六册》)**　药物组成：人参、三七、琥珀、鹿角胶(蛤粉烫)、麝香、珍珠粉、牛黄、冰片、九节菖蒲、苏合香、地锦草、蟾酥、淫羊藿、香附、丹参、苦参、延胡索。

功能主治：活血化瘀，通络止痛。用于气滞血瘀型心绞痛。

**【贮藏】**　置通风干燥处。

**【参考文献】**　[1]徐敬东，秦晓民，鲁彦，等.九节菖蒲对大鼠胃电活动的抑制作用及机制探讨[J].时珍国医国药，2002，13(7)：394-395.

[2]田甜，许忠，靳剑.九节菖蒲提取物小鼠急性毒性实验研究[J].内蒙古中医药，2013，32(26)：31.

[3]周晓园，陶凯，赵海霞，等.中药石菖蒲、九节菖蒲之致畸、致突变的研究[J].中草药，1998，29(2)：110-112.

(陈翠平　吴清华　裴瑾)

## 415　九里香

Jiulixiang

**【异名】**　千里香、满山香(《生草药性备要》)，五里香(《陆川本草》)，水万年青(《南宁市药物志》)，千枝叶、千只眼跌打、臭千只眼(《除害灭病爱国卫生运动手册》),过山香(《福建中草药》),千只眼(《文山中草药》)等。

**【来源】** 为芸香科植物九里香 *Murraya exotica* L.和千里香 *Murraya paniculata*(L.)Jack 的干燥叶和带叶嫩枝。

**【产地】** 主要为野生品,栽培品亦有。主要分布于福建、湖南、广东、海南、广西、云南等地;主产于广东、广西、福建、云南。

**【采收加工】** 全年均可采收,除去老枝,阴干。

**【炮制】** 除去杂质,切碎。

**【性状特征】** **九里香** 嫩枝呈圆柱形,直径1~5mm。表面灰褐色,具纵皱纹。质坚韧,不易折断,断面不平坦。羽状复叶有小叶3~9片,多已脱落;小叶片呈倒卵形或近菱形,最宽处在中部以上,长约3cm,宽约1.5cm;先端钝,急尖或凹入,基部略偏斜,全缘;黄绿色,薄革质,上表面有透明腺点,小叶柄短或近无柄,下部有时被柔毛。气香,味苦、辛,有麻舌感。以叶多、色绿、香气浓者为佳。

**千里香** 小叶片呈卵形或椭圆形,最宽处在中部或中部以下,长2~8cm,宽1~3cm,先端渐尖或短尖。以叶多、色绿、香气浓者为佳。

**【化学成分】** 九里香的主要成分是香豆素,还含有挥发油、黄酮、氨基酸等。九里香的挥发油是其主要药理活性成分。

**【药理毒理】**

**1. 抗炎、镇痛** 九里香挥发油按0.1、0.2、0.4g/kg的剂量对角叉菜胶致足趾肿胀大鼠模型灌胃,连续7d,高剂量可抑制大鼠足趾肿胀程度;按以上剂量对棉球肉芽组织增生大鼠模型灌胃,连续7d,中、高剂量均可抑制大鼠棉球肉芽组织;按以上剂量对热板致疼痛小鼠模型灌胃,中、高剂量均可延长小鼠热板痛阈;按以上剂量对醋酸致扭体小鼠模型灌胃,高剂量可减少小鼠扭体次数[1]。

**2. 抑菌** 九里香精油按0.5g/L的剂量进行体外抑菌实验,香蕉炭疽菌和芒果炭疽菌的$EC_{50}$值分别为0.2611、0.2677g/L[2]。

**3. 保护关节软骨** 九里香乙醇提取物按50、100、200mg/kg的剂量给去除卵巢大鼠模型灌胃,连续8周,大鼠子宫湿重增加,血清中雌二醇水平和关节液中透明质酸的含量升高,且与剂量呈正相关[3]。

**4. 终止妊娠** 九里香糖蛋白按10、100、200mg/kg的剂量对孕兔静脉注射,有终止妊娠效果,并使子宫呈张力增强性节律收缩[4]。

**【药性】** 辛、微苦,温;有小毒。归肝、胃经。

**【功能主治】** 行气止痛,活血散瘀。用于胃痛,风湿痹痛;外治牙痛,跌仆肿痛,虫蛇咬伤。

**【临床应用】** 临床常用

(1)寒凝气滞证,肝郁气滞证 本品性味辛温,入肝胃经。有温中行气、疏肝散寒止痛之效。用治寒凝气滞所致的脘腹冷痛,呕吐清水,遇热则减等,常与高良姜、香附、九香虫等配伍;用治肝郁气滞,胸胁胀满疼痛,常与柴胡、川楝子、郁金等配伍。

(2)气滞血瘀证 本品性味辛温,有活血散瘀之效。用治气滞血瘀所致的经闭,常与桃仁、红花、三棱、莪术等配伍,以加强活血通经的药力;治疗跌打损伤,瘀肿疼痛,常用鲜品配益母草捣敷;若伤筋动骨,亦可用鲜品捣碎外敷。

(3)风寒湿痹证 本品性味辛温,可用治风寒湿痹之肌肉骨节疼痛,酸重无力等。单以本品泡酒服,或与桑寄生、苍术、防风等配伍煎服,均有良效;若痹证日久,正虚邪实者,又当配伍干地黄、党参、茯苓之属,以扶正补虚,祛风通络。

(4)疥疮肿毒,湿疹,虫蛇咬伤 本品可用治疥疮肿毒,湿疹,虫蛇咬伤。用治疥疮肿毒,常与蚤休、野菊花等配伍,内服外用均有效;治疗湿疹,与苦参、蛇床子、土茯苓等煎汤外洗,有解毒杀虫之功,若治虫蛇咬伤,常与白花蛇舌草捣烂涂敷,并饮其汁。

**【用法用量】** 6~12g。

**【成药例证】**

**1. 三九胃泰胶囊、颗粒(《中华人民共和国药典》2015年版)** 药物组成:九里香、三叉苦、黄芩、两面针、木香、茯苓、白芍、地黄。

功能主治:清热燥湿,行气活血,柔肝止痛。用于湿热内蕴、气滞血瘀所致的胃痛,症见脘腹隐痛、饱胀反酸、恶心呕吐、嘈杂纳减;浅表性胃炎、糜烂性胃炎、萎缩性胃炎见上述证候者。

**2. 跌打风湿酒(《卫生部药品标准中药成方制剂·第三册》)** 药物组成:九里香、怀牛膝、五加皮、红花、骨碎补、细辛、桂枝、地黄、宽筋藤、千斤拔、当归、莪术、栀子、过江龙、枫荷桂、陈皮、泽兰、苍术、麻黄、木香、羊耳菊、海风藤、甘草。

功能主治：祛风除湿。用于风湿骨痛，跌打撞伤，风寒湿痹，积瘀肿痛。

**3. 晕复静片(《新药转正标准 20》)**　药物组成：九里香、珍珠、制马钱子、僵蚕。

功能主治：化痰，息风。用于痰浊中阻所致的头晕，目眩，耳胀，胸闷，恶心，视物昏旋；梅尼埃病及晕动症见上述证候者。

**3. 九龙胃药胶囊(《国家中成药标准汇编·内科脾胃分册》)**　药物组成：九龙藤、九里香、两面针、肿节风、陈皮、木香、白芍、仙人掌、甘草。

功能主治：温胃散寒，理气止痛。用于寒邪客胃之胃脘痛；慢性胃炎，胃、十二指肠溃疡所致的疼痛。

**5. 克痛酊(《卫生部药品标准中药成方制剂·第十五册》)**　药物组成：黑老虎根、香附、广藿香、豆豉姜、香加皮、花椒、九里香、鸡骨香、石菖蒲、高良姜、莪术、三棱、细辛、两面针、双眼龙、降香、黄芩、栀子、樟脑、薄荷脑。

功能主治：祛风去湿，活血止痛。用于肚痛，跌打肿痛，风湿骨痛。

**【贮藏】**　置阴凉干燥处。

**【参考文献】**　[1]毛长智，黄蓓，庾志斌.四数九里香挥发油抗炎及镇痛作用研究[J].云南中医中药杂志，2011，32(8)：74-76.

[2]卢远倩，王兰英，骆焱平.九里香精油的抑菌活性及成分分析[J].农药，2011，5(6)：444-446.

[3]刘海清，李林福，张蕊，等.九里香雌激素样作用及其对关节保护作用的初步研究[J].安徽农业科学，2013，41(24)：9948-9950.

[4]张宗择，韦松，陈安兰.九里香糖蛋白成分终止孕兔妊娠及其机理[J].中国药科大学学报，1989，23(5)：283-286.

（吴沂芸　吴清华　裴瑾）

## 416　九头狮子草

Jiutoushizicao

**【异名】**　接骨草、土细辛(《植物名实图考》)，万年青、铁焊椒、绿豆青、王灵仁(《分类草药性》)，辣叶青药(《贵州民间方药集》)，尖惊药(《贵阳民间药草》)，天青菜、金钗草(《闽南民间草药》)，项开口、蛇舌草(《浙江民间草药》)，化痰青、四季青、三面青、菜豆青、铁脚万年青(《四川中药志》)，九节篱(《湖南药物志》)，咳风尘、晕病药(《贵州草药》)，红丝线草、野青仔、肺痨草(《福建中草药》)等。

**【来源】**　为爵床科植物九头狮子草 *Peristrophe japonica* (Thunb.) Bremek.的干燥全草。

**【产地】**　主要为野生品，栽培品亦有。主要分布于长江流域以南各地。主产于江苏、浙江、福建、湖南、江西，贵州、四川等地亦产。

**【采收加工】**　夏、秋采收，除去杂质，晒干。

**【炮制】**　除去杂质，喷淋清水，稍润，切段，干燥。

**【性状特征】**　长达 50cm。根须状，浅棕褐色。地上部分暗绿色，被毛。茎有棱，节膨大。叶对生，有柄，叶片多皱缩，展平后呈卵形、卵状长椭圆形或披针形，长 5～10cm，宽 3～4cm，先端渐尖，基部楔形，全缘。聚伞花序集生于枝梢的叶腋，总梗短，叶状苞片 2 片，大小不等，花冠常脱落。气微，味微苦、涩。以叶多、色深绿、带花序、干燥、无杂质者为佳。

**【化学成分】**　九头狮子草的主要成分是甾醇，还含有黄酮、木脂素等。九头狮子草的甾醇是其主要药理活性成分。

**【药理毒理】**

**1. 抗炎、抑菌**　九头狮子草水煎液按 5、10、20g/kg 的剂量对二甲苯致耳肿胀小鼠模型灌胃，连续 5d，可抑制小鼠的炎症反应，使肿胀率减少[1]。九头狮子草醇提取物按 0.5、1.0、1.5g/kg 的剂量对小鼠灌胃，能降低伊文氏蓝的排出量[2]。九头狮子草水煎液按 1g/ml 的初始剂量对金黄色葡萄球菌、溶血性链球菌、铜绿假单胞菌和肺炎克雷伯菌进行体外实验，均有抑制作用，且对金黄色葡萄球菌作用最强[1]。九头狮子草水煎液按 1g/ml 的初始剂量对金黄色葡萄球菌、β-溶血性链球菌、铜绿假单胞菌、肺炎克雷伯菌进行体外实验，能改变细菌的形态，形成典型的细胞壁缺陷菌[3]。

**2. 镇咳、祛痰**　九头狮子草醇提取物按 0.5、1.0、1.5g/kg 的剂量对浓氨水致咳小鼠模型灌胃，能减少小鼠咳嗽次数；按以上剂量对小鼠灌胃，均能增加小鼠气管排泄酚红的量[3]。

**3. 解热、镇痛**　九头狮子草水煎液按 5、10g/kg 的剂量对酵母致热 SD 大鼠模型灌胃，均能减少大鼠药后体温上升幅度[1]。九头狮子草水煎液按0.8、1.6g/kg的剂量对酵母混悬液致热大鼠模型灌胃，均能降低大鼠下丘脑cAMP含量[4]。

**4. 保肝**　九头狮子草浸膏醇提物和水提物按6.0g/kg的剂量对大鼠灌胃，均可抑制大鼠血清中ALT和AST两种转氨酶的升高，九头狮子草正丁醇部位可抑制半乳糖胺所致肝损伤大鼠模型的转氨酶升高[5]。

**5. 增强免疫功能**　九头狮子草水煎液按2.5、5.0g/kg的剂量对小鼠灌胃，每天2次，连续6d，均可升高小鼠吞噬指数；九头狮子草水煎液按相同剂量对小鼠灌胃，可提高 $HC_{50}$[6]。

**【药性】**　辛，凉。归肺经。

**【功能主治】**　发汗解表，清热解毒。用于感冒，咽喉肿痛，小儿高热；外治痈疖肿毒，毒蛇咬伤。

**【临床应用】**　**临床常用**

本品性味辛凉，入肺经。有祛风清热、化痰解毒之效。多用于治疗风热咳嗽、扁桃体炎、伤风、气喘、小儿惊风、虫蛇咬伤、中暑、跌打损伤等。

此外，本药在川藏民间常被用于治疗肝病，且有降酶退黄的作用。

**【用法用量】**　15～30g。

**【成药例证】**　**咽喉清喉片（《国家中成药标准汇编·眼科耳鼻喉科皮肤科分册》）**　药物组成：九头狮子草、朱砂根、水杨梅根、糯米藤根、金果榄、桔梗、薄荷、薄荷脑。

功能主治：疏风解表、清热解毒、清利咽喉。用于咽痛，咽干，声音嘶哑，或有发热恶风，咳嗽等症状者。

**【贮藏】**　置干燥处。

**【参考文献】**　[1]覃容贵，罗忠圣.九头狮子草醇提物药效学的实验研究[J].中药材，2006，29(9)：961-963.

[2]梁冰，李淑芳，刘迪成.九头狮子草醇提物的镇咳、祛痰、抗炎作用研究[J].贵阳医学院学报，2003，8(4)：311-312.

[3]覃容贵，李淑芳，罗忠圣.九头狮子草对细菌形态结构的影响[J].贵阳医学院学报，2004，29(1)：58-60.

[4]覃容贵，李淑芳，罗忠圣.九头狮子草对发热大鼠体温及下丘脑cAMP含量的影响[J].贵州医学院学报，2005，30(1)：53-55.

[5]杨希雄，杨成雄，王锦军，等.九头狮子草保肝护肝有效部位的筛选[J].中国药学杂志，2006，26(12)：1461-1463.

[6]覃容贵，李淑芳，罗忠圣.九头狮子草对小鼠免疫功能的影响[J].贵州医学院学报，2003，28(5)：405-407.

（吴沂芸　吴清华　裴瑾）

## 417　九香虫

Jiuxiangchong

**【异名】**　黑兜虫（《本草纲目》），瓜黑蝽（蔡邦华《昆虫分类学》），屁板虫（《药材资料汇编》）等。

**【来源】**　为蝽科昆虫九香虫 *Aspongopus chinensis* Dallas 的干燥体。

**【产地】**　主要为人工养殖。主产于云南、四川、贵州。

**【采收加工】**　11月至次年3月前捕捉，置适宜容器内，用酒少许将其闷死，取出阴干；或置沸水中烫死，取出，干燥。

**【炮制】**　取净九香虫，炒至有香气。

**【性状特征】**　**九香虫**　略呈六角状扁椭圆形，长1.6～2cm，宽约1cm。表面棕褐色或棕黑色，略有光泽。头部小，与胸部略呈三角形，复眼突出，卵圆状，单眼1对，触角1对各5节，多已脱落。背部有翅2对，外面的1对基部较硬，内部1对为膜质，透明。胸部有足3对，多已脱落。腹部棕红色至棕黑色，每节近边缘处有突起的小点。质脆，折断后腹内有浅棕色的内含物。气特异，味微咸。以个均匀、色棕褐、油性大、无虫蛀者为佳。

**炒九香虫**　形如九香虫，微显光泽、微有腥气而带焦香气。以个均匀、色棕褐、微有光泽、无虫蛀者为佳。

**【化学成分】**　九香虫的主要成分是脂肪酸，还含有蛋白质、甲壳质、微量元素等。九香虫的脂肪酸是其主要药理活性成分。

**【药理毒理】**

**1. 抑菌**　九香虫血淋巴原血对金黄色葡萄球菌、大肠埃希菌等10种试验菌进行体外抑菌实验，对试验菌均有抑制作用，其抑菌圈直径均大于0.7cm，对革兰阳性菌的抑菌活性强于革兰阴性菌[1]。

**2. 抗凝血**　九香虫水煎液按25、100、200mg/ml的剂量对ADP致血小板聚集家兔模型进行体外实验，均可抑制家兔血小板的聚集，且其作用呈现量效关系；九香虫水煎液按0.03、0.05、0.1g/kg的剂量对Adr-冰水浴法致“寒凝血瘀”小鼠模型灌胃，可提高小鼠的凝血时间[2]。

**3. 提高运动能力** 九香虫乙醇提取物按 0.5、1.0、1.5g/kg 的剂量对大负荷游泳大鼠模型灌胃，均可延长大鼠力竭时间，提高抗氧化酶系活性，尤其是 SOD 活性有升高；中、高剂量可降低大鼠血清 MDA 浓度[3]。

**4. 抗肿瘤** 九香虫三氯甲烷浸提物按 1g/ml 的初始剂量对胃癌细胞 SGC-7901 和肝癌细胞 $HepG_2$ 进行体外实验，对两种癌细胞的体外增殖均有抑制作用，$IC_{50}$ 分别为 1193.52μg/ml 和 964.34μg/ml[4]。

**【药性】** 咸，温。归肝、脾、肾经。

**【功能主治】** 理气止痛，温中助阳。用于胃寒胀痛，肝胃气痛，肾虚阳痿，腰膝酸痛。

**【临床应用】** 临床常用

(1) 肝气郁滞证、寒凝气滞证 本品性温，气香走窜，温通利膈，有驱寒、行气止痛之功。治肝气郁滞之胸胁胀痛，或肝胃不和之胃脘疼痛，常与香附、延胡索、郁金等同用；用治中焦寒凝气滞之胃寒疼痛，可与木香、延胡索、厚朴等同用。

(2) 肾阳不足证 本品咸温助阳，有温肾助阳之功。可用治肾阳不足，命门火衰之阳痿，腰膝酸痛，尿频等。可单用炙热嚼服，或研末服，或浸酒服，或与淫羊藿、杜仲、巴戟天、补骨脂等同用。

**【用法用量】** 3～9g。

**【成药例证】**

**1. 小儿进食片(《卫生部药品标准中药成方制剂·第八册》)** 药物组成：佛手、石斛、麦芽、枳壳、龙胆、山楂、六神曲、苍术、九香虫、石菖蒲。

功能主治：健脾消食。用于小儿食积，厌食。

**2. 茸血补心丸(《卫生部药品标准中药成方制剂·第四册》)** 药物组成：鹿茸血、川芎、茯苓、首乌藤、酸枣仁、龙齿、当归、谷芽、麦冬、九香虫、人参、石菖蒲、柏子仁、远志、龙眼肉、合欢花、地黄、朱砂、肉桂。

功能主治：益气养血，养心安神。用于心悸气虚，神志不安，失眠不寐及神经衰弱。

**3. 妇科万应膏(《卫生部药品标准中药成方制剂·第十四册》)** 药物组成：当归、川芎、苏木、泽兰、茺蔚子、红花、九香虫、小茴香、青皮、干姜、胡芦巴、艾叶、石楠藤、白花、拳参、当归、桉油。

功能主治：理气活血，温经散寒。用于寒凝血瘀所致痛经、闭经，症见经前或经期腹痛、得热则舒、经色紫暗有血块，或经水数月不行。

**4. 消食健儿冲剂(糖浆)(《卫生部药品标准中药成方制剂·第十册》)** 药物组成：九香虫、南沙参、白术、山药、谷芽、麦芽。

功能主治：健脾消食。用于小儿慢性腹泻，食欲不振及营养不良等症。

**5. 复方鹿仙草颗粒(《国家中成药标准汇编·口腔肿瘤儿科分册》)** 药物组成：鹿仙草、九香虫(炒)、黄药子、苦参、天花粉、土茯苓。

功能主治：疏肝解郁，活血解毒。用于肝郁气滞，毒瘀互阻所致的原发性肝癌。

**【贮藏】** 置木箱内衬以油纸，防潮、防蛀。

**【参考文献】** [1]赵柏松，杜娟，王金固，等.九香虫血淋巴的抗菌活性初步研究[J].贵州农业科学，2011，39(6)：85-89.

[2]高源，陈建伟，李鹏，等.九香虫抗凝血作用的研究[J].现代中药研究与实践，2010，24(3)：34-36.

[3]任启俊，刘宝康，戚一曼.九香虫醇提物对大鼠运动能力及骨骼肌抗氧化酶系的影响[J].西北农业学报，2013，22(12)：170-173.

[4]侯晓晖，孙廷，李晓飞.九香虫三氯甲烷浸提物对两种癌细胞增殖和周期的影响[J].中成药，2012，34(12)：2278-2281.

(吴沂芸 吴清华 裴瑾)

## 418 韭菜子

Jiucaizi

**【异名】** 韭菜仁(《岭南采药录》)。

**【来源】** 为百合科植物韭菜 *Allium tuberosum* Rottl.ex Spreng.的干燥成熟种子。

**【产地】** 主要为栽培品，亦有野生品。全国各地均有栽培。

**【采收加工】** 秋季果实成熟时采收果序，晒干，搓出种子，除去杂质。

**【炮制】** **韭菜子** 除去杂质。

**盐韭菜子** 取净韭菜子，盐水炙法炒干。

**【性状特征】** **韭菜子** 呈半圆形或半卵圆形，略扁，长 2～4mm，宽 1.5～3mm。表面黑色，一面突起、粗糙、有细密的网状皱纹，另一面微凹、皱纹不甚明显。顶端钝，基部稍尖，有点状突起的种脐。质硬。气特异，味微辛。以色黑、饱满、无杂质者为佳。

**盐韭菜子**　形如韭菜子，表面皱缩，味咸。以色黑、味咸、无杂质者为佳。

**【化学成分】** 韭菜子的主要成分是皂苷，还含有硫化物、生物碱、维生素C、甾醇等。韭菜子的皂苷是其主要药理活性成分。

**【药理毒理】**

**1. 改善性功能、提高耐受力**　韭菜子醇提取物混悬液按10、20、40g/kg的剂量对氢化可的松致肾阳虚雄性小鼠模型灌胃，连续20d，低剂量可增加包皮的重量，高剂量可增加精液囊的重量[1]。韭菜子醇提取物按10、20、40g/kg的剂量对切除双侧睾丸致肾虚成年雄性大鼠模型灌胃，连续20d，能够提高去势大鼠阴茎对电刺激的兴奋性，缩短阴茎勃起潜伏期；韭菜子醇提取物按以上剂量对氢化可的松所致肾阳虚小鼠模型灌胃，连续7d，可延长小鼠在低温游泳的存活时间，增加自主活动次数，延缓氢化可的松所致的体重下降趋势，增加动物机体的生理功能，提高其耐受力[2]。

**2. 增强免疫功能**　韭菜籽油按0.01%的浓度饲养刚出生果蝇，在高、低温刺激下均可降低果蝇死亡率，且在性别上差异不大[3]。韭菜子正丁醇和乙酸乙酯提取物按0.078～1.25mg/ml的浓度对小鼠脾脏细胞进行体外实验，可促进小鼠脾脏细胞的增殖；韭菜子正丁醇、乙酸乙酯和水提取物按0.05、0.1mg/ml的浓度对小鼠脾淋巴细胞进行体外实验，能提高小鼠脾淋巴细胞分泌IL-2的能力[4]。

**【药性】** 辛、甘，温。归肝、肾经。

**【功能主治】** 温补肝肾，壮阳固精。用于肝肾亏虚，腰膝酸痛，阳痿遗精，遗尿尿频，白浊带下。

**【临床应用】** **临床常用**

(1) 肾虚滑脱诸证　本品性味甘温，入肾经。补肾助阳，兼有收涩之性而能固精止遗、缩尿止带，以治肾虚滑脱诸证。用治肾阳虚衰、下元虚冷之阳痿不举、遗精遗尿，单用本品，如《本草纲目》；或与麦冬、车前子、菟丝子等配伍，如《外台秘要》尿精梦泄露方；亦可与补骨脂、龙骨、益智仁等温补肝肾、涩精止遗之品同用，如《魏氏家藏方》。用治肾阳不足，带脉失约，白带白淫，可单用本品，如《千金方》以本品醋煮，焙干，研末，炼蜜为丸，空心温酒送服。

(2) 肝肾不足证　本品温补肝肾，强筋壮骨，用治肝肾不足，筋骨痿软，步履艰难，屈伸不利。可单用，也可与仙茅、巴戟天、枸杞子等壮阳益精药同用。

**【用法用量】** 3～9g。

**【成药例证】**

**1. 益肾灵颗粒(《中华人民共和国药典》2015年版)**　药物组成：沙苑子、补骨脂、淫羊藿、韭菜子、制附子、覆盆子、金樱子、芡实、五味子、枸杞子、桑椹、女贞子、车前子。

功能主治：温阳补肾。用于肾气亏虚、阳气不足所致的阳痿、早泄、遗精或弱精症。

**2. 颐和春胶囊(《卫生部药品标准中药成方制剂·第十九册》)**　药物组成：淫羊藿、蛇床子、制附子、狗肾、鹿茸、鹿鞭、锁阳、覆盆子、韭菜子、人参、沙参、熟地黄、川牛膝、路路通、冰片。

功能主治：补肾壮阳。用于肾阳虚衰所致的腰膝酸软、阳痿、遗精。

**3. 前列舒丸(《中华人民共和国药典》2015年版)**　药物组成：制附子、桂枝、淫羊藿、韭菜子、熟地黄、山茱萸、山药、薏苡仁、冬瓜子、苍术、泽泻、茯苓、桃仁、牡丹皮、甘草。

功能主治：扶正固本，益肾利尿。用于肾虚所致的淋证，症见尿频、尿急、排尿滴沥不尽；慢性前列腺炎及前列腺增生症见上述证候者。

**4. 回春胶囊(《卫生部药品标准中药成方制剂·第十三册》)**　药物组成：海马、鹿鞭、牛鞭、狗肾、鹿角胶、仙茅、阳起石、肉苁蓉、韭菜子、淫羊藿、刺五加、黄柏、五味子。

功能主治：补肾助阳，益精润燥。用于肾阳亏虚所致的腰痛，神疲，健忘，阳痿。

**5. 温肾助阳药酒(《新药转正标准13》)**　药物组成：淫羊藿、肉苁蓉、巴戟天、韭菜子、蛤蚧、阳起石、葱子、补骨脂、菟丝子、熟地黄、山茱萸、山药、泽泻、牡丹皮、茯苓、制何首乌、枸杞子、蜂蜜。

功能主治：温肾助阳。用于肾阳不足所致的腰膝痿软，畏寒怕冷，精神萎靡，阳痿不举，舌淡苔白，脉沉细。

**【贮藏】** 置干燥处。

**【参考文献】** [1]何娟，李上球，刘戈.韭菜子醇提物对去势小鼠性功能障碍的改善作用[J].江西中医学院学报，2007，19(2)：68-70.

[2]王成永，时军，桂双英，等.韭菜子提取物的温肾助阳作用[J].

中国中药杂志,2005,30(13):1017-1018.

[3]马庆臣,文华,李廷利,等.韭菜籽油抗高温和抗低温作用的实验研究[J].中医药学报,2000,27(2):78.

[4]胡国华,卢艳花,魏东芝.韭子中核苷类化学成分的研究[J].中草药,2006,37(7):992-993.

(吴沂芸 吴清华 裴瑾)

## 419 救必应

Jiubiying

**【异名】** 白木香(《岭南采药录》),羊不吃、土千年健、矮陀陀、观音柴、消癀药(《贵州草药》),白银香、白银树、山熊胆(《福建药物志》),红子儿、冬青柴、白皮冬青、白山叶(《浙江药用植物志》)。

**【来源】** 为冬青科植物铁冬青 *Ilex rotunda* Thunb.的干燥树皮。

**【产地】** 主要为野生品,亦有栽培品。分布于江苏、安徽、浙江、江西、福建等地。主产于我国长江流域以南至南部各地。

**【采收加工】** 夏、秋二季剥取,晒干。

**【炮制】** 除去杂质,洗净,润透,切片,干燥。

**【性状特征】** 呈卷筒状或略卷曲的板片状,长短不一,厚0.3～0.5cm。外表面发黄色或灰褐色,粗糙,常有横皱纹或略横向突起;内表面淡褐色或棕褐色,有浅纵向条纹。质硬而脆,断面略平坦,稍呈颗粒性,黄白色或淡黄褐色。气微,味苦、微涩。树皮较薄,边缘略向内卷,外表面有较多椭圆状突起的皮孔。以皮厚、苦味浓、无碎杂物者为佳。以皮厚、苦味浓、无碎杂物者为佳。

**【化学成分】** 救必应的主要成分是三萜苷,还含有黄酮苷、鞣质、甾醇等。救必应的三萜苷、黄酮苷是其主要药理活性成分。《中华人民共和国药典》2015年版规定,本品药材按干燥品计算,含紫丁香苷($C_{17}H_{24}O_9$)不得少于1.0%,长梗冬青苷($C_{36}H_{58}O_{10}$)不得少于4.5%。

**【药理毒理】**

**1. 抑菌** 救必应干品水浸提液按1g/ml生药进行体外抑菌实验,能抑制大肠埃希菌、伤寒杆菌、铜绿假单胞菌、金黄色葡萄球菌[1]。

**2. 对心血管系统的作用**

(1)抗心律失常 救必应醇、水提物按0.2ml生药的剂量对大鼠离体心脏进行离体实验,能降低冠脉流量、减慢心率、减弱心肌收缩力;救必应醇提取物按250、500mg/kg的剂量对氯化钡致心律失常大鼠模型静脉注射,均能使大鼠心律失常恢复正常;救必应醇、水提取物按62.5mg/kg的剂量对小鼠腹腔注射,均能提高小鼠的耐缺氧能力[2]。

(2)抗心肌缺血 救必应正丁醇提取物按2.5g/kg的剂量对垂体后叶素致心肌缺血大鼠模型静脉注射,可使垂体后叶素后ST段和T波升高幅度降低[3]。

(3)降血压 救必应乙醇提取物按0.2、2g/kg的剂量对应激性高血压大鼠模型静脉注射,均能降低大鼠的舒张压,减慢大鼠心率[4]。

**3. 安全性评价** 救必应注射液按10、20、30ml/kg的剂量对小鼠腹腔注射,连续7d,于3、5、7d检查,中、高剂量可使小鼠精神沉郁,运动减少,皮毛松弛,体重减轻,WBC数量增加,肝脏系数和脾脏系数均增加[5]。

**【药性】** 苦,寒。归肺、胃、大肠、肝经。

**【功能主治】** 清热解毒,利湿止痛。用于暑湿发热,咽喉肿痛,湿热泻痢,脘腹胀痛,风湿痹痛,湿疹,疮疖,跌打损伤。

**【临床应用】 临床常用**

(1)咽喉肿痛 本品性味苦寒降泄,主入肺经。有清热解毒、利咽消肿之功,用治热盛犯肺之咽喉肿痛,常与清热利咽之品配伍使用。

(2)湿热痢疾 本品入大肠经,有清热解毒、凉血止痢之效,用治湿热泻痢、脘腹胀痛。常与黄连、黄柏、白头翁等清热燥湿药配伍使用。

(3)风湿痹痛、跌打损伤 本品性味苦寒,有清热利湿止痛之效,用治风湿痹痛,常与独活、威灵仙等祛风湿药同用。

此外,本品有清利湿热之效,可用治湿热所致湿疹瘙痒,常与黄柏、苦参等清热燥湿药配伍使用。

**【用法用量】** 9～30g。外用适量,煎浓汤涂敷患处。

**【成药例证】**

**1. 复方救必应胶囊(《卫生部药品标准中药成方制剂·第十册》)** 药物组成:救必应、东风桔、香附。

功能主治:清热解毒,利湿止痛。用于腹泻、胃肠炎等。

**2. 腹可安片(《国家中成药标准汇编·内科脾胃分册》2015 年版)**　药物组成:扭肚藤、救必应、火炭母、车前草、石榴皮。

功能主治:清热利湿。用于大肠湿热所致的泄泻,症见腹痛、腹泻、呕吐;急性肠炎见上述证候者。

**3. 胃安宁片(《卫生部药品标准中药成方制剂·第十二册》)**　药物组成:海螵蛸、白矾、白及、延胡索、救必应、薄荷脑。

功能主治:制酸敛溃,解痉止痛。用于十二指肠溃疡,慢性胃炎,胃黏膜脱垂,胃幽门痉挛。

**4. 甘和茶(《卫生部药品标准中药成方制剂·第九册》)**　药物组成:黄芩、苍术、赤芍、甘草、高良姜、防风、青皮、紫苏叶、荆芥、柴胡、青蒿、苦丁茶、神曲、桔梗、麦芽、山楂、救必应、水翁花、金樱根、岗梅。

功能主治:清暑散热,生津止渴。用于感冒发热,中暑口渴,预防感冒。

**5. 快应茶(《卫生部药品标准中药成方制剂·第十九册》)**　药物组成:岗梅、金樱根、鸭脚木皮、火炭母、救必应、淡竹叶、山芝麻、金沙藤、广金钱草、五指柑、布渣叶、木蝴蝶、白花茶。

功能主治:解暑清热,生津止渴。用于伤风感冒等病症。

**【贮藏】**　置干燥处。

**【参考文献】**　[1]周宁,郭鸿宜.救必应干品及新鲜品体外抗菌作用的研究[J].中国中医药杂志,2004,2(12):534.

[2]何冰,陈小夏,李娟好,等.救必应提取物心血管药理作用[J].中药材,1997,20(6):303-306.

[3]陈小夏,何冰,徐苑芬,等.救必应正丁醇提取物抗心律失常和抗心肌缺血作用研究[J].中药药理与临床,1998,13(4):22-24.

[4]梁燕玲,董艳芬,罗集鹏.救必应乙醇提取物对应激性高血压大鼠降压作用的实验研究[J].中药材,2005,28(7):582-584.

[5]朴顺今,梁晓枫,李海峰,等.救必应注射液对小白鼠的毒性作用[J].延边大学农学学报,2002,24(30):189-191.

(吴沂芸　吴清华　裴瑾)

## 420　菊花

Juhua

**【异名】**　节华(《神农本草经》),金精(《金匮玉函方》),甘菊、真菊(《抱朴子》),金蕊(《本草纲目》),馒头菊、簪头菊(《医林纂要》),甜菊花(《随息居饮食谱》),药菊(《河北药材》)。

**【来源】**　为菊科植物菊 *Chrysanthemum morifolium* Ramat.的干燥头状花序。

**【产地】**　主要为栽培品,全国各地均有栽培。分布于浙江、安徽、河南、上海、江苏等地,以河南、安徽、四川、浙江为其道地产区。安徽滁州最适宜生产"滁菊",安徽亳州最适宜生产"亳菊",安徽歙县最适宜生产"贡菊",浙江桐乡和海宁最适宜生产"杭菊",河南沁阳、武陟、博爱最适宜生产"怀菊"。建于福田河镇枣树坪村、甘家塆村、成家塆村、张店村,黄土岗镇喻家垸村等地的菊花 GAP 种植基地已通过原国家食品药品监督管理总局验收。

**【采收加工】**　9～11 月花盛开时分批采收,阴干或焙干,或熏、蒸后晒干。

**【炮制】**　除去杂质及残留的梗叶,筛去灰屑。

**【性状特征】**　**亳菊**　呈倒圆锥形或圆筒形,有时稍压扁呈扇形,直径 1.5～3cm,离散。总苞碟状;总苞片 3～4 层,卵形或椭圆形,草质,黄绿色或褐绿色,外面被柔毛,边缘膜质。花托半球形,无托片或托毛。舌状花数层,雌性,位于外围,类白色,劲直,上举,纵向折缩,散生金黄色腺点;管状花多数,两性,位于中央,为舌状花所隐藏,黄色,顶端 5 齿裂。瘦果不发育,无冠毛。体轻,质柔润,干时松脆。气清香,味甘、微苦。

**滁菊**　呈不规则球形或扁球形,直径 1.5～2.5cm。舌状花类白色,不规则扭曲,内卷,边缘皱缩,有时可见淡褐色腺点;管状花大多隐藏。

**贡菊**　呈扁球形或不规则球形,直径 1.5～2.5cm。舌状花白色或类白色,斜升,上部反折,边缘稍内卷而皱缩,通常无腺点;管状花少,外露。

**杭菊**　呈碟形或扁球形,直径 2.5～4cm,常数个相连成片。舌状花类白色或黄色,平展或微折叠,彼此粘连,通常无腺点;管状花多数,外露。

均以花朵完整,不散瓣,色白(黄)新鲜,香气浓郁,无杂质者为佳。

**【化学成分】**　菊花的主要成分是黄酮,还含有挥发油、三萜、多糖、甾醇、氨基酸和微量元素等。菊花的黄酮是其主要药理活性成分。《中华人民共和国药典》2015 年版规定,本品药材按干燥品计算,含绿原酸($C_{16}H_{18}O_9$)不得少于0.20%，含木犀草苷($C_{21}H_{20}O_{11}$)不得少于0.080%，含3,5-*O*-二咖啡酰基奎宁酸($C_{25}H_{24}O_{12}$)不得少于0.70%。

【药理毒理】

**1. 抗病原微生物**　菊花乙醇提取物按0.3、0.7g/kg，菊花氯仿提取物按0.7g/kg给小鼠腹腔注射，均可抑制小鼠血液中疟原虫的增殖和红细胞内期约氏疟原虫感染率[1,2]。菊花乙醇提取物以1.4g/kg剂量腹腔注射约氏鼠疟原虫配子体感染的小鼠，可抑制其发育为卵囊和感染性子孢子[3]。菊花乙醇提取物以1.4、2.8g/kg剂量腹腔注射小鼠疟原虫感染模型，均有抗疟原虫作用[4]。

**2. 降血压、降血脂**　怀菊花浸膏以33.0g/kg剂量灌胃高血压大鼠模型，可降低自发性高血压大鼠(SHR)模型的血压[5]。杭白菊提取液以100～400μg/ml剂量加入到体外培养的小牛血管平滑肌培养液中，可使上清液中SOD活性增加而MDA含量减少[6]。菊花水煎液以4mg/kg剂量作用于离体肝细胞，可激活肝微粒体胆固醇7α-羟化酶活性，抑制肝微粒体羟甲基戊二酰辅酶A还原酶(HMGR)活力[7,8]。

**3. 保护心肌**　菊花总黄酮提取物以6g/kg剂量灌胃肾上腺素所致缺血心肌大鼠模型，连续给药7d，可对抗T波高度和ST段偏移增加，降低血清LDH，增加心肌组织SOD活性及降低其MDA含量[9]。

**4. 抗氧化、抗衰老**　菊花乙醇提取物以2g/kg剂量灌胃D-半乳糖诱导的衰老小鼠模型，可使小鼠血清SOD、GSH-Px活力提高，MAO活力及MDA含量均降低[10]，菊花总黄酮提取物41.07g/kg生药量以20ml/kg剂量灌胃大鼠，连续6周，大鼠血清及脑组织SOD活力提高及MDA含量降低[11]。

**5. 抗炎**　怀菊花乙醇提取物以2g/kg剂量灌胃二甲苯致耳廓肿胀小鼠模型及蛋清致足跖肿胀大鼠模型，均有抑制肿胀的作用[12]。杭白菊中提取的总黄酮按25、50、100mg/kg灌胃二甲苯致小鼠耳廓肿胀模型、醋酸致小鼠腹腔毛细血管通透性增加模型、角叉菜胶致小鼠足跖肿胀模型，连续给药5d，降低小鼠毛细血管通透性，抑制小鼠二甲苯致耳肿胀，减轻小鼠足跖肿胀，降低炎症组织$PGE_2$含量；相同的剂量灌胃角叉菜胶致大鼠气囊炎炎症模型，连续给药6d，可降低炎症介质渗出，其中50、100mg/kg能降低大鼠气囊渗出液中总蛋白含量和白细胞数，100mg/kg能降低大鼠血浆中MDA含量，增强SOD活性[13]。

**6. 抗疲劳**　菊花水提液以1.6、2.4g/kg剂量灌胃小鼠，可延长小鼠游泳时间，延长耐缺氧存活时间，高剂量还能增加小鼠自发活动[14]。

**7. 抗肿瘤**　杭白菊醇提取物1.5、7.5、15、30g/L联合重组腺病毒Ad/hTERT-gTRAIL对人大肠癌细胞(DLD-1)生长抑制率和凋亡率升高，达93.1%和45.4%[15]。

【药性】　甘、苦，微寒。归肺、肝经。

【功能主治】　散风清热，平肝明目，清热解毒。用于风热感冒，头痛眩晕，目赤肿痛，眼目昏花，疮痈肿毒。

【临床应用】

**1. 临床常用**

(1) 温病卫分证　菊花既能外散风热，又能内清肺热，其性能功用与桑叶相似，其发散表邪之力同样较为和缓，亦宜与薄荷等辛散之力较强药配伍以增强解表之力。治风热感冒或者温热犯肺，发热，头痛而有咳嗽者，常与桑叶相须为用，并配伍其他宣散风热药。如《温病条辨》桑菊饮，其与桑叶、连翘、薄荷、桔梗等同用。

(2) 肝阳上亢证　本品既能清肝热，又能平肝阳，治肝阳上亢，头晕目眩，常与石决明、珍珠母、白芍等平肝潜阳药配伍。若肝火上攻，症见眩晕，头痛，以及肝经热盛、热极动风者，可以之与清肝热，息肝风药同用，如《通俗伤寒论》羚角钩藤汤，以之与羚羊角、钩藤、桑叶等配伍。

(3) 目赤肿痛，目暗不明　本品既能疏散肝经风热，又能清泻肝经实热。具有一定的养肝明目之功，其性能功用与桑叶相似，但强于桑叶，亦常用于治疗目疾诸证。治肝经风热，目赤多泪，羞明畏光，常与蝉蜕、木贼等疏散风热明目药配伍，如《和剂局方》菊花散。治肝火上攻，目赤肿痛，可与决明子、石决明、夏枯草等清肝明目药配伍。若肝肾精血不足，目失所养，目暗不明，又常配伍滋补肝肾、益阴明目药，《医级》杞菊地黄丸，以之与枸杞子、熟地黄、山茱萸等药同用。

(4) 疮痈肿毒　本品能清热解毒,可用于治疗疮痈肿毒,常以之与金银花、连翘、生甘草等清热解毒药同用。内服外敷均宜。

**2. 临床新用**　菊花可用于治疗小儿肺炎支原体肺炎[16]。

**【用法用量】**　5～10g。

**【成药例证】**

**1. 桑菊感冒合剂、片(《中华人民共和国药典》2015年版)**　药物组成:桑叶、菊花、连翘、薄荷、苦杏仁、桔梗、甘草、芦根。

功能主治:疏风清热,宣肺止咳。用于风热感冒初起,头痛,咳嗽,口干,咽痛。

**2. 杞菊地黄丸(《中华人民共和国药典》2015年版)**　药物组成:枸杞子、菊花、熟地黄、酒萸肉、牡丹皮、山药、茯苓、泽泻。

功能主治:滋肾养肝。用于肝肾阴亏,眩晕耳鸣,羞明畏光,迎风流泪,视物昏花。

**3. 山菊降压片(《中华人民共和国药典》2015年版)**　药物组成:山楂、菊花、泽泻(盐制)、夏枯草、小蓟、决明子(炒)。

功能主治:平肝潜阳。用于阴虚阳亢所致的头痛眩晕、耳鸣健忘、腰膝酸软、五心烦热、心悸失眠;高血压病见上述证候者。

**4. 芎菊上清丸(《中华人民共和国药典》2015年版)**　药物组成:川芎、菊花、黄芩、栀子、炒蔓荆子、黄连、薄荷、连翘、荆芥穗、羌活、藁本、桔梗、防风、甘草、白芷。

功能主治:清热解表,散风止痛。用于外感风邪引起的恶风身热、偏正头痛、鼻流清涕、牙疼喉痛。

**5. 清热明目茶(《国家中成药标准汇编·内科心系分册》)**　药物组成:决明子、菊花、甜叶菊。

功能主治:清热祛风,平肝明目。用于头眩、头痛、目赤目糊。

**【贮藏】**　置阴凉干燥处,密闭保存,防霉,防蛀。

**【参考文献】**
[1]赵灿熙,雷颖,吴艳,等.菊花乙醇提取物抗疟效应实验研究(一)——对红细胞内期约氏疟原虫的效应[J].华中医学杂志,1997,21(1):26-27.

[2]赵灿熙,阮和球,吴艳,等.菊花抗疟效应实验研究(二)——对约氏疟原虫红外期的效应[J].华中医学杂志,1997,21(2):77-78.

[3]赵灿熙,雷颖,阮和球,等.亳菊氯仿提取物对约氏疟原虫配子体的效应观察[J].海南医学,1996,7(3):143-144.

[4]赵灿熙,吴艳,雷颖,等.亳菊乙醇提取物及氯仿分物对红内期疟原虫的效应[J].海南医学,1996,7(1):2-3.

[5]方家选,臧文华.怀菊花浸膏对自发性高血压大鼠血压及其靶器官脂质过氧化作用的影响[J].河南中医学院学报,2006,21(5):18-19.

[6]王淑如,章云涛,方雪玲,等.杭白菊提取液对血管平滑肌细胞培养液SOD、MDA的影响[J].浙江预防医学,2004,16(7):13-14.

[7]王树立,李永德,赵勤,等.菊花等十五种中药对大鼠胆固醇代谢的影响[J].生物化学杂志,1987,3(4):319-325.

[8]王树立,赵勤,郭成才,等.菊花等中药水煎剂对离体大鼠肝细胞微粒体羟甲基戊二酰辅酶A还原酶的作用机理[J].生物化学杂志,1988,4(6):517-523.

[9]彭蕴茹,石磊,罗宇慧,等.菊花总黄酮提取物对大鼠心肌缺血的保护作用[J].时珍国医国药,2006,17(7):1131-1132.

[10]林久茂,庄秀华,王瑞国.菊花对D-半乳糖衰老抗氧化作用实验研究[J].福建中医药,2002,33(5):44.

[11]彭蕴茹,钱大玮,张健,等.菊花提取物对小鼠亚急性衰老模型的影响[J].江苏中医药,2006,27(8):59-60.

[12]高宏.菊花中微量元素对其抗炎作用的影响[J].中医药管理杂志,2006,14(1):24-25.

[13]吴晓宁,余陈欢,包启年.杭白菊总黄酮抗炎作用及其机制初探[J].中国临床药理学与治疗学,2009,14(9):1000-1004.

[14]胡春,丁霄霖,唐莉莉,等.菊花提取物对实验动物抗疲劳和降血脂作用的研究[J].食品科学,1996,17(10):58-62.

[15]胡文献,毛伟芳,何超,等.杭白菊增强TRAIL基因诱导大肠癌细胞凋亡及机制的实验研究[J].中国病理生理杂志,2006,22(4):742-747.

[16]余德钊,徐嘉辉,边江红,等.大桑菊合剂治疗小儿肺炎支原体肺炎[J].中国实验方剂学杂志,2015,21(12):151-153.

(刘维　吴清华　裴瑾)

## 421　菊苣

Juju

**【异名】**　蓝菊(《新疆中草药》)。

**【来源】**　为菊科植物毛菊苣 *Cichorium glandulosum* Boiss.et Huet 或菊苣 *Cichorium intybus* L. 的干燥地上部分或根。

**【产地】**　主要为栽培品,野生品亦有。主产于东北、华北、西北及江西等地。

**【采收加工】**　夏、秋二季采割地上部分或秋末挖根,除去泥沙和杂质,晒干。

【炮制】 除去杂质，切段。

【性状特征】 **毛菊苣** 茎呈圆柱形，稍弯曲；表面灰绿色或带紫色，具纵棱，被柔毛或刚毛，断面黄白色，中空。叶多破碎，灰绿色，两面被柔毛；茎中部的完整叶片呈长圆形，基部无柄，半抱茎；向上叶渐小，圆耳状抱茎，边缘有刺状齿。头状花序5～13个成短总状排列。总苞钟状，直径5～6mm；苞片2层，外层稍短或近等长，被毛；舌状花蓝色。瘦果倒卵形，表面有棱及波状纹理，顶端截形，被鳞片状冠毛，长0.8～1mm，棕色或棕褐色，密布黑棕色斑。气微，味咸、微苦。

**毛菊苣根** 主根呈圆锥形，有侧根和多数须根，长10～20cm，直径0.5～1.5cm。表面棕黄色，具细腻不规则纵皱纹。质硬，不易折断，断面外侧黄白色，中部类白色，有时空心。气微，味苦。

**菊苣** 茎表面近光滑。茎生叶少，长圆状披针形。头状花序少数，簇生；苞片外短内长，无毛或先端被稀毛。瘦果鳞片状，冠毛短，长0.2～0.3mm。

**菊苣根** 顶端有时有2～3叉。表面灰棕色至褐色，粗糙，具深纵纹，外皮常脱落，脱落后显棕色至棕褐色，有少数侧根和须根。嚼之有韧性。

**菊苣段** 呈2～3cm段状，断面黄白色，表面灰绿色或带紫色，具纵棱。

均以味苦者为佳。

【化学成分】 菊苣的主要成分为萜类，还有多糖类、有机酸类、生物碱类、香豆素等。菊苣的萜类是其主要药理活性成分。

【药理毒理】

**1. 降血脂** 菊苣提取物按16.7、33.3g/kg剂量给10%果糖水致肥胖大鼠模型灌胃给药，连续7d，可以降低大鼠甘油三酯水平，降低大肠埃希菌及乳酸菌的数量，增加双歧杆菌的数量[1]。菊苣乙醇提取液分别按3.5、7、14g生药/kg剂量给高脂乳剂致高脂血症小鼠模型灌胃，连续15d，可减少小鼠的肝脂质蓄积，降低肝NO、LPO含量，提高SOD活性[2]。

**2. 降血糖** 菊苣提取物按8、16g/(kg·d)剂量给由耳缘静脉注射四氧嘧啶和高脂饲料所致的高糖复合高血脂兔模型饲养给药，连续10周，能降低兔血浆VWF、ET、$TXA_2$含量，升高$PGI_2$水平，改善$PGI_2/TXA_2$比值[3]。

**3. 降尿酸** 菊苣水提液以6.6、13.3g/kg剂量灌胃高尿酸血症鹌鹑模型，持续7d，低剂量可降低鹌鹑血尿酸升高和对抗其过性血糖的增高[4]。

【药性】 微苦、咸，凉。归肝经。

【功能主治】 清肝利胆，健胃消食，利尿消肿。用于湿热黄疸，胃痛食少，水肿尿少。

【临床应用】 **临床常用**

热淋，湿热黄疸　本品有清利湿热、利水通淋之功。治热淋涩痛，常与利水通淋药金钱草、车前子同用。治湿热黄疸，常与利湿退黄药茵陈蒿、栀子、大黄等同用。

【成药例证】

**1. 复方木尼孜其颗粒(《卫生部药品标准·维吾尔药分册》)** 药物组成：茴香根皮、骆驼蓬子、黑种草子、蜀葵子、洋甘菊、茴芹果、菊苣根、甘草、芹菜根、菊苣子、香茅、罗勃子。

功能主治：调节体液及气质，为四种异常体液成熟剂。

**2. 护肝布祖热颗粒(《卫生部药品标准·维吾尔药分册》)** 药物组成：芹菜子、菊苣子、菟丝子、芹菜根、茴香根皮、菊苣根、小茴香。

功能主治：补益肝、胃，散气止痛，利胆，利水。用于肝寒，胃痛，脾阻胁痛及关节骨痛，风湿病，泌尿系统疾病。

**3. 清热卡森颗粒(《卫生部药品标准·维吾尔药分册》)** 药物组成：菊苣。

功能主治：清利肝胆，健胃消食，利尿消肿。用于湿热黄疸，胃痛食少，水肿尿少。

**4. 炎消迪娜儿糖浆(《卫生部药品标准·维吾尔药分册》)** 药物组成：菊苣根、大黄、菟丝子、菊苣子、睡莲花、玫瑰花、牛舌草。

功能主治：利尿，消肿，降热，止痛。用于各种肝炎，胆囊炎，尿路感染等。

【用法用量】 9～18g。

【贮藏】 置阴凉干燥处。

【参考文献】 [1]孙博喻，张冰，林志健，等.菊苣提取物对腹型肥胖大鼠肠道菌群的影响[J].中国中药杂志，2014，39(11)：2081-2085.

[2]刘小青，张冰，胡京红，等.菊苣提取物对高脂模型小鼠肝脂水平和NO的影响[J].中药新药与临床药理，2000，11(6)：340-342，385.

[3]张冰,刘小青,胡京红,等.菊苣提取物对高糖复合高血脂模型兔血浆 vWF、ET 及 $PGI_2/TXA_2$ 含量的影响[J].北京中医药大学学报,2000,23(6):48-50.

[4]刘小青,张冰,胡京红,等.鹌鹑高尿酸血症模型建立及菊苣提取物对其影响的实验研究[J].中国中西医结合杂志,2003,23(1):44-47.

（吴清华　裴瑾）

## 422　菊三七

Jusanqi

**【异名】** 土三七(《滇南本草》),金不换(《秘方集验》),紫三七(《南京民间药草》),血当归、血三七、血七、血格答(《贵州民间方药集》),水三七(《河北药材》),紫蓉三七、艾叶三七、铁罗汉、乌七(《湖南药物志》),菊叶三七(《上海常用中草药》),狗头三七(苏医《中草药手册》)。

**【来源】** 为菊科植物菊三七 *Gynura segetum* (Lour.) Merr.的干燥根茎。

**【产地】** 主要为野生品,栽培品亦有。主产于云南西北部、中部至南部地区。河北、江西、广西、四川、贵州等地亦有分布。

**【采收加工】** 秋季茎叶枯萎时采挖,除去泥沙及须根,干燥。

**【炮制】** 除去杂质,洗净,润透,切厚片,干燥。

**【性状特征】** 呈不规则的肥厚团块,长 3～6cm,直径 2～4cm。表面灰棕色或棕黄色,有瘤状突起及断续的纵皱和沟纹,并有须根痕,顶端有残留的茎基和芽痕。体重,质硬不易折断,断面不平坦,黄白色至淡棕色,微呈角质样,可见异型维管束。气微,味微苦。以体重、质硬、味苦者为佳。

**饮片**　厚约 0.3cm 的片状,为黄白色至淡棕色,微呈角质样,可见异形维管束。以色白、断面微成角质样为佳。

**【化学成分】** 菊三七的主要成分是生物碱,还含有黄酮、甾体、有机酸等成分。菊三七的生物碱是其主要药理活性成分。

**【药理毒理】**

**1. 止血**　1%菊三七注射液分别以 30、60、120μg/百万(药物与血小板比值)三个剂量,加入健康雄性豚鼠体外心脏取血中,可使豚鼠血小板发生伸展伪足、变形、聚集等黏性变形运动,可诱导血小板释放 ADP、血小板因子Ⅲ、$Ca^{2+}$[1]。10%、100%菊三七注射液以 0.5ml/只的剂量给小鼠腹腔注射,均能缩短小鼠凝血时间[2]。

**2. 促进骨折愈合**　菊三七水提取物(相当于 2g 生药/ml)10g/kg 剂量给骨折家兔灌胃,连续 28d,家兔骨外膜和骨内膜成骨细胞均有不同程度增生,且骨愈合速度快,愈合骨抗拉折力大[3]。

**【药性】** 甘、微苦,温。

**【功能主治】** 止血散瘀,解毒消肿。用于跌打损伤,吐血,衄血,便血,崩漏,疮疖痈肿。

**【临床应用】 临床常用**

出血证　本品止血散瘀。生用破血,炙用补血。外用包敷患处,可用于消肿止痛,跌打损伤,外伤出血等。亦可用于治疗风湿痛,痈肿,治内伤积血,痞块,心腹疼痛等。

**【用法用量】** 3～9g;研粉吞服,每次 1～3g。外用适量。

**【注意事项】** 孕妇慎用。

**【贮藏】** 置阴凉干燥处,防蛀。

**【参考文献】**
[1]刘贺之,庞健,王增岭,等.菊三七与参三七对血小板超微结构影响的研究[J].药学学报,1982,17(11):801-808.

[2]刘贺之,庞健.菊三七与参三七止血作用对比的研究[J].中国药学杂志,1982,17(6):42.

[3]曾晓琼,宋一心.菊三七对运动性骨折治疗作用的研究[J].西安体育学院学报,2003,20(1):64-65.

（吴清华　裴瑾）

## 423　橘核

Juhe

**【异名】** 橘子核(《本草衍义》),橘子仁(《姚僧坦集验方》),橘米(《四川中药志》),橘仁(《药材学》)。

**【来源】** 为芸香科植物橘 *Citrus reticulata* Blanco 及其栽培变种的干燥成熟种子。

**【产地】** 主要为栽培品,野生品亦有。主产于江西、福建、广东、广西、四川。

**【采收加工】** 果实成熟后收集,洗净,晒干。

**【炮制】** **橘核**　除去杂质,洗净,干燥。用时捣碎。

**盐橘核**　取净橘核，盐水炙，炒干，用时捣碎。

**【性状特征】**　**橘核**　略呈卵形，长0.8～1.2cm，直径0.4～0.6cm。表面淡黄白色或淡灰白色，光滑，一侧有种脊棱线，一端钝圆，另端渐尖成小柄状。外种皮薄而韧，内种皮菲薄，淡棕色，子叶2，黄绿色，有油性。气微，味苦。以种子饱满，子叶黄绿色者为佳。

**盐橘核**　略呈卵形，长0.8～1.2cm，直径0.4～0.6cm。表面黄褐色或黄棕色，光滑，一侧有种脊棱线，一端钝圆，另端渐尖成小柄状。外种皮薄而韧，内种皮菲薄，淡棕色，子叶2，黄绿色，有油性。气微，味苦。以种子饱满，无焦斑者为佳。

**【化学成分】**　橘核的主要成分是萜类，还含有黄酮、脂肪油、粗蛋白、糖类、矿物质等。橘核的萜类是其主要药理活性成分。

**【药理毒理】**

**1. 镇痛、抗炎**　生橘核、盐炙橘核按1.67、3.33、5.00g生药/kg给热板致小鼠疼痛模型腹腔注射，盐炙橘核高、低剂量可明显提高小鼠痛阈值；按以上剂量给醋酸致小鼠扭体模型腹腔注射，盐炙橘核中、高剂量和生橘核低剂量可延长小鼠发生扭体反应的时间和减少小鼠15min内扭体反应的次数；按以上剂量给二甲苯致小鼠耳廓肿胀的模型腹腔注射，可盐炙橘核低、中、高剂量和生橘核中、高剂量可抑制小鼠耳廓肿胀[1]。

**2. 抗氧化**　橘核、盐橘核70%乙醇提取液3.2～640mg/ml对亚硝酸钠的最大清除率分别为48.09%、49.19%；橘核提取液对亚硝胺合成无阻断作用、盐橘核提取液对亚硝胺合成的最大阻断率为21.32%[2]。

**【药性】**　苦，平。归肝、肾经。

**【功能主治】**　理气，散结，止痛。用于疝气疼痛，睾丸肿痛，乳痈乳癖。

**【临床应用】**　**临床常用**

(1) 疝气痛，睾丸肿痛　本品味苦性平，主入肝经，能疏肝行气止痛。因其性平，治肝经寒凝气滞疝气痛，常配伍小茴香、吴茱萸、荔枝核等散寒止痛之药。若治肝经实火，湿热下注，症见睾丸疼痛、阴囊红肿者，常配伍龙胆草、山栀子、川楝子等药，以收清肝火、除湿热之效。

(2) 乳痛，乳癖　本品性平，主入肝、肾经。通过疏肝理气通乳，可用于治疗肝郁气滞之乳房胀痛或结块。可与香附、瓜蒌皮、柴胡等药配伍，以增强行气散结之功效。

**【用法用量】**　3～9g。

**【成药例证】**

**1. 茴香橘核丸(《中华人民共和国药典》2015年版)**　药物组成：盐小茴香、八角茴香、盐橘核、荔枝核、盐补骨脂、肉桂、川楝子、醋延胡索、醋莪术、木香、醋香附、醋青皮、昆布、槟榔、乳香(制)、桃仁、穿山甲(制)。

功能主治：散寒行气，消肿止痛。用于寒凝气滞所致的寒疝，症见睾丸坠胀疼痛。

**2. 济生橘核丸(《卫生部药品标准中药成方制剂·第二册》**　药物组成：橘核、肉桂、川楝子(炒)、桃仁、厚朴(制)、海藻、昆布、木通、延胡索、枳实(炒)、木香。

功能主治：行气软坚，散寒止痛。用于疝气偏坠，睾丸胀痛。

**3. 橘核疝气丸(《卫生部药品标准中药成方制剂·第二册》)**　药物组成：川楝子(炒)、小茴香(盐制)、延胡索(醋制)、炮姜、橘核(炒)、荔枝核(炒)、附子(制)、肉桂、泽泻(盐制)、木香、胡芦巴(炒)、苍术(炒)、吴茱萸(制)。

功能主治：散寒止痛。用于疝气疼痛，睾丸肿大，阴囊潮湿。

**4. 小儿暖脐膏(《卫生部药品标准中药成方制剂·第二册》)**　药物组成：橘核、小茴香、官桂、炮姜、白胡椒、川楝子、吴茱萸、荔枝核、麝香。

功能主治：散寒止痛。用于小儿胎寒，肚腹疼痛，积聚痞块，疝气偏坠，虚寒泻痢，胃寒腹胀。

**5. 乳核内消液(《卫生部药品标准中药成方制剂·第六册》)**　药物组成：浙贝母、当归、赤芍、漏芦、茜草、香附、柴胡、橘核、夏枯草、丝瓜络、郁金、甘草。

功能主治：疏肝活血，软坚散结。用于经期乳胀痛有块，月经不调或量少色紫成块及乳腺增生。

**【贮藏】**　置干燥处，防霉，防蛀。

**【参考文献】**　[1]莫书蓉，朱慧，缪舒益，等.中药橘核不同炮制品镇痛抗炎作用研究[J].中药药理与临床，2007，23(5)：

141-142.

[2]恽祥惠,邢丽娜,李云,等.建立基于96孔板检测的FRAP法和DPPH法及其在橘核抗氧化活性研究中的应用[J].时珍国医国药,2014,25(5):1275-1278.

（吴清华　裴瑾）

## 424　橘红

Juhong

【异名】橘红(《本草纲目》),芸皮、芸红(《药材资料汇编》)。

【来源】为芸香科植物橘 *Citrus reticulata* Blanco及其栽培变种的干燥外层果皮。

【产地】主要为栽培品,野生品亦有。主产于福建、广西、江西、贵州、四川等地。

【采收加工】秋末冬初果实成熟时采收,用刀削下外皮,晒干或阴干。

【炮制】除去杂质,切碎,晾干。

【性状特征】外表面黄棕色或橙红色,存放后呈棕褐色,密布黄白色突起或凹下的油室。内表面黄白色,密布凹下透光小圆点。质脆易碎。气芳香,味微苦、麻。以气芳香,油室较多者为佳。

饮片　呈长条形或不规则薄片状,边缘皱缩向内卷曲。外表面黄棕色或橙红色,存放后呈棕褐色,密布黄白色突起或凹下的油室。内表面黄白色,密布凹下透光小圆点。质脆易碎。气芳香,味微苦、麻。以气芳香,油室较多者为佳。

【化学成分】橘红的主要成分是黄酮,还含有多糖等。橘红的黄酮是其主要药理活性成分。《中华人民共和国药典》2015年版规定,本品药材按干燥品计算,含橙皮苷($C_{28}H_{34}O_{15}$)不得少于1.7%。

【药理毒理】

**1. 抗炎**　橘红多糖乙醇提取物23、46、92mg/kg灌胃2,4-二硝基氯苯致迟发型超敏反应模型小鼠,连续30d,中、高剂量均能增加小鼠耳廓肿胀度,且具剂量依赖性趋势[1]。

**2. 增强免疫力**　橘红多糖乙醇提取物23、46、92mg/kg灌胃氢化可的松致免疫抑制小鼠模型,连续3周,中、高剂量可显著提高小鼠的胸腺指数、脾脏指数[1]。

**3. 抗疲劳**　橘红多糖乙醇提取物23、46、92mg/kg灌胃小鼠,进行负0.5%体重负重游泳及耐缺氧试验,均可延长小鼠的游泳时间,具有剂量依赖性;均可延长抗缺氧时间[1]。

【药性】辛、苦,温。归肺、脾经。

【功能主治】理气宽中,燥湿化痰。用于咳嗽痰多,食积伤酒,呕恶痞闷。

【临床应用】临床常用

湿痰,寒痰证　本品降气散结,为利气要药,可用于治疗湿痰、寒痰证。与竹茹配伍以治疗热呃,并能助青皮以导滞气,与苍术、厚朴配伍以泻胃中之食积。与葱白、麻黄配伍消谷气,解酒毒,止呕吐,开胸膈痞塞。

【用法用量】3～10g。

【成药例证】

**1. 橘红化痰丸(《卫生部药品标准中药成方制剂·第二册》)**　药物组成:橘红、锦灯笼、川贝母、苦杏仁(炒)、罂粟壳、五味子、白矾、甘草。

功能主治:滋阴清热,敛肺止咳,化痰平喘。用于肺肾阴虚,咳嗽,气促喘急,咽干舌红,胸膈满闷。

**2. 婴儿保肺宁(散)(《卫生部药品标准中药成方制剂·第八册》)**　药物组成:川贝母、橘红、姜半夏、赭石、桔梗、百部、紫苏梗、紫苏子(炒)、天竺黄、硼砂、石膏、滑石、朱砂、冰片。

功能主治:清肺化痰,止咳降逆。用于肺热咳嗽,喘满痰盛,呕吐身热。

**3. 橘贝半夏颗粒(《卫生部药品标准中药成方制剂·第十五册》)**　药物组成:橘红、川贝母、半夏(制)、桔梗、远志(制)、紫苏子(炒)、紫菀、款冬花(炒)、枇杷叶、前胡、苦杏仁霜、麻黄、肉桂、天花粉、木香、甘草。

功能主治:化痰止咳,宽中下气。用于咳嗽痰多,胸闷气急。

**4. 金嗓利咽丸(《中华人民共和国药典》2015年版)**　药物组成:茯苓、枳实(炒)、胆南星、法半夏、青皮(炒)、橘红。

功能主治:疏肝理气,化痰利咽。用于痰湿内阻、肝郁气滞所致的咽部异物感、咽部不适、声音嘶哑;声带肥厚见上述证候者。

**5. 肺安片(《卫生部药品标准中药成方制剂·第**

十五册》)　药物组成：知母、橘红、桔梗、川贝母、阿胶、款冬花、葶苈子、姜半夏、苦杏仁、甘草膏、麻黄、旋覆花、马兜铃。

功能主治：润肺定喘，止嗽化痰。用于阴虚久嗽，喘息不宁，痰壅气闷，夜卧不安。

【贮藏】　置阴凉干燥处，防蛀。

【参考文献】　[1]王可，尤良震，胡静波，等.橘红多糖增强小鼠免疫功能及抗疲劳作用[J].中国实验方剂学杂志，2014，20(21)：180-182.

（吴清华　裴瑾）

## 425　橘络

Juluo

【异名】　橘瓤上筋膜(《本草纲目》)，橘丝(《本草纲目拾遗》)，橘络(《本草求原》)，橘筋(《中药材手册》)。

【来源】　为芸香科植物橘 *Citrus reticulata* Blanco 及其栽培变种成熟果实的中果皮与内果皮之间的维管束群。

【产地】　主要为栽培品，野生品亦有。主产于福建、广西、江西、贵州、四川等地。

【采收加工】　12 月至次年 1 月间采集果实，将橘皮剥下，自皮内或橘瓤外表皮撕下白色筋络，晒干或微火烘干。比较完整而理顺成束者，称“凤尾橘络”。多数断裂，散乱不整者，称谓“金丝橘络”。如用刀自橘皮内铲下者，称“铲络”。

【炮制】　除去杂质，用水喷润后撕开，去净黑络，干燥。

【性状特征】　**凤尾橘络**　呈长条形或松散的网络状，上端与蒂相连，其下则变成棕黄色。每束长 6～10cm，宽 0.5～1cm。10 余束或更多压紧成长方形块状。质轻而软，干后质脆而易断。气香，味微苦。以整齐、均匀、络长不碎断，色黄者为佳。

**金丝橘络**　呈不整齐的松散状，又如乱丝，长短不一，与蒂相混合，其余与凤尾橘络相同。

**铲络**　筋络多疏散碎断，并连带少量橘白，呈白色片状小块，有时夹带橘蒂及少量肉瓤碎片。均以筋络多、蒂及橘白少者为佳。

**饮片**　为不整齐松散的网络状，稍弯曲。表面淡黄色，质轻，易折断。气淡，味微苦。

【化学成分】　橘络的主要成分是黄酮，还含有萜、酚酸、木脂素、甾体等。橘络的黄酮是其主要药理活性成分。

【药性】　甘、苦，平。归肺、胃经。

【功能主治】　化痰，通络。用于痰热咳嗽，胸胁痛，咯血。

【临床应用】　**临床常用**

喘咳痰多证　本品具有通络，理气，化痰之功效。专能宣通经络滞气，可以治卫气逆于肺之脉胀甚有效。亦可用于久咳胸痛，痰中带血，伤酒口渴。

【用法用量】　3～9g。

【成药例证】　**治红丸(《卫生部药品标准中药成方制剂・第二册》)**　药物组成：鲜荷叶、侧柏叶(炭)、地黄(炭)、荷叶(炭)、陈皮、牡丹皮、黄芩、百合、石斛、橘络、地黄、甘草、木通、大蓟、铁树叶、京墨、浙贝母棕板(炭)。

功能主治：清热，凉血，止血。用于吐血，便血，咳嗽痰中带血。

【贮藏】　置干燥容器内，置通风干燥处。

（吴清华　裴瑾）

## 426　卷柏

Juanbai

【异名】　交时(《名医别录》)，卷柏、万岁(《神农本草经》)，豹足、求股、神投时(《吴普本草》)，石莲花、回阳草(《滇南本草》)，长生不死草(《本草纲目》)，万年松(《本草原始》)，长生草(《花镜》)，石花(《盛京通志》)，还魂草(《分类草药性》)，不死草(《滇南本草图说》)，九死还魂草(《现代实用中药》)，见水还阳草(《浙江中药手册》)，佛手草、万年青(《东北药用植物志》)，老虎爪(《河北药材》)，山拳柏、打不死(《南宁市药物志》)，铁拳头、岩松(《闽东本草》)，一把抓(《文山中草药》)，拳头草(《福建中草药》)，大还魂草、回生草、含生草、地面草(《福建药物志》)。

【来源】　为卷柏科植物卷柏 *Selaginella tamariscina* (Beauv.) Spring 或垫状卷柏 *Selaginella pulvinata* (Hook.et Grev.) Maxim.的干燥全草。

【产地】　主要为野生品。全国大部分地区均产，主产于山东、辽宁、河北。

**【采收加工】** 全年均可采收，除去须根和泥沙，晒干。

**【炮制】** **卷柏** 除去残留须根及杂质，洗净，切段，干燥。

**卷柏炭** 取净卷柏，照炒炭法，炒至表面显焦黑色。

**【性状特征】** **卷柏** 卷缩似拳状，长3～10cm。枝丛生，扁而有分枝，绿色或棕黄色，向内卷曲，枝上密生鳞片状小叶，叶先端具长芒。中叶（腹叶）两行，卵状矩圆形，斜向上排列，叶缘膜质，有不整齐的细锯齿；背叶（侧叶）背面的膜质边缘常呈棕黑色。基部残留棕色至棕褐色须根，散生或聚生成短干状。质脆，易折断。气微，味淡。

**垫状卷柏** 须根多散生。中叶（腹叶）两行，卵状披针形，直向上排列。叶片左右两侧不等，内缘较平直，外缘常因内折而加厚，呈全缘状。

**饮片** 呈卷缩的段状，枝扁而有分枝，绿色或棕黄色，内向卷曲，枝上密生鳞片状小叶。叶具长芒。中叶（腹叶）两行，卵状矩圆形或卵状披针形，斜向或直向上排列，叶缘膜质，有不整齐的细锯齿或全缘；背叶（侧叶）背面的膜质边缘常呈棕黑色。气微，味淡。

**卷柏炭** 呈卷缩的段状，枝扁而有分枝，表面焦黑色内向卷曲，枝上密生鳞片状小叶。

**【化学成分】** 卷柏的主要成分是黄酮，还含有苯丙素、生物碱、有机酸、蒽醌、甾等。卷柏的黄酮是其主要药理活性成分。《中华人民共和国药典》2015年版规定，本品药材及其饮片按干燥品计算，含穗花杉双黄酮（$C_{30}H_{18}O_{10}$）不得少于0.30%。

**【药理毒理】**

**1. 止血** 含生药浓度50%、100%、200%的卷柏及卷柏炭水煎液分别灌胃小鼠，连续3d，毛细玻管法及玻片法测定凝血时间，卷柏炭中、高剂量可缩短小鼠的凝血时间；上述剂量灌胃大鼠，连续3d，中、高剂量可使大鼠凝血酶原时间（PT）、活化部分凝血活酶时间（APTT）减短，纤维蛋白原（FIB）含量减少[1]。

**2. 降血糖** 卷柏醇提物210mg/kg、卷柏水提物312mg/kg灌胃高糖高脂饲料及STZ致2型糖尿病大鼠模型，连续3周，可使大鼠血糖、摄食量、饮水量降低，胰岛素敏感性升高[2]。

**3. 血管内皮细胞保护作用** 卷柏中穗花杉双黄酮$3.72\times10^{-3}$～$14.87\times10^{-3}$ mol/L分别作用于人脐静脉内皮细胞（HUVEC），均可显著升高HUVEC存活率，是其S期百分比升高；均可使TNF-α诱导HUVEC的存活率、NO含量升高，ET-1蛋白表达、IL-6、IL-8表达、VCAM-1、E-selectin蛋白表达、MDA含量降低，可上调IκBα蛋白表达，是细胞核蛋白NF-κBp65表达显著下调，能抑制NF-κB p65向胞核迁移，且呈剂量依赖关系[3]。

**【药性】** 辛，平。归肝、心经。

**【功能主治】** 活血通经。用于经闭痛经，癥瘕痞块，跌仆损伤。卷柏炭化瘀止血。用于吐血，崩漏，便血，脱肛。

**【临床应用】** **临床常用**

（1）瘀血证　本品生用活血通经，治妇人血闭成瘕，寒热往来，子嗣不育者，可与当归、白术等配伍（《本草汇言》）。亦能活血化瘀，单用治跌打损伤（《泉州本草》）。

（2）出血证　本品治吐血、便血、尿血，可配伍仙鹤草；治大肠下血，可与侧柏、棕榈等同用，也可单服（《仁存堂经验方》）；治肠毒下血，可配伍黄芪（《本草汇言》）；治血崩、白带，可单用（《湖南药物志》）。

**【用法用量】** 5～10g。

**【成药例证】**

**1. 茯蚁参酒（《国家中成药标准汇编·内科心系分册》）** 药物组成：茯苓、卷柏、当归、千年健、天麻、党参、黑蚂蚁、黄芪、竹节参、三七。

功能主治：益肾健脾，养心安神。用于失眠，纳差。

**2. 痛可宁注射液（《国家中成药标准汇编·口腔肿瘤儿科分册》）** 药物组成：木贼、卷柏。

功能主治：清热解毒、开郁通络。用于恶性肿瘤疼痛的辅助治疗。

**3. 千柏鼻炎片、胶囊（《中华人民共和国药典》2015年版）** 药物组成：千里光、卷柏、羌活、决明子、麻黄、川芎、白芷。

功能主治：清热解毒，活血祛风，宣肺通窍。用于风热犯肺、内郁化火、凝滞气血所致的鼻塞、鼻痒气热、流涕黄稠，或持续鼻塞、嗅觉迟钝；急慢性鼻炎、急慢性鼻窦炎见上述证候者。

**4. 活络止风丸(《卫生部药品标准中药成方制剂·第三册》)** 药物组成：卷柏、木瓜、乌梢蛇(酒炙)、当归、川芎、白芍、地黄、马钱子粉。

功能主治：养血活络，祛风止痛。用于肩背疼痛，手足麻木，筋骨无力，行步艰难。

**5. 消痔灵片(《卫生部药品标准中药成方制剂·第二十册》)** 药物组成：五倍子、白蔹、卷柏、地榆、槐花、牛羊胆酸。

功能主治：收敛止血，解毒敛疮。用于内外痔疮。

**【注意事项】** 孕妇慎用。

**【贮藏】** 置干燥处。

**【参考文献】** [1]彭智聪，张少文，刘勇等.卷柏炒炭后对止血作用的影响[J].中国中药杂志，2000，25(2)：25-26.

[2]郑晓珂，李玉洁，张莉等.卷柏对2型糖尿病大鼠模型葡萄糖代谢影响的实验研究[J].现代预防医学，2009，36(10)：1918-1922.

[3]郑晓珂，刘彩霞，翟英英等.卷柏中穗花杉双黄酮对TNF-α诱导的血管内皮细胞损伤的保护作用[J].药学学报，2013，48(9)：1503-1509.

(陈翠平 吴清华 裴瑾)

## 427 决明子

Juemingzi

**【异名】** 羊角(《广雅》)，草决明、羊明(《吴普本草》)，马蹄决明(《本草经集注》)，还瞳子(《医学正传》)，狗屎豆(《生草药性备要》)，假绿豆(《中国药用植物志》)，马蹄子(《江苏省植物药材志》)，羊角豆(《广东中药》)，野青豆(《江西草药》)，猪骨明、猪屎蓝豆、夜拉子、羊尾豆(《南方主要有毒植物》)，大号山土豆(《台湾药用植物志》)。

**【来源】** 为豆科植物决明 *Cassia obtusifolia* L.或小决明 *Cassia tora* L.的干燥成熟种子。

**【产地】** 主要为栽培品，野生品亦有。主产于华东、中南、西南及吉林、辽宁、河北、山西等地。建于河南省南阳市淅川县香花镇新黄庄村的决明子GAP种植基地已通过原国家食品药品监督管理总局验收。

**【采收加工】** 秋季采收成熟果实，晒干，打下种子，除去杂质。

**【炮制】** **决明子** 除去杂质，洗净，干燥。

**炒决明** 取净决明子置锅内，用文火加热，炒至微鼓起，有香气逸出时，取出放凉。

**【性状特征】** **决明** 略呈菱方形或短圆柱形，两端平行倾斜，长3～7mm，直径2～4mm。表面绿棕色或暗棕色，平滑有光泽。一端较平坦，另端斜尖，背腹面各有1条突起的棱线，棱线两侧各有1条斜向对称而色较浅的线形凹纹。质坚硬，不易破碎。种皮薄，子叶2，黄色，呈"S"形折曲并重叠。气微，味微苦。以种粒饱满、身干、绿棕色、无沙土和杂质者为佳。

**小决明** 呈短圆柱形，较小，长3～5mm，宽2～3mm。表面棱线两侧各有1片宽广的浅黄棕色带。以种粒饱满、身干、绿棕色、无沙土和杂质者为佳。

**炒决明** 菱方形或短圆柱形，表面多为暗棕色，平滑有光泽，偶有焦斑。质坚硬，易破碎。种皮薄，子叶2，黄色，气微，味微苦。以种粒饱满、身干、暗棕色、无杂质者为佳。

**【化学成分】** 决明子的主要成分是蒽醌类，还含有氨基酸、糖、微量元素等。决明子的蒽醌是其主要药理活性成分。《中华人民共和国药典》2015年版规定，本品药材按干燥品计算，含大黄酚($C_{15}H_{10}O_4$)不得少于0.20%，含橙黄决明素($C_{17}H_{14}O_7$)不得少于0.080%；本品饮片按干燥品计算，含大黄酚($C_{15}H_{10}O_4$)不得少于0.12%，含橙黄决明素($C_{17}H_{14}O_7$)不得少于0.080%。

**【药理毒理】**

**1. 降血压** 决明子注射液按0.05g/100g给自发性遗传性高血压大鼠股静脉注射，可使大鼠收缩压和舒张压降低[1]。决明子蛋白质0.625mg/kg、低聚糖0.37mg/kg，及蒽醌苷提取物20mg/kg分别灌胃丙酸睾丸酮致高血压大鼠模型，给药16d，均能降低实验性高血压大鼠的血压[2]。

**2. 降血脂** 决明子蛋白质0.25、1mg/kg，决明子蒽醌苷5、20mg/kg，决明子蛋白质0.25mg/kg及蒽醌苷5mg/kg合用分别灌胃脂肪乳剂致高脂血症大鼠模型，连续15d，决明子蛋白质高剂量、蒽醌苷高剂量及两者的小剂量合用均可使高脂血症大鼠的血清总胆固醇 TC、甘油三酯 TG、低密度脂蛋白 LDL-C 显著降低[3]。决明子浸膏剂 $5\times10^{-5}\sim5\times10^{-9}$ mol 作用于体外大鼠肝细胞，对细胞胆固醇的合成有一定的抑制作用，且随着浓度的增大，阻抑作用增强[4]。

**3. 保肝**　决明子乙醇提取物按 5、10g/kg 给 D-氨基半乳糖致急性肝损伤大鼠模型灌胃给药，连续 5d，均可抑制大鼠血清中 ALT、AST 质量浓度的升高，提高血清及肝线粒体 SOD、GSH-Px 活性，降低 MDA 含量[5]。生决明子、炒决明子水提取液 1.25、2.5、5g/kg 分别灌胃小鼠，连续 15d，末次给药后使用四氯化碳造急性肝损伤小鼠模型，生决明子中、高剂量及炒决明子均可降低小鼠血清 ALT 和 AST 的含量[6]。

**4. 润肠通便**　生决明子、炒决明子水提取液 1.25、2.5、5g/kg 分别灌胃小鼠，连续 7d，均可增加小鼠小肠推进率[6]。生决明子、炒决明子水提取液按上述剂量灌胃小鼠，连续 7d，第 4d 给药后切断水源造便秘小鼠模型。生决明子中、高剂量，炒决明子高剂量均可增加小鼠的小肠推进率；生、炒决明子中、高剂量均能使小鼠排便时间缩短，排便数目增加[6]。

**5. 免疫调节**　决明子水提取液 10、20g/dl 作用于腹腔注射 BALB/c 小鼠，隔日注射共 3 次，均可提高小鼠腹腔 MΦ 细胞的吞噬率和吞噬指数[7]。

**6. 安全性评价**　决明子乙醇提取物按 0～45g/kg 的比例掺入饲料，喂饲大鼠 13 周，均出现肾脏重大，色泽灰黑，肠系膜淋巴结肿大，呈灰白椭圆形结节状突起，直径 0.4～1.0cm，结肠肿胀，浆膜充血，25、35、45g/kg 组部分动物睾丸体积缩小。组织病理学检查，5～45g/kg 组肾小管上皮细胞内可见棕褐色颗粒样物质沉积，黑色素染色阳性，发生率分别为 10％、100％、95％、95％、100％，结肠黏膜固有层色素沉积发生率分别为 11.8％、16.7％、10.5％、10％和 85.7％，直肠黏膜固有层色素沉积发生率分别为 5.2％、5％、26.3％、80％和 87.5％，肠系膜淋巴结色素沉积发生率分别为 0％、33.3％、63.1％、90％和 75％，肠系膜淋巴结反应性增生发生率分为 50％、88.9％、100％、95％、100％，肠系膜淋巴结囊样变发生率分别为 0％、0％、10.5％、15％、31.2％，结肠浅表性黏膜炎发生率分别为 0％、5.3％、40％、65％、62.5％，25～45g/kg 组分别有 10％、10％、33.3％动物睾丸曲细精管萎缩，无生精细胞；决明子长期服用，可引起肾、结肠、直肠、肠系膜淋巴结、睾丸等靶器官病理改变，提示不宜长期大量服用[8]。

**【药性】**　甘、苦、咸，微寒。归肝、大肠经。

**【功能主治】**　清热明目，润肠通便。用于目赤涩痛，羞明多泪，头痛眩晕，目暗不明，大便秘结。

**【临床应用】　临床常用**

(1) 肝热目疾　本品苦寒，能入肝泻火以明目；其苦寒之性不堪，因兼甘润而无苦燥伤阴之弊，故为目疾诸证常用药物。不论肝火目疾，还是风热目疾及肝虚目疾，均可使用。治肝火上攻，目赤肿痛、羞明多泪或目生翳膜等症，常配伍车前子、青葙子等清肝明目药，如《医宗金鉴》决明散。治风热目疾，常配伍菊花、蔓荆子等疏风清热药，如《太平圣惠方》《银海精微》决明子散。治肝虚失养、视物昏暗等证，常配伍枸杞子、菟丝子、五味子等滋补肝肾之药，以助其明目之效，如《证治准绳》补肝丸。

(2) 肠燥便秘　本品能缓下通便，多用于内热肠燥、大便秘结不通之证，常与火麻仁、瓜蒌仁等润下药同用。

**【用法用量】**　9～15g。

**【成药例证】**

**1. 山菊降压片(《中华人民共和国药典》2015 年版)**　药物组成：山楂、菊花、泽泻(盐制)、夏枯草、小蓟、决明子(炒)。

功能主治：平肝潜阳。用于阴虚阳亢所致的头痛眩晕、耳鸣健忘、腰膝酸软、五心烦热、心悸失眠；高血压病见上述证候者。

**2. 血脂宁丸(《中华人民共和国药典》2015 年版)**　药物组成：决明子、山楂、荷叶、制何首乌。

功能主治：化浊降脂，润肠通便。用于痰浊阻滞型高脂血症，症见头昏胸闷，大便干燥。

**3. 血脂灵片(《中华人民共和国药典》2015 年版)**　药物组成：泽泻、决明子、山楂、何首乌(制)。

功能主治:化浊降脂,润肠通便。用于痰浊阻滞型高脂血症,症见头昏胸闷,大便干燥。

**4. 清脑降压片(《中华人民共和国药典》2015年版)** 药物组成:黄芩、夏枯草、槐米、煅磁石、牛膝、当归、地黄、丹参、水蛭、钩藤、决明子、地龙、珍珠母。

功能主治:平肝潜阳。用于肝阳上亢所致的眩晕,症见头晕、头痛、项强、血压偏高。

**5. 心脉通片(《卫生部药品标准中药成方制剂·第六册》)** 药物组成:当归、决明子、钩藤、牛膝、丹参、葛根、槐花、毛冬青、夏枯草、三七。

功能主治:活血化瘀,通脉养心,降压降脂。用于高血压、高脂血症等。

**【贮藏】** 置阴凉干燥处。

**【参考文献】** [1]刘菊秀,苗戎,狄俊英,等.决明子降压作用的实验研究[J].天津中医,1990,7(5):37.

[2]李续娥,郭宝江,曾志.决明子蛋白质、低聚糖及蒽醌苷降压作用的实验研究[J].中草药,2003,34(9):842-843.

[3]李续娥,郭宝江.决明子蛋白质和蒽醌苷对高脂血症大鼠血脂的影响[J].中国中药杂志,2002,27(5):374-375.

[4]何菊英,刘松青,彭永富,等.决明子降血脂作用机制研究[J].中国药房,2003,14(4):202-203.

[5]崔香玉.决明子乙醇提取物对大鼠急性肝损伤的保护作用[J].延边大学医学学报,2006,29(4):244-246.

[6]高钦,许惠琴,陈建伟,等.不同炮制的决明子保肝及润肠通便作用研究[J].中药新药与临床药理,2007,18(3):194-196.

[7]刘先宁,朱秀平,周光荣.决明子水提液对小鼠腹腔MΦ吞噬能力的影响[J].现代检验医学杂志,2004,19(4):65.

[8]周宇红,汪会玲,杨华,等.决明子亚慢性毒性病理实验[J].毒理学杂志,2005,19(3):265-266.

(罗静 吴清华 裴瑾)

## 428 爵床

Juechuang

**【来源】** 为爵床科植物爵床 *Justicia procumbens* L.的干燥全草。

**【产地】** 主要为野生品。主产于我国山东、浙江、江西、湖北、四川等地。

**【采收加工】** 夏、秋两季茎叶茂盛时采挖,除去杂质,干燥。

**【炮制】** 除去杂质,切段。

**【性状特征】** **爵床** 全草长20～60cm,根细而弯曲。茎多具纵棱6条,表面绿黄色至浅棕黄色,有毛,节膨大成膝状,近基部节上有须状根,质韧。叶对生,具柄,叶片多皱缩,易脱落,展平后叶片椭圆形或卵形,长1.5～3.5cm,宽0.5～2cm,浅绿色,先端尖,全缘,有毛。穗状花序顶生或腋生,苞片条状披针形,被白色长毛。蒴果长卵形,上部有种子4粒,下部实心似柄状。气微,味微苦。以茎叶色绿者为佳。

**爵床段** 呈段状并有纵棱,表面为绿黄色至浅棕色,偶有节膨大,质韧。以色绿黄者为佳。

**【化学成分】** 爵床的主要成分是木脂素,还含有三萜、黄酮、香豆素、生物碱、脂肪酸等。爵床的木脂素是其主要药理活性成分。

**【药性】** 微苦,寒。归肺、肝、膀胱经。

**【功能主治】** 清热解毒,消疳积。用于感冒发热,咽喉肿痛,小儿疳积;外治疮疔痈肿。

**【临床应用】** **临床常用**

风热表证,湿热病 本品味苦性寒,具有清热解毒、消滞散结的功效。可用于治疗咽喉肿痛,小儿疳积,乳痈,肝炎,跌打损伤等。常与夏枯草、地锦等清热解毒药配伍,或单用外敷。

**【用法用量】** 9～30g。

**【成药例证】**

**1. 妇肤康喷雾剂(《国家中成药标准汇编·外科妇科分册》)** 药物组成:爵床、千里光。

功能主治:清热解毒,活血止痛,杀虫止痒。用于霉菌性阴道炎、滴虫性阴道炎、细菌性阴道病、外阴炎、皮肤瘙痒等。

**2. 清热感冒颗粒(《卫生部药品标准中药成方制剂·第九册》)** 药物组成:紫苏叶、一枝黄花、马鞭草、土荆芥、爵床、枇杷、野甘草。

功能主治:清热解表,宣肺止咳。用于伤风感冒引起的头痛、发热、咳嗽。

**3. 健儿糖浆(《卫生部药品标准中药成方制剂·第十七册》)** 药物组成:萝藦、爵床。

功能主治:补气益精,消疳化积。用于小儿疳积。

**4. 清热通淋胶囊(《新药转正标准32》)**　药物组成：爵床、苦参、白茅根、硼砂。

功能主治：清热，利湿，通淋。用于下焦湿热所致热淋。症见小便频急、尿道刺痛、口干苦等，以及急性下尿路泌尿系统感染见上述证候者。

**【贮藏】**　置干燥处。

（吴清华　裴瑾）

# K

## 429 榼藤子

Ketengzi

**【异名】** 象豆(《南方草木状》),榼子(《日华子本草》),合子(《本草纲目拾遗》),眼镜豆(《南方主要有毒植物》)。

**【来源】** 为豆科植物榼藤子 *Entada phaseoloides* (Linn.) Merr.的干燥成熟种子。

**【产地】** 主要为野生品。主产于中国台湾、福建、广东、广西、云南及喜马拉雅山东部等地。

**【采收加工】** 秋冬二季采收成熟果实,取出种子,干燥。

**【炮制】** **榼藤子** 取出种子,除去杂质,干燥。

**炒榼藤子** 榼藤子炒熟后去壳,研粉。

**【性状特征】** **榼藤子** 为扁圆形或扁椭圆形,直径4～6cm,厚1cm,表面棕红色至紫褐色,具光泽,有细密的网纹,有的被棕黄色细粉,一端有略突出的种脐。质坚硬,种皮厚约1.5mm,种仁乳白色,子叶2。气微,味淡,嚼之有豆腥味。以种皮饱满有光泽,嚼之有豆腥味者为佳。

**炒榼藤子** 为棕红色至紫褐色粉状,气微,味淡。

**【化学成分】** 榼藤子的主要成分是有机酸,还含有甾醇、黄酮、酚等。榼藤子的有机酸是其主要药理活性成分。

**【药理毒理】**

**1. 抗糖尿病** 榼藤子总皂苷25、50、100mg/kg灌胃高脂饲料及盐酸二甲双胍片(STZ)致2型糖尿病大鼠模型,连续2周,腹腔注射0.15U/kg的胰岛素,中、高剂量可使注射后30、60、90min大鼠的血糖明显降低,且随剂量的增加,胰岛素敏感性显著增加[1]。榼藤子总皂苷25、50mg/kg灌胃高脂饲料及盐酸二甲双胍片(STZ)致2型糖尿病大鼠模型,连续3周,均可使大鼠胰腺组织病理切片结构相对正常、胰泡清晰可见、被膜结构完整,胰岛数目接近正常大鼠;均可使大鼠骨骼肌组织中IRS-1、PI3K和GLUT4蛋白表达水平有所上调,PIP-1B蛋白表达水平有所下调[2]。

**2. 抗肿瘤** 榼藤子生品和炮制品总皂苷0.25、0.5、1.0g/kg分别灌胃$S_{180}$荷瘤小鼠模型,连续10d,生品的抑瘤率分别为58.86%、49.52%、43.45%,炮制品的抑瘤率分别为59.41%、48.81%、44.59%[3]。榼藤子水溶性提取液1.0～200.0μg/ml分别体外培养人类慢性髓性白血病细胞株(K562)、人类淋巴瘤细胞株(U937)和人早幼粒白血病细胞株(HL60),对肿瘤细胞增殖均有较强的抑制作用,半数生长抑制剂量($IC_{50}$)均<20μg/ml[4]。

**3. 安全性评价** 榼藤子生品、榼藤子炒黄炮制品、榼藤子炒焦炮制品的70%乙醇提取液分别小鼠灌胃,$LD_{50}$分别为27.17、35.13、42.18g/kg,给药后即可见部分动物出现四肢及全身发抖、抽搐症状,直至死亡[5]。

**【药性】** 微苦,凉;有小毒。归肝、脾、胃、肾经。

**【功能主治】** 补气补血,健胃消食,除风止痛,强筋健骨。用于气血不足,面色苍白,四肢无力,脘腹疼痛,纳呆食少;风湿肢体关节痿软疼痛,性冷淡。

**【临床应用】** **临床常用**

湿热病气分热证 本品味苦,性凉。可与胡椒等药配伍用于治疗中暑引起的脘腹疼痛,纳呆食少。亦可用于治疗风湿肢体关节痿软疼痛。

**【用法用量】** 10～15g。不宜生用。

**【成药例证】** **七味榼藤子丸(《中华人民共和国药典》2015年版)** 药物组成:榼藤子仁、毛叶巴豆茎及叶、阿魏、胡椒、蔓荆子、蔓荆子叶、黑种草子、墨旱莲。

功能主治:祛暑,和中,解痉止痛。用于吐泻腹痛，胸闷，胁痛，头痛发热。

【注意事项】 不宜生用。

【贮藏】 置干燥处。

【参考文献】 [1]王剑侠，郑涛，舒广文，等.榼藤子总皂苷改善胰岛素抵抗机制的初步研究[J].中国实验方剂学杂志，2012，18(20)：157-161.

[2]郑涛，舒广文，杨詹詹，等.榼藤子总皂苷抗糖尿病作用机制的初步研究[J].中国中药杂志，2012，37(5)：615-619.

[3]邓悟红，肖二，熊慧，等.榼藤子生品和炮制品总皂苷体内抗肿瘤作用[J].中国实验方剂学杂志，2012，18(6)：148-150.

[4]许腾，薛存宽，何学斌，等.榼藤子水溶性提取物的体外抗肿瘤作用[J].华西药学杂志，2005，20(6)：487-489.

[5]肖二，熊慧，赵应红，等.榼藤子及其炮制品的急性毒性及对胃肠运动的影响[J].中药材，2010，33(11)：1704-1707.

（吴清华　裴瑾）

## 430　空心莲子草

Kongxinlianzicao

【异名】 空心苋、革命草、水花生、过塘蛇、空心蕹藤菜、水蕹菜、螃蜞菊、假蕹菜(《全国中草药汇编》)，水花生、喜旱莲子草、空心苋(《中药大辞典》)。

【来源】 为苋科植物空心莲子草 *Alternanthera philoxeroides* (Mart.) Griseb.的新鲜地上部分。

【产地】 主要为野生品。原产于巴西，现主产于我国北京、吉林、四川、湖北、湖南等地。

【采收加工】 10～11月采割，洗净，除去杂质。

【炮制】 净制。

【性状特征】 **空心莲子草**　茎呈圆柱形，有分支，表面绿色，光滑，有纵直条纹及节，下部节上有棕褐色须状根，断面中空。叶对生，无柄，叶片长卵形、倒卵形或披针形，长2.5～6cm，宽0.7～2cm，先端尖，基部楔形，全缘，深绿色。头状花序顶生或腋生。花白色，较小，气微，味淡，微涩。以整体结构完整、断面中空、色绿者为佳。

**空心莲子草段**　呈段状，表面绿色，光滑，有纵直条纹及节，下部节上有棕褐色须状根，断面中空。以断面中空、色绿者为佳。

【化学成分】 空心莲子草的主要成分为有机酸，还含有植物甾醇、黄酮、三萜等。空心莲子草的有机酸是其主要药理活性成分。

【药理毒理】

**1. 抗病毒**　空心莲子草石油醚、乙醚、醋酸乙酯提取物以40、100μg/ml浓度体外培养单人类乳头瘤病毒(HSV)细胞，再以单纯疱疹病毒攻击，对HSV细胞增殖有抑制作用[1]。空心莲子草石油醚、乙醚、醋酸乙酯、香豆精类提取物以20～640μg/ml浓度体外培养白纹伊蚊(C6/36)细胞，再以登革病毒(DV-2)攻击，4种提取物均对DV-2有抑制作用，其中石油醚提取物的半数有效抑制浓度值最小($ED_{50}$=47.43)，且药物浓度增加，病毒抑制率增加，抗病毒作用增强[2]。空心莲子草铅盐沉淀提取液以2.5g/kg剂量腹腔注射3d龄感染流行性出血热病毒的乳鼠，连续8d，能使乳鼠的生存率提高，延长乳鼠的生存天数，减少组织中病毒抗原的产生并能加快病毒抗原的清除，改善由病毒导致的组织病理学变化[3]。

**2. 抗肝损伤**　空心莲子草乙醇提取物按10、20、40g/kg的剂量给卡介苗(BCG)和脂多糖(LPS)联合诱发免疫性肝损伤动物小鼠模型灌胃，连续10d，中、高剂量能使小鼠血清MDA含量降低，SOD活力升高，ALT、AST的活性降低[4]。空心莲子草醇提物0.02g/g给$CCl_4$致肝损伤小鼠模型灌胃给药，连续6d，能对抗$CCl_4$引起的血清ALT和血清AST增高，减轻$CCl_4$对肝细胞的损伤[5]。

【药性】 苦，寒。

【功能主治】 清热，凉血，解毒。对于某些病毒感染性疾患有缩短病程和减轻中毒症状的作用。用于流行性乙型脑炎早期，流行性出血热初期，麻疹。

【临床应用】 临床常用

疮痈疔毒　本品苦寒，具有清热、凉血解毒的功效。可与连翘、金银花等药配伍用于流行性乙型脑炎早期、流行性出血热初期、麻疹等疮痈疔毒证。

【用法用量】 鲜品50～100g。外用鲜全草取汁外涂，或捣烂调蜜糖外敷。

【贮藏】 置通风干燥处，防潮。

【参考文献】 [1]杨占秋，程丽.空心莲子草在体外对单纯疱疹病毒的抑制作用[J].华西药学杂志，1989，4(4)：217-220.

[2]蒋文玲，罗宪玲，邝素娟.空心莲子草抗登革病毒作用的实

验研究[J].第一军医大学学报,2005,25(4):454-456.

[3]曲春枫,杨占秋,向近敏,等.空心莲子草有效部分对流行性出血热病毒感染乳鼠的保护作用[J].中国中药杂志,1993,18(5):304-305,320.

[4]武谦虎,樊一桥,洪敏,等.空心莲子草醇提物对小鼠免疫性肝损伤的保护作用[J].中国医院药学杂志,2006,26(4):373-375.

[5]樊一桥,武谦虎,王雪梅,等.空心莲子草醇提物抗$CCl_4$肝损伤的实验研究[J].药学进展,2004,28(1):36-38.

（吴清华　裴瑾）

## 431 苦艾

Ku'ai

**【异名】** 苦蒿、啤酒蒿(《中华本草》),详艾(《拉汉种子植物名称》)。

**【来源】** 为菊科植物苦艾 *Artemisia absinthium* L.的干燥地上部分。

**【产地】** 主要为野生品。主产于我国四川、云南、新疆等地。

**【采收加工】** 夏季初花期割取,晒干。

**【炮制】** 除去杂质,晒干。

**【性状特征】** 茎与叶为银灰色,外被大量紧贴绒毛,用手触之有柔软感。茎具明显纵向条棱,横断面白色,有髓,叶互生,下部叶有柄,多破碎,完整叶用水湿润后展平,为2～3回羽状复叶,小叶片三角状圆形,中部叶无柄,2回羽状复叶,上部叶为羽状复叶。苞片3裂或不裂,裂片线状长椭圆形,钝尖,全缘或有锯齿,有众多下垂球形头状花序,直径3～4mm。总苞片2～3层,覆瓦状排列,外层苞片线状,密被绒毛。内层苞片椭圆形,膜质。花托白色,花黄绿色,中央花两性,杯状;边花雌性,气氛香,味苦。以结构完整,气氛香,味苦者为佳。

**【化学成分】** 苦艾的主要成分是香豆素、酯类,还含有苯丙素、挥发油等。苦艾的香豆素、酯类是其主要药理活性成分。

**【药理毒理】** **抗疟** 苦艾水煎液以0.15、0.30、0.45g/ml剂量灌胃人工接种疟原虫小鼠,连续4d,苦艾水煎液中、高剂量对伯氏疟原虫的红内期的发育有较好的抑制作用,对疟鼠的生存率有改善[1]。

**【药性】** 二级干热。

**【功能主治】** 消散寒气,通阳健胃,利尿通经,促进机体自然随和。用于头痛头晕,关节骨痛,瘫痪胃弱,月经不调,皮肤瘙痒,肢体浮肿,"乃孜来"感冒。

**【临床应用】** **临床常用**

头痛头晕　本品性苦、寒,能与芦荟、药西瓜等药同用治疗异常黏液质所致的头痛头晕等证。

**【成药例证】** **醒脑库克亚片(《卫生部药品标准·维吾尔药分册》)** 药物组成:芦荟、苦艾、司卡摩尼亚脂、药西瓜、熏鲁香。

功能主治:清除异常黏液质,止痛,明目。用于异常黏液质所致的头痛、眼病等。

**【用法用量】** 3～5g。

**【贮藏】** 置阴凉干燥处。

**【参考文献】** [1]许琴英,唐卉,曾锦芬,等.苦艾对伯氏疟原虫的抗疟实验研究[J].中国热带医学,2006,6(10):1782-1783.

（吴清华　裴瑾）

## 432 苦巴旦仁

Kubadanren

**【来源】** 为蔷薇科植物苦巴旦 *Amygdalus communis* L.var. *amara* L.的干燥成熟种子。

**【产地】** 主要为栽培品,主产于我国新疆地区。

**【采收加工】** 夏秋果实成熟时采收,除去果肉及核壳,取出种子,晒干。

**【炮制】** 用时除去外壳。

**【性状特征】** 呈长扁卵形,长1.5～2.8cm,宽约13mm。表面棕色,顶部稍尖,底部略圆。侧面一边较薄,而另一端较厚圆,在圆边处有线状种脐,由合点向上有多数维管束,种皮薄,子叶2枚,乳白色。气微,味苦。以种皮薄,子叶饱满者为佳。

**炮制品** 无壳,种皮薄,子叶2枚,乳白色。气微,味苦。以种皮薄,子叶饱满者为佳。

**【功能主治】** 止咳化痰、益肾护胃。用于咳嗽气喘,形瘦便秘,精少耳鸣,食欲不振,闭经经少。

**【临床应用】** **临床常用**

咳喘痰多,胸闷食少　本品气微,味苦,具有止咳化痰、益肾护胃的功效。可用于咳嗽气喘,形瘦便秘,精少耳鸣,食欲不振,闭经经少等。

**【用法用量】** 3～9g。

【贮藏】 置阴凉干燥处，防蛀。

（吴清华 裴瑾）

## 433 苦参

Kushen

【异名】 苦骨（《本草纲目》），川参（《贵州民间方药集》），凤凰爪（《广西中兽医药植》），牛参（《湖南药物志》）。

【来源】 为豆科植物苦参 *Sophora Flavescens* Ait.的干燥根。

【产地】 主要为栽培品，野生品亦有。其道地产区为山西省长治市沁县一带。河北易县、顺平县，河南嵩县等地亦有栽种。建于山西省长治市沁县牛寺乡西安庄村、里庄村、南涅水村、韩家庄村、走马岭、申则村、狮子沟村、辉坡村的苦参GAP种植基地已通过原国家食品药品监督管理总局验收。

【采收加工】 春、秋二季采挖，除去根头和小支根，洗净，干燥，或趁鲜切片，干燥。

【炮制】 除去残留根头及杂质，洗净，略浸，润透，切厚片，干燥。

【性状特征】 呈长圆柱形，下部常有分枝，长10～30cm，直径1～6.5cm。表面灰棕色或棕黄色，具纵皱纹及横长皮孔样突起，外皮薄，多破裂反卷，易剥落，剥落处显黄色，光滑。质硬，不易折断，断面纤维性。切片3～6mm，切面黄白色，具放射状纹理和裂隙，有的具异型维管束呈同心性环列或不规则散在。气微，味极苦。以条匀、断面色黄白、无须根、味苦者为佳。

**饮片** 呈类圆形或不规则形的厚片。外表皮灰棕色或棕黄色，有时可见横长皮孔样突起，外皮薄，常破裂反卷或脱落，脱落处显黄色或棕黄色，光滑。切面黄白色，纤维性，具放射状纹理及裂隙，有的可见同心性环纹。气微，味极苦。以条匀、断面色黄白、无须根、味苦者为佳。

【化学成分】 苦参的主要成分是生物碱，还含有黄酮、氨基酸、脂肪酸、挥发油等。苦参的生物碱是其主要药理活性成分。《中华人民共和国药典》2015年版规定，本品药材按干燥品计算，含苦参碱（$C_{15}H_{24}N_2O$）和氧化苦参碱（$C_{15}H_{24}N_2O_2$）的总量不得少于1.2%；本品饮片按干燥品计算，含苦参碱（$C_{15}H_{24}N_2O$）和氧化苦参碱（$C_{15}H_{24}N_2O_2$）的总量不得少于1.0%。

【药理毒理】

**1. 抗病原微生物** 0.4～2g/ml苦参水提物对白色念珠菌有明显抑制作用，其最低抑菌浓度*MIC*为0.8g/ml[1]。苦参水提物1g/ml浓度对耐甲氧西林表皮葡萄球菌和甲氧西林敏感表皮葡萄球菌的$MIC_{90}$分别为1185、286μg/ml[2]。苦参乙醇提取物0.3125～5g/L在体外与贾第虫滋养体共同培养5h后，高浓度导致99%虫体致死，随着药物浓度的降低，致死率相应减少，其半数致死浓度为1.5g/L[3]。苦参粗提液黄酮类化合物0.556g/L对金黄色葡萄球菌、大肠埃希菌、啤酒酵母菌、产黄青霉、黑曲霉的*MIC*值分别为0.0056、0.56、0.28、0.56、0.56g/L[4]。

**2. 免疫抑制** 苦参水煎液（1g/ml苦参原液）给小鼠灌胃，连续2周，可抑制ConA及LPS所致小鼠脾细胞增殖反应，对小鼠脾细胞生成IL-2活性及腹腔巨噬细胞产生IL-1活性均有抑制作用[5,6]。苦参提取物氧化苦参碱1ng/ml剂量皮下注射小鼠，可抑制小鼠腹腔巨噬细胞的吞噬能力，苦参碱对小鼠脾脏T细胞增殖的$IC_{50}$为0.55～0.65mg/ml，抑制IL-2产量的$IC_{50}$是0.1mg/ml[7]。

**3. 抗肿瘤** 苦参水煎液以2.5、5、10g/kg剂量给腹水型S180肉瘤小鼠灌胃，连续10d，小鼠体内肿瘤减小，在高剂量时，抑瘤率为42.08%[8]。苦参水煎液按1、2、4、8mg/ml剂量作用于体外培养的人早粒白血病细胞，在剂量为8mg/ml时，可诱导白血病细胞向单核巨噬细胞方向分化[9]。苦参水煎液按4～20mg/ml剂量作用于体外培养的K562人类红白血病细胞，可使K562细胞产生明显的形态学上的分化，细胞增殖能力下降[10]。苦参提取液5、10、15、20μg/μl给环磷酰胺（Cy）致低白细胞血症小鼠模型腹腔注射，连续6d，对Cy所致外周血白细胞和中性粒细胞数下降具有对抗和促恢复作用，能增加骨髓有核细胞、粒-巨噬系祖细胞（CFU-GM）数，促进CFU-GM增殖并诱导其向粒系、巨噬系分化[11]。

**4. 抗心律失常** 苦参总黄酮按8、30g/kg剂量给家兔静脉注射，能对抗氯仿-肾上腺素引起的心律失常，完全对抗率分别为40%、70%。苦参总黄酮按30、60g/kg给大鼠静脉注射，大鼠呈现负性自律性作用,负性频率作用和负性传导作用,并随剂量的增加而增强[12]。

**5. 其他药理作用** 苦参溶液按100mg/kg给大鼠灌胃,连续5d,可加快大鼠体内的咖啡因代谢,咖啡因的AUC、MRT和$C_{max}$分别降低了60.9%、17.4%和44.7%,而CL升高了102.6%[13]。

**6. 安全性评价** 苦参总碱0.5～1.82g/kg灌胃,小鼠出现间歇性抖动和痉挛。苦参总碱小鼠腹腔注射给药$LD_{50}$为(147.2±14.8)mg/kg,灌胃给药$LD_{50}$为(586.2±80.46)mg/kg;苦参碱小鼠肌内注射的$LD_{50}$为(74.15±6.14)mg/kg;氧化苦参碱小鼠肌内注射的$LD_{50}$为(256.74±57.36)mg/kg;苦参总黄酮小鼠静脉注射的$LD_{50}$为(103.1±7.66)mg/kg。

**【药性】** 苦,寒。归心、肝、胃、大肠、膀胱经。

**【功能主治】** 清热燥湿,杀虫,利尿。用于热痢,便血,黄疸尿闭,赤白带下,阴肿阴痒,湿疹,湿疮,皮肤瘙痒,疥癣麻风;外治滴虫性阴道炎。

**【临床应用】**

**1. 临床常用**

(1)湿热病证 苦参苦寒之性较强,既能清热燥湿,又兼能利尿,可使湿热之邪外出,故对湿热病证较为有效,且应用较广。治湿热蕴结胃与大肠,下痢脓血,或泄泻腹痛,单用有效,但更宜与黄连等清热燥湿、解毒药,或木香等行气药同用,如《种福堂公选良方》香参丸。治湿热黄疸,可配伍其他清泻湿热、利胆退黄药,《肘后备急方》中用本品与龙胆、牛胆汁同用。治湿热带下,湿疹湿疮,可配伍黄柏、地肤子等清热燥湿药,内服与外用皆宜。对湿热下注所致的痔疮疼痛、大便下血、小便不利、阴囊湿肿等,亦多选用,如《外科大成》苦参地黄丸,以之与地黄同用,主治痔漏出血、肠风下血等。

(2)痈肿疮疡,咽喉肿痛 牙龈肿痛等热毒证本品能清热解毒,可主治皮肤疮痈肿痛,如《证治准绳》苦参丸,以之与黄连、大黄等药同用。对心、胃火毒上攻的咽部、牙龈红肿疼痛,口舌生疮及水火烫伤,本品亦可选用。

(3)疥癣、皮肤瘙痒,滴虫性阴痒带下 苦参局部外用有清热、除湿、杀虫止痒之功,用治皮肤瘙痒,常与解毒杀虫、祛风止痒药同用,以煎汤外洗,如《疡科心得集》苦参汤,以之与蛇床子、地肤子、石菖蒲等药同用。治滴虫性阴痒带下,多煎汤灌洗,或作栓剂外用,本品既能杀虫,又能清热燥湿,还能利尿除湿以收止痒止带之效。目前,将本品用于治疗滴虫性肠炎、蛲虫等肠道寄生虫病,可单用,也可配伍百部等杀虫药,经口服或用煎液保留灌肠,均有一定作用。

**2. 临床新用** 苦参可用于治疗心律失常[14]。

**【用法用量】** 4.5～9g。外用适量,煎汤洗患处。

**【成药例证】**

**1. 化痔栓(《中华人民共和国药典》2015年版)** 药物组成:次没食子酸铋、苦参、黄柏、洋金花、冰片。

功能主治:清热燥湿,收涩止血。用于大肠湿热所致的内外痔、混合痔疮。

**2. 消糜栓(《中华人民共和国药典》2015年版)** 药物组成:人参茎叶皂苷、紫草、黄柏、苦参、枯矾、冰片、儿茶。

功能主治:清热解毒,燥湿杀虫,祛腐生肌。用于湿热下注所致的带下病,症见带下量多、色黄、质稠、腥臭、阴部瘙痒;滴虫性阴道炎、霉菌性阴道炎、非特异性阴道炎、宫颈糜烂见上述证候者。

**3. 湿毒清胶囊[《卫生部药品标准中药成方制剂·第二十一册(中药保护)》]** 药物组成:地黄、当归、丹参、蝉蜕、苦参、白鲜皮、甘草、黄芩、土茯苓。

功能主治:养血润燥,化湿解毒,祛风止痒。用于皮肤瘙痒症属血虚湿蕴皮肤证者。

**4. 苦参片(《卫生部药品标准中药成方制剂·第十册》)** 药物组成:苦参。

功能主治:清热燥湿,杀虫。用于湿热蕴蓄下焦所致的痢疾,肠炎,热淋及阴肿阴痒,湿疹,湿疮等。

**5. 复方苦参注射液(《新药转正标准14》)** 药物组成:苦参、白土苓。

功能主治:清热利湿,凉血解毒,散结止痛。用于癌性疼痛的出血。

**【注意事项】** 不宜与藜芦同用。

**【贮藏】** 置干燥处。

**【参考文献】** [1]周新蓓,张志国.苦参不同溶剂提取物对白色念珠菌体外抑制作用的研究[J].中国现代药物应用,2008,2(7):29-31.

[2]杨洁,刘萍,武晓玉.苦参提取物对表皮葡萄球菌的体外抗菌活性研究[J].中华医院感染学杂志,2007,17(11):1357-1358.

[3]吴玲清,卢思奇,王凤芸,等.苦参乙醇提取物体外抗贾第虫药物作用的观察[J].首都医学院学报,1994,15(4):261-263.

[4]郑津辉,王威,黄辉.苦参提取液中黄酮类化合物的抑菌作用[J].武汉大学学报(理学版),2008,54(4):439-442.

[5]冯亚珍,周蓉,魏新峰,等.苦参对小鼠免疫功能的抑制作用[J].河南中医,1997,17(5):277-278.

[6]冯亚珍,周蓉,李秀枝,等.苦参调节免疫功能的实验研究[J].中华实验和临床病毒学杂志,1998,12(2):192-193.

[7]殷金珠,张琪,崔东异,等.苦参治疗Ⅰ型变态反应性疾病的机理研究[J].北京医科大学学报,1993,25(2):84-86.

[8]李金陵,程爱明,荆宇红,等.中药苦参抗肿瘤作用的实验研究[J].中国肿瘤临床与康复,2002,9(2):28-29.

[9]徐建国,马俊英,扬贵生,等.苦参煎液对人早粒白血病细胞的诱导分化研究[J].中国中药杂志,1990,19(2):49-50.

[10]秦建平,蒋纪恺,张彦,等.苦参对K562红白血病细胞诱导分化作用[J].重庆医科大学学报,1994,19(2):151,150.

[11]罗志勇,谭孟群.苦参促粒系造血机制及对白血病HL-60细胞的诱导凋亡作用[J].中国现代医学杂志,2001,11(8):26-27,34.

[12]张宝恒,苏雅,马丽,等.苦参总黄酮抗心律失常的实验研究[J].药学学报,1979,14(8):449-454.

[13]刘洁,赵仁永,李芹,等.苦参对大鼠细胞色素P4501A2体内代谢活性的影响[J].中国临床药理学杂志,2011,27(10):773-776.

[14]蒋树中,张毅刚,付强.苦参抗心律失常作用电生理机制研究[J].现代中西医结合杂志,2004,13(21):2812-2813.

(吴清华 裴瑾)

## 434 苦地丁

Kudiding

**【异名】** 地丁(《辽宁常用中草药手册》),地丁草(《高原中草药治疗手册》)。

**【来源】** 为罂粟科植物紫堇 *Corydalis bungeana* Turcz.的干燥全草。

**【产地】** 主要为栽培品,野生品亦有。其道地产区为河北省玉田县一带,亦主产于甘肃、陕西、山西、四川等地。建于河北省玉田县唐自头镇杨家套乡、郭家屯乡、陈家铺乡、林南仓镇、虹桥镇的苦地丁GAP种植基地已通过原国家食品药品监督管理总局验收。

**【采收加工】** 夏季花果期采收,除去杂质,晒干。

**【炮制】** **苦地丁** 除去杂质,洗净,干燥。

**苦地丁段** 除去杂质,洗净,切段,干燥。

**【性状特征】** **苦地丁** 茎细,表面灰绿色,具5纵棱,断面中空。叶多破碎,暗绿色或灰绿色。花少见,花冠唇形,有距,淡紫色。蒴果扁长椭圆形,呈荚果状。种子扁心形,黑色,有光泽。气微,味苦。以茎细,表面灰绿色,种子饱满有光泽者为佳。

**苦地丁段** 呈不规则的段。茎细,表面灰绿色,具5纵棱,断面中空。以茎细,表面灰绿色者为佳。

**【化学成分】** 苦地丁的主要成分是生物碱,还含有内酯、甾体皂苷、挥发油、黄酮、蛋白质、氨基酸、糖等。苦地丁的生物碱是其主要药理活性成分。《中华人民共和国药典》2015年版规定,本品药材及其饮片按干燥品计算,含紫堇灵($C_{21}H_{21}O_5N$)不得少于0.14%。

**【药理毒理】**

**1. 抑制机体免疫功能** 苦地丁水煎剂0.2g/ml给小鼠灌胃,0.5ml/d,连续7d,可使小鼠脾和胸腺萎缩,巨噬细胞吞噬功能降低,抑制淋巴增殖反应,IL-2活性减弱[1]。

**2. 抗炎、镇痛** 苦地丁粗粉混悬液0.5、1ml/100g,苦地丁水煎液1ml/100g分别给新鲜鸡蛋清致急性炎症大鼠模型灌胃,大剂量苦地丁粗粉混悬液对大鼠有抗炎症作用,小剂量也有抗炎作用;水提组的抗炎作用也十分明显,但3h后作用有所减弱。苦地丁粗粉混悬液以0.02、0.04ml/g剂量,苦地丁水煎液以0.04ml/g剂量灌胃,苦地丁粗粉混悬液高剂量及水煎液对0.6%醋酸引起的扭体小鼠动物模型均有镇痛作用,15min内扭体次数减少[2]。

**3. 抑制关节炎** 苦地丁总生物碱以50、100、200mg/kg剂量给Ⅱ型胶原乳剂致关节炎小鼠模型(CIA)灌胃,连续40d,苦地丁剂量依赖性延迟CIA小鼠的发病时间,减少关节的肿胀和红斑,缓解CIA小鼠体质重减轻,降低小鼠血清中抗-CII抗体水平,抑制CII诱导的小鼠耳廓迟发型超敏反应,抑制巨噬细胞释放TNF-α、IL-1[3]。

**【药性】** 苦,寒。归心、肝、大肠经。

**【功能主治】** 清热解毒,散结消肿。用于时疫感冒,咽喉肿痛,疔疮肿痛,痈疽发背,痄腮丹毒。

**【临床应用】** **临床常用**

热毒疮痈 本品苦泄辛散,寒能清热,入心肝血分。善于清热解毒，散结消痈可用于热毒炽盛兼血热之证。治温病高热烦躁，流感，传染性肝炎，肾炎，瘰疬，腮腺炎，疔疮及其他化脓性感染等。常与蒲公英、大青叶、野菊花等药合用。

**【用法用量】** 9～15g。外用适量，煎汤洗患处。

**【成药例证】**

**1. 感冒清热颗粒(《中华人民共和国药典》2015年版)** 药物组成：荆芥穗、薄荷、防风、柴胡、紫苏叶、葛根、桔梗、苦杏仁、白芷、苦地丁、芦根。

功能主治：疏风散寒，解表清热。用于风寒感冒，头痛发热，恶寒身痛，鼻流清涕，咳嗽咽干。

**2. 解热感冒片(《卫生部药品标准中药成方制剂·第二册》)** 药物组成：荆芥穗、防风、白芷、柴胡、葛根、薄荷、蒲公英、板蓝根、苦地丁、黄芩、芦根、玄参、苦杏仁、甘草。

功能主治：清热解表。用于外感风寒引起的头痛，鼻塞流涕，发热怕冷，咳嗽音哑，咽喉干痛。

**3. 蒲地蓝消炎片(《卫生部药品标准中药成方制剂·第三册》)** 药物组成：黄芩、蒲公英、苦地丁、板蓝根。

功能主治：清热解毒，抗炎消肿。用于疖肿、腮腺炎，淋巴腺炎、扁桃体炎等。

**4. 通络宝膏(《卫生部药品标准中药成方制剂·第十八册》)** 药物组成：金银花、天花粉、野菊花、当归、蒲公英、赤芍、天葵子、石斛、鸡血藤、玄参、甘草、牛膝、苦地丁、延胡索(醋炙)、黄芩、黄芪、白术(麸炒)。

功能主治：清热解毒，益气滋阴，活血通络。用于血栓闭塞性脉管炎症属热毒炽盛，热盛伤阴者，及血栓性静脉炎等。

**5. 清热八味胶囊(《卫生部药品标准·蒙药分册》)** 药物组成：檀香、石膏、红花、苦地丁、瞿麦、胡黄连、麦冬、牛黄。

功能主治：清热解毒。用于脏腑热，肺热咳嗽，痰中带血，肝火肋痛。

**【贮藏】** 置干燥处。

**【参考文献】** [1]陈芬，王典瑞，钟越，等.苦地丁对小鼠免疫功能影响的实验研究[J].第四军医大学吉林军医学院学报，2002，24(4)：192-193.

[2]王廷慧，赵润芝，陈兵，等.苦地丁抗炎、镇痛作用的实验研究[J].延安大学学报(自然科学版)，1997，16(4)：83-86.

[3]张利，吴凯，葛亮，等.苦地丁总生物碱对小鼠Ⅱ型胶原关节炎的影响[J].西北药学杂志，2014，29(2)：163-166.

(吴清华　裴瑾)

## 435 苦豆草

Kudoucao

**【异名】** 布亚(《新疆中草药手册》)。

**【来源】** 为豆科植物苦豆子 *Sophora alopecuroides* L. 的干燥地上部分。

**【产地】** 主要为野生品。主产于河南、西藏等地。

**【采收加工】** 夏季花期时采割，除去杂质，晒干。

**【炮制】** **苦豆草** 除去杂质，晒干。

**苦豆草段** 除去杂质，喷淋清水，润透，切段，晒干。

**【性状特征】** 茎呈圆形片状，直径0.4～1cm，灰绿色，表面被灰白色伏毛。质脆。折断面皮部淡黄绿色，髓部类白色。叶互生，单数羽状复叶，叶片多已脱落或破碎，完整者矩圆状披针形或矩圆形，长1～2.5cm，宽0.7～1cm，两面均被灰白色伏毛。总状花序顶生，花冠蝶形，黄白色。气微，味苦。以整体结构完整色灰绿色，质脆，味苦者为佳。

**饮片** 呈圆形段状，直径0.4～1cm，灰绿色，表面被灰白色伏毛。质脆。折断面皮部淡黄绿色，髓部类白色。以色灰绿色，质脆，味苦者为佳。

**【化学成分】** 苦豆草的主要成分是生物碱，还含有蛋白质、糖、有机酸等。苦豆草的生物碱是其主要药理活性成分。

**【药理毒理】**

**1. 抗炎** 苦豆草生物总碱以24mg/kg剂量给蛋清致小鼠和大鼠后足炎肿模型腹腔注射给药，可使大鼠后足渗出液中前列腺素含量降低，可使小鼠炎足中的丙二醛生成减少[1]。

**2. 抑制肠回缩** 苦豆草总碱、苦豆碱、野靛碱、槐定碱、苦参碱按100μg/ml剂量给氧气灌流组胺致豚鼠回肠体外收缩模型，抗组胺作用强度依次为苦豆碱＞槐定碱＞总碱＞野靛碱和苦参碱；抗5-羟色胺作用强度依次为总碱＞苦豆碱＞野靛碱＞槐定碱[2]。

【药性】 苦，寒；有毒。

【功能主治】 清热，燥湿。用于急性细菌性痢疾，肠炎。

【临床应用】 临床常用

湿热病证　本品寒清苦燥，有清热燥湿的功效，可清泻中焦、大肠湿热。用于治疗湿热蕴结脾胃，脘腹痞闷，恶心呕吐，急性细菌性痢疾，肠炎等。常配伍燥湿、行气药使用。

【用法用量】 3～5g。

【成药例证】

**1. 克泻灵片(《卫生部药品标准中药成方制剂·第十八册》)**　药物组成：苦豆草总生物碱。

功能主治：清热解毒，祛风燥湿。用于湿热泄泻，痢疾。

**2. 复方岗松洗液(《新药转正标准 36》)**　药物组成：苦豆草、岗松、黄柏、苦地丁、蛇床子、冰片。

功能主治：清热解毒，泻火燥湿，杀虫止痒。用于湿热下注所致的阴痒、带下，症见外阴阴道灼热瘙痒、阴道分泌物增多、黄稠而臭等症，以及滴虫性、霉菌性、非特异性阴道炎见上述证候者。

【注意事项】 本品种子毒性较大，不得混用。

【贮藏】 置干燥处。

【参考文献】 [1]李新芳，吴勇杰，何琳，等.苦豆草生物总碱抗炎机理的研究[J].兰州医学院学报，1990，16(3)：141-145.

[2]李新芳，吴勇杰，刘莉，等.苦豆草生物总碱及其 7 个单体对离体豚鼠回肠收缩性的影响[J].中国药理学与毒理学杂志，1988，2(1)：72-74.

（吴清华　裴瑾）

## 436　苦蒿子

Kuhaozi

【来源】 为菊科植物顶羽菊 *Acroptilon repens* (L.) DC.的干燥成熟果实。

【产地】 主要为野生品。主产于青海、甘肃、新疆(善鄯)、湖南、云南等地，其中以新疆(善鄯)最为道地。

【采收加工】 果实成熟时采收，除去杂质，晒干。

【炮制】 净制。

【性状特征】 呈卵形、长卵形，略扁，长 3～4mm，宽 1.5～2.3mm。表面淡黄白色，具不明显纵纹，顶端渐尖，基部圆钝，有圆形果柄痕。果皮较硬，气微，味微苦。以种子饱满，气微，味微苦者为佳。

【药性】 寒。

【功能主治】 退热解毒，散结活血，消肿止痛。用于关节红肿热痛，疮疡疔痈。

【临床应用】 临床常用

疮痈疔毒　本品味苦，性寒。具有退热解毒，散结活血，消肿止痛的功效。常与清热解毒药配伍用于治疗关节红肿热痛，疮疡疔痈。

【用法用量】 3～6g。

【贮藏】 置阴凉干燥处。

（吴清华　裴瑾）

## 437　苦楝皮

Kulianpi

【异名】 楝木皮、楝树枝皮(《备急千金要方》)，苦楝树白皮、东行楝根白皮(《圣惠方》)，楝皮(《斗门方》)，楝根皮(《奇效良方》)，苦楝树皮(《湖南药物志》)，苦楝根皮(《安徽中草药》)。

【来源】 为楝科植物川楝 *Melia toosendan* Sieb. et Zucc.或楝 *Melia azedarach* L.的干燥树皮和根皮。

【产地】 主要为野生品，栽培品亦有。主产于四川、湖北、安徽、江苏、河南等地。

【采收加工】 春、秋二季剥取，晒干，或除去粗皮，晒干。

【炮制】 除去杂质、粗皮，洗净，润透，切丝，干燥。

【性状特征】 呈不规则板片状、槽状或半卷筒状，长宽不一，厚 2～6mm。外表面灰棕色或灰褐色，粗糙，有交织的纵皱纹和点状灰棕色皮孔，除去粗皮者淡黄色；内表面类白色或淡黄色。质韧，不易折断，断面纤维性，呈层片状，易剥离。气微，味苦。以皮厚、条大、无糟朽者为佳。

【化学成分】 苦楝皮的主要成分是三萜，还含有黄酮、生物碱等。苦楝皮的三萜是其主要药理活性成分。《中华人民共和国药典》2015 年版规定，本品药材及其饮片按干燥品计算，含川楝素($C_{30}H_{38}O_{11}$)不得少于 0.010%～0.20%。

【药理毒理】

**1. 驱虫**　苦楝皮水煎液按照5、15、25ml/kg剂量灌胃感染犬蛔虫的京巴犬，均对犬蛔虫都有驱除作用，高剂量的犬蛔虫卵转阴率可达96.5%[1]。

**2. 抗血栓**　苦楝皮75%乙醇提取物按照3、10g/kg灌胃大鼠，连续给药3d，高剂量能延长大鼠血栓形成时间及凝血时间[2]。

**3. 抗肿瘤**　苦楝皮乙醇提取物异川楝素和苦楝皮萜酮按0.01、0.1、1、10、100μg/ml接种，浓度为50、100μg/ml时，对人胃癌细胞SGC-7901、人肺癌细胞H460和人肝癌细胞BEL7402的抑制率都超过或者接近50%[3]。

**4. 抑菌**　苦楝皮乙醇、甲醇提取液按质量分数0.1%、0.2%、0.5%、1%、2%对绿色木霉和黑曲霉作用，乙醇提取液的最低抑菌浓度均为0.5%、甲醇提取液的最低抑菌浓度均为2%[4]。

**5. 对消化系统的作用**　苦楝皮75%醇提物按照5、15g/kg的剂量灌胃水浸应激性和盐酸性溃疡小鼠和蓖麻油及番泻叶所致腹泻小鼠模型，均能抑制小鼠溃疡的形成，减少小鼠腹泻次数[5]。

**【药性】**　苦，寒；有毒。归肝、脾、胃经。

**【功能主治】**　杀虫，疗癣。用于蛔虫病，蛲虫病，虫积腹痛；外治疥癣瘙痒。

**【临床应用】　临床常用**

虫积症、疥癣、痒螨　苦楝皮性味苦寒，具有清热燥湿、杀虫止痒之功，可治疗蛔虫、钩虫、蛲虫等所致的多种虫积之证，杀虫作用较强；苦楝皮捣烂敷患处或适量水煎外洗，用于治疗疥癣、痒螨。

**【用法用量】**　3～6g。外用适量，研末，用猪脂调敷患处。

**【成药例证】**

**1. 杀虫丸(《卫生部药品标准中药成方制剂·第九册》)**　药物组成：苦楝皮、雷丸、使君子仁、槟榔、鹤虱、牵牛子、大黄、木香。

功能主治：杀虫导滞。用于肠道虫积引起的虫积腹痛，停食停乳，饮食少进，大便燥结。

**2. 小儿疳积糖(《卫生部药品标准中药成方制剂·第二册》)**　药物组成：葫芦茶、独脚金、槟榔、苦楝皮。

功能主治：健胃消食，去积驱虫。用于小儿疳积，消瘦烦躁，食欲不振，夜睡不宁，腹胀呕吐。

**3. 癣药膏(《卫生部药品标准中药成方制剂·第四册》)**　药物组成：硫黄、桃仁、苦楝皮、樟脑、冰片、紫草。

功能主治：活血祛毒，杀虫止痒。用于皮肤湿毒，身面刺痒，牛皮恶癣，干湿疥癣，金钱癣，瘙痒成疮，溃流脓水，浸淫作痛。

**4. 化虫丸(《卫生部药品标准中药成方制剂·第九册》)**　药物组成：鹤虱、玄明粉、大黄、苦楝皮、雷丸、牵牛子(炒)、槟榔、芜荑、使君子(去壳)。

功能主治：杀虫消积。用于虫积腹痛，蛔虫、绦虫、蛲虫等寄生虫病。

**5. 祛瘀散结胶囊(《国家中成药标准汇编·妇科分册》)**　药物组成：夏枯草、山慈菇、白花蛇舌草、白英、土鳖虫、三七、山楂、仙鹤草、黄芪、蜈蚣、枳壳、苦楝皮。

功能主治：祛瘀消肿，消肿止痛。用于瘀血阴络所致乳房胀痛，乳癖，乳腺增生病。

**【注意事项】**

1. 孕妇及肝肾功能不全者慎用。

2. 有毒，不宜过量和持久服用。

**【贮藏】**　置通风干燥处，防潮。

**【参考文献】**
[1]徐波，肖啸.苦楝皮驱除犬蛔虫试验效果研究[J].畜牧与饲料科学，2012，33(1)：87-88.

[2]沈雅琴，张明发，朱自平，等.苦楝皮的镇痛抗炎和抗血栓形成作用[J].药物研究，1998，7(10)：30-31.

[3]李桂英，支国.苦楝皮提取物的抗肿瘤活性研究[J].安徽农业科学，2012，40(11)：6433-6434.

[4]姜萍，叶汉玲，安鑫南.苦楝提取物的提取及其抑菌活性的研究[J].林产化学与工业，2004，24(4)：23-27.

[5]沈雅琴，张明发，朱自平，等.苦楝皮的消化系统药理研究[J].基层中药杂志，2000，14(1)：3-5.

(刘维　吴清华　裴瑾)

## 438　苦楝子

Kulianzi

**【异名】**　土楝实(《本草汇言》)，苦心子(《福建药物志》)。

**【来源】**　为楝科植物楝 *Melia azedarach* L.的干燥成熟果实。

【产地】 主要为野生品，栽培品亦有。主产于山西、甘肃、山东、江苏、浙江等地，河南、山东、安徽、江苏、浙江等地亦有分布。

【采收加工】 冬季果实成熟时采收，除去杂质，干燥。

【炮制】 **苦楝子** 除去杂质，用时捣碎。

**炒苦楝子** 取净苦楝子，切厚片或碾碎，照清炒法炒至表面焦黄色。

【性状特征】 **苦楝子** 呈长椭圆形，长1.5～2cm，直径1～1.5cm。表面淡黄棕色至棕黄色，微有光泽，多皱缩，具深棕色小点。顶端钝圆，微下陷，有花柱残痕，基部凹陷，有果梗痕。外果皮革质，果肉松软，淡黄色，带黏性。果核呈圆形，质坚硬，一端平截，一端尖，有5～6条纵棱，内分5～6室，每室含黑褐色扁椭圆形种子1粒。气特异，味酸、苦。以个大、肉厚者为佳。

**炒苦楝子** 呈表面焦黄色半球状、厚片或不规则的碎块，气焦香。以质厚、气浓者为佳。

【化学成分】 苦楝子的主要成分是三萜，还含有黄酮、有机酸、甾醇等。苦楝子的三萜是其主要药理活性成分。

【药理毒理】

**1. 杀虫** 苦楝子的水煎液312.5、625、1250、2500mg/L浸泡钉螺，杀灭钉螺的$LC_{50}$为433.33mg/L，95%可信限为360.11～521.39mg/L[1]。

**2. 抗氧化** 苦楝子多糖对$O_2^-$具有抑制作用，其$EC_{50}$为2.21mg/ml，当苦楝子多糖质量浓度为5.02mg/ml时，对DPPH·的抑制率可超过50%[2]。

【药性】 苦，寒；有小毒。归肝、小肠、膀胱经。

【功能主治】 疏肝行气止痛，驱虫。用于胸胁、腹脘胀痛，疝痛，虫积腹痛。

【临床应用】 **临床常用**

(1) 气滞疼痛证　本品具行气止痛的功效，可用于多种气滞疼痛。如《北方常用中草药手册》中记载，苦楝子与延胡索配用，可治疗胃痛、肝气不舒的胸肋痛、疝痛；《福建药物志》记载苦楝子可治腹痛。

(2) 驱虫　苦楝子具有驱虫的作用，《湖南药物志》中记载，苦楝子与板蓝根同用，治疗蛔虫病。

【用法用量】 4.5～9g。

【成药例证】 **儿童清热导滞丸（《卫生部药品标准中药成方制剂·第一册》）** 药物组成：鸡内金、莪术、厚朴、枳实、山楂、青皮、半夏、六神曲、麦芽、槟榔、榧子、使君子、胡黄连、苦楝子、知母、青蒿、黄芩、薄荷、钩藤、车前子。

功能主治：健胃导滞，消积化虫。用于小儿蓄乳宿食引起的胸膈满闷，积聚痞块，虫积腹痛，面黄肌瘦，消化不良，躁烦口渴，不思饮食。

【注意事项】 不宜过量及长期服用。内服量过大，可有恶心、呕吐等副反应，甚至中毒死亡。毒性成分可能是毒性蛋白。炒制可降低其毒性。

【贮藏】 置通风干燥处，防蛀。

【参考文献】 [1]谢荣，赵红梅.植物苦楝子对钉螺浸杀作用的研究[J].安徽农学通报，2012，18(3)：57-58.

[2]韩莉，万福珠，刘朝奇.苦楝果浸出液对荷瘤小鼠及其感染白色念珠菌的影响[J].咸宁医学院学报，1999，13(3)：149-151.

（刘维　吴清华　裴瑾）

## 439　苦木

Kumu

【异名】 黄楝瓣树（《四川中药志》），熊胆树、苦胆树（《云南中草药》），黄楝树、苦皮树、苦树（《湖南药物志》），鱼胆树、青鱼胆、狗胆木（《中药大辞典》），苦木霜（《浙江药用植物志》）。

【来源】 为苦木科植物苦木 *Picrasma quassioides* (D.Don) Benn.的干燥枝和叶。

【产地】 主要为栽培品。全国大部分地区均有分布，主产于广东、广西、湖南等地。

【采收加工】 夏、秋二季采收，干燥。

【炮制】 除去杂质，枝洗净，润透，切片，干燥；叶喷淋清水，稍润，切丝，干燥。

【性状特征】 枝呈圆柱形，长短不一，直径0.5～2cm；表面灰绿色或棕绿色，有细密的纵纹和多数点状皮孔，质脆，易折断，断面不平整，淡黄色，嫩枝色较浅且髓部较大。叶为单数羽状复叶，易脱落；小叶卵状长椭圆形或卵状披针形，近无柄，长4～16cm，宽1.5～6cm；先端尖锐，基部偏斜或稍圆，边缘具钝齿；两面通常绿色，有的下表面淡紫红色，沿中脉有柔毛。气微，味极苦。以色绿、质脆、髓部大者为佳。

【化学成分】 苦木中的主要成分是生物碱，还含有苦味素、三萜、挥发油等。苦木中的生物碱是其主要药理活性成分。

【药理毒理】

**1. 抗菌**　脂溶性苦木生物碱对大肠埃希菌C249、WM和YL株的抑菌圈直径分别为(19.07±0.23)、(20.77±0.59)、(23.00±0.21),属高度敏感,最小抑菌浓度分别为3.2、1.6、1.6mg/ml[1]。

**2. 降血压**　苦木总生物碱按照1mg/kg的剂量对麻醉犬、兔静脉注射,有降压作用;以40mg/kg灌胃肾型高血压大鼠模型,连续给药7d,可降低大鼠颈总动脉的血压[2]。苦木提取物按照100、200mg/(kg·d)灌胃原发性高血压大鼠模型,连续6周,均使大鼠体内一氧化氮及超氧化物歧化酶的含量升高[3]。

**3. 安全性评价**　苦木灌胃小鼠,$LD_{50}$为1.971g/kg,约相当于成人每日每千克用量的6570倍。给予较大剂量药物后,小鼠出现活动降低、站立不稳、闭眼伏下不动、呼吸平稳,一般在给药后4h内中毒死亡[4]。

【药性】　苦,寒;有小毒。归肺、大肠经。

【功能主治】　清热解毒,祛湿。用于风热感冒,咽喉肿痛,湿热泻痢,湿疹,疮疖,蛇虫咬伤。

【临床应用】

**1. 临床常用**

湿热泻痢,疮疖　苦木苦寒降泄,入肺、大肠经,可治疗风热感冒,上呼吸道感染,肺炎,湿热泻痢等。治阿米巴痢疾与石榴皮、竹叶椒根同用;治疗疮疖、体癣、湿疹,苦木水煎外洗;

**2. 临床新用**　苦木可用于治疗毒蛇咬伤[5]。

【用法用量】　枝3～4.5g;叶1～3g。外用适量。

【成药例证】

**1. 复方苦木消炎片(《卫生部药品标准中药成方制剂·第六册》)**　药物组成:苦木、穿心莲。

功能主治:清热解毒,燥湿止痢。用于细菌性痢疾,急性肠炎及各种急性感染性疾患。

**2. 妇炎平胶囊(《卫生部药品标准中药成方制剂·第十八册》)**　药物组成:苦参、蛇床子、苦木、珍珠层粉、冰片、盐酸小檗碱、枯矾、薄荷脑、硼酸。

功能主治:清热解毒,燥湿止带,杀虫止痒。用于湿热下注所致的带下病、阴痒,症见带下量多、色黄味臭、阴部瘙痒;滴虫、霉菌、细菌引起的阴道炎、外阴炎见上述证候者。

**3. 莲胆消炎片(《卫生部药品标准中药成方制剂·第十册》)**　药物组成:穿心莲、苦木。

功能主治:清热解毒,制菌消炎。用于细菌性痢疾,急性胃肠炎及各种感染性疾患。

**4. 苦木注射液(《卫生部药品标准中药成方制剂·第二十册》)**　药物组成:苦木干燥枝或茎。

功能主治:清热,解毒,消炎。用于感冒、上呼吸道感染、急性扁桃体炎、肠炎、细菌性痢疾等。

**5. 妇炎平泡腾片(《新药转正标准75》)**　药物组成:苦参、苦木、蛇床子、枯矾、珍珠层粉、冰片、薄荷脑、盐酸小檗碱、硼酸。

功能主治:清热解毒,燥湿止带,杀虫止痒。用于肝经湿热,带下量多,色黄如脓,或呈泡沫米泔样,其气腥臭,阴部潮红,肿胀痒痛,心烦少寐,口苦胸闷;滴虫、真菌、细菌引起的阴道炎、外阴炎见上述证候者。

【注意事项】　有小毒,内服不宜过量。孕妇慎服。服用中毒后可出现咽炎、呕吐、腹泻、眩晕、抽搐,严重者可致死亡;其毒性物质基础为苦木碱;应少量服用。

【贮藏】　置干燥处。

【参考文献】　[1]何颖,刘伟,陈忠伟,等.苦木生物碱体外抑制大肠埃希菌效果的研究[J].安徽农业科学,2008,36(7):2777-2778.

[2]马树德,谢人明,苗爱蓉,等.苦木总生物碱对心血管系统的作用[J].药学学报,1982,17(5):327-330.

[3]赵文娜,苏琪,何姣,等.苦木提取物对原发性高血压大鼠的降压作用研究[J].中药药理与临床,2012,28(5):108-111.

[4]杜志德,张爱武,王玉凤.苦木总生物碱的降压作用及毒性研究[J].药学通报,1981,16(6):325-327.

[5]梁文法.苦木注射液治疗毒蛇咬伤63例[J].中国中药杂志,1991,16(1):55-56.

(刘维　吴清华　裴瑾)

## 440　苦石莲

Kushilian

【异名】　石莲子(《生草药性备要》),老鸦枕头(《药材资料汇编》),猫儿核(《广西中药志》),土石莲子、青蛇子(《南宁市药物志》),广石莲子(《四川中药志》)。

【来源】　为豆科植物喙荚云实 *Caesalpinia minax* Hance 的干燥成熟种子。

【产地】　主要为野生品,栽培品亦有。主产于广东、广西、云南、四川、贵州等地。

【采收加工】　秋季种子成熟时采收,除去杂质,晒干。

【炮制】　去壳用仁。

【性状特征】　呈椭圆形或长圆形,长 1.2～2.2cm,直径 0.7～1.2cm。表面无黑色,少数棕色或黑棕色,具光泽,有横环纹及横裂纹,基部有珠柄残基,其旁为小圆形合点。质坚硬,极难破开。子叶 2,棕色,肥厚,富油性。气微,味极苦。以黑褐色、颗粒饱满者为佳。

【化学成分】　苦石莲的主要成分是二萜,还含有黄酮、不饱和脂肪酸等。苦石莲的二萜是其主要药理活性成分。

【药理毒理】

**1. 抗炎、镇痛**　苦石莲醇、氯仿提取物按 2、4、8g/kg 灌胃二甲苯所致耳肿胀小鼠模型和角叉菜胶致足肿胀大鼠模型,均对小鼠耳肿胀和大鼠足肿胀有抑制作用,按以上剂量给冰醋酸致小鼠扭体模型和热板致痛小鼠模型灌胃,可减少小鼠扭体次数和提高小鼠痛阈值[1]。

**2. 抗肿瘤**　苦石莲蛋白对黑色素瘤细胞($B_{16}$)的体外增殖小鼠模型具有抑制作用,作用 48h,对 $B_{16}$ 细胞的半抑制浓度($IC_{50}$)约为 136μg/ml,在 150μg/ml 浓度作用 72h 情况下,细胞增殖几乎处于停顿,对 $B_{16}$ 细胞的抑制率约为 88.91%[2]。苦石莲的 95%乙醇提取物对人肝癌细胞 $HepG_2$ 的生长表现出一定抑制作用,且其作用呈剂量依赖性,其半数有效抑制浓度($IC_{50}$)为(56.8±1.2)μmol/L[3]。

**3. 抗肝损伤**　苦石莲总提取物按照 0.28、0.56、0.84g/kg 灌胃 D-半乳糖胺、酒精导致急性实验性肝损伤小鼠模型,给药 7d 后,对小鼠血清谷丙转氨酶、谷草转氨酶活性和肝脏系数均有抑制作用[4]。苦石莲 60%乙醇提取物按 280、560、840mg/kg 灌胃 $CCl_4$ 所致肝损伤小鼠模型,连续给药 7d,均能对抗小鼠血清谷丙转氨酶、谷草转氨酶及肝脏系数升高,且呈剂量依赖性[5]。

**4. 抗病毒**　以苦石莲乙酸乙酯萃取物和 caesalmin C 作为抗流感甲型病毒活性筛选,以狗肾细胞为病毒宿主,对抗流感甲型病毒有效抑制生长或杀死的最大效应浓度即 $IC_{50}$ 分别为 21.02g/ml 和 37.03g/ml,均有较强抑制病毒作用[6]。苦石莲的 95%乙醇提取物有抗 Para 3 病毒的活性[7]。

【药性】　苦、温、重。

【功能主治】　补肾,祛肾寒。用于肾阳不足,遗精,淋病,游痛症。

【临床应用】　临床常用

遗精　本品味苦,性温,具有祛寒作用。因其归肾经,常用于治疗肾寒所致的肾阳不足、遗精等症。

【用法用量】　3～6g。

【贮藏】　置于干燥处。

【参考文献】　[1]邹忠杰,龚梦鹃.苦石莲提取物抗炎镇痛作用的实验研究[J].时珍国医国药,2009,20(12):3016.

[2]李涛,余旭亚,陈云俐,等.苦石莲蛋白分离纯化及抗肿瘤作用探讨[J].昆明理工大学学报,2008,33(6):92-97.

[3]吴兆华.喙荚云实中一个新二萜类化合物[J].中草药,2008,39(8):1127-1129.

[4]刘明,李丽仙,罗廷顺,等.苦石莲对四氯化碳所致小鼠急性肝损伤保护作用研究[J].中国药师,2009,12(3):300-301.

[5]郭美仙,刘明,施贵荣.对 D-半乳糖胺(D-GaN)、酒精导致小鼠急性实验性肝损伤的保护作用[J].时珍国医国药,2009,20(11):2786-2787.

[6]袁经权,邹忠杰,杨新洲,等.苦石莲化学成分研究[J].药物分析杂志,2008,28(9):1489-1493.

[7]Ren-Wang Jiang, Shuang-Cheng Ma, Paul Pui Hay But. New Antiviral Cassane Furanoditerpenes from Caesalpinia minax[J].*J.Nat.Prod*,2001,64:1266-1272.

(刘维　吴清华　裴瑾)

## 441　苦杏仁

Kuxingren

【异名】　杏子(《伤寒论》),杏仁(《雷公炮炙论》),木落子(《石药尔雅》),杏梅仁(《浙江中药手册》)。

【来源】　为蔷薇科植物山杏 *Prunus armeniaca* L.var.*ansu* Maxim.、西伯利亚杏 *Prunus sibirica* L.、东北杏 *Prunus mandshurica* (Maxim.) Koehne 或杏 *Prunus armeniaca* L.的干燥成熟种子。

【产地】 山杏多为野生品，亦有栽培品。主产于辽宁、河北、内蒙古、山东等地；西伯利亚杏多为野生品，主产于黑龙江、辽宁、吉林、河北等地；东北杏多为野生品，主产于东北各地；杏主要为栽培品，主产于内蒙古、吉林、辽宁、河北、陕西等地。

【采收加工】 夏季采收成熟果实，除去果内和核壳，取出种子，晒干。

【炮制】 **苦杏仁** 用时捣碎。

**焯苦杏仁** 取净苦杏仁，照焯法去皮。用时捣碎。

**炒苦杏仁** 取焯苦杏仁，照清炒法炒至黄色。用时捣碎。

【性状特征】 **苦杏仁** 呈扁心形，长1～1.9cm，宽0.8～1.5cm，厚0.5～0.8cm。表面黄棕色至深棕色，一端尖，另端钝圆，肥厚，左右不对称，尖端一侧有短线形种脐，圆端合点处向上具多数深棕色的脉纹。种皮薄，子叶2，乳白色，富油性。气微，味苦。以颗粒均匀、饱满、完整、味苦者为佳。

**焯苦杏仁** 呈扁心形。表面乳白色或黄白色，一端尖，另端钝圆，肥厚，左右不对称，富油性。有特异的香气，味苦。以颗粒饱满、完整、味苦、香气浓郁者为佳。

**炒苦杏仁** 形如焯苦杏仁，表面黄色至棕黄色，微带焦斑。有香气，味苦。以颗粒饱满、完整、味苦者为佳。

【化学成分】 苦杏仁的主要成分是氰苷，还含有脂肪酸、雌酮、雌二醇、可溶性蛋白等。苦杏仁的氰苷是其主要药理活性成分。《中华人民共和国药典》2015年版规定，本品药材按干燥品计算，含苦杏仁苷($C_{20}H_{27}NO_{11}$)不得少于3.0%；本品饮片焯苦杏仁含苦杏仁苷($C_{20}H_{27}NO_{11}$)不得少于2.4%，炒苦杏仁含苦杏仁苷($C_{20}H_{27}NO_{11}$)不得少于2.1%。

【药理毒理】

**1. 镇咳、平喘** 生苦杏仁、焯苦杏仁、炒苦杏仁水提取物以1.2g生药/kg灌胃氨水致咳嗽小鼠模型，$ET_{50}$分别为18.35、21.25、29.08g/kg，镇咳作用强弱依次为炒苦杏仁、焯苦杏仁、生苦杏仁；0.72g生药/kg灌胃枸橼酸致咳嗽豚鼠模型，能减少豚鼠咳嗽次数，延长咳嗽潜伏期。相同剂量灌胃2%溴化乙酰胆碱和0.4%组织胺双盐酸盐致呼吸痉挛豚鼠模型，能延长引起豚鼠呼吸痉挛潜伏期，以炒苦杏仁最明显[1]。

**2. 镇痛** 苦杏仁苷按照100、200、400、800、1000、1200mg/kg醋酸致扭体小鼠模型进行皮下注射，小鼠扭体次数的$ED_{50}$为288(234～355)mg/kg，抑制率达65%[2]。

**3. 抗肿瘤** 从苦杏仁中提取抗肿瘤有效成分按300、400、600mg/kg对移植性肝癌小鼠模型进行腹腔注射，其肿瘤抑制率分别为72.0%、60.8%、51.0%；给药10d，肿瘤生长被抑制的小鼠P-450含量达到正常水平[3]。

**4. 调节免疫** 苦杏仁中提取的苦杏仁苷按照5、10、20mg/kg灌胃慢性免疫萎缩性胃炎大鼠模型，连续给药6周，苦杏仁苷中、高剂量可降低大鼠胃蛋白酶活性；相同剂量灌胃佐剂性关节炎大鼠模型，连续给药7d，中、高剂量抑制大鼠足跖肿胀度，减轻继发病变的肿胀率，提高廓清指数和吞噬指数[4]。苦杏仁苷在25～800μg/ml范围内能促进聚羟基脂肪酸酯(PHA)诱导的人外周血T淋巴细胞增殖，当浓度为200μg/ml时，促进增殖作用最强[5]。

**5. 体内过程** 苦杏仁苷在家兔体内的药动学过程符合二室开放模型。家兔快速静脉注射苦杏仁苷500mg/kg，$t_{1/2\alpha}$为3.4min，$t_{1/2\beta}$为49.5min，在24h内排泄原形药累积量占注入剂量的64.4%，48h为71.4%[6]。

【药性】 苦，微温；有小毒。归肺、大肠经。

【功能主治】 降气止咳平喘，润肠通便。用于咳嗽气喘，胸满痰多，肠燥便秘。

【临床应用】 **临床常用**

(1) 喘咳　苦杏仁味苦而性微温，主入肺经，以苦泄肃降为主，兼宣发肺气而能止咳平喘，为止咳平喘要药。如《太平惠民和剂局方》三拗汤，苦杏仁配麻黄、甘草，以宣肺平喘止咳；《温病条辨》杏苏散，苦杏仁配紫苏、半夏、桔梗、前胡以宣肺化痰；《伤寒论》麻杏石甘汤，清热宣肺平喘时以苦杏仁配麻黄、石膏。

(2) 便秘　苦杏仁质润多脂，有降气润肠之功。《伤寒论》麻子仁丸，苦杏仁配麻子仁、大黄、厚朴，以润肠泄热、行气通便。

【用法用量】 5～10g，生品入煎剂后下。

【成药例证】

**1. 杏苏止咳颗粒、糖浆(《中华人民共和国药典》2015年版)** 药物组成：苦杏仁、前胡、紫苏叶、桔梗、陈皮、甘草。

功能主治：宣肺散寒，止咳祛痰。用于风寒感冒咳嗽，气逆。

**2. 橘红痰咳液（《中华人民共和国药典》2015年版）** 药物组成：化橘红、苦杏仁、半夏、百部、白前、五味子、茯苓、甘草。

功能主治：理气化痰，润肺止咳。用于痰浊阻肺所致的咳嗽、气喘、痰多；感冒、支气管炎、咽喉炎见上述证候者。

**3. 苦甘冲剂（《卫生部药品标准中药成方制剂·第十册》）** 药物组成：苦杏仁、金银花、薄荷、蝉蜕、黄芩、麻黄、桔梗、浙贝母、甘草。

功能主治：疏风清热，宣肺化痰，止咳平喘。用于风热感冒及风温肺热引起的恶风、发热、头痛、咽痛、咳嗽、咯痰、气喘；上呼吸道感染、流行性感冒、急性支气管炎见上述证候者。

**4. 喘络通胶囊［《国家中成药标准汇编·内科肺系(一)分册》］** 药物组成：鸡根、金荞麦、人参、紫河车、蛤蚧、地龙、蟾酥、浙贝母、麻黄、苦杏仁、甘草。

功能主治：益肺健肾，止咳平喘。用于虚劳久咳及支气管哮喘、肺气肿见以上症状者。

**【注意事项】** 内服不宜过量，以免中毒。

**【贮藏】** 置阴凉干燥处，防蛀。

**【参考文献】** [1]李贵海，董其宁，孙付军，等.不同炮制对苦杏仁毒性及止咳平喘作用的影响[J].中国中药杂志，2007，32(12)：1247-1250.

[2]朱友平，苏忠武，李承祐.苦杏仁苷的镇痛作用和无身体依赖性[J].中国中药杂志，1994，19(2)：105-107.

[3]车文一，金泰日，张良和，等.苦杏仁提取物的抗癌作用及其对移植性肝癌小鼠细胞色素P-450含量和谷胱苷肽S-转移酶活性的影响[J].延边医学院学报，1987，10(4)：223.

[4]方伟蓉，李运曼，钟林霖.苦杏仁苷对佐剂性炎症影响的实验研究[J].中国临床药理学与治疗学，2004，9(3)：289-293.

[5]郭君其，盛明雄，谭建明，等.苦杏仁苷与人淋巴细胞产生细胞因子效应的初步观察[J].中国免疫学杂志，2008，(2)：135，139.

[6]金泰日，张洛成，朴香兰，等.2，4-二硝基苯肼法测定苦杏仁甙及其药物代谢动力学的研究[J].延边医学院学报，1989，12(2)：89-93.

（刘维　吴清华　裴瑾）

## 442　苦玄参

Kuxuanshen

**【异名】** 落地小金钱、鱼胆草（《广西本草选编》），四环素草、蛇总管（《全国中草药汇编》），苦草、苦胆草、地胆草（《广西药用植物名录》）。

**【来源】** 为玄参科植物苦玄参 *Picria fel-terrae* Lour.的干燥全草。

**【产地】** 主要为野生品。主产于广东、广西、贵州、云南等地。

**【采收加工】** 秋季采收。

**【炮制】** 除去杂质，洗净，切段，晒干。

**【性状特征】** 须根细小。茎略呈方柱形，节稍膨大，多分枝，长30～80cm，直径1.5～2.5mm，黄绿色，老茎略带紫色；折断面纤维性，髓部中空。单叶对生，多皱缩，完整者展平后呈卵形或卵圆形，长3～5cm，宽2～3cm，黄绿色至灰绿色；先端锐尖，基部楔形，边缘有圆钝锯齿。叶柄长1～2cm。全体被短糙毛。总状花序顶生或腋生，花萼裂片4，外2片较大，卵圆形，内2片细小，条形；花冠唇形。蒴果扁卵形，包于宿存的萼片内。种子细小，多数。气微，味苦。以细长，分枝多，味苦者为佳。

**【化学成分】** 苦玄参的主要成分是三萜，还含有黄酮、葫芦苦素等。苦玄参的三萜是其主要药理活性成分。《中华人民共和国药典》2015年版规定，本品药材按干燥品计算，含苦玄参苷ⅠA($C_{41}H_{62}O_{13}$)不得少于0.25%。

**【药理毒理】**

**1. 抗炎、镇痛** 苦玄参叶60%乙醇提取物以0.8、1.6、3.2g/kg灌胃二甲苯所致的耳肿胀、冰醋酸致扭体反应、蛋清所致足跖肿胀小鼠模型，连续给药7d，苦玄参提取物高、中剂量可抑制小鼠耳廓肿胀；均能抑制小鼠腹部毛细血管通透性增加；高、中剂量在0.5～6h能抑制小鼠足跖肿胀，低剂量仅在2h、4h抑制小鼠足跖肿胀[1]。苦玄参干浸膏按1.0、2.0、4.0g/kg剂量灌胃冰醋酸所致扭体小鼠模型，可使15min内小鼠扭体反应次数减少。相同剂量灌胃二甲苯致耳廓肿胀小鼠模型，连续给药7d，对小鼠耳廓肿胀有抑制作用[2]。

**2. 抑菌** 苦玄参根、茎、叶的水煎液和醇提液对金黄色葡萄球菌、金黄色葡萄球菌耐药株、表皮葡萄球菌、乙型溶血性链球菌等均有一定的抗菌作用[3]。

**3. 抗肿瘤**　苦玄参30%乙醇洗脱部位按10、20、40mg/(kg·d)剂量对$S_{180}$肉瘤、肝癌Heps肿瘤小鼠模型均有明显的抑制作用，对S180肉瘤生长的抑制率分别为44.44%、52.14%、61.97%，对肝癌Heps生长的抑制率分别为34.64%、41.55%、56.03%。乙醇洗脱部位质量浓度为20μg/ml时，对人胃窦癌、残骨癌细胞株的杀伤率分别为64.34%、61.00%[4]。

**4. 安全性评价**　苦玄参叶60%乙醇提取物灌胃小鼠，最大耐受量为34g/kg，相当于临床拟用日剂量297倍[1]。

**【药性】**　苦，寒。归肺、胃、肝经。

**【功能主治】**　清热解毒，消肿止痛。用于风热感冒，咽喉肿痛，喉痹，痄腮，脘腹疼痛，痢疾，跌打损伤，疖肿，毒蛇咬伤。

**【临床应用】**　**临床常用**

本品味苦，性寒，归肺、胃、肝经，具有清热解毒、消肿止痛的功效，用于治疗风热感冒、咽喉肿痛、脘腹疼痛，跌打损伤、毒蛇咬伤等证。

**【用法用量】**　9～15g。外用适量。

**【成药例证】**

**1. 万通炎康片(《中华人民共和国药典》2015年版)**　药物组成：苦玄参、肿节风。

功能主治：疏风清热，解毒消肿。用于外感风热所致的咽部红肿、牙龈红肿、疮疡肿痛；急慢性咽炎、扁桃体炎、牙龈炎、疮疖见上述证候者。

**2. 妇炎净胶囊(《中华人民共和国药典》2015年版)**　药物组成：苦玄参、当归、地胆草、鸡血藤、两面针、横经席、柿叶、菥蓂、五指毛桃。

功能主治：清热祛湿，调经止带。用于湿热蕴结所致的带下病、月经不调、痛经；慢性盆腔炎、附件炎、子宫内膜炎见上述证候者。

**3. 消炎灵片(《卫生部药品标准中药成方制剂·第八册》)**　药物组成：苦玄参、肿节风、千里光、毛冬青、甘草。

功能主治：清热解毒，消肿止痛。用于上呼吸道炎，支气管炎，鼻炎，咽喉炎，扁桃体炎，细菌性痢疾及慢性胆囊炎。

**4. 炎见宁片(《卫生部药品标准中药成方制剂·第十七册》)**　药物组成：苦玄参、毛冬青、防己。

功能主治：清热燥湿解毒，活血消肿止痛。用于湿热瘀毒蕴结引起的上呼吸道感染、咽炎、扁桃体炎、淋巴结炎。

**5. 清肺散结丸(《国家中成药标准汇编·口腔肿瘤儿科分册》)**　药物组成：绞股蓝浸膏、苦玄参浸膏、三七、川贝母、白果、法半夏、冬虫夏草、灵芝、珍珠、阿胶、人工牛黄。

功能主治：清肺散结，活血止痛，解毒化痰。用于肺癌的辅助治疗。

**【贮藏】**　置干燥处。

**【参考文献】**
[1]陈君，甄汉深，韦建华.苦玄参叶抗炎药理作用研究[J].海峡药学，2013，25(2)：23-25.

[2]周芳，李萍，陈勇.苦玄参干浸膏抗炎镇痛作用的实验研究[J].中国中医药科技，2006，13(4)：244-245.

[3]黄燕，肖艳芬，甄汉深，等.苦玄参体外抗菌作用的实验研究[J].广西中医药，2008，31(1)：46-47.

[4]王奇志，陈雨，王鸣，等.苦草提取物Pft-d对小鼠S180肉瘤、肝癌Heps的抗癌作用及体外细胞毒活性实验研究[J].现代药物与临床，2010，25(2)：134-137.

(刘维　吴清华　裴瑾)

## 443 块根木蓝

Kuaigenmulan

**【来源】**　为豆科植物块根木蓝 *Indigofera neopolygaloides* Hu的干燥块根。

**【产地】**　主要为野生品。主产于贵州、云南等地。

**【采收加工】**　秋末果实成熟时采挖，除去泥沙，晒干。

**【炮制】**　除去杂质，捣碎或研粉。

**【性状特征】**　呈椭圆形或圆锥形，长2～5cm，直径1～3cm，常有1～2个指状分枝。表面灰褐色或棕褐色，有不规则的纵皱纹及曹纹，上端有环纹，质硬，不易折断，断面白色，粉性，有数个纵向裂槽分成数瓣气微，味苦。

**【药性】**　苦，寒。

**【功能主治】**　止痛，消炎。用于胃痛，胃肠炎，咽喉痛，扁桃体炎。

**【临床应用】**　**临床常用**

本品味苦，性寒，具消炎止痛之效，常用于胃痛，咽喉疼痛，胃肠、扁桃体炎症等。

【用法用量】 15～30g；研末口服，一次 2～3g，一日 3 次。

【贮藏】 置通风干燥处，防霉。

（刘维　吴清华　裴瑾）

## 444 款冬花

Kuandonghua

【异名】 冬花（《万氏家抄方》），款花（《疮疡经验全书》），看灯花（《本草崇原集说》），艾冬花（《山西中药志》），九九花（《中药志》）。

【来源】 为菊科植物款冬 *Tussilago farfara* L. 的干燥花蕾。

【产地】 主要为栽培品。其道地产区为河南嵩县、甘肃灵台、陕西榆林，亦主产于重庆、山西等地。建于重庆市巫溪县的宁厂镇、徐家镇、易溪乡、鱼鳞乡、下堡镇、文峰镇、尖山镇、双阳乡的款冬花 GAP 种植基地已通过原国家食品药品监督管理总局验收。

【采收加工】 于 12 月或地冻前当花尚未出土时采挖，除去花梗和泥沙，阴干。

【炮制】 **款冬花**　除去杂质及残梗。

**蜜款冬花**　取净款冬花，照蜜炙法用蜜水炒至不粘手。

【性状特征】 **款冬花**　呈长圆棒状。单生或 2～3 个基部连生，长 1～2.5cm，直径 0.5～1cm。上端较粗，下端渐细或带有短梗，外面被有多数鱼鳞状苞片。苞片外表面紫红色或淡红色，内表面密被白色絮状茸毛。体轻，撕开后可见白色茸毛。气香，味微苦而辛。以蕾大、色紫红、花梗短者为佳。

**蜜款冬花**　形如款冬花，表面棕黄色或棕褐色，稍带黏性。具蜜香气，味微甜。以朵大、颜色黄棕、香气浓者为佳。

【化学成分】 款冬花的主要成分是三萜，还含有倍半萜、黄酮、生物碱、皂苷、挥发油等。款冬花的三萜是其主要药理活性成分。《中华人民共和国药典》2015 年版规定，本品药材按干燥品计算，含款冬酮（$C_{23}H_{34}O_5$）不得少于 0.070%。

【药理毒理】

**1. 镇咳、祛痰**　款冬花的栽培品与野生品水煎液按照 2.5、5.0g/kg 的剂量灌胃氨水致小鼠咳嗽模型，连续给药 4d，栽培品款冬花能延长致半数小鼠咳嗽所需的氨水雾化时间（$EDT_{50}$），5.0g/kg 栽培品款冬花作用强于等量野生品款冬花；栽培品款冬花能增加小鼠气管段酚红排泌量，2.5g/kg 栽培品款冬花作用强于等量野生品款冬花[1]。款冬花生品和蜜炙款冬花水提物按生药 3.1、6.2g/kg，醇提取物 3.0、6.0g/kg，乙酸乙酯和石油醚提取物 0.25、0.5g/kg 灌胃小鼠，连续给药 5d，25%浓氨水定量喷雾后小鼠出现咳嗽的潜伏期延长，2min 内的咳嗽次数明显减少。生品和蜜炙款冬花水提物 1.35、2.70g/kg，醇提物 1.5、3.0g/kg，乙酸乙酯和石油醚提取物 0.125、0.25g/kg 给大鼠灌胃，连续给药 3d，蜜炙款冬花水提物、生款冬花乙酸乙酯低剂量、蜜款冬花乙酸乙酯提取物高剂量小鼠的痰量增多[2]。

**2. 抗炎**　款冬花乙醇提取物可按照 5、15g/kg 的剂量灌胃二甲苯致耳肿及角叉菜胶所致足跖肿小鼠模型，连续给药 3d，款冬花乙醇提取 15g/kg 减少二甲苯致小鼠耳肿，均能减少角叉菜胶所致小鼠足跖肿[3]。

**3. 对心血管系统的作用**　款冬花醚提取物 0.15g/kg 对麻醉猫、犬、家兔及大白鼠静脉注射，可见呼吸兴奋、心率增快、血压急剧升高，以后血压缓慢下降，心率变慢[4]。相同剂量对麻醉犬静脉注射，血压平均升高（48±3.6）mmHg，肾容积减小。

**4. 对消化系统的影响**　款冬花 75%醇提液按照 5、15g/kg 灌胃蓖麻油致腹泻小鼠模型，4h 的腹泻次数分别减少 61.2%、76.1%，抗腹泻作用持续 8h 以上[5]。相同剂量灌胃溃疡小鼠模型，款冬花醇提物对水浸应激性溃疡抑制率分别为 62.9%、79.5%，对盐酸性溃疡抑制率分别为 32.8%、70.0%，仅高剂量组美辛-乙醇性溃疡有抑制作用，抑制率为 57.9%[6]。

**5. 安全性评价**　款冬花煎剂、醇提物灌胃小鼠，$LD_{50}$分别为 124g/kg、112g/kg，款冬花醚提物对小鼠进行腹腔注射，$LD_{50}$为 43g/kg。款冬花中含有一类肝毒性吡咯里西啶生物碱，如肾形千里光碱、千里光宁等。肾形千里光碱、千里光宁对大鼠进行腹腔注射，$LD_{50}$分别为 220、85mg/kg，单次腹腔注射千里光宁 17mg/kg 剂量时，可导致动物肝损伤[7]。

**【药性】** 辛、微苦，温。归肺经。

**【功能主治】** 润肺下气，止咳化痰。用于新久咳嗽，喘咳痰多，劳嗽咳血。

**【临床应用】** **临床常用**

咳嗽　本品味辛，性温，其性辛散而润，温而不燥，为润肺止咳化痰之良药。凡一切咳嗽，无论外感内伤，寒嗽热咳，皆可用之，对肺寒咳嗽为宜。对于热邪袭肺而暴咳者，与桑白皮、知母、贝母、杏仁配伍，如《圣济总录》款冬花汤；与具润肺化痰，温肺止咳之效的紫菀同用，用于治疗寒邪伤肺而致久咳不止者，如《圣济总录》紫菀散；治咳嗽不已，或痰中有血，与百合同用，如《严氏济生方》百花膏。

**【用法用量】** 5～10g。

**【成药例证】**

**1. 桔梗冬花片(《中华人民共和国药典》2015年版)** 药物组成：桔梗、款冬花、远志、甘草。

功能主治：止咳祛痰。用于痰浊阻肺所致的咳嗽痰多；支气管炎见上述证候者。

**2. 川贝雪梨膏(《中华人民共和国药典》2015年版)** 药物组成：梨清膏、川贝母、麦冬、百合、款冬花。

功能主治：润肺止咳，生津利咽。用于阴虚肺热，咳嗽，喘促，口燥咽干。

**3. 咳喘顺丸(《中华人民共和国药典》2015年版)** 药物组成：紫苏子、瓜蒌仁、茯苓、鱼腥草、苦杏仁、半夏(制)、款冬花、桑白皮、前胡、紫菀、陈皮、甘草。

功能主治：宣肺化痰，止咳平喘。用于痰浊壅肺、肺气失宣所致的咳嗽、气喘、痰多、胸闷；慢性支气管炎、支气管哮喘、肺气肿见上述证候者。

**4. 润肺止嗽丸(《中华人民共和国药典》2015年版)** 药物组成：天冬、地黄、天花粉、瓜蒌子(蜜炙)、桑白皮(蜜炙)、紫苏子(炒)、苦杏仁(炒)、紫菀、浙贝母、款冬花、桔梗、五味子(醋炙)、前胡、青皮(醋炙)、陈皮、黄芪(炙)、酸枣仁(炒)、黄芩、知母、淡竹叶、甘草(炙)。

功能主治：润肺定喘，止嗽化痰。用于肺气虚弱所致的咳嗽喘促、痰涎壅盛、久嗽声哑。

**【贮藏】** 置干燥处，防潮，防蛀。

**【参考文献】** [1]高慧琴，马骏，林湘，等.栽培品款冬花止咳化痰作用研究[J].甘肃中医学院学报，2001，18(4)：20-22.

[2]凌珊，易炳学，龚千锋，等.生品和蜜炙款冬花不同提取物的镇咳祛痰作用[J].中国实验方剂学杂志.2013，19(11)：187-190.

[3]朱自平，张明发，沈雅琴，等.款冬花抗炎及其对消化系统作用的实验研究[J].中国中医药科技，1998，5(3)：160-162.

[4]王筠默.款冬花的药理研究(二)——对心血管系统的作用[J].药学学报，1979，14(5)：268-275.

[5]张明发，沈雅琴，朱自平，等.辛温(热)合归脾胃经中药药性研究(V)抗腹泻作用[J].中药药理与临床，1997，13(5)：2-5.

[6]张明发，沈雅琴，朱自平，等.辛温(热)合归脾胃经中药药性研究(Ⅱ)抗溃疡作用[J].中药药理与临床，1997，13(4)：1-4.

[7]曾美怡，李敏民，赵秀文.含吡咯双烷生物碱的中草药及其毒性(二)——款冬花和伪品蜂斗菜等的毒性反应[J].中药新药与临床药理，1996，7(4)：51-52.

(刘维　吴清华　裴瑾)

## 445 昆布

Kunbu

**【异名】** 纶布(《吴普本草》)，海昆布(《辽宁药材》)。

**【来源】** 为海带科植物海带 *Laminaria japonica* Aresch.或翅藻科植物昆布 *Ecklonia kurome* Okam.的干燥叶状体。

**【产地】** **海带**　主要为野生品，亦有人工养殖。主产于辽宁、山东等地。

**昆布**　主要为野生品。主产于浙江、福建等地。

**【采收加工】** 夏、秋二季采捞，晒干。

**【炮制】** 除去杂质，漂净，稍晾，切宽丝，晒干。

**【性状特征】** **海带**　卷曲折叠成团状，或缠结成把。全体呈黑褐色或绿褐色，表面附有白霜。用水浸软则膨胀成扁平长带状，长50～150cm，宽10～40cm，中部较厚，边缘较薄而呈波状。类革质，残存柄部扁圆柱状。气腥，味咸。

**昆布**　卷曲皱缩成不规则团状。全体呈黑色，较薄。用水浸软则膨胀呈扁平的叶状，长、宽为16～26cm，厚约1.6mm；两侧呈羽状深裂，裂片呈长舌状，边缘有小齿或全缘。质柔滑。

均以片大，体厚，色青绿者为佳。

**【化学成分】** 昆布的主要成分是多糖，还含有氨基酸、挥发油、碘等。昆布的多糖是其主要药理活性成分。《中华人民共和国药典》2015年版规定，本品药材及其饮片按干燥品计算，海带含碘(I)不得少于0.35%；昆布含碘(I)不得少于0.20%；含多糖以岩藻糖($C_6H_{12}O_5$)计，不得少于2.0%。

**【药理毒理】**

**1. 抗血管损伤** 海带多糖10、50mg/kg对肾上腺素致血管内皮损伤大鼠模型进行腹腔注射，连续给药5d，给药第1～5d均能不同程度地增加大鼠胸主动脉完整血管内皮长度，增加血浆血管性假血友病因子（vwF）水平。海带多糖按0.001、0.01、0.1mg/ml加入离体培养的人脐静脉血管内皮细胞中，中剂量能够使24h培养液的vWF含量明显降低；高剂量能够使24h和48h培养液的vWF含量明显降低[1]；相同剂量，连续给药3d，每天2次，高剂量可抑制内皮损伤大鼠动静脉环路血栓形成，减轻血栓湿重；2.5、5mg/kg剂量对内毒素损伤大鼠模型进行静脉注射，能延长大鼠内毒素损伤后的血栓形成起始时间，延缓血流速度的下降[2]。

**2. 降血脂** 昆布醇提物按0.3、0.6g/(kg·d)的剂量灌胃高脂血症大鼠模型，连续给药15d，均能降低大鼠磷脂酰胆碱(LCAT)活性，降低高密度脂蛋白胆固醇（HDL-C）和第2型高密度脂蛋白胆固醇($HDL_2$-C)水平，以高剂量较为明显，均可降低大鼠血清过氧化脂质(LPO)的含量[3]。昆布多糖按100、200mg/kg灌胃高脂血症动物大鼠模型，持续60d，能升高大鼠$HDL_2$-C水平，改善高脂血症大鼠LCAT活性，脂蛋白脂酶(LPL)活性，从而降低血清TC，升高HDL-C(尤其是$HDL_2$-C)，改善HDL-C/TC和HDL-C/LDL-C指标[4]。

**3. 调节免疫** 昆布中提取的昆布多糖按照100、400mg/kg对正常小鼠或环磷酰胺所致白细胞减少小鼠模型腹腔注射，连续给药7d，可使小鼠各免疫器官增重，对环磷酰胺所致白细胞减少小鼠具有对抗作用[5]。按500、1000、2000mg/kg剂量灌胃小鼠，连续给药15d，海带多糖高、中剂量能增强巨噬细胞吞噬功能，使小鼠脾细胞的溶血空斑数和小鼠足跖厚度增加[6]。海带中提取的海带多糖按照12.5、25、50、100mg/(kg·d)对环磷酰胺所致白细胞减少小鼠模型腹腔注射，连续给药10d，25～100mg/(kg·d)的海带多糖可拮抗和预防环磷酰胺所致小鼠白细胞减少[7]。

**4. 抗肿瘤** 海带中提取的海带多糖按500、1000、2000mg/kg灌胃环磷酰胺诱发染色体突变小鼠模型，连续给药15d，高、中剂量对小鼠骨髓细胞微核率的抑制率分别为57.1%、60.7%[8]。海带中提取的海带多糖按500、1000、2000mg/kg剂量灌胃荷瘤小鼠模型，连续给药10d，其抑瘤率分别为28.7%、43.5%、34.1%，中剂量组抑瘤效果最佳，能提高小鼠吞噬指数增强巨噬细胞功能[9]。昆布多糖硫酸酯按照15、30、45μl加入$HepG_2$、SM MC-7721肝癌细胞，随着浓度增加，肝癌细胞Bcl-2基因蛋白表达降低[10]。按照15、30、45μl加入MDA-MB-435S、MCF-7乳癌细胞，随着浓度增加，Bcl-2基因蛋白表达降低[11]。

**5. 抗氧化** 海带中提取的海带褐藻多糖硫酸酯按照3.3、13.3、23.3、33.3、50.0、83.3μg/ml浓度加入吩嗪硫酸甲酯-NADH体系，具有很强的清除$O_2^-$的作用，并且随着多糖浓度的增加，其清除能力增强，对$O_2^-$的$IC_{50}$为20.3μg/ml。按照1.0、2.0、3.0、4.0、5.0μg/ml加入大鼠$H_2O_2$诱导的红细胞氧化溶血，不同浓度抑制率分别为7.2%、22.3%、37.2%、48.3%、66.1%，$IC_{50}$为4.1mg/ml[12]。

**6. 抗辐射** 海带中提取的岩藻糖胶按10、50、150、300mg/kg对小鼠进行腹腔给药，给药后1.5h 60Co-γ射线照射，总剂量8.5Gy，能提高8.5Gy 60Co-γ射线照射小鼠的存活率，以300mg/kg岩藻糖胶效果最好[13]。

**【药性】** 咸，寒。归肝，胃，肾经。

**【功能主治】** 消痰软坚散结，利水消肿。用于瘿瘤，瘰疬，睾丸肿痛，痰饮水肿。

**【临床应用】 临床常用**

(1) 瘿瘤，瘰疬 昆布咸寒，具消痰软坚之效，可用于治疗瘿瘤、瘰疬证，与海藻同用，可增强消瘰化瘤之力。与海藻、半夏、贝母、青皮同用，治疗瘿瘤初起，或肿硬未破者，如《外科正宗》海藻玉壶汤。与人参、熟地、当归等具有益气、活血、养血之效药物同用，治疗瘿瘤已成日久、气血虚弱者，如《外科正宗》活血散瘿汤；与羌活、连翘、海藻、防风等同用，治疗瘰疬初起、恶寒发热者，如《证治准绳》防风羌活汤；与海藻相须而用，借橘核、桂心、延胡索等疏肝暖肾、活血散结之效，治疗睾丸肿胀，因下焦寒湿、气滞血瘀者，如《济生方》橘核丸。

(2) 噎膈，饮食不下　昆布具消痰之效，能祛老痰，与杵头糠、百合等具下气磨积、滑润开结功效者同用，可治疗膈气噎塞不下食者，如《圣济总录》昆布方。

**【用法用量】** 6～12g。

**【成药例证】**

**1. 骨刺片(《卫生部药品标准中药成方制剂·第十七册》)**　药物组成：昆布、骨碎补、党参、桂枝、威灵仙、牡蛎、杜仲叶、鸡血藤、川乌、附片、马钱子粉、三七、延胡索、草乌、白芍。

功能主治：散风邪，祛寒湿，舒筋活血，通络止痛。用于颈椎、胸椎、腰椎、跟骨等骨关节增生性疾病，对风湿、类风湿关节炎有一定疗效。

**2. 乳癖消胶囊、颗粒、片(《中华人民共和国药典》2015年版)**　药物组成：鹿角、鸡血藤、红花、三七、牡丹皮、赤芍、蒲公英、连翘、天花粉、玄参、夏枯草、漏芦、昆布、海藻、木香。

功能主治：软坚散结，活血消痈，清热解毒。用于痰热互结所致的乳癖、乳痈，症见乳房结节、数目不等、大小形态不一、质地柔软，或产后乳房结块、红热疼痛；乳腺增生、乳腺炎早期见上述证候者。

**3. 消瘿丸(《中华人民共和国药典》2015年版)**　药物组成：昆布、海藻、蛤壳、浙贝母、夏枯草、陈皮、槟榔、桔梗。

功能主治：散结消瘿。用于痰火郁结所致的瘿瘤初起；单纯型地方性甲状腺肿见上述证候者。

**4. 济生橘核丸(《卫生部药品标准中药成方制剂·第二册》)**　药物组成：橘核、肉桂、川楝子(炒)、桃仁、厚朴(制)、海藻、昆布、木通、延胡索、枳实(炒)、木香。

功能主治：行气软坚，散寒止痛。用于疝气偏坠，睾丸胀痛。

**5. 五海瘿瘤丸(《卫生部药品标准中药成方制剂·第一册》)**　药物组成：海带、海藻、海螵蛸、蛤壳、昆布、白芷、木香、海螺(煅)、夏枯草、川芎。

功能主治：软坚消肿。用于痰核瘿瘤，瘰疬，乳核。

**【贮藏】** 置干燥处。

**【参考文献】**
[1]鲁波，刘爱群，黎静，等.海带多糖对内皮细胞损伤大鼠模型的保护作用[J].中国老年学杂志，2006，26(9)：1252-1254.

[2]王丽萍，陈蒙华，谢露，等.海带多糖对内皮损伤大鼠血栓形成的影响[J].中药新药与临床药理，2009，20(2)：109-111.

[3]黄兆胜，王宗伟，刘明平，等.昆布对实验性高血脂症大鼠脂质代谢的影响[J].中国海洋药物杂志，1998，16(1)：35-37.

[4]孙炜，王慧铭.昆布多糖对高脂血症大鼠降胆固醇作用及其机理的研究[J].中国中药杂志，2004，29(10)：1015.

[5]钱永昌，朱世臣，丁安伟.昆布多糖的免疫药理学研究[J].江苏药学与临床研究，1997，5(1)：12-15.

[6]王庭欣，赵文，蒋东升，等.海带多糖对小鼠免疫功能的调节作用[J].卫生毒理学杂志，2000，14(2)：75.

[7]王琪琳，桑青，曲爱琴，等.海带多糖对环磷酰胺所致白细胞减少保护作用的实验研究[J].山东医药，2009，49(11)：48-79.

[8]王庭欣，秦淑贞，赵文，等.海带多糖对环磷酰胺诱发小鼠骨髓细胞微核率的抑制作用[J].癌变·畸变·突变，1999，11(2)：106-107.

[9]王庭欣，蒋东升，马晓彤，等.海带多糖对小鼠H-(22)实体瘤的抑制作用[J].卫生毒理学杂志，2000，14(4)：242.

[10]董浦江，姚榛祥.昆布多糖硫酸酯对化疗药物治疗肝癌细胞的增敏作用[J].现代医药卫生，2003，19(3)：255-256.

[11]姚榛祥.昆布多糖硫酸酯对乳癌细胞化疗药物的增敏作用[J].重庆医科大学学报，2004，29(3)：398-399.

[12]张全斌，于鹏展，周革非，等.海带褐藻多糖硫酸酯的抗氧化活性研究[J].中草药，2003，34(9)：824-846.

[13]李德远，徐战，王海滨.海带岩藻糖胶及褐藻胶抗辐射效应研究[J].武汉食品工业学院学报，1999，17(2)：18-22.

(刘维　吴清华　裴瑾)

# L

## 446　蜡梅花

Lameihua

**【异名】**　腊梅花(《救荒本草》),黄梅花(《本草纲目》),铁筷子花、雪里花(《贵阳民间药草》)。

**【来源】**　为蜡梅科植物蜡梅 *Chimonanthus praecox* (Linn.) Link 的干燥花蕾。

**【产地】**　主要为野生品,栽培品亦有。主产于华东地区、湖北省、湖南省、四川省、云南省等地。现全国各地均有栽培。

**【采收加工】**　花期时采摘,除去杂质,晒干或烘干。

**【炮制】**　取原药材,除去梗等杂质,晒干或烘干,筛去灰屑。

**【性状特征】**　呈圆形、矩形或倒卵形,长 1～1.5cm,宽 0.4～0.8cm,花被叠合作花芽状,棕黄色,下半部由多数膜质鳞片严包,鳞片黄褐色,略呈三角形,有微毛。气香,味微甜而后苦,稍有油腻感。以花心黄色、完整饱满而未开放者为佳。

**【化学成分】**　蜡梅花的主要成分是挥发油,还含有花色苷、黄酮等。蜡梅花的挥发油、黄酮是其主要药理活性成分。

**【药理毒理】**　**增强免疫**　蜡梅花水煎剂按 1.46g/kg 的剂量给正常小鼠灌胃,每天 1 次,连续 7d,能提高巨噬细胞的吞噬百分率和吞噬指数[1]。

**【药性】**　甘、微苦,凉。归肺、胃经。

**【功能主治】**　解暑生津。用于热病烦渴,胸闷,咳嗽。

**【临床应用】**　**临床常用**

(1) 暑热伤津,口渴心烦　本品清解暑热,常与沙参、麦冬等同用;治暑热头痛目赤、发热口渴,与菊花、决明子同用,清热平肝,生津止渴;治气郁胸闷、肝胃气痛、梅核气,可与香附、当归等配伍使用;治水痘之壮热、烦渴、面唇红赤、口舌生疮等,常配伍金银花、连翘、板蓝根、黄连等清热解毒药,如《医宗金鉴》腊梅解毒汤。

(2) 咽喉肿痛,咳嗽　热病引起的咽喉肿痛、咳嗽,可与玄参、金银花、石膏配伍使用;治百日咳,可与天竺子配伍使用。

**【用法用量】**　3～6g。外用适量,浸油涂。

**【成药例证】**

**1. 伤科万花油(《卫生部药品标准中药成方制剂·第十九册》)**　药物组成:黄连、赤芍、大黄、防风、白芷、独活、羌活、天南星、川芎、白及、三棱、威灵仙、莪术、乌药、乳香、香附、骨碎补、山慈菇、桃仁、蛇床子、苍耳子、蓖麻子、水翁花、陈皮、青皮、柚皮、栀子、砂仁、泽兰、卷柏、墨旱莲、刘寄奴、荷叶、金银花、野菊花、红花、蜡梅花、蒲黄、木棉皮、牡丹皮、苏木、油松节、宽筋藤、胡椒、白矾、无名异、倒扣草、韩信草、一点红、田基黄、辣蓼、金耳环、侧柏叶、海风藤、马齿苋、大皂角、过塘蛇、两面针、羊耳菊、大风艾、小罗伞、柳枝、星色草、丁香、没药、紫草茸、大风子、马钱子(制)、草豆蔻、肉豆蔻、芦荟、毕茇、姜皮、蔓荆叶、葱头、紫草、大蒜、三七、木棉花、葛花、三七姜、谷精草、九层塔、血竭、刺苋、铁包金、桉油、八角茴香油、水杨酸甲酯、丁香罗勒油、松节油、薄荷油、肉桂油、冰片。

功能主治:清热解毒,祛瘀止血,消肿止痛,收敛生肌。用于水火烫伤,跌打损伤,刀伤出血。

**2. 跌打万花油(《卫生部药品标准中药成方制剂·第十八册》)**　药物组成:野菊花、乌药、水翁花、徐长卿、大蒜、马齿苋、葱、金银花叶黑老虎、威灵仙、木棉皮、土细辛、葛花、声色草、伸筋藤、蛇床子、铁包金、倒扣草、苏木、大黄、山白芷、朱砂、过塘蛇、九节茶、地耳草、一点红、两面针、泽兰、红花、谷精草、土田七、木棉花、鸭脚艾、防风、侧柏叶、马钱子、大风艾、腊梅花、墨旱莲、九层塔、柳枝、栀子、蓖麻子、三棱(制)、辣蓼、莪术(制)、大风子(仁)、荷叶、卷柏、蔓荆子、皂角、白芷、骨碎补、桃仁、牡丹皮、川芎(制)、化橘红、青皮、陈皮、白及、黄连、赤芍、蒲黄、苍耳子、生天南星、紫草茸、白胡椒、香附(制)、肉豆蔻、砂仁、紫草、羌活、草豆蔻、独活、干姜、荜茇、白胶香、冰片、薄荷油、松节油、水杨酸甲酯、樟脑油、桉油、丁香罗勒油、茴香油、桂皮油。

功能主治:止血止痛,消炎生肌,消肿散瘀,舒筋活络。用于治疗跌打损伤,撞击扭伤,刀伤出血,烫伤等症。

**【贮藏】** 置干燥处。

**【参考文献】** [1]刘丽,蒋志宏,褚婕.中药腊梅花对正常小鼠免疫系统作用的研究[J].天津药学,2000,12(2):29-31.

(宋川霞 邓赟)

## 447 辣椒

Lajiao

**【异名】** 番椒、秦椒(《群芳谱》),辣茄(《花镜》),辣虎(《药性考》),海椒、辣角、簊椒、柿椒(《遵义府志》),鸡嘴椒(《广州植物志》)。

**【来源】** 为茄科植物辣椒 *Capsicum annuum* L. 或其栽培变种的干燥成熟果实。

**【产地】** 主要为栽培品,野生品亦有。我国大部分地区均有栽种。主产于四川省、贵州省、湖南省、云南省、河北鸡泽县、内蒙古托克托县、河南省、新疆维吾尔自治区、山东省等地。

**【采收加工】** 夏、秋二季果皮变红色时采收,除去枝梗,晒干。

**【炮制】** 取原药材,除去果柄等杂质。

**【性状特征】** 呈圆锥形、类圆锥形,略弯曲。表面橙红色、红色或深红色,光滑或较皱缩,显油性,基部微圆,常有绿棕色、具5裂齿的宿萼及果柄。果肉薄。质较脆,横切面可见中轴胎座,有菲薄的隔膜将果实分为2~3室,内含多数种子。气特异,味辛、辣。

**【化学成分】** 辣椒的主要成分是生物碱,还含有萜、甾、黄酮、酚、不饱和脂肪酸等。辣椒的生物碱是其主要药理活性成分。《中华人民共和国药典》2015年版规定,本品药材及其饮片按干燥品计算,含辣椒素($C_{18}H_{27}NO_3$)和二氢辣椒素($C_{18}H_{29}NO_3$)的总量不得少于0.16%。

**【药理毒理】**

**1. 镇痛** 辣椒提取物(含辣椒素40%)按60、120、240mg/kg剂量给小鼠灌胃1次后,能提高热板所致疼痛模型小鼠的痛阈值,增大热辐射甩尾法的时间[1]。

**2. 抗炎** 辣椒提取物按60、120、240mg/kg剂量给小鼠单次灌胃,对二甲苯诱导的小鼠耳肿胀有抑制作用;按40、80、160mg/kg剂量给大鼠单次灌胃,能减小角叉菜胶诱导的大鼠足肿胀的肿胀度[1]。

**3. 抑菌** 0.5、1、2g/ml的辣椒乙醇提取液在体外对葡萄牙假丝酵母菌的*MIC*为0.0625g/ml,对白色念珠菌、大毛菌、草酸青霉的*MIC*均为0.125g/ml,对沙门菌、大肠埃希菌、金黄色葡萄球菌的*MIC*均为0.25g/ml[2,3]。辣椒碱(含辣椒素、二氢辣椒素、降二氢辣椒素、高二氢辣椒素等)对乙型溶血性链球菌和白色念珠菌的*MIC*分别为37.5~50mg/L和75~100mg/L[4,5]。

**4. 止吐** 辣椒提取物按30、20、10mg/kg剂量分别给顺铂、阿朴吗啡、旋转致呕吐模型大鼠灌胃,对大鼠异嗜高岭土行为均有抑制作用,大鼠进食量增多[6,7]。

**【药性】** 辛,热。归心、脾经。

**【功能主治】** 温中散寒,开胃消食。用于寒滞腹痛,呕吐,泻痢,冻疮。

**【临床应用】** 临床常用

(1) 食积 本品辛热,能散寒开胃,治疗寒邪入侵、脘腹冷痛、口吐清水、大便溏薄等症,配伍干姜、良姜、木香,以温中行气、散寒止痛;寒湿侵犯脾胃致腹痛泻痢、身重体倦、饮食减少者,配伍苍术、藿香、厚朴、木香、干姜,以温中开胃、燥湿止泻。

(2) 冻疮,跌打损伤 本品辛热散寒,能治疗冻疮、冻伤,可单用本品,如《本草纲目拾遗》引蔡云白方,或配伍冻麦苗、茄子根外用,以消疮止痒;跌打损伤致皮下瘀肿及关节肿痛者,可以本品捣敷局部,以化瘀消肿;疥癣瘙痒者,配伍大风子、雄黄、枯矾,以杀虫解毒止痒。

**【用法用量】** 0.9~2.4g。外用适量。

**【成药例证】**

**1. 络通酊(《国家中成药标准汇编·骨伤科分**

册》）　药物组成：辣椒、延胡索、麝香、乳香、没药、薄荷脑、月桂氮䓬酮、花露香精、玉桂油。

功能主治：活血化瘀，通络止痛。用于急慢性软组织损伤引起的疼痛。

**2. 关节镇痛膏（《国家中成药标准汇编·脑系经络肢体分册》）**　药物组成：辣椒、肉桂、秦艽、细辛、桂枝、当归、荆芥、赤芍、丁香、附子、姜黄、羌活、草乌、独活、白芷、川芎、防风、木香、红花、川乌、薄荷脑、冰片、樟脑。

功能主治：祛风除湿，活血止痛。用于风寒湿痹，关节、肌肉酸痛及扭伤。

**3. 伤痹通酊（《国家中成药标准汇编·脑系经络肢体分册》）**　药物组成：辣椒、延胡索、麝香、乳香（制）、没药（制）、薄荷脑。

功能主治：温经散寒，活血止痛。用于跌打损伤，扭挫伤疼痛。

**4. 活血解痛膏（《卫生部药品标准中药成方制剂·第十册》）**　药物组成：辣椒、干姜、生川乌、独活、甘松、樟脑、冰片、丁香油。

功能主治：祛风散寒，活血止痛。用于扭伤，挫伤，风湿骨痛，腰背酸痛。

**5. 代温灸膏（《中华人民共和国药典》2015 年版）**　药物组成：辣椒、肉桂、生姜、肉桂油。

功能主治：温通经脉，散寒镇痛。用于风寒阻络所致的痹病，症见腰背、四肢关节冷痛；寒伤脾胃所致的脘腹冷痛、虚寒泄泻；慢性风湿性关节炎、慢性胃肠炎见上述证候者。

**【贮藏】**　置通风干燥处。

**【参考文献】**　[1]金涌，李俊，姚宏伟，等.辣椒提取物的抗炎镇痛作用[J].安徽医科大学学报，2001，36(6)：430-431.

[2]曹晓，朱显峰.辣椒提取液的抑菌活性分析[J].食品科技，2007，32(11)：110-112.

[3]刘锐，张敏.辣椒乙醇提取液的抑菌活性研究[J].安徽农业科学，2010，38(6)：3135-3136，3153.

[4]刘可春，韩利文，党立，等.辣椒碱的抑菌效果研究[J].山东科学，2007，20(2)：38-40.

[5]吴影，古绍彬，张永杰.辣椒中辣椒碱抑菌作用的研究[J].安徽农业科学，2007，35(29)：9130-9131.

[6]杨志宏，赵德雪，侯海燕，等.辣椒提取物对 3 种异嗜高岭土模型大鼠的止呕作用[J].中国新药杂志，2007，16(20)：1682-1684.

[7]王心慧，杨志宏，赵德雪，等.生姜与辣椒提取物联合抗呕吐作用研究[J].医药导报，2008，27(3)：274-277.

（宋川霞　邓赟）

## 448　辣蓼

Laliao

**【异名】**　虞蓼（《尔雅》），泽蓼（郭璞注《尔雅》），水蓼（《新修本草》），辣蓼草（《本草求原》），柳蓼、川蓼（《植物学大辞典》），辣柳草、琼柳草（《贵州中医验方秘方》），蓼子草、红辣蓼（《贵州民间方药集》），水胡椒、蓼辣草、蓼子（《中药志》），斑蕉草、白辣蓼（《中国药用植物图鉴》），药蓼子草、红蓼子草（《重庆草药》），辣马蓼、辣椒草（《江西民间草药验方》），胡辣蓼（《东北药用植物原色图志》），痛骨消（《广西药用植物名录》），假辣蓼（《广西中草药》）。

**【来源】**　为蓼科植物水蓼 *Polygonum hydropiper* L.或辣蓼 *Polygonum flaccidum* Meisn.的干燥全草。

**【产地】**　主要为栽培品，野生品亦有。主产于东北地区、华北地区、浙江省、福建省、广东省等地。全国各地均有栽种。

**【采收加工】**　夏、秋二季花开时采挖，除去杂质，晒干。

**【炮制】**　净制。

**【性状特征】**　**水蓼**　根须状，表面紫褐色。茎段圆柱形，有分枝，长 30～70cm；表面灰绿色或棕红色，有细棱线，节膨大；质脆，易折断，断面浅黄色。叶互生，有柄；叶片皱缩或破碎，完整者展平后呈披针形或卵状披针形，长 5～10cm，宽 0.7～1.5cm；先端渐尖，基部楔形，全缘；上表面棕褐色，下表面褐绿色，有棕黑色斑点及细小半透明的腺点；托叶鞘筒状，长 0.8～1.1cm，紫褐色，缘毛长 1～3mm。总状花序顶生或腋生，长 5～10cm，稍弯曲，下部间断着花，淡绿色，花被 5 裂，裂片密被腺点。气微，味辛辣。

**辣蓼**　茎多呈淡红紫色。叶宽披针形，托叶鞘长 1.1～1.6cm，缘毛长 5～8mm。

均以叶多、带花、辣味浓者为佳。

**【化学成分】**　辣蓼的主要成分是黄酮、挥发油，还含有脂肪酸、蒽醌、糖苷等。辣蓼的黄酮、挥发油是其主要药理活性成分。

【药理毒理】

**1. 抗菌**　50g/L的辣蓼乙酸乙酯提取物对金黄色葡萄球菌的*MIC*为0.0625g/L，$IC_{50}$为0.45g/L[1]。0.8g/ml的辣蓼提取物对铜绿假单胞菌、大肠埃希菌、伤寒沙门菌、福氏痢疾杆菌的*MIC*分别为0.32、0.16、0.24、0.16g原生药/ml[1,2]。

**2. 抗炎**　辣蓼提取物按10.0、5.0原生药/kg剂量灌胃，1次/d，连续6d，可降低二甲苯致小鼠耳肿胀率；可抑制醋酸致小鼠腹腔毛细血管通透性增高；降低角叉菜胶致大鼠炎症渗出，减小胸腔渗出液体积；辣蓼提取物按7.2、3.6g/kg剂量对大鼠灌胃给药，1次/d，连续6d，对蛋清致大鼠足肿胀有抑制作用[2]。

**3. 抗氧化**　辣蓼乙醇提取物清除1,1-二苯基-2-三硝基苯肼自由基(DPPH·)的$IC_{50}$为0.1125mg/ml，清除自由基·OH的$IC_{50}$为0.0017mg/ml[3]。

**4. 安全性评价**　辣蓼水提物给小鼠灌胃给药，$LD_{50}$为128.3g/kg(相当于成人一次用量的256.6倍)[4]。给药后小鼠表现为惊厥抽搐、尖叫、跳跃，挣扎到最后匍匐不动，剂量越大越明显。较大的剂量组在给药后10min陆续出现死亡，解剖尸体肉眼观察无明显病变，观察10d，存活动物体重平均增加22.2%[4]。

**【药性】**　辛，温；有小毒。归脾、胃、大肠经。

**【功能主治】**　除湿，化滞。用于痢疾，肠炎，食滞；外治皮肤瘙痒；灭蛆。

**【临床应用】**　**临床常用**

(1) 痢疾　本品除湿化滞，止血，用于湿滞内阻，湿热痢疾，脘闷腹痛，泄泻，便下脓血，里急厚重者，可单用，或配伍凤尾草、马齿苋、黄连、木香，以清利湿热，解毒止痢。

(2) 疔疮肿毒　本品祛风利湿，解毒消肿，用于毒蛇咬伤，皮肤瘙痒，湿疹，足癣；鲜品水煎，治疗皮肤湿疹，方见《广西本草选编》。

(3) 体内外各种出血　本品能止血，广泛用于体内外各种出血，如便血、外伤出血、崩漏等。

**【用法用量】**　15～30g。外用适量，煎汤洗患处。

**【成药例证】**

**1. 胃肠宁片、颗粒(《卫生部药品标准中药成方制剂·第二册》)**　药物组成：布渣叶、辣蓼、番石榴叶、火炭母、功劳木、玉桂油。

功能主治：清热祛湿，健胃止泻。用于急性胃肠炎，小儿消化不良。

**2. 复方地锦糖浆(《卫生部药品标准中药成方制剂·第四册》)**　药物组成：地锦草、辣蓼、车前草。

功能主治：清热，利湿。用于细菌性痢疾，肠炎。

**3. 六神曲(《卫生部药品标准中药成方制剂·第十九册》)**　药物组成：辣蓼、青蒿、苍耳草、赤小豆、苦杏仁、麦麸、面粉。

功能主治：健脾和胃，消食调中。用于脾胃虚弱，饮食停滞，胸痞腹胀，呕吐泻痢，小儿食积。

**4. 康肤酊(《卫生部药品标准中药成方制剂·第十四册》)**　药物组成：百部、辣蓼、薄荷脑。

功能主治：润肤止痒，杀虫去臭。用于各种皮肤瘙痒、湿疹、神经性皮炎等皮肤瘙痒症。

**【注意事项】**　孕妇忌服。

**【贮藏】**　置干燥处。

**【参考文献】**
[1]王培卿，张橡楠，刘瑜新，等.9种蓼科植物抗菌活性[J].中国实验方剂学杂志，2013，19(17)：109-112.

[2]缪珊，王四旺，刘喆，等.辣蓼的抑菌抗炎实验研究[J].中国新医药，2004，3(2)：29-31.

[3]杨新周，郝志云，朱以常，等.辣蓼不同部位的抗氧化活性[J].江苏农业科学，2014，42(2)：284-285.

[4]赖永伟，谭银丰，杨卫丽，等.三种黎药的急性毒性研究[J].海南医学院院报，2010，16(4)：411-412.

(宋川霞　邓赟)

## 449　莱菔子

Laifuzi

**【异名】**　萝卜子(《日华子诸家本草》)，萝富子(《图经本草》)，萝白子(《广州植物志》)。

**【来源】**　为十字花科植物萝卜*Raphanus sativus* L.的干燥成熟种子。

**【产地】**　主要为栽培品，野生品亦有。主产于河北省、河南省、浙江省、黑龙江省等地。全国各地均有栽种。

**【采收加工】**　夏季果实成熟时采割植株，晒干，搓出种子，除去杂质，再晒干。

**【炮制】**　**莱菔子**　取原药材，除去杂质及灰屑，洗净，干燥。用时捣碎。

**炒莱菔子**　取净莱菔子，照清炒法，置炒制容器内，用文火炒至微鼓起，有爆裂声，外表色泽加深，内部黄色，并有香气时，取出，放凉。用时捣碎。

**【性状特征】** **莱菔子** 本品呈类卵圆形或椭圆形，稍扁。长2.5～4mm，直径2～3mm。表面灰褐色至棕褐色或红棕色，有的可见焦斑用放大镜观察，可见细密网纹。一侧有数条纵沟，一端有深棕色圆形种脐。子叶2片，黄白色，淡黄棕色，重叠纵折。质坚。具焦香气，味淡，微苦辛。以粒大、饱满、油性大者为佳。

**炒莱菔子** 本品呈类卵圆形或椭圆形，稍扁。表面灰褐色至棕褐色或红棕色，有的可见焦斑，用放大镜观察可见细密网纹。淡黄棕色，具焦香气，味淡，微苦辛。

**【化学成分】** 莱菔子的主要成分是脂肪酸、挥发油、生物碱，还含有黄酮、多糖、蛋白质等。莱菔子的生物碱是其主要药理活性成分。《中华人民共和国药典》2015年版规定，本品药材及其饮片按干燥品计算，含芥子碱以芥子碱硫氰酸盐（$C_{16}H_{24}NO_5 \cdot SCN$）计，不得少于0.40%。

**【药理毒理】**

**1. 促进胃肠运动** 莱菔子正己烷提取物按12g/kg剂量给对盐酸多巴胺致胃排空抑制模型小鼠灌胃，连续6d后，能减少胃内残留率[1]。莱菔子水提液（含生药750g/L）可使家兔离体胃、十二指肠平滑肌收缩力增强[2]。

**2. 镇咳、祛痰** 莱菔子水煎液按20ml/kg体重给氨水喷雾刺激致咳嗽模型小鼠灌胃，连续7d，能延长咳嗽潜伏期[3]。生莱菔子醇提物按0.414g/kg、炒莱菔子醚提取物2.38g/kg给氨水喷雾刺激致咳嗽模型小鼠灌胃1次，可延长咳嗽潜伏期，减少2min内咳嗽次数。生莱菔子醇提物按0.414g/kg给成年大鼠灌胃1次，毛细玻管排痰法测得痰液排出量减少[4]。

**3. 通便** 莱菔子水提浸膏、莱菔子油按2.4g/(kg·d)剂量给地芬诺酯致小鼠便秘模型灌胃，1次/d，连续3d，能缩短排便潜伏期，增加排便率、便粒数和便重量[5]。

**4. 降血压** 莱菔子正丁醇提取物(58.6g生药/g)按0.28mg/kg给自发性高血压大鼠模型灌胃，能降低大鼠血压[6]。莱菔子水溶性生物碱按30、45mg/kg给自发性高血压大鼠模型灌胃8周，降低血压，增加大鼠血清NO含量，提高心肌组织NOS活性，降低大鼠血清MDA含量[7]。

**5. 降血脂** 将莱菔子中芥子碱硫氰酸盐按40、80mg/kg剂量给高脂乳剂饮食致高脂血症模型大鼠灌胃，能降低血清中TC、TG、LDL-C含量，升高HDL-C含量[8]。将莱菔子水溶性生物碱每日按30、60、90mg/kg剂量，给载脂蛋白E基因缺陷（先天性高血脂）模型小鼠灌胃8周，能降低小鼠TC、TG、LDL-C水平，升高HDL-C；并能抑制小鼠胸主动脉核因子-κB蛋白表达，提高小鼠胸主动脉内皮型NOS蛋白表达[9,10]。

**6. 抗肿瘤** 40μmol/L的莱菔子素在体外抑制前列腺癌细胞DU145的增殖，对低氧诱导的HIF-lα和VEGF活化也有抑制作用[11]。莱菔子素30～100μmol/L对结肠癌Caco-2细胞增殖有抑制作用，$IC_{50}$为50μmol/L；莱菔子素50～100μmol/L能诱导癌细胞凋亡[12,13]。

**【药性】** 辛、甘，平。归肺、脾、胃经。

**【功能主治】** 消食除胀，降气化痰。用于饮食停滞，脘腹胀痛，大便秘结，积滞泻痢，痰壅喘咳。

**【临床应用】**

**1. 临床常用**

(1) 食积气滞 本品辛能行散，消食化积之中，尤善行气开郁，消除胀满。治食积气滞，脘腹胀痛，嗳气吞酸，腹痛泄泻者，常与山楂、神曲、陈皮等配伍使用，如《丹溪心法》保和丸；治脾气虚，心腹胀满，胸膈不利，少思饮食者，常与白术等配伍使用，如《丹溪心法》大安丸；治小儿伤食腹胀者，常与蓬莪术等同用，如《百一选方》褐圆子；治小儿腹胀如鼓，气急满闷者，常与木香配伍使用，如《叶氏录验方》赚气丸。

(2) 咳喘多痰，胸闷食少 本品能降气化痰，止咳平喘，治痰壅气滞之喘咳痰多，胸闷兼食积者，单用有效，方见《食医新镜》，或与白芥子、苏子同用，如《韩氏医通》三子养亲汤。

**2. 临床新用** 莱菔子可用于治疗乳腺囊性增生症[14]。

**【用法用量】** 5～12g。

**【成药例证】**

**1. 保和丸(《中华人民共和国药典》2015年版)**

药物组成：焦山楂、六神曲、半夏（制）、茯苓、陈皮、连翘、炒莱菔子、炒麦芽。

功能主治：消食，导滞，和胃。用于食积停滞，脘腹胀满，嗳腐吞酸，不欲饮食。

**2. 复方咳喘胶囊［《国家中成药标准汇编·内科肺系（一）》］** 药物组成：法半夏、莱菔子、芥子、紫苏子、葶苈子、陈皮、茯苓、柴胡、黄芩、紫菀、款冬、地龙、桔梗、甘草。

功能主治：降气祛痰，泻肺平喘。用于治疗支气管炎，哮喘。

**3. 降浊健美颗粒（《国家中成药标准汇编·内科脾胃分册》）、降浊健美茶（《卫生部药品标准中药成方制剂·第二十册》）** 药物组成：山楂、莱菔子、枳实、厚朴、菊花、麦芽、陈皮、火麻仁、绿茶叶、六神曲。

功能主治：消积导滞，利湿降浊，活血祛瘀。用于湿浊瘀阻，消化不良，身体肥胖，疲劳神倦。

**4. 利膈丸（《卫生部药品标准中药成方制剂·第二册》）** 药物组成：莱菔子（炒）、槟榔、大黄（酒炙）、厚朴（姜制）、山楂、六神曲（炒）、砂仁、桔梗、青皮（醋炙）、枳壳（炒）、麦芽（炒）、木香、陈皮、苍术（炒）、广藿香、草果仁、甘草。

功能主治：宽胸利膈，消积止痛。用于气滞不舒，胸膈胀满，脘腹疼痛，停饮。

**【贮藏】** 置通风干燥处，防蛀。

**【参考文献】** ［1］唐健元，张磊，彭成，等.莱菔子行气消食的机制研究［J］.中国中西医结合消化杂志，2003，11（5）：287-289.

［2］李玲，谈斐.莱菔子、蒲公英、白术对家兔离体胃、十二指肠肌的动力作用［J］.中国中西医结合脾胃杂志，1995，6（2）：107-108.

［3］谭鹏，薛玲，吕文海，等.莱菔子不同炮制品对呼吸系统作用的实验研究［J］.山东中医杂志，2005，24（5）：300-302.

［4］张巍峨，梁文波，张学梅，等.莱菔子提取物镇咳祛痰平喘作用研究［J］.大连大学学报，2002，23（4）：93-95.

［5］刘蕊，卢阳，刘梦洁，等.莱菔子不同提取物对实验性便秘小鼠排便的影响［J］.现代中医药，2010，30（2）：59-60.

［6］张红岩，韩大庆，刘伟，等.莱菔子抗高血压有效部位筛选实验研究［J］.长春中医药大学学报，2012，28（1）：11-13.

［7］李铁云，李天国，张国侠，等.莱菔子水溶性生物碱对自发性高血压大鼠降压作用的实验研究［J］.世界中西医结合杂志，2007，2（1）：25-28.

［8］王群，孙忠迪，刘梅，等.炒莱菔子中芥子碱对高血脂大鼠血脂水平的影响［J］.医学研究杂志，2013，42（5）：60-62.

［9］张国侠，盖国忠.莱菔子总生物碱对 Apo E 基因敲除小鼠血脂的影响［J］.中国老年学杂志，2010，30（6）：844-845.

［10］张国侠，盖国忠.莱菔子水溶性生物碱对载脂蛋白 E 基因缺陷小鼠胸主动脉内皮型一氧化氮合酶、核因子-κB 的影响［J］.环球中医药，2013，6（8）：570-571.

［11］吴慧玲，戴国平，姚华.莱菔子素对前列腺癌细胞缺氧诱导因子-1α 的抑制作用［J］.中华泌尿外科杂志，2013，34（8）：618-621.

［12］王敏，李延青，陈建，等.莱菔子素诱导结肠癌细胞凋亡及其机制［J］.中华内科杂志，2005，44（7）：542-543.

［13］Kallifatidis G，Labsch S，Rausch V，*et al*.Sulforaphane increases drug-mediated cytotoxicity toward cancer stem-like cells of pancreas and prostate［J］.*Mol Ther*，2011，19（9）：188-195.

［14］程旭锋，刘琦.三子养亲汤治疗乳腺囊性增生症患者 58 例临床观察［J］.中医杂志，2010，51（1）：41-43.

（宋川霞　邓赟）

## 450　蓝布正

Lanbuzheng

**【异名】** 水杨梅（《本草纲目》）、追风七、五气朝阳草、蓝布政（云南）、红心草、头晕药、路边黄、见肿消（陕西）。

**【来源】** 为蔷薇科植物路边青 *Geum aleppicum* Jacq. 或柔毛路边青 *Geum japonicum* Thunb. var. *chinense* F.Bolle 的干燥全草。

**【产地】** 主要为野生品，栽培品亦有。主产于东北、华北、西北、广东省、四川省等地。广西省、福建省、云南省、浙江省等地亦有栽种。

**【采收加工】** 夏、秋二季采收，洗净，晒干。

**【炮制】** 取原药材，除去杂质，洗净，切段，晒干。

**【性状特征】** 本品长 90～100cm。主根短，有多数细根，褐棕色。茎圆柱形，被毛或近无毛。基生叶有长柄，羽状全裂或近羽状复叶，顶裂片较大，卵形或宽卵形，边缘有大锯齿，两面被毛；侧生裂片小，边缘有不规则的粗齿；茎生叶互生，卵形，3 浅裂或羽状分裂。花顶生，常脱落。聚合瘦果近球形。气微，味辛、微苦。

**【化学成分】** 蓝布正的主要成分是鞣质，还有挥发油、三萜、脂肪酸、木脂素、香豆素、黄酮等。蓝布正的鞣质是其主要药理活性成分。《中华人民共和国药典》2015 年版规定，本品药材按干燥品计算，含没食子酸($C_7H_6O_5$)不得少于 0.30%。

**【药理毒理】**

**1. 补血**　蓝布正水提取液按 5、10、20g/kg 剂量给失血性血虚模型小鼠灌胃，连续 9d，升高血液中 RBC 和 Hb 含量[1]。

**2. 抗脑缺血**　蓝布正乙醇提取液按 12、24、48g/kg 剂量给不完全结扎小鼠一侧颈总动脉及迷走神经，另侧完全结扎致脑缺血模型小鼠灌胃，12h 存活率增加[2]。

**3. 抗应激**　蓝布正总提取物浸膏按 1.28、2.56g/kg 剂量给缺氧模型小鼠灌胃，连续 7d，能增加缺氧条件下的存活时间，增加在(42±0.5)℃以及 -25℃ 条件下的存活时间，延长小鼠负重(5%体重)游泳时间[3]。

**4. 祛痰、平喘**　将 6%蓝布正提取液按 0.2ml/10g 给小鼠灌胃给药，1 次/d，连续 5d，能促进小鼠呼吸道排泄酚红；取豚鼠离体气管，加入蓝布正提取液 4mg/ml，能舒张正常豚鼠离体气管平滑肌，对抗组胺引起的气管收缩[4]。

**5. 增强免疫**　蓝布正水提取液按 5、10、20g/kg 剂量给正常小鼠灌胃，连续 7d，能提高小鼠巨噬细胞的吞噬指数，提高胸腺指数和脾指数，提高血清 HC 的含量[5]。

**6. 抗炎**　蓝布正总提取物浸膏按 2.56、5.10g/kg 剂量灌胃给药，连续 7d，能抑制二甲苯致小鼠耳廓肿胀度，抑制醋酸致毛细管通透性增加[6]。

**7. 降血糖**　蓝布正乙醇提取物按 0.2g/10g 剂量给葡萄糖型高血糖、肾上腺素型高血糖、四氧嘧啶性糖尿病模型小鼠肌内注射，1 次/d，连续 5d，能降低血糖浓度[7]。

**【药性】**　甘、微苦，凉。归肝、脾、肺经。

**【功能主治】**　益气健脾，补血养阴，润肺化痰。用于气血不足，虚痨咳嗽，脾虚带下。

**【临床应用】　临床常用**

(1) 带下　本品益气健脾，与元宝草、泽兰等同用，可用于治疗脾气虚引起的气血不足、月经不调、带下。

(2) 虚痨咳嗽　本品养阴润肺，化痰益气，与牛蒡子、砂仁、竹根七等同用，可用于气阴不足引起的肺热燥咳，阴虚劳嗽，干咳痰黏。

**【用法用量】**　9～30g。

**【成药例证】**

**1. 蓝芷安脑胶囊(《国家中成药标准汇编·内科心系分册》)**　药物组成：蓝布正、山栀茶、川芎、百合、侧柏叶、白芷。

功能主治：宁心安神，补血止痛。用于心肝血虚所引起的头痛，症见头痛、失眠、心悸、乏力等；血管性头痛属上述证候者。

**2. 马兰感寒胶囊(《国家中成药标准汇编·内科肺系分册》)**　药物组成：马兰草、石吊兰、铁筷子、蓝布正、云实皮、紫苏叶、荆芥。

功能主治：辛温解表，宣肺止咳。用于治疗风寒感冒出现的头痛、恶寒发热、流涕咳嗽等。

**3. 云实感冒合剂(《国家中成药标准汇编·内科肺系分册》)**　药物组成：云实皮、蓝布正、马鞭草、生姜、红糖。

功能主治：解表散寒，祛风止痛，止咳化痰，用于风寒感冒所致的头痛、恶寒、发热、鼻塞、流涕、咳嗽痰多等症。

**4. 感清糖浆(《国家中成药标准汇编·内科肺系分册》)**　药物组成：马兰草、铁筷子、石吊兰、蓝布正、木芙蓉叶、紫苏、荆芥、薄荷脑。

功能主治：辛温解表，宣肺止咳。用于风寒感冒引起的头痛、畏寒、发热、流涕、咳嗽等。

**【贮藏】**　置阴凉干燥处。

**【参考文献】**　[1]彭泽萍，王恒，周晓慧，等.蓝布正补血作用的实验研究[J].黔南民族医专学报，2011，24(3)：161-163.

[2]赖泳，李辉，方春生，等.蓝布正对小鼠脑缺血的保护作用[J].大理学院学报，2005，4(5)：44-45.

[3]徐静，杨宁，雷芳，等.蓝布正小鼠抗应激作用研究[J].中国药业，2008，17(4)：24-25.

[4]方春生，王建超，陈根，等.蓝布正祛痰平喘作用研究[J].云南中医中药杂志，2007，28(2)：36-37.

[5]邓炜，李泽春.贵州民族药蓝布正免疫增强与抗炎药理作用研究[J].贵州医药 2006，30(12)：1126-1127.

[6]刘坦，王健芬，刘志强，等.蓝布正对小鼠抗炎作用的实验研究[J].大理学院学报，2006，5(12)：4-6.

[7]洪小凤，万永松，高扬，等.蓝布正总提取物对高血糖动物降血糖作用的研究[J].大理学院学报，2007，6(10)：7-9.

(宋川霞　邓赟)

## 451 蓝刺头

Lancitou

**【异名】** 蓝星球、乌日格斯图-呼和(蒙药名)(《智慧之鉴》《种子植物图鉴》)。

**【来源】** 为菊科植物蓝刺头 *Echinops sphaerocephalus* L.的干燥头状花序。

**【产地】** 主要为野生品,栽培品亦有。主产于西北至东北地区(如内蒙古、甘肃东部、宁夏回族自治区、新疆天山等)等地。河北省、山西省、陕西省亦有栽种。

**【采收加工】** 春秋二季采收,除去根须及泥沙,晒干。

**【炮制】** 除去杂质,洗尽,润透,切厚片,干燥。

**【性状特征】** 为类圆形或不规则的厚片,直径0.5～1.5cm。表面皮部褐色,木部呈黄黑相间的放射状纹理。周边灰黄色或灰褐色,具纵皱纹,有的可见纤维状棕色硬毛。质硬。气微,味微涩。以花朵大、色鲜艳、无破碎者为佳。

**【化学成分】** 蓝刺头的主要成分是噻吩,还含挥发油、三萜、脂肪酸、黄酮、甾醇等。蓝刺头的噻吩类是其主要药理活性成分。

**【药理毒理】**

**1. 抗骨质疏松** 蓝刺头提取物(13、6.5、3.25mg/ml)按体重2ml/100g剂量给去卵巢骨质疏松模型大鼠灌胃90d,能升高大鼠血清中骨钙素含量[1]。

**2. 抗菌** 从蓝刺头中分离的二联噻吩类化合物Echinobithiophene A对E.coliATCC25922、S.aureus ATCC2592和C.albicansATCC2002的*MIC*分别为37.5、75、75g/ml[2]。

**【药性】** 苦,稀、柔、轻、钝、凉。

**【功能主治】** 固骨质,接骨愈伤,清热止痛。用于骨折,骨热,刺痛症,疮疡。

**【临床应用】** **临床常用**

(1)骨折,骨热 本品能清热止痛,可用于治疗跌打损伤。治骨热,常与杜仲合用,如《中国医学百科全书·蒙医学》二味杜仲汤。

(2)热毒痈疮 本品能清热解毒,活血止痛。可用于刺痛症、痈肿疮疡。治疗乳痈初起,红肿胀痛,与瓜蒌、皂角刺、蒲公英、白芷等同用;治疗痈疽肿毒,常与连翘、金银花、蒲公英等同用。

**【用法用量】** 6～9g。

**【贮藏】** 置阴凉干燥处,防潮。

**【参考文献】**
[1]刘岩,鞠亚波,常虹.蒙药蓝刺头对去卵巢模鼠骨钙素影响的实验研究[J].内蒙古医科大学学报,2014,36(S1):7-11.

[2]李良波,任洁,赖仞,等.新疆蓝刺头中一个新的过氧环状化合物[J].高等学校化学学报,2011,32(4):891-896.

(黄珍 宋川霞 邓赟)

## 452 蓝花参

Lanhuashen

**【异名】** 土参(《滇南本草》),细叶沙参、金线吊葫芦(《质问本草》),蓝花草(《滇南本草图谱》),鼓捶草(《重庆草药》),霸王草、一窝鸡、小绿细辛(《贵州民间药物》),寒草(《福建中草药》),罐罐草、蛇须草、沙参草、破石珠(《四川中药志》)。

**【来源】** 为桔梗科植物蓝花参 *Wahlenbergia marginata* (Thunb.) A.DC.的干燥全草。

**【产地】** 主要为野生品。主产于浙江省、福建省、云南省等长江以南各省区。

**【采收加工】** 夏、秋二季采挖,除去杂质,晒干。

**【炮制】** 取原药材,除去杂质,喷淋清水,稍润,切段,晒干。

**【性状特征】** 长10～30cm,根细长,稍扭曲,有的有分枝,长4～8cm,直径0.3～0.7cm;表面棕褐色或浅棕黄色,具细纵纹,断面黄白色。茎丛生,纤细。叶互生,无柄;叶片多皱缩,展平后呈条形或倒披针状匙形,长1～3cm,宽0.2～0.4cm;灰绿色或棕绿色。花单生于枝顶,浅蓝紫色。蒴果圆锥形,长约5mm。种子多数,细小。气微,味微甜,嚼之有豆腥味。以根粗、茎叶色绿者为佳。

**【化学成分】** 蓝花参的主要成分是挥发油、聚炔,还含有甾醇、三萜、多糖等。蓝花参的挥发油、聚炔是其主要药理活性成分。

**【药理毒理】**

**1. 止咳、化痰** 蓝花参水提取液按2.5、5、10g/kg剂量给$SO_2$所致咳嗽小鼠灌胃3d,可使咳嗽潜伏期延长;蓝花参水提取液、蓝花参水提醇沉物分别按

10g/kg 剂量给正常小鼠灌胃，均能增加小鼠酚红排出量[1]。

**2. 抗炎**　蓝花参水提取液按 2.5、5、10g/kg 剂量给二甲苯所致局部炎症模型、蛋清致小鼠足肿胀模型灌胃，每日 1 次，连续 3d，能抑制肿胀度[2]。

**3. 止痛**　蓝花参水提液按 2.5、5、10g/kg 剂量给醋酸致扭体反应模型灌胃小鼠，连续 3 天，能降低扭体次数[2]。

**【药性】**　甘、微苦，温。

**【功能主治】**　补虚健脾，止咳化痰。用于小儿疳积，自汗盗汗，白带，咳嗽痰多。

**【临床应用】　临床常用**

(1) 脾虚证　本品益气健脾，可用于治疗脾虚自汗盗汗，小儿疳积，妇女白带。单用有效，也可与阳雀花根、三百草、海螵蛸等同用。本品退热除烦，与白茅根、茯苓、钩藤、瓜子金、细辛同配伍，治疗小儿烦热，如《中草药临床方剂选编》退热散。

(2) 咳嗽痰多　本品止咳化痰，可用于肺燥咳嗽，痰稠难咯，多配伍吉祥草、百合、百部。与细叶沙参同用，治伤风咳嗽、肺痨，方见《湖南药物志》。

**【用法用量】**　15～30g。

**【成药例证】**

**1. 感冒解痛散(颗粒)(《卫生部药品标准中药成方制剂·第十一册》)**　药物组成：蓝花参、鸡胫花、一枝黄花。

功能主治：祛风，清热，解毒。用于伤风感冒，恶寒发热，头痛咳嗽，咽喉疼痛。

**2. 感冒康胶囊(《卫生部药品标准中药成方制剂·第十一册》)**　药物组成：穿心莲叶细粉、野菊花(全草)、一枝黄花、蓝花参、野木瓜。

功能主治：清热，消炎，解毒。用于风热感冒，流感，咽喉肿痛，痢疾肠炎，疔疮肿痛。

**3. 玉兰降糖胶囊(《国家中成药标准汇编·内科气血津液分册》)**　药物组成：黄芩、桑叶、牛蒡子、蓝花参、半枝莲、假万寿竹根、青葙子。

功能主治：清热养阴，生津止渴。用于阴虚内热所致的消渴病，2 型糖尿病及并发症的改善。

**4. 肥儿疳肌颗粒(《卫生部药品标准中药成方制剂·第十二册》)**　药物组成：使君子(炒去壳)、莲子、芡实、牵牛子(炒)、茯苓、苍术(炒)、鸡内金(炒)、乌梅(炒)、车前子、薏苡仁(炒)、苦楝皮、槟榔(炒)、白芍(酒炙)、芜荑、蓼实子、山药(炒)、麦芽、蓝花参、雷丸(炒)、甘草、白术、百部。

功能主治：健脾和胃，平肝杀虫。用于脾弱肝滞，面黄肌瘦，消化不良。

**【贮藏】**　置干燥处。

**【参考文献】**
[1]张文清，念其滨，陈婷婷，等.蓝花参止咳化痰的药效及急性毒性实验[J].福建中医药大学学报，2012，22(5)：42-43.

[2]叶华，曾茂贵，罗戢彬凯，等.蓝花参抗炎、止痛的药效学与急性毒性试验研究[J].福建中医药，2012，43(5)：49-55.

(黄珍　宋川霞　邓赟)

## 453　蓝盆花

Lanpenhua

**【异名】**　蒙古山萝卜、台湾蓝盆花、窄叶蓝盆花、轮锋菊、松虫草，陶森-陶日莫(蒙药名)(《蒙药学》《内蒙古植物志》)。

**【来源】**　为川续断科植物窄叶蓝盆花 *Scabiosa comosa* Fisch. ex Roem. et Schult 和华北蓝盆花 *Scabiosa tschilliensis* Grunning.的干燥花序。

**【产地】**　主要为野生品，栽培品亦有。主产于台湾、北京市、河北省、山西省、陕西省等地。内蒙古自治区、东北、甘肃省、宁夏回族自治区等地亦有栽种。

**【采收加工】**　夏季花将开放时采摘，阴干。

**【炮制】**　取原药材，除去杂质及枝梗，干燥。

**【性状特征】**　呈类球形，直径 1～1.5cm，花梗长 1～4cm；总苞条状披针形，约 10 枚，长 1～1.6cm，绿色，两面被毛；小苞片多数，披针形，长 1mm，灰绿色，被毛。花萼长 2mm，5 齿裂，裂片刺芒状。花冠灰蓝色或灰紫蓝色；边缘花较大，花冠唇形，筒部短，密被毛；中央花较小，5 裂，雄蕊 4；子房包于杯状小总苞内，小总苞具明显 4 棱。气微，味微苦。

**【化学成分】**　蓝盆花的主要成分是黄酮，还含有三萜皂苷、氨基酸、多糖、强心苷、鞣质、有机酸、酚、甾体、生物碱等。蓝盆花的黄酮是其主要药理活性成分。

**【药理毒理】**

**1. 抗氧化**　蓝盆花的水提物(生药0.1g/ml)对$O_2^{-1}$·的$IC_{50}$是34.27μg/ml[1];蓝盆花的乙醇提取物(浓度为5.45μg/ml)对$O_2^{-1}$·清除率是76.5%[2]。

**2. 保肝**　蓝盆花提取物按160、40mg/kg剂量给卡介苗加脂多糖致小鼠免疫性肝炎模型灌胃,每日1次,连续10d,能降低血清ALT、AST含量,肝细胞变性、坏死等减少[3]。蓝盆花提取物按200mg/kg剂量给$CCl_4$诱发小鼠肝损伤模型灌胃,1次/d,连续14d,能降低ALT、LDH、ALB,减少纤维化结构物质,降低肝纤维化程度积分[4]。

**【药性】**　甘,涩,钝、燥、腻、重、凉。

**【功能主治】**　清热,清"协日"。用于肺热,肝热,咽喉热。

**【临床应用】　临床常用**

肺热,肝热,咽喉热　本品能清热,清"协日",可用于治疗肺热、肝热、咽喉热等病。治疗肝损伤、肝热、肝血增盛、目及皮肤发黄、尿黄等症,与红花、麻黄、石膏、木通、地格达、诃子同用,如《后续医典》七味红花散。可清热凉血、保肝明目,治疗血热引起之目赤、结膜溃烂、流泪等多种眼疾,与通经草、红花、甘草、栀子、益母草、五灵脂、金钱蛇、铁屑、小茴香、寒水石、诃子等配伍,如《蒙医金匾》十五味通经草丸。

**【用法用量】**　6~9g。

**【成药例证】　德都红花七味散(《卫生部药品标准·蒙药分册》)**　药物组成:红花、麻黄、石膏、木通、紫花地丁、诃子、蓝盆花。

功能主治:清血热。用于肝瘀血热,肝区疼痛,目肤发黄,尿黄。

**【贮藏】**　置阴凉干燥处,防潮,防蛀。

**【参考文献】**　[1]李宝山,乌日娜,张昕原,等.5种蒙药材清除自由基作用[J].时珍国药研究,1997,8(4):308.

[2]乌日娜,张维兰,孙福祥,等.兰盆花黄酮类抗氧化作用[J].时珍国医国药,1999,10(1):23-24.

[3]白音夫,阿拉坦其其格,李良德,等.蒙古山萝卜酸对免疫性肝炎的保护及免疫调节[J].中国民族医药杂志,2007,13(4):44.

[4]常亮,杨宏昕,赵小原,等.蒙古山萝卜酸对大鼠肝损伤纤维化防治作用的研究[J].中国民族医药杂志,2012,18(2):44-45.

(黄珍　宋川霞　邓赟)

## 454　狼把草

Langbacao

**【异名】**　欔、乌阶(《尔雅》),乌杷(《尔雅》郭璞注),郎耶草(《本草拾遗》),小鬼叉(《东北药用植物志》),针包草、引线包(《杭州药用植物志》),大狼把草、接力草、针线包、一包针(《上海常用中草药》),豆渣菜(《全国中草药汇编》),豆渣草(《四川中药志》)。

**【来源】**　为菊科植物狼把草 *Bidens tripartita* L.的干燥全草。

**【产地】**　主要为野生品。主产于全国大部分地区。

**【采收加工】**　夏、秋二季花期采挖,除去泥沙,干燥。

**【炮制】**　取原药材,除去杂质,喷淋清水,稍润,切段。

**【性状特征】**　根呈圆柱形,灰黄色,多分枝,有须根。茎圆柱形,长30~60cm,表面暗绿色或暗紫色,有纵纹。叶对生,多皱缩或破碎,完整叶片平展后呈椭圆形或长圆状披针形,长6~12cm,上部叶常3裂,下部叶常5裂,绿色,边缘有锯齿,叶柄有狭翅。头状花序顶生或腋生,总苞片多数,外层叶状,有毛。管状花黄色。瘦果扁平,两侧边缘各有一列倒钩刺,冠毛芒状。气微,味苦。以色绿、叶多、有花者为佳。

**【化学成分】**　狼把草的主要成分是黄酮,还含有挥发油、鞣质等。狼把草的黄酮是其主要药理活性成分。

**【药性】**　苦,平。

**【功能主治】**　清利湿热。用于咽喉疼痛,肠炎,痢疾,尿路感染;外治疖肿,皮癣。

**【临床应用】　临床常用**

(1)咽喉肿痛　本品清利湿热,可用于新久咳嗽、寒热咳嗽、肺痨咳嗽、咽痛音哑。治咽喉炎、扁桃体炎,与橄榄、马兰根同用(《福建中草药》)。

(2)痢疾　本品清热解毒,厚肠止痢,可用于湿热痢疾、下痢赤白、里急后重、肛门灼热,单用治血痢(《本草图经》);也可与白头翁、秦皮等清热解毒止痢药同用。

(3)湿疹癣疮　本品清热利湿,解毒疗疮,可用于疮痈癣疥、疮面糜烂流水、瘙痒难忍、丹毒,外用治湿疹癣疮(《福建中草药》)。

【用法用量】 9～15g。

【贮藏】 置通风干燥处。

（黄珍　宋川霞　邓赟）

## 455　狼毒

Langdu

【异名】 续毒(《神农本草经》)，川狼毒(《孙天仁集效方》)，猫眼花根、大将军(《中药大辞典》)。

【来源】 为大戟科植物月腺大戟 *Euphorbia ebracteolata* Hayata 或狼毒大戟 *Euphorbia fischeriana* Steud.的干燥根。

【产地】 **月腺大戟**　主要为野生品。主产于安徽省、河南省、山东省、江苏省、湖北省等地。

**狼毒大戟**　主要为野生品。主产于辽宁省、吉林省、黑龙江省、河北省、内蒙古自治区等地。

【采收加工】 春、秋二季采挖，洗净，切片，晒干。

【炮制】 **生狼毒**　除去杂质，洗净，润透，切厚片，干燥，筛去灰屑。

**醋狼毒**　取生狼毒，加醋拌匀，稍闷，置锅内用文火炒至微干，取出，放凉。每100kg狼毒片，用醋30～50kg。

【性状特征】 **月腺大戟**　类圆形或长圆形块片，直径1.5～8cm，厚0.3～4cm。外皮薄，黄棕色或灰棕色，易剥落而露出黄色皮部。切面黄白色，有黄色不规则大理石样纹理或环纹。体轻，质脆，易折断，断面有粉性。气微，味微辛。

**狼毒大戟**　不规则片状，外皮棕黄色，切面纹理或环纹显黑褐色。水浸后有黏性，撕开可见黏丝。

**醋狼毒**　形如生品，表面呈黄色，微有醋气。

【化学成分】 狼毒的主要成分是萜、苯酚，还含有黄酮、鞣质、甾醇、挥发油等。狼毒的萜、苯酚是其主要药理活性成分。

【药理毒理】

**1. 抗菌**　狼毒大戟水提取液(1g生药/ml)对大肠埃希菌、沙门菌、铜绿假单胞菌、变形杆菌、金黄色葡萄球菌的 *MIC* 分别为：25、12.5、12.5、12.5、3.125mg/ml[1]。

**2. 抗肿瘤**　狼毒水提液(2mg生药/ml)，按12.5mg/kg剂量给接种非小细胞肺癌Lewis细胞的小鼠腹腔注射，1次/d，连续7d，可以明显促进Lewis细胞凋亡，并且抑制PCNA的表达进而抑制肿瘤细胞的增殖[2]。狼毒中分离的化合物prostratin在体外对肝癌细胞 $HepG_2$ 的 $IC_{50}$ 为11.77μM，化合物prostratin、Langduin A、13-*O*-Acetylphorbol在体外对胃癌细胞SGC-7901的 $IC_{50}$ 为25.4、21.3、24.9μM，对乳腺癌MCF-7的 $IC_{50}$ 为17.4、19.4、18.1μM[3]；16-hydroxy-pseudo-jolkinolide B和jolkinolide B对体外培养的人鼻咽癌CNE2细胞和人红白血病K562细胞作用72h后的 $IC_{50}$ 分别是3.62、9.13μg/ml[4]。

**3. 安全性评价**　狼毒大戟水提物(9kg/L)给按360、180g/kg的剂量给小鼠灌胃，对小鼠具有致突变作用，嗜多染红细胞微核出现率高，精子畸形[5]。月腺大戟水提物(18g生药/g)按288g/kg的剂量给小鼠灌胃，心脏心肌间血小管出现淀粉样变，肾脏肾小球肾小管出现局灶性坏死，脾脏出现大量巨噬细胞；在144、288g/kg下有致突变和生殖毒性作用[6]。狼毒大戟石油醚提取物按0.4ml/20g的剂量给小鼠腹腔注射，$LD_{50}$ 分别为31.03mg/kg，95%可信限为25.96～37.09；乙酸乙酯提取物的 $LD_{50}$ 为1538.58mg/kg，95%可信限为1294.59～1828.56[7]。

【药性】 辛，平；有毒。归肝、脾经。

【功能主治】 散结，杀虫。外用于淋巴结结核、皮癣；灭蛆。

【临床应用】

**1. 临床常用**

(1) 虫积　本品能破积杀虫，可治疗诸虫积之证；治积聚，心腹胀如鼓者，常与附子配伍使用，如《圣惠方》狼毒丸。

(2) 癥瘕结核　本品能破癥消积，散结止痛，治癥积者，可与当归、红花、香附、莪术等同用；治淋巴结核、骨结核，可与大枣蒸食。

(3) 水湿痰饮　本品能泻水逐饮，可用于治疗水湿痰饮证。治心下停痰，两胁痞满，常与旋覆花、附子配伍使用；治水肿腹胀者，常将本品研末用开水调服，方见《滇南本草》。

**2. 临床新用**　狼毒可用于治疗癫痫[8]。

【用法用量】 熬膏外敷。

【成药例证】

**1. 结核灵片(《卫生部药品标准中药成方制剂·第十三册》)**　药物组成：狼毒。

功能主治:抗结核。用于淋巴结核,对肺结核及其他淋巴结核亦有疗效。

**2. 优福宁胶囊(《卫生部药品标准中药成方制剂·第二十一册》)**　药物组成:狼毒。

功能主治:抗结核药。用于各型肺结核,也可以用于各类结核,尤适用于对某些抗结核药过敏、耐药或有副反应及合并肝病的结核病患者。

**3. 凉血退热排毒丸(《国家中成药标准汇编·内科脾胃分册》)**　药物组成:藁本、黑云香、藏菖蒲、黄矾(制)、诃子、姜黄、甘松、狼毒(制)、硫黄(制)、雄黄(制)、大黄、五灵脂、黑矾(制)、草乌(制)。

功能主治:清瘟排毒,凉血退热。用于外感时疫瘟毒,内陷营血,高热不退,神昏谵语。

**4. 祛风湿止痛散(《卫生部药品标准中药成方制剂·第十五册》)**　药物组成:生川草、生草乌、花椒、羌活、独活、防风、透骨草、姜石、红花、狼毒、半夏、白附子、地骨皮、蛇床子、艾叶、木贼、甘松、硫黄、栀子、胆矾、白鲜皮、川木通、猪牙皂、明矾。

功能主治:祛风除湿,活血止痛。用于风寒湿痹,筋骨劳损等症。

**【注意事项】**

1. 不宜与密陀僧同用。

2. 孕妇忌用。

3. 本品有毒,不宜久用。其毒性主要由萜类树脂、皂苷、高分子有机酸及瑞香狼毒苷、狼毒素引起,表现为咽喉肿痛,腹部剧痛,腹泻,恶心呕吐,里急后重,血压下降,孕妇可致流产,人皮肤接触可致过敏性皮炎,严重者可致精神失常,眩晕,举步不稳,抽搐,痉挛,甚至死亡。经炮制、水煎、合理配伍等,毒性可明显降低。

**【贮藏】**　置通风干燥处,防蛀。

**【参考文献】**
[1]王学林,邓旭明,袁书智,等.狼毒大戟抗菌抗病毒作用初步研究[J].中兽医医药杂志,2001,20(6):5-7.

[2]姜红.狼毒大戟对小鼠 Lewis 肺癌增殖及转移的影响[J].实用医药杂志,2013,30(9):808-810.

[3]王蒙,魏晴,王秋红,等.狼毒大戟中巴豆烷型二萜的抗肿瘤活性研究[J].中医药学报,2013,41(4):11-14.

[4]刘文粢,何风雷,阮子镛,等.狼毒大戟二萜内酯对人癌细胞体外抑制作用的研究[J].中药材,2000,23(10):623-624.

[5]刘萍,杜娟,于丽华,等.狼毒大戟水提物对小鼠致突变作用的实验研究[J].山东医科大学学报,2000,38(1):26-27.

[6]居学海,崔日希,陈鸣岳,等.月腺大戟水提物对小鼠的毒性作用[J].山东大学学报(医学版),2007,45(1):62-64.

[7]蔡珍珍,金铭,温宪春,等.狼毒大戟石油醚提取物和乙酸乙酯提取物的半数致死量测定[J].中国医学创新,2013,10(2):158-159.

[8]刘玉玺,王明正.狼毒大戟碱性提取液治疗癫痫 72 例临床分析[J].中国中西医结合杂志,1995,14(5):282.

(黄珍　宋川霞　邓赟)

## 456　老鹳草
Laoguancao

**【异名】**　五叶草(《滇南本草》),天罡草(《分类草药性》),五瓣花(《滇南本草图谱》),五叶联、生扯拢、破铜钱(《贵州民间方药集》),老鸹筋(《东北资源植物手册》),鹌子嘴(《山东中药》),老鹳嘴、老鸦嘴、老贯筋、老牛筋(《全国中草药汇编》)。

**【来源】**　为牻牛儿苗科植物牻牛儿苗 *Erodium stephanianhum* Willd.、老鹳草 *Geranium wilfordii* Maxim.或野老鹳草 *Geranium carolinianum* L.的干燥地上部分。前者习称"长嘴老鹳草",后两者习称"短嘴老鹳草"。

**【产地】**　主要为野生品,栽培品亦有。长嘴老鹳草主产于天津郊区,河北保定、安国、定州,山东青岛市郊、济宁、济南、潍坊等地。短嘴老鹳草主产于云南靖宁、昆明,四川都江堰、康定、茂汶羌族自治县、绵竹、什邡,湖北汉阳等地。

**【采收加工】**　夏、秋二季果实近成熟时采割,捆成把,晒干。

**【炮制】**　将原药材除去残根及杂质,快洗,润软,切长段,干燥,筛去灰屑。

**【性状特征】**　**长嘴老鹳草**　茎长 30～50cm,直径 0.3～0.7cm,多分枝,节膨大。表面灰绿色或带紫色,有纵沟纹和稀疏茸毛。质脆,断面黄白色,有的中空。叶对生,具细长叶柄;叶片卷曲皱缩,质脆易碎,完整者为二回羽状深裂,裂片披针线形。果实长圆形,长 0.5～1cm。宿存花柱长 2.5～4cm,形似鹳喙,有的裂成 5 瓣,呈螺旋形卷曲。气微,味淡。

**短嘴老鹳草**　茎较细,略短。叶片圆形,3 或 5 深裂,裂片较宽,边缘具缺刻。果实球形,长 0.3～0.5cm。花柱长 1～1.5cm,有的 5 裂向上卷曲呈伞形。野老鹳草叶片掌状 5～7 深裂,裂片条形,每裂片又3～5深裂。

【化学成分】 老鹳草的主要成分是鞣质，还含有黄酮、有机酸、挥发油等。老鹳草的鞣质是其主要药理活性成分。

【药理毒理】

**1. 抗菌** 老鹳草乙醇提取部位、乙酸乙酯提取部位、corilagin和1,2,3,6-三-*O*-没食子酰-β-D-葡萄糖在体外对螺旋杆菌有抑制作用，其*MIC*值为40、30、4、8μg/ml[1]。

**2. 胃保护** 老鹳草醇提取物和老鹳草水提取物按1.01g/kg给无水乙醇致胃溃疡模型小鼠灌胃，1次/天，连续7d，可提高血清中NO含量，降低溃疡指数，促进溃疡愈合[2]。

**3. 抗炎** 老鹳草水提取物按3.9、11.7、39g/kg给二甲苯致局部炎症模型小鼠静脉注射，1次/d，连续7d，能降低肿胀度。老鹳草水提取物按3.9、11.7、39g/kg给醋酸致毛细血管通透性增高模型小鼠静脉注射，1次/d，连续3d，抑制毛细血管通透性增高[3]。

**4. 保肝** 老鹳草提取物按100、200、400mg/kg给BCG+LPS致免疫性肝损伤模型小鼠灌胃，1次/d，连续12d，能降低血清LDH水平的异常升高[4]。

【药性】 辛、苦，平。归肝、肾、脾经。

【功能主治】 祛风湿，通经络，止泻痢。用于风湿痹痛，麻木拘挛，筋骨酸痛，泄泻痢疾。

【临床应用】 临床常用

(1) 风湿痹痛　本品辛散苦燥，具有燥湿祛寒、血行痹开的作用。症见风湿闭阻引起的关节挛急肿痛、筋骨不利、肢体麻木者，用之较宜；如《中药形性经验鉴别法》老鹳草膏；治疗风湿痹病、麻木拘挛、筋骨酸痛，可与威灵仙、独活、红花等祛风通络活血之品配伍。

(2) 泄泻痢疾　本品苦能燥湿，入脾经，具有止泻止痢的作用，亦常用于治疗泄泻痢疾，以及久痢不愈；治疗湿热、湿毒所致泄泻、痢疾，可单用或与黄连、马齿苋等配伍。

(3) 疮疡　本品祛湿毒，以治疗湿毒蕴结之痈疔疮疖、湿疹、水火烫伤，可与金银花、紫花地丁同用。

【用法用量】 9～15g。

【成药例证】

**1. 祛风止痛片(《中华人民共和国药典》2015年版)** 药物组成：老鹳草、槲寄生、续断、威灵仙、独活、制草乌、红花。

功能主治：祛风寒，补肝肾，壮筋骨。用于风寒湿闭阻、肝肾亏虚所致的痹证，症见关节肿胀、腰膝疼痛、四肢麻木。

**2. 祛风除湿药酒(《卫生部药品标准中药成方制剂·第十三册》)** 药物组成：老鹳草、鸡血藤、寻骨风、骨碎补(炒)、狗脊(制)、秦艽、五加皮、栀子、陈皮。

功能主治：祛风活血，舒筋健骨。用于风湿性筋骨疼痛，四肢麻木。

**3. 经带宁胶囊(《国家中成药标准汇编·外科妇科分册》)** 药物组成：虎耳草、徐长卿、连钱草、老鹳草。

功能主治：清热解毒，除湿止带，调经止痛。用于热毒瘀滞所致的经期腹痛，经血色暗，血块，赤白带下，量多气臭，阴部瘙痒灼热。

**4. 风湿痹痛药酒(《卫生部药品标准中药成方制剂·第十九册》)** 药物组成：老鹳草、丁公藤(蒸)、桑白皮、豨莶草。

功能主治：祛风除湿，通痹止痛。用于风寒湿痹，四肢麻木，腰膝酸软，骨节疼痛。

【贮藏】 置阴凉干燥处。

【参考文献】 [1]Xi Quan Zhang, Hong Mei Gu, Xin Zhu Li, *et al*. Anti-Helicobacter Pylori Compounds from the Ethanol Extracts of Geranium wilfordii[J]. Journal of Ethnophamocology, 2013, 147(1): 204-207.

[2]于海玲，郭建鹏，王丹.老鹳草对小鼠无水乙醇型胃溃疡的影响[J].时珍国医国药，2007，1(4)：874-875.

[3]冯平安，贾德云，刘超，等.老鹳草抗炎作用的研究[J].安徽中医临床杂志，2003，15(6)：511-512.

[4]丁云录，柳怀玉，李庆杰，等.老鹳草提取物对小鼠免疫性肝损伤的保护作用[J].中国新药杂志，2011，20(16)：1554-1557.

(潘晓丽　宋川霞　邓赟)

## 457 雷丸

Leiwan

【异名】 雷矢(《范子计然》)，雷实(《吴普本草》)，竹苓(《本草纲目》)，竹苓子、竹铃芝(《中药志》)，木连子(《广西中药志》)，来丸、竹矢(《中国药用真菌》)。

【来源】 为白蘑科真菌雷丸 *Omphalia*

*lapidescens* Schroet.的干燥菌核。

【产地】 主要为野生品。其道地产区为湖北房县、陕西安康，亦主产于重庆涪陵、南川、彭水、酉阳，云南凤庆、保山、昭通、文山、思茅，广西天峨、罗城、柳城、临桂、融安、都安、马山，贵州遵义、安顺，陕西紫阳、石泉、汉中，四川峨嵋、夹江、雅安、芦山、都江堰、叙永、古蔺，贵州习水、仁怀、务川、湄潭，湖北宜昌、来凤、竹溪、竹山，浙江平阳、龙泉，安徽郎溪等地。

【采收加工】 秋季采挖，洗净，晒干。

【炮制】 **生雷丸** 将原药除去断面色褐呈角质样者等杂质，洗净，晒干（不得蒸煮或高温烘烤）。用时研细粉。

**雷丸粉** 将生雷丸研细粉。

【性状特征】 **生雷丸** 为类球形或不规则团块，直径1～3cm。表面黑褐色或棕褐色，有略隆起的不规则网状细纹。质坚实，不易破裂，断面不平坦，白色或浅灰黄色，常有黄白色大理石样纹理。气微，味微苦，嚼之有颗粒感，微带黏性，久嚼无渣。断面色褐呈角质样者，不可供药用。以个大、饱满、质坚、外紫褐色、内白色、无泥沙者为佳。

**雷丸粉** 为淡灰色的粉末。气微，味微苦。

【化学成分】 雷丸的主要成分是甾醇，还含有酶、多糖、有机酸、氨基酸等。雷丸的甾醇是其主要药理活性成分。《中华人民共和国药典》2015年版规定，本品药材及其饮片按干燥品计算，含雷丸素以牛血清白蛋白计，不得少于0.60%。

【药理毒理】

**1. 降血糖** 雷丸多糖提取物按10mg/kg的剂量给正常大鼠灌胃，能降低血糖，持续时间为48～72h[1]。

**2. 抗氧化** 雷丸多糖在0.1～1mg/ml范围内具有现在的清除自由基能力，对DPPH·的清除率为12.6%～85.2%[2]。

【药性】 微苦，寒。归胃、大肠经。

【功能主治】 杀虫消积。用于绦虫病，钩虫病，蛔虫病，虫积腹痛，小儿疳积。

【临床应用】 **临床常用**

(1) 虫病　本品性味苦、寒，苦能泄能降，寒可清热，具有杀虫的作用；用于绦虫病、钩虫病、蛔虫病，如《普济方》追虫丸。

(2) 疳积　本品主入阳明经，具有开滞消疳的作用；用于小儿疳积，身热腹胀，羸瘦异常，如《普济方》芦荟丸。

【用法用量】 15～21g，不宜入煎剂，一般研粉服，一次5～7g，饭后用温开水调服，一日3次，连服3d。

【成药例证】

**1. 雷丸胶囊（《国家中成药标准汇编·口腔肿瘤儿科分册》）** 药物组成：雷丸。

功能主治：化痰软坚。用于癌症的辅助治疗。

**2. 健儿疳积散（《卫生部药品标准中药成方制剂·第三册》）** 药物组成：使君子肉、雷丸、苦楝皮、榧子、海螵蛸、小茴香（炒）、莲子、徐长卿、炉甘石（煅，水飞）、鸡内金（炒）。

功能主治：驱蛔虫，消积健脾。用于小儿疳积，消化不良，脾胃虚弱。

**3. 驱虫消食片（《卫生部药品标准中药成方制剂·第七册》）** 药物组成：槟榔、使君子仁、雷丸、鸡内金、茯苓、牵牛子（炒）、芡实、甘草（蜜炙）。

功能主治：消积杀虫，健脾开胃。用于小儿疳气，虫积，身体羸瘦，不思饮食。

**4. 杀虫丸（《卫生部药品标准中药成方制剂·第九册》）** 药物组成：槟榔、雷丸、使君子仁、苦楝皮、鹤虱、牵牛子（炒）、大黄、木香。

功能主治：杀虫导滞。用于肠道虫积引起的虫积腹痛，停食停乳，饮食少进，大便燥结。

【贮藏】 置阴凉干燥处。

【参考文献】 [1]Guoqing Zhang，Yuedong Huang，Yong Bian，*et al*.Hypoglycemic Activity of the Fungi cordyceps militaris，Cordyceps sinensis，Tricholoma mongolicum，and Omphalia lapidescens in Streptozotocin-induced Diabetic Rats［J］. Appl Microbiol Biotechnol，2006，(72)：1152-1156.

[2]许明峰，沈莲清，王奎武，等.雷丸多糖的提取分离及其抗氧化活性研究[J].中国食品学报，2011，11(6)：42-46.

（潘晓丽　宋川霞　邓赟）

## 458 肋柱花

Leizhuhua

【异名】 哈比日干-其其格-地格达（蒙古名）。

【来源】 为龙胆科植物肋柱花 *Lomatogonium*

*carinthiacum* (wulf.) Reichb.的干燥全草。

**【产地】** 主要为野生品。主产于西藏自治区、山西省、河北省、云南省、四川省、青海省、甘肃、新疆维吾尔自治区、内蒙古自治区等地。

**【采收加工】** 夏、秋二季花开时采收。

**【炮制】** 除去杂质，阴干。

**【性状特征】** 根呈细圆柱形，多须根，表面黄色，断面黄白色。茎类圆柱形，具四棱，有节，间节长2～7cm，上部多分枝，表面黄绿色或紫褐色；质脆，易折断，断面中空。叶对生，多破碎，完整叶呈条形或条状披针形，长1～4cm，宽2～5mm，绿色，先端尖，基部略抱茎，全缘，无柄，背面主脉明显。花序顶生或腋生，聚伞花序组成复总状；花具长梗，长2～5cm，四棱；花萼5，狭条形，长6～15mm，宽1～2mm，先端尖，不等长；花冠淡紫色，裂片5，矩圆状椭圆形，先端尖，蒴果条形，淡棕色。气微香，味苦。

**【化学成分】** 肋柱花的主要成分是黄酮，还含有呫吨酮、三萜、环烯醚萜、内酯、有机酸、酚等。肋柱花的黄酮是其主要药理活性成分。

**【药性】** 苦，寒、钝、糙、轻、燥。

**【功能主治】** 平息“协日”，清热，健胃，愈伤。用于“协日”热，瘟疫，流感，伤寒，中暑头痛，肝胆热，黄疸，胃“协日”，伤热。

**【临床应用】 临床常用**

热证　本品清热息热，健胃益脾。常用于治疗诸热证，如暑热、伤热、流感、瘟疫、肝胆热、胃热、黄疸。

**【用法用量】** 3～6g。

**【成药例证】 肋柱花四味汤散（《卫生部药品标准·蒙药分册》）** 药物组成：肋柱花、黄连、栀子、瞿麦。

功能主治：清“协日”，凉血，调糟归精。用于血热相搏，肝胆热，咽喉肿痛，口渴烦躁。

**【贮藏】** 置阴凉干燥处。

（潘晓丽　宋川霞　邓赟）

## 459　荔枝草

Lizhicao

**【异名】** 水羊耳（《生草药性备要》），过冬青、天明精（《经验广集》），皱皮葱（《本草纲目拾遗》），癞子草、野芝麻、野薄荷、癞客蚂草（《草木便方》），癞虾蟆（《分类草药性》），虾蟆草（《药物图考》），麻麻草、青蛙草（《民间常用草药汇编》），臌胀草，沟香薷（《中国药用植物图鉴》），落地红、朴地捎、根下红（《江西民间草药验方》），野猪菜（《上海常用中草药》）。

**【来源】** 为唇形科植物荔枝草 *Salvia plebeia* R.Br.的干燥地上部分。

**【产地】** 主要为野生品，栽培品亦有。主产于山东省、江苏省、浙江省、安徽省等地。

**【采收加工】** 夏、秋二季花开穗绿时采收，晒干。

**【炮制】** 除去杂质，洗净，稍润，切断，干燥。

**【性状特征】** 茎呈方柱形，多分枝，长15～90cm，直径0.2～0.8cm；表面灰绿色至棕褐色，被短柔毛；断面类白色，中空。叶对生，下部常脱落；叶片多皱缩，展平后呈长椭圆状卵形或披针形，长2～6cm，边缘有顿齿，两面疏被短柔毛；叶柄长0.4～1.5cm。穗状轮伞花序顶生或腋生，花冠多脱落；宿萼钟状，长约3cm，灰绿色至淡棕色，被短柔毛；内藏棕色小坚果。体轻，质脆。气芳香，味苦、辛。以色绿、叶多、穗长、香气浓者为佳。

**【化学成分】** 荔枝草的主要成分是黄酮，还含有挥发油、苷、萜、苯丙素、多糖等。荔枝草的黄酮是其主要药理活性成分。

**【药理毒理】**

**1. 抗菌**　体外用纸片扩散法测定荔枝草甲醇提取物的抑菌活性，其对金黄色葡萄球菌、大肠埃希菌显示出抑制作用，最高抗菌活性抑制区带分别为(28.20±1.80)mm、(21.25±2.05)mm[1]。

**2. 促胃肠运动**　荔枝草水煎液按10、15、20、25、30g/kg的剂量给灌胃炭末的小鼠灌胃，连续3d，能提高小肠中炭末的推进率[2]。

**3. 抗新生血管生成**　荔枝草乙醇提取物按0.1、0.3、1.0、3.0μg/egg的剂量给药，对小鸡绒毛膜尿囊膜上血管生成抑制率分别是38.9%、50.0%、71.4%和81.2%，$IC_{50}$为2.07μg/egg[3]。

**【药性】** 苦、辛，凉。归肺、肾经。

**【功能主治】** 清热，解毒，凉血，利尿。用于咽喉肿痛，支气管炎，肾炎水肿，痈肿；外治乳腺炎，痔疮肿痛，出血。

【临床应用】 临床常用

(1) 体内外各种出血证　本品清热解毒、凉血止血，用于出血证，如肺热壅盛及阴虚火旺之咳血，胃热炽盛、肝火犯胃、阴虚火旺之吐血，膀胱、肝胆湿热之尿血，多因素体阴虚、虚火内动、冲化失守发生崩漏。治疗咳血、尿血等症，常配伍小蓟。

(2) 水肿　本品清热利尿、利水消肿，用于风热犯肺、风寒袭肺所致水肿，症见眼睑、四肢、全身皆肿，畏风恶寒，骨节酸痛；用于湿热内蕴，阴虚火旺之白浊，症见小便短赤或浑浊，排尿不爽，有热涩或刺痛感，如《纲目拾遗》之葛祖遗方。治疗水肿、小便不利，常配伍泽泻或杠板归、玉米须等清热利尿消肿之品。

(3) 痈肿疮疡　本品清热解毒，用于热毒内盛所致咽喉肿痛、痈肿、痔疮、牙痛等、乳痈等。用于治疗热毒疮痈，痔疮出血，可鲜品捣烂外用，亦可配伍金银花、野菊花。用于治疗乳蛾有良效，如《救生苦海》验方。

【用法用量】 9～30g。外用适量。

【贮藏】 置阴凉干燥处。

【参考文献】 [1]Rupali Shirsat，Subhash Suradkar，Deepak Koche. Preliminary Phytochemistry and Antimicrobial Activity of *Salvia Plebeia* R.BR.and Colebrookea *Oppositifolia* Smith[J].International Journal of Pure and Applied Sciences and Technology，2014，20(1)：21-24.

[2]于潇华，于琳琳，马腾，等.荔枝草对小鼠小肠运动研究[J].辽宁中医药大学学报，2013，15(12)：60-61.

[3]Jung HJ，Song YS，Lim CJ，*et al*.Anti-inflammatory，Anti-Angiogenic and Anti-nociceptive Activities of An Ethanol Ethanol Extract of Salvia plebeian R. Brown [J]. Journal of Ethnopharmacology，2009，126(2)：355-360.

(潘晓丽　宋川霞　邓赟)

## 460　荔枝核
Lizhihe

【异名】 荔支(《齐民要术》)，离枝、丹荔(《本草纲目》)，火山荔(《生草药性备要》)，丽枝(《本草纲目拾遗》)，勒荔(《广西中药志》)。

【来源】 为无患子科植物荔枝 *Litchi chinensis* Sonn.的干燥成熟种子。

【产地】 主要为栽培品，野生品亦有。其道地产区为福建莆田、漳州、闽侯地区，广东番禺、增城、东莞。亦主产于广西钦州、玉林、贵港、梧州，四川乐山、泸州，云南元阳、新平、隆阳、永德、盈江等地。广东省、云南省、台湾等地亦有栽培。

【采收加工】 夏季采摘成熟果实，除去果皮和肉质假种皮，洗净，晒干。

【炮制】 荔枝核　取原药材，除去杂质，洗净，干燥；或润软，轧扁使外皮破裂，干燥，筛去灰屑。

盐荔枝核　取净荔枝核，捣碎后用盐水拌匀，闷透，置锅内文火炒干，取出放凉即得。

【性状特征】 荔枝核　呈长圆形或卵圆形，略扁，长1.5～2.2cm，直径1～1.5cm。表面棕红色或紫棕色，平滑，有光泽，略有凹陷及细波纹，一端有类圆形黄棕色的种脐，直径约7mm。质硬。子叶2，棕黄色。气微，味微甘、苦、涩。

盐荔枝核　形如荔枝核，呈碎块状，断面棕褐色，炒后色泽加深，偶见焦斑，味苦涩而微咸。

【化学成分】 荔枝核的主要成分是黄酮，还含有多酚、皂苷、挥发油等。荔枝核的黄酮是其主要药理活性成分。

【药理毒理】

**1. 抗肿瘤**　荔枝核水提液按62.5g/kg的剂量给接种肉瘤 $S_{180}$、肝癌瘤株致小鼠肿瘤模型灌胃，连续10d，对肿瘤有抑制作用，对肉瘤 $S_{180}$ 抑瘤率为30.24～36.28%，对肝癌抑瘤率为29.81～38.58%[1]。

**2. 降血糖**　荔枝核水提液按5g/kg的剂量给正常小鼠和四氧嘧啶所致小鼠高血糖模型灌胃，能降低正常小鼠的血糖，血糖平均降低率为16%，又能降低四氧嘧啶所致小鼠的血糖，血糖平均降低率为69.99%[2]。

**3. 抗血小板聚集**　0.5g/ml的荔枝核提取物能降低人体外血小板聚集，抑制率为55.5%[3]。

【药性】 甘、微苦，温。归肝、肾经。

【功能主治】 行气散结，祛寒止痛。用于寒疝腹痛，睾丸肿痛。

【临床应用】 临床常用

寒疝腹痛，睾丸肿痛　本品主入肝经，性味苦温，苦能泄，温祛寒，具有疏肝理气、行气散结、祛寒止痛的作用。治疗肝经郁滞所致疝气痛、睾丸肿痛，可配伍小茴香、川楝子、青皮、橘核。治疗肝气郁结、脾胃气滞所致胃脘久痛，常配伍木香、香附、陈皮、赤芍、乌药。也可用于因肝郁气滞血瘀引起的痛经及产后腹痛。

**【用法用量】** 5～10g。

**【成药例证】**

**1. 茴香橘核丸(《中华人民共和国药典》2015年版)** 药物组成：小茴香（盐炙）、八角茴香、橘核（盐炙）、荔枝核、补骨脂（盐炙）、肉桂、川楝子、延胡索（醋炙）、莪术（醋炙）、木香、香附（醋炙）、青皮（醋炙）、昆布、槟榔、乳香（制）、桃仁、穿山甲（制）。

功能主治：散寒行气，消肿止痛。用于寒凝气滞所致的寒疝，症见睾丸坠胀疼痛。

**2. 小儿暖脐膏(《卫生部药品标准中药成方制剂·第二册》)** 药物组成：橘核、小茴香、官桂、炮姜、白胡椒、川楝子、吴茱萸、荔枝核、麝香。

功能主治：散寒止痛。用于小儿胎寒，肚腹疼痛，积聚痞块，疝气偏坠，虚寒泻痢，胃寒腹胀。

**3. 十香丸(《卫生部药品标准中药成方制剂·第九册》)** 药物组成：沉香、木香、丁香、小茴香（炒）、香附（制）、陈皮、乌药、泽泻（盐水炒）、荔枝核（炒）、猪牙皂。

功能主治：疏肝行气，散寒止痛。用于气滞寒凝引起的疝气、腹痛等。

**4. 生力胶囊(《卫生部药品标准中药成方制剂·第十五册》)** 药物组成：人参、肉苁蓉、熟地黄、淫羊藿、枸杞子、荔枝核、沙苑子、丁香、沉香、远志。

功能主治：益气壮阳，填精养阴，安神益智。主治阳痿、早泄、性欲减退、遗精、神疲乏力、头昏眩晕、耳鸣、失眠多梦、腰酸膝软等，提高免疫功能。

**5. 前列安栓(《新药转正标准27》)** 药物组成：黄柏、虎杖、栀子、大黄、泽兰、毛冬青、吴茱萸、威灵仙、石菖蒲、荔枝核。

功能主治：清热利湿通淋，化瘀散结止痛。主治湿热瘀血壅阻证所引起的少腹痛、会阴痛、睾丸疼痛、排尿不利、尿频、尿痛、尿道口滴白、尿道不适等症。可用于精浊、白浊、劳淋（慢性前列腺炎）等病见上述证候者。

**【贮藏】** 置干燥处，防蛀。

**【参考文献】**
[1]肖柳英，张丹，冯昭明.荔枝核对小鼠抗肿瘤作用研究[J].中药材，2004，27(7)：517-518.

[2]邝丽霞，罗谋伦，刘源焕，等.荔枝核对正常小鼠和四氧嘧啶高血糖小鼠的降糖作用[J].中国医院药学杂志，1997，17(6)：256-257.

[3]吉中强，宋鲁卿，牛其昌.15种理气中药对人血小板聚集的影响[J].中草药，2001，32(5)：428.

（李鸿翔　宋川霞　邓赟）

## 461　连钱草

Lianqiancao

**【异名】** 蛮子草(《开宝本草》)，地钱儿(《救荒野谱》)，白耳草、乳香藤、九里香、半池莲、千年冷、遍地金钱、金钱草(《本草纲目拾遗》)，金钱艾(《本草求原》)，四方雷公藤、钱凿王、钱凿草(《陆川本草》)，透骨风、过墙风、巡骨风(《分类草药性》)，马蹄草、透骨消(《植物名实图考》)，胡薄荷(《现代实用中药》)，肺风草、金钱薄荷、十八缺草(《福建民间草药》)，透骨草、一串钱(《民间常用草药汇编》)，野薄荷(《江西民间草药》)，落地金钱(《全国中草药汇编》)，马蹄筋骨草、破铜钱(《四川中药志》)，活血丹、铜锤玉带、赶山鞭、豆口烧、咳嗽药、小毛铜钱菜(《新华本草纲要》)。

**【来源】** 为唇形科植物活血丹 *Glechoma longituba* (Nakai) Kupr.的干燥地上部分。

**【产地】** 主要为野生品，栽培品亦有。其道地产区为江西九江，亦主产于江苏省、浙江省、湖北省、湖南省、四川省、广东省等地。除青海省、甘肃省、新疆、西藏、内蒙古外，全国各地均产。

**【采收加工】** 春至秋季采收，除去杂质，晒干。

**【炮制】** 将原药除去泥屑等杂质，快洗，润软，切长段，干燥，筛去灰屑。

**【性状特征】** 长10～20cm，疏被短柔毛。茎呈方柱形，细而扭曲；表面黄绿色或紫红色，节上有不定根；质脆，易折断，断面常中空。叶对生，叶片多皱缩，展平后呈肾形或近心形，长1～3cm，宽1.5～3cm，灰绿色或绿褐色，边缘具圆齿；叶柄纤细，长4～7cm。轮伞花序腋生，花冠二唇形，长达2cm。搓之气芳香，味微苦。以叶多、色绿、气香浓者为佳。

**【化学成分】** 连钱草的主要成分是黄酮，还含有萜、挥发油、有机酸等成分。连钱草的黄酮是其主要药理活性成分。

【药理毒理】

**1. 抗炎**　连钱草水提物和醇提物按 10g/kg 的剂量给小鼠灌胃，连续 3d，二者均可抑制二甲苯致小鼠耳肿胀的肿胀度，降低醋酸致小鼠腹腔毛细血管通透性增加；连钱草水提物还可明显提高角叉菜胶致小鼠足肿胀中炎症递质 $PGE_2$ 的含量。连钱草水提物按 20g/kg 剂量给小鼠灌胃，连续 3d，可明显抑制蛋清致小鼠肿胀足组织中炎症递质组胺、5-羟色胺的释放[1]。

**2. 胃肠抑制**　连钱草乙醇提取物按 15g/kg 的剂量给灌胃炭末小鼠模型灌胃，能降低小肠炭末推进率[2]。0.05、0.1、0.2、0.3g/ml 的连钱草乙醇提取物能抑制豚鼠离体回肠平滑肌活动[2]。

**3. 抗菌**　1g 生药/ml 的连钱草水提物、连钱草醇提物体外对大肠埃希菌、变形杆菌、金黄色葡萄球菌和铜绿假单胞菌有抑菌作用，*MIC* 值分别为 62.5、15.6、15.6、250g/L 和 1、62.5、62.5、1g/L[3]。

**4. 安全性评价**　小鼠口服连钱草水提物（含生药 1g/ml）的 *MTD* 相当于 50kg 人临床日用量的 266 倍[4]。

【药性】　辛、微苦，微寒。归肝、肾、膀胱经。

【功能主治】　利湿通淋，清热解毒，散瘀消肿。用于热淋，石淋，湿热黄疸，疮痈肿痛，跌打损伤。

【临床应用】　临床常用

(1) 热淋，石淋　本品性味辛、苦且寒，入肾、膀胱经，具有利湿通淋的作用，用于热淋、石淋的治疗，症见尿频、尿急、尿痛，甚者尿时小腹拘挛疼痛。治疗淋证，常配伍车前草、海金沙、鱼腥草。

(2) 湿热黄疸　本品辛散苦降泄，入肝经，具有清湿热的作用。治疗湿热黄疸，常配伍旱莲草、青蒿。

(3) 跌打损伤　本品具有散瘀消肿的作用。治疗疮疡痈肿、风湿热痹、跌打损伤所致的瘀肿疼痛，常煎汤洗，也可与船子花根、山藿香、瓜子金等同用。

【用法用量】　15～30g。外用适量，煎汤洗。

【成药例证】

**1. 排石颗粒（《中华人民共和国药典》2015 年版）**　药物组成：连钱草、木通、盐车前子、徐长卿、石韦、忍冬藤、滑石、瞿麦、苘麻子、甘草。

功能主治：清热利水，通淋排石。用于下焦湿热所致的石淋，症见腰腹疼痛、排尿不畅或伴有血尿；泌尿系结石见上述证候者。

**2. 祛伤消肿酊（《中华人民共和国药典》2015 年版）**　药物组成：连钱草、生草乌、冰片、莪术、红花、血竭、川芎、桂枝、威灵仙、茅膏菜、了哥王、海风藤、野木瓜、两面针、天南星、白芷、栀子、酢浆草、樟脑、薄荷脑。

功能主治：活血化瘀，消肿止痛。用于跌打损伤，皮肤青紫瘀斑，肿胀疼痛，关节屈伸不利；急性扭挫伤见上述证候者。

**3. 清热利胆颗粒（《卫生部药品标准中药成方制剂·第四册》）**　药物组成：连钱草、荷包草、凤尾草、紫花地丁。

功能主治：清热利湿，消炎利胆。用于胆囊炎，胆结石伴胆囊炎。

**4. 胆炎康胶囊（《国家中成药标准汇编·内科肝胆分册》）**　药物组成：连钱草、土大黄、虎耳草、小花清风藤、凤尾草、黄芩、黄柏、穿心莲。

功能主治：清热利湿，排石止痛。用于肝胆湿热蕴结所致的急慢性胆囊炎、胆管炎、胆石症，以及胆囊手术后综合征。

**5. 康肾颗粒（《国家中成药标准汇编·内科肾系分册》）**　药物组成：连钱草、忍冬藤、石韦、白茅根、石菖蒲、葛根、茜草、艾叶、生姜、陈皮、水蜈蚣、老鹳草。

功能主治：补脾益肾，化湿降浊。用于脾肾两虚所致的水肿，头痛而晕，恶心呕吐，畏寒肢倦，轻度尿毒症见上述证候者。

【贮藏】　置干燥处，防霉。

【参考文献】　[1]陶勇，肖玉秀.连钱草提取物对炎症递质的影响[J].医药导报，2007，26(8)：840-843.

[2]陶勇，肖玉秀.连钱草乙醇提取物对豚鼠离体肠平滑肌和小鼠肠运动功能的影响[J].中国医院药学杂志，2004，24(2)：65-66.

[3]陶勇，石米扬.连钱草的抑菌活性研究[J].中国医院药学杂志，2011，31(10)：824-825.

[4]陶勇，石米扬.连钱草提取物急性毒性试验研究[J].海峡药学，2011，23(4)：22-23.

（李鸿翔　宋川霞　邓赟）

## 462　连翘

Lianqiao

【异名】　连、异翘、连草（《尔雅》），兰华华、三廉、折根、轵（《神农本草经》），连轺（《伤寒论》），大翘（《新修本草》），旱莲子（《现代实用中药》），黄链条花、空壳（《中药志》），竹根（《江西草药手册》），连乔（《常用中药处方名辨义》），黄花杆、黄寿丹、黄花瓣、落翘、黄花条（《中药大辞典》）。

**【来源】** 为木犀科植物连翘 *Forsythia suspensa* (Thunb.) Vahl 的干燥果实。

**【产地】** 主要为栽培品，野生品亦有。其道地产区为山西陵川、阳城、垣曲、安泽、武乡、沁县，亦主产于河南灵宝、沁阳、辉县、嵩县，陕西宜川、宜君、黄龙、黄陵、洛南、山阳、丹凤等地。山东省、河北省、安徽省、湖北省、四川省等地亦有栽种。

**【采收加工】** 秋季果实初熟尚带绿色时采收，除去杂质，蒸熟，晒干，习称"青翘"；果实熟透时采收，晒干，除去杂质，习称"老翘"。成熟果实果壳内种子筛出晒干，习称"连翘心"。

**【炮制】** 取原药材，除去杂质及枝梗，筛去灰屑。青翘置沸水中煮 10min 或置蒸笼中蒸半小时后晒干，老翘、连翘心直接烘干或晒干。

**【性状特征】** 呈长卵形至卵形，稍扁，长 1.5～2.5cm，直径 0.5～1.3cm。表面有不规则的纵皱纹和多数突起的小斑点，两面各有 1 条明显的纵沟。顶端锐尖，基部有小果梗或已脱落。青翘多不开裂，表面绿褐色，突起的灰白色小斑点较少；质硬；种子多数，黄绿色，细长，一侧有翅。老翘自顶端开裂或裂成两瓣，表面黄棕色或红棕色，内表面多为浅黄棕色，平滑，具一纵隔；质脆；种子棕色，多已脱落。气微香，味苦。老翘以色较黄、瓣大、壳厚者为佳。

**【化学成分】** 连翘的主要成分是含苯乙醇及其苷、挥发油、木脂素，还含有挥发油、木脂素、三萜、$C_2$～$C_6$天然醇及其苷、生物碱、黄酮等。连翘的苯乙醇苷、挥发油、木脂素是其主要药理活性成分。《中华人民共和国药典》2015 年版规定，本品药材按干燥品计算，含连翘苷（$C_{27}H_{34}O_{17}$）不得少于 0.15%。连翘酯苷 A（$C_{29}H_{36}O_{15}$）不得少于 0.25%。

**【药理毒理】**

**1. 抗病原微生物（抗病毒、抗细菌、抗真菌）** 连翘浓煎液在体外抗乙型脑炎病毒的 $IC_{50}$ 为 7.6mg/ml，$TI$ 为 3.1[1]。连翘水提液在体外对呼吸道合胞病毒的 $EC_{50}$ 为 0.15mg/ml，$TI$ 为 48.33[2]。连翘煎剂对金黄色葡萄球菌的 $MIC_{50}$ 为 0.244g/L，$MIC_{90}$ 为 0.98g/L，对表皮葡萄球菌的 $MIC_{50}$ 为 0.122g/L，$MIC_{90}$ 为 0.244g/L[3]。

**2. 抗炎** 连翘水煎液（含连翘多酚 51.6%）按 20g/kg 剂量灌胃巴豆油所致局部炎症模型小鼠，能减小耳肿胀率[4]。连翘乙醇提取物在 12.5～100μg/ml 浓度范围内，在体外可抑制 RAW264.7 细胞分泌 TNF-α、NO[5]。

**3. 抗氧化** 将连翘中分离的连翘苷按 45、15、5mg/(kg·d) 剂量给高脂饲料致高脂血症模型小鼠灌胃，TC、TG、LDL-C、AI 均下降，HDL-C 有所上升，血中 CAT、POD 活性增强，血浆中 MDA 含量降低[6]。

**4. 抗内毒素** 50、25、12.5mg/ml 的连翘水煎液在体外可干扰 RAW264.7 细胞的内毒素信号传导途径中上游受体（TLR4 蛋白）的表达，阻碍巨噬细胞活化[7]。

**5. 调节免疫功能** 连翘水煎液按 0.2g/kg 体重给大肠埃希菌感染的小鼠腹腔注射后，Th1/Th2 平衡向 Th1 型漂移[8]。12.5、25、50mg/ml 的连翘水煎液在体外能降低内毒素作用后大鼠淋巴细胞中 $CD_4^+CD_{25}^+$ 调节性 T 细胞百分比，降低 IL-10 水平[9]。

**6. 抗肿瘤** 连翘 80% 乙醇提取物按 3.5、7g/kg 的剂量给荷 $H_{22}$ 肝癌的小鼠灌胃，1 次/d，连续 10d，抑制 $H_{22}$ 实体瘤的生长。连翘乙醇提取物在 0.078～5mg/ml 浓度范围内对体外培养的人肝癌细胞 SMMC-7721、人胃低分化腺癌细胞 BGC 823、人肠癌细株 LoVo、小鼠肝癌 $H_{22}$ 细胞 4 种肿瘤细胞增殖的 $IC_{50}$ 分别为 1.03、1.18、2.04、0.73mg/ml[10]。用 50、75、100μmol/L 的连翘中分离的达玛-24-烯-3β-乙酰氧基-20S-醇、安博立酸培养细胞 3d，能抑制人胃癌细胞 SGC-7901、MKN-45、MKN-28、人胰腺癌细胞 PNAC-1、人肝癌细胞 $HepG_2$ 增值[11,12]。

**7. 抑制弹性蛋白酶活性** 将连翘中分离的连翘酯苷（浓度为 1.64mg/ml）在体外对 PPE 有抑制作用[13]。

**8. 安全性评价** 连翘酯苷按 2500、2257、2038、1840、1661、1500mg/kg 的剂量给小鼠腹腔注射，$LD_{50}$ 为 1976.5mg/kg，95% 可信限为 1863.7～2096.1mg/kg[14]。

**【药性】** 苦，微寒。归肺、心、小肠经。

**【功能主治】** 清热解毒，消肿散结，疏散风热。用于痈疽，瘰疬，乳痈，丹毒，风热感冒，温病初起，温热入营，高热烦渴，神昏发斑，热淋涩痛。

**【临床应用】** 临床常用

(1) 风热表证，温热病　本品有疏散风热、透营达表之功效，能表里气血俱清，常用于治疗风热感冒，温病初起，温热入营，高热烦渴，神昏发斑诸证。连翘能治太阴风热、温热、温疫、冬温，常与金银花相须为用，用于治疗温病初起诸症，亦治多种热性传染病之初起诸症，如《温病条辨》银翘散；治表未解而里热已盛者，可与生石膏、知母配伍清解里热，如《医学衷中参西录》寒解汤；治热邪入里，心烦谵语或斑疹隐隐者，可与生地、金银花等配伍以清营透热，用以解除心中客热，如《温病条辨》清营汤；治上中二焦邪郁生热，烦躁口渴，口舌生疮，睡卧不宁，谵语狂妄或咽痛，便秘溲赤者，可与栀子、大黄等配伍以凉膈泄热，如《太平惠民和剂局方》凉膈散。

(2) 痈肿疮毒，瘰疬痰核　本品清热解毒，消肿散结，常用于外疡内痈，有"疮家圣药"之誉。

疮疡疖肿：治一切恶疮，疼痛，烦渴，大便溏泄，虚热不宁者，可与栀子、甘草、防风等同用，如《外科精义》连翘散；治痈肿初起，红肿未溃者，可与蒲公英、皂角刺、穿山甲等同用，如《外科真诠》加减消毒饮；治疮疡溃烂，红肿脓出不愈者，可与金银花、天花粉、牡丹皮等同用，如《疡医大全》连翘解毒汤。

乳痈：治乳房肿块，肿胀疼痛，排乳不畅或兼畏寒发热、头痛、恶心烦渴者，常与升麻、芒硝、玄参等同用，如《伤寒保命集》连翘汤；治乳痈肿痛，可与瓜蒌、青皮、橘叶等配伍，如《证治准绳》连翘饮。

肠痈：治肠痈腹痛，可与红藤、败酱草、大黄等同用。

瘰疬痰核：治一切恶核瘰疬，痈疽恶肿，瘾疹，可与沉香、丁香、射干、升麻等配伍，如《千金方》五香连翘汤；治痰火凝结之瘰疬，多与夏枯草、牡蛎、玄参等解毒软坚散结药配伍；治瘿瘤多与山豆根、板蓝根、马勃等解毒利咽药配伍。

(3) 热淋涩痛　本品善清心火，又能利尿，治心火下移导致的热淋、小便涩痛者，可与白茅根、栀子等配伍，加强清热利尿的功效。

**【用法用量】** 6～15g。

**【成药例证】**

**1. 健儿清解液(《卫生部药品标准中成药成方制剂·第十册》)**　药物组成：金银花、连翘、菊花、苦杏仁、山楂、陈皮。

功能主治：清热解表，祛痰止咳，消滞和中。用于小儿外感风热兼挟食滞所致的感冒发热，口腔糜烂，咳嗽咽痛，食欲不振，脘腹胀满。

**2. 小儿消积止咳口服液(《新药转正标准 40》)**　药物组成：连翘、枇杷叶、瓜蒌、枳实、葶苈子、桔梗、山楂、莱菔子、槟榔、蝉蜕。

功能主治：清热肃肺，消积止咳。用于小儿饮食积滞、痰热蕴肺所致的咳嗽，夜间加重，喉间痰鸣，腹胀，口臭。

**3. 复方双花口服液(《新药转正标准 15》)**　药物组成：金银花、连翘、穿心莲、板蓝根。

功能主治：清热解毒，解毒利咽。用于风热外感，风热乳蛾，症见发热、微恶风，头痛，鼻塞流涕，咽红而痛或咽喉干燥灼痛，吞咽则加剧，咽扁桃体红肿，舌边尖红苔薄黄或舌红苔黄，脉浮数或数。

**4. 银翘双解栓(《中华人民共和国药典》2015 年版)**　药物组成：连翘、金银花、黄芩、丁香叶。

功能主治：疏解风热，清肺泻火。用于外感风热，肺热内盛所致的发热、微恶风寒、咽喉肿痛、咳嗽、痰白或黄、口干微渴、舌红苔白或黄、脉浮数或滑数；上呼吸道感染、扁桃体炎、急性支气管炎见上述证候者。

**5. 连翘败毒丸(《国家中成药标准汇编·妇科分册》)**　药物组成：金银花，连翘、蒲公英、紫花地丁、大黄、栀子、黄芩、黄连、黄柏、苦参、白鲜皮、木通、防风、白芷、蝉蜕、荆芥穗、羌活、麻黄、薄荷、柴胡、天花粉、玄参、浙贝母、桔梗、赤芍、当归、甘草。

功能主治：清热解毒，消肿止痛。用于热毒蕴结肌肤所致的疮疡，症见局部红肿热痛、未溃破者。

**【贮藏】** 置干燥处。

**【参考文献】**
[1]洪文艳，唐博恒，刘金华，等.连翘浓缩煎剂抗乙型脑炎病毒的体外实验研究[J].亚太传统医药，2010，6(12)：13-14.

[2]田文静，李洪源，姚振江，等.连翘抑制呼吸道合胞病毒作用的实验研究[J].哈尔滨医科大学学报，2004，38(5)：421-423.

[3]李仲兴，王秀华，赵建宏，等.连翘对金黄色葡萄球菌及表

皮葡萄球菌的体外抗菌活性研究[J].天津中医药,2007,24(4):328-330.

[4]胡竟一,雷玲,余悦,等.连翘的抗炎作用研究[J].中药药理与临床[J].2007,23(3):51-52.

[5]王耀,方辉,高万,等.连翘提取物对 RAW264.7 细胞生成 NO 及表达 iNOS 的影响[J].亚太传统中药,2012,8(2):21-22.

[6]赵咏梅,李发荣,杨建雄,等.连翘苷降血脂及抗氧化作用的实验研究[J].天然产物研究与开发,2005,17(2):157-159.

[7]秦琰,李霞,石俊强.连翘对 LPS 作用的巨噬细胞 TLR4 蛋白表达的影响[J].济宁医学院院报,2010,33(1):18-20.

[8]厉世伟,谷静娟,赵璐,等.金银花、连翘对大肠埃希菌感染模型小鼠血清 Th1/Th2 细胞因子的调节作用[J].现代中西医结合杂志,2013,22(6):594-599.

[9]温勃阳,李文星,熊泽翼,等.内毒素作用下淋巴细胞中 CD4⁺CD25⁺ 调节性 T 细胞变化及连翘对其的影响[J].中国现代医药杂志,2014,16(2):5-8.

[10]胡文静,钱晓萍,涂云霞,等.连翘乙醇提取物抗肿瘤作用的实验研究[J].南京中医药大学学报,2007,23(6):379-381.

[11]施建民,孙婧,张国铎,等.安博立酸对人胃癌细胞系 SGC-7901 增殖抑制作用研究[J].南京医科大学学报,2009,29(4):445-449.

[12]孙婧,张武.连翘三萜类化合物对人胃癌细胞株 SGC-7901 凋亡诱导机制的研究[J].中国临床药理学与治疗学,2010,15(8):851-854.

[13]张立伟,赵春贵,王进东,等.连翘酯甙分离提取及抑制弹性蛋白酶活性研究[J].化学研究与应用.2002,14(2):219-221.

[14]毛东有,张中文,杨明,等.连翘酯苷对小鼠的急性毒性及体内诱生 IFN-α 的研究[J].动物医学进展,2009,30(6):15-17.

（李鸿翔　宋川霞　邓赟）

## 463　莲房
Lianfang

**【异名】** 莲壳(《儒门事亲》),莲蓬壳(《海上方》),莲蓬(《常用中药处方名辨义》)。

**【来源】** 为睡莲科植物莲 *Nelumbo nucifera* Gaertn.的干燥花托。

**【产地】** 主要为栽培品,野生品亦有。其道地产区为福建建宁、建阳、浦城,江苏洪泽湖,浙江武义,江西石城,湖南湘潭,湖北洪湖。亦主产于湖南常德、衡阳、浣江、华容、岳阳,湖北公安、江陵、松滋,福建建瓯、龙岩,江苏镇江、宝应,浙江丽水、龙游,江西广昌等地。长江流域及以南各省均有栽培。

**【采收加工】** 秋季果实成熟时采收,除去果实,晒干。

**【炮制】** **生莲房**　取原药材除去杂质,切碎,筛去灰屑。

**莲房炭**　将原药除去残留的花托柄等杂质,置锅内,上覆盖一锅,锅边用盐泥固封,不使漏气,放少量湿米或贴一白纸于覆盖的锅脐上,置火上煅至米或白纸呈焦黄色,离火,待冷透后,取出。

**【性状特征】** **生莲房**　呈倒圆锥状或漏斗状,多撕裂,直径 5～8cm,高 4.5～6cm。表面灰棕色至紫棕色,具细纵纹和皱纹,顶面有多数圆形孔穴,基部有花梗残基。质疏松,破碎面海绵样,棕色。气微,味微涩。

**莲房炭**　呈不规则的小块,长约 3cm。表面焦黑色,内部焦褐色,极疏松,易碎。以个大、紫红色者为佳。

**【化学成分】** 莲房的主要成分是生物碱,还含有三萜、酚、维生素、鞣质、脂肪、蛋白质等。莲房的生物碱是其主要药理活性成分。

**【药理毒理】**

**1. 抗氧化**　莲房原花青素按 100mg/kg 剂量给正常大鼠灌胃,连续 35d,能降低血清和皮肤组织中 MDA 含量,提高血清和皮肤组织中的 SOD 活性、GSH-Px 活性和 Hyp 含量,提高机体抗氧化能力,抑制脂质过氧化作用的发生[1]。

**2. 抗肿瘤**　莲房原花青素按 60、90、120mg/kg 剂量给 $S_{180}$ 肉瘤小鼠灌胃,连续 7d,可抑制 $S_{180}$ 肉瘤生长,提高免疫器官的增长指数,能增强荷瘤小鼠巨噬细胞的吞噬功能、DNFB 所致迟发型超敏反应以及抗体生成的能力[2]。

**3. 调节血脂**　莲房原花青素按 100、200、400mg/kg 的剂量给脂肪乳剂致高血脂模型家兔灌胃,低剂量能降低血清和肝中的 TG 值,升高 HDL-C 值;高剂量能降低 TC 以及 LDL-C 含量,同时升高 HDL-C 值[3]。

**【药性】** 苦、涩,温。归肝经。

**【功能主治】** 化瘀止血。用于崩漏,尿血,痔疮出血,产后瘀阻,恶露不尽。

**【临床应用】** **临床常用**

(1) 血证　本品味苦、涩,性温,入肝经血分,功善止血,适用于崩漏、尿血、痔疮出血等各种出血症,如《普济方》五灰散。治疗痔疮与枳壳、荆芥同用,如

《疡科选粹》莲房枳壳汤。治疗血崩,与棕皮炭、炒香附同用,如《儒门事亲》莲壳散。治疗经血不止,单用研末,如《妇人经验方》瑞莲散。

(2) 瘀滞痛证　本品苦泄温通,专入肝经血分,具有行血通经、消瘀止痛的作用,适用于产后瘀阻,恶露不尽者。

**【用法用量】** 5～10g。

**【成药例证】** 妇宝颗粒(《中华人民共和国药典》2015年版) 药物组成:地黄、续断(盐炙)、忍冬藤、杜仲叶(盐炙)、麦冬、白芍(酒炙)、甘草、莲房炭、川楝子(炒)、延胡索(醋炙)、侧柏叶(炒)、大血藤。

功能主治:益肾和血,理气止痛。用于肾虚夹瘀所致的腰酸腿软、小腹胀痛、白带、经漏;慢性盆腔炎、附件炎见上述证候者。

**【贮藏】** 置干燥处,防潮。

**【参考文献】**
[1]段玉清,谢笔钧.莲房原花素体内抗氧化研究[J].营养学报,2003,25(3):306-308.

[2]张海晖,段玉清,邓乾春,等.莲房原花青素对小鼠$S_{180}$肉瘤及其免疫功能影响的研究[J].食品科学,2005,26(11):220-223.

[3]凌智群,谢笔钧,周顺长,等.莲房原花青素对家兔血脂及肝组织形态的影响[J].天然产物研究与开发,2001,13(4):62-64.

(李鸿翔　宋川霞　邓赟)

## 464 莲须

Lianxu

**【异名】** 金樱草(《本草品汇精要》),莲花须(《医学正传》),莲花蕊(《孙天仁集效方》),莲蕊须(《本草纲目》)。

**【来源】** 为睡莲科植物莲 *Nelumbo nucifera* Gaertn.的干燥雄蕊。

**【产地】** 主要为栽培品,野生品亦有。其道地产区为福建建宁、建阳、浦城,江苏洪泽湖,浙江武义,江西石城,湖南湘潭,湖北洪湖。亦主产于湖南常德、衡阳、浣江、华容、岳阳,湖北公安、江陵、松滋,福建建瓯、龙岩,江苏镇江、宝应,浙江丽水、龙游,江西广昌等地。长江流域及以南各省均有栽培。

**【采收加工】** 夏季花开时选晴天采收,盖纸晒干或阴干。

**【炮制】** 将原药材,除去杂质,筛去灰屑。

**【性状特征】** 呈线形。花药扭转,长1.2～1.5cm,直径约0.1cm,淡黄色或棕黄色。花丝纤细,稍弯曲,长1.5～1.8cm,淡紫色。气微香,味涩。以干燥、完整、色淡黄、质软者为佳。

**【化学成分】** 莲须的主要成分是生物碱,还含有黄酮、酚、挥发油等。莲须的生物碱是其主要药理活性成分。

**【药理毒理】**

**1. 雌激素样作用** 莲须煎剂按10g/kg的剂量给小鼠灌胃,连续2周,能使子宫和卵巢重量增加[1]。

**2. 镇痛** 莲须煎剂按0.25、0.50、1.00g/kg的剂量给小鼠灌胃,能升高热板法所致小鼠的痛阈值,减少醋酸所致小鼠的扭体次数[1]。

**3. 兴奋子宫** 莲须煎剂按0.25、0.50、1.00g/kg给正常兔、早孕小鼠、孕兔灌胃,莲须剂量在2.2～8.8mg/ml时,正常兔子宫平滑肌收缩频率、幅度、张力增加;莲须剂量在0.88～4.4mg/ml时,早孕小鼠子宫平滑肌收缩频率、幅度、张力增加;莲须剂量在0.88～14.0mg/ml时,孕兔子宫平滑肌收缩频率、幅度、张力增加[1]。

**4. 止泻** 莲须乙醇提取液按0.2ml/10g给硫酸镁致腹泻模型小鼠灌胃,能减少卡红在胃肠道的推进距离,降低卡红推进百分率,拮抗腹泻[2]。

**【药性】** 甘、涩,平。归心、肾经。

**【功能主治】** 固肾涩精。用于遗精滑精,带下,尿频。

**【临床应用】** 临床常用

(1) 遗精,滑精,尿频　本品甘涩收敛,善益肾,固精缩尿,清心通肾。治疗肾虚精关不固之遗精、滑精,与熟地、山茱萸、山药、茯苓、丹皮、龙骨等配伍,如《经验广集》固精丸;也可与芡实、龙骨、牡蛎等配伍,如《医方集解》金锁固精丸。治疗肾虚膀胱失约之尿频,与白茯苓、粉干葛、天花粉、炙甘草、淡竹叶等配伍,如《幼幼集成》莲花饮。

(2) 带下　本品既能益肾,又能固涩止带,用于肾虚带下者,可配伍龙骨、牡蛎、沙苑子。

**【用法用量】** 3～5g。

**【成药例证】**

**1. 萃仙丸(《卫生部药品标准中药成方制剂·第十七册》)** 药物组成:莲须、续断、韭菜子(盐炙)、沙苑子(炒)、五味子、覆盆子(盐炙)、制何首乌、补骨脂

（盐炙）、核桃仁、茯苓、鱼鳔（制）、人参、枸杞子、莲子（炒）、牡蛎（煅）、鹿茸、芡实（炒）、山药、金樱子。

功能主治：补肾固精，益气健脾。用于肾虚精亏，阳痿早泄，体弱乏力，腰膝酸软。

**2. 金锁固精丸（《卫生部药品标准中药成方制剂·第一册》）、金锁固精浓缩丸《卫生部药品标准中药成方制剂·第十一册》）** 药物组成：沙苑子（炒）、芡实（蒸）、莲须、龙骨（煅）、牡蛎（煅）、莲子。

功能主治：固精涩精。用于肾虚不固，遗精滑泄，神疲乏力，四肢酸软，腰痛耳鸣。

**3. 苁蓉补肾丸（《卫生部药品标准中药成方制剂·第三册》）** 药物组成：肉苁蓉、锁阳、莲须、熟地黄、菟丝子（炒）、茯苓、何首乌（酒蒸）、淫羊藿（炙）、酸枣仁（炒）、白术（麸炒）、猪脊髓（蒸熟）、羊鞭。

功能主治：补肾壮阳。用于肾虚腰痛，阳痿遗精。

**4. 复方白带丸（《卫生部药品标准中药成方制剂·第六册》）** 药物组成：白术（麸炒）、柴胡、莲须、墓头回、牡蛎、龙骨、人参、甘草（炙）、鸡冠花、陈皮、山药、茯苓、当归（酒炙）、补骨脂（盐炙）、芡实（炒）。

功能主治：健脾益气，固肾止带。用于脾肾两虚、带下。

**5. 锁阳固精丸（《中华人民共和国药典》2015 年版）** 药物组成：锁阳、肉苁蓉（蒸）、制巴戟天、补骨脂（盐炙）、菟丝子、杜仲（炭）、八角茴香、韭菜子、芡实（炒）、莲子、莲须、牡蛎（煅）、龙骨（煅）、鹿角霜、熟地黄、山茱萸（制）、牡丹皮、山药、茯苓、泽泻、知母、黄柏、牛膝、大青盐。

功能主治：温肾固精。用于肾阳不足所致的腰膝酸软、头晕耳鸣、遗精早泄。

**【贮藏】** 置干燥处，防霉。

**【参考文献】** [1]吴丽明，邱光清，陈丽娟.莲须的镇痛作用及对子宫收缩的影响[J].中药药理与临床，1999，15(2)：31-32.

[2]周细根，梁生林，胡存华，等.莲须乙醇提取液抗腹泻作用的研究[J].实用临床医学，2011，1(12)：9-15.

（李鸿翔　宋川霞　邓赟）

## 465　莲子

Lianzi

**【异名】** 的、薂、薏（《尔雅》），藕实、水芝丹（《神农本草经》），莲实（郭璞注《尔雅》），苦薏（《本草图经》），莲薏、泽芝（《本草纲目》），莲心（《本草再新》），莲蓬子（《山西中药志》）。

**【来源】** 为睡莲科植物莲 *Nelumbo nucifera* Gaertn.的干燥成熟种子。

**【产地】** 主要为栽培品，野生品亦有。其道地产区为福建建宁、建阳、浦城，江苏洪泽湖，浙江武义，江西石城，湖南湘潭，湖北洪湖。亦主产于湖南常德、衡阳、沅江、华容、岳阳，湖北公安、江陵、松滋，福建建瓯、龙岩，江苏镇江、宝应，浙江丽水、龙游，江西广昌等地。长江流域及以南各省均有栽培。

**【采收加工】** 秋季果实成熟时采割莲房，取出果实，除去果皮，干燥。

**【炮制】** **莲子**　略浸，润透，切开，去心，干燥。

**炒莲子**　取净莲子置锅内，用文火加热，炒至肉仁微黄色并有香气时，取出放凉。

**麸炒莲子**　取麸皮，撒入热锅内，用中火加热，等冒烟时，加入净莲子，炒拌至肉仁微黄时，取出，筛去麸皮，放凉。莲子每 100kg，用麸皮 10kg。

**【性状特征】** **莲子**　略呈椭圆形或类球形，长 1.2～1.8cm，直径 0.8～1.4cm。表面浅黄棕色至红棕色，有细纵纹和较宽的脉纹。一端中心呈乳头状突起，深棕色，多有裂口，其周边略下陷。质硬，种皮薄，不易剥离。子叶 2，黄白色，肥厚，中有空隙，具绿色莲子心。气微，味甘、微涩；莲子心味苦。

**炒莲子**　形同莲子，外表面颜色加深，内表面微黄色，略有焦斑。

**麸炒莲子**　形同莲子，外表颜色略加深，内表面微黄色。

**【化学成分】** 莲子的主要成分是水溶性多糖、黄酮，还含有蛋白质、脂肪酸、维生素、矿物质、氨基酸等。莲子的水溶性多糖、黄酮是其主要药理活性成分。

**【药理毒理】**

**1. 抗衰老**　莲子多糖水溶液按 0.2、0.4g/kg 剂量给 D-半乳糖致衰老模型小鼠灌胃，可提高衰老小鼠超 SOD、CAT、GSH-Px 活力以及 LPO 水平[1]。

**2. 增强免疫**　莲子多糖水溶液按 0.2、0.4g/kg 的剂量给环磷酰胺致免疫抑制模型小鼠灌胃，1 次/d，连续 7d，可促进刀豆素 A 和脂多糖诱导的脾 T、B 淋巴细胞增殖，可促进免疫抑制小鼠脾细胞产生和分泌 IL-1α、IL-2 水平[2]。

**3. 缺血再灌注损伤保护**　莲子提取物按 50mg/kg 剂量给肾脏缺血再灌注损伤模型大鼠灌胃，连续 7d，大鼠血清中 MDA、Scr、BUN 含量均降低，SOD 含量升高；肾小管计分降低，肾组织中 MDA 含量降低、GSH-Px 活性增强[3]。

**【药性】**　甘、涩，平。归脾、肾、心经。

**【功能主治】**　补脾止泻，止带，益肾涩精，养心安神。用于脾虚泄泻，带下，遗精，心悸失眠。

**【临床应用】**　**临床常用**

(1) 遗精滑精，带下量多　莲子入脾肾二经，既能益肾固精，又能固涩止带，为脾虚、肾虚所致带下的常用之品。用治肾气不足、精关不固之遗精滑精或心肾不交之小便白浊，脾虚失运、水湿下注之带下量多色白，或脾肾虚弱，带脉失约之带下清稀，腰膝酸软等症。梦遗滑精，可配伍龙骨、锁阳、芡实等，如《济生方》，固精丸加减，锁阳固精丸；可配伍茯苓、益智仁、人参等，如《太平惠民和剂局方》清心莲子饮。

(2) 脾虚泄泻　莲子甘可补脾，涩能止泻，常用于脾虚久泻，食欲不振后脾肾两虚，久泻不止者。常用治脾胃虚寒，食欲不振，可配伍肉豆蔻，如《仁斋直指方》豆莲粥；脾虚湿盛，白带绵绵；肾虚小便频数，小便失禁等。

(3) 失眠健忘　莲子入心肾二经，能安心神、益肾气、交心肾。用治心肾不交而虚烦、心悸失眠等症，可配伍百合、龙眼，如《当代妙方》莲子百合方。配伍酸枣仁，能养心安神，交通心肾，补脾益肾。用于治疗心脾不足所致的心悸失眠、怔忡健忘等。

**【用法用量】**　6～15g。

**【成药例证】**

**1. 参苓白术散(《中华人民共和国药典》2015 年版、《卫生部药品标准中药成方制剂·第四册》)**　药物组成：人参、茯苓、白术(炒)、山药、白扁豆(炒)、莲子、薏苡仁(炒)、砂仁、桔梗、甘草。

功能主治：补脾胃，益肺气。用于脾胃虚弱，食少便溏，气短咳嗽，肢倦乏力。

**2. 启脾丸(《中华人民共和国药典》2015 年版)**　药物组成：人参、炒白术、茯苓、甘草、陈皮、山药、莲子(炒)、炒山楂、六神曲(炒)、炒麦芽、泽泻。

功能主治：健脾和胃。用于脾胃虚弱，消化不良，腹胀便溏。

**3. 金锁固精丸(《国家中成药标准汇编·内科肾系分册》《卫生部药品标准中药成方制剂·第一册》)**　药物组成：沙苑子(炒)、芡实(蒸)、莲须、龙骨(煅)、牡蛎(煅)、莲子。

功能主治：固肾涩精。用于肾虚不固，遗精滑泄，神疲乏力，四肢酸软，腰痛耳鸣。

**4. 健脾止泻宁颗粒(《国家中成药标准汇编·口腔肿瘤儿科分册》)**　药物组成：党参、莲子、白扁豆、黄连、黄芩、金银花、建曲、山楂、车前子(盐炙)、干姜、蔗糖、糊精。

功能主治：清热除湿，健脾止泻。用于小儿脾虚湿热腹泻。

**5. 茯菟丸(《卫生部药品标准中药成方制剂·第四册》)**　药物组成：茯苓、五味子(制)、山药、菟丝子(炒)、莲子。

功能主治：固肾，涩精，止带。用于遗精尿浊，妇女白带。

**【贮藏】**　置干燥处，防蛀。

**【参考文献】**　[1]苗明三，徐瑜玲，方晓艳.莲子多糖对衰老模型小鼠抗氧化作用的研究[J].中国现代应用药学杂志，2005，22(1)：11-12.

[2]苗明三，杨亚蕾，方晓艳.莲子多糖增强环磷酰胺致免疫抑制小鼠机体免疫功能[J].中国组织工程研究与临床康复，2008，12(53)：10477-10480.

[3]楼小慧.莲子提取物对大鼠急性肾缺血再灌注损伤的影响研究[J].中国中西医结合肾病杂志，2014，15(9)：796-798.

(戴宇　宋川霞　邓赟)

## 466　莲子心

Lianzixin

**【异名】**　薏(《尔雅》)，苦薏(《本草图经》)，莲薏(《本草纲目》)，莲心(《本草再新》)。

**【来源】**　为睡莲科植物莲 *Nelumbo nucifera* Gaertn.的成熟种子中的干燥幼叶及胚根。

**【产地】**　主要为栽培品，野生品亦有。其道地产区为福建建宁、建阳、浦城，江苏洪泽湖，浙江武义，江西石城，湖南湘潭，湖北洪湖。亦主产于湖南常德、衡阳、浣江、华容、岳阳，湖北公安、江陵、松滋，福建建瓯、龙岩，江苏镇江、宝应，浙江丽水、龙游，江西广昌等地。长江流域及以南各省均有栽培。

**【采收加工】** 将莲子剥开，取出绿色胚（莲心），晒干。

**【炮制】** 取原药材，除去杂质，筛去灰屑。

**【性状特征】** 略呈细圆柱形，长1～1.4cm，直径约0.2cm。幼叶绿色，一长一短，卷成箭形，先端向下反折，两幼叶间可见细小胚芽。胚根圆柱形，长约3mm，黄白色。质脆，易折断，断面有数个小孔。气微，味苦。

**【化学成分】** 莲子心的主要成分是生物碱，还含有黄酮、挥发油、多糖、氨基酸等，莲子心的生物碱是其主要药理活性成分。《中华人民共和国药典》2015年版规定，本品按干燥品计算，含莲心碱（$C_{37}H_{42}N_2O_6$）不得少于0.20%。

**【药理毒理】**

**1. 抗心律失常** 莲子心水煎剂以$10^{-4}$、$3\times10^{-4}$、$10^{-3}$、$3\times10^{-4}$、$10^{-2}$、$2\times10^{-2}$ g/ml的浓度给豚鼠离体心脏和家兔离体胸主动脉累计加药，可增加豚鼠离体右心房频率，并提高家兔离体主动脉平滑肌的静息张力[1]。莲心碱按2mg/kg的剂量给哇巴因诱发心律失常模型豚鼠、氯化钙诱发心律失常模型大鼠、乌头碱诱发心律失常模型大鼠、氯仿诱发室颤模型小鼠静脉注射，能提高哇巴因和乌头碱致大鼠室性早搏、室性纤颤及心脏停搏时的用量，延长氯化钙诱发大鼠心律失常出现的时间，缩短生存大鼠的窦性心律恢复时间，减少死亡率，降低氯仿所致小鼠室颤发生率，延长小鼠出现室颤的时间[2]。

**2. 抗氧化** 在正常小鼠肝、肾组织匀浆中加入0.05、0.1、0.15、0.2、0.25、0.3g/ml的莲子心乙醇提取液，对·OH、$O^{2-}$·有较好的清除作用，$IC_{50}$分别为0.195、0.461g/ml[3]。

**3. 降血糖、降血脂** 莲子心乙醇提取物按500mg（生药）/kg的剂量给链脲佐菌素致糖尿病模型和高糖高脂饮食致肥胖模型大鼠灌胃，连续1个月，能降低TCHO、TG和LDL-C[4]。

**4. 抗血栓、抗凝血** 莲心碱按5、10mg/L的剂量给大鼠灌胃，给药血清进行体外血小板聚集试验，能抑制血小板1、5min聚集率，且抑制率分别为27.0%、54.6%，能延长PT、APTT和TT时间，延长凝血时间及尾出血时间；莲心碱按5、10mg/L的剂量给大鼠灌胃，能抑制大鼠体外血栓和动静脉旁路血栓形成，减轻血栓湿重和干重[5]。

**5. 抗肿瘤** 莲子心总生物碱对人肝癌细胞株$HepG_2$、胃癌细胞株SGC-7901、乳腺癌细胞株MCF-7和结肠癌细胞RKO的$IC_{50}$分别为0.131、0.055、0.093、0.108mg/ml[6]。

**6. 安全性评价** 溶剂萃取法制备的莲子心总碱（含莲心碱49.8%、异莲心碱10.6%、甲基莲心碱27.5%）、树脂吸附法制备的莲子心总碱（含莲心碱33.1%、异莲心碱15.0%、甲基莲心碱34.5%）给小鼠尾部静脉注射，$LD_{50}$分别为43.1、49.1mg/kg，给药后出现腹式呼吸、呼吸急促、共济失调、震颤、抽搐，2min内死亡。随着给药剂量的增加，毒性反应也愈加明显，死亡时间缩短。莲心碱在10mg/kg的剂量时可能有一定的心脏毒性[7]。

**【药性】** 苦，寒。归心、肾经。

**【功能主治】** 清心安神，交通心肾，涩精止血。用于热入心包，神昏谵语，心肾不交，失眠遗精，血热吐血。

**【临床应用】** **临床常用**

（1）遗精滑精　本品苦寒，入心、肾二经，能养心血，益肾气，交通心肾。治心肾不交、肾气不足、精关不固之遗精滑精，可与朱砂研末服，如《医林纂要》治遗精方。

（2）血热吐血　本品味苦性寒，善清心火，可用于治疗热病，高热神昏，心火亢盛，心悸不宁及热盛迫血妄行所致的血热吐血，可配伍竹叶卷心、连翘心、玄参、麦冬等，如《温病条辨》清宫汤。

（3）失眠神昏　本品苦寒，归心经，能清心安神；用治热入心包，阴虚火旺而虚烦、心悸失眠、神昏谵语等证，合黄连清心安神，配伍黄芪、党参、麦冬、玉竹、丹参、当归等益气活血、养心复脉，治疗气虚血瘀、阴虚火旺之心律失常；莲子心合杜仲、玄参、钩藤、牡丹皮组成清心胶囊方。

（4）湿热淋浊　本品苦寒，归心、肾经，能使心火下通于肾，肾水上潮于心。能清心肾邪热，补脾胃阴液，用治小便赤浊，常与炙甘草、灯心草、石莲子同用，如《仁斋直指方》莲子六一汤。

【用法用量】 2～5g。

【成药例证】

**1. 心脑静片(《中华人民共和国药典》2015年版)** 药物组成：莲子心、珍珠母、槐米、黄柏、木香、黄芩、夏枯草、钩藤、龙胆、淡竹叶、铁丝威灵仙、天南星(制)、甘草、人工牛黄、朱砂、冰片。

功能主治：平肝潜阳，清心安神。用于肝阳上亢所致的眩晕及中风，症见头晕目眩、烦躁不宁、言语不清、手足不遂。也可用于高血压肝阳上亢证。

**2. 镇痫片(《卫生部药品标准中药成方制剂·第四册》)** 药物组成：牛黄、朱砂、石菖蒲、广郁金、胆南星、红参、甘草、珍珠母、莲子心、麦冬、酸枣仁、远志(甘草水泡)、茯苓。

功能主治：镇心安神，豁痰通窍。用于癫狂心乱，痰迷心窍，神志昏迷，四肢抽搐，口角流涎。

**3. 牛黄清宫丸(《中华人民共和国药典》2015年版)** 药物组成：牛黄、麦冬、黄芩、莲子心、天花粉、甘草、大黄、栀子、地黄、连翘、郁金、玄参、雄黄、水牛角浓缩粉、朱砂、冰片、金银花、麝香。

功能主治：清热解毒，镇惊安神，止渴除烦。用于热入心包、热盛动风证，症见身热烦躁、昏迷、舌赤唇干、谵语狂躁、头痛眩晕、惊悸不安及小儿急热惊风。

**4. 保儿安颗粒(《卫生部药品标准中药成方制剂·第十四册》)** 药物组成：山楂、稻芽、使君子、布渣叶、莱菔子、槟榔、葫芦茶、孩儿草、莲子心。

功能主治：健脾消滞，利湿止泻，清热除烦，驱虫治积。用于食滞及虫积所致的厌食消瘦，胸腹胀闷，泄泻腹痛，夜睡不宁，磨牙咬指等。

【贮藏】 置通风干燥处，防潮，防蛀。

【参考文献】 [1]周旭，刘银花，周永忠.莲子心对豚鼠离体右心房率及兔主动脉平滑肌张力的影响[J].四川中医，2003，21(3)：11-12.

[2]曾宪武，张卫国，梁赅，等.莲子心酚性生物碱的抗心律失常作用[J].咸宁学院学报(医学版)，2007，21(5)：369-372.

[3]陈静，张敏，郑铁松，等.莲子心乙醇提取液体外抗氧化活性的研究[J].食品科学，2008，29(9)：48-51.

[4]潘扬，尚文斌，王天山，等.莲子心及Nef对实验性糖尿病及肥胖大鼠模型的影响[J].南京中医药大学学报，2003，19(4)：217-219.

[5]王辉，刘刚，罗顺德.莲心碱对血小板聚集、凝血功能和血栓形成的影响[J].中国药理学通报，2010，26(6)：768-772.

[6]曾建伟，谢勇，林忠宁，等.莲子心抗肿瘤活性部位的筛选研究[J].实用中西医结合临床，2014，14(1)：87-88.

[7]王瑞芳，欧来良.莲子心提取物抗心律失常作用及其急性毒性研究[J].中草药，2008，39(3)：413-415.

(戴宇　宋川霞　邓赟)

## 467　莲座蓟

Lianzuoji

【异名】 食用蓟(《内蒙古中草药》)。

【来源】 为菊科植物莲座蓟 *Cirsium esculentum* (Sievers) C.A.Mey.的干燥块根和根茎。

【产地】 主要为野生品。主产于东北、内蒙古、新疆等地。

【采收加工】 秋季采挖，除去须根及杂质，阴干。

【炮制】 取原药材，拣去杂质。

【性状特征】 块根呈纺锤形，长1～5cm，直径约0.5cm。表面浅棕褐色，有稍扭曲的纵皱纹，块根残有线状细根；质微韧，易折断，断面平坦，皮部宽，类白色，有放射状裂隙，木部淡黄色。根茎里圆盘状，高约1cm，直径0.5～1.5cm。表面褐色，一面有茎叶残基，另一面明显凹陷，周围为多数块根及线状须根。气微，味微甜。

【化学成分】 莲座蓟的主要成分是黄酮，还含有三萜、甾体、苷等。莲座蓟的黄酮是其主要药理活性成分。

【药性】 甘，凉。

【功能主治】 排脓，祛痰，愈伤，消"奇哈"。用于肺脓肿，肺痨，痰涎不利，咳嗽，疮疡，"奇哈"。

【临床应用】 **临床常用**

肺脓肿，疮疡　莲座蓟味甘性凉，善散瘀消肿，排脓脱毒，常用于治疗肺脓肿，疮痈肿毒以及皮肤湿毒和各种出血。治肺脓肿，常与远志、桔梗合用，如三味远志散。

【用法用量】 6～9g。

【贮藏】 置通风干燥处，防蛀。

(戴宇　宋川霞　邓赟)

## 468　两面针

Liangmianzhen

【异名】 蔓椒、豕椒(《神农本草经》)，猪椒、彘椒、狗椒(《名医别录》),秫椒(《神农本草经集注》),金椒(《本草图经》),入地金牛(《本草求原》),出山虎、入山虎(《陆川本草》),金牛公、两边针(《岭南采药录》),山椒(《广州植物志》),上山虎、花椒竻、花椒刺(《广西中兽医药用植物》),红心刺刁根、红倒钩簕、两背针、双面针、双面刺、叶下穿针、大叶猫枝簕(《全国中草药汇编》)。

【来源】 为芸香科植物两面针 *Zanthoxylum nitidum* (Roxb.) DC.的干燥根。

【产地】 主要为野生品,栽培品亦有。主产于广西省、广东省、福建省、云南省等地。浙江省、台湾、湖南省、海南省、四川省等地亦有栽种。

【采收加工】 全年可采,洗净、切片、晒干。

【炮制】 将原药除去杂质,分档,浸洗,润透,切薄片。干燥,筛去灰屑。

【性状特征】 为厚片或圆柱形短段,长 2～20cm,厚 0.5～6(10) cm。表面淡棕黄色或淡黄色,有鲜黄色或黄褐色类圆形皮孔样斑痕。切面较光滑,皮部淡棕色,木部淡黄色,可见同心性环纹和密集的小孔。质坚硬。气微香,味辛辣麻舌而苦。以根肥壮、坚实、粉性足、嚼之味苦而有麻舌感者为佳。

【化学成分】 两面针的主要成分是生物碱,还含有甾体及其苷、黄酮、香豆素、木质素、醌、萜、有机酸等。两面针的生物碱是其主要药理活性成分。《中华人民共和国药典》2015 年版规定,本品药材按干燥品计算,含氯化两面针碱($C_{21}H_{18}NO_4 \cdot Cl$)不得少于 0.13%。

【药理毒理】

**1. 镇痛** 两面针挥发油按 0.4g/kg 剂量灌胃,连续 7d,对热板致小鼠疼痛有抑制作用,能提高痛阈值。两面针挥发油按 0.1、0.2、0.4g/kg 的剂量给小鼠连续灌胃 7d,能减少醋酸致小鼠疼痛的扭体次数[1]。

**2. 抗炎** 两面针挥发油提取物按 0.4g/kg 剂量给棉球肉芽肿小鼠连续灌胃 7d,可抑制肉芽肿的重量[1]。两面针挥发油 0.1、0.2、0.4g/kg 给小鼠连续灌胃 7d,对二甲苯所致小鼠耳廓肿胀、角叉菜胶致小鼠足跖肿胀均有抑制作用,能减少耳肿胀度和足跖肿胀度[1]。

**3. 止血** 两面针提取物 50mg/kg 和 75mg/kg 腹腔注射可使小鼠体外凝血时间缩短[2]。

**4. 抗肿瘤** 2.5、5、10mg/kg 氯化两面针碱对肝癌 $HepG_2$ 的抑制率分别为 12.06%、35.63% 和 60.91%,可使肿瘤细胞核染色质浓缩并边缘化、核碎裂及胞浆空泡化,凋亡细胞增多[3]。

**5. 安全性评价** 两面针中提取得的褐色油状物给小鼠腹腔注射,$LD_{50}$ 为(166 ± 15) mg/kg,α-Sanshool 小鼠腹腔注射的 $LD_{50}$ 为(68.04 ± 8.36) mg/kg。两面针提取物 50μg/kg 腹腔注射可减少小鼠自发活动[4]。0.78125～12.5μg/ml 浓度范围内的氯化两面针碱,对人正常胚肾细胞 293 有一定抑制作用[5]。

【药性】 苦、辛,平;有小毒。归肝、胃经。

【功能主治】 活血化瘀,行气止痛,祛风通络,解毒消肿。用于跌打损伤,胃痛,牙痛,风湿痹痛,毒蛇咬伤;外治烧烫伤。

【临床应用】

**1. 临床常用**

(1) 跌打损伤　本品活血化瘀,行气止痛,治跌打损伤肿痛,可泡酒单用外敷,方见《云南中草药选》,也可用鲜叶和根皮捣烂酒炒热敷。

(2) 牙痛,脘腹疼痛,疝气痛　本品有行气止痛之功。治牙痛,可用本品水煎含漱。治疗脘腹疼痛、疝气痛,常配合乌药、延胡索、制香附等以温中理气止痛。

(3) 风湿痹痛　本品有祛风通络之功,治疗风湿痹痛,可配半枫荷、威灵仙、防己、独活、防风、川牛膝等药祛风、胜湿、通络。亦可与鸡蛋同用治疗风湿痹痛,方见《陆川本草》。

**2. 临床新用** 两面针可用于麻醉[6]。

【用法用量】 5～10g。外用适量,研末调敷或煎水洗患处。

【成药例证】

**1. 宫炎平片(《中华人民共和国药典》2015 年版)** 药物组成:地稔、两面针、当归、五指毛桃、柘木。

功能主治:清热利湿,祛瘀止痛,收敛止带。用于湿热瘀阻所致小腹隐痛、带下病,症见小腹隐痛,经色紫暗、有块,带下色黄质稠;慢性盆腔炎见上述证候者。

**2. 两面针镇痛片(《卫生部药品标准中药成方制**

剂·第十七册》） 药物组成：两面针。

功能主治：清热解毒，理气活血，通络止痛。用于瘀热郁结而致的溃疡病、肠痉挛、胆囊炎、肝癌等引起的腹部疼痛。

**3. 复方两面针含片（《国家中成药标准汇编·眼科耳鼻喉科皮肤科分册》）** 药物组成：西青果、蝴蝶果、山豆根、薄荷素油、薄荷脑、两面针、甘草。

功能主治：清热解毒，疏风利咽。用于肺经风热引起的咽喉肿痛。

**4. 复方风湿宁片、注射液（《国家中成药标准汇编·脑系经络肢体分册》）** 药物组成：两面针、七叶莲、宽筋藤、过岗龙、威灵仙、鸡骨香。

功能主治：祛风除湿，活血散瘀，舒筋止痛。用于风湿痹痛。

**5. 风湿液（《卫生部药品标准中药成方制剂·第十七册》）** 药物组成：牛大力、两面针、七叶莲、半枫荷、黑老虎根、豺皮樟、路路通、血风根、香加皮、虎杖、千斤拔、毛冬青、鸡血藤。

功能主治：补养肝肾，养血通络，祛风除湿。用于肝肾血亏、风寒湿痹引起的骨节疼痛、四肢麻木，以及风湿性、类风湿性疾病见上述证候者。

**【注意事项】**

1. 孕妇慎用。

2. 不能过量服用，忌与酸味食物同服。

3. 两面针有毒，毒性成分主要为氯化两面针碱、氧化两面针碱、二氢两面针碱、6-甲氧基-5，6-双氢白屈菜红碱、α-别隐品碱、茵芋碱，可致周围神经系统和中枢神经系统的损害，有两面针汤药内服中毒致头昏、眼花、呕吐等报道。经炮制、水煎、合理配伍等，毒性可明显降低。

**【贮藏】** 置干燥处，防潮，防蛀。

**【参考文献】** [1]周劲帆，覃富景，冯洁，等.两面针根挥发油的抗炎镇痛作用研究[J].时珍国医国药，2012，23(1)：19-20.

[2]刘绍华，覃青云，方堃，等.两面针提取物(S-O)对小鼠镇痛、抗炎和止血作用的研究[J].天然产物研究与开发，2005，17(6)：758-761.

[3]刘丽敏，刘华钢.氯化两面针碱对人肝癌 $HEPG_2$ 裸鼠移植瘤的抑制作用[J].时珍国医国药，2011，22(1)：1-2.

[4]曾雪瑜，陈学芬，何兴全.两面针结晶-8 的解痉和镇痛作用研究[J].药学学报，1982，17(4)：253.

[5]韦敏，刘华钢，刘丽敏.氯化两面针碱的体外肾毒性研究[J].时珍国医国药，2009，20(9)：2295-2296.

[6]黄宇虹，黄仕孙.表麻酊的制备与临床应用[J].中药材，2011，33(2)：367-368.

（戴宇　宋川霞　邓赟）

## 469 两头尖

Liangtoujian

**【异名】** 草乌喙（《药材资料汇编》），竹节香附（《中药志》）。

**【来源】** 为毛茛科植物多被银莲花 *Anemone raddeana* Regel 的干燥根茎。

**【产地】** 主要为野生品，栽培品亦有。主产于黑龙江省、吉林省、辽宁省、山东东北部等地。

**【采收加工】** 夏季采挖，除去须根，洗净，干燥。

**【炮制】** **两头尖** 取原药材，除去杂质，筛去灰屑，用时捣碎。

**酒两头尖** 取净两头尖打碎，与黄酒拌匀，稍闷，待酒被吸尽后，用文火炒至微干，取出，晾干。每100kg 净两头尖，用黄酒 10～20kg。

**醋两头尖** 取净两头尖，加米醋拌匀，闷润2～4h，至米醋被吸尽，置热锅内用文火炒干，取出，晾凉。每 100kg 净两头尖，用米醋 15kg。

**【性状特征】** **两头尖** 呈类长纺锤形，两端尖细，微弯曲，其中近一端处较膨大，长 1～3cm，直径2～7mm。表面棕褐色至棕黑色，具微细纵皱纹，膨大部位常有 1～3 个支根痕呈鱼鳍状突起，偶见不明显的 3～5 环节。质硬而脆，易折断，断面略平坦，类白色或灰褐色，略角质样。气微，味先淡后微苦而麻辣。

**酒两头尖** 为类白色或灰白色颗粒，微有酒气。

**醋两头尖** 形同两头尖，表面棕黑色，断面棕色或棕红色，略有醋酸气。

**【化学成分】** 两头尖的主要成分是三萜皂苷，还含有挥发油、氨基酸、多糖、微量元素等。两头尖的三萜皂苷是其主要药理活性成分。《中华人民共和国药典》2015 年版规定，本品药材按干燥品计算，含竹节香附素 A（$C_{47}H_{76}O_{16}$）不得少于 0.20%。

**【药理毒理】**

**1. 抗炎、镇痛** 两头尖水提取物分别按 0.8、1.6g/kg 的剂量连续灌胃 5d，1 次/d，能抑制二甲苯所致局部炎症模型小鼠的耳肿胀率，提高热板所致小鼠疼痛模型的痛阈值，对2,4-二硝基氯苯诱导小鼠DTH反应模型有抑制作用[1]。两头尖提取物按400、800mg/kg的剂量连续灌胃7d，1次/d，能抑制对醋酸致小鼠腹腔毛细血管通透性增高模型的通透性异常增高，能减少小鼠扭体次数。两头尖提取物按560mg/kg的剂量连续灌胃7d，1次/d，对蛋清所致足趾肿胀模型及无菌棉球致大鼠肉芽增生模型有抑制作用，能减少足肿胀率和肉芽增生率[2]。

**3. 抗肿瘤**　两头尖总皂苷对KB、HCT-8、MCF-7/WT和MCF-7/ADR的$IC_{50}$为7.68、18.52、17.34、19.43μg/ml；按1000、500、250mg/kg的剂量给接种$S_{180}$、$H_{22}$、EAC实体瘤模型小鼠灌胃，连续10d，能降低瘤重[3]。

**4. 抗肝纤维化**　两头尖水煎液、两头尖提取物分别按0.7、0.071g/kg的剂量给腹腔注射猪血清致肝纤维化模型大鼠灌胃，1次/d，连续8周，可降低血清ALT，AST，HA，LN，PcⅢ，CIV水平，MDA含量与肝组织Hyp含量，升高血清Alb、MMP-9水平、SOD含量。Col-Ⅰ、Col-Ⅲ、α-SMA、TGF-β1的表达减少，TIMP-1　mRNA水平降低[4,5]。

**5. 其他药理作用**　分别用含浓度为10、40、160mg/L两头尖总皂苷的培养基培养细胞24h，对氧化型低密度脂蛋白诱导人脐静脉内皮细胞损伤模型有修复与保护作用[6]。

**6. 安全性评价**　两头尖总苷给小鼠灌胃，$LD_{50}$为5.7g/kg，给药0.5h后，出现呼吸困难，活动减少，给药6h出现死亡，未死亡动物3d后恢复正常，死亡动物尸检，各脏器肉眼观察未见明显异常。两头尖总苷给小鼠腹腔注射，$LD_{50}$为106mg/kg，给药2min后即出现收腹、扭体反应，呼吸急促，给药12h出现死亡，未死亡动物2d后恢复正常，死亡动物尸检，肉眼观察发现肠充血、坏死。两头尖水提物给小鼠灌胃，$LD_{50}$为104.50生药/kg，相当于1045g/人，说明在临床应用常用量为1～3g一般是安全的[3]。

**【药性】**　辛，热；有毒。归脾经。

**【功能主治】**　祛风湿，消痈肿。用于风寒湿痹，四肢拘挛，骨节疼痛，痈肿溃烂。

**【临床应用】**　**临床常用**

风寒湿痹证　本品辛热性燥，专入脾经，祛风除湿，能通能散，善于治疗下肢疾病，故常用于治疗风寒湿闭阻之腰腿骨节疼痛，四肢拘挛，痈肿溃烂。常与牛膝相须为用。也常与麻黄、桂心、细辛、羌活、防风、等配伍，如《急救奇必方》回天再造丸。

**【成药例证】**

**1. 前列通片(《中华人民共和国药典》2015年版)**　药物组成：广东王不留行、黄芪、车前子、关黄柏、两头尖、蒲公英、泽兰、琥珀、八角茴香油、肉桂油。

功能主治：清利湿浊，化瘀散结。用于热瘀蕴结下焦所致的轻、中度癃闭，症见排尿不畅、尿流变细、小便频数，可伴尿急、尿痛或腰痛；前列腺炎和前列腺增生见上述证候者。

**2. 产灵丸、丹(《卫生部药品标准中药成方制剂·第十册》)**　药物组成：人参、白术(麸炒)、当归、川芎、苍术、何首乌(黑豆酒炙)、荆芥穗、防风、麻黄、川乌(银花甘草炙)、草乌(银花甘草炙)、白芷、细辛、八角茴香、木香、两头尖、桔梗、血竭、甘草(蜜炙)。

功能主治：益气养血，散风止痛。用于产后气血虚弱，感受风寒引起的周身疼痛、头目眩晕、恶心呕吐、四肢浮肿。

**3. 化癥回生口服液(《新药转正标准31》)**　药物组成：益母草、红花、花椒(炭)、两头尖、当归、苏木、三棱(醋炙)、人参、川芎、降香。

功能主治：消癥化瘀。用于癥积，产后瘀血，少腹疼痛拒按，亦适用于属血瘀气滞型的原发性支气管肺癌及原发性肝癌。

**【注意事项】**　孕妇禁用。

**【贮藏】**　置阴凉干燥处。

**【参考文献】**　[1]王琳娜，董彦宏.两头尖水提取物抗炎、镇痛及抗迟发型超敏反应的研究[J].中医药信息，2012，29(4)：154-156.

[2]郑洁，徐静华，路金才，等.两头尖提取物的抗炎镇痛作用初探[J]中国医药指南，2012，10(4)：1-2.

[3]王明奎，丁立生，吴凤锷.两头尖总苷的抗肿瘤活性研究[J].应用与环境生物学报，2008，14(3)：378-382.

[4]李孝波，郝瑞春，邓晓鹏，等.两头尖提取物抗猪血清诱导大鼠肝纤维化的作用研究[J].中国实验方剂学杂志，2013，19(2)：201-206.

[5]李孝波，贺文彬，郭继龙，等.两头尖提取物抗猪血清诱导大鼠肝纤维化机制研究[J].世界科学技术—中医药现代化，2014，

16(2):801-805.

[6]韩林涛,刘锷,李明明,等.两头尖总皂苷对血管内皮细胞损伤的保护作用[J].湖北中医杂志,2014,36(6):69-70.

(陈红梅　宋川霞　邓赟)

## 470　蓼大青叶

Liaodaqingye

**【异名】**　染青草(《唐韵》),大青叶(《吉林中草药》),靛青叶、蓝靛叶(《全国中草药汇编》),青板水辣蓼(《浙江药用植物志》),蓝叶(《和汉药物学》),红茎蓼(《中国民族药志》)。

**【来源】**　为蓼科植物蓼蓝 *Polygonum tinctorium* Ait.的干燥叶。

**【产地】**　主要为野生品,栽培品亦有。主产于河北省、天津市、北京郊区、山西省等地。

**【采收加工】**　夏、秋二季枝叶茂盛时采收两次,除去茎枝和杂质,干燥。

**【炮制】**　取原药材,除去杂质及枝梗,洗净,稍晾,切2～4cm的段,干燥,筛去碎屑。

**【性状特征】**　多皱缩、破碎,完整者展平后呈椭圆形,长3～8cm,宽2～5cm。蓝绿色或黑蓝色,先端钝,基部渐狭,全缘。叶脉浅黄棕色,于下表面略突起。叶柄扁平,偶带膜质托叶鞘。质脆,气微,味微涩而稍苦。以叶厚、色蓝绿、无枝梗、杂质者为佳。

**【化学成分】**　蓼大青叶的主要成分是靛蓝,还含有靛玉红、靛青苷等。蓼大青叶的靛蓝是其主要药理活性成分。《中华人民共和国药典》2015年版规定,本品药材及其饮片按干燥品计算,含靛蓝($C_{16}H_{10}N_2O_2$)不得少于0.55%。

**【药理毒理】**　**抗氧化**　蓼大青叶提取液按0.3、0.6、1.2g/kg的剂量给$CCl_4$所致小鼠急性肝损伤模型灌胃,1次/d,连续15d,能减少小鼠血浆中MDA水平,增加T-SOD活性,提高肝匀浆液GSH-Px活性。蓼大青叶提取液按25、50、100、200、500、1000mg/L剂量在体外可有效清除DPPH·,抑制$H_2O_2$诱导红细胞氧化溶血[1]。

**【药性】**　苦,寒。归心、胃经。

**【功能主治】**　清热解毒,凉血消斑。用于温病发热,发斑发疹,肺热咳喘,喉痹,痄腮,丹毒,痈肿。

**【临床应用】**

**1. 临床常用**

(1) 热入营血证　本品苦寒,归心胃经,清热解毒,尤善解心胃二经实火热毒,又入血分而能凉血消斑,气血两清。可用于治疗温热病心胃毒盛,热入营血,气血两燔,高热神昏,发斑发疹,常与玄参、水牛角、栀子等同用。本品又善于清热解毒,若与葛根、连翘等同用,能表里同治,可用于风热表证或温病初起,发热,头痛,肺热咳喘,咽痛,口渴等,如清瘟解毒丸。

(2) 热毒炽盛证　本品苦寒,归心胃经,既能清心胃实火,又善解瘟疫时毒,有解毒利咽、凉血消肿之功。用于治疗心胃火炽盛、咽喉肿痛、口舌生疮者,常与升麻、大黄、生地同用。用于治疗瘟毒上攻、发热、头痛、痄腮、喉痹者,可与金银花、大黄、拳参同用。用于治疗血热毒盛,丹毒红肿者,可用鲜品捣烂外敷,或与蒲公英、紫花地丁等药配伍使用。

**2. 临床新用**　蓼大青叶可用于治疗儿童急性上呼吸道感染[2]。

**【成药例证】**

**1. 腮腺炎片(《卫生部药品标准中药成方制剂·第三册》)**　药物组成:蓼大青叶、板蓝根、连翘、蒲公英、夏枯草、牛黄。

功能主治:清热解毒,消肿散结。用于腮腺炎。

**2. 小儿鼻炎片(《卫生部药品标准中药成方制剂·第五册》)**　药物组成:藁本、防风、白芷、苍耳子(去刺炒)、蓼大青叶、蒲公英、升麻、甘草。

功能主治:散风,清热。用于小儿慢性鼻炎。

**3. 儿童咳液(《卫生部药品标准中药成方制剂·第十二册》)**　药物组成:紫菀、百部、枇杷叶、前胡、甘草、苦杏仁、桔梗、麻黄、蓼大青叶。

功能主治:清热润肺,宣降肺气,祛痰止咳。用于咳嗽气喘,吐痰黄稠或咳痰不爽,咽干喉痛,急慢性气管炎。

**4. 荣心丸(《新药转正标准33》)**　药物组成:玉竹、炙甘草、五味子、丹参、降香、山楂、蓼大青叶、苦参。

功能主治:益气养阴,活血解毒。用于气阴两虚或气阴两虚兼心脉瘀阻所致的胸闷,心悸,气短,乏力,头晕,多汗,心前区不适或疼痛;轻、中型小儿病毒性心肌炎见上述证候者。

【贮藏】 置通风干燥处。

【参考文献】 [1]徐珊珊,吴小雪,张晨宁,等.蓼大青叶醇提物体内外抗氧化活性的研究[J].沈阳药科大学学报,2014,31(2):138-142.

[2]蒋华英,张兆兰,陈红儒,等.复方蓼大青叶口服液治疗儿童急性上呼吸道感染62例[J].中国实验方剂学杂志,2013,19(23):291-294.

(陈红梅 宋川霞 邓赟)

## 471 了哥王

Liaogewang

【异名】 乌子麻(《陆川本草》),毒除根、山黄皮(《岭南采药录》),地棉根、了哥麻(《广州植物志》),雀儿麻、铁乌散、定元根(《广西中兽医药用植物》),山棉皮、火索木、地谷根(《广西中药志》),地巴麻、鱼胆根(《南宁市药物志》),铁骨伞(《广西中草药》),别南根、独薯根、狗信蕴(《南方主要有毒植物》),山埔苍、狗信药、指皮麻、同子皮(《全国中草药汇编》),铁骨散、九信菜、山石榴、山络麻、石谷皮、山麻、铺银草、红灯笼(《新华本草纲要》),铁箍散、白纸皮、金腰带、对口箭、透骨草、泻叶、大救驾、软木材、野草纸皮、玻子(《湖南药物志》)。

【来源】 为瑞香科植物了哥王 *Wikstroemia indica* (Linn.) C.A.Mey.的干燥根或根皮。

【产地】 主要为野生品,栽培品亦有。主产于广西、台湾、浙江、湖南、四川等地。

【采收加工】 全年均可采挖,洗净,晒干,或剥取根皮,晒干。

【炮制】 **生了哥王** 将原药整理,除去杂质,洗净,润透,切厚片,干燥,筛去灰屑。

**制了哥王** 将原药整理,除去杂质,洗净,润透,置蒸具内蒸四小时,切厚片,干燥,筛去灰屑。

【性状特征】 **生了哥王** 为类圆形切片,直径0.5～3cm。表面黄棕色,具浅纵皱,有的可见横长皮孔。切面皮部类白色,强纤维性,撕裂呈棉毛状;木部淡黄色,木射线致密,管孔肉眼可见。质坚韧。气微,味微苦甘,嚼后有持久灼热感。

**制了哥王** 色泽较深。

【化学成分】 了哥王的主要成分是黄酮,还含有蒽醌、香豆素、木质素等。了哥王的黄酮是其主要药理活性成分。

【药理毒理】

**1. 抗病毒** 了哥王中的西瑞香素能抑制乙型肝炎病毒在人类肝细胞内的基因表达,$IC_{50}$为0.1μM[1]。

**2. 抗肿瘤** 300、100、30、10μg/ml的了哥王95%乙醇提取物对HeLa、SGC-7901细胞的增殖有抑制作用,其$IC_{50}$值分别为(169.45±2.81)、(369.89±5.46)μg/ml[2]。

**3. 安全性评价** 了哥王浸膏溶液(14.127g生药/g浸膏)按20ml/kg的剂量给小鼠在灌胃后出现活动减少、被毛蓬松、眼不睁或半睁、蜷缩于笼内的小鼠在症状,持续几个小时或1～2d后又逐渐恢复正常,$LD_{50}$约为46.678g/kg[3]。

【药性】 苦、辛,寒;有毒。归肺、胃经。

【功能主治】 消炎解毒,散瘀逐水。用于支气管炎,肺炎,腮腺炎,淋巴结炎,风湿痛,晚期血吸虫病腹水,疮疖痈疽。

【临床应用】 **临床常用**

(1) 热毒蕴结证 本品性味苦寒泄热,有较强的清热解毒作用,又能消肿散结,且主入肺经,具有清泻肺中热毒的作用,用于肺中蕴热致咳嗽胸痛,痰黄咽痛者以及疮疖痈疽等症。单用有效,治瘰火疬,方见《岭南草药志》验方;治疮疡、痈肿,方见《广西中药志》。

(2) 风湿痹痛 本品辛散苦降,具有散瘀、逐水的作用;用于风湿痹痛,关节疼痛,局部红肿致关节活动受限者。

【用法用量】 内服:根15～30g,根皮9～21g,煎4～6h后服用。外用适量,浸酒敷患处。

【成药例证】

**1. 穿王消炎片[《国家中成药标准汇编·内科肺系(二)分册》]** 药物组成:穿心莲、了哥王。

功能主治:消炎解毒。用于痰热咳喘,腹痛,以及急慢性扁桃腺炎、咽喉炎、肺炎,急性肠胃炎、急性细菌性痢疾见以上症状者。

**2. 祛伤消肿酊(《中华人民共和国药典》2015年版)** 药物组成:连钱草、生草乌、冰片、莪术、红花、血竭、川芎、桂枝、威灵仙、茅膏菜、了哥王、海风藤、野木瓜、两面针、天南星、白芷、栀子、酢浆草、樟脑、薄荷脑。

功能主治：活血化瘀，消肿止痛。用于跌打损伤，皮肤青紫瘀斑，肿胀疼痛，关节屈伸不利；急性扭挫伤见上述证候者。

**3. 喉疾灵胶囊(《卫生部药品标准中药成方制剂·第五册》)** 药物组成：牛黄、板蓝根、诃子、桔梗、猪牙皂、连翘、天花粉、珍珠层粉、广东土牛膝、冰片、山豆根、了哥王。

功能主治：清热，解毒，散肿止痛。用于腮腺炎，扁桃体炎，急性咽炎，慢性咽炎急性发作及一般喉痛。

**【注意事项】**

1. 孕妇忌服。

2. 本品有毒，毒性成分主要为树脂，可致剧烈呕吐、腹泻等。内服剂量不宜过大，且需久煎(4h以上)，以降低其毒性。中毒后可先洗胃，后饮浓茶，服用活性炭或鞣酸蛋白；大量饮盐水或静脉滴注5%的葡萄糖盐水，针刺上脘、中脘、足三里；对症治疗；亦可用米汤止泻，或用桂皮5g，或甘草、防风各10g，水煎服。

3. 粉碎或煎煮时易引起皮肤过敏，宜注意防护。

**【贮藏】** 置干燥处。

**【参考文献】** [1]Hua-Chien Chen，Chen-Kung Chou，Yueh-Hsiung Kuo，*et al*.Identification of a Protein Kinase C(PKC) Activator，Daphnoretin，that Suppresses Hepatitis B Virus Gene Expression in Human Hepatoma Cells [J]. *Biochemical Pharmacology*，1996，52(7)：1025-1032.

[2]陈扬，李艳春，马恩龙，等.了哥王抗肿瘤活性部位筛选[J].中华中医药学刊，2008，26(11)：2520-2522.

[3]张金娟，熊英，李玮，等.了哥王生品及两种炮制品的急性毒性比较研究[J].中国中药杂志，2011，36(9)：1172-1174.

(潘晓丽　宋川霞　邓赟)

## 472 烈香杜鹃

Liexiangdujuan

**【异名】** 小叶枇杷、白香柴(《防治老年慢性气管炎药用植物资料》)。

**【来源】** 为杜鹃花科植物烈香杜鹃 *Rhododendron anthopogonoides* Maxim.、毛喉杜鹃 *Rhododendron cephalanthum* Franch.及报春花状杜鹃 *Rhododendron primulaeflarum* Bur et Franch.的干燥花和叶。

**【产地】** 主要为野生品。主产于青海祁连、门源县、海东、黄南、玉树，甘肃省，四川省，西藏自治区等地。

**【采收加工】** 秋、冬二季采收，阴干。

**【炮制】** 除去老茎等杂质。

**【性状特征】** 多反卷，展平叶片呈卵形或椭圆形，长2～3cm，宽1.5～2cm。先端尖，基部圆形，上表面暗绿色，下表面被棕色茸毛。叶柄长3～5mm，疏被茸毛。气香特异，味辛、苦。

**【化学成分】** 烈香杜鹃的主要成分是挥发油、黄酮，还含有萜、甾体、香豆素、神经酰胺、鞣质等。烈香杜鹃的挥发油、黄酮是其主要药理活性成分。

**【药理毒理】**

**1. 平喘** 烈香杜鹃挥发油按200、400、800mg/kg的剂量给His和Ach致豚鼠哮喘模型灌胃，可延长哮喘潜伏期，哮喘豚鼠减少，增加血浆cAMP含量，具有平喘作用。40mg/ml烈香杜鹃挥发油对离体豚鼠气管平滑肌有直接松弛作用，并且能对抗His、Ach收缩气管平滑肌的效应，增加豚鼠离体肺-支气管灌流量[1]。

**2. 安全性评价** 烈香杜鹃气雾剂(主要含烈香杜鹃油)给家兔喷药，$LD_{50}$为937.9±1.0mg/kg，换算成人临床用量为0.9mg/(kg·d)。给药后，病理组织切片显示家兔肺组织有轻度毛细血管充血，个别肺组织的细支气管周围有嗜酸性细胞及炎症细胞浸润[2]。

**【药性】** 甘、涩，平。

**【功能主治】** 清热消肿，补肾。用于气管炎，肺气肿，浮肿，身体虚弱及水土不适，消化不良，胃下垂，胃扩张。外用治疮疡。

**【临床应用】** **临床常用**

痰热壅肺证　本品有较好的祛痰止咳作用，又能平喘。用于咳嗽痰多气喘者，尤其是痰热壅盛所致的咳嗽、喘鸣、痰黄，或兼发热、流涕、咽痛、口渴、尿黄、便干等症，单用即有良好的效果。常与龙胆花、川贝母、甘草同用，如十味龙胆花颗粒。

**【成药例证】**

**1. 十六味杜鹃花丸(《卫生部药品标准·藏药第一册》)** 药物组成：烈香杜鹃、石榴子、豆蔻、荜茇、肉桂、石灰华、红花、丁香、木香、肉豆蔻、沉香、广枣。

功能主治：益气消食，利尿止咳。用于浮肿，消化不良，腹胀疼痛，咳嗽音哑，头昏，头晕及水土不适。

**2. 十五味黑药丸(《卫生部药品标准·藏药第一册》)** 药物组成：寒水石、食盐(炒)、烈香杜鹃、藏木通、肉豆蔻、芫荽果、芒硝、硇砂、光明盐、紫硇砂、榜嘎、藏木香。

功能主治：散寒消食，破瘀消积。用于慢性肠胃炎，胃出血，胃冷痛，消化不良，食欲不振，呕吐泄泻，腹部有痞块及嗳气频作。

**3. 复方杜鹃片[《国家中成药标准汇编·内科肺系(二)分册》]** 药物组成：烈香杜鹃、蒲公英、黄芪。

功能主治：止咳，祛痰，平喘，扶正补气。用于慢性气管炎。

**4. 利舒康胶囊(《国家中成药标准汇编·内科气血津液分册》)** 药物组成：手参、甘青青兰、红景天、烈香杜鹃、黄柏、甘草。

功能主治：健脾补肾，生精养血，益肺宁心。用于脾肾不足、精血亏虚所致头晕目眩、心悸气短、动辄喘乏、食少纳差、腰膝酸软、易于疲劳，以及高原反应，高原红细胞增多症见上述证候者。

**【贮藏】** 置阴凉干燥处。

**【参考文献】** [1]骆勤，鞠洋，党月兰，等.小叶枇杷挥发油的平喘作用及其机制研究[J].中药药理与临床，2003，19(4)：15-16.

[2]叶于聪，陈钦铭，许子俊，等.复方莪术抗感气雾剂、烈香杜鹃气雾剂的毒性观察[J].青海医药杂志，1986，(3)：15-16，74.

(陈红梅　宋川霞　邓赟)

## 473　灵砂(辰砂)

Lingsha (Chensha)

**【异名】** 二气砂(《经史证类备急本草》)，神砂(《增广验方新编》)，平口砂、马牙砂、人造朱砂(《中药志》)。

**【来源】** 为硫黄粉和水银经加工而得。

**【产地】** 主产于黑龙江省、广东省、贵州省、四川省。湖南省、广西壮族自治区等地亦产。

**【炮制】** 灵砂粉取灵砂研成细粉，或照水飞法，水飞、晾干。

**【性状特征】** 为扁平块状，两面紧密平坦；或仅一面平坦，另一面粗糙，有小孔。从侧面观察，晶粒通常组成栅状。鲜红色或暗红色。手触之，指被染成红色或暗红色。晶面具金刚石样光泽。质重，性脆。无臭，无味。

**【化学成分】** 灵砂(辰砂)的主要成分是硫化汞(HgS)。灵砂的硫化汞(HgS)是其主要药理活性成分。

**【药性】** 甘，微寒；有毒。归心经。

**【功能主治】** 清心镇惊，安神解毒。用于心悸易惊，失眠多梦，癫痫发狂，小儿惊风，视物昏花，口疮，喉痹，疮疡肿痛。

**【临床应用】 临床常用**

(1)心火亢盛证　本品甘寒质重，寒能降火，重可镇却，专入心经，功能调阴阳，交水火，安精神，定魂魄。既能清心安神，又可重镇安神，为清火、镇心、安神之药。用于治疗心火亢盛、内扰神明之心神不宁、惊悸怔忡、失眠烦躁者，多与黄连、栀子、麦冬、磁石等同用，以增强清心安神之效。用于治疗心火亢盛、心血不足之失眠多梦、惊悸怔忡、心中烦热者，多与当归、生地、炙甘草、大枣同用，如《普济方》枣肉灵砂方。阴血虚者，还可与酸枣仁、柏子仁、当归等配伍。

(2)热入心包证　本品甘寒质重而能镇惊，有镇惊止痉之效，又能益气明目，通血脉，止烦满。为"扶危拯急之灵丹"。用于治疗温热病、热入心包或痰热内闭所致的视物昏花、高热烦躁、神昏谵语、惊厥抽搐者，常与牛黄、麝香等息风开窍药合用；若用于治疗小儿惊风，又常与牛黄、全蝎、钩藤配伍应用；若用于治疗癫痫卒昏、抽搐，常与磁石同用；若用于治疗小儿癫痫，可与雄黄、珍珠等药研细末为丸服用。

(3)热毒炽盛证　本品性寒，内服外用，皆有清热解毒之功。用于治疗疮疡肿毒，常与雄黄、山慈菇、大戟等同用；若用于咽喉肿痛、口舌生疮、视物昏花，可与冰片、硼砂配合外用。

**【用法用量】** 0.3～1.5g，多入丸散服，外用适量。

**【注意事项】**

1. 本品有毒，毒性成分主要是HgS，可致失眠多梦、记忆力减退、头痛头晕、手脚麻木、咽喉肿痛、恶心呕吐、食欲不振,严重者可致消化道出血、血压下降、心律紊乱、中毒性心肌炎、肾功能衰竭等。不宜久服,不能过量,不宜与碘化物、溴化物同用。经炮制、水煎、合理配伍等,毒性可降低。

2. 肝肾功能不全者禁服。

【贮藏】 置干燥处。

(陈红梅　宋川霞　邓赟)

## 474 灵芝

Lingzhi

【异名】 三秀(《楚辞·九歌》),茵、芝(《尔雅》),灵芝草(《滇南本草》),木灵芝(《杭州药用植物志》),菌灵芝(《全国中草药汇编》)。

【来源】 为多孔菌科真菌赤芝 *Ganoderma lucidum* (Leyss. ex Fr.) Karst. 或紫芝 *Ganoderma sinense* Zhao, Xu et Zhang 的干燥子实体。

【产地】 主要为栽培品,野生品亦有。其道地产区为吉林长白山区、福建武夷山区、安徽大别山区、山东鲁西等地。赤芝主产于除宁夏回族自治区、新疆维吾尔自治区、青海省、内蒙古自治区外的各地。紫芝主产于河北省、山东省、江苏省、浙江省、江西省、福建省、贵州省、台湾、湖南省、香港、广东省等地;河南省、山西省、安徽省、四川省、云南省等地亦有栽种。

【采收加工】 全年采收,除去杂质,剪除附有朽木、泥沙或培养基的下端菌柄,阴干或在40～50℃烘干。

【炮制】 **灵芝** 将原药除去杂质,快洗,略润,切厚片,干燥,筛去灰屑。

**灵芝粉** 将原药除去杂质,快洗,略润,切片,干燥,粉碎成细粉。

【性状特征】 **灵芝** 为不规则形的切片,大小不一。表面黄褐色至红褐色或紫黑色,具光泽,有的被有粉尘样的黄褐色孢子。切面疏松,菌肉白色至淡棕色或锈褐色。体轻,质软。气微香,味苦、涩。

**灵芝粉** 为浅棕色、棕褐色至粟褐色的粉末,气微香,味苦、涩。

【化学成分】 灵芝的主要成分是三萜、多糖,还含有多肽、甾体、生物碱、脂肪酸、矿物质、微量元素等。灵芝的多糖、三萜是其主要药理活性成分。《中华人民共和国药典》2015年版规定,本品药材按干燥品计算,含灵芝多糖以无水葡萄糖($C_6H_{12}O_6$)计,不得少于0.50%。

【药理毒理】

**1. 改善记忆** 灵芝醇提物按1.5、3、6、6.12g生药/kg的剂量给东莨菪碱、戊巴比妥钠致记忆障碍模型小鼠灌胃,可延长小鼠跳台潜伏期、减少跳台错误次数;提高小鼠脑内Ach水平;缩短大鼠穿梭回避反应潜伏期、提高反应阳性率[1]。

**2. 护脑** 灵芝提取物按0.1、1、10mg/L的剂量培养OGD/R损伤模型原代大鼠皮层神经元,能减少神经元LDH的释放,提高线粒体活性;能抑制神经元OGD/R损伤导致的凋亡,下调Caspase-3、Caspase-8蛋白的表达;对神经元损伤有保护作用[2]。

**3. 调节免疫** 赤芝提取物按520、260mg/kg的剂量给小鼠灌胃,连续15d,能增强脾淋巴细胞的转化能力及体液免疫能力;增强腹腔巨噬细胞吞噬功能,可增强脾淋巴细胞的转化能力及体液免疫能力[3]。

**4. 促进造血功能** 灵芝三萜按2、3、4μg/ml单位给药量的剂量给小鼠腹腔注射3d,1次/d,可增加血液中网织红细胞数量,升高内源性EPO的含量,具有促小鼠体内红细胞系统的成熟并诱导内源性EPO增加的作用[4]。

**5. 抗疲劳** 紫芝多糖粉按100、200、500mg/(kg·d)的剂量给一次性力竭跑步运动模型大鼠灌胃30d,早晚各1次,血糖浓度及肌糖原含量降低,跑步时间延长,增强大鼠运动表现和抗运动性疲劳的作用,能减轻心肌、骨骼肌、肝脏损伤[5]。

**6. 抑菌** 用含有500μg/ml的灵芝水提取物、灵芝三萜的培养基培养耻垢分枝杆菌,有生长抑制作用,具有抗结核杆菌的作用[6]。0.96g生药/ml的灵芝水提取物、500μg/ml的灵芝总三萜对结核分枝杆菌的标准菌株和耐药菌株表现出抑菌作用[7]。

**7. 抗凝血和血栓形成** 灵芝多糖$GLP_2$按20、30、40mg/kg的剂量给手术致小鼠出血模型静脉注射,能延长血液凝固时间和出血时间。$GLP_2$按5、8mg/ml的剂量给枸橼酸钠致家兔血栓模型自耳缘静脉注射,能对抗血栓形成,减少血栓湿重,缩短血栓长度；降低血小板的聚集率；延长部分凝血活酶时间；大剂量还有降低纤维蛋白原含量，缩短凝血酶和凝血活酶时间的作用[8]。

**8. 抗糖尿病**　灵芝多糖按200、400、800mg/kg的剂量给高脂饮食后腹腔注射链脲佐菌素致2型糖尿病模型大鼠灌胃12周，能降低血糖，上调CAT水平和GSH-Px水平，具有降血糖和保护主动脉及心肌的作用[9]。灵芝多糖按400mg/kg的剂量给高脂饮食后腹腔注射链脲佐菌素致2型糖尿病模型大鼠灌胃10周，能降低肾皮质MDA含量，提高SOD含量，降低肾脏细胞凋亡率，提高肾皮质的Bcl-2蛋白表达水平，降低Bax和TGF-$\beta_1$蛋白表达水平，保护糖尿病大鼠肾功能[10]。

**9. 抗动脉粥样硬化**　灵芝多糖按800mg/(kg·d)的剂量给高脂饲料加腹腔注射维生素$D_3$导致大鼠动脉粥样硬化模型灌胃30d，可降低血清LDL-C、TC、CRP及TNF-$\alpha$水平，减少VCAM-1蛋白表达；抑制大鼠主动脉斑块形成[11]。

**10. 保护肝胆**　灵芝多糖按100、200mg/kg的剂量给D-氨基半乳糖所致急性肝损伤模型小鼠连续灌胃7d，每天1次，能降低血清ALT和AST活性及TBIL含量，提高ALB水平，降低肝组织LPO和MDA含量，升高GSH水平和SOD，CAT，GSH-Px活性[12]。灵芝总三萜酸按0.5、1、2g/kg的剂量给$CCl_4$和白酒所致急性肝损伤模型小鼠灌胃7d，能降低血清中ALT、AST活性，降低肝匀浆MDA含量，提高肝匀浆SOD活性，并减轻动物肝脏损伤的程度[13]。灵芝多糖按400、200、100mg/kg的剂量给$\alpha$-萘异硫氰酸酯致急性黄疸模型大鼠灌胃7d，能降低血清ALT、AST活性及TBIL、ALP、$\gamma$-GT活性和MAD含量，升高SOD活性，减轻肝细胞变性、坏死和肝小胆管增生，具有降低实验性胆汁淤积大鼠血清BIL、转氨酶和改善肝脏组织损伤的作用[14]。

**11. 抗肿瘤**　灵芝三萜提取物按125、250、500mg/kg的剂量给荷瘤小鼠灌胃7d，抑制$S_{180}$实体瘤的生长，延长存活期[15]。灵芝三醇M对人宫颈癌细胞有抑制活性，其$IC_{50}$为12$\mu$mol/L[16]。用浓度为0.25、1、4mg/ml的灵芝肽培养人肝癌$HepG_2$细胞，能使$HepG_2$细胞阻滞于$G_0/G_1$期，细胞染色质形成典型的凋亡小体，同时细胞的凋亡率增加；抑制凋亡基因Bcl-2和Survivin表达下调，而促凋亡基因p53表达上调；激活细胞凋亡的关键蛋白酶Caspase-3[17]。

**12. 抗辐射损伤**　灵芝多糖按50、100mg/kg的剂量给$^{60}Co\gamma$射线全身照射致小鼠放射损伤模型灌胃14d，能提高存活率，降低辐射对小鼠外周血WBC和PLT的损伤作用，并提高SOD活性[18]。

**【药性】**　甘，平。归心、肺、肝、肾经。

**【功能主治】**　补气安神，止咳平喘。用于心神不宁，失眠心悸，肺虚咳喘，虚劳短气，不思饮食。

**【临床应用】**　临床常用

(1) 气血不足证　本品味甘性平，入心经，能补心血、益心气、安心神，故可用治气血不足、心失所养所致的心神不宁、失眠、惊悸、多梦、健忘、体倦神疲、食少等症。可单用研末吞服，或与当归、白芍、酸枣仁、柏子仁、龙眼肉等同用。

(2) 痰饮证　本品味甘能补，性平偏温，入肺经，补益肺气，温肺化痰，止咳平喘，常可治痰饮证，见形寒咳嗽、痰多气喘者，尤其对痰湿型或虚寒型疗效较好。可单用或与党参、五味子、干姜、半夏等敛肺、温阳化饮药同用。

(3) 虚劳证　本品有补益气血之功，故常可用治虚劳短期、不思饮食、手足逆冷或烦躁口干等症，常与山茱萸、人参、地黄等补虚药配伍，如《圣济总录》紫芝丸。

**【用法用量】**　6～12g。

**【成药例证】**

**1. 安神宁(《卫生部药品标准中药成方制剂·第二册》)**　药物组成：刺五加浸膏、灵芝、五味子。

功能主治：扶正固本，益气健脾，补肾安神。用于神经衰弱、食欲不振、全身无力等。

**2. 珍合灵片(《卫生部药品标准中药成方制剂·第五册》)**　药物组成：珍珠粉层、灵芝、甘草。

功能主治：养心安神。用于心悸、失眠等。

**3. 益心宁神片(《卫生部药品标准中药成方制剂·第十三册》)**　药物组成：人参茎叶总皂苷、灵芝、藤合欢、五味子。

功能主治：补气生津，养心安神。用于心悸气短、多梦失眠、记忆力减退、神经衰弱等症。

**4. 灵芪加口服液(《国家中成药标准汇编·口腔肿瘤儿科分册》)**　药物组成：灵芝、黄芪、刺五加。

功能主治：扶正固本，滋补强壮，安神镇静。用于心脾两虚所致的心悸失眠、倦怠乏力、食少便溏。

**5. 人参灵芝胶囊(《国家中成药标准汇编·内科气血津液分册》)**　药物组成：人参、灵芝。

功能主治：扶正固本，益气安神。用于体虚乏力。

**【贮藏】**　置干燥处，防霉，防蛀。

**【参考文献】**
[1]曾瑾，罗霞，郑林用，等.灵芝醇提物对记忆障碍模型小鼠学习记忆的影响[J].中药药理与临床，2009，25(4)：42-44.

[2]周子懿，唐宇平，金惠铭，等.灵芝提取物对神经元缺氧复氧损伤的保护作用及其机制的离体研究[J].中国病理生理杂志，2010，26(11)：2229-2234.

[3]郭雯，王英军，姜秀莲，等.赤灵芝提取物对小鼠免疫功能系统的影响[J].中国老年学杂志，2009，29(20)：2636-2638.

[4]李仲娟，杨朝令，杨细凤，等.灵芝三萜对小鼠体内红细胞系统成熟的影响[J].时珍国医国药，2014，25(8)：1861-1862.

[5]祝自新.紫芝在力竭大鼠抗运动性疲劳和抗组织损伤中的作用[J].体育科学，2012，32(9)：75-80.

[6]王开金，胡少婷，易敏，等.灵芝提取物对耻垢分枝杆菌GlmU基因表达的影响[J].重庆医学，2013，42(16)：1809-1811.

[7]秦莲花，王洁，杨华，等.灵芝对结核分枝杆菌体外抑菌作用的研究[J].同济大学学报(医学版)，2006，27(4)：17-20.

[8]汪效英，刘广芬，陈崇宏，等.灵芝多糖的提取纯化及$GLP_2$抗血液凝固和抗血栓形成作用[J].福建医科大学学报，2002，36(2)：189-192.

[9]陈杨，乔进，罗佳，等.灵芝多糖对2型糖尿病大鼠胸主动脉AGEs及其受体的影响[J].中国中药杂志，2011，36(5)：624-627.

[10]袁荣高，杨留才，刘德军，等.灵芝多糖对糖尿病大鼠肾脏保护作用机制研究[J].医药导报，2014，33(2)：144-148.

[11]陈潇，王爽，孟国梁，等.灵芝多糖对动脉粥样硬化大鼠炎症因子表达的影响[J].中药新药与临床药理，2012，23(3)：251-254.

[12]周婕，周宏星，陈玉胜.灵芝多糖对D-氨基半乳糖所致小鼠急性肝损伤的保护作用[J].中药药理与临床，2014，30(5)：84-86.

[13]李鹏，魏晓霞，南婷婷，等.灵芝三萜酸对小鼠急性肝损伤的保护作用[J].中国医院药学杂志，2013，33(23)：1914-1918.

[14]陈丛英，楼洪刚.灵芝多糖对α-萘异硫氰酸酯致大鼠肝损伤的保护作用[J].中国医院药学杂志，2011，31(13)：1078-1080.

[15]刘锋，李鹏，黄秀旺，等.灵芝三萜组分GLE的体内外抗肿瘤作用[J].中国新药杂志，2012，21(23)：2790-2793.

[16]程纯儒，杨义，丁杰，等.赤芝子实体化学成分研究和细胞毒活性测试[J].沈阳药科大学学报，2014，31(2)：102-106.

[17]张胜，何慧，韩园园，等.灵芝肽诱导人肝癌$HepG_2$细胞凋亡的研究[J].菌物学报，2010，29(3)：442-448.

[18]丁妍，周向毅，崔莉，等.灵芝多糖对辐射损伤小鼠的防护作用[J].医学研究生学报，2014，27(11)：1152-1155.

(陈红梅　宋川霞　邓赟)

## 475　铃铃香

Linglingxiang

**【异名】**　铃铃香青、五月霜(《陕西中草药》)，灵香蒿、零陵香(《全国中草药汇编》)，五台音-查干-其其格(《内蒙古蒙药材标准》)。

**【来源】**　为菊科植物铃铃香青 *Anaphalis hancockii* Maxim.的干燥头状花序。

**【产地】**　主要为野生品，栽培品亦有。主产于内蒙古赤峰西北部黄岗梁、乌兰察布市和县苏木山，呼-锡高原东部、阴南丘陵。河北省、山西省、陕西省、甘肃省、四川省等地区亦产。

**【采收加工】**　夏季花开时采收，及时阴干。

**【炮制】**　除去杂质，洗净泥土，晒干，切断备用。

**【性状特征】**　呈绒球状，直径约1.2cm，单独散在或数个密集而生。花序柄短，被有柔毛。总苞片4～5层，外层卵形，长5～6mm，浅褐色；中层披针形，长8～10mm，上部白色，基部浅棕色，主脉黑褐色；内层条形。花易脱落，花冠长4～5mm，细管状，冠毛较花冠长。瘦果卵状，长约1.5mm，气微，味淡。

**【化学成分】**　铃铃香的主要成分是挥发油，还含有有机酸、萜、酚等。铃铃香的挥发油是其主要药理活性成分。

**【药性】**　苦、辛，凉。

**【功能主治】**　止咳，解毒。用于感冒，咳嗽，毒热。

**【临床应用】**　**临床常用**

风热表证，温热病　本品苦泄辛散，能疏散风热，清利头目，入肺经，用治风热感冒、咳嗽、毒热等证。治温病初期，热盛感冒，肺热血热，可与珍珠杆、栀子、紫草、枇杷叶等配伍使用，如《观者之喜》叶三味红汤。

**【用法用量】**　6～9g。

**【贮藏】**　置干燥处，防蛀。

(胡佳　宋川霞　邓赟)

## 476　凌霄花

Lingxiaohua

**【异名】**　紫葳(《神农本草经》),茇华(《吴普本草》),堕胎花(《植物名实图考》),藤萝花(《天宝本草》),红花倒水莲、吊墙草、倒挂金钟、五爪龙、上树龙、上树蜈蚣(《全国中草药汇编》)。

**【来　源】**　为紫葳科植物凌霄 *Campsis grandiflora* (Thunb.) K. Schum. 或美洲凌霄 *Campsis radicans* (L.) Seem.的干燥花。

**【产地】**　主要为野生品,栽培品亦有。主产于江苏苏州、镇江等地。

**【采收加工】**　夏、秋二季花盛开时采摘,干燥。

**【炮制】**　将原药材除去杂质,晒干或用炭火烘干,筛去灰屑。

**【性状特征】**　**凌霄花**　多皱缩卷曲,黄褐色或棕褐色,完整花朵长4～5cm。萼筒钟状,长2～2.5cm,裂片5,裂至中部,萼筒基部至萼齿尖有5条纵棱。花冠先端5裂,裂片半圆形,下部联合呈漏斗状,表面可见细脉纹,内表面较明显。雄蕊4,着生在花冠上,2长2短,花药个字形,花柱1,柱头扁平。气清香,味微苦、酸。

**美洲凌霄花**　完整花朵长6～7cm。萼筒长1.5～2cm,硬革质,先端5齿裂,裂片短三角状,长约为萼筒的1/3,萼筒外无明显的纵棱;花冠内表面具明显的深棕色脉纹。

**【化学成分】**　凌霄花的主要成分是三萜,还含有苯丙醇苷、黄酮、花色素等。凌霄花的三萜是其主要药理活性成分。

**【药理毒理】**

**1. 抑制子宫收缩**　凌霄花水煎液7.5mg/ml对未孕小鼠离体子宫收缩有抑制作用,能降低离体子宫收缩强度,减慢收缩频率,降低收缩活性[1]。

**2. 抗氧化**　凌霄花50%乙醇提取物100μg/ml对过氧化氢、人皮肤成纤维细胞具有保护作用[2]。

**3. 改善血液循环**　凌霄花粗提物300、150、75mg/kg剂量给老龄大鼠灌胃,连续12d,能加快老龄大鼠血流速度,扩张小血管管径,增加毛细血管网交叉点,抑制红细胞和血小板聚集,降低血液黏度,改善红细胞功能[3]。

**4. 安全性评价**　凌霄花水煎液给小鼠灌胃给药,最大耐受量为50g/kg[1]。

**【药性】**　甘、酸,寒。归肝、心包经。

**【功能主治】**　活血通经,凉血祛风。用于月经不调,经闭癥瘕,产后乳肿,风疹发红,皮肤瘙痒,痤疮。

**【临床应用】**　**临床常用**

(1)瘀血证　本品药性寒凉,味酸入肝,为肝经血分之品,能活血调经止痛。治疗妇女月经不调,经行腹痛,或经闭,常配伍当归、莪术,如《鸡蜂普济方》紫葳散;治癥瘕积聚,常与鳖甲、大黄、土鳖虫等同用,如《金匮要略》鳖甲煎丸。

(2)皮肤瘙痒,风疹,痤疮　本品性寒清热,入血分能凉血祛风。治疗风瘙瘾疹,可配伍白扁豆、甘草,如《小儿卫生总微论方》三奇散。

**【用法用量】**　5～9g。

**【成药例证】**

**1. 梅核气丸(《卫生部药品标准中药成方制剂·第九册》)**　药物组成:凌霄花、乌药、桔梗、郁金、枳壳(炒)、降香、香附、乌梅肉(醋制)。

功能主治:疏肝顺气,利膈解郁。用于梅核气,舌咽神经官能症,以及胸膈不舒,两胁胀满。

**2. 和络舒肝片、胶囊(《卫生部药品标准中药成方制剂·第二册》)**　药物组成:白术(炒)、白芍、三棱、香附(制)、莪术、当归、木瓜、大黄、红花、鳖甲(炙)、桃仁、郁金、茵陈、海藻、昆布、玄参、地黄、熟地黄、虎杖、土鳖虫、柴胡、何首乌(制)、凌霄花、蜣螂、五灵脂、黑豆、半边莲。

功能主治:疏肝理气,清化湿热,活血化瘀,滋养肝肾。用于慢性迁延性肝炎,慢性活动性肝炎及早期肝硬化。

**3. 人参鳖甲煎丸(《国家中成药标准汇编·内科肝胆分册》)**　药物组成:鳖甲胶、大黄、土鳖虫(炒)、桃仁、鼠妇虫、蜣螂、凌霄花、牡丹皮、银硝(精制)、蜂房(炒)、柴胡、厚朴(姜制)、桂枝、干姜、瞿麦、石韦、葶苈子、射干、黄芩、人参、白芍(炒)、阿胶、生半夏(漂洗)。

功能主治:活血化瘀,软坚散结。用于胁下癥块属气滞血瘀证。

**【注意事项】**　孕妇慎用。

【贮藏】 置通风干燥处，防潮。

【参考文献】
[1]沈琴，郭济贤，邵以德.中药凌霄花的药理学考察[J].天然产物研究与开发，1995，7(2)：6-10.

[2]Cui XY，Kim JH，Zhao X，*et al*. Antioxidative and acute anti-inflammatory effects of Campis grandiflora flower[J]. Journal of Ethnopharmacology，2006，103(2)：223-228.

[3]李建平，候安继.凌霄花粗提物对老龄大鼠微循环的影响[J].医药导报，2007，26(2)：136-137.

（胡佳　宋川霞　邓赟）

## 477　菱角

Lingjiao

【异名】 特木尔-章古(《无误蒙药鉴》)。

【来源】 为菱科植物乌菱 *Trapa bicornis* Osbeck.的干燥成熟果实。

【产地】 主要为栽培品，野生品亦有。主产于长江下游太湖地区和珠江三角洲、长江中上游陕西南部。安徽省、江苏省、湖北省、湖南省、台湾等地亦有栽种。

【采收加工】 8～9月果实成熟时采收，干燥。

【炮制】 除去外壳，取仁，照清炒法，炒黄。

【性状特征】 呈倒三角形，略扁，具两角，平展，先端向下弯曲。表面黄棕色至棕褐色，腹背具有花萼脱落的残痕，基部突出并具果梗脱落后的方形基痕，中部两面具近三角形的凹陷，并有多数纵棱。种子1枚，近三角形，种皮薄，红棕色，种仁灰黄色。气微，味淡。

【化学成分】 菱角的主要成分是生物碱，还含有甾醇、多糖、蛋白质、微量元素等。菱角的生物碱是其主要药理活性成分。

【药性】 甘，温。

【功能主治】 补肾，强壮。用于肾寒，腰腿痛，游痛症，阳痿，遗精，体虚。

【临床应用】 **临床常用**

虚劳证　本品味甘涩，性平；入肾经，功专固敛，敛肾气，固精关，止遗滑。凡肾气不足，下元不固所致体虚，腰腿痛，阳痿，遗精者可应用。

【用法用量】 3～6g。

【成药例证】 **五根油丸(《国家中成药标准汇编·内科气血津液分册》)**　药物组成：玉竹、黄精、天门冬、天花粉、菱角、白硇砂、光明盐、紫硇砂、苦参、肉豆蔻、丁香、高良姜、荜茇、白豆蔻。

功能主治：补肾健脾，宁心安神。用于脾肾两虚所致虚劳，四肢无力，腰酸腿疼，头晕耳鸣，失眠多梦。

【贮藏】 置干燥处，防蛀。

（胡佳　宋川霞　邓赟）

## 478　羚羊角

Lingyangjiao

【异名】 泠角(《神农本草经》)，嫩羚羊(《中药材手册》)，高鼻羚羊(《中药正别名》)，赛加羚羊角(《新编中药炮制法》)。

【来源】 为牛科动物赛加羚羊 *Saiga tatarica* Linnaeus 的角。

【产地】 主要为野生品。主产于新疆博乐、温泉、塔城、裕民等地。

【采收加工】 猎取后锯取其角，晒干。

【炮制】 **羚羊角**　净制。

**羚羊角镑片**　取羚羊角，置温水中浸泡，捞出，镑片，干燥。

**羚羊角粉**　取羚羊角，砸碎，粉碎成细粉。

【性状特征】 **羚羊角**　呈长圆锥形，略呈弓形弯曲，长15～33cm；类白色或黄白色，基部稍呈青灰色。嫩枝对光透视有“血丝”或紫黑色斑纹，光润如玉，无裂纹，老枝则有细纵裂纹。除尖端部分外，有10～16个隆起环脊，间距约2cm，用手握之，四指正好嵌入凹处。角的基部横截面圆形，直径3～4cm，内有坚硬质重的角柱，习称“骨塞”，骨塞长约占全角的1/2或1/3，表面有突起的纵棱与其外面角鞘内的凹沟紧密嵌合，从横断面观，其结合部呈锯齿状。除去“骨塞”后，角的下半段成空洞，全角呈半透明，对光透视，上半段中央有一条隐约可辨的细孔道直通角尖，习称“通天眼”。质坚硬。气微，味淡。

**羚羊角镑片**　为长条形的极薄片，宽约1cm。类白色，半透明，边缘平直或具波状。切面有的具细密丝条纹，有的有蜂窝状空洞。质韧，气微，味淡。

**羚羊角尖粉、羚羊角粉**　为类白色的粉末。气微，味淡。

【化学成分】 羚羊角的主要成分是氨基酸，还含有钙、镁、锌等。羚羊角的氨基酸是其主要药理活性成分。

【药理毒理】

**1. 解热**　羚羊角水提液按 2.75g/kg 给干酵母致发热模型大鼠灌胃，对体温升高有抑制作用。羚羊角水提液按 1.5g/kg 给家兔灌胃，对内毒素所致家兔发热的体温升高有抑制作用[1]。

**2. 抗惊厥**　羚羊角水提液按 5.5g/kg 给小鼠灌胃给药，能延长戊四氮致小鼠惊厥潜伏期，降低死亡率[1]。

【药性】　咸，寒。归肝、心经。

【功能主治】　平肝息风，清肝明目，散血解毒。用于肝风内动，惊痫抽搐，妊娠子痫，高热痉厥，癫痫发狂，头痛眩晕，目赤翳障，温毒发斑，痈肿疮毒。

【临床应用】

**1. 临床常用**

(1) 肝风内动证　本品功善清泄肝热、息风止痉，为治惊痫抽搐之要药，尤宜于热极生风所致者。治温病热盛动风之高热神昏、惊厥抽搐者，常与钩藤、菊花、桑叶等同用，如《通俗伤寒论》羚角钩藤汤；治痰热癫痫、惊风、中风等，可与钩藤、天竹黄、牛黄等化痰息风、安神开窍之品配伍。

(2) 肝阳上亢证　本品有平肝潜阳之功。适用于肝阳上亢之头目眩晕、烦躁失眠、头痛等症，常与生地、龟甲、石决明、菊花等滋阴潜阳药配伍，如《医醇賸义》羚羊角汤。

(3) 肝火上炎，目赤肿痛　本品善清泄肝火而明目。适用于肝火上炎之目赤肿痛、羞明流泪、头痛等症，常与龙胆草、黄芩、石决明、车前子等清肝泻火明目之品配伍，如《和剂局方》羚羊角散。

(4) 温热病壮热神昏，热毒发斑　本品能气血两清，有清心凉肝、泻火解毒之良效。用于温热病壮热神昏、谵语躁狂，甚或惊厥抽搐、热毒斑疹等症，常与石膏、玄参、麝香等清热泻火、凉血解毒、开窍醒神之品配伍，如《千金方》紫雪丹；治温热病热毒斑疹，红紫成片，则与金银花、玄参、生地、牡丹皮等清热凉血、解毒透疹之品同用，如《医学摘粹》清营解毒汤。

(5) 痈肿疮毒　本品具有解毒消疮之功，可用于治热毒疮痈。

**2. 临床新用**　羚羊角可用于治疗手足口病[2]。

【用法用量】　1～3g，宜另煎 2h 以上；磨汁或研粉服，每次 0.3～0.6g。

【成药例证】

**1. 羚羊角胶囊(《中华人民共和国药典》2015 年版)**　药物组成：羚羊角。

功能主治：平肝息风，清肝明目，散血解毒。用于肝风内动、肝火上扰、血热毒盛所致的高热惊痫，神昏痉厥，子痫抽搐，癫痫发狂，头痛眩晕，目赤，翳障，温毒发斑。

**2. 羚羊感冒片(《中华人民共和国药典》2015 年版)、羚羊感冒胶囊(《卫生部药品标准中药成方制剂·第六册》)**　药物组成：羚羊角、牛蒡子、淡豆豉、金银花、荆芥、连翘、淡竹叶、桔梗、薄荷素油、甘草。

功能主治：清热解表。用于流行性感冒，症见发热恶风、头痛头晕、咳嗽、胸闷、咽喉肿痛。

**3. 羚翘解毒丸(《卫生部药品标准中药成方制剂·第一册》)、羚翘解毒颗粒(《卫生部药品标准中药成方制剂·第十九册》)**　药物组成：羚羊角、金银花、连翘、薄荷、荆芥穗、淡豆豉、牛蒡子(炒)、桔梗、淡竹叶、甘草。

功能主治：疏风清热，解毒。用于风热感冒、恶寒发热、头晕目眩、咳嗽、咽痛、两腮赤肿等症。

**4. 小儿清热宁颗粒(《卫生部药品标准中药成方制剂·第十二册》)**　药物组成：羚羊角粉、牛黄、金银花、黄芩、柴胡、板蓝根、水牛角浓缩粉、冰片。

功能主治：清热解毒。用于外感温邪、脏腑实热引起的内热高烧，咽喉肿痛，咳嗽痰盛，大便干燥。

**5. 复方羚角降压片(《卫生部药品标准中药成方制剂·第十一册》)**　药物组成：羚羊角、夏枯草、黄芩、槲寄生。

功能主治：降低血压，预防中风。用于高血压，充血性头晕胀痛。

【贮藏】　置阴凉干燥处。

【参考文献】　[1]卢焜兴，李友宾，彭蕴茹，等.羚羊角解热抗惊厥作用研究[J].中药药理与临床，2007,23(3):56-58.

[2]廖莉，蒋莹莹，许晓强，等.羚羊角颗粒联合脑苷肌肽注射液治疗儿童重症手足口病 48 例[J].浙江中医杂志，2017,52(07):508.

(胡佳　宋川霞　邓赟)

## 479 硫黄

Liuhuang

【异名】 石硫黄(《神农本草经》),石留黄(《吴普本草》),昆仑黄(《名医别录》),黄硇砂(《海药本草》),石硫赤、硫青(《本草纲目》)。

【来源】 为自然元素类矿物硫族自然硫或用含硫矿物经加工制得。

【产地】 主产于内蒙古赤峰、陕西南部、四川甘孜、河南洛阳。山西省、广东省亦产。

【采收加工】 采挖后,加热熔化,除去杂质;或用含硫矿物经加工制得。

【炮制】 **硫黄** 除去杂质,敲成碎块。

**制硫黄** 取净硫黄块,与豆腐同煮,至豆腐显黑绿色时,取出,漂净,阴干。每 100kg 硫黄,用豆腐 200kg。

【性状特征】 **硫黄** 呈不规则块状。黄色或略呈绿黄色。表面不平坦,呈脂肪光泽,常有多数小孔。用手握紧置于耳旁,可闻轻微的爆裂声。体轻,质松,易碎,断面常呈针状结晶形。有特异的臭气,味淡。

**制硫黄** 黄褐色或黄绿色,硫黄臭气不明显。

【化学成分】 硫黄的主要成分是单质硫,还含有少量钙、铁、铝、镁等。《中华人民共和国药典》2015 年版规定,本品含硫不得少于 98.5%。

【药性】 酸,温;有毒。归肾、大肠经。

【功能主治】 外用解毒杀虫疗疮;内服补火助阳通便。外治用于疥癣,秃疮,阴疽恶疮;内服用于阳痿足冷,虚喘冷哮,虚寒便秘。

【临床应用】 **临床常用**

(1) 疥癣,秃疮,阴疽恶疮　本品有毒,能以毒攻毒,外用有良好的解毒杀虫疗疗作用,并能燥湿止痒,为皮肤科外用之佳品,能治疥癣、秃疮,常与枯矾、冰片、轻粉配伍。阴疽顽硬,漫肿无头,可配荞麦面、白面,如《外科正宗》妙贴散。

(2) 虚寒证　本品性温,归肾经,能补火助阳,用治阳痿足冷,虚喘冷哮,虚寒便秘。治阴虚内寒之便秘,常与半夏配伍,如《太平惠民和剂局方》半硫丹;治命门火衰,下元虚冷诸证,如阳痿精冷、腰膝冷痛、尿频、寒疝腹痛等,常与诃子、肉桂、黑锡同用,如《太平惠民和剂局方》黑锡丹。

【用法用量】 外用适量,研末油调涂敷患处。内服 1.5～3g,炮制后入丸散服用。

【成药例证】

**1. 冰黄肤乐软膏(《中华人民共和国药典》2015 年版)** 药物组成:大黄、姜黄、硫黄、黄芩、甘草、冰片、薄荷脑。

功能主治:清热燥湿,活血祛风,止痒消炎。用于湿热蕴结或血热风燥引起的皮肤瘙痒;神经性皮炎、湿疹、足癣及银屑病瘙痒性皮肤病见上述证候者。

**2. 半硫丸(《卫生部药品标准中药成方制剂·第九册》)** 药物组成:半夏(姜制)、硫黄(制)。

功能主治:温肾通便。用于老年阳虚便秘。

**3. 黑锡丹(《卫生部药品标准中药成方制剂·第九册》)** 药物组成:黑锡、硫黄、川楝子、胡芦巴、木香、附子(制)、肉豆蔻、补骨脂、沉香、小茴香、阳起石、肉桂。

功能主治:升降阴阳,坠痰定喘。用于真元亏惫,上盛下虚,痰壅气喘,胸腹冷痛。

**4. 三黄珍珠膏(《新药转正标准 3》)** 药物组成:硫黄、雄黄、藤黄(制)、麝香、珍珠。

功能主治:解毒消肿,去腐生肌,止痛。用于中小面积Ⅱ度烧伤、烫伤、残留疮面等。

**5. 金刚片(《卫生部药品标准中药成方制剂·第十二册》)** 药物组成:肉苁蓉(酒蒸)、杜仲(盐水炒炭)、硫黄(制)、巴戟天(盐炒)、羊腰子、淫羊藿、狗肾(烫)。

功能主治:温阳补肾,益精填髓,强筋壮骨。用于腰膝酸软,阳痿不举,遗精早泄,小便频数。

【注意事项】

1. 本品有毒,毒性成分主要是硫、砷,内服过量可致恶心呕吐、腹泻、腹痛、头晕、头痛、耳鸣、心悸、气短、体温升高、意识模糊,甚至昏迷,合并肺炎、肺水肿,严重者可导致死亡。外用过量可引起皮肤刺激,干燥,皲裂,黏膜损伤。内服宜用制品,不宜多服、久服。经炮制、水煎、合理配伍等,毒性可明显降低。

2. 不宜与芒硝、玄明粉同用。

3. 未经炮制的硫黄含砷量较多,不宜内服。

【贮藏】 置干燥处，防火。

（胡佳　宋川霞　邓赟）

## 480　龙齿

Longchi

【异名】 龙牙（《中药正别名》）

【来源】 为古代哺乳动物如三趾马、犀类、鹿类、牛类、象类等的牙齿化石。

【产地】 为野生品。龙齿的道地产区为山西德保县，亦主产于山西榆次，河南安阳，陕西神木、勉县，甘肃灵台。内蒙古自治区、青海省、四川省等地亦产。

【采收加工】 全年皆可采挖，采挖后，除去泥沙及牙床。

【炮制】 **龙齿**　除去泥沙，打碎。

**煅龙齿**　取净龙齿，照煅法煅至红透，放凉，取出，碾碎。

【性状特征】 **龙齿**　呈齿状或破碎成不规则的块状，可分为犬齿及臼齿。完整者犬齿呈圆锥形，先端较细或略弯曲，直径0.8～3.5cm，近尖端处断面常中空；臼齿呈圆柱形或方柱形，略弯曲，一端较细，长2～20cm，直径1～9cm，多有深浅不同的沟棱。表面呈浅蓝灰色或暗棕色者，习称“青龙齿”，呈黄白色者，习称“白龙齿”。有的表面可见具光泽的釉质层（珐琅质）。质坚硬，断面粗糙，凹凸不平，或有不规则的凸起棱线，有吸湿性。以断面吸湿性强者为佳。

**煅龙齿**　形同龙齿，色较深，质较松。

【化学成分】 龙齿的主要成分是磷灰石、纤磷石，还含有铁、钾、钠、硫酸根等。龙齿的磷灰石、纤磷石是其主要药理活性成分。

【药性】 甘、涩，凉。归心、肝经。

【功能主治】 安神镇惊。用于心悸易惊，心烦，失眠多梦。

【临床应用】 **临床常用**

心神不宁证　本品有镇心安神之效，适用于多种原因所致的心神不宁、心悸失眠等症。用于发热惊风，如《小儿卫生总微论方》龙齿散、《圣济总录》龙齿丸。用于神经衰弱、失眠，常与远志、酸枣仁配伍。

【用法用量】 9～15g，先煎。

【成药例证】

**1. 健脑胶囊（《中华人民共和国药典》2015年版）**　药物组成：当归、天竺黄、肉苁蓉（盐制）、龙齿（煅）、山药、琥珀、五味子（酒制）、天麻、柏子仁（炒）、丹参、益智仁（盐炒）、人参、制远志、菊花、九节菖蒲、赭石、胆南星、炒酸枣仁、枸杞子。

功能主治：补肾健脑，养血安神。用于心肾亏虚所致的记忆减退、头晕目眩、心悸失眠、腰膝酸软；老年轻度认知障碍见上述证候者。

**2. 解郁安神颗粒（《中华人民共和国药典》2015年版）**　药物组成：柴胡、大枣、石菖蒲、姜半夏、炒白术、浮小麦、制远志、炙甘草、炒栀子、百合、胆南星、郁金、龙齿、炒酸枣仁、茯苓、当归。

功能主治：疏肝解郁，安神定志。用于情志不畅、肝郁气滞所致的失眠、心烦、焦虑、健忘；神经官能症、更年期综合征见上述证候者。

**3. 镇心安神丸（《卫生部药品标准中药成方制剂·第十册》）**　药物组成：朱砂、黄连、甘草、当归、生龙齿、茯苓、熟地黄、地黄、黄芪、远志（炒）、柏子仁、酸枣仁。

功能主治：镇心安神，养血除烦。用于心血不足，精神恍惚，惊悸怔忡，烦躁不眠。

**4. 同仁安神丸（《卫生部药品标准中药成方制剂·第十一册》）**　药物组成：黄连、甘草、熟地黄、地黄、当归、黄芪、酸枣仁（炒）、龙齿、茯苓、柏子仁、远志（甘草炙）、朱砂。

功能主治：养血益气，镇惊安神。用于心血不足引起的心烦体倦，怔忡健忘，少眠多梦，心神不安。

【注意事项】 不宜与石膏同用。

【贮藏】 置干燥处，防潮。

（康敏　宋川霞　邓赟）

## 481　龙胆

Longdan

【异名】 陵游（《神农本草经》），草龙胆（《图经本草》），龙胆草（《履巉岩本草》），苦龙胆草、地胆草（《滇南本草》），胆草（《药品化义》），四叶胆（《广西中兽医药用植物》），苦胆（《现代实用中药》），水龙胆（《江苏药用植物志》），山龙胆、观音草、龙须草、狭叶龙胆、鲁音-苏斯、苦草、青鱼胆、小秦艽(《中药志》)。

**【来源】** 为龙胆科植物条叶龙胆 *Gentiana manshurica* Kitag.、龙胆 *Gentiana scabra* Bge.、三花龙胆 *Gentiana triflora* Pall. 或坚龙胆 *Gentiana rigescens* Franch.的干燥根和根茎。前三种习称“龙胆”,后一种习称“坚龙胆”。

**【产地】** 主要为野生品,也有栽培品。其道地产区为辽宁清原。龙胆主产于东北、内蒙古自治区、河北省、陕西省、新疆维吾尔自治区、江苏省、安徽省、浙江省、江西省、福建省、湖北省、湖南省、广东省、广西省等地;三花龙胆主产于东北、内蒙古自治区、河北省等地;条叶龙胆主产于东北、河北省、山西省、陕西省、山东省、江苏省、安徽省、浙江省、湖北省、湖南省、广东省、广西省等地;滇龙胆主产于江苏省、安徽省、浙江省、广西省、四川省、云南省、贵州省等地。建于清原满族自治县英额门镇、湾甸子镇、英额门镇大石沟村的龙胆 GAP 种植基地已通过原国家食品药品监督管理总局验收。

**【采收加工】** 春、秋二季采挖,洗净,干燥。

**【炮制】** 除去杂质,洗净,润透,切段,干燥。

**【性状特征】** **龙胆** 呈不规则形的段。根茎呈不规则块片,表面暗灰棕色或深棕色。根圆柱形,表面淡黄色至黄棕色,有的有横皱纹,具纵皱纹。切面皮部黄白色至棕黄色,木部色较浅。气微,味甚苦。

**坚龙胆** 呈不规则形的段。根表面无横皱纹,膜质外皮已脱落,表面黄棕色至深棕色。切面皮部黄棕色,木部色较浅。

**【化学成分】** 龙胆的主要成分是环烯醚萜,还含有黄酮、生物碱、三萜等。龙胆的环烯醚萜是其主要药理活性成分。《中华人民共和国药典》2015年版规定,本品按干燥品计算,龙胆药材含龙胆苦苷($C_{16}H_{20}O_9$)不得少于 3.0%;坚龙胆含龙胆苦苷($C_{16}H_{20}O_9$)不得少于 1.5%。龙胆饮片含龙胆苦苷($C_{16}H_{20}O_9$)不得少于 2.0%;坚龙胆饮片含龙胆苦苷($C_{16}H_{20}O_9$)不得少于 1.0%。

**【药理毒理】**

**1. 保肝** 按龙胆水提物 5g/kg、龙胆苦苷 0.3、0.6g/kg 的剂量给 $CCl_4$ 致小鼠急性肝损伤模型灌胃,连续 4d,可明显降低小鼠血清 ALT、AST 水平,增加肝组织中谷胱甘肽过氧化物酶活力。按龙胆水提物 5g/kg、龙胆苦苷 0.175、0.35、0.7g/kg 的剂量给正常大鼠灌胃给药,连续 4d,可明显增加胆汁流量,增加胆汁中总胆红素、游离胆红素的浓度[1]。

**2. 抗病原微生物** 龙胆水提物 10、20g/kg 给大鼠灌胃给药,3 次/d,连续 7d 后,可促进霉菌性阴道炎和细菌性阴道炎转阴[2]。

**3. 抗肿瘤** 龙胆多糖按 25、50、100mg/kg 的剂量灌胃,可抑制荷 $S_{180}$ 肉瘤小鼠腹水型肿瘤细胞增殖,在 100mg/kg 的时候最大抑制率为 65.76%[3]。龙胆多糖按 20、40、80mg/kg 的剂量给 $S_{180}$ 荷瘤小鼠腹腔注射给药,连续 8d,可提高肿瘤抑制率,增加胸腺、脾脏指数[4]。

**4. 降血脂** 龙胆多糖按 100、200mg/kg 的剂量给高脂饮食致大鼠高脂血症模型灌胃,连续 20d,可明显低高脂血症大鼠血清中 TC、TG、LDL-C 水平,升高 HDL-C 水平[5]。

**5. 抗凝血** 0.1ml 的 12.5、25、50、100mg/ml 龙胆多糖可抑制正常大鼠的 PTT、PT、凝血酶,延长纤维蛋白凝固时间、血浆凝固时间[6]。

**6. 提高免疫** 龙胆多糖按 20、40mg/kg 的剂量给正常小鼠腹腔注射给药,连续 8d,可增加小鼠胸腺和脾脏指数,提高吞噬指数和单核巨噬细胞的吞噬功能,升高小鼠血清的半数溶血值,促进抗体生成[7]。

**7. 体内过程** 给大鼠灌胃剂量为 50mg/kg 的龙胆苦苷及剂量为 714mg/kg(以龙胆苦苷计 50mg/kg)龙胆提取物(龙胆苦苷的含量为 7.02%),灌胃后不同时间点取血测定,龙胆苦苷的血药浓度-时间曲线符合二室模型,$C_{max}$ 分别为(16.53±0.37)、(16.61±0.49)g/ml,$T_{max}$ 分别为 0.25、1.5h,$t_{1/2\alpha}$ 分别为(0.20±0.04)、(0.69±0.14)h,$t_{1/2\beta}$ 分别为(0.64±0.08)、(0.80±0.11)h,$AUC_{0\to\infty}$ 分别为(18.20±1.97)、(39.20±1.18)g·h/ml,$CL$ 分别为(2.75±0.32)、(1.22±0.04)L/(h·kg)。总体而言,龙胆苦苷灌胃给药后 30min,血药浓度达最高,然后快速下降,40min 下降到 30min 的 3/4 左右,40～360min 血药浓度相对稳定,然后缓慢下降;龙胆提取物灌胃给药后 110min,血药浓度达最高,然后快速下降,140min 下降到 110min 的 3/4 左右,140～360min 血药浓度相对稳定,然后缓慢下降[8]。

【药性】 苦,寒。归肝、胆经。

【功能主治】 清热燥湿,泻肝胆火。用于湿热黄疸,阴肿阴痒,带下,湿疹瘙痒,肝火目赤,耳鸣耳聋,胁痛口苦,强中,惊风抽搐。

【临床应用】

**1. 临床常用**

(1) 湿热证　本品具有良好的清热燥湿之功,因长于清肝胆、膀胱湿热,故主要用于黄疸、带下、阴痒阴肿、淋证等肝胆或下焦湿热病证。治湿热黄疸,多与茵陈蒿、栀子等清热利湿退黄药同用;治湿热下注,阴痒阴肿、妇女带下黄臭、男子阴囊湿痒肿痛及湿疹瘙痒,常与黄柏、苦参等清热燥湿药同用,还可煎汤外洗;治湿热淋证,可与栀子、车前子等清热利尿通淋药同用,如《医方集解》龙胆泻肝汤,主治以上诸证及湿热所致的胁痛、耳肿流脓等。

(2) 肝胆热盛,胃火壅盛　本品既清肝胆湿热,又泻肝胆实火,可用于治肝火上炎的头痛、头晕、目赤。耳肿,或肝火内盛的胁痛、口苦等症,如《医方集解》龙胆泻肝汤;治肝经热盛、热极生风所致的小儿惊风、手足抽搐,与清泻肝火、息风止痉药同用,以共收清肝息风之效,以之与牛黄、钩藤等配伍,如《小儿药证直决》凉惊丸。

(3) 热毒痈肿,咽喉肿痛　本品尚有一定的清热解毒功效,还能用于热毒痈肿。治小儿疮肿,以之与黄连、升麻等清热解毒药同用,如《医宗金鉴》龙胆丸;治热毒咽喉肿痛,可单用,亦可与解毒利咽药同用,如《本草汇言》单用捣汁,汩嗽服之。

**2. 临床新用**　龙胆可用于治疗弱精子症[9]。

【用法用量】 3～6g。

【成药例证】

**1. 龙胆泻肝丸(《中华人民共和国药典》2015年版)**　药物组成:龙胆、黄芩、泽泻、盐车前子、地黄、柴胡、栀子(炒)、木通、酒当归、炙甘草。

功能主治:清肝胆,利湿热。用于肝胆湿热,头晕目赤,耳鸣耳聋,耳肿疼痛,胁痛口苦,尿赤涩痛,湿热带下。

**2. 耳聋丸(《中华人民共和国药典》2015年版)**　药物组成:龙胆、地黄、木通、当归、甘草、黄芩、泽泻、栀子、九节菖蒲、羚羊角。

功能主治:清肝泻火,利湿通窍。用于肝胆湿热所致的头晕头痛、耳聋耳鸣、耳内流脓。

**3. 茵胆平肝胶囊(《中华人民共和国药典》2015年版)**　药物组成:茵陈、龙胆、黄芩、猪胆粉、栀子、白芍(炒)、当归、甘草。

功能主治:清热,利湿,退黄。用于肝胆湿热所致的胁痛、口苦、尿黄、身目发黄;急、慢性肝炎见上述证候者。

**4. 苦胆草片(《卫生部药品标准中药成方制剂·第十一册》)**　药物组成:龙胆。

功能主治:清热燥湿,泻肝胆火。用于湿热黄疸,阴肿阴痒,带下,强中,湿疹瘙痒,目赤,耳聋,胁痛,口苦,惊风抽搐。

**5. 泻青丸《卫生部药品标准中药成方制剂·第七册》)**　药物组成:龙胆、大黄(酒炒)、防风、羌活、栀子、川芎、当归、青黛。

功能主治:清肝泻火。用于耳鸣耳聋,口苦头晕,两胁疼痛,小便赤涩。

【贮藏】 置干燥处。

【参考文献】 [1]刘占文,陈长勋,金若敏,等.龙胆苦苷的保肝作用研究[J].中草药,2002,33(1):47-50.

[2]程渝.龙胆草水提物对细菌性、霉菌性阴道炎模型大鼠的保护作用研究[J].中国药房,2010,23(31):2895-2896.

[3]Chengyu Wang,Yan Wang,Jing Zhang,*et al*.Optimization for the Extraction of Polysaccharides from *Gentiana scabra* Bunge and Their Antioxidant in Vitro and Anti-tumor Activity *in Vivo*[J].Journal of the Taiwan Institute of Chemical Engineers,2014,(45):1126-1131.

[4]江蔚新,江培,张晓燕,等.龙胆多糖的体内抗肿瘤作用研究[J].中成药,2008,30(10):1530-1532.

[5]江蔚新,何文顺,赵玺.龙胆多糖的降血脂作用的研究[J].黑龙江医药,2008,21(4):31-33.

[6]江蔚新,赵玺.龙胆多糖的抗凝血作用的研究[J].黑龙江医药,2008,21(5):31-32.

[7]江蔚新,张晓燕,何文顺.龙胆多糖对小鼠免疫功能的影响[J].黑龙江医药,2008,21(3):17-18.

[8]冯波,朱鹤云,关皎,等.龙胆苦苷及龙胆提取物在大鼠体内药动学对比研究[J].中药材,2013,36(5):783-786.

[9]陈铭,高松占,蔡甄波.补肾化浊通瘀法治疗弱精子症76例临床分析[J].中国男科学杂志,2008,22(3):54-55.

(康敏　宋川霞　邓赟)

## 482 龙骨

Longgu

【异名】 陆虎遗生(《现代实用中药》),石龙骨

(《中药正别名》),五花龙骨(《全国中草药汇编》)。

**【来源】** 为古代哺乳动物如三趾马、犀类、鹿类、牛类、象类等的骨骼化石或象类门齿的化石,前者习称"龙骨",后者习称"五花龙骨"。

**【产地】** 其道地产区为山西德保县,亦主产于山西榆次,河南安阳,陕西神木、勉县,甘肃灵台。内蒙古自治区、青海省、四川省等地亦产。

**【采收加工】** 全年皆可采挖,挖出后,除去泥沙及杂质。五花龙骨极易破碎,常用毛边纸粘贴。

**【炮制】** **龙骨** 除去杂质及泥沙,打碎。

**煅龙骨** 取净龙骨,照煅法煅至红透,放凉,取出,碾碎。

**【性状特征】** **龙骨** 呈骨骼状或已破碎呈不规则块状,大小不一。表面白色、灰白色或淡棕色,多较平滑,有的具纹理与裂隙或棕色条纹与斑点。质硬,断面不平坦,关节处有多数蜂窝状小孔。吸湿力强。无臭,无味。以质硬、色白、吸湿力强者为佳。

**五花龙骨** 呈不规则块状,大小不一;有的呈圆柱状,长短不一,直径5～25cm。淡灰白色、淡黄白色或淡黄棕色,夹有蓝灰色及红棕色深浅粗细不同的花纹,偶有不具花纹者。表面平滑,时有小裂隙。质硬,较酥脆,易成片状剥落。以体较轻、质酥脆、分层、有花纹、吸湿力强者为佳。断面无吸湿性、烧之发烟有异臭味者不可供药用。

**煅龙骨** 形同龙骨,色较深,质较松。

**【化学成分】** 龙骨的主要成分是碳酸钙、磷酸钙,还含有五氧化二磷、氧化镁、三氧化二铁和少量的铝、镁、氯等。龙骨的碳酸钙、磷酸钙是其主要药理活性成分。

**【药理毒理】**

**1. 镇静、安神** 龙骨按35g/kg的量给大鼠灌胃,连续7d,能延长自由活动大鼠的睡眠时间,延长$SWS_2$[1]。

**2. 增强免疫** 龙骨水煎液按50g/kg剂量给小鼠灌胃,连续7d,可增加小鼠胸腺的相对重量,灌服3周后,可增加小鼠脾脏的相对重量[2]。

**【药性】** 甘、涩,平。归心、肝、肾、大肠经。

**【功能主治】** 安神,固涩;外用生肌敛疮。用于心悸易惊,失眠多梦,自汗,盗汗,遗精,白带,崩漏;外治溃疡久不收口,阴囊湿痒。

**【临床应用】** 临床常用

(1) 心神不宁证 本品有镇心安神之效,适用于多种原因所致的心神不宁、心悸失眠等症。以之与远志、石菖蒲、龟甲等同用,用于治疗健忘、心悸怔忡、失眠多梦等,如《千金方》孔圣枕中丹;用于治疗痰热内盛、惊痫癫狂,则常与牛黄、羚羊角、胆南星等化痰、息风止痉药配伍。

(2) 肝阳上亢证 本品有平肝潜阳之功。适用于肝阳眩晕、烦躁易怒等病症,常与生牡蛎、代赭石、白芍等平肝潜阳药配伍,如《医学衷中参西录》镇肝息风汤。

(3) 滑脱诸证 本品煅用,味涩能敛,功善收敛固涩。适用于遗精、滑精、遗尿、崩漏、带下、自汗、盗汗等多种正虚滑脱之症。若治肾虚遗精、滑精,常与牡蛎、沙苑子、芡实等益肾固精之品同用,如《医方集解》金锁固精丸。若治心肾两虚、小便频数,常与桑螵蛸、人参、茯苓等配伍,如《本草衍义》桑螵蛸散。若治气虚不摄、冲任不固之崩漏、带下,常与黄芪、山茱萸、海螵蛸等益气、收涩之品同用,如《医学衷中参西录》固冲汤。若治自汗、盗汗,则每与黄芪、牡蛎、浮小麦、五味子等益气养阴、固表止汗药同用。

(4) 湿疹,湿疮,疮疡 本品煅用外用,具有收湿、敛疮生肌之效,可用于治疗湿疹、湿疮及疮疡久溃不敛。

**【用法用量】** 15～30g,先煎;外用适量,研末敷患处。

**【成药例证】**

**1. 龙牡壮骨颗粒(《中华人民共和国药典》2015年版)** 药物组成:党参、黄芪、山麦冬、醋龟甲、炒白术、山药、醋南五味子、龙骨、煅牡蛎、茯苓、大枣、甘草、乳酸钙、炒鸡内金、维生素$D_2$、葡萄糖酸钙。

功能主治:强筋壮骨,和胃健脾。用于治疗和预防小儿佝偻病、软骨病;对小儿多汗、夜惊、食欲不振、消化不良、发育迟缓也有治疗作用。

**2. 复方珍珠散(《中华人民共和国药典》2015年版)** 药物组成:石决明(煅)、龙骨(煅)、白石脂(煅)、石膏(煅)、珍珠、人工麝香、冰片。

功能主治:收湿敛疮,生肌长肉。用于热毒蕴结所致的溃疡,症见疮面鲜活、脓腐将尽。

**3. 生肌八宝散(《卫生部药品标准中药成方制**

**剂·第五册》)** 药物组成：炉甘石(煅)、石膏(煅)、龙骨(煅)、赤石脂(煅)、血竭、冰片、轻粉、蜂蜡。

功能主治：生肌收敛。用于疮疡溃烂，腐肉将尽，疮口不收。

**4. 秦皮接骨胶囊(《国家中成药标准汇编·骨伤科分册》)** 药物组成：秦皮、川西小黄菊、龙骨、川贝母。

功能主治：活血散瘀，疗伤接骨，止痛。用于跌打，筋骨扭伤，瘀血肿痛。

**5. 孔圣枕中丸(《国家中成药标准汇编·内科心系分册》)** 药物组成：龟甲(沙烫醋淬)、龙骨、远志(去心甘草炙)、石菖蒲、蜂蜜(炼)。

功能主治：补益心肾，益智安神。用于心肾不交，失眠健忘，头晕耳鸣，神疲体倦。

**【贮藏】** 置干燥处，防潮。

**【参考文献】** [1]王东，刘颖，李延利.龙骨对自由活动大鼠睡眠时相的影响[J].时珍国医国药，2008，19(9)：2129-2130.

[2]李光华，周旭，贺戈，等.龙骨免疫作用的实验研究[J].江苏中医药，2003，24(4)：54-55.

(康敏 宋川霞 邓赟)

## 483 龙葵

Longkui

**【异名】** 苦菜(《新修本草》)，苦葵、天茄子、老鸦眼睛草(《图经本草》)，天茄苗儿(《救荒本草》)，矢天茄(《滇南本草》)，水茄、天泡草、老鸦酸浆草(《本草纲目》)，天泡果(《植物名实图考》)，七粒扣、乌疔草(《福建民间草药》)，黑天棵(《江苏植药志》)，黑天天、黑星星、野茄子(《东北药用植物志》)，惹子草、野辣子(《中国土农药志》)，龙眼草、黑姑娘、野辣椒、灯笼珠草、野辣椒树、地泡子、地葫草、山辣椒、野海椒、耳坠菜(《中药志》)。

**【来源】** 为茄科植物龙葵 *Solanum nigrum* L. 的干燥地上部分。

**【产地】** 主要为栽培品，野生品亦有。主产于全国各地。

**【采收加工】** 夏、秋二季采割，除去杂质，干燥。

**【炮制】** 除去老梗及杂质，喷淋清水，切断，干燥。

**【性状特征】** 茎圆柱形，有分枝，长20～60cm，直径0.2～1cm，表面绿色或黄绿色；质硬而脆，断面黄白色，中空。叶对生，皱缩或破碎，完整者展平后呈卵形，长2.5～10cm，宽1.5～5.5cm；暗绿色，全缘或有不规则的波状粗齿；两面光滑或疏被短柔毛；叶柄长1～2cm。聚伞花序侧生，花4～10朵，多脱落，花萼杯状，棕褐色，花冠棕黄色。浆果球形，直径约6mm，表面棕褐色或紫黑色，皱缩。种子多数，棕色。气微，味淡。以茎叶色绿、带果者为佳。

**【化学成分】** 龙葵的主要成分是生物碱，还含有多糖、皂苷、香豆素等。龙葵的生物碱是其主要药理活性成分。

**【药理毒理】**

**1. 调节免疫** 龙葵多糖按31.25、62.50、125mg/kg的剂量腹腔注射，可升高 $S_{180}$ 荷瘤小鼠红细胞膜SOD、CAT量，阻止LPO合成，抑制HMP的生成，提高 $Na^+$，$K^+$-ATP酶活性，使RBC的封闭度恢复，从而使 $S_{180}$ 荷瘤小鼠RBC免疫功能重新恢复正常[1]。

**2. 抗肿瘤** 龙葵碱按37.50mg/kg给小鼠皮下注射给药可使小鼠肉瘤 $S_{180}$ 腹水型、肝 $H_{22}$ 肿瘤细胞RNA水平降低，DNA水平增高，降低小鼠肉瘤 $S_{180}$ 腹水型小鼠肿瘤细胞RNA/DNA的比值[2]。

**3. 保护肾脏** 龙葵提取物按0.75、1.25、2.5g/kg剂量给小牛血清蛋白致肾炎模型大鼠灌胃，减少尿蛋白排出，降低血清BUN及Scr含量，减少肾小管内的蛋白管型大小和数量[3]。

**4. 安全性评价** 龙葵中的龙葵碱对睾丸支持细胞具有细胞毒作用，龙葵碱作用于细胞72h后随着剂量的增加，毒性逐渐增强，$IC_{50}$ 约为22.29μmol/L[4]。

**【药性】** 苦、微甘，寒；有小毒。归膀胱经。

**【功能主治】** 清热解毒、消肿散结，消炎利尿。用于疮疖肿痛，尿路感染，小便不利，肿瘤。

**【临床应用】 临床常用**

(1) 疮疖肿痛 本品苦，寒，可清热解毒、消肿散结，治疗疮疖肿痛。

(2) 淋证 本品利尿通淋，可治疗小便淋沥不尽。

**【用法用量】** 9～30g。外用适量。

【成药例证】

**1. 紫龙金片(《中华人民共和国药典》2015年版)** 药物组成:黄芪、当归、白英、龙葵、丹参、半枝莲、蛇莓、郁金。

功能主治:益气养血,清热解毒,理气化瘀。用于气血两虚证原发性肺癌化疗者,症见神疲乏力、少气懒言、头昏眼花、食欲不振、气短自汗、咳嗽、疼痛。

**2. 欣力康颗粒(《国家中成药标准汇编·口腔肿瘤儿科分册》)** 药物组成:半枝莲、龙葵、蛇莓、轮环藤根、黄芪、红参、雪莲花、当归、郁金、丹参。

功能主治:补气养血,化瘀解毒。用于癌症放化疗的辅助治疗。

**3. 金蒲胶囊(《中华人民共和国药典》2015年版)** 药物组成:人工牛黄、金银花、蜈蚣、炮山甲、蟾酥、蒲公英、半枝莲、山慈菇、莪术、白花蛇舌草、苦参、龙葵、珍珠、大黄、黄药子、乳香(制)、没药(制)、延胡索(醋炙)、红花、姜半夏、党参、黄芪、刺五加、砂仁。

功能主治:清热解毒,消肿止痛,益气化痰。用于晚期胃癌、食管癌患者痰湿瘀阻及气滞血瘀证。

**4. 复方天仙胶囊(《新药转正标准1》)** 药物组成:天花粉、威灵仙、白花蛇舌草、人工牛黄、龙葵、胆南星、乳香(制)、没药、人参、黄芪、珍珠(制)、猪苓、蛇蜕、冰片、麝香。

功能主治:清热解毒,活血化瘀,散结止痛。对食管癌、胃癌有一定抑制作用;配合化疗、放疗,可提高其疗效。

**5. 楼莲胶囊(《新药转正标准36》)** 药物组成:白花蛇舌草、天葵子、水红花子、重楼、鳖甲(制)、莪术、半边莲、土鳖虫、水蛭(烫)、红参、制何首乌、龙葵。

功能主治:行气化瘀,清热解毒。本品为原发性肝癌辅助治疗药,适用于原发性肝癌Ⅱ期气滞血瘀证患者,合并肝动脉插管化疗,可提高有效率和缓解腹胀、乏力等症状。

【注意事项】

(1)脾胃虚弱者禁用。

(2)本品有小毒,久服或过量可引起白细胞下降及肝功能损害,并可出现恶寒盗汗、腹痛下痢,甚至昏迷等症状,故不宜久服或过量服用。

【贮藏】 置阴凉干燥处。

【参考文献】

[1]许龙波,高世勇,季宇彬.龙葵多糖对$S_{180}$荷瘤小鼠红细胞免疫功能的影响[J].中草药,2009,40(S):211-212.

[2]季宇彬,王宏亮,高世勇.龙葵碱对荷瘤小鼠肿瘤细胞DNA和RNA的影响[J].中草药,2005,36(8):1200-1202.

[3]吴军,陈晨,王宇环.龙葵提取物对小牛血清白蛋白所致大鼠实验性肾炎的影响[J].时珍国医国药,2009,20(5):1236-1237.

[4]王秋平,郎朗,高世勇,等.龙葵碱对雄性小鼠睾丸支持细胞毒性的初步研究[J].中草药,2009,40(S):208-210.

(康敏　宋川霞　邓赟)

## 484 龙葵果

Longkuiguo

【异名】 伊乃不斯色来比、安古尔西法(《拜地依药书》),亦拿卜撒剌必、亦卜撒剌必(《回回药方三十六卷》),买库(《药物之园》)。

【来源】 为茄科植物龙葵 *Solanum nigrum* L.的干燥近成熟果实。

【产地】 主要为栽培品,野生品亦有。主产于广西壮族自治区、云南省、河北南部、安徽北部、浙江省等地。

【采收加工】 夏、秋季果实近成熟时采摘,晒干。

【炮制】 取龙葵果,除去杂质,洗净后置蒸馏锅里,倒入一定量的水,文火蒸熟,取出,晒干。

【性状特征】 呈类球形,皱缩,直径2～5mm。表面黑褐色、橙红色或黄绿色,顶端有一圆形花柱残痕,下端有时带一细果柄,体轻易破碎,种子多数圆扁形,黄白色。气微,味酸微苦。

【化学成分】 龙葵果的主要成分是生物碱,还含有多糖、酚、皂苷、色素、微量元素等。龙葵果的生物碱是其主要药理活性成分。

【药理毒理】

**1. 抑菌** 500.0μg/ml的龙葵果水提取物对变异链球菌的生长抑制率分别为50.34%、50.68%[1]。

**2. 镇静** 龙葵果醇提物按50mg/kg剂量给正常小鼠静脉注射,能降低小鼠自发活动,127.5～255mg/kg时呈最大抑制[2]。

**3. 抗肿瘤** 龙葵果中的龙葵碱按37.50mg/kg给小鼠皮下注射给药可使小鼠肉瘤180腹水型、肝

$H_{22}$肿瘤细胞RNA水平降低,DNA水平增高,降低小鼠肉瘤180腹水型小鼠肿瘤细胞RNA/DNA的比值[3]。

**【药性】** 二级干寒。

**【功能主治】** 调血解毒,清热止渴,收敛消肿。用于热性气管炎,咽炎,胃炎,肝炎。外敷或外洗治疗头痛、脑膜炎、耳鼻眼疾;捣碎外敷胃脘部,可消肿止痛,治疗胃痛、胃胀;煎汁漱口治疗牙龈肿痛。

**【临床应用】 临床常用**

咽喉肿痛,痈肿疔毒　本品有清热解毒和散结的作用,治疗咽喉肿痛,可配合土牛膝、筋骨草、大青叶等药同用。治疗外科痈肿疔毒,可用鲜草洗净,捣烂外敷;内服可配合地丁草、野菊花、蒲公英等药同用。

**【用法用量】** 6～10g。亦可和果汁、菊苣汁各半饮服。

**【注意事项】** 对膀胱有害,矫正药为蜂蜜或砂糖。

**【贮藏】** 置阴凉干燥处。

**【参考文献】** [1]王春霞,田莉,田树革,等.龙葵果提取物的体外抑菌效果[J].湖北农业科学,2012,51(17):3748-3750.

[2] Perez R M, Perez J A, Garcia L M, *et al*. Neuropharmacological activity of Solanum nigrum fruit [J]. *Journal of Ethnophamacology*,1998,(65):43-48.

[3]季宇彬,王宏亮,高世勇.龙葵碱对荷瘤小鼠肿瘤细胞DNA和RNA的影响[J].中草药,2005,36(8):1200-1202.

（康敏　宋川霞　邓赟）

## 485　龙脷叶

Longliye

**【异名】** 龙舌叶、龙味叶(广州部队《常用中草药手册》)。

**【来源】** 为大戟科植物龙脷叶 *Sauropus spatulifolius* Beille 的干燥叶。

**【采收加工】** 夏、秋二季采收,晒干。

**【炮制】** 净制。

**【性状特征】** 本品呈团状或长条状皱缩,展平后呈长卵形、卵状披针形或倒卵状披针形,表面黄褐色、黄绿色或绿褐色,长5～9cm,宽2.5～3.5cm。先端圆钝稍内凹而有小尖刺,基部楔形或稍圆,全缘或稍皱缩成波状。下表面中脉腹背突出,基部偶见柔毛,侧脉羽状,5～6对,于近外缘处合成边脉;叶柄短。气微,味淡、微甘。

**【化学成分】** 龙脷叶主要含挥发油、有机酸、糖苷等成分。

**【药性】** 甘、淡,平。归肺、胃经。

**【功能主治】** 润肺止咳,通便。用于肺燥咳嗽,咽痛失音,便秘。

**【临床应用】 临床常用**

(1)咳嗽　龙脷叶可用治肺燥咳嗽,咳喘日久,痰黏难咯,咽痛失音。

(2)便秘　龙脷叶可用治便秘。

**【用法用量】** 9～15g。

**【贮藏】** 置通风干燥处。

（彭芙　敖慧　彭成）

## 486　龙眼肉

Longyanrou

**【异名】** 益智(《神农本草经》),龙目(《蜀都赋》),荔枝奴(《南方草木状》),比目(《吴普本草》),绣木团、川弹子(《清异录》),亚荔枝(《开宝本草》),木弹、骊珠、燕卵、鲛泪、圆眼、蜜脾(《本草纲目》),海珠丛(《群芳谱》),桂圆(《药品化义》),龙眼干(《泉州本草》)。

**【来源】** 为无患子科植物龙眼 *Dimocarpus longan* Lour.的假种皮。

**【产地】** 主要为野生品,栽培品亦有。其道地产区为福建省泉州,亦主产于广东、广西等地。

**【采收加工】** 夏秋二季阴天或晴天早晨露水干后或傍晚采收成熟果实。选择肉厚、核小、糖分含量高的龙眼,放在太阳下曝晒,或放在焙灶、烘房中烘干。烘晒到半干程度,剥去果壳,将果肉从果蒂处撕开成梅花状,摊放在竹匾上,继续在太阳下晒干果肉,或在烘房里烘干果肉,温度控制在60℃左右,但不能在焙灶上焙干,否则肉色容易焦黄且有烟焦味。龙眼肉干燥至适度,含水量15%～19%,干爽不黏,肉质浓甜,脆韧,色泽黄亮即可。

**【炮制】** 净制。

**【性状特征】** 呈纵向破裂的不规则薄片,或呈囊状，长约1.5cm，宽2～4cm，厚约0.1cm。棕黄色至棕褐色，半透明。外表面皱缩不平，内表面光亮而有细纵皱纹。薄片者质柔润，囊状者质稍硬。气微香，味甜。以肉厚，质细软，个大，色黄，半透明，味浓甜者为佳。

**【化学成分】** 龙眼肉的主要成分是多糖，还含有苷类、多肽、多酚等。龙眼肉的多糖是其主要药理活性成分。

**【药理毒理】**

**1. 增强免疫力** 0.25g/ml龙眼肉水提取液按2、5、10ml/kg剂量给小鼠灌胃，连续3周，能升高小鼠胸腺指数及淋巴结的T细胞检出率，明显增强胸腺细胞的免疫作用[1]。

**2. 调节内分泌** 龙眼肉乙醇提取物按2.5、5.0g/kg剂量给大鼠腹腔注射，连续10d，可降低雌性大鼠血清催乳素的含量，增加大鼠血清中孕酮和促卵胞刺激素的含量；在5.0g/kg剂量时，能减少雌二醇和睾丸酮的含量，而对促黄体生成素无影响[2]。

**3. 抗焦虑** 龙眼肉甲醇提取物2.0g/kg皮下注射，可明显增加小鼠冲突缓解试验饮水次数[3]。

**4. 抗氧化** 浓度为0.25g/ml龙眼肉水提取液按2、5、20ml/kg剂量给小鼠灌胃，连续3周，可抑制小鼠肝匀浆过氧化脂质(LPO)的生成[1]。

**【药性】** 甘，温。归心、脾经。

**【功能主治】** 补益心脾，养血安神。用于气血不足，心悸怔忡，健忘失眠，血虚萎黄。

**【临床应用】 临床常用**

心脾气血两虚证　本品能补益心脾，能益气安神，可用于心脾气虚，心神不安者，常与人参、当归、酸枣仁等配伍，如(《正体类要》)归脾汤。治心虚怔忡者，常与酸枣仁、柏子仁、山茱萸、乳香、没药等同用，如(《医学衷中参西录》)定心汤；治病后或年老体弱，气血不足者，常与红枣、粳米等同用，如(《老老恒言》)龙眼肉粥，或单用本品加白糖蒸熟，开水冲服，单用本品即有效，方见(《随息居饮食谱》)玉灵膏。

**【用法用量】** 9～15g。

**【成药例证】**

**1. 升气养元糖浆(《中华人民共和国药典》2015年版)** 药物组成：党参、黄芪、龙眼肉。

功能主治：益气，健脾，养血。用于气血不足、脾胃虚弱所致的面色萎黄、四肢乏力。

**2. 补脾安神合剂(《国家中成药标准汇编·内科脾胃分册》)** 药物组成：炙黄芪、龙眼肉、党参、茯苓、白术(土炒)、白芍(炒)、当归、酸枣仁(炒)、远志(炙)、木香、香附(制)、陈皮、炙甘草、蜂蜜(炼)、蔗糖、苯甲酸钠。

功能主治：益气健脾，养血安神。用于心脾两虚，气短心悸，失眠多梦，头昏头晕，肢倦乏力，食欲不振，崩漏便血。

**3. 人参归脾丸(《卫生部药品标准中药成方制剂·第四册》)** 药物组成：人参、白术(麸炒)、茯苓、甘草(蜜炙)、黄芪(蜜炙)当归、木香、远志(去甘草制)、龙眼肉、酸枣仁(炒)。

功能主治：益气补血，健脾养心。用于心脾两虚，气血不足所致的心悸、怔忡，失眠健忘，食少体倦，面色萎黄以及脾不统血所致的便血、崩漏，带下等症。

**4. 养心宁神丸(《卫生部药品标准中药成方制剂·第十一册》)** 药物组成：党参、酸枣仁(炒)、茯苓(炒)、远志(制)、白术(炒)、莲子(炒)、山药(炒)、丹参、大枣、龙眼肉、石菖蒲、陈皮。

功能主治：养心益脾，镇静安神。用于神经衰弱，心悸失眠，耳鸣目眩。

**5. 首乌补肾酒(《卫生部药品标准中药成方制剂·第十一册》)** 药物组成：何首乌、白芍、当归、龙眼肉、地黄、牛膝、黄芪、枸杞子、金樱子提取液。

功能主治：补气养血，补肾益精，补心安神。用于气血不足，肝肾亏损所致的神疲乏力，健忘失眠，脱发白发，眩晕耳鸣，心悸怔忡，多梦易惊，面色萎黄，以及梦遗滑精，夜尿频繁者。

**【贮藏】** 置通风干燥处，防潮，防蛀。

**【参考文献】** [1]王惠琴，白洁尘，蒋保李，等.龙眼肉提取液抗自由基及免疫增强作用的实验研究[J].中国老年学杂志，1994，14(4)：227-229.

[2]许兰芝，王洪岗，耿秀芳，等.龙眼肉乙醇提取物对雌性大鼠垂体-性腺轴的作用[J].中医药信息，2002，19(5)：57-58.

(叶强　杨槐　郭力)

## 487　蝼蛄

Lougu

**【异名】** 蝼窐、蟓蛉、杜狗、蛞蝼(《方言》)，蝼蝈

(《吕氏春秋》),梧鼠(《荀子》),蝼、天蝼(《尔雅》),炙鼠、津姑、蝼蜮(《广雅》),蟪蛄(《神农本草经》),硕鼠(《古今注》),蜗蛄(《广志》),土狗(《本事方》),地狗(《滇南本草》),拉拉古(《广雅疏证》),土狗崽、地牯牛(《贵州民间方药集》),拉拉狗(《河北药材》),拉蛄(《山东中药》)。

**【来源】** 为蝼蛄科动物蝼蛄 *Gryllotalpa africana* Palisot et Burmeister 或华北蝼蛄 *Gryllotalpa unispina* Saussure 的成虫全体。

**【产地】** 主要为人工养殖,野生品亦有。全国大部地区均产,主产于江苏、浙江、山东、河北、安徽等地。

**【采收加工】** 夏、秋季节耕地翻土时捕捉,或晚上点灯诱捕。捕后除去泥土,置沸水中烫死,晒干或低温干燥。

**【炮制】** 净制,除去翅足,或焙至黄褐色用。

**【性状特征】** 干燥的虫体,多已碎断而少完整。完整者长约3cm,头胸部呈茶棕色,杂有黑棕色;复眼黑色而有光泽;翅膜质,多碎落,足亦多折损不全,腹皱缩,浅黄色,有的呈黑棕色。疏生短绒毛,或无毛,质软,易碎。有特异的腥臭气。

**【化学成分】** 蝼蛄的主要成分是蛋白质和氨基酸。蝼蛄的蛋白质和氨基酸是其主要药理活性成分。

**【药理毒理】** **安全性评价**　小鼠饲喂蝼蛄粉5g/d,连续1个月,小鼠发育正常,雌鼠正常怀孕,幼鼠发育良好。家兔饲喂蝼蛄粉0.5g/(kg·d),连续2个月,家兔体重、白细胞计数、血红蛋白含量测定、尿蛋白及沉淀检查均未出现异常。表明无长期毒性反应[1]。

**【药性】** 寒,咸;有小毒。归胃、膀胱、小肠、大肠经。

**【功能主治】** 利水消肿,通淋,解毒。用于水肿,淋证,小便不利,瘰疬,痈肿恶疮。

**【临床应用】** **临床常用**

(1)大小便不通,水肿,肝硬化腹水证　本品性善钻利,能主水脏壅逆,故用于水道不通,二便闭,胀欲死,或水气泛滥致成水肿胀满,腹大如鼓,面浮,喘急不得卧,大小便不通,水肿,腹水者,单用本品即有效,方见《本草汇言》。

(2)痈肿,瘰疬,恶疮　本品能解疮毒,溃痈肿,除恶疮,可用于痈肿、瘰疬、恶疮的治疗,单用本品即有效,方见《本草新编》;用于颈项瘰疬,常与丁香配伍。

**【用法用量】** 3～4.5g。外用适量,研末撒或嗜鼻调涂。

**【成药例证】** **前列倍喜胶囊(《国家中成药标准汇编·外科妇科分册》)**　药物组成:猪鬃草、蝼蛄、王不留行、皂角刺、刺猬皮。

功能主治:清利湿热,活血化瘀,利尿通淋。用于湿热瘀阻所致的小便不利、淋沥涩痛,以及前列腺炎、前列腺增生见上述证候者。

**【注意事项】** 孕妇忌服。进入体内易使上消化道出血,造成胃溃疡,易被误诊。

**【贮藏】** 置通风干燥处。防霉,防蛀。

**【参考文献】** [1]张颂,杭秉倩,张香莲.蝼蛄的利尿作用与毒性实验[J].新中医药,1958,9(4):22.

(叶强　杨槐　郭力)

## 488　漏芦

Loulu

**【异名】** 野兰(《神农本草经》),荚蒿、鹿骊(《新修本草》)、鬼油麻(《日华子本草》),和尚头、大头翁、独花山牛蒡、祁漏芦(《梦溪笔谈》),老翁花(《本草图经》)。

**【来源】** 为菊科植物祁州漏芦 *Rhaponticum uniflorum* (L.) DC.的干燥根。

**【产地】** 主要为栽培品,野生品亦有。其道地产区为内蒙古,亦主产于河北、河南、辽宁、山东、北京等地。

**【采收加工】** 春、秋季采挖,除去须根和泥土,晒干。

**【炮制】** 净制,润透,切厚片,晒干。成品表面灰黄色,中心灰黑色,气特异。

**【性状特征】** 呈圆锥形或扁片块状,多扭曲,长短不一,直径1～2.5cm。表面暗棕色、灰褐色或黑褐色,粗糙,具纵沟及菱形的网状裂隙。外层易剥落,根头部膨大,有残茎及鳞片状叶基,顶端有灰白色绒毛。体轻,质脆,易折断,断面不整齐,灰黄色,有裂隙,中心有的呈星状裂隙,灰黑色或棕黑色。气特异，味微苦。

【化学成分】 漏芦的主要成分是多糖，还含有蜕皮激素、黄酮、噻吩、挥发油和有机酸等。漏芦的多糖是其主要药理活性成分。《中华人民共和国药典》2015年版规定，本品药材及其饮片按干燥品计算，含β-蜕皮甾酮($C_{27}H_{44}O_7$)不得少于0.040%。

【药理毒理】

**1. 保护心肌** 1、2.5、5mg/ml漏芦提取物的生长液作用于柯萨奇$B_3$病毒致病毒性心肌炎模型的离体心肌细胞，可降低超氧化物歧化酶的活性，抑制心肌细胞的氧化作用[1]。

**2. 抗衰老** 漏芦乙醇提取物按1.78、3.56、7.12g/kg剂量给D-半乳糖致衰老模型小鼠灌胃给药，连续40d，可升高衰老小鼠的大脑皮质神经元的琥珀酸脱氢酶(SDH)活性、降低乳酸脱氢酶(LDH)活性及减少脂褐素(LPF)含量[2]。

**3. 增强免疫力** 漏芦多糖按50、100、200mg/kg剂量给小鼠灌胃，连续7d，其中100mg/kg剂量能显著增高小鼠体内白细胞介素-2(IL-2)和γ-干扰素(IFN-γ)含量[3]。

**4. 抗炎、镇痛、抗缺氧** 漏芦水提取物按0.125、0.25、0.5g/kg剂量给小鼠灌胃，连续7d，能够明显延长小鼠在缺氧条件下的存活时间，明显对抗二甲苯所致小鼠耳肿胀作用以及减少小鼠扭体次数[4]。

**5. 保肝** 漏芦提取物按0.5、0.25g/kg剂量给$CCl_4$致肝纤维化模型大鼠灌胃，连续6周，能明显降低肝组织α-平滑肌肌动蛋白的表达[5]。漏芦乙醇提取物按1.78、3.56、7.12g/kg剂量给大鼠灌胃，连续5d，能明显降低$CCl_4$致急性肝损伤模型大鼠血清中天冬氨酸转氨酶、丙氨酸转氨酶的活性[6]。

**6. 抗肿瘤** 漏芦抽提剂按12.5、50、100mg/kg剂量给$S_{180}$肉瘤移植瘤小鼠和$H_{22}$肝癌移植瘤小鼠灌胃，连续10d，可有效减低肿瘤对机体重要脏器的损伤，保护机体免疫力，增加荷瘤小鼠体质量，延长实验荷瘤动物的生存时间[7]。漏芦水煎液按100、200、400mg/kg剂量给$H_{22}$肝癌移植瘤小鼠灌胃，对$H_{22}$移植瘤具有明显的抑制作用，且能显著减小移植瘤重，提高抑瘤率，同时明显升高荷瘤小鼠的脾指数，增高血清白介素IL-2和降低α-肿瘤坏死因子(TNF-α)，增高血清总抗氧化活力(T-AOC)和降低丙二醛(MDA)水平[8]。

**7. 改善记忆障碍** 漏芦乙醇提取物按1.56、3.125、6.25、12.5、25g/kg剂量给小鼠灌胃，连续12d，其中3.125、6.25、12.5g/kg剂量能改善小鼠的学习记忆功能[9]。漏芦乙醇提取物按0.78、1.56、3.125g/kg剂量给小鼠灌胃，连续12d，其中1.56、3.125g/kg剂量能对抗$NaNO_2$所致大脑缺氧，对小鼠记忆巩固障碍有一定的改善作用[9]。

【药性】 苦，寒。归胃经。

【功能主治】 清热解毒，消痈，下乳，舒筋通脉。用于乳痈肿痛，痈疽发背，瘰疬疮毒，乳汁不通，湿痹拘挛。

【临床应用】 临床常用

(1) 乳痈胀痛、痈疽发背，瘰疬疮毒 本品苦寒降泄，能清热解毒，消痈散结，通经下乳，为治乳痈之良药，可用于热毒壅聚、痈肿疮毒者，常与连翘、大黄甘草等同用，如《备急千金要方》漏芦汤、《集验背疽方》漏芦汤；治疗热毒壅塞、乳痈肿痛者，常与瓜蒌、蛇蜕等同用，如《太平惠民和剂局方》漏芦散；治疗痰火郁结，瘰疬欲破者，常与海藻、玄参、连翘等配伍使用，如《圣济总录》漏芦汤。

(2) 乳汁不下 本品味苦降泄，能通经下乳，故可用于气血亏损，乳络壅滞，乳汁不下，或乳房胀痛，或乳少清稀者，常与黄芪、鹿角胶、穿山甲等同用，如《中国药物大全》催乳丸。

(3) 湿痹拘挛 本品性苦通利，能舒筋活络、通脉，可用于湿痹、筋脉拘挛、骨节疼痛，常与地龙配伍，如《圣济总录》古圣散。

【用法用量】 5～9g。

【成药例证】

**1. 乳癖消片(《中华人民共和国药典》2015年版)** 药物组成：鹿角、蒲公英、昆布、天花粉、鸡血藤、三七、赤芍、海藻、漏芦、木香、玄参、牡丹皮、夏枯草、连翘、红花。

功能主治：软坚散结，活血消痈，清热解毒。用于痰热互结所致的乳癖、乳痈，症见乳房结节、数目不等、大小形态不一、质地柔软或产后乳房结块、红热疼痛；乳腺增生、乳腺炎早期见上述证候者。

**2. 通乳颗粒(《中华人民共和国药典》2015年版)** 药物组成：黄芪、通草、天花粉、漏芦、当归、白芍(酒)、柴胡、鹿角霜。

功能主治：益气养血，通络下乳。用于产后气血亏损，乳少，无乳，乳汁不通。

**3. 催乳丸（《卫生部药品标准中药成方制剂·第一册》）** 药物组成：当归、通草、麦芽、川芎、穿山甲（醋制）、漏芦、地黄、黄芪、鹿角霜、白芍、木香、王不留行（炒）。

功能主治：助气补血，活络下乳。用于产后气血亏损，乳汁不通，乳汁稀少。

**4. 消核片（《卫生部药品标准中药成方制剂·第十六册》）** 药物组成：玄参、海藻、丹参、浙贝母、昆布、半枝莲、牡蛎、漏芦、白花蛇舌草、夏枯草、郁金、芥子、金果榄、甘草。

功能主治：软坚散结，行气活血，化瘀通络。用于女性乳腺增生症，尤其适用于中青年妇女的乳痛症，乳腺小叶增生症。

**【注意事项】** 孕妇忌服。

**【贮藏】** 置通风干燥处。

**【参考文献】** [1]宋伟.漏芦提取物对病毒性心肌炎心肌细胞的抗氧化作用观察[J].山东医药，2008，48(48)：45-46.

[2]朴龙，邢程.漏芦乙醇提取物对D-半乳糖所致衰老小鼠组织学影响的研究[J].时珍国医国药，2005，16(10)：960-961.

[3]李发胜，杨光，咸丰，等.漏芦多糖对小鼠激发态免疫功能的影响及其可能机制[J].中国中药杂志，2007，32(5)：433-435.

[4]张学武，李天洙，孙权.漏芦提取物抗炎、镇痛、耐缺氧及抗疲劳作用的研究[J].四川中医，2005，23(7)：22-23.

[5]崔立敏，陈丽艳.漏芦提取物对四氯化碳致肝纤维化大鼠SOD、MOD及α-平滑肌肌动蛋白表达的影响[J].时珍国医国药，2007，18(10)：2444-2445.

[6]崔香淑，金元哲.漏芦乙醇提取物对四氯化碳所致大鼠急性肝损伤的保护作用[J].时珍国医国药，2005，16(11)：1114-1115.

[7]李秀荣，焦中华，刘培民.中药漏芦抽提剂逆转肿瘤多药耐药及诱导调亡研究[J].山东中医药大学学报，2008，32(1)：74-76.

[8]金爱花，徐慧仙，刘文静，等.祁州漏卢对$H_{22}$小鼠肝癌皮下移植瘤的抑制作用及其机制初探[J].中国实验方剂学杂志，2011，17(5)：165-167.

[9]邹莉波，杜立阳，蕈爱梅，等.祁州漏芦乙醇提取物益智作用的实验研究[J].沈阳药科大学学报，2003，20(2)：139.

（叶强　杨槐　郭力）

## 489　漏芦花

Louluhua

**【异名】** 邦孜道布（《甘露四部》），勃道（《无误蒙药鉴》），洪格尔-珠拉、伊和昭拉（《内蒙古植物志》），道布、邦孜（《蒙药学》）。

**【来源】** 为菊科植物祁州漏芦 *Rhaponticum uniflorum* (L.) DC 的干燥花。

**【产地】** 主要为栽培品，野生品亦有。其道地产区为内蒙古，亦主产于河北、河南、辽宁、山西等地。

**【采收加工】** 5～7月开花时采集头状花序，除去总苞片，阴干。

**【炮制】** 净制，阴干。

**【性状特征】** 呈扁球形或类球形，直径3～7cm。总苞片广钟形，5～6层，苞片先端具干膜质附属物，常成掌状分裂。全部管状花，长3～5cm，基部呈小漏斗状，上部浅紫色，先端分裂成丝条状；花住细长，露于花冠外。花托除去花后，可见众多托毛，银白色，有光泽。气微，味微苦。

**【化学成分】** 漏芦花的主要成分是挥发油、生物碱，还含有黄酮、植物甾醇等。漏芦花的挥发油、生物碱是其主要药理活性成分。

**【药理毒理】** **镇痛**　0.1%漏芦花挥发油按0.2ml/10g剂量给小鼠腹腔注射，可提高小鼠热板致痛痛阈值，在给药30min后开始发挥作用，90min达到高峰。漏芦花挥发油按0.1ml/10g剂量给醋酸、苯醌造成小鼠腹腔疼痛模型腹腔注射给药，能减少小鼠扭体反应次数[1]。

**【药性】** 苦，凉，糙，稀，钝，柔。

**【功能主治】** 杀“黏”，止刺痛，清热，解毒，解表。用于肠刺痛，瘟热，发症，结喉，麻疹，毒热，心热，讧热，炽热，血热，新陈热，伤热。

**【临床应用】** **临床常用**

（1）风热感冒　本品性凉，能清气分之实热，解血分之热毒，故可用于温热毒邪所致咽喉肿痛、热病神昏、咳嗽咯痰者。并对瘟热有很好的清泻作用。

（2）心热痢疾　本品为苦凉之品，入心经，能清心热，解热毒，常用于心热、赤热痢疾，肠胃刺痛，里急后重者。

（3）血热证　本品入血分，能清热解毒，用于血热炽盛、增盛热、伤热、骚热、毒热、希拉热者，常与胡连、丹参、龙胆花同用，如《内蒙古自治区蒙成药标准》肺骚普清散、骚血普清散等。

**【用法用量】** 6～9g。

**【贮藏】** 置干燥处，防潮，防蛀。

**【参考文献】**

[1]孙浩宇，庹玮.蒙药漏芦花化学成分分析及活性成分筛选实验[J].中国民族医药杂志，2003，11(12)：29-31.

（叶强　杨槐　郭力）

## 490　芦根

Lugen

**【异名】** 芦茅根(《会约医镜》)，苇根(《温病条辨》)，芦菇根(《草木便方》)，顺江龙(《天宝本草》)，水蔔蘁(《岭南采药录》)，芦柴根(《南京民间药草》)，芦通(《江苏植药志》)，苇子根(《河北药材》)，芦芽根(《山东中药》)，甜梗子(《四川中药志》)。

**【来源】** 为禾本科植物芦苇 *Phragmites communis* Trin.的新鲜或干燥根茎。

**【产地】** 全国各地均有分布。

**【采收加工】** 全年均可采挖，除去芽、须根及膜状叶，鲜用或晒干。

**【炮制】** **鲜芦根**　除去杂质，洗净，切段。

**芦根**　除去杂质，洗净，切段，干燥。

**【性状特征】** **鲜芦根**　呈长圆柱形，有的略扁，长短不一，直径1～2cm。表面黄白色，有光泽，外皮疏松可剥离。节呈环状，有残根和芽痕。体轻，质韧，不易折断。切断面黄白色，中空，壁厚1～2mm，有小孔排列成环。气微，味甘。

**芦根**　呈扁圆柱形，节处较硬，节间有纵皱纹。

**【化学成分】** 芦根的主要成分是多糖，还含有蛋白质、黄酮、蒽醌、酚类、甾体以及挥发性成分等。芦根的多糖是其主要药理活性成分。

**【药理毒理】**

**1. 抗氧化**　浓度为0.5mg/ml芦根多糖1ml体外进行抗氧化研究，对$H_2O_2$羟自由基、脂质体PBS分散系具有一定抗氧化作用[1]。

**2. 降血糖**　芦根乙醇提物按5.0、1.25g/kg剂量给STZ致糖尿病模型小鼠灌胃给药，连续5周，可明显提高小鼠肝糖原合成酶mRNA表达，抑制小鼠肝脏肝糖原分解[2]。芦根乙醇提取物按5.00、2.50、1.25g/kg对链脲佐菌素致糖尿病模型小鼠线粒体MDA的清除、ATP合成酶功能恢复有一定的作用[3]。

**3. 保肝**　芦根水提物浸膏按31.5、15.7、7.92g/kg给小鼠灌胃给药，连续12d，可显著抑制$CCl_4$对肝脏的破坏作用[4]。芦根多糖按420、210mg/kg剂量给$CCl_4$致大鼠肝纤维化模型灌胃给药，连续9周，420mg/kg剂量可降低肝组织中MDA、羟脯氨酸(Hyp)的含量；210mg/kg剂量能降低大鼠血清中的唾液酸、MDA的含量，能升高模型大鼠血清GSH-Px及血清和组织中的SOD的活性[5]。按420、210、105mg/kg的芦根多糖给猪血清所致肝纤维化模型大鼠灌胃给药，连续15周，可降低模型大鼠血清透明质酸、层黏蛋白、IV型胶原的水平，降低模型大鼠肝组织中TGF-$\beta_1$和免疫组织$Smad_3$蛋白表达，增强免疫组织$Smad_7$蛋白表达[6]。

**4. 抗结石**　芦根提取物按1.0、1.5、2.0g/kg剂量给1%乙二醇和1%氯化铵致肾草酸钙结石模型大鼠灌胃给药，连续4周，可明显升高大鼠24h内尿草酸、钙浓度、血浆肌酐的含量；降低肾组织SOD的活性及MDA的含量[7]。

**【药性】** 甘，寒。归肺、胃经。

**【功能主治】** 清热泻火，生津止渴，除烦，止呕，利尿。用于热病烦渴，肺热咳嗽，肺痈吐脓，胃热呕吐，热淋涩痛。

**【临床应用】** **临床常用**

(1)气分热证，表热证　本品能清气分热邪，退热除烦，止咳，可用于热入气分，高热，汗出，烦渴者。能清胃生津，用于热伤津液之心烦口渴者，常与麦冬汁、藕汁、梨汁等养阴生津药同用，如《温病条辨》五汁引。治风热感冒、烦渴者，而无恋邪之弊者，常与金银花、桑叶等疏散风热药配伍，如《温病条辨》银翘散、桑菊饮。

(2)胃热口渴，呕逆　本品能清泻胃热，生津止渴，和胃止呕，用于胃热伤津之口渴多饮、胃热上逆之呕逆者。治胃热口渴者，常与天花粉、知母等同用，如《圣惠方》泄热芦根散。治胃热呕逆者，可单用本品，煎浓汁频用；或常与竹茹等清热止呕药同用，如《千金方》芦根饮子。

(3)肺热咳嗽痰多，肺痈咳吐浓痰　本品能清肺热、祛痰、排脓，故可用于肺热，痰热咳嗽、咯痰黄稠者，常与黄芩、瓜蒌、浙贝母等同用；治肺痈咳吐浓痰者,常与鱼腥草、薏苡仁、冬瓜仁等配伍。

(4) 淋证,水肿　本品能利尿通淋,可用于湿热淋证、湿热水肿者,常与其他利尿通淋药、利水退肿药同用。

**【用法用量】**　15～30g,鲜品用量加倍;或捣汁用。

**【成药例证】**

**1. 芦根枇杷叶颗粒[《国家中成药标准汇编·内科肺系(二)分册》]**　药物组成:枇杷叶、芦根、紫菀、桔梗、陈皮、盐酸麻黄碱、杏仁水、甘草流浸膏、蔗糖、糊精。

功能主治:润肺化痰,止咳定喘。用于伤风咳嗽、支气管炎。

**2. 维C银翘颗粒[《国家中成药标准汇编·内科肺系(一)分册》]**　药物组成:金银花、连翘、荆芥、淡豆豉、淡竹叶、牛蒡子、芦根、桔梗、甘草、马来酸氯苯那敏、对乙酰氨基酚、维生素C、薄荷素油、蔗糖、1%乙基纤维素乙醇溶液。

功能主治:辛凉解表,清热解毒。用于流行性感冒引起的发热头痛、咳嗽、口干、咽喉疼痛。

**3. 银柴合剂(《卫生部药品标准中药成方制剂·第二册》)**　药物组成:忍冬藤、柴胡、芦根、枇杷叶、薄荷。

功能主治:清热,解表,止咳。用于风热感冒,发热咳嗽。

**4. 复方桑菊感冒片(《卫生部药品标准中药成方制剂·第五册》)**　药物组成:桑叶、菊花、一枝黄花、枇杷仁、桔梗、芦根、甘草、薄荷油。

功能主治:散风清热,利咽止咳。用于风热感冒引起的发热,头晕,咳嗽,咽干,喉痛。

**【贮藏】**　干芦根置于干燥处;鲜芦根埋于湿沙中。

**【参考文献】**　[1]沈蔚,任晓婷,张建,等.芦根多糖的提取及其抗氧化活性的研究[J].时珍国医国药,2010,21(5):1079-1080.

[2]宋佰慧,程云龙,辛禧瑞,等.芦根乙醇提取物对糖尿病小鼠肝糖原含量及糖原合成酶的影响[J].天津医药,2014,42(1):65-67.

[3]张默函,姜京植,蔡英兰,等.芦根乙醇提取物对糖尿病小鼠肝脏线粒体氧化应激的干预作用[J].延边大学医学学报,2011,34(42):270-272.

[4]张国升,方方,金少杰.芦根保肝作用的实验研究[J].中医药学报.2001,29(1):38.

[5]李立华,张国升.芦根多糖保肝作用及抗肝纤维化的研究[J].安徽中医学院学报,2007,26(5):32-34.

[6]李立华,韩光磊,高家荣,等.芦根多糖对免疫性肝纤维化大鼠TGF-β/Smads信号通路的影响[J].中国中医药科技,2011,18(3):206-208.

[7]贾希栎,张春阳,刘迎光,等.芦根提取液预防雄性大鼠草酸钙肾结石的研究[J].中国实验方剂学杂志,2013,19(11):224-227.

(叶强　杨槐　郭力)

## 491　芦荟

Luhui

**【异名】**　卢会(《药性论》),讷会(《本草拾遗》),象胆、奴会(《开宝本草》),劳伟(《生草药性备要》)。

**【来源】**　为百合科植物库拉索芦荟 *Aloe barbadensis* Miller、好望角芦荟 *Aloe ferox* Miller 或其他同属近缘植物叶的浓缩干燥物。前者习称"老芦荟",后者习称"新芦荟"。

**【产地】**　主要为栽培品,野生品亦有。芦荟以进口为主,后引种于南方的四川、云南等地。库拉索芦荟系进口药材,主产于南美洲的西印度群岛;好望角芦荟也为进口药材,主产于非洲南部。

**【采收加工】**　种植2～3年后即可收获,将中下部生长良好的叶片分批采收。采收时不要碰伤嫩叶,在近茎处切割叶片,伤口不宜过大,以免流出过多黏液。采收后,叶片堆放在一起,易引起腐烂,故需及时加工处理。采收的鲜叶片,切口向下,竖直放于盛器中,取其流出的液汁干燥即可;也可将叶片洗净,横切成片,加入与叶片等量清水,煎煮2～3h,过滤,把澄清的过滤液放入锅中加热蒸发至黏稠状,倒入模型内烘干或曝晒干,即得芦荟膏。

**【炮制】**　净制,捣碎。

**【性状特征】**　呈不规则块状,常破裂为多角形,大小不一。表面呈红褐色或深褐色,无光泽。体轻,质硬,不易破碎,断面粗糙或显麻纹。富吸湿性。有特殊臭气,味极苦。以色墨绿、质脆、有光泽,溶于水中无杂质者为佳。

**【化学成分】**　芦荟的主要成分是蒽醌,还含有脂、糖等。芦荟的蒽醌是其主要药理活性成分。《中华人民共和国药典》2015年版规定，按干燥品计算，库拉索芦荟药材及其饮片含芦荟苷（$C_{21}H_{22}O_9$）不得少于16.0%，好望角芦荟药材及其饮片不得少于6.0%。

**【药理毒理】**

**1. 泻下**　25%、50%、100%库拉索芦荟稀释液按10mg/kg给复方地芬诺酯混悬液致便秘模型小鼠灌胃给药，50%、100%浓度均能缩短便秘小鼠的首便时间，且能增加便秘小鼠排便的粪便干质量；能提高便秘小鼠肠蠕动的推进百分率[1]。

**2. 抗菌**　按照菌悬液：液体培养基：芦荟汁为1：1：1的比例培养金黄色葡萄球菌、链球菌、大肠埃希菌、八叠球菌、枯草杆菌、巨大芽孢杆菌，对金黄色葡萄球菌、链球菌、大肠埃希菌、八叠球菌、枯草杆菌、巨大芽孢杆菌均有显著地抑制作用[2]。

**3. 促进伤口愈合**　鲜芦荟凝胶给6mev电子线照射致大鼠10%Ⅱ度放射性皮炎模型外用给药，连续24d，创面组织中微血管数量明显增加，鲜芦荟凝胶能促进照射创面组织新血管的生成[3]。

**4. 抗肿瘤**　用含100、50、25、12.5、6.25mg/ml芦荟大黄素的培养基培养细胞，连续16h，可促进人结肠癌细胞（SW620）FasL mRNA的表达，且FasL mRNA的表达水平随芦荟大黄素的浓度增加而上调[4]。

**5. 抗氧化**　芦荟多糖体外对DPPH自由基、一氧化氮自由基、过氧化氢、超氧化物自由基有一定的清除作用[5]。

**【药性】**　苦，寒。归肝、胃、大肠经。

**【功能主治】**　清肝热，通便，杀虫疗疳。用于便秘，小儿疳积，惊风；外治湿癣。

**【临床应用】　临床常用**

（1）便秘　本品苦寒清热，能泻火通便，用于热结便秘、头晕目赤、烦躁失眠者，常与茯苓、朱砂等配伍。

（2）惊风　本品味苦性寒，能凉肝清热，故用于肝经实火躁狂易怒、惊悸抽搐者，常与龙胆草、黄芩、黄柏、黄连、大黄、当归等同用。

（3）蛔虫腹痛，小儿疳积　本品能泄热通便、驱虫，故可用于蛔虫腹痛，常与使君子、苦楝根皮等同用。

（4）湿癣　本品清泄湿热，可用于风热湿邪入侵肌肤所致，皮损潮红，糜烂，瘙痒，破后出水者。

**【用法用量】**　2～5g。外用适量，研末敷患处。

**【成药例证】**

**1. 玫芦消痤膏（《国家中成药标准汇编·眼科耳鼻喉科皮肤科分册》）**　药物组成：鲜芦荟叶、玫瑰花、苦参、杠板归、天然冰片、薄荷素油、硬酯酸镁、十八醇、甘油、单甘酯、聚山梨酯。

功能主治：清热燥湿、杀虫止痒，用于痤疮、皮肤瘙痒症、亚急性湿疹及日光性皮炎等。

**2. 更衣片（《卫生部药品标准中药成方制剂·第二册》）**　药物组成：芦荟、朱砂。

功能主治：润肠通便。用于病后津液不足，肝火内积，便秘腹胀。

**3. 龙荟丸（《卫生部药品标准中药成方制剂·第十册》）**　药物组成：龙胆、芦荟、当归、大黄、栀子、黄芩、青黛、木香。

功能主治：泻火通便。用于肝胆火旺，大便秘结，小便赤涩。

**4. 复方芦荟胶囊（《卫生部药品标准中药成方制剂·第十八册》）**　药物组成：芦荟、青黛、朱砂、琥珀。

功能主治：调肝益肾，清热润肠，宁心安神。用于习惯性便秘、大便燥结或因大便数日不通引起的腹胀、腹痛等。

**【注意事项】**　孕妇忌服。

**【贮藏】**　置阴凉干燥处。

**【参考文献】**　[1]林子洪，吴敬勋，肖梓栋.芦荟对小鼠便秘的作用及其机制初探[J].广东医学杂志，2005，26（10）：1336-1338.

[2]华春.库拉索芦荟的抑菌作用[J].南京师大学报，2004，27（1）：90-93.

[3]刘小平，刘锐，施璠.芦荟凝胶对大鼠度放射性皮炎创面愈合部位新血管生成及VEGF、VEGFR表达的影响[J].陕西医学杂志，2014，43（6）：643-645.

[4]赖大年，赵华栋，付强，等.芦荟大黄素对结肠癌细胞株SW620 FasL基因表达和侵袭能力的影响[J].临床肿瘤学杂志，2008，13（9）：832-835.

[5]Kaithwas G，Singh P，Bhatia D. Evaluation of *in vitro* and *in vivo* Antioxidant Potential of Polysaccharides from Aloe vera（*Aloe barbadensis* Miller）Gel[J]. Drug and chemical toxicology，2014，37（2）：135-143.

（熊亮　杨槐　郭力）

## 492　炉甘石

Luganshi

【异名】　甘石(《本草品汇精要》)，卢甘石(《医学入门·本草》)，芦甘石(《审视瑶函》)，羊肝石(《现代实用中药》)，浮水甘石(《中药志》)，炉眼石(《矿物药与丹药》)，干石(《疮疡外用本草》)。

【来源】　为碳酸盐类方解石族菱锌矿。

【产地】　炉甘石道地产区为广西融水苗族自治县的四项、融安县的长安圩、桂林葛家塘，都集散于桂林；亦主产于湖南、四川、云南等地。

【采收加工】　全年皆可采收，从矿中挖出后，除去杂石、泥土即可。

【炮制】　**炉甘石**　取原药材，除去杂质，打碎。成品为表面白色或淡红色的不规则碎块，无臭。

**煅炉甘石**　取净炉甘石，置耐火容器中，放无烟炉火内，煅至红透，取出，立即倒入水中浸淬、搅拌，倾取混悬液，未透者沥干后，再煅烧，反复浸淬3～4次。合并混悬液，静置，倾去上层清水，干燥研散。成品呈灰白色或白色细粉，质轻松。

【性状特征】　**炉甘石**　呈不规则的块状。灰白色或淡红色，表面粉性，无光泽，凹凸不平，多孔，似蜂窝状。体轻，易碎。气微，味微涩。以块大、色白或色淡红、体轻浮者为佳。

**煅炉甘石**　呈白色、淡黄色或粉红色的粉末；体轻，质松软而细腻光滑。气微，味微涩。

【化学成分】　炉甘石的主要成分是碳酸锌，还含有少量氧化钙、氧化镁、氧化铁、氧化锰等。炉甘石的氧化锌是其主要药理活性成分。《中华人民共和国药典》2015年版规定，本品按干燥品计算，含氧化锌(ZnO)不得少于40.0%。

【药理毒理】　**生肌**　炉甘石、煅炉甘石按每创面100、50mg剂量给8%硫化钠、10%水合氯醛致大鼠深达肌层的小面积全层皮肤缺损创面外用给药，连续14d，增加肉芽组织中新生的毛细血管，促进肉芽组织增生，加速皮肤创口的愈合[1]。

【药性】　甘，平。归肝、脾经。

【功能主治】　解毒明目退翳，收湿止痒敛疮。用于目赤肿痛，睑弦赤烂，翳膜遮睛，胬肉攀睛，溃疡不敛，脓水淋漓，湿疮瘙痒。

【临床应用】　临床常用

(1) 目赤翳障，烂弦风眼　本品甘平无毒，能解毒明目退翳，可用于目赤翳障者，常与青矾、朴硝等同用；能清热解毒，收湿止痒，用于眼眶破烂、畏日羞明者，常与黄连、冰片等同用，如《证治准绳》黄连炉甘石散。

(2) 溃疡不敛，湿疮，湿疹　本品外用能解毒生肌敛疮，收湿止痒，可用于疮疡，溃后脓水淋漓，疮口不敛者，常与龙骨共研极细末同用，如《御药院方》平肌散；治湿疹，湿疮，皮肤湿痒者，常与煅石膏、龙骨、青黛、黄连等同用。

【用法用量】　外用适量，研末撒布或调敷。水飞点眼，吹喉。一般不内服。

【成药例证】

**1. 创灼膏(《卫生部药品标准中药成方制剂·第六册》)**　药物组成：石膏(煅)、炉甘石(煅)、甘石膏粉、冰片、白及。

功能主治：清热解毒，消肿止痛，去腐生肌。适用于烧伤，冻疮，褥疮，外伤，手术后创口感染，慢性湿疹及常见疮疖。

**2. 生肌八宝散(《卫生部药品标准中药成方制剂·第五册》)**　药物组成：炉甘石、石膏(煅)、龙骨(煅)、赤石脂(煅)、血竭、冰片、轻粉、蜂蜡。

功能主治：生肌收敛。用于疮疡溃烂，腐肉将尽，疮口不收。

**3. 马应龙麝香痔疮膏(《中华人民共和国药典》2015年版)**　药物组成：人工麝香、人工牛黄、珍珠、煅炉甘石粉、硼砂、冰片、琥珀。

功能主治：清热燥湿，活血消肿，去腐生肌。用于湿热瘀阻所致的各类痔疮、肛裂，症见大便出血，或疼痛，有下坠感；亦用于肛周湿疹。

**4. 八宝眼药(《卫生部药品标准中药成方制剂·第六册》)**　药物组成：炉甘石(三黄汤飞)、地栗粉、熊胆、硼砂(炒)、冰片、珍珠、朱砂、海螵蛸(去壳)、麝香。

功能主治：消肿止痛，退翳明目。用于肝胃火盛所致的目赤肿痛，眼缘溃烂，畏光怕风，眼角涩痒。

【注意事项】

1. 本品专作外用，不作内服。

2. 宜炮制后用。

【贮藏】　置干燥处。

【参考文献】 [1]周灵君,张丽,丁安伟.炉甘石敛口生肌的药效学研究[J].中药新药与临床药理,2013,24(4):333-337.

（熊亮　杨槐　郭力）

## 493 陆英
Luying

**【异名】** 蒴藋(《名医别录》),水马桑(《新修本草》),臭草(《生草药性备要》),排风藤(《分类草药性》),大臭草(《民间常用草药汇编》),接骨草(《南宁市药物志》),走马箭(《广东中草药》),英雄草(《广西植物名录》),铁篱笆(《全国中草药汇编》),苛草(《西藏常用中草药》),排风草(《常用中草药手册》),八棱麻(《四川中药志》),七叶麻(《江西民间药草》),马鞭三七、落得打、珍珠连(《浙江民间草药》),秧心草(《四川中药志》),乌鸡腿、小接骨丹(《陕西中草药》),七叶根、水椿皮、七爪阳姜、屎缸杖、掌落根、散血椒、梭草、七叶莲(《广州部队常用中草药手册》)。

**【来源】** 为忍冬科植物陆英 *Sambucus chinensis* Lindl.的干燥全草。

**【产地】** 主要为栽培品,野生品亦有。主产于江苏泰县、镇江、句容、宜兴、常熟、溧阳、苏州、南京等地。亦产于河北、陕西、甘肃、青海、四川等地。

**【采收加工】** 夏、秋季采收,晒干。

**【炮制】** 净制,切段。

**【性状特征】** 呈类圆柱形而粗壮,茎具细纵棱,多分枝,直径约1cm。表面灰色至灰黑色。幼枝复叶,小叶2～3对,互生或对生;小叶往纸质,易破碎,多皱缩,展平后呈狭卵形至卵状披针形,先端长渐尖,基部钝圆,两侧不等,边缘有细锯齿。鲜叶片揉之有臭气。气微,味微苦。以茎质嫩、叶多、色绿者为佳。

**【化学成分】** 陆英的主要成分是黄酮和有机酸,还含有酚、鞣质、糖等。陆英的黄酮和有机酸是其主要药理活性成分。

**【药理毒理】**

**1. 保肝** 陆英75%乙醇提取物按40g生药/kg剂量给$CCl_4$致肝损伤模型小鼠灌胃给药,连续5d,能降低血清谷丙转氨酶(ALT)、天门冬转氨酶(AST)的含量[1]。

**2. 镇痛** 陆英正丁醇提取物按0.26g/10g剂量给1.0%醋酸致扭体模型小鼠灌胃,连续15min,能显著减少小鼠扭体反应次数[2]。

**3. 抗凝** 陆英水煎剂按2.6g生药/10ml、陆英中提取分离得到的乌索酸按15、30、60mg/kg剂量给小鼠灌胃,连续给药7d,能显著延长小鼠出血和凝血时间[3]。陆英水煎剂按1.35g/kg剂量给大鼠灌胃,连续7d,能显著减少大鼠血栓湿重,抑制大鼠的血栓形成[4]。

**4. 改善血液流变学** 陆英水煎剂按15、30、60mg/kg剂量给大鼠灌胃,连续7d,能明显降低全血黏度,加快红细胞沉降率[5]。

**【药性】** 甘、微苦,平。归肝经。

**【功能主治】** 疏肝健脾,活血化瘀,利尿消肿。用于急性病毒性肝炎,肾炎水肿,风湿痛,脱臼,肾炎水肿,脚气水肿,荨麻疹,跌打损伤,骨折。

**【临床应用】** **临床常用**

(1)肝郁脾虚证　本品性平,味甘,能疏肝健脾,常用于肝郁脾虚者,临床可用于急性病毒性肝炎。

(2)瘀血阻络证　本品主入肝经,能疏肝理气,活血化瘀,可用于肝郁气滞、瘀血内阻、肝胆疏泄不利者。常用于治疗跌仆损伤、风湿痹痛、腰腿痛等。

(3)脾肾阳虚证　本品能利尿消肿,可用于脾肾阳虚证,肾炎水肿、脚气水肿者。

**【用法用量】** 9～15g。外用适量,捣敷患处,或煎水洗,或研末调敷。

**【成药例证】**

**1. 陆英颗粒(《国家中成药标准汇编·骨伤科分册》)** 药物组成:陆英、蔗糖、糊精。

功能主治:疏肝健脾,活血化瘀,消肿止痛。用于急性病毒性肝炎;以及风湿痹证,跌打损伤引起的疼痛。

**2. 陆英片(《卫生部药品标准中药成方制剂·第二册》)** 药物组成:陆英浸膏。

功能主治:疏肝健脾,活血化瘀,利尿消肿。用于急性病毒性肝炎。

**3. 陆英糖浆(《卫生部药品标准中药成方制剂·第二册》)** 药物组成:陆英。

功能主治:疏肝健脾,活血化瘀,利尿消肿。用于急性病毒性肝炎。

**【注意事项】** 孕妇禁服。

**【贮藏】** 置干燥处。

**【参考文献】** [1]朱少璇,廖琼峰,王茜莎.陆英不同工艺提取物对四氯化碳致小鼠肝损伤的影响实验研究[J].中药材，2008,31(8):1216-1219.

[2]袁志军，易增兴.陆英的不同提取分离物对小鼠镇痛作用的影响[J].中外医疗，2011:17.

[3]易增兴，熊筱娟，李四玲.陆英及其提取物乌索酸对小鼠出血和凝血时间的影响[J].宜春学院学报，2011,33(8):77-78.

[4]陈东波，黄清松，曾繁涛.陆英煎剂对大鼠体外血栓形成的影响[J].辽宁医学院学报，2013,34(5):13-15.

[5]黄电波，黄清松.陆英与乌索酸对大鼠全血黏度和红细胞沉降率的影响[J].实用临床医学，2012,13(6):10-12.

（熊亮　杨槐　郭力）

## 494　鹿鞭

Lubian

**【异名】** 鹿肾(《名医别录》)，鹿茎筋(《千金方》)，鹿阴茎(《医林纂要》)，鹿冲(《四川中药材生产技术》)，鹿冲肾(《四川中药志》)。

**【来源】** 为鹿科动物梅花鹿 *Cervus nippon* Temminck 或马鹿 *Cervus elaphus* Linnaeus 干燥带睾丸的阴茎。

**【产地】** 主要为养殖品。梅花鹿道地产区为吉林双辽、辽宁西丰，亦产于吉林敦化、东辽、伊通、蛟河、龙井、辉南、柳河、通化、靖宇、永吉、梨树、桦甸、安图、珲春、梅河口，辽宁清源、铁岭、北镇等地。马鹿道地产区为新疆尉梨、黑龙江林口、内蒙古赤峰，亦主产于新疆伊宁、察布查尔、沙雅、新源，黑龙江宁安、佳木斯，内蒙古呼伦贝尔、兴安盟，青海海北、海南等地。梅花鹿为我国一级保护野生动物。

**【采收加工】** 杀鹿后，取割阴茎及睾丸，除去残肉及脂肪，固定在木板上，晒干。

**【炮制】** **鹿鞭**　取原药材，除去顶端棕毛，再除去茎膜、杂质，刷洗干净，烘烤至软，切成3～4cm斜片或圆片，干燥。

**鹿鞭粉**　取滑石粉置锅内(滑石粉用量，以烫炒时能将鹿鞭片掩埋，并剩余部分为宜)，中火加热至翻动呈灵活状态后，倒入净鹿鞭片，翻炒至形成鼓起，呈深黄色时，快取出，筛去滑石粉，放凉，碾成粉末。

**【性状特征】** **鹿鞭**　呈不规则斜片或圆片。周边红棕色或灰棕色，有纵沟，半透明。质坚韧。气微腥，味微咸。

**鹿鞭粉**　呈深黄色粉末状。质软。气微腥，味微咸。

**【化学成分】** 鹿鞭的主要成分是蛋白质，还含有水解氨基酸、磷脂、脂肪酸、前列腺素、维生素、矿物元素等。鹿鞭的蛋白质是其主要药理活性成分。

**【药理毒理】** **增强免疫**　0.65g/ml梅花鹿鞭水煎液和马鹿鞭水煎液按0.2ml/10g剂量给小鼠灌胃，连续14d，有明显的增强小鼠免疫器官重量的雄性激素样活性作用[1]。

**【药性】** 甘、咸，温。归肝、肾经。

**【功能主治】** 补肾精，壮肾阳，益精，强腰膝。主治肾虚劳损，腰膝酸痛，耳聋耳鸣，阳痿，遗精，早泄，宫冷不孕，带下清稀。

**【临床应用】** **临床常用**

(1)阳痿　本品性温味甘，能益精血，强筋骨，常用于肾虚劳损、腰膝酸痛、阳痿、遗精者，常与淫羊藿、山茱萸、肉苁蓉等配伍。

(2)早泄　本品能补肾精、壮肾阳，常用于早泄、宫冷不孕、带下清稀者，常与淫羊藿、韭菜子、枸杞子、熟地黄等配伍。

**【用法用量】** 15～30g；炖服，熬膏或入丸、散剂。

**【成药例证】**

**1. 三鞭参茸固本丸(《国家中成药标准汇编·内科肾系分册》)**　药物组成：鹿鞭(烫)、驴鞭(烫)、狗鞭(烫)、鹿茸、人参、淫羊藿、枸杞子、山茱萸、菟丝子、杜仲、女贞子、制何首乌、茯苓、蜂蜜(炼)。

功能主治：补气养血，助阳填精，强筋壮骨。用于身体虚弱，气血双亏，腰腿酸软，阳痿，遗精早泄。

**2. 三鞭补酒(《卫生部药品标准中药成方制剂·第十六册》)**　药物组成：鹿鞭、海狗鞭、狗鞭、鹿茸、海马、蛤蚧、人参、枸杞子、阳起石、补骨脂(炒)、沉香、巴戟天(去筋)、九节菖蒲、山茱萸(蒸)、牡丹皮、肉桂、黄芪、当归(酒炒)、白术、小茴香(炒)、芡实、桑螵蛸(炒)、地黄、杜仲炭、肉苁蓉、远志、覆盆子、菟丝子(蒸)、熟地黄、炙淫羊藿、知母、制何首乌、蛇床子、甘草、泽泻、白芍(酒炒)、山药、茯苓、甘松、花椒(炒)、龙骨、牛膝、狗脊(炒)。

功能主治：补血生精，健脑补肾。用于体质虚弱，肾亏遗精，未老先衰，神经衰弱等症。

**3. 至宝三鞭丸**[《卫生部药品标准中药成方制剂·第二十一册》(中药保护)]　药物组成：鹿鞭、海狗鞭、广狗鞭、蛤蚧、海马、鹿茸、人参、肉桂、沉香、龙骨、阳起石、覆盆子、补骨脂(炒)、桑螵蛸(炒)、菟丝子(蒸)、远志、淫羊藿(羊油炙)、蛇床子、牛膝、川椒(炒)。

功能主治：补血生精，健脑补肾。用于体质虚弱，腰背酸痛，肾亏遗精，神经衰弱等症。

**4. 鹿鞭补酒**(《卫生部药品标准中药成方制剂·第十三册》)　药物组成：鹿鞭、淫羊藿、狗肾、驴肾、刺五加、沙苑子、补骨脂(盐制)、何首乌、五味子、黄芪、菟丝子、地黄、枸杞子、红花、车前子、海龙、海马、覆盆子。

功能主治：补肾壮阳，益气补虚，填精益髓，健步轻身。用于肾阳虚衰，腰膝冷痛，阳痿早泄，梦遗滑精，神疲气怯，四肢无力。

**5. 长白复尔春胶囊**(《卫生部药品标准中药成方制剂·第二十册》)　药物组成：鹿鞭、牛鞭、淫羊藿、蜂王浆、草苁蓉、狗鞭、人参茎叶皂苷、五味子、熟地黄。

功能主治：补肾壮阳。用于肾虚体弱、失眠、健忘。

**【注意事项】**

1. 保持良好的作息习惯，尽量避免熬夜。
2. 少吃辛辣或者刺激性食物。
3. 阴虚者慎用。

**【贮藏】**　贮干燥容器内，密闭，置通风干燥处，防潮，防蛀。

**【参考文献】**　[1]李峰，柴瑞华，姜氏毅，等.鹿鞭补益作用实验研究[J].辽宁中医杂志，2005，32(10)：1075-1076.

(熊亮　杨槐　郭力)

## 495　鹿骨(鹿骨胶)

Lugu(Lugujiao)

**【来源】**　为鹿科动物梅花鹿 *Cervus nippon* Temminck 或马鹿 *Cervus elaphus* Linnaeus 的干燥骨骼。

**【产地】**　主要为养殖品。梅花鹿道地产区为吉林双辽、辽宁西丰，亦产于吉林敦化、东辽、伊通、蛟河、龙井、辉南、柳河、通化、靖宇、永吉、梨树、桦甸、安图、珲春、梅河口，辽宁清源、铁岭、北镇等地。马鹿道地产区为新疆尉犁、黑龙江林口、内蒙古赤峰，亦主产于新疆伊宁、察布查尔、沙雅、新源，黑龙江宁安、佳木斯，内蒙古呼伦贝尔、兴安盟，青海海北、海南等地。梅花鹿为我国一级保护野生动物。

**【采收加工】**　杀鹿时取骨，除去筋肉，干燥。

**【炮制】**　**鹿骨**　取原药材，用温水闷润，剔去残余筋肉，干燥，砸成小块。

**鹿骨胶**　将鹿骨洗净，浸泡数日，除尽附着的筋肉，截断，经热碱水处理除去油脂再用水洗至碱水去净，加水煎煮3次，每次8h，分次过滤合并滤液，加明矾适量搅拌，静置，滤过，滤液浓缩，加5%阿胶，搅匀，再浓缩成稠膏状，放冷，切块，阴干。

**【性状特征】**　**马鹿**　头骨多为扁骨，额骨特别发达，不平，略有凹陷；顶骨似蝴蝶形，后连枕骨，雄鹿额骨凸起(角柄)连接花盘(角座)眶窝下有泪囊外窝，鼻骨平直较狭。下额有切齿八枚，排列成半圆形，居中两个门齿(第一切齿)较大，齿冠呈斧形，上额无切齿，大齿1对，齿冠扁豆状；上下额各有前齿臼3对，后齿臼3对，共有牙齿34枚。颈椎7节，第一节(环椎)呈蝶形，棘突不明显，有短的环状翼，翼上无横突孔；第二颈(枢椎)椎体最长，棘突侧面观较宽，近似椎体长，棘突脊呈箭形；第三至第七节棘突逐渐增大，明显呈马鞍形。胸椎13节，1～9节棘突发达，2～6为最长，椎体较短，胸椎数目与肋骨一致，每一胸椎左右各有一对肋骨；肋骨较宽而扁，13对肋骨中，真肋(与胸骨相连接)7对，假肋(不与胸骨连接)6对。胸骨两侧有7对肋窝，剑突软骨较发达，腰椎6节，椎体较长，上棘突短而宽，横突较长，荐椎由5块椎骨愈合而成，上棘突汇合成一体，其间略有空隙，横突亦愈合，腹荐孔较大，尾椎7～9节，椎体较长，但近末端的较短。骨盆一具，呈梯形，略弯曲，左右对称。髋骨由髂骨、坐骨、耻骨三部分合成，其中以髂骨最高，呈三角形，在最前端；耻骨构成骨盆底之前部，上接髂骨后连接坐骨，坐骨为骨盆底之后部，由髋骨、荐骨与前几个尾椎骨形成的骨盆腔。母鹿的骨盆腔比公鹿为大，肩胛骨呈三角形，肩胛棘明显。前肢肱骨呈弯曲状，略有扭曲。肱骨头膨大。尺骨与桡骨连为一体，但上端两骨之间有一段缝隙，尺骨较桡骨长约8cm左右，呈卡尺状，掌骨较细，背面半圆形。光滑，中间有一条纵向浅沟纹，上下贯通，掌面有两条明显的棱，两棱间凹为槽，下端有一细孔。指骨由系骨、冠骨、蹄骨组成。后肢股骨较粗大，股骨头明显外凸，大转子与中转子结合为一。胫骨呈三棱形，略扭曲，腓骨退化，仅似痕迹与胫骨相愈合。庶(跖)骨细而直，类斜方柱形，棱线明显，背面与跖面各有一条纵沟，跖面沟较宽，跟结节明显。趾骨与指骨相似。本品全体表面呈淡黄白色，骨节处颜色较深，前后肢骨断面黄白色或浅黄白色，断面中间为空腔，约占断面的二分之一。气微腥，味淡。

**梅花鹿**　骨骼较小，骼骨窄。眼眶骨较斜，鼻骨后端尖。

**鹿骨块**　呈不规则块状。表面淡黄白色。断面不整齐，灰白色，中间空，靠骨壁一面为蜂窝状。气微。

**鹿骨胶**　为棕褐色长方形块状，有光泽。质坚而脆，碎片对光照视呈褐色半透明。气微，味微甘。

**【化学成分】**　鹿骨的主要成分是胶原蛋白，还含有氨基酸、糖、矿物元素等。鹿骨的胶原蛋白是其主要药理活性成分。

**【药理毒理】**　**保护胃黏膜**　25%鹿角胶溶液按1ml/只的剂量给大鼠灌胃，连续30min，可降低大鼠胃黏膜损伤指数，增强胃黏膜屏障[1]。

**【药性】**　咸，温。归肾、肝经。

**【功能主治】**　补虚劳，强筋骨。用于久病体弱，精髓不足，贫血，风湿四肢疼痛及筋骨冷痹，肾虚腰痛，行步艰难。

**【临床应用】**　**临床常用**

(1) 虚劳　本品主治虚劳证，故可用于面色苍白，头晕眼花，形寒肢冷，脉细弱。

(2) 肾阳虚　本品味咸入肾经，能温补肾阳、强筋骨，故可用于肾阳虚衰、温煦失职所致畏寒肢冷，腰膝酸痛，筋骨痿软，面色苍白，小便频数，脉沉弱而迟。

**【用法用量】**　**鹿骨**　15～30g，入煎剂或酒浸服。

**鹿骨胶**　每日1～2次，每次3～9g。温开水或黄酒化服。

**【成药例证】**

**1. 加味天麻胶囊(《卫生部药品标准中药成方制剂·第二册》)**　药物组成：天麻、玄参、羌活、木瓜、独活、地黄、牛膝、穿山龙、杜仲(盐炒)、千年健、当归、鹿骨(制)、革薢、地枫皮、附子(制)。

功能主治：强筋骨，祛风湿，舒筋通络，活血止痛。用于中风经络引起的风湿痹痛，肢体拘挛，手足麻木，腰腿酸痛等症。

**2. 鹿骨雪莲酒(《卫生部药品标准中药成方制剂·第十四册》)**　药物组成：鹿骨(醋炙)、雪莲、菝葜、五加皮、当归、川牛膝、锁阳、菟丝子(炒)、白芍、甘草。

功能主治：温肾益精，强筋壮骨，养血活血，祛风渗湿。用于肾阳虚衰，筋骨挛痛，四肢麻木，腰膝酸软，小便余沥，月经不调，少腹冷痛。

**3. 鹿筋壮骨酒(《卫生部药品标准中药成方制剂·第四册》)**　药物组成：鹿筋、鹿骨、当归、木瓜、党参、玉竹、黄芪、重楼、虎杖、桂枝、续断、肉桂、红花、枸杞子、秦艽、制川乌、制草乌。

功能主治：祛风除湿、舒筋活血。用于四肢麻木，风湿性关节炎。

**4. 痹痛酊(《卫生部药品标准中药成方制剂·第四册》)**　药物组成：山葡萄藤、穿山龙、鹿骨胶、制草乌。

功能主治：祛风通络，消肿止痛。用于急、慢性风湿性关节炎。

**5. 鹿骨胶(《卫生部药品标准中药成方制剂·第十二册》)**　药物组成：鹿骨。

功能主治：补虚，强筋骨。用于久病体弱，精髓不足，贫血，风湿四肢疼痛及筋骨冷痹，肾虚腰痛，行步艰难。

**【注意事项】**　宜从小剂量开始，缓慢增加，不宜骤然大剂量，以免阳升风动、头晕目赤、伤阴动血。

**【贮藏】**　置干燥处。

**【参考文献】**　[1]吴静，余仕龙，王峰.鹿角胶对大鼠胃黏膜保护作用的实验研究[J].实用医学杂志，2007，23(17)：2636-2637.

(熊亮　杨槐　郭力)

## 496　鹿角(鹿角胶、鹿角霜)

Lujiao (Lujiaojiao, Lujiaoshuang)

**【异名】**　斑龙角(《本草纲目》)。

**【来源】**　为鹿科动物梅花鹿 *Cervus nippon*

Temminck或马鹿 *Cervus elaphus* Linnaeus 已骨化的角或锯茸后翌年春季脱落的角基,分别习称"马鹿角""梅花鹿角""鹿角脱盘"。

**【产地】** 主要为养殖品。梅花鹿道地产区为吉林双辽、辽宁西丰,亦产于吉林敦化、东辽、伊通、蛟河、龙井、辉南、柳河、通化、靖宇、永吉、梨树、桦甸、安图、珲春、梅河口,辽宁清源、铁岭、北镇等地。马鹿道地产区为新疆尉梨、黑龙江林口、内蒙古赤峰,亦主产于新疆伊宁、察布查尔、沙雅、新源,黑龙江宁安、佳木斯,内蒙古呼伦贝尔、兴安盟,青海海北、海南等地。梅花鹿为我国一级保护野生动物。

**【采收加工】** 鹿角的采收随采收方式不同亦有明显差异,如每年的10月至翌年的2月期间,将鹿杀死后,连脑盖骨砍下,除去残肉,洗净,称为"砍角"。在2~4月,雄鹿换角,角自然脱落,称为"解角"。

**【炮制】** **鹿角片** 锯成长段,用热水浸泡,除去血水,蒸热镑片,干燥。

**鹿角粉** 取鹿角片,研成细粉,或取净鹿角锉末研成细粉。镑片研成细粉。

**鹿角霜** 鹿角熬制后的角块,除去杂质,捣碎。

**鹿角胶** 将鹿角锯段,漂泡洗净,分次水煎,滤过,合并滤液(或加入白矾细粉少量),静置,滤取胶液,浓缩(可加适量黄酒、冰糖和豆油)至稠膏状,冷凝,切块,晾干,即得。

**【性状特征】** **马鹿角** 呈分枝状,通常分成4~6枝,全长50~120cm。主枝弯曲,直径3~6cm。基部盘状,上具不规则瘤状突起,习称"珍珠盘",周边常有稀疏细小的孔洞。侧枝多向一面伸展,第一枝与珍珠盘相距较近,与主干几成直角或钝角伸出,第二枝靠近第一枝伸出,习称"坐地分枝";第二枝与第三枝相距较远。表面灰褐色或灰黄色,有光泽,角尖平滑,中、下部常具疣状突起,习称"骨钉",并具长短不等的断续纵棱,习称"苦瓜棱"。质坚硬,断面外圈骨质,灰白色或微带淡褐色,中部多呈灰褐色或青灰色,具蜂窝状孔。气微,味微咸。

**梅花鹿角** 通常分成3~4枝,全长30~60cm,直径2.5~5cm。侧枝多向两旁伸展,第一枝与珍珠盘相距较近,第二枝与第一枝相距较远,主枝末端分成两小枝。表面黄棕色或灰棕色,枝端灰白色。枝端以下具明显骨钉,纵向排成"苦瓜棱",顶部灰白色或灰黄色,有光泽。

**鹿角脱盘** 呈盔状或扁盔状,直径3~6cm(珍珠盘直径4.5~6.5cm),高1.5~4cm。表面灰褐色或灰黄色,有光泽。底面平,蜂窝状,多呈黄白色或黄棕色。珍珠盘周边常有稀疏细小的孔洞。上面略平或呈不规则的半球形。质坚硬,断面外圈骨质,灰白色或类白色。

**鹿角片** 呈圆形或椭圆形薄片,表面灰白色或浅灰褐色,中部有蜂窝状孔。周边灰黄色或灰褐色。质地细密。体轻,质脆,味微咸。

**鹿角粉** 呈粉末状,白色或灰白色。无臭,味微咸。

**鹿角胶** 本品呈长圆柱形或不规则的块状,大小不一。表面灰白色,显粉性,常具纵棱,偶见灰色或灰棕色斑点。体轻,质酥,断面外层较致密,白色或灰白色,内层有蜂窝状小孔,灰褐色或灰黄色。有吸湿性。气微,味淡,嚼之有粘牙感。

**鹿角霜** 呈长圆柱形或不规则的块状,大小不一。表面灰白色,显粉性,常具纵棱,偶见灰色或灰棕色斑点。体轻,质酥,断面外层较致密,白色或灰白色,内层有蜂窝状小孔,灰褐色或灰黄色。有吸湿性。气微,味淡,嚼之有粘牙感。

**【化学成分】** 鹿角为鹿茸骨化后的蛋白组织,其主要成分是多肽类、氨基酸、多糖,还含有无机元素、有机物质等。鹿角的多肽类、氨基酸和多糖是其主要药理活性成分。

**【药理毒理】**

**1. 性激素样作用** 鹿角多肽按25、50、100mg/kg的剂量给小鼠腹腔注射,连续7d,雄鼠血浆黄体生成素(LH)和睾酮(T)明显升高,而对雌鼠的催乳素(PRL)分泌呈抑制作用;不同剂量对LH、T和PRL值的影响呈明显的量效关系[1]。用含有80、40、20μg/ml鹿茸多肽的培养液培养细胞,小鼠离体腺垂体细胞悬液中血浆黄体生成素(LH)和睾酮(T)的含量增加,而催乳素(PRL)则减少[1]。

**2. 抗乳腺增生** 鹿角胶按0.1、0.2、0.4g/kg的剂量给对苯甲酸雌二醇联合黄体酮腹腔注射致大鼠乳腺增生模型灌胃给药,连续28d,0.2、0.4g/kg剂量下大鼠乳房直径及乳头高度明显减小,同时大鼠血清雌二醇和血浆黄体生成素含量显著降低,血清孕酮含量显著增高，促滤泡生成激素含量有一定增加[2]。

**3. 对运动系统的影响**　鹿角脱盘水提取物按500、1000mg/kg的剂量、70%乙醇提取物按60、180mg/kg的剂量给环磷酰胺致小鼠骨质疏松模型灌胃给药，连续14d，鹿角盘水提物和70%乙醇提取物均可增加小鼠股骨的干重和钙的含量，水提取物1000mg/kg剂量和70%乙醇提取物能使骨羟脯氨酸含量显著提高[3]。用含有$5\times10^2$、$5\times10^5$μg/ml马鹿角提取物的培养液培养细胞，连续3d，对$MC_3E_3$-$E_1$细胞的增殖、分化具有促进作用[4]。

**4. 抗肿瘤**　用含有10、20、30、40、50mg/L鹿角脱盘总肽的培养液培养细胞，连续72h，可抑制小鼠乳腺癌细胞株MA782的增殖，30mg/L作用72h，抑制率最高为69.2%[5]。用含有30mg/L鹿角脱盘总肽的培养液培养细胞，连续120h，乳腺癌抑制细胞端粒酶逆转录酶基因的表达，抑制细胞端粒酶的活性[6]。

**5. 降血糖**　用含有6.25、12.5、25、50、100、200μg/ml鹿角脱盘多肽的培养液培养高胰岛素诱发$HepG_2$细胞所致胰岛素抵抗模型的细胞，连续24h，鹿角脱盘多肽在100μg/ml时能显著增加细胞对葡萄糖的消耗[7]。

**【药性】**　**鹿角**　咸，温。归肾、肝经。

**鹿角霜**　咸、涩，温。归肝、肾经。

**鹿角胶**　甘、咸，温。归肾、肝经。

**【功能主治】**　**鹿角**　温肾阳，强筋骨，行血消肿。用于肾阳不足，阳痿遗精，腰脊冷痛，阴疽疮疡，乳痈初起，瘀血肿痛。

**鹿角霜**　温肾助阳，收敛止血。用于脾肾阳虚，白带过多，遗尿尿频，崩漏下血，疮疡不敛。

**鹿角胶**　温补肝肾，益精养血。用于肝肾不足所致的腰膝酸冷，阳痿遗精，虚劳羸瘦，崩漏下血，便血尿血，阴疽肿痛。

**【临床应用】**　**临床常用**

(1) 肝肾阳虚证　本品咸能入肾，能补肝肾阳虚，温肾阳，强筋骨，可用于肾阳不足、腰脊冷痛者，常与补骨脂、龙骨等同用，如《济生方》鹿角丸。

(2) 阴疽疮疡，乳痈初起，瘀血肿痛　本品性温，能补益气血，通行散邪，咸能软坚，可用于恶疮痈肿、逐邪恶气、留血在阴、少腹血结痛、折伤恶血者，常与乌梅配伍，如《医略六书》鹿角秋石丸。

**【用法用量】**　**鹿角**　6～15g。

**鹿角霜**　9～15g，先煎。

**鹿角胶**　3～6g，烊化兑服。

**【成药例证】**

**1. 鹿角胶颗粒(《国家中成药标准汇编·内科肾系分册》)**　药物组成：鹿角、冰糖。

功能主治：温补肝肾，益精养血。用于阳痿滑精，腰膝酸冷，虚劳羸瘦，崩漏下血，便血尿血，阴疽肿痛。

**2. 岩鹿乳康胶囊(《国家中成药标准汇编·外科妇科分册》)**　药物组成：岩陀、鹿衔草、鹿角霜、淀粉。

功能主治：益肾活血，软坚散结。用于肾阳不足、气滞血瘀所致的乳腺增生。

**3. 乳癖消片(《中华人民共和国药典》2015年版)**　药物组成：鹿角、蒲公英、昆布、天花粉、鸡血藤、三七、赤芍、海藻、漏芦、木香、玄参、牡丹皮、夏枯草、连翘、红花。

功能主治：软坚散结，活血消痈，清热解毒。用于痰热互结所致的乳癖、乳痈，症见乳房结节、数目不等，大小形态不一、质地柔软，或产后乳房结块、红热疼痛；乳腺增生、乳腺炎早期见上述证候者。

**【贮藏】**　置干燥处。

**【参考文献】**

[1]何刚，何玲利，葛德培.鹿角多肽对雄鼠黄体生成素、睾酮及雌鼠催乳素分泌的影响[J].中成药，2005，27(6)：5-6.

[2]林贺，律广富，田文婷，等.鹿角胶抗乳腺增生的作用研究[J].吉林中医药，2013，33(2)：169-171.

[3]曹胜男，包海鹰，张媛，等.鹿角盘不同提取部位对环磷酰胺致小鼠骨质疏松的防治作用[J].中国兽医学报，2013，33(4)：597-599.

[4]刘盟，马玉，高晓黎，等.新疆马鹿角提取物对成骨细胞$MC_3E_3$-$E_1$增殖、分化和矿化的影响[J].中成药，2012，34(1)：148-151.

[5]胡薇，田玉华，孟星宇，等.梅花鹿鹿角脱盘总肽的分离纯化及其抗肿瘤活性研究[J].上海中医药杂志，2013，47(7)：96-100.

[6]胡薇，田玉华，孟星宇，等.梅花鹿鹿角脱盘总肽的分离纯化及对乳腺癌细胞端粒酶活性的影响[J].上海中医药杂志，2014，48(1)：85-89.

[7]黄凤杰，吉静娴，钱璟，等.鹿角脱盘多肽的分离纯化及其

降糖活性的研究[J].药物生物技术,2010,17(2):151-156.

（仰莲　杨槐　郭力）

## 497 鹿筋

Lujin

【来源】 为鹿科动物梅花鹿 *Cervus nippon* Temminck 或马鹿 *Cervus elaphus* Linnaeus 四肢的保留蹄部的干燥筋。

【产地】 主要为养殖品。梅花鹿道地产区为吉林双辽、辽宁西丰,亦产于吉林敦化、东辽、伊通、蛟河、龙井、辉南、柳河、通化、靖宇、永吉、梨树、桦甸、安图、珲春、梅河口,辽宁清源、铁岭、北镇等地。马鹿道地产区为新疆尉犁、黑龙江林口、内蒙古赤峰,亦主产于新疆伊宁、察布查尔、沙雅、新源,黑龙江宁安、佳木斯,内蒙古呼伦贝尔、兴安盟,青海海北、海南等地。梅花鹿为我国一级保护野生动物。

【采收加工】 杀死鹿后,取四肢,抽出鹿筋,保留蹄部,洗净,鲜用或阴干。

【炮制】 **鹿筋** 取原药材,除去杂质和蹄甲,温水浸 2h,洗净,取出文火烘软,趁热切成薄片,干燥。

**烫鹿筋** 取鹿片,用滑石粉炒至酥泡,取出,去滑石粉,放凉,研末。滑石粉用量以掩盖所加药物为宜。

【性状特征】 **鹿筋** 呈不规则扁圆形薄片状,金黄色或棕黄色,有光泽,透明,质坚韧,气微腥。

**烫鹿筋** 形如鹿筋,形体鼓起,色泽加深,气微香。

【化学成分】 鹿筋的主要成分是胶原蛋白,还含有无机元素、激素等。鹿筋的胶原蛋白是其主要药理活性成分。

【药理毒理】

**1. 抗炎** 鹿筋胶原蛋白按 0.1、0.2、0.4g/kg 的剂量给 1%角叉菜胶致大鼠足趾肿胀模型灌胃给药,连续 7d,能减轻大鼠足肿胀程度[1]。鹿筋胶原按 0.1、0.2、0.4g/kg 的剂量给棉球所致大鼠肉芽肿模型灌胃给药,连续 7d,能显著抑制棉球引起的肉芽肿[1]。鹿筋胶原蛋白按 0.15、0.3、0.6g/kg 的剂量给 1%角叉菜胶致小鼠足趾肿胀模型、100%二甲苯致小鼠耳肿胀模型灌胃给药,连续 7d,能显著抑制小鼠的足肿胀、耳肿胀程度[2]。

**2. 免疫调节** 鹿筋胶原蛋白按 0.15、0.3、0.6g/kg 的剂量给 1.25%二硝基氯苯丙酮致小鼠迟发型超敏反应模型灌胃给药,连续 9d,以两足的重量差异所指示的肿胀度为指标,发现鹿筋胶原蛋白可促进小鼠迟发型超敏反应,增强小鼠的免疫能力[1]。

**3. 镇痛** 鹿筋胶原蛋白按 0.15、0.3、0.6g/kg 的剂量给热板法致小鼠疼痛模型灌胃给药,连续 4h,能明显提高热板小鼠的痛阈值[2]。0.15、0.3、0.6g/kg 的鹿筋胶原蛋白给 0.8%醋酸溶液 0.1ml/10g 致小鼠扭体反应模型灌胃给药,连续 1h,能明显升高痛阈值,延长醋酸致小鼠扭体反应时间,减少小鼠 10min 内扭体次数[2]。

**4. 抗骨质疏松** 鹿筋胶原蛋白按 0.1、0.2、0.4g/kg 的剂量给维甲酸诱导大鼠骨质疏松模型灌胃给药,连续 30d,可使大鼠活动增多,毛色变好,体重增加;骨质量和骨密度明显升高,骨小梁数量增加,骨小梁变宽,体积增大,皮质变厚,骨小梁间距变小[3]。

【药性】 咸,温。归肝、肾经。

【功能主治】 补劳续绝,强筋健骨。用于肾虚足膝无力,腰痛,劳损绝伤,转筋。

【临床应用】 **临床常用**

风湿关节痛,肌肉痉挛　本品性温,能强筋壮骨,养血通络,生精益髓,可用于久患风湿,关节疼痛,腰脊疼痛,筋骨疲乏或软弱无力,步履艰难,手足无力,手脚抽筋,筋骨酸痛者。

【用法用量】 30～60g,炖服或入丸、酒剂。

【成药例证】

**鹿筋壮骨酒(《卫生部药品标准中药成方制剂·第四册》)** 药物组成:鹿筋、鹿骨、当归、木瓜、党参、玉竹、黄芪、重楼、虎杖、桂枝、续断、肉桂、红花、枸杞子、秦艽、制川乌、制草乌。

功能主治:祛风除湿,舒筋活血。用于四肢麻木,风湿性关节炎。

【贮藏】 阴凉通风干燥处储存。

【参考文献】 [1]孙晓迪,李银清,赵雨,等.鹿筋胶原抗炎免疫作用研究[J].时珍国医国药,2010,22(4):853-854.

[2]曲毅,赵雨,李银清,等.鹿筋胶原抗炎镇痛作用研究[J].辽宁中医杂志,2010,37(9):1825-1827.

[3]张鹤,赵雨,李银清,等.鹿筋胶原对维甲酸所致大鼠骨质疏松的治疗作用[J].中药材,2010,33(3):411-414.

（仰莲　杨槐　郭力）

## 498　鹿茸

Lurong

【异名】 黄毛茸、青毛茸、斑龙珠(《澹寮方》)。

【来源】 为鹿科动物梅花鹿 *Cervus nippon* Temminck 或马鹿 *Cervus elaphus* Linnaeus 的雄鹿未骨化密生茸毛的幼角。前者习称"花鹿茸",后者习称"马鹿茸"。

【产地】 主要为养殖品。梅花鹿道地产区为吉林双辽、辽宁西丰,亦产于吉林敦化、东辽、伊通、蛟河、龙井、辉南、柳河、通化、靖宇、永吉、梨树、桦甸、安图、珲春、梅河口,辽宁清源、铁岭、北镇等地。马鹿道地产区为新疆尉犁、黑龙江林口、内蒙古赤峰,亦主产于新疆伊宁、察布查尔、沙雅、新源,黑龙江宁安、佳木斯,内蒙古呼伦贝尔、兴安盟,青海海北、海南等地。梅花鹿为我国一级保护野生动物。

【采收加工】 采收鹿茸的季节随鹿茸的采集方法不同亦有明显差异,如锯茸一般从生后第三年开始采收,每年可采收1～2次,分别称为"头茬茸"和"二茬茸","头茬茸"清明节后45～60d采收,"二茬茸"在立秋后采收。砍茸因为会损害鹿,现在很少采用。砍茸使用于生长6～10年的老鹿或病残的鹿,将鹿头砍下,再将鹿茸连同脑盖骨锯下。

【炮制】 **鹿茸片** 取鹿茸,燎去茸毛,刮净,以布带缠绕茸体,自锯口面小孔灌入热白酒,并不断添酒,至润透或灌酒稍蒸,横切薄片,压平,干燥。

**鹿茸粉** 取鹿茸燎去茸毛,刮净,劈成碎块,研成细粉。

【性状特征】 **花鹿茸** 呈圆柱状分枝,具一个分枝者习称"二杠",主枝习称"大挺",长17～20cm,锯口直径4～5cm,离锯口约1cm处分出侧枝,习称"门庄",长9～15cm,直径较大挺略细。外皮红棕色或棕色,多光润,表面密生红黄色或棕黄色细茸毛,上端较密,下端较疏;分岔间具1条灰黑色筋脉,皮茸紧贴。锯口黄白色,外围无骨质,中部密布细孔。体轻,气微腥,味微咸。具2个分枝者,习称"三岔",大挺长23～33cm,直径较二杠细,略呈弓形,微扁,枝端略尖,下部多有纵棱筋及突起疙瘩;皮红黄色,茸毛较稀而粗,体轻,气微腥,味微咸。

**二茬茸** 与头茬茸相似,但挺长而不圆或下粗上细,下部有纵棱筋。皮灰黄色,茸毛较粗糙,锯口外围多已骨化,体较重,无腥气。

**马鹿茸** 较花鹿茸粗大,分枝较多,侧枝一个者习称"单门",二个者习称"莲花",三个者习称"三岔",四个者习称"四岔"或更多。按产地分为"东马鹿茸"和"西马鹿茸"。

**东马鹿茸** "单门大挺"长25～27cm,直径约3cm。外皮灰黑色,茸毛灰褐色或灰黄色,锯口面外皮较厚,灰黑色,中部密布细孔,质嫩;"莲花"大挺长可达33cm,下部有棱筋,锯口面蜂窝状小孔稍大;"三岔"皮色深,质较老;"四岔"茸毛粗而稀,大挺下部具棱筋及疙瘩,分枝顶端多无毛,习称"捻头"。

**西马鹿茸** 大挺多不圆,顶端圆扁不一,长30～100cm。表面有棱,多抽缩干瘪,分枝较长且弯曲,茸毛粗长,灰色或黑灰色。锯口色较深,常见骨质。气腥臭,味咸。以茸形粗壮、饱满,皮毛完整,质嫩、柔润,无骨棱,无钉者为佳。

【化学成分】 鹿茸的主要成分是多肽,还含有甾体、多糖、微量元素等。鹿茸的多肽是其主要药理活性成分。

【药理毒理】

**1. 性激素样作用** 鹿茸多肽按25、50、100mg/kg的剂量给小鼠灌胃,连续8d,能明显增加血浆黄体生成素(LH)值[1]。鹿茸多肽按25、50、100mg/kg的剂量给小鼠灌胃,连续8d,能使雄鼠血浆中睾丸酮含量增多[1]。用含有20、40、80μg/ml鹿茸多肽的培养液培养细胞,连续12h,血浆中黄体生成素的分泌量增加,并呈明显的量效关系[2]。

**2. 雄激素样作用** 鹿茸提取物按400mg/kg的剂量给氢化可的松6mg/(kg·d)致小鼠阳虚模型灌胃,连续15d,可抑制小鼠动物附性器官的萎缩,除包皮腺重量改变不大外,其他附性器官重量均有不同程度地增加[2]。鹿茸提取物按400mg/kg的剂量给环磷酰胺20mg/(kg·d)致小鼠骨髓损伤模型灌胃,连续15d,可抑制因骨髓损伤而导致动物附性器官重量减轻的作用。鹿茸提取物按400mg/kg的剂量给胸腺嘧啶核苷($^{3}$H-TdR)掺入骨髓损伤模型小鼠灌胃,连续15d,能够抑制小鼠精液囊减少,增加肝脏DNA合成[2]。

**3. 增强机体免疫功能** 40mg/ml鹿茸多肽按

10mg/kg 的剂量给小鼠腹腔注射，连续 20d，能明显促进 T、B 淋巴细胞的增殖，活化巨噬细胞分泌白细胞介素 IL-12[3]。10、20、40mg/kg 鹿茸多肽给小鼠腹腔注射，连续 7d，能显著增加小鼠单核巨噬细胞的吞噬功能，增加小鼠血清免疫球蛋白(IgG)的含量，增强小鼠的抗热应激能力，显著延长小鼠负重游泳时间[4]。

**4. 对心血管系统的影响**

(1) 保护心血管　鹿茸粉按 0.572、0.286、0.143g/kg 的剂量给 10%水合氯醛所致大鼠下肢缺血模型灌胃，连续 14d，能增加血管内皮生长因子(VEGF)的表达，促进血管新生[5]。鹿茸液按 5、2.5、1.25g/(kg·d)的剂量给冠状结扎方法制备大鼠心梗后慢性心力衰竭动物模型灌胃，连续 4 周，能减少其心肌细胞凋亡及Ⅰ、Ⅲ型胶原表达，其中以中剂量效果最好[6]。鹿茸醇提物按 0.25、0.5、1.0g/kg 的剂量给大鼠灌胃，连续 21d，能够明显升高由结扎冠脉造成的大鼠急性心肌缺血组织中超氧化物歧化酶(SOD)的含量，而降低丙二醛(MDA)的含量[7,8]。

(2) 对血流动力学的影响　花鹿茸乙醇浸提物和马鹿茸乙醇浸提物按 10、50、100μg/ml 的剂量饲喂大鼠，连续 12h，50、100μg/ml 能明显对抗凝血酶作用；不同剂量在体外均具有抑制红细胞凝集作用，体内又具有纤维蛋白溶解活化的作用，并呈浓度依赖性[9]。

**5. 促进骨生长**　鹿茸按 0.021、0.084g/100g 的剂量给 Hulth 方法所致大鼠骨关节炎模型灌胃，连续 6 周，可使软骨组织中免疫蛋白 $Smad_2$、3rnRNA 表达量明显升高[10]。鹿茸提取物按 200、400、800mg/kg 的剂量给地塞米松所致大鼠实验性股骨头缺血性坏死模型灌胃，连续 60d，大鼠股骨头缺血性坏死程度减弱，血清中羟脯氨酸含量减少，而氨基己糖含量升高，同时体外细胞实验表明，鹿茸能够调节成骨细胞的生长周期，从而促进成骨细胞的生长[11]。

**6. 保肝**　含量为 5%、10%、15%的鹿茸粉，按 10mg/kg 的剂量给四氯化碳和酒精致大鼠肝损伤模型灌胃，连续 7d，10%、15%含量组能降低血清中谷丙转氨酶(ALT)、谷草转氨酶(AST)水平，使发生肝细胞坏死的动物例数减少，病变程度减轻[12,13]。

**7. 对神经系统的影响**

(1) 抗神经损伤　建立切断大鼠坐骨神经保留一侧神经外膜模型，术后隔日于神经支配的靶器官注射鹿茸多肽(10mg/kg 溶于 1ml 盐水中)，大鼠的再生有髓纤维数、有髓纤维直径、有髓纤维截面积均明显增加，坐骨神经功能增强[14]。

(2) 益智　鹿茸提取物按 66.3、132.6mg/kg 的剂量给东莨菪碱及亚硝酸钠造成小鼠学习记忆障碍模型灌胃，连续 15d，能提高小鼠“Y”型电迷宫行为学学习记忆成绩[15]。

**8. 抗衰老**　鹿茸精按 2、4g/kg 的剂量给小鼠灌胃，连续 10d，可明显抑制老年小鼠脑和肝单胺氧化酶(MAO-B)的活性，增加脑 5-羟色胺肌酐硫酸盐、盐酸多巴胺含量，促进 RNA 和蛋白质合成，增强超氧化物歧化酶(SOD)的活性，降低丙二醛(MDA)含量，作用明显强于青年小鼠[16]。鹿茸提取物 100μg/ml 对 NADPH-维生素 C、$Fe^{2+}$ 半胱氨酸系统所致大鼠脑、肝、肾微粒体的脂质过氧化反应有明显的抑制作用；及黄嘌呤氧化酶系统 $O_2^-$ 的产生(还原型细胞色素 C 形成)[17]。

**9. 促修复**　鹿茸多肽按 0.8、3.2mg/g 的剂量给手术切除所致大鼠皮肤损伤模型外涂给药，连续 20d，可加速损伤皮肤的修复速度[18]。

**10. 抗应激**　鹿茸多肽按 10、20、30mg/kg 的剂量给大鼠灌胃，连续 30d，能显著增加小鼠常压缺氧存活时间、断头喘气时间、爬杆时间和负重游泳时间；并能显著降低游泳后血清乳酸的增加量[19]。

**11. 抗诱变**　鹿茸醇提物按 1g/(kg·d)的剂量给环磷酰胺致小鼠遗传物质损伤模型灌胃，连续 10d，降低骨髓嗜多染红细胞微核率[20]。

**12. 安全性评价**　马鹿茸样品经研磨后均匀拌入饲料按 8.25、16.5、33g/kg 喂养大鼠，连续 30d，未见血液学、血生化、肝、肾、脾脏、睾丸(卵巢)特异性病变[21]。

**【药性】**　甘、咸，温。归肾、肝经。

**【功能主治】**　壮肾阳，益精血，强筋骨，调冲任，托疮毒。用于肾阳不足，精血亏虚，阳痿滑精，宫冷不孕，羸瘦，神疲，畏寒，眩晕，耳鸣，耳聋，腰脊冷痛，筋骨酸软，崩漏带下，阴疽不敛。

**【临床应用】**

**1. 临床常用**

(1) 肾阳不足，阳痿早泄，宫冷不孕　本品甘温壮阳，能益精填髓，为补肾壮阳要药。治精血耗竭、耳聋目昏者，常与当归、乌梅膏为丸(《济生方》)；治元气不足，畏寒肢冷、阳痿早泄、宫冷不孕、小便频数者，常与人参、黄芪等同用。

(2) 骨软行迟，神疲消瘦　本品味咸入血，能滋补肝肾，生精益血，强筋健骨，诚为要药，故可用于肝肾不足，筋骨痿软或小儿骨软，行迟齿迟，冲门不合者，常与肉苁蓉、菟丝子、牛膝等同用，如《太平惠民和剂局方》鹿茸四斤丸；治神疲消瘦者，常与熟地、山茱萸、五加皮等同用，如《医宗金鉴》加味地黄丸；治诸虚百损，神疲消瘦者，常与人参、黄芪、熟地等同用，如验方《饲鹤亭集方》参茸固本丸。

(3) 冲任虚寒，崩漏不止，带下过多　本品能调冲任，可用于肝肾不足，冲任虚寒，带脉失固，四肢厥冷，经多色黑的崩漏下血症者，常与当归、阿胶、蒲黄等同用，如《千金方》鹿茸散；治冲任虚寒，白带过多者，常与狗脊、白蔹等同用，如《济生方》白蔹丸。

(4) 疮痈肿毒　本品能补肾壮阳，温补精血，外托疮毒，可用干阴疽内陷、久溃不敛、脓出清稀者，常与当归、肉桂等配伍，如《外科全生集》阳和汤。

**2. 临床新用**　鹿茸可用于治疗宫颈糜烂[22]。

**【用法用量】**　1～2g，研末冲服。

**【成药例证】**

**1. 参茸片(《国家中成药标准汇编·内科肾系分册》)**　药物组成：人参、鹿茸。

功能主治：补气血，益心肾。用于体虚神怯，心悸气短，腰膝酸软，阳痿遗精。

**2. 补肾填精口服液(《国家中成药标准汇编·内科肾系分册》)**　药物组成：人参、鹿茸(酥)、牛鞭(酥)、狗鞭(酥)、黄芪、当归、肉苁蓉、阳起石(煅)、枸杞子、杜仲、附子、菟丝子、熟地黄、淫羊藿、韭菜子、蜂蜜(炼)、山梨酸。

功能主治：温肾壮阳。用于肾阳亏虚，腰膝酸软或冷痛，手足不温，阳事不举，精冷，精神萎靡或乏力等。

**3. 生精胶囊(《国家中成药标准汇编·内科肾系分册》)**　药物组成：鹿茸、枸杞子、人参、冬虫夏草、菟丝子、沙苑子、淫羊藿、黄精、何首乌、桑椹、补骨脂、骨碎补、仙茅、金樱子、覆盆子、杜仲、大血藤、马鞭草、银杏叶。

功能主治：补肾益精，滋阴壮阳。用于肾阳不足所致的腰膝酸软，头晕耳鸣，神疲乏力，男子无精、少精、弱精、精液不液化等症。

**4. 安神补脑片(《国家中成药标准汇编·内科心系分册》)**　药物组成：鹿茸、制何首乌、淫羊藿、干姜、甘草、大枣、维生素 $B_1$、淀粉、硬脂酸镁。

功能主治：生精补髓，增强脑力。用于神经衰弱，失眠，健忘，头晕。

**5. 补肾益脑丸(《国家中成药标准汇编·内科气血津液分册》)**　药物组成：鹿茸(去毛)、红参、熟地黄、枸杞子、补骨脂(盐制)、当归、川芎、牛膝、麦冬、五味子、酸枣仁(炒)、朱砂(水飞)、茯苓、远志、玄参、山药(炒)。

功能主治：补骨益气，养血生精。用于气血两虚，肾虚精亏，心悸气短，失眠健忘，遗精盗汗，腰腿酸软，耳鸣耳聋。

**【注意事项】**

1. 儿童、糖尿病患者禁用，孕妇慎用。

2. 感冒发热病人不宜服用；高血压、心脏病、肝病、肾病等慢性病患者应在医师指导下服用。

3. 服用本品宜从小量开始，缓缓增加，不宜骤用大量，以免阳升风动，头晕目赤，伤阴动血。凡阴虚阳亢、血分有热、胃火炽盛、肺有痰热、外感热病者忌服。

**【贮藏】**　置阴凉干燥处，密闭，防蛀。

**【参考文献】**
[1]何刚，王本祥.鹿茸多肽对雄鼠黄体生成素和睾丸酮分泌的影响[J].中成药，1994，16(11)：33-34.

[2]潘文军，池澈，潘兆英，等.鹿茸对阳虚和骨髓损伤模型小鼠DNA合成的影响[J].沈阳药科大学学报，1995，12(3)：195-199.

[3]潘风光，孙威，周玉，等.梅花鹿鹿茸活性多肽的提取及免疫功效的初步研究[J].中国生物制品学杂志，2007，20(9)：669-673.

[4]杨阳，孙红瑜，王振伟.梅花鹿茸多肽的药理活性研究[J].畜牧兽医科技信息，2008，(12)：104-105.

[5]化金凤，索伟，李廷荃.鹿茸对大鼠缺血下肢骨骼肌毛细血管密度的影响[J].中西医结合心脑血管病杂志，2014，12(1)：80-81.

[6]宋业琳，孙兰军，赵英强，等.鹿茸液对慢性心衰大鼠心肌细胞凋亡和Ⅰ、Ⅲ型胶原表达的实验研究[J].世界中医药，2008，3(6)：370-371.

[7]张永和，黄晓巍，孙靖辉，等.鹿茸醇提物对心肌梗死模型大鼠心肌损伤的保护作用及对血浆内皮素含量的影响[J].中国中医药信息杂志，2007，14(1)：40-41.

[8]袁玲，薄锋，张永和.鹿茸对大鼠急性心肌缺血后期心肌组织 SOD、MDA 含量的影响[J].长春中医药大学学报，2007，23(1)：21-22.

[9]久保道德.梅花鹿茸和马鹿茸的乙醇浸提物对血流动力学的影响[J].特产研究，1997，(4)：44-47，59.

[10]牛维，孙志涛，曹学伟，等.单味药鹿茸调控大鼠骨关节炎软骨组织 Smad2，3 表达的研究[J].中国中西医结合杂志，2014，34(2)：209-213.

[11]Shi B，Li G，Wang P，*et al*. Effect of antler extract on corticosteroid-induced avascular necrosis of the femoral head in rats[J].Journal of ethnopharmacology，2010，27(1)：124-129.

[12]夏彦玲，李和平，宋伟杰.鹿茸粉对四氯化碳急性肝损伤的保护作用[J].东北农业大学学报，2009，37(7)：132-133.

[13]夏彦玲，李婷婷，李楠楠，等.鹿茸粉对小鼠酒精急性肝损伤的保护作用[J].东北农业大学学报，2010，41(1)：103-106.

[14]李立军，路来金，陈雷，等.鹿茸多肽促进大鼠坐骨神经再生的实验研究[J].辽宁中医杂志，2004，31(4)：343-344.

[15]王晓丽，张大方.鹿茸提取物对东莨菪碱及亚硝酸钠所致小鼠学习记忆障碍的影响[J].长春中医学院学报，2005，21(4)：37-38.

[16]王岩，陈晓光.鹿茸精对青年及老年小鼠的生化药理作用[J].中药材，2003，26(8)：569-572.

[17]陈晓光，金淑莉，邸琳，等.鹿茸提取物体外抗氧化作用[J].中药材，2003，26(10)：733-734.

[18]翁梁，周秋丽，王丽娟，等.鹿茸多肽促进表皮和成纤维细胞增殖及皮肤创伤愈合[J].药学学报，2001，36(11)：817-820.

[19]罗翔丹，潘风光，张铁华，等.鹿茸多肽对小鼠耐缺氧和抗疲劳能力的影响[J].食品科学，2008，29(4)：386-388.

[20]陈书明，聂向庭，刘广金.鹿茸醇提物对环磷酰胺所致小鼠遗传物质损伤的影响[J].山西医科大学学报，2000，31(1)：24-25.

[21]赵康涛，吴心勤，陈河，等.马鹿茸的亚急性毒性研究[J].实用预防医学，2011，18(10)：1970-1973.

[22]牛煜，林庶茹.鹿茸治疗宫颈糜烂临床观察[J].辽宁中医杂志，2005，32(6)：560-560.

(仰莲　杨槐　郭力)

## 499　鹿胎

Lutai

**【异名】**　鹿儿胎，鹿子胎。

**【来源】**　为鹿科动物梅花鹿 *Cervus nippon* Temminck 或马鹿 *Cervus elaphus* Linnaeus 的干燥胎兽及胎盘。

**【产地】**　主要为养殖品。梅花鹿道地产区为吉林双辽、辽宁西丰，亦产于吉林敦化、东辽、伊通、蛟河、龙井、辉南、柳河、通化、靖宇、永吉、梨树、桦甸、安图、珲春、梅河口，辽宁清源、铁岭、北镇等地。马鹿道地产区为新疆尉犁、黑龙江林口、内蒙古赤峰，亦主产于新疆伊宁、察布查尔、沙雅、新源，黑龙江宁安、佳木斯，内蒙古呼伦贝尔、兴安盟，青海海北、海南等地。梅花鹿为我国一级保护野生动物。

**【采收加工】**　鹿胎的采收随母鹿妊娠状况不同亦有明显差异，如在母鹿妊娠中后期剖腹取胎或流产的胎，包括胎盘及羊水在内，总称“水胎”；或初生胎未经哺乳或死产的鹿仔。先将胎用水洗净，剔除胎毛，然后放入锅内加水 15kg 用火焙干；或先用酒浸 2～3d 后，再直接用火烤干。干鹿胎可加工成“鹿胎粉”和“鹿胎膏”入药。熬制鹿胎膏有的加入其他药材；也有的不加，只单纯用鹿胎熬制。

**【炮制】**　鹿胎粉取原药材，除去杂质，砍成碎块，置铁丝筛上，于无烟炉上烘烤，烤热后，均匀地涂抹酥油(或麻油)，待油渗入鹿胎块内部，继续涂油或烘烤，如此反复操作至鹿胎块呈黄色，质酥脆时，离火，取出，放凉，碾成粉末。

**【性状特征】**　**鹿胎**　本品大小不一，全体弯曲，头大，嘴尖，下唇较长，四肢细长，有 2 蹄，尾短，脊背皮毛有小白色点，鲜时色淡，干后成棕红色，质坚硬，不易折断。气微腥。

**鹿胎粉**　呈褐红色粉末状，气微腥。

**【化学成分】**　鹿胎的主要成分是可溶性蛋白，还含有脂肪、多糖、钙、磷等。鹿胎的可溶性蛋白是其主要药理活性成分。

**【药理毒理】**　**舒张平滑肌**　用含 2、4、8、16、32mg/ml 鹿胎提取物的培养液培养离体子宫，连续 30min，2、4、8mg/ml 对子宫收缩频率、收缩幅度及活动力呈现抑制作用；16、32mg/ml 时则为兴奋作用[1]。

**【药性】**　甘、咸，温。归肝、肾、心经。

**【功能主治】**　益肾壮阳，补虚生津。用于虚损劳瘵，精血不足，妇女虚寒，崩漏带下。

**【临床应用】**

**1. 临床常用**

(1) 虚损劳瘵　本品能温肾壮阳，补血生津，可用于精气内夺，积虚成损，积损成劳，乃精与气虚惫之极者，常与熟地、菟丝子、杞子、制首乌、金石斛、巴戟肉、黄芪、人参等同用,如《沈氏尊生书》鹿胎丸。

(2) 阴虚崩带　本品性甘温煦,能调经血,补阴生津,故可用于阴虚崩带者,常与当归、枸杞、熟地、紫河车、阿胶等同用。

**2. 临床新用**　鹿胎可用于治疗痛经[2]。

**【用法用量】** 6～15g;内服入丸散;鲜胎可煮汁熬膏。

**【成药例证】**

**1. 鹿胎胶囊(《卫生部药品标准中药成方制剂·第八册》)**　药物组成:红参、当归、益母草、熟地黄、香附(醋制)、龟甲(醋制)、地骨皮、延胡索(醋制)、莱菔子(炒)、阿胶、白术(麸炒)、肉桂、木香、丹参、赤芍、甘草、川芎、续断、蒲黄、小茴香(盐制)、牛膝、鹿茸、茯苓、鹿胎(或失水鹿胎)。

功能主治:补气养血,通经散寒。用于气血不足,虚弱羸瘦,月经不调,行经腹痛,寒湿带下。

**2. 复方鹿胎丸(《卫生部药品标准中药成方制剂·第十二册》)**　药物组成:鹿胎、益母草、当归、白芍、川芎、木香、柴胡、朱砂。

功能主治:理血温经。用于经血不调,小腹冷痛,肢体酸软。

**3. 参茸鹿胎膏(《卫生部药品标准中药成方制剂·第四册》)**　药物组成:杜仲(炭)、人参、化橘红、熟地黄、丹参、小茴香(盐制)、益母草、桃仁(炒)、川芎、莱菔子(炭)、白芍、香附(醋制)、莱菔子、白术(麸炒)、肉桂、银柴胡、泽泻(盐制)、槟榔(焦)、厚朴(姜制)、神曲(炒)、附子(制)、麦芽(炒)、赤勺、山楂(焦)、延胡索(醋制)、苍术(炒)、续断、吴茱萸(盐制)、砂仁、海螵蛸、茯苓、乌药、牡丹皮、牛藤、龟甲(醋制)、豆蔻、木瓜、红花、木香、山药、沉香、当归、鹿茸、甘草、鹿胎。

功能主治:调经活血,温宫止带,逐瘀生新。用于月经不调,行经腹痛,四肢无力,子宫寒冷,赤白带下,久不受孕,骨蒸劳热,产后腹痛。

**【贮藏】** 置阴凉干燥处,防蛀。

**【参考文献】** [1]李铁,杨铭,付萍,等.鹿胎提取物对大鼠子宫平滑肌的调节作用[J].长春中医学院学报,2005,21(4):40.

[2]冷爱晶,沈陆琪.鹿胎颗粒治疗痛经84例临床疗效观察[J].时珍国医国药,2004,15(11):773.

(仰莲　杨槐　郭力)

## 500　鹿尾

Luwei

**【来源】** 为鹿科动物梅花鹿 *Cervus nippon* Temminck 或马鹿 *Cervus elaphus* Linnaeus 的干燥尾巴。

**【产地】** 主要为养殖品。梅花鹿道地产区为吉林双辽、辽宁西丰,亦产于吉林敦化、东辽、伊通、蛟河、龙井、辉南、柳河、通化、靖宇、永吉、梨树、桦甸、安图、珲春、梅河口,辽宁清源、铁岭、北镇等地。马鹿道地产区为新疆尉梨、黑龙江林口、内蒙古赤峰,亦主产于新疆伊宁、察布查尔、沙雅、新源,黑龙江宁安、佳木斯,内蒙古呼伦贝尔、兴安盟,青海海北、海南等地。梅花鹿为我国一级保护野生动物。

**【采收加工】** 将鹿尾由尾椎骨处割下,挂起阴干,称为"毛鹿尾";或将割下的带毛鹿尾,入水中浸润,取出,除去根部残肉、油脂,剪去毛茸及外面老皮,再用海浮石搓光,用线穿起挂通风处阴干,称为"光鹿尾"。

**【炮制】** **鹿尾**　取带毛鹿尾,用火燎去毛茸,刷洗干净,切成小碎块,干燥。

**酒鹿尾**　取光鹿尾小碎块,用黄酒拌匀,闷润,置蒸笼内,加热蒸透,取出,干燥。净鹿尾块每100kg,用黄酒20kg。

**【性状特征】** **鹿尾**　呈不规则块状,大小不等,表面紫红色或紫黑色,平滑有光泽,碎断面不规则。质坚硬,气微腥。

**酒鹿尾**　形如鹿尾,色略加深,略有酒气。

**【化学成分】** 鹿尾的主要成分是氨基酸,还含有激素等。鹿尾的氨基酸是其主要药理活性成分。

**【药理毒理】**

**1. 性激素样作用**　鹿尾粉按300mg/kg的剂量给大鼠灌胃,连续10d,大鼠睾丸、前列腺、提肛肌、子宫、卵巢重量明显增加[1]。

**2. 促进生长和代谢**　鹿尾粉30mg给大鼠灌胃,连续4周,大鼠体重明显增加,睾丸、卵巢、肝脏、肾脏、脾脏的脏器指数与正常大鼠无显著差异,而大鼠能量代谢明显提高[2]。

**【药性】** 甘、咸,温。归肝、肾经。

**【功能主治】** 暖腰膝,壮阳生精。用于肾虚腰膝冷痛，屈伸不利，遗精阳痿，头昏耳鸣。

**【临床应用】 临床常用**

肾阳虚证 本品咸能入肾，能暖腰膝，益肾精，故可用于腰脊疼痛，肢体僵硬，肾虚遗精，头昏耳鸣。

**【用法用量】** 10～15g，煎汤或入丸散。

**【成药例证】**

**1. 鹿尾补肾丸(《卫生部药品标准中药成方制剂·第四册》)** 药物组成：鹿尾（去毛）、牡丹皮、当归（酒蒸）、山药、党参（蒸）、龟甲胶、菟丝子（盐蒸）、锁阳（蒸）、泽泻、桑螵蛸（盐蒸）、巴戟天（盐蒸）、黄精（蒸）、冬虫夏草、杜仲（微炒）、鹿角胶、莲须、蛤蚧（去头、鳞）、茯苓、金樱子（去核盐蒸）、枸杞子、鹿茸（酒蒸）、骨碎补、覆盆子（盐蒸）、黄芪。

功能主治：补肾填精，强筋壮骨，益气补血。用于肾虚精亏，气血虚弱，头晕眼花，健忘遗泄，腰酸腿痛等。

**2. 鹿尾鞭酒(《卫生部药品标准中药成方制剂·第十三册》)** 药物组成：鹿尾、驴肾、狗肾、人参、熟地黄、淫羊藿、鹿茸、锁阳、肉苁蓉、补骨脂（盐制）、当归、菟丝子、甘草。

功能主治：补肾壮阳。用于肾虚体弱，腰膝无力等症。

**【贮藏】** 通风干燥处储存。

**【参考文献】** [1]董万超，辛炎，张秀连.梅花鹿茸和尾对大鼠性腺的影响[J].特产研究，1996，96(1)：10-11.

[2]徐海娜，王峰，刘操，等.梅花鹿公鹿尾对大鼠生长性能及营养物质消化代谢的影响[J].特产研究，2013，113(1)：7-11.

（仰莲　杨槐　郭力）

## 501 鹿衔草

Luxiancao

**【异名】** 破血丹(《植物名实图考》)，纸背金牛草、大肺筋草、红肺筋草(《重庆草药》)，鹿寿茶(《陕西中草药》)，鹿安茶(《山西中草药》)。

**【来源】** 为鹿蹄草科植物鹿蹄草 *Pyrola calliantha* H.Andres 或普通鹿蹄草 *Pyrola decorata* H.Andres 的干燥全草。

**【产地】** 野生品和栽培品均有。主产于陕西、甘肃、湖南、湖北、四川等地。

**【采收加工】** 全年均可采收。将全草连根挖出，洗净泥土，晒至叶片较软略抽缩时，堆压发热，使叶片两面变成紫红色或紫褐色，再晒干。

**【炮制】** 净制，切段，晒干。

**【性状特征】** 根茎细长。茎呈圆柱形或具纵棱。叶基生，长卵圆形或近圆形，暗绿色或紫褐色，先端圆或稍尖，全缘或有稀疏的小锯齿，边缘略反卷，上表面有时沿脉具白色的斑纹，下表面有时具白粉。气微，味淡、微苦。

**【化学成分】** 鹿衔草的主要成分是黄酮，还含有酚苷类、醌类、萜类等。鹿衔草的黄酮是其主要药理活性成分。《中华人民共和国药典》2015 年版规定，本品药材及其饮片按干燥品计算，含水晶兰苷($C_{16}H_{22}O_{11}$)不得少于 0.10%。

**【药理毒理】**

**1. 抗炎** 鹿衔草水煎剂按 10、30g/kg 的剂量给小鼠灌胃，连续 7d，对二甲苯致小鼠耳肿胀、醋酸致小鼠腹腔毛细血管通透性增加、大鼠角叉菜胶足肿胀及佐剂性关节肿胀均有明显的抑制作用，亦能抑制大鼠慢性肉芽肿[1]。

**2. 抗心肌缺血** 鹿衔草水煎剂按 36g/kg 的剂量灌胃，连续 10d，能增加小鼠心肌营养性血流量和组织（肝、肾、脾、脑）血流量[2]。鹿衔草总黄酮按 7.5、15、30mg/kg 的剂量给垂体后叶素诱发的缺血性心律失常和对急性心肌缺血大鼠模型灌胃，连续 7d，可剂量依赖性地延迟心律失常出现的时间、缩短心律失常持续的时间、减少心律失常出现的次数和降低心律失常的发生率[3]。

**【药性】** 甘、苦，温。归肝、肾经。

**【功能主治】** 祛风湿，强筋骨，止血，止咳。用于风湿痹痛，肾虚腰痛，腰膝无力，月经过多，久咳劳嗽。

**【临床应用】 临床常用**

(1) 肾阳虚证 本品甘温补肾健骨，入肝活血，能祛风除湿，通络止痛，强腰膝，利筋骨，宣肺利水。治肾气虚者，常与党参、黄芪同用；治肾血虚者，常与当归、丹参同用；治风湿痹痛者，常与防风、秦艽、鸡血藤等同用；治骨质增生、骨刺、骨结核及脊柱炎者，常与骨碎补、肉苁蓉、熟地、鸡血藤等配伍，如《卫生部药品标准中药成方制剂·第七册》抗骨增生片；治膏淋白浊,水肿,小便淋沥,尿频,排尿困难者,单煎有效,常与萆薢、黄柏等配伍。

(2) 月经不调　本品性甘温煦,能补气提升,固任止血,常用于中气不足,冲任不固,血失统摄,遂致经行量多者。

(3) 咳嗽　本品能润肺止咳,用于寒邪犯肺,肺气不宣,气机不畅,咳而腹满,咳声不绝者。

**【用法用量】** 9～15g。

**【成药例证】**

**1. 壮腰消痛液(《卫生部药品标准中药成方制剂·第四册》)**　药物组成:鹿衔草、枸杞子、淫羊藿(制)、巴戟天、穿山龙、地龙、威灵仙、狗脊、川牛膝、豨莶草、乌梅、鹿角胶、木瓜、没药(炒)、海龙、杜仲。

功能主治:壮腰益肾,疏风祛湿,活络止痛。用于治疗肾虚腰痛、风湿骨质增生引起的疼痛。

**2. 壮骨伸筋胶囊(《中华人民共和国药典》2015年版)**　药物组成:鹿衔草、淫羊藿、熟地黄、骨碎补(炙)、肉苁蓉、鸡血藤、红参、狗骨、茯苓、威灵仙、豨莶草、葛根、醋延胡索、山楂、洋金花。

功能主治:补益肝肾,强筋壮骨,活络止痛。用于治疗肝肾两虚、寒湿阻络所致的神经根型颈椎病,症见肩臂疼痛、麻木、活动障碍。

**3. 骊痹抗生丸(《卫生部药品标准中药成方制剂·第二十册》)**　药物组成:鹿衔草、莱菔子、骨碎补、鸡血藤、肉苁蓉、熟地黄、淫羊藿。

功能主治:补骨、活血、止痛。用于治疗肥大性脊椎炎、颈椎病、跟骨刺,增生性关节炎,大骨节病。

**【贮藏】** 置干燥处,防潮。

**【参考文献】**
[1]段泾云,蔺文瑰,刘小勇.鹿蹄草的抗炎作用[J].陕西中医,1992,13(9):424-425.

[2]郑振源,周述芳,郭敏,等.鹿蹄草对小鼠组织血流量与血浆环核苷酸含量的影响[J].中药通报,1986,11(3):51-52.

[3]丁存晶,刘俊田,王军宪.鹿衔草总黄酮对大鼠急性心肌缺血的保护作用[J].中药材,2007,30(9):1105-1109.

(杨槐　郭力)

## 502　路路通

Lulutong

**【异名】** 枫木(《说文》),枫香(《本草经集注》),九孔子枫实(《南方草木状》),香枫、枫宸(《本草纲目》),枫木上球(《德胜堂经验方》),枫香果(《槐西杂志》),三角枫、三角尖(《岭南采药录》),狼目(《药材资料汇编》),枫球子(《中药志》),狼眼(《中药材手册》),枫树球(《药材学》),九空子(《江苏植药志》),枫仔树(《植物名汇》)。

**【来源】** 为金缕梅科植物枫香树 *Liquidambar formosana* Hance 的干燥成熟果序。

**【产地】** 主要为栽培品。主产于秦岭及淮河以南各地。

**【采收加工】** 冬季果实成熟后采收,除去杂质,干燥。

**【炮制】** 净制,晒干。

**【性状特征】** 呈球形,直径 2～3cm,为聚花果,由多数小蒴果集合而成。基部有总果梗。表面灰棕色或棕褐色,有多数尖刺和喙状小钝刺,长 0.5～1mm,常折断,小蒴果顶部开裂,呈蜂窝状小孔。体轻,质硬,不易破开。气微,味淡。

**【化学成分】** 路路通的主要成分是萜类,还含有黄酮类、挥发油、环烯醚萜类和甾醇等。路路通的萜类成分是其主要药理活性成分。《中华人民共和国药典》2015 年版规定,本品药材及其饮片按干燥品计算,含路路通酸($C_{30}H_{46}O_3$)不得少于 0.15%。

**【药理毒理】** **抗炎、镇痛**　路路通水煎剂按 2.5、5.0、10.0g/kg 的剂量给酵母诱发大鼠足肿胀模型灌胃,连续 3d,能明显抑制大鼠足肿胀症状[1]。路路通酸按 2.5、10mg/kg 的剂量给角叉菜胶致大鼠足肿胀模型、腹腔注射醋酸致小鼠腹腔毛细血管通透性亢进模型、醋酸致小鼠扭体模型灌胃,连续 3d,对大鼠足肿胀有明显的抑制作用,可对抗毛细血管通透性亢进,对早期炎症和急性渗出性炎症有对抗作用,对醋酸引起小鼠疼痛有镇痛作用[1]。

**【药性】** 苦,平。归肝、肾经。

**【功能主治】** 祛风活络,利水,通经。用于关节痹痛,麻木痉挛,水肿胀满,乳少,经闭。

**【临床应用】**

**1. 临床常用**

(1) 脘腹胀痛　本品能祛风通利,行气宽中,止痛,用于风邪犯胃,寒凝气滞,脘腹胀满、大便不爽者,可与木香、乌药、枳壳等同用。

(2)月经不调 本品能活血通络,常用于妇女月经不调,月经量少而腹胀者,多与香附、茺蔚子等配伍。

(3)痹证 本品长于温煦,能温经散寒,常用于风湿痹痛,腰腿酸痛,筋络拘挛者,多与当归、川芎、独活、桑寄生等同用。

(4)水肿 本品能利水消肿,用于感受外邪,饮食失调,劳倦过度,肺失宣降通调,脾失健运,肾失开合,膀胱气化失常,水液潴留,泛滥肌肤者,常与茯苓皮、桑白皮、冬瓜皮等配伍。

**2. 临床新用** 路路通可用于治疗糖尿病下肢动脉硬化闭塞症[2]。

**【用法用量】** 5～10g。

**【成药例证】**

**1. 心益好片(《卫生部药品标准中药成方制剂·第十一册》)** 药物组成:路路通、冰片、蟾酥、琉璃草、三七、生晒参、猪牙皂。

功能主治:活血化瘀,行气止痛,益心宁神。用于治疗冠心病,心绞痛,胸闷,心悸,气短等。

**2. 耳聋通窍丸(《卫生部药品标准中药成方制剂·第十三册》)** 药物组成:路路通、磁石(煅)、大黄、当归、黄柏、黄连、黄芩、龙胆、芦荟、木香、石菖蒲、栀子(姜制)。

功能主治:清热泻火,利湿通便。用于治疗肝胆火盛,头眩目胀,耳聋耳鸣,耳内流脓,大便干燥,小便赤黄。

**3. 生乳片(《卫生部药品标准中药成方制剂·第十九册》)** 药物组成:路路通、白芷、穿山甲、党参、冬瓜子、漏芦、山药、熟地黄、丝瓜络、王不留行、猪鞭、木通。

功能主治:补气生血,通经下乳,具有促进乳汁分泌、改善乳汁质量作用。用于治疗产后气血亏损,乳少,乳汁不通。

**4. 通乳颗粒(《卫生部药品标准中药成方制剂·第十六册》)** 药物组成:路路通、白芍(酒炒)、柴胡、川芎、穿山甲(烫)、当归、党参、黄芪、瞿麦、漏芦、鹿角霜、熟地黄、天花粉、通草、王不留行。

功能主治:益气养血,通络下乳。用于治疗产后气血亏损,乳少,无乳,乳汁不通等症。

**5. 抗风湿液(《卫生部药品标准中药成方制剂·第十二册》)** 药物组成:牛大力、两面针、七叶莲、半枫荷、黑老虎根、豺皮樟、路路通、血风根、香加皮、虎杖、千斤拔、毛冬青、鸡血藤。

功能主治:驱风祛湿,活血通络,壮腰健膝。用于治疗慢性风湿性关节炎,类风湿关节炎,腰腿痛,坐骨神经痛,四肢酸痹及腰肌劳损等症。

**【注意事项】** 孕妇忌服。

**【贮藏】** 置干燥处。

**【参考文献】**
[1]刘婷,孙玉茹,秦彩玲,等.路路通酸的抗炎镇痛作用[J].中国实验方剂学杂志,2006,12(12):45-47.

[2]汪艳娟,王行宽,陈丽萍.当归四逆汤合路路通注射液治疗糖尿病下肢动脉硬化闭塞症的临床观察[J].中国中医基础医学杂志,2004,10(1):60-62.

(杨槐 郭力)

## 503 驴耳风毛菊

Lü'erfengmaoju

**【异名】** 狗舌头、驴耳朵、风毛菊(《内蒙古中草药》)。

**【来源】** 为菊科植物草地风毛菊 *Saussurea amara* (L.) DC.的干燥全草。

**【产地】** 主要为野生品。国内主产于内蒙古锡盟、阿盟、呼盟、乌盟、呼市等地;国外主产于俄罗斯。

**【采收加工】** 春末夏初花开前采收,除去杂质,晒干。

**【炮制】** 净制,切段。

**【化学成分】** 驴耳风毛菊的主要成分是氨基酸、多糖等。驴耳风毛菊的氨基酸、多糖是其主要药理活性成分。

**【药理毒理】** **利胆** 驴耳风毛菊用克-汉式缓冲液(KHB)稀释成终浓度为20～1000mg/L,给大鼠离体肝灌注给药,每个浓度最多灌注3次,可增加胆汁流量,并呈质量浓度相关[1]。

**【性味】** 苦,寒。

**【功能主治】** 杀"黏",清热,解毒,止刺痛,消肿。用于瘟疫,猩红热,麻疹,痘疹,结喉,发症,肠刺痛,阵刺痛等"黏"患和毒热,心热,血热,炽热,讧热,伤热,感冒发热及急慢性热。

**【临床应用】** **临床常用**

(1)瘰疬 本品能解疮毒,溃痈肿,除恶疮,可用于痈肿、瘰疬、恶疮的治疗。

（2）痄腮　本品苦寒清泄，能清热凉血、解毒消肿，用于温病初起、火热毒邪循经上攻者。

（3）疖肿　本品能清热解毒，可用于热毒入侵皮肤所致疮疡热者，常与黄柏、菊花、板蓝根等同用。

**【用法用量】**　6～9g。

**【贮藏】**　置阴凉干燥处。

**【参考文献】**　[1]王锦军.蒙古药用植物草地风毛菊对离体灌注大鼠肝的利胆效应[J].国外医药·植物药分册，2008，23(1)：23.

（蒙春旺　杨槐　郭力）

## 504　罗布麻叶

Luobumaye

**【来源】**　为夹竹桃科植物罗布麻 *Apocynum venetum* L.的干燥叶。

**【产地】**　主要为野生品。其道地产区为新疆巴里坤，亦主产于山东、陕西、河北、甘肃等地。其中以新疆巴里坤最为适宜。

**【采收加工】**　夏季采收，除去杂质，干燥。

**【炮制】**　净制，干燥。

**【性状特征】**　多呈皱缩卷曲，有的破碎，完整叶片展平后呈椭圆状披针形或卵圆状披针形，长 2～5cm，宽 0.5～2cm。淡绿色或灰绿色，先端钝，有小芒尖，基部钝圆或楔形，边缘具细齿，常反卷，两面无毛，叶脉于下表面突起；叶柄细，长约 4mm。质脆。气微，味淡。以绿色完整者为佳。

**【化学成分】**　罗布麻叶的主要化学成分是黄酮，还有儿茶素、鞣质、酸类、醇类、甾体类、糖类、烷类、氨基酸类、矿物质元素等。罗布麻叶的黄酮是其主要药理活性成分。《中华人民共和国药典》2015 年版规定，本品药材按干燥品计算，含金丝桃苷（$C_{21}H_{20}O_{12}$）不得少于 0.30%。

**【药理毒理】**

**1. 抗抑郁**　罗布麻叶提取物按 30、60、125mg/kg 的剂量给大鼠灌胃，连续 14d，可缩短大鼠静止时间，对抑郁小鼠有明显的抗抑郁作用[1]。

**2. 降血脂、抗动脉粥样硬化**　罗布麻叶水浸膏按 5、10、17g/kg 的剂量给 Triton 溶液致高脂血症大鼠模型灌胃，可降低大鼠血清中总胆固醇和甘油三酯[2]。

**3. 脑保护作用**　罗布麻叶提取物按 25、50mg/kg 的剂量给手术阻断左侧大脑中动脉造成大鼠局灶性脑缺血再灌注损伤模型灌胃，连续 5d，能减轻神经症状，缩小大鼠脑缺血再灌注的脑梗死范围，可明显降低脑组织含水量[3]。

**【药性】**　甘、苦，凉。归肝经。

**【功能主治】**　平肝安神，清热利水。用于肝阳眩晕，心悸失眠，浮肿尿少。

**【临床应用】**　临床常用

（1）眩晕　本品味苦性凉，入肝经，能平抑肝阳，清泄肝热，故可用于肝阳上亢、头晕目眩、烦躁失眠者，单用有效，开水冲泡当茶饮，方见《陕甘宁青中草药选》；或与牡蛎、石决明、代赭石等同用；能降压，镇静，缓解头痛，可用于肝阳上亢型高血压、眩晕、脑胀、失眠多梦者。

（2）水肿，小便不利　本品能清湿热，利小便，可用于水肿、小便不利者，可单用，或与车前子、木通、猪苓、泽泻等同用。

（3）失眠　本品能养心安神，用于神经衰弱、心悸、失眠者，单用有效，如《新疆中草药手册》罗布麻茶。

**【用法用量】**　6～12g。

**【成药例证】**

**1. 罗布麻叶片（《卫生部药品标准中药成方制剂·第七册》）**　药物组成：罗布麻叶。

功能主治：降压。用于治疗高血压头晕、心悸。

**2. 轻身消胖丸（《卫生部药品标准中药成方制剂·第七册》）**　药物组成：罗布麻叶、泽泻、白术（麸炒）、薏苡仁、芒硝、防己、海藻、当归、川芎、荷叶、大黄、麻黄、玫瑰花、茯苓、滑石、山楂、黄芪、荷梗、木香。

功能主治：益气、利湿，降脂、消胖。用于治疗单纯性肥胖症。

**【贮藏】**　置阴凉干燥处。

**【参考文献】**　[1]Butterweck V.罗布麻叶提取物的抗抑郁作用[J].国外医药·植物药分册，2002，17(5)：206.

[2]杨守业，包建华，谢利民，等.罗布麻叶水浸膏降血脂作用的研究[J].中药通报，1986，11(6)：50-52.

[3]王建华，陈红艳，杨新波，等.罗布麻提取物对大鼠局灶性脑缺血再灌注损伤的保护作用[J].解放军医药学报，2006，22(3)：177-180.

（杨槐　郭力）

## 505　罗汉果

Luohanguo

**【异名】** 拉汗果、假苦瓜(《广西药植名录》)。

**【来源】** 为葫芦科植物罗汉果 *Siraitia grosvenorii* (Swingle) C.Jeffrey ex A.M.Lu et Z.Y. Zhang 的干燥果实。

**【产地】** 主要为栽培品。其道地产区为广西永福、临桂。亦主产于湖南、贵州、广东、江西等地。

**【采收加工】** 秋季果实由嫩绿色变深绿色时采收，晾晒数天后，低温干燥。

**【炮制】** 净制，用时捣碎。

**【性状特征】** 呈卵形、椭圆形或球形，长4.5～8.5cm，直径3.5～6cm。表面褐色、黄褐色或绿褐色，有深色斑块和黄色柔毛，有的具6～11条纵纹。顶端有花柱残痕，基部有果梗痕。体轻，质脆，果皮薄，易破。果瓤(中、内果皮)海绵状，浅棕色。种子扁圆形，多数，长约1.5cm，宽约1.2cm；浅红色至棕红色，两面中间微凹陷，四周有放射状沟纹，边缘有槽。气微，味甜。以形状规则，皮薄、肉多籽少，有光泽不焦黑为最佳。

**【化学成分】** 罗汉果的主要成分是三萜皂苷，还含有黄酮、脂肪酸、蛋白质、维生素等。罗汉果的三萜皂苷是其主要药理活性成分。《中华人民共和国药典》2015年版规定，本品药材按干燥品计算，含罗汉果皂苷V($C_{60}H_{102}O_{29}$)不得少于0.50%。

**【药理毒理】**

**1. 镇咳、祛痰** 罗汉果水提物按10、25、50g/kg的剂量给氨水或二氧化硫($SO_2$)致小鼠咳嗽模型灌胃，连续3d，能增加气管酚红排泌量、抑制小鼠咳嗽症状[1]。罗汉果水提取物按2.3、4.6、9.2g/kg的剂量给枸橼酸或辣椒素致豚鼠咳嗽模型灌胃，连续1h，能减少豚鼠的咳嗽次数和延长咳嗽潜伏期[2]。从罗汉果中分离得到的化合物罗汉果皂苷V按75、150、300mg/kg的剂量给氨水致小鼠咳嗽模型灌胃，连续3d，能减少小鼠咳嗽次数，延长咳嗽潜伏期，不同程度增加小鼠气道酚红排泌量[3]。

**2. 促排便** 罗汉果水提物按10、25g/kg的剂量给禁水不禁食3d所致小鼠燥结型便秘模型灌胃，连续3d，可促进燥结型小鼠的排便，增加粪便含水率软化粪便[1]。

**3. 保肝** 罗汉果水提醇沉液按50g/kg的剂量给四氯化碳($CCl_4$)或硫代乙酰胺(TAA)致小鼠肝损伤模型灌胃，连续5d，增强血清谷丙转氨酶(ALT)的活性，对肝损伤有明显的保护作用[4]。

**4. 增强免疫** 罗汉果水提醇沉液按25、50g/kg的剂量给大鼠灌胃，连续10d，增加外周血淋巴细胞酸性α-醋酸萘酯酶(ANAE)的比值，增加外周血中性白细胞的细胞吞噬率[5]。

**【药性】** 甘，凉。归肺、大肠经。

**【功能主治】** 清热润肺，利咽开音，滑肠通便。用于肺热燥咳，咽痛失音，肠燥便秘。

**【临床应用】 临床常用**

(1) 咳喘，咽痛　本品味甘性凉，能清肺热，化痰饮，利咽止痛，常用于痰嗽、气喘者，可单味煎服，或常与百部、桑白皮等同用；治咽痛失音，可单用泡茶饮。

(2) 便秘　本品甘润，入大肠经，能养阴生津，润肠通便，可用于肠燥便秘者，常与蜂蜜同用。

**【用法用量】** 9～15g。

**【成药例证】**

**1. 川贝罗汉止咳颗粒(《卫生部药品标准中药成方制剂·第八册》)** 药物组成：川贝母、枇杷叶、桔梗、薄荷脑、罗汉果。

功能主治：清肺，止咳，祛痰。用于支气管炎，伤风咳嗽。

**2. 罗汉果玉竹颗粒(《卫生部药品标准中药成方制剂·第二册》)** 药物组成：罗汉果、玉竹。

功能主治：养阴生津，润肺止咳。用于肺燥咳嗽，咽喉干痛。

**3. 罗汉果止咳糖浆(《卫生部药品标准中药成方制剂·第二十册》)** 药物组成：罗汉果、枇杷叶、桑白皮、白前、百部、桔梗、薄荷油。

功能主治：祛痰止咳。用于感冒咳嗽及支气管炎。

**【贮藏】** 置干燥处，防霉，防蛀。

**【参考文献】** [1]王勤，李爱媛，黄荣奇，等.罗汉果的祛痰止咳通便作用[J].广西中医学院学报，1998，15(1)：62-64.

[2]李坚，李沛波，袁干军.罗汉果水提取物的止咳作用研究[J].海南医学院学报，2008，14(1)：16-18.

[3]刘婷，王旭华，李春，等.罗汉果皂苷V的镇咳、祛痰及解痉作用研究[J].中国药学杂志，2007，42(20)：1534-1536.

[4]王勤，李爱媛，黄荣奇，等.罗汉果保肝活性部位的研究[J].中国药理与临床，1998，14(6)：31-32.

[5]王密,宋志军,柯美珍,等.不同剂量的罗汉果对大鼠免疫功能的影响[J].广西医科大学学报,1994,11(4):408-410.

（杨槐　郭力）

## 506　罗勒

Luole

【异名】 千层塔、家佩蓝、苏薄荷、省头草(《西北民族地区植物资源利用与生物技术》)。

【来源】 为唇形科罗勒属植物罗勒 *Ocimum basilicum* L.的干燥全草。

【产地】 主要为栽培品,野生品亦有。原产于非洲、美洲及亚洲热带地区。中国主要分布于新疆、吉林、河北、云南及四川等地。

【采收加工】 随采收部位不同亦有明显差异,如茎叶多在7～8月采收,割取全草,除去细根和杂质,晒干即成;如提炼精油,则在花序出齐时采收,海南地区一年采收3～4次。收割时用镰刀离地面20～25cm植株部位割下,避免摇动根系,以免影响再生能力,随后加强肥水管理,促其重新萌发新的茎叶。收割后应尽快进行加工,以免伤口及叶片变褐发黄,影响精油品质。

【炮制】 净制,润透,切段,阴干。

【性状特征】 茎呈方柱形,黄绿色或带紫色,被柔毛。叶对生,多皱缩或脱落,叶片展平后呈卵圆形至卵状披针形,全缘或有微锯齿,叶面有腺点。总状轮伞花序顶生,每轮有花6朵,花冠多已脱落;花萼棕褐色,膜质,5齿裂,边缘具柔毛,内有黑褐色果实,呈长圆形至卵形。气芳香,味辛凉。

【化学成分】 罗勒的主要成分是挥发油,还含有黄酮及其苷类、香豆素、苯丙素等。罗勒的挥发油是其主要药理活性成分。

【药性】 辛,温。归肺、胃、脾、大肠经。

【功能主治】 消肿止痛,活血通经,解热消暑,调中和胃。用于月经不调,痛经,胃痛腹胀,瘾疹瘙痒,跌打损伤。

【临床应用】 临床常用

(1) 月经不调　本品辛甘温煦,能活血通经,可用于肝郁气滞、湿热瘀结所致气血不畅,进而引起气血不通而疼痛者。

(2) 瘾疹,瘙痒　本品性温,入肺,能消肿止痛,解热消暑,可用于卫外不固、肠胃湿热郁于肌肤者。

【用法用量】 3～9g;外用适量,煎水烫洗患处。或研末调敷患处。

【贮藏】 置阴凉干燥处。

（杨槐　郭力）

## 507　罗勒子

Luolezi

【异名】 芒勒子、罗叻子(《本草纲目》),沙速福林子、沙速不儿奄子、速补儿奄子(《回回药方三十六卷》),兰香子(《海上名方》),光明子(《饮片新参》)。

【来源】 为唇形科植物罗勒 *Ocimum basilicum* L.的干燥果实。

【产地】 主要为野生品。主产于云南、四川、广东、广西等地。

【采收加工】 果实成熟后采收,筛去泥沙杂质,晒干。

【炮制】 净制,晒干。不宜水洗,以免粘连成团。

【性状特征】 呈小坚果卵形,长2.5～2.8mm,宽1.4～1.7mm,厚0.8～1.1mm。表面棕黑色,略有光泽,解剖镜下可见密布细小疣状突起。顶端钝,截形,基部具3锐棱,中心偏背面有灰白色果脐,背面中央有以纵棱,两边各1个。果皮坚硬,水浸后强烈黏液化。种子1枚,椭圆形,浅黄色,顶端钝,下端有一尖突。腹面有一浅棕色种脊,合点位于中部稍上方,种皮薄,膜质。黄白色,有油性。胚根短小。子叶2枚,肥厚。无臭,味淡。以颗粒饱满、无泥沙者为佳。

【化学成分】 罗勒子的主要成分是挥发油,还含有糖等。罗勒子的挥发油是其主要药理活性成分。

【药性】 一级干热。

【功能主治】 止血止泻,消散热性气结。用于久泻久痢,心悸神疲,痔疮出血。

【临床应用】 临床常用

久泻,久痢　本品一级干热,能止血止泻,故可用于脾虚寒、中气不足所致食后胃脘闷不舒,疲倦乏力,面色萎黄,便中带有黏液脓血,经久不愈,伴腹部隐痛、困倦者。

【用法用量】 5～7g。

【注意事项】 本品对胃有伤害,矫正药为冰糖、猫儿草。

**【贮藏】** 置干燥处，防蛀。

（李小红 杨槐 郭力）

## 508 裸花紫珠

Luohuazizhu

**【异名】** 节节红(《南宁市药物志》)，百花茶(《中华本草》)，饭汤叶、亚寨凡、大班鸠米(《广西药植名录》)，赶风柴(《中药大辞典》)。

**【来源】** 为马鞭草科植物裸花紫珠 *Callicarpa nudiflora* Hook.ex Arn.带有嫩枝的叶。

**【产地】** 主要为野生品。其道地产区为海南澄迈一带，亦主产于海南定安、儋州、澄迈、白沙、昌江、东方、三亚、陵水、保亭、琼中等地。其中以海南五指山的为上品。亦主产于广东、广西等地。国外主要分布于印度、中南半岛、马来半岛及新加坡等。

**【采收加工】** 全年均可采收。

**【炮制】** 除去杂质，切碎，干燥。

**【性状特征】** 叶多皱缩卷曲，完整者展平后呈长圆形或卵状披针形，长6～22cm，宽4～8cm，边缘有不规则细锯齿，上面黑褐色，仅主脉具褐色毛草，下表面色稍浅，有灰褐色绒毛；叶柄长1～2cm。气微，味微苦、涩。以叶片多而完整、茎枝柔嫩者为佳。

**【化学成分】** 裸花紫珠的主要成分是黄酮，还含有萜类、挥发油和酚类等。裸花紫珠的黄酮是其主要药理活性成分。

**【药理毒理】**

**1. 止血** 裸花紫珠总黄酮按60、120、240mg/kg的剂量给小鼠灌胃，明显缩短小鼠断尾出血时间和凝血时间，增加血小板数目[1]。

**2. 抗炎** 裸花紫珠总黄酮按60、120、240mg/kg给二甲苯致小鼠耳廓肿胀模型灌胃，连续3d，抑制小鼠耳廓肿胀[1]；裸花紫珠水煎液按0.4、0.8、1.6g/kg的剂量给角叉莱胶致大鼠足跖肿胀模型灌胃，连续7d，对大鼠足趾肿胀有明显的抑制作用[2]。

**3. 增强免疫** 裸花紫珠水煎液按0.4、0.8、1.6g/kg的剂量对小鼠进行灌胃给药，连续7d，可提高小鼠单核吞噬细胞的吞噬指数和吞噬活性[2]。

**4. 促进组织愈合** 用含0.4、0.8、1.2、1.6mg/ml裸花紫珠悬液的培养基培养细胞，连续6d，人胚纤维母细胞DNA合成受到明显抑制；其中0.8、1.2mg/ml裸花紫珠悬液显著增加人胚纤维母细胞合成与释放的蛋白质[3]。

**5. 抗肿瘤** 从裸花紫珠中分离得到环烯醚萜类化合物nudifloside和linearoside对慢性白血病骨髓内K562细胞株增殖具有明显的抑制作用，$IC_{50}$值分别为20.7、36.0μl/ml[4]。

**6. 保肝** 从裸花紫珠中分离得到三萜皂苷类化合物2α，3α，19α，24-tetrahydroxyolean-12-en-28-oic-acid 28-O-*β*-*D*-glucopyranosylester、2α，3α，19α，23-tetrahydroxyolean-12-en-28-oic-acid 28-O-*β*-*D*-xylopyranosyl-(1→2)-O-*β*-*D*-glucopyranosylester、2α，3α，19α-trihydr-oxyolean-12-en-28-oic-acid 28-O-*β*-*D*-xylopyranosyl-(1→2)-*β*-*D*-gluco-pyranosylester 对*D*-半乳糖胺所致的肝细胞(WB-F344)损伤具有显著的抑制作用[5]。

**7. 体内过程** 给大鼠灌胃0.5g/ml裸花紫珠提取物混悬液5g，药时曲线经拟合符合二室开放模型，$t_{1/2}$为14.355min。总体而言，灌胃后30min，血药浓度达到峰值，半衰期较短，清除较快，体内无蓄积[6]。

**【药性】** 苦、微辛，平。归脾、胃、肝、心经。

**【功能主治】** 消炎，解毒，收敛，止血。用于化脓性炎症，急性传染性肝炎；外治烧、烫伤，外伤出血。

**【临床应用】** 临床常用

血热证 本品苦泄清热，味涩收敛，入血分，能清热解毒、收敛止血，故可用于热阻脉络、脉络滞塞、血热出血、疮痈肿毒、外伤出血者。

**【用法用量】** 9～30g。外用适量，煎浓汤，涂敷患处。

**【成药例证】**

**1. 裸花紫珠合剂(《国家中成药标准汇编·内科气血津液分册》)** 药物组成：裸花紫珠、蜂蜜。

功能主治：收敛止血。用于肺咯血及消化道出血。

**2. 裸花紫珠栓(《国家中成药标准汇编·外科妇科分册》)** 药物组成：裸花紫珠。

功能主治：消炎解毒，收敛止血。用于宫颈炎、白色念珠菌性阴道炎等。

**3. 复方木麻黄片(《国家中成药标准汇编·内科脾胃分册》)** 药物组成：木麻黄干浸膏、裸花紫珠干

浸膏。

功能主治：散寒止痢。用于寒湿痢疾。

【贮藏】 置通风干燥处。

【参考文献】 [1]梁纪军，徐凯，李留法，等.裸花紫珠总黄酮的抗炎止血作用研究[J].现代中西医结合杂志，2009，18(26)：3161-3162.

[2]陈颖，杨国才.裸花紫珠抗炎作用及增强免疫功能的实验研究[J].广东微量元素科学，2006，13(8)：39-41.

[3]谢彬，李鹂.中草药裸花紫珠的细胞学作用机理[J].广东药学院学报，1995，11(3)：141-145.

[4]Mei WL, Han Z, Cui HB, *et al*. A new cytotoxic iridoid from *Callicarpa nudiflora* [J]. Nat Pro Res, 2010, 24 (10): 899-904.

[5] Huang B, Fu HZ, Chen WK, *et al*. Hepatoprotective triterpenoid saponins from *Callicarpa nudiflora* [J].Chem Pharm Bull，2014，62(7)：695-699.

[6]李玲娜，马婷，王彬，等.大鼠口服裸花紫珠后木犀草素的体内药动学研究[J].海南医学院学报，2012，18(11)：1541-1543.

（李小红　杨槐　郭力）

## 509　络石藤

Luoshiteng

【异名】 络石、石鲮（《神农本草经》），石蹉、略石、领石、石龙藤（《名医别录》），耐冬（《新修本草》），鲮石、明石、悬石、云花、云珠、云英、云丹（《吴普本草》），络石草（《近效方》），鬼系腰（《外科精要》），石薜荔（《医学入门》），白花藤（《植物名实图考》），爬山虎（《南京民间药草》），过墙风（《广西中兽医药用植物》），爬墙虎、鹿角草（《江苏植药志》），羊角藤（《广西中药志》），乳风绳（《浙江民间草药》），绿刺、酸树芭、膏链、软筋藤（《南方主要有毒植物》），石气柑、万字金银（《四川中药志》），沿壁藤、铁线草、风藤、折骨草、交脚风（《湖南药物志》），合掌藤、双合草、剃头草（《闽东本草》），石盘藤、过桥风（《江西草药》）。

【来源】 为夹竹桃科植物络石 *Trachelospermum jasminoides* (Lindl.) Lem.的干燥带叶藤茎。

【产地】 主要为野生品。主产于江苏、安徽、湖北、山东等地。

【采收加工】 冬季至次春采割，除去杂质，晒干。

【炮制】 净制，浸泡，润透，切段，晒干。或新采集络石藤用水洗去泥土，鲜用。

【性状特征】 茎呈圆柱形，弯曲，多分枝，长短不一，直径1～5mm；表面红褐色，有点状皮孔和不定根；质硬，断面淡黄色，常中空。叶对生，有短柄；展平后叶片呈椭圆形或卵状披针形，长1～8cm，宽0.7～3.5cm；全缘，略反卷，上表面暗绿色或棕绿色，下表面色较淡；革质。气微，味微苦。

【化学成分】 络石藤的主要成分是三萜皂苷，还含有木脂素、黄酮、微量元素等。络石藤的三萜皂苷是其主要药理活性成分。《中华人民共和国药典》(2015年版)规定，本品药材按干燥品计算，含络石苷($C_{27}H_{34}O_{12}$)不得少于0.45%；本品饮片按干燥品计算，含络石苷($C_{27}H_{34}O_{12}$)不得少于0.40%。

【药理毒理】

**1. 抗炎** 络石藤水煎液按2.4、4.8g/kg的剂量给二甲苯致小鼠耳肿胀模型进行灌胃，连续36h，对小鼠耳肿胀有抑制作用[1]。

**2. 镇痛** 络石藤水煎液按4.8g/kg的剂量给热板致小鼠疼痛模型腹腔注射，可显著提高小鼠的痛阈值[1]。4.8g/kg络石藤水煎液给酒石酸锑钾致小鼠扭体反应模型灌胃，能抑制小鼠扭体反应[1]。

**3. 镇静、催眠** 络石藤三萜总皂苷按50、100、200mg/kg的剂量给小鼠灌胃，连续5d，能减少小鼠的自主活动次数；并能延长阈上剂量戊巴比妥钠致小鼠睡眠的时间，增强戊巴比妥钠的催眠作用，其中以200mg/kg剂量组对增强戊巴比妥钠的催眠作用最为显著[2]。

**4. 抗疲劳** 络石藤三萜总皂苷按100、200、400mg/kg的剂量给力竭游泳致小鼠疲劳模型灌胃，连续15d，可延长小鼠负重力竭游泳时间，降低定量负荷游泳后全血乳酸(LD)、血浆尿素氮(BUN)及丙二醛(MDA)含量[3]。

【药性】 苦，微寒。归心、肝、肾经。

【功能主治】 祛风通络，凉血消肿。用于风湿热痹，筋脉拘挛，腰膝酸痛，喉痹，痈肿，跌打损伤。

【临床应用】 临床常用

(1) 风湿热痹　本品微寒，能祛风通络，用于湿邪内阻，气机不畅，腰膝酸痛，筋脉拘挛者，可单用酒浸服，或与秦艽、地龙、忍冬藤等同用。

（2）喉痹，痈肿　本品入心肝血分，能清热凉血、利咽消肿，故可用于热毒壅盛之喉痹、痈肿者，常与升麻、射干、桔梗等同用，如《圣济总录》络石汤；治痈肿疮毒，常与皂角刺、乳香、没药等同用，如《外科精要》止痛灵宝散。

（3）跌打损伤　本品能通经活络、凉血、消肿止痛，可用于跌打损伤、瘀滞肿痛者，常与红花、桃仁、伸筋草、透骨草等配伍。

**【用法用量】** 6～12g。

**【成药例证】**

**1. 舒筋风湿酒（《国家中成药标准汇编·脑系经络肢体分册》）**　药物组成：春根藤、络石藤、鸡血藤、血风藤、乌多年、虎杖、水高丽、黑老虎根、蔗糖。

功能主治：祛风湿，舒筋络。用于风湿性关节痛，跌打损伤，筋骨疼痛，腰肢酸痛等症。

**2. 祛风湿骨痛酒（《卫生部药品标准中药成方制剂·第十五册》）**　药物组成：海风藤、木瓜、络石藤、香加皮、鸡血藤、槲寄生。

功能主治：祛风湿，通经络。用于风湿性关节炎。

**3. 舒筋活血片（《卫生部药品标准中药成方制剂·第十三册》）**　药物组成：红花、香附（制）、狗脊（制）、香加皮、络石藤、伸筋草、泽兰叶、槲寄生、鸡血藤、自然铜（煅）。

功能主治：舒筋活络，活血散瘀。用于筋骨疼痛，肢体拘挛，腰背酸痛，跌打损伤。

**【贮藏】** 置干燥处。

**【参考文献】** [1]来平凡，范春雷.夹竹桃科络石与桑科薜荔抗炎镇痛作用比较[J].中医药学刊，2003，21(1)：154-155.

[2]谭兴起，金婷，瞿发林.络石藤三萜总皂苷对小鼠镇静催眠作用的实验研究[J].解放军药学学报，2014，30(1)：34-36.

[3]谭兴起，郭良君，孔飞飞，等.络石藤三萜总皂苷抗疲劳作用的实验研究[J].解放军药学学报，2011，27(2)：128-131.

（李小红　杨槐　郭力）

## 510　骆驼蓬草

Luotuopengcao

**【异名】** 苦苦菜（《陕西中草药》），骆驼蒿、臭草、臭牡丹、沙蓬豆豆（《陕甘宁青中草药选》），臭古都、老哇瓜（《沙漠地区药用植物》），艾尔买力、依斯番德（《保健药园》）等。

**【来源】** 为蒺藜科植物骆驼蓬 *Peganum harmala* L.的干燥地上部分。

**【产地】** 主要为野生品。主产于内蒙古、宁夏、甘肃、新疆等地。

**【采收加工】** 夏季盛花期割取，除去杂质，晒干。

**【炮制】** 净制。

**【性状特征】** 为多年生草本，全长15～35cm。茎呈圆柱形，多分枝，直径2～4mm；表面黄绿色，具纵条纹，略光滑，质脆易折断，断面黄白色，中央髓部白色，叶互生，无柄或有短柄，叶片鹿角状分枝，浅绿色至深绿色，有的老叶呈灰白色，常皱缩或卷曲，展平后呈二回羽状全裂（鹿角状分歧），裂片条形，光滑无毛，厚革质。花瓣呈淡黄色至浅棕色，雄蕊15。幼果近球形。气特异芳香，味微苦。

**【化学成分】** 骆驼蓬草的主要成分是生物碱，还含有黄酮、糖、挥发油等。骆驼蓬草的生物碱是其主要药理活性成分。

**【药理毒理】**

**1. 抗肿瘤**　非洲绿猴肾细胞（VERO）、狗肾细胞（MDCK）长成单层细胞后吸附单纯疱疹病毒1型（HSV-1）、单纯疱疹病毒2型（HSV-2）、流感病毒甲型$A_3$、柯萨奇病毒（Cox）$B_1$、$B_3$，然后加入骆驼蓬草总生物碱自50μg/ml始倍比稀释成的12个梯度药液，均对HSV-1、HSV-2、流感病毒乙型B、流感病毒甲型$A_3$、柯萨奇病毒（Cox）$B_1$、$B_3$有较强的抑制作用[1]。

**2. 安全性评价**　骆驼蓬草总生物碱对非洲绿猴肾细胞（VERO细胞）的毒性$TC_{50}$为（47.25±8.8）μg/ml，对狗肾细胞（MDCK细胞）的毒性$TC_{50}$为（125±10.3）μg/ml[1]。

**【药性】** 二级干热，有微毒。

**【功能主治】** 祛除异常黏液质，消肿止痛，通血调经。用于关节骨痛，跌打损伤，头痛日久，震颤麻痹，半身不遂，月经闭阻。

**【临床应用】** 临床常用

（1）咳喘　本品辛散苦降，能宣肺止咳、降逆平喘，故用于风寒外袭、肺失清宣、郁而化热者。

（2）风湿痹痛　本品性寒，能解毒除湿，用于湿寒所致气机不畅、升降失常、头身困重、坐骨神经痛、瘫痪者。

(3) 月经不调　本品辛散,入肝经,能疏肝理气、活血通络,用于肝气不畅、血阻脉络导致的经闭、经痛者。

**【用法用量】** 3～6g。

**【注意事项】** 长期内服,可引起头痛,并对热性气质者的胃有害,引起胃痛、恶心,矫正药为酸性食物;同时对肝脏有害。

**【贮藏】** 贮干燥处。

**【参考文献】** [1]杨红,陶佩珍.骆驼蓬生物总碱体外抗病毒作用的实验研究[J].江苏中医药,2006,27(1):54-56.

(李小红　杨槐　郭力)

## 511　骆驼蓬子

Luotuopengzi

**【来源】** 为蒺藜科植物骆驼蓬 *Peganum harmala* L.的干燥成熟种子。

**【产地】** 主要为野生品。主产于内蒙古、宁夏、甘肃、新疆等地。

**【采收加工】** 秋季果实成熟时采收,搓下种子,去净杂质,晒干。

**【炮制】** 净制,晒干。

**【性状特征】** 呈三棱状肾形。表面褐色。顶端较狭而尖,可见脐点,下端钝圆,置放大镜下可见表面皱缩呈蜂窝状,用水浸泡后膨胀,表面平滑。气微,味苦。

**【化学成分】** 骆驼蓬子的主要成分是生物碱,还含有氨基酸、多糖等。骆驼蓬子的生物碱是其主要药理活性成分。

**【药性】** 三级干热。

**【功能主治】** 坚固筋脉,助阳暖阴(生殖器官),清除黏稠体液,消散寒湿之气。用于筋脉软弱,关节骨痛,外阴冰凉,阳弱尿少,咳嗽痰多,偏瘫健忘,神昏头痛,月经不调。

**【临床应用】** **临床常用**

(1) 肝肾阳虚证　本品入肝肾二经,苦泄性温,能通利经络,可用于肝肾阳虚所致的体弱阳痿、筋骨软弱、手足震颤者;能温通经脉,可用于风湿痹痛。

(2) 外感湿邪　本品入肺经,能消散寒湿、补气、润肺,可用于外感寒湿、阻遏气机、咳嗽痰多、气喘者。

(3) 月经不调　本品入肝经,能温筋通脉,可用于肝气不畅、瘀阻脉络、经痛、经闭者。

**【用法用量】** 4～8g。

**【成药例证】** **复方骆驼蓬子软膏(《卫生部药品标准·维吾尔药分册》)**　药物组成:骆驼蓬子、天仙子、秋水仙。

功能主治:清泻局部异常黑胆质、黏液质,消肿止痛,散气止痛。用于湿寒所引起的关节酸痛、风湿性关节炎、坐骨神经痛、湿疹、疥癣、疥疮等。

**【注意事项】** 服用过量有毒,慎用。

**【贮藏】** 置干燥处。

(李小红　杨槐　郭力)

# M

## 512 麻黄

Mahuang

**【异名】** 狗骨(《广雅》),卑相、卑盐(《名医别录》),龙沙(《神农本草经》)。

**【来源】** 为麻黄科植物草麻黄 *Ephedra sinica* Stapf、中麻黄 *Ephedra intermedia* Schrenk et C.A. Mey.或木贼麻黄 *Ephedra equisetina* Bge.的干燥草质茎。

**【产地】** 主要为野生品,栽培品亦有。其道地产区为内蒙古阿鲁科尔沁、巴林右旗、开鲁、奈曼旗、赤峰、科尔左旗等地,亦主产于黑龙江杜尔伯特、阿荣旗、扎兰特、泰来、讷河;辽宁建平、彰武、阜新、北票;宁夏宁武、陶乐、中卫、贺兰等地。亦产于山西、河北、甘肃、四川青海等地。

**【采收加工】** 秋季割取地上部分,除去杂草、残茎、须根及泥沙,置于通风干燥的室内或户外阴干,可保持麻黄的青绿色。若曝晒过久或烘烤则色发黄,受霜冻则颜色变红,导致药材品质变差。

**【炮制】** **麻黄段**　取原药材,除去杂质、木质茎及残根,洗净,微润,切段,干燥。

**麻黄绒**　取麻黄段,碾成绒,筛去细粉。成品呈松散的绒团状,黄绿色。

**蜜麻黄**　取炼蜜用适量开水稀释后,加入麻黄段拌匀,闷透,置锅内,用文火加热,炒至不粘手为度,取出放凉。成品形如麻黄段,表面黄绿色,微显光泽,有焦香。每100kg麻黄段,用炼蜜20kg。

**蜜麻黄绒**　取炼蜜用适量开水稀释后,加入麻黄绒拌匀,闷透,置锅内,用文火加热,炒至深黄色不粘手为度,取出放凉。

**炒麻黄**　取麻黄段,置锅内,用文火炒至微焦,取出放凉。

**【性状特征】** **麻黄段**　圆柱形短节段。表面淡黄绿色至黄绿色,粗糙,有细纵棱线,节上有细小鳞叶。体轻,质脆,切面中心显红黄色。气微香,味涩、微苦。

**麻黄绒**　成品呈松散的绒团状,黄绿色。

**蜜麻黄**　形如麻黄段。表面深黄色,微有光泽,略具黏性。有蜜香气,味甜。

**蜜麻黄绒**　黏结的绒团状,深黄色,体轻,味微甜。

**炒麻黄**　呈圆柱形短节段。表面焦黄,粗糙,有细纵棱线。体轻,质脆。气微香,味涩、微苦。

**【化学成分】** 麻黄的主要成分是生物碱,还含有黄酮、挥发油、有机酸、多糖等。麻黄的生物碱是其主要药理活性成分。《中华人民共和国药典》2015年版规定,本品药材按干燥品计算,含盐酸麻黄碱($C_{10}H_{15}NO \cdot HCl$)和盐酸伪麻黄碱($C_{10}H_{15}NO \cdot HCl$)的总量不得少于0.80%。

**【药理毒理】**

**1. 发汗**　麻黄水煎液按3g/200g的剂量给大鼠灌胃,给药30、60min后,显著增加大鼠足趾部紫色着色点数目及汗液分泌量[1]。

**2. 利尿**　0.5g生药/ml麻黄水煎液按0.2ml/10g的剂量给大鼠灌胃,连续5h,大鼠尿量逐渐增加[2]。

**3. 镇咳**　麻黄水煎液按0.2ml(相当于生药0.1g)/10g剂量给浓氨水致小鼠咳嗽模型灌胃给药,连续1h,能显著延长咳嗽潜伏期,减少3min内的咳嗽次数[2]。麻黄总生物碱、麻黄碱是麻黄镇咳的主要物质基础[3]。

**4. 平喘**　麻黄总生物碱按0.025、0.050、0.100g/kg,麻黄碱按0.030g/kg给2%氯化乙酰胆碱和0.1%磷酸组织胺混合溶液致豚鼠喘息性抽搐模型灌胃给药,连续2h,能显著延长引喘潜伏期[3]。

**5. 解热**　蜜沫麻黄和蜜麻黄水煎液按2.8ml/kg

给蛋白胨所致家兔高热模型灌胃给药,连续5h,能显著降低家兔体温[4]。

**6. 兴奋中枢**　麻黄水煎液按5g生药/kg的剂量给小鼠灌胃,能显著增加小鼠在10min内的自主活动次数[5]。

**7. 对血液流变学的影响**　草麻黄水煎液按16g/kg给肾上腺素致大鼠急性血瘀模型灌胃给药,连续7d,能明显延长大鼠的凝血酶原时间,缩短血浆优球蛋白溶解时间,还能明显降低模型大鼠的血液黏度,改善其血液流变学[6]。麻黄提取液的非麻黄碱部分按1g生药/ml的剂量给氯化铁致大鼠局灶性脑缺血模型尾静脉注射给药,连续24h,能显著降低脑缺血大鼠的脑梗死面积[7]。

**8. 降血脂、降血糖**　1%～8%麻黄水煎剂给大鼠灌胃,连续50d,能明显降低去卵巢肥胖大鼠的体质量,明显降低血清中甘油三酯、胆固醇、低密度脂蛋白胆固醇和高密度脂蛋白胆固醇含量,增加血清雌激素水平,降低血清胰岛素水平和孕激素水平[8]。

**【药性】**　辛、微苦,温。归肺、膀胱经。

**【功能主治】**　发汗散寒,宣肺平喘,利水消肿。用于风寒感冒,胸闷喘咳,风水浮肿。蜜麻黄润肺止咳,多用于表证已解,气喘咳嗽。

**【临床应用】**　临床常用

(1)风寒表证　本品辛温发散,能祛散侵袭肌表的风寒邪气,为解肌发表第一要药,常用于风寒表证。若风寒外袭、束缚肌表的风寒表实证,恶寒发热、头疼身痛、无汗而喘者,常与桂枝、杏仁、甘草等同用,如《伤寒论》麻黄汤;若风湿在表,一身尽痛,发热,有风湿化热之势者,常与薏苡仁等配伍,如《金匮要略》麻黄加术汤;若感冒延日,正弱邪减,面赤身痒,无汗或微汗邪不退者,常与桂枝、芍药、生姜、杏仁等同用,如《伤寒论》桂枝麻黄各半汤或桂枝二麻黄一汤。

(2)咳喘　本品主入肺经,能宣发肺气、止咳平喘,为肺气壅遏之实证喘咳的要药,可用于邪壅于肺、肺气不宣的咳嗽气喘者。

(3)水肿脚气,小便不利　本品能宣肺泄热、通调水道、利尿消肿、宣肺解表、发汗除湿,故可用于风邪袭表、风水相搏、一身悉肿、小便不利、脉浮、微有口渴者,常与生姜、石膏、甘草等同用,如《金匮要略》越婢汤。

**【用法用量】**　2～10g。

**【成药例证】**

**1. 表实感冒颗粒(《卫生部药品标准中药成方制剂卷·第十六册》)**　药物组成:麻黄、桂枝、防风、白芷、紫苏叶、葛根、生姜、陈皮、桔梗、苦杏仁(炒)、甘草。

功能主治:发汗解表,祛风散寒。用于感冒风寒表实证,症见恶寒重、发热轻、无汗、头项强痛、鼻流清涕、咳嗽、痰白稀。

**2. 伤风停胶囊(《卫生部药品标准中药成方制剂卷·第十三册》)**　药物组成:麻黄、荆芥、白芷、苍术、陈皮、甘草。

功能主治:发汗解表,疏风散寒。用于感冒风寒表证,症见恶寒发热、鼻流浊涕、头痛、咳嗽。

**3. 感冒软胶囊(《卫生部药品标准中药成方制剂卷·第六册》)**　药物组成:麻黄、桂枝、羌活、防风、荆芥穗、白芷、当归、川芎、苦杏仁、桔梗、薄荷、石菖蒲、葛根。

功能主治:疏风散寒,解表清热。用于外感风寒所致的感冒,症见发热头痛、恶寒无汗、鼻塞流涕、骨节痛、咳嗽、咽痛。

**4. 通宣理肺丸(《中华人民共和国药典》2015年版)**　药物组成:麻黄、紫苏叶、前胡、桔梗、苦杏仁、半夏、茯苓、枳壳、黄芩、陈皮、甘草。

功能主治:解表散寒,宣肺止咳。用于风寒束表、肺气不宣所致的感冒咳嗽,症见发热、恶寒、咳嗽、鼻塞流涕、头痛、无汗、肢体酸痛。

**5. 小儿清肺化痰口服液(《中华人民共和国药典》2015年版)**　药物组成:麻黄、前胡、紫苏子、石膏、苦杏仁、葶苈子、竹茹。

功能主治:清热化痰,止咳平喘。用于小儿风热犯肺所致的咳嗽,症见呼吸气促、咳嗽痰喘、喉中作响。

**【注意事项】**

1. 该品发汗力较强,故表虚自汗及阴虚盗汗,喘咳由于肾不纳气的虚喘者均应慎用。

2. 本品能兴奋中枢神经,多汗、失眠患者慎用。

**【贮藏】**　置通风干燥处。防潮。

**【参考文献】**　[1]李春香,丁芳,侯小双,等.不同配伍,煎煮及服药后时间对麻黄发汗作用的影响比较研究[J].中国医药科学,2013,3(1):98-99.

[2]葛斌,王巧明,许爱霞,等.甘肃栽培麻黄镇咳、平喘、抗炎、利尿作用研究[J].中国药房,2006,17(5):334-336.

[3]姚琳,邓康颖,罗佳波.麻黄总生物碱与麻黄碱镇咳平喘作用比较研究[J].中药药理与临床,2008,24(2):18-19.

[4]黄金炜,兰少红,李振峰,等.蜜浓麻黄与蜜麻黄中麻黄碱含量测定及药理作用的研究[J].中成药,1990,12(4):19-20.

[5]魏凤环,罗佳波,余林中,等.麻黄汤及其拆方组对小鼠自主活动的影响[J].时珍国医国药,2006,17(6):988-989.

[6]陈文梅,何基渊.中药麻黄、夏枯草、乌贼骨对抗急性血瘀证形成的实验研究[J].北京中医药大学学报,1997,20(3):39-41.

[7]李姿娇,杨屹,丁明玉,等.麻黄成分的分离及其中非麻黄碱部分溶栓作用的研究[J].中国药学杂志,2004,39(6):423-425.

[8]司金超,张小郁,蔺美玲,等.麻黄对去卵巢肥胖大鼠体质量、血脂、血糖及激素水平的影响[J].中国临床康复,2006,10(47):211-212.

（蒙春旺　杨槐　郭力）

## 513　麻黄根

Mahuanggen

**【异名】**　苦椿菜(《大同府志》)。

**【来源】**　为麻黄科植物草麻黄 *Ephedra sinica* Stapf 或中麻黄 *Ephedra intermedia* Schrenk et C.A. Mey.的干燥根及根茎。

**【产地】**　主要为野生品,栽培品亦有。其道地产区为山西大同,亦产于山西浑源、山阳,河北蔚县、怀安、围场,甘肃、青海、内蒙古、新疆等地。

**【采收加工】**　麻黄根采收时间根据麻黄种植年限不同亦有明显差异,麻黄根在栽种5～6年时采收,除去杂草、残茎、须根及泥沙,晒干。

**【炮制】**　净制,干燥。

**【性状特征】**　呈类圆形的厚片外表面红棕色或灰棕色,有纵皱纹及支根痕。根茎具节,表面可见有横长突起的皮孔。切面皮部黄白色,木部淡黄色或黄色,纤维性,射线放射状,有的中部有髓。气微,味微苦。以横生根和垂直根者为佳。

**【化学成分】**　麻黄根的主要成分是生物碱,还含有黄酮以及微量元素等。麻黄根的生物碱是其主要药理活性成分。

**【药性】**　甘、涩,平。归心、肺经。

**【功能主治】**　固表止汗。用于自汗,盗汗。

**【临床应用】**　临床常用

自汗,盗汗　本品甘、涩、性平,入肺经,能行肌表,敛肺气,固腠理,闭毛窍,为敛肺固表止汗之要药。治气虚自汗者,常与人参、黄芪等同用;治阴虚盗汗者,常与熟地、煅龙骨、煅牡蛎等同用,如《和剂局方》牡蛎散;治产后气随血脱、气血不足而虚汗不止者,常与当归、黄芪等同用。

**【用法用量】**　3～9g。外用适量,研粉撒扑。

**【成药例证】**

**1. 柏子仁丸(《卫生部药品标准中药成方制剂·第五册》)**　药物组成:柏子仁、麻黄根(蜜)、半夏曲(炒)、党参、白术(麸炒)、牡蛎(煅)、麦麸(炒黄)、五味子(制)、大枣。

功能主治:养心安神,和胃固卫。用于阴虚火旺,夜寐不安,盗汗。

**2. 复芪止汗冲剂(《卫生部药品标准中药成方制剂·第十册》)**　药物组成:黄芪、党参、麻黄根、白术(麸炒)、牡蛎(煅)、五味子(制)。

功能主治:益气,固表,敛汗。用于多汗症,对气虚型者尤佳。

**3. 复芪止汗颗粒(《临床用药须知》2010年版)**　药物组成:黄芪、党参、麻黄根、白术、牡蛎、五味子。

功能主治:益气,固表,敛汗。用于气虚不固,多汗,倦怠,乏力。

**【注意事项】**　本品性敛,有表邪者忌用。

**【贮藏】**　置干燥处。

（蒙春旺　杨槐　郭力）

## 514　麻雀脑

Maquenao

**【异名】**　家雀脑(《全国中草药汇编》)。

**【来源】**　为雀形目文鸟科树麻雀 *Passer montanus* 的干燥头部。

**【产地】**　主要为野生品,全国各地均产。

**【采收加工】**　全年均可捕猎成鸟,取其头,除去皮、嘴、眼及残肉,干燥。或捕猎后立即取出脑髓用。亦有将新鲜脑髓与适量砂糖及少许白酒调和后备用。

**【炮制】**　取脑,除杂,阴干;鲜脑髓加适量砂糖及少许白酒调和后备用。

【性状特征】 呈类圆锥形或近菱形，底面观略呈菱形，侧面观呈半球形，长 1.5～2cm，宽 1.4～1.5cm；额顶呈圆形，灰白色，光滑，沿鼻骨中线至额骨中有一凹槽，长 1～1.5cm，眶间距约 0.5cm，眶孔类圆形，直径约 0.9cm；枕骨后方可见枕骨大孔或残存颈椎 1～2 节，上颌骨残留或缺；额骨薄而脆，易剖开，内含浅棕色薄片状脑髓。气微腥，味咸。鲜脑常与白砂糖及少许白酒调成糊状，呈浅棕色。

【药性】 二级干热。

【功能主治】 温暖机体，益精助阳，补肾增肥，止泻安神。用于四肢软弱，肌体不暖，腰膝酸软，瘫痪肢麻，久婚不育，失眠多梦，精少滑精，肝病黄疸，耳聋形瘦。

【临床应用】 临床常用

(1) 精少滑精 本品长于入肾，能壮阳补肾、益精养血，可用于肾阳不足、精血亏虚之精少滑精者，常与鹿茸、地黄、枸杞子同用，如《集验良方》龟龄丹加减方。

(2) 失眠，多梦 本品益气养血。用于心肾不交，气血不足，血不养神，失眠难寐，心悸不安，身疲力乏，神志恍惚者。

【用法用量】 外用：适量，塞耳；外涂或烧研调敷。

【注意事项】 本品对热性体质者有害，矫正药为酸石榴汁、青杏汁。

【贮藏】 置阴凉干燥处。

（蒙春旺 杨槐 郭力）

## 515 马宝

Mabao

【异名】 鲊答（《本草纲目》），马结石（《四川中药志》）。

【来源】 为马科动物马 *Equus caballus* (Linnaeus)胃肠中的结石。

【产地】 主要为家养。主产于河北、内蒙古、辽宁、吉林、黑龙江、新疆、甘肃、云南、贵州、西藏等地。

【采收加工】 宰马时，取出肠胃中结石，洗净，晒干。

【炮制】 用时锉成细粉。

【性状特征】 呈球形、卵圆形或扁圆形，大小不等，一般直径 6～20cm，重 250～2500g，亦有小如豆粒者。表面粉白、灰白色或蛋青色，有光泽，剖面有层轮状涡纹，质重，气臭。以色青白、外表有光泽、润滑如玉、有细草纹、质坚实、断面“涡纹”细微者为佳。

【化学成分】 马宝的主要成分是磷酸镁、碳酸钙、碳酸镁。马宝的磷酸镁、碳酸钙、碳酸镁是其主要药理活性成分。

【药性】 甘，咸，凉。归心、肝经。

【功能主治】 清热解毒、镇惊化痰。用于癫狂惊痫、高热抽搐、恶疮肿毒，咳嗽等症。

【临床应用】 临床常用

(1) 癫痫 本品入心、肝经，具清热解毒、镇惊化痰之功，用于癫狂惊痫、神志昏迷、恶疮肿毒及失血等。治小儿惊痫者，常与牛黄同用。治癫痫者，可与珍珠、牛黄、琥珀等配伍。

(2) 高热抽搐 本品性偏寒凉，长于清热，能镇惊化痰，可用于温热病热极生风之神昏谵语、惊风、热阻心窍之高热者，常与钩藤、僵蚕、菊花、地龙等同用。

(3) 痰热咳嗽 本品能清肝化痰，以镇平上逆之气。用于咳逆不畅、咽部不利、口干渴、痰热咳嗽者。

【用法用量】 0.3～1g，研末冲服。

【成药例证】

**1. 癫狂马宝散(《卫生部药品标准中药成方制剂·第三册》)** 药物组成：马宝、琥珀、龙涎香、珍珠(豆腐炙)、牛黄。

功能主治：清热化痰，镇静安神。用于痰热蒙闭心窍引起的精神错乱，疯狂打闹，躁动不安，羊痫疯症。

**2. 二十五味马宝丸(《卫生部药品标准·藏药第一册》)** 药物组成：马宝、水牛角、西红花、麝香、丁香、豆蔻、天竺黄、诃子(去核)、毛诃子(去核)、余甘子(去核)、檀香、巴夏嘎、骨碎补、芒果核、蒲桃、大托叶云实、银朱、刀豆、槟榔、蔓青膏、妙翘玉、金礞石、冬葵、螃蟹、木香。

功能主治：清热解毒。用于各类新旧中毒症，陈旧热，“木布”和毒引起的肠胃疼痛，下泻，干瘦，浮肿等。

【贮藏】 密闭，置阴凉干燥处，防潮。

（蒙春旺 杨槐 郭力）

## 516 马鞭草

Mabiancao

**【异名】** 凤颈草(《本草纲目》),紫顶龙芽(《本草纲目拾遗》),铁马鞭(《草木便方》),狗牙草(《中国药植志》),鹤膝风、苦练草(《广西中兽医药植》),顺捋草、蜻蜓草(《南宁市药物志》),退血草、铁马莲(《湖南药物志》),田鸟草、铁扫手(《闽东本草》),疟马鞭(广州部队《常用中草药手册》),土荆芥、野荆芥(《浙江民间常用草药》),红藤草(《上海常用中草药》)。

**【来源】** 为马鞭草科植物马鞭草 *Verbena officinalis* L.的干燥地上部分。

**【产地】** 主要为野生品,栽培品亦有。主产于湖北、江苏、广西、贵州等地。

**【采收加工】** 6～8月花开时采割,除去杂质,晒干。

**【炮制】** 净制,切段,干燥。

**【性状特征】** 呈不规则的段。茎方柱形,四面有纵沟,表面绿褐色,粗糙。切面有髓或中空。叶多破碎,绿褐色,完整者展平后叶片3深裂,边缘有锯齿。穗状花序,有小花多数。气微,味苦。

**【化学成分】** 马鞭草的主要成分是环烯醚萜苷,还含有挥发油、黄酮、三萜、苯乙醇苷等。马鞭草的环烯醚萜苷其是主要药理活性成分。《中华人民共和国药典》2015年版规定,本品药材及其饮片按干燥品计算,含齐墩果酸($C_{30}H_{48}O_3$)和熊果酸($C_{30}H_{48}O_3$)的总量不得少于0.3%。

**【药理毒理】**

**1. 抗肿瘤** 马鞭草水提物按32g/kg的剂量给大鼠灌胃,连续10d,马鞭草水提物能明显抑制肿瘤的生长,抑瘤率为40.3%[1]。用含有10、20、40g/L马鞭草提取物的培养液培养细胞,连续3d,能明显抑制绒癌JAR细胞的生长,随时间的延长,药物对细胞增殖抑制作用加强[2]。

**2. 镇痛** 马鞭草水煎液按1、2g/kg的剂量给热板致小鼠疼痛模型腹腔注射,连续90min,能明显延长小鼠的舔足潜伏期,提高小鼠的痛阈值。马鞭草水煎液按1、2g/kg的剂量给冰醋酸致疼痛扭体小鼠皮下注射,连续30min,能减少小鼠的扭体反应次数[3]。

**3. 抗炎** 1g/ml马鞭草水煎液按150、300ml/kg的剂量给二甲苯致小鼠耳肿胀模型腹腔注射,连续3d,能明显抑制小鼠的耳肿胀程度[4]。1g/ml马鞭草醇提液按2、4ml/kg的剂量给角叉莱胶致大鼠足跖肿胀模型腹腔注射,连续30min,能明显抑制大鼠足跖肿胀[4]。马鞭草水煎液、马鞭草醇提液按10ml/kg给无菌棉球致大鼠肉芽肿模型腹腔注射给药,连续5d,明显抑制亚急性炎症肉芽组织的增生,能减少大鼠棉球肉芽肿的重量[4]。

**4. 调节免疫** 马鞭草醇提物按20mg/kg的剂量给小鼠腹腔注射,连续10d,对小鼠T淋巴细胞增殖能力、抗体形成、细胞分泌抗体的能力具有明显的增强效应,对小鼠吞噬细胞功能则具有明显抑制效应[5]。

**5. 镇咳** 马鞭草醇提物按0.32、0.64、1.28g/kg的剂量给枸橼酸、氨水致小鼠咳嗽模型灌胃给药,连续7d,延长咳嗽的潜伏期,能显著减少咳嗽次数[6]。

**【药性】** 苦,凉。归肝、脾经。

**【功能主治】** 活血散瘀,解毒,利水,退黄,截疟。用于癥瘕积聚,痛经经闭,喉痹,水肿,黄疸,疟疾。

**【临床应用】 临床常用**

(1) 喉痹 本品能活血、解毒,用于热毒喉痹、蕴积热毒、咽喉肿痛者,单用有效;或与生姜同用。

(2) 经闭,癥瘕 本品入肝经血分,能活血消癥、凉血通经,可用于妇女血瘀经闭、痛经者,常与丹参、益母草、泽兰等同用;治癥瘕积聚者,常与莪术、三棱、鳖甲等配伍。

(3) 水肿,疟疾 本品苦凉,入脾、肝经,能利水、截疟,可用于水湿内停、大腹水肿者,单用有效,如《备急千金要方》中用鲜品取汁,加酒调服;或与鼠尾草同用。

(4) 黄疸 本品入肝经,利胆退黄,常用于湿热黄疸、口苦口渴、腹胀纳呆、小便赤黄、舌红苔黄者,常与茵陈、栀子等同用。

**【用法用量】** 5～10g。

**【成药例证】**

**1. 肾炎片(《卫生部药品标准中药成方制剂·第六册》)** 药物组成:一枝黄花、马鞭草、白茅根。

功能主治：清热解毒，利水消肿。用于急慢性肾炎和泌尿道感染。

**2. 清热感冒颗粒(《卫生部药品标准中药成方制剂·第九册》)**　药物组成：紫苏叶、一枝黄花、马鞭草。

功能主治：清热解表，宣肺止咳。用于伤风感冒引起的头痛、发热、咳嗽。

**【贮藏】**　置通风干燥处。

**【参考文献】**　[1]营志然，戎瑞雪，王蓓，等.马鞭草水提取物对荷瘤小鼠抑瘤作用的实验研究[J].医学研究与教育，2009，26(9)：1-2.

[2]王佳俊，罗莉，张立平，等.马鞭草C部位使人绒癌JAR细胞阻滞于G2/M期并诱导细胞凋亡[J].南京医科大学学报，2004，24(6)：598-601.

[3]王振富.马鞭草镇痛作用的实验研究[J].中国民族民间医药杂志，2009，18(17)：35-36.

[4]钟灵.马鞭草抗炎镇痛作用的实验研究[J].中国中医药咨讯，2011，3(17)：5-6.

[5]王文佳，王平，俞琦，等.马鞭草醇提物免疫活性的初步研究[J].贵阳中医学院学报，2008，30(4)：18.

[6]任非，袁志芳，段坤峰，等.马鞭草提取物的镇咳、抗炎和祛痰作用研究[J].中国药房，2013，24(31)：2887-2889.

（张潇　杨槐　郭力）

## 517　马槟榔

Mabinglang

**【异名】**　紫槟榔(《本草纲目》)，马金南(《记事珠》)，马金囊(《云南志》)，水槟榔、太极子(《中药形性经验鉴别法》)，屈头鸡(《广西中药志》)。

**【来源】**　为白花菜科山柑属植物马槟榔 *Capparis masaikai* Levl.的干燥种子。

**【产地】**　主要为野生品，栽培品亦有。其道地产区为云南元江，亦主产于广东、广西、贵州等地。

**【采收加工】**　冬季成熟果实时采收，击破硬壳，取出种子晒干。

**【炮制】**　用时去壳取仁，捣碎。

**【性状特征】**　呈不规则扁圆形，直径1～2cm。表面棕褐色，常有黑褐色果肉残留，边缘有鸟嘴状突出，其凹入处可见类三角形的种脐；胚乳膜质，内表面及膜质胚乳表面均可见紫棕色弯月形的种脊斑痕。种仁黄白色，胚轴长，子叶折叠，盘旋弯曲如蜗牛状。气微，味微涩、腥、甜。以个大、饱满、种仁色黄白、味甜者为佳。

**【化学成分】**　马槟榔的主要成分是蛋白质。马槟榔的甜味蛋白是其主要药理活性成分。

**【药性】**　苦、甘，寒。

**【功能主治】**　清热解毒。用于热病咽喉肿痛，疮疡肿毒。

**【临床应用】**　临床常用

（1）热证　本品甘、寒，能清肺、生津止渴，用于麻疹、咽喉痛、伤寒热病、恶疮肿毒者，常于儿茶、乌梅、薄荷叶等同用，如《中药成方制剂》阮氏上清丸。

（2）气血瘀滞　本品主催生，行气活血，可用于孕妇素体虚弱、气血不足、耗气伤津、气血大伤、冲任不足、胞宫瘀滞无力运胎者，常与当归、川芎、车前子等同用。

**【用法用量】**　3～9g，嚼细后冷开水送服。

**【成药例证】**

**阮氏上清丸(《卫生部药品标准中药成方制剂·第二十册》)**　药物组成：儿茶、马槟榔。

功能主治：清热降火，生津止渴。用于咽喉肿痛，牙疳口疮，津液不足，口干舌燥。

**【注意事项】**　未婚未育女性慎久服，孕妇禁服。

**【贮藏】**　贮干燥容器内，密闭，置阴凉干燥处。防潮。

（张潇　杨槐　郭力）

## 518　马勃

Mabo

**【异名】**　马疕(《名医别录》)，牛屎菇(《本草纲目》)，马屁勃(《本草经集注》)，马疕苗(《蜀本草》)，灰菇(《经验良力》)，马屁包(《袖珍方》)，灰包菌(《中药形性经验鉴别法》)，药苞(《河北药材》)，人头菌、牛屎菌、大气菌、灰菌(《南宁市药物志》)，鸡肾菌、地烟(《广西中药志》)。

**【来源】**　为灰包科真菌脱皮马勃 *Lasiosphaera fenzlii* Reich.、大马勃 *Calvatia gigantea* (Batsch ex Pers.) Lloyd或紫色马勃 *Calvatia lilacina* (Mont.et Berk.) Lloyd的干燥子实体。

**【产地】**　主要为野生品。其道地产区为内蒙古正蓝、镶黄、科尔沁右翼中、科尔沁右翼前，亦主产于河北、新疆、青海、四川、湖北、安徽、江苏、广西、福建、海南等地。

**【采收加工】** 夏、秋季节子实体成熟时及时采收,除去泥沙,干燥。

**【炮制】** 取原药材,除去杂质,剪成小块。成品呈不规则的纸质小块,无味。

**【性状特征】** **脱皮马勃** 呈扁球形或类球形,无不孕基部,直径15～20cm。包被灰棕色至黄褐色,纸质,常破碎呈块片状,或已全部脱落。孢体灰褐色或浅褐色,紧密,有弹性,用手撕之,内有灰褐色棉絮状的丝状物。触之则孢子呈尘土样飞扬,手捻有细腻感。臭似尘土,无味。

**大马勃** 不孕基部小或无。残留的包被由黄棕色的膜状外包被和较厚的灰黄色的内包被所组成,光滑,质硬而脆,成块脱落。孢体浅青褐色,手捻有润滑感。

**紫色马勃** 呈陀螺形,或已压扁呈扁圆形,直径5～12cm,不孕基部发达。包被薄,两层,紫褐色,粗皱,有圆形凹陷,外翻,上部常裂成小块或已部分脱落。孢体紫色。

**【化学成分】** 马勃的主要成分是甾体,还含有萜类、氨基酸、脂肪酸多糖、蛋白质及多肽等。马勃的甾体是其主要药理活性成分。

**【药理作用】**

**1. 抗炎、镇痛** 马勃水煎液按0.6、1.2、2.4g/kg的剂量给蛋清致大鼠足肿胀模型灌胃给药,连续5d,能明显降低大鼠足肿胀程度,其抗炎作用能持续4h[1]。马勃水煎液按0.6、1.2、2.4g/kg给皮下植入棉球致大鼠肉芽肿模型腹腔注射给药,连续7d,可明显减轻棉球所致肉芽肿的重量[1]。马勃水煎液按0.9、1.8、3.6g/kg给醋酸致疼痛扭体小鼠灌胃给药,连续1h,能减少小鼠扭体反应次数[1]。

**2. 止血** 脱皮马勃的乙酸乙酯部位、正丁醇部位配成0.005g生药/ml水溶液进行兔体外凝血试验,能缩短家兔凝血时间,缩短率分别为33.74%和27.56%[2]。

**3. 止咳** 马勃混悬液按3g/kg的剂量给机械性刺激气管法致豚鼠咳嗽模型灌胃给药,连续6d,能延长豚鼠咳嗽的潜伏期[3]。

**4. 抗肿瘤** 大马勃石油醚提取物按20、50、100ml/mg的剂量给小鼠腹腔注射,连续11d,对$S_{180}$瘤株的细胞增殖有明显的抑制作用[4]。20、50、100ml/mg大马勃石油醚提取物给小鼠腹腔注射,连续24d,显著抑制Lewis肺癌瘤细胞株的增殖[4]。用含3、6、12、25、50μg/ml大马勃提取物的培养液培养细胞,连续48h,对人胃癌细胞株(BGC)、人肝癌细胞株(Bel-7402)的细胞增殖有一定抑制作用[5]。用含100μg/ml马勃蛋白的培养液培养细胞,对人结肠癌细胞株SWE480、DLD-1的增殖有一定的抑制作用[6]。

**【药性】** 辛,平。归肺经。

**【功能主治】** 清肺利咽,止血。用于风热郁肺咽痛,音哑,咳嗽;外治鼻衄,创伤出血。

**【临床应用】** 临床常用

(1)咽喉肿痛,咳嗽失音　本品味辛质轻,入肺经,能宣散肺热、清泻肺火、解毒利咽,可用于咽喉肿痛、失音、咳嗽者,常与牛蒡子、板蓝根、玄参等同用,如《东垣试效方》普济消毒饮。

(2)吐血衄血,外伤出血　本品能清热凉血、收敛止血,可用于火邪迫肺、血热妄行引起的吐血、衄血者,可单用,如《袖珍方》中以本品与砂糖为丸;治血热吐血者,常与其他凉血止血药配伍;治外伤出血者,可用马勃粉撒敷伤口。

**【用法用量】** 2～6g。外用适量,敷患处。

**【成药例证】**

**1. 消肿痔疮片(《国家中成药标准汇编外科·妇科分册》)** 药物组成:马勃、薯莨、牡蛎。

功能主治:清热凉血,消肿止痛。用于内痔出血,外痔肿痛。

**2. 金嗓散结丸(《中华人民共和国药典》2015年版)** 药物组成:马勃、莪术。

功能主治:清热解毒,活血化瘀,利湿化痰。用于热毒蕴结、气滞血瘀所致的声音嘶哑、声带充血、肿胀;慢性喉炎、声带小结、声带息肉见上述证候者。

**3. 金嗓散结胶囊(《卫生部药品标准中成药成方制剂·第十二册》)** 药物组成:马勃、金银花。

功能主治:清热解毒,活血化瘀,利湿化痰。用于热毒蓄结、气滞血瘀而形成的慢喉喑(声带小结、声带息肉、声带黏膜增厚)及由此而引起的声音嘶哑等症。

**【贮藏】** 置干燥处，防尘。

**【参考文献】**

[1]苏方华，潘日兴.马勃的抗炎镇痛实验研究[J].齐鲁药事，2010，29(10)：586-588.

[2]高云佳，赵庆春，闵鹏，等.脱皮马勃止血有效部位的实验研究[J].解放军药学学报，2010，26(6)：548-550.

[3]左文英，尚孟坤，揣辛桂.脱皮马勃的抗炎、止咳作用观察[J].河南大学学报医学版，2004，23(3)：65.

[4]徐力，许冰.大马勃体内抗肿瘤作用初探[J].中国医药指南，2011，9(30)：205.

[5]徐力，许冰.大马勃体外抗肿瘤作用初探[J].中国医药指南，2011，9(34)：264-265.

[6] Yeh CH, Yang ST, Chen CH. *Calvatia lilacina* protein extract induces apoptosis through endoplasmic reticulum stress in human colon carcinoma cells[J]. Process Biochemistry, 2011, 46(8)：1599-1606.

（张潇　杨槐　郭力）

## 519　马齿苋

Machixian

**【异名】** 五方草、长命菜、九头狮子草(《本草纲目》)，马苋(《本草经集注》)，马齿龙芽(《宝藏论》)，马齿菜(《太平圣惠方》)，马齿草(《雷公炮炙论》)，五行草(《本草图经》)，酱半草、安乐菜(《食鉴本草》)，灰苋(《洞天奥旨》)，马踏草(《本草易读》)，酸苋(《医林纂要》)，豆板菜(《草药新纂》)，瓜子菜(《岭南采药录》)，长命苋、酱瓣豆草(《中国药用植物志》)，蛇草(《南京民间草药》)，酸味菜(《贵州民间方药集》)，猪母菜、狮子菜(《福建民间草药》)，地马菜(《江苏省植物药材志》)，马蛇子菜、蚂蚁菜(《东北药用植物志》)，耐旱菜(《中药志》)，长寿菜(《中国药用植物图鉴》)。

**【来源】** 为马齿苋科植物马齿苋 *Portulaca oleracea* L.的干燥地上部分。

**【产地】** 主要为野生品。全国大部分地区均产。

**【采收加工】** 夏、秋季节采收，除去残根和杂质，洗净，鲜用；或略蒸或烫后晒干。

**【炮制】** 净制，稍润，切段，干燥。

**【性状特征】** 呈不规则的段。茎圆柱形，表面黄褐色，有明显纵沟纹。叶多破碎，完整者展平后呈倒卵形，尖端钝平或微缺，全缘。蒴果圆锥形，内含多数细小种子。气微，味微酸。

**【化学成分】** 马齿苋的主要成分是黄酮、多糖，还含有机酸、生物碱、萜、香豆素、甾体、挥发油等。马齿苋的黄酮、多糖是其主要药理活性成分。

**【药理毒理】**

**1. 抗氧化** 1g/ml马齿苋水提液按2、1、0.5ml/kg给小鼠灌胃，连续45d，可提高老龄小鼠的肝、脑、睾丸及肾脏超氧化物歧化酶(SOD)活力[1]。

**2. 抗肿瘤** 马齿苋多糖浸膏按25、50、100mg/kg的剂量给接种过 $S_{180}$ 肉瘤细胞小鼠腹腔注射，连续10d，可明显抑制 $S_{180}$ 实体瘤的生长，在25～100mg/kg范围内均能明显促进小鼠淋巴细胞的增值，且呈剂量-反应关系[2]。

**3. 降血糖、降血脂** 马齿苋多糖按200、400mg/kg的剂量给四氧嘧啶致小鼠糖尿病模型灌胃给药，连续28d，对糖尿病小鼠具有明显的降血糖作用，对糖尿病所引起的高脂血症有一定的治疗作用，能减缓糖尿病小鼠消瘦的症状[3]。

**4. 安全性评价** 马齿苋水提取物小鼠腹腔注射的 $LD_{50}$ 为1040mg/kg[4]。

**【药性】** 酸，寒。归肝、大肠经。

**【功能主治】** 清热解毒，凉血止血，止痢。用于热毒血痢，痈肿疔疮，湿疹，丹毒，蛇虫咬伤，便血，痔血，崩漏下血。

**【临床应用】** 临床常用

(1) 热毒血痢　本品性寒质滑，酸能收敛，入大肠经，能清热解毒、凉血止痢，可用于热毒血痢者，如《太平圣惠方》马齿粥；治大肠湿热，腹痛泄泻，或下利脓血，里急后重者，常与黄芩、黄连等配伍。

(2) 痈肿，虫蛇咬伤　本品能清热解毒、凉血消肿，可用于血热毒盛、痈肿疮疡、丹毒肿痛以及虫蛇咬伤者，可单用本品煎汤内服并外洗，再以鲜品捣烂外敷，如《医宗金鉴》马齿苋膏。

(3) 崩漏，便血　本品味酸而寒，入肝经血分，能清热凉血、收敛止血，故可用于血热妄行、崩漏下血者，可单味药捣汁服；治大肠湿热，便血痔血者，常与地榆、槐角、凤尾草等同用。

**【用法用量】** 9～15g。外用适量捣敷患处。

**【成药例证】**

**1. 舒心通脉胶囊(《国家中成药标准汇编·内科心系分册》)** 药物组成：马齿苋、千年健。

功能主治：理气活血，通络止痛。用于气滞血瘀引起的胸痹，症见胸痹、胸闷、心悸等症，冠心病、心绞痛见上述证候者。

**2. 白头翁止痢片(《国家中成药标准汇编·内科脾胃分册》)**　药物组成：白头翁、黄柏、马齿苋。

功能主治：清热解毒，凉血止痢。用于热毒血痢，久痢不止等。

**3. 三味泻痢颗粒(《国家中成药标准汇编·内科脾胃分册》)**　药物组成：石榴皮、马齿苋。

功能主治：清热解毒，凉血止痢。用于热毒血痢，久痢不止等。

**4. 复方青黛胶囊(《国家中成药标准汇编·眼科耳鼻喉科皮肤科分册》)**　药物组成：青黛、马齿苋。

功能主治：清热解毒，消斑化瘀，祛风止痒。用于进行期银屑病、玫瑰糠疹、药疹等。

**5. 马齿苋片(《卫生部药品标准中药成方制剂·第五册》)**　药物组成：鲜马齿苋。

功能主治：抗菌消炎。用于肠道感染，肠炎。

**【用法用量】**　9～15g。外用适量捣敷患处。

**【参考文献】**
[1]鞠兴荣，施鸿飞.马齿苋抗氧化作用实验研究[J].山东中医药大学学报，2000，24(6)：466-467.

[2]王晓波，姜红，王本华，等.马齿苋多糖对肿瘤细胞的体内外抑制作用[J].中国公共卫生，2005，21(12)：485-1486.

[3]李凤林，余蕾.马齿苋多糖降血糖与血脂作用研究[J].中国食品添加剂，2011，21(1)：64-67.

[4] Xian GL, Xing DM, Wang W, *et al*. Alkaloids from *Portulaca oleracea* L [J]. Phytochemistry, 2005, 66 (21): 2595-2601.

（张潇　杨槐　郭力）

## 520　马齿苋子

Machixianzi

**【异名】**　马齿苋实(《食衣心境》)。

**【来源】**　为马齿苋科植物马齿苋 *Portulaca oleracea* L.的种子。

**【产地】**　主要为野生品。全国大部分地区均产。

**【采收加工】**　8～10月果实成熟时，割取地上部分，收集种子，干燥。

**【炮制】**　除去杂质。

**【性状特征】**　呈扁圆形或类三角形，长约0.94mm、宽约0.83mm，厚约0.42mm。表黑色，少数红棕色，于解剖镜下可见密布细小疣状突起。一端有一凹陷，凹陷旁有一白色种脐。质坚硬，难破碎。气微，味微酸。以粒饱满，色黑者为佳。

**【化学成分】**　马齿苋子的主要成分是生物碱、脂肪油、糖类及淀粉等。

**【药性】**　二级寒湿。

**【功能主治】**　清凉生津，利尿止渴，降低机体胆液质的偏旺。用于治疗热性疾患，胃病，头痛，子宫炎症，脑膜炎，尿道炎。

**【临床应用】**　**临床常用**

热证　本品甘、寒，能清肺、生津止渴，用于麻疹、喉痛、伤寒热病、恶疮肿毒者，常与儿茶、乌梅、薄荷叶等同用，如《中药成方制剂》阮氏上清丸。

**【用法用量】**　3～5g。

**【注意事项】**　用量过多，可引起视力减弱，矫正药为芹菜、薄荷、藿香。

**【贮藏】**　置阴凉干燥处，防蛀。

（张潇　杨槐　郭力）

## 521　马兜铃

Madouling

**【异名】**　马兜零(《蜀本草》)，马兜苓(《珍珠囊》)，兜铃(《本草述钩元》)，水马香果(《江苏植药志》)，葫芦罐(《东北植药志》)，臭铃铛(《河北药材》)，蛇参果(《四川中药志》)。

**【来源】**　为马兜铃科北马兜铃 *Aristolochia contorta* Bge.或马兜铃 *Aristolochia debilis* Sieb. et Zucc.的干燥成熟果实。

**【产地】**　主要为栽培品，野生品亦有。其道地产区为安徽滁州、江西上饶、江苏扬州、浙江嘉兴、广东海丰，亦产于黑龙江、吉林、辽宁、河北、山东、河南、陕西等地。

**【采收加工】**　9～10月，果实由绿变黄时连柄摘下，随熟随摘，不可过早过晚，过早水分大，不易晒干、易皱皮；过晚果皮变黑，易开裂，种子脱落成空壳，影响产量。

**【炮制】**　**马兜铃**　除去杂质，筛去灰屑。

**蜜炙马兜铃**　取炼蜜加适量开水稀释后，加入净马兜铃碎片后拌匀，稍闷，置锅内，文火加热，翻炒至不粘手时，取出，摊开放凉。每100kg马兜铃，用炼蜜 25kg。炮制品表面深黄色，带有黏性，味苦而微甜。

**【性状特征】** **马兜铃**　呈卵圆形，长 3～7cm，直径 2～4cm。表面黄绿色、灰绿色或棕褐色，有纵棱线 12 条，由棱线分出多数横向平行的细脉纹。顶端平钝，基部有细长果梗。果皮轻而脆，易裂为 6 瓣，果梗也分裂为 6 条。果皮内表面平滑而带光泽，有较密的横向脉纹。果实分 6 室，每室种子多数，平叠整齐排列。种子扁平而薄，钝三角形或扇形，长 6～10mm，宽 8～12mm，边缘有翅，淡棕色。气特异，味微苦。以身干、个大、黄绿色、不破裂、无杂质者为佳。

**蜜炙马兜铃**　表面深黄色，带有黏性，味苦而微甜。

**【化学成分】**　马兜铃的主要成分是有机酸，还含有生物碱、挥发油等。马兜铃的有机酸是其主要药理活性成分。

**【药理毒理】**

**1. 止咳**　马兜铃乙醇提取液按 10g/kg 给氢氧化铵喷雾致小鼠咳嗽模型灌胃给药，连续 3d，能明显抑制小鼠的咳嗽症状[1]。马兜铃乙醇提取液按 5g/kg 给电刺激猫喉上神经致咳嗽模型灌胃给药，连续 1h，猫的咳嗽症状得到明显抑制[1]。

**2. 平喘**　0.5ml 的马兜铃乙醇提取液注入组胺所致痉挛的豚鼠离体气管的培养液中，连续 10min，能显著抑制气管平滑肌的痉挛[1]。马兜铃水煎液按 1g/kg 给 4% 卵清白蛋白注射致敏后 10% 卵蛋白超声雾化吸入致喘的豚鼠哮喘模型灌胃给药，连续 12d，气管肺泡灌洗液中细胞浸出减少，改善豚鼠哮喘症状[2]。

**2. 镇痛**　北马兜铃乙醇提取液按 5、10g/kg 的剂量给醋酸致疼痛扭体小鼠、热板法致小鼠疼痛模型、辐射法致小鼠疼痛模型灌胃给药，连续 3d，能明显减少小鼠的扭体反应次数，提高热板法、辐射法小鼠的痛阈值[3]。

**3. 催眠**　北马兜铃乙醇提取液按 5、10g/kg 的剂量给小鼠腹腔注射，连续 3d，末次给药后 1h，每只小鼠均腹腔注射戊巴比妥钠 30mg/kg，可明显升高戊巴比妥钠诱导睡眠小鼠入睡百分率[3]。

**【药性】**　苦、微辛，寒。归肺、大肠经。

**【功能主治】**　清肺降气，止咳平喘，清肠消痔。用于肺热咳喘，痰中带血，肠热痔血，痔疮肿痛。

**【临床应用】**　**临床常用**

(1) 咳喘证　本品性寒质轻，主入肺经，味苦泄降，长于平喘、止咳，能清肺祛痰，可用于肺热咳喘、痰壅气促者，常与桔梗、甘草同用，如《普济方》马兜铃汤；治肺热伤津、咳逆烦渴者，常与知母、贝母、天门冬、麦门冬等配用，如《证治准绳》门冬清肺汤；治肺经阴虚火盛、咽喉干燥、干咳少痰、痰中带血者，常与阿胶、杏仁、牛蒡子等配伍，如《小儿药证直诀》补肺阿胶散；治肺肾阳虚、哮喘痰嗽者，常与淫羊藿、百部、知母等同用，如《中国药物大全》心碧桃仙片、《圣济总录》八仙汤；用于益气养阴、清肺止咳时，常与黄芪、牛蒡子、杏仁、桔梗等同用，如《张氏医通》补肺汤。

(2) 痔疮肿痛　本品苦寒入大肠经，能清泄大肠实热而消肿痛，可用于大肠积热、肛门肿痛、痔疮出血者，常与槐角、地榆、黄芩等配伍；单用本品煎汤，熏洗患处，可达消肿止痛之效。

**【用法用量】**　3～9g。

**【成药例证】**

**1. 止咳化痰丸(《卫生部药品标准中药成方制剂·第十九册》)**　药物组成：罂粟壳、知母、马兜铃(制)、陈皮、炙甘草、石膏、紫苏叶、款冬花(制)、桔梗、前胡、大黄(制)、川贝母、苦杏仁、葶苈子、百部(制)、玄参、麦冬、密蒙花、天冬、五味子(制)、枳壳(炒)、瓜蒌子、半夏(姜制)、木香、桑叶。

功能主治：清肺化痰，止嗽定喘。用于痰热阻肺，久嗽，咯血，痰喘气逆，喘息不眠。

**2. 京制咳嗽痰喘丸(《卫生部药品标准中药成方制剂·第二十册》)**　药物组成：前胡、白前、苦杏仁(去皮炒)、桑叶、麻黄、半夏曲(麸炒)、桔梗、川贝母、紫苏子(炒)、化橘红(盐炙)、紫菀、款冬花(蜜炙)、旋覆花、海浮石(煅)、马兜铃(蜜炙)、茯苓、甘草(蜜炙)、远志(炒焦)、石膏、细辛、五味子(醋炙)、桂枝(炒)、浙贝母、白芍(酒炙)、葶苈子、射干、百部(蜜炙)、薤白、黄芩、党参、大枣、煅蛤壳粉、青黛、罂粟壳(蜜炙)、生姜、枇杷叶。

功能主治：散风清热，宣肺止咳，祛痰定喘。用于外感风邪，痰热阻肺，咳嗽痰盛，气促哮喘，不能躺卧,喉中作痒,饱嗝满闷,老年痰喘。

**3. 止嗽青果片(《卫生部药品标准中药成方制剂·第二十册》)** 药物组成:甘草、半夏(制)、马兜铃(蜜炙)、青果、紫苏子(炒)、百合(蜜炙)、桑白皮(蜜炙)、川贝母、瓜蒌子(炒)、白果、款冬花(蜜炙)、麻黄、陈皮。

功能主治:清热宣肺,止嗽平喘。用于内伤外感,咳嗽痰喘。

**4. 喘息灵胶囊(《卫生部药品标准中药成方制剂·第十五册》)** 药物组成:何首乌、甘草、马兜铃、五味子、知母、盐酸克仑特罗、马来酸氯苯那敏。

功能主治:平喘,止咳,祛痰。用于急、慢性支气管炎,支气管哮喘等。

**5. 肺安片(《卫生部药品标准中药成方制剂·第十五册》)** 药物组成:知母、橘红、桔梗、川贝母、阿胶、款冬花、葶苈子、姜半夏、苦杏仁、甘草膏、麻黄、旋覆花、马兜铃。

功能主治:润肺定喘,止嗽化痰。用于阴虚久嗽,喘息不宁,痰壅气闷,夜卧不安。

**【注意事项】**

1. 本品含马兜铃酸,可引起肾脏损害等不良反应。

2. 儿童及老年人慎用;孕妇、婴幼儿及肾功能不全者禁用。

**【贮藏】** 置干燥处。

**【参考文献】** [1]吴泽芳,熊朝敏.马兜铃与野百合果止咳、平喘、抗炎作用的比较研究[J].中药药理与临床,1989,5(4):34-36.

[2]张敏,张艳霞,王桂丽.马兜铃对哮喘豚鼠肺组织及支气管肺泡灌洗液中细胞数的影响[J].黑龙江医学,2004,28(5):352-353.

[3]睢大员,吕忠智,于晓风,等.北马兜铃镇痛作用的研究[J].白求恩医科大学学报,1995,21(5):500-501.

(王江瑞 杨槐 郭力)

## 522 马兜铃藤

Madoulingteng

**【异名】** 天仙藤(《图经本草》)。

**【来源】** 为马兜铃科北马兜铃 *Aristolochia contorta* Bge.或马兜铃 *Aristolochia debilis* Sieb. et Zucc.的干燥地上部分。

**【产地】** 主要为栽培品,野生品亦有。其道地产区为安徽滁州、江西上饶、江苏扬州、浙江嘉兴、广东海丰,亦产于黑龙江、吉林、辽宁、河北、山东、河南、陕西等地。

**【采收加工】** 秋季霜降前后叶未脱落时割取地上部分,除去杂质,晒干。

**【炮制】** 除去杂质,洗净泥土,闷润,切段晒干。

**【性状特征】** 茎细长,呈圆柱形,略扭曲,直径1~3mm;表面黄绿色或淡黄褐色,有纵棱及节;质脆,易折断,断面有数个大小不等的维管束。叶多皱缩,破碎,暗绿色或淡黄褐色,基生脉明显,叶柄细长。气清香,味淡。以青绿色、茎细带叶者为佳。

**【化学成分】** 马兜铃藤的主要成分是有机酸,还含有生物碱、挥发油等。马兜铃藤的有机酸是其主要药理活性成分。

**【药性】** 苦,温。归肝、脾、肾经。

**【功能主治】** 行气活血,利水消肿。用于脘腹刺痛,关节痹痛,妊娠水肿。

**【临床应用】** 临床常用

(1) 气血瘀滞 本品温煦,能行气活血,用于寒邪所致气血运行不畅,不通则痛,疝气痛,常与酒作服;治产后腹痛,常与生姜汁、童子尿和酒等同用。

(2) 妊娠水肿 本品苦温燥湿,善治妊娠水肿。可配香附、陈皮、乌药等同用。

**【用法用量】** 4.5~9g。

**【成药例证】**

**1. 和胃降逆胶囊(《国家中成药标准汇编·内科脾胃分册》)** 药物组成:朱砂七、赭石、天仙藤、老龙皮、楤木、蒲公英。

功能主治:活血理气,清热化瘀,和胃降逆。用于慢性浅表性胃炎、慢性萎缩性胃炎及伴有肠腺上皮化生、非典型增生属气滞血瘀证者。

**2. 香藤胶囊(《国家中成药标准汇编·脑系经络肢体分册》)** 药物组成:五气朝阳草、万丈深、天仙藤、黄芪(蜜炙)、透骨草、虎杖、大追风、云威灵、小儿腹痛草。

功能主治:祛风除湿,活血止痛。用于风湿痹阻、瘀血阻络所致的痹证，症见腰腿痛、四肢关节痛等。

【注意事项】

1. 本品用量不宜过大，以免引起呕吐。

2. 本品含马兜铃酸，可引起肾脏损害等不良反应；有毒物质基础为马兜铃酸。

3. 儿童及老年人慎用；孕妇、婴幼儿及肾功能不全者禁用。

【贮藏】 置干燥处，防霉。

（王江瑞　杨槐　郭力）

## 523　马兰草

Malancao

【来源】 为菊科植物马兰 *Kalimeris indica* (Linnaeus) Schultz Bipontinus 的干燥根。

【产地】 主要为野生品。国内主产于西部、中部、南部、东部等地。国外主产于亚洲南部及东部。

【采收加工】 夏、秋二季采收，除去杂质，晒干。

【炮制】 净制，喷淋清水，稍润，切段，干燥。

【性状特征】 呈圆柱形，多弯曲，长8～55cm，着生多数浅黄棕色根。茎类圆柱形，直径0.1～0.3cm；表面灰绿色或紫褐色，略具纵纹，断面中部有髓。叶互生，近无柄；叶片皱缩卷曲，多已破碎，完整者展平后呈椭圆形至披针形，长1～7cm，宽0.5～2.5cm，边缘有疏粗齿或羽状浅裂，茎上部小叶常全缘，叶缘及叶面被疏毛。头状花序顶生。

【药性】 苦、辛，平。归心、肝、肺经。

【功能主治】 清热利湿，理气，消食。用于胃脘胀痛，咳嗽，痢疾。

【临床应用】 临床常用

（1）胃脘胀痛　本品长于理气，用于情志不疏、肝郁气滞、寒邪犯胃作痛、结于胃脘、腹皮痛、不思饮食、食之不散、脘腹痞满者。

（2）咳嗽　本品性辛散发，能疏风清热止咳，常用于外感风寒、肺失宣降、肺气上逆、咳嗽、咯痰者。

（3）痢疾　本品清热利湿，可用于内伤饮食而邪蕴肠腑，气血壅滞，传导失司，以腹痛腹泻、里急后重、湿热下注的痢疾者。

【用法用量】 9～10g。

【成药例证】

**1. 胃得安片**[《卫生部药品标准中药成方制剂·第二十一册》（中药保护）]　药物组成：白术、苍术、神曲、泽泻、川芎、海螵蛸、草豆蔻、莱菔子、陈皮（制）、瓜蒌、槟榔、甘草、马兰草、绿衣枳实、麦芽、姜半夏、茯苓、黄柏、山姜子、黄芩、干姜、香附（制）、厚朴、木香、紫河车。

功能主治：健脾消食，和胃止痛。用于气血痰食、湿火郁结所致的胃脘胀痛、呕恶吞酸、食欲不振；慢性胃炎，胃、十二指肠溃疡见上述证候者。

**2. 喉咽清口服液**（《中华人民共和国药典》2015年版）　药物组成：土牛膝、马兰草、车前草、天名精。

功能主治：清热解毒，利咽止痛。用于肺胃实热所致的咽部红肿、咽痛、发热、口喝、便秘；急性扁桃体炎、急性咽炎见上述证候者。

**3. 胃得安胶囊**（《卫生部药品标准中药成方制剂·第十九册》）　药物组成：白术、苍术、神曲、泽泻、川芎、海螵蛸、草豆蔻、莱菔子、陈皮（制）、瓜蒌、槟榔、甘草、马兰草、绿衣枳实、麦芽、姜半夏、茯苓、黄柏、山姜子、黄芩、干姜、香附（制）、厚朴、木香、紫河车。

功能主治：和胃止痛，健脾消食。用于慢性胃炎，胃溃疡，十二指肠溃疡等。

**4. 隔山消积颗粒**（《国家中成药标准汇编·内科脾胃分册》）　药物组成：隔山消、马兰草、蔗糖、糊精。

功能主治：消积行气。用于脾胃气滞所致的食积内停，脘腹胀痛，不思饮食，嗳腐吞酸。

**5. 舒肝顺气丸**（《国家中成药标准汇编·内科肝胆分册》）　药物组成：厚朴、马兰草、川芎、香附（醋制）、白芍、柴胡、枳实（炒）、郁金、佛手、木香、陈皮、甘草、延胡索（醋炙）、蜂蜜（炼）。

功能主治：疏肝，理气，止痛。用于肝郁气滞证候，症见两胁胀满、胃脘刺痛、呕逆嘈杂、嗳气泛酸。

【注意事项】 孕妇慎服。

【贮藏】 置干燥处。

（王江瑞　杨槐　郭力）

## 524 马奶子葡萄干

Manaiziputaogan

【来源】 为葡萄科植物葡萄 *Vitis vinifera* L.的干燥成熟果实。

【产地】 主要为栽培品。主产于新疆、甘肃、山西、河北等地。

【采收加工】 秋季果实成熟时采收，风干。

【性状特征】 呈短圆柱形或纺锤形，长 2～3cm，宽 1～1.5cm。表面黄绿色或红棕色，有众多的纵皱纹。果皮薄而韧，肉质易于撕碎，内常含三角状卵形种子 1～3 枚。气微，味甜，微酸。

【化学成分】 马奶子葡萄干的主要成分是三萜。马奶子葡萄干的三萜是其主要药理活性成分。

【功能主治】 滋补软坚，成熟体液，通滞消肿。用于体虚血少，肝弱便秘，体液黏稠阻滞内脏，身体消瘦等。

【临床应用】 临床常用

(1) 体虚消瘦 本品能滋补气血，常用于气血亏虚所致身疲力乏、面色苍白、懒言声低、头晕眼花、神疲体倦者。

(2) 大便秘结 本品软坚散结，可用于肠胃气虚、推送不畅、气闭便秘者。

【用法用量】 10～30g。

【贮藏】 置通风干燥处，防蛀。

(王江瑞 杨槐 郭力)

## 525 马尿泡

Maniaopao

【异名】 唐冲那保(黑莨菪)、唐冲嘎保(白莨菪)、唐冲浪荡则(花莨菪)(《晶珠本草》)，唐古特马尿泡(《青海常用中草药手册》)。

【来源】 为茄科植物马尿泡 *Przewalskia tangutica* Maxim.的干燥根。

【产地】 主要为野生品。主产于青海、甘肃、四川和西藏。多生长于海拔 3200～5000m 的高山砂砾地及干旱草原。

【采收加工】 秋季成熟后采挖，除去杂质，洗净，干燥。

【炮制】 净制，晒干。

【性状特征】 全体生腺毛；根粗壮，肉质；根茎短缩，有多数休眠芽。

【化学成分】 马尿泡的主要成分是生物碱，还含有萜、皂苷等。马尿泡的生物碱是其主要药理活性成分。

【药性】 苦，寒；有毒。归胃经。

【功能主治】 镇静止痛，解毒，杀虫，消肿。用于炭疽病，热性传染病，白喉，痉挛性腹痛，胃肠道疼痛。外敷治痈肿疔毒，皮肤病。

【临床应用】 临床常用

(1) 痉挛 本品能解痉止痛、解毒消肿，可用于风寒湿邪、壅阻经络、气血不畅、血不养筋、胆绞痛、胃肠炎者。

(2) 疮疡肿痛 本品性寒味苦，能镇痛散肿，故用于疮疡肿毒、乳蛾、白喉、瘤癌痈疽者。

【用法用量】 1～2g。外用以冷开水调敷。

【成药例证】

**1. 红龙镇痛片(《国家中成药标准汇编·脑系经络肢体分册》)** 药物组成：龙骨、印度獐牙菜、红花、金腰草、川西小黄菊、铁棒锤、唐古特乌头、熊胆粉、泉华、波棱瓜子、马尿泡、石花、短穗兔耳草、安息香、珍珠母、淀粉、硬脂酸镁。

功能主治：醒脑开窍，通络止痛。用于瘀阻脑络所引起的偏头痛、血管神经性头痛。

**2. 复方手参丸(《国家中成药标准汇编·内科肾系分册》)** 药物组成：手参、西藏棱子芹、黄精、喜马拉雅紫茉莉、天冬、冬虫夏草、锁阳、蒺藜、马尿泡、诃子。

功能主治：温肾助阳。用于肾阳不足，阴精亏虚，阳痿遗精，或有失眠健忘。

**3. 十三味马蔺散(《卫生部药品标准·藏药第一册》)** 药物组成：马蔺子、藏茜草、紫草茸、山矾叶、螃蟹、马尿泡、巴夏嘎、刀豆、芒果核、蒲桃、大托叶云实、金礞石。

功能主治：消炎利尿。用于睾丸肿大等。

**4. 秘诀十三味红花散(《卫生部药品标准·藏药第一册》)** 药物组成：陈天灵盖(炭)、龙骨、獐牙菜、红花、金腰子、打箭菊、铁棒锤(幼苗)、榜嘎、熊胆、炉甘石、波棱瓜子、马尿泡。

功能主治：清热镇痛，凉血，杀虫。用于赤巴症引起的头痛，脑炎，黑白"亚玛"头痛，热性脑部疾病。

**【注意事项】** 本品有毒，慎用。

**【贮藏】** 置通风干燥处。

（王江瑞　杨槐　郭力）

## 526　马钱子(马钱子粉)

Maqianzi (Maqianzifen)

**【异名】** 番木鳖《本草纲目》、苦实把豆(《本草纲目》)、火失刻把都(《本草纲目》)、苦实(《本草原始》)、牛银(《本草求原》)、马前子(《外科证治全生集》)、马前(《串雅补》)、大方八(《中药材手册》)。

**【来源】** 为马钱科植物马钱 *Strychnos nux-vomica* L.的干燥成熟种子。

**【产地】** 主要为栽培品。产于斯里兰卡、泰国、越南、老挝、柬埔寨、马来西亚、印度尼西亚、菲律宾、墨西哥及澳大利亚。我国福建、台湾、广东、广西、云南南部等地也有栽培。

**【采收加工】** 秋冬季采摘成熟的果实，去除果壳，置室内堆置2～3d，装入麻袋中混粗沙搓洗，洗净果肉后，平铺在竹箩上晒干备用。

**【炮制】** **生马钱子**　除去杂质。

**制马钱子**　取净沙子置锅内，用武火炒热，加入净马钱子，拌炒至深棕色，鼓起，内面红褐色，并起小泡时，取出，除去毛放凉。

**马钱子粉**　取制马钱子，粉碎成细粉，测定士的宁的含量后，加适量淀粉，使含量符合规定，混匀，即得。

**【性状特征】** **生马钱子**　本品呈纽扣状圆板形，常一面隆起，一面稍凹下，直径1.5～3cm，厚0.3～0.6cm。表面密被灰棕或灰绿色绢状茸毛，自中间向四周呈辐射状排列，有丝样光泽。边缘稍隆起，较厚，有突起的珠孔，底面中心有突起的圆点状种脐。质坚硬，平行剖面可见淡黄白色胚乳，角质状，子叶心形，叶脉5～7条。气微，味极苦。

**制马钱子**　形如马钱子，两面均膨胀鼓起，边缘较厚，表面棕褐色或深棕色，质坚脆，平行剖面可见棕褐色或深棕色的胚乳。微有香气，味极苦。

**马钱子粉**　为黄褐色粉末。气微香，味极苦。

**【化学成分】** 马钱子的主要成分是生物碱，还含有酚酸类、萜类、甾体及其苷类化合物等。马钱子的生物碱是其主要药理活性成分，如士的宁、马钱子碱、番木鳖次碱、伪番木鳖碱、伪马钱子碱、奴伐新碱等。《中华人民共和国药典》2015年版规定，本品药材及其饮片按干燥品计，含士的宁($C_{21}H_{22}N_2O_2$)应为1.20%～2.20%，马钱子碱($C_{23}H_{26}N_2O_4$)不得少于0.80%。

**【药理毒理】**

**1. 抗炎、镇痛**　20、40、60mg/kg马钱子生品、马钱子砂烫品、醋浸品及醋煮品，连续灌胃14d，均能抑制二甲苯致小鼠耳廓肿胀，其中醋制品抗炎效果最差，但综合毒性考虑，在毒性大小一致的药物量情况下，醋制品抗炎效果最好[1]。25、40、60、80mg/kg制马钱子(按《中华人民共和国药典》1995年版炮制)溶液灌胃，可明显抑制二甲苯所致小鼠耳肿胀，表明其对炎症早期的渗出有抑制作用；对蛋清所致大鼠足跖肿胀有明显地抑制作用，且均有剂量依赖性，即作用随剂量的增加而增强。40、60、80mg/kg制马钱子溶液灌胃，对醋酸致小鼠扭体反应均有显著的剂量依赖性抑制作用[2]。18、27、54mg/kg 3种不同粒径马钱子粉溶液灌胃21d，能抑制大鼠佐剂性关节炎模型关节肿胀，可能与抑制血清NO和TNF-α含量有关[3]。将马钱子提取物分离成4部分，即马钱子粉(A)、非生物碱(B)、非士的宁生物碱(C)、士的宁(D)，观察各部分对大鼠棉球肉芽增生及角叉菜胶引起足跖肿胀的影响。结果表明：12.5mg/只A和0.376mg/只C灌胃均明显抑制大鼠棉球肉芽的增生；18.75ml/只A给药后第5h明显抑制足跖肿胀，0.564ml/只C在给药后第4h至第6h有此作用，B和D则几乎无作用，提示马钱子粉具有抗实验性关节炎作用，且有效部位为非士的宁生物碱[4]。进一步研究表明：生物碱部分明显抑制大鼠足跖肿胀、大鼠肉芽组织增生及大鼠双侧后足跖佐剂性肿胀，而士的宁对上述炎症无明显影响[5]。40、80mg/kg马钱子碱经皮给药3次，每次间隔10min，能减少25min内醋酸致小鼠扭体反应扭体次数[6]。45、90、180μl/只1mg/ml纳米马钱子碱脂质体外用能抑制醋酸所致小鼠扭体反应，90、180、360μl/只1mg/ml马钱子碱脂质体和马钱子碱外用能抑制二甲苯所致小鼠急性炎症，其中马钱子碱脂质体效果优于马钱子碱[7]。

10、20、30mg/kg马钱子碱腹腔注射具有显著的镇痛作用,能增加热板法中小鼠疼痛的痛阈率[8]。4、8、16mg/kg马钱子碱灌胃30d,能抑制大鼠佐剂性关节炎肿胀[9]。3、6μg马钱子碱侧脑室注射,能降低福尔马林致痛小鼠疼痛率,此作用与阿片受体无关[10]。

**2. 调节免疫** 10μg/ml马钱子总生物碱能明确降低髓鞘碱性蛋白Ⅱ致敏家兔淋巴细胞活化增殖水平[11]。马钱子总生物碱灌胃,能抑制实验性变态反应性神经炎(EAN)家兔淋巴细胞转化;10μg/ml能明显降低体外家兔T淋巴细胞转化率[12]。马钱子碱10、20mg/kg腹腔注射能显著增强小鼠对二硝基氯苯的特异性细胞免疫反应,但5、10、20mg/kg不影响对绵羊红细胞的特异性体液免疫反应[13]。

**3. 抗血栓** 终浓度为1.75、0.875、0.4375mmol/ml的马钱子碱和马钱子碱氮氧化物能明显抑制体外二磷酸腺苷(ADP)和胶原诱导的血小板聚集[14]。

**4. 抗氧化** 0.9mg/10g油制、童便制和砂炒3种不同炮制的马钱子水煎液给小鼠灌胃2周,均能提高小鼠血清中SOD的活力,降低小鼠血清中睾酮(T)的含量。其中油制和童便制比砂炒马钱子更显著降低小鼠血清中T的含量[15]。

**5. 抑制软骨细胞凋亡** 100mg/kg马钱子给家兔灌胃3d,末次给药2h后取血清,1ml含药血清能降低硝普钠(SNP)、全反式维甲酸(ATRA)诱导的软骨细胞凋亡率,改善细胞合成DNA、分泌蛋白多糖及胶原功能,对TNF-α诱导的软骨细胞凋亡无明显抑制作用[16,17]。500、250、125mg/L马钱子碱可抑制软骨细胞凋亡,其凋亡率随马钱子碱剂量增大而降低;且早期凋亡率明显高于晚期凋亡率,抑制释放入胞浆的细胞色素C(CytC)及Smac表达[18]。

**6. 对心脏的作用** 7mg/kg马钱子碱腹腔注射和5mg/kg马钱子碱静脉注射分别对氯仿、$CaCl_2$引起的小鼠室颤有保护作用;2mg/kg马钱子碱静脉注射能延长肾上腺素诱发家兔心律失常的潜伏期,缩短其心律失常维持时间[19]。1μmol/L马钱子碱能明显延长高$K^+$除极异丙肾上腺素诱发的慢反应动作电位(SAP)的50%、90%动作电位时程($APD_{50}$、$APD_{90}$),3μmol/L可明显抑制收缩力,当马钱子碱浓度达到10、30μmol/L时,可明显抑制SAP的幅度(APA)、O期最大上升速率($V_{max}$);在浓度≥1μmol/L时,可浓度依赖地延长高$K^+$除极组织胺诱发SAP的$APD_{50}$、$APD_{90}$,而当浓度≥10μmol/L时,则明显抑制Fc、APA和$V_{max}$[20]。

**7. 对神经系统的作用** 在培养的成年大鼠海马神经前体细胞上,50μg/ml马钱子复合生物碱成分能够显著减少BrdU阳性细胞的数量,当浓度增加到100μg/ml时则能够产生明显的细胞毒性[21]。100μmol/L马钱子碱可逆地抑制大鼠海马CAI锥体神经元钠电流[22]。

**8. 抗肿瘤** 1.61、3.23、6.46、12.92mg/kg马钱子碱腹腔注射8d,能抑制移植性肝癌Heps荷瘤小鼠肿瘤生长,提高其免疫器官的重量和指数,提高肝癌Heps小鼠的白细胞和血小板数,并能降低小鼠因接种肝癌Heps瘤株而造成的AST、ALT、BUN异常升高[23]。又有研究表明1.61、3.23mg/(kg·d)马钱子碱脂质体腹腔注射也能有效抑制实体瘤模型(S180和Heps)荷瘤小鼠体内肿瘤生长,马钱子碱脂质体的抑瘤率明显高于马钱子碱;但两者对腹水瘤模型(EAC和Heps)荷瘤小鼠的生存时间均无延长作用[24]。1.73、3.45、6.90mg/kg马钱子碱腹腔注射8d,能对乳腺癌MDA-MB-231骨转移裸鼠的肿瘤生长有抑制作用[25]。3.23mg/kg马钱子碱隐形脂质体与普通脂质体腹腔注射8d,能抑制肝癌$H_{22}$荷瘤小鼠肿瘤生长,其中隐形脂质体效果较普通脂质体佳[26]。终浓度为50、100、200、400mg/L的马钱子碱能诱导乳腺癌MDA-MB-231细胞凋亡,其分子机制可能与激活Bax、Caspase-3和抑制Bcl-2等凋亡调控基因有关[27]。$10^{-4}$mol/L士的宁对人鼻咽癌细胞株KB、人白血病细胞株HL-60和人胃癌细胞株BGC等细胞的抑制率均在50%以上;$10^{-4}$mol/L伪士的宁对人鼻咽癌细胞株KB、人胃癌细胞株BGC和人肝癌细胞株BEL-7402等细胞的抑制率均在60%以上[28]。0.25、0.5、1.0mg/ml马钱子碱显著抑制鸡胚绒毛尿囊膜的血管生成,并且呈浓度依赖关系[29]。

**9. 安全性评价** 马钱子生品、砂烫品、油炸品、樟帮尿泡品、樟帮尿泡滑石粉炒品、建帮尿泡砂炒品、醋酸浸品、醋酸浸泡砂炒品、醋酸煮品、醋酸煮砂炒品的小鼠灌胃$LD_{50}$分别为144.2、166.5、171.6、203.7、190.3、263.9、370.9、387.7、198.0、203.0mg/kg,可信限分别为(123.6～168.2)、(147.5～188.0)、(150.9～195.1)、

(179.2～231.5)、(163.5～221.4)、(234.8～296.7)、(313.7～438.4)、(325.6～461.6)、(178.6～219.6)、(177.9～231.7)mg/kg,各炮制品较生品 $LD_{50}$ 都有所增大,醋制马钱子 $LD_{50}$ 最大,其炮制工艺简便可控[30]。给小鼠灌胃普通马钱子粉 $LD_{50}$ 为 223.95mg/kg,95%的可信限为 208.19～240.94mg/kg;超细马钱子粉 $LD_{50}$ 为 198.09mg/kg,95%可信限 181.41～216.34mg/kg[31]。给小鼠灌胃经朱红栓菌发酵后的马钱子的 $LD_{50}$ 为 119.1mg/kg。给小鼠灌胃爆压品马钱子的 $LD_{50}$ 为 (148±29.49)mg/kg[32]。马钱子粉(33%、67%)混合软膏基质、促渗剂涂抹豚鼠皮肤急性毒性试验未发现毒性作用,豚鼠皮肤刺激试验显示高剂量组(67%)对擦伤皮肤具有一定刺激性,表明该药外用于完整皮肤,具有良好的安全性[33]。马钱子碱脂质体混悬液(1.14%)家兔皮肤刺激性试验表明,1d 给予马钱子碱脂质体 2 次,1.6mg/次时对皮肤基本无刺激,但连续用药 2 周,则会产生水肿、溃疡等局部不良反应[34]。

**10. 体内过程** 体外实验证明 2.5mg/ml 的马钱子碱溶液透皮速率为 47.14μg/(cm$^2$·h);5mg/ml 的马钱子碱溶液透皮速率达到 110.13μg/(cm$^2$·h)[35]。小鼠灌胃给予 0.72mg/kg 马钱子混悬液后在各组织器官中士的宁的分布,首位为心,其次依次为肾、肺、脑、肝、肌肉、脾,最后为血液;而腹腔注射 0.36mg/kg 后各组织器官中士的宁的分布首位依然为心,其次为肾、肺、肝、脑、肌肉、脾,最后为血液。士的宁通过灌胃途径发挥作用持久,而腹腔给药途径起效快而作用不持久[36]。马钱子碱在浓度为 2.5、1、0.4μg/ml 时与大鼠血浆蛋白结合率分别为 59.679%、59.935%、56.387%[37]。小鼠灌胃 60mg/kg 及静脉滴注 10mg/kg 马钱子碱后在小鼠主要脏器分布相似,组织中以肝脏及肾脏浓度最高,然后依次是脾、心、肺、脑和胃,脂肪和骨骼肌含量最低[38]。

小鼠以 100mg/kg 剂量灌胃给予 2 种不同粒径(60、500 目)的马钱子粉末后,马钱子 500 目给药组士的宁在各组织器官中吸收、分布、排泄普遍快于 60 目组,且在体内脏器含量明显高于普通粉组[39]。

小鼠尾静脉注射 10、7.5 和 5mg/kg 3 种剂量的马钱子碱后时量曲线均符合二室开放模型[40]。4mg/kg 马钱子碱脂质体家兔耳静脉单次给药符合三室模型,而游离马钱子碱溶液符合二室模型,马钱子碱脂质体的 $t_{1/2\beta}$ 是同剂量游离马钱子碱溶液的 6.6 倍,*AUC* 较游离马钱子碱溶液增长了 2.5 倍[41]。5mg/kg 马钱子碱隐形脂质体与普通脂质体大鼠尾静脉单次给药符合三室模型,而游离马钱子碱溶液符合二室模型。与普通脂质体相比,马钱子碱隐形脂质体的 *AUC*、*CL* 等药动学参数有显著改善[42]。

**【药性】** 苦,温;有大毒。归肝、脾经。

**【功能主治】** 通络止痛,散结消肿。用于跌打损伤,骨折肿痛,风湿顽痹,麻木瘫痪,痈疽疮毒,咽喉肿痛。

**【临床应用】** 临床常用

(1) 跌打损伤,骨折肿痛　本品善活血通络、消肿止痛,为伤科疗伤止痛佳品。治疗跌打损伤、骨折肿痛,可配伍乳香、没药等,如《春脚集》神效九分散;亦可与穿山甲等同用,如《外科方奇方》青龙丸、《救生苦海》马前散。

(2) 风湿顽痹,麻木瘫痪　本品善搜筋骨间风湿、通经络、透关节,为治风湿顽痹、拘挛疼痛、麻木瘫痪之常药,单用即有效,亦可配伍乳香、麻黄、全蝎等。

(3) 痈疽疮毒,咽喉肿痛　本品苦泻有毒,能消肿散结、攻毒止痛。治痈疽疮毒,瘰疬痰核,与炮山甲、密陀僧、白僵蚕等同用,如《疡医大全》五金膏,《外科方外奇方》青龙丸。治喉痹肿痛,可配青木香、山豆根等,如《医方摘要》番木鳖散。

**【用法用量】** 0.3～0.6g,炮制后入丸散用。生马钱子外用适量。

**【成药例证】**

**1. 晕复静片(《新药转正标准 20》)** 药物组成:制马钱子、珍珠、九里香、僵蚕。

功能主治:化痰,息风。用于痰浊中阻所致的头晕,目眩,耳胀,胸闷,恶心,视物昏旋,梅尼埃病及晕动症见上述证候者。

**2. 马钱子散(《中华人民共和国药典》2015 年版)** 药物组成:制马钱子、地龙。

功能主治:祛风湿,通经络。用于风湿闭阻所致的痹病,症见关节疼痛、臂痛腰痛、肢体肌肉萎缩。

**3. 疏风活络丸(《中华人民共和国药典》2015 年版)**　药物组成：制马钱子、麻黄、虎杖、菝葜、桂枝、木瓜、甘草、防风、秦艽、桑寄生。

功能主治：祛风散寒，除湿通络。用于风寒湿闭阻所致的痹病，症见关节疼痛、局部畏恶风寒、四肢麻木、腰背疼痛。

**4. 风湿马钱片(《中华人民共和国药典》2015 年版)**　药物组成：制马钱子、僵蚕、乳香、没药、全蝎、牛膝、苍术、麻黄、甘草。

功能主治：祛风除湿，活血祛瘀，通络止痛。用于风湿闭阻、瘀血阻络所致的痹病，症见关节疼痛、刺痛或疼痛较甚；风湿性关节炎、类风湿关节炎、坐骨神经痛见上述证候者。

**5. 伤湿止痛膏(《中华人民共和国药典》2015 年版)**　药物组成：生草乌、生川乌、乳香、没药、生马钱子、丁香、肉桂、荆芥、防风、老鹳草、香加皮、积雪草、骨碎补、白芷、山柰、干姜、水杨酸甲酯、薄荷脑、冰片、樟脑、芸香浸膏、颠茄流浸膏。

功能主治：祛风湿，活血止痛。用于风湿性关节炎，肌肉疼痛，关节肿痛。

**【注意事项】**

1. 孕妇禁用

2. 不宜多服久服及生用。

3. 运动员慎用。

4. 有毒成分能经皮肤吸收，外用不宜大面积涂敷。

**【贮藏】**　置干燥处。

**【参考文献】**　[1]易炳学，周道根，龚千锋，等.马钱子醋制品对小鼠抗炎作用的实验研究[J].时珍国医国药，2009，20(12)：3054-3055.

[2]孙成春，贾暖，王景祥.马钱子的量效关系及毒性作用[J].药学实践杂志，1998，16(2)：84-86，107.

[3]郭忠聪，蔡光先，王宇红，等.三种不同粒径马钱子粉的药效对比研究[J].中医药导报，2009，15(7)：11-13.

[4]徐丽君，魏世超.马钱子若干组分治疗实验性关节炎的比较研究[J].同济医科大学学报，2001，30(6)：564-565.

[5]魏世超，徐丽君.马钱子生物碱抗大鼠类风湿关节炎[J].中华国际医学杂志，2001，1(6)：529-531.

[6]胡巍，陈军，蔡宝昌，等.马钱子碱经皮给药的镇痛作用[J].中华中医药学刊，2008，26(2)：385-386.

[7]简江波，袁媛，杨柏灿，等.皮肤外用纳米马钱子碱脂质体的镇痛抗炎作用[J].中成药，2006，28(12)：1778-1781.

[8]朱建伟，武继彪，李成韶，等.马钱子碱镇痛作用及其药效动力学研究[J].中国中医药科技，2005，12(3)：166-167.

[9]张则强，沈志君.马钱子碱抗炎作用的实验研究[J].南京中医药大学学报(自然科学版)，1997，13(1)：27-28.

[10]张娟，肖鲁伟，戴体俊，等.马钱子碱中枢镇痛作用的研究[J].中国中医药科技，2009，16(1)：34-35.

[11]任重，赵建军.马钱子总生物碱对髓鞘碱性蛋白Ⅱ致敏家兔淋巴细胞的影响[J].吉林中医药，2009，29(7)：630-631.

[12]黎明全，关树文，赵建军，等.马钱子总生物碱对家兔实验性变态反应性神经炎细胞免疫机制影响的研究[J].中国实验诊断学，2009，13(4)：445-447.

[13]赵红卫，翁世艾，朱燕娜，等.马钱子碱对小鼠淋巴细胞功能的影响[J].中国药理学通报，1999，15(4)：354-356.

[14]周建英，卞慧敏.马钱子碱和马钱子碱氮氧化物抗血小板聚集及抗血栓形成作用的研究[J].江苏中医，1998，19(4)：41-43.

[15]吴奕富，林久茂，郑良朴.3 种不同炮制的马钱子对小鼠血清超氧化物歧化酶和睾酮的影响[J].福建中医学院学报，2004，14(2)：24-25.

[16]张梅，李平，汪健，等.马钱子对三种软骨细胞凋亡模型的影响[J].中国骨伤，2005，18(7)：410-412.

[17]张梅，李平，陈朝晖，等.马钱子对凋亡状态下软骨细胞合成代谢功能的影响[J].中国中医骨伤科杂志，2004，12(1)：10-12，16.

[18]高萌萌，张梅.马钱子碱对体外软骨细胞凋亡线粒体途径的影响[J].中国中医骨伤科杂志，2007，15(12)：1-4.

[19]李明华，万光瑞，朱明，等.马钱子碱对实验性心律失常的影响[J].新乡医学院学报，1997，14(2)：101-103.

[20]李明华，张贵卿，赵德华.马钱子碱对豚鼠心脏乳头肌慢反应动作电位的影响[J].中药药理与临床，1997，13(4)：19-21.

[21]龚芝，孙丽荣，曹雄，等.马钱子复合生物碱成分抑制成年大鼠海马神经前体细胞的分裂作用[J].南方医科大学学报，2008，28(12)：2121-2125.

[22]李明华，张艳，刘巨源.马钱子碱对大鼠海马神经元钠通道的影响[J].新乡医学院学报，2003，20(6)：389-392.

[23]邓旭坤，蔡宝昌，殷武，等.Brucine 对 Heps 荷瘤小鼠的抗肿瘤作用和毒性的研究[J].中国药理学通报，2006，22(1)：35-39.

[24]邓旭坤，蔡宝昌，吕晓宇，等.马钱子碱及其脂质体对移植性荷瘤小鼠抗肿瘤作用的对比研究[J].中草药，2006，37(3)：389-393.

[25]马文静，李平.马钱子碱对裸鼠乳腺癌骨转移的抑制作用[J].安徽医药，2009，13(6)：600-602.

[26]瞿叶清，郭玉琴，哈惠馨，等.马钱子碱隐形脂质体与普通脂质体的抗肿瘤作用比较[J].中药新药与临床药理，2008，19(5)：361-363.

[27]余志艳，李平.马钱子碱对乳腺癌细胞 MDA-MB-231 作

用的实验研究[J].安徽医药,2008,12(9):779-782.

[28]杨秀伟,冉福香,吴军,等.马钱子生物碱成分的体外抗肿瘤活性筛选[J].中国现代中药,2006,8(9):11-13.

[29]王欣,李平.马钱子碱对鸡胚绒毛尿囊膜血管生成的影响[J].临床肺科杂志,2009,14(4):498,558.

[30]龚千锋,周道根,张的凤,等.马钱子不同炮制品急性毒性实验研究[J].江西中医学院学报,2007,19(3):47-48.

[31]华春玉.不同粒径马钱子粉的急性毒性实验[J].医药导报,2001,20(12):776.

[32]刘亮镜,曹亮,蒋亚平,等.马钱子经朱红栓菌发酵前后毒性及镇痛、抗炎作用的实验研究.南京中医药大学学报,2009,25(3):205-208,I0003,I0004.

[33]李全,朱海,黄涛,等.马钱子的毒理学实验研究[J].中医正骨,2002,14(3):8-10.

[34]张路,简江波,盛燕,等.马钱子碱脂质体的大鼠离体透皮性能和兔皮肤刺激性研究[J].中国医药工业杂志,2006,37(3):172-174,186.

[35]胡巍,陈军,蔡宝昌,等.马钱子碱经皮给药的镇痛作用[J].中华中医药学刊,2008,26(2):385-386.

[36]张振秋,王艳,李键.马钱子中士的宁在体内分布和代谢的研究[J].辽宁中医杂志,1998,25(9):433-434.

[37]徐金华,陈军,蔡宝昌,等.高效液相色谱法测定大鼠血浆中马钱子碱与血浆蛋白的结合率[J].中药新药与临床药理,2009,20(5):439-441.

[38]李晓天,张丽容,王天奎,等.马钱子碱在小鼠体内的组织分布[J].中国临床药理学与治疗学,2006,11(3):342-344.

[39]袁红宇,郭立玮,薛焰,等.超细粉体技术对马钱子中士的宁在体内分布的影响[J].南京中医药大学学报,2002,18(1):27-28.

[40]李晓天,朱燕娜,翁世艾.马钱子碱的药代动力学[J].河南医科大学学报,1998,33(1):40-42.

[41]王琳,蔡宝昌,杨欢,等.马钱子碱溶液和马钱子碱脂质体在家兔体内的药代动力学比较研究[J].南京中医药大学学报,2006,22(3):165-167.

[42]王玮,陈军,蔡宝昌,等.马钱子碱隐形脂质体在大鼠体内的药物动力学[J].南京中医药大学学报,2009,25(3):199-201.

(彭芙　敖慧　彭成)

## 527　麦冬

Maidong

**【异名】** 羊蓍、禹葭(《名医别录》),羊韭、马韭、羊荠、爱韭、禹韭、忍陵、仆垒、随脂(《吴普本草》),阶前草(《本草纲目》),书带草、绣墩草(《群芳谱·药谱》),沿阶草(《江西通志》)。

**【来源】** 为百合科植物麦冬 *Ophiopogon japonicus* (L.F) Ker-Gawl.的干燥块根。

**【产地】** 主要为栽培品,野生品亦有。其道地产区为四川省三台县,浙江杭州、宁波,亦主产于江苏省、山东省、湖北省等地。四川所产习称"川麦冬"。浙江产者习称"浙麦冬""杭麦冬"。建于绵阳市三台县,绵阳市三台县老马乡,花园镇营城村,涪城村,四脊村,镇江村,营城村2社、3社、4社、5社、6社、7社、8社,宝林寺村,小围村等地的麦冬GAP种植基地已通过原国家食品药品监督管理总局验收。

**【采收加工】** 麦冬各地采收时间随地理、气候的不同有明显差异。"川麦冬"在栽后第二年清明至谷雨采挖。"杭麦冬"采收年限各产地有所不同。慈溪是栽种后第三年起土,产品粗短肥壮,称"姚东"。笕桥等是栽后足二年采挖,块根稍细长,香气足。采挖以立夏至小满季节为适宜,最迟不超过芒种。将全株带根挖起,剪下带须块根,清水洗净,反复暴晒、堆置,至七八成干,除去须根,干燥。

**【炮制】** 除去须根,洗净,干燥。

**【性状特征】** 呈纺锤形,两端略尖,长1.5～3cm,直径0.3～0.6cm。表面黄白色或淡黄色,有细纵纹。质柔韧,断面黄白色,半透明,中柱细小。气微香,味甘、微苦,嚼之发黏。

**【化学成分】** 麦冬的主要成分是甾体皂苷和多糖,还含有黄酮等。麦冬的甾体皂苷、多糖是其主要药理活性成分。《中华人民共和国药典》2015年版规定,本品药材及其饮片按干燥品计算,含鲁斯可皂苷元($C_{27}H_{42}O_4$)不得少于0.12%。

**【药理毒理】**

**1. 镇静、抗惊厥** 麦冬水煎剂0.2ml/10g静脉滴注、0.1ml/10g腹腔注射和肌内注射,30s后均可使小鼠自发活动明显减少;麦冬正丁醇、乙酸乙酯粗提物0.1ml/10g腹腔注射同样具有镇静作用。麦冬水煎剂0.1ml/10g腹腔注射对戊巴比妥钠阈下催眠模型小鼠睡眠有协同作用,对氯丙嗪的镇静也有协同增强作用,并能拮抗咖啡因的兴奋作用;0.4ml/10g腹腔注射还能对抗回苏灵引起的小鼠惊厥作用[1]。

**2. 止咳、平喘、抗过敏** 麦冬多糖按50、200mg/kg的剂量给小鼠灌胃,连续2d,能延长氨水咳嗽模型小鼠咳嗽潜伏期;显著延长乙酰胆碱和组胺哮喘模型豚鼠哮喘潜伏期,极显著延长卵白蛋白过敏性哮喘模型豚鼠呼吸困难、抽搐和跌倒的潜伏期;对小鼠耳异种被动皮肤过敏试验的抑制率为32.79%,能抑制小鼠耳廓伊文思蓝的渗出[2]。

**3. 对心血管系统的作用**

(1) 抗心肌缺血　麦冬总皂苷按25、50、100mg/kg给大鼠灌胃,连续3d,可改变异丙肾上腺素所致急性心肌缺血大鼠模型S-T段,抑制梗死心肌血清中肌酸磷酸激酶(CPK)、血清乳酸脱氢酶(LDH)水平[3]。

(2) 对微循环和血管的影响　麦冬石油醚、乙酸乙酯、水提取物按25g/kg给小鼠灌胃,能显著改变小鼠微动、静脉的管径,改善其血液流态,加快血流速度[4]。麦冬正丁醇、氯仿和水提取物12.9mg/L(与人临床用量9g/d等剂量)可升高过氧化氢诱发人血管内皮细胞损伤模型超氧化物歧化酶(SOD),降低丙二醛(MDA),拮抗过氧化氢所致血管内皮细胞NO水平的升高和前列环素水平的降低,降低过氧化氢增加的人脐静脉内皮细胞间黏附分子(ICAM-1)基因、B淋巴细胞瘤-2基因(Bcl-2)的表达,升高血管内皮生长因子(VEGF)的表达[5-7]。

**4. 增强免疫**　浓度为1g/ml麦冬水煎液按0.4ml的剂量给小鼠灌胃,连续10d,能升高环磷酰胺所致免疫抑制小鼠血清溶血素含量和WBC数目,提高小鼠腹腔巨噬细胞吞噬功能[8]。浓度为0.5g生药/ml麦冬提取液按2ml/只的剂量给豚鼠灌胃,连续4周,能够明显加强巨噬细胞吞噬指数,提高花环抑制率[9]。其物质基础主要为多糖[10]。

**5. 降血糖**　麦冬多糖按75、150、300mg/kg的剂量给小鼠灌胃,连续7d,对正常小鼠血糖无明显影响;但能降低自发性高血糖小鼠血糖及升高血清胰岛素,降低链脲霉素诱发高血糖大鼠的血糖及糖化血红蛋白,推迟大鼠口服蔗糖后血糖升高时间及降低血糖峰浓度[11]。麦冬多糖按0.2g/kg的剂量给四氧嘧啶法复制的妊娠大鼠糖尿病模型灌胃给药,连续14d,可降低妊娠糖尿病大鼠血糖[12]。

**6. 抗衰老**　75%麦冬多糖按4、6ml/kg的剂量饲喂家蚕及果蝇,连续12d,可剂量依赖性地延长家蚕及果蝇的寿命,降低*D*-半乳糖所致衰老小鼠脑内单胺氧化酶活力,增加血清溶血素,提高衰老小鼠的体液免疫功能[13]。

**7. 抗炎**　从麦冬中分离得到的化合物ophiopogonanone H对脂多糖激活的BV-2炎症细胞株的增殖有一定的抑制作用,$IC_{50}$值为20.1μM[14]。

**8. 安全性评价**　小鼠骨髓嗜多染红细胞微核试验表明,麦冬水提物按1.7、3.4、6.89g/kg的剂量对遗传物质无诱变作用[15]。对浓度为3.36、6.73、13.45、26.90mg/ml麦冬水煎液进行小鼠淋巴瘤细胞试验和小鼠骨髓微核试验,结果显示麦冬水煎剂可诱发L5178Y细胞tk位点突变;但对小鼠骨髓细胞染色体无损伤,经体内代谢活化后未显示遗传毒性作用[16]。

**9. 体内过程**　麦冬多糖按50mg/kg单次静脉注射大鼠,心、肝、脾、肺、胃、肾、脑的*AUC*分别为3.270、2.031、2.303、6.178、4.963、214.571、0.613μg/(h·ml)。绝大多数药物聚集在肾脏,并以尿的形式排泄,其他组织中含药量分布顺序从高到低依次为肺、胃、心、脾、肝、脑[17]。

**【药性】**　甘、微苦,微寒。归心、肺、胃经。

**【功能主治】**　养阴生津,润肺清心。用于肺燥干咳,阴虚痨嗽,喉痹咽痛,津伤口渴,内热消渴,心烦失眠,肠燥便秘。

**【临床应用】**

**1. 临床常用**

(1) 肺阴虚证　本品味甘而微苦,微寒,入手太阴肺经,能养肺阴、清肺热,常用于燥伤肺阴及阴虚肺热之咳嗽、咽喉不利者。治阴虚咳嗽、燥邪伤肺、肺阴不足之咽干口燥、干咳无痰者,常与沙参等配伍,如《温病条辨》沙参麦冬汤;治阴虚肺热、劳嗽,甚者咯血者,常与天冬配伍,如《张氏医通》二冬膏;治肺痈咳唾涎沫、吐脓如粥者,常与桔梗、甘草配伍,如《圣济总录》麦门冬汤;治咽喉生疮者,常与麦门冬、黄连配伍,如《普济方》麦门冬丸。

(2) 胃阴虚证　本品能养阴、益胃、清热,常用于胃阴不足之口渴、便秘者,常与玄参、生地等同用,如《温病条辨》增液汤;治疟疾反复发作、伤耗胃阴之便秘者,常与麻仁、何首乌、白芍等配伍,如《温病条辨》麦冬麻仁汤。

(3) 心神不宁证　本品入心经,能润肺清心,可用于阴血不足、心烦失眠、心神不宁、心悸、失眠健忘者,常与玄参、生地、当归等配伍,如《摄生秘剖》天王补心丹;治心气不足、虚烦不眠者,常与炙甘草、人参、阿胶等同用,如《本草纲目》麦门冬煎;治疗妊娠子烦者,常与茯苓、人参、竹叶等配伍,如《济生方》麦门冬汤。

(4)气阴两伤证　本品能滋补肺阴、滋养胃阴、益心气,故可用于肺胃阴伤、心气不足、神疲体倦、口渴多汗及呛咳少痰、短气自汗、口干咽燥者,常与人参、五味子等同用,如《内外伤辨惑论》生脉散。

**2. 临床新用**　麦冬可用于治疗左心功能不全[18]。

**【用法用量】**　6～12g。

**【成药例证】**

**1. 二冬膏(《中华人民共和国药典》2015年版)**　药物组成:天冬、麦冬。

功能主治:养阴润肺。用于肺阴不足所致的燥咳痰少、痰中带血、鼻干咽痛。

**2. 养阴清肺丸(《中华人民共和国药典》2015年版)**　药物组成:地黄、麦冬、玄参、川贝母、白芍、牡丹皮、薄荷、甘草。

功能主治:养阴润燥,清肺利咽。用于阴虚肺燥,咽喉干痛,干咳少痰或痰中带血。

**3. 滋心阴口服液(《中华人民共和国药典》2015年版)**　药物组成:麦冬、赤芍、北沙参、三七。

功能主治:滋养心阴,活血止痛。用于阴虚血瘀所致的胸痹,症见胸闷胸痛、心悸怔忡、五心烦热、夜眠不安、舌红少苔;冠心病心绞痛见上述证候者。

**4. 阴虚胃痛颗粒(《中华人民共和国药典》2015年版)**　药物组成:北沙参、麦冬、石斛、川楝子、玉竹、白芍、炙甘草。

功能主治:养阴益胃,缓急止痛。用于胃阴不足所致的胃脘隐隐灼痛、口干舌燥、纳呆干呕;慢性胃炎、消化性溃疡见上述证候者。

**5. 芪冬颐心口服液(《中华人民共和国药典》2015年版)**　药物组成:黄芪、麦冬、人参、茯苓、地黄、龟甲(烫)、紫石英(煅)、桂枝、淫羊藿、金银花、丹参、郁金、枳壳(炒)。

功能主治:益气养心,安神止悸。用于气阴两虚所致的心悸、胸闷、胸痛、气短乏力、失眠多梦、自汗、盗汗、心烦;病毒性心肌炎、冠心病心绞痛见上述证候者。

**【贮藏】**　置阴凉干燥处,防潮。

**【参考文献】**　[1]李秀挺,李灿辉,廖惠芳,等.麦冬煎及麦冬粗提物的镇静、抗惊厥作用实验初步报告[J].广州中医学院学报,1986,3(Z1):28-31.

[2]汤军,钱华,黄琦,等.麦冬多糖平喘和抗过敏作用研究[J].中国现代应用药学杂志,1999,16(2):16-19.

[3]金立玲,闵熙.麦冬总皂苷(DMD)抗实验性大鼠心肌缺血[J].中国药理通讯,2004,21(3):11-12.

[4]黄厚才,倪正.麦冬对小鼠耳廓微循环的影响[J].上海实验动物科学,2003,23(1):57-58.

[5]戴晓明,蒋凤荣,张旭,等.麦冬不同提取物对过氧化氢损伤人血管内皮细胞ICAM-1、VEGF、Bcl-2表达的影响[J].现代生物医学进展,2008,8(12):2401-2402.

[6]范俊,张小燕,张志杰,等.麦冬不同提取部位对过氧化氢所致血管内皮细胞损伤的保护作用[J].中国药理学与毒理学杂志,2007,21(2):131-133.

[7]范俊,张小燕,龚婕宁,等.麦冬正丁醇提取部位对血管内皮细胞损伤的影响[J].中医药学刊,2006,24(5):816-817.

[8]王盛民,侯新江,张瑛.膨化麦冬对环磷酰胺所致免疫抑制小鼠免疫功能的影响[J].陕西中医,2006,27(3):368-370.

[9]刘巧林.麦冬对免疫功能的影响[J].甘肃中医,2005,18(1):43.

[10]余伯阳,殷霞,张春红,等.麦冬多糖的免疫活性研究[J].中国药科大学学报,1991,22(5):286-288.

[11]何陵湘.麦冬多糖降血糖作用的药效学观察[J].中国实用医药,2007,(16):48-50.

[12]丘保华,李瑞满.麦冬多糖对妊娠糖尿病大鼠血糖的影响[J].暨南大学学报(医学版),2008,29(4):367-369.

[13]史建勋,茅海琼,胡卓逸.麦冬多糖对家蚕、果蝇寿命和对衰老小鼠单胺氧化酶及血清溶血素的影响[J].中国中药杂志,2009,34(13):1737-1740.

[14] Li N, Zhang JY, Zeng KW, *et al*. Anti-inflammatory Homoisoflavonoids from the Tuberous Roots of *Ophiopogon japonicus*[J].Fitoterapia,2012,83(6):1042-1045.

[15]刘冰,武广恒.麦冬的抗诱变研究[J].白求恩医科大学学报,1999,25(2):129-130.

[16]胡燕平,宋捷,王欣,等.麦冬水煎剂的遗传毒性研究[J].中国中医药信息杂志,2009,16(7):38-40.

[17]卢智玲,冯怡,徐德生,等.麦冬多糖单次静脉注射在大鼠体内组织分布[J].医药导报,2007,27(5):497-500.

[18]陈晓龙,贾连旺,范寿坤.参麦注射液治疗左心功能不全31例[J].医药导报,2001,20(8):507-508.

(许莉　杨槐　郭力)

## 528　麦芽

Maiya

**【异名】**　大麦蘖(《药性论》),麦蘖(《日华子本草》),大麦毛(《滇南本草》),大麦芽(《本草汇言》)。

**【来源】** 为禾本科植物大麦 *Hordeum vulgare* L.的成熟果实经发芽干燥的炮制加工品。

**【产地】** 主要为栽培品。全国大部分地区均产。

**【采收加工】** 麦芽采收全年均可进行,但以冬、春二季为好。将麦粒用水浸泡后,保持适宜温、湿度,待幼芽长至约5mm时,晒干或低温干燥。

**【炮制】** **生麦芽** 取麦芽除去杂质即可。

**炒麦芽** 取净麦芽,照清炒法炒至棕黄色,放凉,筛去灰屑。

**焦麦芽** 取净麦芽,照清炒法炒至焦褐色,放凉,筛去灰屑。

**麸炒麦芽** 将麸皮撒于锅内,待麸皮冒烟时,倒入净麦芽,用文火炒至表面呈黄色,取出,筛去麸皮,放凉。每1kg,用麸皮0.09kg。

**【性状特征】** **生麦芽** 本品呈梭形,长8~12mm,直径3~4mm。表面淡黄色,背面为外稃包围,具5脉;腹面为内稃包围。除去内外稃后,腹面有1条纵沟;基部胚根处生出幼芽和须根,幼芽长披针状条形,长约5mm。须根数条,纤细而弯曲。质硬,断面白色,粉性。气微,味微甘。

**炒麦芽** 本品形如麦芽,表面棕黄色,偶有焦斑。有香气,味微苦。

**焦麦芽** 本品形如麦芽,表面焦褐色,有焦斑。有焦香气,味微苦。

**麸炒麦芽** 本品形如麦芽,表面棕黄色,偶有焦斑。有香气,味微苦。

**【化学成分】** 麦芽的主要成分是淀粉酶,还含有大麦芽碱、麦黄酮、蛋白分解酶、磷脂、维生素B、维生素C、麦芽糖、葡萄糖等。麦芽的淀粉酶是其主要药理活性成分。

**【药理毒理】**

**1. 调节糖脂代谢** 麦芽水煎液按5、10、20mg/kg的剂量给大鼠灌胃,同时灌胃高脂高糖高盐乳剂,连续6周,大鼠体重明显降低,游离脂肪酸明显降低,瘦素水平升高,20mg/kg剂量可轻度调整血糖、血脂水平[1]。

**2. 对雌激素水平的影响** 0.5g生药/ml麦芽水煎剂给去势雌性小鼠灌胃,连续28d,小鼠血中促卵泡激素、雌二醇水平增高,孕酮水平下降,黄体生成素无明显变化[2]。0.5g生药/ml麦芽水煎剂按1ml的剂量给小鼠灌胃,连续14d,小鼠血中雌二醇水平显著增高,睾酮水平显著下降,促性腺激素、黄体生成素无显著变化[3]。

**【药性】** 甘,平。归脾、胃经。

**【功能主治】** 行气消食,健脾开胃,回乳消胀。用于食积不消,脘腹胀痛,脾虚食少,乳汁郁积,乳房胀痛,妇女断乳,肝郁胁痛,肝胃气痛。生麦芽健脾和胃,疏肝行气。用于脾虚食少,乳汁郁积。炒麦芽行气消食回乳。用于食积不消,妇女断乳。焦麦芽消食化滞。用于食积不消,脘腹胀痛。

**【临床应用】** 临床常用

(1)饮食积滞证 本品甘平,能健胃消食,尤能促进淀粉性食物的消化,可用于米面薯芋类积滞不化者,常与山楂、神曲、鸡内金等同用;治小儿乳食停滞者,单用本品煎服或研末服有效;治脾虚食少,食后饱胀者,常与白术、陈皮等同用,如《本草纲目》健脾丸。

(2)断乳,乳房胀痛 本品有回乳之功,减少乳汁分泌,用于妇女断乳或乳汁郁积之乳房胀痛者,可单用生麦芽或炒麦芽120g(或生、炒麦芽各60g),煎服。

**【用法用量】** 10~15g;回乳炒用60g。

**【成药例证】**

**1. 大山楂丸(《中华人民共和国药典》2015年版)** 药物组成:山楂、六神曲(麸炒)、炒麦芽。

功能主治:开胃消食。用于食积内停所致的食欲不振、消化不良、脘腹胀闷。

**2. 健胃消食片(《中华人民共和国药典》2015年版)** 药物组成:太子参、陈皮、山药、炒麦芽、山楂。

功能主治:健胃消食。用于脾胃虚弱所致的食积,症见不思饮食、嗳腐酸臭、脘腹胀满;消化不良见上述证候者。

**3. 健脾糖浆(《中华人民共和国药典》2015年版)** 药物组成:党参、炒白术、炒山楂、炒麦芽。

功能主治:健脾开胃。用于脾胃虚弱,脘腹胀满,食少便溏。

**4. 小儿化滞散(《卫生部药品标准中药成方制剂·第二册》)** 药物组成:麦芽、山楂、六神曲、槟榔、鸡内金、牵牛子、木香、砂仁、陈皮、熟大黄。

功能主治：健脾和胃，消食化滞。用于脾胃不和，伤食伤乳，呕吐腹痛，腹胀便秘。

**5. 胃复宁胶囊(《卫生部药品标准中药成方制剂·第二册》)** 药物组成：麦芽、六神曲、颠茄浸膏、鸡蛋壳。

功能主治：消食化积，止痛，制酸。用于胸腹胀满，食欲不振，胃及十二指肠溃疡。

**【注意事项】** 妇女授乳期禁服，孕妇、无积滞者慎服。

**【贮藏】** 置通风干燥处，防蛀。

**【参考文献】** [1]夏雷，张奇志，张海蓉.麦芽对肥胖大鼠瘦素及糖脂代谢的影响[J].医学研究杂志，2014，43(1)：47-49.

[2]陈蓉，张建华，蒋利华，等.中药麦芽对雌性小鼠激素水平影响的实验研究[J].医学动物防制，2005，21(4)：246-247.

[3]陈蓉.麦芽对雄性小鼠性激素水平的影响[J].中国药房，2008，19(27)：2087-2088.

（许莉　杨槐　郭力）

## 529　满山红

Manshanhong

**【异名】** 映山红、迎山红、山崩子、靠山红(《东北常用中草药手册》)，达子香、金达来(《长白山植物药志》)，东北满山红(《全国中草药汇编》)。

**【来源】** 为杜鹃花科植物兴安杜鹃 *Rhododendron dauricum* L.的干燥叶。

**【产地】** 主要为野生品。主产于黑龙江、吉林、辽宁、内蒙古等地。国外主产于东北亚北海道及西伯利亚地区等地。

**【采收加工】** 夏、秋二季采收，阴干。

**【炮制】** 净制，去杂质，切制，去杂质，用水湿润。

**【性状特征】** 多反卷呈筒状，有的皱缩破碎，完整叶片展平后呈椭圆形或长倒卵形，长2～7.5cm，宽1～3cm。先端钝，基部近圆形或宽楔形，全缘；上表面暗绿色至褐绿色，散生浅黄色腺鳞；下表面灰绿色，腺鳞甚多；叶柄长3～10mm。近革质。气芳香特异，味较苦、微辛。

**【化学成分】** 满山红的主要成分是黄酮，还含有挥发油、香豆素、有机酸等。满山红的黄酮是其主要药理活性成分。《中华人民共和国药典》2015年版规定，本品药材及其饮片按干燥品计算，含杜鹃素($C_{17}H_{16}O_5$)不得少于0.080%。

**【药理毒理】** **对心血管系统的作用** 用含0.5、1、2、3、4g/L满山红水提物的培养液培养大鼠离体胸主动脉环，能够浓度依赖性地降低离体大鼠胸主动脉环张力，对苯肾上腺素(PE)预收缩的保留内皮血管环的最大舒张幅度明显强于对去除内皮血管环的作用；预孵一氧化氮合酶抑制剂(L-NAME)后，满山红水提物对保留内皮的血管环的最大舒张幅度明显降低；预孵钾通道阻断剂4-氨基吡啶(4-AP)和钾通道阻断剂四乙基铵(TEA)后，满山红水提物引起的血管最大舒张幅度明显降低。在无钙灌流液中，用2g/L满山红水提物孵育10min可使$CaCl_2$的量效曲线下移且使PE的最大收缩幅度降低[1]。

**【药性】** 辛、苦，寒。归肺、脾经。

**【功能主治】** 止咳祛痰。用于咳嗽气喘痰多。

**【临床应用】** **临床常用**

咳嗽，气喘痰多　本品苦寒降泄，入肺经，能祛痰止咳、清肺降气，可用于肺气失宣、肺热咳嗽、气逆喘急、咳喘痰多者，常与枇杷叶、桔梗等配伍。

**【用法用量】** 25～50g；6～12g，用40%乙醇浸服。

**【成药例证】**

**1. 满山红油胶丸(《中华人民共和国药典》2015年版)** 药物组成：满山红油。

功能主治：止咳祛痰。用于寒痰犯肺所致的咳嗽、咯痰色白；急、慢性支气管炎见上述证候者。

**2. 消咳喘糖浆(《中华人民共和国药典》2015年版)** 药物组成：满山红。

功能主治：止咳，祛痰，平喘。用于寒痰阻肺所致的咳嗽气喘、咳痰色白；慢性支气管炎见上述证候者。

**3. 芩暴红止咳片(《中华人民共和国药典》2015年版)** 药物组成：满山红、暴马子皮、黄芩。

功能主治：清热化痰，止咳平喘。用于痰热壅肺所致的咳嗽、痰多；急性支气管炎及慢性支气管炎急性发作见上述证候者。

**4. 强力止咳宁胶囊(《卫生部药品标准中药成方**

**制剂·第十七册》)** 药物组成：金银忍冬叶干膏粉、满山红油。

功能主治：清热化痰，止咳平喘。用于痰热壅肺所致的咳嗽、痰黄黏稠；急、慢性支气管炎，感冒见上述证候者。

**【注意事项】** 长期服用满山红可能对肝脏有一定影响，应予以重视，中毒可产生唾液分泌、恶心、惊厥、呼吸困难、四肢麻痹、心律不齐，甚至挛缩。直接作用于心脏既能增加心脏收缩力，也能因对心脏有触发活性而产生快速心律失常，以致抑制心脏跳动而死亡。

**【贮藏】** 置阴凉干燥处，防潮，防热。

**【参考文献】** [1]王晓燕，侯云龙.满山红水提物对大鼠离体胸主动脉的舒张作用与机制[J].东北林业大学学报，2009，37(8)：64-66.

（许莉　杨槐　郭力）

## 530　曼陀罗叶

Mantuoluoye

**【来源】** 为茄科植物曼陀罗 *Datura stramonium* L. 的干燥叶。

**【产地】** 主要为野生品。原产于热带及亚热带地区，现我国各地均有分布，主产于新疆、江苏、浙江、福建、广东、广西、四川、湖北等地。

**【采收加工】** 夏季采摘，晒干。

**【炮制】** 除去杂质，洗净，润透，轧扁，干燥。

**【性状特征】** 呈卵形，长5～20cm，宽3～12cm。叶先端尖，叶基部狭楔形，不对称。叶柄暗棕色，长1～5cm；叶缘为不规则的缺刻锯齿。上面呈暗绿色，几无毛，下面呈黄绿色，光滑，在叶脉处稍被疏柔毛。质脆，易破碎。气特异，味苦。

**【化学成分】** 曼陀罗叶的主要成分是生物碱，还含有挥发油等。曼陀罗叶的生物碱是其主要药理活性成分。

**【药理毒理】** **抗氧化**　曼陀罗叶乙醇提取物对DPPH自由基都有很强的抑制能力，且随着浓度的增加，其对DPPH自由基的抑制率也随之增加，$IC_{50}$值为0.4230mg/ml[1]。

**【药性】** 四级干寒，有毒。

**【功能主治】** 止痛，镇静，止咳，平喘。用于关节骨痛，腰腿酸痛，咳喘不止，心烦意乱。

**【临床应用】** 临床常用

（1）哮喘咳嗽　本品为麻醉镇咳平喘药，对成人或年老咳喘无痰或痰少，而他药乏效者用之。可散剂单服，或配烟叶制成卷烟燃吸。

（2）痹证　本品能通筋止痛，可用于外感湿邪、壅阻气机、血行不畅、不通则痛、关节骨痛、跌打疼痛、腰腿酸痛者，常与川草乌、姜黄等同用。

**【用法用量】** 0.05～0.1g。

**【成药例证】**

**1. 云胃宁胶囊(《国家中成药标准汇编内科·脾胃分册》)** 药物组成：曼陀罗叶(制)、岩白菜(炒)。

功能主治：温中散寒，解痉止痛。用于寒凝血瘀所致胃及十二指肠溃疡，慢性胃炎、胃痉挛所致的胃脘痛。

**2. 清金宁肺丸(《卫生部药品标准中药成方制剂·第八册》)** 药物组成：陈皮、法半夏、化橘红、甘草、麻黄、苦杏仁(炒)、曼陀罗叶、茯苓、五味子(醋炙)、桂枝、白芥子(炒)、瓜蒌子(蜜炙)、川贝母、浙贝母、沉香、桔梗、厚朴(姜炙)、款冬花、百部、白及、地骨皮。

功能主治：祛痰，止咳，定喘。用于肺失清肃白痰，胸满气喘，睡眠不安，精神疲倦。

**【注意事项】**

1. 孕妇、外感及痰热咳喘、青光眼、高血压及心动过速者禁用。

2. 曼陀罗叶含多种莨菪烷类生物碱，具较强毒性，对中枢神经先兴奋、后抑制，阻断乙酰胆碱反应。中毒症状为口干，口渴，皮肤发红，干燥，头晕，瞳孔散大，心跳加快，躁动，抽搐，痉挛；食大量则血压下降，昏睡，呼吸停止而死亡。

**【贮藏】** 置干燥通风处。

**【参考文献】** [1]龚敏，王燕，张玉.DPPH法评价分析海南曼陀罗果叶抗氧化活性[J].北京农业，2013，20(30)：7-8.

（许莉　杨槐　郭力）

## 531　曼陀罗子

Mantuoluozi

**【异名】** 醉葡萄(《广西通志》)，天茄子、胡茄子(《分类草药性》)，狗核桃(《贵州民间方药集》)，风茄果(《浙江中药手册》),洋大麻子、山大麻子(《中国土农药志》),醉仙桃(《上海常用中草药》)。

【来源】 为茄科植物曼陀罗 *Datura stramonium* L.的干燥成熟种子。

【产地】 主要为野生品。原产于热带及亚热带地区,现我国各地均有分布,主产于新疆、江苏、浙江、福建、广东、广西、四川、湖北等地。

【采收加工】 秋季果实成熟时割下果枝,打下种子,晒干。

【炮制】 净制,晒干。

【性状特征】 呈肾形,略扁,长3～4mm,宽2.5～3.2mm。表面黑色或棕黑色,具隆起的网纹,遍布小凹点。种脐位于一侧,平坦。气微,味辛辣。

【化学成分】 曼陀罗子的主要成分是生物碱。曼陀罗子的生物碱是其主要药理活性成分。

【药理毒理】

**1. 抗氧化**　曼陀罗子提取物按1.55、3.10、6.20g/kg的剂量给大鼠灌胃,连续90d,可使大鼠肝组织匀浆乙酰胆碱酯酶(TChE)降低、肾组织匀浆单胺氧化酶(MAO)升高;停药后15d内,肝组织匀浆单胺氧化酶(MAO)降低[1]。

**2. 安全性评价**　按最大浓度(500mg/ml)及最大体积(0.04ml/g)灌胃给予新疆曼陀罗子混悬液,连续14d,小鼠最大耐受剂量为40g/kg。新疆曼陀罗子混悬液按16mg/g给小鼠灌胃,连续14d,首次给药后,小鼠出现短暂的兴奋,随后活动减弱,体重减轻,皮毛竖立无光泽,其他未见异常;其毒性靶器官可能是肝、肾,同时具有抑制乙酰胆碱作用(雌性)[2]。大鼠灌胃曼陀罗子提取物1.55、3.10、6.20g生药/kg,连续90d,电镜检查发现药物性肝损伤的病理改变[3]。曼陀罗子提取物按40、80、160mg/kg给Beagle犬每日口服给药,连续3m,结果80、160mg/kg剂量给药后出现活动先增多后减少、扩瞳、口干、呕吐等症状;体重明显降低,血小板计数、淋巴细胞数目、肌酸磷酸激酶明显升高,粒细胞数目明显降低;组织病理学检查无明显变化。曼陀罗子对Beagle犬的安全剂量不高于40mg/(kg·d)[相当于生药388mg/(kg·d)][4]。

【药性】 四级干寒,有毒。

【功能主治】 镇静,止痛,安神,止咳,平喘。用于关节骨痛,胃痛腹痛,咳嗽气喘。

【临床应用】 临床常用

(1) 哮喘咳嗽　本品能镇咳平喘,可用于成人或年老咳喘无痰或痰少者,可散剂单服,或配烟叶制成卷烟燃吸;常配入复方用治慢性喘息性支气管炎、支气管哮喘。

(2) 风湿痹痛　本品性寒,能解毒除湿,用于湿寒所致气机不畅,升降失常,头身困重,坐骨神经痛,瘫痪者。

【用法用量】 0.05～0.1g。

【成药例证】

**1. 镇江橡胶膏(《卫生部药品标准中药成方制剂·第十五册》)**　药物组成:乌梢蛇、生巴豆、生马钱子、独活、生草乌、白芷、芥子、土鳖虫、桃仁、水杨酸甲酯、冰片、松节油、曼陀罗子、羌活、生川乌、生天南星、红花、麻黄、防风、当归、肉桂、樟脑、薄荷脑。

功能主治:祛风止痛,活血消肿。用于风湿引起的四肢麻木,关节疼痛,肌肉酸痛及跌打损伤。

【注意事项】

1. 孕妇、外感及痰热咳喘、青光眼、高血压及心动过速者禁用。

2. 曼陀罗全株有毒,以种子最毒,吃3粒可引起中毒。其所含莨菪烷类生物碱为其主要毒性成分,对中枢神经先兴奋、后抑制,阻断乙酰胆碱反应。中毒症状为口干,口渴,皮肤发红,干燥,头晕,瞳孔散大,心跳加快,躁动,抽搐,痉挛;食大量则血压下降,昏睡,呼吸停止而死亡。

【贮藏】 置阴凉干燥处。

【参考文献】 [1]热比姑丽·依斯拉木,阿布都吉力力·阿布都艾尼,尤力都孜·买买提,等.新疆曼陀罗子对大鼠组织匀浆单胺氧化酶及乙酰胆碱酯酶的影响[J].中国药业,2013,21(23):4-5.

[2]热比姑丽·依斯拉木,尤力都孜·买买提,买合素提·卡德尔,等.新疆曼陀罗子的急性毒性与亚急性毒性实验研究[J].医药导报,2010,29(12):1546-1548.

[3]热比姑丽·依斯拉木,尤力都孜·买买提,阿布都吉力力·阿布都艾尼,等.新疆曼陀罗子及其代表制剂艾比西帕丸的大鼠长期毒性实验[J].中国药理学通报,2011,27(10):1479-1480.

[4]李治建,凯赛尔·阿布都克热木,阿布都吉力力·阿布都艾尼,等.曼陀罗子提取物对Beagle犬长期毒性实验研究[J].医药导报,2011,30(4):419-422.

(许莉　杨槐　郭力)

## 532 蔓荆子

Manjingzi

**【异名】** 蔓荆实(《神农本草经》),荆子(《本草经集注》),蔓青子(《中药材手册》),万荆子(《浙江中药手册》)。

**【来源】** 为马鞭草科植物单叶蔓荆 *Vitex trifolia* L. var. *simplicifolia* Cham. 或蔓荆 *Vitex trifolia* L.的干燥成熟果实。

**【产地】** 主要为野生品,栽培品亦有。野生蔓荆子道地药材产区为山东胶州湾各县,江西是蔓荆子主产区之一。此外,河南、江苏、安徽、广东、云南等地亦产。

**【采收加工】** 种子繁殖的栽培后3～4年结果,扦插繁殖的栽后2～3年结果,在7月上旬至10月下旬果实陆续成熟,应边成熟边采摘,先在室内堆放3～4d,然后摊开晒或烘干,筛去枝梗,扬净杂质即成。

**【炮制】** **蔓荆子** 净制。

**炒蔓荆子** 取净蔓荆子,照清炒法微炒。用时捣碎。

**【性状特征】** **蔓荆子** 呈球形,直径4～6mm。表面灰黑色或黑褐色,被灰白色粉霜状茸毛,有纵向浅沟4条,顶端微凹,基部有灰白色宿萼及短果梗。萼长为果实的1/3～2/3,5齿裂,其中2裂较深,密被茸毛。体轻,质坚韧,不易破碎,横切面可见4室,每室有种子1枚。气特异而芳香,味淡、微辛。

**炒蔓荆子** 形如蔓荆子,表面黑色或黑褐色,基部有的可见残留宿萼和短果柄。气特异而芳香,味淡、微辛。

**【化学成分】** 蔓荆子的主要成分是挥发油、黄酮类、环烯醚萜类、二萜类、生物碱、甾体等。蔓荆子的黄酮类化合物是其主要药理活性成分。《中华人民共和国药典》2015年版规定,本品药材及其饮片按干燥品计算,含蔓荆子黄素($C_{19}H_{18}O_8$)不得少于0.030%。

**【药理毒理】**

**1. 解热** 云南蔓荆子和山东蔓荆子及不同炮制品2.43g/kg灌胃给予发热模型大鼠,单次给药,生品均能降低大鼠体温,山东蔓荆子不同炮制品(微炒、炒焦、炒炭品)也能明显降低大鼠体温,且以微炒品作用时间最长[1]。

**2. 镇痛** 蔓荆子生品和炒黄品的水提物或醇提取物30g(生药)/kg腹腔注射,30min后进行小鼠热板法,能显著提高痛阈值[2]。

**【药性】** 辛、苦,微寒。归膀胱、肝、胃经。

**【功能主治】** 疏散风热,清利头目。用于风热感冒头痛,齿龈肿痛,目赤多泪,目暗不明,头晕目眩。

**【临床应用】** **临床常用**

(1) 风热表证,头昏头痛 本品解表之力较弱,但能清利头目,且兼能止痛。故风热表证、头昏头痛者,较为多用,常与薄荷、菊花等疏散风热、清利头目药同用,如《银海精微》菊花茶调散。若风邪上攻之偏头痛,又常以之与川芎、白芷、细辛等长于祛风止痛药配伍。

(2) 目赤肿痛 本品既能疏散风热,又能清利头目。故对风热上攻、目赤肿痛、目昏多泪者,亦较常用,常以之于菊花、蝉蜕、刺蒺藜等祛风明目药同用。本品药性升发,清利头目,治疗中气不足、清阳不升、耳鸣耳聋,可与补气升阳药同用,如《证治准绳》益气聪明汤,以之与黄芪、人参、升麻、葛根等药配伍。

此外,取本品祛风止痛之功。还可用治风湿麻痹,每与祛风湿止痛药配伍,如《内外伤辨惑论》羌活胜湿汤,以之与羌活、独活、川芎、防风等同用。

**【用法用量】** 5～10g。

**【成药例证】**

**1. 黄连上清丸(《中华人民共和国药典》2015年版)** 药物组成:黄连、栀子(姜制)、连翘、炒蔓荆子、防风、荆芥穗、白芷、黄芩、菊花、薄荷、酒大黄、黄柏(酒炒)、桔梗、川芎、石膏、旋覆花、甘草。

功能主治:散风清热,泻火止痛。用于风热上攻、肺胃热盛所致的头晕目眩、暴发火眼、牙齿疼痛、口舌生疮、咽喉肿痛、耳痛耳鸣、大便秘结、小便短赤。

**2. 拨云退翳丸(《国家中成药标准汇编·眼科耳鼻喉科皮肤科分册》)** 药物组成:密蒙花、蒺藜(盐炒)、菊花、木贼、蛇蜕、蝉蜕、荆芥穗、蔓荆子、薄荷、当归、川芎、黄连、地骨皮、花椒、楮实子、天花粉、甘草。

功能主治：散风明目，消障退翳。用于目翳外障，视物不清，隐痛流泪。

**3. 换骨丸(《卫生部药品标准中药成方制剂·第一册》)**　药物组成：麻黄、铁丝威灵仙(酒炙)、防风、苍术(米泔炙)、蔓荆子(微炒)、白芷、川芎、桑白皮(蜜炙)、苦参、槐角(蜜炙)、何首乌(黑豆酒炙)、人参、五味子、木香。

功能主治：散风祛湿，活络止痛。用于风湿阻络，四肢麻木，周身疼痛，筋骨无力，行步艰难。

**4. 益气聪明丸(《卫生部药品标准中药成方制剂·第四册》)**　药物组成：升麻、葛根、黄柏(炒)、白芍、蔓荆子、党参、黄芪、甘草(炙)。

功能主治：益气升阳，聪耳明目。用于视物昏花，耳聋耳鸣。

**5. 芎菊上清颗粒(《卫生部药品标准中药成方制剂·第十一册》)**　药物组成：川芎、菊花、黄芩、白芷、桔梗、栀子、连翘、防风、蔓荆子(炒)、荆芥穗、黄连、甘草、羌活、薄荷、藁本。

功能主治：清热，散风，止痛。用于外感风热，头痛鼻塞。

**【贮藏】**　置阴凉干燥处。

**【参考文献】**
[1]隋在云，王爱洁.蔓荆子解热作用的实验研究[J].中药药理与临床，2007，23(5)：138-139.

[2]朝辉，薛漓.炭药炮制的研究[J].中药通报，1998，13(5)：280.

(瞿燕　卢君蓉　傅超美)

## 533　芒硝
Mangxiao

**【异名】**　朴硝(《神农本草经》)，硝石朴(《名医别录》)，牙硝(《嘉佑补注草本》)，芒消(《本草纲目》)。

**【来源】**　为硫酸盐类矿物芒硝族芒硝经加工精制而成的结晶体。

**【产地】**　全国沿海各产盐区均有产，以河北产量大；亦产于山东、江苏、安徽盐碱地带，以及四川、内蒙古等内陆盐湖岩盐等地。

**【采收加工】**　取天然产的芒硝，加水溶解，放置，沉淀，过滤，滤液加热浓缩，放冷后析出晶体，称为朴硝。再将朴硝重结晶即为芒硝。

**【炮制】**　取适量鲜萝卜，洗净，切成片，置煮制容器内，加适量水煮透，捞出萝卜，再投入适量天然芒硝(朴硝)共煮，至全部溶化，过滤或澄清以后取上清液，放冷。待结晶大部分析出，取出置避风处适当干燥即得。其结晶母液经浓缩后可继续析出结晶，直至不再析出结晶为止。

**【性状特征】**　为棱柱状、长方形或不规则块状及粒状。无色透明或类白色半透明。质脆，易碎，断面呈玻璃样光泽，条痕白色。断口不整齐。气微，味咸。

**【化学成分】**　芒硝的主要成分是含水硫酸钠($Na_2SO_4 \cdot 10H_2O$)，还含有少量氧化钠、硫酸镁。芒硝的含水硫酸钠是其主要药理活性成分。《中华人民共和国药典》2015年版规定，本品药材按干燥品计算，含硫酸钠($Na_2SO_4$)不得少于90.0%。

**【药理作用】**

**1. 抗炎**　芒硝0.4g/ml的水溶液，按0.03ml/g给小鼠灌胃，单次给药，可降低二甲苯(0.02ml/只)所致小鼠耳肿胀的耳廓肿胀度[1]。

**2. 促进肠运动**　0.3g/ml芒硝水溶液按0.03ml/g容积给小鼠灌胃，单次给药，可增加炭末在肠内推进率[1]。

**【药性】**　咸、苦，寒。归胃、大肠经。

**【功能主治】**　泻热通便，润燥软坚，清火消肿。用于实热便秘，大便燥结，积滞腹痛，肠痈肿痛；外治乳痈，痔疮肿痛。

**【临床应用】**

**1. 临床常用**

(1) 实热积滞，大便燥秘　本品既有较强的通便泻热之功，又能软化坚硬燥结之大便，为“咸能软能下”的代表性药物。主治肠胃实热积滞、大便燥结之症，常配泻下热结之品以增强疗效，如《伤寒论》大承气汤，以之与大黄相须为用。

(2) 咽痛，口疮，目赤及疮疡肿痛　本品外用有清热消肿作用。用治多种热毒病证，可单用，也可配伍其他清热解毒药用。如《外科正宗》冰硼散，本品与硼砂、冰片等共研末吹患处，治咽喉肿痛、口舌生疮；用芒硝置豆腐上化水或用玄明粉制成眼药水，外用滴眼，治目赤肿痛；用本品化水或用纱布包裹外敷，治乳痈初起；与大黄、大蒜同用，捣烂外敷治肠痈初起；单品煎汤外洗，还可治痔疮肿痛。

**2. 临床新用** 芒硝可用于治疗内毒素血症[2]、糖尿病胃转流手术后胃轻瘫[3]。

**【用法用量】** 6～12g，一般不入煎剂，待汤剂煎得后，溶入汤液中服用。外用适量。

**【成药例证】**

**1. 痔疮外洗药(《卫生部药品标准中药成方制剂·第三册》)** 药物组成：芒硝、花椒、防风、黄连、鱼腥草、五倍子、甘草。

功能主治：祛毒止痒，消肿止痛。用于痔疮漏疮，肛门痛痔，坚硬肿胀，溃流脓血。

**2. 指迷茯苓丸[《国家中成药标准汇编·内科肺系(二)分册》]** 药物组成：茯苓、枳壳(麸炒)、半夏(制)、芒硝、生姜。

功能主治：燥湿和中，化痰通络。用于痰饮留伏，筋络挛急，臂痛难举。

**3. 利胆片(《卫生部药品标准中药成方制剂·第一册》)** 药物组成：大黄、金银花、金钱草、木香、知母、大青叶、柴胡、白芍、黄芩、芒硝、茵陈。

功能主治：清热止痛。用于胆道疾患、胁肋及胃部疼痛、按之痛剧，大便不通、小便短黄、身热头痛、呕吐不食等症。

**【注意事项】** 孕妇慎用；不宜与硫黄、三棱同用。

**【贮藏】** 密闭，在30℃以下保存，防风化。

**【参考文献】** [1]应帮智，张卫华，张振凌.中药芒硝药理作用的研究[J].现代中西医结合杂志，2003，12(20)：2155-2156.

[2]陈海龙，周俊元，关凤林，等.复方大承气汤防治梗阻性黄疸时内毒素血症的临床研究[J].中国中西医结合杂志，1991，11(12)：724-726.

[3]王九龙.小承气汤加味联合吗丁啉治疗糖尿病胃转流手术后胃轻瘫临床观察[J].新中医，2014，46(11)：106-108.

(瞿燕　卢君蓉　傅超美)

## 534 猫眼草

Maoyancao

**【异名】** 耳叶大戟、细叶猫眼草、猫儿眼(《中国药植图鉴》)，打碗花、打碗棵、打盆打碗(《河北中药手册》)。

**【来源】** 为大戟科植物猫眼草 *Euphorbia lunulata* Bge.的干燥地上部分。

**【产地】** 主要为野生品。分布于河北、安徽、内蒙古、山西、新疆等地。

**【采收加工】** 夏季采割，除去杂质，晒干。

**【炮制】** 除去杂质，切段。

**【性状特征】** 茎呈圆柱形，长20～40cm，表面黄绿色，基部多呈紫红色，有纵纹，体轻，质脆，易折断。叶互生，无柄，叶片多皱缩破碎，绿色或黄绿色，易脱落，完整者展平后呈狭条状，长2.5～5cm，宽0.2～0.3cm，茎上部分的分枝处有数叶轮生。多歧聚伞花序，花序顶生及生于上部叶腋，基部的叶状苞片呈扇状半月形至三角状肾形。蒴果三棱状卵圆形，光滑。气特异，味淡。以色黄绿，花多者为佳。

**【化学成分】** 猫眼草的化学成分主要是黄酮类，其次是二萜类、甾醇类、挥发油、酚类物质、有机酸、氨基酸等。猫眼草的黄酮类成分是其主要药理活性成分。

**【药性】** 苦，微寒；有毒。

**【功能主治】** 祛痰，散结消肿。用于慢性支气管炎咳嗽、痰多；外治淋巴结结核。

**【临床应用】** **临床常用**

(1) 痰饮喘咳　本品内服有祛痰镇咳、平喘的功效。可用于治疗痰饮喘咳、慢性支气管炎。

(2) 癌瘤积毒，瘿瘤，瘰疬　本品具消痈散结之功。宜于肺结核、骨结核、副睾结核、淋巴结结核、皮肤结核及结核性角膜炎等。

**【用法用量】** 供制剂用。外用煎熬成膏，取适量敷于患处。

**【注意事项】** 本品有毒，内服宜慎。

**【贮藏】** 置通风干燥处。

(瞿燕　卢君蓉　傅超美)

## 535 猫爪草

Maozhuacao

**【异名】** 猫爪儿草(《河南中药手册》)，三散草(《浙江药用植物志》)。

**【来源】** 为毛茛科植物小毛茛 *Ranunculus ternatus* Thunb.的干燥块根。

**【产地】** 主要为野生品。主产于长江中下游各地,北达河南南部,南达广西北部。主要分布于江苏、安徽、浙江、江西等地。

**【采收加工】** 春季采挖,除去须根和泥沙,晒干。

**【炮制】** 净制。

**【性状特征】** 由数个至数十个纺锤形的块根簇生,形似猫爪,长3～10mm,直径2～3mm,顶端有黄褐色残茎或茎痕。表面黄褐色或灰黄色,久存色泽变深,微有纵皱纹,并有点状须根痕和残留须根。质坚实,断面类白色或黄白色,空心或实心,粉性。气微,味微甘。

**【化学成分】** 猫爪草的主要成分是皂苷、多糖、内酯、黄酮、生物碱、挥发油、有机酸、甾醇及酯、氨基酸、常量及微量元素等。猫爪草的皂苷、多糖及内酯类是其主要药理活性成分。

**【药理毒理】**

**1. 抗菌** 100μl不同浓度猫爪草水提液1.0、2.0、3.9、7.8、15.6、31.2、62.5、125mg生药/ml对金黄色葡萄球菌、铜绿假单胞菌、大肠埃希菌、痢疾杆菌均有较强的抗菌活性,*MIC*及*MBC*分别为15.6、31.2、31.2、31.2mg/ml和62.5、125.0、250.0、250.0mg/ml,且抑菌活性随着药物浓度的增加而增强[1]。

**2. 免疫调节** 猫爪草皂苷及多糖(1g生药/ml)灌胃给药小鼠,连续14d,可提高正常小鼠的免疫功能,其中皂苷比多糖有更显著的效果[2]。

**3. 抗肿瘤** 将浓度为100mg/L的猫爪草皂苷加入含人乳腺癌MCF-7细胞的培养瓶中处理48h后,能明显促进mfn2基因的表达,并且随时间延长更加明显[3]。将25～200μg/ml猫爪草总皂苷1ml作用于人非小细胞肺癌A549细胞,静置10d,猫爪草总皂苷对A549细胞的集落形成有一定的抑制作用[4]。

**4. 抗氧化** 25～400mg/L猫爪草多糖1ml对超氧阴离子具有很强的清除作用[5]。

**5. 安全性评价** 灌胃小鼠猫爪草提取物20g/kg,其经口急性毒性最大耐受剂量大于20g/(kg·bw),未发现中毒症状及死亡症状。Ames试验、小鼠骨髓嗜多染红细胞微核、小鼠精子畸形试验结果均呈阴性[6]。

**【药性】** 甘、辛,温。归肝、肺经。

**【功能主治】** 化痰散结,解毒消肿。用于瘰疬痰核,疔疮肿毒,蛇虫咬伤。

**【临床应用】** 临床常用

本品治疗瘰疬,可与夏枯草配伍使用,亦可单味药内服;治疗肺痨、疔疮、蛇伤、偏头痛、疟疾、火眼暴痛生翳、牙痛等,可与蛇毒、牡蛎同用。

**【用法用量】** 15～30g,单味药可用至120g。

**【成药例证】**

**1. 猫爪草胶囊(《卫生部药品标准中药成方制剂·第十册》)** 药物组成:猫爪草。

功能主治:散结,消肿。用于瘰疬、淋巴结核未溃疡,亦可用于肺结核。

**2. 益肺止咳胶囊[《国家中成药标准汇编·内科肺系(二)分册》]** 药物组成:猫爪草、三七、白及、百合、蛤蚧、石吊兰浸膏、百部浸膏。

功能主治:养阴润肺,止咳祛痰。用于急慢性支气管炎咳痰,咯血;对肺结核、淋巴结核有辅助治疗作用。

**3. 解毒通淋丸(《国家中成药标准汇编·内科肾系分册》)** 药物组成:八角莲、半枝莲、半边莲、泽泻、重楼、虎杖、猫爪草、赭石。

功能主治:清热,利湿,通淋。用于下焦湿热所致的非淋菌性尿道炎,症见尿频、尿痛、尿急。

**【贮藏】** 置通风干燥处,防蛀。

**【参考文献】** [1]卞晓霞,罗跃娥,王文洁,等.猫爪草提取物体外抗菌活性研究[J].辽宁中医杂志,2014,41(9):1945-1946.

[2]Niu L,Zhou Y,Sun B,*et al*.Inhibitory effect of saponins and polysaccharides from Radix Ranunculi Ternati on human gastric cancer BGC823 cells[J].Afr J Tradit Complement Altern Med,2013,10(3):561-566.

[3]孟祥虎,刘博,尹春萍,等.mfn2基因在猫爪草皂苷、红三叶异黄酮治疗乳腺癌中的作用机制研究[J].中国药师,2011,14(9):1243-1246.

[4]童晔玲,杨锋,戴关海,等.猫爪草总皂苷体外抗人非小细胞肺癌A549细胞活性研究[J].中华中医药学刊,2013,31(10):93-96.

[5]吕小华,王会敏,韩红霞,等.猫爪草多糖免疫调节及抗氧化活性研究[J].中国中药杂志,2010,35(14):1862-1865.

[6]聂淼,胡余明,易传祝.猫爪草提取物安全性毒理学研究[J].实用预防医学,2010,17(12):2507-2510.

(胡慧玲　卢君蓉　傅超美)

## 536 毛冬青

Maodongqing

**【异名】** 乌尾丁、痈树、六月霜(《广西中草药》),毛披树、茶叶冬青(广州空军《常用中草药手册》),细叶冬青、细叶青、苦田螺、老鼠啃、山东青(《浙江民间常用草药》),水火药(《新编中医学概要》),猫秋子草、毛雌子、美仔蕉、毛菜、六青、矮梯、耐糊梯(《福建药物志》),米碎丹、高山冬青(《湖南药物志》),喉毒药(《广西植物名录》)。

**【来源】** 为冬青科植物毛冬青 *Ilex pubescens* Hook.et Arn.的干燥根。

**【产地】** 主要为野生品。主产于广东、广西、福建、江西等地,其中以广东、福建产量较大。

**【采收加工】** 全年均可采挖,洗净,砍成块片,晒干。

**【炮制】** 除去杂质,洗净,润透,切片,干燥。

**【性状特征】** 呈块片状,大小不等,厚0.5～1cm。外皮灰褐色或棕褐色,稍粗糙,有细皱纹和横向皮孔。切面皮部薄,老根稍厚,木部黄白色或淡黄棕色,有致密的纹理。质坚实,不易折断。气微,味苦、涩而后甘。

**【化学成分】** 毛冬青的主要成分是三萜皂苷类、黄酮类、木脂素类、酚酸类、内酯类等。毛冬青的三萜皂苷类是其主要药理活性成分。

**【药理毒理】**

**1. 对心脑血管系统的作用** 毛冬青水提液10、20g/(kg·d)给大鼠灌胃,每天1次,连续2周,可改善慢性心力衰竭大鼠模型的心功能,并且上调 *miR*133a 的表达[1],改善慢性心力衰竭大鼠的炎症状态和心功能[2]。毛冬青总黄酮、毛冬青甲素是其改善心脑血管结构及功能的主要物质基础[3-5]。

**2. 抗炎** 毛冬青口服液11.26、22.52g/kg给小鼠灌胃,连续3d,能够显著降低二甲苯所致小鼠耳肿胀的耳廓肿胀度与蛋清所致大鼠足肿胀的足跖肿胀度,抑制醋酸所致小鼠腹腔毛细血管通透性增加及大鼠棉球肉芽肿等[6]。

**3. 抗血栓形成** 毛冬青中的三萜皂苷(ilexoside O)25、50、100mg/kg给大鼠灌胃,连续5d,可抑制$FeCl_3$诱导大鼠血栓形成,具有明显的抗凝血和抗血栓形成的作用[7]。

**4. 安全性评价** 静脉注射小鼠毛冬青黄酮苷注射剂20mg/ml,其半数致死量$LD_{50}$为920mg/kg。按1g/kg给家兔静脉注射后,出现呼吸困难、倒伏,3d后复原。猴、家兔长期(3个月)大量肌内注射后,每日2次,进行慢性毒性试验,未见毒性反应,肝肾功能、甲状腺功能、实质性器官及血液等均未见明显变化[8]。毛冬青乙素75、125、175mg/kg灌胃给药小鼠,从Ames实验和微核实验结果表明,毛冬青乙素在基因突变和染色体畸变水平不具有潜在的诱变性[9]。

**5. 体内过程** 大鼠尾静脉注射给予毛冬青皂苷(ilexsaponinA1)30mg/kg,ilexsaponinA1在体内呈二室模型分布,$t_{1/2\alpha}$为3.542min,$t_{1/2\beta}$为17.636min,$CL$为0.02L/(min·kg),$AUC_{0\to t}$为1096mg·min/L,$t_{max}$为5min,$C_{max}$为52.972mg/L[10]。

**【药性】** 苦、涩,寒。

**【功能主治】** 凉血,活血,通脉,消炎解毒。用于血栓闭塞性脉管炎、冠状动脉硬化性心脏病;外治烧、烫伤。

**【临床应用】** **临床常用**

本品味苦、涩,性寒,可清热解毒、活血通络。主治风热感冒,肺热喘咳,咽痛,乳蛾,痢疾,牙龈肿痛,胸痹心痛,中风偏瘫,烧烫伤,痈疽,中心性视网膜炎。

**【用法用量】** 60～120g。外用适量,煎成1∶1煎剂,敷患处。

**【成药例证】**

**1. 毛冬青片(《国家中成药标准汇编·内科心系分册》)** 药物组成:毛冬青。

功能主治:清热,活血,通脉。用于血栓闭塞性脉管炎或中心性视网膜炎。

**2. 毛冬青注射液(《卫生部药品标准中药成方制剂·第二十册》)** 药物组成:毛冬青提取物。

功能主治:心血管疾病用药,有扩张血管及抗菌消炎作用。用于冠状动脉硬化性心脏病、血栓闭塞性脉管炎,并用于中心性视网膜炎、小儿肺炎。

**3. 毛冬青胶囊(《卫生部药品标准中药成方制剂·第七册》)** 药物组成:毛冬青浸膏。

功能主治:心血管疾病用药,有扩张血管及抗菌消炎作用。用于冠状动脉硬化性心脏病、血栓闭塞性脉管炎，并用于中心性视网膜炎、小儿肺炎。

**4. 健心片(《卫生部药品标准中药成方制剂·第二册》)** 药物组成：毛冬青、三七、红花、丹参、冰片、降香、豨莶草。

功能主治：活血，止痛。用于心肌劳损、心绞痛、动脉硬化等症。

**5. 心舒宁片(《卫生部药品标准中药成方制剂·第十七册》)** 药物组成：毛冬青、银杏叶、葛根、益母草、豨莶草、柿树叶。

功能主治：活血化瘀。用于心脉瘀阻所致的胸痹心痛，冠心病、心绞痛、冠状动脉供血不全、动脉硬化见上述证候者。

**【注意事项】** 本品活血力强，孕妇、出血性疾病及月经过多者慎服。

**【贮藏】** 置干燥处。

**【参考文献】** [1]黄习文，游志德，陈洁，等.毛冬青对心衰模型大鼠心功能及 miR133a 表达的影响[J].中药新药与临床药理，2014，25(1)：48-51.

[2]郑惠萍，张双伟，陈洁，等.毛冬青对慢性心力衰竭大鼠模型炎症相关因子的影响[J].中药新药与临床药理，2014，25(2)：183-185.

[3]张帆，张小磊，苗明三.毛冬青总黄酮对小鼠脑缺血模型的影响[J].中药新药与临床药理，2012，23(4)：409-412.

[4]程晓，张小磊，苗明三.毛冬青总黄酮对大鼠脑缺血模型的影响[J].中药新药与临床药理，2012，23(6)：640-643.

[5]陈根成，杨志敏，黄培新，等.毛冬青甲素对实验性高血压性脑出血大鼠血压的影响[J].广州中医药大学学报，1996，13(3-4)：61-63.

[6]王兰兰.毛冬青口服液抗炎作用实验研究[J].医药论坛杂志，2007，28(1)：22-23.

[7]金晶，秦聪怡，周园，等.毛冬青中三萜皂苷 ilexoside O 的制备及抗血栓活性研究[J].中草药，2014，45(13)：1834-1837.

[8]中山医学院药学教研组.毛冬青的药理研究(报告二)[J].新医学，1972，3(8)：17-18.

[9]孙秀莲，谢军，付红燕，等.毛冬青乙素的致突变实验[J].中药材，1994，17(5)：34-36.

[10]李美芬，赵钟祥，林朝展，等.毛冬青皂苷在大鼠体内的药物动力学研究[J].中药新药与临床药理，2011，22(2)：187-189.

（胡慧玲　卢君蓉　傅超美）

## 537　毛诃子

Maohezi

**【异名】** 毗黎勒(《新修本草》)，八里刺(《回回药方二十六卷》)，哇如拉(《月王药诊》)。

**【来源】** 为使君子科植物毗黎勒 *Terminalia bellirica* (Gaertn.) Roxb.的干燥成熟果实。

**【产地】** 主要为野生品。主产于云南、西藏。

**【采收加工】** 冬季果实成熟时采收，除去杂质，晒干。

**【炮制】** 净制。

**【性状特征】** 呈卵形或椭圆形，长 2～3.8cm，直径 1.5～3cm。表面棕褐色，被细密绒毛，基部有残留果柄或果柄痕。具 5 棱脊，棱脊间平滑或有不规则皱纹。质坚硬。果肉厚 2～5mm，暗棕色或浅绿黄色，果核淡棕黄色。种子 1，种皮棕黄色，种仁黄白色，有油性。气微，味涩、苦。

**【化学成分】** 毛诃子的主要成分是三萜皂苷类、强心苷类、木脂素类、鞣质类、油脂类、维生素等成分。毛诃子的鞣质是其主要药理活性成分。

**【药理毒理】** **影响 cAMP、cGMP 含量** 0.09g/ml 毛诃子提取液按照 0.3ml/10g 给大鼠灌胃，连续 7d，能使大鼠脾和膀胱组织中的 cAMP 水平显著升高，能使大鼠心、肺、胃组织中的 cGMP 水平显著降低，使膀胱组织中的 cGMP 水平显著升高[1]。

**【药性】** 甘、涩，平。

**【功能主治】** 清热解毒、收敛养血、调和诸药。用于各种热证，泻痢，黄水病，肝胆病，病后虚弱。

**【临床应用】** **临床常用**

本品味甘、涩，性平，具清热解毒、收敛养血、调和诸药之功。《月王药诊》《晶珠本草》记载，毛诃子治培根病、黄水病和赤巴病。藏医用毛诃子配诃子、余甘子清热、调和气血，用于治疗瘟疫热症、劳累过度、神疲乏力。配伍余甘子、诃子、藏木香等可解表散寒，用于治疗风寒感冒、热病初起、恶寒发热、头痛身倦、风湿痹痛。

**【用法用量】** 3～9g，多入丸散服。

**【成药例证】**

**1. 甘露酥油丸(《卫生部药品标准藏药·第一册》)** 药物组成：家鸡、麻雀、喜马拉雅鬣蜥、诃子、毛诃子、余甘子。

功能主治：滋补强身，延年益寿。用于气血亏虚，精液衰损，心悸失眠，老年虚弱，肢体僵直，经络不利，虚损不足之症。

**2. 十味乳香胶囊(《国家中成药标准汇编·脑系经络肢体分册》)** 药物组成:宽筋藤、诃子、毛诃子、决明子、黄葵子、余甘子、木香、乳香、巴夏嘎、渣驯膏。

功能主治:干黄水。用于四肢关节红肿疼痛及湿疹。

**3. 巴桑母酥油丸(《卫生部药品标准藏药·第一册》)** 药物组成:诃子、毛诃子、余甘子、黄精、天冬、西藏棱子芹、蒺藜、喜马拉雅紫茉莉。

功能主治:壮阳益肾,养心安神,强筋骨。用于心悸失眠,脾胃不和,老年虚弱,经络不利,肢体僵直,肾虚,阳痿不举,虚损不足症。

**4. 七味宽筋藤汤散(《卫生部药品标准藏药·第一册》)** 药物组成:宽筋藤、诃子、毛诃子、余甘子、獐牙菜、巴夏嘎、力嘎都。

功能主治:清热解毒,透疹。用于痘疹、瘟疠病等。

**【贮藏】** 置干燥处,防蛀。

**【参考文献】** [1]张吉仲.藏药余甘子、诃子和毛诃子对实验动物脏腑cAMP、cGMP含量的影响[J].云南中医中药杂志,2009,30(6):53-56.

(胡慧玲 卢君蓉 傅超美)

## 538 毛莲菜

Maoliancai

**【异名】** 枪刀菜(《浙江中药资源名录》)。

**【来源】** 为菊科植物毛莲菜 *Picris japonica* Thunb.的干燥地上部分。

**【产地】** 主要为野生品。分布于我国河北、山西、吉林、黑龙江等地。日本及俄罗斯也有分布。

**【采收加工】** 夏、秋二季花开时采收,除去杂质,晒干。

**【炮制】** 净制。

**【性状特征】** 茎呈圆柱形,上部多分枝,直径为2～5mm,上部黄绿色,基部紫褐色,有纵棱,密被钩状分杈的硬毛;质脆,易折断,断面边缘黄绿色,髓部白色,叶互生,多破碎,上部完整叶披针形及条状披针形,长约6～12cm,宽1～3cm,无柄,稍抱茎,边缘具浅齿,两面被钩状分枝的硬毛。头状花序,直径1～1.5cm,总苞筒状钟形,长8～12mm,宽约10mm,总苞片3层,被疏毛,外表面墨绿色,内表面绿色,边缘膜质;舌状花,黄色,瘦果棕色至红褐色,狭纺锤形,稍弯曲,有纵棱及横皱纹;冠毛灰白色,2层,外层较短,内层较长,羽状。气微,味微苦。

**【化学成分】** 毛莲菜的主要成分是黄酮类、多糖类成分。毛莲菜的黄酮类成分为主要药理活性成分。

**【药性】** 苦,凉,糙。

**【功能主治】** 杀"黏",止痛,清热,消肿,解毒。用于瘟疫、结喉、乳腺炎、脑刺痛、腮腺炎、阵刺痛。

**【临床应用】** **临床常用**

本品性凉味苦,具有利水消肿,清热解毒,止痛之功。可用于肾脏炎肿、肾积水、胆积水、手面浮肿、脚气、痛风、头痛、偏头痛、肠风下血、一切肿毒、梅毒。

**【用法用量】** 3～6g。

**【注意事项】** 孕妇忌用。

**【贮藏】** 置通风干燥处。

(廖婉 卢君蓉 傅超美)

## 539 茅莓

Maomei

**【异名】** 三月泡(《辰溪县志》),红梅消(《植物名实图考》),天青地白草(《江苏植药志》),虎波草(《福建民间草药》),仙人搭桥(《中国药植志》),种田蒲(《广西中兽医药植》),小还魂(《南宁市药物志》)。

**【来源】** 为蔷薇科植物茅莓 *Rubus parvifolius* L.的干燥地上部分。

**【产地】** 主要为野生品。产于全国大部分地区,主要分布于华东、中南、四川、河北、山西等地。

**【采收加工】** 春、夏二季花开时采割,除去杂质,晒干。

**【炮制】** 净制。

**【性状特征】** 茎呈细长圆柱形,直径1～4mm;表面红棕色或暗绿色,散生短刺;质脆,易折断,断面黄白色,中部有髓。叶多卷缩,破碎,完整者单数羽状复叶,小叶3或5片,展平后呈宽卵形或椭圆形,上表面黄绿色,下表面灰白色,密被茸毛。聚伞状圆锥花序顶生或生于上部叶腋,小花棕黄色,花瓣5片。气微,味微苦涩。以叶多、色绿者为佳。

【化学成分】　茅莓的主要成分为三萜类、黄酮类、挥发油类以及微量化学元素等。茅莓的三萜类成分是其主要药理活性成分，如茅莓总皂苷。

【药理毒理】

1. 止血　水提醇沉法所得的茅莓水提物按浓度1g生药/ml，0.1、0.2、0.4ml/10g灌胃小鼠，每天1次，连续3d，可缩短小鼠出血时间25%～37%，凝血时间也明显缩短[1]。

2. 抗血栓形成　水提醇沉法所得的茅莓水提物按浓度1g生药/ml，0.02ml/10g灌胃小鼠，每天1次，连续3d，可明显抑制血栓形成，缩短其优球蛋白溶解时间[1]。

3. 抗脑缺血　茅莓总皂苷10、20mg/kg给大鼠灌胃给药，每天1次，连续3d，能减轻脑梗死组织重量，有效改善大脑中动脉阻塞大鼠的神经行为学障碍[2]。

【药性】　苦、涩，微寒。

【功能主治】　活血消肿，清解热毒，祛风湿。用于跌仆损伤，风湿痹痛，疮痈肿毒。

【临床应用】　临床常用

(1) 风湿痹痛　本品具有活血消肿、祛风湿之功，可用于风湿骨痛、跌打肿痛。

(2) 咽喉肿痛诸证　本品具有清热凉血散结之功，可用于咽喉肿痛、咯血、吐血、痢疾、肠炎、肝炎等。

【用法用量】　15～30g。

【成药例证】

1. 宜肝乐颗粒(《国家中成药标准汇编·内科肝胆分册》)　药物组成：鸡矢藤、虎杖、马鞭草、六月雪、马兰草、茅莓、吉祥草、功劳木、冷水花。

功能主治：清热解毒，利胆退黄。用于肝胆湿热所致的急慢性乙型肝炎。

2. 健脾理肠片(《新药转正标准73》)　药物组成：黄芪(米炒)、儿茶、白芍(炒)、炙甘草、党参(米炒)、升麻、木香、白术(土炒)、当归、茅莓、延胡索(醋制)、乌梅(炒炭)、干姜(炒炭)、赤石脂、肉桂。

功能主治：健脾益气，温中止泻，行气消胀。用于脾气虚寒所引起的腹痛，腹泻，纳差，乏力；慢性结肠炎、溃疡性结肠炎见上述证候者。

【注意事项】　长期服用容易影响凝血功能，孕妇及儿童慎用。

【贮藏】　置干燥处。

【参考文献】
[1]朱志华，张惠勤，袁永军.茅莓的药理研究[J].中国中药杂志，1990，15(7)：43-45.

[2]王继生，邱宗荫，夏永鹏，等.茅莓总皂苷对大鼠局灶性脑缺血/再灌注后神经细胞凋亡及相关蛋白Bcl-2、Bax表达的影响[J].中国药理学通报，2006，22(2)：224-227.

(廖婉　卢君蓉　傅超美)

## 540　茅莓根

Maomeigen

【异名】　薅田藨根、米花托盘根、托盘根(《生草药性备要》)。

【来源】　为蔷薇科植物茅莓 *Rubus parvifolius* L.的干燥根。

【产地】　主要为野生品。分布于河北、山西、陕西、四川以及中南和华东各省。

【采收加工】　冬季至次春采挖。除去须根及泥沙，晒干。

【炮制】　除去杂质，洗净，润透，切片，晒干。

【性状特征】　呈圆柱形，多扭曲，长10～30cm，直径0.3～1.2cm。根头粗大，有残留茎基或茎痕，表明灰棕色或棕褐色，有纵皱纹，质硬，断面淡黄棕色，可见放射状纹理。气微，味微苦涩。以条粗长、色灰棕者为佳。

【化学成分】　茅莓根的主要成分为三萜类、黄酮类、鞣质等。茅莓根的三萜类是其主要药理活性成分。

【药性】　苦、涩，微寒。

【功能主治】　活血消肿，祛风利湿。用于跌打损伤，痈肿，风湿痹痛。

【临床应用】　临床常用

痹证　本品能祛风除湿活血。可用于治疗感受风湿所致关节或一身肌肉疼痛。

【用法用量】　30～60g。

【成药例证】　鼻咽灵片(《中华人民共和国药典》2015年版)　药物组成：山豆根、茯苓、天花粉、茅莓根、麦冬、半枝莲、玄参、石上柏、党参、白花蛇舌草。

功能主治：解毒消肿，益气养阴。用于火毒蕴结、耗气伤津所致的口干、咽痛、咽喉干燥灼热、声嘶、头痛、鼻塞、流脓涕或涕中带血；急慢性咽炎、口腔炎、鼻咽炎见上述证候者。亦用于鼻咽癌放疗、化疗辅助治疗。

**【注意事项】** 孕妇及儿童慎用。

**【贮藏】** 置干燥处。

（廖婉　卢君蓉　傅超美）

## 541　玫瑰花

Meiguihua

**【异名】** 徘徊花(《群芳谱》)，笔头花、湖花(《浙江中药手册》)，刺玫花(《河北药材》)，刺玫菊(《山东中草药手册》)。

**【来源】** 为蔷薇科植物玫瑰 *Rosa rugosa* Thunb.的干燥花蕾。

**【产地】** 主要为栽培品。全国各地均有栽培，以山东、江苏、浙江及广东最多。

**【采收加工】** 春末夏初花将开放时分批采摘，及时低温干燥。

**【炮制】** 净制。

**【性状特征】** 略呈半球形或不规则团状，直径0.7～1.5cm。残留花梗上被细柔毛，花托半球形，与花萼基部合生；萼片5，披针形，黄绿色或棕绿色，被有细柔毛；花瓣多皱缩，展平后宽卵形，呈覆瓦状排列，紫红色，有的黄棕色；雄蕊多数，黄褐色；花柱多数，柱头在花托口集成头状，略突出，短于雄蕊。体轻，质脆。气芳香浓郁，味微苦涩。

**【化学成分】** 玫瑰花的主要成分为挥发油类化合物。玫瑰花的挥发油类成分是其主要药理活性成分。

**【药性】** 甘、微苦，温。归肝、脾经。

**【功能主治】** 行气解郁，和血，止痛。用于肝胃气痛，食少呕恶，月经不调，跌仆伤痛。

**【临床应用】** **临床常用**

(1) 肝气郁结证　本品疏达肝胆之郁气。可用于气郁阻滞所致的胸胁，脘腹胀痛，气逆，恶心呕吐。

(2) 月经不调　本品通过疏达肝气可治疗肝郁不舒所致月经失调，包括经期异常、经量异常，如月经稀少、瘀血腹痛、月经不调(月经先期或月经后期)、闭经、经痛等症。

**【用法用量】** 3～6g。

**【成药例证】**

**1. 玫芦消痤膏(《国家中成药标准汇编·眼科耳鼻喉皮肤科分册》)**　药物组成：鲜芦荟叶、玫瑰花、苦参、杠板归、天然冰片、薄荷素油。

功能主治：清热燥湿，杀虫止痒。用于痤疮、皮肤瘙痒症、亚急性湿疹及日光性皮炎等。

**2. 乳癖散结胶囊(《中华人民共和国药典》2015年版)**　药物组成：夏枯草、僵蚕(麸炒)、柴胡(醋制)、玫瑰花、当归(酒炙)、牡蛎、川芎(酒炙)、鳖甲(醋制)、赤芍(酒炒)、莪术(醋制)、延胡索(醋制)。

功能主治：行气活血，软坚散结。用于气滞血瘀所致的乳腺增生病，症见乳房疼痛、乳房肿块、烦躁易怒、胸胁胀满。

**3. 肝郁调经膏(《卫生部药品标准中药成方制剂·第十册》)**　药物组成：白芍、佛手、郁金、玫瑰花、代代花、牡丹皮、川楝子、香附(制)、当归、丹参、葛根、泽泻。

功能主治：疏肝解郁，清肝泻火，养血调经。用于肝郁所致的月经失调、痛经、乳房胀痛、不孕等症。

**【贮藏】** 密闭，置阴凉干燥处。

（何瑶　卢君蓉　傅超美）

## 542　莓叶委陵菜

Meiyeweilingcai

**【异名】** 满山红(《神农本草经》)，毛猴子(《全国中草药汇编》)，雉子筵(《陕西中草药》)。

**【来源】** 为蔷薇科植物莓叶委陵菜 *Potentilla fragarioides* L.的干燥根及根茎。

**【产地】** 主要为野生品。主产于黑龙江、吉林、辽宁、内蒙古、河北等地。日本、朝鲜、蒙古、俄罗斯西伯利亚等地均有分布。

**【采收加工】** 秋冬二季采挖，除去泥沙，晒干。

**【炮制】** 净制。

**【性状特征】** 根茎呈短圆柱状或块状，有的略弯曲，长0.5～2cm，直径0.3～1.5cm。表面棕褐色，粗糙，周围着生多数须状根，或有圆形的根痕；顶端有棕色叶基，有的可见密被淡黄色茸毛的芽，叶基边缘膜质被有淡黄色茸毛。质坚硬，断面黄棕色至棕色，皮部较薄，木部可见淡棕色小点排列成断续的环状，中心有髓。根细长，弯曲，长 5～10cm，直径 0.1～0.4cm，表面具纵沟纹；质脆，易折断，断面略平坦，黄棕色至棕色。无臭，味涩。以质坚实、色棕褐者为佳。

**【化学成分】** 莓叶委陵菜的主要成分为黄酮类、三萜类化合物等。莓叶委陵菜的黄酮类是其主要药理活性成分。

**【药理毒理】** **安全性评价** 3.6g 生药/ml 莓叶委陵菜乙醇提取物按 20ml/kg 对小鼠灌胃给药，灌胃后 10min 内，可使小鼠活动减少，精神不佳；10min 后，小鼠活动恢复正常；连续观察 7d，存活的受试小鼠的饮食、毛色、活动及大小便均正常。眼、鼻、口腔未见异常分泌物，无不良症状出现，未出现急性中毒症状[1]。

**【药性】** 甘、微苦，平。

**【功能主治】** 止血。用于月经过多，功能性子宫出血，子宫肌瘤出血。

**【临床应用】** **临床常用**

出血证　本品性平味甘、微苦，具有止血之功。可用于治疝气，月经过多，功能性子宫出血，产后出血。

**【用法用量】** 3～6g。

**【成药例证】** **莓叶委陵菜片（雉子筵片）（《卫生部药品标准中药成方制剂·第十册》）** 药物组成：莓叶委陵菜。

功能主治：止血。用于月经过多、功能性子宫出血、子宫肌瘤出血。

**【贮藏】** 置干燥处，防霉。

**【参考文献】** [1]闵运江，陈澍潭.莓叶委陵菜醇提物急性毒性实验研究[J].皖西学院学报，2012，28(5)：3-4.

（赵萱　卢君蓉　傅超美）

## 543　梅花

Meihua

**【来源】** 为蔷薇科植物梅 *Prunus mume* (Sieb.) Sieb.et Zucc.的干燥花蕾。

**【产地】** 主要为栽培品，也有野生品。全国各地均有栽培，以长江流域以南各省最多，江苏北部和河南南部也有少数品种，某些品种已在华北引种成功。

**【采收加工】** 初春花未开放时采摘，及时低温干燥。

**【炮制】** 净制。

**【性状特征】** 呈类球形，直径 3～6mm，有短梗。苞片数层，鳞片状，棕褐色。花萼 5，灰绿色或棕红色。花瓣 5 或多数，黄白色或淡粉红色。雄蕊多数；雌蕊 1，子房密被细柔毛。质轻。气清香，味微苦、涩。

**【化学成分】** 梅花的主要化学成分为黄酮、挥发油、绿原酸、苯丙素等。梅花的绿原酸和黄酮类是其主要药理活性成分。《中华人民共和国药典》2015 年版规定，本品药材按干燥品计算，含绿原酸（$C_{16}H_{18}O_9$）不得少于 3.0%，含金丝桃苷（$C_{21}H_{20}O_{12}$）及异槲皮苷（$C_{21}H_{20}O_{12}$）的总量不得少于 0.35%。

**【药性】** 微酸，平。归肝、胃、肺经。

**【功能主治】** 疏肝和中，化痰散结。用于肝胃气痛，郁闷心烦，梅核气，瘰疬疮毒。

**【临床应用】** **临床常用**

（1）肝胃气郁，食欲不振，头目痛等　《饮片新参》中记载梅花“红梅花清肝解郁治头目痛；绿萼梅平肝和胃，止脘痛，头晕，进饮食”。

（2）瘰疬　本品性平，味微酸，含有挥发油，主要为苯甲醛、异丁香油酚、苯甲酸等，具有疏肝、和胃、化痰的功效。可用于治疗瘰疬。

**【用法用量】** 3～5g。

**【成药例证】**

**1. 复方制金柑颗粒（《卫生部药品标准中药成方制剂·第六册》）** 药物组成：金柑、丁香、内桂、砂仁、豆蔻、木香、沉香、玫瑰花、延胡索、梅花、香附（制）、香橼、丹参、桔梗、厚朴（制）、乌药、高良姜、干姜、枳壳、佛手、荜澄茄、陈皮、青皮、藿香、吴茱萸、郁金、紫苏梗。

功能主治：疏肝理气，健胃镇痛。用于胃气痛，腹胀，嗳气及胸闷不舒。

**2. 混元丸、丹（《卫生部药品标准中药成方制剂·第六册》）** 药物组成：紫河车、人参、黄芪、山药、甘松、益智仁（盐炒）、远志（甘草炙）、桔梗、茯苓、天竺黄、木香、砂仁、香附（醋炙）、梅花、莪术（醋炙）、牡丹皮、天花粉、滑石、甘草。

功能主治：健脾，益肾。用于小儿先天不足，后天失调，脾胃虚弱引起的体质软弱，发育不良，面黄肌瘦，饮食少进，遗尿便溏。

**3. 制金柑丸(《卫生部药品标准中药成方制剂·第十一册》)**　药物组成：金橘、佛手、砂仁、肉桂、沉香、豆蔻、木香、延胡索(制)、梅花、郁金、香附(制)、青皮、橘络、紫苏梗、川楝子、白术、甘草、玫瑰花、香橼、小茴香、陈皮、枳壳、乌药、党参、白芍。

功能主治：疏肝理气，和胃止痛。用于肝胃气痛，胸胁胀满，不思饮食。

**【贮藏】**　置阴凉干燥处，防霉，防蛀。

(赵萱　卢君蓉　傅超美)

## 544　梅花草

Meihuacao

**【来源】**　为虎耳草科植物梅花草 *Parnassia palustris* L. 和细叉梅花草 *Parnassia oreophila* Hance 的干燥全草。

**【产地】**　主要为野生品。分布于东北、华北、陕西、甘肃、青海等地。

**【采收加工】**　夏季花盛开时采挖，除去杂质，阴干。

**【炮制】**　净制。

**【性状特征】**　根茎类球形，直径 3～7mm；表面深褐色，有多数须根。基生叶丛生，有长柄，叶片多破碎，完整者呈心形或宽卵形，长 1～3cm，宽 1～2.5cm，先端钝面或锐尖，基部心形，全缘；基生叶 1 枚，无柄，基部抱茎，花单生于茎顶，类白色至黄白色，萼片 5 片，卵状椭圆形，长 6～8mm，花瓣 5，宽卵形，长 10～13mm，气微，味苦，微涩。

**【化学成分】**　梅花草的主要成分为生物碱及黄酮类成分。梅花草的生物碱是其主要药理活性成分。

**【药性】**　苦，凉，糙。

**【功能主治】**　破痞，平息"协日"，清热。用于间热痞，内热痞，肝血痞，脉痞，肠"协日"痞，脏腑"协日"病。

**【临床应用】　临床常用**

(1) 黄疸型肝炎　本品能清热凉血。可用于治疗黄疸型肝炎。

(2) 疮痈肿毒、脉管炎　本品能清热解毒。可用于治疗疮痈肿毒。

**【用法用量】**　6～9g。

**【成药例证】　土木香十味汤散(《卫生部药品标准·蒙药分册》)**　药物组成：土木香、木鳖子(制)、龙骨(制)、梅花草、诃子、苦参、玫瑰花、珍珠(奶制)、干姜、鹿颅骨(制)。

功能主治：息风火，除湿热。用于脑热头痛、血热头痛、鼻炎、牙痛。

**【贮藏】**　置干燥处。

(赵萱　卢君蓉　傅超美)

## 545　虻虫

Mengchong

**【异名】**　蜚虻(《神农本草经》)，牛虻(《本草崇原》)，牛蚊子(《中药形性经验鉴别法》)，绿头猛钻(《青海药材》)，牛苍蝇(《浙江中药手册》)，瞎虻虫、瞎蚂蜂(《河北药材》)，瞎蠓(《中药材手册》)，牛魔蚊(《四川中药志》)，牛蝇子、瞎眼蠓(《中药材手册》)。

**【来源】**　为虻科动物黄绿原虻 *Arylotus bivittateinus* Takahasi、华广原虻 *Tabanussignatipennis* Portsch、指角原虻 *Tabanus yao* Macquart 或三重原虻 *Tabanustrigem-inus* Coquillett 雌性成虫的干燥体。

**【产地】**　主要为养殖品。主产于广西、四川、浙江、江苏、湖南等地。

**【采收加工】**　夏秋二季捕捉，沸水烫死或用线穿起，干燥。

**【炮制】　虻虫**　除去杂质。

**炒虻虫**　取净虻虫置锅内，用文火加热，微炒，取出放凉。

**米炒虻虫**　取净虻虫与米置锅内，用文火加热，拌炒至米呈深黄色为度。取出筛去米粒，放凉。每净虻虫 100kg，用米 20kg。

**【性状特征】　黄绿原虻**　虫体长 1.3～1.7cm。全体呈黄色，头部与胸腹部常分离。头部复眼黄棕色，位于额的两侧；额部基瘤和中瘤小，分别呈圆形和心脏形，彼此分离甚远。胸腹部中胸背板及小盾片密覆黄色毛，腋瓣上的一小撮毛为金黄色；翅一对，透明，翅脉黄色；腹背板 1～4 节的两侧具大块黄色斑纹。质轻而脆。气微腥，味咸。

**华广原虻**　虫体长 1.6～1.8cm。全体呈灰黑色，头部与胸腹部常分离。头部复眼黑色；额灰黄色，高约为基宽4倍，基瘤近卵圆形，黄棕色，中瘤柱状，与基瘤相连；触角基环节呈黑红。胸腹部翅一对，透明，脉棕色，腹背板3节以上两侧具斜方形的白斑。

**指角原虻**　虫体长2～2.3cm。额部基瘤椭圆形，中瘤狭线形，与基瘤相连；触角基环节呈棕红色。腹背板灰褐色，每节背板后缘黄色，并有黄色细毛。

**三重原虻**　虫体长1.9～2.1cm。中瘤狭线形，与基瘤相连；触角基环节黑棕色，并着生黑毛。腹背板仅2节，两侧具斜方形白斑。

**炒虻虫**　形如虻虫，表面色泽加深。

**米炒虻虫**　形如虻虫，表面色泽加深。

**【化学成分】**　虻虫的主要成分是蛋白质、氨基酸、胆固醇、多糖及多种无机元素。虻虫的多糖是其主要药理活性成分。

**【药理毒理】**

**1. 抗凝血**　虻虫水提物270、540mg/(kg·d)对大鼠灌胃给药，每天1次，连续7d，能显著延长大鼠出血时间，显著减少血浆中纤维蛋白原含量，对血小板最大聚集率高剂量有显著的抑制作用[1]。

**2. 其他药理作用**　虻虫多糖20、40、80mg/0.1ml对小鼠皮下注射给药，每天1次，连续7d，40、80mg/0.1ml组可使尾静脉注射血栓诱导剂-肾上腺素与胶原的混合物导致小鼠死亡率下降，小鼠偏瘫恢复数明显升高[2]。

**【药性】**　苦，凉；有毒。归肝经。

**【功能主治】**　逐瘀，破积，通经。用于癥瘕积聚，少腹蓄血，血滞经闭，仆损瘀血。

**【临床应用】**

**1. 临床常用**

(1) 女子血瘀经闭证　本品能逐瘀痛经。用于血瘀经闭，产后恶露不下，脐腹作痛，常与熟地、桃仁、水蛭配伍，如《妇人良方》地黄通经丸。该药破血逐瘀性较猛，单用本品能堕胎。

(2) 癥瘕积聚，干血痨，蓄血证　虻虫可破血逐瘀，消癥散结。以本品治疗蓄血证，症见少腹硬荡，小便自利，身黄，其人如狂者，与大黄、水蛭、桃仁配伍以峻逐瘀热，则可治癥瘕积聚之证；因内有瘀血，经络营卫失养，以致虚劳羸瘦，肌肤甲错，两目黯黑者，于大黄䗪虫丸中配用本品，以加强祛瘀之功。

(3) 跌打损伤，喉痹，肿毒　本品有散瘀消肿之功。可治跌打损伤，血瘀肿痛，如《千金方》治腕折瘀血，配丹皮研末酒服，以散瘀消肿；或与散瘀止痛的乳香、没药、土鳖虫、三七等同用，其效尤捷。《本草经疏》谓虻虫苦寒能泄三焦火邪破血上壅，闭塞咽喉，故用以治喉痹结塞；也可治两目赤痛；此均《神农本草经》所谓通利血脉而利九窍之旨。此外，虻虫与松香等份研末置膏药上敷贴肿痛，可吸出脓毒；《血证论》治血痣初起，未触破，未流血者，可用虻虫为末，姜醋调茶。

**2. 临床新用**　虻虫可用于治疗肺纤维化[3]。

**【用法用量】**　1～1.5g，研末吞服，每次0.3g。

**【成药例证】**

**1. 逐瘀通脉胶囊(《新药转正标准29》)**　药物组成：水蛭、桃仁、虻虫、大黄。

功能主治：破血逐瘀，通经活络。主治血瘀型眩晕证，症见眩晕、头痛耳鸣、舌质暗红、脉沉涩。

**2. 化癥回生片(《中华人民共和国药典》2015年版)**　药物组成：益母草、红花、花椒(炭)、烫水蛭、当归、苏木、醋三棱、两头尖、川芎、降香、醋香附、人参、高良姜、姜黄、没药(醋炙)、炒苦杏仁、大黄、人工麝香、盐小茴香、桃仁、五灵脂(醋炙)、虻虫、鳖甲胶、丁香、醋延胡索、白芍、蒲黄炭、乳香(醋炙)、干漆(煅)、制吴茱萸、阿魏、肉桂、醋艾炭、熟地黄、紫苏子。

功能主治：消癥化瘀。用于瘀血内阻所致的癥积、妇女干血痨、产后血瘀、少腹疼痛拒按。

**【注意事项】**　孕妇禁用。

**【贮藏】**　置通风干燥处，防蛀。

**【参考文献】**　[1]陈育尧，孟庆棣，佟丽，等.虻虫水提物对大鼠出血时间、纤维蛋白原含量及血小板聚集性的影响[J].第一军医大学学报，1990，10(3)：260-261.

[2]金伟，王亚威.虻虫抗凝血物质的药理作用[J].中医药信息，2000，(3)：64-66.

[3]宋建平，李瑞琴，李伟，等.《金匮要略》不同方药对肺纤维化模型早期阶段的影响(一)[J].中华中医药杂志，2006，21(11)：692-694.

(刘芳　卢君蓉　傅超美)

## 546　蒙花锚

Menghuamao

**【异名】**　金锚(《长白山植物药志》)。

【来源】 为龙胆科植物花锚 *Halenia sibirica* Borkh.的干燥全草。

【产地】 主要为野生品，栽培品亦有。主要分布于华北、东北及陕北等地。

【采收加工】 夏、秋二季花开期采收，除去杂质，阴干。

【炮制】 净制。

【性状特征】 根呈圆锥形，长2～3cm，直径2～3mm；表面褐色，栓皮易脱落，皮部浅黄色。茎类圆柱形，直径2～3mm，表面绿色或黄绿色，有四条较明显的纵棱；质脆，易折断，断面中空。叶对生，多皱缩破碎，完整者展平后呈椭圆状披针形，长2～5cm，宽4～10mm，先端尖，基部渐尖，全缘，具明显的三至五脉，无柄。聚伞花序顶生或腋生；萼片长形或线状披针形；花冠黄色或淡绿色，长8～10mm，基部具4个斜向长矩。蒴果矩圆状披针形，棕褐色。气微，味苦。

【化学成分】 蒙花锚的主要成分是呫吨酮、黄酮类和三萜类。蒙花锚的呫吨酮类是其主要药理活性成分。

【药理毒理】 **保肝** 用助溶剂(花生油∶吐温80∶蒸馏水＝1∶1∶8)将花锚醇提液制成的浸膏配成浓度分别为0.06、0.17、0.5g/ml药液，灌胃小鼠，每天1次，连续1周，0.5g/ml能升高四氯化碳致肝损伤模型小鼠肝糖原含量，0.06、0.17g/ml能降低肝糖原含量[1]。

【药性】 甘、苦，平，柔、腻。

【功能主治】 平息“协日”，清热，愈伤。用于目黄，口苦，高热，头痛，尿黄，“协日”热，伤热，脉热。

【临床应用】 **临床常用**

(1) 湿热黄疸(黄疸型肝炎) 本品可清热利湿，疏肝利胆。可用于治疗肝胆湿热证，如皮肤黄染、目睛黄染、小便黄、脘痞纳呆，类似于西医学之急性黄疸型肝炎、胆囊炎、胃炎、头晕头痛、牙痛。

(2) 外感发热、中暑腹痛 本品疏风，清暑，镇痛。可用于治疗外感风热、风热上冲于头面部引起的风热头晕、发热、咽喉痛，以及中暑腹痛、牙痛等。

【用法用量】 3～6g。

【成药例证】

**1. 乙肝健片(《卫生部药品标准中药成方制剂·第十二册》)** 药物组成：花锚草、黄芪、甘草。

功能主治：利胆退黄，改善肝功，调节免疫功能，用于急慢性乙型肝炎和其他肝炎。

**2. 二十五味獐牙菜散(《卫生部药品标准藏药·第一册》)** 药物组成：印度獐牙菜、小伞虎耳草、花锚、红花、石灰华、肉豆蔻、草果、荜茇、葡萄、石榴子、小檗皮、渣驯膏，榜嘎，蚤缀，圆柏枝，巴夏嘎，兔耳草，丁香，木香，秦艽花，甘草，波棱瓜子。

功能主治：清热利胆。用于各种“赤巴”病，“龙”病合并症，慢性胆囊炎等。

【贮藏】 置阴凉干燥处。

【参考文献】 [1]刘海兰，梁鹦，张惠鸣.花锚对小鼠肝糖原含量的影响[J].青海医学院学报，2007，28(4)：271-272.

(刘芳　卢君蓉　傅超美)

## 547 蒙酸模

Mengsuanmo

【异名】 须、蘈芜(《尔雅》)，山大黄、当药(《本草拾遗》)，山羊蹄、酸母(《本草纲目》)，牛耳大黄、酸汤菜、黄根根(《贵州民间方药集》)，酸姜、酸不溜、酸溜溜(《东北药用植物志》)，莫菜、酸木通(《中国土农药志》)，鸡爪黄连(《浙江民间草药》)，猪耳根棵、牛舌头棵、打锣锤(《河南中草药手册》)，田鸡脚、水牛舌头、大山七(《湖南药物志》)，羊舌头(《浙江药用植物志》)，酸鸡溜(《长白山植物药志》)，大黄药菜(《贵州中草药名录》)。

【来源】 为蓼科植物毛脉酸模 *Rumex acetosa* L.、皱叶酸模 *Rumex crispus* L.或巴天酸模 *Rumex patientia* L.的干燥根。

【产地】 主要为野生品。全国大部分地区有分布。

【采收加工】 春、秋二季采挖，除去须根及杂质，晒干。

【炮制】 净制。

【性状特征】 呈长圆锥形，长20～40cm，直径1～2.5cm；表面红棕色或棕褐色，根头部常有根茎残存。全体有稍扭曲的纵皱纹，并有横向椭圆形皮孔及少数支根痕。质硬，易折断，断面不平坦，皮部棕色，木部黄棕色，呈放射状排列。气微，味苦涩。

【化学成分】　蒙酸模的主要成分是蒽醌类，还含有多糖。蒙酸模的蒽醌类是其主要药理活性成分。

【药性】　酸、苦、涩，稀、柔、糙、重、软、锐、平。

【功能主治】　杀“黏”，下泻，消肿，愈伤。用于“黏”疫，痧疾，丹毒、乳腺炎、腮腺炎、骨折、金伤。

【临床应用】　临床常用

（1）丹毒、乳腺炎、腮腺炎　本品能杀“黏”消肿。可用于治疗丹毒、乳腺炎、腮腺炎等。

（2）骨折、金伤　本品能愈伤。可用于治疗骨折金伤。

【用法用量】　6～9g。

【成药例证】　金酸萍糖浆（《卫生部药品标准中药成方制剂·第八册》）　药物组成：阴行草、酸模、浮萍。

功能主治：清热解毒，利湿退黄，有恢复肝功能、降低转氨酶的作用。用于急性黄疸型肝炎、慢性肝炎、重症肝炎。

【注意事项】　孕妇禁忌，体弱者慎用。

【贮藏】　置干燥处，防蛀。

（刘芳　卢君蓉　傅超美）

## 548　猕猴桃根

Mihoutaogen

【异名】　杨桃根（《安徽中草药》）。

【来源】　为猕猴桃科植物猕猴桃 *Actinidia chinensis* Planch.的根。

【产地】　主要为栽培品，野生品亦有。产于浙江、安徽、福建、江西、湖南等地。

【采收加工】　全年均可采，洗净，砍成块片，晒干。

【炮制】　除去杂质，劈成小块。

【性状特征】　为不规则的块片，厚 0.5～1cm。外皮棕褐色或灰棕色，具纵沟及横裂纹。切面皮部棕褐色，有白色结晶状物，木部淡棕色，有多数小孔。质坚硬。气微，味淡，微涩。以皮厚、色红棕者为佳。

【化学成分】　猕猴桃根的主要成分是猕猴桃多糖复合物及抗坏血酸。猕猴桃根的多糖复合物是其主要药理活性成分。

【药理毒理】

**1. 解热**　猕猴桃根的水提醇沉液（ACPA）40、80g/kg 腹腔注射大鼠，单次给药，于给药后 1、2、3、4h 测定体温，结果表明提取液能够降低正常大鼠的体温及注射鲜牛乳或角叉菜胶致热大鼠的体温[1]。

**2. 镇痛**　猕猴桃根的水提醇沉液（ACPA）40、80g/kg 灌胃小鼠，单次给药，于给药后 0.5、1、2、3、4、5h 测定体温，结果表明提取液可延长小鼠扭体出现时间、提高小鼠痛阈值，减轻小鼠巴豆油性耳廓水肿度与角叉菜胶性足肿胀度，抑制醋酸所致毛细血管通透性升高及组胺所致大鼠腹腔毛细血管通透性升高[1]。

**3. 抗平滑肌收缩**　猕猴桃根的水提醇沉液（ACPA）40、80g/kg 灌胃小鼠，每天 1 次，连续 3d，结果表明猕猴桃根水提醇沉液可抑制家兔及小鼠离体肠自发性收缩，可对抗乙酰胆碱、氯化钡和组胺对肠肌的兴奋作用，可对抗乙酰胆碱对大鼠离体肠平滑肌的兴奋作用[1]。

**4. 抗肿瘤**　猕猴桃根醇提取物 48、60、75mg/kg 尾静脉注射皮下移植瘤 $B_{16}$ 的小鼠模型，隔天给药 1 次，共 7 次，结果表明猕猴桃根醇提取物能够明显抑制移植瘤 $B_{16}$ 的生长[2]。

**5. 免疫调节**　猕猴桃根醇提取物 48、60、75mg/kg 尾静脉注射皮下移植瘤 $B_{16}$ 的小鼠模型，隔天给药 1 次，共 7 次，能显著提高脾脏指数，降低胸腺指数[2]。

【药性】　苦、涩，凉。

【功能主治】　清热解毒，活血散结，祛风利湿。用于风湿性关节炎，淋巴结结核，跌仆损伤，痈疖。

【临床应用】　临床常用

（1）瘰疬　本品具有清热解毒，活血散瘀之功。临床上对于热毒瘀互结致肿块多用，常与三七、大黄等药物合用。

（2）痹证　本品有祛风利湿、清热解毒、活血之功效。可运用于风湿热瘀滞四肢关节引起的肢体关节红肿疼痛、屈伸不利，可与秦艽、威灵仙等祛风除湿药合用。

【用法用量】　30～60g。

【注意事项】　孕妇忌服。

【贮藏】　置干燥处，防蛀。

**【参考文献】** [1]隋艳华，孙学慧，刘文，等.猕猴桃根药理作用研究[J].贵阳中医学院学报，1991，(1)：60-64.

[2]石森林，潘国风，张晓东，等.中华猕猴桃多糖对小鼠皮下移植瘤 $B_{16}$ 抑制的机制研究[J].中华中医药杂志，2009，24(6)：777-779.

（张臻　卢君蓉　傅超美）

## 549 密蒙花

Mimenghua

**【异名】** 小锦花(《雷公炮炙论》)，蒙花(《本草求真》)，羊耳朵(《滇南本草》)，黄饭花(《南宁市药物志》)，疙瘩皮树花(《中药材手册》)，鸡骨头花(《四川中药志》)，蒙花珠、老蒙花、羊耳朵朵尖、水锦花(《全国中草药汇编》)。

**【来源】** 为马钱科植物密蒙花 *Buddleja officinalis* Maxim.的干燥花蕾和花序。

**【产地】** 主要为栽培品，野生品亦有。分布于中南、西南及安徽、福建、陕西、甘肃、西藏等地。药材主产于湖北宜昌、襄樊、荆州、巴东，四川金堂、广汉、江油、广元，河南商城，陕西安康、紫阳，云南楚雄、大理等地。尤以湖北宜昌、襄樊、荆州、巴东和四川金堂、广汉、江油、广元最适宜。

**【采收加工】** 春季花未开放时采收，除去杂质，干燥。

**【炮制】** 净制。

**【性状特征】** 多为花蕾密聚的花序小分枝，呈不规则圆锥状，长1.5～3cm。表面灰黄色或棕黄色，密被茸毛。花蕾呈短棒状，上端略大，长0.3～1cm，直径0.1～0.2cm；花萼钟状，先端4齿裂；花冠筒状，与萼等长或稍长，先端4裂，裂片卵形；雄蕊4，着生在花冠管中部。质柔软。气微香，味微苦、辛。

**【化学成分】** 密蒙花的主要成分是黄酮类、三萜皂苷类、环烯醚萜苷类等。密蒙花的黄酮类是其主要药理活性成分。《中华人民共和国药典》2015年版规定，本品药材含蒙花苷（$C_{28}H_{32}O_{14}$）不得少于0.50%。

**【药理毒理】**

**1. 抗血管内皮细胞增生** 用不同浓度（人临床日用药物量的5、10、20倍）密蒙花煎剂给大鼠灌胃给药，每天1次，连续5d，于末次灌胃0.5～2h后取血制备含药血清。结果表明，含密蒙花的大鼠血清对HUVEC细胞周期有明显影响，可使经生长因子刺激的HUVEC细胞周期中G2-M期细胞比例减少，S期细胞比例相对增加，密蒙花可诱导HUVEC凋亡[1]。

**2. 免疫调节** 密蒙花水煎液按10g/kg灌胃小鼠，连续21d，能提高正常小鼠T淋巴细胞活性，增加环磷酰胺所致免疫功能受损小鼠的脾、胸腺重量[2]。

**3. 抗菌** 密蒙花总提取物5、10、12.5、25、50、250mg/ml用琼脂稀释法37℃培养18～24h，结果表明密蒙花总提取物对金黄色葡萄球菌和乙型溶血性链球菌的最低抑菌浓度均为5mg/ml[3]。密蒙花提取液10μl用琼脂稀释法，加入接种白色念珠菌、酵母菌和白色毛孢子菌的细胞悬浮液28℃下培养24h，结果显示较弱的抗真菌作用，但无溶血作用[4]。

**【药性】** 甘，微寒。归肝经。

**【功能主治】** 清热泻火，养肝明目，退翳。用于目赤肿痛，多泪羞明，目生翳膜，肝虚目暗，视物昏花。

**【临床应用】 临床常用**

(1) 目疾　小儿脾虚肝热见食少喜怪，目赤，目眵增多，溲黄或米泔尿者，以异功散加密蒙花、山土瓜水煎服；久病肝虚，肝之精血不能上濡于目所致目干涩，羞明，视物昏花，用密蒙花、当归、白芍、谷精草水煎服；双目迎风流泪，密蒙花加防风、刺蒺藜、蝉蜕、芡实、石决明水煎服；以上诸症均释。

(2) 翳障遮睛　密蒙花甘寒润肝燥，宜治翳障遮睛之证。如《原机启微》拨云退翳丸，即以本品配川芎、菊花、蝉蜕、天花粉等，用于胬肉攀睛。《圣济总录》密蒙花丸，以本品配黄柏根，治疗目生翳障。

(3) 视物昏花　本品既清肝热，又润肝燥，宜于肝热上攻及目睛失养之视物昏暗不清。如《圣济总录》神效散，即以本品配石决明、连翘，治疗“眼见黑花，羞明怕光，反复发作，久不能愈”者，《银海精微》密蒙花散，以之配枸杞子、菊花、羌活、蔓荆子等同用，治疗“眼羞明，肝胆虚损，瞳仁不清”。

**【用法用量】** 3～9g。

**【成药例证】**

**1. 拨云退翳丸(《中华人民共和国药典》2015年**

版） 药物组成：密蒙花、蒺藜（盐炙）、菊花、木贼、蛇蜕、蝉蜕、荆芥穗、蔓荆子、薄荷、当归、川芎、黄连、地骨皮、花椒、楮实子、天花粉、甘草。

功能主治：散风清热，退翳明目。用于风热上扰所致的目翳外障、视物不清、隐痛流泪。

**2. 金花明目丸（《中华人民共和国药典》2015年版）** 药物组成：熟地黄、盐菟丝子、枸杞子、五味子、白芍、黄精、黄芪、党参、川芎、菊花、炒决明子、车前子（炒）、密蒙花、炒鸡内金、金荞麦、山楂、升麻。

功能主治：补肝，益肾，明目。用于老年性白内障早、中期属肝肾不足、阴血亏虚证，症见视物模糊、头晕、耳鸣、腰膝酸软。

**3. 除翳明目片（《国家中成药标准汇编·眼科耳鼻喉科皮肤科分册》）** 药物组成：密蒙花、夏枯草、青葙子、栀子、菊花、牡丹皮、防风、川芎、连翘、牛蒡子、金银花、薄荷、车前子、木贼、赤芍。

功能主治：清热泻火，祛风退翳。用于风火上扰，目赤肿痛，眼生星翳，畏光流泪。

**【贮藏】** 置通风干燥处，防潮。

**【参考文献】** 
[1]接传红，高健生.中药密蒙花抗血管内皮细胞增生作用的研究[J].眼科，2004，13(6)：348-351.

[2]吴克枫，俞红，刘佳.密蒙花对正常及免疫低下小鼠的免疫调节作用[J].贵阳医学院学报，1997，22(4)：359-360.

[3]李秀兰，孙光洁，戴树培，等.密蒙花/结香有效成分的抑菌作用[J].西北药学杂志，1996，11(4)：165-166.

[4] Piao MS. Antioxidative constituents from Buddleia officinalis[J]. Arch Pharm Res，2003，26(6)：453-457.

（张臻 卢君蓉 傅超美）

## 550 密陀僧

Mituoseng

**【异名】** 没多僧（《新修本草》），陀僧（《普济方》），炉底（《本草纲目》），银池、淡银（《药物出产辨》），金炉底、银炉底（《现代实用中药》），金陀僧（《中药志》）。

**【来源】** 为硫化物类方铅矿族矿物方铅矿提炼银、铅时沉积的炉底，或为铅熔融后的加工制成品。

**【产地】** 原矿物方铅矿产地很多，其中以甘肃厂坝、青海锡铁山、湖南水口山、广东凡口、云南金顶等地最有名。密陀僧药材主产湖南湘潭、长沙。

**【采收加工】** 全年均可采挖。

**【炮制】** 传统方法将铅熔融，用铁棍在熔铅中旋转数次，使部分熔铅黏附于上，取出铁棍，浸冷水中，熔铅冷却后，即成密陀僧。如此反复多次，使密陀僧积聚一定量时，打下即得。近代制法，将黄丹入铁锅内用烈火熔炼，当温度升至400℃以上时，黄丹中一部分氧游离，即成密陀僧。待冷，取出。

**【性状特征】** 为不规则的块状，有的为厚板状，一面微突起，另面稍弯；金黄色或淡灰黄色，带有绿色调；条痕淡黄色。外表面粗糙而常脱落成较平滑面，对光照之闪闪发光。体重，质硬脆，可砸碎，断面不平坦，层纹明显，可层层剥离；具银星样光泽。本品几不溶于水，易溶于硝酸，在醋酸中亦溶解，露置空气中则缓慢吸收二氧化碳，变成碱式碳酸铅。气微。以色黄、有光泽、内外一致、体重、质硬脆者为佳。

**【化学成分】** 密陀僧主要成分为氧化铅（PbO），还含少量砂石、金属铅、二氧化铅（$PbO_2$）等夹杂物，以及微量铅、锑、铁、钙、镁等。

**【药理毒理】**

**1. 镇痛** 0.01ml/g密陀僧水提液按2g/kg灌胃小鼠，每天1次，连续10d，可显著延长小鼠舔足时间，减少小鼠扭体次数[1]。

**2. 抗炎** 0.01ml/g密陀僧水提液按2g/kg灌胃小鼠，每天1次，连续10d，可显著减轻二甲苯所致耳肿胀小鼠的两耳重量[1]。

**3. 其他药理作用** 0.01ml/g密陀僧水提液按2g/kg灌胃小鼠，每天1次，连续10d，能降低胸腺、脾脏指数[1]。

**4. 安全性评价** 小鼠静脉注射密陀僧煎剂的$LD_{50}$为6.81g/kg，中毒表现有反应迟钝、震颤、肝充血[2]。

**【药性】** 咸、辛，平；有毒。归肝、脾经。

**【功能主治】** 杀虫收敛，祛痰镇惊。用于痔疮，湿疹，溃疡，肿毒诸疮及刀伤等。

**【临床应用】 临床常用**

湿疹 本品外用清热燥湿止痒，杀虫收敛。对于湿热下注魄门所致湿疹，引起魄门瘙痒、潮湿，取密陀僧、明矾、芒硝，以开水冲化坐浴，收效迅速。

**【用法用量】** 0.3～0.9g，研末或入丸散。外用,研末撒或调涂。

【成药例证】

**1. 氧化铅外用散(《新药转正标准11》)** 药物组成:密陀僧、冰片。

功能主治:消毒防腐药。有杀菌止痒、收敛作用。用于手足癣。

**2. 杜记独角膏(《卫生部药品标准中药成方制剂·第十八册》)** 药物组成:密陀僧、独角莲、全蝎、巴豆霜、蜈蚣、黄连、当归、五倍子、大黄、三棱、厚朴、生川乌、香附、白芷、猪牙皂、红大戟、黄柏、羌活、桃仁、莪术、生地黄、独活、麻黄、木瓜、天花粉、枳实、细辛、杏仁、蕲蛇、芫花、生草乌、肉桂、槟榔、玄参、防风、蓖麻子、甘遂、穿山甲。

功能主治:解毒,消肿止痛,托脓生肌,敛疮。用于痈疽肿毒,疮疡不敛,瘰疬痰核。

**3. 麝香回阳膏(《卫生部药品标准中药成方制剂·第十二册》)** 药物组成:密陀僧、白附子、三棱、蒲公英、桃仁、大黄、巴豆、肉桂、蜈蚣、甘遂、苦地丁、草乌、枳实、全蝎、穿山甲(制)、莪术、川乌、苦杏仁、五倍子、人工麝香、冰片、红花、儿茶、乳香、没药、黄柏、当归、白芷、黄芩、血竭、自然铜。

功能主治:消肿,通窍,散瘀,排脓,生肌及杀菌防腐。用于腰痛,搭背,偏口,对口,伤手,痈疮,烫伤,黄水疮,一切疔毒,恶疮等症。

【注意事项】

1. 体虚者、孕妇及儿童禁服。

2. 内服剂量过大或小剂量长期服用均可导致中毒。多见可溶性铅盐超量者,消化道出现恶心、呕吐、流涎、口内带金属味,吐出物内有血丝,腹泻、腹痛、黑色便、阵发性脐周围绞痛,手按疼痛减轻,发作时烦躁不安、血压升高,白细胞增多,有时酷似胆绞痛或膀胱炎,排尿频繁等铅中毒表现。可通过硫酸钠或硫酸镁洗胃,或催吐剂洗胃导泻相结合解救。

3. 忌与狼毒配伍。

【贮藏】 置干燥处,防潮。

【参考文献】 [1]毛晓健,毛小平,萧庆慈,等.瑞香狼毒、狼毒大戟与密陀僧配伍的实验研究[J].云南中医学院学报,1998,21(S):9-11.

[2]岳旺,刘文虎,王兰芬,等.中国矿物药的急性毒性($LD_{50}$)测定[J].中国中药杂志,1989,14(2):106-109.

(张臻　卢君蓉　傅超美)

## 551 绵萆薢

Mianbixie

【异名】 畚箕斗、山畚箕、山薯、狗粪棵(《浙江药用植物志》)。

【来源】 为薯蓣科植物绵萆薢 *Dioscorea spongiosa* J. Q. Xi, M. Mizuno et W. L. Zhao 或福州薯蓣 *Dioscorea futschauensis* Uline ex R. Kunth 的干燥根茎。

【产地】 主要为野生品。分布于浙江、江西、福建、湖北、湖南等地。

【采收加工】 秋、冬二季采挖,除去须根,洗净,切片,晒干。

【炮制】 净制。

【性状特征】 为不规则的斜切片,边缘不整齐,大小不一,厚2～5mm。外皮黄棕色至黄褐色,有稀疏的须根残基,呈圆锥状突起。质疏松,略呈海绵状,切面灰白色至浅灰棕色,黄棕色点状维管束散在。

【化学成分】 绵萆薢的主要成分是甾体皂苷类,还含鞣质、淀粉、蛋白质等。绵萆薢的甾体皂苷类成分是其主要药理活性成分。

【药性】 苦,平。归肾、胃经。

【功能主治】 利湿去浊,祛风除痹。用于膏淋,白浊,白带过多,风湿痹痛,关节不利,腰膝疼痛。

【临床应用】 临床常用

(1) 风湿痹证　本品能祛风湿,舒筋活络。善治腰膝麻痹,肢体屈伸不利。因其性平,主在祛湿,故治疗风湿痹证,可与独活、威灵仙、秦艽等配伍。

(2) 膏淋,白浊,带下　本品为治膏淋要药。常以此为主药用于膏淋,小便浑浊,白如米泔。本品利湿浊之功有可治白带过多属湿盛者,多与白术、泽泻、猪苓配伍。

【用法用量】 9～15g。

【成药例证】

**1. 金刚丸(《卫生部药品标准中药成方制剂·第五册》)** 药物组成:肉苁蓉、猪腰子、绵萆薢、菟丝子、杜仲(炒)。

功能主治:生精补肾。用于肾虚精亏引起的筋骨痿软,腰膝酸痛,四肢乏力。

**2. 中风再造丸(《卫生部药品标准中药成方制剂·第十三册》)**　药物组成:黄芪、当归、川芎、桃仁、红花、地龙、丹参、血竭、三七、乳香(制)、没药(制)、琥珀、牛膝、淫羊藿、乌梢蛇(去头尾)、全蝎、僵蚕(炒)、穿山甲(烫)、狗骨(制)、苏合香、冰片、水牛角(浓缩粉)、牛黄、龟甲(醋制)、朱砂、天麻、钩藤、菊花、防风、羌活、白芷、麻黄、葛根、桂枝、细辛、附子(制)、槲寄生、骨碎补(烫)、威灵仙(酒炒)、绵萆薢、红参、白术(炒)、茯苓、甘草、胆南星、天竺黄、何首乌(制)、熟地黄、玄参、黄连、大黄(酒制)、沉香、檀香、丁香、草豆蔻、香附(醋制)。

功能主治:舒筋活血,祛风化痰。用于口眼㖞斜,言语不清,半身不遂,四肢麻木,风湿、类风湿关节炎等。

**【贮藏】**　置通风干燥处。

(张慧敏　杨欢　傅超美)

## 552　绵马贯众(绵马贯众炭)

Mianmaguanzhong (Mianmaguanzhongtan)

**【异名】**　止泺(《尔雅》),贯节、贯渠、百头、虎卷、扁符(《神农本草经》),伯萍、乐藻、草鸱头(《名医别录》),贯来、贯中、渠母、贯钟、伯芹、药渠、黄钟(《吴普本草》),伯药、药藻(《经典释文》),凤尾草(《本草图经》),蕨薇菜根(《滇南本草》),贯仲、管仲(《本草纲目》)。

**【来源】**　为鳞毛蕨科植物粗茎鳞毛蕨 *Dryopteris crassirhizoma* Nakai 的干燥根茎和叶柄残基。

**【产地】**　主要为栽培品。分布于东北、内蒙古、河北及北京等地。

**【采收加工】**　秋季采挖,削去叶柄,须根,除去泥沙,晒干。

**【炮制】**　**绵马贯众**　除去杂质,喷淋清水,洗净,润透,切厚片,干燥,筛去灰屑,即得。

**绵马贯众炭**　取绵马贯众片,照炒炭法炒至表面焦黑色,喷淋清水少许,熄灭火星,取出,晾干。

**【性状特征】**　**绵马贯众**　呈长倒卵形,略弯曲,上端钝圆或截形,下端较尖,有的纵剖为两半,长7～20cm,直径4～8cm。表面黄棕色至黑褐色,密被排列整齐的叶柄残基及鳞片,并有弯曲的须根。叶柄残基呈扁圆形,长3～5cm,直径0.5～1.0cm;表面有纵棱线,质硬而脆,断面略平坦,棕色,有黄白色维管束5～13个,环列;每个叶柄残基的外侧常有3条须根,鳞片条状披针形,全缘,常脱落。质坚硬,断面略平坦,深绿色至棕色,有黄白色维管束5～13个,环列,其外散有较多的叶迹维管束。气特异,味初淡而微涩,后渐苦、辛。

绵马贯众炭本品为不规则的厚片或碎片。表面焦黑色,内部焦褐色。味涩。

**【化学成分】**　绵马贯众的主要成分是间苯三酚类衍生物及多种三萜化合物。绵马贯众的间苯三酚类衍生物是其主要药理活性成分。

**【药理毒理】**

**1. 雌激素样作用**　切除双侧卵巢的雌性大鼠自术后第3天起自由饮服1%浓度的绵马贯众水煎剂,然后每天增加剂量至术后第1周末达到6%,并维持到第7周末,可明显抑制去卵巢肥胖大鼠的体重增加,降低胰岛素水平和血清MDA水平,升高血清雌激素水平[1]。

**2. 抗病毒**　绵马贯众的水、乙醇提取物62.5、125、250mg/kg灌胃给小鼠,每天1次,连续4d,可降低感染FM1株的小鼠肺指数,减轻病区引起的炎症反应[2]。

**3. 抑菌**　绵马贯众提取物溶液体外对枯草芽孢杆菌的最小抑菌浓度为0.3125%,对沙门菌的最小抑菌浓度为0.625%,对白色念珠菌的最小抑菌浓度为0.625%[3]。

**4. 止血**　1g/ml绵马贯众炭水煎液按2.25g/kg灌胃给小鼠,每天1次,连续3d,可明显缩短小鼠凝血时间[4]。

**【药性】**　**绵马贯众**　苦,微寒;有小毒。归肝、胃经。

**绵马贯众炭**　苦、涩,微寒;有小毒。归肝、胃经。

**【功能主治】**　**绵马贯众**　清热解毒,驱虫。用于虫积腹痛,疮疡。

**绵马贯众炭**　收涩止血。用于崩漏下血。

【临床应用】 临床常用

(1) 虫积　本品可用于多种肠寄生虫病。治钩虫,可与榧子、槟榔、红藤等药合用;治绦虫,可与槟榔、雷丸等配制丸剂服用;治蛲虫,可与鹤虱、苦楝皮等。

(2) 热毒证　本品可清热解毒,用于风热感冒、温热斑疹,以及痄腮等病证。常与金银花、连翘、大青叶等配伍。

(3) 血证　本品炒炭能凉血止血,用于血热妄行出血证。治崩漏,功效尤良。常与侧柏叶、仙鹤草等配伍同用。

【用法用量】 绵马贯众　4.5～9g。

绵马贯众炭　5～10g。

【成药例证】

1. 解毒维康片(《国家中成药标准汇编·口腔肿瘤儿科分册》)　药物组成:绵马贯众、半枝莲、土茯苓、青黛、白花蛇舌草、黄芪、狗脊、肉苁蓉、巴戟天、菟丝子、青蒿、枸杞子、乌梅。

功能主治:清热解毒,补益肝肾。用于白血病热毒壅盛、肝肾不足证及放疗和化疗引起的血细胞减少等症。

2. 抗感颗粒(《中华人民共和国药典》2015年版)　药物组成:金银花、赤芍、绵马贯众。

功能主治:清热解毒。用于外感风热引起的感冒,症见发热、头痛、鼻塞、喷嚏、咽痛、全身乏力、酸痛。

3. 梅翁退热颗粒(《卫生部药品标准中药成方制剂·第十七册》)　药物组成:岗梅、水翁花、金银花、连翘、鱼腥草、绵马贯众、野菊花、三叉苦、倒扣草、石膏。

功能主治:疏风清热,解毒利咽,消痈散结。用于风热感冒,发热咳嗽,咽喉肿痛,胸脘胀痛,喉痹,乳蛾。

【注意事项】 孕妇慎服。

【贮藏】 置通风干燥处。

【参考文献】 [1]田雪松,闫君宝,罗蓉,等.绵马贯众对去卵巢肥胖大鼠的影响[J].陕西中医,2004,25(5):471-473.

[2]孙科峰,于艳,李丽静,等.绵马贯众水和乙醇提取物抗病毒的实验研究[J].中国中西医结合儿科学,2010,2(4):319-321.

[3]陈武.绵马贯众提取物的抑菌实验研究[J].现代企业教育,2013,(14):320.

[4]胡昌江,叶茂,邓世蓉,等.绵马贯众、紫萁和单芽狗脊贯众饮片抗菌及凝血试验对比研究[J].中国药物应用与监测,2004,1(4):52-54.

(张慧敏　杨欢　傅超美)

## 553　棉花花

Mianhuahua

【来源】 为锦葵科植物草棉 *Gossypium herbaceum* L.及陆地棉 *Gossypium hirsutum* L.的干燥花。

【产地】 主要为栽培品。分布于广东、云南、四川、甘肃和新疆等地。

【采收加工】 秋季花开未落地时采收,阴干。

【炮制】 净制。

【性状特征】 呈筒状,多皱缩,长2.5～4.5cm。花瓣5片,黄色,内面基部紫色,长几乎为苞片的2倍,小苞片3枚,分离,基部心形。花萼杯状,5齿裂。雄蕊多数,花丝联合成筒状。质脆。气微香,味微苦。

【化学成分】 棉花花的主要成分是黄酮类化合物。棉花花的黄酮类化合物是其主要药理活性成分。

【药性】 湿热。

【功能主治】 益心补脑,安神养神,消肿祛炎。用于脑弱神疲,心悸心烦,机体炎肿,皮肤瘙痒,烧伤热痛。

【临床应用】 临床常用

(1) 心悸,失眠　本品既能益心补脑,又能安神养神。多用于由心失所养或邪扰心神所导致的心慌、心中悸动不安,可与酸枣仁、远志、茯神等中药合用。

(2) 烧伤热痛　本品能消肿祛炎。可用于火热邪毒入侵机体,引起的皮肤红肿疼痛,多与金银花、野菊花、蒲公英、紫花地丁合用。

【用法用量】 15g。

【贮藏】 置阴凉干燥处。

(张慧敏　杨欢　傅超美)

## 554　明党参

Mingdangshen

【异名】 土人参、白丈光、天瓠(《证治准绳》),

粉沙参、红党参(《本草从新》),明沙参(《中药志》),金鸡爪(《本草求原》),山萝卜(《浙江中药手册》),明参(《四川中药志》)。

【来源】　为伞形科植物明党参 *Changium smyrnioides* Wolff 的干燥根。

【产地】　野生品和栽培品均有。1984 年已被列入国家三级濒危保护植物。主要分布于江苏、安徽、浙江、江西等地。

【采收加工】　4～5 月采挖,除去须根,洗净,置沸水中煮 10～15min,煮至无白心,取出刮去外皮,漂洗,干燥。

【炮制】　洗净,润透,切厚片,干燥。

【性状特征】　呈细长圆柱形、长纺锤形或不规则条块,长 6～20cm,直径 0.5～2.0cm。表面黄白色或淡棕色,光滑或有纵沟纹和须根痕。质硬而脆,断面角质样,皮部较薄,黄白色,有的易与木部剥离,木部类白色,粉性。气微,味淡。

【化学成分】　明党参的主要成分是有机酸、多糖、挥发油,还含有氨基酸、微量元素等。明党参的多糖、挥发油、氨基酸是其主要药理活性成分。

【药理毒理】

**1. 调节免疫**　明党参煎液 15mg/kg 及多糖按 30mg/kg 给小鼠灌胃给药,每天 1 次,连续 4d,显著提高正常小鼠腹腔巨噬细胞 YC-花环形成率[1]。明党参水煎液 5、10g/kg 及多糖 50、100mg/kg 给小鼠灌胃给药,每天 1 次,连续 8d,可显著增加正常小鼠的胸腺指数和脾指数,增加小鼠外周血细胞数、淋巴细胞数及 $ANAE^+$ 淋巴细胞的百分率,促进网状内皮系统的吞噬功能,并有拮抗免疫抑制剂环磷酰胺的作用;对二硝基氯苯(DNCB)所致的小鼠迟发型变态反应显示出显著抑制作用[2]。

**2. 降血脂**　明党参醇提物 125、250、500mg/(kg·d)和水提物 2.5、5、10g/(kg·d)分别喂养实验性高脂血症大鼠,连续 4 周,能显著降低血清胆固醇水平,醇提物以 500mg/(kg·d)剂量为好,水提物以 2.5g/(kg·d)剂量为好,其中尤以明党参水提物 2.5g/kg 的效果最好,也能降低血清甘油三酯,不同程度提高高密度脂蛋白胆固醇的比率[3]。

**3. 化痰、止咳、平喘**　明党参水煎溶液 12.5、25g 生药/kg 及单体 L-天门冬酰胺 2g/kg 小鼠灌胃给药,能显著增加小鼠呼吸道酚红排出量;在蛙食道黏膜滴加 50%、100%明党参水提取液 1ml 及 7% L-天门冬酰胺 1ml,均能明显促进蛙纤毛运动。25、50、100g 生药/kg 及单体 L-天门冬酰胺 2g/kg 灌胃给药小鼠,能显著减少氨水引起的小鼠咳嗽次数,且作用呈剂量依赖性。明党参水煎溶液 50、100g 生药/kg 及单体 L-天门冬酰胺 1g/kg 给豚鼠灌胃,能显著延长组胺或乙酰胆碱等过敏介质诱发的哮喘发作潜伏期[4]。

**4. 抗凝血**　明党参炮制品提取物按浓度 1g 生药/ml 给家兔灌胃给药,能延长家兔血浆 PT、TT 时间,延长小鼠凝血时间,显著抑制 ADP 诱导的家兔血小板聚集[5]。

**5. 改善微循环**　明党参晶ⅪⅤ按 0.4、0.8、1.6g/kg 给小鼠腹腔注射,能扩张小鼠耳廓动、静脉,加快微血管血流速度,给药后 10min 起效,维持时间超过 30min,可以改善微循环[6]。

【药性】　甘、微苦,微寒。归肺、脾、肝经。

【功能主治】　润肺化痰,养阴和胃,平肝,解毒。用于肺热咳嗽,呕吐反胃,食少口干,目赤眩晕,疔毒疮疡。

【临床应用】　临床常用

(1) 肺阴虚证　本品能养肺阴,润肺燥,并清肺化痰。主治肺阴虚燥热内盛所致的干咳少痰、痰黏不易咯出、咽干等症。常与北沙参、南沙参、川贝母、天花粉等滋阴润肺、清热化痰药同用。

(2) 脾胃阴虚证　本品入于脾胃,能养阴清热、生津止渴。主治热病耗伤胃津,或脾阴不足,而见咽干口燥、舌红少津、食少呕恶等症。常与太子参、麦冬、山药等养阴清胃、健脾生津药同用。

(3) 其他　本品可用于肝阴不足或肝热上攻所至的眩晕、头痛、目赤等证。本品还略有滋阴平肝、清肝降火之功。治阴虚阳亢、眩晕、头痛,可与白芍、石决明等滋阴平肝药同用。治肝火目赤,可与桑叶、菊花等清肝明目药同用。

【用法用量】　6～12g。

【成药例证】

**1. 参苓健体粉(《卫生部药品标准中药成方制剂·第八册》)**　药物组成:茯苓、白术(漂)、莲子(去心)、薏苡仁(炒)、山药(炒)、广藿香、白扁豆(炒)、甘草、明党参、砂仁。

功能主治:补气健脾,和胃渗湿。用于消化不良,食欲不振,面黄肌瘦,精神疲乏、慢性腹泻。

**2. 万应茶(《卫生部药品标准中药成方制剂·第九册》)** 药物组成:大黄(酒制)、木香、豆蔻、陈皮(制)、檀香、厚朴(姜制)、广藿香、紫苏叶、香薷、薄荷、木瓜、枳壳(麸炒)、羌活、前胡、泽泻(盐制)、白术(土炒)、明党参、肉桂、丁香、山楂,肉豆蔻、小茴香、茯苓、砂仁(姜制)、槟榔、白扁豆(姜制)、桔梗、猪苓、香附(醋制)、白芷、半夏(姜制)、苍术、甘草、茶叶。

功能主治:疏风解表,健脾和胃,祛痰利湿。用于外感风寒,食积腹痛,呕吐泄泻,胸满腹胀,痢疾。

**3. 补脾消食片(《卫生部药品标准中药成方制剂·第十四册》)** 药物组成:明党参、白术(漂)、茯苓、麦芽、六神曲、陈皮、山楂、半夏(姜制)、砂仁、甘草、大枣。

功能主治:补脾健胃,消食化滞。用于脾胃虚弱,消化不良,腹胀腹泻,食欲不振。

**【注意事项】**

1. 孕妇慎服。

2. 大量服食易引起浮肿。

**【贮藏】** 置通风干燥处,防潮,防蛀。

**【参考文献】** [1]陈建伟,赵智强,许益民,等.明党参煎液及多糖对小鼠腹腔巨噬细胞 C3b 受体的影响[J].中国中药杂志,1992,17(9):561-562.

[2]黄泰康,李祥,陆平成,等.明党参水煎液及多糖的药理研究[J].中成药,1994,16(7):31-32.

[3]华一利,陈建伟,吴慧平,等.明党参降血脂作用的实验研究[J].南京中医学院学报,1994,10(4):31-32.

[4]胡小鹰,陈建伟,陈汝炎,等.明党参水提液及结晶Ⅵ的镇咳祛痰平喘作用[J].南京中医药大学学报,1995,11(6):28-30.

[5]李祥,陈建伟,黄玉宇.明党参炮制品对凝血时间、血小板聚集的影响[J].中成药,1998,20(7):17-19.

[6]石荣火,陈建伟,李祥,等.明党参晶ⅪⅤ对小鼠耳廓微循环的影响.南京中医药大学学报(自然科学版),2001,17(3):168-169.

(李文　杨欢　傅超美)

## 555　墨旱莲

Mohanlian

**【异名】** 金陵草(《千金·月令》),莲子草(《新修本草》),旱莲草、旱莲子(《本草图经》),白旱莲(《履巉岩本草》),莲草(《滇南本草》),鳢肠(《本草品汇精要》),猢狲头(《居家必用事类全集》),墨烟草、墨菜、猪牙草《本草纲目》,墨斗草(《医学正传》),鳢肠草(《本草求真》),野水仙、麦兜草(《中药材手册》),白花蟛蜞菊、百花草(《岭南采药录》),墨记菜(《现代实用中药》),野水凤仙(《药材资料汇编》),水旱莲、野向日葵、黑墨草、墨汁草、墨水草、乌心草(《全国中草药汇编》),摘头乌、滴落乌(《浙江中药手册》),水凤仙草(《江苏植药志》),黑墨草(《广西药植图志》),黑头草、古城墨(《广西中药志》),水旱蓬、冰冻草(《湖南药物志》)。

**【来源】** 为菊科植物鳢肠 *Eclipta prostrata* L. 的干燥地上部分。

**【产地】** 栽培品与野生品均有。分布于全国大部分地区。

**【采收加工】** 花开时采割,晒干。

**【炮制】** 除去杂质,略洗,切段,干燥。

**【性状特征】** 全体被白色茸毛。茎呈圆柱形,有纵棱,直径 2～5mm;表面绿褐色或墨绿色。叶对生,近无柄,叶片皱缩卷曲或破碎,完整者展平后呈长披针形,全缘或具浅齿,墨绿色。头状花序直径 2～6mm。瘦果椭圆形而扁,长 2～3mm,棕色或浅褐色。气微,味微咸。

**【化学成分】** 墨旱莲的主要成分是黄酮类、三萜皂苷类、香豆草醚类、多糖类、噻吩类、挥发油类及甾体类等。墨旱莲的黄酮类、三萜皂苷类、香豆草醚类、多糖类是其主要药理活性成分。《中华人民共和国药典》2015 年版规定,本品药材及其饮片按干燥品计算,含蟛蜞菊内酯($C_{16}H_{12}O_7$)不得少于 0.040%。

**【药理毒理】**

**1. 抗炎** 墨旱莲 1∶1 的水煎剂按 5、15g/kg 给小鼠灌胃,连续 7d,能明显抑制醋酸引起的小鼠腹腔毛细血管通透性增高以及组胺引起的大鼠皮肤毛细血管通透性增高;显著减轻巴豆油致小鼠耳廓肿胀度以及角叉菜胶、甲醛致大鼠足垫肿胀度[1]。

**2. 止血**　墨旱莲水煎剂5、10、20mg/g对小鼠灌胃给药，连续10d，均能明显缩短每日灌服附子、干姜、肉桂、党参、黄芪、辣椒各等份制成的水煎剂造成的热盛模型小鼠并采用消炎痛加乙醇法造成小鼠热盛胃出血模型小鼠的凝血酶原时间、部分凝血活酶时间，升高血小板数量和纤维蛋白原含量，减少胃黏膜出血点数[2]。

**3. 抗氧化和抗衰老**　墨旱莲水煎液按8、16、24g/kg给小鼠灌胃，每天1次，连续42d，能提高D-半乳糖致亚急性衰老模型小鼠脑组织超氧化物歧化酶(SOD)和谷胱甘肽过氧化物酶(GSH-Px)的活性，提高脑、心肌细胞膜$Na^{+}$-$K^{+}$-ATP酶、$Ca^{2+}$-ATP酶活性，降低MDA含量，改善衰老小鼠的学习记忆能力[3]。墨旱莲总黄酮得率为3.96%，对羟基自由基和超氧阴离子自由基的半清除率分别为0.015mg/ml、0.08mg/ml；对脂质过氧化DNA氧化损伤的半抑制率为0.02mg/ml[4]。

**4. 抗肿瘤**　墨旱莲水提物分别按10、15、20g/kg给小鼠$S_{180}$实体瘤模型灌胃给药，每天1次，连续10d，对小鼠$S_{180}$实体瘤的生长有显著的抑制作用，抑瘤率均>40%[5]。

**5. 抗疲劳**　墨旱莲煎液按8g/kg灌胃给药，每天1次，可使小鼠血清SOD和LDH的活性以及Hb和肝、肌糖原含量升高，使LA的含量降低[6]。

**6. 保肝**　墨旱莲乙醇提取物按20g/kg对小鼠灌胃给药，每天1次，连续7d，能降低尾静脉注射刀豆蛋白致肝损伤模型小鼠的血清谷丙转氨酶水平，对抗刀豆蛋白A诱导的小鼠肝细胞凋亡[7]。墨旱莲极性提取物按4、8g/kg给小鼠灌胃，每天1次，连续7d，能上调环磷酰胺诱导的免疫低下小鼠的胸腺指数和碳粒廓清指数，促进小鼠淋巴细胞增殖以及刀豆蛋白诱导的T淋巴细胞转化增值，降低肝损伤小鼠的血清ALT和MDA的含量，并能增强原代培养肝细胞活力[8]。

**7. 抑菌**　墨旱莲的叶和茎的提取物(1g生药/ml)对金黄色葡萄球菌、枯草杆菌、藤黄球菌、白色念珠菌均有一定的抑制作用。墨旱莲65%乙醇提取物对金黄色葡萄球菌抑制效果最强，对藤黄球菌、枯草杆菌的抑制效果较强，无水乙醇、95%乙醇、蒸馏水提取物作用依次减弱[9]。

**8. 免疫调节**　墨旱莲多糖按0.4、0.8、1.2g/kg对小鼠灌胃给药，每天1次，连续14d，均能明显增加小鼠腹腔巨噬细胞的吞噬百分率和吞噬指数，增加血清中溶血素含量和溶血空斑的形成；0.4g/kg作用最强[10]。墨旱莲乙酸乙酯总提物(EAEEP)按8、16mg/kg对小鼠灌胃给药，每天1次，连续6d，能明显提高腹腔注射氢化可的松或环磷酰胺所致免疫抑制模型小鼠的免疫脏器指数、溶血水平及外周血T淋巴细胞$CD_4$亚群比例，并明显增强机体迟发性超敏反应[11]。

**9. 其他药理作用**　墨旱莲按15g/kg对短尾蝮蛇毒、蛇岛蝮蛇毒、白眉蝮蛇毒及尖吻蝮蛇毒(蛇毒浓度为0.15mg/ml，左足跖皮下注射0.1ml)致炎的大鼠灌胃给药，灌胃2次，两次灌胃间隔1h。结果表明墨旱莲能降低短尾蝮蛇毒、蛇岛蝮蛇毒、白眉蝮蛇毒及尖吻蝮蛇毒引起炎症肿胀程度[12]。10g/L墨旱莲乙醇提取物外涂于豚鼠，28d后取皮肤活组织，HE组织切片可见皮肤出现不同程度的色素沉着，表皮基底层及部分棘细胞中下层可见色素增加[13]。

**10. 安全性评价**　墨旱莲水煎剂给小鼠灌胃的$LD_{50}$为(163.4±21.4)g/kg，安全系数为700～750倍[14]。诱变实验中，墨旱莲水提液按5、10、20g/kg给小鼠灌胃，连续2d，对小鼠骨髓多染红细胞和有核细胞的微核率无影响，初步认为墨旱莲对染色体没有损伤作用，无诱变性[15]。

**【药性】**　甘、酸，寒。归肾、肝经。

**【功能主治】**　滋补肝肾，凉血止血。用于肝肾阴虚，牙齿松动，须发早白，眩晕耳鸣，腰膝酸软，阴虚血热吐血、衄血、尿血、血痢，崩漏下血，外伤出血。

**【临床应用】**

**1. 临床常用**

(1) 肝肾阴虚证　本品酸甘化阴，有滋补肝肾之阴的功效。治肝肾阴虚所致的视物昏花、头晕目眩、腰膝酸软、须发早白等症，可单用，如《医灯续焰》旱莲膏；也可与其他滋补肝肾之品配伍，如《医方集解》二至丸，与女贞子同用。

(2) 血热出血证　本品寒凉，既能滋阴，又可凉血止血。可用于阴虚血热所致的咯血、衄血、尿血、便血、崩漏等，单用有效，或鲜品榨汁，或干品水煎；也可与生地、阿胶、白茅根、蒲黄等滋阴凉血止血等药配伍使用。

**2. 临床新用**　墨旱莲可用于治疗更年期综合征[16]。

**【用法用量】**　6～12g。

**【成药例证】**

**1. 二至丸(《中华人民共和国药典》2015 年版)**　药物组成：女贞子(蒸)、墨旱莲。

功能主治：补益肝肾，滋阴止血。用于肝肾阴虚，眩晕耳鸣，咽干鼻燥，腰膝酸痛，月经量多。

**2. 参鹿补膏(《卫生部药品标准中药成方制剂·第二册》)**　药物组成：鸡血藤、女贞子、墨旱莲、仙鹤草、熟地黄、淫羊藿、狗脊(砂烫去毛)、白术(麸炒)、锁阳、党参、续断、玉竹、干鹿肉(或鲜鹿肉)、人参。

功能主治：益气养血，补肾壮阳。用于精神疲乏，气血不足，腰膝酸软。

**3. 养血安神颗粒(《国家中成药标准汇编·内科心系分册》)**　药物组成：仙鹤草、熟地黄、首乌藤、墨旱莲、地黄、鸡血藤、合欢皮。

功能主治：滋阴养血，宁心安神。用于阴虚血少，头晕心悸，失眠健忘。

**【贮藏】**　置通风干燥处。

**【参考文献】**
[1]胡慧娟，周德荣，杭秉茜，等.旱莲草的抗炎作用及机制研究[J].中国药科大学学报，1995，26(4)：226-229.

[2]王建，白秀珍，杨学东.墨旱莲对热盛胃出血止血作用的研究[J].数理医药学杂志，2005，18(4)：375-276.

[3]李弋，周琳，杨风云.旱莲草对D-半乳糖所致亚急性衰老小鼠的抗衰老作用研究[J].山西医科大学学报，2005，36(5)：574-576.

[4]王雪梅，张建胜，戴云，等.旱莲草总黄酮的提取及其体外抗氧化活性研究[J].时珍国医国药，2009，2(2)：356-358.

[5]郑辉，王盟，朱玉云，等.墨旱莲水提物对荷 $S_{180}$ 实体瘤小鼠抗肿瘤作用[J].医药导报，2008，27(12)：1438-1439.

[6]万炳军，李艳茹.旱莲草提取物抗疲劳作用研究[J].安徽体育科技，2007，28(1)：51-54.

[7]徐汝明，邓克敏，陆阳.墨旱莲活性成分对刀豆蛋白A诱导的小鼠肝损伤的作用[J].上海交通大学学报(医学版)，2010，30(1)：50-54.

[8]徐汝明，邓克敏，陆阳.中药墨旱莲扶正固本和保肝作用的研究[J].上海交通大学学报(医学版)，2009，29(10)：1200-1204.

[9]欧阳蒲月，梁永枢，莫小路，等.墨旱莲提取物抑菌活性初步研究[J].亚热带植物科学，2013，42(3)：199-204.

[10]许小华，郝鹏飞，杨云，等.墨旱莲多糖对正常小鼠免疫功能的实验研究[J].中国实验方剂学杂志，2010，16(5)：181-182.

[11]刘雪英，王庆伟，赵越平，等.墨旱莲乙酸乙酯总提物对免疫抑制小鼠免疫功能的影响[J].中成药，2001，23(1)：45-47.

[12]陈建济，施东捷，李克华，等.墨旱莲对4种蝮蛇毒引起的炎症和出血的影响[J].蛇志，2005，17(2)：65-68.

[13]涂彩霞，张荣鑫，马景昕，等.墨旱莲乙醇提取物动物致色素作用和对小鼠 $B_{16}$ 黑素瘤细胞黑素生成的影响[J].中国中西医结合皮肤性病学杂志，2006，5(1)：1-3.

[14]周约伯，李云中，张素英，等.旱莲草治疗冠心病疗效观察及实验研究[J].天津医药，1986，14(8)：490.

[15]翁玉芳，唐政英，陈丽丽，等.墨旱莲对小鼠骨髓细胞微核的影响[J].中国中药杂志，1992，17(3)：181.

[16]黄剑英，李晓萍.左归饮合二至丸加减联合西药治疗肾阴虚型更年期综合征临床观察[J].新中医，2015，47(6)：162-163.

(李文　杨欢　傅超美)

## 556　没药

Moyao

**【异名】**　末药(《本草纲目》)。

**【来源】**　为橄榄科植物地丁树 *Commiphora myrrha* Engl.或哈地丁树 *Commiphora molmol* Engl.的干燥树脂。分为天然没药和胶质没药。

**【产地】**　主要为栽培品。主产于索马里、埃塞俄比亚及阿拉伯半岛南部。

**【采收加工】**　11 月至翌年 2 月采收。树脂可由树皮裂缝自然渗出；或将树皮割破，使油胶树脂从伤口渗出。初呈淡黄白色黏稠液，遇空气逐渐凝固成红棕色硬块。采收后去净杂质，置干燥通风处保存。

**【炮制】**　**没药**　净制。

**醋没药**　取净没药，照醋法炒至表面光亮。每 100kg 没药，用醋 5kg。

**【性状特征】**　**天然没药**　呈不规则粒性团块，大小不等，大者直径长达 6cm 以上。表面黄色或红棕色，近半透明部分呈棕黑色，被有黄色粉尘。质坚脆，破碎面不整齐，无光泽。有特异香气，味苦而微辛。

**胶质没药**　呈不规则块状和颗粒，多黏结成大小不等的团块，大者直径长达6cm以上，表面棕黄色至棕褐色，不透明，质坚实或松，有特异香气，味苦而有黏性。

**醋没药**　呈不规则小块状或类圆形颗粒状，表面棕褐色或黑褐色，有光泽。具特异香气，略有醋香气，味苦而微辛。

**【化学成分】**　没药的主要成分为挥发油、醇溶性的树脂和水溶性的树胶等，还含有苦味素、单萜、倍半萜、脂肪族链状化合物、小分子芳香族化合物等。没药的挥发油是其主要药理活性成分。《中华人民共和国药典》2015年版规定，天然没药药材含挥发油不得少于4.0%(ml/g)；胶质没药药材含挥发油不得少于2.0%(ml/g)；饮片含挥发油不得少于2.0%(ml/g)。

**【药性】**　辛、苦，平。归心、肝、脾经。

**【功能主治】**　散瘀定痛，消肿生肌。用于胸痹心痛，胃脘疼痛，痛经经闭，产后瘀阻，癥瘕腹痛，风湿痹痛，跌打损伤，痈肿疮疡。

**【临床应用】　临床常用**

本品功能主治和乳香相似。用于治疗血瘀证、跌打损伤、瘀滞疼痛、痈疽肿痛、痛经经闭、产后瘀阻、癥瘕腹痛证，常与乳香相须为用。

**【用法用量】**　3～5g，炮制去油，多入丸散剂。

**【成药例证】**

**1. 金甲排石胶囊(《国家中成药标准汇编·内科肾系分册》)**　药物组成：三棱(制)、没药(炒)、赤芍、桃仁(制)、皂角刺、白芷、枳壳(炒)、莪术、青皮、乳香(炒)、薏苡仁、川牛膝、车前子、厚朴、穿山甲(制)、广金钱草。

功能主治：活血化瘀，利尿通淋。用于砂淋、石淋等属于湿热瘀阻证候者。

**2. 跌打七厘散(《国家中成药标准汇编·骨伤科分册》)**　药物组成：麝香、三七、血竭、没药(醋制)、红花、冰片、朱砂、乳香(醋制)、当归(酒炙)、儿茶。

功能主治：活血，散瘀，消肿，止痛。用于跌打损伤，外伤出血。

**3. 骨筋丸胶囊(《国家中成药标准汇编·骨伤科分册》)**　药物组成：乳香、没药、白芍、延胡索(醋制)、三七、木香、红花、郁金、独活、牛膝、秦艽、桂枝、血竭、马钱子(制)。

功能主治：活血化瘀，舒筋通络，祛风止痛。用于风湿伤络、气滞血瘀之关节疼痛、增生性关节炎等。

**【注意事项】**　孕妇慎用。

**【贮藏】**　置阴凉干燥处。

（何瑶　卢君蓉　傅超美）

## 557　没药枝

Moyaozhi

**【来源】**　为橄榄科植物没药树 *Commiphora myrrha* Engl.的干燥树枝。

**【采收加工】**　割取树枝、切断、晾干。

**【炮制】**　净制。

**【性状特征】**　呈长圆柱形，长短不一，粗者直径约10cm。皮薄，呈片状剥离，外层灰棕色至灰绿色，内层灰绿色至橄榄绿色。表面光滑或具纵皱，可见小枝痕及点状皮孔。质硬，切断面木质，黄白色至黄棕色，可见环纹及放射状纹理。小枝刺状，具3～5个刺状分枝。气香特异，味苦。

**【药性】**　三级干热。

**【功能主治】**　增强营养力，通滞散气，解毒散寒。用于头昏目眩，气短咳喘，癫痫，瘫痪，失眠，胃寒胁痛；外熏阴部可祛除子宫寒湿，治疗久婚不孕；外用可治蛇毒咬伤。

**【临床应用】　临床常用**

(1) 寒凝痛证　本品能行气、散寒凝、止疼痛，故可用于头昏目眩、咳喘、寒凝腹痛，以及风湿痹痛、阴疽疮肿等。

(2) 宫寒不孕　本品外熏阴部可祛除子宫寒湿，治疗久婚不孕。

(3) 蛇毒咬伤　本品外用可治蛇毒咬伤。

**【用法用量】**　1～2g。外用适量。

**【贮藏】**　置阴凉干燥处，防蛀。

（何瑶　卢君蓉　傅超美）

## 558　母丁香

Mudingxiang

**【异名】**　鸡舌香(《抱朴子》)，亭炅独生(《酉阳杂俎》)，雌丁香(《本草蒙筌》)。

【来源】 为桃金娘科植物丁香 *Eugenia caryophyllata* Thunb.的干燥近成熟果实。

【产地】 主要为栽培品。原产于印度尼西亚的摩鹿加岛和坦桑尼亚的桑哈巴尔岛，世界各地的热带地区已有引种栽培，目前主产于印度尼西亚、坦桑尼亚、马达加斯加、马来西亚等，我国海南岛和雷州半岛有引种栽培。

【采收加工】 果将熟时采摘，晒干。

【炮制】 除去杂质，用时捣碎。

【性状特征】 呈卵圆形或长椭圆形，长1.5～3cm，直径0.5～1cm。表面黄棕色或褐棕色，有细皱纹；顶端有四个宿存萼片向内弯曲成钩状；基部有果梗痕；果皮与种仁可剥离，种仁由两片子叶合抱而成，棕色或暗棕色，显油性，中央具一明显的纵沟；内有胚，呈细杆状。质较硬，难折断。气香，味麻辣。

【化学成分】 母丁香主要成分是挥发油，另外含有少量苯丙素类、黄酮类、三萜类等化合物。母丁香的挥发油是其主要药理活性成分。《中华人民共和国药典》2015年版规定，本品药材及其饮片按干燥品计算，含丁香酚($C_{10}H_{12}O_2$)不得少于0.65%。

【药性】 辛，温。归脾、胃、肺、肾经。

【功能主治】 温中降逆，补肾助阳。用于脾胃虚寒，呃逆呕吐，食少吐泻，心腹冷痛，肾虚阳痿。

【临床应用】 临床常用

(1) 胃寒呕吐，呃逆　本品主入脾胃经，既能温中散寒，又善降逆止呕，止呃。

(2) 脘腹冷痛　本品性温，能散寒温中而止痛，治中寒脘腹冷痛。

(3) 阳痿　本品味辛性温，入肾经，有温肾助阳起痿之功。

【用法用量】 1～3g。内服或研末外敷。

【成药例证】

**1. 海马强肾丸(《国家中成药标准汇编·内科肾系分册》)** 药物组成：熟地黄、山茱萸、杜仲(炭)、白术(麸炒)、川牛膝、当归、山药(炒)、鹿茸(去毛酒制)、枸杞子、人参(去芦)、五味子、补骨脂(盐制)、小茴香(盐制)、肉苁蓉、肉桂(去粗皮)、母丁香、鹿肾(蛤粉烫)、狗肾(蛤粉烫)、驴肾(蛤粉烫)、甘草(蜜制)、蒺藜(去刺、盐炒)、茯苓、菟丝子(酒制)、附子(制)、巴戟天(盐制)、黄芪(蜜制)、海马、胡桃仁、龙骨(煅)、大海米。

功能主治：补肾填精，壮阳起痿。用于肾阴阳两虚所致的阳痿遗精，腰膝酸软。

**2. 暖脐膏(《中华人民共和国药典》2015年版)** 药物组成：当归、白芷、乌药、小茴香、八角茴香、木香、香附、乳香、母丁香、没药、肉桂、沉香、麝香。

功能主治：温里散寒，行气止痛。用于寒凝气滞，少腹冷痛，脘腹痞满，大便溏泻。

【注意事项】 不宜与郁金同用。

【贮藏】 置阴凉干燥处。

(李文　杨欢　傅超美)

## 559　牡丹皮

Mudanpi

【异名】 木芍药(《开元天宝遗事》)，粉丹皮(《滇南本草》)，牡丹根皮(《本草纲目》)，丹皮(《本草正》)，丹根(《贵州民间方药集》)。

【来源】 为毛茛科植物牡丹 *Paeonia suffruticosa* Andr. 的干燥根皮。

【产地】 主要为栽培品，野生品亦有。其道地产区为安徽省南陵县，亦主产于四川、甘肃、陕西、湖北、湖南等地。建于安徽省南陵县何湾镇龙山村，安徽省铜陵县顺安镇牡丹村、陶凤村，顺安镇高桥高科技农业示范园，钟鸣镇缪村、丁山俞等地的牡丹皮GAP基地已通过原国家食品药品监督管理总局验收。

【采收加工】 秋季采挖根部，除去细根和泥沙，剥取根皮，晒干或刮去粗皮，除去木心，晒干。前者习称连丹皮，后者习称刮丹皮。

【炮制】 迅速洗净，润后切薄片，晒干。

【性状特征】 连丹皮呈筒状或半筒状，有纵剖开的裂缝，略向内卷曲或张开，长5～20cm，直径0.5～1.2cm，厚0.1～0.4cm。外表面灰褐色或黄褐色，有多数横长皮孔样突起和细根痕，栓皮脱落处粉红色；内表面淡灰黄色或浅棕色，有明显的细纵纹，常见发亮的结晶。质硬而脆，易折断，断面较平坦，淡粉红色，粉性。气芳香，味微苦而涩。

**刮丹皮** 外表面有刮刀削痕，外表面红棕色或淡灰黄色，有时可见灰褐色斑点状残存外皮。

【化学成分】 牡丹皮的主要成分是酚类和萜类化合物，还含有多糖、鞣质、没食子酸以及丰富的矿物质元素等。牡丹皮的酚类和萜类化合物是其主要药理活性成分。《中华人民共和国药典》2015年版规定，本品药材及其饮片按干燥品计算，含丹皮酚($C_9H_{10}O_3$)不得少于1.2%。

**【药理毒理】**

**1. 抗病原微生物**　牡丹皮水煎剂对白色念珠菌悬浮菌 *MIC* 为1.56mg/ml；对白色念珠菌生物膜 $MIC_{50}$ 与 $MIC_{80}$ 分别是3.12、6.25mg/ml[1]。

**2. 抗肿瘤**　牡丹皮醇提取物0.2mg对接种 $S_{180}$ 腹水0.2ml导致的体内核瘤小鼠腹腔注射1次，可使其脾脏和胸腺的重量减轻，抑瘤率为56.49%；牡丹皮醇提取物7.45、14.90、29.80、59.60、119.19、238.38、476.77、953.54mg/L分别加入培养板不同孔中，用台盼蓝拒染法计算培养结果中活细胞与死细胞的数目，953.54mg/L在体外的杀瘤细胞率可达到97.26%，其 $IC_{50}$ 为38.40mg/L[2]。

**3. 抗炎**　丹皮总苷按25、50、100mg/kg给大鼠灌胃给药1次，可显著抑制角叉莱胶诱导的大鼠急性足爪肿胀和二甲苯诱导的小鼠耳片水肿，且呈明显的剂量依赖性关系。致炎前1h按25～100mg/kg灌胃丹皮总苷，能明显抑制佐剂性关节炎大鼠原发性足肿胀；而致炎后12d开始灌胃治疗，连续11d，可显著抑制佐剂性关节炎大鼠的继发性足肿胀，炎细胞浸润明显减少[3]。

**4. 抗惊厥**　60、80mg/kg丹皮总苷腹腔注射小鼠，可减少小鼠电惊厥发作次数，延长戊四唑、士的宁、氨基脲致小鼠惊厥的潜伏期及存活时间，同时还可增强苯巴比妥抗上述惊厥作用，呈剂量依赖性[4]。

**5. 降血糖**　丹皮多糖-2b按60mg/kg给链脲霉素和高热量喂饲致2型糖尿病模型大鼠灌胃，连续5周，能降低模型大鼠空腹血糖，改善糖耐量异常及血脂异常，提高肝细胞低亲和力胰岛素受体最大结合容量，使胰岛素敏感性指数增加[5]。

**【药性】**　苦、辛，微寒。归心、肝、肾经。

**【功能主治】**　清热凉血，活血化瘀。用于热入营血，温毒发斑，吐血衄血，夜热早凉，无汗骨蒸，经闭痛经，跌仆伤痛，痈肿疮毒。

**【临床应用】**

**1. 临床常用**

(1) 温热病热入血分，血热吐衄证　本品苦泄清热，辛散透发，入心、肝、胃经。既能清热凉血，又善活血散瘀，有凉血而不留瘀、活血而不妄行之特点，为治温热病热入血分证的常用药。治热入血分、斑疹吐衄，常与清热凉血药配伍，如《千金方》解毒地黄汤，其与水牛角、生地黄、赤芍等同用。治温毒发斑，常与泻火解毒之品配伍，如《圣济总录》牡丹汤，以之与栀子、大黄、黄芩等同用。若治血热妄行之吐血衄血等证，则与凉血止血药配伍，如《十药神书》十灰散，以之与侧柏叶、茜草、白茅根等同用。

(2) 瘀血证　本品有活血通经、散瘀止痛之功，适用于瘀滞经闭、痛经，月经不调，癥瘕积聚、跌打损伤等多种瘀血证，因性寒，故对血瘀有热者最为适宜。治月经不调兼有肝郁化火者，常与清肝泻火、疏肝柔肝之品配伍，如《妇人良方》丹栀逍遥散，以之与栀子、白芍、柴胡等同用。若治跌打损伤，可配活血止痛之品，常与乳香、没药等同用。

(3) 虚热证　本品清中有透，能入阴分而清虚热。治温热病后期，余热未尽，阴液已伤，夜热早凉，骨蒸无汗或低热不退等，常配滋阴之品，如《温病条辨》青蒿鳖甲汤，以之与青蒿、鳖甲等同用。若治阴虚内热，骨蒸潮热，盗汗等证，以之与滋阴清热之品知母、黄柏等配伍。

(4) 疮疡　多与清热解毒药金银花、蒲公英等同用。

(5) 肠痈腹痛　常与活血化瘀药配伍，如《金匮要略》大黄牡丹皮汤，以之与大黄、桃仁等同用。

**2. 临床新用**　牡丹皮可用于治疗胆囊切除术后并发症[6]、激素依赖性皮炎[7]、中风后尿潴留[8]。

**【用法用量】**　6～12g。

**【成药例证】**

**1. 六味地黄丸(《中华人民共和国药典》2015年版)**　药物组成：熟地黄、酒萸肉、牡丹皮、山药、茯苓、泽泻。

功能主治：滋阴补肾。用于肾阴亏损，头晕耳鸣，腰膝酸软，骨蒸潮热，盗汗遗精，消渴。

**2. 双丹口服液(《中华人民共和国药典》2015年版)**　药物组成：丹参、牡丹皮。

功能主治：活血化瘀，通脉止痛。用于瘀血痹阻所致的胸痹，症见胸闷、心痛。

**3. 七味都气丸(《中华人民共和国药典》2015年**

**版）** 药物组成：醋五味子、山茱萸（制）、茯苓、牡丹皮、熟地黄、山药、泽泻。

功能主治：补肾纳气，涩精止遗。用于肾不纳气所致的喘促、胸闷、久咳、气短、咽干、遗精、盗汗、小便频数。

**4. 血美安胶囊（《中华人民共和国药典》2015年版）** 药物组成：猪蹄甲、地黄、赤芍、牡丹皮。

功能主治：清热养阴，凉血活血。用于原发性血小板减少性紫癜血热伤阴挟瘀证，症见皮肤紫癜、齿衄、鼻衄、妇女月经过多、口渴、烦热、盗汗。

**5. 麦味地黄丸（《中华人民共和国药典》2015年版）** 药物组成：麦冬、熟地黄、五味子、酒萸肉、牡丹皮、山药、茯苓、泽泻。

功能主治：滋肾养肺。用于肺肾阴亏，潮热盗汗，咽干咳血，眩晕耳鸣，腰膝酸软，消渴。

**【注意事项】** 孕妇慎用。

**【贮藏】** 置阴凉干燥处。

**【参考文献】** [1]汪长中，程惠娟，官妍，等.牡丹皮水煎剂对体外白念珠菌生物膜的抑制作用.微生物学杂志，2009，29(2)：67-70.

[2]李丽萍，王海江，董竞亚.牡丹皮、忍冬藤及泽兰抗肿瘤作用的实验研究[J].中药新药与临床药理，2000，11(5)：274-276.

[3]汤文璐，李俊，徐叔云.丹皮总甙抗炎作用的研究[J].安徽医科大学学报，1999，34(1)：11-13.

[4]王瑜，明亮，岑德意，等.丹皮总苷实验性癫痫的研究[J].中国药理学通报，1997，13(3)：268-270.

[5]王钦茂，洪浩，赵帜平，等.丹皮多糖-2b对2型糖尿病大鼠模型的作用及其降糖作用机制[J].中国药理学通报，2002，18(4)：456-459.

[6]陈丽燕.大黄牡丹汤配合规范化护理防治胆囊切除术后并发症[J].中国实验方剂学杂志，2011，17(6)：291-292.

[7]白永晨，周春英，王建青.疏风凉血汤辅助治疗激素依赖性皮炎临床观察[J].中国中西医结合杂志，2008，28(12)：1121-1123.

[8]詹乐昌，陈红霞，谢仁明，等.温箱灸合补肾中药治疗中风后尿潴留临床观察[J].新中医，2010，42(12)：90-91.

（卢君蓉　董艳　傅超美）

## 560 牡荆叶

Mujingye

**【异名】** 小荆实（《神农本草经》），牡荆实（《名医别录》）。

**【来源】** 为马鞭草科植物牡荆 *Vitex negundo* L. var. *cannabifolia* (Sieb. et Zucc.) Hand.-Mazz. 的新鲜叶。

**【产地】** 主要为野生品。分布于华东及河北、湖南、湖北、广东等地。

**【采收加工】** 夏、秋二季叶茂盛时采收，除去茎枝。

**【炮制】** 净制。

**【性状特征】** 为掌状复叶，小叶5片或3片，披针形或椭圆状披针形，中间小叶长5～10cm，宽2～4cm，两侧小叶依次渐小，先端渐尖，基部楔形，边缘具粗锯齿；上表面绿色，下表面淡绿色，两面沿叶脉有短茸毛，嫩叶下表面毛较密；总叶柄长2～6cm，有一浅沟槽，密被灰白色茸毛。气芳香，味辛微苦。

**【化学成分】** 牡荆叶的主要成分为挥发油和苷类，还有黄酮类、二萜类、植物甾体激素类、环烯醚萜类、苯丙素类化合物。牡荆叶的挥发油是其主要药理活性成分。

**【药理毒理】**

**1. 抗氧化** 大鼠肝匀浆中加入不等量的牡荆叶总黄酮提取物溶液，具有较好的抗氧化作用，能够较好的抑制脂质过氧化的发生，并且在0～0.1255mg/ml具有较好的量效关系[1]。

**2. 抗肿瘤** 牡荆叶油按0.1、0.15、0.2g/kg给$H_{22}$、$S_{180}$移植性肿瘤模型小鼠灌胃给药，对$H_{22}$的抑制率分别为26.43%、31.95%、33.8%，对$S_{180}$的抑制率分别为28.14%、33.57%、35.43%，呈现出量效关系[2]。

**【药性】** 微苦、辛，平。归肺经。

**【功能主治】** 祛痰，止咳，平喘。用于咳嗽痰多。

**【临床应用】 临床常用**

咳嗽，气喘　本品味苦主降，辛散，能解表、祛痰，尤适宜于寒痰咳喘者，多单味煎服，治咳嗽气喘，与杏仁、苏子等配伍。

**【用法用量】** 鲜用，供提取牡荆油用。

**【成药例证】 源吉林甘和茶（《卫生部药品标准中药成方制剂·第十九册》）** 药物组成：紫苏叶、青蒿、香薷、薄荷、葛根、前胡、防风、黄芩、连翘、桑叶、淡竹叶、广藿香、苦丁茶、水翁花、荷叶、川木通、栀子、茵陈、粉萆薢、槐花、威灵仙、苍术、厚朴、陈皮、乌药、布渣叶、山楂、槟榔、紫苏梗、龙胆、旋覆花、甘草、牡荆叶(嫩叶)、千里光(嫩叶)、玉叶金花。

功能主治:疏风清热,解暑消食,生津止渴。用于感冒发热,头痛,骨节疼痛,食滞饱胀,腹痛吐泻。

**【贮藏】** 置阴凉处。

**【参考文献】**

[1]黄琼,黎贵卿,陈海燕,等.超声波法提取牡荆总黄酮的工艺及其抗氧化活性的研究[J].安徽农业科学,2009,37(6):2544-2546.

[2]孙煦,李德山,刘淑清.牡荆叶油提取物的抑制肿瘤作用研究[J].中华医学丛刊,2004,4(10):11-12.

(卢君蓉　董艳　傅超美)

## 561　牡蛎(煅牡蛎)

Muli(Duanmuli)

**【异名】** 蛎蛤(《神农本草经》),牡蛤(《名医别录》),蛎房、蚝莆(《本草图经》),蚝壳(《浙江中药手册》),海蛎子壳、海蛎子皮(《山东中药》),左壳(《中药志》)。

**【来源】** 为牡蛎科动物长牡蛎 *Ostrea gigas* Thunberg、大连湾牡蛎 *Ostrea talienwhanensis* Crosse 或近江牡蛎 *Ostrea rivularis* Gould 的贝壳。

**【产地】** 野生品和养殖品均有。主产于江苏、福建、广东、浙江、山东等沿海一带。

**【采收加工】** 全年均可捕捞,去肉,洗净,晒干。

**【炮制】** **牡蛎**　洗净,干燥,碾碎。

**煅牡蛎**　取净牡蛎,照明煅法煅至酥脆。

**【性状特征】** **长牡蛎**　呈长片状,背腹缘几平行,长10～50cm,高4～15cm。右壳较小,鳞片坚厚,层状或层纹状排列。壳外面平坦或具数个凹陷,淡紫色、灰白色或黄褐色;内面瓷白色,壳顶二侧无小齿。左壳凹陷深,鳞片较右壳粗大,壳顶附着面小。质硬,断面层状,洁白。气微,味微咸。

**大连湾牡蛎**　呈类三角形,背腹缘呈八字形。右壳外面淡黄色,具疏松的同心鳞片,鳞片起伏成波浪状,内面白色。左壳同心鳞片坚厚,自壳顶部放射肋数个,明显,内面凹下呈盒状,铰合面小。

**近江牡蛎**　呈圆形、卵圆形或三角形等。右壳外面稍不平,有灰、紫、棕、黄等色,环生同心鳞片,幼体者鳞片薄而脆,多年生长后鳞片层层相叠,内面白色,边缘有的淡紫色。

**煅牡蛎**　为不规则的碎块或粗粉。灰白色。质酥脆,断面层状。

**【化学成分】** 牡蛎的主要成分为碳酸钙、磷酸钙及硫酸钙,还含镁、铝、硅及氧化铁等。《中华人民共和国药典》2015年版规定,本品药材及其饮片含碳酸钙($CaCO_3$)不得少于94.0%。

**【药理毒理】**

**1. 镇静**　牡蛎末混悬液按1、2g/kg给大鼠灌胃,每天1次,连续7d,2g/kg剂量对大鼠的运动量有抑制趋势[1]。

**2. 镇痛**　牡蛎末混悬液按1、2、4g/kg灌胃小鼠,45min后腹腔内给予1%醋酸,1、2g/kg可明显减少扭体次数[1]。

**3. 降血糖**　牡蛎提取物按2、4、12g/kg剂量给小鼠灌胃,连续4周,可显著降低四氧嘧啶诱导的小鼠血糖升高幅度,增加小鼠免疫器官重量,对正常小鼠血糖无明显影响[2]。

**【药性】** 咸,微寒。归肝、胆、肾经。

**【功能主治】** 重镇安神,潜阳补阴,软坚散结。用于惊悸失眠,眩晕耳鸣,瘰疬痰核,癥瘕痞块。煅牡蛎收敛固涩,制酸止痛。用于自汗盗汗,遗精滑精,崩漏带下,胃痛吞酸。

**【临床应用】**

**1. 临床常用**

(1) 心神不安,惊悸失眠　本品质重能镇,有安神之功效。用治心神不安、惊悸怔忡、失眠多梦等症,常与龙骨相须为用,如《伤寒论》桂枝甘草龙骨牡蛎汤。亦可配伍朱砂、琥珀、酸枣仁等安神之品。

(2) 肝阳上亢,头晕目眩　本品咸寒质重,入肝经,有平肝潜阳、益肾之功。用治水不涵木、阴虚阳亢、头目眩晕、烦躁不安、耳鸣者,常与龙骨、龟甲、白芍等同用,如《医学衷中参西录》镇肝息风汤;亦治热病日久、灼烁真阴、虚风内动、四肢抽搐之症,常与生地黄、龟甲、鳖甲等养阴、息风止痉药配伍,如《温病条辨》大定风珠。

(3) 痰核,瘰疬,瘿瘤,癥瘕积聚　本品味咸,软坚散结。用治痰火郁结之痰核、瘰疬、瘿瘤等,常与浙贝母、玄参等配伍,如《医学心悟》消瘰丸;用治气滞血瘀所致的癥瘕积聚,常与鳖甲、丹参、莪术等同用。

（4）滑脱诸证　本品煅后有与煅龙骨相似的收敛固涩作用，通过不同配伍可治疗自汗、盗汗、遗精、滑精、尿频、遗尿、崩漏、带下等滑脱之证。用治自汗、盗汗，常与麻黄根、浮小麦等同用，如牡蛎散（《太平惠民和剂局方》），亦可用牡蛎粉扑撒汗处，有止汗作用；治肾虚遗精、滑精，常与沙苑子、龙骨、芡实等配伍，如《医方集解》金锁固精丸；治尿频、遗尿，可与桑螵蛸、金樱子、益智仁、龙骨等同用；治疗崩漏、带下证，又常与海螵蛸、山茱萸、山药、龙骨等配伍。

此外，煅牡蛎有制酸止痛作用。可治胃痛泛酸，与乌贼骨、浙贝母共为细末，内服取效。

**2. 临床新用**　牡蛎可用于治疗乳腺增生[3]。

**【用法用量】**　9～30g，先煎。

**【成药例证】**

**1. 乌鸡白凤丸（《中华人民共和国药典》2015 年版）**　药物组成：乌鸡（去毛爪肠）、鹿角胶、醋鳖甲、煅牡蛎、桑螵蛸、人参、黄芪、当归、白芍、醋香附、天冬、甘草、地黄、熟地黄、川芎、银柴胡、丹参、山药、芡实（炒）、鹿角霜。

功能主治：补气养血，调经止带。用于气血两虚，身体瘦弱，腰膝酸软，月经不调，崩漏带下。

**2. 心通口服液（《中华人民共和国药典》2015 年版）**　药物组成：黄芪、党参、麦冬、何首乌、淫羊藿、葛根、当归、丹参、皂角刺、海藻、昆布、牡蛎、枳实。

功能主治：益气活血，化痰通络。用于气阴两虚、痰瘀痹阻所致的胸痹，症见心痛、胸闷、气短、呕恶、纳呆；冠心病心绞痛见上述证候者。

**3. 龙牡壮骨颗粒（《中华人民共和国药典》2015 年版）**　药物组成：党参、黄芪、山麦冬、醋龟甲、炒白术、山药、醋南五味子、龙骨、煅牡蛎、茯苓、大枣、甘草、乳酸钙、炒鸡内金、维生素 $D_2$、葡萄糖酸钙。

功能主治：强筋壮骨，和胃健脾。用于治疗和预防小儿佝偻病、软骨病；对小儿多汗、夜惊、食欲不振、消化不良、发育迟缓也有治疗作用。

**4. 仲景胃灵丸（《中华人民共和国药典》2015 年版）**　药物组成：肉桂、延胡索、牡蛎、小茴香、砂仁、高良姜、白芍、炙甘草。

功能主治：温中散寒，健胃止痛。用于脾胃虚弱，食欲不振，寒凝胃痛，脘腹胀满，呕吐酸水或清水。

**5. 草香胃康胶囊（《中华人民共和国药典》2015 年版）**　药物组成：鸡内金、决明子、海螵蛸、牡蛎、木香、阿魏。

功能主治：泄肝和胃，行气止痛。用于肝气犯胃所致的胃痛，症见胃脘疼痛、饥后尤甚、泛吐酸水、食欲不佳、心烦易怒；胃及十二指肠球部溃疡、慢性胃炎见上述证候者。

**【注意事项】**　本品多服久服，易引起便秘和消化不良。

**【贮藏】**　置干燥处。

**【参考文献】**　[1]张志军.龙骨与牡蛎的药理作用[J].国外医学·中医中药分册，1999，21(4)：5-8.

[2]王世华，于红霞，王淑娥.牡蛎提取物对高血糖小鼠保护作用[J].中国公共卫生，2006，22(1)：80-81.

[3]王丽霞，黄素嫦.柴胡牡蛎汤治疗乳腺增生 70 例疗效观察[J].中药材，2006，29(6)：638.

（卢君蓉　董艳　傅超美）

## 562　木鳖子

Mubiezi

**【异名】**　木鳖（《本草纲目》），漏苓子（《中药志》），地桐子、藤桐子（《中药材手册》），土鳖瓜（广州空军《常用中草药手册》）。

**【来源】**　为葫芦科植物木鳖 *Momordica cochinchinensis* (Lour.) Spreng. 的干燥成熟种子。

**【产地】**　主要为栽培品。其道地产区为湖南常德、岳阳，浙江绍兴，广西全州、宜山等地。四川、贵州、湖北等地也有栽种。

**【采收加工】**　冬季采收成熟果实，剖开，晒至半干，除去果肉，取出种子，干燥。

**【炮制】**　**木鳖子**　净制。

**木鳖子仁**　净制。去壳取仁，用时捣碎。

**木鳖子霜**　取净木鳖子仁，炒热，研末，用纸包裹，加压去油。

**【性状特征】**　**木鳖子**　呈扁平圆板状，中间稍隆起或微凹陷，直径 2～4cm，厚约 0.5cm。表面灰棕色至黑褐色，有网状花纹，在边缘较大的一个齿状突起上有浅黄色种脐。外种皮质硬而脆，内种皮，灰绿色，绒毛样。子叶 2，黄白色，富油性。有特殊的油腻气，味苦。

**木鳖子仁**　内种皮灰绿色，绒毛样。子叶2，黄白色，富油性。有特殊的油腻气，味苦。

**木鳖子霜**　为白色或类白色的松散粉末，有特殊的油腻气，味苦。以松散粉末白色或类白色者为佳。

**【化学成分】**　木鳖子的主要成分是皂苷，还含有脂肪酸类、蛋白质、肽类等。木鳖子的皂苷是其主要药理活性成分。《中华人民共和国药典》2015年版规定，本品药材及其饮片木鳖子仁按干燥品计算，含丝石竹皂苷元3-*O*-*β*-D-葡萄糖醛酸甲酯（$C_{37}H_{56}O_{10}$）不得少于0.25%，木鳖子霜含丝石竹皂苷元3-*O*-*β*-D-葡萄糖醛酸甲酯（$C_{37}H_{56}O_{10}$）不得少于0.40%。

**【药理毒理】**

**1. 抗肿瘤**　25～300mg/L木鳖子水提物和醇提物对4种不同组织来源的肿瘤细胞（人肺癌细胞A549、乳腺癌细胞MDA-MB-231、食管癌细胞TE-13、黑色素瘤$B_{16}$）进行体外生长抑制研究，不同浓度的醇提物对4种肿瘤细胞的生长均有显著的抑制作用[1]。

**2. 抗炎、镇痛**　含油量分别为0%、10%、20%、30%木鳖子霜给小鼠灌胃，连续7d，可减轻小鼠体重，降低脾腺、胸腺指数，减少耳肿胀率，提高痛阈值[2]。

**3. 抗菌**　含油量分别为10%、20%、30%的木鳖子霜、原药材及皂苷对白色念珠菌均有抑制作用。木鳖子药材对金黄色葡萄球菌有一定的抑制效果[3]。

**【药性】**　苦、微甘，凉；有毒。归肝、脾、胃经。

**【功能主治】**　散结消肿，攻毒疗疮。用于疮疡肿毒，乳痈，瘰疬，痔瘘，干癣，秃疮。

**【临床应用】　临床常用**

本品既能散结消肿，又能攻毒疗疮。主要适用于由血热造成的痈疮疔毒，折伤肿痛，痞积痞块，痔瘤瘰疬等症。

**【用法用量】**　0.9～1.2g。外用适量，研末，用油或醋调涂患处。

**【成药例证】**

**1. 小金丸（《中华人民共和国药典》2015年版）**　药物组成：麝香或人工麝香、木鳖子（去壳去油）、制草乌、枫香脂、醋乳香、醋没药、五灵脂（醋炒）、酒当归、地龙、香墨。

功能主治：散结消肿，化瘀止痛。用于痰气凝滞所致的瘿瘤、瘰疬、乳岩、乳癖，症见肌肤或肌肤下肿块一处或数处，推之能动，或骨及骨关节肿大，皮色不变，肿硬作痛。

**2. 肖金丹、丸（《卫生部药品标准中药成方制剂·第五册》）**　药物组成：麝香、蟾酥、制草乌、枫香脂、乳香（制）、没药（制）、地龙、五灵脂（酒炒）、当归（酒炒）、香墨、木鳖子（去壳去油）。

功能主治：散结消肿，化瘀止痛。用于阴疽初起，皮色不变，肿硬作痛，多发性脓肿、甲状腺瘤、淋巴结炎、淋巴结结核、慢性囊性乳腺病。

**3. 散结灵胶囊（《卫生部药品标准中药成方制剂·第六册》）**　药物组成：乳香（醋炙）、没药（醋炙）、五灵脂（醋炙）、地龙、木鳖子、当归、石菖蒲、草乌（甘草银花炙）、枫香脂、香墨。

功能主治：散结消肿，活血止痛。用于阴疽初起，皮色不变，肿硬作痛，瘰疬鼠疮。

**【注意事项】**

1. 孕妇慎用。

2. 木鳖子毒性表现为恶心、呕吐、头痛、头晕、耳鸣等，且有潜在的肝损害。其毒性物质基础是皂苷和木鳖子素。可通过减小用量、辨证用药、炮制等方法减毒。

**【贮藏】**　置干燥处。

**【参考文献】**　[1]赵连梅，韩丽娜，单保恩，等.木鳖子提取物体外抗肿瘤活性的初步研究[J].癌变·畸变·突变，2010，22(1)：19-23.

[2]孙付军，路俊仙，崔璐，等.不同含油量木鳖子霜抗炎镇痛作用比较[J].时珍国医国药，2010，21(5)：1084-1085.

[3]路俊仙，孟蔚，张才波，等.木鳖子制霜前后的体外抑菌作用研究[J].现代中药研究与实践，2009，22(6)：33-35.

（游宇　卢君蓉　傅超美）

## 563　木耳

Mu'er

**【异名】**　檽（《神农本草经》），木檽、桑上寄生（《本草经集注》），木菌、木蛾（《本草纲目》）。

**【来源】** 为木耳科植物木耳 *Auricularia auricula* (L.ex Hook.) Underw 的干燥子实体。

**【产地】** 主要为野生品，栽培品亦有。主产于江苏、四川、福建、吉林、黑龙江等地。

**【采收加工】** 夏秋季采收，晒干。

**【炮制】** 净制。

**【性状特征】** 呈不规则块片，多卷缩，表面平滑，黑褐色或紫褐色；底面色较淡，质脆，易折断，以水浸泡则膨胀，色泽转淡，呈棕褐色，柔润而微透明，表面有滑润的黏液。气微香。

**【化学成分】** 木耳的主要成分是木耳多糖，还含有麦角甾醇、原维生素、黑刺菌素等。木耳的木耳多糖是其主要药理活性成分。

**【药理毒理】**

**1. 抗衰老** 将刚羽化尚未交配果蝇成虫置于0.4%黑木耳多糖培养基中饲养40d，能增加果蝇飞翔能力；黑木耳多糖0.1%浓度培养羽化10h内雄性果蝇成虫，能延长果蝇的寿命[1]。

**2. 降血脂** 木耳多糖按50、100、200mg/kg对高脂模型小鼠灌胃，35d后禁食24h，能降低小鼠的血清甘油三酯(TG)、总胆固醇(TC)和低密度脂蛋白胆固醇(LDL-C)，提高高密度脂蛋白胆固醇(HDL-C)[2]。

**3. 降血糖** 木耳多糖按200mg/kg灌胃给药正常雄性小鼠和糖尿病模型小鼠，连续30d，测空腹血糖值，能够显著降低糖尿病小鼠的血糖值[3]。

**4. 抗氧化** 木耳粗多糖按2.502mg/(kg·d)灌胃小鼠，连续20d，可明显提高安静小鼠心肌、肝脏SOD及骨骼肌GSH-Px活性[4]。

**【药性】** 甘，平。归胃、大肠经。

**【功能主治】** 益气强身，活血，止血，舒筋活络。用于崩中漏下，产后虚弱，抽筋麻木，腰腿疼痛。

**【临床应用】 临床常用**

(1) 虚劳 本品能益气强身，滋肾养胃，可用于治疗脏腑功能虚弱所致慢性衰弱病证。《神农本草经》，列为中品，认为木耳可“益气不饥，轻身强志”。

(2) 血栓病、心脑血管疾病 本品具有活血功效，能抗凝、抗血栓，可用于静脉血栓的治疗，此外还可降低血液黏稠度、软化血管，使血液流动通畅，用于心血管疾病的预防和辅助治疗。

**【用法用量】** 15～50g，或研末服。

**【成药例证】**

**1. 妙济丸(《中华人民共和国药典》2015年版)** 药物组成：黑木耳(醋制)、当归、酒白芍、川芎、木瓜、盐杜仲、续断、川牛膝(酒蒸)、苍术、盐小茴香、木香、丁香、母丁香、乳香(制)、茯苓、土茯苓、龟甲(制)。

功能主治：补益肝肾，祛湿通络，活血止痛。用于肝肾不足、风湿瘀阻所致的痹证，症见骨节疼痛、腰膝酸软、肢体麻木拘挛。

**2. 大风丸(《卫生部药品标准中药成方制剂·第六册》)** 药物组成：木耳、当归(酒炙)、白芍、牛膝、木瓜、桔梗、杜仲(炒炭)、苍术(米泔水炙)、陈皮、远志(炒)、肉桂、独活。

功能主治：舒筋活血，补虚祛风。用于腰腿疼痛，四肢麻木，半身不遂，筋骨酸困。

**3. 二仙丸(和合丸)(《卫生部药品标准中药成方制剂·第八册》)** 药物组成：木耳、苍术(麸炒)、生川乌、生草乌、杜仲(盐炒)、牛膝、升麻、六神曲(麸炒)。

功能主治：除湿祛风，温经散寒，定痛止麻。用于寒湿痹痛，腰腿疼痛，拘挛痿软，行步艰难，手足麻木。

**【贮藏】** 置阴凉干燥处，防潮。

**【参考文献】**
[1]吴宪瑞，孔令员，淦洪.黑木耳多糖的医疗保健价值[J].林业科技，1996，21(3)：32-33.

[2]周国华，于国萍.黑木耳多糖降血脂作用的研究[J].现代食品科技，2005，21(1)：46-48.

[3]韩春然，马永强，唐娟.黑木耳多糖的提取及降血糖作用[J].食品与生物技术学报，2006，25(5)：111-114.

[4]史亚丽，姜川，杨立红，等.黑木耳粗多糖对力竭小鼠抗氧化能力的影响[J].现代预防医学，2008，35(24)：4845-4857.

(游宇 卢君蓉 傅超美)

## 564 木芙蓉花

Mufuronghua

**【异名】** 拒霜花(《益部方物略记》)。

**【来源】** 为锦葵科植物木芙蓉 *Hibiscus mutabilis* L.的干燥花。

**【产地】** 主要为栽培品。除东北、西北等寒冷地区外，其他地区均有分布，尤以湖南、四川最盛。

**【采收加工】** 秋季采收，晒干。

**【炮制】** 净制。

【性状特征】　卷缩呈不规则卵圆形。长1.5～3cm，直径1.5～2.5cm。小苞片8～12枚，线形，被毛；花萼钟状，上部5裂，灰绿色，表面被星状毛；花冠淡红色至棕色，皱缩，中心有黄褐色的花蕊。质软，气微，味微辛。

【化学成分】　木芙蓉花的主要化学成分是黄酮类和甾醇类，还有类胡萝卜素等。木芙蓉花的黄酮类成分是其主要药理活性成分。

【药性】　微辛，凉。归肺、肝经。

【功能主治】　清肺凉血，散热解毒，消肿排脓。用于肺热咳嗽，瘰疬，肠痈，白带；外治痈疖脓肿，脓耳，无名肿毒，烧、烫伤。

【临床应用】　临床常用

痈疽疖肿　本品性凉味辛，有清热、凉血、解毒、消肿、排毒之功。适用于肺热咳嗽，月经过多，白带过多，痈疽肿毒，疔疮，水火烫伤等疾病。《本草纲目》言其“治一切大小痈疽，肿毒恶疮，消肿，排脓，止痛”。

【用法用量】　10～30g。外用适量，研末油调或熬膏。

【贮藏】　置通风干燥处。

（游宇　卢君蓉　傅超美）

## 565　木芙蓉叶

Mufurongye

【异名】　拒霜叶（《世医得效方》），芙蓉花叶（《普济方》），铁箍散（《湖南药物志》）。

【来源】　为锦葵科植物木芙蓉 *Hibiscus mutabilis* L.的干燥叶。

【产地】　主要为栽培品，野生品亦有。主产于浙江、四川、湖南、云南、贵州等地。

【采收加工】　夏、秋二季采收，干燥。

【炮制】　除去杂质，喷淋清水，稍润，切丝或切碎，干燥；或研粉。

【性状特征】　多卷缩、破碎，全体被毛。完整叶片展平后呈卵圆状心形，宽10～20cm，掌状3～7浅裂，裂片三角形，边缘有钝齿。上表面暗黄绿色，下表面灰绿色，叶脉7～11条，于两面突起。叶柄长5～20cm。气微，味微辛。

【化学成分】　木芙蓉叶的主要成分为烷烃类、黄酮苷、酚类、氨基酸、鞣质、还原糖、甾类化合物和挥发油等。《中华人民共和国药典》2015年版规定，本品药材按干燥品计算，含无水芦丁（$C_{27}H_{30}CO_{16}$）不得少于0.070%。

【药理毒理】

**1. 抗病毒**　木芙蓉叶水提取物经醇沉后对呼吸道合胞病毒（RSV）、甲型流感病毒（Flu A）和副流感病毒（HPIVs）3种病毒都有不同程度的抑制作用。木芙蓉叶水提取物经醇沉后按10、20、40g/kg对小鼠灌胃治疗，每天2次，连续7d，能降低由RSV引起的小鼠肺部感染的肺指数[1]。

**2. 抗菌**　木芙蓉叶70%乙醇提取物对大肠埃希菌的抑制效果比较明显，抑菌圈直径为15mm；经二倍稀释法测定木芙蓉70%乙醇提取物对大肠埃希菌、粪肠球菌和普通变形杆菌的 *MIC* 为0.25mg/ml[2]。

**3. 抗炎**　木芙蓉叶的有效组分提取物，以相当于人体20倍生药量的药量对大鼠灌胃0.5ml/次，对鹿角菜及蛋清所致的大鼠足肿胀有良好的抑制作用；木芙蓉叶有效组分提取物按2、4g生药/kg、0.2ml/10g对小鼠灌胃，每天1次，连续5d，对因乙酸引起的小鼠腹腔毛细血管通透性有良好的抑制作用，可抑制二甲苯造成的非特异性耳肿胀[3]。

**4. 对肾缺血再灌注损伤的保护**　金酸萍糖浆（主要成分为木芙蓉叶的总黄酮成分）以剂量为人体10倍量对肾缺血再灌注模型大鼠灌胃给药，在造模前1h及再灌注前15min分别灌胃1次，可降低血清尿素氮（BUN）及肌酐（Scr）量，减轻肾组织病理损伤[4]。

**5. 保肝**　木芙蓉叶总黄酮0.25g/kg灌胃给药，每天1次，连续8周，能明显降低四氯化碳致肝损伤模型大鼠血清中的转氨酶，且能够减轻肝细胞的病理变化[5]。

**6. 安全性评价**　木芙蓉叶有效组分（主要成分为总黄酮）按321.4g生药/kg（动物有效剂量的150倍）给小鼠单次灌胃，未见毒性反应[6]。

【药性】　辛，平。归肺、肝经。

【功能主治】　凉血，解毒，消肿，止痛。用于痈疽焮肿，缠身蛇丹，烫伤，目赤肿痛，跌打损伤。

【临床应用】 临床常用

(1) 痈肿疮毒　本品辛平而散，平而偏凉，具有良好的清热解毒、凉血消肿功效。在临床上广泛用于痈肿疮毒之证。本品单用即有良效，尤其适宜于痈肿疮毒初起。

(2) 小儿惊风　本品有清热解毒及凉血泻火之效。可用治热毒壅盛的小儿惊风之证。如《岭南采药录》以本品捣烂，和入鸡蛋煎熟作饼，贴于肚脐，冷则随换，治小儿惊风肚痛及急惊风。

【用法用量】 10～30g。外用适量。

【成药例证】

**1. 复方木芙蓉涂鼻膏(《国家中成药标准汇编·眼科耳鼻喉科皮肤科分册》)** 药物组成：木芙蓉叶、地榆、冰片、薄荷脑。

功能主治：解表通窍，清热解毒。用于流感及感冒引起的鼻塞，流涕，打喷嚏，鼻腔灼热等症。

**2. 芙蓉抗流感片(《卫生部药品标准中药成方制剂·第十一册》)** 药物组成：木芙蓉叶。

功能主治：清肺凉血，散热解毒。用于流行性感冒。

**3. 芙朴感冒胶囊(《卫生部药品标准中药成方制剂·第十五册》)** 药物组成：木芙蓉叶、厚朴(制)、陈皮、牛蒡子(炒)。

功能主治：清热解毒，宣肺利咽，理气宽中。用于风热或风热挟湿感冒出现的高热头痛，咽痛，肢体酸痛，鼻塞，胃纳减退等症。

【贮藏】 置通风干燥处。

【参考文献】 [1]张丽，周长征.木芙蓉叶提取物抗病毒作用实验研究[J].长春中医药大学学报，2013，29(1)：28-30.

[2]李昌灵，刘胜贵，吴镝，等.木芙蓉叶提取物的抑菌作用研究[J].食品工业科技，2009，30(11)：97-98.

[3]付文彧，罗仕华，符诗聪，等.木芙蓉叶有效组分抗非特异性炎症的实验研究[J].中国骨伤，2003，16(8)：474-476.

[4]符诗聪，罗仕华，周玲珠，等.木芙蓉叶有效组分对大鼠肾缺血再灌注损伤的保护作用[J].广西科学，2014，11(2)：131-133.

[5]沈钦海，秦召敏，孙志军.木芙蓉叶提取物对大鼠慢性肝损伤的实验性研究[J].时珍国医国药，2010，21(5)：1273-1274.

[6]符诗聪，张慧娟，马景，等.木芙蓉叶有效组分致突变与急性毒性实验研究[J].广西科学，2002，9(1)：53-56.

(傅舒　卢君蓉　傅超美)

## 566 木瓜

Mugua

【异名】 木瓜实(《名医别录》)，铁脚梨(《清异录》)。

【来源】 为蔷薇科植物贴梗海棠 *Chaenomeles speciosa* (Sweet) Nakai 的干燥近成熟果实。

【产地】 主要为栽培品，野生品亦有。在全国各地被广泛种植，其中安徽、湖北、云南、山东等地栽培较多。因产于安徽省宣城市的木瓜最佳，故称其“宣木瓜”。

【采收加工】 夏、秋二季果实绿黄时采收，置沸水中烫至外皮灰白色，对半纵剖，晒干。

【炮制】 洗净，润透或蒸透后切薄片，晒干。

【性状特征】 长圆形，多纵剖成两半，长4～9cm，宽2～5cm，厚1～2.5cm。外表面紫红色或红棕色，有不规则的深皱纹；剖面边缘向内卷曲，果肉红棕色，中心部分凹陷，棕黄色；种子扁长三角形，多脱落。质坚硬。气微清香，味酸。

【化学成分】 木瓜的主要成分为有机酸、三萜类、黄酮类、皂苷、多糖、氨基酸、挥发性成分及多种微量元素等。木瓜的黄酮和有机酸是其主要药理活性成分。《中华人民共和国药典》2015年版规定，本品药材按干燥品计算，含齐墩果酸($C_{30}H_{48}O_3$)和熊果酸($C_{30}H_{48}O_3$)的总量不得少于0.50%。

【药理毒理】

**1. 保肝** 木瓜混悬液3g/kg对大鼠灌胃给药，每天1次，连续10d，可减轻$CCl_4$导致急性肝损伤大鼠肝细胞坏死，减轻肝细胞脂变，防止肝细胞肿胀、气球样变，促进肝细胞修复作用，显著降低血清丙氨酸转移酶作用[1]。

**2. 镇痛** 木瓜苷60、120、240mg/kg对小鼠灌胃给药1次，可抑制小鼠的乙酸扭体反应和甲醛第二相反应；120、240mg/kg灌胃给药1次，可升高小鼠的痛阈，且镇痛作用呈剂量相关趋势[2]。

**3. 抗炎** 木瓜苷60、120、240mg/kg对小鼠灌胃给药1次，对小鼠耳肿胀及醋酸致小鼠腹腔毛细血管通透性增加均有明显抑制作用，且抑制作用呈剂量相关趋势[3]。

**4. 抗氧化** 将木瓜黄酮溶液稀释成0.000313、

0.000626、0.001566、0.003132mg/ml，对 DPPH·的清除作用随着黄酮浓度的增加而增加，黄酮溶液浓度为 0.003132mg/ml 时出现最大抑制率，为 93.06%[4]。

**5. 安全性评价** 以 83.1、332.5、1330.0mg/kg 灌胃，木瓜苷对小鼠的生殖能力、胚胎形成和胎仔外观、骨骼及内脏生长发育无影响，但 1330.0mg/kg 木瓜苷可使孕鼠总增重明显降低[5]。

**【药性】** 酸，温。归肝、脾经。

**【功能主治】** 舒筋活络，和胃化湿。用于湿痹拘挛，腰膝关节酸重疼痛，暑湿吐泻，转筋挛痛，脚气水肿。

**【临床应用】 临床常用**

(1) 风湿痹痛，筋脉拘挛，脚气肿痛 本品有较好的舒筋活络作用，且能化湿，为治风湿痹痛所常用，筋脉拘挛者尤为要药。如木瓜煎，治筋急项强，不可转侧，即以本品配乳香、没香、生地。治脚气肿痛，冲心烦闷，常与吴茱萸、槟榔等配伍。

(2) 吐泻转筋 本品治此症，一则使湿浊得化，中焦调和；二则舒筋活络，使吐利过多而致的足腓挛急得以缓解。如蚕矢汤治疗此症，即以本品与薏苡仁、蚕沙、黄连、吴茱萸等同用。此外，本品尚有消食作用，可用于消化不良证。

**【用法用量】** 6～9g。

**【成药例证】**

**1. 颈通颗粒(《国家中成药标准汇编·骨伤科分册》)** 药物组成：白芍、威灵仙、葛根、党参、黄芪、丹参、川芎、木瓜、桂枝、香附、地黄、甘草。

功能主治：补益气血，活血化瘀，散风利湿。用于颈椎病引起的颈项疼痛，活动艰难，肩痛，上肢麻木或肌肉萎缩等症。

**2. 金乌骨通胶囊(《国家中成药标准汇编·脑系经络肢体分册》)** 药物组成：金毛狗脊、乌梢蛇、葛根、淫羊藿、木瓜、土牛膝、土党参、姜黄、威灵仙、补骨脂。

功能主治：滋补肝肾，祛风除湿，活血通络。用于肝肾不足，风寒湿痹，骨质疏松，骨质增生引起的腰腿酸痛，肢体麻木等症。

**3. 秦川通痹片(《国家中成药标准汇编·脑系经络肢体分册》)** 药物组成：秦艽、川芎、威灵仙、桂枝、独活、木瓜、炙黄芪、干姜、牛膝、当归、苍术、甘草。

功能主治：祛风除湿，通络止痛。用于风寒湿痹所致的肢体疼痛，麻木拘挛。

**【注意事项】** 胃酸过多者不宜用。

**【贮藏】** 置阴凉干燥处，防潮，防蛀。

**【参考文献】** [1]郑智敏，王寿源.中药木瓜对大白鼠肝损伤的实验观察[J].福建中医药，1985，16(6)：35-36.

[2]汪倪萍，戴敏，王华，等.木瓜苷的镇痛作用[J].中国药理学与毒理学杂志，2005，19(3)：169-174.

[3]吴虹，戴敏，魏伟，等.木瓜中不同提取物的药效学研究[J].中国中医药科技，2004，11(2)：98-99.

[4]周晓丽，邵震，李婷婷，等.木瓜黄酮的提取及抗氧化性研究[J].食品工业科技，2007，28(8)：170-172.

[5]路景涛，徐德祥，孙美芳，等.木瓜苷的致畸毒性研究[J].癌变·畸变·突变，2008，20(1)：27-29.

(傅舒 卢君蓉 傅超美)

## 567 木蝴蝶

Muhudie

**【异名】** 千张纸、兜铃、三百两银药(《滇南本草》)，云故纸(《兽医常用中药》)，白干层、纸肉、故纸、洋故纸、鸭船层纸(《广西中药志》)，千纸肉(《岭南草药志》)，白玉纸(《中药志》)，海船皮(《四川中药志》)。

**【来源】** 为紫葳科植物木蝴蝶 *Oroxylum indicum*(L.)Vent.的干燥成熟种子。

**【产地】** 主要为野生品，栽培品亦有。原产于巴西，现世界温带地区广泛栽种。主产于云南、广西、贵州等地。

**【采收加工】** 秋、冬二季采收成熟果实，暴晒至果实开裂，取出种子，晒干。

**【炮制】** 净制。

**【性状特征】** 为蝶形薄片，除基部外三面延长成宽大菲薄的翅，长 5～8cm，宽 3.5～4.5cm。表面浅黄白色，翅半透明，有绢丝样光泽，上有放射状纹理，边缘多破裂。体轻，剥去种皮，可见一层薄膜状的胚乳紧裹于子叶之外。子叶 2，蝶形，黄绿色或黄色，长径 1～1.5cm。气微，味微苦。

**【化学成分】** 木蝴蝶的主要成分为脂肪油，还含有黄酮类及苷类成分、对羟基苯乙醇和环己醇类化合物。《中华人民共和国药典》2015年版规定，本品药材按干燥品计算，含木蝴蝶苷B($C_{27}H_{30}O_{15}$)不得少于2.0%。

**【药理毒理】**

**1. 镇咳、祛痰**　木蝴蝶水提液16.70～33.40g/kg对小鼠灌胃给药，每天1次，连续3d，能减少氨水引起的小鼠咳嗽，并延长潜伏期；木蝴蝶水提液8.35～33.40g/kg对小鼠灌胃给药，每天1次，连续3d，能增加小鼠气管酚红的排泌作用[1]。

**2. 抗炎**　木蝴蝶水提取物0.4g/kg对小鼠灌胃给药，每天1次，连续4d，可降低二甲苯所致小鼠耳肿胀的耳廓肿胀度[2]。

**3. 抗白内障**　木蝴蝶水煎剂4g/kg对半乳糖性白内障大鼠灌胃，每天1次，连续30d，能推迟核浑浊出现的时间，缓解晶状体变浑浊，对白内障具有预防和治疗作用[3]。

**4. 抗菌**　0.5ml浓度为1g/ml木蝴蝶乙醇提取物对金黄色葡萄球菌和鸡大肠埃希菌有较好的抑菌效果，抑菌圈分别为33mm、20mm[2]。

**5. 其他药理作用**　通过开胸结扎左冠状动脉前降支建立小鼠急性心肌梗死模型，对急性心肌梗死24h的小鼠腹腔注射木蝴蝶总黄酮2、4、8mg/g，可明显降低血清磷酸肌酸激酶、乳酸脱氢酶活性及脂质过氧化的含量，提高超氧化物转化酶活性，从而缩小急性心肌梗死的面积[4]。

**6. 安全性评价**　木蝴蝶水提取物分别按10、50、100g/kg对正常小鼠灌胃给药，1次最大灌胃量不超过1ml/只，用药7d后小鼠无一死亡且精神状态良好，剖检各脏器未见明显的改变。小鼠对木蝴蝶水提取物的最大耐受量为150g/kg体重[2]。

**【药性】**　苦、甘，凉。归肺、肝、胃经。

**【功能主治】**　清肺利咽，疏肝和胃。用于肺热咳嗽，喉痹，音哑，肝胃气痛。

**【临床应用】　临床常用**

(1) 喉痹音哑，肺热咳嗽　本品苦甘寒凉，具有清肺热、利咽喉之功效，为治咽喉肿痛之常用药。多与玄参、麦冬、冰片等配伍，治疗邪热伤阴、咽喉肿痛、声音嘶哑。本品又具清肺化痰止咳之功，常与桔梗、桑白皮、款冬花等配伍，用治肺热咳嗽，或小儿百日咳，如止咳糖浆(《现代实用中药》)。

(2) 肝胃气痛　本品甘缓苦泄，入肝、胃二经，能疏肝和胃止痛。《本草纲目拾遗》单用本品研末，酒调送服，治疗肝气郁滞，肝胃气痛，脘腹、胁肋胀痛等。

**【用法用量】**　1～3g。

**【成药例证】**

**1. 金嗓开音丸(《中华人民共和国药典》2015年版)**　药物组成：金银花、连翘、玄参、板蓝根、赤芍、黄芩、桑叶、菊花、前胡、焯苦杏仁、牛蒡子、泽泻、胖大海、僵蚕(麸炒)、蝉蜕、木蝴蝶。

功能主治：清热解毒，疏风利咽。用于风热邪毒所致的咽喉肿痛，声音嘶哑；急性咽炎、亚急性咽炎、喉炎见上述证候者。

**2. 咽炎片(《卫生部药品标准中药成方制剂·第二册》)**　药物组成：玄参、百部(制)、天冬、牡丹皮、麦冬、款冬花(制)、木蝴蝶、地黄、板蓝根、青果、蝉蜕、薄荷油。

功能主治：养阴润肺，清热解毒，清利咽喉，镇咳止痒。用于慢性咽炎引起的咽干、咽痒、刺激性咳嗽等症。

**3. 小儿消咳片(《卫生部药品标准中药成方制剂·第八册》)**　药物组成：白屈菜、百部、天冬、南沙参、白前、侧柏叶、木蝴蝶。

功能主治：清肺润燥，化痰止咳，解表利咽。用于急慢性气管炎、痰热或燥痰咳嗽。

**【贮藏】**　置通风干燥处。

**【参考文献】**　[1]潘勇，韦健全，郑子敏，等.木蝴蝶对小鼠的镇咳祛痰作用研究[J].右江民族医学院学报，2008，30(4)：550-551.

[2]胡庭俊，刘姗姗，赵灵颖，等.木蝴蝶提取物制备及其抗菌抗炎活性的研究[J].中国畜牧兽医，2010，37(3)：225-228.

[3]杨涛，梁康，张昌颖，等.四种中草药对大鼠半乳糖性白内障防治效用的研究[J].北京医科大学学报，1991，23(2)：97-99.

[4]李云贵，马宁，徐望龙，等.木蝴蝶总黄酮对小鼠实验性急性心肌梗死的保护作用[J].广州化工，2013，41(14)：65-66.

(傅舒　卢君蓉　傅超美)

## 568　木槿花

Mujinhua

**【异名】**　朝开暮落花(《本草纲目》)，白槿花(《中国药用植物志》)，篱障花、喇叭花(《中国树木分类学》)，藩篱花、猪油花(《民间常用草药汇编》)，菮树花、大碗花(《江苏植物药材志》),芭壁花(《山东中草药手册》),水槿花、槿铃花、新米花、饭汤花、旱莲花、水昌花、槿树花、三七花(《浙江民间常用草药》),木红花(《广西本草选编》),肉花、白饭花、白面花、白木棉花(《福建药物志》)。

**【来源】** 为锦葵科植物木槿 *Hibiscus syriacus* L.或白花重瓣木槿 *Hibiscus syriacus* L. f. *albus-plenus* Loudon 的干燥花。

**【产地】** 主要为栽培品,我国南部野生品亦有。原产于我国中部各地,华东、中南、西南及河北、陕西、台湾等地均有栽培。

**【采收加工】** 夏季花半开放时采收,晒干。

**【炮制】** 净制。

**【性状特征】** 皱缩呈卵状或不规则圆柱状,常带有短花梗。全体被毛。长1.5～3.5cm,宽1～2cm。苞片6～7片,线性。花萼钟状,灰黄绿色,先端5裂,裂片三角形。花瓣类白色、黄白色或浅棕黄色,单瓣5片或重瓣10余片。雄蕊多数,花丝连合成筒状。气微香,味淡。

**【化学成分】** 木槿花的主要成分是胡萝卜素类色素、脂肪酸、糖苷、黄酮类化合物等。木槿花的胡萝卜素类色素、脂肪酸是其主要药理活性成分。

**【药理毒理】** **抗肿瘤** 木槿花经醇提和水提取后合并制成注射液,采用左前肢腋部皮下注射(实体瘤)或腹腔注射(腹水型)造成小鼠肿瘤模型,24h后,注射液每次按8.0g/kg对实体型瘤株系进行肌内注射、对腹水型进行腹腔注射,每天1次,连续10d,对小鼠移植性肿瘤$S_{37}$、$S_{180}$有显著抑制作用,抑制率分别为39.85%、46.46%[1]。

**【药性】** 甘、淡,凉。归脾、肺经。

**【功能主治】** 清湿热,凉血。用于痢疾,腹泻,痔疮出血,白带;外治疖肿。

**【临床应用】** **临床常用**

(1) 痢疾　本品具有清热解毒之功。可用于痢疾,腹泻,痔疮出血。

(2) 疮疖痈肿　本品具有清热解毒、凉血之功。外用治疮疖痈肿,烫伤。

**【用法用量】** 3～9g。

**【贮藏】** 置通风干燥处。防压、防蛀。

**【参考文献】** [1]李海生,申爱军,李静.木槿果花对小白鼠转移性肿瘤抑制作用的观察[J].河南肿瘤学杂志,1994,7(3):175-176.

(何宇新　卢君蓉　傅超美)

## 569　木槿皮(川槿皮)

Mujinpi (Chuanjinpi)

**【异名】** 槿皮(《救急方》),川槿皮(《本草纲目拾遗》),椆树皮、白槿皮、筷树皮(《江苏省植物药材志》),芦树皮、槿树皮、碗盖花皮(《中国经济植物志》)。

**【来源】** 为锦葵科植物木槿 *Hibiscus syriacus* L.的干燥树皮。

**【产地】** 主要为栽培品,我国南部野生品亦有。原产于我国中部各地。华东、中南、西南及河北、陕西、台湾等地均有栽培。

**【采收加工】** 春、夏二季剥取,晒干。

**【炮制】** 除去杂质,洗净,润透,切段,晒干。

**【性状特征】** 多呈槽状或单筒状,长短不一,厚约1mm。外表面青灰白色或灰褐色,有弯曲的纵皱纹点状小突起(皮孔);内表面淡黄白色,光滑,有细纵纹。质韧,断面强纤维性。气微,味淡。

**【化学成分】** 木槿皮的主要成分是有机酸、植物甾醇、脂肪酸类、萘类、木脂素类、异黄酮类等。木槿皮的有机酸、植物甾醇、脂肪酸类是其主要药理活性成分。

**【药性】** 甘、苦,凉。归大肠、肝、脾经。

**【功能主治】** 清热,利湿,解毒,止痒。用于肠风泻血,痢疾,脱肛,白带,疥癣,痔疮等症。

**【临床应用】** **临床常用**

(1) 疥癣湿痒　本品具有清热杀虫止痒,解毒利湿之功。乃治疥癣湿痒要药。

(2) 疮痈肿痛　本品具有清热解毒之功。可外用治痔疮肿痛及肛脱。

(3) 带下证　本品具有清热解毒,利湿止痒之功。可煎汤内服、外洗,用于湿热下注之赤白带下、外阴瘙痒等症。

(4) 湿热泻痢　本品具有清热解毒利湿之功。常与白头翁、黄柏、黄连等同用,可用于湿热泻痢。

**【用法用量】** 3～9g。外用适量。

【贮藏】 置干燥处。

（何宇新　卢君蓉　傅超美）

## 570　木棉花

Mumianhua

【异名】 古贝花（《南史》），娑罗（《南越志》），斑枝花（《汪右丞集》），琼枝（《梧浔杂佩》），攀枝花（《本草纲目》）。

【来源】 为木棉科植物木棉 *Gossampinus malabarica*（DC.）Merr.的干燥花。

【产地】 主要为栽培品，野生品亦有。分布于广东、广西、福建、台湾、云南等地。主产于广东、广西等地。

【采收加工】 春季花盛开时采收，除去杂质，晒干。

【炮制】 净制。

【性状特征】 常皱缩成团。花萼杯状，厚革质，长2～4cm，直径1.5～3cm，顶端3或5裂，裂片钝圆形，反曲；外表面棕褐色，有纵皱纹，内表面被棕黄色短绒毛。花瓣5片，椭圆状倒卵形或披针状椭圆形，长3～8cm，宽1.5～3.5cm；外表面浅棕黄色或浅棕褐色，密被星状毛，内表面紫棕色，有疏毛。雄蕊多数，基部合生呈筒状，最外轮集生成5束，柱头5裂。气微，味淡、微甘、涩。

【化学成分】 木棉花主要含脂肪酸、甾醇、类胡萝卜素、多糖等。木棉花的脂肪酸、甾醇是其主要药理活性成分。

【药理毒理】 **抗炎**　木棉花乙醇提取物中乙酸乙酯可溶物（GA）按0.25、0.5g/kg对小鼠腹腔注射给药1次，均可降低小鼠角叉菜性足肿的足跖肿胀度及小鼠二甲苯耳肿的耳壳肿胀度[1]。

【药性】 甘、淡，凉。归大肠经。

【功能主治】 清热利湿，解毒。用于泄泻，痢疾，痔疮出血。

【临床应用】 **临床常用**

（1）泄泻　本品具有清热利湿的功效，可用于湿热泄泻。若兼外感风寒，则恶寒发热头痛，肢体酸痛，苔薄白，脉浮。可与薏苡仁、厚朴、茯苓、泽泻、车前仁合用，以增清热利湿之力。

（2）痢疾　本品既能清热利湿，又能解毒止血。可用于湿热疫毒壅盛肠道，燔灼气血。《生草药性备要》：“治痢症，白者更妙。”《本草求原》：“红者去赤痢，白者治白痢，同武彝茶煎常饮。”可与白头翁、黄连、芍药、黄柏、秦皮等药合用，以增清热解毒之力。

（3）疮疡疔毒　本品有清热解毒，利湿之功。故可用于瘟疫、温毒及多种热毒病证或疮疡疔毒。可与金银花、紫花地丁、野菊花等药合用。

【用法用量】 6～9g。

【成药例证】

**1. 八味沉香散（《中华人民共和国药典》2015年版）**　药物组成：沉香、广枣、乳香、诃子（煨）、肉豆蔻、石灰华、木香、木棉花。

功能主治：清心热，养心，安神，开窍。用于热病攻心，神昏谵语；冠心病、心绞痛。

**2. 二十五味松石丸（《中华人民共和国药典》2015年版）**　药物组成：松石、珍珠、珊瑚、朱砂、诃子肉、铁屑（诃子制）、余甘子、五灵脂膏、檀香、降香、木香马兜铃、鸭嘴花、牛黄、木香、绿绒蒿、船形乌头、肉豆蔻、丁香、伞梗虎耳草、毛诃子（去核）、天竺黄、西红花、木棉花、麝香、石灰华。

功能主治：清热解毒，疏肝利胆，化瘀。用于肝郁气滞，血瘀，肝中毒，肝痛，肝硬化，肝渗水及各种急、慢性肝炎和胆囊炎。

**3. 十一味维命胶囊（《国家中成药标准汇编·内科心系分册》）**　药物组成：沉香、肉豆蔻、广枣、天竺黄、乳香、木香、诃子、木棉花、丁香、牦牛心、阿魏。

功能主治：镇静安神。用于“索龙”病引起的神志紊乱，惊悸，哑结，失眠多梦，头晕目眩。

【贮藏】 置通风干燥处。

【参考文献】 [1]许建华，黄自强，李常春，等.木棉花乙醇提取物的抗炎作用[J].福建医学院学报，1993，27(2)：110-111.

（何宇新　卢君蓉　傅超美）

## 571　木通

Mutong

【异名】 通草、附支（《神农本草经》），丁翁（《吴普本草》），丁父（《广雅》），葍藤（《本草经集注》），王翁、万年、万年藤（《药性论》），燕蕧、乌蕧（《新修本草》），活血藤（南药《中草药学》）。

【来源】 为木通科植物木通 *Akebia quinata*（Thunb.）Decne.、三叶木通 *Akebia trifoliata*（Thunb.）Koidz.或白木通 *Akebia trifoliata*（Thunb.）Koidz. var. *australis*（Diels）Rehd.的干燥藤茎。

【产地】 主要为栽培品。木通分布于陕西、山东、江苏、安徽、江西、河南、湖北、湖南、广东、四川、贵州等地。三叶木通分布于河北、陕西、山西、甘肃、山东、河南和长江流域各地。白木通分布于西南及山西、陕西、江苏、浙江、江西、河南、湖北、湖南、广东等地。

【采收加工】 秋季采收，截取茎部，除去细枝，阴干。

【炮制】 除去杂质，用水浸泡，泡透后捞出，切片，干燥。

【性状特征】 呈圆柱形，常稍扭曲，长30～70cm，直径0.5～2cm。表面灰棕色至灰褐色，外皮粗糙而有许多不规则的裂纹或纵沟纹，具突起的皮孔。节部膨大或不明显，具侧枝断痕。体轻，质坚实，不易折断，断面不整齐，皮部较厚，黄棕色，可见淡黄色颗粒状小点，木部黄白色，射线呈放射状排列，髓小或有时中空，黄白色或黄棕色。气微，味微苦而涩。

饮片　呈圆形、椭圆形或不规则形片。外表皮灰棕色或灰褐色。切面射线呈放射状排列，髓小或有时中空。气微，味微苦而涩。

【化学成分】 木通的主要成分是三萜及三萜皂苷类化合物，还含有多糖类、氨基酸、甾类等。木通的三萜皂苷类化合物是其主要药理活性成分。《中华人民共和国药典》2015年版规定，本品药材按干燥品计算，含木通苯乙醇苷B（$C_{23}H_{26}O_{11}$）不得少于0.15%。

【药理毒理】

1. 抗菌　木通水煎剂（1∶5）对毛癣菌有不同程度的抑制作用[1]。

2. 抗炎　三叶木通水提物按29.48、58.97、117.94mg/kg给小鼠灌胃，每天1次，连续5d，能降低二甲苯致炎症的耳肿胀度[2]。

【药性】 苦，寒。归心、小肠、膀胱经。

【功能主治】 利尿通淋，清心除烦，通经下乳。用于淋证，水肿，心烦尿赤，口舌生疮，经闭乳少，湿热痹痛。

【临床应用】

1. 临床常用

（1）小便不利，淋沥涩痛，水肿，脚气等症　本品寒能清热，苦能泄降，功能利水通淋，为治湿热下注、淋沥涩痛要药，常与车前子、滑石等同用。且利尿力强，对小便不利、水肿、脚气等症也常作为要药，可配其他利水消肿药如桑白皮、猪苓等同用。

（2）口舌生疮，心烦尿赤　本品能上清心经之火，下泄小肠之热。常治心火上炎，口舌生疮，或心火下移小肠而致的心烦尿赤等症，多与生地黄、甘草、竹叶等配用。

（3）经闭乳少　本品通经下乳。用治血瘀经闭，配红花、桃仁、丹参等同用；若用治乳汁短少或不通，可与王不留行、穿山甲等同用；该品还能利血脉、通关节，配桑枝、薏苡仁等同用，治疗湿热痹痛。

（4）湿热痹痛　本品又能通利渗湿。以治湿热痹痛、关节不利之症，常与薏苡仁、桑枝、忍冬藤等配伍应用。

2. 临床新用　木通可用于治疗急性尿路感染[3]、急性膀胱炎[4]、真性红细胞增多症[5]。

【用法用量】 3～6g。

【成药例证】

1. 大黄清胃丸（《中华人民共和国药典》2015年版）　药物组成：大黄、木通、槟榔、黄芩、胆南星、羌活、滑石粉、白芷、炒牵牛子、芒硝。

功能主治：清热通便。用于胃火炽盛所致的口燥舌干、头痛目眩、大便燥结。

2. 分清五淋丸（《中华人民共和国药典》2015年版）　药物组成：木通、盐车前子、黄芩、茯苓、猪苓、黄柏、大黄、萹蓄、瞿麦、知母、泽泻、栀子、甘草、滑石。

功能主治：清热泻火，利尿通淋。用于湿热下注所致的淋证，症见小便黄赤、尿频尿急、尿道灼热涩痛。

3. 甘露消毒丸（《中华人民共和国药典》2015年版）　药物组成：滑石、茵陈、石菖蒲、木通、射干、豆蔻、连翘、黄芩、川贝母、藿香、薄荷。

功能主治：芳香化湿，清热解毒。用于暑湿蕴结，身热肢酸，胸闷腹胀，尿赤黄疸。

4. 龙胆泻肝丸（水丸）（《中华人民共和国药

典》2015 年版）　药物组成：龙胆、柴胡、黄芩、栀子（炒）、泽泻、木通、盐车前子、酒当归、地黄、炙甘草。

功能主治：清肝胆，利湿热。用于肝胆湿热，头晕目赤，耳鸣耳聋，耳肿疼痛，胁痛口苦，尿赤涩痛，湿热带下。

**5. 安阳精制膏（《中华人民共和国药典》2015 年版）**　药物组成：生川乌、生草乌、乌药、白蔹、白芷、白及、木鳖子、木通、木瓜、三棱、莪术、当归、赤芍、肉桂、大黄、连翘、血竭、阿魏、乳香、没药、儿茶、薄荷脑、水杨酸甲酯、冰片。

功能主治：消积化癥，逐瘀止痛，舒筋活血，追风散寒。用于癥瘕积聚，风寒湿痹，胃寒疼痛，手足麻木。

**【贮藏】**　置通风干燥处。

**【参考文献】**
[1]王岳.102 种药用植物抗菌性能的初步试验[J].植物学报，1953，2(2)：312-325.

[2]白梅荣，张冰，刘小青，等.三叶五叶木通提取物药效及对药酶影响的比较研究[J].中华中医药学刊，2008，26(4)：733-734.

[3]王桂香，顾凤莲，孙江丽，等.八正散加味治疗急性尿路感染 62 例[J].辽宁中医杂志，2006，33(9)：1161-1162.

[4]阮艳梅.八正散加减治疗急性膀胱炎 100 例[J].时珍国医国药，2004，15(5)：286-287.

[5]李慎贤，陈苏宁，张锦华，等.龙胆泻肝汤加减治疗真性红细胞增多症 55 例[J].中医杂志，2007，48(2)：153.

（李玲　卢君蓉　傅超美）

## 572　木香

Muxiang

**【异名】**　蜜香（《名医别录》），五香（《三洞珠囊》），五木香（《乐府诗集》），南木香（《世医得效方》），广木香（《普济方》）。

**【来源】**　为菊科植物木香 *Aucklandia lappa* Decne.的干燥根。

**【产地】**　主要为栽培品。过去因由印度等地经广州进口，故称“广木香”；现主产于云南丽江、迪庆、大理、维西、中甸、福贡等地，又称“云木香”。云南省丽江市玉龙县鲁甸乡新主行政村的云木香 GAP 种植基地已通过原国家食品药品监督管理总局验收。

**【采收加工】**　秋、冬二季采挖，除去泥沙和须根，切段，大的再纵剖成瓣，干燥后撞去粗皮。

**【炮制】**　**木香**　除去杂质，洗净，闷透，切厚片，干燥。

**煨木香**　取未干燥的木香片，在铁丝匾中，用一层草纸，一层木香片，间隔平铺数层，置炉火旁或烘干室内，烘煨至木香中所含的挥发油渗至纸上，取出。

**【性状特征】**　本品呈圆柱形或半圆柱形，长 5～10cm，直径 0.5～5cm。表面黄棕色至灰褐色，有明显的皱纹、纵沟及侧根痕。质坚，不易折断，断面灰褐色至暗褐色，周边灰黄色或浅棕黄色，形成层环棕色，有放射状纹理及散在的褐色点状油室。气香特异，味微苦。

**饮片**　本品呈类圆形或不规则的厚片。外表皮黄棕色至灰褐色，有纵皱纹。切面棕黄色至棕褐色，中间有明显菊花心状的放射纹理，形成层环棕色，褐色油点（油室）散在，气香特异，味微苦。

**煨木香**　本品形如木香片。气微香，味微苦。

**【化学成分】**　木香主要含有挥发油、内酯类成分及氨基酸。木香的挥发油、内酯类成分是其主要药理活性成分。《中华人民共和国药典》2015 年版规定，本品按干燥品计算，含木香烃内酯（$C_{15}H_{20}O_2$）和去氢木香内酯（$C_{15}H_{18}O_2$）的总量不得少于 1.8%。

**【药理毒理】**

**1. 保护胃黏膜**　采用乙醇法及冷水束缚法诱发大鼠急性胃溃疡模型，云木香丙酮提取物 2.5、5g 生药/kg 灌胃发现其能显著对抗乙醇和冷水束缚法所致的大鼠胃溃疡[1]。木香内酯 50、100、200mg/kg 能明显降低水拘禁应激性胃溃疡模型大鼠胃黏膜的溃疡指数，并能缩小溃疡面积，抑制胃酸分泌，升高胃液 pH，减少胃液分泌和降低胃蛋白酶活性[2]。

**2. 调节胃肠运动**　木香煎剂 0.1、0.2、0.3、0.4、0.5g/kg 对大鼠灌胃，除 0.1g/kg 剂量外，均可降低其胃内色素相对残留率，增加小肠推进比；阿托品预处理后，可部分阻断木香的促胃肠动力作用，酚妥拉明及心得安则对其无明显影响，说明木香的促动力效应部分由胆碱能 M 受体介导，与肾上腺素能 α、β 受体无明显相关性[3]。木香萃取物按 0.3、0.15g/kg 剂量灌胃给药后 1h 可抑制番泻叶致小鼠腹泻的作用[4]。100%木香水煎液（10g 生药/ml）按 0.2ml/10g

对小鼠灌胃给药，对其肠蠕动（炭末法）具有显著的抑制作用，并能提高大鼠离体肠平滑肌振幅[5]。

**3. 利胆** 木香煎剂（0.36g/kg）胃管注入可使麻醉犬胆囊明显收缩，但对 CCK 无明显影响[6]。20、40、80mg/kg 剂量灌胃可增加大鼠胆汁流量[7]。

**5. 抑制病原微生物** 木香（10mg/ml，为对细菌无毒浓度）0.2ml，对体外培养的痢疾杆菌氯霉素耐药株（*S. flexne* R*i*D15 R-plasmid $Cm^R$）和大肠埃希菌氯霉素敏感株（*E. coli* 1485 $Rif^R$），具有体外抑制 R 质粒接合传递的作用[8]。木香乙醚部分提取物（2.5、5、10mg/ml）随作用时间的增长可使串珠镰孢菌菌丝形态、细胞壁、细胞质、核膜等发生明显改变[9]。

**6. 其他药理作用** 含 $\Delta^{11(13)}$ 环外双键结构特征的木香倍半萜化合物在 1～100μmol/L 浓度范围作用 48h 对 6 种肿瘤细胞株（人肺癌细胞株 A549、人胃癌细胞株 SGC7901、人急性早幼粒白血病细胞株 HL-60、人慢性髓性白血病细胞株 K562、人前列腺癌细胞株 PC3 及人乳腺癌细胞株 MDA-MB-435s）均有较强的抑制作用，初步确定，$\Delta^{11(13)}$ 环外双键是木香倍半萜类化合物抗肿瘤作用的主要活性部位[10]。

**【药性】** 辛、苦，温。归脾、胃、大肠、三焦、胆经。

**【功能主治】** 行气止痛，健脾消食。用于胸胁、脘腹胀痛，泻痢后重，食积不消，不思饮食。煨木香实肠止泻，用于泄泻腹痛。

**【临床应用】**

**1. 临床常用**

（1）脾胃气滞证 本品辛行苦泄温通，芳香气烈而味厚，善通行脾胃之滞气，既为行气止痛之要药，又为健脾消食之佳品。治脾胃气滞、脘腹胀痛，可单用本品，或与枳壳、厚朴、陈皮等同用，如《证治准绳》木香顺气散；治脾虚气滞、脘腹胀满、食少便溏，可与白术、人参等同用，如《增补万病回春》香砂六君子汤。

（2）泻痢里急后重 本品辛行苦降，善行大肠之滞气，为治湿热泻痢里急后重之要药。治湿热互结、或食积气滞脘腹胀满、大便秘结，与槟榔、大黄等同用，如《儒门事亲》木香槟榔丸；治湿热下注、泄泻痢疾、里急后重，与黄连同用，如《太平惠民和剂局方》香连丸。

（3）肝胆气滞证 本品既能行气调中，又能疏肝利胆。治湿热郁蒸、脾运失常、肝失疏泄、胆失条达、气机阻滞所致脘腹胀痛、胁痛、黄疸，可与郁金、大黄、茵陈等配伍；治肝气郁结、腹胁胀满，可与香附、乌药、青皮等同用，如《万病回春》木香调气散。

**2. 临床新用** 木香可用于治疗急性细菌性痢疾[11]。

**【成药例证】**

**1. 木香顺气丸（《中华人民共和国药典》2015 年版）** 药物组成：木香、砂仁、醋香附、槟榔、甘草、陈皮、厚朴、枳壳（炒）、苍术（炒）、青皮（炒）、生姜。

功能主治：行气化湿，健脾和胃。用于湿浊中阻、脾胃不和所致的胸膈痞闷、脘腹胀痛、呕吐恶心、嗳气纳呆。

**2. 木香槟榔丸（《中华人民共和国药典》2015 年版）** 药物组成：木香、槟榔、枳壳（炒）、陈皮、青皮（醋炒）、香附（醋制）、醋三棱、莪术（醋炙）、黄连、黄柏（酒炒）、大黄、炒牵牛子、芒硝。

功能主治：行气导滞，泻热通便。用于湿热内停，赤白痢疾，里急后重，胃肠积滞，脘腹胀痛，大便不通。

**3. 六味木香散（《中华人民共和国药典》2015 年版）** 药物组成：木香、石榴、豆蔻、栀子、闹羊花、荜茇。

功能主治：开郁行气止痛。用于寒热错杂，气滞中焦所致的胃脘痞满疼痛，吞酸嘈杂，嗳气腹胀，腹痛，大便不爽。

**4. 六味木香胶囊（《新药转正标准 20》）** 药物组成：本品为木香、栀子、石榴皮、闹羊花等药味经加工制成的胶囊。

功能主治：开郁行气，止痛。用于胃痛，腹痛，嗳气呕吐。

**5. 木香分气丸（《中华人民共和国药典》2015 年版）** 药物组成：木香、砂仁、丁香、檀香、醋香附、广藿香、陈皮、姜厚朴、枳实、豆蔻、醋莪术、炒山楂、白术（麸炒）、甘松、槟榔、甘草。

功能主治：行气化湿，健脾和胃。用于湿浊中阻，脾胃不和所致的胸膈痞闷，脘腹胀痛，呕吐恶心，嗳气纳呆。

【用法用量】 3～6g。

【贮藏】 置干燥处,防潮。

【参考文献】 [1]李秀芳,林青,代蓉,等.云木香丙酮提取物对大鼠实验性胃溃疡模型的影响[J].云南中医中药杂志,2007,(6):34-35.

[2]张桂英,裴丽娜,张永玲.木香内酯对大鼠水拘禁应激性胃溃疡模型的影响[J].山东医药,2008,48(16):31-32.

[3]朱金照,冷恩仁,陈东风.木香对大鼠胃肠运动的影响及其机制探讨[J].中国中西医结合脾胃杂志,2000,8(4):236-238.

[4]李茹柳,黄习文,李卫民,等.厚朴丸方中单味药木香药效学和急性毒性研究[J].中药药理与临床,2009,25(2):82-84.

[5]吴承艳,李振彬,石建喜.木香、丁香和威灵仙镇痛及胃肠动力作用的实验研究[J].江苏中医药,2005,26(12):61-63.

[6]刘敬军,郑长青,周卓,等.广金钱草、木香对犬胆囊运动及血浆CCK含量影响的实验研究[J].四川中医,2008,26(4):31-32.

[7]邵芸,黄芳,王强,等.木香醇提取物的抗炎利胆作用[J].江苏药学与临床研究,2005,13(4):5-6.

[8]李玉虎,龚甜,侯庆萍,等.木香、黄精提取液抑制R质粒接合传递的体外实验研究[J].中国病原微生物学杂志,2010,5(1):26-30.

[9]刘翠青,陈联群,张荣梅,等.木香乙醚部分提取物抗角膜真菌的电镜观察[J].中华实用中西医杂志,2005,18(19):1162-1163.

[10]王潞,赵烽,何恩其,等.18种木香倍半萜对6种人源肿瘤细胞增殖的影响[J].天然产物研究与开发,2008,20(5):808-812.

[11]吕国英.木香苦参汤治疗急性菌痢98例临床观察[J].时珍国医国药,2003,14(7):415-416.

（彭芙　敖慧　彭成）

## 573　木贼

Muzei

【异名】 木贼草(《木草经疏》),锉草(《盛京通志》),节节草(《植物名实图考》),节骨草(《东北药植志》),响草、接骨叶、笔杆草、笔筒草(《湖南药物志》),擦草、无心草(《山西中药志》),笔杆草、笔筒草、笔头草、笔管草(《贵州民间方药集》)。

【来源】 为木贼科植物木贼 *Equisetum hyemale* L.的干燥地上部分。

【产地】 主要为野生品。主产于辽宁、吉林、黑龙江、陕西及湖北。以辽宁产者为佳。

【采收加工】 夏、秋二季采割,除去杂质,晒干或阴干。

【炮制】 除去枯茎及残根,喷淋清水,稍润,切段,干燥。

【性状特征】 呈长管状,不分枝,长40～60cm,直径0.2～0.7cm。表面灰绿色或黄绿色,有18～30条纵棱,棱上有多数细小光亮的疣状突起;节明显,节间长2.5～9cm,节上着生筒状鳞叶,叶鞘基部和鞘齿黑棕色,中部淡黄棕色。体轻,质脆,易折断,断面中空,周边有多数圆形小空腔。气微,味甘淡、微涩,嚼之有沙粒感。

【化学成分】 木贼的主要成分是挥发油、酚酸类、黄酮类、酯类和生物碱类化合物,还含有大量的硅质、鞣质,少量皂苷,尚含藻沼泽苷、二甲砜、葡萄糖、果糖、氨基酸及锰、硫、钙、锌等无机元素。《中华人民共和国药典》2015年版规定,本品药材及其饮片按干燥品计算,含山柰素($C_{15}H_{10}O_6$)不得少于0.20%。

【药理毒理】

**1. 对凝血功能的影响** 木贼水提物1.0g/ml对大鼠灌胃给药,可抑制ADP、胶原和凝血酶诱导的大鼠血小板聚集,并能减轻血栓的重量。木贼水提物0.2g/ml在体外可延长牛凝血酶凝聚人体纤维蛋白原的时间,有抗凝血作用[1]。

**2. 降血压** 木贼醇提取物按5g/kg腹腔注射或20g/kg十二指肠给药于猫,15～30min后麻醉猫的血压开始下降,作用维持2～4h。木贼醇提物按20g/kg灌胃给药小鼠,连续2周,小鼠血浆cGMP水平提高[2]。

**3. 降血脂** 木贼水煎剂12.5g/(kg·d)给大鼠灌胃,连续30d,可降低高血脂血症大白鼠血清TC、TG;等剂量给大鼠灌胃,连续10周,可抑制动脉粥样硬化形成的作用[3]。

**4. 安全性评价** 木贼水提物小鼠腹腔注射$LD_{50}$为49.09g/kg,小鼠按400g/kg,每天2次,连续7d,小鼠未见任何不良反应,可见其毒性极低[3]。

【药性】 甘、苦,平。归肺、肝经。

【功能主治】 疏风散热,明目退翳。用于风热目赤,迎风流泪,目生云翳。

【临床应用】 临床常用

云翳　本品疏风散热,明目退翳。可用于风热引起的云翳,目赤,迎风流泪,视物模糊等不适。

【用法用量】 3～9g。

【成药例证】

**1. 龙泽熊胆胶囊(《中华人民共和国药典》2015年版)** 药物组成:龙胆、盐泽泻、地黄、当归、栀子、菊花、盐车前子、决明子、柴胡、防风、黄芩、木贼、黄连、薄荷脑、大黄、冰片、熊胆粉。

功能主治:清热散风,止痛退翳。用于风热或肝经湿热引起的目赤肿痛、羞明多泪。

**2. 拨云退翳丸(《中华人民共和国药典》2015年版)** 药物组成:蝉蜕、蛇蜕、木贼、密蒙花、蒺藜(盐炙)、菊花、荆芥穗、蔓荆子、薄荷、黄连、地骨皮、楮实子、天花粉、当归、川芎、花椒、甘草。

功能主治:散风清热,退翳明目。用于风热上扰所致的目翳外障、视物不清、隐痛流泪。

**3. 黄连羊肝丸(《中华人民共和国药典》2015年版)** 药物组成:黄连、胡黄连、黄芩、黄柏、龙胆、柴胡、醋青皮、木贼、密蒙花、茺蔚子、炒决明子、石决明(煅)、夜明砂、鲜羊肝。

功能主治:泻火明目。用于肝火旺盛,目赤肿痛,视物昏暗,羞明流泪,胬肉攀睛。

【贮藏】 置干燥处。

【参考文献】
[1]欧长兴,丁家欣,张玲,等.100多味中药和复方抗凝血酶作用的实验观察[J].中草药,1987,18(4):165.

[2]张世芳,何功倍,李乐真.木贼降压机制的探讨[J].湖北中医杂志,1982,(2):43-44.

[3]徐朝峰,边学义,田丽华,等.木贼对大白鼠实验性高脂血症的影响及急性毒性实验研究[J].中国中药杂志,1993,18(1):52-53.

(李玲　卢君蓉　傅超美)

## 574　苜蓿子

Muxuzi

【异名】 紫苜蓿子、紫花苜蓿子、蓿草子(《中华本草》)。

【来源】 为豆科植物紫花苜蓿 *Medicago sativa* L.的干燥成熟的种子。

【产地】 全国各地都有栽培或呈半野生状态,其中甘肃宁县、环县、天水、陇东及新疆和田等栽培量较大。欧亚大陆和世界各国均广泛种植。

【采收加工】 秋季果实成熟时采收,晒干。

【炮制】 净制。

【性状特征】 呈肾形,长0.2～2.7mm。宽约1.5mm。表面黄褐或黄绿色,在较大一端有斜截面,凹处有点状种脐。种皮薄,光滑具光泽。无臭,有豆腥味。

【化学成分】 苜蓿子的主要成分是皂苷类、黄酮类、胡芦巴碱、类胡萝卜素、酚醛酸以及蛋白、脂肪油、氨基酸、挥发油及矿物元素等。苜蓿子的胡芦巴碱及黄酮类苜蓿素是其主要药理活性成分。

【药性】 二级干热。

【功能主治】 生血益精,润肠壮阳,止咳止痛,通经催乳。用于形瘦血亏,闭经乳少,便秘阳痿,咳嗽胸闷,关节疼痛。

【临床应用】 临床常用

(1)阳痿　本品能生血益精,壮阳。可用于命门火衰的阳痿。

(2)便秘　本品生血益精,润肠壮阳。可用于阳虚便秘。

(3)咳嗽　本品能止咳止痛。可用于阳虚所引起的咳嗽,关节疼痛等疾病。

【用法用量】 2～3g。外用适量。

【成药例证】 **罗补甫克比日丸(《卫生部药品标准·维吾尔药分册》)** 药物组成:牛鞭、肉桂、苜蓿子、高良姜、洋葱子、丁香、芜菁子、花椒、胡萝卜子、芝麻、甜瓜子、巴旦仁、黄瓜子、欧细辛、韭菜子、大叶补血草、莳萝子、蒺藜、奶桃、紫茉莉根、棉子、木香、姜片、肉豆蔻衣、铁力木、荜茇、肉豆蔻、白皮松子、芝麻菜子、西红花。

功能主治:温补脑肾,益心填精。用于阳痿,抑郁,滑精,早泄,体虚,消瘦,神经衰弱。

【贮藏】 置阴凉干燥处,防蛀。

(邹亮　卢君蓉　傅超美)

# N

## 575　奶桃

Naitao

【异名】 节维孜印地、那尔格力(《拜地依药书》)。

【来源】 为棕榈科植物椰子 *Cocos nucifera* L. 的成熟种子的胚乳。

【产地】 主要为野生品。分布于台湾、广东南部诸岛及雷州半岛、海南、广西及云南。主要分布在海南文昌，占全国 52%，此外还有台湾南部、广东雷州半岛，云南西双版纳、德宏、保山、河口等地。国外印度、越南以及其他热带海岸均有分布。

【采收加工】 果实成熟时采摘，剖开果壳，取出种子，除去果肉内的浆汁，微晾晒。

【炮制】 剖开果壳，取出种子，除去果肉内的浆汁微晾晒即可。

【性状特征】 呈心形，直径 5～10cm，有时纵剖成两瓣。种皮薄，棕紫红色，具众多凹陷的网状纹理，其一侧有数条纵向条纹(种脊)。胚乳肥厚，白色，厚 7～13mm，内有大型空腔，新鲜食之香而可口，干时较硬，折断面光滑，洁白，富油性。气微，味微苦。

【化学成分】 奶桃的主要成分为脂肪油、豆甾醇、蛋白质和维生素等。

【药性】 二级干热。

【功能主治】 滋补强身，温肾壮阳，生血益肝。用于异常黏液质及胆液质所致的机体虚弱，神疲阳痿，反应迟钝，乳汁不足，肝弱形瘦。

【临床应用】 **临床常用**

肾虚证　本品能温肾填精，补脑明目。可用于治疗肾虚证，如腰膝酸软、神疲乏力、小便清长、发少枯萎、形体瘦弱、记忆力减退等，以及肾虚所致的胎动不安等。

【用法用量】 10～15g。

【成药例证】

**罗补甫克比日丸(《卫生部药品标准·维吾尔药分册》)** 药物组成：牛鞭、肉桂、苜蓿子、高良姜、洋葱子、丁香、芜菁子、花椒、胡萝卜子、芝麻、甜瓜子、巴旦仁、黄瓜子、欧细辛、韭菜子、大叶补血草、莳萝子、蒺藜、奶桃、紫茉莉根、棉子、木香、姜片、肉豆蔻衣、铁力木、荜茇、肉豆蔻、白皮松子、芝麻菜子、西红花。

功能主治：温补脑肾，益心填精。用于阳痿，抑郁，滑精，早泄，体虚，消瘦，神经衰弱。

【注意事项】 本品可产生阻滞，不易消化。

【贮藏】 置通风阴凉处，防蛀。

(邹亮　卢君蓉　傅超美)

## 576　南板蓝根

Nanbanlangen

【异名】 土板蓝根、蓝靛根、板蓝根(《中华本草》)。

【来源】 为爵床科植物马蓝 *Baphicacanthus cusia* (Nees) Bremek.的干燥根茎和根。

【产地】 主要为栽培品。其道地产区为贵州荔波县一带，福建、广东、四川、长江流域以南各地均有产。

【采收加工】 夏、秋二季采挖，除去地上茎，洗净，晒干。

【炮制】 除去杂质，洗净，润透，切厚片，干燥。

【性状特征】 根茎呈类圆形，多弯曲，有分枝，长 10～30cm，直径 0.1～1cm。表面灰棕色，具细纵纹；节膨大，节上长有细根或茎残基；外皮易剥落，呈蓝灰色。质硬而脆，易折断，断面不平坦，皮部蓝灰色，木部灰蓝色至淡黄褐色，中央有髓。根粗细不一，弯曲有分枝，细根细长而柔韧。气微，味淡。

**【化学成分】** 南板蓝根的主要成分为生物碱、黄酮、有机酸、苷类、甾醇类、五环三萜类、蒽醌类、氨基酸、糖类化合物等。南板蓝根的吲哚类生物碱、黄酮类等是其主要药理活性成分。

**【药理毒理】**

**1. 抗病毒** 2g/ml南板蓝根水提液0.1ml接种于鸡胚中3d，可抑制病毒的增殖，能够明显治疗和预防甲型流感病毒[1]。

**2. 促红细胞凝集** 30%南板蓝根甲醇提取液(0.25g/ml)50μl和1%兔红细胞悬液50μl加入“V”形、底角呈90度的96孔微量板内，南板蓝根提取液可促进含1% 家兔红细胞凝集[2]。

**3. 抗炎** 0.5g/ml南板蓝根注射液按0.25、0.5g/kg给小鼠皮下注射，可抑制二甲苯所致小鼠耳廓毛细血管通透性增高，降低耳廓肿胀度，抑制炎症，显著提高小鼠腹腔巨噬细胞的吞噬百分率及吞噬指数，显著增强小鼠细胞免疫功能[3]。

**4. 保肝** 0.5g/ml南板蓝根注射液按0.25、0.5g/kg腹腔注射$CCl_4$所致慢性肝损伤大鼠，每天1次，连续30d，能降低T-BIL、AKP含量，有显著的保肝降酶作用[3]。

**5. 抗肿瘤** 南板蓝根中主要成分靛玉红1.5、10μmol/L能明显延长ScaBer细胞株的细胞周期和抑制细胞生长，并随着浓度的增加ScaBer生长周期也随着延长[4]。

**【药性】** 苦，寒。归心、胃经。

**【功能主治】** 清热解毒，凉血消斑。用于温疫时毒，发热咽痛，温毒发斑，丹毒。

**【临床应用】 临床常用**

温毒发斑，高热头痛及大头瘟　本品苦寒清泄，功能清热解毒、凉血散血消肿，对温毒时疫诸疾，未病可防，已病可治，单用或入复方咸宜。治温毒发斑、高热头痛，常配大青叶、生石膏、黄芩等药，以清热解毒、凉血消斑；治大头瘟疫、丹毒、痄腮、喉痹等证，常配黄连、玄参、僵蚕、牛蒡子等药，以清热解毒、凉血消肿；治疮肿，可配金银花、紫花地丁、蒲公英等药，以清热解毒、消肿疗疮；治疱疹，可配龙胆草、山栀子、紫草等药，以清热解毒、泻肝疗疹。

**【用法用量】** 9～15g。

**【成药例证】**

**1. 小儿宝泰康颗粒(《中华人民共和国药典》2015年版)** 药物组成：连翘、地黄、滇柴胡、玄参、桑叶、浙贝母、蒲公英、南板蓝根、滇紫草、桔梗、莱菔子、甘草。

功能主治：解表清热，止咳化痰。用于小儿风热外感，症见发热，流涕，咳嗽，脉浮。

**2. 复方南板蓝根片(《卫生部药品标准中药成方制剂·第五册》)** 药物组成：南板蓝根、紫花地丁、蒲公英。

功能主治：消炎解毒。用于腮腺炎、咽炎、乳腺炎，疮疖肿痛。

**3. 板蓝解毒注射液(《国家中成药标准汇编·内科肝胆分册》)** 药物组成：南板蓝根。

功能主治：清热解毒。用于无黄疸型慢性肝炎属肝胆湿热证。

**4. 感冒清胶囊(《卫生部药品标准中药成方制剂·第十九册》)** 药物组成：南板蓝根、大青叶、金盏银盘、岗梅、山芝麻、对乙酰氨基酚、穿心莲叶、盐酸吗啉胍、马来酸氯苯那敏。

功能主治：疏风解表，清热解毒。用于风热感冒，发热，头痛，鼻塞流涕，喷嚏，咽喉肿痛，全身酸痛等症。

**【贮藏】** 置干燥处，防霉，防蛀。

**【参考文献】** [1]秦华珍，时博，李世阳.南板蓝根和北板蓝根抗甲型流感病毒作用的比较研究[J].中华中医药学刊，2009，27(1)，158-159.

[2]罗君，王惟惟，赵琳珺.贵州南板蓝根提取成分对红细胞凝集的影响[J].时珍国医国药，2014，25(7)：1607-1608.

[3]陶光远，谭毓治.南板蓝根注射液药效学实验研究[J].广东药学，2002，12(3)：36-38.

[4]曹婧，樊青霞，索振河.靛玉红对膀胱癌ScaBer细胞株增殖的影响及机制[J].山东医药，2008，48(14)：60-62.

(邹亮　卢君蓉　傅超美)

## 577　南瓜子

Nanguazi

**【异名】** 金瓜米(《陆川本草》)，南瓜仁(《科学的民间草药》)，白瓜子(《东北药用植物志》)，窝瓜子(《陕西中药志》)，倭瓜子(《青岛中草药手册》)。

**【来　源】** 为葫芦科植物南瓜 *Cucurbita*

moschata (Duch.) Poiret.的干燥成熟种子。

**【产地】** 主要为栽培品。主产于浙江、江苏、河北、山东、陕西等地。

**【采收加工】** 夏秋果实成熟时摘取,取出种子,洗净,晒干。

**【炮制】** 净制。

**【性状特征】** 呈扁椭圆形,一端略尖,长1.2～2cm,宽0.7～1.2cm。表面黄白色,有茸毛,边缘稍有棱。种皮较厚,种脐位于尖的一端。胚乳绿色,菲薄。子叶2枚,黄色,肥厚,含脂肪油滴。气香,味微甘。

**【化学成分】** 南瓜子主要含南瓜子氨酸、脂肪油、蛋白质、类脂、氨基酸及微量元素等。南瓜子的南瓜子氨酸是其主要药理活性成分。

**【药理毒理】**

**1. 抗血吸虫** 南瓜子按17g/kg给感染40条血吸虫尾蚴的小鼠灌胃,连续4周,虫数减少率可达85.3%[1]。

**2. 安全性评价** 小鼠灌服南瓜子氨酸过氯酸盐与盐酸盐的 $LD_{50}$ 分别为1.25g/kg与1.10g/kg,小鼠按1.2～2.0g/kg腹腔注射南瓜子氨酸过氯酸盐,30min后,出现体态不稳,对外界刺激反应敏感,其中1.6～2.0g/kg给药后4～5h后可致兴奋狂躁,阵发性痉挛,抽搐死亡,未死者均于停药后1周左右恢复正常。从病理检查表明:南瓜子与南瓜子氨酸对正常小鼠的肝、肺、肾、十二指肠等可出现暂时性病理损伤,肝糖原减少与脂肪增加,停药后可迅速恢复正常[2]。

**3. 体内过程** 小鼠灌服南瓜子氨酸4h或腹腔注射南瓜子氨酸24h,发现标记药物以肝肾含量最高,其中肝脏中含量约占总量的25%。口服或腹腔给药后24h,在组织中均无明显差别。小鼠按100mg/kg静脉注射南瓜子氨酸后,血药浓度下降较快,5min时血药浓度为立即取血时的20%。南瓜子氨酸主要从尿液中排出,尿液中代谢分离结果表明,南瓜子氨酸占97%[3]。

**【药性】** 二级寒湿。

**【功能主治】** 通便驱虫。用于大便秘结,肠道丝虫,蛲虫,蛔虫,绦虫等。

**【临床应用】** **临床常用**

(1) 绦虫证　本品能杀绦虫,甘平不伤正气。常与槟榔相须为用,如验方祛绦方。

(2) 便秘　本品能通便。可用于大便秘结,排便不畅。

**【用法用量】** 5～10g。

**【注意事项】** 南瓜子治疗血吸虫病时,服药初期可能有腹泻、恶心、食欲减退等反应,不久可消失。晚期病人服用南瓜子后,少数病例可见黄疸指数上升,甚至诱发肝昏迷,因此对晚期血吸虫病患者慎用。

**【贮藏】** 置阴凉干燥处。

**【参考文献】** [1]箫树华,杨元清,乐文菊,等.南瓜子实验防治动物血吸虫病的研究[J].药学学报,1959,7(8):300-309.

[2]箫树华,邵葆若,何毅动,等.南瓜子氨酸实验防治小白鼠血吸虫病的研究[J].药学学报,1962,9(6):327-332.

[3]梁猷毅,陈恩鸿.南瓜子氨酸-C14的代谢[J].原子能科学技术,1964,(11):1257-1262.

(刘婧　卢君蓉　傅超美)

## 578 南寒水石

Nanhanshuishi

**【异名】** 凝水石(《吴普本草》),君西(《晶珠本草》)。

**【来源】** 为碳酸盐类矿物方解石族方解石。

**【产地】** 产于华东、中南及四川、贵州、新疆等地。

**【采收加工】** 采挖后,除去泥土及杂石。

**【炮制】** 除去杂质,洗净,干燥,用时捣碎。

**【性状特征】** 呈斜方块状、斜方板或不规则块状,大小不等。无色、白色、黄白色或灰色、透明、半透明或不透明,表面平滑,具玻璃样光泽。质坚硬,敲之多碎成斜方体小块,断面平坦,有的断面可见棱柱状或板状不规则交互排列组成的层纹。用小刀可以划刻、无臭,无味。

**【化学成分】** 南寒水石的主要成分为碳酸钙($CaCO_3$),还含少量镁、铁、锰、锌等元素。

**【药理毒理】** **抑制胃液分泌** 5%羧甲基纤维素钠配制的南寒水石混悬液按26.1mg/kg灌胃给予大鼠,连续7d,可明显降低幽门结扎大鼠的胃液总酸度和总酸排出量[1]。

**【药性】** 辛、咸,寒。

**【功能主治】** 清热降火，除烦止渴。用于壮热烦渴，口干舌燥，牙痛，小便不利。

**【临床应用】** **临床常用**

(1) 消渴证　本品能除烦止渴，用于五脏六腑积热，天行时气疫热，可与石膏、滑石、甘草等同用。

(2) 小便不利　本品能清热利小便，可与滑石、葵子同用。

**【用法用量】** 3～30g，先煎。

**【成药例证】**

**1. 洁白丸(《中华人民共和国药典》2015 年版)** 药物组成：诃子(煨)、南寒水石、翼首草、五灵脂膏、土木香、石榴子、木瓜、沉香、丁香、石灰华、红花、肉豆蔻、草豆蔻、草果仁。

功能主治：健脾和胃，止痛止吐，分清泌浊。用于胸腹胀满，胃脘疼痛，消化不良，呕逆泄泻，小便不利。

**2. 新雪颗粒(《中华人民共和国药典》2015 年版)** 药物组成：磁石、石膏、滑石、南寒水石、硝石、芒硝、栀子、竹心、广升麻、穿心莲、珍珠层粉、沉香、人工牛黄、冰片。

功能主治：清热解毒。用于外感热病、热毒壅盛证，症见高热、烦躁；扁桃体炎、上呼吸道感染、气管炎、感冒见上述证候者。

**3. 雪山胃宝丸(《国家中成药标准汇编·内科脾胃分册》)** 药物组成：南寒水石、荜茇、木香、石榴皮、山楂、土木香、烈香杜鹃、木瓜。

功能主治：健胃消食，散寒止痛。用于脾胃虚弱，寒凝食滞，胃脘胀痛，饮食不消；慢性胃炎、消化性溃疡见上述证候者。

**4. 解毒烧伤软膏(《新药转正标准 75》)** 药物组成：地黄、大黄、黄柏、地榆、当归、乳香、紫草、没药、牡丹皮、白芷、南寒水石、冰片。

功能主治：凉血解毒，活血止痛，祛腐生肌。用于面积小于 10% 的浅Ⅱ度、深Ⅱ度烧伤。

**【注意事项】** 不宜与巴豆同用。

**【贮藏】** 置干燥处。

**【参考文献】** [1]陈朝军，陆景坤，高甜，等.南寒水石炮制工艺及药效学初探[J].中国实验方剂学杂志，2013，19(1)：191-194.

(刘婧　卢君蓉　傅超美)

## 579　南鹤虱

Nanheshi

**【异名】** 野胡萝卜子(《本草求真》)、窃衣子(《中药志》)。

**【来源】** 为伞形科植物野胡萝卜 *Daucus carota* L.的干燥成熟果实。

**【产地】** 主要为栽培品，野生品亦有。主产于江苏、浙江、安徽、湖北、四川等。

**【采收加工】** 秋季果实成熟时割取果枝，晒干，打下果实，除去杂质。

**【炮制】** 净制。

**【性状特征】** 为双悬果，呈椭圆形，多裂为分果，分果长 3～4mm，宽 1.5～2.5mm。表面淡绿棕色或棕黄色，顶端有花柱残基，基部钝圆，背面隆起，具 4 条窄翅状次棱，翅上密生 1 列黄白色钩刺，刺长约 1.5mm，次棱间的凹下处有不明显的主棱，其上散生短柔毛，接合面平坦，有 3 条脉纹，上具柔毛。种仁类白色，有油性。体轻。搓碎时有特异香气，味微辛、苦。

**【化学成分】** 南鹤虱主要成分为挥发油、黄酮类、糖、季铵生物碱、氨基酸、胡萝卜苦苷、甾醇等。南鹤虱的挥发油是其主要药理活性成分。

**【药理毒理】** **杀虫**　浓度为 1g 饮片/ml 南鹤虱煎剂作用于从蛲虫感染者肛内采集的蛲虫卵，在 37℃下浸泡 24h，虫卵孵出率为 0.22%[1]。

**【药性】** 苦、辛，平；有小毒。归脾、胃经。

**【功能主治】** 杀虫消积。用于蛔虫病，蛲虫病，绦虫病，虫积腹痛，小儿疳积。

**【临床应用】** **临床常用**

(1) 蛔虫病，绦虫病，蛲虫病　本品能驱虫，研末用水调服。

(2) 虫积腹痛　本品能杀虫消积，治疗虫积腹痛，可与南瓜子、槟榔同用。

**【用法用量】** 3～9g。

**【注意事项】** 南鹤虱的毒性主要表现在血液系统和生殖系统。其毒性物质基础主要为凝集素和挥发油。

**【贮藏】** 置通风干燥处。

**【参考文献】** [1]查鉴良，吴德莲，柯士钫，等.药物体外杀灭蛲虫卵的初步研究[J].医学动物防制,1993,9(4):196-200.

（刘婧　卢君蓉　傅超美）

## 580 南沙参

Nanshashen

**【异名】** 沙参(《神农本草经》),白沙参(《范子计然》),白参(《吴普本草》),羊婆奶(《本草纲目》),泡参(《中药形性经验鉴别法》),杜参(《药材资料汇编》),泡沙参(《四川中药志》),土人参(《湖南药物志》)。

**【来源】** 为桔梗科植物轮叶沙参 *Adenophora tetraphylla* (Thunb.) Fisch. 或沙参 *Adenophora stricta* Miq.的干燥根。

**【产地】** 主要为栽培品。轮叶沙参道地产区为贵州湄潭、遵义、正安、安顺等地,沙参道地产区为江苏句容、丹阳、丹徒,安徽滁州等地。轮叶沙参主产于贵州、河南、黑龙江、内蒙古、江苏;沙参主产于安徽、江苏、浙江。

**【采收加工】** 春、秋二季采挖,除去须根,洗后趁鲜刮去粗皮,洗净,干燥。

**【炮制】** 除去根茎,洗净,润透,切厚片,干燥。

**【性状特征】** 呈圆锥形或圆柱形,略弯曲,长7～27cm,直径0.8～3cm。表面黄白色或淡棕黄色,凹陷处常有残留粗皮,上部多有深陷横纹,呈断续的环状,下部有纵纹和纵沟。顶端具1或2个根茎。体轻,质松泡,易折断,断面不平坦,黄白色,多裂隙。气微,味微甘。

**饮片** 呈圆形、类圆形或不规则形厚片。外表皮黄白色或淡棕黄色,切面黄白色,有不规则裂隙。气微,味微甘。

**【化学成分】** 南沙参的主要成分是多糖类,还含有β-谷甾醇及其衍生物、三萜类、酚苷类、磷脂类以及微量元素等。南沙参的多糖类是其主要药理活性成分。

**【药理毒理】**

**1. 免疫调节** 南沙参水煎浓缩液1g/ml对小鼠腹腔注射0.5ml/只,每天1次,连续6d,可提高胸腺内淋巴细胞及T细胞数,增加巨噬细胞的吞噬百分率,降低脾脏淋巴细胞和T细胞数,能提高小鼠细胞免疫和非特异性免疫,且抑制体液免疫,具有调节免疫平衡功能[1]。

**2. 抗肿瘤** 南沙参多糖按500、1000、2000mg/(kg·d)灌胃给予小鼠,每天1次,连续10d,可增加肺癌病变小鼠体内的超氧化歧化酶(SOD)含量,提高谷胱甘肽过氧化物酶(GSH-Px)活性[2]。

**3. 抗辐射** 南沙参多糖0.5～2g/(kg·d)对大鼠灌胃给药,每天1次,连续14d,可减轻大鼠$^{60}Co\gamma$射线辐射损伤,提高50d存活率。可使大鼠血清丙二醛(MDA)减少,GSH-Px增加,红细胞SOD回升[3,4]。南沙参多糖1000、2000mg/d灌胃给予小鼠,连续7d,可使受$^{60}Co\gamma$射线照射后的小鼠染色体畸变率、外周血淋巴细胞微核数以及精子畸变率降低[5]。

**4. 抗衰老** 南沙参多糖1.0g/kg灌胃给予雄性老龄小鼠,每天1次,连续20d,可明显抑制血清中MDA的产生及肝、脑组织中脂褐素的形成,同时降低小鼠单胺氧化酶的活性;提高小鼠红细胞中SOD及全血中$GSH\text{-}P_X$的活性,小鼠血清中睾酮的量也有所提高[6]。

**5. 改善学习障碍** 南沙参多糖500～2000mg/(kg·d)灌胃给予小鼠,每天1次,连续15d,可对东莨菪碱、亚硝酸钠、乙醇引起的小鼠学习记忆的损害具有明显的改善作用,可对抗乙醇引起的小鼠脑中B型单胺氧化酶活性升高,MDA增加以及SOD减少[7,8]。

**6. 保肝** 南沙参多糖500、1000、2000mg/kg灌胃给予小鼠,每天2次,连续7d,可降低四氯化碳($CCl_4$)所致急性肝损伤模型小鼠血清丙氨酸氨基转移酶(ALT)、天门冬氨酸氨基转移酶(AST)活性,降低肝损伤小鼠肝组织MDA含量,提高SOD活性,减轻肝细胞肿胀、减少中性粒细胞浸润[9]。

**7. 体内过程** 南沙参多糖在家兔血浆中的浓度-时间曲线呈口服二室药动学模型,药动学参数$\alpha$为$(0.024\pm0.019)\ min^{-1}$,$\beta$为$(0.029\pm0.002)\ min^{-1}$,$K_a$为$(0.057\pm0.024)$ min,$K_{21}$为$(0.023\pm0.018)\ min^{-1}$,$K_{12}$为$(0.004\pm0.002)\ min^{-1}$,$K_\kappa$为$(0.029\pm0.003)\ min^{-1}$,$AUC$为$(2166.37\pm356.31)$ g·min/ml,$t_{1/2}$为$(40.97\pm19.36)$ min,$t_{1/2\beta}$为$(23.97\pm1.51)$ min[10]。

**【药性】** 甘,微寒。归肺、胃经。

**【功能主治】** 养阴清肺,益胃生津,化痰,益气。

用于肺热燥咳，阴虚劳嗽，干咳痰黏，胃阴不足，食少呕吐，气阴不足，烦热口干。

**【临床应用】** **临床常用**

(1) 肺阴虚证　本品甘润而微寒，能补肺阴，兼能清肺热。适用于阴虚肺燥有热之干咳痰少，咳血或咽干音哑等证。其润肺清肺之力均略逊于北沙参。但对肺燥痰黏、咯痰不利者，因兼有一定的祛痰作用，可促进排痰；对气阴两伤者，还略能补益肺之气，可气阴两补，宜与润肺清肺及对症之品配伍。治阴虚劳损，咳嗽、吐衄，可与麦冬、百合、生地等品配伍。治燥热伤肺、发热咳喘或咳血，可与北沙参、麦冬、杏仁、茜草等润肺清肺之品配伍。

(2) 胃阴虚证　本品又能养胃阴，生津止渴，并清胃热。适用于胃阴虚有热之口燥咽干，大便秘结，舌红少津及饥不欲食，呕吐等证。本品养胃阴、清胃热之力亦不及北沙参。但本品兼能补益脾气，对于胃阴脾气俱虚之证，有气阴双补之效，对热病后期，气阴两虚而余热未清不受温补者，尤为适宜。多与玉竹、麦冬、生地等养胃阴、清胃热之品配伍，如《温病条辨》益胃汤。胃气上逆呕吐、呃逆者，还应配伍半夏、旋覆花、代赭石等降逆和胃之品。

**【用法用量】** 9～15g。

**【成药例证】**

**1. 化痰平喘片(《卫生部药品标准中药成方制剂·第四册》)**　药物组成：南沙参、地龙、暴马子皮、百部、浮海石、黄芩、盐酸异丙嗪。

功能主治：清热化痰，止咳平喘。用于急、慢性气管炎、肺气肿、咳嗽痰多，胸满气喘。

**2. 消食健儿糖浆(《卫生部药品标准中药成方制剂·第十册》)**　药物组成：南沙参、白术、山药、谷芽、麦芽、九香虫。

功能主治：健脾消食。用于小儿慢性腹泻、食欲不振及营养不良等症。

**3. 胃安胶囊(《卫生部药品标准中药成方制剂·第八册》)**　药物组成：南沙参、山楂、枳壳(炒)、黄精、石斛、黄柏、甘草、白芍。

功能主治：养阴益胃，补脾消炎，行气止痛。用于萎缩性胃炎，出现胃脘嘈杂、上腹隐痛、咽干口燥、舌红少津、脉细数等胃阴虚证候者。

**4. 参麦颗粒(《卫生部药品标准中药成方制剂·第十三册》)**　药物组成：南沙参、红参、麦冬、黄精、山药、枸杞子。

功能主治：养阴生津。用于面黄肌瘦，津少口渴，腰膝酸软，食欲不振，头晕眼花，心悸气短，神经衰弱。

**【注意事项】** 不宜与藜芦同用。

**【贮藏】** 置通风干燥处，防蛀。

**【参考文献】**
[1]黄晓洁，颜耀东.沙参对免疫功能的影响[J].沈阳药学院学报，1991，8(3)：204-207.

[2]李泱，邓宏珠，李春红.南沙参多糖对肺癌小鼠氧自由基作用的实验研究[J].中国中医药科技杂志，2000，7(4)：233-237.

[3]唐富天，梁莉，李新芳.南沙参多糖对大鼠的辐射防护作用[J].中药药理与临床，2002，18(2)：15-18.

[4]杨永建，梁莉，李梅，等.南沙参多糖对亚慢性辐射损伤的防护作用[J].中药药理与临床，2002，18(5)：21-23.

[5]刘青，李新芳.南沙参多糖对受照射小鼠遗传损伤的拮抗作用[J].中药药理与临床，2001，17(6)：21-24.

[6]李春红，李泱，李新芳.南沙参多糖抗衰老作用的实验研究[J].中国药理学通报，2002，18(4)：452-455.

[7]张春梅，李新芳.南沙参多糖改善化学品诱导小鼠学习记忆障碍的研究[J].中药药理与临床，2001，17(4)：19-22.

[8]张春梅，李新芳.南沙参多糖改善东莨菪碱所致大鼠学习记忆障碍的研究[J].中药药理与临床，2001，17(6)：19-22.

[9]梁莉，李志诚，王婷，等.南沙参多糖对小鼠 $CCl_4$ 急性肝损伤的保护作用[J].中国药师，2008，11(6)：617-619.

[10]杜林.南沙参多糖在家兔体内药物动力学的研究[J].中华实用中西医杂志，2003，16(8)：1170-1171.

（许丽佳　卢君蓉　傅超美）

## 581　南山楂

Nanshanzha

**【来源】**　为蔷薇科植物野山楂 *Crataegus cuneata* Sieb.et Zucc.的干燥成熟果实。

**【产地】**　主要为野生品。主要分布于江浙地区及云南。

**【采收加工】**　秋季果实成熟时采收，置沸水中略烫后干燥或直接干燥。

**【炮制】**　**南山楂**　除去杂质。

**炒南山楂**　取净南山楂，照清炒法炒至色变深。

**焦南山楂**　取净南山楂，照清炒法炒至表面焦褐色，内部黄褐色。

**【性状特征】**　**南山楂**　类球形，直径 0.8～

1.4cm,有的压成饼状。表面棕色至棕红色,并有细密皱纹,顶端凹陷,有花萼残迹,基部有果梗或已脱落,质硬,果肉薄,无臭味微酸涩。

**炒南山楂**　形如南山楂片,果肉黄褐色,偶见焦斑。

**焦南山楂**　形如南山楂片,表面焦褐色,内部黄褐色。有焦香气。

**【化学成分】**　南山楂的主要成分为黄酮类、三萜类、有机酸类,还含有甾醇类、胡萝卜素、维生素等。南山楂中的黄酮类、三萜类、有机酸类是其主要药理活性成分。

**【药理毒性】**

**1. 降血脂**　南山楂水煎液按20g生药/(kg·d)灌胃给予小鼠,每天1次,连续7d,可降低腹腔注射75%蛋黄乳剂所致高脂血症模型小鼠的血清总胆固醇[1]。

**2. 抗心肌缺血**　南山楂水煎液按20g生药/(kg·d)灌胃给予大鼠,每天1次,连续3d,可减少心电图T波(或ST波)太高或降低≥1mV及严重房室传导阻滞的发生,有明显的对抗垂体后叶素诱发的大鼠心肌缺血作用[1]。

**3. 抗动脉粥样硬化**　南山楂按0.67、1.31g生药/(kg·d)灌胃给予高脂大鼠,每天1次,连续7d,对内皮细胞有保护作用,能抑制纤溶酶原激活物抑制物的活性[2]。

**4. 抗氧化**　0.2mg/ml和0.5mg/ml南山楂叶黄酮提取物对α-葡萄糖苷酶的抑制率可达到64.3%;南山楂叶黄酮提取物0.1~1.2mg/ml对DPPH·自由基的清除率随质量浓度的增大而增大,最高可达52.8%,$IC_{50}$值为0.57mg/ml,具有一定的抗氧化活性[3]。

**5. 安全性评价**　南山楂水煎液按126g生药/kg对禁食12h后的小鼠灌胃给药1次,给药后第1~2d,有1只死亡,表明南山楂口服$LD_{50}$均大于126g生药/kg[1]。

**【药性】**　酸、甘,微温。归脾、胃、肝经。

**【功能主治】**　行气散瘀,收敛止泻。用于泻痢腹痛,瘀血经闭,产后瘀阻,心腹刺痛,疝气疼痛,高脂血症。

**【临床应用】　临床常用**

(1) 泻痢腹痛　本品能行气散瘀,炒用又兼能止泻止痢。治泻痢腹痛,可用焦南山楂水煎服,或用南山楂炭研末服,亦可配伍木香、槟榔、枳壳等。

(2) 产后瘀阻,心腹刺痛,高脂血症　本品性温兼入肝经血分,有活血祛瘀止痛之功。治瘀滞心腹刺痛者,配伍川芎、桃仁、红花;治产后瘀阻腹痛、恶露不尽或瘀阻经行腹痛,配伍当归、香附、红花;治脾运失调、气虚、血瘀引起的高脂血症,配伍泽泻、丹参等。

**【用法用量】**　9~12g。

**【成药例证】**

**1. 藿香清胃片(《卫生部药品标准中药成方制剂·第十一册》)**　药物组成:南山楂、广藿香、枸杞子、防风、六神曲、甘草。

功能主治:清热化湿,醒脾消滞。用于脾胃伏火引起的消化不良,脘腹胀满,不思饮食,口苦口臭等症。

**2. 肥儿散(《卫生部药品标准中药成方制剂·第二十册》)**　药物组成:南山楂、白术(麸炒)、山药、茯苓、甘草(蜜炙)、鸡内金(醋炙)。

功能主治:健脾,消食,化积。用于脾胃不和引起的脾虚泄泻,消化不良,面黄饥瘦,疳积腹胀。

**3. 小儿健脾丸(《卫生部药品标准中药成方制剂·第二十册》)**　药物组成:南山楂、人参、白术(麸炒)、茯苓、甘草(蜜炙)、陈皮、法半夏、白扁豆(去皮)、山药、莲子(去心)、桔梗、砂仁、六神曲(麸炒)、麦芽(炒)、玉竹。

功能主治:健脾、和胃、化滞。用于小儿脾胃虚弱引起的消化不良,不思饮食,大便溏泻,体弱无力。

**4. 健脾降脂颗粒(《新药转正标准32》**　药物组成:南山楂、泽泻、丹参、党参、灵芝、远志。

功能主治:健脾化浊,益气活血。用于脾运失调,气虚,血瘀引起的高脂血症,症见眩晕耳鸣,胸闷纳呆,心悸气短等。

**【注意事项】**　孕妇慎服。

**【贮藏】**　置通风干燥处,防蛀。

**【参考文献】**　[1]陈红宾,江京俐,於兰,等.4种山楂属植物的药理作用及其$LD_{50}$比较[J].中国中药杂志,1994,19(8):454-455.

[2]戴诗文,孙健,张伟敏.南山楂对牛主动脉内皮细胞纤溶系统的影响[J].中国临床药理学与治疗学杂志,1996,1(2):92-93.

[3]董华强,甄畅迪,张毅,等.南山楂叶黄酮抑制α-葡萄糖苷酶和清除DPPH自由基的作用[J].食品科学,2010,31(19):179-181.

(许丽佳　胡慧玲　傅超美)

## 582 南五味子

Nanwuweizi

**【来源】** 为木兰科植物华中五味子 *Schisandra sphenanthera* Rehd.et Wils.的干燥成熟果实。

**【产地】** 主要为野生品。主要分布于山西、陕西、甘肃、山东、江苏、安徽、浙江、江西、福建、河南、湖北、湖南、四川、贵州、云南东北部。

**【采收加工】** 秋季果实成熟时采摘，晒干，除去果梗和杂质。

**【炮制】** **南五味子** 除去杂质。用时捣碎。

**醋南五味子** 取净南五味子，照醋蒸法蒸至黑色。用时捣碎。

**【性状特征】** **南五味子** 呈球形或扁球形，直径4～6mm。表面棕红色至暗棕色，干瘪，皱缩，果肉常紧贴于种子上。种子1～2，肾形，表面棕黄色，有光泽，种皮薄而脆。果肉气微，味微酸。

**醋南五味子** 形如南五味子，表面棕黑色，油润，稍有光泽。微有醋香气。

**【化学成分】** 南五味子的主要成分是木脂素类、挥发油、多糖、脂肪酸，还含有蛋白质、氨基酸、维生素等。南五味子的木脂素类、挥发油是其主要药理活性成分。《中华人民共和国药典》2015年版规定，本品药材及其饮片按干燥品计算，含五味子酯甲($C_{30}H_{32}O_9$)不得少于0.20%。

**【药理毒理】**

**1. 镇静、催眠** 0.3g/ml南五味子醇提物、醚提物对小鼠灌胃给药0.2ml/10g，单次给药，均能显著减少小鼠自主活动的次数，醚提物的镇静作用明显强于醇提物[1]。南五味子总木脂素按20、40、80mg/kg灌胃给予雄性大鼠1次，应用大鼠皮层脑电、肌电描记技术，记录在自由活动状态下大鼠持续3h的脑电。南五味子总木脂素能明显缩短大鼠深睡眠潜伏期，增加总睡眠时间，显著延长慢波睡眠，增加慢波睡眠所占总睡眠时间的比例，尤其延长深慢波睡眠时间，而对浅慢波睡眠和异相睡眠无明显影响。此外，总木脂素80mg/kg还可缩短动物入睡潜伏期，显著延长慢波睡眠的持续时间[2]。

**2. 抑菌** 南五味子乙醇提取物对大肠埃希菌、金黄色葡球菌、乙型副伤寒沙门菌、蜡样芽孢杆菌、枯草芽孢杆菌、宋内志贺菌、变形杆菌和铜绿假单胞菌等8种食品腐败细菌均有很强的抑菌作用，当提取物质量浓度为1g/ml时抑菌圈分别为23.06、27.58、20.88、29.08、27.13、25.38、21.15、30.88mm。乙醇提取物对供试菌的*MIC*值和*MBC*值：金黄色葡萄球菌3.125、6.25mg/ml，乙型副伤寒沙门菌12.5、12.5mg/ml，蜡样芽孢杆菌1.562、3.125mg/ml，大肠埃希菌25、25mg/ml，枯草芽孢杆菌12.5、12.5mg/ml，变形杆菌12.5、25mg/ml，宋内志贺菌12.5、12.5mg/ml，铜绿假单胞菌12.5、12.5mg/ml[3]。

**3. 抗病毒** 南五味子中的木脂素kadlongirin B具有抗HIV-1活性，其$EC_{50}$为16.0μg/ml，*TI*为6.7[4]。

**4. 安全性评价** 南五味子胶囊(组成为南五味子)内容物按4.5g/kg灌胃给药大鼠和小鼠，给药后观察14d，均未出现死亡及明显中毒反应，体质量正常增长，解剖未见动物的心、肺、脾、肝、肾、胃、肠等有明显异常变化[5]。南五味子软胶囊分别以1.2、0.16、0.438g/(kg·d)(以原料药计算)灌胃给药，每周给药6d，试验周期为13周，可使大鼠自发活动减少，1.2g/(kg·d)剂量减少最为明显，余未见异常[6]。

**5. 体内过程** 给大鼠灌服相同原药材量的醋蒸前后南五味子提取物(南五味子炮制前样品含五味子酯甲83.2mg/kg和五味子甲素92.98mg/kg，炮制后样品含五味子酯甲89.51mg/kg和五味子甲素99.03mg/kg)，灌胃后不同时间点取血测定五味子酯甲和五味子甲素在大鼠体内药代动力学模型均符合单房室模型。南五味子醋蒸前后样品中五味子酯甲血药浓度分别在给药后(4.250±1.523)、(5.750±1.784)h达到峰值，实测$C_{max}$分别为(2.197±0.995)、(2.815±0.842)μg/ml，$t_{1/2}$分别为(2.654±0.377)、(3.504±0.856)h；南五味子醋蒸前后样品中五味子甲素血药浓度分别在给药后(3.250±1.836)、(4.250±1.471)h达到峰值，实测$C_{max}$分别为(1.922±0.773)、(2.307±0.602)μg/ml，$T_{1/2}$分别为(2.111±1.185)、(3.242±2.126)h。南五味子醋蒸前后在大鼠体内主要药代动力学参数存在差异[7]。

【药性】 酸、甘，温。归肺、心、肾经。

【功能主治】 收敛固涩，益气生津，补肾宁心。用于久嗽虚喘，梦遗滑精，遗尿尿频，久泻不止，自汗盗汗，津伤口渴，内热消渴，心悸失眠。

【临床应用】 临床常用

(1) 久咳虚喘　本品味酸收涩，甘温而润，上敛肺气，下补肾阴，适用于肺肾两虚及肺虚久咳之喘咳。治肺肾两虚喘咳者，常配伍熟地、山药、山茱萸等；治肺虚久咳者，可配伍罂粟壳；治气阴两虚，痰热阻肺者，常配伍百部、枇杷叶、蛤蚧等。

(2) 遗精，滑精　本品酸甘之性，能补肾固涩精液。用于肾虚精关不固的遗精、滑精，常配伍金樱子、桑螵蛸、龙骨等。

(3) 久泻不止　本品酸敛能涩肠止泻。用于脾肾阳虚之久泻不止，常配伍吴茱萸、补骨脂、肉豆蔻。

(4) 自汗，盗汗　本品乃酸甘之品，能生津止渴。治阴虚内热、口渴多饮之消渴，常配伍黄芪、山药、天花粉、知母等；治热伤气阴，汗多口渴者，常配伍人参、麦冬。

(5) 心悸，失眠　本品甘温滋润，能补心安神。适用于气血不足、心脾两虚的心悸失眠、多梦等，常配伍酸枣仁、党参、黄芪等。

【用法与用量】 2～6g。

【成药例证】

**1. 参芪五味子片(《中华人民共和国药典》2015年版)**　药物组成：南五味子、党参、黄芪、炒酸枣仁。

功能主治：健脾益气，宁心安神。用于气血不足、心脾两虚所致的失眠、多梦、健忘、乏力、心悸、气短、自汗。

**2. 五酯片(《国家中成药标准汇编·内科肝胆分册》)**　药物组成：南五味子醇浸膏。

功能主治：能降低血清谷丙转氨酶。用于慢性、迁延性肝炎谷丙转氨酶升高者。

**3. 虫草清肺胶囊[《国家中成药标准汇编·内科肺系(一)分册》]**　药物组成：南五味子、沙棘膏、冬虫夏草、百部、白及、百合、枇杷叶、甘草、牡蛎、蛤蚧。

功能主治：润肺补气，清肺化痰，止咳平喘。用于急慢性支气管炎属于气阴两虚、痰热阻肺证，症见咳嗽痰多、气喘胸闷等。

**4. 黄萱益肝散(《国家中成药标准汇编·内科肝胆分册》)**　药物组成：南五味子、土大黄、萱草、千里光、猕猴桃、红土茯苓、野蔷薇、獐芽菜、骚羊古、丹参、甘草。

功能主治：清热解毒，疏肝利胆。用于肝胆湿热所致的慢性乙型肝炎。

【贮藏】 置通风干燥处，防霉。

【参考文献】
[1]王雯雯，仰榴青，李永金，等.南、北五味子提取物对小鼠镇静、催眠作用的影响[J].江苏大学学报(医学版)，2008，18(2)：122-126.

[2]柳燕，李林燕，曹小帅.南五味子总木脂素对自由活动大鼠睡眠时相的影响[J].中药药理与临床，2011，27(5)：48-50.

[3]吴少辉，叶伟娟，赵婷，等.南五味子乙醇提取物对食品腐败细菌的抑菌活性研究[J].中国食品学报，2012，12(8)：104-108.

[4] Pu J X, Xiao W L, Li H M, *et al*. Three new Compoundsfrom Kadsura Longipedunculata [J]. Helv Chim Acta, 2007, 90(4): 723-729.

[5]胡正芳，柳燕，李除夕，等.南五味子软胶囊急性毒性研究[J].中国现代应用药学，2015，32(1)：37-39.

[6]李林燕，柳燕，曹小帅，等.南五味子软胶囊对大鼠长期毒性的实验研究[J].安徽医药，2012，16(5)：586-588.

[7]邓翀，郑洁，董媛媛，等.醋蒸对南五味子木脂素类成分在大鼠体内药代动力学的影响[J].中国中医药信息杂志，2014，21(7)：81-84.

(许丽佳　胡慧玲　傅超美)

## 583　南五味子根

Nanwuweizigen

【异名】 红木香(《本草纲目拾遗》)，内风消(《植物名实图考》)，紫金皮、金谷香、紧骨香、木腊(《采药书》)，土木香(《福建民间草药》)，内红消(《江西中药》)，浙江紫荆皮(《药材学》)。

【来源】 为木兰科植物南五味子 *Kadsura longipedunculata* Finet et Gagnep.的干燥根。

【产地】 主要为野生品。主要分布于江苏、安徽、浙江、江西等地。

【采收加工】 全年均可挖采，除去泥沙，晒干。

【炮制】 除去杂质，洗净，润透，切片，干燥。

【性状特征】 呈圆柱形，常弯曲，长短不一，直径1～2.5cm。表面淡灰棕色至紫褐色，有纵皱纹及深陷的横裂纹，有的皮部断裂露出木部，形成长短不等的节。断面皮部淡紫褐色，纤维性，木部淡棕黄色，可见明显的小孔。气香，味微苦，有辛凉感。以皮厚、香气浓者为佳。

**【化学成分】** 南五味子根的主要成分是木脂素类、萜类、糖类、挥发油类等。南五味子根的木脂素类和萜类是其主要药理活性成分。

**【药性】** 辛，温。

**【功能主治】** 祛风活血，理气止痛。用于胃、十二指肠溃疡，痛经，腹痛，风湿性关节痛，跌仆损伤。

**【临床应用】** **临床常用**

（1）腹痛　本品辛，温，活血，理气止痛。可用于瘀血内停所致的腹痛。

（2）痹证　本品辛、温，祛风活血，理气止痛。可用于风寒湿痹证。

**【用法用量】** 9～15g。

**【成药例证】**

**1. 蛇伤散(《国家中成药标准汇编·外科妇科分册》)** 药物组成：半边莲、杜瓜、南五味子根、拳参、山豆根、杨梅树皮。

功能主治：解蛇毒，利尿，消肿，通关开窍。用于各种毒蛇咬伤。

**2. 止泻颗粒(《卫生部药品标准中药成方制剂·第九册》)** 药物组成：葎草、辣蓼、南五味子根茎。

功能主治：清热解毒，燥湿导滞，理气止痛。用于急性肠胃炎，止呕止泻，退热止痛。

**【贮藏】** 置阴凉干燥处。

（马雪玮　胡慧玲　傅超美）

## 584　闹羊花

Naoyanghua

**【异名】** 玉支(《名医别录》)，踯躅花(《图经本草》)，羊踯躅、惊羊花、老虎花(《本草纲目》)，石堂花(《本草纲目拾遗》)，黄喇叭花(《浙江中药手册》)，豹狗花(《湖南药物志》)，黄蛇豹花(《闽东本草》)，三钱三、一杯倒、一杯醉(《广西中草药》)，黄杜鹃花、闷头花(《浙江民间常用草药》)。

**【来源】** 为杜鹃花科植物羊踯躅 *Rhododendron molle* G.Don 的干燥花。

**【产地】** 主要为野生品。主产于江苏、安徽、浙江、江西、福建等地。

**【采收加工】** 四、五月花初开时采收，阴干或晒干。

**【炮制】** 净制。

**【性状特征】** 数朵花簇生于一总柄上，多脱落为单朵；灰黄色至黄褐色，皱缩。花萼5裂，裂片半圆形至三角形，边缘有较长的细毛；花冠钟状，筒部较长，约至2.5cm。顶端卷折，5裂，花瓣宽卵形，先端钝或微凹；雄蕊5，花丝卷曲，等长或略长于花冠，中部以下有茸毛，花药红棕色，顶孔裂；雄蕊1，柱头头状；花梗长1～2.8cm，棕褐色，有短茸毛。气微，味微麻。

**【化学成分】** 闹羊花的主要成分是二萜类、三萜类和黄酮类，还含有甾体类、酚类、鞣质类、糖类成分等。闹羊花的黄酮类成分是其主要药理活性成分。

**【药理毒理】** **降血压**　闹羊花醇提物按20μg/kg注射于麻醉兔耳静脉或侧脑室，以生理盐水为对照，30s内开始降压，2min后动脉压达到最低值[1]。

**【药性】** 辛，温；有大毒。归肝经。

**【功能主治】** 祛风除湿，散瘀定痛。用于风湿痹痛，偏正头痛，跌仆肿痛，顽癣。

**【临床应用】** **临床常用**

痹证　本品辛、温，祛风除湿，散瘀定痛，可用于风寒湿痹证。也可用于偏正头痛，跌仆肿痛，顽癣等疾病。

**【用法用量】** 0.6～1.5g，浸酒或入丸散。外用适量，煎水洗。

**【成药例证】**

**1. 六味木香散(《中华人民共和国药典》2015年版)** 药物组成：木香、栀子、石榴、闹羊花、豆蔻、荜茇。

功能主治：开郁行气止痛。用于寒热错杂、气滞中焦所致的胃脘痞满疼痛、吞酸嘈杂、嗳气腹胀、腹痛、大便不爽。

**2. 胡日查六味丸(《卫生部药品标准·蒙药分册》)** 药物组成：诃子、木香、红花、黑云香、甘松、闹羊花。

功能主治：消“黏”，清“协日”，止痛。用于“协日”性头痛，目赤红肿，“亚玛”引起的偏、正头痛。

**3. 关节解痛膏(《卫生部药品标准中药成方制剂·第十册》)** 药物组成：辣椒、白芷、细辛、姜黄、肉桂、生川乌、生草乌、骨碎补、五加皮、红花、天南星、半夏、闹羊花、防风、独活、羌活、桑枝、海风藤、芥子、防己、凤仙透骨草、伸筋草、威灵仙、冰片、薄荷脑、水杨酸甲酯、樟脑、麝香草酚、二甲苯麝香、颠茄流浸膏、盐酸苯海拉明。

功能主治：祛风除湿，活血止痛。用于风寒湿痹，关节痛，神经痛，腰痛，肌肉酸痛，扭伤。

**4. 损伤止痛膏(《卫生部药品标准中药成方制剂·第五册》)** 药物组成：独活、桑寄生、豨莶草、老鹳草、地骨皮、牛膝、续断、五加皮、洋金花、延胡索、闹羊花、功劳叶、川乌、草乌、樟脑、冰片、薄荷脑、水杨酸甲酯、白芷粉、当归、红花。

功能主治：祛风活络，消肿止痛。用于风温痹痛及跌打损伤，扭伤，瘀血肿痛。

**【注意事项】**

1. 不宜多服、久服，体虚者及孕妇禁用。

2. 本品为国家规定的毒性中药管理品种，使用需凭医生签名的正式处方。

3. 口服闹羊花过量或服用过久，可引起中毒，其临床表现轻则为恶心、呕吐、腹痛、腹泻、心律减慢、血压下降、动作失调、呼吸困难，严重者因呼吸停止而死亡。

**【贮藏】** 置干燥处，防潮。

**【参考文献】** [1]陈兴坚，余传林.闹羊花醇提物降压作用的研究[J].第一军医大学学报，1985，5(3)：194-195.

(马雪玮 胡慧玲 傅超美)

## 585 牛蒡子

Niubangzi

**【异名】** 恶实(《名医别录》)，鼠粘子(《本草图经》)，黍粘子(《珍珠囊》)，大力子(《卫生易简方》)，夜叉头(《救荒本草》)，蝙蝠刺(《本草纲目》)，毛然然子、黑风子(《青海药材》)，毛锥子(《贵州民间方药集》)，粘苍子(《辽宁主要药材》)，鼠尖子、弯巴钩子、万把钩(《江苏植药志》)，大牛子(《山西中药志》)，牛子(《陕西中药志》)。

**【来源】** 为菊科植物牛蒡 *Arctium lappa* L.的干燥成熟果实。

**【产地】** 主要为栽培品，野生品亦有。主产于河北、吉林、辽宁、浙江、黑龙江等。

**【采收加工】** 秋季果实成熟时采收果序，晒干，打下果实，除去杂质，再晒干。

**【炮制】** **牛蒡子** 除去杂质，洗净，干燥。用时捣碎。

**炒牛蒡子** 取净牛蒡子，照清炒法炒至略鼓起、微有香气。用时捣碎。

**【性状特征】** **牛蒡子** 呈长倒卵形，略扁，微弯曲，长5～7mm，宽2～3mm。表面灰褐色，带紫黑色斑点，有数条纵棱，通常中间1～2条较明显。顶端钝圆，稍宽，顶面有圆环，中间具点状花柱残迹；基部略窄，着生面色较淡。果皮较硬，子叶2，淡黄白色，富油性。气微，味苦后微辛而稍麻舌。

**炒牛蒡子** 形如牛蒡子，色泽加深，略鼓起。微有香气。

**【化学成分】** 牛蒡子的主要成分是木脂素类、脂肪酸类、生物碱、甾醇、维生素、蛋白质等。牛蒡子的木脂素类是其主要药理活性成分。《中华人民共和国药典》2015年版规定，本品药材及其饮片含牛蒡苷($C_{27}H_{34}O_{11}$)不得少于5.0%。

**【药理毒理】**

**1. 抗菌** 牛蒡子水煎液(每1ml相当于原生药2g)用灭菌蒸馏水配制成2∶1、1∶1的溶液，牛蒡苷用灭菌蒸馏水配制的1∶1水溶液，牛蒡苷元用灭菌蒸馏水配制的1∶1水溶液，在体外对大肠埃希菌、枯草杆菌、金黄色葡萄球菌、白色念珠菌、铜绿假单胞菌有很好的抗菌作用。其中牛蒡苷元抑菌圈的直径均大于15mm，对菌株有高度敏感性，具有很强的抑菌能力；牛蒡苷的抑菌活性属于中等敏感，抑菌圈直径为10～14mm，抑菌能力良好；牛蒡子水煎液的抑菌圈较小，抑菌圈直径小于10mm，属于低度敏感，抑菌能力较差[1,2]。

**2. 抗肿瘤** 牛蒡子煎剂按2.0、5.0mg/kg对$S_{180}$荷瘤小鼠灌胃给药，每天2次，连续10d，可抑制肿瘤生长，抑瘤率分别为40.8%、34.8%、16.4%，并存在一定的量效关系[3]。

**3. 降血糖** 牛蒡子乙醇提取物、水提取物、75%乙醇提取物按2.1g生药/kg对腹腔注射四氧嘧啶100mg/kg致糖尿病小鼠灌胃给药，连续8d，可降低小鼠血糖[4]。

**4. 镇咳** 牛蒡子的水、丙酮、甲醇、乙醇、石油醚、乙酸乙酯提取物，以及牛蒡子水提物的正丁醇、乙酸乙酯、石油醚萃取物和水提萃后物按 10g/kg 灌胃给予小鼠，连续 7d，牛蒡子的甲醇、乙醇提取物和水提正丁醇萃取物组可减少浓氨水致小鼠咳嗽的次数，水提正丁醇萃取物组还可延长咳嗽潜伏期[5]。

**5. 祛痰** 牛蒡子的水、丙酮、甲醇、乙醇、石油醚、乙酸乙酯提取物，以及牛蒡子水提物的正丁醇、乙酸乙酯、石油醚萃取物和水提萃后物按 10g/kg 灌胃给予小鼠 30min 后，对小鼠腹腔注射 5%酚红溶液 0.2ml/10g，水、甲醇、乙醇、丙酮、石油醚提取物及水提萃后物组可增加酚红排泌量[5]。

**6. 改善肾病变** 牛血清蛋白(cBSA)诱导的膜性肾小球肾炎模型大鼠，口服牛蒡子苷 30、60、120mg/(kg·d)3 周后，血清肌酸酐(Scr)、血尿素(BUN)、尿蛋白质含量显著降低，内生肌酐清除率(Eccr)显著升高[6]。

**【药性】** 辛、苦，寒。归肺、胃经。

**【功能主治】** 疏散风热，宣肺透疹，解毒利咽。用于风热感冒，咳嗽痰多，麻疹，风疹，咽喉肿痛，痄腮，丹毒，痈肿疮毒。

**【临床应用】 临床常用**

(1) 风热表证，温病初起 本品辛散苦泄，寒能清热，升散之中具有清降之性，功能疏散风热，发散之力虽不及薄荷等药，但长于宣肺祛痰、清利咽喉，故风热表证而见咽喉红肿疼痛，或咳嗽痰多不利者，十分常用。用治风热表证，或温病初起，发热，咽喉肿痛等症，常与其他疏散风热药配伍，如《温病条辨》银翘散以之与银花、连翘、薄荷等同用。若风热咳嗽、痰多不畅者，常与桑叶、桔梗、前胡等疏散风热、宣肺化痰止咳药配伍。

(2) 麻疹不透，风疹瘙痒 本品清泄透散，能疏散风热、透泄热毒而促使疹子透发，用治麻疹不透或透而复隐，常配薄荷、蝉蜕、柽柳等解表透疹药同用。治疗浸淫血脉而致的疮疥瘙痒，本品能散风止痒，常配伍荆芥、蝉蜕、苍术等散风除湿止痒药。

(3) 痈肿疮毒，丹毒，痄腮喉痹 本品辛苦性寒，于升浮之中又有清降之性，能外散风热，内解热毒，有清热解毒、消肿利咽之效。故可用治痈肿疮毒、丹毒、痄腮喉痹等热毒病证。因其性偏滑利，兼滑肠通便，故上述病证兼有大便热结不通者尤为适宜。用治风热外袭，火毒内结，痈肿疮毒，兼有便秘者，常与栀子、连翘、薄荷、大黄、芒硝等疏风清热、泻下通便药同用。治疗乳痈肿痛、尚未成脓者，可与金银花、连翘、栀子、瓜蒌等清热解毒、消痈散结药同用。本品配伍清热泻火解毒药，还可用治瘟毒发颐、痄腮喉痹等热毒之证，如《东垣试效方》普济消毒饮，以之与玄参、黄芩、黄连、板蓝根等同用。

**【用法用量】** 6～12g。

**【成药例证】**

**1. 长城感冒片(《卫生部药品标准中药成方制剂·第二十册》)** 药物组成：金银花、连翘、牛蒡子、芦根、黄芩、桔梗、淡豆豉、羌活、羚羊角粉、甘草膏、薄荷脑、荆芥穗油。

功能主治：清热散风，解表退热。用于流行感冒、发冷发热，四肢酸懒，头痛咳嗽，咽喉肿痛，瘟毒发颐，两腮赤肿。

**2. 儿童回春颗粒(《卫生部药品标准中药成方制剂·第十二册》)** 药物组成：黄连、水牛角浓缩粉、羚羊角、人中白(煅)、淡豆豉、大青叶、荆芥(去粗梗)、羌活、葛根、地黄、川木通、赤芍、黄芩、前胡、玄参(去芦)、桔梗、柴胡、西河柳、升麻、牛蒡子(炒)。

功能主治：清热解毒，透表豁痰。用于急性惊风，伤寒发热，临夜发热，小便带血，麻疹隐现不出而引起身热咳嗽、赤痢、水泻、食积、腹痛。

**3. 风湿膏药(《卫生部药品标准中药成方制剂·第十三册》)** 药物组成：人风子、地黄、木鳖子、地肤子、丹参、蒲公英、土茯苓、川牛膝、骨碎补、威灵仙、蛇床子、粉萆薢、补骨脂、川芎、生天南星、薄荷、枳壳、牛蒡子、白芷、黄芩、防风、地骨皮、桔梗、锁阳、木瓜、高良姜、荆芥、生草乌、当归、半夏、杜仲、羌活、生川乌、独活、蝉蜕、泽泻、陈皮、何首乌、石菖蒲、苍术、紫苏叶、金银花、南沙参、干姜、肉桂、冰片、樟脑、没药(制)、乳香(制)、细辛、生附子、全蝎、白胡椒、猪牙皂、山柰、丁香。

功能主治：除湿散寒，祛风止痛。用于筋骨酸疼，四肢麻木，风寒湿痹，以及诸疼。

**4. 芙朴感冒胶囊(《卫生部颁药品标准中药成方制剂·第十五册》)** 药物组成：木芙蓉叶、厚朴(制)、陈皮、牛蒡子(炒)。

功能主治：清热解毒，宣肺利咽，理气宽中。用于风热或风热挟湿感冒出现的高热头痛，咽痛，肢体酸痛，鼻塞，胃纳减退等症。

**5. 复方西羚解毒片（《卫生部药品标准中药成方制剂·第十册》）** 药物组成：金银花、连翘、桔梗、荆芥穗、牛蒡子（炒）、甘草、淡竹叶、薄荷脑、薄荷油、淡豆豉、羚羊角、水牛角浓缩粉、冰片。

功能主治：疏风解表，清热解毒。用于外感风热，发热、头痛，咳嗽音哑，咽喉肿痛。

**【贮藏】** 置通风干燥处。

**【参考文献】**
[1]刘堃.牛蒡子水煎液、牛蒡苷和牛蒡苷元体外抗菌实验[J].天津药学，2008，20(4)：10-11.

[2]李大亮，宋杨，周傲华，等.牛蒡子水煎液及牛蒡苷、牛蒡苷元体外抗菌实验研究[J].黑龙江医药，2004，17(6)：433-436.

[3]孙铁民，梁伟，林莉，等.牛蒡子对癌瘤作用的实验研究[J].辽宁中医学院学报，2002，4(4)：310.

[4]徐朝晖，李婷，邓毅，等.牛蒡子提取物的降血糖作用[J].中草药，2005，36(7)：1043-1045.

[5]袁媛.牛蒡子止咳祛痰药效物质基础研究[J].辽宁中医杂志，2011，38(3)：516-518.

[6]Wu JG, Wu JZ, Sun LN, *et al*. Ameliorative Effects of Arctiin from Arctium lappa on Experimental Glomerulonephritis in Rats[J]. Phytomedicine, 2009, 16(11)：1033-1041.

（马雪玮　胡慧玲　傅超美）

## 586 牛鞭
Niubian

**【来源】** 为牛科动物黄牛 *Bos taurus domesticus* Gmelin 或牦牛 *Bos grunniens* Linnaeus 的干燥阴茎。

**【产地】** 主要为养殖品。全国各地均有出产，黄牛鞭主产于长江以北，牦牛鞭主产于青海。

**【采收加工】** 宰杀雄牛时，割取阴茎，除去残肉和油脂，整形后风干或低温干燥。

**【炮制】** 净制。

**【性状特征】** 为长圆柱形，略扁，有的稍扭曲或卷曲，长 20～40cm，直径 1.0～2.5cm。表面红棕色至黄褐色，半透明或不透明。背腹各有一条明显或不明显的凹沟。龟头呈类圆锥形，长 7～10cm，腹面光滑或凹陷，背面光滑或由疏密不等的环形皱缩，龟头顶端渐尖；包皮环抱不隆起，阴茎近体呈干韧的软组织纤维。质硬，不易折断，横切面有 3 个空洞（上 2 个为血管，下 1 个较大的为尿道口）。气微腥。

**【化学成分】** 牛鞭主要含氨基酸、脂肪酸及甾体，还含有胆固醇、睾丸酮、雌二醇、二氢睾丸酮。牛鞭的胆固醇、睾丸酮、雌二醇、二氢睾丸酮是其主要药理活性成分。

**【药理毒理】** **对生殖系统的影响** 牛鞭混悬液 10mg/kg，对去势雄性大鼠灌胃给药，每天 1 次，连续 15d，能明显增重去势雄性大鼠附性器官（包皮腺、精液囊、前列腺）；同时，能明显提高大鼠的交配能力，雄鼠扑捉雌鼠的潜伏期明显缩短，20min 内扑捉次数增加[1]。

**【药性】** 热。

**【功能主治】** 补肾暖胃，壮阳治疝。用于肾虚腰痛，寒性胃痛，性欲减退及疝气。

**【临床应用】** **临床常用**

肾阳虚证　本品味咸，性温主入肾经，对在性生活时阴茎不能劲起，或勃而不坚，多有房事太过，或青少年期多犯手淫史，常伴有神倦乏力、腰酸膝软、畏寒肢冷、或小便不畅、滴沥不尽等症，具有良好的疗效，常与淫羊藿等药物相须为用。

**【用法用量】** 30～60g，煮烂后，切成小段，加食盐适量。

**【成药例证】**

**1. 壮肾安神片（《国家中成药标准汇编·脑系经络肢体分册》）** 药物组成：牛鞭、牛睾丸、熟地黄、山药、龙骨、淫羊藿、茯苓、泽泻、楮实子。

功能主治：滋阴补肾，生精填髓。用于肾精不足，头晕目眩，心悸耳鸣，神志不宁，腰膝酸软，阳痿遗精。

**2. 三鞭酒（《卫生部药品标准中药成方制剂·第十一册》）** 药物组成：牛鞭、羊鞭、狗鞭、蜈蚣、当归、白芍、天花粉、甘草。

功能主治：补益肝肾，养血兴阳。用于腰膝酸疼，足踝无力，阳痿早泄等症。

**3. 长白复尔春胶囊（《卫生部药品标准中药成方制剂·第二十册》）** 药物组成：鹿鞭、牛鞭、淫羊藿、蜂王浆、草苁蓉、狗鞭、人参茎叶皂苷、五味子、熟地黄。

功能主治：补肾壮阳。用于肾虚体弱，失眠，健忘。

【贮藏】 密闭,置阴凉干燥处。

【参考文献】 [1]谭兴贵,曾嵘,贺福元.鹿鞭、狗鞭、牛鞭的壮阳作用实验研究[J].中医药学报,2001,29(6):33-35.

(李锐 胡慧玲 傅超美)

## 587 牛胆汁

Niudanzhi

【来源】 为牛科动物牛 *Bos taurus domesticus* Gmelin 的胆汁。

【产地】 主要为养殖品。我国长江以北地区均产。

【采收加工】 宰牛时立即取出胆囊后挂起阴干,或剖开胆囊,取胆汁盛于容器内,密封贮藏,或加热干燥。

【炮制】 将新鲜牛胆取出后,剖开牛胆,取胆汁盛于容器内,密封贮藏。

【性状特征】 新鲜的胆汁为绿褐色或暗褐色微透明的液体,略有黏性,稍干则变为浓稠。完全干燥者,呈绿褐色固体状,揉之则成粉质。气腥臭,味苦。

【化学成分】 牛胆汁的主要成分是胆酸钠盐、胆色素、黏蛋白体及少量脂肪、胆甾醇、卵磷脂、胆碱、尿素以及氯化钠、磷酸钙、磷酸铁等无机盐。

【药理毒理】

**1. 抗炎** 牛胆汁干燥物牛胆粉 200mg/kg 单次灌胃给予小鼠能显著降低耳片肿胀度,抑制二甲苯引起的炎症;减少小鼠扭体次数[1]。

**2. 抗菌** 浓度为 5mg/ml 牛胆粉对金黄色葡萄球菌和大肠埃希菌明显的抑制作用[2]。

【药性】 四级干热。

【功能主治】 清除异常黏液质,止咳消肿,通窍。用于黏液性咳喘,咽肿,眼疾,耳疮,脱肛,痔疮等。

【临床应用】 **临床常用**

(1) 痔疮 本品味苦,性寒,可用于湿热下注引起的痔疮。

(2) 咳嗽 本品性寒,入肺经,可用于风热犯肺引起的咳嗽,身热无汗或少汗,微恶风寒,咳嗽痰少,头痛,口微渴。

【用法用量】 干粉 0.1～0.3g。外用适量。

【成药例证】

**1. 胆清胶囊(《国家中成药标准汇编·内科肝胆分册》)** 药物组成:虎耳草、凤尾草、大黄、牛胆汁。

功能主治:清热利湿,舒肝利胆。用于肝胆湿热所致的脘胁疼痛,呃逆呕恶,口干口苦,大便秘结,以及胆囊炎、胆石症见上述证候者。

**2. 万应胶囊(《中华人民共和国药典》2015 年版)** 药物组成:胡黄连、黄连、儿茶、冰片、香墨、熊胆、人工麝香、牛黄、牛胆汁。

功能主治:清热,解毒,镇惊。用于邪毒内蕴所致的口舌生疮、牙龈咽喉肿痛、小儿高热、烦躁易惊。

【注意事项】 孕妇慎服。

【贮藏】 置阴凉干燥处。

【参考文献】 [1]鄢海燕,邹纯才.四种动物胆粉中胆酸类成分分析及药理作用比较[J].皖南医学院学报,2012,31(4):274-277.

[2]鄢海燕,邹纯才.熊胆粉、猪胆粉、牛胆粉及鸡胆粉中总胆酸的含量测定及其抑菌作用[J].中国医院药学杂志,2012,10(3):175-179.

(李锐 胡慧玲 傅超美)

## 588 牛黄

Niuhuang

【异名】 丑宝(《本草纲目》),犀黄(《外科全生集》)。

【来源】 为牛科动物牛 *Bos taurus domesticus* Gmelin 的干燥胆结石。

【产地】 主要为养殖品,野生品罕见。主产于北京、天津、内蒙古、东北等地。

【采收加工】 宰牛时,如发现有牛黄,即滤去胆汁,将牛黄取出,除去外部薄膜,阴干。

【炮制】 净制。

【性状特征】 多呈卵形、类球形、三角形或四方形,大小不一,直径 0.6～3(4.5)cm,少数呈管状或碎片。表面黄红色至棕黄色,有的表面挂有一层黑色光亮的薄膜,习称"乌金衣",有的粗糙,具疣状突起,有的具龟裂纹。体轻,质酥脆,易分层剥落,断面金黄色,可见细密的同心层纹,有的夹有白心。气清香,味苦而后甘,有清凉感,嚼之易碎,不粘牙。

【化学成分】 牛黄的主要成分为胆红素、胆汁酸、胆汁酸盐、胆甾醇类、麦角甾醇等。牛黄的胆红素、胆汁酸是其主要药理活性成分。《中华人民共和国药典》2015年版规定，本品药材按干燥品计算，含胆红素($C_{33}H_{36}N_4O_6$)不得少于35.0%。

**【药理毒理】**

**1. 抗炎** 牛黄混悬液按0.2、0.4g/kg给小鼠灌胃，每天1次，连续5d，可显著抑制巴豆油致小鼠耳肿胀。大鼠皮下植入1只棉球(10mg/只)后，腹腔注射给药天然牛黄100mg/kg，给药3次，能减轻大鼠棉球肉芽肿重量[1]。

**2. 对免疫系统的影响** 天然牛黄按100mg/kg给灌胃小鼠，能显著提高免疫小鼠脾细胞中抗体生成细胞的数量及抗体产生的能力，能明显提高脂多糖刺激的淋巴细胞转化[2]。

**【药性】** 甘，凉。归心、肝经。

**【功能主治】** 清心，豁痰，开窍，凉肝，息风，解毒。用于热病神昏，中风痰迷，惊痫抽搐，癫痫发狂，咽喉肿痛，口舌生疮，痈肿疔疮。

**【临床应用】**

**1. 临床常用**

(1) 热病神昏，中风痰迷 本品性凉，味甘，入心经，既能清心热，又能豁痰开窍而苏醒神志，用治温热病入心包及中风、惊风、癫痫等痰热阻闭心窍所导致的神昏、高热烦渴、口噤舌謇等症，常与麝香、冰片等开窍药同用。

(2) 癫痫 本品入心、肝二经，有清心凉肝、息风止痉之功。常用治疗小儿急惊风、壮热神昏、惊厥抽搐，每与胆南星、天竺黄、朱砂等同用。

(3) 咽喉肿痛，口舌生疮 本品性凉，为清热解毒之佳品，用治火热内盛之咽喉肿痛、牙龈肿痛、口舌生疮、目赤肿痛，常与黄芩、冰片、大黄等同用。

**2. 临床新用** 牛黄可用于治疗原发性高血压[3]。

**【用法用量】** 0.15～0.35g，多入丸散用。外用适量，研末敷患处。

**【成药例证】**

**1. 安宫牛黄丸(《中华人民共和国药典》2015年版)** 药物组成：牛黄、水牛角浓缩粉、麝香或人工麝香、珍珠、朱砂、雄黄、黄连、黄芩、栀子、郁金、冰片。

功能主治：清热解毒，镇惊开窍。用于热病，邪入心包，高热惊厥，神昏谵语；中风昏迷及脑炎、脑膜炎、中毒性脑病、脑出血、败血症见上述证候者。

**2. 八宝拨云散(《卫生部药品标准中药成方制剂·第六册》)** 药物组成：冰片、麝香、珍珠、熊胆、牛黄、海螵蛸、琥珀、朱砂、蕤仁、硼砂、硇砂、炉甘石(制)。

功能主治：清热散瘀，消云退翳。用于胬肉攀睛，去翳湿痒。

**3. 牛黄安心丸(《卫生部药品标准中药成方制剂·第二册》)** 药物组成：牛黄、黄连、朱砂、黄芩、胆南星、郁金、栀子、雄黄、冰片、甘草、珍珠、琥珀。

功能主治：清热解毒，镇静安神。用于神昏谵语，惊厥抽搐，心悸失眠。

**【注意事项】** 孕妇慎服。

**【贮藏】** 遮光，密闭，置阴凉干燥处，防潮，防压。

**【参考文献】**

[1]林会强，王宗锐.天然牛黄及人工牛黄抗炎作用的研究[J].湛江医学院学报，1984，2(2)：33-36.

[2]张玮，路岐祥，袁惠南.天然牛黄对小鼠免疫功能的影响[J].中国中药杂志，1993，18(5)：302-303.

[3]周端求，周海燕，杨铮铮，等.牛黄降压丸治疗原发性高血压的临床研究[J].中国中药杂志，2014，31(7)：7-9.

(李锐 胡慧玲 傅超美)

## 589 牛舌草

Niushecao

**【异名】** 高孜万(《注医典》)，里撒奴骚而(《回回药方三十六卷》)，里萨努斯赛外尔、高孜班、参尕吾里(《药物之园》)。

**【来源】** 为紫草科植物意大利牛舌草 *Anchusa italica* Retz.的干燥全草。

**【产地】** 主要为栽培品。主产于西南及河北、山西、陕西、甘肃等地。国外主产于俄罗斯、克什米尔、欧洲、巴基斯坦、北非等国家和地区。

**【采收加工】** 夏季花盛期割取地上部分，晒干。

**【炮制】** 净制。

**【性状特征】** 多不完整，茎多折断，长短不一，具棱，表面淡绿色，有纵皱纹，具白硬刺和刺落后微凸起的白色刺痕，质坚脆，断面黄白色，多中空。叶多破碎，卷曲或皱缩，上表面黄绿色，下表面淡黄绿色微灰白，上下表面均具众多的白色坚硬刺，或刺落后的白色斑痕。叶柄三棱形，多扭曲，上具白刺和刺痕，叶脉两边多向上表面皱卷，完整叶片展开后，先端钝圆，叶片厚，全缘，形似牛舌。气微芳香，味淡，具黏性。

**【化学成分】** 牛舌草的主要成分是皂苷及生物碱，还含有黄酮、氨基酸、植物甾醇、挥发油、黏液质、糖类和微量生物碱等。牛舌草的皂苷、黄酮类成分是其主要药理活性成分。

**【药理毒理】**

**1. 抗氧化** 95%牛舌草乙醇提取物的乙酸乙酯萃取部位和正丁醇萃取部位，在 0.5g/L 时，对酪氨酸酶抑制率分别为 76%和 44%，故乙酸乙酯和正丁醇部位均具有较强的酪氨酸酶抑制作用[1]。

**2. 抗心肌损伤、降低细胞凋亡** 采用大鼠冠状动脉左前降支结扎 30min，复灌 4h 模拟临床心肌缺血再灌注损伤，牛舌草总黄酮 10、30、50mg/kg 腹腔注射给心肌缺血再灌注损伤模型大鼠，可显著抑制再灌注 15min 心肌 I/R 损伤引起的 ST 段升高，并显著减少心律失常发生的次数与严重程度，降低梗死出现几率；明显减少心肌标志酶 LDH、AST、cTn-T 漏出[2]。

**【药性】** 一级湿热。

**【功能主治】** 爽身悦志，增强支配器官及感觉器官的功能，强化自然力，通便。用于心悸，失眠，神志不安，头痛，反应迟钝，大便秘结。

**【临床应用】 临床常用**

(1) 便秘　本品具有通便之功。可以用于治疗大便秘结。

(2) 失眠　本品能增强支配器官及感觉器官的功能，强化自然力。可以用于治疗心悸失眠，神志不安等症。

**【用法用量】** 6～12g。

**【成药例证】**

**1. 爱维心口服液(《卫生部药品标准·维吾尔药分册》)** 药物组成：蚕茧、小豆蔻、牛舌草、牛舌草花、黄花柳花、丁香、甘松、薰衣草、松罗、肉豆蔻衣、玫瑰花、香青兰、麝香、西红花、三条筋。

功能主治：通络行血，强心醒脑，强健支配器官。用于心胸疼痛，心悸心慌，失眠健忘，心律不齐，神经衰弱。

**2. 复方高滋斑片(《卫生部药品标准·维吾尔药分册》)** 药物组成：牛舌草、欧矢车菊根、檀香、大叶补血草、香青兰、家独行菜子、紫苏子、牛舌草花、芫荽子、蚕茧、薰衣草。

功能主治：强心健脑，安神，通脉。用于异常黑胆质性心悸，失眠，头晕，头痛，神经衰弱，高血压等。

**3. 炎消迪娜儿糖浆(《卫生部药品标准·维吾尔药分册》)** 药物组成：菊苣根、大黄、菟丝子、菊苣子、睡莲花、玫瑰花、牛舌草。

功能主治：利尿，消肿，降热，止痛。用于各种肝炎、胆囊炎、尿路感染等。

**4. 养心达瓦依米西克蜜膏(《卫生部药品标准·维吾尔药分册》)** 药物组成：麝香、薰陆香、蚕茧、盒果藤、紫檀香、豆蔻、马齿苋子、琥珀、余甘子、檀香、肉桂、沉香、天竺黄、芫荽子、小檗果、金箔、松罗、香青兰、珍珠、牛舌草花、西红花、苹果、玫瑰花、大叶补血草、银箔、欧矢车菊根。

功能主治：增强支配器官的功能，健胃爽神。用于心胸作痛，心悸，胃虚，视弱及神经衰弱。

**【注意事项】** 本品对脾有害，矫正药为白檀香。

**【贮藏】** 置干燥处。

**【参考文献】** [1]谢周建，戴沩，黎梅，等.维药牛舌草活性部位的抗氧化和美白作用[J].中国实验方剂学杂志，2014，20(12)：150-152.

[2]徐晓娜，牛子冉，王守宝，等.牛舌草总黄酮抗大鼠心肌缺血再灌注损伤的作用及机制[J].药学学报，2014，49(6)：875-881.

（曾锐　胡慧玲　傅超美）

## 590　牛膝

Niuxi

**【异名】** 百倍(《神农本草经》)，怀牛膝(《本草便读》)，鸡胶骨(《闽东本草》)。

**【来源】** 为苋科植物牛膝 *Achyranthes bidentata* Bl.的干燥根。

**【产地】** 主要为栽培品，野生品亦有。其道地产区为河南省武涉、沁阳。主要分布于河南、山西、山东、江苏、安徽等地。

**【采收加工】** 冬季茎叶枯萎时采挖，除去须根和泥沙，捆成小把，晒至干皱后，将顶端切齐，晒干。

**【炮制】 牛膝** 除去杂质，洗净，润透，除去残留芦头，切段，晒干。

**酒牛膝** 取净牛膝段，照酒炙法炒干。

【性状特征】 呈细长圆柱形，挺直或稍弯曲，长15～70cm，直径0.4～1cm。表面灰黄色或淡棕色，有微扭曲的细纵皱纹、排列稀疏的侧根痕和横长皮孔样的突起。质硬脆，易折断，受潮后变软，断面平坦，淡棕色，略呈角质样而油润，中心维管束木质部较大，黄白色，其外周散有多数黄白色点状维管束，断续排列成2～4轮。气微，味微甜而稍苦涩。

**饮片** 呈圆柱形的段。外表皮灰黄色或淡棕色，有微细的纵皱纹及横长皮孔。质硬脆，易折断，受潮变软。切面平坦，淡棕色或棕色，略呈角质样而油润，中心维管束木部较大，黄白色，其外围散有多数黄白色点状维管束，断续排列成2～4轮。气微，味微甜而稍苦涩。

**酒牛膝** 形如牛膝段，表面色略深，偶见焦斑。微有酒香气。

【化学成分】 牛膝的主要成分是皂苷类、甾酮类、黄酮类等成分。牛膝的皂苷、多糖类是其主要药理活性成分。《中华人民共和国药典》2015年版规定，本品药材及其饮片按干燥品计算，含β-蜕皮甾酮($C_{27}H_{44}O_7$)均不得少于0.030%。

【药理毒理】

**1. 增强记忆力、提高耐力** 1g生药/ml怀牛膝水煎液按1.0、0.2ml/10g给小鼠连续灌胃7d，可明显改善戊巴比妥所致的记忆障碍，跳台法中小鼠首次跳下的潜伏期明显延长，5min内跳台错误次数明显减少；Y型臂法中小鼠第3d正确反应率明显提高，且可明显延长小鼠负荷游泳时间[1]。

**2. 降血脂、抗动脉粥样硬化** 1.5g生药/ml怀牛膝水煎液按10、20ml/kg灌胃动脉粥样硬化模型鹌鹑，每天1次，共8周，可使其血清TC、TG、LPO水平显著降低[2]。

**3. 镇痛** 1g生药/ml生牛膝、酒牛膝、盐牛膝、牛膝炭水煎液均以20g/kg剂量给小鼠灌胃，给药后45min，腹腔注射1%醋酸溶液0.2ml/只，5～15min内扭体反应次数减少，抑制率增大[3]。

**4. 抗生育** 怀牛膝总皂苷(ABS)以500mg/kg给妊娠1～10d的小鼠灌胃，1d后观察，可具有显著的抗生育作用；以500mg/kg给妊娠1～5d的小鼠灌胃怀牛膝总皂苷，可具有明显的抗着床作用，但对大鼠无抗生育和堕胎作用[4]。

**5. 免疫调节** 牛膝多糖(ABP)50～800mg/L可在体外增强天然杀伤(NK)细胞活性和促进伴刀豆球蛋白A(ConA)诱导的肿瘤坏死因子-β(TNF-β)产生[5]；ABP以50mg/kg给小鼠腹腔注射，5d后，能明显提高总IgG及特异性抗体溶血素的含量，并增加脾脏PFC数，还能对抗环孢霉素A引起的PFC及IgG的下降；ABP以0.2～0.8g/L体外能刺激小鼠脾细胞增殖，也能增强LPS诱导的B淋巴细胞增殖[6]。

【药性】 甘、苦、酸，平。归肝、肾经。

【功能主治】 逐瘀通经，补肝肾，强筋骨，利尿通淋，引血下行。用于经闭，痛经，腰膝酸痛，筋骨无力，淋证，水肿，头痛，眩晕，牙痛，口疮，吐血，衄血。

【临床应用】

**1. 临床常用**

(1) 血滞经闭，痛经，产后腹痛及跌仆伤痛　本品性善下行，长于活血祛瘀，故尤多用于妇科、伤科瘀血凝滞之证。治瘀阻经闭，痛经，月经不调，产后腹痛，常配活血调经之当归、桃仁、红花等；治跌打损伤、腰膝瘀痛，常配活血疗伤止痛之续断、当归、乳香等。

(2) 肝肾不足证　本品能补肝肾、强筋骨，治肝肾亏虚之腰腿酸痛、软弱无力者，常配补肝肾、强筋骨之杜仲、续断、补骨脂等药；亦治痹痛日久，腰膝酸痛者。此外，还可用于治湿热成痿，足膝痿软者。

(3) 肝阳上亢证，胃火上炎证及气火上逆，迫血妄行证　本品性善下行，能引上亢之阳下潜，引上炎之火下降，引上逆之血下行。治肝阳上亢之头痛眩晕；治胃火上炎之齿龈肿痛、口舌生疮；治气火上逆，迫血妄行之吐血、衄血，可配凉血止血之白茅根、栀子等。

(4) 淋证　本品性善下行，行瘀利尿通淋。治淋证小便淋沥涩痛，常配利水通淋之冬葵子、瞿麦、车前子、滑石等。

**2. 临床新用** 牛膝可用于治疗冠心病心绞痛[7]。

【用法用量】 5～12g。

【成药例证】

**1. 清脑降压片(《中华人民共和国药典》2015年版)** 药物组成：黄芩、夏枯草、槐米、煅磁石、牛膝、当归、地黄、丹参、水蛭、钩藤、决明子、地龙、珍珠母。

功能主治：平肝潜阳。用于肝阳上亢所致的眩晕，症见头晕、头痛、项强、血压偏高。

**2. 补肾益脑片(《中华人民共和国药典》2015 年版)** 药物组成：鹿茸(去毛)、红参、茯苓、山药(炒)、熟地黄、当归、川芎、盐补骨脂、牛膝、枸杞子、玄参、麦冬、五味子、炒酸枣仁、远志(蜜炙)、朱砂。

功能主治：补肾益精，益气养血。用于肾虚精亏，气血两虚所致的心悸气短，失眠健忘，遗精盗汗，腰腿酸软，耳鸣耳聋。

**3. 四妙丸(《中华人民共和国药典》2015 年版)** 药物组成：苍术、牛膝、盐黄柏、薏苡仁。

功能主治：清热利湿。用于湿热下注所致的痹病，症见足膝红肿、筋骨疼痛。

**4. 木瓜丸(《中华人民共和国药典》2015 年版)** 药物组成：木瓜、当归、川芎、白芷、威灵仙、狗脊(制)、牛膝、鸡血藤、海风藤、人参、制川乌、制草乌。

功能主治：祛风散寒，除湿通络。用于风寒湿闭阻所致的痹病，症见关节疼痛、肿胀、屈伸不利、局部畏恶风寒、肢体麻木、腰膝酸软。

**5. 腰痛丸(《中华人民共和国药典》2015 年版)** 药物组成：杜仲叶(盐炒)、盐补骨脂、狗脊(制)、续断、当归、赤芍、炒白术、牛膝、泽泻、肉桂、乳香(制)、土鳖虫(酒炒)。

功能主治：补肾活血，强筋止痛。用于肾阳不足、瘀血阻络所致的腰痛及腰肌劳损。

**【注意事项】** 孕妇慎用。

**【贮藏】** 置阴凉干燥处，防潮。

**【参考文献】** [1]马爱莲，郭焕.怀牛膝对记忆力和耐力的影响[J].中药材，1998，21(12)：624-625.

[2]崔瑛，侯士良.怀牛膝预防动脉粥样硬化的实验研究[J].现代中药研究与实践，1998，12(1)：30-31.

[3]陆兔林，毛春芹，张丽，等.牛膝不同炮制品镇痛抗炎作用研究[J].中药材，1997，20(10)：507-508.

[4]朱和，车锡平.怀牛膝总皂苷(ABS)对大小白鼠抗生育作用的研究[J].西安医科大学学报，1987，8(3)：246-248.

[5]向道斌，蒋超，李晓玉.牛膝多糖对T淋巴细胞和天然杀伤细胞功能的影响[J].中国药理学与毒理学杂志，1994，8(3)：209-212.

[6]向道斌，葛家璧，李晓玉.牛膝多糖对小鼠体液免疫反应的增强作用[J].上海免疫学杂志，1994，14(3)：134-136.

[7]梅建伟，于海艳，黄巍.桔梗、牛膝对血府逐瘀汤治疗冠心病心绞痛疗效影响的临床观察[J].中药药理与临床，2013，29(6)：159-161.

(曾锐　胡慧玲　傅超美)

## 591　牛至

Niuzhi

**【异名】** 土香薷、小叶薄荷(《植物名实图考》)，白花茵陈、香草(《江西中药》)，满坡香、野荆芥(《贵州民间药物》)，五香草、山薄荷、暑草、对叶接骨丹(《陕西植药调查》)，土茵陈(《广西药植名录》)。

**【来源】** 为唇形科植物牛至 *Origanum vulgare* L.的干燥全草。

**【产地】** 主要为栽培品，野生品亦有。主产于西南及陕西、甘肃、新疆、江苏等地。

**【采收加工】** 夏秋二季花开时采收，除去杂质，晒干。

**【性状特征】** 长 20～70cm。根较细小，直径 2～4mm，表面灰棕色；稍弯曲而略有韧性，断面黄白色。茎四菱形，上部稍有分枝，表面紫棕色或黄棕色，密被下伏细绒毛。叶对生，稍皱缩，展平后叶片卵形至宽卵形，长 0.6～1.8cm，宽 0.4～1.2cm，黄绿色或灰绿色，全缘，两面被棕黑色腺点，叶柄长 1.5～2.5cm，被毛，轮伞花序顶生，花萼钟状，5 裂。小坚果扁卵形，红棕色。气微香，味微苦。

**【化学成分】** 牛至的主要成分是挥发油、水苏糖等。牛至的挥发油是其主要药理活性成分。

**【药理毒理】**

**1. 免疫调节** 牛至挥发油 50mg/kg 小鼠腹腔注射，每天 1 次，连续 7d，显著提高小鼠腹腔巨噬细胞 YC(酵母菌-C36)和 EA(免疫球蛋白 G-绵羊红细胞)花环形成率，显著增强腹腔巨噬细胞的吞噬功能，显著增加小鼠脾脏重量，对胸腺重量则无明显影响[1]。

**2. 对平滑肌的作用** 牛至全草浸膏 10、20、40g/kg 小鼠灌胃，1h 后，灌服 5%炭末混悬液 0.5ml/只，20min 后，黑便出现时间较大黄组慢，黑便粒数较少，提示有松弛肠平滑肌的作用[2]。

**3. 抗菌** 0.25mg/ml 牛至精油对白色念珠菌(*Candida albicans*)的体外抗菌活性实验，可全部抑制培养基中白色念珠菌的生长；8.6mg/100μl 牛至精油中橄榄油 1000g/d 喂养小鼠，连续 30d，小鼠的存活率为 80%，而只饲喂橄榄油的小鼠在 10d 内就会死亡[3]。

【药性】 一级干,二级热。

【功能主治】 消散寒气,开通湿阻,清涤异常体液,利尿通经,增强营养吸收。用于黏稠异常体液性咳喘,感冒,头痛,脉络痹阻性胸闷气短,形体消瘦,心烦神疲,食欲不振,尿少肢肿。

【临床应用】 临床常用

(1) 寒湿阻滞证 本品能散寒除湿。可用于寒湿阻滞所致腹痛,腹胀,呕吐,痢疾;以及寒湿所致黄疸、水肿等。

(2) 气滞血瘀证 本品理气宽中。可用于治疗脉络痹阻性胸闷气短,心烦神疲,食欲不振等;以及气滞血瘀所致经闭不通,跌打损伤属气滞血瘀证。

【用法用量】 9g。

【成药例证】

**1. 乌军治胆片(《中华人民共和国药典》2015年版)** 药物组成:乌梅、大黄、佛手、枳实、牛至、栀子、甘草、槟榔、威灵仙、姜黄。

功能主治:疏肝解郁,利胆排石,泄热止痛。用于肝胆湿热所致的胁痛、胆胀,症见胁肋胀痛、发热、尿黄;胆囊炎、胆道感染或胆道术后见上述证候者。

**2. 鸡骨草胶囊(《卫生部药品标准中药成方制剂·第十八册》)** 药物组成:三七、人工牛黄、猪胆汁、牛至、鸡骨草、白芍、大枣、栀子、茵陈、枸杞子。

功能主治:疏肝利胆,清热解毒。用于急、慢性肝炎和胆囊炎属肝胆湿热证者。

**3. 牛至肝康丸(《国家中成药标准汇编·内科肝胆分册》)** 药物组成:牛至、虎杖、蓝花柴胡、绞股蓝、柴胡、赭石、黄芪、陈皮、白术、甘草。

功能主治:疏肝利胆,健脾益气,利湿解毒。用于肝郁脾虚、湿毒内阻所致的急、慢性肝炎。

【注意事项】

1. 吞食有害。

2. 因成分中含有百里酚,具有强烈的腐蚀作用,与皮肤接触有毒。

3. 刺激眼睛和皮肤。

【贮藏】 置阴凉干燥处。

【参考文献】 [1]林清华,张楚富,刘焱文.牛至挥发油对小鼠特异性免疫功能的影响[J].应用与环境生物学报,1997,3(4):389-391.

[2]周艳艳.牛至浸膏对肠道运动及解热镇痛作用的实验研究[J].湖北中医学院学报,2001,3(3):22-24.

[3]Manohar V,Ingrarn C,Gray J,*et al*.Antifungal Activities of Origanum Oil against Cadida Albicans[J].Molecular Biochem,2001,228(1):111-117.

(曾锐 胡慧玲 傅超美)

## 592 农吉利

Nongjili

【异名】 鼠蛋草、响铃草、芝麻响铃铃、细叶芝麻铃(《全国中草药汇编》),佛指甲、狸豆、狗铃草、兰花野百合、山油麻、野芝麻(《中药大辞典》)。

【来源】 为豆科植物野百合 *Crotalaria sessiliflora* L. 的干燥地上部分。

【产地】 主要为野生品。主要分布于辽宁、河北、山东、江苏、安徽等地。

【采收加工】 秋季果实成熟时采割,除去杂质,晒干。

【炮制】 除去杂质,切段。

【性状特征】 茎呈圆柱形,稍有分枝,长20~90cm;表面灰绿色,密被灰白色茸毛。单叶互生,叶片多皱卷,展平后呈线状披针形或线形,暗绿色,全缘,下表面有丝状长毛。花萼5裂,外面密生棕黄色长毛。荚果矩形,包于宿存花萼内,果壳灰褐色。种子肾状圆形,深棕色,有光泽。无臭,味淡。以色绿、果多者为佳。

【化学成分】 农吉利的主要成分为生物碱,还含有黄酮类、鞣质、树脂、油脂、黏液质及氨基酸等成分。农吉利的生物碱是其主要药理活性成分。

【药理毒理】 **抗肾衰** 350、500μg/ml农吉利甲素加入已长成的人胚肾原单层细胞管,培养48h,350μg/ml可使肾细胞轻微皱缩,500μg/ml组肾细胞明显破坏,肾细胞糖合成量显著下降且和剂量呈正相关性,肾细胞对糖的利用量显著减少且和剂量呈正相关性,肾细胞DNA、RNA合成量显著下降且DNA合成量下降较RNA更明显[1]。

【药性】 淡,平。

【功能主治】 滋阴益肾,抗癌。用于皮肤癌,耳鸣耳聋,头目眩晕。

【临床应用】 临床常用

(1) 疔疮,皮肤癌 本品具有解毒功效。中医认为皮肤癌的发生与毒邪相关,故可用于皮肤癌的治疗。

(2) 痢疾,遗尿 本品能利湿。可用于治疗湿邪壅盛所致痢疾,以及遗尿症。

【用法用量】 15～30g,必要时可增至60g。外用鲜品捣烂或干品研细末醋调外敷。

【注意事项】 本品有毒,内服宜慎。农吉利碱毒性较大,剂量过大可引起肝昏迷而造成死亡,有肝肾疾患者禁服。

【贮藏】 置干燥处。

【参考文献】 [1]殷玲豫,张凤竹.农吉利甲素对人胚肾细胞的影响[J].中国中药杂志,1990,15(6):44-46.

(白俊毅 胡慧玲 傅超美)

## 593 女贞子

Nüzhenzi

【异名】 冬青子(《本草纲目拾遗》),冻青树子(《濒湖集简方》)。

【来源】 为木犀科植物女贞 *Ligustrum lucidum* Ait.的干燥成熟果实。

【产地】 栽培品和野生品均有。主要分布于河北、河南、山西、陕西、甘肃等地。

【采收加工】 冬季果实成熟时采收,除去枝叶,稍蒸或置沸水中略烫后,干燥;或直接干燥。

【炮制】 **女贞子** 除去杂质,洗净,干燥。

**酒女贞子** 取净女贞子,照酒炖法或酒蒸法炖至酒吸尽或蒸透。

【性状特征】 **女贞子** 呈卵形、椭圆形或肾形,长6～8.5mm,直径3.5～5.5mm。表面黑紫色或灰黑色,皱缩不平,基部有果梗痕或具宿萼及短梗。体轻。外果皮薄,中果皮较松软,易剥离,内果皮木质,黄棕色,具纵棱,破开后种子通常为1粒,肾形,紫黑色,油性。气微,味甘、微苦涩。

**酒女贞子** 形如女贞子,表面黑褐色或灰黑色,常附有白色粉霜。微有酒香气。

【化学成分】 女贞子的主要成分是萜类(三萜类和环烯醚萜类)、苯乙醇类成分,还含有糖类、脂肪油、氨基酸等成分。女贞子的萜类成分是其主要药理活性成分。《中华人民共和国药典》2015年版规定,本品药材及其饮片按干燥品计算,含特女贞苷($C_{31}H_{42}O_{17}$)不得少于0.70%。

【药理毒理】

**1. 抗炎** 女贞子水煎液按12.5、25g/kg灌胃二甲苯、乙酸、角叉菜胶致炎物引起的毛细血管通透性增高、炎症渗出增加和组织水肿以及甲醛所致慢性炎症损伤大鼠,连续5d,能明显抑制炎症后期肉芽组织的增生,增加大鼠的肾上腺重量,降低大鼠炎性组织PGE的含量[1]。

**2. 抗肿瘤** 0.5%女贞子提取物按250、500、1000mg/(kg·d)灌胃给接种$H_{22}$肝癌腹水型细胞的小鼠,连续9d,250、500、1000mg/kg剂量组的抑瘤率分别为41.49%、48.32%、45.45%,其中500mg/kg组抑瘤率最高[2]。50%女贞子多糖加入到黑色素瘤培养基中能抑制黑色素瘤之间的黏附性[3]。

**3. 提高免疫力** 女贞子多糖100、200、400mg/(kg·d)灌胃给药,连续7周,均可使小鼠脾脏重量增加、脾淋巴细胞对ConA刺激的增殖反应增强,并可对抗由环磷酰胺(CY)所造成的淋巴细胞增殖反应的抑制低下作用[4]。女贞子多糖2.0、4.0g/kg对实体瘤模型小鼠灌胃给药,连续14d,可使小鼠脾细胞、T淋巴细胞显著增殖;单核巨噬细胞吞噬活性显著增强,NK细胞活性显著提高[5]。50%的女贞子提取液加入淋巴细胞培养基中,女贞子能促进淋巴细胞对PHA的应答,促进T细胞的产生[6]。

**4. 抗氧化** 女贞子多糖100、200、400mg/(kg·d)灌胃给药,连续7周,可使衰老模型小鼠肝、肾组织中MDA下降,SOD及GSH-Px活力提高,脑组织中LF下降,提高SOD及GSH-Px活力[7]。

**5. 抗衰老** 女贞子中提取的齐墩果酸按50mg/(kg·d)给雌性更年期大鼠灌胃,连续6周,可提高其$E_2$、SOD、GSH-Px水平,降低MDA水平;改善卵巢及肾上腺的形态和功能[8]。

**6. 降血糖** 女贞子中提取的齐墩果酸按60、100mg/(kg·d)给大鼠灌胃,连续40d,60、100mg剂量组血糖分别下降了32.4%和46.4%[9]。

【药性】 甘、苦,凉。归肝、肾经。

【功能主治】 滋补肝肾,明目乌发。用于肝肾阴虚,眩晕耳鸣,腰膝酸软,须发早白,目暗不明,内热消渴，骨蒸潮热。

【临床应用】

**1. 临床常用**

（1）肝肾亏虚证　本品味甘性凉，善补肝肾之阴，为清补之品，惟药力平和，须缓慢取效。治肝肾阴虚所致的头晕目眩、视物昏花、须发早白、腰酸耳鸣等症，可单用泡酒或熬膏服用，或与其他滋补肝肾之品配伍，如《医方集解》二至丸，以之与墨旱莲同用。若治肝肾亏虚所致的视力减退，目暗不明，亦可与熟地、枸杞子、菟丝子、菊花等补肝肾明目之品同用。

（2）阴虚内热证　本品甘补苦泄，功能滋阴并退虚热。治阴虚内热之潮热、心烦等症，可与生地黄、地骨皮等滋阴退热之品同用。

**2. 临床新用**　女贞子可用于治疗白癜风[10]、高血压[11]。

【用法用量】　6～12g。

【成药例证】

**1. 二至丸（《中华人民共和国药典》2015 年版）**　药物组成：酒女贞子、墨旱莲。

功能主治：补益肝肾，滋阴止血。用于肝肾阴虚，眩晕耳鸣，咽干鼻燥，腰膝酸痛，月经量多。

**2. 女贞子糖浆（《国家中成药标准汇编·内科肾系分册》）**　药物组成：女贞子（酒蒸）。

功能主治：滋补肝肾，强壮腰膝。用于肝肾两亏，腰膝酸软，耳鸣目昏，须发早白。

**3. 明目滋肾片（《国家中成药标准汇编·眼科耳鼻喉科皮肤科分册》）**　药物组成：地黄、女贞子、枸杞子、菊花、决明子、牛膝。

功能主治：滋补肝肾，益精明目。用于肝肾阴虚，目暗，头晕耳鸣，腰膝酸软。

【贮藏】　置干燥处。

【参考文献】　[1]戴岳，杭秉茜，孟庆玉，等.女贞子的抗炎作用[J].中国中药杂志，1989，14(7)：47-49.

[2]向敏，顾振纶，梁中琴，等.女贞子提取物对小鼠抗肿瘤作用[J].传染病药学，2001，11(3)：3-5.

[3]李璘，邱蓉丽，程革，等.女贞子多糖对黑色素瘤细胞黏附能力的影响[J].中国药理学通报，2009，25(10)：1367-1369.

[4]张振明，葛斌，许爱霞，等.女贞子多糖的抗衰老作用[J].中国药理学与毒理学杂志，2006，20(2)：108-111.

[5]李璘，邱蓉丽，周长慧，等.女贞子多糖对荷瘤小鼠免疫功能的影响[J].南京中医药大学学报，2008，24(6)：388-390.

[6]冯作化，范秀荣.女贞子、刺五加对T细胞促进作用的实验研究[J].中国免疫学杂志，1986，2(2)：88-91.

[7]张振明，蔡曦光，葛斌，等.女贞子多糖的抗氧化活性研究[J].中国药师，2005，8(6)：489-491.

[8]娄艳，陈志良，王春霞.齐墩果酸对更年期大鼠作用的实验研究[J].中药材，2005，28(7)：584-587.

[9]高大威，李青旺，刘志伟，等.女贞子中齐墩果酸抗糖尿病效果研究[J].中成药，2009，31(10)：1619-1621.

[10]王淑惠，张洁，邢茂林.玉疗灵颗粒治疗白癜风临床研究[J].新中医，2007，39(12)：54-56.

[11]杨敏，鞠少斌.中西医结合治疗虚证高血压临床观察[J].新中医，2012，449(1)：31-33.

（白俊毅　胡慧玲　傅超美）

## 594　糯稻根

Nuodaogen

【异名】　稻根须、糯谷根、糯稻草根（《中华药海》）。

【来源】　为禾本科植物糯稻 *Oryza sativa* L. var. *glutinosa* Matsum. 的干燥根及茎基。

【产地】　主要为栽培品。分布于各地水稻的栽培区。

【采收加工】　秋季采挖，洗净，晒干。

【炮制】　净制。

【性状特征】　常集结成疏松的团。上端有多数分离的残茎；茎圆柱形，中空，长 2.5～6.5cm，外包数层黄白色的叶鞘。下端簇生细长而弯曲的须根；须根直径约 1mm，黄白色至黄棕色，略具纵皱纹。体轻，质软。气微，味淡。

【化学成分】　糯稻根的主要成分是多种氨基酸，还含有黄酮、糖类及无机盐等。

【药性】　甘，平。

【功能主治】　益胃生津，退虚热，止盗汗。用于阴虚发热，自汗，盗汗，口渴咽干。

【临床应用】　临床常用

汗证　本品既能退虚热，又能止盗汗，可用于阴虚所致的盗汗，本品可与当归、生地黄、熟地黄、秦艽、银柴胡、白薇、浮小麦等药物合用。

【用法用量】　30～60g。

【成药例证】

**1. 虚汗停颗粒（《卫生部药品标准中药成方制**

**剂·第十四册》)**　药物组成:糯稻根、牡蛎(煅)、黄芪、浮小麦。

功能主治:益气养阴,固表敛汗。用于气阴不足之自汗,盗汗及小儿盗汗。

**2. 唐草片(《新药转正标准 76》)**　药物组成:老鹳草、金银花、瓜蒌皮、柴胡、香薷、石榴皮、黄芪、甘草、木棉花、鸡血藤、红花、糯稻根、诃子、白花蛇舌草、菱角、银杏叶、马齿苋、胡黄连、龙葵、全蝎。

功能主治:清热解毒,活血益气。用于艾滋病毒感染者以及艾滋病患者(CD4 淋巴细胞在 100～400 个/$mm^3$ 之间),有提高 CD4 淋巴细胞计数作用,可改善乏力、脱发、食欲减退和腹泻等症状,改善活动功能的状况。

**3. 清身饮颗粒(《卫生部药品标准中药成方制剂·第七册》)**　药物组成:枸骨叶、玄参、地骨皮、龙骨(煅)、太子参、地黄、糯稻根、甘草。

功能主治:养阴清热,益气敛汗。用于功能性低热及体虚盗汗等症。

**【贮藏】**　置干燥处。

(白俊毅　胡慧玲　傅超美)

# O

## 595 欧菝葜根

Oubaqiagen

**【异名】** 洋菝葜(《维吾尔药志(下)》),欧西白(《中华本草·维吾尔药卷》)。

**【来源】** 为百合科植物马兜铃叶菝葜 *Smilax aristolochiaefolia* Miller.的干燥根。

**【产地】** 主要为野生品。主产于中亚美利加洲,美国亦有分布。

**【采收加工】** 秋季采挖,洗净,晒干或扎成束,晒干。

**【炮制】** 净制。

**【性状特征】** 呈细长圆柱形,直径3～5mm。多弯曲并扎成长30～50cm小束,表面黄棕色至棕红色,具纵沟棱,并有稀疏须根痕。有时可见残留的根状茎和地上茎,根状茎粗短,不规则;地上茎节部膨大,淡黄棕色,有纵条纹。质略脆,易折断,断面皮部淡黄色,木质部色略深,并具多数细孔,髓部白色,木部与皮部易分离,粉性,微有黏滑感。气微,味辛淡。

**【化学成分】** 欧菝葜根的主要成分为皂苷类。

**【药性】** 三级干热。

**【功能主治】** 平衡机体体液,消除异常黑胆质,利尿发汗。用于各种血液质被燃烧致焦之疾病,黑胆质性头痛,瘫痪,气喘,关节不舒,小便不利,汗出不畅及各种皮肤病。

**【临床应用】 临床常用**

(1) 淋证　本品能利尿,用于尿路感染所致尿频、尿急、小便不利。

(2) 风湿关节病　本品能祛风除湿,用于治疗风湿关节痛、关节屈伸不利等。

(3) 头痛　本品能平衡机体体液,消除异常黑胆质,用于治疗黑胆质性头痛。

**【用法用量】** 4～8g。

**【成药例证】 疗癣卡西甫散(《卫生部药品质量标准·维吾尔药分册》)**　药物组成:黄连、欧菝葜根、芝麻(白)、菝葜。

功能主治:清除碱性异常黏液质,燥湿,止痒。用于肌肤瘙痒、体癣、牛皮癣。

**【贮藏】** 置通风干燥处。

(李莹　胡慧玲　傅超美)

## 596 欧李

Ouli

**【来源】** 为蔷薇科植物欧李 *Prunus humilis* *Bge*. L. 的干燥近成熟果实。

**【产地】** 主要为栽培品。主产于内蒙古、辽宁、河北、山东等地。

**【采收加工】** 果实近成熟时采摘,晒干。

**【炮制】** 净制。

**【性状特征】** 呈椭圆形,长1.5～2.5cm,宽约1.2cm。表面红紫色或紫黑色,皱缩不平,顶端微尖,底端平截或微尖,两侧压扁。果肉较厚,棕褐色,质稍柔韧,果核坚硬,扁椭圆形,棕黄色,在突起边两侧边缘各有1条深沟,表面起伏不平或稍具蜂窝状,种子长扁心形,种皮棕黄色。子叶2枚,白色。气微,味酸甜。

**【化学成分】** 欧李的主要成分为苦杏仁苷,还含有脂肪油、挥发性有机酸、皂苷、植物甾醇等。

**【药性】** 干寒。

**【功能主治】** 消散异常胆液质,清血润肠。用于血中干热旺盛,高热不退,烦躁不安,咳嗽痰少,大便秘结,恶心呕吐。

**【临床应用】 临床常用**

本品具有清散异常胆液质、清血润肠的作用,用于治疗津枯肠燥之大便燥结、大肠气滞、腹胀便秘、咳嗽气逆。

**【用法用量】** 20～50g。

**【贮藏】** 置阴凉干燥处。

（李莹　胡慧玲　傅超美）

## 597　欧龙胆

Oulongdan

**【异名】** 恨忒牙那、恨忒牙纳、真体牙拿(《回回药方三十六卷》),金提亚那(《阿克萨拉依》(白色宫殿)),达瓦欧里艾日乃比、库沙德、派展(《药物之园》)。

**【来源】** 为龙胆科植物欧龙胆 *Gentiana lutea* L.的干燥根及根茎。

**【产地】** 主要为栽培品,野生品亦有。欧洲中部及前苏联有分布,日本有栽培。

**【采收加工】** 秋季采挖,除去杂质,迅速晒干或趁鲜切成块、段。

**【炮制】** 净制。

**【性状特征】** 呈长条形,长20～50cm,直径2～4cm,顶端有纵向皱纹,常切成2～10cm小段或纵切成小块。表面呈淡灰棕色,有皱纹,断面淡黄色,平滑,无粉尘,形成层明显;根在水中强烈膨胀并具弹性而可屈伸;根茎较大,粗可达6cm,上粗下细而具横纹。气微而特异,味极苦。

**【化学成分】** 欧龙胆的主要成分是苷类和糖类,还含有龙胆苦味质和龙胆酶等。欧龙胆的苷类是其主要药理活性成分。

**【药性】** 二级始干热。

**【功能主治】** 清理肝中异常腐败体液,促使机体自然随和。用于肝胁疼痛,腹胀闭经,口眼㖞斜,瘫痪体弱,全蝎及毒蛇伤。

**【临床应用】 临床常用**

(1) 筋骨肌肉病　本品具有健肌愈伤,活血祛瘀之功,可用于瘫痪,口眼㖞斜,肌肉筋骨萎废不用等。

(2) 外伤　本品具有健肌愈伤,活血祛瘀,壮骨接骨,解毒消炎的功效,用于治疗筋骨肌肉损伤,跌打损伤,各种骨折,肌肉松弛,四肢无力,肝脏疼痛,狂犬咬伤,蛇毒、蝎伤等。

**【用法用量】** 1～3g。

**【注意事项】** 对气质热性患者的胸部有害,可以蜈蚣为矫正药。

**【贮藏】** 置干燥处。

（李莹　胡慧玲　傅超美）

## 598　欧绵马

Oumianma

**【异名】** 贯众(《新疆中草药手册》)、鳞毛蕨(《中国药用孢子植物》)。

**【来源】** 为鳞毛蕨科植物欧绵马 *Dryopteris filixmas* (L.) Schott.的干燥根茎及叶柄残基。

**【产地】** 主要为野生品。分布于新疆北部地区。

**【采收加工】** 秋季采挖,除去杂质,晒干。

**【炮制】** 净制。

**【性状特征】** 呈圆柱形,长10～15cm,直径1～2cm,覆盖着的叶柄残基可达5cm。呈覆瓦状排列,互相密接处覆有棕色膜状鳞叶片。表面黑棕色,断面浅绿色,叶柄基部长约2cm,直径0.7～1cm,略弯而侧扁。气微,味苦。

**【化学成分】** 欧绵马的主要成分是生物碱、酸类、酚类等。欧绵马的生物碱是其主要药理活性成分。

**【药理毒理】** **抗菌**　浓度分别为62.5、125、250、500、1000μg/ml的欧绵马氯仿、乙酸乙酯和乙醇提取物对大肠埃希菌、变异链球菌的生长均具有一定抑制作用[1]。

**【药性】** 二级热,一级干。

**【功能主治】** 清涤异物,消散寒湿。用于机体黏液质偏盛,吞酸胃弱,尿频肠阻,肠寄生虫。

**【临床应用】 临床常用**

肠道寄生虫病　本品能使绦虫虫体麻痹,脱离肠壁而显驱虫效果,作为绦虫及十二指肠钩虫驱除药历史悠久。

**【用法用量】** 4～6g。

**【注意事项】** 本品有毒,宜慎用。孕妇禁服。

**【贮藏】** 置阴凉干燥处。

**【参考文献】** [1]田莉,畅静,田树革.维药材欧绵马提取物的体外抑菌实验研究[J].新疆医科大学学报,2014,37(9):1108-1110.

（朱力阳　胡慧玲　傅超美）

## 599 欧榛

Ouzhen

**【异名】** 吉鲁孜、福尼都克(《药物之园》)。

**【来源】** 为桦木科植物欧榛 *Corylus avellana* L.的干燥成熟种子。

**【产地】** 主要为野生品。主要分布区南至不列颠群岛、希腊、伊比利半岛、土耳其与塞浦路斯，北至斯堪地纳维亚中部、东至乌拉山中部、高加索与伊朗的西北方都有。

**【采收加工】** 秋季果实成熟时采摘，晒干。

**【炮制】** 除去果壳。

**【性状特征】** 呈卵圆形，两侧略扁，长1.2～1.7cm，宽1.0～1.6cm。表面黄棕色至棕褐色，微显纵向纹理，上部较扁，先端有一点状突起，下部钝圆，底部有一椭圆形浅色区，可见黄棕色至棕褐色，棱自底端向四周放射状排列。外壳坚硬，厚1～2mm，内含扁圆锥形种子1枚，种长1～1.3cm，宽0.8～1cm。表面黄棕色，具数条棕色波状纵脉纹，向一侧弯曲，先端尖，底部肥厚，钝圆，中部有1条纵沟贯通两侧。种皮薄，子叶2枚，乳白色，富油性。气微，味甘。

**【化学成分】** 欧榛的主要成分是羟类化合物、维生素，还有碳水化合物、脂肪油、蛋白质等。欧榛的羟类化合物、维生素是其主要药理活性成分。

**【药性】** 二级干热。

**【功能主治】** 促使正常胆液质的形成，收敛益气，益脑健脑。用于性欲低下，阳事不举，滑精早泄，思维不敏，腰酸乏力，胃弱食阻。

**【临床应用】** **临床常用**

(1) 痴呆　中医认为痴呆是由髓减脑消、神机失灵所导致的一种神志异常的疾病，本品益脑健脑、收敛益气，可用于髓海不足所致的痴呆。

(2) 阳痿　本品能壮阳。可用于性欲低下，阳事不举，滑精早泄的阳痿。

**【用法用量】** 30g。

**【成药例证】** **强身萝菠甫赛河里蜜膏(《卫生部药品标准·维吾尔药分册》)**　药物组成：天门冬、芝麻、高良姜、甜瓜子、肉桂、大叶补血草、黄瓜子、欧矢车菊根、欧榛、白蜡树子、巴旦仁、阿月浑子、白皮松子仁、罂粟子。

功能主治：温补脑、肾，填补精液。用于性欲不振，精少肢软，腰酸形瘦，神经衰弱等。

**【注意事项】** 本品对头有害，可引起头痛，矫正药为方糖。

**【贮藏】** 置阴凉干燥处，防蛀。

(朱力阳　胡慧玲　傅超美)

## 600 藕节

Oujie

**【异名】** 光藕节(《江苏省植物药材志》)，藕节巴(《全国中草药汇编》)。

**【来源】** 为睡莲科植物莲 *Nelumbo nucifera* Gaertn.的干燥根茎节部。

**【产地】** 主要为栽培品。主产于浙江、江苏、安徽、湖北、湖南等地。

**【采收加工】** 秋、冬二季挖取根茎(藕)，切取节部，洗净，晒干，除去须根。

**【炮制】** **藕节**　除去杂质，洗净，干燥。

**藕节炭**　取净藕节，照炒炭法炒至表面黑褐色或焦黑色，内部黄褐色或棕褐色。

**【性状特征】** **藕节**　呈短圆柱形，中部稍膨大，长2～4cm，直径约2cm。表面灰黄色至灰棕色，有残存的须根和须根痕，偶见暗红棕色的鳞叶残基。两端有残留的藕，表面皱缩有纵纹。质硬，断面有多数类圆形的孔。气微，味微甘、涩。

**藕节炭**　形如藕节，表面黑褐色或焦黑色，内部黄褐色或棕褐色。断面可见多数类圆形的孔。气微，味微甘、涩。

**【化学成分】** 藕节的主要成分是鞣质、多酚化合物等，还含有淀粉、糖类等。藕节的鞣质类是其主要药理活性成分。

**【药理毒理】**

**1. 促凝血**　藕节提取物按200、400、800mg/(kg·d)灌胃给予小鼠，每天1次，连续7d，能明显缩短凝血时间[1]。

**2. 止血**　藕节提取物按200、400、800mg/(kg·d)灌胃给药，每天1次，连续7d，于末次给药后采用剪尾法，秒表记录出血时间，能明显缩短出血时间[1]。

**3. 抗营养性肥胖**　喂饲营养性肥胖模型大鼠藕

节细粉4周，可使大鼠体重明显减少，腹腔内脂肪量也呈现减少趋势[2]。

**【药性】** 甘、涩，平。归肝、肺、胃经。

**【功能主治】** 收敛止血，化瘀。用于吐血，咯血，衄血，尿血，崩漏。

**【临床应用】 临床常用**

(1) 吐血，咳血，衄血　本品常与仙鹤草、棕榈炭、三七同用，具有收敛止血的作用。可用于肺胃虚弱，血不循经，吐血，咳血，衄血时作时止，反复不愈。

(2) 便血，痔血，崩漏　本品常与地榆、侧柏叶、槐角炭等同用，具有清肠止血的作用。可用于邪热蕴结大肠，时时便血，或痔疮出血。亦可用于崩漏出血，如用于妇女崩漏的凝血汤(《河北中医》)。

**【用法用量】** 9～15g。

**【成药例证】**

**1. 三清胶囊(《国家中成药标准汇编·内科肾系分册》)** 药物组成：猪苓、茯苓、泽泻、地黄、枸杞子、车前子、白茅根、白术、陈皮、桑白皮、大腹皮、金银花、连翘、续断、藕节(炒炭)。

功能主治：清热利湿，凉血止血。用于下焦湿热所致急、慢性肾盂肾炎，泌尿系感染引起的小便不利、恶寒发热、尿频、尿急、少腹疼痛等。

**2. 荷叶丸(《中华人民共和国药典》2015年版)** 药物组成：荷叶、藕节、大蓟炭、小蓟炭、知母、黄芩炭、地黄炭、棕榈炭、栀子(焦)、茅根(炭)、玄参、白芍、当归、香墨。

功能主治：凉血止血。用于血热所致的咯血、衄血、尿血、便血、崩漏。

**3. 白柏胶囊(《国家中成药标准汇编·外科妇科分册》)** 药物组成：当归、白术、党参、黄芪、茯苓、柏子仁、远志、炙甘草、山药、麦冬、枸杞子、续断、桑寄生、地榆(炒)、乌梅(炒)、藕节(炒)、大蓟(炒)、小蓟(炒)。

功能主治：补气固冲，清热止血。用于气虚血热型月经过多。

**4. 八宝治红丸(《卫生部药品标准中药成方制剂·第二册》)** 药物组成：荷叶、石斛、大蓟、小蓟、香墨、甘草、白芍、牡丹皮、藕节、黄芩、侧柏叶(炭)、栀子(焦)、百合、陈皮、浙贝母、棕板(炭)、地黄、竹茹。

功能主治：清热泻火，凉血止血。用于吐血，衄血，咳血。

**【贮藏】** 置干燥处，防潮，防蛀。

**【参考文献】**
[1]曲筱静，张家骊，周新华.藕节促凝血有效组分的筛选及凝血作用研究[J].食品与生物技术学报，2009，28(2)：259-261.

[2]潘玲，李德良.藕渣、藕节和藕芽对营养性肥胖大鼠模型的影响[J].中药药理与临床，2004，20(2)：24-26.

(朱力阳　胡慧玲　傅超美)

# P

## 601　胖大海

Pangdahai

**【异名】** 安南子、大洞果(《本草纲目拾遗》),莫大海(《本草学论考》),大海子(《药物出产辨》),红胖大海(《西双版纳植物名录》),通大海(《兽医国药及处方》),大海(《中药志》)、大海榄(《中药临床应用》)。

**【来源】** 为梧桐科植物胖大海 *Sterculia lychnophora* Hance 的干燥成熟种子。

**【产地】** 主要为野生品。主产于泰国、越南、柬埔寨、马来西亚、印度尼西亚等国。

**【采收加工】** 4～6月采摘成熟果实,取出种子,晒干。胖大海外种皮遇水即膨胀发芽,故果熟时要及时采收。产区因植株高大,一般都是采取砍树的方式采摘果实。

**【炮制】** 净制。

**【性状特征】** 呈纺锤形或椭圆形,长2～3cm,直径1～1.5cm。先端钝圆,基部略尖而歪,具浅色的圆形种脐。表面棕色或暗棕色,微有光泽,具不规则的干缩皱纹。外层种皮极薄,质脆,易脱落。中层种皮较厚,黑褐色,质松易碎,遇水膨胀成海绵状。断面可见散在的树脂状小点。内层种皮可与中层种皮剥离,稍革质,内有2片肥厚胚乳,广卵形;子叶2枚,菲薄,紧贴于胚乳内侧,与胚乳等大。气微,味淡,嚼之有黏性。

**【化学成分】** 胖大海的主要成分为多糖类成分,还含有脂肪酸、胖大海素、微量元素等。

**【药理毒理】**

**1. 促进小肠运动**　国产和进口胖大海按2.592g/kg灌胃小鼠7d,能明显增强小鼠小肠推进,国产胖大海促进蠕动的强度高于进口胖大海[1]。

**2. 免疫调节**　国产和进口胖大海按0.648、1.296、2.592g/kg灌胃7d,能提高小鼠胸腺和脾脏指数,对小鼠巨噬细胞吞噬指数无影响[1]。

**3. 抑制草酸钙结晶形成**　胖大海按5ml/kg灌胃3d,对大鼠肾内草酸钙结晶形成有明显抑制作用[2]。

**4. 减肥**　胖大海乙醇提取物按10、30、100mg/kg分别灌胃给予营养性肥胖模型大鼠45d,可明显降低大鼠的食物消耗量,30、100mg/kg剂量明显降低肝脏脂肪酸合成酶活性,100mg/kg剂量可明显降低大鼠体脂[3]。

**5. 抗炎**　国产和进口胖大海按0.648、1.296、2.592g/kg,国产和进口胖大海多糖部分按50、100mg/kg腹腔注射小鼠7d,均能抑制巴豆油致耳廓肿胀模型小鼠炎症肿胀度[1]。

**6. 抑菌**　100μg/ml胖大海对大肠埃希菌和痢疾杆菌有抑杀作用[4]。

**【药性】** 甘,寒。归肺、大肠经。

**【功能主治】** 清热润肺,利咽开音,润肠通便。用于肺热声哑,干咳无痰,咽喉干痛,热结便闭,头痛目赤。

**【临床应用】 临床常用**

(1) 肺热声哑,咽喉疼痛,咳嗽　本品味甘,性寒,质轻,主归肺经。有开宣肺气、清热化痰的功效,治痰热交阻、肺气闭郁之证。其性甘寒而润,又可清热润肺,利咽开音,故对肺热、燥热津伤所致的声音嘶哑,或高声呼叫,或言语过多,耗气伤阴以至咽痛失音均可使用。常单味泡服,亦可配桔梗、甘草等同用。

(2) 燥热便秘,头痛目赤　胖大海性寒而清润,归大肠经,又具润肠通便之功,适用于热结肠胃、津液不足、传导失司之便秘,或兼发热、头痛、目赤等。轻证者,单用即有效,但重证者,则须配伍清热泻下药方能见效。

**【用法用量】** 2～3 枚，沸水泡服或煎服。

**【成药例证】**

**1. 复方青果颗粒(《卫生部药品标准中药成方制剂·第七册》)** 药物组成：胖大海、青果、金果榄、麦冬、玄参、诃子、甘草。

功能主治：清热利咽。用于口干舌燥，声哑失音，咽喉肿痛。

**2. 黄氏响声丸(《中华人民共和国药典》2015 年版)** 药物组成：薄荷、浙贝母、连翘、蝉蜕、胖大海、酒大黄、川芎、儿茶、桔梗、诃子肉、甘草、薄荷脑。

功能主治：疏风清热，化痰散结，利咽开音。用于风热外束、痰热内盛所致的急、慢性喉瘖，症见声音嘶哑，咽喉肿痛，咽干灼热，咽中有痰，或寒热头痛，或便秘尿赤；急、慢性喉炎及声带小结，声带息肉初起见上述证候者。

**3. 健民咽喉片(《中华人民共和国药典》2015 年版)** 药物组成：玄参、麦冬、蝉蜕、诃子、桔梗、板蓝根、胖大海、地黄、西青果、甘草、薄荷素油、薄荷脑。

功能主治：清利咽喉，养阴生津，解毒泻火。用于热盛津伤，热毒内盛所致的咽喉肿痛，失音及上呼吸道炎症。

**4. 金果饮(《中华人民共和国药典》2015 年版)** 药物组成：地黄、玄参、麦冬、南沙参、西青果、蝉蜕、胖大海、太子参、陈皮、薄荷素油。

功能主治：养阴生津，清热利咽。用于肺热阴伤所致的咽喉红肿、咽痛、口干咽燥；急、慢性咽炎见上述证候者。亦可用于放疗引起的咽干不适。

**5. 金嗓清音丸(《中华人民共和国药典》2015 年版)** 药物组成：玄参、地黄、麦冬、黄芩、牡丹皮、赤芍、川贝母、泽泻、薏苡仁(炒)、石斛、僵蚕(麸炒)、薄荷、胖大海、蝉蜕、木蝴蝶、甘草。

功能主治：养阴清肺，化痰利咽。用于肺热阴虚所致的慢喉瘖、慢喉痹，症见声音嘶哑、咽喉肿痛、咽干；慢性喉炎、慢性咽炎见上述证候者。

**【贮藏】** 置干燥处，防霉，防蛀。

**【参考文献】**
[1]杜力军，孙绍美，於兰，等.国产与进口胖大海对小鼠抗炎和小肠推进作用比较[J].中药材，1995，18(8)：409-411.

[2]张石生，刘国栋，何家扬，等.胖大海抑制草酸钙结晶形成的实验结果与临床观察[J].中华泌尿外科杂志，1996，17(1)：51-53.

[3]高丽芳，曹丽歌，田蜜，等.脂肪酸合成酶抑制剂胖大海提取物对营养性肥胖大鼠的减肥作用[J].首都医科大学学报，2011，32(4)：541-543.

[4]余传星，朱玲.胖大海治疗菌痢的实验研究[J].中医药研究，1997，(1)：46-48.

(董自亮　胡慧玲　傅超美)

## 602 泡囊草

Paonangcao

**【异名】** 混-好日苏、浩尼-浩日素(《内蒙古中草药》)。

**【来源】** 为茄科植物泡囊草 *Physochlaina physaloides* (L.) G.Don 的干燥根。

**【产地】** 主要为栽培品。分布于新疆、内蒙古、黑龙江和河北其道地产区为内蒙古自治区锡林郭勒市阿巴嘎旗呼伦贝尔鄂温克旗和新疆乌兰察布市(准噶尔盆地和阿尔泰山)。

**【采收加工】** 秋季地上部分枯萎时采挖，除去杂质，晒干。

**【炮制】** 净制。

**【性状特征】** 略呈圆柱形，有 2～3 分枝，长 6～10cm，直径 1～3cm。表面棕褐色或浅棕色，有明显的横长皮孔及点状支根痕，栓皮易脱落。根头顶端有 2～3 短残根茎基及点状突起。体轻，易碎断，断面木部占绝大部分，具明显放射状裂隙，并可见不明显的 3～4 层同心环纹。气微，味微甘、苦。

**【化学成分】** 泡囊草的主要化学成分为托烷类生物碱、黄酮等成分。泡囊草的托烷类生物碱是其主要药理活性成分。

**【药理毒理】**

**1. 镇痛** 泡囊草水煎液按 12.5、25、50mg/10g 灌胃给药 30min 后，可不同程度提高小鼠痛阈值，且镇痛效应强度与剂量呈正相关；泡囊草水煎液按 25、50mg/10g 灌胃给药 30min 后均明显降低小鼠扭体次数[1]。

**2. 抗炎** 泡囊草水煎液按 0.075、0.15、0.3g/10g 灌胃给药，每天 2 次，连续 3d，可明显抑制小鼠耳壳肿胀度[1]。

**3. 解除离体平滑肌痉挛** 泡囊草与泡囊草奶制品 2、3g/ml 均能明显减少离体兔肠平滑肌的蠕动次数，有效解除离体兔肠平滑肌，与其所含的托烷类生物碱发挥M受体阻断作用有关[2]。

**4. 安全性评价**　泡囊草水煎醇沉液给小鼠腹腔注射给药，$LD_{50}$为32.27g/kg，换算成人临床用量为248.23g/d。泡囊草煎膏制品给小鼠腹腔注射给药，$LD_{50}$为32.94g/kg，换算成人临床用量为253.38g/d[2]。

**【药性】**　苦，凉；有毒。

**【功能主治】**　杀"黏"，消肿，杀虫，镇痛，解痉，清"协日乌素"，壮阳。用于"黏"性胃痧，结喉，发症，虫疾，脑刺痛，头痛，阳痿。

**【临床应用】**　**临床常用**

（1）胃痧　用治夏伤暑湿秽浊不正之气及饮食不洁所导致的痧胀腹痛、吐泻不止、神志昏迷，有良好的止痛作用，治牙痛疗效佳。

（2）虫疾　泡囊草苦能燥湿，外用能散寒燥湿、杀虫止痒，用于阴部湿痒、湿疹、湿疮、疥癣。

（3）阳痿　本品辛苦凉，燥湿除痹，通利关节，故能除妇人、男子一切湿热所生病证，故可用于肾阳虚衰所致的阳痿遗精等。

**【用法用量】**　0.5～1g或制膏用。

**【注意事项】**　青光眼患者及孕妇忌用。

**【贮藏】**　置通风干燥处，防蛀。

**【参考文献】**　[1]张宏宇，宋宏春，云彩麟，等.泡囊草生品与奶制品药效学研究[J].中国民族医药杂志，2008，3(3)：53-55.

[2]云彩麟，宋宏春，张宏宇.泡囊草不同炮制方法对急性毒性和药效的影响[J].中国民族医药杂志，2008，3(3)：57-58.

（董自亮　胡慧玲　傅超美）

## 603　泡桐果

Paotongguo

**【异名】**　大果泡桐、泡桐、绒毛泡桐、绣毛泡桐（《神农本草经》）。

**【来源】**　为玄参科植物锈毛泡桐 *Paulownia tomentosa*（Thunb.）Steud.的干燥近成熟果实。

**【产地】**　主要为栽培品，野生品亦有。主产于辽宁南部、河北、河南、山东、江苏等地，日本、朝鲜、欧洲和北美洲也有引种栽培。

**【采收加工】**　秋季果实近成熟时采收，晒干。

**【炮制】**　净制。

**【性状特征】**　呈卵圆形，长3～4cm，直径2～3cm。表面红褐色或黑褐色，顶端尖嘴状，基部圆形，两侧各有纵沟1条，另两侧各有棱线1条，常沿棱线裂成2瓣；内表面淡棕色，各有1纵隔。果皮较硬而脆，革质。宿萼5中裂，呈五角星形，裂片三角形。果梗扭曲，长2～3cm，近果实一端较粗壮。种子多数，细小，扁而有翅，气微，味微甘，苦。以个大，开裂少，带宿萼者为佳。

**【化学成分】**　泡桐果的主要成分是黄酮类、苯丙素类、三萜类、挥发油、有机酸等化学成分。泡桐果的黄酮类是其主要药理活性成分。

**【药理毒理】**　**对呼吸系统的作用**　泡桐果总黄酮按0.14g/(kg·d)灌胃豚鼠，连续15d，可明显延长引喘潜伏期[1]。泡桐果总黄酮按0.07、0.14g/(kg·d)灌胃豚鼠，连续15d，均可减低嗜酸性粒细胞数；泡桐果总黄酮按0.14g/(kg·d)灌胃豚鼠，连续15d，可降低外周血细胞总数[1]。泡桐果总黄酮按0.07、0.14g/(kg·d)灌胃豚鼠，连续15d，均有抑制肺泡灌洗液细胞总数、嗜酸性粒细胞及蛋白含量的作用，泡桐果总黄酮0.07、0.14g/(kg·d)对肺泡灌洗液细胞中抑制炎细胞作用强度相当[1]。豚鼠灌胃泡桐果总黄酮0.07、0.14g/(kg·d)，连续15d，均可明显减轻支气管管壁平滑肌痉挛，减少炎细胞浸润明显，减轻支气管黏膜上皮脱落变性等[1]。

**【药性】**　淡、微甘，温。

**【功能主治】**　止咳，祛痰，平喘。用于慢性支气管炎，咳嗽痰多。

**【临床应用】**　**临床常用**

咳喘有痰　本品温而不热，味微淡而不燥，长于化痰浊而止咳。对咳嗽之证，无论外感、内伤，病程长短，寒热虚实，皆可用之。治疗慢性气管炎，肺气壅塞，咳嗽痰多，咯痰不爽者用之最宜。

**【用法用量】**　60～90g。

**【注意事项】**　泡桐果副作用主要为恶心、头晕、腹痛、腹泻、鼻咽干等，一般在3～4d后可自行消失。对肝肾功能未发现不良影响。

**【贮藏】**　置干燥处。

**【参考文献】**　[1]李寅超，赵宜红，傅蔓华，等.泡桐果总黄酮抗支气管哮喘变应性炎症的实验研究[J].中医研究，2006，19(8)：13-15.

（董自亮　胡慧玲　傅超美）

## 604　佩兰

Peilan

**【异名】** 兰草、水香(《神农本草经》),兰(《毛诗传》),都梁香(李当之《药录》),大泽兰(《雷公炮制论》),兰泽(《本草拾遗》),燕尾香、香水兰(《开宝本草》),孩儿菊、千金草(《续古今考》),省头草(《唐瑶经验方》),女兰、香草(《本草纲目》),醒头草(《得配本草》),石瓣、针尾风(《广东中药》)。

**【来源】** 为菊科植物佩兰 *Eupatorium fortunei* Turcz.的干燥地上部分。

**【产地】** 主要为野生品,栽培品亦有。分布于河北、山东、江苏、广东、广西等地。

**【采收加工】** 夏、秋二季分两次采割,除去杂质,晒干。

**【炮制】** 除去杂质,洗净,稍润,切段,干燥。

**【性状特征】** 茎呈圆柱形,长30～100cm,直径0.2～0.5cm;表面黄棕色或黄绿色,有的带紫色,有明显的节和纵棱线;质脆,断面髓部白色或中空。叶对生,有柄,叶片多皱缩、破碎,绿褐色;完整叶片3裂或不分裂,分裂者中间裂片较大,展平后呈披针形或长圆状披针形,基部狭窄,边缘有锯齿;不分裂者展平后呈卵圆形、卵状披针形或椭圆形。气芳香,味微苦。

**【化学成分】** 佩兰的主要成分是挥发油、甾醇类和生物碱等。佩兰的挥发油是其主要药理活性成分。《中华人民共和国药典》2015年版规定,本品药材含挥发油不得少于0.30%(ml/g),本品饮片含挥发油不得少于0.25%(ml/g)。

**【药理毒理】** **抗炎**　小鼠灌胃佩兰挥发油0.225、0.45、0.9ml/kg给药1h,均能抑制巴豆油引起的小鼠耳廓肿胀,其抗炎作用均随剂量的增加而增强[1]。

**【药性】** 辛,平。归脾、胃、肺经。

**【功能主治】** 芳香化湿,醒脾开胃,发表解暑。用于湿浊中阻,脘痞呕恶,口中甜腻,口臭,多涎,暑湿表证,湿温初起,发热倦怠,胸闷不舒。

**【临床应用】** **临床常用**

(1) 湿阻中焦证　本品气味芳香,化湿和中之功与藿香相似,治湿阻中焦之证,常与藿香相须为用,以增强芳香化湿之功。其性平而不温燥,又善治脾经湿热,症见口中甜腻、多涎、口臭的脾瘅证,可单用煎汤服,或配伍清热除湿之品同用。

(2) 暑湿、温湿初起　本品气香辛散,即化湿,又解表,治外感暑湿常与化湿或燥湿药同用,如《时病论》之芳香化浊法,即以之配藿香、陈皮、厚朴、荷叶等。治湿温初起,如《重订广温热论》五叶芦根汤,则以之与藿香叶、薄荷叶、芦根等配伍。

**【用法用量】** 3～10g。

**【成药例证】**

**1. 消咳平喘口服液[《国家中成药标准汇编·内科肺系(二)分册》]**　药物组成:麻黄、川芎、当归、百部、白芥子、五味子、甘草、马兜铃、辛夷、陈皮、半夏、紫苏子、桔梗、藁本、细辛、薄荷、前胡、款冬花、花椒、淫羊藿、黄芪、党参、干姜、佩兰、灯心草、桑白皮、柴胡。

功能主治:止咳,祛痰,平喘。用于感冒咳嗽,急、慢性支气管炎。

**2. 加味感冒丸[《国家中成药标准汇编·内科肺系(一)分册》]**　药物组成:淡豆豉、桔梗、忍冬藤、金银花、蔓荆子(炒)、蝉蜕、赤小豆、佩兰、栀子(姜炙)、枳壳(麸炒)、连翘、白芷、苦杏仁、天花粉、陈皮(炒)、淡竹叶、芦根、荆芥穗、薄荷、赤芍、石膏、甘草、白茅根、防风、黄芩、菊花、桑叶、紫菀、紫苏子(炒)、青蒿、莱菔子(炒)、化橘红、建曲、马齿苋、牛蒡子、板蓝根、苍耳子(去刺炒)、麻黄、桑白皮(蜜炙)、僵蚕(麸炒)、蓼大青叶。

功能主治:清热散风,解表止嗽。用于内热外感引起的头痛,怕冷发热,咳嗽流涕,咽喉疼痛,四肢酸懒。

**3. 兰草颗粒[《国家中成药标准汇编·内科肺系(一)分册》]**　药物组成:华佩兰、地胆草、马鞭草、薄荷素油。

功能主治:清热解毒。用于感冒、急性扁桃体炎、咽喉炎属风热证者。

**4. 兰草片[《国家中成药标准汇编·内科肺系(一)分册》]**　药物组成:华佩兰、地胆草、马鞭草、薄荷素油。

功能主治:清热解毒。用于急性扁桃炎、咽喉炎、感冒等属风热证者。

**5. 暑热感冒颗粒[《卫生部药品标准中药成方制剂·第二十一册(中药保护)》]**　药物组成:连翘、竹叶、北沙参、竹茹、荷叶、生石膏、知母、佩兰、丝瓜络、香薷、菊花。

功能主治：祛暑解表，清热生津。用于感冒病暑热证候，症见发热重、恶寒轻、汗出热不退、心烦口渴、溲赤、苔黄、脉数等。

**【贮藏】** 置阴凉干燥处。

**【参考文献】** [1]孙绍美，宋玉梅，刘俭，等.佩兰挥发油药理作用的研究[J].西北药学杂志，1995，10(1)：24.

（蒋燕萍　胡慧玲　傅超美）

## 605　蟛蜞菊

Pengqiju

**【异名】** 路边菊、马兰草、蟛蜞花(《生草药性备要》)，水兰(《广西药用植物名录》)，卤地菊、黄花龙舌草、黄花曲草(《福建中草药》)，鹿舌草(《福州中草药手册》)，黄花墨菜(《广东惠阳中草药》)，龙舌草(《贵州植物志》)。

**【来源】** 为菊科植物蟛蜞菊 *Wedelia chinensis* (Osb.) Merr.的干燥全草。

**【产地】** 主要为野生品。产于福建、广东、海南、台湾、云南等地。

**【采收加工】** 夏、秋二季茎叶茂盛时采收，干燥。

**【炮制】** 除去杂质，洗净，稍润，切段，干燥。

**【性状特征】** 茎呈圆柱形，弯曲，长可达40cm，直径1.5～2mm；表面灰绿色或淡紫色，有纵皱纹，节上有的有细根，嫩茎被短毛。叶对生，近无柄；叶片多皱缩，展平后呈椭圆形或长圆状披针形，长3～7cm，宽0.7～1.3cm；先端短尖或渐尖，边缘有粗锯齿或是波状；上表面绿褐色，下表面灰绿色。两面均被白色短毛。头状花序通常单生于茎顶或叶腋，花序梗及苞片均被短毛，苞片2层，长6～8mm，宽1.5～3mm，灰绿色。舌状花和管状花均为黄色。气微，味微涩。

**【化学成分】** 蟛蜞菊的主要成分是萜类。蟛蜞菊的萜类是其主要药理活性成分。

**【药性】** 甘，平。

**【功能主治】** 清热解毒，泻火养阴。用于急性咽炎、扁桃体炎。

**【临床应用】** **临床常用**

温热病，风热表证　本品苦寒，其清热解毒、凉血散瘀之功多用治温热病，与板蓝根合用可用于咽喉肿痛。

**【用法用量】** 15～45g。

**【注意事项】** 孕妇慎用。

**【贮藏】** 置干燥处。

（蒋燕萍　胡慧玲　傅超美）

## 606　枇杷叶

Pipaye

**【异名】** 杷叶、芦桔叶(《中药材手册》)，巴叶、无忧扇(《中国药材商品学》)。

**【来源】** 为蔷薇科植物枇杷 *Eriobotrya japonica* (Thunb.) Lindl.的干燥叶。

**【产地】** 主要为栽培品，野生品亦有。主产于广东、广西、浙江、江苏等地。

**【采收加工】** 全年均可采收，晒至七八成干时，扎成小把，再晒干。

**【炮制】** **枇杷叶**　除去绒毛，用水喷润，切丝，干燥。

**蜜枇杷叶**　取枇杷叶丝，照蜜炙法炒至不粘手。每100kg枇杷叶丝，用炼蜜20kg。

**【性状特征】** **枇杷叶**　呈长圆形或倒卵形，长12～30cm，宽4～9cm。先端尖，基部楔形，边缘有疏锯齿，近基部全缘。上表面灰绿色、黄棕色或红棕色，较光滑；下表面密被黄色绒毛，主脉于下表面显著突起，侧脉羽状；叶柄极短，被棕黄色绒毛。革质而脆，易折断。气微，味微苦。

**蜜枇杷叶**　形如枇杷叶丝，表面黄棕色或红棕色，微显光泽，略带黏性。具蜜香气，味微甜。

**【化学成分】** 枇杷叶的主要成分是挥发油、三萜类、倍半萜类、黄酮类等。枇杷叶的三萜类是其主要药理活性成分。《中华人民共和国药典》2015年版规定，本品药材及其饮片按干燥品计算，含齐墩果酸($C_{30}H_{48}O_3$)和熊果酸($C_{30}H_{48}O_3$)的总量不得少于0.70%。

**【药理毒理】**

**1. 抗炎**　枇杷叶提取物(枇杷苷Ⅰ、熊果酸、总三萜酸)按105mg/kg灌胃小鼠，给药3d，每天1次，枇杷苷Ⅰ、熊果酸、总三萜酸可抑制小鼠耳肿胀法所致的炎症[1]。

**2. 止咳**　枇杷叶提取物(枇杷苷Ⅰ、熊果酸、总三萜酸)按105mg/kg灌胃小鼠,给药后1h能明显延长二氧化硫气体所引起小鼠咳嗽的潜伏期[1]。

**3. 免疫调节**　枇杷叶三萜酸按75、225、675mg/kg灌胃小鼠,连续3d,每天1次,能改善Cy诱导的免疫低下小鼠碳廓清指数(K值)和吞噬指数(d值)的降低;提高Cy诱导的免疫低下小鼠血清IgM和IgG的生成;增加Cy诱导的免疫低下小鼠脾细胞溶血素的产生;增强Cy引起的免疫功能低下小鼠的DTH反应[2]。

**【药性】**　苦,微寒。归肺、胃经。

**【功能主治】**　清肺止咳,降逆止呕。用于肺热咳嗽,气逆喘急,胃热呕逆,烦热口渴。

**【临床应用】　临床常用**

(1) 肺热咳嗽　本品长于降肺气而止咳平喘,兼能化痰,其性微寒又可清肺热,尤宜于肺热咳喘,痰黄质稠者,常与其他清肺化痰药配伍,如《医宗金鉴》清金散,以之与黄芩、栀子等药同用。治温燥伤肺、干咳无痰、气逆而喘者,常与养阴清肺止咳药配伍,如《医门法律》清燥救肺汤,以之与桑叶、麦冬、杏仁等药同用。

(2) 胃热呕逆　本品能清胃热、降胃气而止呕逆。适用于胃热呕逆,常与清胃热、止呕之竹茹、芦根等药配伍。

**【用法用量】**　6～10g。

**【成药例证】**

**1. 东梅止咳颗粒[《国家中成药标准汇编·内科肺系(二)分册》]**　药物组成:桑叶、东风桔、枇杷叶、水蜈蚣、岗梅、土牛膝、甘草。

功能主治:祛痰,止咳,疏风清热。用于风热感冒,咳嗽多痰,支气管炎。

**2. 风梅颗粒[《国家中成药标准汇编·内科肺系(二)分册》]**　药物组成:东风桔、岗梅、枇杷叶、山白芷、广东土牛膝、紫苏梗、薄荷脑。

功能主治:镇咳祛痰。用于伤风感冒,支气管炎等引起的咳嗽。

**3. 杷叶润肺止咳膏[《国家中成药标准汇编·内科肺系(二)分册》]**　药物组成:枇杷叶、紫菀、百部、浙贝母、紫苏子、苦杏仁、麻黄、法半夏、茯苓、陈皮、天冬、芥子、北沙参、款冬花、枳壳、瓜蒌子、前胡、紫苏叶、甘草、桔梗。

功能主治:润肺化痰,止咳平喘。用于燥热咳嗽,老人久咳;慢性支气管炎见上述证候者。

**4. 治咳枇杷露[《国家中成药标准汇编·内科肺系(二)分册》]**　药物组成:枇杷叶、百部、前胡、桔梗、桑白皮、薄荷脑。

功能主治:润肺化痰,止咳平喘。用于燥热咳嗽,老人久咳;慢性支气管炎见上述证候者。

**5. 咳痰清糖浆[《国家中成药标准汇编·内科肺系(二)分册》]**　药物组成:盐酸麻黄碱、远志流浸膏、桔梗流浸膏、甘草流浸膏、枇杷叶流浸膏、氯化铵、薄荷脑、木溜油、牡荆油。

功能主治:化痰止咳。用于急性支气管炎属痰浊壅肺之咳嗽,咯痰。

**【贮藏】**　置干燥处。

**【参考文献】**　[1]王立为,刘新民,余世春,等.枇杷叶抗炎和止咳作用研究[J].中草药,2004,35(2):174-176.

[2]葛金芳,李俊,胡成穆,等.枇杷叶三萜酸的免疫调节作用研究[J].中国药理学通报,2006,22(10):1194-1198.

(蒋燕萍　胡慧玲　傅超美)

## 607　片姜黄

Pianjianghuang

**【来源】**　为姜科植物温郁金 *Curcuma wenyujin* Y.H.Chen et C.Ling 的干燥根茎。

**【产地】**　主要为栽培品。

**【采收加工】**　冬季茎叶枯萎后采挖,洗净,除去须根,趁鲜纵切厚片,晒干。

**【炮制】**　净制。

**【性状特征】**　呈长圆形或不规则的片状,大小不一,长3～6cm,宽1～3cm,厚0.1～0.4cm。外皮灰黄色,粗糙皱缩,有时可见环节及须根痕。切面黄白色至棕黄色,有一圈环纹及多数筋脉小点。质脆而坚实。断面灰白色至棕黄色,略粉质。气香特异,味微苦而辛凉。

**【化学成分】**　片姜黄的主要成分是姜黄素类、挥发油。片姜黄的挥发油是其主要药理活性成分。《中华人民共和国药典》2015年版规定,本品药材含挥发油不得少于1.0%(ml/g)。

**【药性】**　辛、苦,温。归脾、肝经。

**【功能主治】** 破血行气，通经止痛。用于胸胁刺痛，胸痹心痛，痛经经闭，癥瘕，风湿肩臂疼痛，跌仆肿痛。

**【临床应用】** 临床常用

(1) 血瘀气滞诸痛证　本品辛散苦泄温通，入血分能活血行瘀，入气分能行散滞气，亦为血中之气药，使瘀散滞通而痛解，应用于血瘀气滞诸痛证，如胸痹心痛、胸腹胀痛、肝脾肿大、痛经等症。

(2) 风湿痹痛　本品辛散苦泄，温通气血，善通经活络、通痹止痛，长于行肢臂而止痹痛。风湿、类风湿关节炎等病变见上述证候者皆可应用。

**【用法用量】** 3～9g。

**【成药例证】**

**1. 舒肝丸(《中华人民共和国药典》2015 年版)** 药物组成：川楝子、延胡索(醋)、白芍(酒炒)、片姜黄、木香、沉香、豆蔻仁、砂仁、姜厚朴、陈皮、枳壳(炒)、茯苓、朱砂。

功能主治：舒肝和胃，理气止痛。用于肝郁气滞，胸胁胀满，胃脘疼痛，嘈杂呕吐，嗳气泛酸。

**2. 丹桂香颗粒(《中华人民共和国药典》2015 年版)** 药物组成：炙黄芪、桂枝、吴茱萸、肉桂、细辛、桃仁、红花、当归、川芎、赤芍、丹参、牡丹皮、延胡索、片姜黄、三棱、莪术、水蛭、木香、枳壳、乌药、黄连、地黄、炙甘草。

功能主治：益气温胃，散寒行气，活血止痛。用于脾胃虚寒、气滞血瘀所致的胃脘痞满疼痛、食少纳差、嘈杂嗳气、腹胀；慢性萎缩性胃炎见上述证候者。

**3. 朴沉化郁丸(《中华人民共和国药典》2015 年版)** 药物组成：香附(醋)、延胡索(醋)、枳壳(麸炒)、檀香、木香、片姜黄、柴胡、厚朴(姜)、丁香、沉香、高良姜、青皮(醋)、陈皮、甘草、豆蔻、莪术(醋)、砂仁、肉桂。

功能主治：疏肝解郁，开胃消食。用于肝气郁滞、肝胃不和所致的胃脘刺痛、胸腹胀满、恶心呕吐、停食停水、气滞闷郁。

**4. 关节克痹丸(《卫生部药品标准中药成方制剂·第二十册》)** 药物组成：川乌(制)、虎杖、草乌(制)、黄芩、独活、秦艽、片姜黄、苍术(炒)、麻黄、薏苡仁、牛膝、海桐皮、桑枝、桂枝、生姜。

功能主治：祛风散寒，活络止痛。用于关节炎，四肢酸痛，伸展不利。

**5. 瘀血痹颗粒[《卫生部药品标准中药成方制剂·第二十册(中药保护)》]** 药物组成：乳香(炙)、没药(炙)、威灵仙、川牛膝、片姜黄、当归、川芎、黄芪(炙)、红花、香附(炙)、丹参。

功能主治：活血化瘀，通络定痛。用于瘀血阻络的痹证，症见肌肉关节疼痛剧烈，多呈刺痛感，部位固定不移，痛处拒按，局部肿胀可有硬节或瘀斑；风湿或类风湿关节炎见上述证候者皆可应用。

**【注意事项】** 孕妇慎用。

**【贮藏】** 置阴凉干燥处，防蛀。

(周莉江　胡慧玲　傅超美)

## 608　平贝母

Pingbeimu

**【异名】** 坪贝(《药材学》)，贝母、平贝(《东北药用植物志》)。

**【来源】** 为百合科植物平贝母 *Fritillaria ussuriensis* Maxim.的干燥鳞茎。

**【产地】** 主要为栽培品。主产于黑龙江五常、尚志，吉林、辽宁等地。建于黑龙江省铁力市工农乡、黑龙江省伊春市红星区清水河经营所、伊春市红星区建设街等地的平贝母 GAP 种植基地已通过原国家食品药品监督管理总局验收。

**【采收加工】** 春季采挖，除去外皮、须根及泥沙，晒干或低温干燥。

**【炮制】** 除去杂质，用时捣碎。

**【性状特征】** 呈扁球形，高 0.5～1cm，直径 0.6～2cm。表面黄白色至浅棕色，外层鳞叶 2 瓣，肥厚，大小相近或一片稍大抱合，顶端略平或微凹入，常稍开裂；中央鳞片小。质坚实而脆，断面粉性。气微，味苦。

**【化学成分】** 平贝母的主要成分是生物碱，还有苷类成分。平贝母的生物碱是其主要药理活性成分，如平贝总碱。《中华人民共和国药典》2015 年版规定，本品药材及其饮片按干燥品计算，含总生物碱以贝母素乙($C_{27}H_{43}NO_3$)计，不得少于 0.050%。

**【药理毒理】** **抗炎**　平贝母水提物按 2g/kg 给小鼠连续灌胃 5d，能明显减轻二甲苯所致小鼠耳肿胀度，且随剂量增加抑制作用增强；平贝母水提物按2g/kg连续灌胃大鼠5d，明显减轻鸡蛋清所致大鼠足趾肿胀度；平贝母水提物按1、2、4g/kg连续灌胃小鼠5d，能有效降低毛细血管通透性[1]。

**【药性】** 苦、甘，微寒。归肺、心经。

**【功能主治】** 清热润肺，化痰止咳。用于肺热燥咳，干咳少痰，阴虚劳嗽，咳痰带血。

**【临床应用】 临床常用**

(1) 肺热燥咳，肺痨咳嗽　本品甘以润肺，苦以降气，微寒不伤。功专咳嗽少痰，咯痰不出，或咯痰带血等症。肺热燥咳，干咳少痰，阴虚劳嗽，咳痰带血等病变见上述证候者。

(2) 肺热咳喘　本品苦降肺气而止咳平喘，兼能化痰，其性微寒，又能清肺热。肺热咳嗽、痰黄质稠者等病变见上述证候者。

**【用法用量】** 3～9g；研粉冲服，一次1～2g。

**【成药例证】**

**1. 金振口服液(《中华人民共和国药典》2015年版)** 药物组成：山羊角、平贝母、大黄、黄芩、青礞石、石膏、人工牛黄、甘草。

功能主治：清热解毒，祛痰止咳。用于小儿痰热蕴肺所致的发热、咳嗽、咳吐黄痰、咳吐不爽、舌质红、苔黄腻；小儿急性支气管炎见上述证候者。

**2. 小儿肺热平胶囊(《中华人民共和国药典》2015年版)** 药物组成：人工牛黄、地龙、珍珠、拳参、牛胆粉、甘草、平贝母、人工麝香、射干、朱砂、黄连、黄芩、羚羊角、北寒水石、冰片、新疆紫草、柴胡。

功能主治：清热化痰，止咳平喘，镇惊开窍。用于小儿痰热壅肺所致喘嗽，症见喘咳、吐痰黄稠、壮热烦渴、神昏抽搐、舌红苔黄腻。

**3. 保胎丸(《中华人民共和国药典》2015年版)** 药物组成：熟地黄、艾叶(炭)、荆芥穗、平贝母、槲寄生、菟丝子(酒制)、黄芪、白术(炒)、枳壳(炒)、砂仁、黄芩、厚朴(姜制)、甘草、川芎、白芍、羌活、当归。

功能主治：益气养血，补肾安胎。用于气血不足、肾气不固所致的胎漏、胎动不安，症见小腹坠痛，或见阴道少量出血，或屡经流产，伴神疲乏力、腰膝酸软。

**4. 蛇胆川贝液(《卫生部药品标准中药成方制剂·第九册》)** 药物组成：蛇胆汁、平贝母。

功能主治：祛风止咳，除痰散结。用于风热咳嗽，痰多气喘，胸闷，咳痰不爽或久咳不止。

**5. 百咳宁片(《卫生部药品标准中药成方制剂·第三册》)** 药物组成：白果(去壳)、青黛、平贝母。

功能主治：清热化痰、止咳定喘。用于小儿百日咳。

**【注意事项】** 不宜与川乌、制川乌、草乌、制草乌、附子同用。

**【贮藏】** 置通风干燥处，防蛀。

**【参考文献】** [1]黄丽晶，高文远，李霞，等.平贝母水提物抗炎作用研究[J].天津中医药，2009，26(6)：495-496.

(周莉江　胡慧玲　傅超美)

## 609　破布木果

Pobumuguo

**【来源】** 为紫草科植物破布木 *Cordia dichotoma* Forst.f.的干燥成熟果实。

**【采收加工】** 秋季果熟时采摘，晒干。

**【性状特征】** 呈圆锥状卵形，常皱缩显纵纹或网状不规则之棱角，长1～1.5cm，中部直径0.5～1cm。表面棕色或棕褐色，先端尖，可见花柱脱落残迹，底部平截或微凸起，有的可见残留浅杯状宿萼，萼灰黄棕色。果皮薄。内果皮骨质，4室，通常为1～2室，发育完全，每室有1粒种子，稀见3粒，几无4粒者。气微或无，味酸而微甘。

**【药性】** 平。

**【功能主治】** 成熟和清除异常黏液质，调节胆液质平衡，润肺止咳，宽胸化痰。用于咳嗽不止，胆液质旺盛，咯痰不爽，喉干咽痒。

**【临床应用】 临床常用**

咳嗽　本品润肺止咳，宽胸化痰，用于湿邪所致的咳嗽，如咳嗽不止，咯痰不爽，喉干咽痒等。

**【用法用量】** 4～5g。

**【贮藏】** 置阴凉干燥处，防蛀。

(周莉江　胡慧玲　傅超美)

## 610　匍伏堇

Pufujin

**【异名】** 黄瓜香(《浙江民间常用草药》)。

**【来源】** 为堇菜科植物匍伏堇 *Viola diffusa*

Ging.ex DC.的干燥全草。

【产地】 主要为野生品。分布在长江流域以南各省区。

【采收加工】 全年均可采收,洗净,干燥。

【炮制】 取原药,除去杂质,洗净,切断,干燥。

【性状特征】 呈段状。全体被白毛。匍伏茎细弱,有细棱线及须根。叶片薄而皱缩,卵状椭圆形,黄绿色或灰绿色,先端钝,边缘有圆锯齿,基部宽楔形,下延于柄呈狭翅状。花瓣类白色或淡紫色,有距。蒴果长椭圆形,3瓣裂。种子细小。棕黄色,气微、味淡。

【化学成分】 匍伏堇的主要成分为黄酮类、苷类成分。匍伏堇的黄酮类成分是其主要药理活性成分。

【药理毒理】

**1. 抗炎** 匍伏堇水提取物按2、4、8g/kg灌胃小鼠,连续给药5d,可明显缓解二甲苯致小鼠耳肿胀程度,抑制小鼠皮肤毛细血管通透性;水提物按0.4、0.8、1.6g/kg灌胃大鼠,连续给药5d,可减轻角叉莱胶及蛋清诱致大鼠足跖肿胀度[1]。

**2. 保肝** 匍伏堇水提取物按7.5g/(kg·d)给酒精性肝损伤模型大鼠灌胃8周,可降低血清丙氨酸氨基转移酶(ALT)、谷草转氨酶(AST)、甘油三酯(TG)水平,降低肝脏TG水平,使微粒体苯胺羟化酶(ANH)活性降低,使细胞质中乙醇脱氢酶(ADH)和乙醛脱氢酶(ALDH)活性升高,同时降低肝组织丙二醛含量,升高肝组织超氧化物歧化酶和谷胱甘肽过氧化物酶的活性[2]。30.0mg/L匍伏堇总黄酮对$H_2O_2$致氧化应激损伤模型$HapG_2$肝细胞,24h后观察检测,可增殖促进、ALT水平降低、细胞丙二醛(MDA)水平降低,抑制脂质过氧化反应[3]。

**3. 抗心肌缺血** 匍伏堇水提取物按1.6g/kg对3%戊巴比妥钠致急性心肌缺血模型大鼠连续灌胃给药7d,血清中乳酸脱氢酶(LDH)、肌酸激酶(CK)、丙二醛(MDA)含量降低,血清中超氧化物歧化酶(SOD)含量升高[4]。

【药性】 苦,寒。

【功能主治】 清热解毒,消肿止痛。用于肝炎,百日咳,目赤肿痛;外治跌仆损伤,蛇虫咬伤,烫伤。

【临床应用】 临床常用

热毒疮痈 本品味苦,寒能清热,功善清热解毒、散结消痈,适用于热毒炽盛兼血热壅滞所致之内外诸痈肿,如咽喉肿痛、痢疾、肝热目赤肿痛、毒蛇咬伤等。

【用法用量】 9~15g。

【贮藏】 置通风干燥处。

【参考文献】
[1]李春艳,钟飞,李先辉,等.黄瓜香在急性炎症动物模型中抗炎效应的研究[J].时珍国医国药,2010,21(4):844-845.

[2]张军,李先辉.黄瓜香提取物对大鼠酒精性肝损伤氧化应激的实验研究[J].中国中西医结合消化杂志,2010,18(4):247-250.

[3]陈娅萍,史廷娇,高淞文,等.黄瓜香总黄酮对$H_2O_2$诱导的肝损伤的保护作用[J].中国民族民间医药,2012,21(2):23-24.

[4]彭湘萍,彭振宇,彭英福,等.黄瓜香提取物对大鼠急性心肌缺血的实验研究[J].中国民族民间医药,2011,20(22):36-37.

(甘彦雄 胡慧玲 傅超美)

## 611 蒲公英

Pugongying

【异名】 蒲公草(《新修本草》),黄花地丁(《本草纲目》),婆婆丁(《滇南本草》)。

【来源】 为菊科植物蒲公英 *Taraxacum mongolicum* Hand.-Mazz.、碱地蒲公英 *Taraxacum borealisinense* Kitam.或同属数种植物的干燥全草。

【产地】 主要为野生品,栽培品亦有。遍及全国多数省区,广泛生于中、低海拔地区的山坡草地、路边、田野、河滩。河北省保定市安国市、甘肃省白银市靖远县等地有人工种植。

【采收加工】 春至秋季花初开时采挖,除去杂质,洗净,晒干。

【炮制】 除去杂质,洗净,切段,干燥。

【性状特征】 呈皱缩卷曲的团块。根呈圆锥状,多弯曲,长3~7cm;表面棕褐色,抽皱;根头部有棕褐色或黄白色的茸毛,有的已脱落。叶基生,多皱缩破碎,完整叶片呈倒披针形,绿褐色或暗灰绿色,先端尖或钝,边缘浅裂或羽状分裂,基部渐狭,下延呈柄状,下表面主脉明显。花茎1至数条,每条顶生头状花序,总苞片多层,内面一层较长,花冠黄褐色或淡黄白色。有的可见多数具白色冠毛的长椭圆形瘦果。气微,味微苦。

**饮片**　为不规则的段。根表面棕褐色,抽皱;根头部有棕褐色或黄白色的茸毛,有的已脱落。叶多皱缩破碎,绿褐色或暗灰绿色,完整者展平后呈倒披针形,先端尖或钝,边缘浅裂或羽状分裂,基部渐狭,下延呈柄状。头状花序,总苞片多层,花冠黄褐色或淡黄白色。有时可见具白色冠毛的长椭圆形瘦果。气微,味微苦。

**【化学成分】**　蒲公英的主要成分是有机酸类、黄酮类、生物碱以及挥发油等。蒲公英的黄酮类、三萜类是其主要药理活性成分。《中华人民共和国药典》2015年版规定,本品药材及其饮片按干燥品计算,含咖啡酸($C_9H_8O_4$)不得少于0.020%。

**【药理毒理】**

**1. 抗炎**　蒲公英水煎液按0.4ml/20g对二甲苯所致耳廓炎症小鼠灌胃给药,连续5d,可减轻耳廓肿胀度[1]。1mg/ml蒲公英水煎液作用于脂多糖(LPS)刺激的小鼠腹腔巨噬细胞24h,可使其一氧化氮(NO)、前列腺素E(PGE)、肿瘤坏死因子(TNF)、白细胞介素-1(IL-1)、白细胞介素-6(IL-6)的释放呈明显的抑制作用[2]。

**2. 抗菌**　蒲公英水提液对葡萄球菌最低抑菌浓度$MIC_{50}$为15.6mg/L、$MIC_{90}$为31.25mg/L;肺炎链球菌$MIC_{50}$为250mg/L、$MIC_{90}$为250mg/L;β-溶血性链球菌$MIC_{50}$为125mg/L、$MIC_{90}$为500mg/L;阴性杆菌$MIC_{50}$为62.5～500mg/L、$MIC_{90}$为125～1000mg/L[3]。

**3. 促进胃肠运动**　10g/ml蒲公英乙酸乙酯、正丁醇部位按10ml/kg灌胃小鼠,15min后碳末肠推进法测得其促胃肠运动作用强于西沙必利[4]。

**4. 抗氧化**　蒲公英总黄酮提取液按13g/kg灌胃给予D-半乳糖(D-gal)衰老模型小白鼠,连续30d,可显著提高衰老模型小鼠脑组织内的超氧化物歧化酶(SOD)活性,降低丙二醛(MDA)、脂褐素(LPF)含量[5]。蒲公英糖蛋白提取物按400ml/(kg·d)灌胃给予D-gal衰老模型小白鼠连续21d,可显著增强小鼠体内血清、肝脏、脑组织中超氧化物歧化酶(SOD)、过氧化氢酶(CAT)、谷胱甘肽过氧化物酶(GSH-Px)活性,降低丙二醛(MDA)含量[6]。

**【药性】**　苦、甘,寒。归肝、胃经。

**【功能主治】**　清热解毒,消肿散结,利尿通淋。用于疔疮肿毒,乳痈,瘰疬,目赤,咽痛,肺痈,肠痈,湿热黄疸,热淋涩痛。

**【临床应用】**

**1. 临床常用**

(1)热毒疮痈　本品苦甘性寒,功善清泻热毒、消散痈肿,凡热毒壅盛所致之疮痈肿毒,不论内痈外痈,均为常用药。因本品长于入肝胃二经,兼能疏郁通乳,故尤为治乳痈要药。用时既可单用本品浓煎内服,渣敷患处;也可与瓜蒌、金银花、牛蒡子等清热解毒、消痈散结之品配伍使用。治肠痈腹痛,常与活血化瘀之大黄、牡丹皮、桃仁等同用;治肺痈吐脓,常与清热排脓之鱼腥草、芦根、冬瓜仁等同用。治其他外痈,常与清热解毒药配伍,如《医宗金鉴》五味消毒饮,以之与金银花、紫花地丁、野菊花等同用。

(2)热淋,湿热黄疸　本品有清热利湿,利水通淋之功。治热淋涩痛,常与利水通淋药金钱草、车前子等同用。治湿热黄疸,常与利湿退黄药茵陈、栀子、大黄等同用。

**2. 临床新用**　蒲公英可用于治疗流行性腮腺炎[7]。

**【用法用量】**　10～15g。

**【成药例证】**

**1. 复方杜鹃片[《国家中成药标准汇编·内科肺系(二)分册》]**　药物组成:烈香杜鹃、蒲公英、黄芪。

功能主治:止咳,祛痰,平喘,扶正补气。用于慢性气管炎。

**2. 连蒲双清片(《中华人民共和国药典》2015年版)**　药物组成:盐酸小檗碱、蒲公英浸膏。

功能主治:清热解毒,燥湿止痢。用于湿热蕴结所致的肠炎、痢疾;亦用于乳腺炎、疖肿、外伤发炎、胆囊炎。

**3. 消炎退热颗粒[《国家中成药标准汇编·内科肺系(一)分册》]**　药物组成:大青叶、蒲公英、紫花地丁、甘草。

功能主治:清热解毒,凉血消肿。用于感冒发热,上呼吸道感染,咽喉肿痛及各种疮疖肿痛。

**【贮藏】**　置通风干燥处,防潮,防蛀。

**【参考文献】**　[1]平家奇,刘利本,邹娟,等.蒲公英提取物体内抗炎作用研究[J].延边大学农学学报,2010,32(1):52-55.

[2]赵立香，史静.野生蒲公英根叶提取物体内抗炎作用比较[J].畜牧与兽医，2014，46(12)：27.

[3]孙继梅，郑伟，周秀珍，等.蒲公英体外抑菌活性的研究[J].中国误诊学杂志，2009，9(11)：2542-2543.

[4]吴艳玲，朴惠善.蒲公英的促进胃肠动力活性有效部位及化学成分研究[J].延边大学医学学报，2005，28(1)：23-25.

[5]隋洪玉，李秀霞，赵永勋，等.蒲公英总黄酮提取液对D-gal衰老模型小鼠脑组织的抗氧化作用[J].黑龙江医药科学，2004，27(6)：3-4.

[6]贾琳斐，杨颖，李清宇，等.蒲公英糖蛋白体内外抗氧化作用研究[J].西北植物学报，2012，32(12)：2486-2491.

[7]冯耀文.中药内服外敷治疗流行性腮腺炎临床观察[J].新中医，2014，46(7)：125-126.

（甘彦雄　胡慧玲　傅超美）

## 612　蒲黄

Puhuang

**【异名】**　蒲厘花粉(《本草经集注》)，蒲花(《江苏植药志》)，蒲棒花粉(《新疆药材》)，蒲草黄(《药材学》)。

**【来源】**　为香蒲科植物水烛香蒲 *Typha angustifolia* L.、东方香蒲 *Typha orientalis* Presl或同属植物的干燥花粉。

**【产地】**　主要为野生品，栽培品亦有。其道地产区在山西夏县、江苏泰州。主产于江苏、浙江、安徽、山东、河南等地。

**【采收加工】**　夏季采收蒲棒上部的黄色雄花序，晒干后碾轧，筛取花粉。剪取雄花后，晒干，成为带有雄花的花粉，即为草蒲黄。

**【炮制】**　**生蒲黄**　揉碎结块，过筛。

**蒲黄炭**　取净蒲黄，照炒炭法炒至棕褐色。

**【性状特征】**　**生蒲黄**　黄色粉末。体轻，放水中则飘浮水面。手捻有滑腻感，易附着手指上。气微，味淡。

**蒲黄炭**　形如蒲黄，表面棕褐色或黑褐色。具焦香气，味微苦、涩。

**【化学成分】**　蒲黄的主要成分是黄酮类、甾类、脂肪烃类成分，还含有少量有机酸及微量元素。蒲黄的黄酮类成分是其主要药理活性成分。《中华人民共和国药典》2015年版规定，本品药材及其饮片按干燥品计算，含异鼠李素-3-*O*-新橙皮苷($C_{28}H_{32}O_{16}$)和香蒲新苷($C_{34}H_{42}O_{20}$)的总量不得少于0.50%。

**【药理毒理】**

**1. 抗凝血**　蒲黄有机酸对二磷腺苷(ADP)、胶原、花生四烯酸(AA)诱导的家兔体外血小板聚集的$IC_{50}$分别为37.8、13.4、30mg/ml[1]。

**2. 保护血管**　蒲黄按16g/(只·d)家兔口服给药饲养5周，可使高脂饲料造成的高血脂模型家兔的血脂、血清血管性血友病因子(*vWF*)、一氧化氮(NO)、MDA水平及主动脉弓血管壁组织形态学、胸主动脉血管环的张力恢复正常[2]。

**3. 抗心肌缺血**　蒲黄总黄酮按10.0mg/kg对急性心肌缺血模型犬经十二指肠一次性注射给药，可减少缺血程度，降低缺血范围(N-ST)，缩小缺血心肌的心肌梗死面积(*MIS*)，降低血清中磷酸肌酸激酶(CPK)、乳酸脱氢酶(LDH)的活性，游离脂肪酸(FFA)、过氧化脂质(LPO)含量，提高超氧化物歧化酶(SOD)、谷胱甘肽过氧化物酶(GSH-Px)活性[3]。

**4. 镇痛**　蒲黄溶液按0.1g/只腹腔注射小鼠，可减少小鼠的扭体次数，提高小鼠的痛阈值[4]。

**【药性】**　甘，平。归肝、心包经。

**【功能主治】**　止血，化瘀，通淋。用于吐血，衄血，咯血，崩漏，外伤出血，经闭痛经，胸腹刺痛，跌仆肿痛，血淋涩痛。

**【临床应用】**　**临床常用**

(1)出血证　本品甘平，长于收敛止血，兼有活血行瘀之功，为止血行瘀之良药，有止血不留瘀的特点，可广泛用于衄血、咯血、吐血、便血、尿血及创伤性出血等各种血证，止血多炒用；可单用煎服或为散剂吞服，或与其他药物配合使用。例如，治外伤出血，用蒲黄(炒)、海螵蛸各等量，研末外敷。痔疮出血，蒲黄、血竭研为细末，每次用少许敷患处。

(2)淋证　本品既能止血，又能利尿通淋，故可用治血淋证小便涩痛，常与利尿通淋之品如冬葵子同用；不仅止血作用良好且还兼有利尿通淋作用，可与冬葵子，生地同用。治癃闭，与雄黄末、冰片配伍。

(3)瘀滞痛证　本品能行血通经、消瘀止痛，凡痛经、产后瘀痛、跌打损伤、心腹疼痛等瘀血作痛者均可运用，尤为妇科所常用。每与化瘀止痛之品同用，如《太平惠民和剂局方》失笑散，以之与五灵脂相须为用，治一切心腹之痛。

**【用法用量】** 5～10g，包煎。外用适量，敷患处。

**【成药例证】**

**1. 蒲黄片(《卫生部药品标准中药成方制剂·第十册》)** 药物组成：蒲黄。

功能主治：降血脂药。用于血脂、胆固醇过高症。

**2. 少腹逐瘀丸(《中华人民共和国药典》2015年版)** 药物组成：当归、蒲黄、灵脂(醋炒)、赤芍、小茴香(盐炒)、延胡索(醋制)、没药(炒)、川芎、肉桂、炮姜。

功能主治：温经活血，散寒止痛。用于寒凝血瘀所致的月经后期、痛经、产后腹痛，症见行经后错、行经小腹冷痛、经血紫暗、有血块、产后小腹疼痛喜热、拒按。

**3. 产复康颗粒(《中华人民共和国药典》2015年版)** 药物组成：益母草、当归、人参、黄芪、何首乌、桃仁、蒲黄、熟地黄、醋香附、昆布、白术、黑木耳。

功能主治：补气养血，祛瘀生新。用于气虚血瘀所致的产后恶露不绝，症见产后出血过多、淋漓不断、神疲乏力，腰腿酸软。

**【注意事项】** 孕妇慎用。

**【贮藏】** 置通风干燥处，防潮，防蛀。

**【参考文献】** [1]冯欣，刘凤鸣.蒲黄有机酸对家兔血小板聚集性的影响[J].中国民间疗法，1996，6(6)：48-49.

[2]张嘉晴，周志泳，左保华.蒲黄对高脂血症所致内皮损伤的保护作用[J].中药药理与临床，2003，19(4)：20-22.

[3]王景祥，吕文伟，于静，等.蒲黄总黄酮对犬急性心肌缺血的保护作用[J].中国实验方剂学杂志，2008，14(1)：39-42.

[4]葛峰，匡环宝，王绍玉，等.蒲黄镇痛作用的实验研究[J].咸宁医学院学报，2002，16(2)：117-118.

(甘彦雄　胡慧玲　傅超美)

# Q

## 613 蕲蛇

Qishe

【异名】 白花蛇(《雷公炮炙论》),褰鼻蛇(《开宝本草》),蕲州白花蛇(《绍兴本草》),花蛇(《本草纲目》),五步蛇、百步蛇、盘蛇、棋盘蛇、龙蛇(《中药大辞典》)。

【来源】 为蝰科动物五步蛇 *Agkistrodon acutus* (Güenther)的干燥体。

【产地】 主要为野生品。主产于江西玉山、广丰、贵溪、上饶,浙江龙泉、遂昌、衢县、开化,福建浦城、崇安、松溪等地。

【采收加工】 多于夏、秋二季捕捉,剖开蛇腹,除去内脏,洗净,用竹片撑开腹部,盘成圆盘状,干燥后拆除竹片。

【炮制】 **蕲蛇** 去头、鳞,切成寸段。

**酒蕲蛇** 取净蕲蛇段,照酒炙法炒干。每100kg蕲蛇,取黄酒20kg。

【性状特征】 **蕲蛇** 卷呈圆盘状,盘径17～34cm,体长可达2cm。头在中间稍向上,呈三角形而扁平,吻端向上,习称"翘鼻头"。上腭有管状毒牙,中空尖锐。背部两侧各有黑褐色与浅棕色组成的"V"形斑纹17～25个,其"V"形的两上端在背中线上相接,习称"方胜纹",有的左右不相接,呈交错排列。腹部撑开或不撑开,灰白色,鳞片较大,有黑色类圆形的斑点,习称"连珠斑";腹内壁黄白色,脊椎骨的棘突较高,呈刀片状上突,前后椎体下突基本同形,多为弯刀状,向后倾斜,尖端明显超过椎体后隆面。尾部骤细,末端有三角形深灰色的角质鳞片1枚。气腥,味微咸。

**酒蕲蛇** 为段状。棕褐色或黑色,略有酒气。

【化学成分】 蕲蛇蛇体的主要成分为蛋白质、脂肪、氨基酸等,头部毒腺中还含有多量出血性毒、少量神经毒、微量的溶血成分及促进血液凝固成分。蕲蛇的蛋白质及氨基酸是其主要药理活性成分。

【药理毒理】

**1. 抗炎** 蕲蛇水提液分别按0.081、0.122、0.162g/ml浓度,2ml/只,灌胃给予由弗氏完全佐剂所致的大鼠佐剂性关节炎(AA)模型20d,能显著降低炎性细胞因子TNF-α、IL-1β、IL-6的水平[1]。

**2. 抗血栓** 在新西兰大白兔急性下腔静脉血栓模型造模成功3d后,蕲蛇酶0.5U/kg和皮下肝素钠500U/kg联合由耳缘静脉注射给药,能延长PT值,降低FBG值[2]。

【药性】 甘、咸,温;有毒。归肝经。

【功能主治】 祛风,通络,止痉。用于风湿顽痹,麻木拘挛,中风口眼㖞斜,半身不遂,抽搐痉挛,破伤风,麻风,疥癣。

【临床应用】 临床常用

(1)风湿顽痹,中风半身不遂 本品性温通络,具走窜之性,能内走脏腑,外达肌表而透骨搜风,以祛内外之风邪,为截风要药,又能通经络,凡风湿痹证无不宜之,尤善治病深日久之风湿顽痹,经络不通,麻木拘挛,以及中风口眼㖞斜,半身不遂者,常与防风、羌活、当归等配伍,如《濒湖集简方》白花蛇酒。

(2)小儿惊风,破伤风 本品入肝经,既能祛外风,又能息内风,风去则惊搐自定,为治抽搐痉挛常用药。治小儿急慢惊风、破伤风之抽搐痉挛,多与乌梢蛇、蜈蚣同用,如《圣济总录》定命散。

(3)麻风,疥癣 本品能外走肌表而祛风止痒,兼以毒攻毒,故风毒之邪壅于肌肤亦常用本品。治麻风,每与大黄、蝉蜕、皂角刺等相配,如《秘传大麻风方》追风散;治疥癣,可与荆芥、薄荷、天麻同用,如《医垒元戎》驱风膏。

(4)恶疮,瘰疬 本品有毒,可以毒攻毒、祛风止痒、擦恶疮、除疥癣,常用于治疗因内外风毒壅于血分所致之皮肤瘙痒难耐或发为瘰疬、恶疮、梅毒等难愈病症。

**【用法用量】** 3～9g,研末吞服,一次1～1.5g,一日2～3次。

**【成药例证】**

**1. 蕲蛇药酒(《卫生部药品标准中药成方制剂·第五册》)** 药物组成:蕲蛇、防风、当归、红花、羌活、秦艽、香加皮。

功能主治:活血通络,祛风除湿。用于关节疼痛,四肢麻木。

**2. 蕲蛇风湿酒(《卫生部药品标准中药成方制剂·第二册》)** 药物组成:蕲蛇、白芍、侧柏叶、称钩风、川牛膝、大血藤、当归、杜仲、甘草、狗脊、桂枝、麻口皮子药、马尾松根、木瓜、桑枝、石南藤、熟地黄、续断、淫羊藿。

功能主治:祛风除湿,通经活络。用于风湿痹痛,骨节疼痛,四肢麻木,屈伸不利,腰膝酸软,风湿性关节炎,腰肌劳损,跌打损伤后期。

**3. 活络丸(《卫生部药品标准中药成方制剂·第一册》)** 药物组成:蕲蛇、乌梢蛇、地龙、全蝎、铁丝威灵仙、制附子、肉桂、竹节香附、细辛、麻黄、羌活、白芷、防风、松香、广藿香、草豆蔻、豆蔻、乌药、木香、沉香、丁香、青皮、香附、赤芍、没药、乳香、血竭、麝香、安息香、冰片、天麻、天竺黄、僵蚕、黄连、黄芩、葛根、熟大黄、玄参、水牛角浓缩粉、朱砂、人工牛黄、人参、白术、茯苓、甘草、熟地黄、当归、川芎、何首乌、骨碎补、龟甲、狗骨。

功能主治:祛风除湿,舒筋活络。用于风寒湿痹所致的痹病,症见肢体疼痛、手足麻木、筋脉拘挛,或中风偏瘫、口眼㖞斜、半身不遂、言语不清。

**【贮藏】** 置干燥处,防霉,防蛀。

**【参考文献】** [1]谷恒存,丁兴红,马哲龙,等.蕲蛇水提液对佐剂性关节炎大鼠的免疫调节作用[J].中华中医药杂志,2012,27(10):2676-2678.

[2]向志,孙一来,赵渝,等.蕲蛇酶联合肝素治疗对兔下腔静脉血栓溶栓效果及出血风险性的实验研究[J].重庆医科大学学报,2011,36(5):560-563.

(郑勇凤　胡慧玲　傅超美)

## 614　千金子(千金子霜)

Qianjinzi (Qianjinzishuang)

**【异名】** 千两金、菩萨豆(《日华子本草》),续随子(《开宝本草》),拒冬实(《本草图经》),联步(《斗门方》),拒冬子(《本草汇言》),滩板救(《湖南药物志》),看园老(《贵州草药》),百药解、千金药解(《云南药用植物志》),小巴豆(《山西中草药》)。

**【来源】** 为大戟科植物续随子 *Euphorbia lathyris* L.的干燥成熟种子。

**【产地】** 栽培品和野生品均有。主产于河南、浙江等地。

**【采收加工】** 夏、秋二季果实成熟时采收,除去杂质,干燥。

**【炮制】** **千金子**　除去杂质,筛去泥沙,洗净,捞出,干燥,用时打碎。

**千金子霜**　取千金子,去皮取净仁,照制霜法制霜,即得。

**【性状特征】** **千金子**　呈椭圆形或倒卵形,长约5mm,直径约4mm。表面灰棕色或灰褐色,具不规则网状皱纹,网孔凹陷处灰黑色,形成细斑点。一侧有纵沟状种脊,顶端为突起的合点,下端为线形种脐,基部有类白色突起的种阜或具脱落后的瘢痕。种皮薄脆,种仁白色或黄白色,富油质。气微,味辛。

**千金子霜**　为均匀、疏松的淡黄色粉末,微显油性。味辛辣。

**【化学成分】** 千金子的主要成分为脂肪油、蛋白质类成分,还含有甾醇、二萜酯及游离的二萜醇、香豆素类及其他化合物。千金子的脂肪油是其主要药理活性成分。《中华人民共和国药典》2015年版规定,本品药材及其饮片含脂肪油不得少于35.0%,千金子甾醇($C_{32}H_{40}O_8$)不得少于0.35%;千金子霜含脂肪油应为18.0%～20.0%。

**【药理毒理】**

**1. 导泻**　千金子生品加水研磨后按0.26、1.3、2.6、7.8g/kg灌胃便秘模型小鼠,给药20min后,对小肠有较强的推进作用[1]。含油量22.3%、25.0%、28.4%千金子霜按0.65、3.9g/kg灌胃给便秘模型小鼠,给药20min后,千金子霜具有明显加快小肠蠕动作用[1]。

**2. 抗肿瘤**　千金子甲醇提取物按100、150、200mg/kg灌胃给予荷移植瘤$S_{180}$小鼠,每天1次,连续12d,可减轻瘤重,抑制肿瘤生长。千金子甲醇提取物体外对人宫颈癌细胞、人红白血病细胞、人单核细胞性白血病细胞、人急性淋巴细胞性白血病细胞

和人肝癌细胞的 $IC_{50}$ 值分别为 15.5、13.1、10.5、17.5、29.6μg/ml[2]。

**3. 安全性评价**　千金子水煎液灌胃正常小鼠的 $LD_{50}$ 为 1.7950g/kg，95% 置信区间 1.6211～1.9879g/kg[3]。

**【药性】**　辛，温；有毒。归肝、肾、大肠经。

**【功能主治】**　泻下逐水，破血消癥；外用疗癣蚀疣。用于二便不通，水肿，痰饮，积滞胀满，血瘀经闭；外治顽癣，赘疣。

**【临床应用】**

**1. 临床常用**

（1）水肿膨胀，二便不利　因本品有泻下逐水之功，性猛，可用于二便不利之水肿臌胀实证，单用有效，或与防己、槟榔、葶苈子等同用，以增强消水逐水之功，如《证治准绳》续随子丸。

（2）癥瘕，经闭　本品有破瘀血，消癥瘕，通经脉之功。治癥瘕痞块，多与青黛、轻粉同用，如《圣济总录》续随子丸；治瘀滞经闭，与当归、川芎等同用。

此外，本品外用可治疗疥癣、癞疮、黑痣疣赘及毒蛇咬伤等。

**2. 临床新用**　千金子可用于治疗癫痫[4]。

**【用法用量】**　**千金子**　1～2g，去壳，去油用，多入丸散服。外用适量，捣烂敷患处。

**千金子霜**　0.5～1g，多入丸散服。外用适量。

**【成药例证】**

**1. 紫金锭(《中华人民共和国药典》2015 年版)**　药物组成：麝香、山慈菇、雄黄、红大戟、千金子霜、五倍子、朱砂。

功能主治：化腐生肌，解毒止痛。用于热毒蕴结所致的溃疡，症见疮面疼痛、疮色鲜活、脓腐将尽。

**2. 时疫救急丸(《卫生部药品标准中药成方制剂·第一册》)**　药物组成：广藿香叶、香薷、檀香、木香、沉香、丁香、白芷、厚朴(姜炙)、木瓜、茯苓、红大戟(醋制)、薄荷、山慈菇、甘草、六神曲(麸炒)、冰片、薄荷脑、雄黄、千金子霜。

功能主治：祛暑散寒，定痛止泻。用于暑湿霍乱，头晕发热，脘腹胀痛，恶心呕吐，肠鸣泄泻。

**3. 八宝玉枢丸(《卫生部药品标准中药成方制剂·第三册》)**　药物组成：麝香、冰片、毛慈菇、千金子霜、五倍子、朱砂、雄黄、红大戟(醋制)、牛黄、珍珠、琥珀、寒食面。

功能主治：清瘟解毒，开窍辟秽。用于时疫传染，伤寒郁热，烦乱狂言，胸膈滞塞，山岚瘴气。

**4. 癫痫宁片(《卫生部药品标准中药成方制剂·第十四册》)**　药物组成：马蹄香、牵牛子、钩藤、石菖蒲、甘松、千金子、薄荷脑、缬草。

功能主治：豁痰开窍，息风安神。用于风痰上扰癫痫病，发作时症见突然昏倒、不省人事、四肢抽搐、喉中痰鸣、口吐涎沫或眼目上视、少倾清醒等症，或用于癔病、失眠等。

**5. 玉枢散(《卫生部药品标准中药成方制剂·第十九册》)**　药物组成：麝香、冰片、朱砂、雄黄、千金子霜、红大戟、五倍子、山慈菇。

功能主治：辟秽解毒。内服治湿温时邪，头昏胸闷，腹痛吐泻及小儿痰壅惊闭等症；外敷治痈疽疔疮，肿核结毒等症。

**【注意事项】**　孕妇禁用。

**【贮藏】**　置阴凉干燥处，防蛀。

**【参考文献】**　[1]宋卫国，孙付军，张敏，等.千金子和千金子霜及其主要成分泻下作用研究[J].中药药理与临床，2010，26(4)：40-42.

[2]黄晓桃，黄光英，薛存宽，等.千金子甲醇提取物抗肿瘤作用的实验研究[J].肿瘤防治研究，2004，31(9)：556-557.

[3]李滨，刘石磊，邹存珍，等.千金子急性毒性实验研究[J].黑龙江医药，2006，19(2)：96.

[4]陈树山，韩兆洪，陈岳.癫痫宁片治疗原发性、继发性癫痫临床疗效观察[J].中成药，2004，26(9)：24.

（郑勇凤　胡慧玲　傅超美）

## 615　千里光

Qianliguang

**【异名】**　千里及(《本草拾遗》)，千里急、黄花演(《本草图经》)，九里光(《滇南本草》)，金钗草(《医便》)，黄花草(《本草纲目拾遗》)，九里明(《生草药性备要》)，九岭光(《草木便方》)，一扫光(《分类草药性》)，九龙光(《广州植物志》)，千里明(《昆明药用植物调查报告》)，九龙明(《四川武隆药用植物图志》)，黄花母(《江西民间草药》)，野菊花、天青红(《湖南药物志》)，箭草、青龙梗(《浙江民间常用草药》)，软藤黄花草(《福建中草药》)，光明草(《陕西中草药》)，千家药(《江西景德镇草药》)。

【来源】 为菊科植物千里光 *Senecio scandens* Buch.-Ham.的干燥地上部分。

【产地】 主要为野生品(生于路旁或旷野间)。主产于河南、陕西、江苏、浙江、广西。

【采收加工】 全年均可采收,除去杂质,阴干。

【炮制】 净制。

【性状特征】 茎呈细圆柱形,稍弯曲,上部有分枝;表面灰绿色、黄棕色或紫褐色,具纵棱,密被灰白色柔毛。叶互生,多皱缩破裂,完整叶片展平后呈卵状披针形或长三角形,有时具1～6侧裂片,边缘有不规则锯齿,基部戟形或截形,两面有细柔毛。头状花序;总苞钟形;花黄色至棕色,冠毛白色。气微,味苦。

【化学成分】 千里光的主要成分是生物碱、酚酸类、黄酮类、挥发油和萜类等化合物。千里光的生物碱、酚酸类、黄酮类是其主要药理活性成分。《中华人民共和国药典》2015年版规定,本品药材按干燥品计算,含金丝桃苷($C_{21}H_{20}O_{12}$)不得少于0.030%,含阿多尼弗林碱($C_{18}H_{23}NO_7$)不得过0.004%。

【药理毒理】

**1. 抗菌** 建立肠道去污染小鼠动物模型后,经口感染大肠埃希菌,同时灌胃给予千里光水浸液2mg/d,进行大肠埃希菌R质粒的体内外消除实验,千里光水浸液体外作用24、48、72h后,R质粒消除率分别为0.2%、2.2%、3.8%,体内作用24、48、72h,R质粒消除率分别为0%、3.1%、14.4%[1]。腹腔注射金黄色葡萄球菌3亿/ml稀释浓度的菌液,注射完毕2h后灌胃浓度为2g/ml千里光水提液,每天上下午各1次,连续3d,能显著降低小鼠死亡率[2]。

**2. 抗炎、镇痛** 千里光总黄酮以50、100、200mg/kg灌胃给予二甲苯致耳肿胀模型小鼠、醋酸致毛细血管通透性增加模型小鼠,每天1次,连续7d,均可使小鼠耳肿胀抑制率增加,200mg/kg能显著降低动物腹腔炎性渗出液[3]。千里光乙醇提取物冻干粉以生理盐水溶解,按122.72、245.44、490.88mg/kg腹腔注射醋酸致腹痛模型小鼠,小鼠15min内的扭体次数减少;同法给予小鼠并进行热板法镇痛实验,给药60min后小鼠痛阈值显著增加[4]。

**3. 抗肿瘤** 千里光总黄酮对SMMC-7721、SGC-7901和MCF-7 3种瘤株生长的半数抑制浓度分别为48.73、61.32、31.26μg/ml[5]。

**4. 抗氧化** 千里光黄酮类化合物对DPPH·有较强的清除作用,在其浓度为62.36mg/L时,其清除效果最好,清除率达54.93%[6]。

**5. 抗病毒** 以人呼吸道合胞病毒(RSV)病毒株感染单层Hela细胞,给予不同浓度的千里光总黄酮,其在Hela细胞中抑制RSV病毒的半数有效浓度为38.3μg/ml,治疗指数为7.6[5]。

**6. 安全性评价** 千里光60%乙醇提取物对小鼠腹腔注射的$LD_{50}$值为2206mg/kg,95%可信限为1867～2607mg/kg[7]。

【药性】 苦,寒。归肺、肝经。

【功能主治】 清热解毒,明目,利湿。用于痈肿疮毒,感冒发热,目赤肿痛,泄泻痢疾,皮肤湿疹。

【临床应用】

**1. 临床常用**

(1) 痈肿疮毒 本品苦寒,能清热解毒,故可用于治疗热毒壅盛所致的痈肿疮毒。单用煎服、水煎外洗均有效。

(2) 目赤肿痛 本品清热明目,可用于治疗火热所致的眼部疾患如目赤肿痛、风火眼痛等症。用治风火眼痛,如《江西民间草药》以千里光煎水熏洗。

(3) 湿热泻痢 本品清热解毒,清利湿热,可用治由湿热所致的泻痢。

**2. 临床新用** 千里光可用于治疗黄褐斑[8]。

【用法用量】 15～30g。外用适量,煎水熏洗。

【成药例证】

**1. 千里光片(《中华人民共和国药典》1977年版)** 药物组成:千里光。

功能主治:抗菌消炎。用于菌痢、肠炎、结膜炎、上呼吸道感染。

**2. 千柏鼻炎片(《中华人民共和国药典》2015年版)** 药物组成:千里光、卷柏、羌活、决明子、麻黄、川芎、白芷。

功能主治:清热解毒,活血祛风,宣肺通窍。用于风热犯肺、内郁化火、凝滞气血所致的鼻塞、鼻痒气热、流涕黄稠,或持续鼻塞、嗅觉迟钝;急慢性鼻炎、急慢性鼻窦炎见上述证候者。

**3. 润伊容胶囊(《国家中成药标准汇编·眼科耳鼻喉科皮肤科分册》)**　药物组成：蒲公英、千里光、侧柏叶、大血藤、柴胡、川木通、白芷、皂角刺。

功能主治：疏风清热解毒。用于风热上逆所致的痤疮。

**4. 咳痰合剂[《国家中成药标准汇编·内科肺系(二)分册》]**　药物组成：车前草、千里光、罂粟壳、桔梗、蒲公英。

功能主治：感冒、支气管炎咳嗽、痰多。

**5. 妇肤康喷雾剂(《国家中成药标准汇编·外科妇科分册》)**　药物组成：爵床、千里光。

功能主治：清热解毒，活血止痛，杀虫止痒。用于霉菌性阴道炎、滴虫性阴道炎、细菌性阴道病、外阴炎、皮肤瘙痒等。

**【贮藏】**　置通风干燥处。

**【参考文献】**　[1]张文平，曹镐禄，张文书，等.千里光水浸液对大肠埃希菌R质粒的消除作用[J].时珍国医国药，2007，18(12)：2929-2930.

[2]杨光华，余涛伟，曾莉萍.中药千里光抗金黄色葡萄球菌实验研究[J].华西医学，2010，25(10)：1860-1861.

[3]张文平，陈惠群，张文书，等.千里光总黄酮的抗炎作用研究[J].时珍国医国药，2008，19(3)：605-607.

[4]陈进军，聂芳红，林红英，等.千里光提取物的镇痛作用及致突变性分析[J].西北农林科技大学学报，2007，35(3)：49-53.

[5]何忠梅，白冰，王慧，等.千里光总黄酮体外抗肿瘤和抗病毒活性研究[J].中成药，2010，32(12)：2045-2047.

[6]陆艳丽，管毓相，方玉梅，等.千里光黄酮类化合物清除DPPH自由基的作用[J].食品科技，2010，35(3)：197-199.

[7]李华，聂芳红，陈进东，等.千里光抗菌有效部位化学成分及其急性毒性研究[J].中兽医医药杂志，2008，(1)：7-9.

[8]乔丽，田英，杨志勇.润伊容胶囊联合祛斑霜治疗黄褐斑的疗效观察[J].中国现代医学杂志，2010，20(8)：1217-1219.

（郑勇凤　胡慧玲　傅超美）

## 616　千年健

Qiannianjian

**【异名】**　千年见(《药材资料汇编》)，千颗针、丝棱线(《全国中草药汇编》)，一包针(《广西药用植物名录》)。

**【来源】**　为天南星科植物千年健 *Homalomena occulta* (Lour.) Schott 的干燥根茎。

**【产地】**　主要为栽培品。其道地产区为广西百色、龙州、萍乡、宁明、那坡。主产于中国广东海南、广西西南部至东部、云南南部至东南部，福建省东南部、中南半岛亦有分布。

**【采收加工】**　春、秋二季采挖，洗净，除去外皮，晒干。

**【炮制】**　除去杂质，洗净，润透，切片，干燥。

**【性状特征】**　呈圆柱形，稍弯曲，有的略扁，长15～40cm，直径0.8～1.5cm。表面黄棕色或红棕色，粗糙，可见多数扭曲的纵沟纹、圆形根痕及黄色针状纤维束。质硬而脆，断面红褐色，黄色针状纤维束多而明显，相对另一断面呈多数针眼状小孔及有少数黄色针状纤维束，可见深褐色具光泽的油点。气香，味辛、微苦。

**【化学成分】**　千年健的主要成分是有机酸类、倍半萜类及挥发油类成分。千年健的挥发油是其主要药理活性成分。《中华人民共和国药典》2015年版规定，本品药材及其饮片按干燥品计算，含芳樟醇($C_{10}H_{18}O$)不得少于0.20%。

**【药理毒理】**　**抗炎、镇痛**　千年健75%醇提取物3.75、15mg/只灌胃小鼠，每天1次，连续7d，能抑制对二甲苯致小鼠耳肿胀度；千年健75%醇提取物3.75、15mg/只灌胃小鼠，每天1次，连续5d，能减少0.7%醋酸扭体法引起的小鼠扭体反应次数[1]。

**【药性】**　苦、辛，温。归肝、肾经。

**【功能主治】**　祛风湿，壮筋骨。用于风寒湿痹，腰膝冷痛，拘挛麻木，筋骨痿软。

**【临床应用】**　**临床常用**

风湿痹证　本品既能祛风湿，又能强筋骨。用于风湿痹痛，腰酸脚软，手足拘挛麻痹等症，常与桑寄生、牛膝等配合应用。

**【用法用量】**　5～10g。

**【成药例证】**

**1. 舒心通脉胶囊(《国家中成药标准汇编·内科心系分册》)**　药物组成：马齿苋、千年健、川芎、丹参、降香、冰片。

功能主治：理气活血，通络止痛。用于气滞血瘀引起的胸痹，症见胸痹，胸闷，心悸等症；冠心病、心绞痛见上述证候者。

**2. 疏风定痛丸(《中华人民共和国药典》2015年**

版） 药物组成：马钱子粉、麻黄、乳香（醋制）、没药（醋制）、千年健、自然铜（煅）、地枫皮、桂枝、牛膝、木瓜、甘草、杜仲（盐炙）、防风、羌活、独活。

功能主治：祛风散寒，活血止痛。用于风寒湿闭阻、瘀血阻络所致的痹病，症见关节疼痛、冷痛、刺痛或疼痛致甚、屈伸不利、局部恶寒、腰腿疼痛、四肢麻木及跌打损伤所致的局部肿痛。

**3. 舒筋丸（《中华人民共和国药典》2015年版）** 药物组成：马钱子粉、麻黄、独活、羌活、桂枝、甘草、千年健、牛膝、乳香（醋制）、木瓜、没药（醋制）、防风、杜仲（盐制）、地枫皮、续断。

功能主治：祛风除湿，舒筋活血。用于风寒湿痹，四肢麻木，筋骨疼痛，行步艰难。

**【贮藏】** 置阴凉干燥处。

**【参考文献】** [1]谢丽莎，蒙田秀，欧阳炜，等.千年健镇痛抗炎药理研究[J].宁夏农林科技，2012，53(9)：159-160.

（赵思蕾 胡慧玲 傅超美）

## 617 千日红

Qianrihong

**【异名】** 吕宋菊（《陆川本草》），百日红、千金红、百日白（《中国药用植物志》），千日白、千年红（《江苏药用植物志》），滚水花（《南宁市药物志》），沸水菊（《广西中药志》），长生花（《上海常用中草药》），蜻蜓红、球形鸡冠花（《福建中草药》），千日娇（《广东中药志》）。

**【来源】** 为苋科植物千日红 *Gomphrena globosa* L.的干燥头状花序。

**【产地】** 主要为栽培品。原产热带美洲，全国大部分地区均有栽培。

**【采收加工】** 夏、秋二季花开时采收，晒干。

**【炮制】** 净制。

**【性状特征】** 呈类球形，由多数小花密集而成，直径1.5～2cm。基部常有叶状总苞片2片，绿色，下表面密被细长柔毛。小花基部有膜质小苞片3片，外轮一片，卵形，内轮两片，三角状披针形，紫红色。花被5片，紫红色，外面密被细长柔毛。苞果类球形。气微，味淡。以花序大、色紫红者为佳。

**【化学成分】** 千日红的主要成分是皂苷、挥发油、黄酮、生物碱及氨基酸类。千日红的新黄酮苷是其主要药理活性成分。

**【药性】** 甘，平。

**【功能主治】** 祛痰，平喘。用于慢性支气管炎，喘息性支气管炎。

**【临床应用】** 临床常用

咳嗽，哮喘，百日咳 本品味甘，具有止咳定喘作用，对于咳嗽痰多，气喘，百日咳等症可单用，或与胡颓叶、四季青等同用。

**【用法用量】** 9～15g。

**【贮藏】** 置干燥处。

（赵思蕾 胡慧玲 傅超美）

## 618 牵牛子

Qianniuzi

**【异名】** 草金铃（《雷公炮炙论》），白牵牛、黑牵牛（《仁斋直指方》），金铃（《本草图经》），黑丑、白丑（《本草纲目》）。

**【来源】** 为旋花科植物裂叶牵牛 *Pharbitis nil* (L.) Choisy 或圆叶牵牛 *Pharbitis purpurea* (L.) Voigt 的干燥成熟种子。

**【产地】** 主要为栽培品。原产于热带地区，全国各地均有分布。

**【采收加工】** 秋末果实成熟、果壳未开裂时采割植株，晒干，打下种子，除去杂质。

**【炮制】** 牵牛子 除去杂质。用时捣碎。

炒牵牛子 取净牵牛子，照清炒法炒至稍鼓起。用时捣碎。

**【性状特征】** 牵牛子 似橘瓣状，长4～8mm，宽3～5mm。表面灰黑色或淡黄白色，背面有一条浅纵沟，腹面棱线的下端有一点状种脐，微凹。质硬，横切面可见淡黄色或黄绿色皱缩折叠的子叶，微显油性。气微，味辛、苦，有麻感。

炒牵牛子 形如牵牛子，表面黑褐色或黄棕色，稍鼓起。微具香气。

**【化学成分】** 牵牛子的主要成分是苷类、生物碱、脂肪油及糖类等成分。牵牛子的牵牛子苷、脂肪油是其主要药理活性成分。

**【药理毒理】**

**1. 泻下** 牵牛子乙醇或水浸出液按1.5～3g/kg灌胃小鼠，给药30min后，牵牛子可明显提高炭末在小肠中的推进速度[1]。

**2. 抗肿瘤** 牵牛子酒提取物 300、1000mg/kg 灌胃小鼠，每天 2 次，连续 3 周，对体外培养的 Lewis 肺癌细胞呈剂量依赖性生长抑制，明显阻止细胞迁移[2]。

**3. 抗肿瘤** 二乙基亚硝胺诱发大鼠肝癌模型，6%牵牛子颗粒饲料按 40g/(kg·d)连续喂养 30d，可以显著降低大鼠肝表面癌节数、肝质量、肝/体质量比、血清 ALT、γ-GT 等指标，牵牛子能减轻二乙基亚硝胺对肝细胞的损伤，抑制 NDEA 诱发大鼠肝癌的过度生长[3]。

**【药性】** 苦，寒；有毒。归肺、肾、大肠经。

**【功能主治】** 泻水通便，消痰涤饮，杀虫攻积。用于水肿胀满，二便不通，痰饮积聚，气逆喘咳，虫积腹痛。

**【临床应用】** **临床常用**

(1) 水肿，臌胀 本品既能泻下逐水，又能通利小便，可使水湿之邪从二便排出。其逐水之力虽不及甘遂、京大戟和芫花，但仍属峻下逐水之品，故以治水肿、臌胀、二便不利等水湿壅盛而正气未衰者为宜。可单用研末服，或配甘遂、大黄等泻下逐水药同用。

(2) 痰饮咳喘 本品能泻肺气，逐痰饮，治疗肺气壅滞、痰饮咳喘，常与葶苈子、桑白皮等泻肺平喘药同用。

(3) 便秘，食滞，虫积 本品小剂量服用，则通大便，消积滞。治热结便秘，可单用，或与大黄等泻下药同用；治疗饮食积滞，可与莱菔子、青皮等消食行气药同用；本品去积杀虫，又可通便排虫。治蛔虫、绦虫病，常与槟榔、使君子等驱虫药同用。

**【用法用量】** 3～6g。入丸散服，每次 1.5～3g。

**【成药例证】**

**1. 槟榔四消丸(大蜜丸)(《中华人民共和国药典》2015 年版)** 药物组成：槟榔、酒大黄、炒牵牛子、猪牙皂(炒)、醋香附、五灵脂(醋制)。

功能主治：消食导滞，行气泻水。用于食积痰饮，消化不良，脘腹胀满，嗳气吞酸，大便秘结。

**2. 沉香化滞丸(《卫生部药品标准中药成方制剂·第九册》)** 药物组成：沉香、炒牵牛子、枳实(炒)、五灵脂(制)、山楂(炒)、枳壳(炒)、陈皮、香附(制)、厚朴(制)、莪术(制)、砂仁、三棱(制)。

功能主治：理气化滞。用于饮食停滞，胸腹胀满。

**3. 木香理气片(《卫生部药品标准中药成方制剂·第十册》)** 药物组成：槟榔、陈皮、大黄、莪术(醋煮)、甘松、厚朴(姜汁制)、黄芩、桔梗、木香、牵牛子(炒)、青皮(醋制)、肉桂。

功能主治：行气宽中，化滞通便。用于气郁不舒，停食停水，胸胁痞闷，脘腹胀满，恶心呕吐，倒饱嘈杂，大便秘结。

**【注意事项】**

1. 孕妇禁用；不宜与巴豆、巴豆霜同用。

2. 牵牛子毒性主要表现在神经系统、消化系统和泌尿系统。其主要毒性物质基础为苷类。可通过炮制、准确辨证、配伍等减毒。

**【贮藏】** 置干燥处。

**【参考文献】** [1]王初，孙建宇.炮制对牵牛子有效成分及药效的影响[J].医药导报，2008，27(7)：781-782.

[2]李佳桓，杜钢军，刘伟杰，等.牵牛子酒提取物对 Lewis 肺癌的抗肿瘤和抗转移机制研究[J].中国中药杂志，2014，39(5)：879-884.

[3]吴荣敏，方晓燕，凌雁武，等.牵牛子对二乙基亚硝胺诱发大鼠肝癌的抑制作用[J].医药导报，2015，34(4)：463-466.

(赵思蕾 胡慧玲 傅超美)

## 619 前胡

Qianhu

**【异名】** 姨妈菜、罗鬼菜(《黔志》)，水前胡(《植物名实图考》)。

**【来源】** 为伞形科植物白花前胡 *Peucedanum praeruptorum* Dunn 的干燥根。

**【产地】** 主要为栽培品和野生品。其道地产区为浙江吴兴。主产于山东、陕西、安徽、江苏、浙江等地。

**【采收加工】** 冬季至次春茎叶枯萎或未抽花茎时采挖，除去须根，洗净，晒干或低温干燥。

**【炮制】** **前胡** 除去杂质，洗净，润透，切薄片，晒干。

**蜜前胡** 取前胡片，照蜜炙法炒至不粘手。

**【性状特征】** **前胡** 呈不规则的圆柱形、圆锥形或纺锤形，稍扭曲，下部常有分枝，长3～15cm，直径1～2cm。表面黑褐色或灰黄色，根头部多有茎痕和纤维状叶鞘残基，上端有密集的细环纹，下部有纵沟、纵皱纹及横向皮孔样突起。质较柔软，干者质硬，可折断，断面不整齐，淡黄白色，皮部散有多数棕黄色油点，形成层环纹棕色，射线放射状。气芳香，味微苦、辛。

**蜜前胡**　形如前胡片，表面黄褐色，略具光泽，滋润，味微甜。

**【化学成分】**　前胡的主要成分是香豆素类、糖苷类。前胡的香豆素类是其主要药理活性成分。《中华人民共和国药典》2015年版规定，本品药材及其饮片按干燥品计算，含白花前胡甲素（$C_{21}H_{22}O_7$）不得少于0.90%，含白花前胡乙素（$C_{24}H_{26}O_7$）不得少于0.24%。

**【药理毒理】**

**1. 祛痰**　45g生药/kg白花前胡水煎液灌胃小鼠，给药30min后，腹腔注射0.5%酚红溶液0.5ml，30min后处死，可增加气管的酚红排泌量[1]。

**2. 抗心律失常**　对氯化钡致心律失常大鼠股静脉注射白花前胡水提醇沉提取物，按1g/kg分别进行预防给药和治疗给药，给药后立即观察，预防给药可减少心律失常持续时间，治疗给药可立即制止心律失常的发作[2]。

**3. 心脏缺血再灌注保护**　白花前胡粗提物按0.5、1.0、1.5g/kg灌胃结扎大鼠，可减少IL-6水平及Fas、Bax、Bcl-2蛋白的表达，增加Bcl-2/Bax的比率[3]。

**4. 对心肌缺氧的保护作用**　3.75g生药/100g白花前胡浸膏按0.2、1.0g/kg剂量灌胃整体麻醉开胸猫心肌缺血模型，可减小左心室心肌梗死面积，降低心肌梗死5h后血清中乳酸脱氢酶、肌酸激酶及其同功酶的活性的作用[4]。

**5. 降血压**　前胡流浸膏按2ml/kg灌胃肾型高血压大鼠，连续9周，可降低大鼠血压的作用和抑制5-羟色胺引起的大鼠尾动脉慢速反应收缩作用[5]。

**6. 抗心力衰竭**　1g/ml白花前胡提取液按0.25、0.50、2.00g/ml对腹主动脉缩窄致大鼠心衰模型的术后1个月灌胃给药，每天2次，连续4周，能降低心衰大鼠的心脏系数、血压及血清IL-6水平[6]。

**7. 改善血液流变学**　白花前胡提取物按70mg/kg灌胃野百合碱致肺动脉高压模型大鼠，每天2次，连续3周，能明显改善肺动脉压力和血管尺寸等指标，显著降低全血黏度和还原黏度，增加肺循环血流量[7]。

**8. 解热、镇痛、抗炎**　白花前胡总香豆素（TCP）按100、200mg/kg灌胃给药，对酵母致发热大鼠有显著解热作用；50、100mg/kgTCP混悬液对小鼠灌胃给药，每天1次，连续4d，能减少醋酸致小鼠扭体反应次数和增加热板法致小鼠疼痛的痛阈值；其中50mg/kgTCP混悬液对小鼠灌胃给药，每天1次，连续4d，能减轻二甲苯致小鼠耳廓肿胀的肿胀度；50、100mg/kgTCP能减轻蛋清致大鼠足趾肿胀的肿胀度[8]。

**9. 抗肿瘤**　2.6μmol白花前胡中提取的香豆素物质PdIa1mg外涂，对先用100μg启动剂二甲基苯并蒽（DMBA）外涂1周后用组织多肽抗原做促癌处理的小鼠试验，可抑制二阶段皮肤致癌及减少每只小鼠平均肿瘤数[9]。

**10. 平喘**　将击晕家兔的气管迅速取出置于通混和气体（$O_2$：$CO_2$为95：5）的K-H营养液中，每20min中换1次液，稳定1h后，分别加入氯化钾和乙酰胆碱，待标本反应稳定后，分别加入30μmol/L白花前胡甲素（PdIa），可抑制高钾诱发的气管平滑肌的收缩[10]。

**【药性】**　苦、辛，微寒。归肺经。

**【功能主治】**　降气化痰，散风清热。用于痰热喘满，咯痰黄稠，风热咳嗽痰多。

**【临床应用】　临床常用**

（1）痰热咳喘　本品苦寒清泄，功能清肺降逆化痰，宜于痰热壅肺、肺失宣降之咳喘痰满、咯痰黄稠量多之症。治肺热痰黄、咳嗽胸闷，常与桑白皮、贝母、杏仁等同用，如《太平圣惠方》前胡散；治湿痰咳嗽、痰多气急，多与半夏、茯苓、陈皮等同用，如《证治准绳》前胡半夏汤；治肺热痰壅、胸膈满闷，则与枳壳、茯苓、大黄等配伍，如《证治准绳》前胡枳壳汤；治寒痰壅肺、咳嗽气短，多与苏子、半夏、肉桂等同用，如《太平惠民和剂局方》苏子降气汤。

（2）风热咳嗽　本品辛散苦降，微寒清热，既能宣散风热，又可祛痰止咳。治外感风热、咳嗽痰多，常与白前、桑叶、薄荷等同用，如《山东中药方剂学》二前汤，或与瓜蒌、牛蒡子、蝉蜕配伍，如《时病论》辛凉解表法；治外感凉燥、咳嗽鼻塞，多与杏仁、苏叶、桔梗等配用，如《温病条辨》杏苏散；治体虚感冒风寒、咳嗽痰多胸闷，可与人参、苏叶、半夏等同用，如《太平惠民和剂局方》参苏饮。

**【用法用量】** 3～10g。

**【成药例证】**

**1. 通宣理肺丸(《中华人民共和国药典》2015 年版)** 药物组成：紫苏叶、前胡、桔梗、苦杏仁、麻黄、甘草、陈皮、半夏(制)、茯苓、枳壳(炒)、黄芩。

功能主治：解表散寒，宣肺止嗽。用于风寒束表、肺气不宣所致的感冒咳嗽，症见发热、恶寒、咳嗽、鼻塞流涕、头痛、无汗、肢体酸痛。

**2. 羚羊清肺丸(《中华人民共和国药典》2015 年版)** 药物组成：浙贝母、蜜桑白皮、前胡、麦冬、天冬、天花粉、地黄、玄参、石斛、桔梗、蜜枇杷叶、炒苦杏仁、金果榄、金银花、大青叶、栀子、黄芩、板蓝根、牡丹皮、薄荷、甘草、熟大黄、陈皮、羚羊角粉。

功能主治：清肺利咽，清瘟止嗽。用于肺胃热盛，感受时邪，身热头晕，四肢酸懒，咳嗽痰盛，咽喉肿痛，鼻衄咳血，口干舌燥。

**3. 消咳平喘口服液[《国家中成药标准汇编·内科肺系(二)分册》]** 药物组成：麻黄、川芎、当归、百部、白芥子、五味子、甘草、马兜铃、辛夷、陈皮、半夏、紫苏子、桔梗、藁本、细辛、薄荷、前胡、款冬花、花椒、淫羊藿、黄芪、党参、干姜、佩兰、灯心草、桑白皮、柴胡。

功能主治：止咳，祛痰，平喘。用于感冒咳嗽，急、慢性支气管炎。

**4. 宝咳宁颗粒(《中华人民共和国药典》2015 年版)** 药物组成：紫苏叶、桑叶、前胡、浙贝母、麻黄、桔梗、制天南星、陈皮、炒苦杏仁、黄芩、青黛、天花粉、麸炒枳壳、炒山楂、甘草、人工牛黄。

功能主治：清热解表，止嗽化痰。用于小儿外感风寒、内热停食引起的头痛身烧、咳嗽痰盛、气促作喘、咽喉肿痛、烦躁不安。

**【贮藏】** 置阴凉干燥处，防霉，防蛀。

**【参考文献】**
[1]刘元，韦焕英，姚树汉，等.中药前胡类祛痰药理作用比较[J].湖南中医药导报，1997，3(1)：40-42.

[2]常天辉，王玉萍，于艳凤，等.中药白花前胡防治心率失常作用的实验研究Ⅰ——对氯化钡诱发大鼠心律失常的影响[J].中国医科大学学报，1991，20(5)：337-339.

[3]常天辉，刘晓阳，章新华，等.白花前胡及前胡甲素对心肌缺血再灌注大鼠 IL-6 水平及 Fas、Bax、Bcl-2 蛋白表达的影响[J].中国医科大学学报，2003，32(1)：1-3，6.

[4]姜明燕，常天辉，徐亚杰.中药白花前胡对麻醉猫急性心肌梗死的保护作用[J].中国医科大学学报，2004，33(1)：22-23.

[5]杨俭，曹永安，饶曼人.前胡丙素对肾型高血压大鼠尾动脉钙拮抗作用[J].药学进展，1998，22(4)：232-236.

[6]周丽莎，涂乾，涂欣.白花前胡提取液抗心力衰竭机制研究[J].山东中医杂志，2004，23(5)：300-302.

[7]洪洋，邢军，王健勇，等.白花前胡对大鼠血流动力学和流变学作用研究[J].中国医学物理学杂志，2001，18(3)：176-177.

[8]王德才，马健，孔志峰，等.白花前胡总香豆素解热镇痛抗炎作用的实验研究[J].中国中医药信息杂志，2004，11(8)：688-690.

[9]赵丽平摘译.白花前胡提取物 Pd-Ia 对皮肤癌变实验的抑制作用[J].国外医学·中医中药分册，1996，18(5)：31-32.

[10]关福兰，金万宝，章新华，等.白花前胡甲素对高钾、乙酰胆碱预收缩的离体家兔气管平滑肌的作用[J].中国医科大学学报，1994，23(6)：549-552.

(严鑫　胡慧玲　傅超美)

## 620　芡实

Qianshi

**【异名】** 卯蓤(《管子》)，鸡雍(《庄子》)，鸡头实、雁喙实(《神农本草经》)，鸡头、雁头、乌头(《方言》)，芳子(《本草经集注》)，水流黄(《东坡杂记》)，水鸡头(《经验方》)，刺莲蓬实(《药材学》)，刀芡实、鸡头果、苏黄、黄实(《江苏省植物药材志》)。

**【来源】** 为睡莲科植物芡 *Euryale ferox* Salisb. 的干燥成熟种仁。

**【产地】** 主要为野生品。其道地产区为江苏扬州、江苏淮阴县、苏州吴县、泗洪县等地。芡实分布广泛，北芡实主产于山东、苏北、皖北等北方地区的湖泊水面；南芡实主产于湖南、苏南、皖南等南方地区。

**【采收加工】** 秋末冬初采收成熟果实，除去果皮，取出种子，洗净，再除去硬壳(外种皮)，晒干。

**【炮制】** 芡实　除去杂质。

**麸炒芡实**　取净芡实，照麸炒法炒至微黄色。

**【性状特征】　芡实**　呈类球形，多为破粒，完整者直径5～8mm。表面有棕红色或红褐色内种皮，一端黄白色，约占全体1/3，有凹点状的种脐痕，除去内种皮显白色。质较硬，断面白色，粉性。气微，味淡。

**麸炒芡实**　形如芡实，表面黄色或微黄色。味淡、微酸。

**【化学成分】**　芡实的主要成分是挥发性成分、蛋白质、脂肪、纤维素及维生素等。芡实的挥发性成分是其主要药理活性成分。

**【药理毒理】**

**1. 延缓衰老、改善记忆**　芡实乙醇提取物按250、500mg/(kg·d)给D-半乳糖致衰老模型小鼠灌胃，每天1次，连续42d，能浓度依赖性地改善亚急性衰老模型小鼠的学习记忆能力，提高脑组织一氧化氮合成酶、谷胱甘肽过氧化物酶、乙酰胆碱酯酶活性[1]。

**2. 抗氧化**　芡实多糖溶液按100、200、300mg/kg灌胃给药，连续21d后，能显著延长小鼠的力竭游泳时间，降低心肌中丙二醛的含量，提高超氧化物歧化酶(SOD)含量[2]。

**3. 抗疲劳**　芡实多糖溶液按100、200、500mg/(kg·d)对小鼠灌胃给药，每天1次，连续21d，同时进行负重游泳，能够显著提高小鼠的运动耐力，显著减少蛋白质分解，缓解小鼠中乳酸堆积的程度，增加肝糖原储备[3]。

**【药性】**　甘、涩，平。归脾、肾经。

**【功能主治】**　益肾固精，补脾止泻，除湿止带。用于遗精滑精，遗尿尿频，脾虚久泻，白浊，带下。

**【临床应用】　临床常用**

(1) 遗精，滑精　本品甘涩收敛，能固肾涩精缩尿，常与金樱子同用，如《洪氏集验方》水陆二仙丹。治肾虚不固，腰膝酸软，遗精滑精，与沙苑子、莲须、龙骨、牡蛎等配伍，如《医方集解》金锁固精丸。

(2) 脾虚泄泻　本品既能补气健脾，又能涩肠止痢，可与党参、炒白术、山药、肉豆蔻等同用。

(3) 小便白浊　本品可与茯苓等同用，以补脾固肾，分清治浊，如《摘玄方》分清丸。

(4) 脾虚带下　本品能益肾气，补脾气，除湿浊，又可固涩止带。若脾虚湿热下注，带下色黄者，可与山药、黄柏、车前子等同用，既能补脾，又可清热利湿，标本兼顾，如《傅青主女科》易黄汤；治脾肾两虚所致带下清稀，或脾虚湿滞下注之带下，与山药、白术、茯苓等同用。

**【用法用量】**　9～15g。

**【成药例证】**

**1. 乌鸡白凤丸(《中华人民共和国药典》2015年版)**　药物组成：乌鸡(去毛爪肠)、鹿角胶、醋鳖甲、煅牡蛎、桑螵蛸、人参、黄芪、当归、白芍、醋香附、天冬、甘草、地黄、熟地黄、川芎、银柴胡、丹参、山药、芡实(炒)、鹿角霜。

功能主治：补气养血，调经止带。用于气血两虚，身体瘦弱，腰膝酸软，月经不调，崩漏带下。

**2. 锁阳固精丸(《中华人民共和国药典》2015年版)**　药物组成：锁阳、肉苁蓉(蒸)、制巴戟天、补骨脂(盐炒)、菟丝子、杜仲(炭)、八角茴香、韭菜子、芡实(炒)、莲子、莲须、煅牡蛎、龙骨(煅)、鹿角霜、熟地黄、山茱萸(制)、牡丹皮、山药、茯苓、泽泻、知母、黄柏、牛膝、大青盐。

功能主治：温肾固精。用于肾阳不足所致的腰膝酸软、头晕耳鸣、遗精早泄。

**3. 肥儿口服液(《国家中成药标准汇编·口腔肿瘤儿科分册》)**　药物组成：山药、芡实、莲子、北沙参、薏苡仁(炒)、白扁豆(炒)、山楂、白术(炒)、麦芽(焦)、茯苓。

功能主治：小儿滋补剂。用于小儿脾胃虚弱，不思饮食，面黄肌瘦，精神困倦。

**4. 益肾灵颗粒(《中华人民共和国药典》2015年版)**　药物组成：枸杞子、女贞子、附子(制)、芡实(炒)、车前子(炒)、补骨脂(炒)、覆盆子、五味子、桑椹、沙苑子、韭菜子(炒)、淫羊藿、金樱子。

功能主治：温阳补肾。用于肾气亏虚、阳气不足所致的阳痿、早泄、遗精或弱精症。

**5. 小儿参术健脾丸(《卫生部药品标准中药成方制剂·第五册》)**　药物组成：党参、白术(土炒)、甘草(蜜炙)、芡实(麸炒)、白扁豆(土炒)、山药(麸炒)、莲子肉(土炒)、陈皮、山楂(清炒)、六神曲(麸炒)、麦芽(清炒)、茯苓、薏苡仁(土炒)。

功能主治：开胃，健脾，止泻。用于小儿脾胃虚弱，消化不良，面黄肌瘦，精神不振。

**【贮藏】** 置通风干燥处，防蛀。

**【参考文献】**
[1]沈蓓，吴启南，陈蓉，等.芡实提取物对D半乳糖衰老小鼠学习记忆障碍的改善作用[J].中国老年学杂志，2012，32(20)：4429-4431.

[2]刘志国，赵文亚.芡实多糖对力竭小鼠运动能力及心肌抗氧化能力的影响[J].中国实验方剂学杂志，2013，19(9)：194-196.

[3]刘志国，赵文亚.芡实多糖对小鼠抗运动性疲劳作用的研究[J].中国农学通报，2012，28(21)：269-271.

（严鑫 胡慧玲 傅超美）

## 621 茜草

Qiancao

**【异名】** 茹藘(《诗经》)，茹卢本(《五十二病方》)，藘茹(《黄帝内经》)，茜根(《神农本草经》)，蒐(《说文》)，茅蒐(《毛诗传》)，芦茹(《刘涓子鬼遗方》)，蒨草、地血、牛蔓(《诗疏》)，血见愁(《土宿本草》)，过山龙(《格致余论》)，地苏木、活血丹(《本草纲目拾遗》)，红龙须根(《贵州民间方药集》)，沙茜秧根(《河南中药手册》)，五爪龙、满江红、九龙根(《江苏省植物药材志》)，红棵子根、小孩拳、娃娃拳、拉拉秧子根(《山东中药》)，小活血龙(《浙江民间草药》)，土丹参、四方红根子(《闽东本草》)，红茜根(《江苏药材志》)，入骨丹、红内消(《中药志》)。

**【来源】** 为茜草科植物茜草 *Rubia cordifolia* L. 的干燥根和根茎。

**【产地】** 栽培品和野生品均有。主产于东北、华北、西北、四川(北部)和西藏(昌都地区)等地。

**【采收加工】** 春、秋二季采挖，除去泥沙，干燥。

**【炮制】** **茜草** 除去杂质，洗净，润透，切厚片或段，干燥。

**茜草炭** 取茜草片或段，照炒炭法炒至表面焦黑色。

**【性状特征】** **茜草** 根茎呈结节状，丛生粗细不等的根。根呈圆柱形，略弯曲，长10～25cm，直径0.2～1cm；表面红棕色或暗棕色，具细纵皱纹和少数细根痕；皮部脱落处呈黄红色。质脆，易折断，断面平坦皮部狭，紫红色，木部宽广，浅黄红色，导管孔多数。气微，味微苦，久嚼刺舌。

**茜草炭** 形如茜草片或段，表面黑褐色，内部棕褐色。气微，味苦、涩。

**【化学成分】** 茜草的主要成分是蒽醌类、萘醌类、糖类等成分。茜草的蒽醌类是其主要药理活性成分。《中华人民共和国药典》2015年版规定，本品药材按干燥品计算，含大叶茜草素($C_{17}H_{15}O_4$)不得少于0.40%，羟基茜草素($C_{14}H_8O_5$)不得少于0.10%；本品饮片按干燥品计算，含大叶茜草素($C_{17}H_{15}O_4$)不得少于0.20%，羟基茜草素($C_{14}H_8O_5$)不得少于0.080%。

**【药理毒理】**

**1. 止血** 茜草和茜草炭水煎液按5、10g/kg对大鼠灌胃给药，连续7d，可提高血浆中组织型纤溶酶原激活剂的活性，10g/kg剂量作用更显著[1]。

**2. 抗炎** 茜草水煎液按2.5、10g/kg对小鼠灌胃给药，每天1次，连续5d，末次给药0.5h后，于小鼠左耳涂抹二甲苯，1h后观测左右两耳的差异，可显著抑制二甲苯所致小鼠耳肿胀度[2]。

**3. 镇痛** 茜草水煎液按2.5、10g/kg对小鼠灌胃给药，每天1次，连续7d，末次给药1h后，腹腔注射新配制的冰醋酸，10g/kg可提高小鼠首次扭体反应潜伏期和减少其次数，2.5g/kg亦有明显作用[2]。

**【药性】** 苦，寒。归肝经。

**【功能主治】** 凉血，祛瘀，止血，通经。用于吐血，衄血，崩漏，外伤出血，瘀阻经闭，关节痹痛，跌仆肿痛。

**【临床应用】** **临床常用**

(1)出血证 本品性寒入肝经血分，既能凉血止血，又能化瘀。凡血热妄行之出血证均可选用，兼瘀者尤宜。治血热咯血、吐血、衄血、尿血等证，轻者单用，重者可配小蓟、白茅根、山栀子等，以增强凉血止血之功，如《十药神书》十灰散。治大肠蕴热之肠风便血，常配黄芩、地榆、槐角等药，以清肠凉血止血。治血热崩漏，常配生地、生蒲黄、侧柏叶等药，以凉血止崩。若气虚不摄、冲任虚损、漏下不止者，再配炙黄芪、山萸肉、乌贼骨等药，以补气摄血、收涩固脱。用于瘀血经闭，产后瘀阻腹痛，跌打损伤肿痛，兼热者尤宜。

(2)瘀血证 本品能行瘀滞，通经络，治跌打损伤瘀肿，常配红花、续断、骨碎补等药，以活血消肿疗伤；用于风湿痹痛，茜草活血通经，故亦治风湿痹痛，若属热痹者，常配忍冬藤、络石藤、秦艽等药，以清热通络止痛；属风寒湿痹者，又当与川乌、独活、海风藤等同用，以祛风除湿、散寒通痹。

**【用法用量】** 6～10g。

**【成药例证】**

**1. 鼻渊丸(《中华人民共和国药典》2015 年版)** 药物组成：苍耳子、辛夷、金银花、茜草、野菊花。

功能主治：祛风宣肺，清热解毒，通窍之痛。用于鼻塞鼻渊，通气不畅，流涕黄浊，嗅觉不灵，头痛，眉棱骨痛。

**2. 宫宁颗粒(《中华人民共和国药典》2015 年版)** 药物组成：茜草、蒲黄、三七、地榆、黄芩、地黄、仙鹤草、海螵蛸、党参、白芍、甘草。

功能主治：化瘀清热，固经止血。用于瘀热所致的月经过多、经期延长；放置宫内节育器后引起的子宫异常出血见上述证候者。

**3. 十灰散(《卫生部药品标准中药成方制剂·第九册》)** 药物组成：大蓟、小蓟、茜草、栀子、牡丹皮、棕榈、侧柏叶、白茅根、大黄、荷叶。

功能主治：凉血止血。用于男女吐血，血崩及一切血出不止诸症。

**4. 外用止咳散[《国家中成药标准汇编·内科肺系(二)分册》]** 药物组成：地龙、麻黄、茜草、桔梗。

功能主治：宣肺祛痰，止咳平喘。用于风寒或风热感冒引起的咳嗽、鼻塞、流涕。

**5. 乌兰三味汤散(《中华人民共和国卫生部药品标准·蒙药分册》)** 药物组成：紫草茸、茜草、枇杷叶。

功能主治：清血热。用于肺、肾损伤性热，肺热咳嗽，痰中带血，膀胱刺痛，尿频尿痛。

**【贮藏】** 置干燥处。

**【参考文献】** [1]耿启彬，黄海龙，翁壮锋，等.茜草和茜草炭对正常大鼠凝血-纤溶系统的影响[J].中国实验方剂学杂志，2013，19(13)：279-282.

[2]张振凌，黄显峰，张春爽，等.茜草饮片炒炭前后药理作用的比较[J].中华中医药杂志，2008，23(10)：879-881.

(严鑫　杨欢　傅超美)

## 622　羌活

Qianghuo

**【异名】** 羌青、护羌使者(《神农本草经》)，胡王使者(《吴普本草》)，羌滑(《本草蒙筌》)，退风使者(《国药的药理学》)，黑药(《青海药材》)。

**【来源】** 为伞形科植物羌活 *Notopterygium incisum* Ting ex H.T.Chang 或宽叶羌活 *Notopterygium franchetii* H.de Boiss.的干燥根茎和根。

**【产地】** 栽培品和野生品皆有。羌活的道地产区为阿坝藏族自治州小金、松潘、甘孜藏族自治州及绵阳地区的南平、平武。西藏、陕西、甘肃、青海等地也有栽种。宽叶羌活的道地产区为阿坝藏族自治州小金、松潘、甘孜藏族自治州及绵阳地区的南平、平武。山西、内蒙古、湖北、陕西等地也有栽种。

**【采收加工】** 春、秋二季采挖，除去须根及泥沙，晒干。

**【炮制】** 除去杂质，洗净，润透，切厚片，干燥。

**【性状特征】** **羌活** 为圆柱状略弯曲的根茎，长 4～13cm，直径 0.6～2.5cm，顶端具茎痕。表面棕褐色至黑褐色，外皮脱落处呈黄色。节间缩短，呈紧密隆起的环状，形似蚕，习称“蚕羌”；节间延长，形如竹节状，习称“竹节羌”。节上有多数点状或瘤状突起的根痕及棕色破碎鳞片。体轻，质脆，易折断，断面不平整，有多数裂隙，皮部黄棕色至暗棕色，油润，有棕色油点，木部黄白色，射线明显，髓部黄色至黄棕色。气香，味微苦而辛。

**宽叶羌活** 为根茎和根。根茎类圆柱形，顶端具茎和叶鞘残基，根类圆锥形，有纵皱纹和皮孔；表面棕褐色，近根茎处有较密的环纹，长 8～15cm，直径 1～3cm，习称“条羌”。有的根茎粗大，不规则结节状，顶部具数个茎基，根较细，习称“大头羌”。质松脆，易折断，断面略平坦，皮部浅棕色，木部黄白色。气味较淡。

**饮片** 呈类圆形、不规则形横切或斜切片，表皮棕褐色至黑褐色，切面外侧棕褐色，木部黄白色，有的可见放射状纹理。体轻，质脆。气香，味微苦而辛。

**【化学成分】** 羌活的主要成分是挥发油、香豆素类、酚类、糖类、氨基酸、有机酸及生物碱等。羌活的挥发油、香豆素类是其主要药理活性成分。《中华人民共和国药典》2015 年版规定，本品药材及其饮片按干燥品计算，含羌活醇($C_{21}H_{22}O_5$)和异欧前胡素($C_{16}H_{14}O_4$)的总量不得少于 0.40%。

【药理毒理】

**1. 镇痛** 羌活水煎液按 10、20g/kg 对小鼠灌胃给药，给药 1h 后，可明显减少冰醋酸致小鼠扭体次数[1]。

**2. 抗炎** 羌活水提液按 5、10g/kg 对大鼠灌胃给药，每天 1 次，连续 2d，可抑制酵母致大鼠足趾肿胀度[1]。

**3. 抗病毒** 0.088g、0.176g、0.428g 生药/ml 羌活水提液按 0.14ml/10g 给病毒鼠肺适应株 A/FM/1/47($H_1N_1$)感染小鼠灌胃，连续 7d，0.176、0.428g 生药/ml 组能有效降低病毒感染小鼠的死亡率[2]。

**4. 抗血栓形成** 羌活 75%醇提物按 10g/kg 灌胃给药，连续 3d，能延长电刺激大鼠颈总动脉血栓形成时间[3]。

**5. 安全性评价** 给小鼠灌胃 0.2g 生药/ml 羌活 SFE-$CO_2$ 提取物，$LD_{50}$ 为 3.940ml/kg 体重[2]。

【药性】 辛、苦，温。归膀胱、肾经。

【功能主治】 解表散寒，祛风除湿，止痛。用于风寒感冒，头痛项强，风湿痹痛，肩背酸痛。

【临床应用】 临床常用

(1) 风寒表证 本品辛温发散，气味雄烈，善于升散发表，有较强的解表散寒、祛风胜湿、止痛之功，故外感风寒夹湿、恶寒发热、肌表无汗、头痛项强、肢体酸痛较重者，尤为适宜，常与祛风解表、除湿止痛药同用，如《此事难知》九味羌活汤以之与防风、细辛、川芎等药配伍；《内外伤辨惑论》羌活胜湿汤治疗风湿在表，头项强痛，腰背酸痛，一身尽痛者，以之与独活、藁本、防风等药配伍。

(2) 风寒湿痹 本品有较强的祛风湿、止痛作用，主治风寒湿痹，肢节疼痛。因其善入足太阳膀胱经，以除头项肩背之痛见长，故上半身风寒湿痹、肩背肢节疼痛者尤为多用，常与其他祛风湿、活血止痛药配伍，如《百一选方》湿痹汤以之与防风、姜黄、当归等药同用。治疗风寒、风湿所致的头风痛，常配伍祛风止痛药如川芎、白芷、藁本等。

【用法用量】 3～10g。

【成药例证】

**1. 九味羌活丸(《中华人民共和国药典》2015 年版)** 药物组成：羌活、防风、苍术、细辛、川芎、白芷、黄芩、甘草、地黄。

功能主治：疏风解表，散寒除湿。用于外感风寒挟湿所致的感冒，症见恶寒、发热、无汗、头重而痛、肢体酸痛。

**2. 二十九味羌活散(《卫生部药品标准藏药·第一册》)** 药物组成：羌活、铁棒锤(根)、铁棒锤(幼苗)、铁棒锤(叶)、黑冰片、结血蒿膏、北豆根、小伞虎耳草、降香、牛黄、天竺黄、红花、力嘎都、少花延胡索、渣驯膏、角茴香、榜嘎、麝香、安息香、镰形棘豆、沉香、牛心血、藏菖蒲、硫黄、多刺绿绒蒿、熏倒牛、丁香、波棱瓜子、打箭菊。

功能主治：清热消炎，镇痛杀疠。用于瘟疠疾病，痢疾，白喉，疫黄，痘疹，炭疽等。

**3. 十四味羌活风湿酒(《国家中成药标准汇编·脑系经络肢体分册》)** 药物组成：羌活、小茴香、桂枝、当归尾、麻黄、五加皮、白芷、青蒿、独活、栀子、丁公藤、防己、威灵仙、川芎。

功能主治：祛风除湿，活血止痛。用于风寒湿痹引起的四肢麻木，筋骨酸痛，腰膝乏力。

**4. 川芎茶调散(《中华人民共和国药典》2015 年版)** 药物组成：川芎、白芷、羌活、细辛、防风、荆芥、薄荷、甘草。

功能主治：疏风止痛。用于外感风邪所致的头痛，或有恶寒、发热、鼻塞。

**5. 天麻丸(《中华人民共和国药典》2015 年版)** 药物组成：天麻、羌活、独活、杜仲(盐炒)、牛膝、粉萆薢、附子(制)、当归、地黄、玄参。

功能主治：祛风除湿，通络止痛，补益肝肾。用于风湿瘀阻、肝肾不足所致的痹病，症见肢体拘挛、手足麻木、腰腿酸痛。

【贮藏】 置阴凉干燥处，防蛀。

【参考文献】 [1]秦彩玲，张毅，刘婷，等.中药羌活有效成分的筛选试验[J].中国中药杂志，2000，25(10)：639-640.

[2]郭晏华，沙明，孟宪生，等.中药羌活的抗病毒研究[J].时珍国医国药，2005，16(3)：198-199.

[3]张明发，沈雅琴，朱自平，等.羌活的镇痛抗炎抗血栓形成作用研究[J].中医药研究，1996，(6)：51-53.

(罗妮妮 杨欢 傅超美)

## 623 芹菜子

Qincaizi

【来源】 为伞形科植物旱芹 *Apium graveolens* L.

的干燥成熟果实。

【产地】 主要为栽培品。分布于欧、亚、非及美洲，我国南北各地均有栽培。

【采收加工】 夏秋果实成熟时割取果序，晒干，打下果实。

【炮制】 净制。

【性状特征】 近球形至广卵形，长1～1.5mm，直径1～1.2mm。表面灰绿色至棕黄绿色；分果卵圆形，先端稍尖，残留有花柱基，圆锥状，低端钝圆，微向腹面弯曲，背肋3条，微突起，侧肋2条，均呈黄白色。横切面近五角形，肋间油管多为1条（稀为2条），结合面2条。气清香而具特异的芹菜气，味辛、微甜。

【化学成分】 芹菜子的主要成分是挥发油、黄酮类、香豆素类、脂肪酸和氨基酸。芹菜子的挥发油、黄酮类、香豆素类是其主要药理活性成分。

【药性】 二级干热。

【功能主治】 消除寒湿闭阻，消食健胃，消肿散气，消石止痛，调和百药，增强泻药的功能，振奋性欲。用于寒湿性大小关节痛疼，颈项疼痛，胁肋疼痛，体内结石，呕吐血痢，小便不通，月事不行，死胎不下以及内脏寒湿性病变。

【临床应用】 临床常用

（1）寒湿痹证　本品散寒除湿，可用于寒湿阻滞所致大小关节痛、颈项疼痛、胁肋疼痛及内脏寒湿性病变。

（2）结石疼痛　本品能消石止痛，可用于结石所致胆绞痛、肾绞痛等。

（3）小便不利，闭经　本品能除湿，散气，可用于治疗水湿停滞、小便不利所致下肢肿胀，以及气滞血瘀所致经闭不行。

【用法用量】 6～12g。

【成药例证】

**1. 寒喘祖帕颗粒（《卫生部药品标准·维吾尔药分册》）** 药物组成：小茴香、芹菜子、神香草、玫瑰花、芸香草、荨麻子、铁线蕨、胡芦巴、甘草。

功能主治：镇咳，化痰，温肺止喘。用于急性感冒，寒性乃孜来所致的咳嗽及异常黏液质性哮喘。

**2. 普鲁尼亚丸（《卫生部药品标准·维吾尔药分册》）** 药物组成：胡椒（白）、荜茇、天仙子、西红花、甘松、芹菜子、肉桂、三条筋、香没药树子、阿纳其根、大戟脂、罂粟壳。

功能主治：补脑，散气。用于健忘，早泄，滑精及妇女月经不调。

**3. 散寒药茶（《卫生部药品标准·维吾尔药分册》）** 药物组成：高良姜、荜茇、肉桂子、丁香、草果、小豆蔻、肉桂、小茴香、茴芹果、芹菜子、欧缬草、栀子。

功能主治：调节寒性气质，养胃，助食，爽神。用于湿寒所致的消化不良，关节骨痛，腰腿痛，头痛神疲等。

【贮藏】 置阴凉干燥处。

（罗妮妮　杨欢　傅超美）

## 624　秦艽

Qinjiao

【异名】 秦胶（《本草经集注》），秦札、秦纠（《新修本草》），秦爪（《四声本草》），左秦艽（《张聿青医案》），大艽、左宁根（《青海药材》），左扭（《河北药材》），曲双（《中药志》），西大艽、西秦艽、萝卜艽、瓣子艽（《全国中草药汇编》），鸡腿艽、山大艽（《中药材手册》）。

【来源】 为龙胆科植物秦艽 *Gentiana macrophylla* Pall.、麻花秦艽 *Gentiana straminea* Maxim.、粗茎秦艽 *Gentiana crassicaulis* Duthie ex Burk.或小秦艽 *Gentiana dahurica* Fisch.的干燥根。

【产地】 主要为野生品，栽培品亦有。其道地产区为甘肃泾川县、甘肃平凉县、陕西汉中县。秦艽主产于陕西、甘肃，麻花艽主产于甘肃、青海、四川、湖北等地，小秦艽主产于河北、内蒙古及陕西等地。

【采收加工】 春、秋二季采挖，除去泥沙；秦艽和麻花艽晒软，堆置"发汗"至表面呈红黄色或灰黄色时，摊开晒干，或不经"发汗"直接晒干；小秦艽趁鲜时搓去黑皮，晒干。

【炮制】 除去杂质，洗净，润透，切厚片，干燥。

【性状特征】 **秦艽**　呈类圆柱形，上粗下细，扭曲不直，长10～30cm，直径1～3cm。表面黄棕色或灰黄色，有纵向或扭曲的纵皱纹，顶端有残存茎基及纤维状叶鞘。质硬而脆，易折断，断面略显油性，皮部黄色或棕黄色，木部黄色。气特异，味苦、微涩。

**麻花艽** 呈类圆锥形，多由数个小根纠聚而膨大，直径可达7cm。表面棕褐色，粗糙，有裂隙呈网状孔纹。质松脆，易折断，断面多呈枯朽状。

**小秦艽** 呈类圆锥形或类圆柱形，长8～15cm，直径0.2～1cm。表面棕黄色。主根通常1个，残存的茎基有纤维状叶鞘，下部多分枝。断面黄白色。

**饮片** 呈类圆形的厚片。外表皮黄棕色、灰黄色或棕褐色，粗糙，有扭曲纵纹或网状孔纹。切面皮部黄色或棕黄色，木部黄色，有的中心呈枯朽状。气特异，味苦、微涩。

**【化学成分】** 秦艽的主要成分为生物碱、萜类、苷类、糖类、有机酸及其酯类、甾体类。秦艽的生物碱和苷类是其主要药理活性成分。《中华人民共和国药典》2015年版规定，本品药材及其饮片按干燥品计算，含龙胆苦苷($C_{16}H_{20}O_9$)和马钱苷酸($C_{16}H_{24}O_{10}$)的总量不得少于2.5%。

**【药理毒理】**

**1. 抗炎** 秦艽水煎液按30g/kg给小鼠连续灌胃6d，末次给药30min后，对二甲苯致小鼠耳肿胀有明显的抑制作用[1]。10g/100ml秦艽醇提取物按5ml/100g给佐剂性关节炎大鼠灌胃，每天1次，连续7d，能减少佐剂性关节炎大鼠的关节肿胀度[2]。

**2. 镇痛** 秦艽水煎液按30g/kg给小鼠连续灌胃6d，末次给药30min后，可明显减少醋酸致疼痛模型小鼠的扭体次数[1]。

**3. 对心血管的功能** 1g/ml秦艽水煎醇沉液按2ml/kg给乌拉坦致麻醉家兔耳缘静脉注射，具有降压作用[3]。

**4. 对免疫系统的影响** 1g/ml秦艽醇提液按0.1、1g/ml加入培养基中培养68h后，对小鼠脾脏淋巴细胞增殖有抑制作用[4]。

**5. 镇咳** 0.8、1.6g生药/kg秦艽提取液按0.5ml/20g灌胃给小鼠，每天1次，连续3d，能减少氨水导致的咳嗽次数和咳嗽潜伏期[5]。

**6. 保肝** 龙胆苦苷按10ml/kg给小鼠灌胃，连续4d，能明显降低$CCl_4$致急性肝损伤模型小鼠的血清ALT、AST水平，并且能够增加肝组织中谷胱甘肽过氧化物酶活力，大鼠胆流量明显增加，胆汁中胆红素浓度提高[6]。1g/ml秦艽水煎液按4g/kg灌胃给小鼠，每天1次，连续7d，能降低$CCl_4$所致肝损伤小鼠的血清中ALT含量[7]。

**7. 对脑损伤的保护作用** 0.5g/ml秦艽水煎液按1.65g/kg灌胃给家兔，每天1次，连续7d，能上调HSP70的表达，促进HSP70蛋白的合成，达到对脑损伤的保护作用[8]。

**8. 抗病毒** 1g/ml秦艽水煎液按10ml/kg灌胃给小鼠，每天1次，连续5d，能明显延长甲型流感病毒感染小鼠存活天数和存活率[9]。

**9. 抗肿瘤** 1、5、10mg/ml秦艽总苷分别加300μl于人肝癌细胞培养基中，秦艽总苷能抑制人肝癌细胞增殖，其抑制率随浓度增加呈上升趋势[10]。

**【药性】** 辛、苦，平。归胃、肝、胆经。

**【功能主治】** 祛风湿，清湿热，止痹痛，退虚热。用于风湿痹痛，中风半身不遂，筋脉拘挛，骨节酸痛，湿热黄疸，骨蒸潮热，小儿疳积发热。

**【临床应用】** **临床常用**

(1) 痹证 本品辛散苦泄，性微寒不燥，为风药中之润剂。风湿痹痛，筋脉拘挛，骨节酸痛，无论寒热新久均可配伍应用。因其性偏寒，兼有清热作用，故对热痹尤为适宜，多与祛风湿、清热药同用，如防己、络石藤、牡丹皮、忍冬藤等，以加强祛风湿热的作用；若治风湿寒痹，宜与祛风散寒药等配伍，如《医学心悟》秦艽天麻汤，以之与天麻、羌活、当归、川芎等同用。

(2) 中风不遂 本品既能祛风邪，舒筋络，又善"活血荣筋"，可用于中风半身不遂，口眼㖞斜，四肢拘急，舌强不语等，单眼即能奏效。若兼见恶风恶寒者，宜与祛风散寒药配伍，如《卫生宝鉴》秦艽升麻汤，以之与白芷、防风、桂枝等同用；若治血虚中风者，当与补血药同用，如《不知医必要》秦艽汤，用其配当归、熟地、白芍等。

(3) 骨蒸潮热，疳积发热 本品能退虚热，除骨蒸，亦为治虚热要药，常与养阴退虚热药同用，以加强退热除蒸之功。如治骨蒸日晡潮热者，《卫生宝鉴》秦艽鳖甲散，以之与青蒿、地骨皮、知母等配伍；治肺痿骨蒸劳嗽者，《杨氏家藏方》秦艽扶羸汤，以其与人参、鳖甲、柴胡等同用；治小儿疳积发热，《小儿药证直诀》秦艽散，以之与薄荷、炙甘草相配。

(4) 湿热黄疸 本品苦以降泄，能清肝胆湿热而退黄。《海上集验方》即单用为末服；亦可与清热利湿药同用，以加强利湿退黄功效，如《圣济总录》山茵陈丸，用其同茵陈蒿、栀子、大黄等配伍。

**【用法用量】** 3～10g。

**【成药例证】**

**1. 骨筋丸胶囊(《卫生部药品标准中药成方制剂·第十三册》)** 药物组成：乳香、没药、白芍、延胡索(醋制)、三七、木香、红花、郁金、独活、牛膝、秦艽、桂枝、血竭、马钱子(制)。

功能主治：活血化瘀，舒筋通络，祛风止痛。用于肥大性脊椎炎、颈椎病、跟骨刺、增生性关节炎、大骨节病等。

**2. 祛风除湿药酒(《卫生部药品标准中药成方制剂·第十三册》)** 药物组成：老鹳草、鸡血藤、寻骨风、骨碎补(炒)、狗脊(制)、秦艽、五加皮、栀子、陈皮。

功能主治：祛风活血，舒筋健骨。用于风湿性筋骨疼痛，四肢麻木。

**3. 秦川通痹片(《国家中成药标准汇编·脑系经络肢体分册》)** 药物组成：秦艽、川芎、威灵仙、桂枝、独活、木瓜、炙黄芪、干姜、牛膝、当归、苍术、甘草。

功能主治：祛风除湿，通络止痛。用于风寒湿痹所致的肢体疼痛，麻木拘挛。

**4. 祛风舒筋丸(《中华人民共和国药典》2015年版)** 药物组成：防风、桂枝、麻黄、威灵仙、制川乌、制草乌、苍术(炒)、茯苓、木瓜、秦艽、骨碎补(炒)、牛膝、甘草、海风藤、青风藤、穿山龙、老鹳草、茄根。

功能主治：祛风散寒，除湿活络。用于风寒湿闭阻所致的痹病，症见关节疼痛、局部畏恶风寒、屈伸不利、四肢麻木、腰腿疼痛。

**【贮藏】** 置通风干燥处。

**【参考文献】** [1]聂继红，张海英，郭亭亭.中药秦艽抗炎镇痛作用的实验研究[J].中国现代医药杂志，2010，12(12)：12-14.

[2]杨桂枝，田汉文，杨琴，等.秦艽对佐剂性关节炎大鼠滑膜的影响[J].中药药理与临床，2008，24(2)：50-52.

[3]高兰月，高亦珑，赵淑红.秦艽对心血管的作用及毒性研究[J].中国民族民间医药，2010，(11)：24.

[4]龙启才，邱建波.威灵仙、秦艽、桑寄生醇提物体外对淋巴细胞和环氧酶的影响[J].中药药理与临床，2004，20(4)：26-27.

[5]杨建宏，王莉，马丰才.秦艽提取物镇咳祛痰抗炎镇痛作用的实验研究[J].中药药理与临床，2010，26(1)：51-52.

[6]刘占文，陈长勋，金若敏，等.龙胆苦苷的保肝作用研究[J].中草药，2002，33(1)：47-49.

[7]苏晓聆，李福安，魏全嘉，等.秦艽水煎液对小鼠急性肝损伤肿瘤坏死因子-α和白细胞介素-10表达的影响[J].时珍国医国药，2010，21(4)：287-288.

[8]刘建红，李福安，李建华.秦艽水煎液对家兔全脑缺血再灌注损伤模型HSP70表达的影响[J].青海医学院学报，2008，29(1)：29-32.

[9]李福安，李永平，童丽，等.秦艽抗甲型流感病毒的药效学实验研究[J].世界科学技术—中医药现代化，2007，9(4)：41-45.

[10]汪海英，童丽，李福安.秦艽总苷对人肝癌细胞SMMC-7721体外作用的研究[J].时珍国医国药，2010，21(1)：53-55.

(罗妮妮 杨欢 傅超美)

## 625 秦皮

Qinpi

**【异名】** 梣皮(《名医别录》)，岑皮(《吴普本草》)，樊槻皮(《本草经集注》)，秦白皮(《药性论》)，桪木皮(《本草纲目拾遗》)，蜡树皮(《中药志》)。

**【来源】** 为木犀科植物苦枥白蜡树 *Fraxinus rhynchophylla* Hance、白蜡树 *Fraxinus chinensis* Roxb.、尖叶白蜡树 *Fraxinus szaboana* Lingelsh.或宿柱白蜡树 *Fraxinus stylosa* Lingelsh.的干燥枝皮或干皮。

**【产地】** 主要为栽培品，野生品亦有。主产于辽宁、黑龙江、内蒙古、陕西、河南等地。

**【采收加工】** 春、秋二季剥取，晒干。

**【炮制】** 除去杂质，洗净，润透，切丝，干燥。

**【性状特征】** **枝皮** 呈卷筒状或槽状，长10～60cm，厚1.5～3mm。外表面灰白色、灰棕色至黑棕色或相间呈斑状，平坦或稍粗糙，并有灰白色圆点状皮孔及细斜皱纹，有的具分枝痕。内表面黄白色或棕色，平滑。质硬而脆，断面纤维性，黄白色。气微，味苦。

**干皮** 为长条状块片，厚3～6mm。外表面灰棕色，具龟裂状沟纹及红棕色圆形或横长的皮孔。质坚硬，断面纤维性较强。

**饮片** 为长短不一的丝条状。外表面灰白色、灰棕色或黑棕色。内表面黄白色或棕色，平滑。切面纤维性。质硬。气微，味苦。

**【化学成分】** 秦皮的主要成分是香豆素类，还含有生物碱、酚类、皂苷、鞣质等。秦皮的香豆素类是其主要药理活性成分，如秦皮甲素、秦皮乙素。《中华人民共和国药典》2015年版规定，本品药材按干燥品计算，含秦皮甲素（$C_{15}H_{16}O_9$）和秦皮乙素（$C_9H_6O_4$）的总量，不得少于1.0%；本品饮片按干燥品计算，含秦皮甲素（$C_{15}H_{16}O_9$）和秦皮乙素（$C_9H_6O_4$）的总量，不得少于0.80%。

**【药理毒理】**

**1. 抗菌** 秦皮水煎液按0.7、1.4g/kg给小鼠腹腔注射，连续3d，末次给药30min后，按0.25ml/20g腹腔注射经0.5%胃膜素增菌后的伤寒杆菌菌液，72h内动物的死亡率降低[1]。

**2. 保肝** 秦皮甲醇提取物按0.5、1.0、2.0g/kg对四氯化碳致急性肝损伤模型小鼠灌胃给药，连续6d后，能降低血清ALT、升高SOD活性和降低MDA[2]。

**3. 抗炎、镇痛** 秦皮乙素（也称七叶亭）按100、200mg/(kg·d)对已造成骨关节炎模型第2d的家兔腹腔注射，连续8周，能降低NO、$PGE_2$的值，降低MMP-1的表达[3]。

**4. 抗肿瘤** 培养对数生长期的SGC-7901细胞24h后，分别加入0.14、0.28、0.56mmol/L的秦皮乙素，48h后，可以诱导人胃癌SGC-7901细胞凋亡[4]。在体外，秦皮95%和70%的乙醇提取物在50～400μg/ml均能显著抑制人乳腺癌细胞的增殖[5]。

**5. 对肠平滑肌的影响** 1g/ml秦皮水煎液中的秦皮乙素1：2500对家兔离体肠肌有抑制作用，使收缩幅度变小，弛缓期延长、频率减少[6]。

**6. 安全性评价** 小鼠口服秦皮素$LD_{50}$为2.39g/kg，秦皮苷在11.5g/kg剂量时只有30%动物死亡；小鼠按1g/kg口服秦皮素，连续2周，未观察到毒性反应。小鼠腹腔注射秦皮供试液（1g/ml水煎液），24～72h内小鼠腹腔注射秦皮供试液的半数致死量$LD_{50}$为14.60g/kg[7]。按灌胃量与小鼠重量比为1.82、3.64、2.72g/kg的剂量，给药量为0.4ml/10g，对小鼠骨髓嗜多染红细胞微核试验，24h后，微核率和PCE/NCE比值均在正常范围内[8]。

**7. 体内过程** 秦皮甲素按5mg/kg经家兔耳缘静脉注射，于给药后不同时间点取血，秦皮甲素在家兔体内药动学房室模型为二房室模型，其$T_{1/2\alpha}$、$T_{1/2\beta}$分别为0.196±0.008、6.70±0.645h；$K_{21h}$、$K_{12h}$分别为0.253±0.057、1.94±0.102$h^{-1}$，秦皮甲素由周边室返回中央室的分布速率明显慢于由中央室向周边室的分布速率[9]。

**【药性】** 苦、涩，寒。归肝、胆、大肠经。

**【功能主治】** 清热燥湿，收涩止痢，止带，明目。用于湿热泻痢，赤白带下，目赤肿痛，目生翳膜。

**【临床应用】** 临床常用

（1）湿热痢疾，湿热带下　本品性味苦寒，主入大肠以清热燥湿，并略有清热解毒之功，多作为黄连、黄柏等作用较强的清热燥湿、解毒治痢药的辅助药。如《伤寒论》白头翁汤，用治湿热、热毒壅阻大肠所致的痢疾，与白头翁、黄连、黄柏同用。治湿热带下，多与黄柏、苦参等其他除湿止带药同用，内服或外用均可。

（2）肝热目疾　本品又能入肝清热，常用于肝火上炎、目赤红肿、目生翳膜等，内服外用均可。常与其他清肝明目药同用，如《永类钤方》秦皮散，以之与栀子、赤芍等配伍，主治肝热而兼风热所致的眼目暴赤肿痛。外用可煎汁洗眼或浸汁滴眼。

**【用法用量】** 6～12g。外用适量，煎洗患处。

**【成药例证】**

**1. 泻痢宁片（《卫生部药品标准中药成方制剂·第十七册》）** 药物组成：黄芩、地锦草、秦皮、地榆。

功能主治：清热燥湿，凉血解毒，止泻止痢。用于大肠湿热，血热毒盛，泄泻腹痛，下痢后重；肠炎菌痢见上述证候者。

**2. 秦皮接骨胶囊（《国家中成药标准汇编·骨伤科分册》）** 药物组成：秦皮、川西小黄菊、龙骨、川贝母。

功能主治：活血散瘀，疗伤接骨，止痛。用于跌打，筋骨扭伤，瘀血肿痛。

**3. 金利油软胶囊（《新药转正标准15》）** 药物组成：黑芝麻、麻黄、甘草、秦皮、柴胡、制草乌、沉香、秦艽、黄连。

功能主治：宣肺平喘，温肾纳气，利尿通淋。主治哮喘（慢性支气管哮喘），症见：喘咳而痰多色白，胸憋气短，喘甚自汗者；癃闭（老年性前列腺增生），症见：夜尿频急，排尿不畅，小腹坠胀，腰酸乏力，精神疲惫者。

**【贮藏】** 置通风干燥处。

【参考文献】　[1]杨天鸣,葛欣,王晓妮.秦皮抗菌作用研究[J].西北国防医学杂志,2003,24(5):387-388.

[2]尹明浩,吕惠子,姜丽君,等.秦皮提取物对小鼠急性肝损伤保护作用的实验研究[J].时珍国医国药,2007,18(3):590-591.

[3]刘世清,贺翎,彭昊.七叶亭对骨关节炎的修复作用[J].武汉大学学报(医学版),2004,25(5):567-570.

[4]贾绍华,刘冰洁,张道勇,等.秦皮乙素诱导人胃癌SGC-7901细胞凋亡机制的研究[J].黑龙江医药,2012,25(3):365-368.

[5]陈晓蕾,汤立建,李庆林.淫羊藿、秦皮醇提取物体外抗乳腺癌细胞增殖的研究[J].中国药房,2007,18(15):1124-1127.

[6]吕锦芳,卢文超,宁康健.白头翁汤对兔离体十二指肠运动性能的影响[J].中国中医药科技,2005,12(5):279-281.

[7]胡隐恒,汪曼影.秦皮中所含的秦皮素和秦皮素甙的主要药理作用[J].新医药学杂志,1975,(8):41-42.

[8]王晓东,邓治文,彭晓华,等.秦皮总香豆素致突变作用研究[J].药品评价,2004,1(3):194-196.

[9]陈修平,王钰莹,王淼.RP-HPLC荧光法测定兔血浆中秦皮甲素的浓度[J].中国药理学通报,2007,23(4):552-554.

(任虹　杨欢　傅超美)

## 626　青黛

Qingdai

**【异名】**　靛花(《简便单方》),青蛤粉(《本草纲目》),青缸花(《外科正宗》),靛青花(《惠直堂经验方》),蓝露、淀花(《手板发蒙》),靛沫花(《中药形性经验鉴别法》)。

**【来源】**　为爵床科植物马蓝 *Baphicacanthus cusia* (Nees) Bremek.、蓼科植物蓼蓝 *Polygonum tinctorium* Ait.或十字花科植物菘蓝 *Isatis indigotica* Fort.的叶或茎叶经加工制得的干燥粉末、团块或颗粒。

**【产地】**　主要为栽培品,野生品亦有。马蓝主要分布于江苏、浙江、福建、湖北、广东等地。蓼蓝主要分布于河北、辽宁、山东、陕西等地。菘蓝原产于我国,全国各地均有栽培。

**【采收加工】**　7～10月采收茎叶,置缸中,加清水浸2～3d,至叶腐烂、茎脱皮时,将茎枝捞出,加入石灰(每100kg加石灰8～10kg),充分搅拌,至浸液由深绿色转为紫红色时,捞出液面泡沫,于烈日下晒干,即得。

**【炮制】**　取茎叶,置缸内,用清水浸泡2～3d,至叶烂脱枝时,捞出枝条,加入石灰,充分搅拌。至浸液呈紫红色时,再行搅拌,稍静置后捞取液面的泡沫,晒干,研末,筛去杂质即得。

**【性状特征】**　为深蓝色的粉末,体轻,易飞扬;或呈不规则多孔性的团块、颗粒,用手搓捻即成细末。微有草腥气,味淡。

**【化学成分】**　青黛主要成分为黄酮类。青黛的黄酮类是其主要药理活性成分,如靛玉红、靛蓝。《中华人民共和国药典》2015年版规定,本品药材按干燥品计算,含靛蓝($C_{16}H_{10}N_2O_2$)不得少于2.0%,含靛玉红($C_{16}H_{10}N_2O_2$)不得少于0.13%。

**【药理毒理】**

**1. 抗炎、镇痛**　每天以10ml/kg等容积量对小鼠灌胃给药青黛混悬液150、300、600mg/kg,4d后进行热板法试验,能延长痛阈值,降低小鼠扭体次数[1]。

**2. 抗溃疡**　对小鼠进行DSS结肠炎造模6d后,分别按9.64、771.4mg/(kg·d)灌胃青黛混悬液和靛玉红混悬液,7d后,两者均能降低小鼠脾脏$CD_4^+$ T含量[2]。

**3. 体内过程**　对氚标记靛玉红($^3$H-靛玉红)正常小鼠灌胃给药10min,血中已测得一定放射性,30min后强度逐渐浓集,维持时间较长。在组织中的分布,以消化系统的有关组织(胆、胃、肠和肝)为高,但在72h各脏器组织均仍能测得一定放射性,靛玉红在机体内保持的时间较长。靛玉红的排泄较慢,尿中排泄较少,以粪便排泄为主,24h从尿中排出量为输入量的12.2%,从粪便排出量为输入量的44.4%,粪尿总排出量占输入量的56.6%[3]。大鼠单剂量灌胃25mg靛玉红,在大鼠体内分布符合二室模型,峰浓度$C_{max}$为(48.63±5.68)ng/ml,达峰时间$T_{max}$为(18.76±3.55)h,分布相半衰期$t_{1/2\alpha}$为(38.96±9.51)h,消除相半衰期$t_{1/2\beta}$为(223.81±154.69)h,0～t药时曲线下面积$AUC_{0\to t}$为(2.87±1.33)μg·h/L[4]。

**【药性】**　咸,寒。归肝经。

**【功能主治】**　清热解毒,凉血消斑,泻火定惊。用于温毒发斑,血热吐衄,胸痛咳血,口疮,痄腮,喉痹,小儿惊痫。

**【临床应用】**

**1. 临床常用**

(1) 温毒发斑,血热出血证　本品苦能清泄,咸入血分,其清热解毒、凉血消斑之功与大青叶、板蓝根相似，但解热作用较逊，多用治温热病温毒发斑，常以之与泻火、凉血之品配伍，如《通俗伤寒论》青黛石膏汤，以之与生石膏、生地黄、栀子等通用。治血热妄行之吐血衄血等，轻者单用，水调服；重者与凉血止血药生地黄、白茅根等配伍。

（2）痄腮，咽痛口疮，疮肿　本品有清热解毒散肿之功。治痄腮肿痛，可单用以醋调涂患处；或与寒水石共研为末，外敷患处，如《普济方》青金散。治咽痛口疮，可与清热解毒之板蓝根、甘草同用；或配牛黄、冰片等吹撒患处。治热毒疮肿，多与解毒消疮之蒲公英、紫花地丁等同用。

（3）肺热咳嗽，咯血　本品主归肝经，长于泻肝火，兼泻肺热，又具凉血之功，故善治肝火犯肺，咳嗽胸痛、咯血或痰中带血等症，轻者与化痰止咳之品配伍，如《卫生鸿宝》黛蛤散，以之与海蛤壳同用；重者与凉血清热化痰之丹皮、瓜蒌等同用。

（4）肝热惊痫　取本品清肝火作用，亦治肝热生风，惊痫抽搐。如治小儿惊风抽搐，多与息风止痉之品配伍，如《小儿药证直诀》凉惊丸，即与钩藤、牛黄等同用。

**2. 临床新用**　青黛可用于治疗皮炎[5]。

**【用法用量】**　1～3g，宜入丸散用。外用适量。

**【成药例证】**

**1. 复方青黛丸（《中华人民共和国药典》2015年版）**　药物组成：青黛、乌梅、蒲公英、紫草、白芷、丹参、白鲜皮、建曲、绵马贯众、土茯苓、马齿苋、绵萆薢、焦山楂、南五味子（酒蒸）。

功能主治：清热凉血，解毒消斑。用于血热所致的白疕、血风疮，症见皮疹色鲜红、筛状出血明显、鳞屑多、瘙痒明显，或皮疹为圆形、椭圆形红斑，上附糠秕状鳞屑，有母斑；银屑病进行期、玫瑰糠疹见上述证候者。

**2. 五福化毒丸（《中华人民共和国药典》2015年版）**　药物组成：水牛角浓缩粉、连翘、青黛、黄连、炒牛蒡子、玄参、地黄、桔梗、芒硝、赤芍、甘草。

功能主治：清热解毒，凉血消肿。用于血热毒盛，小儿疮疖，痱毒，咽喉肿痛，口舌生疮，牙龈出血，痄腮。

**3. 桂林西瓜霜（《中华人民共和国药典》2015年版）**　药物组成：西瓜霜、煅硼砂、黄柏、黄连、山豆根、射干、浙贝母、青黛、冰片、无患子果（炭）、大黄、黄芩、甘草、薄荷脑。

功能主治：清热解毒，消肿止痛。用于风热上攻、肺胃热盛所致的乳蛾、喉痹、口糜，症见咽喉肿痛、喉核肿大、口舌生疮、牙龈肿痛或出血；急、慢性咽炎，扁桃体炎，口腔炎，口腔溃疡，牙龈炎见上述证候者及轻度烫伤（表皮未破）者。

**4. 口腔溃疡散（《卫生部药品标准中药成方制剂·第一册》）**　药物组成：青黛、白矾、冰片。

功能主治：消溃止痛。用于复发性口腔溃疡、疱疹性口腔溃疡。

**5. 青黛散（《卫生部药品标准中药成方制剂·第一册》）**　药物组成：青黛、甘草、硼砂（煅）、冰片、薄荷、黄连、儿茶、人中白（煅）。

功能主治：清热解毒，消肿止痛。用于治疗口疮，咽喉肿痛，牙疳出血等。

**【贮藏】**　置干燥处。

**【参考文献】**
[1]李东，武彦舒，王灿，等.青黛镇痛、抗炎药效学研究[J].中国实验方剂学杂志，2011，17(13)：137-140.

[2]郝微微，温红珠，李佳，等.青黛、靛玉红对溃疡性结肠炎小鼠脾脏CD4⁺ T细胞的影响[J].浙江中医杂志，2013，48(6)：402-403.

[3]唐俐，段积华.靛玉红及其衍生物的研究[J].重庆医科大学学报，2000，25(2)：219-221.

[4]魏宇峰.靛玉红大鼠体内吸收药代动力学研究[J].中国药业，2012，21(17)：16-17.

[5]刘丹亚，徐汉卿，吕爱林.复方青黛胶囊治疗3种皮肤病95例疗效观察[J].临床皮肤科杂志，1996，(4)：221-222.

（任虹　彭伟　傅超美）

## 627　青风藤

Qingfengteng

**【异名】**　寻风藤、清风藤（《本草纲目》），滇防己（《植物名实图考》），大木香、大青藤、排风藤（《贵州民间药物》），过山龙、追骨风、爬地枫、毛防己（《陕西中草药》），青防己（《全国中草药汇编》），风龙（《广西植物志》），青风藤、古藤（《浙江药用植物志》）。

**【来源】**　为防己科植物青藤 *Sinomenium acutum* (Thunb.) Rehd. et Wils. 和毛青藤 *Sinomenium acutum* (Thunb.) Rehd. et Wils. var. *cinereum* Rehd. et Wils. 的干燥藤茎。

**【产地】**　栽培品和野生品均有。主产于西南、中南和华东等地。

【采收加工】　秋末冬初采割，扎把或切长段，晒干。

【炮制】　除去杂质，略泡，润透，切厚片，干燥。

【性状特征】　呈长圆柱形，常微弯曲，长 20～70cm 或更长，直径 0.5～2cm。表面绿褐色至棕褐色，有的灰褐色，有细纵纹和皮孔。节部稍膨大，有分枝。体轻，质硬而脆，易折断，断面不平坦，灰黄色或淡灰棕色，皮部窄，木部射线呈放射状排列，髓部淡黄白色或黄棕色。气微，味苦。

【化学成分】　青风藤的主要成分是生物碱。青风藤的生物碱是其主要药理活性成分。《中华人民共和国药典》2015 年版规定，本品药材及其饮片按干燥品计算，含青藤碱（$C_{19}H_{23}NO_4$）不得少于 0.50%。

【药理毒性】

**1. 免疫抑制**　类风湿关节炎模型造模成功后第 22d 开始灌胃青风藤醇提液 10mg/(kg·d)，持续 36d，大鼠的足肿胀程度降低，大鼠血清 RANKL 水平降低，OPG 水平升高[1]。

**2. 镇痛**　分别给予小鼠口服 154.9mg/kg 青藤碱及皮下注射 125.2mg/kg 青藤碱后，能提高因热板法所致的小鼠痛阈值；对小鼠腹腔注射 36.4mg/kg 青藤碱，能减少 20min 内因醋酸扭体法导致的扭体次数；对小鼠皮下注射 161.2mg/kg 青藤碱能延长因电刺激尾部所致的痛阈值[2]。

**3. 镇静**　小鼠腹腔注射青藤碱 25mg/kg，给药 20min 后放入光电管记录活动笼中，小鼠的自发活动明显减少，剂量增大，作用更为明显，20～60min 达到高峰，120min 后恢复正常[3]。灌胃给予大鼠 694mg/kg 的青藤碱，20min 后出现镇静、呼吸抑制现象[4]。

**4. 对脑血管的影响**　采用非开颅可逆性大鼠大脑中动脉栓塞法，于大脑中动脉阻断前 10min，腹腔注射青藤碱 30、60mg/kg，能降低脑组织含水量，明显减轻行为障碍，缩小脑栓死范围[5]。

【药性】　苦、辛，平。归肝、脾经。

【功能主治】　祛风湿，通经络，利小便。用于风湿痹痛，关节肿胀，麻痹瘙痒。

【临床应用】　临床常用

（1）风湿痹痛　本品祛风湿，通经络。治风寒湿痹，鹤膝风，肢节肿痛。将青风藤、红藤水煎，加酒适量冲服。

（2）水肿　本品行水利尿，泻下焦血分湿热。治风水肿，脚气，风湿关节疼痛，口眼㖞斜，痈肿恶疮。

【用法用量】　6～12g。

【成药例证】

**1. 狗皮膏（《中华人民共和国药典》2015 年版）**　组成药物：生川乌、生草乌、羌活、独活、青风藤、香加皮、防风、铁丝威灵仙、苍术、蛇床子、麻黄、高良姜、小茴香、官桂、当归、赤芍、木瓜、苏木、大黄、油松节、续断、川芎、白芷、乳香、没药、冰片、樟脑、丁香、肉桂。

功能主治：祛风散寒，活血止痛。用于风寒湿邪、气血瘀滞所致的痹病，症见四肢麻木、腰腿疼痛、筋脉拘挛，或跌打损伤、闪腰岔气、局部肿痛；或寒湿瘀滞所致的脘腹冷痛、行经腹痛、寒湿带下、积聚痞块。

**2. 加皮酒（《卫生部药品标准中药成方制剂·第一册》）**　药物组成：五加皮、青风藤、当归、川芎、海风藤、木瓜、威灵仙、白芷、白术（麸炒）、红花、牛膝、菊花、党参、姜黄、独活、川乌（制）、草乌（制）、玉竹、豆蔻（去壳）、檀香、肉豆蔻（煨）、丁香、砂仁、木香、陈皮、肉桂。

功能主治：舒筋活血，除湿祛风。用于风湿痹痛，手足痉挛，四肢麻木，腰膝酸痛。

【贮藏】　置干燥处。

【参考文献】　[1]张梦颖，葛卫红，姚瑶.青风藤醇提液对关节炎大鼠关节骨破坏的影响[J].医药导报，2013，32(5)：565-568.

[2]霍海如，车锡平.青藤碱镇痛和抗炎作用机理的研究[J].西安医科大学学报，1989，10(4)：346-348.

[3]冯经义，张士善.青藤碱的药理作用Ⅲ——对中枢神经系统的作用[J].药学学报，1965，12(2)：81.

[4]傅绍萱，张士善，李蕴山.青藤碱的药理作用Ⅱ——毒性及一般药理[J].药学学报，1963，10(11)：673.

[5]梁健，郑平香，梁京生.青藤碱对脑缺血再灌注大鼠行为及脑梗塞范围的影响[J].广州医学院学报，1999，27(1)：9-12.

（任虹　彭伟　傅超美）

## 628　青果

Qingguo

【异名】　橄榄子（《南州异物志》），馀甘子（《临海异物志》)，橄棪(《食疗本草》)，橄榄(《日华子诸家本草》)，青子(《东坡诗集》)，谏果(《齐东野语》)，青橄榄(《海槎馀录》)，白榄(《广东新语》)，黄榄、甘榄(《陆川本草》)，忠果(《记事珠》)。

**【来源】** 为橄榄科植物橄榄 *Canarium album* Raeusch.的干燥成熟果实。

**【产地】** 主要为栽培品，野生品亦有。主产区为福建，广东、广西、四川、浙江等亦有栽培。

**【采收加工】** 秋季果实成熟时采收，干燥。

**【炮制】** 除去杂质，洗净，干燥。用时打碎。

**【性状特征】** 呈纺锤形，两端钝尖，长2.5～4cm，直径1～1.5cm。表面棕黄色或黑褐色，有不规则皱纹。果肉灰棕色或棕褐色，质硬。果核梭形，暗红棕色，具纵棱；内分3室，各有种子1粒。气微，果肉味涩，久嚼微甜。

**【化学成分】** 青果的主要成分是香豆素、多酚类、三萜类、黄酮类，以及有机酸、蛋白质、糖类、脂肪和脂肪酸类等。青果的多酚类是其主要药理活性成分。

**【药理毒理】**

**1. 抗病毒** 5mg/50μl青果水煎液对不同浓度HBsAg(7.48、10.92、14.26P/N比值)各50μl均显示有抑制作用[1]；15.6μg/ml的青果水提液的石油醚部位对HIVgp41形成六螺旋结构的抑制率为96%，$IC_{50}$为(3.97±0.38)μg/ml，31.2μg/ml乙酸乙酯部位的抑制率为95%，$IC_{50}$为(6.80±0.099)μg/ml[1]。

**2. 解酒、保肝** 制备小鼠急性酒精性肝损伤模型，灌胃给予其1.72、2.50、3.75g/kg橄榄解酒饮，持续5d，能显著降低小鼠醉酒率，并能降低血清及肝匀浆ALT、AST水平[2]；灌胃给予其10、20、40mg/kg橄榄总黄酮，每天1次，连续14d，小鼠肝组织MDA降低，GSH升高，SDH活性增强，并能恢复肝脏中糖原含量[3]。

**3. 抑菌** 0.5mg/ml橄榄总黄酮对大肠埃希菌和变形杆菌的抑菌圈直径分别为7.5、9.6mm，浓度为2mg/ml时抑菌圈直径分别为13.4、15.3mm；浓度为0.5mg/ml时对金黄色葡萄球菌、枯草杆菌、痢疾杆菌、青霉和黑曲霉的抑菌圈直径均大于10mm；浓度为2mg/ml时抑菌圈直径均大于20mm[4]。

**4. 抗氧化** 橄榄多酚提取物清除自由基$IC_{50}$浓度为40.14μg/ml，抗氧化能力为4.271mmol/(LAAE·g)[5]。

**5. 其他药理作用** 灌胃给予卵巢切除模型大鼠1.0、2.0、4.0mg/(kg·bw)橄榄多酚，每天1次，连续12周，大鼠左股骨密度与右股骨骨钙含量有显著提高[6]；采用颈内动脉栓线法制备MCAO/R大鼠模型，缺血前4d灌胃给予橄榄总黄酮30、60mg/kg，能增加GSH活力和总抗氧化能力(T-AOC)，缓解MPO升高[7]。

**【药性】** 甘、酸，平。归肺、胃经。

**【功能主治】** 清热解毒，利咽，生津。用于咽喉肿痛，咳嗽痰黏，烦热口渴，鱼蟹中毒。

**【临床应用】** 临床常用

(1) 咳嗽痰血，咽喉肿痛　本品甘酸性平，有清热解毒、润肺利咽之功。用治肺虚火郁所致的干咳少痰，常与瓜蒌、栀子、海浮石、浙贝母等清热化痰药配伍；治咽喉肿痛，常配生地、玄参、麦冬。

(2) 暑热伤津　本品甘酸能生津止渴，可单味，或捣汁与梨汁、甘蔗汁等饮用。治胃阴不足、食欲不振、消化不良，与麦芽、谷芽等消食药同用。

(3) 鱼蟹中毒　本品能和胃，消食，可单味嚼食或煎浓汁饮用。

**【用法用量】** 5～10g。

**【成药例证】**

**1. 青果颗粒(《卫生部药品标准中药成方制剂·第十一册》)** 药物组成：青果清膏。

功能主治：清热，利咽，生津。用于咽喉肿痛，口渴。

**2. 青果丸(《中华人民共和国药典》2015年版)** 药物组成：青果、黄芩、麦冬、白芍、金银花、北豆根、玄参、桔梗。

功能主治：清热利咽，消肿止痛。用于肺胃蕴热所致的咽部红肿、咽痛、失音声哑、口干舌燥、干咳少痰。

**3. 清润丸(《国家中成药标准汇编·内科脾胃分册》)** 药物组成：大黄(制)、黄芩、肉桂、丁香、硼砂、甘草、冰片、青果、薄荷脑、儿茶、青黛。

功能主治：清热，润肠，通便，导滞。用于积热便秘。

**【贮藏】** 置干燥处，防蛀。

【参考文献】 [1]杨洁，孙魏，杨旭锐，等.青果抗人免疫缺陷病毒活性部位的筛选研究[J].中国药房，2008，19(21)：1603-1605.

[2]彭勃，苗明三，王颖芳.橄榄解酒饮对大小鼠急性酒精性肝损伤的影响[J].上海中医药杂志，2003，37(10)：48-51.

[3]朱良，赵冠欣，沈耀威，等.橄榄总黄酮对小鼠急性酒精性肝损伤的保护作用[J].食品与机械，2010，26(3)：91-93.

[4]曲中堂，项昭保，赵志强.橄榄总黄酮抑菌作用研究[J].中国酿造，2010，(4)：62-64.

[5]张亮亮，杨志伟，林益明.橄榄多酚抗氧化活性研究[J].食品工业科技，2008，29(4)：57-59.

[6]张润，普佟，信关迪.橄榄多酚对卵巢切除大鼠骨密度和骨钙含量的影响[J].中外医疗，2008，(1)：22-23.

[7]林健，陈锋，李春来，等.橄榄总黄酮对大鼠局灶性脑缺血/再灌注损伤的保护作用[J].海峡药学，2007，19(10)：19-21.

（秦凡非　彭伟　傅超美）

## 629　青蒿

Qinghao

**【异名】** 蒿（《诗经》），菣（《毛诗传》），草蒿、方溃（《神农本草经》），卂蒿（《蜀本草》），臭蒿（《日华子》），香蒿（《本草衍义》），三庚草（《履巉岩本草》），白染艮（《闽东本草》），野兰蒿（《现代实用中药》），蒿子、草青蒿、草蒿子（《全国中草药汇编》），黑蒿（《山东中药》）。

**【来源】** 为菊科植物黄花蒿 *Artemisia annua* L.的干燥地上部分。

**【产地】** 主要为栽培品，野生品亦有。主产于重庆酉阳、秀山、黔江、丰都、涪陵和万州等地。建于重庆市酉阳县钟多镇的青蒿GAP基地已通过原国家食品药品监督管理总局验收。

**【采收加工】** 秋季花盛开时采割，除去老茎，阴干。

**【炮制】** 除去杂质，喷淋清水，稍润，切段，干燥。

**【性状特征】** 茎呈圆柱形，上部多分枝，长30～80cm，直径0.2～0.6cm；表面黄绿色或棕黄色，具纵棱线；质略硬，易折断，断面中部有髓。叶互生，暗绿色或棕绿色，卷缩易碎，完整者展平后为三回羽状深裂，裂片和小裂片矩圆形或长椭圆形，两面被短毛。气香特异，味微苦。

**【化学成分】** 青蒿的主要成分是倍半萜、挥发油、黄酮和香豆素类成分。青蒿的挥发油、倍半萜类是其主要药理活性成分。

**【药理毒理】**

**1. 抗寄生虫**　小鼠接种疟原虫寄生的红细胞30min后，灌胃给予青蒿素25、50mg/kg，0.2ml/d，连续4d，能使原虫滋养体表膜肿胀变性，虫体表面被多层不规则螺旋膜覆盖，虫体切面呈板层髓鞘样改变，核膜肿胀模糊，少数原虫滋养体退变崩解，结构消失，原虫滋养体膜结构损伤[1]。

**2. 抗心律失常**　灌胃大鼠青蒿素50、100、200mg/kg，每天1次，连续3d，可明显推迟大鼠冠脉结扎所致室性早搏出现时间，$CaCl_2$诱发的大鼠室性心动过速和心室纤颤例数；灌胃小鼠青蒿素70、140、280mg/kg，每天1次，连续3d，能明显对抗氯仿诱发的小鼠心室纤颤[2]。

**3. 抗炎**　对LPS及热灭活大肠埃希菌诱导的大鼠腹腔巨噬细胞以青蒿素5、10、20、40μg/ml进行处理，能降低血清LPS、TNF-α及IL-6水平[3]。

**4. 调节免疫**　对DNFB诱发的迟发型超敏反应模型小鼠左耳外涂青蒿素乳膏2%、4%、8%，可降低免疫器官的脏器指数，抑制T-bet基因表达，上调GATA-3的mRNA水平，增加DTH小鼠耳组织TGF-1含量，抑制p38MAPK蛋白的磷酸化活性表达[4]。

**5. 安全性评价**　青蒿水提物按20、100、500mg/kg对雄性小鼠雄鼠腹腔给药，每天1次，每次0.01ml/g，连续60d，对雄鼠的生殖功能均无明显毒性作用[5]。

**【药性】** 苦、辛，寒。归肝、胆经。

**【功能主治】** 清虚热，除骨蒸，解暑热，截疟，退黄。用于温邪伤阴，夜热早凉，阴虚发热，骨蒸劳热，暑邪发热，疟疾寒热，湿热黄疸。

**【临床应用】** 临床常用

（1）虚热证　本品苦寒清热，辛香透散，具有清退虚热、凉血除蒸之功。用治阴虚发热、骨蒸劳热、潮热盗汗、五心烦热、舌红少苔者，常与银柴胡、胡黄连、知母、鳖甲等同用，如《证治准绳》清骨散。本品亦长于清透阴分伏热，故可用治温病后期，余热未清，夜热早凉，热退无汗或热病后低热不退，五心烦热等，常与鳖甲、知母、丹皮、生地等同用，如《温病条辨》青蒿鳖甲汤。

（2）暑热外感　本品苦寒清热，辛香而散，善解暑热。治外感暑热、头昏头痛、发热口渴、无汗或有汗等症，常与连翘、滑石、西瓜翠衣等同用，如《时病论》清凉涤暑汤。鲜青蒿与鲜车前草配伍，亦可用于小儿感受暑热或夏季发热、小便不利等。

（3）疟疾寒热　本品辛寒芳香，主入肝胆，截疟之功甚强，尤善除疟疾寒热，为治疗疟疾之良药。如《肘后备急方》以较大剂量鲜品捣汁服，或随证配伍黄芩、滑石、青黛、通草等同用。

（4）肝胆温热　本品芳香透散，又长于清解肝胆之热邪，与黄芩、滑石、半夏等药同用，可治疗湿热郁遏少阳三焦、气机不利、寒热如疟、胸痞作呕之证，如《通俗伤寒论》蒿芩清胆汤。

**【用法用量】**　6～12g，后下。

**【成药例证】**

**1. 青蒿鳖甲片（《卫生部药品标准中药成方制剂·第七册》）**　药物组成：青蒿、鳖甲胶、地黄、知母、牡丹皮。

功能主治：养阴清热。用于温病后期，夜热早凉，阴虚低热，热退无汗。

**2. 青蒿油软胶囊［《国家中成药标准汇编·内科肺系（二）分册》］**　药物组成：青蒿油。

功能主治：祛痰，止咳。用于慢性支气管炎、咳嗽。

**3. 儿感退热宁口服液（《中华人民共和国药典》2015年版）**　药物组成：青蒿、板蓝根、菊花、苦杏仁、桔梗、连翘、薄荷、甘草。

功能主治：解表清热，化痰止咳，解毒利咽。用于小儿外感风热，内郁化火，发热头痛，咳嗽，咽喉肿痛。

**4. 感冒止咳颗粒（《中华人民共和国药典》2015年版）**　药物组成：柴胡、山银花、葛根、青蒿、连翘、黄芩、桔梗、苦杏仁、薄荷脑。

功能主治：清热解表，止咳化痰。用于外感风热所致的感冒，症见发热恶风、头痛鼻塞、咽喉肿痛、咳嗽、周身不适。

**【贮藏】**　置阴凉干燥处。

**【参考文献】**　[1]田光，李豫川，王京燕，等.青蒿提取物对伯氏疟原虫超微结构的影响[J].寄生虫与医学昆虫学报，2008，15(4)：202-204.

[2]李宝馨，杨宝峰，李玉荣，等.青蒿素抗心律失常作用及机制[J].中国药理学通报，1999，15(5)：449-452.

[3]曹红卫，郭毅斌，王宁，等.青蒿素对脓毒症大鼠的保护作用[J].第三军医大学学报，2005，27(17)：1769-1772.

[4]李覃，陈虹，梅昕，等.青蒿素的免疫抑制作用及其调控机制研究[J].中国药理学通报，2011，27(6)：848-854.

[5]竹梅，张会军，王莎莉.青蒿水提物对雄性小鼠一般生殖毒性的实验研究[J].重庆医科大学学报，2010，35(7)：1029-1031.

（秦凡非　彭伟　傅超美）

## 630　青金石

Qingjinshi

**【来源】**　为硅酸盐类矿物青石。

**【产地】**　世界已知产区分布在俄罗斯、加拿大、智利、巴西、阿富汗，我国青金石主要来自阿富汗，其中阿富汗巴达赫尚省萨雷散格矿床为青金石著名产区。

**【采收加工】**　采挖后，除去泥沙及杂石。

**【炮制】**　水洗，干燥。

**【性状特征】**　为不规则的扁块状。天蓝色至深蓝色或蓝色，间有白色斑点。具油脂光泽，微透明至不透明，条痕白色、淡蓝色。质脆，不易碎断，断口粗糙。无臭，无味。

**【化学成分】**　青金石的主要成分是$Na_6Ca[AlSiO_4]_6(SO_4,Cl,S)_2$。

**【药性】**　二级干热。

**【功能主治】**　清除异常体液，防止体液燃烧，阻止异常黑胆质产生，养心理血，通经通滞。用于忧郁心烦，中动不安，心弱血阻，闭经咳喘。

**【临床应用】**　**临床常用**

（1）郁证　中医认为郁证是由情志不畅、气机郁滞所致，本品可以畅通情志，用于忧郁心烦、躁动不安的郁证。

（2）闭经　本品能养心理血，通经通滞，可用于闭经。

**【用法用量】**　1～3g。

**【成药例证】**

**1. 二十五味珊瑚丸（《中华人民共和国药典》2015年版）、二十五味珊瑚胶囊（《新药转正标准83》）**　药物组成：珊瑚、珍珠、青金石、珍珠母、诃子、（广）木香、红花、丁香、沉香、朱砂、龙骨、炉甘石、脑石、磁石、禹粮土、芝麻、葫芦、紫菀花、獐牙菜、藏菖蒲、草乌、打箭菊、甘草、西红花、人工麝香。

功能主治：开窍，通络，止痛。用于"白脉病"，神志不清，身体麻木，头昏目眩，脑部疼痛，血压不调，头痛，癫痫及各种神经性疼痛。

**2. 解毒胶囊(《国家中成药标准汇编眼科·耳鼻喉科皮肤科分册》)** 药物组成：动物宝、蔓菁膏、蚓果芥、马钱子(制)、水柏枝、硼砂(制)、珍珠(制)、珊瑚、青金石(制)、松石(制)、铁粉(制)、响铜(制)、石花(制)、岩精膏、肉豆蔻、草果、天竺黄、红花、丁香、诃子、商陆、檀香、紫檀香、麝香、人工牛黄、轮叶棘豆、石菖蒲、豆蔻、翼首草、川西小黄菊、骨碎补、甘松、扁叶珊瑚盘、白花龙胆、藓生马先蒿。

功能主治：清热解毒，祛腐生肌。用于各种毒证，陈旧热病，某些接触性皮炎等。

**3. 四十二味疏肝胶囊(《国家中成药标准汇编·内科肝胆分册》)** 药物组成：诃子、铁粉、佐太、金精石、肉豆蔻、天竺黄、西红花、白豆蔻、丁香、草果、川木香、芒果核、白檀香、紫檀香、沉香、银朱、唐古特乌头、白花秦艽、牛黄、麝香、美丽乌头、商陆、赛北紫堇、渣驯膏、延胡索、毛诃子、余甘子、松石、红珊瑚、珍珠、青金石、印度獐牙菜、波棱瓜子、止泻木子、荜茇、芫荽、决明子、酸藤、没药、马宝、熊胆、螃蟹。

功能主治：清热利湿，疏肝理脾，化瘀散结。用于肝胆湿热、气滞血瘀所致的胁痛、脘胀；急慢性乙型肝炎见上述证候者。

**【贮藏】** 置干燥处。

(秦凡非　彭伟　傅超美)

## 631 青龙衣

Qinglongyi

**【异名】** 青胡桃皮(《救急方》)，胡桃青皮(《开宝本草》)。

**【来源】** 为胡桃科植物胡桃 *Juglans regia* L.的干燥肉果皮。

**【产地】** 主要为栽培品。主产于东北、河北、山东、山西、陕西等地，以长白山野生青核桃皮最具药用价值。

**【采收加工】** 秋季果实成熟或未成熟时采收，及时晒干或低温干燥。

**【炮制】** 除去杂质及残存内果皮。

**【性状特征】** 为皱缩的半球形或不规则块片状，边缘多向内卷曲，直径3～6cm，厚0.6～1cm。外表面黑棕色或黑黄色，较光滑，密生黄色斑点，一端有一果柄痕。内表面黑黄色，粗糙，附纵向筋络状维管束。质脆，易折断。气微，味微苦、涩，嚼之有沙粒感。

**【化学成分】** 青龙衣的主要成分是醌类、萜类、黄酮类、二芳基庚烷类和多酚类化合物。青龙衣的醌类和黄酮类是其主要药理活性成分。

**【药理毒理】**

**1. 抗炎、镇痛** 青龙衣醇提物按16、24g生药/kg灌胃小鼠，每天2次，共2d，可显著抑制醋酸致小鼠腹腔毛细血管通透性增高，并可显著抑制巴豆油诱发的小鼠耳肿胀；青龙衣醇提物按16、24g生药/kg灌胃小鼠，每天1次，连续3d，可减少醋酸所致的小鼠扭体次数[1]。

**2. 抗肿瘤** 无菌条件下抽取 $S_{180}$ 荷瘤小鼠右肢腋部皮下接种7、24h后腹腔注射给予青龙衣活性成分胡桃醌2、4、8μmol/(kg·d)，可抑制 $S_{180}$ 荷瘤小鼠的肿瘤细胞活性，并可影响其胸腺和脾脏指数，显著减轻瘤重[2]。

**3. 安全性评价** 小鼠腹腔注射青龙衣不同提取部位，在连续观察14d的情况下，青龙衣氯仿萃取物 $LD_{50}$ 为573.38mg/kg，青龙衣醋酸乙酯萃取物为1303.59mg/kg，青龙衣总提取物和青龙衣石油醚萃取物、正丁醇萃取物和水萃取物小鼠口服及腹腔注射 $LD_{50}$ 均大于5g/kg[3]。灌胃小鼠青龙衣药液 *MTD* 为304g生药/kg[3]。

**【药性】** 苦、涩，平。

**【功能主治】** 止痛，解毒消肿。用于胃腹疼痛，水痢，痈肿疮毒，顽癣。

**【临床应用】** 临床常用

(1) 水痢　本品味涩，性平，归脾胃经，功能止痛。可用于脾胃气虚，不能消化水谷所致的水痢，腹中微痛。如《本草汇言》记载为："止水痢之药也。"

(2) 痈肿疮毒，顽癣　本品味苦，功能解毒消肿，可用于热毒引起的痈肿疮毒、顽癣。

**【用法用量】** 10～15g。外用适量。

【贮藏】 置阴凉干燥处，防蛀。

【参考文献】 [1]宛蕾，陈秀芬，杜江.胡桃青皮抗炎及镇痛作用的研究[J].中药药理与临床，1999，15(2)：29-30.

[2]季宇彬，曲中原，邹翔，等.青龙衣中胡桃醌对 $S_{180}$ 肉瘤小鼠的抑瘤作用研究[J].中国药学杂志，2009，44(3)：195-199.

[3]刘薇，林文翰，季宇彬.青龙衣毒性作用及体外抗肿瘤作用的实验研究[J].中国中药杂志，2004，29(9)：887-890.

（彭伟　杨欢　傅超美）

## 632　青礞石

Qingmengshi

【异名】 礞石(《嘉佑本草》)。

【来源】 为变质岩类黑云母片岩或绿泥石化云母碳酸盐片岩。

【产地】 主要为野生品。主产于江苏、湖南、湖北、四川。

【采收加工】 采挖后，除去杂石和泥沙。

【炮制】 **青礞石**　除去杂石，砸成小块。

**煅青礞石**　取净青礞石，照明煅法煅至红透。

【性状特征】 **黑云母片岩**　为鳞片状或片状集合体。呈不规则扁块状或长斜块状，无明显棱角。褐黑色或绿黑色，具玻璃样光泽。质软，易碎，断面呈较明显的层片状。碎粉主为绿黑色鳞片(黑云母)，有似星点样的闪光。气微，味淡。

**绿泥石化云母碳酸盐片岩**　为鳞片状或粒状集合体。呈灰色或绿灰色，夹有银色或淡黄色鳞片，具光泽。质松，易碎，粉末为灰绿色鳞片(绿泥石化云母片)和颗粒(主为碳酸盐)，片状者具星点样闪光。遇稀盐酸产生气泡，加热后泡沸激烈。气微，味淡。

【化学成分】 青礞石的主要成分是含水的镁、铁、钾、铅、钠、钙的硅酸盐及钙、镁的碳酸盐。

【药性】 甘、咸，平。归肺、心、肝经。

【功能主治】 坠痰下气，平肝镇惊。用于顽痰胶结，咳逆喘急，癫痫发狂，烦躁胸闷，惊风抽搐。

【临床应用】

**1. 临床常用**

(1) 实热顽痰诸证　本品质重性坠，味咸软坚，药性峻猛，功专镇坠，善下气消痰。可与沉香等行气药配伍，共奏坠痰降气、纳气平喘之功，用于顽痰及老痰胶结，或兼肺肾两亏之咳喘痰壅难咯、气短神疲。可与浙贝母等清热化痰药配伍，增强降火化痰止咳之功，适用于痰热壅盛之咳喘痰稠难咯。

(2) 宿食癖积，癥瘕　本品既能攻消痰积，又能消食导滞，如《方脉正宗》用青礞石配伍白术、木香、枳实等治疗食积成痰、胃实眩晕等症。

**2. 临床新用**　青礞石可用于治疗小儿呼吸道感染[1,2]。

【用法用量】 多入丸散服，3～6g；煎汤 10～15g，布包先煎。

【成药例证】

**1. 至圣保元丸(《卫生部药品标准中药成方制剂·第一册》)**　药物组成：胆南星、僵蚕、全蝎、蜈蚣、猪牙皂、天麻、天竺黄、青礞石、钩藤、羌活、防风、麻黄、薄荷、陈皮、茯苓、甘草、琥珀粉、牛黄、冰片、珍珠、朱砂。

功能主治：祛风化痰，解热镇惊。用于小儿痰热内闭，外感风寒，身热面赤，咳嗽痰盛，气粗喘粗以及风热急惊。

**2. 儿童清肺丸(《中华人民共和国药典》2015 年版)**　药物组成：麻黄、炒苦杏仁、石膏、甘草、蜜桑白皮、瓜蒌皮、黄芩、板蓝根、橘红、法半夏、炒紫苏子、葶苈子、浙贝母、紫苏叶、细辛、薄荷、蜜枇杷叶、白前、前胡、石菖蒲、天花粉、煅青礞石。

功能主治：清肺，解表，化痰，止嗽。用于小儿风寒外束、肺经痰热所致的面赤身热、咳嗽气促、痰多黏稠、咽痛声哑。

**3. 贝羚胶囊(《中华人民共和国药典》2015 年版)**　药物组成：川贝母、羚羊角、猪去氧胆酸、人工麝香、沉香、人工天竺黄(飞)、煅青礞石(飞)、硼砂(炒)。

功能主治：清热化痰，止咳平喘。用于痰热阻肺，气喘咳嗽；小儿肺炎、喘息性支气管炎及成人慢性支气管炎见上述证候者。

【贮藏】 置干燥处。

【参考文献】 [1]伍惠伦.贝羚胶囊佐治小儿呼吸道感染 82 例[J].中成药，1999，21(S1)：52-53.

[2]宣驯.贝羚胶囊佐治小儿肺炎 80 例疗效观察[J].中成药，1999，21(3)：131-132.

（彭伟　杨欢　傅超美）

# 633　青皮

Qingpi

**【异名】**　青橘皮(《本草品汇精要》),青柑皮(《本草求原》)。

**【来源】**　为芸香科植物橘 *Citrus reticulata* Blanco 及其栽培变种的干燥幼果或未成熟果实的果皮。

**【产地】**　主要为栽培品。主产于广西贵县,福建龙溪、福州,浙江温州、杭州,陕西紫阳等地。

**【采收加工】**　5～6月收集自落的幼果,晒干,习称"个青皮";7～8月采收未成熟的果实,在果皮上纵剖成四瓣至基部,除尽瓤瓣,晒干,习称"四花青皮"。

**【炮制】**　**青皮**　除去杂质,洗净,闷润,切厚片或丝,晒干。

**醋青皮**　取青皮片或丝,照醋炙法炒至微黄色。每100kg青皮,用醋15kg。

**【性状特征】**　**四花青皮**　果皮剖成4裂片,裂片长椭圆形,长4～6cm,厚0.1～0.2cm。外表面灰绿色或黑绿色,密生多数油室;内表面类白色或黄白色,粗糙,附黄白色或黄棕色小筋络。质稍硬,易折断,断面外缘有油室1～2列。气香,味苦、辛。

**个青皮**　呈类球形,直径0.5～2cm。表面灰绿色或黑绿色,微粗糙,有细密凹下的油室,顶端有稍突起的柱基,基部有圆形果梗痕。质硬,断面果皮黄白色或淡黄棕色,厚0.1～0.2cm,外缘有油室1～2列。瓤囊8～10瓣,淡棕色。气清香,味酸、苦、辛。

**饮片**　呈类圆形厚片或不规则丝状。表面灰绿色或黑绿色,密生多数油室,切面黄白色或淡黄棕色,有时可见瓤囊8～10瓣,淡棕色。气香,味苦、辛。

**醋青皮**　形如青皮片或丝,色泽加深,略有醋香气,味苦、辛。

**【化学成分】**　青皮的主要成分是挥发油、黄酮类、生物碱、氨基酸等。青皮的挥发油、黄酮类、生物碱是其主要药理活性成分。《中华人民共和国药典》2015年版规定,本品药材含橙皮苷($C_{28}H_{34}O_{15}$)不得少于5.0%,本品饮片含橙皮苷($C_{28}H_{34}O_{15}$)不得少于3.0%。

**【药理毒理】**

**1. 松弛平滑肌**　雌性大鼠皮下注射苯甲酸雌二醇模拟人工动情期,取子宫平滑肌肌条悬挂于灌流肌槽中,按浓度由低到高加入青皮水煎液($2\times10^{-5}$、$1.2\times10^{-4}$、$3.2\times10^{-4}$、$1.32\times10^{-3}$ g/ml),大鼠子宫平滑肌条的收缩波的平均增幅明显减小,收缩频率减慢,且呈剂量效应关系[1]。

**2. 保肝**　腹腔注射0.2、0.4、0.6g生药/ml青皮煎剂4ml/kg,每天1次,连续6d,能够明显降低急性肝损伤模型大鼠血清的丙氨酸氨基转移酶(ALT)、天冬氨酸氨基转移酶(AST)活性,并呈明显的量效关系[2]。

**3. 利胆**　大鼠静脉给青皮注射液1g/kg,10min内有明显利胆作用,注射后10～20min内胆汁流量基本恢复。青皮不仅使正常大鼠胆汁流量及胆汁内固体含量增加,也可使$CCl_4$肝损伤的大鼠胆汁流量增加[3]。

**4. 升血压**　青皮注射液0.14ml/100g可使麻醉大鼠血压升高,平均持续5.3min后恢复到正常水平[4]。

**5. 抗休克**　静脉推注青皮注射液可使失血性休克犬(血压70～80mmHg)血压迅速回升至170～180mmHg,5min后血压又下降至40～60mmHg。以青皮注射液加入10%葡萄糖注射液静脉滴注,血压随即上升至140mmHg以上,继续滴注30min时,血压维持在140mmHg以上不下降[4]。

**6. 抗菌**　青皮挥发油对枯草芽孢杆菌、大肠埃希菌、伤寒沙门菌、金黄色葡萄球菌和藤黄微球菌具有一定的抗菌作用,最小抑菌浓度分别为0.65～1.25、1.25、0.62～1.25、0.62、0.31～0.62g/L[5]。

**【药性】**　苦、辛,温。归肝、胆、胃经。

**【功能主治】**　疏肝破气,消积化滞。用于胸胁胀痛,疝气疼痛,乳癖,乳痈,食积气滞,脘腹胀痛。

**【临床应用】**

**1. 临床常用**

(1) 肝郁气滞证　本品辛散温通,苦泻下行,功善疏肝破气散结,为治疗肝气郁结之要药。治肝气郁结之胁肋疼痛,常配伍柴胡、香附、郁金等疏肝行气药;治肝郁气结血瘀之乳房肿硬胀痛,常配伍柴胡、橘叶、丝瓜络等行气疏肝、化痰散结药。治肝郁胃热之乳痈肿痛,常配伍蒲公英、牛蒡子、瓜蒌等清热解毒、行气散结药。治寒滞肝脉之疝气疼痛,常配伍温里散寒、行气止痛药，如《医学发明》天台乌药散，以之配伍小茴香、乌药等药。治肝郁气滞之经行不畅或痛经，常配伍香附、柴胡、丹参等疏肝行气、活血调经药。

(2) 气滞腹痛，食积腹痛　本品兼入脾、胃、大肠经，能破气消积、和中止痛，为治气滞或食积腹胀所常用。治气滞之脘腹胀痛，常配伍行气止痛药，如《症因脉治》青皮散，以之与大腹皮配伍。治寒凝气滞之脘腹疼痛，常配伍散寒行气止痛药，如《医方类聚》三皮汤，以之与陈皮、桂皮配伍。治食积之脘腹胀痛，常配伍消食导滞药，如《沈氏尊生书》青皮丸，以之与山楂、神曲、麦芽等配伍。治食积气滞之腹痛兼大便不通者，宜与大黄、槟榔等泻下攻积药配伍。

(3) 癥瘕痞块　本品主入肝经，能破气散结，善治气滞血瘀之癥瘕痞块，常与丹参、三棱、莪术等活血消癥药配伍，以增强药效。

**2. 临床新用**　青皮可用于治疗非酒精性脂肪性肝病[6]。

**【用法用量】**　3～10g。

**【成药例证】**

**1. 胆宁片(《中华人民共和国药典》2015 年版)**　药物组成：大黄、虎杖、青皮、白茅根、陈皮、郁金、山楂。

功能主治：疏肝利胆，清热通下。用于肝郁气滞、湿热未清所致的右上腹隐隐作痛、食入作胀、胃纳不香、嗳气、便秘；慢性胆囊炎见上述证候者。

**2. 消肿镇痛膏(《国家中成药标准汇编·骨伤科分册》)**　药物组成：川芎、当归、茜草、青皮、红花、麻黄、冰片。

功能主治：理气活血，消肿止痛。主治跌打损伤的肿胀，疼痛等症。

**3. 金嗓利咽丸(《中华人民共和国药典》2015 年版)**　药物组成：茯苓、法半夏、枳实(炒)、青皮(炒)、胆南星、橘红、砂仁、豆蔻、槟榔、合欢皮、六神曲(炒)、紫苏梗、生姜、蝉蜕、木蝴蝶、厚朴(制)。

功能主治：疏肝理气，化痰利咽。用于痰湿内阻、肝郁气滞所致的咽部异物感、咽部不适、声音嘶哑；声带肥厚见上述证候者。

**【贮藏】**　置阴凉干燥处。

**【参考文献】**
[1]刘恒，马永明，瞿颂义，等.青皮对大鼠离体子宫平滑肌运动的影响[J].中草药，2000，31(3)：203-205.

[2]金晶，郑操，林丽，等.青皮对大鼠急性四氯化碳肝损伤保护作用的量效关系[J].时珍国医国药，2007，18(12)：2977-2978.

[3]隋艳华，赵加泉，崔世奎，等.香附、青皮、刺梨、茵陈、西南獐牙菜对大鼠胆汁分泌作用的比较[J].河南中医，1993，13(1)：19-20.

[4]陈廉，王殿俊，屠鉴清，等.中药青皮注射液的抗休克研究[J].江苏中医杂志，1982，(6)：354-356.

[5]陈青，钟宏波.黔产青皮挥发油化学成分及抑菌活性研究[J].中国实验方剂学杂志，2011，17(9)：118-121.

[6]季光，范建高，陈建杰，等.胆宁片治疗非酒精性脂肪性肝病(湿热型)的临床研究[J].中国中西医结合杂志，2005，25(6)：485-488.

（彭伟　杨欢　傅超美）

## 634　青葙子

Qingxiangzi

**【异名】**　草决明(《神农本草经》)，牛尾花子(《中药材手册》)，狗尾巴子(《四川中药志》)。

**【来源】**　为苋科植物青葙 *Celosia argentea* L.的干燥成熟种子。

**【产地】**　主要为野生品。全国大部分地区均产。

**【采收加工】**　秋季果实成熟时采割植株或摘取果穗，晒干，收集种子，除去杂质。

**【炮制】**　净制。

**【性状特征】**　呈扁圆形，少数呈圆肾形，直径1～1.5mm。表面黑色或红黑色，光亮，中间微隆起，侧边微凹处有种脐。种皮薄而脆。气微，味淡。

**【化学成分】**　青葙子的主要成分为脂肪油和硝酸钾，还含有烟酸。青葙子的脂肪油是其主要药理活性成分。

**【药理毒理】**

**1. 降血糖**　青葙子水提取物和醇提取物按1g/kg 或 800mg/kg 对尾静脉注射四氧嘧啶致糖尿病模型小鼠灌胃给药，连续 3 周，醇提物的正丁醇部分(A-c)和水提物中粗多糖部分(B-b)有显著降血糖活性，粗多糖部分具有明显促进胰岛素分泌作用，能使四氧嘧啶引起的糖尿病小鼠肾脏和肝脏的肿胀恢复接近正常[1]。

**2. 保肝**　青葙子水提液中分离出的酸性多糖

celosian(CE),在肝损伤前18h和2h分别2次腹腔注射CE50mg/kg,对D-半乳糖胺-脂多糖所致大鼠肝细胞损伤有明显保护作用,还可提高肝、脾NK细胞活性[2]。

**【药性】** 苦,微寒。归肝经。

**【功能主治】** 清肝泻火,明目退翳。用于肝热目赤,目生翳膜,视物昏花,肝火眩晕。

**【临床应用】** **临床常用**

(1)目疾　本品归肝经,肝开窍于目,故以治目疾见长。肝火上炎,则目赤肿痛,或生翳障,或羞明流泪,可用本品清肝明目之功,常与决明子、夏枯草等配伍。

(2)风热头痛　本品因其具有清肝热、疏风热的作用,可用于肝阳上亢之高血压病,以及风热头痛证。

**【用法用量】** 9～15g。

**【成药例证】**

**1. 石斛明目丸(《卫生部药品标准中药成方制剂·第七册》)** 药物组成:石斛、青葙子、决明子(炒)、地黄、熟地黄、枸杞子、菟丝子、肉苁蓉(酒炙)、人参、山药、茯苓、天冬、麦冬、五味子(醋炙)、甘草、枳壳(麸炒)、菊花、防风、黄连、牛膝、川芎、苦杏仁(去皮炒)、石膏、磁石(煅醋淬)、水牛角浓缩粉、蒺藜(去刺盐)。

功能主治:平肝清热,滋肾明目。用于肝肾两亏,虚火上升引起的瞳孔散大,夜盲昏花,视物不清,内障抽痛,头目眩晕,精神疲倦。

**2. 琥珀还睛丸(《中华人民共和国药典》2015年版)** 药物组成:琥珀、菊花、青葙子、黄连、黄柏、知母、石斛、地黄、麦冬、天冬、党参(去芦)、枳壳(麸炒)、茯苓、炙甘草、山药、苦杏仁(炒)、当归、川芎、熟地黄、枸杞子、沙苑子、菟丝子、肉苁蓉(酒)、杜仲(炭)、羚羊角粉、水牛角浓缩粉。

功能主治:补益肝肾,清热明目。用于肝肾两亏、虚火上炎所致的内外翳障、瞳孔散大、视力减退、夜盲昏花、目涩羞明、迎风流泪。

**3. 障眼明片(《卫生部药品标准中药成方制剂·第十八册》)** 药物组成:石菖蒲、决明子、肉苁蓉、葛根、青葙子、党参、蔓荆子、枸杞子、车前子、白芍、山茱萸、甘草、菟丝子、升麻、蕤仁(去内果皮)、菊花、密蒙花、川芎、黄精、熟地黄、黄柏、黄芪。

功能主治:补益肝肾,退翳明目。用于初期及中期老年性白内障。

**【注意事项】** 本品有扩散瞳孔作用,青光眼患者禁用。

**【贮藏】** 置干燥处。

**【参考文献】**
[1]单俊杰,任晋玮,杨静,等.青葙子提取物降血糖活性的研究[J].中国药学杂志,2005,40(16):1230-1233.

[2]阴赪宏.青葙子水提物CE对D-半乳糖胺/脂多糖诱导的急性肝损伤大鼠NK细胞活性的影响[J].国外医学·中医中药分册,1999,21(6):31-34.

(杨欢　彭伟　傅超美)

## 635　青叶胆

Qingyedan

**【异名】** 肝炎草、小青鱼胆(《云南中草药》)。

**【来源】** 为龙胆科植物青叶胆 *Swertia mileensis* T.N.Ho et W.L.Shih的干燥全草。

**【产地】** 主要为野生品。分布于云南、四川、贵州、江西、福建等地。

**【采收加工】** 秋季花果期采收,除去泥沙,晒干。

**【炮制】** 除去杂质,喷淋清水,稍润,切段,干燥。

**【性状特征】** 长15～45cm。根长圆锥形,长2～7cm,直径约0.2cm,有的有分枝;表面黄色或黄棕色。茎四棱形,棱角具极狭的翅,直径0.1～0.2cm;表面黄绿色或黄棕色,下部常显红紫色,断面中空。叶对生,无柄;叶片多皱缩或破碎,完整者展平后呈条形或狭披针形,长1～4cm,宽0.2～0.7cm。圆锥状聚伞花序,萼片4,条形,黄绿色;花冠4,深裂,黄色,裂片卵状披针形,内侧基部具2腺窝;雄蕊4。蒴果狭卵形,种子多数,细小,棕褐色。气微,味苦。

**【化学成分】** 青叶胆的主要成分是黄酮类、内酯类、环烯醚萜类等成分。青叶胆的黄酮类成分是其主要药理活性成分。《中华人民共和国药典》2015年版规定,本品药材及其饮片按干燥品计算,含獐牙菜苦苷($C_{16}H_{22}O_{10}$)不得少于8.0%。

**【药理毒理】** **保肝**　以含量为10%的獐牙菜苷50、200mg/kg灌胃给予D-氨基半乳糖所致急性肝损伤大鼠，连续4d，可缩短血液中转氨酶活力恢复正常的时间[2]。

【药性】 苦、甘，寒。归肝、胆、膀胱经。

【功能主治】 清肝利胆，清热利湿。用于肝胆湿热，黄疸尿赤，胆胀胁痛，热淋涩痛。

【临床应用】 临床常用

淋证 本品具有清肝利胆、清热利湿之功，主要用于湿热下注、膀胱气化不利所致淋证。

【用法用量】 10～15g。

【成药例证】

**1. 青叶胆片(《中华人民共和国药典》2015年版)** 药物组成：青叶胆。

功能主治：清肝利胆，清热利湿。用于黄疸尿赤，热淋涩痛。

**2. 珠子肝泰胶囊(《国家中成药标准汇编·内科肝胆分册》)** 药物组成：珠子草、青叶胆、黄芪、甘草。

功能主治：清热利湿，益气健肝。用于脾虚湿热所致的胸胁胀痛，倦怠无力，便溏；乙型肝炎见上述证候者。

**3. 芪桑益肝丸(《国家中成药标准汇编·内科肝胆分册》)** 药物组成：黄芪、虎杖、苦参、桑寄生、青叶胆、冬虫夏草、龟甲、三七。

功能主治：健脾益肾，活血化瘀，清利湿热。用于湿热瘀阻，脾肾两虚所致的慢性乙型肝炎。

【注意事项】 虚寒者慎服。

【贮藏】 置阴凉干燥处。

【参考文献】 [1]胡若琪，饶娴宜.獐牙菜甙对D-氨基半乳糖所致急性肝损伤的保护作用[J].中药药理与临床，1998，4(3)：41-43.

(杨欢 彭伟 傅超美)

## 636 轻粉

Qingfen

【异名】 峭粉(《日华子本草》)，水银粉(《嘉佑本草》)，汞粉(《本草纲目拾遗》)，腻粉(《传家秘宝方》)，银粉(《本草述》)，扫盆(《本草便读》)。

【来源】 为氯化亚汞($Hg_2Cl_2$)。

【产地】 主产于湖北武汉、湖南湘潭、河北安国、云南昆明、重庆等地。

【采收加工】 由水银、白矾、食盐等经升华法制成的结晶粉末。

【炮制】 取原药材，除去杂质，碾成细粉。

【性状特征】 为白色有光泽的鳞片状或雪花状结晶，或结晶性粉末；遇光颜色缓缓变暗。气微。

【化学成分】 轻粉的主要化学成分是氯化亚汞($Hg_2Cl_2$或HgCl)，还含有少量的氯化汞($HgCl_2$)。轻粉的氯化亚汞是其主要药理活性成分。《中华人民共和国药典》2015年版规定，本品药材含氯化亚汞($Hg_2Cl_2$)不得少于99.0%。

【药理毒理】

**1. 抗菌** 轻粉过200目细筛后用无菌蒸馏水稀释配制成3mg/ml原液，取增菌液按倍比稀释法将其分别稀释成每毫升含药量1、0.5、0.25、0.125、0.0625mg，加入经6h培养的标准质控实验菌株悬液0.01ml(每ml约含细菌$10^5$个)，对金黄色葡萄球菌、大肠埃希菌、铜绿假单胞菌均有抗菌作用[1]。

**2. 安全性评价** 灌胃给予小鼠轻粉61.2mg/kg，灌胃1次，8h后，可使血清谷丙转氨酶(ALT)升高、谷草转氨酶(AST)升高、尿素(UREA)降低，肝肾组织中汞的蓄积量增高[2]。

**3. 体内过程** 正常大鼠以0.58g/kg单次口服轻粉后其血药浓度曲线短时间内迅速上升达峰，从血药动力学参数可见轻粉能在体内很快被吸收，药物随血液时间进入组织的速度大于出组织的速度，且滞留时间长，消除缓慢，可认为轻粉在组织中有蓄积。正常小鼠每天以2.73mg轻粉灌胃给药，连续35d，初期汞含量均成上升趋势，其中肝肾组织上升最快；随着给药次数增多，组织中的汞含量趋于稳定，惟有肝肾中的含量继续上升且蓄积量远大于其他组织[3]。

【药性】 辛，寒；有毒。归大肠、小肠经。

【功能主治】 外用杀虫，攻毒，敛疮；内服祛痰消积，逐水通便。外治用于疥疮，顽癣，臁疮，梅毒，疮疡，湿疹；内服用于痰涎积滞，水肿臌胀，二便不利。

【临床应用】 临床常用

(1) 疮疡溃烂，疥癣瘙痒，黄水疮，湿疹，梅毒 本品辛寒有毒，外用有较强的攻毒杀虫止痒及收湿敛疮作用，尤宜用于瘙痒症、湿烂性皮肤病。治疮疡溃烂，需与活血生肌药同用，共收活血祛腐、敛疮生肌之功，如《外科正宗》生肌红玉膏，以之与当归、血竭、紫草等配伍。治黄水疮、湿疹瘙痒者，需与其他收湿药同用，以增强收湿敛疮止痒之功，如《外科正宗》蛤蚧散，以之与黄柏、蛤粉、煅石膏共为细末，凉水或麻油调涂。治湿癣、疥疮，需与杀虫疗癣药同用，共收杀虫疗癣止痒之功，如《圣济总录》如圣散，以之与风化石灰、铅丹、硫黄为细末，生油调涂。治梅毒，《岭南卫生方》以本品与大风子研末外涂，以增强其攻毒杀虫止痒之功。

（2）水肿胀满，二便不利　本品内服能通利二便，逐水退肿。治水肿便秘实证者，常与峻下药同用，以增强其逐水消肿之功，如《丹溪心法》舟车丸，以之与大黄、甘遂、大蓟等配伍。

**【用法用量】** 外用适量，研末掺敷患处。内服每次 0.1～0.2g，一日 1～2 次，多入丸剂或装胶囊服，服后漱口。

**【成药例证】**

**1. 拔毒生肌散（《国家中成药标准汇编·外科妇科分册》）** 药物组成：冰片、炉甘石（煅）、龙骨（煅）、虫白蜡、石膏（煅）、轻粉、红粉、黄丹。

功能主治：拔毒生肌。用于疮疡阳证已溃，脓腐未清，久不生肌。

**2. 月白珍珠散（《国家中成药标准汇编·外科妇科分册》）** 药物组成：珍珠、轻粉、冰片、龙骨（煅）、青黛、炉甘石。

功能主治：化腐生肌。用于属阳证溃后，脓腐未尽，久不收口。

**3. 提毒散（《卫生部药品标准中药成方制剂·第一册》）** 药物组成：石膏（煅）、炉甘石（煅、黄连水飞）、轻粉、红粉、冰片、红丹。

功能主治：化腐解毒，生肌止痛。用于疔疖痈肿，臁疮，溃流脓血，疮口不敛。

**【注意事项】**

1. 本品有毒，不可过量；内服慎用；孕妇禁服。

2. 轻粉毒性表现最常见为神经系统、消化系统和泌尿系统，并引发皮肤、肌肉的麻木、疼痛或者痛觉过敏。其毒性物质基础为 $Hg_2Cl_2$。可通过规范剂型、辨证、配伍等方式减毒。

**【贮藏】** 遮光，密闭，置干燥处。

**【参考文献】**

[1]陆继梅，孟建华，安立，等.红粉、轻粉体外抗菌作用实验研究[J].新中医，2012，44(7)：157-158.

[2]何海洋，康峰，颜俊文，等.朱砂、朱砂安神丸与氯化汞、轻粉的急性毒性对比[J].中国实验方剂学杂志，2011，17(2)：219-223.

[3]徐莲英，蔡贞贞，关焰，等.中药轻粉在动物体内的动力学过程[J].中成药，1991，13(1)：2-3.

（杨欢　彭伟　傅超美）

## 637　苘麻子

Qingmazi

**【异名】** 苘实（《新修本草》），蔶麻子（《杨氏产乳方》），实子（《鲁府禁方》），空麻子、野苎麻子、冬葵子（《江苏省植物药材志》），青麻子、苘麻种子（《北京中草药手册》），野棉花子、白麻子（《全国中草药汇编》）。

**【来　源】** 为锦葵科植物苘麻 *Abutilon theophrasti* Medic.的干燥成熟种子。

**【产地】** 主要为栽培品和野生品。主产于四川、河南、江苏、湖北等地。

**【采收加工】** 秋季采收成熟果实，晒干，打下种子，除去杂质。以饱满、色黑灰者为佳。

**【炮制】** 净制。

**【性状特征】** 呈三角形肾形，长 3.5～6mm，宽 2.5～4.5mm，厚 1～2mm，表面灰黑色或暗褐色，有白色稀疏绒毛，凹陷处有类椭圆状种脐，淡棕色，四周有放射状细纹。种皮坚硬，子叶 2，重复折曲，富油性。气微，味淡。

**【化学成分】** 苘麻子的主要化学成分是挥发油、脂肪酸、亚油酸等，还含有钙、镁等微量元素。苘麻子的脂肪酸是其主要药理活性成分。

**【药性】** 苦，平。归大肠、小肠、膀胱经。

**【功能主治】** 清热解毒，利湿，退翳。用于赤白痢疾，淋证涩痛，痈肿疮毒，目生翳膜。

**【临床应用】 临床常用**

二便不通，淋病，水肿　本品利水，滑肠，可用于治疗二便不通、淋病、水肿等。《神农本草经》谓本品："主五脏六腑寒热羸瘦，五癃，利小便。"《本草通玄》谓"达诸窍"。

【用法用量】 3～9g。

【成药例证】

**1. 泌尿宁颗粒(《卫生部药品标准中药成方制剂·第十七册》)** 药物组成:黄柏、茼麻子、萹蓄、桑寄生、续断、五味子、柴胡、白芷、甘草。

功能主治:清热利尿,通淋止痛。用于下焦湿热所致的热淋,症见小便赤涩热痛;泌尿系感染见上述证候者。

**2. 荡石片(《卫生部药品标准中药成方制剂·第十册》)** 药物组成:茼麻子、石韦、海浮石、蛤壳、茯苓、小蓟、玄明粉、牛膝、甘草。

功能主治:清热利水,通淋排石。用于肾结石,输尿管,膀胱等泌尿系统结石。

**3. 排石颗粒(《中华人民共和国药典》2015年版)** 药物组成:连钱草、木通、盐车前子、徐长卿、石韦、忍冬藤、滑石、瞿麦、茼麻子、甘草。

功能主治:清热利水,通淋排石。用于下焦湿热所致的石淋,症见腰腹疼痛、排尿不畅或伴有血尿;泌尿系结石见上述证候者。

【贮藏】 置阴凉干燥处。

(季宁平　彭伟　傅超美)

## 638 秋水仙

Qiushuixian

【异名】 扫兀邻张、属令张、属令章、属阑张、扫兀邻章、属伶章(《回回药方三十六卷》),拜日白日(《药物之园》)。

【来源】 为百合科植物秋水仙 *Colchicum autumnale* L.的干燥鳞茎。

【产地】 主要为栽培品。主产于欧洲,尤盛产于地中海和黑海沿岸;非洲和西亚、南亚等地亦有分布。

【采收加工】 夏、秋季采收,除去杂质,晾干。

【炮制】 净制。

【性状特征】 呈长卵状披针形,长3～5cm,直径1～2.5cm,厚3～10mm。表面灰黄白色或淡棕黄色,有时可见细密的小纵纹,略光滑。顶端较尖或断折,下端钝圆,两侧扁,近底端扁侧的一面具鳞茎盘残基,常在鳞茎盘侧背面有一浅纵沟。质稍硬,易断,断面白色或淡灰黄色,粉性。气微芳香,味苦。

【化学成分】 秋水仙的主要成分是生物碱、淀粉,还含有黄酮苷、有机酸类、糖类、脂肪、鞣质等。秋水仙的生物碱是其主要药理活性成分。

【药理毒理】 **安全性评价** 从秋水仙原植物中提取的秋水仙碱按2、4、6mg/kg,秋水仙总碱按10、20mg/kg灌胃染毒大鼠,每天1次,连续28d,可升高各组ALT活性,其中6mg/kg可使总TBA浓度和ALP活性高出2倍以上;肝组织可见多处小灶性坏死,严重水肿伴有脂肪变性;CYP7A1蛋白表达上调,BSEP蛋白和MRP2蛋白表达下调。秋水仙总碱组大鼠,肝功能受损,但血清TBA含量和ALP活性无变化;肝组织有病变[1]。

【药性】 二级干,三级热。

【功能主治】 清除异常黏液质,抽被动机体深层稠黏异常体液,开通黏液性阻滞,消肿止痛。用于大小关节骨痛(风湿性关节炎和类风湿关节炎),肝炎,黄疸,腰膝酸痛,肩背不适。

【临床应用】 **临床常用**

风湿　本品具有祛风止痛、消炎退肿之功,可用于大小骨关节痛(风湿性关节炎、类风湿关节炎),肝炎,黄疸,腰酸背痛,肩背不适。

【用法用量】 1.5～3g。

【成药例证】

**1. 复方骆驼蓬子软膏(《卫生部药品标准·维吾尔药分册》)** 药物组成:骆驼蓬子、天仙子、秋水仙。

功能主治:清泻局部异常黑胆质、黏液质,消肿止痒,散气止痛。用于湿寒所引起的关节酸痛、风湿性关节炎、坐骨神经痛、湿疹、疥癣、疥疮等。

**2. 通滞苏润江胶囊(《卫生部药品标准·维吾尔药分册》)** 药物组成:番泻叶、盒果藤、司卡摩尼亚脂、秋水仙、诃子肉、巴旦仁、西红花。

功能主治:开通阻滞,消肿止痛。用于关节骨痛、风湿病、类风湿关节炎、坐骨神经痛。

【注意事项】 本品对肝脏和胃有害,矫正药为西黄芪胶、砂糖、藏红花。

【贮藏】 置通风干燥处。

【参考文献】
[1]宋金萍,王涛,陈雪梅,等.秋水仙碱肝损伤机制探讨[J].中国药理学通报,2011,27(7):1019-1023.

(季宁平　彭伟　傅超美)

## 639　楸荚粉

Qiujiafen

【异名】　吕宋楸荚粉(《生药学》)。

【来源】　为大戟科植物粗糖柴 *Mallotus philippinensis* M.Ar.果实表面的毛茸。

【产地】　主要为野生品。分布于广东、广西、湖南、云南、四川等地。

【采收加工】　采下成熟的果实,置于篮中,磨擦搓揉抖落毛茸,除去果实,收集毛茸,干燥。

【炮制】　净制。

【性状特征】　为细粒状、浮动性粉末,暗红色。轻微振荡之,其灰色部分(毛茸)聚集于表面,红色粉沉于下面。无臭,无味。

【化学成分】　楸荚粉的主要成分是粗糠柴毒素,另外还含有蛋白、脂肪油、纤维素、蜡、苷类及鞣质等。

【药性】　二级干热。

【功能主治】　清除异常黏液质,泻下通便,杀虫敛疮。用于体内异常黏液质的堆积,大便秘结,肠内寄生虫,外用可治疮口不收。

【临床应用】　临床常用

(1) 寄生虫病　本品有通泻、驱虫之功效,为绦虫之有效驱除剂,并能驱除蛲虫。

(2) 跌打损伤　本品可治烂疮、跌打等,用热水洗脚可消肿(《广西中药志》)。

【用法用量】　2～7g。

【注意事项】　本品久服伤肠,胃病患者慎用。

【贮藏】　放入罐中,置阴凉干燥处。

(高飞　彭伟　傅超美)

## 640　驱虫斑鸠菊

Quchongbanjiuju

【异名】　印度山茴香(《中国植物志》)。

【来源】　为菊科植物驱虫斑鸠菊 *Vernonia anthelmintica* Willd.的成熟果实。

【产地】　主要为栽培品,野生品亦有。新疆和田、阿克苏及云南西部有栽培,印度、巴基斯坦等国亦有种植。

【采收加工】　秋季采收果实,晒干。

【炮制】　净制。

【性状特征】　呈倒圆锥形或圆柱形。长约5mm。表面呈棕绿色或墨绿色,具10条纵向突起棱肋,用放大镜观察可见棱肋处有非腺毛,其肋间凹陷处有腺毛。顶端平截,下端稍细,气特异,味极苦。

【化学成分】　驱虫斑鸠菊的主要成分是黄酮类,另外还含有奎宁酸类等。驱虫斑鸠菊的黄酮类是其主要药理活性成分,如紫铆素、紫铆花素。

【药理毒理】

**1. 促进黑素瘤细胞增殖**　驱虫斑鸠菊浓度(主要成分黄酮的质量浓度在0.3～1.5g/L范围)单独作用酪氨酸酶,可激活其活性,并呈正相关。当其作用于B-16小鼠黑色素瘤细胞时,质量浓度在$3\times10^{-7}\sim3\times10^{-4}$g/L范围内作用48h,可使酪氨酸酶活性增加;质量浓度在$3\times10^{-7}\sim3\times10^{-2}$g/L范围内作用72h,可促进小鼠黑素瘤细胞增殖;质量浓度在$0.6\times10^{-7}\sim0.6\times10^{-1}$g/L范围内作用4d,能促进黑素含量增加。当驱虫斑鸠菊注射液87.5、175、350mg/(kg·d)腹腔注射于正常Balb/c小鼠10d,可明显增高酪氨酸活性[1]。驱虫斑鸠菊内所含紫铆素、紫铆花素在0.50～10.00μg/ml与A375黑素瘤细胞作用48h,能不同程度促进A375细胞增殖,且紫铆花素促增殖作用强于紫铆素;两者0.10～1.00μg/ml与A375黑素瘤细胞作用48h,可上调酪氨酸酶活性;两者0.50～5.00μg/ml内与A375黑素瘤细胞作用48h,紫铆花素能促进黑素合成,紫铆素抑制黑素合成[2]。

**2. 调节免疫**　驱虫斑鸠菊注射液以87.5、175、350mg/(kg·d)腹腔注射于正常Balb/c小鼠10d,对脾脏T、B淋巴细胞的增殖活性、血清总抗体和针对人A375黑素瘤细胞抗原特异性抗体含量、B细胞表面抗原$CD_{19}$的表达以及对脾脏T淋巴细胞分泌IL-2活性都具有明显抑制作用[3]。

【药性】　三级干热。

【功能主治】　清除异常黏液质,驱虫,消肿,散寒止痛。用于湿寒性胃痛及肝病,白癜风等。

【临床应用】　临床常用

白癜风　本品是维吾尔医治疗白癜风的主要药物,维吾尔医经典著作《药用总库》已有用于治疗白癜风的记载。

【用法用量】 5g。

【成药例证】

**1. 驱虫斑鸠菊注射液**(《卫生部药品标准·维吾尔药分册》) 药物组成:驱虫斑鸠菊。

功能主治:熟化和清除异常黏液质,温肤着色。用于白热斯(白癜风)。

**2. 复方卡力孜然酊**(《卫生部药品标准·维吾尔药分册》) 药物组成:驱虫斑鸠菊、补骨脂、何首乌、当归、防风、蛇床子、白鲜皮、乌梅、白芥子、丁香。

功能主治:活血温肤,清除沉着于局部的未成熟异常黏液质,用于白热斯(白癜风)。

**3. 驱白巴布期片**(《卫生部药品标准·维吾尔药分册》) 药物组成:补骨脂、驱虫斑鸠菊、高良姜、盒果藤、白花丹。

功能主治:通脉,理血。用于白热斯(白癜风)。

【贮藏】 阴凉干燥处。

【参考文献】 [1]邓瑞春,周勇,章金刚,等.驱虫斑鸠菊对B-16黑素瘤细胞酪氨酸酶活性及黑素生成影响[J].氨基酸和生物资源,2002,24(1):31-34.

[2]赵萍萍,霍仕霞,彭晓明,等.驱虫斑鸠菊中紫铆素、紫铆花素的分离及其对人A375黑素瘤细胞黑素合成作用的影响[J].中国药学杂志,2013,48(20):1724-1727.

[3]邓瑞春,周勇,张文生,等.驱虫斑鸠菊对淋巴细胞亚类的影响[J].生物技术通讯,2004,15(4):363-365.

(高飞　彭伟　傅超美)

## 641 瞿麦

Qumai

【异名】 大菊、麦句姜(《尔雅》),巨句麦(《神农本草经》),大兰(《名医别录》),龙萎(《广雅》),地面(《齐民要术》)。

【来源】 为石竹科植物瞿麦 *Dianthus superbus* L.或石竹 *Dianthus chinensis* L.的干燥地上部分。

【产地】 主要为栽培品,野生品亦有。主产于河北、东北各省。华北、西北、华东各地均有。

【采收加工】 夏、秋二季花果期采割,除去杂质,干燥。

【炮制】 除去杂质,洗净,稍润,切段,干燥。

【性状特征】 **瞿麦** 茎圆柱形,上部有分枝,长30～60cm;表面淡绿色或黄绿色,光滑无毛,节明显,略膨大,断面中空。叶对生,多皱缩,展平叶片呈条形至条状披针形。枝端具花及果实,花萼筒状,长2.7～3.7cm;苞片4～6,宽卵形,长约为萼筒的1/4;花瓣棕紫色或棕黄色,卷曲,先端深裂成丝状。蒴果长筒形,与宿萼等长。种子细小,多数。气微,味淡。

**石竹** 萼筒长1.4～1.8cm,苞片长约为萼筒的1/2;花瓣先端浅齿裂。

**饮片** 本品呈不规则段。茎圆柱形,表面淡绿色或黄绿色,节明显,略膨大。切面中空。叶多破碎。花萼筒状,苞片4～6。蒴果长筒形,与宿萼等长。种子细小,多数。气微,味淡。

【化学成分】 瞿麦的主要成分是黄酮和皂苷类,另外还含有生物碱、挥发油等。

【药理毒理】

**1. 利尿** 瞿麦水煎剂按2g/kg灌胃给予水负荷家兔,可增加尿量[1]。

**2. 抗脂质过氧化** 瞿麦水煎剂3.125、6.25、12.5mg/ml置于5%肝组织匀浆生理盐水1.5ml中,有较强的抗脂质过氧化作用,且同等剂量(3.125mg/ml)下作用强度高于维生素E[2]。

**3. 抑菌、杀虫** 瞿麦水提液浓度为2mg/ml时,沙眼衣原体对瞿麦有较高的敏感性,其$MIC_S$均值均小于2mg/ml,随着药物浓度的增加,衣原体包涵体的体积和数量逐渐减小、减少,最后消失[3]。瞿麦的水提液和乙醇提取液对大肠埃希菌、变形杆菌、副伤寒沙门菌、金黄色葡萄球菌和枯草杆菌均有抑制作用,其中对前两种菌的抑制作用最强,*MIC*分别可达到12.5%和6.25%[4]。瞿麦乙酸乙酯提取液具有很强杀根结线虫活性,虫样浓度为1000～1200只/ml时,瞿麦乙酸乙酯提取液分别在10min、24h、48h和72h的致死率均为100%[5]。

**4. 兴奋子宫** 瞿麦乙醇提取物对麻醉兔在体子宫和大鼠离体子宫肌条均有明显的兴奋作用,表现为振幅、频率和张力改变。瞿麦乙醇提取物$1\times10^{-8}\sim5\times10^{-1}$ g可使大鼠离体子宫肌条明显收缩[6]。

【药性】 苦,寒。归心、小肠经。

【功能主治】 利尿通淋,活血通经。用于热淋,血淋,石淋,小便不通,淋沥涩痛,经闭瘀阻。

【临床应用】 临床常用

(1) 淋证 该品苦寒泄降，入心、膀胱。“降心火、利小便，逐膀胱邪热，为治淋要药”(《本草备要》)。尤宜于热淋，如《太平惠民和剂局方》八正散，常以木通、车前子、萹蓄等同用。若治下焦热结，小便淋沥或有血，亦如《太平惠民和剂局方》立效散，以之与山栀子、甘草等同用。用于血淋，可与大蓟、小蓟、白茅根等同用。用于石淋，如《外台秘要》单味为末服；又如《证治汇补》石韦散，以之与石韦、滑石、车前、冬葵子同用；又如《世医得效方》石燕丸，以之与石燕、滑石、石韦同用。用治产后淋证，如《得配本草》中以之与蒲黄同用。若治下寒上燥，小便不利，如《金匮要略》瓜蒌瞿麦丸方，以之与瓜蒌、茯苓、山药、附子同用。

(2) 月经病 本品苦泄下行，有活血通经的作用。用于血热兼瘀阻之月经病尤宜。用于瘀热所致的月经不调，可与益母草、丹参等同用。用于血热兼瘀阻所致的闭经，可与桃仁、红花、泽兰等同用。

【用法用量】 9～15g。

【成药例证】

**1. 八正合剂(《中华人民共和国药典》2015 年版)** 药物组成：瞿麦、车前子(炒)、萹蓄、大黄、滑石、川木通、栀子、甘草、灯心草。

功能主治：清热，利尿，通淋。用于湿热下注，小便短赤，淋沥涩痛，口燥咽干。

**2. 分清五淋丸(《中华人民共和国药典》2015 年版)** 药物组成：木通、盐车前子、黄芩、茯苓、猪苓、黄柏、大黄、萹蓄、瞿麦、知母、泽泻、栀子、甘草、滑石。

功能主治：清热泻火，利尿通淋。用于湿热下注所致的淋证，症见小便黄赤、尿频尿急、尿道灼热涩痛。

**3. 清淋颗粒(《中华人民共和国药典》2015 年版)** 药物组成：瞿麦、萹蓄、木通、盐车前子、滑石、栀子、大黄、炙甘草。

功能主治：清热泻火，利水通淋。用于膀胱湿热所致的淋证、癃闭，症见尿频涩痛、淋沥不畅、小腹胀满、口干咽燥。

【注意事项】 孕妇慎用。

【贮藏】 置通风干燥处。

【参考文献】
[1]李定格，周风琴，姬广臣，等.山东产中药瞿麦利尿作用的研究[J].中药材，1996，19(10)：520-522.

[2]陈忻，汪亮.大黄等 19 种中药抗脂质过氧化作用研究[J].中药药理与临床，1995，(4)：2728.

[3]李建军，涂裕英，佟菊贞，等.瞿麦等 12 味利水中药体外抗泌尿生殖道沙眼衣原体活性检测[J].中国中药杂志，2000，25(10)：628-630.

[4]杨红文，胡彩艳，汤雯君，等.瞿麦、地榆、没药和紫花地丁的体外抑菌实验研究[J].宜春学院学报，2010，32(12)：89-90.

[5]刘晟，张敏，顾玲，等.22 种中草药提取物杀根结线虫活性[J].农药，2009，48(8)：599-602.

[6]郭连芳，翁福海，李锡铭，等.瞿麦对大鼠离体子宫、兔在体子宫兴奋作用及与前列腺素 $E_2$ 的协同作用[J].天津医药，1983，(5)：268-271.

(高飞 彭伟 傅超美)

## 642 苣荬菜

qumaicai

【异名】 荬菜、野苦菜、野苦荬、苦葛麻、苦荬菜、取麻菜(《中药志》)，苣菜(《河北中药手册》)，苦苣菜(《全国中草药汇编》)。

【来源】 为菊科植物苣荬菜 *Sonchus arvensis* L.的干燥全草。

【产地】 主要为野生品。我国大部分地区有分布，主产于河北、陕西、辽宁、吉林、黑龙江等地。

【采收加工】 春、夏两季花开前采挖，除去杂质，晒干。

【炮制】 除去杂质，晒干。

【性状特征】 根茎呈长圆柱形，下端渐细，长 3～10cm，上端直径 0.2～0.5cm，表面淡黄棕色，有纵皱纹，上部有近环状突起的叶痕，基生叶卷缩或破碎，完整者展平后呈长圆状披针形，边缘有稀疏缺刻或羽状浅裂，裂片三角形，边缘有细尖齿，上表面灰绿色，下表面色较浅，基部渐窄成短柄，有的带幼茎，长 3～6cm；茎生叶互生，基部耳状，无柄，抱茎，质脆。气微，味微咸。以叶多、色绿、无花者为佳。

【化学成分】 苣荬菜主要化学成分是黄酮类化合物，此外还含有挥发油、酸类和芳香族化合物。苣荬菜的黄酮类是其主要药理活性成分。

【药理毒理】

**1. 抗肿瘤** 苣荬菜挥发油 0.02～200μg/ml 作

用于人白血病 Jurkat 细胞株 72h，均有一定的诱导凋亡作用，且随剂量增加而增加，20、200μg/ml 组可抑制细胞增殖、使细胞凋亡率增加[1]。

**2. 清除自由基** 黑龙江省不同产地苣荬菜提取物（生药 5g）进行 Fenton 反应，对羟自由基具有一定的清除作用，清除率为 47.1%～83.2%[2]。

**【药性】** 苦，寒。

**【功能主治】** 清湿热，消肿排脓，化瘀解毒。用于湿热泄泻，肠痈，痢疾，产后瘀血腹痛，疮疔痈肿，痔疮。

**【临床应用】** **临床常用**

久泻，久痢 本品味苦，性寒。具有清湿热，消肿排脓，化瘀解毒的功效。可用于湿热泄泻，肠痈，痢疾等。亦可用于产后瘀血腹痛，疮疔痈肿等。

**【用法用量】** 9～15g。

**【贮藏】** 置通风干燥处，防潮、防蛀。

**【参考文献】** 
[1]乔春燕，姚薇薇，刘宁.苣荬菜挥发油对人白血病 Jurkat 细胞增殖与凋亡的影响[J].中草药，2009，40(S)：179-182.

[2]戴凌燕，朱丹，薛军.黑龙江省各地苣荬菜对自由基的清除作用研究[J].黑龙江八一农垦大学学报，2008，20(1)：1-4.

（吴清华 裴瑾）

## 643 全蝎

Quanxie

**【异名】** 虿（《诗经》），全虫（《中药形性经验鉴别法》），茯背虫（《山西中药志》）。

**【来源】** 为钳蝎科动物东亚钳蝎 *Buthus martensii* Karsch 的干燥体。

**【产地】** 主要为养殖品，野生品亦有。主产于河北、山东、湖北、安徽、辽宁等地。

**【采收加工】** 春末至秋初捕捉，除去泥沙，置沸水或沸盐水中，煮至全身僵硬，捞出，置通风处，阴干。

**【炮制】** 除去杂质，洗净，干燥。

**【性状特征】** 头胸部与前腹部呈扁平长椭圆形，后腹部呈尾状，皱缩弯曲，完整者体长约 6cm。头胸部呈绿褐色，前面有 1 对短小的螯肢和 1 对较长大的钳状脚须，形似蟹螯，背面覆有梯形背甲，腹面有足 4 对，均为 7 节，末端各具 2 爪钩；前腹部由 7 节组成，第 7 节色深，背甲上有 5 条隆脊线。背面绿褐色，后腹部棕黄色，6 节，节上均有纵沟，末节有锐钩状毒刺，毒刺下方无距。气微腥，味咸。

**【化学成分】** 全蝎的主要成分是蛋白质，还含有多种氨基酸、脂类、有机酸、组织胺、微量元素等。全蝎的氨基酸、多肽类成分是其主要药理活性成分。

**【药理毒理】**

**1. 镇痛** 蝎身灌胃给药的 $ED_{50}$ 为 0.65g 生药/kg，蝎尾为 0.128g 生药/kg，对醋酸致小鼠疼痛有镇痛作用，且蝎尾镇痛作用比蝎身约强 5 倍[1]。

**2. 抑制免疫** 全蝎和蝎身煎剂按 2g/kg 连续灌胃给药 6d，可使小鼠网状内皮系统对碳粒的廓清作用明显降低；连续灌胃给药 7d，可使小鼠血清半数溶血值明显降低[2]。

**3. 抗血小板聚集** 全蝎提取液按 1mg/kg 给家兔静脉注射 1h 后，小鼠静脉注射 0.3ml（含生药 5mg）0.5h 后及小鼠血浆给予 10、20、40mg/ml，对血小板最大聚集率有明显抑制作用，明显减轻血栓重量，明显减少纤维蛋白原含量和优球蛋白溶解时间[3]。不同剂量的蝎毒活性多肽（SVAPS）0.125、0.25、0.5mg/ml 对体外凝血酶及 ADP 诱导的血小板聚集有不同程度的抑制作用，且呈量效关系。

**4. 抗肿瘤** 全蝎提取液 0.2ml（相当于 0.04g 生药/只）隔天皮下注射于带瘤小鼠，连用 5 次后，可明显减少网状细胞肉瘤（SRS）和乳腺癌（MA-737）两种瘤组织的 DNA，并使肿瘤生长得到明显抑制[4]。

**5. 抗癫痫** 全蝎醇提取物按 290～1160mg/(kg·d)灌胃给药 30min 后，可使氯化锂-毛果芸香碱诱导癫痫持续状态模型大鼠海马 Caspase-3 表达减少，对抗癫痫[5]。从全蝎中提纯的抗癫痫肽（AEP）按 100mg/(kg·d)灌胃给药，连续 3 周，可降低颞叶癫痫红藻氨酸（KA）所致癫痫发作敏感模型大鼠的癫痫发作敏感性，使脑内梨状皮层 T 区锥体细胞缺失减轻[6]。

**6. 抗寄生虫** 将全蝎醇提取物与猪囊尾蚴置于 15%猪胆汁常水溶液中，在 37℃进行体外培养，具有显著的杀灭猪囊尾蚴作用，其不同的加工品和药用部位的灭囊活性无显著差异[7]。中药全蝎水煎剂（中药全蝎 6g，加 60ml 水煎煮 30min，滤除药渣）

2ml，对体外培养犬钩口线虫钩蚴有明显抑制作用[8]。

**7. 保护肾脏** 全蝎注射液用以1.0g/kg给原位性肾炎大鼠腹腔注射，每天1次，共3周，可降低尿蛋白含量和血清白细胞介素(IL-1)活性；并可扩张肾毛细血管，减轻肾脏病理变化[9]。

**8. 对心血管系统的作用** 静脉注射蝎毒60mg/kg，能升高大鼠血压，增强心肌收缩力，显著改善左心室收缩功能。蝎毒和全蝎提取液对离体蛙心收缩和心率具有较强的抑制作用；蝎头部和四肢的提取液0.1ml，对心脏收缩也具有抑制作用；蝎尾提取液对离体蛙心收缩则有兴奋作用[10]。

**【药性】** 辛，平；有毒。归肝经。

**【功能主治】** 息风镇痉，通络止痛，攻毒散结。用于肝风内动，痉挛抽搐，小儿惊风，中风口㖞，半身不遂，破伤风，风湿顽痹，偏正头痛，疮疡，瘰疬。

**【临床应用】 临床常用**

(1) 痉挛抽搐，风中经络 本品性味辛平，主入肝经，有良好的息风止痉之功，各种风动抽搐之证均可应用，为止痉要药，每与蜈蚣相伍，以加强祛风止痉之力，如《经验方》止痉散。治热病热极生风，小儿急惊，四肢抽搐，角弓反张，配羚羊角、钩藤、地龙等，以清热息风止痉；若属脾虚慢惊，须与党参、白术、半夏、天麻等同用，以补虚健脾，祛风定惊；治中风口眼㖞斜，半身不遂，配白附子、僵蚕等祛风化痰药同用，如《杨氏家藏方》牵正散；治中风言语不清，与茯苓、薄荷配伍，如《普济方》正舌散。

(2) 风湿顽痹，偏正头痛 本品味辛，性善走窜，能引风药直达病所，有搜风通络止痛之良效。治风湿久痹，筋脉拘挛，顽痛不休，可单用研末服，或与僵蚕同用，如《妇人良方》通灵丸；治风淫湿痹，筋节挛痛，手足不举，如《仁斋直指方》与麝香同用；治偏正头痛，配川芎、白芷或细辛、麻黄以加强止痛作用，如《圣济总录》神圣散。

(3) 痈肿疮毒，瘰疬痰核 本品味辛行散，有解毒散结之功，用治上证，既可外用，亦可内服。治疮疡肿毒，《澹寮方》以麻油煎全蝎、山栀，加黄蜡制膏外敷；治疮疡脓出不快，与五灵脂、炮姜、川乌同用，如《疡科选粹》追毒散；治瘰疬，瘿瘤，流注，与半夏、马钱子等同用，如《经验方》小金丹。

**【用法用量】** 3～6g。

**【成药例证】**

**1. 癫痫平片(《国家中成药标准汇编·脑系经络肢体分册》)** 药物组成：全蝎、石菖蒲、僵蚕、蜈蚣、生石膏、白芍、磁石(煅)、牡蛎(煅)、猪牙皂、柴胡、硼砂。

功能主治：豁痰开窍，平肝清热，息风定痫。用于风痰闭阻所致癫痫。

**2. 头痛宁胶囊(《国家中成药标准汇编·脑系经络肢体分册》)** 药物组成：全蝎、天麻、土茯苓、制何首乌、当归、防风。

功能主治：息风涤痰，逐瘀止痛。用于偏头痛、紧张性头痛属痰瘀阻络证，症见痛势甚剧，或攻冲作痛，或痛如锥刺，或连及目齿，伴目眩畏光，胸闷脘胀，恶心呕吐，急躁易怒，反复发作。

**3. 双参龙胶囊(《国家中成药标准汇编·内科心系分册》)** 药物组成：全蝎、黄芪、西洋参、桃仁、当归、地龙、丹参、川芎、乳香、西红花、麦冬。

功能主治：益气活血，舒心通脉。用于气虚血瘀所致的胸痹，症见胸痛，胸闷，心悸，气短，乏力等；冠心病、心绞痛及缺血性脑血管病属上述证候者。

**4. 麝香风湿片(《国家中成药标准汇编·脑系经络肢体分册》)** 药物组成：全蝎、制川乌、乌梢蛇、地龙(酒洗)、蜂房(酒洗)、麝香、黑豆。

功能主治：祛风除湿，活络镇痛。用于风湿寒痹，关节疼痛，手足拘挛。

**【注意事项】** 孕妇禁用。

**【贮藏】** 置干燥处，防蛀。

**【参考文献】**
[1]刘崇铭，马素红.全蝎镇痛作用的研究[J].沈阳药学院学报，1993，10(2)：137.

[2]吴英良，刘崇铭，陈兰兰.全蝎与蝎身煎剂对小鼠免疫功能的影响[J].时珍国药研究，1995，6(2)：13-14.

[3]郝晓云，彭延古，肖长江.全蝎提取液对血液凝固的影响[J].血栓与止血学，2001，7(4)：158-159.

[4]宋益民，高本波，高尔，等.蝎毒活性多肽对兔和大鼠的血小板聚集、大鼠血浆中 $TXB_2$，$PGF_{1\alpha}$ 及血栓形成的影响[J].中成药，2002，24(10)：782-784.

[5]喻良，孙红斌，梁益，等.全蝎醇提物对氯化锂-毛果芸香碱诱导癫痫持续状态模型大鼠海马神经细胞caspase-3表达的影响[J].中国临床神经科学，2009，17(6)：567-572.

[6]杜新鲁,赵杰,张万琴.癫痫发作敏感大鼠前深梨状皮层T区神经病理观察[J].中国应用生理学杂志,2002,18(1):84-87.

[7]张贵君,苏连杰,陈彩霞.中药全蝎醇提取物体外抑制猪囊尾蚴活性的作用[J].中国中药杂志,1991,16(5):302-303.

[8]许正敏,李智山,温茂兴,等.中药全蝎对体外培养犬钩口线虫钩蚴作用的观察[J].中国寄生虫学与寄生虫病杂志,2008,26(5):387.

[9]郑智华,叶任高,李幼姬,等.全蝎注射液对大鼠原位性肾炎病理变化及血清IL-1的影响[J].中国中西医结合杂志,1993,13(8):481-482.

[10]侯天德,程昉,杨颜丽.蝎提取物对离体蛙心收缩活动的影响[J].甘肃科学学报,2003,15(3):46-49.

(盛菲亚 彭伟 傅超美)

## 644 全叶青兰

Quanyeqinglan

**【异名】** 青兰(《新疆中草药》)。

**【来源】** 为唇形科植物全缘叶青兰 *Dracocephalum integrifolium* Bge.的干燥地上部分。

**【产地】** 主要为栽培品,野生品亦有。主产于新疆等地。

**【采收加工】** 夏秋季花期采割,除去杂质,阴干。

**【炮制】** 除去杂质,切段。

**【性状特征】** 本品茎呈方柱形,少分枝,长20～60cm;表面黄棕色或红棕色。叶对生、几无柄;叶片多皱缩破碎,完整者展平后呈长披针形,长1～3cm,宽0.2～0.5cm,绿色,全缘,边缘反卷;叶腋多具短缩小枝。轮伞花序顶生,花具短梗;苞片长卵形,暗紫红色,每侧具2～3刺齿,齿尖呈长芒状;花萼筒状,花冠二唇形,暗紫红色。气微香,味苦。以干净、枝茎粗者为佳。

**【化学成分】** 全叶青兰的主要成分是黄酮类,还含甾醇、内酯类、皂苷、酸性树脂等成分。全叶青兰的黄酮类是其主要药理活性成分。

**【药理毒理】** **抗氧化** 全叶青兰超临界萃取物经乙醇提取浓缩后,经乙醚、乙酸乙酯、正丁醇依次萃取获得乙醚萃取物、乙酸乙酯萃取物和正丁醇萃取物(黄酮含量依次为2.41%±0.35%、2.78%±0.19%、3.29%±0.24%,多酚含量依次为3.11%±0.27%、2.48%±0.33%、1.95%±0.41%),1ml的3种提取物对DPPH·和OH·均具有较强的抗氧化活性[1]。

**【药性】** 辛,平。

**【功能主治】** 止咳,祛痰,平喘。用于咳嗽,痰喘,慢性支气管炎。

**【临床应用】** **临床常用**

痰饮,咳嗽,喘证 本品性温,能祛痰止咳平喘,《陕甘宁青中草药选》谓本品"平喘,镇咳,消炎。治老年慢性气管炎"。现常用于咳嗽,喘证;慢性支气管炎见咳喘,咯痰者。

**【用法用量】** 9～15g。

**【成药例证】** **青兰浸膏片(《国家中成药标准汇编·内科肺系(二)分册》)** 药物组成:全叶青兰(浸膏)。

功能主治:止咳,祛痰,平喘。用于慢性气管炎所致的咳嗽,咯痰,喘息。

**【贮藏】** 置阴凉干燥处。

**【参考文献】** [1]钟媛,李江川,刘玉梅,等.全叶青兰提取物抗氧化活性的研究[J].中国食物与营养,2011,17(5):43-46.

(盛菲亚 彭伟 傅超美)

## 645 拳参

Quanshen

**【异名】** 山虾子(《江苏植药志》),倒根草(《新疆药材》),紫参、破伤药、刀剪药、疙瘩参(《河北药材》),虾参、回头参、山柳柳、石蚕(《山东中药》),刀枪药(《中药志》),马峰七(《广西中药志》)。

**【来源】** 为蓼科植物拳参 *Polygonum bistorta* L.的干燥根茎。

**【产地】** 主要为栽培品,野生品亦有。主产于河北、河南、山西、陕西、山东等地。

**【采收加工】** 春初发芽时或秋季茎叶将枯萎时采挖,除去泥沙,晒干,去须根。

**【炮制】** 除去杂质,洗净,略泡,润透,切薄片,干燥。

**【性状特征】** 呈扁长条形或扁圆柱形,弯曲,有的对卷弯曲,两端略尖,或一端渐细,长6～13cm,直径1～2.5cm。表面紫褐色或紫黑色,粗糙,一面隆起,一面稍平坦或略具凹槽,全体密具粗环纹,有残留须根或根痕。质硬,断面浅棕红色或棕红色，维管束呈黄白色点状，排列成环。气微，味苦、涩。

**【化学成分】** 拳参的主要成分是鞣质、糖类，还含有果胶、树胶、黏液质、树脂等。《中华人民共和国药典》2015年版规定，本品药材及其饮片按干燥品计算，含没食子酸($C_7H_6O_5$)不得少于0.12%。

**【药理毒理】**

**1. 镇痛** 小鼠腹腔注射拳参水提取物0.10、0.15mg/g[1]和正丁醇提取物40mg/kg[2]，可减少醋酸诱发的小鼠扭体反应次数，提高热板法和电刺激致痛小鼠痛阈值。

**2. 对心脑血管的作用** 拳参正丁醇提取物按0.2、0.4mg/kg腹腔注射，对氯仿诱导的小鼠室颤、乌头碱诱导的大鼠心律失常和肾上腺素诱导的家兔心律失常有抑制作用[3]。拳参正丁醇提取物按60、120mg/kg经十二指肠注入，提高心肌组织的超氧化物歧化酶和降低丙二醛，清除自由基，防止缺血再灌注模型大鼠脂质过度氧化而产生心肌保护作用[4]。

**3. 抑菌** 拳参乙醇总提物、石油醚提取物、乙酸乙酯提取物、正丁醇提取物、水层提取物1.56～25mg/ml对金黄色葡萄球菌、大肠埃希菌、枯草芽孢杆菌、产气杆菌、铜绿假单胞菌、肺炎链球菌均有一定的抑菌活性[5]。

**【药性】** 苦、涩，微寒。归肺、肝、大肠经。

**【功能主治】** 清热解毒，消肿，止血。用于赤痢热泻，肺热咳嗽，痈肿瘰疬，口舌生疮，血热吐衄，痔疮出血，蛇虫咬伤。

**【临床应用】 临床常用**

(1) 热泻热痢 本品味苦性凉，入大肠经能清热解毒、凉血止痢，故可用于治疗热毒泻痢或湿热泻痢、下痢脓血、里急后重，发热腹痛等症。可单独制成片剂使用，或与白头翁、黄连、黄芩等同用，如《常用中药八百味精要》治疗细菌性痢疾，拳参、蒲公英、黄芩水煎服。

(2) 痈肿瘰疬，毒蛇咬伤，水火烫伤 本品苦泄凉清，功能清热解毒、消痈散结，故可用于治疗痈肿瘰疬、痔疮肿痛、毒蛇咬伤、水火烫伤等症，可煎汤外洗，或与金银花、连翘、蒲公英等同用。

(3) 热病惊痫 本品苦凉入肝，镇惊息风，故可用于治疗热病高热神昏、惊痫抽搐，常与钩藤、全蝎、地龙等同用。《新编常用中药手册》治疗流行性乙型脑炎，单味冷开水磨汁服，或配大青叶、知母、钩藤等同用。

(4) 血热出血 拳参味苦性凉，入肝经又能凉血止血，用于血热妄行所致的吐血、崩漏等，可与贯众、白茅根、大蓟、生地等凉血止血药同用。《新疆常用中药手册》治疗血热出血，单用本品煎服，或配甘草、阿胶、乌梅等同用；治外伤出血，本品研末外敷。

**【用法用量】** 5～10g。外用适量。

**【成药例证】**

**1. 柴银感冒颗粒[《国家中成药标准汇编·内科肺系(一)分册》]** 药物组成：拳参、柴胡、金银花、射干、僵蚕、大青叶、板蓝根、陈皮、甘草。

功能主治：清热解毒。用于风热感冒。

**2. 紫参片(《卫生部药品标准中药成方制剂·第三册》)** 药物组成：拳参。

功能主治：清热解毒。用于湿热痢疾，肠炎，热泻。

**3. 蛇伤散(《国家中成药标准汇编·外科妇科分册》)** 药物组成：拳参、半边莲、杨梅树皮、杜瓜、山豆根、南五味子根。

功能主治：解蛇毒，利尿，消肿，通关开窍。用于各种蛇毒咬伤。

**【贮藏】** 置干燥处。

**【参考文献】** [1]曾靖，单热爱，钟声，等.拳参水提取物镇痛作用的实验观察[J].中国临床康复，2005，9(6)：80-81.

[2]黄玉珊，曾靖，叶和杨，等.拳参正丁醇提取物的镇痛作用的研究[J].赣南医学院学报，2004，24(1)：12-13.

[3]周菊芬，黄志华，曾靖.拳参正丁醇提取物抗实验性心律失常作用的研究[J].赣南医学院学报，2008，28(6)：795-796.

[4]叶和杨，黄志华，汪秀荣，等.拳参正丁醇提取物保护大鼠心肌缺血再灌注损伤的剂量依赖性效应[J].中国临床康复，2006，9(39)：118-120.

[5]刘晓秋，李维维，李晓丹，等.拳参提取物及单体化合物的体外抑菌活性初步研究[J].中药材，2006，29(1)：51-53.

(盛菲亚 彭伟 傅超美)

# R

## 646　人参

Renshen

【异名】　人衔、鬼盖(《神农本草经》),土精、神草、黄参、血参(《吴普本草》),地精(《广雅》),百尺杵(《本草图经》),海腴、金井玉阑、孩儿参(《本草纲目》),棒棰(《辽宁主要药材》)。

【来源】　为五加科植物人参 *Panax ginseng* C. A.Mey.的干燥根和根茎。

【产地】　主要为栽培品,野生品亦有。其道地产区为东北的长白山等地。辽宁和吉林有大量栽培,近年来河北、山西、陕西、甘肃、宁夏、湖北等省区也有种植。建于吉林省长白县马鹿沟镇小葡萄沟、老婆口、龙泉闸、二十八公里、二道岗;珲春市哈达门乡二道沟参场、马滴达村、太平村、马川子乡依力村、密口乡三安村,杨泡乡东阿拉村、板石镇太阳村、英安乡里化村;敦化市额穆镇八里堡村、民众村、桦树村、龙市头道镇青龙村;吉林省通化市东昌区江东乡银厂村5组;集安市台上镇双岔村、东明村、板岔村;集安市财源镇马蹄村、新建村;集安市头道镇西村、团结村;集安市大路镇高地村、正义村;抚松县北岗镇胜利林场村、东泉村、西泉村、大顶子林场村;太平参场(集安市麻线乡太平村、石庙村);复兴参场(集安市榆林复兴村、榆林村);大路参场(集安市大路镇大路村、爬宝村)、双岔参场(集安市台上镇老岭村、板岔村、东明村);吉林市靖宇县蒙江乡徐家店、临江市林业局桦树镇大西林场;吉林省抚松县抽水乡参场村、桦树包、泉阳班;抚松县东岗镇锦北林场村、板石河村;抚松县北岗镇胜利林场村、东泉村、大顶子林场村;吉林省集安市麻线线乡、榆林镇、大路镇、台上镇、清河镇、头道镇;吉林省长白县宝泉山参场种植区、尼粒河参场种植区、马鹿沟参场种植区;吉林省靖宇县、临江县等地的多个人参GAP种植基地已通过国家食品药品监督管理总局验收。

【采收加工】　多于秋季采挖,洗净经晒干或烘干。栽培的俗称“园参”;播种在山林野生状态下自然生长的称“林下山参”,习称“籽海”。

【炮制】　润透,切薄片,干燥,或用时粉碎、捣碎。

【性状特征】　主根呈纺锤形或圆柱形,长3～15cm,直径1～2cm。表面灰黄色,上部或全体有疏浅断续的粗横纹及明显的纵皱,下部有支根2～3条,并着生多数细长的须根,须根上常有不明显的细小疣状突起。根茎(芦头)长1～4cm,直径0.3～1.5cm,多拘挛而弯曲,具不定根(艼)和稀疏的凹窝状茎痕(芦碗)。质较硬,断面淡黄白色,显粉性,形成层环纹棕黄色,皮部有黄棕色的点状树脂道及放射状裂隙。香气特异,味微苦、甘。

或主根多与根茎近等长或较短,呈圆柱形、菱角形或人字形,长1～6cm。表面灰黄色,具纵皱纹,上部或中下部有环纹,支根多为2～3条,须根少而细长,清晰不乱,有较明显的疣状突起。根茎细长,少数粗短,中上部具稀疏或密集而深陷的茎痕。不定根较细,多下垂。

【化学成分】　人参主要含皂苷、多糖、聚炔、黄酮类和挥发油5大类成分。人参皂苷是其主要药理活性成分,如人参皂苷 $Ra_1$、$Ra_2$、$Rb_1$、$Rb_2$、$Rb_3$、Rc、Rd 等原人参二醇(或苷元20S原人参二醇)达玛烷型皂苷以及人参皂苷 Re、Rf、$Rg_1$、$Rg_2$、$Rh_1$ 等原人参三醇(或苷元20S原人参三醇)达玛烷型皂苷。《中华人民共和国药典》2015年版规定,本品药材按干燥品计算,含人参皂苷 $Rg_1$($C_{42}H_{72}O_{14}$)和人参皂苷 Re($C_{48}H_{82}O_{18}$)的总量不得少于0.30%,人参皂苷 $Rb_1$($C_{54}H_{92}O_{23}$)不得少于0.20%;本品饮片按干燥品计算,含人参皂苷 $Rg_1$($C_{42}H_{72}O_{14}$)和人参皂苷 Re($C_{48}H_{82}O_{18}$)的总量不得少于0.27%,人参皂苷 $Rb_1$($C_{54}H_{92}O_{23}$)不得少于0.18%。

【药理毒理】

**1. 对心血管系统的作用**

(1) 对心肌功能影响　人参皂苷Rb皂苷按25、50、100mg/(kg·d)给实验性压力负荷性心肌肥厚大鼠模型连续灌胃6周，可改善心室重构大鼠的左心收缩和舒张功能，增强抗氧化酶活性，减少自由基及缩血管活性物质对心肌的损伤[1]。

(2) 抗休克　腹腔注射人参皂苷100mg/kg，可使内毒素休克模型大鼠的血清和肾组织一氧化氮合酶活力升高[2]；按12.5、25mg/kg灌胃人参二醇皂苷，可使急性心源性休克模型犬的心肌缺血程度降低，缩小心肌梗死面积，降低全血黏度和红细胞压积[3,4]。

(3) 抗心肌缺血再灌注　按25、50、100mg/(kg·d)剂量给实验性心肌缺血再灌注损伤大鼠灌胃人参皂苷Rb，连续7d，可缩小心肌梗死范围，降低血清天冬氨酸氨基转移酶、乳酸脱氢酶、心肌型肌酸激酶同功酶、超氧化物歧化酶、谷胱甘肽过氧化物酶活性及丙二醛含量等抗氧化酶含量，降低血小板聚集率等作用[5]。对缺血再灌注大鼠灌胃1g人参皂苷提取物，可明显抑制缺血再灌注损伤诱导的心肌细胞凋亡[6]。

**2. 抗疲劳**　人参按1.25、2.5、5g/kg剂量灌胃小鼠，连续15d，可降低肝糖原、肌糖原、血尿素氮、血乳酸含量、超氧化物歧化酶和乳酸脱氢酶等与疲劳作用相关的生物化学指标[7]。人参多糖按50、100、200mg/kg对小鼠灌胃，连续15d，可增强小鼠强迫游泳时间，减少疲劳介导的氧化应激导致体内ROS的释放[8]。

**3. 降血糖**　人参多糖按50、100mg/kg给小鼠腹腔注射，可明显降低其血糖和肝糖原水平[9]。人参皂苷$Rb_3$按15、30mg/kg对STZ诱导的糖尿病模型小鼠灌胃给药，连续28d，30mg/kg组可使血糖浓度从15.14mmol/L降低到10.74mmol/L[10]。

**4. 抗肿瘤**　按7.5、15、30mg/kg对肝癌模型小鼠静脉注射人参多糖，连续10d，对$H_{22}$肝癌有一定的抑制作用，且可明显增强环磷酰胺抑制肝癌增长作用，同时对抗环磷酰胺引起的小鼠体重降低和脾脏、胸腺指数降低等有免疫抑制作用，促进机体免疫功能恢复，提高抗肿瘤作用[11]。0.1～100μg/ml浓度的人参多糖体外作用3d，可抑制人早幼粒白血病细胞株HL-60的细胞增殖，阻断其从$G_1$期进入$G_2$期，抑制DNA合成[12]；25、50、100、200、400、600、800mg/L人参多糖注射液作用人白血病细胞株$K_{562}$细胞48h，呈浓度依赖性抑制细胞增殖，并使$K_{562}$细胞向红细胞方向分化[13]。100mg/L人参二醇组皂苷联合给药48h，可显著增加人前列腺癌$DU_{145}$细胞的生长抑制率，升高其细胞凋亡率，其诱导细胞凋亡作用相当于2μM顺铂剂量组[14]；400mg/L人参多糖作用48h，可明显诱导白血病$K_{562}$细胞凋亡，其促凋亡机制可能是通过P38MAPK信号转导通路实现的[15]。20(S)-人参皂苷Rh2按12.5、18.75、25、37.5、50μg/ml加入到人结肠癌细胞HT-29和Caco-2培养基中，采用荧光微孔法观察细胞增殖情况，20(S)-G-Rh2对Caco-2和HT-29细胞增殖具有明显的抑制作用，其抑制作用随药物浓度而增强，呈现较好的剂量依赖性。对HT-29和Caco-2细胞的半数抑制率($IC_{50}$)分别为19.68μg/ml和26.79μg/ml[16]。

**5. 调节免疫**　0.5、1、2g/L人参多糖作用Ⅱ型胶原诱导性关节炎大鼠肠道黏膜淋巴细胞48h，可使细胞分泌TNF-α和IFN-γ含量降低[17]；25、50、100、200、400mg/L人参中性多糖和酸性多糖作用小鼠脾脏淋巴细胞48h，对淋巴细胞增殖均具有抑制作用[18]；给免疫介导型再障小鼠灌胃人参二醇和皂苷20、40、80mg/(kg·d)，连续15d，可升高外周血红蛋白、白细胞和血小板数量，Th2细胞和调节性T细胞的比例，促进造血功能恢复，恢复再障小鼠失衡的Th1/Th2/Treg细胞比例而参与调节免疫[19]。1g/ml人参水煎液5g/kg灌胃给免疫抑制模型小鼠，每天1次，连续15d，人参水煎液能使免疫抑制小鼠$CD_4$和$CD_4/CD_8$比值明显升高[20]。

**6. 保护神经系统**　90.25%人参总皂苷按5ml/(kg·d)腹腔注射于脊髓损伤模型大鼠，每天1次，连续14d，人参总皂苷能促进大鼠脊髓组织Bcl-2蛋白表达，抑制损伤脊髓Bax蛋白表达[21]。10、50、100μg/L人参总皂苷加入神经元细胞培养基中作用24h后，加入100μmol/L$H_2O_2$作用24h后进行MTT测定，可减少MTT值的损失，对$H_2O_2$所致大鼠皮层神经元细胞损伤有保护作用[22]。人参皂苷 Re、人参皂苷 $Rh_1$、人参总皂苷按 50mg/kg 对大鼠灌胃给药，于 1h 后进行 1 次中等强度的水平跑台运动，连续 14d，可增高大鼠下丘脑 Ach 和 DA 的含量，降低 5-HT 和 GABA 的含量[23-25]。

**7. 抗抑郁**　人参总皂苷按 125、250、500mg/kg 灌胃给小鼠，每天 1 次，连续 7d，末次灌胃后 1h，进行悬尾实验，125、250、500mg/kg 均能缩短小鼠悬尾不动的时间[26]。

**【药性】**　甘、微苦，微温。归脾、肺、心、肾经。

**【功能主治】**　大补元气，复脉固脱，补脾益肺，生津养血，安神益智。用于体虚欲脱，肢冷脉微，脾虚食少，肺虚喘咳，津伤口渴，内热消渴，气血亏虚，久病虚羸，惊悸失眠，阳痿宫冷。

**【临床应用】**

**1. 临床常用**

(1) 脱证　本品益气固脱，凡大汗、大吐泻、大失血，以及一切疾病所致元气虚极欲脱证，均有一定作用。人参独味煎服可用于气虚欲脱证；配伍附子、炙甘草、炮姜等可用于气虚欲脱，兼见汗出肢冷、脉浮而空等亡阳之象；配伍麦冬、五味子以益气生津，可用于气阴虚脱，症见神昏、汗出身热、面红唇干、脉虚数；配伍熟地、附子等以益气补血、回阳固脱；配伍当归、熟地、枸杞等以补气血、益肝肾。

(2) 脾虚证　人参为补脾要药，凡饮食劳倦、湿邪困脾、思虑过度所致脾虚，均可加味应用。在治疗脾气虚证方面，配伍半夏、吴茱萸等以健脾和胃止呕，配伍白术、藿香等以健脾止泻，配伍白术、茯苓、扁豆、砂仁等以益气健脾除湿，配伍麦芽、山楂等以健脾消食，症见食少、腹胀、便溏、肢倦懒言等症；常用本品与黄芪、白术、升麻等益气升阳举陷，症见中气下陷、久泻脱肛、脏器下垂等；配伍黄芪、白术、当归等药益气摄血，用于脾气虚衰不能统摄血液，血溢脉外而见便血、尿血等症；配伍白术、干姜、甘草等健脾温中祛寒，用于脾阳虚衰、阴寒内生，症见腹痛、肢冷、浮肿等；配伍山药、莲子等健脾养阴，用于脾阴虚衰、失于滋养运化，症见纳呆、食后腹胀、口干、手足烦热等。

(3) 肺虚证　人参为补肺要药，凡久咳伤肺，燥热伤阴所致肺虚或肺肾两虚，均可用本品配伍应用。配伍五味子、苏子、桑白皮等以补肺止呕平喘，治疗肺气虚，症见咳喘短气不能卧、痰清声低等；配伍五味子、麦冬等以益气生津、敛肺止咳，治疗肺气阴两虚，症见呛咳少痰、喘促自汗、口干舌燥；配伍胡桃、生姜、大枣等以补肺肾定喘逆，治疗肺肾两虚，症见胸闷喘急、咳喘不已。

(4) 不寐健忘证　人参补元气而安神益智，配伍茯苓、远志、石菖蒲等以益气补心，用于惊悸恍惚、夜卧不安、健忘等症；配伍生地、麦冬、枣仁等药以滋阴养血、补心安神，用于多梦易醒、心悸健忘、纳呆便溏等。

(5) 津亏证，消渴证，血虚证　人参生津止渴，配伍石膏、知母、甘草、粳米等以辛寒清热、益气生津，用于身热烦渴、大汗、脉洪大无力者；配伍竹叶、石膏、半夏等治疗热病后期、余热未尽、津气已伤、咽干口渴等症。人参还能补气升血、助精安神，与当归同用用于血虚证、气血双亏证；配伍茯神、五味子、酸枣仁等以养血安神，治疗心血虚、惊悸怔忡或盗汗不寐；配伍炙甘草、地黄等治疗气虚血弱、心失所养；配伍当归、远志、酸枣仁等治疗心脾两虚、气血不足，症见食少体倦、面色萎黄等。

**2. 临床新用**　人参可用于治疗结核病[27]、2 型糖尿病[28]、阵发性心房颤动[29]、小儿反复呼吸道感染[30]。

**【用法用量】**　3～9g，另煎兑服，也可研粉吞服，一次 2g，一日 2 次。

**【成药例证】**

**1. 参苓白术散(《中华人民共和国药典》2015 年版)**　药物组成：人参、茯苓、白术(炒)、山药、白扁豆(炒)、莲子、薏苡仁(炒)、砂仁、桔梗、甘草。

功能主治：补脾胃，益肺气。用于脾胃虚弱，食少便溏，气短咳嗽，肢倦乏力。

**2. 参茸片(《卫生部药品标准中药成方制剂·第二十册》)**　药物组成：人参、鹿茸。

功能主治：补气血，益心肾。用于体虚神怯，心悸气短，腰膝酸软，阳痿遗精。

**3. 一捻金(《中华人民共和国药典》2015 年版)**　药物组成：大黄、牵牛子(炒)、槟榔、人参、朱砂。

功能主治：消食导滞，祛痰通便。用于脾胃不和、痰湿阻滞所致的积滞，症见停食停乳、腹胀便秘、痰盛喘咳。

**4. 人参健脾丸(《中华人民共和国药典》2015 年**

版）　药物组成：人参、白术（麸炒）、茯苓、陈皮、木香、砂仁、炙黄芪、当归、酸枣仁（炒）、远志（制）。

功能主治：健脾益气，和胃止泻。用于脾胃虚弱所致的饮食不化，脘闷嘈杂，恶心呕吐，腹痛便溏，不思饮食，体弱倦怠。

**5. 三宝胶囊（《中华人民共和国药典》2015 年版）**　药物组成：人参、鹿茸、当归、山药、醋龟甲、砂仁（炒）、山茱萸、灵芝、熟地黄、丹参、五味子、菟丝子（炒）、肉苁蓉、何首乌、菊花、牡丹皮、赤芍、杜仲、麦冬、泽泻、玄参。

功能主治：益肾填精，养心安神。用于肾精虚，心血不足所致的腰酸腿软，阳痿遗精，头晕眼花，耳鸣耳聋，心悸失眠，食欲不振。

**【注意事项】**　不宜与藜芦、五灵脂同用。

**【贮藏】**　置阴凉干燥处，密闭保存，防蛀。

**【参考文献】**
[1]王天晓，于小风，曲绍春.人参 Rb 组皂苷对压力负荷性心肌肥厚大鼠心室重构的影响及其作用机制[J].时珍国医国药，2008，19(7)：1615-1619.

[2]朱欣航，朱建军，范亚平，等.人参皂苷对内毒素休克大鼠诱导型一氧化氮合酶的影响[J].交通医学，2008，22(3)：238-242.

[3]王秋静，刘洁，刘芬.人参二醇皂苷对犬急性心源性休克的保护作用[J].吉林大学学报（医学版），2005，31(4)：557-560.

[4]刘洁.人参二醇皂苷对急性心源性休克犬血清 IL-1 水平的影响[J].中成药，2005，27(11)：1304.

[5]曲绍春，睢诚，于晓风.人参 Rb 组皂苷对大鼠实验性心肌缺血再灌注损伤的保护作用[J].吉林大学学报（医学版），2007，33(5)：849.

[6] Hesong Zeng, Zhengxiang Liu, Xiaochun Liu. Inhibitory effects of Radix ginseng rubra on cardiomyocyte apoptosis induced by ischemia and reperfusion in rats [J]. Chinese Journal of Clinical Rehabilitation，2004，8(9)：1784-1790.

[7]高伟博，米钧，秦秋杰，等.人参及其炮制品抗疲劳作用[J].中国实验方剂学杂志，2011，17(19)：210-214.

[8]Wang Jia，Sun Chengxin，Zheng Yan，*et al*. The effective mechanism of the polysaccharides from Panax ginseng on chronic fatigue syndrome [J]. Archives of pharmacal research，2014，37(4)：530-538.

[9]杨明，王本祥，金玉莲.人参多糖降血糖和肝糖原的作用[J]. 中国药理学报，1990，11(6)：520-524.

[10]孟凡丽，苏晓田，郑毅男.人参皂苷 $Rb_3$ 对糖尿病模型小鼠的降血糖和抗氧化作用研究[J].华南农业大学学报，2013，34(4)：553-557.

[11]贾玉萍，周东顺，孙超.人参多糖对环磷酰胺的增效减毒作用[J].中国实验动物学报，2013，21(6)：61-65.

[12]戴勤，王亚平，周开昭，等.人参多糖对人早幼粒白血病细胞株增殖的影响[J].重庆医科大学学报，2001，26(2)：126-134.

[13]何轩，姜蓉，李静，等.人参多糖注射液体外诱导人白血病细胞株 K562 增殖抑制及分化[J].中国组织工程研究与临床康复，2010，74(49)：9225-9231.

[14]刘艳波，赵丽娟，郭亚雄，等.人参二醇组皂苷增强顺铂对人前列腺癌 DU145 细胞凋亡的效应[J].中国男科学杂志，2009，23(2)：12-17.

[15]罗英豪，赖翔宇，王霞，等.MAPK 信号传导通路在人参多糖诱导 K562 细胞凋亡中的作用[J].中国药业，2014，23(21)：18-20.

[16]李秋影，颜璐璐，马晓慧，等.20(S)-人参皂苷 Rh2 对人结肠癌细胞增殖和周期的影响[J].中成药，2011，33(11)：1874-1878.

[17]张皖东，吕诚，赵宏艳，等.人参多糖和猪苓多糖对 CIA 大鼠肠道黏膜免疫细胞功能的影响[J].细胞与分子免疫学杂志，2007，23(9)：867-872.

[18]宋利华，王红梅，萧伟.人参多糖的分级及其免疫活性初探[J].中国实验方剂学杂志，2012，18(14)：162-167.

[19]郑智茵，尹利明，庄海峰，等.人参二醇组皂苷提取物对再生障碍性贫血小鼠免疫调节的研究[J].中国药理学通报，2015，31(6)：790-795.

[20]雷萍，关洪全，王昊，等.不同产地人参水煎剂对免疫抑制小鼠细胞免疫功能的影响[J].中国实验方剂学杂志，2011，17(8)：218-220.

[21]宋永兴，金才益，曾忠友，等.人参皂苷对大鼠急性脊髓损伤的保护作用及其机制[J].海南医学，2009，20(5)：6-9.

[22]吴艳萍，吴芹，陆远富，等.人参总皂苷对 $H_2O_2$ 所致大鼠皮层神经元细胞损伤的保护作用[J].遵义医学院学报，2003，26(4)：325-329.

[23]潘华山，赵奕，冯毅翀.人参总皂苷和人参皂苷 $Rg_1$ 对运动大鼠中枢神经递质的影响[J].吉林体育学院学报，2009，25(3)：57-59.

[24]冯毅翀，潘华山，赵自明，等.运动性疲劳大鼠中枢神经递质改变及人参皂苷 $Rb_1$ 和 Re 抗疲劳的实验研究[J].湖北中医杂志，2009，31(3)：5-7.

[25]冯毅翀，潘华山，赵自明，等.人参皂苷 Re 和人参总皂苷对运动性疲劳大鼠下丘脑 Ach、DA、5-HT 及含 GABA 量的影响[J].福建中医药，2009，40(2)：44-46.

[26]陶震，鲁毅，司梁宏，等.人参总皂苷对小鼠的抗抑郁作用[J]. 药学与临床研究，2010，18(4)：360-362.

[27]何约明，邱庆南.参麦注射液治疗结核病盗汗临床疗效观察[J].中草药，2001，32(2)：153.

[28]姚丹，程时杰.加减人参白虎汤治疗 2 型糖尿病的临床疗

效分析[J].中药药理与临床,2015,31(1):300.

[29]袁洪文.人参三七琥珀颗粒联合胺碘酮治疗阵发性心房颤动临床研究[J].新中医,2014,49(6):30-32.

[30]吴振起,刘光华,王雪平.人参五味子汤防治小儿反复呼吸道感染临床观察[J].辽宁中医杂志,2008,35(5):745-746.

(章津铭　彭伟　傅超美)

## 647 人参叶

Renshenye

**【异名】** 人参苗(《卫生简易方》),参叶(《本草从新》)。

**【来源】** 为五加科植物人参 *Panax ginseng* C. A.Mey.的干燥叶。

**【产地】** 主要为栽培品,野生品亦有。其道地产区为东北的长白山等地。辽宁和吉林有大量栽培,近年来河北、山西、陕西、甘肃、宁夏、湖北等省区也有种植。建于吉林省靖宇县、临江县,吉林长白县宝泉山参场种植区、尼粒河参场种植区、马鹿沟参场种植区,吉林省集安市台上镇双岔村、东明村、板岔村,集安市财源镇马蹄村、新建村,集安市头道镇西村、团结村,集安市大路镇高地村、正义村,集安市麻线线乡太平参场、榆林镇复兴参场、大路镇大路参场、台上镇双岔参场、清河镇、头道镇,吉林抚松县抽水乡参场村、桦树包、泉阳班,抚松县东岗镇锦北林场村、板石河村,抚松县北岗镇胜利林场村、东泉村、大顶子林场村,吉林靖宇县蒙江乡徐家店、临江市林业局桦树镇大西林场,吉林通化市东昌区江东乡银厂村5组,江苏省珲春市密江乡三安村、杨泡乡东阿拉村、板石镇太阳村、英安乡里化村的多个人参GAP种植基地已通过国家食品药品监督管理总局验收。

**【采收加工】** 秋季采收,晾干或烘干。

**【炮制】** 净制。

**【性状特征】** 常扎成小把,呈束状或扇状,长12～35cm。掌状复叶带有长柄,暗绿色,3～6枚轮生。小叶通常5枚,偶有7或9枚,呈卵形或倒卵形,基部的小叶长2～8cm,宽1～4cm;上部的小叶大小相近,长4～16cm,宽2～7cm,基部楔形,先端渐尖,边缘具细锯齿及刚毛,上表面叶脉生刚毛,下表面叶脉隆起。纸质,易碎。气清香,味微苦而甘。

**【化学成分】** 人参叶的主要成分是皂苷类、挥发油类、糖类、微量元素等成分。人参叶的皂苷类是其主要药理活性成分。《中华人民共和国药典》2015年版规定,本品药材含人参皂苷$Rg_1$($C_{42}H_{72}O_{14}$)和人参皂苷Re($C_{48}H_{82}O_{18}$)的总量不得少于2.25%。

**【药理毒理】**

**1. 对免疫系统的作用** 人参叶皂苷按50mg/kg皮下注射闭合伤模型小鼠,连续4d,可使创伤小鼠的脾脏指数、胸腺指数恢复正常,且可纠正T淋巴细胞转化及Th数目的下降以及Ts数目的增多,逆转IL-2、IL-2R、IL-2 mRNA、IL-2R mRNA的受抑状态[1]。

**2. 对心血管系统的作用** 十二指肠给予心肌缺血模型犬人参叶皂苷200mg/kg,可明显改善心肌梗死面积,增加冠脉血流量,对抗缺血心肌损伤[2]。

**【药性】** 苦、甘,寒。归肺、胃经。

**【功能主治】** 补气,益肺,祛暑,生津。用于气虚咳嗽,暑热烦躁,津伤口渴,头目不清,四肢倦乏。

**【临床应用】** **临床常用**

(1)气阴两虚证　本品益气养阴清热,可单用或与五味子、麦冬等药味配伍用于外感暑邪、伤阴耗气、内伤气阴而致的短气乏力、烦倦口渴等证。

(2)津亏证　本品清热生津,可单用或配伍天花粉、桔梗、玄参、麦冬等用于热病或暑热伤津而致的口渴、咽喉肿痛、声音嘶哑、虚火牙痛等证。

另外,本品能醒酒提神,可用于饮酒过度所致头昏、头痛、烦渴、呕吐等。

**【用法用量】** 3～9g。

**【成药例证】**

**1. 血栓心脉宁胶囊(《中华人民共和国药典》2015年版)** 药物组成:川芎、槐花、丹参、水蛭、毛冬青、牛黄、麝香、人参茎叶总皂苷、冰片、蟾酥。

功能主治:益气活血,开窍止痛。用于气虚血瘀所致的中风、胸痹,症见头晕目眩、半身不遂、胸闷心痛、心悸气短;缺血性中风恢复期、冠心病心绞痛见上述证候者。

**2. 七珠健胃茶(《国家中成药标准汇编·内科脾胃分册》)** 药物组成:山楂、夏枯草、菊花、莱菔子、陈皮、三七、稻芽、党参、人参叶、决明子(炒)、茶叶。

功能主治:行气健脾,消积导滞,清热利湿。用于脾虚食滞证所引起的消化不良,精神疲倦;对肥胖症、高血压、高血脂表现为上述证候者有辅助治疗作用。

**3. 消痰益康(糖浆)(《卫生部药品标准中药成方制剂·第九册》)** 药物组成:满山红、人参叶、黄芪(炙)、枸杞子。

功能主治:祛痰,止咳平喘,补阳益气。用于久咳及慢性气管炎、肺心病。

**4. 参七脑康胶囊(《新药转正标准31》)** 药物组成:人参、三七、制何首乌、川芎、红花、丹参、山楂、桑寄生、淫羊藿、葛根、水牛角、人参叶、石菖蒲。

功能主治:疏风散寒,祛痰止咳。用于体弱风寒感冒,恶寒发热,头痛鼻塞,咳嗽痰多,胸闷呕逆。

**【注意事项】** 不宜与藜芦、五灵脂同用。

**【贮藏】** 置阴凉干燥处,防潮。

**【参考文献】** [1]徐祥,梁华平,王正国,等.人参茎叶皂苷提高创伤小鼠细胞免疫功能的实验研究[J].中医研究,1997,10(6):19-22.

[2]李欣志,刘建勋,尚晓泓,等.不同部位人参皂苷对犬急性心肌缺血保护作用的比较研究[J].中药新药与临床药理,2006,17(2):83-88.

(章津铭　彭伟　傅超美)

## 648 人工牛黄

Rengongniuhuang

**【来源】** 由牛胆粉、胆酸、猪去氧胆酸、牛磺酸、胆红素、胆固醇、微量元素等加工制成。

**【产地】** 主产于天津及北京,销全国各地。

**【采收加工】** 全年均可生产。人工合成。

**【炮制】** 原品入药,研极细粉。

**【性状特征】** 为黄色疏松粉末。味苦,微甘。

**【化学成分】** 人工牛黄的主要成分是胆酸、去氧胆酸、鹅去氧胆酸及其盐类,胆红素及其钙盐等,还含有多种氨基酸类。人工牛黄的胆酸类成分是其主要药理活性成分。《中华人民共和国药典》2015年版规定,本品药材按干燥品计算,含胆酸($C_{24}H_{40}O_5$)不得少于13%,胆红素($C_{33}H_{36}N_4O_6$)不得少于0.63%。

**【药理毒理】**

**1. 对中枢神经系统的影响** 人工牛黄按2mg/kg灌胃给药小鼠,可对小鼠自主活动有显著的抑制作用而降低小鼠协调运动功能,加强催眠药物的中枢抑制作用,减轻吗啡所致小鼠兴奋,表现出对抗可卡因、咖啡因或戊四氮所致小鼠惊厥或延长惊厥潜伏期[1]。人工牛黄按500mg/kg给大鼠灌胃,连续5d,能延长实验性致惊厥大鼠惊厥发作潜伏期,减少发作次数,减轻脑内海马及门区神经元丢失,并保护谷氨酸脱羧酶免疫反应阳性细胞[2]。

**2. 对口腔纤维化的影响** 12.5μg/ml人工牛黄处理口腔黏膜成纤维细胞48h,可抑制槟榔提取物诱导的口腔黏膜成纤维细胞的异常增殖及胶原累积,可显著拮抗ANE诱导的MMP2活性下降和胶原基因的表达上调,抑制ANE诱导的TIMP-1和TIMP-2基因表达,及CTGF、TGFβ1、IL-6和TNF-α的转录及释放,抑制ANE诱导的AKT、ERK/JNKMAPK和NF-κB信号通路的活化及氧化应激[3]。

**3. 解热** 过期伤寒、副伤寒甲、乙三联菌苗按1ml/kg给家兔耳缘静脉注射,待体温升高后,人工牛黄混悬液按100mg/kg腹腔注射给予家兔,可略微降低家兔体温[4]。

**4. 抗炎** 人工牛黄混悬液按0.2、0.4g/kg给小鼠灌胃,每天1次,连续5d,可显著抑制巴豆油致小鼠耳肿胀[5]。

**5. 对呼吸系统的作用** 人工牛黄混悬液按1g/kg给小鼠灌胃,每天1次,连续5d,可显著增加酚红排出量的祛痰效果。人工牛黄混悬液按1g/kg给小鼠灌胃,每天1次,连续5d,可明显减少咳嗽次数[6]。

**6. 降血压** 人工牛黄混悬液按10、30mg/kg单次注射给予麻醉大鼠,对大鼠的血压具有明显的降低作用[7]。

**【药性】** 苦,凉。归心、肝经。

**【功能主治】** 清热解毒,化痰定惊。用于痰热谵狂,神昏不语,小儿急热惊风,咽喉肿痛,口舌生疮,痈肿疔疮。

**【临床应用】 临床常用**

(1)热盛动风证　本品苦、凉,归心、肝二经,用于温热病及小儿惊风之壮热神昏、惊厥抽搐等症。牛黄清心、凉肝,有息风止痉、定惊安神之效。常与朱砂、全蝎、钩藤等配伍,如牛黄散。

(2)热闭证　本品既能清心热,又能化痰,开窍醒神。单用本品为末,淡竹沥化服即效,如《外台秘要》治婴儿口噤方，或与麝香、栀子、黄连等配伍，有清热化痰、开窍醒神之功，如安宫牛黄丸。

（3）热毒郁结证　本品清热解毒力强。治疗咽喉肿痛、口舌生疮，常与黄芩、雄黄、大黄等同用，如牛黄解毒丸；若咽喉肿痛、溃烂，可与珍珠为末吹喉，如珠黄散；用于治痈疽、疔毒、乳岩、瘰疬等，又与麝香、乳香、没药等合用，以清热解毒、活血散结，如犀黄丸。

**【用法用量】**　一次 0.15～0.35g，多作配方用。外用适量敷患处。

**【成药例证】**

**1. 桂蒲肾清胶囊（《国家中成药标准汇编·内科肾系分册》）**　药物组成：诃子、菥蓂子、人工牛黄、蒲公英、三七、鸡内金、肉桂、菟丝子、莲子、琥珀、阿胶、泽泻。

功能主治：清热利湿解毒，化瘀通淋止痛。用于湿热下注，毒瘀互阻所致尿频，尿急，尿痛，尿血，腰疼乏力等症；尿路感染、急慢性肾盂肾炎、非淋菌性尿道炎见上述证候者。

**2. 牛黄蛇胆川贝胶囊（《国家中成药标准汇编·内科肺系（二）分册》）**　药物组成：人工牛黄、蛇胆汁、川贝母。

功能主治：清热，化痰，止咳。用于外感咳嗽中的热痰咳嗽，燥痰咳嗽。

**3. 小儿感冒片（《国家中成药标准汇编·口腔肿瘤儿科分册》）**　药物组成：羌活、荆芥、防风、苍术（炒）、白芷、葛根、川芎、苦杏仁（炒）、地黄、黄芩、甘草、人工牛黄。

功能主治：发汗解肌，清热透表。用于脏腑积热引起的发热怕冷，肌表无汗，头痛口渴，鼻塞咳嗽。

**4. 小儿解表颗粒（《中华人民共和国药典》2015年版）**　药物组成：金银花、连翘、牛蒡子（炒）、蒲公英、黄芩、防风、紫苏叶、荆芥穗、葛根、人工牛黄。

功能主治：宣肺解表，清热解毒。用于小儿外感风热所致的感冒，症见发热恶风、头痛咳嗽、鼻塞流涕、咽喉痛痒。

**5. 牛黄至宝丸（《中华人民共和国药典》2015 年版）**　药物组成：连翘、栀子、大黄、芒硝、石膏、青蒿、陈皮、木香、广藿香、人工牛黄、冰片、雄黄。

功能主治：清热解毒，泻火通便。用于胃肠积热所致的头痛眩晕、目赤耳鸣、口燥咽干、大便燥结。

**【注意事项】**　孕妇慎用。

**【贮藏】**　密封，防潮，避光，置阴凉处。

**【参考文献】**
[1]潘善庆，袁惠南.新一代人工牛黄的药理与毒理学研究：I.对中枢神经系统的影响[J].中国生化药物杂志，1994，15(2)：99-103.

[2]梁洁芳，胡景鑫，杨彬源，等.人工牛黄对实验性惊厥大鼠脑内海马及门区神经元丢失的抑制和GAD免疫反应阳性细胞的保护作用研究[J].中国病理生理杂志，2007，22(11)：2414-2417.

[3]朱丹霞，代剑平，万倩英，等.人工牛黄抗口腔纤维化效应及机制初探[J].中国医药指南，2014，12(16)：1-4.

[4]杨继凡，韩文华，王淑翠.人工培育牛黄与其他牛黄药理作用的比较[J].中药材科技，1984，10(4)：14-16.

[5]林会强，王宗锐.天然牛黄及人工牛黄抗炎作用的研究[J].湛江医学院学报，1984，2(2)：33-36.

[6]徐秋萍，李华，吴金英，等.新一代人工牛黄的药理与毒理学研究 V——对呼吸系统的影响[J].中国生化药物杂志，1994，15(2)：104-106.

[7]潘思源，董继萃，王凤仁，等.新一代人工牛黄的药理与毒理学研Ⅳ——对心血管系统的影响[J].中国生化药物杂志，1994，15(3)：172-176.

（章津铭　彭伟　傅超美）

## 649　忍冬藤

Rendongteng

**【异名】**　鸳鸯草（《墨庄漫录唐》），老翁须、金钗股、大薜荔、水杨藤、千金藤（《苏沈良方》），鹭鸶藤（《履巉岩本草》），忍寒草（《洪氏集验方》），忍冬草（《证治要诀》），左缠藤（《余居士选奇方》），通灵草、蜜桶藤（《土宿本草》），金银花藤（《丹溪心法》），金银藤（《乾坤生意秘韫》），金银花杆（《滇南本草》），甜藤（《本草述》），右篆藤（《分类草药性》），右旋藤（《贵州民间方药集》），二花秧、银花秧（《河南中药手册》）。

**【来源】**　为忍冬科植物忍冬 *Lonicera japonica* Thunb.的干燥茎枝。

**【产地】**　主要为野生品，栽培品亦有。主产于浙江、四川、江苏、河南、陕西等地。此外，安徽、甘肃、湖北、江西、福建等亦有栽种。

**【采收加工】**　秋、冬二季采割，晒干。

**【炮制】**　除去杂质，洗净，闷润，切段，干燥。

**【性状特征】**　呈长圆柱形，多分枝，常缠绕成束，直径 1.5～6mm。表面棕红色至暗棕色，有的灰绿色,光滑或被茸毛;外皮易剥落。枝上多节,节间长6～9cm,有残叶和叶痕。质脆,易折断,断面黄白色,中空。气微,老枝味微苦,嫩枝味淡。

**【化学成分】** 忍冬藤的主要成分是黄酮、鞣质、生物碱。忍冬藤的生物碱是其主要药理活性成分。《中华人民共和国药典》2015年版规定,本品药材按干燥品计算,含绿原酸($C_{16}H_{18}O_9$)不得少于0.10%,含马钱苷($C_{17}H_{26}O_{10}$)不得少于0.10%;本品饮片按干燥品计算,含绿原酸($C_{16}H_{18}O_9$)不得少于0.070%,含马钱苷同药材。

**【药理毒理】** **抗肿瘤**　忍冬藤的50%乙醇提取物10～30g/d给体重为20g左右封闭群小鼠腹腔注射,13d后,对实体型肉瘤$S_{180}$接种小鼠的抑瘤率为34.81%[1]。

**【药性】** 甘,寒。归肺、胃经。

**【功能主治】** 清热解毒,疏风通络。用于温病发热,热毒血痢,痈肿疮疡,风湿热痹,关节红肿热痛。

**【临床应用】** **临床常用**

(1)风热表证,温热病　本品味甘,具有轻宣疏散之性,既善清肺经之邪以疏风透热,又能泄心热以清解热毒,故常治疗外感风热表证和外感温热病等证。治疗外感风热表证和外感温热病,兼发热口渴,肢体酸痛者,单用有效,如《泉州本草》中的忍冬藤煎汤代茶顿饮。

(2)疮痈疔肿　本品有清热解毒,消散痈肿作用,故常用作疮痈等证。治疗痈疽发背,肠痈,奶痈,无名肿痛,憎寒壮热,类若伤寒等病,常与黄芪(去芦)、当归、甘草(炙)同用,如《太平惠民和剂局方》神效托里散。

(3)咽喉肿痛,热毒痢疾　本品具有清热解毒之功,可治疗咽喉肿痛,热毒痢疾等证。单用有效,如《圣惠方》中的忍冬藤浓煎饮。

**【用法用量】** 9～30g。

**【成药例证】**

**1. 中风回春丸(《中华人民共和国药典》2015年版)**　药物组成:酒当归、酒川芎、红花、桃仁、丹参、鸡血藤、忍冬藤、络石藤、地龙(炒)、土鳖虫(炒)、伸筋草、川牛膝、蜈蚣、炒茺蔚子、全蝎、威灵仙(酒制)、炒僵蚕、木瓜、金钱白花蛇。

功能主治:活血化瘀,舒筋通络。用于痰瘀阻络所致的中风,症见半身不遂,肢体麻木,言语謇涩,口舌㖞斜。

**2. 风痛安胶囊(《中华人民共和国药典》2015年版)**　药物组成:防己、通草、桂枝、姜黄、石膏、薏苡仁、木瓜、海桐皮、忍冬藤、黄柏、滑石粉、连翘。

功能主治:清热利湿,活血通络。用于湿热阻络所致的痹病,症见关节红肿热痛、肌肉酸楚;风湿性关节炎见上述证候者。

**3. 排石颗粒(《中华人民共和国药典》2015年版)**　药物组成:连钱草、木通、盐车前子、徐长卿、石韦、忍冬藤、滑石、瞿麦、苘麻子、甘草。

功能主治:清热利水,通淋排石。用于下焦湿热所致的石淋,症见腰腹疼痛、排尿不畅或伴有血尿;泌尿系结石见上述证候者。

**【贮藏】** 置干燥处。

**【参考文献】** [1]李丽萍,王海江,童竞亚.牡丹皮、忍冬藤及泽兰抗肿瘤作用的实验研究[J].中药新药与临床药理,2000,11(5):241-244.

(李春雪　彭伟　傅超美)

## 650　鞣漆树果

Rouqishuguo

**【异名】** 速麻黑、速麻吉(《回回药方三十六卷》),苏米马克、台提热克(《药物之园》)。

**【来源】** 为漆树科植物鞣漆树 *Rhus coriaria* L. 的干燥近成熟果实。

**【产地】** 主要为野生品。主产于巴基斯坦、伊朗、土耳其及前苏联等地。

**【采收加工】** 秋季果实近成熟时采收,晒干。

**【炮制】** 净制。

**【性状特征】** 为扁圆形,直径3～5mm,表面棕色或暗红色,外果皮粗糙,质脆。果核扁圆形或肾形,直径2～3mm;表面黄绿色或绿褐色,光滑,坚硬。断面黄白色,有油性。气微,味酸。

**【化学成分】** 鞣漆树果的主要成分是有机酸,还含有挥发油。鞣漆树果的有机酸是其主要药理活性成分。

**【性质】** 家种二级干寒,野生三级干寒。

**【功能主治】** 制止胆液质过多流入胃肠,退热解毒，安神理脑，止泻止血。用于热性头痛，头晕头胀，泻痢，口渴呕恶，尿频尿痛，食少胃弱。

**【临床应用】 临床常用**

胆热病　本品能退热解毒，制止胆液质过多流入胃肠，用于治疗胆热过盛所致口渴呕恶、热性头痛、头晕头胀、尿频尿痛、食少胃弱。

**【用法用量】** 5～15g。

**【注意事项】** 本品对肝脏和胃脘寒性偏盛者有害，矫正药为洋乳香、小茴香、洋茴香。

**【贮藏】** 置阴凉干燥处。

（李春雪　彭伟　傅超美）

## 651　肉苁蓉

Roucongrong

**【异名】** 肉松蓉、黑司令（《吴普本草》），纵蓉（《本草经集注》），地精（《石药尔雅》），马足、马芝（《宝庆本草折衷》），金笋（《现代实用中药》），苁蓉、大芸（《中药志》），寸芸（《全国中草药汇编》）。

**【来源】** 为列当科植物肉苁蓉 *Cistanche deserticola* Y.C.Ma 或管花肉苁蓉 *Cistanche tubulosa* (Schenk) Wight 的干燥带鳞叶的肉质茎。

**【产地】** 主要为栽培品，野生品亦有。主产于内蒙古巴盟阿拉善旗、乌蒙及河套地区，新疆戈滩、奇台、阿勒泰，甘肃张掖地区、永昌、山丹、高台，青海共和、兴海等地。以内蒙古阿拉善旗产量最大。建于于田县喀孜纳克开发区一大队的管花肉苁蓉 GAP 种植基地已通过国家食品药品监督管理总局验收。

**【采收加工】** 春季苗刚出土时或秋季冻土之前采挖，除去茎尖。切段，晒干。

**【炮制】** **肉苁蓉片**　除去杂质，洗净，润透，切厚片，干燥。

**酒苁蓉**　取净肉苁蓉片，照酒炖或酒蒸法炖或蒸至酒吸尽。

**【性状特征】** **肉苁蓉**　呈扁圆柱形，稍弯曲，长 3～15cm，直径 2～8cm。表面棕褐色或灰棕色，密被覆瓦状排列的肉质鳞叶，通常鳞叶先端已断。体重，质硬，微有柔性，不易折断，断面棕褐色，有淡棕色点状维管束，排列成波状环纹。气微，味甜、微苦。

**管花肉苁蓉**　呈类纺锤形、扁纺锤形或扁柱形，稍弯曲，长 5～25cm，直径 2.5～9cm。表面棕褐色至黑褐色。断面颗粒状，灰棕色至灰褐色，散生点状维管束。

**饮片**　呈不规则形的厚片。表面棕褐色或灰棕色。有的可见肉质鳞叶。切面有淡棕色或棕黄色点状维管束，排列成波状环纹。气微，味甜、微苦。

**酒苁蓉**　形如肉苁蓉片。表面黑棕色，切面点状维管束，排列成波状环纹。质柔润。略有酒香气，味甜、微苦。

**【化学成分】** 肉苁蓉的主要成分是糖类，还含有微量生物碱、苯乙醇苷类、环烯醚萜类及木质素等成分。肉苁蓉的糖类是其主要药理活性成分。《中华人民共和国药典》2015 年版规定，本品药材及其饮片按干燥品计算，肉苁蓉含松果菊苷（$C_{35}H_{46}O_{20}$）和毛蕊花糖苷（$C_{29}H_{36}O_{15}$）的总量不得少于 0.30%；管花肉苁蓉含松果菊苷（$C_{35}H_{46}O_{20}$）和毛蕊花糖苷（$C_{29}H_{36}O_{15}$）的总量不得少于 1.5%。

**【药理毒理】**

**1. 抗疲劳**　用氢化可的松制备肾阳虚小鼠模型，灌胃给予肉苁蓉水煎液 10g/(kg·d)，连续 15d，可增加肾阳虚小鼠体质量、自主活动次数，并能显著延长小鼠运动时间，降低运动后血乳酸（LAC）、尿素氮（BUN）含量[1]。

**2. 抗氧化**　灌胃给予老龄小鼠肉苁蓉水煎液 100、200mg/kg，连续 4 周，能降低老龄小鼠脑、肝组织中过氧化脂质含量，增强机体对自由基的清除活动，减少自由基对机体的损伤[2]。

**3. 增强记忆力**　制备 Alzheimer 病（AD）模型小鼠，灌胃给予其肉苁蓉水煎液 62.5、125、250mg/kg，连续 17d，可降低小鼠脑组织丙二醛含量，提高超氧化物歧化酶（SOD）、谷胱甘肽过氧化物酶（GSH-Px）活性，降低乙酰胆碱酯酶（AChE）活性，降低脑细胞凋亡率，减少脑组织中钙离子含量[3]。

**4. 补肾壮阳**　灌胃给予雄性大鼠肉苁蓉水煎物醇溶部分 1.0、3.0g/kg，每天 1 次，连续 12d，可增加精囊前列腺质量[4]。

**5. 免疫调节**　按 20、40、60mg/kg 灌胃给予小鼠等体积肉苁蓉中的松果菊苷，连续 8 周，可促进衰老小鼠胸腺和脾脏质量的增加[5]。

**6. 其他药理作用** 制备大黄脾虚模型大鼠，灌胃给予其肉苁蓉水煎液及提取物 150mg/100g、300mg/100g，连续 20d，可使大鼠饲料消耗量减少、体重增长率减慢，还可升高胃蛋白酶及唾液淀粉酶活性[6]。

**【药性】** 甘、咸，温。归肾、大肠经。

**【功能主治】** 补肾阳，益精血，润肠通便。用于肾阳不足，精血亏虚，阳痿不孕，腰膝酸软，筋骨无力，肠燥便秘。

**【临床应用】 临床常用**

(1) 肾阳不足，阳痿早泄　本品甘温助阳，味咸入血，益精补血，质润滋养，且温而不热，补而不腻，为平补之剂，故可用治肾阳不足、精血亏虚而致阳痿不举、早泄滑精、女子宫冷不孕、腰膝酸软、筋骨痿弱等。治阳痿不育，以之配伍熟地、五味子、菟丝子，如《证治准绳》肉苁蓉丸。

(2) 肾虚耳鸣　本品平补肾阳，补力和缓从容，不峻不烈，可用治肾虚耳聋、耳内虚鸣及髓海空虚、健忘失眠等。治疗肾虚耳聋，可与山茱萸、石菖蒲、菟丝子等同用，如《严氏济生方》苁蓉丸；《本草拾遗》用肉苁蓉、鳝鱼二味为末，黄精汁为丸，久服用治髓海不足、失眠健忘。

(3) 肾虚精亏　本品补阳益精，补而不峻，用治劳欲过度、肾虚精亏而致消谷善饥的中消及烦渴多饮、多食善饥、小便频数的三消证。治疗消中易饥，《医学指南》以之配伍山茱萸、五味子为末，蜜丸盐酒送下；治疗三消证，《三因极一病证方论》从蓉丸则以之配伍熟地黄、山药、黄芪等。

(4) 肾虚白浊　本品补肾益精，暖而不燥，滑而不泄，用治肾虚精亏、白浊遗溺等症，《圣济总录》以本品配伍鹿茸、山药、白茯苓等分为末，米糊丸，枣汤送服。

(5) 肠燥便秘　本品甘温质润，入大肠经，能温养精血而润燥滑肠，用治虚人、老人精枯便秘，阳虚便秘尤宜。治老年血枯大便燥结，单用即有效，方见《先醒斋医学广笔记》；治老人虚人汗多便秘，可配伍沉香、麻子仁，如《严氏济生方》润肠丸；治病涉虚损，大便闭结不通，可与当归、枳壳、牛膝等配伍，如《景岳全书》济生煎。

**【用法用量】** 6～10g。

**【成药例证】**

**1. 三宝胶囊(《中华人民共和国药典》2015 年版)** 药物组成：人参、鹿茸、当归、山药、醋龟甲、砂仁(炒)、山茱萸、灵芝、熟地黄、丹参、五味子、菟丝子(炒)、肉苁蓉、何首乌、菊花、牡丹皮、赤芍、杜仲、麦冬、泽泻、玄参。

功能主治：益肾填精，养心安神。用于肾精亏虚、心血不足所致的腰酸腿软、阳痿遗精、头晕眼花、耳鸣耳聋、心悸失眠、食欲不振。

**2. 壮骨伸筋胶囊(《中华人民共和国药典》2015 年版)** 药物组成：淫羊藿、熟地黄、鹿衔草、骨碎补(炙)、肉苁蓉、鸡血藤、红参、狗骨、茯苓、威灵仙、豨莶草、葛根、醋延胡索、山楂、洋金花。

功能主治：补益肝肾，强筋壮骨，活络止痛。用于肝肾两虚、寒湿阻络所致的神经根型颈椎病，症见肩臂疼痛、麻木、活动障碍。

**3. 抗骨增生丸(《中华人民共和国药典》2015 年版)** 药物组成：熟地黄、酒肉苁蓉、狗脊(盐制)、女贞子(盐制)、淫羊藿、鸡血藤、炒莱菔子、骨碎补、牛膝。

功能主治：补腰肾，强筋骨，活血止痛。用于骨性关节炎肝肾不足、瘀血阻络证，症见关节肿胀、麻木、疼痛、活动受限。

**4. 人参补丸(《卫生部药品标准中药成方制剂·第二十册》)** 药物组成：人参、沙参、牛膝、山茱萸、肉苁蓉、海马、茯苓、维生素 B。

功能主治：滋阴补虚，养血宁神，助颜益智，大补元气。用于先天不足，气血亏损，四肢疲倦，精神恍惚，头晕眼花，惊悸善忘，神经衰弱，营养不良等症。

**【贮藏】** 置通风干燥处，防蛀。

**【参考文献】** [1]龚梦鹃，刘新民，王立为.肉苁蓉对肾阳虚小鼠抗疲劳作用研究[J].中医药导报，2007，13(11)：8-10.

[2]朱秋霜，姜富，任春清，等.肉苁蓉对老龄小鼠脑、肝脏过氧化脂质含量的影响[J].佳木斯医学院学报，1998，21(l)：3-4.

[3]刘凤霞，王晓雯，王雪飞.肉苁蓉总苷对喹啉酸所致 Alzheimer 病小鼠学习记忆的影响及其作用机制[J].新疆医科大学学报，2005，28(12)：1131-1134.

[4]何伟，宋桂珍，武桂兰，等.肉苁蓉中雄性激素样作用活性成分的初探[J].中国中药杂志，1996，21(9)：564-565.

[5]李媛，宋媛媛，张洪泉.松果菊苷对衰老小鼠免疫功能和线粒体 DNA 相对含量的影响[J].中国药理学通报，2010，26(6)：

810-813.

[6]石惠芳，林安平，张洪泉，等.肉苁蓉多糖对大黄脾虚模型大鼠的影响[J].中国野生植物资源，2000，19(6)：49-51.

（李春雪 彭伟 傅超美）

## 652 肉豆蔻

Roudoukou

**【异名】** 迦拘勒（《开宝本草》），豆蔻（《续传信方》），肉果（《本草纲目》），顶头肉、玉果（《全国中草药汇编》），扎地（藏名），麻尖（傣语）。

**【来源】** 为肉豆蔻科植物肉豆蔻 *Myristica fragrans* Houtt.的干燥种仁。

**【产地】** 主要为栽培品，野生品亦有。原产于印度尼西亚、印度、马来西亚、新加坡、斯里兰卡的热带地区。我国台湾、海南万宁、广东湛江、福建厦门、云南西双版纳均有引种栽培。

**【采收加工】** 种植后6～7年开花结果，10年后产量增多，25年达盛果期。结果期为60～70年，盛果期有两次，即5～7月季10～12月。采摘成熟果实，除去果皮，剥去假种皮，将种仁用45℃低温慢慢烤干，经常翻动，当种仁摇之作响时即可。若高于45℃，脂肪溶解，失去香味，质量下降。

**【炮制】** **肉豆蔻** 除去杂质，洗净，干燥。

**麸煨肉豆蔻** 取净肉豆蔻，加入麸皮，麸煨温度150～160℃，约15min，至麸皮呈焦黄色，肉豆蔻呈棕褐色，表面有裂隙时取出，筛去麸皮，放凉。用时捣碎。每100kg肉豆蔻，用麸皮40kg。

**【性状特征】** **肉豆蔻** 呈卵圆形或椭圆形，长2～3cm，直径1.5～2.5cm。表面灰棕色或灰黄色，有时外被白粉（石灰粉末）。全体有浅色纵行沟纹和不规则网状沟纹。种脐位于宽端，呈浅色圆形突起，合点呈暗凹陷。种脊呈纵沟状，连接两端。质坚，断面显棕黄色相杂的大理石花纹，宽端可见干燥皱缩的胚，富油性。气香浓烈，味辛。

**麸煨肉豆蔻** 形如肉豆蔻，表面为棕褐色，有裂隙。气香，味辛。

**【化学成分】** 肉豆蔻的主要成分是挥发油及脂肪油类。肉豆蔻的挥发油类是其主要药理活性成分。《中华人民共和国药典》2015年版规定，本品药材按干燥品计算，含去氢二异丁香酚（$C_{20}H_{22}O_4$）不得少于0.10%，含挥发油不得少于6.0%(ml/g)；本品饮片按干燥品计算，含去氢二异丁香酚（$C_{20}H_{22}O_4$）不得少于0.080%，含挥发油不得少于4.0%(ml/g)。

**【药理毒理】**

**1. 增强学习和记忆力** 制备大鼠慢性血管性痴呆模型，分离迷走神经，结扎颈总动脉；术后第20d起，每天灌胃给予肉豆蔻提取物溶液5、10、20mg/kg，至60d为止，能恢复和改善神经元形态，使分枝网状阳性细胞有所减少[1]。

**2. 抗肿瘤** 3-甲基胆蒽（MCA）所致小鼠子宫上皮出现癌前或癌性损伤的模型，在造模前7d直至造模后90d，每天连续给予肉豆蔻10mg，对MCA诱发的小鼠子宫癌有一定的抑制作用[2]。

**3. 保肝** 灌胃给予大鼠肉豆蔻乙醇提取物250、500mg/kg。每天1次，第7天给药后，禁食24h，自由饮水，第8天一次性腹腔注射D-氨基半乳糖500mg/kg，可减轻肝细胞变性、坏死普遍，减少坏死灶，明显减轻汇管区炎性细胞浸润[3]。

**4. 对大鼠心律失常的影响** 大鼠腹腔注射肉豆蔻挥发油0.3、0.6ml/(kg·d)，连续7d，可明显减慢心率，延长Q-T间期，拮抗肾上腺素诱发的心律失常[4]。

**【药性】** 辛，温。归脾、胃、大肠经。

**【功能主治】** 温中行气，涩肠止泻。用于脾胃虚寒，久泻不止，脘腹胀痛，食少呕吐。

**【临床应用】**

**1. 临床常用**

(1) 虚泻，冷痢 本品性温而涩，能暖脾胃、固大肠、止泻痢，为治疗虚寒性泻痢之要药。治脾胃虚寒之久泻、久痢者，常与干姜、白术、党参等温中健脾药同用，共收温脾益气、涩肠止泻之功。如治脾肾阳虚、五更泄泻者，《证治准绳》四神丸，以之与补骨脂、五味子、吴茱萸同用。

(2) 胃寒胀痛，食少呕吐 本品辛香温燥，能温中理脾、行气止痛。治胃寒气滞、脘腹胀痛、食少呕吐等证，需与温胃降逆药配伍，共收温中行气、降逆止呕之功，如以之与木香、干姜、半夏等药同用。

**2. 临床新用** 肉豆蔻可用于治疗溃疡性结肠炎[5]。

**【用法用量】** 3～10g。

【成药例证】

1. 二十味肉豆蔻丸(《卫生部药品标准·藏药第一册》)　药物组成:肉豆蔻、降香、沉香、石灰华、广枣、红花、藏茴香、丁香、大蒜(炭)、豆蔻、阿魏、草果、诃子、乳香、毛诃子、儿茶、余甘子、力嘎都、檀香、牛黄。

功能主治:镇静,安神。用于"宁龙"病,神志紊乱,烦躁,精神恍惚,失眠,头晕,健忘,耳鸣,颤抖,惊悸。

2. 二十五味松石丸(《中华人民共和国药典》2015年版)　药物组成:松石、珍珠、珊瑚、朱砂、诃子肉、铁屑(诃子制)、余甘子、五灵脂膏、檀香、降香、木香、马兜铃、鸭嘴花、牛黄、木香、绿绒蒿、船形乌头、肉豆蔻、丁香、伞梗虎耳草、毛诃子(去核)、天竺黄、西红花、木棉花、麝香、石灰华。

功能主治:清热解毒,疏肝利胆,化瘀。用于肝郁气滞,血瘀,肝中毒,肝痛,肝硬化,肝渗水及各种急、慢性肝炎和胆囊炎。

3. 二十五味珍珠丸(《中华人民共和国药典》2015年版)　药物组成:珍珠、珍珠母、肉豆蔻、石灰华、红花、草果、丁香、降香、豆蔻、诃子、檀香、余甘子、沉香、肉桂、毛诃子、螃蟹、木香、冬葵果、荜茇、志达萨增、金礞石、体外培育牛黄、香旱芹、西红花、黑种子草、人工麝香、水牛角浓缩粉。

功能主治:安神开窍。用于中风,半身不遂,口眼㖞斜,昏迷不醒,神志紊乱,谵语发狂等。

4. 十五味沉香丸(《中华人民共和国药典》2015年版)　药物组成:沉香、藏木香、檀香、紫檀香、红花、肉豆蔻、高山辣根菜、悬钩子茎(去皮、心)、宽筋藤(去皮)、干姜、石灰华、广枣、诃子(去核)、毛诃子(去核)、余甘子。

功能主治:调和气血,止咳,安神。用于气血郁滞,胸痛,干咳气短,失眠。

5. 十六味冬青丸(《中华人民共和国药典》2015年版)　药物组成:冬青叶、石榴、石膏、肉桂、豆蔻、木香、丁香、甘草、白葡萄干、沉香、拳参、荜茇、肉豆蔻、红花、广枣、方海。

功能主治:宽胸顺气,止咳定喘。用于胸满腹胀,头昏浮肿,寒嗽痰喘。

【注意事项】　肉豆蔻油有麻醉作用,用量不宜过大,过量会引起中毒,出现神昏、瞳孔散大及惊厥。

【贮藏】　置阴凉干燥处,防蛀。

【参考文献】

[1]赵洪伟.肉豆蔻提取物对血管性痴呆大鼠的影响[J].中国西部科技,2014,13(4):66-68.

[2]密新.肉豆蔻挥发油的成分分析[J].中草药,1997,28(1):14-16.

[3]李德智,昌友权,昌喜涛,等.肉豆蔻乙醇提取物对D-氨基半乳糖中毒大鼠急性肝损伤的保护作用[J].吉林工程技术师范学院学报(工程技术版),2003,19(6):41-45.

[4]张子英,伊乐,爱民,等.蒙药肉豆蔻挥发油对大鼠心律失常的作用[J].中国民族医药杂志,2013,1(1):41-43.

[5]杜波,王婧.四神丸合理中汤加味治疗溃疡性结肠炎76例[J].中医杂志,2011,52(20):1778-1779.

(张晨　彭伟　傅超美)

## 653　肉豆蔻衣

Roudoukouyi

【异名】　肉豆蔻花(李承祐《药用植物》),玉果花(《药材资料汇编》)。

【来源】　为肉豆蔻科植物肉豆蔻 *Myristica fragrans* Houtt.干燥的假种皮。

【产地】　主要为栽培品,野生品亦有。原产于印度尼西亚、印度、马来西亚、新加坡、斯里兰卡的热带地区。我国台湾、海南万宁、广东湛江、福建厦门、云南西双版纳均有引种栽培。

【采收加工】　采收肉豆蔻种子时,剥取假种皮,晒干。

【炮制】　净制。

【性状特征】　为扁平的裂瓣,分枝状或半筒状,常常折叠压扁,长约25mm,厚约1mm,表面淡红棕色或橙红棕色,半透明状,微具白霜,肉质油润。气香,味辛辣。

【化学成分】　肉豆蔻衣的主要成分为挥发油和脂肪酸。肉豆蔻衣的挥发油是其主要药理活性成分。

【药性】　二级干热。

【功能主治】　补脑养肝,燥湿健胃,消散寒气,益精壮阳。用于脑弱健忘,肝虚精少,食欲不振,精少阳痿,寒盛脾衰,腹泻呕血。

【临床应用】　临床常用

(1) 虚泻,冷痢　本品性温而涩,能暖脾胃、固大肠、止泻痢,为治疗虚寒性泻痢之要药。

（2）胃寒胀痛，食少呕吐　本品辛香温燥，能温中理脾，行气止痛。治胃寒气滞、脘腹胀痛、食少呕吐等证，需与温胃降逆药配伍，共收温中行气、降逆止呕之功。

**【用法用量】** 6～9g。小儿服用遵医嘱。

**【成药例证】**

**1. 平溃加瓦日西麦尔瓦依特蜜膏（《卫生部药品标准·维吾尔药分册》）** 药物组成：珍珠、肉桂、肉豆蔻衣、干姜、阿纳其根、欧矢车菊根、草果、乳香、大叶补血草、郁金、印度多榔菊根、酥油、芹菜子、白丹华、肉桂子、肉豆蔻。

功能主治：健胃温脾。用于寒性胃痛，腹泻食少，胃及十二指肠溃疡，习惯性流产等。

**2. 罗补甫比日丸（《卫生部药品标准·维吾尔药分册》）** 药物组成：牛鞭、肉桂、苜蓿子、高良姜、洋葱子、丁香、芜菁子、花椒、胡萝卜子、芝麻、甜瓜子、巴旦仁、黄瓜子、欧细辛、韭菜子、大叶补血草、莳萝子、蒺藜、奶桃、紫茉莉根、棉子、木香、姜片、肉豆蔻衣、白皮松子、芝麻菜子、西红花、铁力木、荜茇、肉豆蔻。

功能主治：温补脑肾，益心填精。用于阳痿，抑郁，滑精，早泄，体虚，消瘦，神经衰弱。

**3. 清浊曲比亲艾拉片（《卫生部药品标准·维吾尔药分册》）** 药物组成：菝葜、姜黄、草果、玫瑰花、荜茇、秋水仙、干姜、肉桂、肉豆蔻衣、西红花、番泻叶、香附、熏鲁香、肉豆蔻、附子、白蜡树子、高良姜、胡椒、丁香、阿纳其根、天冬。

功能主治：清理浊血，利尿消肿。用于尿痛，尿少，尿血腰痛，滞下不利，关节疼痛等。

**4. 温肾苏拉甫片（《卫生部药品标准·维吾尔药分册》）** 药物组成：中亚白及、肉豆蔻、高良姜、附子、肉豆蔻衣、肉桂、罂粟壳、西红花。

功能主治：温肾除湿。用于早泄，遗精遗尿症等。

**【注意事项】** 肉豆蔻油有麻醉作用，用量不宜过大。

**【贮藏】** 置干燥处。

（张晨　彭伟　傅超美）

## 654　肉桂

Rougui

**【异名】** 桂木（《山海经》），牡桂、箘桂（《神农本草经》），玉桂、桂树、梫、木桂（《尔雅》），大桂、筒桂（《唐本草》），紫桂（《药性论》），官桂辣桂（《仁斋直指方》）。

**【来源】** 为樟科植物肉桂 *Cinnamomum cassia* Presl 的干燥树皮。

**【产地】** 主要为栽培品，野生品亦有。其道地产区为广西桂平、容县、平南、大瑶山、上思，广东广义、德兴、信宜、钦县、防城等地。国外主产于越南、印度、老挝、印度尼西亚。

**【采收加工】** 多于秋季剥取，阴干。

**【炮制】** 除去杂质及粗皮。用时捣碎。

**【性状特征】** 呈槽状或卷筒状，长30～40cm，宽或直径3～10cm，厚0.2～0.8cm。外表面灰棕色，稍粗糙，有不规则的细皱纹和横向突起的皮孔，有的可见灰白色的斑纹；内表面红棕色，略平坦，有细纵纹，划之显油痕。质硬而脆，易折断，断面不平坦，外层棕色而较粗糙，内层红棕色而油润，两层间有1条黄棕色的线纹。气香浓烈，味甜、辣。

**【化学成分】** 肉桂的主要成分是挥发油、多糖、香豆素、二萜类、烷醇及其多聚体化合物、黄酮类、木脂素类等。肉桂的挥发油是其主要药理活性成分。《中华人民共和国药典》2015年版规定，本品药材按干燥品计算，含桂皮醛（$C_9H_8O$）不得少于1.5%，含挥发油不得少于1.2%（ml/g）。

**【药理毒理】**

**1. 降血糖** 链脲佐菌素合并高脂饲养制备2型糖尿病大鼠模型，灌胃给予其肉桂水煎液295mg生药/kg，每天1次，连续2周，能提高糖尿病大鼠糖耐量，增加大鼠肝糖原和肌糖原含量，降低胰岛素水平，降低胰岛素抵抗指数[1]。

**2. 抗衰老** 灌胃给予老龄大鼠肉桂水煎剂4g/kg，连续10d、20d、30d，能提高老龄大鼠血清TAA及红细胞SOD活性，降低脑LPF和肝MDA含量，增加心肌$Na^+$-$K^+$-ATP酶活性，改善肝细胞膜LFU，且发挥抗衰老作用的最佳用药时间为30d[2]。

**3. 对心脑血管的作用** 灌胃给予$CVB_{3m}$病毒性心肌炎小鼠肉桂油36.7、49.1mg/kg，可降低其死亡率，延长中位生存时间，降低急性期血清中CK、CK-MB含量以及心肌中MDA含量，提高SOD活性，减轻急性期、亚急性期小鼠心肌组织的坏死与钙化[3]。

**4. 抗菌**　灌胃给予1.25、1.88、2.5g/L小鼠肉桂油，每次1ml，连续10d，能降低胃白念珠菌感染小鼠的阳性检出率[4]。

**5. 其他药理作用**　大鼠静脉注射肉桂水煎剂6g生药/kg，能抑制体内ADP诱导的大鼠血小板聚集；大鼠静脉注射200mg/ml肉桂水煎剂，能抑制ADP诱导的大鼠体外血小板聚集[5]。

**【药性】**　辛、甘，大热。归肾、脾、心、肝经。

**【功能主治】**　补火助阳，引火归原，散寒止痛，温通经脉。用于阳痿宫冷，腰膝冷痛，肾虚作喘，虚阳上浮，眩晕目赤，心腹冷痛，虚寒吐泻，寒疝腹痛，痛经经闭。

**【临床应用】**

**1. 临床常用**

(1) 阳虚诸证　本品辛甘而热，善补火助阳、益阳消阴。治肾阳不足、命门火衰之畏寒肢冷、腰膝冷痛、夜尿频多、阳痿、宫寒、滑精早泄等，常配伍温补肾阳药，如《景岳全书》右归丸。治脾肾阳虚之肢冷神疲、食少便溏，常配伍温补脾肾药，如《三因方》桂附理中丸。治心阳不足之心悸气短、胸闷不舒，常配伍温阳补气药。

(2) 寒凝诸痛证　本品辛热温散，善去痼冷寒沉而止痛。治寒邪内侵或脾胃虚寒之脘腹冷痛，症轻者可单用，症重者常配伍温里祛寒药，如《太平惠民和剂局方》大已寒丸。治胸阳不振，寒邪内侵之胸痹心痛，常配伍散寒止痛药，如《寿世保元》桂附丸。治寒疝腹痛，多配伍温里散寒，行气止痛药，如《景岳全书》暖肝煎。治风寒湿痹痛重兼肝肾亏虚者，常配伍祛风湿，补肝肾之品，以共奏祛风湿、强筋骨之效，如《千金方》独活寄生汤。

(3) 寒凝血瘀证　本品辛散温通，能温通血脉、促进血行、消散瘀滞，为治寒凝血瘀之要药。治寒凝血滞之月经不调、痛经或闭经，常配伍活血调经药，如《医林改错》少腹逐瘀汤。治妇人产后瘀血阻滞之恶露不尽、腹痛不止，常配伍活血祛瘀药。治妇人气滞血瘀之癥瘕积聚，常配伍行气活血、祛瘀消癥药，如《济阴纲目》蓬莪术丸。

此外，久病体虚气血不足者，在补气益血方中加入少量肉桂，能获鼓舞气血生长之效。又本品大热入肝肾，能使下元虚衰、上浮之虚阳引回故里，又称其能引火归原。用治元阳亏虚、虚阳上浮的面赤、咽痛、心悸、失眠、脉微弱者，常与山茱萸、五味子、人参、玄参等同用。

**2. 临床新用**　肉桂可用于治疗慢性支气管炎[6]。

**【用法用量】**　1～5g。

**【成药例证】**

**1. 复方皂矾丸(《中华人民共和国药典》2015年版)**　药物组成：海马、西洋参、皂矾、肉桂、核桃仁、大枣。

功能主治：温肾健髓，益气养阴，生血止血。用于再生障碍性贫血，白细胞减少症，血小板减少症，骨髓增生异常综合征及放疗和化疗所致的骨髓损伤、白细胞减少属肾阳不足、气血两虚证者。

**2. 心宝丸(《卫生部药品标准中药成方制剂·第十八册》)**　药物组成：附子、鹿茸、人参、肉桂、洋金花、三七、麝香、蟾酥、冰片。

功能主治：温补心肾，活血通脉。用于心肾阳虚、心脉瘀阻所致的心悸，症见畏寒肢冷、动则喘促、心悸气短、下肢肿胀、脉结代；冠心病、心功能不全、病态窦房结综合征见上述证候者。

**3. 桂附地黄丸(《中华人民共和国药典》2015年版)**　药物组成：肉桂、制附子、熟地黄、山茱萸、牡丹皮、山药、茯苓、泽泻。

功能主治：温补肾阳。用于肾阳不足，腰膝冷痛，肢体浮肿，小便不利或反多，痰饮喘咳，消渴。

**4. 痛经宝颗粒(《中华人民共和国药典》2015年版)**　药物组成：红花、当归、肉桂、三棱、莪术、丹参、五灵脂、木香、延胡索(醋制)。

功能主治：温经化瘀，理气止痛。用于寒凝气滞血瘀，妇女痛经，少腹冷痛，月经不调，经色暗淡。

**5. 桂附理中丸(《中华人民共和国药典》2015年版)**　药物组成：附片、肉桂、党参、白术、炙甘草、炮姜。

功能主治：补肾助阳，温中健脾。用于肾阳衰弱，脾胃虚寒，脘腹冷痛，呕吐泄泻，四肢厥冷。

**【注意事项】**

1. 有出血倾向者及孕妇慎用。

2. 不宜与赤石脂同用。

**【贮藏】**　置阴凉干燥处。

**【参考文献】**　[1]徐洁，钟酉娲.肉桂对2型糖尿病大鼠肝糖原、肌糖原的影响[J].中国中医药科技,2007,14(3):171-172.

[2]王桂杰,白晶,纪彪,等.雌性大鼠抗氧化系统的增龄性变化及肉桂抗衰老作用的实验研究[J].中国老年学杂志,1998,18(4):241-243.

[3]丁媛媛,谢艳华,缪珊,等.肉桂油治疗小鼠CVB3m病毒性心肌炎的实验研究[J].第四军医大学学报,2005,26(11):1037-1040.

[4]马耀辉,邓洁华,王刚生,等.肉桂油对小鼠胃白念珠菌感染的治疗作用[J].世界华人消化杂志,2009,17(15):1545-1547.

[5]陈一,钟正贤,黄凤娇,等.中药肉桂的药理研究(第一报):对血液和心血管系统的影响[J].中药通报,1981,12(5):32.

[6]付晓辉,朱晓青.黄芪注射液合桂附地黄胶囊治疗慢性支气管炎症疗效观察[J].时珍国医国药,2003,14(12):762-763.

（张晨　彭伟　傅超美）

## 655　肉桂叶

Rouguiye

**【来源】**　为樟科植物肉桂 *Cinnamomum cassia* Presl 的干燥叶。

**【产地】**　主要为栽培品,野生品亦有。其道地产区为广西桂平、容县、平南、大瑶山、上思,广东广义、德兴、信宜、钦县、防城等地。国外主产于越南、印度、老挝、印度尼西亚。

**【采收加工】**　夏季叶茂盛期采摘,晒干。

**【炮制】**　拣净杂质。

**【性状特征】**　呈广披针形、披针形或长圆形,长8～17cm,宽3～6cm,先端略尖,基部较钝,全缘,革质,上表面浅绿色,光滑无毛,下表面黄绿色,稀被柔毛,叶脉3条,显著突起,细脉横向平行。革质稍韧。气清香,味微辛。

**【化学成分】**　肉桂叶的主要成分是挥发油,还含有淀粉。肉桂叶的挥发油是其主要药理活性成分。

**【药性】**　二级干热。

**【功能主治】**　消散寒气,健脑理肺,利尿通经。用于寒气闭阻,久咳气促,神疲乏力,尿少经闭。

**【临床应用】**　**临床常用**

(1) 咳嗽,喘证　本品性温,能散寒理肺、纳气平喘。用于治疗肺肾两虚所致久咳气,常伴畏寒,神疲乏力等。

(2) 小便不利　本品能化气利小便。用于治疗肾气不足所致小便不利。

(3) 闭经　本品性温,散寒通经。用于治疗寒凝血瘀所致闭经。

**【用法用量】**　5～10g。

**【成药例证】**

**1. 桂龙药膏(《卫生部药品标准中药成方制剂·第八册》)、桂龙药酒(《卫生部药品标准中药成方制剂·第十四册》)**　药物组成:肉桂叶、土茯苓、红药、过岗龙、红杜仲、玉郎伞、土生地、三爪龙、砂仁、老鸦嘴、千斤拔、白芷、黄精、牛大力、土甘草、川芎、大芦、高山龙、青藤、五爪龙、万筋藤、首乌藤、当归藤、四方藤、温姜、狮子尾、九牛力、黑老虎根。

功能主治:祛风除湿,舒筋活络,温肾补血。用于风湿骨痛,慢性腰腿痛,肾阳不足,气血亏虚引起的贫血,失眠多梦,气短,心悸,多汗,厌食,腹胀,尿频等症。

**2. 肠胃散(《国家中成药标准汇编·内科脾胃分册》)**　药物组成:肉桂叶、吴茱萸、艾叶、砂仁、丁香、陈皮、茯苓、岗松、大叶桉叶。

功能主治:温中散寒,燥湿止泻。用于寒湿泄泻,症见大便次数增多、粪质稀薄、腹痛肠鸣、舌苔薄白或白腻。

**【贮藏】**　置阴凉干燥处。

（刘婷婷　彭伟　傅超美）

## 656　肉桂子

Rouguizi

**【异名】**　祖热吐、谢节热提斯、赛里合、古丽达尔其尼、达尔其尼卡坡里(《药物之秘》)。

**【来源】**　为樟科植物肉桂 *Cinnamomum cassia* Presl 的干燥带宿萼的未成熟果实。

**【产地】**　主要为栽培品,野生品亦有。其道地产区为广西桂平、容县、平南、大瑶山、上思,广东广义、德兴、信宜、钦县、防城等地。国外主产于越南、印度、老挝、印度尼西亚。

**【采收加工】**　10～11月间采收。除去杂质,晒干或低温干燥。

**【炮制】**　除去杂质,筛去灰屑。用时捣碎或研成细粉。

**【性状特征】**　呈倒圆锥形,长4～18mm,直径

4～7mm。宿萼杯状，长5～11mm，直径4～7mm，边缘有不明显的6浅齿裂；表面褐色至黑褐色，有皱纹，下部延长成萼筒，有的连有果柄。宿萼内有未成熟的果实，椭圆形或类圆形，直径2～5mm。黄棕色至棕褐色，略有光泽，有皱纹；顶端稍平截，上部有一微凸起的花柱残基，下部圆钝，可见凸起的子房柄。质松软，易压碎。气香，味甜而辛辣。

**【化学成分】** 肉桂子的主要成分是挥发油，还含有淀粉等。

**【药理毒理】** **抗氧化** 0.1g/ml肉桂子甲醇提取液2ml中加入0.08g/L的DPPH溶液2ml，对DPPH的清除率为95%[1]。

**【药性】** 辛、甘，温。归脾、胃、肾、肺经。

**【功能主治】** 温中散寒，止痛。用于胃腹冷痛，呕哕，肺寒咳喘。

**【临床应用】** **临床常用**

（1）阳虚证　本品性温，有助阳之功效。用于治疗阳气衰弱，温煦失职所致心腹冷痛或胃痛，呕哕，阳痿，宫冷等。

（2）咳嗽，喘证　本品能温肾纳气平喘。用于治疗肾虚，肾不纳气之咳嗽，喘证。

**【用法用量】** 3～6g，或研磨冲服。

**【成药例证】**

**1. 康氏牛黄解毒丸[《卫生部药品标准中药成方制剂·第二十一册(中药保护)》]**　药物组成：大黄、白芍、防风、山药、肉桂子、雄黄、朱砂、薄荷脑、黄芩、钩藤、桔梗、丁香、甘草、牛黄、冰片、麝香。

功能主治：清热解毒，散风止痛。用于肝肺蕴热，风火上扰引起的头目眩晕，口鼻生疮，风火牙疼，暴发火眼，皮肤刺痒。

**2. 康氏牛黄解毒片(《卫生部药品标准中药成方制剂·第十六册》)**　药物组成：大黄、白芍、防风、山药、肉桂子、雄黄、朱砂、薄荷脑、黄芩、钩藤、桔梗、丁香、甘草、人工牛黄、冰片、麝香。

功能主治：清热解毒，散风止痛。用于肝肺蕴热，风火上扰引起的头晕目眩，口鼻生疮，风火牙疼，暴发火眼，皮肤刺痒。

**3. 三余神曲(《卫生部药品标准中药成方制剂·第十五册》)**　药物组成：茯苓、六神曲(炒)、白芍、前胡、甘草、桂枝、香附(制)、高良姜、厚朴(制)、防风、荆芥、丁香、柴胡、粉萆薢、苦杏仁、黄荆子、山柰、红豆蔻、黄芩、香薷、白术(炒)、川芎、羌活、白芷、小茴香、乌药、泽泻、半夏(制)、甘粉、桔梗、肉桂子、木香、山药、槟榔、麦芽(炒)、木香、山楂(炒)、吴茱萸(制)、麻黄、八角茴香、枳壳(炒)、细辛、陈皮、肉豆蔻(煨)、广藿香、鲜青蒿(或青蒿)、紫苏叶、生姜、秦艽、大腹皮、薄荷、鲜辣蓼(辣蓼)。

功能主治：疏风解表，调胃理气。用于感受风寒，伤食吐泻，胸腹饱闷，舟车晕吐。

**【注意事项】** 对膀胱有害，矫正药为西黄芪胶或欧细辛。

**【贮藏】** 置阴凉干燥处。

**【参考文献】** [1]胡曙晨，马雪红，李新霞，等.维药肉桂子体外抗氧化活性研究[J].安徽医药，2014，18(2)：233-236.

（刘婷婷　彭伟　傅超美）

## 657　乳香

Ruxiang

**【异名】** 熏陆香(《名医别录》)，马尾香、乳头香(《海药本草》)，塌香(《梦溪笔谈》)，西香(《本草衍义》)，天泽香、摩勒香、多伽罗香、浴香(《本草纲目》)。

**【来源】** 为橄榄科植物乳香树 *Boswellia carterii* Birdw.及同属植物 *Boswellia bhaw-dajiana* Birdw.树皮渗出的树脂。

**【产地】** 主要为栽培品。主产于红海沿岸的索马里和埃塞俄比亚。

**【采收加工】** 春、夏均可采收，以春季为盛产期。采收时，于树干的皮部由下向上顺序切伤，并开一狭沟，使树脂从伤口渗出，流入沟中，数天后凝成干硬的固体，即可采取。

**【炮制】** **乳香**　拣去砂子杂质。

**醋乳香**　取净乳香，照醋炙法炒至表面光亮。每100kg乳香，用醋5kg。

**【性状特征】** **乳香**　呈长卵形滴乳状、类圆形颗粒或粘合成大小不等的不规则块状物。大者长达2cm(乳香珠)或5cm(原乳香)。表面黄白色，半透明，被有黄白色粉末，久存则颜色加深。质脆，遇热软化。破碎面有玻璃样或蜡样光泽。具特异香气，味微苦。

**醋乳香** 呈不规则乳头状小颗粒或小团块状。表面深黄色,质酥脆。

**【化学成分】** 乳香的主要化学成分是树脂,还含有树胶、挥发油等。乳香的树脂类成分是其主要药理活性成分。《中华人民共和国药典》2015年版规定,索马里乳香药材含挥发油不得少于6.0%(ml/g),埃塞俄比亚乳香药材含挥发油不得少于2.0%(ml/g)。

**【药理毒理】**

**1. 促进骨折愈合** 1g/ml乳香水提液5ml/3kg灌胃骨折模型大鼠,每天2次,连续21d,能促进VEGF、ALP的表达[1]。

**2. 抗抑郁** 乳香精油0.2ml/100g灌胃抑郁症模型小鼠,每天1次,连续灌胃21d,可使小鼠脑内的5-HT含量显著提高[2]。

**【药性】** 辛、苦,温。归心、肝、脾经。

**【功能主治】** 活血定痛,消肿生肌。用于胸痹心痛,胃脘疼痛,痛经经闭,产后瘀阻,癥瘕腹痛,风湿痹痛,筋脉拘挛,跌打损伤,痈肿疮疡。

**【临床应用】 临床常用**

(1) 血瘀气滞诸痛证 本品辛散温通,内能宣通脏腑,外能透达经络,既能活血化瘀,又能行散滞气,止痛之功较著。善治血瘀气滞之疼痛,常与没药相须为用。治气血瘀滞之胸腹或胃脘疼痛,可配川楝子、木香等行气止痛之品;治痛经、经闭、产后瘀阻腹痛,常配当归、丹参等祛瘀通经止痛之品。

(2) 跌打损伤,疮疡痈肿 本品既能活血消肿,又能生肌敛疮;既可内服,亦可外用,为外科、伤科常用之要药。治跌打损伤、瘀血肿痛,常配活血通经止痛之品,如《良方集腋》七厘散,以之与没药、血竭、红花等药同用;治疮疡肿毒初起、红肿热痛,可配清热解毒、消肿散结之品,如《校注妇人良方》仙方活命饮,以之与没药、金银花、白芷等同用;治疮疡溃破、久不收口,常与没药共研末外用,以生肌敛疮。

**【用法用量】** 煎汤或入丸、散,3~5g。外用适量,研末调敷。

**【成药例证】**

**1. 金甲排石胶囊(《国家中成药标准汇编·内科肾系分册》)** 药物组成:三棱、没药(炒)、赤芍、桃仁(制)、皂角刺、白芷、枳壳(炒)、莪术、青皮、乳香(炒)、薏苡仁、川牛膝、车前子、厚朴、穿山甲(制)、广金钱草。

功能主治:活血化瘀,利尿通淋。用于砂淋,石淋等属于湿热瘀阻证候者。

**2. 接骨七厘散(《国家中成药标准汇编·骨伤科分册》)** 药物组成:乳香(制)、没药(制)、骨碎补(烫)、熟大黄(酒蒸)、当归、土鳖虫、血竭、硼砂、自然铜(醋煅)。

功能主治:活血化瘀,接骨止痛。用于跌打损伤,续筋接骨,血瘀疼痛。

**3. 活血接骨散(《国家中成药标准汇编·骨伤科分册》)** 药物组成:麻黄、土鳖虫、乳香(醋炒)、没药(醋炒)、地龙(去土酒炒)、自然铜(醋煅)。

功能主治:活血止痛,续筋接骨。用于伤筋动骨,瘀血肿痛。

**4. 双参龙胶囊(《国家中成药标准汇编·内科心系分册》)** 药物组成:西洋参、桃仁、麦冬、地龙、丹参、黄芪、西红花、川芎、当归、乳香、全蝎。

功能主治:益气活血,舒心通脉。用于气虚血瘀所致的胸痹,症见胸痛、胸闷、心悸、气短、乏力等;冠心病、心绞痛及缺血性脑血管病见上述证候者。

**5. 胆石通利胶囊(《国家中成药标准汇编·内科肝胆分册》)** 药物组成:金钱草、茵陈、郁金、陈皮、黄芩、乳香、硝石、白矾、大黄、三棱、栀子、甘草、没药。

功能主治:清热利胆,化瘀排石。用于肝胆湿热所致的急、慢性胆囊炎,胆结石等。

**【注意事项】** 孕妇及胃弱者慎用。

**【贮藏】** 置阴凉干燥处。

**【参考文献】** [1]邱芸,王平珍.乳香促进大鼠骨折愈合机制的实验研究[J].光明中医,2015,6(30):1197-1198.

[2]张业奇,邓鲲华,杨怡,等.乳香精油抗抑郁作用的研究[J].天然产物研究与开发,2015,27(1):31-34.

(刘婷婷 彭伟 傅超美)

## 658 蕤仁

Ruiren

**【异名】** 蕤核(《神农本草经》),蕤核仁(《外台秘要》),蕤李子(《救荒本草》),蕤子(《本草纲目拾遗》),白桵仁、棫仁、美仁子(《药材资料汇编》),马茹子(《全国中草药汇编》)。

**【来源】** 为蔷薇科植物蕤核 *Prinsepia uniflora* Batal.或齿叶扁核木 *Prinsepia uniflora* Batal. var. *serrata* Rehd.的干燥成熟果核。

**【产地】** 主要为栽培品。主产于山西、陕西、甘肃、内蒙古等地。

**【采收加工】** 夏、秋间采摘成熟果实,除去果肉,洗净,晒干。

**【炮制】** 除去杂质,洗净,干燥。用时捣碎。

**【性状特征】** 呈类卵圆形,稍扁,长 7～10mm,宽 6～8mm,厚 3～5mm。表面淡黄棕色或深棕色,有明显的网状沟纹,间有棕褐色果肉残留,顶端尖,两侧略不对称。质坚硬。种子扁平卵圆形,种皮薄,浅棕色或红棕色,易剥落;子叶 2,乳白色,有油脂。气微,味微苦。

**【化学成分】** 蕤仁的主要成分是甾醇、皂苷、黄酮类化合物、有机酸类等,还含有蒽醌类、酚类和鞣质等。蕤仁的黄酮类和有机酸化合物是其主要药理活性成分。

**【药性】** 甘,微寒。归肝经。

**【功能主治】** 疏风散热,养肝明目。用于目赤肿痛,睑弦赤烂,目暗羞明。

**【临床应用】** **临床常用**

各种目疾证　本品多适用于因外感风热所致的各种眼部不适,目赤肿痛,眦烂多泪,昏暗羞明,夜寐不安等。

**【用法用量】** 5～9g。

**【成药例证】**

**1. 八宝拨云散(《卫生部药品标准中药成方制剂·第六册》)** 药物组成:冰片、麝香、珍珠、熊胆、牛黄、海螵蛸、琥珀、朱砂、蕤仁、硼砂、硇砂、炉甘石(制)。

功能主治:清热散瘀,消云退翳。用于胬肉攀睛,去翳湿痒。

**2. 障眼明片(《中华人民共和国药典》2015 年版)** 药物组成:石菖蒲、决明子、肉苁蓉、葛根、青葙子、党参、蔓荆子、枸杞子、车前子、白芍、山茱萸、甘草、菟丝子、升麻、蕤仁(去内果皮)、菊花、密蒙花、川芎、黄精、熟地黄、关黄柏、黄芪。

功能主治:补益肝肾,退翳明目。用于肝肾不足所致的干涩不舒、单眼复视、腰膝酸软,或轻度视力下降;早、中期老年性白内障见上述证候者。

**3. 障眼明胶囊(《新药转正标准 82》)** 药物组成:石菖蒲、青葙子、车前子、菟丝子、密蒙花、关黄柏、决明子、党参、白芍、升麻、川芎、黄芪、肉苁蓉、蔓荆子、山茱萸、蕤仁(去内果皮)、黄精、葛根、枸杞子、甘草、菊花、熟地黄。

功能主治:补益肝肾,退翳明目。用于初期及中期老年性白内障。

**【贮藏】** 置干燥容器内。炒蕤仁、蕤仁霜密闭,置阴凉干燥处。

(曹丽梅　彭伟　傅超美)

# S

## 659　三白草

Sanbaicao

【异名】　水木通(《本草纲目拾遗》)，五路白、白水鸡(《福建民间草药》)，田三白、白黄脚(《闽东本草》)，白花照水莲(《福建中草药》)。

【来源】　为三白草科植物三白草 *Saururus chinensis* (Lour.) Baill.的干燥地上部分。

【产地】　主要为野生品。主产于江苏、浙江、湖南、广东等地。

【采收加工】　全年均可采收，洗净，晒干。

【炮制】　除去杂质，洗净，切段，干燥。

【性状特征】　茎呈圆柱形，有纵沟 4 条，一条较宽广；断面黄棕色至棕褐色，纤维性，中空。单叶互生，叶片卵形或卵状披针形，长 4～15cm，宽 2～10cm；先端渐尖，基部心形，全缘，基出脉 5 条；叶柄较长，有纵皱纹。总状花序于枝顶与叶对生，花小，棕褐色。蒴果近球形。气微，味淡。

【化学成分】　三白草的主要化学成分是挥发油、黄酮类、木脂素类、生物碱类、鞣质类、多糖等。三白草的多糖是其主要药理活性成分。《中华人民共和国药典》2015 年版规定，本品药材及其饮片按干燥品计算，含三白草酮($C_{20}H_{20}O_6$)不得少于 0.10%。

【药理毒理】

**1. 抗炎**　三白草水煎液 8.0g/kg 灌胃小鼠，每天 1 次，连续 7d，可显著降低二甲苯所致小鼠耳肿胀[1]。

**2. 镇痛**　三白草水煎液 2.0、4.0、8.0g/kg 灌胃小鼠，每天 1 次，连续 7d，均可减少醋酸所致小鼠扭体次数、提高热板法的小鼠的痛阈值[1]。

**3. 降血糖**　三白草 95%醇提取液以 30g/kg 灌胃四氧嘧啶小鼠，单次给药，小鼠血糖值明显降低[2]。

【药性】　甘、辛，寒。归肺、膀胱经。

【功能主治】　利尿消肿，清热解毒。用于水肿，小便不利，淋沥涩痛，带下；外治疮疡肿毒，湿疹。

【临床应用】　临床常用

(1) 白带病　本品具有清热解毒，利水消肿之功。用于因脾虚肝郁、湿热下注引起的白带异常，如(《江西民间草药验方》)杜鹃猪肉汤，杜鹃花根、三白草根、猪肉汤适量，将杜鹃花根和三白草根挖取后洗净。水煎煮数沸后，留汁去渣，兑猪肉汤服。

(2) 乳糜尿　本品具有清热解毒，利水消肿之功。用于治疗因膏淋所致的小便不利。

【用法用量】　15～30g。

【成药例证】　三白草肝炎糖浆(《卫生部药品标准中药成方制剂·第九册》)　药物组成：三白草、地耳草、黄芩、茯苓。

功能主治：清热利湿，疏肝解郁，祛瘀退黄，利胆降酶。用于急性黄疸、无黄疸型肝炎、迁延性或慢性肝炎等。

【贮藏】　贮干燥容器内，密闭，阴凉干燥处，防霉。

【参考文献】　[1]曾婉君，余应嘉，王叶茗，等.三白草抗炎镇痛作用研究[J].中国医药导报，2012，9(11)：33-34.

[2]何亚维，彭国平，曹月梅，等.三白草降血糖作用的研究[J].中国中药杂志，1992，17(12)：751-752.

(曹丽梅　彭伟　傅超美)

## 660　三叉苦

Sanchaku

【来源】　为芸香科植物三叉苦 *Euodia lepta* (Spreng.) Merr.的干燥枝叶。

【采收加工】　夏、秋二季采收，晒干。

【炮制】　除去杂质，洗净，稍润，切段，晒干。

【性状特征】　枝呈圆柱形，直径 0.5～1.5cm；表面灰棕色或绿灰色，有细纵皱纹；嫩枝呈方柱形，表面灰绿色至褐绿色；质硬而脆，易折断。三出复叶对生，叶柄长3～5cm；小叶片多皱缩、破碎，完整者展平后呈长圆状披针形，长6～15cm，宽2～5cm；先端渐尖，全缘或不规则浅波状，基部稍偏斜，狭尖延长成短的小叶柄；上表面褐绿色，下表面色较浅，两面光滑无毛，有透明腺点。气微，味苦。以枝嫩、叶绿者为佳。

**【化学成分】** 三叉苦的主要成分是挥发油及生物碱。

**【药性】** 苦，寒。

**【功能主治】** 清热解毒，消炎止痛。用于感冒发热，流行性脑脊髓膜炎，乙型脑炎，扁桃体炎，咽喉炎，跌仆肿痛，风湿痹痛；外治疮肿，皮肤瘙痒。

**【临床应用】** 临床常用

(1) 热毒炽盛证　本品能清热解毒、消炎止痛，用于治疗外感温热邪气、热毒炽盛所致感冒发热、流行性脑脊髓膜炎、乙型脑炎、扁桃体炎、咽喉炎等。

(2) 疮肿，皮肤瘙痒　本品味苦，性寒，能外用治疗疮肿、皮肤瘙痒病等。

**【用法用量】** 9～15g。外用适量，煎汤洗患处。

**【成药例证】**

**1. 感冒灵胶囊(《卫生部药品标准中药成方制剂·第十三册》)**　药物组成：三叉苦、金盏银盘、野菊花、岗梅、咖啡因、对乙酰氨基酚、马来酸氯苯那敏、薄荷油。

功能主治：解热镇痛。用于感冒引起的头痛，发热，鼻塞流涕，咽痛等。

**2. 三九胃泰颗粒(《中华人民共和国药典》2015年版)**　药物组成：三叉苦、九里香、两面针、木香、黄芩、茯苓、地黄、白芍。

功能主治：清热燥湿，行气活血，柔肝止痛。用于湿热内蕴、气滞血瘀所致的胃痛，症见脘腹隐痛、饱胀反酸、恶心呕吐、嘈杂纳减；浅表性胃炎、糜烂性胃炎、萎缩性胃炎见上述证候者。

**3. 三金感冒片(《卫生部药品标准中药成方制剂·第十七册》)**　药物组成：三叉苦、玉叶金花、金盏银盘、大头陈、金沙藤、倒扣草、薄荷油、地胆头。

功能主治：清热解毒。用于风热感冒，症见发热、咽痛、口干等。

**【贮藏】** 置通风干燥处，防蛀。

（曹丽梅　彭伟　傅超美）

## 661　三分三

Sanfensan

**【异名】** 大搜山虎、山野烟、山茄子(《中药临床合理应用手册》)。

**【来源】** 为茄科植物三分三 *Anisodus acutangulus* G.Y.Wu et G.Chen、丽山莨菪 *Anisodus luvidus* Link et Otto var. *ficheriana* (Pacher) G.Y.Wu et G.Chen、小赛莨菪 *Scopolia carniolicoides* G.Y.Wu et G.Chenvar. *dentata* G.Y.Wu et G.Chen 或赛莨菪 *Scopolia carniolicoides* G.Y.Wu et G.Chen 的干燥根。

**【产地】** 主要为野生品。主产于云南。

**【采收加工】** 秋季采挖，除去泥沙，切成块片，晒干。

**【炮制】** 净制。

**【性状特征】** 为圆形、卵圆形或不规则的块片，直径2～12cm，厚0.5～2cm。外皮棕褐色或黑褐色，有皱纹。切面灰白色至微黄色，可见年轮和放射状纹理及同心性环纹。质硬，断面颗粒状，有粉性。气微，味甘、微苦麻。

**【化学成分】** 三分三的主要成分是生物碱。三分三的生物碱是其主要药理活性成分。

**【药理毒理】**

**1. 镇痛**　三分三浸膏片10、20mg/kg分别灌胃小鼠，每天1次，连续7d，能延长热板法中小鼠的痛阈值，减少醋酸致小鼠扭体法中1min内小鼠的扭体次数[1]。

**2. 抗炎**　三分三浸膏片10、20mg/kg分别灌胃小鼠，每天1次，连续7d，能降低二甲苯所致小鼠耳肿胀率[2]。

**3. 抗溃疡**　三分三浸膏片0.125、0.25、0.5mg/kg分别灌胃小鼠，1h后断头取血，采用Uricase-PAP法测定，可降低小鼠的血清尿素含量[3]。

**4. 镇咳**　三分三浸膏片10、20mg/kg分别灌胃小鼠，每天1次，连续7d，能减少2min内因氨水所致小鼠咳嗽的咳嗽次数，延长咳嗽潜伏期[2]。

**【药性】** 苦、辛，温；有大毒。归肝、肾、脾、胃、大肠经。

**【功能主治】** 解痉止痛。用于震颤麻痹，风湿痹痛；胃和十二指肠溃疡、胆绞痛、肾绞痛、肠痉挛等见上述证候者。

**【临床应用】 临床常用**

痛证　本品能麻醉镇痛，用于骨折，跌打损伤，关节疼痛，胃痛以及胆、肾、肠绞痛等，《中药形性经验鉴别法》："作镇痛、镇静药"，《云南中草药》："麻醉止痛，除湿祛瘀"。

**【用法用量】** 0.6～0.9g。

**【成药例证】**

**1. 三分三浸膏片(《卫生部药品标准中药成方制剂·第十三册》)** 药物组成：三分三。

功能主治：解痉止痛。用于胃与十二指肠溃疡及胆、肾、肠绞痛，亦用于震颤麻痹。

**2. 天香酊(《国家中成药标准汇编·骨伤科分册》)** 药物组成：草乌、三分三、天南星、红花、紫草、安息香、芸香草。

功能主治：活血化瘀，通络止痛。用于软组织扭伤，跌打损伤，关节疼痛。

**【注意事项】**

1. 本品有大毒。毒性表现为口舌干燥，面颊及周身潮红，心跳加快，瞳孔散大，站立不稳，昏迷，严重者可致死亡。毒性物质基础为莨菪碱、东莨菪碱和红古豆碱等。

2. 孕妇及青光眼患者禁用。

**【贮藏】** 置干燥处。

**【参考文献】** [1]王顺样，魏经建，王奕鹏.39 种中草药镇痛作用的筛选实验[J].河南中医，2006，26(1)：37-39.

[2]章海泓，吕小波，黄春球，等.三分三浸膏片与消旋山莨菪碱片的药效对比实验研究[J].中国医药指南，2012，10(29)：23-25.

[3]朱波，张亚海.三分三浸膏片对高尿酸血症小鼠血清尿酸含量的影响[J].现代实用医学，2007，19(2)：113-114.

(汪蕾　彭伟　傅超美)

## 662　三颗针
Sankezhen

**【异名】** 钢针刺(《天宝本草》)，刺黄连(《贵州药植目录》)。

**【来源】** 为小檗科植物拟豪猪刺 *Berberis soulieana* Schneid.、小黄连刺 *Berberis wilsonae* Hemsl.、细叶小檗 *Berberis poiretii* Schneid.或匙叶小檗 *Berberis vernae* Schneid.等同属数种植物的干燥根。

**【产地】** 主要为野生品，栽培品亦有。前两种主产于陕西、甘肃、江西、云南、贵州等地；后两种产于东北、河北、山东、山西等地。

**【采收加工】** 春、秋二季采挖，除去泥沙和须根，晒干或切片晒干。

**【炮制】** 除去杂质；未切片者，喷淋清水，润透，切片，干燥。

**【性状特征】** 呈类圆柱形，稍扭曲，有少数分枝，长 10～15cm，直径 1～3cm，根头粗大，向下渐细。外皮灰棕色，有细皱纹，易剥落。质坚硬，不易折断，切面不平坦，鲜黄色。切片近圆形或长圆形，稍显放射状纹理，髓部棕黄色。气微，味苦。

**【化学成分】** 三颗针的主要成分为生物碱。三颗针的生物碱是其主要药理活性成分。《中华人民共和国药典》2015 年版规定，本品药材及其饮片按干燥品计算，含盐酸小檗碱($C_{20}H_{17}NO_4 \cdot HCl$)不得少于 0.60%。

**【药性】** 苦，寒；有毒。归肝、胃、大肠经。

**【功能主治】** 清热燥湿，泻火解毒。用于湿热泻痢，黄疸，湿疹，咽痛目赤，聤耳流脓，痈肿疮毒。

**【临床应用】 临床常用**

湿热证　本品能清热燥湿。现常用于热毒壅盛的结肠、直肠癌，常与败酱草、白花蛇舌草、黄柏等配合应用。用于痰热壅盛的肺癌，常与蒲公英、地骨皮、石韦、佛耳草等配合应用。用于肿瘤患者经放疗、化疗后白细胞减少常与黄芪、当归、女贞子、玄参等益气养阴补血药配伍应用。

**【用法用量】** 9～15g。

**【成药例证】**

**1. 宁泌泰胶囊(《国家中成药标准汇编·内科肾系分册》)** 药物组成：四季红、白茅根、大风藤、三颗针、仙鹤草、芙蓉叶、连翘。

功能主治：清热解毒，利湿通淋。用于湿热蕴结所致淋证，症见小便不利，淋沥涩痛，尿血；下尿路感染、慢性前列腺炎见上述证候者。

**2. 双黄消炎片(《卫生部药品标准中药成方制剂·第二册》)** 药物组成：三颗针、黄芩。

功能主治：消炎。用于咽喉痛，腹泻，痢疾，慢性痢疾。

**3. 清热治痢丸**(《卫生部药品标准中药成方制剂·第四册》)　药物组成:马齿苋、三颗针。

功能主治:清热止痢。用于湿热痢(细菌性痢疾),热泻。

**4. 降糖胶囊**(《卫生部药品标准中药成方制剂·第十三册》)　药物组成:人参、知母、三颗针、干姜、五味子、人参茎叶皂苷。

功能主治:清热生津,滋阴润燥。用于消渴证,多饮,多尿,多食,消瘦,体倦无力及全身综合征。

**5. 消痔丸**(《卫生部药品标准中药成方制剂·第十五册》)　药物组成:地榆(炒炭)、牡丹皮、三颗针皮(炒炭)、大黄(酒炒)、黄芪、白及、槐角(蜜炙)、防己、白术(炒)、当归(酒炒)、火麻仁(炒黄)、动物大肠。

功能主治:消肿生肌,清热润便,补气固脱,止血,止痛。用于痔疾肿痛,便秘出血,脱肛不收以及肠风下血,积滞不化等症。

**【注意事项】**　用量不宜过大。

**【贮藏】**　置干燥处。

(汪蕾　彭伟　傅超美)

## 663　三棱

Sanleng

**【异名】**　草根(《抱朴子》),京三棱(《开宝本草》),红蒲根(《本草图经》),光三棱(《药材资料汇编》)。

**【来源】**　为黑三棱科植物黑三棱 *Sparganium stoloniferum* Buch.-Ham.的干燥块茎。

**【产地】**　主要为栽培品。主产于江苏、河南、山东、江西等地。

**【采收加工】**　冬季至次年春季采挖,洗净,削去外皮,晒干。

**【炮制】**　**三棱**　除去杂质,浸泡,润透,切薄片,干燥。

**醋三棱**　取净三棱片,照醋炙法炒至颜色变深。每100kg三棱,用醋15kg。

**【性状特征】**　**三棱**　呈圆锥形,略扁,长2～6cm,直径2～4cm。表面黄白色或灰黄色,有刀削痕,须根痕小点状,略呈横向环状排列。体重,质坚实。气微,味淡,嚼之微有麻辣感。

**醋三棱**　形如三棱片,切面黄色至黄棕色,偶见焦黄斑,微有醋香气。

**【化学成分】**　三棱的主要成分是皂苷类、黄酮类、有机酸类、苯丙素类、挥发油类等成分。三棱的皂苷类化合物是其主要药理活性成分。

**【药理毒理】**

**1. 抗凝血**　三棱饮片的水煎剂、氯仿、乙酸乙酯、正丁醇提取物20g/kg分别灌胃小鼠各1次,均能延长小鼠的凝血时间,其中以乙酸乙酯提取物作用最强[1]。

**2. 改善血液流变性**　三棱水煎液20g/kg灌胃给正常家兔,早晚各1次,连续2d,可降低其全血黏度、血细胞压积和血沉速率[2]。按生药7.5g/kg灌胃给予血瘀证模型大鼠三棱水煎剂,连续10d,可降低其平均血小板容积和不同切变率下全血黏度,升高红细胞变形指数[3]。

**3. 抗动脉粥样硬化**　三棱水提物10g/kg灌胃动脉粥样硬化模型家兔,每天1次,连续10周,可改善其血浆Tch、TG、LDL-C、HDL-C水平,减轻模型家兔主动脉的AA值(主动脉斑块面积/整体面积)、CA值(冠状动脉粥样硬化病灶面积/管腔面积)、TI值(内膜厚度)、TM值(中膜厚度),抑制模型家兔原癌基因c-myc、c-fos、v-sis的表达[4]。

**4. 抗肿瘤**　0.25g/ml三棱水提液以10、20、40、80、160μl加入人肺癌A549细胞,可诱导A549细胞的凋亡[5]。

**5. 镇痛**　三棱总黄酮84、168mg/kg灌胃小鼠,可减少醋酸致小鼠扭体反应的次数,提高小鼠因热刺激致疼痛反应的痛阈值[6]。

**6. 抗血栓形成**　生三棱总黄酮84mg/kg灌胃小鼠,对胶原蛋白-肾上腺素诱导的小鼠体内血栓有显著的抑制作用[7]。

**7. 安全性评价**　三棱水煎剂15g/kg灌胃妊娠早期小鼠,连续9d,可升高妊娠早期小鼠的流产率[8]。

**【药性】**　辛、苦,平。归肝、脾经。

**【功能主治】**　破血行气,消积止痛。用于癥瘕痞块,痛经,瘀血经闭,胸痹心痛,食积胀痛。

**【临床应用】**　**临床常用**

(1)癥瘕积聚,血瘀经闭,产后瘀痛　本品辛开苦泄温通,入血分,破血逐瘀之力较强,能行气散结,又能通经止痛。治疗癥瘕积聚，可单用，如《千金翼方》三棱煎，也常与莪术配伍，如《医方集成》小三棱丸，亦可与川芎、大黄等配伍，如《卫生宝鉴》醋煮三棱丸。治血瘀经闭，小腹作痛，可与莪术、当归、川芎、牡丹皮等同用，如《六科准绳》三棱丸。治产后癥块，可配伍木香、巴豆、芫花、硇砂等，如《太平圣惠方》三棱丸。

(2) 食积气滞，脘腹胀满　本品入脾胃经，有较强的行气消积止痛之功。治食积腹痛，常与莪术、青皮、山楂配伍同用；若兼脾胃虚弱者，还须配伍党参、白术等健脾补气之品。

**【用法用量】** 5～10g。

**【成药例证】**

**1. 金甲排石胶囊(《国家中成药标准汇编·内科肾系分册》)**　药物组成：三棱(制)、没药(炒)、赤芍、桃仁(制)、皂角刺、白芷、枳壳(炒)、莪术、青皮、乳香(炒)、薏苡仁、川牛膝、车前子、厚朴、穿山甲(制)、广金钱草。

功能主治：活血化瘀，利尿通淋。用于砂淋、石淋等属于湿热瘀阻证候者。

**2. 祛风骨痛巴布膏(《国家中成药标准汇编·骨伤科分册》)**　药物组成：川乌、红花、草乌、桃仁、天南星、细辛、皮子药、没药、当归、乳香、川芎、黄柏、石菖蒲、羌活、白芷、三棱、干姜、莪术、泽兰、独活、冰片、冬青油、薄荷脑。

功能主治：祛风散寒，舒筋活血，消肿止痛。用于风寒湿痹引起的疼痛。

**3. 麝香正骨酊(《国家中成药标准汇编·骨伤科分册》)**　药物组成：麝香、三七、红花、三棱、当归、泽兰、两面针、草乌、川乌、威灵仙、牛膝、络石藤、冰片、薄荷脑、穿根藤。

功能主治：祛风止痛，舒筋活血。用于跌打损伤，伤筋骨折，风湿痹痛，骨刺。

**【注意事项】** 孕妇禁用；不宜与芒硝、玄明粉同用。

**【贮藏】** 置通风干燥处，防蛀。

**【参考文献】** [1]邓英君.三棱不同提取物镇痛及抗凝作用研究[J].时珍国医国药，1999，10(12)：882-883.

[2]党春兰，辛小南.三棱对家兔血液流变学的影响[J].河南医科大学学报，1996，31(3)：31-32.

[3]和岚，毛腾敏.三棱、莪术对血瘀证模型大鼠血液流变性影响的比较研究[J].安徽中医学院学报，2005，24(6)：35-36.

[4]于永红，胡昌兴，孟卫星，等.茵陈、赤芍、三棱、淫羊藿对家兔实验性动脉粥样硬化病灶的消退作用及原癌基因 c-myc、c-fos、v-sis 表达的影响[J].湖北民族学院学报(医学版)，2001，18(2)：4-7.

[5]王喆，张瑾峰，付桂芳.莪术、三棱对人肺癌细胞凋亡的影响[J].首都医科大学学报[J].2001，22(4)：304-305.

[6]邱鲁婴，毛春芹，陆兔林.三棱总黄酮镇痛作用研究[J].时珍国医国药，2000，11(4)：291-292.

[7]陆兔林，吴玉兰，邱鲁婴，等.三棱炮制品提取物抗血小板聚集及抗血栓作用研究[J].中成药，1999，21(10)：511-513.

[8]苗晓玲，曹东，母昌敏，等.部分破血活血中药对妊娠早期小鼠流产及死胎的影响[J].云南中医中药杂志，2005，26(1)：31-32.

(汪蕾　彭伟　傅超美)

## 664 三七

Sanqi

**【异名】** 山漆、金不换(《本草纲目》)，血参(《医林纂要》)，人参三七、佛手山漆(《本草纲目拾遗》)，参三七(《本草便谈》)，田三七、四漆(《伪药条辨》)，田七(《岭南采药录》)。

**【来源】** 为五加科植物三七 *Panax notoginseng* (Burk.) F.H.Chen 的干燥根和根茎。

**【产地】** 主要为栽培品，野生品亦有。其道地产区为云南省文山县、砚山县、马关县、弥勒、宜良、石林等，主产于云南文山、砚山、广南、马关、西畴、邱北、富宁，广西靖西、睦边、百色等地，四川省、湖北省、江西省等亦有栽种。建于云南省砚山县盘龙乡凹龙科村、干河乡竜白村；寻甸县甸沙乡大清河村、铁厂村、大平地村、海尾村；华宁县青龙镇红岩村；云南大理南涧县无量山镇发达村、卫国村、红星村；云南省文山州砚山县平远镇；云南省红河州建水县临安镇；云南省红河州石屏县牛街镇；云南省红河州建水县官厅镇；云南省文山州砚山县平远乡阿三龙村；云南省红河州石屏县牛街乡过甲山村；云南省文山州砚山县平远镇，云南省昆明市石林县圭山镇(商品三七基地)，云南省文山州砚山县盘龙乡；云南省文山县差黑、松树坪；砚山县凹龙科、干坝子；弥勒县西二乡；宜良县老竹乡；云南省文山州文山县马塘镇、德厚乡，马关县夹寒箐乡的三七 GAP 种植基地已通过国家食品药品监督管理总局验收。

**【采收加工】** 秋季花开前采挖，洗净，分开主根、支根及根茎，干燥。支根习称“筋条”，根茎习称“剪口”。

**【炮制】** **三七** 取原药材，除去杂质。用时捣碎。

**三七粉** 取三七，洗净，干燥，碾成细粉。

**【性状特征】** **三七** 主根呈类圆锥形或圆柱形，长1～6cm，直径1～4cm。表面灰褐色或灰黄色，有断续的纵皱纹和支根痕。顶端有茎痕，周围有瘤状突起。体重，质坚实，断面灰绿色、黄绿色或灰白色，木部微呈放射状排列。气微，味苦回甜。

**筋条** 呈圆柱形或圆锥形，长2～6cm，上端直径约0.8cm，下端直径约0.3cm。

**剪口** 呈不规则的皱缩块状或条状，表面有数个明显的茎痕及环纹，断面中心灰绿色或白色，边缘深绿色或灰色。

**三七粉** 灰黄色粉末，气微，味苦回甜。

**【化学成分】** 三七的主要成分是皂苷类、挥发油、黄酮类，还含有多种氨基酸、脂肪油、蛋白质、生物碱、甾醇、聚炔醇类及抗菌蛋白等。三七的皂苷类是其主要药理活性成分。《中华人民共和国药典》2015年版规定，本品药材及其饮片按干燥品计算，含人参皂苷$Rg_1$($C_{42}H_{72}O_{14}$)、人参皂苷$Rb_1$($C_{54}H_{92}O_{23}$)及三七皂苷$R_1$($C_{47}H_{80}O_{18}$)的总量不得少于5.0%。

**【药理毒理】**

**1. 对心脏、脑的作用** 三七皂苷按25、50、100mg/kg灌胃急性心肌损伤模型小鼠，每天1次，连续5d，能减轻其心肌损伤、抑制心肌组织抗氧化酶活力的下降[1]；三七总皂苷按50、100、200mg/kg灌胃脑缺血模型大鼠，每天1次，连续5d，可改善其行为障碍，减少脑梗死范围，减轻脑水肿程度[2]。三七皂苷单体$Rb_1$、$Rg_1$按20μg/kg静脉大脑中动脉栓塞大鼠，或三七总皂苷按200、400mg/kg灌胃给药，连续10d，能明显提高超氧化物歧化酶(SOD)活力，降低一氧化氮(NO)含量；Rb和三七总皂苷400mg/kg能明显增加大脑中动脉栓塞区后脑血流量；$Rb_1$、$Rg_1$和三七总皂苷能明显减轻脑缺血性神经元损伤，其中$Rb_1$和三七总皂苷400mg/kg作用优于$Rg_1$和三七总皂苷200mg/kg[3]。

**2. 对血液系统的作用** 三七素注射液1.25、2.5、5.0g/ml腹腔注射小鼠，30min后，能明显缩短小鼠的凝血时间；18、36、72mg/ml三七素注射液单次腹腔注射大鼠，能明显降低胶原诱导的大鼠血小板聚集，缩短凝血酶原时间和凝血酶时间[4]。三七总皂苷按0.8、1.6、3.2mg/(只·d)腹腔注射小鼠，连续12d，能改善再生障碍性贫血小鼠的骨髓抑制，增加外周血白细胞数，并促进造血组细胞增殖[5]。三七总皂苷为8、40、100mg/L时，可提高粒系祖细胞(CFU-GM)集落产率[6]。

**3. 对消化系统的作用** 200、400mg/kg三七总皂苷皮下注射Shay's幽门结扎胃溃疡大鼠，能降低溃疡指数[7]。三七总皂苷按66mg/kg灌胃水浸-应激模型大鼠，连续3d，能明显减轻其胃黏膜损伤，还可促进胃黏膜壁细胞从激活状态向静息状态转化[8]；同时还能使水浸-应激大鼠模型胃黏膜NO含量略升高，MDA含量下降[9]，SOD活性增强，褪黑素受体表达上调[10]。0.6、1.2g/kg三七粉灌胃酒精性肝病大鼠，连续14周，能明显减轻其肝组织脂肪变及炎症程度，改善血清肝功功能和纤维化指标[11]，降低血清中AST、ALT和血清中的HA、LN、TNF-α水平[12]。

**4. 保护肾脏** 35mg/kg三七总皂苷腹腔注射阿霉素肾病大鼠，能减少大鼠肾小管上皮细胞、肾小球系膜细胞及肾小球上皮细胞胞浆中内皮素-1蛋白及mRNA的表达，进而保护肾功能、延缓慢性肾衰竭的病程进展[13]。2.0～2.5ml三七总皂苷溶液腹腔注射肾缺血再灌注损伤大鼠，每天1次，连续3d，能降低血清血尿素氮(BUN)、血肌酐(Cr)含量和肾组织丙二醛(MDA)含量，提高肾组织超氧化物歧化酶(SOD)活性，通过抗自由基损伤和减轻脂质过氧化实现对肾缺血再灌注损伤的保护[14]。

**5. 抗炎** 致炎前30min及致炎后6h，60、120、240mg/kg三七总皂苷腹腔注射角叉菜胶诱导的大鼠，可抑制大鼠气囊滑膜炎白细胞游出和蛋白渗出[15]。150mg/kg三七总皂苷注射液腹腔注射弗氏完全佐剂诱发的佐剂性关节炎大鼠，每天1次，连续2周，可降低大鼠多发性关节炎指数，抑制血清肿瘤坏死因子(TNF)、白细胞介素-1β(IL-1β)产生[16]。

**6. 改善学习记忆** 三七皂苷0.2ml/10g、1ml/100g

分别灌胃小鼠、大鼠，每天2次，连续15d，能明显减少东莨菪碱所致记忆获得障碍、亚硝酸钠所致记忆巩固障碍以及40％乙醇所致记忆再现障碍模型小鼠避暗试验5min内的错误次数，并显著延长潜伏期，在水迷宫实验中能明显减少3min内小鼠进入盲端的错误次数，显著缩短小鼠游完全程达岸的时间[17]。

**7. 抗疲劳** 三七总皂苷25mg/kg对大鼠适应性喂养1周，可抑制一次性力竭游泳运动后大鼠大脑皮质星形胶质细胞胶质纤维酸性蛋白的高表达，延长游泳时间[18]。

**8. 延缓衰老** 三七总皂苷100、200mg/(kg·d)灌胃老年性痴呆(AD)模型大鼠，连续4周，可提高老年性痴呆(AD)模型大鼠的血清超氧化物歧化酶(SOD)、过氧化氢酶(CAT)、谷胱甘肽(GSH)水平，高剂量组还可降低血清胆固醇含量[19]。

**9. 调节免疫** 三七皂苷粉按82.5、165.0、333.0mg/kg灌胃小鼠，30～45d后，能明显刺激小鼠的脾淋巴细胞增殖、转化作用，促进小鼠迟发型变态反应作用，提高小鼠抗体生成细胞数，提高小鼠的血清溶血素水平，促进小鼠单核-巨噬细胞碳廓清作用，增强小鼠的单核-腹腔巨噬细胞吞噬能力，提高小鼠NK细胞活性[20]。

**10. 抗肿瘤** 三七总皂苷25、50、100、200、400、800mg/L处理72h，对人肝癌细胞株SMMC-7721细胞增殖具有抑制作用，呈明显的浓度-时间依赖关系；可使$G_0/G_1$期细胞明显增多，S期和$G_2/M$期细胞减少，且与浓度相关；同时三七总皂苷还能诱导SMMC-7721细胞凋亡，并呈明显的剂量效应正比关系[21]。

**11. 对平滑肌细胞影响** 三七总皂苷按200mg/kg灌胃大鼠，每天1次，连续7d，能提高血管平滑肌细胞中PCNA、c-fos的含量，降低$P_{21}$蛋白含量[22]。

**12. 安全性评价** 三七总皂苷肌内注射450mg/kg，大鼠体重显著下降，肝、肾功能指标(天冬氨酸氨基转移酶、丙氨酸氨基转移酶、尿素氮、肌酐)显著升高，组织病理学检查出现肝细胞及肾小管上皮细胞变性、坏死，表现出肝脏、肾脏毒性[23]。三七总皂苷剂量达150mg/kg时，大鼠降血压、减慢心率、降低心室收缩压及心室压在10min内达到最低值，各项指标在30min内基本恢复正常；当三七总皂苷剂量达450mg/kg时，大鼠心脏功能各项指标迅速下降，全部实验大鼠均在10min内死亡，显示三七总皂苷具有心脏毒性[24]。小鼠灌胃三七皂苷胶的*MTD*大于20000mg/kg；Ames实验、骨髓细胞微核实验、小鼠精子畸形实验等均为阴性；水提三七皂苷胶囊饲喂大鼠30d，未发现对大鼠生长发育有毒性作用[25]。

**13. 体内过程** 给大鼠灌胃三七总皂苷12g/100ml(含人参皂苷$Rb_1$ 32.07％、$Rg_1$ 22.08％、三七皂苷$R_1$ 5.96％)，灌胃后不同时间点取血测定。其中$Rb_1$、$Rg_1$和$R_1$的药-时曲线经拟合均符合二室模型，$Rb_1$ $C_{max}$为(34.593±7.377)μg/ml，*AUC*为(156.471±30.269)μg/(ml·h)；$Rg_1$ $C_{max}$为(48.747±7.950)μg/ml，*AUC*为(226.364±50.385)μg/(ml·h)；$R_1$ $C_{max}$为(26.497±4.288)μg/ml，*AUC*为(205.212±38.862)μg/(ml·h)。大鼠静脉注射三七总皂苷(2g/100ml)后不同时间点取血测定，$Rb_1$、$Rg_1$和$R_1$的药-时曲线经拟合均符合二室模型，$Rb_1$ $t_{1/2\alpha}$为(0.461±0.048)h，$t_{1/2\beta}$为(28.451±5.07)h；$Rg_1$ $t_{1/2\alpha}$为(1.262±0.136)h，$t_{1/2\beta}$为(28.543±3.65)h；$R_1$ $t_{1/2\alpha}$为(0.281±0.051)h，$t_{1/2\beta}$为(2.492±0.174)h。总体而言，三七总皂苷单用相对生物利用度较低，其主要成分$Rb_1$、$Rg_1$和$R_1$的相对生物利用度仅为2.47％、6.87％、7.18％[26]。

**【药性】** 甘、微苦，温。归肝、胃经。

**【功能主治】** 散瘀止血，消肿定痛。用于咯血，吐血，衄血，便血，崩漏，外伤出血，胸腹刺痛，跌仆肿痛。

**【临床应用】**

**1. 临床常用**

(1)出血证 本品味微苦而性温，可入肝经血分，功善止血，又善化瘀，具止血不留瘀、化瘀不伤正之长。可治人体内外各种出血证，本品内服外用，或配伍使用均有良好的止血作用。治疗咳血、吐血、衄血及二便下血，可配伍花蕊石、血余炭等药，以增强止血化瘀之效，如《医学衷中参西录》化血丹；治疗失血证属血热者，配伍生地黄、白茅根等药，以清热凉血止血；若属阴虚血热者，配伍旱莲草、阿胶等药，以滋阴凉血止血；若属虚寒者，配伍仙鹤草、炮姜等药，以补虚温阳止血；属气虚失统而失血者，配伍黄芪、党参等药，以补气摄血止血；治疗外伤出血，可单用本品研末掺撒。

（2）瘀血证　本品活血化瘀而消肿定痛，为治疗跌打损伤、瘀肿疼痛之佳品，被誉为金疮杖疮之圣药。治疗跌打损伤，瘀血肿痛，或筋骨折伤等，可单味应用，以三七为末，黄酒或白开水送服，若皮破者，可用三七粉敷之；配伍其他活血行气消肿之品，如红花、土鳖虫、乳香、没药、麝香、冰片、丹参、川芎等，其效更捷。

（3）痈疽疮疡　本品善消肿止痛、祛瘀生新，为治疮痈肿痛之良药。初起未成脓者，用之可促其内消；已溃者用之，可助其生肌敛疮。治疗无名痈肿、疼痛不止者，《本草纲目》中以单味三七研末，米醋调涂，若已溃破，则研末干涂；治疗痈疽破烂，可配伍乳香、没药等，如《医宗金鉴》之腐尽生肌散。

**2. 临床新用**　三七可用于治疗不稳定型心绞痛[27]、早产儿脑白质损伤[28]、糖尿病足[29]。

**【用法用量】**　3～9g；研粉吞服，1次1～3g。外用适量。

**【成药例证】**

**1. 三七片（《中华人民共和国药典》2015年版）**药物组成：三七。

功能主治：散瘀止血，消肿止痛。用于咯血，吐血，衄血，便血，崩漏，外伤出血，胸腹刺痛，跌仆肿痛。

**2. 三七伤药片（《中华人民共和国药典》2015年版）**　药物组成：三七、制草乌、雪上一枝蒿、冰片、骨碎补、红花、接骨木、赤芍。

功能主治：舒筋活血，散瘀止痛。用于跌打损伤，风湿瘀阻，关节痹痛；急、慢性扭挫伤，神经痛见上述证候者。

**3. 三七血伤宁胶囊（《中华人民共和国药典》2015年版）**　药物组成：三七、重楼、制草乌、大叶紫珠、山药、黑紫藜芦、冰片。

功能主治：止血镇痛，祛瘀生新。用于瘀血阻滞、血不归经所致的咯血、吐血、月经过多、痛经、闭经、外伤出血、痔疮出血；胃及十二指肠溃疡出血、支气管扩张出血、肺结核咯血、功能性子宫出血。

**4. 舒胸片（《中华人民共和国药典》2015年版）**药物组成：三七、红花、川芎。

功能主治：活血化瘀，通络止痛。用于瘀血阻滞所致的胸痹，症见胸闷、心前区刺痛；冠心病心绞痛见上述证候者。

**5. 复方丹参滴丸（《中华人民共和国药典》2015年版）**　药物组成：丹参、三七、冰片。

功能主治：活血化瘀，理气止痛。用于气滞血瘀所致的胸痹，症见胸闷、心前区刺痛；冠心病心绞痛见上述证候者。

**【注意事项】**　孕妇慎用。

**【贮藏】**　置阴凉干燥处，防蛀。

**【参考文献】**
[1]师润，刘雳，霍杨，等.三七皂苷对阿霉素致心肌损伤保护作用的研究[J].中国中药杂志，2008，32(24)：2632-2635.

[2]徐旭，席文恭，赵专友.三七总皂苷对血栓性大鼠脑缺血模型的影响[J].中草药，2009，40(3)：234-236.

[3]史以菊，聂恒环.三七皂苷对大脑中动脉栓塞性脑缺血的影响[J].中国临床药理学与治疗学，2000，5(2)：150-153.

[4]张玉萍，余琼.三七素的止血活性及其神经毒作用实验研究[J].山东中医杂志，2010，(1)：43-45.

[5]盖云，高瑞兰，牛泱平，等.三七总皂苷对免疫介导性再生障碍性贫血小鼠造血祖细胞的增殖作用[J].中国中西医结合杂志，2003，23(9)：680-683.

[6]郑茵红，高瑞兰，朱大元，等.三七总皂苷及其单体对人骨髓造血祖细胞增殖作用的研究[J].中国中西医结合急救杂志，2003，10(3)：135-137.

[7]陈泉生，郑振源，杨士琰，等.三七(须根)总皂苷的药理研究[J].中药通报，1987，12(3)：45.

[8]邓响潮，李燕舞，王汝俊.三七总苷对应激大鼠胃黏膜损伤及胃壁细胞超微结构的影响[J].时珍国医国药，2008，19(9)：2143-2145.

[9]邓响潮，李燕舞，王汝俊.三七总苷对应激大鼠血清及胃黏膜氧自由基的影响[J].中药药理与临床，2008，24(3)：41-43.

[10]邓响潮，李燕舞，王汝俊.三七总苷对应激大鼠胃黏膜褪黑素受体mRNA表达的影响[J].中药材，2008，31(8)：1182-1184.

[11]张洁，刘庆生，王小奇，等.三七对酒精性肝病防治作用的研究[J].医学研究杂志，2008，37(3)：35-38.

[12]刘庆生，王小奇，来立群，等.三七对酒精性肝病大鼠肝组织学和TNF-α影响[J].中华中医药学刊，2008，26(2)：317-320.

[13]赵宗江，刘昆，杨美娟，等.三七总皂苷对阿霉素肾病大鼠肾组织ET-1蛋白及mRNA表达的影响[J].北京中医药大学学报，2007，30(4)：226-228.

[14]张可，李华，王军.三七总苷对大鼠缺血再灌注肾损伤的

保护作用[J].郑州大学学报(医学版),2007,41(6):1165-1166.

[15]李淑慧,楚延.三七总皂苷抗炎作用机制的实验研究[J].中草药,2000,31(9):676-678.

[16]蔡辉,姚茹冰,郭郡浩,等.三七总皂苷对佐剂性关节炎大鼠的抗炎及免疫调节作用[J].安徽中医学院学报,2009,28(4):57-60.

[17]张小超,何波,陈鹏,等.三七皂苷Rg1对学习记忆功能障碍的影响[J].中药药理与临床,2008,24(3):13-16.

[18]谢燕妮,马强.三七总皂苷对力竭运动后大鼠大脑皮质胶质纤维酸性蛋白表达的影响[J].北京体育大学学报,2008,31(4):491-492.

[19]屈泽强,谢智光,王乃平,等.三七总皂苷抗衰老作用的实验研究[J].广州中医药大学学报,2005,22(2):130-133.

[20]赵鹏,李彬,何为涛,等.三七皂苷对小鼠免疫功能影响的实验研究[J].中国热带医学,2004,4(4):522-524.

[21]尚西亮,傅华群,刘佳,等.三七总皂苷对人肝癌细胞的抑制作用[J].中国临床康复,2006,10(23):121-123.

[22]Wei Zhang, Gang Chen, Chang-Qing Deng. Effects and mechanisms of total *Panax notoginseng* saponins on proliferation of vascular smooth muscle cells with plasma pharmacology method[J]. Journal of Pharmacy and Pharmacology, 2011, 64(1):139-145.

[23]韩刚,孙辉业,董延生,等.三七总皂苷对大鼠肝脏肾脏的毒性作用[J].中国新药杂志,2007,15(24):2115-2118.

[24]徐江,彭双清,闫长会,等.三七总皂苷对大鼠心脏血流动力学的毒性作用[J].中国新药杂志,2009,(4):349-352.

[25]耿家玲,孙小玲,陆宇照,等.水提三七总皂苷胶囊的安全性研究[J].云南中医中药杂志,2006,27(5):37-39.

[26]冯亮,蒋学华.三七总皂苷在大鼠体内的药物动力学研究[J].华西药学杂志,2010,(1):46-49.

[27]李华荣.曲美他嗪联合复方丹参片治疗不稳定型心绞痛临床观察[J].新中医,2015,47(2):18-19.

[28]金铁.神经节苷脂与复方丹参联合治疗早产儿脑白质损伤的临床疗效观察[J].辽宁中医杂志,2008,35(4):575-576.

[29]吴汉妮,孙晖.复方丹参注射液配伍西药治疗糖尿病足临床疗效研究[J].中国中西医结合杂志,2003,23(10):727-729.

（赵嘉祺　彭伟　傅超美）

## 665 桑白皮

Sangbaipi

**【异名】** 桑根白皮(《神农本草经》)、白桑皮(《山西中药志》),桑皮(《中药材手册》)。

**【来源】** 为桑科植物桑 *Morus alba* L.的干燥根皮。

**【产地】** 主要为栽培品,野生品亦有。主产于河南、安徽、四川、湖南、河北等。

**【采收加工】** 秋末叶落时至次春发芽前采挖根部,刮去黄棕色粗皮,纵向剖开,剥取根皮,晒干。

**【炮制】** **桑白皮** 洗净,稍润,切丝,干燥。

**蜜桑白皮** 取桑白皮丝,照蜜炙法炒至不粘手。

**【性状特征】** **桑白皮** 呈扭曲的卷筒状、槽状或板片状,长短宽窄不一,厚1～4mm。外表面白色或淡黄白色,较平坦,有的残留橙黄色或棕黄色鳞片状粗皮;内表面黄白色或灰黄色,有细纵纹。体轻,质韧,纤维性强,难折断,易纵向撕裂,撕裂时有粉尘飞扬。气微,味微甘。

**蜜桑白皮** 呈不规则的丝条状。表面深黄色或棕黄色,略具光泽,滋润,纤维性强,易纵向撕裂。气微,味甜。

**【化学成分】** 桑白皮的主要化学成分是酚类、醌类和黄酮类化合物,还含少量三萜、香豆素及多羟基生物碱类化合物。桑白皮的黄酮类化合物是其主要药理活性成分。

**【药理毒理】**

**1. 镇咳、祛痰、平喘** 生、蜜炙桑白皮水提液3.0g生药/kg灌胃豚鼠各1次,能抑制$SO_2$引起的咳嗽,灌胃3d能对抗组胺引起的气道收缩[1]。桑白皮丙酮提取物按3.0g生药/kg灌胃小鼠,能抑制氨水引起的咳嗽反应,抑制乙酰胆碱引起的豚鼠痉挛性哮喘[2];1.5、3.0g生药/kg可增加小鼠支气管酚红排出量[3]。桑白皮醇提取物按3.0g生药/kg灌胃豚鼠,3d,能抑制$LTD_4$引起的全肺呼吸道微血管渗出和气管水肿[4],对$LTD_4$组胺引起的豚鼠气道痉挛性收缩也有改善作用[5]。桑白皮氯仿提取物按2.86g生药/kg灌胃给药小鼠,能延长小鼠的咳嗽潜伏期,并有镇咳作用[6]。

**2. 抗炎** 桑白皮总黄酮90、180、360mg/kg灌胃大鼠,连续6d,能降低蛋清致大鼠足肿胀度;桑白皮总黄酮125、250、500mg/kg灌胃小鼠,连续6d,能降低二甲苯小鼠耳肿胀度、5-羟色胺小鼠足肿胀度;桑白皮总黄酮250、500mg/kg灌胃小鼠,连续7d,能对抗组胺所致的小鼠皮肤血管通透性增高,延长4-氨基吡啶所致的小鼠舔体潜伏期、减少舔体次数[7]。

**3. 镇痛** 桑白皮75%醇提物生药灌胃小鼠,能延长小鼠热痛刺激甩尾反应潜伏期，但不减少醋酸扭体反应[8]。

**4. 利尿**　除和未除粗皮的桑白皮水煎剂8.4g/kg灌胃家兔各1次，均能增加其尿量[9]。生桑白皮水提液0.3g、1.0g、3.0g生药/kg灌胃大鼠，3.0g生药/kg灌胃家兔各1次，均能增加大鼠、家兔尿量[10]。桑白皮醇提物的乙酸乙酯萃取部位46、92g/kg灌胃新西兰兔，6h后，能增加其尿量[11]。

**5. 降血糖**　桑白皮水提取液、水提醇沉液2g生药/kg灌胃链脲佐菌素糖尿病大鼠，连续30d，可降低其血糖[12]。桑白皮提取物(黄酮含量＞30%)1.875g生药/kg灌胃四氧嘧啶糖尿病大鼠，连续8周，能降低糖化血红蛋白，升高坐骨神经cCMP、cAMP和红细胞$Na^{+}$-$K^{+}$-ATP酶[13]。桑白皮水提物0.5、5.0mg生药/kg在高糖状态下能增加培养$HepG_2$细胞对葡萄糖的利用，并能协同胰岛素的作用[14]。

**6. 抗病毒**　桑白皮提取物0.078g/L体外能抑制腺病毒Ⅲ的致病力[15]。

**7. 抗氧化**　桑白皮醇提物3g生药/kg灌胃大鼠，连续3d，能延长其凝血时间[16]；桑白皮水提物0.4、0.8g/kg灌胃小鼠，连续6周，能清除DPPH自由基，抑制其心肌匀浆中MDA的生成，减轻老龄小鼠脾细胞DNA的损伤程度[17]。

**8. 安全性评价**　小鼠腹腔注射桑白皮未除粗皮、除粗皮水煎剂，其$LD_{50}$分别为10.33±1.67g/kg、8.39±1.11g/kg。灌胃给予小鼠桑白皮醇提物200g生药/kg，给予大鼠100g生药/kg，给予犬50、100g生药/kg，24h均未见异常的不良反应；灌胃给予犬20g生药/kg，连续30d，对心电图、红细胞总数、白细胞总数及分类以及血清磺溴酞钠存留率和全血非蛋白氮含量等均未见不良影响[18]。

**【药性】**　甘，寒。归肺经。

**【功能主治】**　泻肺平喘，利水消肿。用于肺热喘咳，水肿胀满尿少，面目肌肤浮肿。

**【临床应用】**

**1. 临床常用**

(1) 肺热喘咳，水饮停肺　本品性寒降泄，能泻肺，凡肺经火热或水气为患，均可用之，尤其清泻肺热而平喘咳。治肺热喘咳，痰稠而黄，可配贝母、黄芩等，以清肺化痰；如肺热壅盛，阴虚有热，咳喘而兼身热心烦，手足心热者，常配地骨皮等，以泻伏火，清虚热，如《小儿药证直诀》泻白散；若肺肾两虚多喘逆，日晡发热，气短，自汗者，则配人参、熟地、五味子等，以补肺益肾，清火化痰，如《云岐子保命集》补肺汤；治水饮停肺，胀满喘急，可与麻黄、杏仁、细辛、干姜等宣肺化饮药同用。

(2) 水肿，小便短少　本品肃降肺气，通调水道，有良好的利尿消肿作用，尤宜用于风水、皮水等阳水实证。水湿逗留，身面浮肿，胀满气促，小便不利者，常与茯苓皮、大腹皮、陈皮、生姜皮同用，以健脾理气，利水消肿，如《中藏经》五皮散。

**2. 临床新用**　桑白皮可用于治疗慢性支气管炎[19]、慢性肺源性心脏病[20]。

**【用法用量】**　6～12g。

**【成药例证】**

**1. 泻白糖浆(《卫生部药品标准中药成方制剂·第十五册》)**　药物组成：石膏、桑白皮、瓜蒌子、葶苈子、麻黄、甘草、前胡、紫菀、款冬花、川贝母、苦杏仁、薄荷脑、紫苏叶油。

功能主治：宣肺解热，化痰止咳。用于伤风咳嗽，痰多胸满，口渴舌干，鼻塞不通。

**2. 射麻口服液(《新药转正标准14》)**　药物组成：麻黄、射干、苦杏仁、桑白皮、白前、石膏、胆南星、黄芩、莱菔子、五味子。

功能主治：清肺化痰，止咳平喘。用于痰热壅肺所致的咳嗽，痰多稠黏，胸闷憋气，气促作喘，喉中痰鸣，发热或不发热，舌苔黄或黄白，或舌质红，脉弦滑或滑数。

**3. 青果止嗽丸、口服液(《卫生部药品标准中药成方制剂·第三册》)**　药物组成：麻黄、紫苏叶、黄芩、桑白皮、浙贝母、石膏、制半夏、苦杏仁、紫苏子、款冬花、西青果、白果仁、冰片、甘草。

功能主治：宣肺化痰，止咳平喘。用于风寒束肺所致的咳嗽痰盛，胸膈满闷，气促作喘，口燥咽干。

**4. 百咳静糖浆(《中华人民共和国药典》2015年版)**　药物组成：陈皮、麦冬、前胡、炒苦杏仁、清半夏、黄芩、蜜百部、黄柏、桑白皮、甘草、蜜麻黄、炒葶苈子、炒紫苏子、炒天南星、桔梗、瓜蒌子(炒)。

功能主治：清热化痰，止咳平喘。用于外感风热所致咳嗽，咯痰；感冒、急慢性支气管炎、百日咳见上述证候者。

【贮藏】 置通风干燥处，防潮，防蛀。

【参考文献】

[1]李崧，王澈，贾天柱，等.炮制对桑白皮止咳平喘、利尿作用的影响[J].中成药，2004，26(6)：471-473.

[2]冯冰虹，苏浒冲，杨俊杰.桑白皮丙酮提取物对呼吸系统的药理作用[J].广东药学院学报，2005，21(1)：47-49.

[3]冯冰虹，苏浩冲，杨俊杰.桑白皮非丙酮提取物的药效学研究[J].中药材，2005，28(4)：322-326.

[4]李松，闵阳，刘泉海.桑白皮醇提取物对白三烯拮抗活性的研究(2)[J].沈阳药科大学学报，2004，21(2)：137-140.

[5]李松，闵阳，刘泉海.桑白皮醇提取物对白三烯拮抗活性的研究(1)[J].沈阳药科大学学报，2004，21(2)：130-132.

[6]冯冰虹，赵宇红，黄建华.桑白皮的有效成分筛选及其药理学研究[J].中药材，2004，27(3)：204-205.

[7]韦媛媛，徐峰，陈晓伟.桑白皮提取物抗炎实验研究[J].广西工学院学报，2006，17(4)：23-26.

[8]张明发，沈雅琴，朱自平，等.辛温(热)合归脾两经中药药性研究(Ⅳ)——镇痛作用[J].中药药理与临床，1996，12(4)：1-4.

[9]张文娟，徐宝林，孙静芸.桑白皮除粗皮和未除粗皮利尿及急性毒性比较研究[J].中成药，2001，23(12)：887-888.

[10]徐宝林，张文娟，孙静芸.桑白皮提取物平喘、利尿作用的研究[J].中成药，2003，25(9)：758-761.

[11]孙静芸，徐宝林，张文娟，等.桑白皮平喘、利尿有效成分研究[J].中国中药杂志，2002，27(5)：366-367.

[12]钟闻连.桑白皮水提取液对糖尿病模型大鼠血糖血脂的影响[J].赣南医学院学报，2003，23(1)：23-24.

[13]马松涛，张效科，王秋林.桑白皮提取物防治糖尿病大鼠周围神经早期病变的实验研究[J].中药材，2006，29(12)：1343-1345.

[14]汪宁，朱荃，周义维，等.桑枝、桑白皮体外降糖作用研究[J]. 中药药理与临床，2005，21(6)：35-36.

[15]张国甬，黎琼红，叶英子博，等.桑白皮抗病毒有效成分的提取分离及体外抗病毒活性研究[J].沈阳药科大学学报，2005，22(3)：207-209.

[16]朱自平，张明发，沈雅琴，等.厚朴、桑白皮的抗血栓及抗凝作用[J].西北药学杂志，1997，12：32.

[17]王洪侠.桑叶及桑白皮对老龄小鼠脾细胞DNA损伤的影响[J].赤峰学院学报，2007，23(3)：177-179.

[18]冯克玉，刘国雄，张毅.桑白皮醇提取液的降压作用及毒性作用的初步研究[J].医药学杂志，1974，(3)：43-41.

[19]盛红成，徐凯琴.桑白皮汤加减联合阿奇霉素治疗慢性支气管炎急性发作临床观察[J].新中医，2015，47(6)：41-42.

[20]田津，陈清维.桑白皮汤联合振动排痰机治疗慢性肺源性心脏病急性发作期痰热郁肺型临床疗效观察[J].辽宁中医杂志，2011，38(10)：2007-2008.

（赵嘉祺　彭伟　傅超美）

## 666 桑寄生

Sangjisheng

【异名】 茑(《诗经》)，寓木、宛童、寄生树(《尔雅》)，桑上寄生、寄屑(《神农本草经》)，寄生草(《滇南本草》)，茑木(《本草纲目》)。

【来源】 为桑寄生科植物桑寄生 *Taxillus chinensis* (DC.) Danser的干燥带叶茎枝。

【产地】 主要为栽培品，野生品亦有。主产于福建、台湾、广东、广西、云南等地。

【采收加工】 冬季至次春采割，除去粗茎，切段，干燥，或蒸后干燥。

【炮制】 除去杂质，略洗，润透，切厚片或短段，干燥。

【性状特征】 茎枝呈圆柱形，长3～4cm，直径0.2～1cm；表面红褐色或灰褐色，具细纵纹，并有多数细小突起的棕色皮孔，嫩枝有的可见棕褐色茸毛；质坚硬，断面不整齐，皮部红棕色，木部色较浅。叶多卷曲，具短柄；叶片展平后呈卵形或椭圆形，长3～8cm，宽2～5cm；表面黄褐色，幼叶被细茸毛，先端钝圆，基部圆形或宽楔形，全缘；革质。气微，味涩。

【化学成分】 桑寄生的主要成分是黄酮类，还含有挥发油等成分。桑寄生的黄酮类是其主要药理活性成分。

【药理毒理】

**1. 抗炎** 桑寄生煎剂15g/kg灌胃角叉菜胶所致耳肿胀小鼠，每天1次，连续7d，可明显降低其耳肿胀度[1]。

**2. 镇痛** 桑寄生水煎液15g/kg灌胃小鼠，每天1次，连续5d，可减少醋酸引起的小鼠扭体反应次数[1]。

**3. 抗肿瘤** 桑寄生体外有抑瘤活性，对肝癌bel-7402细胞和胃癌MGC-823细胞的$IC_{50}$分别为24.2、20.9μg/ml。从桑寄生中分离的毒蛋白LPT，对骨癌细胞具有杀伤作用，对兔网织红细胞破碎液中的蛋白质生物合成亦有抑制作用[2]。

**4. 其他药理作用** 桑寄生煎剂18.67、42μg/ml在体外单层猴肾上皮细胞中，对脊髓灰质炎和其他肠道病毒(ECHO26型、9型，柯萨奇$A_9$、$B_4$、$B_5$)有抑制作用[3]。0.001、0.01、0.1mg/ml桑寄生水溶液在高糖状态下可使$HepG_2$细胞的葡萄糖消耗量增加，

对胰岛素刺激的 $HepG_2$ 细胞的葡萄糖消耗量增加有协同作用[4]。

**【药性】** 苦、甘，平。归肝、肾经。

**【功能主治】** 祛风湿，补肝肾，强筋骨，安胎元。用于风湿痹痛，腰膝酸软，筋骨无力，崩漏经多，妊娠漏血，胎动不安，头晕目眩。

**【临床应用】** **临床常用**

（1）风湿痹证　本品苦能燥，甘能补，祛风湿又长于补肝肾，强筋骨，对痹证日久，伤及肝肾，腰膝酸软，筋骨无力者尤宜，常与补肝肾、益气血药配伍，如《千金方》独活寄生汤，以之与独活、杜仲、牛膝、人参、当归等同用。

（2）崩漏经多，妊娠漏血，胎动不安　本品能补肝肾，固冲任，安胎。治肝肾虚，月经过多，崩漏，妊娠下血，胎动不安者，每与补肝肾、养血安胎药同用，以增强固崩止血、安胎之功，如《证治准绳》桑寄生散，用其配续断、阿胶、当归、白术等；《医学衷中参西录》寿胎丸则与续断、菟丝子，阿胶合用。

**【用法用量】** 9～15g。

**【成药例证】**

**1. 史国公药酒（《卫生部药品标准中药成方制剂·第九册》）** 药物组成：桑寄生、白术、鳖甲、蚕沙、川芎、当归、独活、防风、甘草、红花、红曲、鹿角胶、木瓜、牛膝、羌活、续断、玉竹。

功能主治：祛风除湿，活血通络。用于风寒湿痹，骨节疼痛，四肢麻木。

**2. 疏风活络片（《卫生部药品标准中药成方制剂·第九册》）** 药物组成：桑寄生、菝葜、防风、甘草、桂枝、虎杖、麻黄、制马钱子、木瓜、秦艽。

功能主治：祛风散寒，除湿通络。用于风寒湿闭阻所致的痹病，症见关节疼痛，局部畏恶风寒，四肢麻木，腰背疼痛。

**3. 舒筋活络酒（《中华人民共和国药典》2015 年版）** 药物组成：木瓜、桑寄生、续断、玉竹、川牛膝、当归、川芎、红花、独活、羌活、防风、白术、蚕沙、红曲、甘草。

功能主治：祛风除湿，活血通络，养阴生津。用于风湿阻络、血脉瘀阻兼有阴盛所致的痹病，症见关节疼痛，屈伸不利，四肢麻木。

**4. 强肾镇痛丸（《卫生部药品标准中药成方制剂·第三册》）** 药物组成：桑寄生、续断、制附子、鹿角、核桃仁、党参、猪脊髓。

功能主治：温肾散寒。用于肾虚受寒引起的腰腿疼痛，足膝无力。

**【贮藏】** 贮干燥处，防蛀。

**【参考文献】**

[1]李典鸿，胡祖光，高敏，等.桑寄生两种不同剂型药效学的比较研究[J].中药药理与临床，1997，13(5)：35-36.

[2]潘鑫，刘山莉.中药桑寄生凝集素的分离及体外抗肿瘤活性的研究[J].天然产物研究与开发，2006，18(2)：210-213.

[3]王志洁，杨占秋，黄铁牛，等.桑寄生乙醇提取物抗柯萨奇病毒 B3 的实验研究[J].中国中药杂志，2000，25(11)：685-687.

[4]汪宁，朱荃，周义维，等.桑寄生对培养的人 $HepG_2$ 细胞葡萄糖消耗作用的影响[J].中医药学刊，2006，24(3)：442-443.

（赵嘉祺　彭伟　傅超美）

## 667　桑螵蛸

Sangpiaoxiao

**【异名】** 蜱蛸（《尔雅》），冒焦、螵蛸（《广雅》），桑蛸（《吴普本草》），致神、螳螂子（《名医别录》），桑上螳螂窠（《伤寒总病论》），赖尿郎（《本草便读》），刀螂子（《河北药材》），螳螂蛋、尿唧唧（《山东中药》），猴儿包（《四川中药志》），螳螂壳（《江苏药材志》）。

**【来源】** 为螳螂科昆虫大刀螂 *Tenodera sinensis* Saussure、小刀螂 *Statilia maculata*（Thunberg）或巨斧螳螂 *Hierodula patellifera*（Serville）的干燥卵鞘。以上三种分别习称“团螵蛸”“长螵蛸”及“黑螵蛸”。

**【产地】** 主要为养殖品。大刀螂主产于广西、云南、湖北、湖南、河北等地；小刀螂主产于浙江、江苏、安徽、山东、湖北等地；巨斧刀螂主产于河北、山东、河南、山西等地。

**【采收加工】** 深秋至次春收集，除去杂质，蒸至虫卵死后，干燥。

**【炮制】** 除去杂质，蒸透，干燥。用时剪碎。

**【性状特征】** **团螵蛸**　略呈圆柱形或半圆形，由多层膜状薄片叠成，长 2.5～4cm，宽 2～3cm。表面浅黄褐色，上面带状隆起不明显，底面平坦或有凹沟。体轻，质松而韧，横断面可见外层为海绵状，内层为许多放射状排列的小室，室内各有一细小椭圆形卵，深棕色，有光泽。气微腥，味淡或微咸。

**长螵蛸**　略呈长条形，一端较细，长 2.5～5cm，宽1～1.5cm。表面灰黄色，上面带状隆起明显，带的两侧各有一条暗棕色浅沟和斜向纹理。质硬而脆。

**黑螵蛸**　略呈平行四边形，长2～4cm，宽1.5～2cm。表面灰褐色，上面带状隆起明显，两侧有斜向纹理，近尾端微向上翘。质硬而韧。

**【化学成分】**　桑螵蛸的主要成分是蛋白质、氨基酸、磷脂类、脂肪、糖等，桑螵蛸的蛋白质、氨基酸、磷脂是其主要药理活性成分。

**【药理毒理】**

**1. 抗利尿**　团螵蛸、长螵蛸醇提物按18g/kg大鼠灌胃3次，每12h一次，可降低乙醇麻醉并致多尿状态大鼠的尿量[1]。

**2. 抗疲劳**　长螵蛸醇提物18g/kg连续灌胃10d，可延长小鼠常压耐缺氧时间；长螵蛸10g/kg连续灌胃8d，可延长小鼠游泳时间[1]。

**3. 抗氧化**　长螵蛸和黑螵蛸醇提物按9、18g/kg对高脂饲料所致高脂型大鼠连续灌胃给药21d，能明显降低肝组织中丙二醛(MDA)含量[2]。

**【药性】**　甘、咸，平。归肝、肾经。

**【功能主治】**　固精缩尿，补肾助阳。用于遗精滑精，遗尿尿频，小便白浊。

**【临床应用】　临床常用**

(1) 遗尿尿频，遗精滑精　本品性甘涩，能固精缩尿，兼有温和的补肾阳作用，其涩中兼补，而以缩尿见长。治肾虚遗尿尿频、遗精滑精者，需与其他补肾固涩药同用，以增强益肾缩尿固精之效，如《圣惠方》桑螵蛸散，以之与补骨脂、菟丝子等药同用。

(2) 阳痿　本品有一定的补肾助阳起痿功效，但作用不强，故治肾虚阳痿者，常作为鹿茸、肉苁蓉、菟丝子等药的辅助之品，以增强主药壮阳起痿之效。

**【用法用量】**　5～10g。

**【成药例证】**

**1. 乌鸡白凤丸(《中华人民共和国药典》2015年版)**　药物组成：乌鸡、醋鳖甲、桑螵蛸、黄芪、白芍、天冬、地黄、川芎、丹参、芡实(炒)、鹿角胶、煅牡蛎、人参、当归、醋香附、甘草、熟地黄、银柴胡、山药、鹿角霜。

功能主治：补气养血，调经止带。用于气血两虚，身体瘦弱，腰膝酸软，月经不调，崩漏带下。

**2. 三鞭补酒(《卫生部药品标准中药成方制剂·第十六册》)**　药物组成：鹿鞭、海狗鞭、狗鞭、鹿茸、海马、蛤蚧、人参、枸杞子、阳起石、补骨脂(炒)、沉香、巴戟天(去筋)、九节菖蒲、山茱萸(蒸)、牡丹皮、肉桂、黄芪、当归(酒炒)、白术、小茴香(炒)、芡实、桑螵蛸(炒)、地黄、杜仲炭、肉苁蓉、远志、覆盆子、菟丝子(蒸)、熟地黄、炙淫羊藿、知母、制何首乌、蛇床子、甘草、泽泻、白芍(酒炒)、山药、茯苓、甘松、花椒(炒)、龙骨、牛膝、狗脊(炒)。

功能主治：补血生精，健脑补肾。用于体质虚弱，肾亏遗精，未老先衰，神经衰弱等症。

**3. 玉液金丸(《卫生部药品标准中药成方制剂·第十五册》)**　药物组成：杜仲(炭)、地黄、黄芩、沙苑子、当归、艾叶(炭)、莲子、山药、肉苁蓉(酒炙)、砂仁、远志(甘草水炙)、山楂(炒)、益母草、甘草、白芍、羌活、麦冬、浙贝母、丹参、血余炭、菟丝子、续断、枳壳(麸炒)、豆蔻仁、香附(醋炙)、川芎、半夏曲(麸炒)、茯苓、款冬花、旋覆花、荜茇、党参、川楝子(酒炙)、栀子(姜炙)、黄连、黄芪(蜜炙)、白术(麸炒)、西红花、厚朴(姜炙)、琥珀、肉桂、人参、大枣、山茱萸(酒炙)、鹿角胶、覆盆子、桑螵蛸、五倍子、巴戟天(甘草水炙)、鸡血藤、仙鹤草、龟甲胶、海螵蛸、墨旱莲、月季花、阿胶。

功能主治：益气疏肝，调经止带。用于脾胃虚弱，肝郁气滞引起的胸胁胀满，嘈杂呕逆，胃脘疼痛，经期不准，行经腹痛，体倦腰酸，寒湿带下。

**【贮藏】**　置通风干燥处，防蛀。

**【参考文献】**　[1]谭正怀，雷玉兰，张白嘉，等.桑螵蛸的药理比较研究[J].中国中药杂志，1997，22(8)：496-499.

[2]徐明哲，朴桂花.桑螵蛸的抗氧化活性成分研究[J].安徽农业科学，2012，40(32)：15722-15723.

（瞿燕　彭伟　傅超美）

## 668　桑椹

Sangshen

**【异名】**　葚(《尔雅》)，桑实(《五十二病方》)，桑实(《说文》)，乌椹(《本草衍义》)，文武实(《素问·病机保命集》)，黑椹(《本草蒙筌》)，桑枣(《生草药性备要》)，桑葚子(《本草再新》)，桑果(《江苏植药志》)，桑粒(《东北药植志》),桑蔗(《四川中药志》)。

**【来源】** 为桑科植物桑 *Morus alba* L.的干燥果穗。

**【产地】** 主要为栽培品。主产于江苏、浙江、湖南、四川、河北等地。安徽亳县、阜阳为其道地产区。

**【采收加工】** 4～6月果实变红时采收,晒干,或略蒸后晒干。

**【炮制】** 净制。

**【性状特征】** 为聚花果,由多数小瘦果集合而成,呈长圆形,长1～2cm,直径0.5～0.8cm。黄棕色、棕红色或暗紫色,有短果序梗。小瘦果卵圆形,稍扁,长约2mm,宽约1mm,外具肉质花被片4枚。气微,味微酸而甜。

**【化学成分】** 桑椹的主要成分是多糖、糅酸、苹果酸及维生素 $B_1$、$B_2$、C和胡萝卜素。桑椹的多糖类、花色苷类化合物是其主要药理活性成分,如桑椹素、白藜芦醇。

**【药理毒理】**

**1. 对血液系统的作用** 桑椹混悬液12.5、25g/kg灌胃阴虚模型小鼠,连续7d,可减少淋巴细胞增殖,降低刺激指数,提高NK细胞杀伤率,25g/kg组能提高诱生IL-2能力[1]。

**2. 抗疲劳** 桑椹醇提物8.4、16.7、33.4ml/kg灌胃小鼠,连续20d,能明显延长小鼠的负重游泳时间,显著降低运动后小鼠的血尿素氮含量和血乳酸水平,同时提高肝糖原含量[2]。

**3. 降血糖** 桑椹乙酸乙酯萃取物0.1、0.2、0.3g/kg灌胃糖尿病大鼠,连续3周;其中,0.2g/kg能显著降低糖尿病大鼠血糖、糖化血清蛋白,刺激胰岛素分泌,增加体质量,调节血脂[3]。

**4. 降血脂** 含10%黑桑椹果粉的高脂饮料饲喂大鼠4周,可降低大鼠血清和肝脏的胆固醇、甘油三酯含量,降低血清低密度脂蛋白胆固醇和致动脉硬化指数,升高高密度脂蛋白胆固醇和抗动脉硬化指数[4]。

**【药性】** 甘、酸,寒。归心、肝、肾经。

**【功能主治】** 滋阴补血,生津润燥。用于肝肾阴虚,眩晕耳鸣,心悸失眠,须发早白,津伤口渴,内热消渴,肠燥便秘。

**【临床应用】** 临床常用

(1) 阴血亏虚证　本品甘,寒,善于滋阴,补血,生津润肠。多用于治疗阴血亏虚导致的津伤口渴,肠燥型便秘,如治心肾衰弱不寐,或习惯性便秘;鲜桑椹一至二两,水适量煎服。

(2) 肾阴亏虚证　本品有滋补肾阴之效。可用于肾阴亏虚证,腰为肾之府,肾虚腰失所养则腰膝酸软,肾开窍于耳,肾阴不足则耳鸣,须发早白,本品可用于治疗肾阴不足所致以上症状。

**【用法用量】** 9～15g。

**【成药例证】**

**1. 桑椹膏(《卫生部药品标准中药成方制剂·第九册》)** 药物组成:桑椹。

功能主治:补肝肾,益精血。用于肝肾精血亏损引起的身体消瘦,腰膝酸软,遗精盗汗,头晕眼花,口渴咽干。

**2. 桑椹颗粒(《卫生部药品标准中药成方制剂·第二册》)** 药物组成:桑椹。

功能主治:滋阴益肾,补血润燥。用于阴亏血燥引起的腰膝酸软,眩晕失眠,目昏耳鸣,肠燥便秘,口干舌燥,须发早白。

**3. 首乌丸(《中华人民共和国药典》2015年版)** 药物组成:制何首乌、桑椹、墨旱莲、女贞子、黑芝麻、牛膝、菟丝子、补骨脂、地黄、豨莶草、桑叶、金银花。

功能主治:补肝肾,强筋骨,乌须发。用于肝肾两虚,头晕眼花,耳鸣,腰酸肢麻,须发早白;亦用于高脂血症。

**【贮藏】** 置通风干燥处,防蛀。

**【参考文献】** [1]顾洪安,胡月.桑椹对阴虚小鼠免疫功能的影响[J].中国实验方剂学杂志,2001,7(4):40-41.

[2]张林建.桑椹醇提物对小鼠抗疲劳作用的实验研究[J].江西中医药,2010,41(11):66-67.

[3]王瑞坡,王珂,李姣,等.桑椹乙酸乙酯萃取物对链脲佐菌素致高血糖大鼠的降血糖作用[J].中成药,2011,33(10):1668-1672.

[4]杨小兰,毛立新,张晓云,等.黑桑椹对高脂血症大鼠的降脂作用研究[J].食品科学,2005,26(9):509-510.

(瞿燕　彭伟　傅超美)

## 669　桑叶

Sangye

**【异名】** 铁扇子(《百草镜》),蚕叶(《福建药物志》)。

**【来源】**　为桑科植物桑 *Morus alba* L.的干燥叶。

**【产地】**　主要为栽培品。主产于河南、安徽、浙江、江苏、四川等地,其他各地亦产。尤以安徽亳县、阜阳最为适宜。

**【采收加工】**　初霜后采收,除去杂质,晒干。

**【炮制】**　除去杂质,搓碎,去柄,筛去灰屑。

**【性状特征】**　多皱缩、破碎。完整者有柄,叶片展平后呈卵形或宽卵形,长 8～15cm,宽 7～13cm。先端渐尖,基部截形、圆形或心形,边缘有锯齿或钝锯齿,有的不规则分裂。上表面黄绿色或浅黄棕色,有的有小疣状突起;下表面颜色稍浅,叶脉突出,小脉网状,脉上被疏毛,脉基具簇毛。质脆。气微,味淡、微苦涩。

**【化学成分】**　桑叶的主要成分是黄酮、生物碱、多糖、挥发油、酚类等。桑叶的黄酮类成分是其主要药理活性成分。《中华人民共和国药典》2015 年版规定,本品药材按干燥品计算,含芦丁($C_{27}H_{30}O_{16}$)不得少于 0.10%。

**【药理毒理】**

**1. 抗炎**　桑叶水煎剂 20、40g/kg 灌胃雄性小鼠,4.5h 后,可降低巴豆油所致其耳肿胀度,给药后 1h、2h、4h、5h 均可降低角叉菜胶致雄性小鼠足肿胀度[1]。

**2. 降血糖**　桑叶水提物 1、10、100mg/kg 静脉注射糖尿病大鼠,30～120min 后,可降低其外周静脉血糖[2];桑叶总多糖 100mg/kg 腹腔注射四氧嘧啶致糖尿病小鼠,给药后 4h,可显著降低其血糖,可增加肝糖原含量而降低肝葡萄糖,还可提高正常大鼠血中胰岛素水平[3]。

**3. 降血脂**　桑叶水提物 0.1、0.2、0.4g/kg 灌胃大鼠,连续 30d,可降低大鼠血清的总胆固醇(TC)、甘油三酯(TG)含量,增加高密度脂蛋白胆固醇(HDL-C)含量[4]。1g/ml 桑叶提取物按 5、10、20g/kg 灌胃高脂模型小鼠,每天 1 次,连续 10d,桑叶提取物能抑制血清总胆固醇升高,降低高血脂小鼠血清 MDA 含量,减少体内氧化产物[5]。

**4. 抗凝血**　桑叶水提取物 200mg/20g 腹腔注射小鼠,20min 后,可延长小鼠全血凝固时间,其延长程度呈量效依赖关系;按 1∶5 倍比法稀释,桑叶水提取物 1∶12、1∶6、1∶3 浓度,可延长体外实验家兔血浆的激活部分凝血酶时间(APTT)、凝血酶原时间(PT)和凝血酶时间(TT)[6]。

**5. 抗疲劳**　桑叶水提物 8.0g/kg 腹腔注射小鼠,每天 1 次,连续 14d,可提高小鼠对高温刺激的耐受能力和防止由于应激刺激引起的大鼠肾上腺皮质分泌功能低下,能延长小鼠游泳及转棒时间,增强机体耐力[7]。

**6. 对心脏的影响**　50mg/L 桑叶乙酸乙酯提取物(EML)灌流 15min 后,再用 K-H 液灌流 15min,可增加离体大鼠心脏心肌收缩力、减慢心率、增加冠脉流量[8]。

**7. 抗氧化**　100μg/g 桑叶提取物对 Fenotn 体系中产生的·OH 的清除率几乎达到 100%,且抑制率与药物的浓度也有很好的正相关,桑叶有效半数清除浓度 $C_{50}$ 为 20μg/g[9]。

**8. 抗病毒**　0.098、0.195、0.390、0.781、1.562、3.125、6.25、12.5、25、50mg/ml 桑叶提取物分别加入呼吸道合胞病毒培养基中,桑叶提取物高浓度时(>0.39mg/ml),$IC_{50}$ 分别为 0.77、1.25mg/ml,*TI* 分别为 28.5、17.6[10]。

**【药性】**　甘、苦,寒。归肺、肝经。

**【功能主治】**　疏散风热,清肺润燥,清肝明目。用于风热感冒,肺热燥咳,头晕头痛,目赤昏花。

**【临床应用】**

**1. 临床常用**

(1) 风热表证,温病初起　本品甘寒质轻,长于疏泄肺经及在表之风热,且能清肺止咳。故常用于外感风热,或温病初起,温邪犯肺,邪在卫分,发热,头痛,咳嗽者,常与菊花、薄荷、连翘等同用,如《温病条辨》桑菊饮。

(2) 肺热燥咳　本品甘寒润肺燥。可用于肺热或燥热伤肺,咳嗽痰少,色黄而黏稠,或痰黏咽干,干咳少痰,咽痒者,轻者与沙参、贝母、杏仁等同用,如《温病条辨》桑杏汤;重者与生石膏、阿胶、麦冬、枇杷叶等同用,如《医门法律》清燥救肺汤;若肝火灼肺,木火刑金,干咳少痰,咳则胁痛,或痰中夹有血丝者,甚则咳血者,可配伍桑白皮、地骨皮、牡丹皮、川贝母等,如《重订通俗伤寒论》桑丹泻白汤。

(3) 目赤肿痛　本品苦寒,能清泄肝火;兼入肝经,可疏风散热而明目。故可用于治风热上攻之目赤头痛,或肝火上炎之天行赤眼,目赤肿痛,目涩眩赤，双目痛痒，羞明流泪，可单用本品煎汤外洗，亦可与菊花、白蒺藜、夏枯草、车前子等同用。

(4) 眩晕，眼目昏花　本品入肝经，甘寒质润，能平肝明目。可治疗肝阳上亢，头痛眩晕，头重脚轻，耳鸣心悸；烦躁易怒者，常配伍菊花、石决明、白芍等；若肝阴不足，目失所养，眼目昏花，视物不清，常配滋补精血之黑芝麻，如《医级》桑麻丸。

**2. 临床新用**　桑叶可用于治疗扁平疣[11]、斑秃[12]、乳糜尿[13]。

**【用法用量】**　5～10g。

**【成药例证】**

**1. 桑姜感冒片(《中华人民共和国药典》2015 年版)**　药物组成：桑叶、连翘、菊花、苦杏仁、紫苏、干姜。

功能主治：散风清热，宣肺止咳。用于外感风热、痰浊阻肺所致的感冒，症见发热头痛、咽喉肿痛、咳嗽痰白。

**2. 风热咳嗽胶囊(《新药转正标准 43》)**　药物组成：桑叶、菊花、薄荷、连翘、黄芩、苦杏仁霜、桔梗、枇杷叶、浙贝母、前胡、甘草。

功能主治：疏风散热，化痰止咳。用于风热犯肺所致的咳嗽，鼻流浊涕，发热头昏，咽干舌燥。

**3. 秋燥感冒颗粒(《卫生部药品标准中药成方制剂·第十六册》)**　药物组成：桑叶、菊花、苦杏仁、伊贝母、桔梗、前胡、北沙参、麦冬、山豆根、竹叶、甘草。

功能主治：清燥退热，润肺止咳。用于感冒秋燥证，症见恶寒发热，鼻咽口唇干燥，干咳少痰，舌边尖红，苔薄白而干或薄黄少津。

**4. 桑麻丸(《卫生部药品标准中药成方制剂·第五册》)**　药物组成：桑叶、黑芝麻。

功能主治：滋养肝肾，祛风明目。用于肝肾不足，头晕眼花，视物不清，迎风流泪。

**5. 天麻首乌片(《中华人民共和国药典》2015 年版)**　药物组成：天麻、何首乌、熟地黄、白芷、川芎、丹参、当归、炒蒺藜、桑叶、墨旱莲、女贞子、白芍、黄精、甘草。

功能主治：滋阴补肾，养血息风。用于肝肾阴虚所致的头晕目眩，头痛耳鸣，口苦咽干，腰膝酸软，脱发，白发；脑动脉硬化、早期高血压、血管神经性头痛、脂溢性脱发见上述证候者。

**【贮藏】**　置干燥处。

**【参考文献】**
[1]陈福君，林一星，许春泉，等.桑的药理研究(Ⅱ)——桑叶、桑枝、桑白皮抗炎药理作用的初步研究[J].沈阳药科大学，1995，12(3)：222-224.

[2]俞灵莺，李向荣，方晓.桑叶总黄酮对糖尿病大鼠小肠双糖酶的抑制作用[J].中华内分泌代谢杂志，2002，18(4)：313-315.

[3]陈福君，卢军，张永熠，等.桑的药理研究(Ⅰ)——桑叶降糖有效组分对糖尿病动物糖代谢的影响[J].沈阳药科大学学报，1996，13(1)：24-27.

[4]谢惠萍，刘以农，郭明，等.桑叶提取物降血脂作用的动物试验研究[J].中国现代医药杂志，2006，8(11)：48-49.

[5]彭延古，葛金文，付灿云，等.桑叶提取液对凝血机制的影响[J].湖南中医学院学报，2002，22(4)：21-23.

[6]施秀.桑叶提取物对腹腔蛋黄致高血脂小鼠模型的影响研究[J].海峡药学，2011，23(1)：27-29.

[7]唐法娣.桑叶延年益寿的药理研究[J].中草药，2000，31(9)：685-688.

[8]沈忠华，计丽萍，夏满莉，等.桑叶乙酸乙酯提取物对心脏作用的研究[J].嘉兴学院学报，2007，19(6)：74-76.

[9]黄代青，肖华山，傅文庆，等.桑叶提取液对体外氧自由基的清除作用以及对果蝇寿命的影响[J].福建师范大学学报(自然科学版)，1995，11(1)：85-90.

[10]戴开金，罗奇志，侯连兵.桑叶体外抗呼吸道合胞病毒作用研究[J].中药材，2009，32(8)：1276-1278.

[11]章涵，章新成.桑菊苦参汤治疗风热蕴结型青少年扁平疣40 例[J].时珍国医国药，2006，17(7)：1277.

[12]黄惠娟，刘劲松，刘小慧.生发灵治疗斑秃 62 例疗效观察[J].中国皮肤性病学杂志，1999，13(2)：114.

[13]侯立文.生桑叶片治疗乳糜尿的疗效观察[J].中国医院药学杂志，2001，21(4)：232.

(胡慧玲　彭伟　傅超美)

## 670　桑枝

Sangzhi

**【异名】**　桑条(《本草图经》)。

**【来源】**　为桑科植物桑 *Morus alba* L.的干燥嫩枝。

**【产地】**　主要为栽培品。主产于河南、安徽、浙江、江苏、四川等地。尤以安徽亳州、阜阳最为适宜。

**【采收加工】**　春末夏初采收，去叶，晒干，或趁鲜切片，晒干。

**【炮制】**　**桑枝**　未切片者，洗净，润透，切厚片，干燥。

**炒桑枝** 取桑枝片，照清炒法炒至微黄色。

**【性状特征】 桑枝** 呈长圆柱形，少有分枝，长短不一，直径0.5～1.5cm。表面灰黄色或黄褐色，有多数黄褐色点状皮孔及细纵纹，并有灰白色略呈半圆形的叶痕和黄棕色的腋芽。质坚韧，不易折断，断面纤维性。切片厚0.2～0.5cm，皮部较薄，木部黄白色，射线放射状，髓部白色或黄白色。气微，味淡。

**炒桑枝** 形如桑枝片，切面深黄色。微有香气。

**【化学成分】** 桑枝的主要成分是黄酮类、生物碱、多糖、氨基酸、萜类、香豆素等。桑枝的黄酮类成分是其主要药理活性成分。

**【药理毒理】**

**1. 抗炎** 桑枝水煎剂20g/kg灌胃小鼠，给药4h后可降低巴豆油致其耳肿胀度、角叉菜胶致其足肿胀度，并可抑制醋酸引起的小鼠腹腔毛细血管通透性增加[1]。桑枝醇提取物按0.10g/kg、石油醚及正丁醇提取物按0.30g/kg灌胃，给药1h后可降低小鼠二甲苯致耳肿胀度[2]。桑枝石油醚提取物按0.15g/kg连续灌胃给药3d，可抑制小鼠毛细血管通透性增加[3]。

**2. 降血糖** 桑枝水提物按50mg/kg静脉注射四氧嘧啶高血糖大鼠，15d后，可使四氧嘧啶高血糖大鼠空腹和非禁食血糖、食物和水摄取量、血果糖氨及尿糖等指标均降低[4]。

**3. 降血脂** 0.2g/ml桑枝醇提取物按5g/kg灌胃高脂血症大鼠，连续4周后，可降低其血脂。0.2g/ml桑枝醇提取物2、4ml/kg灌胃糖尿病大鼠，连续4周，可降低其甘油三酯、总胆固醇、低密度脂蛋白胆固醇，升高高密度脂蛋白胆固醇，具有改善脂质紊乱的作用，能改善糖尿病模型大鼠的血液流变学异常[5]。

**【药性】** 微苦，平。归肝经。

**【功能主治】** 祛风湿，利关节。用于风湿痹病，肩臂、关节酸痛麻木。

**【临床应用】 临床常用**

风湿痹证 本品性平，善达四肢经络，通利关节。凡风湿痹证，无论新久、寒热，筋脉拘挛，关节不利或肢体麻木者均可使用，尤用于上肢痹痛者，如《普济本事方》单用以治疗风热臂痛，但单用本品药力较弱，多与其他祛风通络药合用。偏热者，可配伍络石藤、忍冬藤；偏寒者，可配伍桂枝、威灵仙；偏气血虚者，可配伍黄芪、鸡血藤、当归等。借其通络之功，对于中风半身不遂、口眼㖞斜者，亦可随症配伍应用。

此外，本品尚能祛血中风热，治风热入营血所致风疹瘙痒、肌肤干燥等，可与补骨脂、生地等祛风凉血养血之品配伍使用。

**【用法用量】** 9～15g。

**【成药例证】**

**1. 桑枝膏（《卫生部药品标准中药成方制剂·第五册》）** 药物组成：桑枝。

功能主治：祛风活络。用于四肢关节酸痛。

**2. 筋骨止痛膏（《卫生部药品标准中药成方制剂·第二册》）** 药物组成：桑枝、槐枝、生姜、大葱、肉桂、丁香、徐长卿、生草乌、冰片、樟脑、鲜松枝。

功能主治：舒筋活血，搜风散寒。用于筋骨麻木，腰腿臂痛，跌打损伤。

**3. 湿热痹片（《中华人民共和国药典》2015年版）** 药物组成：桑枝、苍术、黄柏、粉萆薢、薏苡仁、防己、连翘、川牛膝、地龙、防风、威灵仙、忍冬藤。

功能主治：祛风除湿，清热消肿，通络定痛。用于湿热痹阻证，其症状为肌肉或关节红肿热痛，有沉重感，步履艰难，发热，口渴不欲饮，小便短赤。

**【贮藏】** 置干燥处。

**【参考文献】** [1]陈福君，林一星，许春泉，等.桑的药理研究(Ⅱ)——桑叶、桑枝、桑白皮抗炎药理作用的初步研究[J].沈阳药科大学，1995，12(3)：222-224.

[2]刘明月，牟英，李善福，等.桑枝95%乙醇提取物抗炎作用的实验研究[J].山西中医学院学报，2003，4(2)：3-4.

[3]王蓉，卢笑丛，王有为.桑枝提取物及抗炎作用研究[J].武汉植物学研究，2002，20(6)：467-469.

[4]叶菲，申竹芳，乔凤霞，等.中药桑枝提取物对大鼠糖尿病并发症的实验治疗作用[J].药学学报，2002，37(2)：108-112.

[5]邢冬杰，宿世震，李广元，等.桑枝提取物对糖尿病大鼠血脂及血液流变学的影响[J].中华中医药杂志(原中国医药学报)，2009，(S1)：60-61.

（胡慧玲 杨欢 傅超美）

## 671 沙虎

Shahu

**【来源】** 为壁虎科动物西域沙虎 *Teratoscincus*

*przewalskii* Strauch.的干燥体。

【产地】　主要为野生品。仅分布在我国内蒙古自治区、甘肃省和新疆维吾尔自治区，其中尤以甘肃的敦煌和新疆塔克拉玛干沙漠之南的英吉莎两地数量较多。

【采收加工】　夏季捕捉，晒干。

【炮制】　净制。

【性状特征】　干瘪屈缩，体长（吻端至尾尖）10～15cm，背部暗棕灰色，大部分皮肤成片状脱落，腹面灰黄色或淡黄色，脊柱在背部中央成纵行的棱。头呈稍狭的卵形，吻端尖圆，眼在头背面两侧，内陷，耳孔十分明显，位于眼后，耳孔瓣半圆形凸起。头背部的鳞片为粒鳞，身上和四肢被覆蜂巢状小鳞，尾上被覆有覆瓦状大鳞。

【药性】　二级干热。

【功能主治】　消散寒气，解毒壮阳。用于体内寒盛，阳事不举，各种色斑，毒虫叮咬。

【临床应用】　临床常用

阳痿　本品具有壮阳之功。可以用于治疗因肾精亏虚、命门火衰、宗筋失养所致的阳痿。

【用法用量】　5～9g。

【贮藏】　置通风干燥处，防蛀。

（廖婉　杨欢　傅超美）

## 672　沙棘

Shaji

【异名】　赤赤哈纳（《饮膳正要》），大尔卜（《认药白晶鉴》）。

【来源】　为胡颓子科植物沙棘 *Hippophae rhamnoides* L.的干燥成熟果实。

【产地】　主要为野生品，栽培品亦有。主产于内蒙古、新疆、宁夏、甘肃等地。

【采收加工】　秋、冬二季果实成熟或冻硬时采收，除去杂质，干燥或蒸后干燥。

【炮制】　净制。

【性状特征】　呈类球形或扁球形，有的数个粘连，单个直径5～8mm。表面橙黄色或棕红色，皱缩，顶端有残存花柱，基部具短小果梗或果梗痕。果肉油润，质柔软。种子斜卵形，长约4mm，宽约2mm；表面褐色，有光泽，中间有一纵沟；种皮较硬，种仁乳白色，有油性。气微，味酸、涩。

【化学成分】　沙棘的主要成分是黄酮类成分。沙棘的黄酮类是其主要药理活性成分。《中华人民共和国药典》2015年版规定，本品药材按干燥品计算，含总黄酮以芦丁（$C_{27}H_{30}O_{16}$）计，不得少于1.5%；含异鼠李素（$C_{16}H_{12}O_7$）不得少于0.10%。

【药理毒理】

**1. 抗胃溃疡**　沙棘果油3.5、7ml/kg灌胃大鼠，连续6d，能抑制大鼠胃酸及胃蛋白酶分泌，促进胃黏液分泌，改善大鼠水浸应激性、利血平型、幽门结扎型胃溃疡，促进大鼠醋酸型胃溃疡的愈合[1]。沙棘油1.5、3.0ml/kg灌胃由无水乙醇或阿司匹林引起胃黏膜损伤的大鼠，给药30min后，能减少其出血点的总面积[2]。

**2. 调节血糖**　沙棘果水提物、醇提物0.02～1.8g/kg灌胃给予四氧嘧啶致糖尿病模型小鼠，给药7d后，能降低其血糖值[3]。沙棘水提物0.2、0.4g/kg灌胃给予小鼠，连续12d，可升高肾上腺素致高血糖小鼠和格列本脲致低血糖小鼠的血糖[4]。沙棘籽渣黄酮、沙棘果渣黄酮0.05～0.15g/kg灌胃给予小鼠，连续16d，可降低小鼠血糖，抑制糖异生，降低血清TC、TG、MDA[5]。

**3. 降血脂**　沙棘籽渣多糖、沙棘果渣多糖0.05～0.15g/kg灌胃给予高脂血症大鼠，连续20d，能降低其肝脏TC，降低血清LDL-C、TC和血糖[6]。沙棘油0.35、0.7g/kg灌胃给药，连续4周，能降低高脂饲料诱发高脂血症大鼠血清TG、LDL-C[7]。

**4. 抗氧化**　50%沙棘果水提物2.5g/kg灌胃给予老龄大鼠，25d后，可降低其血清MDA、LPO、大脑皮质脂褐素含量，增加SOD、GSH-Px活力[8]。

**5. 抗肝损伤**　沙棘果油0.3～4.5g/kg灌胃给予$CCl_4$致肝损伤模型小鼠，连续3d，能降低其MDA、ALT、AST含量，升高对乙酰氨基酚致肝中毒小鼠GSH-Px活性[9]。

**6. 降低血黏度**　沙棘果油、沙棘种油5g/kg灌胃给予去甲肾上腺素加胶原静脉注射致形成血栓的小鼠，给药1.5h后，能抑制其血栓形成，延长血栓症状出现时间，减轻形态学改变，降低死亡率[10]。沙棘总黄酮0.02g/kg灌胃给予大鼠，连续16d，能降低正常大鼠全血黏度（切变率为200s-1），降低全血比黏度

(切变率为100/s)[11]。

**7. 其他药理作用**　沙棘粉混悬液10g/kg灌胃给予小鼠,连续1周,能延长小鼠在低温环境下的(−20℃)存活时间、游泳时间、常压耐缺氧时间[12]。沙棘果0.675～2.7g/kg灌胃给予铅中毒模型小鼠,连续30d,能促进其体内铅排出,降低骨、肝铅贮量[13]。沙棘果油4.6、9.2g/kg灌胃给予小鼠,连续5d,能抑制小鼠耳炎症肿胀度,降低醋酸腹膜炎血管通透性[14]。

**8. 安全性评价**　灌胃给予大鼠沙棘果油9.2～46g/kg,观察7d未见死亡,最大耐受量为46g/kg[15]。

**9. 体内过程**　本品口服给药后,其成分沙棘黄酮在Beagle犬体内的药动学特征符合单室开放模型,最大血药浓度$C_{max}$为0.2106μg/ml,达峰时间$T_{max}$为3.0211h,分布相$Ka$为0.6812/h、$T_{1/2ka}$为0.0998h;消除相$Ke$为0.6575/h,$T_{1/2ke}$为1.3657h。沙棘黄酮固体脂质纳米粒在Beagle犬体内的药动学特征符合双室开放模型,最大血药浓度$C_{max}$为17.2511μg/ml,达峰时间$T_{max}$为2.0123h,分布相$Ka$为5.8461/h,$T_{1/2ka}$为0.1431/h;消除相$Ke$为0.3156/h,$T_{1/2ke}$为2.3288h[16]。

**【药性】**　酸,涩,温。归脾、胃、肺、心经。

**【功能主治】**　健脾消食,止咳祛痰,活血散瘀。用于脾虚食少,食积腹痛,咳嗽痰多,胸痹心痛,瘀血经闭,跌仆瘀肿。

**【临床应用】**　**临床常用**

(1) 脾虚食少　本品能温养脾气,开胃消食。可用于治疗脾气虚弱,食少纳差,脘腹胀痛等,可与余甘子、石榴子等同用。

(2) 咳喘痰嗽　本品主归肺经,具有较强的止咳祛痰之功,为藏族、蒙古族治疗咳喘痰嗽的常用药物。治咳嗽、血瘀,可单用,如《四部医典》沙棘膏;治肺热久嗽,喘促痰多,胸中满闷,胸胁作痛等,用沙棘膏配伍木香、白葡萄干、甘草、栀子同用。

(3) 瘀血证　本品具有较强的活血祛瘀作用,《晶珠本草》谓其有"化血"之功,历来作为蒙古族、藏族的常用活血药物。主要用于治疗跌打损伤,胸痹心痛,经闭。

**【用法用量】**　3～10g。

**【成药例证】**

**1. 心达康胶囊(《新药转正标准33》)**　药物组成:沙棘。

功能主治:化瘀通脉。用于心血瘀阻型冠心病,症见心悸、心痛、气短胸闷等。

**2. 沙棘膏(《卫生部药品标准·藏药第一册》)**　药物组成:沙棘。

功能主治:清热止咳,活血化瘀,愈溃疡。用于气管炎,消化不良,胃溃疡及闭经等症。

**3. 五味沙棘颗粒(《新药转正标准86》)**　药物组成:沙棘膏、木香、白葡萄干、甘草、栀子。

功能主治:清热祛痰,止咳定喘。用于肺热久嗽,喘促痰多,胸中满闷,胸胁作痛;慢性支气管炎见上述证候者。

**【贮藏】**　置通风干燥处,防霉,防蛀。

**【参考文献】**　[1]邢建峰,董亚琳,王秉文,等.沙棘果肉油对大鼠胃液分泌的影响及抗胃溃疡作用[J].中国药房,2003,14(8):461-463.

[2]钟启新,陈再智,陈小娟,等.沙棘油的成分对抗胃溃疡的实验研究[J].广东医学,1995,16(6):405-406.

[3]周原生,烈男,王弘治,等.沙棘萃取物降低患有四氧嘧啶糖尿病小鼠血糖的研究[J].国际沙棘研究与开发,2007,5(4):14-16.

[4]贾守宁,杨卉.沙棘对血糖影响的实验研究[J].时珍国医国药,2006,17(5):750-751.

[5]曹群华,瞿伟菁,邓云霞,等.沙棘籽渣和果渣中黄酮对小鼠糖代谢的影响[J].中药材,2003,26(10):735-737.

[6]黄晓青,翟伟菁,张晓玲,等.沙棘多糖对小鼠实验性高脂血症的影响[J].营养学报,2004,26(3):232-234.

[7]孙以方.沙棘油对大鼠实验性高血脂的影响[J].兰州医学院学报,1995,21(4):205-207.

[8]于晓莉,潘雨利,侯永坤,等.沙棘提取物抗老龄鼠衰老作用的实验研究[J].白求恩医科大学学报,2001,27(5):500-501.

[9]程体娟,李天健,段志兴,等.沙棘果油的急性毒性及其对实验性肝损伤的保护作用[J].中国中药杂志,1990,15(1):45-46.

[10]郭景珍,徐平湘,何琦,等.沙棘种油沙棘果油抗小鼠血栓形成实验研究[J].中药药理与临床,1996,12(3):30-31.

[11]王秉文,成华,袁秉祥,等.沙棘总黄酮对正常大鼠血液流变学的影响[J].西北药学杂志,1993,8(2):69-71.

[12]李丽芬,杨立志,石扣兰,等.沙棘粉对小鼠耐寒冷耐缺氧耐疲劳的影响[J].西北药学杂志,1992,7(3):18-19.

[13]张久红,王捷,王尚义,等.沙棘果粉促进排铅作用的实验研究[J].沙棘,2005,18(3):25-26.

[14]车锡平,徐威,霍海如,等.沙棘果油的抗炎作用和对免疫功能影响的实验研究[J].沙棘,2000,13(4):28-32.

[15]车锡平,康军,郭峰.沙棘籽油、果油及其混合油的动物急

性毒性研究[J].西北药学杂志,2003,18(6):257-259.

[16]郭瑛,王埔生,盛惟.沙棘黄酮固体脂质纳米粒 Beagle 犬体内药动学的研究[J].中国民族医药杂志,2008,(1):36-37.

(廖婉　杨欢　傅超美)

## 673　沙芥

Shajie

【异名】 沙萝卜、沙白菜(《内蒙古中草药》),沙芥菜、山萝卜(《沙漠地区药用植物》)。

【来源】 为十字花科植物沙芥 *Pugionium cornutum* (L.) Gaertn 或宽翅沙芥 *Pugionium dolabratum* Maxim.的干燥根。

【产地】 栽培品和野生品均有。主要分布于内蒙古、陕西、宁夏等地。

【采收加工】 秋季采挖,除去残基及杂质,晒干。

【炮制】 净制。

【性状特征】 呈长圆柱形,扭曲或弯曲。长 8～30cm,直径 0.3～1.5cm;表面淡黄白色或灰黄色,具明显稍扭曲的纵皱及突起的椭圆形皮孔。顶端略膨大,有的可见叶柄残基。质脆,易折断,断面略平坦,皮部类白色。形成层环明显,浅棕色,木部黄色。气微,味甜。

【药性】 辛,锐、糙、轻、燥、微温。

【功能主治】 解毒,消食。用于头痛,关节痛,上吐下泻,胃脘胀痛,心烦意乱,视力不清,肉食中毒。

【临床应用】 临床常用

(1) 痛证　本品行气力强,可行散止痛。用于治疗头痛、关节痛、胸痹、胃脘胀痛等。

(2) 食积证　食物的消化吸收有赖于气机的运转,本品能行气消食。可用于治疗食积证,如胸胁胀满、脘痞纳呆、嗳腐吞酸、矢气酸臭等症。

【用法用量】 3～6g。

【贮藏】 置通风干燥处,防蛀。

(何瑶　杨欢　傅超美)

## 674　沙龙子

Shalongzi

【来源】 为石龙子科动物沙龙子 *Scincus officinalis* Linnaeus 的干燥体。

【采收加工】 全年均可捕捉,除去内脏,体内放入盐,晒干。

【炮制】 净制。

【性状特征】 呈长圆柱形,头体长 8～10.5cm,尾长 3～5.5cm。头较小,呈长圆形,吻端钝圆,较狭,鼻孔位于吻端的上方,吻鳞 1 片,大型。体背橙红色,体侧灰白色,每侧有 5～7 块黑斑,腹面白色,全体具蜡状光泽,除头部以外均被大型圆鳞,复瓦状排列,背脊纵行隆起,呈棱状。四足细弱而短,5 趾,边缘具栉齿,尾部骤细。气腥,味微咸。

【药性】 二级干热。

【功能主治】 壮阳强身,强筋利尿,驱寒止痛。用于性欲不振,阳事不举,精少体弱,偏瘫肢颤,关节骨痛,小便不利。

【临床应用】 临床常用

肾阳虚证　本品壮阳力强,中能温脾阳以散寒,下能补肾阳以益火。用治肾阳不足,命门火衰,阳痿滑精,肢冷畏寒,小便自遗者,元气不固,头晕肢冷,腰膝酸软,梦泄遗精等。

【用法用量】 3g。

【注意事项】 15 岁以下的儿童禁服。

【贮藏】 置通风干燥处,防蛀。

(何瑶　董艳　傅超美)

## 675　沙苑子

Shayuanzi

【异名】 沙苑蒺藜子(《本草求原》),沙苑蒺藜、同州白蒺藜、沙苑白蒺藜(《本草图经》),沙蒺藜(《增订伪药条辨》),背扁黄耆(《植物研究》),夏黄耆(《东北植物检索表》),潼蒺藜(《中药志》),蔓黄耆(《中国高等植物图鉴》)。

【来源】 为豆科植物扁茎黄芪 *Astragalus complanatus* R.Br.的干燥成熟种子。

【产地】 主要为栽培品。主产于东北、华北、河南、陕西、宁夏等地。

【采收加工】 秋末冬初果实成熟尚未开裂时采割植株,晒干,打下种子,除去杂质,晒干。

【炮制】 沙苑子　除去杂质,洗净,干燥。

盐沙苑子　取净沙苑子,照盐水炙法炒干。

【性状特征】 沙苑子　本品略呈肾形而稍扁,长 2～2.5mm,宽 1.5～2mm,厚约 1mm。表面光滑,褐绿色或灰褐色，边缘一侧微凹处具圆形种脐。质坚硬，不易破碎。子叶 2，淡黄色，胚根弯曲，长约 1mm。气微，味淡，嚼之有豆腥味。

**盐沙苑子**　形如沙苑子，表面鼓起，深褐绿色或深灰褐色。气微，味微咸。嚼之有豆腥味。

**【化学成分】**　沙苑子的主要成分是黄酮类、脂肪酸、氨基酸等。沙苑子的黄酮类是其主要药理活性成分。《中华人民共和国药典》2015 年版规定，本品药材及其饮片按干燥品计算，含沙苑子苷($C_{28}H_{32}O_{16}$)不得少于 0.060%。

**【药理毒理】**

**1. 对免疫功能的影响**　沙苑子煎剂 5～10g/kg 灌胃给予小鼠，1d 后，可增强吞噬细胞的生活能力，提高机体非特异性免疫功能[1]。

**2. 对血压和脑血流量的影响**　沙苑子水煎醇沉剂 0.125、0.250g/kg，静脉给予麻醉犬，10min 后，可使血压下降，0.125g/kg 组给药 3～5min 后，血压和心肌张力指数显著下降，心率减慢，且 1min 时脑血流量显著增加，血压下降持续 30min。沙苑子水煎醇沉剂 0.1、0.2g/kg，静脉给予麻醉大鼠，可降低血压和心肌张力指数，血压下降持续时间则分别为 20、30min[2]。

**3. 镇痛**　沙苑子水煎液 10g/kg 灌胃给予小鼠，单次给药，可显著减少冰醋酸引起的扭体反应次数[3]。

**4. 解热**　沙苑子水煎液 20g/kg 灌胃给予发热小鼠，单次给药，可降低其体温[3]。

**5. 耐寒**　沙苑子水煎液 10g/kg 灌胃给予小鼠后，将其放入冰盘中(－10℃)，观察 24h，可明显提高小鼠的耐寒能力[3]。

**6. 抗疲劳**　10、20g/kg 沙苑子灌胃给予小鼠，连续 12d，可显著延长小鼠游泳时间[3]。

**7. 抗炎**　1g/ml 沙苑子水煎醇沉剂按 20、30g/kg 灌胃给予大鼠，能显著抑制甲醛性关节肿的发生。1g/ml 沙苑子水煎醇沉剂按 5、10g/kg 腹腔注射给予大鼠，能显著抑制甲醛、角叉菜胶、组胺引起的关节肿胀和炎性肉芽肿的形成，也能直接对抗组胺兴奋离体豚鼠肠平滑肌的作用，并能抑制组胺引起的毛细血管通透性亢进[4]。

**8. 改善血液流变性**　沙苑子总黄酮 30g 生药/kg 灌胃给予实验性高脂血症大鼠，30min 后，可使其血液流变学指标、全血比黏度和全血还原度下降、红细胞压积升高、血沉减慢、红细胞电泳时间加快[5]。

**【药性】**　甘，温。归肝、肾经。

**【功能主治】**　补肾助阳，固精缩尿，养肝明目。用于肾虚腰痛，遗精早泄，遗尿尿频，白浊带下，眩晕，目暗昏花。

**【临床应用】　临床常用**

(1) 肾虚腰痛，遗精遗尿，白浊带下　本品甘温而涩，功善补益肝肾、固精缩尿，似菟丝子平补肝肾而以收涩见长。治肾亏腰痛，单用即效。治肾虚封藏不固、梦遗滑精、精亏不育者，常配伍黄鱼鳔胶。

(2) 目暗不明，头昏眼花　本品为补肾填精、养肝明目要药。常用治肝肾亏虚，目失所养，目暗不明，头昏眼花等症，每与蔓荆子、草决明同用；或配伍当归、熟地、知母等养血滋阴泻火之品。

**【用法用量】**　9～15g。

**【成药例证】**

**1. 生精胶囊(《国家中成药标准汇编·内科肾系分册》)**　药物组成：鹿茸、枸杞子、人参、冬虫夏草、菟丝子、沙苑子、淫羊藿、黄精、何首乌、桑椹、补骨脂、骨碎补、仙茅、金樱子、覆盆子、杜仲、大血藤、马鞭草、银杏叶。

功能主治：补肾益精，滋阴壮阳。用于肾阳不足所致腰膝酸软，头晕耳鸣，神疲乏力，男子无精、少精、弱精、精液不液化等症。

**2. 舒心安神口服液(《国家中成药标准汇编·内科心系分册》)**　药物组成：迷果芹、黄芪、沙苑子、黄精、天冬、枸杞子、制何首乌、甘草。

功能主治：滋补脾胃，健脑宁心。用于脾肾不足、精血亏虚所致健忘失眠，乏困无力，神经衰弱。

**3. 参雄温阳胶囊(《国家中成药标准汇编·内科肾系分册》)**　药物组成：人参茎叶皂苷、枸杞子、沙苑子、蜂王浆、雄蜂蛹、兔睾丸。

功能主治：补肾壮阳。用于肾阳虚衰所致的阳痿，早泄，遗精。

**4. 益肾灵颗粒(《中华人民共和国药典》2015 年版)**　药物组成：枸杞子、女贞子、附子(制)、芡实(炒)、车前子(炒)、补骨脂(炒)、覆盆子、五味子、桑椹、沙苑子、韭菜子(炒)、淫羊藿、金樱子。

功能主治：温阳补肾。用于肾气亏虚、阳气不足所致的阳痿、早泄、遗精或弱精症。

【贮藏】 置通风干燥处。

【参考文献】 [1]王清.沙苑子对小鼠免疫功能的影响[J].陕西新医药,1985,(2):47.

[2]汤臣康,谢人明.沙苑子和黄芪药理作用研究[J].西北药学杂志,1987,2(1):5-8.

[3]陈光娟,沈雅翠,马树德.沙苑子的药理研究[J].中草药,1993,24(18):83.

[4]周佩芳,段径云,马树德.沙苑子抗炎作用的研究[J].西北药学杂志,1988,3(2):14-16.

[5]尹钟珠,陈淑华,马彬彬.沙苑子总黄酮药理作用的研究[J].中药药理与临床,1988,4(4):26-27.

（赵萱　董艳　傅超美）

## 676　沙枣

Shazao

【异名】 四味果(《本草纲目》),银柳、桂香刘、七里香(《山东药用植物志》)。

【来源】 为胡颓子科植物沙枣 *Elaeagnus angustifolia* L.的干燥成熟果实。

【产地】 主要为野生品,栽培品亦有。主要分布于西北各省区和内蒙古西部,少量分布于华北北部、东北西部。

【采收加工】 秋季果实成熟时采摘,晒干。

【炮制】 净制。

【性状特征】 呈矩圆形、椭圆形或近球形,长0.8～3.0cm,直径0.5～1.5cm,表面黄色、黄白色或黄棕色,具光泽,被有稀疏银白色的鳞屑。果肉淡黄白色,疏松,微有弹性。果核长椭圆形,坚硬,表面有8条棱线,一端有小突尖,内含种子1枚,气微香,味甜酸涩。

【化学成分】 沙枣的主要成分为黄酮类、脂肪酸、油类、微量元素等。沙枣的黄酮类和油类成分是其主要药理活性成分。

【药理毒理】

**1. 止泻**　0.02g/ml沙枣水提物、醇提物及粉末按1ml/kg灌胃给予番泻叶、蓖麻油致腹泻小鼠各1次,均能减少其腹泻指数和稀便率,抑制正常与推进功能亢进小鼠小肠运动[1]。

**2. 抗肿瘤**　沙枣乙醇提取物2000、1000mg/kg分别灌胃给予移植的$S_{180}$腹水瘤小鼠,连续7d,称量小鼠剥离肿瘤重量,结果沙枣各剂量能明显减轻小鼠平均瘤重[2]。

**3. 抗炎、镇痛**　沙枣水提物8.75、17.5、35.0g/kg灌胃给予小鼠,连续6d,每天1次,能使二甲苯引起的耳肿胀度下降、角叉菜胶致小鼠足跖肿度降低、乙酸致腹腔毛细管炎性渗出量下降、减少醋酸诱发小鼠扭体反应次数[3]。

**4. 抗氧化**　0.6mg/ml沙枣多糖对$O_2^-$的清除率高达80.35%,当浓度为0.4mg/ml时,沙枣多糖对DPPH·的清除率高达89.27%,并且对自由基的清除作用随着多糖液浓度的增加而增强,即有着明显的量效关系[4]。

**5. 抑菌**　对新疆大沙枣果实乙醇提取物进行了抑菌实验研究,发现该醇提物有较强的抑菌能力,对目前抑菌实验中常用的供试菌种都有一定的抑制生长作用[5]。对沙枣果实乙醇提取物、萃取物、薄层层析的方法分离提取物,结合药敏实验对其进行效价测定,沙枣乙酸乙酯提取物对大肠埃希菌有明显抑制作用[6]。

**6. 提高免疫功能**　沙枣多糖60、120、240mg/kg灌胃给予小鼠,连续7d,发现沙枣多糖中高剂量能显著增加小鼠胸腺和脾脏的重量;提高其单核巨噬细胞系统的吞噬功能(碳粒廓清速率)指数,增强小鼠迟发型超敏反应,促进溶血素的生成[7]。

【药性】 一级寒,二级干。

【功能主治】 营养机体,宜心强神,止泻止呕,消除胃中浊气上升,阻止异常体液的下降,其花可增强女性性欲。用于神疲乏力,久泻久痢,胃中虚弱,呕恶不止,头痛不舒,女性性欲不强。

【临床应用】 临床常用

(1)身体虚弱　本品有强壮功效。用于体虚神疲乏力,易感冒。

(2)脾虚泄泻　本品能健脾止泻。用于治疗脾胃虚弱所致久泻久痢,呕恶,纳呆不欲食。

(3)女性性欲不强　本品能增强女性性欲。用于治疗女性性欲不强。

【用法用量】 30～50g。

【贮藏】 置阴凉处,防霉,防蛀。

【参考文献】 [1]麦合苏木·艾克木,买尔旦·马合木提.新疆沙枣提取物对实验性小鼠腹泻以及小肠推进功能的影响[J]. 新疆医学,2007,37(1):1-3.

[2]肖辉,张月明,卢晓梅,等.沙枣提取物对某些肿瘤细胞株及小鼠实体瘤和腹水瘤的抑制作用[J].毒理学杂志,2010,24(2):130-132.

[3]买尔旦·马合木提,阿孜古力·吾司曼,古丽仙·胡加.沙枣水提物抗炎、镇痛、解热及抗菌作用研究[J].西北药学杂志,2011,26(1):43-45.

[4]郅洁,李炳奇,廉宜君,等.沙枣多糖的提取及其抗氧化活性的研究[J].中成药,2009,31(5):796-798.

[5]祖丽皮亚·玉努斯.新疆大沙枣果实抑菌作用研究[J].食品科学,2008,29(7):62-64.

[6]陶大勇,李树伟,应璐,等.沙枣化学成分的提取分离及药敏实验[J].中兽医医药杂志,2005,24(3):10-13.

[7]廉宜君,李炳奇,肖芙蓉,等.沙枣多糖对小鼠免疫功能影响的研究[J].时珍国医国药,2009,20(5):1126-1127.

（赵萱 董艳 傅超美）

## 677 沙枣叶

Shazaoye

**【来源】** 为胡颓子科植物沙枣 *Elaeagnus angustifolia* L.的干燥叶。

**【产地】** 主要为栽培品,野生品亦有。主产于辽宁、河北、山西、河南、陕西等地。

**【采收加工】** 夏、秋二季采收,除去杂质,干燥。

**【炮制】** 净制。

**【性状特征】** 多皱缩、卷曲,展平叶片呈矩圆状椭圆形或椭圆状披针形,长2～10cm,宽1～3.5cm。先端锐或钝,基部楔形至宽楔形,全缘或微波状,上表面灰绿色,两面均有银白色鳞毛,下表面较密。叶柄长0.5～1.2cm,密被银白色鳞毛,质脆。气微香,味微辛、涩。

**【化学成分】** 沙枣叶的主要成分是黄酮类、蛋白质、脂肪、糖类等。沙枣叶的黄酮类是其主要药理活性成分。

**【药理毒理】** **抗氧化** 0.1、0.5、1.0、2.0、4.0mg/ml沙枣叶水煎提取物加入由小鼠肝脏制成的肝匀浆,可降低小鼠肝组织自发性MDA的生成,减轻$CCl_4$、$H_2O_2$、$Fe^{2+}$-VitC所诱导的肝脏脂质过氧化反应[1]。

**【药性】** 甘、微涩,凉。

**【功能主治】** 清热解毒。用于痢疾,腹泻,肠炎。

**【临床应用】** **临床常用**

胃痛,肠炎 本品能收敛止痛。可缓解消化性溃疡、胃肠炎等所致腹痛。

**【用法用量】** 15～30g。

**【贮藏】** 置通风干燥处。

**【参考文献】** [1]田卉,刘彦军,刘梅,等.沙枣叶水煎提取物体外抗氧化作用的研究[J].石河子大学学报(自然科学版),2010,28(2):207-209.

（刘芳 董艳 傅超美）

## 678 砂仁

Sharen

**【异名】** 缩沙蜜(《药性论》),缩砂仁(《医学启源》),缩砂密(《本草纲目》)。

**【来源】** 为姜科植物阳春砂 *Amomum villosum* Lour.、绿壳砂 *Amomum villosum* Lour. var. *xanthioides* T.L.Wu et Senjen或海南砂 *Amomum longiligulare* T.L.Wu的干燥成熟果实。

**【产地】** 主要为栽培品,野生品亦有。分布于福建、广东、广西、云南、海南等地。阳春砂仁的道地产区为广东省阳春市。

**【采收加工】** 夏、秋二季果实成熟时采收,晒干或低温干燥。

**【炮制】** 除去杂质。用时捣碎。

**【性状特征】** **阳春砂、绿壳砂** 果实呈椭圆形或卵圆形,有不明显的三棱,长1.5～2cm,直径1～1.5cm。表面棕褐色,密生刺状突起,顶端有花被残基,基部常有果梗。果皮薄而软。种子集结成团,具三钝棱,中有白色隔膜,将种子团分成3瓣,每瓣有种子5～26粒。种子为不规则多面体,直径2～3mm;表面棕红色或暗褐色,有细皱纹,外被淡棕色膜质假种皮;质硬,胚乳灰白色。气芳香而浓烈,味辛凉、微苦。

**海南砂** 果实呈长椭圆形或卵圆形,有明显的三棱,长1.5～2cm,直径0.8～1.2cm。表面被片状、分枝的软刺,基部具果梗痕。果皮厚而硬。种子团较小,每瓣有种子3～24粒;种子直径1.5～2mm。气味稍淡。

**【化学成分】** 砂仁的主要成分是黄酮类、挥发油及微量元素。砂仁的挥发油是其主要药理活性成分。《中华人民共和国药典》2015年版规定,阳春砂、绿壳砂种子团含挥发油不得少于3.0%(ml/g),海南砂种子团含挥发油不得少于1.0%(ml/g),本品药材按干燥品计算,含乙酸龙脑酯($C_{12}H_{20}O_2$)不得少于0.90%。

**【药理毒理】**

**1. 抗血小板聚集**　灌胃给予家兔砂仁粉末0.6、1.2g/kg,能明显抑制ADP诱导的血小板聚集,抑制作用与剂量呈正相关。灌胃给予小鼠砂仁粉末0.6、1.2g/kg,对花生四烯酸或胶原与肾上腺素合剂所诱发的小鼠急性死亡有明显保护作用[1]。

**2. 抗溃疡**　灌胃给予乙酸涂抹法所致胃溃疡模型大鼠砂仁挥发油乳剂75、125、250mg/(kg·d),连续14d,能提高其溃疡愈合百分率,明显升高血清的SOD活性,下调MDA的含量,改善治疗组大鼠胃的病理组织学表现[2]。

**3. 对肠道动力的作用**　2.5g生药/ml砂仁水提液按10ml/kg灌胃给予大肠,给药1、6h后,可显著增强大鼠胃肠动力,增加血浆、胃窦及空肠组织中MTL、SP含量,以上变化均以灌服砂仁煎液1h后显著,6h后有下降趋势[3]。

**4. 镇痛**　砂仁乙酸龙脑酯按110、220、440mg/kg灌胃给予小鼠1次,能提高热板致痛的痛阈值,降低醋酸致痛引起的扭体次数[4]。

**5. 抗炎**　砂仁乙酸龙脑酯110、220、440mg/kg灌胃给予小鼠,每天1次,连续3d,可抑制二甲苯致小鼠耳廓肿胀炎症[4]。

**【药性】**　辛,温。归脾、胃、肾经。

**【功能主治】**　化湿开胃,温脾止泻,理气安胎。用于湿浊中阻,脘痞不饥,脾胃虚寒,呕吐泄泻,妊娠恶阻,胎动不安。

**【临床应用】　临床常用**

(1) 湿阻气滞证　本品辛散温通,气味芳香,既芳香化湿醒脾,又温中行气散滞,为湿阻中焦、脾胃气滞之要药,尤宜于寒湿气滞者。若湿阻脾胃者,多与燥湿行气药配伍,如厚朴、陈皮、苍术等;若脾胃气滞明显者,则与行气止痛药同用,如《景岳全书》香砂枳术丸,以之配伍木香、枳实等。若证兼脾胃虚弱者,宜与健脾益气之品配伍以标本兼顾,如《太平惠民和剂局方》香砂六君子汤,以之与党参、白术、茯苓等同用。

(2) 脾胃虚寒吐泻　本品气香开胃止呕,性温暖脾止泻。治脾胃寒虚之呕吐,泄泻,可单用研末吞服,如《小儿卫生总微论方》缩砂散。或与温中止呕止泻之品配伍,以之与干姜、附子、炒白术等同用。

(3) 妊娠恶阻,胎动不安　本品功能行气安胎。治妊娠气滞恶阻,呕恶不能食,或气滞胎动不安者,可单用,或配伍苏梗、白术等同用。若兼气血不足者,配伍益气养血药,如《古今医统》泰山磐石散,以之与人参、白术、熟地等同用。

**【用法用量】**　3～6g,后下。

**【成药例证】**

**1. 香砂六君丸(《中华人民共和国药典》2015年版)**　药物组成:木香、砂仁、党参、炒白术、茯苓、炙甘草、陈皮、姜半夏。

功能主治:益气健脾,和胃。用于脾虚气滞,消化不良,嗳气食少,脘腹胀满,大便溏泄。

**2. 香砂枳术丸(《中华人民共和国药典》2015年版)**　药物组成:木香、枳实(麸炒)、砂仁、白术(麸炒)。

功能主治:健脾开胃,行气消痞。用于脾虚气滞,脘腹痞闷,食欲不振,大便溏软。

**3. 香砂养胃丸(《中华人民共和国药典》2015年版)**　药物组成:木香、砂仁、白术、陈皮、茯苓、半夏(制)、醋香附、枳实(炒)、豆蔻(去壳)、姜厚朴、广藿香、甘草。

功能主治:温中和胃。用于胃阳不足、湿阻气滞所致的胃痛、痞满,症见胃痛隐隐、脘闷不舒、呕吐酸水、嘈杂不适、不思饮食、四肢倦怠。

**【贮藏】**　置阴凉干燥处。

**【参考文献】**
[1]吴师竹.砂仁对血小板聚集功能的影响[J].中药药理与临床,1990,6(5):32-33.

[2]胡玉兰,张忠义,王文婧,等.砂仁挥发油对大鼠乙酸性胃溃疡的影响及其作用机理探讨[J].中药材,2005,28(11):1022-1024.

[3]朱金照,桂先勇,冷恩仁,等.中药砂仁提取液对胃肠激素的影响[J].华西药学杂志,2001,16(6):417-418.

[4]吴晓松,李晓光,肖飞,等.砂仁挥发油中乙酸龙脑酯镇痛抗炎作用的研究[J].中药材,2004,27(6):438-439.

(刘芳　董艳　傅超美)

## 679　山沉香

Shanchenxiang

**【异名】**　羽叶丁香(《全国中草药汇编》)。

【来源】　为木犀科植物贺兰山丁香 *Syringa pinnatifolia* Hemsl.var.*alashanensis* Ma.et S.Q.Zhou 削去外皮的干燥枝。

【产地】　主要为栽培品，野生品亦有。药材主产于内蒙古和宁夏交界的贺兰山地区以及陕西南部、甘肃、青海东部和四川西部等地。

【采收加工】　全年均可采收，削去栓皮及白色部分，干燥。

【炮制】　净制。

【性状特征】　呈圆柱形，略弯曲或扭曲，偶见分杈，长30～40cm，直径2～3.5cm；表面光滑，具刀削痕及纵裂纹，可见紫色或紫褐色与黄白色相间的条纹。体重，质坚，沉水，不易折断，断面有黄白色和紫褐色相间的环纹，中心有髓和空洞。气微香，味淡。

【化学成分】　山沉香的主要成分是香豆素类、木脂素类、萜类等。山沉香的萜类是其主要药理活性成分。

【药性】　辛、苦、柔、腻、凉、重、钝。

【功能主治】　镇"赫依"，清热，止痛，平喘。用于心"赫依"热，气喘，失眠，心跳，心绞痛。

【临床应用】　临床常用

(1) 咳嗽，气喘　本品性凉，能清热止咳平喘，用于治疗肺热壅盛、肺失宣降所致咳嗽、气喘等症。

(2) 失眠　本品具有清热镇惊之功效，用于治疗热邪扰心、心神不安所致失眠。

(3) 心绞痛　本品可止痛，能治疗心绞痛。

【用法用量】　3～6g。

【成药例证】

**1. 沉香安神胶囊(《国家中成药标准汇编内科·气血津液分册》)**　药物组成：沉香、紫檀香、红花、豆蔻、诃子、旋覆花、细辛、制草乌、木棉花、胡黄连、黑云香、枫香脂、山沉香、檀香、石膏、肉豆蔻、草果、栀子、白头翁、瞿麦、石榴、北沙参、丁香、木香、紫花地丁、苦参、川楝子、悬钩子木、山柰、广枣、兔心、土木香、麝香、降香、马钱子(制)。

功能主治：调"赫依"热，"黏"交争。用于山川间热，"赫依"，热兼盛；胸满气喘，干咳痰少，游走刺痛，心悸，失眠，神昏谵语。

**2. 沉香安神散(《卫生部药品标准·蒙药分册》)**　药物组成：沉香、紫檀香、红花、白豆蔻、诃子、旋覆花、细辛、制草乌、木棉花、胡黄连、黑云香、枫香脂、山沉香、檀香、石膏、肉豆蔻、草果、栀子、白头翁、瞿麦、石榴、北沙参、丁香、木香、紫花地丁、苦参、川楝子、悬钩子木、山柰、广枣。

功能主治：调"赫依"热，"黏"交争。用于山川间热，"赫依"，热兼盛；胸满气喘，干咳痰少，游走刺痛，心悸失眠，神昏谵语。

【贮藏】　置阴凉干燥处，密闭保存。

（张臻　董艳　傅超美）

## 680　山慈菇

Shancigu

【异名】　金灯花(《本草拾遗》)，鹿蹄草(《经验方》)，山茨菇(《百一选方》)，慈姑(《乾坤秘韫》)，毛慈菇(《药材资料汇编》)，泥冰子(《中药材手册》)，算盘七、人头七、太白及、水球子、泥宾子(《全国中草药汇编》)，采配兰(《浙江药用植物志》)等。

【来　源】　为兰科植物杜鹃兰 *Cremastra appendiculata* (D. Don) Makino、独蒜兰 *Pleione bulbocodioides* (Franch.) Rolfe 或云南独蒜兰 *Pleione yunnanensis* Rolfe 的干燥假鳞茎。前者习称"毛慈菇"，后二者习称"冰球子"。

【产地】　主要为栽培品，野生品亦有。分布于华东、中南、西南及陕西、甘肃等地。云南独蒜兰分布于四川西部、云南、贵州。

【采收加工】　夏、秋二季采挖，除去地上部分及泥沙，分开大小置沸水锅中蒸煮至透心，干燥。

【炮制】　除去杂质，水浸约1h，润透，切薄片，干燥或洗净干燥，用时捣碎。

【性状特征】　**毛慈菇**　呈不规则扁球形或圆锥形，顶端渐突起，基部有须根痕。长1.8～3cm，膨大部直径1～2cm。表面黄棕色或棕褐色，有纵皱纹或纵沟，中部有2～3条微突起的环节，节上有鳞片叶干枯腐烂后留下的丝状纤维。质坚硬，难折断，断面灰白色或黄白色，略呈角质。气微，味淡，带黏性。

**冰球子**　球呈圆锥形，瓶颈状或不规则团块，直径1～2cm，高1.5～2.5cm。顶端渐尖，尖端断头处呈盘状，基部膨大且圆平，中央凹入，有1～2条环节，多偏向一侧。撞去外皮者表面黄白色，带表皮者浅棕色，光滑，有不规则皱纹。断面浅黄色，角质半透明。

**【化学成分】** 山慈菇的主要成分是菲类、联苄类化合物，还含有多酚类、苷类、木脂素类及黄烷类化合物。

**【药理毒理】**

**1. 抗肿瘤** 山慈菇(杜鹃兰)甲醇提取物10g/kg灌胃给予小鼠，每天1次，连续8d，对小鼠$S_{180}$实体瘤、肝癌均有抑制作用；杜鹃兰甲醇提取物按3.25、7.5g/kg灌胃给予小鼠，每天1次，连续8d，给药剂量为3.25g/kg时对小鼠Lewis肺癌抑瘤率达18.5%[1]。

**2. 抗菌** 用甲醇索提取山慈菇(杜鹃兰)，浓缩后将棕色膏状物溶解成浓度0.3g/ml的水溶液，采用最小抑菌浓度实验，结果表明对铜绿假单胞菌、金黄色葡萄球菌及表皮葡萄球菌均有一定的抑制作用[1]。

**3. 抗血管生成** 浓度为0.5μmol/L杜鹃兰提取物体外实验表明其对基本纤维母细胞生长因子(bFGF)诱导的人类脐带血管内皮细胞(HUVECs)增殖表现出较强的抑制作用，从而抑制bFGF诱导的HUVECs毛细血管的生成；体内试验表明用其处理的鸡胚胎绒毛尿囊膜表现出对毛细血管生成的抑制作用[2]。

**4. 其他药理作用** 山慈菇浓度为250mg/L的石油醚、乙醇及水提物进行酶促反应，结果表明对α-葡萄糖苷活性有抑制作用，进而对降低空腹及餐后血糖、HbA1c有明显疗效，提示可能有益于预防糖尿病并发症[3]。890g/L山慈菇水提液13g/kg灌胃给家兔，每天2次，连续5d，末次给药2h后取血，采用SMMC-7721细胞体外侵袭、黏附实验，浓度为890g/L的山慈菇水提液制备的成年雌性大耳白兔含药血清对SMMC-7721肝癌细胞的黏附和侵袭能力有明显的抑制作用[4]。

**【药性】** 甘、微辛，凉。归肝、脾经。

**【功能主治】** 清热解毒，化痰散结。用于痈肿疔毒，瘰疬痰核，蛇虫咬伤，癥瘕痞块。

**【临床应用】** 临床常用

(1) 瘰疬痰核，痈疽疔毒，蛇虫咬伤　本品味辛能散，寒能清热，功善清热解毒、化痰散结。常用于热毒壅滞之痈疖疔毒，痰热郁结之瘰疬痰核以及蛇虫咬伤。山慈菇配伍红大戟，前者清热解毒力强，后者消肿散结力胜，配伍后增强清热解毒、消肿散结之力，适用于热毒疮痈疔毒、瘰疬痰核等。

(2) 癥瘕痞块　本品清热解毒效佳，散结消肿力胜。常用于瘀毒结聚之癥瘕痞块，常与三棱配伍，山慈菇解毒散结、三棱破血消癥，二药共奏解毒散结、破血祛瘀之效，用于治疗热毒瘀结或气血瘀滞所致的癥瘕痞块。此外山慈菇清热解毒，化痰散结；延胡索活血化瘀止痛，二药配伍共奏解毒化瘀、消肿止痛之功，适用于痰湿瘀阻及气滞血瘀之癥瘕聚集。

(3) 风痰痫证　本品尚有很好的化痰作用。治疗由风痰所致的癫、痫等证，如《奇效良方》中以本品与茶同研调服。

**【用法用量】** 3～9g。外用适量。

**【成药例证】**

**1. 艾愈胶囊(《国家中成药标准汇编·口腔肿瘤儿科分册》)** 药物组成：山慈菇、白英、淫羊藿、苦参、当归、白术、人参。

功能主治：解毒散结，补气养血。用于中晚期癌症的辅助治疗以及癌症放化疗引起的白细胞减少症属气血两虚者。

**2. 紫金锭(《中华人民共和国药典》2015年版)** 药物组成：山慈菇、千金子霜、人工麝香、雄黄。

功能主治：辟瘟解毒，消肿止痛。用于中暑，脘腹胀痛，恶心呕吐，痢疾泄泻，小儿痰厥，外治疗疮疖肿，痄腮，丹毒，喉风。

**3. 麝香丸(《卫生部药品标准中药成方制剂·第八册》)** 药物组成：山慈菇、红大戟、五倍子、浮石、蟾酥、麝香、千金子霜、冰片、熊胆、牛胆膏、雄黄、朱砂。

功能主治：清热解毒，镇痉止痛。用于小儿急惊，发热抽搐，咽喉肿痛，痈疽疮疡，乳痈，痄腮。

**【贮藏】** 置干燥处。

**【参考文献】**
[1]阮小丽，施大文.山慈菇的抗肿瘤及抑菌作用[J].中药材，2009，32(12)：1886-1888.

[2]Joong S S，Jin H K，Jiyong L，*et al*.Antiangiogenic activity

of a homoisoflavanone from *Cremastra appendiculata*[J]. *Planta Med*, 2004, 70(2): 171-173.

[3]张冉,刘泉,申竹芳,等.应用α-葡萄糖苷酶抑制剂高通量筛选模型筛选降血糖中药[J].中国药学杂志,2007,42(10): 740-743.

[4]曾迪,李晓祥,边永钎,等.山慈菇含药血清对 SMMC-7721 细胞侵袭、黏附能力的影响[J].第四军医大学学报,2009,30(4):163.

(张臻　董艳　傅超美)

## 681　山豆根

Shandougen

**【异名】** 山大豆根、黄结(《经验方》),广豆根(《中药志》),苦豆根(《中药材手册》)。

**【来源】** 为豆科植物越南槐 *Sophora tonkinensis* Gagnep.的干燥根和根茎。

**【产地】** 主要为栽培品。分布于广西、贵州、云南。越南北部亦有分布。

**【采收加工】** 秋季采挖,除去杂质,洗净,干燥。

**【炮制】** 除去残茎及杂质,浸泡,洗净,润透,切厚片,干燥。

**【性状特征】** 根茎呈不规则的结节状,顶端常残存茎基,其下着生根数条。根呈长圆柱形,常有分枝,长短不等,直径 0.7～1.5cm。表面棕色至棕褐色,有不规则的纵皱纹及横长皮孔样突起。质坚硬,难折断,断面皮部浅棕色,木部淡黄色。有豆腥气,味极苦。

**【化学成分】** 山豆根的主要成分是生物碱类、皂苷类,还含有咖啡酸及多糖类成分。山豆根的生物碱是其主要药理活性成分,如苦参碱、氧化苦参碱。《中华人民共和国药典》2015 年版规定,本品药材按干燥品计算,含苦参碱($C_{15}H_{24}N_2O$)和氧化苦参碱($C_{15}H_{24}N_2O_2$)的总量不得少于 0.70%;本品饮片含苦参碱($C_{15}H_{24}N_2O$)和氧化苦参碱($C_{15}H_{24}N_2O_2$)的总量不得少于 0.60%。

**【药理毒理】**

**1. 抗炎** 山豆根水提物按 25、50、100g/kg 对小鼠腹腔注射给药,每天 1 次,连续 2d,可显著抑制二甲苯致小鼠耳廓肿胀及小鼠腹腔毛细血管通透性[1]。

**2. 抗肿瘤** 山豆根总生物碱按 100mg/kg 给小鼠灌胃,每天 1 次,连续 9d,对小鼠腋下皮下接种的 ESC 或 $H_{22}$ 的抑瘤率分别为 7.76%和 27.32%[2]。

**3. 抑菌** 100%山豆根浸出液对大肠埃希菌、金黄色葡萄球菌、白色葡萄球菌、甲型链球菌、乙型链球菌均有明显抑菌作用[3]。

**4. 安全性评价** 山豆根水煎液 12、20g/kg 灌胃给予大鼠,每天 1 次,连续 10d,可使大鼠活动减少,四肢无力,粪便以及尿液增多;连续 26d,可使鼠 ALT 值及肝脏脏器指数升高,TP、ALB 值降低,肝脏细胞核变形、有肿胀趋势,核膜皱缩,毛细胆管扩张,滑面内质网略见扩张[4]。

**【药性】** 苦,寒;有毒。归肺、胃经。

**【功能主治】** 清热解毒,消肿利咽。用于火毒蕴结,乳蛾喉痹,咽喉肿痛,齿龈肿痛,口舌生疮。

**【临床应用】 临床常用**

(1) 咽喉肿痛　本品苦寒之性较甚,尤长于清热解毒以利咽消肿止痛,为治疗热毒蕴结、咽喉红肿疼痛的要药。可单用本品煎汤含漱,或磨醋含咽;如热毒壅盛者,宜与清解肺胃热毒之药配伍,常与升麻、黄芩等药同用;若为阴虚火旺者,可与滋阴降火药配伍,常与麦冬等药同用。若风热犯肺者,可与发散风热药配伍,如桔梗、牛蒡子等。

(2) 热毒痈肿　本品清热解毒,消肿散结。可用于热毒内盛所致的痔疮肿痛、牙龈肿痛、疮痈肿痛和毒虫螫伤等。可单用本品煎汤,浸洗局部;或磨汁外涂。或根据辨证与相宜的清热药配伍内服。

**【用法用量】** 3～6g。

**【成药例证】**

**1. 鼻咽灵片(《中华人民共和国药典》2015 年版)** 药物组成:山豆根、茯苓、天花粉、茅莓根、麦冬、半枝莲、玄参、石上柏、党参、白花蛇舌草。

功能主治:解毒消肿,益气养阴。用于火毒蕴结、耗气伤津所致的口干、咽痛、咽喉干燥灼热、声嘶、头痛、鼻塞、流脓涕或涕中带血;急慢性咽炎、口腔炎、鼻咽炎见上述证候者。亦用于鼻咽癌放疗、化疗辅助治疗。

**2. 清膈丸(《中华人民共和国药典》2015 年版)** 药物组成:金银花、连翘、玄参、射干、山豆根、黄连、熟大黄、龙胆、石膏、玄明粉、桔梗、麦冬、薄荷、地黄、硼砂、甘草、人工牛黄、冰片、水牛角浓缩粉。

功能主治：清热利咽，消肿止痛。用于内蕴毒热引起的口渴咽干，咽喉肿痛、水浆难下、声哑失音、面赤腮肿、大便燥结。

**3. 清咽润喉丸(《中华人民共和国药典》2015 年版)** 药物组成：射干、桔梗、山豆根、炒僵蚕、栀子(姜炙)、牡丹皮、青果、金果榄、麦冬、玄参、知母、地黄、白芍、浙贝母、甘草、冰片、水牛角浓缩粉。

功能主治：清热利咽，消肿止痛。用于风热外袭、肺胃热盛所致的胸膈不利、口渴心烦、咳嗽痰多、咽部红肿、咽痛、失音声哑。

**【注意事项】** 本品大苦大寒，且有毒，过量服用易致恶心、呕吐、腹泻、腹痛、心悸胸闷、乏力、头昏头痛等，甚至四肢厥冷、抽搐，故用量不宜过大。据文献报道，山豆根的毒性成分主要为苦参碱、金雀花碱等，毒性主要累及神经系统、消化系统和呼吸系统，可诱发肝毒性、神经毒性、胃肠道反应等，呼吸衰竭是其直接致死原因。

**【贮藏】** 置干燥处。

**【参考文献】** [1]杜士明，周本宏，杨光义.山豆根水提物抗炎作用研究[J].中国药房，2008，19(18)：1371-1372.

[2]姚仲青，朱虹，王光凤.山豆根总生物碱抗肿瘤作用的初步研究[J].南京中医药大学学报，2005，21(4)：253-254.

[3]丁凤荣，卢炜，邱世翠，等.山豆根体外抑菌作用研究[J].时珍国医国药，2002，13(6)：335-336.

[4]李峰杰，姚广涛，金若敏，等.山豆根致大鼠肝毒性研究[J].中国实验方剂学杂志，2010，16(18)：190-193.

(张慧敏　董艳　傅超美)

## 682　山麦冬

Shanmaidong

**【来源】** 为百合科植物湖北麦冬 *Liriope spicata* (Thunb.) Lour. var. *prolifera* Y. T. Ma 或短葶山麦冬 *Lirlope muscari* (Decne.) Baily 的干燥块根。

**【产地】** 主要为栽培品。湖北麦冬的主产区在汉水流域的襄阳、襄城、谷城、老河口等。建于泉州市洛江区罗溪镇(双溪村、东方村、大路脚村)(核心实验片区)，马甲镇、南安金淘镇(核心规范化种植区)，泉州市洛江区罗溪镇的短葶山麦冬 GAP 基地已通过原国家食品药品监督管理总局验收。

**【采收加工】** 夏初采挖，洗净，反复暴晒，堆置，至近干，除去须根，干燥。

**【炮制】** 除去杂质，洗净，干燥。

**【性状特征】** **湖北麦冬** 呈纺锤形，两端略尖，长 1.2～3cm，直径 0.4～0.7cm。表面淡黄色至棕黄色，具不规则纵皱纹。质柔韧，干后质硬脆，易折断，断面淡黄色至棕黄色，角质样，中柱细小。气微，味甜，嚼之发黏。

**短葶山麦冬** 稍扁，长 2～5cm，直径 0.3～0.8cm，具粗纵纹。味甘、微苦。

**【化学成分】** 山麦冬的主要成分是甾体皂苷类，还含有多糖等。山麦冬的甾体皂苷类是其主要药理活性成分。

**【药理毒理】**

**1. 增强免疫** 短葶山麦冬多糖 0.11、0.33、1.0g/kg 灌胃给予小鼠，每天 1 次，连续 30d，可显著促进小鼠胸腺指数、碳廓清能力、巨噬细胞吞噬鸡红细胞能力、NK 细胞活性[1]。

**2. 抗心律失常** 山麦冬水溶性提取物 2g/kg 静脉注射给予家兔和大鼠，可明显缩短肾上腺素致家兔心律失常的持续时间，可使乌头碱致大鼠心律失常迅速转复窦性心律；按 2.5g/kg 给大鼠静脉注射，对氯化钡诱发大鼠心律失常有明显的对抗作用[2]。

**3. 耐缺氧** 短葶山麦冬皂苷 C 20mg/kg 腹腔注射给予小鼠，30min 后置盛有钠石灰的密闭广口瓶中，可延长小鼠存活时间[3]。

**4. 抗心肌缺血** 山麦冬总氨基酸 5mg/kg 腹腔注射给大鼠，20min 后测量，可明显对抗垂体后叶素致大鼠心电图急性缺血性改变；按 10mg/kg 给大鼠腹腔注射，每天 1 次，连续 3d，第 3d 用药 20min 后测量，可显著抑制异丙肾上腺素所致心肌缺血大鼠的心肌 CPK 的释放和血清 CPK 的升高；按 15mg/kg 分别在术前 24h 及 30min 给大鼠腹腔注射，术后 48h 取血测定，可抑制心肌梗死大鼠血清 CPK 和 LDH 的升高，并显著缩小心肌梗死范围[4]。

**【药性】** 甘、微苦，微寒。归心、肺、胃经。

**【功能主治】** 养阴生津，润肺清心。用于肺燥干咳，阴虚痨嗽，喉痹咽痛，津伤口渴，内热消渴，心烦失眠，肠燥便秘。

【临床应用】 临床常用

(1) 肺燥咳嗽，阴虚痨嗽　本品味甘入肺，故养阴润肺，兼清肺热。治疗燥邪伤肺，干咳少痰，口燥咽干，常与清宣肺燥、润肺止咳之品配伍，如与石膏、桑叶、阿胶等同用；治疗阴虚痨嗽，甚则咳血，多与养阴润肺、补虚止咳之品配伍，如与生地黄、百合、川贝母等同用。

(2) 胃阴亏虚证　本品甘寒入胃，故善养阴益胃，清热生津。治温病燥热伤胃，为阴亏虚之口干舌燥，常与养阴生津之品配伍，如玉竹、沙参、生地等。若属阴虚消渴、口渴饮水不止者，常与生津止渴之品配伍，如与乌梅同用。若胃阴虚兼见呕恶者，常配伍胃降逆之品，如半夏、粳米等。

(3) 心烦失眠　本品既可滋阴养心，又可清心除烦。治阴血亏虚，梦遗健忘，虚烦不眠，舌红少苔，常与滋阴养血安神之品配伍，如丹参、酸枣仁等。若因邪热入营，身热夜甚，舌红而绛，心烦不眠，多与清营凉血、养阴解毒之品配伍，如玄参、生地黄、金银花等。

此外，本品还可润肠通便，与养阴润燥药同用，治疗肠燥便秘。

【用法用量】 9～15g。

【成药例证】

**1. 健脾生血片(《中华人民共和国药典》2015年版)**　药物组成：党参、茯苓、炒白术、甘草、黄芪、山药、炒鸡内金、醋龟甲、山麦冬、醋南五味子、龙骨、煅牡蛎、大枣、硫酸亚铁。

功能主治：健脾和胃，养血安神。用于脾胃虚弱及心脾两虚所致的血虚证，症见面色萎黄或㿠白、食少纳呆、脘腹胀闷、大便不调、烦躁多汗、倦怠乏力、舌胖色淡、苔薄白、脉细弱；缺铁性贫血见上述证候者。

**2. 龙牡壮骨颗粒(《中华人民共和国药典》2015年版)**　药物组成：党参、黄芪、山麦冬、醋龟甲、炒白术、山药、醋南五味子、龙骨、煅牡蛎、茯苓、大枣、甘草、乳酸钙、炒鸡内金、维生素 $D_2$、葡萄糖酸钙。

功能主治：强筋壮骨，和胃健脾。用于治疗和预防小儿佝偻病、软骨病；对小儿多汗、夜惊、食欲不振、消化不良、发育迟缓也有治疗作用。

**3. 增液口服液(《新药转正标准40》)**　药物组成：玄参、山麦冬、地黄。

功能主治：养阴生津，增液润燥。用于高热后，阴津亏损之便秘，兼见口渴咽干，口唇干燥，小便短赤，舌红少津等。

【贮藏】 置阴凉干燥处，防潮。

【参考文献】 [1]刘用国，张红雷.短葶山麦冬总多糖对小鼠免疫功能的影响[J].海峡药学，2014，26(11)：30-31.

[2]高广猷，李淑媛，王勖.山麦冬水溶性提取物对动物实验性心律失常的影响[J].大连医学院学报，1986，8(3)：50-53.

[3]余伯阳，殷霞，荣祖元，等.短葶山麦冬皂苷C的药理活性研究[J].中国药科大学学报，1994，25(5)：286-288.

[4]高广猷，宋晓亮，叶丽虹.山麦冬总氨基酸对大鼠实验性心肌缺血的保护作用[J].中国药理学通报，1992，11(19)：281-283.

(张慧敏　董艳　傅超美)

## 683 山柰

Shannai

【异名】 三赖(《本草品汇精要》)，三柰、山辣(《本草纲目》)，三藾(《南越笔记》)，三柰子(《海上方》)，沙姜(《岭南采药录》)。

【来源】 为姜科植物山柰 *Kaempferia galangal* L.的干燥根茎。

【产地】 栽培品与野生品均有。原产印度，现我国广东、海南、广西、云南、四川等地均有栽培。

【采收加工】 冬季采挖，洗净，除去须根，切片，晒干。

【炮制】 净制。

【性状特征】 为圆形或近圆形的横切片，直径1～2cm，厚0.3～0.5cm。外皮浅褐色或黄褐色，皱缩，有的有根痕或残存须根；切面类白色，粉性，常鼓凸。质脆，易折断。气香特异，味辛辣。

【化学成分】 山柰的主要成分是挥发油、山柰酚、山柰素以及蛋白质、淀粉、黏液质等。山柰的挥发油、山柰酚是其主要药理活性成分。《中华人民共和国药典》2015年版规定，本品药材含挥发油不得少于4.5%(ml/g)。

【药理毒理】

**1. 抗肿瘤**　以人胃癌建系细胞SGC-7901接种裸鼠胃大弯，建立原位移植转移模型，将山柰挥发油制剂 0.8g/(kg·d)腹腔注射,连续 12 周,可抑制胃癌细胞增殖的作用,使裸鼠原位肿瘤明显缩小[1]。

**2. 增强免疫** 灌胃给予正常小鼠 0.24%山柰酚混悬液,0.5ml/d,共 7d,能提高其碳粒廓清速率,对免疫功能低下的小鼠也有一定作用,使其碳粒廓清速率恢复正常;显著增强 SRBC 致敏的正常小鼠 DTH 反应并使环磷酰胺引起的免疫功能低下的小鼠 DTH 反应恢复正常;对正常小鼠溶血素生成虽无显著作用,但它可使免疫功能低下小鼠溶血素生成恢复至正常水平[2]。

**【药性】** 辛,温。归胃经。

**【功能主治】** 行气温中,消食,止痛。用于胸膈胀满,脘腹冷痛,饮食不消。

**【临床应用】 临床常用**

(1) 胃寒腹痛 本品性辛温,主归胃经而能温中散寒,行气止痛。《本草纲目》谓之"治心腹冷气痛",临床上用于治疗胃寒脘腹疼痛。《濒湖集简方》用本品配丁香、当归、甘草等份为末,以醋糊丸服,治心腹冷痛。若虚寒胃脘痛,配伍党参、白术、干姜等以增强疗效。若寒凝气滞,配伍陈皮、白豆蔻、木香等药,以增强行气止痛之力。

(2) 牙痛 本品辛散温通,有祛风散寒止痛之功。可以用于治疗牙痛。

(3) 跌打肿痛 本品辛散温通,有消肿止痛的作用。可用治跌打肿痛。本品配松节、落得打、地鳖虫、六神曲,研末,白酒送服。或配川芎、当归、赤芍等,以增强疗效。

**【用法用量】** 6~9g。

**【成药例证】**

**1. 六味安消散(《中华人民共和国药典》2015 年版)** 药物组成:藏木香、大黄、山柰、北寒水石(煅)、诃子、碱花。

功能主治:和胃健脾,消积导滞,活血止痛。用于脾胃不和、积滞内停所致的胃痛胀满、消化不良、便秘、痛经。

**2. 伤痛宁片(《中华人民共和国药典》2015 年版)** 药物组成:制乳香、制没药、甘松、醋延胡索、细辛、醋香附、山柰、白芷。

功能主治:散瘀止痛。用于跌打损伤,闪腰挫气,症见皮肤青紫、瘀斑、肿胀、疼痛、活动受限。

**3. 风寒止痛膏(《国家中成药标准汇编·骨伤科分册》)** 药物组成:川乌、山柰、防己、延胡索、透骨草、干姜、辣椒、蟾酥、樟脑、薄荷脑、水杨酸甲酯、冰片。

功能主治:祛风散寒,活血止痛。用于关节肌肉疼痛,急性扭挫伤。

**【贮藏】** 置阴凉干燥处。

**【参考文献】**
[1]刘彦芳,魏品康.山柰挥发油提取物对裸鼠原位移植人胃癌组织的影响[J].临床肿瘤学杂志,2005,10(5):486-488,491.

[2]杨军,刘家骏,叶寿山.山柰酚对小鼠免疫功能的增强作用[J].安徽医学,1990,11(3):44-45.

(李文 董艳 傅超美)

## 684 山香圆叶

Shanxiangyuanye

**【异名】** 两指剑、千打锤、七寸钉(《全国中草药汇编》),千锤打(《湖南药物志》),大驳骨、小熊胆木(《广西药用植物名录》)。

**【来源】** 为省沽油科植物山香圆 *Turpinia arguta* Seem.的干燥叶。

**【产地】** 主要为栽培品与野生品。主要分布于江西、福建、湖南、广东、海南等地。

**【采收加工】** 夏、秋二季叶茂盛时采收,除去杂质,晒干。

**【炮制】** 除去杂质,喷淋清水,稍润,切丝,干燥。

**【性状特征】** 呈椭圆形或长圆形,长 7~22cm,宽 2~6cm。先端渐尖,基部楔形,边缘具疏锯齿,近基部全缘,锯齿的顶端具有腺点。上表面绿褐色,具光泽;下表面淡黄绿色,较粗糙,主脉淡黄色至浅褐色,于下表面突起,侧脉羽状;叶柄长 0.5~1cm。近革质而脆。气芳香,味苦。

**【化学成分】** 山香圆叶的主要成分是三萜类、黄酮类和酚酸类。山香圆叶的三萜类、黄酮类是其主要药理活性成分。《中华人民共和国药典》2015 年版规定,本品药材按干燥品计算,含女贞苷($C_{33}H_{40}O_{18}$)不得少于 0.30%;含野漆树苷($C_{27}H_{30}O_{14}$)不得少于 0.10%。

【药理毒理】

**1. 抗炎**　山香圆总黄酮(TFS)120、240、480mg/kg灌胃给予小鼠,每天1次,连续3d,可抑制二甲苯诱导的小鼠耳肿胀度。山香圆总黄酮(TFS)80、160、320mg/kg灌胃给予大鼠,每天1次,连续3d,对角叉菜胶诱导的大鼠足肿胀、棉球诱导的大鼠肉芽和福氏完全佐剂诱导的大鼠佐剂关节炎具有抗炎作用[1]。

**2. 增强免疫功能**　山香圆总黄酮(TFS)120、240、480mg/kg灌胃给予小鼠,每天1次,连续5d,可明显提高腹腔注射环磷酰胺导致的免疫功能低下小鼠的吞噬指数和校正指数。山香圆总黄酮(TFS)480mg/kg灌胃给予小鼠,每天1次,连续9d,可显著增加其迟发型变态反应[2]。

【药性】　苦,寒。归肺、肝经。

【功能主治】　清热解毒,利咽消肿,活血止痛。用于乳蛾喉痹,咽喉肿痛,疮疡肿毒,跌仆伤痛。

【临床应用】　临床常用

(1)乳蛾,喉痹　本品能清热解毒,利咽消肿。可用于治疗乳蛾喉痹。乳蛾多由外感风热,侵袭于肺,上逆搏结于喉核;或平素过食辛辣炙煿之品,脾胃蕴热,热毒上攻喉核;或温热病后余邪未清,脏腑虚损,虚火上炎等引起。

(2)跌打损伤,筋骨痛,外伤痛,偏头痛　本品能活血化瘀止痛。适用于瘀血阻滞之痛证,如跌打损伤,筋骨痛,外伤痛,偏头痛以及风湿腰痛等。

【用法用量】　15～30g。外用适量。

【成药例证】

**1. 山香圆颗粒(《卫生部药品标准中药成方制剂·第十七册》)**　药物组成:山香圆叶。

功能主治:清热解毒,利咽消肿。用于肺胃热盛、喉痹、乳蛾、咽喉肿痛等病症。

**2. 山香圆片(《中华人民共和国药典》2015年版)**　药物组成:山香圆叶。

功能主治:清热解毒,利咽消肿。用于喉痹、乳蛾、咽喉肿痛等症。

**3. 山香圆含片(《新药转正标准65》)**　药物组成:山香圆叶。

功能主治:清热解毒,利咽消肿。用于风热上攻,肺胃热盛所致喉痹、乳蛾,症见发热,咽部红肿疼痛,吞咽困难,喉核肿大,口臭便秘;急性咽炎、扁桃体炎见上述证候者。

【贮藏】　置通风干燥处。

【参考文献】　[1]张磊,李俊,余世春,等.山香圆总黄酮的抗炎作用[J].安徽医科大学学报,2003,38(3):185-188.

[2]张磊,李俊,余世春,等.山香圆总黄酮对免疫功能低下小鼠免疫功能的影响[J].安徽医科大学学报,2006,41(5):539-543.

(李文　董艳　傅超美)

## 685　山药

Shanyao

【异名】　薯蓣、山芋(《神农本草经》),山薯(《名医别录》),山板术(《广西中药志》),白苕(《四川中药志》)。

【来源】　为薯蓣科植物薯蓣 *Dioscorea opposita* Thunb.的干燥根茎。

【产地】　主要为栽培品,野生品亦有。其道地产区为河南焦作的武陟、温县,亦主产于山西、山东等地。建于河南省武陟县西陶镇,大封镇董宋村、寨上村;温县武德镇,招贤乡,赵堡镇东平滩村、南平皋村、黄河滩,温泉镇滩陆庄村、张庄村,南张羌朱家庄;荥阳市汜水镇口子村、南屯村等地的山药GAP基地已通过原国家食品药品监督管理总局验收。

【采收加工】　冬季茎叶枯萎后采挖,切去根头,洗净,除去外皮和须根,干燥,习称"毛山药片",或除去外皮,趁鲜切厚片,干燥,习称"山药片";也有选择肥大顺直的干燥山药,置清水中,浸至无干心,闷透,切齐两端,用木板搓成圆柱状,晒干,打光,习称"光山药"。

【炮制】　**山药**　取毛山药或光山药除去杂质,分开大小个,泡润至透,切厚片,干燥。

**山药片**　取山药片,除去杂质。

**麸炒山药**　取毛山药片或光山药片,照麸炒法炒至黄色。

【性状特征】　**毛山药**　略呈圆柱形,弯曲而稍扁,长15～30cm,直径1.5～6cm。表面黄白色或淡黄色,有纵沟、纵皱纹及须根痕,偶有浅棕色外皮残留。体重,质坚实,不易折断,断面白色,粉性。气微,味淡、微酸,嚼之发黏。

**光山药**　呈圆柱形，两端平齐，长9～18cm，直径1.5～3cm。表面光滑，白色或黄白色。

**山药片**　为不规则的厚片，皱缩不平，切面白色或黄白色，质坚脆，粉性。气微，味淡、微酸。

**麸炒山药**　形如毛山药片或光山药片，切面黄白色或微黄色，偶见焦斑，略有焦香气。

**【化学成分】**　山药的主要成分是多糖，还含有脂肪酸、蛋白质、氨基酸、酯类、维生素、微量元素等。山药的多糖是其主要药理活性成分。

**【药理毒理】**

**1. 降血脂**　1g生药/ml山药水煎剂按10、20g/kg给以10%猪油、1%脂盐配成高血脂饮料喂养的小鼠灌胃，连续10d，可以降低高脂血症小鼠血浆内总胆固醇、甘油三酯的水平[1]。

**2. 保护肾缺血再灌注损伤**　灌胃给予肾脏缺血再灌注损伤大鼠0.5g/ml山药煎液10g/kg，预处理5d，能显著降低其血清肌酐尿素氮、丙二醇含量，减少肾小管凋亡指数[2]。

**3. 对肠胃功能的影响**　山药水提醇沉液5、10g/kg灌胃给予正常大鼠，连续14d，可抑制其胃排空和肠推进，对大黄所致脾虚大鼠胃肠运动亢进起到明显的对抗作用[3]。麸炒山药水煎液按100g生药/kg灌胃给脾虚模型小鼠，每天1次，连续14d，能降低胃排空率和小肠推进率[4]。2.5mg/ml山药水煎液按2ml/100g灌胃给大鼠，每天1次，连续5d，能增加胃壁黏膜层内COX-2的含量和胃黏膜损伤抑制率[5]。

**4. 降血糖**　山药多糖50mg/kg灌胃给予四氧嘧啶所致糖尿病模型大鼠，连续15d，可明显降低其血糖，同时能升高细胞肽含量[6]。山药多糖按50mg/kg灌胃给糖尿病模型小鼠，每天1次，连续15d，能明显降低空腹血糖值[7]。山药多糖按40、70、100mg/kg灌胃给2型糖尿病大鼠，每天1次，连续4周，能降低空腹血糖值，增强肝脏组织中HK、SDH、肌肉组织中MDH的活性[8]。

**5. 免疫调节**　怀山药多糖0.2、0.4、0.8g/kg灌胃给予环磷酰胺所致免疫功能低下小鼠，连续7d，可明显提高其腹腔巨噬细胞吞噬百分率和吞噬指数，促进其溶血素和溶血空斑的形成以及淋巴细胞转化，并明显提高外周血T淋巴细胞比率[9]。山药多糖按50、150、250mg/(kg·d)灌胃给小鼠，每天1次，连续7d，山药多糖可以提高巨噬细胞的吞噬指数和提高T淋巴细胞的增殖能力[10]。

**6. 抗氧化**　山药蛋白多糖（其中结合蛋白质含量13.98%）对活性自由基如$H_2O_2$、$O_2^-$、·OH具有良好的清除作用；在浓度为10mg/ml时，对$H_2O_2$、$O_2^-$的清除率分别为24.93%、95.04%；当浓度达到16mg/ml时，对·OH清除能力最强，可达53.73%[11]。

**7. 抗肿瘤**　山药多糖RDPS-I 50、150、200mg/kg灌胃给予右前肢腋部皮下接种小鼠体内传代的Lewis肺癌和$B_{16}$黑色素瘤的C57BL/6小鼠，连续4周，有显著抗肿瘤作用[12]。山药乙醇提取物按25、50、100、200、300μg/ml加入到肺腺癌细胞（A549）、结肠癌细胞（SW480）、乳腺癌细胞（MCF-7）培养基中，培养24h，100μg/ml山药乙醇提取物对A549、SW480和MCF-7抑制率分别达到43%、16%和14%[13]。

**8. 抗突变**　纯度为95.9%山药多糖20mg/平皿与致突物及菌液同时加入缓冲液中培养24h，对三种致突变物B[a]P，2-AF及AFB1的致突变性均有显著的抑制作用，其抑制率均达到67%以上[14]。

**9. 改善肝损伤**　12g/L山药水煎液按400mg/kg灌胃给四氯化碳致肝损伤模型小鼠，每天1次，连续7d，山药水煎液能降低血清中AST、ALT的含量，增加肝组织中SOD、MDA的含量[15]。

**【药性】**　甘，平。归脾、肺、肾经。

**【功能主治】**　补脾养胃，生津益肺，补肾涩精。用于脾虚食少，久泻不止，肺虚喘咳，肾虚遗精，带下，尿频，虚热消渴。麸炒山药补脾健胃。用于脾虚食少，泄泻便溏，白带过多。

**【临床应用】**

**1. 临床常用**

（1）脾虚证　本品为具有营养作用的补脾益气药，兼能滋养脾阴。多用于脾气虚弱、营养不良之消瘦乏力、食少、便溏；或脾虚不运，湿浊下注之妇女带下。惟其"气轻性缓，非堪专任"，对气虚重证，常嫌力量不足，在复方中多居辅助地位。如在治脾虚食少便溏的《太平惠民和剂局方》参苓白术散中，治带下的《傅青主女科》完带汤中，本品皆用作人参、白术的辅助药。因其含营养成分，又容易消化，可作为食品长期服用，对慢性久病或病后虚弱羸瘦者，为营养调补而健运脾胃之佳品。

（2）肺虚证　本品能补肺气，兼能养肺阴，适用于肺虚咳喘。其补肺之力虽不强，但对肺脾气阴虚者，补土亦有助于生金。肺脾气阴两虚者，可与太子参、麦冬等补气健脾、养阴润肺等品配伍。对肺肾气阴两虚者，还能补肾以纳气，可与人参、代赭石、苏子等品同用，共奏补肺肾、纳气定喘之效。

（3）肾虚证　本品还能补肾气，兼能滋养肾阴。适用于肾气虚之腰膝酸软，夜尿频多或遗尿，滑精早泄，女子带下清稀及肾阴虚之形体消瘦，腰膝酸软，遗精等症。其补肾之力虽弱，但对肾脾俱虚者，补后天亦可养先天，故补肾阳的《金匮要略》肾气丸，补肾阴的《小儿药证直诀》六味地黄丸、温肾缩尿的《校注妇人良方》缩泉丸、补脾肾止带的《傅青主女科》完带汤等名方中，都配有本品。

（4）消渴　本品既补脾肺肾之气，又补脾肺肾之阴，故常与补气生津之品配伍；若内热较甚者，还需配伍清热药，如《医学衷中参西录》玉液汤以之与黄芪、天花粉、知母等品同用。

**2. 临床新用**　山药可用于治疗慢性成人牙周炎[16]。

**【用法用量】**　15～30g。

**【成药例证】**

**1. 六味地黄丸(《中华人民共和国药典》2015年版)**　药物组成：熟地黄、酒萸肉、牡丹皮、山药、茯苓、泽泻。

功能主治：滋阴补肾。用于肾阴亏损，头晕耳鸣，腰膝酸软，骨蒸潮热，盗汗遗精，消渴。

**2. 人参健脾丸(《中华人民共和国药典》2015年版)**　药物组成：人参、白术(麸炒)、茯苓、山药、陈皮、木香、砂仁、炙黄芪、当归、酸枣仁(炒)、远志(制)。

功能主治：健脾益气，和胃止泻。用于脾胃虚弱所致的饮食不化、脘闷嘈杂、恶心呕吐、腹痛便溏、不思饮食、体弱倦怠。

**3. 三七血伤宁胶囊(《中华人民共和国药典》2015年版)**　药物组成：三七、重楼、制草乌、大叶紫珠、山药、黑紫藜芦、冰片。

功能主治：止血镇痛，祛瘀生新。用于瘀血阻滞、血不归经所致的咯血、吐血、月经过多、痛经、闭经、外伤出血、痔疮出血；胃及十二指肠溃疡出血、支气管扩张出血、肺结核咯血、功能性子宫出血。

**4. 健儿散(《卫生部药品标准中药成方制剂·第十四册》)**　药物组成：山药、川明参、薏苡仁(炒)、麦芽、稻芽(炒)、鸡(鸭)内金(炒)。

功能主治：调理脾胃，促进食欲。用于厌食，消瘦，消化不良。

**5. 健宝灵片(《卫生部药品标准中药成方制剂·第十二册》)**　药物组成：银耳、山药、茯苓、山楂清膏、赖氨酸。

功能主治：健脾益胃，促进生长，增强抵抗力。用于食欲不振，发育不良，病后体弱。

**【贮藏】**　置通风干燥处，防蛀。

**【参考文献】**
[1]杭悦宇.我国山药类药材对动物降血糖和降血脂的作用[J].植物资源与环境，1994，3(4)：59-60.

[2]张亚，周云，洪志华，等.山药对大鼠肾缺血再灌注损伤的保护作用[J].江苏医药，2008，34(8)：809-811.

[3]李树英.山药健脾胃作用的研究[J].中药药理与临床，1990，14(1)：19-23.

[4]程林，陈斌，蔡宝昌.山药及其麸炒品水提液不同极性部位对脾虚小鼠胃肠功能的影响[J].南京中医药大学学报，2006，22(3)：168-170.

[5]罗鼎天，朱曙东.怀山药对急性胃黏膜损伤大鼠组织内环氧合酶-2表达的影响[J].中国中西医结合消化杂志，2010，18(5)：319-321.

[6]胡国强，杨保华，张忠泉.山药多糖对大鼠血糖及胰岛素释放的影响[J].山东中医杂志，2004，23(4)：230-231.

[7]朱明磊，唐微，官守涛.山药多糖对糖尿病小鼠降血糖作用的实验研究[J].现代预防医学，2010，37(8)：1524-1527.

[8]杨宏莉，张宏馨，李兰会，等.山药多糖对2型糖尿病大鼠HK SDH及MDH活性的影响[J].辽宁中医药大学学报，2010，12(1)：38-39.

[9]苗明三.怀山药多糖对小鼠免疫功能的增强作用[J].中药药理与临床，1997，13(3)：25-26.

[10]赵国华，王赟，李志孝，等.山药多糖的免疫调节作用[J].2002，24(2)：187-188.

[11]王丽霞，刘安军，舒媛，等.山药蛋白多糖体外抗氧化作用的研究[J].现代生物医学进展，2008，8(2)：242-245.

[12]赵国华，李志孝，陈宗道.山药多糖RDPS-I的结构分析及抗肿瘤活性[J].药学学报，2003，38(1)：37-41.

[13]周丽，史新敏，任香梅，等.怀山药叶乙醇提取物黄酮和皂

苷含量及抗氧化抗肿瘤活性研究[J].食品科技,2015,40(8):204-207.

[14]阚建全,王雅茜,陈宗道,等.山药活性多糖抗突变作用的体外实验研究[J].营养学报,2011,23(1):76-78.

[15]刘伟萍,金国平,陈培波,等.山药水提物对四氯化碳所致小鼠急性肝损伤的改善作用[J].郑州大学学报(医学版),2008,43(5):885-888.

[16]全苗.六味地黄丸在牙周炎维护治疗中的作用[J].华西口腔医学杂志,2004,22(4):312.

(卢君蓉　董艳　傅超美)

## 686　山银花

Shanyinhua

**【异名】** 山花、南银花、山金银花、土忍冬、土银花。

**【来源】** 为忍冬科植物灰毡毛忍冬 *Lonicera macranthoides* Hand.-Mazz.、红腺忍冬 *Lonicera hypoglauca* Miq.、华南忍冬 *Lonicera confusa* DC.或黄褐毛忍冬 *Lonicera fulvotomentosa* Hsu et S.C.Cheng 的干燥花蕾或带初开的花。

**【产地】** 主要为栽培品,野生品亦有。主产于四川、重庆、广东、广西、湖南、贵州等地。建于重庆市秀山县清溪场镇的南龙村南龙组,龙凤村龙凤组,平阳村龙脑组、常郎组;隘口镇的坝芒村坝芒组、老木组,平所村大土组,新院村引水组、油炭组;孝溪乡大尖坡组;钟灵乡马路村马路组、弯头组,凯贺村矮梯组,云隘村杨柳山组,核桃坪组,干川乡干川村猴梨洞组、桐木山组,杉木村凉伞坪组,河口村田家院组,水源村旧屋基组等地的GAP种植基地已通过原国家食品药品监督管理总局验收。

**【采收加工】** 夏初花开放前采收,干燥。

**【炮制】** 净制。

**【性状特征】** **灰毡毛忍冬**　呈棒状而稍弯曲,长3～4.5cm,上部直径约2mm,下部直径约1mm。表面绿棕色至黄白色。总花梗集结成簇,开放者花冠裂片不及全长之半。质稍硬,手捏之稍有弹性。气清香。味微苦甘。

**红腺忍冬**　长2.5～4.5cm,直径0.8～2mm。表面黄白至黄棕色,无毛或疏被毛,萼筒无毛,先端5裂,裂片长三角形,被毛,开放者花冠下唇反转,花柱无毛。

**华南忍冬**　长1.6～3.5cm,直径0.5～2mm。萼筒和花冠密被灰白色毛。

**黄褐毛忍冬**　长1～3.4cm,直径1.5～2mm。花冠表面淡黄棕色或黄棕色,密被黄色茸毛。

**【化学成分】** 山银花的主要成分是皂苷类、有机酸类、黄酮类、挥发油类成分。山银花的黄酮类、有机酸是其主要药理活性成分。《中华人民共和国药典》2015年版规定,本品药材按干燥品计算,含绿原酸($C_{16}H_{18}O_9$)不得少于2.0%,含灰毡毛忍冬皂苷乙($C_{65}H_{106}O_{32}$)和川续断皂苷乙($C_{58}H_{86}O_{22}$)的总量不得少于5.0%。

**【药理毒理】**

**1. 抗菌**　山银花提取物灌胃给予小鼠,每天1次,连续3d,分别于感染金黄色葡萄球菌后6h、24h再给药2次,能明显减少金黄色葡萄球菌感染小鼠所致死亡率。山银花提取物对所试菌种金黄色葡萄球菌、肺炎球菌、甲型溶血性球菌、乙型溶血性球菌、白喉杆菌、铜绿假单胞菌(包括引起呼吸道感染的常见致病菌和条件致病菌)均有很强的抗菌作用,最小抑菌浓度(*MIC*)介于$6.53\times10^{-7}$～$7.85\times10^{-5}$g/ml之间[1]。

**2. 抗病毒**　山银花绿原酸类提取物1.563mg/ml对鸡新城疫病毒(NDV)的阻断率为91.52%,对NDV在Vero细胞上的增殖有明显的抑制作用,且有明显的中和作用[2]。

**3. 抗炎**　山银花所含绿原酸31.25～1000mg/L,除50mg/L外的各浓度均可使TNF-α、IL-6及$PGE_2$含量下降,并呈剂量依赖性,低浓度抑制6-keto-$PGF_{1\alpha}$生成,高浓度诱导其生成[3]。

**4. 抗氧化**　500μg/ml山银花黄酮粗提物预处理30min,可提高$H_2O_2$致内皮细胞和心肌细胞损伤细胞存活率。250μg/ml山银花黄酮粗提物对超氧阴离子自由基($O_2^-$·)、羟自由基(·OH)、DPPH·自由基(DPPH·)的清除率分别为42.40%、64.99%和28.90%[4]。

**5. 抗动脉粥样硬化、降血脂**　山银花不同提取物10mg/ml作用于THP-1荷脂细胞4h后,油红O染色观察细胞内脂滴的蓄积减少;对细胞内总胆固醇(TC),游离胆固醇(FC)和胆固醇酯(CE)的含量均有不同程度的下降;标准饮料添加山银花提取物100mg/ml喂养4周,可使小鼠AS病变有所减轻,斑块面积明显缩小,病变血管仅内膜增厚,且可降低斑块面积与血管面积的比值[5]。

**【药性】** 甘,寒。归肺、心、胃经。

**【功能主治】** 清热解毒,疏散风热。用于痈肿疔疮,喉痹,丹毒,热毒血痢,风热感冒,温病发热。

**【临床应用】** **临床常用**

(1) 痈肿疔疮　本品甘寒,清热解毒,散痈消肿。治疗痈疮初起、红肿热痛者可单用本品煎服,并用药渣外敷患处,亦可与皂角刺、穿山甲、白芷配伍;用治疔疮肿毒、坚硬根深者,常与紫花地丁、蒲公英、野菊花同用;用治肠痈腹痛者,常与当归、地榆、黄芪配伍;治肺痈咳吐脓血者,常与鱼腥草、芦根、桃仁等同用。

(2) 外感风热,温病初起　本品甘寒,芳香疏散,善散肺经热邪,透热达表。常与连翘、薄荷、牛蒡子等同用,治疗外感风热或温病初起,身热头痛,咽痛口渴;本品善清心、胃热毒,有透营转气之功,配伍水牛角、生地、黄连等药,可治热入营血,舌绛神昏,心烦少寐;若与香薷、厚朴、连翘同用,又可治疗暑湿、发热烦渴、头痛无汗。

(3) 热毒血痢　本品甘寒,有清热解毒、凉血、止痢之效。故常用治热毒痢疾,下痢脓血,单用浓煎口服即可奏效;亦可与黄芩、黄连、白头翁等药同用,以增强止痢效果。

**【用法用量】** 6～15g。

**【成药例证】**

**1. 清热银花糖浆(《中华人民共和国药典》2015年版)** 药物组成:山银花、菊花、白茅根、通草、大枣、甘草、绿茶叶。

功能主治:清热解毒,通利小便。用于外感暑湿所致的头痛如裹、目赤口渴、小便不利。

**2. 银蒲解毒片(《中华人民共和国药典》2015年版)** 药物组成:山银花、蒲公英、野菊花、紫花地丁、夏枯草。

功能主治:清热解毒。用于风热型急性咽炎,症见咽痛、充血,咽干或具灼热感,舌苔薄黄;湿热型肾盂肾炎,症见尿频短急,灼热疼痛,头身疼痛,小腹坠胀,肾区叩击痛。

**3. 风热清口服液(《中华人民共和国药典》2015年版)** 药物组成:山银花、熊胆粉、青黛、桔梗、瓜蒌皮、甘草。

功能主治:清热解毒,宣肺透表,利咽化痰。用于外感风热所致的感冒,症见发热、微恶风寒、头痛、咳嗽、口渴、咽痛;急性上呼吸道感染见上述证候者。

**4. 口炎清颗粒(《中华人民共和国药典》2015年版)** 药物组成:天冬、麦冬、玄参、山银花、甘草。

功能主治:滋阴清热,解毒消肿。用于阴虚火旺所致的口腔炎症。

**5. 复方大青叶合剂(《中华人民共和国药典》2015年版)** 药物组成:大青叶、山银花、羌活、拳参、大黄。

功能主治:疏风清热,解毒消肿,凉血利胆。用于外感风热或瘟毒所致的发热头痛、咽喉红肿、耳下肿痛、胁痛黄疸;流感、腮腺炎、急性病毒性肝炎见上述证候者。

**【贮藏】** 置阴凉干燥处,防潮,防蛀。

**【参考文献】** [1]陈丽娜.山银花的抗菌作用初步研究[J].临床医学工程,2009,16(10):46-47.

[2]王林青,张红英,崔保安,等.金银花、山银花绿原酸类提取物体外抗NDV作用研究[J].中国农学通报,2011,27(19):277-282.

[3]杨斌,丘岳,王柳萍,等.广西山银花绿原酸体外抗炎作用及分子机制研究[J].中国药理学通报,2009,25(4):542-545.

[4]徐望龙,李云贵,孙林军,等.山银花黄酮粗提物抗氧化活性的体外观察[J].中成药,2014,36(6):1292-1294.

[5]李荣,周玉生,匡双玉,等.山银花提取物抗动脉粥样硬化成分研究[J].中国现代应用药学,2011,28(2):92-95.

(卢君蓉　董艳　傅超美)

## 687 山楂
Shanzha

**【异名】** 羊梂、鼠查(《本草经集注》),赤爪实(《新修本草》),杌、檕梅(《中华本草》)。

**【来源】** 为蔷薇科植物山里红 *Crataegus pinnatifida* Bge. var. *major* N. E. Br.或山楂 *Crataegus pinnatifida* Bge.的干燥成熟果实。

【产地】 主要为栽培品，野生品亦有。山里红分布于华北及山东、江苏、安徽、河南等地。山楂分布于东北、华北及陕西、江苏、河南等地。其道地产区为河南信阳县、林县，湖北随州市，山东临朐县。

【采收加工】 秋季果实成熟时采收，切片，干燥。

【炮制】 **山楂** 除去杂质及脱落的核。

**炒山楂** 取净山楂，照清炒法炒至色变深。

**焦山楂** 取净山楂，照清炒法炒至表面焦褐色，内部黄褐色。

【性状特征】 **山楂** 为圆形片，皱缩不平，直径1～2.5cm，厚0.2～0.4cm。外皮红色，具皱纹，有灰白色小斑点。果肉深黄色至浅棕色。中部横切片具5粒浅黄色果核，但核多脱落而中空。有的片上可见短而细的果梗或花等残迹。气微清香，味酸、微甜。

**炒山楂** 形如山楂片，果肉黄褐色，偶见焦斑。气清香，味酸、微甜。

**焦山楂** 形如山楂片，表面焦褐色，内部黄褐色，有焦香气。

【化学成分】 山楂的主要成分是黄酮类物质，还有有机酸类、糖类、鞣质、维生素及少量微量元素。山楂的黄酮类化合物是其主要药理活性成分。《中华人民共和国药典》2015年版规定，本品药材按干燥品计算，含有机酸以枸橼酸（$C_6H_8O_7$）计，不得少于5.0%；本品饮片炒山楂、焦山楂按干燥品计算，含有机酸以枸橼酸（$C_6H_8O_7$）计，不得少于4.0%。

【药理毒理】

**1. 促进胃、肠平滑肌的收缩** 山楂水提物在5～20mg/ml浓度范围内可显著增强大鼠离体胃、肠平滑肌的运动。20mg/ml浓度可加强乙酰胆碱引起的肠平滑肌的强烈收缩，对抗阿托品引起的肠平滑肌的舒张作用增加心肌收缩力，对抗阿托品引起的肠平滑肌的舒张作用[1]。

**2. 保护心肌缺血/再灌注损伤** 建立大鼠心肌缺血/再灌注模型，在缺血前静脉注射山楂提取物5ml/kg，30min后主动脉取血，预先给予山楂提取物可降低血液中乳酸脱氢酶（LDH）和丙二醛（MDA）含量，提高超氧化物歧化酶（SOD）活性，降低血压，有抗心律失常作用[2]。

**3. 降血压** 0.25g生药/ml山楂水煎液按0.625、1.25、2.5g/kg灌胃给予肾性高血压复合高脂血症模型大鼠，连续8d，均能显著降低模型大鼠的总胆固醇（TC）、甘油三酯（TG）、低密度脂蛋白胆固醇（LDL-C）含量，升高高密度脂蛋白胆固醇（HDL-C）含量[3]。

**4. 降血脂** 山楂分别用水、500ml/L乙醇和950ml/L乙醇提取浓缩制成提取物，按5g/kg灌胃给予高脂血症大鼠，给药5周后，山楂950ml/L乙醇提取物能明显降低甘油三酯（TG）、低密度脂蛋白胆固醇（LDL-C）水平，升高高密度脂蛋白胆固醇（HDL-C）水平；山楂500ml/L乙醇提取物组能明显降低TG水平和升高HDL-C水平；山楂水提物仅明显升高HDL-C水平。山楂醇提取物对中、低切全血比黏度有显著降低作用[4]。山楂水提液按7.5、15、30g/kg灌胃给高脂模型大鼠，每天1次，连续10d，末次给药后2h小鼠摘眼球取血，山楂水提液能升高HDL-C值，降低LDL-C、TC、TG值[5]。山楂水煎液按0.05、0.15、0.3g/kg灌胃给高脂模型大鼠，每天1次，连续30d，山楂水煎液能降低TC、TG、LDL-C值[6]。山楂乙醇提取物按1g/kg灌胃给高脂模型小鼠，每天1次，连续2周，山楂乙醇提取物能降低血清中TC、TG值[7]。山楂总黄酮按0.3、0.6、1.2g/kg灌胃给脂肪肝模型大鼠，每天1次，连续4周，山楂总黄酮能降低ALT、AST和AKP的活性，降低肝组织中的TC、TG值[8]。

**5. 抗氧化** 山楂水煎剂按2.6、5.2、7.8g/kg对D-半乳糖衰老小鼠灌胃，连续45d，可提高小鼠血清总抗氧化能力（T-AOC），红细胞内超氧化物歧化酶（SOD）活性，红细胞膜$Na^+$-$K^+$-ATP酶的活性，并能降低脑组织$Ca^{2+}$含量，脑组织丙二醛（MDA）含量[9]。0.012g/L山楂提取液按0.2、0.4、0.6、0.8、1.0、1.2、1.4ml加入到比色管中测定DPPH·自由基清除率，对DPPH·自由基的清除率$IC_{50}$值为$15.36\times10^{-4}$[10]。山楂水煎剂的浓度从1%（相当于每ml含山楂生药10mg）开始，每天增加一个百分比浓度直到第6d增至6%，从第7d开始保持6%的浓度不变直至实验结束，第7周末，各组大鼠空腹12h后，股动脉取血，山楂水煎液能减少血清中MDA的含量、增强总抗氧化能力(T-AOC)[11]。0.2、1g/ml山楂水煎液0.3ml加入到反应体系中,采用邻二氮菲-$Fe_2^+$氧化法测定$H_2O_2/Fe^{2+}$产生的·OH,0.2、1g/ml山楂水煎液对·OH的清除率分别为36.1±3.1%、57.1±2.8%[12]。普通饲料中添加1%的山楂冻干粉喂以小鼠,饲养20周后,眼眶取血,解剖分离肝脏组织,山楂冻干粉能显著降低血清中的TC、TG含量,显著降低肝脏组织中VLDL-TC/TG和IDL/LDL-TC/TG含量[13]。山楂多酚溶液按20、30、40、50、60μg/ml加入体系中测定·OH的清除率,山楂多酚的浓度为53.4μg/ml时,·OH自由基的清除率为50%[14]。

**6. 抗菌** 以山楂核提取物为主要杀菌成分的皮肤消毒剂,含体积分数50%的该消毒剂作用1min,对大肠埃希菌、金黄色葡萄球菌、铜绿假单胞菌、白色念珠菌具有较好的杀菌效果,且稳定性较好[15]。

**7. 对人微血管内皮细胞的保护作用** 山楂95%乙醇提取物和人微血管内皮细胞共同培养24h,吸弃培养基,加入oxLDL(50μg/ml)继续培养24h后,终止培养,测定细胞生长抑制率,山楂95%乙醇提取物对人微血管内皮细胞的抑制率降低,对氧化损伤细胞有修复作用[16]。

**8. 抗肿瘤** 山楂乙醇提取物分别以0.1、0.2、0.4、0.8g/L处理$HepG_2$细胞24、48、72h,采用四甲基偶氮唑盐比色法(MTT)检测其对肝癌细胞活力的影响,各质量浓度对$HepG_2$细胞有不同程度的增殖抑制作用,且72h组抑制作用最强,细胞活力显著减低,细胞增殖率明显下降,呈现一定的时间依赖性。采用流式细胞术检测提取物处理细胞48h后的凋亡率,随着质量浓度的增加,细胞凋亡增加,当浓度为0.8g/L时,细胞凋亡率最高。山楂乙醇提取物0.2、0.4、0.8g/L处理HepG2细胞24h后,可使HepG2细胞中Cleaved-Caspase-3、Bax蛋白表达逐渐上升,Bcl-2蛋白表达下降[17]。

**9. 其他药理作用** 山楂(250、500、1000mg/kg)膳食纤维对功能性便秘模型和预防性高铅动物模型的影响,连续灌胃7d,可提高小鼠小肠推进率、缩短首粒排黑便时间和增加排便质量;对小鼠的肝脏铅、全血铅、股骨铅含量均有所下降[18]。

**【药性】** 酸、甘,微温。归脾、胃、肝经。

**【功能主治】** 消食健胃,行气散瘀,化浊降脂。用于肉食积滞,胃脘胀满,泻痢腹痛,瘀血经闭,产后瘀阻,心腹刺痛,胸痹心痛,疝气疼痛,高脂血症。焦山楂消食导滞作用增强,用于肉食积滞,泻痢不爽。

**【临床应用】** 临床常用

(1) 饮食积滞证 本品酸甘,微温不热,功善消食化积,为消化油腻肉食积滞之要药。常用于治疗积滞之脘腹胀满,嗳气,腹痛便溏者。治食肉不消,《简便方》以单味煎服;亦可与莱菔子、神曲等同用,以加强消食化积之功。

(2) 瘀阻胸腹痛,痛经 本品兼入肝经血分,有活血祛瘀止痛之功。治瘀滞胸胁痛,常配川芎、桃仁、红花等同用。治疗产后瘀阻腹痛,恶露不尽或痛经,经闭,可单用本品加糖水煎服;或与行气活血的药物配伍,以增强活血化瘀的作用,如《景岳全书》通瘀煎,以之与当归、香附、红花同用。

此外,本品还可用治泻痢腹痛,单用焦山楂,或与黄连、木香等解毒、行气导滞之品同用。治疝气痛,与橘核、荔枝核等同用。

**【用法用量】** 9～12g。

**【成药例证】**

**1. 复方肾炎片(《国家中成药标准汇编·内科肾系分册》)** 药物组成:益母草、丹参、黄芪、黄芩、黄精、茯苓、半枝莲、蒲黄、菟丝子、茜草、牵牛子、山楂、芦根、白茅根、车前子。

功能主治:活血化瘀,利尿消肿。用于湿热蕴结所致急、慢性肾炎水肿、血尿、蛋白尿。

**2. 益气补肾胶囊(《国家中成药标准汇编·内科心系分册》)** 药物组成:党参、淫羊藿、山楂、黄芪、白附片、玉竹、牡丹皮、肉苁蓉、冰片。

功能主治:补肾健脾,益气宁神。用于脾肾两虚所致的神疲乏力,心悸失眠;神经衰弱及更年期综合征见以上证候者。

**3. 降脂宁胶囊(《国家中成药标准汇编·内科心系分册》)** 药物组成:山楂(去核)、制何首乌、决明子、荷叶、泽泻。

功能主治:降血脂,软化血管。用于增强冠状动脉血液循环、抗心律不齐及高脂血症。

**4. 明藿降脂颗粒(《国家中成药标准汇编·内科心系分册》)** 药物组成:决明子、淫羊藿、陕青茶、泽泻、川芎、山楂。

功能主治:降脂通络。用于痰瘀血结高脂血症。

**5. 乌丹降脂颗粒(《国家中成药标准汇编·内科心系分册》)** 药物组成:何首乌、丹参、山药、麦冬、泽泻、黄芪、山楂、茶叶。

功能主治:益气活血。用于气虚血瘀所致的高脂血症,症见头晕耳鸣、胸闷肢麻、口干舌暗等。

**【贮藏】** 置通风干燥处,防蛀。

**【参考文献】** [1]温小萍,邓卅,林原,等.山楂水提物对大鼠离体胃、肠平滑肌条收缩性的影响研究[J].中国药房,2010,21(11):978-980.

[2]刘春丽,张凤林,李明凯,等.山楂提取物对心肌缺血/再灌注损伤的保护作用[J].心脏杂志,2006,18(2):121-123.

[3]袁圆,赵军,高惠静,等.山楂对肾性高血压复合高脂血症大鼠的影响[J].新疆医科大学学报,2013,36(1):52-57.

[4]刘国生,李莉,段玉光,等.山楂不同极性提取物对高脂血症大鼠血脂及血液流变性的影响[J].安徽中医学院学报,2008,27(1):38-40.

[5]张兴燊,梁欣娜,王乃平,等.山楂水提液及山楂颗粒对高脂模型小鼠血脂的影响[J].时珍国医国药,2011,22(12):2905-2906.

[6]兰鸿,杜士明.山楂提取物防治高脂血症实验研究[J].中国现代药物应用,2009,3(24):3-5.

[7]康文艺,李晓梅,郭曙光.山楂提取物不同部位体内降血脂作用[J].中成药,2009,31(9):1342-1345.

[8]罗先钦,黄崇刚,伍小波,等.山楂总黄酮对复合因素致大鼠脂肪肝模型脂质代谢与低密度脂蛋白受体表达的影响[J].中草药,2011,42(7):1367-1373.

[9]王建光,杨新宇,叶辉,等.山楂对D-半乳糖致衰小鼠抗氧化系统及钙稳态影响的实验研究[J].中国老年学杂志,2003,23(9):609-610.

[10]赵二劳,王丽娟,李满秀.山楂提取物抗氧化能力的研究[J].食品研究与开发,2008,29(11):19-21.

[11]闫君宝,金龙,汪江碧,等.山楂对高脂饮食大鼠糖代谢及抗氧化作用的影响[J].四川中医,2005,23(1):19-20.

[12]龚建武,王晓春.山楂水提液清除氧自由基作用的研究[J].实用预防医学,2005,12(3):568-569.

[13]张玉颖,张晾.山楂对低密度脂蛋白受体基因敲除小鼠脂代谢的影响[J].西安交通大学学报(医学版),2014,35(1):120-123.

[14]高鹏飞,尹爱武,田润,等.山楂多酚类物质的提取及其抗氧化活性研究[J].安徽农业科学,2012,40(19):10276-10278.

[15]林玲,陈玉杰,李俐,等.山楂液杀灭微生物作用及其影响因素的试验观察[J].中国消毒杂志,2000,17(2):85.

[16]何秋艳,翁新楚.山楂活性成分对氧化低密度脂蛋白损伤人微血管内皮细胞的防治作用[J].上海大学学报(自然科学版),2007,13(6):751-756.

[17]彭芳华,马玄,胡秀英.山楂乙醇提取物对肝癌细胞$HepG_2$凋亡及相关因子表达的影响[J].中国实验方剂学杂志,2016,22(7):169-172.

[18]陈洪雨,马蕾,杨建乔,等.山楂膳食纤维改善功能性便秘及预防铅中毒作用[J].食品科学,2013,34(15):232-235.

(游宇　董艳　傅超美)

## 688　山楂叶

Shanzhaye

**【来源】** 为蔷薇科植物山里红 *Crataegus pinnatifida* Bge. var. *major* N. E. Br. 或山楂 *Grataegus pinnatifida* Bge. 的干燥叶。

**【产地】** 主要为栽培品,野生品亦有。山里红分布于华北及山东、江苏、安徽、河南等地。山楂分布于东北、华北及陕西、江苏、河南等地。其道地产区为河南信阳县、林县,湖北随州市,山东临朐县。

**【采收加工】** 夏、秋二季采收,晾干。

**【炮制】** 净制。

**【性状特征】** 多已破碎,完整者展开后呈宽卵形,长6～12cm,宽5～8cm,绿色至棕黄色,先端渐尖,基部宽楔形,具2～6羽状裂片,边缘具尖锐重锯齿;叶柄长2～6cm,托叶卵圆形至卵状披针形。气微,味涩、微苦。

**【化学成分】** 山楂叶的主要成分是总黄酮、苷类,还有对羟苯甲基苹果酸、盐酸二乙胺、山梨醇等。山楂叶的黄酮是其主要药理活性成分。《中华人民共和国药典》2015年版规定,本品药材按干燥品计算,含总黄酮以无水芦丁($C_{27}H_{30}O_{16}$)计,不得少于7.0%,含金丝桃苷($C_{21}H_{20}O_{12}$)不得少于0.050%。

**【药理毒理】**

**1. 利尿** 山楂叶浸膏液30mg/kg静脉注射给予家兔,给药60min后家兔尿量较给药前增加44.2%,90min增加53.9%,120min增加63.7%,作用持续2h以上,而尿钠及尿钾均低于给药前水平[1]。

**2. 抗炎、镇痛**　山楂叶乙醇提取物0.125、0.250、0.500g/kg灌胃给予小鼠，连续7d，可降低二甲苯致小鼠耳壳肿胀度，能减少冰醋酸致小鼠的扭体反应次数[2]。

**3. 对心、脑血管系统的影响**

（1）抗心肌缺血　通过结扎麻醉犬冠状动脉前降支的方法造成心肌梗死模型，股静脉恒速泵入山楂叶总黄酮2.5、5.0、10.0mg/kg，可显著减少冠脉结扎所致的ST段偏移总和抬高和N-ST增加，同时减少血清中LDH和CK的释放，缩小心肌梗死范围[3]。

（2）抗血栓、抗血小板聚集　山楂总黄酮按15、30、60mg/kg腹腔注射7d，观察其对皮下注射肾上腺素造成的血瘀模型大鼠，可明显降低全血黏度及血浆黏度，能明显延长电刺激所致的血管内血栓的形成时间[4]。

**4. 降血脂**　山楂叶总黄酮按50、100、200mg/kg灌胃给予大鼠，5ml/d，连续6周，可升高糖尿病大鼠血清TG、TC、HDL-C、LDL-C水平；降低其TG、TC、LDL-C水平，HDL-C水平逐渐升高，且随着HLF剂量的升高，降血脂作用越来越明显，呈一定的量效关系[5]。

**5. 降血糖**　山楂总黄酮按200mg/kg灌胃给予链脲佐菌素（STZ）腹腔注射及高脂高糖饲养制备的2型糖尿病肾病模型大鼠，连续12周，可显著降低肾脏胰岛素样生长因子-1（IGF-1）和胰岛素样生长因子结合蛋白-3（IGFBP-3）的表达[6]。

**【药性】**　酸，平。归肝经。

**【功能主治】**　活血化瘀，理气通脉，化浊降脂。用于气滞血瘀，胸痹心痛，胸闷憋气，心悸健忘，眩晕耳鸣，高脂血症。

**【临床应用】　临床常用**

气滞瘀滞诸痛证　本品既能活血化瘀，又能理气通脉。适用于气滞血瘀，胸痹心痛，胸闷憋气等症，常与川芎、丹参等行气活血药同用。

**【用法用量】**　3～10g，或泡茶饮。

**【成药例证】**

**1. 小儿夜啼颗粒（《国家中成药标准汇编·口腔肿瘤儿科分册》）**　药物组成：小槐花、布渣叶、山楂叶、连翘、金银花、菊花、淡竹叶、灯心草、蝉蜕、钩藤、甘草。

功能主治：清热除烦，健胃消食。用于脾胃不和、食积化热所致小儿夜啼证，症见乳食少思，见食不贪或拒食、腹胀，时哭闹，烦躁不安，夜睡惊跳，舌质红，苔薄黄，脉滑数。

**2. 益心酮片（《中华人民共和国药典》2015年版）**　药物组成：山楂叶提取物。

功能主治：活血化瘀，宣通血脉。用于瘀血阻络所致的胸痹，症见胸闷憋气、心前区刺痛、心悸健忘、眩晕耳鸣；冠心病心绞痛、高脂血症、脑动脉供血不足见上述证候者。

**3. 心安胶囊（《卫生部药品标准中药成方制剂·第三册》）**　药物组成：山楂叶。

功能主治：扩张冠状心血管，改善心肌供血量，降低血脂。用于治疗冠心病、心绞痛、胸闷心悸、高血压等。

**4. 复心片（《卫生部药品标准中药成方制剂·第八册》）**　药物组成：山楂叶浸膏。

功能主治：具有减少左心室作功，降低心肌耗氧量，维持氧代谢平衡，促进微动脉血流及恢复血管径的作用。用于胸闷心痛，心悸气短，冠心病、心绞痛、心律失常。

**【贮藏】**　置干燥处。

**【参考文献】**　[1]匡锦萍，胡文江，吴贵兴，等.山楂叶的利尿实验[J].中国中药杂志，1992，17(1)：52.

[2]权迎春，关丽萍.山楂叶提取物的抗炎与镇痛作用研究[J].时珍国医国药，2006，17(4)：556-557.

[3]喻斌，李宏轶，张良，等.山楂叶总黄酮对麻醉犬冠脉结扎所致心肌缺血的保护作用[J].中药新药与临床药理，2008，19(6)：461-464.

[4]胡敏，张晓丹，涂映，等.山楂叶总黄酮对缺血性脑卒中活血化瘀作用研究[J].实用中西医结合临床，2011，11(5)：1-3.

[5]朱柳莹，吴忠祥，李苗苗，等.山楂叶总黄酮对糖尿病大鼠血糖、血脂代谢的影响[J].湖北科技学院学报（医学报），2014，28(6)：469-471.

[6]赵晓莲，齐淑芳，张波，等.山楂叶总黄酮对2型糖尿病大鼠肾脏IGF-1和IGFBP-3表达的影响[J].中成药，2014，36(10)：2187-2190.

（游宇　董艳　傅超美）

## 689　山芝麻

Shanzhima

**【异名】**　岗油麻（《生草药性备要》），岗脂麻

(《岭南采药录》),山油麻(《广州植物志》),田油麻、仙桃草(《福建民间草药》),假油麻、芝麻头(《岭南草药志》)。

**【来源】** 为梧桐科植物山芝麻 *Helicteres angustifolia* L.的干燥根。

**【产地】** 主要为野生品。主产于广东、广西、江西、福建、四川等地。

**【采收加工】** 夏、秋二季采挖,除去须根,洗净,截段,晒干。

**【炮制】** 除去杂质,洗净,润透,切片,干燥。

**【性状特征】** 呈圆柱形,稍弯曲,长短不一,直径 0.3~1.5cm。表面黑褐色、灰棕色或灰黄色,有不规则的纵皱纹及细根痕,部分外皮呈膜状脱离。质坚硬,不易折断,断面不整齐,皮部浅棕色,纤维性,木部黄白色。气微,味苦。以条粗、坚实、皮厚者为佳。

**【化学成分】** 山芝麻的主要成分为倍半萜醌类、三萜类等化合物,还含有甾醇类化合物。

**【药理毒理】**

**1. 抗病毒** 山芝麻水提物 2.5、5、10g/(kg·d)空腹灌胃给予大鼠,早晚各 1 次,连续 7d,腹主动脉取血制备含药血清,对 HepG2.2.15 细胞上清液中 HBV 的 DNA 的复制有明显抑制作用[1]。

**2. 抗炎、镇痛** 山芝麻水煎液 7.8、15.6、31.2g 生药/kg 灌胃给予小鼠,连续 7d,能抑制二甲苯引起的小鼠耳廓肿胀和醋酸引起的小鼠腹腔毛细血管通透性增高,并降低小鼠热板痛阈值,减少醋酸引起的扭体次数[2]。

**3. 抗肝纤维化和脂质过氧化** 山芝麻水提液 5、10、20g 生药/kg 灌胃给予 $CCl_4$ 致肝损伤模型小鼠,每天 1 次,连续 15d,可明显降低其血清丙氨酸氨基转移酶(ALT)和天门冬氨酸氨基转移酶(AST)活性,降低血清和肝组织中丙二醛(MDA)含量,增加超氧化物歧化酶(SOD)和总抗氧化能力(T-AOC)活性,改善肝脏组织结构病理损害[3]。

**【药性】** 苦,微寒。归肺、大肠经。

**【功能主治】** 清热解毒。用于感冒高热,扁桃体炎,咽喉炎,腮腺炎,皮肤湿疹,痔疮。

**【临床应用】 临床常用**

(1) 风热表证 本品苦、微寒,为外散风寒、内解热毒之药。常用于风热外感,肺卫不宣所致的外感发热,咽喉肿痛,扁桃体炎等。

(2) 热毒壅盛证 本品苦寒,能清热解毒。外用可治疗局部热毒壅盛,如毒蛇咬伤,外伤出血,痔疮,痈肿疔疮。

**【用法用量】** 9~15g。外用适量,煎汤或研末敷患处。

**【成药例证】**

**1. 莲芝消炎胶囊(《卫生部药品标准中药成方制剂·第十二册》)** 药物组成:穿心莲总内酯、山芝麻干浸膏。

功能主治:清热,解毒,消炎。用于肠胃炎、支气管炎、扁桃体炎、咽喉炎、肺炎等。

**2. 复方五指柑片(《卫生部药品标准中药成方制剂·第十二册》)** 药物组成:五指柑、十大功劳、岗梅、山芝麻。

功能主治:用于中毒性消化不良,急、慢性胃肠炎、痢疾、风热感冒。

**3. 银菊感冒片(《卫生部药品标准中药成方制剂·第十二册》)** 药物组成:金盏银盘、三叉苦、菊花、桑叶、野菊、五指柑、翠云草、山芝麻、岗梅、薄荷油。

功能主治:辛凉解表,清热解毒。用于伤风感冒引起的发热,恶寒,头痛,咳嗽,咽喉疼痛及扁桃体炎。

**【注意事项】**

1. 孕妇及体弱者忌服。

2. 山芝麻有小毒,内服量不宜过大。中毒时可见恶心、腹泻、头晕等反应。已有报道称山芝麻具有肾损害、中毒性休克、急性肾功能衰竭等毒副作用。

**【贮藏】** 置通风干燥处。

**【参考文献】** [1]黄权芳,韦刚,杨辉,等.山芝麻含药血清对 HepG2.2.15 细胞 HBV 复制的抑制作用[J].时珍国医国药,2012,(7):1849-1850.

[2]高玉桥,胡莹,张文霞.山芝麻的抗炎镇痛作用研究[J].今日药学,2012,22(5):267-269.

[3]林兴,黄权芳,张士军,等.山芝麻对 $CCl_4$ 诱导小鼠肝损伤的脂质过氧化反应的影响[J].中国实验方剂学杂志,2010,16(10):147-149.

(傅舒 董艳 傅超美)

## 690 山茱萸

Shanzhuyu

**【异名】** 蜀枣(《神农本草经》),鼠矢、鸡足(《吴普本草》),山萸肉(《小儿药证直诀》),实枣儿(《救荒本草》),肉枣(《本草纲目》),枣皮(《会约医镜》),萸肉(《医学衷中参西录》),药枣(《四川中药志》)。

**【来源】** 为山茱萸科植物山茱萸 *Cornus officinalis* Sieb.et Zucc.的干燥成熟果肉。

**【产地】** 主要为栽培品,野生品亦有。主产于中国、日本和朝鲜等东亚国家,在我国主要分布于河南、陕西、浙江、安徽、湖北等地,其道地产区为浙江临安、淳安、桐庐、萧山、建德、富阳等地。建于浙江省临安市淳安县,陕西省佛坪县,河南省南阳市内乡县夏馆镇,河南省西峡县太平镇乡、二郎坪乡、陈阳乡、寨根乡、米坪镇;河南省内乡县夏馆镇小湍河村、万沟村、湍源村等地的山茱萸 GAP 种植基地已通过原国家食品药品监督管理总局验收。

**【采收加工】** 秋末冬初果皮变红时采收果实,用文火烘或置沸水中略烫后,及时除去果核,干燥。

**【炮制】** **山萸肉**　除去杂质和残留果核。

**酒萸肉**　取净山萸肉,照酒炖法或酒蒸法炖或蒸至酒吸尽。

**【性状特征】** **山萸肉**　呈不规则的片状或囊状,长 1～1.5cm,宽 0.5～1cm。表面紫红色至紫黑色,皱缩,有光泽。顶端有的有圆形宿萼痕,基部有果梗痕。质柔软。气微,味酸、涩、微苦。

**酒萸肉**　本品形如山茱萸,表面紫黑色或黑色,质滋润柔软。微有酒香气。

**【化学成分】** 山茱萸的主要成分是有机酸及其酯类、环烯醚萜苷类、挥发性成分、鞣质类、多糖类、矿物元素、氨基酸及其他成分。山茱萸的有机酸及其酯类和环烯醚萜苷类是其主要药理活性成分。《中华人民共和国药典》2015 年版规定,本品药材及其饮片按干燥品计算,含莫诺苷($C_{17}H_{26}O_{11}$)和马钱苷($C_{17}H_{26}O_{10}$)的总量不得少于 1.20%,酒萸肉含莫诺苷($C_{17}H_{26}O_{11}$)和马钱苷($C_{17}H_{26}O_{10}$)的总量不得少于 0.70%。

**【药理毒理】**

**1. 抗心律失常**　山茱萸提取液水提液 2.5、5.0g/kg,腹腔注射给药 1 次,能明显延长乌头碱诱发大鼠心律失常的潜伏期,降低氯化钙致大鼠室颤的发生率和死亡率,明显提高乌头碱诱发大鼠离体左室乳头肌节律失常的阈剂量,对乌头碱和氯化钙诱发的大鼠左室乳头肌收缩节律失常有明显逆转作用[1]。生药 0.11g/ml 山茱萸提取液 2.2g/kg 灌胃给予氯仿致室颤模型小鼠,每天 1 次,连续 4d,能降低室颤发生率[2]。

**2. 降血脂**　山茱萸醇提物按 10、20g/kg 灌胃给予小鼠,连续 7d,可显著降低正常小鼠血清总胆固醇和甘油三酯[3]。

**3. 降血糖**　山茱萸总萜按 25、50、100mg/kg 灌胃给予小鼠,连续 10d,可降低四氧嘧啶糖尿病模型小鼠的血糖值,提高血清胰岛素水平;显著降低链脲佐菌素糖尿病模型大鼠的血糖值,增加肝糖原含量[4]。山茱萸水提取物、山茱萸醇提取物按 0.2ml/10g 腹腔注射给四氯嘧啶糖尿病模型小鼠,能明显降低小鼠血糖值[5]。

**4. 神经保护**　山茱萸总苷按 60mg/kg 灌胃给予大鼠,连续 7d,能明显降低线栓法所致局灶性脑缺血模型大鼠神经症状评分,增加梗死灶神经元的存活数量[6]。山茱萸多糖按 100mg/kg 灌胃给予大鼠,每天 1 次,连续 3d,能降低脑组织中 NOS 活性,减少 NO 含量[7]。

**5. 保护心肌细胞**　山茱萸总皂苷按 0.0049、0.049、0.49g/L 加入到缺氧/复氧损伤细胞模型培养液中,可明显降低心肌组织内钙离子浓度,可减轻心肌细胞钙超载[8]。山茱萸总苷按 0.0049、0.049、0.49g/L 加入到心肌细胞缺氧培养液中,能降低 cleaved Caspase-9 的表达,通过阻断心肌细胞凋亡线粒体信号通路而抑制心肌细胞的凋亡来保护心肌细胞[9]。

**6. 免疫调节**　山茱萸多糖按 1970mg/kg(折合原药材为 10g/kg)灌胃给予小鼠,连续 7d,可提高环磷酰胺致免疫低下的小鼠的碳粒廓清指数 K 和吞噬指数 α,增加血清 $HC_{50}$ 值,改善免疫低下小鼠的脾淋巴细胞增殖反应,且制品的作用优于生品[10]。

**7. 抗肿瘤**　山茱萸多糖按 100、200、400mg/kg 灌胃给予腹水型 $S_{180}$ 荷瘤小鼠,连续 12d,对 $S_{180}$ 肉瘤

的抑制率分别为55.41%、62.16%、68.24%，可以使外周血$CD_4^+$T细胞表达增加，$CD_8^+$T细胞表达降低，提高白细胞介素IL-2水平、降低白细胞介素IL-4水平，且与剂量和浓度呈正相关[11]。

**8. 抗炎**　1g/ml山茱萸水煎液按0.1ml/d灌胃给予佐剂性关节炎模型大鼠，能降低淋巴细胞$CD_4^+$、$CD_8^+$的含量[12]。山茱萸环烯醚萜苷按30、60、120mg/kg灌胃给予自由落体打击造成创伤性脑损伤大鼠，连续7d，对大鼠脑损伤有显著保护作用，可减少炎性细胞因子TNF-α和IL-1β阳性细胞的数量和面积[13]。

**9. 抗氧化**　山茱萸多糖溶液按0.2、0.4g/kg灌胃给予衰老模型小鼠，每天1次，连续30d，能降低脑匀浆及肝匀浆中LPO的含量[14]。山茱萸多糖按25、50、100μg/ml加入反应体系中测定自由基的清除率，25、50、100μg/ml对自由基的清除率分别为11.6%、15.9%、21.5%[15]。

**10. 抗菌**　山茱萸提取物按8%、4%、2%、1%、0.5%、0.25%、0.125%、0.0625%、0.03125%、0.015625%的浓度置于菌液培养基中，对金黄色葡萄球菌和大肠埃希菌的抑菌浓度可达0.25%，对枯草芽孢杆菌、苏云金杆菌和蜡状芽孢杆菌的抑菌浓度为0.5%[16]。

**11. 抗衰老**　山茱萸多糖按0.14、0.28g/kg灌胃给予衰老模型大鼠，每天1次，连续6周，能增高海马中NE、DA、5-HT的含量[17]。山茱萸多糖按0.2、0.4g/kg灌胃给予衰老模型小鼠，每天1次，连续30d，能增强SIRTl mRNA的表达，降低p53 mRNA的表达[18]。山茱萸多糖按0.2、0.4g/kg灌胃给予衰老模型小鼠，每天1次，连续45d，能增强SIRTl mRNA及蛋白质的表达，延缓衰老过程[19]。

**12. 安全性评价**　山茱萸浸提液的小鼠骨髓微核试验结果显阴性，小鼠精子畸形结果显阴性，蓄积毒性试验结果表明，当累计量达5倍$LD_{50}$时，小鼠均无异常，徒手解剖小鼠发现无肾、肝等内脏异常，致畸试验结果表明山茱萸的浸提液对小鼠无骨骼、外形、内脏等方面的致畸作用，对子代小鼠无外观致畸作用[20]。

**13. 体内过程**　山茱萸中马钱苷的药代动力学模型为单室模型一级吸收，其药代动力学参数为$K_a$为0.06$min^{-1}$，$K_e$为0.013$min^{-1}$，$T_{peak}$为33.90min，$t_{1/2ka}$为12.47min，$t_{1/2ke}$为52.45min[21]。

**【药性】**　酸、涩，微温。归肝、肾经。

**【功能主治】**　补益肝肾，收涩固脱。用于眩晕耳鸣，腰膝酸痛，阳痿遗精，遗尿尿频，崩漏带下，大汗虚脱，内热消渴。

**【临床应用】**

**1. 临床常用**

（1）肝肾不足证　本品酸微温质润，其性温而不燥，补而不峻，补益肝肾，既能益精，又可助阳，为平补阴阳之要药。治肝肾阴虚，头晕目眩、腰酸耳鸣者，常与熟地、山药等配伍，如六味地黄丸（《小儿药证直诀》）；治命门火衰，腰膝冷痛，小便不利者，常与肉桂、附子等同用，如肾气丸（《金匮要略》）；治肾阳虚阳痿者，多与鹿茸、补骨脂、巴戟天、淫羊藿等配伍，以补肾助阳。

（2）遗精滑精，遗尿尿频　本品既能补肾益精，又能固精缩尿。于补益之中又具封藏之功，为固精止遗之要药。治肾虚精关不固之遗精、滑精者，常与熟地、山药等同用，如六味地黄丸（《小儿药证直诀》）、肾气丸（《金匮要略》）；治肾虚膀胱失约之遗尿、尿频者。常与覆盆子、金樱子、沙苑子、桑螵蛸等药同用。

（3）崩漏，月经过多　本品入于下焦，能补肝肾，固冲任以止血。治妇女肝肾亏损，冲任不固之崩漏及月经过多者，常与熟地黄、白芍药、当归等同用，如加味四物汤（《傅青主女科》）；若脾气虚弱，冲任不固而漏下不止者，常与龙骨、黄芪、白术、五味子等同用，如固冲汤（《医学衷中参西录》）。

（4）大汗不止，体虚欲脱　本品酸涩性温，能收敛止汗、固涩滑脱，为防止元气虚脱之要药。治大汗欲脱或久病虚脱者，常与人参、附子、龙骨等同用，如来复汤（《医学衷中参西录》）。

（5）消渴证　多与生地、天花粉等同用。

**2. 临床新用**　山茱萸可用于治疗复发性口腔溃疡[22]。

**【用法用量】**　6～12g。

**【成药例证】**

**1. 六味地黄胶囊（《国家中成药标准汇编·内科**

**肾系分册》)** 药物组成：熟地黄、山茱萸、牡丹皮、山药、茯苓、泽泻。

功能主治：滋阴补肾。用于肾阴亏损，头晕耳鸣，腰膝酸软，骨蒸潮热，盗汗遗精，消渴。

**2. 温肾前列胶囊(《国家中成药标准汇编·内科肾系分册》)** 药物组成：熟地黄、淫羊藿、山药、茯苓、山茱萸、泽泻、牡丹皮、肉桂、附子、牛膝、虎杖、萹蓄、瞿麦、车前子。

功能主治：益肾利湿。用于肾虚挟湿的良性前列腺增生症，症见小便淋漓、腰膝酸软、身疲乏力等。

**3. 杞鹿温肾胶囊(《国家中成药标准汇编·内科肾系分册》)** 药物组成：锁阳、枸杞子、五味子、山茱萸、淫羊藿、鹿茸、菟丝子、熟地黄、巴戟天、补骨脂、紫梢花。

功能主治：温阳补肾。用于肾阳虚所致睡眠障碍、精神不振、食欲不佳、腰膝酸软、疲乏无力等症。

**【贮藏】** 置干燥处，防蛀。

**【参考文献】** [1]闫润红，任晋斌，刘必旺.山茱萸抗心律失常作用的实验研究[J].山西中医，2001，17(5)：52-54.

[2]张兰桐，任雷鸣，温进坤.山茱萸提取液抗心律失常有效部位的研究[J].中草药，2001，32(11)：1004-1007.

[3]刘保林，朱丹妮，禹志领.等.山茱萸醇提物对实验动物血糖、血脂和血小板聚集的影响[J].中国药科大学学报，1992，23(1)：19-21.

[4]韩璟超，季晖，薛城锋，等.山茱萸总萜的降血糖作用[J].中国天然药物，2006，4(2) 125-129.

[5]陈霞，沈爱宝，钱东生.山茱萸不同提取部位对小鼠血糖的影响[J].南通医学院学报，2004，24(4)：365-366.

[6]张丽，李春，赵玲，等.山茱萸环烯醚萜苷对局灶性脑缺血模型大鼠神经功能和神经元损伤的影响[J].中国康复理论与实践，2007，13(3)：201-202.

[7]张丽娟，孔军伶.山茱萸多糖的提取工艺优化及对大鼠局灶性脑缺血再灌注损伤的保护作用[J].中药材，2007，30(11)：1466-1468.

[8]侯祥平，李建军，潘爱珍，等.山茱萸总苷对缺氧/复氧损伤乳鼠心肌细胞钙超载的影响[J].中国中医药科技，2014，21(6)：644-646.

[9]陈克芳，潘爱珍，侯祥平.山茱萸总苷对急性缺氧乳鼠心肌细胞凋亡通路的影响[J].中药药理与临床，2014，30(6)：54-57.

[10]杜伟锋，王明艳，蔡宝昌.山茱萸炮制前后多糖对小鼠免疫功能的影响[J].中药材，2008，31(5)：715-717.

[11]邹品文，赵春景，李攀，等.山茱萸多糖的抗肿瘤作用及其免疫机制[J].中国医院药学杂志，2012，32(1)：20-22.

[12]李雅江，李慧玲，邬剑.山茱萸对大鼠佐剂性关节炎的免疫治疗作用[J].中国老年学杂志，2004，24(3)：265-266.

[13]王娜，李林.山茱萸环烯醚萜苷对创伤性脑损伤模型大鼠脑内炎症反应的影响[J].中国临床药理学与治疗学，2010，15(3)：255-259.

[14]苗明三，杨云.山茱萸多糖抗氧化作用研究[J].河南中医，2002，22(1)：66-67.

[15]李平，王艳辉，马润宇.水提山茱萸多糖的理化性质及抗氧化活性研究[J].食品科学，2003，24(7)：133-137.

[16]赵淑艳，呼世斌，吴焕利，等.山茱萸提取物抑菌活性成分稳定性的研究[J].食品科学，2008，29(1)：98-101.

[17]王爱梅，李永格，李弋，等.山茱萸多糖对衰老大鼠学习记忆及海马单胺类神经递质的影响[J].社区医学杂志，2015，13(1)：4-6.

[18]李晶，欧芹，江旭东，等.山茱萸多糖对衰老模型小鼠肝组织 SIRT1 和 p53 基因表达的影响[J].中国老年学杂志，2015，35(7)：1885-1886.

[19]丁乙夫，江旭东，李晶，等.山茱萸多糖对衰老小鼠肝组织中 SIRT1 基因表达的影响[J].黑龙江医药科学，2014，37(6)：6-8.

[20]张慧珍，程学敏，崔留欣，等.山茱萸功能性食品的开发与食用安全性研究[J].河南预防医学杂志，2002，13(2)：67-69.

[21]汤继辉，胡容峰，怀素丽.山茱萸中马钱苷大鼠体内药动学研究[J].中国实验方剂学，2008，14(1)：27-29.

[22]周萍，向阳红，周滢，等.针药并用治疗复发性口腔溃疡的临床研究[J].中成药，2015，37(3)：501-504.

（傅舒　董艳　傅超美）

## 691 珊瑚

Shanhu

**【异名】** 大红珊瑚(《方脉正宗》)，红珊、火树(《药材学》)，红珊瑚(邹仁林《南海研究与开发》)。

**【来源】** 为矶花科动物桃色珊瑚 *Corallium japonicum* Kishinouye 等珊瑚虫分泌的石灰质骨骼。

**【产地】** 主要为野生品。主产于福建、台湾、广东、西沙群岛等地。主要分布于台湾及南部沿海。

**【采收加工】** 用网垂入海底以网采收。多取自制作工艺品的残余碎块作药用。

**【炮制】** **珊瑚** 洗净晾干，研成细粉。

**奶制珊瑚** 取净珊瑚，打碎成小块，照奶制法制。

**【性状特征】** 一般已碎断呈细分枝状，圆柱形，长 1～4cm，直径 2～5mm。表面橙红色，光滑，具光泽，有小孔。质坚而脆，断面平整，呈红色。无臭，味淡。

【化学成分】 珊瑚的主要成分是碳酸盐类、甾醇类、脂肪酸类,还含有生物碱类、萜类化合物、碳酸钙等。

【药性】 甘,凉。

【功能主治】 清热,解毒,镇静。用于肝热,脉热,聚病,热毒,中风,"白脉"病。

【临床应用】 临床常用

(1) 角膜云翳 本品能清热解毒,可用于治小儿眼有障翳:珊瑚,细研如粉。每点时,取如黍米大,纳在翳上,日再点之(《圣惠方》珊瑚散)。去肤翳:珊瑚、贝子、真珠、琥珀、石蟹。为极细末,点入目中(《本草经疏》)。

(2) 惊风,癫痫 本品能清热、解毒、镇静,可用于治心神昏冒,惊痫卒倒,或怔忡烦乱:大红珊瑚、琥珀、真珠各一钱(研极细),人参、白术、当归、胆星各三钱(共研末)。和珊瑚等末,每服一钱,灯心汤调下(《方脉正宗》)。

(3) 吐衄 本品能清热解毒,可用于治心肺郁热,吐衄不止:大红珊瑚,徐徐研极细如粉。每服二分,百合煮成糊,调服(《彭氏家抄方》)。

【用法用量】 0.5~1g。多配方用。

【成药例证】

**1. 二十五味珊瑚丸(《中华人民共和国药典》2015年版)** 药物组成:珊瑚、珍珠、青金石、珍珠母、诃子、木香、红花、丁香、沉香、朱砂、龙骨、炉甘石、脑石、磁石、禹粮土、芝麻、葫芦、紫菀花、獐牙菜、藏菖蒲、榜那、打箭菊、甘草、西红花、人工麝香。

功能主治:开窍,通络,止痛。用于"白脉病",神志不清,身体麻木,头昏目眩,脑部疼痛,血压不调,头痛,癫痫及各种神经性疼痛。

**2. 特灵眼药(《卫生部药品标准中药成方制剂·第十四册》)** 药物组成:牛黄、麝香、熊胆、珍珠、冰片、硼砂、琥珀、珊瑚、海螵蛸、红丹、大青盐、石斛、炉甘石。

功能主治:明目消炎。用于目赤肿痛,暴发火眼,眼赤烂,轻砂眼,云翳眼。

**3. 阿娜尔妇洁液(《卫生部药品标准·维吾尔药分册》)** 药物组成:石榴皮、没食子、冰片、苦豆子、珊瑚、蛇床子、花椒。

功能主治:清热燥湿,止痒。用于各种细菌性、霉菌性、滴虫性外阴炎、阴道炎所致妇女阴部瘙痒、红肿,白带过多。

【贮藏】 置干燥处。

(何宇新 董艳 傅超美)

## 692 商陆

Shanglu

【异名】 荡根、夜呼(《神农本草经》),当陆(《本草经集注》),白昌(《开宝本草》),章柳根(《本草图经》),见肿消、山萝卜(《分类草药性》),水萝卜(《中国药植志》),白母鸡、长不老(《南京民间药草》),湿萝卜(《贵州民间方药集》),狗头三七(《药材资料汇编》),抓消肿、牛萝卜、春牛头(《四川中药志》),下山虎、牛大黄(《湖南药物志》),野萝卜(《中草药通讯》)。

【来源】 为商陆科植物商陆 *Phytolacca acinosa* Roxb.或垂序商陆 *Phytolacca americana* L.的干燥根。

【产地】 主要为栽培品。主产于河南、湖北、安徽、山东、浙江等省。

【采收加工】 秋季至次春采挖,除去须根和泥沙,切成块或片,晒干或阴干。

【炮制】 **商陆** 除去杂质,洗净,润透,切厚片或块,干燥。

**醋商陆** 取商陆片(块),照醋炙法炒干。每100kg商陆,用醋30kg。

【性状特征】 **商陆** 为横切或纵切的不规则块片,厚薄不等。外皮灰黄色或灰棕色。横切片弯曲不平,边缘皱缩,直径2~8cm;切面浅黄棕色或黄白色,木部隆起,形成数个突起的同心性环轮。纵切片弯曲或卷曲,长5~8cm,宽1~2cm,木部呈平行条状突起。质硬。气微,味微甜,久嚼麻舌。

**醋商陆** 形如商陆片(块)。表面黄棕色,微有醋香气,味稍甜,久嚼麻舌。

【化学成分】 商陆的主要成分是生物碱、多糖、硝酸钾、皂苷。商陆的生物碱是其主要药理活性成分。《中华人民共和国药典》2015年版规定,本品药材按干燥品计算,含商陆皂苷甲($C_{42}H_{66}O_{16}$)不得少于0.15%;本品饮片醋商陆含商陆皂苷甲($C_{42}H_{66}O_{16}$)不得少于0.20%。

【药理毒理】

**1. 利尿** 商陆正丁醇提取物(含原药材17g/100ml)

按2.5ml/100g给禁食18h的大鼠灌胃，给药后压迫大鼠下腹，排净尿液，每隔1h记录1次尿量，记录7h，结果显示其有一定的利尿作用[1]。商陆提取物(含原药材0.5g/ml)按5、10、20mg/kg灌胃给予大鼠，分别于1、2、3、4、5、6h收集尿液，结果显示其有一定的利尿作用[2]。商陆皂苷甲按1.3、2.6、5.2mg/kg腹腔注射给予水负荷大鼠，5.2mg/kg组可显著增多大鼠尿量，显著下调肾脏AQP2、AQP4蛋白及mRNA的表达[3]。商陆皂苷甲按1.3、2.6、5.2mg/kg腹腔注射给予水负荷状态下大鼠，5.2mg/kg组有明显的利尿作用[4]。

**2. 泻下** 商陆皂苷甲按0.75、1.5、3mg/kg腹腔注射给予便秘模型小鼠，连续观察10h，每2h收集一次粪便，能缩短首粒排便时间，增加排便总量[5]。

**3. 对免疫系统的影响** 商陆多糖Ⅰ按50、100、200、500μg/ml加入脾淋巴细胞培养中，能增强脾细胞中DNA多聚酶α活性及脾淋巴细胞增殖作用[6]。

**4. 对肾脏的保护作用** 商陆水煎液按2、4g/kg灌胃给予肾小球硬化模型小鼠，每天1次，连续93d，能降低肾小球硬化指数、凋亡指数、促凋亡蛋白Bax的表达及Bax/Bcl-2的比值，提高抗凋亡蛋白Bcl-2的表达[7]。商陆水煎液按2、4g/kg灌胃给肾小球硬化模型大鼠，每天1次，连续93d，能减少阿霉素肾小球硬化大鼠尿蛋白的排泄，减轻肾脏病理损害，保护肾功能[8]。商陆皂苷甲混悬液按20mg/kg腹腔注射给予肾小球硬化模型大鼠，连续治疗93d，能明显降低Scr、BUN水平，明显升高血清白蛋白的含量[9]。商陆皂苷甲按20mg/kg腹腔注射给予肾小球硬化模型大鼠，连续治疗93d，可下调肾小球硬化大鼠肾小球TGF-$\beta_1$的表达，减少细胞外基质的沉积，进而保护肾功能[10]。

**5. 其他药理作用** 商陆水煎剂10mg/ml培养PNS(原发性肾病综合征)患者淋巴细胞72h后，细胞数高于商陆水煎剂1mg/ml的细胞数；患者$CD_4$、$CD_4/CD_8$比值较培养前明显下降，$CD_8$数量则较培养前明显增高[11]。商陆水粗提物对大鼠阿霉素肾病模型灌胃给药1、4g/(kg·d)，连续2周。可减少尿蛋白、调高血清血蛋白的作用[12]。

**6. 安全性评价** 商陆皂苷甲按10mg/kg尾静脉注射给予小鼠，每天1次，连续给药7d，能使小鼠血清中的ALT和AST水平出现明显的升高，肝组织出现明显的病变，显示大剂量的商陆皂苷甲对肝脏有较强的毒性作用[13]。

**【药性】** 苦，寒；有毒。归肺、脾、肾、大肠经。

**【功能主治】** 逐水消肿，通利二便；外用解毒散结。用于水肿胀满，二便不通；外治痈肿疮毒。

**【临床应用】** **临床常用**

(1)水肿，臌胀 本品能通利二便而排出水湿，功用与牵牛子相似，其泻下与利尿作用明显。治疗水肿、臌胀、二便不利者，单用有效，或以之煮粥食，或与鲤鱼、赤小豆煮食，或配其他利水消肿之品。

(2)疮痈肿毒 本品外用能消肿散结，用治疮痈初起、红肿疼痛者，可用商陆根，酌加食盐，捣烂外敷。

**【用法用量】** 3～9g。外用适量，煎汤熏洗。

**【成药例证】**

**1. 达肺草(《卫生部药品标准中药成方制剂·第四册》)** 药物组成：商陆、苦杏仁、麻黄、柯子肉、栀子、青黛、白及、浮海石、蛤壳、仙鹤草、百部、瓜蒌仁。

功能主治：止血化痰，顺气，止汗，退热。用于吐血、痰中带血、咳嗽、痰喘、气急等。

**2. 痰净片(《卫生部药品标准中药成方制剂·第十二册》)** 药物组成：商陆。

功能主治：祛痰止咳。用于治疗慢性气管炎，尤其是老年性气管炎。

**3. 四十二味疏肝胶囊(《国家中成药标准汇编·内科肝胆分册》)** 药物组成：诃子、铁粉、佐太、金精石、肉豆蔻、天竺黄、西红花、白豆蔻、丁香、草果、川木香、芒果核、白檀香、紫檀香、沉香、银朱、唐古特乌头、白花秦艽、牛黄、麝香、美丽乌头、商陆、赛北紫堇、渣驯膏、延胡索、毛诃子、余甘子、松石、红珊瑚、珍珠、青金石、印度獐牙菜、波棱瓜子、止泻木子、荜茇、芫荽、决明子、酸藤、没药、马宝、熊胆、螃蟹。

功能主治：清热利湿，疏肝理脾，化瘀散结。用于肝胆湿热、气滞血瘀所致的胁痛，脘胀；急、慢性乙型肝炎见上述证候者。

**【注意事项】**

1. 孕妇禁用。

2. 商陆毒性表现在不同程度交感神经兴奋和胃肠道刺激症状。其毒性物质基础为商陆皂苷或商陆毒素。可通过选用正品药材、控制剂量、延长煎煮时间、炮制、防止误用等减毒。

**【贮藏】** 置干燥处，防霉，防蛀。

**【参考文献】** [1]贾金萍，邢捷，秦雪梅.中药商陆利尿作用的实验研究[J].山西医科大学学报，2014，45(8)：725-728.

[2]王鹏程，赵珊，王秋红，等.商陆脂溶性成分的GC-MS分析及其利尿、致泻作用研究[J].辽宁中医药大学学报，2016，18(2)：15-17.

[3]李坤，崔楠楠，孟祥龙，等.商陆皂苷甲对水负荷大鼠肾脏AQP2及AQP4表达的影响[J].中药材，2015，38(8)：1685-1689.

[4]崔楠楠，孟祥龙，马俊楠，等.商陆皂苷甲急性毒性与利尿作用研究[J].医药导报，2014，33(8)：981-984.

[5]李坤，崔楠楠，王明芳，等.商陆皂苷甲泻下作用研究[J].世界中西医结合杂志，2015，10 (11)：1526-1528.

[6]王洪斌，王劲，郑钦岳，等.商陆多糖Ⅰ对小鼠淋巴细胞DNA多聚酶α活性的影响[J].第二军医大学学报，1996，17(2)：150-153.

[7]朱永俊，张克非，郭明好，等.商陆对阿霉素肾硬化大鼠肾小球细胞凋亡介导因子Bcl-2、Bax表达的影响[J].医学信息手术学分册，2008，21(11)：967-970.

[8]朱永俊，张克非，郭明好，等.商陆水煎剂对阿霉素肾小球硬化大鼠肾脏的保护作用[J].医学信息手术学分册，2008，21(12)：1105-1107，1112.

[9]朱永俊，张克非，郭明好.商陆皂苷甲对阿霉素肾小球硬化大鼠细胞外基质的影响[J].新乡医学院学报，2009，26(1)：19-22.

[10]朱永俊，张克非，郭明好.商陆皂苷甲对阿霉素致肾小球硬化大鼠TGF-$\beta_1$表达的影响[J].现代中西医结合杂志，2009，18(7)：735-737.

[11]张克非，赵上启，刘春梅.商陆水煎剂对肾病综合征$CD_4/CD_8$细胞体外培养的影响[J].遵义医学院学报，2005，28(3)：245-249.

[12]庞军，张克非，祝荣文，等.商陆粗提取物对阿霉素肾病大鼠治疗作用的实验研究[J].中医药学刊，2006，24(7)：1322-1323.

[13]周倩，姚广涛，金若敏，等.商陆皂苷甲致肝毒性的研究[J].中成药，2014，36(1)：14-18.

（何宇新　董艳　傅超美）

## 693　蛇床子

Shechuangzi

**【异名】** 蛇米(《神农本草经》)，蛇珠(《吴普本草》)，蛇粟(《广雅》)，蛇床仁(《药性论》)，蛇床实(《备急千金要方》)，气果、双肾子(《分类草药性》)，额头花子(《浙江中药手册》)，野茴香(江西《草药手册》)。

**【来源】** 为伞形科植物蛇床 *Cnidium monnieri* (L.) Cuss.的干燥成熟果实。

**【产地】** 主要为野生品。主产于河北、山东、江苏、浙江等地，全国大部分地区均有分布。

**【采收加工】** 夏、秋二季果实成熟时采收，除去杂质，晒干。

**【炮制】** 净制。

**【性状特征】** 为双悬果，呈椭圆形，长2～4mm，直径约2mm。表面灰黄色或灰褐色，顶端有2枚向外弯曲的柱基，基部偶有细梗。分果的背面有薄而突起的纵棱5条，结合面平坦，有2条棕色略突起的纵棱线。果皮松脆，揉搓易脱落。种子细小，灰棕色，显油性。气香，味辛凉，有麻舌感。

**【化学成分】** 蛇床子的主要成分是香豆素类化合物，还含有色原酮类及苯并呋喃类化合物。蛇床子的香豆素类成分是其主要药理活性成分。《中华人民共和国药典》2015年版规定，本品药材按干燥品计算，含蛇床子素($C_{15}H_{16}O_3$)不得少于1.0%。

**【药理毒理】**

**1. 抗心律失常** 蛇床子水提取物50g/kg，灌胃给予小鼠、大鼠，对氯仿诱发的小鼠室颤，氯化钙诱发的大鼠室颤均有明显的预防作用[1]。

**2. 抗菌** 蛇床子乙醇提取物0.01953、0.00488、0.00977、0.039、0.078、0.156、0.3125、0.625、1.25、2.5mg/ml，5种细菌对蛇床子提取物*MIC*值范围分别为金黄色葡萄球菌*MIC*＞5.0mg/ml，大肠埃希菌*MIC* 0.625～1.25mg/ml，乳杆菌*MIC*≥5.0mg/ml，肠球菌*MIC* 1.25～5.0mg/ml，白色念珠菌*MIC* 0.3125～2.5mg/ml。蛇床子提取物对受试菌种的*MIC*平均值为2.5mg/ml[2]。

**3. 止痒** 蛇床子的甲醇提取液0.1g/ml涂抹给药于健康小鼠，每天两次，涂抹5次，末次30min后，尾静脉注射0.025%低分子右旋糖酐1.25mg/kg引起小鼠瘙痒，可明显减轻瘙痒作用[3]。

**4. 缓解支气管平滑肌痉挛** 蛇床子总香豆素按200mg/kg于致喘前1h灌胃给予敏感豚鼠，可使喘息发作潜伏期明显延长，可松弛药物（组胺、乙酰胆碱）引起的支气管痉挛，并直接舒张支气管[4]。

**5. 抑制心脏、扩张血管** 30、100$\mu$mol/L蛇床子

素作用于家兔离体主动脉，可使 NE、$CaCl_2$ 和高 $K^+$ 除极化引起的家兔主动脉条收缩量-效曲线右移，最大反应降低。在 100μmol/L 时，明显减弱 NE 诱导的依赖细胞内 $Ca^{2+}$ 收缩[5]。

**6. 增强非特异性免疫功能** 蛇床子素按 0.2、2、20mg/kg 腹腔注射小鼠，每天 1 次，连续 4d，末次给药后 24h 取血清，蛇床子素可显著抑制迟发性超敏反应，增强小鼠碳廓清指数、吞噬指数及脾指数[6]。

**7. 抗炎** 蛇床子素和花椒毒酚分别以 10ml/kg 灌胃给予正常大鼠，30min 后将二甲苯 0.02ml 均匀涂于小鼠右耳壳前后两面，蛇床子素和花椒毒酚可显著抑制二甲苯引起的小鼠耳壳肿胀及醋酸引起的小鼠腹腔毛细血管通透性增高[7,8]。

**8. 对神经系统的影响** 蛇床子素以 50mg/kg 静脉注射给药于正常小鼠，给药 30min 后可显著增强阈下催眠剂量戊巴比妥钠对小鼠的催眠作用[9]。蛇床子素以 7.5、15、20mg/kg 腹腔注射给药于小鼠，24h 后测验记忆获得成绩。可有促进小鼠学习记忆的作用，显著改善小鼠记忆获得、巩固及方向辨别障碍[10]。

**9. 安全性评价** 4.80mg/kg 蛇床子素混悬液按 20ml/kg 单次灌胃小鼠，给药 20min 后小鼠开始出现流涎、呼吸频率加快、活动增多，继而转入活动减少、呼吸困难、心动过缓，于 6h 后死亡。蛇床子素 3.84、3.07、2.46、1.97g/kg 灌胃小鼠，死亡小鼠有类似症状，出现时间为 20min 至 1h。所有动物的死亡均在给药后 10h 内发生。蛇床子素灌胃小鼠 $LD_{50}$ 为 3.45g/kg[11]。

**【药性】** 辛、苦，温；有小毒。归肾经。

**【功能主治】** 燥湿祛风，杀虫止痒，温肾壮阳。用于阴痒带下，湿疹瘙痒，湿痹腰痛，肾虚阳痿，宫冷不孕。

**【临床应用】 临床常用**

（1）湿疹、疥癣及皮肤瘙痒 本品外用长于燥湿，杀虫，止痒。为外治瘙痒性疾病之常用药。可单用煎汤熏洗，或与其他同类药共用，增强其收湿杀虫止痒药之功。治阴部湿痒，《濒湖集验方》以之与白矾煎汤频洗。治湿疹瘙痒，以蛇床子粉调凡士林外涂。治疥癣瘙痒，《千金方》单用本品研粉，猪脂调之外涂；或与硫黄、轻粉等品为末，菜油调涂。

（2）肾虚阳痿，宫冷不孕 本品内服能温肾暖宫、壮阳起痿，在《千金方》主治肾虚阳痿精冷诸方中，常选用本品。且多与鹿茸、肉苁蓉、附子等温肾药配伍，共收补肾助阳起痿之功。治宫冷不孕，须与滋肾益精药配伍，共收温肾暖宫益精之功，如《千金方》三子丸，以之与菟丝子、五味子同用。

（3）寒湿带下，寒湿久痹 本品既能祛寒燥湿，又可温肾助阳，故对寒湿带下及寒湿久痹兼有肾阳不足者，最为适宜。治肾虚寒湿带下，常与补肾利湿药配伍，共收补肾助阳、散寒祛湿之功，如《方脉正宗》治寒湿带下方，以之与山茱萸、五味子、车前子等同用。治寒湿久痹兼肾虚者，常与补肾祛寒湿药同用，共收温肾散寒、祛湿除痹之功，如《圣惠方》杜仲浸酒方，以之与附子、杜仲、细辛等配伍。

**【用法用量】** 3～10g。外用适量，多煎汤熏洗，或研末调敷。

**【成药例证】**

**1. 乌蛇止痒丸（《中华人民共和国药典》2015 年版）** 药物组成：乌梢蛇（白酒炙）、防风、蛇床子、关黄柏、苍术（泡）、红参须、牡丹皮、蛇胆汁、苦参、人工牛黄、当归。

功能主治：养血祛风，燥湿止痒。用于风湿热邪蕴于肌肤所致的瘾疹、风瘙痒，症见皮肤风团色红、时隐时现、瘙痒难忍，或皮肤瘙痒不止、皮肤干燥、无原发皮疹；慢性荨麻疹、皮肤瘙痒症见上述证候者。

**2. 狗皮膏（《中华人民共和国药典》2015 年版）** 药物组成：生川乌、生草乌、羌活、独活、青风藤、香加皮、防风、铁丝威灵仙、苍术、蛇床子、麻黄、高良姜、小茴香、官桂、当归、赤芍、木瓜、苏木、大黄、油松节、续断、川芎、白芷、乳香、没药、冰片、樟脑、丁香、肉桂。

功能主治：祛风散寒，活血止痛。用于风寒湿邪、气血瘀滞所致的痹病，症见四肢麻木、腰腿疼痛、静脉拘挛，或跌打损伤、闪腰岔气、局部肿痛；或寒湿瘀滞所致的脘腹冷痛、行经腹痛、寒湿带下、积聚痞块。

**3. 鹿仙补肾片（《国家中成药标准汇编·内科肾系分册》）** 药物组成：鹿茸、仙茅、肉苁蓉、韭菜子、人参、补骨脂、当归、菟丝子、蛇床子、淫羊藿。

功能主治：补肾助阳。用于肾阳不足所致阳痿，腰膝酸软。

**4. 利夫康洗剂（《国家中成药标准汇编·外科妇**

**科分册》）** 药物组成：苦参、黄柏、蛇床子、白鲜皮、黄连、花椒、地肤子、板蓝根、赤芍、何首乌、土茯苓。

功能主治：清热燥湿，杀虫止痒。用于湿热下注所致的带下，阴痒；外阴炎、滴虫性阴道炎、霉菌性阴道炎、细菌性阴道炎见以上证候者。

**5. 二益丸（《卫生部药品标准中药成方制剂·第一册》）** 药物组成：肉豆蔻（煨）、山柰、砂仁（盐水炙）、海螵蛸、附子（黑顺片）、橘红、蛇床子（盐水炒）、木香、甘草（蜜制）、白芷、龙骨（煅）、肉桂、吴茱萸（盐水炒）、当归（酒浸）、花椒（微炒）、丁香、细辛、母丁香、檀香、豆蔻、枯矾、朱砂。

功能主治：调经止带，温暖子宫。用于经脉不调，行经腹痛，瘀血痨证，下元虚寒，腰膝酸痛，赤白带下。

**【贮藏】** 置干燥处。

**【参考文献】**
[1]杨璐.对蛇床子抗心律失常作用的研究[J].求医问药（学术版），2012，10(5)：597-598.

[2]李晶红，谷继伟，王曦.蛇床子提取物的抗菌作用研究[J].黑龙江医药科学，2013，36(4)：87-89.

[3]刘明平，吴依娜，韦品清，等.蛇床子止痒有效组分筛选及作用机制研究[J].中医药导报，2009，15(7)：66-67.

[4]陈志春，段晓波.蛇床子总香豆素止喘作用机理探讨[J].中国中药杂志，1990，15(5)：48-50.

[5]李乐，庄斐尔，赵更生.蛇床子素对家兔主动脉条的钙拮抗作用[J].中国药理学通报，1992，6(3)：227-229.

[6]刘桦，蒋韵，韩英.蛇床子素对小鼠免疫药理作用的研究[J].中草药，1997，28(9)：543-545.

[7]连其深，周俐，叶和扬，等.蛇床子素抗炎作用的实验研究[J].赣南医学院学报，1999，19(3)：165-168.

[8]连其深，张志祖，胡晓，等.花椒毒酚抗炎作用的实验研究[J].中草药，1998，29(2)：102-104.

[9]周青，周俐，胡晓，等.蛇床子素对中枢神经系统的抑制作用[J].赣南医学院学报，1998，18(2)：99-102.

[10]沈丽霞，张丹参，任雷鸣，等.蛇床子素对学习记忆的影响及其机制分析[J].药学学报，1999，34(6)：405-409.

[11]黎为能，肖刚，卢迪，等.蛇床子素对小鼠的半数致死量测定[J].现代医药卫生，2013，29(10)：1444-1445.

（李玲　董艳　傅超美）

## 694　蛇蜕

Shetui

**【异名】** 龙子衣、蛇符、龙子单衣、弓皮（《神龙本草经》），龙子皮（《名医别录》），龙皮、龙单衣、蛇筋、蛇附（《吴普本草》），蛇皮（《雷公炮炙论》），蛇蜕皮（《药性论》），蛇壳、蛇退（《本草纲目》），龙衣（《分类草药性》），青龙衣（《浙江中药手册》），长虫皮（《河南中药手册》），白龙衣（《山西中药志》）。

**【来源】** 为游蛇科动物黑眉锦蛇 *Elaphe taeniura* Cope、锦蛇 *Elaphe carinata*（Guenther）或乌梢蛇 *Zaocys dhumnades*（Cantor）等蜕下的干燥表皮膜。

**【产地】** 主要为养殖品。主产于安徽、江苏、浙江、福建、台湾等地。

**【采收加工】** 春末夏初或冬初收集，除去泥沙，干燥。

**【炮制】** **蛇蜕** 除去杂质，切段。

**酒蛇蜕** 取净蛇蜕，切段，照酒炙法炒干。每100kg蛇蜕，用黄酒15kg。

**【性状特征】** 呈圆筒形，多压扁而皱缩，完整者形似蛇，长可达1m以上。背部银灰色或淡灰棕色，有光泽，鳞迹菱形或椭圆形，衔接处呈白色，略抽皱或凹下；腹部乳白色或略显黄色，鳞迹长方形，呈覆瓦状排列。体轻，质微韧，手捏有润滑感和弹性，轻轻搓揉，沙沙作响。气微腥，味淡或微咸。

**【化学成分】** 蛇蜕的主要成分是氨基酸，还含有骨胶原、脂肪酸、甾醇和微量元素。

**【药理毒理】** **抗炎** 10、20g/L蛇蜕水提物按0.3ml/只灌胃给予健康小鼠，每天1次，连续7d，能明显降低二甲苯致小鼠耳廓肿胀度、甲醛致小鼠足肿胀度[1]。上述相同方式给予小鼠，于末次给药后1h后，各鼠尾静脉注射0.5%伊文思蓝生理盐水溶液0.1ml/10g，随即腹腔注射等量6%冰醋酸溶液，蛇蜕水提物可提高冰醋酸所致的腹腔炎性渗出的抑制率[1]。

**【药性】** 咸、甘，平。归肝经。

**【功能主治】** 祛风，定惊，退翳，解毒。用于小儿惊风，抽搐痉挛，翳障，喉痹，疔肿，皮肤瘙痒。

**【临床应用】** **临床常用**

（1）惊风　蛇蜕归肝经，善于祛风，利窍，定惊。能祛除内脏及孔窍之风，可用于小儿惊风、抽搐痉挛等。

（2）白癜风，疥疮，痤疮，湿疹　蛇蜕质轻长浮，易走肌表，有良好的祛风、解毒、止痒作用。又由于它是蛇的蜕化物，根据取类比象的原理，本品能够以皮助皮，治疗白癜风、疥疮、痤疮、湿疹等。

(3) 风热上攻，目赤肿痛　蛇蜕能祛风，清热，明目，退翳。用于治疗风热上攻所致的目赤肿痛，如结膜炎，表现为患眼异物感，烧灼感，眼睑沉重，分泌物增多，也可用于治疗目翳。

**【用法用量】** 2～3g，研末吞服 0.3～0.6g。

**【成药例证】**

**1. 拨云退翳丸(《中华人民共和国药典》2015 年版)**　药物组成：密蒙花、蒺藜(盐炙)、菊花、木贼、蛇蜕、蝉蜕、荆芥穗、蔓荆子、薄荷、当归、川芎、黄连、地骨皮、花椒、楮实子、天花粉、甘草。

功能主治：散风清热，退翳明目。用于风热上扰所致的目翳外障、视物不清、隐痛流泪。

**2. 消核膏(《卫生部药品标准中药成方制剂·第四册》)**　药物组成：玄参、生马钱子、蓖麻子、五倍子、蛇蜕、苦杏仁、木鳖子、穿山甲、蜂房、人发(洗净)、巴豆、樟脑。

功能主治：解毒，消肿，散结。用于无名肿毒，痈疽发背，痰核瘰疬。

**3. 复方天仙胶囊(《新药转正标准 1》)**　药物组成：天花粉、威灵仙、白花蛇舌草、人工牛黄、龙葵、胆南星、乳香(制)、没药、人参、黄芪、珍珠(制)、猪苓、蛇蜕、冰片、麝香。

功能主治：清热解毒，活血化瘀，散结止痛。对食管癌、胃癌有一定抑制作用；配合化疗、放疗，可提高其疗效。

**4. 大败毒胶囊(《卫生部药品标准中药成方制剂·第十二册》)**　药物组成：大黄、蒲公英、陈皮、木鳖子、白芷、天花粉、金银花、黄柏、乳香(制)、当归、赤芍、甘草、蛇蜕(酒炙)、干蟾(制)、蜈蚣、全蝎、芒硝。

功能主治：清血败毒，消肿止痛。用于脏腑毒热、血液不清引起的梅毒，血淋，白浊，尿道刺痛，大便秘结，疥疮，痈疽疮疡，红肿疼痛。

**【贮藏】** 置干燥处，防蛀。

**【参考文献】** [1]孙平，刘艳菲，邸大琳，等.蛇蜕对小鼠早期炎症反应影响的初步研究[J].中国西部科技，2009,8(17):51-52.

(李玲　董艳　傅超美)

## 695　射干

Shegan

**【异名】** 乌扇、乌蒲(《神农本草经》)，扁竹根(《永类钤方》)，野萱花、扁竹(《本草纲目》)，较剪草、黄花萹蓄(《生草药性备要》)，开喉箭、黄知母(《分类草药性》)，金绞剪(《浙江中药手册》)。

**【来源】** 为鸢尾科植物射干 *Belamcanda chinensis* (L.) DC.的干燥根茎。

**【产地】** 主要为野生品。主产于四川、河南、湖北、吉林等地。

**【采收加工】** 春初刚发芽或秋末茎叶枯萎时采挖，除去须根和泥沙，干燥。

**【炮制】** 除去杂质，洗净，润透，切薄片，干燥。

**【性状特征】** 呈不规则结节状，长 3～10cm，直径 1～2cm。表面黄褐色、棕褐色或黑褐色，皱缩，有较密的环纹。上面有数个圆盘状凹陷的茎痕，偶有茎基残存；下面有残留细根及根痕。质硬，断面黄色，颗粒性。气微，味苦、微辛。

**【化学成分】** 射干的主要成分是异黄酮类、酮类、醌类、酚类、二环三萜类、甾类化合物及一些微量元素等。射干的异黄酮类成分是其主要药理活性成分。《中华人民共和国药典》2015 年版规定，本品药材及其饮片按干燥品计算，含次野鸢尾黄素($C_{20}H_{18}O_8$)不得少于 0.10%。

**【药理毒理】**

**1. 抗炎**　射干水提取物(含原药材 10g/g)按 5.4、10.8g/kg 给蛋清致足跖肿胀大鼠灌胃，连续 7d，可降低大鼠足跖肿胀率[1]。

**2. 对消化系统的作用**　射干 75%乙醇提取物(含原药材 1g/g)按 5、15g/kg 灌胃给予小鼠 1 次，能抑制小鼠吲哚美辛加乙醇性胃溃疡形成，对盐酸性及水浸应激性胃溃疡形成仅有抑制趋向，对正常小鼠胃肠运动无影响，但能显著对抗番泻叶引起的大肠性腹泻和蓖麻油引起的小肠性腹泻，且作用持久[2]。

**【药性】** 苦，寒。归肺经。

**【功能主治】** 清热解毒，消痰，利咽。用于热毒痰火郁结，咽喉肿痛，痰涎壅盛，咳嗽气喘。

**【临床应用】 临床常用**

(1) 痰热壅肺证　本品苦寒，能清热解毒，消肿利咽，又兼清肺祛痰之功，故尤宜于热毒或肺热而兼见痰浊阻滞所致之咽喉肿痛，可与其他解毒、利咽之品配伍，如《幼幼新书》射干汤，其与升麻、芒硝、马勃同用。用治风热犯肺、咽痛音哑者，可与发散风热药配伍，常与牛蒡子、蝉蜕等共用，共收疏散风热、清肺解毒、利咽止痛之效。

(2) 血热出血证　本品具有抗病毒及抗菌消炎作用，可与其他药物配合使用治疗流行性出血热早期病证，头痛，腰痛，眼眶痛，恶心，呕吐，胸闷，腹痛等。

**【用法用量】** 3～10g。

**【成药例证】**

**1. 射干抗病毒注射液(《卫生部药品标准主要成方制剂·第二十册》)**　药物组成：射干、金银花、佩兰、茵陈、柴胡、蒲公英、板蓝根、大青叶。

功能主治：抗病毒及抗菌消炎药，也可与其他药物配合使用治疗流行性出血热早期病症。

**2. 射干利咽口服液(《新药转正标准 37》)**　药物组成：射干、升麻、桔梗、芒硝、川木通、百合、甘草(炙)。

功能主治：降火解毒，利咽止痛。用于小儿急性咽炎肺胃热盛证。抗病毒及抗菌消炎药，也可与其他药物配合使用治疗流行性出血热早期病症。

**3. 清咽利膈丸(《卫生部药品标准中药成方制剂·第一册》)**　药物组成：射干、连翘、栀子、黄芩、熟大黄、牛蒡子(炒)、薄荷、天花粉、玄参、荆芥穗、防风、桔梗、甘草。

功能主治：清热利咽，消肿止痛。用于外感时毒，脏腑积热，咽喉肿痛，面红腮肿，痰涎壅盛，胸膈不利，口苦舌干，大便秘结，小便黄赤。

**【贮藏】** 置干燥处。

**【参考文献】** [1]李国信，姜鸿，邸子真.射干抗炎药效物质基础研究[J].药物评价研究，2010，32(5)：384-387.

[2]王红武，张明发，沈雅琴，等.射干对消化系统及实验性血栓的影响[J].中医药研究，1997，13(5)：43-45.

(邹亮　董艳　傅超美)

## 696　麝香

Shexiang

**【异名】** 遗香、脐香、心结香、当门子(《雷公炮炙论》)，生香(《本草经集注》)，麝脐香(《本草纲目》)，四味臭(《东医宝鉴》)，元寸香(《药材学》)，臭子、腊子(《中药志》)，香脐子(《中药材手册》)。

**【来源】** 为鹿科动物林麝 *Moschus berezovskii* Flerov、马麝 *Moschus sifanicus* Przewalski 或原麝 *Moschus moschiferus* Linnaeus 成熟雄体香囊中的干燥分泌物。

**【产地】** 主要为养殖品。主产于四川、青海、甘肃、山西、新疆等地。其道地产区为四川松潘。

**【采收加工】** 野麝多在冬季至次春猎取，猎获后，割取香囊，阴干，习称“毛壳麝香”；剖开香囊，除去囊壳，习称“麝香仁”。家麝直接从其香囊中取出麝香仁，阴干或用干燥器密闭干燥。

**【炮制】** 取毛壳麝香，除去囊壳，取出麝香仁，除去杂质，用时研碎。

**【性状特征】** **毛壳麝香**　为扁圆形或类椭圆形的囊状体，直径 3～7cm，厚 2～4cm。开口面的皮革质，棕褐色，略平，密生白色或灰棕色短毛，从两侧围绕中心排列，中间有 1 小囊孔。另一面为棕褐色略带紫色的皮膜，微皱缩，偶显肌肉纤维，略有弹性，剖开后可见中层皮膜呈棕褐色或灰褐色，半透明，内层皮膜呈棕色，内含颗粒状、粉末状的麝香仁和少量细毛及脱落的内层皮膜(习称“银皮”)。

**麝香仁**　野生者质软，油润，疏松；其中不规则圆球形或颗粒状者习称“当门子”，表面多呈紫黑色，油润光亮，微有麻纹，断面深棕色或黄棕色；粉末状者多呈棕褐色或黄棕色，并有少量脱落的内层皮膜和细毛。饲养者呈颗粒状、短条形或不规则的团块；表面不平，紫黑色或深棕色，显油性，微有光泽，并有少量毛和脱落的内层皮膜。气香浓烈而特异，味微辣、微苦带咸。

**【化学成分】** 麝香的主要成分为大环酮类、甾体类、吡啶类等成分。麝香的大环酮类是其主要药理活性物质。《中华人民共和国药典》2015 年版规定，本品药材按干燥品计算，含麝香酮($C_{16}H_{30}O$)不得少于 2.0%。

**【药理毒理】**

**1. 镇痛**　麝香水溶液按 100、200、300mg/kg 灌胃给予小鼠，每天 1 次，连续 7d，末次给药后 1h，腹腔注射 0.6% 醋酸溶液 0.2ml/只，可使小鼠在 10min

内的扭体次数减少[1]。

**2. 抗炎** 麝香水溶液按100、200、300mg/kg灌胃给予小鼠，每天1次，连续给药7d，能降低二甲苯导致的小鼠耳肿胀度[1]。

**3. 对中枢神经的作用** 麝香水溶液按0.002、0.02mg/kg静脉注射给予戊巴比妥钠诱导入睡的小鼠，0.002mg/kg剂量组能缩短大鼠的睡眠时间，观察10min躁动次数增多，海马区星状胶质细胞数目减少。0.02mg/kg剂量能延长大鼠的睡眠时间，观察10min躁动次数减少[2]。

**4. 对神经细胞的保护作用** 0.391、0.781、1.563mg/L麝香酮加入含连二亚硫酸钠的无糖Earle液模拟造成缺氧/缺糖和再给氧损伤SH-SY5Y神经细胞的培养液中，采用MTT比色法测定细胞存活率，麝香酮各浓度均能提高细胞存活率，降低细胞死亡率[3]。

**5. 其他药理作用** 麝香分别按4.2、8.6、16.8mg/100g溶于2.5ml蒸馏水中吹打成混悬液，灌胃给予颅骨骨缺损模型大鼠，每天1次，连续灌胃14d，均能促进MCP-1在骨缺损模型大鼠骨缺损周围处的表达[4]。

**6. 安全性评价** 麝香酮母液用养殖水逐级稀释成160、80、40、20、10、5μmol/L6个浓度。在8、24、48、72、96h时间点于显微镜下观察染毒后胚胎或幼鱼不同发育阶段的发育情况与形态变化。48h pf胚胎40、80、160μmol/L出现明显的脊柱弯曲畸形，浓度越高，弯曲越明显。80μmol/L幼鱼在96h pf时死亡率高达100%，160μmol/L幼鱼在72h pf时死亡率高达100%，胚胎的死亡率随浓度和时间的增加而增加[5]。

**【药性】** 辛，温。归心、脾经。

**【功能主治】** 开窍醒神，活血通经，消肿止痛。用于热病神昏，中风痰厥，气郁暴厥，中恶昏迷，经闭，癥瘕，难产死胎，胸痹心痛，心腹暴痛，跌仆伤痛，痹痛麻木，痈肿瘰疬，咽喉肿痛。

**【临床应用】**

**1. 临床常用**

(1) 闭目神昏　本品辛温，芳香走窜之性甚烈，有极强的开窍通闭作用，为醒神回苏之要药，用于各种闭窍神昏之证，无论寒闭、热闭均有效。治疗热闭，应与清热解毒、清心开窍、清热化瘀之药物合用，如《温病条辨》安宫牛黄丸，本品与牛黄、冰片等寒性药物同用。治疗寒闭，应与祛寒、行气药物合用。

(2) 血瘀证　本品辛香走窜，可行血中之瘀滞，开经络之壅遏，而具有活血通经止痛之效，适用于多种瘀血阻滞病症，如经闭、癥瘕、难产、死胎不下。治血滞经闭，常配活血通经之品，如《医林改错》通窍活血之汤，本品与桃仁、红花、川芎等具有活血化瘀功效的药物配伍。

**2. 临床新用** 麝香可用于治疗冠心病[6]、混合痔术后并发症[7]、急性脑梗死[8]、耳鸣[9]。

**【用法用量】** 0.03～0.1g，多入丸散用。外用适量。

**【成药例证】**

**1. 五味麝香丸(《中华人民共和国药典》2015年版)** 药物组成：麝香、诃子(去核)、黑草乌、木香、藏菖蒲。

功能主治：消炎，止痛，祛风。用于扁桃体炎，咽峡炎，流行性感冒，炭疽病，风湿性关节炎，神经痛，胃痛，牙痛。

**2. 贝羚胶囊(《中华人民共和国药典》2015年版)** 药物组成：川贝母、猪去氧胆酸、沉香、煅青礞石(飞)、羚羊角、人工麝香、人工天竺黄(飞)、硼砂(炒)。

功能主治：清热化痰，止咳平喘。用于痰热阻肺，气喘咳嗽；小儿肺炎、喘息性支气管炎及成人慢性支气管炎见上述证候者。

**3. 红灵散(《中华人民共和国药典》2015年版)** 药物组成：人工麝香、雄黄、朱砂、硼砂、煅金礞石、硝石(精制)、冰片。

功能主治：祛暑，开窍，辟瘟，解毒。用于中暑昏厥，头晕胸闷，恶心呕吐，腹痛泄泻。

**4. 灵宝护心丹(《中华人民共和国药典》2015年版)** 药物组成：人工麝香、蟾酥、人工牛黄、冰片、红参、三七、琥珀、丹参、苏合香。

功能主治：强心益气，通阳复脉，芳香开窍，活血镇痛。用于气虚血瘀所致的胸痹，症见胸闷气短、心前区疼痛、脉结代；心动过缓型病态窦房结综合征及冠心病心绞痛、心律失常见上述证候者。

**5. 麝香祛痛搽剂(《中华人民共和国药典》2015**

**年版）** 药物组成：人工麝香、红花、樟脑、独活、冰片、龙血竭、薄荷脑、地黄、三七。

功能主治：活血祛瘀，舒经活络，消肿止痛。用于各种跌打损伤，瘀血肿痛，风湿瘀阻，关节疼痛。

**【注意事项】** 孕妇禁用。

**【贮藏】** 密闭，置阴凉干燥处，遮光，防潮，防蛀。

**【参考文献】**
[1]陈心智，邱智东，张永和，等.麝鼠香与麝香抗炎及镇痛作用的比较研究[J].吉林大学学报(医学版)，2005,31(3):414-416.

[2]何玲玲.人工合成与天然麝香对中枢神经的影响研究[J].中国医药导报，2010,7(29):22-23.

[3]张壮，闫彦芳，赵可星，等.麝香酮对SH-SY5Y神经细胞缺氧/缺糖和再给氧损伤的保护作用[J].中国中西医结合急救杂志，2007,16(6):340-343.

[4]谢兴文，赵永利，李宁，等.麝香对颅骨骨缺损模型大鼠单核细胞趋化蛋白1表达的影响[J].中国中医药信息杂志，2013,20(5):48-51.

[5]陈怡君，钟玉绪，董武，等.麝香酮对斑马鱼胚胎的发育毒性[J].中国药理学与毒理学杂志，2014,28(2):267-273.

[6]朱慧，罗心平，王丽洁，等.长期服用麝香保心丸治疗冠心病临床疗效评价[J].中国中西医结合杂志，2010,30(5):474-477.

[7]尹剑波.麝香痔疮栓结合金玄痔科熏洗散治疗混合痔术后并发症的临床疗效[J].辽宁中医杂志，2015,42(4):734-735.

[8]戴伦，王拥军.麝香保心丸治疗急性脑梗死的临床观察[J].中成药，2004,26(S1):61-63.

[9]刘志，陈文弦，崔鹏程，等.穴位注射麝香治疗耳鸣的效果观察[J].现代中西医结合杂志，2012,21(18):1978-1979.

（郜亮　董艳　傅超美）

## 697　伸筋草

Shenjincao

**【异名】** 石松(《本草拾遗》)，过山龙(《滇南本草》)，宽筋草(《生草药性备要》)，筋骨草(《陕西中药志》)，蜈蚣藤、盘龙草、穿山龙、地套(《浙江民间常用草药》)，舒筋草(《四川中药志》)。

**【来源】** 为石松科植物石松 *Lucopodium japonicum* Thumb.的干燥全草。

**【产地】** 主要为栽培品，野生品亦有。主产于湖北、浙江、贵州、四川、福建等地。

**【采收加工】** 夏、秋二季茎叶茂盛时采收，除去杂质，晒干。

**【炮制】** 除去杂质，洗净，切段，干燥。

**【性状特征】** 匍匐茎呈细圆柱形，略弯曲，长可达2m，直径1～3mm，其下有黄白色细根；直立茎作二叉状分枝。叶密生茎上，螺旋状排列，皱缩弯曲，线形或针形，长3～5mm，黄绿色至淡黄棕色，无毛，先端芒状，全缘，易碎断。质柔软，断面皮部浅黄色，木部类白色。气微，味淡。

**【化学成分】** 伸筋草的主要成分是生物碱类、三萜类、蒽醌类和挥发油类成分。伸筋草的生物碱类是其主要药理活性成分。

**【药理毒理】**

**1. 抗炎** 2g/ml伸筋草煎剂灌胃给予100%二甲苯涂擦致耳肿胀小鼠，0.3ml/只，灌胃1次，能减轻小鼠耳朵肿胀度；等剂量给灭菌干棉球植入致肉芽肿小鼠灌胃给药，0.3ml/只，连续7d，能减少棉球肉芽肿重量[1]。

**2. 镇痛** 2g/ml伸筋草煎剂灌胃给予小鼠，0.3ml/只，连续3d，能减少0.6%醋酸腹腔注射诱导的小鼠扭体反应次数，也能增加热板法试验中小鼠的痛阈值[1]。

**3. 调节免疫** 2g/ml伸筋草煎剂按0.3ml/(只·d)腹腔注射给予硫唑嘌呤致免疫超常模型小鼠灌胃，连续3d，可降低血清溶血素水平，可抑制亢进的体液免疫作用；2g/ml伸筋草煎剂按0.3ml/(只·d)对环磷酰胺腹腔注射致免疫超常模型小鼠灌胃，连续3d，可双向调节免疫超常和免疫抑制的小鼠T细胞介导的细胞免疫作用[4]。

**4. 其他药理作用** 伸筋草氯仿提取物按4.44、8.89g/(kg·d)灌胃给予弗氏完全佐剂0.1ml/只右后足跖部位和0.05ml/只尾巴1/3交界处皮下注射致佐剂性关节炎模型大鼠，连续21d，可降低大鼠血清类风湿因子含量，也可降低细胞因子TNF-α、IL-1β、IL-6的含量[3]。

**【药性】** 微苦、辛，温。归肝、脾、肾经。

**【功能主治】** 祛风除湿，舒筋活络。用于关节酸痛，屈伸不利。

**【临床应用】** **临床常用**

(1) 风湿痹痛　伸筋草味辛、性温，辛能行气活血、祛瘀通络，温能祛风散寒，故可用于风湿痹痛、肌肤麻木、跌打损伤等。风湿痹痛：治风湿筋骨痛，可单用；肌肤麻木：治风湿，皮肤不仁，可与黄芪、五加皮、威灵仙同用；跌打损伤：治跌打损伤，伤处瘀肿疼痛，可与三七、蒲黄同用。

（2）气结胃痛　本品味微苦、辛，入肝经，可下气消结。可与郁金、丹参、川楝子、延胡索同用，治疗气结胃痛。

（3）痰喘　本品根治气结疼痛，损伤，金疮，内伤，祛痰止咳。可用于治疗痰喘。

（4）水肿　本品能消肿，除风湿。可与槟榔同用，治水肿证。

**【用法用量】**　3～12g。

**【成药例证】**

**1. 根痛平片（《国家中成药标准汇编骨伤科分册》）**　药物组成：伸筋草、白芍、狗脊（砂烫去毛）、续断、地黄、红花、乳香（醋炙）、没药（醋炙）、桃仁、牛膝、葛根、甘草。

功能主治：活血、通络、止痛。用于风寒阻络所致颈椎病，症见肩颈疼痛、活动受限、上肢麻木等。

**2. 三蛇药酒（《卫生部药品标准中药成方制剂·第一册》）**　药物组成：乌梢蛇（鲜、去头、内脏及皮）、川木香、银环蛇（鲜、去头、内脏及皮）、牛膝、眼镜蛇（鲜、去头、内脏及皮）、大血藤、杜仲、山木通、草乌（制）、威灵仙、川乌（制）、南沙参、陈皮、寻骨风、独活、当归、石南藤、黄精（制）、南蛇藤、乌药、石菖蒲、白芷、伸筋草、川芎、桑寄生、桂枝、锁阳、甘草、大枣、香加皮。

功能主治：祛风除湿，通经活络。用于风寒湿痹、手足麻木、筋骨疼痛、腰膝无力等症。

**3. 养血荣筋丸（《中华人民共和国药典》2015年版）**　药物组成：当归、鸡血藤、油松节、赤芍、续断、桑寄生、铁丝威灵仙（酒炙）、伸筋草、透骨草、何首乌（黑豆酒炙）、补骨脂（盐炒）、党参、白术（麸炒）、陈皮、木香、赤小豆。

功能主治：养血荣筋，祛风通络。用于跌打损伤，症见筋骨疼痛、肢体麻木、肌肉萎缩、关节不利。

**4. 关节风痛丸（《卫生部药品标准中药成方制剂·第六册》）**　药物组成：豨莶草、狗脊、伸筋草、秦艽、鸡血藤、防己、老鹳草、桑枝、五加皮、独活。

功能主治：祛风，除湿，止痛。用于风湿性筋骨酸痛，关节痛，四肢麻木。

**5. 疏痛安涂膜剂（《中华人民共和国药典》2015年版）**　药物组成：透骨草、伸筋草、红花、薄荷脑。

功能主治：舒筋活血，消肿止痛。用于风中经络、脉络瘀滞所致的头面疼痛、口眼㖞斜，或跌打损伤所致的局部肿痛；头面部神经痛、面神经麻痹、急慢性软组织损伤见上述证候者。

**【注意事项】**　孕妇及出血过多者忌服。

**【贮藏】**　置干燥处。

**【参考文献】**　[1]郑海兴.伸筋草煎剂对小鼠抗炎镇痛药理实验研究[J].牡丹江医学院学报，2005，26(2)：10-12.

[2]郑海兴，周忠光，何倜.伸筋草煎剂对小鼠免疫功能影响的实验研究[J].中医药学报，2005，33(4)：36-37.

[3]敖鹏，周忠光，韩玉生，等.伸筋草氯仿提取物对佐剂性关节炎大鼠血清 RF、TNF-α、IL-1β、IL-6 含量的影响[J].中医药信息，2013，30(3)：129-131.

（刘婧　董艳　傅超美）

## 698　参叶

Shenye

**【异名】**　七叶子（《中药志》），定风草（《陕西中药志》）。

**【来源】**　为五加科植物大叶三七 *Panax pseudo-ginseng* Wall.var.*japonicus* (C.A.Mey.) Hoo et Tseng 的干燥茎叶。

**【产地】**　主要为野生品。主产于四川、陕西等地。

**【采收加工】**　夏至至小暑节间，当枝叶茂盛时采收，摊开阴干，扎成小把。

**【炮制】**　除去杂质，洗净，切段晒干。

**【性状特征】**　茎呈细长形，不分枝。长 30～40cm，直径 0.2～0.4cm；表面淡棕色具纵皱纹；质脆，断面淡黄色，髓部有时中空。叶 3～5 枚轮生，叶片皱缩卷曲，完整者展开后为掌状。复叶，叶柄长 4～8cm，小叶 5 片，椭圆形或椭圆状、卵形，长 5～15cm，宽 2～7cm，最下两片形小；叶片先端渐尖，基部楔形或近圆形，边缘有细锯齿或细重锯齿；上表面黄绿色，下表面灰绿色，两面有毛，边缘及叶脉部分较密；小叶柄长 0.5～1.5cm。气微香，味微苦。以干燥、色绿、完整、气香者为佳。

**【化学成分】**　参叶主要含有三萜类成分。

【药性】 苦、甘，微寒。归心、肺、胃经。

【功能主治】 清热生津，润咽利咽，安神。用于肺热口渴，喉干舌燥，暑热伤津，头晕目眩，心烦神倦。

【临床应用】 临床常用

(1) 喉干舌燥 本品可清肺生津，可用于治疗暑热伤津，口干舌燥，心烦神倦。

(2) 头昏目眩，风火牙痛 本品有清凉降火之功，煎汤可用于治疗虚热上干，头昏目眩，风火牙痛。

【用法用量】 3～9g。

【贮藏】 置阴凉干燥处。

（王艳芳 杨玉梅）

## 699 神香草

Shenxiangcao

【异名】 牛膝草(《医宗金鉴》)，祖法、祖伐、祖法思(《回回药方三十六卷》)。

【来源】 为唇形科植物硬尖神香草 *Hyssopus cuspidatus* Boriss.的干燥地上部分。

【产地】 主要为野生品。分布于新疆北部。

【采收加工】 7～8月割取地上部分，除去杂质，晒干。

【炮制】 净制。

【性状特征】 长15～50cm。基部多分枝，下部老枝棕色，当年枝黄绿色。茎具不明显四棱，光滑。叶对生，条形，长1.3～4cm，宽2～3mm，边缘内卷，密被腺点。轮伞花序，偏于一侧。花蓝紫色，花冠二唇形，长约10mm。果矩圆状三角形。气芳香，味辛苦。

【化学成分】 神香草的主要成分是挥发油、萜类、黄酮及多糖等成分。神香草的萜类、黄酮成分是其主要药理活性成分。

【药理毒理】

**1. 镇咳、祛痰** 神香草水提物、神香草95%乙醇回流提取物按1.6、3.2、6.4g/kg，神香草乙酸乙酯萃取物按1.5、3.0、6.0g/kg灌胃给予小鼠，每天1次，连续7d，对浓氨水致小鼠咳嗽反应有明显抑制作用，能延长小鼠咳嗽反应的潜伏期，并减少咳嗽次数；上述提取物灌胃给予小鼠，每天1次，连续7d，灌胃体积0.2ml/10g，末次给药30min，对小鼠腹腔注射5%酚红生理盐水溶液，30min后分离出气管，能明显提高小鼠呼吸道酚红排泌量[1]。

**2. 平喘** 神香草乙酸乙酯部位提取物按0.93、1.85、3.7g/kg灌胃给予豚鼠，每天1次，连续7d，可延长因2%氯化乙酰胆碱与0.1%组胺1∶1混合液喷雾刺激豚鼠的引喘潜伏期，使豚鼠致喘时间的间隔延长[2]。

**3. 抗炎** 神香草乙酸乙酯部位提取物按1.5、3.0、6.0g/kg灌胃给予小鼠，每天1次，连续7d，灌胃体积0.2ml/10g，对二甲苯致小鼠耳肿胀均有明显抑制作用[2]。

**4. 抗衰老** 神香草非挥发性提取物按1、2g/kg灌胃小鼠，每天1次，每次0.3ml，或每天喂服30、60mg/g神香草干叶饲料9g，共计60d，可显著降低组织中MDA和LPF的含量，清除机体氧自由基，同时能提高机体小鼠组织及血中SOD、GSH-Px和CAT活性，提高机体抗活性氧损伤的能力[3]。

【药性】 干热。

【功能主治】 成熟及清除异常黏液质，促进机体自然随和，止咳化痰，平喘利肺。用于胸肺黏稠性顽痰，头痛胸痛，气喘气短，胸胁痛疼，久咳痰多。

【临床应用】 临床常用

寒湿阻肺证 本品能化痰止咳，用于治疗寒湿阻肺所致咳嗽痰多，气喘气短，以及胸膜炎、气管炎、肺炎、肺水肿等辨证属于寒湿阻肺证者。

【用法用量】 3～6g。外用适量。

【成药例证】 **寒喘祖帕颗粒(《卫生部药品标准·维吾尔药分册》)** 药物组成：小茴香、玫瑰花、铁线蕨、芹菜子、芸香草、胡芦巴、神香草、荨麻子、甘草浸膏。

功能主治：镇咳，化痰，温肺止喘。用于急性感冒，寒性乃孜来所致的咳嗽及异常黏液质性哮喘。

【贮藏】 置阴凉干燥处。

【参考文献】 [1]阿孜古丽·吐鲁洪，努尔江·肉孜，于洋，等.维药神香草不同提取物镇咳、祛痰作用比较研究[J].亚太传统医药，2014，9(17)：10-12.

[2]麦合苏木·艾克，木努尔江·肉孜，于洋，等.维药神香草乙酸乙酯部位的抗炎、止咳、祛痰及平喘作用研究[J].中国民族医药杂志，2014，4(4)：39-42.

[3]裘惠霞，姚雷.神香草及提取物的抗衰老作用[J].上海交通大学学报(农业科学版)，2005，23(3)：1-4.

（马雪玮 董艳 傅超美）

## 700 升登

Shengdeng

**【异名】** 生等(《藏药标准》),森等(《新华本草纲要》)。

**【来源】** 为鼠李科植物升登 *Rhamnella gilgitica* Mansfeld et Melchior 的干燥木材。

**【产地】** 主要为野生品。分布于云南、四川、西藏、甘肃、青海等地。

**【采收加工】** 全年均可采收,除去树皮,锯段,劈开,晒干。

**【炮制】** **升登片** 取升登,劈成碎片。

**升登膏** 取升登片,加水 2 倍,用文火煨 3～4d,煮沸 4h,滤过。残渣加水 1.5 倍,煮、滤 2 次,合并滤液,用文火浓缩成膏。以色棕黄、质坚实者为佳。

**【性状特征】** 呈条状,长 60～70cm,宽 2～5cm。表面棕黄色,间有黑褐色,有顺直纹理及刀削痕。质坚硬,横切面可见同心性环纹,有的可见深棕色髓部。气微,味淡。以色棕黄、质坚实者为佳。

**【药性】** 微苦,凉。

**【功能主治】** 凉血,利湿消肿。用于类风湿关节炎,黄水病,高原性红细胞增多症。

**【临床应用】** **临床常用**

(1) 痹证　本品善于祛风燥湿,其性凉。用于风湿热痹,可单用也可配伍其他祛湿药。

(2) 疮疡　本品具有消肿利湿之功。可用于治疗湿疹疮疡,久溃不收。

**【用法用量】** 9～15g,升登膏 1.5～3g。外用膏剂涂敷患处。

**【注意事项】** 升登膏易引起腹泻或胃痛,不宜多服或久服。

**【贮藏】** 置干燥处。升登膏密闭保存。

(马雪玮　董艳　傅超美)

## 701 升麻

Shengma

**【异名】** 周升麻(《神农本草经》),周麻(《名医别录》),鸡骨升麻(《本草经集注》),鬼脸升麻(《本草纲目》)。

**【来源】** 为毛茛科植物大三叶升麻 *Cimicifuga heracleifolia* Kom.、兴安升麻 *Cimicifuga dahurica* (Turcz.) Maxim.或升麻 *Cimicifuga foetida* L.的干燥根茎。

**【产地】** 主要为栽培品,野生品亦有。其道地产区为辽宁本溪、铁岭、凤城,吉林永吉、桦甸,河北承德、龙关、张家口,山西大同,内蒙古集宁、凉城,四川汶川、茂县、九寨沟,青海互助、湟中。

**【采收加工】** 秋季采挖,除去泥沙,晒至须根干时,燎去或除去须根,晒干。

**【炮制】** 除去杂质,略泡,洗净,润透,切厚片,干燥。

**【性状特征】** 为不规则的长形块状,多分枝,呈结节状,长 10～20cm,直径 2～4cm。表面黑褐色或棕褐色,粗糙不平,有坚硬的细须根残留,上面有数个圆形空洞的茎基痕,洞内壁显网状沟纹;下面凹凸不平,具须根痕。体轻,质坚硬,不易折断,断面不平坦,有裂隙,纤维性,黄绿色或淡黄白色。气微,味微苦而涩。

**【化学成分】** 升麻的主要成分是三萜类、有机酸类,还含有色原酮、挥发油等多种成分。升麻的有机酸类是其主要药理活性成分。《中华人民共和国药典》2015 年版规定,本品药材按干燥品计算,含异阿魏酸($C_{10}H_{10}O_4$)不得少于 0.10%。

**【药理毒理】**

**1. 镇痛**　升麻醇提取物按 5g/kg 给小鼠单次灌胃,能明显减少醋酸致小鼠扭体反应的次数[1]。

**2. 抗菌**　给豚鼠背部皮肤涂抹 10%升麻素乙醇溶液 5ml/kg,每天 2 次,连续 7d,对石膏样毛癣菌致豚鼠体癣具有较为良好的治疗作用[2]。

**3. 抗氧化**　升麻总苷在 7.8125～250μg/ml 剂量范围内能较高效率地清除 DPPH·,并呈剂量依赖关系;在 100μg/ml 时,能够清除·OH,其清除率分别为 74.38%和 45.78%[3]。升麻粗多糖按 2、4、6mg/ml,1ml 加入到反应体系中,升麻粗多糖浓度在 5mg/ml 以后接近最大清除率,最大清除率超过 90%[4]。升麻乙酸乙酯提取物、升麻丙酮提取物、升麻 95%乙醇提取物按 0.02%、0.1%、0.2%、0.4%的量进行抗氧化测定,升麻乙酸乙酯提取物、升麻丙酮提取物均有一定的抗氧化作用,并且随着药品浓度的增加，其抗氧化性增强，其中升麻丙酮提取物的抗氧化效果最好[5]。

**4. 对肠胃功能的作用**　2g/ml 的升麻生品水煎液、蜜升麻水煎液、蜜麸升麻水煎液按 20ml/kg 灌胃给脾虚模型小鼠，每天 1 次，连续 14d，生升麻水煎液能显著降低活性炭粉末在胃中的残留，蜜升麻、蜜麸升麻水煎液能显著降低活性炭粉末在胃中的残留[6]。升麻水煎液(含生药 50%、100%)对大鼠离体小肠平滑肌具有抑制幅值和最小值的作用，但平均频率增加[7]。

**5. 抗肿瘤**　升麻提取物(25-O-乙酰基-7,8 去氢升麻醇-3-O-β-D-吡喃木糖苷)对人乳腺癌细胞 MCF-7 和肝癌细胞 $HepG_2$ 的 $IC_{50}$ 值分别为 17.7 和 22.0μmol/L[8]。升麻提取物(25-*O*-乙酰基-7,8 去氢升麻醇-3-*O*-β-D-吡喃木糖苷)对人宫颈癌细胞 HeLa 和人乳腺癌细胞 MCF-7 的 $IC_{50}$ 值分别为 11.14、11.10μmol/L[9]。升麻总苷提取物(10、20、40、80、100mg/L)溶液 10μl，加入人肝癌 $HepG_2$ 细胞培养基中，升麻总苷提取物对人肝癌 $HepG_2$ 细胞增殖具有明显的抑制作用，其 $IC_{50}$ 值为 76.16±2.94mg/L[10]。

**6. 抗病毒**　升麻醇提取物(含生药 2g/ml)、升麻总苷(含生药 5g/g)、升麻总有机酸(含生药 4.55g/g)以细胞毒性实验所确定的最大无毒质量浓度(TCO)$8\times10^{-6}$mol/L 为起始浓度，依次二倍稀释加入 96 孔细胞培养板，每浓度 3 孔，共 4 个质量浓度，升麻提取物各剂量对细胞 HBeAg 分泌有一定抑制作用[11]。升麻醇提取物(含生药 2g/ml)、升麻总苷(含生药 5g/g)、升麻总有机酸(含生药 4.55g/g)按 0.2ml/10g 灌胃给药小鼠，连续给药 22d，各升麻提取物能明显降低小鼠血清中的 HBeAg 含量[12]。升麻水煎液(含生药 2g/ml)、升麻总苷(含生药 5g/g)、升麻总酚酸(含生药 4.55g/g)按 20ml/kg 灌胃给药，连续给药 22d 后，进行眼眶取血，升麻各提取物均能降低血清中的 HBsAg 含量[13]。

**5. 安全性评价**　升麻总苷在 7.8125～250μg/ml 剂量范围内对 $HepG_2$、MCF-7、SF-268 及 HL-60 细胞具有细胞毒作用。用 30μmol/L 25-*O*-乙酰升麻醇-3-*O*-β-D-木糖苷处理 $HepG_2$ 细胞 5h 后，能够引起 $HepG_2$ 细胞 9 条表达改变基因[14]。

**【药性】**　辛、微甘，微寒。归肺、脾、胃、大肠经。

**【功能主治】**　发表透疹，清热解毒，升举阳气。用于风热头痛，齿痛，口疮，咽喉肿痛，麻疹不透，阳毒发斑，脱肛，子宫脱垂。

**【临床应用】**

**1. 临床常用**

(1) 风热感冒，发热头痛　本品辛甘微寒，性能升散，有发表退热之功。治疗风热感冒，温病初起，发热、头痛等症，可与桑叶、菊花、薄荷等同用。若风寒感冒，恶寒发热，无汗，头痛，咳嗽者，可与麻黄、紫苏、白芷等药同用，如十神汤(《太平惠民和剂局方》)。

(2) 麻疹不透　本品能辛散发表，透发麻疹，用治麻疹初起，透发不畅，常与白芍、葛根、甘草等同用，如升麻葛根汤(《阎氏小儿方论》)。

(3) 气虚下陷，脱肛，子宫脱垂，崩漏下血　本品入脾胃经，善引脾胃清阳之气上升，其升举之力较柴胡为强。故常用治中气不足、气虚下陷所致的脘腹重坠作胀，食少倦怠，久泻脱肛，子宫脱垂、肾下垂等脏器脱垂，多与黄芪、人参、柴胡等同用，以补气升阳，如补中益气汤(《脾胃论》)。

**2. 临床新用**　升麻可用于治疗中老年神经性耳鸣[15]。

**【用法用量】**　3～10g。

**【成药例证】**

**1. 补中益气膏(《卫生部药品标准中药成方制剂·第二册》)**　药物组成：黄芪(蜜炙)、升麻、甘草(蜜炙)、柴胡、党参、白术(炒)、当归、生姜、陈皮、大枣。

功能主治：补中益气，升阳举陷。用于脾胃虚弱，中气下陷，体倦乏力，食少腹胀，久泻，脱肛，子宫脱垂。

**2. 齿痛宁(《卫生部药品标准中药成方制剂·第二册》)**　药物组成：升麻、川芎、藁本、石膏、白芷、细辛、荜茇、雄黄、乳香、皂角刺、地骨皮、高良姜、冰片。

功能主治：清热解毒，消肿止痛，化腐生肌，收敛止血。用于各种牙痛。

**3. 益气聪明丸(《卫生部药品标准中药成方制剂·第四册》)**　药物组成：升麻、葛根、黄柏(炒)、白芍、蔓荆子、党参、黄芪、甘草(炙)。

功能主治：益气升阳，聪耳明目。用于视物昏花，耳聋耳鸣。

【贮藏】 置通风干燥处。

【参考文献】 [1]曹丽,孙虹,李展,等.不同品种的升麻蜜制前后药理活性的比较[J].中药材,2007,30(12):1561-1563.

[2]常志青,刘方洲,梁力,等.中药升麻中抗真菌成分的实验研究[J].中医研究,1990,3(3):26-28.

[3]田泽,斯建勇,黄锋,等.兴安升麻地上和地下部分总苷生物活性比较[J].中药材,2005,5(28):372-374.

[4]吴彦.升麻多糖提取及其抗氧化作用[J].光谱实验室,2013,30(5):2444-2446.

[5]黄艳,谢丰鸿.升麻不同溶剂提取物的油脂抗氧化性研究[J]. 内蒙古中医药,2012,(19):65-66.

[6]祝婧,钟凌云,龚千锋,等.升麻不同炮制品对脾气虚动物胃肠功能的影响[J].中国实验方剂学杂志,2015,21(21):1-4.

[7]张建英,左爱学,刘羿晨.升麻萃取物对大鼠离体肠肌运动的影响研究[J].中国药业,2015,24(23):16-17.

[8]孙海燕,刘蓓蓓,陈四保.升麻中环菠萝蜜烷三萜化学成分及其抗肿瘤活性的研究[J].中南药学,2015,13(3):234-238.

[9]陈继永,姜永涛,沈莉,等.升麻中环阿尔廷烷型三萜皂苷及其抗肿瘤活性研究[J].中国海洋大学学报,2014,44(11):74-80.

[10]郑永仁,吴德松,王礴,等.升麻总苷抗肿瘤活性及其对肿瘤细胞周期的影响[J].云南中医学院学报,2013,36(4):17-20.

[11]刘方舟,时宇静,郭姗姗,等.升麻提取物SMT体外抗乙肝病毒作用研究[J].世界中西医结合杂志,2014,9(5):534-536.

[12]刘方舟,时宇静,高英杰,等.升麻提取物SMT体内抗HBV药效学作用研究[J].世界中西医结合杂志,2015,10(12):1681-1683.

[13]黄贵平,李存玉,刘兰平,等.升麻治疗乙型病毒性肝炎的活性部位筛选[J].中国实验方剂学杂志,2013,19(21):231-235.

[14]田泽,陈四保,肖培根.25-*O*-乙酰升麻醇-3-*O*-β-D-木糖苷对$HepG_2$细胞基因表达的影响[J].生物加工过程,2005,3(1):63-65.

[15]沈兆科,陈焕泓.升麻二黄汤为主治疗中老年神经性耳鸣45例观察[J].中国中西医结合杂志,1995,4(9):437.

(李锐 董艳 傅超美)

## 702 生姜
Shengjiang

【来源】 为姜科植物姜 *Zingiber officinale* Rosc.的新鲜根茎。

【产地】 主要为栽培品。其道地产区为四川犍为,贵州长顺、兴仁,广西百色、西林、隆林等地。

【采收加工】 秋、冬二季采挖,除去须根和泥沙。

【炮制】 除去杂质,洗净。用时切厚片。

【性状特征】 呈不规则块状,略扁,具指状分枝,长4～18cm,厚1～3cm。表面黄褐色或灰棕色,有环节,分枝顶端有茎痕或芽。质脆,易折断,断面浅黄色,内皮层环纹明显,维管束散在。气香特异,味辛辣。

**饮片** 呈不规则的厚片,可见指状分枝。切面浅黄色,内皮层环纹明显,维管束散在。气香特异,味辛辣。

【化学成分】 生姜的主要成分是挥发油、萜类物质,还含有黄酮、氨基酸、蛋白质、树脂状物质等。生姜的挥发油是其主要药理活性成分。《中华人民共和国药典》2015年版规定,本品药材含挥发油不得少于0.12%(ml/g),含6-姜辣素($C_{17}H_{26}O_4$)不得少于0.050%,8-姜酚($C_{19}H_{30}O_4$)与10-姜酚($C_{21}H_{34}O_4$)总量不得少于0.040%;本品饮片含6-姜辣素($C_{17}H_{26}O_4$)不得少于0.050%。

【药理毒理】

**1. 保护胃黏膜** 生姜煎液5mg/kg给大鼠单次灌胃,可明显减轻无水乙醇和苄达明对大鼠胃黏膜的损伤,促进胃酸、胃蛋白酶的分泌,抑制胃排空,但对慢性胃溃疡的愈合和胃蛋白酶的消化能力无促进作用[1,2]。

**2. 保肝** 生姜醇提取物按1.4g/kg给肝脏缺血再灌注损伤模型家兔单次耳缘静脉注射,可降低ALT、MDA含量,增加GSH-Px活力,降低干细胞的损伤程度[3]。

**3. 耐缺氧** 给小鼠单次灌胃生姜水提物、醇提物10、20、30g/kg,能增加小鼠的耐缺氧时间[4]。

**4. 脑缺血再灌注损伤保护** 生姜水提物、醇提物按0.1、0.2、0.4g/kg,生姜挥发油按0.03、0.06、0.12ml/kg给结扎双侧颈总动脉反复缺血再灌注模型小鼠灌胃3d,均能显著升高全脑缺血再灌注模型小鼠脑组织$Na^+$-$K^+$-ATP酶、$Ca^{2+}$-ATP酶和SOD活性,显著降低MDA含量,保护缺血再灌注脑组织损伤[5-7]。

**5. 抑菌** 生姜乙醇提取物浓度在0.25%～4.0%范围内,pH为6～8时,对金黄色葡萄球菌、大肠埃希菌、酵母菌、青霉菌均有抑制作用,浓度越高,抑菌效果越好,且经瞬时高温处理其抑菌效果不减[8]。

**6. 止呕** 生姜丙酮提取物按150、300、600mg/kg给顺铂3mg/kg腹腔注射、阿扑吗啡3.2mg/kg皮下注射以及旋转刺激(100r/min,1h)导致的异嗜高岭土呕吐模型大鼠单次灌胃,对3种异嗜呕吐模型大鼠均有较为良好的止呕作用[9]。

**7. 抗炎** 生姜油0.75、1.5ml/(kg·d)给小鼠灌胃,连续灌胃3d,能降低二甲苯诱发的小鼠耳廓肿胀度;生姜油0.5、1.0ml/(kg·d)给大鼠灌胃,连续7d,能降低鸡蛋清致大鼠足肿胀度;生姜油1.0ml/(kg·d)给小鼠灌胃,连续7d,能减轻小鼠肉芽肿重量;生姜油1.5ml/(kg·d)给小鼠,连续灌胃7d,能减轻DNCB致小鼠耳肿胀度[10]。

**8. 降血脂** 生姜液-固萃取有效部位给高脂血症模型大鼠每天灌服200、400、800mg/kg,连续8周,能降低模型大鼠血清TG、LDL-C水平,升高HDL-C水平,提高高脂血症大鼠血清抗活性氧活力,降低丙二醛含量[11,12]。生姜油按1.65ml/kg给营养性肥胖模型雄性大鼠灌胃4周,能降低肥胖大鼠的体重以及睾周脂肪和肾周脂肪的重量,降低血清总胆固醇(TC)及血清甘油三酯(TG)含量[13]。

**【药性】** 辛,微温。归肺、脾、胃经。

**【功能主治】** 解表散寒,温中止呕,化痰止咳,解鱼蟹毒。用于风寒感冒,胃寒呕吐,寒痰咳嗽,鱼蟹中毒。

**【临床应用】**

**1. 临床常用**

(1) 风寒感冒 本品辛散温通,能发汗解表、祛风散寒,但作用较弱,故适用于风寒感冒轻证,可单煎或配红糖、葱白煎服。本品一般作为风寒感冒的辅助药,配合桂枝、羌活等辛温解表药共奏发汗解表之效。

(2) 胃寒呕吐 本品辛散温通,能温胃散寒、和中降逆,其止呕功良,有"呕家圣药"之称。因其本为温胃之品,故对胃寒呕吐最为适合,可配伍高良姜、白豆蔻等。治痰饮呕吐,常配伍半夏,如《金匮要略》小半夏汤;治胃热呕吐,可配黄连、竹茹等清胃止呕药,如《六因条辨》黄连温胆汤。

(3) 肺寒咳嗽 本品辛温发散,能温肺散寒、化痰止咳,适宜于肺寒咳嗽,不论有无外感风寒,或痰多痰少,皆可选用。治外无表邪而痰多,常与陈皮等药同用,如《太平惠民和剂局方》二陈汤;本品治久咳,多与蜂蜜等补虚润燥之品同用。

此外,本品对生半夏、生南星等药物之毒以及鱼蟹等食物中毒,有一定的解毒作用。

**2. 临床新用** 生姜可用于治疗小儿秋季腹泻[14]。

**【用法用量】** 3~10g。

**【成药例证】**

**1. 姜竭补血合剂(《国家中成药标准汇编·内科气血津液分册》)** 药物组成:生姜、龙血竭、山药、茯苓、砂仁、当归、三七、甘草、米酒。

功能主治:补脾生血,祛瘀生新。用于脾虚血瘀所致贫血,放化疗及其他原因造成的白细胞减少症,以及肿瘤病人在放化疗过程中辅助治疗作用。

**2. 生姜泄心片(《卫生部药品标准中药成方制剂·第七册》)** 药物组成:生姜、甘草、人参、干姜、黄芩、半夏(姜制)、黄连、大枣。

功能主治:和胃散痞。用于胃中不和,心下痞满,干噫食臭,肠鸣下痢。

**3. 风寒咳嗽颗粒(《中华人民共和国药典》2015年版)** 药物组成:陈皮、生姜、法半夏、青皮、苦杏仁、麻黄、紫苏叶、五味子、桑白皮、炙甘草。

功能主治:宣肺散寒,祛痰止咳。用于外感风寒、肺气不宣所致的咳喘,症见头痛鼻塞、痰多咳嗽、胸闷气喘。

**【贮藏】** 置阴凉潮湿处,或埋入湿砂内,防冻。

**【参考文献】**

[1]孙庆伟,侯奕.生姜对大鼠胃黏膜的保护作用及胃机能的影响[J].赣南医学院学报,1991,11(4):202-204.

[2]孙庆伟,滕敏昌.生姜对大鼠胃黏膜的保护作用及其机制的初步探讨[J].江西医药,1992,27(4):207-210.

[3]邓立明,彭成江,齐波,等.生姜醇提取物对家兔肝脏缺血-再灌注损伤的保护作用[J].大理学院学报(综合版),2008,7(10):10-13.

[4]宋学英,白进发,王桥,等.生姜对小鼠缺氧耐受时间的影响[J].中国医药学报,1998,13(3):70-71.

[5]王军,刘惠霞,张薇,等.生姜挥发油对脑缺血再灌注损伤的保护作用[J].中医杂志,2007,48(7):644-646.

[6]王军,张磊,王子华,等.生姜醇提物对脑缺血再灌注小鼠脑组织ATP酶和自由基代谢的影响[J].江苏中医药,2007,39(4):59-60.

[7]王军,张薇,王玉升,等.生姜水提物对脑缺血再灌注损伤

的保护作用[J].中医药临床杂志,2007,19(1):23-24.

[8]于洁,云彩虹,高志娟,等.生姜提取物的抑菌性能研究[J].天然产物研究与开发,2009,21(B10):459-461.

[9]张来银.生姜的丙酮提取物对大鼠异嗜高岭土模型的止呕作用[J].中国医药指南,2008,(6) 9:23-26.

[10]王贵林,朱路.生姜油的抗炎作用[J].中药药理与临床,2006,22(5):26-28.

[11]沈寻,丁华,武彩霞,等.生姜有效部位对高脂血症大鼠的抗氧化作用研究[J].中国生化药物杂志,2005,26(6):330-331,335.

[12]武彩霞,魏欣冰,丁华.生姜有效部位的调血脂作用研究[J].齐鲁药事,2005,24(3):174-176.

[13]杨志刚,张燕萍.生姜油对营养性肥胖大鼠减肥降脂作用的研究[J].食品科学,2007,28(12):469-471.

[14]郭代元.生姜泻心茶山汤治疗小儿秋季腹泻观察[J].中国中西医结合杂志,1994,(S1):391-392.

（李锐　董艳　傅超美）

## 703 蓍草

Shicao

**【异名】** 一支蒿、蜈蚣草、蜈蚣蒿、飞天蜈蚣、锯草(《全国中草药汇编》),蓍、乱头发、土一支蒿、羽衣草、千条蜈蚣(《中华本草》)。

**【来源】** 为菊科植物蓍 *Achillea alpina* L.的干燥地上部分。

**【产地】** 主要为栽培品,野生品亦有。主产于东亚、西伯利亚、日本及中国云南、四川等地。

**【采收加工】** 夏、秋二季花开时采割,除去杂质,阴干。

**【炮制】** 净制。

**【性状特征】** 茎呈圆柱形,直径1～5mm。表面黄绿色或黄棕色,具纵棱,被白色柔毛;质脆,易折断,断面白色,中部有髓或中空。叶常卷缩,破碎,完整者展平后为长线状披针形,裂片线形,表面灰绿色至黄棕色,两面被柔毛。头状花序密集成复伞房状,黄棕色;总苞片卵形或长圆形,覆瓦状排列。气微香,味微苦。

**【化学成分】** 蓍草的主要成分是有机酸,还含有三萜、甾体等。蓍草的有机酸是其主要药理活性成分。《中华人民共和国药典》2015年版规定,本品药材按干燥品计算,含绿原酸($C_{16}H_{18}O_9$)不得少于0.40%。

**【药理毒理】**

**1. 抗肝纤维化** 蓍草醇提物按3、6、12g/kg预防灌胃给药,每天1次,连续8周,可提高诱发的肝纤维化大鼠肝组织超氧化物歧化酶(SOD)的含量、降低肝组织丙二醛(MDA)的含量[1]。

**2. 降血糖** 蓍草醇提物按150mg/kg给150～200g体重大鼠灌胃,24h后,可有效减低血糖[2]。

**3. 抗炎** 蓍草乌头酸按3.000g/kg、α-呋喃甲酸按0.250g/kg、琥珀酸按1.225g/kg皮下注射大鼠,给药后0.5h,均具有降低大白鼠皮肤血管通透性升高的作用[3]。

**4. 解热、镇痛** 蓍草琥珀酸按1.00g/kg、蓍草延胡索酸按0.50g/kg和蓍草乌头酸按1.00g/kg分别给家兔皮下注射,在注射伤寒、副伤寒甲、乙菌苗后2h或3h,有明显的退热作用。小鼠分别皮下注射琥珀酸1.225g/kg、延胡索酸0.838g/kg、α-呋喃酸0.156g/kg,1h后,均可显著减少醋酸所致扭体次数[3]。

**【药性】** 苦、酸,平。归肺、脾、膀胱经。

**【功能主治】** 解毒利湿,活血止痛。用于乳蛾咽痛,泄泻痢疾,肠痈腹痛,热淋涩痛,湿热带下,蛇虫咬伤。

**【临床应用】** 临床常用

(1) 痢疾　本品味苦、酸,平,解毒利湿。可用于湿热蕴结肠道的湿热痢疾。

(2) 淋证　本品解毒利湿。可用于湿热蕴结下焦的热淋,也可用于湿热引起的乳蛾咽痛、泄泻等疾病。

**【用法用量】** 15～45g,必要时日服二剂。

**【成药例证】** **复方透骨香乳膏(《国家中成药标准汇编·骨伤科分册》)** 药物组成:透骨香、蓍草、黄柏、红花、天然冰片、乳香、没药、川芎、当归、辣椒、生葱。

功能主治:活血祛瘀,消肿止痛。用于跌打损伤所致的局部软组织损伤,疼痛。

**【贮藏】** 置阴凉干燥处。

**【参考文献】** [1]洪振丰,陈艳华,李天骄.蓍草提取物防治肝纤维化大鼠脂质过氧化作用的实验研究[J].福建中医学院学报,2005,15(6):23-25.

[2]Khalid G.Mustafa,Bashir A.Ganai,Seema Akbar,等.西洋

蓍草提取物对糖尿病大鼠的β细胞保护活性及降糖、降脂作用(英文)[J].中国天然药物,2012,10(3):185-189.

[3]黄黎,任娜,叶文华.蓍草有机酸的药理作用[J].中药通报,1985,10(11):518-520.

(曾锐　杨欢　傅超美)

## 704　石菖蒲

Shichangpu

**【异名】** 昌本(《周礼》),菖蒲、昌阳(《神农本草经》),昌草(《淮南子》),尧韭(《吴普本草》),九节菖蒲(《医学正传》),木蜡、阳春雪、望见消(《外科集验方》),水剑草(《本草纲目》),苦菖蒲(《生草药性备要》),粉菖(《中药材手册》)。

**【来源】** 为天南星科植物石菖蒲 *Acorus tatarinowii* Schott 的干燥根茎。

**【产地】** 主要为栽培品,野生品亦有。主产于四川、浙江、江西、江苏等地。

**【采收加工】** 秋、冬二季采挖,除去须根和泥沙,晒干。

**【炮制】** 除去杂质,洗净,润透,切厚片,干燥。

**【性状特征】** 呈扁圆柱形,多弯曲,常有分枝,长3～20cm,直径0.3～1cm。表面棕褐色或灰棕色,粗糙,有疏密不匀的环节,节间长0.2～0.8cm,具细纵纹,一面残留须根或圆点状根痕;叶痕呈三角形,左右交互排列,有的其上有毛鳞状的叶基残余。质硬,断面纤维性,类白色或微红色,内皮层环明显,可见多数维管束小点及棕色油细胞。气芳香,味苦、微辛。

**饮片** 呈扁圆形或长条形的厚片。外表皮棕褐色或灰棕色,有的可见环节及根痕。切面纤维性,类白色或微红色,有明显环纹及油点。气芳香,味苦、微辛。

**【化学成分】** 石菖蒲的主要成分是挥发油,还含有氨基酸、糖类、脂肪酸、无机元素等。石菖蒲的挥发油是其主要药理活性成分。《中华人民共和国药典》2015年版规定,本品药材含挥发油含量不得少于1.0%(ml/g);本品饮片含挥发油含量不得少于0.7%(ml/g)。

**【药理毒理】**

**1. 抗抑郁** 石菖蒲水煎液(0.125、0.25、0.5、1、2g/ml)按0.3ml/(10g·d)灌胃小鼠,每天1次,连续3d,可使实验动物的绝望行为(不动时间)降低,具有抗抑郁效应[1]。石菖蒲水煎液、醇提液按2.5、5、10g/kg灌胃给小鼠,每天1次,连续3d,均能使小鼠的不动时间显著缩短[2]。β-细辛醚按25mg/kg灌胃给CUMS大鼠,每天1次,连续28d,β-细辛醚能显著提高CUMS大鼠的自主活动得分,海马CA3区神经元NSE表达量增多[3]。

**2. 保护脑组织** 石菖蒲挥发油(含挥发油1.25ml/100ml)、β-细辛醚(1.25ml/100ml)、石菖蒲乙醚提取液(2g/ml)、石菖蒲乙酸乙酯提取液(2g/ml)、石菖蒲正丁醇提取液(2g/ml)和石菖蒲水提液(2g/ml)按5ml/kg给不完全性脑缺血再灌注损伤大鼠灌胃,每天1次,连续7d,各提取液均可使脑含水量降低。除β-细辛醚对正常、缺血或再灌注损伤动物脑电频率有抑制作用,其他提取液对正常和缺血动物均有兴奋作用,对再灌注损伤动物均有抑制作用[4]。

**3. 安胎** 0.5g/ml石菖蒲煎剂0.4ml给孕4～7d小鼠灌胃,孕7d尾静脉注射LPS,孕9d剖杀,流产率和胚胎吸收率分别降至40%和36.7%[5]。

**4. 抗焦虑** 石菖蒲挥发油按2.5、5、10g/(kg·d),水提液按10、15、20g/(kg·d)给小鼠灌胃,给药体积10ml/kg,连续给药5d。石菖蒲挥发油5、10g/kg和水煎液15、20g/kg能明显增加小鼠在高架十字迷宫装置上的开臂进入次数,石菖蒲挥发油2.5、5g/kg和水煎液10g/kg能增加小鼠明暗箱穿箱次数[6]。

**5. 抗惊厥** 石菖蒲多糖按2、4、8g/kg给小鼠灌胃,给药体积0.10ml/10g,连续7d,每天3次。末次给药30min后,小鼠腹腔注射PTZ 100mg/kg,诱发惊厥,观察30min,记录小鼠阵发性惊厥的发生率、发生惊厥的潜伏期、死亡时间和死亡率。4、8g/kg剂量均显著延长惊厥小鼠的死亡时间,且能降低小鼠的死亡率[7]。石菖蒲挥发油200、300、400mg/kg灌胃给惊厥模型大鼠,每天2次,连续7d,能提高惊厥模型大鼠的惊厥阈值[8]。

**6. 其他药理作用** 1g/ml石菖蒲水提取液按3.25、6.50、13.00g/kg灌胃给小鼠,每天1次,连续21d,能增强小鼠的学习记忆能力,增加脑组织SOD活性,降低MDA含量[9]。石菖蒲挥发油乳浊液按12g/kg灌胃学习记忆障碍模型大鼠,每天1次,连续

21d,能显著缩短模型大鼠逃避潜伏期,增加模型大鼠穿越平台次数,显著降低模型大鼠海马组织中GFAP的表达量和MDA的含量,升高SOD的含量[10]。

**7. 体内过程**　小鼠按0.4g/kg口服石菖蒲挥发油后,β-细辛醚在小鼠的体内过程符合一级吸收二室模型,达峰时间$T_{peak}$为10min,$t_{1/2\alpha}$为6.5min,$t_{1/2\beta}$为93.6min,β-细辛醚的绝对生物利用度为26.1%[11]。以10ml/kg灌服0.35%β-细辛醚水溶液,β-细辛醚在大鼠体内的药代动力学过程属一级一室动力学模型,血清半衰期为54min,达峰时间12min,达峰浓度3.19mg/L;各器官与血清有相似的动力学过程,β-细辛醚在体内吸收、分布、代谢较迅速,极易透过血脑屏障,大脑是重要的分布器官[12]。β-细辛醚灌胃家兔后的血药浓度,显示β-细辛醚在兔体内符合一级吸收二室模型,$t_{1/2\alpha}$为7.5min,$t_{1/2\beta}$为69.6min;家兔灌胃石菖蒲挥发油后,β-细辛醚在体内的药时过程为线性动力学过程,同样符合一级吸收二室模型,$t_{1/2\alpha}$为18.3min,$t_{1/2\beta}$为114.5min[13]。

**【药性】**　辛、苦,温。归心、胃经。

**【功能主治】**　开窍豁痰,醒神益智,化湿开胃。用于神昏癫痫,健忘失眠,耳鸣耳聋,脘痞不饥,噤口下痢。

**【临床应用】　临床常用**

(1) 闭证　本品开窍醒神之力较弱,并能化湿豁痰,可治痰湿蒙蔽清窍所致之神昏等症。若治痰热蒙蔽,高热、神昏谵语者,常配清热、化痰、开窍之品,常与郁金、栀子、竹沥等同用,如《温病全书》菖蒲郁金汤。

(2) 心神不宁证　本品有宁心安神之效,可用于多种原因所致的心神不宁而失眠、多梦、健忘等症。治疗心肾不交而健忘,或心悸、失眠者,常与龟甲、远志等药同用,如《千金翼方》。

(3) 湿浊中阻证及湿热泻痢　本品芳香化湿,开胃增食。治湿浊中阻、脘腹胀闷或疼痛者,常与厚朴、苍术等化湿、行气之品同用。若湿热泻痢、不纳水谷者,宜与清热燥湿、运脾行气药配伍。如《医学心悟》开噤散,以之与人参、莲子、黄连等配伍。

**【用法用量】**　3～10g。

**【成药例证】**

**1. 抗病毒胶囊(《新药转正标准7》)**　药物组成:板蓝根、石膏、生地黄、广藿香、连翘、芦根、郁金、石菖蒲、知母。

功能主治:清热祛湿,凉血解毒。用于风热感冒,瘟病发热及上呼吸道感染、流行性感冒、腮腺炎等病毒性感染疾患。

**2. 冠心泰丸(《新药转正标准32》)**　药物组成:人参、黄芪、地黄、麦冬、五味子、乳香(制)、没药(制)、当归、川芎、路路通、川牛膝、丹参、石菖蒲、益母草。

功能主治:益气养心,活血通脉。用于胸痹心痛(冠心病、心绞痛)之气阴两虚、心脉瘀阻证,症见胸闷气短,间作刺痛,心悸乏力,夜寝不安,舌有瘀点。

**3. 小儿进食片(《卫生部药品标准中药成方制剂·第八册》)**　药物组成:佛手、石斛、麦芽、枳壳、龙胆、山楂、六神曲、苍术、九香虫、石菖蒲。

功能主治:健脾消食。用于小儿食积,厌食。

**【贮藏】**　置干燥处,防霉。

**【参考文献】**　[1]李明亚,陈红梅.石菖蒲对行为绝望动物抑郁模型的抗抑郁作用[J].中药材,2001,24(1):40-41.

[2]李明亚,李娟好,季宁东,等.石菖蒲几种粗提取物的抗抑郁作用[J].广东药学院学报,2004,20(2):141-144.

[3]刘得水,兴桂华,卢长方,等.β-细辛醚对抑郁模型大鼠海马和血清神经元特异性烯醇化酶变化的干预作用[J].中国老年学杂志,2016,36(5):1040-1041.

[4]李翎,邹衍衍,吴启端,等.石菖蒲系列提取物对大鼠脑缺血再灌注损伤的影响[J].中医药学刊,2003,21(2):212-213.

[5]王晓丹,马爱团,姜国均,等.石菖蒲对LPS致流产小鼠的保胎作用及子宫免疫细胞的影响[J].中国兽医学报,2009,29(7):889-892.

[6]冯波,靖慧军,郭敏娟,等.石菖蒲挥发油和水煎液的抗焦虑作用[J].中国实验方剂学杂志,2014,20(9):207-210.

[7]鲁效慧,赵芬琴.石菖蒲多糖的抗惊厥作用研究[J].药理与毒理,2009,6(26):39-40.

[8]王坤芳,杨育同,梁志刚,等.石菖蒲挥发油抗惊厥作用及对癫痫大鼠海马PKC表达的影响[J].中药药理与临床,2015,31(1):97-100.

[9]徐德军,王丹,张红英,等.石菖蒲水提取物对小鼠学习记忆及血液学指标的影响[J].中国实验诊断学,2012,16(2):226-228.

[10]周小杰,戴世杰,陈红淑,等.石菖蒲挥发油对东莨菪碱致大鼠学习记忆障碍的影响及作用机制研究[J].甘肃中医学院学报,2015,32(1):1-6.

[11]魏立平,王文俊,吴玫涵.石菖蒲挥发油中β-细辛醚在小鼠体内的药代动力学[J].中成药,2004,26(11):870-872.

[12]吴宏斌,方永奇.β-细辛醚在大鼠体内的药代动力学[J].药学学报,2004,39(10):836-838.

[13]魏立平,吴玫涵.β-细辛醚及石菖蒲挥发油中β-细辛醚在家兔体内的药代动力学[J].第四军医大学学报,2005,26(15):1431-1433.

（曾锐　杨欢　傅超美）

## 705　石吊兰

Shidiaolan

【异名】　黑乌骨(《植物名实图考》),石豇豆(《草木便方》),石泽兰、大姜豆、小泽兰(《分类草药性》),岩豇豆、岩茶(《贵州民间方药集》),岩泽兰(《贵阳民间药草》),岩石兰、巴岩草、肺红草、蜂子花、瓜子草、石花(《湖南药物志》),接骨生、山泽兰、千锤打、产后茶(《广西药植名录》)。

【来源】　为苦苣苔科植物吊石苣苔 *Lysionotus pauciflorus* Maxim.的干燥地上部分。

【产地】　主要为野生品。主要分布于江苏、浙江、安徽、江西、福建等地。

【采收加工】　夏、秋二季叶茂盛时采割,除去杂质,晒干。

【炮制】　除去杂质,洗净,切段,干燥。

【性状特征】　茎呈圆柱形,长25～60cm,直径0.2～0.5cm;表面淡棕色或灰褐色,有纵皱纹,节膨大,常有不定根;质脆,易折断,断面黄绿色或黄棕色,中心有空隙。叶轮生或对生,有短柄;叶多脱落,脱落后叶柄痕明显,叶片披针形至狭卵形,长1.5～6cm,宽0.5～1.5cm,边缘反卷,边缘上部有齿,两面灰绿色至灰棕色。气微,味苦。

【化学成分】　石吊兰的主要成分是黄酮,还含有苯乙醇类、β-谷甾醇、微量元素等。石吊兰的黄酮类是其主要药理活性成分。《中华人民共和国药典》2015年版规定,本品药材按干燥品计算,含石吊兰素($C_{18}H_{16}O_7$)不得少于0.10%。

【药理毒理】

**1. 抗肿瘤**　石吊兰醇提取液按2、4g/kg给S180荷瘤小鼠腹腔注射,连续10d,4g/kg能抑制肿瘤组织的生长,提高荷瘤小鼠胸腺指数及脾指数提高小鼠血清中白细胞介素2含量;2g/kg能减轻瘤质量,提高荷瘤小鼠胸腺指数,提高小鼠血清中白细胞介素2含量[1]。

**2. 降血压**　石吊兰素按2.5mg/kg给麻醉开胸猫静脉推注给药1次,30min后,降压时左室内压峰值及外周阻力下降;石吊兰素按5mg/kg静脉推注给药1次,10min后,外周阻力及血压进一步降低,舒张压下降程度超过收缩压,心率减慢,心输出量及左室内压上升速率峰值等均明显降低[2]。

**3. 抗炎**　石吊兰素按100mg/(kg·d)给棉球肉芽肿大鼠灌胃,连续10d,肉芽肿逐渐自行吸收。石吊兰素按50mg/(kg·d)给棉球肉芽肿大鼠灌胃,连续5d,肉芽肿重量减轻。石吊兰素按160mg/(kg·d)给正常及去肾上腺甲醛致实验性关节炎大鼠灌胃,连续5d,均有明显降低甲醛致炎的肿胀度[3]。

【药性】　苦,温。归肺经。

【功能主治】　化痰止咳,软坚散结。用于咳嗽痰多,瘰疬痰核。

【临床应用】　临床常用

(1) 肺热咳嗽　本品味辛苦,能升能散能泻,辛能解表,苦能泄热,《民间常用草药汇编》谓本品:"清肺止咳,凉血止血",可用于治疗肺热咳嗽,和岩豇豆、青鱼胆草、岩白菜各五钱。水煎服(《贵阳民间药草》)。

(2) 瘀血诸证　本品味苦,祛瘀通经,治跌打损伤:《湖南药物志》:"石吊兰五钱,水煎,兑酒服;外用捣烂敷伤处。"《四川中药志》谓本品:"治妇女崩带,风湿痹痛,小儿疳疾及内伤喘咳。"《四川武隆药植图志》:"治妇女血气病。"

(3) 内伤杂病　《草木便方》言本品:"消痰,追毒,化食,养阴血。治风湿气肿,头闷眼花,诸虚。"

【用法用量】　9～15g。外用适量,捣敷或煎水外洗。

【成药例证】

**1. 石吊兰片(《卫生部药品标准中药成方制剂·第十册》)**　药物组成:石吊兰。

功能主治:清热解毒,软坚散结。用于淋巴结结核。

**2. 咳康含片[《国家中成药标准汇编·内科肺系(二)分册》]**　药物组成:石吊兰、铁包金、羊奶奶叶、绞股蓝。

功能主治:止咳化痰,润肺止喘。用于风热所致的咳嗽,咳喘。

**3. 复方岩连片**(《卫生部药品标准中药成方制剂·第九册》)　药物组成:石吊兰、重楼、板蓝根、百部、杠板归。

功能主治:清热解毒,化痰止咳。用于上呼吸道感染引起的感冒咳嗽,急、慢性支气管炎,咽喉炎,扁桃体炎等。

**4. 岩果止咳液**(《卫生部药品标准中药成方制剂·第十九册》)　药物组成:石吊兰、果上叶、甘草流浸膏。

功能主治:清热化痰,止咳润肺。用于急、慢性支气管炎,咳嗽痰多,证属痰热阻肺者。

**【贮藏】**　置干燥处。

**【参考文献】**　[1]胡晓,黄贤华,谭晓彬.石吊兰醇提取液抗S180实体瘤作用和对荷瘤小鼠免疫功能的影响[J].中国组织工程研究与临床康复,2007,11(16):3097-3099.

[2]孙安盛,石京山,吴芹,等.石吊兰素对麻醉猫血流动力学的影响[J].遵义医学院学报,1996,9(1):5-7.

[3]何修泽,罗桂英,王卓娜,等.石吊兰素的抗炎作用研究[J].中药通报,1985,10(11):38-40.

(白俊毅　杨欢　傅超美)

## 706　石膏(煅石膏)

Shigao (Duanshigao)

**【异名】**　细石、细理石(《名医别录》),软石膏(《本草衍义补遗》),寒水石(《本草纲目》),白虎(《药品化义》)。

**【来源】**　为硫酸盐类矿物硬石膏族石膏。煅石膏为石膏的炮制品。

**【产地】**　主要为野生品。分布于安徽、河南、山东、四川、湖南等地,其道地产区为湖北省孝感市应城。

**【采收加工】**　采挖后,除去杂石及泥沙。

**【炮制】**　**生石膏**　打碎,除去杂石,粉碎成粗粉。

**煅石膏**　取石膏,照明煅法煅至酥松。

**【性状特征】**　**生石膏**　为纤维状的集合体,呈长块状、板块状或不规则块状。白色、灰白色或淡黄色,有的半透明。体重,质软,纵断面具绢丝样光泽。气微,味淡。

**煅石膏**　为白色的粉末或酥松块状物,表面透出微红色的光泽,不透明。体较轻,质软,易碎,捏之成粉。气微,味淡。

**【化学成分】**　石膏的主要成分是含水硫酸钙($CaSO_4 \cdot 2H_2O$),还含有微量的$Fe^{2+}$、$Mg^{2+}$及黏土、砂粒、有机物、硫化物等。石膏的含水硫酸钙($CaSO_4 \cdot 2H_2O$)是其主要药理活性成分。《中华人民共和国药典》2015年版规定,生石膏含水硫酸钙($CaSO_4 \cdot 2H_2O$)不得少于95.0%。煅石膏含硫酸钙($CaSO_4$)不得少于92.0%。

**【药理毒理】**

**1. 解热**　975g/L石膏水煎液以10ml/kg剂量给伤寒、副伤寒疫苗致发热家兔灌胃,能明显降低发热家兔的体温[1]。0.72g生药/ml石膏水煎液以10ml/kg剂量灌胃伤寒、副伤寒疫苗所致的发热家兔,能显著降低家兔体温[2]。

**2. 增强免疫**　生石膏粉与蒸馏水以1∶4比例制成生石膏提取液,提取液以4ml/(只·次)剂量灌胃烧伤大鼠,连续5d,明显降低烧伤鼠血浆中cAMP、$PGE_2$含量和巨噬细胞中cAMP含量,也明显降低血浆、脾组织及巨噬细胞中cAMP/cGMP比值[3]。

**3. 生肌**　生石膏、煅石膏细粉均以50mg/个创口撒敷于背部肌层创口大鼠模型,煅石膏能明显增加模型大鼠创口成纤维细胞数、肉芽组织中毛细血管数和肉芽组织中毛细血管面积;生石膏促进模型大鼠皮肤创口的愈合效果不明显[4]。

**【药性】**　**生石膏**　甘、辛,大寒。归肺、胃经。

**煅石膏**　甘、辛、涩,寒。归肺、胃经。

**【功能主治】**　**生石膏**　清热泻火,除烦止渴。用于外感热病,高热烦渴,肺热喘咳,胃火亢盛,头痛,牙痛。

**煅石膏**　收湿,生肌,敛疮,止血。外治溃疡不敛,湿疹瘙痒,水火烫伤,外伤出血。

**【临床应用】**

**1. 临床常用**

(1) 温热病气分实热证　本品清气分实热,其性大寒,既能外解肌肤之热,又可内清肺胃之火,尤善于清泄热邪和抑制亢阳,为温热病气分证,症见高热、汗出、心烦、口渴、脉洪大有力等症之要药。该证因温邪内传，里热壅盛而致壮热不退、心烦口渴，本品善能清泄内入气分的热邪，并抑制亢奋阳气，以收退热、除烦、止渴之效，且常与知母相须为用，可明显增强清气分实热之作用，如《伤寒论》白虎汤。

(2) 肺热喘咳证　本品能清肺热，对热邪壅肺之气喘促者，尤为多用。因其不具平喘之功，须配伍平喘之药，共收清肺平喘之效，如《伤寒论》麻黄杏仁甘草石膏汤，其与麻黄、杏仁等药同用。治痰热咳嗽者，则应配伍清肺化痰药或清肺止咳药。

(3) 胃火上炎证　本品亦可清胃热。胃中积热，循经上犯，易致牙龈红肿疼痛，或牙周出血，甚至腐臭溃烂，或口疮，口臭，或头面诸痛，咽肿，口渴等。治以上诸证，本品常配伍长于清胃、解毒、利咽药，如《兰室秘藏》清胃散，其与黄连、升麻等清胃、解毒药同用，以治牙痟、牙衄、口疮、口臭等。

(4) 疮疡不敛，或湿疹浸淫及水火烫伤等　本品煅后研末外用，有收湿敛疮之功，既能收敛水湿，使创面分泌物减少，又可促进创面愈合，故多用于疮疡溃后不敛，或湿疹浸淫及水火烫伤等。既可单用，也多入复方使用，如与清热解毒药或其他收湿敛疮药同用，更为适宜。还常作为其他外用药的赋形剂或稀释剂，如《医宗金鉴》九一丹。

**2. 临床新用**　石膏可用于治疗急性放射性食管炎[5]、感染性心内膜炎[6]、喘息性支气管炎[7]、2 型糖尿病急性高血糖[8]。

**【用法用量】**　15～60g，先煎。

**【成药例证】**

**石膏二十五味散(《中华人民共和国卫生部药品标准·蒙药分册》)**　药物组成：石膏、茜草、草果、川楝子、牛黄、诃子、远志、拳参、北沙参、茵陈、白巨胜、木通、白葡萄、胡黄连、丁香、紫檀香、肉豆蔻、檀香、白豆蔻、沙棘、红花、甘草、青蒿、木香、栀子。

功能主治：清肺止咳，祛痰，镇痛。用于肺热咳嗽，咯血，胸膜炎，肺脓肿，百日咳，肺痨。

**【贮藏】**　置干燥处。

**【参考文献】**　[1]杨群智，田瑞泉，章京，等.石膏再生前后、石膏及麻杏石甘汤之退热作用研究[J].中成药研究，1984，(6)：21-22.

[2]吴炳辅，陈求浩，王小燕，等.石膏、麻杏石甘汤、模拟麻杏石甘汤之退热作用研究[J].中成药，1992，14(5)：26-27.

[3]胡景新，孟凡会，苏畅，等.中药石膏对烧伤鼠血浆、脾组织、腹腔巨噬细胞中环核苷酸以及血浆 $PGE_2$ 含量的影响[J].中国病理生理杂志，1991，7(1)：12-15.

[4]李祥，刘元芬，项晓人，等.石膏炮制前后的生肌药效比较研究[J].中西医结合学报，2006，4(6)：624-627.

[5]路军章，赵红，刘毅，等.加味竹叶石膏汤防治急性放射性食管炎的临床研究[J].中华中医药杂志，2001，25(1)：59-62.

[6]安浩君，李霞，刘立壮，等.竹叶石膏汤联合足量抗生素治疗感染性心内膜炎患者的临床疗效分析[J].中药材，2015，38(6)：1328-1330.

[7]方春仙.麻杏石甘汤联合氨茶碱缓释片治疗喘息性支气管炎临床观察[J].新中医，2015，47(2)：44-46.

[8]周小宇.白虎汤联合胰岛素对 2 型糖尿病急性高血糖影响临床研究[J].新中医，2014，46(12)：80-81.

(白俊毅　杨欢　傅超美)

## 707　石斛

Shihu

**【异名】**　林兰(《神农本草经》)，石蓫、杜兰、禁生(《名医别录》)，金钗花、千年润(《本草纲目》)，千年竹、悬竹(《植物名实图考》)，黄草(《药物出产辨》)。

**【来源】**　为兰科植物金钗石斛 *Dendrobium nobile* Lindl.、鼓槌石斛 *Dendrobium chrysotoxum* Lindl.或流苏石斛 *Dendrobium fimbriatum* Hook.的栽培品及其同属植物近似种的新鲜或干燥茎。

**【产地】**　主要为栽培品，野生品亦有。主产于四川、广西、浙江、贵州、云南、安徽等地。金钗石斛的道地产区为广西靖西，黄草石斛的道地产区为安徽霍山县。建于贵州省赤水市长期镇五七村、旺隆镇红花村、鸭岭村的石斛 GAP 保护种植基地，赤水市长期镇五七村、旺隆镇新春村的金钗石斛 GAP 种植基地和芒市那目、万段、松树寨、锅盖，瑞丽宏茂、恩红，施甸由旺、老麦等石斛 GAP 种植基地已通过原国家食品药品监督管理总局验收。

**【采收加工】**　全年均可采收，鲜用者除去根和泥沙；干用者采收后，除去杂质，用开水略烫或烘软，再边搓边烘晒，至叶鞘搓净，干燥。

**【炮制】**　**鲜石斛**　洗净，切段。

**干石斛**　除去残根，洗净，切段，干燥。

**【性状特征】**　**鲜石斛**　呈圆柱形或扁圆柱形，长约 30cm，直径 0.4～1.2cm。表面黄绿色，光滑或有纵纹，节明显，色较深，节上有膜质叶鞘。肉质多汁,易折断。气微,味微苦而回甜,嚼之有黏性。

**金钗石斛** 呈扁圆柱形,长20～40cm,直径0.4～0.6cm,节间长2.5～3cm。表面金黄色或黄中带绿色,有深纵沟。质硬而脆,断面较平坦而疏松。气微,味苦。

**鼓槌石斛** 呈粗纺锤形,中部直径1～3cm,具3～7节。表面光滑,金黄色,有明显凸起的棱。质轻而松脆,断面海绵状。气微,味淡,嚼之有黏性。

**流苏石斛等** 呈长圆柱形,长20～150cm,直径0.4～1.2cm,节明显,节间长2～6cm。表面黄色至暗黄色,有深纵槽。质疏松,断面平坦或呈纤维性。味淡或微苦,嚼之有黏性。

**干石斛** 呈扁圆柱形或圆柱形的段。表面金黄色、绿黄色或棕黄色,有光泽,有深纵沟或纵棱,有的可见棕褐色的节。切面黄白色至黄褐色,有多数散在的筋脉点。气微,味淡或微苦,嚼之有黏性。

**【化学成分】** 石斛的主要成分是生物碱、多糖类、倍半萜类、菲醌类、联苄类等,还含有β-谷甾醇、蒽醌类。石斛的生物碱是其主要药理活性成分。《中华人民共和国药典》2015年版规定,本品按干燥品计算,金钗石斛药材含石斛碱($C_{16}H_{25}NO_2$)不得少于0.40%;鼓槌石斛药材含毛兰素($C_{18}H_{22}O_5$)不得少于0.030%。

**【药理毒理】**

**1. 对胃功能的调节** 石斛水煎剂0.75、1.50g/kg,连续灌胃10d,可改善胃热证模型大鼠的大小便量、干湿状态及颜色,使大鼠舌色舌苔颜色变浅,降低大鼠左腋下、上腹、中腹的温度,以及降低血液中的白细胞介素-8(IL-8)、胃泌素(Gas)血栓素$BTXB_2$,升高6-酮-前列腺素(6-keto-$PGE_{1\alpha}$)[1]。

**2. 对肝组织的影响** 金钗石斛生物总碱按20、60mg/kg给昆明种小鼠灌胃,连续6d。60mg/kg对CYP4A10有上调作用;20mg/kg对CYP4A14有上调作用[2]。

**3. 增强免疫** 50μl浓度为12.5、25、50mg/L的金钗石斛粗制多糖溶液(DNCP)和金钗石斛精制多糖(DNPP)体外均能促进小鼠脾细胞的增殖,且随着浓度的增高其对脾淋巴细胞的增殖作用越强[3]。

**4. 对急性脑缺血的保护作用** 金钗石斛生物总碱(DNLA)按20、40、80mg/kg灌胃大鼠,每天2次,2d后以线栓法建立大鼠右侧大脑中动脉阻塞的局灶性脑缺血模型,80mg/kg能明显减轻组织病理损伤;40、80mg/kg使脑梗死体积缩小,MDA、NO的含量减少,NOS的活性降低,SOD的活性升高,MDA与SOD的比值减少,Caspase-3、Caspase-8mRNA的表达下调[4]。

**5. 降血糖** 金钗石斛总生物碱按40、80、160mg/kg灌胃给大鼠,每天1次,于给药第7d禁食8h,然后按175mg/kg腹腔注射四氧嘧啶1次,继续灌胃给药,3d后剪尾取血测定空腹血糖,金钗石斛总生物碱各剂量均明显降低四氧嘧啶诱导的高血糖[5]。

**6. 其他药理作用** 采用大鼠离体胸主动脉环灌流,石斛(0.01～3g/L)剂量依赖性地舒张苯肾上腺素(PE,$3\times10^{-7}$mol/L)预收缩的内皮完整或去内皮的大鼠胸主动脉环;在高浓度氯化钾($6\times10^{-2}$mol/L)预收缩的去内皮动脉环,石斛(0.01～3g/L)剂量依赖性地舒张血管[6]。

**【药性】** 甘,微寒。归胃、肾经。

**【功能主治】** 益胃生津,滋阴清热。用于热病津伤,口干烦渴,胃阴不足,食少干呕,病后虚热不退,阴虚火旺,骨蒸劳热,目暗不明,筋骨痿软。

**【临床应用】** 临床常用

(1)胃阴虚证

①胃阴不足证 本品甘而微寒,入胃经,具滋养胃阴之功,单用煎汤代茶饮即可,如《本草纲目拾遗》霍石斛方;治胃阴不足、脾阴消耗而致的脾胃阴虚之证,与沙参、麦冬、扁豆、山药、太子参等配伍,如《阴虚证治》益脾养胃汤;治脾胃阴虚所致的嘈杂善饥,纳少便结,常配伍茯苓、扁豆、白术等健脾之品,如《程门雪医案》石斛资生汤。

②胃热阴伤证 本品善滋阴生津,具清热之功,治外感热病、邪热炽盛、伤及胃阴而致的咽干舌燥、烦渴汗出等。鲜品清热之力尤佳。治热病伤津、烦渴,鲜品配伍鲜生地、天花粉、麦冬、连翘,如《时病论》清热保津法。

③消渴病 本品滋阴清热,又入胃、肾、肺三经,可治上中下三消。治属肺之上消,可与天冬、麦冬、玉竹、南沙参、北沙参等养阴润肺、生津止渴之品配伍,如《医醇賸义》逢原饮;治属脾胃之中消,配伍天

花粉、沙参、麦冬等养阴益胃，配石膏、黄连等泄其胃火，如《医醇賸义》去烦养胃汤、《李斯炽医案》滋阴降火汤；治属肾之下消，与二冬、二地、人参、黄芪、甘草、枇杷叶、枳壳、泽泻配伍，如《杂病源流犀烛》生地黄饮子；治消渴证，常配伍生地、玄参、麦冬、天花粉，滋阴润燥降火，治其本，佐以党参、黄芪、怀山药共奏益气养阴清热之功，如《施今墨临床经验集》石斛汤、降糖汤、芪冬汤、蒺藜两地汤等诸汤。

(2) 肾阴虚证　本品滋肾益精，治肾阴不足所致的腰膝酸软无力、头晕目眩、男子梦遗滑精等症。常用于治疗腰膝痿痹、阴虚目暗等。

①腰膝痿痹　治肾阴亏虚、精亏骨软所致的腰膝痿软无力、腰痛等症。治风湿偏重至腰痛脚软，常与秦艽、五加皮、牛膝、丹参等祛风湿活血之品配伍，共人酒剂，如《千金要方》《千金翼方》《外台秘要》中载石斛酒；治产后腿痛，常与生地、枸杞子、白芍、酸枣仁相伍，如《妇科玉尺》石斛牛膝汤。

②阴虚目暗　治雀目、眼目昼视精明暮夜昏暗、视物不清，常与仙灵脾、苍术相伍，如《圣济总录》石斛散；治肝肾不足、两眼昏暗，配伍六味地黄丸诸药及当归、麦冬、川芎，如《医略六书》；治肝肾阴虚火旺，内障目暗，瞳视散大，视物昏花，与二冬、生地、熟地、人参、枸杞等配伍，如《原机起微》石斛夜光丸。

(3) 虚热证　本品味甘，禀寒凉之性，又入肺、胃、肾三经，能滋肺、胃、肾之阴，清虚热，治疗虚热上扰及阴虚内热之证，常与滋阴清热之品为伍，增其疗效。

①虚热上扰证　治阴虚阳亢，面红耳赤，齿缝出血，烦扰不安，配伍生地、天花粉、沙参、龟甲、石膏等，如《医醇賸义》苍玉潜龙汤；治阴虚血热牙痛，与石膏、生地、玄参、地骨皮为伍，如《李斯炽医案》滋阴清咽汤；治胃阴亏虚、阴虚火旺而夹湿热所致牙龈肿痛，口疮咽痛，配伍二冬、生地、熟地、黄柏、茵陈，如《太平惠民和剂局方》甘露饮。

②阴虚发热证　本品甘而微寒，既滋阴又退虚热，常与生地、地骨皮、青蒿、鳖甲等配伍为用。治虚劳发热之证，配伍生地、地骨皮、黄柏、秦艽，如《滇南本草》石斛汤；治皮肤科、外科感染性疾病后期毒邪未尽、气阴两伤而致的低热不退、心烦乏力等症，与西洋参、黄芪、沙参、玄参、银花、蒲公英相伍，如《赵炳南临床经验集》解毒养阴汤。

(4) 其他　本品亦有解暑之功，结合其滋阴退热之功，常与清暑益气生津之品配伍治疗暑热证。治暑热证，与西洋参、麦冬、竹叶、西瓜翠衣等配伍，如《湿热经纬》；治小儿暑热证(即小儿夏季热)，配伍石膏、竹叶、知母、生地、芦根、西洋参，如《名医别录》消暑生津汤。

**【用法用量】**　6～12g，鲜品15～30g。

**【成药例证】**

**1. 石斛夜光丸(《中华人民共和国药典》2015年版)**　药物组成：石斛、人参、山药、茯苓、甘草、肉苁蓉、枸杞子、菟丝子、地黄、熟地黄、五味子、天冬、麦冬、苦杏仁、防风、川芎、麸炒枳壳、黄连、牛膝、菊花、盐蒺藜、青葙子、决明子、水牛角浓缩粉、山羊角。

功能主治：滋阴补肾，清肝明目。用于肝肾两亏，阴虚火旺，内障目暗，视物昏花。

**2. 复明颗粒(《新药转正标准80》)**　药物组成：羚羊角、蒺藜、木贼、菊花、车前子、夏枯草、决明子、人参、山茱萸(制)、石斛、枸杞子、菟丝子、女贞子、石决明、黄连、谷精草、木通、熟地黄、山药、泽泻、茯苓、牡丹皮、地黄、槟榔。

功能主治：滋补肝肾，养阴生津，清肝明目。用于青光眼，初、中期白内障及肝肾阴虚引起的羞明畏光、视物模糊等病。

**3. 阴虚胃痛颗粒(《中华人民共和国药典》2015年版)**　药物组成：北沙参、麦冬、石斛、川楝子、玉竹、白芍、炙甘草。

功能主治：养阴益胃，缓急止痛。用于胃阴不足引起的胃脘隐隐灼痛、口干舌燥、纳呆干呕；慢性胃炎、消化性溃疡见上述证候者。

**4. 复方石斛片(《卫生部药品标准中药成方制剂·第十五册》)**　药物组成：人参、羚羊角、五味子、枸杞子、川芎、山药、地黄、当归(酒浸)、水牛角浓缩粉、黄芩、栀子、防风、石斛、枳壳(炒)、麦冬、杜仲(去粗皮盐水炒)、决明子、甘草、天冬、牛膝、菟丝子、熟地黄、茯苓(去皮)、苦杏仁、蒺藜(盐水炒)、菊花、青葙子、知母。

功能主治：滋养肝肾，益气明目。用于昏渺内障，视力减退，瞳神散大及圆翳内障，云雾移睛之视物昏朦、迎风流泪等症。

**5. 复方鲜石斛颗粒(《卫生部药品标准中药成方**

**制剂·第十五册》)** 药物组成：鲜石斛、葛根、三七。

功能主治：滋阴养胃，清热解酒，生津止渴。用于胃阴不足，口干咽燥，饥不欲食，舌红少津，酒后津枯虚热，酒醉烦渴等症。

**【贮藏】** 干品置通风干燥处，防潮；鲜品置阴凉潮湿处，防冻。

**【参考文献】** [1]李续娥，黄雪群，李小梅.石斛对胃热证大鼠的作用及机制研究[J].中国中药杂志，2010，36(6)：750-754.

[2]陆远富，朱梦如，吴芹，等.金钗石斛生物总碱对小鼠肝组织细胞色素 P450 的影响[J].遵义医学院学报，2011，34(4)：330-333.

[3]陈志国，叶松山，范迎，等.金钗石斛多糖提取工艺的优化及对小鼠脾细胞增殖的影响[J].中国实验方剂学杂志，2011，17(15)：27-32.

[4]刘俊，吴芹，龚其海，等.金钗石斛生物总碱对大鼠急性脑缺血的保护作用[J].中国新药与临床杂志，2010，29(18)：606-610.

[5]黄琦，李菲，吴芹，等.金钗石斛总生物碱对四氧嘧啶所致糖尿病大鼠的保护作用[J].遵义医学院学报，2009，32(5)：451-453.

[6]金红峰，周云连，陈云龙，等.石斛对大鼠胸主动脉环的舒张作用[J].中国中药杂志，2003，28(11)：1060-1062.

（李莹　杨欢　傅超美）

## 708　石灰华

Shihuihua

**【异名】** 久康(《中华人民共和国药典》1977 年版)、居岗(《四部医典》)。

**【来源】** 为碳酸盐类矿物，主含碳酸钙($CaCO_3$)。

**【产地】** 主要分布于西藏林芝、直贡、岗递斯，以及上区阿里等高原各地。

**【采收加工】** 全年均可采集，采收后除去泥沙、杂石。

**【炮制】** 除去杂质。

**【性状特征】** 呈不规则块状，大小不一。白色或微黄色。体较轻，捏之易成粉，有滑润感。无臭，味微甘。以色白、体轻、滑润、嚼之味甘者为佳。

**【化学成分】** 石灰华的主要成分为碳酸钙($CaCO_3$)。

**【药性】** 微甘，寒。

**【功能主治】** 清热补肺。用于各种肺热病。

**【临床应用】** 临床常用

肺热　本品能清肺热，可用于治疗陈旧性热证，食物中毒及眼睛模糊症；肺热引起肺脓血，堵气。

**【用法用量】** 3g，多入丸散服。

**【成药例证】**

**1. 二十五味松石丸(《中华人民共和国药典》2015 年版)** 药物组成：松石、珍珠、珊瑚、朱砂、诃子肉、铁屑(诃子制)、余甘子、五灵脂膏、檀香、降香、木香、马兜铃、鸭嘴花、牛黄、木香、绿绒蒿、船形乌头、肉豆蔻、丁香、伞梗虎耳草、毛诃子(去核)、天竺黄、西红花、木棉花、麝香、石灰华。

功能主治：清热解毒，疏肝利胆，化瘀。用于肝郁气滞，血瘀，肝中毒，肝痛，肝硬化，肝渗水及各种急、慢性肝炎及胆囊炎。

**2. 二十五味珍珠丸(《中华人民共和国药典》2015 年版)** 药物组成：珍珠、珍珠母、肉豆蔻、石灰华、红花、草果、丁香、降香、豆蔻、诃子、檀香、余甘子、沉香、肉桂、毛诃子、螃蟹、木香、冬葵果、荜茇、志达萨增、金礞石、体外培育牛黄、香旱芹、西红花、黑种子草、人工麝香、水牛角。

功能主治：安神开窍。用于中风，半身不遂，口眼㖞斜，昏迷不醒，甚至紊乱、谵语发狂等。

**3. 九味石灰华散(《中华人民共和国药典》2015 年版)** 药物组成：石灰华、红花、牛黄、红景天、榜嘎、甘草(去皮)、高山辣根菜、檀香、洪连。

功能主治：清热，解毒，止咳，安神。用于小儿肺炎，高热烦躁，咳嗽。

**4. 八味沉香散(《中华人民共和国药典》2015 年版)** 药物组成：沉香、肉豆蔻、广枣、石灰华、乳香、木香、诃子(煨)、木棉花。

功能主治：清心热，养心，安神，开窍。用于热病攻心，神昏谵语；冠心病，心绞痛。

**5. 洁白丸(《中华人民共和国药典》2015 年版)** 药物组成：诃子(煨)、南寒水石、翼首草、五灵脂膏、土木香、石榴子、木瓜、沉香、丁香、石灰华、红花、肉豆蔻、草豆蔻、草果仁。

功能主治：健脾和胃，止痛止吐，分清泌浊。用于胸腹胀满，胃脘疼痛，消化不良，呕逆泄泻，小便不利。

**【贮藏】** 置干燥处，密闭保存。

（李莹　何瑶　傅超美）

## 709　石见穿

Shijianchuan

**【异名】**　小丹参(《植物名实图考》),月下红(《苏州本产药材》),华鼠尾草、乌沙草、黑面风、大发汗(《广西中兽医药用植物》),石打穿、石大川(《全国中草药新医疗法展览会资料选编》)。

**【来源】**　为唇形科植物华鼠尾草 *Salvia chinensis* Benth.的干燥地上部分。

**【产地】**　主要为野生品,栽培品亦有。主产于山东、江苏南部、安徽南部、浙江、湖北等地。

**【采收加工】**　夏、秋二季花期采割,除去杂质,晒干。

**【炮制】**　除去杂质,喷淋清水,稍润,切段,干燥。

**【性状特征】**　茎呈方柱形,有的有分枝,长20～70cm,直径0.1～0.4cm;表面灰绿色至暗紫色,被白色柔毛;质脆,易折断,断面黄白色。叶对生,有柄,为单叶或三出复叶;叶片多皱缩、破碎,完整者展平后呈卵形至披针形,长1.5～8cm,宽0.8～4.5cm,边缘有钝圆齿;两面被白色柔毛。轮伞花序多轮,每轮有花约6朵,组成假总状花序,萼筒外面脉上有毛,筒内喉部有长硬毛;花冠二唇形,蓝紫色。气微,味微苦涩。以叶多、色绿、带花者为佳。

**【化学成分】**　石见穿的主要成分是酚酸类,还含有甾醇、三萜类成分、氨基酸、多糖类等化合物。石见穿的酚酸类和多糖类是其主要药理活性成分。

**【药理毒理】**

**1. 保肝**　石见穿按14.50、28.50、57.00mg生药/g,10ml/kg灌胃给药小鼠,每天1次,连续5d,于末次给药1h后,皮下注射50%四氯化碳花生油溶液,造成小鼠四氯化碳急性肝损伤模型,石见穿各剂量均可使小鼠血清AST、ALT活性显著降低,组织中T-AOC能力、GSH含量显著增加,MDA含量降低,且呈现剂量依赖性变化[1]。

**2. 抗肿瘤**　石见穿醇取物按2.5、10、40g/kg给肝癌$H_{22}$移植性肿瘤模型小鼠灌胃,连续10d,对$H_{22}$小鼠移植性肿瘤均有一定抑制作用;10g/kg剂量组对肿瘤生长的抑制作用最为明显,抑瘤率为42.28%,并可降低VEGF和MVD的表达[2]。

**【药性】**　辛、苦,微寒。

**【功能主治】**　清解热毒,活血,利气,止痛。用于脘胁胀痛,痈肿。

**【临床应用】**　临床常用

痈肿　本品苦、辛,平,能清解热毒,活血,止痛,可用于邪毒壅盛所致的痈肿。《本草纲目》:"主骨痛,大风,痈肿。"

**【用法用量】**　9～15g。

**【成药例证】**

**1. 复方紫参颗粒(《卫生部药品标准中药成方制剂·第一册》)**　药物组成:石见穿、丹参、鸡血藤、当归、香附、郁金、红花、鳖甲。

功能主治:疏肝理气,活血散结。用于晚期血吸虫病引起的肝脾肿大。

**2. 保肝合剂(《卫生部药品标准中药成方制剂·第九册》)**　药物组成:石见穿、甘草、地骨皮、丹参(炒)、茯苓、女贞子(制)、郁金、六神曲(炭)。

功能主治:清热除蒸,疏肝活血,健脾利湿。用于血吸虫病引起的肝脾肿大,慢性肝炎,肝硬化,食欲不振,肝郁脾虚。

**3. 克痹骨泰胶囊(《新药转正标准28》)**　药物组成:石见穿、白花蛇舌草、延胡索、没药(制)、血竭、土鳖虫、巴戟天。

功能主治:清热化湿,祛风通络,活血止痛。用于风湿热痹,瘀血痹痛;类风湿关节炎。

**4. 宫瘤宁胶囊(《新药转正标准88》)**　药物组成:海藻、石见穿、党参、甘草、三棱、半枝莲、山药、蛇莓、拳参、谷芽。

功能主治:软坚散结,活血化瘀,扶正固本。用于子宫肌瘤(肌壁间、浆膜下)气滞血瘀证,症见经期延长,经量过多,经色紫暗有块,小腹或乳房胀痛等。

**【贮藏】**　置干燥处,防潮。

**【参考文献】**
[1]陈朋,崔誉蓉,李德芳.石见穿总酚酸对小鼠四氯化碳急性肝损伤的保护作用[J].安徽农业科学,2010,38(9):4607-4609.

[2]柳芳,刘建勋,任钧国.石见穿提取物通过阻断血管生成抑制肿瘤生长的研究[J].中国中药杂志,2012,37(9):1285-1288.

(朱力阳　何瑶　傅超美)

## 710　石椒草

Shijiaocao

**【异名】**　石交(《植物名实图考》),岩椒草(《四川中药志》),石胡椒(《昆明药用植物调查报告》),羊不吃、九牛二虎草、铁帚把、千里马、铜脚地枝蒿(《云南中草药》),小狼毒、臭草(《新华本草纲要》)。

**【来源】** 为芸香科植物石椒草 *Boenninghausenia sessilicarpa* Lévl.的干燥全草。

**【产地】** 主要为野生品。分布于四川、云南等地。

**【采收加工】** 夏、秋二季采挖,阴干或晒干。

**【炮制】** 除去杂质,切段。

**【性状特征】** 长30～50cm。根类圆柱形,黄色。茎圆柱形,多分枝,表面暗紫红色。叶互生,多卷曲,为二至三回羽状复叶,小叶三出,小叶片呈倒卵形至椭圆形,长0.8～1cm,宽0.5～0.7cm;先端圆形,微凹,基部楔形,全缘;上表面绿色,下表面灰绿色,有透明油点。花小,稀疏。气特异,味苦辛。以叶多、气味浓者为佳。

**【化学成分】** 石椒草的主要成分是生物碱、黄酮类、香豆素类、挥发油类化合物等。石椒草的生物碱和香豆素类是其主要药理活性成分。

**【药性】** 辛、苦,凉。有小毒,归肺、胃经。

**【功能主治】** 疏风解表,清热解毒、行气活血。用于感冒,咽喉肿痛,支气管炎,肺热咳嗽,胃痛腹胀,跌打损伤。

**【临床应用】 临床常用**

感冒　本品辛、苦,凉,可用于风热感冒,咽喉肿痛、咳嗽、痰黏或黄等。

**【用法用量】** 15～30g。

**【成药例证】**

**1. 泌淋胶囊(《国家中成药标准汇编·内科肾系分册》)** 药物组成:四季红、车前草、酢浆草、石椒草。

功能主治:清热解毒,利尿通淋。用于湿热蕴结所致淋证,小便不利,淋漓涩痛,尿路感染见上述证候者。

**2. 肾安胶囊(《国家中成药标准汇编·内科肾系分册》)** 药物组成:石椒草、肾茶、黄柏、白茅根、茯苓、白术、金银花、黄芪、甘草、灯心草、淡竹叶、泽泻。

功能主治:清热解毒,利尿通淋。用于湿热蕴结所致淋证,症见小便不利,淋沥涩痛,下尿路感染见上述证候者。

**3. 石椒草咳喘颗粒[《国家中成药标准汇编·内科肺系(二)分册》]** 药物组成:陈皮、石菖蒲、虎杖、天冬、石椒草、百部、通关藤、臭灵丹、苦杏仁、鱼腥草、桑白皮。

功能主治:清热化痰,止咳平喘。用于肺热引起的咳嗽痰稠,口干咽痒,以及急、慢性支气管炎引起的痰湿咳喘。

**4. 黄石感冒片(《卫生部药品标准中药成方制剂·第二十册》)** 药物组成:大黄药、石椒草、芦根、桑叶、菊花、甘草、枇杷叶、薄荷油。

功能主治:清热解毒,止咳化痰。用于感冒、咽喉炎、扁桃体炎、支气管炎。

**【贮藏】** 置阴凉干燥处。

(朱力阳　何瑶　傅超美)

## 711 石决明
Shijueming

**【异名】** 真珠母(《雷公炮炙论》),鳆鱼甲(《本草经集注》),九孔螺(《日华子本草》),千里光(《本草纲目》),鲍鱼皮(《山东中药》),金蛤蜊皮(《山东中草药手册》)。

**【来源】** 为鲍科动物杂色鲍 *Haliotis diversicolor* Reeve、皱纹盘鲍 *Haliotis discus hannai* Ino、羊鲍 *Haliotis ovina* Gmelin、澳洲鲍 *Haliotis ruber* (Leach)、耳鲍 *Haliotis sinine* Linnaeus 或白鲍 *Haliotis laevigata* (Donovan)的贝壳。

**【产地】** 主要为野生品。主产于辽宁、山东、浙江、广东、江苏等地。

**【采收加工】** 夏、秋二季捕捞,去肉,洗净,干燥。

**【炮制】 石决明** 除去杂质,洗净,干燥,碾碎。

**煅石决明** 取净石决明,照明煅法煅至酥脆。

**【性状特征】 石决明** 为不规则的碎块。灰白色,有珍珠样彩色光泽。质坚硬。气微,味微咸。

**煅石决明** 为不规则的碎块或粗粉。灰白色无光泽,质酥脆。断面呈层状。

**【化学成分】** 石决明的主要成分为碳酸钙、有机质,还含少量镁、铁、硅酸盐、硫酸盐、磷酸盐、氯化物和极微量的碘;煅烧后碳酸盐分解,产生氧化钙,有机质则破坏。石决明的碳酸钙是其主要药理活性成分。《中华人民共和国药典》2015年版规定,石决明药材及其饮片含碳酸钙($CaCO_3$)不得少于93.0%;煅石决明不得少于95.0%。

**【药理毒理】**

**1. 降血压**　麻醉正常大鼠静脉注射石决明提取物0.5、1、1.5mg/kg后,血压迅速下降,峰值分别下降32.7%、40.4%、49.6%。石决明提取物按5、10mg/kg腹腔注射自发性高血压大鼠,给药1d,雌雄两组血压均显著下降,分别下降13.1%、17.8%;连续给药5d,降压作用显著,两组动物血压分别降低26.9%、34.8%;停药后3d,血压基本恢复正常[1]。

**2. 抗氧化损伤**　2.5g/L石决明水提液滴眼给予D-半乳糖性白内障模型大鼠,1~2滴/次,每天3次,连续14d,可显著提高SOD、GSH和GSH-Px含量,减轻晶状体的氧化损伤,从而延缓白内障的进展,有保护晶状体的作用[2]。0.1%石决明水提液提高人晶状体上皮细胞氧化损伤模型的抗氧化水平及降低脂质过氧化物含量[3]。

**3. 保肝**　1g/ml澳洲鲍、皱纹盘鲍、白鲍水煎液按3.3、6.6g/kg剂量灌胃给予$CCl_4$肝损伤模型小鼠,连续给药18d,均能降低SGPD的活力,增加肝糖原颗粒含量,减轻肝细胞肿胀[4]。

**4. 抗菌**　采用平皿挖洞灌药法加入5、10mg/ml石决明提取液,置于27℃培育24h,结果显示石决明提取液对绿脓杆菌抑菌作用较强,最低抑菌浓度1.25mg/ml;对金黄色葡萄球菌、白色念珠菌、大肠埃希菌的抑菌作用很弱或无作用[1]。

**5. 对离子通道的影响**　0.16kg/L石决明水煎液按10ml/(kg·bw)灌胃给予自发性高血压雄性大鼠(SHR),每天1次,连续28d,使血清中游离钙浓度下降[5]。

**6. 中和胃酸**　1g石决明粉可以中和浓度为0.1mmol/L的人工胃酸166.2~168.1ml[6]。

**【药性】**　咸,寒。归肝经。

**【功能主治】**　平肝潜阳,清肝明目。用于头痛眩晕,目赤翳障,视物昏花,青盲雀目。

**【临床应用】　临床常用**

(1)肝阳上亢,头晕目眩　石决明咸寒沉降,主归肝经,长于潜降肝阳,清泄肝热,兼益肝阴,《医学衷中参西录》言其"为凉肝、镇肝之要药",故善治肝肾阴虚,阴不制阳而致肝阳上亢之头痛眩晕。

(2)目赤,翳障,视物昏花　石决明清肝火、益肝阴而明目退翳,为清肝明目常用之品,治目赤肿痛、翳膜遮睛、视物昏花等症,不论虚实,均可应用,故为治目疾的要药,又因其清肝火作用强,故尤宜于肝火上炎所致之目赤肿痛等。

**【用法用量】**　6~20g,先煎。

**【成药例证】**

**1. 明目地黄丸(《中华人民共和国药典》2015年版)**　药物组成:熟地黄、山茱萸、牡丹皮、山药、茯苓、泽泻、枸杞子、菊花、当归、白芍、蒺藜、石决明。

功能主治:滋肾,养肝,明目。用于肝肾阴虚,目涩畏光,视物模糊,迎风流泪。

**2. 复明片(《中华人民共和国药典》2015年版)**　药物组成:羚羊角、蒺藜、木贼、菊花、车前子、夏枯草、决明子、人参、酒萸肉、石斛、枸杞子、菟丝子、女贞子、石决明、黄连、谷精草、木通、熟地黄、山药、泽泻、茯苓、地黄、牡丹皮、槟榔。

功能主治:滋补肝肾,养阴生津,清肝明目。用于肝肾阴虚所致的羞明畏光,视物模糊;青光眼,初、中期白内障见上述证候者。

**3. 开光复明丸(《中华人民共和国药典》2015年版)**　药物组成:栀子(制)、黄芩、黄连、黄柏、大黄、龙胆、炒蒺藜、菊花、防风、石决明、玄参、红花、当归、赤芍、地黄、泽泻、羚羊角粉、冰片。

功能主治:清热散风,退翳明目。用于肝胆热盛引起的暴发火眼,红肿痛痒,眼睑赤烂,云翳气蒙,羞明多眵。

**4. 黄连羊肝丸(《中华人民共和国药典》2015年版)**　药物组成:黄连、胡黄连、黄芩、黄柏、龙胆、柴胡、醋青皮、木贼、密蒙花、茺蔚子、炒决明子、石决明(煅)、夜明砂、鲜羊肝。

功能主治:泻火明目。用于肝火旺盛,目赤肿痛,视物昏暗,羞明流泪,胬肉攀睛。

**【贮藏】**　置干燥处。

**【参考文献】**
[1]刘爽,肖云峰,李文妍,等.石决明药理作用研究[J].北方药学,2011,8(11):21-22.

[2]祁磊,林媛,徐国兴,等.石决明对大鼠白内障晶状体中SOD和GSH及GSH-Px的影响[J].国际眼科杂志,2011,11(12):2085-2087.

[3]崔丽金,徐国兴.石决明提取液对晶状体抗氧化能力的影

响[J].医学研究杂志,2014,43(3):22-25.

[4]李小芹,吴子伦,高英杰,等.三种石决明对小鼠急性肝损伤的影响比较[J].中药材,1997,20(10):521-522.

[5]陈孝银,汪学军,叶开河.天麻钩藤饮对SHR血清$Ca^{2+}$浓度及血管平滑肌细胞钙通道的影响[J].中国病理生理杂志,2008,24(1):68-72.

[6]居明乔.石决明中和胃酸酸量的研究[J].基层中药杂志,2001,15(6):13-14.

（董自亮　何瑶　傅超美）

## 712　石榴花

Shiliuhua

【异名】　榴花(《海上集验方》),酸石榴花(《圣济总录》)。

【来源】　为石榴科植物石榴 *Punica granatum* L.的干燥花瓣。

【产地】　主要为栽培品。主产于江苏、湖南、山东、四川、湖北等地。

【采收加工】　花后期,收集自然脱落的花瓣,晾干。

【炮制】　除去杂质,洗净,稍润,干燥。

【性状特征】　多皱缩,有的破碎,完整者展平后呈卵形或卵圆形,长20～30mm,宽20～25mm。花瓣红色或暗红色,羽状网脉,主脉基部宽至先端渐细,顶端圆形,边缘微波状,具疏而浅的钝锯齿,基部宽楔形或近圆形。薄而质脆,易碎。气微,味苦涩。

【化学成分】　石榴花的主要成分是酚类、三萜类、黄酮类及微量元素。石榴花的酚类和黄酮类为其主要的药理药效活性成分。

【药理毒理】　**降血糖**　石榴花多酚100、300mg/kg灌胃大鼠,每天1次,连续28d,能降低2型糖尿病大鼠空腹血糖(FPG)、空腹胰岛素(Fins)、胰岛素抵抗指数(IRI)、血清游离脂肪酸(FFA)、总胆固醇(TC)、甘油三酯(TG)、低密度脂蛋白胆固醇(LDL-C),升高高密度脂蛋白胆固醇占总胆固醇之比(HDLC/TC)[1,2]。石榴花多酚75、150、300mg/kg灌胃大鼠,每天1次,连续28d,可使大鼠血脂、胰岛素抵抗水平和转氨酶显著降低;血清高密度脂蛋白胆固醇含量升高;肝细胞内脂肪滴减少;抗氧化能力增强;肝组织PON1 mRNA和蛋白表达水平显著增加[3]。

【药性】　二级干寒。

【功能主治】　收敛止泻,止汗止血。用于腹泻日久;外用治疗出血不止,口舌生疮,脱肛痔疮,口臭牙痛,皮肤瘙痒。

【临床应用】　**临床常用**

血热出血证　本品凉血止血,主治血热所致的各种出血病证,可单用或与其他药物配伍使用。

【用法用量】　1～6g。

【成药例证】　**玛木然止泻胶囊(《卫生部药品标准·维吾尔药分册》)**　药物组成:黄连、乳香、诃子肉、毛诃子肉、西青果、血竭、没食子、天竺黄、石榴花、石榴皮、西黄蓍胶、蚤状车前子、芜荽子、小檗果。

功能主治:清除败血,降解异常胆液质过盛,止泻。用于腹痛泻痢,呕恶,消化不良。

【注意事项】　本品用量过多或长期使用可引起阻塞,导致头痛,矫正药为西黄芪胶。

【贮藏】　置通风干燥处。

【参考文献】　[1]魏媛媛,李潇,闫冬,等.石榴花多酚对2型糖尿病大鼠血管内皮的保护作用[J].中药药理与临床,2010,26(4):25-27.

[2]李潇,魏媛媛,窦勤,等.石榴花多酚对2型糖尿病大鼠游离脂肪酸和胰岛素抵抗的影响[J].中成药,2011,34(4):679-682.

[3]魏媛媛,闫冬,阿以仙木·加帕尔,等.石榴花多酚对糖尿病合并脂肪肝大鼠肝脏中PON表达的影响[J].药学学报,2013,48(1):71-76.

（蒋燕萍　何瑶　傅超美）

## 713　石榴皮

Shiliupi

【异名】　安石榴酸实壳(《名医别录》),酸石榴皮(《肘后备急方》),石榴壳(《雷公炮炙论》),酸榴皮(《本草纲目》),西榴皮(《闽东本草》)。

【来源】　为石榴科植物石榴 *Punica granatum* L.的干燥果皮。

【产地】　主要为栽培品。主产于江苏、湖南、山东、四川、湖北等地。

【采收加工】　秋季果实成熟后收集果皮,晒干。

【炮制】　**石榴皮**　除去杂质,洗净,切块,干燥。

**石榴皮炭**　取净石榴皮块,照炒炭法炒至表面黑黄色、内部棕褐色。

【性状特征】　**石榴皮**　呈不规则的片状或瓢

状，大小不一，厚1.5～3mm。外表面红棕色、棕黄色或暗棕色，略有光泽，粗糙，有多数疣状突起，有的有突起的筒状宿萼及粗短果梗或果梗痕。内表面黄色或红棕色，有隆起呈网状的果蒂残痕。质硬而脆，断面黄色，略显颗粒状。气微，味苦涩。

石榴皮炭　形如石榴皮丝或块，表面黑黄色，内部棕褐色。

**【化学成分】**　石榴皮的主要成分是鞣质类、黄酮类、有机酸类和生物碱类等。石榴皮的鞣质类成分是其主要药理活性成分。《中华人民共和国药典》2015年版规定，本品药材按干燥品计算，含鞣质不得少于10.0%，含鞣花酸（$C_{14}H_6O_8$）不得少于0.30%。

**【药理毒理】**

**1. 保护胃黏膜**　石榴皮鞣质按50、150、500mg/kg灌胃大鼠，150、500mg/kg剂量可降低胃溃疡指数，溃疡抑制率显著增加，且可使模型大鼠MDA含量降低和NO含量升高，也可抑制nNOS、eNOS的表达[1]。

**2. 降血糖**　石榴皮醇提物0.4、0.8、1.6g/kg灌胃小鼠，连续给药4周，每天1次，可显著降低实验大鼠的血糖水平、总胆固醇（TC）、血清甘油三酯（TG）、低密度脂蛋白（LDL-C）、瘦素（Leptin）、肿瘤坏死因子（TNF-α）的水平，升高高密度脂蛋白（HDL-C）和脂联素（Adiponectin）水平[2]。

**3. 改善大鼠肾纤维化**　石榴皮鞣质按60、20mg/kg灌胃左侧输尿管结扎致肾纤维化模型大鼠，术后当天开始给药，每天1次，连续3周，能使肾小管上皮细胞空泡变性、坏死，炎性细胞浸润，肾小管扩张程度明显减轻[3]。

**4. 安全性评价**　石榴皮鞣质按15963.00、12978.00、10551.12、8578.25、6974.19、5670.07、4609.81mg/kg灌胃小鼠，于每天给药后8h、14h观察并记录小鼠死亡情况，连续观察7d，石榴皮鞣质的半数致死量（$LD_{50}$）为8469.28mg/kg，其95%可信限范围为7252.70～9685.83mg/kg[4]。

**【药性】**　酸、涩，温。归大肠经。

**【功能主治】**　涩肠止泻，止血，驱虫。用于久泻，久痢，便血，脱肛，崩漏，带下，虫积腹痛。

**【临床应用】**　**临床常用**

（1）久泻，久痢　本品酸涩收敛，入大肠经。能涩肠道，止泻痢，为久泻久痢之常用药物。可单用，亦可配伍肉豆蔻、诃子等药，以增强涩肠止泻作用。治久泄属虚寒者，宜配伍干姜、附子等温里药，以温中涩肠；治久泻久痢而致气陷脱肛者，应与人参、黄芪、升麻等补气升提之品配伍，共收补气升阳、固脱止泻之功。本品若配伍黄连、黄柏等清热燥湿药物，亦可治疗温热泻痢。

（2）便血，崩漏　本品能收涩止血，可用于便血、崩漏。治便血，可单用煎服；或配伍地榆、槐花等止血药同用。治妊娠下血不止者，常与补血、止血药同用，以收补血止血安胎之功，如《产经方》石榴皮汤，以之配伍当归、阿胶、艾叶炭等。

（3）虫积腹痛　本品具有驱虫定痛的功效，常配伍槟榔煎汤服或研末服，对治疗蛔虫、绦虫所致腹痛均有良好效果。

**【用法用量】**　3～9g。

**【成药例证】**

**1. 白连止痢胶囊（《国家中成药标准汇编·内科脾胃分册》）**　药物组成：石榴皮、白头翁、木香、盐酸小檗碱。

功能主治：清热燥湿，涩肠止泻。用于痢疾、肠炎，属于大肠湿热证者。

**2. 三味泻痢颗粒（《国家中成药标准汇编·内科脾胃分册》）**　药物组成：石榴皮、马齿苋、车前子。

功能主治：涩肠止泻。用于大肠湿热所致的久痢、急痢。

**3. 五味清浊丸（《国家中成药标准汇编·内科脾胃分册》）**　药物组成：石榴皮、红花、豆蔻、肉桂、荜茇。

功能主治：开郁消食，暖胃。用于食欲不振，消化不良，胃脘冷痛，满闷嗳气，腹胀泄泻。

**4. 雪山胃宝丸（《国家中成药标准汇编·内科脾胃分册》）**　药物组成：南寒水石、荜茇、木香、石榴皮、山楂、土木香、烈香杜鹃、木瓜。

功能主治：健胃消食，散寒止痛。用于脾胃虚弱，寒凝食滞，胃脘胀痛，饮食不消；慢性胃炎、消化性溃疡见上述证候者。

**5. 腹可安片（《国家中成药标准汇编·内科脾胃分册》）**　药物组成：扭肚藤、火炭母、救必应、车前草、石榴皮。

功能主治：清热利湿，收敛，止痛。用于急性胃肠炎、消化不良引起的腹痛、腹泻、呕吐。

【贮藏】 置阴凉干燥处。

【参考文献】 [1]邱红梅,赖舒,尚京川,等.石榴皮鞣质对大鼠乙醇性胃黏膜损伤的保护作用研究[J].中国药房,2012,23(27):2509-2612.

[2]连军,丁玮,杨卫星,等.石榴皮对2型糖尿病大鼠的影响[J].中药药理与临床,2012,28(5):93-95.

[3]周本宏,周静,梁艺小,等.石榴皮鞣质改善大鼠肾纤维化作用研究[J].中草药,2014,45(11):1585-1590.

[4]邱红梅,赖舒,尚京川,等.石榴皮鞣质的急性毒性研究[J].中国药房,2011,22(23):2137-2138.

（蒋燕萍　何瑶　傅超美）

## 714　石榴子

Shiliuzi

【来源】 为石榴科植物石榴 *Punica granatum* L.的干燥种子。

【产地】 主要为栽培品。主产于江苏、湖南、山东、四川、湖北等地。

【采收加工】 秋季采摘成熟果实,置通风干燥处,待果皮风干后,剥取种子,晒干。

【炮制】 去皮晒干。

【性状特征】 为略长而具棱角的,常粘连成团块。单粒一端较大,长5～9mm,直径3～4mm。外层为黄红色至暗褐色的肉质外种皮,有皱纹,富糖性而黏,中层为淡黄棕色至淡红棕色的内种皮,质较硬。种仁乳白色,气微,味酸,微甜。以粒大、色红、味浓者为佳。

【药性】 酸、甘,温。

【功能主治】 温中健胃。用于食欲不振,胃寒痛,胀满,消化不良,泄泻。

【临床应用】 临床常用

胃寒证　本品温中散寒而止痛,善止呕,为治胃寒要药。主治胃寒证及一切胃病。

【用法用量】 6～9g,多入丸散服。

【成药例证】

**1. 槟榔七味丸(《国家中成药标准汇编·内科肾系分册》)**　药物组成:槟榔、石榴子、官桂、荜茇、白硇砂、干姜、豆蔻。

功能主治:祛寒补肾。用于肾寒肾虚,腰腿疼痛,小腹胀满,头昏眼花,耳鸣。

**2. 石榴健胃胶囊(《国家中成药标准汇编·内科脾胃分册》)**　药物组成:石榴子、肉桂、豆蔻、荜茇、红花。

功能主治:温胃益火。用于消化不良、食欲不振、寒性腹泻等。

**3. 五味石榴丸(《中华人民共和国卫生部药品标准·藏药第一册》)**　药物组成:石榴子、桂皮、荜茇、豆蔻、干姜。

功能主治:温胃消食。用于畏寒腹胀,消化不良,手足发冷,肾腰疼痛。

【贮藏】 置干燥处。

（周莉江　何瑶　傅超美）

## 715　石楠叶

Shinanye

【异名】 风药(《本草纲目》),栾茶(《本草纲目拾遗》)。

【来源】 为蔷薇科植物石楠 *Photinia serrulate* Lindl.的干燥叶。

【采收加工】 夏、秋季采收,晒干。

【炮制】 除去杂质,洗净,稍润,切丝,晒干。

【性状特征】 呈长椭圆形或长倒卵形,长8～16cm,宽2.5～6.5cm。先端短尖,基部近圆形或宽楔形,边缘具细密锯齿;上表面暗绿色至棕紫色,较光滑,主脉处稍凹陷;下表面色较浅,主脉突起,侧脉羽状排列。革质而脆。气微,味微苦、涩。

【化学成分】 石楠叶的主要成分是挥发油、萜类、脂类、鞣质、苷类。石楠叶的挥发油是其主要药理活性成分。

【药性】 辛、苦,平;有小毒。

【功能主治】 祛风,通络,益肾。用于风湿痹痛,腰背酸痛,足膝无力,偏头痛。

【临床应用】 临床常用

(1) 肾阳虚弱,精血不足证　本品性味苦、平。能补肾阳,益精血。肾阳虚弱、精血不足的阳痿、不孕、月经不调、少腹冷痛等病变见上述证候者。

(2) 肝肾不足,风湿痹证　本品可补肾阳,益精血,祛风除湿。肝肾不足的筋骨痿软,腰膝冷痛,风湿久痹,步履艰难等病变见上述证候者。

(3) 头风头痛　本品辛散,能祛风止痛,可治头风头痛,单用泡服或酒浸饮。

【用法用量】 4.5～9g。

【成药例证】 益视颗粒《卫生部药品标准中药成方制剂·第十七册》 药物组成：党参、当归、五味子(蒸)、山药、制何首乌、金樱子、覆盆子、厚朴(姜制)、木香、白术(焦)、山楂(焦)、石楠叶、菟丝子、六神曲(焦)。

功能主治：滋肾养肝，健脾益气，调节视力。用于肝肾不足、气血亏虚引起的青少年近视及视力疲劳者。

【注意事项】 阴虚火旺者忌服。本品含氰苷，有小毒，可见头昏、恶心呕吐、流涎，严重可致惊厥、昏迷等，不可多服。

【贮藏】 置干燥处。

（周莉江　何瑶　傅超美）

## 716　石韦

Shiwei

【异名】 石韀(《神农本草经》)，石皮(《名医别录》)，石苇(《滇南本草》)，石兰(《本草纲目》)，生扯拢(《分类草药性》)，石剑(《福建民间草药》)，石背柳(《中药材手册》)。

【来源】 为水龙骨科植物庐山石韦 *Pyrrosia sheareri* (Bak.) Ching、石韦 *Pyrrosia lingua* (Thunb.) Farwell或有柄石韦 *Pyrrosia petiolosa* (Christ) Ching的干燥叶。

【产地】 主要为野生品。主产于浙江、湖北、河北等地。

【采收加工】 全年均可采收，除去根茎和根，晒干或阴干。

【炮制】 除去杂质，洗净，切段，干燥，筛去细屑。

【性状特征】 本品呈丝条状。上表面黄绿色或灰褐色，下表面密生红棕色星状毛。孢子囊群着生侧脉间或下表面布满孢子囊群。叶全缘。叶片革质。气微，味微涩苦。

【化学成分】 石韦的主要成分是多糖、三萜类、黄酮类、甾体及挥发油成分。石韦的多糖类成分是其主要药理活性成分。《中华人民共和国药典》2015年版规定，本品药材及其饮片按干燥品计算，含绿原酸($C_{16}H_{18}O_9$)不得少于0.20%。

【药理毒理】

**1. 抗炎、镇痛** 石韦水提取物按1.95g/kg灌胃小鼠，连续7d，能降低二甲苯所致小鼠耳廓肿胀度，减少醋酸所致小鼠扭体次数；石韦75%乙醇提取物按1.95g/kg灌胃小鼠，连续7d，能明显降低二甲苯所致小鼠耳廓肿胀度，减少醋酸致小鼠扭体次数[1]。石韦水提取液、石韦醇提取液按1.95g/10g灌胃小鼠，每天1次，连续7d，末次给药1h后，于小鼠右耳两面各涂二甲苯0.01ml致肿，对小鼠右耳的肿胀抑制率分别为44.62%、49.93%[1]。石韦水煎液10、20、40g生药/kg小鼠灌胃给药，每天1次，连续7d，于末次给药后30min，右耳正反两面均匀涂予50μl巴豆油混合液致炎，各剂量对巴豆油混合液致小鼠耳廓肿胀均有明显的抑制作用[2]。

**2. 镇咳、祛痰** 石韦醇提取物不同极性部位稀释成3.125、6.25、12.5、25、50、100mg/ml的质量浓度梯度，结果显示石韦正丁醇相对普通变形杆菌、枯草芽孢杆菌、藤黄八叠球菌等均有不同程度的抑制作用，其最小抑菌浓度值分别为25mg/ml及12.5mg/ml[3]。

**3. 降血糖** 石韦多糖10、40、160mg/kg灌胃给药小鼠，连续10d，对四氧嘧啶造成的糖尿病模型小鼠有明显的疗效，可明显降低血糖、血清及胰腺组织过氧化脂质水平，提高糖尿病小鼠对糖的耐受能力[4]。

**4. 抗心律失常** 石韦水溶液按0.3g/100g灌胃大鼠，每天1次，连续4d，能使维拉帕米造成的大鼠缓慢性心律失常持续时间缩短[5]。

**5. 对免疫系统的影响** 石韦水煎液0.25、0.5、0.75g/ml按0.2L/kg灌胃小鼠，每天1次，连续14d，第15d放血后处死小鼠，取脾脏得脾细胞悬液，能抑制ConA或LPS活化的正常小鼠脾淋巴细胞的增殖、减少IgM的分泌量[6]。

**6. 肾保护作用** 石韦免煎剂0.69g配置成2ml液体灌胃肾结石大鼠，连续4周，能减轻肾充血情况，减轻肾炎细胞浸润情况[7]。石韦免煎剂0.6g配置成2ml液体灌胃给肾结石大鼠，每天1次，连续4周，能明显促进草酸钙结晶排泄[8]。

**7. 抗病毒** 石韦水煎液250、500、1000、2500、5000、10000μg/ml取0.1ml加入病毒感染的细胞培

养液中，其最低有效剂量为250μg/ml(抑制病毒对数分别为2.5±0.21和2.54±0.1)以及预防给药途径500g/ml(抑制病毒对数为2.0±0.15)[9]。

**8. 抗菌**　将100mg/ml石韦总黄酮、石韦总皂苷、石韦多糖溶液稀释成1.25、2.5、5、15、30、60mg/ml的质量浓度梯度，石韦总黄酮提取物对普通变形杆菌抑制效果最好，最小抑菌浓度为15mg/ml，对大肠埃希菌和枯草芽孢杆菌的最小抑菌浓度为30mg/ml，对金黄色葡萄球菌的抑制作用稍差，最低抑菌浓度为60mg/ml，总皂苷提取物枯草芽孢杆菌的最小抑菌浓度为30mg/ml，对金黄色葡萄球菌抑制作用稍差，为60mg/ml，多糖提取物对4种细菌的最低抑菌浓度均为60mg/ml[10]。

**9. 其他药理作用**　石韦醇提物(2、7g/kg)、石韦水提物(2、7g/kg)、石韦石油醚萃取物(0.3、1g/kg)、石韦乙酸乙酯萃取物(0.3、0.9g/kg)、石韦正丁醇萃取物(0.6、1.8g/kg)以0.1ml/10g灌胃小鼠，连续10d，每天1次，石韦醇提物(2、7g/kg)、石韦水提物(2、7g/kg)、石韦正丁醇萃取物(0.6、1.8g/kg)均能明显提高小鼠外周血白细胞数[11]。

**【药性】**　甘、苦，微寒。归肺、膀胱经。

**【功能主治】**　利尿通淋，清肺止咳，凉血止血。用于热淋，血淋，石淋，小便不通，淋沥涩痛，肺热喘咳，吐血，衄血，尿血，崩漏。

**【临床应用】　临床常用**

(1) 淋证　本品能清利膀胱湿热而利尿通淋，为湿热淋证之常用。治热淋，常与滑石、木通、车前子等配伍，以加强清热通淋之效，如《全生指迷方》石韦汤，以之与车前子煮浓汁服用。本品既清热通淋，又凉血止血，故又常用治血淋，如《千金方》石韦散，以之与当归、蒲黄、芍药同用。用于石淋，如《古今录验》石韦散，以之与滑石为末，用米汁或蜜冲服。

(2) 咳喘，哮证　本品药性寒凉，归肺经而能清肺热，止咳平喘。用于肺热咳嗽，可与鱼腥草、芦根等同用。若痰中带血者，可配以侧柏叶、白茅根等。若咳嗽偏寒者，如《圣济总录》石韦散，以之与槟榔为末，姜汤送服。

(3) 出血证　本品清热凉血而止血。用于血热妄行所致的崩中、漏下，可与益母草、生地黄、生艾叶等同用；又如《本草纲目》，本品单味为末，温酒服。用于血热所致的吐血等可与侧柏叶、茜根、白茅根等同用。

**【用法用量】**　6～12g。

**【成药例证】**

**1. 复方石韦片(《中华人民共和国药典》2015年版)**　药物组成：石韦、黄芪、苦参、萹蓄。

功能主治：清热燥湿，利尿通淋。用于下焦湿热所致的热淋，症见小便不利、尿频、尿急、尿痛、下肢浮肿；急性肾小球肾炎、肾盂肾炎、膀胱炎、尿道炎见上述证候者。

**2. 排石颗粒(《中华人民共和国药典》2015年版)**　药物组成：连钱草、车前子(盐水炒)、木通、徐长卿、石韦、瞿麦、忍冬藤、滑石、苘麻子、甘草。

功能主治：清热利水，通淋排石。用于下焦湿热所致的石淋，症见腰腹疼痛、排尿不畅或伴有血尿；泌尿系结石见上述证候者。

**3. 复方金钱草颗粒(《卫生部药品标准中药成方制剂·第十八册》)**　药物组成：广金钱草、车前草、石韦、玉米须。

功能主治：清热祛湿，利尿排石，消炎止痛。用于泌尿系结石、尿路感染属湿热下注证者。

**4. 结石通片(《卫生部药品标准中药成方制剂·第十三册》)**　药物组成：广金钱草、玉米须、石韦、鸡骨草、茯苓、车前草、海金沙草、白茅根。

功能主治：清热利湿，通淋排石，镇痛止血。用于泌尿系统感染，膀胱炎，肾炎水肿，尿路结石，血尿，淋沥浑浊，尿道灼痛等。

**【贮藏】**　置通风干燥处。

**【参考文献】**　[1]李芸达，黄涛，颜祖弟，等.石韦不同提取物的抗炎镇痛作用考察[J].中国药师，2014，17(10)：1642-1644.

[2]阮公粱，王柳萍，钟霞军，等.广西产石韦和柔软石韦抗炎镇痛作用研究[J].广西医科大学学报，2015，32(2)：182-185.

[3]李雁群，黎桦，陈超君，等.石韦醇提物抑菌活性的初步研究[J].时珍国医国药，2010，21(1)：142-143.

[4]王兵，黄传贵.石韦多糖降血糖作用的实验研究[J].亚太传统医药，2008，4(8)：33-34.

[5]马越，田瑶，姚小芹，等.石韦抗大鼠缓慢性心律失常作用的实验研究[J].吉林中医药，2011，31(9)：915-916.

[6]贾永芳，李莉，张彤石，等.石韦对小鼠免疫功能及异基因皮片移植排斥的抑制作用[J].四川动物，2011，30(2)：261-264.

[7]邵绍丰，张爱鸣，刘耀，等.单味中药金钱草、石韦、车前子对大鼠肾结石肾保护作用的实验研究[J].浙江中西医结合杂志，

2009,19(6):342-344.

[8]邵绍丰,翁志梁,李澄棣,等.单味中药金钱草、石韦、车前子对肾结石模型大鼠的预防作用[J].中国中西医结合肾病杂志,2009,10(10):874-876.

[9]郑民实,李文.庐山石韦抗Ⅰ型单纯疱疹病毒的实验研究[J].生物学杂志,1990,10(1,2):73-76.

[10]钟霞军,蓝芳,朱丹青,等.光石韦抑菌活性的研究[J].时珍国医国药,2014,25(3):574-575.

[11]龙毅,袁吉虎,许杨珊,等.黔产石韦提取物对小鼠外周血白细胞数的影响[J].贵州农业科学,2015,43(5):179-182.

(甘彦雄　何瑶　傅超美)

## 717　石蟹

Shixie

**【异名】** 蟹化石、大石蟹(《开宝本草》),灵石蟹、石螃蟹(《药材学》)。

**【来源】** 为古生代节肢动物石蟹 *Telphusa* sp. 及其近缘动物的化石。

**【产地】** 主产于台湾、四川、广东等地。

**【采收加工】** 全年可采,挖出后,去尽表面附着泥土,洗净晾干。

**【炮制】** **石蟹**　除去杂质,洗净,干燥,掏碎。

**煅石蟹**　取净石蟹,置耐火容器内,用火煅至红透,取出,放冷,研成细粉。

**【性状特征】** **石蟹**　全形似蟹,但多残缺不全或成碎块,较完整者宽5～7cm,厚2cm,甲壳痕迹明显,略呈钝四棱状、角棱圆而无棘齿,青灰色或灰白色,螯及步脚多不完整。质坚硬,断面灰棕色,石质。无臭、味微咸。

**煅石蟹**　为不规则细粒或粗粉,瓦灰色或灰棕色,质酥松。

**【化学成分】** 石蟹的主要成分为碳酸钙($CaCO_3$),还含锰、铝、钛等20余种微量元素。

**【药性】** 咸,寒。归肾经。

**【功能主治】** 清热利湿,去翳明目,催生。用于目赤、目翳,时行热病,湿热淋浊,赤白带下,肠风痔瘘等症。

**【临床应用】** **临床常用**

(1)热淋带下,湿疹瘙痒　本品有清热解毒之功,兼能利湿消肿。可用于湿热所致的淋证、妇人带下、湿疹等病。

(2)目赤翳障　本品清肝热而明目退翳。适用于肝火上炎所致目赤肿痛、青盲、目生翳障等病。

**【用法用量】** 5～15g。

**【成药例证】** **珍珠八宝眼药(《卫生部药品标准中药成方制剂·第六册》)**　药物组成:珍珠、冰片、炉甘石(煅)、硇砂(制)、牛黄、硼砂(煅)、石蟹(煅)、黄连干浸膏。

功能主治:消障明目,止痛退肿。用于红睛,白障,赤肿烂眼,畏日羞明,迎风流泪。

**【贮藏】** 置干燥处。

(甘彦雄　何瑶　傅超美)

## 718　石燕

Shiyan

**【异名】** 石燕子(《简要济众方》),大石燕(《历代中药炮制资料辑要》),燕子石(《全国中草药汇编》)。

**【来源】** 为古代石燕科动物中华弓石燕 *Cyrtiospirifer sinensis* Grabau 与戴维逊穹石燕 *Cyrtiopsis davidsoni* Grabau 及多种近缘动物的化石。

**【产地】** 主产于湖南、广西、四川、山西、江西等地。

**【采收加工】** 挖出后,去净表面泥土。

**【炮制】** **石燕**　洗净,晒干,掏碎。

**煅石燕**　取净石燕,砸成小块,照煅淬法煅至红透,立即投入醋中淬酥,取出,放冷,研粉。每石燕100kg,用醋20kg。

**【性状特征】** **石燕**　形略似燕,表面青灰色或土棕色,贝体大小不等,轮廓有方形、圆形、梯形、三角形及卵形,长1.5～2.5cm,宽1.5～4cm,厚1.5～2.5cm。它由不等的两个外壳叠合在一起而成,较大者称腹壳,位于上方,较小者称背壳,位于下方;两壳后缘较平齐,有一近于宽等腰三角形或呈宽缝状的铰合面,正中可见三角形洞孔或双板;前缘较圆,直伸或稍下弯,腹壳的顶区隆凸,正中有一凹槽(称腹中槽),背壳正中常凸隆(称背中隆),两侧壳面急剧倾斜呈翅状,壳面有放射状线纹(壳线)和圆心性层纹(壳层)。质坚如石,砸碎后断面呈青灰色或红棕色。无臭、味淡。

**煅石燕**　为青灰色或灰棕色细粉。

【化学成分】 石燕的主要成分为碳酸钙，还含有少量磷及二氧化硅等。

【药性】 咸，凉。归肾、膀胱经。

【功能主治】 除湿热，利小便，退目翳。用于淋证，小便不利，湿热带下，尿血便秘，肠风痔漏，眼目障翳。

【临床应用】 临床常用

（1）淋证　本品性寒，入肾及膀胱经，泄两经之热，利膀胱之水，故可用于下焦湿热之淋证。

（2）小便不通　本品除湿热，清利小便，归肾及膀胱经，可用于下焦湿热所致的小便不通。

（3）其他湿热证　本品具有清利湿热，利小便，除用于淋证、小便不通外，还可用于治疗尿血、带下等湿热病症，常分别于利尿通淋药、清热燥湿药或利湿退黄药等配伍使用。

【用法用量】 汤剂 3～9g。散剂外用，水磨点眼。

【成药例证】

**1. 三鞭温阳胶囊（《国家中成药标准汇编·内科肾系分册》）** 药物组成：鹿茸、人参、熟地黄、穿山甲、地黄、石燕、肉苁蓉、细辛、地骨皮、杜仲、附子、丁香、天冬、朱砂、甘草、蜻蜓、枸杞子、淫羊藿、虾仁、补骨脂、锁阳、牛膝、急性子、砂仁、大青盐、雀脑、蚕蛾、菟丝子、海狗肾、驴肾、狗鞭。

功能主治：温肾壮阳。用于命门火衰，阳痿不举，肾冷精寒，腰膝痿弱。

**2. 固肾补气散（《国家中成药标准汇编·内科气血津液分册》）** 药物组成：人参、鹿茸、海马、莲子、茯苓、天冬、麦冬、穿山甲、肉苁蓉、锁阳、补骨脂、淫羊藿、胡芦巴、菟丝子、沙苑子、杜仲、附子、紫梢花、怀牛膝、细辛、地黄、石斛、当归、砂仁、母丁香、菊花、车前子、莱菔子、石燕、食盐、绵马贯众、槐角、远志、桂皮、阿胶、甘草、朱砂、芝麻油。

功能主治：补肾填精，补益脑髓。用于肾亏阳弱，记忆减退，腰酸腿软，气虚咳嗽，五更溏泻，食欲不振。

**3. 龟龄集（《中华人民共和国药典》2015 年版）** 药物组成：红参、鹿茸、海马、枸杞子、丁香、穿山甲、雀脑、牛膝、锁阳、熟地黄、补骨脂、菟丝子、杜仲、石燕、肉苁蓉、甘草、天冬、淫羊藿、大青盐、砂仁等。

功能主治：强身补脑，固肾补气，增进食欲。用于肾亏阳弱，记忆减退，夜梦精溢，腰酸腿软，气虚咳嗽，五更溏泻，食欲不振。

**4. 疳积散（《中华人民共和国药典》2015 年版）** 药物组成：石燕、煅石决明、使君子仁、炒鸡内金、谷精草、威灵仙、茯苓。

功能主治：消积化滞。用于食滞脾胃所致的疳证，症见不思乳食，面黄肌瘦，腹部膨胀，消化不良。

【贮藏】 置干燥处。

（郑勇凤　何瑶　傅超美）

## 719　石钻子

Shizuanzi

【来源】 为清风藤科植物四川清风藤 *Sabia schumanniana* Diels 的干燥根。

【产地】 主要为野生品。主要分布于陕西、浙江、江西、湖北、四川等地。

【采收加工】 夏、秋二季采挖，除去杂质，晒干。

【炮制】 除去杂质，洗净，润透，切片，干燥。

【性状特征】 呈圆柱形，弯曲而稍扭，长 10～25cm，直径 0.5～2cm。表面红棕色、浅棕黄色或灰褐色，有细密的纵皱纹及深浅不等的横裂，有的可见支根痕。质硬而脆，断面较平，类白色，有一浅棕色环，木部有放射状纹理。无臭，味苦、辛。

【药性】 微苦、辛，温。

【功能主治】 祛痰，止咳，平喘。用于慢性支气管炎。

【临床应用】 临床常用

咳喘痰多　本品辛温不燥，味苦性降，长于化痰浊而止咳，用于治疗咳嗽，咳喘痰多；慢性支气管炎见上述证候者。

【用法用量】 9～15g。

【贮藏】 置干燥处，防蛀。

（郑勇凤　何瑶　傅超美）

## 720　莳萝子

Shiluozi

【异名】 时美中（侯宁极《药谱》），莳萝椒（《本草蒙筌》），小茴香（《本草纲目》），瘪谷茴香（《本草正义》），土茴香（《中药志》）。

【来源】　为伞形科植物莳萝 *Anethum graveolens* L.的干燥成熟果实。

【产地】　主要为栽培品。原产欧洲南部，我国东北、甘肃、四川、广东、广西等地有栽培。

【采收加工】　秋季采收，除去杂质，晾干。

【炮制】　除去杂质，晒干。

【性状特征】　为双悬果，大多裂为分果，呈扁广椭圆形，长 3～4mm，宽 2～3mm。表面棕色，背面有 3 条不明显的肋线，两侧肋线延伸作翅状，少数分离或未分离的双悬果基部有残存果柄，果实周围的边缘有黄白色的翅。气香，味辛辣。

【化学成分】　莳萝子的主要成分是黄酮类、挥发油类、萜类、皂苷类成分。莳萝子的挥发油类是其主要药理活性成分。

【药性】　二级干热。

【功能主治】　消散寒气，成熟体液，解毒止痛，消石利尿，助食平喘。用于肝弱寒湿，过盛胁痛，消化不佳，咳喘痰多，体内结石，闭经尿少；煎汁熏洗治疗产后体弱，周身疼痛。

【临床应用】　**临床常用**

(1) 痞满　本品可助食化痞。可用于饮食积滞的痞满。

(2) 喘证　本品可消散寒气，利尿，平喘。可用于风寒壅肺的喘证。

【用法用量】　5g。

【成药例证】　**罗补甫克比日丸(《卫生部药品标准·维吾尔药分册》)**　药物组成：牛鞭、肉桂、洋葱子、花椒、甜瓜子、欧细辛、莳萝子、紫茉莉根、姜片、芝麻菜子、荜茇、苜蓿子、丁香、胡萝卜子、巴旦仁、韭菜子、蒺藜、棉子、肉豆蔻衣、西红花、肉豆蔻、高良姜、奶桃、芜青子、芝麻、黄瓜子、大叶补血草、木香、白皮松子。

功能主治：温补脑肾，益心填精。用于阳痿，抑郁，滑精，早泄，体虚，消瘦，神经衰弱。

【注意事项】

1. 孕妇慎用。

2. 不可与阿魏同用。

【贮藏】　置阴凉干燥处。

（赵思蕾　何瑶　傅超美）

## 721　使君子

Shijunzi

【异名】　留求子(《南方草木状》)，史君子(《药诺》)，五棱子(《药材资料汇编》)，索子果(《南宁市药物志》)，冬均子、病柑子(《中药材手册》)。

【来源】　为使君子科植物使君子 *Quisqualis indica* L. 的干燥成熟果实。

【产地】　主要为栽培品。广泛分布于江西、湖南、广东、广西、云南等地。道地产区为四川眉山、福建邵武。

【采收加工】　秋季果皮变紫黑色时采收，除去杂质，干燥。

【炮制】　**使君子**　除去杂质。用时捣碎。

**使君子仁**　取净使君子，除去外壳。

**炒使君子仁**　取使君子仁，照清炒法炒至有香气。

【性状特征】　**使君子**　呈椭圆形或卵圆形，具 5 条纵棱，偶有 4～9 棱，长 2.5～4cm，直径约 2cm。表面黑褐色至紫黑色，平滑，微具光泽。顶端狭尖，基部钝圆，有明显圆形的果梗痕。质坚硬，横切面多呈五角星形，棱角处壳较厚，中间呈类圆形空腔。种子长椭圆形或纺锤形，长约 2cm，直径约 1cm；表面棕褐色或黑褐色，有多数纵皱纹；种皮薄，易剥离；子叶 2，黄白色，有油性，断面有裂纹。气微香，味微甜。

**使君子仁**　呈长椭圆形或纺锤形，长约 2cm，直径约 1cm。表面棕褐色或黑褐色，有多数纵皱纹。种皮易剥离，子叶 2，黄白色，有油性，断面有裂隙。气微香，味微甜。

**炒使君子仁**　形如使君子仁，表面黄白色，有多数纵皱纹；有时可见残留有棕褐色种皮。气香，味微甜。

【化学成分】　使君子主要成分为脂肪油、脂肪酸、甾醇、生物碱、鞣质类等。使君子的生物碱是其主要药理活性成分。《中华人民共和国药典》2015 年版规定，本品药材及其饮片及炒使君子仁种子含胡芦巴碱($C_7H_7NO_2$)不得少于 0.20%。

【药理毒理】

**1. 驱蛔虫**　感染猪蛔虫的小鼠自由饮服含生药 0.5、0.25、0.12g 使君子提取物，连续 108h，72h 后杀虫率分别为 100%、100%、79%，表明使君子提取物具有较好的驱猪蛔虫的效果[1]；云南使君子提取物的抗蛔虫半数致死量为1.6675mg/ml[2]。

**2. 安全性评价**　使君子提取物按15000、20400、27744、37732、51315mg/kg给小鼠灌胃，连续观察10d，$LD_{50}$为16333mg/kg，$LD_{50}$的95%可信限为14345～18236mg/kg[3]。

**【药性】**　甘，温。归脾、胃经。

**【功能主治】**　杀虫消积。用于蛔虫病，蛲虫病，虫积腹痛，小儿疳积。

**【临床应用】**　**临床常用**

蛔虫腹痛　本品味甘气香而不苦，性温又入脾胃经，有良好的驱杀驱虫作用，为驱蛔要药，尤宜于小儿驱虫所致的疳疾。轻证单用本品炒香嚼服；因其作用缓和，重证需与其他驱虫药物配伍，以增强疗效，如《证治准绳》使君子散，本品与苦楝皮、槟榔等同用。与百部、槟榔、大黄等同用，亦可用于治蛲虫病。

**【用法用量】**　使君子9～12g，捣碎入煎剂；使君子仁6～9g，多入丸散或单用，作1～2次分服。小儿每岁1～1.5粒，炒香嚼服，1日总量不超过20粒。

**【成药例证】**

**1. 磨积散(《卫生部药品标准中药成方制剂·第三册》)**　药物组成：鸡内金、白扁豆、木香、砂仁、使君子仁、三棱、莪术、水红花。

功能主治：消疳，磨积。用于小儿宿食积滞引起：停食停乳，不思饮食，面黄肌瘦，腹胀坚硬，虫积腹痛。

**2. 健脾康儿片(《卫生部药品标准中药成方制剂·第三册》)**　药物组成：人参、白术、茯苓、山药、山楂、鸡内金、木香、陈皮、使君子肉、黄连、甘草。

功能主治：健脾养胃，消食止泻。用于脾胃气虚所致的泄泻，症见腹胀便泻，面黄肌瘦，食少倦怠，小便短少。

**3. 疳积散(《中华人民共和国药典》2015年版)**　药物组成：鸡内金、茯苓、使君子仁、石燕、石决明、谷精草、威灵仙。

功能主治：消积化滞。用于食滞脾胃所致的疳证，症见不思乳食、面黄肌瘦、腹部膨胀、消化不良。

**4. 使君子丸(《卫生部药品标准中药成方制剂·第七册》)**　药物组成：使君子、制天南星、槟榔。

功能主治：消疳驱虫。用于小儿疳积，虫积腹痛。

**5. 消积化虫散(《卫生部药品标准中药成方制剂·第九册》)**　药物组成：使君子仁、白术、茯苓、牵牛子、陈皮、厚朴、槟榔、山楂、六神曲、甘草。

功能主治：消积化虫，开胃增食。用于小儿厌食纳呆，消化不良，食积虫积，脘腹胀痛。

**【注意事项】**　服药时忌饮浓茶。

**【贮藏】**　置通风干燥处，防霉，防蛀。

**【参考文献】**
[1]杨继生，肖啸，杨美兰，等.使君子提取物对感染猪蛔虫小鼠的驱虫试验[J].中国畜牧兽医，2007，34(8)：81-82.

[2]沈学文，肖啸，严达伟，等.使君子提取物对猪蛔虫虫卵的体外杀虫试验[J].山东畜牧兽医，2009，(1)：7-8.

[3]杨继生，肖啸，张静，等.使君子提取物的毒性试验及安全性研究[J].中兽医学杂志，2008，(4)：3-5.

(赵思蕾　何瑶　傅超美)

## 722　柿蒂

Shidi

**【异名】**　柿钱(《洁古家珍》)，柿丁(《中药志》)，柿子把(《中药材手册》)，柿萼(《药材学》)。

**【来源】**　为柿树科植物柿 *Diospyros kaki* Thunb.的干燥宿萼。

**【产地】**　主要为栽培品。主产于河南、山东、福建、河北、山西等地。分布于辽宁、河北、河南、山东、安徽等地。

**【采收加工】**　冬季果实成熟时采摘，食用时收集，洗净，晒干。

**【炮制】**　除去杂质，洗净，去柄，干燥或打碎。

**【性状特征】**　呈扁圆形，直径1.5～2.5cm。中央较厚，微隆起，有果实脱落后的圆形疤痕，边缘较薄，4裂，裂片多反卷，易碎；基部有果梗或圆孔状的果梗痕。外表面黄褐色或红棕色，内表面黄棕色，密被细绒毛。质硬而脆。气微，味涩。

**【化学成分】**　柿蒂的主要成分是萜类、甾醇类、黄酮类、鞣质类、糖类等成分。柿蒂的萜类和黄酮类是其主要药理活性成分。

**【药理毒理】**

**1. 抗氧化**　在含有3mmol/L邻二氮菲的1ml标准反应体系试管中，加入柿蒂70%(体积分数)丙酮水溶液提取液2ml后，以滴加0.01%(体积分数)

$H_2O_2$ 1ml启动反应，可较高效的清除·OH[1]。柿蒂提取液0.1ml，混匀后加入8mmol/l的邻苯三酚溶液0.3ml，4min后再加1滴10mol/L HCl溶液终止反应，可有效地清除$O_2$·[1]。

**2. 抗心律失常**　0.5%柿蒂提取物(ST)50mg/kg腹腔注射于氯仿诱发致室颤的小鼠，致颤率明显降低，能显著对抗氯仿诱发的室颤；柿蒂提取物12.5mg/(kg·d)腹腔注射哇巴因致室性心律失常的豚鼠，连续5d，能明显地提高哇巴因致豚鼠VP、HA时的阈剂量[2]。

**3. 镇静**　0.5%柿蒂提取物(ST)100mg/kg对小鼠腹腔注射，连续5d，能使其自发活动明显减少，增强阈下剂量戊巴比妥钠的催眠作用，延长其睡眠时间，并明显拮抗吗啡引起的小鼠竖尾反应[2]。

**【药性】**　苦、涩，平。归胃经。

**【功能主治】**　降逆止呃。用于呃逆。

**【临床应用】**　**临床常用**

呃逆　本品味苦，药性平和，善降胃气，凡胃气上逆所致呃逆均可选用。若兼胃寒者，可配伍温中药，如《济生方》柿蒂汤，即同丁香等相煎；兼胃虚寒者，常配伍温中药，如《症因脉治》丁香柿蒂汤；兼胃热者，可配伍芦根、竹茹等清胃药；兼痰湿壅滞者，常加入旋覆花、半夏等化痰药。

**【用法用量】**　5～10g。

**【成药例证】**

**1. 复方大红袍止血胶囊(《国家中成药标准汇编·外科妇科分册》)**　药物组成：大红袍、柿蒂、滑石粉。

功能主治：收敛止血。用于功能性子宫出血、人工流产术后出血、放取环术后出血、鼻衄、胃出血及内痔出血等。

**2. 痔疮栓(《卫生部药品标准中药成方制剂·第四册》)**　药物组成：柿蒂、大黄、冰片、芒硝、田螺壳、橄榄核。

功能主治：清热通便，止血，消肿止痛，收敛固脱。用于各期内痔、混合痔之内痔部分、轻度脱垂等。

**【贮藏】**　置通风干燥处，防蛀。

**【参考文献】**
[1]周本宏，魏嫣，张琛霞，等.柿蒂总鞣质的抗氧化活性研究[J].广东药学院学报，2010，26(6)：599-601.

[2]杜广门.柿蒂的抗心律失常作用和镇静作用的研究[J].中成药研究，1987，(3)：28-29.

（严鑫　何瑶　傅超美）

## 723　柿子

Shizi

**【异名】**　沙布塔拉(《蒙药》)。

**【来源】**　为柿树科植物柿 *Diospyros kaki* Thunb.的干燥成熟果实。

**【产地】**　主要为栽培品。分布于华东、中南、辽宁、河北、山西等地。

**【采收加工】**　秋、冬季果实成熟时采摘，低温干燥。

**【炮制】**　净制。

**【性状特征】**　呈圆球形，稍扁，直径3.5～5cm。表面深紫红色，有光泽，具皱褶，两端平截，先端有点状花柱残迹，基部有果柄及宿萼，宿萼4浅裂，多破碎，红棕色，有毛茸。果肉棕褐色。质柔韧。种子数枚，扁圆形，直径1～1.5cm，棕红色。气微，味甜。

**【化学成分】**　柿子的主要成分是鞣质类、糖类等。柿子的鞣质类是其主要药理活性成分。

**【药理毒理】**

**1. 止血**　柿子黄酮2g/(kg·d)给小鼠灌胃，每天1次，连续3d，能明显缩短小鼠的止血时间[1]。

**2. 凝血**　柿子黄酮2g/(kg·d)给小鼠灌胃，每天1次，连续3d，能明显缩短小鼠的凝血时间[1]。

**3. 抗炎**　柿子黄酮2g/(kg·d)给小鼠灌胃，每天1次，连续3d，能降低二甲苯引起的小鼠急性耳肿胀度[1]。

**【药性】**　甘、酸，燥、钝、糙、凉。

**【功能主治】**　清"巴达干"热，止泻。用于"巴达干宝日"病，耳病，烧心泛酸。

**【临床应用】**　**临床常用**

巴达干宝日病　本品能清"巴达干"热，止泻，用于治疗"巴达干宝日"病，烧心泛酸，恶心呕吐，纳呆，便溏。

**【用法用量】**　6～9g。

**【成药例证】**　**止吐六味散(《中华人民共和国卫生部药品标准·蒙药分册》)**　药物组成：甘草、大米、柿子、蔓荆子、小茴香、芫荽果。

功能主治:止吐。用于呕吐、妊娠呕吐等。

**【注意事项】** 不可与蟹同食。

**【贮藏】** 置通风干燥处,防霉,防蛀。

**【参考文献】** [1]谢玲,钟晓红,常嵩华,等.柿子黄酮类化合物的双水相系统纯化及止血凝血抗炎作用研究[J].中国现代应用药学,2014,31(9):1052-1058.

(严鑫　何瑶　傅超美)

## 724　手参

Shoushen

**【异名】** 手掌参(《东北药用植物志》),佛手参、掌参(《宁夏中草药手册》),手儿参(《陕西中草药》)。

**【来源】** 为兰科植物手参 *Gymnadenia conopsea* (L.) R.Br.的干燥块茎。

**【产地】** 主要为野生品,栽培品亦有。主产于东北、山西、陕西、甘肃等地。

**【采收加工】** 夏、秋二季采收,除去须根及泥沙,晒干;置沸水中烫或煮至内无白心,晒干。

**【炮制】** 除去杂质,洗净,干燥,用时捣碎。

**【性状特征】** 略呈手状,长1～4.5cm,直径1～3cm。表面浅黄色至褐色,有细皱纹,顶端有茎的残基或残痕,其周围有点状痕。下部有2～12指状分枝,分枝长0.3～2.5cm,直径0.2～0.8cm。质坚硬,不易折断,断面黄白色,角质样。无臭,味淡,嚼之发黏。以色黄白、质坚实、断面角质样者为佳。

**【化学成分】** 手参的主要成分为黄酮类、挥发油类、氨基酸类、糖类及无机盐类。手参的挥发油类是其主要药理活性成分。

**【药理毒理】**

**1. 镇静**　手参水提液10、20g/kg灌胃给予小鼠,每天2次,灌胃7d,能减少小鼠5min内前肢向上抬举次数[1]。

**2. 催眠**　手参水提液10、20g/kg灌胃给予小鼠,每天2次,灌胃7d,20g/kg手参水提液与阈上剂量戊巴比妥钠合用能明显延长小鼠睡眠持续时间[1]。

**3. 降血脂**　手参乙醇提取物1.25、2.5、5g/kg灌胃给予大鼠,每天1次,连续灌胃14d,均能不同程度地降低用高脂饲料建立高脂血症模型大鼠的血清TG、ALT、AST及肝组织TG的含量[2]。

**【药性】** 甘,平。

**【功能主治】** 滋养,生津,止血。用于久病体虚,肺虚咳嗽,失血,久泻,阳痿。

**【临床应用】** 临床常用

(1) 气血两虚证　本品甘平入脾,既能补脾益气,又能益气生血。脾虚气血化生不足,或病后体弱,气血两虚,而见虚衰消瘦、气短多梦、夜寐不安等,常与当归、黄芪等药配伍,益气生血。若气血虚衰、乳汁缺少者,配伍黄芪、当归、漏芦、玉竹,益气生血通乳。

(2) 肺虚证　本品既能补肺气,又能益肺阴,并能生津润燥,久病体虚,或热病后期,肺虚咳嗽,气喘,可与百合、大枣配伍,补肺润燥止咳。

另外,本品具收敛止血之效,可用于久泻、白带、失血等,单用研末服用或随证加减应用,可增加疗效。

**【用法用量】** 3～9g。

**【成药例证】**

**1. 十味手参散(《卫生部药品标准藏药·第一册》)**　药物组成:手参、刀豆、石榴子、熊胆、豆蔻、荜茇、桂皮、天冬、红花、麝香。

功能主治:补肾,固精。用于肾虚,遗精,阳痿。

**2. 复方手参益智胶囊(《国家中成药标准汇编·脑系经络肢体分册》)**　药物组成:手参、制何首乌、刺五加、黄精、黄芪、当归、枸杞子、五味子、山茱萸、远志、石菖蒲、赤芍。

功能主治:滋补肝肾,益精健脑。用于肝肾不足、气血亏虚所致的健忘,头晕,心悸失眠,倦怠乏力。

**3. 手参肾宝胶囊(《国家中成药标准汇编·内科肾系分册》)**　药物组成:手参、黄精、天冬、烈香杜鹃、冬虫夏草。

功能主治:温肾补阴,填精补髓。用于肾阳不足,精血亏虚,遗精阳痿,腰膝酸软,眩晕乏力。

**【贮藏】** 置干燥处,防蛀。

**【参考文献】** [1]周欣欣,熊平,林志成,等.手参镇静催眠作用的实验研究[J].中国现代中药,2009,11(9):33-35.

[2]张天娥,陈朝勇,李少华,等.手参对高脂血症大鼠血脂及肝功能的影响[J].时珍国医国药,2013,24(4):865-867.

(罗妮妮　何瑶　傅超美)

# 725　首乌藤

Shouwuteng

【异名】 夜交藤(《本经逢原》),棋藤(《南京民间草药》)。

【来源】 为蓼科植物何首乌 *Polygonum multiflorum* Thunb.的干燥藤茎。

【产地】 主要为栽培品,野生品亦有。主产于浙江、湖北、江苏、河南、福建等地。

【采收加工】 秋、冬二季采割,除去残叶,捆成把或趁鲜切段,干燥。

【炮制】 除去杂质,洗净,切段,干燥。

【性状特征】 呈长圆柱形,稍扭曲,具分枝,长短不一,直径4~7mm。表面紫红色或紫褐色,粗糙,具扭曲的纵皱纹,节部略膨大,有侧枝痕,外皮菲薄,可剥离。质脆,易折断,断面皮部紫红色,木部黄白色或淡棕色,导管孔明显,髓部疏松,类白色。切段者呈圆柱形的段。外表面紫红色或紫褐色,切面皮部紫红色,木部黄白色或淡棕色,导管孔明显,髓部疏松,类白色。气微,味微苦涩。

【化学成分】 首乌藤主要含蒽醌类化合物。首乌藤的蒽醌类是其主要药理活性成分。《中华人民共和国药典》2015年版规定,本品药材及其饮片按干燥品计算,含2,3,5,4′-四羟基二苯乙烯-2-*O*-*β*-D葡萄糖苷($C_{20}H_{22}O_9$)不得少于0.20%。

【药理毒理】

**1. 镇静、催眠**　首乌藤水煎剂9g/kg与阈下剂量的戊巴比妥钠20mg/kg合用灌胃小鼠,小鼠在转笼上短暂停留后落下,落下后俯卧不动,约1h后开始活动。采用睡眠多导图描记法,首乌藤水煎剂(20g/kg)和安定(5mg/kg)灌胃小鼠,每天2次,连续3d,可使慢波睡眠潜伏期缩短[1]。

**2. 降血脂**　首乌藤醇提取物4g/kg对高脂血症模型大鼠灌胃给药,每天1次,连续10d,能明显降低其血清总胆固醇及甘油三酯含量[2]。

**3. 抗炎**　首乌藤提取液4.8g生药/kg给大鼠灌胃给药,连续7d,能减轻大鼠肉芽肿重量[3]。

**4. 抗氧化**　首乌藤黄酮正丁醇萃取物按0.15、0.3、0.6g/kg对小鼠灌胃给药,连续30d,对各器官的重量几乎没变化,但谷胱甘肽-过氧化物酶活力、超氧化物歧化酶活力以及过氧化氢酶活力升高,丙二醛含量降低[4]。

【药性】 甘,平。归心、肝经。

【功能主治】 养血安神,祛风通络。用于失眠多梦,血虚身痛,风湿痹痛,皮肤瘙痒。

【临床应用】 临床常用

(1) 心神不宁证　本品能补阴养血,有养心安神之功。适用于阴血不足,心神不宁,心失所养的失眠多梦,头晕目眩,常与酸枣仁、柏子仁、合欢皮等养心安神药同用以增效;若治阴虚阳亢而失眠者,可与龙骨、珍珠母、柏子仁等潜阳安神药配伍,如《医醇賸义》甲乙归脏汤。

(2) 血虚身痛,风湿痹痛　本品能养血祛风,又痛经活络而止痛。适用于血虚肢体疼痛,肌肤麻木不仁,常与补血活血、通经活络之品如当归、鸡血藤、川芎等同用;若治风寒湿痹,则每与威灵仙、独活、桑寄生等祛风湿、通络止痛药配伍。

(3) 皮肤瘙痒　本品有祛风止痒之功。可单用本品,亦常与蛇床子、地肤子、防风等药配伍以增效。

【用法用量】 9~15g。外用适量,煎水洗患处。

【成药例证】

**1. 养血安神颗粒(《国家中成药标准汇编·内科心系分册》)**　药物组成:仙鹤草、熟地黄、首乌藤、墨旱莲、地黄、鸡血藤、合欢皮。

功能主治:滋阴养血,宁心安神。用于阴虚血少,头眩心悸,失眠健忘。

**2. 夜宁糖浆(《卫生部药品标准中药成方制剂·第六册》)**　药物组成:合欢皮、甘草、首乌藤、大枣、女贞子、灵芝、浮小麦。

功能主治:安神养心。用于神经衰弱、头昏失眠、血虚多梦等症。

**3. 养心安神丸(《卫生部药品标准中药成方制剂·第四册》)**　药物组成:五味子(醋炙)、首乌藤、合欢花、黄精(酒炙)、当归、丹参、酸枣仁(炒)、远志(去心,甘草炙)、知母、磁石。

功能主治:补肾益智,养心安神。用于心肾不交引起的少眠多梦,头晕心悸,耳鸣健忘,倦怠无力。

【贮藏】 置干燥处。

【参考文献】 [1]杨俊业,徐建国,周玲,等.夜交藤煎剂的镇静催眠作用[J].华西医科大学学报,1990,21(2):175-178.

[2]黄树莲,陈学芬.首乌藤降脂作用的实验研究[J].中草药,1991,22(3):117.

[3]宋毅,张志勇,陈法,等.夜交藤抗炎抑菌作用的实验研究[J].华西药学杂志,2003,18(2):112-114.

[4]戴成国,王纪平,肖扬,等.首乌藤黄酮的体内抗氧化作用研究[J].陕西师范大学学报(自然科学版),2011,39(4):75-78.

(任虹　何瑶　傅超美)

## 726　疏花蔷薇果

Shuhuaqiangweiguo

**【异名】** 蔷薇实、蔷薇果(《维吾尔医学》)。

**【来源】** 为蔷薇科植物疏花蔷薇 *Rosa laxa* Retz.的干燥果实。

**【产地】** 主要为野生品。主产于我国新疆阿尔泰山区、西伯利亚中部及阿尔泰锡伯渡。

**【采收加工】** 秋季果实成熟或近成熟时采摘,阴干。

**【炮制】** 净制。

**【性状特征】** 呈圆形或卵圆形,长1～1.4cm,直径0.6～1.3cm。表面红色,多皱缩,顶端略尖凸,有5枚宿存的萼片,雄蕊多数,雌蕊单一,柱头头状,基部略膨胀,中央凹入,果梗宿存或脱落。果皮厚,肉质,内含种子9～38粒及大量白毛。种子类椭圆形,表面光滑,浅黄褐色,种脐圆形。味甘酸。

**【药理毒理】**

**抗菌**　疏花蔷薇果氯仿、乙酸乙酯、正丁醇、乙醇、水提取物能不同程度地抑制变异链球菌生物膜的形成;氯仿提取物浓度在250μg/ml时,抑制率为73.6%;正丁醇、水提取物浓度在250μg/ml时,抑制率均大于50%;乙醇、乙酸乙酯提取物浓度在500μg/ml时抑制率均大于56.3%[1]。

**【药性】** 一级寒,二级干。

**【功能主治】** 固精止泻,益肾明目,消肿疗疮,通经止痛。用于腹泻遗精,小便清长,经闭带多,腰腿酸痛,咳嗽气喘,口舌生疮,皮肤瘙痒及白内障。

**【临床应用】** **临床常用**

(1) 遗精　本品固精止泻益肾。可用于肾虚不固的遗精。

(2) 泄泻　本品味酸能涩,止泻、益肾。可以用于肾虚泄泻,以及小便清长,经闭带多,腰腿酸痛。

(3) 咳嗽　本品能收敛止咳。可用于咳嗽气喘。

**【用法用量】** 3～5g。

**【贮藏】** 置通风干燥处,防蛀。

**【参考文献】** [1]田莉,史红,田树革,等.维药材疏花蔷薇果提取物的体外抑菌作用研究[J].安徽农业科学,2012,40(12):7038-7039,7057.

(任虹　何瑶　傅超美)

## 727　熟地黄

Shudihuang

**【异名】** 熟地(《景岳全书》)。

**【来源】** 为玄参科植物地黄 *Rehmannia glutinosa* Libosch.的新鲜或干燥块根,经炮制加工而成。

**【产地】** 主要为栽培品。我国大部分地区均有生产,道地产区为河南豫北地区。主要分布于河南武陟、温县、孟州、沁阳、博爱等地。建于河南省武陟县西陶镇、大封镇,温县招贤乡、孟州化工镇的地黄GAP基地已通过原国家食品药品监督管理总局验收。

**【采收加工】** 秋季采挖,除去芦头、须根及泥沙,缓缓烘焙至约八成干。

**【炮制】** **酒熟地黄**　取生地黄,照酒炖法炖至酒吸尽,取出,晾晒至外皮黏液稍干时,切厚片或块,干燥,即得。每100kg生地黄,用黄酒30～50kg。

**蒸熟地黄**　取生地黄,照蒸法蒸至黑润,取出,晒至约八成干时,切厚片或块,干燥,即得。

**【性状特征】** 为不规则的块片、碎块,大小、厚薄不一。表面乌黑色,有光泽,黏性大。质柔软而带韧性,不易折断,断面乌黑色,有光泽。气微,味甜。

**【化学成分】** 熟地黄的主要成分是糖类、苷类、氨基酸等,还含梓醇,以及少量的环烯醚萜类等成分。熟地黄的低聚糖、多糖、梓醇是其主要药理活性成分,如熟地多糖、地黄寡糖、地黄低聚糖等。《中华人民共和国药典》2015年版规定,本品药材按干燥品计算,含毛蕊花糖苷($C_{29}H_{36}O_{15}$)不得少于0.020%。

**【药理毒理】**

**1. 对心血管系统的作用**　熟地黄水煎剂28g/(kg·d),熟地多糖18、36g/(kg·d),熟地非多糖25、50g/(kg·d)灌胃小鼠,连续9d,可促进环磷酰胺(CY)血虚模型小鼠外周血象平均值升高[1];熟地多糖1.73、3.46g/(kg·d)灌胃小鼠，连续8d，可增加CY血虚模型小鼠骨髓有核细胞数，连续灌胃10d，可促进小鼠造血干细胞增殖分化，增加$^{60}Co\gamma$射线辐照小鼠的脾结节和全血细胞数量[2]；熟地黄50%乙醇提取物50、200mg/(kg·d)灌胃大鼠，连续14d，可促进放血性贫血模型大鼠红细胞新生[3]。熟地黄水提物3、6、10g/(kg·d)灌胃大鼠，连续7d，含药血清可促进EPO在内皮细胞的表达，促进血管内皮细胞增殖[4]。

**2. 对神经系统的作用**　熟地黄水煎液按4、8g/(kg·d)灌胃大鼠，连续21d，可降低β-淀粉样肽1-40片段痴呆模型大鼠的海马内半胱天冬氨酸蛋白酶-3含量，缩短定位航行的试验平均逃避潜伏期[5]；熟地黄水煎液4、8g/(kg·d)灌胃大鼠，连续30d，可改善谷氨酸单钠(MSG)毁损下丘脑弓状核所致的肾阴虚学习记忆障碍模型大鼠的学习记忆力，抑制血浆CORT含量和海马GRmRNA表达，以及基础体温的升高[6]。熟地黄水煎液按8g/kg灌胃小鼠，每天1次，连续7d，末次给药60min后，分别腹腔注射戊巴比妥钠(40mg/kg)，可缩短小鼠睡眠潜伏期[7]。1g/ml熟地黄水煎液按4.5、9g/kg灌胃记忆障碍模型小鼠，每天1次，连续15d，能减少小鼠跳台实验测试期错误次数、延长触电潜伏期[8]。

**3. 抗焦虑**　熟地黄水煎液按2、4、8g/(kg·d)灌胃小鼠，每天1次，连续7d，能增加小鼠穿箱次数，增加小鼠进入开臂的时间百分率，增加$GABA_A$ R1免疫阳性细胞表达[9]。

**4. 抗炎**　0.2g/ml熟地黄水煎液按0.625、1.250、2.500g/kg灌胃弗氏佐剂致足趾炎大鼠，每天1次，连续10d，可显著减轻弗氏佐剂诱导的大鼠足趾肿胀度[10]。

**5. 抗衰老**　1g/ml熟地黄水煎液按1.2g/kg给大鼠灌胃，每天1次，连续45d，能提高SOD、NOS活性，降低MDA、LPO含量[11]。熟地黄多糖溶液按0.2、0.4g/kg灌胃给D-半乳糖造衰老模型小鼠，每天1次，连续30d，可显著提高D-半乳糖致衰老模型小鼠血SOD、CAT、GSH-Px活力，降低血浆及肝匀浆、脑匀浆LPO水平[12]。

**6. 抗肿瘤**　熟地黄多糖按500mg/kg灌胃给接种$H_{22}$腹水瘤株的小鼠，每天1次，连续8d后，处死小鼠后剥离肿瘤组织，能增加$H_{22}$腹水瘤的凋亡指数[13]。熟地黄多糖按250、500、1000mg/kg灌胃给$H_{22}$、S180荷瘤小鼠，每日1次，连续10d，停药24h后处死小鼠，对$H_{22}$肝癌型肿瘤的抑制率分别为30.34%、42.76%、20.00%，对S180肉瘤的抑制率分别为15.38%、36.36%、27.27%[14]。

**7. 其他药理作用**　熟地黄水提液4g/(kg·d)灌胃给药30d，可提高红细胞膜、D-半乳糖致衰老模型小鼠肝细胞膜、睾丸线粒体$Na^+$-$K^+$-ATP酶活性[15]；熟地黄乙醇提取液9.6g/(kg·d)、氯仿提取液9.6g/(kg·d)灌胃给药30d，可提高D-半乳糖致衰老模型小鼠脑SOD活力，降低脑MDA含量[16]。毛蕊花糖苷按50、100、200mg/kg灌胃给高脂模型大鼠，每天1次，连续4周，可显著降低模型大鼠血清TC、TG、LDL-C水平，提高HDL-C水平，可显著升高T-SOD、降低MDA含量[17]。熟地黄多糖按50、250、500mg/kg灌胃给ICR小鼠，每天1次，连续15d，能使白细胞(WBC)显著升高；500mg/kg熟地黄多糖能使淋巴细胞(LMY)显著升高；50、250mg/kg熟地黄多糖能使中性粒细胞百分比显著升高、淋巴细胞百分比下降[18]。

**8. 安全性评价**　灌胃Wistar大鼠熟地黄粉末制成的浓度为4.05、2.70、1.35g/kg的溶液连续9周，各剂量组的白细胞计数(WBC)及其分类淋巴细胞计数(LY)均有明显降低，血小板计数有明显增高；给药60d，3个剂量组血清中总胆固醇(TC)明显升高并超出正常水平，血清中低密度脂蛋白(LDL)、高密度脂蛋白(HDL)和葡萄糖的量升高，肝脏系数有增大的趋势，提示在大量长期使用熟地黄时需要关注肝脏功能[19]。

**【药性】**　甘，微温。归肝、肾经。

**【功能主治】**　补血滋阴，益精填髓。用于血虚萎黄，心悸怔忡，月经不调，崩漏下血，肝肾阴虚，腰膝酸软，骨蒸潮热，盗汗遗精，内热消渴，眩晕，耳鸣，须发早白。

**【临床应用】**

**1. 临床常用**

(1) 血虚诸证　长于补肝血，补血通经，可用于肝脏阴血不足所致之头痛，眩晕，耳鸣，目干畏光，视物昏花，视力减退，月经后期，经量减少，渐至经闭，体虚乏力，腰膝酸软等。

（2）肾虚诸证　用于肾阴亏虚，阴虚发热，腰酸，口燥咽干，口渴欲饮，舌红少苔，手足心热，骨蒸潮热，盗汗，脉细数等。

（3）精血亏损证　用于精血亏损，筋骨痿软，面色萎黄，须发早白，早衰，脱发，腰膝酸软等症。

**2. 临床新用**　熟地黄可用于月经失调[20]、慢性疲劳综合征[21]、2型糖尿病[22]、迟发性痤疮[23]。

**【用法用量】**　9～15g。

**【成药例证】**

**1. 六味地黄丸（《中华人民共和国药典》2015年版）**　药物组成：熟地黄、酒萸肉、牡丹皮、山药、茯苓、泽泻。

功能主治：滋阴补肾。用于肾阴亏损，头晕耳鸣，腰膝酸软，骨蒸潮热，盗汗遗精，消渴。

**2. 十全大补丸（《中华人民共和国药典》2015年版）**　药物组成：党参、茯苓、当归、酒白芍、炙黄芪、炒白术、炙甘草、川芎、熟地黄、肉桂。

功能主治：温补气血。用于气血两虚，面色苍白，气短心悸，头晕自汗，体倦乏力，四肢不温，月经量多。

**3. 八珍丸（《中华人民共和国药典》2015年版）**药物组成：党参、炒白术、茯苓、甘草、当归、白芍、川芎、熟地黄。

功能主治：补气益血。用于气血两虚，面色萎黄，食欲不振，四肢乏力，月经过多。

**4. 桂附地黄丸（《中华人民共和国药典》2015年版）**　药物组成：肉桂、附子（制）、熟地黄、酒萸肉、牡丹皮、山药、茯苓、泽泻。

功能主治：温补肾阳。用于肾阳不足，腰膝酸冷，肢体浮肿，小便不利或反多，痰饮喘咳，消渴。

**5. 杞菊地黄片（《中华人民共和国药典》2015年版）**　药物组成：枸杞子、熟地黄、牡丹皮、茯苓、菊花、酒萸肉、山药、泽泻。

功能主治：滋肾养肝。用于肝肾阴亏，眩晕耳鸣，羞明畏光，迎风流泪，视物昏花。

**【贮藏】**　置通风干燥处。

**【参考文献】**　[1]黄霞，庆慧，王惠森，等.熟地水煎剂及其提取物对小鼠外周血象影响的比较研究[J].中成药，2002，24(2)：111-113.

[2]黄霞，刘杰，刘惠霞.熟地黄多糖对血虚模型小鼠的影响[J].中国中药杂志，2004，29(12)：1169-1170.

[3]久保道德.熟地黄50％乙醇提取物对血流动态的影响[J].TradMed，2003，20(6)：258-266.

[4]祝慧凤，万东，陈怡，等.熟地黄水提物含药血清HUVECs-1细胞增殖及EPO表达的影响[J].中国中药杂志，2008，33(13)：1579-1582.

[5]李龙宣，赵斌，许志恩，等.熟地黄抑制阿尔茨海默病样大鼠海马神经元凋亡的作用[J].中华神经医学杂志，2006，5(1)：10-13.

[6]崔瑛，颜正华，侯士良，等.熟地黄对毁损下丘脑弓状核大鼠学习记忆及下丘脑-垂体-肾上腺-海马轴的影响[J].中药材，2004，27(8)：589-592.

[7]崔豪，冯静，崔瑛，等.熟地黄及其多糖中枢抑制作用研究[J].河南中医学院学报，2006，21(6)：18-19.

[8]崔瑛，沈云辉，侯士良，等.熟地黄对记忆障碍模型小鼠记忆力影响的实验研究[J].2003，18(5)：32-34.

[9]崔瑛，冯静，王辉，等.熟地黄干预小鼠焦虑行为实验[J].中国临床康复，2006，10(43)：61-63.

[10]王雪燕，温学森，张迪，等.熟地黄对弗氏佐剂诱导大鼠足趾炎症的影响[J].中国生化药物杂志，2010，31(2)：103-106.

[11]安红梅，史云峰，胡兵，等.熟地黄对D-半乳糖衰老模型大鼠脑衰老的作用研究[J].中药药理与临床，2008，24(3)：59-60.

[12]苗明三，孙艳红，方晓艳.(怀)熟地黄多糖抗氧化作用[J].中国中医药信息杂志，2002，9(10)：32-33.

[13]董静，吴勃岩，车艳新，等.熟地黄多糖诱导$H_{22}$荷瘤小鼠细胞凋亡作用的研究[J].中医药信息，2015，32(4)：32-34.

[14]吴勃岩，王雪，王君龙，等.熟地黄多糖对$H_{22}$、S180荷瘤小鼠抑瘤作用及存活时间的影响[J].中医药信息，2012，29(6)：19-21.

[15]曲有乐，陈虹，庞茂征.熟地黄提取液对小鼠$Na^+$、$K^+$-ATPase活性影响的研究[J].中国现代应用药学，2001，18(3)：194-195.

[16]曲凤玉，于德成，欧芹，等.熟地黄不同溶媒提取液对D-半乳糖衰老小鼠脑SOD和MDA影响的实验研究[J].黑龙江医药科学，1998，21(5)：6-7.

[17]邓志军，刘若轩，李常青，等.毛蕊花糖苷对高脂模型大鼠血脂及血管内皮细胞Bax-$Bcl_2$表达的影响[J].广东药学院学报，2015，31(5)：625-627.

[18]管斯琪，陈培丰，祝雨田，等.熟地黄多糖对阿霉素致小鼠骨髓抑制及免疫功能损伤的影响[J].浙江中医药大学学报，2014，38(3)：312-315.

[19]马志会，张静，朱桃桃，等.熟地黄口服给药大鼠慢性毒性实验研究[J].中国药物警戒，2011，8(6)：330-333.

[20]陈建芬，兰小小，赵倩倩.逍遥丸合六味地黄丸联合综合护理干预肾虚型月经失调临床观察[J].新中医，2015，47(6)：

296-298.

[21]陈兴华,汪洋,张丽美,等.六味地黄丸穴位贴敷治疗慢性疲劳综合征临床研究[J].辽宁中医杂志,2014,41(9):1952-1954.

[22]张庆祝.六味地黄丸治疗阴虚型2型糖尿病疗效观察[J].现代中西医结合杂志,2006,15(10):1282.

[23]郑彩慧,杨晓娜.柴胡疏肝散合六味地黄丸加减方治疗女性迟发性痤疮60例临床观察[J].中成药,2012,34(4):1407-1408.

（秦凡非　何瑶　傅超美）

## 728　蜀葵花

Shukuihua

**【异名】** 吴葵华(《名医别录》),侧金盏(《尔雅翼》),棋盘花(《分类草药性》),蜀其花(《本草推陈》),蜀季花、麻杆花(《中国经济植物志》),熟季花(《北京中草药手册》),秫秸花(《河北中药手册》),大秫花(《安徽中草药》),公鸡花(《滇南本草》整理本),擀杖花(《陕西中草药》)。

**【来源】** 为锦葵科植物蜀葵 *Althaea rosea* (L.) Gavan.的干燥花。

**【产地】** 主要为栽培品。主产于全国各地。

**【采收加工】** 夏季采摘,晒干。

**【炮制】** 净制。

**【性状特征】** 本品多皱缩,小苞片7～8,基部连合,较萼为短,花萼为圆环状,5裂,裂片三角形。花冠紫红色,淡红色或白色,花边为5,倒卵形。雄蕊多数,连合成柱状,花柱上下分裂,子房多室。

**【化学成分】** 蜀葵花的主要成分是酚酸类和黄酮类化合物。蜀葵花的黄酮类化合物是其主要药理活性成分。

**【药理毒理】** **镇痛、抗炎** 蜀葵花乙醇提取物5、10g/kg灌胃小鼠,5～20min后可以使醋酸致小鼠扭体的次数减少及大鼠光辐射热甩尾反应的痛阈值提高。对醋酸所致的小鼠腹腔毛细血管通透性增加、大鼠角叉莱胶及右旋糖酐性足浮肿有明显的抑制效果,可显著抑制炎症组织内前列腺素E(PGE)的释放[1]。

**【药性】** 二级寒湿。

**【功能主治】** 和血润燥,通利二便。用于痢疾,吐血,血崩,带下,二便不通,疟疾,小儿风疹。

**【临床应用】** **临床常用**

咳嗽　本品能润肺止咳,发汗平喘。可用于风燥伤肺的咳嗽。

**【用法用量】** 内服3～6g;外用研末调敷。

**【成药例证】** **萨热大鹏丸(《卫生部药品标准·藏药第一册》)** 药物组成:诃子、安息香、蜀葵花、朱砂、山矾叶、珍珠母、紫草茸、草乌、藏茜草、红花、豆蔻、熊胆、刀豆、麝香、木香、京墨。

功能主治:消炎止痛。用于妇女白带过多,男性血尿,寒热肾病,急性腹痛,尿道感染等。

**【注意事项】** 孕妇禁服。

**【贮藏】** 置阴凉干燥处,防潮。

**【参考文献】** [1]王东风,尚久余,于庆海.蜀葵花镇痛抗炎作用研究[J].中国中药杂志,1989,14(1):46-48.

（彭伟　何瑶　傅超美）

## 729　鼠曲草

Shuqucao

**【异名】** 鼠耳、无心(《名医别录》),鼠耳草、香茅(《本草拾遗》),黄花白艾(《履巉岩本草》),佛耳草(《脾胃论》),茸母(邵桂子《雪舟脞语》),黄蒿(《本草会编》),米曲、毛耳朵(《本草纲目》),绵絮头草、黄花子草(《本草纲目拾遗》),清明香(《天宝本草》),追骨风、清明菜(《南京民间药草》),绵花菜(《贵州民间方药集》),清明蒿、一面青(《民间常用草药汇编》),鼠密艾、粑菜、白头草(《湖南药物志》),绒毛草、丝棉草、毛毛头草(《上海常用中草药》),糯米饭青、棉菜(《浙江民间常用草药》),黄花曲草(《福建中草药》),田艾、毛毡草(《广东医药卫生科技资料选编》)。

**【来源】** 为菊科植物鼠曲草 *Gnaphalium affine* D.Don的干燥全草。

**【产地】** 主要为野生品。主产于江苏、浙江。

**【采收加工】** 春、夏二季花开时采收,除去杂质,晒干。

**【炮制】** 除去杂质,洗净,切断,干燥。

**【性状特征】** 密被灰白色绵毛。根较细,灰棕色。茎常自基部分枝成丛,长15～30cm,直径0.1～0.2cm。基生叶已脱落;茎生叶互生,无柄,叶片皱缩,展平后呈条状匙形或倒披针形,长2～6cm,宽0.3～1cm,全缘,两面均密被灰白色绵毛。头状花序多数,金黄色或棕黄色。气微,味微甘。以色灰白、叶及花多者为佳。

【化学成分】 鼠曲草的主要成分是黄酮类、挥发油、氨基酸等。鼠曲草的黄酮类是其主要药理活性成分。

【药理毒理】

**1. 止咳、祛痰** 鼠曲草水提液按6、12、18g/kg，0.2ml/10g灌胃小鼠，每天1次，连续7d，12、18g/kg剂量对小鼠氨水引咳模型、豚鼠枸橼酸引咳模型均具有明显抑制作用，能延长小鼠、豚鼠的咳嗽潜伏期，减少咳嗽次数[1]。

**2. 抑菌** 鼠曲草浓缩液(检测黄酮含量为87.1%)的抑菌作用，将浓缩液与培养基充分混匀配成2%、4%、6%、8%、10%浓度梯度的培养。基鼠曲草浓缩液对常见致病菌有较强的抑制作用，抑菌效果为：金黄色葡萄球菌＞沙门菌＞枯草芽孢杆菌＞大肠埃希菌；最小抑菌浓度(*MIC*)为：金黄色葡萄球菌1.25%，沙门菌2.5%，大肠埃希菌10%，枯草芽孢杆菌10%[2]。

**3. 保肝** 鼠曲草浸膏按0.5、1.0、2.0g/kg灌胃小鼠，每天1次，连续5d，能显著降低$CCl_4$所致急性肝损伤模型小鼠血清天冬氨酸转氨酶和丙氨酸氨基转移酶含量，升高肝组织谷胱甘肽过氧化物酶的活性，降低肝组织丙二醛的含量[3]。

**4. 调节代谢** 鼠曲草总黄酮50mg/(kg·d)100μl灌胃小鼠，连续21d，可显著改善糖尿病小鼠糖耐量，降低体内的糖化血清蛋白、总胆固醇、甘油三酯、低密度脂蛋白含量，升高糖尿病小鼠的肝糖原和高密度脂蛋白水平[4]。

**5. 抗氧化** 鼠曲草多糖(11.67mg/g)对羟自由基具有良好的抑制作用，其最大清除率为42.59%，对超氧阴离子的抑制作用较好，其最大的清除率为28.76%。鼠曲草多糖的添加量为0.4～2.0mg时，鼠曲草多糖的抗氧化能力具有剂量依赖性[5]。

【药性】 微甘，平。归肺经。

【功能主治】 祛痰，止咳，平喘，祛风湿。用于咳嗽，痰喘，风湿痹痛。

【临床应用】 临床常用

(1) 咳喘 本品有化痰止咳平喘之效，不论寒热咳嗽及新久咳喘均可应用。可配伍杏仁、桔梗、前胡等加强宣肺降气、祛痰止咳之功；配伍桑白皮、浙贝母、枇杷叶等清热化痰之药，用于肺热咳嗽痰喘；配伍半夏、白芥子等可温化痰湿，用于痰湿咳喘；配伍胡桃仁、松子等纳气敛肺，用于久病咳喘之肺肾气虚者。

(2) 风湿痹证 本品可祛风湿治痹痛，民间常用本品泡酒服，治筋骨疼痛。

【用法用量】 9～30g。

【成药例证】 镇咳糖浆[《国家中成药标准汇编·内科肺系(二)分册》] 药物组成：鼠曲草、枇杷叶、前胡、酢浆草、陈皮酊、薄荷素油、氯化铵。

功能主治：清热，止咳，化痰。用于感冒咳嗽。

【贮藏】 置干燥处，防霉、防蛀。

【参考文献】 [1]俞冰，杜瑾，亚珍，等.鼠曲草止咳祛痰作用的实验研究[J].浙江中医药大学学报，2006，30(4)：352-353.

[2]潘明.鼠曲草提取物抑菌作用初步研究[J].四川食品与发酵，2007，42(6)：53-56.

[3]姜丽君，朴锦花，刘宇，等.鼠曲草提取物对四氯化碳所致小鼠急性肝损伤保护作用[J].时珍国医国药，2008，19(8)：1901-1902.

[4]崔珏，李超，苏颖，等.鼠曲草总黄酮对糖尿病小鼠血脂代谢紊乱改善作用的研究[J].食品工业科技，2013，34(22)：324-327.

[5]陈文燕，欧晓素，郑诗漫，等.鼠曲草多糖的提取及抗氧化性的研究[J].韩山师范学院学报，2012，33(6)：73-78.

(彭伟 何瑶 傅超美)

## 730 薯莨
Shuliang

【异名】 赭魁(《新修本草》)，薯良(《药性考》)，鸡血莲、血母、朱砂莲(《贵州民间方药集》)，血三七、雄黄七、血葫芦、朱砂七、红药子(《湖南药物志》)，金花果(《云南中草药》)，红孩儿、牛血莲(《湖北中草药志》)，染布薯(《广西药用植物名录》)。

【来源】 为薯蓣科植物薯莨 *Dioscorea cirrhosa* Lour.的干燥块茎。

【产地】 主要为野生品。主产于江西、广东、广西、福建等地。

【采收加工】 多于夏、秋二季采挖，洗净，切片，干燥。

【炮制】 取原药材，洗净，润透，切薄片，干燥，筛去灰屑。

【性状特征】 为不规则圆形或长卵形片，直径1.5～10cm，厚0.2～0.7cm。外皮深褐色或褐棕色，凹凸不平,有点状突起的须根痕。切面暗红色或棕红色,有多数黄色斑点或斑纹。质硬而实,断面多呈颗粒状突起,显暗红与黄色交错的花纹,有的可见亮星。气微,味涩、苦。

**【化学成分】** 薯莨的主要化学成分是鞣质、苷类、糖类,还含有维生素C。薯莨的鞣质是其主要药理活性成分。

**【药理毒理】** **止血** 薯莨80%乙醇提取物按0.33、0.66mg/kg灌胃小鼠,连续10d,能有效缩短小鼠的出血时间、凝血时间,增加血小板数量[1]。

**【药性】** 微苦、涩,微寒。

**【功能主治】** 止血,活血,养血。用于崩漏,产后出血,咯血,尿血,上消化道出血,贫血。

**【临床应用】** **临床常用**

各种出血证　本品能活血止血,故可用于各种出血证,由于其性凉,能清热,尤其适用于血热灼伤血络引起的各种出血证。症见咳血,咯血,呕血,衄血,尿血,便血,崩漏。

**【用法用量】** 9～15g。

**【成药例证】**

**1. 薯莨片(《卫生部药品标准中药成方制剂·第四册》)** 药物组成:薯莨。

功能主治:止血。用于月经过多,功能性子宫出血,产后出血。

**2. 小儿功劳止泻颗粒(《国家中成药标准汇编·口腔肿瘤儿科分册》)** 药物组成:薯莨、功劳木、草血竭。

功能主治:清热解毒,利湿止泻。用于大肠湿热所致的小儿腹泻。

**3. 消肿痔疮片(《国家中成药标准汇编·外科妇科分册》)** 药物组成:马勃、薯莨、牡蛎(煅)、山豆根。

功能主治:清热凉血,消肿止痛。用于内痔出血,外痔肿痛。

**【注意事项】** 孕妇慎用。

**【贮藏】** 置通风干燥处,防霉、防蛀。

**【参考文献】** [1]安静波,郭健,宋文东,等.薯莨提取物止血效果及化学成分的初步研究[J].食品工业科技,2013,34(12):344-352.

(杨欢　何瑶　傅超美)

## 731　树舌

Shushe

**【异名】** 扁芝、赤色老母菌(《中国药用真菌》),梨菌、枫树芝、老母菌(《中国药用真菌图鉴》)。

**【来源】** 为灵芝科植物树舌灵芝 *Ganoderma applanatum* (Pers.ex Gray) Pat.的干燥子实体。

**【产地】** 主要为野生品。分布于东北、西北、华东、华南、西南各省区。

**【采收加工】** 夏、秋季子实体成熟时采收,除去杂质、晒干或切片、晒干。

**【炮制】** 净制。

**【性状特征】** 菌盖半圆形、新月形、肾脏形或缓山丘样形成半圆盘形。无柄,长径10～40cm,短径8～30cm,大者可达80cm×30cm,厚达15cm;边缘钝,圆滑或呈云朵状;上表面呈灰褐色、褐色或灰色,无漆样光泽,有同心环状棱纹,高低不平或具大小不等的瘤突,皮壳脆,角质,厚约1～2mm。菌肉浅栗色,近皮壳处有时显白色,软木栓质,厚0.5～1.5cm。菌管显著,多层,浅褐色,有的上部菌管呈白色,层间易脱离,每层厚约1cm,有的层间夹粟色薄层菌肉。管口孔面近白色至淡黄色或暗褐色,口径极为微小,每1mm有菌管5～6个。质硬而韧,气微,味微苦。

**【化学成分】** 树舌的主要成分是多糖、甾体化合物、三萜、脂类素等。树舌的多糖是其主要药理活性成分。

**【药理毒理】**

**1. 抗溃疡** 树舌多糖200～1000mg/kg灌胃给药,连续14d,可明显对抗应激型、醋酸型、药物(吲哚美辛)诱发型和幽门结扎型大鼠胃溃疡,对胃酸和胃蛋白酶活性皆有抑制作用[1]。

**2. 抗肿瘤** 20g/L树舌多糖加入胃癌MGC-803细胞以$1\times10^5$/ml接种的培养瓶中(培养瓶中含有10%灭活的胎牛血清、100IU/ml青霉素、100μg/ml链霉素的RPMI-1640完全培养液),作用72h后,MGC-803细胞被阻滞于$G_0/G_1$期,S期和$G_2/M$期细胞减少,树舌多糖可以抑制胃癌MGC-803细胞的增殖[2]。

**【药性】** 微苦,平。

**【功能主治】** 具免疫调节功能,促进乙型肝炎表面抗原转阴;具抗癌性和消除疲劳,增长食欲的功能。用于治疗乙型肝炎、食道癌和神经衰弱。

**【临床应用】** 临床常用

(1) 乙型肝炎 本品具有免疫调节作用,能促进乙型肝炎表面抗原转阴,可用于乙型肝炎表面抗体阳性的治疗。

(2) 食管癌、鼻咽癌 本品能消炎抗癌,可用于治疗食管癌、鼻咽癌等肿瘤。

**【用法用量】** 10～30g。多用于制剂。

**【成药例证】**

**1. 肝必复胶囊**[《卫生部药品标准中药成方制剂·第二十一册(中药保护)》] 药物组成:树舌。

功能主治:抗肝炎药,具有免疫调节功能。促使乙型肝炎表面抗原阴转,适用于治疗乙型肝炎。

**2. 胃肝福泰片**(《卫生部药品标准中药成方制剂·第十八册》) 药物组成:人参茎叶皂苷、树舌多糖、乌鸡浸膏、五味子浸膏。

功能主治:滋补肝肾,益气养阴。用于慢性乙型肝炎、迁延性肝炎、肝硬化,以及各种化学毒物引起的肝损伤。

**3. 复方树舌片**(《卫生部药品标准中药成方制剂·第二十册》) 药物组成:人参茎叶皂苷、五味子醇浸膏、树舌多糖粗粉、乌鸡浸膏。

功能主治:具有抗实验性肝损伤和促进肝脏排泻功能。用于慢性乙型肝炎、急性肝炎、肝硬化及中毒性肝炎。

**【贮藏】** 置干燥处。

**【参考文献】** [1]杨明,王晓娟,孙红,等.树舌多糖抗溃疡作用[J].中药药理与临床,2004,20(6):11-13.

[2]李荣辉,王玉,郑丽红,等.树舌多糖抑制胃癌 MGC-803 细胞增殖及对 EGFR 表达的影响[J].时珍国医国药,2010,21(3):582-583.

(杨欢 何瑶 傅超美)

## 732 水半夏

Shuibanxia

**【异名】** 山慈菇、土田七(《广西药用植物名录》)。

**【来源】** 为天南星科植物鞭檐犁头尖 *Typhonium flagelliforme* (Lodd.) Bl.的干燥块茎。

**【产地】** 主要为野生品,栽培品亦有。主产于广西。

**【采收加工】** 冬末春初采挖,除去外皮及须根,晒干。

**【炮制】** **水半夏** 除去杂质及灰屑。

**姜水半夏** (1) 取净水半夏,大小分档,用水浸泡,至内无白心时,取出,沥干,大个的切厚片,加姜汁拌至吸尽,再加白矾粗粉,反复搅拌使匀透,置缸内腌 48d,然后沿缸边加入清水至超过水半夏平面约 10cm,注意不使白矾粉冲沉缸底,继续腌 2～4d,至口嚼无麻辣感时,取出,洗去白矾粉,干燥。每水半夏 100kg,用生姜 18kg、白矾 20kg。

(2) 取净水半夏,照上法浸泡至内无白心,另取生姜切片煎汤,加白矾与水半夏共煮透,取出,干燥。每水半夏 100kg,用生姜 25kg、白矾 12.5kg。

**【性状特征】** 呈圆锥形、半圆形或椭圆形,直径 0.5～1.5cm,高 0.8～3cm。表面类白色至棕黄色,略有皱纹,残留的外皮为黄白色至棕黄色,并有多数隐约可见的细小根痕,上端类圆形,有凸起的叶痕或芽痕,呈黄棕色至棕色。有的下端略尖。质坚实,断面白色,粉性。气微,味辛辣,麻舌而刺喉。

**【化学成分】** 水半夏的主要化学成分是生物碱、酚类化合物、鞣质、甾醇及有机酸。水半夏的生物碱及脑苷类是其主要药理活性成分。

**【药理毒理】**

**1. 镇静、催眠** 水半夏醇提物 8、12g/kg 灌胃小鼠一次,可明显增加戊巴比妥钠阈下催眠剂量的入睡动物数[1]。

**2. 抗炎** 水半夏水提物 45、90g/kg,醇提物 36、72g/kg 灌胃棉球致肉芽肿小鼠,每天 1 次,连续 14d,可减轻棉球肉芽组织重量[2]。

**3. 增加毛细血管通透性** 水半夏水提物 45、90g/kg,醇提物 36、72g/kg 灌胃小鼠,可抑制腹腔注射醋酸小鼠的毛细血管通透性[2]。

**4. 抗过敏** 水半夏水提物 45、90g/kg,醇提物 36、72g/kg 灌胃磷酸组织胺致局部三重反应模型白毛豚鼠,每天 1 次,连续 7d,对组织胺所致局部皮肤三重反应均有明显的抑制作用。水半夏水提物 45、90g/kg,醇提物 36、72g/kg 灌胃 2,4-二硝基氯苯乙醇致敏小鼠,每天 1 次,连续 9d,可减轻 2,4-二硝基氯苯所致耳肿胀小鼠的耳片重量和脾脏、胸腺重量。水半夏水提物45、90g/kg，醇提物36、72g/kg灌胃给予注射抗天花粉血清的小鼠，每天1次，连续8d，能明显降低小鼠皮肤蓝斑浸出物的光密度[2]。

**【药性】** 辛，温；有毒。

**【功能主治】** 燥湿，化痰止咳。用于咳嗽痰多，支气管炎。

**【临床应用】** 临床常用

咳嗽　本品有燥湿化痰之功，可用于痰湿蕴肺，肺失宣降所致咳嗽。

**【用法用量】** 6～15g。

**【成药例证】**

**1. 虫草川贝止咳膏[《国家中成药标准汇编·内科肺系(一)分册》]**　药物组成：冬虫夏草、蛤蚧(去头、足、鳞片)、川贝母、人参、款冬花(制)、桔梗、苦杏仁(炒)、砂仁、陈皮、紫菀(制)、甘草、木香、百合、百部(制)、茯苓、前胡、水半夏(制)、梨膏。

功能主治：润肺止咳，化痰定喘。用于咳嗽痰多，久咳气喘，急、慢性气管炎，哮喘等呼吸道疾患。

**2. 祛痰止咳颗粒(《卫生部药品标准中药成方制剂·第十九册》)**　药物组成：党参、水半夏、芫花(醋制)、甘遂(醋制)、紫花杜鹃、明矾。

功能主治：健脾燥湿，祛痰止咳。用于慢性支气管炎及支气管炎合并肺气肿、肺心病所引起的痰多、咳嗽、喘息等症。

**3. 蜜炼川贝枇杷膏[《卫生部药品标准中药成方制剂·第二十一册(中药保护)》]**　药物组成：川贝母、枇杷叶、桔梗、陈皮、水半夏、北沙参、五味子、款冬花、杏仁水、薄荷脑。

功能主治：疏风清热，润肺止痰，止咳平喘。用于风热、痰热及燥热之咳嗽、痰多、胸闷、咽喉痛痒、声音沙哑等症。

**【注意事项】** 孕妇慎用。

**【贮藏】** 置通风干燥处，防蛀。

**【参考文献】** [1]詹爱萍，王平，陈科力.半夏、掌叶半夏和水半夏对小鼠镇静催眠作用的比较研究[J].中药材，2006，29(9)：964-965.

[2]钟正贤，陈学芬，周桂芬，等.水半夏提取物的抗炎抗过敏作用研究[J].中药药理与临床，2003，19(2)：25-27.

（李宁平　何瑶　傅超美）

## 733　水飞蓟

Shuifeiji

**【异名】** 水飞雉、奶蓟、老鼠勒(《全国中草药汇编》)。

**【来源】** 为菊科植物水飞蓟 *Silybum marianum* (L.) Gaertn.的干燥成熟果实。

**【产地】** 主要为栽培品。分布于欧洲、地中海地区、北非及亚洲中部，现华北、西北地区有引种栽培。

**【采收加工】** 秋季果实成熟时采收果序，晒干，打下果实，除去杂质，晒干。

**【炮制】** 取原药材，除去杂质，筛去灰屑。

**【性状特征】** 呈长倒卵形或椭圆形，长5～7mm，宽2～3mm。表面淡灰棕色至黑褐色，光滑，有细纵花纹。顶端钝圆，稍宽，有一圆环，中间具点状花柱残基，基部略窄。质坚硬。破开后可见子叶2片，浅黄白色，富油性。气微，味淡。

**【化学成分】** 水飞蓟的主要成分为黄酮类、脂肪酸、氨基酸、甾体、粗蛋白等。水飞蓟的黄酮类是其主要药理活性成分。《中华人民共和国药典》2015年版规定，本品药材及其饮片按干燥品计算，含水飞蓟宾($C_{25}H_{22}O_{10}$)不得少于0.60%。

**【药理毒理】** 保肝　水飞蓟素100、200、400mg/kg灌胃给予$CCl_4$致肝损伤ICR小鼠，每天1次，给药10d，可显著抑制肝损伤血清中ALT和AST的升高，抑制肝组织中MDA的升高，增加肝组织中SOD的活性和GSH-Px的水平[1]。

**【药性】** 苦，凉。归肝、胆经。

**【功能主治】** 清热解毒，保肝利胆。用于肝胆湿热，胁痛，黄疸。

**【临床应用】** 临床常用

(1)黄疸　本品具有清热解毒、利胆之功。可用于由肝胆湿热所致的黄疸。

(2)胁痛　本品具有疏肝利胆之功。可用于由肝胆湿热所致胁痛。

**【用法用量】** 供配制成药用。

**【成药例证】**

**1. 当飞利肝宁胶囊(《中华人民共和国药典》2015年版)**　药物组成：水飞蓟、当药。

功能主治：清利湿热，益肝退黄。用于湿热郁蒸所致的黄疸，症见面黄或目黄、口苦尿黄、纳少乏力；急、慢性肝炎见上述证候者。

**2. 参芪肝康胶囊（《国家中成药标准汇编·内科肝胆分册》）**　药物组成：茵陈、党参、水飞蓟、五味子、当归、黄芪、刺五加浸膏。

功能主治：祛湿清热，调和肝脾。用于湿热内蕴、肝脾不和所致的急、慢性肝炎。

**3. 五子降脂胶囊（《新药转正标准 77》）**　药物组成：蛇床子、淫羊藿、金樱子、五灵脂、菟丝子、枸杞子、丹参、浮萍、五味子、赤芍、石菖蒲、何首乌、蒲黄（生）、泽泻、水飞蓟。

功能主治：补肾活血，祛瘀降脂。用于高脂血症肾虚血瘀证，症见腰膝酸软，耳鸣，倦怠乏力，气短懒言，胸闷刺痛，舌质暗淡或有瘀斑，脉沉涩。

**【贮藏】**　置阴凉干燥处，防蛀。

**【参考文献】**　[1]冀润利，赵青娥.水飞蓟素对四氯化碳致小鼠肝损伤的保护作用[J].中国应用生理学杂志，2012，28(3)：279-287.

（李宁平　何瑶　傅超美）

## 734　水红花子

Shuihonghuazi

**【异名】**　水荭子（《本草衍义》），荭草实（《本草纲目》），河蓼子（《山东中药》），川蓼子、水红子（《上海常用中草药》）。

**【来源】**　为蓼科植物红蓼 *Polygonum orientale* L. 的干燥成熟果实。

**【产地】**　主要为栽培品，野生品亦有。广布于全国各地，朝鲜、日本、俄罗斯、菲律宾、印度、欧洲和大洋洲也有。

**【采收加工】**　秋季果实成熟时割取果穗，晒干，打下果实，除去杂质。

**【炮制】**　取原药材，去除杂质及灰屑。

**【性状特征】**　呈扁球形，直径 2～3.5mm，厚 1～1.5mm。表面棕黑色，有的红棕色，有光泽，两面微凹，中部略有纵向隆起。顶端有突起的柱基，基部有浅棕色略突起的果梗痕，有的有膜质花被残留。质硬。气微，味淡。

**【化学成分】**　水红花子的主要成分是黄酮类，另外还含有鞣质、挥发油、脂肪油、三萜皂苷类等。水红花子的黄酮类是其主要药理活性成分。《中华人民共和国药典》2015 年版规定，本品药材按干燥品计算，含花旗松素（$C_{15}H_{12}O_7$）不得少于 0.15%。

**【药理毒理】**

**1. 抗氧化**　水红花子水提物 0.8、1.6、3.2g/(kg·d) 对 D-半乳糖造衰老小鼠灌胃，连续 7 周，能不同程度抑制脑组织中 LF 升高及心、肝、肾阻滞中 MDA 升高，以及抑制 SOD 及 GSH-Px 活力的下降[1]。水红花子醇提物 0.6、1.2、2.4、4.8g/(kg·d) 对 D-半乳糖造衰老小鼠灌胃，连续 7 周，小鼠血清、肝、肾组织中 MDA 明显下降，SOD 及 GSH-Px 活力明显提高，脑组织中 LF 明显下降[2]；同时，水红花子醇提物 6.3、12.5、25、50、100、200μg/L 能不同程度抑制 $Fe^{2+}$ 抗坏血酸诱导的大鼠心、肝、肾脂质过氧化产物 MDA 生成，能不同程度抑制酵母多糖 A 刺激中性粒细胞生成 $O_2^{-}\cdot$，能不同程度抑制 $H_2O_2$ 诱发的红细胞氧化溶血[3]。

**2. 保胎**　水红花子水煎液 10g/(kg·d) 灌胃给予孕 2d 的小鼠，灌胃至孕 8d，可有效抵抗 LPS 诱导小鼠流产作用[4]。

**3. 保肝**　水红花子水煎液 20g/(kg·d) 灌胃给予 BCG/LPS 致免疫性肝损伤模型小鼠，连续 10d，可造成肝脏病理性损伤，血清丙氨酸氨基转移酶（ALT）、天门冬氨酸氨基转移酶（AST）显著升高，肝组织 SOD 值明显下降，MDA 明显升高[5]。

**4. 抗肿瘤**　水红花子黄酮类成分 0.2497、0.4994、0.9988mg/ml 能调节 SMMC-7721 人肝癌细胞株 $G_1/S$ 转换，使肿瘤细胞发生 S 期阻值，造成 S 期细胞堆积，阻断细胞的 DNA 合成和复制，阻滞细胞进入 $G_2/M$ 期，从而抑制肿瘤细胞的增殖，诱导 SMMC-7721 细胞凋亡[6]。

**【药性】**　咸，微寒。归肝、胃经。

**【功能主治】**　散血消癥，消积止痛，利水消肿。用于癥瘕痞块，瘿瘤，食积不消，胃脘胀痛，水肿腹水。

**【临床应用】　临床常用**

（1）腹中癥瘕　本品味咸，微寒，有散瘀软坚、行气消积的作用，可用于治疗腹中痞积、胃痛腹胀、食积不化等症。治腹中痞积，用水红花子熬煎成膏，以酒调服，并量块大小摊贴患处。用水红花子另研，加独头蒜、狗脑、皮硝，捣烂，摊贴，以治疗“痞癖腹胀，及坚硬如杯碗者”。治肝脾肿大、腹胀，用本品水煎熬膏，用黄酒或开水送服，并把膏摊布上外贴患处。此外，可用水红花煎服“治胃脘血气作痛”，及“用水红花为末，白汤调服”以治心气疞痛。

(2) 瘰疬　治瘰疬取本品消瘀软坚散结的作用，治瘰疬，取水红花子生熟各半，研末，饭后好酒调服，破者亦治，久则效，效则止。治甲状腺肿瘤，常与夏枯草、海藻、昆布同用。

(3) 水臌，水肿　水红花子既能散瘀软坚，又有利水作用，治疗水臌(肝硬化腹水)最相宜。《本草汇言》“治水气浮肿”用本品生擂汁，饮服。治肝硬化腹水，可将该药煎熬。量块大小摊贴，并以酒调服。也可配伍大腹皮、黑丑水煎内服。

**【用法用量】**　15～30g。外用适量，熬膏敷患处。

**【成药例证】**　**溃疡胶囊(《卫生部药品标准中药成方制剂·第十一册》)**　药物组成：瓦楞子、鸡蛋壳、陈皮、枯矾、水红花子、珍珠粉、仙鹤草。

功能主治：制酸止痛，生肌收敛。用于胃脘疼痛，呕恶泛酸，胃及十二指肠溃疡。

**【贮藏】**　置干燥处。

**【参考文献】**　[1]雷晓燕，许爱霞，高湘，等.水红花子水提物的抗氧化活性[J].第一军医大学学报，2005，25(7)：820-822.

[2]张振明，雷晓燕，许爱霞，等.水红花子醇提物的抗脂质过氧化作用[J].中国药学杂志，2005，40(13)：991-993.

[3]葛斌，张振明，许爱霞等.水红花子醇提物抑制大鼠组织脂质过氧化反应的体外作用研究[J].第三军医大学学报，2014，30(6)：516-518.

[4]钱志英，刘亚洁，崔艳品，等.水红花子对LPS诱导流产小鼠子宫巨噬细胞的抑制效应及其保胎作用[J].中国免疫学杂志，2007，34(6)：763-767.

[5]杜宇琼，赵晖，高连印，等.水红花子对免疫性肝损伤小鼠肝功能的影响[J].辽宁中医杂志，2007，34(1)：116-117.

[6]包永睿，王帅，孟宪生，等.水红花子黄酮类成分对人肝癌细胞株SMMC-7721的影响[J].中药材，2013，36(2)：255-259.

(高飞　何瑶　傅超美)

## 735　水苦荬

Shuikumai

**【异名】**　半边山、谢婆菜(《本草图经》)，水莴苣、水菠菜(《救荒本草》)，大仙桃草(《南京民间药草》)，水仙桃草(《贵州民间方药集》)，仙桃草、鸭儿草、虫虫草(《四川中药志》)，仙人对座草(《中国药植图鉴》)，水对叶莲、水泽兰(《贵州草药》)，蚊子草、蚧蛙草、接骨桃、水上浮萍、水波浪、水窝窝、芒种草、二代草(《陕西中草药》)。

**【来源】**　为玄参科植物北水苦荬 *Veronica anagalis-aquatica* L.的干燥地上部分。

**【产地】**　主要为野生品。分布于河北、江苏、安徽、浙江、四川等地。

**【采收加工】**　夏季花开时采收，除去根及杂质，晒干。

**【炮制】**　净制。

**【性状特征】**　茎呈圆柱形，稍扁，微具棱线，表面绿褐色；质脆，易折断，断面中空。叶对生，无柄，叶片多破碎，完整叶呈披针形，长1～7cm，宽0.5～2cm，全缘或有小齿，两面无毛。总状花序腋生；花梗纤细，长2～5mm；苞片4，卵状披针形，较花冠略短；花冠浅褐色。果实近球形，直径2.5mm。气微，味微苦。

**【化学成分】**　水苦荬的主要成分是黄酮类、有机酸、多糖、皂苷等。

**【药性】**　酸、涩，凉、轻、钝、柔。

**【功能主治】**　利尿，消水肿，祛“协日乌素”，止痛，止吐。用于水肿，“协日乌素”病，关节痛，疖，脓疱疮。

**【临床应用】**　**临床常用**

水肿　本品可利尿、消水肿、止痛，可用于湿毒浸淫的水肿，也可用于关节痛、疖、脓疱疮等疾病。

**【用法用量】**　6～9g。

**【贮藏】**　置通风干燥处。

(高飞　何瑶　傅超美)

## 736　水龙骨

Shuilonggu

**【异名】**　草石蚕(《本草纲目拾遗》)，石蚕、铁打粗(《中国药植志》)，青竹标、岩鸡尾、人头发(《贵州民间药物》)，倒水莲、青莲、骨碎补、石倒水莲、青倒水莲(《广西药植名录》)，青龙骨、绿脚代骨丹(《江西草药》)，青石蚕(《浙江民间草药》)。

【来源】 为水龙骨科植物欧亚水龙骨 *Polypodium vulgare* L.的干燥根茎。

【产地】 主要为野生品。分布于华东(除山东外)、中南、西南、陕西、甘肃等地。

【采收加工】 夏秋采挖,除去杂质,洗净,晒干。

【炮制】 净制。

【性状特征】 呈细圆柱状,稍弯曲,有的有分枝,长5～10cm,直径3～4mm。表面棕黄色至棕褐色,有纵皱纹,一侧有须根痕或少数残留的须根。质硬而脆,易折断,断面较光滑,黄色至黄绿色。气微,味甜。

【化学成分】 水龙骨的主要成分是三萜类化合物。水龙骨的三萜类化合物是其主要药理活性成分。

【药理毒理】

**1. 镇痛** 水龙骨提取物(25%乙醇洗脱部分)3.67g/kg灌胃小鼠,连续3d,能减少小鼠在15min内的扭体次数,提高小鼠痛阈值[1]。

**2. 抗炎** 水龙骨提取物(25%乙醇洗脱部分)3.67g/kg灌胃小鼠,连续3d,能降低二甲苯致小鼠耳肿胀度和角叉菜胶致大鼠足肿胀度[1]。

【药性】 二级干寒。

【功能主治】 清除异常黑胆质,解毒,利尿。用于湿性疮痈,肌肤瘙痒,毒蛇咬伤,胁痛尿痛。

【临床应用】 **临床常用**

(1)湿疮 本品能清热利湿,又能利尿,使湿热邪气从小便而解。可用于湿热蕴结肌肤所致湿疮。

(2)湿热阻滞证 本品能清热利湿,可用于湿热阻滞证,如湿热胁痛、湿热下注膀胱之小便疼痛,以及湿热壅滞于肠道之痢疾等。

【用法用量】 5～15g。

【注意事项】 孕妇禁服。

【贮藏】 置干燥处。

【参考文献】 [1]王玉亮,张磊,辛海量.水龙骨镇痛抗炎有效部位的筛选[J].中国医院药学杂志,2008,28(20):1749-1751.

(盛菲亚 何瑶 傅超美)

## 737 水蔓菁

Shuimanjing

【异名】 狼尾拉花、气管炎草、一枝香(《中药大辞典》),追风草、勒马回(《全国中草药汇编》),蜈蚣草、哮喘草(《广西药物植物名录》)。

【来源】 为玄参科植物水蔓菁 *Veronica linariifolia* Pall.ex Link subsp.*dilatata* (Nakai et Kitag.) Hong 的干燥全草。

【产地】 主要为野生品。主要分布于甘肃至云南以东、河北、山西以南各地。

【采收加工】 夏、秋二季采挖,除去杂质,干燥。

【炮制】 除去杂质,切段。

【性状特征】 长20～100cm。根呈须状,浅灰褐色。地上部分被细绒毛。茎圆柱形,质脆,易折断,断面中空。叶对生或互生,无柄或有柄,叶片多卷缩、破碎,完整者展平后呈狭卵形或宽披针形,长2.5～6cm,宽0.6～2cm,黄绿色或暗绿色,基部渐狭,边缘有锯齿。穗状花序顶生,蒴果扁圆形,种子细小。气微,味苦。以色绿、带花果者为佳。

【化学成分】 水蔓菁的主要成分是黄酮类化合物。水蔓菁的黄酮类是其主要药理活性成分。

【药理毒理】 **对前列腺的作用** 水蔓菁总黄酮提取液45、90、180mg/kg灌胃小鼠,连续3周,可降低前列腺增生小鼠的前列腺指数、睾酮水平、前列腺体密度和比表面积[1]。水蔓菁总黄酮混悬液30、60、120mg/kg灌胃大鼠,连续22d,可增高前列腺炎大鼠的前列腺指数,升高前列腺液中白细胞数,对前列腺炎症具有较好的改善与治疗作用[2]。

【药性】 苦,微寒。

【功能主治】 清热解毒,利尿,止咳化痰。用于支气管炎,肺脓肿,急性肾炎,尿路感染,疖肿。

【临床应用】 **临床常用**

(1)肺痈 本品有清热解毒、化痰止咳之功。可用于痰热蕴肺所致肺痈病,可与薏苡仁、桔梗、冬瓜仁、鱼腥草、蒲公英、栀子等药物合用增强清热化痰排脓的功效。

(2)热淋 本品能清热利尿。可用于湿热下注膀胱,膀胱气化失司之热淋。

【用法用量】 15～30g。

【成药例证】

**1. 勒马回注射液(《卫生部药品标准中药成方制剂·第十四册》)** 药物组成:水蔓菁。

功能主治:清热解毒,止咳化痰,利尿。用于痈肿疮毒，肺痈，咳嗽气喘，久咳不止，热淋涩痛，小便不利。

**2. 复方勒马回颗粒(《卫生部药品标准中药成方制剂·第十七册》)**　药物组成：水蔓菁、板蓝根、北沙参、桑白皮、桔梗、百部、麻黄、甘草。

功能主治：镇咳，祛痰，消炎。用于咳嗽多痰，气管炎及支气管炎。

**3. 勒马回片(《卫生部药品标准中药成方制剂·第十八册》)**　药物组成：水蔓菁浸膏。

功能主治：清热润肺，止咳化痰，利尿通淋。用于肺痨咳血，咳嗽痰喘，小便不利，热淋涩痛。

**【贮藏】**　置干燥处。

**【参考文献】**
[1]张子梅，苗明三，张玉林.水蔓菁总黄酮对小鼠前列腺炎模型的影响[J].中药药理与临床，2008，24(3)：43-44.

[2]苗明三，王智明，张玉林，等.水蔓菁总黄酮对大鼠前列腺增生模型的影响[J].中国现代应用药学，2011，28(1)：4-7.

（盛菲亚　何瑶　傅超美）

## 738　水牛角

Shuiniujiao

**【异名】**　沙牛角(《海上集验方》)。

**【来源】**　为牛科动物水牛 *Bubalus bubalis* Linnaeus 的角。

**【产地】**　主要为饲养品。全国大部分地区均有饲养，以南方水稻地区为多。

**【采收加工】**　取角后，水煮，除去角塞，干燥。

**【炮制】**　洗净，镑片或锉成粗粉。

**【性状特征】**　呈稍扁平而弯曲的锥形，长短不一。表面棕黑色或灰黑色，一侧有数条横向的沟槽，另一侧有密集的横向凹陷条纹。上部渐尖，有纵纹，基部略呈三角形，中空。角质，坚硬。气微腥，味淡。

**【化学成分】**　水牛角的主要成分是甾醇类、氨基酸、多肽等，还含有水溶性蛋白和微量元素。水牛角的多肽和氨基酸是其主要药理活性成分。

**【药理毒理】**

**1. 解热、抗氧化**　水牛角提取物 2.75g 生药/kg 给大鼠灌胃，可明显减低酵母致热大鼠体温、降低小鼠自发活动次数，缩短小鼠凝血时间[1]；水牛角提取物 100、200、400mg/kg 灌胃大鼠，可降低酵母引起的发热现象，水牛角提取物 50、100、200mg/kg 灌胃兔，可降低脱脂奶引起的发热现象，1、5、10、50、100μg/ml 水牛角提取物作用大鼠脑微血管内皮细胞 12h，可抑制过氧化氢造成的氧化作用，增加超氧化物歧化酶和过氧化氢酶活性[2]。

**2. 镇静、催眠**　将水牛角超细粉加入 CMC-Na 溶液制备混悬液，45.9、91.7、183.3mg/ml 剂量灌胃小鼠，可使小鼠自发性活动次数明显减少，使小鼠睡眠时间明显增加[3]。

**3. 止血**　水牛角水解物按 0.125、0.5、2.0mg/kg 尾静脉注射小鼠，给药后 0(即刻)、30、60、120、180、240、360、600min 测定出血时间，水牛角水解物对小鼠的止血作用起效迅速，给药后即刻观察到止血作用，出血时间显著缩短[4]。

**【药性】**　苦，寒。归心、肝经。

**【功能主治】**　清热凉血，解毒，定惊。用于温病高热，神昏谵语，发斑发疹，吐血衄血，惊风，癫狂。

**【临床应用】**

**1. 临床常用**

（1）火热毒证　水牛角苦能泻火，寒能清热，可清心肝二经血分之邪热，消散心肝经血分郁[illegible]，故配伍连翘、玄参等可治温热病，热盛火炽，壮热不退，神昏谵语；配伍银花、黄连等可治邪热入营，烦渴舌赤、夜寐不安之证；还可清胃经血分热邪，治疗咽喉肿痛，如《本草纲目》记载：小儿饮乳不快似喉痹者，取水牛角灰涂乳上，咽下即瘥；水牛角苦寒，取其角末涂患处可解蜂螫热毒。

（2）斑疹，吐衄　水牛角苦寒，为凉血消斑之要药，能凉营血、泄气热使气血两清。《陆川本草》记载：水牛角能凉血解毒，治麻痘、斑疹。

**2. 临床新用**　水牛角可用于治疗银屑病[5]、痛风性关节炎[6]。

**【用法用量】**　15～30g，宜先煎 3h 以上。

**【成药例证】**

**1. 安宫牛黄丸(《中华人民共和国药典》2015 年版)**　药物组成：牛黄、麝香、郁金、朱砂、黄连、山栀、雄黄、黄芩、水牛角、冰片、珍珠。

功能主治：清热解毒，镇惊开窍。用于热病，邪入心包心高热惊厥，神昏谵语；中风昏迷及脑炎、脑膜炎、中毒性脑病、脑出血、败血症见上述证候者。

**2. 小儿清热化痰栓(《国家中成药标准汇编·口腔肿瘤儿科分册》)** 药物组成:人工牛黄、水牛角、忍冬藤、连翘、黄芩苷、大黄、石膏、青礞石、平贝母、竹叶、甘草。

功能主治:清热解毒,化痰止咳。用于痰热内盛,肺气下降引起的咳嗽喘息,痰黄稠黏,便秘溲赤,高热惊抽等。

**【注意事项】** 孕妇慎服。大量服用,常有上腹部不适、恶心、腹胀、食欲不振等反应。

**【贮藏】** 置干燥处,防霉。

**【参考文献】** [1]刘睿,段金廒,李友宾,等.水牛角主要药效学评价及解热活性物质基础研究[J].南京中医药大学学报,2007,23(5):297-301.

[2]Liu R, Wang M, Duan JA. Antipyretic and antioxidant activities of the aqueous extract of Cornububali (water buffalo horn)[J].Am J Chin Med., 2010,38(2): 293-306.

[3]石磊,段金廒,王斐,等.牦牛角等6种角类药超细粉的镇静催眠作用研究[J].南京中医药大学学报,2009,25(5):364-367.

[4]韩俊艳,檀德宏,王敏伟.水牛角水解物的止血作用研究[J]. 实用药物与临床,2004,7(3):17-18.

[5]席建元,陈偶英,田优德.银屑平胶囊治疗寻常型银屑病40例临床观察[J].新中医,2008,40(11):29-30.

[6]杨珂,楼映,陈元,等.复方水牛角颗粒对急性痛风性关节炎大鼠血清TNF-α、IL-8表达的影响[J].中医药学报,2015,43(4):49-51.

(章津铭 何瑶 傅超美)

## 739 水獭肝

Shuitagan

**【异名】** 獭肝、水狗肝(《本草纲目》)。

**【来源】** 为鼬科动物水獭 *Lutra lutra* Linnaeus 的干燥肝脏。

**【产地】** 主要为养殖品。主产于吉林东部、蛟河、敦化、延吉、和龙,黑龙江铁力、伊春,云南潞江、金沙江、澜沧江沿岸等地。此外,广西、甘肃等地亦产。以吉林产量最大,主销华东、华北等地区。

**【采收加工】** 全年均可捕捉,杀死后,取出肝脏和肾脏,剥净油脂及肌肉,洗净,挂于通风处干燥。

**【炮制】** 除去油膜、肾脏,烘干,用时研细粉。

**【性状特征】** 呈不规则卷缩团块状,直径3.5~8cm。全体呈黑紫色或黑褐色,表面光滑或微皱缩。肝叶7片大小不等,扁圆形,上端厚实,隆起,边缘较薄。前面3叶隆起,上部联合,下部由左向右依次变长,正面左右两侧肝叶对称,后面2叶较小,上部与右侧肝叶联合,其中最小的1片呈短尾状,另1叶呈三角锥形或犁头样。胆囊隐匿于左边2~3叶之间,肝脏的后下方结缔组织连接有一对肾脏,每一肾脏由11~17个肾组成复肾,呈瘤状。体稍沉重。断面淡棕色或黑褐色,质细腻,呈角质样,有鱼腥气。

**【化学成分】** 水獭肝主要含蛋白质和脂肪,其次为葡萄糖、糖原、三酰甘油、磷脂、胆甾醇,并含少量维生素A、D等。

**【药性】** 甘,温;有小毒。归肝、肾经。

**【功能主治】** 疏肝理气。用于肝胃气痛。

**【临床应用】** **临床常用**

胃痛 本品甘,温,疏肝理气,可用于肝气犯胃的胃痛。

**【用法用量】** 1~3g。

**【注意事项】** 用量不宜过大。

**【贮藏】** 密闭,置干燥处,防蛀。

(章津铭 何瑶 傅超美)

## 740 水蜈蚣

Shuiwugong

**【异名】** 三荚草(《岭南采药录》),寒气草(《民间常用草药汇编》),发汗草(《中国药植图鉴》),山蜈蚣、水乌梅、无头香附、龙吐珠(《泉州本草》),球头草、顶棍草(《常用中草药》)。

**【来源】** 为莎草科植物水蜈蚣 *Kyllinga brevifolia* Rottb.的干燥全草。

**【产地】** 主要为野生品。分布于我国中部、东部、南部和西南部各省区,全世界各热带和亚热带地方均有。

**【采收加工】** 夏、秋二季花期采挖,洗净,晒干。

**【炮制】** 除去杂质,洗净,切段,晒干。

**【性状特征】** 长10~30cm,淡绿色至灰绿色。根茎近圆柱形,细长,直径0.1~0.2cm;表面棕红色至紫褐色,节明显,节处有残留的叶鞘及须根;断面类白色,粉性。茎细,三棱形。单叶互生,线性,长短不一,有的长于茎,基部叶鞘呈紫褐色。头状花序顶生,球形,直径 0.5cm,基部有狭长叶状苞片 3 片。坚果扁圆形,褐色。气微,味淡。以根茎粗、叶绿、带花者为佳。

**【化学成分】** 水蜈蚣的主要成分是挥发油,还含有苷类、黄酮类等成分。水蜈蚣的挥发油是其主要药理活性成分。

**【药理毒理】** **抗氧化**　水蜈蚣乙醇浸提液中的总多酚采用 Fenton 反应建立反应体系模型的抗氧化性实验,当提取量达 5.09mg/g 时,对羟基自由基具有一定的清除作用,其清除率为 11%[1]。

**【药性】** 微辛,平。

**【功能主治】** 截疟,止咳,化痰,祛风利湿。用于疟疾,感冒咳嗽,关节酸痛,乳糜尿;外治皮肤瘙痒。

**【临床应用】** **临床常用**

(1) 疟疾　本品入肝胆经,截疟之功良好,可治疗疟疾等证。单用有效,水蜈蚣全草连根水煎液口服。

(2) 喘咳　本品性平而不燥,有较好的祛痰作用,兼能止咳,味微辛,又能开宣肺气且作用平和,故多用于痰多咳嗽等证。治外感风寒,痰多咳嗽,常与发散风寒、宣肺化痰止咳药配伍,如荆芥、白前、陈皮等药同用。

**【用法用量】** 12～18g。外用适量,煎汤洗患处。

**【成药例证】**

**1. 水蜈蚣颗粒(《卫生部药品标准中药成方制剂·第十五册》)** 药物组成:水蜈蚣。

功能主治:清利湿热。用于乳糜尿,乳糜血尿。

**2. 东梅止咳颗粒[《国家中成药标准汇编·内科肺系(二)分册》]** 药物组成:桑叶、东风桔、枇杷叶、水蜈蚣、岗梅、土牛膝、甘草。

功能主治:祛痰止咳,疏风清热。用于风热感冒,咳嗽多痰,支气管炎。

**【贮藏】** 置干燥阴凉处。鲜品随用随采。

**【参考文献】** [1]贤景春,傅彩红.水蜈蚣总多酚提取工艺及其提取物的抗氧化性研究[J].安徽农业科学,2010,38(33):18763-18764.

(李春雪　何瑶　傅超美)

## 741　水杨梅

Shuiyangmei

**【异名】** 水杨柳(《植物名实图考》),水毕鸡、串鱼木(《广西中兽医药用植物》),水石榴(《广西中草药》),水金铃(《浙江民间常用草药》),白消木(《全国中草药汇编》)。

**【来源】** 为茜草科植物水杨梅 *Adina rubella* Hance 的干燥带花果序。

**【产地】** 主要为野生品,栽培品亦有。主产于浙江、江西、湖北、湖南、广东等地。

**【采收加工】** 9～11 月果实未完全成熟时采摘,除去枝叶及杂质,干燥。

**【炮制】** 净制。

**【性状特征】** 由多数小花果密集而成,呈球形,形似杨梅,直径 0.3～1cm。表面棕黄色,粗糙,细刺状。轻搓小蒴果即脱落,露出球形坚硬的果序轴。小蒴果楔形,长 0.3～0.4cm,淡黄色,顶端有棕色的花萼,5 裂,裂片突出成刺状,内有种子数粒。气微,味微苦涩。以个大、完整、色棕黄者为佳。

**【化学成分】** 水杨梅的主要成分是三萜类,还含有黄酮类、苯丙素类、鞣质类、挥发油、氨基酸和无机元素等成分。水杨梅的三萜类化合物是其主要药理活性成分。

**【药理毒理】**

**1. 抗菌**　水杨梅醋酸乙酯萃取部位对金黄色葡萄球菌和藤黄微球菌的最小抑菌质量浓度(*MIC*)为 1.25mg/ml;水杨梅石油醚萃取部位对革兰阳性菌的作用优于革兰阴性菌,对金黄色葡萄球菌和藤黄微球菌的 *MIC* 仅为 0.625mg/ml[1]。

**2. 抗肿瘤**　水杨梅氯仿、乙酸乙酯、正丁醇提取物浓度分别为 200、400、600、800μg/ml,直肠癌细胞培养 24h 后,在 10～1000μg/ml 浓度范围内,乙酸乙酯提取部位对人直肠癌 LS174T 细胞的增殖具有抑制作用;而氯仿和正丁醇提取部位的抑癌作用活性很低[2]。

**3. 抗氧化**　0～1.0mg/ml 水杨梅多酚具有较强的 DPPH·自由基清除力及还原能力,在一定范围内,随多酚浓度的增加而上升[3]。

**【药性】** 苦、涩,凉。

**【功能主治】** 清热解毒。用于细菌性痢疾，肝炎，阴道滴虫病。

**【临床应用】** **临床常用**

(1) 细菌性痢疾肠炎　本品苦泄，功善清热消毒消痈，可治疗细菌性痢疾肠炎等证。治细菌性痢疾肠炎，单用有效，如《全展选编·传染病》中水杨梅全草或水杨梅花果序水煎饮用。

(2) 风火牙痛　本品归胃经，能清肺胃热，又能消肿止痛，可用治胃火炽盛、风火牙痛等证。治疗风火牙痛，单用有效，如《广西中草药》中的水杨梅水煎含漱或水杨梅叶加食盐捣烂，塞虫牙孔内。

(3) 外伤出血　本品味苦涩，性凉，能解毒消肿、化瘀止血之功。治疗外伤出血，如《浙江民间常用草药》中可单用鲜水杨梅叶或花捣烂外敷。

**【用法用量】** 9～15g。

**【成药例证】**

**1. 水杨梅片(《卫生部药品标准中药成方制剂·第八册》)**　药物组成：水杨梅(花果)。

功能主治：清热燥湿，止泻止痢。用于细菌性痢疾，肠炎，泄泻，里急后重。

**2. 治伤软膏(《国家中成药标准汇编·骨伤科分册》)**　药物组成：毛冬青、楤木、矩形叶鼠刺根、朱砂根、三叶赤楠根、地龙、黄毛耳草、马尾松根、蛇葡萄根、花榈木根、苦参、金灯藤、骨碎补、水杨梅根、穿破石。

功能主治：散瘀，消肿，止痛。用于跌打损伤局部肿痛。

**3. 感冒安片(《卫生部药品标准中药成方制剂·第十四册》)**　药物组成：倒扣草、水杨梅、地胆草、佛手、千里光、野菊花、对乙酰氨基酚、马来酸氯苯那敏、咖啡因。

功能主治：解热镇痛。用于感冒引起的头痛发热，鼻塞，咳嗽，咽喉痛。

**【贮藏】** 置干燥处，防蛀。

**【参考文献】** [1]白雪，林晨，李药兰，等.水杨梅和水团花提取物体外抑菌活性的实验研究[J].中草药，2008，39(10)：1532-1534.

[2]叶勇，涂先琴，宋兴文，等.水杨梅根提取物的体外抗肿瘤活性[J].浙江中医药大学学报，2007，7(31)：372-373.

[3]张岳，赵岩，蔡思博，等.响应面法优化草本水杨梅多酚超声辅助提取工艺及抗氧化活性[J].中国现代中药，2015，17(2)：158-163.

(李春雪　何瑶　傅超美)

## 742　水蛭

Shuizhi

**【异名】** 蛭蝚、至掌、虮(《尔雅》)，蚑(《名医别录》)，马蜞(《本草经集注》)，马蛭(《新修本草》)，蜞、马蟥(《本草图经》)，马鳖(《本草衍义》)，红蛭(《济生方》)，水蜞(《片玉心书》)，蚂蝗蜞(《医林纂要》)，黄蜞(《本草求原》)，水麻贴(《河北药材》)，沙塔干、肉钻子(《中药材手册》)。

**【来源】** 为水蛭科动物蚂蟥 *Whitmania pigra* Whitman、水蛭 *Hirudo nipponica* Whitman 或柳叶蚂蟥 *Whitmania acranulata* Whitman 的干燥全体。

**【产地】** 主要为养殖品，野生品亦有。主产于山东、江苏、湖北、四川、河北等地，道地产区为山东微山、东平、南阳等湖中，以微山湖产量最大。

**【采收加工】** 夏、秋二季捕捉，用沸水烫死，晒干或低温干燥。

**【炮制】** **水蛭**　洗净，切段，干燥。

**烫水蛭**　取净水蛭段，照烫法用滑石粉烫至微鼓起。

**【性状特征】** **蚂蟥**　呈扁平纺锤形，有多数环节，长 4～10cm，宽 0.5～2cm。背部黑褐色或黑棕色，稍隆起，用水浸后，可见黑色斑点排成 5 条纵纹；腹面平坦，棕黄色。两侧棕黄色，前端略尖，后端钝圆，两端各具 1 盘，前吸盘不显著，后吸盘较大。质脆，易折断，断面胶质状。气微腥。

**水蛭**　扁长圆柱形，体多弯曲扭转，长 2～5cm，宽 0.2～0.3cm。

**柳叶蚂蟥**　狭长而扁，长 5～12cm，宽 0.1～0.5cm。

**烫水蛭**　呈不规则扁块状或扁圆柱形，略鼓起，表面棕黄色至黑褐色，附有少量白色滑石粉。断面松泡，灰白色至焦黄色。气微腥。

**【化学成分】** 水蛭的主要成分为蛋白质、多肽、肝素、抗凝血酶，还含有铁、锰、锌等多种微量元素。水蛭的多肽类是其主要药理活性成分。《中华人民共和国药典》2015 版规定，本品每 1g 含抗凝血酶活性应不低于 16.0U；蚂蟥、柳叶蚂蟥应不低于 3.0U。

**【药理毒理】**

**1. 抗凝、抗血栓**　水蛭醇溶部位提取物按 0.30、0.55、1.10g/kg 腹腔注射于 ICR 小鼠，连续 3d，可使凝血时间明显延长[1]。水蛭微粉按0.14、0.42g/kg给高脂饲料喂养和球囊损伤术制备的AS兔模型灌胃，每天1次，连续4周，能够明显降低AS兔血清CHOL、TG、LDL-C、ApoB/ApoA1和Lp(a)水平，升高血清HDL-C水平[2]。水蛭水煎剂按0.27g/kg，水蛭粗粉按0.27g/kg，水蛭微粉按0.09、0.18、0.27g/kg灌胃给大鼠，给药体积1ml/100g，每天1次，连续10d，于末次灌胃后线栓法制成大鼠中动脉闭塞模型，水蛭微粉0.27g/kg能使大鼠脑组织中MDA明显降低；水蛭微粉各组随着剂量的增大，SOD活力逐渐增加，MDA含量逐渐降低；水蛭粗粉、水煎及微粉0.27、0.18g/kg均可使大鼠血清中NO含量明显降低，大鼠脑组织匀浆中的NO含量明显降低[3]。

**2. 抗肿瘤**　1g生药/ml水蛭水煎液按0.5ml/d给白血病实体瘤模型小鼠灌胃，连续12d，水蛭组小鼠抑瘤率为32.02%，存活延长率为56.36%，NK细胞活性明显上升，透射电镜下水蛭组细胞核形成凋亡小体并脱落，流式细胞仪检测水蛭组在G1峰前出现明显的凋亡小峰[4]。6～15mg/ml的水蛭液氮快速冷冻融法提取液，对人肝癌$HepG_2$细胞的增殖有明显抑制作用，细胞数目明显下降，并呈剂量依赖性[5]。

**3. 脑保护**　水蛭水煎液按225、450、900mg生药/kg对术后肢体瘫痪模型大鼠灌服给药，连续7d，能使动物神经功能障碍恢复加快，血$T_3$、$T_4$、GH和PRL异常恢复加快，脑组织中SOD、MDA异常减轻，脑水肿减轻，神经元缺血坏死减少，新生毛细血管、吞噬细胞及星型细胞明显增加，胶质纤维产生增加[6]。

**4. 抗纤维化**　水蛭粉按4g/(kg·d)给博来霉素气管内注入致肺纤维化模型大鼠灌胃，连续28d，可使血浆PAI-1含量活性、肺组织羟脯氨酸HYP含量增高[7]。

**5. 抗炎**　将含水蛭有效成分10%的聚乙二醇溶液外涂可使金黄色葡萄球菌建立皮肤炎小鼠皮损红肿高度下降0.32mm，面积减少[8]。

**【药性】**　咸、苦，平；有小毒。归肝经。

**【功能主治】**　破血通经，逐瘀消癥。用于血瘀经闭，癥瘕痞块，中风偏瘫，跌仆损伤。

**【临床应用】**

**1. 临床常用**　血瘀经闭，癥瘕积聚，跌打损伤

本品咸苦入血，破血逐瘀力强，能够通经，消癥，疗伤。治经闭、癥瘕，常配破血逐瘀之品，如《伤寒论》抵当汤以之与桃仁等同用；治跌打损伤，可配苏木、自然铜等活血疗伤药用。

**2. 临床新用**　水蛭可用于治疗精液不化症[9]。

**【用法用量】**　1～3g。

**【成药例证】**

**1. 血栓心脉宁胶囊(《中华人民共和国药典》2015年版)**　药物组成：川芎、槐花、丹参、水蛭、毛冬青、人工牛黄、人工麝香、人参茎叶总皂苷、冰片、蟾酥。

功能主治：益气活血，开窍止痛。用于气虚血瘀所致的中风、胸痹，症见头昏目眩、半身不遂、胸闷心痛、心悸气短；缺血性中风恢复期、冠心病心绞痛见上述证候者。

**2. 通心络胶囊(《中华人民共和国药典》2015年版)**　药物组成：人参、水蛭、全蝎、赤芍、蝉蜕、土鳖虫、蜈蚣、檀香、降香、乳香(制)、酸枣仁(炒)、冰片。

功能主治：益气活血，通络止痛。用于冠心病心绞痛属心气虚乏、血瘀络阻证，症见胸部憋闷，刺痛、绞痛，固定不移，心悸出汗，气短乏力，舌质暗紫或有瘀斑，脉细涩或结代，亦用于气虚血瘀络阻型中风病，症见半身不遂或偏身麻木，口舌㖞斜，言语不利。

**3. 深海龙胶囊(《卫生部药品标准中药成方制剂·第十六册》)**　药物组成：海龙、海马、鹿茸、羊鞭(砂烫)、蛇床子、淫羊藿、肉苁蓉、五味子、人参、黄芪、大枣、茯苓、砂仁、山药、干姜、附片、当归、熟地黄、天冬、麦冬、枸杞子、桃仁、水蛭、牡丹皮、牛膝、甘草(炙)。

功能主治：温补肾阳，补髓填精。用于因肾阳不足所致的腰膝酸软，畏寒肢冷，神疲乏力，头晕耳鸣，心悸失眠，小便频数及性功能减退等症，亦能增强心功能、降低血脂，可作为心脏病的辅助治疗药。

**4. 芪蛭降糖胶囊(《中华人民共和国药典》2015年版)**　药物组成：黄芪、地黄、黄精、水蛭。

功能主治：益气养阴，活血化瘀。用于气阴两虚兼有血瘀所致的消渴病，症见口渴多饮、多尿易饥、倦怠乏力、自汗盗汗、面色晦暗、肢体麻木；2型糖尿

病见上述证候者。

**【注意事项】**

1. 孕妇禁用，月经过多者忌用。

2. 水蛭的中毒量为15～30g，中毒潜伏期为1～4h，中毒时可出现恶心、呕吐、子宫出血，严重时能够引起胃、肠出血，剧烈腹痛，血尿，昏迷等症状。毒性的产生可能与其所含的抗凝血作用成分水蛭素等相关，其既能发挥治疗作用，又可能引起中毒症状相关。

**【贮藏】** 置干燥处，防蛀。

**【参考文献】** [1]瞿新艳.水蛭的抗凝血作研究[J].现代中西医结合杂志，2010，19(13)：1582-1583.

[2]刘瑾，隋在云.水蛭微粉对实验性动脉粥样硬化兔血脂水平影响[J].辽宁中医药大学学报，2015，17(6)：26-27.

[3]武继彪，李克明，隋在云，等.水蛭微粉对脑缺血再灌注损伤大鼠血清及脑匀浆SOD、MDA、NO的影响[J].山东中医杂志，2008，27(4)：265-267.

[4]刘京生，苗智慧，董力，等.水蛭抗肿瘤作用的实验研究[J].时珍国医国药，2001，12(10)：884-885.

[5]郭永良，田雪飞，肖竺.水蛭提取物对人肝癌$HepG_2$细胞体外抑制作用研究[J].中国中医药信息杂志，2009，16(8)：30-31.

[6]陈贵海，吴强，尹世杰，等.水蛭对脑出血治疗作用的实验研究[J].中国危重病急救医学，1998，10(6)：11-15.

[7]李晓娟，张赛云，蔡志刚，等.水蛭对肺纤维化大鼠PAI-1的影响[J].贵阳医学院学报，2012，37(2)：170-175.

[8]聂云天，沈雷，何军，等.水蛭提取液对大鼠上皮组织炎症的效果观察[J].中国卫生产业，2014，03(25)：23-26.

[9]吴一凡，肖新立，曹茂堂.水蛭治疗精液不液化症56例体会[J].时珍国医国药，2003，14(9)：584-585.

（张晨　何瑶　傅超美）

## 743 睡莲花

Shuilianhua

**【异名】** 雪白睡莲(《中国植物志》)。

**【来源】** 为睡莲科植物雪白睡莲 *Nympaea candida* Presl.的干燥花蕾。

**【产地】** 主要为野生品。主产于新疆南部和田地区。西伯利亚、中亚、欧洲也有分布。

**【采收加工】** 夏季采摘花蕾，晒干。

**【炮制】** 净制。

**【性状特征】** 呈圆锥形或长圆形，花蕾长2.5～4cm，直径约2cm，花托略呈方形。花萼4，革质，近离生，长卵状披针形，无毛，表面绿色或棕黄色。剥去花萼可见白色花瓣15～25，卵圆形。雄蕊30～40枚，花药线形，长约10mm，花丝扁平，几与花药等长。子房球形或椭圆形，无花柱或极短，柱头5～15枚，密排成轮状，中央有一凹陷窝。气微，味淡。

**【化学成分】** 睡莲花的主要化学成分为黄酮类和酚酸类成分。

**【药理毒理】** **保肝** 睡莲花醇提物70、140、280mg/kg灌胃小鼠，每天1次，连续10d，在D-GaIN致小鼠化学性肝损伤模型中，睡莲花醇提取物在70mg/kg均可使NO含量显著降低；140mg/kg可降低血清AST水平，升高SOD和GSH-Px活性，降低NO含量；280mg/kg可降低血清ALT、AST水平，升高SOD、GSH-Px活性，降低MDA、NO含量。在免疫性肝损伤模型中，睡莲花提取物在70、140、280mg/kg可升高SOD、GSH-Px活性，降低MDA与NO含量；在140、280mg/kg均可显著降低肝损伤小鼠的肝脏系数；280mg/kg可显著降低模型小鼠血清ALT、AST水平[1]。

**【药性】** 二级湿寒。

**【功能主治】** 降热止咳，益心护脑，安神止痛，祛乃孜来。用于感冒发热，头痛咳嗽，心悸不安，咽痛解毒。

**【临床应用】** **临床常用**

本品能降热止咳，益心护脑，安神止痛，祛乃孜来。可用于治疗干热性或胆液质性疾病，如干热性脑虚，心虚，肝虚，热性感冒，干性咳嗽，咽干喉燥，心烦口渴。

**【用法用量】** 3～9g。

**【成药例证】**

**1. 炎消迪娜儿糖浆(《卫生部药品标准·维吾尔药分册》)** 药物组成：菊苣根、菊苣子、玫瑰花、大黄、睡莲花、牛舌草、菟丝子。

功能主治：利尿，消肿，降热，止痛。用于各种肝炎、胆囊炎、尿路感染等。

**2. 祖卡木颗粒(《卫生部药品标准·维吾尔药分册》)** 药物组成：山柰、睡莲花、薄荷、大枣、洋甘菊、破布木果、甘草、蜀葵子、大黄、罂粟壳。

功能主治：调节异常气质，清热，发汗，通窍。用于感冒咳嗽，发热无汗，咽喉肿痛，鼻塞流涕。

**3. 降热比那甫西糖浆(《卫生部药品标准·维吾尔药分册》)** 药物组成:天山堇菜、睡莲花、甘草、蜀葵子、罂粟子、罂粟壳、大枣、破布木果。

功能主治:降热,镇痛,止咳。用于异常胆汁性高热、感冒咳嗽。

**4. 理血奇朗糖浆(《卫生部药品标准·维吾尔药分册》)** 药物组成:大枣、天山堇菜、睡莲花、玫瑰花、倒提壶。

功能主治:理血,养肝,降热,祛痰。用于发热头痛,热性咳嗽,高血压。

**【贮藏】** 置阴凉干燥处。

**【参考文献】** [1]王雪,杨巧丽,赵军,等.睡莲花提取物对小鼠实验性肝损伤的保护作用研究[J].中药材,2015,38(1):141-143.

(张晨 杨欢 傅超美)

## 744 司卡摩尼亚脂

Sikamoniyazhi

**【异名】** 撒黑木尼牙、撒吉木你牙、撒吉母你牙(《回回药方三十六卷》),买合木代(《拜地依药书》)。

**【来源】** 为旋花科植物胶旋花 *Convovulus scammonia* L.的根部乳状渗出物,经干燥加工而成。

**【产地】** 主要为野生品。主产于土耳其、叙利亚、巴勒斯坦、伊拉克等地。

**【采收加工】** 将根上部泥土挖去10～20cm,将根洗净,然后用利刀割之,收集乳状物,晒干,贮于干燥处。

**【炮制】** 净制。

**【性状特征】** 通常呈扁平的块状,直径10～15cm,厚约1.5cm,表面暗灰色至棕黑色,有灰色粉尘,质脆,易破碎,新鲜破碎面带有光泽,树脂状并具有细孔,呈暗棕色至褐黑色。气似乳酪,味极辣。

**【化学成分】** 司卡摩尼亚脂的主要成分为树脂、树胶,还含有微量的淀粉。

**【药性】** 三级热,二级末干;有毒。

**【功能主治】** 消除异常体液,开通湿寒气阻,通便利水健胃。用于关节疼痛,水肿便秘,胃弱食少,毒蛇咬伤,目疾炎肿,头晕头痛。

**【临床应用】** 临床常用

(1)目疾炎肿 司卡摩尼亚脂生干生热,清除异常黏液质,可用于治疗眼目疾炎肿。《白色宫殿》:"具有清除异常胆液质的特殊功能。"

(2)胃脘虚弱 司卡摩尼亚脂生干生热,主治湿寒性疾病,能够温补胃脘,治疗胃脘虚寒等证。《药物之园》:"温补胃脘等。治胃脘虚寒等。"

**【用法用量】** 0.2～0.6g。

**【成药例证】**

**1. 除障则海甫胶囊(《新药转正标准76》)** 药物组成:芦荟、盒果藤、玫瑰花、诃子肉、乳香、西红花、司卡摩尼亚脂。

功能主治:清除异常黑胆质及胆液质,除障明目。用于白内障。

**2. 除障则海甫片(《卫生部药品标准中药成方制剂·维吾尔药分册》)** 药物组成:芦荟、盒果藤、玫瑰花、诃子肉、乳香、西红花、司卡摩尼亚脂。

功能主治:清除异常黑胆质及胆液质,除障明目。用于白内障。

**3. 醒脑库克亚片(《卫生部药品标准·维吾尔药分册》)** 药物组成:芦荟、苦艾、司卡摩尼亚脂、药西瓜、熏鲁香。

功能主治:清除异常黏液质,止痛,明目。用于异常黏液质所致的头痛、眼病等。

**【注意事项】**

1. 本品可引起腹痛、恶心,矫正药为玫瑰花、洋茴香、鸡蛋黄。

2. 对热性气质者、心脏虚弱者和儿童不宜使用。作为泻药不能单独服用。

3. 用量不宜过大。

4. 寒性患者及孕妇忌用。

**【贮藏】** 置干燥处。

(刘婷婷 杨欢 傅超美)

## 745 丝瓜络

Sigualuo

**【异名】** 丝瓜网(《医林纂要》),丝瓜壳(《分类草药性》),瓜络、絮瓜瓤(《广州植物志》),天罗线(《药材资料汇编》),丝瓜筋(《江苏植药志》),丝瓜瓤(《河北药材》),千层楼(《湖南药物志》)。

**【来源】** 为葫芦科植物丝瓜 *Luffa cylindrical* (L.) Roem.的干燥成熟果实的维管束。

**【产地】** 主要为栽培品。全国各地均产，以浙江、江苏所产者质量为好。

**【采收加工】** 夏、秋二季果实成熟、果皮变黄、内部干枯时采摘，除去外皮和果肉，洗净，晒干，除去种子。

**【炮制】** 除去残留种子及外皮，切段。

**【性状特征】** 为丝状维管束交织而成，多呈长棱形或长圆筒形，略弯曲，长 30～70cm，直径 7～10cm。表面黄白色。体轻，质韧，有弹性，不能折断。横切面可见子房 3 室，呈空洞状。气微，味淡。

**【化学成分】** 丝瓜络的主要成分为多糖，还含有纤维素蛋白质、有机酸等。

**【药理毒理】**

**1. 预防心肌缺血性损伤** 预先灌胃给予正常小鼠 166.7g/L 的丝瓜络煎剂 0.01ml/g，每天 2 次，共 1 周，可使腹腔注射垂体后叶素 30U/kg 导致的急性心肌缺血小鼠心电图中 T 波增高幅度及抑制心率减慢，降低心肌缺血后造成的血清 LDH 以及心肌组织内 MDA 含量的增高，增加心肌组织中 SOD 活性[1]。

**2. 降血脂** 丝瓜络水煎液按 6.7g/kg 灌胃于高血脂模型大鼠，连续 4d，可使大鼠的 TC 和 TG 降低，HDL-C 升高，体重减轻[2]。

**【药性】** 甘，平。归肺、胃、肝经。

**【功能主治】** 祛风，通络，活血，下乳。用于痹痛拘挛，胸胁胀痛，乳汁不通，乳痈肿痛。

**【临床应用】 临床常用**

乳汁不下 丝瓜络性甘平，归肝经，具有通络下乳的作用，常用作产后催乳。《现代实用中药》：“通乳汁，发痘疮。治痈疽不敛。作黑烧内服，治肠出血、赤痢、子宫出血、睾丸炎肿、痔疮流血等。”

**【用法用量】** 5～12g。

**【成药例证】**

**1. 滑膜炎胶囊(《国家中成药标准汇编·骨伤科分册》)** 药物组成：夏枯草、防己、泽兰、豨莶草、女贞子、薏苡仁、丹参、功劳叶、土茯苓、当归、黄芪、丝瓜络、川牛膝。

功能主治：清热利湿，活血通络。用于急、慢性滑膜炎及膝关节术后的患者。

**2. 暑热感冒颗粒[《卫生部药品标准中药成方制剂·第二十一册(中药保护)》]** 药物组成：连翘、竹叶、北沙参、竹茹、荷叶、生石膏、知母、佩兰、丝瓜络、香薷、菊花。

功能主治：祛暑解表，清热生津。用于感冒病暑热证候，症见发热重，恶寒轻，汗出热不退，心烦口渴，溲赤，苔黄，脉数等。

**3. 乳核内消液(《卫生部药品标准中药成方制剂·第六册》)** 药物组成：浙贝母、当归、赤芍、漏芦、茜草、香附、柴胡、橘核、夏枯草、丝瓜络、郁金、甘草。

功能主治：疏肝活血，软坚散结。用于经期乳胀痛有块，月经不调或量少色紫成块及乳腺增生。

**4. 暑热感冒颗粒(《卫生部药品标准中药成方制剂·第十六册》)** 药物组成：连翘、竹叶、北沙参、竹茹、荷叶、生石膏、知母、佩兰、丝瓜络、香薷、菊花。

功能主治：祛暑解表，清热，生津。用于感冒病暑热证候，症见发热重，恶寒轻，汗出热不退，心烦口渴，溲赤，苔黄，脉数等。

**5. 驱风液(《卫生部药品标准中药成方制剂·第十一册》)** 药物组成：党参、当归、薏苡仁、秦艽、茯苓、丝瓜络、木瓜、续断、白术(制)、补骨脂、川芎(制)、川牛膝、伸筋藤、熟地黄、独活、何首乌、桑寄生、淫羊藿、五加皮、甘草、威灵仙、锁阳、桂枝、桂圆肉、鹿茸。

功能主治：驱风祛湿，舒筋活络。用于四肢酸痛、久积风痛及风湿性关节炎等症。

**【贮藏】** 置干燥处。

**【参考文献】** [1]关颖，李菁，朱伟杰，等.丝瓜络对小鼠心肌缺血性损伤的预防效应[J].中药病理生理杂志，2006，22(1)：68-71.

[2]李菁，付咏梅，朱伟杰，等.丝瓜络对实验性高血脂大鼠的降血脂效应[J].中国病理生理杂志，2004，20(7)：1264-1266.

(刘婷婷 杨欢 傅超美)

## 746 四方藤

Sifangteng

**【异名】** 宽筋藤、红宽筋藤、春根藤、伸筋藤(《陆川本草》)，方根藤(《广西中药杂志》)，方藤、红四方藤(《广西中草药》)，翼枝白粉藤(《广西本草选编》)，蚂蝗藤、软筋藤、风藤(《广西药用植物名录》)。

【来源】 为葡萄科植物四方藤 *Cissus pteroolada* Hayata 的干燥藤茎。

【产地】 主要为野生品。主产于台湾、海南、广东、广西、云南等地。

【采收加工】 秋季采割，截段，晒干。

【炮制】 除去杂质，洗净，润透，切片，晒干。

【性状特征】 呈四棱形，长短不等，直径 0.5～2cm。表面灰棕色至黑褐色，粗糙，具突起皮孔、细纵纹及横裂纹，节膨大，有的棱上有翅。质硬，断面纤维性，皮部灰褐色至棕红色，木部灰棕色或黄棕色，髓部方形，淡紫色或灰褐色。气微，味酸、微苦。

【化学成分】 四方藤的主要成分是甾体化合物、萜类化合物及有机酸等。

【药理毒理】 **抗风湿** 四方藤的 60%的乙醇提取物，按照 0.5、2g/kg 给类风湿模型大鼠灌胃，每天 1 次，连续给药 28d，大鼠血清中的 IL-1β、TNF-α 水平明显降低[1]。

【药性】 酸、辛，平。

【功能主治】 祛风湿，舒筋络。用于风湿痹痛，腰肌劳损。

【临床应用】 **临床常用**

(1) 风湿痹痛　本品适用于感受湿邪，寒邪。所致的关节屈伸不利，胀痛，筋络拘急等，可以祛除寒湿、活血通络。

(2) 腰痛　本品能够治疗腰肌劳损，缓解腰部疼痛、酸软无力等症状。

【用法用量】 15～30g。

【成药例证】

**1. 桂龙药膏(《卫生部药品标准中药成方制剂·第八册》)**　药物组成：肉桂叶、土茯苓、红药、过岗龙、红杜仲、玉郎伞、土生地、三爪龙、砂仁、老鸦嘴、千斤拔、白芷、黄精、牛大力、土甘草、川芎、大芦、高山龙、青藤、五爪龙、万筋藤、首乌藤、当归藤、四方藤、温姜、狮子尾、九牛力、黑老虎根。

功能主治：祛风除湿，舒筋活络，温肾补血。用于风湿骨痛，慢性腰腿痛，肾阳不足气血亏虚引起的贫血，失眠多梦，气短，心悸，多汗，厌食，腹胀，尿频等症。

**2. 桂龙药酒(《卫生部药品标准中药成方制剂·第十四册》)**　药物组成：肉桂叶、土茯苓、红药、过岗龙、红杜仲、玉郎伞、土生地、三爪龙、砂仁、老鸦嘴、千斤拔、白芷、黄精、牛大力、土甘草、川芎、大芦、高山龙、青藤、五爪龙、万筋藤、首乌藤、当归藤、四方藤、温姜、狮子尾、九牛力、黑老虎根。

功能主治：祛风除湿，舒筋活络，温肾补血。用于风湿骨痛，慢性腰腿痛，肾阳不足，气血亏虚引起的贫血，失眠多梦，气短，心悸，多汗，厌食，腹胀，尿频等症。

【贮藏】 置干燥处。

【参考文献】
[1]曾瑜，罗远.瑶药四方藤提取物对类风湿关节炎模型大鼠抗风湿作用的研究[J].大众科技，2014，16(10)：130-132.

（曹丽梅　杨欢　傅超美）

## 747　四季青

Sijiqing

【异名】 冬青叶(《本草纲目拾遗》)，四季青叶(《中药大辞典》)，一口血(《广西药用植物名录》)。

【来源】 为冬青科植物冬青 *Ilex chinensis* Sims 的干燥叶。

【产地】 主要为栽培品。主产于我国长江以南各地。

【采收加工】 秋、冬二季采收，晒干。

【炮制】 取原药材，除去残枝、枯叶及杂质，略润，切成丝，干燥，筛去灰屑。

【性状特征】 呈椭圆形或狭长椭圆形，长 6～12cm，宽 2～4cm。先端急尖或渐尖，基部楔形，边缘具疏浅锯齿。上表面棕褐色或灰绿色，有光泽；下表面色较浅；叶柄长 0.5～1.8cm。革质。气微清，味苦、涩。

【化学成分】 四季青的主要成分是皂苷类，还含有酚酸、萜类、鞣质、黄酮等。《中华人民共和国药典》2015 年版规定，本品药材按干燥品计算，含长梗冬青苷($C_{36}H_{58}O_{10}$)不得少于 1.35%。

【药性】 苦、涩，凉。归肺、大肠、膀胱经。

【功能主治】 清热解毒，消肿祛瘀。用于肺热咳嗽，咽喉肿痛，痢疾，胁痛，热淋；外治烧烫伤，皮肤溃疡。

【临床应用】 临床常用

（1）风热感冒，咳嗽　本品味苦性凉，善于清泻肺火而解热毒。治肺热咳嗽，咽喉肿痛，热淋，泻痢。用于肺火上壅，咳嗽、咽痛以及风热感冒；或热毒下侵，小便淋沥涩痛，泄泻痢疾者，单用本品即效。

（2）烧伤　对于轻度和中度烧伤，本品可以促使其迅速结痂，减少渗出，控制感染，促进创面愈合。

（3）溃疡　本品多用于治疗下肢溃疡，对变形杆菌、铜绿假单胞菌、大肠埃希菌等具有抑制作用，从而能有效控制创面渗出及细菌感染。

【用法用量】 15～60g。外用适量，水煎外涂。

【成药例证】

**1. 急支糖浆（《中华人民共和国药典》2015 年版）** 药物组成：鱼腥草、金荞麦、四季青、麻黄、紫菀、前胡、枳壳、甘草。

功能主治：清热化痰，宣肺止咳。用于外感风热所致的咳嗽，症见发热、恶寒、胸膈满闷、咳嗽咽痛；急性支气管炎、慢性支气管炎急性发作见上述证候者。

**2. 四季青片［《国家中成药标准汇编·眼科耳鼻喉科皮肤科分册》］** 药物组成：四季青。

功能主治：清热解毒，凉血止血。用于咽喉肿痛，腹痛泄泻，下痢脓血，肛门灼热，小便淋沥涩痛，短赤灼热。

**3. 四季消炎喉片（《国家中成药标准汇编·眼科耳鼻喉科皮肤科分册》）** 药物组成：四季青叶、薄荷素油、薄荷脑。

功能主治：清热利咽，解毒消肿。用于咽喉炎、扁桃体炎的辅助治疗。

**4. 风寒感冒宁颗粒［《国家中成药标准汇编·内科肺系（一）分册》］** 药物组成：四季青、大青叶、荆芥、防风、紫苏。

功能主治：解表散寒，宣发清热。用于风寒感冒引起的恶寒发热、头痛、鼻塞、流涕等症。

【贮藏】 置干燥处。

（曹丽梅　杨欢　傅超美）

## 748　四叶参

Siyeshen

【异名】 白河车（王安卿《采药志》），牛奶子（《植物名实图考》），四叶参（《苏南种子植物》），白蟒肉、山胡萝卜（《东北药植志》），乳薯（《江西民间草药》），奶参、土党参（《广西中药志》），奶奶头（《南京地区常用中草药》）。

【来源】 为桔梗科植物羊乳 *Codonopsis lanceolata* (Sieb.et Zucc.) Trautv.的干燥根。

【产地】 主要为栽培品。主产于东北、华北、华东、中南各省区及地区。前苏联远东地区、朝鲜、日本也有分布。

【采收加工】 秋季采挖，除去须根，晒干，或晒至半干时，每天揉搓一次，直至全干，或趁鲜切片，晒干。

【炮制】 除去杂质；未切片者，洗净，润透，切片，晒干。

【性状特征】 呈纺锤形、倒卵状纺锤形或类圆柱形，有的稍分枝，长 6～15cm，直径 2～6cm。表面灰棕色或灰黄色，皱缩不平，顶端具根茎（芦头），常见密集的芽痕和茎痕；芦下有多数环纹，密集而明显，向下渐疏浅，环纹间有细纵裂纹。质稍松，易折断，断面不平坦，多裂隙。切片大小不一，切面灰黄色或浅棕色，皮部与木部无明显区分。气微，味甜、微苦。以个大、味甜者为佳。

【化学成分】 四叶参的主要成分为生物碱、甾萜类、黄酮类、挥发油、多种氨基酸、微量元素和多糖等。四叶参的生物碱类成分是其主要药理活性成分。

【药理毒理】

**1. 耐缺氧**　1g/ml 四叶参醇提物和 1g/ml 四叶参水提物的混悬液 20ml/kg 对小鼠灌胃给药，连续 10d。能降低不同时间的小鼠累计耗氧量[1]。

**2. 降血糖**　四叶参多糖 0.1、0.5g/kg 对糖尿病模型大鼠灌胃给药，每天 1 次，连续 3 周，能降低大鼠血糖值[2]。

【药性】 甘，温。

【功能主治】 补血通乳，清热解毒，消肿排脓。用于病后体虚，乳汁不足，痈肿疮毒，乳腺炎。

【临床应用】 临床常用

本品具有消肿、解毒、排脓、祛痰、催乳之功。治疗肺痈，乳痈，肠痈，肿毒，瘰疬，喉蛾，乳少，白带。《名医别录》："主头眩痛，益气，长肌肉。"汪连仕《采药书》："治杨梅恶疮。"《本草纲目拾遗》："治肿毒瘰疬，取汁和酒服，渣敷患处。"《植物名实图考》："发乳汁，壮阳道。"广州部队《常用中草药手册》："滋补强壮，祛痰润肺，排脓解毒。治肺脓肿，乳腺炎，痈疮肿毒，蛇咬伤。"

【用法用量】 15～30g。

【贮藏】 置通风干燥处。

【参考文献】 [1]王德才，陈美华，辛晓明.泰山四叶参提取物对小鼠耐缺氧及抗疲劳能力的影响[J].泰山医学院学报，2007，28(6)：401-403.

[2]王德才，陈美华，辛晓明，等.四叶参多糖对糖尿病大鼠血糖及免疫功能的影响[J].中国实验方剂学杂志，2012，18(2)：184-186.

（汪蕾　杨欢　傅超美）

## 749　松花粉

Songhuafen

【异名】 松黄（《新修本草》），松粉（《玄英先生集》）。

【来源】 为松科植物马尾松 *Pinus massoniana* Lamb.、油松 *Pinus tabulieformis* Carr.或同属数种植物的干燥花粉。

【产地】 主要为野生品。主产于江苏、辽宁、黑龙江、山东、吉林等地。

【采收加工】 春季花刚开时，采摘花穗，晒干，收集花粉，除去杂质。

【炮制】 净制。

【性状特征】 粉末淡黄色。花粉粒椭圆形，长45～55μm，直径29～40μm，表面光滑，两侧各有一膨大的气囊，气囊有明显的网状纹理，网眼多角形。

【化学成分】 松花粉的主要成分为油脂、蛋白质、核酸等，还含丰富的微量元素及多种酶。松花粉的油脂类成分是其主要药理活性成分。

【药理毒理】

**1. 延缓衰老** 给予衰老小鼠（月龄为20个月）含有2%、5%松花粉的饲料，连续喂养30d，可以明显降低衰老小鼠脑组织MDA含量、脑和肝组织Lf含量，明显提高衰老小鼠血清中CAT、SOD、GSH-Px活性[1]。

**2. 抗疲劳** 松花粉100、500、1000mg/kg灌胃给药，连续30d，能延长小鼠负重游泳时间，降低运动后小鼠血乳酸浓度及血清尿素氮含量，增加肝细胞糖原含量[2]。

**3. 增强免疫** 破壁松花粉0.5、1.5g/kg给小鼠灌胃，连续30d，能升高红细胞免疫小鼠的血清溶血素（IgM）含量。破壁松花粉0.5、1.5g/kg给小鼠灌胃，连续30d，均可提高小鼠红细胞免疫小鼠腹腔巨噬细胞吞噬能力、NK细胞活性和ConA诱导的脾淋巴细胞转化[3]。

**4. 抗前列腺增生** 给大鼠每天喂饲含纯松花粉1g的饲料，连续4周，能升高丙酸睾酮所致前列腺增生大鼠肝脏和前列腺中SOD，降低MDA水平，降低血糖、尿素氮、总胆固醇、甘油三酯以及血浆锌、铜含量[4]。

**5. 降血脂** 含3.5%松花粉的饲料喂养雄性阉割猪，连续2周，粪便中胆固醇、甘油三酯、胆酸、脂肪酸浓度升高[5]。

**6. 降血糖** 松花粉1.5g/kg给小鼠灌胃，连续30d，能降低四氧嘧啶致糖尿病小鼠的2h时相糖耐量和糖耐量实验曲线下面积[6]。

**7. 保肝** 松花粉0.5、1.0g/kg灌胃大鼠，连续30d，能降低乙醇所致急性肝损伤大鼠血清TG、肝组织MDA含量；升高肝组织GSH含量，降低肝细胞内脂滴[7]。松花粉总黄酮15、30、60mg/kg，灌胃$CCl_4$造成急性肝损伤的小鼠，连续10d，能抑制小鼠腹腔注射$CCl_4$引起的急性肝损伤所致的ALT和AST的升高，升高肝组织中SOD的活性，降低MDA的含量，减轻肝组织坏死程度[8]。

**8. 其他药理作用** 松花粉6.25g/kg灌胃大鼠，连续30d，可降低亚砷酸钠染毒大鼠血砷含量，升高血清GSH-Px含量[9]。进食含5%松花粉饲料45d，可阻止噪声、强迫游泳和头低位束缚所致慢性应激大鼠益生菌双歧杆菌数量的减少[10]。

**9. 安全性评价** 松花粉15g/kg给小鼠灌胃，每天2次，观察2周，小鼠未见中毒症状及死亡。大鼠喂养破壁松花粉3、6、12g/kg，连续30d，动物一般状况良好，被毛正常，无异常行为表现，试验中动物无死亡。在相当于人用量的100倍以上，破壁松花粉对大鼠的一般状况、血液学、生化学、脏器指数及病理组织学等指标无影响，未发现其有毒性作用。破壁松花粉2.5、5.0、10.0g/kg灌胃，30h内给予2次，小鼠骨髓微核试验结果为阴性，破壁松花粉2.5、5.0、

10.0g/kg 灌胃小鼠，连续 5d，再继续喂养 30d，小鼠精子畸形试验结果为阴性[11]。

**【药性】** 甘，温。归肝、脾经。

**【功能主治】** 收敛止血，燥湿敛疮。用于外伤出血，湿疹，黄水疮，皮肤糜烂，脓水淋漓。

**【临床应用】** 临床常用

(1) 皮肤顽疾　本品能收湿，可用于治疗皮肤顽疾，《四川中药志》谓本品："收敛止血。治皮肤湿疹，黄水疮湿烂不结痂。"《本经逢原》谓本品："除风湿，治痘疮湿烂。"

(2) 创伤出血　本品能收敛止血，可用于外伤出血，《江苏植药志》谓本品："预防汗疹。外用作创伤止血剂。"

**【用法用量】** 外用适量，撒敷患处。

**【成药例证】**

**1. 降脂减肥片(《卫生部药品标准中药成方制剂·第十七册》)** 药物组成：何首乌、三七、葛根、菟丝子、枸杞子、松花粉、丹参、大黄、泽泻、茵陈。

功能主治：滋补肝肾，养益精血，扶正固本，通络定痛，健脾豁痰，明目生津，润肠通便。用于各型高脂血症、心脑血管硬化、单纯性肥胖、习惯性便秘、痔疮出血。

**2. 扶正化瘀胶囊(《新药转正标准 68》)** 药物组成：丹参、发酵虫草菌粉、桃仁、松花粉、绞股蓝、五味子(制)。

功能主治：活血祛瘀，益精养肝。用于乙型肝炎肝纤维化属"瘀血阻络，肝肾不足"证者，症见胁下痞块，胁肋疼痛，面色晦暗，或见赤缕红斑，腰膝酸软，疲倦乏力，头晕目涩，舌质暗红或有瘀斑，苔薄或微黄，脉弦细。

**3. 松花散(《新药转正标准 74》)** 药物组成：松花粉。

功能主治：燥湿，收敛。用于湿疹、黄水疮、皮肤糜烂、脓水淋漓、尿布性皮炎。

**【贮藏】** 置干燥处，防潮。

**【参考文献】** [1]赵立新，喻陆.松花粉抗衰老作用的实验研究[J].现代医学，2004，32(2)：74-76.

[2]刘协，胡启文，李小宁，等.松花粉的抗疲劳作用研究[J].中国生化药物杂志，2004，25(3)：169-170.

[3]张暾，竹剑平.破壁松花粉对调节免疫功能的影响[J].中国医院药学杂志，2006，26(5)：638-639.

[4]丛涛，赵霖，鲍善芬.松花粉对前列腺增生大鼠的干预效应[J].中国临床康复，2005，9：123-125.

[5]赵霖，Windisch W，Roth FX，等.松花粉对脂代谢影响的实验研究[J].军医进修学院学报，2006，27(6)：445-447.

[6]潘小玲，竹剑平.破壁松花粉的降血糖作用[J].中国医院药学杂志，2006，26(6)：777-778.

[7]刘协，张驰，包六行，等.松花粉对小鼠急性酒精性肝损伤的保护作用研究[J].江苏预防医学，2005，16(2)：7-9.

[8]朱良，裴植仁.松花粉总黄酮对四氯化碳所致小鼠急性肝损伤的保护作用[J].时珍国医国药，2010，21(8)：1903-1904.

[9]罗艳红，黄晓敏，韦文龙，等.松花粉对砷中毒大鼠的防护作用[J].右江民族医学院学报，2007，29(1)：24-25.

[10]白树民，高爱新，雷浪伟，等.松花粉对慢性应激大鼠肠道微生态的影响[J].航天医学与医学工程，2006，19(3)：189-193.

[11]樊柏林，田辉，王护民，等.破壁松花粉的毒理试验[J].癌变·畸变·突变，2001，17(6)：380-382.

(赵嘉祺　杨欢　傅超美)

## 750　松萝

Songluo

**【异名】** 女萝(《诗经》)，松上寄生(《本草纲目》)，树挂(《黑龙江中药》)，天棚草、雪风藤、山挂面、龙须草(《四川中药志》)，天蓬草(《陕西中草药》)，胡须草(《浙江药用植物志》)，海风藤、石丝线、金丝藤(《湖南药物志》)。

**【来源】** 为松萝科植物松萝 *Usnea diffracta* Vain.的干燥全草。

**【产地】** 主要为野生品。主产于东北及山西、内蒙古、陕西、甘肃等地。

**【采收加工】** 夏、秋二季采集，晒干。

**【炮制】** 除去杂质，切段。

**【性状特征】** 丝状，常缠绕成团，二歧分枝，基部分枝少。末梢细如丝。表面黄白色、灰绿色或黄绿色，有明显的环状裂纹，拉之略能伸长，并露出强韧的白色线状的中轴。体轻，质柔软，气微，味淡而微苦涩。

**【化学成分】** 松萝的主要成分是有机酸，还含有蒽醌、甾体、萜等。松萝的有机酸是其主要药理活性成分。

**【药理毒理】** **抗肿瘤**　松萝中提取的松萝酸对体外培养前列腺癌 PC-3M 细胞的增殖具有抑制效应，从 20μl/ml 起，对 PC-3M 细胞具有明显的抑制作用，随着松萝酸悬液浓度的增加而增强，呈剂量依赖性抑制作用，其最大抑制率可达80%以上[1]。

【药性】 平和。

【功能主治】 收敛营养力，消散瘀结，克身强心，调经助阳。用于久泻，久咳，心悸气短，癫痫，神失，心烦阳弱，呕恶气喘，月事不调，毒蛇咬伤。

【临床应用】 临床常用

(1) 痰多咳嗽 本品味甘，性平，具清热、化痰的功效，常用于治疗痰多咳嗽、胸中痰积热等。治疗胸中痰积热，本品与乌梅、栀子、恒山、甘草同用，如《千金要方》松萝汤。

(2) 寒热不退 本品性平，《本草纲目》："平肝邪，去寒热。"其能治疗寒热不退、头痛等。治疗小儿发歇寒热或寒热头痛、百节烦疼，本品与川升麻、甘草同用，如《圣惠方》松萝散。

【用法用量】 4～6g。

【贮藏】 置干燥处。

【参考文献】 [1]董玉，于宁，王洪军，等.松萝酸抑制前列腺癌PC-3M细胞增殖的生物学效应[J].沈阳部队医药，2007，20(1)：7-9.

（刘维 吴清华 裴瑾）

## 751 松塔

Songta

【异名】 松球、松果（《山西中草药》），蛇皮松果、白松果（南药《中草药学》）。

【来源】 为松科植物白皮松 *Pinus bungeana* Zucc.或油松 *Pinus tabulaeformis* Carr.的干燥成熟果实。

【产地】 主要为野生品，栽培品亦有。主产于山西、甘肃、陕西、四川、河南等地。

【采收加工】 秋季采收，晒至种鳞开裂，除去种子，阴干。

【炮制】 除去杂质，打碎。

【性状特征】 呈类球形，由木质化螺旋状排列的种鳞组成，直径4～6cm。表面黄绿色至棕褐色，基部有果柄或果柄痕。种鳞背面先端宽厚隆起，为菱形有横脊的鳞盾，鳞脐生于鳞盾的中央，有的具刺尖；腹面偶有倒卵圆形的种子及种翅残存。质硬，不易折断。有松脂的特殊气，味微苦涩。以果鳞肥厚、色黄绿、松脂气浓者为佳。

【化学成分】 松塔的主要成分是多糖，还含有皂苷、酚、挥发油等。松塔的多糖是其主要药理活性成分。

【药理毒理】 **抗氧化** 油松松塔多糖提取物按0.05、0.1、0.5、1、5、10mg/ml加入DPPH·溶液和ABTS·$^{+}$溶液中，对DPPH·、ABTS·$^{+}$具有较好的清除作用，清除率分别达到86.2%和83.7%[1]。

【药性】 微苦、涩，温。归肺、大肠经。

【功能主治】 祛痰，止咳，平喘。用于慢性支气管炎。

【临床应用】 临床常用

慢性气管炎 松塔味苦，性温，归肺经，具祛痰、止咳、平喘之效，主治慢性气管炎、哮喘、咳嗽痰多、气短等症。与连翘、黄芩同用，治疗慢性气管炎，如《全国中草药汇编》。

【用法用量】 60～90g，饭后服用。

【贮藏】 置阴凉干燥处。

【参考文献】 [1]郭霏霏，陈大勇，董岭，等.松松塔多糖提取工艺及抗氧化活性研究[J].人参研究，2014(1)：49-53，60.

（刘维 吴清华 裴瑾）

## 752 松香

Songxiang

【异名】 松脂、松膏、松肪（《神农本草经》），白松香（《滇南本草》），黄香（《本草原始》），松脂香（《本草便方》）。

【来源】 为松科植物马尾松 *Pinus massoniana* Lamb.及其同属若干种植物树干中取得的油树脂，经蒸馏除走挥发油后的遗留物。

【产地】 主要为野生品。主产于广东、广西、福建、湖南、江西等地。

【采收加工】 采集树脂有上升式（即V形法）、下降式（即Y形法）采脂法及化学药剂处理法。以在30～35℃采收为宜，即长江以南在5～10月，华北及东北在6～9月。将收集的松油脂与水共热，滤去杂质，通水蒸气蒸馏，所得的留出物分离出去水分，即为松节油。蒸馏后所余物质，放冷凝固，即是松香。

【炮制】 **松香** 拣去杂质，置锅中用文火加热熔化，除去木屑等杂质、倾入冷水中，凉后取出，干燥即得。

**制松香** 取葱煎汤，加入松香粉，煮至松香完全熔化，趁热倒入冷水中，取出，阴干，即得。每松香1.5kg，用葱10kg。

**【性状特征】** **松香** 呈不规则半透明的块状，大小不一。表面黄色或棕黄色至黄褐色，有的带有粉霜。质较轻脆，易碎，断面光亮，似玻璃状。具松节油香气，味苦。以块整齐、质坚脆、香气醇厚者为佳。

**制松香** 形如松香，颜色加深，味微苦。以块整齐、质坚脆、香气醇厚者为佳。

**【化学成分】** 松香的主要成分是树脂酸，还含树脂烃、挥发油等。松香的树脂酸(松香酸)是其主要药理活性成分。

**【药理毒理】**

**1. 对胃肠平滑肌作用** 松香中提取的松香酸按$1\times10^{-5}$、$1\times10^{-4}$、$5\times10^{-4}$g/ml灌胃小鼠，高剂量对小鼠肠肌自发收缩有抑制作用[1]。

**2. 安全性评价** 松香的粗提取物银屑平以0.28g/kg的剂量灌胃，连续给药30d，给药后第6d起有厌食、便稀等现象出现，第3周消化系统症状消失，白细胞计数有所升高，对肝、肾功能无明显的影响[2]。

**【药性】** 苦、甘，温。归肝、脾、肺经。

**【功能主治】** 燥湿祛风，生肌止痛，杀虫。用于风湿痹痛，痈疽，疥癣，湿疮，金疮出血。

**【临床应用】** **临床常用**

(1) 瘰疬痈疽 松香具拔毒排脓、生肌止痛之效，对于痈疽疖肿疔疮未溃，以松香研末外敷；治瘰疬已溃，腐肉不去，疮口不合，与白矾配伍，如《证治准绳》如神散；对脓头不出者与没药、乳香、樟脑同研外敷。

(2) 疮伤 松香具生肌止痛之效，可用于治疗恶疮、金疮等，治灸疮与羊脂、猪脂、黄蜡同用，如《证治准绳》止痛膏；与枯矾同用治金疮初伤出血不止，如《疡医大全》黄龙散。

**【用法用量】** 5～10g。外用适量，入膏药或研末撒敷患处。

**【贮藏】** 置阴凉干燥处，防火，防热。

**【参考文献】** [1]汤臣康，许青媛.松香酸和银屑平对胃肠平滑肌的作用[J].陕西新医药，1986，15(4)：60-61.

[2]许青媛，汤臣康，谢人明.银屑平的毒理学研究[J].西北药学杂志，1987，2(2)：9-11.

(刘维 吴清华 裴瑾)

## 753 苏合香

Suhexiang

**【异名】** 苏合油(《太平寰宇记》)，帝油流(《现代实用中药》)。

**【来源】** 为金缕梅科植物苏合香树 *Liquidambar orientalis* Mill.的树干渗出的香树脂经加工精制而成。

**【产地】** 主要为栽培品。原产于土耳其、埃及、叙利亚、索马里和波斯湾附近各国，现我国广西、云南有引种。

**【采收加工】** 初夏采收，将树皮击伤或割破，深达木部，使分泌香脂，渗入树皮内，于秋季剥下树皮，榨取香脂，残渣加水煮后再榨，除去杂质，再溶解于乙醇中，滤过，蒸去乙醇即得。

**【炮制】** 取原药材，滤去杂质。

**【性状特征】** 为半流动性的浓稠液体。棕黄色或暗棕色，半透明。质黏稠。气芳香。以挑之成丝、无杂质、香气浓者为佳。

**【化学成分】** 苏合香的主要成分是挥发油，还含有萜、不饱和脂肪酸等。苏合香的挥发油是其主要药理活性成分。《中华人民共和国药典》2015年版规定，本品药材按干燥品计算，含肉桂酸($C_9H_8O_2$)不得少于5.0%。

**【药理毒理】**

**1. 抗血小板聚集** 广东产苏合香以2、4mg/kg乙醇溶液灌胃大鼠，连续给药5d，均能降低大鼠血液黏度和红细胞压积，血小板聚集率[1]。

**2. 抗血栓形成** 苏合香100mg/kg灌胃家兔，能明显延长家兔血浆复钙、凝血酶原、白陶土部分凝血活酶时间，降低血浆纤维蛋白原含量，促进纤溶酶活性。苏合香10mg/ml乙醇溶液可显著抑制家兔体外血栓的形成，提高血小板内cAMP的含量[2]。

**3. 安全性评价** 苏合香灌胃小鼠，$LD_{50}$为2.70g/kg[3]。

**【药性】** 辛，温。归心、脾经。

**【功能主治】** 开窍，辟秽，止痛。用于中风痰厥，猝然昏倒，胸痹心痛，胸腹冷痛，惊痫。

【临床应用】 临床常用

(1)闭证神昏　本品辛香气烈，具通窍醒神功效，长于温通、避秽，用于中风、痫证等属寒邪、痰浊闭阻心窍所致神昏，与安息香、麝香、檀香等同用，如《太平惠民和剂局方》苏合香丸。

(2)里寒疼痛　本品性味辛温，能温通止痛，宜于寒凝气滞之胸痹心痛、胸腹满闷冷痛等症，常与冰片、檀香、乳香、木香等配伍使用。

【用法用量】 0.3～1g，宜入丸散服。

【成药例证】

**1. 冠心苏合丸(《中华人民共和国药典》2015年版)**　药物组成：苏合香、冰片、乳香、檀香、土木香。

功能主治：理气，宽胸，止痛。用于寒凝气滞、心脉不通所致的胸痹，症见胸闷、心前区疼痛；冠心病心绞痛见上述证候者。

**2. 苏合香丸(《中华人民共和国药典》2015年版)**　药物组成：苏合香、冰片、人工麝香、沉香、香附、乳香(制)、白术、朱砂。

功能主治：芳香开窍，行气止痛。用于痰迷心窍所致的痰厥昏迷、中风偏瘫、肢体不利，以及中暑、心胃气痛。

**3. 十香返生丸(《中华人民共和国药典》2015年版)**　药物组成：沉香、丁香、檀香、土木香、醋香附、降香、广藿香、乳香(醋炙)、天麻、僵蚕(麸炒)、郁金、莲子心、瓜蒌子(蜜炙)、煅金礞石、诃子肉、甘草、苏合香、安息香、人工麝香、冰片、朱砂、琥珀、牛黄。

功能主治：开窍化痰，镇静安神。用于中风痰迷心窍引起的言语不清、神志昏迷、痰涎壅盛、牙关紧闭。

**4. 神香苏合丸(《中华人民共和国药典》2015年版)**　药物组成：人工麝香、冰片、水牛角浓缩粉、乳香(制)、安息香、白术、香附、木香、沉香、丁香、苏合香。

功能主治：温通宣痹，行气化浊。用于寒凝心脉、气机不畅所致的胸痹，症见心痛、胸闷、胀满，遇寒加重；冠心病心绞痛见上述证候者。

【贮藏】 密闭，置阴凉干燥处。

【参考文献】 [1]张宏伟，莫志贤，贺丰.广东产苏合香的质量与药理作用[J].中药药理与临床，2006，22(3)：114-116.

[2]朱亮，冷红文，谭力伟，等.苏合香抗血栓作用[J].中成药，1990，12(9)：31-32.

[3]李蓓，邵以德，郭济贤，等.枫香脂和苏合香的心血管药理学研究[J].天然产物与开发，1999，11(5)：72-79.

(刘维　吴清华　裴瑾)

## 754　苏木

Sumu

【异名】 苏枋(《南方草木状》)，苏方木(《新修本草》)，红苏木(《广西中草药》)，红柴(《四川中药志》)。

【来源】 为豆科植物苏木 *Caesalpinia sappan* L.的干燥心材。

【产地】 主要为栽培品，野生品亦有。原产于印度、缅甸、越南、马来半岛及斯里兰卡，我国分布于云南金沙江河谷(元谋、巧家)和红河河谷，主产于云南、贵州、四川、广西和台湾等地。

【采收加工】 多于秋季采伐，除去白色边材，干燥。

【炮制】 取原药材，锯成长约3cm的段，再劈成片或碾成粗粉。

【性状特征】 呈长圆柱形或对剖半圆柱形，长10～100cm，直径3～12cm。表面黄红色至棕红色，具刀削痕，常见纵向裂缝。质坚硬。断面略具光泽，年轮明显，有的可见暗棕色、质松、带亮星的髓部。气微，味微涩。以粗壮坚实、红黄色的心材为佳。

【化学成分】 苏木的主要成分是黄酮，还含有色原烷、二苯并环氧庚烷等。苏木的黄酮是其主要药理活性成分。

【药理毒理】

**1. 抗肿瘤**　苏木水提物按100、200mg/kg对移植性腹水癌EAC、白血病P388、白血病L1210和肉瘤180(S180)小鼠模型分别腹腔注射、肌内注射和灌胃，连续给药8d，腹腔注射给药高剂量对EAC、P388及L1210生命延长率分别为99.4%、184.8%和139.7%[1]。苏木0.023、0.069g/ml灌胃Lewis肺癌C57BL/6肿瘤小鼠模型，连续给药21d，高剂量在第7d、14d、21d三个时间点瘤重降低[2]。

**2. 免疫抑制**　苏木不同溶液提取物按照10、20g/kg剂量灌胃胸腺组织、外周T细胞增殖小鼠模型，连续7d，均对小鼠胸腺重量和T细胞的增殖有抑制作用，其中苏木醇提取物和正丁醇提取物对T细胞的抑制作用较强[3]。苏木醇提物、酯提物、水提物按照37.5g/kg剂量对腹腔同种异位心脏移植大鼠模型于术前2d开始给药，均可抑制大鼠心脏移植后外周血$CD_4^+$/$CDS^+$的升高，并可减轻心脏移植后急性排斥反应所引起的心肌病理损害，对大鼠心脏移植发生的急性免疫排斥反应有抑制作用[4]。

**3. 对糖尿病的干预**　苏木乙酸乙酯提取物和正丁醇提取物按照10、20、40、15、30、60g/kg灌胃NOD 1型糖尿病小鼠模型，连续给药15周，均可剂量依赖性地降低NOD小鼠的发病率，并改善小鼠体内胰腺炎的严重程度[5]。

**【药性】**　甘、咸，平。归心、肝、脾经。

**【功能主治】**　活血祛瘀，消肿止痛。用于跌打损伤，骨折筋伤，瘀滞肿痛，经闭痛经，产后瘀阻，胸腹刺痛，痈疽肿痛。

**【临床应用】**　**临床常用**

（1）跌打损伤，骨折筋伤，瘀滞肿痛　本品味辛能散，咸入血分，能活血散瘀、消肿止痛，为行血祛瘀之品，伤科之主药。常与乳香、没药、自然铜等同用，如《医宗金鉴》八厘散。

（2）血滞经闭，产后瘀阻腹痛，痛经，心腹疼痛，痈肿疮毒　本品功能活血祛瘀、通经止痛，为妇科瘀滞经产诸证及其他瘀滞病证的常用药。常与川芎、当归、红花等同用，治疗血瘀经闭、痛经、产后瘀滞腹痛，如《类证治裁》通经丸；与丹参、川芎、延胡等同用，治心腹瘀痛。

**【用法用量】**　3～9g。

**【成药例证】**

**1. 竭红跌打酊(《卫生部药品标准中药成方制剂·第十四册》)**　药物组成：红花、儿茶、当归尾、白矾、苏木、芦荟、乳香、安息香、没药、血竭。

功能主治：散瘀消肿，活络止痛。用于跌伤，筋骨扭伤，积瘀肿痛。

**2. 化癥回生片(《中华人民共和国药典》2015年版)**　药物组成：益母草、红花、花椒(炭)、水蛭(烫)、当归、苏木、三棱(醋炙)、两头尖、川芎、降香、香附(醋炙)、人参、高良姜、姜黄、没药(醋炙)、苦杏仁(炒)、大黄、人工麝香、小茴香(盐炙)、桃仁、五灵脂(醋炙)、虻虫、鳖甲胶、丁香、延胡索(醋炙)、白芍、蒲黄炭、乳香(醋炙)、干漆(煅)、吴茱萸(制)、阿魏、肉桂、艾炭(醋炙)、熟地黄、紫苏子。

功能主治：消癥化瘀。用于瘀血内阻所致的癥积、妇女干血痨、产后血瘀、少腹疼痛拒按。

**3. 狗皮膏(《中华人民共和国药典》2015年版)**

药物组成：生川乌、生草乌、羌活、独活、青风藤、香加皮、防风、铁丝威灵仙、苍术、蛇床子、麻黄、高良姜、小茴香、官桂、当归、赤芍、木瓜、苏木、大黄、油松节、续断、川芎、白芷、乳香、没药、冰片、樟脑、丁香、肉桂。

功能主治：祛风散寒，活血止痛。用于风寒湿邪、气血瘀滞所致的痹病，症见四肢麻木、腰腿疼痛、筋脉拘挛，或跌打损伤、闪腰岔气、局部肿痛；或寒湿瘀滞所致的脘腹冷痛、行经腹痛、寒湿带下、积聚痞块。

**4. 跌打丸(《中华人民共和国药典》2015年版)**

药物组成：三七、当归、白芍、赤芍、桃仁、红花、血竭、北刘寄奴、骨碎补(烫)、续断、苏木、牡丹皮、乳香(制)、没药(制)、姜黄、三棱(醋炙)、防风、甜瓜子、枳实(炒)、桔梗、甘草、木通、自然铜(煅)、土鳖虫。

功能主治：活血散瘀，消肿止痛。用于跌打损伤，筋断骨折，瘀血肿痛，闪腰岔气。

**5. 妇科回生丸(《卫生部药品标准中药成方制剂·第一册》)**　药物组成：人参、白术(麸炒)、苍术、茯苓、甘草、青皮(醋炙)、陈皮、熟地黄、当归、白芍、川芎、桃仁(去皮)、红花、木香、香附(醋炙)、乌药、延胡索(醋炙)、三棱(麸炒)、蒲黄、五灵脂(醋炙)、苏木、乳香(醋炙)、没药(醋炙)、米醋、大黄、地榆(炭)、牛膝、山茱萸(酒炙)、黑豆、高良姜、羌活、木瓜。

功能主治：通经化瘀，止痛。用于气虚血亏，瘀血凝滞引起的经期不准，经闭，腹部痞胀，身体消瘦，四肢困倦，产后恶露不尽等症。

**【注意事项】**　孕妇慎用。

**【贮藏】**　置干燥处。

**【参考文献】**

[1]任连生，汤莹，张蕻.苏木水提物抗癌作用机制的研究[J].山西医药杂志，2002，29(3)：201-203.

[2]田甜，张培彤，于明薇，等.苏木对C57B/6小鼠Lewis肺癌不同时间生长和转移的影响[J].中国中西医结合杂志，2010，30(7)：733-737.

[3]彭新，顾立刚.苏木不同提取物对小鼠胸腺和T细胞增殖功能的影响[J].中华中医药杂志，2009.24(4)：472-474.

[4]于波，侯静波，吕航.苏木提取物对心脏移植大鼠T淋巴细胞亚群的免疫抑制和对心肌的保护作用[J].中国地方病学杂志，2004，23(6)：539-542.

[5]刘雪芹，于湄，白凤楼.苏木提取物对NOD小鼠1型糖尿

病的免疫干预作用研究[J].医药导报,2009,28(4):433-436.

(刘维 吴清华 裴瑾)

## 755 素馨花

Suxinhua

**【异名】** 耶悉茗花(《南方草木状》),野悉蜜(《酉阳杂俎》),玉芙蓉(《花镜》),素馨针(《广东中药》)。

**【来源】** 为木犀科植物素方花 *Jasminum officinale* L. var. *officinale* L. 或素馨花 *Jasminum officinale* L.var.*grandiflorum* L. 的干燥花蕾。

**【产地】** 主要为栽培品。主产于云南、广东、福建、四川等地。

**【采收加工】** 春、秋季花未开放时于清晨采摘,除去花梗、花萼及杂质,蒸软,晒干。

**【炮制】** 拣去杂质,整理洁净入药。

**【性状特征】** **素方花** 花冠高脚碟状,冠管长,圆筒形,裂片4～10,广展,花蕾时覆瓦状排列;花药近基部背着,药室内外侧裂;子房2室,胚珠通常每室2颗;浆果常双生或其中一个不发育而为单生,有宿萼雄蕊2,内藏,花丝极短。

**素馨花** 略呈毛笔状,长2～3cm。表面金黄色至淡黄棕色,皱缩。花冠管长1～2cm,直径1～1.5mm,花冠裂片5片,呈覆瓦状紧裹,形如毛笔头,直径2～3mm。雄蕊2个,着生于花冠管的上部,花丝短,花药长圆形;花柱细柱状,柱头稍膨大。质稍脆,遇潮变软。气香,味苦、微涩。以色金黄、香气浓者为佳。

**【化学成分】** 素馨花的主要成分是环烯醚萜苷,还含有黄酮苷、三萜皂苷、酚等。素馨花的环烯醚萜苷是其主要药理活性成分。

**【药理毒理】** **抗病毒** 素馨花中橄榄苦苷成分对 $HepG_2$ 2.2.15细胞HBsAg的表达有一定的剂量依赖性抑制作用,$IC_{50}$为23.2μg/ml[1]。

**【药性】** 微苦,平。归肝经。

**【功能主治】** 疏肝解郁。用于肝气郁滞,胸脘胁肋疼痛。

**【临床应用】** **临床常用**

胸脘胁肋疼痛 素馨花味苦,具降泄作用,其归肝经,具有疏肝解郁之效,主要用于肝气郁滞。治疗消化不良、十二指肠球部溃疡或慢性肝炎、肝硬化,与厚朴、延胡索、佩兰同用,如《中药临床应用》素馨汤。

**【用法用量】** 6～9g。

**【贮藏】** 置阴凉干燥处。

**【参考文献】** [1]Zhao GQ, Yin ZF, Dong JX. Antiviral efficacy against hepatitis B virus replication of oleuropein isolated from Jaminum officinale L. var. grandiflorum [J]. Journal of Ethnopharmacology, 2009, 30(125): 265-268.

(刘维 吴清华 裴瑾)

## 756 酸枣仁

Suanzaoren

**【异名】** 枣仁(《药品化义》),酸枣核(《江苏省植物药材志》)。

**【来源】** 为鼠李科植物酸枣 *Ziziphus jujuba* Mill.var.*spinosa* (Bunge) Hu ex H.F.Chou 的干燥成熟种子。

**【产地】** 主要为栽培品,野生品亦有。其道地产区为河北邢台,亦主产于辽宁、河北、山西、内蒙古、陕西等地。

**【采收加工】** 秋末冬初采收成熟果实,除去果肉和核壳,收集种子,晒干。

**【炮制】** **酸枣仁** 除去残留核壳。用时捣碎。

**炒酸枣仁** 取净酸枣仁,照清炒法炒至鼓起,色微变深。用时捣碎。

**【性状特征】** **酸枣仁** 呈扁圆形或扁椭圆形,长5～9mm,宽5～7mm,厚约3mm。表面紫红色或紫褐色,平滑有光泽,有的有裂纹。有的两面均呈圆隆状突起;有的一面较平坦,中间或有1条隆起的纵线纹;另一面稍突起;一端凹陷,可见线形种脐;另端有细小突起的合点。种皮较脆,胚乳白色,子叶2,浅黄色,富油性。气微,味淡。以粒大、饱满、外皮色紫红者为佳。

**炒酸枣仁** 形如酸枣仁。表面微鼓起,微具焦斑。略有焦香气,味淡。以粒大、饱满、外皮具焦斑者为佳。

**【化学成分】** 酸枣仁的主要成分是三萜皂苷、生物碱,还含有黄酮、挥发油、糖、蛋白质、有机酸等。酸枣仁的三萜皂苷、生物碱是其主要药理活性成分。

《中华人民共和国药典》2015年版规定，本品药材及其饮片按干燥品计算，含酸枣仁皂苷A（$C_{58}H_{94}O_{26}$）不得少于0.030%，含斯皮诺素（$C_{28}H_{32}O_{15}$）不得少于0.080%。

**【药理毒理】**

**1. 镇静、催眠** 酸枣仁皂苷按0.02、0.05、0.1g/kg灌胃小鼠，能抑制小鼠自发活动，使之活动次数减少，同时可抑制苯丙胺的中枢兴奋作用，增加戊巴比妥钠阈下催眠剂量的入睡动物数[1]。酸枣仁中提取的酸枣仁皂苷按20、40、80mg/(kg·d)灌胃小鼠，连续给药15d，高剂量对小鼠的入睡率有增加，可缩短小鼠睡眠潜伏期[2]。

**2. 抗惊厥** 酸枣仁提取的总生物碱按25、50、100mg/kg剂量，生物碱成分mucronine J按10、20mg/kg剂量灌胃士的宁致惊厥小鼠模型，连续给药5d，酸枣仁总生物碱高、中剂量及生物碱成分mucronine J的高剂量能延长小鼠出现惊厥的时间及死亡时间，降低死亡率[3]。

**3. 抗抑郁** 酸枣仁中提取的总黄酮按50、100、200mg/kg灌胃抑郁症小鼠模型，连续给药7d，均能减少悬尾小鼠的不动时间和强迫游泳小鼠的不动时间[4,5]。酸枣仁煎煮液、酸枣仁生物碱提取物均以2.0g/(kg·d)灌胃抑郁症小鼠模型，酸枣仁煎煮液、酸枣仁生物碱能缩短悬尾小鼠和游泳小鼠的不动时间，提高小鼠脑组织超氧化物歧化酶活性，并降低丙二醛含量[6]。

**4. 降血脂** 炒酸枣仁提取总皂苷按120、240、480mg/kg剂量灌胃高血脂大鼠模型，连续给药7d，均对高血脂模型大鼠血清总胆固醇（TC）、甘油三酯（TG）、低密度脂蛋白胆固醇（LDL-C）含量有降低作用，中剂量组能使TC、TG、LDL-C下降百分率分别达到69%、57%、80%[7]。

**5. 增强免疫** 酸枣仁提取物按照5g/kg灌胃小鼠，给药20d，可提高小鼠淋巴细胞转化值，增强小鼠巨噬细胞的吞噬功能和小鼠的迟发超敏反应，并能拮抗环磷酰胺对小鼠迟发型超敏反应的抑制作用[8]。

**6. 安全性评价** 酸枣仁醇提取物按照17、21.05、26.07、32.29、40g/kg剂量对小鼠进行尾静脉注射，$LD_{50}$值为27.5g/kg，$LD_{50}$的95%可信限为25.1～30.1g/kg；按照340g/kg剂量灌胃小鼠，连续观察14d，全部存活，说明酸枣仁醇提取物毒性很低[9]。酸枣仁油按照15、30、60ml/kg分两次灌胃小鼠，给药时间间隔6h；按照10、20、40ml/kg分两次灌胃大鼠，时间间隔6h，均未发现毒性症状[10]。

**7. 体内过程** 酸枣仁总黄酮提取物羧甲基纤维素钠溶液（相当于酸枣仁黄酮碳苷130mg/kg，6‴-阿魏酰酸枣仁黄酮碳苷47.5mg/kg）灌胃大鼠，尿液中以0～4h排出量最大，4h以后排出量逐渐降低，粪便中以0～8h排出量最多，8～12h排出量明显减少，12～24h未能明显检测化合物。在尿液和粪便中均检测到总黄酮中的主要化合物酸枣仁黄酮碳苷和6‴-阿魏酰酸枣仁黄酮碳苷，并发现一个主要代谢产物酸枣仁黄酮次级碳苷[11]。

**【药性】** 甘、酸，平。归肝、胆、心经。

**【功能主治】** 养心补肝，宁心安神，敛汗，生津。用于虚烦不眠，惊悸多梦，体虚多汗，津伤口渴。

**【临床应用】 临床常用**

（1）心神不安 本品味甘能补，入心、肝二经，有养心阴、益肝血之效，为养心安神要药，主治心肝阴血不足、心失所养，神不守舍所致心悸怔忡，虚烦不眠，多梦等。与川芎、茯苓、知母等同用，增强清热除烦安神的功效，如《金匮要略》酸枣仁汤；与五味子、生地黄、柏子仁同用，达到滋阴安神之效，如《摄生秘剖》天王补心丹。

（2）自汗，盗汗 本品味酸能敛，有收敛止汗之效，治体虚自汗盗汗，与白芍、五味子、山茱萸同用；酸枣仁兼敛阴生津止渴之功，可用于津伤口渴咽干之症。

**【用法用量】** 10～15g。

**【成药例证】**

**1. 安神胶囊（《中华人民共和国药典》2015年版）** 药物组成：酸枣仁、麦冬、制何首乌、茯苓、知母、五味子、丹参、川芎。

功能主治：补血滋阴，养心安神。用于阴血不足，失眠多梦，心悸不宁，五心烦热，盗汗耳鸣。

**2. 枣仁安神颗粒（《中华人民共和国药典》2015年版）** 药物组成：酸枣仁、五味子、丹参。

功能主治：养血安神。用于心血不足所致的失眠、健忘、心烦、头晕；神经衰弱症见上述证候者。

**3. 酸枣仁糖浆(《卫生部药品标准中药成方制剂·第五册》)、酸枣仁合剂(《卫生部药品标准中药成方制剂·第七册》)**　药物组成：酸枣仁、知母、茯苓、川芎、甘草。

功能主治：清热泄火，养血安神。用于虚烦不眠，心悸不宁，头目眩晕。

**4. 阿胶远志膏(《国家中成药标准汇编·内科心系分册》)**　药物组成：地黄、麦冬、丹参、远志、石菖蒲、当归、茯苓、阿胶、龟甲、酸枣仁、红糖。

功能主治：宁心安神。用于气阴两虚所致的心悸，症见心悸、失眠、头晕、多梦等。

**5. 心神宁片(《国家中成药标准汇编·内科心系分册》)**　药物组成：酸枣仁(炒)、栀子、远志、甘草、茯苓、六神曲。

功能主治：养血除烦，宁心安神。用于心肝血虚，失眠多梦，烦躁而惊，疲倦食少。

**【贮藏】**　置阴凉干燥处，防蛀。

**【参考文献】**　[1]陈百泉，杜钢军，许启泰.酸枣仁皂苷的镇静催眠作用[J].中药材，2002，25(6)：429-430.

[2]王旭峰，何计国，陈阳，等.酸枣仁皂苷的提取及改善睡眠功效的研究[J].食品科学，2006，27(4)：226-229.

[3]赵连红，乔卫，许岚.酸枣仁中生物碱抗惊厥作用的实验研究[J].天津药学，2007，19(1)：4-5.

[4]赵启铎，舒乐新，王颖，等.酸枣仁总黄酮抗抑郁作用的实验研究[J].天津中医药，2011，28(4)：335-337.

[5]赵启铎，舒乐新，王颖，等.酸枣仁总皂苷抗抑郁作用的实验研究[J].中南药学，2011，9(7)：489-491.

[6]张丹丹，李亚妮，王金龙，等.酸枣仁中有效成分抗抑郁作用的实验研究[J].山西中医学院学报，2013，14(5)：16-18.

[7]吴玉兰.酸枣仁炮制品中总皂苷对高脂血症大鼠实验动物模型的影响[J].江苏中医药，2004，2(5)：55-56.

[8]郎杏彩，李明湘，吴树勋，等.酸枣仁增强小鼠免疫功能的实验研究[J].中药学报，1988，13 (11)：683.

[9]王丽娟，张明春，闫超.酸枣仁提取物急性毒性实验研究[J]. 时珍国医国药，2009，20(7)：1610-1611.

[10]朱爱民，李振玲，李昇刚，等.酸枣仁油的毒理学研究[J].药学实践杂志，2003，21(5)：283-286.

[11]张雷，向诚，王邠，等.酸枣仁总黄酮在大鼠尿液和粪便中的代谢与排泄[J].中国中药杂志，2009，34(3)：340-343.

(刘维　吴清华　裴瑾)

## 757　娑罗子

Suoluozi

**【异名】**　天师栗(《益州方物记》)，娑婆子(《百草镜》)，开心果(《江苏省植物药材志》)，索罗果、梭椤子(《陕西中药志》)。

**【来源】**　为七叶树科植物七叶树 *Aesculus chinensis* Bge.、浙江七叶树 *Aesculus chinensis* Bge. var. *chekiangensis* (Hu et Fang) Fang 或天师栗 *Aesculus wilsonii* Rehd.的干燥成熟种子。

**【产地】**　主要为栽培品，野生品亦有。仅秦岭地区有野生，主产于河北、陕西、山西、江苏、浙江等地。

**【采收加工】**　秋季果实成熟时采收，除去果皮，晒干或低温干燥。

**【炮制】**　除去外壳和杂质。用时捣碎。

**【性状特征】**　呈扁球形或类球形，似板栗，直径1.5～4cm。表面棕色或棕褐色，多皱缩，凹凸不平，略具光泽；种脐色较浅，近圆形，约占种子面积的1/4至1/2；其一侧有1条突起的种脊，有的不甚明显。种皮硬而脆，子叶2，肥厚，坚硬，形似栗仁，黄白色或淡棕色，粉性。气微，味先苦后甜。以饱满、种仁黄白色者为佳。

**【化学成分】**　娑罗子的主要成分是皂苷，还含有黄酮、有机酸等。娑罗子的皂苷是其主要药理活性成分。《中华人民共和国药典》2015年版规定，本品药材及其饮片按干燥品计算，含七叶皂苷A($C_{55}H_{86}O_{24}$)不得少于0.70%。

**【药理毒理】**

**1. 对消化系统的作用**

(1) 对胃肠道的保护作用　娑罗子提取物按3.5、7、14mg/kg剂量灌胃肠蠕动抑制和无水乙醇致急性胃黏膜损伤小鼠模型，连续给药5d，均能提高小肠推进率，减少溃疡指数，溃疡抑制率分别达到75.2%、77.0%、72.9%[1]。娑罗子提取物按3.5、7、14mg/kg剂量灌胃阿司匹林所致胃溃疡小鼠模型，连续5d，高、中剂量能降低胃溃疡指数[2]。

(2) 抑制胃酸分泌　娑罗子水煎剂按5、10、20g/kg剂量对幽门结扎大鼠进行十二指肠给药，均能抑制胃酸分泌，剂量加大抑酸作用增强[3]。娑罗子10g/kg

对切除双侧颈部迷走神经大鼠进行胃内或十二指肠给药，均对切除迷走神经后大鼠有抑制胃酸分泌作用[4]。

**2. 抗炎**　娑罗子主要成分七叶皂苷及其中A、B、C、D组分按0.5、1.0、2.0mg/kg剂量对慢性炎症大鼠模型进行尾静脉注射，连续给药7d，均对大鼠棉球肉芽肿有抑制作用，随给药剂量的增加，抑制率均呈上升趋势[5]。娑罗子醇提取总皂苷，按总皂苷18.75mg/kg对二甲苯所致耳部炎症小鼠模型进行腹腔注射，娑罗子总皂苷能改善小鼠耳朵炎症渗出，其抑制率为87.5%[6]。

**【药性】**　甘，温。归肝、胃经。

**【功能主治】**　疏肝理气，和胃止痛。用于肝胃气滞，胸腹胀闷，胃脘疼痛。

**【临床应用】**　临床常用

气滞诸痛　本品入肝经，具有疏肝理气止痛的功效，可用于治疗肝气郁结之证。与当归、香附、川芎等同用，治疗经前气滞所致乳房胀痛，行经期间腹痛；与吴茱萸、干姜等同用，理气温中止痛，治疗胃寒气滞、胃脘疼痛。

**【用法用量】**　3～9g。

**【贮藏】**　置干燥处，防霉，防蛀。

**【参考文献】**　[1]姜丽岳，福风华，于昕.娑罗子提取物对实验小鼠胃肠道的保护作用研究[J].时珍国医国药，2008，19(10)：2493-2495.

[2]辛文好，张雷明，王天，等.娑罗子提取物对阿司匹林致胃溃疡作用的研究[J].中国药物警戒，2010，7(6)：321-323.

[3]洪缨，侯家玉.娑罗子抑制胃酸分泌的实验研究[J].中国药理与临床，1999，15(1)：24-25.

[4]洪缨，侯家玉.娑罗子抑酸作用机理研究[J].北京中医药大学学报，1999，22(3)：45-47.

[5]齐艳，张厚利，杨彤.七叶皂苷及其中4种组分的抗炎作用研究[J].中医药学刊，2006，24(3)：534-536.

[6]戴培兴，马心舫，尤国鸿.娑罗子总皂苷的抗缺氧和抗炎作用的初步观察[J].中成药研究，1983，5(9)：24-25.

（刘维　吴清华　裴瑾）

## 758　索骨丹根

Suogudangen

**【异名】**　黄药子、老汉球、索骨丹(《陕西中药志》)，天逢伞、红苕七、猪屎筒七、秤杆七、红药子(《陕西中草药》)，山藕、厚朴七、牛角七(《湖北中草药志》)，慕荷、猪屎七、毛荷叶(《四川中药志》)。

**【来源】**　为虎耳草科植物老蛇盘 *Rodgersia aesculifolia* Batal.的干燥根茎。

**【产地】**　主要为野生品。分布于陕西、甘肃、宁夏、河南、湖北等地，主产于陕西、甘肃、宁夏等地。

**【采收加工】**　秋季采挖，除去粗皮及须根，切片，晒干。

**【炮制】**　净制。

**【性状特征】**　呈圆片状，多卷缩不平，直径2～4cm，厚0.2～0.5cm。外皮棕褐色皱缩，有的有点状根痕，偶有黄色鳞毛。切面红棕色或暗黄色，有多数筋脉点，呈同心环状排列，并有多数白色闪亮小点。质脆，易折断，断面粉性。气微，味涩、苦。以片薄、色红棕、白色闪亮点多者为佳。

**【化学成分】**　索骨丹根的主要成分是香豆素，还含有蒽醌、挥发油、糖等。索骨丹根的香豆素是其主要药理活性成分。

**【药理毒理】**

**1. 抗氧化**　索骨丹根乙醇提取物按0.25、0.5、0.75、1.0、1.25、1.5mg/ml加入至黄嘌呤氧化酶体系中，当浓度为0.25mg/ml时，抑制率为72.79%，浓度为1.25mg/ml时醇提物的抑制率达最大为85.18%[1]。

**2. 对致炎细胞因子的影响**　索骨丹根水提物按0.5、0.75、1.0、1.25、1.5mg/ml加入人单核细胞白血病细胞溶液中，对IL-1β、IL-6和TNF-α均有抑制作用，其中0.75mg/ml和1.25mg/ml对IL-6具有抑制作用[2]。索骨丹根提取的总蒽醌和鞣质按0.5、0.75、1.0、1.25、1.5mg/ml加入人单核细胞溶液，对IL-1β、IL-6和TNF-α的抑制作用强弱依次为TNF-α、IL-1β、IL-6。索骨丹根鞣质各浓度对TNF-α均有抑制作用[3]。

**【药性】**　苦、涩，平。

**【功能主治】**　消炎解毒，收敛止血。用于腹泻、细菌性痢疾，便血；外治子宫脱垂，外伤出血。

**【临床应用】**　临床常用

索骨丹根味苦涩，具收敛作用，可用于治疗痢疾、腹泻、出血等症。本品具消炎解毒之效，水煎治疗湿热腹泻、痢疾、便血等，醋调外敷可治疗痈肿疮疖。

【用法用量】 9～15g。外用适量，研末撒布或用油、醋调敷患处。

【贮藏】 置干燥处。

【参考文献】
[1]王晓梅，徐秋萍，成巧娜，等.索骨丹提取物抑制黄嘌呤氧化酶活性及抗氧化作用[J].时珍国医国药，2013，23(11)：2769-2770.

[2]王晓梅，郑雪婷，李玉，等.索骨丹水提物和岩白菜素对细胞因子的影响[J].化学工程师，2013，(11)：14-16.

[3]王晓梅，赵岩，樊晓娜，等.索骨丹总蒽醌和鞣质对细胞因子的影响[J].化学与生物工程，2014，31(3)：35-37，46.

(刘维　吴清华　裴瑾)

## 759　琐琐葡萄

Suosuoputao

【异名】 蒲陶(《汉书》)，赐紫樱桃(《群芳谱》)，草龙珠、葡萄(《本草纲目》)，山葫芦(《中国树木分类学》)，菩提子(《亨利氏中国植物名录》)，乌珠玛、葡萄秋(内蒙古)。

【来源】 为葡萄科植物葡萄 *Vitis vinifera* L.的干燥成熟果实。

【产地】 主要为栽培品。全国各地均有栽培。主产于新疆、甘肃、青海、内蒙古、陕西等地。以新疆吐鲁番、和田、石河子、乌苏、乌鲁木齐等为其道地产区。

【采收加工】 夏、秋果实成熟时采收，鲜用或风干。

【炮制】 取原药材，除去杂质，摘去残留果梗。

【性状特征】 鲜品为圆形或椭圆形，干品均皱缩，长3～7mm，直径2～6mm，表面淡黄绿色至暗红色。顶端有残存柱基，微凸尖，基部有果柄痕，有的残存果柄。质稍柔软，易被撕裂，富糖质，气微，味甜微酸，以饱满、富糖质者为佳。

【化学成分】 锁锁葡萄的主要成分是多糖、三萜、黄酮，还含有有机酸、蛋白质、维生素及微量元素等。琐琐葡萄的多糖、黄酮、三萜是其主要药理活性成分。

【药理毒理】

**1. 保肝**　锁锁葡萄多糖及总黄酮按50、150、300mg/kg灌胃BCG致敏小鼠，连续12d，均可不同程度拮抗肝脾肿大、增高肝组织AST和ALT活性、增高SOD活性、MDA含量及改善肝细胞损伤状况[1,2]。葡萄籽提取物按50、250、500mg/kg灌胃$CCl_4$致急性化学性肝损伤小鼠，连续10d，均能升高小鼠血清ALT和AST，升高肝组织SOD活性，降低MDA含量，不同程度改善肝脏病理组织损伤[3]。

**2. 免疫功能保护**　琐琐葡萄多糖按42、208、1042mg/kg灌胃小鼠，连续30d，均对小鼠脾淋巴细胞转化功能有促进作用，均能提高小鼠抗体生成细胞的功能，使红细胞的半数溶血值增高，中剂量可增加淋巴器官脾脏的质量[4]。

**3. 抗病毒**　琐琐葡萄黄酮按20～2500μg/ml、多糖按20～2500μg/ml、三萜提取物按60～7500μg/ml对流感病毒感染后细胞均表现出抑制作用，三萜的抑制效果要强于黄酮和多糖[5]。琐琐葡萄总黄酮按12.5～100μg/ml均可不同程度抑制HepG 2.2.15细胞(乙型肝炎病毒HBV DNA转入后的人肝癌细胞)的HBsAg和HBeAg分泌[6]。

【药性】 平。

【功能主治】 调理血液质，降低机体热盛，和胃益身。用于发热咳喘，头晕腰酸，胃弱食少，小儿麻疹。

【临床应用】 临床常用

(1) 气虚血弱　本品甘、平，入肾经。具有补气血、强肾的作用。治疗气血虚弱证可以其他补气血类药物合用，如人参(《本草逢原》)。

(2) 淋证　本品可用治热淋，小便涩少，碜痛沥血，与藕汁、生地黄、蜂蜜等药物同用，方见《圣惠方》。

(3) 烦渴证　本品可除烦止渴，如与蜂蜜同用(《居家必备事类全集》)。

【用法用量】 15～30g。

【成药例证】

**1. 二十五味肺病散(《卫生部药品标准藏药·第一册》)**　药物组成：檀香、悬钩木、石灰华、山柰、红花、葡萄、獐牙菜、甘草、兔耳草、沙棘膏、巴夏嘎、香旱芹。

功能主治：清热消炎，宣肺化痰，止咳平喘。用于肺邪病引起的咳嗽不止，呼吸急促，肺热，发热，鼻塞，胸胁疼痛，咯血，倦怠等。

**2. 二十五味獐牙菜丸(《卫生部药品标准藏药·**

第一册》）　药物组成：印度獐牙菜、小伞虎耳草、花锚、红花、石灰华、肉豆蔻、草果、荜茇、葡萄、石榴子、小檗皮、渣驯膏。

功能主治：清热，利胆。用于各种"赤巴"病、"龙"病合并症、慢性胆囊炎等。

**3. 二十五味绿绒蒿丸（《卫生部药品标准藏药·第一册》）**　药物组成：绿绒蒿、天竺黄、丁香、肉桂、木香、藏木香、沉香、葡萄、渣驯膏、朱砂、红花、西红花。

功能主治：解毒，清肝热。用于中毒及"木布"降于胆腑，肝热、肝肿大、肝硬化、肝胃瘀血疼痛等新旧肝病。

**4. 八味檀香丸（《卫生部药品标准藏药·第一册》）**　药物组成：檀香、天竺黄、红花、丁香、葡萄、甘草、力嘎都、丛菔。

功能主治：清肺热，化脓血。用于肺热、肺脓肿，咯血，肺结核。

**5. 石松丸（《国家中成药标准汇编·内科肝胆分册》）**　药物组成：松石、冰片、丁香、檀香、熊胆、麝香、葡萄、波棱瓜子。

功能主治：清热解毒，疏肝利胆。用于肝郁气滞血瘀及热性肝病。

**【贮藏】**　置阴凉通风处，防蛀。

**【参考文献】**　[1]刘涛，马龙，赵军，等.琐琐葡萄多糖对小鼠免疫性肝损伤的保护作用及机制研究[J].营养学报，2008，30(6)：596-601.

[2]刘涛，马龙，赵军，等.琐琐葡萄对小鼠免疫性肝损伤保护作用的研究[J].新疆医科大学学报，2007，30(11)：1226-1229.

[3]丁玉松，马龙，王忠，等.葡萄籽提取物对小鼠急性化学性肝损伤保护作用的实验研究[J].新疆大学学报，2007，30(11)：1232-1235.

[4]俞丹，赵军，刘涛，等.琐琐葡萄多糖对小鼠免疫功能的影响[J].食品科学，2010，31(9)：229-233.

[5]何华，马龙，许良军，等.新疆琐琐葡萄提取物抗流感病毒A(H1N1)压型作用研究[J].中国食品卫生杂志，2009，21(5)：392-397.

[6]刘涛，马龙，赵军，等.琐琐葡萄总黄酮在体外对乙型肝炎病毒的影响[J].食品科学，2011，32(5)：270-272.

（陈翠平　吴清华　裴瑾）

## 760 锁阳
Suoyang

**【异名】**　琐阳（《丹溪心法》），不老药（《国药的药理学》），锈铁棒（《新疆药材》），地毛球（《中药志》），黄骨狼（《宁夏中草药手册》），锁严子（《陕甘宁青中草药选》），乌兰高腰、羊锁不拉（《内蒙古植物志》）。

**【来源】**　为锁阳科植物锁阳 *Cynomorium songaricum* Rupr.的干燥肉质茎。

**【产地】**　主要为野生品。主产于甘肃、新疆、内蒙古，浑善达克沙地西部、毛乌素沙地西部、河西走廊沙地、腾格里沙漠等地较多。

**【采收加工】**　春季采挖，除去花序，切段，晒干。

**【炮制】**　**锁阳片**　洗净，润透，切薄片，干燥。

**盐制锁阳**　取原药材浸透，加入盐与水，拌匀润透，蒸熟切片，晒干。锁阳每100kg，用食盐1.2kg。

**酒制锁阳**　取原药材浸透，加入酒与水，拌匀润透，蒸熟切片，晒干。锁阳每100kg，用黄酒3kg。

**【性状特征】**　**锁阳**　呈扁圆柱形，微弯曲，长5～15cm，直径1.5～5cm。表面棕色或棕褐色，粗糙，具明显纵沟及不规则凹陷，有的残存三角形的黑棕色鳞片。体重，质硬，难折断，断面浅棕色或棕褐色，有黄色三角状维管束。气微，味甘而涩。以个肥大、色红、坚实，断面粉性、不显筋脉者为佳。

**锁阳片**　为不规则或类圆形薄片，表面浅棕色或棕褐色，较平坦，略显油润，散有黄色三角形筋脉点。周边棕色或棕褐色，粗糙，具明显纵沟，质坚实。气微，味甘而涩。以浅棕色、略显油润、不显筋脉者为佳。

**盐制锁阳**　形如锁阳片，黑褐色，味微咸。

**酒制锁阳**　形如锁阳片，黑褐色，有极微弱的酒气。

**【化学成分】**　锁阳的主要成分是萜，还含有有机酸、黄酮、糖、甾体、三萜、鞣质、微量元素等。锁阳的有机酸、黄酮是其主要药理活性成分。

**【药理毒理】**

**1. 对生殖系统的作用**　锁阳生品及盐锁阳水提物按1g/ml给氢化可的松致肾阳虚小鼠模型灌胃，连续9d，均能显著促进小鼠睾丸、附睾及包皮腺的功能；生品组可降低小鼠的睾丸湿重及血浆睾丸素浓度，能升高小鼠血清皮质醇[1-3]。锁阳醇提物按2g/kg给氢化可的松致肾阳虚小鼠模型灌胃，连续15d，能使小鼠的血浆睾酮含量显著增高[4]。

**2. 增强免疫功能**　锁阳煎剂按 1g/ml 灌胃氢化可的松致阳虚小鼠模型，连续 19d，可增加阳虚模型小鼠的脾脏重量，增加白细胞总数及中性粒细胞数[5]。锁阳水提物按 300mg/(kg·d)灌胃环磷酰胺致免疫低下小鼠模型，连续 7d，能增加白细胞和单核细胞数量，对降低的淋巴细胞、中性粒细胞及血小板也有升高作用，在一定程度上能升高 CTX 所致的胸腺、脾脏指数降低，并能提高吞噬指数[6]。锁阳水提物及多糖分别按 0.25g/kg 灌胃 D-gal 溶液致衰老大鼠模型，连续 6 周，均可使大鼠吞噬指数、吞噬百分率、脾脏淋巴细胞转化能力及脑 SOD 含量升高，可使大鼠脑 MDA 及血、脑、肾中异常升高的 NO 含量明显降低，提高脾脏指数、胸腺指数，改善脾脏的病理损伤[7,8]。

**3. 抗氧化、抗衰老**　锁阳粉水溶液按 10、20、30mg/ml 分别喂食苍蝇，均可延长雌性蝇的寿命时间[9]。50%的锁阳水煎液灌胃大鼠，连续 25d 后灌胃 56°白酒 3d，能阻止白酒损伤造成的血清及线粒体 SOD 活性降低、血清及线粒体 LPO 升高[10]。锁阳多糖按 20、40、80mg/kg 灌胃 D-半乳糖致衰老小鼠模型，连续 56d，均可使小鼠血细胞及脑组织染色体端粒长度增加[11]。

**4. 抗骨质疏松**　锁阳水煎液按 1.25g/kg 灌胃去卵巢大鼠，连续 8 周，可增加大鼠骨小梁体积占全部骨组织体积百分比及腰椎骨密度的作用。锁阳水煎液按 1g/ml 灌胃大鼠，连续 3 个月，可增高去卵巢大鼠胫骨骨小梁形成表面百分比和骨小梁矿化率，升高去卵巢大鼠胫骨骨皮质矿化率和类皮质平均宽度，增高大鼠胫骨骨髓基质细胞 RANKLmRNA 表达[12,13]。

**5. 对胃肠道的作用**　纳米锁阳按 100g/L 灌胃肝硬化模型大鼠，连续 5d，可使大鼠内毒素水平和血氨浓度降低，可扶植肠道正常菌群生长繁殖，调节肝硬化大鼠肠道菌群失调[14]。锁阳水煎液按 1.25g/kg 分别灌胃大鼠和小鼠，连续 8 周，可降低水浸应激性小鼠的胃溃疡面指数，升高利血平诱发胃溃疡大鼠的胃黏膜前列腺素 $E_2$ 含量[15]。锁阳多糖按 100、200、400mg/kg 灌胃大鼠，给药第 5d 造幽门结扎型胃溃疡模型，或水浸束缚应激型胃溃疡模型，均可减低大鼠溃疡指数[16]。锁阳炭末混悬液按 1g/ml 灌胃小鼠，能明显促进小肠蠕动，增加小肠推进度[17]。锁阳多糖灌胃小鼠，能明显促进小肠的推进作用；锁阳多糖 14.28、28.57、57.14mg/kg 灌胃小鼠，连续 3d，均可降低胃中酚红的残留率、促进酚红在小肠中的移行[18]。

**6. 对心血管系统的作用**　锁阳水提液按 1g/ml、锁阳单宁按 10mg/kg 灌胃垂体后叶素致心肌缺血小鼠模型，分别连续 16d 和 20d，能使小鼠在 10℃、38℃水温中游泳耐受时间延长[19]，明显减少小鼠心肌 LDH 漏出，降低心肌 MDA 含量[20]。

**7. 抗应激**　锁阳水提物、水提物部位Ⅲ及醇提物按 300mg/kg 分别灌胃小鼠，连续 7d，均能延长小鼠缺氧存活时间，水提物部位Ⅲ能延长小鼠的缺氧存活时间，减轻缺氧状态下小鼠大脑水肿，提高小鼠脑、心肌的 SOD 活性，降低脑、心肌的 MDA 含量，减少脑中乳酸的积累，增加心肌蛋白含量[21]。锁阳总糖按 1、2g/kg 及锁阳总苷按 0.5、1g/kg 灌胃小鼠，连续 3d，均可延长小鼠常压耐缺氧的存活时间；锁阳总糖、总苷、总甾体按 0.5、1、2g/kg 灌胃小鼠，连续 4d，均可延长 ISO 增加耗氧致缺氧的存活时间，并能使小鼠静脉注射空气的存活时间延长，并可增加断头小鼠张口持续时间和张口次数[22]。锁阳黄酮按 0.5、1.0、2.0g/kg 灌胃大鼠，给药 1h 后进行游泳训练，连续 10d，均能增加动物体重、沉水之前的游泳时间和总游泳时间，可减少每只动物 10min 平均下沉次数[23]。

**【药性】**　甘，温。归肝、肾、大肠经。

**【功能主治】**　补肾阳，益精血，润肠通便。用于肾阳不足，精血亏虚，腰膝痿软，阳痿滑精，肠燥便秘。

**【临床应用】**　临床常用

（1）肾阳不足，精血亏虚证　本品甘温助阳，质润滋养，可用治肾阳不足、精血亏虚之证。治痿与龟板、知母、熟地黄等同用，如《丹溪心法》虎潜丸，或与巴戟天、补骨脂等补肾阳、益精血药合用；治肾虚阳痿、腰膝无力等症，常与牛膝、枸杞子、山茱萸、五味子、熟地等配合应用。治肾虚遗精、阳痿可与龙骨、肉苁蓉、桑螵蛸等药物合用，如《宁夏中草药手册》。

（2）虚火便秘　本品体润肠滑，能润燥通便。用治阳弱精虚，阴衰血竭，大肠燥涸，便秘不运，可与炼蜜合用，如《本草切要》，或与肉苁蓉、火麻仁、柏子仁等益精血、润肠通便的药物配伍。

【用法用量】 5～10g。

【成药例证】

**1. 锁阳固精丸(《中华人民共和国药典》2015年版)** 药物组成：锁阳、肉苁蓉(蒸)、制巴戟天、补骨脂(盐炒)、菟丝子、杜仲(炭)、八角茴香、韭菜子、芡实(炒)、莲子、莲须、煅牡蛎、龙骨(煅)、鹿角霜、熟地黄、山茱萸(制)、牡丹皮、山药、茯苓、泽泻、知母、黄柏、牛膝、大青盐。

功能主治：温肾固精。用于肾阳不足所致的腰膝酸软、头晕耳鸣、遗精早泄。

**2. 全鹿丸(《中华人民共和国药典》2015年版)** 药物组成：全鹿干、锁阳(酒炒)、党参、地黄、牛膝、熟地黄、楮实子、菟丝子、山药、盐补骨脂、枸杞子(盐水炒)、川芎(酒炒)、肉苁蓉、酒当归、巴戟天、炙甘草、天冬、五味子(蒸)、麦冬、炒白术、覆盆子、盐杜仲、芡实、花椒、茯苓、陈皮、炙黄芪、小茴香(酒炒)、盐续断、青盐、胡芦巴(酒炒)、沉香。

功能主治：补肾填精，健脾益气。用于脾肾两亏所致的老年腰膝酸软、神疲乏力、畏寒肢冷、尿次频数、崩漏带下。

**3. 杞鹿温肾胶囊(《国家中成药标准汇编·内科肾系分册》)** 药物组成：锁阳、枸杞子、五味子、山茱萸、淫羊藿、鹿茸、菟丝子、熟地黄、巴戟天、补骨脂、紫梢花。

功能主治：温阳补肾。用于肾阳虚所致睡眠障碍，精神不振，食欲不佳，腰膝酸软，疲乏无力等症。

**4. 补肾健脾口服液(《国家中成药标准汇编·内科脾胃分册》)** 药物组成：黄精、山楂、白术(土炒)、鸡内金(砂烫)、巴戟天、锁阳、黄芩、蚕蛹。

功能主治：温肾助阳，健脾开胃，消积化食。用于因肾阳不足、脾胃亏虚所致的腰酸膝软，形寒不温，体虚乏力，脘腹胀满、食欲不振等症。

**5. 三肾丸(岢岚方)(《卫生部药品标准中药成方制剂·第五册》)** 药物组成：鹿肾(滑石粉烫)、狗肾(滑石粉烫)、驴肾(滑石粉烫)、仙茅、附子(制)、肉桂、淫羊藿(羊油炙)、木瓜、牡丹皮、山药(麸炒)、山茱萸、白术(土炒)、茯苓、小茴香(盐炙)、甘草(蜜炙)、陈皮、楮实子(盐炙)、覆盆子、续断、当归、川芎、地黄、熟地黄、胡芦巴(盐炙)、肉苁蓉、锁阳、巴戟天、补骨脂(盐炙)、黄芪(蜜炙)、枸杞子、天冬、麦冬、牛膝、杜仲(盐炙)、菟丝子、人参、鹿茸(酥油炙)、海马(酥油炙)、蛤蚧(酥油炙)。

功能主治：补肾益精，温壮元阳。用于肾精亏损、元阳不足所致的阳痿滑精，腰膝酸冷，气短神疲。

【贮藏】 置通风干燥处。

【参考文献】 [1]邱桐，延自强，李萍，等.盐锁阳与锁阳对小鼠睾丸、附睾和包皮腺组织学的比较研究[J].中药药理与临床，1994，(5)：22.

[2]延自强，杨斌武，王潇琴，等.锁阳水煎剂、氢化可的松对小鼠血浆睾丸酮浓度的影响[J].甘肃中医学院学报，1991，8(2)：28-29.

[3]李茂言，何利城，延自强，等.锁阳水提物对小鼠糖皮质激素的影响[J].甘肃中医学院学报，1991，8(1)：50-51.

[4]石刚刚，屠国瑞，王金华，等.锁阳对小鼠免疫机能及大鼠血浆睾酮水平的影响[J].中国医药学报，1989，4(3)：27.

[5]郑云霞，孙启祥，延自强.锁阳对小鼠免疫功能的影响[J].甘肃中医学院学报，1991，8(4)：28-30.

[6]张汝学，贾正平，李茂星，等.锁阳 Part Ⅲ 对环磷胺致免疫抑制小鼠免疫功能的影响[J].中药材，2008，31(3)：407-409.

[7]刘永琦，苏韫，吴建军，等.锁阳提取物对衰老模型鼠免疫功能及自由基代谢的影响[J].细胞与分子免疫学杂志，2009，25(1)：55-57.

[8]苏韫，刘永琦，张毅，等.锁阳多糖咀嚼片对衰老模型大鼠NO代谢及免疫功能的影响[J].中药新药与临床药理，2008，19(6)：458-461.

[9]张百舜，李向红，秦林，等.锁阳清除自由基的作用[J].中药材，1993，16(10)：32-35.

[10]Hsin-Ping Liu, Rong-FU Chang, Yih-Shyuan Wu, *et al*. The Yang-Tonifying Herbal Medicine *Cynomorium songaricum* Extends Lifespan and Delays Aging in *Drosophila*[J]. Evid Based Complement Alternat Med, 2012(10)：735481.

[11]马丽杰，陈贵林，聂丽莎，等.锁阳多糖对D-半乳糖衰老小鼠血细胞和脑细胞染色体端粒长度的影响[J].中国中药杂志，2009，34(10)：1257-1260.

[12]王宗兵，郭层城，伏育平，等.锁阳对小鼠耐力及骨骼肌抗氧化能力的影响[J].西北师范大学学报(自然科学版)，2006，42(4)：100-102.

[13]马中书，王蕊，邱明才，等.四种补肾中药对去卵巢大鼠骨质疏松骨形态的作用[J].中华妇产科杂志，1999，34(2)：82-85.

[14]苏亚娟，杨景云，刘柱，等.纳米锁阳对肝性脑病肠道菌群及免疫功能的调整[J].中国微生态学杂志，2006，18(6)：438-440.

[15]那生桑，贺喜格达来，吴恩.锁阳煎剂对动物实验性胃溃疡的作用[J].北京中医药大学学报，1994，17(6) 32-33.

[16]杨永生，麻春杰，董平，等.锁阳多糖对实验性急性胃溃疡

大鼠模型的影响[J].安徽医药,2011,15(10):1204-1205.

[17]张百舜,鲁学书,张润珍,等.锁阳通便有效组分的研究[J].中药材,1990,(10):36.

[18]李兰城.锁阳多糖对小鼠胃排空、小肠推进功能的影响[J].北方药学,2013,10(9):43-44.

[19]龙桂先,谭雪微,蓝斯莉,等.锁阳水提液对垂体后叶素致小白鼠心肌缺血的保护作用[J].右江民族医学院学报,2008,30(6):957-958.

[20]刘明哲,杨功群,洪行球,等.三种中药抗氧化组分对实验性心肌缺血的保护作用[J].中国中西医结合杂志,1996,(S1):8-9,274.

[21]罗军德,张汝学,贾正平,等.锁阳抗缺氧活性部位的药理作用及机制研究[J].中药新药与临床药理,2007,18(4):275-279.

[22]余腾飞,田向东.锁阳三种成分耐缺氧及对血小板聚集功能的影响[J].中国中药杂志,1994,19(4):244-246.

[23]俞发荣,冯书涛,谢明仁,等.锁阳黄酮对大鼠运动耐力的影响及抗氧化作用[J].现代药物与临床,2009,24(1):52-54.

（陈翠平　吴清华　裴瑾）

# T

## 761 太子参

Taizishen

【异名】 孩儿参(《饮片新参》),四叶参,米参(《中药志》),童参(《上海常用中草药》),双批七(《全国中草药汇编》)。

【来源】 为石竹科植物孩儿参 *Pseudostellaria heterophylla* (Miq.) Pax ex Pax et Hoffm.的干燥块根。

【产地】 主要为栽培品。主产于江苏南京、镇江、江宁,其次是山东、浙江、福建等省,安徽、河北、辽宁、上海等地也有栽培。建于贵州省施秉县牛大场镇、马溪乡、白垛乡,黄平县一碗水乡,雷山县方祥乡,凯里市旁海镇;福建省柘荣县城郊乡平岗基地、英山乡英山基地、富溪镇富溪的太子参GAP种植基地已通过原国家食品药品监督管理总局验收。

【采收加工】 夏季茎叶大部分枯萎时采挖,洗净,除去须根,置沸水中略烫后晒干或直接晒干。

【性状特征】 呈细长纺锤形或细长条形,稍弯曲,长3～10cm,直径0.2～0.6cm。表面黄白色,较光滑,微有纵皱纹,凹陷处有须根痕。顶端有茎痕。质硬而脆,断面平坦,淡黄白色,角质样;或类白色,有粉性。气微,味微甘。以条粗、色黄白、无须根者为佳。

【化学成分】 太子参的主要成分是环肽,还含有糖苷、氨基酸、油脂、磷脂、挥发油、微量元素等。太子参的环肽是其主要药理活性成分。

【药理毒理】

**1. 心肌保护** 太子参正丁醇提取部位按24.5、49mg/kg灌胃左冠状动脉结扎大鼠,连续4周,均能降低大鼠左心室相对质量,降低心肌细胞排列紊乱程度及成纤维细胞增生程度,改善炎细胞的浸润,降低成纤维细胞的增生,提高心肌细胞的存活量;高剂量对收缩与舒张功能具有改善作用,低剂量对LVEDP具有显著的改善作用[1]。太子参多糖按0.45、0.90mg/ml作用于LPS刺激诱导损伤的大鼠心肌细胞24h,能提高MSDH的活力,降低LDH外漏率及台盼蓝染色率,提高cNOS表达,降低eNOS表达与NO含量[2]。

**2. 增强免疫** 太子参总提物按1、2、4g/kg给环磷酰胺处理的小鼠灌胃,连续12d,均可增加小鼠胸腺DNA、RNA和脾脏DNA含量,对抗T淋巴细胞及B淋巴细胞转化功能低下、白细胞吞噬功能降低及迟发性超敏反应减弱,增加外周血白细胞数[3]。太子参6个不同极性提取液($Y_1$～$Y_6$)分别按1.67、5.00g/kg灌胃小鼠,$Y_6$为大极性提取物能增加正常小鼠的半数溶血值、白细胞计数、吞噬指数和吞噬系数[4]。

**3. 抗氧化** 太子参水提取物、醇提物、皂苷粗提物清除DPPH·自由基的$IC_{50}$值分别为6.13、3.61、2.89mg/L,清除羟自由基的活力分别为70.9、77.3、871.8U/mg,清除超氧阴离子自由基的活力分别为0.55、1.93、7.71U/mg,对亚油酸氧化的抑制率分别为0.5%、24.2%和26.9%,对$H_2O_2$诱导血细胞溶解的抑制率分别为22.4%、33.2%和45.6%。太子参皂苷粗提物抗氧化活性优于水提取物和醇提取物[5]。太子参水提物按1.44、2.88、5.76g/kg灌胃D-半乳糖致衰老模型小鼠,连续7周,能使小鼠的心、肝、肾组织中丙二醛(MDA)不同程度下降,超氧化物歧化酶(SOD)及谷胱甘肽过氧化物酶(GSH-Px)活力不同程度提高,脑组织中脂褐质(LF)不同程度下降[6]。

**4. 抗应激** 太子参水提物按20g/kg、醇提物按80g/kg分别灌胃小鼠,均能增加小鼠在常压缺氧环境下的生存时间,提高耐受力,增强小鼠耐饥渴能力,延长存活时间,并具有延长小鼠负重游泳时间的趋势[7]。太子参多糖按400、800mg/kg灌胃小鼠，连续7d，均可延长小鼠负重游泳时间，延长小鼠常压耐缺氧时间[8,9]。

**5. 降血糖**　太子参多糖按2.25～10g/kg灌胃链尿菌素致糖尿病模型大鼠，连续8周，均可提高大鼠血清HDL-C含量，降低TG、TC、LDL-C、SCr、BUN水平[10]；连续30d，可改善大鼠耐糖量，降低空腹血糖及提高胰岛素水平[11]。

**【药性】**　甘、微苦，平。归脾、肺经。

**【功能主治】**　益气健脾，生津润肺。用于脾虚体倦，食欲不振，病后虚弱，气阴不足，自汗口渴，肺燥干咳。

**【临床应用】**　**临床常用**

脾、肺、心之气阴两虚证　本品为气阴双补药，既可补脾、肺、心之气，又可补脾、肺、心之阴。但其作用平和，补气阴常与其他药物同用，如用于脾气胃阴不足，常与山药、石斛等补脾气、益胃阴之品同用，治疗气虚肺燥，咳嗽气短、痰少者，宜与南沙参、冬虫夏草、麦冬等补肺气、养胃阴之品同用。治疗心之气阴两虚，心悸失眠，自汗等，可与浮小麦等固表止汗之品同用，或与酸枣仁、五味子等养心安神、敛汗之品同用。

**【用法用量】**　9～30g。

**【成药例证】**

**1. 健胃消食片(《中华人民共和国药典》2015年版)**　药物组成：太子参、山药、陈皮、山楂、麦芽。

功能主治：健胃消食。适用于脾胃虚弱所致的食积，症见不思饮食、嗳腐酸臭、脘腹胀满；消化不良见上述证候者。

**2. 肾衰宁胶囊(《中华人民共和国药典》2015年版)**　药物组成：太子参、大黄、茯苓、半夏、陈皮、黄连、丹参、红花、牛膝、甘草。

功能主治：益气健脾，活血化瘀，通腑泄浊。适用于脾胃气虚、浊瘀内阻、升降失调所致的水肿、肾劳、溺毒，症见面色萎黄、腰痛倦怠、恶心呕吐、食欲不振、小便不利、大便黏滞；慢性肾功能衰竭见上述证候者。

**3. 儿宝颗粒(《中华人民共和国药典》2015年版)**　药物组成：太子参、北沙参、麦冬、白芍、茯苓、白扁豆、山药、山楂、麦芽、陈皮、葛根。

功能主治：健脾益气，生津开胃。适用于脾气虚弱、胃阴不足所致的纳呆厌食、口干燥渴、大便久泻、面黄体弱、精神不振、盗汗。

**4. 通脉降糖胶囊(《国家中成药标准汇编·内科气血津液分册》)**　药物组成：太子参、丹参、黄连、黄芪、绞股蓝、山药、苍术、玄参、水蛭、冬葵果、葛根。

功能主治：养阴清热，清热活血。用于气阴两虚，脉络瘀阻所致的消渴病(糖尿病)，证见：神疲乏力，肢麻疼痛，头晕耳鸣，自汗等。

**【贮藏】**　置通风干燥处，防潮，防蛀。

**【参考文献】**　[1]沈祥春，彭佼，李淑芳，等.太子参正丁醇提取部位对大鼠急性心肌梗死诱发心肺损伤的保护作用[J].中华中医药杂志，2010，25(5)：666-669.

[2]徐立，陶玲，喻斌，等.太子参多糖对LPS诱导原代培养心肌细胞损伤的保护作用[J].中药药理与临床，2008，24(6)：46-48.

[3]王家燕，郑军，沈映君，等.太子参总提物对环磷酰胺处理动物免疫功能及胸腺、脾脏磷酸含量的影响[J].中药药理与临床，1996，12(6)：16-18.

[4]黄文哲，柳燕，秦民坚，等.太子参提取物对小鼠免疫功能的影响[J].现代中药研究与实践，2005，19(6)：35-37.

[5]熊和健，庞杰，谢主兴.太子参提取物体外抗氧化活性研究[J]. 南开大学学报(自然科学版)，2009，42(6)：37-41.

[6]张振明，许爱霞，葛斌，等.太子参水提物的抗氧化活性[J].中国医院药学杂志，2006，26(2)：147-149.

[7]倪峰，郑兴中，叶华.太子参的药效作用探讨[J].福建中医学院学报，1996，6(2)：38-39.

[8]刘训红，陈彬，王玉玺.太子参多糖抗应激和免疫增强作用的实验研究[J].江苏中医，2000，21(10)：51-52.

[9]ZHANG CL, ZHENG XX.Effect of Polysaccharides from Pseudostellaria Heterophylla on Exercise Endurance Capacity and Oxidative stress in Forced Swimming Rats[J]. Cci Res Essays, 2011，6(11)：2360-2365.

[10]姚先梅，段贤春，吴建，等.太子参多糖对实验性糖尿病大鼠血糖、血脂代谢和肾脏病理的影响[J].安徽医药，2014，18(1)：23-25.

[11]徐锦龙，徐爱仁，应景艳，等.太子参多糖对实验性糖尿病大鼠血糖及胰岛素的影响[J].中华中医药学刊，2012，30(2)：423-424.

(陈翠平　吴清华　裴瑾)

## 762　檀香

Tanxiang

**【异名】**　旃檀(《罗浮山疏》)，白檀(《本草经集注》)，檀香木(《图经本草》)，真檀(《本草纲目》)。

【来源】 为檀香科植物檀香 *Santalum album* L. 树干的干燥心材。

【产地】 主要为栽培品。原产于印度、印度尼西亚及马来西亚等地，现我国台湾、广东、海南、云南等地有引种栽培。主产于印度孟买、澳大利亚、印度尼西亚马来半岛等地，以印度老山檀质量最佳。

【采收加工】 全年可采，采伐后锯成段，除去树皮和边材，取心材晾干。

【炮制】 除去杂质，镑片或锯成小段，劈成小碎块。

【性状特征】 为长短不一的圆柱形木段，有的略弯曲，一般长约1m，直径10～30cm。外表面灰黄色或黄褐色，光滑细腻，有的具疤节或纵裂，横截面呈棕黄色，显油迹；棕色年轮明显或不明显，纵向劈开纹理顺直。质坚实，不易折断。气清香，燃烧时香气更浓；味淡，嚼之微有辛辣感。以色黄、质坚而致密、油性大、香味浓厚者为佳。

【化学成分】 檀香的主要成分是倍半萜，还含有黄酮、氨基酸等。檀香的倍半萜是其主要药理活性成分。《中华人民共和国药典》2015年版规定，本品药材按干燥品计算，含挥发油不得少于3.0%(ml/g)。

【药理毒理】

**1. 调节胃肠运动** 檀香水提液、醇提液、挥发油、水提液乙醚萃取部位、醇提液乙醚萃取部位、醇提液乙酸乙酯萃取部位按1.9g/kg，分别灌胃阿托品致胃排空抑制模型小鼠、新斯的明致小肠推进亢进模型及新斯的明致胃推进亢进小鼠模型，连续3d，檀香水提液、醇提液、水提液乙醚萃取部位对阿托品致小鼠胃排空抑制有拮抗作用，各部位均对新斯的明致小鼠小肠推进亢进有拮抗作用，檀香水提液、醇提液、挥发油、醇提液乙醚萃取部位对新斯的明致小鼠胃排空亢进有拮抗作用[1]。

**2. 中枢镇静** 檀香苯提取物按50～100mg/kg经腹膜内给药小鼠，可增加脑中高香草酸、3,4-二羟基苯乙酸和5-羟基吲哚乙酸的水平[2]。

【药性】 辛，温。归脾、胃、心、肺经。

【功能主治】 行气温中，开胃止痛。用于寒凝气滞，胸膈不舒，胸痹心痛，脘腹疼痛，呕吐食少。

【临床应用】 临床常用

(1) 寒凝气滞证　本品味辛性温，入肺、胃、心、肺经，善调膈上诸气，治疗寒凝气滞、胸腹冷痛，常与沉香、藿香等药物配伍，方见《直指方》，或与砂仁、乌药等行气止痛药同用；治疗寒凝气滞血瘀之胸痹心痛，常与高良姜、延胡索、荜茇等药物同用，如《药物治疗手册》宽胸丸，或与丹参、砂仁等活血祛瘀、温中行气类药物同用。

(2) 胃寒证　本品温中散寒、理气调中、开胃止痛，治疗脘腹冷痛，痞满食少，泛吐清水，可与丁香、干姜等药物同用。

【用法用量】 2～5g。

【成药例证】

**1. 胃肠安丸(《中华人民共和国药典》2015年版)** 药物组成：厚朴、枳壳、木香、沉香、檀香、川芎、大黄、巴豆霜、朱砂、麝香、大枣。

功能主治：芳香化浊，理气止痛，健胃导滞。用于湿浊中阻、食滞不化所致的腹泻、纳差、恶心、呕吐、腹胀、腹痛；消化不良、肠炎、痢疾见上述证候者。

**2. 冠心苏合丸、胶囊(《中华人民共和国药典》2015年版)** 药物组成：苏合香、冰片、乳香、檀香、土木香。

功能主治：理气，宽胸，止痛。用于寒凝气滞、心脉不通所致的胸痹，症见胸闷、心前区疼痛；冠心病心绞痛见上述证候者。

**3. 通心络胶囊(《中华人民共和国药典》2015年版)** 药物组成：人参、水蛭、土鳖虫、赤芍、乳香、降香、全蝎、蜈蚣、檀香、冰片、蝉蜕、酸枣仁。

功能主治：益气活血，通络止痛。用于冠心病心绞痛属心气虚乏、血瘀络阻证。症见胸部憋闷，刺痛，绞痛，固定不移，心悸自汗，气短乏力，舌质紫暗或有瘀斑，脉细涩或结代。亦用于气虚血瘀络阻型中风病，症见半身不遂或偏身麻木，口舌㖞斜，言语不利。

**4. 琥珀抱龙丸(《中华人民共和国药典》2015年版)** 药物组成：琥珀、朱砂、天竺黄、胆南星、枳实、枳壳、山药、茯苓、红参、檀香、甘草。

功能主治：清热化痰，镇静安神。用于饮食内伤所致的痰食型急惊风，症见发热抽搐、烦躁不安、痰喘气急、惊痫不安。

【贮藏】 置阴凉干燥处。

【参考文献】 [1]郭建生，刘红艳，王小娟，等.檀香不同提取部位对小肠推进和胃排空的影响[J].中国实验方剂学杂志，2012,18(2):139-143.

[2]沈莉纳.檀香木中α-檀香醇和β-檀香醇对小鼠中枢神经系统的作用[J].国外医药·植物药分册，1996,11(5):230.

（陈翠平　吴清华　裴瑾）

## 763　桃儿七

Tao'erqi

**【异名】**　奥莫色(《月王药珍》)，铜筷子(《陕西中草药》)，小叶莲(《西藏常用中草药》)，鸡素苔(《甘肃卫生通讯》)，鬼臼(《秦岭巴山天然药物志》)，鬼打死(《湖北植物志》)，羊蒿爪(甘肃)。

**【来源】**　为小檗科植物桃儿七 *Sinopodophyllum hexandrum* (Royle) Ying 干燥根及根茎。

**【产地】**　主要为野生品。主产于云南、四川、西藏、甘肃、青海等地。

**【采收加工】**　秋季采挖，洗净，晒干。

**【炮制】**　除去杂质，洗净，润透，切段，晒干。

**【性状特征】**　根茎呈结节状，长0.5～3cm，直径0.5～1cm；表面淡黄色或暗灰棕色，上端具茎痕或残留茎基；质硬。根丛生，圆柱形，长10～30cm，直径0.2～0.4cm；表面棕褐色或棕黄色，具纵皱纹及须根痕；质脆，易折断，断面平坦，类白色或黄白色，粉性，木部淡黄色或黄色。气微，味苦、微辛。以色棕红、断面色白、粉性足者为佳。

**【化学成分】**　桃儿七的主要成分木脂素，还含有黄酮、皂苷、多糖、酚、鞣质等。桃儿七的木脂素是其主要药理活性成分。

**【药理毒理】**

**1. 抗肿瘤**　桃儿七水煎液按0.3、0.6、1.2g/kg给4T1细胞致乳腺癌小鼠模型灌胃，连续25d，均可减少乳腺癌的癌体质量，降低肿瘤、胸腺和脾脏指数，能减慢乳腺癌小鼠肿瘤生长速率，抑制肿瘤生长，可减少肺部转移病灶结节数[1,2]。

**2. 保肝、抗氧化**　桃儿七根茎正己烷提取物按20、30、50mg/kg灌胃大鼠，连续15d，均可降低血清标志物的酶的活性，可增加GSH、GPx、GR、SOD及GST的水平[3]。

**3. 安全性评价**　桃儿七水煎液按0.01～0.5g/ml灌胃小鼠，$LD_{50}$为0.0887g/ml[4]，从桃儿七中分离的四氢萘类木脂素化合物：鬼臼毒素、苦鬼臼毒素、鬼臼毒酮、苦鬼臼毒酮、异苦鬼臼毒酮、去氧鬼臼毒素及去氧苦鬼臼毒素对L929的$IC_{50}$为0.0035～14.1453g/ml，对$HepG_2$的$IC_{50}$为0.0037～1.4975g/ml，对NCI-H460的$IC_{50}$为0.0053～1.6998g/ml，其中去氧鬼臼毒素的细胞毒性最强[5]。

**【药性】**　苦，微温；有小毒。

**【功能主治】**　祛风湿，利血活气，止痛，止咳。用于风湿痹痛、麻木，跌仆损伤，风寒咳嗽，月经不调，解铁棒锤中毒。

**【临床应用】　临床常用**

(1) 风湿痛　本品味苦、微辛，性温，具有祛风湿、活血止痛之效，用于治疗风湿腰腿痛、筋骨痛可与独活、苍术、细辛、伸筋草、木通等祛风湿药物同用，如《甘肃中草药手册》。

(2) 咳嗽　可用于治疗劳伤咳嗽、风寒咳嗽，与羌活、贝母、沙参等发散风寒、润肺化痰药物合用，如《陕西中草药》。

**【用法用量】**　煎服，每次3～6g，多配伍用；酒浸服，每次0.6～0.9g。外用适量，研末撒布或用水、醋调敷患处。

**【成药例证】**

**1. 平喘抗炎胶囊[《国家中成药标准汇编·内科肺系(二)分册》]**　药物组成：桃儿七、桔梗、苦杏仁、氨茶碱、氯化铵。

功能主治：降气化痰，止咳平喘。用于痰浊阻肺证，症见咽喉肿痛，咳嗽气喘，胸满痰多，脘腹胀痛及气管炎见以上证候者。

**2. 红花如意丸(《国家中成药标准汇编·外科妇科分册》)**　药物组成：红花、藏红花、鬼臼(桃儿七)、诃子、藏茜草、肉桂、巴夏嘎、藏木香、芫荽果、降香、朱砂、熊胆、藏紫草、光明盐、喜马拉雅紫茉莉、榜嘎、胡椒、花蛇肉(去毒)、矮紫堇、余甘子、沙棘膏、硇砂、紫草茸、枸杞子、沉香、火硝。

功能主治：祛风镇痛，调经血，祛斑。用于妇女血证、风证、阴道炎、宫颈糜烂、心烦血虚、月经不调、痛经、下肢关节疼痛、筋骨肿胀、晨僵、麻木、小腹冷痛及寒湿性痹证。

**【注意事项】**　服鬼臼树脂所致中毒，其症状通常为呕吐、呼吸兴奋、运动失调和昏迷。

【贮藏】 置干燥处，防蛀。

【参考文献】 [1]叶耀辉，刘波，马越兴，等.桃儿七对小鼠乳腺癌肿瘤的作用[J].南京中医药大学学报，2013，29(6)：561-563.

[2]叶耀辉，马越兴，张恩慧，等.藏药桃儿七干预高转移小鼠乳腺癌的作用研究[J].时珍国医国药，2014，25(7)：1589-1591.

[3] Showkat Ahmad GANIE, BiLal Ahmad ZARGAR, Akbar MASOOD, *et al*. Hepatoprotective and Antioxidant Activity of Rhizome of Podophyllum hexandrum against Carbon Tetra Chloride Induced Hepatotoxicity in Rats [J]. Biomed Environ Sci, 2013, 26(3): 209-221.

[4]叶耀辉，马越兴，张恩慧，等.藏药桃儿七与小叶莲 HPLC 分析及其毒性差异研究[J].中国实验方剂学杂志，2014，20(18)：80-84.

[5]陈有根，张丽芳，刘育辰，等.桃儿七化学成分和细胞毒性研究[J].中草药，2010，10(41)：1619-1622.

（陈翠平　吴清华　裴瑾）

## 764　桃金娘根

Taojinnianggen

【异名】 山稔根(《生草药性备要》)，刀莲头、多年片、哆哞根(《台湾植物药材志》)，多年头、哆啤子根、哆哞头(《台湾药用植物志》)。

【来源】 为桃金娘科植物桃金娘 *Rhodomyrtus tomentosa* (Ait.) Hassk.的干燥根。

【产地】 主要为野生品，栽培品亦有。分布在我国东南部、南部至西南部。主产台湾、福建、广东、广西、云南等地。

【采收加工】 全年均可采，洗净，切段，晒干。

【炮制】 净制。

【性状特征】 呈圆柱形，略弯曲，直径 0.5～3cm。外皮灰棕色或黑褐色，粗糙，常脱落，脱落处显赭红色或棕红色。质硬不易折断，断面淡棕色，老根可见同心环纹。气微，味涩。以质坚、色赭红者为佳。

【化学成分】 桃金娘根的主要成分是酚、鞣质、三萜、多糖等。桃金娘根的酚、鞣质、三萜、多糖是其主要药理活性成分。

【药理毒理】 **抗氧化** 采用 DPPH·法及 $Fe^{3+}$ 还原力法测定桃金娘根 95%乙醇提取物、石油醚提取物、氯仿提取物、乙酸乙酯提取物、正丁醇提取物、水提粗多糖、碱提粗多糖各提取部位的抗氧化活性，桃金娘根提取物均具有较强的抗氧化活性，尤其是乙酸乙酯提取物、正丁醇提取物及水提粗多糖；乙酸乙酯提取物的 $IC_{50}$ 值为 2.8μg/ml，同时以上提取物对 $Fe^{3+}$ 也均具有很强的还原能力[1]。

【药性】 辛、甘，平。

【功能主治】 养血，通络。用于慢性肝炎，崩漏，风湿痹痛，腰肌劳损。

【临床应用】 **临床常用**

湿热黄疸　本品味辛、甘，性平。有理气止痛、利湿祛黄之效，常用于治疗急、慢性胃肠炎，胃痛，消化不良，肝炎，痢疾，风湿性关节炎等；治疗肝炎可配伍鸡骨草、茵陈等清湿热、退黄疸药物同用。

【用法用量】 15～60g。

【成药例证】

**1. 花红片、颗粒(《中华人民共和国药典》2015年版)** 药物组成：一点红、白花蛇舌草、鸡血藤、桃金娘根、白背叶根、地桃花、菥蓂。

功能主治：清热解毒，燥湿止带，祛瘀止痛。用于湿热瘀滞所致带下病、月经不调，症见带下量多、色黄质稠、小腹隐痛、腰骶酸痛、经行腹痛；慢性盆腔炎、附件炎、子宫内膜炎见上述证候者。

**2. 鸡骨草肝炎丸、鸡骨草肝炎颗粒(《国家中成药标准汇编·内科肝胆分册》)** 药物组成：鸡骨草、茵陈、地耳草、桃金娘根、鸭脚艾、鹰不泊。

功能主治：疏肝，清热，利湿，祛黄。用于黄疸型和无黄疸型急性传染性肝炎。

【贮藏】 置干燥处。

【参考文献】 [1]谢建英.桃金娘根提取物体外抗氧化活性[J].食品科技，2013，38(12)：232-234.

（陈翠平　吴清华　裴瑾）

## 765　桃仁

Taoren

【异名】 核桃人(《神农本草经》)。

【来源】 为蔷薇科植物桃 *Prunus persica* (L.) Batsch 或山桃 *Prunus davidiana* (Carr.) Franch.的干燥成熟种子。

【产地】 主要为栽培品。全国各地多有栽培。桃仁主产于四川三台、叙永、宜宾，云南文山、丽江、昭通，山东泰安、安丘，陕西延安、延长、渭南，北京怀柔、密云,河北承德、易县,山西壶关、黎城,河南嵩县、洛阳、开封、新乡等地;山桃仁主产于四川、河北、河南、山东、陕西、山西等地。

**【采收加工】** 果实成熟后采收,除去果肉及核壳,取出种子,晒干。

**【炮制】** **桃仁** 除去杂质。用时捣碎。

**焯桃仁** 取净桃仁,照焯法,去皮,用时捣碎。

**炒桃仁** 取焯桃仁,照清炒法,炒至黄色,用时捣碎。

**【性状特征】** **桃仁** 呈扁长卵形,长 1.2～1.8cm,宽 0.8～1.2cm,厚 0.2～0.4cm。表面黄棕色至红棕色,密布颗粒状突起。一端尖,中部膨大,另端钝圆稍扁斜,边缘较薄。尖端一侧有短线形种脐,圆端有颜色略深不甚明显的合点,自合点处散出多数纵向维管束。种皮薄,子叶 2,类白色,富油性。气微,味微苦。

**山桃仁** 呈类卵圆形,较小而肥厚,长约 0.9cm,宽约 0.7cm,厚约 0.5cm。

**焯桃仁** 呈扁长卵形,长 1.2～1.8cm,宽 0.8～1.2cm,厚 0.2～0.4cm。表面浅黄白色,一端尖,中部膨大,另端钝圆稍偏斜,边缘较薄。子叶 2,富油性。气微香,味微苦。以饱满、类白色者为佳。

**焯山桃仁** 呈类卵圆形,较小而肥厚,长约 1cm,宽约 0.7cm,厚约 0.5cm。以饱满、类白色者为佳。

**炒桃仁** 呈扁长卵形,长 1.2～1.8cm,宽 0.8～1.2cm,厚 0.2～0.4cm。表面黄色至棕黄色,可见焦斑。一端尖,中部膨大,另端钝圆稍偏斜,边缘较薄。子叶 2,富油性。气微香,味微苦。以饱满、色棕黄者为佳。

**炒山桃仁** 2 枚子叶多分离,完整者呈类卵圆形,较小而肥厚。长约 1cm,宽 0.7cm,厚约 0.5cm。以饱满、色棕黄者为佳。

**【化学成分】** 桃仁的主要成分是糖苷,还含有脂肪酸、甾醇、黄酮、蛋白质、氨基酸、挥发油等。桃仁的苷是其主要药理活性成分。《中华人民共和国药典》2015 年版规定,本品药材及其饮片按干燥品计算,含苦杏仁苷($C_{20}H_{27}NO_{11}$)不得少于 2.0%。

**【药理毒理】**

**1. 改善血液循环** 桃仁水提浸膏按 8g/kg 灌胃全身低温冷冻致寒证模型大鼠和角叉菜胶致热证模型大鼠,连续 7d,可加快寒证和热证大鼠的血流速率,降低全血黏度,使寒证大鼠小动脉收缩、热证大鼠小动脉舒张,可减轻寒证大鼠心、肺、肝、肾的损伤,减轻热证大鼠的肾损伤[1]。桃仁油按 1.5、3.0、4.5g/kg 灌胃肾上腺素和冰水浸致寒凝血瘀证模型大鼠,连续 7d,均能降低小鼠全血黏度和血浆黏度,降低红细胞压积(Hct)、聚集指数(EAI)、红细胞变形指数(EDI)与纤维蛋白原(Fib),可改善血瘀大鼠血液的高黏状态,降低其聚集性[2]。

**2. 抗血栓、抗纤维化** 桃仁粉末乙酸乙酯提取物、无水乙醇提取物按 1.7～0.39g/kg 灌胃小鼠,连续 7d,桃仁的乙酸乙酯提取物能延长小鼠的凝血时间,均能缩短 ADP 诱导血小板聚集性肺栓塞引起的呼吸喘促时间[3]。山桃仁水提取物按 0.05g/L 给血吸虫尾蚴致肝纤维化模型小鼠灌胃,连续 45d,均可降低血清中 PC-Ⅰ、PC-Ⅲ的含量,阻止沉积[4]。

**3. 抗肿瘤** 桃仁蛋白 A 按 2.5mg/kg 给 S180 细胞致荷瘤小鼠模型静脉注射,连续 7d,取肿瘤组织,用基因表达谱芯片法,筛出差异表达的基因 64 条[5]。

**4. 抗氧化** 桃仁多糖按 0.490～2.452μg/ml 对·OH 和·$O^{2-}$ 的清除效果测定,随着桃仁多糖浓度的增加,对·OH 的清除效果增强、对·$O^{2-}$ 清除也有一定增加[6]。

**5. 安全性评价** 桃仁甲醇提取物按 4g/kg 灌胃大小鼠,给药 10min 后自发运动被抑制,呈俯卧状态,对外界刺激反应 TQF,大鼠呼吸抑制后 6h 全部死亡[7]。

**【药性】** 苦、甘,平。归心、肝、大肠经。

**【功能主治】** 活血祛瘀,润肠通便,止咳平喘。用于经闭痛经,癥瘕痞块,跌仆损伤,肠燥便秘,咳嗽气喘。

**【临床应用】**

**1. 临床常用**

(1)血瘀证　本品入心肝血分,有活血化瘀的功效,其化瘀力强且有推陈致新之功,可配伍应用于多种瘀血证。治疗经闭、痛经,可与活血调经药红花、当归等同用,如《医宗金鉴》桃红四物汤;治产后恶露不净、脉弦滞涩者,可与当归、赤芍等同用,如《医略六书》桃仁煎;治疗跌打损伤、瘀肿疼痛,常配伍活血通络止痛的大黄、当归、红花等，如《医学发明》复原活血汤；治疗血癥、漏下不止，可与芍药、桂枝、茯苓、牡丹等同用，如《金匮要略》桂枝茯苓丸；治疗肠痈配大黄、丹皮等。

(2) 肠燥便秘　本品富含油脂，能润燥滑肠。治疗肠燥便秘常配伍养血润肠的当归、火麻仁等，治疗老人虚秘，可与柏子仁、火麻仁、松子仁配伍。

(3) 喘咳　本品味苦，能降肺气，有止咳平喘之效，治疗咳嗽气喘常与止咳平喘药杏仁、紫苏子等同用。

**2. 临床新用**　桃仁可用于治疗肝炎[8]。

**【用法用量】**　5～10g。

**【成药例证】**

**1. 血府逐瘀口服液(《中华人民共和国药典》2015年版)**　药物组成：桃仁、红花、地黄、川芎、赤芍、当归、牛膝、柴胡、桔梗、枳壳、甘草。

功能主治：活血祛瘀，行气止痛。用于气滞血瘀所致的胸痹、头痛日久、痛如针刺而有定处、内热烦闷、心悸失眠、急躁易怒。

**2. 通经甘露丸(《卫生部药品标准中药成方制剂·第一册》)**　药物组成：当归、桃仁、红花、三棱、莪术、牡丹皮、牛膝、大黄、干漆、肉桂。

功能主治：活血祛瘀，散结消癥。用于瘀血阻滞所致的闭经、痛经、癥瘕，症见经水日久不行，或经行小腹疼痛、腹中有癥块。

**3. 活血跌打丸(《国家中成药标准汇编·骨伤科分册》)**　药物组成：当归、桃仁、红花、香附(制)、木香、陈皮、防风、白芷、延胡索(制)、甘草、蜂蜜。

功能主治：活血止痛。用于跌打损伤，瘀血肿痛。

**4. 润肠丸(《卫生部药品标准中药成方制剂·第五册》)**　药物组成：桃仁、羌活、大黄、当归、火麻仁。

功能主治：润肠通便。用于实热便秘。

**5. 妇康丸(《卫生部药品标准中药成方制剂·第十一册》)**　药物组成：白术(土炒)、党参、茯苓、苍术(米泔水炙)、川芎(酒炙)、熟地黄、川牛膝、蒲黄、香附、乳香(麸炒)、木瓜、延胡索(醋炙)、高良姜、没药(麸炒)、青皮(醋炙)、地榆(炭)、当归(酒炙)、乌药(醋炙)、白芍(酒炙)、桃仁(去皮尖，炒)、益母草、羌活、山茱萸(蒸)、三棱(醋炙)、木香、陈皮、五灵脂(醋炙)、甘草、大黄(制)。

功能主治：益气养血，行气化瘀。用于产后气血不足，虚中夹瘀，寒热错杂的胁腹胀痛，腹痛，头身疼痛，恶露不绝，血晕昏迷，大便秘结，无乳等症。

**【注意事项】**　孕妇慎用。

**【贮藏】**　置阴凉干燥处，防蛀。

**【参考文献】**
[1]以敏，邓家刚，郝二伟，等.桃仁提取物对不同病因所致大鼠血液循环障碍的影响[J].中草药 2013，44(7)：858-862.

[2]裴瑾，颜永刚，万德光，等.桃仁油对动物血液流变学及微循环的影响[J].中成药，2011，33(4)：587-589.

[3]汪宁，刘青云，彭代银，等.桃仁不同提取物抗血栓作用的实验研究[J].中药材，2002，25(6)：414-415.

[4]张晓平，陈建明，强世平，等.山桃仁水煎提取物对肝纤维化小鼠血清Ⅰ、Ⅲ型前胶原的降解作用[J].福建中医药，2002，33(4)：36-37.

[5]刘英，李雅杰，朱丽影.用基因芯片研究桃仁蛋白A对小鼠纤维肉瘤基因表达的影响[J].中成药，2004，26(5)：398-401.

[6]王亮.桃仁多糖对·OH及·$O^{2-}$的清除研究[J].大连民族学院学报，2009，11(1)：96.

[7]赵久德.关于芍药、桃仁、当归、川芎等中药浸膏对生物体毒性的研究[J].唐山医药，1984，(1)：92-93.

[8]李明，王爱珍，杨齐英，等.复方桃仁软肝胶囊治疗慢性乙型肝炎肝纤维化患者的临床观察[J].中国中西医结合杂志，2002，22(9)：660-663.

(陈翠平　吴清华　裴瑾)

## 766　桃枝

Taozhi

**【来源】**　为蔷薇科植物桃 *Prunus persica* (L.) Batsch 的干燥幼枝。

**【产地】**　主要为栽培品。全国各地多有栽培。主产于河北、山西、陕西、甘肃、山东等地。

**【采收加工】**　夏季采收，切段，晒干。

**【炮制】**　除去杂质，洗净，稍润，切段，干燥。

**【性状特征】**　呈圆柱形，长短不一，直径0.2～1cm，表面红褐色，较光滑，有类白色点状皮孔。质脆，易折断，切面黄白色，木部占大部分，髓部白色。气微，味微苦、涩。以茎粗壮，表面红褐、断面黄白者为佳。

**【化学成分】**　桃枝的主要成分是黄酮，还含有糖类、鞣质及有机酸等。桃枝的黄酮是其主要药理活性成分。

【药性】 苦，平。归心、肝经。

【功能主治】 活血通络，解毒杀虫。用于心腹刺痛，风湿痹痛，跌打损伤，疮癣。

【临床应用】 临床常用

(1) 血瘀证 本品入心、肝经，具活血通络之效。治疗卒心痛，与酒共煎，方见《补缺肘后方》。

(2) 疮癣 本品可解毒杀虫，治疗天行䘌下部生疮，可单浓煎桃枝如糖，若口中生疮，含之，方见《伤寒类要》。

【用法用量】 9～15g。外用适量，煎汤洗浴。

【成药例证】

**1. 清宁丸(《中华人民共和国药典》2015年版)** 药物组成：大黄、绿豆、车前草、炒白术、黑豆、半夏(制)、醋香附、桑叶、桃枝、牛乳、姜厚朴、麦芽、陈皮、侧柏叶。

功能主治：清热泻火，消肿通便。用于火毒内蕴所致的咽喉肿痛、口舌生疮、头晕耳鸣、目赤牙痛、腹中胀满、大便秘结。

**2. 通络骨质宁膏(《国家中成药标准汇编·骨伤科分册》)** 药物组成：红土茯苓、红花、草乌、血竭、青风藤、海马、生扯拢、半夏、铁筷子、天南星、见血飞、鲜桑枝、鲜桃枝、鲜榆枝、鲜柳枝、鲜槐枝、红丹、麻油。

功能主治：驱风除湿，活血化瘀。用于骨质增生，关节痹痛。

**3. 金不换膏(《卫生部药品标准中药成方制剂·第二十册》)** 药物组成：川芎、大黄、天麻、地黄、栀子、生川乌、熟地黄、薄荷、生草乌、白芷、木通、威灵仙、当归、玄参、香加皮、白术、杜仲、青风藤、五味子、陈皮、山药、穿山甲、香附、远志、枳壳、乌药、猪苓、甘草、生半夏、青皮、前胡、麻黄、细辛、藁本、连翘、知母、牛膝、苍术、防风、续断、赤石脂、浙贝母、何首乌、泽泻、羌活、黄芩、独活、黄连、金银花、黄柏、僵蚕、楮实子、川楝子(打碎)、桑枝、荆芥、蒺藜、苦参、地榆、大枫子(打碎)、赤芍、桃枝、榆树枝、槐枝、桔梗、苦杏仁、苍耳子、柳枝、桃仁、茵陈、白蔹、蜈蚣、乳香(制)、没药(制)、血竭、轻粉、樟脑。

功能主治：祛风散寒，活血止痛。用于风寒湿邪、闭阻经络引起的肢体麻木，腰腿疼痛，寒疝偏坠，跌打损伤，闪腰岔气。

**4. 寒喘膏药(《卫生部药品标准中药成方制剂·第五册》)** 药物组成：川乌、草乌、连翘、白薇、赤芍、当归、大皂角、白芷、乌药、茯苓、白及、马钱子、桃枝、槐枝、柳枝、桑枝、肉桂、乳香(制)、没药(制)。

功能主治：温经逐寒，定喘止咳。用于慢性气管炎，哮喘因受寒而发作，气喘咳嗽。

【贮藏】 置干燥处。

(陈翠平　吴清华　裴瑾)

## 767 藤黄

Tenghuang

【异名】 玉黄，月黄(《药材学》)。

【来源】 为藤黄科植物藤黄 *Garcinia hanbyryi* Hook f.树干渗出的树脂。

【产地】 主要为野生品，栽培品亦有。分布于泰国、印度、柬埔寨、马来西亚、越南，主产于印度、泰国及越南，现我国广东、广西有引种栽培。

【采收加工】 开花之前，在离地3m处将茎干的皮部作螺旋状的割伤，伤口内插一竹筒，盛流出的树脂，加热蒸干，用刀刮下，即可。

【炮制】 **藤黄** 净制。

**清水制藤黄** 取净藤黄放入搪瓷烧锅内加10倍量水。加热溶解过滤，然后煮沸，不断搅拌。中途添加沸水，使锅内保持一定水分。连续煮5h后，浓缩至糊状，取出晒干。打成小块或研成细粉。

**荷叶制藤黄** 取荷叶加10倍量水煮1h，捞去荷叶，加入净藤黄煮至烊化，并继续浓缩至稠膏状，取出，凉透，使其凝固，晾干，研粉打碎。藤黄每100kg，用荷叶50kg。

**豆腐制藤黄** 先用豆腐一大块，平铺于盘内，中间挖一不透底的槽，将藤黄放入，再用豆腐盖严，置于笼屉内，放入锅中，将此锅再坐于大锅内，隔水加热，蒸至藤黄溶化，取出，冷却凝固，去豆腐晒干，打成小块或研成细粉。藤黄每100kg，用豆腐400～500kg。

**山羊血制藤黄** 将鲜山羊血置锅内，加水煮1～2h，捞出山羊血块，加入净藤黄小块，再煮5～6h，倒出藤黄液，晾干，研粉。藤黄每100kg，用鲜山羊血50kg。

【性状特征】 **藤黄** 为不规则的圆柱形或块

状，直径3～5cm，棕红色或橙色，外被黄绿色粉霜，可见纵条纹。质硬脆，较易击碎，断面平滑，呈贝壳状或有空隙，具蓝褐色略带蜡样光泽，气微，味辛辣。以半透明、色红黄者为佳。

**制藤黄**　为细粉末状，深红黄色或深橙棕色。以色深红黄色为佳。

**【化学成分】**　藤黄的主要成分是桥环类环氧杂蒽酮，还含有三萜、黄酮、糖等。藤黄的桥环类环氧杂蒽酮是其主要药理活性成分。

**【药理毒理】**

**1. 抗肿瘤**　藤黄酸3、6、12$\mu$M均可降低人肺腺癌细胞A549、人宫颈癌细胞的存活率，使空泡累积数量增加，且随着浓度的增大和时间的推移存活率更低，空泡累积数量更高[1]。

**2. 抗炎**　藤黄生品、山羊血制品、清水制品、荷叶制品、豆腐制品及高压蒸制品粉末的0.5%CMC-Na混悬液按72mg/kg给巴豆油致耳肿胀模型小鼠灌胃，均可降低小鼠的耳肿胀程度[2]。

**3. 安全性评价**　藤黄生品、豆腐制品、山羊血制品、荷叶制品、清水制品粉末混悬液灌胃小鼠，$LD_{50}$分别为688.99、1230.00、3909.08、738.60及1150.60mg/kg，藤黄炮制前后毒性顺序为山羊血制＜豆腐制＜清水制＜荷叶制＜生品[3]。藤黄生品200mg/kg、清水制藤黄200mg/kg、藤黄酸50mg/kg分别单次灌胃大鼠，均会引起大鼠肠道毒性作用，表现为肠绒毛水肿，生品所致的十二指肠、空肠水肿程度最严重，其次为清水制和藤黄酸。藤黄生品、清水制藤黄、高压制藤黄及豆腐制藤黄均可明显降低IEC-6细胞的活性，且呈一定的剂量相关性；炮制品与生品相比，对IEC-6细胞的增殖抑制作用和形态变化的趋势均降低，藤黄经炮制后毒性降低[4]。

**4. 体内过程**　藤黄酸1、2、4mg/kg尾静脉注射大鼠，*AUC*与剂量呈现良好的线性相关性，藤黄酸在体内的平均消除半衰期为15min；主要分布于肝、肺、脾、肾、胃、肠和心脏，通过胆汁排泄，给药16h内藤黄酸在胆汁中的平均累积排泄百分率为36.5%，粪便中仅有少量的藤黄酸排除，其平均累积排泄百分率为1.04%，尿液中未检测到藤黄酸[5]。新藤黄酸按以上剂量尾静脉注射大鼠，半衰期约为45min[6]。

**【药性】**　酸、涩；有毒。

**【功能主治】**　杀虫解毒。用于痈疽，疮肿，无名肿毒。

**【临床应用】　临床常用**

（1）痈疽疮疡　本品散肿搜脓性毒烈，有收束之意，敛极则散，故在痈疽疮疡发散药中，每每用之。治疗痈疽初起，可与冰片同用，如《河南中医》藤黄散。治疗顽固性疮疡，可与朱砂、绿矾同用(《安徽中医学院学报》)。

（2）各种外伤及烫伤　本品酸涩有毒，能杀虫，以毒攻毒，皆外治之功。治疗刀斧木石伤及烫火伤，竹木刺入肉，一切诸伤，可与麻油、白蜡同用(《本草纲目拾遗》神效膏)。

**【用法用量】**　外用，研末调敷，磨汁涂或熬膏涂。内服，入丸剂(制藤黄0.03～0.06g)。

**【成药例证】**

**1. 黎峒丸(《卫生部药品标准中药成方制剂·第十五册》)**　药物组成：三七、血竭、阿魏、乳香(制)、没药(制)、藤黄(制)、天竺黄、大黄、儿茶、冰片、雄黄、牛黄、麝香、山羊血。

功能主治：活血祛痰，消肿止痛。用于跌打损伤，瘀血肿痛，闪腰岔气，外治痈肿疮毒。

**2. 三黄宝蜡丸(《卫生部药品标准中药成方制剂·第十册》)**　药物组成：藤黄、天竺黄、琥珀、雄黄、红大戟、刘寄奴、当归、血竭、儿茶、玄明粉、铅粉、朱砂、乳香(制)、水银、麝香。

功能主治：活血，祛瘀，解毒。用于跌打损伤，瘀血积聚，遍身肿痛，外敷蛇虫咬伤。

**3. 三黄珍珠膏(《新药转正标准3》)**　药物组成：硫黄、雄黄、藤黄(制)、麝香、珍珠。

功能主治：解毒消肿，去腐生肌，止痛。用于中小面积Ⅱ度烧伤、烫伤、残留疮面等。

**4. 止痛透骨膏(《新药转正标准31》)**　药物组成：急性子、白芷、藤黄、威灵仙、川芎、蜂蜜。

功能主治：祛风散寒，活血行滞，通络止痛。用于膝、腰椎部骨性关节炎属血瘀、风寒阻络证者，症见关节疼痛、肿胀、压痛或功能障碍、舌质暗或有瘀斑等。

**【注意事项】**　本品毒性较大，内服少量即能致泻。如误服过量，则可引起头昏、呕吐、腹痛、泄泻，甚或致死，故多作外用，很少内服。

**【贮藏】** 贮干燥容器内，密闭，置阴凉干燥处，防潮。

**【参考文献】** [1]Wang Mei, Chen Dong, Cheng Hui, *et al*.Gambogenic Acid Kills Lung Cancer Cell through Aberrant Autophagy[J].PLOS ONE,2014,9(1):1-12.

[2]孔令东，叶定江，王苏玲，等.藤黄炮制品急性毒性及抗炎作用的研究[J].中国中药杂志，1996,21(4):214～216.

[3]沈海葆，叶定江，蔡宝昌，等.藤黄不同炮制品小鼠半数致死量的测定和比较[J].江苏中医，1995,16(12):41-42.

[4]窦娟，文红梅，育红莉，等.藤黄炮制品对大鼠肠道组织病理学研究[J].中国实验方剂学杂志，2013,19(5):279-282.

[5]郝琨，柳晓泉，王广基.藤黄酸在大鼠体内的药代动力学[J].中国药科大学学报，2005,36(4):338-341.

[6]汪电雷，张瑞，陶秀华，等.大鼠血浆中的新藤黄酸HPLC测定及其药代动力学研究[J].中国药理学通报，2012,28(8):1164-1167.

（陈翠平　吴清华　裴瑾）

## 768　体外培育牛黄

Tiwaipeiyuniuhuang

**【来源】** 为以牛科动物牛 *Bos taurus domesticus* Gmelin 的新鲜胆汁作母液，加入去氧胆酸、胆酸、复合胆红素钙等制成。

**【产地】** 湖北武汉。

**【采收加工】** 收集牛的新鲜胆汁加入去氧胆酸、胆酸、复合胆红素钙等制成。

**【炮制】** 净制。

**【性状特征】** 呈球形或类球形，直径0.5～3cm。表面光滑，呈黄红色至棕黄色。体轻，质松脆，断面有同心层纹。气香，味苦而后甘，有清凉感，嚼之易碎，不粘牙。以色棕黄、质松脆、断面层纹清晰为佳。

**【化学成分】** 体外培育牛黄的主要成分是胆色素，还含有胆汁酸、胆甾醇、磷脂、肽、氨基酸、维生素D等。体外培育牛黄的胆色素、胆汁酸是其主要药理活性成分。《中华人民共和国药典》2015年版规定，本品药材含胆酸($C_{24}H_{40}O_5$)不得少于6.0%，含胆红素($C_{33}H_{36}N_4O_6$)不得少于35.0%。

**【药理毒理】**

**1. 镇痛** 体外培育牛黄按0.2、2、20g/ml作用于大鼠TRG细胞，均可使钙电流幅值减少[1]。

**2. 抗炎** 体外培育牛黄按300、600mg/kg灌胃巴豆油致耳廓肿胀小鼠模型，连续5d，均能抑制小鼠耳廓肿胀；体外培育牛黄按200、400mg/kg灌胃角叉菜胶致足趾肿胀大鼠模型，连续5d，均能抑制足趾肿胀；体外培育牛黄按400、800mg/kg灌胃羧甲基纤维素钠致炎大鼠模型，连续5d，均可抑制白细胞游走反应，且加大剂量能延长作用时间[2]。

**3. 耐缺氧、抗氧化** 体外培育牛黄按0.8、1.2、1.6g/kg灌胃小鼠，连续5d，均可增加缺氧小鼠的存活时间，中剂量可提高耐缺氧小鼠的脑、肝、心组织及血清SOD活性，降低MDA含量，并可减轻脑组织的病理损伤[3]。

**4. 抗衰老** 体外培育牛黄按500mg/kg喂养年老小鼠，连续760d，能升高小鼠SOD、GSH-PX、T-AOC的水平，降低MAO活性和MDA脂褐含量[4]。

**5. 抗肿瘤** 体外培育牛黄按100、200、400、800μg/ml均能使人肝癌$HepG_2$细胞出现细胞皱缩、核质浓缩、核破裂、细胞起泡以及凋亡小体形成等凋亡特征[5]。

**6. 安全性评价** 体外培育牛黄的半数致死量$LD_{50}$为9g/kg。体外培育牛黄1250、5000、10000μg作用于氨酸营养缺陷型鼠伤寒沙门氏菌$TA_{97}$、$TA_{98}$、$TA_{100}$、$TA_{102}$，其MR值均未超过2；体外培育牛黄水溶液50、150、500mg/kg连续2d灌胃小鼠，PCE/NCE值均未见显著性差异；体外培育牛黄1、10、100μg/ml作用于人外周血淋巴细胞，各组细胞畸变率未见异常[6]。

**【药性】** 甘，凉。归心、肝经。

**【功能主治】** 清心，豁痰，开窍，凉肝，息风，解毒。用于热病神昏，中风痰迷，惊痫抽搐，癫痫发狂，咽喉肿痛，口舌生疮，痈肿疔疮。

**【临床应用】**

**1. 临床常用**

(1)肝风内动证　本品性凉，入肝经，有息风止痉、清心凉肝之效，治疗肝经热盛或小儿急惊风出现的高热神昏、惊厥抽搐，常配伍钩藤、羚羊角等清肝息风止痉药同用；或配伍清热解毒、息风止痉的黄连、栀子、郁金及朱砂等药同用，如《痘疹世医心法》万氏牛黄清心丸。

(2)热闭神昏证　本品入心经，善于清心解毒、化痰开窍。可用于温热病热陷心包及中风、癫痫等痰热阻闭心窍所致的神昏谵语、高热烦躁、痰涎壅塞、口强不语等，常配伍麝香、冰片、朱砂及黄连、栀子等以增强其清心开窍之力，如《温病条辨》安宫牛黄丸及《太平惠民和剂局方》至宝丹等。

(3) 热毒痈肿　本品有清热解毒之功效，治疗火热郁结所致口舌生疮、咽喉肿痛，可与黄芩、大黄等同用，如《全国中成药处方》牛黄解毒丸；治疗痈疽、疔毒等，可与麝香、乳香、没药等同用，以达清热解毒、活血散结之功，如《外科证治全生集》犀黄丸。

**2. 临床新用**　体外培育牛黄可用于治疗流行性乙型脑炎[7]、溃疡性结肠炎[8]。

**【用法用量】**　0.15～0.35g，多入丸散用。外用适量，研末敷患处。

**【成药例证】**　**二十五味珍珠丸(《中华人民共和国药典》2015年版)**　药物组成：珍珠、珍珠母、肉豆蔻、石灰华、红花、草果、丁香、降香、豆蔻、诃子、檀香、余甘子、沉香、肉桂、毛诃子、螃蟹、木香、冬葵果、荜茇、志达萨增、金礞石、体外培育牛黄、香旱芹、西红花、黑种子草、人工麝香、水牛角。

功能主治：安神开窍。用于中风，半身不遂，口眼㖞斜，昏迷不醒，神志紊乱，谵语发狂等。

**【注意事项】**　孕妇慎用。

**【贮藏】**　密闭，遮光，防潮，防压，温室保存。

**【参考文献】**　[1]张韶辉，黄铁花，李璐璐，等.体外培育牛黄抑制大鼠三叉神经节细胞电压依赖性钙通道电流参与镇痛机制[J].中国药师，2012，15(9)：1232-1234.

[2]杜佐华，蔡红娇，杨荣光，等.体外培育牛黄抗炎作用的实验研究[J].中药新药与临床药理，1996，7(1)：27-29.

[3]蔡红娇，汪世元，刘烈刚，等.体外培育牛黄耐缺氧和清除自由基作用的研究[J].中药药理与临床，2003，19(6)：20-22.

[4]蔡红娇，刘烈刚，姚平，等.体外培育牛黄抗衰老作用的实验研究[J].中医药临床杂志，2006，18(6)：608-609.

[5]汪世元，陈孝平，蔡红娇，等.体外培育牛黄诱导人肝癌 $HepG_2$ 细胞凋亡的实验研究[J].华中科技大学学报，2005，34(6)：754-757.

[6]徐以平，宋瑞琨，石年，等.体外培育牛黄的诱变性研究[J].癌变·畸变·突变，2003，15(1)：35-37.

[7]蔡红娇，汪世元，张渝候，等.体外培育牛黄治疗流行性乙型脑炎的临床研究[J].华中科技大学学报，2003，32(6)：604-606.

[8]朱伟文，林佑武.体外培育牛黄消炎栓治疗溃疡性结肠炎92例疗效观察[J].中药材，2006，29(9)：1003-1004.

（陈翠平　吴清华　裴瑾）

## 769 天冬

Tiandong

**【异名】**　颠勒(《神农本草经》)，虋冬(《尔雅》)，大当门根(《石药尔雅》)，浣草(《博物志》)，天门冬(《本草经集注》)，万岁藤，天棘(《本草纲目》)，白罗衫(《植物名实图考》)，小叶青、三百棒(《中药志》)，乳薯(《新华本草纲要》)，八百崽、丝冬(《中药大辞典》)。

**【来源】**　为百合科植物天冬 *Asparagus cochinchinensis* (Lour.) Merr.的干燥块根。

**【产地】**　主要为野生品，栽培品亦有。贵州都匀、平塘、习水、仁怀、赤水及四川彭水、酉阳、黔江、开县、古蔺等为道地产区。主产于贵州、四川、广西等地，我国中南、西北、长江流域及南方各地19个省区以及朝鲜、日本、老挝和越南等地均有分布。

**【采收加工】**　秋、冬二季采挖，洗净，除去茎基和须根，置沸水中煮或蒸至透心，趁热除去外皮，洗净，干燥。

**【炮制】**　除去杂质，迅速洗净，切薄片，干燥。

**【性状特征】**　呈长纺锤形，略弯曲，长5～18cm，直径0.5～2cm。表面黄白色至淡黄棕色，半透明，光滑或具深浅不等的纵皱纹，偶有残存的灰棕色外皮。质硬或柔润，有黏性，断面角质样，中柱黄白色。气微，味甜、微苦。以条粗壮、致密、黄白色、半透明者为佳。

**【化学成分】**　天冬的主要成分是糖、皂苷，还含有氨基酸、寡糖、多糖蛋白等。天冬的糖、皂苷是其主要药理活性成分。

**【药理毒理】**

**1. 抗氧化**　天冬醇提取液0.5、1、2g/L均对 $O^{2-}\cdot$ 具有显著的清除及抑制作用，且随药物浓度的增加清除及抑制作用也随之增强，高剂量对·OH有清除作用，其清除率为35.1±0.16%[1]。天冬多糖0.4、0.8g时，具有显著的体外 $O^{2-}\cdot$ 清除作用；0.4g的天冬多糖对·OH有清除能力，清除率高达56.38%[2]。

**2. 抗衰老**　天冬乙醇提取液按0.7g/ml灌胃D-半乳糖致衰老小鼠模型，连续30d，能提高小鼠脑的SOD、NOS的活性，降低LPO含量，提高NO含量[3]。天冬总皂苷按3、6、12g/kg灌胃D-半乳糖致衰老肾脏模型大鼠，连续3个月，均可降低血清中肌酐、尿素含量，改善肾小球硬化程度，随着剂量的增加，血清、肾脏及心脏中SOD的活性增高、MDA含量显著降低；能够降低大鼠肾脏组织p53mRNA的表达，且随剂量的增加降低作用有增强趋势；均可改善模型组心肌细胞嗜酸性染色增强，部分心肌细胞体积增大及心肌细胞间质内结缔组织增生的现象，使大鼠心脏组织内P16 mRNA表达下降[4-6]。

**3. 增强免疫功能**　天冬多糖按100、150、200mg/kg灌胃小鼠，连续7d，均可增加小鼠胸腺指数和脾脏指数，小鼠腹腔巨噬细胞吞噬鸡红细胞百分率、吞噬指数及小鼠血清溶血素水平，小鼠胸腺、脾脏指数和淋巴细胞转化率[7]。

**4. 抗应激**　天冬水提液、总多糖按0.1、0.2g/ml（生药量），20ml/kg灌胃小鼠，连续7d，天冬水提液能增加小鼠耐缺氧的时间，增加小鼠在冰水中的游泳时间；天冬总多糖高剂量能增加小鼠在冰水中的游泳时间[8]。

**5. 对循环系统的作用**　天冬总皂苷按10、30、60mg/kg灌胃杂种犬，中、高剂量给药后5min即能增加犬脑血流量，一直持续至120min，并随剂量增加而增加，且用药后脑血管阻力较用药前降低[9]。

**6. 抗肿瘤**　天冬脱蛋白多糖对人肝癌SMMC-7721细胞株生长具有双向调节作用，浓度小于800μg/ml时具有一定促进作用，浓度大于900μg/ml时出现一定的抑制作用，且随时间的延长和浓度的增加，抑制作用更明显[10]。天冬总皂苷5～80mg/L均对HL-60细胞存活和增殖有抑制作用，使细胞凋亡率增加，使Bcl-2 mRNA的表达下调，且呈剂量依赖关系[11]。

**【药性】**　甘、苦，寒。归肺、肾经。

**【功能主治】**　养阴润燥，清肺生津。用于肺燥干咳，顿咳痰黏，腰膝酸痛，骨蒸潮热，内热消渴，热病津伤，咽干口渴，肠燥便秘。

**【临床应用】**

**1. 临床常用**

（1）肺阴虚证　本品味甘、苦，性寒质润，善清肺润燥。治疗燥邪伤肺，干咳无痰，或痰少而黏等症轻者，单用熬膏服，即可奏清肺润燥止咳之效，如《医学正传》天门冬膏；也可配麦冬熬膏服用，以增强养阴润肺之效，如《张氏医通》二冬膏。治疗肺火炽盛之咳喘、痰黄黏稠，可与桑白皮、地骨皮等同用，以奏清肺化痰、止咳平喘之效。治疗阴虚劳嗽咯血者，常配伍麦冬、生地、百部、阿胶等养阴润肺、止咳之血之品同用，如《医学心悟》月华丸。

（2）肾阴不足证　本品入肾经，具滋肾降火之效，可滋肾阴，清降虚火，生津润燥。治疗肾阴不足、阴虚火旺之潮热遗精等可与熟地、知母、黄柏等配伍以达滋阴降火之效，如《症因脉治》家秘天地煎。

（3）胃阴虚证　本品入胃经，益胃阴，清胃热，生津，润肠。治疗内热消渴，热病伤津口渴，可配伍麦冬、知母、天花粉等，以清肺火、滋阴生津止渴，如《医学心悟》二冬汤。治疗热伤津液之肠燥便秘，可配伍玄参、生地、知母等，以增清润之效。

**2. 临床新用**　天冬可用于治疗老年性甲状腺功能亢进[12]、非小细胞肺癌[13]。

**【用法用量】**　6～12g。

**【成药例证】**

**1. 口炎清颗粒（《中华人民共和国药典》2015年版）**　药物组成：天冬、麦冬、玄参、金银花、甘草。

功能主治：滋阴清热，解毒消肿。用于阴虚火旺所致的口腔炎症。

**2. 河车大造丸（《中华人民共和国药典》2015年版）**　药物组成：熟地黄、龟甲、紫河车、天冬、麦冬、杜仲、牛膝、黄柏。

功能主治：滋阴清热，补肾益肺。用于肺肾两亏，虚劳咳嗽，骨蒸潮热，盗汗遗精，腰膝酸软。

**3. 润肺止嗽丸（《中华人民共和国药典》2015年版）**　药物组成：天冬、地黄、天花粉、瓜蒌子（蜜炙）、蜜桑白皮、炒紫苏子、炒苦杏仁、紫菀、浙贝母、款冬花、桔梗、醋五味子、前胡、醋青皮、陈皮、炙黄芪、炒酸枣仁、黄芩、知母、淡竹叶、炙甘草。

功能主治：润肺定喘，止嗽化痰。用于肺气虚弱所致的咳嗽喘促、痰涎壅盛、久嗽声哑。

**4. 天王补心丸（《中华人民共和国药典》2015年版）**　药物组成：丹参、当归、石菖蒲、党参、茯苓、五味子、麦冬、天冬、地黄、玄参、制远志、炒酸枣仁、柏子仁、桔梗、甘草、朱砂。

功能主治：滋阴养血，补心安神。用于心阴不足，心悸健忘，失眠多梦，大便干燥。

【贮藏】 置通风干燥处，防霉，防蛀。

【参考文献】 [1]李艳菊，杜浩，李琴山，等.贵州产天冬醇提液体外氧自由基清除作用的研究[J].中国实验方剂学杂志，2012，18(15)：182-184.

[2]李艳菊，李琴山，田硕，等.贵州产天冬中多糖的提取及其抗氧化活性的研究[J].湖北农业科学，2012，51(7)：1436-1437.

[3]张鹏霞，曲风玉，白晶，等.天冬醇提取液对D-半乳糖致衰小鼠脑抗氧化作用的实验研究[J].中国老年学杂志，2000，(20)：42.

[4]李琴山，刘洋，李艳菊.天冬总皂苷对衰老肾脏抗氧化作用的研究[J].时珍国医国药，2011，22(9)：2121-2122.

[5]李艳菊，李琴山，田硕，等.天冬总皂苷对D-半乳糖致衰老大鼠肾脏p53表达的影响[J].中国老年学杂志，2012，32(18)：3961-3963.

[6]李艳菊，丁文，刘洋，等.天冬总皂苷对衰老大鼠心脏P16基因表达的影响[J].重庆医科大学学报，2012，37(6)：511-513.

[7]汤小蕾.天冬多糖对小鼠免疫功能影响的实验研究[J].中医药导报，2014，20(10)：83-84.

[8]李敏，费曜，王家葵.天冬药材药理实验研究[J].时珍国医国药，2005，16(7)：580-582.

[9]刘建国，陈海生，徐从立，等.天冬总皂苷对麻醉犬脑血流量及脑血管阻力的影响[J].第二军医大学学报，2008，29(4)：431-434.

[10]张闽光，陈刚，刘力.天冬多糖的提取及其对人肝癌SMMC-7721细胞生长影响的研究[J].介入放射学杂志，2011，20(6)：465-469.

[11]黄懿，杜浩，王季石，等.贵州产天冬总皂苷提取物对人早幼粒白血病细胞株HL-60的影响[J].中国实验方剂学杂志，2014，20(1)：137-139.

[12]傅宝君，江巍，邢梅，等.二冬汤加减配合西药治疗老年性甲状腺机能亢进症21例临床研究[J].中医杂志，2002，43(3)：196-197.

[13]黄群.益气养阴方合用化疗治疗60例非小细胞肺癌临床观察[J].中国临床医药研究杂志，2005，10(6)：53-54.

（陈翠平　吴清华　裴瑾）

## 770 天花粉

Tianhuafen

【异名】 栝楼根(《神农本草经》)，白药(《图经本草》)，瑞雪(《本草纲目》)，天瓜粉(《重庆堂随笔》)，花粉(《增订伪药条辨》)，栝楼粉、蒌粉(《药材学》)，屎瓜根(《四川中药志》)。

【来源】 为葫芦科植物栝楼 *Trichosanthes kirilowii* Maxim.或双边栝楼 *Trichosanthes rosthornii* Harms的干燥根。

【产地】 主要为栽培品，野生品亦有。分布于长江以北广大地区、西北大部分地区，及安徽、贵州、云南等省。主产于山东长清、肥城，安徽亳县、涡阳、宿县、阜阳，河南伊川、嵩县、温县、武陟、商丘、安阳，以及浙江、江苏、河北、陕西等地。建于河北省邢台市南和县南葭村、东南张村的天花粉GAP种植基地已通过原国家食品药品监督管理总局验收。

【采收加工】 秋、冬二季采挖，洗净，除去外皮，切段或纵剖成瓣，干燥。

【炮制】 略泡，润透，切厚片，干燥。

【性状特征】 呈不规则圆柱形、纺锤形或瓣块状，长8～16cm，直径1.5～5.5cm。表面黄白色或淡棕黄色，有纵皱纹、细根痕及略凹陷的横长皮孔，有的有黄棕色外皮残留。质坚实，断面白色或淡黄色，富粉性，横切面可见黄色木质部，略呈放射状排列，纵切面可见黄色条纹状木质部。气微，味微苦。以色白、质坚实、粉性足者为佳。

**饮片** 呈类圆形、半圆形或不规则的厚片。外表皮黄白色或淡棕黄色。切面可见黄色木质部小孔，略呈放射状排列。气微，味微苦。

【化学成分】 天花粉的主要成分是蛋白质、多糖，还含有植物凝血素、皂苷、淀粉、氨基酸及肽类等。天花粉的蛋白质、多糖等是其主要药理活性成分。

【药理毒理】

**1. 抗氧化** 70℃及15min超声下提取的天花粉总皂苷5mg/ml对DPPH·的清除率分别为85.37%和84.61%[1]。

**2. 抗病毒** 天花粉水提取、醇提物0.2、0.4、0.8mg/ml均对HepG2.2.15细胞增殖的抑制呈时间依赖性，且同浓度下天花粉醇提物对细胞增殖的抑制作用强于天花粉水提取物；均对HepG2.2.15细胞上清液中HBsAg和HBeAg表达的抑制呈剂量、时间依赖性，且天花粉水提取物的治疗指数明显高于醇提取物[2]。天花粉蛋白0.001～10μg/ml均对乙型脑炎病毒、柯萨奇$B_2$病毒、麻疹病毒、腺病毒Ⅲ型、单纯疱疹病毒Ⅰ型、水疱性口炎病毒及乙型肝炎病毒有抑制作用，且随浓度的增大而增强[3]。天花粉蛋白2mg/ml作用于HIV-1型病毒感染后的淋巴细胞系，始终未见细胞病变，P24抗原及逆转录酶检测均为阴性[4]。

**3. 抗肿瘤**　天花粉蛋白、异硫氰酸荧光素-天花粉蛋白 50mg/L 作用于黑色素瘤 B16 细胞，均在 6h 后使黑色素瘤 B16 活细胞数量下降，12h 后下降更明显并出现明显的彗星现象；均在 12h 后可见核浓缩和边集现象，有的已出现特征性的凋亡小体[5]。天花粉多糖 0.5μmol/L～20μmol/L 均有抑制 MCF-7 细胞生长的作用，10μmol/L 组处理 MCG-7 细胞，Caspase-3 及 Caspase-8 活性分别在 2d、1d 达到最高；作用 2d 后，可见核浓缩和边缘现象，DNA 电泳出现特征性的凋亡条带[6]；5、10、20μmol/L 能有效抑制 HeLa 细胞生长[7]。

**4. 对免疫系统的作用**　天花粉溶液 0.0175～1mg/ml 均可增加红细胞黏附酵母菌的花环率；天花粉溶液分别作用于红细胞和补体调整过的艾氏腹水癌、红细胞和粒细胞，均可增强红细胞免疫黏附肿瘤细胞的能力[8,9]。

**5. 降血糖**　天花粉醇超声提取物、醇回流提取物、水超声提取物按 2.2525g/kg 灌胃四氧嘧啶致糖尿病小鼠模型，连续 14d，天花粉醇超声提取组可使糖尿病小鼠血糖值显著降低；天花粉醇超声提取物 80%乙醇组分 100、200mg/L 可增加 $HepG_2$ 细胞的葡萄糖消化[10]。

**6. 抗早孕**　天花粉 0.625、1.25、2.5、5、10mg/kg 皮下注射妊娠第 4、5 日小鼠，对小鼠的妊娠抑制率分别为 12.69%、47.16%、47.16%、81.17%、100%，天花粉抗早孕作用的半数有效 $ED_{50}$ 为 1.78±0.28mg/kg[11]。

**7. 安全性评价**　小鼠皮下注射天花粉的 $LD_{50}$ 为 0.6mg，天花粉 0.2～4mg/kg 肌内注射犬，犬表现精神萎靡、食欲不振、拒食，与剂量成正比，3～4mg/kg 组经 1～2 周死亡，其他 2～5d 可逐渐恢复[12]。天花粉蛋白 1.2mg/ml 腹膜内注射 Balb/c 小鼠和 Wistar 大鼠，可引起小鼠肥大细胞脱颗粒，阿利新蓝着色的细胞数目减少及组胺水平增高；大鼠腹膜腔内蛋白渗出，全血组胺水平增高[13]。天花粉 0.9mg 分别给 SD、Wistar 和 F344 三种品系大鼠注射后取其血清 0.1ml 再进行皮内注射、耳廓注射相应品系大鼠，PCA 反应均为阳性，皮肤注射部位均出现明显蓝斑[14]。

**8. 体内过程**　$I^{131}$-天花粉提取物经羊膜腔内给药，进入母体血液循环经尿排泄的药量很少，多保留在腔内[15]。

**【药性】**　甘、微苦，微寒。归肺、胃经。

**【功能主治】**　清热泻火，生津止渴，消肿排脓。用于热病烦渴，肺热燥咳，内热消渴，疮疡肿毒。

**【临床应用】**

**1. 临床常用**

（1）热病口渴　天花粉味甘、微苦，性微寒，可清热邪、生津液，凡热邪伤津口渴者皆可使用。用于温热病气分热盛伤津口渴者，常与石膏、知母等善清泻气分湿热药同用，方见《症因脉治》栝楼根汤；治疗温病邪在卫分，表证未解而口渴较甚者，可在疏散风热剂中配伍本品，以清热生津；若温病热盛，阴液耗损，可与鲜生地、鲜石斛、麦冬等清热养阴药同用，如《时病论》清热保津法。

（2）胃热口渴　本品入胃经，既能生津止渴，又可清泄胃热。用于胃中积热而口渴者，可单用，或配伍生麦冬、芦根、白茅根等清胃生津药物同用，方见《千金方》。

（3）消渴　本品长于生津止渴，为治疗消渴所常用，消渴以阴虚为本，燥热为标，多见气阴两伤之证，故常配伍黄芪、山药、葛根、知母、五味子等益气养阴之品，如《医学衷中参西录》玉液汤。

（4）肺热咳嗽　本品入肺经，具有清肺热、润肺燥之效，可用于肺热或燥热咳嗽。治疗肺热燥咳，可与天冬、麦冬、地黄、白芍等药同用以增强清肺润燥之功，如《杂病源流犀烛》滋燥饮；治疗肺热伤肺，干咳或痰少而黏者，常与沙参、麦冬、玉竹等清肺润燥、养肺阴药物配伍，如《温病条辨》沙参麦冬汤。

（5）疮疡肿毒　本品有清热解毒、消肿排脓之效，治疗热毒炽盛、疮痈红肿者，内服、外敷均可，单用或与大黄、紫花地丁等善解毒消痈药同用；疮疡早期可配伍金银花、白芷、穿山甲等清热疏风、活血散结之品同用，如《妇人良方》仙方活命饮。

**2. 临床新用**　天花粉可用于治疗异位妊娠[16]。

**【用法用量】**　10～15g。

**【成药例证】**

**1. 清肺抑火丸(《中华人民共和国药典》2015 年版)**　药物主治：黄芩、栀子、黄柏、浙贝母、桔梗、前胡、苦参、知母、天花粉、大黄。

功能主治：清肺止咳，化痰通便。用于痰热阻肺所致的咳嗽、痰黄黏稠、口干咽痛、大便干燥。

**2. 清音丸(《中华人民共和国药典》2015 年版)** 药物主治:天花粉、川贝母、百药煎、葛根、诃子肉、乌梅肉、茯苓、甘草。

功能主治:清热利咽,生津润燥。用于肺胃津亏,咽喉不利,口舌干燥,声哑失音。

**3. 玉泉丸(《卫生部药品标准中药成方制剂·第二十册》)** 药物主治:葛根、天花粉、地黄、麦冬、五味子、甘草。

功能主治:清热养阴,生津止渴。用于阴虚内热所致的消渴,症见多饮、多食、多尿;2 型糖尿病见上述证候者。

**4. 如意金黄散(《中华人民共和国药典》2015 年版)** 药物主治:黄柏、大黄、姜黄、白芷、天花粉、陈皮、厚朴、苍术、生天南星、甘草。

功能主治:清热解毒,消肿止痛。用于热毒瘀滞肌肤所致疮疡肿痛、丹毒流注,症见肌肤红、肿、热、痛,亦可用于跌打损伤。

**5. 花粉祛痒止痛酊(《国家中成药标准汇编·眼科耳鼻喉科皮肤科分册》)** 药物主治:天花粉、白芷、雪上一枝蒿、冰片、樟脑、乳香(醋制)、没药(醋制)、薄荷油、桉油。

功能主治:活血化瘀,消肿止痛,祛风止痒。用于蚊虫叮咬,跌打损伤,软组织挫伤。

**【注意事项】** 孕妇慎用;不宜与川乌、制川乌、草乌、制草乌、附子同用。

**【贮藏】** 置干燥处,防蛀。

**【参考文献】** [1]陈颖,周岩,曹银萍,等.天花粉总皂苷的提取及其清除 DPPH 自由基作用的研究[J].药物生物技术,2010,17(5):397-399.

[2]陈佳,许绍发,欧阳洪涛,等.天花粉提取物对 HepG2.2.15 细胞 HBsAg 和 HBeAg 表达的影响[J].中南大学学报(医学版),2012,37(1):38-41.

[3]杨新科,陈章良,段淑敏,等.天花粉蛋白在组织培养上抗病毒作用的研究[J].病毒学报,1990,6(3):119-222.

[4]赵巧云,黎志东,宋纪蓉.天花粉蛋白抗人免疫缺陷病毒 1 型研究[J].西北大学学报(自然科学版),2006,36(1):85-88.

[5]周欣阳,张天一,顾君一.异硫氰酸荧光素标记动态观察天花粉蛋白对黑色素瘤 B16 细胞的损伤[J].中国组织工程研究与临床康复,2007,11(29):5793-5796.

[6]曹丽莉,徐妍,徐水凌,等.天花粉多糖诱导人乳腺癌 MCF-7 细胞凋亡及其 Caspase-3 和 Caspase-8 活化对凋亡的影响[J].浙江大学学报,2012,41(5):527-534.

[7]赵桂珠,朱逢佳,徐水凌,等.天花粉多糖促人外周血单个核细胞增殖和对人乳腺癌细胞人子宫颈癌细胞的生长抑制作用[J].时珍国医国药,2011,22(9):2140-2142.

[8]郭峰,邬伟秀,李微.中药天花粉对人红细胞免疫功能的影响[J].解放军医学杂志,1998,23(5):455-457.

[9]郭峰,钱宝华,花美仙,等.天花粉对卵巢癌患者红细胞天然免疫活性促进作用的实验研究[J].中南药学,2004,5(6):329-331.

[10]李晓芳,叶小利,李平,等.天花粉降血糖活性成分的分离和活性观察[J].中成药,2011,33(12):2175-2178.

[11]周美华,李全,束怀德,等.天花粉抗早孕作用的药理研究[J].药学学报,1982,17(3):176-180.

[12]朱平.天花粉使用的情况简介[J].广东医药资料,1974,(10):16-24.

[13]陈汐,马宝骊.天花粉蛋白对肥大细胞脱颗粒和组胺释放的影响及其与补体激活的关系[J].中国免疫学杂志,1990,6(5):272-276.

[14]李秀芳,金若敏,符胜光,等.不同品系大鼠对天花粉蛋白诱导被动皮肤过敏差异性的比较[J].中国新药与临床药理,2010,21(4):382-385.

[15]曹梅讯,梁素香,罗荣生,等.$I^{131}$标记天花粉粗提物在孕妇体内的分布与排泄[J].动物学报,1976,22(2):144-148.

[16]石莹,廖予妹,王茹娜,等.天花粉蛋白与甲氨蝶呤治疗子宫瘢痕妊娠的疗效比较的多中心研究[J].中国生化药物杂志,2014,34(7):93-95.

(陈翠平　吴清华　裴瑾)

## 771 天葵子

Tiankuizi

**【异名】** 紫背天葵子(《医宗汇编》),千年老鼠屎(《本草纲目拾遗》),千年耗子屎、地丁子(《贵阳民间药草》),金耗子屎(《贵州民间方药集》),天去子、野乌头子、散血珠(《湖南药物志》),天葵根(《江西草药》),粒金丹(浙江)。

**【来源】** 为毛茛科植物天葵 *Semiaquilegia adoxoides* (DC.) Makino 的干燥块根。

**【产地】** 主要为野生品。主产于江苏、湖北、湖南、广西北部等。安徽、贵州、云南、江西、浙江等地亦产。

**【采收加工】** 夏初采挖,洗净,干燥,除去须根。

**【炮制】** 净制。

**【性状特征】** 呈不规则短柱状、纺锤状或块状,略弯曲,长 1~3cm,直径 0.5~1cm。表面暗褐色至灰黑色，具不规则的皱纹及须根或须根痕。顶端常有茎叶残基，外被数层黄褐色鞘状鳞片。质较软，易折断，断面皮部类白色，木部黄白色或黄棕色，略呈放射状。气微，味甘、微苦辛。以个大、色黑、断面皮部色白者为佳。

**【化学成分】** 天葵子的主要成分是内酯、生物碱，还含有酚酸、香豆素、硝基、二萜、木质素、甾醇、有机酸等。天葵子的内酯、生物碱等是其主要药理活性成分。

**【药理毒理】** **抗肿瘤** 天葵子生物碱部位250、500、1000mg/kg灌胃S180细胞致荷瘤小鼠模型，连续9d，均有抑瘤作用，高剂量抑瘤作用明显，抑瘤率为37.1%[1]。

**【药性】** 甘、苦，寒。归肝、胃经。

**【功能主治】** 清热解毒，消肿散结。用于痈肿疔疮，乳痈，瘰疬，蛇虫咬伤。

**【临床应用】** **临床常用**

瘰疬，乳痈，疮疡 本品甘、苦，性寒，入肝、胃经，有清热解毒、消肿散结的作用，常与煅牡蛎、甘草、夏枯草等配伍治疗瘰疬；与蒲公英、鹿角霜等同用治疗乳痈，与金银花、连翘、紫花地丁等配伍治疗疮疡。

**【用法用量】** 9～15g。

**【成药例证】**

**1. 皮肤病血毒丸(《卫生部药品标准中药成方制剂·第七册》)** 药物组成：金银花、连翘、忍冬藤、苦地丁、天葵子、土贝母、土茯苓、白鲜皮、地肤子、黄柏、赤茯苓、当归、白芍、熟地黄、鸡血藤、地黄、牡丹皮、白茅根、紫草、紫荆皮、赤芍、益母草、茜草、川芎、桃仁、红花、蛇蜕、防风、蝉蜕、牛蒡子、苍耳子、浮萍、芥穗炭、苦杏仁、桔梗、白芷、皂角刺、酒大黄、甘草。

功能主治：清热利湿解毒，凉血活血散瘀。用于血热风盛、湿毒瘀结所致的瘾疹、湿疮、粉刺酒渣、疖肿，症见皮肤风团，丘疹，皮肤红赤，肿痛，瘙痒，大便干燥。

**2. 通络宝膏(《卫生部药品标准中药成方制剂·第十八册》)** 药物组成：金银花、天花粉、野菊花、当归、蒲公英、赤芍、天葵子、石斛、鸡血藤、玄参、甘草、牛膝、苦地丁、延胡索(醋炙)、黄芩、黄芪、白术(麸炒)。

功能主治：清热解毒，益气滋阴，活血通络。用于血栓闭塞性脉管炎症属热毒炽盛、热盛伤阴者，及血栓性静脉炎等。

**3. 楼莲胶囊(《新药转正标准36》)** 药物组成：白花蛇舌草、天葵子、水红花子、重楼、鳖甲(制)、莪术、半边莲、土鳖虫、水蛭(烫)、红参、制何首乌、龙葵。

功能主治：行气化瘀，清热解毒。本品为原发性肝癌辅助治疗药，适用于原发性肝癌Ⅱ期气滞血瘀证患者，合并肝动脉插管化疗，可提高有效率和缓解腹胀、乏力等症状。

**【贮藏】** 置通风干燥处，防蛀。

**【参考文献】** [1]关频，王建农.天葵子化学成分和抗肿瘤活性的初步研究[J].时珍国医国药，2011，22(1)：255-256.

（陈翠平　吴清华　裴瑾）

## 772　天麻

Tianma

**【异名】** 赤箭、离母、鬼督邮(《神农本草经》)，神草(《吴普本草》)，独摇芝(《抱朴子》)，赤箭脂、定风草(《药性论》)，合离草、独摇(《图经本草》)，自动草(《湖南药物志》)，水洋芋(《中药形性经验鉴别法》)。

**【来源】** 为兰科植物天麻 *Gastrodia elata* Bl.的干燥块茎。

**【产地】** 主要为栽培品，野生品亦有。其道地产区为四川平武、旺苍，贵州大方、德江，云南昭通、文山等地，亦主产于湖北、陕西等省，东北及华北各地亦产。建于四川省平武县高村乡福寿村、阔达藏族乡仙坪村、木皮藏族乡金丰村、南坝镇建筑村、坝子乡轿子坪村、高村乡代坝村，陕西省略阳县九中金乡、观音寺乡、仙台坝乡、西淮坝乡、白石沟乡、两河口镇、白雀寺乡、何家岩镇等地的天麻GAP种植基地已通过原国家食品药品监督管理总局验收。

**【采收加工】** 立冬后至次年清明前采挖，立即洗净，蒸透，敞开低温干燥。

**【炮制】** 洗净，润透或蒸软，切薄片，干燥。

**【性状特征】** 呈椭圆形或长条形，略扁，皱缩而稍弯曲，长3～15cm，宽1.5～6cm，厚0.5～2cm。表面黄白色至淡黄棕色，有纵皱纹及潜伏芽排列而成的横环纹多轮，有时可见棕褐色菌索。顶端有红棕色至深棕色鹦嘴状的芽或残留茎基；另端有圆脐形疤痕。质坚硬，不易折断，断面平坦，黄白色至深棕色，角质样。气微，味甘。以质地坚实沉重、有鹦哥嘴、色黄白、断面明亮、无空心者为佳。

**饮片** 呈不规则的薄片。外表皮淡黄色至淡黄棕色，有时可见点状排列的横环纹。切面黄白色至淡棕色。角质样，半透明。气微，味甘。

**【化学成分】** 天麻的主要成分是酚及其苷、还含有多糖、甾醇、有机酸、含氮化合物及糖蛋白等。天麻的酚及其苷、多糖是其主要药理活性成分。《中华人民共和国药典》2015年版规定，本品药材及其饮片按干燥品计算，含天麻素($C_{13}H_{18}O_7$)和对羟基苯甲醇($C_7H_8O_2$)的总量不得少于0.25%。

**【药理毒理】**

**1. 镇静、抗惊厥** 天麻超微粉及天麻普通粉0.3、0.6、0.9g/kg分别一次性灌胃小鼠，均对小鼠自主活动有一定的抑制作用，超微粉的抑制作用更明显，呈剂量依赖关系，均可延长小鼠的睡眠持续时间[1]。天麻混悬液、天麻各5g/kg分别灌胃小鼠，天麻水溶液制得的上清液5g/kg腹腔注射小鼠，连续3d，均可使戊四唑致惊厥小鼠15min内不出现强直性惊厥[2]。

**2. 镇痛** 天麻超微粉及天麻普通粉0.3、0.6、0.9g/kg灌胃热板阈值<30s雌性小鼠，连续3d，超微粉均可提高小鼠痛阈值[1]；天麻提取物5、10、20g/kg灌胃小鼠，连续5次，中、高剂量均可减少醋酸致小鼠扭体次数[3]。

**3. 抗炎、抑菌** 天麻75%醇提液2.5、5、10g/kg灌胃小鼠，连续3d，均可抑制二甲苯致小鼠耳廓肿胀和角叉菜胶致小鼠足趾肿胀[4]。天麻提取液5、10、50、100g/L均可增加大肠埃希菌株、金黄色葡萄球菌株和变形杆菌株的细胞膜通透性，对其生长有较强的抑制作用[5]。

**4. 心血管系统作用**

(1) 降血脂 天麻细粉125、250、500mg/kg灌胃高脂饲料喂养致高脂血症模型雌性金黄地鼠，连续14d，均能降低高脂血症金黄地鼠血清中总胆固醇(TC)、甘油三酯(TG)和低密度脂蛋白胆固醇(LDL-C)含量，减小LDL-C/HDL-C比值、动脉硬化指数AI[6]。

(2) 抗血栓 天麻糖蛋白组分GGE2b 30、60、120mg/kg尾静脉注射盐酸肾上腺素结合冷刺激致急性血瘀大鼠模型，连续7d，中、高剂量能降低大鼠高切、中切的全血黏度和血浆黏度，降低红细胞聚集指数，增大红细胞变形指数[7]。

**5. 清除自由基** 天麻粗多糖及纯化多糖对羟自由基的$IC_{50}$分别为1.18、1.62mg/ml；对氧自由基的$IC_{50}$分别为0.81、1.03mg/ml[8]。

**6. 抗肿瘤** 天麻多糖0.2、0.4、0.6g/kg分别灌胃S180、$H_{22}$右腋皮下注射小鼠，连续15d，天麻多糖均可抑制实体瘤S180及$H_{22}$瘤重，对肿瘤重的抑制率为33.9%～39.7%；病理切片可见有大量炎性坏死，对瘤细胞可形成炎性浸润[9]。

**7. 增强免疫** 天麻水提物0.5g/ml连续10d灌胃小鼠，对小鼠骨髓细胞增殖、抗体形成、特异玫瑰花环结形成细胞及血清IgG产生均有促进作用[10]。天麻水提物2、4g/kg，天麻多糖2、4g/kg连续7d灌胃小鼠，均能升高免疫抑制小鼠的胸腺指数和脾脏指数，天麻多糖及天麻水提物高剂量均可升高环磷酰胺致免疫抑制小鼠的免疫球蛋白IgG、IgA、IgM含量[11]。

**8. 改善学习记忆能力** 天麻醇提物20、30g/kg给东莨菪碱、亚硝酸钠、乙醇所致记忆损伤小鼠模型灌胃，连续7d，小鼠的跳台次数增加[12]。

**9. 安全性评价** 天麻细粉片15g/kg分别灌胃小鼠和大鼠，观察14d，小鼠和大鼠的最大耐受剂量均>15g/kg，属无毒级；天麻细粉片8、40、200、1000、5000μg/皿作用于TA97、TA98、TA100和TA102菌株，天麻细粉片1.25、2.5、5g/kg进行小鼠骨髓细胞微核试验和精子畸变试验结果均为阴性；天麻细粉片2.81、5.62、11.25g/kg连续30d灌胃大鼠，均对大鼠体重、进食量、食物利用率以及脏器重量和脏器系数均无明显影响，对动物的血常规和血清生化指标也无明显影响；病理检查显示高剂量天麻细粉片对动物的肝、肾、胃肠、脾、卵巢(睾丸)等组织无明显毒性[13]。

**【药性】** 甘，平。归肝经。

**【功能主治】** 息风止痉，平抑肝阳，祛风通络。用于小儿惊风，癫痫抽搐，破伤风，头痛眩晕，手足不遂，肢体麻木，风湿痹痛。

**【临床应用】**

**1. 临床常用**

(1) 肝风内动证 本品性平和，无温燥伤阴之弊，为“治疗肝风惊抽要药”，不论寒热虚实皆可配用。治疗小儿急惊风，常与钩藤、全蝎、羚羊角等凉肝息风止痉药配伍，如《小儿药证直诀》钩藤饮；治疗小儿慢惊风，可与人参、白术、全蝎等同用以达补脾止痉之效，如《本事方》醒脾散；治疗破伤风，角弓反张、痉挛抽搐，可配伍全蝎、防风等以奏息风止痉之效；治疗风痰闭阻，常与胆南星、僵蚕、全蝎、石菖蒲等化痰息风、开窍醒神之品配伍，如《医学心悟》定痫丸。

（2）肝阳上亢证，头痛　本品既可平肝潜阳，又可止头痛，为治疗眩晕、头痛之要药，无论虚实均可使用。治疗肝阴不足、肝阳上亢之眩晕、头胀痛，常与钩藤、石决明、牛膝等配伍，以平肝潜阳息风，如《杂病证治新义》天麻钩藤饮；治疗风痰上扰之眩晕、头重而痛，舌苔白腻者，常配伍半夏、白术等以祛风除痰、止眩晕，如《医学心悟》半夏白术天麻汤；若治风邪上扰，偏正头痛，可与川芎同用，以增强祛外风止头痛之效，如《宣明论方》川芎丸。

（3）中风不遂，风湿痹痛　本品能祛风通痹、止痛之效。治疗中风经络、肢体麻木、手足不遂、痉挛抽搐等，常与鸡血藤、地龙等同用以奏祛风活血通络之效；治疗风湿痹痛、关节屈伸不利，常与秦艽、羌活等祛风湿、止痹痛药配伍。

**2. 临床新用**　天麻可用于原发性高血压[14-16]。

**【用法用量】**　3～10g。

**【成药例证】**

**1. 全天麻胶囊（《中华人民共和国药典》2015年版）**　药物组成：天麻。

功能主治：平肝，息风，止痉。用于肝风上扰所致的眩晕、头痛、肢体麻木、癫痫抽搐。

**2. 天麻首乌片（《中华人民共和国药典》2015年版）**　药物组成：天麻、白芷、何首乌、熟地黄、丹参、川芎、当归、蒺藜、桑叶、墨旱莲、女贞子、白芍、黄精、甘草。

功能主治：滋阴补肾，养血息风。用于肝肾阴虚所致的头晕目眩、头痛耳鸣、口苦咽干、腰膝酸软、脱发、白发；脑动脉硬化、早期高血压、血管神经性头痛、脂溢性脱发见上述证候者。

**3. 强力天麻杜仲胶囊（《卫生部药品标准中药成方制剂·第四册》）**　药物组成：天麻、杜仲、川牛膝、槲寄生、玄参、地黄、当归、制附子、制草乌、羌活、独活、藁本。

功能主治：平肝息风，活血散寒，舒筋止痛。用于肝阳化风、寒湿阻络所致的中风，症见筋脉掣痛，肢体麻木，行走不便，腰腿酸痛，头晕头痛。

**4. 天麻头痛片（《中华人民共和国药典》2015年版）**　药物组成：天麻、白芷、川芎、荆芥、当归、乳香。

功能主治：养血祛风，散寒止痛。用于外感风寒、瘀血阻滞或血虚失养所致的偏正头痛、恶寒、鼻塞。

**5. 天麻头风灵胶囊（《卫生部药品标准中药成方制剂·第五册》）**　药物组成：天麻、钩藤、地黄、玄参、当归、川芎、杜仲、槲寄生、牛膝、野菊花。

功能主治：滋阴潜阳，祛风湿，强筋骨。用于阴虚阳亢及风湿阻络所致的头痛、手足麻木、腰腿酸痛。

**【贮藏】**　置通风干燥处，防蛀。

**【参考文献】**　[1]刘智，李诚秀，李玲.天麻粉不同粒径的镇静镇痛作用研究[J].中国现代应用药学杂志，2002，19(5)：383-395.

[2]代声龙，于榕.天麻对小鼠戊四唑惊厥的保护作用[J].中国新药与临床杂志，2002，21(11)：641-644.

[3]唐大轩，杨文宝，梁娅君，等.天麻提取物对神经系统的药理研究[J].四川中医，2010，28(5)：64-66.

[4]杨万兴，吕金胜，封永勇，等.天麻醇提液对动物急性炎症的影响[J].中国药业，2002，11(12)：26-27.

[5]安传伟，石广娅，安传相，等.贵州野生天麻抗菌提取物外抑菌动力学研究[J].中医学报，2013，11(28)：1695-1696.

[6]丁滨，左增艳，蒋建东.天麻细粉和天麻素降血脂作用的实验研究[J].中国医药生物技术，2010，5(6)：415-417.

[7]丁诚实.天麻糖蛋白组分GGE2b的分离纯化及对急性血瘀大鼠血液流变的影响[J].食品科学，2010，31(1)：240-242.

[8]刘明学，李琼芳，刘强，等.天麻多糖分离、结构分析与自由基清除作用研究[J].食品科学，2009，30(3)：29-32.

[9]赵维诚，关紫烽，姜波.天麻多糖对小鼠移植性肿瘤的抑制作用[J].中央民族大学学报（自然科学版），2008，17(4)：77-80.

[10]宓伟.天麻增强小鼠免疫功能的实验研究[J].滨州医学院学报，2010，33(4)：272-273.

[11]汪鋆植，容辉，段和平.天麻多糖对小鼠免疫功能的影响[J].中国民族医药杂志，2007(2)：112-113.

[12]周本宏，张洪，罗顺德.天麻提取物对小鼠学习记忆能力的影响.中药药理与临床，1996，12(3)：32-33.

[13]于滨，左增艳，孔维佳.天麻细粉片毒性及安全性的实验研究[J].中国当代医药，2014，21(21)：6-10.

[14]傅晓东，王秩宇，陈瑜，等.强力天麻杜仲胶囊联合治疗老年高血压疗效观察[J].中成药，2006，28(10)：1455-1557.

[15]董丽华，寒光军.强力天麻杜仲胶囊联合缬沙坦治疗轻中度原发性高血压疗效观察[J].中成药，2009(8)：1164-1166.

[16]陈远平，方誉，潘璠，等.精简天麻钩藤饮对风阳上扰证高血压病患者的临床疗效研究[J].时珍国医国药，2014，25(3)：644-645.

（陈翠平　吴清华　裴瑾）

## 773　天南星

Tiannanxing

**【异名】**　虎掌(《神农本草经》)，半夏精(《药谱》)，蛇头天南星(《履巉岩本草》)，南星、虎掌南星、虎膏(《本草纲目》)，蛇芋(《植物名实图考》)，蛇包谷(《昆明药植调查报告》)，山苞米(《辽宁主要药材》)，三棒子、狗药丹(《河北药材》)，野芋头(《中药材手册》)。

**【来源】**　为天南星科植物天南星 *Arisaema erubescens* (Wall.) Schott、异叶天南星 *Arisaema heterophyllum* Bl.或东北天南星 *Arisaema amurense* Maxim.的干燥块茎。

**【产地】**　主要为野生品。除西北、西藏外，全国大部分省区都有分布，生长于阴坡或山谷较为阴湿的地方。天南星与异叶天南星产于全国大部分地区；东北天南星主产于东北、内蒙古及河北等地。

**【采收加工】**　秋、冬二季茎叶枯萎时采挖，除去须根及外皮，干燥。

**【炮制】**　**生天南星**　除去杂质，洗净，干燥。

**制天南星**　取净天南星，按大小分别用水浸泡，每日换水2～3次，如起白沫时，换水加白矾(每100kg天南星，加白矾2kg)泡1日后，再进行换水，至切开口尝微有麻舌感时取出。将生姜片、白矾置锅内加适量水煮沸后，倒入天南星共煮至无干心时取出，除去姜片，凉至四至六成干，切薄片，干燥。(每100kg天南星，用生姜、白矾各12.5kg。)

**【性状特征】**　**生天南星**　呈扁球形，高1～2cm，直径1.5～6.5cm。表面类白色或淡棕色，较光滑，顶端有凹陷的茎痕，周围有麻点状根痕，有的块茎周边有小扁球状侧芽。质坚硬，不易破碎，断面不平坦，白色，粉性。气微辛，味麻辣。以个大、色白、粉性足者为佳。

**制天南星**　呈类圆形或不规则形的薄片。黄色或淡棕色，质脆易碎，断面角质状。气微，味涩，微麻。

**【化学成分】**　天南星的主要成分是生物碱、黄酮，还含有糖苷、多糖、植物甾醇、脂肪酸、氨基酸、凝集素、无机元素等。天南星的生物碱、黄酮是其主要药理活性成分。《中华人民共和国药典》2015年版规定，本品药材按干燥品计算，含总黄酮以芹菜素($C_{15}H_{10}O_5$)计，不得少于0.050%。

**【药理毒理】**

**1. 抗肿瘤**　天南星水提取物及醇提取物浓度为3.9～500μg/ml，人红白血病细胞株$K_{562}$、人胃癌细胞株$BGC_{823}$、人宫颈癌细胞株HeLa对天南星醇提取物敏感的最低浓度为3.9、62.5和250μg/ml，半数抑制率$IC_{50}$为65.07、0.59、5.11mg/ml；对天南星水提取物敏感的最低浓度分别为15.6、62.5、250μg/ml，$IC_{50}$分别为0.24、0.78、82.17mg/ml[1]。天南星醇提取物使$BGC_{823}$出现胞核染色质浓缩、边集、核固缩、线粒体肿胀、空泡样变、胞浆出现大量空泡等凋亡的形态学改变[2]。天南星多糖按0.5、1、2g/kg灌胃S180荷瘤小鼠模型，连续30d，均可使血清中TNF-α含量明显增高，且呈剂量依赖关系；中、高剂量可减轻肿瘤重量，使血清中IL-2含量增高[3]。

**2. 镇静、镇痛**　天南星提取液按2.7、5.3、10.5g/kg灌胃小鼠，高剂量可抑制小鼠自主活动，中、高剂量可增加小鼠的入睡率[4]。东北天南星生品及炮制品水煎液400g/kg腹腔注射雌性小鼠，东北天南星生品、炮制品水煎液能提高痛阈百分率[5]。

**3. 抗惊厥**　天南星超临界$CO_2$乙醇萃取物按1.25～40g/kg灌胃小鼠，抗惊厥率分别为0、10%、20%、50%、70%、70%，抗MES的$ED_{50}$和$LD_{50}$分别为9.1g/kg和17.59g/kg；天南星超临界$CO_2$乙醇萃取物9.1g/kg、17.59g/kg灌胃小鼠，低剂量可延长小鼠MET抗惊厥潜伏期，高剂量可延长痫性放电潜伏期，减少痫波放电频率，降低痫波最高波幅；天南星超临界$CO_2$乙醇萃取物可剂量依赖性对抗小鼠最大电休克惊厥，对抗戊四唑惊厥及对抗大鼠皮层定位注射青霉素点燃发作[6,7]。

**4. 抗心律失常**　天南星提取物按1.4、2.7g/kg灌胃乌头碱诱发小鼠心律失常模型小鼠，均可延缓小鼠心律失常出现时间，且高剂量可缩短心律失常持续时间[4]。

**5. 抗炎、抑菌**　天南星块茎醇提取物、乙酸乙酯提取物、水提取物按 20g/kg 灌胃二甲苯致耳廓肿胀模型小鼠，连续 3d，除水提取物外，均可明显抑制小鼠耳肿胀；按以上剂量给肉芽肿模型小鼠灌胃给药，连续 7d，均可使肉芽肿质量显著下降；按以上剂量给醋酸致毛细血管通透性小鼠模型灌胃给药，连续 7d，除水提取物外，均可使伊文思蓝渗出量下降[8]。含生药 0.078125～5g/ml 的天南星醇提物作用于革兰阴性菌（大肠埃希菌、鸡大肠埃希菌、猪大肠埃希菌）和革兰阳性菌（金黄色葡萄球菌、藤黄微球菌、蜡状芽孢杆菌、短小芽孢杆菌），1.25、2.5、5g/ml 剂量对上述几种菌均有明显的抑制作用，抑菌效果与药物浓度正相关，且对革兰阳性菌的敏感性更强[9]。天南星生药及饮片的醇提取部位、乙酸乙酯提取部位及水提取部位浓度为 0.0125～25mg/ml 对金黄色葡萄球菌、白色葡萄球菌、大肠埃希菌、痢疾志贺菌、铜绿假单胞菌、枯草芽孢杆菌、伤寒杆菌、甲型副伤寒杆菌、乙型副伤寒杆菌、金黄色葡萄球菌 ATCC25923、大肠埃希菌 ATCC25922 均有不同程度的抑菌作用，乙酸乙酯部位抑菌活性最强[10]。

**6. 安全性评价**　东北天南星粉末及纯针晶腹腔注射小鼠的 $LD_{50}$ 分别为 3630、16.02mg/kg[11]。

**【药性】**　苦、辛，温；有毒。归肺、肝、脾经。

**【功能主治】**　**天南星**　散结消肿。外用治痈肿，蛇虫咬伤。

**制天南星**　燥湿化痰，祛风止痉，散结消肿。用于顽痰咳嗽，风痰眩晕，中风痰壅，口眼㖞斜，半身不遂，癫痫，惊风，破伤风；外用治痈肿，蛇虫咬伤。

**【临床应用】**　临床常用

（1）湿痰、寒痰证　本品味辛，性温而燥，有燥湿化痰的功效，虽功似半夏而温燥及毒性更甚，故不如半夏常用。治疗湿痰证，咳嗽痰多，胸闷苔腻，常与半夏、陈皮等燥湿化痰药物配伍，如《济生方》导痰汤。

（2）风痰证　本品既可燥湿化痰，又善息风止痉，常用于风痰证。治疗风痰阻络、肢体麻木、半身不遂、口眼㖞斜者，常与半夏、白附子、川乌等化痰、息风、通络药配伍，如《太平惠民和剂局方》青州白丸子；治疗风痰上扰、头痛眩晕，常与半夏、天麻等化痰、平肝息风药配伍。

（3）痈疽痰核肿痛　本品外用能消肿散结止痛，可用于痈疽痰核肿痛，肿块难消者及虫蛇咬伤等。

**【用法用量】**　外用生品适量，研末以醋或酒调敷患处；制天南星 3～9g。

**【成药例证】**

**1. 牛黄化毒片（《卫生部药品标准中药成方制剂·第十九册》）**　药物组成：天南星（制）、连翘、金银花、白芷、甘草、乳香、没药、牛黄。

功能主治：解毒消肿，散结止痛。用于疮疡、乳痈、红肿疼痛。

**2. 五虎散（《中华人民共和国药典》2015 年版）**　药物组成：当归、红花、防风、制天南星、白芷。

功能主治：活血散瘀，消肿止痛。用于跌打损伤，瘀血肿痛。

**3. 玉真散（《中华人民共和国药典》2015 年版）**　药物组成：生白附子、防风、生天南星、白芷、天麻、羌活。

功能主治：息风，镇痉，解痛。用于金疮受风所致的破伤风，症见筋脉拘急、手足抽搐，亦可外治跌仆损伤。

**4. 小儿百部止咳糖浆（《中华人民共和国药典》2015 年版）**　药物组成：百部（蜜炙）、苦杏仁、桔梗、桑白皮、麦冬、知母、黄芩、陈皮、甘草、天南星（制）、枳壳（炒）。

功能主治：清肺，止咳，化痰。用于小儿痰热蕴肺所致的咳嗽、顿咳，症见咳嗽、痰多、痰黄黏稠、咯吐不爽，或痰咳不已、痰稠难出；百日咳见上述证候者。

**5. 百咳静糖浆（《中华人民共和国药典》2015 年版）**　药物组成：陈皮、前胡、清半夏、百部（蜜炙）、桑白皮、麻黄（蜜炙）、紫苏子（炒）、桔梗、麦冬、苦杏仁（炒）、黄芩、黄柏、甘草、葶苈子（炒）、天南星（炒）、瓜蒌仁（炒）。

功能主治：清热化痰，止咳平喘。用于外感风热所致的咳嗽、咯痰；感冒，急、慢性支气管炎，百日咳见上述证候者。

**【注意事项】**

1. 孕妇慎用。

2. 天南星的毒性物质基础是草酸钙针晶。全身反应有头昏、心慌、四肢发麻，呼吸开始缓慢不均，而后麻痹，严重者昏迷、窒息或惊厥，最后呼吸麻痹至死亡。儿童中毒后也有导致神经智力发展障碍。皮肤接触后强烈刺激，初为瘙痒，而后麻木。一般食15g生天南星即可中毒。可通过炮制、配伍(如防风等)减小毒性。

**【贮藏】** 置通风干燥处，防霉、防蛀。

**【参考文献】** [1]张志林，汤建华，刘晓明，等.中药天南星提取物抗肿瘤活性研究[J].山东医药，2009，49(52)：44-45.

[2]汤建华，张鹤鸣，董运成，等.天南星醇提取液诱导人胃癌BGC823细胞凋亡的实验研究[J].陕西中医，2011，32(10)：1421-1422.

[3]姜爽，李建睿，苑广信，等.天南星多糖对荷瘤小鼠的抗肿瘤活性[J].中国老年学杂志，2014，9(34)：5183-5184.

[4]秦彩玲，胡世林，刘君英，等.有毒中药天南星的安全性和药理活性的研究[J].中草药，1994，25(10)：527-530.

[5]刘纯，石莉萍，焦淑萍.天南星及炮制品镇痛作用与毒性相关性的实验观察[J].北华大学学报(自然科学版)，2001，2(6)：495-496.

[6]杨蓉，王明正，成银霞.半夏等7种中药天南星超临界$CO_2$萃取物抗惊厥作用比较[J].中国实验方剂学杂志，2012，18(6)：214-219.

[7]杨蓉，王明正，成银霞.天南星超临界$CO_2$乙醇萃取物抗惊厥作用的实验研究[J].中西医结合心脑血管病杂志，2013，11(6)：736-737.

[8]李杨，陆倩，钱金栿.天南星提取物的抗炎作用及机制研究[J].大理学院学报，2013，12(9)：14-16.

[9]王关林，蒋丹，方宏筠.天南星的抑菌作用及其机理研究[J].畜牧兽医学报，2004，35(3)：280-285.

[10]李杨，罗廷顺，代欣桃，等.天南星提取物的抑菌作用研究[J].大理学院学报，2014，13(2)：9-11.

[11]吴皓，葛秀允，郁红礼，等.天南星科4种有毒中药针晶的晶型结构和其毒性的比较[J].中国中药杂志，2010，35(9)：1152-1155.

(陈翠平　吴清华　裴瑾)

## 774　天然冰片(右旋龙脑)

Tianranbingpian (Youxuanlongnao)

**【来源】** 为樟科植物樟 *Cinnamomum camphora* (L.) Presl 的新鲜枝、叶经提取加工制成。

**【产地】** 主要为野生品，栽培品亦有。分布于我国南方及西南各省区，主产于江西吉安、湖南新晃等地。

**【采收加工】** 采收樟的新鲜枝和叶，经水蒸气蒸馏升华，冷却加工制成的结晶。

**【炮制】** 净制。

**【性状特征】** 为白色结晶性粉末或片状结晶。气清香，味辛、凉。具挥发性，点燃时有浓烟，火焰呈黄色。以结晶片状、色白、气清香者为佳。

**【化学成分】** 天然冰片的主要成分是挥发油。天然冰片的挥发油是其主要药理活性成分。《中华人民共和国药典》2015年版规定，本品药材按干燥品计算，含右旋龙脑($C_{10}H_{18}O$)不得少于96.0%，含樟脑($C_{10}H_{16}O$)不得超过3.0%。

**【药理毒理】**

**1. 对神经系统的作用** 天然冰片按1.2g/kg灌胃小鼠，小鼠脑内天门冬氨酸从给药后0.083h至1h含量增加，谷氨酸在给药后0.333h含量显著增加，在给药后1.5h至4h含量降低，γ-氨基丁酸从给药0.167h至4h含量均增加[1]。天然冰片按0.0125、0.05、0.2g/ml灌胃小鼠，连续5d，小鼠下丘脑中NE、E含量均下降，5-HT无明显影响，5d后DA含量降低；天然冰片在各时期降低下丘脑中NE、E含量的作用，随剂量增加有逐渐降低的趋势[2]。

**2. 抗炎、镇痛** 天然冰片按80mg/kg灌胃弗氏完全佐剂致关节炎大鼠模型，连续35d，20d后可明显降低大鼠足关节、测足关节肿胀度，降低炎症因子L-2及IL-6的含量[3]。天然冰片按0.15、0.29、0.58mmol/g灌胃热板所致疼痛模型小鼠，连续7d，中、高剂量可增大小鼠的痛阈值；天然冰片按0.2～1mol/L灌胃热板所致疼痛模型小鼠，$ED_{50}$为488.14mmol/L[4]。

**3. 对睡眠的影响** 天然冰片0.4g/kg灌胃戊巴比妥钠小鼠致睡眠模型小鼠，连续7d，可延长睡眠潜伏期，缩短小鼠睡眠时间[5]。

**4. 安全性评价** 天然冰片灌胃白昼组和黑夜组小鼠，白昼组小鼠的$LD_{50}$为2425.9mg/kg，黑夜组小鼠的$LD_{50}$为2307.3mg/kg[6]；

**5. 体内过程** 给小鼠灌胃1.2g/kg天然冰片，给药后5min即可在脑内测得天然冰片，60min达到峰值，消除半衰期为1.66h，AUC为326.7μg/(h·g)[1]。天然冰片1g/kg分别灌胃2、4、7周龄雄性小鼠和7

周龄雌性小鼠，30min后天然冰片在幼龄小鼠肝、肾、脑中的含量均高于成年小鼠，且性别因素无明显影响[7]。

【药性】 辛、苦，凉。归心、脾、肺经。

【功能主治】 开窍醒神，清热止痛。用于热病神昏、惊厥，中风痰厥，气郁暴厥，中恶昏迷，胸痹心痛，目赤，口疮，咽喉肿痛，耳道流脓。

【临床应用】 临床常用

(1) 闭证 本品辛、苦，入心经，有开窍醒神之效。热闭、寒闭均可应用，常与麝香相须为用。治疗神昏、惊厥、中风痰厥等证属热闭者，常与牛黄、郁金等息风止痉、清热开窍药物配伍，如《温病条辨》安宫牛黄丸；若证属寒闭者，可配伍苏合香、安息香等开窍醒神、散寒止痛药同用，如《太平惠民和剂局方》苏合香丸。

(2) 疮痈及五官热毒证 本品性微寒，外用有清热止痛，消肿生肌之效。适用于多种热毒蕴结证，为五官及外科常用药。治疗疮疡痈疖、痔疮，可配伍巴豆霜、雄黄、麝香等外用；治疗目赤肿痛，翳障等证，可研极细粉单用，或与炉甘石等解毒明目退翳药物同用；治疗咽喉肿痛，口舌生疮，常与朱砂、玄明粉、硼砂、黄柏等清热解毒之品配伍，如《外科正宗》冰硼散。

【用法用量】 0.3～0.9g，入丸散服。外用适量，研粉点敷患处。

【注意事项】 孕妇慎用。

【贮藏】 密封，置阴凉处。

【参考文献】 [1]李伟荣，陈瑞玉，黄天来，等.天然冰片对小鼠脑内氨基酸类神经递质含量的影响[J].中国新药与临床药理，2011，22(2)：164-167.

[2]刘养凤，张军平，张伯利，等.冰片对大鼠下丘脑单胺类神经递质的影响[J].中国中医药信息杂志，2004，11(2)：122-124.

[3]李洪梅，黄璐琦，周爱香，等.不同化学型樟对大鼠佐剂性关节炎模型的影响[J].中国中药杂志，2009，34(24)：3251-3254.

[4]王涛，张荣，陈传兵，等.(+)-顺丁烯二酸单冰片酯与天然冰片镇痛作用的比较研究[J].中药药理与临床，2009，25(2)：53-54.

[5]张博，李廷利.天然冰片和合成冰片对戊巴比妥钠所致小鼠睡眠时间的影响[J].中华中医药学刊，2013，31(11)：2512-2514.

[6]李伟荣，刘睿，黄天来，等.天然冰片小鼠急性毒性的时间毒理学研究[J].时珍国医国药，2011，22(8)：1805-1806.

[7]黄萍，廖祎婷，姜晓飞，等.天然冰片在不同年龄和性别小鼠体内的含量及樟脑转化量的比较研究[J].时珍国医国药，2011，22(4)：810-812.

(陈翠平 吴清华 裴瑾)

## 775 天山堇菜

Tianshanjincai

【来源】 为堇菜科植物天山堇菜 *Viola tianshanica* Maxim.的干燥全草。

【产地】 主要为野生品。生于山坡草地，主产于新疆，自产自销。

【采收加工】 春、秋二季挖取，除去杂质，晒干。

【炮制】 净制。

【性状特征】 多皱缩、破碎、完整者长1～5cm。主根较粗壮，长0.5～2cm，灰白色至浅黄褐色，有不规则的纵皱纹。根茎粗短，长2～4mm，具环纹及叶柄残基。叶基生，皱缩，完整叶湿润展开后呈匙形或椭圆形，灰绿色，顶端钝圆，基部楔形，下延，有长柄。花灰蓝色，萼片5，披针形，花瓣5，倒卵形，两侧对称。气味芳香，味微苦辛。以根、茎、叶、花、果齐全，叶灰绿色、花灰蓝色、根灰白，味微苦者为佳。

【化学成分】 天山堇菜的主要成分是黄酮、挥发油，还含有多糖、木脂素、鞣质、生物碱、氨基酸、微量元素等。天山堇菜的黄酮、挥发油等是其主要药理活性成分。

【药理毒理】

**1. 抗炎、抗病毒** 天山堇菜提取物按0.25、0.5g/kg灌胃PR8流感病毒性肺炎模型小鼠，连续6d，均可降低小鼠的肺指数，高剂量可延长流感病毒性肺炎小鼠的平均存活天数，其死亡保护率与生命延长率分别为54.5%、38.5%；天山堇菜提取物对流感病毒A/济防/15/90的 $IC_{50}$ 平均为32.90g/ml，SI为7.86，对A/PR/8/34的 $IC_{50}$ 平均为28.75g/ml，*SI* 为9.00[1]。天山堇菜挥发油按0.1、0.2ml/kg灌胃二甲致耳廓肿胀模型小鼠，连续3d，均有抑制小鼠耳肿胀的作用[2]。

**2. 抗菌** 天山堇菜水提物、醇提物及总黄酮浓度为25、50、100mg/ml均对金黄色葡萄球菌、大肠埃希菌、痢疾杆菌和枯草杆菌有一定的抑制作用，且抑菌作用随浓度增加而增强[3]。天山堇菜生物碱、黄酮提取物0.25、0.5、1g/ml对肺炎克雷伯菌、臭鼻克雷伯菌、类产碱假单胞菌和奇异变形杆菌均有一定的抑菌作用，且随浓度增加抑菌作用增强[4]。

**3. 抗氧化**　天山堇菜总黄酮 0.06～1.4mg/ml 对羟自由基的清除作用随浓度的增加而增强，且清除作用强于维生素 C；天山堇菜总黄酮 0.02～1mg/ml 对 DPPH·的清除作用随浓度的增加而增强，且清除作用强于茶多酚[5]。

**【药性】**　一级湿寒。

**【功能主治】**　轻泻异常胆液质，调节血液热性过盛，生津止温饱发汗退热。用于热性感冒，发热，头痛，咽痛，肢肿，小儿惊厥。外用适用于疔疮肿痛等。

**【临床应用】**　**临床常用**

(1) 外感风热证　本品味微苦、辛，性凉，有祛风清热之效，可用于外感风热证。治疗风热之恶寒发热、头痛等可与金银花、连翘、牛蒡子等疏风清热药配伍。

(2) 疮痈　本品辛散苦泄，有清热解毒、散结消肿之功。治疗疮痈初期，红肿热痛，可与金银花、连翘、紫花地丁等药配伍以增强清热消肿之效；治疗疔疮初起肿痛可与紫花地丁、野菊花等配伍。

**【用法用量】**　6～12g。外用适量。

**【贮藏】**　置阴凉干燥处。

**【参考文献】**　[1]王雪，姚华，王林林，等.天山堇菜提取物体内外抗流感病毒作用的初步研究[J].时珍国医国药，2013，24(2)：382-383.

[2]杨谨，阳辉，陈龙金，等.天山堇菜挥发油提取时间及抗炎作用研究[J].湖北民族学院学报，2011，28(4)：5-7.

[3]马秀敏，周晓英，张立，等.天山堇菜提取物的体外抗菌实验[J].时珍国医国药，2014，15(8)：470-471.

[4]沈小燕，解成喜，刘迪.天山堇菜提取物的抑菌活性研究[J].生物技术，2009，19(2)：71-73.

[5]吴建芳，薛梅，李炳奇，等.天山堇菜总黄酮的提取工艺及抗氧化活性研究[J].食品科技，2010，35(10)：214-217.

（陈翠平　吴清华　裴瑾）

## 776　天山堇菜花

Tianshanjincaihua

**【异名】**　天山比那夫西(维吾尔族)。

**【来源】**　为堇菜科植物天山堇菜 *Viola tianshanica* Maxim.的干燥花。

**【产地】**　主要为野生品，栽培品亦有。主产于新疆天山山脉、昆仑山、帕米尔高原，云南、四川、西藏，国外尼泊尔、克什米尔等地及中亚地区亦有分布。

**【采收加工】**　夏季开花时采摘花，阴干或晒干。

**【炮制】**　净制。

**【性状特征】**　多皱缩卷曲，常破碎，不规则，完整者展开后可见花萼 5，黄绿色或黄白绿色，披针形，长约 2mm。花瓣 5 片，两侧对称，花瓣倒卵形，下面 1 片较大而有距，距为囊状，侧瓣较小，花灰蓝色至浅蓝色，长 5～12mm。雄蕊 5 枚，花药扁阔，黄色，花丝极短。雌蕊 1 枚，子房 1 室，有时可见纤细的花梗。气微，味淡。以皱缩卷曲、披针形、花瓣倒卵形者为佳。

**【药性】**　一级寒，二级湿。

**【功能主治】**　解毒退热，发汗消肿。用于热性感冒，发热，咽痛，眼肿，肺炎及疮疡肿。

**【临床应用】**　**临床常用**

热毒内蕴证　本品具有解毒退热、发汗消肿的功效，常用于热性感冒，发热，咽痛，眼肿，肺炎及疮疡肿。

**【用法用量】**　5～15g。

**【贮藏】**　置阴凉干燥处。

（王黎　吴清华　裴瑾）

## 777　天山雪莲

Tianshanxuelian

**【异名】**　雪莲(《柑园小识》)，雪莲花、雪荷花(《本草纲目拾遗》)，大拇花(《修订增补天宝本草》)，大花木(《四川中药志》)。

**【来源】**　为菊科植物天山雪莲 *Saussurea involucrata* (Kar.et Kir.) Sch.-Bip.的干燥地上部分。

**【产地】**　主要为野生品，栽培品亦有。主产于新疆天山、西藏等地，新疆维吾尔自治区乌鲁木齐县产的质量较好。

**【采收加工】**　夏、秋二季花开时采收，阴干。

**【炮制】**　取原药材，除去杂质，抢水洗净，稍润，切断，干燥。

**【性状特征】**　茎呈圆柱形，长 2～48cm，直径 0.5～3cm；表面黄绿色或黄棕色，有的微带紫色，具纵棱，断面中空。茎生叶密集排列，无柄，或脱落留有残基，完整叶片呈卵状长圆形或广披针形，两面被柔毛，边缘有锯齿和缘毛，主脉明显。头状花序顶生，10～42个密集成圆球形，无梗。苞叶长卵形或卵形，无柄，中部凹陷呈舟状，膜质，半透明。总苞片3～4层，披针形，等长，外层多呈紫褐色，内层棕黄色或黄白色。花管状，紫红色，柱头2裂。瘦果圆柱形，具纵棱，羽状冠毛2层。体轻，质脆。气微香，味微苦。以体轻、质脆为佳。

**【化学成分】** 天山雪莲的主要成分是黄酮，还含有生物碱、苯丙素、倍半萜、挥发油、甾体类、多糖等。天山雪莲的黄酮是其主要药理活性成分。《中华人民共和国药典》2015年版规定，本品药材按干燥品计算，含无水芦丁（$C_{27}H_{30}O_{16}$）不得少于0.15%，绿原酸（$C_{16}H_{18}O_9$）不得少于0.15%。

**【药理毒理】**

**1. 抗炎、镇痛** 天山雪莲30%～50%乙醇洗脱部位按15.5mg/kg剂量给小鼠灌胃，可减轻二甲苯所致耳肿胀模型小鼠的耳廓肿胀度，增高冰醋酸致疼痛模型小鼠的腹腔毛细血管通透性；减少醋酸所致疼痛模型小鼠的扭体次数，提高热板所致疼痛模型小鼠的痛阈值[1]。

**2. 调节免疫功能** 天山雪莲培养物醇提物按75、150、300mg/kg的剂量给小鼠灌胃，连续7d，中剂量能降低小鼠碳粒廓清指数K；高剂量能抑制2,4-二硝基氯苯所致模型小鼠的迟发超敏反应，能增加绵羊红细胞所致模型小鼠生成特异性抗体和溶血素[2]。

**3. 抗疲劳** 天山雪莲培养物按40、400、1200mg/kg的剂量给小鼠灌胃，均能延长小鼠负重游泳时间，减少小鼠游泳时血清尿素的产生，减少游泳时血乳酸的产生[3]。

**4. 抗辐射** 天山雪莲培养物按66.7、133.3、200.0mg/kg的剂量给受辐射小鼠灌胃，均能降低小鼠骨髓嗜多染红细胞微核率，增加外周血白细胞数，增强超氧化物歧化酶活性，增加平均存活时间[4]。

**5. 安全性评价** 给予小鼠灌胃天山雪莲培养物醇提物40ml/kg后，小鼠静卧，自主活动减少。未见其他毒性反应及动物死亡发生。在给药后3h左右，小鼠的自主活动基本恢复正常。一次性灌胃天山雪莲培养物醇提物后，小鼠最大耐受量相当于311.52g/kg生药量[5,6]。天山雪莲培养物醇提物按50、100、200g/kg的剂量给大鼠灌胃，连续给予天山雪莲培养物醇提物3个月及停药恢复半个月，大鼠的饮水量、摄食量均未见明显异常变化，其红细胞总数、血红蛋白、白细胞总数、血小板数、中性粒细胞、淋巴细胞及凝血时间及GPT、GOT、ALP、TP、ALB、T-BiL、BUN、Cr、GLU及CHO均无显著性变化，对大鼠的心、肝、肾、脑、睾丸、前列腺脏器的重量没有明显的影响[5,6]。

**6. 体内过程** 取稀释5倍的天山雪莲微乳50ml，将天山雪莲微乳（0.6%）用棉签均匀地涂抹于小鼠腹部脱毛处0.5ml，15min内抹完，给药量3mg/只，绿原酸、芦丁的分布相半衰期$T_{1/2\alpha}$分别为0.163、0.108h，生物半衰期分别为4.398、3.793h、24h后仍能检测[7,8]。

**【药性】** 微苦，温。

**【功能主治】** 温肾助阳，祛风胜湿，通经活血。用于风寒湿痹痛，类风湿关节炎，小腹冷痛，月经不调。

**【临床应用】** **临床常用**

（1）风湿痹证　本品苦燥温通，甘而能补，既能祛风湿，又能补肝肾、强筋骨，尤宜于风湿痹证而寒湿偏盛，及风湿日久、肝肾亏损、腰膝软弱者。可单用泡酒服，或与五加皮、桑寄生、狗脊等同用。

（2）阳痿　本品能补肾壮阳，治肾虚阳痿、腰膝酸软、筋骨无力，可单用或与冬虫夏草酒浸饮。

（3）月经不调，经闭痛经，崩漏带下　本品能补肾阳，调冲任，止血。治下元虚冷、寒凝血脉之月经不调，经闭痛经，崩漏带下，可单用蒸服，或与党参等炖鸡食。

**【用法用量】** 3～6g，水煎或酒浸服。外用适量。

**【成药例证】**

**1. 雪莲口服液（《国家中成药标准汇编·脑系经络肢体分册》）** 药物组成：天山雪莲花。

功能主治：温肾助阳，祛风胜湿，活血通经。用于肾阳不足、寒湿瘀阻所致的风湿性关节炎、类风湿关节炎及痛经等。

**2. 雪莲注射液（《卫生部药品标准中药成方制剂·第十七册》）** 药物组成：天山雪莲花。

功能主治：消炎镇痛，消肿，活血化瘀。用于急、慢性风湿性关节炎，类风湿关节炎及骨关节炎引起的关节疼痛等症。

【注意事项】 孕妇忌用。

【贮藏】 置阴凉干燥处。

【参考文献】 [1]翟科峰，段红，邢建国，等.天山雪莲提取物纯化前后各部位抗炎镇痛作用[J].中国医院药学杂志，2010，30(5)：374-377.

[2]贾景明，吴春福.天山雪莲培养物对小鼠免疫功能的影响[J].中华中医药杂志，2007，22(4)：238-240.

[3]赵晓玫，周术涛，刘雅萍，等.天山雪莲培养物抗疲劳作用的研究[J].中外医疗，2012，(7)：30.

[4]赵晓玫，张柏青，刘雅萍，等.天山雪莲培养物的抗辐射作用研究[J].中外医疗，2012，(6)：26.

[5]Jing-Ming Jia，Chun-Fu Wu，Wen Liu，*et al*.Antiinflammatory and Analgesic Activities of the Tissue Culture of Saussurea involucrata[J]. Biol Pharm Bull，2005，28(9)：246.

[6]贾景明，吴春福.天山雪莲培养物的毒性实验研究[J].中国民族医药杂志，2007，(3)：52-55.

[7]汤洁，王剑，沈丽杰.小鼠血浆及组织中芦丁和槲皮素HPLC检测方法的建立[J].沈阳药科大学学报，2000，17(Z1)：49-50.

[8]邢建国，王新春，马晓莉，等.天山雪莲微乳的小鼠局部药代动力学[J].中国实验方剂学杂志，2012，18(20)：153-156.

（王黎　吴清华　裴瑾）

## 778　天仙藤

Tianxianteng

【异名】 都淋藤、三百两银(《补缺肘后方》)，兜铃苗(《圣惠方》)，马兜铃藤(《普济方》)，木香藤(《本草备要》)，长痧藤(《南京民间药草》)，香藤(《浙江中药手册》)，臭拉秧子、痒辣菜(《江苏植药志》)。

【来源】 为马兜铃科植物马兜铃 *Aristolochia debilis* Sieb.et Zucc.或北马兜铃 *Aristolochia contorta* Bge.的干燥地上部分。

【产地】 主要为栽培品，野生品亦有。主产于浙江金华、建德，湖北孝感，江苏靖江、泰兴、镇江，河北平山、新乐、栾平，陕西洛南、山阳、洋县，江西瑞昌、修水、武宁，河南信阳、嵩县、栾川等地。

【采收加工】 秋季采割，除去杂质，晒干。

【炮制】 拣去杂质，洗净泥土，闷润，切段晒干。

【性状特征】 茎呈细长圆柱形，略扭曲，直径1～3mm；表面黄绿色或淡黄褐色，有纵棱及节，节间不等长；质脆，易折断，断面有数个大小不等的维管束。叶互生，多皱缩、破碎，完整叶片展平后呈三角状狭卵形或角状宽卵形，基部心形，暗绿色或淡黄褐色，基生叶脉明显，叶柄细长。气清香，味淡。以茎细带叶、色青绿者为佳。

【化学成分】 天仙藤的主要成分是生物碱，还含有挥发油等。天仙藤的生物碱是其主要药理活性成分。《中华人民共和国药典》2015年版规定，本品药材按干燥品计算，含马兜铃酸Ⅰ($C_{17}H_{11}NO_7$)不得超过0.01%。

【药性】 苦，温。归肝、脾、肾经。

【功能主治】 行气活血，通络止痛。用于脘腹刺痛，风湿痹痛。

【临床应用】 临床常用

风湿痹痛　天仙藤可与防风、威灵仙等同用，以增强祛风效果；治风痹、痃注常以天仙藤配羌活、姜黄，以活血祛风止痛。

【用法用量】 3～6g。

【成药例证】

**1. 和胃降逆胶囊(《国家中成药标准汇编·内科脾胃分册》)** 药物组成：朱砂、赭石、天仙藤、老龙皮、楤木、蒲公英。

功能主治：活血理气，清热化瘀，和胃降逆。用于慢性浅表性胃炎、慢性萎缩性胃炎及伴有肠腺上皮化生、非典型增生属气滞血瘀证者。

**2. 香藤胶囊(《国家中成药标准汇编·脑系经络肢体分册》)** 药物组成：五气朝阳草、万丈深、天仙藤、黄芪(蜜炙)、透骨草、虎杖、大追风、云威灵、小儿腹痛草。

功能主治：祛风除湿，活血止痛。用于风湿痹阻、瘀血阻络所致的痹证，症见腰腿痛、四肢关节痛等。彝医也有使用。

【注意事项】 孕妇禁用。

【贮藏】 置干燥处。

（王黎　吴清华　裴瑾）

## 779　天仙子

Tianxianzi

【异名】 莨菪子、横唐(《神农本草经》)，崀蔫子

(《本草经集注》),莨菪实(《箧中方》),牙痛子(《本草原始》),小颠茄子(《岭南采药录》),米罐子(《中药志》),熏牙子(《陕西中药志》)。

**【来源】** 为茄科植物莨菪 *Hyoscyamus niger* L. 的干燥成熟种子。

**【产地】** 主要为栽培品,野生品亦有。全国各地广泛分布。主产于内蒙古、河南、山东、安徽、四川等地。

**【采收加工】** 夏、秋二季果皮变黄色时,采摘果实,暴晒,打下种子,筛去果皮、枝梗,晒干。

**【炮制】** **天仙子** 取原药材,除去杂质,筛去灰屑。

**炒天仙子** 取干燥净天仙子,在锅底温度为140℃时,炒制4min,出锅,放凉。

**【性状特征】** **天仙子** 呈类扁肾形或扁卵形,直径约1mm。表面棕黄色或灰黄色,有细密的网纹,略尖的一端有点状种脐。切面灰白色,油质,有胚乳,胚弯曲。气微,味微辛。以身干、粒大饱满、无杂质为佳。

**炒天仙子** 形如天仙子,切面灰黄色,油质,有胚乳,胚弯曲。气香,味微辛。以粒大饱满、无杂质为佳。

**【化学成分】** 天仙子的主要成分是生物碱,还含有莨菪胺、脂肪油、甾醇、蛋白质等。天仙子的生物碱是其主要药理活性成分。《中华人民共和国药典》2015年版规定,本品药材按干燥品计算,含东莨菪碱($C_{17}H_{21}NO_4$)和莨菪碱($C_{17}H_{23}NO_3$)的总量不得少于0.080%。

**【药理毒理】**

**1. 镇静、镇痛** 天仙子水煎液按0.3、0.6、0.9g/(kg·d)的剂量给小鼠灌胃,连续7d,能提高痛阈值[1]。

**2. 抗惊厥** 天仙子的甲醇提取物按300mg/kg的剂量腹腔注射,可推迟由木防己苦毒素所致癫痫模型小鼠的发作[2]。

**3. 抗炎** 天仙子水煎液按0.3、0.6、0.9g/(kg·d)的剂量给小鼠灌胃,连续7d,能减轻小鼠耳廓肿胀度[1]。

**4. 安全性评价** 小鼠口服天仙子水煎液的最大耐受量为200g/kg,相当于临床用量的8333倍[1]。

**【药性】** 苦、辛,温;有大毒。归心、胃、肝经。

**【功能主治】** 解痉止痛,平喘,安神。用于胃脘挛痛,喘咳,癫狂。

**【临床应用】** **临床常用**

(1) 脘腹疼痛,风湿痹痛,跌打肿痛,牙痛 天仙子辛散温通,有较强的止痛作用,治胃肠痉挛、肾绞痛等引起的脘腹剧痛,可暂用天仙子研末或水煎服;若风湿痹痛者,可配入祛风湿、活血通络剂中应用;若跌打肿痛者,用天仙子外敷;若牙痛者,用天仙子研末点牙痛处,亦可配细辛等水煎服;若龋齿疼痛,用天仙子咬于痛处,或以之烧烟熏患处。

(2) 咳嗽气喘 天仙子能解痉、平喘咳;若年久喘嗽,可燃吸其烟;若咳嗽积年不瘥者,用天仙子与味甘之大枣同煮,日食枣3次,方见《圣惠方》。

(3) 癫狂,惊痫 治癫狂、惊痫等证,配伍牛黄、鲤鱼胆等,如《古今录验方》莨菪子散。

(4) 久泻,久痢,脱肛 治水泻日久者,用天仙子以枣肉包扎烧存性,粟米饮酒服;若阴寒内盛、洞泄不止,可配伍干姜、橘皮、诃子皮,如《圣济总录》天仙子丸;若赤白痢腹痛后重,配伍大黄,如《普济方》妙功散;若脱肛不收,将本品炒黑捣末,掺上药末,以手轻揉托上肛门,如《药性论》。

**【用法用量】** 0.06～0.6g。

**【成药例证】**

**1. 溃疡散胶囊(《卫生部药品标准中药成方制剂·第六册》)** 药物组成:甘草、白及、延胡索、泽泻、海螵蛸、薏苡仁、黄芩、天仙子。

功能主治:理气和胃,制酸止痛。用于脾胃湿热,胃脘胀痛,胃酸过多,溃疡病,慢性胃炎。

**2. 胃痛宁片(《卫生部药品标准中药成方制剂·第十七册》)** 药物组成:蒲公英提取物、氢氧化铝、甘草干浸膏、天仙子浸膏、龙胆粉、小茴香油。

功能主治:清热燥湿,理气和胃,制酸止痛。用于湿热互结所致胃、十二指肠溃疡,胃炎,症见胃脘痉痛,胃酸过多,脘闷嗳气,泛酸嘈杂,食欲不振,大便秘结,小便短赤。

**3. 溃疡片(《卫生部药品标准中药成方制剂·第十九册》)** 药物组成:海螵蛸、枯矾、天仙子、延胡索、白及、乌药。

功能主治:解痉止痛,止血收敛。用于脾胃不和、胃脘胀痛、吞酸嘈杂等症;胃、十二指肠溃疡,胃痉挛而见上症者。

**4. 癣宁搽剂(《中华人民共和国药典》2015 年版)**　药物组成:土荆皮、关黄柏、白鲜皮、徐长卿、苦参、石榴皮、洋金花、南天仙子、地肤子、樟脑。

功能主治:清热除湿,杀虫止痒。有较强的抗真菌作用。用于脚癣、手癣、体癣、股癣、皮肤癣症。

**5. 溃疡颗粒(《卫生部药品标准中药成方制剂·第十册》)**　药物组成:甘草浸膏、白及、延胡索(醋炙)、海螵蛸、黄芩、薏苡仁(麸炒)、泽泻、天仙子。

功能主治:健胃,消炎,止痛。用于胃溃疡,十二指肠溃疡,急、慢性胃炎。

**【注意事项】**

1. 孕妇禁用。

2. 天仙子中含有托烷类生物碱,具有较强的毒性。通过麻痹副交感神经的神经末梢,产生典型的毒蕈碱样作用,进而产生中枢性抗胆碱作用。表现为思维障碍,短时记忆缺失,幻觉,高热,运动失调,兴奋,困倦,昏迷,皮肤干燥,面色潮红,心动过速,瞳孔放大,大便干燥。治疗方法包括胃肠解毒、洗胃及支持疗法(或对症治疗)。如果出现心律失常、昏昏欲睡、昏迷不醒甚至呼吸停止等情况,推荐使用毒扁豆碱。

**【贮藏】**　置通风干燥处。

**【参考文献】**　[1]王岩,白宗利,李军,等.天仙子急性毒性、抗炎及镇痛作用研究[J].中国中医药杂志,2008,6(2):5-7.

[2] Reza HM, Mohammad H, Golnaz E, *et al*. Effect of methanolic extract of Hyoscymus niger L.on the seizure induced by picritoxin in mice[J].Pak J Pharm Sci, 2009, 22(3): 308-312.

(王黎　吴清华　裴瑾)

## 780　天竺黄
Tianzhuhuang

**【异名】**　竹膏(《开宝本草》),天竹黄(《本草衍义》),竹糖(《增订伪药条辨》)。

**【来源】**　为禾本科植物青皮竹 *Bambusa textilis* McClure 或华思劳竹 *Schizostachyum chinense* Rendle 等秆内的分泌液干燥后的块状物。

**【产地】**　主要为栽培品,野生品亦有。主产于云南省麻栗坡、西双版纳,广东省广宁、阳江、四会、环集,广西桂平。进口天竺黄主产于印度尼西亚、泰国、马来西亚。

**【采收加工】**　秋、冬二季采收。本品自然产出者很少,大多采用火烧竹林的方法,使竹受暴热后,竹沥溢在节间凝固而成,然后剖取晾干。

**【炮制】**　净制。

**【性状特征】**　呈不规则的片块或颗粒,大小不一。表面灰蓝色、灰黄色或灰白色,有的洁白色,半透明,略带光泽。体轻,质硬而脆,易破碎,吸湿性强。气微,味淡。以干燥、块大、淡黄白色、光亮、吸水力强者为佳。

**【化学成分】**　天竺黄的主要成分是蒽醌,还含有多糖、氨基酸等。天竺黄的蒽醌是其主要药理活性成分。

**【药性】**　甘,寒。归心、肝经。

**【功能主治】**　清热豁痰,凉心定惊。用于热病神昏,中风痰迷,小儿痰热惊痫、抽搐、夜啼。

**【临床应用】　临床常用**

(1) 小儿惊风,中风癫痫,热病神昏　本品清化热痰、清心定惊之功与竹沥相似而无寒滑之弊。治小儿痰热惊风,常配麝香、胆南星、辰砂等,如《小儿药证直诀》抱龙丸;治中风痰壅、痰热癫痫等,常配黄连、菖蒲、郁金等;治热病神昏谵语,可配牛黄、连翘、竹叶卷心等。

(2) 痰热咳喘　用本品以清热化痰,常配瓜蒌、贝母、桑白皮等药用。

(3) 中风,神昏谵语　本品用于热病神昏谵语、痰涎壅盛者,可与牛黄、羚羊角研末冲服。中风痰迷不语,可与牛黄、麝香、蝎尾研末冲服。

(4) 小儿惊风　用于小儿惊风,症见抽搐、身热昏睡、喉中痰鸣、痰热盛者,可与黄连、僵蚕、朱砂、青黛、麝香研末冲服;痰盛者,可与胆星等同用。用于小儿惊风夜啼,可与蝉蜕、僵蚕、郁金、山栀、甘草研末冲服。

**【用法用量】**　3～9g。

**【成药例证】**

**1. 七珍丸(《中华人民共和国药典》2015 年版)**　药物组成:僵蚕(炒)、全蝎、人工麝香、朱砂、雄黄、胆南星、天竺黄、巴豆霜、寒食曲。

功能主治:定惊豁痰,消积通便。用于小儿急惊风,身热,昏睡,气粗,烦躁,痰涎壅盛,停乳停食,大便秘结。

**2. 牛黄抱龙丸(《中华人民共和国药典》2015年版)**　药物组成：牛黄、胆南星、天竺黄、茯苓、琥珀、人工麝香、全蝎、炒僵蚕、雄黄、朱砂。

功能主治：清热镇惊，祛风化痰。用于小儿风痰壅盛所致的惊风，症见高热神昏、惊风抽搐。

**3. 琥珀抱龙丸(《中华人民共和国药典》2015年版)**　药物组成：山药(炒)、朱砂、甘草、琥珀、天竺黄、檀香、枳壳(炒)、茯苓、胆南星、枳实(炒)、红参。

功能主治：清热化痰，镇静安神。用于饮食内伤所致的痰食型急惊风，症见发热抽搐、烦躁不安、痰喘气急、惊痫不安。

**4. 二十九味羌活散(《卫生部药品标准藏药·第一册》)**　药物组成：羌活、铁棒锤(根)、铁棒锤(幼苗)、铁棒锤(叶)、黑冰片、结血蒿膏、北豆根、小伞虎耳草、降香、牛黄、天竺黄、红花。

功能主治：清热消炎，镇痛杀疠。用于瘟疠疾病、痢疾、白喉、疫黄、痘疹、炭疽等。

**5. 小儿咳喘颗粒(《中华人民共和国药典》2015年版)**　药物组成：天竺黄、麻黄、川贝母、苦杏仁(炒)、黄芩、紫苏子(炒)、僵蚕(炒)、山楂(炒)、莱菔子(炒)、石膏、鱼腥草、细辛、茶叶、甘草、桔梗。

功能主治：清热宣肺，化痰止咳，降逆平喘。用于小儿痰热壅肺所致的咳嗽、发热、痰多、气喘。

**【注意事项】**　孕妇禁用。

**【贮藏】**　密闭，置干燥处。

（王黎　吴清华　裴瑾）

## 781　甜地丁

Tiandiding

**【异名】**　米布袋(《救荒本草》)，地丁、小丁黄(《吉林中草药》)。

**【来源】**　为豆科植物米口袋 *Gueldenstaedtia verna* (Georgi) A.Bor.的干燥全草。

**【产地】**　主要为野生品。主产于东北、华北、华东、陕西中南部、甘肃东部等地，俄罗斯中、东西伯利亚和朝鲜北部亦有产。

**【采收加工】**　春、夏二季采挖，除去杂质，晒干。

**【炮制】**　除去杂质，洗净，稍润，切段，晒干。

**【性状特征】**　根茎簇生或单一，圆柱形，长1～3cm，直径0.2～0.7cm，根长圆锥形，有的略扭曲，长9～18cm，直径0.3～0.8cm，表面红棕色或灰黄色，有纵皱纹、横向皮孔及细长的侧根；质硬，较易折断，断面黄白色，边缘绵毛状。茎短而细，灰绿色，有茸毛。单数羽状复叶，丛生，具托叶，叶多皱缩、破碎，完整小叶片展平后呈椭圆形或长椭圆形，长0.5～2cm，宽0.2～1cm，灰绿色，有茸毛。荚果圆柱形，长1.5～2.5cm，棕色，有茸毛。种子黑色，细小。气微，味淡，微甜，嚼之有豆腥味。以根粗长、叶色灰绿色者为佳。

**【化学成分】**　甜地丁的主要成分是黄酮，还含有萜、脂肪油、甾醇、有机酸等。甜地丁的黄酮是其主要药理活性成分。

**【药理毒理】**　**抗氧化**　甜地丁总黄酮提取液浓度为45.6μg/ml时，对·OH和$O^{2-}$·的清除能力随浓度的增大而增大，甜地丁总黄酮对·OH和$O^{2-}$·清除能力与浓度呈量效关系[1]。

**【药性】**　苦、甘，寒。归心、肝经。

**【功能主治】**　清热解毒。用于痈肿疔疮，外耳道疖肿，阑尾炎。

**【临床应用】**　**临床常用**

疔疮痈肿，肠痈，外耳道疖肿　本品苦、寒，具有清热解毒的功效，与红藤配伍可治疗肠痈(慢性阑尾炎)；与金银花、大青叶、蒲公英等配伍可治疗急性脓肿，疔疮。

**【用法用量】**　9～15g。

**【成药例证】**

**1. 清热解毒口服液(《中华人民共和国药典》2015年版)**　药物组成：石膏、金银花、玄参、地黄、连翘、栀子、甜地丁、黄芩、龙胆、板蓝根、知母、麦冬。

功能主治：清热解毒。用于热毒壅盛所致的发热面赤、烦躁口渴、咽喉肿痛；流行性感冒、上呼吸道感染见上述证候者。

**2. 消热解毒颗粒(《新药转正标准43》)**　药物组成：石膏、金银花、玄参、地黄、连翘、栀子、甜地丁、黄芩、龙胆、板蓝根、知母、麦冬。

功能主治：清热解毒。用于热毒壅盛所致的发热面赤、烦躁口渴、咽喉肿痛等症；流行性感冒、上呼吸道感染见上述证候者。

**3. 清热解毒注射液[《国家中成药标准汇编·内科肺系(二)分册》]**　药物组成：金银花、黄芩、连翘、龙胆、石膏、知母、栀子、板蓝根、地黄、麦冬、甜地丁、玄参。

功能主治：清热解毒。用于流行性感冒、轻型脑膜炎、外感发热等症。

【贮藏】 置干燥通风处。

【参考文献】 [1]李佳，刘红艳，刘谦，等.甜地丁总黄酮提取工艺及体外抗氧化活性研究[J].山东科学，2013，26(6)：25-27.

（王黎　吴清华　裴瑾）

## 782 甜瓜蒂

Tianguadi

【异名】 瓜蒂(《神农本草经》)，瓜丁(《千金翼方》)，苦丁香(《宝庆本草折衷》)，甜瓜把(《山东中药》)。

【来源】 为葫芦科植物甜瓜 *Cucumis melo* L.的干燥果柄。

【产地】 主要为栽培品。全国各地广泛种植。

【采收加工】 夏、秋二季果实成熟时采收，除去杂质，阴干。

【炮制】 除去杂质，阴干。

【性状特征】 呈圆柱状，多扭曲，长 3～5cm，直径 0.2～0.4cm。表面黄褐色或黄绿色，具纵棱，微皱缩，一端渐膨大，边缘反卷。质硬而韧，不易折断，断面纤维性。以色黄褐、味苦者为佳。

【化学成分】 甜瓜蒂的主要成分是四环三萜，还含有皂苷、氨基酸等。甜瓜蒂的四环三萜是其主要药理活性成分。

【药性】 苦，寒；有毒。

【功能主治】 催吐。用于食物中毒，痰涎不化，癫痫。

【临床应用】 **临床常用**

食物中毒，痰涎不化，癫痫　本品味苦气寒，有毒。盖此气味纯阴，功专涌泄。凡因热痰聚膈，而见面目浮肿、咳逆上气、皮肤水气、黄疸湿热诸症，则当用此调治。或兼他药同入涌吐。如仲景合赤小豆之酸甘，以吐胸中寒邪，金匮瓜蒂汤，以治中暍无汗之类。胸中者清阳之府，诸邪入胸，皆阻阳气不得宣达，以致胸满痞硬，斯非汗下可施。惟以瓜蒂极苦，赤小豆味酸，相须相益，能除胸中实邪，为吐剂中第一品也。若不因其高而越，则为喘为嗽，势所必至。但非实热实证，不可轻用。

【用法用量】 0.6～1.5g，研末吞服。

【成药例证】

**1. 苍辛气雾剂(《国家中成药标准汇编·眼科耳鼻喉科皮肤科分册》)**　药物组成：苍耳子、辛夷、细辛、白芷、黄连、甜瓜蒂。

功能主治：疏风散寒，通窍。用于风邪上扰所致的鼻塞、鼻痒、喷嚏；过敏性鼻炎，急、慢性鼻炎见上述症状者。

**2. 鼻塞通滴鼻液(《新药转正标准 37》)**　药物组成：甜瓜蒂。

功能主治：清热解毒，消肿通窍。用于急性鼻炎，慢性单纯性鼻炎所致的鼻塞、流涕。

【注意事项】

1. 甜瓜蒂中含葫芦苦素类化合物，大剂量的葫芦苦素 BE 具有毒性，表现为贫血、肝损伤等。甜瓜蒂毒性的大小与剂量密切相关。控制其剂量故可降低其毒性。

2. 体弱、心脏病患者忌服。

【贮藏】 置通风干燥处。

（王黎　吴清华　裴瑾）

## 783 甜瓜子

Tianguazi

【异名】 甘瓜子(《名医别录》)，甜瓜仁、甜瓜瓣(《本经逢原》)。

【来源】 为葫芦科植物甜瓜 *Cucumis melo* L.的干燥成熟种子。

【产地】 主要为栽培品。全国各地广泛栽培。

【采收加工】 夏、秋二季果实成熟时收集，洗净，晒干。

【炮制】 **甜瓜子**　取原药材，除去杂质，洗净，干燥。用时捣碎。

**炒甜瓜子**　取净甜瓜子，置锅内，用文火加热，炒置颜色加深，取出放凉，用时捣碎。

【性状特征】 **甜瓜子**　呈扁平长卵形，长 5～9mm，宽 2～4mm。表面黄白色、浅棕红色或棕黄色，平滑，微有光泽。一端稍尖，另端钝圆。种皮较硬而脆，内有膜质胚乳和子叶 2 片。气微，味淡。以颗粒饱满、色黄白者为佳。

**炒甜瓜子**　形如甜瓜子，表面淡黄色或棕色。以颗粒饱满、色淡黄者为佳。

**【化学成分】**　甜瓜子的主要成分是脂肪油，还含有球蛋白、谷蛋白、多种氨基酸等。甜瓜子的脂肪油是其主要药理活性成分。

**【药性】**　甘，寒。归肺、胃、大肠经。

**【功能主治】**　清热，排脓。用于肺热咳嗽，肺脓肿，肠痈。

**【临床应用】**　**临床常用**

(1) 便秘，肺痈，肠痈　本品性寒，归肺、胃、大肠经，与当归等配伍可治疗肠痈已成，小腹肿痛，小便似淋，或大便艰涩、下脓。

(2) 跌打损伤，筋骨折伤　本品具有化瘀、排脓、疗伤止痛的功效，与三七、当归、白芍、赤芍等配伍可治疗跌打损伤，筋断骨折，瘀血肿痛，闪腰岔气。

**【用法用量】**　9～30g。

**【成药例证】**

**1. 跌打丸(《中华人民共和国药典》2015 年版)**　药物组成：甜瓜子、三七、当归、白芍、赤芍、桃仁、红花、血竭、北寄奴、骨碎补(烫)、续断、苏木、牡丹皮、乳香(制)、没药(制)、姜黄、三棱(醋炙)、防风、枳实(炒)、桔梗、甘草、木通、自然铜(煅)、土鳖虫。

功能主治：活血散瘀，消肿止痛。用于跌打损伤，筋断骨折，瘀血肿痛，闪腰岔气。

**2. 接骨丸(《卫生部药品标准中药成方制剂·第一册》)**　药物组成：甜瓜子、土鳖虫、地龙(广地龙)、桂枝(炒)、郁金、骨碎补、续断、自然铜(煅醋淬)、马钱子粉。

功能主治：活血散瘀，消肿止痛。用于跌打损伤，青紫肿痛，闪腰岔气，筋断骨折，瘀血作痛。

**3. 伤科接骨片(《卫生部药品标准中药成方制剂·第十六册》)**　药物组成：甜瓜子、红花、土鳖虫、朱砂、马钱子粉、没药(炙)、三七、海星(炙)、鸡骨(炙)、冰片、自然铜(锻)、乳香(炙)。

功能主治：活血化瘀，消肿止痛，舒筋壮骨。用于跌打损伤、闪腰岔气、伤筋动骨、瘀血肿痛、损伤红肿等症。对骨折患者需经复位后配合使用。

**4. 活血理伤丸(《卫生部药品标准中药成方制剂·第二十册》)**　药物组成：甜瓜子(炒)、续断、骨碎补(烫)、红花、赤芍、延胡索(醋炙)、三棱、防风、甘草、苏木、当归、桃仁(炒)、枳实(炒)、北刘寄奴、桔梗、木通、乳香、自然铜(煅)、姜黄、土鳖虫。

功能主治：活血，化瘀。用于跌打损伤，肿胀疼痛。

**【贮藏】**　置通风干燥处，防霉，防蛀。

(王黎　吴清华　裴瑾)

## 784　铁杆蒿

Tieganhao

**【异名】**　阿尔泰紫菀、阿尔泰狗哇花。

**【来源】**　为菊科植物细裂叶莲蒿 *Artemisia gmelinii* Web.ex Stechm. Artem.的干燥地上部分。

**【产地】**　主要为野生品。主产于内蒙古西部、宁夏、新疆、四川西部及西藏等地。

**【采收加工】**　夏季茎叶茂盛时采割，除去老茎及杂质，阴干或切段阴干。

**【炮制】**　**铁杆蒿**　净制。

**铁杆蒿炭**　取净铁杆蒿，照煅炭法煅成炭。

**【性状特征】**　**铁杆蒿**　茎呈类圆柱形，直径 1～3mm；表面紫色或紫褐色；质脆易折断，断面绿白色。叶多卷曲破碎，完整者卵形或矩圆状卵形，二回羽状全裂；侧裂片 5～10 对，羽状全裂或具缺刻状锯齿；小裂片矩圆形或条状披针形，宽 1～4mm，全缘或有锯齿；上表面绿色，疏被毛，有腺点，下表面灰绿色，密被白毛及蛛丝状毛。气香，味苦辛。以色紫、叶多卷曲者为佳。

**铁杆蒿炭**　茎呈类圆柱形，表面黑褐色；质脆，断面黑褐色。以质脆、色黑为佳。

**【化学成分】**　铁杆蒿的主要成分是烯烃，还含有酯、糖苷等。铁杆蒿的烯烃是其主要药理活性成分。

**【药性】**　苦，凉。

**【功能主治】**　杀"黏"虫，止痛，燥"协日乌素"，解痉，消肿。用于脑刺痛，"黏"痧，虫牙，发症，结喉，皮肤瘙痒，疥，痘疹。

**【临床应用】**　**临床常用**

脑刺痛，黏痧，皮肤瘙痒　本品性苦，具有杀"黏"虫、燥"协日乌素"、解痉、消肿的功效，与绵羊颅骨、龙骨、泡囊草等配伍可治疗脑刺痛；与阿魏、高良姜等配伍可治疗胃肠寄生虫病，皮肤寄生虫病，痔疮；与黑冰片、五灵脂等配伍可治疗黏痧，虫痧。

**【用法用量】** 6～9g。

**【贮藏】** 置阴凉干燥处。

（王黎 吴清华 裴瑾）

## 785 铁皮石斛

Tiepishihu

**【异名】** 铁皮兰（广西），黑节草（贵州、云南）。

**【来源】** 为兰科植物铁皮石斛 *Dendrobium officinale* Kimura et Migo 的干燥茎。

**【产地】** 主要为栽培品。主产于浙江天台县，云南西双版纳州勐海县、武义县，广西，安徽，湖南等地；建于云南省西双版纳州勐海县曼尾村，武义县白姆乡白姆村源口水库脚下，浙江省天台县丽泽基地、田洋陈基地、西方洋基地、后洋基地等地的铁皮石斛GAP种植基地已通过原国家食品药品监督管理总局验收。

**【采收加工】** 11月至翌年3月采收，除去杂质，剪去部分须根，边加热边扭成螺旋形或弹簧状，烘干；或切成段，干燥或低温烘干，前者习称"铁皮枫斗"（耳环石斛）；后者习称"铁皮石斛"。

**【炮制】** 除去须根，洗净，拭去表皮上薄膜，切段。

**【性状特征】** **铁皮枫斗** 呈螺旋形或弹簧状，通常为2～6个旋纹，茎拉直后长3.5～8cm，直径0.2～0.4cm。表面黄绿色或略带金黄色，有细纵皱纹，节明显，节上有时可见残留的灰白色叶鞘；一端可见茎基部留下的短须根。质坚实，易折断，断面平坦，灰白色至灰绿色，略角质状。气微，味淡，嚼之有黏性。以质坚实、断面平坦、灰白色为佳。

**铁皮石斛** 呈圆柱状的段，长短不等。以质坚实、断面平坦、灰白色为佳。

**【化学成分】** 铁皮石斛的主要成分是石斛多糖，还含有生物碱、氨基酸、微量元素、菲等。铁皮石斛的石斛多糖是其主要药理活性成分。《中华人民共和国药典》2015年版规定，本品药材按干燥品计算，含铁皮石斛多糖以无水葡萄糖（$C_6H_{12}O_6$）计，不得少于25.0%，含甘露糖（$C_6H_{12}O_6$）应为13.0%～38.0%。

**【药理毒理】**

**1. 增强免疫功能** 铁皮石斛多糖按400、800、1600mg/kg的剂量给小鼠灌胃，能抑制S180实体瘤，其抑瘤率为9.7%～26.8%；能提高对S180肉瘤小鼠的T淋巴细胞转化功能、NK细胞活性、巨噬细胞吞噬功能及溶血素值[1]。

**2. 抗疲劳** 铁皮石斛水提物按0.75、1.5、4.5g/kg的剂量给小鼠灌胃，能延长小鼠负重游泳时间，降低血清尿素、乳酸含量，升高肝糖原、肌糖原含量，升高CNTF mRNA表达量[2]。

**3. 降血糖** 铁皮石斛浸膏按0.25、0.5g/kg的剂量给正常小鼠、肾上腺素所致高血糖模型小鼠和链脲佐菌素所致糖尿病模型大鼠灌胃，可降低正常小鼠的血糖值，升高血清胰岛素；能降低高血糖模型小鼠的血糖，增高肝糖原含量；能降低糖尿病模型大鼠的血糖值和胰高血糖素含量，升高胰岛素水平[3]。

**4. 安全性评价** 15%铁皮石斛水煎剂以最高剂量达10g/kg B.W.给大、小鼠急性经口染毒，染毒后两周内未见动物出现异常反应和死亡情况，其急性经口毒性 $LD_{50}$ 均大于10g/kg B.W.，属实际无毒类[4]。

**【药性】** 甘，微寒。归胃、肾经。

**【功能主治】** 益胃生津，滋阴清热。用于热病津伤，口干烦渴，胃阴不足，食少干呕，病后虚热不退，阴虚火旺，骨蒸劳热，目暗不明，筋骨痿软。

**【临床应用】** **临床常用**

（1）胃阴虚及热病伤津证 本品长于滋养胃阴，生津止渴，兼能清胃热。主治热病伤津，烦渴、舌干苔黑之证，常与天花粉、鲜生地、麦冬等品同用，如《时病论》清热保津法。治胃热阴虚之胃脘疼痛、牙龈肿痛、口舌生疮可与生地、麦冬、黄芩等品同用。

（2）肾阴虚证 本品又能滋肾阴，兼能降虚火，适用于肾阴亏虚之目暗不明、筋骨痿软及阴虚火旺、骨蒸劳热等症。肾阴亏虚、目暗不明者，常与枸杞子、熟地黄、菟丝子等品同用。肾阴亏虚、筋骨痿软者，常与熟地、山茱萸、杜仲、牛膝等补肝肾、强筋骨之品同用。肾虚火旺、骨蒸劳热者，宜与生地黄、枸杞子、黄柏、胡黄连等滋肾阴、退虚热之品同用。

**【用法用量】** 6～12g。

**【贮藏】** 置通风干燥处，防潮。

【参考文献】 [1]张红玉,戴关海,马翠,等.铁皮石斛多糖对S180肉瘤小鼠免疫功能的影响[J].浙江中医杂志,2009,44(5):2380-2381.

[2]唐汉庆,陈桦,韦玮,等.铁皮石斛对运动疲劳小鼠能量代谢和CNTF mRNA表达的影响[J].中国实验方剂学杂志,2014,20(15):164-167.

[3]吴昊姝,徐建华,陈立钻,等.铁皮石斛降血糖作用及其机制的研究[J].中国中药杂志,2004,29(2):160-163.

[4]傅剑云,夏勇,徐彩菊,等.铁皮石斛提取液的毒性研究及安全性评价[J].浙江预防医学,1998,(4):250-251.

（王黎　吴清华　裴瑾）

## 786　铁苋菜

Tiexiancai

**【异名】** 人苋、血见愁、海蚌含珠、撮斗装珍珠、叶里含珠、野麻草。

**【来源】** 为大戟科植物铁苋菜 *Acalypha australis* L. 的干燥全草。

**【产地】** 主要为野生品。全国各地广泛分布。

**【采收加工】** 夏、秋二季采收,除去杂质。晒干。

**【炮制】** 除去杂质,喷淋清水,稍润,切段,晒干。

**【性状特征】** 长20～40cm,全体被灰白色细柔毛,粗茎近无毛。根多分枝,淡黄棕色,茎类圆柱形,有分枝,表面黄棕色或黄绿色,有纵条纹,质硬,易折断,断面黄白色,有髓或中空。叶片多皱缩,破碎,完整者展平后呈卵形卵状菱形,长2.5～5.5cm,宽1.2～3cm,黄绿色,边缘有钝齿,两面略粗糙。花序腋生,苞片三角状肾形,合时如蚌。蒴果小,三角状扁圆形,气微,味淡。以质硬、断面黄白色为佳。

**【化学成分】** 铁苋菜的主要成分是生物碱,还含有糖苷、酰胺、甾醇、酚等。铁苋菜的生物碱是其主要药理活性成分。

**【药理毒理】**

**1. 止血** 铁苋菜浸膏粉按6、10g/kg的剂量给家兔灌胃,能增加循环内血小板聚集率和血小板数量,延长优球蛋白溶解时间[1]。

**2. 止咳** 铁苋菜按10、20、30g/kg的剂量给小鼠灌胃,均能减少二氧化硫和氨水致咳小鼠的咳嗽次数,延长其咳嗽的潜伏期[2]。

**3. 抗菌** 铁苋菜水煎液对革兰氏阳性球菌(金黄色葡萄球菌)、革兰氏阳性杆菌(枯草杆菌)和多种革兰氏阴性肠道致病菌的*MIC*分别为3.90、7.81和7.81mg/ml,尤其对痢疾志贺氏菌、宋内氏志贺氏菌和金黄色葡萄球菌的抗菌活性最强[3]。

**4. 保护结肠组织** 铁苋菜水提物按200、400、600mg/kg的剂量给结肠炎模型大鼠灌胃,能降低大鼠CMDI、MPO活性,减少丙二醛(MDA)含量,升高超氧化物歧化(SOD)酶活性,降低TNF、IL-8、IL-10水平[4]。

**【药性】** 苦、涩,凉。归心、肺经。

**【功能主治】** 清热解毒,利湿,收敛止血。用于肠炎,痢疾,吐血、衄血、便血、尿血,崩漏;外治痈疖疮疡,皮炎湿疹。

**【临床应用】** 临床常用

(1) 鼻衄,咯血,便血,崩漏以及外伤出血等症　铁苋菜功能止血,对于各种出血症候,都可应用,临床常配合侧柏叶、茜草炭、旱莲草、仙鹤草同用。对外伤出血,既可研细末外敷;亦可用鲜草适量,打烂外敷。

(2) 腹泻、痢疾　本品止泻功效较好,对于腹泻或痢疾等症,都可配伍马齿苋、地锦草、车前草、辣蓼等药同用;如腹痛较甚,可配合木香同用。

(3) 稻田皮炎　铁苋菜有清热解毒作用,治疗稻田皮炎,可配合小蓟草、旱莲草等,研细末,外扑患处;或用新鲜者洗净,打烂、外敷。

**【用法用量】** 10～30g。

**【成药例证】**

**1. 腹安颗粒(《卫生部药品标准中药成方制剂·第九册》)** 药物组成:仙鹤草、火炭母、铁苋菜、鬼针草、土荆芥。

功能主治:清热解毒,燥湿止痢。用于痢疾,急性胃肠炎,腹泻、腹痛。

**2. 痢炎宁片(《卫生部药品标准中药成方制剂·第二册》)** 药物组成:马齿苋、铁苋菜、苦参、陈皮、肉桂、白头翁、山楂。

功能主治:清热解毒,燥湿止痛。用于细菌性痢疾,肠炎。

**3. 灯心止血糖浆(《卫生部药品标准中药成方制剂·第十五册》)** 药物组成:川灯心草、绒毛龙穿草、铁苋菜。

功能主治:清热解毒,淡渗利湿,收敛止血。用于痔疮出血、鼻出血、消化道出血、产后恶露不净、计划生育术后阴道出血以及血小板减少等症。

**4. 复方铁苋止血粉(《卫生部药品标准中药成方制剂·第二十册》)**　药物组成:铁苋菜、补骨脂、地锦草、仙鹤草、白及。

功能主治:凉血,收涩,止血。用于血热妄行引起的多种出血及外伤或术后出血。

**【贮藏】**　置干燥处。

**【参考文献】**　[1]王美纳,林蓉,刘俊田,等.铁苋菜止血作用机理[J].西北药学杂志,1996,11(5):209-211.

[2]李洪亮,丁冶青,孙立波.铁苋菜止咳祛痰作用的实验研究[J].时珍国医国药,2009,20(4):856-857.

[3]游兰英.铁苋菜体外抗菌作用研究[J].海峡药学,1996,8(2):7-9.

[4]钱沿,程齐来,李洪亮,等.铁苋菜提取物对三硝基苯磺酸诱导大鼠结肠炎结肠组织的保护作用[J].上海中医药杂志,2008,42(11):85-86.

(王黎　吴清华　裴瑾)

## 787　葶苈子

Tinglizi

**【异名】**　大适、大室(《神农本草经》),蕇蒿、丁历(《名医别录》)。

**【来源】**　为十字花科植物播娘蒿 *Descurainia sophia* (L.) Webb. ex Prantl.或独行菜 *Lepidium apetalum* Willd.的干燥成熟种子。前者习称"南葶苈子",后者习称"北葶苈子"。

**【产地】**　南葶苈子主要为栽培品。分布于我国除华南以外的绝大部分地区。主产于江苏邵州、淮阴、南通,安徽滁州、嘉山以及山东聊城等地。北葶苈子主要为栽培品。分布于我国东北、华北,浙江、安徽以及西北等地。主产于河北沧县、保定、承德,辽宁海城、凤城及内蒙古等地。

**【采收加工】**　夏季果实成熟时采割植株,晒干,搓出种子,除去杂质。

**【炮制】**　**葶苈子**　取原药材,除去杂质,筛去灰屑。

**炒葶苈子**　取净葶苈子,用文火加热,炒至有爆声,棕黄色,取出放凉。

**蜜葶苈子**　取净葶苈子,用炼蜜拌炒至蜜汁吸尽,或加炼蜜及少量水拌匀,炒至不粘手为度。

**【性状特征】**　**南葶苈子**　呈长圆形略扁,长约0.8～1.2mm,宽约0.5mm。表面棕色或红棕色,微有光泽,具纵沟2条,其中1条较明显。一端钝圆,另端微凹或较平截,种脐类白色,位于凹入端或平截处。气微,味微辛、苦,略带黏性。以子粒充实、均匀、棕色、无杂质者为佳。

**北葶苈子**　呈扁卵形,长1～1.5mm,宽0.5～1mm。一端钝圆,另端尖而微凹,种脐位于凹入端。味微辛辣,黏性较强。以子粒充实、均匀、黄棕色、无杂质者为佳。

**炒葶苈子**　形如葶苈子,微鼓起,表面棕黄色。有香气,不带黏性。以子粒充实、均匀、黄棕色、无杂质者为佳。

**蜜葶苈子**　形如葶苈子,微粘手、味微甜。以子粒充实、均匀、黄棕色、无杂质者为佳。

**【化学成分】**　葶苈子的主要成分是强心苷,还含有黄酮、脂肪油、生物碱、脂肪酸等。葶苈子的强心苷是其主要药理活性成分。《中华人民共和国药典》2015年版规定,本品按干燥品计算,南葶苈子药材含槲皮素-3-*O*-*β*-D-葡萄糖-7-*O*-*β*-D-龙胆双糖苷($C_{33}H_{40}O_{22}$)不得少于0.075%;南葶苈子饮片炒葶苈子含槲皮素-3-*O*-*β*-D-葡萄糖-7-*O*-*β*-D-龙胆双糖苷($C_{33}H_{40}O_{22}$)不得少于0.080%。

**【药理毒理】**

**1. 强心**　静脉滴注葶苈子水提取物0.4g/kg,能增加犬的左心室心肌收缩性和泵血功能,并能增加冠脉流量[1]。

**2. 利尿**　葶苈子按5、10、15g/(kg·d)的剂量给充血性心力衰竭(CHF)模型大鼠灌胃,中、高剂量能增加CHF大鼠排尿量,$Na^+$、$Cl^-$排出量,高剂量能减少$K^+$排出[2]。

**3. 调血脂**　南葶苈子醇提取物按5、10g/(kg·d)的剂量和南葶苈油按10、20g/(kg·d)的剂量给高脂血症模型大鼠灌胃,能降低高脂血症大鼠的TC、TG、LDL-C、$HDL_3$-C水平及LDL-C/HDL-C比值,显著升高HDL-C、$HDL_2$-C水平及HDL-C /TC比值[3]。

**4. 体内过程**　南葶苈子提取液给猫灌胃的吸收率最高为21.8%(给药之后6h),对鸽的蓄积率为42.3%[4]。

**【药性】**　辛、苦,大寒。归肺、膀胱经。

【功能主治】 泻肺平喘，行水消肿。用于痰涎壅肺，喘咳痰多，胸胁胀满，不得平卧，胸腹水肿，小便不利。

【临床应用】 临床常用

(1) 痰涎壅盛、喘息不得平卧 本品苦降辛散，性寒清热，专泻肺中痰饮及痰火而平喘，治痰气壅塞，肺失肃降而上气喘息，不得平卧，咳嗽痰多，或面目遍身浮肿，或肺痈，咳唾脓血，单用取效；或配以大枣，以缓和药性，保护胃气，使祛邪而不伤正，如《金匮要略》葶苈大枣泻肺汤；治痰湿盛者，亦可配伍半夏、杏仁、苏子、白前等同用；治肺痈痰热壅肺，初起轻证亦可单用，若热盛咳唾脓血，则与金银花、连翘、桃仁、芦根等配伍应用。现代常用治慢性肺源性心脏病、心力衰竭，可用葶苈子配人参益气、桑白皮清肺利水，或配麻黄、杏仁加强平喘消肿之功。

(2) 水肿、胸腹积水、小便不利 本品泻肺行水、通利二便，用于肺气壅滞，气化不行，而水饮停留之水肿，胸腹积水，小便不利，如《圣济总录》治十水、石水，配伍桃仁、杏仁；治结胸、胸水、腹水肿满，则可与其他泻下逐水药同用，如《伤寒论》大陷胸丸即以本品配杏仁、大黄、芒硝，《金匮要略》己椒苈黄丸即本品配防己、椒目、大黄；气虚水肿，需与人参等补气药配伍，如《卫生宝监》人参葶苈丸。

此外，葶苈子用于癥瘕积聚，腹中包块，不能饮食，《备急肘后方》用葶苈子配大黄、泽泻以行气散瘀逐邪；治黄疸，大便难，可与大黄配伍，以泄热通便退黄。《备急肘后方》治卒发癫狂，《医宗必读》治伤寒热不解，发狂烦躁，均取其祛痰泄热之功。用于一切痈疽疮肿、瘰疬痰核、湿疹瘙痒等。葶苈子能消痰散结疗疮，如《刘涓子鬼遗方》疗寒热瘰疬散方用葶苈子配豆豉灸疮上。

【用法用量】 3～10g，包煎。

【成药例证】

**1. 清肺消炎丸(《中华人民共和国药典》2015 年版)** 药物组成：麻黄、石膏、地龙、牛蒡子、葶苈子、人工牛黄、苦杏仁(炒)、羚羊角。

功能主治：清肺化痰，止咳平喘。用于痰热阻肺，咳嗽气喘，胸胁胀痛，吐痰黄稠；上呼吸道感染、急性支气管炎、慢性支气管炎急性发作及肺部感染见上述证候者。

**2. 泻肺定喘片[《国家中成药标准汇编·内科肺系(一)分册》]** 药物组成：麻黄(蜜炙)、枸杞子、北沙参、罂粟壳、五味子、葶苈子(炒)、苦杏仁霜、阿胶。

功能主治：泻肺纳气，止咳定喘。用于肺气壅塞、肾不纳气所致的喘咳。

**3. 小儿清肺化痰口服液(《中华人民共和国药典》2015 年版)** 药物组成：麻黄、黄芩、石膏、葶苈子、前胡、炒紫苏子、苦杏仁(炒)、竹茹。

功能主治：清热化痰，止咳平喘。用于小儿风热犯肺所致的咳嗽，症见吸气促、咳嗽痰喘、喉中作响。

**4. 百咳静糖浆(《中华人民共和国药典》2015 年版)** 药物组成：陈皮、前胡、清半夏、蜜百部、桑白皮、麻黄(蜜炙)、紫苏子(炒)、桔梗、麦冬、苦杏仁(炒)、黄芩、黄柏、甘草、葶苈子(炒)、天南星(炒)、瓜蒌仁(炒)。

功能主治：清热化痰，止咳平喘。用于外感风热所致的咳嗽、咯痰；感冒，急、慢性支气管炎，百日咳见上述证候者。

【贮藏】 置干燥处。

【参考文献】
[1]吴晓玲，杨裕忠，黄东亮.葶苈子水提物对狗左心主功能的作用[J].中药材，1998，21(5)：243-245.

[2]张晓丹，范春兰，余迎梅，等.葶苈子水提液对 CHF 大鼠利尿作用的影响[J].中国现代应用药学，2010，(3)：210-213.

[3]刘忠良.南葶苈子提取物调血脂作用研究[J].药学实践杂志，2000，18(1)：15-17.

[4]毕琼瑛，程绍瑜，江明性，等.葶苈子的强心作用与狗血、绵羊血灌注猫心肺装置的结果[J].武汉医学院学报，1963，(2)：9-15.

(王黎 吴清华 裴瑾)

## 788 通草

Tongcao

【异名】 寇脱(《山海经》)，离南、活莌、倚商(《尔雅》)，葱草(《本草汇言》)，白通草(《药性切用》)，通花(《草木便方》)，花草(《中国树木分类学》)，大通草(《四川中药志》)，通大海、泡通(《贵州民间方药集》)，五加风、宽肠、大通塔、大木通、五角加皮、通花五加、大叶五加皮(《湖南药物志》)。

【来源】 为五加科植物通脱木 *Tetrapanax papyrifer* (Hook.) K.Koch 的干燥茎髓。

【产地】 主要为栽培品。分布于我国西南、华南以及陕西、福建、台湾等地。主产于贵州铜仁、镇远、贵定，四川达州、阿坝藏族羌族自治州，广西河池、南丹、天峨，云南永平、漾濞、云龙，陕西旬阳、安康、蓝田等地。

**【采收加工】** 秋季割取茎，截成段，趁鲜取出髓部，理直，晒干。

**【炮制】** 除去杂质，切厚片。

**【性状特征】** 呈圆柱形，长20～40cm，直径1～2.5cm。表面白色或淡黄色，有浅纵沟纹。体轻，质松软，稍有弹性，易折断，断面平坦，显银白色光泽，中部有直径0.3～0.5cm的空心或半透明的薄膜，纵剖面呈梯状排列，实心者少见。气微，味淡。以条粗壮、色洁白、有弹性、空心有隔膜者为佳。

**【化学成分】** 通草的主要成分是皂苷，还含有多种氨基酸、微量元素等。通草的皂苷是其主要药理活性成分。

**【药理毒理】**

**1. 促进乳汁分泌** 通草水提取物按50g/kg的剂量给哺乳期雌鼠灌胃，其在哺乳第1、3、8、13和18d的泌乳量增多[1]。

**2. 利尿** 通草水提物按4g/kg的剂量给大鼠灌胃，大鼠的排尿量增加[2]。

**3. 解热** 通草水煎剂按8g/kg的剂量给啤酒酵母(或角叉菜胶)致发热大鼠灌胃，在给药后大鼠在0.1、1、2、3、4、5h的体温降低[3]。

**4. 抗炎** 通草水煎剂按8g/kg的剂量给角叉菜胶致足肿胀大鼠灌胃，能降低大鼠足跖肿胀度[3]。

**5. 抗氧化** 通草提取物按160mg/kg的剂量给小鼠腹腔注射，可降低小鼠血清和肝脏中LPO含量，降低小鼠脑组织和心肌中LF含量，提高小鼠全血超氧化物歧化酶活力[4]。

**【药性】** 甘、淡，微寒。归肺、胃经。

**【功能主治】** 清热利尿，通气下乳。用于湿热淋证，水肿尿少，乳汁不下。

**【临床应用】 临床常用**

(1) 湿热淋证，水肿尿少　通草气味俱薄而力缓，一般使用于湿热内蕴、水湿停滞的轻证，常与其他药物配伍使用。如治膀胱湿热之热淋涩痛，常配滑石、冬葵子、石韦等药，以增强清热利尿通淋之功，方如《普济方》通草引子。治水肿小便不利，常配伍茯苓、防己、大腹皮等药，共奏利水消肿之效。治湿温病，湿与热合蕴蒸气分之胸闷不畅、小便赤涩，常合薏苡仁、白蔻仁等药，以达宣畅气机、清利湿热之目的。

(2) 乳汁不下　用于产后乳少或乳汁不下。通草入胃经，能通气上达而下乳，治妇女产后乳少及乳汁不下。属气血虚弱者，常与猪蹄同用，或再配穿山甲、川芎、甘草等，以增强通乳补虚之力，方如《杂病源流犀烛》通乳汤。属血虚肝郁气滞者，又配伍当归、柴胡、香附等药，以养血疏肝通乳。

**【用法用量】** 3～5g。

**【成药例证】**

**1. 小儿肝炎颗粒(《中华人民共和国药典》2015年版)** 药物组成：茵陈、栀子(姜炙)、黄芩、黄柏、焦山楂、大豆黄卷、郁金、通草。

功能主治：清热利湿，解郁止痛。用于肝胆湿热所致的黄疸、胁痛、腹胀、发热、恶心呕吐、食欲减退、身体倦懒、皮肤黄染；黄疸型肝炎或无黄疸型肝炎见上述证候者。

**2. 通乳颗粒(《中华人民共和国药典》2015年版)** 药物组成：黄芪、通草、天花粉、漏芦、当归、白芍(酒炒)、柴胡、鹿角霜。

功能主治：益气养血，通络下乳。用于产后气血亏损，乳少，无乳，乳汁不通。

**3. 清热银花糖浆(《中华人民共和国药典》2015年版)** 药物组成：山银花、菊花、白茅根、通草、大枣、甘草、绿茶叶。

功能主治：清热解毒，通利小便。用于外感暑湿所致的头痛如裹、目赤口渴、小便不利。

**4. 风痛安胶囊(《中华人民共和国药典》2015版)** 药物组成：防己、通草、桂枝、姜黄、石膏、薏苡仁、木瓜、海桐皮、忍冬藤、黄柏、连翘。

功能主治：清热利湿，活血通络。用于湿热阻络所致的痹病，症见关节红肿热痛、肌肉酸楚；风湿性关节炎见上述证候者。

**5. 三仁合剂(《卫生部药品标准中药成方制剂·第五册》)** 药物组成：苦杏仁、豆蔻、薏苡仁、滑石、淡竹叶、半夏(姜炙)、通草、厚朴。

功能主治：宣化畅中，清热利湿。用于湿温初起，邪留气分，尚未化燥，暑温夹湿，头痛身重，胸闷不饥，午后身热，舌白不渴。

**【注意事项】** 孕妇慎用。

**【贮藏】** 置干燥处。

**【参考文献】** [1]郑涛,杨祖菁,钱林溪,等.通草增加哺乳期乳汁分泌的机制研究[J].上海交通大学学报,2012,32(6):689-692.

[2]贾敏如,沈映君,蒋麟,等.七种通草对大鼠利尿作用的初步研究[J].中药材,1991,14(9):40-42.

[3]沈映君,曾南,贾敏如,等.几种通草及小通草的抗炎、解热、利尿作用的实验研究[J].中国中药杂志,1998,23(11):687-690.

[4]曾南,沈映君,贾敏如,等.通草及小通草多糖抗氧化作用的实验研究[J].中国中药杂志,1999,24(1):46-48.

（王黎　吴清华　裴瑾）

## 789　通关藤

Tongguanteng

**【异名】** 通光散、奶浆藤(《滇南本草》),野炮通(《贵州药用植物目录》),乌骨藤、黄木香、下奶藤(《云南中草药选》),大苦藤、地甘草(《云南思茅中草药选》),扁藤、癞藤子、白暗消(《红河中草药》),龙爪草(《贵州中草药名录》)。

**【来源】** 为萝摩科植物通关藤 *Marsdenia tenacissima* (Roxb.) Wight et Arn.的干燥藤茎。

**【产地】** 主要为栽培品,野生品亦有。分布于斯里兰卡、印度、缅甸、越南、老挝等地。主产于云南、贵州、广东、广西、福建等地。

**【采收加工】** 秋、冬二季采收,干燥。

**【炮制】** 除去杂质。

**【性状特征】** 呈扁圆柱形,略扭曲,直径2～5cm,节膨大,节间两侧各有一条明显纵沟,于节处交互对称,表面灰褐色,粗糙;栓皮松软,较厚。质坚韧,粗者不易折断;断面不平整,类"8"字形,黄白色,密布针眼状细孔,髓部与木部分离或中空。气微,味苦回甜。以条粗、味苦回甜者为佳。

**【化学成分】** 通关藤的主要成分是甾体、多糖,还含有三萜、甾醇、有机酸等。通关藤的甾体、多糖是其主要药理活性成分。《中华人民共和国药典》2015年版规定,本品药材按干燥品计算,含通关藤苷H($C_{42}H_{66}O_{14}$)不得少于0.12%。

**【药理毒理】**

**1. 增强免疫** 通关藤多糖按0.07、0.14、0.28g/kg的剂量给免疫低下模型小鼠灌胃,能促进恢复脾脏和胸腺功能,增加血清中IL-2和IL-6的含量,发挥其提高机体体液免疫和细胞免疫的作用[1]。

**2. 安全性评价** 通关藤乙醇总提取物按5600mg/kg的剂量给小鼠灌胃给药,大部分小鼠的精神状态明显不佳,通关藤乙醚提取物按40mg/kg的剂量给小鼠灌胃给药,小鼠全部死亡[2]。

**【药性】** 苦,微寒。归肺经。

**【功能主治】** 止咳平喘,祛痰,通乳,清热解毒。用于咳喘痰多,产后乳汁不通,风湿肿痛,疮痈。

**【临床应用】** 临床常用

(1) 咳嗽、支气管炎　本品味苦,具有止咳平喘、祛痰的功效。单味药可治支气管炎、支气管哮喘(《云南中草药选》);配扁藤根可治咳嗽、哮喘等(《云南中草药》);配石椒草可治慢性气管炎(《全国中草药汇编》)。

(2) 乳汁不下　本品具有通乳、清热解毒的功效。配当归、白芍、川芎、王不留行可治乳汁不通。

**【用法用量】** 20～30g。外用适用。

**【成药例证】**

**1. 绿及咳喘颗粒[《国家中成药标准汇编·内科肺系(二)分册》]** 药物组成:小绿及、鸡矢藤、功劳木、通关藤、白及、虎杖、透骨草、黄精。

功能主治:养阴润肺,清热解毒,化瘀止血。用于热燥犯肺引起的咳嗽、潮热、盗汗等症。彝医也有使用。

**2. 石椒草咳喘颗粒[《国家中成药标准汇编·内科肺系(二)分册》]** 药物组成:陈皮、石菖蒲、虎杖、天冬、石椒草、百部、通关藤、臭灵丹、苦杏仁、鱼腥草、桑白皮。

功能主治:清热化痰,止咳平喘。用于肺热引起的咳嗽痰稠、口干咽痒,以及急、慢性支气管炎引起的痰湿咳喘。彝医也有使用。

**3. 消癌平注射液(《国家中成药标准汇编·口腔肿瘤儿科分册》)** 药物组成:通关藤浸膏。

功能主治:清热解毒,化痰软坚。用于食道癌、胃癌、肺癌、肝癌,并可配合放疗、化疗的辅助治疗。

**【贮藏】** 置干燥处。

**【参考文献】** [1]朱秀峰,李媛媛,岳永花,等.通关藤多糖的提取工艺及免疫调节作用研究[J].中国中药杂志,2012,37(4):457-460.

[2]邢旺兴.抗肿瘤中药通关藤的药理作用及其作用机理初步研究[J].健康研究,2011,31(10):12-16.

(王黎　吴清华　裴瑾)

## 790　通经草

Tongjingcao

**【异名】** 金丝草(《山西中药志》),止惊草、金线铜皮、铁骨草(《浙江中药资源名录》),紫背金牛草(《中药志》),分经草、小孩拳、伸筋草(《河南中草药手册》)。

**【来源】** 为中国蕨科植物银粉背蕨 *Aleuritopteris argentea* (Gmel.) Fee 的干燥全草。

**【产地】** 主要为野生品,栽培品亦有。分布云南、广西、江西、浙江、台湾、陕西、山西、河北、山东、内蒙古、东北等地。主产于山西、浙江、陕西等地。

**【采收加工】** 夏、秋季采收。去净泥土,捆成小把,晒干。

**【炮制】** 去净泥土,晒干。

**【性状特征】** 根茎呈椭圆形,稍弯曲,长0.5～1cm,表面棕黑色,密被具光泽的鳞片,上端残存叶柄痕。须根众多,棕黑色,纤细,毛状,长可达20cm;质稍硬。叶柄细长,紫褐色或褐棕色,光滑,具光泽,似铜丝;易折断,断面中心浅棕色或绿色。叶片多卷曲破碎,完整叶三角形,二至三回羽状深裂,叶缘微锯齿状;叶脉较细,棕褐色,向背面凸出;上表面暗绿色或棕绿色,孢子成熟时叶缘呈棕色,下表面密被黄白色或白色粉;叶缘有棕色孢子囊群,味淡。以棕黑、断面绿色为佳。

**【化学成分】** 通经草的主要成分是黄酮,还含有鞣质、皂苷等。通经草的黄酮是其主要药理活性成分。

**【药理毒理】**

**1. 抑菌**　通经草水煎液按0.25、0.5g/ml的剂量对大肠埃希菌与金黄色葡萄球菌进行抑菌实验,能减小抑菌圈直径[1]。

**2. 镇痛**　通经草水煎液0.25kg/ml按0.2g/ml的剂量给醋酸所致疼痛小鼠模型灌胃,能减少小鼠扭体次数[1]。

**【药性】** 微苦,平。归肺、肝经。

**【功能主治】** 明目,愈伤,止血。用于目赤,视力减退,胸伤,骨折,肺痨咳嗽,吐血。

**【临床应用】** 临床常用

(1) 目赤,眼睑干性糜烂,视物模糊,昏矇症　本品具有明目的功效,与诃子、川楝子、栀子、小茴香、甘草等配伍治眼睑糜烂,视力减退;与红花、丁香、天竺黄、诃子、川楝子、栀子、甘草、乌梢蛇(制)等配伍治视力减退、昏矇症、目赤红肿、干性和湿性眼睑糜烂症。

(2) 创伤化脓,骨折　本品具有愈伤的功效,与胡连、羽叶千里光、杜仲等配伍治疗创伤化脓、骨折。

**【用法用量】** 6～9g。

**【注意事项】** 孕妇禁服。

**【贮藏】** 置阴凉干燥处。

**【参考文献】** [1]张晓文,任秀梅.通经草对小鼠的镇痛作用及体外抑菌作用研究[J].牡丹江大学学报,2014,23(6):154-156.

(王黎　吴清华　裴瑾)

## 791　土贝母

Tubeimu

**【异名】** 土贝(《百草镜》),大贝母(《本草纲目拾遗》),地苦胆、草贝(《陕西中草药》)。

**【来源】** 为葫芦科植物土贝母 *Bolbostemma paniculatum* (Maxim.) Franquet 的干燥块茎。

**【产地】** 主要为栽培品,野生品亦有。主产于广东广州,香港,海南东方,贵州清镇、兴仁、兴义,四川南川、甘洛、洪溪,云南屏边、保山、凤庆,西藏聂拉木,珠穆朗玛峰北坡附近的绒辖河谷、亚东、错那等地。尼泊尔、印度至越南、老挝、柬埔寨亦有分布。

**【采收加工】** 秋季采挖,洗净,掰开,煮至无白心,取出,晒干。

**【炮制】** 净制。

**【性状特征】** 为不规则的块,大小不等。表面淡红棕色或暗棕色,凹凸不平。质坚硬,不易折断,断面角质样,气微,味微苦。以质坚实,色淡红棕,半透明,断面角质样者为佳。

**【化学成分】** 土贝母的主要成分是皂苷,还含有甾醇、糖苷、酯、生物碱等。土贝母的皂苷是其主要药理活性成分。《中华人民共和国药典》2015年版规定,本品药材按干燥品计算,含土贝母苷甲($C_{63}H_{98}O_{29}$)不得少于1.0%。

【药理毒理】

**1. 抗肿瘤**　土贝母块茎提取物土贝母苷甲按2、3mg/(kg·d)的剂量给小鼠腹腔注射，均能减少接种B16黑色素瘤细胞小鼠的肺重和肺转移灶数量[1]。

**2. 抑制免疫功能**　土贝母块茎提取物土贝母皂苷A(土贝母苷甲)2mg/kg给小鼠腹膜内给药，可使小鼠脾脏空斑形成细胞增高；而口服给药50mg/kg，使小鼠脾脏空斑形成细胞下降，同剂量可使胸腺重量减轻[2]。

**3. 安全性评价**　小鼠肌内注射土贝母结晶$LD_{50}$为51.61mg/kg，小鼠腹腔注射土贝母皂苷的$LD_{50}$为31.9±0.234mg/kg。大于临床治疗量时，家兔未发现有实质性病变，但用量过大时，局部可产生充血和炎症刺激反应。家兔给药前后，血液中白细胞和红细胞数无改变，肝、肾也无明显损伤[3,4]。土贝母结晶按0.3、0.6、1.2mg/kg的剂量给犬肌内注射，低、中剂量在实验过程中未出现不良反应，血液学和肝肾功能检查无异常改变。解剖时肉眼可见2只犬(2/6)的脾脏增大，色紫暗。高剂量在整个实验过程中亦未见不良反应，化验检查发现白细胞计数增加。病理组织学检查发现，各剂量部分动物(4/9)的肝组织呈点状坏死，脾脏出血(少量或大量含铁血色素沉着)，其他动物未见明显的病理改变[3,4]。

**4. 体内过程**　给小鼠肌内注射土贝母苷甲60mg/kg后，在小鼠体内肝、脾内含量较高，血、肺和心脏次之，肾和脑较低，与血浆、肝及肾组织蛋白结合率分别为17.1%、21.8%、20.35%，从胃肠道消失较快，土贝母苷甲可能以代谢产物的形式从尿液和胆汁中排泄[5]。

【药性】　苦，微寒。归肺、脾经

【功能主治】　解毒，散结，消肿。用于乳痈，瘰疬，痰核。

【临床应用】　临床常用

乳痈　本品苦，微寒，具有解毒、散结、消肿功效；配白芷可治疗乳痈初起(《本草纲目拾遗》)；阳和汤加土贝母可治乳岩(《本草纲目拾遗》)；配金银花、连翘可治乳岩已破(《姚希周经验方》)。

【用法用量】　5～10g。

【成药例证】

**1. 乳增宁胶囊(《中华人民共和国药典》2015年版)**　药物组成：土贝母、艾叶、淫羊藿、柴胡、川楝子、天冬。

功能主治：疏肝散结，调理冲任。用于冲任失调、气郁痰凝所致乳癖，症见乳房结节，一个或多个，大小形状不一、质柔软，或经前胀痛，或腰酸乏力、经少色淡；乳腺增生病见上述证候者。

**2. 乳癖舒胶囊(《国家中成药标准汇编·外科妇科分册》)**　药物组成：土贝母、瓜蒌皮、蒲公英、丹参、赤芍、柴胡、延胡索。

功能主治：疏肝解郁，活血解毒，软坚散结。用于肝气郁结、毒瘀互阻所致的乳腺增生、乳腺炎。

**3. 乳癖清胶囊(《国家中成药标准汇编·外科妇科分册》)**　药物组成：土贝母、柴胡、青皮、蒲公英、重楼、五气朝阳草、瓜蒌皮、青木香、山慈菇、鹿角霜、当归、夏枯草、冬虫夏草。

功能主治：理气活血，软坚散结。用于乳腺增生、经期乳腺胀痛等疾病。傣医也有使用。

**4. 土贝母皂苷注射液(《国家中成药标准汇编·外科妇科分册》)**　药物组成：土贝母皂苷。

功能主治：清热解毒，除湿散结。用于治疗湿热蕴毒证。

【贮藏】　置通风干燥处。

【参考文献】　[1]王长秀，马润娣，于立坚.土贝母苷甲对小鼠B16黑色素瘤和Lewis肺癌转移的抑制作用[J].中国临床药理学与治疗学，2006，11(7)：764-770.

[2]李兴华，王朋，傅章才，等.土贝母皂苷A对实验动物免疫功能的影响[J].中国药房，1998，(1)：285.

[3]付章才，赵更生，房益蓝.土贝母皂苷的药理学研究[J].陕西新医药，1985，14(4)：49.

[4]王永清，于立坚，杨世勇.土贝母抗癌有效成分结晶D的临床前药理研究[J].陕西新医药，1984，13(6)：52.

[5]王永清，于立坚，马润娣，等.土贝母甙甲在动物体内的吸收、分布、代谢和排泄[J].中草药，1994，25(5)：256-258.

(王黎　吴清华　裴瑾)

## 792　土鳖虫

Tubiechong

【异名】　土鳖(《名医别录》)，簸箕虫(《本草衍义》)，地鳖虫、地蜱虫(《鲫氏小儿方》)，山账螂(《本草求原》)，地乌龟(《分类草药性》)，土元(《中药形性经验鉴别法》)。

**【来源】** 为鳖蠊科昆虫地鳖 *Eupolyphaga sinensis* Walker 或冀地鳖 *Steleophaga Plancyi* (Boleny)的雌虫干燥体。

**【产地】** 主要为养殖品，野生品亦有。地鳖和冀地鳖在我国各地均有分布。地鳖主要在江苏无锡、吴中区、海门，浙江宁波、三门、嘉兴，湖南宁乡、慈利、双峰，四川沐川、夹江、阆中，上海崇明、奉贤等地养殖。冀地鳖主要在河北定州、威县、邢台，河南原阳、延津、汲县，山东龙口、平阴、蓬莱，北京延庆、昌平、朝阳，辽宁新金、北镇、辽阳等地均养殖。

**【采收加工】** 捕捉后，置沸水中烫死，晒干或烘干。

**【炮制】** 取原药材，除去杂质，洗净，或筛去灰屑，干燥。

**【性状特征】** **地鳖** 呈扁平卵形，长1.3～3cm，宽1.2～2.4cm。前端较窄，后端较宽，背部紫褐色，具光泽，无翅。前胸背板较发达，盖住头部；腹背板9节，呈覆瓦状排列。腹面红棕色，头部较小，有丝状触角1对，常脱落，胸部有足3对，具细毛和刺。腹部有横环节。质松脆，易碎。气腥臭，味微咸。以完整、色紫褐者为佳。

**冀地鳖** 长2.2～3.7cm，宽1.4～2.5cm。背部黑棕色，通常在边缘带有淡黄褐色斑块及黑色小点。以完整、色紫褐者为佳。

**【化学成分】** 土鳖虫的主要成分是脂肪酸，还含有挥发油、生物碱、氨基酸等。土鳖虫的脂肪酸是其主要药理活性成分。

**【药理毒理】**

**1. 对心血管系统的影响**

(1) 抗凝血　土鳖虫水提取液按1.0g/kg的剂量给家兔灌胃，可延长家兔血浆白陶土部分凝血酶时间、凝血酶原时间及凝血酶时间，土鳖虫提取液混入兔空白血浆中使终浓度分别为0.05、0.10、0.20g/ml，能使家兔血浆白陶土部分凝血酶时间、凝血酶原时间、凝血酶时间及抗凝血酶Ⅲ时间延长[1]。土鳖虫水浸膏按1.34、2.68、5.36g/kg的剂量给小鼠、大鼠和实验性血栓模型大鼠灌胃，能延长小鼠体外凝血时间，延长大鼠凝血酶原时间[2]。

(2) 改善血液流变性　给家兔静脉注射土鳖虫注射液1g生药/kg，可降低兔各切速下全血黏度，降低体外血栓的长度、湿重、干重，缩短最大凝固时间，减少血小板聚集数，改善血小板聚集性，降低血小板黏附性，改善红细胞变形能力，增快红细胞电泳速度，改善红细胞聚集性，并可降低血浆中纤维蛋白原含量[3]。

(3) 抗缺血缺氧　土鳖虫水提取液按1、2、4g/kg的剂量给小鼠灌胃，能延长小鼠耐缺氧时间，增强脑组织中超氧化物歧化酶的活性，降低一氧化氮合成酶活性，增加谷胱甘肽含量和降低一氧化氮、丙二醛的含量[4]。土鳖虫水提物1g生药/ml给家兔静脉注射，可推迟兔缺氧后心肌缺氧的发生时间，推迟缺氧后呼吸停止时间，增强心、脑组织耐缺氧能力[5]。

**2. 促进骨愈合**　土鳖虫按1.1g/只的剂量给家兔喂饲，能促进实验性骨折家兔的血管形成，改善局部的血液循环，增加骨生成细胞的活性和数量，加速钙盐沉积和骨痂增长[6]。

**3. 抗肿瘤**　土鳖虫醇提液1.25、2.5、5、10mg/ml体外对人胃低分化腺癌BGC-823细胞增殖有抑制作用，抑制率分别为91.87%、72.56%、24.57%、3.23%、4.68%[7]。土鳖虫醇提物能抑制人肝癌 $HepG_2$ 细胞和人胃癌SGC-7901细胞增殖[8]。

**4. 对免疫系统的影响**　土鳖虫多肽0.3g/kg灌胃给予环磷酰胺所致免疫低下模型小鼠10d，可促进胸腺和脾脏发育，提高正常和免疫抑制小鼠血清IL-2含量[9]。

**5. 调脂**　土鳖虫水煎液2.4g/kg给鹌鹑灌胃，连续60d，能降低高脂鹌鹑卵磷脂胆固醇酰基转移酶活性，降低低密度脂蛋白-胆固醇和总胆固醇，升高HDL-C/TC[10]。

**6. 安全性评价**　家兔静脉注射土鳖虫总生物碱20mg/kg，心电图出现S-T段缺血改变，Ⅰ-Ⅱ度房室传导阻滞，并有室性早搏，如不抢救，即刻死亡，死亡家兔解剖发现，心脏处于舒张期[11]。小鼠腹腔注射土鳖虫总生物碱水提取液的 $LD_{50}$ 为136.45±7.98mg/kg；给药后，小鼠先表现为抖动，进而跳跃、震颤、竖耳，多在10～20min死亡[12]。2%土鳖虫乳剂灌胃SD大鼠5ml，连续灌胃7次，体重基本无变化，血常规各项指标均在正常范围内，肝肾功能检测结果显示谷草转氨酶下降[13]。

【药性】 咸，寒；有小毒。归肝经。

【功能主治】 破血逐瘀，续筋接骨。用于跌打损伤，筋伤骨折，血瘀经闭，产后瘀阻腹痛，癥瘕痞块。

【临床应用】

**1. 临床常用**

（1）骨折筋伤、瘀血肿痛　本品为伤科常用药物，尤多用于骨折筋伤、瘀血肿痛，可单用活土鳖虫浸酒饮，以渣敷患处，焙存性，为末，每服二三钱，方见《医方摘要》；治骨折伤痛，常与自然铜、骨碎补等配伍，如《杂病源流犀烛》接骨紫金丹；若重伤晕厥、筋伤骨折，可配伍自然铜、乳香、没药、血竭等制成散剂酒下，如《寿世新编》八厘散、《验方新编》回生第一仙丹；若骨折筋伤后期，筋骨软弱，可与续断、杜仲等配伍，如《伤科大成》壮筋续骨丸。

（2）血瘀经闭、产后瘀滞腹痛、癥瘕积块　本品味咸入血，功擅逐瘀通经、软坚消癥。若妇女瘀血经闭及产后瘀滞腹痛，常配伍大黄、桃仁等，如《金匮要略》下瘀血汤；若瘀阻日久，新血不生而成干血痨者，加配虻虫、水蛭、芍药等，如《金匮要略》大黄䗪虫丸；若癥瘕积块者，可加配鳖甲、柴胡、桂枝、赤芍、丹皮等，如《金匮要略》鳖甲煎丸。

（3）重舌木舌　本品味咸入血，能逐瘀而凉血消肿，可用治重舌木舌之证。若重舌塞痛，可用土鳖虫和生薄荷研汁，帛包捻舌下肿处，如《鲍氏小儿方》；若木舌肿强塞口，《圣惠方》以土鳖虫、食盐共为末，以水二盏，煎十沸，时时热含吐涎，至瘥乃止。

**2. 临床新用**　土鳖虫可用于治疗高脂血症[14]。

【用法用量】 3～10g。

【成药例证】

**1. 前列癃闭通胶囊（《国家中成药标准汇编·内科肾系分册》）**　药物组成：黄芪、土鳖虫、冬葵果、桃仁、桂枝、淫羊藿、柴胡、茯苓、虎杖、枳壳、川牛膝。

功能主治：益气温阳，活血利水。用于肾虚血瘀所致癃闭，症见尿频，排尿延缓、费力，尿后余沥，腰膝酸软；前列腺增生见上述证候者。

**2. 复方三七胶囊（《国家中成药标准汇编·骨伤科分册》）**　药物组成：三七、土鳖虫、白芷、川芎、当归、乳香（制）、红花、没药（制）。

功能主治：化瘀止血，消肿止痛。用于跌打损伤，瘀血肿痛，外伤出血，挫伤、扭伤，骨外伤等。

**3. 红药片（《国家中成药标准汇编·骨伤科分册》）**　药物组成：三七、川芎、白芷、当归、土鳖虫、红花。

功能主治：活血止痛，去瘀生新。用于跌打损伤，瘀血肿痛，风湿麻木。

**4. 活血止痛散（《中华人民共和国药典》2015年版）**　药物组成：当归、三七、乳香（制）、冰片、土鳖虫、自然铜（煅）。

功能主治：活血散瘀，消肿止痛。用于跌打损伤，瘀血肿痛。

【注意事项】 孕妇禁用。

【贮藏】 置通风干燥处，防蛀。

【参考文献】 [1]贺卫和，成细华，徐爱良.土鳖虫提取液对家兔凝血作用的实验研究[J].湖南中医学院学报，2003，23(2)：7-9.

[2]周春风，莱萌，王秀华，等.土鳖虫抗凝血作用研究[J].长春中医学院学报，1999，15(4)：47.

[3]王怡，翁维良，刘剑刚.动物类活血化瘀药对血液流变性作用的比较研究[J].中药药理与临床，1997，13(3)：1-3.

[4]贺卫和，曾嵘，成细华.土鳖虫提取液对脑缺血再灌注损伤的保护作用[J].中药药理与临床，2008，24(4)：43-45.

[5]黄金保，冯改壮，刘晓驹，等.土鳖虫抗兔心脑缺氧实验研究[J].长治医学院学报，1994(2)：102-103.

[6]罗佩强.土鳖虫促进骨折愈合的实验研究[J].中国骨伤，1992，5(6)：6-7.

[7]邹玺，刘宝瑞，钱晓萍，等.土鳖虫提取液对人胃低分化腺癌细胞 BGC-823 的抑制作用[J].时珍国医国药，2006，17(9)：1695-1696.

[8]葛钢锋，余陈欢，吴巧凤.土鳖虫醇提物对体外肿瘤细胞增殖的抑制作用及其机制研究[J].中华中医药杂志，2013，28(3)：826-828.

[9]严梦思，李兴暖，赵勇，等.土鳖虫多肽对正常和免疫抑制小鼠免疫功能的影响[J].时珍国医国药，2012，23(8)：1940-1941.

[10]王巍，王晋桦，赵德忠，等.鸡血藤、鬼箭羽和土鳖虫调血脂作用的比较[J].中国中药杂志，1991，16(5)：299-320.

[11]龙子江，董宏超，盛炎炎.土鳖虫总生物碱对家兔心泵功能的影响[J].安徽中医学院学报，1989，(3)：84-86.

[12]杨耀芳，王钦茂，王明华，等.土鳖虫总生物碱对动物耐缺氧的影响[J].中草药，1989，20(6)：20-21，24.

[13]张微，邹玺，禹立霞，等.土鳖虫乳剂对 SD 大鼠毒副作用的初步评价[J].中国中医药科技，2007，14(6)：427-428.

[14]王观秀，徐晨永.大黄䗪虫丸治疗高脂血症 30 例疗效观察[J].中成药，1999，21(11)：579-580.

（王黎　吴清华　裴瑾）

## 793 土党参

Tudangshen

【异名】 奶参、土羊乳(《草木便方》),野党参(《贵州民间方药集》),浮萍参(《民间常用草药汇编》),土人参、土沙参(《四川中药志》),土参(《江西草药》),土洋参、人参薯、南人参、模登果(《广西药植名录》),孩儿葛(《福建中草药》)。

【来源】 为桔梗科植物土党参 *Campanumoea javanica* Bl.或小花土党参 *Campanumoea javanica* Bl.var.*japonica* Makino 的干燥根。

【产地】 主要为栽培品。分布于广东、广西、贵州、云南、台湾等地。主产于云南福贡、贡山、维西、漾濞,以及楚雄、昆明、寻甸以南,贵州西兴义、兴仁、长顺、册亨,广西和广东的大部分等地。

【采收加工】 秋、冬二季采收,除去须根,晒至半干,洗净,晒干。

【炮制】 除去杂质,洗净,稍润,切片,晒干。

【性状特征】 呈圆柱状,多具四棱,稍弯曲,下部有分枝,长 8～20cm,直径 1～2cm。表面灰黄色,有不规则的纵皱纹及多数疙瘩状突起。质硬,易折断,断面颗粒状,类白色或黄白色。气微,味微甜。以条粗、断面类白者为佳。

【化学成分】 土党参的主要成分是多糖,还含有黄酮等。土党参的多糖是其主要药理活性成分。

【药理毒理】

**1. 抗疲劳** 土党参多糖按 100、200、400mg/(kg·d)的剂量给小鼠灌胃给药 21d 后,均能延长小鼠爬杆时间,增加小鼠游泳耐力,降低血乳酸、血清尿素氮的含量,增加肝糖原的含量[1]。

**2. 抗耐缺氧** 土党参多糖按 100、200、400mg/(kg·d)的剂量给亚硝酸钠所致常压缺氧以及脑缺血缺氧再灌注小鼠模型灌胃,连续 21d,常压缺氧小鼠模型存活时间分别延长了 4.63%、10.36%、17.87%;脑缺血缺氧再灌注小鼠模型存活时间分别延长了 17.48%、21.22%、30.70%;降低小鼠单位时间耗氧量;增加缺血缺氧再灌注模型小鼠的血红蛋白及其红细胞数量[2]。

**3. 促进胃肠运动** 土党参多糖按 100、200、400mg/kg 的剂量给小鼠灌胃,连续 30d,能够增加小鼠食物利用率及体重增重率,促进 D-木糖吸收及增加胃肠抑制小鼠墨汁推进率[3]。

**4. 改善学习记忆** 土党参粗多糖按 150、300mg/kg 的剂量,土党参纯多糖按 150、300mg/kg 的剂量给小鼠灌胃,以东莨菪碱、亚硝酸钠、乙醇分别造成学习记忆获得障碍、记忆巩固障碍和记忆再现障碍模型小鼠,均可使小鼠逃避伤害刺激的反应速度加快,错误次数减少,遭电击时间缩短[4,5]。

**5. 抗脑缺血/再灌注损伤的保护** 土党参多糖按 75、150、300mg/kg 的剂量给反复缺血再灌注模型的小鼠灌胃,连续 30d,均可减轻小鼠海马区神经元损伤,降低脑组织中丙二醛和一氧化氮含量,中剂量能提高乙酰胆碱含量,中、高剂量能降低乙酰胆酯酶活性,提高 ATP 酶、糖代谢[6]。

【药性】 甘,平。

【功能主治】 健脾补肺。用于体倦乏力,肺虚咳嗽,脾虚腹泻,乳汁稀少。

【临床应用】 **临床常用**

(1) 肺虚咳嗽 本品味甘、微苦,性温,入肺、脾、肾三经。多由风寒之邪侵袭,内郁肺气,肺卫失宣而引起,与百合、尖贝、百部、莲米、甜杏仁配伍可治疗肺虚咳嗽(《四川中药志》);配白胡椒、艾叶可治寒咳(《江西草药》)。

(2) 脾虚泄泻 本品具有健脾的作用,可治疗因脾阳气虚而致运化失常、作泻,表现为食后脘腹饱胀、腹泻、泻下不消化物、消瘦、乏力。可与大枣配伍,水煎服治疗脾虚泄泻。

【用法用量】 9～15g。

【成药例证】

**1. 清火养元胶囊(《国家中成药标准汇编·内科脾胃分册》)** 药物组成:栀子、苦丁茶、苦竹叶、山枝茶、土党参、土大黄。

功能主治:清热泻火,安神通便。用于热病心烦,目赤肿红,颜面痤疮,夜寐不宁,大便秘结。

**2. 金乌骨通胶囊(《国家中成药标准汇编·脑系经络肢体分册》)** 药物组成:金毛狗脊、乌梢蛇、葛根、淫羊藿、木瓜、土牛膝、土党参、姜黄、威灵仙、补骨脂。

功能主治:滋补肝肾,祛风除湿,活血通络。用于肝肾不足,风寒湿痹、骨质疏松,骨质增生引起的腰腿酸痛、肢体麻木等症。苗医也有使用。

【贮藏】 置阴凉干燥处，防霉、防蛀。

【参考文献】 [1]彭梅，张振东，杨娟.土党参多糖对小鼠的抗疲劳作用[J].食品科学，2011，32(19)：224-226.

[2]彭梅，张振东，杨娟.土党参多糖对小鼠耐缺氧能力的影响[J].中国老年学杂志，2012，32(6)：1183-1185.

[3]彭梅，姚佳，杨晓玲，等.土党参多糖促进小鼠胃肠运动的初步研究[J].山地农业生物学报，2011，30(5)：461-463.

[4]张振东，吴兰芳，景永帅，等.土党参多糖对小鼠学习记忆作用研究[J].山地农业生物学报，2010，29(3)：242.

[5]张振东，杨娟，吴兰芳，等.神经营养因子样土党参多糖促进小鼠学习记忆作用的实验研究[J].时珍国医国药，2011，22(8)：1845-1847.

[6]张振东，杨娟，吴兰芳，等.土党参多糖对小鼠脑缺血/再灌注损伤具有保护作用[J].中国药理学通报，2011，27(4)：508-511.

（王黎　吴清华　裴瑾）

## 794　土茯苓

Tufuling

【异名】 草禹余粮(《本草拾遗》)，刺猪苓(《本草图经》)，过山龙、硬饭(《朱氏集验医方》)，仙遗粮(《滇南本草》)，山牛(《本经逢原》)，冷饭头(《生草药性备要》)。

【来源】 为百合科植物光叶菝葜 *Smilax glabra* Roxb.的干燥根茎。

【产地】 主要为栽培品。分布于甘肃南部和长江流域以南各省区，直到台湾、海南岛和云南。主产于浙江温州、兰溪，江苏镇江、苏州以及广东，湖南，湖北等地。

【采收加工】 夏、秋二季采挖，除去须根，洗净，干燥；或趁鲜切成薄片，干燥。

【炮制】 除去杂质；未切片者，浸泡，洗净，润透，切薄片，干燥。

【性状特征】 呈长圆形或不规则的薄片，边缘不整齐。切面类白色至淡红棕色，粉性，可见点状维管束及多数小亮点；质略韧，折断时有粉尘飞扬，以水湿润后有黏滑感。气微，味微甘、涩。以淡棕色、粉性足、纤维少者为佳。

【化学成分】 土茯苓的主要成分是皂苷，还含有鞣质、树脂、淀粉、生物碱、挥发油、六碳糖类、甾醇等。土茯苓的皂苷是其主要药理活性成分。《中华人民共和国药典》2015年版规定，本品药材按干燥品计算，含落新妇苷($C_{21}H_{22}O_{11}$)不得少于0.45%；本品饮片按干燥品计算，含落新妇苷($C_{21}H_{22}O_{11}$)不得少于0.10%。

【药理毒理】

**1. 镇痛** 尾静脉注射1、2、4mg/kg落新妇苷能减少冰醋酸所致疼痛模型小鼠扭体次数；注射2.5～10mg/kg落新妇苷能延长热板法所测小鼠的痛反应潜伏期[1]。

**2. 利尿** 落新妇苷按0.5、1、2mg/kg的剂量给小鼠尾静脉给药，均使大鼠的总排尿量增加[1]。

**3. 解毒** 土茯苓水煎剂按0.5、1.0g生药/只，土茯苓稀醇提取物按1、2g生药/只，土茯苓粗黄酮按50、100mg/只的剂量，土茯苓多糖按0.5、1.0ml/只的剂量，给棉酚所致急性和亚急性中毒模型大鼠灌胃，能减少死亡动物数目和降低肝脏病理损伤[2]。

**4. 细胞免疫抑制** 土茯苓水提取物以100mg/kg剂量给2,4,6-三硝基氯苯所致接触性皮炎模型小鼠，能降低小鼠两耳厚度差[3]。

**5. 保肝** 土茯苓水煎剂按50g/kg的剂量给硫代乙酰胺所致肝损伤模型大鼠灌胃，能降低大鼠血清ALT、AST、ALP、GGT、LDH的活性，降低肝匀浆的ALT和AST的活性，且使ALP和GGT的活性不降低[4]。

【药性】 甘、淡，平。归肝、胃经。

【功能主治】 解毒，除湿，通利关节。用于梅毒及汞中毒所致的肢体拘挛，筋骨疼痛；湿热淋浊，带下，痈肿，瘰疬，疥癣。

【临床应用】 临床常用

(1) 梅毒，肢体拘挛　本品甘淡，解毒利湿，又能通利关节，解汞毒。用于梅毒或因梅毒服汞剂中毒而致肢体拘挛、筋骨疼痛者，功效尤佳，故为治梅毒的要药。可单用本品水煎服，如《景岳全书》土草薢汤；亦可与金银花、威灵仙、白鲜皮等同用，如《实用中医外科学》土茯苓合剂；若因服汞剂中毒而致肢体拘挛者，可与薏苡仁、防风、木瓜等配伍，如《本草纲目》搜风解毒汤。

(2) 淋浊，带下，痈肿瘰疬，湿疹瘙痒　本品甘淡、解毒利湿，故可用于湿热所致的淋浊带下、痈肿湿疹等症。用于热淋，常与木通、萹蓄、车前子等同用;《江西草药》与茶根配伍,又治血淋。用于湿热带下、痈肿瘰疬,多与苍术、黄柏、苦参等配用;《滇南本草》单用本品水煎服,治湿热带下,又单用本品研末,醋调外敷患处,治痈肿疮毒;《积德堂经验方》单用本品水煎服,又治瘰疬溃烂。用于脾虚湿盛、湿疹瘙痒,可与泽泻、白术、茯苓皮等配伍,如《中国药物大全》健脾除湿丸。

**【用法用量】** 15～60g。

**【成药例证】**

**1. 通淋胶囊(《国家中成药标准汇编·外科妇科分册》)** 药物组成:土茯苓、韭菜子、泽泻、苍术、川木通、苦参、大黄、金樱子、鹿茸、蜈蚣、冬瓜子。

功能主治:补肾健脾,解毒利湿;用于肾虚瘀阻症,症见尿频、尿急、尿涩痛、血尿。

**2. 乙肝解毒胶囊(《卫生部药品标准中药成方制剂·第一册》)** 药物组成:黄柏、草河车、黄芩、大黄、胡黄连、土茯苓、黑矾、贯众。

功能主治:清热解毒,疏肝利胆。用于乙型肝炎,辨证属于肝胆湿热内蕴者;临床表现为肝区热痛,全身乏力,口苦咽干,头晕耳鸣或面红耳赤,心烦易怒,大便干结,小便少而黄,舌苔黄腻,脉滑数或弦数。

**3. 银屑灵(《卫生部药品标准中药成方制剂·第二册》)** 药物组成:苦参、甘草、白鲜皮、防风、土茯苓、蝉蜕、黄柏、生地黄、金银花、赤芍、连翘、当归。

功能主治:祛风燥湿,清热解毒,活血化瘀。用于银屑病。

**4. 妙济丸(《中华人民共和国药典》2015年版)** 药物组成:黑木耳(醋制)、当归、酒白芍、川芎、木瓜、盐杜仲、续断、川牛膝(酒蒸)、苍术、盐小茴香、木香、丁香、母丁香、乳香(制)、茯苓、土茯苓、龟甲(制)。

功能主治:补益肝肾,祛湿通络,活血止痛。用于肝肾不足、风湿瘀阻所致的痹病,症见骨节疼痛、腰膝酸软、肢体麻木拘挛。

**5. 痛风定胶囊(《中华人民共和国药典》2015年版)** 药物组成:秦艽、黄柏、延胡索、赤芍、川牛膝、泽泻、车前子、土茯苓。

功能主治:清热祛湿,活血通络定痛。用于湿热瘀阻所致的痹病,症见关节红肿热痛,伴有发热、汗出不解、口渴心烦、小便黄、舌红苔黄腻、脉滑数;痛风见上述证候者。

**【贮藏】** 置通风干燥处。

**【参考文献】**
[1]吴丽明,张敏.土茯苓中落新妇苷的利尿和镇痛作用[J].中药材,1995,18(12):627-630.

[2]王文华,俞家华,周志仁,等.土茯苓对棉酚的解毒作用[J].中药通报,1982,7(1):32-34.

[3]徐强,王蓉,徐丽华,等.土茯苓对细胞免疫和体液免疫的影响[J].中国免疫学杂志,1993,9(1):39-42.

[4]辛滩生,牛新海,腾凯,等.土茯苓对TAA中毒大鼠肝酶谱影响[J].镇江医学院学报,1998,8(2):165-166.

(王黎　吴清华　裴瑾)

## 795　土荆皮

Tujingpi

**【异名】** 荆树皮(《中国药植志》),金钱松皮(《药材学》)。

**【来源】** 为松科植物金钱松 *Pseudolarix amabilis* (Nelson) Rehd.的干燥根皮或近根树皮。

**【产地】** 主要为栽培品。主产于江苏宜兴、安徽南部、福建北部、湖北利川至重庆万县交界等地。

**【采收加工】** 夏季剥取,晒干。

**【炮制】** 洗净,略润,切丝,干燥。

**【性状特征】** 根皮呈不规则的长条状,扭曲而稍卷,大小不一,厚2～5mm。外表面灰黄色,粗糙,有皱纹和灰白色横向皮孔样突起,粗皮常呈鳞片状剥落,剥落处红棕色;内表面黄棕色至红棕色,平坦,有细致的纵向纹理。质韧,折断面呈裂片状,可层层剥离。气微,味苦而涩。树皮呈板片状,厚约至8mm,粗皮较厚。外表面龟裂状,内表面较粗糙。以支片大、黄棕色、有纤维质、无栓皮者为佳。

**【化学成分】** 土荆皮的主要成分是二萜,还含有三萜、木脂素、倍半萜等。土荆皮的二萜是其主要药理活性成分。《中华人民共和国药典》2015年版规定,本品药材及其饮片按干燥品计算,含土荆皮乙酸($C_{23}H_{28}O_8$)不得少于0.25%。

**【药理毒理】** **抑菌** 土荆皮醇提取液对上海断发毛癣菌、上海絮状表皮癣菌、上海羊毛状小孢子菌、武汉须毛癣菌、武汉猴毛毛癣菌、武汉黑青毛癣菌、武汉白色念珠菌32053、武汉白色念珠菌38253、武汉犬状小孢子菌、武汉近平滑念珠菌有较强的抑菌活性,除对武汉须毛癣菌、武汉近平滑念珠菌的最小抑菌浓度(MIC)为3.13μl/ml外,其余菌株均为6.25μl/ml[1]。

**【药性】** 辛,温;有毒。归肺、脾经。

**【功能主治】** 杀虫,疗癣,止痒。用于疥癣瘙痒。

**【临床应用】** **临床常用**

(1) 癣　土荆皮辛温有毒,具有良好的杀虫疗癣、祛湿止痒的功效,本品外用,可治疗各种癣,常单用本品浸酒涂擦或研末用醋调敷。现多制成10%～50%土荆皮酊或与水杨酸、苯甲酸等合制成复方土荆皮配以外用。鹅掌风药水(《中国药物大全》),即以本品与燥湿疗癣之蛇床子、大风子、斑蝥等同用,制成酊制外用,治疗鹅掌风、灰指甲、湿癣、脚癣等。《全国中草药汇编》以本品与解毒收敛之地榆末浸酒外搽,治头癣。

(2) 湿疹及皮肤瘙痒　本品辛散温燥,善能祛风燥湿止痒,如湿热下注、阴囊湿疹瘙痒者,可单用本品浸酒外涂;若肛门痧痒者,可以本品配伍乌梅肉、乌蛇肉、珍珠母等水煎液,于局部先熏后坐浴。血虚者加生黄芪、当归、白芍;风热湿毒偏甚者,加大黄、苦参、黄柏(《上海中医药杂志》)。如湿热蕴毒蓄积于肌肤之风疹、疥癣,周身刺痒及各种瘙痒性皮肤病,本品可与清热燥湿、祛风止痒之白鲜皮、苦参等制成止痒酊剂外搽。可与密陀僧、轻粉、百部等攻毒杀虫止痒之品研末,先以皂角水洗患处,再以醋调药末成糊状,涂敷患处。治局限性神经皮炎(《中华皮肤科杂志》)。

**【用法用量】** 外用适量,醋或酒浸涂擦,或研末调涂患处。

**【成药例证】**

**1. 癣宁搽剂(《中华人民共和国药典》2015年版)**　药物组成:土荆皮、关黄柏、白鲜皮、徐长卿、苦参、石榴皮、洋金花、南天仙子、地肤子、樟脑。

功能主治:清热除湿,杀虫止痒,有较强的抗真菌作用。用于脚癣、手癣、体癣、股癣、皮肤癣症。

**2. 癣湿药水(《中华人民共和国药典》2015年版)**　药物组成:土荆皮、大风子仁、防风、凤仙、透骨草、吴茱萸、蝉蜕、蛇床子、百部、当归、侧柏叶、花椒、斑蝥。

功能主治:祛风除湿,杀虫止痒。用于风湿虫毒所致的鹅掌风、脚湿气,症见皮肤丘疹、水疱、脱屑,伴有不同程度瘙痒。

**3. 止痒酊(《卫生部药品标准中药成方制剂·第十九册》)**　药物组成:白鲜皮、土荆皮、苦参。

功能主治:燥湿杀虫,祛风止痒。用于蚊虫叮咬瘙痒、足癣趾间瘙痒、局限性神经性皮炎等。

**4. 甘霖洗剂(《新药转正标准44》)**　药物组成:甘草、苦参、土荆皮、白鲜皮、薄荷脑、冰片。

功能主治:清热除湿,祛风止痒。用于风湿热蕴肌肤所致皮肤瘙痒和下焦湿热导致的外阴瘙痒。

**5. 洁尔阴泡腾片(《新药转正标准38》)**　药物组成:蛇床子、艾叶、独活、石菖蒲、苍术、薄荷、黄柏、黄芩、苦参、地肤子、茵陈、土荆皮、栀子。

功能主治:清热燥湿,杀虫止痒。用于妇女湿热带下,症见阴部瘙痒红肿,带下量多、色黄或如豆渣状,口苦口干,尿黄便结;霉菌性、滴虫性及非特异性阴道炎见上述证候者。

**【注意事项】** 土荆皮中含二萜类化合物,其中土荆皮乙酸具有毒性。表现为痉挛,头颈部强直,5min左右痉挛缓解,呈无力迟缓状态,张口呼吸等。土荆皮毒性的大小与剂量密切相关。控制其剂量大小,毒性将会降低,故土荆皮应用时控制其剂量。

**【贮藏】** 置干燥处。

**【参考文献】** [1]桂蜀华,付涛,王杰,等.两种土荆皮习用药材提取物体外抗真菌活性研究[J].中国实用医药,2011,10(6):1-3.

(王黎　吴清华　裴瑾)

## 796　土木香
Tumuxiang

**【异名】** 木香(《本草衍义》),祁木香(《河北药材》),藏木香(《中华人民共和国药典》)。

**【来源】** 为菊科植物土木香 *Inula helenium* L. 的干燥根。

**【产地】** 主要为栽培品。全国各地均有栽培。广泛分布于欧洲(中部、北部、南部)、亚洲(西部、中部)、西伯利亚西部至蒙古北部和北美。在我国主产于河北安国,浙江、四川、河南、山西、陕西等地亦产。

**【采收加工】** 秋季采挖,除去泥沙,晒干。

**【炮制】** 除去杂质,洗净,润透,切片,干燥。

**【性状特征】** 呈圆锥形,略弯曲,长5～20cm。表面黄棕色或暗棕色,有纵皱纹及须根痕。根头粗大,顶端有凹陷的茎痕及叶鞘残基,周围有圆柱形支根。质坚硬，不易折断，断面略平坦，黄白色至浅灰黄色，有凹点状油室。气微香，味苦、辛。以根粗壮、质坚实、香气浓者为佳。

饮片呈类圆形或不规则形片。外表皮黄棕色至暗棕色，可见纵皱纹和纵沟。切面灰褐色至暗褐色，有放射状纹理，散在褐色油点，中间有棕色环纹。气微香，味苦、辛。以根粗壮、质坚实、香气浓者为佳。

**【化学成分】** 土木香的主要成分是挥发油，还含有菊糖等。土木香的挥发油是其主要药理活性成分。《中华人民共和国药典》2015年版规定，本品药材及其饮片按干燥品计算，含土木香内酯($C_{15}H_{20}O_2$)和异土木香内酯($C_{15}H_{20}O_2$)的总量不得少于2.2%。

**【药理毒理】**

**1. 镇痛** 土木香乙醇提取物按5.0、10.0ml/kg的剂量给醋酸及热板致痛小鼠模型腹腔注射，小鼠抽搐次数减少，抽搐潜伏期延长，在热板上的停留时间延长[1]。

**2. 抗肿瘤** 异土木香内酯按1、10、100mg/(kg·d)的剂量对移植性肝癌H22小鼠模型灌胃，连续10d，中、高剂量可抑制小鼠肝癌H22的生长，抑瘤率为65.50%和42.97%，呈现较好的剂量依赖关系[2]。

**【药性】** 辛、苦，温。归肝、脾经。

**【功能主治】** 健脾和胃，行气止痛，安胎。用于胸胁、脘腹胀痛，呕吐泻痢，胸胁挫伤，岔气作痛，胎动不安。

**【临床应用】 临床常用**

(1) 湿浊中阻　本品可用于湿浊中阻之胃肠气滞之恶心呕吐、泄利后重等。治恶心呕吐，常与枳壳、白术同用；治肠鸣腹泻，常与黄连、茯苓、白术同用。

(2) 肝胃气滞证　本品可用于肝胃气滞之胸胁、脘腹胀痛，胸胁挫伤，岔气作痛。治脘腹胀痛，常与藿香、陈皮同用；治胸胁挫伤、岔气作痛，常与郁金、延胡索、木香同用。

(3) 胎动不安　本品可用于气滞所致的妊娠恶阻，胎动不安。

**【用法用量】** 3～9g，多入丸散服。

**【成药例证】**

**1. 十香返生丸(《中华人民共和国药典》2015年版)** 药物组成：沉香、丁香、檀香、土木香、醋香附、降香、广藿香、乳香(醋炙)、天麻、僵蚕(麸炒)、郁金、莲子心、瓜蒌子(蜜炙)、煅金礞子、诃子肉、甘草、苏合香、安息香、人工麝香、冰片、朱砂、琥珀、牛黄。

功能主治：开窍化痰，镇静安神。用于中风痰迷心窍引起的言语不清、神志昏迷、痰涎壅盛、牙关紧闭。

**2. 四味土木香散(《中华人民共和国药典》2015年版)** 药物组成：土木香、苦参、悬钩子木(去粗皮、心)、山柰。

功能主治：清瘟解表。用于瘟病初期，发冷发热，头痛咳嗽，咽喉肿痛，胸胁作痛。

**3. 胃药胶囊(《中华人民共和国药典》2015年版)** 药物组成：醋延胡索、海螵蛸(漂)、土木香、枯矾、鸡蛋壳(炒)、煅珍珠母。

功能主治：制酸止痛。用于肝胃不和所致的胃脘疼痛、胃酸过多、嘈杂反酸；胃及十二指肠溃疡见上述证候者。

**4. 洁白丸(《中华人民共和国药典》2015年版)** 药物组成：诃子(煨)、南寒水石、翼首草、五灵脂膏、土木香、石榴子、木瓜、沉香、丁香、石灰华、红花、肉豆蔻、草豆蔻、草果仁。

功能主治：健脾和胃，止痛止吐，分清泌浊。用于胸腹胀满，胃脘疼痛，消化不良，呕逆泄泻，小便不利。

**5. 冠心苏合丸(《中华人民共和国药典》2015年版)** 药物组成：苏合香、冰片、化乳香(制)、檀香、土木香。

功能主治：理气，宽胸，止痛。用于寒凝气滞、心脉不通所致的胸痹，症见胸闷、心前区疼痛；冠心病心绞痛见上述证候者。

**【贮藏】** 置阴凉干燥处。

**【参考文献】**
[1]王良信.土木香乙醇提取物的镇痛作用[J].国外医药·植物药分册，2004，79(6)：261.

[2]李勇，李铁库，温士旺，等.土木香中纯化的五种倍半萜类化合物抑制肿瘤增殖活性的研究[J].中国药理学通报，2010，26(1)：112-114.

(吴沂芸　吴清华　裴瑾)

## 797 菟丝草

Tusicao

**【异名】** 菟芦(《神农本草经》),鸭萝、复实、赤网(《吴普本草》),野狐浆草(《圣惠方》),金线草、野狐丝(《本草纲目》),金丝草(《药性考》),无根草(《本草纲目拾遗》),吐血丝(《岭南采药录》),豆寄生(《植物学大辞典》),无娘藤(《贵州民间方药集》),兔儿须、黄腊须(《河北药材》),盘死豆、黄乱丝(《山东中药》),麻棱丝、缠丝蔓(《山东中草药手册》)。

**【来源】** 为旋花科植物菟丝子 *Cuscuta chinensis* Lam.的干燥地上部分。

**【产地】** 主要为野生品。全国大部分地区有产,主产广东、四川等地。

**【采收加工】** 夏、秋二季采收,晒干。

**【炮制】** 净制。

**【性状特征】** 干燥茎多缠绕成团,呈棕黄色,柔细,粗不及1mm。叶退化成鳞状片,多脱落。花簇生于茎节,成球形。带有圆形或扁球形的果实,呈棕黄色。气微,味苦。以干燥、色黄棕、无夹杂者为佳。

**【化学成分】** 菟丝草的主要成分是黄酮,还含有糖、维生素等。菟丝草的黄酮是其主要药理活性成分。

**【药性】** 甘、苦,平。归肝、肾、膀胱经。

**【功能主治】** 清除异常黑胆质及黏质。用于头痛头晕,精神错乱,皮肤粗糙,使秘食少,肢体抽搐,关节疼痛。老年人服用可防止异常黑胆质的生成。

**【临床应用】** 临床常用

(1) 神志不清 本品可用于寒湿性神经功能病症、神经衰弱、神经分裂症等。常与喀布尔柯子皮、薰衣草、水龙骨、番泻叶等同用,如《维吾尔医常用复方制剂手册》菟丝草汤、菟丝草蜜膏。

(2) 癣、瘙痒 本品可清血净身,排除体内异物,用治癣、瘙痒等症。常与青果、喀尔布柯子皮、蓝堇、紫花地丁、黄连、蒲公英子等同用,如《维吾尔医常用复方制剂手册》蓝堇汤。

**【用法用量】** 35～60g。

**【贮藏】** 置干燥处。

(吴沂芸 吴清华 裴瑾)

## 798 菟丝子

Tusizi

**【异名】** 菟丝实(《吴普本草》),吐丝子(《本草求原》),无娘藤米米(《中药形性经验鉴别法》),黄藤子、龙须子(《东北药用植物志》),萝丝子(《江苏省植物药材志》),缠龙子(《河南中药手册》),黄网子、黄萝子、豆须子(《山东中草药手册》),黄丝子(《辽宁常用中草药手册》)。

**【来源】** 为旋花科植物南方菟丝子 *Cuscuta australis* R.Br.或菟丝子 *Cuscuta chinensis* Lam.的干燥成熟种子。

**【产地】** 主要为野生品。在我国华北、东北、西北及华东部分地区均有分布。主产于河北沧州、大城、青州;天津郊区;山东惠民、聊城、烟台、莱阳、济宁;河南安阳、南阳、洛阳、林县、商丘;山西运城、垣曲、绛县、五台、浮山;辽宁海城、盖平;江苏徐州、淮阴等地。

**【采收加工】** 秋季果实成熟时采收植株,晒干,打下种子,除去杂质。

**【炮制】** **菟丝子** 除去杂质,洗净,干燥。

**盐菟丝子** 取净菟丝子,加盐水拌润,炒至微鼓起。

**【性状特征】** **菟丝子** 呈类球形,直径1～2mm。表面灰棕色至棕褐色,粗糙,种脐线形或扁圆形。质坚实,不易以指甲压碎。气微,味淡。以色灰黄、颗粒饱满者为佳。

**盐菟丝子** 形如菟丝子,表面棕黄色,裂开,略有香气。加沸水浸泡后,表面有黏性,煎煮后可露出黄色至棕褐色卷旋状的胚。以色棕黄、开裂、表面黏性、略有香气者为佳。

**【化学成分】** 菟丝子的主要成分是黄酮,还含有甾醇、萜、生物碱、木脂素、有机酸、挥发油、多糖、氨基酸及钙、钾、磷等微量元素等。菟丝子的黄酮是其主要药理活性成分。《中华人民共和国药典》2015年版规定,本品药材及其饮片按干燥品计算,含金丝桃苷($C_{21}H_{20}O_{12}$)不得少于0.10%。

**【药理毒理】**

**1. 对生殖系统的作用**

(1) 类雌激素样作用 菟丝子水提物按300、

600mg/kg的剂量对卵巢过度刺激综合征(OHSS)模型大鼠灌胃,能降低卵巢重量及血清、卵巢提取液的IL-1、IL-6浓度,同时可提高IL-10的水平[1]。菟丝子黄酮按0.05、0.1g/(kg·d)的剂量分别给声-光-电复合应激刺激模型大鼠及去势成年雌性大鼠灌胃,可提高大鼠血清雌二醇水平,并可使声-光-电复合应激刺激大鼠的垂体、卵巢、子宫的重量增加[2,3]。

(2)类雄激素样作用 菟丝子提取物按200mg/kg的剂量对环磷酰胺所致生殖系统受损、雄激素部分缺乏模型大鼠灌胃,连续1周,能提升血清睾酮值[4]。菟丝子醇提液按2.4mg/只的剂量给小鼠灌胃,连续6d,可增加小鼠睾丸重量和促进附睾发育[5]。菟丝子黄酮按0.1g/kg的剂量对未成年雄性大鼠灌胃,连续7d,2次/d,能增加大鼠的腺垂体、睾丸及附睾重量[6]。

(3)保胎 菟丝子总黄酮按2.6、5.2mg/(kg·d)的剂量对溴隐亭致流产模型大鼠灌胃,能降低Fas/FasL表达、上调胎盘HB-EGF表达[7]。用菟丝子总黄酮的含药血清体外培养人早孕期滋养细胞,能促进人早孕期滋养细胞的增殖[8]。

**2. 对免疫系统的作用** 菟丝子水提取物分别按1、2、4g/(kg·d)的剂量对昆明种小鼠灌胃,中、高剂量可增加小鼠胸腺及脾脏免疫器官的重量,增强腹腔巨噬细胞吞噬功能,促进脾淋巴细胞的增殖反应,诱导白介素产生[9]。菟丝子黄酮金丝桃苷按50mg/kg的剂量对正常雌性小鼠腹腔注射,能使小鼠脾脏T、B淋巴细胞增殖和增强腹腔巨噬细胞的吞噬功能;当金丝桃苷剂量增加至150mg/kg和300mg/kg时,会抑制小鼠脾脏T、B淋巴细胞增殖和抑制腹腔巨噬细胞的吞噬功能;金丝桃苷对正常小鼠脾T、B淋巴细胞及腹腔巨噬细胞进行体外培养,6.25~100$\mu$g/ml金丝桃苷能显著增强脾T、B淋巴细胞的增殖、腹腔巨噬细胞的吞噬功能、释放NO的能力和促进脾T淋巴细胞产生IL-2的能力[10]。

**3. 保肝** 菟丝子水煎液以50g生药/kg的剂量对$CCl_4$致肝损伤小鼠模型灌胃,能提高肝糖原、肾上腺抗坏血酸含量,降低血液乳酸、丙酮酸及血清谷丙转氨酶含量[11]。

**4. 明目** 菟丝子水提液按4g/kg的剂量对半乳糖致白内障模型大鼠灌胃,连续30d,能减轻晶状体浑浊程度;能抑制白内障晶状体中醛糖还原酶的活性异常增加,抑制多元醇脱氢酶、己糖激酶、6-磷酸葡萄糖脱氢酶及过氧化氢酶的活性异常升高;能防止谷胱甘肽降低及恢复其含量[12-14]。菟丝子乙酸乙酯提取物按0.2、0.02、0.002mg/ml进行体外抗氧化试验,能非竞争性抑制晶状体醛糖还原酶活性[15]。

**5. 抗衰老** 菟丝子水煎液按2~20g/kg的剂量对老龄小鼠灌胃,可提高老龄小鼠红细胞膜的超氧化物歧化酶活性,降低血清脂质过氧化物、脑脂褐素含量及肝单胺氧化酶活性;能提高D-半乳糖致衰老模型小鼠脾淋巴细胞$CD_4^+$、$CD_4^+/CD_8^+$含量,提高老年小鼠外周血清白细胞介素-2;能提高衰老模型小鼠皮肤中SOD活性、羟脯氨酸和皮肤水分含量,降低丙二醛、LF含量,改善衰老皮肤的形态学[16-18]。菟丝子多糖按100、200、400mg/kg的剂量对小鼠灌胃,能降低游泳小鼠脑MDA含量,增强SOD活性;能降低D-半乳糖致衰老模型小鼠的肝、肾MDA含量,升高SOD和谷胱甘肽过氧化物酶(GSH-PX)活力,降低脑LF含量[19,20]。

**6. 对骨与软骨的作用** 菟丝子黄酮按10ml/(kg·d)的剂量对去卵巢骨质疏松大鼠灌胃,2次/d,能升高血Ca、P、骨碱性磷酸酶(BALP)值,尿Ca/肌酐(Cr)、P/Cr、脱氧吡啶酚(DPD)/Cr升高,骨密度(BMD)值升高[21]。菟丝子总多糖胶对家兔膝关节股骨内髁滑车面缺损进行填充,能增高修复的组织Ⅱ型胶原表达[22]。菟丝子提取液按0.1、1、10g/L的剂量对成骨细胞进行体外培养,能提高成骨细胞的基质钙,促进增殖和提高碱性磷酸酶的活性,同时抑制破骨细胞的生存并可诱导其凋亡[23]。

**7. 抗肿瘤** 菟丝子水提液按1g/kg的剂量对二甲苯并蒽致皮肤乳头状瘤模型小鼠灌胃,连续1周,每天3次,能延缓乳头状瘤的生长,且癌变的发生率降低[24]。菟丝子醇提液按10、50、100mg/ml的剂量对人胃癌细胞进行体外培养,均能抑制人胃癌细胞的分裂与增殖[25]。

**8. 体内过程** 大鼠灌胃给予菟丝子醇提液85g/kg,其所含槲皮素在大鼠体内药动学特征符合二室开放模型。槲皮素在胃肠道的$K_a$为5.214/h,血浆药峰浓度$C_{max}$为0.401$\mu$g/ml,达峰时间$t_{max}$为0.333h;分布速率常数$\alpha$为3.614/h,$t_{1/2\alpha}$为0.19h;消

除速率常数 $\beta$ 为 0.568/h，$t_{1/2\beta}$ 为 1.22h。结果表明，槲皮素口服给药属吸收快、消除亦快的代谢过程[26]。

**【药性】** 辛、甘，平。归肝、肾、脾经。

**【功能主治】** 补益肝肾，固精缩尿，安胎，明目，止泻；外用消风祛斑。用于肝肾不足，腰膝酸软，阳痿遗精，遗尿尿频，肾虚胎漏，胎动不安，目昏耳鸣，脾肾虚泻；外治白癜风。

**【临床应用】** 临床常用

(1) 肾阳虚衰，肾气不固证　本品味甘微温，补而不峻，温而不燥，既补肾阳，又益肾精，味涩并能固精缩尿止带。故能用治肾虚所致的腰膝酸痛、阳痿遗精、遗尿尿频、带下等证候。治腰膝酸痛，常配杜仲、桑寄生等补肝肾、强筋骨之品同用；治阳痿遗精，常与补肾壮阳、固精止遗之品配伍，与枸杞子、覆盆子、五味子等同用，如《摄生众妙方》五子衍宗丸；治小便过多或失禁，常与补肾助阳、固精缩尿之品配伍，与桑螵蛸、肉苁蓉、鹿茸等同用，如《世医得效方》菟丝子丸；治带下常与温补脾肾、收涩止带之品配伍，与茯苓、芡实、莲子等同用，如《和剂局方》茯菟丸。

(2) 肝肾不足，目暗不明　本品入肝肾，具有益肾养肝，使精血上注而有明目之效，故对肝肾不足、目失所养、目暗不明、视物模糊者尤为适宜，常与补肝肾、益精血、明目之品配伍，与熟地、枸杞子同用，如《和剂局方》驻景丸。

(3) 脾肾两虚，便溏泄泻　本品温补兼涩，入脾肾经，可温补脾肾而止虚泻，常用于脾肾两虚之便溏泄泻，宜与温肾暖脾止泻之品配伍，治脾虚便溏，与人参、白术、补骨脂为丸服（《方脉正宗》）；治脾肾虚泄泻，与枸杞子、山药、茯苓、莲子同用，如《沈氏尊生书》菟丝子丸。

(4) 胎动不安　本品可补肝肾、固冲任而安胎，故可用于肝肾不足、冲任不固、胎失所养之胎动不安，常与其他补肝肾、安胎之品配伍，与续断、桑寄生、阿胶等同用，如《医学衷中参西录》寿胎丸。

(5) 消渴　本品可治肾虚消渴，如《全生指迷方》单用本品研末蜜丸服，治消渴。

(6) 白癜风　本品外用可消风祛斑，适用于白癜风。

**【用法用量】** 6～12g。外用适量。

**【成药例证】**

**1. 左归丸(《卫生部药品标准中药成方制剂·第一册》)** 药物组成：熟地黄、菟丝子、牛膝、龟甲胶、鹿角胶、山药、山茱萸、枸杞子。

功能主治：滋肾补阴。用于真阴不足，腰酸膝软，盗汗遗精，神疲口燥。

**2. 右归丸(《中华人民共和国药典》2015 年版)** 药物组成：熟地黄、炮附片、肉桂、山药、萸肉（酒炙）、菟丝子、鹿角胶、枸杞子、当归、杜仲（盐炙）。

功能主治：温补肾阳，填精止遗。用于肾阳不足，命门水衰，腰膝酸冷，精神不振，怯寒畏冷，阳痿遗精，大便溏薄，尿频而清。

**3. 龟鹿补肾丸(《中华人民共和国药典》2015 年版)** 药物组成：盐菟丝子、续断（盐蒸）、狗脊（盐蒸）、制何首乌、陈皮（蒸）、熟地黄、金樱子（蒸）、山药（炒）、淫羊藿（蒸）、锁阳（蒸）、酸枣仁（炒）、炙甘草、鹿角胶（炒）、龟甲胶（炒）、炙黄芪、覆盆子（蒸）。

功能主治：补肾壮阳，益气血，壮筋骨。用于肾阳虚所致的身体虚弱、精神疲乏、腰腿酸软、头晕目眩、精冷、性欲减退、小便夜多、健忘、失眠。

**4. 补肾强身胶囊(《卫生部药品标准中药成方制剂·第四册》)** 药物组成：淫羊藿、金樱子、菟丝子、女贞子（制）、狗脊（制）。

功能主治：补肾强身。用于腰酸足软，头晕耳鸣，眼花心悸，阳痿遗精。

**5. 茯菟丸(《新药转正标准 4》)** 药物组成：茯苓、五味子（制）、山药、菟丝子（炒）、莲子。

功能主治：固肾，涩精，止带。用于遗精尿浊，妇女白带。

**【贮藏】** 置通风干燥处。

**【参考文献】** [1]谢广妹.菟丝子水提取物对卵巢过度刺激大鼠细胞因子分泌的影响[J].中药药理与临床，2010，26(1)：45-47.

[2]王晓敏，王建红，伍庆华，等.菟丝子黄酮对去势雌性大鼠血清雌激素水平和血管平滑肌细胞的影响[J].天津医药，2005，33(10)：650-652.

[3]王建红，王敏璋，伍庆华，等.菟丝子黄酮对应激大鼠卵巢内分泌的影响[J].中草药，2002，12(33)：1099-1101.

[4]章振保，杨庆涛，杨镜秋，等.淫羊藿苷、菟丝子提取物对雄激素部分缺乏大鼠生殖保护作用的比较研究[J].中国老年学杂志，2006，26(10)：1389-1391.

[5]熊跃斌,周楚华.淫羊藿及菟丝子提取物对雄性生殖功能的影响[J].中国药学杂志,1994,29(2):89.

[6]余白蓉,秦达念,杨绮华,等.菟丝子黄酮与淫羊藿黄酮对雄性生殖功能影响的比较研究[J].中华实用中西医杂志,2003,16(6):842-844.

[7]马红霞,尤昭玲,王小云.菟丝子总黄酮对大鼠流产模型母胎界面Fas/FasL、PCNA、HB-EGF表达的影响[J].中药材,2008,31(11):1706-1709.

[8]马红霞,尤昭玲,刘华,等.菟丝子总黄酮对早孕期人细胞滋养细胞增殖能力的影响及信号机制[J].中药材,2009,32(6):939-943.

[9]张庆平,石森林.菟丝子对小鼠免疫功能影响的实验研究[J].浙江临床医学,2006,8(6):568-569.

[10]顾立刚,叶敏,阎玉凝,等.菟丝子金丝桃苷体内外对小鼠免疫细胞功能的影响[J].中国中医药信息杂志,2001,8(11):42-44.

[11]郭澄,苏中武,李承.中药菟丝子保肝活性的研究[J].时珍国药研究,1992,3(2):62-64.

[12]杨涛,梁康,张昌颖.四种草药对大鼠半乳糖性白内障防治效用的研究[J].北京医科大学学报,1991,23(2):97-99.

[13]杨涛,梁康,侯维敏,等.四种中草药对大鼠半乳糖性白内障相关酶活性的影响[J].生物化学杂志,1991,7(6):732-736.

[14]杨涛,梁康,侯维敏,等.四种中草药对大鼠半乳糖性白内障氧化还原物质及糖类含量的影响[J].生物化学杂志,1992,8(1):21-25.

[15]杨涛,梁康,侯维敏,等.四种中草药成分对醛糖还原酶和脂类过氧化的抑制作用[J].生物化学杂志,1992,8(2):169-173.

[16]郭军,白书阁,王玉民,等.菟丝子抗衰老作用的实验研究[J].中国老年学杂志,1996,16(1):37-38.

[17]朴金花,欧芹,王昭,等.生菟丝子、盐制菟丝子对D-半乳糖所致衰老模型小鼠免疫功能影响[J].中国老年学杂志,2005,25(4):452-453.

[18]王宏贤,李寒冰.菟丝子对亚急性衰老模型小鼠皮肤中相关指标的影响[J].四川中医,2007,25(12):13-15.

[19]张丽娟,张宜欣,古同男,等.菟丝子多糖提取工艺优化及其对脂质过氧化的影响[J].时珍国医国药,2008,19(3):691-692.

[20]蔡曦光,葛斌,许爱霞,等.菟丝子多糖抑制衰老小鼠模型中氧自由基域的作用[J].第三军医大学学报,2005,27(13):1326-1328.

[21]蔡西国,赵素霞.菟丝子黄酮干预去卵巢大鼠骨代谢研究[J].中药药理与临床,2007,23(6):27-29.

[22]胡晓梅,王俊锋,杨松涛,等.菟丝子总多糖对家兔全层关节软骨缺损Ⅱ型胶原表达的影响[J].实用医院临床杂志,2011,35(1):23-25.

[23]刘悦,季晖,蔡曼玲.蛇床子、菟丝子及其复方对体外培养成骨细胞和破骨细胞的影响及血清药理学研究[J].中国药理通讯,2004,21(3):14.

[24]Nisa M, Akbar S, Tariq M, *et al*. Effect of Cuscuta chinensis water extract on 7,12-dimethylbenz [a] anthracene-induced skin papillomas and carcinomas in mice [J].J Ethnopharmacol, 1986, 18 (1): 21-31.

[25]金松,辛国荣,孟繁石,等.菟丝子醇提物对胃癌SGC7901细胞的生长抑制作用研究[J].中国老年学杂志,2011,31(8):1389-1390.

[26]曾诚,宓穗卿,罗颂平,等.菟丝子灌胃大鼠槲皮素含量测定及药代动力学研究[J].中医药学刊,2004,22(6):1148-1150.

（吴沂芸　吴清华　裴瑾）

# W

## 799　瓦楞子

Walengzi

【异名】　壳(《本草蒙筌》),蚶壳(《本草拾遗》),瓦屋子(《岭表录异》),瓦垄子(《丹溪心法》),蚶子花蚬壳(《浙江中药手册》),瓦垄蛤皮(《中药志》),血蛤皮(《山东中草药手册》),毛蚶皮(《青岛中草药手册》)。

【来源】　为蚶科动物毛蚶 *Arca subcrenata* Lischke、泥蚶 *Arca granosa* Linnaeus 或魁蚶 *Arca inflata* Reeve 的贝壳。

【产地】　主要为养殖品。毛蚶在我国广布于沿海,主产于渤海湾;泥蚶广布于沿海;魁蚶在我国沿海均有分布,主产于辽宁、山东。瓦楞子主产于江苏、山东、河北等地沿海一带。

【采收加工】　秋、冬至次年春捕捞,洗净,置沸水中略煮,去肉,干燥。

【炮制】　**瓦楞子**　洗净,干燥,碾碎。

**煅瓦楞子**　取净瓦楞子,照明煅法煅至酥脆。

【性状特征】　**瓦楞子**　毛蚶略呈三角形或扇形,长 4～5cm,高 3～4cm。壳外面隆起,有棕褐色茸毛或已脱落;壳顶突出,向内卷曲;自壳顶至腹面有延伸的放射肋 30～34 条。壳内面平滑,白色,壳缘有与壳外面直楞相对应的凹陷,铰合部具小齿 1 列。质坚。气微,味淡。泥蚶长 2.5～4cm,高 2～3cm。壳外面无棕褐色茸毛,放射肋 18～21 条,肋上有颗粒状突起。魁蚶长 7～9cm,高 6～8cm。壳外面放射肋 42～48 条。以个整齐、干净无残肉、无泥土者为佳。

**煅瓦楞子**　形如瓦楞子,青灰色或深灰色,无臭无味。以个整齐、质酥脆、色青灰或深灰、无臭无味者为佳。

【化学成分】　瓦楞子的主要成分是碳酸钙,还含有磷酸钙、硅酸盐、硫酸盐、磷酸盐、有机质及镁、铁、钾等无机元素。瓦楞子的碳酸钙是其主要药理活性成分。

【药理毒理】

**1. 抗胃溃疡**　瓦楞子水煎液按 1.6、3.2、6.4g/kg 的剂量对乙醇所致胃溃疡大鼠模型灌胃,能降低大鼠溃疡指数[1]。

**2. 保护甲状腺**　瓦楞子水煎液按 1.35g/kg 的剂量对丙硫氧嘧啶致甲状腺肿大大鼠模型灌胃,能增加大鼠甲状腺的相对重量,升高血清 $T_3$、$T_4$ 含量[2]。

**3. 降血压**　瓦楞子水煎液按 1.35g/kg 的剂量对高血压肝阳上亢模型大鼠灌胃,能降低大鼠血压、面部温度,回升血清 NO 含量[3]。

【药性】　咸,平。归肺、胃、肝经。

【功能主治】　消痰化瘀,软坚散结,制酸止痛。用于顽痰胶结,黏稠难咯,瘿瘤,瘰疬,癥瘕痞块,胃痛泛酸。

【临床应用】　临床常用

(1) 顽痰久咳　本品味咸性平,咸以软坚,入肺胃则散结消痰。用于顽痰积结、稠黏难咯。常与海浮石、贝母、旋覆花同用。

(2) 癥瘕痞块　本品味咸以软坚,入肝经血分则消瘀散结。用于妇女癥瘕痞块,可单用火煅,醋淬为丸,如瓦楞子丸;用于临经阵痛血不行按之硬满之实痛,常与香附、桃仁、丹皮、川芎、大黄、当归、红花同用。

(3) 瘰疬,瘿瘤　治瘰疬,常与贝母、夏枯草连翘等同用;治瘿瘤,常与海藻、昆布等同用。

(4) 胃痛吐酸　本品入胃经,止胃酸、止疼痛。用于气滞血瘀之胃疼吐酸,常用煅瓦楞子与海螵蛸、广陈皮等同用。

【用法用量】　9～15g,先煎。

【成药例证】

**1. 和胃片(《卫生部药品标准中药成方制剂·第十一册》)**　药物组成:蒲公英、洋金花、川芎、瓦楞子

(煅)、郁金、赤芍、丹参、甘草、黄芩。

功能主治:疏肝清热,凉血活血,祛瘀生新,和胃止痛。用于消化性溃疡及胃痛腹胀,嗳气泛酸,恶心呕吐等症。

**2. 溃疡胶囊(《卫生部药品标准中药成方制剂·第十一册》)** 药物组成:瓦楞子、鸡蛋壳、陈皮、枯矾、水红花子、珍珠粉、仙鹤草。

功能主治:制酸止痛,生肌收敛。用于胃脘疼痛,呕恶泛酸,胃及十二指肠溃疡。

**3. 珍黄胃片(《卫生部药品标准中药成方制剂·第十八册》)** 药物组成:珍珠层粉、白及、樟树子、三七、大黄、瓦楞子(煅)、木香、碳酸钙、砂仁、石菖蒲。

功能主治:芳香健胃,行气止痛,止血生肌。用于气滞血瘀、湿浊中阻所致的胃脘胀痛、纳差吞酸等症及消化性溃疡、慢性胃炎见上述证候者。

**4. 复方田七胃痛片(《卫生部药品标准中药成方制剂·第二十册》)** 药物组成:三七、延胡索(醋炙)、香附(醋炙)、吴茱萸(醋炙)、瓦楞子(煅)、白矾(煅)、甘草、白芍、白及、川楝子、氧化镁、碳酸氢钠、颠茄流浸膏。

功能主治:制酸止痛,收敛止血,理气化瘀,温中健脾。用于胃脘痛,胃酸过多,胃、十二指肠球部溃疡,慢性胃炎。

**5. 荜铃胃痛颗粒(《中华人民共和国药典》2015年版)** 药物组成:荜澄茄、川楝子、延胡索(醋炙)、酒大黄、黄连、吴茱萸、醋香附、香橼、佛手、海螵蛸、煅瓦楞子。

功能主治:行气活血,和胃止痛。用于气滞血瘀所致的胃脘痛;慢性胃炎见有上述证候者。

**【贮藏】** 置干燥处。

**【参考文献】** [1]李莉,龚晓娟,杨以阜,等.5个制酸类中药对乙醇大鼠胃溃疡模型溃疡指数、NO的影响[J].湖北中医杂志,2012,34(12):3-5.

[2]彭倩倩,洪寅,廖广辉.6种介类中药对大鼠甲状腺肿大模型影响的实验研究[J].浙江中医药大学学报,2013,37(12):1429-1432.

[3]彭倩倩,洪寅,廖广辉.6种介类中药对高血压肝阳上亢大鼠"平肝潜阳"作用的实验研究[J].中国中医急症,2014,23(6):1016-1018.

(吴沂芸　吴清华　裴瑾)

## 800 瓦松

Wasong

**【异名】** 昨叶何草(《新修本草》),屋上无根草(《经验良方》),向天草(《庚辛玉册》),瓦花(《摘玄方》),狗指甲(《全国中草药汇编》),天莲草(《中药材手册》),石蓬花、厝莲(《福建民间草药》),干滴落(《东北药用植物志》),猫头草、瓦塔(《河北药材》),瓦霜、瓦葱(《四川中药志》),瓦宝塔、瓦莲花、岩松、屋松、松笋、松玉(《浙江民间常用草药》),岩脂、岩笋(《浙江药用植物志》),瓦莲(《福建药物志》)。

**【来源】** 为景天科植物瓦松 *Orostachys fimbriata* (Turcz.) Berg.的干燥地上部分。

**【产地】** 主要为野生品。分布于东北、华北、西北、华东地区及湖北等地。主产于辽宁、江苏、浙江、湖北等地;安徽、青海、宁夏、甘肃、陕西等地亦产。

**【采收加工】** 夏、秋二季花开时采收,除去根及杂质,晒干。

**【炮制】** 除去残根及杂质,切段。

**【性状特征】** 茎呈细长圆柱形,长5～27cm,直径2～6mm。表面灰棕色,具多数突起的残留叶基,有明显的纵棱线。叶多脱落、破碎或卷曲,灰绿色。圆锥花序穗状,小花白色或粉红色,花梗长约5mm。体轻,质脆,易碎。气微,味酸。以花穗完整、带红色、老者为佳。

**【化学成分】** 瓦松的主要成分是黄酮,还含有草酸、强心苷等。瓦松的黄酮是其主要药理活性成分。《中华人民共和国药典》2015年版规定,本品药材及其饮片按干燥品计算,含槲皮素($C_{15}H_{10}O_7$)和山柰素($C_{15}H_{10}O_6$)的总量不得少于0.020%。

**【药理毒理】**

**1. 抗胃溃疡** 瓦松水煎醇沉提取物分别按100、200、400mg/kg的剂量对乙醇致胃溃疡模型和醋酸致胃溃疡模型大鼠灌胃,能降低溃疡指数;高剂量能明显缩小胃溃疡面积,并促进溃疡愈合。瓦松水煎醇沉提取物分别按200、400、800mg/kg的剂量对束缚水浸应激致胃溃疡模型和吲哚美辛致胃溃疡模型小鼠灌胃,能降低溃疡指数;其中400、800mg/kg剂量能抑制小鼠应激性胃溃疡的形成[1]。

**2. 抗菌** 瓦松粗提物对金黄色葡萄球菌、枸橼酸杆菌、大肠埃希菌、枯草杆菌、变形杆菌、铜绿假单胞菌、表皮葡萄球菌和副伤寒杆菌、痢疾杆菌和产气杆菌均有抑制作用，以金黄色葡萄球菌敏感性最好，其 $MIC_{50}$ 为 7.82mg/ml[2]。

**3. 抗炎、镇痛**　瓦松栓分别按 0.04、0.2g/kg 的剂量对蛋清、棉球所致炎症模型大鼠通过阴道给药，其中高剂量能抑制大鼠炎性肉芽肿痛；降低对大鼠后足掌肿胀度[3]。

**4. 强心**　10%的瓦松水煎剂 0.1ml，可使离体正常和衰竭的蟾蜍心脏收缩振幅增高，剂量加大至 0.5～0.6ml 时出现收缩节律不齐，并停止于收缩或半收缩状态。50%的瓦松水煎剂 0.5ml/kg，给豚鼠静脉滴入，可见心律减慢，随着剂量加大，出现 ST 段下移，T 波平坦或倒置。100%的瓦松水煎剂 0.3ml 可使离体兔心脏收缩振幅增高，中毒剂量时出现收缩节律不齐，最后停止于半收缩状态。100%的瓦松水煎剂 0.7ml/kg，给兔耳静脉注入 2～3min 内即可使在体兔心脏收缩振幅增高，心律减少，再注入瓦松水煎剂 5～6ml/kg 时心脏停止于舒张状态[4]。瓦松乙酸乙酯萃取物以 1%的剂量对蟾蜍进行离体蛙心灌流实验，心脏收缩振幅增高、输出量增加；当药量增加时，强心作用更加明显。当药量增加至 5～6 滴(约 0.25ml)时，收缩振幅减小，节律不齐，输出量减少，时有房室分离现象出现，最后停止在收缩或半收缩状态[5]。

**【药性】**　酸、苦，凉。归肝、肺、脾经。

**【功能主治】**　凉血止血，解毒，敛疮。用于血痢，便血，痔血，疮口久不愈合。

**【临床应用】　临床常用**

(1) 出血证　本品味酸收涩，苦凉泻热，入肝经血分，功能收敛、凉血止血，可用于血热妄行所致的多种出血证。因其性下行，善治“水谷血痢，止血”(《新修本草》)，故以治血痢、便血等下部出血证为宜。

(2) 热毒疮疡　本品性味苦凉，能泻火解毒，味酸能收湿敛疮，善“治百毒，疗火疮”(《本草再新》)，“涂诸疮不敛”(《本草纲目》)，可用治热毒疮疡，及疮口久溃不敛者。

**【用法用量】**　3～9g。外用适量，研末涂敷患处。

**【贮藏】**　置通风干燥处。

**【参考文献】**
[1]李杰，崔淑香，周玲，等.瓦松提取物对实验性胃溃疡的治疗作用[J].中国临床药理学与治疗学，2008，13(4)：388-391.

[2]蔡玉英，张伟，韦兴光，等.中药瓦松粗提物抗菌效应[J].时珍国医国药，1999，10(12)：885-886.

[3]蔡玉英，刘美红.瓦松栓抗炎作用研究[J].时珍国医国药，1999，10(11)：802-803.

[4]王化洲，张既宜.中药瓦松 Cotyledon fimbriatus 的药理作用[J].锦州医学院学报，1983，4(3)：12-21.

[5]赵艳杰，刘晓娟.瓦松中强心成分的提取和药理作用的初步研究[J].锦州医学院学报，1992，13(4)：13-14.

(吴沂芸　吴清华　裴瑾)

## 801　豌豆花

Wandouhua

**【来源】**　为豆科植物豌豆 *Pisum sativum* L.的干燥花。

**【产地】**　主要为栽培品，野生品亦有。主产于黑龙江、吉林、辽宁、内蒙古、河北，陕西、甘肃、山东、安徽、河南等地亦产。

**【采收加工】**　夏、秋二季花将开放时，采摘，除去杂质，阴干。

**【炮制】**　净制，干燥。

**【性状特征】**　皱缩，扁卵圆形，长 1～1.5cm。花萼钟状，长 0.5～1.3cm，绿色，先端 5 齿裂，不等长，裂片披针形；花冠淡黄白色、浅紫红色至深紫红色；花瓣 5，雄蕊 10，其中 9 个基部连合，花丝细长。子房条形，花柱弯曲。气微，味甘淡。以花形完整、无杂质、气微、味淡者为佳。

**【药性】**　甘、涩，凉。

**【功能主治】**　止血，止泻。用于吐血，便血，崩漏等各种出血，肠刺痛，腹痛，腹泻，赤白带下。

**【临床应用】　临床常用**

(1) 出血证　本品性味涩，凉，有止血之效，常用于吐血、便血、崩漏等各种出血。治月经淋漓，腰腿酸痛，胃溃疡出血，流鼻血，可与西红花、熊胆、降香等配伍，制成八味西红花止血散用。

(2) 腹痛泄泻　本品可用于肠刺痛，腹痛，腹泻。治肠刺痛，腹痛下泻，可单味煎汤用或与马齿苋、止泻子等配伍。

**【用法用量】**　6～9g。

**【成药例证】 八味西红花止血散(《卫生部药品标准藏药·第一册》)** 药物组成:西红花、熊胆、豌豆花、降香、朱砂、波棱瓜子、短穗兔耳草、石斛、黑顺片、人参。

功能主治:止血。用于"木布"破溃,胃溃疡出血,流鼻血,各种外伤和内伤引起的出血。

**【贮藏】** 置干燥处,防潮,防蛀。

(吴沂芸　吴清华　裴瑾)

## 802　王不留行

Wangbuliuxing

**【异名】** 奶米(《救荒本草》),王不留(《本草纲目》),麦蓝子(《甘泉县志》),剪金子(《新华本草纲要》)。

**【来源】** 为石竹科植物麦蓝菜 *Vaccaria segetalis* (Neck.) Garcke 的干燥成熟种子。

**【产地】** 主要为野生品,栽培品亦有。广布于欧洲和亚洲,我国除华南外,全国都有分布。主产于河北、山东、辽宁、黑龙江,山西、湖北、湖南、河南、安徽等地亦产。

**【采收加工】** 夏季果实成熟、果皮尚未开裂时采割植株,晒干,打下种子,除去杂质,再晒干。

**【炮制】 王不留行** 净制。

**炒王不留行** 取净王不留行,照清炒法炒至大多数爆开白花。

**【性状特征】** 呈类球形爆花状,表面白色,质松脆。以爆白花、质松脆、微有香气者为佳。

**【化学成分】** 王不留行的主要成分是三萜皂苷、黄酮苷,还含有环肽、类脂、脂肪酸、单糖等。王不留行的三萜皂苷、黄酮苷是其主要药理活性成分。《中华人民共和国药典》2015 年版规定,本品药材及其饮片按干燥品计算,含王不留行黄酮苷($C_{32}H_{38}O_{19}$)不得少于 0.40%。

**【药理毒理】**

**1. 扩血管** 王不留行水煎液按 1.0、2.0、4.0、8.0、16mg/ml 的剂量对家兔进行离体实验,可浓度依赖性地引起动脉血管静息张力的增加[1]。

**2. 收缩子宫** 王不留行水煎液按 2.0、4.0、8.0、16.0、32.0mg/L 的剂量进行离体子宫肌条实验,可增强子宫平滑肌离体肌条收缩波的振幅、持续时间、收缩面积和频率,并有量效依赖性[2]。

**3. 抗凝血** 王不留行水煎液按 1.30g/kg 的剂量对冰水-肾上腺素所致血瘀大鼠模型灌胃,连续 7d,可延长大鼠的凝血时间[3]。

**4. 催乳** 王不留行水煎液(含生药 1g/ml)按 1.0、2.0、4.0ml 的剂量同饲料饲喂哺乳期雌兔,可使其泌乳量增加[4]。

**5. 抗肿瘤** 王不留行水提物按 0.8、4.0、8.0mg/ml 的剂量对鸡胚绒毛尿囊膜进行实验,能抑制其新生血管的形成;王不留行水提物按生药 1g/ml 的剂量对荷瘤小鼠灌胃,连续 60d,抑瘤率高达 58.3±3.21%,肿瘤组织的微血管密度减少;王不留行水提取物按生药 1g/ml 的剂量对 Lewis 肺癌转移小鼠模型灌胃,每天 1 次,连续 4 周,可改善和减少转移病灶,移行性受到抑制,肺部几乎观察不到肿瘤组织病变,肺泡组织基本正常[5]。

**【药性】** 苦,平。归肝、胃经。

**【功能主治】** 活血通经,下乳消肿,利尿通淋。用于经闭,痛经,乳汁不下,乳痈肿痛,淋证涩痛。

**【临床应用】 临床常用**

(1) 血滞经闭,痛经　本品味苦性平,入肝经血分,性善走窜,行而不住,走而不守,善于通利血脉,故有祛瘀通经的功效;治经闭、痛经,常与当归、川芎、桃仁、红花等同用。

(2) 乳汁不通,乳痈肿痛等症　本品入肝、胃二经,苦泄通利,其性行而不住,为通下乳汁要药;凡产后乳汁壅滞不下,或乳汁缺乏者,皆可应用。对于因乳汁壅滞而发为乳痈者,具有行血脉、通乳汁、消痈肿的功效。用治产后乳汁不下,常与穿山甲同用,如《卫生宝鉴》涌泉散;若气血虚弱、乳汁稀少者,可配伍当归、黄芪等补气益血药同用;因其长于活血通经下乳,故又能用于乳痈肿痛,可配伍蒲公英、瓜蒌等药同用。

(3) 淋证　本品有利尿作用,与利水通淋药配伍,可治诸淋;如治血淋不止,常与当归身、川续断、白芍药、丹参同用;治诸淋及小便常不利,阴中痛,常与石韦(去毛)、滑石、瞿麦、葵子同用。

**【用法用量】** 5～10g。

**【成药例证】**

**1. 乳块消胶囊、片(《中华人民共和国药典》2015 年版)** 药物组成:橘叶、丹参、皂角刺、王不留行、川楝子、地龙。

功能主治：疏肝理气，活血化瘀，消散乳块。用于肝气郁结，气滞血瘀，乳腺增生，乳房胀痛。

**2. 下乳涌泉散(《卫生部药品标准中药成方制剂·第十三册》)**　药物组成：当归、白芍、桔梗、川芎、地黄、白芷、天花粉、甘草、柴胡、通草、漏芦、麦芽、穿山甲(烫)、王不留行(炒)。

功能主治：养血催乳。用于产后少乳。

**3. 乳疾灵颗粒(《卫生部药品标准中药成方制剂·第十四册》)**　药物组成：牡蛎、海藻、昆布、鸡血藤、淫羊藿、菟丝子、王不留行(炒)、丹参、柴胡、香附(醋炙)、赤芍、青皮。

功能主治：疏肝解郁，散结消肿。用于乳腺增生症，属肝郁郁结、痰瘀阻滞证候者，症见乳腺肿块，胀满疼痛。

**4. 颈复康颗粒(《卫生部药品标准中药成方制剂·第十八册》)**　药物组成：黄芪、党参、丹参、白芍、生地黄、石决明、威灵仙、花蕊石(煅)、葛根、黄柏、秦艽、王不留行(炒)、川芎、苍术、羌活、桃仁(去皮)、乳香(制)、没药(制)、红花、地龙(酒炙)、土鳖虫(酒炙)。

功能主治：活血通络，散风止痛。用于颈椎病引起的脑供血不足，头晕，颈项僵硬，肩背酸痛，手臂麻木等症。

**5. 生乳片《新药转正标准 19》**　药物组成：猪鞭、穿山甲、王不留行、党参、熟地黄、山药、白芷、路路通、冬瓜子、木通、丝瓜络、漏芦。

功能主治：补气生血，通经下乳，具有促进乳汁分泌，改善乳汁质量作用。用于产后气血亏损，乳少，乳汁不通。

**【注意事项】**　孕妇慎用。

**【贮藏】**　置干燥处。

**【参考文献】**　[1]张团笑，牛彩琴，秦晓民.王不留行对家兔离体主动脉环张力的影响及其机制[J].中药药理与临床，2004，20(4)：28-29.

[2]牛彩琴，敬华娥，张团笑.王不留行对大鼠子宫平滑肌的影响[J].河南中医，2014，34(2)：234-236.

[3]于澎，白静，刘佳，等.丹参、王不留行药对活血化瘀作用研究[J].长春中医药大学学报，2012，28(6)：965-966.

[4]赖建彬，刘娟，朱兆荣，等.王不留行对家兔哺乳期的催乳作用研究[J].安徽农业科学，2014，42(11)：3287-3288.

[5]冯磊，花慧，年丽颖，等.王不留行提取物抑制血管生成的药效学研究[J].中草药，2009，40(12)：1949-1952.

(吴沂芸　吴清华　裴瑾)

## 803　威灵仙

Weilingxian

**【异名】**　能消(《开宝本草》)，葳灵仙(《苏沈良方》)，葳苓仙(《珍珠囊》)，铁脚威灵仙(《本草纲目》)，灵仙(《药品化义》)，黑脚威灵仙(《生草药性备要》)，老虎须、辣椒藤(《陆川本草》)，九草阶、风车(《现代实用中药》)，铁杆威灵仙(《药材资料汇编》)，黑骨头、黑木通(《贵州民间方药集》)，鲜须苗(《南京民间药草》)，铁脚灵仙、牛闲草、牛杆草(《江苏植药志》)，铁灵仙(《河北药材》)，灵仙藤、黑灵仙(《四川中药志》)，黑须公、芝查藤根(《广东中药》)。

**【来源】**　为毛茛科植物威灵仙 *Clematis chinensis* Osbeck、棉团铁线莲 *Clematis hexapetala* Pall.或东北铁线莲 *Clematis manshurica* Rupr.的干燥根和根茎。

**【产地】**　主要为栽培品。威灵仙主要分布于陕西南部、江苏南部、安徽淮河以南、浙江、江西；主产于江苏、浙江、江西、湖南、湖北等地。棉团铁线莲主要分布于黑龙江、吉林、辽宁、内蒙古、河北；主产于辽宁、黑龙江和山东等地。东北铁线莲主要分布于东北及内蒙古、山西等地；主产于东北各地。

**【采收加工】**　秋季采挖，除去泥沙，晒干。

**【炮制】**　除去杂质，洗净，润透，切段，干燥。

**【性状特征】**　呈不规则的段。表面黑褐色、棕褐色或棕黑色，有细纵纹，有的皮部脱落，露出黄白色木部。切面皮部较广，木部淡黄色，略呈方形或近圆形，皮部与木部间常有裂隙。以条均匀、质坚硬、断面色灰白者为佳。

**【化学成分】**　威灵仙的主要成分是三萜，还含有黄酮、挥发油等。威灵仙的三萜是其主要药理活性成分。《中华人民共和国药典》2015 年版规定，本品药材及其饮片按干燥品计算，含齐墩果酸($C_{30}H_{48}O_3$)不得少于 0.30%。

**【药理毒理】**

**1. 抗炎、镇痛**　威灵仙水煎液按 0.1ml/10g 的剂量对二甲苯致耳肿胀模型小鼠腹腔注射，能降低小鼠耳肿胀度；50%、100%威灵仙水煎液按 0.5ml/100g

的剂量对蛋清致足跖肿胀大鼠模型腹腔注射，能减轻大鼠足肿胀程度；25%、50%威灵仙水煎液按0.1ml/10g的剂量对醋酸致毛细血管通透性小鼠模型腹腔注射，能减少小鼠腹腔伊文蓝渗出量[1]。威灵仙注射液按0.5、1.0、2.0g/kg的剂量对纸片肉芽肿炎症大鼠模型肌内注射，能抑制大鼠肉芽组织生长[2]。威灵仙总皂苷按38、75、150mg/kg的剂量对热板致痛模型小鼠模型灌胃，能延长小鼠舔足时间[3]。

**2. 对平滑肌的作用**　威灵仙水煎醇沉液0.2ml对大鼠平滑肌做离体实验，能对抗氯化钡所致回肠平滑肌的收缩反应，但对肠管收缩活动的抑制无明显影响[4]。200%威灵仙水煎液分别按20、40、60g/kg的剂量对小鼠灌胃，能促进肠蠕动[5]。威灵仙注射液按17、33、50mg/ml的剂量对豚鼠回肠做离体实验，能松弛豚鼠回肠，并能对抗组胺和乙酰胆碱引起的回肠收缩反应[3]。

**3. 利胆**　200%威灵仙水煎液按12、20g/kg的剂量对大鼠灌胃，能增加胆汁分泌量[5]。

**4. 抗肿瘤**　威灵仙总皂苷按0.3、0.6、1.2g/kg的剂量对肉瘤、肝癌腹水型和白血病腹水型3种移植性肿瘤小鼠模型灌胃，均能抑制小鼠移植性肿瘤，且对造血系统和免疫功能无影响[6]。

**5. 抑制免疫功能**　威灵仙总皂苷按37.5、75、150mg/kg的剂量分别对二硝基氟苯致迟发型过敏反应小鼠模型及鸡红细胞致溶血素生成小鼠模型灌胃，能减轻耳片肿胀程度，降低免疫器官指数，抑制鸡红细胞致小鼠溶血素的生成[7]。

**【药性】**　辛、咸，温。归膀胱经。

**【功能主治】**　祛风湿，通经络。用于风湿痹痛，肢体麻木，筋脉拘挛，屈伸不利。

**【临床应用】　临床常用**

（1）风湿痹痛　威灵仙辛散善走，性温通利，功能祛除风湿，有较好的通络止痛作用，是治疗风湿痹痛的常用药物。用于风湿所致的肢体疼痛及脚气疼痛等症，常与羌活、独活、牛膝、秦艽等配伍同用。治痛风，上中下疼痛，湿病风痛，与羌活、防己、南星、苍术等同用，如《丹溪心法》威灵丸。治腰脚疼痛，经年不愈，与牵牛子、陈橘皮、吴茱萸等同用，如《圣惠方》威灵仙方。

（2）诸骨鲠喉　本品又能治诸骨鲠喉，可单用威灵仙15g，水煎，或加米醋煎汁，分数次含口中，缓缓吞咽。

**【用法用量】**　6～10g。

**【成药例证】**

**1. 壮骨伸筋胶囊（《中华人民共和国药典》2015年版）**　药物组成：淫羊藿、熟地黄、鹿衔草、骨碎补（炙）、肉苁蓉、鸡血藤、红参、狗骨、茯苓、威灵仙、豨莶草、葛根、醋延胡索、山楂、洋金花。

功能主治：补益肝肾，强筋壮骨，活络止痛。用于肝肾两虚、寒湿阻络所致的神经根型颈椎病，症见肩臂疼痛、麻木、活动障碍。

**2. 尪痹片、颗粒（《中华人民共和国药典》2015年版）**　药物组成：地黄、熟地黄、续断、附片（黑顺片）、独活、骨碎补、桂枝、淫羊藿、防风、威灵仙、皂角刺、羊骨、白芍、狗脊（制）、知母、伸筋草、红花。

功能主治：补肝肾，强筋骨，祛风湿，通经络。用于肝肾不足、风湿阻络所致的尪痹，症见肌肉、关节疼痛，局部肿大，僵硬畸形，屈伸不利，腰膝酸软，畏寒乏力；类风湿关节炎见上述证候者。

**3. 木瓜丸（《中华人民共和国药典》2015年版）**　药物组成：木瓜、川芎、威灵仙、牛膝、海风藤、制川乌、当归、白芷、狗脊（制）、鸡血藤、人参、制草乌。

功能主治：祛风散寒，除湿通络。用于风寒湿闭阻所致的痹病，症见关节疼痛、肿胀、屈伸不利、局部畏恶风寒、肢体麻木、腰膝酸软。

**4. 乌军治胆片（《中华人民共和国药典》2015年版）**　药物组成：乌梅、大黄、佛手、枳实、牛至、栀子、甘草、槟榔、威灵仙、姜黄。

功能主治：疏肝解郁，利胆排石，泄热止痛。用于肝胆湿热所致的胁痛、胆胀，症见胁肋胀痛、发热、尿黄；胆囊炎、胆道感染或胆道术后见上述证候者。

**5. 祛风膏（《卫生部药品标准中药成方制剂·第二十册》）**　药物组成：高良姜、当归、千年健、生草乌、威灵仙、地枫皮、防风、苏木、蜈蚣、桃仁、川芎、大风子、牛膝、生姜、大葱、木香、肉桂、丁香、乳香（制）、没药（制）、细辛。

功能主治：破瘀止痛，化积消胀，追风散寒，舒筋活血。用于筋骨酸痛，四肢麻木，腰背疼痛，筋骨拘挛，肚腹寒痛，胃脘胀痛，积瘀寒块，水泻寒痢。

【贮藏】 置干燥处。

【参考文献】
[1]周效思,周凯.威灵仙水提取液的镇痛抗炎作用研究[J].中国医药导报,2009,6(11):39-40.

[2]章蕴毅,张宏伟,李佩芬,等.威灵仙的解痉抗炎镇痛作用[J].中成药,2001,23(11):808-811.

[3]徐先祥,夏伦祝,戴敏,等.威灵仙总皂苷抗炎镇痛作用研究[J].中药药理与临床,2005,21(4):34-35.

[4]吴承艳,李振彬,石建喜.木香、丁香和威灵仙镇痛及胃肠动力作用的实验研究[J].江苏中医药,2005,26(12):61-63.

[5]耿宝琴,雍定国,徐继红,等.威灵仙治疗胆囊炎的实验研究[J].浙江医科大学学报,1997,26(1):13-16.

[6]赵英,余春粉,张桂英,等.威灵仙总皂苷抗肿瘤作用及其对癌细胞增殖周期的影响[J].时珍国医国药,2010,21(8):1908-1909.

[7]夏伦祝,徐先祥,张睿.威灵仙总皂苷对小鼠免疫功能的影响[J].安徽医药,2009,13(5):496-497.

（吴沂芸　吴清华　裴瑾）

## 804　委陵菜

Weilingcai

【异名】 翻白草、白头翁、黄州白头翁(《本草推陈续编》),翻白菜、根头菜,野鸠旁花(《中国药用植物志》),天青地白、小毛药、虎爪菜(《贵州民间方药集》),老鸦翎、老鸦瓜(《山东中药》),野鸡膀子、痢疾草(《长白山植物药志》)。

【来源】 为蔷薇科植物委陵菜 *Potentilla chinensis* Ser.的干燥全草。

【产地】 主要为野生品。分布于东北、华北、中南、西南等地。主产于山东、辽宁、安徽;黑龙江、吉林、内蒙古、河北等地亦产。

【采收加工】 春季未抽茎时采挖,除去泥沙,晒干。

【炮制】 除去杂质,洗净,润透,切段,干燥。

【性状特征】 为不规则的段。根表面暗棕色或暗紫红色,栓皮易成片状剥落。切面皮部薄,暗棕色,常与木质部分离,射线呈放射状排列。叶边缘羽状深裂,下表面和叶柄均密被灰白色绒毛。气微,味涩、微苦。以无花茎、色灰白、无杂质者为佳。

【化学成分】 委陵菜的主要成分是黄酮,还含有三萜、鞣质、甾体等。委陵菜的黄酮是其主要药理活性成分。《中华人民共和国药典》2015年版规定,本品药材按干燥品计算,含没食子酸($C_7H_6O_5$)不得少于0.030%。

【药理毒理】

**1. 抑菌** 委陵菜的全草、根、叶水煎液按0.25、0.5、1g/ml的剂量采用平板打洞法进行体外抗菌实验,不同入药部分、不同浓度的委陵菜样品提取液在大肠埃希菌、志贺痢疾杆菌的平板上均有抑菌圈的产生;0.5、1g/ml全草和叶及1g/ml根的样品提取液在金黄色葡萄球菌的平板上产生抑菌圈[1]。

**2. 保肝** 委陵菜浸膏按1.8、3、5g/kg的剂量对$CCl_4$肝中毒小鼠模型灌胃,连续7d,能降低小鼠的血清转氨酶、肝脂质过氧化物含量[2]。

**3. 降血糖** 委陵菜中的两种黄酮(反式委陵菜黄酮及顺式委陵菜黄酮)分别按0.1、0.4、0.8、1.6mg/kg的剂量对四氧嘧啶致糖尿病小鼠模型灌胃,连续15d,能降低小鼠的血糖、TG和TC水平,且胰腺组织病理学较模型组均有不同程度的改善[3]。

【药性】 苦,寒。归肝、大肠经。

【功能主治】 清热解毒,凉血止痢。用于赤痢腹痛,久痢不止,痔疮出血,痈肿疮毒。

【临床应用】 临床常用

(1) 赤痢腹痛,久痢不止,痈肿疮毒　本品苦寒,入大肠经,有清热解毒之效,以清泄大肠热毒为主。治热毒泻痢,赤痢腹痛,久痢不止,可单用本品研末冲服,或与白槿花配伍煎服,如《贵阳民间药草》;治泻痢常与黄柏、白头翁、马齿苋同用,如《中国药物大全》消痢灵片;治热毒壅聚、痈肿疮毒,可单用本品煎服,如《贵阳民间药草》。

(2) 血热出血　本品寒凉,入肝经血分,故有凉血止血之效。治血热崩漏,月经过多,尿血,便血,可单用,或与贯众、茜草、白茅根、小蓟等同用;治血热妄行所致的痔血,便血,《贵阳民间药草》单用本品研末,或用鲜品捣烂,外敷患处。

(3) 风湿痹痛　本品尚能祛风湿,可用治风湿痹痛。

【用法用量】 9～15g。外用适量。

【成药例证】

**1. 白头翁止痢片(《国家中成药标准汇编·内科脾胃分册》)** 药物组成:白头翁、黄柏、马齿苋、委陵菜。

功能主治：清热解毒，凉血止痢。用于热毒血痢、久痢不止等。

**2. 消炎止痢丸（《卫生部药品标准中药成方制剂·第二册》）** 药物组成：翻白草、山楂（焦）、白头翁、地榆（炭）、委陵菜、火炭母。

功能主治：清热，解毒，止痢。用于痢疾，肠火腹泻，消化不良。

**3. 博性康药膜（《国家中成药标准汇编·外科妇科分册》）** 药物组成：苦参、西南黄芩、天花粉、蛇床子、杨柳枝、土大黄、委陵菜、黄栀子、茵陈、蒲公英、聚乙烯醇、聚山梨酯、山梨醇、甘油。

功能主治：清热解毒，燥湿杀虫，祛风止痒。用于带下病（滴虫性阴道炎，霉菌性阴道炎，急、慢性宫颈炎）。

**4. 八仙油（《卫生部药品标准中药成方制剂·第十一册》）** 药物组成：细辛、红花、陈皮、猪牙皂、茯苓、防己、当归、枫香脂、香附（制）、白芷、防风、柚皮、甘草、香薷、地黄、草豆蔻、冰片、羌活、白芍、枳壳、柴胡、钩藤、皂角刺、桔梗、前胡、栀子、木香、威灵仙、全蝎、砂仁、丁香罗勒油、薄荷油、石菖蒲、苦杏仁、委陵菜、黄芩、广藿香、贯众、干姜、荆芥、紫草茸、紫苏、大黄、厚朴、苍术、檀香、肉桂油。

功能主治：清暑祛湿，驱风通窍。用于感冒，呕吐腹痛，舟车晕眩，中暑头晕，皮肤瘙痒，山岚瘴气。

**【贮藏】** 置通风干燥处。

**【参考文献】** [1]向红.民间草药西南委陵菜抗菌作用的实验[J].贵州师范大学学报（自然科学版），2003，21(2)：55-57.

[2]李贞，张铁权，叶亮，等.委陵菜对四氯化碳致小鼠肝损伤保护作用[J].辽宁中医杂志，2004，31(5)：422-423.

[3]乔卫，赵川，卢滨，等.委陵菜黄酮对正常小鼠及四氧嘧啶所致糖尿病小鼠血糖与血脂的影响[J].中草药，2010，41(4)：612-614.

（吴沂芸　吴清华　裴瑾）

## 805　榅桲果

Wenpoguo

**【异名】** 木梨（《中国树木分类学》），土木瓜（《药材学》）。

**【来源】** 为蔷薇科植物榅桲 *Cydonia oblonga* Mill.的成熟果实。

**【产地】** 主要为栽培品。主产于新疆、陕西、江西、福建等地。

**【采收加工】** 秋季果实成熟时采摘，晒干，或纵切成两瓣或厚片，晒干。

**【炮制】** 取成熟果实，纵切成两瓣或厚片，晒干。

**【性状特征】** 呈梨形，常纵切成两半或厚片。外皮黄棕色或暗红色，皱缩不平，肉厚而粗，切面呈小颗粒状，边缘不卷曲。隔瓣淡黄棕色。果核棕黑色，脱落或存在。气芳香，味酸甜。以色棕黄、气芳香、味酸甜者为佳。

**【化学成分】** 榅桲果的主要成分是鞣质，还含有有机酸、挥发油、氨基酸、生物碱、黄酮等。榅桲果的鞣质是其主要药理活性成分。

**【药理毒理】** **降血压**　榅桲果95%乙醇提取物按20、40、80mg/kg的剂量对两肾一夹法致肾性高血压模型大鼠灌胃，连续8周，能降低收缩压，降低肾组织中的AngⅡ含量，升高血浆ET水平[1]；榅桲果水提物、65%乙醇提取物分别按80、160mg/kg的剂量给两肾一夹法致肾性高血压大鼠模型灌胃，连续8周，均能降低大鼠收缩压、舒张压、血黏度、血浆黏度、红细胞压积、红细胞聚集指数、红细胞刚性指数，升高红细胞变形指数[2]。

**【药性】** 平。

**【功能主治】** 补脑益心，增益精神力，助胃利尿，止渴止咳，止血止泻。用于头晕心慌，神疲乏力，食少胃弱，泻痢咳喘，咯血呕恶，口渴尿闭。

**【临床应用】** **临床常用**

本品性平，有补脑益心、利尿、止咳、止血止泻之效。常用于精神不振之头晕心慌、乏力；脾胃虚弱之食少泻痢、喘咳、咯血等。

**【用法用量】** 10～30g。

**【贮藏】** 置阴凉通风处，防蛀。

**【参考文献】** [1]阿布来提·阿布力孜，乌利亚·依明，周文婷，等.维药榅桲提取物降压作用的实验研究[J].新疆医科大学学报，2012，35(4)：432-435.

[2]周文婷，邬利娅·伊明，阿迪力·阿布都热合曼，等.榅桲不同药用部位对肾性高血压大鼠血压及血液流变学指标的影响[J].中国实验方剂学杂志，2013，19(22)：254-258.

（吴沂芸　吴清华　裴瑾）

## 806　榅桲子

Wenpozi

**【来源】** 为蔷薇科植物榅桲 *Cydonia oblonga* Mill.的干燥种子。

**【产地】** 主要为栽培品。主产于陕西、新疆、江西、福建；东北三省、江苏、湖北、伊朗、印度等亦产。

**【采收加工】** 秋季果实成熟时采摘果实，去果肉，取子，晒干。

**【炮制】** 净制，干燥。

**【性状特征】** 呈扁心形，长 6.5～7.5mm，宽 3.5～4.5mm；表面外观紫红色或紫褐色。较平滑而略有光泽。一端尖而另一端钝圆，左右不对称，脉纹不明显。种皮较厚而硬，子叶 2 枚，乳白色，富含油性，气微味淡。取本品数粒，加水共研，有苯甲醛香气。以表面平滑有光泽、富油性、质硬、气微、味淡者为佳。

**【化学成分】** 榅桲子的主要成分是黏液质、脂肪油，还含有苦杏仁苷、蛋白质、多糖等。榅桲子的黏液质、脂肪油是其主要药理活性成分。

**【药性】** 一级湿寒。

**【功能主治】** 清除胃肠干热，除烦安神，生津止咳。用于大便秘结，烦中不安，口干津少，咳嗽，肺结核。

**【临床应用】** **临床常用**

本品性寒，有清热润燥、除烦安神、生津止咳之效，可用于胃肠干热之大便秘结、口干津少、咳嗽、肺结核等。

**【用法用量】** 3～5g。

**【贮藏】** 置阴凉干燥处。

（吴沂芸　吴清华　裴瑾）

## 807　文冠木

Wenguanmu

**【异名】** 文冠花(《救荒本草》)，文光果(《广群芳谱》)，温旦革子、文冠果(《东北常用中草药手册》)。

**【来源】** 为无患子科植物文冠果 *Xanthoceras sorbifolium* Bunge.的茎条或枝条的干燥木部。

**【产地】** 主要为栽培品。全国各地均有栽培。主产于我国北部和东北部，西至宁夏、甘肃，东北至辽宁，北至内蒙古，南至河南。

**【采收加工】** 春、夏二季采收，除去树皮，截段，或再劈成块，干燥。

**【炮制】** 劈成小块或小段。

**【性状特征】** 呈圆柱形或不规则的块状，大小不等。茎干木部的表面黄褐色或红棕色，断面红棕色，有同心性环纹。枝条木部的表面黄白色或黄绿色，断面外部黄白色，内部红棕色。质坚硬。气微，味微甘、涩、苦。以质坚实、色红棕者为佳。

**【化学成分】** 文冠木的主要成分是黄酮，还含有三萜、香豆素、脂肪酸、多糖、挥发油、油脂、鞣质等。文冠木的黄酮是其主要药理活性成分。

**【药理毒理】**

**1. 抗炎**　文冠木乙醇提取物按 1、3g/kg 的剂量对大鼠灌胃，可抑制棉球致大鼠肉芽组织增生[1]。文冠木正丁醇提取物按 1.0、2.0g/kg 的剂量对小鼠灌胃，能降低二甲苯致炎症模型小鼠的耳肿胀度，降低蛋清致炎症模型大鼠和角叉菜胶致炎症模型小鼠足肿胀度，降低醋酸致腹腔毛细血管通透性增加模型小鼠的血管通透性，对小鼠羧甲基纤维素囊中白细胞游走、小鼠棉球肉芽肿生长均有显著的抑制作用[2]。

**2. 抑制免疫**　文冠木正丁醇提取物按 1.0、2.0g/kg 的剂量对小鼠灌胃，能抑制小鼠单核-巨噬细胞的吞噬功能、降低 α、κ 值、抑制绵羊红细胞诱导的小鼠抗体生成、抑制 DNCB 诱导的小鼠迟发型超敏反应[3]。

**【药性】** 甘、微苦，凉。

**【功能主治】** 祛风湿，消肿止痛，敛黄水。用于风湿性关节炎，风湿内热，皮肤风湿。

**【临床应用】** **临床常用**

本品味苦，性凉。功善燥湿，敛黄水。主要用于风湿性关节炎、痛风、麻风病、黄水病等。文冠木单味汤散，主治麻风病。本品与诃子、秦艽、小檗皮等配伍，制成四味文冠木汤散，主治黄水病。本品与安息香、决明子、黄葵子等配伍，制成七味文冠木酥油丸，主治黄水病、风湿性关节炎、痛风、麻风病。

**【用法用量】** 9～15g；外用煎汤洗患处。

**【贮藏】** 置干燥处。

**【参考文献】**
[1]陈广荣,常亮.蒙药文冠木抗炎作用研究[J].中国民族医药杂志,2010,(12):40-41.

[2]匡荣,包文芳,赵明宏,等.文冠木正丁醇提取物的抗炎作用[J].沈阳药科大学学报,2001,18(1):53-56.

[3]匡荣,刘玉兰.文冠木正丁醇提取物对大鼠佐剂性关节炎的影响及机理探讨[J].中药新药与临床药理,2002,13(4):229-231.

（吴沂芸　吴清华　裴瑾）

## 808　乌韭

Wujiu

**【来源】** 为鳞始蕨科植物乌蕨 *Stenoloma chusanum* Ching 的干燥叶。

**【产地】** 主要为野生品。广泛分布于长江以南各地至西北地区。主产于浙江南部、福建、安徽南部、江西、广东等地;热带亚洲各地如日本、菲律宾、向南至马达加斯加等地亦产。

**【采收加工】** 夏、秋二季采收,除去根茎及茎,晒干。

**【炮制】** 净制,干燥。

**【性状特征】** 叶柄细长,类圆柱形,表面浅棕褐色,一面具纵沟。叶片卵状披针形绿棕色或棕褐色,略有光泽,三至四回羽状分裂,末回裂片宽楔形,先端截形,具不明显的小齿,有的下表面顶部生有1～2枚圆形孢子囊群,囊群盖杯状,向外开裂。叶片草质。无臭、味淡。以带绿色、干燥、无杂质者为佳。

**【化学成分】** 乌韭的主要成分是黄酮,还含有甾醇、有机酸、三萜、木脂素、香豆素等。乌韭的黄酮是其主要药理活性成分。

**【药性】** 微苦,寒。

**【功能主治】** 清热解毒。用于砷中毒,沙门菌所致食物中毒,野蕈、木薯中毒,肠炎,痢疾。

**【临床应用】** **临床常用**

本品味苦,性寒;主皮肤往来寒热,利小肠膀胱气。功善清热利尿、止血解毒;可用于砷中毒,沙门菌所致食物中毒,野蕈、木薯中毒,肠炎,肝炎,痢疾。治各种食物、农药、药物中毒,多与木香、茜草、鸡血藤等药物同用。治肠炎、痢疾,可单用本品,水煎服。治肝炎,可单用本品,水煎服;或与虎刺、铁线蕨配伍使用。

**【用法用量】** 30～60g。

**【贮藏】** 置通风干燥处,防霉。

（吴沂芸　吴清华　裴瑾）

## 809　乌桕

Wujiu

**【异名】** 乌桕木(《新修本草》),鸦臼(《本草纲目》),木子树(《植物名实图考》),棕白树、卷子树、红心郎(《云南药用植物名录》),木蜡树、木油树(《中国高等植物图鉴》),琼树、蜡子树、血血木、桕子树、蜡树(《中药大辞典》),桕树、木梓树、虹树、蜡烛树(《全国中草药汇编》),红乌桕、王京子(《中国有毒植物》)。

**【来源】** 为大戟科植物乌桕 *Sapium sebiferum* (L.) Roxb.的干燥根皮。

**【产地】** 主要为栽培品,野生品亦有。主要分布于黄河以南各省区,北达陕西、甘肃。主产于贵州、浙江、四川、江西、安徽;陕西、甘肃等地亦产。

**【采收加工】** 全年均可采挖,挖出根部,除去泥沙,剥取根皮,晒干。

**【炮制】** 洗净,润透,切厚片,晒干。

**【性状特征】** 呈长槽状或筒状长10～40cm,厚约0.1cm。外表面浅黄棕色,有细纵皱纹及圆形或横长的皮孔,栓皮薄,易呈片状脱落。内表面黄白色至浅黄棕色,具细密纵直纹理。质硬而韧,不易折断,断面纤维性。气微,味微苦、涩。以条大、皮厚者为佳。

**【化学成分】** 乌桕的主要成分是黄酮,还含有多酚、香豆素、萜类等。乌桕的黄酮是其主要药理活性成分。

**【药理毒理】** **抑菌**　乌桕根皮水提液按20mg/ml的剂量采用双层琼脂纸片法进行体外抑菌实验,对大肠埃希菌和志贺杆菌具有抑制作用[1]。乌桕根皮60%、95%乙醇提取物、水、石油醚、乙酸乙酯及正丁醇萃取部位按1mg/ml的剂量进行体外抑菌实验,结果乙酸乙酯及正丁醇部位对耐药金黄色葡萄球菌具有抑制活性,抑菌直径在4～5mm之间[2]。

**【药性】** 苦,微温。

**【功能主治】** 泻下逐水,利尿消肿。用于水肿胀满，二便不通，晚期血吸虫病。

**【临床应用】　临床常用**

(1) 二便不通、水肿　本品性味苦温，有泻下逐水、利尿消肿之功，可用治二便不通、水肿胀满。治小便不通，取乌桕根皮，煎汤饮之，方见《肘后方》；治大便不通，取乌桕木根方长一寸，水煎，如《本草纲目》斗门方；也可与木通、槟榔、冬瓜皮、党参、黄芪配伍使用，以增强利水退肿疗效。

(2) 疔毒痈肿，毒蛇咬伤　治疗毒痈肿、毒蛇咬伤，取鲜二层皮捣烂，或烤干研粉，加冰片少许，蛋清调敷。

(3) 湿疹，疥癣　治湿疹、疥癣，可单用浓煎外洗患处。

**【用法用量】**　9～12g。

**【注意事项】**　溃疡病患者忌服。

**【贮藏】**　置干燥处。

**【参考文献】**　[1]陈国华，邵伟，何晓雯，等.乌桕根皮水提物抗菌活性的初步研究[J].时珍国医国药，2007，18(9)：2139-2140.

[2]陈国华，何晓雯，邹坤，等.乌桕根皮醇提物对金黄色葡萄球菌耐药菌株的抗菌活性[J].农村经济与科技，2008，19(8)：98-99.

(吴沂芸　吴清华　裴瑾)

## 810　乌梅

Wumei

**【异名】**　梅(《诗经》)，梅实(《本草经集注》)，春梅(《本草再新》)，熏梅、桔梅肉(《现代实用中药》)。

**【来源】**　为蔷薇科植物梅 *Prunus mume* (Sieb.) Sieb.et Zucc.的干燥近成熟果实。

**【产地】**　主要为栽培品。全国各地均有栽培。主产于四川、浙江、福建。建于福建省龙岩市上杭县乌梅GAP基地已通过国家验收。

**【采收加工】**　夏季果实近成熟时采收，低温烘干后闷至色变黑。

**【炮制】　乌梅**　除去杂质，洗净，干燥。

**乌梅肉**　取净乌梅，水润使软或蒸软，去核。

**乌梅炭**　取净乌梅，炒至皮肉鼓起，焦黑色。

**【性状特征】　乌梅**　呈类球形或扁球形，直径1.5～3cm。表面乌黑色或棕黑色，皱缩不平，基部有圆形果梗痕。果核坚硬，椭圆形，棕黄色，表面有凹点；种子扁卵形，淡黄色。气微，味极酸。以个大、肉厚、核小、外皮乌黑色、不破裂露核、柔润、味极酸者为佳。

**乌梅肉**　呈黑棕色，质柔软、味极酸。以肉色黑、质柔软、味极酸者为佳。

**乌梅炭**　形如乌梅或乌梅肉，皮肉鼓起，焦黑色，味酸兼有苦味。以色焦黑、皮肉鼓起、味酸兼有苦味者为佳。

**【化学成分】**　乌梅的主要成分是机酸类，还含有萜类、黄酮类、甾醇类等。乌梅的有机酸是其主要药理活性成分。《中华人民共和国药典》2015年版规定，本品药材及其饮片按干燥品计算，含枸橼酸($C_6H_8O_7$)不得少于12.0%。

**【药理毒理】**

**1. 镇咳**　乌梅水煎液10g/kg预先给小鼠连续灌胃7d，可减少浓氨水引咳小鼠的咳嗽次数[1]。

**2. 止泻**　乌梅果肉水煎液5、10g/kg剂量预先灌胃给药7d，可对抗新斯的明所致的小鼠小肠运动亢进；灌胃4d，并可对抗番泻叶所致小鼠腹泻，降低稀便率[1]。

**3. 止血**　乌梅炭水煎液按剂量15g/kg给予小鼠灌胃，可缩短小鼠凝血时间[2]。

**4. 调节平滑肌**　乌梅水煎液在小于30%的浓度时，可抑制豚鼠胆囊肌条收缩，当累积浓度至100%、200%时，则表现为先抑制后兴奋的双向性反应[3]。乌梅水煎液对膀胱平滑肌也有影响，其累积浓度至100%、200%时可增强豚鼠离体膀胱逼尿肌肌条张力，增加收缩频率和收缩波平均振幅[4]。

**5. 抑菌**　乌梅提取物按比例稀释后进行胸膜肺炎放线杆菌的体外抑菌试验，*MIC*为15.60mg/ml[5]。

**6. 降低免疫器官指数**　乌梅水提液10g/kg灌胃小鼠10d，能减轻小鼠免疫器官重量[6]。

**【药性】**　酸、涩，平。归肝、脾、肺、大肠经。

**【功能主治】**　敛肺，涩肠，生津，安蛔。用于肺虚久咳，久泄久痢，虚热消渴，蛔厥呕吐腹痛。

**【临床应用】**

**1. 临床常用**

(1) 肺虚久咳　本品味酸而涩，气厚善敛。《用药心法》曰其能"收肺气"。其上入肺经能敛肺气、止咳嗽，可用于肺虚久咳少痰或干咳无痰，常与罂粟壳相须而用，以增强其敛肺止咳之功。治久咳不已，可单用熬膏，如《杂病源流犀烛》乌梅膏，或与杏仁、半夏、阿胶等同用，如《世医得效方》一服散，又如《肘后方》以乌梅、罂粟壳等份蜜炒为末，睡前蜜汤送服；治久咳，无痰或少痰，与御米壳同用，如《普济方》宁肺散。

(2) 久泻、久痢　本品味酸而涩，入大肠经，具有良好的涩肠止泻作用，可用于正气虚弱，久泻、久痢之证。治中焦虚寒或脾肾阳虚之久泻不止，甚则完谷不化者，与肉豆蔻、人参、诃子等同用，如《证治准绳》固肠丸；治泻痢脓血者，可与清热解毒止痢之黄连同用，如《太平圣惠方》乌梅丸；治下痢阴伤口渴者，本品既可涩肠止痢，又可生津止渴，如孟诜《必效方》则以本品与养阴生津之麦冬配伍同用。

(3) 虚热消渴　本品味酸性平，善能生津液、止烦渴，可用于虚热消渴之证。可单用本品煎服，或与天花粉、麦冬、人参等益气养阴、生津止渴药同用，如《沈氏尊生》玉泉丸。

(4) 蛔厥腹痛，呕吐　蛔得酸则伏，本品极酸，故有安蛔止痛、和胃止呕之功，常用于蛔虫所致的蛔厥腹痛、呕吐，常与细辛、花椒、附子、干姜等同用，以温脏安蛔，如《伤寒论》乌梅丸。

此外，本品可用于崩漏、便血、尿血，亦可外用，如用乌梅肉擦牙龈，可治牙关紧闭；乌梅烧炭存性，研末外敷，亦可治疗疮疡脓净。

**2. 临床新用**　乌梅可用于糖尿病性胃轻瘫[7]。

**【用法用量】**　6～12g。

**【成药例证】**

**1. 小儿泻速停颗粒(《中华人民共和国药典》2015年版)**　药物组成：地锦草、茯苓、乌梅、儿茶、白芍、山楂、甘草。

功能主治：清热利湿，健脾止泻，缓急止痛。主要用于小儿湿热壅遏大肠所致的泄泻，症见大便稀薄如水样、腹痛、纳差；小儿秋季腹泻及迁延性、慢性腹泻见上述证候者。

**2. 固肠止泻丸(《卫生部药品标准中药成方制剂·第二十册》)**　药物组成：乌梅(或乌梅肉)、黄连、罂粟壳、干姜、木香、延胡索。

功能主治：调和肝脾，涩肠止痛。用于肝脾不和所致的泄泻。

**【贮藏】**　置阴凉干燥处，防潮。

**【参考文献】**
[1]陈林，陈鸿平，刘友平，等.乌梅不同部位药理作用研究[J].中国药房，2007，18(27)：2089-2090.

[2]牛序莉，张学兰.炒炭对乌梅成分及凝血作用的影响[J].山东中医杂志，1997，16(5)：2089-2090.

[3]周旭，霍颂义，邱小青，等.乌梅对豚鼠离体胆囊平滑肌运动的影响[J].山西中医，1999，15(1)：34-36.

[4]张英福，邱小青，田治锋，等.乌梅对豚鼠膀胱逼尿肌运动影响的实验研究[J].山西中医，1999，16(2)：43-45.

[5]康帅，殷中琼，贾仁勇，等.乌梅等20种中药对胸膜肺炎放线杆菌的体外抗菌活性研究[J].华南农业大学学报，2014，35(3)：13-17.

[6]沈红梅，程涛，乔传卓.乌梅的体外抗肿瘤活性及免疫调节作用初探[J].中国中药杂志，1995，20(6)：365-368.

[7]邹世昌.乌梅丸加减治疗糖尿病性胃轻瘫40例[J].中国中西医结合杂志，2002，22(2)：150-151.

(吴清华　裴瑾)

## 811　乌梢蛇

Wushaoshe

**【异名】**　乌蛇(《药性论》)，黑梢蛇(《开宝本草》)，剑脊乌梢(《本草衍义》)，黑花蛇(《本草纲目》)，乌峰蛇(陈义《动物学》)，青蛇(《现代实用中药》)，剑脊蛇(《中药志》)，黑乌梢、三棱子(《四川中药志》)。

**【来源】**　为游蛇科动物乌梢蛇 *Zaocys dhumnades* (Cantor)的干燥体。

**【产地】**　生活于沿海平原、丘陵及山区或田野、林下等地。分布于华东、华南、西南，湖南、湖北等地。主产于浙江、江苏、湖北、安徽、四川等地。

**【采收加工】**　多于夏、秋二季捕捉，剖开腹部或先剥皮留头尾，除去内脏，盘成圆盘状，干燥。

**【炮制】**　**乌梢蛇**　去头及鳞片，切寸段。

**乌梢蛇肉**　去头及鳞片后，用黄酒闷透，除去皮骨，干燥。

**酒乌梢蛇**　取净乌梢蛇段，照酒炙法炒干。

**【性状特征】**　**乌梢蛇**　呈圆盘状，盘径约16cm。表面黑褐色或绿黑色，密被菱形鳞片；背鳞行数成双，背中央2～4行鳞片强烈起棱，形成两条纵贯全体的黑线。头盘在中间，扁圆形，眼大而下凹陷，有光泽。上唇鳞8枚,第4、5枚入眶,颊鳞1枚,眼前下鳞1枚,较小,眼后鳞2枚。脊部高耸成屋脊状。腹部剖开边缘向内卷曲,脊肌肉厚,黄白色或淡棕色,可见排列整齐的肋骨。尾部渐细而长,尾下鳞双行。剥皮者仅留头尾之皮鳞,中段较光滑。气腥,味淡。以身干、皮黑褐色、肉黄白色、脊背有棱、体坚实者为佳。

**乌梢蛇肉**　形如乌梢蛇,无皮骨,略有酒气。以肉黄色、无皮骨、略有酒气者为佳。

**酒乌梢蛇**　呈段状。棕褐色或黑色,略有酒气。以色棕褐、略有酒气、体坚实者为佳。

**【化学成分】**　乌梢蛇的主要成分是氨基酸,还含有无机元素、蛋白质、脂肪、酶等。乌梢蛇的氨基酸是其主要药理活性成分。

**【药理毒理】**

**1. 抗炎、镇痛**　乌梢蛇提取物水溶性部位按250、375mg/kg的剂量灌胃给药能明显延长小鼠热板痛阈时间,减少醋酸致疼痛模型小鼠扭体次数,抑制二甲苯致炎症模型小鼠耳廓肿胀度,抑制冰醋酸致腹腔毛细血管通透性增高[1]。100%乌梢蛇水煎液(10、20g/kg)和50%乌梢蛇醇提液(5、10g/kg)对琼脂所致关节肿胀模型大鼠和二甲苯所致耳肿胀模型小鼠腹腔注射,降低大鼠关节肿胀度和小鼠耳廓肿胀率[2]。乌梢蛇水解液按0.5、5、15mg/kg的剂量对胶原性关节炎(CAI)模型大鼠灌胃,能降低大鼠CIA的发病率,降低血清抗Ⅱ型胶原抗体水平[3]。乌梢蛇Ⅱ型胶原蛋白按1、10、100μg/ml的剂量对完全弗氏佐剂(CFA)致佐剂型关节炎模型大鼠灌胃,能抑制大鼠的滑膜细胞和派氏淋巴结共培体系上清液TNF-α和IL-1β水平[4]。乌梢蛇水提液按286.5、573.0、859.5mg/kg的剂量对CFA致佐剂型关节炎模型大鼠灌胃,连续20d,能减轻大鼠关节肿胀度,降低关节炎指数评分及大鼠血清中炎性因子TNF-α、IL-1、IL-6水平[5]。

**2. 抗惊厥**　100%乌梢蛇水煎液(10、20g/kg)和50%乌梢蛇醇提液(5、10g/kg)对戊四氮和电刺激所致惊厥小鼠模型灌胃,能升高惊厥抑制率[2]。

**3. 抗蛇毒**　乌梢蛇血清按1、2、3、4ml/kg的剂量对注射过孟加拉眼镜蛇毒、白眉蝮蛇毒及莽山烙铁头蛇毒的小鼠静脉注射,对孟加拉眼镜蛇毒有解毒作用,且注射蛇毒与4ml/kg的血清混合液的解毒作用最好,但随着间隔时间的延长,解毒作用逐渐减弱;对白眉蝮蛇毒有解毒作用,且注射量为1ml/kg和2ml/kg时出现了拮抗作用;对莽山烙铁头蛇毒有解毒作用,但莽山烙铁头蛇毒对血清注射量和间隔时间不敏感,在血清注射量2ml/kg、注射蛇毒10min后,再注射4ml/kg的血清时出现了拮抗作用[6]。

**4. 调节免疫**　对小鼠每天饲喂乌梢蛇血清0.1、0.2、0.3ml,连续20d,能升高小鼠白细胞数,增强NK细胞活性,对环磷酰胺诱发的NK细胞活性降低有恢复作用[7]。

**5. 安全性评价**　100%乌梢蛇水煎液(10、20g/kg)和50%乌梢蛇醇提液(5、10g/kg)对小鼠腹腔注射,乌梢蛇水提液的$LD_{50}$为166.2g/kg,醇提液的$LD_{50}$为20.41g/kg。给药后即可见小鼠僵住、姿势固定、不爱活动、喜群聚、对外界刺激仍有反应,数小时后出现呼吸抑制、发绀,直至死亡[2]。

**【药性】**　甘,平。归肝经。

**【功能主治】**　祛风,通络,止痉。用于风湿顽痹,麻木拘挛,中风口眼㖞斜,半身不遂,抽搐痉挛,破伤风,麻风,疥癣。

**【临床应用】　临床常用**

(1) 风湿顽痹,中风半身不遂　本品性走窜,能搜风邪,透关节,通经络,常用于风湿痹证及中风半身不遂,尤宜于风湿顽痹,日久不愈者。治风痹,手足缓弱,麻木拘挛,不能伸举,常配全蝎、天南星、防风等,如《圣惠方》乌蛇丸;治顽痹瘫痪,挛急疼痛,制酒饮,如《本草纲目》乌蛇酒;治中风,口眼㖞斜,半身不遂,宜配通络、活血之品。

(2) 小儿惊风,破伤风　本品能入肝祛风以定惊搐。治小儿急慢惊风,可与麝香、皂荚等同用,如《卫生家宝》乌蛇散;治破伤风之抽搐痉挛,多与蕲蛇、蜈蚣配伍,如《圣济总录》定命散。

(3) 麻风,疥癣　本品善行祛风而能止痒。治麻风,常配伍白附子、大风子、白芷等,如《秘传大麻风方》乌蛇丸;治干湿癣证,可与枳壳、荷叶同用,如《圣济总录》三味乌蛇散。

此外,本品又可治瘰疬、恶疮。

**【用法用量】**　6～12g。

【成药例证】

**1. 天麻追风膏(《卫生部药品标准中药成方制剂·第二册》)** 药物组成:天麻、乌梢蛇、桂枝、油松节、桑枝、麻黄、威灵仙、白附子、生川乌、生草乌、防风、粉萆薢、薄荷、独活、当归、川牛膝、钩藤、荆芥、秦艽、川芎、续断、防己、干姜、红花、细辛、藁本、补骨脂、羌活、乳香、没药、丁香、冰片。

功能主治:追风祛湿,活血通络,散寒止痛。用于风寒湿痹,风湿麻木。

**2. 活络止风丸(养血祛风丸)(《卫生部药品标准中药成方制剂·第三册》)** 药物组成:卷柏、木瓜、乌梢蛇(酒炙)、当归、川芎、白芍、地黄、马钱子粉。

功能主治:养血活络,祛风止痛。用于肩背疼痛,手足麻木,筋骨无力,行步艰难。

**3. 散寒活络丸(《卫生部药品标准中药成方制剂·第七册》)** 药物组成:乌梢蛇、土鳖虫、地龙、独活、羌活、荆芥、制川乌、制草乌、威灵仙、防风、香附(醋炙)、桂枝。

功能主治:追风散寒,舒筋活络。用于风寒湿邪引起的肩背疼痛,手足麻木,腰腿疼痛,行步困难等。

**4. 乌蛇止痒丸(《中华人民共和国药典》2015年版)** 药物组成:乌梢蛇(白酒炙)、防风、蛇床子、关黄柏、苍术(泡)、红参须、牡丹皮、蛇胆汁、苦参、人工牛黄、当归。

功能主治:养血祛风,燥湿止痒。用于风湿热邪蕴于肌肤所致的瘾疹、风瘙痒,症见皮肤风团色红、时隐时现、瘙痒难忍,或皮肤瘙痒不止、皮肤干燥、无原发皮疹;慢性荨麻疹、皮肤瘙痒症见上述证候者。

**5. 麝香风湿胶囊(《中华人民共和国药典》2015年版)** 药物组成:制川乌、全蝎、地龙(酒洗)、黑豆(炒)、蜂房(酒洗)、人工麝香、乌梢蛇(去头酒浸)。

功能主治:祛风散寒,除湿活络。用于风寒湿闭阻所致的痹病,症见关节疼痛、局部畏恶风寒、屈伸不利、手足拘挛。

【贮藏】 置干燥处,防霉,防蛀。

【参考文献】 [1]马哲龙,梁家红,陈金印,等.乌梢蛇的抗炎镇痛作用[J].中药药理与临床,2011,27(6):58-60.

[2]顾剑萍,林乾良.乌梢蛇的药理研究初报[J].浙江药学,1986,3(4):4-8.

[3]沈杰,鲍建芳,张之澧,等.乌梢蛇水解液对大鼠胶原性关节炎的防治作用[J].上海免疫学杂志,2002,22(4):257-259.

[4]庞捷,李娟,吴湘慧,等.乌梢蛇Ⅱ型胶原蛋白对大鼠佐剂型关节炎滑膜细胞因子的作用[J].中药材,2009,32(4):556-560.

[5]蒋福升,马哲龙,陈金印,等.乌梢蛇水提物对大鼠佐剂性关节炎作用的实验研究[J].中国中医药科技,2013,20(4):367-368.

[6]胡恺,万新华,刘岱岳.乌梢蛇血清对白眉蝮等3种蛇毒解毒作用初探[J].蛇志,2006,18(3):178-182.

[7]方晓阳,吴丹彤,马树田.乌梢蛇血清对小鼠白细胞数和NK细胞活性的影响[J].安徽中医学院学报,2002,21(2):40-41.

(吴沂芸 吴清华 裴瑾)

## 812 乌药

Wuyao

【异名】 旁其(《开宝本草》),天台乌药(《济生方》),鳑鲏、矮樟(《本草纲目》),矮樟根(《经验方》),铜钱柴(浙江),土木香、鲫鱼姜(江西),鸡骨香、白叶柴(广西)。

【来源】 为樟科植物乌药 *Lindera aggregata* (Sims) Kosterm.的干燥块根。

【产地】 主要为栽培品,野生品亦有。主要分布于安徽、江苏、浙江、福建、台湾等地。主产于浙江、江西、福建;广东、广西等地亦产。

【采收加工】 全年均可采挖,除去细根,洗净,趁鲜切片,晒干,或直接晒干。

【炮制】 未切片者,除去细根,大小分开,浸透,切薄片,干燥。

【性状特征】 呈类圆形的薄片。外表皮黄棕色或黄褐色。切面黄白色或淡黄棕色,射线放射状,可见年轮环纹。质脆。气香,味微苦、辛,有清凉感。以色红微白、无黑色斑点者为佳。质老、不呈纺锤状的直根,不可供药用。

【化学成分】 乌药的主要成分是倍半萜及其酯,还含有挥发油、生物碱、脂肪酸、黄酮、甾醇、多糖等。乌药的倍半萜及其酯是其主要药理活性成分。《中华人民共和国药典》2015年版规定,本品药材及其饮片按干燥品计算,含乌药醚内酯($C_{15}H_{16}O_4$)不得少于0.030%,含去甲异波尔定($C_{18}H_{19}NO_4$)不得少于0.40%。

【药理毒理】

**1. 调节胃肠运动** 乌药不同提取物按3.6g生药/kg的剂量灌胃酚红模型小鼠,对小鼠小肠推进和胃排空有双向调节作用，对阿托品造成的抑制模型有拮抗作用，对新斯的明造成的亢进模型有拮抗作用[1]。乌药不同提取物按生药1.64g/kg的剂量对寒冷刺激致胃实寒模型小鼠静脉注射，乌药水煎液、挥发油和醇提乙醚萃取物组能够抑制胃排空，升高cAMP/cGMP[2]。乌药水提液、醇提液按10、20g/kg的剂量灌胃小鼠，能降低小鼠甲基橙胃残留率；高剂量能增大小鼠小肠炭末推进率；对家兔离体肠平滑肌蠕动有抑制作用，并能对抗乙酰胆碱、磷酸组胺、氯化钡所致肠肌痉挛[3]。乌药水煎液（$2.5\times10^{-3}$、$5\times10^{-3}$、$10\times10^{-3}$、$20\times10^{-3}$ g/ml）、水提液（$1.25\times10^{-3}$、$2.5\times10^{-3}$、$5.0\times10^{-3}$、$10\times10^{-3}$ g/ml）、挥发油（$0.6125\times10^{-3}$、$1.25\times10^{-3}$、$2.5\times10^{-3}$、$5.0\times10^{-3}$ g/ml）、醇提液（$1.25\times10^{-3}$、$2.5\times10^{-3}$、$5.0\times10^{-3}$、$10\times10^{-3}$ g/ml）对豚鼠回肠进行离体实验，均能抑制豚鼠离体回肠自发活动，且对乙酰胆碱、氯化钡所致的回肠痉挛有拮抗作用；乌药挥发油能使先用肾上腺素而紧张性降低的豚鼠离体回肠进一步松弛[4]。

**2. 镇痛、抗炎**　乌药总生物碱按5、10、25mg/ml的剂量对小鼠静脉注射，可减少醋酸致疼痛模型小鼠的扭体次数[5]。乌药抗炎活性组分按50、100、200mg/kg的剂量对佐剂性关节炎模型及风寒湿痹证模型的大鼠灌胃，能降低风寒湿痹证模型大鼠炎性肿胀的肿胀率，能降低模型动物炎性组织渗出液中前列腺素含量[6]。

**3. 抗疲劳**　乌药水溶液按0.1、0.3、0.9、2.7g/(kg·d)的剂量对小鼠灌胃，高剂量可提高小鼠负重游泳时间，降低小鼠游泳血乳酸含量和面积[7]。乌药水提液按0.5、1.0、2.0g/(kg·d)剂量对小鼠灌胃，高剂量可延长小鼠负重游泳时间和降低运动后小鼠血清尿素含量；中、高剂量可增加小鼠肝糖原水平[8]。

**4. 抗氧化**　乌药水提液按1、2g/kg的剂量对急性酒精性肝损伤模型大鼠灌胃，能降低血清中天冬氨酸氨基转移酶、丙氨酸氨基转移酶水平；降低肝组织中丙二醛含量，升高肝组织中超氧化物歧化酶含量[9]。乌药叶总黄酮按50、100、200mg/kg的剂量对四氯化碳急性肝损伤模型大鼠腹腔注射，可降低肝损伤小鼠血清转氨酶的活性，增强总抗氧化能力和超氧化物歧化酶活力，减少丙二醛释放；可增加受损肝组织中抗氧化相关基因抗细菌硫氧还原蛋白、血红素加氧酶-1以及过氧化物酶-1的表达[10]。

**5. 降血脂**　乌药叶总黄酮按50、100、200mg/kg的剂量对高脂饲料致高脂血症脂肪肝模型小鼠灌胃，能降低血清总胆固醇、甘油三酯、低密度脂蛋白胆固醇水平；能降低肝脏脂质系数、脂肪系数、动脉硬化指数及体重，并减轻肝脏的脂肪变性程度；随着乌药叶总黄酮浓度的增加，$HepG_2$细胞中脂滴形成明显减少[11]。

**6. 安全性评价**　乌药灌胃给药的$LD_{50}>$ 10.0g/kg；小鼠微核实验、精子畸形试验阴性，表明乌药毒性较低、无致突变性[12]。

**【药性】**　辛，温。归肺、脾、肾、膀胱经。

**【功能主治】**　行气止痛，温肾散寒。用于寒凝气滞，胸腹胀痛，气逆喘急，膀胱虚冷，遗尿尿频，疝气疼痛，经寒腹痛。

**【临床应用】**　临床常用

（1）寒凝气滞胸腹诸痛证　本品辛香温散，上入肺经，中入脾经，下入肝肾经，善疏通气机、温散寒邪，具有较好的行气散寒止痛之功，为治寒凝气滞胸腹诸痛之要药。诸如寒凝气滞之胸腹胀痛、寒凝肝脉之疝气腹痛、经寒腹痛等皆可运用。治胸腹胁肋闷痛，常与香附、甘草等同用，如《和剂局方》小乌沉汤，也可与薤白、瓜蒌皮、延胡索等同用；治脘腹胀痛，可配伍木香、青皮、莪术等，如《圣惠方》乌药散，也可与香附、木香、陈皮等同用；治寒疝腹痛，多与小茴香、青皮、高良姜等同用，如《医学发明》天台乌药散；若寒凝气滞痛经，可与当归、香附、木香等同用，如《济阴纲目》乌药汤。

（2）膀胱虚寒证　本品温通行气，下达肾与膀胱，能温肾散寒，除膀胱冷气，有缩尿止遗之功。治肾阳不足、膀胱虚冷之小便频数、小儿遗尿，常与补肾固涩、温肾助阳药配伍，如《校注妇人良方》缩泉丸，与益智仁、山药等同用。

**【用法用量】**　6～10g。

**【成药例证】**

**1. 十香止痛丸（《中华人民共和国药典》2015年版）**　药物组成：香附（醋炙）、檀香、香橼、沉香、零陵香、丁香、木香、砂仁、高良姜、乌药、延胡索(醋炙)、蒲黄、厚朴(姜汁炙)、降香、五灵脂(醋炙)、香排草、乳香(醋炙)、熟大黄。

功能主治:疏气解郁,散寒止痛。用于气滞胃寒,两胁胀满,胃脘刺痛,腹部隐痛。

**2. 少林风湿跌打膏(《中华人民共和国药典》2015年版)** 药物组成:生川乌、生草乌、乌药、白及、白芷、白蔹、土鳖虫、木瓜、三棱、莪术、当归、赤芍、肉桂、大黄、连翘、血竭、乳香(炒)、没药(炒)、三七、儿茶、薄荷脑、水杨酸甲酯、冰片。

功能主治:散瘀活血,舒筋止痛,祛风散寒。用于跌打损伤、风湿痹病,症见伤处瘀肿疼痛,腰肢酸麻。

**3. 缩泉丸(《中华人民共和国药典》2015年版)** 药物组成:山药、益智仁(盐炒)、乌药。

功能主治:补肾缩尿。用于肾虚所致的小便频数、夜间遗尿。

**4. 胃气痛片(《卫生部药品标准中药成方制剂·第十三册》)** 药物组成:乌药、郁金、香附(制)、青皮、乳香(制)、没药(制)、五灵脂(炒)、高良姜、八角茴香、白芍(炒)、木香、丁香、肉桂。

功能主治:理气,和胃,止痛。用于胃脘疼痛,胸腹胀满,呕吐酸水,消化不良。

**5. 痛经口服液(《卫生部药品标准中药成方制剂·第十七册》)** 药物组成:当归、川芎、白芍、香附(制)、乌药。

功能主治:行气活血,调经止痛。用于气滞血瘀引起痛经证的经前、经期腹部胀痛或痉挛性疼痛,以及经期伴头痛。

**【贮藏】** 置阴凉干燥处,防蛀。

**【参考文献】**
[1]聂子文,郭建生,陈君,等.乌药不同提取部位对小肠推进、胃排空的影响[J].中药药理与临床,2011,27(2):93-95.

[2]聂子文,郭建生,陈君,等.乌药提取物对胃实寒模型大鼠cAMP,cGMP,GAS,MTL水平的影响[J].中国实验方剂学杂志,2011,17(20):162-165.

[3]剑桂新,李庆林,王峥涛,等.乌药提取物对消化系统的作用[J]. 中国野生植物资源,1999,18(3):52-54.

[4]郭建生,聂子文,张猛,等.乌药提取物对豚鼠离体回肠的影响[J].时珍国医国药,2012,23(1):56-58.

[5]张玉,武一玫,潘真真,等.乌药总生物碱提取工艺的优选及镇痛作用的研究[J].药物评价研究,2012,35(5):348-350.

[6]剑桂新,李庆林,王峥涛,等.乌药活性组分LEF的化学成分及抗风湿作用[J].植物资源与环境,1999,8(4):1-6.

[7]陈宇,吴人照,戴关海,等.乌药缓解体力疲劳作用的实验研究[J].浙江中医杂志,2010,45(1):64-65.

[8]刘卫东,温中京,郭伟娣,等.乌药提取物抗疲劳作用的实验研究[J].浙江中医杂志,2006,41(7):428-429.

[9]陈伟民,王军伟,朱玮.乌药提取物对大鼠急性酒精性肝损伤预防作用的抗氧化机制研究[J].中国医刊,2013,48(1):99-100.

[10]顾莉蕴,罗琼,肖梅,等.乌药叶总黄酮的抗氧化作用及对四氯化碳致小鼠肝损伤的保护作用[J].中药新药与临床药理,2008,19(6):447-450.

[11]曹宁,郭文洁,唐佳瑜,等.乌药叶总黄酮对高脂血症脂肪肝小鼠模型的降脂作用[J].中药新药与临床药理,2011,22(2):149-153.

[12]来伟旗,朱染枫,陈建国,等.乌药的毒性研究[J].职业与健康,2003,19(12):78-80.

(吴沂芸　吴清华　裴瑾)

## 813　巫山淫羊藿

Wushanyinyanghuo

**【异名】** 仙灵脾(《雷公炮炙论》),羊藿(《四川中药志》),乏力草(南药《中草药学》)。

**【来源】** 为小檗科植物巫山淫羊藿 *Epimedium wushanense* T.S.Ying 的干燥叶。

**【产地】** 主要为栽培品,野生品亦有。其道地产区为重庆市巫山县、云阳县、巫溪县、奉节县、开县,亦主产于四川省南充市、万源市、苍溪县,贵州省、湖北省、陕西省等地亦有栽种。建于贵阳市修文县龙场镇,龙里县龙山镇(莲花村)、湾寨乡(红岩村),雷山县丹江镇固鲁村的巫山淫羊藿GAP种植基地已通过原国家食品药品监督管理总局验收。

**【采收加工】** 夏、秋季茎叶茂盛时采收,除去杂质,晒干或阴干。

**【炮制】** **巫山淫羊藿**　除去杂质,喷淋清水,稍润,切丝,干燥。

**炙巫山淫羊藿**　取羊脂油加热熔化,加入巫山淫羊藿丝,用文火炒至均匀有光泽,取出,放凉。每100kg巫山淫羊藿,用羊脂油(炼油)20kg。

**【性状特征】** **巫山淫羊藿**　呈丝片状。上表面绿色、黄绿色或浅黄色，下表面灰绿色，网脉明显，中脉及细脉凸出，边缘具黄色刺毛状细锯齿。近革质。气微，味微苦。以叶多、梗少、色黄绿者为佳。

**炙巫山淫羊藿**　形如巫山淫羊藿。表面浅黄色显油亮光泽。微有羊脂油气。以叶多、梗少、色浅黄、显油亮光泽、具羊脂油气者为佳。

**【化学成分】**　巫山淫羊藿的主要成分是黄酮，还含有多糖、生物碱、木脂素、萜类、绿原酸、必需脂肪酸、苯类化合物、维生素C、微量元素等。巫山淫羊藿的黄酮是其主要药理活性成分。《中华人民共和国药典》2015年版规定，本品药材及其饮片按干燥品计算，含淫羊藿苷($C_{33}H_{40}O_{15}$)不得少于0.50%；本品饮片按干燥品计算，含淫羊藿苷($C_{33}H_{40}O_{15}$)不得少于0.40%；炙淫羊藿按干燥品计算，含淫羊藿苷($C_{33}H_{40}O_{15}$)和宝藿苷Ⅰ($C_{27}H_{30}O_{10}$)的总量不得少于0.60%。

**【药理毒理】**

**1. 对阳虚证的治疗作用**　巫山淫羊藿乙醇提取物按2.73、5.46、10.92g/kg的剂量给羟基脲致"阳虚"型小鼠模灌胃，能抑制小鼠血浆中的分子物质(MMS)、升高巯基含量[1]。

**2. 抗炎**　朝藿定C、双藿苷A分别按5、10mg/kg的剂量对鸡蛋清致炎症模型大鼠尾静脉注射，连续5d，可降低大鼠足趾肿胀度[2]。

**3. 抗氧化**　巫山淫羊藿多糖多相脂质体按30、60、120mg/kg的剂量对老龄小鼠灌胃，能提高老龄动物血液及组织中SOD、GSH-Px的活性；并能降低老龄动物血清及肝组织中LPO的含量，降低老龄小鼠心肌中脂褐质含量[3]。

**4. 增强免疫**　巫山淫羊藿总黄酮正丁醇提取物的生理盐水溶液按0.25ml/d的剂量对小鼠腹腔注射，连续7d，能促进正常小鼠脾脏抗体形成细胞功能[4]。

**【药性】**　辛、甘，温。归肝、肾经。

**【功能主治】**　补肾阳，强筋骨，祛风湿。用于肾阳虚衰，阳痿遗精，筋骨痿软，风湿痹痛，麻木拘挛，绝经期眩晕。

**【临床应用】**　**临床常用**

(1) 肾阳虚证　本品辛甘性温燥烈，入肝、肾二经，长于补肾助阳，用于肾阳虚衰所致的阳痿遗精、绝经期眩晕。单用有效，亦可与肉苁蓉、巴戟天、仙茅、蛇床子、锁阳等其他补肾壮阳药同用。

(2) 风寒湿痹证　本品辛温散寒，祛风胜湿，入肝肾强筋骨，可用于风湿痹痛、肢体麻木拘挛。常与威灵仙、苍耳子、川芎、肉桂、杜仲、桑寄生等药同用。

**【用法用量】**　6～10g。

**【贮藏】**　置通风干燥处。

**【参考文献】**
[1]郑军，骆永珍，孟宪丽，等.川产淫羊藿对"阳虚"模型动物血浆中分子物质与巯基含量的影响[J].中国中药杂志，1995，20(4)：238-239.

[2]谢娟平，谢人明，王小微.巫山淫羊藿主要成分朝藿定C和双藿苷A抗炎作用研究[J].中国现代应用药学，2012，29(3)：198-201.

[3]曾南，孟宪丽，张艺，等.淫羊藿有效成分抗氧化作用研究[J].中国中药杂志，1997，22(1)：46-48.

[4]孙瑞娟，赵琳，梁海锐，等.三种淫羊霍的总黄酮分极提取物对小鼠免疫功能的影响[J].北京中医药大学学报，1994，17(1)：63-65.

(吴沂芸　吴清华　裴瑾)

## 814　无花果

Wuhuaguo

**【异名】**　阿驵、阿驿、底珍(《酉阳杂俎》)，映日果(《便民图纂》)，蜜果(《群芳谱》)，优昙钵(《广州志》)，文仙果(《草木便方》)，奶浆果(《湖南野生植物》)，品仙果(《民间常用草药汇编》)，挣桃(《浙江药用植物志》)，树地瓜(四川)。

**【来源】**　为桑科植物无花果 *Ficus carica* Linn. 的成熟或近成熟内藏花和瘦果的花序托。

**【产地】**　主要为栽培品。原产地中海沿岸。分布于土耳其至阿富汗。我国唐代即从波斯传入。主产于新疆南部。

**【采收加工】**　秋季采摘，晒干或加白糖后晒干。

**【炮制】**　切纵片，晒干，或加白糖后晒干。

**【性状特征】**　多呈扁圆形，有的呈类圆形，梨状或挤压成不规则形，直径2.5～4.5cm，厚0.5～2cm，上端中央有脐状突起，并有孔隙；下端亦微凸起，有托梗相连，基部有3枚三角形的苞片或苞片的残基。表面淡黄棕色、黄棕色至暗紫褐色，有10条微隆起的纵皱和脉纹，加糖者皱纹不明显；切面黄白色、肉红色或黄棕色，内壁着生众多卵圆形黄棕色小瘦果和枯萎的小花，果长约0.1～0.2mm。质柔软，气微，嚼之微甜而有黏滑感，加糖者味甜。以表面色棕黄或暗褐、有皱纹、肉色红或黄棕、质柔软、嚼之甜而有黏滑感者为佳。

**【化学成分】** 无花果的主要成分是多糖，还含有有机酸、香豆素、挥发油、黄酮、三萜、生物碱、微量元素、酶等。无花果的多糖是其主要药理活性成分。

**【药理毒理】**

**1. 抗肿瘤** 无花果乙醇提取物按50、100、200、400mg/ml的剂量对人肺癌细胞进行细胞增殖试验，能降低人肺癌细胞增殖活性，凋亡细胞增多；细胞周期分布改变，凋亡指数升高，在一定剂量内对正常细胞无明显影响[1]。无花果果浆按125、250、500、1000、2000ppm的剂量对人肿瘤细胞进行细胞增殖试验（MMT法）、克隆形成试验、原位凋亡检测（AO/EB染色）及Brdu掺入试验，能降低肿瘤细胞增殖活性及Brdu标记指数，克隆形成下降，吖啶橙染色凋亡细胞增多，细胞周期分布改变，凋亡指数升高，$G_0/G_1$期细胞数增加，S期细胞数减少，在一定剂量内对正常细胞无明显影响[2]。无花果多糖按200、400mg/kg的剂量对荷S180实体瘤模型小鼠灌胃，连续10d，可提高荷瘤小鼠血中抗氧化酶的活性，降低脂质过氧化物的含量[3]。无花果多糖按100、200mg/kg的剂量对荷S180实体瘤及艾氏腹水癌（EAC）实体瘤和腹水瘤模型小鼠灌胃，连续10d，能抑制肿瘤的生长，对荷瘤造成的脾和胸腺指数的降低恢复作用[4]。

**2. 对免疫系统的作用** 无花果多糖按50、100、200mg/kg的剂量分别对正常小鼠、环磷酰胺致免疫抑制模型小鼠及应激小鼠灌胃，能增强正常小鼠、环磷酰胺及应激所致免疫功能低下小鼠的迟发型超敏反应[5]。无花果多糖按2、5g/kg的剂量灌胃环磷酰胺致免疫抑制小鼠，高剂量能促进小鼠的淋巴细胞转化率，并能对抗环磷酰胺造成的小鼠体重下降，能提高抑制鼠的血清溶血素水平[6]。无花果多糖水溶液按200、400mg/kg的剂量对环磷酰胺致免疫低下小鼠模型灌胃，连续7d，可促进腹腔巨噬细胞产生和分泌IL-1α，促进脾细胞产生和分泌IL-2，促进ConA和LPS刺激的脾细胞增殖，降低血清SIL-2R水平[7]。无花果多糖按200、400mg/kg的剂量对氢化可的松致免疫抑制模型小鼠灌胃，连续7d，可提高免疫抑制小鼠腹腔巨噬细胞的吞噬百分率和吞噬指数，促进溶血空斑形成[8]。无花果多糖按200、400mg/kg的剂量分别对环磷酰胺抑制模型小鼠及应激模型小鼠灌胃，能增强环磷酰胺、应激所致免疫功能低下小鼠的迟发型超敏反应[9]。

**3. 抗氧化** 无花果多糖样品按25、50、100、150、200μg/ml的剂量进行抗氧化能力检测试验，100μg/ml剂量无花果粗多糖能抑制过氧化物MDA的生成，对超氧阴离子自由基的清除能力达85.39%，FRAP法测得的抗氧化能力与维生素C接近[10]。

**4. 抗疲劳** 无花果水提液按生药25、50、75g/kg的剂量给小鼠灌胃，连续9d，可提高小鼠肌糖原和肝糖原水平，提高运动前后小鼠肌糖原和肝糖原储备增长率和恢复率[11]。

**【药性】** 甘，平。

**【功能主治】** 健脾益胃，润肺止咳，解毒消肿。用于食欲不振、脘腹胀痛、痔疮便秘、咽喉肿痛、热痢、咳嗽多痰等症。

**【临床应用】**

**1. 临床常用**

（1）脾胃虚证　本品味甘，性平，能补脾益胃，可用于脾胃虚弱之消化不良、食欲不振、脘腹胀痛、腹泻、痢疾、久泻不止，或痔疮出血、脱肛等。如炒无花果与炒山楂、炒鸡内金、厚朴同煎可治消化不良、食欲不振。

（2）咽喉肿痛　本品能润肺利咽，如单味研末吹喉，或与金银花同煎服，可治肺经燥热之咽喉疼痛或咳嗽多痰。

此外，本品亦可用于产后乳汁稀少、痈疮疥癣等。

**2. 临床新用** 无花果可用于治疗寻常疣[12]。

**【用法用量】** 20～50g。

**【成药例证】复方无花果含片（《新药转正标准88》）** 药物组成：无花果、土牛膝、金银花、牡丹皮、射干、麦冬、南沙参、甘草。

功能主治：清热解毒，消肿利咽。适用于急性咽炎（及慢性咽炎急性发作期）风热证及肺胃蕴热证，具有咽部疼痛、干燥、灼热、口渴欲饮，发热或微恶寒，食欲不振，大便干，舌红苔黄，脉数等症状者。

【贮藏】 置通风干燥处，防霉，防蛀。

【参考文献】 [1]刘军，张百江.无花果提取物对肺癌细胞增殖及凋亡影响的初步观察[J].中华肿瘤防治杂志，2008，15(9)：665-667.

[2]王静，王修杰，林苹，等.无花果果浆对肿瘤细胞增殖抑制和诱导凋亡作用[J].天然产物研究与开发，2006，18：760-764.

[3]朱凡河，王绍红，徐丽娟，等.荷 $S_{180}$ 小鼠血清 MDA、SOD 和 GSH-PX 的变化及无花果多糖对其影响[J].中国民族民间医药杂志，2002，(57)：231-232.

[4]戴伟娟，司端运，辛勤，等.无花果多糖预防性给药对荷瘤小鼠的影响[J].中成药，2001，23(10)：740-742.

[5]戴伟娟，司端运，苏艾兰，等.无花果多糖对小鼠迟发型超敏反应的影响[J].济宁医学院学报，1999，22(4)：26-27.

[6]贾永锋，曹致芳，张罗修.无花果对免疫抑制小鼠的溶血素及淋巴细胞转化的影响[J].中国药理与临床，1997，13(4)：41-42.

[7]苗明三，刘会丽，杨亚蕾，等.无花果多糖对免疫抑制小鼠腹腔巨噬细胞产生 IL-1α、脾细胞体外增殖、脾细胞产生 IL-2 及其受体的影响[J].中国现代应用药学杂志，2009，26(7)：525-528.

[8]徐坤，苗明三.无花果多糖对氢化可的松致免疫抑制小鼠免疫功能的影响[J].中医学报，2011，26(3)：324-325.

[9]戴伟娟，司端远，辛勒，等.无花果多糖对小鼠细胞免疫功能的影响[J].中草药，2000，31(5)：355-356.

[10]邱松山，姜翠翠，谭振钟，等.无花果粗多糖体外抗氧化能力初步研究[J].时珍国医国药，2011，22(7)：1659-1660.

[11]张孝卫，黄丽华，李铁军，等.补充无花果水提物对小鼠游泳运动后糖代谢的影响[J].中国运动医学杂志，2005，24(3)：346-347.

[12]臧运韦，毛德传，张才佩，等.无花果液治疗寻常疣[J].中华皮肤科杂志，1995，28(3)：190.

（吴沂芸 吴清华 裴瑾）

## 815 芜菁子

Wujingzi

【异名】 蔓菁子(《千金要方》)。

【来源】 为十字花科植物芜菁 *Brassica rapa* L. 的干燥成熟时割取地上部分，晒干，打下种子。

【产地】 主要为栽培品。原产于欧洲，全国各地均有栽培。主产于河北、河南、山东、山西、辽宁等地。

【采收加工】 6～7 月果实成熟时，割取全株，晒干，打下种子，除去杂质。

【炮制】 取净芜菁子照清炒法，炒至微爆。

【性状特征】 呈球形。褐色或浅棕黄色，表面有细网状纹。以色稍加深、种皮微裂、表面无焦斑者为佳。

【化学成分】 芜菁子的主要成分是挥发油，还含有黄酮、蒽醌、氨基酸、皂苷、多糖、微量元素等。芜菁子的挥发油是其主要药理活性成分。

【药理毒理】 **抗氧化** 芜菁子 95%乙醇提取物、正丁醇、乙酸乙酯及石油醚部位体外抗氧化试验，芜菁子提取物的不同极性部位均有抗氧化活性，其抗氧化效果随着浓度的增加而增强[1]。芜菁子多糖按 0.1g/L 的初始剂量进行体外抗氧化试验，对 DPPH 自由基、羟自由基及超氧自由基均有清除作用，且抗氧化能力与浓度之间有很好的量效关系[2]。

【药性】 三级热，一级湿。

【功能主治】 益肾助阳，健胃消食，散气利尿。用于性欲减退，咳喘气短，腰酸肢软，小便不利，面色无华。

【临床应用】 **临床常用**

目暗不明 芜菁子入肝经，可用于肝虚目暗、视物不清、青盲眼障等目疾。如《海上集验方》以芜菁子蒸晒三遍，杵末为散，苦酒送服，治青盲眼障而瞳子不坏者；《太平圣惠方》以芜菁子配黄精或决明子，为末送服，有补肝明目之效。

【用法用量】 5～10g。

【贮藏】 置通风干燥处。

【参考文献】 [1]马合木提·买买提明，赛力慢·哈得尔，玛尔哈巴·吾斯满.芜菁籽不同溶剂提取物体外抗氧化活性研究[J].化学研究与应用，2013，25(6)：829-833.

[2]马合木提·买买提明，克里木·伊明，玛尔哈巴·吾斯满.维药芜菁籽多糖体外抗氧化活性研究[J].中国实验方剂学杂志，2014，20(7)：118-121.

（吴沂芸 吴清华 裴瑾）

## 816 芜荑

Wuyi

【异名】 无荑(《尔雅》郭璞注)，芜荑仁(《备急千金要方》)，山榆子(《备急千金药方·食治》)，山榆仁(《本草拾遗》)，白芜荑(《太平圣惠方》)，大果榆糊(《药材学》)。

【来源】 为榆科植物大果榆 *Ulmus macracarpa* Hance 果实的加工品。

【产地】 主要为野生品。主产于河北、山西，东北各地亦产。

【采收加工】 春末夏初，将果实30kg，加花、叶10kg及泥土10kg混合成糊状，经数日，至果实与花、叶腐烂发酵，做成块状，晒干。

【炮制】 砸成小块。

【性状特征】 呈方块状，长约9cm，宽约6cm。表面黄褐色或红褐色，凹凸不平。体轻，质松脆，断面不整齐，成层状，可见破碎的树叶及翅果。完整的翅果长2.5～3.5cm，种子位于翅界的中部；放大镜下可见翅果中部及边缘被白色短毛。气特异，味微酸涩。以块完整、具特异臭气者为佳。

【化学成分】 芜荑的主要成分是亲脂性成分。芜荑的亲脂性成分是其主要药理活性成分。

【药理毒理】 **抗疟** 芜荑亲脂性提取物C按0.4g/kg的剂量对P.vinckei疟疾模型小鼠腹腔注射，每日2次，观察5～6d，能降低疟原虫血症百分率；亲脂性提取物C通过薄层及柱层析获得的第二组分按0.1g/kg的剂量对P.yulli疟疾模型小鼠腹腔给药，观察5～6d，能清除红细胞内的恶性疟原虫P.yulli[1]。

【药性】 辛、苦，温。归肺、脾、胃经。

【功能主治】 杀虫，消积。用于虫积腹痛，小儿疳积泻痢，疥癣，恶疮。

【临床应用】 **临床常用**

(1) 虫积腹痛，小儿疳积　芜荑辛散苦降性温，善杀诸虫，消积止痛，常与槟榔、鹤虱同用，如《圣济总录》化虫丸；病情较重者，配伍干漆，如《奇效良方》芜荑散；治小儿蛔虫腹痛，呕吐清水，可配以狼牙草、白蔹，如《圣惠方》芜荑仁散。芜荑主入脾胃经，既能杀虫止痛，还能消积疗疳，用于小儿疳积，如《卫生易简方》中本品与黄连同用，治因疳生虫、五心烦热。

(2) 久痢　芜荑能除湿、止痢，常与黄连同用，如《圣惠方》芜荑丸。

(3) 疥癣恶疮　芜荑味苦，可燥湿杀虫止痒而用于疥癣恶疮。

(4) 冷气心痛　芜荑可与橘皮同用以治冷气心痛，如《圣济总录》芜荑汤；或与木香、大茴香同用，如《本草汇言》巢氏方。

【用法用量】 4.5～6g。外用适量。

【成药例证】

**1. 加味烂积丸(《卫生部药品标准中药成方制剂·第二册》)** 药物组成：大黄、牵牛子(炒)、陈皮、木香、川木香、香附(醋炙)、莱菔子(炒)、山楂(炒)、槟榔、芜荑、阿魏、三棱、莪术、白术、当归、吴茱萸(炒)、厚朴(姜汁炙)、法半夏、砂仁、草果(姜汁炙)、甘草。

功能主治：消积化滞。用于饮食积聚，胸满痞闷，腹胀坚结，消化不良。

**2. 驱虫片(《卫生部药品标准中药成方制剂·第六册》)** 药物组成：木香、槟榔、使君子(去壳)、雷丸、白矾(煅枯)、芜荑、芦荟、大黄、牵牛子、雄黄。

功能主治：杀虫，消积，通便。用于虫积腹痛，不思饮食，面黄肌瘦。

**3. 化虫丸(《卫生部药品标准中药成方制剂·第九册》)** 药物组成：鹤虱、玄明粉、大黄、苦楝皮、雷丸、牵牛子(炒)、槟榔、芜荑、使君子(去壳)。

功能主治：杀虫消积。用于虫积腹痛，蛔虫、绦虫、蛲虫等寄生虫病。

【贮藏】 置干燥处。

【参考文献】 [1]赵灿熙，雷颖，阮和球，等.芜荑亲脂性提取物对三种疟原虫的效应[J].海南医学，1992，8(4):1-3.

(王倩　吴清华　裴瑾)

## 817　吴茱萸

Wuzhuyu

【异名】 食茱萸(《新修本草》)，茱萸(《本草纲目》)，吴萸(《草木便方》)，左力(《南宁市药物志》)。

【来源】 为芸香科植物吴茱萸 *Euodia rutaecarpa* (Juss.) Benth.、石虎 *Euodia rutaecarpa* (Juss.) Benth.var.*officinalis* (Dode) Huang 或疏毛吴茱萸 *Euodia rutaecarpa* (Juss.) Benth. var. *bodinieri* (Dode) Huang 的干燥近成熟果实。

【产地】 主要为栽培品，亦有野生品。分布于长江流域及华南一带和陕西等地。主产贵州、广西、湖南、云南、陕西、浙江、四川等地。其道地产区为江西瑞昌、湖北阳新、贵州铜仁、湖南新晃等地。

【采收加工】 8～11月果实尚未开裂时，剪下果枝，晒干或低温干燥，除去枝、叶、果梗等杂质。

【炮制】 **吴茱萸** 除去杂质。

**制吴茱萸** 取甘草捣碎，加适量水，煎汤，去渣，加入净吴茱萸，闷润吸尽后，炒至微干，取出，干燥。每100kg吴茱萸，用甘草6kg。

**【性状特征】** **吴茱萸** 呈球形或略呈五角状扁球形，直径2～5mm。表面暗黄绿色至褐色，粗糙，有多数点状突起或凹下的油点。顶端有五角星状的裂隙，基部残留被有黄色绒毛的果梗。质硬而脆，横切面可见子房5室，每室有淡黄色种子1粒。气芳香浓郁，味辛辣而苦。以饱满、色绿、香气浓郁者为佳。

**制吴茱萸** 形如吴茱萸，表面棕褐色至暗褐色。以饱满、色褐、香气浓郁者为佳。

**【化学成分】** 吴茱萸的主要成分是生物碱、三萜，还含有多糖、黄酮、甾体、挥发油、微量元素等。吴茱萸的生物碱、三萜是其主要药理活性成分。《中华人民共和国药典》2015年版规定，本品药材及其饮片按干燥品计算，含吴茱萸碱($C_{19}H_{17}N_3O$)和吴茱萸次碱($C_{18}H_{13}N_3O$)的总量不得少于0.15%；柠檬苦素($C_{26}H_{30}O_8$)不得少于0.20%。

**【药理毒理】**

**1. 对消化系统的作用**

(1) 抗溃疡 吴茱萸水煎剂按5、10、20g/kg的剂量对水浸应激性胃溃疡小鼠模型、吲哚美辛加乙醇胃溃疡小鼠模型、盐酸性胃溃疡大鼠模型和结扎幽门性胃溃疡大鼠模型分别灌胃，中、高剂量具有抑制水浸应激性胃溃疡形成的倾向及抗消炎痛加乙醇性胃溃疡、抗盐酸性胃溃疡作用，中剂量对结扎幽门性胃溃疡的形成有抑制倾向[1]。吴茱萸醇提物中的喹诺酮类生物碱能显著抑制布鲁杆菌和马血清培养皿中幽门螺杆菌菌株的生长，其抗幽门螺杆菌生长的*MIC*范围为10～20μg/ml，但300μg/ml浓度仍不能有效抗幽门螺杆菌尿素酶[2]。吴茱萸氯仿提取物(主要成分为吴茱萸碱和吴茱萸次碱)按50、100、300mg/kg的剂量对三硝基苯磺酸致结肠炎模型小鼠灌胃，连续14d，能改善结肠炎小鼠大体形态学损伤，降低结肠髓过氧化物酶含量，抑制脾脏肿大，改善小鼠腹泻、便血等一般状况[3]。

(2) 保肝利胆 吴茱萸水煎液按5、10g/kg的剂量灌胃$CCl_4$所致肝损伤大鼠模型，连续5d，能对抗$CCl_4$引起的血清谷丙转氨酶升高；低剂量还能对抗$CCl_4$引起的谷草转氨酶值升高；高剂量能在给药后30min内增加大鼠胆汁流量，能短暂地促进胆汁分泌[1]。

(3) 止泻 吴茱萸水煎剂按10、20g/kg的剂量给小鼠灌胃，能减少蓖麻油引起的小鼠腹泻次数，且其作用随剂量增大持续时间延长，但作用产生缓慢[1]。吴茱萸浓缩水煎液1g/ml给番泻叶混悬液引起的腹泻小鼠灌胃，连续3d，可减少小鼠湿粪数[4]。

**2. 对心血管系统的作用**

(1) 对心脏的作用 吴茱萸水煎液按生药量10、20g/kg冰水所致应激大鼠模型灌胃，连续5d，可使大鼠单胺氧化酶活性降低，减轻应激性心肌损伤，使心肌细胞结合酶的异常变化得到恢复[5]。吴茱萸次碱按100、300μg/kg对心肌缺血再灌注损伤大鼠静脉注射，能缩小大鼠心肌梗死面积，降低血清肌酸激酶水平，升高血浆降钙素基因相关肽浓度[6]。

(2) 扩血管、降血压 吴茱萸70%甲醇提取物0.1～0.75mg/ml对氯化钾和去甲肾上腺素导致的大鼠主动脉血管收缩均具有抑制作用，能降低其主动脉血管张力[7]。吴茱萸注射液按2g/kg的剂量对丙酸睾酮致高血压模型大鼠鼠尾静脉注射，能使大鼠收缩压下降，舒张压下降[8]。

(3) 对血栓形成及凝血功能的影响 吴茱萸水提物按20g/kg的剂量对血栓小鼠模型灌胃，能延长小鼠血栓形成时间；10g/kg剂量给药时，白陶土部分凝血活酶时间有不同程度的延长，20g/kg剂量时，白陶土部分凝血活酶时间及V因子时间延长[9]。吴茱萸次碱按200mg/kg对小鼠静脉注射，可延长小鼠肠系膜静脉中血栓的形成时间；按50mg/kg给大鼠静脉注射，可延长大鼠肠系膜动脉的血流时间[10]。

**3. 抗炎、镇痛** 吴茱萸提取部位按100mg/kg的剂量对Freund's完全佐剂诱发的关节炎(AA)大鼠模型灌胃，连续14d，能降低AA大鼠非造模侧继发性反应足跖肿胀度[11]。吴茱萸碱分散片按5.5、11、22mg/kg剂量对二甲苯所致炎症小鼠模型灌胃，连续3d，均能降低小鼠耳廓肿胀率；其中，高剂量能减少冰醋酸所致疼痛模型小鼠扭体次数；按5、10、20mg/kg的剂量对尿酸钠所致急性炎症模型大鼠灌胃，连续7d，能降低大鼠足肿胀率[12]。

**4. 抗肿瘤** 吴茱萸碱0.3、3、30、300μmol/L的浓度能抑制人黑色素瘤A375-S2细胞的生长和增殖，且其抑制作用随浓度增加而增强[13]。

**5. 调节免疫**　吴茱萸碱按0.1、0.25、0.5、0.75、1.0μmol/L的浓度加入接种有胸腺、脾细胞的培养板，当其浓度≥0.5μmol/L时，能抑制小鼠刀豆蛋白A(ConA)诱导的胸腺、脾淋巴细胞增殖，降低小鼠脾和胸腺细胞释放L-2、L-12的功能；0.75μmol/L的吴茱萸碱处理后细胞B淋巴细胞瘤-2基因和细胞周期蛋白依赖性激酶2的mRNA水平升高，在6、12、24h均可诱导小鼠胸腺细胞、脾细胞凋亡[14]。

**6. 抗氧化**　吴茱萸多糖按25.0、50.0、200.0、400.0μg/ml的浓度加入测定体系，羟自由基清除率分别为0.6、10.12、26.19、56.31%，$IC_{50}$为358.1μg/ml[15]。

**7. 升高体温**　吴茱萸70%甲醇提取物按50、200、500mg/kg的剂量灌胃，可增加大鼠背部皮肤血流量，使其直肠温度上升，并对水浸应激造成的血流量减少和温度下降有恢复作用[16]。

**8. 安全性评价**　吴茱萸水提物按生药量1.67、4.98、16.67g/kg的剂量给大鼠灌胃，连续30、90d以及停药恢复性观察14d，30d后，高剂量谷草转氨酶(AST)、总胆固醇(TC)、睾丸指数升高，各剂量葡萄糖(GLU)均降低，肝脏指数升高；90d后，高剂量能升高TC、红细胞分布宽度(RDW)水平，各剂量GLU均降低，肝脏指数升高，高、中剂量能降低血红蛋白水平和升高脾脏指数；停药14d，各剂量TC、肝脏指数升高，高剂量脾脏指数、网织红细胞、RDW升高；光镜显示给药30、90d，高剂量部分大鼠肝脏可见肝细胞灶性坏死，肝细胞胞浆疏松。透射电镜检查显示，给药90d高剂量部分动物染色质固缩凝聚，线粒体不同程度肿胀，胞浆内可见大量脂滴[17]。吴茱萸水提物和吴茱萸70%乙醇提取物按1.00、2.15、4.64、10.00g/kg的剂量给小鼠灌胃，观察7d，其$LD_{50}$>10.00g/kg，Ames试验阴性、未发现对小鼠精子产生畸变作用、对小鼠骨髓细胞染色体未见损伤[18]。

**9. 体内过程**　制吴茱萸乙醇提取物分别按0.4、0.8、2.4g/kg(给药容积为20ml/kg)给大鼠灌胃，其中的吴茱萸碱、吴茱萸次碱体内的药时过程基本上符合一级吸收的一室开放模型；吴茱萸碱、吴茱萸次碱$AUC$的增加与剂量之间具有较好的线性关系，且不同剂量下吴茱萸碱血浆半衰期$t_{1/2\alpha}$分别为2.46、1.93、2.77h，吴茱萸次碱血浆半衰期$t_{1/2\alpha}$分别为2.77、2.26、2.37h，均不随剂量增大而延长[19]。

**【药性】**　辛、苦，热；有小毒。归肝、脾、胃、肾经。

**【功能主治】**　散寒止痛，降逆止呕，助阳止泻。用于厥阴头痛，寒疝腹痛，寒湿脚气，经行腹痛，脘腹胀痛，呕吐吞酸，五更泄泻。

**【临床应用】**

**1. 临床常用**

(1) 寒凝湿滞诸痛证　本品辛散苦泄，性热而燥，可用于寒凝湿滞引起的各种疼痛。治肝胃虚寒，肝气挟寒饮上逆的厥阴头痛，呕吐涎沫，常与人参、生姜配伍以温肝暖胃、降逆止呕，如《伤寒论》吴茱萸汤；治厥阴中寒，小腹痛甚，常与干姜、附子同用，如《简明医彀》茱萸四逆汤；治脾胃虚寒，脘腹冷痛，多与干姜、木香等温中行气药配伍，如《圣济总录》吴茱萸汤；治下焦寒湿所致疝痛，常与川楝子配用，如《证治准绳》导气汤；治寒湿脚气肿痛者，常伍以和中祛湿、舒筋活络之木瓜，如《证治准绳》吴萸木瓜汤；脚气入腹胀痛者，可与苏叶、木瓜、槟榔等合用，如《朱氏集验方》鸡鸣散；治妇女经行腹痛，常配伍当归、艾叶、香附，如《寿世保元》艾附暖宫汤；治妇人宫冷不孕，配以当归、芍药、阿胶等，如《金匮要略》温经汤。

(2) 呕吐，吞酸　吴茱萸入肝、脾、胃，能疏肝下气，用治肝胃不和所致之呕吐、吞酸。可单用，或与干姜等温里药同用以治偏寒者；治肝郁化火之胁肋胀痛、呕吐吞酸，常伍以黄连，少佐解郁散结之吴茱萸，如《丹溪心法》左金丸。

(3) 泄泻，痢疾　本品性味辛热，能入脾肾以温中止泻，治脾肾虚寒、五更泄利者，常与补骨脂、肉豆蔻、五味子配伍，如《内科摘要》四神丸。

此外，本品单味煮汁，外用擦洗，可治阴下湿痒生疮；单味煎服，治蛲虫病；研末醋调外敷足心，治口舌生疮及高血压；外敷脐部，亦治呕吐、泄泻；配乌贼骨、硫黄研末掺之，治皮肤湿疹；煎酒含漱，治牙齿疼痛；吴茱萸粉末用凉开水调成稠糊状敷于双侧涌泉穴，治喉喘鸣。

**2. 临床新用**　吴茱萸可用于治疗急性胰腺炎[20]、反流性食管炎[21]、幽门螺杆菌相关性胃炎[22]、2型糖尿病胰岛素抵抗[23]、高血压病[24]、缓慢性心律失常[25]、原发性痛经[26]等。

**【用法用量】** 2～5g。外用适量。

**【成药例证】**

**1. 小儿腹泻外敷散(《中华人民共和国药典》2015年版)** 药物组成:吴茱萸、丁香、胡椒、肉桂。

功能主治:温中散寒,止痛止泻。用于脾胃虚寒所致的泄泻,症见大便溏泻、脘腹疼痛、喜温喜按。

**2. 十二温经丸(《卫生部药品标准中药成方制剂·第一册》)** 药物组成:吴茱萸、当归、川芎(酒炙)、白芍、阿胶珠、肉桂、牡丹皮、生姜、党参、半夏(制)、麦冬、甘草(蜜炙)。

功能主治:温经散寒,养血祛瘀。用于冲任虚寒,瘀血阻滞,月经不调,或先或后,或多或少,小腹冷痛以及宫寒不孕。

**3. 戊己丸(《中华人民共和国药典》2015年版)** 药物组成:黄连、吴茱萸(制)、白芍(炒)。

功能主治:泻肝和胃,降逆止呕。用于肝火犯胃、肝胃不和所致的胃脘灼热疼痛、呕吐吞酸、口苦嘈杂、腹痛泄泻。

**4. 四神片(《卫生部药品标准中药成方制剂·第八册》)** 药物组成:肉豆蔻(制)、吴茱萸、补骨脂、五味子、干姜、大枣(去核)。

功能主治:助肾散寒,止泻消胀。用于肾虚受寒,肠鸣肚胀、五更溏泻、食物不化、久泻不止、面黄体弱。

**5. 四方胃片(《中华人民共和国药典》2015年版)** 药物组成:海螵蛸、黄连、浙贝母、炒川楝子、苦杏仁、柿霜、吴茱萸(盐水炙)、沉香、延胡索(醋炙)。

功能主治:调肝和胃,制酸止痛。用于肝胃不和所致的胃脘疼痛、呕吐吞酸、食少便溏;消化不良、胃及十二指肠溃疡见上述证候者。

**【注意事项】** 孕妇慎用。

**【贮藏】** 置阴凉干燥处。

**【参考文献】** [1]张明发,陈光娟,朱自平,等.吴茱萸温中止痛药理研究[J].中药材,1991,14(3):39-42.

[2]左风.吴茱萸中的喹诺酮生物碱的抗幽门螺杆菌活性[J].国外医学·中医中药分册,2001,23(1):27-28.

[3]刘宝林,戴媛媛,唐宁,等.吴茱萸氯仿提取物对小鼠溃疡性结肠炎的药效学研究[J].中药药理与临床,2003,19(6):16-19.

[4]邓先瑜,李泉.不同炮制方法对吴茱萸药理作用的影响[J].中成药,1999,21(5):236-238.

[5]许青媛,杨甫昭,陈春梅.吴茱萸温通血脉的药理研究[J].中药药理与临床,1994,(2):35-37.

[6]胡长平,李年生,肖亮,等.吴茱萸次碱的心脏保护作用涉及辣椒素敏感的感觉神经[J].中南药学,2003,1(2):67-70.

[7]李春梅.吴茱萸甲醇提取物及其生物碱成分对血液循环的影响[J].国外医学·中医中药分册,1999,21(5):9-11.

[8]李成,麦春秋,莫景兰,等.吴茱萸提取液对大白鼠降压作用的实验研究[J].右江民族医学院学报,2005,27(2):134-136.

[9]许青媛,于利森,张小利,等.附子、吴茱萸对实验性血栓形成及凝血系统的影响[J].西北药学杂志,1990,5(2):9-11.

[10] J.R. HEUSheu, W. C. Hung, C. H. Wu, *et al*. Antithrombotic effect of rutaecarpine, an alkaloid isolated from Evodia rutaecarpa, on platelet plug formation in vivo experiments [J]. British Journal of Haematology, 2000, 110(1): 110-115.

[11]盖玲,盖云,宋纯清,等.吴茱萸B对大鼠佐剂性关节炎的治疗作用[J].中成药,2001,23(11): 807-808.

[12]陶兆燕,李涓,盛蓉,等.吴茱萸碱分散片降血尿酸及抗炎、镇痛的实验研究[J].时珍国医国药,2013,24(5):1147-1148.

[13]张莹,吴立军,田代真一.吴茱萸碱诱导人黑色素瘤A375-S2细胞的两种死亡机制[J].药学学报,2003,38(9):650-653.

[14]宋朝阳,邓兰,胡海燕,等.吴茱萸碱对小鼠免疫功能的调节作用[J].中药材,2008,31(6):885-888.

[15]甄攀,王治宝,张万明,等.吴茱萸多糖的提取及其抗氧化作用研究[J].中成药,2005,27(4):491-492.

[16]李春梅.吴茱萸甲醇提取物及其生物碱成分对血液循环的影响[J].国外医学·中医中药分册,1999,21(5):9-11.

[17]李莉,赵军宁,鄢良春.吴茱萸水提取物对大鼠的长期毒性试验[J].中药药理与临床,2013,29(2):93-96.

[18]杨秀伟.吴茱萸水和70%乙醇提取物的急性毒性和遗传毒性试验[J].中国中药杂志,2008,33(11):1317-1320.

[19]鲍天冬,李玉洁,翁小刚,等.LC-MS测定制吴茱萸提取物中吴茱萸碱、吴茱萸次碱在大鼠体内的药动学[J].中国中药杂志,2011,36(24):3519-3522.

[20]韩惠兰,李慎贤,李洪岩.清胰汤治疗急性胰腺炎45例临床观察[J].中国医科大学学报,1993,22(6):463.

[21]章一凡,朱雄雄.加味左金丸联合铝碳酸镁治疗反流性食管炎临床观察[J].中成药,2003,25(5):375-376.

[22]刘伟,徐明中,郭丽媛,等.清胃降逆方治疗幽门螺杆菌相关性胃炎临床观察[J].广州中医药大学学报,2011,28(6):593-595.

[23]阮永队,陈红梅,莫冰泉,等.中医温阳健脾法与降糖药合用治疗2型糖尿病胰岛素抵抗阳虚患者70例[J].广州中医药大学学报,2007,24(3):184-186.

[24]吴学苏,张雪玫.吴茱萸外敷治疗高血压病36例[J].南京中医药大学学报,1998,14(3):187.

[25]徐连登，张宇霞，郑艳华.内关、心俞贴敷治疗缓慢性心律失常疗效观察[J]. 中国针灸，2010，30(3)：192-194.

[26]吴艳.补血调经止痛胶囊治疗原发性痛经146例[J]. 中国医院药学杂志，2004，24(6)：356-357.

（王倩　吴清华　裴瑾）

## 818　梧桐子

Wutongzi

**【异名】**　瓢儿果、桐麻豌（《四川中药志》），凤眼果、红花果（《福建药物志》）。

**【来源】**　为梧桐科植物梧桐 *Firmiana platanifolia*（L.f.）Marsili 的干燥成熟种子。

**【产地】**　主要为栽培品。全国大部分地区均产。

**【采收加工】**　秋末至冬初采收，除去杂质，晒干。

**【炮制】**　**梧桐子**　除去杂质，用时捣碎。

**炒梧桐子**　取净梧桐子，照清炒法炒至梧桐子变为黄棕色并有香气时取出，放冷，用时捣碎。

**【性状特征】**　**梧桐子**　呈圆球形，直径5～8mm。表面黄棕色至棕色，微具光泽，具明显隆起的网状皱纹，质轻而硬。除去种皮，可见淡红色的数层外胚乳，内为肥厚的类白色内胚乳。富油性；子叶2片，薄而大，黄色，紧贴于内胚乳上，气微，味微甜。以饱满、完整、淡绿色者为佳。

**炒梧桐子**　形如梧桐子，表面黄棕色，有香气。以饱满、完整、色黄棕、气香者为佳。

**【化学成分】**　梧桐子的主要成分是生物碱，还含有脂肪油、挥发油、糖、蛋白质等。梧桐子的生物碱是其主要药理活性成分。

**【药理毒理】**

**1. 降血压**　梧桐子总生物碱按生药量0.3、0.6、1.2g/kg对兔股静脉给药，能使兔血压迅速下降，同时使其心率减慢；按0.3、0.6g/kg的剂量对猫静脉给药，能使猫血压迅速下降，同时使心率减慢；按0.3g/kg的剂量对犬静脉注射、2.5g/kg的剂量对猫十二指肠及灌胃给药，均出现血压下降[1]。

**2. 止血**　梧桐子水煎液、75%乙醇提取物（均主要含生物碱）及梧桐子生物碱均能提高实验动物血小板聚集率[2]。

**【药性】**　甘，平。归心、肺、肾经。

**【功能主治】**　顺气，和胃，健脾消滞。用于伤食，胃痛，疝气；外用治小儿口疮。

**【临床应用】**

**1. 临床常用**

**伤食，胃痛，疝气**　梧桐子味甘性平，健脾和胃，可用治伤食腹痛腹泻，胃痛；同时，其入肺肾二经，适用于治疗疝气及肺热证候者。

**2. 临床新用**　梧桐子可用于治疗中老年腰痛[3]。

**【用法用量】**　3～10g；外用煅存性。研粉撒患处。

**【成药例证】**　**鼻血止颗粒（《国家中成药标准汇编·眼科耳鼻喉科皮肤科分册》）**　药物组成：梧桐子。

功能主治：清肺凉血。用于干燥性鼻炎及萎缩性鼻炎之出血属肺热证候者。

**【贮藏】**　置干燥处，防霉，防蛀。

**【参考文献】**　[1]邱培伦，王美纳，邓秀玲，等.梧桐子的降压作用[J]. 西安医学院学报，1984，5(3)：263-267.

[2]杨亚惠，李宝棣，王玉琦，等.梧桐子治疗鼻衄有效成分的分析[J]. 陕西新医药，1983，12(10)：59-60.

[3]汪善平.肾气丸改汤治中老年腰痛[J]. 中国实验方剂学杂志，2003，9(2)：51-52.

（王倩　吴清华　裴瑾）

## 819　蜈蚣

Wugong

**【异名】**　蝍蛆（《庄子》），吴公（《广雅》），天龙（《本草纲目》），百脚（《药材学》），百足虫、千足虫（《山东药用动物》）。

**【来源】**　为蜈蚣科动物少棘巨蜈蚣 *Scolopendra subspinipes mutilans* L.Koch 的干燥体。

**【产地】**　现多为家养，亦有野生。全国各地多有分布，主产于湖北襄阳、宜城、孝感，浙江嘉兴，湖南澧县、临澧，安徽阜阳、蚌埠、寿县、滁州，河南信阳、南阳，江苏苏州、无锡，陕西安康等地。

**【采收加工】**　春、夏二季捕捉，用竹片插入头尾，绷直，干燥。

**【炮制】**　去竹片，洗净，微火焙黄，剪段。

**【性状特征】**　呈扁平长条形，长9～15cm，宽

0.5～1cm。由头部和躯干部组成，全体共22个环节。头部暗红色或红褐色，略有光泽，有头板覆盖，头板近圆形，前端稍突出，两侧贴有颚肢一对，前端两侧有触角一对。躯干部第一背板与头板同色，其余20个背板为棕绿色或墨绿色，具光泽，自第四背板至第二十背板上常有两条纵沟线；腹部淡黄色或棕黄色，皱缩；自第二节起，每节两侧有步足一对；步足黄色或红褐色，偶有黄白色，呈弯钩形，最末一对步足尾状，故又称尾足，易脱落。质脆，断面有裂隙。气微腥，有特殊刺鼻的臭气，味辛、微咸。以条宽、腹干瘪者为佳。

**【化学成分】** 蜈蚣的主要成分是蛋白质，还含有多种氨基酸、多肽类、脂肪酸、无机元素等。蜈蚣的蛋白质是其主要药理活性成分。

**【药理毒理】**

**1. 抗惊厥** 少棘蜈蚣水提物按8g/kg的剂量给士的宁所致惊厥小鼠灌胃，连续7d，抗惊厥率达到50%，死亡率为30%，且能延长致痫小鼠强直性惊厥的潜伏期[1]。

**2. 抗炎、镇痛** 蜈蚣水提物按生药量1g/ml对二甲苯所致炎症模型和醋酸所致腹腔毛细血管通透性增高小鼠模型一次性灌胃，可降低小鼠耳肿胀率，抑制通透性增高，减少小鼠扭体次数，提高小鼠的痛阈值[2]。

**3. 抗肿瘤** 蜈蚣醇提物按75、150、200mg/ml的浓度分别加入培养有胃癌-823细胞、肝癌-$H_{22}$细胞的培养液，对胃癌细胞抑制率为38.5%、46.8%、51.2%，对肝癌细胞抑制率为47.1%、57.3%、59.8%[3]。蜈蚣醇提物和乙醚提取物8、16、32g/L的浓度能使体外培养宫颈癌Caski细胞形态由梭形逐渐变圆、胞浆皱缩、细胞体积缩小、凋亡小体形成，抑制Caski细胞的生长繁殖[4]。蜈蚣醇、醚提取物4、8、16g/L的浓度能使体外培养的宫颈癌HeLa DNA含量改变，凋亡率增高，凋亡相关蛋白表达增多[5]。蜈蚣干燥全体中提取得到的多糖-蛋白质复合体SPPC按5.0、10.0、20.0mg/kg的剂量对植入S180肉瘤细胞的荷瘤小鼠模型灌胃，连续10d，可使肿瘤体积减小，并剂量依赖性地减轻S180肿瘤的重量[6]。

**4. 免疫调节** 蜈蚣混悬液按3.5、5.0g/kg剂量给小鼠灌胃，连续7d，低剂量有抑制抗体产生的趋势，高剂量能抑制抗体产生[7]。

**5. 保护心肌** 蜈蚣酸性蛋白按1.0、2.0g/kg的剂量对阿霉素致急性心力衰竭大鼠模型腹腔注射，连续3d，大鼠心脏收缩功能加强，血清超氧化物歧化酶增高，丙二醛、一氧化氮合酶、一氧化氮含量降低，细胞病变减轻[8]。

**6. 抑菌** 少棘蜈蚣的3%醋酸提取液100mg/ml可抑制Sabouraud培养基中红色毛癣菌、石膏样毛癣菌、石膏样小孢子菌、羊毛状小孢子菌、裴氏着色菌等的生长，但无杀真菌作用[9]。

**7. 抗衰老** 少棘巨蜈蚣的水提取物按2、4mg/kg给大鼠灌胃，连续3个月，能降低大鼠血清中过氧化脂质及肝、脑组织中脂褐质含量，可使红细胞中超氧化物歧化酶和血中谷胱甘肽过氧化物酶活力升高[10]。

**8. 促消化** 蜈蚣水提液按20、40mg/kg(水溶液pH值6.2)的剂量给大鼠灌胃，能增加大鼠胃液分泌量、胃液总酸度、总酸排出量、胃蛋白酶活力和胃蛋白酶总活力，提高大鼠胰液和胰蛋白分泌量，降低胰淀粉酶活力；按25、50mg/kg给小鼠灌胃，能增加印度墨汁在小鼠肠管内的移动距离，促进小肠运动[11]。

**9. 安全性评价** 蜈蚣水煎液按50g/kg(相当于50kg人体临床用量5条蜈蚣的7～13倍)的剂量对小鼠灌胃，观察7d，死亡率仅为10%，12.5、25g/kg灌胃给药未见小鼠死亡；蜈蚣水煎液按41、205mg/kg的剂量给小鼠灌胃，连续30d，对小鼠体重、血红蛋白水平、骨髓细胞染色体畸变率均未见明显影响[9]。蜈蚣水提物按500、1000mg/kg的剂量给小鼠连续灌胃，对胎鼠有致畸作用，可使死胎、吸收胎比例升高，且其致畸作用随药物浓度增加而上升[12]。少棘蜈蚣粗毒及药材毒颚肢内容物按1、2、3、4、5、6ng/ml的剂量对家兔耳缘静脉血液进行体外溶血试验，可提高溶血百分数，溶血作用呈一定的剂量依赖性，并且当年捕捉加工的蜈蚣比放置一年的蜈蚣的溶血活性强[13]。

**【药性】** 辛，温；有毒。归肝经。

**【功能主治】** 息风镇痉，通络止痛，攻毒散结。用于肝风内动，痉挛抽搐，小儿惊风，中风口㖞，半身不遂，破伤风，风湿顽痹，偏正头痛，疮疡，瘰疬，蛇虫咬伤。

【临床应用】

1. 临床常用

(1) 痉挛抽搐、口眼㖞斜诸证　蜈蚣辛温,性善走窜,通达内外,搜风定搐力强,为息风止痉的要药。凡急、慢惊风,中风癫痫,破伤风等引起的痉挛抽搐、口眼㖞斜之证均可应用。治小儿急、慢惊风,抽搐潮作,可以蜈蚣为末,麝香少许吹鼻,或配朱砂等为丸服,如《圣惠方》万金散。治癫痫抽搐,每与全蝎同用,火盛者配黄连、龙胆草;痰多者与天竺黄、贝母同施。若破伤风邪在表、寒热拘急、口噤咬牙者,配天南星、防风、鱼鳔,如《医宗金鉴》蜈蚣星风散;婴儿脐风撮口,不能吮乳,有单用取效者,或配蝎尾、钩藤、僵蚕、朱砂等研末,竹沥调服,如《直指小儿方》撮风散。若外风卒中经络,口眼㖞斜,内服,蜈蚣配白附子、防风、僵蚕,或与半夏、南星、白芷同服,以祛风化痰,定搐治瘫。外用,可将本品焙干研末,猪胆汁调敷患侧。

(2) 风湿顽痹,偏正头痛等证　蜈蚣为虫类药,《医学衷中参西录》言其"走窜之力最速,内而脏腑,外而经络,凡气血凝集之处皆能开之"。本品搜风通络止痛之力强,多用治风湿顽痹、顽固性偏正头痛等证。如治顽痹疼痛麻木,配白花蛇、乳香、没药等,共奏祛风活血、通络舒筋之功;治顽固性偏正头痛,常配川芎、地龙、僵蚕等。

(3) 疮疡肿毒,疔疮,瘰疬,蛇虫咬伤等证　蜈蚣有毒,味辛行散,性善走窜,能以毒攻毒,故有解毒散结、消肿止痛的作用。凡热毒内侵,或痰湿凝结,或瘀滞闭阻脉络所致的疮疡肿毒、瘰疬、蛇虫咬伤等证均可用之,为外科常用药。治疮疡肿毒作痛,可单用蜈蚣或配穿山甲、鹿角片等研末酒服;亦可配麝香、冰片等研末外用,如《杨氏家藏方》却痛散。疔疮初起,红肿剧痛,配雄黄、全蝎研末调敷,如《良方拔萃》不二散。瘰疬结块未溃者,可蜈蚣研末调敷,或用夏枯草煎汤送服;已溃者,以其配茶叶为末掺,如《枕中方》。蛇虫咬伤,取蜈蚣研末或配伍大黄、甘草、黄连等清热解毒药服,亦可与雄黄、白芷、樟脑研末调敷患处,如《洞天奥旨》蜈蚣散。

2. 临床新用　蜈蚣可用于治疗腰椎间盘突出[14]、周围性面神经麻痹[15]、高血压肾损害[16]、系统性红斑狼疮[17]、肺癌[18]等。

【用法用量】 3～5g。

【成药例证】

1. 小儿抽风散(《卫生部药品标准中药成方制剂·第三册》)　药物组成:蜈蚣、全蝎、蝉蜕、僵蚕、半夏(制)、天南星(制)、厚朴(姜制)、橘红、枳壳(麸炒)、甘草、朱砂、土鳖虫、钩藤、薄荷。

功能主治:清热祛风,镇惊安神。用于小儿惊风,四肢抽搐,口眼㖞斜。

2. 金蒲胶囊(《中华人民共和国药典》2015 年版)　药物组成:人工牛黄、金银花、蜈蚣、炮山甲、蟾酥、蒲公英、半枝莲、山慈菇、莪术、白花蛇舌草、苦参、龙葵、珍珠、大黄、黄药子、乳香(制)、没药(制)、延胡索(醋炙)、红花、姜半夏、党参、黄芪、刺五加、砂仁。

功能主治:清热解毒,消肿止痛,益气化痰。用于晚期胃癌、食管癌患者痰湿瘀阻及气滞血瘀证。

3. 医痫丸(《中华人民共和国药典》2015 年版)　药物组成:生白附子、半夏(制)、僵蚕(麸炒)、蜈蚣、白矾、朱砂。

功能主治:祛风化痰,定痫止搐。用于痰阻脑络所致的癫痫,症见抽搐昏迷、双目上吊、口吐涎沫。

4. 癫痫平片(《国家中成药标准汇编·脑系经络肢体分册》)　药物组成:石菖蒲、僵蚕、全蝎、蜈蚣、石膏、白芍、磁石(煅)、牡蛎(煅)、猪牙皂、柴胡、硼砂。

功能主治:豁痰开窍,平肝清热,息风定痫。用于风痰闭阻所致癫痫。

5. 宫糜膏(《卫生部药品标准中药成方制剂·第三册》)　药物组成:黄柏、冰片、轻粉、雄黄、蜈蚣。

功能主治:清热燥湿,化腐生肌,泻火解毒。用于宫颈糜烂。

【注意事项】 孕妇禁用。

【贮藏】 置干燥处,防霉,防蛀。

【参考文献】
[1]迟程,舒晔,迟萍,等.墨江蜈蚣和少棘巨蜈蚣抗惊厥药效学实验研究[J]. 云南中医学院学报,1992,15(1):23-24.

[2]李小莉,陈红琳,甘民.不同品种蜈蚣的抗炎、镇痛作用[J].中国中药杂志,1996,21(8):498-499.

[3]曲爱兵,赵维诚,梁良,等.蜈蚣组织提取物抗肿瘤活性的初步研究[J]. 实用肿瘤学杂志,2003,17(1):29-30.

[4]周永芹,韩莉.蜈蚣提取物对宫颈癌 Caski 细胞增殖的抑制

效应[J]. 中国组织工程研究与临床康复，2007，11(34)：6805-6807.

[5]韩莉，柳成刚，朴勇植，等.蜈蚣提取物诱导宫颈癌 HeLa 细胞凋亡及其机制的研究[J]. 时珍国医国药，2007，18 (9)：2109-2111.

[6]Hai xia Zhao，Ying Li，Yu zhong Wang，*et al*. Antitumor and immune stimulatory activity of apolysaccharide-protein complex from *Scolopendra subspinipes mutilans* L.Koch in tumor-bearing mice[J]. Food and Chemical Toxicology，2012，50(8)：2648-2655.

[7]沈大跃，张金芝，褚捷，等.中药蜈蚣对正常小鼠体液免疫功能的影响[J]. 天津药学，1993，5(1)：30-31.

[8]赵志国，李军云，蒋晔，等.蜈蚣酸性蛋白对急性心力衰竭大鼠心功能的影响[J]. 北京中医药大学学报，2008，31(2)：106-109.

[9]冉泳禄，吴刚，王金焕，等.墨江蜈蚣与少棘蜈蚣的比较研究Ⅱ[J]. 动物学研究，1996，17(1)：79-83.

[10]王玉芬，韩双红，曲树明，等.蜈蚣延缓衰老作用的研究[J]. 中国中药杂志，1994，19(11)：685-687.

[11]张维文，罗建东，张贵平.蜈蚣水提物对动物消化功能的增强作用[J]. 中药材，1999，22(10)：518-519.

[12]虞国茂，沈康，郑锦华，等.中药蜈蚣对小鼠胚胎发育的影响[J]. 解剖学杂志，1994，17(1)：56-58.

[13]邓芬，方虹，王克勤.中药蜈蚣毒溶血活性试验[J]. 中药材，1997，20(1)：36-37.

[14]余洋.益肾蠲痹汤治疗腰椎间盘突出症 72 例[J]. 第四军医大学学报，2008，29(13)：1248.

[15]王辉.中医分期多法治疗周围性面神经麻痹 160 例[J]. 第四军医大学学报，2009，30(4)：304.

[16]胡建华，陈世健.通心络胶囊对高血压肾损害患者血管内皮功能及蛋白的影响[J]. 中成药，2012，34(7)：1229-1231.

[17]宋欣伟，唐伟杰.PMC 方案联合狼疮扶正解毒胶囊治疗重度活动系统性红斑狼疮的临床观察[J]. 中国中西医结合杂志，2013，33(10)：1315-1319.

[18]王维.巩癌固真汤对气虚血瘀证肺癌患者血液流变学的影响[J]. 中成药，2013，35(10)：2113-2115.

（王倩　吴清华　裴瑾）

## 820　五倍子

Wubeizi

【异名】 盐麸叶上毬子(《日华子本草》)，百虫仓、文蛤(《开宝本草》)，木附子(《现代实用中药》)。

【来源】 为漆树科植物盐肤木 *Rhus chinensis* Mill.、青麸杨 *Rhus potaninii* Maxim.或红麸杨 *Rhus punjabensis* Stew.var.*sinica* (Diels) Rehd.et Wils.叶上的虫瘿，主要由五倍子蚜 *Melaphis chinensis* (Bell) Baker 寄生而形成。

【产地】 主要为野生品。主产于四川、贵州、云南、陕西、广西等地。

【采收加工】 秋季采摘，置沸水中略煮或蒸至表面呈灰色，杀死蚜虫，取出，干燥。按外形不同，分为"肚倍"和"角倍"。

【炮制】 敲开，除去杂质。

【性状特征】 **肚倍** 呈长圆形或纺锤形囊状，长 2.5～9cm，直径 1.5～4cm。表面灰褐色或灰棕色，微有柔毛。质硬而脆，易破碎，断面角质样，有光泽，壁厚 0.2～0.3cm，内壁平滑，有黑褐色死蚜虫及灰色粉状排泄物。气特异，味涩。以个大、完整、壁厚、色灰褐者为佳。

**角倍** 呈菱形，具不规则的钝角状分枝，柔毛较明显，壁较薄。以个大、完整、壁厚、色灰褐者为佳。

【化学成分】 五倍子的主要成分是鞣质，还含有挥发油、微量元素、树脂、脂肪酸、淀粉、蛋白质等。五倍子的鞣质是其主要药理活性成分。《中华人民共和国药典》2015 年版规定，本品药材及其饮片按干燥品计算，含鞣质以没食子酸($C_7H_6O_5$)计，不得少于 50.0%。

【药理毒理】

**1. 收敛，止泻** 五倍子液按 50%、75%、100%的浓度对肝前性门脉高压伴食管静脉曲张兔模型静脉滴注，第 8d 各浓度兔食管溃疡分别为 0%、8%、33%，其组织特征为"凝固性坏死"[1]。五倍子水提液按 6、9、12g/kg 的剂量对番泻叶致腹泻小鼠模型灌胃，可使小鼠腹泻率降低，且止泻作用呈剂量依赖性[2]。

**2. 抗菌** 五倍子煎剂、五倍子浸剂均按 31.25、62.5、125、250、500ml/L 的浓度进行体外抑菌实验，能抑制变链菌及远缘链球菌的生长，五倍子浸剂抑菌作用最强，抑菌作用随着各剂型浓度的增加而增强[3]。五倍子水提物体外对变形链球菌 Ingbritt 株、茸毛链球菌 6715 株抑菌圈分别为 20.41、10.46mm，对变形链球菌 Ingbritt 株最小抑菌浓度为 15.6g/L，最小杀菌浓度为 15.6g/L；其醇提物对变形链球菌 Ingbritt 株、茸毛链球菌 6715 株的抑菌圈分别为

20.71、14.87mm，对变形链球菌 Ingbritt 株、茸毛链球菌 6715 株最小抑菌浓度为 1.95、3.9g/L，最小杀菌浓度为 3.9、3.9g/L[4]。五倍子乙醇提取物体外对 84 株耐甲氧西林的金黄色葡萄球菌和 28 株甲氧西林敏感的金黄色葡萄球菌的 $MIC_{50}$、$MIC_{90}$ 分别为 0.315、0.315mg/ml 和 0.63、0.315mg/ml[5]。

**3. 抗突变**　五倍子水溶性提取物按 75、150、300、600μg/ml 的浓度加至接种有黄曲霉毒素 $B_1$ 所致的 HGPRT 位点突变仓鼠 $V_{79}$ 细胞培养液中，能抑制细胞染色体畸变和细胞突变，且随剂量增加，细胞突变和染色体畸变减少，显示出一定的量效关系[6]。

**4. 抗氧化**　五倍子水煎剂按 5g/kg 的剂量对老龄小鼠灌胃，连续 4 周，能增强老龄小鼠红细胞超氧化物歧化酶和全血谷胱甘肽过氧化物酶活性，降低红细胞和血浆中丙二醛含量[7]。五倍子醇提液 100μg/ml 时，对 DPPH· 的清除率高达 89.17%；20μg/ml 时，对超氧阴离子的清除率为 95.17%，对·OH 清除率为 27.78%，且随五倍子醇提液的浓度增加而增强[8]。

**5. 降血糖**　五倍子原生药粉及五种不同溶剂提取部分按生药量 4g/kg 对四氧嘧啶致高血糖家兔模型灌胃，连续 5d，原生药粉组最大降血糖率为 32.2%，石油醚提取部分最大降血糖率为 45.5%，乙醚提取部分最大降血糖率为 12.7%；五倍子石油醚提取部分进一步分离纯化得到的各组分对链脲佐菌素糖尿病小鼠模型灌胃，能降低小鼠血糖含量，但其降血糖率低于分离前[9]。

**6. 抑制瘢痕形成**　5、10、15、20μg/ml 五倍子提取物按分别作用于瘢痕成纤维细胞 12、24、48、76h，能抑制瘢痕成纤维细胞的增殖及胶原蛋白的合成，影响成纤维细胞形态和超微结构（细胞核、线粒体、粗面内质网等），其对瘢痕成纤维细胞增殖及胶原蛋白合成的抑制作用与剂量和时间有关，浓度 10μg/ml、作用 72h 时，抑制作用最强[10]。

**7. 对牙齿的矿化调节**　五倍子粗提物 4g/L 能降低 pH 循环模型中的人根部牙体组织块钙释出率，减少其荧光总量[11]。五倍子水提液 4g/L 能降低 pH 循环模型中的牛龋齿孔隙度，促进病损体部的再矿化[12]。

**8. 安全性评价**　五倍子水提液按 4.5、9、18g/kg 的剂量对大鼠灌胃，低剂量可使大鼠血清谷丙转氨酶（ALT）和微小 RNA-122 水平（miRNA-122）升高，中、高剂量可使大鼠血清 miRNA-122、ALT 和谷草转氨酶（AST）水升高；病理学检查显示，高剂量大鼠主要表现为肝窦弥漫性充血，肝细胞萎缩，中剂量大鼠可见肝窦部分区域轻度充血，伴有淋巴细胞浸润，均对肝脏组织造成了较严重的损伤[13]。

**9. 体内过程**　五倍子按 20mg/kg 剂量对中华倒刺鲃单剂量口灌，其有效成分没食子酸在血液中的药动学数据符合一级吸收二室开放模型，药物在中华倒刺鲃体内的吸收、分布和消除半衰期分别是 0.523、1.054 和 10.501h；在血液、肝脏和肾脏均在 1h 时达到最大药物峰，$C_{max}$ 值分别是 9.166、76.214 和 85.860μg/ml；药时曲线下面积（*AUC*）分别是 77.3967、402.106 和 258.048（μg·h）/ml；平均驻留时间（*MRT*）分别是 19.3091、25.935 和 6.480h；其在中华倒刺鲃体内有较快和较好的吸收，同时在体内能保持较高浓度足够时间以达到治疗效果[14]。

**【药性】**　酸、涩，寒。归肺、大肠、肾经。

**【功能主治】**　敛肺降火，涩肠止泻，敛汗，止血，收湿敛疮。用于肺虚久咳，肺热痰嗽，久泻久痢，自汗盗汗，消渴，便血痔血，外伤出血，痈肿疮毒，皮肤湿烂。

**【临床应用】**

**1. 临床常用**

（1）肺虚久咳，自汗、盗汗　五倍子味酸，其性善敛，性寒清热，入于肺经，能敛肺、止汗。用于肺虚久咳，痰中带血，常与五味子、麦冬、黛蛤散同用，以敛肺降火，化痰止血。治盗汗、自汗，可单味研末，水调填敷脐中；亦可与龙骨、牡蛎等同煎服，更增止汗之效。

（2）泻痢，脱肛　五倍子具酸涩之性，入大肠经，功能涩肠，凡泻痢不止、积滞已尽者，可单味应用或配益脾止泻之品同用。如《集灵方》以本品为末，米饮调服；治脾泄久痢，则与陈仓米、木香等同用。治脱肛不收，《三因方》同白矾煎汤外洗；《简便方》用本品水煮极烂熏之，待温以手托上，内服补气升阳之人参、黄芪等，其效更佳。

（3）遗精，白浊　五倍子收涩之性还可固精止遗。治遗精不止，用本品与淡渗通利之茯苓同用，一泻一收，可收到汪昂所说的“凡用秘涩药，能通而后能秘”之效。治心肾两亏，小便白浊，梦遗频仍，可与龙骨、茯苓同用，以安神、固涩，如《局方》秘传玉锁丹。

(4) 出血诸证　五倍子兼能收敛止血。衄血者，可研末吹鼻。牙缝出血者，烧存性，研末敷之。便血者，为末，以米饮送服；亦可与陈槐花焙研为丸，米饮送下。尿血者，为末用盐梅捣和如丸。外伤出血不止，为末贴敷。

(5) 外科诸证　五倍子酸性寒，能解热毒，除湿浊，敛疮疡。可用于热毒疮痈、头疮癣癞、湿疮风痒、牙疳、疮口不敛者。治走马牙疳，与青黛、枯矾、黄柏为末，以盐汤漱口后掺之。治聤耳出脓，《普济方》用本品为末吹之。治阴囊湿疮，《圣惠方》用本品与蜡茶及少许腻粉共研末，香油调和，以葱椒汤洗后，搽患处。防治稻田皮炎，用本品为末醋泡，于下水田前涂于四肢受水浸处。治手足皴裂，用本品为末，油脂调匀，敷于患处。

**2. 临床新用**　五倍子可用于治疗复发性口腔溃疡[15]、根面龋[16]、婴儿红臀[17]、混合痔[18]。

**【用法用量】**　3～6g。外用适量。

**【成药例证】**

**1. 周氏回生丸(《中华人民共和国药典》2015年版)**　药物组成：五倍子、檀香、木香、沉香、丁香、千金子霜、山慈菇、人工麝香、冰片、甘草、红大戟(醋制)、六神曲(麸炒)、雄黄、朱砂。

功能主治：祛暑散寒，解毒辟秽，化湿止痛。用于霍乱吐泻，痧胀腹痛。

**2. 麝香痔疮栓(《中华人民共和国药典》2015年版)**　药物组成：人工麝香、珍珠、冰片、炉甘石粉、三七、五倍子、人工牛黄、颠茄流浸膏。

功能主治：清热解毒，消肿止痛，止血生肌。用于大肠热盛所致的大便出血、血色鲜红、肛门灼热疼痛；各类痔疮和肛裂见上述证候者。

**3. 黄水疮散(《卫生部药品标准中药成方制剂·第六册》)**　药物组成：五倍子、枯矾、黄柏、槐米(炒)、白芷、轻粉、红丹。

功能主治：除湿拔干，解毒止痒。用于各种湿疮，黄水疮，破流黄水，浸淫水已，痛痒不休。

**4. 止泻灵片(《卫生部药品标准中药成方制剂·第十册》)**　药物组成：五倍子(炒)、鸡矢藤、车前草、儿茶、伏龙肝、陈皮、党参、白术(炒)、莱菔子(炒)、地胆草、滑石粉。

功能主治：清热利湿，健脾，涩肠止泻。用于急性肠炎，小儿消化不良，单纯性腹泻。

**5. 复方消痔栓(《卫生部药品标准中药成方制剂·第十五册》)**　药物组成：五倍子、大黄、白螺蛳壳(煅)、青果核(炭)、冰片。

功能主治：收敛止血。用于治疗各期内痔出血，可作为治疗痔疮的辅助药物。

**【贮藏】**　置通风干燥处，防压。

**【参考文献】**
[1]杨卫平，蔡伟耀，陈皓，等.五倍子治疗食管静脉曲张的病理机制和临床效果[J]. 中华普通外科杂志，2001，16(5)：276-277.

[2]闵芳莉，赵文娟.五倍子止泻作用的实验研究[J]. 中国社区医师，2008，10(17)：7.

[3]王艳，唐荣银，杨聚才.中药五倍子对变形链球菌及远缘链球菌抑制作用的体外研究[J]. 牙体牙髓牙周病学杂志，2002，12(9)：490-492.

[4]王少虎，樊明文.五倍子对致龋菌抑制作用的实验研究[J]. 口腔医学研究，2004，20(3)：246-248.

[5]李仲兴，王秀华，张明明，等.五倍子乙醇提取物对金葡菌的体外抗菌研究[J]. 中药新药与临床药理，2005，16(2)：103-105.

[6]谢道刚，陈瑾璧，刘瑞芳.五倍子提取物抑制突变作用的初步研究[J]. 华西药学杂志，1997，12(3)：151-152.

[7]李怀荆，毛金军，崔凤起，等.五倍子水煎剂对老龄小鼠抗衰老作用的实验研究[J]. 黑龙江医药科学，1999，22(1)：12-13.

[8]勾明玥，刘梁，张春枝.五倍子醇提物的抗氧化活性[J]. 大连工业大学学报，2011，30(2)：90-93.

[9]蒲旭峰，杨奎，侯世祥.五倍子醇降血糖有效组分的药理筛选[J]. 中国药学杂志，2005，40(19)：1470-1473.

[10]任丽虹，郝立君，段国新，等.五倍子、蜈蚣对瘢痕疙瘩成纤维细胞增殖和胶原合成的影响[J]. 实用美容整形外科杂志，2003，14(6)：324-327.

[11]朱昞，李继遥，周学东.五倍子对牙根面脱矿影响的研究[J]. 中国中药杂志，2007，32(6)：529-531.

[12] Lei Cheng, Ji Yao Li, Yu QingHao, *et al*. Effect of compounds of Gallachinensis on remineralization of enamel surface in vitro[J]. Archives of Oral Biology, 2010, 55(6): 435-440.

[13]苏钰文，江振洲，刑同岳，等.血清微小 RNA 在中药肝毒性临床前评价中的应用研究[J]. 扬州大学学报(农业与生命科学版)，2012，33(2)：11-16.

[14]郭海燕，张耀光.五倍子在中华倒刺鲃体内的药动学研究[J]. 淡水渔业，2014，44(3)：68-74.

[15]李林可，黄颐玉，陈颖.珍珠口疮冲剂治疗复发性口腔溃

疡临床观察[J]. 北京中医药大学学报,1999,22(6):66-67.

[16]徐静舒,马美尔.五倍子防治根面龋的临床研究[J]. 中国中药杂志,2003,28(3):271-274.

[17]陈凤翠,钟艳.五倍子粉外用治疗婴儿红臀116例[J]. 时珍国医国药,2001,12(2):147.

[18]郑婵美,黄祥凌,何丽霞.痔外坐液坐浴对混合痔术后伤口护理的影响[J]. 广州中医药大学学报,1999,16(3):235-236.

(王倩　吴清华　裴瑾)

## 821　五加皮

Wujiapi

**【异名】** 豺漆(《神农本草经》),豺节(《名医别录》),五花(《雷公炮炙论》),木骨、追风使、刺通(《本草图经》),五佳、白刺(《本草纲目》),茨五甲(《草木便方》),刺五加、白路刺、五爪刺(《浙江民间常用草药》),老虎獠、白芦刺(《中药大辞典》)。

**【来源】** 为五加科植物细柱五加 *Acanthopanax gracilistylus* W.W.Smith 的干燥根皮。

**【产地】** 主要为野生品。主产于湖北、河南、浙江、四川、安徽等地。

**【采收加工】** 夏、秋二季采挖根部,洗净,剥取根皮,晒干。切厚片。

**【炮制】** 除去杂质,洗净,润透,切厚片,干燥。

**【性状特征】** 呈不规则卷筒状,长5～15cm,直径0.4～1.4cm,厚约0.2cm。外表面灰褐色,有稍扭曲的纵皱纹和横长皮孔样斑痕;内表面淡黄色或灰黄色,有细纵纹。体轻,质脆,易折断,断面不整齐,灰白色。气微香,味微辣而苦。以皮厚、色淡黄棕者为佳。

**【化学成分】** 五加皮的主要成分是糖苷、萜,还含有多糖、脂肪酸和挥发油等。五加皮的糖苷、萜是其主要药理活性成分。

**【药理毒理】**

**1. 改善肾功能** 五加皮水提醇沉液按30g/kg的剂量给肾毒血清肾炎小鼠模型腹腔注射,可使小鼠血清白蛋白升高,血清尿素氮、血清总胆固醇、尿蛋白水平降低[1]。

**2. 免疫抑制** 五加皮水煎醇沉液按7.5、15、30g/kg的剂量给小鼠腹腔注射,连续6d,高剂量可使小鼠溶血空斑数降低;按30g/kg的剂量对小鼠腹腔注射,连续7d,可使小鼠体外腹腔巨噬细胞吞噬率和吞噬指数降低[2]。

**3. 抗炎** 五加皮水煎醇沉注射液按10g/kg的剂量给大鼠腹腔注射,连续7d,可减轻大鼠肉芽肿块的重量;1～5h内可减小角叉莱胶所致局部炎症模型大鼠的足肿胀率,以给药后3～4h作用最为明显[3]。

**4. 保肝** 五加皮煎剂按生药量0.5、1、2g/kg对$CCl_4$致化学性肝损伤小鼠模型灌胃,连续14d,能降低小鼠血浆丙氨酸氨基转移酶活性、丙二醛含量及肝脏系数,增加肝糖原合成,改善肝脏组织病理损伤,且呈明显的量效关系[4]。

**5. 抗肿瘤** 五加皮水提物对接种MT-2肿瘤细胞株的荷瘤小鼠灌胃,小鼠精神、行动速度等一般情况好转,给药后第10d和第15d小鼠肿瘤体积减小[5]。五加皮抗肿瘤活性提取成分Age蛋白体外能抑制肿瘤细胞增殖,使肿瘤细胞增殖停止在细胞周期的$G_0/G_1$期,且可诱导Rb、$Cdk_2$和$Cdk_4$表达降低,抑制细胞增殖[6]。

**6. 抗衰老** 五加皮总苷按10、20mg/kg的剂量给小鼠灌胃,连续7d,能延长小鼠游泳时间及在常压缺氧和寒冷条件下的生存时间;同等剂量对中大老龄大鼠灌胃,连续20d,能抑制中老龄大鼠体内过氧化脂质含量的生成[7]。

**7. 抗诱变** 五加皮水提物按1、2、4g/kg的剂量对小鼠灌胃,可拮抗丝裂霉素诱发的微核率和精子畸形率[8]。五加皮水提物按1、2、4g/kg的剂量给小鼠灌胃,可拮抗镉诱发的小鼠微核率升高[9]。

**8. 减肥** 五加皮水提物按8.1、16.2g/kg的剂量给肥胖模型小鼠灌胃,连续4周,可使大鼠体重下降,降低Lee's系数[10]。

**9. 其他药理作用** 五加皮95%乙醇提取液按0.1、1、10g/L的浓度加至接种有小公牛主动脉内皮细胞的培养板中,低浓度对环氧化酶-2(COX-2)活性有抑制作用,中、高浓度能抑制COX-1、COX-2活性,剂量相同时,对COX-2的抑制率大于COX-1,且抑制率随着剂量的增加增大,存在一定的量效关系[11]。

**10. 体内过程** 五加皮抗肿瘤成分$^{125}$I-Age蛋白对S180荷瘤小鼠静脉注射给药后,在小鼠体内的药动学行为符合二房室分布模型,在体内的分布和消除均较慢;按剂量50、100、200μg/kg静脉注射后,测得Age蛋白分布相半衰期$t_{1/2\alpha}$分别为0.34、0.45、

0.26h，消除相半衰期($t_{1/2\beta}$)为14.13、16.49、17.42h，全身清除率 *Cls* 为0.0454、0.0491、0.0533ml/(h·kg)[12]。

【药性】 辛、苦，温。归肝、肾经。

【功能主治】 祛风除湿，补益肝肾，强筋壮骨，利水消肿。用于风湿痹证，筋骨痿软，小儿行迟，体虚乏力，水肿，脚气。

【临床应用】

**1. 临床常用**

(1) 风寒湿痹　五加皮辛散苦燥温通，微甘能补，既善祛风湿，温经脉，又能补肝肾，强筋骨，故凡风寒湿痹、拘挛疼痛，每多用之，兼有肝肾不足者，尤为相宜。治风痹不仁，四肢挛急疼痛，如《圣惠方》五加皮酒。若风寒湿痹、邪气偏盛者，常配羌活、独活、威灵仙等，以加强祛风散寒除湿之功。治肝肾亏虚而受寒湿所致的腰腿痛，则配杜仲、川断、桑寄生、牛膝、木瓜等药，以补肝肾、强筋骨、祛寒湿。

(2) 筋骨痿软，小儿行迟　五加皮既能补肝肾，强筋骨，又能活血通络，改善患部血液循环，为治肝肾亏虚、筋骨痿软之要药。症轻者，可单用本品；重者可配补益肝肾之品，以增药力。若由湿热所致之痿躄，脚软不行，可配牛膝、黄柏、苍术等，以清湿热，强筋起痿。治小儿先天不足，发育迟缓，筋骨痿弱而行迟，如《活幼全书》五加皮散。

(3) 体虚羸弱　治虚劳不足，可取五加皮、枸杞根皮，酿酒饮，如《千金要方》五加酒。虚甚者，可配以黄芪、当归等药，以加强补虚羸之力。

(4) 跌打损伤，骨折等证　五加皮有强筋骨活血脉的作用，故又治跌打劳伤及骨折等证，伤在下肢者尤宜。跌仆损伤，常配骨碎补、川续断、威灵仙等药，以活血理伤止痛，如《外科大成》五加四灵散。

(5) 水肿，脚气　五加皮兼能除湿消肿，用治水肿、腹胀，常配茯苓皮、大腹皮、生姜皮等药，以利水消肿，如《局方》五皮散；治脚气肿痛，常配木瓜、土茯苓、吴茱萸等药，以利湿解毒，消肿止痛。

此外，五加皮外用有燥湿止痒作用，可治阴囊湿痒，皮肤湿疹，或妇人阴痒等症，煎水熏洗或研末敷，可配合黄柏、蛇床子、苦参以清热燥湿，杀虫止痒。

**2. 临床新用**　五加皮可用于治疗心力衰竭[13]。

【用法用量】 5～10g。

【成药例证】

**1. 五加皮酒(《卫生部药品标准中药成方制剂·第一册》)**　药物组成：五加皮、青风藤、当归、川芎、海风藤、木瓜、威灵仙、白芷、白术(麸炒)、红花、牛膝、菊花、党参、姜黄、独活、川乌(制)、草乌(制)、玉竹、豆蔻(去壳)、檀香、肉豆蔻(煨)、丁香、砂仁、木香、陈皮、肉桂。

功能主治：舒筋活血，除湿祛风。用于风湿痹痛，手足痉挛，四肢麻木，腰膝酸痛。

**2. 追风强肾酒(《卫生部药品标准中药成方制剂·第十三册》)**　药物组成：五加皮、女贞子(酒炙)。

功能主治：补肝肾，强筋骨，祛湿活血。用于风湿性关节炎，腰膝酸软，头晕耳鸣，劳伤乏力。

**3. 国公酒(《中华人民共和国药典》2015年版)**　药物组成：当归、羌活、牛膝、防风、独活、牡丹皮、广藿香、槟榔、麦冬、陈皮、五加皮、厚朴(姜炙)、红花、天南星(制)、枸杞子、白芷、白芍、紫草、补骨脂(盐炙)、青皮(醋炙)、白术(炒)、川芎、木瓜、栀子、苍术(麸炒)、枳壳(麸炒)、乌药、佛手、玉竹、红曲。

功能主治：散风祛湿，舒筋活络。用于风寒湿邪闭阻所致的痹病，症见关节疼痛、沉重，屈伸不利、手足麻木、腰腿疼痛；也用于经络不和所致的半身不遂、口眼㖞斜、下肢痿软、行走无力。

**4. 腰椎痹痛丸(《卫生部药品标准中药成方制剂·第二十一册》)**　药物组成：桂枝、红花、独活、五加皮、白芷、防己、骨碎补、当归、制草乌、防风、千年健、秦艽、萆薢、桃仁、海风藤、威灵仙、赤芍、续断、桑寄生。

功能主治：祛风湿，壮筋骨，舒筋活络，去痹止痛。用于肥大性腰椎炎、肥大性颈椎炎、风湿性关节炎及腰肌劳损等症引起的痛症。

**5. 楤芝片(《国家中成药标准汇编·内科心系分册》)**　药物组成：灵芝、楤木、红参、五味子、五加皮、菟丝子。

功能主治：益气健脾，宁心安神。用于心脾两虚所致的失眠、心悸、气短、乏力等症；神经衰弱属上述症状者。

【贮藏】 置干燥处，防霉，防蛀。

【参考文献】 [1]熊玉兰，周钟鸣，宗桂珍，等.五加皮注射液对兔 IgG 加速型小鼠肾毒血清肾炎的实验研究[J]. 中国实验方剂学杂志,2001,7(5):22-23.

[2]水新薇,王家冲,张开齐,等.南五加扶正固本作用的研究[J]. 中成药研究,1983,(9):43.

[3]水新薇,管真,王家冲,等.南五加扶正固本作用的研究——抗排异作用及抗炎作用[J]. 中成药研究,1984(10):22-23.

[4]叶婉婷,王莹莹,胡园,等.南五加皮煎剂对小白鼠四氯化碳急性肝损伤的保护作用[J]. 湖北科技学院学报(医学版),2014,28(1):4-6.

[5]单保恩,李巧霞,梁文杰,等.中药五加皮抗肿瘤作用体内外实验研究[J]. 中国中西医结合杂志,2004,24(1):55-58.

[6]单保恩,付小梅,华正祥.中药五加皮提取成分抗肿瘤作用机理研究[J]. 中国中西医结合杂志,2005,25(9):825-827.

[7]谢世荣,黄彩云,黄胜英.五加皮总苷的抗衰老作用研究[J]. 医药导报,2003,22(4):226-228.

[8]刘冰,庞慧民,陈敏怡.五加皮的体内抗诱变性研究[J]. 癌变·畸变·突变,1999,11(1):11-13.

[9]吕团伟,刘孟宇,李淑红,等.中草药五加皮和茯苓的拮抗镉诱变作用[J]. 吉林大学学报,2008,34(4):598-600.

[10]朱彩凤,朱铉,李凤龙,等.细柱五加皮根皮水提液减肥作用的实验研究[J]. 延边大学医学学报,1997,20(3):152-154.

[11]邱建波,龙启才,姚美村.五加皮对环氧化酶的影响[J]. 中国中药杂志,2006,31(4):316-318.

[12]赵学涛,单保恩,张静.五加皮 Age 蛋白的药动学研究[J]. 中草药,2007,38(3):401-404.

[13]王志军,曹佳佳,刁增利,等.芪苈强心胶囊改善心肌梗死后心力衰竭患者的临床症状[J]. 中成药,2015,37(1):44-48.

（王倩　吴清华　裴瑾）

## 822　五灵脂

Wulingzhi

**【异名】**　药本(侯宁极《药谱》),寒号虫粪(《开宝本草》),寒雀粪(《中药志》)。

**【来源】**　为鼯鼠科动物复齿鼯鼠 *Trogopterus xanthipes* Milne-Edwards 的干燥粪便。根据外形的不同常分为“灵脂块”及“灵脂米”。

**【产地】**　主要为野生品,亦有人工养殖。主产于河北、山西、湖北、四川、云南等地。

**【采收加工】**　全年均可采收,除去杂质,晒干。

**【炮制】**　**五灵脂**　除去杂质,块状者砸成小块。

**醋五灵脂**　取净五灵脂,炒热,喷醋,再炒干。每五灵脂 100kg,用醋 10kg。

**【性状特征】**　**灵脂块**　呈不规则的块状,大小不一。表面黑棕色、红棕色或灰棕色,凹凸不平,有油润性光泽。黏附的颗粒呈长椭圆形,表面常裂碎,显纤维性。质硬,断面黄棕色或棕褐色,不平坦,有的可见颗粒,间或有黄棕色树脂状物质。气腥臭。以块状、黑棕色、有光泽、油润而无杂质者为佳。

**灵脂米**　呈长椭圆形颗粒,长 5～15mm,直径 3～6mm。表面黑棕色、红棕色或灰棕色,较平滑或微粗糙,常可见淡黄色的纤维,有的略具光泽。体轻,质松,易折断,断面黄绿色或黄褐色,不平坦,纤维性。气微。以表面粗糙、外黑棕色、内黄绿色、体轻而无杂质者为佳。

**醋五灵脂块**　形如五灵脂块,表面灰褐色或焦褐色,有光泽,内面黄褐色或棕褐色。质轻松,略有醋气。以块状、有光泽、体轻而无杂质者为佳。

**醋五灵脂米**　形如五灵脂米,表面灰褐色或焦褐色,稍有光泽,内面黄褐色或棕褐色。质轻松,略有醋气。以表面粗糙、稍有光泽、体轻而无杂质者为佳。

**【化学成分】**　五灵脂的主要成分是三萜,还含有含氮类化合物、酚酸、单萜、二萜酸、黄酮、脂肪酸、挥发油等。五灵脂的三萜是其主要药理活性成分。

**【药理毒理】**

**1. 对心脑血管系统的影响**

(1) 抗血小板聚集　五灵脂水提取物进行由胶元、二磷酸腺苷所诱导的家兔血小板聚集体外试验,其抑制效应与剂量相关,$IC_{50}$ 分别为 56、225μg/ml;按 200、300mg/kg 的剂量对大鼠腹腔注射,能抑制血小板聚集;按 100、200mg/kg 的剂量对大鼠静脉注射,可防治大鼠颈总动脉-颈外静脉血流旁路实验性血栓形成;10μg/ml 能使血小板内环腺苷酸(cAMP)水平升高[1]。野生五灵脂按生药量 2.25、4.5、9g/kg 给肾上腺素致血瘀证模型大鼠口服,连续 7d,可降低全血黏度[2]。

(2) 抗脑缺血　五灵脂水煎液按 5、10g/kg 的剂量对结扎双侧颈总动脉致急性不完全脑缺血模型小鼠和大鼠分别灌胃,均能延长小鼠存活时间,降低大鼠脑含水量、脑指数及脑缺血组织中丙二醛的含量,提高大鼠脑组织超氧化物歧化酶活性[3]。

**2. 抗炎**　五灵脂乙酸乙酯提取物按 200、400、800mg/kg 的剂量对二甲苯致局部炎症模型小鼠腹腔注射，中、高剂量能抑制小鼠耳肿胀度；按400mg/kg对角叉菜胶致炎症模型大鼠腹腔注射，能抑制大鼠足肿胀度；按600、1200mg/kg的剂量对0.5%醋酸致腹腔毛细血管通透性增加模型小鼠灌胃，均能抑制小鼠腹腔毛细血管通透性增加，且剂量增大作用增强；按800mg/kg对棉球肉芽肿小鼠模型灌胃，连续7d，能抑制小鼠肉芽组织增生；按400、800mg/kg的剂量对角叉菜胶致炎模型小鼠腹腔注射，均能降低炎症组织的前列腺素E含量[4]。陕西产家养五灵脂和野生五灵脂均按生药量2.25、4.5、9g/kg对角叉菜胶致足跖肿胀大鼠模型口服，连续7d，均能降低足跖肿胀度，在给药后1h作用最强，家养五灵脂作用时间持久，高剂量在6h仍可以降低足跖肿胀度[2]。

**3. 抗胃溃疡**　五灵脂水煎液按生药量10g/kg给胃溃疡大鼠模型腹部皮下注射，可降低大鼠溃疡发生率，缩小平均胃溃疡面积，减少其胃液分泌量[5]。五灵脂乙酸乙酯提取物按生药量10、40、80g/kg对幽门结扎致胃溃疡大鼠模型腹腔注射，均能使大鼠胃液总分泌量和胃液酸度下降，高剂量能抑制胃酸分泌[6]。

**4. 对免疫功能的影响**　五灵脂水煎液5g/kg给小鼠灌胃，连续7d，能增加小鼠免疫器官脏器指数，增强吞噬细胞吞噬指数，促进溶血素抗体形成[7]。

**5. 抗衰老**　五灵脂水提液按5、10g/kg的剂量给小鼠灌胃，连续7d，均能提高小鼠肝、脑、肾、心及脾组织超氧化物歧化酶(SOD)活性；五灵脂水提液10g/kg对老年大鼠灌胃，每天2次，连续15d，能提高老年小鼠肝、脑及肾组织SOD活性[8]。

**【药性】**　咸、甘，温。归肝经。

**【功能主治】**　活血，化瘀，止痛。用于胸胁、脘腹刺痛，痛经，经闭，产后血瘀疼痛，跌仆肿痛，蛇虫咬伤。

**【临床应用】**

**1. 临床常用**

(1) 血行不畅，瘀滞作痛诸证　五灵脂咸泻温通，“通利气脉”，“通则不痛”。故《本草经疏》谓之“血滞经脉，气不得行，攻刺疼痛等证，在所必用”。应用时，可单味服用，如《鸡峰普济方》治卒暴心痛，不可忍者，用本品为末，热酒或醋汤下。治血滞心痛、痛经及产后恶露不下，少腹作痛，与蒲黄相须而用，其效益彰，如《经效方》失笑散。若与功兼活血行气之延胡索、没药和香附同用，以治血瘀气滞、脘腹如刺者，益增化瘀行气止痛之效，如《医学心悟》手拈散。本品配活血、行气、通阳之品，治冠心病心绞痛者，亦有良效。

(2) 崩漏下血诸证　五灵脂炒用有止血之效，且无留瘀之弊，出血夹瘀者用之，尤能化瘀止血，可单味内服。治血崩诸药不能止者，用五灵脂炒令烟尽为末，温酒调下，可“去故生新”，如《妇人良方》五灵脂散。此方亦治肠风下血。

(3) 蛇蝎蜈蚣咬伤　五灵脂有解毒之功，可研末以酒调服，并与雄黄调敷患处。

**2. 临床新用**　五灵脂可用于治疗瘢痕疙瘩[9]、慢性萎缩性胃炎[10]、先兆流产[11]、乳腺增生[12]、乙肝相关性肝癌[13]。

**【用法用量】**　4.5～9g。外用适量。

**【成药例证】**

**1. 少腹逐瘀丸(《中华人民共和国药典》2015年版)**　药物组成：当归、五灵脂(醋炒)、小茴香(盐炒)、没药(炒)、肉桂、蒲黄、赤芍、延胡索(醋炙)、川芎、炮姜。

功能主治：温经活血，散寒止痛。用于寒凝血瘀所致的月经后期、痛经、产后腹痛，症见行经后错、行经小腹冷痛、经血紫暗、有血块、产后小腹疼痛喜热、拒按。

**2. 平消片(《中华人民共和国药典》2015年版)**　药物组成：郁金、五灵脂、硝石、枳壳(麸炒)、仙鹤草、白矾、干漆(制)、马钱子粉。

功能主治：活血化瘀，散结消肿，解毒止痛。对毒瘀内结所致的肿瘤患者具有缓解症状，缩小瘤体，提高机体免疫力，延长患者生存时间的作用。

**3. 调经姊妹丸(《卫生部药品标准中药成方制剂·第一册》)**　药物组成：五灵脂、桃仁霜、香附(醋炙)、肉桂、大黄、当归、青皮、莪术、丹参、红花。

功能主治：活血调经，逐瘀生新。用于瘀滞性经血不调，行经腹痛。

**4. 开郁舒肝丸(《卫生部药品标准中药成方制剂·第二册》)**　药物组成：五灵脂(醋炙)、莪术(醋炙)、香附(醋炙)、木香、槟榔、当归、陈皮、青皮(醋炙)、草果仁(炒)、乌药、枳壳(麸炒)、甘草、大黄、肉桂、郁金、延胡索(醋炙)、砂仁。

功能主治:开郁疏肝,顺气止痛。用于肝郁气滞,胸胁胀满,腹痛,嗳气吞酸。

**5. 田七痛经胶囊(《卫生部药品标准中药成方制剂·第十册》)** 药物组成:三七、五灵脂、蒲黄、延胡索、川芎、木香、茴香、冰片。

功能主治:通调气血,止痛调经。用于经期腹痛及因寒所致的月经失调。

**【注意事项】** 孕妇慎用。

**【贮藏】** 置干燥处。

**【参考文献】**
[1]王世久,刘玉兰,宋丽艳.五灵脂抗血小板聚集作用的药理研究[J].沈阳药学院学报,1994,11(4):246-250.

[2]王岚,李春,杨连菊.野生与家养五灵脂药效学比较研究[J].中国实验方剂学杂志,2013,19(7):268-270.

[3]卜淑敏,贾仰花,曲运波.五灵脂对小鼠和大鼠脑缺血的保护作用[J].山西大学学报,2000,23(3):257-259.

[4]王世久,宋丽艳,刘玉兰.五灵脂乙酸乙酯提取物抗炎作用研究[J].沈阳药学院学报,1994,11(1):49-53.

[5]李庆明,陈国浩,罗慕义.五灵脂预防大白鼠实验性胃溃疡的研究[J].广东医学,1993,14(1):32-34.

[6]刘文燊,李庆明,邓远辉,等.五灵脂提取物对大鼠胃酸分泌的抑制作用及其化学成分的研究[J].中国中医药科技,2003,10(3):176.

[7]鲁耀邦,郭国华,唐忠林,等.人参五灵脂配伍对正常小鼠免疫功能的影响[J].中药材,1994,17(8):34-36.

[8]卜淑敏,张海森,卜淑彦,等.五灵脂对小鼠组织SOD活性的影响[J].山西大学学报,2000,23(2):156-158.

[9]武水斗,伊书红.五灵脂丸治疗瘢痕疙瘩54例疗效观察[J].北京中医药大学学报,2006,13(4):23-24.

[10]林穗芳.余氏调补活血法治疗慢性萎缩性胃炎综合疗效评价[J].广州中医药大学学报,2006,23(6):379-382.

[11]周英,叶敦敏.寿胎丸合失笑散治疗肾虚血瘀型先兆流产的临床疗效观察[J].广州中医药大学学报,2006,23(1):25-29.

[12]陈元香.平消片治疗乳腺增生病的临床观察[J].时珍国医国药,2007,18(11):2825-2826.

[13]汤展展,孙长宇.回生口服液治疗乙肝相关性肝癌的疗效观察[J].中成药,2011,33(6):929-931.

(王倩 吴清华 裴瑾)

## 823 五味子

Wuweizi

**【异名】** 菋、荎藸(《尔雅》),会及(《名医别录》),玄及(《吴普本草》),五梅子(《辽宁主要药材》)。

**【来源】** 为木兰科植物五味子 *Schisandra chinensis* (Turcz.) Baill.的干燥成熟果实。习称“北五味子”。

**【产地】** 主要为栽培品,亦有野生品。主产于东北、华北、湖北、湖南、江西、四川等地。其道地产区为辽宁新宾、清原、宽甸等县,黑龙江鸡东、铁力、饶河等县,吉林桦甸、蛟河、舒兰、梨树、伊通等县市,河北、内蒙古等地亦产。建于辽宁省新宾满族自治县永陵镇嘉禾村、永陵镇夏园村;本溪满族自治县东营坊乡荒沟村;本溪满族自治县碱厂镇兰河峪村;桓仁满族自治县古城镇业主沟村;小市基地:本溪满族自治县小市镇城沟村等地的GAP种植基地已通过原国家食品药品监督管理总局验收。

**【采收加工】** 秋季果实成熟时采摘,晒干或蒸后晒干,除去果梗及杂质。

**【炮制】** **五味子** 除去杂质,用时捣碎。

**醋五味子** 取净五味子,醋蒸法,蒸至黑色。用时捣碎。

**【性状特征】** **五味子** 呈不规则的球形或扁球形,直径5~8mm。表面红色、紫红色或暗红色,皱缩,显油润;有的表面呈黑红色或出现“白霜”。果肉柔软,种子1~2,肾形,表面棕黄色,有光泽,种皮薄而脆。果肉气微,味酸;种子破碎后,有香气,味辛、微苦。以粒大、色红、肉厚、有光泽、显油润者为佳。

**醋五味子** 形如五味子,表面乌黑色,油润,稍有光泽。有醋香气。以粒大、表面色乌黑、肉厚、油润、有醋香气者为佳。

**【化学成分】** 五味子的主要成分是木脂素、多糖,还含有氨基酸、挥发油等。五味子的木脂素、多糖是其主要药理活性成分。《中华人民共和国药典》2015年版规定,本品含五味子醇甲($C_{24}H_{32}O_7$)不得少于0.40%。

**【药理毒理】**

**1. 保护心脏** 五味子醇提物按2g/kg的剂量对垂体后叶素致急性心肌缺血大鼠模型腹腔注射,可降低大鼠心肌缺血损伤,改善心电图T波异常高耸[1]。五味子木脂素按25、50、100mg/kg的剂量对阿霉素所致心肌损伤大鼠模型灌胃,连续6周,可改善阿霉素引起的心率减慢，使左心室收缩压和左心室舒张末压降低，左室内压最大上升速率、最大下降速率升高，使心肌组织谷胱甘肽S转移酶(GST)基因活力水平升高，丙二醛水平降低[2]。

**2. 镇静、催眠、抗惊厥**　五味子醇甲按60、120mg/kg的剂量对小鼠腹腔注射，可延长戊巴比妥钠及巴比妥钠的睡眠时间，抑制小鼠自发活动，对抗电休克、戊四唑、烟碱及北美黄连碱引起的强直性惊厥[3]。北五味子水提取物按20g/kg的剂量对小鼠灌胃，2次/d，连续3d，能减少小鼠自主活动次数；同等剂量对腹腔注射戊巴比妥钠阈下睡眠剂量(35mg/kg)和阈上睡眠剂量(45mg/kg)的小鼠灌胃，每天2次，连续5d，能增加阈下剂量戊巴比妥钠致小鼠睡眠只数，延长阈上剂量戊巴比妥钠致小鼠睡眠时间[4]。五味子水煎液按2.25g/kg的剂量给大鼠灌胃，连续7d，可延长大鼠总睡眠时间，延长大鼠慢波睡眠Ⅱ期[5]。

**3. 保肝**　五味子乙醇提取物按4.46g/kg的剂量对$CCl_4$所致慢性肝损伤小鼠模型灌胃，连续10d，能降低血清和肝匀浆谷丙转氨酶、碱性磷酸酶、丙二醛，升高胆碱酯酶；同等剂量对D-氨基半乳糖所致慢性肝损伤小鼠模型灌胃，连续2周，能加强枯否细胞的吞噬功能，增加蛋白合成，消除丙二醛对肝细胞的损伤，改善新陈代谢[6]。所致五味子醇提取物按50、100mg/kg的剂量对给予丙戊酸钠的小鼠模型灌胃，连续14d，可增加肝脏中的谷胱甘肽过氧化物酶及超氧化歧化酶含量，降低小鼠血清中丙氨酸氨基转移酶、天冬氨酸氨基转移酶含量，且能减轻小鼠癫痫发作症状[7]。五味子多糖、五味子甲素、五味子醇甲是五味子保肝的主要药效物质基础[8,9]。

**4. 增强免疫**　五味子粗多糖按100、200、400mg/kg的剂量对环磷酸胺所致免疫低下小鼠模型灌胃，连续4d，可对抗小鼠外周血白细胞减少和小鼠胸腺及脾脏重量减轻[10]。五味子中提取纯化得到的水溶性多糖SCP-Ⅱa按50、100、200mg/kg的剂量对环磷酰胺致免疫抑制小鼠模型灌胃，连续10d，可剂量依赖性提高小鼠脾脏指数，且中剂量可增加小鼠胸腺指数[11]。

**5. 抗肿瘤**　五味子多糖按10、20、40mg/kg的剂量给小鼠腹腔注射，连续8d，可降低环磷酰胺诱导的骨髓嗜多染红细胞微核形成率[12]。

**6. 抗衰老，改善记忆**　五味子多糖按0.1、0.2、0.4g/kg的剂量对D-半乳糖致衰老小鼠模型灌胃，连续30d，可增加胸腺皮质厚度、胸腺皮质细胞数、脾小结及脾淋巴细胞数，对抗小鼠神经细胞退行性变[13]。五味子粗多糖按100、200、400mg/kg的剂量给正常小鼠灌胃，连续3～7d，均能延长小鼠在常压耐缺氧状态下存活时间和负重游泳时间，增加小鼠免疫器官重量，增强网状内皮系统吞噬功能；同等剂量对老年大鼠连续灌胃20d，可降低大鼠血清过氧化脂质含量，提高超氧化物歧化酶活性[14]。五味子醇提物按0.15、0.30、0.60g/(kg·d)的剂量对亚硝酸钠所致记忆巩固障碍小鼠模型灌胃，连续15d，中、高剂量可减少模型小鼠5min内进入暗室的次数(错误次数)，延长进入暗室的潜伏期；均可提高其脑组织超氧化物歧化酶的活力，降低其丙二醛的含量[15]。

**7. 降血脂**　五味子多糖按50mg/kg的剂量给高脂饲料喂养16周诱发的高脂血症大鼠模型灌胃，连续12周，可降低大鼠血清总胆固醇、低密度脂蛋白-胆固醇及甘油三酯水平[16]。

**8. 细胞保护**　五味子多糖按0.5、1.5、2.5%的浓度对环磷酰胺所致胸腺细胞凋亡小鼠模型灌胃，每天2次，连续4d，均能使细胞凋亡率降低，并呈剂量依赖效应，且能升高Bcl-2/Bax比值[17]。五味子醇甲1、3、9μg/ml对β-淀粉样蛋白损伤所致大鼠肾上腺髓质嗜铬瘤细胞模型进行体外实验，能延长神经突起，减轻神经网络破坏的程度，突起细胞数目增多，细胞活性增高[18]。

**9. 安全性评价**　五味子乙醇粗提物按生药量1.25、2.50、5.00、10.00g/kg喂养大鼠，对大鼠多项指标的影响有一定的时间效应和剂量效应，其中10.00g/kg体重剂量出现体重降低、血红蛋白降低和尿素氮升高，可以认为10.00g/kg(按100倍安全系数计算该剂量相当于60kg体重的人每天服用6g五味子生药)剂量对大鼠有一定的毒性[19]。

**10. 体内过程**　五味子醇提液按5g/kg的剂量给大鼠灌胃，以睾丸素为内标，测定不同时间点大鼠血浆中的五味子醇甲、五味子甲素、五味子乙素的浓度，计算其药动学参数；结果表明，五味子醇甲、五味子甲素与五味子乙素的$t_{1/2}$分别为1.95±0.26、8.30±3.36和6.46±3.82h；由五味子醇甲、五味子甲素和五味子乙素的药时曲线可以看出，3个成分均出现双吸收峰，提示五味子中3个木脂素类成分在大鼠体内可能经过了肝肠循环，在药效学上表现为药物作用时间明显延长；由表观分布容积可以看出表观分布容积远远大于大鼠全血量，说明由于五味子中3个木脂素类成分为亲脂性药物，极性小，容易进入细胞内，因此容易从血液分布入组织[20]。

**【药性】** 酸、甘，温。归肺、心、肾经。

**【功能主治】** 收敛固涩，益气生津，补肾宁心。用于久嗽虚喘，梦遗滑精，遗尿尿频，久泻不止，自汗盗汗，津伤口渴，内热消渴，心悸失眠。

**【临床应用】**

**1. 临床常用**

(1) 久咳虚喘，遗精，尿频，久泻不止　五味子酸收甘补，咸能滋肾。能敛肺滋肾，止咳平喘。又因其入心肾二经，酸涩性温，能补肾涩精止遗、涩肠止泻固脱。用治久咳肺虚无痰，可单用五味子；症见咳嗽短气、神疲乏力者，需与人参、黄芪、紫菀配伍；若病久及肾，肺肾两虚之喘咳，常与熟地黄、山茱萸、山药等同用，如《张氏医通》都气丸。若素有寒饮内停，复感风寒外邪，症见恶寒发热、咳嗽痰多清稀者，可与麻黄、细辛等辛散药相伍，如《金匮要略》苓甘五味姜辛汤。用治肾虚精关不固，梦遗滑精，可单用五味子煎膏服，如《医学入门》；若下焦虚寒，滑精不止，尿频遗尿，每与桑螵蛸、煅龙骨等同用，如《杨氏家藏方》桑螵蛸丸；治肾虚精少，阳痿早泄，久不生育，可与菟丝子、枸杞子、覆盆子等配伍，如《摄生众妙方》五子衍宗丸。治脾虚久泻，滑泄不禁，可配肉豆蔻、赤石脂等，如《世医得效方》豆蔻饮；治脾肾虚寒之五更泻，多配以补骨脂、吴茱萸等，以温脾肾，如《妇人良方》四神丸。

(2) 津伤口渴，自汗，盗汗　五味子甘以益气，酸能生津敛汗，故适用于口渴、多汗等症。治夏月伤暑，或热病后期，气阴两伤，汗多体倦，气短口渴，每与人参、麦冬同用，如《千金要方》生脉散；治阴虚内热、口渴多饮之消渴证，常与黄芪、山药、知母等配伍，如《医学衷中参西录》玉液汤。治阳虚自汗、阴虚盗汗，常与人参、麻黄根、牡蛎等配伍应用。

(3) 心悸，失眠，多梦　五味子能收敛心气，滋肾补阴，宁心而安神。治阴血亏虚，心神失养或心肾不交之心悸怔忡、失眠健忘、多梦等证，常与人参、麦冬、生地、枣仁等同用，如《摄生秘剖》天王补心丹。治小儿心血亏虚或受惊吓而睡中惊惕不安者，可与人参、枣仁、茯神等同用。

此外，五味子外用，可治口舌生疮、疮疡溃烂、痔漏等疾；现代将五味子散剂内服，可用于治疗急性无黄疸型传染性肝炎及慢性迁延性肝炎转氨酶升高者。

**2. 临床新用**　五味子可用于治疗银屑病[21]、慢性荨麻疹[22]、复发性口腔溃疡[23]、乳腺癌多药耐药[24]、无排卵型功能性子宫出血[25]、冠心病[26]、窦性心动过缓[27]、毒性弥漫性甲状腺肿[28]、2型糖尿病胰岛素抵抗[29]、慢性疲劳综合征[30]。

**【用法用量】** 2～6g。

**【成药例证】**

**1. 七味都气丸(《中华人民共和国药典》2015年版)**　药物组成：醋五味子、山茱萸(制)、茯苓、牡丹皮、熟地黄、山药、泽泻。

功能主治：补肾纳气，涩精止遗。用于肾不纳气所致的喘促、胸闷、久咳、气短、咽干、遗精、盗汗、小便频数。

**2. 五味子丸(《卫生部药品标准中药成方制剂·第一册》)**　药物组成：五味子(酒炙)、肉苁蓉(酒炙)、茯苓、菟丝子(酒炒)、车前子(盐炙)、巴戟天(制)。

功能主治：滋补阴气，填精益髓。用于肾气不足，腰膝疼痛，记忆衰退，头晕耳鸣，四肢无力。

**3. 参芪五味子片(《卫生部药品标准中药成方制剂·第二册》)**　药物组成：五味子、党参、黄芪、酸枣仁(炒)。

功能主治：健脾益气，宁心安神。用于心悸气短，动则气喘易汗，少寐多梦，倦怠乏力，健忘等症。

**4. 健脑灵片(《卫生部药品标准中药成方制剂·第十二册》)**　药物组成：五味子、甘草、柏子仁(霜)、鹿茸、白芍(酒炒)、酸枣仁(炒)、地黄、当归、肉苁蓉(制)、熟地黄、茯苓、川芎、红参。

功能主治：滋肾，镇静，安神。用于肾阳不足引起的神经衰弱、头晕、失眠、尿频、多梦等症。

**5. 麻姜颗粒[《国家中成药标准汇编·内科肺系(一)分册》]**　药物组成：麻黄、生姜、五味子(制)、炙甘草。

功能主治：宣肺，平喘。用于咳嗽，喘证。

**【贮藏】** 置通风干燥处，防霉。

**【参考文献】** [1]李映红，李湘楚，罗德生，等.五味子提取液对动物缺氧及心肌缺血的保护作用[J].咸宁医学院学报，1998,12(12):79-82.

[2]穆颖，孟林，孙钦亮，等.木脂素对阿霉素心肌损伤的改善作用[J].吉林医药学院学报，2013,34(5):345-347.

[3]钮心懿，王维君，边振甲，等.五味子有效成分"醇甲"的中枢神经系统作用[J].药学学报，1983,18(6):416-420.

[4]霍艳双，陈晓辉，李康，等.北五味子的镇静、催眠作用[J].沈阳药科大学学报，2005,22(2):126-128.

[5]黄莉莉，李廷利，郭冷秋，等.五味子对自由活动大鼠睡眠时相的影响[J].中药药理与临床，2007,23(5):126-127.

[6]王胜春，田卫斌，李剑锋，等.五味子及其与丹参、灵芝、柴胡配伍对慢性肝损伤的影响[J].解放军药学学报，2001,17(1):4-8.

[7]金戈，于洪娟，朱美达，等.五味子醇提取物减轻丙戊酸钠肝毒性及协同抗癫痫作用研究[J].中国医药导报，2013,10(15):7-9.

[8]高普军，朴云峰，郭晓林，等.北五味子粗多糖保肝作用的机理[J].白求恩医科大学学报，1996,22(1):23-24.

[9]张明华，陈虹，李灵芝，等.五味子甲素和五味子醇甲对四氯化碳所致肝脏损伤的保护作用[J].武警医学，2002,13(7):395-396.

[10]李岩，曲绍春，孙文娟，等.北五味子粗多糖对环磷酰胺所致小鼠免疫功能低下的保护作用[J].白求恩医科大学学报，1995,21(6):583-584.

[11] Yong Chen, Jinbao Tang, Xiaoke Wang, *et al*. Animmuno stimulatory polysaccharide(SCP-IIa) from the fruit of *Schisandrachinensis* (Turcz.) Baill[J]. International Journal of Biological Macromolecules, 2012, 50(3): 844-848.

[12]王艳杰，吴勃岩，梁颖.五味子粗多糖拮抗环磷酰胺诱导小鼠微核的实验研究[J].中医药信息，2006,23(5):72-73.

[13]苗明三.五味子多糖对衰老模型小鼠的影响[J].中国医药学报，2002,17(3):187-188.

[14]孙文娟，吕文伟，于晓凤，等.北五味子粗多糖抗衰老作用的实验研究[J].中国老年学杂志，2001,21(6):454-455.

[15]徐博，安英，沈楠，等.北五味子醇提物对亚硝酸钠所致记忆巩固障碍模型小鼠记忆功能的影响[J].中国药物经济学，2013,(7):34-35.

[16]王春梅，李贺，陈建光.北五味子多糖对高脂血症大鼠血管内皮功能的影响[J].中药药理与临床，2013,29(3):100-101.

[17]许珂玉，柳春.五味子多糖对环磷酰胺诱导的小鼠胸腺细胞凋亡的保护作用[J].中药新药与临床药理，2011,22(2):157-160.

[18]肖飞，翁文，罗焕敏.五味子醇甲对β-淀粉样蛋白损伤PC12细胞的预保护及治疗作用[J].中药材，2010,33(3):397-401.

[19]何来英，孙明，冯晓莲，等.五味子的安全性试验——90天喂养试验[J].卫生研究，2004,33(5):557-558.

[20]李惠连，季德，毛春芹，等.LC-MS测定大鼠血浆中五味子的3个木脂素成分及其药动学研究[J].中国药理学通报，2013,29(9):1313-1316.

[21]王宝庭，李学军，刘雪山，等.生脉注射液治疗银屑病的疗效观察[J].华西药学杂志，2000,15(1):69.

[22]金如钧.五味子汤治疗慢性风寒束表型荨麻疹疗效分析[J].中国皮肤性病学杂志，2006,20(2):107-108.

[23]李钊，杨永进，李军，等.复方五味子含漱液治疗复发性口腔溃疡的近期疗效观察[J].中国实验方剂学杂志，2010,16(9):202-203.

[24]王兴春.五味子颗粒辅助CAF化疗方案对乳腺癌多药耐药的逆转作用[J].中国实验方剂学杂志，2014,20(12):241-243.

[25]马堃，范晓迪.益气养阴法治疗无排卵型功血106例[J].中国中药杂志，2012,37(1):115-119.

[26]陈勇.中药冠心一号方治疗冠心病48例临床研究[J].广州中医药大学学报，2006,23(2):118-121.

[27]金振一，浦介麟，孙抒，等.参松养心胶囊对窦性心动过缓疗效及心脏自主神经功能的影响[J].中国中西医结合杂志，2009,31(8):1158-1161.

[28]章文平，黄仰模，张静，等.瘿气灵对毒性弥漫性甲状腺肿的治疗作用及其机理探讨[J].广州中医药大学学报，2008,25(3):200-203.

[29]沈璐，刘红梅，胡筱娟，等.灯盏生脉胶囊改善2型糖尿病胰岛素抵抗的临床观察[J].中成药，2009,31(4):499-501.

[30]李乐军，肖辉，陈隐漪，等.参精煎方治疗慢性疲劳综合征62例[J].中国实验方剂学杂志，2011,17(22):234-237.

（王倩　吴清华　裴瑾）

## 824 五指毛桃

Wuzhimaotao

**【异名】** 五指牛奶、土黄芪、土五加皮、五爪龙（《广西民间常用草药手册》），母猪奶（广州《常用中草药手册》），南芪（广州空军《常用中草药手册》）。

**【来源】** 为桑科植物五指毛桃 *Ficus simplicissima* Lour.的干燥根。

**【产地】** 主要为野生品。主产于云南、贵州、广西、广东、福建等地。

**【采收加工】** 全年均可采挖，除去须根，洗净，切片，干燥。

【炮制】 除去杂质，洗净，晒干。

【性状特征】 呈不规则的块片，直径0.5～3cm。外皮红褐色或灰棕色，有纵皱纹、须根痕及横向细小皮孔；有的外皮脱落，脱落处黄白色；质硬。切面皮部易撕裂，纤维性；木部黄白色，有较密的同心性环纹。气微香，味甘。以皮厚、气香者为佳。

【化学成分】 五指毛桃的主要成分是香豆素，还含有挥发油、黄酮、多糖、多酚、氨基酸、甾类、矿质元素等。五指毛桃的香豆素是其主要药理活性成分。

【药理毒理】

**1. 对胃肠道的作用**

(1) 调节胃肠运动 五指毛桃水提物按0.6g/L的剂量对离体兔回肠进行体外实验，能促使回肠收缩，减少收缩频率；按0.11g/L的剂量对乙酰胆碱致收缩的离体兔小肠，呈舒张作用，增加收缩频率[1]。RFHEL按0.75、1g/kg的剂量对郁李仁致肠亢进小鼠模型灌胃，2次/d，连续3d，高剂量可完全抑制小鼠肠亢进，使其恢复正常；按0.13、0.5g/kg的剂量对阿托品致肠推进抑制模型小鼠同法给药，低剂量对抑制状态小鼠肠推进起一定的兴奋作用，使其有所恢复[2]。五指毛桃水煎液按6.67、13.34、26.67g/kg的剂量对大黄型脾虚小鼠模型灌胃，高剂量甲基橙胃内残留率升高，中、高剂量小鼠甲基橙小肠1、2段内残留率升高，而第3段则降低，降低小鼠的小肠炭末推进率[3]。

(2) 保护胃黏膜 五指毛桃水提液按生药量2.5、5、10g/kg对幽门结扎致胃黏膜损伤大鼠模型灌胃，连续7d，降低胃液总酸度、总酸排出量及胃蛋白酶活性；高剂量大鼠病理切片标本未见局部黏膜缺损，中、低剂量局部黏膜缺损均小于1/3[4]。

**2. 止咳、祛痰、平喘** 五指毛桃水提物按0.25、0.5g/kg的剂量给枸橼酸喷雾致咳小鼠模型灌胃，可延长小鼠起咳时间作用，减少小鼠咳嗽次数；按0.013、0.025g/kg的剂量给药，连续3d，高剂量可使小鼠气管酚红排出量增加[2]。五指毛桃水煎液按5、10、20g/kg的剂量对氨水致咳小鼠模型灌胃，连续5d，能延长小鼠咳嗽潜伏期，减少咳嗽次数；按4、8、16g/kg的剂量对枸橼酸致咳豚鼠模型灌胃，连续5d，均能延长豚鼠的咳嗽潜伏期，减少豚鼠5min内的咳嗽次数，且随着剂量的增加，镇咳作用增强，呈现良好的量效关系；按4、8、16g/kg的剂量对组胺-乙酰胆碱喷雾致喘模型豚鼠灌胃，连续7d，均能使豚鼠引喘潜伏期延长[5]。RFHEL按0.11g/L的剂量对乙酰胆碱或组胺所致痉挛豚鼠离体气管模型，能舒张平滑肌[1]。五指毛桃水煎液0.1、0.25、0.5g均能使磷酸组胺所致豚鼠气管螺旋条张力增加下降[5]。

**3. 增强免疫功能** 五指毛桃水提液按2、4、6g/kg的剂量对环磷酰胺所致免疫功能低下小鼠模型灌胃，连续8d，均能提高$HC_{50}$，增加免疫器官胸腺、脾脏的重量，中剂量还能提高小鼠体内碳粒廓清功能[6]。五指毛桃水提物和醇提物各按5、20g/kg的剂量分别对给予醋酸泼尼松的小鼠模型、鸡红细胞免疫小鼠模型、二硝基氯苯丙酮致敏小鼠模型灌胃，连续12d，醇提物高剂量炭粒廓清指数增大；醇提物和水提物高剂量均能增加血清抗体；醇提物均可增加耳肿胀度，增强皮肤迟发性过敏反应[7]。

**4. 抗炎、镇痛** 五指毛桃水提液按5、10、20g/kg的剂量对二甲苯致局部炎症小鼠模型灌胃，连续6d，均可减少小鼠的耳肿胀度；同法对醋酸致腹腔毛细血管通透性增加小鼠模型给药，中、高剂量能抑制小鼠腹腔毛细血管通透性增高；同法对醋酸致扭体小鼠模型给药，各给药小鼠10min内扭体次数均有减少，其中高剂量作用效果最为显著；同法对热板法刺激性疼痛模型小鼠给药，连续5d，均能提高小鼠痛阈值[8]。

**5. 保肝** 五指毛桃水煎剂按生药量100、200、300g/kg对盐酸可卡因致肝中毒小鼠模型灌胃，连续4d，能使可卡因染毒小鼠血清转氨酶及过氧化氢酶含量呈剂量相关性降低，且使肝组织损伤有病理改善[9]。五指毛桃水提液按5、10、20g/kg的剂量对急性酒精性肝损伤小鼠模型灌胃，连续7d，均能使小鼠血清天门冬氨酸氨基转移酶(AST)、丙氨酸氨基转移酶(ALT)降低；同法对急性$CCl_4$肝损伤小鼠模型给药，均有降低急性$CCl_4$肝损伤小鼠血清ALT及AST的作用[8]。五指毛桃水提物按生药量100、200、300g/kg的剂量对二甲基甲酰胺所致急性肝损伤小鼠模型灌胃，连续4d，均能使小鼠血清中ALT、AST和乳酸脱氢酶(LDH)活性降低，肝脏组织病理损伤减轻[10]。

**6. 抗损伤**　五指毛桃水提液按5、10、20g/kg的剂量对环磷酰胺所致遗传物质损伤小鼠模型灌胃，连续15d，均能使小鼠骨髓嗜多染红细胞和睾丸生精细胞微核率降低，并且随着五指毛桃液浓度的增高，微核率逐渐降低[11]。五指毛桃水提液按20、60、100g/kg的剂量对6Gy$^{60}$Coγ射线单次全肺照射致肺损伤小鼠模型灌胃，连续15d，小鼠肺表面光滑、弹性好、充血水肿表现轻，组织炎性渗出少[12]。五指毛桃水提液按生药量5、10、20g/kg对$^{60}$Coγ射线所致骨髓细胞DNA损伤小鼠模型灌胃，连续7d，均能使小鼠尾部DNA%和尾矩降低，且随着给药剂量的增加，尾部DNA%和尾矩逐渐降低[13]。

**7. 抗氧化**　五指毛桃多糖、黄酮、多酚和氨基酸对DPPH自由基的半抑制浓度$IC_{50}$分别为15.13、103.72、3.63、13.64μg/ml，对羟自由基的半抑制浓度$IC_{50}$分别为0.02、117.29、5.09、14.40μg/ml[14]。

**8. 抗缺氧缺血**　五指毛桃水提物和醇提物各按5、20g/kg的剂量分别给小鼠灌胃，连续6d，醇提物均能延长小鼠断头后喘息时间，其中醇提物高剂量能延长小鼠耐常压缺氧存活时间[7]。五指毛桃水煎液按8、16、32g/kg的剂量对正常、异丙肾上腺素性心肌缺氧、垂体后叶素加断头急性脑缺氧、垂体后叶素致急性心肌缺血小鼠模型分别灌胃，高剂量可提高正常小鼠常压耐缺氧能力和延长急性脑缺氧小鼠断头张口喘息时间；中、高剂量能延长心肌缺血模型小鼠常压耐缺氧时间，降低缺血模型小鼠的血清丙二醛、磷酸激酶、乳酸脱氢酶和升高过氧化物歧化酶水平[15]。

**9. 抗疲劳**　五指毛桃水提物按5、20g/kg的剂量给小鼠灌胃，连续6d，能延长负重游泳时间[7]。

**10. 抗菌**　五指毛桃水提液体外对大肠埃希菌、枯草芽孢杆菌、金黄色葡萄球菌均具有抑制作用，最低抑菌浓度均为1g/ml[16]。

**11. 体内过程**　五指毛桃根中补骨脂素在大鼠体内呈一室模型，吸收滞后时间（Lagtime）为0.945±0.095h，其吸收速率常数（$K_a$）为0.613±0.079h，吸收半衰期$t_{1/2ka}$为1.148±0.168h，消除速率常数（$K_e$）为0.311±0.069h，消除半衰期$t_{1/2ke}$为2.317±0.526h；从血药浓度-时间曲线可以看出，血浆中补骨脂素出现明显的"双峰"现象，$t_{max1}$、$t_{max2}$分别为2.600±0.224、3.600±0.224h，$AUC_{0\to24}$为15.051±2.632μg·h/ml[17]。

**【药性】**　辛，甘，平。

**【功能主治】**　健脾益气，化湿舒筋。用于脾虚浮肿，自汗，风湿痹痛，腰痛。

**【临床应用】**

**1. 临床常用**

（1）脾虚浮肿，自汗　本品健脾化湿，行气止痛，除痰止咳。可用于食欲不振，消化不良，肝硬化腹水，慢性肝炎，肝胃作痛，水肿。

（2）风湿痹痛，腰痛　本品化湿舒筋，可用于腰腿痛，肋间神经痛，疟疾，骨折，跌打损伤，浊尿，血尿，尿潴留，胃痛，脱肛。

**2. 临床新用**　五指毛桃可用于治疗妇女内生殖器官炎症[18]、寻常型痤疮[19]、慢性疲劳综合征[20]。

**【用法用量】**　15～30g。

**【成药例证】**

**1. 益智康脑丸(《国家中成药标准汇编·内科心系分册》)**　药物组成：五指毛桃、扶芳藤、牛大力、千斤拔、红参、熟地黄、肉苁蓉、山茱萸、当归、肉桂、三七、升麻、甘草、蜂蜜(炼)。

功能主治：补肾益脾，健脑生髓，用于脾肾不足，精血亏虚，健忘头昏，倦怠食少，腰膝酸软。

**2. 三味止咳片[《国家中成药标准汇编·内科肺系(二)分册》]**　药物组成：板栗壳、水东哥、五指毛桃。

功能主治：镇咳，祛痰，平喘。用于慢性支气管炎。

**3. 复方川贝止咳糖浆(《卫生部药品标准中药成方制剂·第十一册》)**　药物组成：川贝母、枇杷叶、桔梗、麻黄、百合、百部、陈皮、桑白皮、化橘红、薄荷、五指毛桃、重楼、苦杏仁、麦冬、甘草、薄荷脑、紫苏子、天花粉。

功能主治：镇咳祛痰，润肺定喘。用于伤风咳嗽，痰多，气喘。

**4. 补血调经片(《卫生部药品标准中药成方制剂·第十四册》)**　药物组成：鸡血藤、阿胶（海蛤粉炒）、岗稔子、肉桂、党参、艾叶（炒）、益母草（制）、金樱子、五指毛桃、香附(制)、豆豉姜、高良姜、苍术、千斤拔、桑寄生、白背叶、荠菜、甘草(炙)。

功能主治:补血理气,调经。用于妇女贫血、面色萎黄、赤白带下、经痛、经漏、闭经等症。

**5. 息喘丸(《卫生部药品标准中药成方制剂·第二十册》)** 药物组成:无患子根、墨旱莲、苦杏仁(去油)、五指柑、陈皮(蒸)、五指毛桃、白前、穿破石、桑白皮、枇杷叶、白花鬼灯笼、甘草、胡颓子叶、盐酸麻黄碱、党参。

功能主治:益气养阴,清肺平喘,止咳化痰。用于气阴不足,痰热阻肺,喘息气短,吐痰黄黏,咽干口渴;慢性支气管炎、早期肺气肿见上述证候者。

**【贮藏】** 置干燥处。

**【参考文献】** [1]利红宇,王成蹊,黄雪薇,等.五指毛桃根对平滑肌的作用研究[J]. 医药论坛杂志,2007,28(23):9-10.

[2]利红宇,林志云,王成蹊,等.五指毛桃根对呼吸道和消化道的作用[J]. 中国现代药物应用,2008,2(17):50-51.

[3]罗骞,席萍,廖雪珍,等.五指毛桃水煎液对大黄型脾虚小鼠胃肠运动功能的实验研究[J]. 今日药学,2012,22(7):398-399.

[4]王艳,叶木荣,唐立海,等.五指毛桃水提液保护胃黏膜及改善微循环的实验研究[J]. 时珍国医国药,2011,22(5):1181-1182.

[5]周添浓,唐立海,黄诗冲,等.五指毛桃镇咳及平喘作用研究[J]. 中药材,2009,32(4):571-574.

[6]刘春玲,徐鸿华,吴清和,等.五指毛桃对小鼠免疫功能影响的实验研究[J]. 中药材,2004,27(5):367-368.

[7]周添浓,王艳,刘丹丹,等.五指毛桃不同提取物补益作用的实验研究[J]. 中药材,2009,32(5):753-757.

[8]周添浓,王艳,唐立海,等.五指毛桃抗炎镇痛及对急性肝损伤的保护作用研究[J]. 今日药学,2008,18(2):55-58.

[9]蔡青圆,陈虎彪,赵中振,等.五指毛桃拮抗毒品可卡因的肝毒性作用及其活性成分研究[J]. 中国中药杂志,2007,32(12):1190-1193.

[10]吕颖坚,贾凤兰,阮明,等.五指毛桃水提物对二甲基甲酰胺所致小鼠急性肝损伤的保护作用[J]. 中药材,2008,31(9):1364-1368.

[11]岑业文,王晓平,黄翔,等.五指毛桃拮抗环磷酰胺诱发的遗传损伤效应[J]. 玉林师范学院学报(自然科学版),2010,31(5):77-79.

[12]王晓平,黄翔,陈晓白,等.瑶药五指毛桃对受辐射小鼠肺组织病理形态学的影响[J]. 玉林师范学院学报(自然科学版),2010,31(5):80-83.

[13]王晓平,段丽菊,黄翔,等.五指毛桃水提液$^{60}Co\gamma$射线致小鼠骨髓细胞 DNA 损伤的防护作用[J]. 中国现代应用药学,2011,28(4):284-287.

[14]李南薇,黄燕珍.五指毛桃功能性成分抗氧化活性研究[J]. 食品工业,2013,34(6):127-130.

[15]曾茂贵,叶华,陈学习,等.五指毛桃水提液对小鼠心、脑缺氧缺血的保护与耐缺氧能力的影响[J]. 福建中医药,2009,40(1):49-50.

[16]王晓平,段丽菊,陈晓白,等.五指毛桃水提液体外抗菌作用的实验研究[J]. 时珍国医国药,2010,21(7):1692-1693.

[17]段菊屏.中药复方及单味五指毛桃根中补骨脂素大鼠体内药动学研究[J]. 中国医药导报,2011,8(4):29-31.

[18]梁永平.妇炎净胶囊 488 例疗效分析[J]. 中成药,1991,13(3):22-23.

[19]李东海,肖红丽,林少健,等.从肺热脾虚论治寻常型痤疮 64 例[J]. 广州中医药大学学报,2006,23(1):32-34.

[20]张林平,戴必胜,熊同学.瑶药消疲方治疗慢性疲劳综合征的临床疗效分析[J]. 中国实验方剂学杂志,2012,18(16):311-313.

(王倩　吴清华　裴瑾)

# X

## 825 西瓜皮

Xiguapi

**【异名】** 西瓜青(《摄生众妙方》),西瓜翠衣(《临证指南医案》),西瓜翠(《药材资料汇编》)等。

**【来源】** 为葫芦科植物西瓜 *Citrullus lanatus* (Thunb.) Matsumu.et Nakai 的干燥外部果皮。

**【产地】** 主要为栽培品。全国各地均产。

**【采收加工】** 夏、秋二季食用西瓜后,削取外部果皮,洗净,干燥。

**【炮制】** 除去杂质,喷淋清水,略润,切段,干燥。

**【性状特征】** 呈不规则的条状或片状,边缘常向内卷曲,有的皱缩,厚约1mm。外表面深绿色、灰黄色或黄棕色,有的有深绿色条纹。内表面黄白色至黄棕色,有网状筋脉(维管束)。质脆,易折断。无臭,味淡。以干燥、皮薄、外表面青绿色、内表面近白色、无杂质者为佳。

**【化学成分】** 西瓜皮的主要成分是果胶、氨基酸、多糖,还含有蛋白质、微量元素、黄酮、生物碱等。西瓜皮的果胶、氨基酸、多糖是其主要药理活性成分。

**【药性】** 甘、淡,凉。归心、胃、膀胱经。

**【功能主治】** 清解暑热,利尿。用于暑热烦渴,尿少色黄。

**【临床应用】** **临床常用**

西瓜皮味甘性凉,归心、胃、膀胱经,可用于治疗暑热烦渴、小便短少、水肿、口舌生疮、丹毒等症。《本草再新》载:西瓜皮能"化热除烦,去风利湿"。《饮片新参》亦载:西瓜皮能"清透暑热,养胃津"。临床治疗心火亢盛、烦躁不安、口舌生疮,常与炒栀子、黄连配伍;治暑热尿赤,常与金银花、滑石配伍;治黄疸、水肿,常与白茅根、茵陈配伍;治暑热耗气伤津,常与西洋参、石斛配伍。外用还可治疗痱子。

此外,西瓜皮还可凉拌,做成清热解暑及利水的食疗佳品;还可加工成糖瓜条食用,缓解肾炎、高血压等症引发的不适,起到辅助治疗作用。

**【用法用量】** 12～21g。

**【贮藏】** 置干燥处,防霉。

(王倩　吴清华　裴瑾)

## 826 西瓜霜

Xiguashuang

**【异名】** 西瓜硝(《本草再新》)。

**【来源】** 为葫芦科植物西瓜 *Citrullus lanatus* (Thunb.) Matsumu.et Nakai 的成熟新鲜果实与皮硝经加工制成。

**【产地】** 主要为栽培品,全国大部分地区均产。

**【炮制】** **一法**　选取尚未熟透的西瓜,取皮切成小块,每10kg加皮硝15kg,拌匀,装入黄沙缸内,缸底先铺一层瓜皮作垫,待拌硝的瓜皮装满后,上面再用一层瓜皮铺没,将缸盖好,置通风处。数天后,黄沙缸的外面,即有白色粉霜不断析出,将霜轻轻扫下,至霜尽为止。扫下的白霜,拣去沙屑,即成纯净的西瓜霜。

**二法**　选重约3～3.5kg的西瓜一个,在瓜带处切开,挖去部分肉瓤,用皮硝1kg(或更多些),装满瓜内,然后将切下的瓜皮盖上,用竹签钉牢,悬挂于阴凉通风处,约10余天后,瓜皮外面即不断析出白霜,将霜陆续扫下即可。

**【性状特征】** 为类白色至黄白色的结晶性粉末。气微,味咸。以色白、呈结晶性粉末者为佳。

**【化学成分】** 西瓜霜的主要成分是硫酸钠。西瓜霜的硫酸钠是其主要药理活性成分。《中华人民共和国药典》2015年版规定,本品药材按干燥品计算,含硫酸钠($Na_2SO_4$)不得少于90.0%。

【药性】 咸,寒。归肺、胃、大肠经。

【功能主治】 清热泻火,消肿止痛。用于咽喉肿痛,喉痹,口疮。

【临床应用】

1. 临床常用 咽喉肿痛,喉痹,口疮诸证。

西瓜霜性寒清热,功善清泄肺、胃、大肠之热,而有清热泻火、消肿止痛之功,《疡医大全》载其:“治咽喉口齿,双蛾喉痹”,故为临床治疗咽喉肿痛、喉痹、口疮之佳品。

2. 临床新用 西瓜霜可用于治疗霉菌性阴道炎[1]。

【用法用量】 0.5～1.5g。外用适量,研末吹敷患处。

【成药例证】

1. 西瓜霜润喉片(《中华人民共和国药典》2015年版) 药物组成:西瓜霜、冰片、薄荷素油、薄荷脑。

功能主治:清音利咽,消肿止痛。用于防治咽喉肿痛,声音嘶哑,喉痹,喉痈,喉蛾,口糜,口舌生疮,牙痈;急、慢性咽喉炎,急性扁桃体炎,口腔溃疡,口腔炎,牙龈肿痛。

2. 桂林西瓜霜(《中华人民共和国药典》2015年版) 药物组成:西瓜霜、煅硼砂、黄柏、黄连、山豆根、射干、浙贝母、青黛、冰片、无患子果(炭)、大黄、黄芩、甘草、薄荷脑。

功能主治:清热解毒,消肿止痛。用于风热上攻、肺胃热盛所致的乳蛾、喉痹、口糜,症见咽喉肿痛、喉核肿大、口舌生疮、牙龈肿痛或出血;急、慢性咽炎,扁桃体炎,口腔炎,口腔溃疡,牙龈炎见上述证候者及轻度烫伤(表皮未破)者。

3. 瓜霜退热灵胶囊(《中华人民共和国药典》2015年版) 药物组成:西瓜霜、北寒水石、石膏、滑石、磁石、玄参、水牛角浓缩粉、羚羊角、甘草、升麻、丁香、沉香、人工麝香、冰片、朱砂。

功能主治:清热解毒,开窍镇惊。用于热病热入心包、肝风内动证,症见高热、惊厥、抽搐、咽喉肿痛。

4. 八味锡类散(《卫生部药品标准中药成方制剂·第十二册》) 药物组成:西瓜霜、寒水石、牛黄、珍珠(豆腐炙)、青黛、硼砂、硇砂(炙)、冰片。

功能主治:清热解毒,消肿止痛。用于内有蕴热、外感时邪引起的瘟疫白喉,咽喉肿痛,喉闭乳蛾,兼治结肠溃疡。

5. 清凉眼药膏(《卫生部药品标准中药成方制剂·第八册》) 药物组成:熊胆、冰片、薄荷脑、西瓜霜、硼砂、炉甘石(煅)。

功能主治:消炎,抑菌,收敛。用于结膜炎、睑缘炎、沙眼、麦粒肿。

【贮藏】 密封,置干燥处。

【参考文献】 [1]秦竹,李晓燕,卜德艳.西瓜霜喷剂治疗霉菌性阴道炎38例疗效观察[J].中国中西医结合杂志,1999,19(10):631-632.

(王倩　吴清华　裴瑾)

## 827　西瓜子

Xiguazi

【来源】 为葫芦科植物西瓜 *Citrullus lanatus* (Thunb.) Matsumu.et Nakai 的干燥成熟种子。

【产地】 主要为栽培品。原产于非洲,全世界温暖的地区均有栽培。

【采收加工】 夏季果实成熟,食瓜时收集种子,洗净,晒干。

【炮制】 净制,晒干。

【性状特征】 呈扁平的广卵形或卵形,长7～15mm,宽5～10mm,厚2～3mm。表面黑色、棕红色,光滑,上端略尖,下端钝圆;种皮坚硬,白色。气微,味微甜而香。以颗粒饱满、表面色黑光滑、种皮坚硬色白者为佳。

【化学成分】 西瓜子的主要成分是蛋白质、不饱和脂肪酸、维生素,还含有磷脂,钙、磷、锌、镁等无机元素。西瓜子的蛋白质、不饱和脂肪酸、维生素是其主要药理活性成分。

【药性】 二级湿寒。

【功能主治】 柔润机体,清利胆液质的过盛,利尿排石。用于血中胆液质的旺盛,中暑,发热,形体消瘦,热性吐血,高血压,结核病。西瓜子捣碎取汁用于小便不利,尿路结石。

【临床应用】 临床常用

本品二级湿寒,具有柔润机体、清利胆液质的过盛、利尿排石的功效。可用于治疗血中胆液质旺盛、中暑、发热、形体消瘦、热性吐血、高血压、结核等病。西瓜子捣碎取汁可用于小便不利、尿路结石等的治疗。

【用法用量】 15～30g。

【贮藏】 置通风干燥处，防蛀。

（王倩　吴清华　裴瑾）

## 828　西河柳

Xiheliu

【异名】 柽（《诗经》），殷柽（《尔雅》郑玄注），三春柳（《开宝本草》），柽柳、春柳（《本草图经》），垂丝柳、雨丝、蜀柳《本草纲目》，赤柽柳《本草备要》，山柽柳《山西中草药》。

【来源】 为柽柳科植物柽柳 *Tamarix chinensis* Lour.的干燥细嫩枝叶。

【产地】 主要为野生品。主产于河北、河南；全国大部分地区均产。

【采收加工】 夏季花未开时采收，阴干。

【炮制】 除去老枝及杂质，洗净，稍润，切段，干燥。

【性状特征】 呈细圆柱形，直径0.5～1.5mm。表面灰绿色，有多数互生的鳞片状小叶。质脆，易折断。稍粗的枝表面红褐色，叶片常脱落而残留突起的叶基，断面黄白色，中心有髓。气微，味淡。以枝叶细嫩、色绿者为佳。

【化学成分】 西河柳的主要成分是甾体，还含黄酮、树脂、有机酸、挥发油等。西河柳的甾体是其主要药理活性成分。

【药理毒理】

**1. 解热、抗炎、镇痛** 西河柳浓缩水煎剂按生药量7.5g/kg对伤寒菌苗致热模型家兔灌胃，能降低家兔体温异常升高；按12.5、25、50g/kg的剂量对二甲苯所致鼠耳炎症小鼠模型灌胃，每天2次，连续3.5d，中、高剂量均能降低小鼠耳廓毛细血管通透性；按12.5、25、50g/kg的剂量对小鼠灌胃，高剂量可延长小鼠热板舔后足的潜伏期，提高小鼠痛阈值[1]。

**2. 抗肿瘤** 西河柳石油醚和乙酸乙酯萃取部分分离得到的甾体化合物50mg/L质量浓度下，对人肺癌细胞株A-549的细胞抑制率高于50%[2]。

**3. 安全性评价** 西河柳浓缩水煎剂按生药量50g/kg（按体重折算，此给药剂量已超过人用量500倍）给小鼠灌胃，给药后观察的7d内，小鼠无死亡，外观行为无异常[1]。

【药性】 甘、辛，平。归心、肺、胃经。

【功能主治】 发表透疹，祛风除湿。用于麻疹不透，风湿痹痛。

【临床应用】 临床常用

（1）麻疹不透　西河柳辛散透发，功专散风解表透疹，故可用治麻疹初起，疹出不畅，或表邪外束，疹毒内陷，始见形而骤然收没者以及风疹瘙痒，如《先醒斋医学广笔记》竹叶柳蒡汤等。

（2）风湿痹痛　西河柳辛散，有祛风除湿作用，故可用治风湿痹证、肢节疼痛。

【用法用量】 3～6g。外用适量，煎汤擦洗。

【成药例证】

**1. 小儿金丹片（《中华人民共和国药典》2015年版）** 药物组成：朱砂、橘红、川贝母、胆南星、前胡、玄参、清半夏、大青叶、木通、桔梗、荆芥穗、羌活、西河柳、地黄、枳壳（炒）、赤芍、钩藤、葛根、牛蒡子、天麻、甘草、防风、冰片、水牛角浓缩粉、羚羊角粉、薄荷脑。

功能主治：祛风化痰，清热解毒。用于外感风热、痰火内盛所致的感冒，症见发热、头痛、咳嗽、气喘、咽喉肿痛、呕吐，及高热惊风。

**2. 小儿羚羊散（《卫生部药品标准中药成方制剂·第二册》）** 药物组成：羚羊角、天竺黄、朱砂、甘草、冰片、金银花、紫草、连翘、牛蒡子、浮萍、赤芍、西河柳、牛黄、黄连、葛根、川贝母、水牛角浓缩粉。

功能主治：清热解毒，透疹止咳。用于麻疹隐伏，肺炎高热，嗜睡，咳嗽喘促，咽喉肿痛。

**3. 儿童回春颗粒（《卫生部药品标准中药成方制剂·第十二册》）** 药物组成：黄连、水牛角浓缩粉、羚羊角、人中白（煅）、淡豆豉、大青叶、荆芥（去粗梗）、羌活、葛根、地黄、川木通、赤芍、黄芩、前胡、玄参（去芦）、桔梗、柴胡、西河柳、升麻、牛蒡子（炒）。

功能主治：清热解毒，透表豁痰。用于急性惊风，伤寒发热，临夜发热，小便带血，麻疹隐现不出而引起身热咳嗽；赤痢，水泻，食积，腹痛。

**4. 小儿疏表丸（《卫生部药品标准中药成方制剂·第十九册》）** 药物组成：淡豆豉、玄参、桑叶、陈皮、连翘、薄荷、赤芍、金银花、蝉蜕、白茅根、葛根、板蓝根、前胡、黄芩、荆芥穗、大青叶、栀子、天花粉、西河柳、水牛角浓缩粉。

功能主治：疏风解表，解肌透疹，清热解毒。用于上呼吸道感染、流行性感冒、麻疹、风疹。

**5. 五粒回春丸（糊丸）（《卫生部药品标准中药成方制剂·第二十册》）** 药物组成：西河柳、金银花、连翘、牛蒡子（炒）、蝉蜕、薄荷、桑叶、防风、麻黄、羌活、僵蚕（麸炒）、胆南星（酒炙）、化橘红、苦杏仁（去皮炒）、川贝母、茯苓、赤芍、淡竹叶、甘草、羚羊角粉、麝香、牛黄、冰片。

功能主治：宣肺透表，清热解毒。用于小儿瘟毒引起的头痛高热，流涕多泪，咳嗽气促，烦躁口渴，麻疹初期，疹出不透。

**【贮藏】** 置干燥处。

**【参考文献】** [1]赵润洲，孙仕银，陈发奎，等.西河柳药理作用的研究[J].中草药，1995，26(2)：85.

[2]王斌，任舒文，李国强，等.柽柳抗肿瘤甾体和黄酮类化合物研究[J].中国药学杂志，2009，44(8)：576-580.

（王倩　吴清华　裴瑾）

## 829　西红花

Xihonghua

**【异名】** 泊夫蓝（《饮膳正要》），番栀子蕊（《回回药方》），番红花、撒馥兰（《本草品汇精要》），撒法郎（《本草纲目》），藏红花（《本草纲目拾遗》）。

**【来源】** 为鸢尾科植物番红花 *Crocus sativus* L.的干燥柱头。

**【产地】** 主要为栽培品。原产于地中海沿岸，我国现已引种成功。主产于上海宝山、崇明，江苏苏州、无锡、海门，浙江建德，山东即墨等地。建于上海市宝山区长兴岛、崇明岛的西红花GAP种植基地已通过原国家食品药品监督管理总局验收。

**【采收加工】** 秋季花开放时采摘花朵，摘下柱头，阴干或低温干燥。

**【炮制】** 除去杂质。

**【性状特征】** 呈线形，三分枝，长约3cm暗红色，上部较宽而略扁平，顶端边缘显不整齐的齿状，内侧有一短裂隙，下端有时残留一小段宽黄色花柱。体轻，质松软，无油润光泽，干燥后质脆易断。气特异，微有刺激性，味微苦。以色暗红、花柱少者为佳。

**【化学成分】** 西红花的主要成分是类胡萝卜素，还含有黄酮、挥发油、维生素等。西红花的类胡萝卜素是其主要药理活性成分。《中华人民共和国药典》2015年版规定，本品药材按干燥品计算，含西红花苷-Ⅰ（$C_{44}H_{64}O_{24}$）和西红花苷-Ⅱ（$C_{38}H_{54}O_{19}$）的总量不得少于10.0%。

**【药理毒理】**

**1. 对心血管系统的影响**

（1）抗凝血、抗血栓　西红花总苷按100、200、400mg/kg的剂量给小鼠灌胃，连续3d，高剂量能延长小鼠的凝血时间；按100、200mg/kg的剂量给家兔灌胃，能抑制二磷酸腺苷和凝血酶诱发的家兔体内血小板聚集；按100、200、400mg/kg的剂量对二磷酸腺苷、花生四烯酸诱发的急性肺栓塞模型小鼠灌胃，连续3d，能缩短小鼠呼吸喘促持续时间；按50、100、200mg/kg的剂量给大鼠灌胃，连续3d，中、高剂量减轻血小板血栓湿重[1]。西红花酸按20、40、80mg/kg的剂量给小鼠灌胃，每日2次，连续3d，中、高剂量能延长小鼠凝血时间，均能延长小鼠尾出血时间；按25、50mg/kg剂量给肾上腺素所致急性血瘀大鼠模型灌胃，连续3d，均能延长复钙时间、凝血酶原时间、活化部分凝血激酶时间，高剂量能延长凝血酶时间；按25、50mg/kg剂量对静脉血栓大鼠模型灌胃，能缩短大鼠体外血栓长度，减轻血栓湿重量和干重量，提高下腔静脉血栓抑制率[2]。

（2）保护心脏　西红花苷按25、50mg/kg的剂量对冠脉结扎所致心肌缺血大鼠模型静脉注射，可降低大鼠心电图（ECG）的S点位移、心肌梗死面积百分率，以及血清肌酸激酶、乳酸脱氢酶的含量[3]。西红花酸按25、50mg/kg的剂量对异丙肾上腺素所致心肌缺血大鼠模型灌胃，高剂量能对抗异丙肾上腺素引起的J点和T波抬高，降低心脏指数（心脏重/体重）、肌酸激酶含量，均能使血浆乳酸脱氢酶、丙二醛含量降低，使超氧化物歧化酶活性升高，改善心肌病理变化[4]。西红花酸按25、50、100mg/kg的剂量对异丙肾上腺素所致急性心肌缺血模型大鼠灌胃，均能降低大鼠血清中乳酸脱氢酶和肌酸激酶及血清和心脏匀浆中丙二醛水平，升高心肌组织谷胱甘肽过氧化物酶（GSH-Px）、$Na^+$-$K^+$-ATP酶和$Ca^{2+}$-$Mg^{2+}$-ATP酶活性，改善心脏病理改变[5]。西红花酸按25、50mg/kg的剂量对心肌缺血再灌注损伤大鼠模型灌胃，均能降低大鼠血清中乳酸脱氢酶和肌酸激酶水平，提高缺血组织ATP含量和能量物质的存储，保护心肌组织ATP酶活性[6]。

**2. 抗炎、镇痛** 西红花总苷按500mg/kg的剂量对二甲苯所致局部炎症反应模型、醋酸所致腹腔毛细血管通透性增高模型及绵羊红细胞所致局部炎症反应小鼠模型灌胃，连续3d，能降低小鼠耳肿胀率和血管通透性减小足肿胀度。西红花乙醇提取物按25、50、100、200、400、600mg/kg的剂量对完全弗氏佐剂致关节炎大鼠模型腹腔注射，每2d一次，连续12d，能减少大鼠足爪和胫跗关节直径[7]。

**3. 降血脂** 西红花苷按50、100、200mg/kg的剂量对糖尿病大鼠模型灌胃，连续28d，中、高剂量可降低大鼠胆固醇、甘油三酯、低密度脂蛋白含量和高密度脂蛋白含量[8]。西红花苷按25、50、100mg/kg的剂量给高脂饲料喂养的大鼠灌胃，连续10d，均可降低甘油三酯、总胆固醇、低密度脂蛋白胆固醇、极低密度脂蛋白胆固醇含量[9]。西红花总苷按100、200mg/kg的剂量给鹌鹑灌胃，连续7周，均能抑制高脂喂养所致的鹌鹑血清总胆固醇、甘油三酯、低密度脂蛋白胆固醇、极低密度脂蛋白胆固醇和动脉粥样硬化指数的升高，防止高密度脂蛋白（HDL、$HDL_2C$及$HDL_3C$）的降低，减少胆固醇及胆固醇酯在鹌鹑动脉壁中的沉积，降低脂质过氧化物对血管内皮细胞的损伤，同时还可减轻高脂饲料所致动脉粥样硬化斑块的形成和肝系数的升高，改善冠状动脉的病理改变[10]。西红花苷按100、200mg/kg的剂量对高胆固醇饮食2月所致高脂血症大鼠模型灌胃，均能降低大鼠血胆固醇、甘油三酯、低密度脂蛋白含量、升高高密度脂蛋白及其亚型含量，抑制丝裂原活化蛋白激酶p38(p38MAPK)的活化而使平滑肌细胞增殖减少，防治高脂血症、阻止动脉粥样硬化发生发展[11]。

**4. 抗缺氧** 西红花水提液按生药量12、24、48g/kg对常压缺氧及注射盐酸普萘洛尔所致特异性心肌缺氧小鼠模型腹腔注射，可延长小鼠的存活时间；按12、48g/kg的剂量给减压缺氧小鼠腹腔注射，可提高小鼠的存活率[12]。

**5. 保肝** 西红花水煎液按生药量0.1g/kg对白酒和$CCl_4$所致肝损伤大鼠灌胃，可降低白酒和$CCl_4$引起的大鼠血清丙氨酸转氨酶的升高，改变肝脏组织病理性损伤[13]。

**6. 保护视神经细胞** 西红花水提醇沉液按20、40、80mg/kg的剂量给慢性高眼压模型兔耳缘静脉注射，能提高兔视网膜神经节细胞（RGC）的数目，对RGC有保护作用[14]。

**7. 神经保护** 西红花煎液按生药量0.5、2g/kg的剂量对全脑缺血再灌注大鼠模型灌胃，连续1周，高剂量能抑制大鼠海马CA1区c-fos蛋白的表达[15]。

**8. 体内过程** 大鼠口服西红花苷-Ⅰ后不同时间点的血浆中未检出西红花苷-Ⅰ成分，但是检测到较高浓度的西红花酸；对大鼠口服1mg/kg的西红花苷-Ⅰ后24h内的血浆样品中的西红花酸血药浓度分析结果显示，西红花酸在大鼠的血浆中多次达峰，10h之内维持较稳定的血药浓度，平均血药浓度显示第一达峰时间$t_{max1}$在20min，峰浓度为$0.17\pm0.18\mu g/ml$，第二达峰时间$t_{max2}$在6h，峰浓度为$0.14\pm0.07\mu g/ml$，平均滞留时间$MRT_{0\to t}$为$5.4\pm0.7h$，末端消除半衰期$t_{1/2k}$为$3.0\pm0.6h$，消除半衰期和体内滞留时间较长，具有良好的药动学特征[16]。家兔静脉注射2mg/kg西红花苷-Ⅰ，其药代动力学参数符合二室开放模型，分布相生物半衰期$t_{1/2\alpha}$为6.9min，提示西红花苷-Ⅰ自中央室向周边室分布迅速；消除相生物半衰期$t_{1/2\beta}$为65.5min，提示西红花苷-Ⅰ在体内消除较快[17]。

**【药性】** 甘，平。归心、肝经。

**【功能主治】** 活血化瘀，凉血解毒，解郁安神。用于经闭癥瘕，产后瘀阻，温毒发斑，忧郁痞闷，惊悸发狂。

**【临床应用】**

**1. 临床常用**

（1）血瘀诸证 西红花味甘性平，入肝经血分，功善活血化瘀、通经消癥，且力强效佳，故临床常用于血瘀所致的痛经、经闭、月经不调，产后恶露不净，腰腹疼痛，腹中包块疼痛，跌仆损伤肿痛，可单味煎服，亦可与他药配伍应用，如定坤丹。

（2）温毒热盛，发斑，发疹 西红花入肝经血分，既活血化瘀，又兼凉血解毒，尤宜于温毒热盛，身发斑疹。凉血解毒可单用，或配大青叶、板蓝根等清热解毒之品。麻疹热盛血郁，麻疹不快或疹出过密，疹色晦暗不鲜者，常与紫草、赤芍等配伍。

(3) 各种痞结之证　西红花入心经，活血兼能散郁开结、安定心神。对忧郁不解、气结胸闷，甚则导致心神不宁、惊悸恍惚，或发狂等症，能开郁散结、消痞除满、安神定志，故《饮膳正要》有"主心忧郁结，气闷不散，久服令人心喜"之言。如治忧思郁结所致的胸膈满闷、惊恐恍惚，单用本品冲汤服，或配以郁金。

**2. 临床新用**　西红花可用于治疗高脂血症[18]、慢性病毒性肝炎[19]、冠心病心绞痛[20]。

**【用法用量】**　1～3g，煎服或沸水泡服。

**【成药例证】**

**1. 定坤丹(《中华人民共和国药典》2015 年版)**　药物组成：红参、鹿茸、西红花、三七、白芍、熟地黄、当归、白术、枸杞子、黄芩、香附、茺蔚子、川芎、鹿角霜、阿胶、延胡索等。

功能主治：滋补气血，调经舒郁。用于气血两虚、气滞血瘀所致的月经不调、行经腹痛、崩漏下血、赤白带下、血晕血脱、产后诸虚、骨蒸潮热。

**2. 仁青芒觉(《中华人民共和国药典》2015 年版)**　药物组成：毛诃子、蒲桃、西红花、牛黄、麝香、朱砂、马钱子。

功能主治：清热解毒，益肝养胃，明目醒神，愈疮，滋补强身。用于自然毒、食物毒、配制毒等各种中毒症；"培根木布"，消化道溃疡，急、慢性胃肠炎，萎缩性胃炎，腹水，麻风病等。

**3. 回春酒(《卫生部药品标准中药成方制剂·第二册》)**　药物组成：淫羊藿、当归、五加皮、茯苓、地骨皮、苍术、熟地黄、杜仲、生地黄、天冬、西红花、牛膝、肉苁蓉、附片、甘草、花椒、丁香、木香。

功能主治：滋阴补阳，培元固本，调养气血。用于肾阳不足、气血虚损引起的精神倦怠，阳痿精冷，腰膝酸软，食欲不振及病后体弱。

**4. 点舌丸(《卫生部药品标准中药成方制剂·第十七册》)**　药物组成：西红花、红花、雄黄、蟾酥(制)、乳香(制)、没药(制)、血竭、沉香、硼砂、蒲公英、大黄、葶苈子、穿山甲(制)、牛黄、麝香、珍珠、熊胆、蜈蚣、金银花、朱砂、冰片。

功能主治：清热解毒，消肿止痛。用于各种疮疡初起、无名肿毒、疔疮发背、乳痈肿痛等症。

**5. 双红活血胶囊(《国家中成药标准汇编·内科心系分册》)**　药物组成：黄芪、西红花、当归、苏木、川芎、红景天、胆南星、地龙、牛膝。

功能主治：活血祛瘀，化培根黏液，活络通脉，调和气血。用于龙型心绞痛与血型心绞痛，脉痹，包括冠状动脉硬化、脑血栓等症。益气活血，祛瘀通脉。用于气虚血瘀引起的胸痹及中风恢复期；冠心病、心绞痛及脑栓塞恢复期属上述证候者。

**【注意事项】**　孕妇慎用。

**【贮藏】**　置通风阴凉干燥处，避光，密闭。

**【参考文献】**
[1]马世平，刘保林，周素娣，等.西红花总苷的药理学研究Ⅱ——对血凝、血小板聚集及血栓形成的影响[J]. 中草药，1999，30(3)：196-198.

[2]徐沁蕾，钱之玉.西红花酸抗凝血和抗血栓形成作用的实验研究[J].中草药，2007，38(1)：89-91.

[3]杜鹏，钱之玉，沈祥春，等.西红花苷对大鼠心肌损伤的影响[J].中国新药杂志，2005，14(12)：1423-1427.

[4]韩潇媛，钱之玉，张荣，等.比较西红花酸和西红花苷对异丙肾上腺素损伤心肌的作用[J].药学与临床研究，2009，17(3)：177-181.

[5]刘同征，钱之玉.西红花酸对异丙肾上腺素致大鼠急性心肌缺血损伤的保护作用[J].中草药，2003，34(5)：439-442.

[6]文娜，钱之玉，饶淑云，等.西红花酸对大鼠心肌缺血再灌注损伤能量代谢的影响[J]. 中国新药杂志，2005，14(11)：1294-1297.

[7]Shahrzad Zamani Taghizadeh Rabe, Maryam Sahebari, Zohreh Mahmoudi, *et al*. Inhibitory effect of *Crocussativus* L. ethanol extract on adjuvant-induce darthritis [J]. Food and Agricultural Immunology, 2015, 26(2): 170-180.

[8]晋玉章，谢文利，何瑞波.西红花苷对血 2 型糖尿病模型大鼠降血糖和降血脂作用[J].武警医学院学报，2009，18(3)：197-199.

[9]钱之玉.西红花苷调血脂作用机制研究[J].中国执业药师，2009，6(2)：10-13.

[10]张陆勇，季慧芳，周素娣，等.西红花总甙对鹌鹑实验性动脉粥样硬化的影响[J].中国药科大学学报，1999，30(5)：383-386.

[11]绪广林，余书勤，龚祝南，等.西红花苷对大鼠实验性高脂血症的影响及其机制研究[J].中国中药杂志，2005，30(5)：369-372.

[12]余国禧，陈素燕.藏红花对缺氧模型小鼠的保护作用研究[J].中药材，2006，29(6)：590-591.

[13]马安林，吴铁墉，董恩玉，等.藏红花对酒精及酒精加四氯化碳所致大鼠肝损伤的防治作用[J].中西医结合肝病杂志，2000，10(6)：34-35.

[14]杨新光,王昌鹏,王晓娟,等.藏红花对慢性高眼压下兔眼视网膜神经节细胞的保护作用[J].中华眼底病杂志,2007,23(3):206-207.

[15]王美阁,严余明,高东升,等.西红花煎液对急性全脑缺血再灌注大鼠 C-fos 蛋白表达的影响[J].浙江中医杂志,2009,44(4):251-252.

[16]张颖,刘建勋,林力,等.大鼠口服西红花苷-1后吸收入血成分及药动学[J].中国药学杂志,2012,47(2):136-140.

[17]唐琳,颜钫,徐莺,等.RP-HPLC 法测定家兔血浆中西红花苷-1浓度及其药代动力学研究[J].药学学报,2004,39(10):854-856.

[18]张子良,孙迪安,陈福荣.西红花试治疗高脂血症31例[J].中草药,1997,28,(12):737-738.

[19]陈静,王灵台.西红花治疗慢性病毒性肝炎和肝炎后肝硬化的疗效观察[J].中成药,1998,20(11):21-22.

[20]张德宪,邹彦,王燕青,等.单味西红花治疗冠心病心绞痛43例[J].中国中西医结合杂志,1999,19,(12):752-753.

（王倩　吴清华　裴瑾）

## 830　西青果

Xiqingguo

**【异名】**　西藏青果(《饮片新参》),藏青果(《中药材手册》)。

**【来源】**　为使君子科植物诃子 *Terminalia chebula* Retz.的干燥幼果。

**【产地】**　主要为栽培品,亦有野生品。原分布于越南(南部)、老挝、柬埔寨、泰国、缅甸、马来西亚、尼泊尔、印度等地。在我国主产于云南西部和西南部,广东、广西(南宁)等地亦有栽培。

**【采收加工】**　9～10月采收未成熟的幼果,经水烫后晒干。

**【炮制】**　除去杂质,洗净,干燥。用时捣碎。

**【性状特征】**　呈长卵形,略扁,长1.5～3cm,直径0.5～1.2cm。表面黑褐色,具有明显的纵皱纹,一段较大,另一端略小,钝尖,下部有果梗痕。质坚硬。断面褐色,有胶质样光泽,果核不明显,常有空心,小者黑褐色,无空心。气微,味苦涩,微甘。以身干、个均匀、质坚实、断面无空心者为佳。

**【化学成分】**　西青果的主要成分是脂肪酸。西青果的脂肪酸是其主要药理活性成分。

**【药理毒理】**　**降血糖**　西青果70%甲醇提取物按0.5g/kg的剂量给禁食16h的大鼠灌胃,能降低正常大鼠进食麦芽糖30min后的血糖,对正常大鼠进食蔗糖后各时间段的血糖没有影响[1]。

**【药性】**　苦、酸、涩,平。归肺、大肠经。

**【功能主治】**　清热生津,解毒。用于阴虚白喉。

**【临床应用】**　**临床常用**

咳嗽痰喘,阴虚白喉　西青果苦、酸而涩,入于肺经,既能清热解毒、利咽开音,又有养阴生津、敛肺止咳之功。治肺经有热所致之咳嗽痰喘,常配以款冬花、苦杏仁、白果等药,以清肺化痰、止咳平喘,如青果止嗽丸。治热盛津伤、热毒内盛等所致的咽喉肿痛,失音及急、慢性咽炎,扁桃体炎见上述证候者,每与地黄、麦冬、玄参等药同用,如金果饮咽喉片。

**【用法用量】**　1.5～3g。

**【成药例证】**

**1. 青果止嗽丸(《卫生部药品标准中药成方制剂·第三册》)**　药物组成:西青果、款冬花(蜜炙)、麦冬、桑白皮(蜜炙)、姜半夏、石膏、苦杏仁、白果仁、麻黄(蜜炙)、川贝母、百合、甘草、马兜铃(蜜炙)、黄芩。

功能主治:清肺化痰,止咳平喘。用于肺经有热,咳嗽痰喘。

**2. 西黄清醒丸(《国家中成药标准汇编·眼科耳鼻喉科皮肤科分册》**　药物组成:西青果、黄芩、金果榄、栀子、防己、槟榔、木香、甘草、薄荷脑、冰片、蜂蜜(炼)。

功能主治:清利咽喉,解热除烦。用于肺胃蕴热引起的口苦舌燥,咽喉肿痛,烦躁不安,气滞胸满,头晕耳鸣。

**3. 清喉利咽颗粒(《中华人民共和国药典》2015年版)**　药物组成:黄芩、西青果、桔梗、竹茹、胖大海、橘红、枳壳、桑叶、醋香附、紫苏子、紫苏梗、沉香、薄荷脑。

功能主治:清热利咽,宽胸润喉。用于外感风热所致的咽喉发干、声音嘶哑;急、慢性咽炎,扁桃体炎见上述证候者,常用有保护声带作用。

**4. 金果饮咽喉片(《中华人民共和国药典》2015年版)**　药物组成:地黄、西青果、麦冬、玄参、蝉蜕、胖大海、南沙参、太子参、陈皮、薄荷素油。

功能主治:养阴生津,清热利咽。用于肺热阴伤所致的咽部红肿、咽痛、口干咽燥;急、慢性咽炎见上述证候者。亦可用于放疗引起的咽干不适。

**5. 健民咽喉片(《中华人民共和国药典》2015 年版)** 药物组成：玄参、蝉蜕、桔梗、胖大海、西青果、薄荷素油、麦冬、诃子、板蓝根、地黄、甘草、薄荷脑。

功能主治：清利咽喉，养阴生津，解毒泻火。用于热盛津伤、热毒内盛所致的咽喉肿痛、失音及上呼吸道炎症。

**【贮藏】** 置干燥处。

**【参考文献】** [1]景赞，曾维才，罗静雯，等.西青果提取物对 α-葡萄糖苷酶抑制活性的研究(Ⅲ)[J].食品科学，2010，31(7)：284-287.

（王倩　吴清华　裴瑾）

## 831 西洋参

Xiyangshen

**【异名】** 西洋人参(《本草从新》)，洋参(《药性考》)，西参(《增订伪药条辨》)，花旗参、广东人参(《中国药用植物志》)。

**【来源】** 为五加科植物西洋参 *Panax quinquefolium* L.的干燥根。

**【产地】** 主要为栽培品。其道地产区为吉林省白山市抚松县、靖宇县、长白县，辽宁新宾县，黑龙江七台河市，陕西留坝县，北京怀柔区，山东文登市等地。原产于北美，我国东北及北京、西安、江西等地亦有栽培。建于吉林省白山市靖宇县，通化市东昌区江东乡银厂村 5 组的西洋参 GAP 种植基地已通过原国家食品药品监督管理总局验收。

**【采收加工】** 秋季采挖，洗净，晒干或低温干燥。

**【炮制】** 去芦，润透，切薄片，干燥或用时捣碎。

**【性状特征】** 呈长圆形或类圆形薄片。外表皮浅黄褐色。切面淡黄白至黄白色，形成层环棕黄色，皮部有黄棕色点状树脂道，近形成层环处较多而明显，木部略呈放射状纹理。气微而特异，味微苦、甘。以质硬、表面横纹紧密、气清香、味浓者为佳。

**【化学成分】** 西洋参的主要成分是皂苷、多糖，还含有挥发性成分、多炔、脂肪酸、磷脂、甾体、氨基酸、微量元素等。西洋参的皂苷、多糖是其主要药理活性成分。《中华人民共和国药典》2015 年版规定，本品药材及其饮片按干燥品计算，含人参皂苷 $Rg_1(C_{42}H_{72}O_{14})$、人参皂苷 $Re(C_{48}H_{82}O_{18})$和人参皂苷 $Rb_1(C_{54}H_{92}O_{23})$的总量不得少于 2.0%。

**【药理毒理】**

**1. 增强免疫** 西洋参根粗多糖按 50、100、200、400mg/kg 的剂量对环磷酰胺(cy)所致免疫功能低下小鼠模型灌胃，连续 4d，均能对抗 cy 所致小鼠外周血白细胞的减少及胸腺和脾脏重量的减轻，中、高剂量能提高吞噬指数和吞噬活性[1]。西洋参水煎液按 0.26、0.52g/kg 的剂量对二硝基氯苯致过敏豚鼠模型灌胃，连续 12d，均可提高豚鼠迟发型超敏反应；同等剂量对小鼠灌胃，连续 7d，可提高小鼠单核细胞吞噬指数[2]。

**2. 增强机体非特异性抵抗力** 西洋参水煎液 5.0g/kg 对窒息性缺氧小鼠模型和异丙肾上腺素所致合并心肌缺氧小鼠模型灌胃，连续 3d，可延长小鼠存活时间，增强小鼠在 40～42℃ 或 45～46℃ 环境中的耐高温能力，抑制小鼠在 50℃ 环境中的体温升高[3]。西洋参水煎液按 0.26、0.52g/kg 的剂量对氢化可的松致阴虚小鼠模型灌胃，连续 10d，能延长小鼠游泳时间[2]。西洋参超微粉(1、5、10μm)和常规粉(150μm)按生药量 1.0g/kg 灌胃，连续 7d，均可延长氢化可的松致阳虚模型小鼠游泳时间，提高其在 −14℃ 下的耐寒能力，延长正常小鼠常压耐缺氧时间；连续给药 30d，均可降低小鼠血清尿素氮，提高运动疲劳小鼠血清肝糖原含量，且超微粉作用均优于常规粉组[4]。

**3. 降血糖、降血脂** 西洋参干浸膏按 0.5、1、2g/kg 的剂量对四氧嘧啶致高血糖小鼠模型灌胃，连续 7d，高剂量可使小鼠血糖降低，且其降血糖作用有量效关系；西洋参皂苷按 400、800mg/kg 的剂量给葡萄糖及四氧嘧啶致高血糖模型、肾上腺素致高血糖小鼠模型分别灌胃，连续 7d，能降低小鼠血糖值[5]。西洋参二醇皂苷按 200mg/kg 的剂量对链脲佐菌素致糖尿病肾病大鼠模型灌胃，连续 15d，给药后第 10、20、30d 大鼠血糖下降[6]。西洋参二醇皂苷按 100、200mg/kg 的剂量对链脲佐菌素致糖尿病肾病大鼠模型灌胃，连续 35d，均能使大鼠 $\beta_2$-微球蛋白、肾脏葡萄糖转运蛋白-1 的表达降低，高剂量能使大鼠血糖值降低[7]。西洋参 30%、60% 醇洗脱部位 0.2g/kg 对高脂饲料喂养加链脲佐菌素致胰岛素抵抗大鼠模型灌胃，连续 4 周，均可降低大鼠附睾周围脂肪组织中 Resistin-mRNA 的表达量，其中 60%乙醇洗脱组效果显著[8]。西洋参根的甲醇提取液按 150mg/kg 对 2 型糖尿病小鼠模型腹腔注射，可降低小鼠血糖水平，使其糖原和高密度脂蛋白（HDL）的含量增加，而血浆胆固醇水平和低密度脂蛋白（LDL）的浓度下降[9]。

**4. 对血细胞的影响**　西洋参水煎液 5.0g/kg 给小鼠灌胃，连续 7d，可抑制正常小鼠红细胞的破裂[3]。西洋参二醇皂苷按 100、200mg/kg 的剂量对链脲佐菌素致糖尿病肾病大鼠模型灌胃，连续 15d，高剂量大鼠红细胞、血小板、血红蛋白降低，白细胞升高；低剂量大鼠血红蛋白降低，白细胞及淋巴细胞均降低[6]。西洋参水煎液按 13.5、27、54mg/ml 的剂量对营养性贫血大鼠模型灌胃，连续 30d，均能使大鼠血红蛋白浓度提高，中、高剂量大鼠红细胞内游离原卟啉含量降低[10]。

**5. 抗病毒性心肌炎**　西洋参煎剂 5g/kg 对 $CVB_3$ 病毒液致病毒性心肌炎小鼠模型灌胃，连续 4 周，可提高小鼠存活率，加快小鼠心肌组织病理改变的恢复，降低其心肌细胞凋亡坏死率，改善外周血 T 细胞亚群比例，减少自身抗体[11]。

**6. 抗肿瘤**　西洋参根多糖按 50、100、200mg/kg 的剂量给 S180 荷瘤小鼠口服，连续 15d，可减少瘤块重量[12]。

**7. 改善记忆**　西洋参皂苷按 50、100mg/kg 的剂量对睡眠剥夺小鼠模型灌胃，连续 7d，可使避暗试验的潜伏期延长，受电击次数减少[13]。

**8. 增强性能力**　西洋参水煎液按 0.43、3.4g/kg 的剂量对雄性小鼠口服给药，均可缩短其跨骑潜伏期；高剂量还可增加小鼠跨骑频度，缩短其交尾潜伏期，并能使正常幼鼠睾丸重量增加[14]。

**9. 改善阴虚症状**　西洋参浸膏按生药量 0.5g/kg 对甲状腺素加利血平所致甲亢型阴虚小鼠模型灌胃，可增加小鼠体重和进食量、进水量，改善虚弱症状，降低小鼠死亡率；按生药量 0.125g/kg 对阿托品所致唾液分泌减少家兔模型灌胃，能拮抗阿托品对家兔唾液分泌的抑制作用[15]。

**10. 安全性评价**　西洋参皂苷按 0.6g/kg 剂量对小鼠腹腔注射，观察 3d，小鼠出现安静、少动，3d 内均无一死亡[16]。

**【药性】**　甘、微苦，凉。归心、肺、肾经。

**【功能主治】**　补气养阴，清热生津。用于气虚阴亏，虚热烦倦，咳喘痰血，内热消渴，口燥咽干。

**【临床应用】**

**1. 临床常用**

（1）气虚阴亏，虚热烦倦，咳喘痰血　西洋参甘微苦而凉，既善补气养阴，又能清虚火，凡气阴两伤而虚火偏盛者，即可投用。治热伤气阴，虚热烦倦，汗多口渴，或久嗽肺虚，气阴两伤，干咳少痰，短气自汗者，常配麦冬、五味子等药，以补气养阴。治阴虚火旺、咳喘痰血，兼气虚乏力者，常配北沙参、川贝母等药，以养阴益气，清火化痰，止咳止血。

（2）内热消渴，口燥咽干　西洋参补气养阴，清虚火而生津止渴。凡津伤口渴，证属阴虚或气阴两虚者，用之为宜。治阴虚内热之消渴，配以鲜地黄、鲜石斛、鲜麦冬等，以清热滋阴、生津止渴；气阴两虚兼火者，每与生黄芪、生山药、天花粉等药配伍，以滋阴益气、清热生津止渴。治热病后津伤未复，或久病伤津之口燥咽干，轻者单用，重者可配麦冬、石斛、知母等药，以滋阴润燥、生津止渴；兼食欲不振者，又当配生谷芽、玉竹、沙参等药，以养阴生津开胃。

此外，《类聚要方》以之与龙眼肉同用，治肠热便血，有清火润燥、止血之效。

**2. 临床新用**　西洋参可用于治疗慢性肺源性心脏病[17]、非小细胞肺癌[18]、乳腺癌[19]、HIV/AIDS[20]、再生障碍性贫血[21]、屈光不正性弱视[22]。

**【用法用量】**　3～6g，另煎兑服。

**【成药例证】**

**1. 二十七味定坤丸（《中华人民共和国药典》2015 年版）**　药物组成：西洋参、白术、茯苓、熟地黄、当归、白芍、川芎、黄芪、阿胶、醋五味子、鹿茸（去毛）、肉桂、艾叶（炒炭）、杜仲（炒炭）、续断、佛手、陈皮、姜厚朴、柴胡、醋香附、醋延胡索、牡丹皮、琥珀、醋龟甲、地黄、麦冬、黄芩。

功能主治：补气养血，舒郁调经。用于冲任虚损，气血两亏，身体瘦弱，月经不调，经期紊乱，行经腹痛，崩漏不止，腰酸腿软。

**2. 双参龙胶囊（《国家中成药标准汇编·内科心系分册》）**　药物组成：西洋参、桃仁、麦冬、地龙、丹参、黄芪、西红花、川芎、当归、乳香、全蝎。

功能主治：益气活血，舒心通脉。用于气虚血瘀所致的胸痹，症见胸痛、胸闷、心悸、气短、乏力等；冠心病、心绞痛及缺血性脑血管病属上述证候者。

**3. 肺心夏治胶囊[《国家中成药标准汇编·内科肺系(一)分册》]**　药物组成：西洋参、地黄、熟地黄、天冬、麦冬、知母、川贝母、苦杏仁、枇杷叶、百部、杜仲、补骨脂、沉香、蜂房、蛤蚧、丹参、柏子仁、茯苓、土鳖虫、薤白、葶苈子、葛根。

功能主治：补肺肾之阴，温肾纳气，化痰通络宁心。用于肺肾两虚型肺心病的辅助治疗。

**4. 西洋参颗粒(《国家中成药标准汇编·内科气血津液分册》)**　药物组成：西洋参。

功能主治：补气养阴，清热生津。用于气虚阴亏，内热，咳喘痰血，虚热烦倦，消渴，口咽干燥。

**5. 西洋参金钱龟合剂(《国家中成药标准汇编·内科气血津液分册》)**　药物组成：西洋参、乌龟、制何首乌、金樱子、黄芪、黄精、茯苓、蛤蚧、枸杞子、杜仲、龙眼肉、山药、乌鸡。

功能主治：补益肾气。用于肾气不足所致体虚气弱，精神疲倦，四肢无力，气短懒言，头昏眼花，病后体虚等症。

**【注意事项】**　不宜与藜芦同用。

**【贮藏】**　置阴凉干燥处，密闭，防蛀。

**【参考文献】**　[1]李岩，马秀俐，曲绍春，等.西洋参根粗多糖对免疫功能低下小鼠免疫功能的影响[J].白求恩医科大学学报，1996，22(2)：137-139.

[2]李冀，柴剑波，赵伟国.西洋参抗疲劳作用及对迟发型超敏反应单核吞噬细胞功能影响的实验研究[J].中华中医药学刊，2007，25(10)：2002-2004.

[3]陈玉山，王铁生，贾志发，等.国产西洋参不同加工品药理活性的研究[J].中草药，1991，22(5)：215-217.

[4]张学平，牛丽颖，刘姣，等.西洋参不同粒径超微粉抗疲劳作用比较研究[J].河北中医药学报，2007，22(3)：39-40.

[5]张春凤，于敏，欧阳雪琴，等.西洋参及其提取物降血糖作用的实验研究[J].中国中医药科技，2005，12(6)：354.

[6]臧晓峰，谢湘林，吴轶川，等.西洋参二醇皂苷对糖尿病肾病大鼠血常规的影响[J].时珍国医国药，2007，18(10)：2466-2467.

[7]臧晓峰，谢湘林，吴轶川，等.西洋参二醇皂苷对糖尿病肾病大鼠肾脏葡萄糖转运蛋白、尿$\beta_2$-微球蛋白的影响[J].中国病理生理杂志，2008，24(6)：1237-1239.

[8]李冀，马育轩，葛鹏玲，等.西洋参活性部位对胰岛素抵抗大鼠 resistin 基因 mRNA 表达的影响[J].中国中医药信息，2009，26(6)：21-23.

[9]KyungMiYoo，CyLee，Y.MartinLo，*et al*.The Hypoglycemic Effects of American Red Ginseng *Panaxquinquefolius* L.) on a Diabetic Mouse Model [J]. Journalof Food Science，2012，77(7)：H147-H152.

[10]张庆平，竹剑平.西洋参对营养性贫血改善作用的实验研究[J].浙江中医学院学报，2005，29(6)：63-64.

[11]徐海燕，马沛然.西洋参对小鼠病毒性心肌炎的疗效及机制[J].山东中医药大学学报，2002，26(6)：458-461.

[12]曲绍春，徐彩云，李岩，等.西洋参根多糖对 S180 荷瘤鼠的抑制作用[J].长春中医学院学报，1998，14(69)：53.

[13]高南南，于澍仁，吕瑞绵.西洋参皂苷对睡眠剥夺小鼠学习记忆获得的影响[J].中药材，1996，19(3)：144-146.

[14]王乃功，刘泉，张莉，等.西洋参对雄性小鼠性行为的影响[J]. 中药药理与临床，2000，16(4)：23-24.

[15]徐建华，李莉，陈立钻.铁皮石斛与西洋参的养阴生津作用研究[J].中草药，1995，26(2)：79-80.

[16]张树臣.中国人参与西洋人参药理作用的比较[J].中医杂志，1980，(10)：73-74.

[17]陆德澄，苏子杰，芮涛，等.健延龄对血清脂质和载脂蛋白及脂蛋白(a)水平的影响[J].中国中西医结合杂志，1994，14(3)：142-142.

[18]刘展华，谭开基，余丽娟.复方皂苷丸对非小细胞肺癌患者化疗后骨髓抑制的防护作用[J].广州中医药大学学报，2005，22(2)：98-100.

[19]王春刚，贾晓晶，董丽华，等.西洋参叶三醇组皂苷丸对乳腺癌放疗患者外周血免疫球蛋白补体水平及淋巴细胞 CD4、CD8 和 CD25 表达的影响[J].吉林大学学报(医学版)，2005，31(2)：287-289.

[20]王小平，蔡蕊.艾乃吉系列颗粒治疗 HIV/AIDS 106 例临床观察[J].北京中医药大学学报，2006，29(6)：426-428.

[21]梁永生.复方皂苷丸治疗再生障碍性贫血临床疗效评价[J]. 广州中医药大学学报，2001，18(2)：123-124.

[22]周至安，邱波，骆梅娟.舒肝益精健脾为主中药治疗屈光不正性弱视的临床研究[J].广州中医药大学学报，2008，25(2)：109-111.

（王倩　吴清华　裴瑾）

## 832　菥蓂

Ximing

**【异名】**　大荠(《尔雅》)，蔑菥、大蕺、马辛(《神农本草经》)，析目、荣目、马驹(《吴普本草》)，遏蓝菜(《救荒本草》)，花叶荠、水荠(《植物名实图考》)，老古草(《中国药用植物志》)，苏败酱、瓜子草(《中药志》)。

【来源】 为十字花科植物菥蓂 *Thlaspi arvense* L.的干燥地上部分。

【产地】 主要为野生品。全国大部分地区均产，主产于江苏、浙江、湖北、安徽等地。

【采收加工】 夏季果实成熟时采割，除去杂质，干燥。

【炮制】 除去杂质，稍润，切段，干燥。

【性状特征】 茎呈圆柱形，长20～40cm，直径0.2～0.5cm；表面黄绿色或灰黄色，有细纵棱线；质脆，易折断，断面髓部白色。叶互生，披针形，基部叶多为倒披针形，多脱落。总状果序生于茎枝顶端和叶腋，果实卵圆形而扁平，直径0.5～1.3cm；表面灰黄色或灰绿色，中心略隆起，边缘有翅，宽约0.2cm，两面中间各有1条纵棱线，先端凹陷，基部有细果梗，长约1cm；果实内分2室，中间有纵隔膜，每室种子5～7粒。种子扁卵圆形。气微，味淡。以果实完整、色黄绿者为佳。

【化学成分】 菥蓂的主要成分是黄酮，还含有挥发油、脂肪酸、多糖、微量元素等。菥蓂的黄酮是其主要药理活性成分。

【药理毒理】 **抗氧化** 1mg/ml菥蓂水提物及水提物经纯化得到的不同部位样品各DPPH·自由基的清除率随时间延长而增大，对·OH自由基的清除率随浓度增加逐渐升高，对$Fe^{3+}$的还原能力呈现良好的量效关系，且能降低油脂过氧化值[1]。

【药性】 辛，微寒。归肝、胃、大肠经。

【功能主治】 清肝明目，和中利湿，解毒消肿。用于目赤肿痛，脘腹胀痛，胁痛，肠痈，水肿，带下，疮疖痈肿。

【临床应用】 **临床常用**

(1) 疮痈肿毒诸证　用于肺痈，配桔梗、鱼腥草、冬瓜仁，以加强解毒排脓功能。治肠痈，可配金银花、蒲公英、赤芍等，以解毒消痈。治疮痈肿毒，可与忍冬藤、连翘等清热解毒、散结消肿药共用。

(2) 泄泻，痢疾及消化不良　治泄泻、痢疾，可配辣蓼草等清热利湿以止泻；治消化不良、脘腹胀满，可配谷麦芽、陈皮、鸡内金等消食和胃之品。

【用法用量】 9～15g。

【成药例证】

**1. 花红胶囊(《国家中成药标准汇编·外科妇科分册》)** 药物组成：一点红、白花蛇舌草、地桃花、白背桐、菥蓂、鸡血藤、桃金娘。

功能主治：清热利湿，祛瘀止痛。用于带下量多、色黄质稠、下腹胀痛等症。

**2. 妇炎净胶囊(《中华人民共和国药典》2015年版)** 药物组成：苦玄参、当归、地胆草、鸡血藤、两面针、横经席、柿叶、菥蓂、五指毛桃。

功能主治：清热祛湿，调经止带。用于湿热蕴结所致的带下病、月经不调、痛经；慢性盆腔炎、附件炎、子宫内膜炎见上述证候者。

**3. 花红片、颗粒(《中华人民共和国药典》2015年版)** 药物组成：一点红、白花蛇舌草、鸡血藤、桃金娘根、白背叶根、地桃花、菥蓂。

功能主治：清热解毒，燥湿止带，祛瘀止痛。用于湿热瘀滞所致带下病、月经不调，症见带下量多、色黄质稠、小腹隐痛、腰骶酸痛、经行腹痛；慢性盆腔炎、附件炎、子宫内膜炎见上述证候者。

【贮藏】 置通风干燥处。

【参考文献】 [1]段曼，王立升，庞赛，等.菥蓂提取物体外抗氧化活性研究[J].食品工业，2012,33(5):80-83.

(王倩　吴清华　裴瑾)

## 833　豨莶草

Xixiancao

【异名】 火莶、猪膏莓、虎膏、狗膏、火杴草(《新修本草》)，粘糊菜(《救荒本草》)，希仙、虎莶(《本草纲目》)，猪膏草(《本草拾遗》)，皱面地葱花(《是斋百一选方》)，黄猪母(《医林纂要·药性》)，肥猪苗(《分类草药性》)，母猪油(《现代实用中药》)，棉苍狼、粘强子(《江苏省植物药材志》)，粘不扎(《东北药用植物志》)。

【来源】 为菊科植物豨莶 *Siegesbeckia orientalis* L.、腺梗豨莶 *Siegesbeckia pubescens* Makino或毛梗豨莶 *Siegesbeckia glabrescens* Makino的干燥地上部分。

【产地】 主要为野生品，亦有栽培品。豨莶主产于秦岭及长江以南各地；腺梗豨莶全国大部分地区均产；毛梗豨莶主产于长江以南及西南各地。

【采收加工】 夏、秋二季花开前及花期均可采割，除去杂质，晒干。

【炮制】 **豨莶草** 除去杂质，洗净，稍润，切段，干燥。

**酒豨莶草** 取净豨莶段，照酒蒸法蒸透。每100kg豨莶草，用黄酒20kg。

【性状特征】 **豨莶草** 呈不规则的段。茎略呈方柱形，表面灰绿色、黄棕色或紫棕色，有纵沟和细纵纹，被灰色柔毛。切面髓部类白色。叶多破碎，灰绿色，边缘有钝锯齿，两面皆具白色柔毛。有时可见黄色头状花序。气微，味微苦。以枝嫩、叶多、茎粗、色深绿者为佳。

**酒豨莶草** 形如豨莶草段，表面褐绿色或黑绿色。微具酒香气。以枝嫩、叶多、茎粗、色绿、微具酒香者为佳。

【化学成分】 豨莶草的主要成分是萜，还含有黄酮、内酯、甾醇等。豨莶草的萜是其主要药理活性成分。《中华人民共和国药典》2015年版规定，本品药材及其饮片按干燥品计算，含奇壬醇（$C_{20}H_{34}O_4$）不得少于0.050%。

【药理毒理】

**1. 抗炎、镇痛** 豨莶草生品和炮制品（酒豨莶草）水提液各按2.0、6.0g/kg的剂量对角叉菜胶和福氏完全佐剂致炎大鼠模型一次性灌胃，能降低大鼠足跖肿胀度，预防大鼠佐剂型关节炎的原发和继发病变，炮制品在起效时间、作用强度、维持时间等方面明显好于生品；同等剂量给慢性棉球肉芽肿大鼠模型灌胃，连续7d，均使大鼠肉芽肿的重量降低；同等剂量给二甲苯致小鼠局部炎症小鼠模型一次性灌胃，炮制品能降低小鼠耳肿胀率[1]。豨莶草提取物豨莶醇2mg/kg的剂量给福氏完全佐剂性关节炎大鼠模型灌胃，连续21d，可使大鼠血清细胞因子白细胞介素-1β、肿瘤坏死因子-α、白细胞介素-6水平降低；滑膜细胞Bcl-2蛋白表达下调，FasL蛋白水平升高[2]。豨莶草甲醇提取物按3%、4%、5%的剂量对角叉菜胶致局部炎症模型大鼠足部涂药，降低炎症大鼠足趾肿胀度、改善炎性病理组织；同等剂量对二甲苯局部炎症小鼠模型耳部涂药，能减小小鼠耳肿胀度；同等剂量对醋酸和热板致痛模型小鼠腹部涂药，中、高剂量能延长热痛反应中小鼠舐后足的时间，减少醋酸所致小鼠扭体的次数，其作用呈一定的量效关系[3]。腺梗豨莶不同溶剂萃取溶液分别加至接种有小鼠单核巨噬细胞RAW264.7的培养板中，石油醚及乙酸乙酯部位对活化巨噬细胞释放NO的抑制作用强于正丁醇部位及水层，半数抑制浓度$IC_{50}$值分别为6.0、6.5μg/ml[4]。

**2. 免疫抑制** 腺梗豨莶水提物对48/80诱导的系统性致死性过敏小鼠模型腹腔注射，能剂量依赖性地降低小鼠死亡率，0.0001～1.0g/kg剂量能抑制48/80致敏后血浆组织胺的释放，抑制作用呈量效关系；浓度为100～800μg/ml时，能剂量依赖性地抑制48/80诱导的大鼠腹腔肥大细胞中组胺的释放；按1.0g/kg的剂量对IgE抗体诱导的皮肤过敏大鼠模型经口给药，能抑制皮肤被动过敏反应，抑制率达78.5%[5]。

**3. 抗血栓** 腺梗豨莶萜二醇酸按25、50mg/kg的剂量对家兔十二指肠给药，均能使家兔全血黏度（低切、中切、高切）下降[6]。腺梗豨莶醇提物按80、160mg/kg的剂量对深静脉大鼠模型灌胃，连续7d，均可使大鼠血清中血管性血友病因子及细胞间黏附因子-1水平降低，减轻静脉血栓大鼠血管内皮细胞的损伤[7]。

**4. 降血压** 腺梗豨莶萜二醇酸按25、50mg/kg的剂量对家兔十二指肠给药，均能使家兔血压的收缩压、舒张压、左室内压力的收缩压都呈下降趋势，降压速度与剂量正性相关[6]。

**5. 安全性评价** 豨莶水煎醇沉提取物按不同剂量对小鼠灌胃后，小鼠在短时间内即出现精神状态欠佳，自主活动减少，皮毛蓬松，呼吸急促，颜面发紫等现象，大部分动物在20min～5h内死亡，少数动物在24h内死亡，死亡率与受试剂量成正比；其$LD_{50}$为19.2708g/kg（相当于生药414.3g/kg）[8]。豨莶及腺梗豨莶水提液给小鼠灌胃后，小鼠出现行动缓慢，静卧不动，呼吸浅慢，蜷缩，继而惊跳、四肢抽搐、唇发绀和四肢强直而死亡等异常反应，且出现随给药剂量降低，死亡时间延长的现象；豨莶水提液小鼠灌胃的$LD_{50}$为39.44g生药/kg，腺梗豨莶水提液小鼠灌胃的$LD_{50}$为43.93g生药/kg；豨莶水提液给药组平均死亡时间14.5±2.1min，腺梗豨莶水提液给药组平均死亡时间21.3±8.3min；提示$LD_{50}$虽与人日用量距离较远，但中毒潜伏期＜30min，中毒症状比较严重，可能有重要脏器损害，临床使用应严格遵循中国《药典》推荐剂量[9]。

**【药性】** 辛、苦，寒。归肝、肾经。

**【功能主治】** 祛风湿，利关节，解毒。用于风湿痹痛，筋骨无力，腰膝酸软，四肢麻痹，半身不遂，风疹湿疮。

**【临床应用】**

**1. 临床常用**

(1) 风湿痹证，风中经络等证　豨莶草辛散苦燥，善祛风湿、行痹止痛、通经络。治风湿痹证，骨节疼痛，肢体麻木，筋骨无力，不能步履或两手牵绊，不能仰举者，可单用本品，如《活人方汇编》豨莶散；亦常与臭梧桐合用，如《济世养生经验集》豨桐丸。治风中经络，口眼㖞斜、语言謇涩、半身不遂者，每与五加皮、当归、防风、红花等配伍，如《疡医大全》豨莶散。

(2) 痈肿疮毒，风疹湿疮　豨莶草能活血消肿。治痈肿常与活血解毒之品同用，如《乾坤秘韫》以之与乳香、白矾为散，热酒调服；亦可用其鲜品捣敷。治风疹湿疮、皮肤瘙痒，常与白鲜皮、苍耳子等煎汤熏洗。治虫兽咬伤，可用鲜品捣敷。

(3) 黄疸　豨莶草性寒，善入肝经而清利湿热，可与栀子、茵陈等同用，以利湿退黄。

此外，豨莶草有良好的降血压作用，可单味煎服，或配以桑寄生、牛膝、臭梧桐等，以增疗效。豨莶草还可用治疟疾，《本草拾遗》著录其治久疟，用生品捣汁服，引吐痰涎；现代临床以其干品煎服，连服数日可控制症状。

**2. 临床新用**　豨莶草可用于治疗脑血栓[10]、缺血性中风[11]、原发性胆汁性肝硬化[12]。

**【用法用量】** 9～12g。

**【成药例证】**

**1. 稀红通络口服液(《国家中成药标准汇编·脑系经络肢体分册》)**　药物组成：豨莶草(制)、红花、川牛膝。

功能主治：祛风活血，通络止痛。用于瘀血阻络所致的中风病，症见偏瘫、肢体麻木、语言不利等。

**2. 九制豨莶草药酒(《卫生部药品标准中药成方制剂·第五册》)**　药物组成：豨莶草(九制)、海风藤、千年健、威灵仙、油松节、川牛膝、续断、桑寄生、白术、狗脊、秦艽、独活、川芎、乳香(制)、肉桂、防己、苍术、陈皮、杜仲、当归、伸筋草、熟地黄、茜草、防风、木瓜、玉竹、地枫皮、没药(制)、红花、麻黄。

功能主治：活血补肾，祛风除湿。用于肝肾不足，骨痛膝弱，四肢麻痹，腰酸腿痛，手足无力，口眼㖞斜，语言謇涩。

**3. 痔康片(《中华人民共和国药典》2015年版)**
药物组成：豨莶草、金银花、槐花、地榆炭、黄芩、大黄。

功能主治：清热凉血，泻热通便。用于热毒风盛或湿热下注所致的便血、肛门肿痛、有下坠感；一、二期内痔见上述证候者。

**4. 豨莶丸(《中华人民共和国药典》2015年版)**
药物组成：豨莶草。

功能主治：清热祛湿，散风止痛。用于风湿热阻络所致的痹病，症见肢体麻木、腰膝酸软、筋骨无力、关节疼痛。亦用于半身不遂，风疹湿疮。

**5. 豨桐丸(《中华人民共和国药典》2015年版)**
药物组成：豨莶草、臭梧桐叶。

功能主治：清热祛湿，散风止痛。用于风湿热痹，症见关节红肿热痛；风湿性关节炎见上述证候者。

**【贮藏】** 置通风干燥处。

**【参考文献】**
[1]胡慧华，汤鲁霞，李小猛.豨莶草生品和炮制品抗炎、抗风湿作用的实验研究[J].中国中药杂志，2004，29(6)：542-544.

[2]毕娟，信红岭，高子芬，等.豨莶醇对佐剂性关节炎大鼠血清细胞因子及滑膜细胞凋亡蛋白的影响[J].中草药，2007，38(8)，1207-1209.

[3]罗琼，汪建平，阮金兰，等.豨莶草局部外用的抗炎镇痛作用研究[J].湖北中医学院学报，2008，10(3)：9-11.

[4]赵凯华，赵烽，刘珂.腺梗豨莶提取物对脂多糖活化巨噬细胞释放一氧化氮的抑制作用[J].烟台大学学报，2009，22(2)：137-140.

[5]王宗伟.腺梗豨莶水提取物对鼠过敏反应的抑制作用[J].国外医学(中医药分册)，1997，(6)：35-36.

[6]高辉，李亚平，李德坤，等.腺梗豨莶萜二醇酸降压及对血液流变学影响的研究[J].白求恩医科大学学报，2001，27(5)：472-474.

[7]王发辉，冯起校，于斌，等.腺梗豨莶ⅡA对深静脉血栓形成大鼠vWF及ICAM-1水平的影响[J].辽宁中医药大学学报，2012，14(2)：69-70.

[8]关建红，薛征，任晋斌.豨莶草水煎醇沉剂口服小鼠急性毒

性[J].中国中药杂志,2005,30(21):1712-1713.

[9]高南南,杨润梅,潘瑞乐,等.不同物种豨莶草急性毒性的比较[J].毒理学杂志,2008,22(5):405-406.

[10]赵力,张媛,徐忠信,等.豨莶草通栓丸治疗脑血栓的临床与实验研究[J].中国中西医结合杂志,1994,34(2):71-74.

[11]牛晓亚,邹蔚萌,赵昱,等.豨莶通栓胶囊联合阿司匹林治疗缺血性中风恢复期痰瘀阻络证56例[J].中医杂志,2013,54(12):1056-1057.

[12]史文丽,张晓锋,李建宇,等.豨莶二黄汤联合熊去氧胆酸治疗原发性胆汁性肝硬化患者40例临床观察[J].中医杂志,2014,55(19):1660-1663.

（王倩　吴清华　裴瑾）

## 834　细辛

Xixin

**【异名】** 细条(《广雅》),少辛(《山海经》),小辛(《神农本草经》),细草(《吴普本草》),绿须姜(侯宁极《药谱》),独叶草、金盆草(《中药材手册》),万病草(《中国药用植物图鉴》),卧龙丹(《安徽中草药》),铃铛花(《青岛中草药手册》),四两麻(《湖北中草药志》),玉香丝(《中药别名手册》)。

**【来源】** 为马兜铃科植物北细辛 *Asarum heterotropoides* Fr. Schmidt var. *mandshuricum* (Maxim.) Kitag.、汉城细辛 *Asarum sieboldii* Miq. var. *seoulense* Nakai或华细辛 *Asarum sieboldii* Miq.的干燥根和根茎。前二种习称“辽细辛”。

**【产地】** 主要为栽培品,野生品亦有。北细辛主产于东北,销全国并出口;汉城细辛主产于吉林省、辽宁省,产量很小,道地产区为辽宁通化、新宾、清原等县市及吉林、黑龙江等地;华细辛主产于陕西省、四川省、湖北省,安徽省、江西省、浙江省等地亦产,多自产自销,道地产区为陕西,山东、安徽、浙江、河南、湖北、四川等地亦产。

**【采收加工】** 夏季果熟期或初秋采挖,除净地上部分和泥沙,阴干。

**【炮制】** 除去杂质,喷淋清水,稍润,切段,阴干。

**【性状特征】** 呈不规则的段。根茎呈不规则圆形,外表皮灰棕色,有时可见环形的节。根细,表面灰黄色,平滑或具纵皱纹。切面黄白色或白色。气辛香,味辛辣、麻舌。以根多色灰黄、味辛辣麻舌者为佳。

**【化学成分】** 细辛的主要成分是挥发油、木脂素,还含有马兜铃酸、无机元素等。细辛的挥发油、木脂素是其主要药理活性成分。《中华人民共和国药典》2015年版规定,本品药材及其饮片按干燥品计算,含马兜铃酸Ⅰ($C_{17}H_{11}O_7N$)不得过0.001%,含挥发油不得少于2%(ml/g);含细辛脂素($C_{20}H_{18}O_6$)不得少于0.050%。

**【药理毒理】**

**1. 抗炎、镇痛** 辽细辛95%乙醇提取物按生药量0.91、1.82g/kg,其50%乙醇提取物按生药量0.76、1.52g/kg对二甲苯致耳肿胀小鼠模型灌胃,均能抑制小鼠耳肿胀;辽细辛提取挥发油后水煎液和临床常用水煎液各按生药量0.8、1.6g/kg对二甲苯致耳肿胀模型、热板致痛小鼠模型分别灌胃,均能使小鼠的疼痛反应潜伏期延长,镇痛作用在2.0h达到高峰,辽细辛提取挥发油后水煎液高剂量及临床常用水煎液均能减轻炎症肿胀度[1]。辽细辛挥发油按0.18ml/kg的剂量对棉球肉芽肿模型大鼠腹腔注射,连续7d,能抑制大鼠肉芽组织增生,减小足肿胀度[2]。辽细辛和华细辛来自12个不同产地的样品水煎液分别对二甲苯致炎小鼠模型及醋酸、热板致痛小鼠模型给药,能减少小鼠耳廓肿胀度、单位时间内舔足次数和扭体次数,但作用强度不同,辽细辛及华细辛道地药材的镇痛作用有强于各自非道地药材的趋势,北细辛道地药材的抗炎作用较非道地药材强,但华细辛道地药材和非道地药材在抗炎作用方面无明显差异[3]。辽细辛中提取纯化得到的八种呋喃型木脂素50μM体外均能降低脂多糖诱导RAW264.7细胞产生的NO浓度[4]。

**2. 镇静** 辽细辛挥发油按0.11g/kg的剂量对电刺激、戊四氮诱发惊厥小鼠模型腹腔注射,可完全对抗电惊厥的发生,延长戊四氮诱发的惊厥潜伏期及死亡时间[5]。

**3. 对呼吸系统的作用** 细辛挥发油按生药量0.45g/kg对卵清蛋白结合局部攻击致过敏性鼻炎模型豚鼠灌胃,连续10d,可改善豚鼠鼻痒、喷嚏、清涕等行为学表现及鼻黏膜炎症程度,降低其血液组胺含量[6]。细辛挥发油0.1μl/ml对组胺或乙酰胆碱致痉的离体豚鼠支气管平滑肌有松弛作用;0.05μl/ml

对组胺、乙酰胆碱以及氯化钡引起的离体豚鼠回肠痉挛亦有松弛作用[7]。

**4. 对心血管系统的作用**　细辛煎剂0.1～0.5g/kg对麻醉犬静脉注射，麻醉犬血压出现缓慢、温和的下降，该作用可维持1～1.5h；细辛煎液0.5g注入豚鼠血管能使其肾上腺素洛氏液灌流的平均值升高[8]。细辛传统煎药及含挥发油2.5g/(kg·d)连续给大鼠灌胃7d，末次给药后0.5h取血清，25%含药血清对大鼠心肌细胞钠通道的激活曲线、Ⅰ-Ⅴ曲线均有影响，对其心肌细胞钠通道电流有增强作用[9]。

**5. 免疫抑制**　细辛水煎剂按生药量0.5g对小鼠胃管导入给药，连续10d，可减少溶血空斑试验细胞数目，降低巨噬细胞的吞噬百分率、吞噬指数以及白细胞移动抑制指数，并减少Th细胞百分率，降低Th/Ts比值[10]。细辛煎剂1g/ml对新城疫病毒诱生的α干扰素、ConA诱生的γ干扰素具有抑制作用[11]。细辛脂素可在体外抑制脾细胞增殖反应，使培养液上清中IL-2和IFN-γ浓度降低，IL-4升高[12]。

**6. 抗衰老**　细辛水煎剂按0.05g/kg的剂量对D-半乳糖致亚急性衰老小鼠模型灌服，连续1月，能增加小鼠血浆一氧化氮含量、降低肝组织丙二醛含量，提高脑组织一氧化氮合酶活性[13]。细辛水煎剂按0.05g/kg的剂量对D-半乳糖致亚急性衰老小鼠模型灌服，连续1月，能使小鼠的生精小管增粗，生精过程活跃，生精细胞增多，间质细胞增多[14]。

**7. 杀虫**　细辛挥发油不同浓度对毛囊蠕形螨和皮质蠕均有明显的抑杀作用，且对毛囊蠕形螨的抑杀效果优于皮质蠕形螨，但随稀释倍数的增加抑杀效果降低[15]。

**8. 抗病毒**　细辛水提物体外对人乳头瘤病毒DNA作用后，其PCR扩增检测为阴性，最低有效浓度为0.4g/ml[16]。

**9. 安全性评价**　细辛的不同溶剂提取物给小鼠灌胃，测得石油醚部位$LD_{50}$为1.0251±0.1485g/kg，乙酸乙酯部位$LD_{50}$为0.1245±0.0195g/kg，正丁醇和水相部位未能测出$LD_{50}$，按最大耐受量方法测定，正丁醇部位对于小鼠的最大耐受量0.56g，水相部位对于小鼠的最大耐受量0.8g[17]。细辛水煎液按0.25、0.50、1.00、2.00g/kg的剂量给小鼠灌胃，两天1次，连续5次，1.00、2.00g/kg剂量诱发的小鼠骨髓嗜多染红细胞微核升高；能升高小鼠精子畸形率，其中，2.00g/kg剂量组诱发的精子畸形率有升高[18]。细辛挥发油提取物、超临界提取物、水提取物进行小鼠急性毒性的比较研究发现，小鼠的主要急性毒性症状表现为抽搐、精神不振、呼吸急促等；死亡多集中在用药后12h之内，用药后24h未死亡小鼠的精神、食欲都逐渐恢复，继续观察14d个别小鼠死亡；细辛挥发油提取物、超临界提取物$LD_{50}$分别为86.9、7.4g/(kg·d)，细辛水提取物未测出$LD_{50}$，其最大灌胃量$MLD$为30g/(kg·d)，相当于临床70kg的成人每公斤体重日用量的76.92倍[19]。细辛挥发油按13.50ml/kg的剂量给小鼠腹腔注射，连续3d，可使微核形成率升高[20]。

**【药性】**　辛，温。归心、肺、肾经。

**【功能主治】**　祛风散寒，祛风止痛，通窍，温肺化饮。用于风寒感冒，头痛，牙痛，鼻塞流涕，鼻鼽，鼻渊，风湿痹痛，痰饮喘咳。

**【临床应用】**

**1. 临床常用**

（1）风寒感冒　细辛辛温发散，芳香透达，入肺经长于解表散寒、祛风止痛，适于风寒感冒。治疗寒邪束表、发热恶寒、头痛体痛无汗者，常配羌活、防风，如《此事难知》九味羌活汤。若阳虚外感，邪犯少阴而见无汗、恶寒、发热、脉沉者，应以本品散少阴寒邪，伍以麻黄、附子等温阳解表，如《伤寒论》麻黄附子细辛汤；治阳虚气弱、外感风寒、脉弱者，可佐以细辛、人参等以补气助阳，如《伤寒六书》再造散。

（2）头痛、齿痛、痹痛等痛证　细辛辛香走窜，宣泄郁滞，上达颠顶，通利九窍，有散寒止痛作用。风冷头痛，可配羌活、独活、川芎等，如《症因脉治》独活细辛汤。治风热头痛，需与石膏，或黄连、黄芩等配伍，如《卫生宝鉴》川芎散、《兰室秘藏》细辛散。治风痰头痛，可与南星、半夏等配伍，如《证治准绳》芎辛导痰汤。治齿痛、冷痛可单用，《御药院方》以本品与荜茇配伍，加强散寒止痛之功；治风火牙痛，常与石膏或黄连同用，如《证治准绳》升麻散、白芷散。治风湿痹痛，每与独活、秦艽、防风等配伍，如《千金要方》独活寄生汤；若阳虚寒盛、关节冷痛者，可配乌头、附子之类，如《千金要方》乌头汤。治胸痹，可用本品通阳解郁，配瓜蒌、桂枝、地黄行气活血，如《千金要方》细辛散；现代治冠心病心绞痛配荜茇、冰片、檀香等芳香温通，如宽胸丸。治蛔虫腹痛，可与乌梅、干姜、蜀椒同用，如《伤寒论》乌梅丸。治风冷牙痛，配白芷、川椒等，如《万病回春》定痛散。

（3）痰饮咳喘　细辛辛散温通，外能发散风寒，内能温肺化饮。若水饮内停，咳嗽气喘，痰多清稀，常配伍干姜、五味子，无论有无表寒，均可随证用之，如《伤寒论》小青龙汤，《金匮要略》苓甘五味姜辛汤。

（4）水肿　细辛入少阴，散水寒，故《金匮要略》治风水（亦治风湿）之防己黄芪汤注云："下有陈寒加细辛。"叶天士对水肿之属于阳微阴结者常加用之；蒲辅周亦云："治肾炎水肿腰部及下肢冷，加细辛。"

（5）五官病　细辛辛散温通，芳香透达，善于通关利窍。治鼻塞，鼻鼽，鼻渊，常配辛夷、白芷等，如《小品方》香膏。治风眼泪下，目生翳障，常配防风、地黄、羚羊角等，如《眼科龙木论》细辛丸、《银海精微》细辛汤。治口舌生疮，配黄柏为末敷，如《重订严氏济生方》赴筵散。治耳闭，配石菖蒲、木通等，如《仙拈集》细辛丸。

此外，本品辛温行散，芳香透达，吹鼻取嚏，有通关开窍醒神之功，治血脉凝涩，手足厥冷，宜配当归、桂枝、通草等，如《伤寒论》当归四逆汤。

**2. 临床新用**　细辛可用于治疗病态窦房结综合征[21]、冠心病[22]、强直性脊柱炎[23]、风湿性关节炎[24]、牙痛、三叉神经及风湿等顽痛[25]、高血压性头痛[26]、神经根型颈椎病[27]、肾病综合征[28]、支气管哮喘[29]、胃轻瘫[30]等。

**【用法用量】**　1～3g。散剂每次服0.5～1g。外用适量。

**【成药例证】**

**1. 辛芩颗粒（《中华人民共和国药典》2015年版）**　药物组成：细辛、黄芩、荆芥、防风、白芷、苍耳子、黄芪、白术、桂枝、石菖蒲。

功能主治：益气固表，祛风通窍。用于肺气不足、风邪外袭所致的鼻痒、喷嚏、流清涕，易感冒；过敏性鼻炎见上述证候者。

**2. 小青龙颗粒（《中华人民共和国药典》2015年版）**　药物组成：麻黄、白芍、细辛、法半夏、桂枝、干姜、炙甘草、五味子。

功能主治：解表化饮，止咳平喘。用于风寒水饮，恶寒发热，无汗，喘咳痰稀。

**3. 宽胸气雾剂（《卫生部药品标准中药成方制剂·第十二册》）**　药物组成：细辛油、檀香油、高良姜油、荜茇油、冰片。

功能主治：理气止痛。用于缓解心绞痛。

**4. 头风膏（《卫生部药品标准中药成方制剂·第十五册》）**　药物组成：细辛、白芷、薄荷油、地黄、香附（制）、乌药、白附子、红花、三棱、桂枝、僵蚕、香加皮、莪术、当归、威灵仙、羌活、独活、赤芍、桃仁、全蝎、血余炭、麻黄、防风、白芷、秦艽、大黄、栀子、高良姜、生川乌、生草乌。

功能主治：散风止痛。用于感受风邪，防治产妇头痛。

**5. 伊痛舒注射液（《卫生部药品标准中药成方制剂·第十七册》）**　药物组成：细辛、当归、川芎、羌活、独活、防风、白芷。

功能主治：祛风散寒胜湿，活血祛瘀镇痛。用于多种原因引起的头痛，牙痛，神经痛，风湿痛及肌纤维炎，骨关节、胃肠、胆、肾疾患、癌症等引起的疼痛。按中医辨证用药，尤其对寒邪和瘀血所致的痛证有较好的效果。

**【注意事项】**

1. 不宜与藜芦同用。

2. 细辛中含有的黄樟醚等挥发油成分具有一定的毒性，毒性作用主要表现在中枢神经系统；马兜铃酸类成分主要表现为肾毒性，大量或长期服用可导致慢性肾功能衰竭。其挥发油中的黄樟醚含量可随煎煮时间快速降低，毒性大大降低，而活性成分甲基丁香酚仍足量，故首先可通过控制煎煮时间减毒；此外，细辛的毒性大小与其品种、药用部位、配伍、剂型、用法、个体差异等关系密切，临床应用应多方面考虑，辨证对待。

**【贮藏】**　置阴凉干燥处。

**【参考文献】**　[1]熊玉兰，荆宇，尚明英，等.细辛非挥发性提取物抗炎镇痛作用研究[J].中国中药杂志，2009，34(17)：2252-2256.

[2]洪翠英，钱立群，谢伟，等.细辛挥发油抑制大鼠棉球肉芽

肿形成与血清锌、铜含量的关系[J].中国中药杂志,1992,17(4):236-238.

[3]许阳光,曹晨,尚明英,等.不同产地北细辛和华细辛镇痛抗炎药效学评价[J].中国中药杂志,2012,37(5):625-630.

[4]JianHuang, Hui-QingWang, Cui Zhang, *et al*. Anewtetrahydrofuran-typelignan with Anti-inflammatory Activity from *Asarumheterotropoides* Fr.Schmidt var.*Mandshuricum*[J].Journal of Asian Natural Products Research, 2014, 16(4): 387-392.

[5]孙建宁,徐秋苹,王凤仁,等.三种细辛属植物挥发油对中枢神经系统的作用[J].中国药学杂志,1991,26(8):470-472.

[6]梁少瑜,谭晓梅,曾永长,等.细辛挥发油对过敏性鼻炎豚鼠鼻黏膜和组胺影响的初步研究[J].中国实验方剂学杂志,2011,17(2):149-151.

[7]胡月娟,周弘,王家国,等.细辛挥发油的解痉抗炎作用[J].中国药理学通报,1986,2(1):41-44.

[8]王宗先,田洪海,王贵文,等.细辛煎剂对动物心血管的作用[J].滨州医学院学报,1990,13(1):82-87.

[9]石含秀,韩林,贾波,等.细辛含药血清对大鼠心肌细胞钠通道的影响[J].浙江中西医结合杂志,2009,19(10):599-602.

[10]章育正,余上才,赵慧娟,等.苍耳子和细辛的免疫抑制作用[J].上海免疫学杂志,1998,13(6):334-336.

[11]王龙妹,傅惠娣,周志兰,等.细辛、苍耳子对小鼠干扰素诱生的影响[J].中国临床药学杂志,1999,8(S):23-25.

[12]张丽丽,关振中,张竞逵,等.细辛脂素体外免疫抑制作用的实验研究[J].中华心血管病杂志,2003,31(6):444-447.

[13]栗坤,郑福禄,龚淑珍,等.细辛、杜仲及其合剂对D-半乳糖所致衰老小鼠NO、NOS和MDA的影响[J].黑龙江医药科学,2001,24(4):1-2.

[14]齐亚灵,赵文杰.细辛、杜仲及其合剂对D-半乳糖所致衰老小鼠睾丸影响的形态学研究[J].中国老年学杂志,2000,20(7):939-940.

[15]刘继鑫,李朝品,孙艳宏,等.细辛精油体外抑杀螨形螨的实验研究[J].热带病与寄生虫学,2014,12(1):21-23.

[16]邓远辉,冯怡,孙静,等.细辛抗人乳头瘤病毒的作用研究[J]. 中药材,2004,27(9):665-666.

[17]袁晓琴,孙莲芬.细辛不同提取部位镇痛作用及毒性的比较研究[J].时珍国医国药,2009,20(8):2050-2051.

[18]宋俊斋,李家亿,杨念,等.中药细辛的遗传毒性实验研究[J]. 中国药物警戒,2010,7(5):262-264.

[19]李荣荣,杨勇,丁嘉信,等.细辛不同提取物对小鼠急性毒性实验的比较研究[J].中国药物警戒,2012,9(6):321-324.

[20]徐军,胡月娟,纪绿屏.细辛的血管平滑肌作用及致突变作用研究[J].中成药,1992,14(12):32-33.

[21]陈永芳,张兴玉,翟鸥.麻黄附子细辛汤治疗病态窦房结综合征60例[J].中国中西医结合杂志,2004,24(3):276-277.

[22]吴同启,顾宁,王芳芳.宁心痛颗粒对冠心病气虚血瘀证患者左室舒张功能不全的影响[J].中国中西医结合杂志,2010,30(4):357-359.

[23]林昌松,钟斯婷,关彤,等.除湿蠲痹方熏蒸治疗对强直性脊柱炎疗效的影响[J].广州中医药大学学报,2009,26(4):317-320.

[24]范琳燕,关凌.中药离子导入法治疗寒邪偏盛型风湿性关节炎的临床疗效观察[J].广州中医药大学学报,2014,31(1):44-46.

[25]龚小雪,孙定隆,陈继婷,等.细辛、威灵仙联合应用止痛疗效观察[J].中国实验方剂学杂志,2012,18(6):247-248.

[26]张扩建,杨铁骊,闫德祺.养血清脑颗粒治疗高血压性头痛临床研究[J].中成药,2005,27(4):433-435.

[27]熊淑英,况君,魏苗青,等.中药蜡泥治疗神经根型颈椎病的临床疗效观察[J].广州中医药大学学报,2009,20(6):1327-1328.

[28]常克,陈佳,王海俊.麻黄附子细辛汤治疗肾病综合征风水相搏证疗效观察[J].中国实验方剂学杂志,2013,19(19):310-313.

[29]田海燕,胡佳,王琳.穴位贴敷与电针治疗支气管哮喘疗效对照观察[J].中国针灸,2013,33(6):485-489.

[30]陈茜,黎耀东,李凯丽.糖胃贴敷方对糖尿病胃轻瘫患者胃肠激素影响的临床研究[J].中成药,2011,33(2):208-211.

（王倩　吴清华　裴瑾）

## 835　细叶铁线莲

Xiyetiexianlian

**【异名】** 透骨草、断肠草、狗肚子筋、驴断肠(《中华本草》)。

**【来源】** 为毛茛科植物芹叶铁线莲 *Clematis aethusifolia* Turcz.的地上部分。

**【产地】** 主要为栽培品,野生品亦有。主产于东北、华北、陕西等地。

**【采收加工】** 6～7月采割,除去枯枝,洗净,晒干。

**【炮制】** 除去杂质,晒干,切段备用。

**【性状特征】** 茎细而缠绕,直径0.5～2.5cm,表面灰黄绿色至红棕色,断面灰白色。叶为二至三回羽状复叶,叶柄较短,裂片细小,倒披针形或披针形条状,宽约0.5～2mm,全缘。气微香而特异味淡。

**【化学成分】** 细叶铁线莲的主要成分是黄酮。细叶铁线莲的黄酮是其主要药理活性成分。

【药性】 辛、微甘，热，轻、锐、燥、糙；有毒。

【功能主治】 破痞，调温，燥“协日乌素”，止腐，消肿，止泻。用于寒痞，消化不良，寒性“协日乌素”病，“吾雅曼”病，黄水疮，疮疡，水肿，寒泻。

【临床应用】 临床常用

寒痞　本品辛、微甘，热，可燥“协日乌素”，治疗寒性“协日乌素”病，如泄泻、水肿、黄水疮等。

【用法用量】 3～6g。

【注意事项】 本品有毒，中药多作外洗药，内服勿过量。

【贮藏】 置阴凉干燥处。

（彦培傲　李燕　彭成　敖慧）

## 836　夏枯草

Xiakucao

【异名】 夕句、乃东（《神农本草经》），燕面（《名医别录》），麦穗夏枯草、麦夏枯、铁线夏枯（《滇南本草》），铁色草（《本草纲目》），棒柱头花（《中国药植志》），大头花（《浙江中药手册》），灯笼头、羊肠菜、榔头草（《江苏植药志》），白花草（《河北药材》），胀饱草（《山东中药》），棒槌草（《中药志》），干叶叶（《陕西中药志》），锣锤草、东风、牛枯草、地枯牛、广谷草（《湖南药物志》），六月干、棒头柱（《闽东本草》）。

【来源】 为唇形科植物夏枯草 *Prunella vulgaris* L.的干燥果穗。

【产地】 主要为野生品，栽培品亦有。主产于江苏、安徽、浙江等地。建立河南省确山县石滚河镇赵楼村、陈冲村等16个自然村落等地的夏枯草GAP种植基地已通过原国家食品药品监督管理总局验收。

【采收加工】 夏枯草在每年5～6月，当花穗变成棕褐色时，选晴天，割起全草，捆成小把，或剪下花穗，晒干。

【炮制】 切段。

【性状特征】 呈圆柱形，略扁，长1.5～8cm，直径0.8～1.5cm；淡棕色至棕红色。全穗由数轮至10数轮宿萼与苞片组成，每轮有对苞片2片，呈扇形，光端尖尾状，脉纹明显，外表面有白毛。每一苞片内有花3朵，花冠多已脱落，宿萼二唇形，内有小坚果4枚，卵圆形，棕色，尖端有白色突起。体轻。气微，味淡。以色紫褐、穗大者为佳。

【化学成分】 夏枯草的主要成分是三萜皂苷、甾体、黄酮、香豆素，还含有有机酸、维生素、树脂、鞣质、挥发油、无机盐等。夏枯草的三萜皂苷、甾体、黄酮、香豆素是其主要药理活性成分。《中华人民共和国药典》2015年版规定，本品药材按干燥品计算，含迷迭香酸（$C_{18}H_{16}O_8$）不得少于0.20%。

【药理毒理】

**1. 降血压**　夏枯草煎剂按5、15、25g/100ml给肾上腺素致高血压模型家兔耳缘静脉注入，可使家兔血压下降[1]。

**2. 抗炎**　夏枯草生药水煎醇沉液按3.3、5、10g/kg给巴豆油致耳肿胀模型小鼠腹腔注射，可使小鼠耳肿胀率降低[2]。

**3. 降血糖**　夏枯草醇提物按0.5g/kg给正常小鼠灌胃，可降低血糖水平；夏枯草醇提物按0.25、0.5g/kg给四氧嘧啶致糖尿病模型小鼠灌胃，连续3d，可抑制注射肾上腺素引起的血糖升高，明显改善糖耐量，增加肝糖原合成[3]。

**4. 镇咳**　夏枯草乙酸乙酯提取物按1.47g/kg给浓氨水致咳嗽模型小鼠灌胃，可减少5min咳嗽次数，增加小鼠酚红排出量[4]。

**5. 抗氧化**　采用DPPH、FRAP方法检测发现，60%乙醇夏枯草提取物具抗氧化活性，可增加SOD活性[5]。

【药性】 辛、苦，寒。归肝、胆经。

【功能主治】 清肝泻火，明目，散结消肿。用于目赤肿痛，目珠夜痛，头痛眩晕，瘰疬，瘿瘤，乳痈，乳癖，乳房胀痛。

【临床应用】 临床常用

（1）肝火上炎、目赤肿痛、目珠疼痛、头痛、晕眩等症　本品能清泄肝火，为治肝火上炎所致的目赤、头痛、头晕的要药，常配菊花、石决明等同用；如肝虚目珠疼痛，至夜尤剧，可与当归、白芍等配合应用。

（2）瘰疬，痰核　本品能清肝火、散郁结，为治疗瘰疬结核属于痰火者一味常用药物，长期服用有一定效果，临床常配合玄参、贝母、连翘、牡蛎、昆布等同用，如《摄生众妙方》夏枯草汤；治乳痈初起，常与蒲公英配伍使用，如《本草汇言》。

【用法用量】 9～15g。

【成药例证】

**1. 夏桑菊颗粒[《国家中成药标准汇编·内科肺系(一)分册》]** 药物组成：夏枯草、野菊花、桑叶。

功能主治：清肝明目，疏风散热，除湿痹，解疮毒。用于风热感冒、目赤头痛、高血压、头晕耳鸣、咽喉肿痛、疔疮肿毒等症。

**2. 夏枯草膏、口服液(《中华人民共和国药典》2015年版)** 药物组成：夏枯草。

功能主治：清火，散结，消肿。用于火热内蕴所致的头痛、眩晕、瘰疬、瘿瘤、乳痈肿痛；甲状腺肿大、淋巴结核、乳腺增生病见上述证候者。

**3. 消瘰夏枯草膏(《卫生部药品标准中药成方制剂·第四册》)** 药物组成：夏枯草、玄参、昆布、浙贝母、桔梗、甘草、当归、白芍(炒)、川芎、红花、香附(制)、陈皮、乌药、僵蚕。

功能主治：清火化痰，调气散结。用于瘰疬，瘿瘤。

**4. 乳癖散结胶囊(《中华人民共和国药典》2015年版)** 药物组成：夏枯草、僵蚕(麸炒)、柴胡(醋炙)、玫瑰花、当归(酒炙)、牡蛎。

功能主治：行气活血，软坚散结。用于气滞血瘀所致的乳腺增生病，症见乳房疼痛、乳房肿块、烦躁易怒、胸胁胀满。

【贮藏】 置干燥处。

【参考文献】 [1]何晓燕，赵淑梅，官汝淳.夏枯草对家兔降压作用机理的研究[J].通化师范学院学报，2002，23(5)：100-102.

[2]陈勤，曾炎贵，曹明成，等.夏枯草的抗炎作用及其对免疫器官影响的研究[J].山西医药杂志，1983，12(2)：67-69.

[3]刘保林，朱丹妮，王刚，等.夏枯草醇提物小鼠血糖的影响[J].中国药科大学报，1995，26(1)：44-46.

[4]宋婷，刘守金，汪宁，等.白毛夏枯草镇咳祛痰有效部位的初步筛选[J].安徽中医学院学报，2010，29(3)：47-49.

[5]Liang Feng, Xiaobin Jia, Mao-Mao Zhu, *et al*.Antioxidant Activities of Total Phenols of Prunella Vulgaris L.in vitro and in Tumor-bearing Mice[J].Molecules, 2010, 15(12): 9145-9156.

(彦培傲　李燕　彭成　敖慧)

## 837　夏天无

Xiatianwu

【异名】 一粒金丹、洞里神仙、野延胡、飞来牡丹(《本草纲目拾遗》)，伏地延胡索、无柄紫堇江西(《草药手册》)。

【来源】 为罂粟科植物伏生紫堇 *Corydalis decumbens* (Thunb.) Pers.的干燥块茎。

【产地】 主要为栽培品，野生品亦有。主产于江苏、安徽、浙江等地。

【采收加工】 4月上旬至5月初待茎叶变黄时，先晴天挖掘块茎，除去须根，洗净泥土，晒干。

【炮制】 净制。

【性状特征】 呈类球形、长圆形或不规则块状，长0.5～3cm，直径0.5～2.5cm。表面灰黄色、暗绿色或黑褐色，有瘤状突起和不明显的细皱纹。质硬，断面黄白色或黄色，颗粒状或角质样，有的略带粉性。无臭，味苦。

【化学成分】 夏天无的主要成分是生物碱。夏天无的生物碱是其主要药理活性成分。《中华人民共和国药典》2015年版规定，本品药材含原阿片碱($C_{20}H_{19}NO_5$)不得少于0.30%，盐酸巴马汀($C_{21}H_{21}NO_4 \cdot HCl$)不得少于0.080%。

【药理毒理】

**1. 抗老年性痴呆** 夏天无总生物碱按0.5、1.0mg/kg给D-半乳糖腹腔注射致痴呆模型大鼠灌胃，连续6周，可改善大鼠的学习记忆能力，增加大鼠的脑内5-HT、DA含量[1]。

**2. 镇痛** 夏天无总生物碱按3mg/ml，0.4ml/18g给热板法致疼痛模型小鼠腹腔注射，可升高小鼠痛阈值[2]。

**3. 抗血小板聚集与抗血栓** 夏天无总生物碱按0.6mg/kg给ADP致血小板聚集模型大鼠静脉注射，可延长特异性血栓形成时间，缩短血栓长度，减轻血栓湿重和干重，降低血小板黏附率[3]。

**4. 安全性评价** 小鼠灌胃夏天无总生物碱半数致死量($LD_{50}$)为61.5±14.2mg/kg，死亡小鼠均在给药后不久发生强直性惊厥而迅速致死[4]。

【药性】 苦、微辛，温。归肝经。

【功能主治】 活血止痛，舒筋活络，祛风除湿。用于中风偏瘫，头痛，跌仆损伤，风湿痹痛，腰腿疼痛。

【临床应用】 临床常用

(1) 中风偏瘫，手足不遂及肝阳上亢引起的头痛、头晕等症　本品具有活血通络、行气止痛之功，常与夏枯草、桑寄生、钩藤、地龙等药同用。

(2) 跌仆损伤，瘀肿疼痛　本品具有活血止痛之功，可单用，也可配伍鸡血藤、没药、乳香等药同用。

(3) 风湿痹痛，关节拘挛不利　本品具有活血通络之功，与当归、独活、羌活、威灵仙等药同用。

**【用法用量】** 6～12g，研末分3次服。

**【成药例证】**

**1. 夏天无片(《中华人民共和国药典》2015年版)** 药物组成：夏天无。

功能主治：活血通络，行气止痛。用于瘀血阻络、气行不畅所致的中风，症见半身不遂、偏身麻木，或跌仆损伤、气血瘀阻所致的肢体疼痛、肿胀麻木；风湿性关节炎、坐骨神经痛见上述证候者。

**2. 夏天无滴眼液(《中华人民共和国药典》2015年版)** 药物组成：夏天无提取物、天然冰片。

功能主治：活血明目舒筋。用于血瘀筋脉阻滞所致的青少年远视力下降、不能久视；青少年假性近视症见上述证候者。

**3. 复方夏天无片(《中华人民共和国药典》2015年版)** 药物组成：夏天无、夏天无总碱、制草乌、人工麝香、乳香(制)、蕲蛇、独活、豨莶草、安痛藤、威灵仙、丹参、鸡矢藤、鸡血藤、山楂叶、牛膝等。

功能主治：祛风逐湿，舒筋活络，行血止痛。用于风湿瘀血阻滞，经络不通引起的关节肿痛、肢体麻木、屈伸不利、步履艰难；风湿性关节炎、坐骨神经痛、脑血栓形成后遗症及小儿麻痹后遗症见上述证候者。

**4. 灵益胶囊(《新药转正标准34》)** 药物组成：生甘草、夏天无、西洋参、白芍、黄连(姜炙)。

功能主治：清热解毒，益气化瘀，缓急止痛，脱毒制瘾。用于因中断滥用阿片类依赖性药物而出现的急性戒毒综合征，症见心烦失眠，肢体挛急，腹痛泄泻，舌质暗红，脉沉细小数属热毒瘀滞、气阴不足证者。

**5. 夏天无注射液(《卫生部药品标准中药成方制剂·第十八册》)** 药物组成：夏天无。

功能主治：通络，活血，止痛。用于高血压偏瘫，小儿麻痹后遗症，坐骨神经痛，风湿关节痛，跌打损伤。

**【注意事项】** 孕妇慎用。

**【贮藏】** 置通风干燥处。

**【参考文献】**
[1]张熠，顾振纶，蒋小岗.夏天无总碱提取物对痴呆大鼠脑内5-HT和DA含量的影响[J].苏州大学学报，2004，24(2)：134-136.

[2]江西中医学院药学系，江西余江制药厂.夏天无生物碱的初步药理研究[J].中成药，1978，1(4)：13-16.

[3]刘忞，冯高闳.夏天无总碱对大鼠血小板功能的影响[J].中国药理学通报，1988，4(51)：301-303.

[4]吴二兵，胡雪勇，孙安盛，等.夏天无、钩藤生物碱抗脑细胞凋亡作用及急性毒性[J].遵义医学院学报，2004，27(5)：444-446.

(彦培傲　李燕　彭成　敖慧)

## 838　仙鹤草

Xianhecao

**【异名】** 龙牙草、施州龙牙草(《本草图经》)，瓜香草(《救荒本草》)，黄龙尾(《滇南本草》)，铁胡蜂、金顶龙芽(《百草镜》)，老鹳嘴、子母草、毛脚茵(《植物名实图考》)，黄龙牙、草龙牙、地椒、黄花草、蛇疙瘩(亨利氏《中国植物名录》)，龙头草、寸八节(《分类草药性》)，过路黄、毛脚鸡(《天宝本草》)，杰里花、线麻子花(《植物名汇》)，脱力草(《滇南本草图谱》)，刀口药、大毛药(《贵州民间方药集》)，地仙草(《东北药植志》)，蛇倒退(《滇南本草》整理本)，路边鸡、毛将军、鸡爪沙、路边黄、五蹄风、牛头草(《湖南药物志》)。

**【来源】** 为蔷薇科植物龙芽草 *Agrimonia pilosa* Ldb.的干燥地上部分。

**【产地】** 主要为野生品，栽培品亦有。主产于浙江、江苏、湖北等地。

**【采收加工】** 夏、秋二季茎叶茂盛时采割，除去杂质，晒干。

**【炮制】** 除去残根和杂质，洗净，稍润，切段，干燥。

**【性状特征】** 长50～100cm，全体被白色柔毛。茎下部圆柱形，直径4～6mm，红棕色，上部方柱形，四面略凹陷，绿褐色，有纵沟及棱线，有节；体轻，质硬，易折断，断面中空。单鼓羽状复叶互生，暗绿色，皱缩卷曲；质脆，易碎；叶片有大小2种，相间生于叶轴上，顶端小叶较大，完整小叶片展平后呈卵形或椭圆形，无端尖，基部楔形，边缘有锯齿；托叶2，抱茎，斜卵形。总状花序细长，花萼下部呈筒状，萼筒上部有钩刺，无端与裂，花瓣黄色。气微，味微苦。以茎棕红、质嫩、叶多者为佳。

【化学成分】　仙鹤草的主要成分是黄酮、香豆素、酚，还含有鞣质、甾醇、皂苷、挥发油等。仙鹤草的黄酮、香豆素、酚是其主要药理活性成分。

【药理毒理】

**1. 抗疟**　仙鹤草水煎液按1g/ml，1ml/18g给伯氏疟原虫感染的小鼠灌胃给药，1次/d，连续7d，可使小鼠红细胞疟原虫感染率降低[1]。

**2. 抗肿瘤**　0、2、4、8、16g/L仙鹤草水提液作用Eca109细胞72h，16g/L仙鹤草水提液可抑制Eca109细胞生长，下调Eca109细胞内Bcl-2蛋白表达，上调P53蛋白表达[2]。

**3. 抗心律失常**　仙鹤草提取液按50、200mg/kg给乌头碱、氯化钡致心律失常模型大鼠灌胃给药，可缓解大鼠心律失常，降低NO、NOS含量，降低血清总胆固醇和甘油三酯的含量[3]。

【药性】　苦，涩，平。归心、肝经。

【功能主治】　收敛止血，截疟，止痢，解毒，补虚。用于咯血，吐血，崩漏下血，疟疾，血痢，痈肿疮毒，阴痒带下，脱力劳伤。

【临床应用】　临床常用

(1)多种出血病症　仙鹤草功能止血，作用广泛，可用于身体各部分出血病症，且无论寒、热、虚、实者均可应用。可单独服用，也可配合其他止血药同用，常与旱莲草相须为用。如属于血热妄行，可配合凉血、止血如鲜生地、赤芍、丹皮、侧柏叶、藕节等品；如用于虚寒性出血，可配伍益气补气、温阳止血如党参、黄芪、熟地、白芍、炮姜、灶心土、艾叶等品。

(2)脱力劳伤　本品又有补虚强壮作用，可用治脱力劳伤之症，民间称之为“脱力草”，常与大枣同煎服。

【用法用量】　6～12g。外用适量。

【成药例证】

**1. 癃清片(《中华人民共和国药典》2015年版)**　药物组成：泽泻、车前子、败酱草、金银花、牡丹皮、白花蛇舌草、赤芍、仙鹤草、黄连、黄柏。

功能主治：清热解毒，凉血通淋。用于下焦湿热所致的热淋，症见尿频、尿急、尿痛、腰痛、小腹坠胀；亦用于慢性前列腺炎湿热蕴结兼瘀血证，症见小便频急，尿后余沥不尽，尿道灼热，会阴少腹腰骶部疼痛或不适等。

**2. 平消片(《中华人民共和国药典》2015年版)**　药物组成：郁金、五灵脂、硝石、枳壳(麸炒)、仙鹤草、白矾、干漆(制)、马钱子粉。

功能主治：活血化瘀，散结消肿，解毒止痛。对毒瘀内结所致的肿瘤患者具有缓解症状，缩小瘤体，提高机体免疫力，延长患者生存时间的作用。

**3. 维血宁颗粒(《中华人民共和国药典》2015年版)**　药物组成：虎杖、炒白芍、仙鹤草、地黄、鸡血藤、熟地黄、墨旱莲、太子参。

功能主治：滋阴养血，清热凉血。用于阴虚血热所致的出血；血小板减少症见上述证候者。

**4. 胃疡宁丸(《卫生部药品标准中药成方制剂·第二十册》)**　药物组成：白术(制)、乌药、山药(炒)、白及、青皮、高良姜、赤芍、仙鹤草、甘草、珍珠层粉、香附、五指毛桃。

功能主治：温中散寒，理气止痛，制酸止血。用于胃脘胀痛或刺痛，呕吐泛酸，胃及十二指肠溃疡属于寒凝气滞血瘀者。

**5. 参鹿补片《卫生部部颁标准新药转正标准·第十五册》**　药物组成：红参、鹿肉、淫羊藿、狗脊、墨旱莲、玉竹、女贞子(酒炙)、熟地黄、锁阳、续断、白术(炒)、仙鹤草、党参、鸡血藤。

功能主治：益气养血，补肾壮阳。用于肾阳虚衰，气血不足，畏寒肢冷，精神疲乏，腰膝酸软，头晕耳鸣。

【贮藏】　置通风干燥处。

【参考文献】　[1]赖秀球.龙胆草与仙鹤草配伍的非特异免疫抗疟作用[J].广东医学，2005，26(11)：1478-1479.

[2]马丽萍，赵培荣，王留兴，等.仙鹤草水提液对食管癌Eca109细胞生长的抑制作用[J].郑州大学学报(医学版)，2007，42(1)：149-151.

[3]杨平，沈海萍，张东珍，等.仙鹤草、丹参在治疗心律失常中与一氧化氮(NO)关系的研究[J].中国中医基础医学杂志，2006，12(2)：114-115，129.

(彦培傲　李燕　彭成　敖慧)

## 839　仙茅

Xianmao

【异名】　独茅根、茅爪子、婆罗门参(《开宝本草》)，独脚仙茅、蟠龙草(《生草药性备要》)，风苔草、冷饭草(《质问本草》)、小地棕根(《草木便方》)，地棕根(《分类草药性》)，黄茅参、独脚黄茅(《广西中药志》)，独足绿茅根(《四川中药志》)，独脚丝茅(《江西中药》)，仙茅参(《中药志》)，千年棕(《全国中草药汇编》)，山棕皮、尖刀草(《新华本草纲要》)。

**【来源】** 为石蒜科植物仙茅 *Curculigo orchioides* Gaertn.的干燥根茎。

**【产地】** 主要为野生品，栽培品亦有。其道地产区为四川宜宾一带，主产于四川、云南、贵州等地。

**【采收加工】** 仙茅移栽后生长2年，即可采挖，一般在10月倒苗后至春季末发芽前采挖。采挖时把根茎全部挖起。抖净泥土，除尽残叶及须根。晒干，如遇阴雨天气，可烘干。

**【炮制】** **仙茅** 除去杂质，洗净，切段，干燥。成品为表面黑褐色圆柱形短段。

**酒炙仙茅** 洗净仙茅，再黄酒拌匀，润透后置锅内，微炒至干，取出，晾干即得。每100kg仙茅，用黄酒10～20kg。成品色泽较深，微有酒气。

**酒蒸仙茅** 取净仙茅，用黄酒拌匀，润透，置笼屉内蒸1～2h，取出，晒干。每100kg仙茅，用黄酒20kg。

**糯米制仙茅** 取鲜仙茅，淘净泥土，刮去皮。用糯米(20%)混合蒸透心，断面无白点时取出晒干。

**米泔制仙茅** 取净仙茅置于米泔水中浸泡，每天换米泔水2次，至浸液赤色去尽，捞起，沥干水，置蒸具中蒸透气后2h，取出，切段，晒干。用时捣碎。

**【性状特征】** **仙茅** 呈类圆形，略弯曲，长3～10cm，直径0.4～1.2cm。表面棕色至褐色，粗糙，有细孔状的须根痕和横皱纹。质硬而脆，易折断，断面不平坦，灰白色至棕褐色，近中心处色较深。或不规则形的厚片或段，外表皮棕色至褐色，粗糙，有的可见纵横皱纹和细孔状的须根痕。切面灰白色至棕褐色，有多数棕色小点，中间有深色环纹。气微香，味微苦、辛。以根条粗长、质坚脆、表面黑褐色者为佳。

**酒仙茅** 形如仙茅，色泽加深，略具酒气。

**糯米仙茅** 形如仙茅，表面色泽加深，内无白心。

**米泔制仙茅** 如仙茅，色泽加深。

**【化学成分】** 仙茅的主要成分是皂苷、酚及酚苷、多糖，还含有脂肪酸、挥发油等。仙茅的皂苷、酚及酚苷、多糖是其主要药理活性成分。《中华人民共和国药典》2015年版规定，本品药材按干燥品计算，含仙茅苷($C_{22}H_{26}O_{11}$)不得少于0.10%。

**【药理毒性】**

**1. 增强免疫** 70%仙茅乙醇浸剂按10、20g/kg给正常小鼠灌胃，每日1次，连续7d，可提高小鼠的腹腔巨噬细胞数目、吞噬指数和T淋巴细胞含量[1]。

**2. 调节生殖系统** 仙茅醇浸剂按10g/kg给手术去睾丸致去势模型雄性大鼠灌胃给药，连续21d，可增加精囊腺的重量[1]；仙茅水煎液按10g/kg给正常雌性大鼠灌胃，每日2次，连续5d，可增加大鼠垂体前叶、卵巢和子宫的重量，提高HCG/LH受体特异结合力[2]。仙茅乙醇提取物按300、600、1200mg/kg给手术去睾丸致去势模型雄性大鼠灌胃给药，连续7d，可增加阴道角质化[3]。仙茅水提物按100、200mg/kg给链脲霉素致高血糖模型雄性大鼠灌胃给药，连续28d，可缩短大鼠潜伏期和犹豫时间，增加大鼠性行为的频率[4]。

**3. 适应原样性作用** 70%仙茅乙醇浸剂按20、40g/kg给小鼠灌胃，可延长小鼠在密封广口瓶的存活时间，提高小鼠抗低氧能力；70%仙茅乙醇浸剂按10g/kg给小鼠灌胃，可减少小鼠在45℃恒温箱内的死亡数量，提高小鼠抗高温能力[1]。

**4. 镇静、抗惊厥** 70%仙茅乙醇浸剂按10g/kg给防己毒素致阵挛性惊厥模型小鼠灌胃，可推迟小鼠的潜伏时间和减少惊厥次数；按10g/kg给小鼠灌胃，可明显延长小鼠的睡眠时间[1]。

**5. 安全性评价** 仙茅水煎剂按低剂量(相当于临床用量的25倍或$LD_{50}$的1/16)、中剂量(相当于临床用量的50倍或$LD_{50}$的1/8)、高剂量(相当于临床用量的100倍或$LD_{50}$的1/4)给大鼠灌胃，每日1次，连续3m，低剂量可使心指数增加，恢复后胸腺指数降低[5]。

**【药性】** 辛，热；有毒。归肾、肝、脾经。

**【功能主治】** 补肾阳，强筋骨，祛寒湿。用于阳痿精冷，筋骨痿软，腰膝冷痛，阳虚冷泻。

**【临床应用】** **临床常用**

(1) 肾阳虚衰证　本品味辛，性温热，归肾经，善补命门之火而温肾壮阳，故常用于阳痿、遗精、遗尿、崩漏、早衰、腰痛等肾阳虚衰证。治男子阳痿、早泄等，可与淫羊藿、巴戟天、肉苁蓉等同用，如《景岳全书》赞育丹。本品温肾、助阳化气,可用于肾阳虚衰、气化失司之遗尿,治老人遗尿,小便频多,或余沥不尽,可单用,也可与淫羊藿、五加皮浸酒,如《万病回春》仙茅酒;治妇人红崩下血,已成漏证,可与当归、蛇果草为伍;治诸虚百损,五劳七伤,须发早白,耳鸣眼花,牙齿稀落等早衰之症,可与山茱萸、补骨脂、黄精等同用,如《寿世保元》长春不老丹;本品与白茯苓、山药、石菖蒲同用,能大补益,壮元阳,久服延年益寿,如《杨氏家藏方》仙茅丸;治肾阳虚、气血不足,兼风寒之腰膝酸冷,肌肤麻木不仁,四肢不温,筋脉挛急,关节痹痛等,用与人参、牛膝、五加皮、附片等浸酒服,如《圣济总录》牛膝人参酒。

(2)寒湿痹痛　本品与威灵仙、羌活、橘皮、姜黄、白术、茯苓、苍术、牵牛子合用,治风气凝滞,身体疼痛,四肢拘急,腰脚沉重,如《圣济总录》仙茅丸;治风寒湿痹、骨节疼痛等,与川乌、草乌配伍。

此外,本品能补命门之火以温脾阳、止冷泻,常与补骨脂、干姜、人参、白术等配伍,用于脾肾阳虚的脘腹冷、泄泻。本品亦可治疗疮痈肿毒和毒蛇咬伤。

**【用法用量】** 3～10g。

**【成药例证】**

**1. 鹿仙补肾片(《国家中成药标准汇编·内科肾系分册》)** 药物组成:鹿茸、仙茅、肉苁蓉、韭菜子、人参、补骨脂、当归、菟丝子、蛇床子、淫羊藿。

功能主治:补肾助阳。用于肾阳不足所致阳痿,腰膝酸软。

**2. 锁仙补肾口服液(《国家中成药标准汇编·内科肾系分册》)** 药物组成:枸杞子、蛇床子、淫羊藿、锁阳、仙茅、巴戟天、附子(制)、熟地黄、肉桂、蜂蜜(炼)。

功能主治:补肾助阳。用于肾阳不足所致的阳痿遗精、腰膝酸软、头晕耳鸣等。

**3. 仙茸壮阳口服液(《国家中成药标准汇编·内科肾系分册》)** 药物组成:鹿茸(去毛)、仙茅、淫羊藿、巴戟天(盐炙)、肉苁蓉、枸杞子、刺五加浸膏、何首乌(制)、蜂蜜(炼)。

功能主治:补肾壮阳。用于体虚,阳痿肾寒。

**4. 骨仙片(《卫生部药品标准中药成方制剂·第四册》)** 药物组成:骨碎补、熟地黄、黑豆、女贞子、牛膝、仙茅、菟丝子、防己、枸杞子。

功能主治:填精益髓,壮腰健肾,强壮筋骨,舒筋活络,养血止痛。用于因骨质增生引起的疾患。

**5. 仙茸壮阳精(《卫生部药品标准中药成方制剂·第二册》)** 药物组成:鹿茸(去毛)、仙茅、淫羊藿、巴戟天(盐炙)、肉苁蓉、枸杞子、刺五加浸膏、何首乌(制)。

功能主治:补肾壮阳。用于体虚、阳痿肾寒。

**【注意事项】**

1. 本品由于辛温有毒,不宜当作补药长服。

2. 仙茅过量服用可引起舌体肿大、烦躁不安、腹泻、恶心呕吐等。其毒性物质基础主要为苷类。可通过炮制、辨证、控制剂量疗程等减毒。

**【贮藏】** 置干燥处,防霉,防蛀。

**【参考文献】**
[1]陈泉生,陈万群,杨士琰.仙茅的药理研究[J].中国中药杂志,1989,14(10):42-45.

[2]李炳如,余运初.补肾药对下丘脑-垂体-性腺轴功能影响[J].中医杂志,1984,(7):63-65.

[3]K Vijayanarayana, Rashmi S Rodrigues, K S Chandrashekhar, *et al*. Evaluation of Estrogenic Activity of Alcoholic Extract of Rhizomes of Curculigo Orchioides[J]. Journal of Ethnopharmacology, 2007,114(2): 241-245.

[4]M Thakur, N S Chauhan, V Sharma, *et al*. Effect of Curculigo Orchioides on Hyperglycemia-induced Oligospermia and Sexual Dysfunction in Male Rats[J]. International Journal of Impotence Research, 2012, 24(1): 31-37.

[5]向华丽,陈燕萍,张智,等.24味有毒中药长期毒性实验对大鼠脏器指数的影响[J].中国中医基础医学杂志,2006,12(1):35-36.

(彦培傲　李燕　彭成　敖慧)

## 840　仙桃草

Xiantaocao

**【异名】** 水蓑衣(《救荒本草》),英桃草(《本草求原》),小头红(《江苏省植物药材志》),蟠桃草、接骨仙桃、无风自动草(《贵阳民间药草》),小伤力草、小虫草(《安徽中草药》),地胡椒、病疳草(《浙江药用植物志》)。

**【来源】** 为玄参科植物蚊母草 *Veronica peregrina* L.带虫瘿的干燥全草。虫瘿内的小虫为象虫科昆虫仙桃草直喙象 *Gymnetron miyoshii* Miyoshi。

**【产地】** 主要为野生品,栽培品亦有。主产于江苏、浙江、江西、安徽、贵州等地。

【采收加工】 春、夏间采集果未开裂的全草(以带虫瘿者为佳),剪去根,拣净杂质,晒干或用文火烘干。

【炮制】 净制,抢水或喷淋清水,稍润后切断,干燥,筛去灰屑。

【性状特征】 须根丛生,细而卷曲,表面棕灰色至棕色,折断面白色。茎圆柱形,直径约1mm,表面枯黄色或棕色,老茎微带紫色,有纵纹;质柔软,折断面中空。叶大多脱落,残卵的叶片淡棕色或棕黑色,皱缩卷曲。气微,味淡。以虫瘿多、内有小虫者为佳。

【化学成分】 仙桃草的主要成分是黄酮,还含有鞣质等。仙桃草的黄酮是其主要药理活性成分。

【药性】 甘、微辛,平。归肝、胃、肺经。

【功能主治】 化瘀止血,清热消肿,止痛。用于跌打损伤,咽喉肿痛,痈疽疮疡,咳血,吐血,衄血,肚胃气痛,疝气痛,痛经。

【临床应用】 临床常用

(1) 跌打损伤 本品辛散,能消肿止痛,用于外力创伤,瘀血停滞,皮肤青紫,疼痛肿胀,肢节屈伸不利者。

(2) 出血证 本品入肺经,能化瘀止血,用于热邪入血,血分伏热,热迫血行,口干鼻燥,常出现吐血、咳血、衄血者。

(3) 痛经 本品能化瘀止血、行气止痛,用于热毒瘀滞,冲任不畅,血行受阻,经期腹痛,经血色暗,血块者。

【用法用量】 6～15g。外用适量,研末加白酒调敷患处。

【注意事项】 孕妇忌服。

【贮藏】 置干燥处。

(周勤梅 谢欣 彭成 敖慧)

## 841 鲜竹沥

Xianzhuli

【异名】 竹汁(《神农本草经》),淡竹沥(《名医别录》),竹油(苏医《中草药手册》)。

【来源】 为禾本科毛竹属植物粉绿竹 *Phyllostachys glauca* McClure、净竹 *Phyllostachysnuda* McClure 及同属数种植物的鲜杆经加热后自然沥出的液体。

【产地】 主要为野生品,栽培品亦有。主产于浙江、江西、福建、安徽等地。

【采收加工】 煮沸后,加适量防腐剂制得。

【炮制】 净制。

【性状特征】 为青黄色或黄棕色的透明液体。具竹香气,味微甜。以色泽透明、无沉淀者为佳。

【化学成分】 鲜竹沥的主要成分是氨基酸、酚酸。

【药理毒理】

**1. 镇咳、祛痰** 鲜竹沥按10.63、21.26g/(kg·d)给酚红致排痰小鼠模型灌胃,连续4d,可促进小鼠气管酚红排泌。相同剂量对氨水刺激致咳嗽小鼠模型灌胃,能延长氨水刺激小鼠的半数致喷雾时间,并可减少小鼠在2min内咳嗽次数[1]。

**2. 抑菌** 鲜竹沥对新生隐球菌、烟曲霉菌、白色念珠菌均有抑菌作用,其 *MIC* 分别为26.9、53.8、26.9μg/ml[2]。在稀释30倍以下时,竹沥对各类腐败菌(大肠埃希菌、金黄色葡萄球菌、枯草芽孢杆菌、啤酒酵母、黑曲霉、桔青霉菌、白曲霉、毛霉、根霉)仍具有较高的抑菌作用,其中对细菌类的抑制效果更好;稀释100倍后仍然能够抑制金黄色葡萄球菌、枯草芽孢杆菌和大肠埃希菌的生长[3]。

【药性】 甘、苦,寒。归心、肝、肺经。

【功能主治】 清热化痰。用于肺热咳嗽痰多,气喘胸闷,中风舌强,痰涎壅盛,小儿痰热惊风。

【临床应用】

**1. 临床常用**

(1) 肺热痰壅,咳逆胸闷,痰稠难咯等证 本品性寒滑利,祛痰力强,为"痰家之圣药",其清热涤痰功效,可单用,或与橘红、半夏、黄芩等配伍,以增清热化痰之功,如《医学启蒙汇编》竹沥导痰丸。现代用治上呼吸道感染、急性支气管炎、肺炎等之因于痰热蕴肺,而见发热咳嗽、胸闷气急、痰多黄稠者,多与麻黄、杏仁、石膏、射干等配伍,以宣肺化痰、清热止咳。

(2) 痰热蒙敝清窍诸证 本品质滑性寒,可升可降,能利窍豁痰、清热镇惊。凡中风痰迷、心神恍惚、昏不识人、不能言语者,可与生姜汁、生葛汁等配伍,如《千金方》竹沥汤。若小儿痰热惊风、四肢抽搐者,可与生姜汁、牛黄、胆星等合用,如《全幼心鉴》治小儿惊风天吊方。凡实热老痰结聚、狂惊癫痫者,可与青礞石、大黄、黄芩、半夏等同用，以清热涤痰，如《医方集解》竹沥达痰丸。现代治疗乙型脑炎、流行性脑脊髓膜炎，症见高热神昏、惊厥抽搐者，每用鲜竹沥频服，亦可与水牛角、牛黄、石菖蒲、远志等并用，以凉血息风、化痰开窍。

**2. 临床新用**　鲜竹沥可用于治疗食管/贲门癌术后肺部感染[4]、小儿咳喘[5]。

**【用法用量】**　口服，1次15～30ml，1天2次，或遵医嘱。

**【成药例证】**

**1. 复方鲜竹沥液(《中华人民共和国药典》2015年版)**　药物组成：鲜竹沥、鱼腥草、生半夏、生姜、枇杷叶、桔梗、薄荷素油。

功能主治：清热化痰，止咳。用于痰热咳嗽，痰黄黏稠。

**2. 竹沥达痰丸(《中华人民共和国药典》2015年版)**　药物组成：鲜竹沥、黄芩、半夏(制)、大黄(酒炙)、橘红、甘草、沉香。

功能主治：豁除顽痰，清火顺气。用于痰热上壅，顽痰胶结，咳喘痰多，大便干燥，烦闷癫狂。

**3. 贝沥止咳口服液(《新药转正标准42》)**　药物组成：川贝母、熊胆粉、鲜竹沥、白前、百部、紫菀、陈皮、桔梗、荆芥、甘草。

功能主治：宣肺清热，化痰止咳。用于外感风热或风寒化热所致的咳嗽咯痰，痰黄稠。

**4. 祛痰灵口服液(《中华人民共和国药典》2015年版)**　药物组成：鲜竹沥、鱼腥草。

功能主治：清肺化痰。用于痰热壅肺所致的咳嗽、痰多、喘促；急、慢性支气管炎见上述证候者。

**【贮藏】**　本品不能久藏，但可熬膏瓶贮，称竹沥膏；近年用安瓿瓶密封装置，可以久藏。

**【参考文献】**　[1]许小平，李忠琴，欧敏锐，等.竹沥成分分析及祛痰镇咳作用的实验研究[J].中国新医药，2003，2(12)：3-6.

[2]李忠琴，许小平，陈杰波，等.竹沥抗深部感染真菌的研究[J].中国新医药，2004，3(1)：13-14.

[3]许小平，李忠琴，欧敏锐，等.竹沥组分分析及抑菌作用[J].无锡轻工大学学报，2004，23(1)：36-40.

[4]施义.中药雾化治疗食管/贲门癌术后肺部感染临床观察[J].时珍国医国药，2007，18(2)：479-480.

[5]吴小玫，刘祖玉，岳光汉，等.超声雾化吸入中药板蓝根、鲜竹沥制剂治疗小儿咳喘的临床研究[J].中药药理与临床，1993，(4)：20.

（周勤梅　谢欣　彭成　敖慧）

## 842　相思子

Xiangsizi

**【异名】**　红豆(《王右丞集》)，云南豆子(《增订伪药条辨》)，郎君子(《和汉药考》)，红漆豆(《现代实用中药》)，相思豆、鸡母珠、难丹真珠、八重山珊瑚、美人豆(《中国主要植物图说·豆科》，观音子、鬼眼子(《南宁市药物志》)，鸳鸯豆(《中药材手册》)，土甘草豆(《药材学》)，郎君豆(《广东中药》)，黑头小鸡(《云南药用植物名录》)。

**【来源】**　为豆科植物相思子 *Abrus precatorius* L.的成熟干燥种子。

**【产地】**　主要为栽培品，野生品亦有。主产于广东、广西。此外，福建、云南亦产。

**【采收加工】**　夏、秋季分批采摘成熟果实，晒干，打出种子，除去杂质。

**【炮制】**　净制，干燥。用时捣碎。

**【性状特征】**　呈椭圆形，少数近于球形，长5～7mm，直径3～5mm。表面红色，种脐凹陷，白色，椭圆形，位于腹面的一端，周围呈乌黑色，占种皮表面的1/4～1/3，种脊位于种脐一端，呈微凸的直线状。质坚硬，不易破碎，破开后内有淡黄色的胚根，及半圆形的子叶2片。具青草气，味微苦涩。以干燥、个大、粒饱满，质坚、红黑分明、色艳者为佳。

**【化学成分】**　相思子的主要成分是生物碱、蛋白质，还含有甾醇、多糖、黄酮等。相思子的生物碱、蛋白质是其主要药理活性成分。

**【药理毒性】**

**1. 抗肿瘤**　相思子蛋白P2按50、75、100μg/kg的剂量给小鼠灌胃，连续10d，对小鼠$H_{22}$肝癌细胞生长有抑制作用，100μg/kg抑瘤率达62.47%[1]。按0.05、0.075和0.1mg/kg剂量给小鼠灌胃相思子蛋白P2，对小鼠肿瘤Lewis、EMT6均有较强的抑制作用，0.1mg/kg剂量对其抑制率分别达61.69%、49.6%[2]。相思子蛋白P2可抑制$HepG_2$细胞增殖，其$IC_{50}$值为$5.172\times10^{-3}$ mg/L。在$5\times10^{-5}\sim1\times$

$10^{-3}$ mg/L 剂量作用下，可引起 $HepG_2$ 细胞凋亡[1]。接种 Ehrlich 腹水癌细胞后注射相思子毒素，0.02mg/kg 的相思子毒素可以完全抑制腹水癌的生长[3]。

**2. 抗组胺、抗过敏** 相思豆碱 450、600mg/kg 对组胺-乙酰胆碱气雾致豚鼠哮喘模型腹腔注射或灌胃，均能延长豚鼠产生哮喘Ⅲ级反应潜伏期时间，延长率分别为 174%、153%和 213%、121%。相思子碱分别按 253、338mg/kg 对组胺致大鼠皮肤毛细血管通透性增加模型灌胃和腹腔注射，均可显著抑制组胺致大鼠皮肤毛细血管通透性增加，显著减少染料透出量。相思子碱按 450mg/kg 的剂量给鸡蛋白致豚鼠速发型过敏性休克模型灌胃，能延长豚鼠的速发型过敏性休克发生的潜伏期[4]。

**3. 安全性研究** 相思豆碱按 619、825、1100、1467 和 1956mg/kg 对小鼠腹腔注射给药，其 $LD_{50}$ 为 1467mg/kg，给药后小鼠活动减少、腹卧、平静地死亡[4]。小鼠以 4.90、6.14、7.63、9.60、12.0mg/kg 灌胃相思子蛋白 P2，给药后 2 周内小鼠出现可观察到的毒性反应，仅限于毛发絮乱、动物眼眦，未见其他异常。死亡高峰在动物服药后 5～7d，第 8d 后不再出现死亡。采用 Bliss 法计算 $LD_{50}$ 值为 6.77mg/kg，95%可信限为 5.44～8.43mg/kg[1]。相思子毒素 abrin-a、abrin-d 则有极强的细胞毒性，小鼠的 $LD_{50}$ 为 0.04μg/kg，成年人摄入的致死剂量为 5.0～7.0μg/kg[4]。

**4. 体内过程** 相思子毒素(abrin)在小鼠的血浆浓度-时间过程呈二房室模型。同位素示踪法测得相思子毒素在血浆中的半衰期 $t_{1/2\alpha}$ 为 6.6min，$t_{1/2\beta}$ 为 5.67h，放免分析法测得结果 $t_{1/2\alpha}$ 为 8.4min，$t_{1/2\beta}$ 为 6.93h。用 $^{125}$I-abrin 研究其在动物体内分布，表明各器官的 $^{125}$I-abrin 含量占注射剂量的百分率，在 0.5h，abrin 在肝、胃、肌、血、肾、脾、小肠、肺中的分布率分别为 16.6%、8.1%、7.5%、18.5%、5%、4.5%、4.5%、3.7%。如以每克组织中 abrin 含量计算，0.5h，组织分布含量最多的是脾，达注射剂量的 45%，其次是肺，为 19.6%。1h 时，脾的 abrin 含量达到最高。abrin 从组织中清除较缓慢，2h 仍含有注射剂量的 28%[5]。

**【药性】** 辛、苦，平；有毒。归心、肺、胃、肝经。

**【功能主治】** 清热解毒，祛痰，杀虫。用于痈疮，腮腺炎，疥癣，风湿骨痛。

**【临床应用】** **临床常用**

(1) 痄腮 本品苦泄清热，能解毒散结，用于热毒聚结，腮部红肿，咽喉疼痛，咀嚼受限，恶寒发热，头痛，口渴，小便短赤，大便干热者。

(2) 疥癣 本品性苦，能清湿热，用于湿热蕴阻，肌肤不透，心火盛，皮肤瘙痒，燥热虫生者。

(3) 痹证 本品入肝经，能祛湿镇痛，用于外感湿热，湿热内阻，气血瘀滞，不通则痛，关节疼痛者。

**【用法用量】** 外用适量，捣烂，涂敷患处。

**【注意事项】** 本品有毒，不宜内服，以免中毒。中毒症状为腹泻，呕吐，虚脱，尿闭，幻视，溶血。其毒性物质基础主要为蛋白。遇中毒者，可催吐、洗胃、导泻。内服润滑剂、牛奶、蛋清；注射相思子毒蛋白抗毒素；静脉输入葡萄糖盐水或生理盐水，防止血红蛋白及其产物在肾中沉淀。

**【贮藏】** 贮干燥容器内，置通风干燥处，防蛀。

**【参考文献】**
[1]秦丹丹，高南南，赵秀云，等.相思子蛋白 P2 抗肝癌作用及对端粒酶活性影响[J].中国药理学通报，2011，27(12)：1666-1671.

[2]赵秀云，季宇彬，高南南.相思子毒素 P2 的体内外抗肿瘤作用研究[J].黑龙江医药，2012，25(1)：27-29.

[3]Tang J, Xie J, Shao N, *et al*. The DNA Aptamers that Specifically Recognize Ricin Toxin are Selected by Two in vitro Selection Methods[J]. Electrophoresis, 2006, 7(7): 1303-1311.

[4]甘钟墀，杨鹊，何园.相思子中相思豆碱的药理研究[J].中药材，1994，17(9)：34-37.

[5]李丽琴，杜秀宝，汤凌，等.相思子毒素在小鼠体内的组织分布及药代动力学[J].中国临床药理学与治疗学杂志，1999，4(2)：173.

(周勤梅 谢欣 彭成 敖慧)

## 843 香附

Xiangfu

**【异名】** 香头草、回头青、雀头香(《江表传》)，莎草根(《名医别录》)，香附子(《新修本草》)，雷公头(《本草纲目》)，香附米(《本草求真》)，猪通草茹(《陆川本草》)，三棱草根(《中药志》)，苦羌头(《中药材手册》)。

**【来源】** 为莎草科植物莎草 *Cyperus rotundus*

L.的干燥根茎。

**【产地】** 主要为栽培品，野生品亦有。其道地产区为山东东明，亦主产于河南、福建、湖南、浙江等省，其中以山东所产的质量最佳。

**【采收加工】** 春、秋两季均可。以秋末采收为最好。春季2月化冻后亦可采挖。刨出根茎，剪出芦苗。摊晒至干燥时堆积烧去茎叶毛须，烧时火力要均匀，上下翻动，防止烧焦香附，烧后筛掉泥杂。扬净细须灰屑，再用草鞋脚踩去残留毛须。也可将香附挖出洗净后。放锅内煮至熟透无白心，捞出晒干，即为"毛香附"。将毛香附晒至七八成干。碾去毛须，扬净晒至全干，即为"光香附"。

**【炮制】** **香附片** 除去毛须及杂质，切厚片或碾碎。

**醋香附** 取香附片(粒)，照醋炙法，炒干。

**酒香附** 取净香附，用黄酒拌匀，润透后置锅内，微炒至干，取出，晾干即得(每100g香附用黄酒20g)。

**香附炭** 取净香附，置锅内武火炒至表面焦黑，内部焦黄。但须存性，喷淋清水，取出，晒干。成品表面焦黑，质脆。

**【性状特征】** **香附片** 为不规则厚片或颗粒状。外表皮棕褐色或黑褐色，有时可见环节。切面色白或黄棕色，质硬，内皮层环纹明显。气香，味微苦。

**醋香附** 形如香附片(粒)，表面黑褐色。微有醋香气，味微苦。

**酒香附** 成品色泽较深，微有酒气。

**香附炭** 成品表面焦黑，质脆。

**【化学成分】** 香附的主要成分是挥发油，还含有黄酮、二萜、三萜、生物碱等。香附的挥发油是其主要的药理活性成分。《中华人民共和国药典》2015年版规定，本品药材含挥发油计不得少于1.0%(ml/g)；本品饮片含挥发油计不得少于0.5%(ml/g)。

**【药理毒理】**

**1. 抗抑郁** 香附提取物以10g/kg的剂量给小鼠灌胃，连续15d后进行小鼠强迫游泳实验和小鼠尾悬挂实验测试，发现香附醇提取物乙酸乙酯萃取部位和正丁醇萃取部位均能缩短小鼠游泳和悬尾的不动时间，乙酸乙酯萃取部位活性强于正丁醇萃取部位[1]。

**2. 抑制子宫平滑肌** 50μl香附水煎醇沉液按1、2、4、8g/L的浓度对未孕大鼠离体子宫平滑肌给药，能减弱大鼠离体子宫平滑肌的收缩运动，减慢收缩波的频率，减小振幅，缩短持续时间[2]。

**3. 抑制肠平滑肌** 香附水煎剂以30g生药/kg剂量对正常大鼠十二指肠给药，可较强利胆，可促进胆汁分泌，提高胆汁流量[3]。1ml香附挥发油按5g/ml的浓度对家兔离体肠管模型给药，可抑制家兔离体肠收缩，当浓度增加至20g/ml时，可使肠管收缩幅度降低、张力下降[4]。

**4. 对中枢神经系统的作用** 香附挥发油按0.03、0.06及0.10ml/kg对戊巴比妥钠致小鼠催眠模型腹腔注射，能促进小鼠的催眠[3]。

**5. 对心血管系统的作用** 香附乙醇提取物按20mg/kg的剂量给犬静脉注射，可使麻醉犬血压下降[5]。

**6. 抗炎** 香附挥发油按0.009、0.019ml/kg剂量给角叉莱胶或蛋清致大鼠足肿胀模型灌胃给药，能抑制大鼠足肿胀程度[3]。

**7. 抗氧化和清除自由基活性** 香附70%乙醇提取物浓度分别为25、50、100、250μg/ml时，对DPPH自由基的抑制率为24.96%、47.27%、76.10%和81.27%；采用大鼠肝匀浆测定抑制脂质过氧化的作用，在浓度分别为25、50、100和250μg/ml，抑制率为51.86%、66.17%、88.36%和92.87%[4]。香附的总黄酮和乙酸乙酯提取物能够抑制黄嘌呤氧化酶，$IC_{50}$分别为240和185μg/ml，清除超氧阴离子$IC_{50}$分别为150和215μg/mL。从香附中分离得到的化合物木犀草素效果较好，对脂质过氧化程度进行测定，发现其具有抑制K562人白血病细胞的增殖作用，$IC_{50}$为25μg/ml[6]。$12.5\times10^{-3}$、$25\times10^{-3}$g/ml香附水煎剂灌流大鼠离体脂肪组织，可促进脂肪组织释放游离脂肪酸，并且存在剂量效应关系[7]。

**8. 抗凝血** 香附煎剂以10g/kg给小鼠灌胃，连续15d，可增加小鼠血小板数，延长凝血时间[8]。

**9. 安全性研究** 香附醇提取物小鼠腹腔注射的$LD_{50}$为1500mg/kg，三萜类化合物小鼠腹腔注射的$LD_{50}$为50mg/kg，香附挥发油小鼠腹腔注射的$LD_{50}$

为0.297±0.019ml/kg[9]。

**10. 体内过程** 香附油β-CD包合物(以α-香附酮计60mg/kg)对大鼠灌胃给药后,给药的平均药时曲线有3个吸收峰,达峰时间分别为0.25、2和12h[10]。

**【药性】** 辛、微苦、微甘,平。归肝、脾、三焦经。

**【功能主治】** 疏肝解郁,理气宽中,调经止痛。用于肝郁气滞,胸胁胀痛,疝气疼痛,乳房胀痛,脾胃气滞,脘腹痞闷,胀满疼痛,月经不调,经闭痛经。

**【临床应用】**

**1. 临床常用**

(1) 肝郁气滞诸痛证 本品主入肝经气分,芳香辛行,能散肝气之郁结,味苦疏泄以平肝气之横逆,故为疏肝解郁、行气止痛之要药。凡肝郁气滞之证,无论寒热虚实,均可选用。治肝郁气滞之胁肋胀痛者,常配伍疏肝行气之药,常与柴胡、川芎、枳壳等同用,如《景岳全书》柴胡疏肝散。治寒凝气滞、肝郁犯胃之胃脘疼痛,常配伍温中止痛之药,如《良方集腋》良附丸,以之与高良姜同用。治疝气疼痛,时作时止,或阴囊偏坠硬痛,则常与小茴香、吴茱萸、乌药等同用,以共奏温里散寒、行气止痛之功。治气、血、痰、火、湿、食六郁所致胸膈痞满、脘腹胀痛、呕吐吞酸、饮食不化等,可配苍术、栀子,如《丹溪心法》越鞠丸。

(2) 月经不调,痛经,乳房胀痛 本品辛行苦泄,善于疏肝理气、调经止痛,为妇科调经之要药。治疗月经不调、痛经,可单用,或与柴胡、川芎、当归等同用,如《妇科玉尺》香附芎归汤;治胞宫虚寒之月经不调,常与艾叶、肉桂、吴茱萸等同用,如《沈氏尊生书》艾附暖宫丸;若治乳房胀痛或结块,常与青皮、瓜蒌皮、柴胡等配伍。

(3) 气滞腹痛 本品味辛能行长而止痛,并能宽中消食,可用于治疗脾胃气滞、脘腹胀痛、食少诸症,故临床也常用于脾胃气滞证。治疗脘腹胀痛、胸膈噎塞、噫气吞酸、纳呆,可配伍砂仁、甘草,如《太平惠民和剂局方》快气汤。

(4) 胎动不安 香附尚有安胎作用,若妊娠恶阻,胎气不安者,配藿香,如《圣惠方》二香散;若妊娠漏血,胎动不安,可配伍熟地、阿胶、当归等,如《万病回春》千金保胎丸;若气滞胎动不安,可配伍紫苏,如《中藏经》铁罩散。

(5) 痈肿,跌打肿痛 香附辛行苦泻,能疏通气血、消肿散结。治痈肿,可配伍麝香,如《医学心悟》香附饼,或配伍蒲公英、丹皮、青皮等;治瘰疬,可单用,如《外科发挥》以本品为末,酒调外敷;或配伍蒲公英、夏枯草、浙贝母等;治跌打肿痛,可配伍姜黄;或配伍三七、乳香、没药、延胡索等;治妊娠浮肿,配伍天仙藤、木瓜、苏叶等,如《妇人良方》天仙藤散。

**2. 临床新用** 香附可用于治疗更年期综合征[11],胃、十二指肠溃疡[12]。

**【用法用量】** 6~10g。

**【成药例证】**

**1. 香附丸、水丸(《中华人民共和国药典》2015年版)** 药物组成:香附(醋炙)、当归、川芎、白芍(炒)、熟地黄、白术(炒)、砂仁、陈皮、黄芩。

功能主治:疏肝健脾,养血调经。用于肝郁血虚、脾失健运所致的月经不调、月经前后诸症,症见经行前后不定期、经量或多或少、有血块、经前胸闷、心烦、双乳胀痛、食欲不振。

**2. 良附丸(《中华人民共和国药典》2015年版)** 药物组成:高良姜、香附(醋炙)。

功能主治:温胃理气。用于寒凝气滞,脘痛吐酸,胸腹胀满。

**3. 四制香附丸(《中华人民共和国药典》2015年版)** 药物组成:香附、熟地黄、当归(炒)、川芎、白芍(炒)、白术(炒)、泽兰、陈皮、关黄柏、炙甘草。

功能主治:理气和血,补血调经。用于血虚气滞,月经不调,胸腹胀痛。

**4. 调经益灵片(《卫生部药品标准中药成方制剂·第十九册》)** 药物组成:当归、香附、地骨皮、人参、白芍、艾叶(炭)、牡丹皮、鳖甲、白术、川芎、茯苓、黄芪、青蒿。

功能主治:调经养血,开郁舒气。用于妇人血虚气滞、腰酸腹痛、月经不调、赤白带下等各种妇科病。

**【贮藏】** 置阴凉干燥处,防蛀。

**【参考文献】**
[1]周中流,刘永辉.香附提取物的抗抑郁活性及其作用机制研究[J].中国实验方剂学杂志,2012,18(7):191-193.

[2]李志强,马力扬,徐敬东,等.香附对未受孕大鼠离体子宫肌收缩的影响[J].西安交通大学学报(医学版),2007,28(4):39.

[3]夏厚林,吴希,董敏,等.香附不同溶剂提取物对痛经模型

的影响[J].时珍国医国药,2006,17(5):773-774.

[4]Yazdanparast R, Ardestani A. *In Vitro* Antioxidant and Free Radical Scavenging Activity of *Cyperus rotundus*[J]. *J Med Food*, 2007, 10 (4): 667-674.

[5]李超,孙秀梅,张兆旺,等.香附5种方法提取液对兔离体肠平滑肌的影响[J].时珍国医国药,2010,21(1):27-29.

[6]Soumaya Kilani-Jaziri, Aicha Neffati, Ilef Limem, *et al*. Relationship Correlation of Antioxidant and Antiproliferative Capacity of *Cyperus Rotundus* Products towards K562 Erythroleukemia cells[J]. Chemico-Biological Interactions, 2009, 181(1): 85-94.

[7]司金超,杜建海,李伟.香附对大鼠离体脂肪组织释放游离脂肪酸的影响[J].中药药理与临床,2002,18(5):30-32.

[8]毛小平,毛晓健,周述华,等.艾叶、香附配伍的实验研究[J].云南中医学院学报,1998,21(S):39-40.

[9]刘国卿,王秋娟,谢卓丘.香附挥发油药理研究[J].中国药科大学学报,1989,20(1):48-50.

[10]郭楠,孟繁娜.α-香附酮在大鼠体内的药动学研究[J].中国医药生物技术,2009,4(4):312-314.

[11]黄晔."妇女更期丸"治疗更年期综合征57例临床观察[J].中药药理与临床,1991,(1):33-33

[12]王启琴.香苏汤治疗胃、十二指肠溃疡30例[J].南京中医药大学学报(自然科学版),1993,(1):20.

（周勤梅　谢欣　彭成　敖慧）

## 844　香加皮

Xiangjiapi

**【异名】** 五加皮(《神农本草经》),北五加皮(《中药志》),杠柳皮(《科学的民间药草》),臭五加皮(《山东中药》),山五加皮(《山西中药志》),香五加皮(《四川中药志》)。

**【来源】** 为萝藦科植物杠柳 *Periploca sepium* Bge.的干燥根皮。

**【产地】** 主要为野生品。本品分布广泛,主产于河北,山西,河南焦作、南阳,山东泰安、长清、潞城,天津等。

**【采收加工】** 春、秋二季采挖,剥取根皮,晒干。

**【炮制】** 除去杂质,洗净,润透,切厚片,干燥。

**【性状特征】** 呈不规则的厚片。外表面灰棕色或黄棕色,栓皮常呈鳞片状。内表面淡黄色或淡黄棕色,有细纵纹。切面黄白色。有特异香气,味苦。

**【化学成分】** 香加皮的主要成分是强心苷、醛,还含有$C_{21}$甾体、萜、挥发油、脂肪酸等。香加皮的强心苷、醛是其主要药理活性成分。《中华人民共和国药典》2015年版规定,本品药材及其饮片按干燥品计算,含4-甲氧基水杨醛($C_8H_8O_3$)不得少于0.20%。

**【药理毒理】**

**1. 免疫调节**　香加皮水提取物在8～64μg/ml的浓度范围内可不同程度地提高小鼠体外淋巴细胞转化率和NK细胞杀伤活性,促进单核细胞分泌TNF-α[1]。香加皮杠柳苷是香加皮免疫调节的物质基础[2]。

**2. 抗炎、镇痛**　以热板法观察香加皮的镇痛作用,发现香加皮水提组分和醇提组分均有明显的镇痛作用,水提组分$ED_{50}$为1.5698g/(kg·d),醇提组分$ED_{50}$为1.3687g/(kg·d)[3]。杠柳苷元是香加皮抗炎的有效成分[4]。

**3. 强心**　香加皮中杠柳毒苷、杠柳毒苷苷元、强心苷G1、xysmalogenin 4种强心苷类成分均以0.2ml(纯度95%)进行离体灌流试验,均能增强大鼠离体心脏功能,具有正性肌力作用和负性频率作用,能提高LVSP,降低LVEDP[5]。

**4. 抗肿瘤**　香加皮提取物20mg/kg对甲基苄基亚硝胺诱导的食管癌模型大鼠肌内注射,每周3次,连续5周,能下调糖原合酶的蛋白表达kinase-3β(GSK-3β),上调β-连环蛋白c-myc基因表达,对食管鳞状细胞癌有抑制作用[6]。15.6、31.2、63、125、250、500μg/ml香加皮水提取物对人红系白血病细胞株K562、人胃癌细胞株BGC-823、人食管癌细胞株TE-13、人乳腺癌细胞株MCF-7、人肝癌细胞株SMMC-7721和人宫颈癌细胞株HeLa的体外增殖有抑制作用;63、125、250μg/ml香加皮水提取物按0.2ml/10g对colon26荷瘤小鼠和S180荷瘤小鼠灌胃,可抑制荷瘤小鼠肿瘤的生长,延长其寿命[7]。

**5. 安全性评价**　以香加皮全组分、水提组分和醇提组分分别对小鼠灌胃,全组分的最大耐受量为16.0g/kg,其水提组分和醇提组分的$LD_{50}$分别为93.578g/kg(89.149～98.484g/kg),43.64g/kg(57.466～65.521g/kg),给药后动物活动减少、安静,随时间增加,部分动物出现走路不稳,仰卧、昏睡,间歇性抽搐,神经抑制而死亡[8]。香加皮水提组分按2.64、7.9、13.2g/kg给药20d、醇提组分按2.5、

5.0、10.0g/kg 给药 9d，对大鼠造成的慢性毒性损伤部位以肝、肾为主，且部分病变为不可逆损伤[9]。以香加皮对豚鼠进行腹腔注射，当剂量增加到 285mg/kg 时豚鼠心电图异常可达到 100%，主要异常依次表现在 T 波异常、P 波和 QRS 波群异常、QRS 波群的脱落[10]。

**6. 体内过程** 对小鼠单次腹腔注射最大耐受量的香加皮水提物（7.50g 生药/kg），相当于杠柳毒苷 10.78mg/kg，杠柳毒苷苷元 1.68mg/kg，杠柳毒苷和杠柳毒苷苷元均出现多峰，其中杠柳毒苷在 0～45min 时间段为吸收相，符合零级动力学，拟合方程为 $C=0.320t$，在 45min 和 120min 出现两个高峰，120～720min 时间段符合二室模型，$t_{1/2\alpha}$ 为 1.694min，$t_{1/2\beta}$ 为 344.049min。在药后 12h 内心脏组织中杠柳毒苷及杠柳毒苷苷元的含量相对稳定，没有显著降低[11]。

**【药性】** 辛、苦，温；有毒。归肝、肾、心经。

**【功能主治】** 利水消肿，祛风湿，强筋骨。用于下肢浮肿，心悸气短，风寒湿痹，腰膝酸软。

**【临床应用】** 临床常用

(1) 水肿，小便不利　香加皮功效利水消肿，与陈皮、大腹皮、茯苓皮等配伍使用用于治疗水肿、小便不利，如五皮饮(《陕甘宁中草药选》)。

(2) 风湿痹证　香加皮辛散苦燥，功效祛风湿、强筋骨，常用于治疗风湿痹证。常与穿山龙、白鲜皮同用治疗风湿闭阻，关节拘挛疼痛；与怀牛膝、木瓜、巴戟天同用用于筋骨痿软行迟。

**【用法用量】** 3～6g。

**【成药例证】**

**1. 复方血藤药酒(《国家中成药标准汇编·骨伤科分册》)** 药物组成：水冬瓜、飞龙掌血、香加皮、香樟根、铁筷子、大血藤、骨碎补、牛膝、茜草、川木通。

功能主治：活血化瘀，通络止痛。用于闭合性软组织损伤等。

**2. 颈腰康胶囊(《国家中成药标准汇编·骨伤科分册》)** 药物组成：制马钱子、伸筋草、香加皮、乳香（醋炒）、没药（醋炒）、红花、地龙、骨碎补（砂烫）、防己、牛膝。

功能主治：舒筋通络，活血祛瘀，消肿止痛。用于骨折瘀血肿胀疼痛，骨折恢复期，以及肾虚挟瘀所致痹痛（增生性脊柱炎，腰椎间盘脱出症）。

**3. 祛风胜湿酒(《卫生部药品标准中成药成方制剂·第十册》)** 药物组成：羌活、当归、独活、防己、威灵仙、香加皮、薏苡仁。

功能主治：祛风胜湿，通络止痛，舒筋活血。用于四肢、腰脊风湿痹痛，手足麻木。

**4. 复方雪莲胶囊(《卫生部药品标准中药成方制剂·第十九册》)** 药物组成：雪莲、延胡索（醋制）、羌活、川乌（制）、独活、草乌（制）、木瓜、香加皮。

功能主治：温经散寒，祛风逐湿，化瘀消肿，舒筋活络。用于风寒湿邪、痹阻经络所致类风湿关节炎、风湿性关节炎、强直性脊柱炎和各类退行性骨关节病。

**【注意事项】**

1. 香加皮含有强心苷类成分，剂量过大可使心脏停搏于收缩期，不宜过量服用。

2. 香加皮含有强心苷类成分，在与强心苷类药物同用时应注意使用剂量。

**【贮藏】** 置阴凉干燥处。

**【参考文献】**
[1]李俊新，蒋玉红，单保恩.香加皮水提物对小鼠淋巴细胞免疫调节作用的初步研究[J].癌变·畸变·突变，2010，22(4)：292-294.

[2]张静，单保恩，李巧敏，等.香加皮杠柳苷对荷瘤小鼠的免疫调节作用[J].细胞与分子免疫学杂志，2009，25(10)：887-890.

[3]朱兰兰，鲍志烨，王会，等.香加皮不同组分发挥镇痛作用的安全范围研究[J].中国药物警戒，2012，9(6)：333-335.

[4]顾卫，赵力建，赵爱国.杠柳苷元对肥大细胞脱颗粒及释放组胺影响的研究[J].中国药房，2008，19(3)：166-168.

[5]陈达，张静，陈金堂，等.香加皮中强心苷类对大鼠离体心脏的强心作用比较[J].中华中医药学刊，2011，29(12)：2633-2635.

[6]Lifang WANG，An LU，Fangru MENG，*et al*.Inhibitory Effects of Lupeal Acetate of Cortex Periplocae on *N*-nitrosomethylbenzylamine-induced Rat Esophageal Tumorigenisis [J].Oncology Letters，2012，4(2)：231-236.

[7]单保恩，李俊新，荆相瑜，等.中药香加皮提取物的体内外抑瘤效果研究[J].癌变·畸变·突变，2007，19(4)：302-304.

[8]孙蓉，鲍志烨，黄伟，等.香加皮不同组分对小鼠急性毒性实验比较研究[J].中国药物警戒，2010，7(10)：579-584.

[9]黄伟，张勇，钱晓路，等.香加皮不同组分大鼠长期毒性研究[J].中国药物警戒，2012，9(1)：9-15.

[10]陈金堂，孙达，毕波，等.香加皮中毒时豚鼠心电图的变化特征[J].时珍国医国药，2010，21(5)：1094-1096.

[11]马志会，张静，周昆，等.香加皮最大耐受量给药小鼠体内

杠柳毒苷及苷元的代谢[J].中药新药与临床药理,2010,21(4):400-402.

（潘媛　敖慧　彭成）

## 845　香茅
Xiangmao

**【异名】** 大风茅(《岭南采药录》),柠檬茅(《种子植物名称》),柠檬草(《广州植物志》),茅草茶、姜巴茅(《贵州民间药物》),姜草、香巴茅(《四川中药志》),香茅草、风茅草(《广东中药》Ⅱ),姜巴草(《贵州草药》),棵查哈(《广西壮族自治区壮药质量标准》第二卷)。

**【来源】** 为禾本科植物青香茅 *Cymbopogon caesius* (Ness.) Stapf.及其同属数种植物的干燥茎叶。

**【产地】** 主要为栽培品。主产于广东、广西、云南、四川、福建、台湾、浙江、上海等地。

**【采收加工】** 秋季采割,洗净,晒干。

**【炮制】** 净制。

**【性状特征】** 叶片条形,宽约15mm,长可达1m;两面粗糙,均呈灰白色;叶鞘光滑;叶舌厚,鳞片状。全体具柠檬香气。

**【化学成分】** 香茅的主要成分是挥发油,还含有黄酮、绿原酸、咖啡酸等。香茅的挥发油是其主要药理活性成分。

**【药理毒理】**

**1. 抑制平滑肌收缩** 5%香茅挥发油乳剂以10ml/kg体重灌胃或肌内注射给药,均能抑制小鼠胃肠蠕动,减小洋红在小肠内移动率;2%香茅挥发油乳剂对大鼠离体十二指肠、空肠、回肠均有抑制肠平滑肌收缩作用;2%香茅挥发油乳剂对大鼠离体子宫亦有抑制子宫平滑肌收缩作用[1]。

**2. 抗菌** 香茅挥发油浓度为0.7～4.0μl/ml时,对串珠镰刀病菌、玉米弯孢霉菌、辣椒盘长孢、核盘菌、空心菜轮斑病菌、烟草赤星病菌有明显抑制作用[2]。香茅精油浓度为0.1mg/ml时,对粪肠球菌、表皮葡萄球菌、金黄色葡萄球菌、蜡样芽孢杆菌、藤黄微球菌、枯草芽孢杆菌有抑菌圈,有不同程度的抑制效果[3]。采用抑菌圈实验法,浓度为0.625%、1.25%、2.5%、5%的香茅挥发油对大肠埃希菌有抑菌作用,且呈一定的量效关系[4]。

**3. 抗糖尿病** 20%香茅挥发油以0.1ml/10g体重对高脂饮食加小剂量链脲佐菌素所致高血糖模型小鼠灌胃,连续28d,能对抗高血糖模型小鼠体重下降,但对造模引起的血糖升高无对抗作用[5]。

**4. 免疫调节** 香茅提取物以10、15、20ml/kg(剂量为人日摄入量的10、15、20倍)灌胃给药,连续30d,可提高小鼠腹腔巨噬细胞吞噬鸡红细胞的能力和NK细胞活性,有免疫调节作用[6]。

**5. 抗肿瘤** 香茅提取物以15、20ml/kg灌胃给药,连续30d,可抑制小鼠肉瘤180(S180)动物移植性肿瘤和小鼠肝癌($H_{22}$)动物移植性肿瘤,抑制率大于30%[6]。

**【药性】** 二级干热。

**【功能主治】** 开通脉络阻滞,熟化黏稠体液,祛寒通经止痛。用于治疗机体瘫痪,口眼㖞斜,痴呆健忘,感觉力下降,胃中不适,寒性疼痛,腹水经闭。

**【临床应用】** 临床常用

(1) 风寒湿痹,全身疼痛　本品有祛寒通经止痛之功,可用于风寒湿痹,风湿骨痛,全身疼痛,可单用煎水洗澡。

(2) 跌打损伤,瘀滞疼痛　本品可散跌打损伤瘀血,通经止痛,可用于跌打损伤。

(3) 心气病,胃病,肺病　本品可用于治疗胃中不适,单用煎水当茶服。

此外,香茅还可用于感冒头痛,或将香茅与米同炒,加水煎饮,可止水泻。

**【用法用量】** 1～6g。

**【成药例证】** **香青百草油搽剂(《国家中成药标准汇编·脑系经络肢体分册》)** 药物组成:香茅油、水杨酸甲酯、松节油、樟油、薄荷素油、薄荷脑、丁香油。

功能主治:驱风止痛,解毒止痒。用于辅助治疗关节疼痛,感冒头痛,跌打损伤,蚊虫叮咬。

**【贮藏】** 置阴凉干燥处。

**【参考文献】**

[1]赵小红,冯鸣燕,冯高闳.香茅挥发油对平滑肌的作用[J].江西中医药,1991,22(3):54-55.

[2] MO Xiao-lu, WANG Yu-sheng, ZENG Qing-qian, *et al*.Antifungal Activity Study of Several Essential Oils [J].Natural Product Research and Development, 2005, 17(6): 696-698.

[3]莫小路,朱庆玲,陈瑜珍,等.几种植物精油的抗菌作用研

究[J].中成药,2010,32(7):1213-1215.

[4]王红涛,何晓冬,孟庆华.香茅挥发油的提取及其抑菌作用[J].通化师范学院学报(自然科学版),2013,34(3):44-45.

[5]陈丽芬,施茂周,蔡伟琼,等.柠檬草水提物对高血糖模型小鼠降糖作用的实验研究[J].现代医药卫生,2014,30(21):3203-3205.

[6]廉晓红,李德山,窦玉琴,等.香茅草提取物的免疫调节作用与肿瘤抑制作用[J].沈阳药科大学学报,2005,22(4):295-297,300.

（潘媛　敖慧　彭成）

## 846　香青兰

Xiangqinglan

**【异名】** 八的阑只博牙、把的郎吉波也(《回回药方三十六卷》),比日羊古(《无误蒙药鉴》),巴迪然吉布亚(《阿里卡农》),木排日库鲁比、台热古尔白(《明净词典》),昂凯鲁莫勒·毕日阳古、巴德兰吉·布牙(《中华人民共和国药典》1977年版),野青兰(《甘肃中草药资源志》),炒面花、山香(《沙漠药植》)。

**【来源】** 为唇形科植物香青兰 *Dracocephalum moldavica* L.的干燥地上部分。

**【产地】** 主要为栽培品,野生品亦有。其道地产区为新疆和田和甘肃庆阳合水县,亦主产于甘肃陇南、定西、平凉、临夏、兰州地区。在南疆喀什地区和北疆的昌吉州(吉木萨尔、奇台)亦有栽培。

**【采收加工】** 夏季盛花期采割,除去杂质,切段阴干或低温干燥。

**【炮制】** 除去杂质,切段。

**【性状特征】** 干燥全草,茎呈方柱形,长20～40cm,直径0.3～0.5cm,表面紫红色或黄绿色,密被倒向短毛;体轻,质脆,易折断,断面中心有髓。叶片展平后呈披针形或条状披针形,长1.5～4cm,黄绿色,边缘呈三角形齿或锯齿,基部齿尖具长刺毛,下表面有黑色腺点。轮伞花序顶生,苞片矩圆形,花冠二唇形,淡蓝紫色。气香,味辛。

**【化学成分】** 香青兰的主要成分是黄酮,还含有挥发油、萜、微量元素、苯丙素类、环烯醚萜类、多糖、蛋白质、氨基酸、多肽等。香青兰的黄酮是其主要药理活性成分。

**【药理毒理】**

**1. 对心、脑的作用** 香青兰水煎液30、60ml/kg(1g/ml)灌胃异丙肾上腺素诱发急性心肌缺血模型小鼠,连续7d,可减少CPK释放,并降低脂质过氧化反应[1]。香青兰总黄酮25、50mg/kg灌胃线栓法致大脑中动脉栓塞模型大鼠,连续5d,可降低大鼠脑组织的髓过氧化物酶活性和细胞间黏附分子-1的表达水平,对抗短暂性脑出血而保护脑组织[2]。

**2. 降血脂、抗动脉粥样硬化** 香青兰乙酸乙酯提取物80mg/kg和水提取物10g/kg分别灌胃脂肪乳剂致高脂血症大鼠,连续70d,均能降低胆固醇、甘油三酯和低密度脂蛋白水平,并可提高高密度脂蛋白水平[3]。浓度为25、50、100μg/ml的香青兰总黄酮培养细胞24h,可抑制TNF-α诱导的血管平滑肌细胞增殖,并降低细胞内增殖细胞核抗原的表达水平,而起到抗动脉粥样硬化的作用[4]。

**3. 抑制血小板聚集** 口服香青兰水煎液20g/d治疗冠心病患者,服药2周后,可降低患者的全血黏度和纤维蛋白原,并可抑制血小板聚集[5]。

**4. 抗氧化** 口服香青兰水煎液20g/d,服药2周后,可使冠心病患者的自由基清除酶SOD、SE-GSHPx活性升高,并降低血浆脂质过氧化物MDA的水平[6]。香青兰提取物能有效清除超氧阴离子($O_2^-$),$IC_{50}$值为467.28mg/ml[7]。

**5. 抗菌、抗病毒** 香青兰水煎剂对金黄色葡萄球菌的抗菌浓度为0.4%,对大肠埃希菌的抗菌浓度为12.5%[8]。香青兰挥发油25、45、90mg/kg灌胃给药7d,可降低流感病毒感染小鼠的肺指数,延长小鼠的存活时间[9]。

**6. 平喘** 香青兰总黄酮180、360mg/kg灌胃卵白蛋白致哮喘模型大鼠,连续30d,可降低肺组织中的MMP-9、TIMP-1、TGF-$\beta_1$、VEGF含量及BALF中ICAM-1、ET-1和NO含量,纠正MMP-9/TIMP-1、ET-1/NO失衡,防治哮喘气道重塑[10,11]。

**7. 镇静** 香青兰滴丸0.36、0.72g/kg灌胃给药5d,能延长戊巴比妥钠阈剂量诱导下的小鼠睡眠时间,减少小鼠自主活动次数[12]。

**8. 体内过程** 给大鼠分别灌胃香青兰总黄酮300、600、1200mg/kg,香青兰总黄酮中田蓟苷的药代动力学过程符合二室模型,口服吸收较迅速,$T_{max}$为8～22min,提示其在胃和小肠即被吸收。分布相半

衰期 $t_{1/2\alpha}$ 仅在0.218～1.218h,其从中央室向周边室分布较快[13]。

【药性】 二级干热。

【功能主治】 益心护脑,保肝健胃,增强感觉力,补充保护力,填益智慧力,开通脑中闭塞。用于心悸心痛,头晕脑胀,反应迟钝,感觉低下,思维不敏,机体自然力下降。

【临床应用】 临床常用

(1) 心悸心痛 本品益心通络、凉血护脑,用于治疗心胸疼痛、心悸心慌、心律不齐等,可配伍丁香、玫瑰花、甘松、西红花、麝香等用。

(2) 头痛,眩晕 本品补益心脑,用于神疲乏力、头痛眩晕、失眠健忘、神经衰弱等,可配伍茴香根皮、洋甘菊、罗勒子、芹菜根等用。

(3) 肝胃火盛,迫血妄行 本品清胃热、凉肝止血,用于肝胃火盛所致吐血、衄血等,可配伍密蒙花、栀子、芦根等用。

【用法用量】 10～15g。

【成药例证】

**1. 益心巴迪然吉布亚颗粒(《卫生部药品标准·维吾尔药分册》)** 药物组成:香青兰。

功能主治:补益心脑,利尿,止喘。用于神疲失眠,心烦气喘,神经衰弱。

**2. 爱维心口服液(《卫生部药品标准·维吾尔药分册》)** 药物组成:香青兰、蚕茧、小豆蔻、牛舌草、牛舌草花、黄花柳花、丁香、甘松、薰衣草、松罗、肉豆蔻衣、玫瑰花、麝香、西红花、三条筋。

功能主治:通络行血,强心醒脑,强健支配器官。用于心胸疼痛,心悸心慌,失眠健忘,心律不齐,神经衰弱。

【贮藏】 置阴凉干燥处。

【参考文献】 [1]王晓雯,周康,王雪飞,等.香青兰提取物对异丙肾上腺素诱发的小鼠缺血心肌的保护作用[J].新疆医学院学报,1995,18(4):228-331.

[2]孙雅煊,刘婷,戴雪伶,等.香青兰总黄酮对短暂性脑缺血诱导的炎症反应的影响[J].生物物理学报,2012,28(6):469-476.

[3]谭梦晖,于波,沈旭华,等.香青兰水提物与乙酸乙酯提取物降血脂的实验研究[J].辽宁中医药大学学报,2011,13(12):60-62,

[4]曹文疆,邢建国,王新春,等.香青兰总黄酮对TNF-α诱导的大鼠血管平滑肌细胞增殖的影响[J].中国实验方剂学杂志,2011,17(21):159-161.

[5]杨水祥,李天德,洪秀芳.香青兰对冠心病心绞痛患者的临床疗效观察[J].新疆医学,1994,24(2):65-67.

[6]杨永祥,洪秀芳.香青兰对冠心病人氧化自由基损伤的保护作用及临床疗效观察[J].解放军医学情报,1995,9(1):17-18.

[7] K. Dastmalchi, HJ. Damien Dorman, M. Kosar, *et al.* Chemical Composition and in vitro Antioxidant Evaluation of a Watersoluble Moldavian Balm (*Dracocephalum moldavica* L.) Extract[J]. LWT-food science and technology, 2007, 40 (2): 239-248.

[8]北京中医医院微生物室.中草药体外抗菌作用的初步观察[J].微生物学通报,1977,(4):36-37.

[10]何承辉,邢建国,康小龙,等.香青兰总黄酮对哮喘大鼠肺组织基质金属蛋白酶及其抑制剂的影响[J].中国医科大学学报,2013,8(8):686-688.

[11]康小龙,何承辉,邢建国,等.香青兰总黄酮对支气管哮喘大鼠血管内皮生长因子和细胞间黏附分子-1的影响[J].中国中医药信息杂志,2013,20(9):34-36.

[12]康小龙,孙玉华,邢建国,等.香青兰有效部位滴丸的药效学实验研究[J].中国医科大学学报,2012,41(7):611-614.

[13]袁勇,邢建国,王立萍,等.香青兰总黄酮在大鼠体内的药代动力学研究[J].石河子大学学报,2014,32(1):69-72.

(欧莉 彭成 敖慧)

## 847 香薷

Xiangru

【异名】 香菜(《千金要方》),香戎、香茉(《食疗本草》),石苏(《开宝本草》),石香薷、香茸(《本草图经》),紫花香菜(《履巉岩本草》),蜜蜂草(《本草纲目》),香薷草、细叶香薷、小香薷、小叶香薷、香草、满山香、青香薷、香茹草、土香薷、石艾、七星剑(《中华本草》)。

【来源】 为唇形科植物石香薷 *Mosla chinensis* Maxim.或江香薷 *Mosla chinensis* 'Jiangxiangru'的干燥地上部分。前者习称"青香薷",后者习称"江香薷"。

【产地】 石香薷主产于江西新余、广西平乐、湖南长沙、四川成都、陕西咸阳等地,系野生,多自产自销;江香薷为石香薷的栽培变种,主产于江西分宜、宜春及新余,其中江西分宜县昌田镇栽培香薷的历史悠久,为江香薷的道地产区。

【采收加工】 夏季茎叶茂盛、花盛时择晴天采割,除去杂质,阴干。

【炮制】 除去残根和杂质，切段。

【性状特征】 干燥全草，全体被有白色茸毛。茎挺立或稍呈波状弯曲，长约30～50cm，直径约0.1～0.3cm；近根部为圆柱形，上部方形，节明显，淡紫色或黄绿色；质脆，易折断。叶对生，皱缩破碎或已脱落；润湿展平后，完整的叶片呈披针形或长卵形，长2.5～3.5cm，宽0.3～0.5cm，边缘有疏锯齿，暗绿色或灰绿色。茎顶带有穗状花序，呈淡黄色或淡紫色，宿存的花萼钟状，苞片脱落或残存。有浓烈香气，味辛，微麻舌。以质嫩、茎淡紫色、叶绿色、花穗多、香气浓烈者为佳。

【化学成分】 香薷的主要成分是挥发油，还含有黄酮、无机元素等。香薷的挥发油是其主要药理活性成分。《中华人民共和国药典》2015年版规定，本品药材按干燥品计算，含挥发油不得少于0.60%；含麝香草酚($C_{10}H_{14}O$)与香荆芥酚($C_{10}H_{14}O$)的总量不得少于0.16%。

【药理毒理】

**1. 抗菌** 石香薷挥发油对金黄色葡萄球菌、表皮葡萄球菌、志贺痢疾杆菌、福氏痢疾杆菌、宋内痢疾杆菌、伤寒杆菌、乙型副伤寒、鼠伤寒杆菌、变形杆菌等10种菌株均有抑制其生长的作用，其*MIC*为78～312mg/L[1,2]。石香薷挥发油对大肠埃希菌、巴氏杆菌、链球菌的*MIC*分别为0.625mg/ml、0.312mg/ml和1.25mg/ml[3]。

**2. 抗病毒** 石香薷挥发油100mg/kg灌胃流感$A_3$型病毒感染的小鼠，连续5d，能下调小鼠肺指数值异常上升，对小鼠流感病毒性肺炎有治疗作用[4]。用石香薷水提物30、60、90mg/kg灌胃流感病毒A/PR8致病毒感染模型小鼠，连续7d后，能使小鼠血清中IL-2、IFN-γ含量升高，从而提高机体抗病毒感染的能力[5]。

**3. 抗炎** 采用带菌棉捻置入犬牙根管建立牙尖周病变动物模型，用香薷精油封入犬牙根管内治疗10d后，根尖周组织炎性细胞浸润减少，对感染根尖周组织具有良好的消炎作用[6]。

**4. 镇静、镇痛** 用石香薷挥发油0.3ml/kg对小鼠进行灌胃给药，对小鼠阈下剂量的戊巴比妥钠的催眠作用有辅助作用，能增加催眠动物只数；石香薷挥发油0.3、0.15ml/kg灌胃给药，对小鼠醋酸扭体反应有抑制作用，能减少扭体次数，并呈量效关系[7]。

**5. 增强免疫** 1%石香薷挥发油乳浊液给小鼠灌胃给药7d后，能增加小鼠脾脏重量，并促进抗体形成细胞合成和分泌抗体，提高循环抗体的水平[8]。

**6. 抗阴道滴虫** 香薷水煎液有杀灭阴道毛滴虫作用，药物的杀虫效果与药物浓度和作用时间呈正相关，香薷触杀毛滴虫的最低有效浓度为1∶4，24h内毛滴虫的死亡率随药物浓度的增加和作用时间的延长而升高[9]。

**7. 调节回肠运动** 香薷挥发油对小鼠、大鼠、豚鼠和家兔的离体回肠自发性收缩活动均有较强的直接抑制作用，其中对豚鼠和兔回肠的抑制作用较强，$ED_{50}$分别为3.6、7.6μg/ml，而对大鼠和小鼠肠的作用较弱些，其$ED_{50}$为14.2、35.1μg/ml[10]。

**8. 增强学习记忆功能** 香薷油11ml/kg灌胃子代雄性小鼠56d后，小鼠脑组织的总蛋白含量增高、NO和AchE含量降低[11]。

**9. 抗氧化** 江香薷中的多糖MP 50～200mg/kg灌胃环磷酰胺致免疫抑制模型小鼠，连续7d，可提高T-AOC、CAT、SOD和GSH水平，升高脾脏和胸腺指数，并降低小鼠体内MDA含量[12,13]。

**10. 安全性评价** 江香薷挥发油给小鼠灌胃，$LD_{50}$为(1.304±0.126)ml/kg，青香薷挥发油给小鼠灌胃，$LD_{50}$为(1.33±0.106)ml/kg[7]。

【药性】 辛，微温。归肺、胃经。

【功能主治】 发汗解表，化湿和中。用于暑湿感冒，恶寒发热，头痛无汗，腹痛吐泻，水肿，小便不利等。

【临床应用】

**1. 临床常用**

(1) 感冒 本品辛温发散，入肺经发汗解表而散寒；其气芳香，入脾胃又能化湿和中而祛暑，多用于风寒感冒而兼脾为湿困，症见恶寒，发热，头痛身重，无汗，脘满纳差，苔腻，或恶心呕吐，腹泻。可配伍厚朴、扁豆等用，如香薷散。

(2) 水肿脚气 本品辛散温通，外能发汗以散肌表之水湿，又能宣肺气启上源，通畅水道，以利尿退肿，多用于水肿而有表证者。可配伍健脾利水的白术等用，如深师薷术丸。

**2. 临床新用** 香薷可用于治疗湿疹[14]、急性细菌性痢疾[15]。

**【用法用量】** 3～10g。

**【成药例证】**

**1. 藿香祛暑水(《卫生部药品标准中药成方制剂·第十四册》)** 药物组成：广藿香、香薷、白芷、紫苏叶、苍术、丁香、陈皮、大腹皮、法半夏。

功能主治：祛暑化湿，解表和中。用于内蕴湿滞、受暑感寒引起的恶寒发热，头痛无汗，四肢酸懒，恶心呕吐，腹痛腹泻。

**2. 香菊感冒颗粒(《卫生部药品标准中药成方制剂·第十五册》)** 药物组成：藿香、香薷、野菊花、青蒿。

功能主治：疏风解表，芳香化湿，清暑解热。用于四时感冒，尤其对夏季感冒发热、头痛、胸闷无汗等，更为适宜。

**3. 流感茶(《卫生部药品标准中药成方制剂·第十四册》)** 药物组成：芦根、香薷、苍术、葛根、广藿香、厚朴、滑石、扁豆、槟榔、羌活。

功能主治：祛暑清热，解表化湿。用于暑热感冒，发热恶寒，头痛体倦，食痛体倦，食欲不振，胸闷呕恶，舌苔白腻。

**4. 肠炎宁片(《卫生部药品标准中药成方制剂·第十八册》)** 药物组成：香薷、地锦草、黄毛耳草、樟树根、枫树叶。

功能主治：清热利湿，行气。用于急、慢性胃肠炎，腹泻，细菌性痢疾，小儿消化不良。

**【贮藏】** 置阴凉干燥处。

**【参考文献】**
[1]冯元，刘静.石香薷挥发油抑菌和免疫应答作用[J].氨基酸和生物资源，2009，31(3)：30-32.

[2]Cao L，Si J.Y，Sun H，*et al*.Essential Oil Composition，Antimicrobial and Antioxidant Properties of Mosla Chinensis Maxim[J].Food Chemistry，2009，115(3)：801-805.

[3]葛冰，卢向阳，蒋红梅，等.石香薷挥发油体外抗菌作用研究[J].中兽医学杂志，2005，2(2)：8-10.

[4]严银芳，陈晓，杨小清，等.石香薷挥发油抗流感病毒活性成分的初步研究[J].青岛大学医学院学报，2002，38(2)：155-157.

[5]徐军烈，蒋维尔.石香薷水提物抗流感病毒作用研究[J].浙江中医杂志，2013，48(4)：273-274.

[6]裴传道，郝子明，苏倩倩，等.中药香薷精油对动物根尖周及骨组织作用的实验研究[J].口腔医学纵横，1992，8(2)：95-97.

[7]吴廷楷，周永录，周世清，等.四种香薷挥发油药理作用比较研究[J].中药材，1992，15(8)：36-38.

[8]刘静，黄鹤，陈殊，等.石香薷挥发油抑菌和免疫应答作用[J].中南民族学院学报(自然科学版)，1996，15(4)：54-57.

[9]郑莉莉，崔昱，秦元华，等.中药香薷体外杀灭阴道毛滴虫效果的观察[J].大连科技大学学报，2009，31(3)：282-285.

[10]张杰，许静亚.香薷挥发油对离体肠平滑肌的作用[J].中药药理与临床，1988，4(2)：30-32.

[11]张丽娟，尚建华，殷建忠，等.云南野生香薷油对子代小鼠学习记忆功能的影响[J].现代食品科技，2012，28(7)：733-736.

[12]Li J.E，Nie S.P，Xie M.Y，*et al*.Chemical Composition and Antioxidant Activities in Immumosuppressed Mice of Polysaccharides Isolated from Mosla Chinensis Maxim cv. jiangxiangru [J]. International Immunopharmacology，2013，17(2)：267-274.

[13] Li J. E，Nie S.P，Xie M. Y，*et al*. Isolation and Partial Characterization of A Neutral Polysaccharide from Mosla Chinensis Maxim. cv. Jiangxiangru and Its Antioxidantand Immunomodulatory Activities [J].Journal of Functional foods，2014，6(6)：410-418.

[14]王亚龙.自拟香薷天竺黄饮治疗湿疹疗效试析[J].光明中医，2006，21(4)：68.

[15]成彩莲，彭承秀，刘爱荣.石香薷挥发油抗菌作用及治疗急性细菌性痢疾的疗效观察[J].同济医科大学学报，2000，29(6)：569-571.

(欧莉　彭成　敖慧)

## 848　香桃木果

Xiangtaomuguo

**【异名】** 木儿的子、哈不里阿西、摩而的子(《回回药方三十六卷》)，吐胡米木日德、艾布里阿斯《拜地依药书》，香桃木实(《药物之国》)。

**【来源】** 为桃金娘科植物香桃木 *Myrthus communis* L.的干燥近成熟果实。

**【产地】** 主要为栽培品。原产于地中海和中东地区，目前我国长江以南大部分地区已有栽植，上海地区已成功引种多年。国外印度、斯里兰卡以及欧洲等地有分布。

**【采收加工】** 果实近成熟时采摘，晒干。

**【炮制】** 除去果柄及叶等异物，切片。

**【性状特征】** 果实呈矩圆形或卵形，长 0.5～0.9cm，直径 0.4～0.6cm，成熟者表面紫褐色或棕红色，嫩者常为淡黄棕色，顶端有 5 裂常内弯的宿存萼片，下端有圆点状果柄痕，有时可见残留的细果柄，柄长1～1.5cm，个别的可见带叶的果，果皮薄而脆，外表皱缩，易破碎，果实切开后可见2～3室（稀4室），每室具种子2～3粒，白色，肾形，骨质样，光滑，近中央处的一侧有缺刻，此处多为棕红色，种子直径约2mm。气微芳香，味微甘酸而辛香。

**【化学成分】** 香桃木的主要成分是挥发油，还含有黄酮、有机酸、多酚等。香桃木的挥发油是其主要药理活性成分。

**【药理毒理】**

**1. 抗菌** 25%香桃木挥发油对大肠埃希菌、金黄色葡萄球菌、枯草杆菌、白色葡萄球菌及铜绿假单胞菌的抑菌圈直径分别为7.3、11.6、7.5、19.5和5.7mm[1,2]。香桃木甲醇提取物在20mg/ml时，对体外支气管炎博德特菌、金黄色葡萄球菌、蜡状芽孢杆菌、短小芽孢杆菌、表皮葡萄球菌、藤黄微球菌均有一定的抑制作用[3]。

**2. 镇痛** 用香桃木乙醇溶液0.15、0.35g/kg和水提取物0.03g/kg对小鼠进行腹腔注射，给药后0～120min能提高热板所致疼痛模型小鼠的痛阈值，能减少醋酸所致疼痛模型的扭体次数[4]。

**3. 抗焦虑** 香桃木果挥发油按50mg/kg对小鼠腹腔注射，30min后可使转棒试验中小鼠跌落的百分率下降，明箱活动时间增加，具有一定的抗焦虑作用[5]。

**4. 灭螺** 香桃木的粗水提取物对Biomphalaria glabrata小螺具有灭螺活性，在1g/L时，给药24h呈现100%的致死率，$ED_{50}$为0.7g/L[6]。

**【药性】** 干寒，苦。

**【功能主治】** 提神悦志，止血止泻，增补心胃诸脏，消散异常体液。用于心烦，腹泻，便血，吐血，鼻衄，月经过多，胃虚食阻，诸脏虚弱。

**【临床应用】 临床常用**

**腹泻，血尿，月经过多** 本品止血止泻，补益脏器，多用于体液异常之泄泻、出血证等，可研成细粉，用温开水冲服。常配伍葡萄酒煎汤内服。

**【用法用量】** 3～5g。外用适量。

**【注意事项】** 本品对头部有害，可引起头痛、失眠，矫正药为天山堇菜花及湿热性食物。

**【贮藏】** 置阴凉干燥处。

**【参考文献】** [1]孔静思，陈季武，王帮正，等.三种芳香植物抑菌比较及GC/MS分析[J].食品工业科技，2011，32(11)：151-155.

[2]谈满良，周立刚，汪治，等.桃金娘科植物抗菌成分的研究进展[J].西北农林科技大学学报，2005，33(8)：225-229.

[3]Bonjar S.Evaluation of Antibacterial Properties of Some Medicinal Plants used in Iran[J].J Ethnopharmacol，2004，94(1)：301-305.

[4]Hosseinzadeh H，Khoshdel M，Ghorbani M.Antinociceptive，Anti-inflammatory Effects and Acute Toxicity of Aqueous and Ethanolic Extracts of *Myrtus communis* L.Aerial Parts in Mice[J].J Acupunct Meridian Stud，2011，4(4)：242-247.

[5]Moreira MR.Anxiolytic-like Effects and Mechanism of(-)-Myrtenol：A Monoterpene Alcohol[J].Neuroscience Letters，2014，579(1)：119-124.

[6]李宗友.香桃木的灭螺活性评价[J].国外医学·中医中药分册，1994，16(5)：61-62.

（欧莉　彭成　敖慧）

## 849 香橼

Xiangyuan

**【异名】** 香圆（《全国中草药汇编》），钩缘子（《南方草木状》），香橼子（《江苏药材志》），枸橼、钩缘干、香泡树、香橼柑枸橼（《中华本草》），香橼枳壳、香橼枳实（《中药大辞典》），陈香元、香橼果（《中药鉴别手册》）。

**【来源】** 为芸香科植物枸橼 *Citrus medica* L.或香圆 *Citrus wilsonii* Tanaka 的干燥成熟果实。

**【产地】** 主要为栽培品，野生品少见。枸橼的道地药材产区为云南昆明、龙陵等地，重庆、四川、广西等地亦有分布；香圆的道地药材产区为浙江温州和江苏靖江等地，长江下游的安徽、湖南、湖北、江西、广西等地亦有分布。

**【采收加工】** 秋季果实成熟时采收，趁鲜切片，晒干或低温干燥。香圆亦可整个或对剖两半后，晒干或低温干燥。

**【炮制】** 未切片者，打成小块；切片者润透，切丝，晾干。

**【性状特征】** **枸橼** 本品呈圆形或长圆形片，直径4～10cm，厚0.2～0.5cm。横切片外果皮黄色或黄绿色，边缘呈波状，散有凹入的油点；中果皮厚1～3cm，黄白色，有不规则的网状突起的维管束；瓤囊10～17室。纵切片中心柱较粗壮。质柔韧。气清香，味微甜而苦辛。

**香圆**　本品呈类球形、半球形或圆片，直径4～7cm。表面黑绿色或黄棕色，密被凹陷的小油点及网状隆起的粗皱纹，顶端有花柱残痕及隆起的环圈，基部有果梗残基。质坚硬。剖面或横切薄片，边缘油点明显；中果皮厚约0.5cm；瓤囊9～11室，棕色或淡红棕色，间或有黄白色种子。气香，味酸而苦。

**【化学成分】**　香橼的主要成分是挥发油、黄酮，还含有二萜内酯、有机酸、鞣质、果胶、维生素等。香橼的黄酮、挥发油是其主要药理活性成分。《中华人民共和国药典》2015年版规定，香圆药材按干燥品计算，含柚皮苷($C_{27}H_{32}O_{14}$)不得少于2.5%。

**【药理毒理】**　**抗氧化**　香圆果实中总黄酮的抗氧化活性强于枸橼果实中总酚类化合物的抗氧化活性，其中香圆果实提取物清除DPPH、ABTS、FRAP三种自由基值分别为(15.2±1.44)、(5.09±3.92)μM TE/g和(1.63±2.09)μM Fe(Ⅱ)/g，而枸橼果实提取物清除DPPH、ABTS、FRAP三种自由基值分别为(1.48±1.82)、(0.92±2.08)μM TE/g和(0.38±1.98)μM Fe(Ⅱ)/g[1]。

**【药性】**　辛、苦、酸，温。归肝、脾、肺经。

**【功能主治】**　疏肝理气，宽中，化痰。用于肝胃气滞，胸胁胀痛，脘腹痞满，呕吐噫气，痰多咳嗽。

**【临床应用】**　**临床常用**

(1) 肝郁胸胁胀痛　本品辛能行散，苦能疏泄，入肝经疏理肝气而止痛。治肝郁胸胁胀痛，常配伍柴胡、郁金、佛手等同用。

(2) 气滞脘腹胀痛　本品气香醒脾，辛行苦泄，入脾胃以行气宽中。用治脾胃气滞之脘腹胀痛，嗳气吞酸，呕恶食少，可与木香、砂仁、藿香等同用。

(3) 痰饮咳嗽，胸膈不利　本品苦燥降泄以化痰止咳，辛行入肺而理气宽胸。用治痰多、咳嗽、胸闷等，常配伍生姜、半夏、茯苓等。

**【用法用量】**　3～10g。

**【成药例证】**

**1. 荜铃胃痛颗粒(《中华人民共和国药典》2015年版)**　药物组成：荜澄茄、川楝子、香橼、延胡索(醋炙)、大黄(酒炙)、黄连、吴茱萸、香附(醋炙)、佛手、海螵蛸、瓦楞子(煅)。

功能主治：行气活血，和胃止痛。用于气滞血瘀所致的胃脘痛；慢性胃炎见有上述证候者。

**2. 食消饮(《卫生部药品标准中药成方制剂·第十五册》)**　药物组成：山楂、麦芽、六神曲、香橼、陈皮、瓜蒌、莱菔子、槟榔、紫苏叶、薄荷油。

功能主治：消食导滞，除积消胀，调理肠胃。用于脘腹胀满，积食不化，嗳腐纳差。

**3. 十香止痛丸(《中华人民共和国药典》2015年版)**　药物组成：醋香附、檀香、香橼、沉香、零陵香、丁香、木香、砂仁、高良姜、乌药、醋延胡索、蒲黄、姜厚朴、降香、醋五灵脂、香排草、醋乳香、熟大黄。

功能主治：疏气解郁，散寒止痛。用于气滞胃寒，两胁胀满，胃脘刺痛，腹部隐痛。

**【注意事项】**　孕妇慎服。

**【贮藏】**　置阴凉干燥处，防霉，防蛀。

**【参考文献】**　[1]Pan Zhao, Li Duan, Long Guo, *et al*.Chemical and Biological Comparison of the Fruit Extracts of *Citrus Wilsonii* Tanaka and *Citrus Medica* L.[J].Food Chemistry, 2015, 173(1): 54-60.

(欧莉　彭成　敖慧)

## 850　向天盏

Xiangtianzhan

**【异名】**　大力草(《生草药性备要》)，金茶匙(《本草求原》)，合耳花、龙游香草、钩头线(《泉州本草》)，牙刷草(《江苏植药志》)，岩藿香、耳挖草(《岭南采药录》)，大韩信草(《南宁市药物志》)，韩信草(《中药大辞典》)，顺经草(《贵阳民间药草》)，调羹草、红叶犁头尖(《湖南药物志》)，大叶半枝莲、笑药草(《广西中草药》)，虎咬癀、印度黄芩(《福建中草药》)。

**【来源】**　为唇形科植物向天盏 *Scutellaria indica* L.的干燥全草。

**【产地】**　主要为野生品。主产于福建永春、泉州，江苏无锡，湖南永兴等地，陕西、河南、浙江、安徽、江西等省区皆有分布，印度、印度尼西亚、日本亦有产。

**【采收加工】**　夏、秋二季采挖，晒干。

**【炮制】**　除去杂质，洗净，切中段，干燥，筛去灰屑。

【性状特征】 为根、茎、叶、花、果混合的段状，全体被毛，叶上尤多，根纤细。茎方柱形，有分枝，表面灰绿色。叶片较厚，皱缩，灰绿色或暗紫色，展平后呈卵圆形长 1.5～3cm，宽 1～2.5cm，先端圆钝，基部浅心形或平截，边缘有钝齿；叶柄长 0.5～2.5cm。花偏向一侧，花冠蓝色，二唇形，多已脱落，长约 1.5cm。宿萼钟形，萼筒背部有一囊状看鳞，呈“耳挖”状。小坚果圆形，淡棕色，气微，味微苦。以茎枝细匀、叶多、色绿、带“耳挖”状果枝者为佳。

【化学成分】 向天盏的主要成分是黄酮，还含有酚、氨基酸、有机酸等。向天盏的黄酮是其主要药理活性成分。

【药理毒理】

**1. 抗肿瘤** 向天盏（韩信草）的甲醇提取物 2 (S)-5,2′,5′-三氢-7,8-二甲基二氢黄酮对白血病 L1210 细胞呈现较强的活性，$ED_{50}$ 为 0.9μg/ml；对 HL60、K562 和 SNU1 肿瘤细胞系也呈现明显的细胞毒性，$ED_{50}$ 分别为 0.6、1.3、2.7μg/ml[1]。

**2. 抗病毒** 向天盏地上部分水提取物对呼吸道合胞病毒的 $IC_{50}$ 为 31.3μg/ml，$EC_{50}$ 为 350μg/ml，选择性指数（$SI$）为 11.2。向天盏水提物对单纯疱疹病毒的活性也有影响，1000μg/ml 可使 50% 的单纯疱疹病毒细胞发生病变[2]。

**3. 其他药理作用** 0.1μmol/L 向天盏提取物能抑制 C57BL/6 小鼠肾组织中的精氨酸酶Ⅱ活性，恢复内皮功能，其 $IC_{50}$ 值为 11.6μmol/L[3]。

【药性】 辛、微苦，平。归心、肝、肺经。

【功能主治】 清热解毒，活血，疏肝。用于胸胁闷痛，肺脓肿，痢疾，肠炎，白带；外治痈疮，蛇咬伤。

【临床应用】 临床常用

(1) 跌打损伤 本品活血通络、舒通筋脉，多用于跌打损伤、外伤肿痛等，可水煎冲酒服或加热米酒，锤烂后取汁内服，渣敷伤处。

(2) 热毒痢疾 本品清热解毒、凉血止痢，可捣烂取汁，调蜜内服。常配伍猪母草、白花蛇舌草、黄连等药治疗大肠湿热，腹痛泄泻，或下利脓血，里急后重者。

(3) 肺脓肿 本品辛以散结，入肺经，清解肺热又兼具消痈排脓之功。用治痰热壅肺、胸痛，咳吐脓血，常与鱼腥草、苦荞头、筋骨草同用。

【用法用量】 15～30g。

【成药例证】

**1. 梁财信跌打丸**（《卫生部药品标准中药成方制剂·第二十册》） 药物组成：牡丹皮、三棱、莪术、防风、延胡索、五灵脂、乌药、桃仁、柴胡、当归尾、木香、黑老虎、向天盏（韩信草）、小驳骨、鹅不食草、鸡骨香、两面针、骨碎补、赤芍、郁金、续断、蒲黄、益母草、红花、大黄、枳壳、青皮、徐长卿、牛大力、大驳骨、朱砂根、毛麝香。

功能主治：活血散瘀，消肿止痛。用于轻微跌打损伤，积瘀肿痛，筋骨扭伤。

**2. 跌打榜药酒**（《卫生部药品标准中药成方制剂·第十四册》） 药物组成：三七、无名异、土鳖虫、鸡骨香、泽兰、薄荷、木鳖子、荜澄茄、栀子、向天盏（韩信草）、独角莲、三棱、草乌、洋金花、南刘寄奴、芥子、莪术、红花、姜黄、甘草、假荀、山柰、徐长卿、重楼、油松节、大黄、朱砂根、虎杖、九里香、驳骨丹、大茶药、小罗伞、鹰不泊、两面针、肉桂、田基黄、乌药、骨碎补、生天南星、火炭母、赤芍、苏木、桃仁、当归、鹅不食草、功劳木、膜叶槌果藤、樟脑、蛤爪草、生姜、黑老虎根、自然铜、高良姜、麝香壳。

功能主治：消肿止痛。用于跌打损伤，积瘀肿痛。

【注意事项】 孕妇慎服。

【贮藏】 置通风干燥处。

【参考文献】
[1] Ki H.B, Byung S.M, Kyung L.P. Cytotoxic Flavonoids from Scutellaria indica [J]. Planta Med, 1994, 60(3): 280-281.

[2] Yaolan L, Linda S.M, Hua Wang, *et al*. Antiviral Activities of Medicinal Herbs traditionally Used in Southern Mainland China [J]. Phytotherapy Research, 2004, 18 (3), 718-722.

[3] Sang Won K, To Dao C, Tran Manh H, *et al*. Arginase Ⅱ inhibitory activity of flavonoid compounds from Scutellaria indica [J]. Phytotherapy Research, 2013, 36(12): 922-926.

（欧莉　彭成　敖慧）

## 851 橡子

Xiangzi

【异名】 查日松-乌热（蒙药名）。

【来源】 为壳斗科植物蒙古栎 *Quercus mongolica*

Fisch. ex Turcx. 或辽东栎 *Quercus mongolica* Fisch.ex Turcz.var.*liaotungensis* (Koiaz) Nakai 的干燥成熟果实。

【产地】 主要为野生品。蒙古栎主产于东北、内蒙古、河北、山西、山东等地。辽东栎主产于黑龙江、吉林、辽宁、内蒙古、宁夏等地。

【采收加工】 秋季果实成熟时采收,除去壳斗,干燥。

【炮制】 除去果壳,取仁。

【性状特征】 呈椭圆形或卵状长圆形。表面上半部棕褐色,下半部灰白色。顶端有稍尖的花柱残基,基部有近圆形果实脱落后的疤痕。果皮坚硬,破开后,内果皮膜质,棕褐色。种子 1 粒,近圆球形,长 1.2～1.5cm,表面棕红色至棕褐色,有不规则的凸起或纵皱纹,顶端微凸起,基部稍平坦,子叶 2,肥厚。气微,味淡、涩。

【药性】 甘、涩、轻、糙、凉、钝、燥、平。

【功能主治】 止泻,止血,燥"协日乌素"。用于寒热性腹泻,痔疮,"白脉"病。

【临床应用】 临床常用

**腹泻** 本品有止泻作用,可治疗腹泻。《蒙医成方选编》记载:五味子、橡子、芒硝、葫芦子(炒)、车前子(炒)、刺黄柏各 100g 制成散剂。每次 1.5～3g,每日 1～3 次,温开水送服。

【用法用量】 6～9g。

【成药例证】 **乌兰十三味汤散(《卫生部药品标准·蒙药分册》)** 药物组成:土木香、诃子、枇杷叶、金莲花、苦参、川楝子、紫草茸、悬钩子木、栀子、橡子、山柰、茜草、紫草。

功能主治:清血热。用于血热上盛,头痛,目赤,高血压症。

【贮藏】 置阴凉干燥处,防蛀。

(谢欣 潘媛 彭成 敖慧)

## 852 小驳骨

Xiaobogu

【异名】 接骨草(《海南植物志》),尖尾风(《台湾植物志》),接骨草、四季花、小还魂、百节芒、小叶金不换、小接骨草、驳骨消、驳骨草、骨碎草、大力王、长生木、尖尾峰、接骨筒、细骨风、白及草。

【来源】 为爵床科植物小驳骨 *Gendarussa vulgaris* Nees 的干燥地上部分。

【产地】 主要为野生品,栽培品亦有。主产于台湾、福建、广东、香港、海南。印度、斯里兰卡、中南半岛至马来半岛亦有。

【采收加工】 全年均可采收,除去杂质,晒干。

【炮制】 净制,晒干。

【性状特征】 茎呈圆柱形,有分枝,长 40～90cm,直径 0.2～3cm。茎表面黄绿色、淡绿褐色或褐绿色,有稀疏的黄色小皮孔;小枝微具四棱线,节膨大。质脆,易折断,断面黄白色。叶对生,卷缩破碎,展平后呈狭披针形或条状披针形,长 4～14cm,宽 1～2cm;先端渐尖,基部楔形,全缘,叶脉略带紫色。气微,味微辛、酸。

【化学成分】 小驳骨的主要成分是挥发油,还含有生物碱、黄酮类、糖苷类、香豆素类和多种金属无机元素等。小驳骨的挥发油是其主要药理活性成分。

【药理毒理】

**1. 抗炎、镇痛** 小驳骨 95% 乙醇提取物按 500mg/kg 剂量腹腔注射给药,对角叉菜胶致小鼠足肿胀和棉球肉芽肿增生抑制率分别为 52% 和 45%,能减少乙酸致疼痛模型小鼠扭体次数[1]。

**2. 保肝、抗氧化** 小驳骨甲醇提取物在 300mg/kg 剂量对四氯化碳致肝损伤模型小鼠灌胃,每天 1 次,连续 7d,能下调血清 GOT 和血清 GPT 表达,降低结合胆红素的病理性增高,对肝损伤具有体内保肝活性。采用 DPPH·清除活性法、过氧化氢($H_2O_2$)清除活性法及乙二胺四乙酸(EDTA)存在与否情况下三价铁离子的减少方法,结果均显示小驳骨的甲醇提取物具有很好的体外抗氧化作用[2]。

**3. 免疫抑制** 100μg/ml 小驳骨甲醇提取物对胸腺摄取的淋巴细胞增殖有 84% 的抑制率。此外,甲醇提取物的正己烷、苯、乙酸乙酯、三氯甲烷、丙酮、乙醇和水等溶剂的二次提取物在 50μg/ml 的浓度下均能抑制淋巴细胞增殖[3]。

**4. 抗新生血管生成** 采用鸡胚绒毛尿囊膜试验法,50μg/ml 小驳骨叶乙醇提取物和 100μg/ml 小驳骨叶水提物均具有抑制新生血管形成的作用,并呈剂量依赖关系[4]。

**5. 抗艾滋病毒** 200μg/ml 小驳骨水提物对人获得性免疫缺陷病毒 HIV-1 具有 90.75%的逆转录抑制能力，而相同浓度的小驳骨 80%乙醇提取物具有 16.82%的 HIV-1 逆转录抑制能力[5]。

**【药性】** 辛，温。归肝、肾经。

**【功能主治】** 祛瘀止痛，续筋接骨。用于跌打损伤，筋伤骨折，风湿骨痛，血瘀经闭，产后腹痛。

**【临床应用】 临床常用**

(1) 骨折、无名肿毒 小驳骨有续筋接骨作用，能治疗骨折。《常用中药手册》记载：小驳骨鲜草捣烂或干草研末，用酒、醋调敷患处。

(2) 跌打扭伤、风湿性关节炎 本品具有祛瘀止痛之功效，能用于风湿骨痛等症状。《常用中药手册》记载：小驳骨五钱至一两（鲜者一至二两），水煎服。

**【用法用量】** 9～15g。外用适量。

**【注意事项】** 孕妇慎用。

**【贮藏】** 置干燥处。

**【参考文献】** [1] Jothimanivannan C, Kumar R S, Subramniann. Anti-Inflammatory and Analgesic Activities of Ethanol Extract of Aerial Parts of *Justicia gendarussa* Burm [J].Int J Pharmacol, 2010, 6(3): 278-283.

[2] Krishna K L, Mruthunjaya K, Jagruti A. Antioxidant and Hepatoprotective Potential of Stem Methanolic Extract of *Justicia gendarussa* Burm [J].Int J Pharmacol, 2010, 6(2): 72-80.

[3] Arokiyaraj S, Perinbam K, Agastian P, *et al*. Immunosuppressive Effect of Medicinal Plans of Kolli Hills on Mitogen-Stimulated Proliferation of the Human Peripheral Blood Mononuclear Cells *in vitro* [J]. Int J Pharmacol, 2007, 39(4): 180-183.

[4] Periyanayagam K, Umamaheswari B, Suseelal, *et al*. Evaluation of Antiangiogenic Effect of the Leaves of *Justicia gendarussa* (Burm.f) (Acanthaceae) by Chrio allontoic Membrane Method American [J].J Infect Dis, 2009, 5(3): 180-182.

[5] Woradulayapinij W, Soonthornchareonnonn, Wiwat C. *In vitro* HIV type 1 Reverse Trascriptase Inhibitory Activities of Thai medicinal Plants and *Cannaindica* L. rhizomes [J]. Ethno Pharmacology, 2005, 101(1-3): 84-89.

（谢欣 潘媛 彭成 敖慧）

## 853 小檗果

Xiaoboguo

**【来源】** 为小檗科植物红果小檗 *Berberis nummularia* Bge.的干燥成熟果实。

**【产地】** 主要为野生品。主产于新疆。

**【采收加工】** 秋季采摘，晒干。

**【炮制】** 净制，晒干。

**【性状特征】** 为广卵形、椭圆形或近球形，长7～12mm，宽5～8mm。外表面光滑或微显皱缩，紫黑色，常被灰白色粉霜。果皮薄而脆，极易破碎，破碎面紫黑色。有时可见果柄，长约5mm，果柄着生处可见种子3～6粒，棕褐色，先端稍弯曲，低端钝圆，长约5mm，光滑。气微，味微酸。

**【药性】** 平。

**【功能主治】** 健胃和中，生津止渴，清热解毒。用于消化不良，痢疾泻下，口渴，口疮，咽炎。

**【临床应用】 临床常用**

(1) 消化不良，痢疾泻下，口渴 本品健胃和中、生津止渴，可用于消化不良、痢疾泻下、口渴等。

(2) 口疮，咽炎 本品清热解毒，可用于口疮、咽炎。

**【用法用量】** 3～6g。

**【贮藏】** 置干燥处，防挤压。

（谢欣 潘媛 彭成 敖慧）

## 854 小豆蔻

Xiaodoukou

**【来源】** 为姜科植物小豆蔻 *Elettaria cardamomum* White et Maton.的干燥成熟果实。

**【产地】** 主要为栽培品，野生品亦有。原产于印度南部潮湿的森林，现印度、斯里兰卡和危地马拉大量栽培。主产于越南、斯里兰卡。

**【采收加工】** 果实成熟时采收，除去残留的果柄，晒干。

**【炮制】** 净制，晒干。

**【性状特征】** 呈长卵圆形，两端尖，具三钝棱，长10～20mm，直径5～10mm。表面淡棕色至灰白色，有细密的纵纹，顶端有突起的柱基，基部有凹入的果柄痕，果皮质韧，不易开裂。子房3室，中轴胎座，每室含种子5～9粒。种子呈长卵形或3～4面形，长3～4mm，厚约3mm，表面淡橙色或暗红棕色，背面微隆起，腹面有沟纹，外被无色薄膜状假种皮，断面白色。气芳香而浓烈，味辣、微苦。

【化学成分】 小豆蔻的主要成分是挥发油，还含有少量皂苷、色素和淀粉等。小豆蔻的挥发油是其主要药理活性成分。

【药性】 二级干热。

【功能主治】 健胃助食，止泻止呕，爽口悦志。用于腹痛胃胀，食少嗳气，呕恶口臭，腹泻反胃，口舌生疮，偏头痛。

【临床应用】 临床常用

（1）寒性肝虚、胃寒食积　本品有健胃助食作用，能治疗食积。《注医典》记载：取适量小豆蔻，泡茶饮用。

（2）呕吐　本品有止呕之功效，能治疗恶心呕吐。《注医典》记载：取适量小豆蔻，研成细粉，用适量洋乳香煎液和石榴汁冲服。

（3）气结头痛，龈炎口臭　本品有爽口之功效，能治疗头痛、口臭。《药物之园》记载：取适量小豆蔻，煎汤内服或漱口。

（4）心慌心悸，肾脏结石　本品有悦志之功效，可治疗肾结石。《药物之园》记载：取适量小豆蔻，泡茶饮用或煎汤内服。

【用法用量】 3～6g。

【贮藏】 置干燥处。

（谢欣　潘媛　彭成　敖慧）

## 855　小红参

Xiaohongshen

【异名】 滇紫参（《云南中草药选》），小活血（《昆明民间常用草药》），小红药（《红河中草药》）。

【来源】 为茜草科植物小红参 *Rubia yunnanensis* (Franch.) Diels 的干燥根及根茎。

【产地】 主要为野生品，栽培品亦有。分布于中国、蒙古、朝鲜、前苏联、日本等。主产于我国北部、东北部、中部、东部各省。

【采收加工】 夏、秋二季花开放时采收，除去杂质，阴干或晒干。

【炮制】 除去杂质，切段。

【性状特征】 根茎略呈圆柱状，节密，长 0.5～2cm，直径 0.3～0.8cm，着生多数根。根呈圆柱形，长 10～25cm，直径 0.2～0.5cm，表面红棕色，有纵沟。质脆，易折断，断面皮部棕红色，易剥离，木部橙黄色。气微，微苦、涩、微甜。

【药性】 甘，微苦，温。

【功能主治】 活血通经，镇静，止痛。用于月经不调，跌仆损伤，风寒湿痹，胃痛，心烦失眠。

【临床应用】 临床常用

月经不调，跌仆损伤，风寒湿痹　本品活血化瘀，可配伍三七等治疗月经不调、跌仆损伤、风寒湿痹等。

【成药例证】

**1. 排毒降脂胶囊（《国家中成药标准汇编·内科心系分册》）**　药物组成：土大黄、绞股蓝、南苦丁茶、荷叶、虎杖、小红参、大黄、肉苁蓉。

功能主治：清热解毒祛浊。用于痰浊瘀阻引起的高脂血症。症见头晕、胸闷、体胖、便秘等。

**2. 调经养颜胶囊（《国家中成药标准汇编·外科妇科分册》）**　药物组成：地板藤、黄芪、女贞子、小红参、玉带草、三七。

功能主治：补血益气，调经养颜，用于妇女月经不调及其所引起的痛经、面色淡暗或有暗斑。

【用法用量】 3～9g。

【贮藏】 置干燥处。

（谢欣　潘媛　彭成　敖慧）

## 856　小茴香

Xiaohuixiang

【异名】 茠香（《药性论》），茠香子（《新修本草》），茴香子（《开宝本草》），茴香、土茴香（《本草图经》），野茴香（《履巉岩本草》），大茴香（《朱氏集验方》），谷茴香、谷香（《现代实用中药》），香子（《中国药用植物志》）。

【来源】 为伞形科植物茴香 *Foeniculum vulgare* Mill. 的干燥成熟果实。

【产地】 主要为栽培品。原产于地中海地区，我国各省区都有栽培。主产于内蒙古托克托县、山西太原、甘肃省民勤县、宁夏海原县、陕西西安、河北保定以及黑龙江、新疆、四川、广东等地。

【采收加工】 秋季果实初熟时采割植株，晒干，打下果实，除去杂质。

【炮制】 小茴香　除去杂质。

**盐小茴香**　取净小茴香，用盐水拌匀，闷润至透，置锅内，用文火加热，炒至微黄色并有香气外逸时，取出放凉。每100kg小茴香，用食盐2kg。成品形如小茴香，微鼓起，色泽加深，偶有焦斑，味微咸。

**【性状特征】** **小茴香** 为双悬果，呈圆柱形，有的稍弯曲，长4～8mm，直径1.5～2.5mm。表面黄绿色或淡黄色，两端略尖，顶端残留有黄棕色突起的柱基，基部有时有细小的果梗。分果呈长椭圆形，背面有纵棱5条，接合面平坦而较宽。横切面略呈五边形，背面的四边约等长。有特异香气，味微甜、辛。

**盐小茴香** 形如小茴香，微鼓起，色泽加深，偶有焦斑。味微咸。

**【化学成分】** 小茴香的主要成分是脂肪油、挥发油，还含有糖苷、氨基酸、甾醇、三萜、鞣质、黄酮、强心苷、生物碱、皂苷、香豆素、挥发性碱、蒽醌等多类型化合物。小茴香的挥发油是其主要药理活性成分。

**【药理毒理】**

**1. 抗菌** 小茴香20%乙醇提取液对苏云金杆菌、变形杆菌、金黄色葡萄球菌和枯草芽孢杆菌以及根霉菌、大肠埃希菌的最低抑菌浓度(*MIC*)分别是2.0、3.0、4.0、5.0mg/ml[1]。

**2. 镇痛** 小茴香挥发油、水煎液、去挥发油水提液按2550、5025g/kg灌胃小鼠3d，能明显降低减少醋酸致疼痛模型小鼠的扭体次数，提高小鼠的痛阈值[2]。

**3. 增强免疫** 小茴香水提液15g/kg连续灌胃环磷酰胺致免疫抑制模型小鼠8d，能显著提高环磷酰胺致免疫抑制模型小鼠碳粒廓清率，促进血清溶血素形成以及促进T淋巴细胞增殖[3]。

**4. 抗肝纤维化** 小茴香水提液100mg/kg灌胃给予四氯化碳致肝纤维化模型大鼠，每日1次，连续6周，能显著降低大鼠TGF-$\beta_1$表达水平，减少细胞因子TNF-α的分泌[4]，降低细胞结缔组织生长因子的含量[5]，改善纤维化程度[6]。小茴香浓缩液0.5g/kg给四氯化碳、高脂饲料致肝纤维化复合模型大鼠灌胃，每日1次，连续6周，能显著降低血清中MDA的含量，升高HYp的含量和过氧化物歧化酶活性，下调ALT的病理性升高，升高TP水平，肝功能指标有所好转，且炎症程度和纤维化程度均有减轻[7-10]。

**5. 改善肝硬化腹水** 小茴香水提浓缩液0.5g/kg灌胃给予四氯化碳复合因素法复制肝硬化腹水模型大鼠，连续3周，能明显促进模型大鼠总排尿量，改善肝功能，假小叶减少，汇管区炎症明显减轻，NOS免疫组化阴性[11]，显著减少腹水量和血清透明质酸酶含量，同时提高血清钾的含量[12,13]。

**6. 改善血液流变学** 小茴香各炮制品挥发油0.63g生药/kg灌胃，连续7d，能显著降低全血还原黏度、红细胞刚性指数和变形指数，且血浆比黏度、红细胞压积、红细胞沉降率和红细胞聚集指数也呈下降趋势，尤以蜜制小茴香对血液流变学的改善作用最为显著[14]。

**7. 抗氧化** 小茴香水提物0.54、1.08、2.16g/kg连续灌胃8周，能显著降低小鼠血清和肝组织中MDA和HYP的含量，并提高SOD活性[15]。

**8. 降血糖** 小茴香水提液5.0、2.5g/kg灌胃小鼠，每日1次，连续7d，能显著对抗肾上腺素和四氧嘧啶引起的血糖升高，同时提高血清胰岛素水平，降低MDA含量，减轻四氧嘧啶对胰岛细胞的破坏[16]。

**9. 抗突变** 小茴香水煎剂7.35g/kg灌胃，能明显降低CP诱导小鼠的染色体畸变率和PCE微核率[17]。

**【药性】** 辛，温。归肝、肾、脾、胃经。

**【功能主治】** **小茴香** 散寒止痛，理气和胃。用于寒疝腹痛，睾丸偏坠，痛经，少腹冷痛，脘腹胀痛，食少吐泻。

**盐小茴香** 暖肾散寒止痛。用于寒疝腹痛，睾丸偏坠，经寒腹痛。

**【临床应用】** **临床常用**

(1) 寒疝腹痛，睾丸偏坠，少腹冷痛，经行腹痛　本品辛香、温散，入肾经驱寒，入肝经疏肝理气以行气止痛，为治疗寒疝腹痛常用要药。治寒凝气滞于肝之寒疝腹痛，常与乌药、青皮、高良姜等行气散寒之药同用，如《医学发明》天台乌药散；亦可单用本品炒热，布裹温熨腹部；若气滞明显、小腹胀痛者，可配伍木香、川楝子，如《瑞竹堂方》川楝茴香散。

(2) 脘腹胀痛，呕吐　本品有温中散寒、理气和中、开胃进食之功。治脘腹冷痛，可配伍高良姜、母丁香、甘草等，如《卫生家宝》鸡舌香汤。

**【用法用量】** 3～6g。

【成药例证】

**1. 安胃止痛散**(《国家中成药标准汇编内科·脾胃分册》)　药物组成:海螵蛸、小茴香、珍珠母、肉桂、干姜、山柰、大黄、丁香、制陈皮、花椒、薄荷脑、甘草。

功能主治:和胃制酸,理气止痛。用于胃气不和引起的胃脘胀闷、疼痛,反酸、吞酸等症。

**2. 十四味羌活风湿酒**(《国家中成药标准汇编·脑系经络肢体分册》)　药物组成:羌活、小茴香、桂枝、当归尾、麻黄、五加皮、白芷、青蒿、独活、栀子、丁公藤、防己、威灵仙、川芎、白酒。

功能主治:祛风除湿,活血止痛。用于风寒湿痹引起的四肢麻木、筋骨酸痛、腰膝乏力等症。

**3. 十滴水**(《卫生部药品标准中药成方制剂·第三册》)　药物组成:樟脑、干姜、大黄、小茴香、肉桂、胡椒、桉油。

功能主治:健胃,祛风。用于因中暑而引起的头晕、恶心、腹痛、胃肠不适等症。

【贮藏】　置阴凉干燥处。

【参考文献】

[1]高莉,王丽,韩阳花,等.小茴香的抑菌作用.新疆大学学报(自然科学版)[J].2004,21(S):23-25.

[2]秦华珍,刘俊辉,李世阳,等.小茴香等三种温里药不同提取物的镇痛作用观察[J].广西中医药,2009,32(1):50-53.

[3]董华泽,王艳苹,袁新松,等.小茴香对小鼠免疫功能的影响[J].安徽农业化学,2009,37(27):13419-13420.

[4]刘玉平,许晏,甘子明,等.小茴香对实验性肝纤维化大鼠细胞因子 TNF-α 的影响[J].新疆医科大学学报,2008,31(4):427-429.

[5]刘玉平,许晏,甘子明.小茴香对实验性肝纤维化大鼠细胞因子结缔组织生长因子(CTGF)的影响[J].新疆医科大学学报,2009,32(6):690-691.

[6]吴小川,马秀敏,薛之琴,等.维吾尔药小茴香对肝纤维化大鼠转化生长因子-$\beta_1$ 的影响[J].科技导报,2010,28(9):84-88.

[7]甘子明,方志远.中药小茴香对大鼠肝纤维化的预防作用[J]. 新疆大学学报,2004,27(4):566-568.

[8]范强,佐和拉古丽·木塔力普,阿地力江伊明,等.小茴香对大鼠肝纤维化及脂质过氧化的影响[J].新疆大学学报,2011,34(9):958-962.

[9]田为真,王新星,马骏,等.维吾尔药小茴香抗大鼠肝纤维化的实验研究[J].新疆中医药,2009,27(3):27-31.

[10]张泽高,肖琳,詹欣宇,等.维药小茴香抗肝纤维化作用及对 TGF-β/smad 信号转导通路的影响[J].中国肝脏病杂志(电子版),2014,6(1):32-37.

[11]周世雄,甘子明,张力,等.中药小茴香对肝硬化腹水大鼠利尿作用机制实验研究[J].新疆医科大学学报,2007,30(1):33-36.

[12]王磊,张韬,张建龙,等.中药小茴香抗纤维化及对肝纤维化腹水大鼠补钾作用的实验研究[J].新疆医科大学学报,2012,35(9):1175-1179.

[13]于洋,秦纹,薛志琴,等.中药小茴香对大鼠肝硬化的去腹水保钾、补钾的实验研究[J].新疆医科大学学报,2012,35(2):206-208.

[14]张帆,张春,李臻.小茴香及其炮制品挥发油对血瘀模型大鼠血液流变性的影响[J].中药药理与临床,2010,26(5):81-82.

[15]海热尼沙·黑提甫.小茴香提取物对大鼠脂质过氧化作用的研究[J].当代医药论丛,2014,12(6):128-129.

[16]黄彦峰,王彩冰,何显教,等.小茴香水提液调节血糖及抗氧化作用的实验研究[J].广西中医药,2014,37(1):70-73.

[17]多力坤·买买提玉素朴,王德萍,艾合买提,等.小茴香和洋茴香抗突变作用的初步研究[J].中国公共卫生,2001,17(7):647.

(唐正伟　潘媛　彭成　敖慧)

## 857　小蓟

Xiaoji

【异名】　猫蓟(《本草经集注》),青刺蓟、千针草(《本草图经》),刺蓟菜(《救荒本草》),刺儿菜(《本草纲目拾遗》),青青草、萋萋菜、枪刀菜(《医学衷中参西录》),野红花(《分类草药性》),刺角菜、木刺艾、刺杆菜、刺刺菜、刺杀菜(《江苏植物志》),荠荠毛(《山东中药》),小恶鸡婆、刺萝卜(《四川中药志》),小蓟姆、刺儿草、刺尖头草(《上海常用中草药》)。

【来源】　为菊科植物刺儿菜 *Cirsium setosum* (Willd.) MB.的干燥地上部分。

【产地】　主要为野生品,栽培品亦有。全国各地均有广泛分布。主产于西藏、云南、广东、广西等地。建于陕西省咸阳市乾县的小蓟 GAP 药源基地已通过原国家食品药品监督管理总局验收。

【采收加工】　夏、秋二季花开时采割,除去杂质,晒干。

【炮制】　**小蓟**　除去杂质,洗净,稍润,切段,干燥。

**小蓟炭**　取净小蓟段,照炒炭法炒至黑褐色。

【性状特征】　**小蓟**　茎呈圆柱形,有的上部分枝,长 5～30cm,直径 0.2～0.5cm;表面灰绿色或带紫色，具纵棱及白色柔毛；质脆，易折断，断面中空。叶互生，无柄或有短柄；叶片皱缩或破碎，完整者展平后呈长椭圆形或长圆状披针形，长3～12cm，宽0.5～3cm；全缘或微齿裂至羽状深裂，齿尖具尖刺；上表面绿褐色，下表面灰绿色，两面均具白色柔毛。头状花序单个或数个顶生；总苞钟状，苞片5～8层，黄绿色；花紫红色。气微，味微苦。

小蓟炭　形如小蓟段。表面黑褐色，内部焦褐色。

**【化学成分】**　小蓟的主要成分是黄酮，还含有鞣质、甾醇、烷烃等。小蓟的黄酮是其主要药理活性成分。《中华人民共和国药典》2015版规定，本品药材及其饮片按干燥品计算，含蒙花苷（$C_{28}H_{32}O_{14}$）不得少于0.70%。

**【药理毒理】**

**1. 凝血、止血、抗炎**　小蓟不同提取物（乙酸乙酯部位、正丁醇部位和总黄酮部位）1.0g生药/kg灌胃给予大鼠，连续3d，能显著减少毛细血管插入法测定的小鼠凝血时间和断尾法测定的小鼠出血时间，并能减轻二甲苯所致的小鼠耳廓肿胀程度，以总黄酮部位最好[1]。

**2. 肾上腺激素样作用**　小蓟水煎剂0.2g/kg、醇提物0.1g/kg灌胃，均能增强家兔离体心脏和豚鼠离体心房肌活力并提高心率，该作用能被普萘洛尔拮抗。0.075g/ml小蓟水煎剂能提高离体主动脉条的收缩幅度，可被酚妥拉明阻断；能舒张豚鼠离体气管，可被普萘洛尔阻断；具有兴奋肾上腺素$\alpha$、$\beta_1$、$\beta_2$受体的作用[2]。

**3. 降血压**　小蓟70%乙醇提取物1.8g/kg连续灌胃1周，能使二肾一夹高血压模型大鼠心脏、肾脏和腹主动脉IMD蛋白含量增加，血浆中IMD的含量，血清中NO、NOS的含量均升高，血浆中AngⅡ的含量降低[3]。

**4. 抗氧化**　2～4g/L小蓟不用溶剂（60%乙醇、50%甲醇、丙酮、蒸馏水）提取物分别加入$H_2O_2/Fe^{2+}$体系和邻苯三酚自氧化体系，明显清除两种体系所产生的羟自由基和超氧阴离子[4]。

**5. 抗肿瘤**　6、12mg/ml小蓟提取液在体外能使人白血病细胞K562、肝癌细胞$HepG_2$、宫颈癌细胞HeLa、胃癌细胞BGC823发生皱缩、变圆、脱壁、破碎等形态变化，且细胞生长受到明显抑制，抑制率高可达88.27%[5]。

**【药性】**　甘、苦，凉。归心、肝经。

**【功能主治】**　凉血止血，祛瘀消肿。用于衄血，吐血，尿血，便血，崩漏下血，外伤出血，痈肿疮毒。

**【临床应用】**　临床常用

血证　本品可应用各种血证。凡上而吐咯衄血，下而便血崩漏皆可应用，临床常与大蓟、山栀、侧柏叶、茜草等配伍，以增凉血止血之功。若与其他清热解毒、活血破瘀药相配，则疗效更佳。

**【用法用量】**　5～12g。

**【成药例证】**

**1. 血尿安胶囊（《国家中成药标准汇编科·肾系分册》）**　药物组成：肾茶、小蓟、白茅根、黄柏。

功能主治：清热利湿，凉血止血。用于湿热蕴结所致的尿血、尿频、尿急、尿痛等症。

**2. 十灰丸（《卫生部药品标准中药成方制剂·第四册》）**　药物组成：大蓟（炭）、小蓟（炒炭）、茜草（炒炭）、栀子（炒炭）、牡丹皮（炒炭）、棕榈（炒炭）、侧柏叶（炒炭）、白茅根（炒炭）、大黄（炒炭）、荷叶（煅炭）。

功能主治：凉血止血。用于吐血、衄血、血崩及一切出血不止诸症。

**【贮藏】**　置通风干燥处。

**【参考文献】**　[1]杨星昊，崔金浩，丁安伟.小蓟提取物对凝血、出血及实验性炎症的影响[J].四川中医，2006，24(1)：17-19.

[2]汪丽燕，倪光玉.小蓟对肾上腺素能受体激动效应的初步实验[J].安徽医学，1983，5(2)：39-41.

[3]乔建荣，梁颖，黎济荣，等.小蓟醇提物对肾性高血压大鼠血浆Intermedin的干预影响[J].时珍国医国药，2011，22(10)：2417-2419.

[4]梁倩倩，丁玲强，焦扬，等.小蓟抗氧化作用的研究[J].河西学院学报，2008，24(5)：45-47.

[5]李煜，王振飞，贾瑞贞.小蓟提取液对四种癌细胞生长抑制作用的研究[J].中医药学报，2007，35(5)：12-14.

（唐正伟　潘媛　彭成　敖慧）

## 858 小秦艽花

Xiaoqinjiaohua

**【异名】**　邦占-翁布（《认药白晶鉴》），达古尔-珠勒根-其木格，宝罕-其其格（《无误蒙药鉴》）。

**【来源】**　为龙胆科植物小秦艽 *Gentiana dahurica*

Fisch.的干燥花。

**【产地】** 主要为野生品，栽培品亦有。主产于宁夏六盘山、南华山、香山、罗山、贺兰山及盐池、固原、西吉等县(市)。

**【采收加工】** 夏末、秋初摘花，阴干。

**【性状特征】** 花多皱缩，1～3朵簇生，中间朵稍大，有的残有花序梗。完整花长3～4cm，直径5～8mm；花萼钟形，长1.5～2cm，黄绿色或浅褐色，裂片5，长短不等，3～8mm，条形，质薄而脆，多破碎。气微，味苦。

**【化学成分】** 小秦艽花主要成分是挥发油，还含有黄酮、皂苷、生物碱、有机酸、鞣质、糖类、蛋白质等。小秦艽花的挥发油是其主要药理活性成分。

**【药性】** 涩、苦，寒、柔、软、稀。

**【功能主治】** 清热，解毒，止咳，祛痰。用于肺热咳嗽，咽喉热，咽喉肿痛，毒热，瘟热。

**【临床应用】 临床常用**

咽喉热、音哑等症　小秦艽花性寒味苦、涩，善清热解毒，同时兼能止咳祛痰；常配伍麦冬、石膏治疗咽喉热、音哑等症，如五味小秦艽花汤(《内蒙古中草药》)。

**【用法用量】** 3～5g。

**【成药例证】 调元大补二十五味汤散(《卫生部药品标准·蒙药分册》)** 药物组成：红花、诃子、川楝子、栀子、土木香、川木香、苦地丁、胡黄连、秦艽、麦冬、石榴、酸梨干、贯众、小秦艽花、野菊花、细辛、光妥果、木鳖子(制)、猪血粉、款冬花、蓝盆花、瞿麦、香青兰、五灵脂、白豆蔻。

功能主治：收敛，解毒，调节寒热。用于“宝日”扩散，“赫依”“协日”“巴达干”失调，久病不愈，身倦体怠，口干，食欲不振，胃脘疼痛。

**【贮藏】** 置阴凉干燥处。

（唐正伟　潘媛　彭成　敖慧）

## 859　小通草

Xiaotongcao

**【异名】** 小通花(《全国中草药汇编》)，鱼泡通(《四川中药志》)，喜马拉雅旌节花、通草树、通条树(《中华本草》)。

**【来源】** 为旌节花科植物喜马山旌节花 *Stachyurus himalaicus* Hook.f.et Thoms.、中国旌节花 *Stachyurus chinenisis* Franch.或山茱萸科植物青荚叶 *Helwingia japonica* (Thunb.) Dietr.的干燥茎髓。

**【产地】** 主要为野生品，栽培品亦有。主产于西南及陕西、江西、台湾、湖北、湖南、广东、广西等地。

**【采收加工】** 秋季割取茎，截成段，趁鲜取出髓部，理直，晒干。

**【炮制】** 除去杂质，切段。

**【性状特征】 旌节花** 呈圆柱形，长30～50cm，直径0.5～1cm。表面白色或淡黄色，无纹理。体轻，质松软，捏之能变形，有弹性，易折断，断面平坦，无空心，显银白色光泽。水浸后有黏滑感。气微，味淡。

**青荚叶** 表面有浅纵条纹。质较硬，捏之不易变形。水浸后无黏滑感。

**【化学成分】** 小通草的主要成分是多糖，还含有蛋白质、脂肪、氨基酸、微量元素等。小通草的多糖是其主要药理活性成分。

**【药理毒理】**

**1. 抗炎、解热** 小通草水煎液4、8g/kg灌胃大鼠，能抑制大鼠角叉莱胶性足肿胀，对啤酒酵母(或角叉莱胶)所致发热模型大鼠能降低体温[1]。

**2. 利尿** 喜马山旌节花、青荚叶经水提醇沉浓缩液按4g生药/kg分别灌胃，增加大鼠5h总尿量，并使尿液中尿钾含量升高，青荚叶效果更优；对尿$Cl^-$、尿$Na^+$基本不影响[2]。

**3. 调节免疫功能** 喜马山旌节花多糖按40、80mg/kg对小鼠腹腔注射5d，提高小鼠血清溶菌酶含量，增强巨噬细胞的吞噬功能；给药7d，能促进小鼠溶血素抗体的生成，对抗2,4-二硝基氯苯的致小鼠迟发性变态反应，提高小鼠血清过氧化氢酶的活性[3]。

**4. 抗氧化** 喜马山旌节花多糖以80、160mg/kg间日腹腔注射小鼠45d，可降低小鼠血清和肝脏中过氧化脂质含量，降低小鼠脑组织和心肌中脂褐素含量，提高小鼠全血超过氧化物歧化酶活力[4]。

**【药性】** 甘、淡，寒。归肺、胃经。

**【功能主治】** 清热，利尿，下乳。用于小便不利，淋证，乳汁不下。

**【临床应用】 临床常用**

（1）热病小便赤黄或尿闭 本品性寒能清热，味甘、淡能利尿，对热病所致的小便赤黄、闭尿有良好效果，常配伍木通、车前子使用。

（2）湿热淋证 本品既能清热利湿，还具有利尿作用，对各种湿热证都有效果，常配伍滑石等。

（3）乳汁不下，乳少 本品治乳汁不下常配伍黄芪、当归、王不留行等使用。

**【用法用量】** 3～6g。

**【成药例证】 麦当乳通颗粒（《新药转正标准69》）** 药物组成：黄芪、禹州漏芦、当归、王不留行、麦冬、天花籽、小通草。

功能主治：益气，养血，通乳。用于产后气血虚弱所致的缺乳或无乳，症见：产后乳汁稀少，甚至全无，质地清稀，乳房柔软，无胀感。

**【贮藏】** 置干燥处。

**【参考文献】** [1]沈映君，曾南，贾敏如，等.几种通草及小通草的抗炎、解热、利尿作用的实验研究[J].中国中药杂志，1998，23(11)：687-690.

[2]贾敏如，沈应君，蒋麟，等.七种通草对大鼠利尿作用的初步研究[J].中药材，1991，14(9)：40-42.

[3]沈映君，曾南，刘俊，等.通草及小通草多糖药理作用的初步研究[J].中国中药杂志，1998，23(12)：741-743.

[4]曾南，沈映君，贾敏如，等.通草及小通草多糖抗氧化作用的实验研究[J].中国中药杂志，1999，24(1)：46-47.

（唐正伟 潘媛 彭成 敖慧）

## 860 小叶莲

Xiaoyelian

**【异名】** 桃儿七，桃耳七（《全国中草药汇编》）。

**【来源】** 为小檗科植物桃儿七 *Sinopodophyllum hexandrum* (Royle) Ying 的干燥成熟果实。

**【产地】** 主要为野生品，极少栽培。主产于西藏、青海、四川、云南省及自治区。

**【采收加工】** 秋季果实成熟时采摘，除去杂质，干燥。

**【炮制】** 取原药材，除去梗及杂质。

**【性状特征】** 呈椭圆形或近球形，多压扁，长3～5cm，直径2～4cm。便面紫红色或紫褐色，皱缩，有的可见露出的种子。顶端稍尖，果梗黄棕色，多脱落。果皮和果肉粘连成薄片，易碎，内具多数种子。种子近卵形，长约4mm，表面红紫色，具细皱纹，一端有小突起；质硬；种仁白色，有油性。气微，味酸、甜、涩。种子味苦。

**【化学成分】** 小叶莲主要含有木脂素，还含有甾醇、蛋白质、脂肪、维生素、氨基酸等。

**【药理毒理】**

**1. 抗肿瘤** 500mg/kg 小叶莲提取物连续灌胃荷 MCF-7 瘤模型小鼠15d，能升高瘤体重量抑制率；10、25、50、100mg/L 小叶莲乙醇提取物、乙酸乙酯提取物均能抑制人乳腺癌细胞 MCF-7 的生长[1]。

**2. 安全性研究** 小叶莲水煎液灌胃小鼠 $LD_{50}$ 为45.5g/kg[2]。

**【药性】** 甘，平；有小毒。

**【功能主治】** 调经活血。用于血瘀经闭，难产，死胎，胎盘不下。

**【临床应用】 临床常用**

血瘀经闭，经行腹痛 本品甘平，能活血调经，可用于瘀血所致的经行腹痛、闭经等，可与川芎、丹参、当归、牛膝等配伍。

**【用法用量】** 3～9g，多入丸散服。

**【成药例证】 十一味能消丸（《中华人民共和国药典》2015年版）** 药物组成：土木香、小叶莲、野姜、沙棘膏、诃子（去核）、蛇肉（麝香制）、大黄、方海、海水石（煅）、硇砂、碱花。

功能主治：化瘀行血，通经催产。用于经闭，月经不调，难产，胎盘不下，产后瘀血腹痛。

**【注意事项】** 小叶莲主要影响消化系统、神经系统。其主要毒性物质基础为鬼臼毒素、去氢鬼臼毒素等。

**【贮藏】** 置干燥处。

**【参考文献】** [1]郭帅，王璐，苏丹，等.小叶莲提取物抗乳腺肿瘤活性研究[J].中国药房，2014，25(7)：577-578.

[2]叶耀辉，马越兴，张恩慧，等.藏药桃儿七与小叶莲HPLC分析及其毒性差异研究[J].中国实验方剂学杂志，2014，20(18)：80-84.

（唐正伟 潘媛 彭成 敖慧）

## 861 薤白

Xiebai

**【异名】** 薤根（《肘后备急方》），藠子（《本草纲目》),野蒜、小独蒜(《中药形性经验鉴别法》),薤白头(《药材学》)。

**【来源】** 为百合科植物小根蒜 *Allium macrostemon* Bge.或薤 *Allium chinense* G.Don 的干燥鳞茎。

**【产地】** 主要为栽培品,野生品亦有。主产于湖北孝感、黄冈,河北保定、唐山。

**【采收加工】** 一般夏、秋二季采挖,或于栽后第二年5～6月将倒苗时收获。收时挖鳞茎,去掉叶苗、须根,洗净,蒸透或置沸水中烫透,将其晒干或炕干。

**【炮制】** 取原药材除去杂质、须根、黑粒,筛去皮膜。

**【性状特征】** **小根蒜** 呈不规则卵圆形,高0.5～1.5cm,直径0.5～1.8cm。表面黄白色或淡黄棕色,皱缩,半透明,有类白色膜质鳞片包被,底部有突起的鳞茎盘。质硬,角质样。有蒜臭,味微辣。

**薤** 呈略扁的长卵形,高1～3cm,直径0.3～1.2cm。表面淡黄棕色或棕褐色,具浅纵皱纹。质较软,断面可见鳞叶2～3层。嚼之粘牙。

**【化学成分】** 薤白主要含有挥发油、甾体皂苷,还含有生物碱、多糖及氨基酸、微量元素等。薤白挥发油、甾体皂苷是其主要药理活性成分。

**【药理毒理】**

**1. 调节心血管系统** 薤白提取物按19.59、24.47、30.6、38.26g/kg对垂体后叶素致急性心肌缺血模型大鼠灌胃,可对抗垂体后叶素致心电图S-T段变化,改善心率变缓及心律不齐;薤白提取物按19.58、39.16g/kg对缺血再灌注致心肌损伤模型大鼠灌胃,可使大鼠心律失常出现时间滞后,心律失常维持时间缩短,室颤(VF)、室性心动过速(VT)发生数减少,室性早搏波(VPB)显著减少[1]。薤白提取物按0.0532、0.1064g/ml对氯化钙、高钾、去甲肾上腺素致离体兔主动脉条收缩模型给药,可舒张离体兔主动脉条[2]。

**2. 抗凝血、抗血栓** 薤白水、乙醇提取物和醇提后的药渣水提取物分别按5g/kg对胶原蛋白-肾上腺素致血栓模型小鼠灌胃,连续7d,各提取物均能延长小鼠玻片凝血时间,提高存活率[3]。

**3. 降血脂** 薤白水煎液按30g/kg对胆固醇加甲硫氧嘧啶致高脂血症大鼠灌胃给药,连续14d,可降低其血清的总胆固醇、甘油三酯和低密度脂蛋白水平,降低动脉硬化指数[4]。

**4. 增强免疫** 薤白水煎液按250、500mg/kg对正常小鼠灌胃给药,连续14d,可增加脾脏和胸腺重量,升高碳粒廓清指数K及吞噬指数,促进单核巨噬细胞的吞噬能力,提高机体特异性免疫功能[5]。薤白挥发油按100mg/kg对荷瘤小鼠腹腔注射,连续10d,可增加其脾脏系数、吞噬细胞吞噬率和淋巴细胞增殖指数[6]。

**5. 抗肿瘤** 5～300μg/ml薤白挥发油作用于体外培养的腹水型肉瘤S180和腹水型肝癌$H_{22}$细胞,$IC_{50}$分别是145.97、153.16mg/L,可破坏细胞核、细胞器,直接杀伤肿瘤细胞,并促进细胞wtp35基因mRNA的表达而诱导细胞凋亡;薤白挥发油按50、100mg/kg对接种S180、$H_{22}$细胞的荷瘤模型小鼠腹腔注射,连续10d,可破坏S180、$H_{22}$的细胞核、细胞器[7,8]。50、100、200、400mg/L薤白挥发油作用于体外培养的人胃癌细胞SGC-7901,可抑制其增殖,使细胞内p53蛋白表达增加[9]。

**6. 平喘** 薤白提取物按0.04、0.08、0.16g/kg对磷酸组胺致哮喘模型的豚鼠灌胃,连续3d,可延长其潜伏期[10]。

**7. 抗氧化及抗DNA损伤** 0.5g生药/ml薤白乙醚提取物及原汁50μl作用于$CuSO_4$-VitC-$H_2O_2$-酵母菌发光体系,可使DNA发光强度下降,发光峰延迟[11]。

**8. 其他药理作用** 薤白水提液按5、10g/kg对正常小鼠灌胃,连续10d,高剂量可降低Cyt-P450含量,抑制肝药酶[12]。薤白水提液按100、200mg/kg对游泳和悬尾实验致行为绝望抑郁模型小鼠灌胃给药,连续14d,可降低其游泳不动和悬尾不动时间[13]。

**【药性】** 辛、苦,温。归心、肺、胃、大肠经。

**【功能主治】** 通阳散结,行气导滞。用于胸痹心痛,脘腹痞满胀痛,泻痢后重。

**【临床应用】**

**1. 临床常用**

(1) 胸痹心痛　本品辛开苦降温通,主归肺、心经。善于宣通胸中阳气,温散阴寒痰浊凝滞,疏通胸中气机,具有行气宽胸之功,为治胸痹之要药。治疗寒痰湿浊闭阻凝滞胸中,胸阳不振所致的胸闷作痛,或兼见短气喘咳者,常与瓜蒌配伍应用,如《金匮要略》瓜蒌薤白白酒汤、瓜蒌薤白半夏汤、枳实薤白桂枝汤；兼见痰浊与瘀血互结所致胸闷刺痛阻滞者，可配伍丹参、五灵脂、川芎、桂枝、姜黄等，能增强温通血脉、散寒止痛功效。

(2) 脘腹胀痛，泻痢后重　本品行气导滞，可用于胃寒气滞，脘腹疼痛，痞满少食，泻痢腹痛，里急后重。治疗寒气腹痛，可配伍香附、川芎、白芷、干姜等，如《本草汇言》薤白汤；治疗证属虚寒之泻痢后重者，可配伍枳实、柴胡等，如《伤寒论》四逆散加薤白方；若有湿热者，可配伍黄柏、秦皮之类。

**2. 临床新用**　薤白可用于治疗窦性心律不齐[14]。

**【用法用量】** 5～10g。

**【成药例证】**

**1. 血滞通胶囊(《新药转正标准 15》)**　药物组成：薤白。

功能主治：通阳散结，行气导滞。用于高脂血症血瘀痰阻所致的胸闷、乏力、腹胀等。

**2. 镇心痛口服液(《中华人民共和国药典》2015年版)**　药物组成：党参、三七、延胡索(醋炙)、地龙、薤白、葶苈子(炒)、肉桂、冰片、薄荷脑。

功能主治：益气活血，通络化瘀。用于气虚血瘀、痰阻脉络、心阳失展所致的胸痹，症见胸痛、胸闷、心悸、气短、乏力肢冷；冠心病心绞痛见上述证候者。

**3. 补心气口服液(《中华人民共和国药典》2015年版)**　药物组成：黄芪、人参、石菖蒲、薤白。

功能主治：补益心气，理气止痛。用于气短、心悸、乏力、头晕心气虚损型胸痹心痛。

**4. 舒心降脂片(《卫生部药品标准中药成方制剂·第十四册》)**　药物组成：紫丹参、荞麦花粉、山楂、虎杖、葛根、红花、薤白、桃仁、鸡血藤、降香、赤芍。

功能主治：活血化瘀，通阳降浊，行气止痛。用于气血痰浊痹阻，胸痹心痛，心悸失眠，脘痞乏力，冠心病、高脂血症见上述表现者。

**5. 心脑宁胶囊(《国家中成药标准汇编·内科心系分册》)**　药物组成：银杏叶、小叶黄杨、丹参、大果木姜子、薤白。

功能主治：活血行气，通络止痛。用于气滞血瘀的胸痹、头痛、眩晕，症见胸闷刺痛、心悸不宁等，以及冠心病、脑动脉硬化见上述症状者。

**【贮藏】** 置干燥处，防蛀。

**【参考文献】**

[1]吴波，陈思维，曹虹，等.薤白提取物对心肌缺氧缺血及缺血再灌注心肌损伤的保护作用[J].沈阳药科大学学报，2001，18(2)：131-133.

[2]吴波，曹红，陈思维，等.薤白提取物对兔离体主动脉条的作用[J].沈阳药科大学学报，2000，17(6)：447-455.

[3]谢辉，许慧琴，李虹.薤白提取物对小鼠凝血时间及体内血栓形成的影响[J]. 时珍国医国药，2004，15(12)：539-540.

[4]贺利勍.瓜蒌、薤白降脂作用的析因研究[J].湖南中医药导报，2002，8(4)：205-207.

[5]万京华，章晓联，辛善禄.薤白对小鼠免疫功能的影响[J].承德医学院学报，2005，22(3)：188-190.

[6]张卿，高尔，侯琦，等.薤白挥发油对 S180 荷瘤小鼠免疫功能的影响[J].潍坊医学院学报，2002，24(2)：94-95.

[7]张卿，高尔.薤白挥发油抗肿瘤作用的实验研究[J].肿瘤，2003，23(3)：228-231.

[8]张卿，高尔.薤白挥发油抗肿瘤作用的实验研究[J].潍坊医学院学报，2003，25(5)：347-349.

[9]吴志民，张岂凡，薛英威，等.薤白挥发油诱导人胃癌细胞的凋亡[J].中国临床康复，2006，10(19)：117-119.

[10]覃丽蓉，吴珊，韦锦斌.薤白提取物平喘作用的实验研究[J]. 广西医学，2008，30(12)：1844-1845.

[11]丁丰，焦淑萍，方量.薤白提取物清除羟自由基及抗 DNA 损伤作用的实验研究[J].中药材，2005，28(7)：592-593.

[12]韦锦斌，臧林泉，宁宗，等.薤白水提物对小鼠肝微粒体 Cyt-P450 的影响[J].蛇志，2006，18(3)：187-189.

[13]Seungjoo Lee, Dong Hyun Kim, Chang Hwan Lee, *et al*. Antidepressant-like activity of the aqueous extract of Allium macrostemon in mice[J].Journal of Ethnopharmacology, 2010，131(2)：386-395.

[14]孔令深.丹参饮合瓜蒌薤白桂枝汤加减治疗窦性心律不整 30 例报告[J].上海中医药杂志，1994，(9)：37-38.

(袁岸　李燕　彭成　敖慧)

## 862 芯芭

Xinba

**【异名】** 蒙药名“阿拉坦-阿给”，又名罕冲色日高(《认药白晶鉴》)，阿拉坦-陶鲁盖图-巴嘎-阿给(《无误蒙药鉴》)，罕冲、哈屯-乌布斯(《内蒙古植物志》)。

**【来源】** 为玄参科植物大黄花 *Cymbaria dahurica*

L.的干燥全草。

【产地】　主要为野生品。主产于呼伦贝尔盟、兴安盟、哲里木盟、赤峰市、锡林郭勒盟、乌兰察布盟、伊克昭盟东部、巴彦淖尔盟东部。

【采收加工】　夏季花开时采收，除去杂质，晒干。

【性状特征】　根呈细长圆锥形，弯曲，长4～10cm，直径1.5～2.5mm；表面褐色，外皮易脱落；质坚，易折断，断面平坦黄白色。茎圆柱形，长10～15cm，直径1～3mm，密被白色柔毛。叶对生，无柄，多皱缩破碎，完整叶片条状披针形，长7～20mm，宽1～3mm，灰绿色，全缘，两面密生白色柔毛。总状花序，花基部具2小苞片，披针形，全缘，被白色柔毛；花冠管状唇形，长3～5cm，褐色，雄蕊4，2强，被稀疏柔毛。蒴果革质，长卵形。气特异，味微苦。

【化学成分】　芯芭主要含有黄酮、环烯醚萜，还含有碳水化合物、桂皮酸衍生物等。芯芭的黄酮和环烯醚萜是其主要药理活性成分。

【药理毒理】

**1. 抗氧化**　芯芭水提液按0.1g生药/ml进行清除自由基实验，能清除和抑制 $O^{2-}$·、·OH、LPO[1]。

**2. 抗肾缺血再灌注**　芯芭注射液按0.5g/kg对急性肾脏缺血再灌注损伤模型大鼠腹腔注射，MDA含量下降、超氧化物歧化酶(SOD)活性增强以及肾组织中 $Na^+$-$K^+$-ATP酶和 $Ca^{2+}$-ATP酶活性提高。芯芭注射液按0.5g/L(自制)0.1、0.2、0.5、1.0ml加入小鼠肝组织匀浆中，量效相关性降低丙二醛(MDA)水平[2]。

**3. 降血糖**　芯芭正丁醇63、125、250mg/kg，芯芭水95、190、380mg/kg，连续3周灌胃，对四氧嘧啶性糖尿病小鼠具有降糖作用[3]。

【药性】　微苦，凉。

【功能主治】　燥"协日乌素"，止痒，消肿，止血，愈伤。用于黄水疮，胎毒症，皮肤瘙痒，阴囊瘙痒，阴道瘙痒症，肿块，"奇哈"，外伤出血。

【临床应用】　**临床常用**

(1)"协日乌素"，关节疼痛　本品味微苦，性凉，燥"协日乌素"，清热，止痛，止血，止痒，消肿。主治关节协日乌素病，"协日乌素"疮，关节疼痛，外伤，脓肿，创口渗血，可配伍文冠木、苘麻子、决明子，如《蒙医学术论文集》四味芯芭散。

(2)外伤出血，月经过多，各种出血等　本品性凉，止血，愈伤，可用于心、肺、肾等脏器急热、疫热，心刺痛，赫依刺痛，可配伍诃子、草乌叶、土木香等，如《蒙医学术论文集》八味芯芭散。

【用法用量】　3～6g。

【贮藏】　置阴凉干燥处。

【参考文献】
[1]赵宗孝，好斯巴特，汤文莉，等.五种中药材清除自由基作用的实验研究[J].时珍国医国药，2004，15(2)：71-72.

[2]张振涛，吴仁奇，张威，等.芯芭的抗氧化作用及对肾缺血再灌注损伤的保护作用[J].内蒙古医学院学报，2003，25(1)：1-3.

[3]常燕琴，李旻辉，姜帅，等.蒙药芯芭提取物对四氧嘧啶性糖尿病小鼠血糖水平的影响[J].包头医学院学报，2015，31(5)：6-7.

(袁岸　李燕　彭成　敖慧)

## 863　辛夷

Xinyi

【异名】　辛矧、侯桃、房木(《神农本草经》)，辛雉(《甘泉赋》)，迎春(《本草拾遗》)，木笔花(《蜀本草》)，毛辛夷(《山西中药志》)，姜朴花(《四川中药志》)。

【来源】　为木兰科植物望春花 *Magnolia biondii* Pamp.、玉兰 *Magnolia denudata* Desr.或武当玉兰 *Magnolia sprengeri* Pamp.的干燥花蕾。

【产地】　主要为栽培品，野生品亦有。主产于河南南召、卢氏，湖北五峰、鹤峰，陕西略阳等地。建于河南省南召县皇后乡天桥村的辛夷GAP种植基地已通过原国家食品药品监督管理总局验收。

【采收加工】　冬末春初花未开放时采收，除去枝梗，阴干。

【炮制】　除去其杂质、枝梗，阴干。

【性状特征】　**望春花**　呈长卵形，似毛笔头，长1.2～2.5cm，直径0.8～1.5cm。基部常具短梗，长约5mm，梗上有类白色点状皮孔。苞片2～3层，每层2片，两层苞片间有小鳞芽，苞片外表面密被灰白色或灰绿色茸毛，内表面类棕色，无毛。花被片9，棕色，外轮花被片3，条形，约为内两轮长的1/4，呈萼片状，内两轮花被片6，每轮3，轮状排列。雄蕊和雌蕊多数，螺旋状排列。体轻，质脆。气芳香，味辛凉而稍苦。

**玉兰** 长1.5～3cm，直径1～1.5cm。基部枝梗较粗壮，皮孔浅棕色。苞片外表面密被灰白色或灰绿色茸毛。花被片9，内外轮同型。

**武当玉兰** 长2～4cm，直径1～2cm。基部枝梗粗壮，皮孔红棕色。苞片外表面密被淡黄色或淡黄绿色茸毛，有的最外层苞片茸毛已脱落而呈黑褐色。花被片10～12(15)，内外轮无显著差异。

**【化学成分】** 辛夷主要含挥发油、木脂素，还含有黄酮、生物碱。辛夷挥发油是其主要药理活性成分。《中华人民共和国药典》2015年版规定，本品药材含挥发油不得少于1.0%(ml/g)；按干燥品计算，含木兰脂素不得少于0.40%。

**【药理毒理】**

**1. 抗过敏** 0.04、0.08mg/ml辛夷挥发油作用于磷酸组织胺和氯化乙酰胆碱致离体回肠痉挛性收缩模型豚鼠回肠，可对抗其收缩；0.8、8mg/ml辛夷挥发油作用于卵白蛋白致过敏模型大鼠的肥大细胞，能减少净脱颗粒细胞数，对肥大细胞保护率分别是14.86%、33.88%[1]。20、30、40μg/ml辛夷挥发油作用于慢反应物质致豚鼠离体回肠收缩模型，可拮抗豚鼠离体回肠收缩[2]。

**2. 抗炎** 辛夷挥发油按50、100mg/kg对二甲苯致炎症模型小鼠灌胃给药，可降低小鼠耳廓肿胀率，同剂量对蛋清性足跖肿胀大鼠腹腔注射，可降低足趾肿率[2]。辛夷挥发油按70、140mg/kg对角叉菜胶致局部炎症模型大鼠灌胃给药，连续3d，可降低大鼠足趾肿胀率[3]。

**3. 平喘** 辛夷挥发油按0.14、0.28ml/kg对卵白蛋白和百日咳疫苗致哮喘模型豚鼠灌胃给药，可延长其首次和二次激发的引喘潜伏期，减少支气管肺泡灌洗液中白细胞总数、蛋白含量及气道嗜酸性粒细胞的浸润[4]。

**4. 降血压** 辛夷煎剂按0.1～1.0g生药/kg对麻醉的犬、猫、兔和不麻醉的大鼠静脉注射，辛夷去油水液、醚提取物、醇提取物按0.2～0.5g生药/kg对麻醉的犬、猫、兔和不麻醉的大鼠静脉或腹腔注射，均可使血压降低[5]。

**5. 其他药理作用** 辛夷挥发油按0.07、0.14、0.28ml/kg对链脲佐菌素致糖尿病模型大鼠腹腔注射，可使24h尿微量白蛋白、血清可溶性P-选择素水平和肾组织P-选择素蛋白表达降低，降低血BUN和Cr水平，并改善肾组织病理变化和超微结构变化[6,7]。辛夷中三种木质素成分(木兰脂素4.41、8.83、17.7μg/ml，松脂素二甲醚8.83、17.7、35.3μg/ml，里立脂素B二甲醚8.83、17.7、35.3μg/ml)加入处理好的家兔富血小板血浆，可抑制血小板活化因子(PAF)诱导的血小板聚集[8]。

**【药性】** 辛，温。归肺、胃经。

**【功能主治】** 散风寒，通鼻窍。用于风寒头痛，鼻塞流涕，鼻鼽，鼻渊。

**【临床应用】 临床常用**

(1) 风寒头痛 辛夷辛、温，有散风寒功效，但解表能力稍弱，尤善治疗外感风寒，肺窍郁闭，恶寒发热，头痛鼻塞者，常与防风、白芷、细辛等药同用。

(2) 鼻塞，鼻渊 辛夷归肺经，性辛散上达，芳香开窍，通肺气，利鼻窍，为治疗鼻塞、鼻渊要药。治疗热邪壅肺、肺气不利、昏眩胀闷、鼻塞不通、吐痰黏稠，多与菊花、白芷、川芎、薄荷、石膏等清热疏风之品配伍，如《御药院方》辛夷汤；风热鼻痔，鼻肉渐大，闭塞鼻孔，气息不畅者，常与黄芩、麦冬、百合、石膏等同用，如《外科正宗》辛夷清肺汤；若邪毒久留，气滞血瘀，发为鼻窒，鼻甲肿色暗，鼻塞涕多，黏稠色黄或色白，嗅觉迟钝，语言不畅，咳嗽痰多，耳鸣不聪者，常与当归、赤芍、菊花、地龙等同用，如《中医耳鼻喉科学》当归芍药汤；若鼻塞头痛、鼻渊涕浊不知臭者，常与半夏、苍术、丹皮、川芎等同用，如《证治准绳》辛夷丸。

**【用法用量】** 3～10g，包煎。外用适量。

**【成药例证】**

**1. 鼻炎片(《中华人民共和国药典》2015年版)** 药物组成：苍耳子、辛夷、防风、连翘、野菊花、五味子、桔梗、白芷、知母、荆芥、甘草、黄柏、麻黄、细辛。

功能主治：祛风宣肺，清热解毒。用于急、慢性鼻炎风热蕴肺证，症见鼻塞、流涕、发热、头痛。

**2. 鼻渊舒口服液(《中华人民共和国药典》2015年版)** 药物组成：苍耳子、辛夷、薄荷、白芷、黄芩、栀子、柴胡、细辛、川芎、黄芪、川木通、桔梗、茯苓。

功能主治：疏风清热，祛湿通窍。用于鼻炎、鼻窦炎属肺经风热及胆腑郁热证者。

**3. 鼻窦炎口服液(《中华人民共和国药典》2015年版)**　药物组成:辛夷、荆芥、薄荷、桔梗、竹叶、柴胡、苍耳子、白芷、川芎、黄芩、栀子、茯苓、川木通、黄芪、龙胆草。

功能主治:疏散风热,清热利湿,宣通鼻窍。用于风热犯肺、湿热内蕴所致的鼻塞不通、流黄稠涕;急、慢性鼻炎,鼻窦炎见上述证候者。

**4. 辛夷鼻炎丸(《卫生部药品标准中药成方制剂·第十册》)**　药物组成:辛夷、薄荷、紫苏叶、甘草、广藿香、苍耳子、鹅不食草、板蓝根、山白芷、防风、鱼腥草、菊花、三叉苦。

功能主治:祛风清热,消炎解毒。用于治疗鼻炎(包括过敏性鼻炎、慢性鼻炎等),神经性头痛,感冒流涕,鼻塞不通。

**5. 伤风净喷雾剂(《国家中成药标准汇编·眼科耳鼻喉科皮肤科分册》)**　药物组成:辛夷、野菊花、鹅不食草、薄荷脑。

功能主治:疏风解表,清热通窍。用于感冒引起的鼻塞,流涕。

**【贮藏】**　置阴凉干燥处。

**【参考文献】**
[1]李小莉,张永忠.辛夷挥发油的抗过敏实验研究[J].中国医院药学杂志,2002,22(9):520-521.

[2]陈淑莹,周大兴.辛夷挥发油的抗炎、抗过敏作用[J].中国现代应用药学杂志,1998,15(2):7-9.

[3] Yunpeng Qi, Liping Qu, Yutian Wu, *et al*. A plasma Metabonomic Investigation into the Intervention of Volatile oil of Magnolia biondii Pamp on Rat Model of Acute Inflammation [J].Journal of Ethnopharmacology, 2011, 137(1): 487-494.

[4]李寅超,赵宜红,薛敬礼,等.辛夷挥发油对哮喘豚鼠嗜酸性粒细胞影响的实验研究[J].现代预防医学,2006,33(8):1338-1341.

[5]刘天培,张世玮,陈延西.辛夷的药理研究[J].南京第一医学院学报,1960,(2):99-104.

[6]孙雪鹏,汪年松,薛勤,等.辛夷挥发油抑制糖尿病肾病大鼠血清及肾组织P-选择素蛋白表达[J].中西医结合学报,2008,6(5):524-529.

[7]孙雪鹏,汪年松,薛勤,等.辛夷挥发油对糖尿病大鼠肾组织中P-selectin mRNA表达的影响[J].中国中西医结合肾病杂志,2008,9(6):494-498.

[8]张永忠,李小莉,郭群.辛夷木脂素类成分抗血小板活化因子(PAF)作用的研究[J].湖北中医杂志,2001,23(10):7.

(袁岸　李燕　彭成　敖慧)

## 864　新疆鬣蜥

Xinjiangliexi

**【异名】**　克来尔、再比、苏斯马尔。

**【来源】**　为鬣蜥科动物新疆鬣 *Agama stoliczkana* Blanford.的干燥体。

**【产地】**　主要为野生品,人工养殖品亦有。主产于广东、广西、云南等地,其道地产区为新疆塔里木盆地及东疆的吐鲁番、哈密等地。

**【采收加工】**　一般于5～8月捕捉,剖腹,取出内脏,洗净,晒干。

**【性状特征】**　全体干瘪皱缩,头体长约30cm,头呈卵状三角形,头顶灰白色或灰褐色,颏及喉部灰白色,有的具大理石样花纹。吻鳞长大于宽。背部呈棕灰色,杂以棕色和白色鳞片。腹部白色或灰白色。背鳞呈六角形,覆瓦状排列,大小不等,肋鳞甚小,体鳞显著小于背鳞,背脊向两侧6～10行由白色鳞片形成的横纹。尾鳞呈环状,具强棱,尾椎约40枚,每枚具4环。

**【药性】**　三级干热。

**【功能主治】**　壮阳,理血,通经,消肿。用于性欲低下,阳事不举,跌打损伤,小便不利,月经不调及皮肤色斑。

**【临床应用】**　**临床常用**

新疆鬣蜥主要用于治疗湿寒性或黏液质性疾病,如寒性全身虚弱,性欲低下,哮喘,湿性白癜风,雀斑、蝴蝶斑等。

**【用法用量】**　5～15g。

**【注意事项】**　对热性体质者有害,可引起心烦不安,矫正药为孜然、薄荷、菊苣、莴苣子和寒性蔬菜。

**【贮藏】**　置通风干燥处,防蛀,防霉。

(袁岸　李燕　彭成　敖慧)

## 865　新疆酸李

Xinjiangsuanli

**【异名】**　卡拉欧如合、阿鲁依斯亚、欧加斯赛格日(《明净词典》)。

**【来源】**　为蔷薇科植物中亚李 *Prunus sogidana*

Vass.的干燥成熟或近熟果实。

**【产地】** 主要为栽培品，野生品亦有。主产于新疆。

**【采收加工】** 于8～9月果实成熟时采集。阴干后闷至紫黑色。

**【炮制】** 除去杂质。

**【性状特征】** 呈卵形或长卵形，长1.5～2.5cm，表面紫黑色，皱缩不平，肉质，基部有圆形果梗痕。果肉肉质，果核椭圆形，略扁，黄色，坚硬，破开后内有淡黄色种子1粒。气微，味酸甜。

**【药性】** 二级湿寒。

**【功能主治】** 清除黑胆质，调和胆液质，退热止咳，止泄。用于发热咳嗽，头痛流涕，腹泻口渴，牙根松动，呕恶喉痛。

**【临床应用】** **临床常用**

主要用于治疗干热性或胆液质性疾病，如干热性头痛、胆液质性发热、口渴难忍、恶心呕吐、大便干结，以及牙根松动、咳嗽流涕等。

**【用法用量】** 6～12g。

**【注意事项】** 对于湿寒性脑病和胃病有害，矫正药有洋乳香、乳香、蜂蜜水。

**【贮藏】** 置阴凉干燥处。

（袁岸　李燕　彭成　敖慧）

## 866　新疆甜瓜子

Xinjiangtianguazi

**【异名】** 甜瓜子、甘瓜子(《名医别录》)，甜瓜仁、甜瓜瓣(《本经逢源》)。

**【来源】** 为葫芦科植物甜瓜 *Cucumis melo* L.的干燥成熟种子。

**【产地】** 主要为栽培品，野生品亦有。主产于新疆。

**【采收加工】** 夏、秋二季果实成熟时收集种子，洗净，晒干。

**【炮制】** **甜瓜子** 除杂，洗净，晒干，用时捣碎。

**炒甜瓜子** 将净甜瓜子置锅内，文火炒至微鼓起、有香气时取出，放凉。

**【性状特征】** **甜瓜子** 呈扁平长卵形，长6～9mm，宽2～4mm，厚约1mm。顶端稍尖，有不明显的种脐，基部钝圆。表面黄白色或浅黄棕色，平滑，在放大镜下可见表面有细密纵向纹理。质较硬而脆，配乳白色，膜质；子叶类白色，气微，味淡。以黄白色、颗粒饱满者为佳。

**炒甜瓜子** 形如甜瓜子，表面黄棕色。

**【化学成分】** 新疆甜瓜子主要含蛋白质、脂肪油，还含挥发油、鞣质。

**【药性】** 一级热，二级湿。

**【功能主治】** 通消肝胆阻塞，清理肾肠膀胱，化痰止咳，生精助阳。用于肝胆闭阻，大便秘结，尿频涩痛，胸痛咳嗽，精少阳弱。

**【临床应用】** **临床常用**

寒性或黑胆质性病证　本品用于泌尿系统结石，尿闭便秘，肝脏炎肿，咽燥喉干，咳嗽黏痰，肾虚精少，各种黑斑等。与桔梗等同用可辛散苦泄、宣肺祛痰；与火麻仁等同用，可清热降火。

**【用法用量】** 5～10g。

**【成药例证】**

**1. 跌打丸(《中华人民共和国药典》2015年版)** 药物组成：三七、当归、白芍、赤芍、桃仁、红花、血竭、北刘寄奴、骨碎补(烫)、续断、苏木、牡丹皮、乳香(制)、没药(制)、姜黄、三棱(醋炙)、防风、甜瓜子、枳实(炒)、桔梗、甘草、木通、自然铜(煅)、土鳖虫。

功能主治：活血散瘀，消肿止痛。用于跌打损伤，筋断骨折，瘀血肿痛，闪腰岔气。

**2. 伤科接骨片[《卫生部药品标准中药成方制剂·第二十一册(中药保护)》]** 药物组成：红花、土鳖虫、朱砂、马钱子粉、没药(炙)、三七、海星(炙)、鸡骨(炙)、冰片、自然铜(煅)、乳香(炙)、甜瓜子。

功能主治：活血化瘀，消肿止痛，舒筋壮骨。用于跌打损伤，闪腰岔气，伤筋动骨，瘀血肿痛，损伤红肿等症。对骨折需经复位后配合使用。

**3. 接骨丸(《卫生部药品标准中药成方制剂·第一册》)** 药物组成：甜瓜子、土鳖虫、地龙(广)、桂枝(炒)、郁金、骨碎补、续断、自然铜(煅醋淬)、马钱子粉。

功能主治：活血散瘀，消肿止痛。用于跌打损伤，青紫肿痛，闪腰岔气，筋断骨折，瘀血作痛。

**4. 伤科八厘散(《卫生部药品标准中药成方制剂·第六册》)** 药物组成：土鳖虫、乳香、没药(制)、血竭、半夏(制)、当归、巴豆霜、砂仁、雄黄、甜瓜子。

功能主治：祛瘀，活血，止痛。用于跌打损伤，瘀血疼痛，大便秘结。

**5. 跌打片（《卫生部药品标准中药成方制剂·第十五册》）** 药物组成：三七、当归、白芍、赤芍、桃仁、红花、血竭、北刘寄奴、骨碎补（烫）、续断、苏木、牡丹皮、乳香（制）、没药（制）、姜黄、三棱（醋炙）、防风、甜瓜子、枳实（炒）、桔梗、甘草、木通、自然铜（煅）、土鳖虫。

功能主治：活血化瘀，消肿止痛。用于跌打损伤，筋断骨折，瘀血肿痛，闪腰岔气。

**【贮藏】** 置阴凉干燥处。

（李芸霞　李燕　彭成　敖慧）

## 867　新疆圆柏果

Xinjiangyuanbaiguo

**【来源】** 为柏科植物新疆圆柏 *Sabina vulgaris* Antoline.的球果。

**【产地】** 主要为野生品，栽培品亦有。主产于新疆、内蒙古、陕西等地。

**【采收加工】** 于9～10月成熟时采球果，晒干。

**【炮制】** 搓揉去外壳，取种子，晾干，备用。

**【性状特征】** 干燥成熟球果多为三角形球状，直径5～9mm；褐色至紫蓝色或黑色，少具白偻；种子1～4枚，常为卵圆形，微扁，长4～5mm，顶端钝或微尖，有纵脊与树脂槽。气微，味微涩。

**【化学成分】** 新疆圆柏果含有糖苷类、醇类、黄酮、挥发油、微量元素和维生素A等。新疆圆柏果的黄酮是其主要药理活性成分。

**【药理毒理】**

**1. 抗氧化** 分别取10ml 1%、2%、3%新疆圆柏果总黄酮进行豆油抗氧化实验，采用Pov法测定过氧化值，抗氧化性随其浓度的增加而增大[1]。

**2. 抑制亚硝胺化反应** 分别取0、0.5、1、2、3、4、5、6、7ml圆柏果总黄酮提取液进行亚硝酸钠清除率和亚硝胺合成阻断率的测定，可明显阻断亚硝酸钠的清除和对亚硝胺合成，最大阻断率分别可达70.9%和65.1%[1]。

**【药性】** 二级干热。

**【功能主治】** 清散寒气，清肺止痛，通经利尿。用于关节僵硬疼痛，腹水肢肿，咳喘经闭，偏瘫脑病，耳鸣耳聋，小便不利。

**【临床应用】** 临床常用

因新疆圆柏果具有干热、温的性质，能驱寒止痛、痛经利尿，可用于关节僵硬疼痛、肢肿、咳喘、经闭、偏瘫脑病、耳鸣耳聋、小便不利等病证。

**【用法用量】** 4～6g。

**【贮藏】** 置阴凉处，防蛀。

**【参考文献】** [1]孙娟娟，解成喜.双水相提取新疆圆柏果实中的总黄酮及抑制亚硝化反应的研究[J].分析科学学报，2012，28(4)：577-580.

（李芸霞　李燕　彭成　敖慧）

## 868　雄黄

Xionghuang

**【异名】** 黄金石（《神农本草经》），石黄（《本草经集注》），黄石（《药性论》），熏黄（《新修本草》），天阳石（《石药尔雅》），鸡冠石（《石雅》）。

**【来源】** 为硫化物类矿物雄黄族雄黄。

**【产地】** 主产于甘肃、湖北、湖南、云南、贵州等地。

**【采收加工】** 采挖后，除去杂质。

**【炮制】** **雄黄** 净制。

**雄黄粉** 取雄黄加适量水共研至细，再多加水搅拌，倾取混悬液，下沉部分再如上法反复操作多次，除去杂质，合并混悬液，静置后分取沉淀，晾干，研散。

**【性状特征】** **雄黄** 为块状或粒状集合体，呈不规则块状。深红色或橙红色，条痕淡橘红色，晶面有金刚石样光泽。质脆，易碎，断面具树脂样光泽。微有特异的臭气，味淡。

**雄黄粉** 粉末状或粉末集合体，质松脆，手捏即成粉，橙黄色，无光泽。

**【化学成分】** 雄黄的主要成分是二硫化二砷，还含有三氧化二砷、五氧化二砷等。雄黄的二硫化二砷是其主要药理活性成分。《中华人民共和国药典》2015年版规定，本品药材含砷量以二硫化二砷（$As_2S_2$）计，不得少于90%。

**【药理毒理】**

**1. 抗菌、抗病毒** 雄黄按1、2、4、8mg/L的浓度对大肠埃希菌进行培养，可抑制大肠埃希菌生长；按

0.0625、0.125、0.25、0.5mg/L 浓度对金黄色葡萄球菌进行培养，0.125mg/L 及其以上的浓度可明显抑制金黄色葡萄球菌的生长[1]。

**2. 抗肿瘤** 雄黄按 12.5mg/L 的浓度对维 A 酸敏感的急性早幼粒细胞白血病细胞株 NB4、HL-60、K562 细胞培养，可抑制细胞在 12h 的数量增加值[2]。

**3. 抗炎** 雄黄按 75、150、300mg/kg 剂量灌胃感染性脑损伤模型大鼠，可降低炎症介质 IL-1β、IL-6 和 TNF-α 水平[3]。

**4. 解热** 雄黄按 90mg/kg 剂量灌胃啤酒酵母悬液致发热模型大鼠，可降低发热大鼠血清中 IL-1β 水平，同时增强 HO-1 活力[4]。

**5. 安全性评价** 雄黄按 0.1、0.2g/kg 剂量灌胃正常大鼠，连续 6 周，动物体重下降，0.2g/kg 剂量组的血清 BUN 含量升高，病检发现肝细胞浊肿、脂肪样变性等，肾近曲小管有脂肪样变性、间质充血并有炎细胞浸润，0.2g/kg 组均较严重，停药后 2 周上述病变均有一定程度的恢复。雄黄按 125、250mg/kg 灌胃正常小鼠，连续 4 周。1 周后血中出现较多的嗜多色红细胞，2 周后血中点彩红细胞增加，3 周后可见 Howell-Jolly 小体，4 周开始血小板体积减小，颗粒少，骨髓形态异常[5]。

雄黄按 125、250、550mg/kg 剂量于妊娠第 6～15d 灌胃怀孕大鼠，每天 1 次，连续 10d；孕鼠无明显母体毒性反应，550mg/kg 组的胎仔体重、尾长和顶臀长与正常组有差异。雄黄按 31.3、62.5 和 125mg/kg 剂量于妊娠第 6～18d 灌胃孕兔，每天 1 次，连续 13d，62.5、125mg/kg 剂量表现明显毒性，子宫连胎质量、子宫净质量、胎仔总质量、胎盘总质量、活胎率、胎仔体质量、尾长和顶臀长均随着雄黄剂量的增加而降低，晚期胚胎流失率随着雄黄剂量的增加而上升，其中雄黄 125 和 62.5mg/kg 活胎率分别为 45.76% 和 72.73%，但兔胎仔的外观、骨骼和内脏检查中未发现有畸形。表明兔主要表现为母体、活胎率和晚期胚胎流失率的改变，大鼠主要表现为胎仔的毒性[6]。

**6. 体内过程** 雄黄按 75mg/kg 剂量单次灌胃大鼠，血中砷的浓度在给药后 3h 和 12h 分别达到峰浓度，依次为 46.0、42.0μg/L；其吸收时间 4.30h、分布时间 12.59h 以及消除半衰期为 22.70h；雄黄按 75mg/kg 剂量连续 15d 进行多次给药，血中砷从第 7d 起达到稳态浓度，消除半衰期为 43.61h，停药后 2 周的血中未检出砷[7]。

**【药性】** 辛，温；有毒。归肝、大肠经。

**【功能主治】** 解毒杀虫，燥湿祛痰，截疟。用于痈肿疔疮，蛇虫咬伤，虫积腹痛，惊痫，疟疾。

**【临床应用】 临床常用**

（1）痈肿疔疮，湿疹疥癣，蛇虫咬伤 本品温燥有毒，外用、内服均可以毒攻毒而达到治疗疔疮和解毒的功效。为“治疮杀毒要药”。治痈肿疔毒，可单用或入复方，较多外用；内服常与活血消痈药配伍，活血消肿、解毒疗疮，如《外科全生集》醒消丸，与乳香、没药、麝香同用。治湿疹、疥癣皮肤瘙痒者，与收湿止痒药配伍，杀虫疗癣、收湿止痒，如《医宗金鉴》二味拔毒散，与白矾等量，清茶调涂患处。治蛇虫咬伤，轻者单用本品香油调涂，重者外用内服，常与五灵脂同用，增强解毒消肿功效，如《瑞竹堂经验方》，将两者酒调灌服，外敷。

（2）蛔虫，蛲虫 本品临床较少专门用以驱虫，治虫积腹痛，常与其他驱虫药配伍，如《沈氏尊生书》牵牛丸，与牵牛子、槟榔配伍。治蛲虫病肛门瘙痒者，与凡士林制成纱条纳入肛中。

**【用法用量】** 0.05～0.1g，入丸散用。外用适量，熏涂患处。

**【成药例证】**

**1. 小儿化毒散（《中华人民共和国药典》2015 年版）** 药物组成：人工牛黄、雄黄、黄连、天花粉、赤芍、没药（制）、珍珠、大黄、甘草、川贝母、乳香（制）、冰片。

功能主治：清热解毒，活血消肿。用于热毒内蕴、毒邪未尽所致的口疮肿痛、疮疡溃烂、烦躁口渴、大便秘结。

**2. 小儿惊风散（《中华人民共和国药典》2015 年版）** 药物组成：全蝎、炒僵蚕、雄黄、朱砂、甘草。

功能主治：镇惊息风。用于小儿惊风，抽搐神昏。

**3. 小儿清热片（《中华人民共和国药典》2015 年版）** 药物组成：黄柏、灯心草、栀子、钩藤、雄黄、黄连、朱砂、龙胆、黄芩、大黄、薄荷素油。

功能主治：清热解毒，祛风镇惊。用于小儿风热，烦躁抽搐，发热口疮，小便短赤，大便不利。

**4. 小儿至宝丸(《中华人民共和国药典》2015 年版)** 药物组成：紫苏叶、广藿香、薄荷、羌活、陈皮、白附子(制)、胆南星、炒芥子、川贝母、槟榔、山楂(炒)、茯苓、六神曲(炒)、麦芽(炒)、琥珀、冰片、天麻、钩藤、僵蚕(炒)、蝉蜕、全蝎、人工牛黄、雄黄、滑石、朱砂。

功能主治：疏风镇惊，化痰导滞。用于小儿风寒感冒，停食停乳，发热鼻塞，咳嗽痰多，呕吐泄泻。

**5. 牛黄解毒丸(《中华人民共和国药典》2015 年版)** 药物组成：人工牛黄、雄黄、石膏、大黄、黄芩、桔梗、冰片、甘草。

功能主治：清热解毒。用于火热内盛，咽喉肿痛，牙龈肿痛，口舌生疮，目赤肿痛。

**【注意事项】** 本品有毒，内服宜慎；不可久用；孕妇禁用。外用不宜大面积涂敷或长期持续使用。切忌火煅。其毒性物质基础为三氧化二砷。因此要适量应用。

**【贮藏】** 置干燥处，密闭。

**【参考文献】** [1]康永，李先荣，程霞，等.雄黄药理作用的实验研究及其毒性观察[J].时珍国医国药，1998，(4)：322-323.

[2]钟璐，陈芳源，韩洁英，等.ATRA 和雄黄对白血病细胞 PML 基因及蛋白表达的影响[J].上海第二医科大学学报，2001，21(2)：106-109.

[3]汤毅珊，王宁生，张银卿.雄黄及含雄黄复方对炎症介质 IL-1β、IL-6 和 TNF-α 和 NO 的影响[J].中药药理与临床，2007，23(5)：107-110.

[4]汤毅珊，王宁生，张银卿，等.雄黄及含雄黄复方对发热模型大鼠应激蛋白、炎症介质和补体的影响[J].中药材，2009，32(1)：73-78.

[5]李国明，李青，王鑫国.雄黄对小鼠血和骨髓细胞形态学的影响[J].中药药理与临床，2000，16(5)：25.

[6]谷颖敏，吴韬奋，黄珍祯，等.雄黄对大鼠和兔的胚胎/胎仔的发育毒性[J].中国药理学与毒理学杂志，2013，27(6)：1007-1013.

[7]汤毅珊，欧卫平，王宁生，等.雄黄单次和多次给药在大鼠体内的药物动力学和组织分布[J].中药新药与临床药理，2008，19(5)：372-376.

(李芸霞　李燕　彭成　敖慧)

## 869　熊胆

Xiongdan

**【异名】** 黑熊胆(《神农本草经》)，云胆、东胆。

**【来源】** 为熊科动物黑熊 *Selenarctos thibetanus* G.Cuvier 和棕熊 *Ursus arctos* Linnaeus 的干燥胆。

**【产地】** 主要为人工合成品。主产于云南、黑龙江、吉林等地。棕熊为我国国家二级保护动物。

**【采收加工】** 一般于冬季捕捉，捕获后，立即割取胆囊，扎紧囊口，剥去油脂，用木板夹扁，悬挂通风处阴干，或用夹板将胆囊夹扁，阴干或置石灰缸中干燥。不宜晒干或烘干，以防腐臭。我国已能人工活取熊胆汁，通过手术造成熊胆囊瘘管，定期接取胆汁，并净胆汁制成熊胆粉以供药用。

**【炮制】** 除去皮膜。

**【性状特征】** 呈囊状，上部狭细中空，下部膨大，长 10～20cm，宽 5～10cm；有的呈扁卵圆形，厚 0.5～1.5cm。表面灰褐色、黑褐色或棕黄色，有褶皱或微有皱褶。囊皮纤维性。干燥胆汁习称“胆仁”，呈不规则的块状或硬膏体，色泽深浅不一，金黄色、有光泽、半透明、质松脆者，习称“铜胆”或“金胆”；黑褐色或墨绿色、质硬脆或呈硬膏状者，习称“铁胆”或“墨胆”；黄绿色、质脆者，习称“菜花胆”。气清香，味苦、清凉回甜，有钻舌感。以个大、胆仁多、色金黄、半透明、味苦回甜者为佳。

**【化学成分】** 熊胆的主要成分是胆汁酸，还含有胆甾醇、胆汁色素等。熊胆的胆汁酸是其主要药理活性成分。

**【药理毒理】**

**1. 抗惊厥** 熊胆溶液以 100、150、200、300mg/kg 给回苏灵所致惊厥的小鼠腹腔注射，能延长过量回苏灵引起惊厥的潜伏期和惊厥持续时间[1]。

**2. 降血脂，抗血栓形成** 熊胆粉以 6.5、13、26mg/kg 剂量对手术法致脑血栓、脑缺血大鼠模型注射给药，可抑制大鼠体内外血栓的形成，降低血液黏度，改善血液流变性，抑制血小板聚集，降低血小板黏附性，改善血栓性缺血脑组织病变程度，降低毛细血管通透性，且可降低损伤脑组织中 MDA 水平[2]。

**【药性】** 苦，寒。归肝、胆、心、肺、胃经。

**【功能主治】** 清热，平肝，明目。用于惊风抽搐；外治目赤肿痛，咽喉肿痛。

**【临床应用】** **临床常用**

(1) 热毒疮痈，痔疮及咽喉肿痛　熊胆苦寒较甚，清热解毒之力颇强，擅长治疗疮痈、痔疮及咽喉肿痛等热毒壅结之证。治疗疮痈及痔疮肿痛，可内服，多外部使用，常与解毒消痈之品配伍，如牛黄、芦荟、麝香等，制成软膏或栓剂。治疗咽喉肿痛，常与解毒、利咽、清热止痛之品配伍，如牛黄、冰片等，制成丸剂，也可用于口舌生疮、牙龈红肿疼痛。

(2) 肝热抽搐　本品能清热凉肝、息风止痉，尤宜于肝热炽盛、热极生风所致的肢体痉挛、手足抽搐、小儿急热惊风、癫痫等，常与清热息风药和化痰开窍药同用，如钩藤、羚羊角、牛黄。

(3) 目赤肿痛　本品苦寒入肝，能清肝明目退翳，长于治疗肝热目赤肿痛、羞明流泪、目生障翳等症，常与清肝明目药同用，如《银海精微》熊胆丸，与石决明、车前子等内服，也可与珍珠、炉甘石、冰片等药配伍作眼药外用。

**【用法用量】**　0.3～1g，多入丸散服；外用适量，研末或水调涂敷患处。外用适量。

**【成药例证】**

**1. 熊胆川贝口服液[《国家中成药标准汇编·内科肺系(二)分册》]**　药物组成：熊胆粉、川贝母、杏仁水、蜂蜜、薄荷脑。

功能主治：清热化痰，止咳。用于痰热咳嗽，咳痰不止，痰盛气促，咯痰不爽。

**2. 熊胆跌打膏[《国家中成药标准汇编·骨伤科分册》]**　药物组成：麝香、三七、白芷、羌活、防风、土鳖虫、没药、马钱子、川芎、重楼、冰片、熊胆、水杨酸甲酯、颠茄流浸膏、胆南星、狗脊、石菖蒲、升麻、红花、当归、血竭、樟脑、乳香、薄荷脑。

功能主治：活血散瘀，消肿止痛。用于跌打损伤，风湿关节痛，腰背酸痛。

**3. 熊胆降热胶囊[《国家中成药标准汇编·内科肺系(二)分册》]**　药物组成：熊胆、大黄(酒炙)、儿茶、冰片、胡黄连、香墨、玄明粉。

功能主治：清热，解毒，通便。用于外感病气分热盛，发热烦躁，头痛目赤，牙龈肿痛、大便秘结等症。

**4. 熊胆酒(《国家中成药标准汇编·内科肝胆分册》)**　药物组成：熊胆粉、薄荷脑。

功能主治：平肝利胆，清热明目。用于肝郁气滞证，胁痛，胃脘满闷，不思饮食，面黄肌瘦，视物不明。

**5. 熊胆栓(《国家中成药标准汇编·外科妇科分册》)**　药物组成：熊胆粉。

功能主治：清热解毒，化瘀消肿。用于血热瘀阻所致的痔疮。

**【注意事项】**　不宜长期服用，可引起肝肾损害。

**【贮藏】**　置阴凉干燥处。

**【参考文献】**
[1]王玉莹，李秀英.熊胆抗惊厥作用的实验和病例观察[J].时珍国医国药，1998，9(4)：315.

[2]张庆镐，徐惠波，朴惠善，等.注射用熊胆粉对大鼠脑血栓的影响[J].中草药，2005，36(9)：1360-1364.

(李芸霞　李燕　彭成　敖慧)

## 870　徐长卿
Xuchangqing

**【异名】**　鬼督邮、石下长卿(《神农本草经》)，别仙踪(《本草图经》)，料刁竹(《生草药性备要》)，钓鱼竿、逍遥竹、一支箭(《简易草药》)，英雄草、料吊(《本草求原》)，土细辛、九头狮子草(《植物名实图考》)，竹叶细辛(《植物名汇》)，铃柴胡(《植物学大辞典》)，生竹(《岭南采药录》)，一枝香、牙蛀消、线香草(《中国药用植物志》)，天竹、溪柳、蛇草(《福建民间草药》)，瑶山竹(《广西中兽医药用植物》)，黑薇(《东北药物植物志》)，山刁竹、蛇利草、药王(《南宁市药物志》)，对叶莲(《贵阳民间药草》)，上天梯、老君须、香遥边、遥边竹、遥竹逍、三百根(《湖南药物志》)，寮刁竹、千云竹(广州部队《常用中草药手册》)，痢止草(《全国中草药新医疗法展览会资料选编》)。

**【来源】**　为萝藦科植物徐长卿 *Cynanchum panniculatum* (Bge.) Kitag.的干燥根和根茎。

**【产地】**　主要为栽培品，野生品亦有。主产于河北唐山、承德，辽宁锦州、朝阳，山东临沂、烟台，浙江金华，江苏镇江等地。

**【采收加工】**　秋季采挖，除去杂质，阴干。

**【炮制】**　除去杂质，迅速洗净，切段，阴干。

**【性状特征】**　根茎呈不规则柱状，根茎有节，四周着生多数根，根圆柱形，表面淡黄白色至淡棕黄色或棕色，具微细的纵皱纹。断面粉性，皮部类白色或黄白色，形成层环淡棕色，木部细小。气香，味微辛凉。

**饮片**　根茎呈不规则柱状的段，直径 2～4mm，节处着生多数细根。根圆柱形，直径1～1.5mm，表面淡黄白色至棕色，有细纵纹，切面黄白色，有细木心。质脆。气香，味微辛、凉。

【化学成分】 徐长卿的主要成分是酚、多糖，还含有挥发油、$C_{21}$甾体、糖苷、黄酮等。徐长卿的多糖、酚是其主要药理活性。《中华人民共和国药典》2015年版规定，本品药材按干燥品计算，含丹皮酚($C_9H_{10}O_3$)不得少于1.3%。

【药理毒理】

**1. 抗炎、镇痛** 徐长卿水煎剂按60、120、240mg/kg对棉球肉芽肿小鼠灌胃给药，连续7d，可减轻小鼠肉芽肿质量；相同剂量对正常小鼠灌胃，进行热板法和扭体法实验，能延长2h痛阈值，延长扭体反应潜伏期，减少扭体次数[1]。徐长卿水煎剂按5、10、15g/kg对眼镜蛇毒致的足趾肿胀和棉球肉芽肿大鼠灌胃给药，可降低肿胀率，减轻肉芽肿重量[2]。

**2. 抗菌、抗病毒** 徐长卿水提物对体外培养的2.2.15细胞株给药，连续12d，对该细胞株的半数毒性浓度为62.64g/L，对分泌的HBsAg和HBeAg的半数抑制浓度分别为小于0.78g/L和10.13g/L，对HBsAg治疗指数为大于80.32，对HBeAg治疗指数为6.18，表示徐长卿可抗乙型肝炎病毒，能较好抑制两种抗原的分泌[3]。

**3. 解毒** 徐长卿提取液按10g/kg腹腔注射，可抑制CTX致小鼠ECG(胸导联)ST段偏移(抬高)，降低心脏停搏的发生率，延长房室传导阻滞发生的潜伏期[4]。

**4. 抗肿瘤** 徐长卿水提取物按浓度为40、80g/L对体外培养的Bel-7407细胞给药，可抑制其生长[5]。徐长卿多糖按50、100、200mg/kg对移植腹水癌$H_{22}$、EAC和实体瘤S180的小鼠灌胃给药，连续10d，可抑制移植性腹水癌EAC，100、50mg/kg剂量的生命延长率为15.18%、30.22%，200mg/kg剂量的生命延长率为3.20%；抑制腹水癌$H_{22}$，腹水减轻率为12.37%、26.91%、12.24%；抑制对小鼠移植性实体瘤S180，抑瘤率为47.48%、55.40%、57.55%[6]。

**5. 调节免疫** 徐长卿多糖按1600μg/ml对体外脾细胞给药，徐长卿多糖CPB-2IG可刺激体外脾细胞增殖，徐长卿多糖CPB-4可抑制ConA或LPS诱导的T、B细胞增殖，徐长卿多糖CPB64能促脾细胞增殖，CPB51也促脾细胞和淋巴细胞增长[7-9]。

**6. 调节心血管** 徐长卿注射液按20mg/kg对缺血再灌注模型大鼠内关穴位注射，可升高因缺血再灌注损伤所致动脉压和左心室内压下降，降低异常升高的左室舒张末压和左室内压最大上升(下降)变化速率值，减轻心肌细胞内钙超载；对心肌舒张功能和钙离子作用与维拉帕米注射液相仿，对于心肌收缩功能作用优于其余各组，徐长卿可减轻心肌细胞内钙超载而改善心脏功能[10]。

**7. 抑制胃肠蠕动** 丹皮酚和徐长卿3-羟-4-甲氧苯乙酮(HMA)按300、600mg/kg对小鼠灌胃，明显抑制小鼠胃肠蠕动，600mg/kg HMA抑制作用最强[11]。

**8. 安全性评价** 徐长卿中的丹皮酚通过静脉注射、腹腔注射和灌胃给药，在小鼠的$LD_{50}$分别为196、781、3430mg/kg[12]。

**9. 体内过程** 徐长卿水煎液6mg/kg对家兔灌胃给药，肌内注射丹皮酚注射液0.96mg/kg，用HPLC法测定血药浓度，家兔灌胃给药后符合一室开放模型，药动学参数为$t_{1/2\alpha}$为0.174h，$t_{1/2e}$0.796h，$t_{max}$为0.489h，$C_{max}$为0.225μg/ml，$AUC$为0.395μg/(ml·h)；肌内注射后符合二室开放模型，主要的药动学参数：$t_{1/2\alpha}$为0.112h，$t_{1/2\beta}$为1.417h，$t_{max}$为0.179h，$C_{max}$为0.439μg/ml，$AUC$为0.546μg/(ml·h)，$CL$为8.832L/h，丹皮酚在家兔体内能快速分布并消除，两种给药途径丹皮酚的体内药动学过程不同，灌胃给药比肌内注射给药在体内停留时间短[13]。

【药性】 辛，温。归肝、胃经。

【功能主治】 祛风，化湿，止痛，止痒。用于风湿痹痛，胃痛胀满，牙痛，腰痛，跌仆伤痛，风疹、湿疹。

【临床应用】 临床常用

(1) 风湿痹痛，脘腹疼痛，经行腹痛，跌打伤痛及牙痛　本品辛散温通，祛风，行气活血，具有很好的止痛作用。治风寒湿痹、关节疼痛、筋脉拘挛，常与威灵仙、木瓜等同用，以除痹舒筋止痛；治肝肾素虚、寒湿痹阻、腰膝酸软，可与杜仲、续断、独活等同用，以补肝肾、强腰膝止痛；治气滞寒凝、脘腹疼痛，常与高良姜、香附同用，以温中理气、散寒止痛；治气滞血瘀、经行腹痛，常与川芎、当归、香附等同用，以活血散瘀、消肿止痛，也可以煎汤熏洗或捣烂鲜品敷于患处；治牙痛，内服或煎水含漱。

(2) 湿疮，风疹　本品能祛风止痒，善治风淫湿邪、风疹，可单味内服或煎汤外洗，可配伍利湿祛风之药，如苦参、地肤子、白鲜皮等。

**【用法用量】** 3～12g，后下。

**【成药例证】**

**1. 风湿定片(《中华人民共和国药典》2015 年版)**　药物组成：八角枫、白芷、徐长卿、甘草。

功能主治：散风除湿，通络止痛。用于风湿阻络所致的痹病，症见关节疼痛；风湿性关节炎，类风湿关节炎，肋神经痛，坐骨神经痛见上述证候者。

**2. 排石颗粒(《中华人民共和国药典》2015 年版)**　药物组成：连钱草、木通、车前子(盐炙)、徐长卿、石韦、忍冬藤、滑石、瞿麦、苘麻子、甘草。

功能主治：清热利水，通淋排石。用于下焦湿热所致的石淋，症见腰腹疼痛、排尿不畅或伴有血尿；泌尿系结石见上述证候者。

**3. 癣宁搽剂(《中华人民共和国药典》2015 年版)**　药物组成：土荆皮、关黄柏、白鲜皮、徐长卿、苦参、石榴皮、洋金花、南天仙子、地肤子、樟脑。

功能主治：清热除湿，杀虫止痒，有较强的抗真菌作用。用于脚癣、手癣、体癣、股癣皮肤癣症。

**4. 山龙药酒(《卫生部药品标准中药成方制剂·第二册》)**　药物组成：称钩风、徐长卿、大血藤、麻口皮子药、川芎、当归、白芍、熟地黄。

功能主治：追风祛湿，舒筋活血，滋补强身。用于风湿劳伤，筋骨疼痛，四肢无力，腰膝酸软，活动不利等症。

**5. 血脂平胶囊(《国家中成药标准汇编·内科心系分册》)**　药物组成：刺梨、徐长卿、绞股蓝、山楂。

功能主治：活血祛痰。用于痰瘀互阻引起的高脂血症，症见胸闷、气短、乏力、心悸、头晕等。

**【贮藏】** 置阴凉干燥处。

**【参考文献】** [1]许青松，张红英，李迎军.徐长卿水煎剂抗炎及镇痛作用的研究[J].时珍国医国药，2007，18(6)：1407-1408.

[2]林丽珊，刘广芬，王晴川，等.徐长卿提取液对眼镜蛇蛇毒引起的炎症及毒性的影响[J].福建医科大学学报，2003，37(2)：188-190.

[3]谢斌，刘妮，赵昉，等.徐长卿水提取物抗乙型肝炎病毒的体外实验研究[J].中国热带医学，2005，5(2)：196-197，233.

[4]林丽珊，许云禄，刘广芬，等.徐长卿对舟山眼镜蛇毒心脏毒素和神经毒素毒性的影响[J].福建医科大学学报，2003，37(3)：301-303.

[5]张桂芳，吴丽敏，李彦博，等.徐长卿水提物抗肝瘤作用初探[J].中华中医药学刊，2007，25(8)：1723-1724.

[6]林丽珊，蔡文秀，许云禄.徐长卿多糖抗肿瘤活性研究[J].中药药理与临床，2008，24(5)：40-42.

[7]王顺春，鲍幸峰，方积年.徐长卿中多糖 CPB4 的化学结构研究[J].中国中药杂志，2002，27(2)：128-130.

[8]王顺春，金丽伟，万积年.徐长卿中阿拉伯半乳聚糖 CPB64 的化学结构[J].药学学报，1999，34(10)：755-758.

[9]王顺春，万积年.徐长卿多糖 CPB54 的结构及其活性的研究[J].药学学报，2000，35(9)：675-678.

[10]孙平龙，朱晓梅，卫洪昌.徐长卿内关穴位注射对大鼠心肌缺血再灌注损伤的影响[J].药学实践杂志，2000，18(4)：212-215.

[11]孙奋治，蔡鸣，楼凤昌.徐长卿中 3-羟-4-甲氧苯乙酮的镇痛、抑制胃肠蠕动作用[J].中国中药杂志，1993，18(6)：362-363.

[12]郭琳，郭伟英.丹皮酚制剂不同给药途径在家兔体内的药动学研究[J].辽宁医学院学报，2007，28(4)：4-8.

[13]郭琳，郭伟英.丹皮酚制剂不同给药途径在家兔体内的药动学研究[J].辽宁医学院，2007，28(4)：4-8.

(李芸霞　李燕　彭成　敖慧)

## 871 续断

Xuduan

**【异名】** 川续断、山萝卜、龙豆、属折(《神农本草经》)，接骨、南草、槐(《名医别录》)，大蓟、山牛蒡(《日华子本草》)，接骨草(《卫生易简方》)，棒槌草、和尚头(《滇南本草》)，川断(《临证指南医案》)。

**【来源】** 为川续断科植物川续断 *Dipsacus asper* Wall.ex Henry 的干燥根。

**【产地】** 野生品和栽培品均常见，其道地产区为四川一带，主产于四川省盐源县、木里县，湖北省鹤峰县、五峰县、长阳县等地。湖南省、贵州省、云南省、山西省等亦有栽种。

**【采收加工】** 秋季采挖，除去根头和须头，用微火烘至半干，堆置“发汗”至内部变绿色时，再烘干。

**直接干燥法**　将鲜根用火烘烤或阴干至半干时，集中堆放，用麻袋或草盖上，使之发汗变软内心变绿色，然后再烘干。加工时不宜日晒，否则变硬，色白,质量变次。

**水烫(或蒸)后干燥法** 将鲜根置沸水或蒸笼中烫或蒸至稍软时取出,堆放,用稻草覆盖,任其发汗,待稻草上出现水珠时,揭去稻草,摊开晒干,或烘烤至全干即可。

**【炮制】** **续断** 洗净,润透,切厚片,干燥。

**酒续断** 取续断片,照酒炙法,炒至微带黑色。

**盐续断** 取续断片,照盐炙法,炒干。

**【性状特征】** 呈圆柱形,略扁,有的微弯曲,长5～15cm,直径0.5～2cm。表面灰褐色或黄褐色,有稍扭曲或明显扭曲的纵皱及沟纹,可见横列的皮孔样斑痕和少数须根痕。质软,久置后变硬,易折断,断面不平坦,皮部墨绿色或棕色,外缘褐色或淡褐色,木部黄褐色,导管束呈放射状排列。气微香,味苦、微甜而后涩。

**饮片** 呈类圆形或椭圆形的厚片。外表皮灰褐色至黄褐色,有纵皱。切面皮部墨绿色或棕褐色,木部灰黄色或黄褐色,可见放射状排列的导管束纹,形成层部位多有深色环,气微,味苦、味甜而涩。

**酒续断** 形如续断片,表面浅黑色或灰褐色,略有酒香气。

**盐续断** 形如续断片,表面黑褐色,味微咸。

**【化学成分】** 续断的主要成分是三萜皂苷,还含有生物碱、环烯醚萜、挥发油、微量元素等。续断的三萜皂苷是其主要药理活性成分。《中华人民共和国药典》2015年版规定,本品药材按干燥品计算,含川续断皂苷Ⅵ($C_{47}H_{76}O_{18}$)不得少于1.5%;本品饮片续断片、酒续断、盐续断按干燥品计算,含川续断皂苷Ⅵ($C_{47}H_{76}O_{18}$)不得少于2.0%。

**【药理毒理】**

**1. 抗骨质疏松** 续断95%、50%乙醇萃取物分别按1、10、100μg/ml的浓度对成骨细胞给药,95%乙醇萃取物均可促进成骨细胞的增殖,而50%乙醇萃取物只在100μg/ml时可促进成骨细胞增殖的效应[1]。续断水煎液按2.5g/kg剂量对切除双侧卵巢致骨质疏松模型大鼠灌胃给药,连续2月,可使四环素标记表面和骨小梁类骨质表面积(TOS)降低,类骨质成熟时间(OMP)延长,可降低骨激活频率和抑制骨吸收[2]。

**2. 促进骨损伤愈合** 续断水煎剂按10、20、30g/kg和续断总皂苷按20g/kg的剂量对腿膝盖骨骨损伤模型大鼠灌胃给药,均促进新生骨增长[3]。

**3. 收缩子宫** 续断浸膏按5mg/ml、续断总生物碱按600μg/ml、续断挥发油按2.5mg/ml对大鼠及小鼠离体子宫给药,连续25min,浸膏与挥发油能抑制妊娠小鼠离体子宫的自发收缩频率,总生物碱和挥发油能抑制妊娠大鼠子宫的收缩幅度,总生物碱具有降低张力的作用[4]。续断总生物碱按100、200、400mg/kg对大鼠十二指肠给药,可显著降低大鼠在体子宫的自发收缩幅度,降低张力,松弛子宫平滑肌[5]。

**4. 抗炎** 续断70%乙醇提取物按10、20、40g生药/kg对蛋清致大鼠足肿胀、二甲苯致小鼠耳肿胀、醋酸致小鼠腹腔毛细血管通透性亢进和纸片致肉芽肿增生模型灌胃给药,均可抑制大鼠足肿胀、小鼠耳肿胀、小鼠腹腔毛细血管通透性亢进和肉芽肿增生[6]。

**5. 调节免疫** 续断75%醇提取物按10、20、40g生药/kg对2,4-二硝基氯苯(DNCB)致迟发型超敏反应模型小鼠灌胃给药,连续7d,可抑制小鼠迟发型超敏反应[6]。续断水煎剂按20g/kg对小鼠灌胃给药,可提高其耐缺氧能力及耐寒能力,促进小鼠巨噬细胞的吞噬功能[7]。

**6. 抗氧化、抗衰老** 续断水煎剂按0.9g生药/kg对老龄小鼠灌胃给药,连续45d,可提高红细胞SOD和肝细胞膜$Na^{+}$-$K^{+}$-ATP酶活性,降低肝组织MDA含量[8]。续断按2g/只给AD模型大鼠灌胃给药,连续3m,可改善大鼠的学习记忆能力,抑制和清除海马结构齿状回和CA1区β-AP沉积[9]。

**7. 杀虫** 续断按0.4mg生药/ml的浓度对培养好的滴虫给药,可杀灭阴道毛滴虫[10]。

**8. 体内过程** 0.5%续断皂苷VICMC-Na混悬液按0.03、0.09、0.27g/kg剂量分别对大鼠灌胃给药,于灌胃前、灌胃后10、20、30min,1、2、3、5、7、9、11、14、18、24、30h眼眶取血测定,药-时曲线出现双峰现象,0.17～1h出现第1个药时曲线峰,3～11h出现第2个药时曲线峰,低剂量组第2个峰较小,随剂量的增加第2个峰面积显著增大甚至高于第1个峰面积。代谢产物常春藤皂苷元在大鼠体内暴露量$AUC_{0\to t}$与灌胃川续断皂苷Ⅵ呈一定线性关系,达峰时间较晚，即 $t_{max}$ 为 13.6±2.5h[11]。

**【药性】** 苦、辛，微温。归肝、肾经。

**【功能主治】** 补肝肾，强筋骨，续折伤，止崩漏。用于肝肾不足，腰膝酸软，风湿痹痛，跌仆损伤，筋伤骨折，崩漏，胎漏。酒续断多用于风湿痹痛，跌仆损伤，筋伤骨折。盐续断多用于腰膝酸软。

**【临床应用】** 临床常用

(1) 肝肾不足，筋骨不健 续断既能补肝肾，又长于强筋骨，补虚并温以助阳，常用于治肝肾亏虚，腰膝酸痛，下肢痿软，常与其他补肝肾、强筋骨之品同用。治疗肾虚腰痛，脚酸腿软，与补肝肾、强筋骨的杜仲、牛膝等药同用，如《证治准绳》续断丹。因其补而能行，兼能活血通络、止痛以起痿通痹，故尤宜于肝肾不足，寒凝血滞，或风湿痹证而兼肝肾亏虚之腰痛脚弱或挛急疼痛。此外，续断也可配伍用于肾阳虚所致的阳痿不举、遗精滑精、遗尿尿频等，且以伴有腰膝酸痛、下肢痿软者为宜，多在复方中作辅料药使用。

(2) 跌打损伤，瘀肿疼痛，筋伤骨折，习惯性关节脱位 续断辛行苦泄温通，能活血通络，续筋疗伤，为伤科常用药。常以之与活血止痛之乳香、没药、桃仁、红花等药同用于活血通络、消肿止痛以治疗外伤肿痛，与活血化瘀、强筋续骨之土鳖虫、骨碎补等同用于活血化瘀止痛、强筋续骨以治疗筋伤骨折，与杜仲、五加皮、牛膝等补肝肾、强筋骨药同用于肾经虚损、习惯性关节脱位，可强筋以防止脱位。

(3) 胎动不安，胎漏下血，或滑胎 续断补益肝肾，调理冲任，固经止血，安胎，可用于肝肾亏虚、冲任不固、胎动不安、胎漏下血或滑胎，如可与杜仲、菟丝子、桑寄生等其他补肝肾、安胎之品同用的《医学衷中参西录》寿胎丸治疗肾虚胎动不安、滑胎，对于外伤所致的胎动不安、胎漏，可与活血行气安胎之当归、川芎、砂仁等同用。

**【用法用量】** 9～15g。

**【成药例证】**

**1. 舒筋活血丸(《卫生部药品标准中药成方制剂·第一册》)** 药物组成：土鳖虫、红花、桃仁、牛膝、骨碎补、续断、熟地黄、白芷、栀子、赤芍、桂枝、三七、乳香(制)、苏木、自然铜(醋煅)、大黄、儿茶、马钱子(制)、当归、冰片。

功能主治：舒筋通络，活血止痛。用于跌打损伤，闪腰岔气，筋断骨折，瘀血痛。

**2. 养血荣筋丸(《卫生部药品标准中药成方制剂·第一册》)** 药物组成：当归、鸡血藤、油松节、赤芍、续断、桑寄生、铁丝威灵仙(酒炙)、伸筋草、透骨草、何首乌(黑豆酒炙)、补骨脂(盐炒)、党参、白术(麸炒)、陈皮、木香、赤小豆。

功能主治：养血荣筋，祛风通络。用于跌打损伤日久引起的筋骨疼痛，肢体麻木，肌肉萎缩，关节不利，肿胀等陈旧性疾患。

**3. 龟鹿补肾丸(《中华人民共和国药典》2015版)** 药物组成：菟丝子(炒)、淫羊藿(蒸)、续断(蒸)、锁阳(蒸)、狗脊(蒸)、酸枣仁(炒)、何首乌(制)、甘草(蜜炙)、陈皮(蒸)、鹿角胶(炒)、熟地黄、龟甲胶(炒)、金樱子(蒸)、黄芪(蜜炙)、山药(炒)、覆盆子(蒸)。

功能主治：补肾壮阳，益气血，壮筋骨。用于肾阳虚所致的身体虚弱、精神疲乏、腰腿酸软、头晕目眩、精冷、性欲减退、夜多小便、健忘、失眠。

**【贮藏】** 置干燥处，防蛀。

**【参考文献】**
[1]郭昭庆，党耕町，王志国.氟化钠及续断组分对成骨细胞增殖的影响[J].中华骨科杂志，1998，18(2)：84-87.

[2]王蕊，邱明才.单剂补肾中药防治去卵巢大鼠骨质疏松的骨形态计量学研究[J].天津医药，1999，27(3)：131-134.

[3]纪顺心，吴雪琴，李崇芳.中药续断对大鼠实验性骨损伤愈合作用的观察[J].中草药，1997，28(2)：98-99.

[4]龚小健，吴知行，陈真.川续断对离体子宫的作用[J].中国药科大学学报，1995，26(2)：115-119.

[5]龚晓健，季晖，王青.川续断总生物碱对妊娠大鼠子宫的抗致痉及抗流产作用[J].中国药科大学学报，1997，29(6)：459-461.

[6]王一涛，王家葵，杨奎，等.续断的药理学研究[J].中药药理与临床，1996，12(3)：20-23.

[7]石扣兰，李丽芬，李月英，等.川续断对小鼠免疫功能的影响[J].中药药理与临床，1998，14(1)：36-37.

[8]程桂芹，孙少敏，王晓艳.川续断对D-半乳糖所致衰老模型小鼠抗氧化系统影响的实验研究[J].黑龙江医药科学，2001，24(5)：14-15.

[9]胡海涛，杨杰，钱亦华，等.续断对Alzheimer病模型大鼠海马结构淀粉样沉积的影响[J].中国老年学杂志，1999，19(3)：160-161.

[10]瞿天启，朱静和.120种中草药体外杀灭阴道毛滴虫的实验观察[J].天津医药，1978，6(5)：207-209.

[11]刘瑞娟,朱贺,丁黎,等.川续断皂苷Ⅵ及其活性代谢物在大鼠体内的药代动力学研究[J].中国中药杂志,2013,38(14):2378-2383.

(李芸霞　李燕　彭成　敖慧)

## 872　萱草根

Xuancaogen

**【异名】** 漏芦果、漏芦根果(《滇南本草》),黄花菜根(《山东中药》)。

**【来源】** 为百合科植物萱草 *Hemerocallis fulva* L.、金针菜 *Hemerocallis citrina* Baroni、小萱草 *Hemerocallis mincr* Mill.的干燥根及根茎。

**【产地】** 主要为栽培品,野生品亦有。萱草主产于河北、山西、陕西等地。北黄花菜主产于吉林、辽宁、河北。小黄花菜主产于黑龙江、吉林、辽宁等地。

**【采收加工】** 栽种当年10～11月当茎叶枯萎时收获。挖起全株摘下块根晒或炕至半干时,堆积盖草压实,经反复堆晒待块根内部变黑,再在晒(炕)至全干。

**【炮制】** 除去杂质,洗净,切段,干燥。

**【性状特征】** **萱草**　根茎圆柱形,顶端有的残留叶基。根簇生,干瘪皱缩。长5～10cm。直径0.3～0.5cm;末端或中部常肥大呈纺锤形,表面灰黄色或灰棕色,有多数横纹及纵皱纹,末端残留细须根。体轻,质松软,不易折断,断面灰褐色或灰棕色,多裂隙。气微香,味淡。

**金针菜**　根长8～20cm,偶有纺锤形的小块根,表面灰褐色或灰棕色。

**小萱草**　根较细,直径2～3mm,无纺锤形的块根。

**【化学成分】** 萱草根的主要成分是蒽醌、生物碱,还含有糖苷等。萱草根的蒽醌、生物碱是其主要药理活性成分。

**【药性】** 甘,凉;有小毒。归脾、肺、心经。

**【功能主治】** 利尿消肿。用于浮肿,小便不利。

**【临床应用】** **临床常用**

萱草根味甘而气微凉,能祛湿利水、除热通淋、止渴消烦、开胸宽膈,可治疗小便不利、遍身水肿。

**【用法用量】** 3～6g。

**【成药例证】**

**1. 健肝片(《卫生部药品标准中药成方制剂·第二册》)**　药物组成:萱草根、板蓝根、茵陈、丹参、大枣。

功能主治:清热利湿。用于急性肝炎。

**2. 调经种子丸(《卫生部药品标准中药成方制剂·第九册》)**　药物组成:熟地黄、当归、川芎、白芍、丹参、黄芪、白术、砂仁、香附(醋制)、延胡索(醋制)、郁金、木香、续断、龟甲(炒)、黄芩(酒炒)、萱草根(姜酒制)。

功能主治:活血调经。用于月经不调,经期腹痛,月经过多,久不受孕。

**【注意事项】** 多服损目,小便失禁。

**【贮藏】** 置干燥处。

(赵梦杰　李燕　彭成　敖慧)

## 873　玄参

Xuanshen

**【异名】** 重台(《神农本草经》),正马、玄台、鹿肠、鬼藏、端(《吴普本草》),咸(《名医别录》),逐马(《药性论》),馥草(《开宝本草》),黑参(《御药院方》),野脂麻(《本草纲目》),元参(《本草通玄》),山当归(《湖南药物志》)。

**【来源】** 为玄参科植物玄参 *Scrophularia ningpoensis* Hemsl.的干燥根。

**【产地】** 主要为栽培品,野生品亦有。主产于安徽、浙江、福建等地。其道地产区为江苏金坛市西大茅山一带。亦主产于河北、山西、江西等地。建于湖北省恩施州巴东绿葱坡镇,建始县龙坪乡;华坪镇三坝村、尖山坪、团结村;洪石镇仁河村、云雾村、胜利村;曾家镇金坪村、鱼坪村、文溪村;南川区三泉镇莲花村3、4社,大有镇水源村3、7社和指拇村5、6社,合溪镇风门村4、5、8社,德隆乡茶树村1、2、3社和隆兴村2、3社,头渡镇前星村2、3、4、7社等地的玄参GAP种植基地已通过原国家食品药品监督管理总局验收。

**【采收加工】** 冬季茎叶枯萎时采挖,除去根茎、幼芽须根及泥沙,晒或烘至半干,堆放3～6d,反复数次至干燥。

**【炮制】** 除去残留根茎和杂质,洗净,润透,切薄片，干燥；或微泡，蒸透，稍晾，切薄片，干燥。

**【性状特征】** 呈圆柱形，中间略粗或上粗下细，有的微弯曲，长6～20cm，直径1～3cm。表面灰黄色或灰褐色，有不规则的纵沟，横长皮孔样突起和稀疏的横裂纹和须根痕。质坚实，不易折断，断面黑色，微有光泽。气特异似焦糖，味甘，微苦。以支条肥大、皮细、质坚、芦头修净、肉色乌黑者为佳。

**【化学成分】** 玄参的主要成分是糖苷，还含有萜、黄酮、甾醇、有机酸、挥发油、生物碱等。玄参的糖苷是其主要药理活性成分。《中华人民共和国药典》2015年版规定，本品药材及其饮片按干燥品计算，含哈巴苷($C_{15}H_{24}O_{10}$)和哈巴俄苷($C_{24}H_{30}O_{11}$)的总量不得少于0.45%。

**【药理毒理】**

**1. 抗氧化** 10g/ml玄参乙醇提取物，40μmol/L能抑制$Fe^{2+}$/半胱氨酸诱导的肝微粒体脂质过氧化[1]。

**2. 改善心血管系统** 玄参水浸液、醇浸液和煎剂按5g/kg对麻醉猫、兔灌胃给药，每日2次，连续7d，可降低麻醉猫的血压，增加离体兔心冠脉流量，可缓解氯化钾和肾上腺素所致兔主动脉血管痉挛[2]。

**3. 扩张冠状动脉** 玄参醇浸液按5g/kg对家兔离体心冠脉给药，可增加离体家兔心冠脉流量[2]。

**4. 抗脑缺血损伤** 玄参提取物按5g/kg对大鼠尾静脉注射给药，24h后离体观察，可减少大鼠脑梗死体积[2]。

**5. 抗动脉硬化** 玄参提取物按20.5mg/kg对灌服脂肪乳，制备动脉硬化大鼠模型灌胃给药，连续70d，大鼠的胆固醇、甘油三酯、低密度脂蛋白水平均降低，高密度脂蛋白与低密度脂蛋白的比值升高，降低炎症因子TNF-α、IL-1β、IL-6的浓度，提高抗炎因子IL-10的浓度，抑制动脉NF-κB过量表达，抑制模型大鼠动脉壁中膜的增厚[3]。

**6. 解热、抗炎、镇痛** 玄参70%乙醇提取物50、100mg/kg灌胃酵母、二硝基酚所致高热模型大鼠灌胃，能降低大鼠体温；100mg/kg可降低大鼠体温升高[4]。玄参提取液10ml/kg灌胃给角叉菜胶及眼镜蛇毒致大鼠脚趾肿胀大鼠灌胃给药，每天1次，连续7d，可升高大鼠的脚趾肿胀抑制率[1]。玄参色素提取物按0.05、0.1mg/kg的剂量给醋酸所致扭体反应小鼠灌胃，每天1次，连续7d，均可减少小鼠出现扭体反应的次数[5]。

**7. 保肝** 玄参乙酸乙酯提取物按50、100g/kg的剂量给四氯化碳所致小鼠急性肝损伤模型灌胃给药，每天2次，连续7d，可显著降低血清谷丙转氨酶和谷草转氨酶的活性，降低肝脏MDA含量，增强肝脏SOD活力[6]。

**8. 抗疲劳、耐缺氧** 玄参醇提物组按1.2g/kg给负重游泳小鼠灌胃给药，每天1次，连续9d，可显著延长小鼠的游泳时间。相同剂量给常压密闭磨口瓶致缺氧小鼠灌胃给药，每天1次，连续9d，可明显延长小鼠在缺氧条件下的存活时间[7]。

**9. 抗血小板聚集** 玄参的石油醚、乙醇、水提取物按6g/kg给大鼠灌胃给药，每日1次，连续12d，均可显著抑制大鼠的血小板聚集性、降低纤溶酶原激活物抑制剂[8-10]。

**10. 抑制中枢神经系统** 玄参浸液2.5～6g/kg小鼠皮下或腹腔注射，能抑制小鼠自发活动，延长环己巴比妥钠睡眠时间[10]。

**11. 降血糖** 玄参浸液5g/kg家兔皮下注射，可引起正常家兔血糖轻度降低[11]。

**12. 改善脑缺血** 玄参粗粉经95%、60%乙醇提取，乙醚及正丁醇萃取部位，给药体积为15.0mg/(kg·d)大鼠尾静脉缓慢推注给药，每天1次，连续7d，对电凝法中动脉阻断脑缺血中风模型大鼠有明显的改善作用，可以明显改善模型大鼠的行为学障碍，明显缩小模型大鼠的脑梗死面积，降低梗死率；同时对于缺血引起的脑组织水肿，表现出一定的调节作用，可以降低模型大鼠的脑组织含水量[12]。

**13. 提高免疫** 玄参水煎液按5g /kg对腹腔注射环磷酰胺液(60mg/kg)的小鼠灌胃给药，每天1次，连续15d，可使白细胞数升高、耐缺氧能力增强、胸腺指数增高[13]。

**【药性】** 甘、苦、咸，微寒。归肺、胃、肾经。

**【功能主治】** 清热凉血，滋阴降火，解毒散结。用于热入营血，温毒发斑，热病伤阴，舌绛烦渴，津伤便秘，骨蒸劳嗽，目赤，咽痛，白喉，瘰疬，痈肿疮毒。

**【临床应用】 临床常用**

(1) 温热病热入营血证　本品能清热凉血，并有养阴生津作用,常和鲜生地、麦冬、黄连、连翘、银花、竹叶卷心等同用于以上诸症。也可以治疗温热病热入营血症。

(2) 咽喉肿痛,目赤,瘰疬结核　本品能治疗咽喉肿痛有外感风热所致者,有阴虚、虚火上炎所引起者,这两类咽喉肿痛。如感受风热者须配辛凉解表药如薄荷、牛蒡子等品;虚火上炎者配合养阴药如鲜生地、麦冬等品同用,故玄参为喉科常用之品,尤以治虚火上炎者为佳。至于目赤而有阴虚火旺的证候,可用该品配合生地、石决明、夏枯草、青葙子、密蒙花等同用。治瘰疬结核,可配贝母、牡蛎等同用。

(3) 阴虚火热证　本品为咸寒之品,质润多液。配鲜生地、丹皮、赤芍等,则清热凉血;配大生地、麦冬等,则滋阴增液;配牛蒡子、板蓝根等,则解毒利咽;配大生地、石决明、密蒙花、蝉蜕等,则明目退翳;配牡蛎、贝母、夏枯草等,则散结消瘰;配银花、当归、甘草,则解毒消肿。

(4) 肾阴虚证　本品与地黄相近,故两药常配合同用。但本品苦泄滑肠而通便,泻火解毒而利咽,临床应用范围较为广泛,一般不作长服的滋补之剂;地黄则功专补肾养阴,可作为久用的滋阴药品。

**【用法用量】**　9～15g。

**【成药例证】**

**1. 三宝片(《国家中成药标准汇编·内科肾系分册》)**　药物组成:人参、鹿茸、当归、山药、龟甲(醋炙)、砂仁(炒)、山茱萸、灵芝、熟地黄、丹参、五味子、菟丝子(炒)、肉苁蓉、何首乌、菊花、牡丹皮、赤芍、杜仲、麦冬、泽泻、玄参。

功能主治:填精益肾,养心安神。用于肾阳不足所致腰酸腿软,阳痿遗精,头晕眼花,耳鸣耳聋,心悸失眠,食欲不振。

**2. 强力天麻杜仲丸(《国家中成药标准汇编·内科肾系分册》)**　药物组成:天麻、杜仲(盐炙)、制草乌、附子、独活、藁本、玄参、当归、地黄、川牛膝、槲寄生、羌活、蜂蜜。

功能主治:散风活血,舒筋止痛。用于中风引起的筋脉掣痛,肢体麻木,行走不便,腰腿酸痛,头痛头昏等。

**3. 安神足液(《国家中成药标准汇编·内科心系分册》)**　药物组成:酸枣仁、柏子仁、合欢皮、首乌藤、当归、栀子、知母、玄参。

功能主治:清热除烦,养心安神,用于心血亏虚;心火上炎所引起的失眠症。症见失眠、多梦、易醒、心烦等。

**4. 咽舒胶囊[《国家中成药标准汇编·内科肺系(二)分册》]**　药物组成:虎掌草、午香草、玄参、射干、牛蒡子、桔梗、陈皮、甘草。

功能主治:清咽利喉,止咳化痰。用于风热证或痰热证引起的咽喉肿痛,咳嗽、痰多、发热、口苦;急慢性咽炎、扁桃体炎。

**【注意事项】**　不宜与藜芦同用。

**【贮藏】**　置干燥处,防霉,防蛀。

**【参考文献】**
[1]曾华武,李医明,何祥,等.玄参提取物的抗炎和抗氧活性[J].第二军医大学学报,1999,20(9):614-616.

[2]龚维桂,钱伯初,许衡钧,等.玄参对心血管系统药理作用的研究[J].浙江医学,1981,3(1):11-13.

[3]李静,陈长勋,高阳,等.玄参提取物抗炎与抗动脉硬化作用的探索[J].时珍国医国药,2010,21(3):532-534.

[4]王强,李兴平,白筱璐,等.玄参抗炎解热作用研究[J].中药药理与临床,2011,27(3):76-78.

[5]王珲,陈平,张丽萍,等.玄参总色素提取物抗炎镇痛活性的研究[J].中国医院药学杂志,2008,28(17):1456-1458.

[6]吴亚辉,陈志鹏,杨玲玲,等.玄参提取物对小鼠急性化学性肝损伤保护作用的研究[J].四川动物,2014,33(3):386-389.

[7]张舜波,游秋云,张晓明,等.玄参醇提物对小鼠抗疲劳及耐缺氧作用的实验研究[J].湖北中医杂志,2013,35(4):21-22.

[8]倪正,蔡雪珠,黄一平,等.玄参提取物对大鼠血液流变性、凝固性和纤溶活性的影响[J].中国微循环,2014,8(3):152-153.

[9] Li Yiming, Zeng Huawu, He Xiang, *et al*. Iridoid and Phenylpropanoid glycosides of Scrophula ningpoensis inhibit the formation of LTB4 and Platelet aggregation[J]. Acad J Sec Mil Med Univ, 1999, 20(5): 301-303.

[10]李医明,蒋山好等.玄参属植物化学成分与药理活性研究进展[J].中草药,1999,30(4):307-310.

[11]俞静静,陈素红,吕圭源,玄参"凉血滋阴"药效相关研究概况[J].中国实验方剂学杂志,2007,13(9):63-66.

[12]陈磊,郜明,陆茵.玄参总苷对电凝法致实验性大鼠局灶性脑缺血模型[J].南京中医药大学学报,2009,25(3):230-232.

[13]毛小平,陈彩琼,毛晓健,等.玄参与黄芪配伍的实验研究[J].云南中医学院学报,1997,20(2):1-6.

(赵梦杰　李燕　彭成　敖慧)

## 874　玄明粉

Xuanmingfen

**【异名】**　白龙粉(《御药院方》),风化消(《本草纲目》)，元明粉(《现代实用中药》)。

**【来源】** 为芒硝经风化干燥制泻。

**【产地】** 天然无水芒硝产于含硫酸钠卤水的盐湖中，与芒硝、泻利盐、白钠镁矾、钙芒硝、石膏、泡碱、石盐等共生。

**【采收加工】** 将芒硝放入平底盆内或用纸包裹，露置通风干燥处，令其风化，使水分消失，成为白色粉末即得。

**【性状特征】** 为白色粉末。气微，味咸。有引湿性。

**【化学成分】** 玄明粉的主要成分是无水硫酸盐。玄明粉的无水硫酸盐是其主要药理活性成分。《中华人民共和国药典》2015年版规定，本品药材按干燥品计算，含硫酸钠($Na_2SO_4$)不得少于99.0%。

**【药性】** 咸、苦，寒。归胃、大肠经。

**【功能主治】** 泻下通便，润燥软坚，清火消肿。用于实热积滞，大便燥结，腹满胀痛；外治咽喉肿痛，口舌生疮，牙龈肿痛，目赤，痈肿，丹毒。

**【临床应用】** **临床常用**

(1) 实热证　玄明粉味苦、咸，性寒，主治泻热通便，与大黄相须为用，清热泻火，解毒通腑，消肿止痛的功效颇为强大，玄明粉能软坚润燥，与大黄合用，通里攻下，荡涤实热毒邪，可治疗心热烦躁、并五脏宿滞癥结；与厚朴、枳实等配伍行气导滞，增强胃肠之功；玄明粉常与冰片、朱砂、硼砂配伍制成冰硼散，有开窍醒神、清热止痛、活血化瘀、去腐生肌的作用，如冰硼散治疗眼睑赤肿、头面暴热肿痛等症。

(2) 热毒证　本品有清热解毒、散结消肿、破血行瘀止痛之功效，本品与黄连配伍，味苦寒，入心经，有清热解毒、泻火燥湿之功效。

**【用法用量】** 3～9g，溶入煎好的汤液中服用。外用适量。

**【成药例证】**

**1. 冰硼散(《中华人民共和国药典》2015年版)** 药物组成：硼砂(煅)、朱砂、玄明粉。

功能主治：清热解毒，消肿止痛。用于热毒蕴结所致的咽喉疼痛、牙龈肿痛、口舌生疮。

**2. 牛黄益金片(《卫生部药品标准中药成方制剂·第十六册》)** 药物组成：黄柏、硼砂、玄明粉、牛黄、薄荷脑、薄荷油。

功能主治：清热利咽，消肿止痛。用于急、慢性咽炎。

**3. 白清胃散(《卫生部药品标准中药成方制剂·第二册》)** 药物组成：石膏、玄明粉、硼砂、冰片。

功能主治：清热，消肿，止痛。用于胃火上升引起的牙龈疼痛，口舌生疮。

**4. 喉康散(《卫生部药品标准中药成方制剂·第五册》)** 药物组成：冰片、珍珠层粉、生晒参、硼砂(煅)、玄明粉、薄荷脑、天花粉、穿心莲叶、青黛、甘草。

功能主治：清热解毒，消炎止痛。用于各种咽喉疾患，如急性、慢性咽炎，喉炎，扁桃腺炎，口腔溃疡等。

**5. 祛风化痰丸(《卫生部药品标准中药成方制剂·第六册》)** 药物组成：甘草、玄明粉、郁金、硼砂、金礞石(煅)、白矾、朱砂、竹沥膏、生姜汁、冰片、薄荷脑。

功能主治：顺气化痰。用于痰壅气闭，狂癫痫证，语言错乱，神昏不语，胸膈不利，头眩耳鸣，哮喘咳嗽。

**【注意事项】** 孕妇慎用；不宜与硫黄、三棱同用。

**【贮藏】** 密封，防潮。

(赵梦杰　李燕　彭成　敖慧)

## 875 悬钩子木

Xuangouzimu

**【异名】** 沿钩子(《日用本草》)，藨子(《本草纲目》)。

**【来源】** 为蔷薇科植物库页悬钩子 *Rubus sachalinensis* Leveille 的干燥茎枝。

**【产地】** 主要为野生品。主产于河北、陕西及长江流域以南各省。

**【采收加工】** 夏、秋二季采收，除去杂质，干燥。

**【性状特征】** 呈圆柱形，长约20cm，直径0.4～0.8cm；表面灰红色至灰红褐色。有纵向皱沟、突起的侧枝痕及白色的皮刺残基。外皮易剥离，剥离后呈红棕色。质坚硬，易折断，断面不平坦，皮部较薄，木部黄白色至浅红褐色。髓部较大，疏松呈海绵状，白色至黄白色。气微，味淡。

【药性】 甘、微苦，软、平。

【功能主治】 解表，调元，止咳。用于未熟热，瘟疫，讧热，感冒，肺热咳嗽，气喘，"赫依"热。

【临床应用】 临床常用

"赫依"热　本品甘、微苦，软、平。可用于未熟热，瘟疫，讧热，感冒，肺热咳嗽，气喘，"赫依"热。

【用法用量】 6～9g。

【注意事项】 孕妇慎用。

【贮藏】 置干燥处。

（赵梦杰　李燕　彭成　敖慧）

## 876　旋覆花

Xuanfuhua

【异名】 蕧、盗庚（《尔雅》），戴椹（《神农本草经》），飞天蕊（侯宁极《药谱》），野油花（《小儿卫生总微论方》），金钱花（《本草图经》），滴滴金、夏菊（《本草纲目》），金钱菊（《花史》），艾菊、迭罗黄（《群芳谱》），满天星（《岭南采药录》），六月菊（《铁岭县志》），黄熟花（《南京民间药草》），水葵花、金盏花（《贵州民间方药集》），复花（《新疆药材》），小黄花（《河北药材》），猫耳朵花、驴耳朵花（《山东中药》），金沸花、伏花、全福花（《上海常用中草药》）。

【来源】 为菊科植物旋覆花 *Inula japonica* Thunb.或欧亚旋覆花 Inula britannica. L. 的干燥头状花序。

【产地】 主要为栽培种植，野生品亦有。分布于河北、河南、江苏、山东、安徽、浙江、湖北等地。主产于河南信阳、洛阳、南阳、禹县、嵩县、栾川、卢氏、洛宁，江苏南通、海门、启东，浙江杭州、宁波、温州，河北保定，安徽芜湖、滁州。

【采收加工】 夏、秋二季花开放时采收，除去杂质，阴干或晒干。

【炮制】 **旋覆花** 除去梗叶及杂质。

**蜜旋覆花** 取净旋覆花，照蜜炙法炒至不粘手。

【性状特征】 **旋覆花** 呈扁球形或类球形，直径1～1.5cm。总苞由多数苞片组成，呈覆瓦状排列，苞片披针形或条形，灰黄色，长4～6mm；总苞基部有时残留花梗，苞片及花梗表面被白色茸毛，舌状花1列，黄色，长约1cm，多卷曲，常脱落，先端3齿裂；管状花多数，棕黄色，长约5mm，先端5齿裂；子房顶端有多数白色冠毛，长约5mm。有的可见椭圆形小瘦果。体轻，易散碎。气微，味微苦。以完整、色黄绿者为佳。

**蜜旋覆花** 形如旋覆花，深黄色，手捻稍粘手。具蜜香气。

【化学成分】 旋覆花的主要成分是萜，还有黄酮、有机酸、鞣质、多糖等。旋覆花的萜、黄酮、多糖是其主要药理活性成分。

【药理毒理】

**1. 血管内皮保护** 旋覆花总黄酮按12.5、25、50mg/kg剂量给大鼠灌胃，每天1次，连续14d，可剂量依赖性抑制球囊损伤诱导的血管内膜增生；按50mg/kg剂量给药，可降低大鼠血清MDA含量，提高血清和血管组织中SOD的活力，降低血管组织中$O^{2-}$·水平[1]。

**2. 促进胃肠道运动** 旋覆花多糖按100、400mg/kg剂量灌胃给药，连续7d，可促进正常小鼠肠胃蠕动，提高推进率、缩短排便时间、增加排便次数[2]。

**3. 抗炎** 旋覆花水煎液按1.0、1.5g/kg剂量腹腔注射小鼠，对巴豆油致小鼠耳廓肿胀有抑制作用[2]。

**4. 脑保护** 欧亚旋覆花总黄酮按25、50、100mg/kg腹腔注射大鼠，可改善局灶性脑缺血-再灌注损伤模型大鼠的神经症状，提高脑组织中SOD活性，同时降低MDA含量[3]。旋覆花内酯26mg/kg灌胃大鼠，对由$A\beta_{25-35}$海马内注射所致的阿尔茨海默病（AD）模型大鼠的空间记忆力有保护作用，降低cox-2、NF-κB有关表达[4]。

【药性】 苦、辛、咸，微温。归肺、脾、胃、大肠经。

【功能主治】 降气，消痰，行水，止呕。用于风寒咳嗽，痰饮蓄结，胸膈痞闷，喘咳痰多，呕吐噫气，心下痞硬。

【临床应用】 临床常用

（1）痰多喘咳，胸膈痞闷　本品辛开苦降，咸软温通，入肺而消痰除痞、降逆行水、止咳平喘。风痰壅滞气逆，胸膈痞闷，喘咳痰多，无论寒热，皆可应用。与半夏、麻黄、甘草等同用，治疗寒痰喘咳而兼表寒者，如《王氏博济方》金沸草散；痰热咳喘，胸闷气促，多与桑白皮、桔梗、大黄等同用，如《圣济总录》

旋覆花汤；若悬饮，喘咳胁痛，可与皂荚、枳壳、杏仁等同用，如《太平圣惠方》之旋覆花丸；胸胁痞闷不舒之肝着，则可与葱、新绛等配伍，以散痰结、通阳气、活血脉，如《金匮要略》旋覆花汤。

（2）呕吐噫气，心下痞硬　若痰饮停滞中焦致呕吐眩晕者，可与半夏、白术等同用，如《严氏济生方》旋覆花汤；若胃气虚弱，痰饮内停，致胃气上逆，噫气不止，心下痞硬者，可与代赭石、半夏等同用，如《伤寒论》旋覆花代赭汤；若妊娠恶阻，心下痞闷，呕吐不食者，可与半夏、生姜、当归等配伍，如《严氏济生方》旋覆半夏汤。

**【用法用量】** 3～9g，包煎。

**【成药例证】**

**1. 沉香安神胶囊（《国家中成药标准汇编·内科气血津液分册》）** 药物组成：沉香、紫檀香、红花、豆蔻、诃子、旋覆花、细辛、制草乌、木棉花、胡黄连、黑云香、枫香脂、山沉香、檀香、石膏、肉豆蔻、草果、栀子、白头翁、瞿麦、石榴、北沙参、丁香、木香、紫花地丁、苦参、川楝子、悬钩子木、山柰、广枣、兔心、土木香、麝香、降香、马钱子。

功能主治：调"赫依"、热、"黏"交争。用于山川间热，"赫依"，热兼盛；胸满气喘，干咳痰少，游走刺痛，心悸，失眠，神昏谵语。

**2. 黄连上清颗粒（《国家中成药标准汇编·眼科耳鼻喉科皮肤科分册》）** 药物组成：黄连、栀子（姜炙）、连翘、蔓荆子（炒）、防风、荆芥穗、白芷、黄芩、菊花、薄荷、大黄（酒炙）、黄柏（酒炒）、桔梗、川芎、石膏、旋覆花、甘草。

功能主治：清热通便，散风止痛。用于上焦风热，头晕脑胀，牙龈肿痛，口舌生疮，咽喉红肿，耳痛耳鸣，暴发火眼，大便干燥，小便黄赤。

**【贮藏】** 置干燥处，防潮。

**【参考文献】** [1]张红兵，韩梅，温进坤.欧亚旋覆花总黄酮类提取物抑制内皮损伤诱导的血管氧化应激反应[J].中国中药杂志，2009，34(5)：615-619.

[2]王建华，齐治，贾桂胜，等.中药旋覆花与其地区用品的药理作用研究[J].北京中医，1997，47(1)：42-44.

[3]耿红梅，祁金龙.欧亚旋覆花总黄酮对大鼠局灶性脑缺血-再灌注损伤保护作用的实验研究[J].时珍国医国药，2008，19(12)：3050-3051.

[4]王英杰，柴锡庆，韩梅，等.旋覆花内酯抑制AD模型大鼠海马球环加氧酶2和核转录因子κB的表达[J].中国药理学通报，2008，24(4)：437-440.

（李想　谢欣　彭成　敖慧）

## 877　雪胆

Xuedan

**【异名】** 曲莲、罗锅底、苦金盆、蛇莲、金腰莲、金龟莲、金盆、赛金刚。

**【来源】** 为葫芦科雪胆 *Hemsleya amabilis* Diel.及其同属数种植物的干燥块根。

**【产地】** 主要为栽培品，野生品亦有。主产于广西、四川、贵州、云南等地。

**【采收加工】** 常年可采，秋季采质佳，切片晒干。

**【炮制】** 除去杂质，洗净，切厚片，干燥。

**【性状特征】** 本品多切成块片出售；块片呈不规则形类圆形，稍卷曲，直径3～10cm，厚4～8mm，表面棕褐色或灰褐色，有的有凹陷的茎基痕，切面淡黄色或灰白色，质坚实，粉性。气微，味极苦。以切面色淡黄、质坚实、粉质多、味极苦者为佳。

**【化学成分】** 雪胆的主要成分是皂苷，还有生物碱、有机酸等。雪胆的皂苷是其主要药理活性成分。

**【药理毒理】**

**1. 抑制胃溃疡**　向大鼠分别灌胃0.1、0.2、0.4g/kg雪胆醇提取物，能有效降低由1%甲醛液引起的胃溃疡病变，有效降低溃疡指数[1]。

**2. 抗肿瘤**　分别向P388白血病小鼠模型按9.38、18.75mg/kg剂量腹腔注射雪胆活性化合物，连续14d，能有效延长小鼠的存活天数[2]。

**【药性】** 苦，寒。

**【功能主治】** 清热解毒，抗菌消炎。用于细菌性痢疾，肠炎，支气管炎，急性扁桃体炎。

**【临床应用】** **临床常用**

（1）热泻热痢　本品味苦性寒，入大肠经而能清热解毒治痢，常用治热毒泻痢或湿热泻痢、下痢脓血、里急后重、发热腹痛等症，可单用本品或与白头翁、凤尾草、拳参等清热解毒、凉血止痢药同用。

（2）脘腹疼痛　本品用于脘腹疼痛属热之证，可研磨或磨汁服，或与川楝子、清木香等同用。

【用法用量】　研末口服 0.6～0.9g，一次 2～3 次。

【成药例证】

1. 金槐冠心片(《国家中成药标准汇编·内科心系》)　药物组成：穿山龙、槐米、雪胆。

功能主治：活血散结通脉。适用于热结血瘀，脉络阻滞之冠心病，心绞痛。

2. 雪胆胃肠丸(《国家中成药标准汇编·内科脾胃》)　药物组成：木香、雪胆、吴茱萸、重楼、白及、延胡索、海螵蛸、白术、当归、党参、黄芪、甘草、蜂蜜(炼)。

功能主治：温中散寒，理气止痛。用于中焦虚寒所致的胃脘冷痛，嗳气吞酸，便溏及胃、十二指肠溃疡、十二指肠炎、直肠炎表现为上述症状者。

【贮藏】　置干燥处，防潮。

【参考文献】　[1]宛蕾，谭仁安.雪胆提取物对实验性胃溃疡作用的研究[J].中国中药杂志，2003，28(3)：266-268.

[2]陶朝阳，易杨华.雪胆根抗肿瘤活性成分研究[J].第二军医大学学报，1999，20(5)：337-339.

（李想　谢欣　彭成　敖慧）

## 878　雪上一支蒿

Xueshangyizhihao

【异名】　铁棒槌、三转半。

【来源】　为毛茛科植物雪上一支蒿 *Aconitum brachypodum* Diels 的干燥块根。

【产地】　主要是栽培品，野生品亦有。分布在云南东北部和西北部，如东川、宣威、巧家、大理等县。

【采收加工】　夏末秋初挖取块根，去掉苗叶及小根，洗净晒干，装麻袋内撞击之，使外表光滑。放干燥处，防潮湿及虫蛀。

【炮制】　用清水浸漂 7d，每日换水 2 次，待中心软透后切片，置蒸笼内蒸 2～3h，取出晒干。再用热猪油拌和炒透入药，或将湿纸包裹，置炭火旁煨透，去纸，浸童便中一昼夜，取出，漂净晒干。

【性状特征】　本品呈长圆柱形或圆柱形，长 3～8cm，直径 0.5～2cm。表面黑褐色或黄褐色，有细纵皱纹及须根痕。质硬而脆，易折断，断面白色，粉性，有黑褐色环。气微，味苦、麻。以质硬脆、断面色白、粉性足者为佳。

【化学成分】　雪上一支蒿的主要成分是生物碱，还有有机酸、鞣质等。雪上一支蒿的生物碱是其主要药理活性成分。

【药理毒理】　安全性评价　雪上一支蒿氯仿提取物按 25mg/kg 给小鼠灌胃给药，小鼠即出现中毒症状，以石油醚提取物 2000mg/kg 进行灌胃时，中毒症状不明显。正丁醇提取物 25mg/kg 进行灌胃时，小鼠出现明显中毒症状，且产生致死现象。雪上一支蒿氯仿提取物、石油醚提取物、正丁醇提取物对昆明小鼠的 $LD_{50}$ 分别为 37.514、6766.928 和 5492.33725mg/kg[1]。

【药性】　苦、辛，温；有大毒。

【功能主治】　祛风，镇痛。用于风湿疼痛，跌打损伤。

【临床应用】　临床常用

(1) 疼痛证　本品可用于风湿痹痛、神经痛、牙痛、跌打损伤、术后疼痛及晚期癌肿疼痛等。单用研末服，或泡酒外擦，均有良好效果。

(2) 疮疡肿毒　本品可用于疮疡肿毒，毒虫及毒蛇咬伤、蜂叮等症，可单用或配伍研末，内服或外敷。

【用法用量】　口服常用量一次 25～50mg。极量，一次 70mg。

【注意事项】

1. 孕妇慎用。

2. 不宜与半夏、瓜蒌、瓜蒌子、瓜蒌皮、天花粉、川贝母、浙贝母、平贝母、伊贝母、湖北贝母、白蔹、白及同用。

3. 本品剧毒，应在医师指导下使用。毒性主要表现在心血管系统、神经系统、消化系统。其物质基础主要为生物碱。

【贮藏】　置干燥处，防潮。

【参考文献】　[1]周欢，蒋逸.雪上一枝篙活性部位体内外的毒性[J].中国药理学与毒理学杂志，2013，27(3)：569.

（李想　谢欣　彭成　敖慧）

## 879　血竭

Xuejie

【异名】　麒麟竭(《雷公炮炙论》)，渴留(《新修本草》)，海蜡(侯宁极《药谱》)，麒麟血(《太平圣惠方》)，木血竭(《滇南本草》)。

【来源】　为棕榈科植物麒麟竭 *Daemonorops draco* Bl.果实渗出的树脂经加工制成。

【产地】　主要为栽培品，野生品亦有。原产于东南亚的印度尼西亚、马来西亚等。我国云南、海南等地均有栽培。

【采收加工】　采取果实，置蒸笼内蒸煮，使树脂渗出；或取果实捣烂，置布袋内，榨取树脂，然后煎熬成糖浆状，冷却凝固成块状。亦有将树干砍破或钻以若干小孔，使树脂自然渗出，凝固而成。割伤采脂一年一次，宜在冬季进行。

【炮制】　取原药材，除去杂质，打成碎粒或研成细粉。

【性状特征】　略呈类圆四方形或方砖形，表面暗红粉，有光泽，附有因摩擦而成的红粉。质硬而脆，破碎面红色，研粉为砖红色。气微，味淡。在水中不溶，在热水中软化。均以外色黑似铁、研面红似血、火燃呛鼻者为佳。

【化学成分】　血竭的主要成分是黄酮，还含有生物碱、有机酸、鞣质等。血竭的黄酮是其主要药理活性成分。

【药理毒理】

**1. 止血**　血竭 1.72、3.44g/kg 连续灌胃给药小鼠 10d，能缩短小鼠凝血时间和出血时间[1]。

**2. 镇痛**　血竭混悬液按 1.72、3.44g/kg 的剂量给小鼠灌胃，连续 5d，能显著抑制冰醋酸致痛小鼠的扭体反应，减少扭体次数[2]。

**3. 抗炎**　按 0.25、0.5、1.0g/kg 的剂量灌服血竭粉混悬液，连续给药 10d，能明显减轻 2,4,6-二硝基苯磺酸所致的溃疡性结肠炎大鼠结肠黏膜损伤程度，升高模型大鼠血清中 IL-4 水平，降低 IL-10 水平[3]。

**4. 降血糖**　血竭乳剂按 125、250、500mg/kg 灌胃给药小鼠，对四氧嘧啶造模糖尿病小鼠有明显的降糖效果，显著提高糖尿病小鼠的己糖激酶、苹果酸脱氢酶活性[4]。

**5. 抗肿瘤**　粒径为 171、167 和 23.8nm 的纳米血竭 3.9～31.2mg/ml 体外对 HL-60 细胞具有较强抑制作用[5]。

**6. 抗菌**　进口皇冠牌血竭对金黄色葡萄球菌、白色葡萄球菌、柠檬色葡萄球菌的 *MIC* 为 3.12mg/ml，对白喉杆菌的 *MIC* 为 6.25mg/ml，对铜绿假单胞菌、乙型链球菌的 *MIC* 为 25mg/ml[6]。

【药性】　甘、咸，平。归心、肝经。

【功能主治】　活血定痛，化瘀止血，生肌敛疮。用于跌打损伤，心腹瘀痛，外伤出血，疮疡不敛。

【临床应用】　临床常用

(1) 外伤出血或痔疮不敛　本品能化血化瘀，生肌敛疮。治外伤出血，多研末外用；对痔疮不敛者，可与其他生肌敛疮之品配伍或单用本品研末外敷。

(2) 跌打损伤和瘀血疼痛证　本品入血分而散瘀止痛，为伤科常用之品，既可内服，又可外敷。治疗跌打损伤多与三七、苏木、红花等活血止痛疗伤之品配伍。治疗后瘀滞腹痛，痛经以及瘀血心腹刺痛，则与活血调经、止痛之品合用。

【用法用量】　研末，0.3～0.9g；或入丸剂。外用研末撒或入膏药内敷贴。

【成药例证】

**1. 跌打七厘片(《国家中成药标准汇编·骨伤科分册》)**　药物组成：麝香、三七、血竭、没药(醋炙)、红花、冰片、朱砂、乳香(醋炙)、当归(酒炙)、儿茶、滑石粉。

功能主治：活血，散瘀，消肿，止痛。用于跌打损伤，外伤出血。

**2. 红花七厘散(国家中成药标准汇编骨伤科分册)**　药物组成：乳香(醋炙)、红花、血竭、麝香、当归、儿茶、朱砂、降香、三七、没药(醋炙)、冰片。

功能主治：散瘀，活血，消肿，止痛。用于跌打损伤，血瘀疼痛，外伤出血。

【贮藏】　置干燥处，防潮。

【参考文献】　[1]向金莲，程睿，张路晗.血竭的活血和止血作用研究[J].华西药学杂志，2000，15(6)：430-434.

[2]向金莲，张路晗，程睿，等.血竭消炎止痛作用研究[J].时珍国医国药，2001，12(2)：110-111.

[3]俞琦，颜碧珍，王文佳.血竭对溃疡性结肠炎大鼠模型免疫调节作用的初步研究[J].贵阳中医学院学报，2008，30(5)：72-74.

[4]孙延娜，柳春，冯晓帆，等.血竭乳剂对四氧嘧啶造模糖尿病小鼠己糖激酶及苹果酸脱氢酶活性的影响[J].辽宁中医药大学学报，2007，9(3)：89-90.

[5]朱慧芬，杨道锋，王敏，等.不同粒径纳米血竭和普通血竭对肿瘤细胞的体外效应[J].医药导报，2007，26(7)：744-747.

[6]陈林芳,任杰红,陈维静,等.血竭的药效学研究[J].云南中医中药杂志,1999,20(1):31-33.

(李想 谢欣 彭成 敖慧)

## 880 血余炭

Xueyutan

【异名】 乱发炭,人发炭。

【来源】 人发制成的碳化物。

【产地】 全国各地均产。

【采收加工】 取头发,除去杂质,碱水洗去油垢,清水漂净,晒干,焖煅成炭,放凉。

【性状特征】 呈不规则块状,乌黑光亮,有多数细孔。体轻,质脆。用火烧之有焦发气,味苦。

【化学成分】 血余炭的主要成分是钙、铜的氧化物或盐,还含有蛋白、脂肪、黑色素等。血余炭中钙、铜的氧化物或盐是其主要药理活性成分。

【药理毒理】 **止血** 取新西兰大白兔心脏血8ml于试管中并加入100mg血余炭,发现其能有效减少血液凝固时间[1,2]。

【药性】 苦,平。归肝、胃经。

【功能主治】 收敛止血,化瘀,利尿。用于吐血,咯血,血淋,便血,外伤出血,小便不利。

【临床应用】 **临床常用**

血证 出血之证,其血出必留瘀,瘀血不除则血难止。本品既可止血又可散瘀,对于咯血、吐血、尿血、便血等症状,内服外用皆有止血之效。

【用法用量】 5~10g。

【成药例证】

**1. 妇良片(《中华人民共和国药典》2015年版)** 药物组成:当归、熟地黄、白芍、阿胶、白术、山药、续断、白芷、地榆、血余炭、牡蛎、海螵蛸。

功能主治:补血健脾,固经止带。用于血虚脾弱所致的月经不调、带下病,症见月经过多、持续不断、崩漏色淡、经后小腹隐痛、头晕目眩、面色无华或带多清稀。

**2. 京万红(《卫生部药品标准中药成方制剂·第十六册》)** 药物组成:黄连、黄芩、黄柏、栀子、大黄、地榆、槐米、半边莲、金银花、紫草、苦参、胡黄连、地黄、红花、当归、川芎、血竭、赤芍、木瓜、冰片。

功能主治:清热解毒,凉血化瘀,消肿止痛,去腐生肌。用于水、火、电灼烫伤,疮伤肿痛。

【贮藏】 置干燥处,防潮。

【参考文献】 [1]景冬樱,张文仁.复凝粉止血作用实验研究[J].解放军药学学报,2004,20(6):445.

[2]朱元元,刘梅.血余炭止血包止血效果的实验研究[J].药学实践杂志,2011,29(6):431-433.

(李想 谢欣 彭成 敖慧)

## 881 薰鲁香

Xunluxiang

【异名】 洋乳香。

【来源】 为漆树科植物黏胶乳香树 *Pistacia lentiscus* L.的树脂。

【产地】 主要为野生品。野生黏胶香树主产于地中海一带。

【采收加工】 将树皮纵长割伤,树脂流出凝固,收集,除净杂质。

【性状特征】 呈泪滴状或卵圆形,直径3~8mm新鲜品外表近于无色,有光泽,半透明,质脆,断面透明,玻璃样;陈旧者灰黄色而无光泽,质脆,破碎面呈贝壳状,有玻璃样光泽。气微芳香,微苦。咀嚼时先碎成砂砾状,后软化呈可塑性胶团。不粘牙齿。与水共研,不形成乳状液体。

【化学成分】 薰鲁香的主要成分是挥发油,还含有树脂酸、树脂烃等。薰鲁香的挥发油是其主要药理活性成分。

【药理毒理】 **抗菌** 给幽门螺杆菌感染的蒙古沙鼠灌胃薰鲁香15mg/d,连续14d,对幽门螺杆菌的清除率可以达到与临床现行三联治疗方案相近的治疗效果[1];18.75、37.5、75mg/ml薰鲁香对幽门螺杆菌感染的蒙古沙鼠灌胃0.2ml/d,连续14d,幽门螺杆菌被清除;薰鲁香对HP M13鼠适用株的*MIC*为0.125mg/ml,*MBC*为0.5mg/ml[2]。

【药性】 二级末干热。

【功能主治】 消散胃中寒气,清除机体污物,补脑养心,利肝益肾。用于寒性胃痛,感冒头痛,口咽炎肿,忧郁神乱,心慌腹胀,肾弱耳聋,小便不利,大便秘结,月经不调。

【临床应用】

**1. 临床常用**

(1)寒性胃痛,感冒头痛 本品二级末干热,消散胃中寒气，可与麝香、肉桂药配伍使用，增强散寒作用，具有健胃爽神的作用。

(2) 忧郁神乱，心慌腹胀，肾弱耳聋，小便不利，大便秘结 本品补脑养心，清除机体污物，可与芦荟配伍用药，芦荟具有泻下通便之功，配伍使用可加强清肝火、除烦热的功效。

**2. 临床新用** 薰鲁香可用于治疗良性溃疡[3]。

**【用法用量】** 1～2g。

**【成药例证】** **养心达瓦依米西克蜜膏(《卫生部药品标准·维吾尔药分册》)** 药物组成：麝香、薰鲁香、蚕茧、盒果藤、紫檀香、豆蔻、马齿苋子、琥珀、余甘子、檀香、肉桂、沉香、天竺黄、芫荽子、小檗果、金箔、松罗、香青兰、珍珠、牛舌草花、西红花、苹果、玫瑰花、大叶补血、银箔、欧矢车菊根。

功能主治：增强支配器官的功能，健胃爽神。用于心胸作痛，心悸，胃虚，视弱及神经衰弱。

**【贮藏】** 密闭，置阴凉处。

**【参考文献】**
[1]Huwez FU, Thirlwell D, Cockayne A, *et al*. Mastic gum kills Helicobacter pylori[J]. N Engl J Med, 1998, 339(26): 1946.

[2]赵小勇，邹全明，郭刚，等.乳香胶治疗幽门螺旋杆菌感染的实验研究[J].中国药业，2006，15(14)：6-7.

[3]Huwez FU, Al-Habbal MJ. Masticin treatment of benign gastric ulcers [J]. Aliment Pharmacol Ther, 2002, 16 (2): 167-180.

(杨磊 谢欣 彭成 敖慧)

## 882 薰衣草

Xunyicao

**【来源】** 为唇形科植物狭叶薰衣草 *Lavandula angustifolia* Mill.的干燥地上部分。

**【产地】** 主要为栽培品。主产于新疆，江苏有少量引种。

**【采收加工】** 夏季初花期割取地上部分，阴干或晒干，贮于阴凉处。

**【性状特征】** 长 15～40cm，花枝约占全长的 1/5～1/3。茎方形，密被白色茸毛，折断面淡黄白色或灰白色，有时可见中央有细小的空腔。叶多脱落，线状或线状披针形，灰绿色，边缘多反卷，长 3～4cm，宽 3～4mm。轮伞花序生于枝的上部，花萼二唇形，筒状，长约 5mm，具 5 齿，其中 1 齿特肥大；花二唇形，蓝色，长 6～10mm。气芳香，味辛凉。

**【化学成分】** 薰衣草的主要成分是挥发油。薰衣草的挥发油是其主要药理活性成分。

**【药理毒理】**

**1. 促醒** 10μl 薰衣草精油腹腔注射对戊巴比妥钠致雌性 3～4 月龄大鼠睡眠有减少睡眠时间作用[1]。

**2. 抗痴呆** 薰衣草水提取物以 50、100、200mg/kg 对大鼠老年性痴呆模型给药，每天 1 次，连续 20d，能逆转老年性痴呆大鼠空间学习功能的损伤[2]。

**3. 保肝** 薰衣草提取物以 150、300mg/kg 对小鼠灌胃，每天 1 次，连续 7d，明显降低四氯化碳急性肝损伤小鼠血清 ALT 和 AST 活性，提高 SOD、GSH-Px 活力及 Alb 含量并显著降低 MDA 含量[3]。

**【药性】** 二级湿热。

**【功能主治】** 消散寒气，补胃理脑，燥湿止痛。用于胸腹胀满，感冒咳喘，头晕头痛，心悸气短，关节骨痛。

**【临床应用】** **临床常用**

风寒感冒，湿痹关节痛，胸腹胀满，心悸失眠，头痛头晕 本品为二级湿热，性温，利湿，健胃，醒脑，除风寒，可与薄荷、樟脑等配伍，具有散风开窍、理气止痛之功。

**【用法用量】** 3～9g。

**【成药例证】**

**1. 清凉鼻舒吸入剂(《国家中成药标准汇编·眼科耳鼻喉科皮肤科分册》)** 药物组成：薄荷脑、薄荷油、水杨酸甲脂、樟脑、桉油、藿香油、薰衣草油。

功能主治：散风开窍。用于伤风鼻塞的辅助用药。

**2. 白花油(《卫生部药品标准中药成方制剂·第十三册》)** 药物组成：薄荷脑、樟脑、水杨酸甲酯、桉油、冰片、薰衣草油。

功能主治：疏风止痒，理气止痛，消疲提神。用于关节酸痛，伤风感冒。头痛鼻塞，扭伤等；内服驱肠胃积气，止痛。

**3. 瑞草油(《卫生部药品标准中药成方制剂·第十九册》)** 药物组成：樟脑、桉油、薄荷脑、水杨酸甲酯、水杨酸乙酯、薰衣草油。

功能主治：祛风辟秽，止痛止痒。用于感冒头痛及其他痛症，舟车颠簸所致的眩晕。

**【贮藏】** 置阴凉干燥处。

**【参考文献】**
[1]方文恒，徐金勇，任振华，等.精油对全麻大鼠促醒效应的实验研究[J].安徽医药，2011，15（11）：1338-1340.

[2]Masoud Soheili Kashani，Mostafa Rezaei Tavirani，Sayyed Alireza Talaei，*et al*. Aqueous Extract of Lavender（Lavandula Agustifolia）Improves the Spatial Performance of A Rat Model of Alzheimer's Disease[J].Neutrosci Bull，2011，27(2)：99-106.

[3]沈明花，沈玉秀.薰衣草提取物对小鼠化学性肝损伤的保护作用[J].食品科技，2010，35(7)：235-236.

（杨磊　谢欣　彭成　敖慧）

## 883　寻骨风

Xungufeng

**【异名】** 清骨风、猫耳朵（《南京民间草药》），白毛藤（江苏）、黄木香（《江苏植物志》），白面风、兔子耳（《江西民间草药》），毛风草（《新华本草纲要》），猴耳草（河南）。

**【来源】** 为马兜铃科植物绵毛马兜铃 *Aristolochia mollissima* Hance 的干燥全草。

**【产地】** 栽培品和野生品均有。主产于河南、江苏、江西、湖南、陕西等地。

**【采收加工】** 夏、秋二季采收，除去泥沙、干燥。切段，生用。

**【性状特征】** 根茎呈细圆柱形，多分枝，长短不一，直径0.2～0.5cm；表面棕黄色，有细纵纹及节，节处有须根，有的有芽痕；质韧，断面黄白色，有放射状纹理。茎细长，淡绿色，密被白柔毛。叶互生，叶柄长1.5～3cm，叶片灰绿色；皱缩，展平后呈卵圆形或卵状心形，先端钝圆或短尖，基部心形，两面密被白柔毛，下表面更多，全缘，脉网状。气微香，味苦而辛。

**【化学成分】** 寻骨风的主要成分是生物碱，还含有挥发油、糖等。寻骨风的生物碱是其药理活性成分。

**【药理毒理】**

**1. 镇痛**　用4g/ml寻骨风混悬液以20ml/kg给小鼠灌胃，连续3d，通过热板法测得寻骨风能够延长痛阈值时间；也可减少冰醋酸诱发的小鼠扭体次数[1]。

**2. 抗炎**　4g/ml寻骨风混悬液以20ml/kg给大鼠灌胃给药，对炎症早期病变及继发性病变有抑制作用[1]。

**3. 终止妊娠**　选阴栓雌性小鼠服用寻骨风提取物马兜铃酸0.3mg/d，连续6d，无妊娠现象[2]。

**4. 安全性评价**　以0.54g生药/ml寻骨风清膏溶液对大鼠以1ml/100g灌胃，连续90d，肾小管和间质未出现异常，最大耐受量为1.62g生药/ml[3]。

**【药性】** 辛、苦，平。

**【功能主治】** 祛风，活络，止痛。用于风湿痹痛，关节酸痛。

**【临床应用】** 临床常用

风湿痹痛，跌打损伤疼痛　本品辛开苦降，芳香善行，功善祛风湿、利筋骨、止疼痛，用治风湿痹痛、肢体麻木、经脉拘挛、关节屈伸不利，跌打损伤疼痛，可单用煎汤，浸酒内服，亦可以与威灵仙、川芎、羌活、防风、当归等祛风湿、活血药同用，可增强祛风通络止痛之效。

**【用法用量】** 9～15g。

**【成药例证】**

**1. 复方风湿药酒（《国家中成药标准汇编·脑系经络肢体分册》）**　药物组成：老鹳草、鸡血藤、寻骨风、骨碎补（炒）、狗脊（烫）、秦艽、五加皮、栀子、陈皮。

功能主治：祛风活血，舒筋健骨。用于风湿性筋骨疼痛，四肢麻木。

**2. 三蛇药酒（《卫生部药品标准中药成方制剂·第一册》）**　药物组成：乌梢蛇（鲜，去头、内脏及皮）、川木香、银环蛇（鲜、去头、内脏及皮）、牛膝、眼镜蛇（鲜、去头、内脏及皮）、大血藤、杜仲、山木通、草乌（制）、威灵仙、川乌（制）、南沙参、陈皮、寻骨风、独活、当归、石南藤、黄精（制）、南蛇藤、乌药、石菖蒲、白芷、伸筋草、川芎、桑寄生、桂枝、锁阳、甘草、大枣、香加皮。

功能主治：祛风除湿，通经活络。用于风寒湿痹、手足麻木、筋骨疼痛、腰膝无力等症。

**3. 伤湿镇痛膏（《卫生部药品标准中药成方制剂·第二册》）**　药物组成：大血藤、续断、生草乌、苍术、生川乌、白芷、虎杖、独活、生天南星、牛膝、五加皮、寻骨风、川芎、吴茱萸、干姜、防风、当归、延胡索、樟脑、颠茄浸浸膏、薄荷脑、水杨酸甲酯。

功能主治：祛风除湿，活血镇痛。用于筋骨、肌肉、关节酸痛。

**4. 少林正骨精(酊剂)(《卫生部药品标准中药成方制剂·第六册》)** 药物组成：接骨仙桃草、当归、五加皮、独活、羌活、三棱(醋炙)、莪术(醋炙)、土鳖虫、艾叶、延胡索(醋炙)、花椒、寻骨风、血竭、乳香、伸筋草、活络草、苏木、薄荷脑、樟脑、冰片。

功能主治：活血祛瘀，消肿止痛，祛风散寒。用于跌打损伤，积瘀肿痛，腰肢麻木，风湿骨痛。

**5. 祛风除湿药酒(《卫生部药品标准中药成方制剂·第十三册》)** 药物组成：老鹳草、鸡血藤、寻骨风、骨碎补(炒)、狗脊(制)、秦艽、五加皮、栀子、陈皮。

功能主治：祛风活血，舒筋健骨。用于风湿性筋骨疼痛，四肢麻木。

**【贮藏】** 置阴凉干燥处。

**【参考文献】**
[1]陈铎葆，徐冰，李兵，等.寻骨风对抗炎、镇痛作用的研究[J].基层中药杂志，2001，15(1)：9-10.

[2]何林兴，王文华，薛慧中.寻骨风抗早孕成分的研究[J].药学通报，1980，15(9)：44.

[3]金周慧，周雯静，彭文，等.不同剂量寻骨风致大鼠慢性肾间质纤维化初探[J].中国中西医结合肾病杂志，2012，13(4)：299-305.

（杨磊　谢欣　彭成　敖慧）

## 884 荨麻子

Qianmazi

**【来源】** 为荨麻科植物麻叶荨麻 *Urtica cannabina* L.的干燥成熟果实。

**【产地】** 均为野生品。主产于我国东北、华北、西北地区。

**【采收加工】** 秋季果实成熟时，割取果序，晒干后，打下果实，除去杂质。

**【性状特征】** 呈长圆状菱形或梭状菱形，长3～4mm，直径约2mm。表面灰白至灰棕色，有纵皱，在放大镜下可见有网状纹理、小的鳞片和刺针。果皮极易捻破。种子卵圆形，长约2mm，黄棕色。气微，味淡。

**【化学成分】** 荨麻子的主要成分是维生素，还含有鞣质、脂肪酸等。荨麻子的维生素是其主要药理活性成分。

**【药性】** 三级干热。

**【功能主治】** 活血解痉，消散寒气，松化黏性体液。用于寒性关节疼痛，肢麻，气喘咳嗽，顽痰，早泄滑精，小儿惊厥，产风。

**【临床应用】** **临床常用**

寒性肺病，胃病　本品功能生干生寒，祛寒燥湿，软化和吸收黏性体液，赤肤发泡，清理肺胃，开通阻滞，通尿通经，催乳，软坚消肿等。用于寒性或黏液质性疾病，各种寒性肺病、胃病，皮肤斑病，子宫阻塞，肝脾阻滞，小便不通，月经不调，乳汁内积不化及各种硬性肿块等。

**【用法用量】** 3～6g。

**【成药例证】** **寒喘祖帕颗粒(《卫生部药品标准·维吾尔药分册》)** 药物组成：小茴香、玫瑰花、铁线蕨、芹菜子、芸香草、胡芦巴、神香草、荨麻子、甘草浸膏。

功能主治：镇咳，化痰，温肺止喘。用于急性感冒，寒性乃孜来所致的咳嗽及异常黏液质性哮喘。

**【贮藏】** 置通风干燥处。

（杨磊　谢欣　彭成　敖慧）

# Y

## 885　鸦胆子

Yadanzi

**【异名】** 老鸦胆(《生草药性备要》),鸦胆、苦棒子(《吉云旅钞》),苦参子(《本草纲目拾遗》),鸦蛋子(《植物名实图考》),鸭蛋子(《医学衷中参西录》),鸭胆子(《中药志》),解苦楝(《广西中药志》),小苦楝(《广西中药志》)。

**【来源】** 为苦木科植物鸦胆子 *Brucea javanica* (L.) Merr.的干燥成熟果实。

**【产地】** 主要为栽培品。主产于福建、台湾、广东、海南、广西等地,广东博罗、雷州、茂名、龙川,广西钦州、横县为其道地产区。

**【采收加工】** 秋季果实成熟时采收,除去杂质,晒干。

**【炮制】** 除去果壳及杂质。

**【性状特征】** 呈卵形,长 6～10mm,直径 4～7mm。表面黑色或棕色,有隆起的网状皱纹,网眼呈不规则的多角形,两侧有明显的棱线,顶端渐尖,基部有凹陷的果梗痕。果壳质硬而脆,种子卵形,长 5～6mm,直径 3～5mm,表面类白色或黄白色,具网纹;种皮薄,子叶乳白色,富油性。气微,味极苦。

**【化学成分】** 鸦胆子的主要成分是三萜,还含有蒽醌、生物碱等。鸦胆子的三萜是其药理活性成分。《中华人民共和国药典》2015 年版规定,本品药材按干燥品计算,含油酸($C_{18}H_{34}O_2$)不得少于 8.0%。

**【药理毒理】**

**1. 抗疟** 鸦胆子提取物(鸦胆子苦素 B、鸦胆子苦素 C、鸦胆子苦素 D、鸦胆子苦醇)3mg/kg 对静脉注射感染伯氏疟原虫(P. berghei)N1 株红细胞的雄性小鼠灌胃给药,连续 3d,具有体内抗疟活性;鸦胆子提取物苦木内酯类化合物(埃鸦胆子苦素、埃鸦胆子苦醇、鸦胆子苦素 A、鸦胆子苦素 B、鸦胆子苦素 C、去氢鸦胆子苦素、鸦胆子苦醇、鸦胆子苦素 D、鸦胆子素 A、鸦胆子苷 F 等)对$^3$H 次黄嘌呤摄入恶性疟原虫 K-1 株具有抑制作用,$IC_{50}$ 分别为 0.0008、0.02、0.011、0.005、0.046、0.003、0.015、0.031、5.00μg/ml[1]。鸦胆子油乳按 1.2mg/kg 灌胃大鼠,连续 5d,对感染卡氏肺孢子虫大鼠的 IL-2 水平和 NK 细胞活性有升高作用[2]。

**2. 抗菌** 鸦胆子水提液对幽门螺杆菌有抗菌作用,其 *MIC*、*MBC* 均在 0.0039～0.0078g/ml 之间[3]。

**3. 抗肿瘤** 对肝癌小鼠腹腔注射鸦胆子油乳注射液 5ml/kg,连续 10d,小鼠瘤体质量及瘤质量指数下降,AST、BUN、Cr 水平下降[4]。以 0.0625、0.125、0.25、0.5、1、2μg/ml 的鸦胆子油乳对体外培养的对数生长期的 SGC-7901 细胞给药,能抑制胃癌细胞 SGC-7901 的增殖[5]。鸦胆子油乳 1∶100,1∶40,1∶20(V/V)处理 HL-60 细胞 6h,可诱导 HL-60 细胞凋亡[6]。5g/L 鸦胆子油乳与人肺癌 A549 细胞共育 48h,能降低 A549 细胞 VEGF 的分泌和表达[7]。1nM 鸦胆子内酯 A 和 1nM 鸦胆子素 D 对人类癌细胞株 BGC-823、Huh-7、KE-97 和 Jurkat 有细胞毒作用[8]。

**4. 降血脂** 鸦胆子油乳剂对高脂血症沙鼠灌胃 1ml/d,连续 30d,能降低 TG、TC 水平,并使 LCAT、心肌和肝脏的脂蛋白脂肪酶活性升高[9,10]。

**5. 抗溃疡** 鸦胆子油乳按 0.02ml/只灌胃可抑制大鼠无水乙醇性胃溃疡[11]。

**6. 安全性评价** 以 5ml/min 的速度,用 15ml/kg 9 倍稀释的鸦胆子油乳注射液对家兔耳缘静脉滴注,每天 1 次,连续 3d,致家兔耳缘静脉血管周围组织可见炎性细胞浸润;以 9 倍稀释鸦胆子油乳注射液对家兔股四头肌注射 1ml,给药 1 次,对家兔股四头肌无刺激作用；对豚鼠腹腔注射鸦胆子油乳注射液原液 0.5ml/kg，隔日致敏 1 次，连续 5 次，鸦胆子油乳注射剂对豚鼠无过敏反应[12]。

**7. 体内过程** 给大鼠灌胃鸦胆子油微乳 2.5ml/kg，血浆中油酸达峰时间 $t_{max}$ 为 3.83±0.98h，$C_{max}$ 为 52.89±17.23mg/L，$AUC_{0\to t}$ 为 247.28±99.98mg·h/L，$t_{1/2}$ 为 5.83±4.02h；$t_{max}$ 为 4.60±1.14h，$C_{max}$ 为 48.71±12.32mg/L，$AUC_{0\to t}$ 为 1238.61±313.05mg·h/L，$t_{1/2}$ 为 6.94±4.96h，大鼠灌胃给药后血浆中油酸和亚油酸的动力学符合二室模型[13]。

**【药性】** 苦，寒；有小毒。归大肠、肝经。

**【功能主治】** 清热解毒，截疟，止痢；外用腐蚀赘疣。用于痢疾，疟疾；外治赘疣，鸡眼。

**【临床应用】**

**1. 临床常用**

(1) 疟疾 本品性味寒苦，入肝经，善清肝胆湿热，有杀虫截疟之功，常用于治疗各种疟疾，尤以间日疟及三日疟效果较好，如《广西中草药》单用本品，包桂圆肉吞服。

(2) 血痢久痢 本品苦寒，有清热解毒、凉血止痢之效。可用于热毒血痢，便下脓血，里急后重，尤适用于久痢、休息痢，常单独使用；与诃子肉、乌梅肉、木香等配伍使用可用于久痢久泻，迁延不愈，如《中国药物大全》红白痢疾丸；与银花、白芍、三七等配伍使用，可加强解毒活血作用，用于热毒壅盛，腹痛下痢秽臭，如《医学衷中参西录》解毒生化丹。

(3) 鸡眼赘疣 本品外用有腐蚀赘疣的作用，常取鸦胆子仁捣烂涂敷患处，或用鸦胆子油局部涂敷以治疗鸡眼、赘疣。

**2. 临床新用** 鸦胆子可用于治疗老年食管癌[14]。

**【用法用量】** 0.5～2g，用龙眼肉包裹或装入胶囊吞服。外用适量。

**【成药例证】**

**1. 久痢丸、丹(《卫生部药品标准中药成方制剂·第一册》)** 药物组成：椿皮(醋炙)、黄连、厚朴(姜炙)、鸦胆子(仁)、枳壳(麸炒)、木香、党参、茯苓、白术(麸炒)、甘草、当归。

功能主治：健脾益气，除湿化滞。用于湿热久痢，休息痢。

**2. 鸦胆子油乳注射液(《卫生部药品标准中药成方制剂·第十四册》)** 药物组成：精制鸦胆子油。

功能主治：抗癌药。用于肺癌、肺癌脑转移及消化道肿瘤。

**3. 慈丹胶囊(《新药转正标准 35》)** 药物组成：莪术、山慈菇、马钱子粉、蜂房、鸦胆子、人工牛黄、僵蚕、黄芪、当归、冰片。

功能主治：化瘀解毒，消肿散结，益气养血。为原发性肝癌辅助治疗药。适用于原发性肝癌瘀毒蕴结证，合并介入化疗，可改善临床症状，提高病灶缓解率。

**4. 鸦胆子油口服乳液(《卫生部药品标准中药成方制剂·第十九册》)** 药物组成：鸦胆子油、豆磷脂。

功能主治：抗癌药。用于肺癌，肺癌脑转移，消化道肿瘤及肝瘤的辅助治疗剂。

**【注意事项】** 鸦胆子可引起胃肠道刺激症状，也可导致呼吸缓慢。其毒性物质基础主要为苦木内酯类化合物。口服时勿直接吞服或嚼服。

**【贮藏】** 置干燥处。

**【参考文献】**

[1] Melanie J. O'Neill, Dorothy H. Bray, Peter Boardman, *et al*. Plants as Sources of Antimalarial Drugs, Part 4: Activity of Brucea javanica Fruits Against Chloroquine-Resistant Plasmodium falciparum in vitro and Against Plasmodium berghei in vivo[J]. J. of Natural Products, 1987, 50(1): 41-48.

[2] 戴晓东，秦元华，周长海，等. 补骨脂与鸦胆子对感染卡氏肺孢子虫大鼠 IL-2 水品和 NK 细胞活性的影响[J]. 中国寄生虫学与寄生虫病杂志，2007，25(5)：436-438.

[3] 马汉铭，杜平华. 中药材鸦胆子对幽门螺杆菌体外抗菌作用的研究[J]. 数理医药学杂志，2002，15(2)：158.

[4] 李滨萍，林曦，廖嘉仪，等. 鸦胆子油乳治疗 $H_{22}$ 肝癌荷瘤小鼠的时辰药理学研究[J]. 广州中医药大学学报，2015，32(1)：111-115.

[5] 孙波，吴云林，王升年，等. 鸦胆子油乳抗人胃腺癌增殖作用的初步研究[J]. 上海医学，2001，24(8)：481-483.

[6] 王芳，曹玉，刘红岩，等. 鸦胆子油乳诱导 HL-60 细胞凋亡的研究[J]. 中国中药杂志，2003，28(8)：759-762.

[7] 徐翔，许东航，江波，等. 鸦胆子油乳对人肺癌 A549 细胞血管内皮生长因子表达的影响[J]. 中国中药杂志，2008，33(21)：2517-2520.

[8] 王立军，黄娴，祝静静，等. 鸦胆子化学成分及肿瘤细胞毒

活性研究[J].天然产物研究与开发,2013,25(6):772-777.

[9]于晓光,王淑娟,高旭,等.高脂血症沙鼠血清中卵磷脂胆固醇酰基转移酶活性变化及鸦胆子油乳剂降脂作用的研究[J].中国老年学杂志,1997,17(3):166-167.

[10]于晓光,王淑娟,张雪峰,等.高血脂症沙鼠组织中某些酯酶活性的变化及药物降脂作用的研究[J].哈尔滨医科大学学报,1997,31(1):12-14.

[11]吴彬,李岩.鸦胆子油乳剂对大鼠无水乙醇型胃溃疡的影响[J].中国社区医师(综合版),2008,10(17):5.

[12]樊华,康强,余洋,等.鸦胆子油乳注射液安全性试验[J].中国药师,2014,17(4):675-677.

[13]项琪,周莉玲,张卉,等.鸦胆子油微乳在大鼠体内的药动学研究[J].中药材,2007,30(9):1113-1115.

[14]谢春英.鸦胆子油乳注射液结合同步放化疗治疗老年食管癌患者[J].中国老年学杂志,2011,9(3):3408-3409.

（杨磊　谢欣　彭成　敖慧）

## 886　鸭跖草

Yazhicao

**【异名】**　鸡舌草、鼻斫草、碧竹子(《本草拾遗》),地地藕(《滇南本草》),青耳环花碧蟾蜍、竹叶草(《竹谱详录》),耳环草(《世医得效方》),碧竹草(《本草图经》),竹叶菜、淡竹叶、碧蝉花(《本草纲目》),蓝姑草、淡竹叶菜(《活幼全书》),竹鸡草(《濒湖集简方》),水竹子(《植物名实图考长编》),露草、帽子花(《植物学大辞典》),三筴子菜(《东北药植志》),竹叶兰(《贵阳民间药草》),竹鸡苋(《江西中药》),竹根菜(《四川中药志》),三角菜、牛耳朵草、鸭食草、水浮草、鸭子菜、菱角伞(《辽宁经济植物志》)。

**【来源】**　为鸭跖草科植物鸭跖草 *Commelina communis* L.的干燥地上部分。

**【产地】**　主要为栽培品,野生品亦有。分布于热带,少数种产于亚热带和温带地区。我国主产于云南、四川、甘肃以东的南北各省区。

**【采收加工】**　6～7月采收,晒干。

**【炮制】**　拣去杂质,洗净,切段,晒干。

**【性状特征】**　老茎略呈方形,表面光滑,具数条纵棱,直径约2mm,节膨大,基部节上常有须根;断面坚实,中部有髓。叶互生,皱缩成团,质薄脆,易碎;完整叶片展平后呈卵状披针形或披针形,长3～9cm,宽1～3cm,先端尖,全缘,基部下延成膜质鞘,抱茎,叶脉平行。气微,味甘、淡。以色黄绿者为佳。

**【化学成分】**　鸭跖草的主要成分是酚酸、糖,还含有黄酮、甾体等。鸭跖草的酚酸、糖是其主要药理活性成分。

**【药理毒理】**

**1. 抗病毒**　鸭跖草水提取物8、16、32g/kg给小鼠灌胃给药,每日2次,连续5d,能对由病毒感染所造成的细胞病变起抑制作用[1]。

**2. 保肝**　375、750、1500g/L鸭跖草水提物按0.2ml/10g对小鼠灌胃给药,早晚1次,连续3d,能降低四氧化碳和乙醇所致肝损伤的小鼠血清谷丙转氨酶和谷草转氨酶活性[2]。

**3. 抗炎**　鸭跖草煎液20g/kg对小鼠灌胃给药,给药1h后,对二甲苯致耳廓炎症的肿胀有抑制作用,其抑制率为41.18%[3]。

**4. 镇痛**　鸭跖草煎液10、20g/kg给小鼠灌胃,能延长由醋酸造成的小鼠扭体反应潜伏期,减少扭体次数[3]。

**5. 降血脂**　鸭跖草水提物4、8、16g/kg给小鼠灌胃给药,每日1次,连续14d,可降低动脉硬化指数,升高HDL-C水平[4]。

**6. 其他药理作用**　鸭跖草水提物5、10、20g/kg给小鼠灌胃给药,每日1次,连续10d,可减轻脑缺血再灌注后脑组织水肿、降低脑组织中MDA含量[5]。

**7. 安全性评价**　2000g/L鸭趾草液按20ml/kg对小鼠肌内注射,24h内灌服2次,观察7d,小鼠一切正常无死亡,本品最大耐受量为80g/kg[3]。

**【药性】**　甘,寒。归肺、胃、小肠经。

**【功能主治】**　行水,清热,凉血,解毒。用于水肿,脚气,小便不利,感冒,丹毒,腮腺炎,黄疸肝炎,热痢,疟疾,鼻衄,尿血,血崩,白带,咽喉肿痛,痈疽疔疮。

**【临床应用】**　**临床常用**

(1)外感发热,咽喉肿痛,痈肿疮疡　本品性味甘寒,有清热解毒的功效,凡外感发热,或热性病发热不退,可单味应用;也可配合解表药或清热药同用。对于咽喉红肿疼痛,可配伍蒲公英、乌蔹莓或土牛膝、大青叶等同用。用治痈肿疮疡,可配地丁草、蒲公英、野菊花等药同用。

(2)小便不利,水肿　本品有良好的利尿作用,可用于治疗尿路感染,凡风水浮肿、小便不利,可配伍浮萍、芫荽等药同用;湿热下注膀胱、小便涩痛,可配伍凤尾草、萹蓄、蒲公英等同用。

**【用法用量】** 15～30g。外用适量。

**【成药例证】** **炎宁颗粒(《中华人民共和国药典》2015年版)** 药物组成:鹿茸草、白花蛇舌草、鸭跖草。

功能主治:清热解毒,利湿止痢。用于外感风热、湿毒蕴结所致的发热头痛,咽部红肿,咽痛,喉核肿,大、小便淋清涩痛,泻痢腹痛;上呼吸道感染、扁桃体炎、尿路感染、急性细菌性痢疾、肠炎见上述证候者。

**【贮藏】** 置干燥处,防潮,防霉。

**【参考文献】** [1]谭志荣,蒋友福,李沛波.鸭跖草水提物抗流感病毒的实验研究[J].中国热带医学,2009,9(5):829-831.

[2]张春玉,张艺莲,金在久,等.鸭跖草对四氯化碳和乙醇所致肝损伤的保护作用[J].延边大学医学学报,2001,24(2):98-100.

[3]吕贻胜.鸭跖草药理学研究[J].安徽医科大学学报,1995,30(3):244-245.

[4]王垣芳,杨美子,李祖成,等.鸭跖草对高脂血症小鼠血脂代谢及抗氧化能力的影响[J].中国实验方剂学杂志,2012,18(16):273-277.

[5]王垣芳,孙富家,刘同慎,等.鸭跖草水提取物对小鼠脑缺血再灌注损伤的保护作用[J].中药药理与临床,2001,27(3):67-70.

(赵倩　谢欣　彭成　敖慧)

## 887　亚乎奴(锡生藤)

Yahunu (Xishengteng)

**【异名】** 金丝荷叶(南药《中草药学》),锡生藤、亚乎鲁(《云南药品标准》),鼠耳草、亚红龙(《全国中草药汇编》),牙昏噜(傣语)。

**【来源】** 为防己科植物锡生藤 *Cissampelos pareira* L.var. *hirsuta* (Buch.ex DC.) Forman 的干燥全株。

**【产地】** 主要为野生品。主产于广西西北部、贵州西南部和云南南部。

**【采收加工】** 全年可采,晒干。

**【炮制】** 取原药材,除去杂质,筛去灰屑。

**【性状特征】** 根呈扁圆柱形,多弯曲,长短不一。直径约1cm。表面呈棕褐色或暗褐色,有皱纹及支根痕;断面枯木状。匍匐茎圆柱形,节略膨大,常有根痕或细根;表面棕褐色,节间有扭旋的纵沟纹;易折断,折断时有粉尘飞扬,断面具放射状纹理;缠绕茎纤细,有分枝,表面被黄棕色绒毛。叶互生,有柄,微盾状着生;叶片多皱缩,展平后呈心状扁圆形,先端微凹,具小突尖,上表面疏被白色柔毛,下表面密被褐黄色绒毛。气微,味苦、微甜。

**【化学成分】** 亚乎奴的主要成分是生物碱。亚乎奴的生物碱是其主要药理活性成分。

**【药性】** 甘、苦,温。

**【功能主治】** 消肿止痛,止血,生肌。用于外伤肿痛,创伤出血。

**【临床应用】** **临床常用**

外伤肿痛,创伤出血　本品性温,可通经止痛,用于跌打损伤、挤压伤、创伤出血、腰痛、风湿疼痛;其提取物锡生藤碱可作手术麻醉的肌松剂。

**【用法用量】** 外伤肿痛,干粉适量加酒或蛋清调敷患处。创伤出血,干粉适量外敷,一日1次。

**【注意事项】**

1. 重症肌无力患者禁止服用。

2. 对年老体弱、水、电解质紊乱及休克等重危病人,或已用吗啡、盐酸哌替啶、硫喷妥钠等中枢神经系统抑制剂患者,均可加剧本品的呼吸抑制,需酌情减少用量。

**【贮藏】** 置干燥处,防潮。

(赵倩　谢欣　彭成　敖慧)

## 888　亚麻子

Yamazi

**【异名】** 胡麻子(《博济方》),胡麻饭(《滇南本草》),壁虱胡麻(《本草纲目》),亚麻仁(《国药的药理学》)。

**【来源】** 为亚麻科植物亚麻 *Linum usitatissimum* L.的干燥成熟种子。

**【产地】** 主要为栽培品。主产于内蒙古、黑龙江、辽宁、吉林。此外,四川、湖北、陕西、山西、云南等地亦产,加拿大、澳大利亚、英国、美国等也有分布。

**【采收加工】** 8～10月间果实成熟时割取全草,捆成小把,晒干,打取种子,除净杂质,晒干。

**【炮制】** **亚麻子**　除去杂质,捣碎。

**炒亚麻子**　取净亚麻子，置锅内，用文火微炒，取出放凉。

**【性状特征】**　**亚麻子**　种子呈扁卵圆形，一侧较薄，一端钝圆，他端尖，并歪向一侧，长约4～6mm，宽约2～3mm，厚约1.5mm。表面棕色，平滑而有光泽；扩大镜下可见微小的凹点，种脐位于尖端凹入部分，种脊浅棕色，位于一侧边缘。种皮薄，除去后，可见棕色薄膜状的胚乳，其内面有2片一面平、一面突起的大形子叶，黄色，富油性，胚根朝向种子的尖端。浸在水中，表皮中的黏液膨胀而成一黏液套，包围整个种子。嚼之带黏液性，油样，气无。以色红棕、光亮、饱满、纯净者为佳。

**炒亚麻子**　较亚麻子颜色深。

**【化学成分】**　亚麻子的主要成分是脂肪油，还含有甾体、三萜等。《中华人民共和国药典》2015年版规定，本品药材按干燥品计算，含亚油酸($C_{18}H_{32}O_2$)和α-亚麻酸($C_{18}H_{32}O_2$)的总量不得少于13.0%。

**【药性】**　甘，平。归肺、肝、大肠经。

**【功能主治】**　润燥通便，养血祛风。用于肠燥便秘，皮肤干燥，瘙痒，脱发。

**【临床应用】**　**临床常用**

(1) 肠燥便秘　本品甘平质润多脂，能润肠通便，养血祛风。与当归配伍可养血通便，祛风活血。

(2) 皮肤干燥瘙痒，脱发　本品甘温养血，与白鲜皮配伍，祛风止痒、清热解毒，可治疗皮肤瘙痒、过敏性皮炎。

**【用法用量】**　9～15g。

**【成药例证】**　荨麻疹丸(《卫生部药品标准中药成方制剂·第十册》)

药物组成：白芷、防风、白鲜皮、薄荷、川芎、三颗针、赤芍、威灵仙、土茯苓、荆芥、亚麻子、黄芩、升麻、苦参、红花、何首乌、蒺藜(炒)、菊花、当归。

功能主治：清热祛风，除湿止痒。用于风、湿、热而致的荨麻疹、湿疹、皮肤瘙痒等症。

**【贮藏】**　置干燥处，防潮。

(赵倩　谢欣　彭成　敖慧)

## 889　延胡索(元胡)

Yanhusuo(Yuanhu)

**【异名】**　延胡(《雷公炮炙论》)，玄胡索(《济生方》)，元胡(《药品化义》)，元胡索(《中药处方名辨义》)。

**【来源】**　为罂粟科植物延胡索 *Corydalis yanhusuo* W.T.Wang 的干燥块茎。

**【产地】**　主要为栽培品，野生品亦有。分布河北、山东、江苏、浙江等地。主产于浙江。其道地产区为浙江东阳、缙云、永康、磐安等地。近年江苏南通、宜兴及上海、湖北等地已引种栽培成功，吉林、辽宁、河北有野生。建于江西省抚州市临川区河埠乡熊尧村古崇水库两旁桥楼村等地的延胡索GAP种植基地已通过原国家食品药品监督管理总局验收。

**【采收加工】**　5～6月间当茎叶枯萎时采挖。挖取后，搓掉外面浮皮，洗净，分别大小，放入开水中烫煮，随时翻动，至内部无白心呈黄色时，捞出晒干，置于干燥通风处，防潮及虫蛀。

**【炮制】**　**延胡索**　拣去杂质，用水浸泡，洗净，晒晾，润至内外湿度均匀，切片或打碎。

**醋延胡索**　取净延胡索，用醋拌匀，浸润，至醋吸尽，置锅内用文火炒至微干，取出，放凉；或取净延胡索，加醋置锅内共煮，至醋吸净，烘干，取出，放凉(每延胡索50kg，用醋10kg)。

**酒延胡索**　取净延胡索片或碎块。加黄酒拌匀，闷透，置锅中，用文火加热，炒干，取出放凉(每100kg延胡索片或碎块，用黄酒20kg)。

**【性状特征】**　**延胡索**　呈不规则的圆形厚片。外表皮黄色或黄褐色，有不规则细皱纹。切面黄色，角质样，具蜡样光泽。气微，味苦。

**醋延胡索**　饮片表面和切面黄褐色，质较硬，偶有焦斑，微具醋香气。

**酒延胡索**　饮片表面和切面黄褐色，具酒香气。

**【化学成分】**　延胡索的主要成分是异喹啉类生物碱，还含有β-葡萄糖苷、挥发油等。延胡索的生物碱是其主要药理活性成分。《中华人民共和国药典》2015年版规定，本品药材按干燥品计算，含延胡索乙素($C_{21}H_{25}NO_4$)不得少于0.050%。

**【药理毒理】**

**1. 镇痛**　给小鼠灌胃延胡索水煎液10、20g/kg，给药1h后，能减少小鼠10min内的扭体次数[1]。

**2. 抗炎**　给小鼠灌胃延胡索水煎液20g/kg，给药1h后，能抑制二甲苯所致小鼠耳廓肿胀[2]。

**3. 镇静**　向制备好的大鼠脑匀浆中加入 0.5、1.0、2.0、4.0、6.0、8.0mg/ml 延胡索水煎液，均能抑制乙酰胆碱酯酶的活性[3]。

**4. 扩张冠脉血管**　延胡索总生物碱注射液 0.2、0.4、0.8g/kg 对麻醉犬按 0.5ml/kg 静脉注射后，可扩张冠脉血管，增加冠脉流量，并能降低动脉血压，减小总外周血管阻力，从而降低心脏后负荷[4]。

**5. 抗心肌缺血**　延胡索总生物碱注射液 0.2、0.5、1.0g/kg 对大鼠按 3ml/kg 静脉注射后，能缩小急性心肌梗死区面积，降低血液黏度和红细胞聚集性，改善红细胞的变形能力，保持正常的微循环灌注[5]。

**6. 抗肿瘤**　给小鼠灌胃延胡索粉末悬液 1、2、3g/kg，每天 1 次，连续 14d，可抑制 $H_{22}$ 肝癌的生长[6]。

**7. 抗疲劳**　延胡索总生物碱 50、100、200mg/kg 给小鼠灌胃，每日 1 次，连续 15d，能延长小鼠的杆停留时间[7]。

**8. 耐缺氧**　延胡索总生物碱 50、100、200mg/kg 给小鼠灌胃，每日 1 次，连续 10d，能延长小鼠常压耐缺氧时间[7]。

**9. 其他药理作用**　给小鼠按 8、16g/kg 的剂量灌胃延胡索水煎液，每天 1 次，连续 15d，能提高小鼠脑内 DA 和 5-HT 含量，降低心肌中丙二醛和脂褐素含量[8]。

**【药性】**　辛、苦，温。归肝、脾、肺经。

**【功能主治】**　活血，行气，止痛。用于胸胁、脘腹疼痛，胸痹心痛，经闭痛经，产后瘀阻，跌仆肿痛。

**【临床应用】　临床常用**

(1) 气血瘀滞心腹诸痛证　本品辛散温通，作用温和，能“行血中气滞，气中血滞，故专治一身上下诸痛”(《本草纲目》)，为止痛之要药。无论何种痛症，均可配伍应用，尤其对内脏诸痛最为擅长。治卒然心痛，或心痛经年不愈者，常配缓急止痛之品，如《世医得救方》玄胡索散以之与甘草为伍；治胃痛不可忍者，可单用为末，温酒调服；治脘痛连及两胁，因肝郁化热者，常配疏肝泄热、行气止痛之品，如《素问·病机气宜保命集》金铃子散以之与川楝子同用；治寒疝腹痛，可配小茴香、吴茱萸等疏肝行气、散寒止痛之品。

(2) 气滞血瘀之妇科疾患　本品活血行气，治气滞血瘀之痛经、月经不调，常配当归、香附等同用，如《济生方》治妇女血气、腹中刺痛、月经不调，以本品配当归、橘红用之；治血瘀经闭，癥瘕积聚，常配三棱、莪术、大黄、鳖甲等破血逐瘀、软坚散结之品，如《海药本草》以本品配三棱、莪术、大黄为散，破产后恶露及儿枕；治崩漏、产后血晕，如《开宝本草》单以本品治疗产后血晕、暴血冲上之证。

(3) 跌打损伤，瘀肿疼痛及风湿麻痹　本品活血止痛，治跌打损伤，可单用为末，常以酒送服以助药力，如《太平圣惠方》治坠落车马，筋骨疼痛不止；治肢体疼痛、风湿麻痹，如《本草纲目》以本品配当归、肉桂为末，酒服之，治气血凝滞肢体拘急疼痛不可忍及冷气腰痛者。

此外，本品配矾为末服，可治疗咳喘，如《仁存堂经验方》治老小咳嗽；本品配朴硝可治尿血，如《类证活人书》方。

**【用法用量】**　3～10g；研末吞服，一次 1.5～3g。

**【成药例证】**

**1. 安胃片(《中华人民共和国药典》2015 年版)**
药物组成：延胡索、海螵蛸、白矾。

功能主治：行气活血，制酸止痛。用于气滞血瘀所致的胃脘刺痛、吞酸嗳气、脘闷不舒；胃及十二指肠溃疡、慢性胃炎见上述证候者。

**2. 复方胃宁片(《卫生部药品标准中药成方制剂·第八册》)**　药物组成：延胡索、猴头菌粉、海螵蛸。

功能主治：理气和胃，制酸止痛。用于肝胃不和的胃脘疼痛、嗳气吞酸、纳呆食少。

**3. 元胡止痛片、软胶囊、颗粒、口服液(《中华人民共和国药典》2015 年版)**　药物组成：元胡、白芷。

功能主治：理气，活血，止痛。用于气滞血瘀所致的胃痛、胁痛、头痛及痛经。

**4. 九气拈痛丸(《中华人民共和国药典》2015 年版)**　药物组成：延胡索、香附、木香、陈皮、郁金、莪术、五灵脂、高良姜、槟榔、甘草。

功能主治：理气，活血，止痛。用于气滞血瘀导致的胸胁胀满疼痛、痛经。

**【贮藏】**　置干燥处，防潮。

**【参考文献】**　[1]王宜祥，何忠平，吴立成，等.延胡索不同提取液对小鼠镇痛作用的影响[J].中药药理与临床,2005,21(5):34.

[2]张先洪,陆兔林,毛春芹.延胡索不同炮制品镇痛抗炎作用研究[J].时珍国医国药,2009,2(20):449-450.

[3]闵春艳,李晓东,朱荃.延胡索、淫羊藿、丹参配方颗粒对大鼠大脑匀浆乙酰胆碱酯酶的抑制作用[J].南京中医药大学学报,2004,20(1):35.

[4]刘嘉,蔡小军,狄留庆.延胡索全碱注射液对麻醉犬血流动力学的影响[J].中国现代药物应用,2008,2(7):6-8.

[5]刘剑刚,刘立新,马晓斌,等.延胡索注射液对大鼠实验急性心肌梗死和红细胞流变性的作用[J].中药新药与临床药理,2000,11(2):76-79.

[6]牟唯省.延胡索粉末对小鼠肝癌 $H_{22}$ 的抑制作用[J].医学信息,2010,23(5):1241-1242.

[7]白雪,肖海涛.延胡索总生物碱对小鼠抗应激能力的研究[J].贵阳医学院学报,2008,33(2):139-140.

[8]徐丽珊,韩建标,楼芸萍.延胡索对小鼠学习能力及抗氧化作用的影响[J].浙江师范大学学报(自然科学版),2001,24(4):374-376.

(赵倩　谢欣　彭成　敖慧)

## 890　岩白菜

Yanbaicai

**【异名】** 呆白菜、矮白菜(《植物名实图考》),滇岩白菜(《经济植物手册》),岩菖蒲(《云南中草药》),岩壁菜(《中国药用植物志》),米嘿着(苗名),蓝花岩陀、岩七、岩参(云南、四川)。

**【来源】** 为虎耳草科植物岩白菜 *Bergenia purpurascens* (Hook.f.et Thoms.) Engl.的干燥根茎。

**【产地】** 主要为栽培品,野生品亦有。主产于云南昆明市的禄劝县、玉溪市的澄江县、曲靖市的会泽县、昭通市的巧家县、大理州的漾濞县、鹤庆县和大理市、丽江市的玉龙县、永胜县和宁蒗县、迪庆州的香格里拉县、德钦县、维西县、怒江州的贡山县、福贡县、兰坪县和泸水县以及四川阿坝州、凉山州、雅安市、绵阳市等地,我国境内的西藏南部和东部、贵州也有分布,境外的缅甸北部、印度东北部、不丹北部、锡金、尼泊尔等地也有分布。

**【采收加工】** 采收时间主要根据采收部位不同而异,如在秋、冬二季采挖,除去泥沙、叶鞘和杂质,留其根茎,洗净,晒干、切段;如夏季则采挖全草,除去泥沙,晒干。

**【炮制】** 去杂质、叶鞘、泥沙,洗净,切段,晒干。

**【性状特征】** 呈圆柱形,略弯曲,直径在0.6~2cm,长3~10cm。表面灰棕色至黑褐色,具有密集或疏而隆起的环节,节上有棕黑色叶基残存,有皱缩条纹和须状根痕。质坚实而脆,易折断。断面类白色或粉红色,略显粉质,部分断面有网状裂隙,边缘处有点状维管束环列。气微,味苦、涩。

**【化学成分】** 岩白菜的主要成分是酚,还含有黄酮、醌、鞣质、氢醌、挥发油、多糖、氨基酸、甾醇、有机酸等。岩白菜的酚是其主要药理活性成分。《中华人民共和国药典》2015年版规定,本品药材按干燥品计算,含岩白菜素($C_{14}H_{16}O_9$)不得少于8.2%。

**【药性】** 苦、涩,平。归肺、肝、脾经。

**【功能主治】** 收敛止泻,止血止咳,舒经活络。用于腹泻,痢疾,食欲不振,内伤出血,肺结核咳嗽,气管炎咳嗽,风湿疼痛,跌打损伤。

**【临床应用】** 临床常用

(1) 咳嗽,喘证　本品收敛止咳平喘,可与杏仁、葶苈子等配伍应用治疗咳嗽、喘证。如《分类草药性》:"化痰止咳,治一切内伤吐血,气喘,淋证。"

(2) 血证　本品收敛止血,如外伤性出血,可与飞龙掌血、竹节参、重楼等一起组成,外用适量敷患处;如吐血,可配伍旱莲草、白茅根。对外伤出血,也可以和三七、白及等配伍止血活血生肌。

(3) 胃痛　本品收敛止泻、舒经活络止痛,可与虎掌草、木香配伍应用,治疗胃痛,可与高良姜、香附配伍治疗实寒性胃痛;可配伍黄芩、黄连清热燥湿止痛等治疗湿热胃痛。

(4) 黄水疮　本品性涩归脾,具有收涩作用,可用鲜岩白菜捣烂或干粉调鸡蛋清,外敷治疗黄水疮溃烂后流滋,也可配合三七粉、石膏粉燥湿收敛治疗。

**【用法用量】** 6~12g。外用适量。

**【成药例证】**

**1. 安儿宁颗粒(《国家中成药标准汇编·口腔肿瘤儿科分册》)** 药物组成:天竺黄、红花、人工牛黄、岩白菜、甘草、高山辣根菜、短管兔耳草、白檀香、唐古特乌头。

功能主治:清热祛风,化痰止咳。用于小儿风热感冒,咳嗽有痰,发热咽痛,上呼吸道感染见上述证候者。

**2. 云胃宁胶囊(《国家中成药标准汇编·内科脾胃分册》)** 药物组成:曼陀罗叶(制)、岩白菜(炒)。

功能主治:温中散寒,解痉止痛。用于寒凝血瘀所致胃及十二指肠溃疡、慢性胃炎、胃痉挛所致的胃脘痛。

**3. 痢速宁片(《卫生部药品标准中药成方制剂·第十九册》)** 药物组成:岩白菜。

功能主治:收敛止泻。用于急、慢性痢疾及肠炎。

**【贮藏】** 置阴凉干燥处。

(沈东成　敖慧　彭成)

## 891 岩陀

Yantuo

**【异名】** 红姜(《云南中草药选》),野姜黄(《贵州草药》),九叶岩陀、毛头三七、血三七(《全国中草药汇编》),蛇疙瘩、毛头七、毛青杠、毛头寒、半边伞、紫姜、岩七、红升麻(《中华本草》),牙勒街(《德宏药录》),埃陀(《德民志》),毛青红、毛七、参麻(云南)。

**【来源】** 为虎耳草科植物羽叶鬼灯檠 *Rodgersia pinnata* Franch.或西南鬼灯檠 *Rodgersia sambucifolia* Hemsl.的干燥根茎。

**【产地】** 主要为栽培品,野生品亦存在。为傈僳族及苗族的习用药,主产于云南的昭阳、彝良、巧家、会泽、师宗、罗平、盘龙、禄劝、寻甸、嵩明、大姚、宁蒗、玉龙、永胜、鹤庆等地,贵州的威宁、赫章、六盘水、兴义以及四川西南部,另外湖北、西藏、陕西、甘肃、宁夏、河南、吉林等地也有分布。

**【采收加工】** 秋、冬两季采挖根茎,洗去泥土,切片晒干。

**【炮制】** 采取生品根茎后,除去泥土及杂质,切段晒干,备用。

**【性状特征】** 呈圆柱形或扁圆形,直径1.5～6cm。表面褐色,常有纵皱纹,上侧有数个黄褐色茎痕。质硬,不易折断,断面黄白色,或粉红色,有纤维状突起及多数白色闪亮小点。气微,味涩、苦。

**【化学成分】** 岩陀的主要成分是多酚。岩陀的多酚是其主要药理活性成分。

**【药性】** 苦、涩,平。归肺、脾、肾经。

**【功能主治】** 解热,祛风,收敛。用于感冒头痛,风湿骨痛,肠炎,细菌性痢疾,外伤出血等。

**【临床应用】 临床常用**

(1) 外伤出血　本品清热利湿止血,以单味岩陀,研细粉,撒伤口止血,如《云南中草药选》中记载"消炎,收敛,祛风湿,止痛,治刀伤出血"。可配伍白及、三七粉外用止血生肌,可配伍五灵脂、蒲黄活血化瘀止血。

(2) 风湿骨痛,跌打损伤　本品祛风清热利湿,可以配伍野黄姜、紫金、见血飞、三角风、大血藤、小血藤、矮陀陀等祛风活血止痛药物泡酒口服;可配伍乌头、肉桂温阳止痛治疗风寒痹证;可配伍薏苡仁、秦艽、蚕沙等清热利湿治疗湿热痹证。

(3) 肠炎,痢疾　本品清热利湿入脾止泻,可以配伍黄连、白头翁、槟榔等药物治疗泄泻、痢疾;可配伍草果、厚朴、白芍、白术等行气利湿止痛治疗气滞湿阻型胃痛。

**【用法用量】** 9～15g。外用适量,研末敷患处。

**【成药例证】**

**1. 散痛舒片(《卫生部药品标准中药成方制剂·第二十册》)** 药物组成:岩陀。

功能主治:祛风除湿,活血止痛。用于风湿瘀阻,关节肌肉痹痛及跌打损伤,瘀血肿痛。

**2. 岩鹿乳康胶囊(《国家中成药标准汇编·外科妇科分册》)** 药物组成:岩陀、鹿衔草、鹿角霜。

功能主治:益肾活血,软坚散结。用于肾阳不足、气滞血瘀所致的乳腺增生。

**3. 饿求齐胶囊(《国家中成药标准汇编·内科脾胃分册》)** 药物组成:草血竭、岩陀、老鹳草、苍术(炒)。

功能主治:健脾燥湿,收敛止泻。用于脾虚湿盛所致的急、慢性肠炎,过敏性肠炎,肠功能紊乱等引起的腹泻。

**4. 涩肠止泻散(《国家中成药标准汇编·内科脾胃分册》)** 药物组成:膨润土、岩陀。

功能主治:收敛止泻,健脾和胃。用于脾胃气虚所致泄泻,临床急、慢性肠炎,过敏性肠炎,消化不良,肠功能紊乱等见上述证候者均可使用。

**【注意事项】** 孕妇忌服。

**【贮藏】** 置干燥处,防潮。

(沈东成　敖慧　彭成)

## 892　羊耳菊

Yang'erju

**【异名】** 山白芷、毛老虎(《生草药性备要》),猪耳风、白叶梅(广西)(《现代中药学大辞典》),白叶菊(《中国药物大全》),蜡毛香、马干巴、大毛香、猪耳风、白牛胆、白面风、毛柴胡、羊耳茶、八面风(《中药大辞典》),牙浪弄、娜罕(傣医)。

**【来源】** 为菊科植物羊耳菊 *Inula cappa* DC.的干燥全草。

**【产地】** 主要为栽培品,野生品亦有。主产于四川、云南、贵州、广西、广东、江西、福建、浙江等地。越南、缅甸、泰国、马来西亚、印度等地也有分布。

**【采收加工】** 根据采摘部位不同,时间也有所不同,全草在夏、秋二季割取,根在春、秋挖掘,洗净,晒干。

**【炮制】** 采割或挖取后,除去泥沙,洗净,切段,晒干。

**【性状特征】** 长 40～150cm,根略成圆柱形,有分枝,长 2～20cm,直径 0.1～1.5cm 表面深褐色,断面黄白色,有的中间黑色。茎圆柱形,少分枝,直径 0.3～1cm,表面黄绿色或黄棕色,密被绒毛。叶互生,有短柄;叶片长椭圆形至披针形,长 10～15cm,宽 3～5cm;先端渐尖,基部楔形,边缘有疏齿;上表面深绿色,下表面密被灰白色绒毛,头状花序,排成圆锥形,花淡黄色。以根多、茎叶色绿者为佳。气微,味苦,微甜。

**【化学成分】** 羊耳菊的主要成分是黄酮,还含有倍半萜、蒽醌、甾醇、有机酸、三萜、苯丙素、挥发油等。羊耳菊的黄酮是其主要的药理活性成分。

**【药理毒理】**

**1. 抑菌**　浓度为 500、250、125、62.5mg/ml 的羊耳菊根水提取物和浓度为 500、250mg/ml 羊耳菊茎及叶的水提取物对大肠埃希菌、金黄色葡萄球菌、白色念珠球菌、铜绿假单胞菌、普通变形杆菌、鼠伤寒沙门杆菌、鸡沙门杆菌、枯草芽孢杆菌、粪肠杆菌、甲型副伤寒沙门菌有生长抑制作用[1];羊耳菊提取物对藤黄八叠球菌、金黄色葡萄糖球菌、粪肠杆菌、枯草芽孢杆菌、鼠伤寒沙门菌、大肠埃希菌、甲型副伤寒沙门菌的最低抑菌浓度分别为 0.0039、0.1250、0.1250、0.1250、0.5000、0.5000、0.5000g/ml[2]。

**2. 抗炎、镇痛**　羊耳菊醇提物按 5、2.5g/kg 灌胃小鼠,可明显减少醋酸所致小鼠扭体次数,明显提高热致痛小鼠的痛阈值,能明显抑制二甲苯诱发的小鼠耳肿胀及醋酸所致小鼠毛细血管通透性[3]。

**【不良反应】** 个别病例有胃痛不适,无其他不良反应。

**【药性】** 辛,凉。归肝、肺、脾、胃经。

**【功能主治】** 散风清热,解毒消肿,行气止痛。用于感冒发热,咽喉肿痛,风湿痹痛,胃痛,疮痈疔毒等症。

**【临床应用】** 临床常用

(1) 胃脘痛　本品归脾胃经,行气止痛。干羊耳菊、猪瘦肉适量,酒水煎服,治疗胃脘痛;可配伍草果、槟榔、厚朴等行气除胀止痛治疗气滞胃痛;配伍黄连、白术清热除湿治疗中焦湿热型胃痛;配伍五灵脂、大黄粉、三七粉活血化瘀止血治疗胃溃疡、胃痛。

(2) 咽喉疼痛　本品能清热疏风、解毒消肿,可配伍牛蒡子、马勃、板蓝根、连翘、蚤休等祛风清热解毒、凉血消肿治疗风热上袭咽喉所致疼痛。

(3) 痹证,跌打肿痛　本品解毒消肿、行气止痛,可配伍秦艽、薏苡仁、防己等清热利湿止痛治疗湿热痹证;配伍骨碎补、三棱、莪术、续断、五灵脂、红花、三七等活血化瘀止痛治疗外伤后瘀血肿痛。

(4) 疮疡　本品清热解毒、消肿止痛,配伍银花、连翘、紫花地丁、紫背天葵、蒲公英等疏风清热解毒、消肿化脓止痛治疗疮、痈、疔等外科疮疡疾病;可配伍皂角刺、三棱、莪术、五灵脂等活血破脓,治疗痈发背等阳证、阴证疮疡等。

**【用法用量】** 15～30g。外用适量。

**【成药例证】**

**1. 双羊喉痹通颗粒(《国家中成药标准汇编·眼科耳鼻喉科皮肤科分册》)**　药物组成:野烟叶、羊耳菊、矮地茶、羊奶奶叶、僵蚕、荆芥、薄荷。

功能主治:清热解毒,利咽止痛。用于急喉痹(急性咽炎)、急乳蛾(急性扁桃体炎)所致的咽喉肿痛。

**2. 雅叫哈顿散(《中华人民共和国药典》2015 年版)**　药物组成:小百部、藤苦参、苦冬瓜、箭根薯、羊耳菊根、蔓荆子。

功能主治：清热解毒，止痛止血。用于感冒发热，喉炎，胸腹胀痛，虚劳心悸，月经不调，产后流血。

**3. 正骨水(《中华人民共和国药典》2015年版)** 药物组成：九龙川、木香、海风藤、土鳖虫、豆豉姜、猪牙皂、香加皮、莪术、买麻藤、过江龙、香樟、徐长卿、降香、两面针、碎骨木、羊耳菊、虎杖、五味藤、千斤拔、朱砂根、横经席、穿壁风、鹰不扑、草乌、薄荷脑、樟脑。

功能主治：活血祛瘀，舒筋活络，消肿止痛。用于跌打扭伤，骨折脱位以及体育运动前后消除疲劳。

**4. 中华跌打丸(《国家中成药标准汇编·骨伤科分册》)** 药物组成：假蒟叶、地耳草、牛尾蕨、鹅不食草、牛膝、乌药、红杜仲、鬼划符、山桔叶、羊耳菊、刘寄奴、过江龙、穿破石、毛两面针、鸡血藤、丢了棒、岗梅、木鳖子、丁茄根、大半边莲、独活、苍术、急性子、栀子、制川乌、丁香、香附、毛老虎、桂枝、樟脑、过江龙、钻朗风、金不换。

功能主治：消肿止痛，舒筋活络，止血生肌，活血祛瘀。用于挫伤筋骨，新旧瘀痛，创伤出血，风湿瘀痛。

**5. 云香祛风止痛酊(《中华人民共和国药典》2015年版)** 药物组成：白芷、大皂角、桂枝、木香、莪术、五味藤、豆豉姜、千斤拔、朱砂根、羊耳菊、枫荷桂、虎杖、买麻藤、过岗龙、广西海风藤、穿壁风、香樟、徐长卿、山豆根、细辛、薄荷、脑樟脑。

功能主治：祛风除湿，活血止痛。用于风湿骨痛，伤风感冒，头痛，肚痛，心胃气痛，冻疮。

**【贮藏】** 置干燥处。

**【参考文献】** [1]刘胜贵，李军，陈富成，等.羊耳菊水提取物体外抑菌活性研究[J].时珍国医国药，2009，20(12)：3072-3074.

[2]刘卫今，葛婷，刘胜贵，等.羊耳菊黄酮类化合物的提取与抑菌作用[J].湖北农业科学，2010，49(2)：426-429.

[3]莫佳佳，徐慕蝶，杨丹丹，等.侗族药羊耳菊醇提取物抗炎镇痛作用的实验研究[J].中国实验方剂学，2012，18(21)：258-260.

(沈东成　敖慧　彭成)

## 893 阳起石

Yangqishi

**【异名】** 白石(《神农本草经》)，羊起石、石生(《名医别录》)，五精阴华、五精金精、五精全阳、五色芙蕖(《石药尔雅》)，起阳石(《炮制大法》)，五精金、五色芙药、云母根(《中华人民共和国药典》1977版)。

**【来源】** 为单斜晶系透闪石或透闪石石棉的矿石。

**【产地】** 主产于河南、湖北两省，山西、河北、山东、四川等省也有分布。

**【采收加工】** 全年均可采。采挖后，除去杂石及表面泥土，砸成碎块，密封防粉尘。

**【炮制】** **阳起石**　取原药材，除去杂质，洗净，干燥，碾成碎块或粉末，密封防尘。

**煅阳起石**　取净阳起石，置适宜容器内，无烟炉火上或适宜容器中武火煅至红透，取出放冷，碾碎，密封防尘备用。

**酒阳起石**　按照煅阳起石法煅至红透后，倒入黄酒中浸淬，取出晾干，碾碎(每阳起石100kg，用黄酒20kg)。

**【性状特征】** **阳起石**　为纤维状、放射状集合体，呈不规则块状、扁长条状或短柱状，白色、浅灰白色或淡绿白色，具丝绢样光泽，透明至不透明。体较重，表面不光滑，有的质较硬脆，有的略疏松，有的较疏松，易捻成纤维状碎粉。碎断面不整齐，纵面呈纤维状或细柱状，黏着皮肤则发痒，且不易除去。气无，味淡。以针束状、色白或青灰色、有光泽、无杂质、易捻碎为佳。以色灰白，有光泽、质松软为佳。

**煅阳起石**　呈纤维状粉末，青灰色，质酥脆，无光泽。

**酒阳起石**　呈黄色粉末，略有酒气。

**【化学成分】** 阳起石的主要成分是含水硅酸钙镁，还含有二氧化硅、氧化钙、氧化镁、三氧化二铝、三氧化二铁等。阳起石的含水硅酸钙镁是其主要的药理活性成分。

**【药理毒理】**

**1. 温肾、壮阳**　阳起石按5、2.5mg/kg灌胃氢化可的松肌内注射阳虚小鼠，可纠正小鼠体重、活动频次下降，稳定下降的红细胞免疫指标，延长低温游泳时间[1]。剂量为5、10g/kg阳起石的灌胃雄鼠，能使雌雄性同笼的雌性出现阴栓的数量升高，雄性小鼠血清睾酮含量升高[2]。

**2. 安全性评价**　剂量为5、2.5g/kg的酒阳起石灌胃幼年小鼠10d,能明显减轻小鼠的体重,但对幼鼠的睾丸、前列腺-贮精囊的重量无影响[2]。

**【药性】** 咸,微温。归肾经。

**【功能主治】** 温肾壮阳。用于肾阳不足,下焦虚寒,阳痿不育,宫冷不孕,腰膝冷痹,崩漏等。

**【临床应用】**

**1. 临床常用**

(1) 肾阳虚衰证　本品治阳痿常与山茱萸、淫羊藿、菟丝子等配伍,如加减赞育丹;与枸杞子配伍,阴阳双补,常用于阳痿伴精乏;配补骨脂以补肾助阳、固肾止泻,治疗男子阳痿遗精;配鹿茸以益精血、补肾阳,治精冷、阳痿、精清、精冷无子。《名医别录》记载"疗男子茎头寒,阴下湿痒,去臭汗,消水肿,久服不饥,令人有子"。均说明阳起石有补益命门、温肾壮阳之功能。妇人冲任不交,虚寒之极,崩中不止,常配以醋制鹿茸同用,可治冲任不定,虚寒之极,崩中不止,如《和剂局方》的阳起石丸。治腰膝冷痹,可与钟乳石、熟附子等同用以温补肾阳,散寒止痛。

(2) 冲任虚寒证　本品治疗妇人子脏虚寒,久不受胎,常配以吴茱萸、熟地、牛膝、干姜、白术等益精填髓、温肾壮阳,治宫冷不孕,如《太平惠民和剂局方》阳起石丸,亦能治疗妇人冲任虚寒,癥瘕积聚。《药性论》谓:阳起石"补肾气精乏,腰疼膝冷,湿痹,能暖女子子宫久冷,冷百寒瘕,止月水不定"。

(3) 脾肾阳虚证　本品治疗元气虚衰,肾阳累及脾阳不足,大便溏泄,手足厥冷,配以钟乳粉吞服,以温补肾阳止泻,如《济生方》的白丸。

(4) 疮毒,丹毒　本品烧为末,新水调,涂患处,可治背疮初发或刀剑伤,如《儒门事亲》的阳起石散;也可与川芎、熟地、附子等药物配伍温阳补血活血治疗阴性疮疡。

**【用法用量】** 4.5～9g,多入丸、散剂。

**【成药例证】**

**1. 强龙益肾胶囊(《卫生部药品标准中药成方制剂·第十四册》)**　药物组成:鹿茸、阳起石、丁香、牡蛎、龙骨、防风、黄芪、海螵蛸、花椒目。

功能主治:补肾壮阳,安神定志。用于肾阳不足所致的阳痿早泄、腰腿酸软、夜寐不安。

**2. 回春胶囊(《卫生部药品标准中药成方制剂·第十三册》)**　药物组成:海马、鹿鞭、牛鞭、狗肾、鹿角胶、仙茅、阳起石、肉苁蓉、韭菜子、淫羊藿、刺五加浸膏、黄柏、蛤蚧、五味子。

功用主治:补肾壮阳,益精润燥。用于肾阳亏虚所致的腰酸、神疲、健忘、阳痿。

**3. 强阳保肾丸(《中华人民共和国药典》2015年版)**　药物组成:淫羊藿、肉苁蓉、补骨脂、阳起石、沙苑子、胡芦巴、蛇床子、韭菜子、五味子、覆盆子、芡实、肉桂、小茴香、远志、茯苓。

功能主治:补肾壮阳。用于肾阳不足所致的腰膝酸软、精神倦怠、阳痿遗精。

**4. 参茸黑锡丸(《卫生部药品标准中药成方制剂·第九册》)**　药物组成:鹿茸、制附子、肉桂、红参、胡芦巴、益智仁、阳起石、补骨脂、黑锡、硫黄、荜澄茄、丁香、小茴香、肉豆蔻、木香、沉香、橘红、半夏、赭石、川楝子。

功能主治:回阳固脱,坠痰定喘。用于肾阳亏虚,痰浊壅肺所致的痰壅气喘,四肢厥冷,大汗不止,或猝然昏倒,腹中冷痛。

**5. 温肾助阳酒(《新药转正标准13》)**　药物组成:淫羊藿、肉苁蓉、巴戟天、韭菜子、蛤蚧、阳起石、葱子、补骨脂、菟丝子、熟地黄、山茱萸、山药、泽泻(制)、牡丹、茯苓、制何首乌、枸杞子、蜂蜜。

功能主治:温肾壮阳。用于肾阳不足所致的腰膝酸软,畏寒怕冷,精神萎靡,阳痿不举,舌淡苔白,脉沉细。

**【注意事项】** 由于本品含有多种金属离子,不可久服,不单独服用。

**【贮藏】** 置干燥处,密封,防尘。

**【参考文献】**
[1]杨明辉,王久源,张蜀武,等.中药阳起石温肾作用实验研究[J].中国药业,2010,19(3):9-10.

[2]杨明辉,王久源,张蜀武,等.中药阳起石壮阳作用实验研究[J].中国药业,2010,19(6):17-18.

(沈东成　敖慧　彭成)

## 894　杨树花

Yangshuhua

**【异名】** 无事忙、梧树芒、杨树吊。

**【来源】** 为杨柳科植物毛白杨 *Populus tomentosa* Carr.、加拿大杨 *Populus canadensis* Moench.或同属树种植物的干燥雄花序。

**【产地】** 主要为栽培品，野生品亦有。主产于辽宁、河北、山西、陕西、甘肃、江苏、安徽、浙江、河南等省，除广东、海南、云南、西藏等地外我国各地均有引种。

**【采收加工】** 4月现蕾开花时分批采收雄花序，除去杂质，晒干。

**【炮制】** 取原药材，除去杂质，或切碎。

**【性状特征】** **毛白杨** 长条状圆柱形，长6～10cm，直径0.4～1cm；表面棕红色或红褐色，多破碎。芽鳞片多紧抱而有光泽，鳞片边缘有细毛，单个鳞片长0.3～1.3cm。花序轴上残存的花盘呈深褐色；苞片卵圆形，边缘深尖裂，具长白柔毛。体轻。无臭，味微苦、涩。

**加拿大杨** 较短细。表面黄绿色或黄棕色。芽鳞片常分离成梭形，单个鳞片长卵形，长可达2.5cm，光滑无毛。花盘黄棕色或深黄棕色；雄蕊15～25枚，棕色或黑棕色，有的脱落。苞片宽卵圆形或扇形，边缘呈条片状或丝状分裂，无毛。体轻，气微，味微。以花序粗长、身干、完整者为佳。

**【化学成分】** 杨树花的主要成分是黄酮，还含有糖、多糖及其苷、皂苷、氨基酸、多肽、蛋白质、鞣质、生物碱、植物甾醇、三萜、挥发油等。杨树花的黄酮是其主要药理活性成分。

**【药理毒理】**

**1. 增强免疫功能** 杨树花提取物按0.1、0.2、0.4mg(生药)/(kg·d)灌胃小鼠，均能显著提高小鼠免疫器官指数、巨噬细胞吞噬率、巨噬细胞吞噬指数、碳粒廓清吞噬指数、血清溶血素抗体积数和抗体生成细胞溶血空斑数；且杨树花醇提物较水提物更能提高脾淋巴细胞增殖能力和迟发性变态反应水平[1]。杨树花水提取物按0.1、0.2、0.4mg/(kg·d)灌胃环磷酰胺致免疫功能抑制小鼠，可增加免疫缺陷小鼠的脾脏、胸腺指数、TB细胞数量、血清中吞噬细胞的吞噬能力的恢复[2]。

**2. 抑菌** 杨树花水提取物按0.05、0.025、0.00625g(生药)/20g给腹腔注射大肠埃希菌的小鼠灌胃，能明显减轻大肠埃希菌感染后的小鼠的拉稀、被毛粗乱、弓背等症状，降低小鼠细菌感染后的死亡率；剂量为1g/ml的杨树花水提液、杨树花水提液萃取物对大肠埃希菌、沙门菌的标准菌和致病菌均有较好抑菌效果[3]。杨树花提取液对灵长类动物感染沙门菌ZH-1-1、沙门菌ZH-10-2、大肠埃希菌ZH-1-1、大肠埃希菌ZH-3-1、大肠埃希菌ZH-5-1的最低抑菌浓度分别为62.5、62.5、125、125、62.5mg/ml[4]。

**3. 抗炎** 杨树花水提物按0.03、0.006g生药/20g灌胃小鼠，能明显减轻二甲苯诱导的小鼠耳廓肿胀程度[3]；杨树花水提物按0.1、0.2、0.4mg(生药)/(kg·d)灌胃小鼠，能减少醋酸所致小鼠扭体反应次数[5]。

**4. 促进肠道运动** 杨树花水提物按0.1、0.2、0.4mg生药/(kg·d)灌胃小鼠，能明显增加小鼠肠道碳末的推进长度[5]。

**【药性】** 苦，寒。归大肠经。

**【功能主治】** 化湿止痢。用于痢疾，泄泻。

**【临床应用】** **临床常用**

(1) 痢疾　本品性苦寒，清热利湿，可以配伍黄连、黄芩、白头翁等清热利湿治疗痢疾，如《青岛中草药手册》："性凉，味辛。主治外感风寒，痢疾。"

(2) 泄泻　本品清热利湿，治疗大便稀溏如水、腹痛、大便次数多者，可配伍黄连、葛根等；可配伍车前子、茯苓、猪苓等利湿通小便以止泻。

**【用法用量】** 50～100g。

**【贮藏】** 置通风干燥处。

**【参考文献】** [1]李丽，王金莉，董子诚，等.杨树花提取物对小鼠免疫功能的影响[J].动物医学进展，2013，34(6)：54-57.

[2]李丽，刘哲.杨树花水提物对免疫抑制小鼠免疫功能的影响[J].动物医学进展，2013，38(4)：66-70.

[3]房春林，杨光友，杨海涵，等.杨树花提取物及其复方制剂的药理学试验[J].中国兽医科学，2010，40(2)：205-209.

[4]李金良，李波，刘江涛.杨树花提取液对灵长类动物肠道大肠杆菌和沙门氏菌的体外药敏试验[J].四川畜牧兽医，2012，39(5)：28-30.

[5]李丽，王金莉，董子诚，等.杨树花水PWE提取物对小鼠急性胃肠炎的保护作用[J].黑龙江畜牧兽医(科技版)，2013，37(19)：142-143.

（沈东成　敖慧　彭成）

## 895 洋甘菊

Yangganju

**【异名】** 巴布乃吉(《拜地依药书》)，母菊(《中药辞海》《中药大辞典》)。

【来源】　为菊科植物洋甘菊 *Matricaria chamomilla* L.的干燥全草。

【产地】　主要为栽培品。主产于我国新疆山区、田园，湖南、四川等地有少量的栽培；国外地中海沿岸及欧洲其他地区多有分布。

【采收加工】　于夏季采集开放的花朵，晒干，或割取全草，晒干。贮藏于阴凉干燥处。

【炮制】　筛去灰尘，拣去碎叶片和杂草棒即可。

【性状特征】　总苞呈半圆形，2层，边缘宽膜质，长卵形，内外层均绿，外层苞片具绒毛。花托呈圆锥形，宽1.5～2mm。花异形，边花舌状，雌性，花瓣宽卵形，白色，宽2mm；中央花两性，管状，黄色，顶端4～5齿裂。气芳香，味苦。

【化学成分】　洋甘菊的主要成分是挥发油、黄酮。洋甘菊的挥发油、黄酮是其主要药理活性成分。

【药理毒理】

**1. 降血压**　0.03～8.34g/kg 洋甘菊水提液给自发性高血压大鼠灌胃，连续4周，可降低大鼠血压[1]。

**2. 降血脂**　药量为0.9、1.8、3.6g/kg 洋甘菊水提液给高脂饲料致高血脂大鼠灌胃，连续4周，可使大鼠血清总胆固醇和甘油三酯明显下降[2]。

**3. 抗炎**　洋甘菊挥发油按0.069ml/kg 对蛋清致足肿胀的大鼠连续给药5d，对炎症渗出液中 TNF-α 以及 IL-1β 的含量有抑制作用[3]。

【药性】　一级干，二级热。

【功能主治】　补益神经，止痛消肿，发汗通便，利尿通经。用于机体异常腐败体液，头痛久治不愈，大便秘结，汗出不畅，小便不利，月经不通。

【临床应用】　临床常用

(1) 体内致病体液及口腔炎　洋甘菊能止痛消肿，常用于机体异常腐败体液，如《药物之园》："洋甘菊具有软化致病体液，散除致病物质，开通脉管之阻，补脑，滋补神经，消炎退肿……尿闭，经闭，口腔炎等病症。"

(2) 寒性头痛　本品具有补益神经、止痛作用，常用于寒性头痛，如《拜地依药书》："具有开通阻塞，软坚消炎，祛寒止痛……主治寒性头痛。"

(3) 小便不利，月经不通　本品有利尿通经作用，常用于小便不利，月经不通，如《白色宫殿》："具有开通阻塞，软化，松弛和散发致病物质，补脑强筋，祛寒止痛，化痰，消除眼部脓疮，消除黄疸，利尿通经，堕胎催盘，通畅肠阻的作用。"

【用法用量】　2～10g。

【成药例证】

**1. 复方木尼孜其颗粒(《卫生部药品标准·维吾尔药分册》)**　药物组成：茴香根皮、骆驼蓬子、黑种草子、蜀葵子、洋甘菊、茴芹果、菊苣根、甘草、芹菜根、菊苣子、香茅、罗勃子。

功能主治：调节体液及气质，为四种异常体液成熟剂。

**2. 祖卡木胶囊(《新药转正标准86》)**　药物组成：山柰、大枣、甘草、罂粟壳、睡莲花、洋甘菊、蜀葵子、薄荷、破布木果、大黄。

功能主治：调节异常气质，清热，发汗，通窍。用于感冒咳嗽，发热无汗，咽喉肿痛，鼻塞流涕。

【注意事项】　青光眼、高血压及心动过速患者禁用。

【贮藏】　置阴凉干燥处。

【参考文献】
[1]郭玉婷，兰卫.维药洋甘菊提取物对原发性高血压大鼠血压的影响[J].山东轻工业学院学报，2013，27(1)：27-29.

[2]郭玉婷，兰卫.维药洋甘菊提取物对高脂大鼠血脂的影响[J].山东轻工业学院学报，2013，27(2)：27-29.

[3]袁艺，龙子江，杨俊杰，等.洋甘菊挥发油抗炎作用的研究[J].药物生物技术，2011，18(1)：52-55.

（徐秋霞　赦慧　彭成）

## 896　洋金花

Yangjinhua

【异名】　风茄儿(《本草纲目》)，曼陀罗花(《御药院方》)，风茄花、南洋金花、山茄花(《扁鹊心书》)，洋大麻子花、虎茄花(《山东中药》)，酒醉花、风麻花(《陕西中药志》)，朝即马夕厘花(《回回药方三十六卷》)，再合热吐力·节维孜力·麻斯里、古丽·节维孜·马斯力、代吐热·可坡里(《拜地依药书》)。

【来源】　为茄科植物白曼陀罗 *Datura metel* L.的干燥花。

【产地】　均为野生品。我国主产于新疆、江苏、浙江、福建、广东等地，国外主产于印度、巴基斯坦、阿富汗、伊朗等地。

**【采收加工】** 于7月下旬至8月下旬盛花期，于下午4～5时采摘，将初开放的花朵采下，晒干、阴干或微火烘干。亦可捆把后再晒干。

**【炮制】** 筛去灰尘，拣去碎叶片和杂草棒即可。

**【性状特征】** 多皱缩成条状，完整者9～15cm，花萼筒状灰黄色，花冠呈现喇叭状，淡黄色；烘干品质柔韧，气特异；晒干品质脆，气微，味微苦。以花朵大，不破碎，花冠肥厚者为佳。

**【化学成分】** 洋金花的主要成分是莨菪烷类生物碱，还含有内酯、黄酮等。《中华人民共和国药典》2015年版规定，本品药材按干燥品计算，含东莨菪碱($C_{17}H_{21}NO_4$)不得少于0.15%。

**【药理毒理】** **对中枢神经的作用** 洋金花0.04g/kg电刺激致皮层惊厥模型大鼠灌胃，连续9d，能抑制大鼠后放发作行为[1]。洋金花原生粉0.04g/kg给贝美格致大鼠惊厥模型灌胃，连续20d，可延长大鼠惊厥的潜伏期，降低死亡率，保护海马神经元[2]。

**【药性】** 辛，温；有毒。归肺、肝经。

**【功能主治】** 平喘止咳，解痉定痛。用于哮喘咳嗽，脘腹冷痛，风湿痹痛，小儿慢惊，外科麻醉。

**【临床应用】** **临床常用**

(1) 哮病，喘证，咳嗽　本品辛温有毒，功专平喘止咳；配伍枇杷叶，性苦微寒，长于清肺止咳，有清肺化痰、止咳平喘之功，适用于咳嗽气逆喘急，无痰或痰少而稠者。

(2) 心腹疼痛，风湿痹痛，跌打损伤　本品具有麻醉止痛作用，可用于多种疼痛疾病。多配伍川乌、草乌、姜黄等，治疗跌打损伤、痹痛等疼痛疾患。还可用于水熏洗或外敷。

(3) 癫痫，小儿慢惊风　本品辛温，既能平喘止咳，又善麻醉镇痛、止痉；配伍制天南星，性苦辛温，功能燥湿化痰、祛风解痉。两药伍用，可增强制止痉挛抽搐之力，适用于癫痫、小儿慢惊风。

**【用法用量】** 0.3～0.6g，宜入丸散；亦可做烟卷分次吸(一日量不超过1.5g)。外用适量。

**【成药例证】**

**1. 心宝丸(《中华人民共和国药典》2015年版)**
药物组成：洋金花、人参、肉桂、附子、鹿茸、冰片、麝香、三七、蟾酥。

功能主治：温补心肾，活血通脉。用于心肾阳虚、心脉瘀阻所致的心悸，症见畏寒肢冷，动则喘促，心悸气短，下肢肿胀，脉结代；冠心病、心功能不全、病态窦房结综合征见上述证候者。

**2. 和胃片(《中华人民共和国药典》2015年版)**
药物组成：蒲公英、洋金花、川芎、瓦楞子、郁金、赤芍、丹参、甘草、黄芩。

功能主治：疏肝清热，凉血活血，和胃止痛。用于肝郁化火、肝胃不和、气滞血瘀所致的胃痛、腹胀、嗳气泛酸、恶心呕吐、烦热口苦；消化性溃疡见上述证候者。

**3. 止喘灵注射液(《中华人民共和国药典》2015年版)** 药物组成：麻黄、苦杏仁、连翘、洋金花。

功能主治：宣肺平喘，祛痰止咳。用于痰浊阻肺，肺失宣降所致的哮喘、咳嗽、胸闷痰多；支气管哮喘，喘息性支气管炎见上述证候者。

**4. 风茄平喘膏、复方风茄膏(《中华人民共和国卫生部药品标准　中药成方制剂第一册》)** 药物组成：洋金花、吴茱萸、干姜、白芥子、生川乌、生半夏、花椒、麻黄、丁香、樟脑、冰片、桂皮醛。

功能主治：止咳，祛痰，平喘。用于防止单纯性、喘息性慢性气管炎和支气管哮喘。

**【注意事项】**

1. 内服宜慎。本品有毒，用量过大易致中毒，出现口干、皮肤潮红、瞳孔散大、心动过速、眩晕头痛、烦躁、谵语、幻觉，甚至昏迷，最后可因呼吸麻痹而死亡。外感及痰热咳嗽、青光眼、高血压及心动过速患者禁用；孕妇、体弱者慎用。因本品服后妨碍出汗，故表证未解者忌用。又痰热咳稠、咳痰不利者慎用。

2. 其主要毒性成分为山莨菪碱、阿托品及东莨菪碱等。

**【贮藏】** 置干燥处，防潮，防蛀。

**【参考文献】** [1]牛争平，马爱梅，刘玉玺，等.洋金花对电刺激大鼠惊厥行为的影响[J].中西医结合心脑血管病杂志，2005，3(10)：880-882.

[2]刘慧霞，刘汉勇.洋金花抗癫痫作用的实验研究[J].山西中医学院学报，2006，7(2)：11-12.

(徐秋霞　敖慧　彭成)

## 897　药喇叭根

Yaolabagen

【异名】　加拉帕、查拉帕(《药物之园》)。

【来源】　为旋科植物泻净番薯 *Ipomoea purga* Hayne.加工的干燥块根。

【产地】　主要为野生品,国外原产于墨西哥,现印度等地有栽培。我国不产。

【采收加工】　秋季采挖块根,除去地上根茎及须根,洗净,晒干或烘干。

【炮制】　采收后,洗净,晒干即可,贮藏于干燥处。

【性状特征】　为大小不等,小如核桃,中等如鸡蛋,大者如拳,重可达200g;形状各异,呈纺锤形、类球形,或不规则卵状,长可达15cm,直径可达10cm。有时较大者常切成条状或片块。表面具纵皱、多数皮乱及网状皱纹,棕褐色至暗褐色,上端有切去茎的残痕,下部带枝根。质坚实,打破时,皮部平坦,贝壳状角质化,呈暗褐色,有光泽;内层木质部,纤维性强,棕黄色。气微显烟辣,味微甘而后辛。

【药性】　二级干热,甘。

【功能主治】　轻泻异常黏液质,止痛止咳。用于寒湿性或黏液质性疾病,如腰背酸痛,坐骨神经痛,瘫痪,关节疼痛,癫痫,瘫痪,腹痛,咳嗽痰多,寒热往来,黄疸水肿。

【临床应用】　临床常用

(1) 便秘　本品能轻泻异常黏液质,症见大便艰涩,腹痛拘急,胀满拒按,舌苔白腻,脉弦紧。

(2) 水肿　本品生干生热,攻泄燥湿,逐水退肿,症见全身水肿,下肢明显,按之没指,小便短少,身体困重,胸闷,纳呆,泛恶,苔白腻,脉沉缓。

【用法用量】　1～4g。

【注意事项】　本品内服不宜过量;孕妇及体弱者禁用。

【贮藏】　置阴凉干燥处。

(徐秋霞　敖慧　彭成)

## 898　药西瓜

Yaoxigua

【异名】　沙黑迷罕咱里、沙哈罕答里、沙哈木罕答里(《回回药方·三十六卷》),谢木里·安再力、海日布再衣·台力合、安德拉印(《药物之园》),苦西瓜(《卫生部药品标准·维药分册》)。

【来源】　为葫芦科植物药西瓜 *Citrullus colocynthis* (L.) Schrad.的干燥成熟果实。

【产地】　主要为野生品。原产于热带亚洲及非洲,现地中海岸有野生。我国主产于西北、东北、华北地区及河南、湖北、新疆等地。国外产于印度、伊朗、沙特阿拉伯、法国、西班牙、土耳其、埃及、前苏联、日本等。

【采收加工】　秋季果实变黄时采摘,风干或切瓣晒干。

【炮制】　摘下成熟果实,晾干。

【性状特征】　呈圆球形,直径3～10cm。表面黄色、浅黄色至类黄白色,无毛,果皮薄,皱缩,顶端有残存的柱基,另一端有果梗残迹。中果皮内果皮干缩成空腔状。心皮结合处的胎座肥厚,干时呈海绵状,其上有多数种子。种子扁卵形,长5～6mm,棕黄色,略有光泽。种皮较硬,内有灰白色子叶。质轻脆而易碎。味极苦。

【化学成分】　药西瓜的主要成分是三萜,还含有甾醇、皂苷等。药西瓜的三萜是其主要药理活性成分。

【药性】　三级热,二级干。

【功能主治】　清除异常黏液质和黑胆质,祛散寒湿,通络止痛,开胸止咳。用于头痛,偏头痛,瘫痪痴呆,癫痫健忘,关节骨痛,心胸痹阻,耳聋眼花,水肿便秘,黄疸咳喘。

【临床应用】　临床常用

(1) 痹证　本品能祛散寒湿、通络止痛,如《注医典》:"通阻止痛等。治关节疼痛、坐骨神经痛、肠梗阻、耳鸣等。"

(2) 眼白黄疸、牙齿松动发炎、肠道寄生虫等　《药物之园》:"散发黏性体液,清除异常黏液质,治面瘫,脑中生阻,眼白黄疸,牙松龈炎,水肿,脱发脱皮,下肢静脉曲张,黏液质性肠梗阻等。"

**【用法用量】** 0.5～6g。外用适量。

**【注意事项】** 在炎热季节不宜使用。

**【贮藏】** 置通风干燥处。

（徐秋霞 敖慧 彭成）

## 899 野葱

Yecong

**【异名】** 八撒卢黎法而、温速黎、温酥里、温速里（《回回药方·三十六卷》），温苏力、皮亚孜、代西提（《明净词典》），日葱（《西藏常用中草药》），太白韭（《全国中草药汇编》），亚瓦皮亚孜（维名），胡穆利（蒙语）。

**【来源】** 为百合科植物野葱 *Allium prattil* C.H.Wright.的干燥鳞茎。

**【产地】** 主要为栽培品，亦有野生品。其道地产区为我国新疆的吉木萨尔、乌鲁木齐市，甘肃青海的乐都、互助、祁连、门源，亦主产于内蒙古自治区呼伦贝尔盟西部，西藏、陕西、河南、四川、云南。境外的锡林郭勒盟、乌兰察布盟、巴彦淖尔盟、伊克昭盟、阿拉善盟等地也有出产。

**【采收加工】** 5～6月采挖后，除去泥土、根须及花茎，留其鳞茎，洗净后晒干备用。

**【炮制】** 净制。

**【性状特征】** 鳞茎圆柱状至狭卵状圆柱形，直径0.5～1.5cm，长5～10cm，常单生。鳞茎外皮老时红褐色或褐色，纤维状或呈不明显网状，薄膜质，常条裂。鳞茎外被宿有的纤维状叶鞘，有残存的须根。叶披针形，基部鞘状，先端细尖，两面平滑无毛。气微，味微辛。

**【化学成分】** 野葱的主要成分是黄酮，还含有黄酮醇、芦丁、槲皮素、山柰酚、异鼠李素、蛋白质、糖类、氨基酸、矿物质等。野葱的黄酮是其主要药理活性成分。

**【药性】** 三级热，二级干。

**【功能主治】** 清理机体，消散寒气，消除黏稠体液，养颜润肤。用于寒性头痛，伤风感冒，咳嗽不止，面色灰暗，消化不良，痰多胸闷。

**【临床应用】** **临床常用**

（1）感冒，咳嗽痰多　本品清理机体，消散寒气，消除黏稠体液，可用于寒性头痛，伤风感冒，咳嗽不止，痰多胸闷。

（2）面色灰暗　本品养颜润肤，可用于面色灰暗。

**【用法用量】** 4～6g。

**【贮藏】** 置阴凉干燥处。

（余成浩 敖慧 彭成）

## 900 野菊花

Yejuhua

**【异名】** 野菊、野黄菊、苦薏（《中华本草》），山菊花（《中华人民共和国药典2010版·中药材及原植物彩色图鉴》），千层菊，华龙库（《广西壮药质量标准（第二卷）》），黄菊花（《实用临床中药学》）。

**【来源】** 为菊科植物野菊 *Chrysanthemum indicum*（L.）Des Moul.的干燥头状花序。

**【产地】** 主要为栽培品，野生品亦有。主产于江苏、四川、安徽、广东、山东等省份，全国各地均有生产。建于湖北省黄石市汪仁镇章畈村、汪仁镇王叶村、白沙镇金龙村、白沙镇平原村、浮屠镇进中村、浮屠镇下秦村、王英镇高山村等地的GAP种植基地已通过原国家食品药品监督管理总局验收。

**【采收加工】** 在十月花开时，分批采收；或在盛花期割取全草，扎成小把放于通风处晾干后摘花，阴干或焙干，或熏、蒸后晒干。

**【炮制】** **野菊花** 取生野菊花，晒干，即得。

**炒野菊花** 取野菊花，炒至微黄色，取出晒干，即得。

**【性状特征】** **野菊花** 呈类球形，直径在0.3～1cm，棕黄色。总苞由4～5层苞片组成，外层苞片卵形或条形，外表面中部灰绿色或淡棕色，通常被有白毛，边缘膜质；内层苞片长椭圆形，膜质，表面无毛。总苞基部有残留总花梗。舌状花1轮，黄色，皱缩卷曲；管状花多数，深黄色。体轻。气芳香，味苦。以花序完整、色黄香气浓者佳。

**炒野菊花** 呈类球形，直径在0.3～1cm，焦黄色。总苞由4～5层苞片组成，外层苞片卵形或条形，外表面中部灰绿色或淡棕色，通常被有白毛，边缘膜质；内层苞片长椭圆形，膜质，表面无毛。总苞基部有残留总花梗。舌状花1轮，黄色，皱缩卷曲；管状花多数，深黄色。体轻。气芳香，味焦苦。以花序完整、色黄香气浓者佳。

**【化学成分】** 野菊花的主要成分是黄酮、挥发油,还含有萜、甾体等。野菊花的黄酮、挥发油是其主要药理活性成分。《中华人民共和国药典》2015 版规定,本品药材按干燥品计算,含蒙花苷($C_{28}H_{32}O_{14}$)不得少于 0.80%。

**【药理毒理】**

**1. 降血压** 野菊花 95%、50%、25%乙醇及水提取得到的野菊花浸膏对麻醉猫有降压作用,其降压作用随着乙醇浓度的降低而降低,纯水提物几乎没有降压作用,用 95%的乙醇提取的物质主要是黄酮类物质,其降压能力最高,并且作用缓慢[1]。

**2. 抗心肌缺血** 野菊花水提物 12.5、25g/kg 能使腹主动脉不完全结扎法制作心肌肥厚、心室重构模型大鼠的心脏指数和血压明显降低,心肌细胞横截面面积缩小,PVCA, CVF, Ⅰ、Ⅲ型胶原减少,PKC、bFGF 和 P38 的表达降低[2]。

**3. 抗病原微生物** 浓度为 120、30μg/ml 野菊花水提取物在体外实验中对呼吸道合胞病毒有直接灭活作用[3]。野菊花水提取物(1.16g 干膏/ml)对大肠埃希菌、福氏志贺菌、铜绿假单胞菌、金黄色葡萄球菌有明显的抑制作用;野菊花挥发油(1.16g 干膏/ml)对肺炎链球菌有明显的一致作用。野菊花水提物 0.2、0.1、0.05、0.025、0.0125g 生药/ml 对流行性感冒病毒 A3/汉防/359/95($H_3N_2$)感染后 MDCK 细胞有抑制作用[4]。野菊花水提物按 0.34、0.17、0.085g/kg 灌胃感染 $H_1N_1$ 小鼠,能有效降低流感病毒感染小鼠肺指数,延长其死亡时间;野菊花水提物最大无毒浓度为 292.25μg/ml,在最小药效浓度 18.28μg/ml 下能完全抑制 $H_1N_1$ 病毒[5]。

**4. 镇痛** 野菊花水提物 75、150、300mg/kg 灌胃小鼠,能减少足底注射辣椒素致痛小鼠的舔足时间,延长热水甩尾诱发疼痛模型的小鼠的甩尾潜伏期[6]。

**5. 抗氧化** 野菊花水提物按 2g/(kg·d)灌胃小鼠,能使小鼠血清中的氧化酶-谷胱甘肽过氧化物酶及过氧化氢活力增强;野菊花水提液 0.005g 对大鼠心、脑、肝、肾体外脂质过氧化均有不同程度的抑制作用,并呈量效关系;浓度为 0.05、0.10、0.20g/L 的野菊花水提物 0.1ml 对 $H_2O_2$ 引发的红细胞脂质过氧化、红细胞溶血均有很好的抑制作用[7]。浓度为 0.2、0.4、0.6、0.8、1.0、1.2mg/ml 的野菊花提取物对二苯基苦味肼基自由基、羟自由基都有清除作用[8]。

**6. 抗肿瘤** 野菊花注射液浓度在 32μl/ml 对人前列腺细胞株 PC3、人髓原细胞株 HL60 均有抑制增殖作用,对人肝癌细胞株 SMMC7721 增殖无明显影响[9]。

**7. 安全性评价** 野菊花的毒性低,慢性给药亦无蓄积现象。小鼠静脉注射野菊花注射液的 $LD_{50}$ 为 10.47g/kg;小鼠每日腹腔注射 0.2g/kg 1 个月,未见明显毒性[1]。野菊花的醇提取物 HC-1 300mg/kg 给犬灌胃,连续 3 周,除呕吐症状外,其饮食量、体重、心电图、血磺溴酞钠存留率无明显改变[1]。

**【药性】** 苦、辛,微寒。归肝、心经。

**【功能主治】** 清热解毒,泻火平肝。用于疔疮痈肿,目赤肿痛,头痛目眩。

**【临床应用】**

**1. 临床常用**

(1) 疔疮痈肿　本品清热解毒,能治疗由风热壅于皮肤肌腠、热壅肉腐成脓所致,可以配伍蒲公英、决明子以清热解毒、化脓消肿;可以配伍金银花、蒲公英、紫花地丁、紫背天葵子清热解毒、消散疔疮,如《医宗金鉴》的五味消毒饮,故《本草求真》言:"野菊花,专入肺肝,为外科痈肿之要药。"

(2) 目赤肿痛　本品能清热解毒、泻火平肝,治疗肝热循经上犯头目所出现目红赤疼痛,配伍白蒺藜、木贼草、决明子、蝉蜕清热平肝,祛肝风。

(3) 头痛眩晕,高血压　本品泻火平肝潜阳,治疗肝阳上亢、清阳不升所致的头痛眩晕等症状,可以配夏枯草、决明子以疏风清热平肝;可配伍珍珠母、龙骨、牡蛎等镇肝息风治疗肝阳上亢所致的高血压的头晕、目眩等。

(4) 咽喉肿痛　本品清热疏风,可治疗由风热上袭咽喉门户所致的咽红肿疼痛,配伍金银花、桔梗能清热利咽;可配伍马勃、牛蒡子、银翘、蚤休等清热解毒利咽治疗咽喉红肿疼痛。

**2. 临床新用** 野菊花可用于治疗新生儿脓疱疹[10]。

**【用法用量】** 9～15g。外用适量,煎汤外洗或制膏外涂。

【成药例证】

**1. 鼻渊胶囊(《国家中成药标准汇编·眼科耳鼻喉科皮肤科分册》)** 药物组成:苍耳子、金银花、野菊花、辛夷、茜草。

功能主治:祛风宣肺,清热解毒,通窍止痛。用于鼻塞鼻渊,通气不畅,流涕黄浊,嗅觉不灵,头痛,眉棱骨病,慢性鼻炎及鼻窦炎。

**2. 尿清舒颗粒(《国家中成药标准汇编·内科肾系分册》)** 药物组成:山木通、野菊花、虎杖、地胆草、车前草、重楼。

功能主治:清热利湿,利水通淋。用于湿热蕴结所致淋证,小便不利,淋沥涩痛,慢性前列腺炎属上述证候。

**3. 舒泌通胶囊(《国家中成药标准汇编·内科肾系分册》)** 药物组成:川木通、钩藤、野菊花、金钱草。

功能主治:清热解毒,利尿通淋,软坚散结。用于湿热蕴结所致癃闭,小便量少,热赤不爽,前列腺肥大见上述证候者。

**4. 明目二十五味丸(《国家中成药标准汇编眼科·耳鼻喉科皮肤科分册》)** 药物组成:人参、决明子、土茯苓、枸杞子、石决明、茺蔚子、蒺藜(炒)、青葙子、麦冬、密蒙花、川楝子、茜草、牛膝、野菊花、当归、五味子、红花、菟丝子、玉竹、车前子、羚羊角、牛黄、珍珠、麝香、三七。

功能主治:养阴清肝,退翳明目。用于阴虚肝旺,目赤,眼花,眼干,云翳,视力减退。

**5. 复方瓜子金颗粒(《中华人民共和国药典》2015年版)** 药物组成:瓜子金、大青叶、野菊花、海金沙、白花蛇舌草、紫花地丁。

功能主治:清热利咽,散结止痛,祛痰止咳。用于风热袭肺或痰热壅肺所致的咽部红肿、咽痛、发热、咳嗽;急性咽炎、慢性咽炎急性发作及上呼吸道感染见上述证候者。

【贮藏】 置阴凉干燥处,防潮,防蛀。

【参考文献】 [1]刘菊芳.治疗高血压药物的研究——Ⅻ.野菊花成分HC-1的实验治疗及毒性[J].药物学报,1962,9(3):151-154.

[2]吴琦,陈长勋,顾伟梁,等.野菊花对心室重构大鼠心肌胶原及信号传导的影响[J].中国中药杂志,2010,35(5):623-629.

[3]张振亚,万学平,刁志花,等.野菊花提取物抑制呼吸道合胞病毒作用的体外实验研究[J].解放军药学学报,2006,22(4):273.

[4]任爱农,王志刚,卢振,等.野菊花抑菌和抗病毒作用实验研究[J].药物生物技术,1996,6(4):241-244.

[5]史晨希,刘妮,张奉学,等.野菊花水提物体内外抗甲1型流感病毒($H_1N_1$)作用研究[J].中药材,2010,33(11):1773-1776.

[6]吴琼,马宏达,孙学惠,等.野菊花水提物对小鼠的镇痛作用[J].医药导报,2014,33(4):446-448.

[7]严亦慈,娄小娥,蒋惠娣.野菊花水提液抗氧化作用的实验研究[J].中国现代应用药学杂志,1999,16(6):16-18.

[8]褚福红,于新.野菊花提取物清除自由基作用的研究[J].食品工业,2010,34(5):1-3.

[9]金沈锐,祝彼得,秦旭华.野菊花注射液对人肿瘤细胞SMMC7721、PC3、HL60增殖的影响[J].中药药理与临床,2005,21(3):39-40.

[10]王红,李瑞霞,丁红,等.中药野菊花治疗新生儿脓疱疹[J].中华医院感染学杂志,2009,19(15):2033.

(余成浩　敖慧　彭成)

## 901 野马追

Yemazhui

【异名】 白姑钉、林泽兰、三叶尖佩兰、化食草(《全国中草药汇编》),毛泽兰(《内蒙古植物志》)。

【来源】 为菊科植物轮叶泽兰 *Eupatorium lindleyanum* DC.的干燥地上部分。

【产地】 主要为栽培品,野生品亦有。其道地产区为江苏一带,亦主产于甘肃、山东、湖南及台湾等地。

【采收加工】 10月中、下旬,当花初开时,割取地上部分,晒干。

【炮制】 除去杂质,喷淋清水,稍润,切段,干燥。

【性状特征】 呈圆柱形,长30～90cm,直径可达0.5cm,表面黄绿色或紫褐色,有纵棱,密被灰白色茸毛;质硬,易折断,断面纤维性,髓部白色。叶对生,无柄;叶片多皱褶。顶状花序,气微,叶微苦、涩。以叶多、色绿、带初开的花者为佳。

【化学成分】 野马追的主要成分是黄酮,还含有倍半萜、三萜、挥发油、有机酸、微量元素等。野马追的黄酮、三萜是其主要药理活性成分。《中华人民共和国药典》2015年版规定，本品按干燥品计算，含金丝桃苷($C_{21}H_{20}O_{12}$)不得少于0.020%。

**【药理毒理】**

**1. 镇咳、平喘**　野马追醇提物浓缩液按45.1、22.6、11.3g生药/kg灌胃小鼠，能延长氨水引起小鼠的咳嗽潜伏期以及咳嗽次数，野马追醇提物浓缩液按17.6、8.8、4.4g生药/kg灌胃豚鼠，能延长枸橼酸引起的豚鼠咳嗽潜伏期，减少咳嗽次数；野马追醇提物浓缩液按17.6、8.8、4.4g生药/kg灌胃氯化乙酰胆碱与磷酸组胺致哮喘模型的豚鼠，能明显延长抽搐性哮喘潜伏期的时间，其延长时间呈一定的量效关系，其中的黄酮类、三萜类为止咳平喘的主要药理活性成分[1]。

**2. 抗病原微生物**　浓度为2437.5、4875、4875mg/ml的野马追提取液分别对金黄色葡萄球菌、大肠埃希菌、铜绿假单胞菌有抑制作用。在对490种致病菌的体外抗菌实验中，不同浓度的野马糖浆浓缩液对革兰阳性、革兰阴性菌、白色念珠菌均具有一定的抗菌作用，其中对金黄色葡萄球菌、表皮葡萄球菌、腐生葡萄球菌、中间型葡萄球菌以及肺炎链球菌的半数抑菌浓度均为1/16原液稀释度(相当于生药含量1218.75mg/ml)[2]。

**3. 降血脂、预防动脉粥样硬化**　野马追提取液按45.12、22.56、11.28g/kg灌胃小鼠，能使蛋黄乳致高胆固醇小鼠血清的胆固醇、甘油三酯、HDL-C、LDL-C含量降低，降低高脂血症大鼠血清中胆固醇、甘油三酯、HDL-C、LDL-C含量降低[3]；野马追提取液按8.34、4.17、2.08g/kg灌胃家兔，能使动脉粥样硬化血管壁炎症模型家兔血液中的脂质、炎性标志C-反应蛋白、血管内皮舒张因子一氧化氮水平、血管细胞黏附分子-1 mRNA的表达，减小斑块的面积和厚度[4]。

**4. 安全性评价**　野马追提取液按45、22.5、12g/kg灌胃小鼠1h后发现步态活动均无明显改变，翻正反射正常，攻击和逃避能力均无改变，未对小鼠的神经系统产生影响；野马追提取液按22.6、11.3、6生药/kg灌胃大鼠，对大鼠的呼吸机血压没有影响；野马追提取液按460、120.6g生药/kg灌胃小鼠，小鼠出现烦躁不安、运动困难、全身肌肉抽搐、四肢痉挛、呼吸困难，多数在2～4h内死亡，少数在5～6h死亡，其$LD_{50}$为225.6g生药/kg；剂量为22.6、11.3、6g生药/kg野马追提取液灌胃大鼠4周后，未对大鼠外观、毛发、行为活动、体重及食欲产生影响，但灌胃大鼠均出现血浆胆固醇降低，并呈一定的量效关系[5]。

**【药性】**　苦，平。归肺经。

**【功能主治】**　化痰止咳平喘。用于痰多咳嗽气喘。

**【临床应用】　临床常用**

咳嗽，气喘　本品能化痰平喘，尤擅长治疗因痰热壅肺所致的咳嗽、气喘，可以配伍杏仁、桔梗等以宣利肺气以助止咳。现代的慢性支气管炎、支气管炎等呼吸道疾病见上述证候时可使用。

**【用法用量】**　30～60g。

**【成药例证】**

**1. 安喘片(《卫生部药品标准中药成方制剂·第十七册》)**　药物组成：野马追、天仙子、蝉蜕、牡荆油、盐酸克仑特罗、马来酸氯苯那敏。

功能主治：止咳祛痰，宣肺平喘。用于痰浊犯肺，肺失宣降，胸闷，咳嗽，喘息，痰多，急、慢性支气管炎见上述证候者。

**2. 复方野马追糖浆(《卫生部药品标准中药成方制剂·第四册》)**　药物组成：野马追、麻黄(制)、桔梗、半夏(制)、甘草。

功能主治：清热解毒，化痰止咳，平喘。用于慢性气管炎，痰多咳喘。

**3. 野马追糖浆(《卫生部药品标准中药成方制剂·第五册》)**　药物组成：野马追。

功能主治：清热解毒，化痰止咳，平喘。用于慢性气管炎，痰多，咳喘。

**4. 肺气肿片(《卫生部药品标准中药成方制剂·第十七册》)**　药物组成：野马追、红花、桃仁、淫羊藿、补骨脂、黄芪、丹参、牡荆油、盐酸克仑特罗。

功能主治：补肾益气，活血化瘀，止咳祛痰。用于肺肾不足，痰浊阻肺，胸闷憋气、动辄喘乏，咳嗽痰多，腰膝酸痛，慢性气管炎、阻塞性肺气肿属上述证候者。

**【贮藏】**　置阴凉干燥处。

**【参考文献】**　[1]周远大，吴妍，朱深银，等.野马追抗菌、止咳、平喘作用[J].中国药房,2001,12(12):716-718.

[2]周远大,江舟,何海霞,等.野马追对大、小鼠实验性高脂血症的防治作用[J].中国药房,2007,18(3):178-179.

[3]周远大,江舟,何海霞,等.野马追对实验性高脂血症的防治作用[J].中国药房,2007,18(3):178-179.

[4]王柯静,程渝,周远大.野马追提取液对动脉粥样硬化家兔炎症反应的防治作用[J].第三军医大学学报,2012,34(18):1853-1856.

[5]周远大,陈康,何海霞,等.野马追的一般药理作用[J].中国药房,2006,16(2):94-96.

（余成浩　敖慧　彭成）

## 902　野木瓜

Yemugua

**【异名】** 五爪金龙、假荔枝、八月挪、绕绕藤、乌藤、沙藤、五月拿藤、土牛藤、拉藤、鹅掌藤、鸭脚莲、木通七叶莲、木莲、牛娘头刺、大耕绳(《中华本草》)。

**【来源】** 为木通科植物野木瓜 *Stauntonia chinensis* DC.的干燥带叶茎枝。

**【产地】** 主要为栽培品,野生品亦有。其道地产区为贵州省遵义市正安县,亦主产于山东、陕西、安徽、江苏、浙江、云南、贵州、西藏等地区。

**【采收加工】** 全年均可采割,挑选,洗净,切段,干燥。

**【炮制】** 采摘后除去杂质及泥土后,洗净,切段干燥后备用。

**【性状特征】** 呈圆柱形,长3～5cm,直径0.2～3cm。表面灰黄色或灰棕色,有粗纵纹,可见小枝痕。切面皮部狭窄,深棕色,木部宽广,浅棕黄色,有密集的放射状纹理和成形小孔,髓部明显。质硬或稍韧。掌状复叶互生,小叶片长椭圆形,革质,长5～10cm,宽2～4cm,端尖,基部近圆形,全缘,上表面深棕绿色,有光泽,下表面浅棕绿色,网脉明显;小叶柄长1.5cm。气微,味微苦涩。

**【化学成分】** 野木瓜的主要成分是三萜皂苷,还含有酚、糖、黄酮、木脂素苷、苯乙醇苷等。野木瓜的三萜皂苷是其主要药理活性成分。《中华人民共和国药典》2015年版规定,本品药材茎按干燥品计算,含荷包花苷B($C_{23}H_{26}O_{11}$)不得少于0.040%。

**【药理毒理】**

**1. 镇痛、抗炎**　野木瓜片按0.4、0.8g/kg灌胃小鼠,能提高延长热板法致痛小鼠的痛阈值,能减少腹腔注射乙酸致小鼠扭体次数,能降低腹腔注射乙酸的小鼠的腹腔血管通透性;野木瓜片按0.4、0.8g/kg灌胃大鼠,能减少大鼠尖叫、甩头及左右四肢快速抓同侧面部的次数和三叉神经痛反应的发作次数等,减轻蛋清所致大鼠足跖的肿胀程度[1]。剂量为12μl/g野木瓜注射液能降低伤害性刺激诱导的第5腰椎背神经节中环氧化酶2蛋白的表达[2],浓度为50%野木瓜注射液涂于大鼠隐神经上,6min内能使大鼠隐神经复合动作电位成分幅度下降,潜伏期延长[3];相同浓度的野木瓜注射液能同时使大鼠隐神经C类纤维轴膜膨胀、边界模糊,并使Aδ类纤维髓鞘出现较多的大空洞和解髓鞘[4];浓度为0.33%的野木瓜皂苷涂于大鼠隐神经60min后,能引起大鼠隐神经复合动作电位的传导阻滞,能使神经纤维髓鞘和轴突膜及神经干纤维的胶原纤维出现黑斑,并出现局部的髓鞘崩解和轴突膜增厚并伴模糊现象[5]。

**2. 放射增敏**　浓度为2.5g/L的野木瓜注射液对人鼻咽低分化鳞癌细胞株CNE-2有放射增敏作用,其放射增敏率在27.1%～54.3%之间[6]。

**3. 促进脊髓神经细胞生长**　浓度在50～300mg/L的野木瓜注射液能提高血清缺氧小鼠脊髓神经细胞活性,增加细胞数和突起数,增长胞体直径,浓度为100mg/L时效果最明显,其中野木瓜皂苷是促使神经细胞生长的活性成分[7]。

**4. 安全性研究**　浓度为500mg/L的野木瓜注射液可使体外培养的小鼠脊髓神经细胞数目、突起数减少,胞体皱缩成团,突起断裂,长度缩短,数目减少,细胞活性下降[7]。

**【药性】** 微苦,平。归肝、胃经。

**【功能主治】** 祛风止痛,舒筋活络。用于风湿痹通,腰腿疼痛,头痛,牙痛,痛经,跌打伤痛。

**【临床应用】**

**1. 临床常用**

痹证　本品能祛风止痛、舒经活络,用于由风、寒、湿、热久久瘀滞经络所致的痹证,症见关节酸软、疼痛,乏力,活动障碍,关节红肿,畏寒或畏热等。用于风湿痹痛、腰腿疼痛、头痛、牙痛、痛经、跌打伤痛等,亦能配伍其他祛风除湿止痛的药物同用,加薏苡仁、车前子等利湿通络治疗着痹，加秦艽、石膏、知母等治疗热痹，加乌头、防己等治疗痛痹。

**2. 临床新用** 野木瓜可用于缓解手术后疼痛[8]。

**【用法用量】** 9～15g。

**【成药例证】**

**1. 感冒康胶囊(《卫生部药品标准中药成方制剂·第十一册》)** 药物组成：穿心莲叶细粉、野菊花(全草)、一枝黄花、蓝花参、野木瓜。

功能主治：清热，消炎，解毒。用于风热感冒，流行性感冒，咽喉肿痛，痢疾肠炎，疔疮肿痛。

**2. 祛伤消肿酊(《新药转正标准 15》)** 药物组成：连钱草、生草乌、冰片、莪术、红花、血竭、川芎、桂枝、威灵仙、茅膏菜、了哥王、海风藤、野木瓜、两面针、天南星、白芷、栀子、酢浆草。

功能主治：活血化瘀，消肿止痛。用于跌打损伤、急性扭挫伤见有皮肤青紫瘀斑、肿胀疼痛、关节屈伸不利等属于瘀血肿痛者。

**3. 野木瓜片(《卫生部药品标准中药成方制剂·第十四册》)** 药物组成：野木瓜。

功能主治：祛风止痛，舒筋活络。用于风邪阻络型三叉神经痛，坐骨神经痛，风湿关节痛。

**4. 野苏颗粒(《新药转正标准 37》)** 药物组成：野木瓜、白矾、陈皮。

功能主治：理气调中，和胃止痛。用于气滞寒凝所致的胃脘疼痛、腹胀、嗳气等症。

**5. 野木瓜注射液(《卫生部药品标准中药成方制剂·第二十册》)** 药物组成：野木瓜。

功能主治：祛风止痛，舒筋活络。用于风邪阻络型三叉神经痛、坐骨神经痛。

**【贮藏】** 置通风干燥处。

**【参考文献】** [1]张孝友，谭毓治，赵诗云.野木瓜片镇痛抗炎作用的实验研究[J].广东药学院学报，1989，14(3)：195-196.

[2]杨燕京，李小军，刘力维，等.野木瓜注射液对炎性疼痛小鼠背根神经节 COX-2 表达的影响[J].中国病理生理杂志，2014，30(7)：1214-1217.

[3]叶文博，刘强，叶青，等.野木瓜注射液对大鼠隐神经传导的影响[J].中草药，1995，26(1)：20-21.

[4]叶文博，戴素梅，姜芳.野木瓜注射液对大鼠隐神经内的轴膜和髓鞘的影响[J].神经解剖学杂志，1999，15(4)：390 -392.

[5]叶文，张慧绮，金荣华.野木瓜皂苷对大鼠神经髓鞘和轴突膜的作用[J].神经解剖学杂志，2003，19(3)：311-316.

[6]曹弃元，李永强，陈成钦，等.复方丹参、地龙、野木瓜对体外培养的人鼻咽癌细胞的放射增敏作用[J].癌症，1993，12(2)：131-133，139.

[7]张秀璋，叶文博，周丽娜.野木瓜注射液对体外缺血缺氧培养的小鼠脊髓神经细胞生长的影响[J].上海师范大学学报，2008，39(2)：189-193.

[8]吴淑兰，彭慧.野木瓜注射液用于术后镇痛 72 例[J].医药导报，2002，21(9)：570.

(余成浩 敖慧 彭成)

## 903 一点红

Yidianhong

**【异名】** 紫背草(《植物名实图考》)、羊蹄草(《岭南采药录》)、红背叶、叶下红。

**【来源】** 为菊科植物一点红 *Emilia sonchifolia* (L.) DC.的干燥全草。

**【产地】** 主要为栽培品，野生品亦有。其道地产为云南的盐津、巧家、泸水、大姚、武定、大理、禄丰、昆明、楚雄、澄江、峨山、易门、玉溪、元江、广南、石屏、开远、蒙自、金平、景洪、孟连、保山、临沧等地，亦主产于广西、广东、云南、福建、贵州、江西等地。

**【采收加工】** 夏、秋季采收，除去泥土及杂质，洗净，切段，或趁鲜切断，晒干。

**【炮制】** 净制。

**【性状特征】** 呈圆柱形，长 20～50cm，直径 2mm，叶皱缩，灰绿色或褐色。头状花序，管状花，棕黄色。瘦果圆柱形，黄棕色，有棱，具有白色长冠毛。气微，味微苦。

**【化学成分】** 一点红的主要成分是生物碱、黄酮，还含有三萜、半萜、挥发油、甾醇、酰胺、氨基酸。一点红的黄酮是其主要的药理活性成分。

**【药理毒理】**

**1. 抑菌** 一点红水提物对大肠埃希菌、铜绿假单胞菌、福氏痢疾杆菌、伤寒杆菌、肠炎杆菌、白色念珠菌、金黄色葡萄球菌、乙型溶血性链球菌、肺炎双球菌的最低抑菌浓度分别 62.5、250、250、62.5、62.5、500、15.63、62.5、31.25mg/ml，一点红醇提物对大肠埃希菌、铜绿假单胞菌、福氏痢疾杆菌、伤寒杆菌、肠炎杆菌、白色念珠菌、金黄色葡萄球菌、乙型溶血性链球菌、肺炎双球菌的最低抑菌浓度分别为

125、250、250、125、250、500、62.5、125、62.5mg/ml[1]。

**2. 抗氧化**　剂量1mg/ml一点红的水提醇沉物具有一定程度的清除羟基自由基，还原$Fe^{3+}$的能力，抑制油脂的氧化能力，尤其以50%的醇提取物活性最好[2]。

**3. 抗炎、镇痛**　剂量为4.9g/kg一点红水提取物能减轻巴豆油所致的小鼠的耳廓肿胀程度[2]。一点红醇提物按6.31、3.15g/kg和一点红水提取物按4.29、2.46g/kg灌胃小鼠，能减少醋酸致小鼠扭体反应的次数[3]。

**4. 增强免疫**　剂量分别为4.9、6.3g/kg的一点红水提物和一点红醇提物，能明显增加尾静脉注射碳末后对碳末的吞噬指数[1]。

**5. 保肝**　一点红醇提物按6.31g/kg和一点红水提取物按4.29g/kg灌胃小鼠，能抑制$CCl_4$所致急性肝损害小鼠血清中丙氨酸氨基转移酶、天门冬氨酸氨基转移酶升高的活性[3]。

**6. 安全性评价**　一点红水提物和醇提物对小鼠灌胃$LD_{50}$分别为49.22±0.027g生药/kg和63.15±0.026g生药/kg[3]。

**【药性】**　苦，凉。归肺、肾、大肠经。

**【功能主治】**　清热解毒，消炎，利尿。用于肠炎，痢疾，尿路感染，上呼吸道感染，结膜炎，口腔溃疡，疮痈。

**【临床应用】　临床常用**

(1) 风热袭表证　本品味苦性凉能清热，可用于治疗外感风热，发热咳嗽、咽喉肿痛等症，配伍板蓝根、马勃、一枝黄花等应用，现代多用于治疗急性上呼吸道感染、急性支气管炎、急性肺炎等。

(2) 水肿　本品能清热解毒并利尿，可用于治疗湿热水肿，小便不利，配伍车前子、虎杖等清热解毒、利湿利尿。

(3) 跌打肿痛　本品清热解毒凉血，对于外伤所致的红、肿、疼痛，配伍以刘寄奴、骨碎补等治疗。

(4) 疮疡　本品清热解毒凉血，治疗热壅肉腐之疮疡，如痈、疖、疔毒、疱疹等，配伍以板蓝根、金银花、连翘等应用。如《广东中药》中所述："凉血生肌，消肿拔毒。"

**【用法用量】**　6～15g。外用适量。

**【成药例证】**

**1. 醒脾养儿颗粒、胶囊(《国家中成药标准汇编·口腔肿瘤儿科分册》)**　药物组成：一点红、毛大丁草、山栀茶、蜘蛛香。

功能主治：醒脾开胃，养血安神，固肠止泻。用于脾气虚所致的儿童厌食，腹泻便溏，烦躁盗汗，遗尿夜啼。

**2. 花红片、颗粒(《中华人民共和国药典》2015年版)**　药物组成：一点红、白花蛇舌草、鸡血藤、桃金娘根、白背叶根、地桃花、菥蓂。

功能主治：清热解毒，燥湿止带，祛瘀止痛。用于湿热瘀滞所致带下病、月经不调，症见带下量多、色黄质稠、小腹隐痛、腰骶酸痛、经行腹痛；慢性盆腔炎、附件炎、子宫内膜炎见上述证候者。

**3. 白绒止咳糖浆(《卫生部药品标准中药成方制剂·第十四册》)**　药物组成：白绒草、枇杷叶、牛白藤、一点红、薄荷油、甘草。

功能主治：清肺祛痰，疏风止咳。用于风热犯肺或痰热阻肺之咳嗽，急、慢性支气管炎见以上证候者。

**4. 感冒炎咳灵糖浆、片(《卫生部药品标准中药成方制剂·第二册》)**　药物组成：一点红、一枝黄花、板蓝根、甘草、生姜。

功能主治：解毒解热，消炎止咳。用于感冒，流行性感冒，腮腺炎，咽喉炎，扁桃体炎，支气管炎。

**5. 伤科万花油(《卫生部药品标准中药成方制剂·第十九册》)**　药物组成：黄连、赤芍、大黄、防风、白芷、独活、羌活、天南星、川芎、白及、三棱、威灵仙、莪术、乌药、乳香、香附、骨碎补、山慈菇、桃仁、蛇床子、苍耳子、蓖麻子、水翁花、陈皮、青皮、柚皮、栀子、砂仁、泽兰、卷柏、墨旱莲、刘寄奴、荷叶、金银花、野菊花、红花、蜡梅花、蒲黄、木棉皮、牡丹皮、苏木、油松节、宽筋藤、胡椒、白矾、无名异、倒扣草、韩信草、一点红、田基黄、辣蓼、金耳环、侧柏叶、海风藤、马齿苋、大皂角、过塘蛇、两面针、羊耳菊、大风艾、小罗伞、柳枝星色草、丁香、没药、紫草茸、大风子、马钱子(制)、草豆蔻、肉豆蔻、芦荟、荜茇、姜皮、蔓荆叶、葱头、紫草、大蒜、三七、木棉花、葛花、三七姜、谷精草、九层塔、血竭、刺苋、铁包金、桉油、八角茴香油、水杨酸甲酯、丁香罗勒油、松节油、薄荷油、肉桂油、冰片。

功能主治：清热解毒，祛瘀止血，消肿止痛，收敛生肌。用于水火烫伤，跌打损伤，刀伤出血。

**【注意事项】** 孕妇慎用。有研究报道一点红可引起药物性肝病，有肝脏疾病者应慎用[4]。

**【贮藏】** 避光，干燥，防潮。

**【参考文献】** [1]钟正贤，李开双，李翠红，等.一点红药理作用的实验研究[J].中国中医药科技，2007，14(4)：267-268.

[2]王伟，张艳华，李超华，等.一点红提取物体外抗氧化活性研究[J].食品工业科技，2012，33(5)：87-89，94.

[3]钟正贤，周桂芬，李燕婧.一点红提取物药理作用的实验研究[J].云南中医中药杂志，2006，27(4)：36-37.

[4]许英.中药的药物性肝损害30例临床分析[J].现代中西医结合杂志，2005，14(5)：600-601.

（佘成浩　敖慧　彭成）

## 904　一枝蒿

Yizhihao

**【异名】** 新疆一枝蒿（《全国中草药汇编》），鹿角蒿（新疆）。

**【来源】** 为菊科植物一枝蒿 *Artemisia rupestris* L.的干燥全草。

**【产地】** 主要为野生品，亦有栽培品。分布于我国新疆等地，主产于新疆等地。

**【采收加工】** 夏季割取地上部分，扎成把，阴干。

**【炮制】** 除去杂质，切段。

**【性状特征】** 根和根茎圆柱形，土黄色至灰褐色，常带少数短须根，断面浅黄色。茎单一或数个，于根茎处弯曲，直径1.5～3mm，幼枝和花枝上部密被短绒毛，老枝或枝的下部光滑，有不显著的细纵条纹，表面常为紫红色，断面白色，中空。叶多卷曲、破碎或脱落。具特异芳香，味微苦。以干燥、完整、无根、无杂质者为佳。

**【化学成分】** 一枝蒿的主要成分是酮酸、黄酮、挥发油、甾体，还含有生物碱、氨基酸等。一枝蒿的酮酸、黄酮、挥发油、甾体是其主要药理活性成分。

**【药理毒理】**

**1. 抗过敏** 一枝蒿不同提取物1、25、50、75、100μg/ml对RBL-2H3细胞脱颗粒释放β-已糖胺酶有不同程度的抑制作用。水溶部位Q3和正丁醇萃取物Q4与色甘酸钠对该酶释放的抑制率较高，最高浓度下分别为57.96%、67.44%和60.33%。并且不同时间点（2h、4h、6h）Q3和Q4对RBL-2H3细胞分泌IL-4和TNF-α均有抑制作用，Q4的抑制作用更明显[1]。

**2. 抗炎** 一枝蒿提取液按100、200、300mg/kg给二甲苯致小鼠耳肿胀模型灌胃，连续3d，能显著抑制小鼠耳肿胀程度；一枝蒿提取液300、200mg/kg给角叉莱胶诱导的大鼠足趾肿胀模型灌胃，连续7d，能显著抑制大鼠足趾肿胀，并呈一定量效关系，也可减少$PGE_2$的产生；一枝蒿提取液35、70、140mg/kg给棉球肉芽肿致大鼠肉芽组织增生灌胃，连续7d，能抑制大鼠棉球肉芽肿肉芽组织增生[2]。

**3. 保肝** 一枝蒿提取液按1.0、2.0、4.0g/kg的剂量给四氯化碳致小鼠急性损伤小鼠灌胃，连续7d，能显著抑制小鼠谷丙转氨酶的升高；一枝蒿提取液1.0、2.0、4.0g/kg给D-氨基半乳糖致小鼠急性损伤小鼠灌胃，连续7d，能显著抑制小鼠谷丙转氨酶的升高[3]。

**4. 抗病毒** 一枝蒿有效部位0.59～16.05μg/ml对2.2.15细胞HBV-DNA、HbsAg及HbeAg具有一定的抑制作用；一枝蒿有效部位50mg/kg可显著降低鸭血清DHBV-DNA水平，且停药后对鸭血清DHBV-DNA水平有一定的持续抑制作用[4]。

**5. 调节免疫** 连续7d灌胃给予一枝蒿有效部位按20、40、80g/kg的剂量对鸡红细胞致小鼠血清溶血素生成模型灌胃，可促进小鼠血清溶血素生成，可增加小鼠血清中抗体的含量[5]。

**【药性】** 辛，平。归心、肝、肺经。

**【功能主治】** 清热解毒，健胃消食，祛风凉血。用于感冒、过敏、食积、蛇伤疮疖。

**【临床应用】 临床常用**

（1）感冒　本品味辛、平。治疗病毒性感冒常配伍大青叶、板蓝根等清热药。治疗外感发热常配伍板蓝根。

（2）食积气滞　本品健胃消食，治疗食积气滞常与行气药配伍使用。

（3）蛇伤、跌打瘀肿　本品清热解毒，祛风凉血。治疗蛇伤常与水慈菇联用，也可单用；治疗跌打损伤，可单用，也可与法半夏、生白芷、五香血藤等配伍使用。

【用法用量】 6～20g。

【成药例证】

**1. 复方一枝蒿颗粒(《国家中成药标准汇编·内科肺系分册》)** 药物组成：一枝蒿、大青叶、板蓝根。

功能主治：解表祛风，凉血解毒。用于邪毒所致的感冒发热，咽喉肿痛，病毒性感冒见上述证候者。

**2. 蒿蓝感冒颗粒(《国家中成药标准汇编·内科肺系分册》)** 药物组成：一枝蒿、板蓝根、盐酸伪麻黄碱、对乙酰氨基酚。

功能主治：疏风解表，清热解毒。用于外感发热，咳嗽，咽痛。

【注意事项】 孕妇忌服。

【贮藏】 置阴凉干燥处。

【参考文献】 [1]薛丹婷，李红玲，王泳鑫，等.新疆一枝蒿不同溶剂提取物治疗Ⅰ型过敏的药效学比较研究[J].时珍国医国药，2013，23(10)：2633-2634.

[2]肖威，斯拉甫，艾白，等.新疆一枝蒿抗炎作用研究[J].时珍国医国药，2008，19(12)：2836-2638.

[3]斯拉甫，古力娜.新疆一枝蒿提取物保肝作用的实验研究[J].中国中西医结合杂志，2002，22(2)：126-128.

[4]李治建，古力娜，达吾提，等.一枝蒿有效部位抗乙肝病毒作用研究[J].中药药理与临床，2012，28(3)：149-150.

[5]孟繁龙，李治建，斯拉甫，等.一枝蒿有效部位对小鼠免疫功能的影响[J].时珍国医国药，2011，22(3)：537-539.

(徐世军 敖慧 彭成)

## 905 一枝黄花
Yizhihuanghua

【异名】 野黄菊(《南宁市药物志》)，山边半枝香、洒金花(《江西民间草药》)，黄花细辛、黄花一枝香(《广西中药志》)，千根癀(《闽南民间草药》)，百条根、铁金拐(《泉州本草》)，莶子草、小白龙须、黄花马兰、大败毒、红柴胡(《湖南药物志》)，黄花仔、红胶苦莱(《闽东本草》)，一枝香、大叶七星剑(《广东中药》)，蛇头王(《上海常用中草药》)，金锁匙、满山黄、黄花儿(《浙江民间常用草药》)，黄柴胡(四川)。

【来源】 为菊科植物一枝黄花 *Solidago decurrens* Lour.的干燥全草。

【产地】 主要为野生品。江苏、浙江、安徽、江西、四川、贵州、湖北、湖南、广州、广西、云南及陕西南部、台湾等地广为分布。

【采收加工】 秋季花果期采挖，除去泥沙，晒干。

【炮制】 除去杂质，喷淋清水，切段，干燥。

【性状特征】 茎圆柱形，表面暗紫红色或灰绿色，具纵纹，光滑无毛，茎端有稀毛；质坚而脆，易折断，断面纤维性，中央有疏松的白色髓。叶片多破碎而皱缩，上面黄绿色，下面淡绿色。花冠黄色，多脱落，冠毛黄白色，外露。气清香，味苦。

【化学成分】 一枝黄花的主要成分是黄酮、皂苷，还含有苯丙酸等。一枝黄花的黄酮、皂苷是其主要药理活性成分。《中华人民共和国药典》2015年版规定，本品药材按干燥品计算，含无水芦丁($C_{27}H_{30}O_{16}$)不得少于0.10%。

【药理毒理】

**1. 增强胃肠运动** 一枝黄花水煎液0.15g/kg给小鼠灌胃，能明显增强炭末在小鼠小肠内的推进率[1]。

**2. 抗胃溃疡** 一枝黄花煎剂50mg/kg给吲哚美辛致大鼠的溃疡模型腹腔注射，能降低大鼠的溃疡得分[2]。

【药性】 辛、苦，凉。归肺、肝经。

【功能主治】 清热解毒，疏散风热。用于喉痹，乳蛾，咽喉肿痛，疮疖肿毒，风热感冒。

【临床应用】 临床常用

(1)风热感冒 本品性凉，味辛、苦，疏散风热，对于风热感冒尤为适宜。治疗风热感冒常配伍石膏、黄芩、连翘等清热药也可以单独使用。与白英同煎，治疗感冒；与贯众、鲜松针同煎，预防感冒。单用剂量9～30g，煎服。

(2)喉痹、咽喉肿痛、疮、疖、痈肿 本品能清热解毒，对热毒壅盛导致的咽喉肿痛、喉痹等都有一定的治疗作用，常单独使用或与穿心莲配伍使用。治疗肺炎、肠炎及上呼吸道感染等，一枝黄花常与一点红配成煎剂，或与白毛夏枯草、甘草配制成胶囊使用。

【用法用量】 9～15g。

【成药例证】

**1. 感冒炎咳灵片(《国家中成药标准汇编·内科肺系分册》)** 药物组成：板蓝根、一枝黄花、一点红、甘草、生姜。

功能主治：解毒解热，消炎止咳。用于感冒，流行性感冒，腮腺炎，咽喉炎，扁桃体炎，支气管炎。

**2. 穿黄消炎胶囊(《国家中成药标准汇编·内科肺系分册》)** 药物组成：穿心莲、一枝黄花。

功能主治：清热解毒。用于急性上呼吸道感染、急性扁桃体炎、咽喉炎等热毒壅盛证。

**3. 复方一枝黄花喷雾剂(《国家中成药标准汇编·眼科耳鼻喉科皮肤科分册》)** 药物组成：一枝黄花、金银花、贯众、连翘、薄荷、荆芥、艾纳香。

功能主治：清热解毒，宣散风热，清利咽喉。用于上呼吸道感染，急、慢性咽喉炎、口腔炎、牙龈肿痛、口臭。

**4. 鼻宁喷雾剂(《国家中成药标准汇编·眼科耳鼻喉科皮肤科分册》)** 药物组成：鹅不食草、一枝黄花、山梨酸。

功能主治：疏风解表，清热通窍。用于急性鼻炎(伤风鼻塞)，慢性单纯性鼻炎，过敏性鼻炎。

**【注意事项】** 孕妇忌服。

**【贮藏】** 置干燥处。

**【参考文献】** [1]刘素鹏，裘名宜，吴正平，等.一枝黄花对动物肠平滑肌运动的影响[J].时珍国医国药，2006，17(11)：2151-2152.

[2]裘名宜，李晓岚，刘素鹏.一枝黄花总皂苷对消炎痛所致大鼠胃溃疡的影响[J].时珍国医国药，2005，16(12)：1267.

(徐世军　敖慧　彭成)

## 906　伊贝母

Yibeimu

**【异名】** 新贝、伊贝、生贝。

**【来源】** 为百合科植物新疆贝母 *Fritillaria walujewii* Regel 或伊犁贝母 *Fritillaria pallidiflora* Schrenk 的干燥鳞茎。

**【产地】** 主要为栽培品，野生品亦有。伊犁贝母主要分布于新疆伊犁河流域，主产于伊宁、昭苏、霍城、尼勒克、博乐、精河等地。新疆贝母主产于新疆。

**【采收加工】** 5～7月间采挖，除去泥沙，晒干，再去须根和外皮。

**【炮制】** 取原材料，除去杂质，洗净，取出，润软，切薄片。

**【性状特征】** **新疆贝母** 呈扁球形，高0.5～1.5cm。表面类白色，光滑。外层鳞叶2瓣，月牙形，肥厚，大小相近而紧靠。顶端平展而开裂，基部圆钝，内有较大的鳞片及残茎、心芽各1枚。质硬而脆，断面白色，富粉性。气微，味微苦。

**伊犁贝母** 呈圆锥形，较大。表面稍粗糙，淡黄白色。外层鳞叶心脏形，肥大，一片较大或近等大，抱合。顶端稍尖，少有开裂，基部微凹陷。

**【化学成分】** 伊贝母的主要成分是生物碱，还含有淀粉、皂苷等。伊贝母的生物碱是其主要药理活性成分。《中华人民共和国药典》2015年版规定，本品药材按干燥品计算，含西贝母碱苷($C_{33}H_{53}NO_8$)和西贝母碱($C_{27}H_{43}NO_3$)的总量不得少于0.070%。

**【药理毒理】**

**1. 镇咳** 伊犁贝母总生物碱按10mg/kg给电刺激上神经致咳的猫十二指肠给药，可显著降低猫的咳嗽次数；伊犁贝母总生物碱10、20、40mg/kg氨水致小鼠灌胃，连续5d，可降低小鼠咳嗽次数；伊犁贝母总生物碱10、20mg/kg对枸橼酸致小鼠咳嗽模型灌胃给药，能显著减少小鼠咳嗽次数[1]。

**2. 祛痰** 伊犁贝母总生物碱按20、40mg/kg对酚红致大鼠痰多模型灌胃，连续5d，可增加大鼠酚红排泌量；伊犁贝母总生物碱按10、20mg/kg对酚红致大鼠痰多模型灌胃，连续5d，能增加大鼠内毛细血管吸取痰液高度[1]。

**3. 平喘** 给予伊犁贝母总生物碱按40、20、10mg/kg给乙酰胆碱-组胺致豚鼠哮喘模型灌胃，连续5d，能延长豚鼠的潜伏期[1,2]。

**4. 体内过程** 颈静脉给予大鼠100mg/kg伊犁贝母总生物碱盐酸盐，以PK solution2.0药动学软件拟合药动学参数，西贝素、西贝素苷和伊贝碱苷在血浆内主要药代动力学参数分别为：$t_{1/2\alpha}$分别为7.4±0.3、1.6±0.3、1.4±0.8min；$t_{1/2\beta}$分别为42.5±8.1，6.8±0.6、4.6±0.7min；$AUC_{0\to\infty}$分别为325.1±67.2、786.0±36.5、897.5±87.8μg/(ml·min)；$V_d$分别为3.7±0.6、0.55±0.01、0.42±0.06L/kg；$CL$分别为59.7±16.2、68.3±6.2、78.9±7.3ml·kg/min[3]。

**【药性】** 苦、甘，微寒。归肺、心经。

**【功能主治】** 清热润肺，化痰止咳。用于肺热咳嗽，干咳少痰，阴虚劳嗽，咯痰带血。

**【临床应用】** **临床常用**

肺热咳嗽，阴虚劳嗽　本品性寒而有苦味，能清肺化痰而止咳，可用于痰热咳嗽等症。

**【用法用量】** 3～9g。

**【成药例证】**

**1. 紫前膏(《国家中成药标准汇编·内科肺系分册》)**　药物组成：党参、紫苏叶、伊贝母、葛根、前胡、厚朴(姜炙)、橘红、天花粉、苦杏仁(去皮炒)、桔梗、法半夏、黄芩。

功能主治：散寒解表，止咳化痰。用于风寒感冒，头痛无汗，鼻塞流涕，咳嗽，舌苔薄白。

**2. 秋燥感冒颗粒(《卫生部药品标准中药成方制剂·第十六册》)**　药物组成：桑叶、北沙参、竹叶、前胡、伊贝母、桔梗、麦冬、苦杏仁(炒)、甘草、菊花、山豆根。

功能主治：清燥退热，润肺止咳。用于感冒病秋燥证，症见恶寒发热，鼻咽口唇干燥，干咳少痰，舌边尖红，苔薄白而干或薄黄少津。

**【注意事项】** 不宜与川乌、制川乌、草乌、制草乌、附子同用。

**【贮藏】** 置通风干燥处，防蛀。

**【参考文献】**
[1]王林辉，季晖，王长礼，等.伊犁贝母总生物碱的药效学研究[J].中国药科大学学报，2003，34(2)：172-176.

[2]季晖，王琳辉，李萍，等.伊犁贝母总生物碱对豚鼠的平喘作用及其机理[J].中国天然药物，2005，3(2)：116-120.

[3]曾令杰，林鸽.伊贝母生物碱的HPLC分析及药代动力学研究[J].中药新药与临床药理，2003，14(1)：37-38.

(徐世军　敖慧　彭成)

## 907　益母草

Yimucao

**【异名】** 茺(《诗经》)，萑(《尔雅》)，益母、茺蔚、益明、大札(《神农本草经》)，臭秽(《尔雅》刘歆注)，贞蔚(《名医别录》)，苦低草(《千金方》)，郁臭草(《本草拾遗》)，夏枯草、土质汗(《近效方》)，野天麻、火枚、负担(《经效产宝》)，辣母藤(《履巉岩本草》)，郁臭苗(《救荒本草》)，猪麻(《本草纲目》)，益母艾(《生草药性备要》)，扒骨风(《分类草药性》)，红花艾(《岭南采药录》)，坤草(《青海药材》)，枯草(《药材资料汇编》)，苦草、田芝麻棵、小暑草(《江苏植药志》)，益母蒿(《东北药植志》)。

**【来源】** 为唇形科植物益母草 *Leonurus japonicus* Houtt.的新鲜或干燥地上部分。

**【产地】** 主要为野生品，栽培品亦有。其道地产区为安徽六安、蚌埠、芜湖，主产于河南离县、亲州，四川温江、邛崃，江苏南京、镇江，浙江奉化、嵊县。此外，广东、广西、河北等全国大部分地区均产。建于四川省凉山州冕宁县宏模乡新阳村的益母草GAP种植基地已通过原国家食品药品监督管理总局验收。

**【采收加工】** 应在枝叶生长旺盛、每株开花达三分之二时采收。早熟益母草秋播、春播、夏播均可，冬性益母草必须秋播。春播以雨水至惊蛰期间(2月下旬至3月上旬)为宜；北方为利用夏季休闲地种植，采用夏播，在芒种收麦以后种植，产量不高；低温地区多采取秋播，以秋分至寒露期间(9月下旬至10月上旬)土壤湿润时最好。夏播者以不同播种期，在花开三分之二时，适时收获。收获时，在晴天露水干后，齐地割取地上部分。及时晒干或烘干，在干燥过程中避免堆积和雨淋受潮，以防其发酵或叶片变黄，影响质量。

**【炮制】** **鲜益母草**　取原药材，除去杂质，迅速洗净。

**干益母草**　取原药材，除去杂质，迅速洗净，略润，切段，干燥。

**酒益母草**　取益母草段，喷洒黄酒拌匀，闷润至透，置锅内用文火加热，炒干。每100kg益母草段用黄酒15kg。

**【性状特征】** **鲜益母草**　幼苗期无茎，基生叶圆心形，边缘5～9浅裂，每裂片有2～3钝齿。花前期茎呈方柱形，上部多分枝，四面凹下成纵沟，长30～60cm，直径0.2～0.5cm；表面青绿色；质鲜嫩，断面中部有髓。叶交互对生，有柄；叶片青绿色，质鲜嫩，揉之有汁；下部茎生叶掌状3裂，上部叶羽状深裂或浅裂成3片，裂片全缘或具少数锯齿。气微，味微苦。

**干益母草**　茎表面灰绿色或黄绿色；体轻，质韧，断面中部有髓。叶片灰绿色，多皱缩、破碎，易脱落。轮伞花序腋生，小花淡紫色，花萼筒状，花冠二唇形。切段者长约2cm。

**饮片**　呈不规则的段状。茎方形，四面凹下成纵沟，灰绿色或黄绿色。切面中部有白髓。叶片灰绿色，多皱缩、破碎。轮伞花序腋生，花黄棕色，花萼筒状，花冠二唇形。气微，味微苦。

**【化学成分】**　益母草主要含生物碱、黄酮、二萜、苷、脂肪酸、挥发油、环型多肽等，并含有锌、铜、锰、铁等多种微量元素。益母草的生物碱是其主要药理活性成分。《中华人民共和国药典》2015年版规定，本品药材按干燥品计算，含盐酸水苏碱（$C_7H_{13}NO_2 \cdot HCl$）不得少于0.50%；含盐酸益母草碱（$C_{14}H_{21}O_5N_3 \cdot HCl$）不得少于0.050%；本品饮片按干燥品计算，含盐酸水苏碱（$C_7H_{13}NO_2 \cdot HCl$）不得少于0.40%；含盐酸益母草碱（$C_{14}H_{21}O_5N_3 \cdot HCl$）不得少于0.040%。

**【药理毒理】**

**1. 双向调节子宫**　益母草水煎液在给予终浓度6700μg/ml时，对离体小鼠子宫肌有兴奋作用，使子宫活动力明显增加[1]。给大鼠腹腔注射益母草水煎液0.1、0.2、0.4g/只，可使雌性未孕大鼠子宫肌电的慢波频率加快、平均振幅增大，单波频率加快、最大振幅增大，爆发波时程延长，串间隔缩小，最大振幅增大[2]。益母草总生物碱（0.2、0.1、0.05g/kg）对缩宫素引起的大鼠在体子宫和$PGE_2$引起的小鼠在体子宫强烈收缩有显著的缓解作用[3]。

**2. 改善血液流变学**　益母草注射液（LHS）10.0g/kg以生理盐水稀释后对高分子右旋糖酐（Dextran 500）造成的弥散性血管内凝血（DIC）大鼠静脉给药，结果显示LHS通过扩张微血管、增加器官血流量、降低血黏度和抑制血小板聚集，对DIC具有治疗作用[4]。益母草水煎液5g/(kg·d)给链脲佐菌素腹腔注射所致糖尿病肾病大鼠灌胃给药，可降低全血高切黏度、全血低切黏度、红细胞聚集指数、显微蛋白原含量的作用，明显改善血液流变学[5]。

**3. 改善冠脉循环、保护心脏**　对新西兰白兔冠状动脉左室支结扎持续60min，缺血后20min静脉滴注益母草注射液（7.5g/kg）、5%葡萄糖30ml，可提高兔左室收缩内压（LVSP）、最大变化速率（±dp/dtmax）、全血谷胱甘肽过氧化物酶活性；降低左室舒张内压（LVEDP）、ΣST段、血浆肌酸激酶、天冬氨酸转氨酶、乳酸脱氢酶、α-羟基丁酸脱氢酶活性及丙二醛含量[6]。

**4. 改善脑血管循环**　益母草注射液20、5ml/kg对双侧颈总动脉结扎所致急性脑缺血模型小鼠尾静脉注射给药，1次/d，连续5d，可降低脑指数，20、10、5mg/kg对氰化钾所致急性脑缺血模型小鼠、缺血再灌注损伤模型大鼠尾静脉注射给药，1次/d，连续5d，可缩短小鼠翻正反射消失时间的作用，降低大鼠脑组织内丙二醛含量、提高超氧化物歧化酶及乳酸脱氢酶活力的作用[7]。

**5. 改善肾功能**　益母草碱溶液按25ml/100g予大鼠灌胃给药，能增加尿量，且能增加尿液中$Na^+$、$Cl^-$的排出量，减少$K^+$的排出量，其作用在2h内达到高峰[8]。

**6. 抗炎、镇痛**　益母草总生物碱按0.2、0.1、0.05g/kg给缩宫素引起的大鼠痛经模型及$PGE_2$引起的小鼠痛经模型灌胃给药，连续3d，可缓解大、小鼠在体子宫的强烈收缩，能迅速抑制缩宫素和$PGE_2$的活性，且表现出一定的量效关系；同样的用药方式对热刺激引起的小鼠疼痛反应也具有缓解作用；上述剂量，分别给灌胃给药5d、7d，对角叉菜胶引起的大鼠渗出性炎症和肉芽肿形成的慢性炎症有明显的抑制作用[3]。

**7. 抗诱变**　益母草水煎液2.0、4.0、8.0g/kg给环磷酰胺引起的遗传物质损伤小鼠灌胃给药，连续10d，可降低其微核频率，对小鼠遗传物质具有防护作用[9]。

**8. 抗衰老**　益母草鲜汁0.5ml(6.65g生药/ml)给皮下注射D-半乳糖致衰老模型小鼠脱毛处皮肤外涂用药，连续30d，具有增加小鼠皮肤和尾腱中羟脯氨酸含量的作用；0.2ml外涂于衰老大鼠脱毛处皮肤，连续30d，能增加皮肤中成纤维细胞含量[10]。

**9. 安全性评价**　益母草煎液按60g/(kg·d)剂量给大鼠连续灌胃14d，给药1周和2周后尿NAG、$\beta_2$-MG、Upor及血BUN、Cr无明显改变，大鼠肾组织未见明显病理改变[11]。益母草醇提取物按生药量计，经口测得$LD_{50}$为101.33g/kg，120、60、30g/kg不同剂量组均按10ml/kg鼠重体积灌胃，连续45d，均可不同程度造成肾小管损伤；MDA、总-SH含量增加，SOD、GSH-Px活性下降，GSH含量降低，上述变化随剂量的增加而逐渐加重[12]。

**10. 体内过程**　从大鼠股静脉注入益母草碱生理盐水溶液（5mg/ml）7.5mg/kg。主要药动学参数为：$Vc$ 为 0.353 ± 0.023L/kg，$CL$ 为 0.451 ± 0.074mg/(h·kg)，$K_{12}$ 为 7.787±2.210h$^{-1}$，$K_{21}$ 为 0.887±0.329h$^{-1}$，$Ke$ 为 1.276±0.182h$^{-1}$，$t_{1/2\alpha}$ 为 0.074 ± 0.020h，$t_{1/2\beta}$ 为 6.32 ± 1.35h，$AUC$ 为 6.20±0.47μg·h/ml。益母草碱在大鼠体内呈二室内开放模型，进入体内迅速分布，而代谢消除比较缓慢，其生物半衰期超过6h[13]。

**【药性】**　苦、辛，微寒。归肝、心包、膀胱经。

**【功能主治】**　活血调经，利尿消肿，清热解毒。用于月经不调，痛经经闭，恶露不尽，水肿尿少，疮疡肿毒。

**【临床应用】**

**1. 临床常用**

（1）血瘀经闭、经行腹痛、产后腹痛等妇科血瘀证　本品性善走散，有活血调经止痛、祛瘀生新之功，为妇人经产要药。临床主要用于治疗血滞经闭、痛经、产后瘀滞腹痛及产后恶露不尽，可单用，如《中华人民共和国药典》2015年版益母草口服液、益母草膏、益母草片等；若血瘀兼有气滞，则配伍活血行气的当归、川芎、木香，如《中华人民共和国药典》2015年版益母丸；若血瘀兼有气血亏虚，则可与八珍汤同用，如《中华人民共和国药典》2015年版八珍益母丸、八珍益母胶囊。

（2）水肿，小便不利　本品性滑而利，有利尿消肿之功，可用于治疗水肿，因其有活血之效，尤善于治疗水瘀互阻之水肿。可单用，亦可与白茅根、泽兰等利尿药同用。若兼有血热，可与清热通淋的车前子、石韦、木通等同用。

（3）跌打损伤，疮痈肿毒，皮肤瘾疹　本品有清热解毒、活血消肿止痛之效，与行气活血的川芎、当归同用可以治疗跌打损伤瘀痛；单用外洗或外敷，或与清热解毒燥湿的蒲公英、黄柏、苦参等药同用可治疮痈肿毒、皮肤瘾疹。

**2. 临床新用**　益母草可用于治疗冠心病[14]、急性脑梗死[15]。

**【用法用量】**　9～30g；鲜品12～40g。

**【成药例证】**

**1. 益母草片、胶囊、颗粒、口服液、膏（《中华人民共和国药典》2015年版）**　药物组成：益母草。

功能主治：活血调经。用于血瘀所致的月经不调，产后恶露不绝，症见月经量少，淋漓不净，产后出血时间过长；产后子宫复旧不全见上述证候者。

**2. 益母丸（《中华人民共和国药典》2015年版）、复方益母颗粒（《国家药品标准80》）**　药物组成：益母草、当归、川芎、木香。

功能主治：行气活血，调经止痛。用于气滞血瘀所致的月经量少、错后，有血块，小腹疼痛，经行痛减，产后恶露不净。

**3. 八珍益母丸、胶囊（《中华人民共和国药典》2015年版）**　药物组成：益母草、党参、炒白术、茯苓、甘草、当归、酒白芍、川芎、熟地黄。

功能主治：益气养血，活血调经。用于气血两虚兼有血瘀所致的月经不调，症见月经周期错后，行经量少，淋漓不净，精神不振，肢体乏力。

**4. 尿路康颗粒（《国家中成药标准汇编·外科妇科分册》）**　药物组成：益母草、墨旱莲、车前草、灯心草、金钱草、甘草、黄精、山药。

功能主治：清热利湿，健脾益肾。用于下焦湿热、脾肾两虚所致的淋证，小便不利，淋沥涩痛；非淋菌性尿道炎见上述证候者。

**【注意事项】**　孕妇慎用。

**【贮藏】**　干益母草置通风干燥处；鲜益母草置阴凉潮湿处。

**【参考文献】**　[1]石米扬，昌兰芳，何功倍.红花、当归、益母草对子宫兴奋作用的机制研究[J].中国中药杂志，1995，20(3)：175.

[2]马永明，杨东焱，田治峰，等.益母草对大鼠在体子宫肌电活动的影响[J].中国中药杂志，2000，25(6)：364-366.

[3]李万，蔡亚玲.益母草总生物碱的药理实验研究[J].华中科技大学学报，2002，32(2)：168-170.

[4]张健，李蓟龙，刘圣君，等.益母草注射液对DIC大鼠血液动力学的影响[J].天津医药，2007，35(3)：206-208.

[5]王辉，陈清江，杨再刚，等.益母草对糖尿病肾病大鼠血液流变学及转化生长因子-$\beta_1$表达的影响[J].第四军医大学学报，2007，28(16)：1465-1467.

[6]陈少如，郑鸿翱，陈韩秋，等.益母草制剂治疗心肌缺血及其机制研究[J].中国危重病急救医学，2002，14(1)：19-22.

[7]谢崇宣，杨育群，卢健沛，等.益母草注射液对小鼠及大鼠

实验性脑缺血的保护作用[J].南方医科大学学报,2007,27(10):1528-1530.

[8]晁志,马丽玲,周秀佳.益母草中生物碱成分对大鼠的利尿作用研究[J].时珍国医国药,2005,16(1):11-12.

[9]邢沈阳,乔萍,温得中,等.益母草提取液对小鼠遗传物质损伤的保护作用及对淋巴细胞功能的增强作用[J].吉林大学学报(医学版),2008,34(5):799-801.

[10]程静,邴飞虹,但汉雄.益母草鲜汁抗皮肤衰老的实验研究[J].中国药师,2007,10(12):1181-1183.

[11]谢敏妍,杨柏雄.短期大剂量益母草对大鼠肾脏的影响[J]. 中国医药指南,2012,10(19):8-9.

[12]黄伟,孙蓉.益母草醇提组分致大鼠肾毒性病理损伤机制研究[J].中国实验方剂学杂志,2010,16(9):111-114.

[13]晁志.益母草碱在大鼠体内的药动学研究[J].中国药学杂志,2002,37(1):39-41.

[14]陈少如,陈穗,李秋元.益母草注射液对冠心病患者及大鼠心肌缺血再灌注心律失常的治疗作用[J].临床心血管病杂志,2002,18(10):490-491.

[15]许楚芸,陈少如,何文贞,等.益母草注射液治疗急性脑梗死[J].中国新药与临床杂志,2002,21(5):271-273.

(岳美颖　敖慧　彭成)

## 908　益智

Yizhi

**【异名】**　益智子(《开宝本草》),摘艼子(《中药材手册》),益智(《广志》)。

**【来源】**　为姜科植物益智 *Alpinia oxyphylla* Miq.的干燥成熟果实。

**【产地】**　主要为栽培品,野生品亦有。其道地产区为广东阳江、雷州半岛,广西灵山、横县、钦州、防城、容县,海南岛的屯昌、澄迈、陵水、儋州、保亭、琼山、崖县等地,福建亦产。

**【采收加工】**　定植后3年开始收获,第5年进入盛产期,一般有20～30年的经济寿命。每年5～6月,当果实呈淡黄色,果皮茸毛脱落,果肉带甜,种子转为褐色,味道辛辣、呛喉时采收。选晴天剪下果穗,除去果柄,晒干或阴干。如遇雨天,宜及时低温(一般不超过40℃)烘干。温度过高会造成挥发油的损失,以直接晒干者色泽、气味为佳。

**【炮制】**　**益智仁**　取益智仁置锅内,炒至外壳焦黑,取出冷透,除去果壳,取仁捣碎用。

**盐益智仁**　取净益智仁,用盐水拌匀,稍闷,置锅内,用文火加热,炒干,取出放凉(每益智仁100斤,用食盐2斤8两,加适量开水化开澄清)。

**【性状特征】**　**益智仁**　本品呈椭圆形,两端略尖,长1.2～2cm,直径1～1.3cm。表面棕色或灰棕色,有纵向凹凸不平的突起棱线13～20条,顶端有花被残基,基部常残存果梗。果皮薄而稍韧,与种子紧贴,种子集结成团,中有隔膜将种子团分为3瓣,每瓣有种子6～11粒。种子呈不规则的扁圆形,略有钝棱,直径约3mm,表面灰褐色或灰黄色,外被淡棕色膜质的假种皮;质硬,胚乳白色。有特异香气,味辛、微苦。以粒大饱满、质坚硬、显油性、气味浓者为佳。

**盐益智仁**　颜色较益智仁深,其余与益智仁同。

**【化学成分】**　益智主要含有挥发油类、萜类、黄酮类等成分,此外还有微量元素、糖类、氨基酸、蛋白质等成分。其中挥发油、二芳基庚酮类化合物(益智酮甲、益智酮乙)、二芳基庚烷类化合物、倍半萜类为主要的有效成分。《中华人民共和国药典》2015年版规定,益智药材及其饮片种子含有挥发油不得少于1.0%(ml/g)。

**【药理毒理】**

**1. 镇静、镇痛**　200、400g/kg的益智氯仿提取物和30g/kg的益智水提物给小鼠灌胃1次,给药1h后腹腔注射戊巴比妥钠阈下剂量25mg/kg,均能明显提高戊巴比妥钠阈下剂量的小鼠睡眠率;100、200、300g/kg的益智氯仿提取物和20、30g/kg的益智水提物给小鼠灌胃1次,给药后用热板法测小鼠的热痛反应时间,各组均有镇痛作用,且益智氯仿提取物组比益智水提物起效快,其中以氯仿提取物200g/kg起效快且持久,同时两者还能降低醋酸致痛小鼠的扭体次数,其中氯仿提取物300g/kg的镇痛作用与对乙酰氨基酚组相似[1]。

**2. 益智**　益智水提取物按100、200mg/kg给β淀粉样肽所致学习记忆障碍模型小鼠灌胃,用药连续10d,能显著提高模型小鼠的空间学习能力,减少大脑皮层和海马组织内炎性细胞因子IL-1β、IL-6和TNF-α的表达[2]。

**3. 保护神经**　益智水提物按80mg/kg给束缚应激大鼠灌胃,1次/d,连续3周,结果对海马CA3区神经元损伤有明显保护作用,从而改善模型大鼠的精神状况、进食状况、毛发光泽度和排便情况[3]。

**4. 抗衰老、抗氧化**　在0.125%、0.25%、0.5%、1%、2%的益智水提液中养育多刺裸腹蚤，能延长其寿命，尤以0.25%为优，个体实验的平均寿命延长率67.04%，群体实验的平均寿命延长率高达71.11%，其最高寿命为50d[4]。以益智和水按1∶30、1∶40、1∶50的比例进行热浸提（100℃）和常温（25～30℃）浸提所得两种提取物均对$O^{2-}$·有一定的清除能力，且两种浸提方法差别不大，其中以1∶30清除率最强，1∶40次之，1∶50最弱。两种方法所得浸提液对羟自由基的清除活性均较小，但经发酵后所得益智酒对羟自由基的清除率提高了约3倍多[5]。

**5. 抑制免疫**　益智氯仿提取物150g/kg和水提物20g/kg给幼年大鼠灌胃，1次/d，连续5d，均能使幼年大鼠脾脏、胸腺和肾上腺的重量有减轻趋势，使肾上腺内维生素C含量降低[1]。

**6. 保护胃肠道**　益智乙醇提取物以5、10、20g/kg给灌胃小鼠1次，给药体积均为0.2ml/10g，30min后分别灌胃给予番泻叶煎剂，发现中、高剂量显著延长番泻叶致腹泻小鼠的出现腹泻的潜伏期和减少湿便总数[6]。

**7. 保肝**　益智水提取物按0.08mg/(只·d)的剂量给游泳运动训练小鼠灌胃，连续6周，能延长游泳小鼠达到力竭的时间，可下调血清ALT及肝脏MDA的含量，升高肝脏SOD的含量[7]。

**8. 抗应激**　1g生药/ml的益智水提液按0.4ml/只给小鼠灌胃，1次/d，连续7d，能显著延长小鼠负重游泳时间、耐缺氧时间及小鼠耐高温存活时间[8]。

**9. 舒张子宫平滑肌**　48、148mg/ml的益智氯仿提取物对催产素和高钾所致大鼠离体子宫平滑肌收缩均有明显的抑制作用，该作用可通过增加溶液中的钙浓度而对抗[9]。

**10. 安全性评价**　益智挥发油乳剂14、10.5、7、5.9、4.4、3.32ml/kg给小鼠灌胃的$LD_{50}$为8.3269ml/kg，95%可信限为7.037～10.060ml/kg。给药后大部分小鼠在短时间内出现精神状态欠佳，自主活动减少，呼吸急促，死亡时间在24h内[10]。

**【药性】**　辛，温。归脾、肾经。

**【功能主治】**　暖肾固精缩尿，温脾止泻摄唾。用于肾虚遗尿，小便频数，遗精白浊，脾寒泄泻，腹中冷痛，口多唾涎。

**【临床应用】**　临床常用

（1）肾虚不固之遗精滑精早泄，尿频遗尿，妇人崩漏　本品性温善补，兼有固涩之性。能温肾壮阳、固精缩尿、固崩止带，可用于下焦虚寒、肾气不固之证。若治命火不足，梦遗滑精，可与附子、熟地、补骨脂等温阳补火之品同用，如《景岳全书》巩堤丸。治肾气虚寒所致膀胱不约，小便频数或遗尿，常与温肾缩尿之乌药、山药为丸服，则缩尿之功益著，如《妇人良方》缩泉丸。若治妇人肾气不足，冲任不固，下元失约而致崩漏，可单用，如《经效产宝方》用本品炒研，盐汤下；若治疗胎漏下血，《胡氏济阴方》以本品与理气安胎砂仁为末服。

（2）脾寒泄泻，腹中冷痛，唾多流涎　本品有温脾止泻、摄涎止唾之功效，常用于治疗中焦脾胃虚寒、腹痛吐泻、口多涎唾等。若治脾胃虚寒，寒湿困阻之腹泻呕吐、腹中冷痛，常与温中散寒的党参、白术、高良姜、砂仁等配伍。若治脾肾虚寒之五更泄泻，则与四神丸同用，以益火生土。若治脾虚寒，涎唾常流，可单用本品温脾以摄涎唾，或与补气健脾燥湿的人参、茯苓、半夏配伍。

**【用法用量】**　3～10g。

**【成药例证】**

**1. 缩泉丸（《中华人民共和国药典》2015年版）**　药物组成：山药、益智仁（盐炒）、乌药。

功能主治：补肾缩尿。用于肾虚所致的小便频数、夜间遗尿。

**2. 益智温肾十味丸（《卫生部药品标准·蒙药分册》）**　药物组成：益智、干姜、白硇砂、荜茇、榧子、莲子、苦石莲、方海、冬葵果、麝香。

功能主治：祛肾寒，利尿。用于肾寒肾虚、腰腿痛、尿闭、肾结石等症。

**3. 益智康脑丸（《国家中成药标准汇编·内科心系分册》）**　药物组成：五指毛桃、扶芳藤、牛大力、千斤拔、红参、熟地黄、肉苁蓉、山茱萸、当归、肉桂、三七、升麻、甘草、蜂蜜（炼）。

功能主治：补肾益脾，健脑生髓。用于脾肾不足，精血亏虚，健忘头昏，倦怠食少，腰膝酸软。

**4. 遗尿散（《卫生部药品标准中药成方制剂·第三册》）**　药物组成：粉萆薢（盐炒）、益智仁（盐炒）、朱砂。

功能主治：暖肾，涩尿。用于睡中遗尿。

**【贮藏】** 置阴凉干燥处。

**【参考文献】**
[1]黄风和，林明世，钟然，等.益智仁药理作用的初步研究[J].广东医药学院学报，1989，5(2)：48-52.

[2]马娜，朱东海.益智仁提取物对β淀粉样肽致小鼠学习记忆障碍的改善作用及机制分析[J].中国医药导刊，2009，11(7)：1175-1176.

[3]孙莉，陈英杰，刘超，等.益智仁对束缚应激大鼠海马CA3区神经元损伤的影响[J].大连大学学报，2009，30(6)：87-90.

[4]李啸.益智仁对多刺裸腹蚤的生物学效应——一种延缓衰老药物的筛选实验[J].生物学杂志，2005，22(3)：39-40.

[5]阳辛凤，利美莲.益智与益智酒抗氧化活性的研究[J].华南热带农业大学学报，2001，7(3)：20-23.

[6]李兴华，胡昌江，李文兵，等.益智仁止泻作用初步研究[J].时珍国医国药，2009，20(10)：2498-2499.

[7]由文华，何胜.益智仁水提取物对运动训练小鼠肝组织自由基代谢和超微结构的影响[J].第四军医大学学报，2007，28(23)：2160-2162.

[8]王鲁，梁支明，舒畅，等.益智仁提取液抗应激作用试验[J].中国兽医杂志，2009，45(5)：49-50.

[9]蒋家华，黄风和，李月华.益智仁氯仿提取物对大鼠离体子宫肌收缩反应的影响[J].广东医药学院学报，1990，6(1)：1-5.

[10]黄凌，朱毅，董志，等.益智仁挥发油急性毒性实验及对帕金森小鼠行为学和纹状体多巴胺含量的影响[J].中药材，2008，31(5)：722-726.

（岳美颖　敖慧　彭成）

## 909 薏苡仁

Yiyiren

**【异名】** 解蠡(《神农本草经》)，起实、赣米(《名医别录》)，感米(《千金·食治》)，薏珠子(《本草图经》)，回回米、草珠儿、菩提子、赣珠(《救荒本草》)，必提珠(《滇南本草》)，芑实(《本草纲目》)，薏米(《药品化义》)，米仁(《本草崇原》)，薏仁(《本草新编》)，苡仁(《临证指南医案》)，苡米(《本草求原》)，草珠子(《植物名汇》)，六谷米(《中药形性经验鉴别法》)，珠珠米(《贵州民间方药集》)，胶念珠(《福建民间草药》)，尿塘珠、老鸦珠(《广西中兽医药植物》)，菩提珠(《江苏植药志》)。

**【来源】** 为禾本科植物薏苡 *Coix lacryma-jobi* L.var.*mayuen* (Roman.) Stapf 的干燥成熟种仁。

**【产地】** 主要为栽培品，野生品亦有。其道地产区为福建浦城、莆田、建阳，河北安国、阜平，辽宁正阳、庄河等地。此外，四川、云南、湖南、湖北、广东、广西、陕西、江西、贵州等地亦有栽培。建于浙江省泰顺县龟湖镇、洋溪乡、仕阳镇、万排乡、林垟村、晓旸坑村、上林洋、叶瑞旸村、高场村、瑞后村、翁家山村、黄淡际村、福船村、外西坑村、董庄村；缙云县姓潘村、稠门村、江沿村的薏苡仁GAP种植基地已通过原国家食品药品监督管理总局验收。

**【采收加工】** 采收季节因地而异，南方为8～9月，北方为9～10月，当茎叶枯黄，有80%果实呈浅褐色或黄色时采收，不可过早或过晚。选取晴天割取全株。采收后，用打谷机脱粒，集中堆放3～4d晒干，除去杂质，扬去空壳，筛净，然后碾去硬壳、果皮及种皮，再筛净，晒干。

**【炮制】** **薏苡仁** 取原药材，除去皮壳及杂质，筛去灰屑。

**炒苡仁** 取薏苡仁，置锅内，用文火加热，炒至黄色鼓起，取出放凉。

**麸炒苡仁** 取麸皮，撒在热锅内，用中火加热至冒烟时，倒入净薏苡仁，炒至表面黄色鼓起时，取出，筛去麸皮，放凉。每100kg薏苡仁，用麸皮10kg。

**【性状特征】** **薏苡仁** 呈宽卵形或长椭圆形，长4～8mm，宽3～6mm。表面乳白色，光滑，偶有残存的黄褐色种皮。一端钝圆，另端较宽而微凹，有1淡棕色点状种脐。背面圆凸，腹面有1条较宽而深的纵沟。质坚实，断面白色，粉性。气微，味微甜。以粒大、饱满、色白、无破碎者为佳。

**炒苡仁** 微鼓起，表面淡黄色，略有焦斑，气微香。

**麸炒苡仁** 微鼓起，表面黄色，略有香气。

**【化学成分】** 薏苡仁的化学成分主要有脂肪酸及内酯、甾醇、苠类化合物、三萜类化合物、生物碱、多糖等。脂肪酸、内酯、倍半萜、多糖为其主要药理活性成分。《中华人民共和国药典》2015年版规定，本品药材及其饮片按干燥品计算，含甘油三酯酸酯($C_{57}H_{104}O_6$)不得少于0.50%；麸炒苡仁按干燥品计算，含甘油三酯酸酯($C_{57}H_{104}O_6$)不得少于0.40%。

**【药理毒理】**

**1. 保护胃肠** 薏苡仁75%醇提物5、15g/kg灌胃可抑制水浸应激小鼠溃疡和盐酸性小鼠溃疡的形成，可抑制番泻叶性小鼠腹泻；十二指肠注射3、10g生药/kg能缓慢促进大鼠胆汁分泌[1]。

**2. 抗肿瘤** 薏苡仁提取物（康莱特注射液）6.25、12.5、25ml/kg给小鼠肉瘤S180瘤株致肉瘤小鼠腹腔注射，连续10d，能明显地抑制瘤体内血管形成及VEGF、bFGF的表达[2]。

**3. 降血糖** 薏苡仁多糖50、100、200mg/kg对小剂量链脲佐菌素静脉注射配合高热量饲料喂饲建立的实验性2型糖尿病大鼠静脉注射，连续给药2周，能够降低血清自由基LPO水平，提高红细胞与胰腺中SOD活性，并呈现一定的量效关系[3]。

**4. 抗炎、镇痛** 薏苡仁75%醇提物5、15g/kg灌胃，可对抗二甲苯引起的小鼠耳廓肿胀和角叉菜胶引起的小鼠足跖肿胀，轻度抑制冰醋酸引起的小鼠腹腔毛细血管通透性增高，具有较弱的镇痛作用，延长小鼠热痛刺激甩尾反应潜伏期[4]。

**5. 调节免疫** 薏苡仁多糖0.2、0.4g/kg给环磷酰胺致免疫低下小鼠模型灌胃，1次/d，连续给药7d，可提高腹腔巨噬细胞的吞噬百分率和吞噬指数，促进溶血素及溶血空斑形成及淋巴细胞转化[5]。

**6. 缓解疲劳** 薏苡仁多糖166、333、1000mg/kg给小鼠灌胃，连续30d，能延长小鼠负重游泳时间，降低运动时小鼠血清尿素的产生，减少血乳酸曲线下面积，增加小鼠肝糖原的含量[6]。

**7. 安全性评价** 薏苡仁油1.00、2.15、4.64、10.00g/kg一次性灌胃大鼠、小鼠，在10d的观察内均未出现明显中毒症状及死亡现象，经口$LD_{50}>$1000g/kg，属实际无毒物。薏苡仁多糖20g/kg给小鼠灌胃，24h内灌胃3次，在14d的观察期内未见任何中毒表现，无动物死亡，经口$LD_{50}>$20g/kg，相当于人用量的600倍。薏苡仁油8、40、200、1000、5000μg/皿，薏苡仁多糖5.0、2.5、1.25、0.62和0.31mg/皿，进行Ames试验；薏苡仁油、薏苡仁多糖均以2.5、5.0、10.0g/kg给小鼠灌胃，给药2次（间隔24h），进行小鼠骨髓细胞微核试验；薏苡仁油、薏苡仁多糖均以2.5、5.0、10.0g/kg给小鼠灌胃，1次/d，连续5d，进行小鼠精子畸形试验，试验结果均为阴性[7,8]。

**【药性】** 甘、淡，凉。归脾、胃、肺经。

**【功能主治】** 利水渗湿，健脾止泻，除痹，排脓，解毒散结。用于水肿，脚气，小便不利，脾虚泄泻，湿痹拘挛，肺痈，肠痈，赘疣，癌肿。

**【临床应用】**

**1. 临床常用**

（1）水肿，脚气，泄泻，淋浊 本品甘淡渗湿，能健脾，药性和缓，清补利湿，尤宜用于脾虚湿胜之上述诸证。治脾虚湿胜之水肿，可与健脾利水消肿的黄芪、白术、茯苓同用；治脚气，可与鸡鸣散或四物汤同用；治脾虚夹湿之泄泻，可与人参、白术、茯苓、白扁豆等健脾利湿之品同用，如《太平惠民和剂局方》参苓白术散；本品微寒能清热利湿，可用治热淋，常与滑石、车前子、金钱草等同用，以加强其清热利湿通淋之功。

（2）痹证 本品既能除湿，又能舒通筋脉，缓和拘挛，通利关节。用治风湿痹痛，多与羌活、独活、威灵仙、川芎等祛风除湿之品同用；若治风湿在表之身疼、发热，与麻黄、杏仁、甘草同用，宣肺解表、祛风除湿，如《金匮要略》麻黄杏仁薏苡甘草汤。本品有清热利湿之功，常用于治湿热下注所致的痹病，足膝红肿、筋骨疼痛，多配黄柏、苍术、牛膝清热利湿之品，以强筋壮骨，如《成方便读》四妙丸。

（3）肺痈，肠痈 本品有清热排脓之功，常用于治疗肺痈、肠痈。治肺痈，咳吐脓痰，常与苇茎、冬瓜仁、桃仁合用，以清肺化痰、逐瘀排脓，如《千金方》苇茎汤。治肠痈，辅以附子、败酱草以排脓消肿，如《金匮要略》附子薏苡败酱散。

（4）湿温初起 本品能渗除水湿，用于湿温初起，邪在气分，湿邪偏胜，可配杏仁、白豆蔻、半夏、滑石等宣化湿热，如《温病条辨》三仁汤。

**2. 临床新用** 薏苡仁可用于治疗蒽环类药物化疗相关心脏不良反应[9]。

**【用法用量】** 9～30g。

**【成药例证】**

**1. 四妙丸（《中华人民共和国药典》2015年版）** 药物组成：苍术、牛膝、盐黄柏、薏苡仁。

功能主治：清热利湿。用于湿热下注所致的痹病，症见足膝红肿、筋骨疼痛。

**2. 三仁合剂（《卫生部药品标准中药成方制剂·第五册》）** 药物组成：苦杏仁、豆蔻、薏苡仁、滑石、淡竹叶、姜半夏、通草、厚朴。

功能主治：宣化畅中，清热利湿。用于湿温初起，邪留气分，尚未化燥，暑温夹湿，头痛身重，胸闷不饥，午后身热，舌白不渴。

**3. 注射用薏苡仁油(《新药转正标准30》)、康莱特注射液(《新药转正标准30》)**　药物组成：薏苡仁。

功能主治：益气养阴，消癥散结。适用于不宜手术的气阴两虚、脾虚湿困型原发性非小细胞肺癌及原发性肝癌。配合放、化疗有一定的增效作用。对中、晚期肿瘤患者具有一定的抗恶病质和止痛作用。

**4. 白百抗痨颗粒[《国家中成药标准汇编·内科肺系(一)分册》]**　药物组成：白及、百部、浙贝母、薏苡仁、三七、红大戟。

功能主治：敛肺止咳，养阴清热。用于肺痨引起的咳嗽，痰中带血。

**【注意事项】**　本品力缓，宜多服久服。孕妇慎用。

**【贮藏】**　置通风干燥处，防蛀。

**【参考文献】**
[1]张明发，沈雅琴，朱自平，等.薏苡仁的消化系统药理研究[J].基层中药杂志，1998，12(4)：36-38.

[2]姜晓玲，张良，徐卓玉，等.薏苡仁注射液对血管生成的影响[J].肿瘤，2000，20(4)：313-314.

[3]徐梓辉，周世文，黄林清.薏苡仁多糖对实验性糖尿病大鼠LPO水平、SOD活性变化的影响[J].成都中医药大学学报，2002，25(1)：38，43.

[4]张明发，沈雅琴，朱自平，等.薏苡仁镇痛抗炎抗血栓形成作用的研究[J].基层中药杂志，1998，12(2)：36-38.

[5]苗明三.薏苡仁多糖对环磷酰胺致免疫抑制小鼠免疫功能的影响[J].中医药学报，2002，30(5)：49-50.

[6]肖志勇.薏苡仁多糖对小鼠缓解体力疲劳作用研究[J].中国医药指南，2010，8(8)：38-40.

[7]范伟忠，章荣华，傅剑云.薏苡仁油的毒性研究及安全性评价[J].上海预防医学杂志，2000，12(4)：178-179.

[8]肖志勇.薏苡仁多糖急性毒性及遗传毒性试验研究[J].中南药学，2009，7(9)：678-681.

[9]文彩虹，许新华，周政涛，等.注射用薏苡仁油防治蒽环类药物化疗相关心脏不良反应的临床观察[J].肿瘤，2009，29(10)：1003-1005.

（岳美颖　敖慧　彭成）

## 910　翼首草

Yishoucao

**【异名】**　棒子头、狮子草(《全国中草药汇编》)，榜孜毒乌(藏语名)。

**【来源】**　为川续断科植物匙叶翼首草 *Pterocephalus hookeri* (C.B.Clarke) Hoeck.的干燥全草。

**【产地】**　主要为野生品。主要分布于我国西南和西北部横断山脉中部、东部和周缘山地。主产于四川省的康定、道孚、炉霍、甘孜、石渠等；集中分布于青海、四川、云南、西藏和甘肃。属一级濒危藏药。

**【采收加工】**　7～9月采收，洗净，根切片，晒干。

**【炮制】**　除去杂质，洗净，切段，干燥。

**【性状特征】**　根呈类圆柱形，长5～20cm，直径0.8～2.5cm，表面棕褐色至黑褐色，具扭曲的纵皱纹和黄白色点状须根痕，外皮易脱落，顶端常有数个麻花状扭曲的根茎丛生；体轻，质脆，易折断，断面不平坦，木部白色。叶基生，灰绿色，多破碎，完整叶片长披针形至长椭圆形，全缘，基部常羽状浅裂至中裂，两面均被粗毛，头状花序近球形，直径0.8～2.5cm；花白色至淡黄色；萼片为羽毛状，多数。气微，味苦。

**【化学成分】**　翼首草的主要成分是皂苷类，还含有环烯醚萜类、生物碱、油酸等。翼首草的皂苷是其主要药理活性成分。

**【药理毒理】**

**1. 抗炎**　翼首草正丁醇提取物以0.5、0.25、0.125g/kg灌胃，可明显减轻蛋清所致大鼠急性足肿胀度和棉球诱导的大鼠慢性肉芽肿重量；以0.7、0.35、0.175g/kg灌胃，可明显对抗二甲苯所致小鼠耳廓肿胀和减少醋酸腹腔注射后引起的小鼠腹腔毛细血管炎性液渗出，对急性和慢性炎症均有抗炎作用[1]。

**2. 抗肿瘤**　翼首草总皂苷对体外培养的四种肿瘤细胞株SGC-7901、$HepG_2$、AGS、MBA-MD-231增殖均有不同程度的抑制作用，采用MTT法测得对上述四种细胞的半数抑制浓度($IC_{50}$)分别为12.22、1.01、1.27、10.03μg/ml[2]。

**3. 安全性评价**　翼首草水煎液灌胃小鼠的最大耐受量为450g/kg，为临床用量(0.15g/kg)的3000倍，无明显急性毒性[1]。

**【药性】**　苦，寒；有小毒。

**【功能主治】**　解毒除瘟，清热止痢，祛风通痹。用于外感发热，热病烦躁，泄泻痢疾，风湿热痹。

【临床应用】 临床常用

(1) 风热感冒　本品性寒味苦，具有清热解毒、祛风之功效，主治外感风热致发热重，恶寒轻，汗泄不畅，面赤，痰黏或黄，咽燥，鼻塞，流黄浊涕，舌苔薄白微黄，舌质红，脉浮数。

(2) 瘟疫　本品清热解毒、除瘟，可用于治疗由于疠气、时毒侵袭机体所致热证、心烦，及热毒迫血妄行之各种血证，如咳血、尿血、便血，及毒瘀互结所致痈疮疔毒、麻疹等，可与其他清热解毒类和清热止血类中药配伍使用。

(3) 痹证　本品苦寒，能清热祛风通痹，可用于感受风热邪毒所致热痹，症见关节疼痛，活动不便，局部灼热红肿，痛不可触，得冷则舒，伴有发热、恶风、口渴、烦躁不安，舌质红，苔黄或黄腻，脉滑数或浮数，可与石膏、知母、黄柏、赤小豆等配伍使用。

【用法用量】 1～3g。

【成药例证】

**1. 十二味翼首散(《中华人民共和国药典》2015年版)**　药物组成：翼首草、榜嘎、节裂角茴香、天竺黄、红花、檀香、安息香、莪大夏、铁棒锤叶、五灵脂膏、牛黄、麝香。

功能主治：清热解毒，防疫。用于瘟疫、流行性感冒、乙型脑炎、痢疾、热病发热等病症。

**2. 洁白丸(《中华人民共和国药典》2015年版)** 药物组成：诃子(煨)、南寒水石、翼首草、五灵脂膏、土木香、石榴子、木瓜、沉香、丁香、石灰华、红花、肉豆蔻、草豆蔻、草果仁。

功能主治：健脾和胃，止痛止吐，分清泌浊。用于胸腹胀满，胃脘疼痛，消化不良，呕逆泄泻，小便不利。

**3. 达斯玛保丸(《卫生部药品标准·藏药第一册》)**　药物组成：铁棒锤、紫草茸、藏茜草、镰形棘豆、多刺绿绒蒿、兔耳草、翼首草、诃子、金腰子、木香、藏木香、榜嘎、止泻木子、安息香、麝香。

功能主治：清热解毒，消炎杀疠。用于脑膜炎、流行性感冒、肺炎、咽炎、疮疡、各种瘟疠疾病。

【注意事项】

1. 本品有毒，应严格控制用药剂量。

2. 孕妇禁用。

【贮藏】 置干燥通风处。

【参考文献】 [1]关昕璐，阎玉凝，魏太明，等.翼首草的抗炎作用与急毒实验研究[J].北京中医药大学学报，2004，27(2)：71-73.

[2]雷旭东，朱国福，崔文霞，等.翼首草总皂苷对体外培养的肿瘤细胞增殖的影响[J].时珍国医国药，2011，22(6)：1518-1519.

(谢晓芳　敖慧　彭成)

## 911　阴地蕨

Yindijue

【异名】 朵云(《天宝本草》)、背蛇生(《四川中药志》)、散血叶、破天云(《湖南药物志》)、小春花、蛇不见(《闽东本草》)、郎萁细辛(《贵州民间药草》)、独脚金鸡(《浙江民间常用草药》)、独立金鸡(《贵州民间方药集》)、独脚蒿、冬草(《民间常用草药汇编》)、黄连七、鸡爪莲(《广西药用植物名录》)。

【来源】 为阴地蕨科植物阴地蕨 *Botrychium ternatum* (Thunb.) Sw.的干燥全草。

【产地】 主要为野生品。主产于浙江、江苏、安徽、福建、湖南、湖北等地。

【采收加工】 秋、冬至次春采挖，连根挖取，洗净，鲜用或晒干。

【炮制】 除去杂质，切段。

【性状特征】 根茎长0.5～1cm，直径2～3mm，表面棕褐色或灰褐色；下部簇生数条细根，根长约5cm，直径1.5～2.5mm，棕褐色，具横皱纹，易折断，断面白色，粉性；总叶柄长1.8～4cm，棕黄色，上部分两枝；营养叶叶柄长6～10cm，扁平面扭曲，淡红棕色，具纵条纹，叶片卷缩，黄绿色，展平后呈宽三角形，三回羽状分裂，侧生羽叶3～4对，孢子叶绿黄色，有的脱落或仅留叶柄。气微，味微甘。

【化学成分】 阴地蕨主要含有皂苷、酚、多糖和有机酸类，还含有鞣质、蛋白质、香豆素等成分。

【药性】 甘，微苦，微寒。

【功能主治】 清热解毒。用于痈肿疮毒，瘰核瘰疬，角膜云翳，小儿高热惊风。

【临床应用】 临床常用

(1) 小儿高热惊厥　本品清热解毒，可用于热极生风所致小儿高热惊厥，可单味使用或与鸭跖草同用。

(2) 肺热壅盛证　本品性寒，具有清热解毒之功，可用于热毒壅盛所致肺热咳嗽，咳血、百日咳，可单用或配伍清肺止咳之桑白皮、鱼腥草等。

(3) 疮疡肿毒,瘰疬,毒蛇咬伤　本品可内服或外用,用于热毒结于肌肤所致疮疡肿毒、瘰疬、毒蛇咬伤。

(4) 目生翳障　本品清热解毒、清肝明目散翳,可用于肝阳上亢所致目生翳障,目赤火眼,口苦咽干,舌质红,脉弦数。可单用或与青葙子、石决明等清肝明目之品配伍。

**【用法用量】** 6～15g。

**【注意事项】**

1. 本品在民间常用于食用,曾引起胁肋、胸背和腹部表皮疼痛,不可误食。

2. 孕妇禁用。

**【贮藏】** 置阴凉干燥处。

(谢晓芳　敖慧　彭成)

## 912 阴起石

Yinqishi

**【来源】** 为硅酸盐类矿物角闪族阳起石岩。

**【产地】** 主产于河北、河南、湖北。

**【采收加工】** 全年均可采收。除去杂质。

**【炮制】** 净制除去杂质,切段,晾干,研碎。

**【性状特征】** 为纤维状、放射状集合体。呈不规则块状、扁条状、柱状。表面不平滑,浅灰绿色、绿色至暗绿色,具丝绢或玻璃样光泽。体重,质较硬脆,打碎后,断面呈纤维状;有的较疏松,易捻成纤维状碎粉。气无,味淡。

**【化学成分】** 阴起石的主要成分是含水硅酸铁镁钙。阴起石的含水硅酸铁镁钙是其主要药理活性成分。

**【药性】** 咸,微温。

**【功能主治】** 温肾补阴。用于阳痿,遗精,早泄,子宫虚冷,不孕,腰膝酸软,带下白浊。

**【临床应用】 临床常用**

(1) 宫冷　本品能起阴助阳,温暖子宫。《吉林省中药炮制暂行标准》1973年:阴起石炮制品可用于子宫寒冷、久不受孕、白带白淫、淋漓不止。

(2) 阳痿,早泄,遗精　本品温肾补阴阳,可用于治疗阳痿、遗精、早泄。如《河南省中药材炮制规范》中记载:本品温肾补阳,用于遗精早泄、腰膝酸痛。

**【用法用量】** 4.5～9g。多入丸散用。

**【成药例证】 参茸固本还少丸(《卫生部药品标准中药成方制剂·第四册》)**　药物组成:人参、鹿茸、附子、肉苁蓉、龟甲、阿胶、地黄、海马、土鳖虫、鱼鳔、朱砂、硼砂、阴起石等。

功能主治:补肾助阳,益气固体,填精止遗,强筋健骨。用于肾阴不足、命门火衰所致的畏寒肢冷,面色㿠白,腰膝酸软,精神不振,阳痿早泄,遗精滑精,性欲减退,女子宫寒不孕,带下清稀,或尿增多,以及耳鸣耳聋,虚喘,浮肿,五更泄泻等。

**【贮藏】** 置阴凉干燥处,防潮。

(杜巧辉　潘媛　彭成　敖慧)

## 913 茵陈

Yinchen

**【异名】** 因陈(《神农本草经》),芦蒿,白蒿,松毛艾。

**【来源】** 为菊科植物滨蒿 *Artemisia scoparia* Waldst. et Kit. 或茵陈蒿 *Artemisia capillaris* Thunb.的干燥地上部分。

**【产地】** 主要为野生品。野生滨蒿广布于全国各地,主产于陕西三原、铜川,河南郑州,河北安国以及天津等地,尤其陕西三原、铜川最为适宜,为其道地产区。野生茵陈蒿分布于辽宁、河北、陕西、山东、江苏、安徽、浙江、江西、福建、台湾、河南、湖北、湖南、广东、广西、四川等地。栽培品主产于江苏江宁、句容、江浦,安徽滁州、安庆,江西都昌,湖北孝感,浙江浦江、兰溪等地,其中以江苏江宁、安徽滁州、湖北孝感为其道地产区。

**【采收加工】** 茵陈一年可收获两次。夏至前后春苗长至40～60cm高时即可收割,即绵茵陈;秋苗在8～9月收获,即花茵陈。收割时宜选晴天上午。收割后晒干即可。

**【炮制】** 除去残根和杂质,搓碎或切碎。绵茵陈筛去灰屑。

**【性状特征】** 炮制后茵陈幼苗多为蜷缩团状,全株密被白毛、灰绿色,绵软如绒;茎长7～10cm,基部较粗,完整的叶多具柄,与细茎相连,叶片分裂成丝状。叶多裂成丝状,绵软如茸;气微香、味微苦。以幼嫩、绵软、色灰白、香气浓者为佳。

【化学成分】 茵陈的主要成分是香豆素、黄酮,还含有挥发油、苯丙素等。茵陈的香豆素、黄酮是主要的药理活性成分。《中华人民共和国药典》2015年版规定,绵茵陈药材按干燥品计算,含绿原酸($C_{16}H_{18}O_9$)不得少于0.50%;花茵陈按干燥品计算,含滨蒿内酯($C_{11}H_{10}O_4$)不得少于0.2%。

【药理毒理】

**1. 保肝** 茵陈水煎液2、4、8g/kg给$CCl_4$致肝损模型小鼠腹腔注射,可降低血清山梨醇脱氢酶的活性和丙二醛含量,而升高超氧化物歧化酶的活性[1]。茵陈蒿提取物6.9g/kg给大鼠灌胃,能降低空腹血糖和血清胰岛素水平,明显提高SOD活性和降低MDA含量,降低血脂水平,同时明显降低谷草转氨酶和谷丙转氨酶活性和TGF-$\beta_1$水平,改善肝脏脂肪病变[2]。

**2. 利胆** 茵陈水溶液150mg/kg给大鼠腹腔注射,每日1次,连续7d,可使大鼠肝UDP-葡萄糖醛酸转移酶(UDP-GT)活性增加,肝脏系数升高,胆红素代谢加快[3]。

**3. 调节血脂、降血糖、降血压** 茵陈提取物2.3、6.9g/kg给胰岛素抵抗模型大鼠灌胃4周,均可明显降低大鼠血糖、血脂水平,同时也能降低血压[4]。

**4. 抗动脉粥样硬化** 茵陈提取物按生药10g/kg对基础饲料喂饲致免疫损伤合高胆固醇致实验性动脉粥样硬化(AS)模型大耳白兔灌胃,每天1次,连续10周,可抑制主动脉和冠状动脉AS病灶[5]。

**5. 抗肿瘤** 茵陈水煎液按50、25、12.5g生药/L给亚硝酸钠和*N*-甲基苄胺致食道肿瘤大鼠模型灌胃,可使实验大鼠食道组织p53和Cdk2的表达受到不同程度的抑制[6]。茵陈素在浓度为10、20、40、80、160μg/ml时,能剂量依赖性抑制肺癌细胞的增殖,以160μg/ml抑制作用最明显,抑制率达52.4%,可将细胞增殖阻滞与$G_0/G_1$期,增殖指数明显下降[7]。

**6. 解热、镇痛、抗炎** 茵陈提取液按400mg/kg对热板法致大鼠镇痛模型和冰醋酸致大鼠炎症模型灌胃,均可降低大鼠的痛阈值[8]。

**7. 抑制病原微生物** 茵陈多糖提取物对大肠埃希菌的*MIC*为30mg/ml,对变形杆菌、金黄色葡萄球菌的*MIC*为15mg/ml,对枯草芽孢杆菌的*MIC*为60mg/ml,对桔青霉和黑曲霉没有抑制作用[9]。

**8. 增强免疫** 50%的茵陈煎剂给妊娠肝内胆汁淤积症模型孕大鼠灌胃,每日5ml,连续10d,可使胆汁淤积症孕鼠血清IL-2水平明显下降而IL-4水平明显上升[10]。

**9. 抗氧化** 茵陈黄酮抑制$Fe^{2+}$诱导卵黄脂蛋白和不饱和脂肪酸发生脂质过氧化反应能力比较强,$IC_{50}$为155.77μg/ml,对$O^{2-}\cdot$、$\cdot OH$也有良好的清除作用,$IC_{50}$分别为20.23、80.40μg/ml[11]。

**10. 其他药理作用** 茵陈水煎液按0.25g/kg给家兔灌胃,能显著升高家兔离体胃底和胃体纵行肌条张力,增大胃体收缩波平均振幅,并呈明显的剂量效应关系[12]。

**11. 安全性研究** 茵陈的有效成分6,7-二甲氧基香豆素灌胃大鼠的$LD_{50}$为497mg/kg,死前有阵发性惊厥;茵陈二炔酮灌胃小鼠$LD_{50}$为6.98mg/kg;对羟基苯乙酮腹腔注射小鼠的$LD_{50}$为0.5g/kg,灌胃给药为2.2g/kg。羟基苯乙酮按50、200、400mg/kg给大鼠灌胃,连续3个月,高剂量对胃肠道有一定的刺激性。

**12. 体内过程** 0.5mg/ml 6,7-二甲氧基香豆素用1%吐温-80溶液配液后给大鼠灌胃,采集1~3h内血样、尿样、粪样和胆汁样品,测得它在体内的代谢产物主要以二相代谢产物硫酸酯结合物存在[13]。

【药性】 苦、辛,微寒。归脾、胃、肝、胆经。

【功能主治】 清利湿热,利胆退黄。用于黄疸尿少,湿温暑湿,湿疮瘙痒。

【临床应用】

**1. 临床常用**

(1)湿热黄疸 本品善利肝胆之湿而退黄,为治黄疸要药。苦能降泄,寒以清热,故尤善清利肝胆湿热,使之从小便出。若身如橘子色,属阳黄者,常配伍石膏、栀子,如《外台秘要》三物茵陈汤;若属寒湿郁滞,发为阴黄者,则配伍附子、干姜,如《卫生宝鉴·补遗》茵陈四逆汤。

(2)阳明病 若有头汗出、身无汗、齐颈而还、小便不利、渴引水浆、身发黄等症的阳明病患者,可用《伤寒论》茵陈蒿汤:茵陈蒿六两、栀子十四枚、大黄二两主之。

(3)疮疹瘙痒 本品苦、微寒,入肝经血分,有解毒疗疮之效。常用配伍黄柏、土茯苓等治湿热内蕴所致的疱疹瘙痒，亦可单味煎汤外洗。

**2. 临床新用**　茵陈可用于治疗新生儿黄疸[14]、高脂血症[15]、痤疮[16]。

**【用法用量】**　6～15g。外用适量，煎汤熏洗。

**【成药例证】**

**1. 茵陈五苓丸（《卫生部药品标准中药成方制剂·第四册》）**　药物组成：茵陈、泽泻、茯苓、猪苓、白术（炒）、肉桂。

功能主治：清湿热，利小便。用于肝胆湿热、脾肺郁结引起的湿热黄疸，胆腹胀满，小便不利。

**2. 黄疸茵陈颗粒（《卫生部药品标准中药成方制剂·第四册》）**　药物组成：茵陈、黄芩、大黄（制）、甘草。

功能主治：清热利湿，退黄疸。用于治疗急、慢性黄疸型传染性肝炎。

**3. 茵陈退黄胶囊（《国家中成药标准汇编·内科肝胆分册》）**　药物组成：茵陈、苦参、龙胆、黄芩、郁金、神曲、大黄、山楂。

功能主治：清热解毒，利湿退黄。用于急、慢性肝炎肝胆湿热证引起的小便红赤、头晕口苦、食少纳呆等。

**4. 复方茵陈糖浆（《卫生部药品标准中药成方制剂·第十五册》）**　药物组成：龙胆、丹参、茵陈、大青叶、车前草。

功能主治：清热解毒，祛瘀凉血，利湿退黄。用于肝胆湿热证，胁肋胀痛，恶心呕吐，纳呆腹胀，大便溏泄，小便短赤，或见黄疸，舌质红，苔黄腻，脉弦数或滑数；急性传染性肝炎见上述证候者。

**5. 茵陈五疸丸（《卫生部药品标准中药成方制剂·第十五册》）**　药物组成：茵陈、茯苓、黄芩、苍术、泽泻、厚朴（姜制）、白术（麸炒）、猪苓、山楂、甘草、陈皮、六神曲（麸炒）、枳椇子。

功能主治：清热利湿，通利小便。用于湿热黄疸，周身浮肿，遍身发黄，小便赤黄，小水不利。

**【贮藏】**　置阴凉干燥处，防潮。

**【参考文献】**
[1]郑红花，罗德生，李映红.茵陈煎剂保肝作用实验机理的研究[J].咸宁学院学报，2003，17(2)：106-108.

[2]沈飞海，吕俊华，潘竞锵.茵陈蒿提取物对胰岛素抵抗性大鼠脂肪肝调脂保肝作用及机制研究[J].中成药，2008，30(1)：28-31.

[3]胡一桥，谭仁祥，褚明艳，等.茵陈粗多肽的提取分离及小鼠的肝保护作用[J].中草药，1999，30(12)：894-896.

[4]沈飞海，葛文涛，潘竞锵，等.茵陈蒿提取物对胰岛素抵抗大鼠调脂降压作用及其机制研究[J].中药材，2007，30(12)：1573-1576.

[5]于永红，胡昌兴，孟卫星，等.茵陈、赤芍、三棱、淫羊藿对家兔实验性动脉粥样硬化病灶的消退作用及原癌基因 c-myc、c-fos、v-sis 表达的影响[J].湖北民族学院学报(医学版)，2001，18(2)：4-7.

[6]洪振丰，高碧珍，许碧玉，等.茵陈蒿对实验性食道肿瘤大鼠 P53 和 cdk2 表达的影响[J].福建中医学院学报，2001，11(1)：37-38.

[7]蒋幼凡，沈庆，白冰.茵陈素对肺癌细胞增殖和细胞周期的影响[J].中国药业，2002，11(8)：30-31.

[8]Habib M，Waheed I.Evaluation of Anti-nociceptive，Anti-Inflammatory and Antipyretic Activities of Artemisiascopariahydro Methanolic Extract[J].Journal of Ethnopharmacology，2013，145(1)：18-24.

[9]陈晓清.鱼腥草与茵陈多糖提取物的抗菌活性[J].微量元素与健康研究，2007，24(5)：17-18.

[10]胥银宇，楼正青，顾江红，等.茵陈对妊娠肝内胆汁淤积症大鼠 T 辅助细胞因子的影响[J].中国妇产科临床杂志，2006，7(6)：449.

[11]李娟，马占强.茵陈黄酮类化合物体外抗氧化性研究[J].农产品加工，2009，4(8)：74-75.

[12]杨淑娟，李红芳，瞿颂义，等.茵陈对胃平滑肌条运动的实验研究[J].兰州医学院学报，2002，28(1)：1-3.

[13]刘志伟.茵陈有效成分 6，7-二甲氧基香豆素在白鼠体内主要代谢产物的研究[J].世界中西医结合杂志，2007，2(12)：703-704.

[14]陈红卫，陈薇.茵陈汤治疗新生儿黄疸 120 例疗效观察[J].时珍国医国药，2003，14(9)：548.

[15]杨松年，王家模，刘惠箴，等.茵陈降低血清胆固醇 82 例近期疗效观察[J].中医杂志，1980，(1)：39.

[16]彭武斌.茵陈蒿汤加味治疗痤疮 116 例[J].新中医，2001，33(2)：58-59.

（杜巧辉　潘媛　彭成　敖慧）

## 914　银柴胡

Yinchaihu

**【异名】**　银胡（《本草求真》），山菜根、山马踏菜根（《山东中药》），牛肚根、沙参儿、白根子、土参（《中药志》）。

**【来源】**　为石竹科繁缕属植物银柴胡 *Stellaria dichotoma* L.var. *lanceolata* Bge.的干燥根。

**【产地】** 栽培品和野生品均有。野生品主产于陕西、甘肃、内蒙古、宁夏等地。栽培品种主产于宁夏、内蒙古、陕西等地。

**【采收加工】** 春、夏间植株萌发或秋后茎叶枯萎时采挖；栽培品于种植后第三年9月中旬或第四年4月中旬采挖，除去残茎、须根及泥沙，晒干。

**【炮制】** 除去杂质，洗净，润透，切厚片，干燥。

**【性状特征】** 呈类圆柱形，偶有分枝，长15～40cm，直径0.5～2.5cm。表面淡棕黄色或浅棕色，有扭曲的纵皱纹及支根痕，多具孔穴状或盘状凹陷，习称“砂眼”，从砂眼处折断可见棕色裂隙中有细砂散出。根头部略膨大，有密集的呈疣状突起的芽苞、茎或根茎的残基，习称“珍珠盘”。质硬而脆，易折断，断面不平坦，较疏松，有裂隙，皮部甚薄，木部有黄、白色相间的放射状纹理。气微，味甘。

**【化学成分】** 银柴胡的主要成分是甾醇、生物碱，还含有环肽、酚酸等。银柴胡的甾醇、生物碱是其主要药理活性成分。

**【药理毒理】**

**1. 抗变态反应**　银柴胡内生物碱成分β-咔啉类生物碱能（$IC_{50}$为62μmol/L）显示了抑制体外RBL-2H3细胞内β-己糖胺酶释放的活性，并抑制了IgE介导的TNF-α和IL-4的释放[1]。

**2. 抗肿瘤**　银柴胡中多肽类成分Dichotomins对P-388细胞的生长表现出中度抑制作用，$IC_{50}$为13.0、22.3、13.0、22.3μg/ml[2]。

**3. 扩血管**　银柴胡中分离的环肽Dichotomins去甲肾上腺素致大鼠血管收缩模型灌胃，能抑制鼠大动脉血管收缩[3]。

**【药性】** 甘，微寒。归肝、胃经。

**【功能主治】** 清虚热，除疳热。用于阴虚发热，骨蒸劳热，小儿疳热。

**【临床应用】**

**1. 临床常用**

（1）阴虚发热、骨蒸劳热　本品为退热而不苦泄，为清虚热的要药。用于治疗肝肾阴虚，骨蒸劳热，如《证治准绳》清骨散，以之与胡黄连、地骨皮、青蒿等同用。

（2）疳积发热　本品有清虚热、除疳热之效，治疗小儿疳积发热，腹大消瘦，常与党参、鸡内金、使君子、党参、白术等药同用。如《证治准绳》柴胡清肝散，治小儿肝疳，烦渴躁急，与栀子、连翘、人参等同用。

**2. 临床新用**　银柴胡可用于治疗围绝经期综合征[4]。

**【用法用量】** 3～9g。

**【成药例证】**

**1. 乌鸡白凤丸（《中华人民共和国药典》2015年版）**　药物组成：银柴胡、白芍、鳖甲、川芎、丹参、当归、地黄、甘草、黄芪、鹿角胶、鹿角霜、牡蛎、芡实、人参、桑螵蛸、山药、熟地黄、天冬、乌鸡、香附。

功能主治：补气养血，调经止带。用于气血两虚，身体瘦弱，腰膝酸软，月经不调，崩漏带下。

**2. 女宝胶囊（《卫生部颁药品标准中药成方制剂·第五册》）**　药物组成：白芍、白术、银柴胡、鳖甲、槟榔、沉香、陈皮、赤芍、川芎、丹参、当归、豆蔻、杜仲、阿胶、莪术、茯苓、附子、干漆、甘草、龟甲、海螵蛸、红花、厚朴、荆芥穗、鹿茸、鹿胎、牡丹皮、木香、牛膝、青皮、人参、肉桂、三棱、乳鹿、蒲黄、炮姜、砂仁、熟地黄、桃仁、吴茱萸、香附、小茴香、延胡索、泽泻、棕榈。

功能主治：调经止血，温宫止带，逐瘀生新。用于月经不调，行经腰腹疼痛，四肢无力，带下，产后腹痛。

**3. 小儿珍珠镇惊丸（《国家药品标准中成药标准汇编·口腔肿瘤儿科》）**　药物组成：槟榔、胆南星、胡黄连、琥珀、银柴胡、鸡内金、雷丸、六神曲、木香、人工牛黄、人工天竺黄、珍珠、朱砂。

功能主治：清热化痰镇惊。用于小儿痰热惊风兼内伤食积所致的惊惧不安，痰浊壅塞盛。

**【贮藏】** 置通风干燥处，防蛀。

**【参考文献】**
[1]Sun B, Morikawa T, Matsuda H, *et al*. Structures of New Beta-carboline-type Alkaloids with Antiallergic Effects from Stellaria Dichotoma (1, 2) [J].J Natural Products, 2004, 67 (9): 1464-1469.

[2]Sun B, Matsuda H, Wu LJ, *et al*.Bioactive Constituents from Chinese Natural Medicines. XIV. New Glycosides of Beta-carboline-type Alkaloid, Neolignan, and Phenylpropanoid from *Stellaria Dichotoma* L. var. *Lanceolata* and Their Antiallergic Activities[J].Chem Pharm Bull, 2004, 52(10): 1194-1199.

[3]李小媚，杨前生.乌鸡白凤丸治疗围绝经期综合征120例

临床观察[J].中国现代医学杂志,2006,16(7):1077-1078.

[4]方焱明.鳖甲煎丸合乌鸡白凤丸治疗慢性血吸虫病肝纤维化46例[J].时珍国医国药杂志,2004,12(2):846.

（杜巧辉　潘媛　彭成　敖慧）

## 915　银杏叶

Yinxingye

**【异名】** 飞蛾叶、鸭脚子。

**【来源】** 为银杏科植物银杏 *Ginkgo biloba* L.的干燥叶。

**【产地】** 野生品和栽培品均有。其道地产区为江苏邳州。全国各地都有广泛分布，主产于四川、山东、浙江、江西、安徽、湖北等省。建于江苏省邳州市港上镇、铁富镇，邳州市港上镇港中村、港西村、港东村、兴隆村、北荆邑村、南荆邑村、庄安村、南楼村、十房村、石家村、卢庄村、范庄村、半庄村、曹庄村、冯窑村、王庄村、北西村、展庄村、冯庄村、窦庄村、大范村、王李庄村、前湖村、曹楼村、北东村、齐村；邳州市铁富镇宋庄村、吕骆家村、胡滩村、育才村、沟上村、油坊村、于家村；上海市崇明县长征农场9队、22队等地的银杏叶GAP种植基地已通过原国家食品药品监督管理总局验收。

**【采收加工】** 秋季叶尚绿时采收，及时干燥。

**【炮制】** 去净杂质，筛去泥土。

**【性状特征】** 多皱折或破碎，完整者呈扇形，长3～12cm，宽5～15cm。黄绿色或浅棕黄色，上缘呈不规则的波状弯曲，有的中间凹入，深者可达叶长的4/5。体轻。气微，味微苦。

**【化学成分】** 银杏叶主要含黄酮、萜、酚酸等。银杏叶的黄酮为其主要药理活性成分。《中华人民共和国药典》2015年版规定，本品药材按干燥品计算，含总黄酮醇苷不得少于0.40%；含萜类内酯以银杏内酯A、银杏内酯B、银杏内酯C和白果内酯总量计，不得少于0.25%。

**【药理毒理】**

**1. 改善脑缺血**　银杏叶提取物0.3g/kg对手术致大鼠血栓性脑缺血模型腹腔注射，能减少大鼠血栓性脑缺血面积，改善梗死和血栓性脑缺血所致行为障碍，减少缺血脑组织中Glu、Asp，升高GABA的含量[1]。银杏叶提取物25mg/kg对线栓法致大鼠血栓性脑缺血模型腹腔注射，能改善大鼠腹腔注射脑缺血再灌注模型认知功能[2]。银杏叶按20mg/kg给大鼠缺血再灌注模型腹腔注射液，能降低大鼠脑组织中NO的含量[3]。

**2. 对中枢神经系统的作用**　银杏叶提取物200mg/kg对机械旋转致眩晕小鼠模型灌胃，能显著缩短小鼠逃避电击所用的时间，并增加眩晕后小鼠的进食量[4]。

**3. 降血脂**　银杏叶提取物40mg/kg给胆固醇致高血脂模型大鼠灌胃，可明显降低大鼠血清脂过氧化物的水平、血清胆固醇水平[5]。银杏叶提取物5g/kg胆固醇致高血脂模型大鼠灌胃，连续10周，能显著降低大鼠血清TC、TG、LDL-C、载脂蛋白A1及TC /HDL-C，并且能升高HDL-C[6]。

**4. 抗血小板聚集**　银杏叶提取物20mg/kg对花生四烯酸、二磷酸腺苷和血小板活化因子致血小板聚集大耳白兔模型灌胃，可抑制大耳白兔血小板聚集，并降低血小板活化因子的含量[7]。银杏叶提取物30mg/kg对正常家兔灌胃，能明显降低正常家兔的血小板黏附率；减轻家兔动-静脉旁路形成血栓的重量；缩短大鼠体外形成血栓的长度并减轻其干重；延长小鼠尾动脉出血时间[8]。

**5. 抗肿瘤**　银杏叶提取物320mg/L能提高人结肠腺癌细胞HT-29中P53的表达，并以时间-剂量依赖性的方式增加$G_0/G_1$期的细胞数量并且减少$G_2/M$和S期的细胞数量[9]。银杏叶提取物50mg/kg对裸鼠灌胃，连续50d，能减少裸鼠体内的异种移植物MDA-MB-231乳腺癌和U-87胶质瘤细胞系的成瘤面积以及PBR mRNA水平[10]。

**6. 对心血管的作用**　银杏叶提取物50mg/kg和100mg/kg对手术致急性缺血再灌注损伤大鼠模型灌胃，可明显改善大鼠的冠状动脉流量、左心室压力、左心室压力变化率及心输出量[11]。银杏叶提取物20mg/kg ISO致急性缺血再灌注损伤大鼠灌胃，连续7d，能显著改善大鼠心肌损伤，改善apelin的表达异常，并提高血清中NO的含量[12]。

**7. 体内过程**　灌胃大鼠银杏叶提取物中槲皮素、异鼠李素、山柰酚的$t_{1/2}$分别为3.53±1.88h、6.94±4.05h、3.97±2.30h；3个黄酮类成分在大鼠血浆中都显示明显的二次达峰现象[13]。

【药性】 甘、苦、涩，平。归心、肺经。

【功能主治】 活血化瘀，通络止痛，敛肺平喘，化浊降脂。用于瘀血阻络，胸痹心痛，中风偏瘫，肺虚咳喘，高脂血症。

【临床应用】

1. 临床应用

(1) 胸痹心痛　本品有活血止痛之功，近代用治冠心病心绞痛，能扩大冠状动脉，改善冠状动脉血流量，缓解心绞痛，改善心电图等，常单用或配川芎、红花等同用，以加强活血化瘀之功。

(2) 泄泻痢疾　本品味涩，能涩肠止泻，治泻痢日久，积滞已尽者，可单用本品为末和面作饼食之，如《本草品汇精要》。

(3) 久咳久喘　本品味涩，敛肺而达平喘止咳之效。对咳喘日久，肺虚失敛者可用，如《中国医学百科全书·中药学》。

此外本品古本草外用可治去额帮，小儿火疮(《滇南本草》)；又可治象皮腿、漆疮、灰指甲、鸡眼等。

2. 临床新用　银杏叶可用于治疗卵巢反应低下[14]。

【用法用量】 9～12g。

【成药例证】

1. 银丹心脑通软胶囊(《国家药品标准中成药标准汇编·内科心系》)　药物组成：银杏叶、丹参、三七、山楂、灯盏细辛、大蒜、冰片、蜂蜡、绞股蓝。

功能主治：活血化瘀，行气止痛，消食化滞。用于气滞血瘀引起的胸痹，症见胸痛，胸闷，气短，心悸等；冠心病心绞痛、高脂血症、脑动脉硬化、中风、中风后遗症见上述症状者。

2. 心脑宁胶囊(《国家药品标准中成药标准汇编·内科心系》)　药物组成：银杏叶、小叶黄杨、丹参、大果木姜子、薤白。

功能主治：活血行气，通络止痛。用于气滞血瘀的胸痹，头痛，眩晕，症见胸闷刺痛，心悸不宁，头晕目眩等，以及冠心病、脑动脉硬化见上述症状者。

【贮藏】 置通风干燥处。

【参考文献】 [1]邱小鹰，陈汉明，廖书胜，等.亚低温及银杏叶提取物对大鼠缺血脑组织氨基酸水平的影响[J].临床神经病学杂志，2010，23(2)：121-123.

[2]杨萌文.银杏叶提取物对脑缺血再灌模型大鼠认知功能的影响[J].现代中医药，2008，28(3)：64-65，70.

[3]卢园，蒋敏海.银杏叶与通心络对脑缺血后一氧化氮产生的影响[J].中西医结合心脑血管病杂志，2014，12(5)：599-601.

[4]邱彦，陶震，司梁宏，等.银杏叶提取物抗眩晕作用研究[J].解放军药学学报，2008，24(3)：202-204.

[5]周延生.银杏叶提取物对大鼠脂质及脂质过氧化作用的影响[J].微量元素与健康研究，2005，22(6)：3-4.

[6]陈梅霞，苏洁，张玥莉，等.银杏叶提取物与银杏黄酮对高脂血症大鼠血脂水平影响的比较研究[J].中国新药杂志，2014，23(7)：833-838.

[7]王如伟，吕桑，黄黎，等.银杏叶提取物制剂、阿司匹林及氯吡格雷抗血小板聚集作用比较及对血小板活化因子含量的影响[J].中外医疗，2011，16(9)：998-1001.

[8]明亮，张艳，张三军，等.银杏叶提取物对血小板黏附及血栓形成的影响[J].中国临床药理学与治疗学，2000，5(3)：221-223.

[9]Chen XH，Miao YX，Wang XJ，*et al*.Effects of Ginkgo Biloba Extract EGb761 on Human Colon Adenocarcinoma Cells.Cell Physiol Biochem，2011，27(3-4)：227-232.

[10] Pretner E，Amire H，Li W，*et al*. Cancer-related Overexpression of the Peripheral-type Benzodiazepine Receptor and Cytostatic Anticancer Effects of Ginkgo biloba Extract (EGb 761) [J].Anticancer Research，2006，26(1A)：9-22.

[11]刘文珍，王永奇，段斐，等.银杏叶片对大鼠高脂饮食的治疗观察[J].中国医药导报，2007，4(12)：103.

[12]熊光宗，叶开和，黄娟丽，等.银杏叶提取物对心肌缺血损伤大鼠血浆和心肌组织 apelin 含量及表达的影响[J].中药材，2009，32(8)：1238-1241.

[13]张颖，刘建勋，林力，等.HPLC-ECD 法测定大鼠血浆中银杏叶黄酮成分及药代动力学研究[J].药物分析杂志，2011，31(1)：10-14.

[14]张明敏，WEPaulus.银杏叶制剂对体外授精治疗中卵巢反应低下患者的作用[J].中国中西医结合杂志，2003，23(3)：171-174.

(杜巧辉　潘媛　彭成　敖慧)

## 916　淫羊藿

Yinyanghuo

【异名】 刚前(《神农本草经》)，仙灵脾(《雷公炮炙论》)，仙灵毗(《柳柳州集》)，放杖草、弃杖草、千两金、干鸡筋、黄连祖(《日华子本草》)，三枝九叶草(《本草图经》)，牛角花、铜丝草、铁打杵(《贵州民间方药集》)，三叉骨、肺经草、铁菱角(《湖南药物志》)。

【来源】 为小檗科植物淫羊藿 *Epimedium brevicornu* Maxim.、箭叶淫羊藿 *Epimedium sagittatum*

(Sieb. et Zucc.) Maxim.、柔毛淫羊藿 *Epimedium pubescens* Maxim. 或朝鲜淫羊藿 *Epimedium koreanum* Nakai 的干燥叶。

**【产地】** 主要为野生资源，栽培品亦有。分布于陕西、甘肃、山西、河南、青海、湖北、四川等地。其道地产区为陕西商州、山阳、镇安、石泉、佛坪，四川都江堰、彭州，山西沁水，河南洛宁等地。贵州、吉林等省亦有人工驯化栽培和规范化种植。建于贵阳市修文县龙场镇，龙里县龙山镇(莲花村)、湾寨乡(红岩村)，雷山县丹江镇固鲁村的淫羊藿 GAP 种植基地已通过原国家食品药品监督管理总局验收。

**【采收加工】** 夏、秋季茎叶茂盛时采割，除去粗梗及杂质，晒干或阴干。切丝生用或羊脂油(炼油)炙用。

**【炮制】** **淫羊藿** 除去杂质，喷淋清水，稍润，切丝，干燥。

**炙淫羊藿** 取羊脂油加热熔化，加入淫羊藿丝，用文火炒至均匀有光泽，取出，放凉。每 100kg 淫羊藿，用羊脂油(炼油)20kg。

**【性状特征】** **淫羊藿** 呈丝片状。上表面绿色、黄绿色或浅黄色，下表面灰绿色，网脉明显，中脉及细脉凸出，边缘具黄色刺毛状细锯齿。近革质。气微，味微苦。

**炙淫羊藿** 形如淫羊藿丝。表面浅黄色显油亮光泽。微有羊脂油气。

**【化学成分】** 淫羊藿的主要成分是黄酮类成分，还含有生物碱类、酚苷类、多糖等成分。淫羊藿的黄酮、多糖是其主要药理活性成分。《中华人民共和国药典》2015 年版规定，本品药材按干燥品计算，含总黄酮以淫羊藿苷($C_{33}H_{40}O_{15}$)计，不得少于 5.0%，含淫羊藿苷($C_{33}H_{40}O_{15}$)不得少于 0.50%；本品饮片按干燥品计算，含淫羊藿苷($C_{33}H_{40}O_{15}$)不得少于 0.40%；炙淫羊藿按干燥品计算，含淫羊藿苷($C_{33}H_{40}O_{15}$)和宝藿苷Ⅰ($C_{27}H_{30}O_{10}$)的总量不得少于 0.60%。

**【药理毒理】**

**1. 对心脑血管系统的作用** 淫羊藿苷按 1mg/kg 剂量静脉给药，能显著增加家兔和犬脑血流量，降低脑血管阻力，同时血压略有降低，其脑血流量峰值数较给药前增加 30%以上。当淫羊藿苷以 0.5mg/kg 给家兔颈总动脉注射时能较快地使脑血流量增加，脑血管阻力降低，血压较平稳，其脑血流量峰值较给药前增加 60%以上[1]。

**2. 抗血栓** 淫羊藿总黄酮按 0.1 或 0.4g/kg 剂量给家兔灌胃，每日 2 次，连续 3d，可抑制家兔体外血栓形成，在 0.4g/kg 时可降低全血黏度和抑制红细胞聚集[2]。淫羊藿总黄酮体外给药浓度在 1.25～10mg/ml 时，能显著抑制家兔血小板聚集反应，6.25 或 12.5mg/ml 时可延长凝血酶原时间[3]。

**3. 调节免疫** 淫羊藿多糖可使胸腺缩小，呈剂量依赖关系，以剂量 10～15mg/kg 皮下注射能使小鼠胸腺$^3$H-TdR 掺入增加，IL-2 合成增多；胸腺内无细胞坏死及组织结构破坏征象[4]。淫羊藿多糖按 40mg/kg 剂量给小鼠灌胃，每日 1 次，连续 5d，可使小鼠巨噬细胞吞噬功能增强，淋巴细胞自发细胞毒作用增强 50%[5]。淫羊藿多糖在 100、1000μg/ml 剂量对正常人外周血单个核细胞产生 IL-2 有显著增强作用，在 2500、5000μg/ml 表现出抑制作用[6]。淫羊藿苷在 0.001～10μg/ml 浓度范围内能显著促进刀豆球蛋白(2.5、5.0μg/ml)诱导的小鼠体外脾淋巴细胞增殖，同时可促进刀豆球蛋白(2.5μg/ml)激活小鼠脾淋巴细胞产生集落刺激因子(CSF)样活性[7]。淫羊藿苷在 0.01～1g/ml 时能增强小鼠体外腹腔巨噬细胞吞噬中性红的功能，促进巨噬细胞产生 IL-1 和 TNF[8]。

**4. 防治骨质疏松** 淫羊藿总黄酮按 50、100、200mg/kg 剂量给大鼠连续灌胃 28d 后，可提高维 A 酸造成的骨质疏松症模型大鼠血清 $E_2$、T 和 BGP 水平，降低尿 Ca/Cr、DPD 和血清 PTH 水平[9]。淫羊藿总黄酮按 110mg/kg 剂量给大鼠连续灌胃 4 个月后，使卵巢切除大鼠的血 $E_2$ 水平、椎骨骨密度、下丘脑和海马 ERα、ERβ mRNA 的表达均明显升高，子宫湿重无明显改变[10]。淫羊藿苷是其改善骨代谢的药效物质基础[11]。

**5. 对生殖系统的作用** 淫羊藿总黄酮按 400、200、100mg/kg 剂量给大鼠连续灌胃 20d，结果淫羊藿总黄酮 400mg/kg 给予可提高正常及去垂体大鼠子宫脏器系数、下丘脑 GnRH 水平，对血清 $E_2$ 水平亦有一定提高；较小剂量则仅对正常大鼠显示类似作用[12]。淫羊藿苷是其调节生殖系统的药效物质基础[13]。

**6. 抗衰老**　淫羊藿总黄酮 0.7g/kg 灌胃给药，可恢复半乳糖衰老模型小鼠 T 和 B 淋巴细胞增殖反应的功能，明显提高小鼠脾脏 SOD 活性，减少心肝组织过氧化脂质形成，减少心肝等组织的脂褐素形成[14]。

**7. 抗肿瘤**　淫羊藿总黄酮 100mg/kg 和 1000mg/kg 连续灌胃 10d，能显著增加荷瘤小鼠巨噬细胞吞噬功能、淋巴细胞转化率和脾体比值，能显著增加红细胞 C36 受体花环率并降低红细胞免疫复合物花环率[15]。淫羊藿苷、淫羊藿次苷-Ⅱ是其抗肿瘤药效物质基础[16,17]。

**8. 安全性评价**　小鼠口服淫羊藿总黄酮最大耐受量相当于 60kg 人临床日用量的 1440 倍[18]。大鼠灌胃淫羊藿总黄酮 1.0、2.0、4.0g/kg，1 次/d，给药 12 周后和停药 2 周后所查血液学指标、血生化指标、脏器系数及主要脏器的病理学检查无明显异常[19]。淫羊藿对雄、雌性 ICR 种小鼠的急性经口的半数致死剂量（$LD_{50}$）均大于 80g/kg，并且小鼠骨髓微核实验、Ames 实验、TK 基因突变实验的结果均为阴性[20]。

**9. 体内过程**　大鼠灌胃及肝门静脉分别给药淫羊藿灌胃剂（含淫羊藿苷 18.87mg/ml）与淫羊藿注射液（含淫羊藿苷 5mg/ml）后，其药-时过程符合单室开放一级吸收模型特征。体内绝对生物利用度为 12.0%，肝门静脉注射的绝对生物利用度为 45.17%。淫羊藿注射液含淫羊藿苷 10、15、22mg/kg 经静脉给药后其药-时过程符合二室开放模型特征，含淫羊藿苷 10、15mg/kg 经静脉注射后，其药-时过程符合线性动力学，含淫羊藿苷 22mg/kg 经静脉注射后为非线性动力学。含淫羊藿苷 22mg/kg 经静脉注射 2h 后药物可广泛分布于各组织中，主要集中在肺和血浆，心、肝、肾次之，脾和脑较少。尿、胆汁和粪的排泄实验表明，尿、胆汁和粪 24h 排泄量分别占给药量的 1.99%、0.066%和 12.83%[21]。

**【药性】**　辛、甘，温。归肝、肾经。

**【功能主治】**　补肾阳，强筋骨，祛风湿。用于肾阳虚衰，阳痿遗精，筋骨痿软，风湿痹痛，麻木拘挛。

**【临床应用】**

**1. 临床常用**

（1）肾阳虚证　本品辛甘性温燥烈，长于补肾壮阳，单用有效，亦可与其他补肾壮阳药同用。单用本品浸酒服，以益丈夫兴阳，理腰膝冷痛，如淫羊藿酒（《食医心镜》）；与肉苁蓉、巴戟天、杜仲等同用，治肾虚阳痿遗精等，如填精补髓丹（《丹溪心法》）。

（2）风寒湿痹证　本品辛温散寒，祛风胜湿，入肝肾，强筋骨，可用于风湿痹痛，筋骨不利及肢体麻木，常与威灵仙、苍耳子、川芎、肉桂同用，如仙灵脾散（《太平圣惠方》）。

**2. 临床新用**　淫羊藿可用于治疗心律失常[22]、心理性勃起功能障碍[23]。

**【用法用量】**　6～10g。

**【成药例证】**

**1. 安神补脑液（《卫生部药品标准中药成方制剂·第三册》）、安神补脑片（《国家中成药标准汇编内科·心系分册》）**　药物组成：鹿茸、制何首乌、淫羊藿、干姜、甘草。

功能主治：生精补髓，增强脑力。用于神经衰弱，失眠，健忘，头痛。

**2. 古汉养生精（《卫生部药品标准中药成方制剂·第十八册》）**　药物组成：人参、黄芪（蜜炙）、金樱子肉、枸杞子、淫羊藿。

功能主治：滋肾益精，补脑安神。用于头晕心悸，目眩耳鸣，健忘失眠，阳痿遗精，疲乏无力。亦可用于脑动脉硬化，冠心病，前列腺增生，围绝经期综合征，病后虚弱等症。

**3. 益气养血口服液（《卫生部药品标准中药成方制剂·第二十册》）**　药物组成：人参（去芦）、黄芪、党参、淫羊藿。

功能主治：益气养血。用于身体虚弱，气短心悸，面色不华。

**4. 仙灵脾颗粒（《卫生部药品标准中药成方制剂·第十册》）、仙灵脾胶囊（《卫生部部颁标准新药转正标准》）、仙灵脾酒（《卫生部药品标准中药成方制剂·第三册》）、仙灵脾片（《国家中成药标准汇编内科·心系分册》）**　药物组成：淫羊藿。

功能主治：补肾强心，壮阳通痹。用于阳痿遗精，筋骨痿软，胸闷头晕，气短乏力，风湿痹痛等。（也用于性功能减退的阳痿遗精，也可用于冠心病，围绝经期高血压，胸闷气短及风湿症。）

**5. 抗骨增生片（《卫生部药品标准中药成方制**

**剂·第七册》)、抗骨增生口服液(《国家中成药标准汇编·骨伤科分册》)、抗骨增生胶囊(丸)(《中华人民共和国药典》2015年版)、抗骨增生糖浆(《国家中成药标准汇编·骨伤科分册》)** 药物组成:熟地黄、肉苁蓉、狗脊(盐制)、女贞子(盐制)、淫羊藿、鸡血藤、炒莱菔子、骨碎补、牛膝。

功能主治:补腰肾,强筋骨,活血止痛。用于骨性关节炎肝肾不足、瘀血阻络证,症见关节肿胀,麻木,疼痛,活动受限。

**【贮藏】** 置通风干燥处。

**【参考文献】** [1]王敏,刘崇铭,张宝凤.淫羊藿甙扩张脑血管作用的研究[J].沈阳药学院学报,1991,8(4):272-273.

[2]高其铭,袁秉祥,赵苏玉,等.淫羊藿总黄酮对家兔血液流变学指标的影响[J].西安医科大学学报,1992,13(3):223-226.

[3]高其铭,袁秉祥,李生正.淫羊藿总黄酮对家兔血小板功能及小鼠镇静催眠及耐力作用的影响[J].西北药学杂志,1992,7(3):15-17.

[4]叶丽卡,陈济民.淫羊藿的药理研究进展[J].中国中药杂志,2001,26(5):293-295.

[5]王天然.淫羊藿多糖对 Mφ 吞噬功能和 Lc 自发细胞毒作用的影响[J].中药药理与临床,1992,8(2):31-34.

[6]王鲁男.淫羊藿多糖等四种药物对人 $IL_2$ 活性影响的研究--小鼠胸腺细胞 MTT 比色分析法[J].锦州医学院学报,1990,11(2):79-82.

[7]李书桐,李铁军,郑钦岳,等.淫羊藿甙对小鼠体外脾脏细胞增殖及产生集落刺激因子样活性的影响[J].第二军医大学学报,1995,16(4):340-342.

[8]李书桐,李铁军,郑钦岳.淫羊藿甙对小鼠腹腔巨噬细胞功能的影响[J].第二军医大学学报,1995,16(6):541-544.

[9]马慧萍,贾正平,白孟海,等.淫羊藿总黄酮对大鼠实验性骨质疏松生化学指标的影响[J].中国药理学通报,2003,19(2):187-190.

[10]Wu M, Zhao S, Ren L. Effects of total flavonoids of *Epimedium sagittatum* on the mRNA expression of the estrogen receptor α and β in hypothalamus and hippocampus in ovariectomized rats[J].中南大学学报(医学版),2011,36(1):15-20.

[11]于波,杨久山,刘岩,等.淫羊藿苷对人成骨细胞作用[J].中医正骨,2006,18(6):17-18.

[12]吴琨,杨薇,张磊,等.下丘脑-垂体-性腺轴阻断对淫羊藿促性激素作用的影响[J].中国实验方剂学杂志,2011,17(5):161-164.

[13]李芳芳,李思,吕占军,等.淫羊藿苷对大鼠卵泡颗粒细胞和肾上腺皮质细胞分泌功能的影响[J].中国中药杂志,1997,22(8):499-502.

[14]刘江波,邢善田.淫羊藿黄酮对抗小鼠 D-半乳糖衰老模型的研究[J].中药药理与临床,1990,6(2):18-20.

[15]郝炳华,陶明,何立端,等.淫羊藿总黄酮对荷瘤小鼠细胞免疫及红细胞免疫功能的影响[J].西安医科大学学报,1999,20(3):323-325.

[16]王谦,张玲,毛海婷,等.中药淫羊藿甙抑制肝癌 HepG2.2.15 细胞增殖和免疫逃逸作用研究[J].中国免疫学杂志,2007,23(10):908-911.

[17]林新,李文魁,罗崇念,等.淫羊藿次苷Ⅱ对三种肿瘤细胞株增殖的抑制作用[J].中国药理学与毒理学杂志,1997,11(3):183-186.

[18]李冬梅,尹晓飞,蔡大伟.淫羊藿总黄酮急性毒性试验研究[J].中国药师,2007,10(10):1011-1012.

[19]冬梅,尹晓飞,刘晋华,等.淫羊藿总黄酮的长期毒性研究[J].中国实验方剂学杂志,2008,14(7):60-62.

[20]隋海霞,高芃,徐海滨.淫羊藿水提取物的食用安全性研究[J].癌变·畸变·突变,2006,18(6):439-442.

[21]叶丽卡,陈济民,刘四海,等.淫羊藿苷在大鼠体内的药代动力学[J].中国药学杂志,1999,34(1):33-36.

[22]郭亚平,吕本强.生脉饮合淫羊藿治疗缓慢性心律失常的临床研究[J].时珍国医国药,2007,18(3):686-687.

[23]李金昆,沈明,徐晓林,等.生精助育汤治疗心理性勃起功能障碍180例临床观察[J].中医杂志,2002,43(6):446-447.

(周彦希　潘媛　彭成　敖慧)

## 917　罂粟壳

Yingsuqiao

**【异名】** 御米壳(《医学启源》),粟壳(《易简方》),烟斗斗、鸦片烟果果(《中药志》)。

**【来源】** 为罂粟科植物罂粟 *Papaver somniferum* L.的干燥成熟果壳。

**【产地】** 以栽培品为主。原产南欧,我国青海、西藏、四川、广西、海南、云南等地有关药物研究单位有栽培。印度、缅甸、老挝及泰国北部也有栽培。建于甘肃省武威市、张掖市、金昌市、白银市的GAP种植基地已通过原国家食品药品监督管理总局验收。

**【采收加工】** 4～6月采摘果实,破开,除去种子,晒干。秋季将成熟果实或已割取浆汁后的成熟果实摘下,破开,除去种子的枝梗,干燥。

**【炮制】** **罂粟壳** 除去杂质,捣碎或洗净,润透,切丝,干燥。

**蜜罂粟壳** 取净罂粟壳丝,照蜜炙法炒至放凉后不粘手。

**【性状特征】** **罂粟壳**　呈不规则的丝或块。外表面黄白色、浅棕色至淡紫色，平滑，偶见残留柱头。内表面淡黄色，有的具棕黄色的假隔膜。气味清香，味微苦。

**蜜罂粟壳**　形如罂粟壳丝，表面微黄色，略有黏性，味甜，微苦。

**【化学成分】** 罂粟壳的主要成分是生物碱，还含有多糖、内消旋肌醇、赤藓醇等。罂粟壳的生物碱是其主要药理活性成分。《中华人民共和国药典》2015年版规定，本品药材及其饮片按干燥品计，含吗啡($C_{17}H_{19}O_3N$)应为0.06%～0.40%。

**【药理毒理】** **镇痛**　罂粟壳水煎液(浓度为0.1g/ml)按2g/kg体重灌胃给药1次，可提高小鼠热板法疼痛动物模型对高温的痛阈值[1]。

**【药性】** 酸、涩，平；有毒。归肺、大肠、肾经。

**【功能主治】** 敛肺，涩肠，止痛。用于久咳，久泻，脱肛，脘腹疼痛。

**【临床应用】** **临床常用**

(1) 久嗽虚喘　本品酸涩，有较强的收敛肺气之功。治久嗽不止，《世医得效方》单用本品，蜜炙为末服之；用于劳喘嗽不已，自汗者，如《宣明论方》小百劳散，以之与乌梅、小麦同用。

(2) 泻痢，脱肛，遗精　本品能涩肠，固肾。治久痢不止，常醋炙为用，如《本草纲目》醋炙为末，制成蜜丸服用；治脱肛遗精，借其酸涩收敛之气，以固虚脱。

**【用法用量】** 3～6g。

**【成药例证】**

**1. 洋参保肺丸(《中华人民共和国药典》2015年版)**　药物组成：罂粟壳、川贝母、砂仁、麻黄、石膏、玄参、五味子(醋炙)、陈皮、枳实、苦杏仁、甘草、西洋参。

功能主治：滋阴补肺，止嗽定喘。用于阴虚肺热，咳嗽痰喘，胸闷气短，口燥咽干，睡卧不安。

**2. 泻痢固肠片(《卫生部药品标准中药成方制剂·第三册》)**　药物组成：罂粟壳、甘草、陈皮、肉豆蔻、诃子(去核)、白芍、白术、党参、茯苓。

功能主治：调胃化湿，益气固肠。用于脾胃虚弱，久痢脱肛，腹胀腹痛，肢体疲乏。

**3. 定喘止嗽丸(《卫生部药品标准中药成方制剂·第六册》)**　药物组成：罂粟壳、石膏、麻黄、苦杏仁(去皮炒)、陈皮、五味子(醋制)、砂仁、甘草。

功能主治：润肺，定喘，止嗽，用于阴虚肺热，久嗽痰喘，胸满呕逆，咳痰稠黏，夜卧不安，烦躁口渴。

**4. 强力枇杷露(《卫生部药品标准中药成方制剂·第二册》)**　药物组成：枇杷叶、罂粟壳、百部、白前、桑白皮、桔梗、薄荷脑。

功能主治：养阴敛肺，镇咳祛痰。用于久咳劳嗽，支气管炎等。

**5. 止嗽化痰丸(《中华人民共和国药典》2015年版)**　药物组成：罂粟壳、知母、陈皮、炙甘草、石膏、紫苏叶、款冬花(制)、桔梗、前胡、大黄(制)、川贝母、苦杏仁、葶苈子、百部(制)、玄参、麦冬、密蒙花、天冬、五味子(制)、枳壳(炒)、瓜蒌子、半夏(姜制)、木香、马兜铃(制)、桑叶。

功能主治：清肺化痰，止嗽定喘。用于痰热阻肺，久嗽，咯血，痰喘气逆，喘息不眠。

**【注意事项】**

1. 本品过量或持续服用易成瘾。

2. 咳嗽或泻痢初起邪实者忌用。

3. 本品含吗啡、可待因、罂粟碱等多种生物碱，具有毒性，主要表现为神经毒性。其毒性的大小与煎煮时间、炮制、配伍等密切相关。

**【贮藏】** 置干燥处，防蛀。

**【参考文献】** [1]王华伟，王文萍，高晶晶.罂粟壳与吗啡镇痛作用对比的实验研究[J].辽宁中医杂志，2008，35(6)：941-942.

(周彦希　潘媛　彭成　敖慧)

## 918 樱桃核

Yingtaohe

**【异名】** 樱桃米(《中华本草》)。

**【来源】** 为蔷薇科植物樱桃 *Prunus pseudocerasus* Lindl.的干燥果核。

**【产地】** 常栽培，野生品亦有。主产于辽宁、河北、陕西、甘肃、山东、河南、江苏、浙江、江西、四川等地。

**【采收加工】** 夏季果实成熟时采摘，置于缸中用器具揉搓，使果肉与果核分离，然后洗去果肉，取净核晒干。

【炮制】 簸去杂质,用水洗净,晒干。

【性状特征】 呈卵圆形或长圆形,长8～10mm,直径5mm,先端略尖,微偏斜,基部钝圆而凹陷,另一边稍薄,近基部呈翅状。表面黄白色或灰黄色,有网状纹理,两侧各有一条明显棱线。质坚硬,不易破碎。敲开果核(内果皮)有种子1枚,种皮黄棕色或黄白色,常皱缩,子叶淡黄色。气微,味微苦。

【化学成分】 樱桃核的主要成分是挥发油,还含有氰苷、蛋白质、类黄酮、脂肪酸等。樱桃核的挥发油是其主要药理活性成分。

【药理毒理】

1. 抗炎　樱桃核挥发油按0.05、0.10、0.20ml/kg给大鼠灌胃给药,每日1次,连续3d。角叉菜胶致炎后1h,樱桃核挥发油0.20ml/kg对角叉菜胶引起的大鼠足肿胀有抑制作用;致炎后2～6h,樱桃核挥发油0.05、0.10、0.20ml/kg均可较明显抑制角叉菜胶引起的大鼠足肿胀,且其抑制作用存在较好的量效关系[1]。樱桃核挥发油按0.035、0.070、0.140ml/kg给小鼠灌胃给药,每日1次,连续3d,对小鼠耳肿胀度均有较明显的抑制作用,且其抑制作用存在较好的量效关系[1]。樱桃核挥发油按0.035、0.070、0.140ml/kg给小鼠灌胃给药,每日1次,连续3d,均能较明显地降低小鼠腹腔毛细血管通透性,且樱桃核挥发油对该模型的抗炎作用存在一定的量效关系[1]。

2. 抗氧化　樱桃核类黄酮提取物0.01、0.05、0.10mg/ml对卵黄脂蛋白的氧化均有抑制作用,在较低浓度时均随浓度的升高而抑制作用增强[2]。

【药性】 辛,平。归肺经。

【功能主治】 发表透疹。用于麻疹初起,透发不畅。

【临床应用】临床常用

麻疹透发不畅　本品能治麻疹透发不畅,《江苏植药志》单用本品;本品宜用于痘症色白陷顶不升浆者,可助升浆起长,《滇南本草图说》单用本品研末,外敷之。

【用法用量】 4.5～9g;用时捣碎,水煎服。外用适量,磨汁涂或煎汤熏洗患处。

【贮藏】 置通风干燥处,防蛀。

【参考文献】 [1]王松,张成义,陈曦.樱桃核挥发油的抗炎作用研究[J].新中医,2002,44(10):139-140.

[2]张敬敏,吕玲玲,郭磊.樱桃核中类黄酮的提取及其抗氧化性研究[J].中国酿造,2010,(6):65-68.

(周彦希　潘媛　彭成　敖慧)

## 919　鹰嘴豆

Yingzuidou

【异名】 胡豆(《本草拾遗》),回鹘豆(《契丹国志》),回回豆子(《饮膳正要》),回回豆、那合豆(《救荒本草》),鸡豆(《中国主要植物图说·豆科》)。

【来源】 为豆科植物鹰嘴豆 *Cicer arietinum* L.的干燥种子。

【产地】 以栽培品为主。分布于地中海、亚洲、非洲、美洲等地。我国甘肃、青海、新疆、陕西、山西、河北、山东、台湾、内蒙古等地引种栽培。

【采收加工】 秋季果实成熟时,割取地上部分,晒干,打下种子,除去杂质。

【炮制】 除去杂志,留取种子,晒干。

【性状特征】 形似鹰头,长5～9mm,直径4～7mm。质坚硬,表面白色、微红色或浅灰白色。有蜂窝状的皱纹,微被短绒毛,种脐处密集。种脐微尖,点状,珠孔在喙的腹面。由种脐向下经背部至珠孔有一明显的种脊维管束。质坚硬。气无,味淡。

【化学成分】 鹰嘴豆的主要成分是黄酮类成分,还有皂苷、蛋白质、脂肪油、淀粉、矿物质和粗纤维等。鹰嘴豆的黄酮、皂苷是其主要药理活性成分。

【药理毒理】

1. 降血糖　鹰嘴豆水提物0.7、1.4、2.8g/kg每日1次灌胃给药,连续灌胃4周,均能不同程度地降低2型糖尿病模型大鼠的血糖水平,增加胰岛素敏感指数[1]。鹰嘴豆总皂苷100、300mg/kg灌胃给药,每日1次,连续给药4周后,均可有效降低2型糖尿病模型大鼠的血糖,改善胰岛素抵抗,显著降低血清IL-6、游离脂肪酸量并增加骨骼肌中己糖激酶活性及肌糖原、肝糖原的量[2]。鹰嘴豆异黄酮提取物25、50、100mg/kg灌胃给药,每日1次,连续给药4周后,均有使糖尿病模型小鼠血糖下降的趋势,并呈现一定的剂量-效应关系,100mg/kg剂量有显著的降血糖作用[3]。

**2. 降血脂** 鹰嘴豆水煎剂以0.3125、0.625、1.25g/kg灌胃给药，每日1次，连续给药6周。给药4周后，各剂量均可降低低密度脂蛋白胆固醇（LDL-C）的含量，中、高剂量可显著升高高密度脂蛋白胆固醇（HDL-C）的含量；给药第6周时，LDL-C进一步显著降低，HDL-C进一步升高，0.625、1.25g/kg剂量还有明显的降低血中血清总胆固醇（TC）、甘油三酯（TG）与升高载脂蛋白AI（APO AI）的作用，而且随着用药时间的延长，TC/HDL-C比值呈现出稳步降低的趋势[4]。

**3. 抗氧化** 鹰嘴豆总皂苷以100、300mg/kg每日1次灌胃给药，连续给药4周后，均能升高2型糖尿病模型大鼠肝脏、肾脏、骨骼肌、肺组织中的总超氧化物歧化酶（TSOD）、谷胱甘肽过氧化物酶（GSH-Px）活力，升高肝脏、肾脏、骨骼肌中过氧化氢酶（CAT）活力，降低丙二醛（MDA）含量，降低肺组织中的CAT活力[5]。鹰嘴豆异黄酮提取物25、50、100mg/kg每日1次灌胃给药，连续给药4周后，能升高糖尿病模型小鼠血清、肝脏组织中SOD、CAT和GSH-Px活性，降低小鼠血清和肝脏组织中MDA含量[3]。

**4. 抗肿瘤** 用0.031、0.062、0.25、0.5、1、2mg/ml浓度的鹰嘴豆粗黄酮体外处理胃癌细胞MGC-9，48h后，随着鹰嘴豆粗黄酮作用浓度的增大，其抑制胃癌细胞MGC-9的效果也越强，浓度为1mg/ml的鹰嘴豆粗黄酮对胃癌细胞MGC-9的抑制程度最大，其抑制率为16.3%[6]。

**5. 抗疲劳** 鹰嘴豆多糖以10、50、80mg/kg每日1次灌胃给药，连续给药25d，能延长小鼠的负重游泳时间，增强小鼠血清和肝脏的SOD活性，降低MDA含量，提高肝糖原、肌糖原储备量，降低小鼠运动后血清尿素和血乳酸水平[7]。

**【药性】** 一级干热。

**【功能主治】** 消除异常体液，开通体液闭阻，调补机体。用于身体瘦弱，性欲低下，食欲不振，皮肤瘙痒及糖尿病。

**【临床应用】** 临床常用

(1) 消渴 本品能生津止渴。治消渴，勿与盐煮食之（《本草拾遗》）。

(2) 面毒 本品能清热解毒，解面毒（《五杂俎》）。

**【用法用量】** 10～30g。

**【注意事项】** 过量服用对膀胱有害，并易引起气郁不畅。

**【贮藏】** 置干燥通风处。

**【参考文献】**

[1]何雯，李郁，吴发宝，等.鹰嘴豆提取物对2型糖尿病大鼠糖、脂代谢的影响[J].新疆医科大学学报，2011,34(2):168-171.

[2]凯赛尔·阿不都克热木，魏媛媛，李潇，等.鹰嘴豆总皂苷对2型糖尿病大鼠胰岛素抵抗及糖代谢的影响[J].中成药，2011,33(8):1405-1407.

[3]李燕，巫冠中，张巨松，等.鹰嘴豆异黄酮提取物对糖尿病小鼠血糖和氧化-抗氧化态的效应[J].中国组织工程研究与临床康复，2007,11(38):7625-7629.

[4]田春元，周秀佳.鹰嘴豆种子水煎剂对高脂血症大鼠血脂含量影响的实验研究[J].食品科学，2010,31(1):232-234.

[5]凯赛尔·阿不都克热木.鹰嘴豆总皂苷对2型糖尿病大鼠的抗氧化作用[J].中药药理与临床，2012,28(3):154-156.

[6]傅樱花，张富春，王霞.鹰嘴豆粗黄酮物质的提取及抑制胃癌细胞MGC-9活性研究[J].食品与发酵工业，2009,35(7):168-170.

[7]汪建红，张婷，张蔚佼.鹰嘴豆多糖抗疲劳生物功效及其机制研究[J].食品工业，2009,(5):1-3.

（周彦希 潘媛 彭成 敖慧）

## 920 硬毛棘豆

Yingmaojidou

**【异名】** 旭润-奥日都扎、哈日-达格沙、达格沙-纳赫布、达格毛卡日乐、粘伊-齐达格齐、玛汗乃-达日雅干（《中华本草》蒙药卷）。

**【来源】** 为豆科植物硬毛棘豆 *Oxytropis hirta* Bge.的干燥地上部分。

**【产地】** 以野生品为主。主产于黑龙江、吉林、辽宁、内蒙古（东部至大青山）、新疆（塔城、精河、博乐）、河北、山西、陕西（北部）、甘肃（东部）、山东（泰山）、河南（镇平）及湖北（宜城板桥）等地。哈萨克斯坦、乌兹别克斯坦、土库曼斯坦、吉尔吉斯斯坦和塔吉克斯坦也有分布。

**【采收加工】** 夏、秋花盛开时采收，除去根及杂质，阴干。

**【炮制】** 除去根及杂质，阴干。

**【性状特征】** 多碎断。根头残存基生叶柄，叶柄基部与托叶合生，有较长硬毛。叶多从叶轴上脱落，较完整者可见小叶对生或近对生；小叶卵状或长椭圆形，长1.5～5cm，宽5～15cm，先端尖或稍钝，基部圆形，上表面无毛或近无毛，下表面疏生长硬毛。总状花序长5～15cm，花多而密。花长约1.5cm；苞片披针形或条状披针形，比萼长或近等长；花萼筒状，萼齿条形；花瓣5，浅棕色。荚果长卵形，坚硬，藏于萼筒内，被长毛，顶端具短喙，具多数细小种子，肾形。气微，味淡。

**【化学成分】** 硬毛棘豆的主要成分是黄酮类成分，还含有生物碱、皂苷等。

**【药性】** 甘、苦，凉、钝、轻、糙。

**【功能主治】** 杀“黏”，清热，燥“协日乌素”，愈伤，生肌，锁脉，止血，消肿，通便。用于瘟疫，发证，丹毒，腮腺炎，针刺痛，肠刺痛，胸刺痛，颈强痛，类风湿游痛症，麻疹，创伤，抽筋，鼻衄，月经过多，吐血，咯血。

**【临床应用】** **临床常用**

“黏”证 本品能杀“黏”解毒，用于黏证。

**【用法用量】** 3～6g。

**【成药例证】** **七味水银丸(《内蒙古蒙成药标准》)** 药物组成：水银(制)、硫黄(制)，藜芦(制)、狼毒(制)、硬毛棘豆、蓝刺头、石菖蒲。

功能主治：燥“协日乌素”，消肿。用于关节“协日乌素”，局部肿痛。

**【贮藏】** 置干燥处。

(周彦布 潘媛 彭成 敖慧)

## 921 油松节

Yousongjie

**【异名】** 黄松木节(《太平圣惠方》)，油松节(《药材资料汇编》)，松郎头(《药材学》)。

**【来源】** 为松科植物油松 *Pinus tabulieformis* Carr.或马尾松 *Pinus massoniana* Lamb.的干燥瘤状节或分枝节。

**【产地】** 主要为栽培品，野生品亦有。主产于河北、山东、辽宁、河南、陕西、山西、甘肃等地；马尾松主产于浙江、江苏、江西、安徽、福建、湖北等地。

**【采收加工】** 多于采伐时或木器加工时锯取，选择后进行修整，并晒干或阴干。

**【炮制】** 劈成薄片或小块即可。

**【性状特征】** **油松松节** 为扁圆节段状或不规则片状；表面呈黄棕色、红棕色或灰棕色，较粗糙，或带棕色至黑棕色的油脂斑；部分带有残存栓皮。质坚且重，横断面木部为淡棕色，心材色泽略深，有同心环样纹理，或可见散布的小孔状树脂道，显油性；松节的髓部较小，呈黄棕色，纵断面有或斜或直的不均匀纹理。有松节油香气。

**马尾松松节** 与油松较为相似。表面呈棕黄色、浅棕黄色或呈红棕色，纵断面有或斜或直较为均匀的纹理。以色泽红棕且体大、油性足者为佳。

**【化学成分】** 油松节的主要成分是挥发油，还含有树脂、木质素等。油松节的挥发油是其主要药理活性成分。《中华人民共和国药典》2015年版规定，本品药材含挥发油不得少于0.40%ml/g；按干燥品计算，含α-蒎烯($C_{10}H_{16}$)不得少于0.10%。

**【药性】** 苦、辛，温。归肝、肾经。

**【功能主治】** 祛风除湿，通络止痛。用于风湿寒痹，历节风痛，转筋挛急，跌打损伤等。

**【临床应用】** **临床常用**

(1) 痛风，历节风痛 本品具有祛风燥湿、止痛之功，可与苍术、黄柏、桃仁等配伍治疗痢后痛风，如《医学纲目》中治痢后痛风方。若治历节风，四肢疼痛，则可用松节酒(《备急千金要方》)。

(2) 风寒湿痹 本品祛风止痛，与通络、活血药配伍外敷，可用于痹证尤其寒痹的治疗。另与制草乌、桑寄生等药同用，可治疗筋骨酸痛，关节不利，四肢酸麻，如骨痛药酒。

(3) 跌打损伤 本品活血止痛可单用，亦可与当归、鸡血藤、酒炙何首乌等配伍，外用或内用。可用于治疗跌打损伤、软组织损伤、经络不畅等症。

**【用法用量】** 9～15g。

**【成药例证】**

**1. 骨痛药酒(《卫生部药品标准中成药方制剂·第五册》)** 药物组成：制草乌、桑寄生、油松节、七叶莲、威灵仙、虎杖、络石藤、菝葜、苍术(麸炒)、制何首乌、红藤、丹参、接骨术、伸筋草、木瓜、川芎、牛膝、麻黄、香加皮、红花、续断、干姜。

功能主治：舒筋活络，祛风定痛。多用于关节不利，筋骨酸痛，四肢酸麻。

**2. 养血荣筋丸（《卫生部药品标准中成药方制剂·第一册》）** 药物组成：当归、鸡血藤、油松节、赤芍、续断、桑寄生、铁丝威灵仙（酒炙）、伸筋草、透骨草、何首乌（黑豆酒炙）、补骨脂（盐炒）、党参、白术（麸炒）、陈皮、木香、赤小豆。

功能主治：祛风通络，养血荣筋。可用于跌打损伤引起的筋骨疼痛，肌肉萎缩，肢体麻木，关节不利，肿胀等陈旧性疾患。

**【贮藏】** 置于阴凉干燥处即可。

（贺抒 潘媛 彭成 敖慧）

## 922 余甘子

Yuganzi

**【异名】** 菴摩勒（《南方草木状》），土橄榄（《云南记》），余甘、庵摩勒（《新修本草》），庵摩落迦果（《本草拾遗》），望果（《中国树木分类学》），牛甘子（《南宁市药物志》），油甘子（《广州植物志》），橄榄子（《四川中药志》），喉甘子、鱼木果（《广西药用植物名录》），橄榄（《贵州中草药名录》），滇橄榄（《云南中草药选》）。

**【来源】** 为大戟科植物余甘子 *Phyllanthus emblica* L.的干燥成熟果实。

**【产地】** 主要为栽培品，野生品亦有。主产于云南，还分布于福建、台湾、广东、海南、四川、广西、贵州等地。

**【采收加工】** 通常于9～10月果实成熟时采收，采收后的果实用开水烫透或用盐水浸泡后晒干。

**【炮制】** 取原药材，除去杂质后洗净并干燥。

**【性状特征】** 呈扁球形或球形，直径为1.2～2cm，表面颜色为棕褐至墨绿色，且具有淡黄色的颗粒状突起，有皱纹与6棱，其果梗长度约为1mm，中果皮即果肉厚为1～4mm，质地硬且脆。内果皮为黄白色，硬核样，具6棱，背缝线的上部有数条维管束，干后裂为6瓣。种子为6颗，近三棱状，呈棕色。气微，味酸涩，回甜。

**【化学成分】** 余甘子的主要成分是有机酸、鞣质、多酚，还含有氨基酸、维生素等。余甘子的鞣质、多酚、有机酸是其主要药理活性成分。《中华人民共和国药典》2015年版规定，本品药材按干燥品计算，含没食子酸（$C_7H_6O_5$）不得少于1.2%。

**【药理毒理】**

**1. 抗动脉粥样硬化** 余甘子果粉4g混合高脂饲料喂食兔，连续12周，可减少动脉粥样硬化斑块面积，降低动脉粥样硬化斑块级别，减少动脉粥样硬化斑块内弹力纤维含量，减少动脉粥样硬化斑块内泡沫细胞层数，能抑制主动脉粥样硬化的形成[1,2]。

**2. 抗衰老** 余甘子清除 $O^{2-}$· 的活性为482U/g[3]。

**3. 保肝** 余甘子水提醇沉物1.8、3.5、7.0g/kg剂量灌胃正常小鼠，能降低小鼠血清ALT、AST、MDA、ALP含量以及肝脏系数，并提高血清SOD的活性，促进肝糖原合成，改善肝脏组织的病理损伤[4]。

**5. 抗炎、镇痛** 余甘子提取物10g/kg连续灌胃小鼠5d，能升高热板法60、90min的痛阈提高百分率；且能减少醋酸致小鼠疼痛的扭体次数，降低二甲苯致炎症模型的小鼠耳肿胀度；余甘子甲醇部位与正丁醇部位能降低大鼠关节组织中 $PGE_2$ 的释放，余甘子乙酸乙酯部位、石油醚部位、正丁醇部位能降低大鼠血清TNF-α的含量[5]。

**【药性】** 甘、酸、涩，凉。归肺、胃经。

**【功能主治】** 清热凉血，消食健胃，生津止咳。用于血热血瘀，消化不良，腹胀，咳嗽，喉痛，口干。

**【临床应用】临床常用**

感冒发热，白喉　本品清肺利咽，生津止渴，可用于风热外感所致感冒发热，症见发热、烦渴、咽部干燥、声音嘶哑、扁桃体肿大、白喉等。亦可用于脉胀，症见头晕、头痛、肢体麻木、胸闷、心悸、呕吐等。

**【用法用量】** 3～9g，多入丸散服。

**【成药例证】** **余甘子喉片（《卫生部药品标准中成药方制剂·第二册》）** 药物组成：余甘子、冰片、薄荷脑。

功能主治：利咽止痛，清热润燥，适用于燥热伤津所致的咽部干燥、咽喉疼痛等。

**【贮藏】** 置阴凉干燥处。

**【参考文献】** [1]洪善祥，薛玲，曾志刚，等.安摩乐口服液药效学研究[J].海峡药学，1995，7(1)：80-83.

[2]刘丽梅，高政，李宝文.余甘子对实验性颈动脉粥样硬化家兔的影响[J].中国临床康复，2003，7(5)：766-767.

[3]肖湘，俞丽君，邱玉莹，等.油柑多糖的提取与清除氧自由基作用的研究[J].中国药学杂志，1998，33(5)：25-27.

[4]李萍,谢金鲜,林启方.民族药余甘子对D-半乳糖胺所致小鼠急性肝损伤的影响[J].中国民族民间医药杂志,2003,12(3):161.

[5]曾煦欣,岑志芳,李海燕.余甘子提取物的抗炎镇痛作用[J].广东医学,2012,33(23):3533-3536.

（贺抒　潘媛　彭成　敖慧）

## 923　鱼脑石
Yunaoshi

**【异名】**　石首鱼头石(《千金药方》),石首鱼魫(《濒湖集简方》),石首鱼脑中枕(《日华子》),石首骨(《本草汇言》),鱼首石、黄鱼脑石(《浙江中药手册》)。

**【来源】**　为石首鱼科动物小黄鱼 *Pseudosciaena polyactis* Bleeker 与大黄鱼 *Pseudosciaena crocea* (Richardson)头骨中的耳石。

**【产地】**　主要为野生品。在我国分布于黄海、渤海和东海。主产于浙江。

**【采收加工】**　在黄鱼汛期捕捞收集,从鱼头骨中取出耳石,洗净,晾干即可。

**【炮制】**　**鱼脑石**　将原药材除去杂质洗净并干燥,用时打碎即可。

**煅鱼脑石**　取净鱼脑石,置于适宜的容器内及无烟炉火中,武火煅至有爆裂声色红时取出,放凉即可。

**【性状特征】**　**鱼脑石**　呈无规则碎粒状,完整者为长卵形三棱状,中部宽,其中一端钝圆、一端尖,有一条斜沟。一面较平滑,两端翘起呈船形,上面中部突起,不平坦。呈瓷白色,质硬,不易碎裂,气微,味淡涩。以色泽洁白,质地坚硬者为优。

**煅鱼脑石**　形同鱼脑石,色灰白或灰褐,质脆且松散,有焦臭气,味微咸。

**【化学成分】**　鱼脑石的主要成分是碳酸钙,还含有机质、纤维蛋白、微量元素等。鱼脑石的碳酸钙是其主要药理活性成分。

**【药性】**　甘、咸,寒。归膀胱经。

**【功能主治】**　清热解毒,利尿通淋,小便不利,中耳炎,鼻炎,脑漏,解野蕈毒。

**【临床应用】**　**临床常用**

(1) 石淋　鱼脑石味咸,归膀胱经,有利尿通淋之功效。《本草纲目》中以鱼脑石、当归粉末煎煮内服治疗石淋。

(2) 鼻炎,脑漏　本品咸、平,在鱼脑石鼻渊汤中与鱼腥草、陈胆星、黄芩、薄荷、藿香、白芷、苍耳子、金银花等同用可有效治疗因感受风寒或风热所致的鼻渊、脑漏。亦可在鱼脑石散中与冰片、辛夷花、细辛等同用,散寒、除涕、通窍以治疗鼻渊、脑漏。

**【用法用量】**　3～9g,用时捣碎。外用适量,研末撒敷患处。

**【贮藏】**　置干燥处。

（贺抒　潘媛　彭成　敖慧）

## 924　鱼腥草
Yuxingcao

**【异名】**　岑草(《吴越春秋》),蕺(《名医别录》),菹菜(《新修本草》),紫背鱼腥草(《履巉岩本草》),紫蕺(《救急易方》),蕺子(《本草纲目》),臭猪巢(《医林纂要·药性》),侧耳根(《遵义府志》),猪鼻孔(《天宝本草》),九节莲(《岭南采药录》),折耳根、肺形草(《贵州民间方药集》),臭腥草(《泉州本草》)。

**【来源】**　为三白草科植物蕺菜 *Houttuynia cordata* Thunb.的新鲜全草或干燥地上部分。

**【产地】**　主要为栽培品,亦有野生品。其道地产区为湖南一带,另主产于浙江、江苏、安徽、福建、河南;广东、广西、湖北、四川、贵州、云南、陕西、甘肃等地亦产。建于四川省雅安市雨城区及严桥镇严桥村、新和村,四川省什邡市回澜镇龙桥村,广汉市西高镇金光村的GAP基地已通过原国家食品药品监督管理总局验收。

**【采收加工】**　栽种当年或第2年夏季、秋季采收带根全草,洗净晒干。鲜用时随时可采。

**【炮制】**　**鲜鱼腥草**　除去杂质即得。

**干鱼腥草**　除去根与杂质,迅速洗净,晾晒至半干时切段,干燥。

**【性状特征】**　**鲜鱼腥草**　茎弯曲且扁圆,长约20～30cm,棕黄色表面,有纵棱。叶片互生,长约3～5cm,宽3～4.5cm,多皱缩,上表面黄绿或暗绿,下表面褐绿或灰棕色,叶柄细长。穗状花序顶生,搓碎有鱼腥味。

**干鱼腥草** 花、茎、叶混合，呈不规则节段，棕黄或灰绿色。穗状花序，叶片多破碎皱缩，揉搓带有鱼腥味，微涩。

以上均以色绿、叶片多、有花穗、鱼腥味浓者为优。

**【化学成分】** 鱼腥草的主要成分是挥发油、黄酮，还含有有机酸、生物碱、维生素等。鱼腥草的挥发油、黄酮是其主要药理活性成分。

**【药理毒理】**

**1. 解热** 鱼腥草的注射制剂以10、20g/kg对酵母致发热模型大鼠腹腔注射，可降低大鼠体温，并可以抑制下丘脑中的cAMP含量升高以及促进腹中隔区AVP的释放，并具有明显的量效关系[1]。

**2. 抗菌** 鱼腥草叶提取液对多黏芽孢埃希菌、大肠埃希菌、金黄色葡萄球菌、枯草芽孢杆菌、裂殖酵母、酿酒酵母和黑曲霉的最小抑制浓度分别为0.06、0.06、0.08、0.08、0.1、0.1和0.1g/ml[2]。且若与TMP配伍具有协同作用，抗菌效果明显增强[3]。

**3. 抗炎** 用鱼腥草水提物0.0625～0.125mg/ml给药，可抑制激活后的类巨噬细胞系RAW264.7的TNF-α分泌，还可抑制炎性细胞NO的产生，且具有量效关系[4]；鲜鱼腥草挥发油10、30、100mg/kg灌胃脂多糖致慢性肺损伤模型大鼠，连续3周，可降低趋化因子的表达[5]。

**4. 抗肿瘤** 鱼腥草的各部位提取物对SGC-7901细胞的增殖均有一定的抑制作用，其中作用最强的为其地下茎提取物，且在50～800mg/L浓度范围内对SGC-7901细胞的抑制作用有浓度依赖性[6]。

**【药性】** 辛，微寒。归肺经。

**【功能主治】** 清热解毒，消痈排脓，利尿通淋。用于肺痈吐脓，痰热喘咳，热痢，热淋，痈肿疮毒。

**【临床应用】**

**1. 临床常用**

(1) 肺痈，痈肿疮毒　本品善清肺经热，能解热毒、排痈脓。治疗肺痈、咯血常与芦根、桔梗、薏苡仁等配伍，可增强其排脓消痈清肺热的功效；若治疗痰热咳喘则配伍贝母、知母、桑白皮有助于清肺化痰，现代临床上也用于治疗呼吸系统疾病如呼吸道感染、肺心病等。鱼腥草用于治疗痈肿疮疖可单味内服、鲜品外用，也可与蒲公英、连翘、野菊花等配伍增强解热毒、消痈肿的功效。

(2) 热淋　本品上能清肺热，下能利膀胱湿热，故也常用于治疗湿热淋证，尿赤涩痛等，同时与海金沙、车前子、白茅根等配伍，可增强其利尿通淋的功效。

(3) 肠热　本品性寒，对热痢也具有治疗作用，单用或与黄柏、黄连、白头翁等配伍清肠道热，同时鱼腥草还能清大肠湿热而治疗痔疮肿痛。

**2. 临床新用** 鱼腥草可用于治疗病毒性肠炎[7]、溃疡性结肠炎[8]。

**【用法用量】** 15～25g，不宜久煎；鲜品用量加倍，水煎或捣汁服。外用适量，捣敷或煎汤熏洗患处。

**【成药例证】**

**1. 鱼腥草注射液(《卫生部药品标准中成药方制剂·第十七册》)** 药物组成：鱼腥草。

功能主治：清热解毒，抗菌消炎。用于肺脓肿，痰热咳嗽，白带，尿路感染，痈疖。

**2. 复方鱼腥草片(《中华人民共和国药典》2015年版)** 药物组成：鱼腥草、黄芩、板蓝根、连翘、金银花。

功能主治：清热解毒。用于外感风热所致的急喉痹、急乳蛾，症见咽部红肿、咽痛；急性咽炎、急性扁桃体炎见上述证候者。

**3. 忍冬感冒颗粒[《国家中成药标准汇编·内科肺系(一)分册》]** 药物组成：板蓝根、忍冬藤、山豆根、重楼、鱼腥草、绵马贯众、青蒿、白芷。

功能主治：清热解毒。用于上呼吸道感染所致的发热、咽痛。

**4. 银芩胶囊[《国家中成药标准汇编·内科肺系(一)分册》]** 药物组成：金银花、黄芩、三七叶、鱼腥草。

功能主治：清热解毒，清宣风热。用于外感风热所致的发热、咳嗽、咽痛及上呼吸道感染、扁桃体感染、咽炎见以上症状者。

**【贮藏】** 干鱼腥草置干燥处；鲜鱼腥草置阴凉潮湿处。

**【参考文献】**
[1]王慧玲，崔伟，秦鑫，等.鱼腥草对致热大鼠下丘脑cAMP和腹中隔区精氨酸加压素含量的影响[J].中国临床药理学与治疗学，2007，12(1)：78-81.

[2]黄亮,王金龙,李方.鱼腥草叶乙醇提取液的抑菌作用研究[J].安徽农业科学,2012,40(2):719-722.

[3]臧莹安,李荣誉,陈春花.TMP对鱼腥草抑菌效果的影响[J].中兽医医药杂志,2002,21(2):7-9.

[4] Park E, Kum S, Wang C, *et al*. Anti-inflammatory Activity of Herbal Medicines: Inhibition of Nitric Oxide Production and Tumor Necrosis Factor-alpha Secretion in An Activated Macrophage-like Cell Line [J]. Am J Chin Med, 2005, 33(3): 415-424.

[5]洪佳璇,郭亚丽,唐法娣,等.鲜鱼腥草挥发油对慢性肺损伤大鼠半胱氨酸-半胱氨酸趋化因子受体2表达的影响[J].实用儿科临床杂志,2010,25(10):753-755.

[6]刘金娟,杨成流,陈永强,等.鱼腥草地下茎提取物诱导胃癌细胞SGC-7901凋亡机制的研究[J].中国药理学通报,2014,30(2):257-261.

[7]王桂荣,祝瑞明.鱼腥草注射液灌肠配合思密达治疗病毒性肠炎30例[J].中国中西医结合杂志,2001,21(6):421.

[8]江学良,权启镇,孙自勤,等.鱼腥草治疗初发型溃疡性结肠炎的临床研究[J].世界华人消化杂志,2003,11(8):1207-1210.

（贺抒　潘媛　彭成　敖慧）

## 925　禹粮石

Yuliangshi

**【异名】**　太一余粮、石脑、禹余粮(《神农本草经》),太一禹余粮、禹衰(《吴普本草》),白余粮(《名医别录》),石中黄子(《新修本草》),天师食、石饴饼、山中盈脂(《石药尔雅》),石中黄(《本草衍义》),余粮石(《中药志》),白禹粮(《中国医学大辞典》),禹粮土(南药《中草药学》)。

**【来源】**　为氢氧化物类矿物褐铁矿Limonite[以针铁矿族矿物针铁矿(Goethite)-水针铁矿为主组分]。

**【产地】**　主产于江苏、河南;四川、广东、浙江等地亦产。

**【采收加工】**　全年均可采挖,挖取后除去泥土与杂石即可。

**【炮制】**　**生禹粮石**　取原药材,除去杂质,打碎即可。

**煅禹粮石**　取净禹粮石,置于容器中,以无烟武火加热,煅至红透后取出,放凉捣碎即得。

**醋禹粮石**　取净禹粮石并打碎,置于适宜的容器中,以无烟武火煅至红透,并立即放入醋中淬酥,取出后干燥即得。

**【性状特征】**　**生禹粮石**　呈卵球形结核状,有核心或中空;多数核心与壳层分离,壳层呈不规则方块或扁块状,表面凹凸,色泽为土黄、黄褐与褐色,内表面粗糙并附有黄褐色粉粒;质坚且重,可砸碎,断面不规则层状,色泽不一,呈紫褐、土黄、青灰色等,通常褐色层或紫褐色层较厚;中心结核近似球状,表面附有细粉且粗糙,黄褐色至褐色,断面不规则具有蜂窝状小孔,另有砸碎后无核心者,有黄粉,手触污指,略滑。有土腥味,味淡。

**煅禹粮石**　形似生禹粮石,黄棕色或灰棕色,质地酥脆易碎。

**醋禹粮石**　呈粉末状,褐色至黄褐色,有醋味。

**【化学成分】**　禹粮石的主要成分为碱式氧化铁,以及碱式含水氧化铁,并夹杂有泥土与有机质等,或含磷酸盐以及镁、铝、钠、钾元素等。

**【药理毒理】**

**1. 抗肿瘤**　禹余粮体外可抑制$S_{180}$肿瘤细胞生长,0.5、1.0mg/ml作用较显著[1]。

**2. 安全性评价**　给小鼠尾静脉注射禹粮石煎剂,其$LD_{50}$为8.25/kg。中毒症状有拒食、肝肿大、肺充血等。

**【药性】**　甘、涩,微寒,归胃、脾、大肠经。

**【功能主治】**　涩肠止泻,止带、止血。可用于久泄、久痢、便血、崩漏带下等。

**【临床应用】**　**临床常用**

(1)泻痢不止　禹粮石质重,入大肠经,有收涩之功,可用于大肠气虚,固摄无力之久痢不止,且常与赤石脂相须为用,如《伤寒论》中所载赤石脂禹余粮汤;久痢不止者必伴有正气虚,故可与人参等补益之药配伍,如《伤寒附翼》中载:"禹余粮、赤石脂能实胃而涩肠,凡下焦虚脱者,以二物为末,参汤调服最效。"若久泻脾胃虚且殃及肾阳者,可配伍健脾温阳之药,如白术、补骨脂、人参;若肾泄下焦虚寒甚重,可与附子、干姜、肉豆蔻等配伍使用,久痢而伤阴则可配伍养阴之药如熟地等。

(2)崩漏带下,便血　禹粮石能止血止带,有固涩之功,可用于冲任不固以及体虚引起的崩漏带下与便血。《备急千金要方》治女子漏下,或瘥或剧,常漏不止,属冲任不固者,配乌贼骨、牡蛎、龙骨等固冲任之药同用；气血不足体虚者，则与补益气血之药如当归、熟地等同用。治疗便血气虚阴虚者，可用本品与益气敛阴者如乌梅、木瓜、人参等配伍，治疗肠风下血之气血不足，脱肛，可用本品与白术、人参等配伍。治疗带下则与牡蛎、乌贼骨等收涩药配伍，若虚甚则可加入熟地、人参、山药、菟丝子等培元固本。

**【用法用量】** 9～15g。

**【成药例证】** **萨热十三味鹏鸟丸（《卫生部药品标准·藏药第一册》）** 药物组成：麝香、木香、藏菖蒲、铁棒锤、诃子、珊瑚、珍珠、丁香、肉豆蔻、沉香、磁石、甘草膏、禹粮石。

功能主治：消炎止痛，通经活络，醒脑开窍。用于中风，“白脉病”引起的口眼㖞斜，麻木瘫痪，脉管炎，腱鞘炎，四肢关节不利，麻风等。

**【贮藏】** 置干燥处。

**【参考文献】** [1]侯琦，陈维宁，张薇，等.禹粮石抗肿瘤作用的实验研究[J].肿瘤，1997，17(5)：285-286.

（贺抒　潘媛　彭成　敖慧）

## 926 禹粮土

Yuliangtu

**【异名】** 森都拉（《认药白晶鉴》），格艾尔明、混森-梢绕。

**【来源】** 为蒙古族、藏族习用药材，蒙古文名为申都拉，藏文名为申都拉，为一种含铁黏土。

**【产地】** 主产于甘肃等地。

**【采收加工】** 采挖后，除去杂石。

**【炮制】** 除去杂石，研细，过筛。

**【性状特征】** 呈不规则块状或粉末。红棕色至赭色。块状者易碎，易为指甲刻划或剥落，断面略平坦，色较深，显层纹，粘舌。手捻有光滑感。无臭，味淡，嚼之粘牙有沙粒感。以色红、细腻、嚼之粘牙而沙粒感少者为佳。

**【药理毒理】**

**1. 促进创面愈合** 禹粮土溶液按3.0g/kg的剂量给热油深Ⅱ度烫伤模型大鼠涂药，每日1次，连续21d，可提高大鼠创面愈合率，缩短愈合时间；禹粮土溶液相同剂量给热水致深Ⅱ度烫伤模型大鼠涂药，每日2次，直至创面痊愈，可缩短创面结痂天数、脱痂天数、愈合天数；禹粮土溶液相同剂量给水蒸气致局部Ⅱ度烫伤模型大鼠涂药，每日2次，直至伤面痊愈，可缩短脱痂天数、愈合天数[1]。

**2. 抗炎** 禹粮土溶液按3.0g/kg的剂量给热水致足肿胀模型大鼠涂药，可降低大鼠足肿胀度；禹粮土溶液3.0g/kg给二甲苯致皮肤毛细血管通透性增高模型小鼠涂药，可降低小鼠肿胀处皮肤光密度值[1]。

**3. 镇痛** 禹粮土溶液按3.0g/kg的剂量给冰醋酸致疼痛模型小鼠灌胃给药，每日1次，连续10d，可减少小鼠15min内的扭体次数，提高扭体抑制率；禹粮土溶液3.0g/kg给雌性小鼠灌胃，每日1次，连续10d，可提高小鼠痛阈值[1]。

**【药性】** 甘，凉。

**【功能主治】** 清热凉血，祛瘀生新，消肿止痛。用于脉热，脏伤；外治烧烫伤。

**【临床应用】** **临床常用**

（1）血热出血证　本品性凉，入血分凉血，可用于血热灼伤脉络，引起的出血或动血。

（2）瘀肿疼痛，疮痈肿痛　本品味甘性凉，能清热凉血，消肿止痛，外用具有敛疮止血的作用，外治痈肿疮毒。

**【用法用量】** 1.5～3g；外用适量，研细，灭菌后撒布或调敷患处。

**【成药例证】** **二十五味珊瑚丸（《中华人民共和国药典》2015年版）** 药物组成：珊瑚、珍珠、青金石、珍珠母、诃子、木香、红花、丁香、沉香、朱砂、龙骨、炉甘石、脑石、磁石、禹粮土、芝麻、葫芦、紫菀花、獐牙菜、藏菖蒲、草乌、打箭菊、甘草、西红花、麝香。

功能主治：开窍，通络，止痛。用于“白脉病”，神志不清，身体麻木，头昏目眩，脑部疼痛，血压不调，头痛，癫痫及各种神经性疼痛。

**【贮藏】** 置干燥处。

**【参考文献】** [1]陈哈斯，白梅荣.民族药禹粮土抗烧烫伤的实验研究[J].中国民族医药杂志，2013，3(9)：44-47.

（龚小红　李燕　彭成　敖慧）

## 927 禹余粮

Yuyuliang

**【异名】** 太一余粮、石脑（《神农本草经》），太一禹余粮（《吴普本草》），白余粮（《名医别录》），石中黄子(《新修本草》),天师食、石饴饼、山中盈脂(《石药尔雅》),石中黄(《本草衍义》),白禹粮(《中国医学大辞典》),禹粮土(南药《中草药学》)。

**【来源】** 为氢氧化物类矿物褐铁矿。

**【产地】** 主产于河南、江苏、浙江、四川、广东等地。

**【采收加工】** 采挖后,除去杂石。

**【炮制】** **生禹余粮** 除去杂石,洗净泥土,干燥,即得。

**煅禹余粮** 取净禹余粮,砸成碎块,照煅淬法煅至红透。每100kg禹余粮,用醋30kg。

**【性状特征】** 为块状集合体,呈不规则的斜方块状,长5~10cm,厚1~3cm。表面红棕色、灰棕色或浅棕色,多凹凸不平或附有黄色粉末。断面多显深棕色与淡棕色或浅黄色相间的层纹,各层硬度不同,质松部分指甲可划动。体重,质硬。气微,味淡,嚼之无砂粒感。

**【化学成分】** 禹余粮的主要成分是碱式氧化铁,还含有碱式含水氧化铁、磷酸盐等。禹余粮的碱式氧化铁是其主要药理活性成分。

**【药理毒理】**

**1. 抗肿瘤** 禹余粮药液以125、250、500mg/kg剂量给$S_{180}$荷瘤小鼠灌胃给药,每日1次,连续15d,可使血红蛋白(Hb)含量升高,减轻瘤重[1]。禹余粮125、250、500mg/kg制成药物饲料饲喂$S_{180}$荷瘤小鼠15d,能减轻瘤体重量;禹余粮0.5、1.0mg/ml体外培养可抑制$S_{180}$肿瘤细胞生长[1]。

**2. 增强免疫功能** 禹余粮药液以0.1、0.5、1.0mg/ml加入含有小鼠腹腔MΦ的培养板中48h,可使MK细胞活性提高[1];禹余粮药液以0.1、0.5、1.0mg/ml加入小鼠脾脏细胞悬液中48h,可使NK细胞杀伤活性明显增强[1]。

**【药性】** 甘、涩,微寒。归胃、大肠经。

**【功能主治】** 涩肠止泻,收敛止血。用于久泻久痢,大便出血,崩漏带下。

**【临床应用】** **临床常用**

(1)久泻,久痢　本品甘涩性平,能涩肠止泻。治久泻、久痢者,常与赤石脂相须而用,如赤石脂禹余粮汤(《伤寒论》)。

(2)崩漏,便血　本品质重味涩,能收敛止血,主治下焦出血证。治崩漏,常与海螵蛸、赤石脂、龙骨等同用,如治妇人漏下方(《千金方》);若配人参、白术、棕榈炭等药,可用于气虚失摄之便血者。

(3)带下　本品入下焦,能固涩止带。治肾虚带脉不固之带下清稀者,常与海螵蛸、煅牡蛎、白果等药同用。

**【用法用量】** 9~15g,先煎;或入丸散。

**【成药例证】**

**1. 震灵丸(《卫生部药品标准中药成方制剂·第四册》)** 药物组成:赤石脂(醋煅)、禹余粮(醋煅)、朱砂、紫石英(醋煅)、赭石(醋煅)、乳香(制)、没药(制)、五灵脂(醋炒)。

功能主治:固涩冲任,止血定痛。用于崩漏,吐血,咯血,便血,尿血。

**2. 庆余辟瘟丹(《中华人民共和国药典》2015年版)** 药物组成:羚羊角、醋香附、大黄、藿香、玄精石、玄明粉、朱砂、木香、制川乌、五倍子、苍术(米泔水润炒)、苏合香、姜半夏、玳瑁、雄黄、黄连、滑石、猪牙皂、姜厚朴、肉桂、郁金、茯苓、茜草、金银花、黄芩、柴胡、黄柏、紫苏叶、升麻、白芷、天麻、川芎、拳参、干姜、丹参、桔梗、石菖蒲、檀香、麻黄、陈皮、人工麝香、安息香、冰片、细辛、千金子霜、丁香、巴豆霜、当归、桃仁霜、生甘遂、红大戟、莪术、槟榔、胡椒、葶苈子、炒白芍、煅禹余粮、桑白皮、山豆根、山慈菇、鬼箭羽、降香、赤豆、紫菀、人工牛黄、铜石龙子、芫花、蜈蚣(去头、足)、斑蝥(去头、足、翅)、大枣、水牛角浓缩粉、雌黄。

功能主治:辟秽气,止吐泻。用于感受暑邪,时行痧气,头晕胸闷,腹痛吐泻。

**【注意事项】** 孕妇慎用。

**【贮藏】** 置干燥处。

**【参考文献】** [1]侯琦,陈维宁,张薇,等.禹余粮抗肿瘤作用的实验研究[J].肿瘤,1997,17(5):285-286.

（龚小红　李燕　彭成　敖慧）

## 928　禹州漏芦

Yuzhouloulu

**【异名】** 华州漏芦(《中药大辞典》)。

**【来源】** 为菊科植物蓝刺头 *Echinops latifolius* Tausch.或华东蓝刺头 *Echinops grijisii* Hance 的干

燥根。

【产地】 主要为野生品。主产于河南、山东、安徽、江苏、浙江等地。

【采收加工】 春、秋二季采挖，除去须根和泥沙，晒干。

【炮制】 除去杂质，洗净，润透，切厚片，晒干。

【性状特征】 呈类圆柱形，稍扭曲，长10～25cm，直径0.5～1.5cm，表面灰黄色或灰褐色，具纵皱纹，顶端有纤维状棕色硬毛。质硬，不易折断，断面皮部褐色，木部呈黄黑相间的放射状纹理。气微，味微涩。

【化学成分】 禹州漏芦的主要成分是倍半萜、黄酮，还含有挥发油、三萜、甾体等。禹州漏芦的倍半萜、黄酮是其主要药理活性成分。《中华人民共和国药典》2015年版规定，本品饮片按干燥品计算，含α-三联噻吩($C_{12}H_8S_3$)不得少于0.02%。

【药理毒理】

**1. 抗炎** 禹州漏芦石油醚、三氯甲烷、乙酸乙酯、正丁醇以及水萃取部位分别按0.044、0.023、0.02、0.06、0.088g/kg灌胃小鼠，每日1次，连续7d，均可抑制二甲苯致小鼠耳肿胀率，其中三氯甲烷部位作用最显著[1]。

**2. 抗菌** 禹州漏芦挥发油对枯草芽孢杆菌的最低抑菌浓度为0.106g/ml，对金黄色葡萄球菌的最低抑菌浓度为0.625g/ml[2]。

**3. 保肝** 禹州漏芦按119.70、231.94、425.21mg/kg剂量给$CCl_4$油溶液致急性肝损伤模型小鼠灌胃给药，每日1次，连续7d，可降低血中ALT、AST、MDA水平，显著升高肝组织中SOD、GSH-Px活性[3]。

【药性】 苦，寒。归胃经。

【功能主治】 清热解毒，消痈，下乳，舒筋通脉。用于乳痈肿痛，痈疽发背，瘰疬疮毒，乳汁不通，湿痹拘挛。

【临床应用】 临床常用

痈肿疮毒，乳房肿痛 本品苦寒降泄，具有清热解毒消痈的作用，可用于疮痈初起见红肿热痛，常与连翘、大黄等配合应用；对于乳房红肿疼痛欲成痈肿者，常与瓜蒌、蒲公英、贝母等配合应用；与通草、王不留行等配伍，可用于乳汁不下。

【用法用量】 5～10g。

【成药例证】 麦当乳通颗粒(《新药转正标准69》) 药物组成：黄芪、禹州漏芦、当归、王不留行、麦冬、天花籽、小通草。

功能主治：益气，养血，通乳。用于产后气血虚弱所致的缺乳或无乳，症见产后乳汁稀少，甚至全无，质地清稀，乳房柔软，无胀感。

【注意事项】 孕妇慎用。

【贮藏】 置通风干燥处。

【参考文献】 [1]李喜凤，王优湑，安硕，等.禹州漏芦抗炎有效部位的谱效关系研究[J].中国实验方剂学杂志，2014，20(18)：137-141.

[2]李喜凤，胡利欣，张伟晓等.禹州漏芦挥发油的提取工艺及抑菌活性[J].中国医药工业杂志，2014，45(2)：124-125.

[3]李喜凤，胡春月，胡利欣，等.禹州漏芦醇提物对四氯化碳所致小鼠急性肝损伤的影响[J].天然产物研究与开发，2014，(26)：178-182.

(龚小红 李燕 彭成 敖慧)

## 929 玉米须

Yumixu

【异名】 玉麦须(《滇南本草》)，五蜀黍蕊(《现代实用中药》)，棒子毛(《河北药材》)。

【来源】 为禾本科植物玉蜀黍 *Zea mays* L.的干燥花柱和柱头。

【产地】 主要为栽培品。主产于四川、河北、山东及东北等地。

【采收加工】 夏、秋二季果实成熟时收集，除去杂质，晒干。

【炮制】 将原药材摘取花柱，除去杂质，晒干即得。

【性状特征】 呈线状或须状，常集结成团。花柱长达30cm，淡黄色至棕红色，有光泽；柱头短，2裂。质柔软。气微，味微甜。以柔软、光亮者为佳。

【化学成分】 玉米须的主要成分是黄酮及其苷，还含有甾醇、生物碱、糖、有机酸、挥发油等。玉米须的黄酮及其苷是其主要药理活性成分。

【药理毒理】

**1. 利尿** 玉米须水煎剂按10g/kg给正常家兔灌胃给药，可增加家兔给药后1、2h的尿量[1]。

**2. 降血糖** 玉米须提取物按18g/kg剂量给四氧嘧啶致1型糖尿病模型小鼠和高脂饲料结合四氧

嘧啶致 2 型糖尿病模型小鼠灌胃给药，每日 1 次，连续 28d，可使 1 型和 2 型糖尿病小鼠口服葡萄糖后 0.5、1、2h 的血糖值降低[2]。

**3. 抗凝血**　玉米须多糖提取物按 0.5、1、2g/kg 剂量灌胃小鼠，每日 1 次，连续 7d，低、中、高剂量均可缩短凝血时间、出血时间、血浆复钙时间，1、2g/kg 剂量可增多血小板数[3]。

**4. 增强免疫**　玉米须水煎剂以及粗多糖各按 3.0g/kg 剂量给环磷酰胺致免疫缺陷模型小鼠灌胃给药，每日 1 次，连续 15d，两者均可使脾脏指数和胸腺指数增加[4]；玉米须 100、300、500mg/kg 剂量给正常小鼠灌胃，每日 1 次，连续 15d，可增加小鼠的 lsM-PFc 数/全脾和 IsM-PFC 数/脾(mg)比值[5]。

**5. 抑菌**　玉米须提取物按 35、70、140g/L 各加入到大肠埃希菌、金黄色葡萄球菌以及克雷伯菌的 LB 培养基中 6h，均可抑制 3 种细菌生长，高剂量可抑制克雷伯菌和大肠埃希菌革兰阴性菌[6]。

**【药性】**　甘，平。归肾、胃、肝、胆经。

**【功能主治】**　利尿消肿，降血压。用于肾炎水肿，小便不利，湿热黄疸，高血压。

**【临床应用】　临床常用**

(1) 黄疸　本品入肝经，具有清肝利胆，退黄排石之功效，可用于黄疸型肝炎、胆石症等。可大剂量单用，或与金钱草、茵陈、郁金等配用。

(2) 水肿，淋证　本品味淡性平，入肝、肾经，具有利尿消肿之功效，可用于肾炎水肿，肝硬化腹水，与冬瓜皮、赤小豆、马鞭草等同用；与车前草、连钱草等同用，可用于热淋，小便不利。

**【用法用量】**　15～30g。

**【成药例证】**

**1. 消渴丸(《卫生部药品标准中药成方制剂·第十八册》)**　药物组成：葛根、地黄、黄芪、天花粉、玉米须、五味子、山药。

功能主治：滋肾养阴，益气生津。用于多饮，多尿，多食，消瘦，体倦无力，眠差腰痛，尿糖及血糖升高之气阴两虚型消渴。

**2. 结石通片(《卫生部药品标准中药成方制剂·第十三册》)**　药物组成：广金钱草、玉米须、石韦、鸡骨草、茯苓、车前草、海金沙草、白茅根。

功能主治：清热利湿，通淋排石，镇痛止血。用于泌尿系统感染，膀胱炎，肾炎水肿，尿路结石，血尿，淋沥浑浊，尿道灼痛等。

**3. 降糖宁胶囊(《卫生部药品标准中药成方制剂·第十册》)**　药物组成：人参、山药、生石膏、知母、黄芪、天花粉、茯苓、麦冬、生地黄、地骨皮、玉米须、山茱萸、甘草。

功能主治：益气，养阴，生津。用于糖尿病属气阴两虚者。

**4. 结石通茶(玉石茶)(《卫生部药品标准中药成方制剂·第十册》)**　药物组成：广金钱草、玉米须、鸡骨草、茯苓、石韦、白茅根、车前草、金沙藤。

功能主治：利尿消火，通淋镇痛，止血化石。用于泌尿系感染，膀胱炎，肾炎水肿，尿路结石，血尿，淋沥浑浊，尿管灼痛。

**5. 复方金钱草颗粒(《卫生部药品标准中药成方制剂·第十八册》)**　药物组成：广金钱草、车前草、石韦、玉米须。

功能主治：清热祛湿，利尿排石，消炎止痛。用于泌尿系结石、尿路感染属湿热下注证者。

**【贮藏】**　置干燥处，防霉、防蛀。

**【参考文献】**
[1]窦传斌，杜娟，许启泰.玉米须多糖的利尿作用研究[J].河南大学学报，2007，26(3)：35-37.

[2]李伟，陈颖莉，杨铭，等.玉米须降血糖的实验研究[J].中草药，1995，26(6)：305-306.

[3]杜娟，许启泰.玉米须多糖的止血作用研究[J].中国实验方剂学杂志，2011，20(4)：398-400.

[4]鲁彦，姚嵩坡，白大芳，等.中药玉米须对小鼠胸腺免疫功能的影响的实验研究[J].黑龙江医药科学，2004，27(6)：38-39.

[5]魏宏明，李娜.玉米须多糖调节免疫功能研究[J].吉林工程技术师范学院学报，2007，23(6)：33-35.

[6]蔡洁娜，胡志明，惠宏襄.玉米须和花青素联合抑制泌尿系感染的常见菌群生长[J].中国实验方剂学杂志，2014，20(11)：115-118.

(龚小红　李燕　彭成　敖慧)

## 930　玉葡萄根

Yuputaogen

**【异名】**　金刚散、赤木通、野葡萄根、五爪金、野蒲桃根(《滇南本草》)，大接骨丹(《昆明民间常用草药》)，飞蜈蚣藤(《云南中草药选》)，抢花药(《云南思茅中草药选》)，五爪龙(《湖南药物志》)，破石珠、红母猪藤(《全国中草药汇编》),见肿消(《陕西中草药》),红赤葛、红内消、赤葛(《四川常用中草药》),乌血藤(《彝药志》),三叶藤、红狗肠(《广西药用植物名录》)。

【来源】为葡萄科植物玉葡萄 *Ampelopsis delavayana* (Franch.)Planch.的干燥根。

【产地】主要为野生品。主产于甘肃、陕西、河北、河南、山东。

【采收加工】秋季采挖,除去泥沙,晒干。

【炮制】除去杂质,洗净,润透,切片,晒干,或研成细粉。

【性状特征】呈圆柱形,略弯曲,长13～30cm,直径0.5～1.5cm。表面暗褐色,有纵皱纹。质硬而脆,易折断,断面皮部较厚,红褐色,粉性,木部色较淡,纤维性,皮部与木部易脱离。气微,味涩。以条粗、皮厚者为佳。

【化学成分】玉葡萄根的主要成分是黄酮,还含有挥发油等。玉葡萄根的黄酮是其主要药理活性成分。

【药理毒理】

**1. 镇痛**　玉葡萄根乙醇浸提物按36.8、73.6、147.2g/kg剂量给正常小鼠灌胃给药,每日1次,连续7d,可减少醋酸溶液所致疼痛模型小鼠在15min内扭体反应的次数,可增加热板法致疼痛小鼠的痛阈值[1]。

**2. 抗炎**　玉葡萄根乙醇浸提物按36.8、73.6、147.2g/kg剂量给正常小鼠灌胃给药,每日1次,连续7d,可抑制冰醋酸致小鼠腹腔毛细血管通透性的增加,可抑制二甲苯所致小鼠耳肿胀率[1]。

**3. 耐缺氧**　玉葡萄根按0.18、0.36、0.72g/kg剂量给正常小鼠灌胃给药,可延长小鼠在钠石灰的磨口广口瓶内的存活时间,延长皮下注射盐酸异丙肾上腺素后的小鼠在钠石灰的磨口广口瓶内的存活时间,延长小鼠从断头至最后一次喘息所需的时间[2]。

**4. 抗疲劳**　玉葡萄根按0.18、0.36、0.72g/kg剂量给正常小鼠灌胃给药,可延长负重小鼠游泳存活时间[2]。

【药性】涩、微苦,温。

【功能主治】散瘀止痛,消炎,止血。用于肠炎腹泻,跌仆损伤;外治烧烫伤,外伤出血,骨折。

【临床应用】临床常用

跌打损伤,痈肿疮疖　本品苦寒降泄,味涩收敛,具有活血通络,解毒消肿之功效,可用于跌打损伤所致的局部肿痛以及痈肿疮疖,敛疮止血。

【用法用量】9～15g。外用干粉撒敷或用蛋清调拌敷患处。

【成药例证】

**1. 肿痛搽剂、凝胶、气雾剂(《国家中成药标准汇编·骨伤科分册》)**　药物组成:七叶莲、滇草乌、三七、雪上一枝蒿、金铁锁、火把花根、八角莲、金叶子、玉葡萄根、披麻草、重楼、灯盏细辛、栀子、白芷、白及、薄荷脑、甘草、冰片、麝香。

功能主治:消肿镇痛,活血化瘀,舒筋活络,化痞散结。用于跌打损伤,风湿关节痛,肩周炎,痛风关节炎,乳腺小叶增生。

**2. 痛舒胶囊(《国家中成药标准汇编·骨伤科分册》)**　药物组成:七叶莲、灯盏细辛、玉葡萄根、三七、珠子参、栀子、重楼、甘草。

功能主治:活血化瘀,舒筋活络,化痞散结,消肿止痛。用于跌打损伤,风湿性关节痛,肩周炎,痛风性关节痛,乳腺小叶增生。

**3. 伤益气雾剂(《国家中成药标准汇编·外科妇科分册》)**　药物组成:七叶莲、玉葡萄根、三七、重楼、白及、栀子、甘草、薄荷脑、冰片、蜚蠊。

功能主治:消肿止痛,止血散瘀。用于跌打损伤及Ⅰ度、浅Ⅱ度烧烫伤。

**4. 云南红药散(《卫生部药品标准中药成方制剂第十七册》)**　药物组成:三七、重楼、紫金龙、玉葡萄根、滑叶跌打、大麻药、金铁锁、石菖蒲、西南黄芩、制黄草乌。

功能主治:止血镇痛,活血散瘀,祛风除湿。用于胃溃疡出血,支气管扩张咯血,功能性子宫出血,月经过多,眼底出血,眼结膜出血,鼻衄,痔疮出血,软组织挫伤,风湿性关节炎,风湿性腰腿痛等。

【贮藏】置干燥处。

【参考文献】[1]张杰,尤星,段新瑜,等.玉葡萄根抗炎镇痛作用研究[J].大理学院学报,2006,5(10):22-24.

[2]刘晓波,刘晓正,晏彩芬,等.玉葡萄根耐缺氧作用的研究[J].云南中医中药杂志,2007,28(11):39-40.

(龚小红　李燕　彭成　敖慧)

## 931　玉簪花
Yuzanhua

【异名】　内消花(《海上方》),玉簪(《春渚纪闻》),白鹤花(《本草品汇精要》),白鹤仙(《本草纲目》),白萼(《群芳谱》),白玉簪、小芭蕉(《分类草药性》),金销草(《上海常用中草药》),化骨莲(江西《草药手册》)。

【来源】　为百合科植物玉簪 *Hosta plantaginea* (Lam.) Ascherson 的干燥花。

【产地】　主要为栽培品,野生品亦有。原产于中国和日本,我国各地均有栽培。

【采收加工】　夏、秋二季花将开放时采摘,及时阴干。

【炮制】　将原药材洗净,晒干,即得。

【性状特征】　本品多皱缩呈条状,完整者长 8～12.5cm。花被漏斗状,黄白色或褐色;花被 6 裂,裂片椭圆形,先端渐尖。雄蕊 6,与花被等长,下部与花筒贴生。花柱细长,超出雄蕊。体轻,质软。气微,味微苦。

【化学成分】　玉簪花的主要成分是三萜、多糖,还含有香豆素、氨基酸等。玉簪花的三萜、多糖是其主要药理活性成分。

【药理毒理】　**抗炎**　玉簪花水洗脱部分、醋酸乙酯部分、正丁醇部分按 655、98、1340mg/kg 给二甲苯所致炎症模型小鼠灌胃,可降低小鼠耳肿胀率;水洗脱部分按 335、670mg/kg 给角叉菜胶所致胸膜炎模型大鼠灌胃给药,连续 7d,可降低胸腔液体积,降低胸腔液中的白细胞个数[1]。

【药性】　甘,凉;有毒。归心、肝、肾经。

【功能主治】　清热,解毒,止咳,利咽喉。用于肺热,咽喉肿痛,嘶哑,胸热,毒热。

【临床应用】　**临床常用**

(1) 咽喉肿痛,疮痈肿痛　本品性甘、凉,归心、肝经。可清热解毒,常用于治疗咽喉肿痛、疮痈肿痛等症,常配伍丁香、木香、甘草等清热解毒之品同用,如《蒙医金匮》六味丁香散。

(2) 小便不利,经闭　本品甘,凉,归足少阴肾经。可利水、通经,常用于治疗小便不利、经闭等症,常配伍蛇蜕、丁香等温中降逆、祛风解毒之品同用,如《良朋汇集》玉龙散。

【用法用量】　6～9g。

【注意事项】　本品可损伤牙齿而致牙齿脱落。

【贮藏】　置阴凉干燥处,防蛀。

【参考文献】　[1]钟国跃,周华蓉,禹志领,等.民间药物“玉簪”抗非特异性研究活性的研究[J].中国中药杂志,2003,28(10):979-980.

(李燕　谢欣　彭成　敖慧)

## 932　玉竹
Yuzhu

【异名】　荧,委萎(《尔雅》),女萎(《神农本草经》),萎莎(《说文解字》),葳蕤、王马,节地、虫蝉、乌萎(《吴普本草》),青粘、黄芝、地节(《三国志》),萎蕤、马熏(《名医别录》),女草、娃草、丽草(《酉阳杂俎》),葳参,玉术(《滇南本草》),萎香(《本草纲目》),小笔管菜(《盛京通志》),山玉竹(《铁岭县志》),十样错、竹七根、竹节黄、黄脚鸡、百解药(《贵州民间方药集》),山铃子草、铃铛菜、灯笼菜、山包米(《东北药植志》),山姜、黄蔓菁(《山东中药》),芦莉花(《黑龙江中药》),尾参(《湖南药物志》),连竹,西竹(《广东中药》)。

【来源】　为百合科植物玉竹 *Polygonatum odoratum* (Mill.) Druce 的干燥根茎。

【产地】　主要为栽培品,野生品亦有。玉竹主产于河北、江苏、浙江、湖南、河南、广东等地。湖南娄底雪峰山区和湖南邵阳市邵东县的玉竹 GAP 基地已通过原国家食品药品监督管理总局验收。

【采收加工】　秋季采挖,除去须根,洗净,晒至柔软后,反复揉搓、晾晒至无硬心,晒干;或蒸透后,揉至半透明,晒干。

【炮制】　**玉竹**　将原药材除去杂质,洗净,润透,切厚片或段,干燥,即得。

**炙玉竹**　取炼蜜至锅内,加适量开水稀释后,投入净玉竹片,按 100kg 郁金片加炼蜜 12kg 比例加米醋,用文火炒拌均匀,不粘手为度,取出放凉即得。

**蒸玉竹**　将原药材置适宜容器内蒸至外黑内呈棕褐色,切段,干燥即得。

**酒玉竹**　将郁金片洗净,按 0.5kg 郁金片加米醋 25kg 比例加黄酒,拌匀,置笼内蒸透,取出,晾干即得。

**【性状特征】** **玉竹**　呈不规则厚片或段，外表皮黄白色至淡黄棕色，半透明，有时可见环节；切面角质样或显颗粒性；气微，味甘，嚼之发黏。

**蜜玉竹**　表面黄色至老黄色，略具焦斑。有蜜香气，味甜。

**蒸玉竹**　表面呈滋润黑色，内呈棕褐色。

**酒玉竹**　表面颜色加深，略有酒气。

**【化学成分】**　玉竹的主要成分是多糖，还含有甾体皂苷、黄酮及苷等。玉竹的多糖是其主要药理活性成分。《中华人民共和国药典》2015年版规定，本品药材及其饮片按干燥品计算，含玉竹多糖以葡萄糖($C_6H_{12}O_6$)计，不得少于6.0%。

**【药理毒理】** **降血糖**　玉竹提取物按剂量2、4、8g/kg给链脲佐菌素(STZ)诱导的1型糖尿病模型小鼠灌胃给药，可使小鼠血糖降低，缓解胰岛炎程度，降低脾细胞上清液中IFN-γ水平和IFN-γ/IL-4比值[1]。

**【药性】**　甘，微寒。归肺、胃经。

**【功能主治】**　养阴润燥，生津止渴。用于肺胃阴伤，燥热咳嗽，咽干口渴，内热消渴。

**【临床应用】** **临床常用**

(1) 肺阴虚证　本品性偏寒，具有养阴润肺燥之功，能治燥咳；常与川贝母、麦冬、北沙参等养阴润肺止咳之品同用，治阴虚肺燥之干咳少痰。

(2) 阴虚外感证　本品有养阴不敛邪之优点，可用于阴虚外感，如《重订通俗伤寒论》治阴虚外感风热的加减葳蕤汤(玉竹)汤，就以之与葱白、淡豆豉、薄荷等解表药配伍同用。

**【用法用量】**　6～12g。

**【成药例证】**

**1. 阴虚胃痛颗粒(《中华人民共和国药典》2015年版)**　药物组成：北沙参、麦冬、石斛、川楝子、玉竹、白芍、炙甘草。

功能主治：养阴益胃，缓急止痛。用于胃阴不足所致的胃脘隐隐灼痛、口干舌燥、纳呆干呕；慢性胃炎、消化性溃疡见上述证候者。

**2. 舒筋活络酒(《中华人民共和国药典》2015年版)**　药物组成：木瓜、桑寄生、玉竹、续断、川牛膝、当归、川芎、红花、独活、羌活、防风、白术、蚕沙、红曲、甘草。

功能主治：祛风除湿，活血通络，养阴生津。用于风湿阻络、血脉瘀阻兼有阴虚所致的痹证，症见关节疼痛、屈伸不利、四肢麻木。

**3. 养阴降糖片(《中华人民共和国药典》2015年版)**　药物组成：黄芪、葛根、玄参、地黄、牡丹皮、虎杖、党参、枸杞子、玉竹、知母、川芎、五味子。

功能主治：养阴益气，清热活血。用于气阴不足、内热消渴，症见烦热口渴、多食多饮、倦怠乏力；2型糖尿病见上述证候者。

**【贮藏】**　置通风干燥处，防霉，防蛀。

**【参考文献】**
[1]张立新，庞维，付京晶，等.玉竹对STZ诱导的1型糖尿病小鼠的降糖作用[J].中药药理与临床，2012，28(2)：106-108.

(李燕　谢欣　彭成　敖慧)

## 933 郁金

Yujin

**【异名】**　马蒁(《新修本草》)，黄郁(《石药尔雅》)。

**【来源】**　为姜科植物温郁金 *Curcuma wenyujin* Y.H.Chen et C.Ling、姜黄 *Curcuma longa* L.、广西莪术 *Curcuma kwangsiensis* S.G.Lee et C.F.Liang 或蓬莪术 *Curcuma phaeocaulis* Val.的干燥块根。

**【产地】**　主要为栽培品，野生品亦有。温郁金主产于浙江瑞安、平阳、温岭等地；姜黄主产于广东佛山，四川犍为、双流等地；广西莪术主产于广西灵山、横县，广东湛江等地；蓬莪术主产于广西、福建、广东等地。建于浙江省瑞安市陶山镇沙洲村的温郁金GAP种植基地，四川双流县金桥镇舟渡村的郁金、莪术GAP基地已通过原国家食品药品监督管理总局验收。

**【采收加工】**　选择12月中、下旬茎叶逐渐枯萎、块根生长充实的植株，在晴天干燥时，割去地上叶苗，挖出地下部分，摘下块根；再按照大小分级，除去泥沙、须根等，蒸煮约15min至透心，晒干、烘干即可。注意蒸煮时，不能过生或过熟，过熟易起泡变坏、不易晒干，所以通常煮8～9成即可。

**【炮制】** **郁金**　将原药材除去杂质，大小分开，洗净，润透，切薄片，干燥即得。

**炒郁金** 用文火加热洗净的郁金片，翻炒至深黄色即得。

**醋郁金** 将郁金片洗净，按100kg郁金片加米醋10kg比例加米醋，闷透至吸尽，置锅内文火炒至带火色，取出，放凉即得。

**酒制郁金** 将郁金片洗净，按0.5kg郁金片加米醋0.06kg比例加黄酒，拌匀，置锅内文火炒至微干，取出，晾干即得。

**【性状特征】** **温郁金** 呈长圆形或卵圆形，稍扁，有的微弯曲，两端渐尖，长3.5～7cm，直径1.2～2.5cm。表面灰褐色或灰棕色，具不规则的纵皱纹，纵纹隆起处色较浅。质坚实，断面灰棕色，角质样；内皮层环不明显。气微香，味微苦。

**黄丝郁金** 呈纺锤形，有的一端细长，长2.5～4.5cm，直径1～1.5cm。表面棕灰色或灰黄色，具细皱纹。断面橙黄色，外周棕黄色至棕红色。气芳香，味辛辣。

**桂郁金** 呈长圆锥形或长圆形，长2～6.5cm，直径1～1.8cm。表面具疏浅纵纹或较粗糙网状皱纹。气微，味微辛苦。

**绿丝郁金** 呈长椭圆形，较粗壮，长1.5～3.5cm，直径1～1.2cm。气微，味淡。

**郁金饮片** 呈椭圆形或长条形薄片。外表皮灰黄色，灰褐色至灰棕色，具不规则的纵皱纹。切面灰棕色、橙黄色至灰黑色。角质样，内皮层环明显。

**炒郁金** 形如郁金片，表面深黄色。

**醋郁金** 形如郁金片，表面暗黄色，略有醋气。

**酒制郁金** 形如郁金片，表面金深黄色，略有酒气。

**【化学成分】** 郁金的主要成分是挥发油，还含有黄酮、微量元素等。郁金的挥发油是其主要药理活性成分。

**【药理毒理】**

**1. 抗凝血** 桂郁金多糖按4、8、16g/kg给正常小鼠灌胃给药，每日2次，连续3d，各剂量均可延长小鼠的全凝血时间、活化部分凝血活酶时间、凝血酶时间[1]。

**2. 止血** 桂郁金醇提物按8、16、32g/kg给正常小鼠灌胃给药，每日1次，连续5d，各剂量均可缩短小鼠的出血时间[2]。

**3. 调整血脂** 郁金按42g/kg给高脂食饵法复制高脂血症雄性朝鲜鹌鹑模型灌胃给药，每日1次，连续7周，可减轻高脂动物的体重，可使鹌鹑胆固醇、甘油三酯、血清低密度脂蛋白水平降低[3]。

**4. 抗炎、镇痛** 桂郁金醇提物、水提物按8、16g/kg给醋酸致痛、热致痛、二甲苯致耳廓肿胀和冰醋酸致腹腔渗出及棉球致肉芽肿模型小鼠灌胃给药，每日1次，连续7d，两种提取物的两种剂量均可使小鼠痛阈明显提高，小鼠扭体反应抑制率增加，小鼠腹腔毛细血管通透性增高，可抑制小鼠棉球肉芽肿增生；桂郁金醇提物大剂量可明显抑制小鼠耳廓肿胀，增加肿胀抑制率[4]。

**5. 抗抑郁** 郁金煎剂按6.0、3.0、1.5g/kg给小鼠灌胃给药，每日2次，连续21d，各剂量均明显缩短小鼠强迫游泳、悬尾不动时间和拮抗利血平所致小鼠体温下降，高、中剂量可拮抗利血平所致小鼠运动不能，高剂量还可拮抗利血平所致小鼠眼睑下垂[5]。

**6. 提高生长抑素水平** 温郁金提取物分别按每天10、5、2.5g/kg给正常小鼠灌胃给药，连续3d，各剂量组均可使大小鼠的胃组织、血浆生长抑素水平明显升高[6]。

**7. 保肝** 郁金按2.5、5、10g/kg给四氯化碳所致小鼠急性肝损伤模型灌胃给药，每日1次，连续7d，各剂量均可使小鼠肝指数及血清ALT、AST降低，肝组织匀浆中MDA含量下降、SOD活性增高，可使肝细胞水肿、气球样变，肝小叶中点状坏死，炎细胞浸润等肝组织受损程度明显减轻[7]。

**8. 抗缺氧** 郁金按10、20、40g/kg给常压密闭耐缺氧实验和断头实验复制小鼠急性缺氧模型灌胃给药，每日1次，连续7d，各剂量均可使小鼠断头喘息时间、断头后张口次数增加，脑组织SOD活性显著提高，MDA含量明显下降；高、中剂量使小鼠急性缺氧条件下的存活时间显著延长[8]。

**9. 抗肿瘤** 温郁金按1.4、2.8g/kg给组织块法建立人胃癌SGC-7901/VCR皮下移植瘤裸鼠模型灌胃给药，每日1次，连续14d，硫酸长春新碱0.28mg/kg给模型腹腔注射，每两日1次，连续14d，均可使裸鼠瘤体明显缩小，核碎裂明显，密度明显升高，染色质染色加深，向边缘聚集，细胞核固缩变形呈不规则形，线粒体嵴部分缺失或溶解，甚至消失呈空泡变性[9]。

**【药性】** 辛、苦，寒。归肝、心、肺经。

**【功能主治】** 活血止痛，行气解郁，清心凉血，利胆退黄。用于胸胁刺痛，胸痹心痛，经闭痛经，乳房胀痛，热病神昏，癫痫发狂，血热吐衄，黄疸尿赤。

**【临床应用】** 临床常用

（1）气滞血瘀诸痛证　本品性偏寒凉，辛能行能散，活血止痛，行气解郁，最适于血瘀气滞而有郁热之胸、胁、腹痛证；治疗痛经见肝郁有热、气滞血瘀者，柴胡、香附、当归等行气活血药常配合使用；治疗胸胁疼痛属气滞血瘀者，常加木香同用，如《医宗金鉴》颠倒木金散。

（2）痰热蒙蔽心窍证　本品性寒入心经，辛散苦泄、解郁开窍、清心凉血，如《摄生众妙方》中其配伍白矾治疗癫痫痰闭；如《温病全书》中菖蒲郁金汤，其配伍清心开窍的栀子、竹沥、石菖蒲等治疗温病浊邪蒙蔽清窍证等。

（3）血热出血证　本品味苦辛，入肝经血分，能凉血、降泄顺气，如《普济方》郁金散以之配伍生地、小蓟、丹皮治疗伤及血络之尿血、血淋；如《医学心悟》生地黄汤以之配伍生地、丹皮、栀子等而发挥清热凉血、解郁降火功效，可用于治疗痰浊蒙蔽心窍、热陷心包之神昏。

（4）肝胆湿热黄疸　本品性寒入肝经，具有清利肝胆湿热而退黄排石之功效，可与金钱草、鸡内金等配伍治疗湿热煎熬成石的胆石症。

**【用法用量】** 3～10g。

**【成药例证】**

**1. 九气拈痛丸（《中华人民共和国药典》2015年版）** 药物组成：香附（醋炙）、高良姜、郁金、延胡索（醋炙）、甘草、木香、陈皮、莪术（醋炙）、槟榔、五灵脂（醋炒）。

功能主治：理气，活血，止痛。用于气滞血瘀导致的胸胁胀满疼痛、痛经。

**2. 平消片（《中华人民共和国药典》2015年版）** 药物组成：郁金、五灵脂、硝石、枳壳（麸炒）、仙鹤草、白矾、干漆（制）、马钱子粉。

功能主治：活血化瘀，散结消肿，解毒止痛。对毒瘀内结所致的肿瘤患者具有缓解症状，缩小瘤体，提高机体免疫力，延长患者生存时间的作用。

**3. 利肝隆颗粒（《中华人民共和国药典》2015年版）** 药物组成：板蓝根、郁金、甘草、黄芪、茵陈、五味子、当归、刺五加浸膏。

功能主治：疏肝解郁，清热解毒，益气养血。用于肝郁湿热、气血两虚所致的两胁胀痛或隐痛、乏力、尿黄；急、慢性肝炎见上述证候者。

**4. 肝炎康复丸（《中华人民共和国药典》2015年版）** 药物组成：茵陈、郁金、板蓝根、当归、菊花、金钱草、丹参、滑石、拳参。

功能主治：清热解毒，利湿化郁。用于肝胆湿热所致的黄疸，症见目黄身黄、胁痛乏力，尿黄口苦；急、慢性肝炎见上述证候者。

**5. 通窍镇痛散（《中华人民共和国药典》2015年版）** 药物组成：石菖蒲、郁金、荜茇、香附（醋炙）、木香、丁香、檀香、沉香、苏合香、安息香、冰片、乳香。

功能主治：行气活血，通窍止痛。用于痰瘀闭阻，心胸憋闷疼痛，或中恶气闭，霍乱，吐泻。

**【注意事项】** 不宜与丁香、母丁香同用。

**【贮藏】** 置干燥处，防蛀。

**【参考文献】** [1]潘小姣，杨秀芬，陈丽萍，等.桂郁金多糖抗凝血及纤溶活性研究[J].医药导报，2013，32(2)：163-165.

[2]周芳，杨秀芬，仇霞.桂郁金醇提物对小鼠出血及凝血时间的影响[J].中国实验方剂学杂志，2010，16(11)：143-144.

[3]郭淑睿，曹永荣，高光英，等.郁金对实验性高脂血症动物血脂含量的影响[J].中医药研究，1998，14(3)：32-33.

[4]林国彪，苏姜羽，杨秀芬.桂郁金提取物的抗炎镇痛作用[J].中国实验方剂学杂志，2011，17(16)：171-173.

[5]韩珍，贺戈，杨艳，等.郁金抗抑郁作用的实验研究[J].宁夏医学院学报，2008，30(3)：275-276，288.

[6]徐毅，吕宾，项柏康，等.温郁金对鼠血浆和胃组织生长抑素水平的影响[J].中国中西医结合消化杂志，2004，12(4)：222-224.

[7]兰凤英，何静春，赵颖，等.郁金抗四氯化碳致小鼠急性肝损伤的作用[J].中国康复理论与实践，2007，13(5)：444-446.

[8]李宗花，李峰，何静春，等.郁金对低张性缺氧小鼠脑功能的影响[J].中国康复理论与实践，2007，13(8)：710-711.

[9]蔡利军，吕宾，宋淑萍，等.温郁金对人胃癌SGC-7901/VCR皮下移植瘤超微结构的影响[J].中华中医药学刊，2014，32(7)：1671-1674.

（李燕　谢欣　彭成　敖慧）

## 934　郁李仁

Yuliren

【异名】　郁子(《医心方》),郁里仁(《珍珠囊》),李仁肉(《药材学》),小李仁(《全国中草药汇编》)。

【来源】　为蔷薇科植物欧李 *Prunus humilis* Bge.、郁李 *Prunus japonica* Thunb.或长柄扁桃 *Prunus pedunculata* Maxim.的干燥成熟种子。前两种习称"小李仁",后一种习称"大李仁"。

【产地】　主要为栽培品,野生品亦有。主产于内蒙古、河北、河北、辽宁、山东等地。

【采收加工】　夏、秋二季采收成熟果实,除去果肉和核壳,取出种子,干燥。

【炮制】　**郁李仁**　将原药材除去杂质、用时捣碎即得。

**炒郁李仁**　取干净的郁李仁置锅内,用文火加热,炒至深黄色并有香气溢出时,取出放凉即得。

**郁李仁霜**　取郁李仁研成粗粉,反复压榨去油至手捏松散成粉,研细即得。

【性状特征】　**小李仁**　呈卵形,长 5～8mm,直径 3～5mm。表面黄白色或浅棕色,一端尖,另一端钝圆。尖端一侧有线形种脐,圆端中央有深色合点,自合点处向上具多条纵向维管束脉纹。种皮薄,子叶 2,乳白色,富油性。气微,味微苦。以粒饱满、完整、色黄白者为佳。

**大李仁**　长 6～10mm,直径 5～7mm。表面黄棕色。

**炒郁李仁**　形如郁李仁,表面深黄色。

**郁李仁霜**　细粉,黄白色。

【化学成分】　郁李仁的主要成分是皂苷,还含有挥发油、蛋白质、鞣质等。郁李仁的皂苷是其主要药理活性成分。《中华人民共和国药典》2015 年版规定,本品药材及其饮片按干燥品计算,含苦杏仁苷($C_{20}H_{27}O_{11}$)不得少于 2.0%。

【药性】　辛、苦、甘,平。归脾、大肠、小肠经。

【功能主治】　润肠通便,下气利水。用于津枯肠燥,食积气滞,腹胀便秘,水肿,脚气,小便不利。

【临床应用】　**临床常用**

(1) 肠燥便秘　本品性平,可润肠通便,功用同火麻仁而力量较强,适用于肠燥便秘,常以之配伍其他润肠通便之品,如《世医得效方》五仁丸,将之与火麻仁、柏子仁、杏仁等配伍同用。

(2) 水肿　本品味苦、甘,能利水消肿,治疗水肿、小便不利,常以之配伍其他利水消肿之品,如《圣济总录》郁李仁汤,将之与桑白皮、赤小豆等配伍同用。

【用法用量】　6～10g。

【成药例证】

**1. 通幽润燥丸(《中华人民共和国药典》2015 年版)**　药物组成:枳壳(麸炒)、姜厚朴、红花、苦杏仁(炒)、木香、桃仁(去皮)、当归、火麻仁、郁李仁、地黄、槟榔、大黄、熟地黄、黄芩、熟大黄、甘草。

功能主治:清热导滞,润肠通便。用于胃肠积热所致的便秘,症见大便不通、脘腹胀满、口苦尿黄。

**2. 麻仁滋脾丸(《中华人民共和国药典》2015 年版)**　药物组成:大黄(制)、火麻仁、当归、厚朴(姜炙)、苦杏仁(炒)、枳实(麸炒)、郁李仁、白芍。

功能主治:润肠通便,消食导滞。用于胃肠积热、肠燥津伤所致的大便秘结、胸腹胀满、饮食无味、烦躁不宁、舌红少津。

【注意事项】　孕妇慎用。

【贮藏】　置阴凉干燥处,防蛀。

(李燕　谢欣　彭成　敖慧)

## 935　预知子

Yuzhizi

【异名】　盍合子、仙沼子(《日华子本草》),压惊子(《医林纂要》)。

【来源】　为木通科植物木通 *Akebia quinata* (Thunb.) Decne.、三叶木通 *Akebia trifoliata* (Thunb.) Koidz.或白木通 *Akebia trifoliata* (Thunb.) Koidz.var.*australis* (Diels) Rehd.的干燥近成熟果实。

【产地】　主要为栽培品,野生品亦有。主产于江苏、湖南、湖北、四川、浙江、安徽等地。

【采收加工】　夏、秋二季果实绿黄时采收,晒干,或置沸水中略烫后晒干。

【炮制】　洗净,晒干。用时打碎。

【性状特征】　呈肾形或长椭圆形,稍弯曲,长 3～9cm,直径 1.5～3.5cm。表面黄棕色或黑褐色,有不规则的深皱纹,顶端钝圆,基部有果梗痕。质硬，破开后，果瓤淡黄色或黄棕色；种子多数，扁长卵形，黄棕色或紫褐色，具光泽，有条状纹理。气微香，味苦。

**【化学成分】** 预知子的主要成分是皂苷，还含有脂肪油、油脂等。预知子的皂苷是其主要药理活性成分。《中华人民共和国药典》2015 年版规定，本品药材及其饮片按干燥品计算，含 α-常春藤皂苷($C_{42}H_{66}O_{12}$)不得少于 0.20%。

**【药理毒理】** **抗抑郁** 预知子乙醇提取物按 50、100mg/kg 分别给悬尾、强迫游泳和抑制单胺重摄取模型小鼠灌胃给药，每天 1 次，连续给药 7d，可缩短小鼠悬尾及强迫游泳不动时间，增强多巴胺(DA)致小鼠死亡作用和阿扑吗啡致小鼠刻板运动作用，增强 5-羟色胺酸(5-HTP)致甩头作用[1]。

**【药性】** 苦，寒。归肝、胆、胃、膀胱经。

**【功能主治】** 疏肝理气，活血止痛，散结，利尿。用于脘胁胀痛，痛经经闭，痰核痞块，小便不利。

**【临床应用】** **临床常用**

(1) 肝气郁结，气滞血瘀证　本品味苦，归肝、胆、胃经，可疏肝理气、活血止痛，擅治肝郁气滞、肝胃气痛，可治经闭、痛经，常配伍白茯苓、枸杞子、石菖蒲、茯苓等补气健脾、安神之品，如《太平惠民和剂局方》预知子丸。

(2) 小便不利，痰核痞块　本品性寒，味苦，归膀胱经，具利尿、散结之功，可治小便不利及腹脏有虫令人皮肤生疮，常配伍乳香、雄黄等解毒、杀虫、定痛之品，如《太平圣惠方》乳香煎。

**【用法用量】** 3～9g。

**【贮藏】** 置通风干燥处。

**【参考文献】** [1]毛峻琴，伊佳，李铁军.中药预知子乙醇提取物抗抑郁作用的实验研究[J].药学实践杂志，2009，27(2)：126-128.

（李燕　谢欣　彭成　敖慧）

## 936　鸢尾根

Yuanweigen

**【来源】** 为鸢尾科植物喜碱鸢尾 *Iris halophila* Pall.的干燥根茎。

**【产地】** 主要为野生品。在新疆沿天山北麓一带，东起奇台、乌鲁木齐、奎屯，西至西宁、尼勒克各县。富蕴、哈巴河、托里、裕民以及地疆的拜城等地都有分布。主产于我国甘肃、内蒙古、宁夏等地。

**【采收加工】** 秋季采挖，除去残茎和须根，洗净，晒干。

**【性状特征】** 呈短缩的结节状，长 3～12cm，直径 1～1.5cm。表面浅棕黄色至棕褐色，上残留有环状叶痕，有的顶端带有茎残基与叶基纤维，下部有少量须根和根痕。质稍坚硬，结节易折断，断面不平坦，黄白色，气微，味微苦而辛。

**【化学成分】** 鸢尾根的主要成分是黄酮，还含有挥发油、皂苷、鞣质等。鸢尾根的黄酮是其主要药理活性成分。

**【药性】** 干热。

**【功能主治】** 成熟和清除异常体液，促进机体自然随和。用于咽喉肿痛，牙痛，疮痈，湿疹；外用可去雀斑，白癜风，瘢痕。

**【临床应用】** **临床常用**

(1) 咽喉肿痛，牙痛，疮痈，湿疹　本品干热，清除异常体液，用于咽喉肿痛，牙痛，疮痈，湿疹。

(2) 雀斑，白癜风，瘢痕　本品干热，可促进机体自然随和，治疗雀斑，白癜风，瘢痕。

**【用法用量】** 3～5g。外用适量。

**【贮藏】** 置阴凉干燥处，防蛀。

（张雪　谢欣　彭成　敖慧）

## 937　元宝草

Yuanbaocao

**【异名】** 对月草(《分类草药性》)，灯台、双合合(《植物名实图考》)，对莲、离根香、当归草、小连翘(《泉州本草》)，排草、对经草(《江西民间草药》)，对月莲(《贵州民间方药集》)，穿心草(《江苏植药志》)，红旱莲、宝塔草(《浙江民间草药》)，叫叫草(《民间常用草药汇编》)，蛇喳口(《贵州草药》)，佛心草(《四川中药志》)，穿心箭、蜻蜓草(《杭州药植志》)，对叶草(《草木便方》)，蛇开口、养子草、野旱烟、叫珠草、翳子草、烂肠草(《湖南药物志》)。

**【来源】** 为藤黄科植物元宝草 *Hypericum sampsonii* Hance 的干燥全草。

【产地】 主要为野生品。主产于我国长江流域以南各省区。

【采收加工】 夏、秋二季采挖,除去泥沙,晒干。

【炮制】 净制,切断。

【性状特征】 表面棕黄色至深棕色,断面中空。叶对生,两叶基部完全合生,棕褐色,多皱缩破碎,茎自中部贯穿,下表面有多数黑色腺点。蒴果卵圆形,种子细小,多数,气微,味淡。以叶多,带花者为佳。

【化学成分】 元宝草的主要成分是黄酮、萘骈双蒽酮,还含有植物甾醇、挥发油等。元宝草的黄酮、萘骈双蒽酮是其主要药理活性成分。

【药理毒理】 **抗抑郁** 元宝草总黄酮150、300、600mg/kg(相当于生药量2.9、5.8、11.6g/kg)灌胃小鼠,连续3次分别在强迫游泳前24、5、1h,能减少强迫游泳不动时间,分别减少了5.97%、41.85%、45.96%;同剂量给药1次,能拮抗低剂量利血平诱导的小鼠体温下降[1]。

【药性】 微苦,微辛,凉。归肝、脾经。

【功能主治】 调经通络,止血,解毒。用于月经不调,跌仆损伤,风湿腰痛,吐血,咯血,痈肿,毒蛇咬伤。

【临床应用】 **临床常用**

风湿痹痛 本品性凉、味微苦。具有调经通络的作用,可用于风湿阻络所致的腰腿骨节疼痛,手足麻木;跌打损伤所致的局部肿痛。

【用法用量】 9~15g。外用适量。

【成药例证】 **三七镇痛膏(《国家中成药标准汇编·骨伤科分册》)** 药物组成:三七、肉桂、大黄、元宝草、苏木、红花、了哥王、两面针、川乌(制)、草乌(制)、乳香(制)、没药(制)、延胡索、当归、防己、续断、川桐皮、木通、木香、麻黄、花椒、辣椒、地肤子、薄荷脑、樟脑、海藻、冰片、松香水杨酸甲酯。

功能主治:活血化瘀,祛风除湿,温经通络。用于跌打损伤,风湿关节痛,肩臂腰腿痛。

【注意事项】 孕妇忌用。

【贮藏】 至干燥处。

【参考文献】 [1]郭澄,郑清明,郑汉臣.元宝草黄酮类成分的抗抑郁作用研究[J].药学实践杂志,2005,23(6):345-347,361.

(张雪 谢欣 彭成 敖慧)

## 938 芫花

Yuanhua

【异名】 芫(《山海经》),去水(《神龙本草经》),败花、赤芫、儿草(《吴普本草》),毒鱼、杜芫(《名医别录》),头痛花(《本草纲目》),闹鱼花(《中国树木分类学》),棉花条、大米花(《江苏植药志》),芫条花、野丁香花(《山东中药》),九龙花、浮胀草、地棉花(《湖南药物志》),银腰带、小叶金腰带(《江西草药》)。

【来源】 为瑞香科植物芫花 *Daphne genkwa* Sieb.et Zucc.的干燥花蕾。

【产地】 主要为栽培品,野生品亦有。主产于安徽、江苏、浙江、山东、福建、四川、湖北等地。

【采收加工】 春季花未开放时采收,除去杂质,干燥。

【炮制】 **芫花** 除去杂质。

**醋芫花** 取净芫花,照醋炙法炒至醋吸尽。每100kg芫花,用醋30kg。

【性状特征】 **芫花** 常3~7朵簇生于短花轴上,基部有苞片1~2片,多脱落为单朵。单朵呈棒槌状,多弯曲,长1~1.7cm,直径约1.5mm;花被筒表面淡紫色或灰绿色,密被短柔毛,先端4裂,裂片淡紫色或黄棕色。质软。气微,味甘、微辛。以花蕾多而整齐、淡紫色、无杂质者为优。

**醋芫花** 形如芫花,表面微黄色。微有醋香气。

【化学成分】 芫花的主要成分是黄酮,还含有二萜、香豆素、绿原酸、木脂素等。芫花的黄酮是其主要药理活性成分。《中华人民共和国药典》2015年版规定,本品药材及其饮片按干燥品计算,含芫花素($C_{16}H_{12}O_5$)不得少于0.2%。

【药理毒理】

**1. 利尿** 20g/kg的芫花煎剂灌胃大鼠时,可促进钠、钾的排出从而利尿[1]。

**2. 抗炎** 芫花总黄酮以25、50、100mg/L灌胃脂多糖协同干扰素C致RAW264.7巨噬细胞炎症模型细胞,可抑制激活细胞中诱导型一氧化氮合酶(NOS)基因和蛋白的表达从而降低NO稳定产物亚硝酸盐的产量,抑制诱导型环氧化酶(COX-2)基因和蛋白的表达,同时抑制细胞因子白介素IL-1β、IL-6、肿瘤坏死因子(TNF-α)的基因表达[2]。

**3. 安全性评价**　芫花煎剂腹腔注射大鼠的 $LD_{50}$ 为 9.25g/kg。生芫花水浸剂腹腔注射小鼠的 $LD_{50}$ 为 28.3g/kg，醋炙芫花的 $LD_{50}$ 为 39.8g/kg，芫花素的 $LD_{50}$ 大于 4.0g/kg，芫花酯甲的 $LD_{50}$ 为 0.001g/kg[3]。

**【药性】** 苦、辛，温；有毒。归肺、脾、肾经。

**【功能主治】** 泻水逐饮；外用杀虫疗疮。用于水肿胀满，胸腹积水，痰饮积聚，气逆咳喘，二便不利；外治疥癣秃疮，痈肿，冻疮。

**【临床应用】** **临床常用**

(1) 胸胁停饮，水肿，鼓胀。本品泻水逐饮作用与甘遂、京大戟相似而力稍逊，且以泻胸胁水饮，并能祛痰止咳见长。故适用于胸胁停饮所致的喘咳、胸胁引痛、心下痞硬及水肿、鼓胀等症。常与甘遂、京大戟等同用，如十枣汤(《伤寒论》)、舟车丸(《景岳全书》)等。

(2) 咳嗽痰喘　本品能祛痰止咳，用于咳嗽痰喘证。可单用或与大枣煎服。近代有用醋制芫花的粉剂及苯制芫花制成的胶囊或水泛丸，以防治慢性支气管炎，有良效。

(3) 头疮，白秃，顽癣及痈肿　本品外用能杀虫疗疮，用治头疮、白秃、顽癣等皮肤病及痈肿。治皮肤病可单用研末，或配雄黄用猪脂调敷。治痈肿，用本品研末，搅和如粥敷之(《千金方》)。

**【用法用量】** 1.5～3g。醋芫花研末吞服，一次 0.6～0.9g，一日 1 次。外用适量。

**【成药例证】**

**1. 消络痛片、胶囊(《中华人民共和国药典》2015 年版)**　药物组成：芫花条、绿豆。

功能主治：散风祛湿。用于风湿阻络所致的痹证，症见肢体关节疼痛；风湿性关节炎见上述证候者。

**2. 芫蒿护肝片(《国家中成药标准汇编·内科肝胆分册》)**　药物组成：黄芫花。

功能主治：解毒护肝。用于肝脏损害所致的全身乏力，食欲不振，腹胀，肝区疼痛及失眠等症；急慢性病毒性肝炎和中毒性肝炎具有上述症状者。

**3. 十枣丸(《卫生部药品标准中药成方制剂·第七册》)**　药物组成：甘遂(制)、京大戟、芫花(制)、大枣(墨枣)。

功能主治：攻逐水饮。用于水饮积滞，腹水肿胀，胁下疼痛，喘逆气急。

**4. 祛痰止咳颗粒(《卫生部药品标准中药成方制剂·第十册》)**　药物组成：党参、水半夏、芫花(醋炙)、甘遂(醋炙)、紫花杜鹃、明矾。

功能主治：健脾燥湿，祛痰止咳。主要用于慢性支气管炎及支气管炎合并肺气肿、肺心病所引起的痰多，咳嗽，喘息等症。

**【注意事项】**

1. 孕妇禁用；不宜与甘草同用。

2. 芫花制剂用于引产可出现体温升高、寒战、白细胞计数升高等，可自行消失，少数出现强制性宫缩和产后出血。其毒性物质基础主要为二萜原酸酯类化合物芫花酯甲(芫花萜)、黄酮类、苯甲酸和刺激性油状物等。可通过炮制、合理配伍、控制剂量等减毒。

**【贮藏】** 置通风干燥处，防霉，防蛀。

**【参考文献】**
[1]吕向华.中药苍术、萹蓄、芫花及车前子煎剂利尿作用的初步观察[J].药学学报，1966，13(6)：454-455.

[2]章丹丹，凌霜，张洪平，等.芫花总黄酮的抗炎机制研究[J].上海中医药杂志，2010，44(8)：58-60.

[3]赵一，原思通，李爱媛，等.炮制对芫花毒性和药效的影响[J].中国中药杂志，1998，23(6)：344-347.

(张雪　谢欣　彭成　敖慧)

## 939 芫荽子

Yuansuizi

**【异名】** 胡荽子(备急《千金要方·食治》)。

**【来源】** 为伞形科植物芫荽 *Coriandrum sativum* L.的干燥成熟果实。

**【产地】** 主要为栽培品。主产于华北。

**【采收加工】** 秋季果实成熟时采收果枝，晒干，打下果实，除去杂质。

**【性状特征】** 为双悬果，呈圆球形，直径 3～5mm。表面淡黄棕色至黄棕色，有较明显而纵直的次生棱脊 10 条及不甚明显而呈波浪形弯曲的初生棱脊 10 条，相间排列。顶端可见极短的柱头残迹及 5 个萼齿残痕，基部有长约 15mm 的小果柄或果柄痕。悬果瓣腹面中央下凹，具 3 条纵行的棱线，中央较直，两侧呈弧形弯曲。质坚硬，用手揉碎，有特异浓烈香气，味微辣。

【化学成分】 芫荽子的主要成分是挥发油。芫荽子的挥发油是其主要药理活性成分。

【药性】 辛，平。归肺、胃经。

【功能主治】 发表，透疹，开胃。用于感冒鼻塞，痘疹透发不畅，饮食乏味，齿痛。

【临床应用】 临床常用

(1) 风热表证　本品能疏散风热以祛邪解表，可用于治疗外感风热表证。

(2) 麻疹不透　本品能宣散透发，疏散风热，透疹止痒，用于治疗麻疹不透，可与牛蒡子、升麻等散风透疹药同用。

【用法用量】 5～10g。外用适量，煎汤含漱或熏洗。

【成药例证】

**1. 复方高滋斑片《卫生部药物标准·维吾尔药分册》** 药物组成：牛舌草、欧矢车菊根、檀香、大叶补血草、香青兰、家独行菜子、紫苏子、牛舌草花、芫荽子、蚕茧、薰衣草。

功能主治：强心健脑，安神，通脉，用于异常黑胆质性心悸、失眠、头晕、头痛、神经衰弱、高血压等。

**2. 养心达瓦依米西克蜜膏《卫生部药物标准·维吾尔药分册》** 药物组成：麝香、薰鲁香、蚕茧、盒果藤、紫檀香、豆蔻、马齿苋子、琥珀、余甘子、檀香、肉桂、沉香、天竺黄、芫荽子、小檗果、金箔、松罗、香青兰、珍珠、牛舌草花、西红花、苹果、玫瑰花、大叶补血草、银箔、欧矢车菊根。

功能主治：增强支配器官的功能，健胃爽神。用于心胸作痛，心悸，胃虚，视弱及神经衰弱。

【贮藏】 置阴凉干燥处。

(张雪　谢欣　彭成　敖慧)

## 940　远志

Yuanzhi

【异名】 细草、棘菀(《神农本草经》)，苦远志(《滇南本草》)，葽茏(《本草经疏》)，醒心杖(《记事珠》)，小草(《和汉药考》)，线茶(《全国中草药汇编》)。

【来源】 为远志科植物远志 *Polygala tenuifolia* Willd.或卵叶远志 *Polygala sibirica* L.的干燥根。

【产地】 主要为栽培品，野生品亦有。主产于山西、陕西、吉林、河南等地。

【采收加工】 春、秋二季采挖，除去须根和泥沙，晒干。或除去木心(木质部)后晒干，称“远志肉”。

【炮制】 **远志**　除去杂质，略洗，润透，切段，干燥。

**制远志**　取甘草，加适量水煎汤，去渣，加入净远志，用文火煮至汤吸尽，取出，干燥。每100kg远志，用甘草6kg。

【性状特征】 **远志**　本品呈圆柱形的段。外表皮灰黄色至灰棕色，有横皱纹。切面棕黄色，中空。气微，味苦、微辛，嚼之有刺喉感。以条粗，皮厚，去净木心者为佳。

**制远志**　本品形如远志段，表面黄棕色。味微甜。

【化学成分】 远志的主要成分是三萜皂苷，还含有蒽醌、糖苷等。远志的三萜皂苷是其主要药理活性成分。《中华人民共和国药典》2015年版规定，按干燥品计算，本品药材及其饮片含远志口山酮Ⅲ($C_{25}H_{78}O_{10}$)不得少于0.15%，含3,6′-二芥子酰基蔗糖($C_{36}H_{46}O_{17}$)不得少于0.50%，含细叶远志皂苷($C_{36}H_{56}O_{12}$)不得少于2.0%。；饮片含远志口山酮Ⅲ($C_{25}H_{78}O_{10}$)不得少于0.10%，含3,6′-二芥子酰基蔗糖($C_{36}H_{46}O_{17}$)不得少于0.30%，含细叶远志皂苷($C_{36}H_{56}O_{12}$)不得少于2.0%。

【药理毒理】

**1. 安神**　远志醋酸乙酯部位提取物按15g生药/kg灌胃小鼠，能增加给予戊巴比妥钠阈下催眠剂量小鼠的入睡率，也能延长给予催眠剂量戊巴比妥钠小鼠的睡眠时间，并能减少小鼠的站立数和爬梯数[1]。

**2. 增强学习记忆力**　远志水提取物按6.50、13.00g/kg灌胃小鼠21d，能缩短小鼠找到Morris水迷宫站台的潜伏期，穿越站台次数增加[2]。

**3. 抗抑郁**　远志醇提物按生药量4g/kg灌胃给药1次，连续7d，可使小鼠悬尾不动时间和强迫游泳不动时间减少，增加皮下注射育亨宾小鼠的死亡率，拮抗高剂量阿扑吗啡所致小鼠体温下降[3]。

**4. 抗衰老**　远志提取物60、240mg/kg灌胃D-半乳糖致衰老模型小鼠4周，能提高小鼠血清中超氧化物歧化酶(SOD)和肝细胞中谷胱甘肽过氧化物酶(GSH-Px)的活力,降低丙二醛(MDA)含量[4]。

**5. 镇咳、祛痰**　远志及其蜜制品水煎液按4、8g/kg剂量对小鼠灌胃给药,能减少小鼠的咳嗽次数,增加气管酚红的分泌量[5]。

**6. 抑菌、抗炎**　远志水煎液2、4g/kg灌胃2,4,6-三硝基苯磺酸(TNBS)诱导的结肠炎模型小鼠,每天1次,连续9d,可使上皮淋巴细胞干扰素-γ(IFN-γ)的分泌降低,白介素-4(IL-4)分泌增加[6]。远志水煎液5g/ml在体外能抑制结核分枝杆菌的生长[7]。

**7. 对平滑肌的作用**　生远志和蜜远志水煎液以2g/ml以及含量为2.21%的远志总皂苷分别作用于His和$BaCl_2$所致的家兔离体肠肌,发现生远志及其皂苷和蜜远志抑制家兔离体肠肌收缩,其中生远志及其皂苷对肠平滑肌的抑制作用大于蜜远志[8]。

**8. 神经保护**　远志皂苷100、200μmol/L作用于β-淀粉样蛋白1-40($A\beta_{1-40}$)诱导的大脑皮层神经细胞,均能降低神经细胞的坏死百分率,减少乳酸脱氢酶(LDH)的释放,提高神经细胞的存活率[9]。

**【药性】**　苦、辛,温。归心、肾、肺经。

**【功能主治】**　安神益智,交通心肾,祛痰,消肿。用于心肾不交引起的失眠多梦,健忘惊悸,神志恍惚,咳痰不爽,疮疡肿毒,乳房肿痛。

**【临床应用】**　临床常用

(1)心神不宁证　本品主入心肾,既能开心气而宁心安神,又能通肾气而强志不忘,为交通心神、安定神志之品。适用于心肾不交之心神不宁、心悸怔忡、失眠健忘等症,常与宁心安神,补益心神的药物配伍,如《太平惠民和剂局方》远志丸,以之与牡蛎、茯苓、人参等同用。

(2)癫痫惊狂　本品既能祛痰涎,又能利心窍。适用于痰阻心窍之癫痫、癫狂等病。常与半夏、天麻、全蝎等同用,治疗癫痫抽搐。若治癫狂,常与石菖蒲、白矾、郁金等豁痰开窍的药物配伍。

(3)咳嗽痰多　本品入肺经,有祛痰止咳之功。适用于痰多黏稠,咳吐不爽者。常与杏仁、贝母、桔梗、甘草等化痰止咳药同用,以增强疗效。

**【用法用量】**　3～10g。

**【成药例证】**

**1. 远志酊(《中华人民共和国药典》2015年版)**

药物组成:远志。

功能主治:祛痰药。用于咳痰不爽。

**2. 天王补心丸(《中华人民共和国药典》2015年版)**　药物组成:丹参、石菖蒲、茯苓、麦冬、地黄、制远志、柏子仁、甘草、当归、党参、五味子、天冬、玄参、酸枣仁(炒)、桔梗、朱砂。

功能主治:滋阴养血,补心安神。用于心阴不足,心悸健忘,失眠多梦,大便干燥。

**3. 归脾丸(《中华人民共和国药典》2015年版)**　药物组成:党参、白术(炒)、黄芪(炙)、甘草(炙)、茯苓、远志(制)、酸枣仁(炒)、龙眼肉、当归、木香、大枣。

功能主治:益气健脾,养血安神。用于心脾两虚,气短心悸,失眠多梦,头昏头晕,肢倦乏力,食欲不振,崩漏便血。

**4. 安眠补脑糖浆(《卫生部药品标准中药成方制剂·第十册》)**　药物组成:红参、甘草、五味子、麦冬、大枣、桑椹、制远志、枸杞子、柏子仁。

功能主治:益气滋肾,养心安神。用于神经官能症或其他慢性疾病所引起的失眠,头昏,头痛,心慌等症。

**5. 远志糖浆(《卫生部药品标准中药成方制剂·第十一册》)**　药物组成:远志流浸膏。

功能主治:祛痰。用于咯痰不爽。

**【注意事项】**　本品易致恶心呕吐,多蜜炙用,有胃炎及胃、十二指肠溃疡者慎用。

**【贮藏】**　置通风干燥处。

**【参考文献】**　[1]文莉.远志抗焦虑作用部位的筛选[J].中国中医药科技,2006,13(6):401-402.

[2]王丹,张红英,兰艳.远志水提取物对小鼠学习记忆及血液学指标的影响[J].中国实验方剂学杂志,2012,18(5):188-190.

[3]黄晓舞,谢婷婷,王东晓,等.远志醇提物的抗抑郁作用[J].中国药物应用与监测,2007,(4):22.

[4]闫明,李萍.远志抗衰老作用研究[J].实用药物与临床,2006,9(1):22-23.

[5]刘贤武,吴晖晖,王建.远志及其不同蜜炙品的镇咳祛痰作用对比研究[J].时珍国医国药,2006,17(12):2379-2380.

[6]Hong T, Jin GB, Yoshino G, *et al*.Protective Effects of Polygala Root in Experimental TNBS-induced Colitis in Mice [J].J Ethnopharmacol, 2002, 79(3): 341-346.

[7]申慧亭,王跃丰.7种中药化学成分抗结核分支杆菌的实验室研究[J].光明中医,2005,20(3):44-45.

[8]鲍荟竹,王建,吴晖晖,等.生远志及其皂苷与蜜远志对家兔离体肠平滑肌运动作用机制的实验研究[J].时珍国医国药,2007,18(2):257-259.

[9]陈勤,李磊珂.远志皂苷对 B 淀粉样蛋白 1-40 诱导的体外培养皮层神经细胞损伤的保护作用[J].中国中药杂志,2007,32(13):1336-1339.

（张雪　谢欣　彭成　敖慧）

## 941　月季花

YuejiHua

【异名】　月月红、胜春、斗雪红(《本草纲目》),长春花(《现代实用中药》),月季红(《陕西中药志》),月月花(《贵州民间方药集》),四季花(《益部方物略记》),月贵花、月记(《南越笔记》),艳雪红、绸春花(《泉州本草》),勒泡(《湖南药物志》),月光花、铜棰子、四季春(《闽东本草》),月月开(《分类草药性》)。

【来源】　为蔷薇科植物月季 *Rosa chinensis* Jacq.的干燥花。

【产地】　主要为栽培品,野生品亦有。全国各地均产,主产于江苏、山东、山西、河北等地,以江苏产量大、品质佳。

【采收加工】　夏、秋季选晴天采收半开放的花朵,及时摊开晾干,或微火烘干。

【炮制】　取原材料,除去杂质。

【性状特征】　呈类球形,直径 1.5～2.5cm。花托长圆形,萼片 5,暗绿色,先端尾尖;花瓣呈覆瓦状排列,有的散落,长圆形,紫红色或淡紫红色;雄蕊多数,黄色。体轻,质脆。气清香,味淡微苦。以完整、色紫红、半开放、气清香者为佳。

【化学成分】　月季花的主要成分是酚性成分,还含有挥发油、黄酮等。月季花的酚性成分是其主要药理活性成分。

【药性】　甘,温。归肝经。

【功能主治】　活血调经,疏肝解郁。用于气滞血瘀,月经不调,痛经,闭经,胸胁胀痛。

【临床应用】　临床常用

(1) 月经不调,痛经,闭经　本品甘温通利,为活血调经之药品,适用于肝郁不舒、经脉阻滞、月经不调、经闭痛经等症,常与丹参、茺蔚子、当归、香附等同用。

(2) 胸胁胀痛　本品有活血行气,通经活络,消肿止痛之功,用于治疗气滞血瘀而致的胸胁胀痛。

【用法用量】　3～6g。

【成药例证】　玉液金丸(《卫生部药品标准中药成方制剂·第十五册》)　药物组成:杜仲(炭)、地黄、黄芩、沙苑子、当归、艾叶(炭)、莲子、山药、肉苁蓉(酒炙)、砂仁、远志(甘草水炙)、山楂(炒)、益母草、甘草、白芍、羌活、麦冬、浙贝母、丹参、血余炭、菟丝子、续断、枳壳(麸炒)、豆蔻仁、香附(醋炙)、川芎、半夏曲(麸炒)、茯苓、款冬花、旋覆花、荜茇、党参、川楝子(酒炙)、栀子(姜炙)、黄连、黄芪(蜜炙)、白术(麸炒)、西红花、厚朴(姜炙)、琥珀、肉桂、人参、大枣、山茱萸(酒炙)、鹿角胶、覆盆子、桑螵蛸、五倍子、巴戟天(甘草水炙)、鸡血藤、仙鹤草、龟甲胶、海螵蛸、墨旱莲、月季花、阿胶。

功能主治:益气疏肝,调经止带。用于脾胃虚弱,肝郁气滞引起的胸胁胀满,嘈杂呕逆,胃脘疼痛,经期不准,行经腹痛,体倦腰酸,寒湿带下。

【贮藏】　置阴凉干燥处,防压,防蛀。

（王彪　谢欣　彭成　敖慧）

## 942　云母石

Yunmushi

【异名】　云母、云华、云珠、云英、云液、云砂、磷石(《神农本草经》),白云母(《千金方》),金星石(甘肃)、老雅金(山东)。

【来源】　为硅酸盐类矿物云母族白云母。

【产地】　主要为野生品。主产于内蒙古、辽宁、四川、吉林、河北、山东、云南、浙江、江苏、安徽、江西等地。

【采收加工】　全年均可采挖,挖取后除净泥土杂质即可。

【炮制】　除去杂质。

【性状特征】　为不规则的片状,大小不一。数层至数十层叠合在一起,无色或略带浅黄、棕色、浅绿色、浅灰色,具珍珠样或玻璃样光泽。条痕白色、浅黄白色、灰绿色。质柔韧,不易折断,可层层剥离成薄片,薄片光滑透明,具弹性。气微,无味。以薄片状、易剥离、片大、无色透明、洁净无泥土杂质者为佳。

【化学成分】 云母石的主要成分是含水铝硅酸铝钾。云母石的含水铝硅酸铝钾是其主要药理活性成分。

【药性】 甘,平。归肺、肝、脾经。

【功能主治】 下气,补中,敛疮,止血。用于虚损气弱,眩晕;外治痈疽疮毒,金疮出血。

【临床应用】 临床常用

(1) 虚损气弱,眩晕 本品味甘,平,归肺、肝经,具有下气,补中的作用,用于有气虚所致的眩晕等。

(2) 痈疽疮毒,金疮出血 本品具有敛疮止血的作用,外治痈疽疮毒,金疮出血。

【用法用量】 9～12g。外用适量,研末涂敷患处。

【注意事项】 孕妇忌服。久服伤胃。

【贮藏】 制品用缸、罐等盛装储存。置通风干燥处。

(王彪 谢欣 彭成 敖慧)

## 943 云实皮

Yunshipi

【异名】 倒挂牛(四川、广西)、鸟不宿(云南)。

【来源】 为豆科植物云实 *Caesalpinia sepiaria* Roxb.的根皮。

【产地】 主要为野生品。主产于温带地区、亚洲热带以及我国的河南、江西、甘肃、广东、广西、四川、江苏、福建、湖南、湖北、云南、河北、浙江、陕西、贵州、安徽等地。

【采收加工】 秋末或春初采挖根部,除去泥沙。挖出后,洗净,剥取根皮,晒干。

【炮制】 取原药,除去杂质,洗净,干燥。用时捣碎。

【性状特征】 根皮呈卷筒状、槽状或不规则碎片状,长短厚薄不一,外表面灰褐色,粗糙,具疣状突起及灰黄色横向皮孔,常有内陷环纹;内表面浅褐色,略平坦,具细纵纹。质硬而脆,易折断,断面颗粒性,平整切面可见由细胞群形成的斑纹。气微,味微涩。嚼之有沙粒感。以条大、皮厚者为佳。

【化学成分】 云实皮的主要成分是甾醇,还有皂苷、脂肪油、淀粉等。云实皮的甾醇是其主要药理活性成分。

【药性】 辛、苦,微温。

【功能主治】 解表散寒,止咳化痰。用于防治风寒感冒,咳嗽痰多。

【临床应用】 临床常用

(1) 感冒发热,咳嗽,咽喉肿痛,牙痛,风湿痹痛,痢疾,淋证 本品味苦、辛,性微温,用于治疗外感风热而引起的感冒发热,咳嗽,咽喉肿痛,牙痛,风湿痹痛,痢疾,淋证。

(2) 痈疽肿痛,皮肤瘙痒,蚊虫叮咬 本品味辛,具有解毒消肿的功效,用于治疗湿邪所致的痈疽肿痛,皮肤瘙痒,蚊虫叮咬等。

【用法用量】 15～30g。

【成药例证】 云实感冒合剂[《国家中成药标准汇编·内科肺系(一)分册》] 药物组成:云实皮、蓝布正、马鞭草、生姜。

功能主治:解表散寒,祛风止痛,止咳化痰,用于风寒感冒所致的头痛、恶寒、发热、鼻塞、流涕、咳嗽痰多等症。

【贮藏】 置干燥处。

(王彪 谢欣 彭成 敖慧)

## 944 云芝

Yunzhi

【异名】 瓦菌、彩云革盖菌(《中国药用真菌图鉴》),杂色云芝(《中国药用真菌》),黄云芝、灰芝(《新华本草纲要》),云芝菌(《广东中药志》第二卷),多色牛肝菌、红见手、千层蘑、彩纹云芝(《云南中药资源名录》)。

【来源】 为多孔菌科真菌彩绒革盖菌 *Coriolus versicolor*(L.ex Fr.) Quel 的干燥子实体。

【产地】 主要为栽培品,野生品亦有。主产于全国各地。

【采收加工】 全年均可采收,除去杂质,晒干。

【炮制】 除去杂质,洗净,干燥。

【性状特征】 菌盖单个呈扇形、半圆形或贝壳形,常数个叠生成覆瓦状或莲座状;直径1～10cm,厚1～4mm。表面密生灰、褐、蓝、紫黑等颜色的绒毛(菌丝),构成多色的狭窄同心性环带,边缘薄;腹面灰褐色、黄棕色或淡黄色,无菌管处呈白色,菌管密集,管口近圆形至多角形,部分管口开裂成齿。革质，不易折断，断面菌肉类白色，厚约1mm；菌管单层，长0.5～2mm，多为浅棕色，管口近圆形至多角形，每1mm有3～5个。气微，味淡。

**【化学成分】** 云芝的主要成分是多糖，还含有蛋白质、木质素、氨基酸、多种无机盐等。云芝的多糖是其主要药理活性成分。

**【药理毒理】**

**1. 保肝** 云芝多糖100mg/kg灌胃小鼠12d，可降低脂多糖致免疫性肝损伤模型小鼠肝体指数，增加胸腺指数，降低小鼠血清中ALT的活性和肝匀浆中MDA的含量，减轻肝细胞气球样变性，点状或片状坏死及炎性细胞浸润，对小鼠免疫性肝损伤有保护作用[1]。

**2. 抗衰老** 云芝多糖100mg/kg灌胃小鼠90d，能增加胸腺指数，促进小鼠免疫球蛋白增加，提高SOD的活性，降低心肌脂褐素含量，能提高机体SOD活性，降低大脑脂质过氧化物含量，升高羟脯氨酸含量[2]。

**【药性】** 甘，平。归心、脾、肝、肾经。

**【功能主治】** 健脾利湿，清热解毒。用于湿热黄疸，胁痛，纳差，倦怠乏力。

**【临床应用】** 临床常用

(1) 湿热黄疸，胁痛　本品味平，归心、脾，肾、肝经，具有滋补强壮，扶正固体，益胃增食的功效，用于黄疸胁痛，积聚癥瘕，体质虚弱，倦怠乏力等症。

(2) 纳差，倦怠乏力　本品味甘，具有补益精气，健脾养心的功效，用于气阴两虚、心脾不足引起的纳差，倦怠乏力等症。

**【用法用量】** 9～27g。

**【成药例证】**

**1. 云芝糖肽胶囊(《新药转正标准42》)** 药物组成：云芝。

功能主治：补益精气，健脾养心。用于食管癌、胃癌及原发性肺癌放化疗致气阴两虚、心脾不足证。

**2. 香云肝泰颗粒(《卫生部药品标准中药成方制剂·第五册》)** 药物组成：云芝、香菇多糖清膏。

功能主治：滋补强壮，扶正固体，益胃增食。用于黄疸胁痛，积聚癥瘕，体质虚弱，倦怠乏力，面色不华，大便不实，舌质淡，脉细弱者，慢性迁延性肝炎，慢性活动性肝炎及肿瘤的综合治疗。

**3. 云芝菌胶囊(《卫生部药品标准中药成方制剂·第四册》)** 药物组成：云芝菌。

功能主治：调整免疫功能。用于慢性病毒性肝炎，也可用于早期肝硬化。

**【贮藏】** 置通风干燥处。

**【参考文献】** [1]胡承江，郭青平，李红华，等.云芝多糖对小鼠免疫性肝损伤的保护作用[J].现代医药卫生杂志，2010，26(1)：1-2.

[2]南凤仙，邵伟.云芝多糖对小鼠抗衰老作用的研究[J].宁夏大学学报，2005，26(3)：264-267.

（王彪　谢欣　彭成　敖慧）

## 945　芸苔子

Yuntaizi

**【异名】** 油菜籽。

**【来源】** 为十字花科植物油菜 *Brassica campestris* L.的干燥成熟种子。

**【产地】** 主要为栽培品。全国各地均产，以长江流域各省产量最多。

**【采收加工】** 6～7月种子成熟时采收全株，晒干，打下种子。除去杂质，再晒干贮存。

**【炮制】** **芸苔子** 净制，晒干。

**炒芸苔子** 取芸苔子，用微火炒至炸裂，有香气为度。

**【性状特征】** **芸苔子** 种子类圆球形，直径1.5～2.2mm。种皮红褐色或棕黑色，放大镜下观察具有网状纹理，一端具有黑色而近圆形的种脐。子叶2片，肥厚，乳黄色，富油质。沿中脉相重对摺，胚根位于2纵摺的子叶之间，气微，味淡。以子粒饱满，色泽光亮者为佳。

**炒芸苔子** 形如芸苔子，表面黄褐色。

**【化学成分】** 芸苔子的主要成分是脂肪油，还含有蛋白质、黄酮等。芸苔子的脂肪油是其主要药理活性成分。

**【药性】** 辛，温。

**【临床应用】** 临床常用

(1) 产后瘀血阻滞腹痛　本品味辛，性温，具有活血破气之功，用于产后瘀血阻滞腹痛。

(2) 外用治丹毒、疮肿及乳痈等　本品具有消肿散结之功，外用治疗丹毒、疮肿及乳痈等症。

**【功能主治】** 行血破气，消肿散结，用于产后血滞腹痛，血痢，肿毒，痔漏。

**【用法用量】** 5～10g。外用适量研末或榨油涂。

**【贮藏】** 置干燥处。

（王彪　谢欣　彭成　敖慧）

## 946　芸香草

Yunxiangcao

**【异名】** 韭叶芸香草(《滇南本草》)，诸葛草(《种子植物名称》)，香茅筋骨草、小香茅草(《四川中药志》)，茅草筋骨(《重庆草药》)，香茅草、臭草、射香草、细叶茅草、野芸香草(《云南中草药》)，石灰草(《昆明民间常用草药》)，黄柏草(《秦岭巴山天然药物志》)。

**【来源】** 为禾本科植物芸香草 *Cymbopogon distans* (Nees) Gamus 的干燥地上部分。

**【产地】** 主要为野生品，栽培品亦有。主产于陕西、甘肃、四川、云南、贵州等地区。印度西北部、克什米尔地区、尼泊尔及巴基斯坦等地也有分布。

**【采收加工】** 夏末初秋割取地上部分，晒干或晾干。

**【炮制】** 净制。

**【性状特征】** 干燥全草呈灰绿或棕黄色，茎细弱，长40～110cm，近无毛，节部膨大，质脆易断；叶鞘近无毛，包茎基部者多破裂，上部者短于节间；叶舌钝圆，膜质，先端多破裂；叶片狭线形，长达30～70cm，两面均近无毛。气香而特异，久嗅有闷人感。味辛辣，嚼之有麻凉感。

**【化学成分】** 芸香草的主要成分是挥发油，还有三萜皂苷、鞣质、蛋白质、黏液质、糖等。芸香草的挥发油是其主要药理活性成分。

**【药性】** 辛、苦，温。归胃、肺经。

**【功能主治】** 散寒渗湿，止咳平喘，行气宽中。用于风寒感冒，喘咳，风湿痹痛，胸腹胀痛。

**【临床应用】** 临床常用

(1) 风寒感冒　本品性温，味辛、苦，具有解表功效，可用于治疗风寒感冒，伤暑等症状。可与麻黄、石膏、苦杏仁等药配伍。

(2) 咳喘　本品能够止咳平喘，可用于治疗风热闭肺，痰热壅盛于气道，肺气失宣所致的喘证。可与苦杏仁、瓜蒌等药配伍。

**【用法用量】** 15～60g。

**【成药例证】**

**1. 天香酊(《国家中成药标准汇编·骨伤科分册》)** 药物组成：草乌、三分三、天南星、红花、紫草、安息香、芸香草。

功能主治：活血化瘀，通络止痛。用于软组织扭伤、跌打损伤、关节疼痛。

**2. 跌打止痛液(《新药转正标准 14》)** 药物组成：铁棒锤、老鹳草、祖师麻、生草乌、青风藤、透骨草、当归、川芎、芸香草油、冰片。

功能主治：活血化瘀，消肿止痛，舒筋通络。主治跌打损伤，瘀血肿痛。用于急、慢性软组织损伤所致肌肉筋脉瘀血肿痛。

**【贮藏】** 置干燥处。

（刘娟　谢欣　彭成　敖慧）

# Z

## 947 藏糙苏

Zangcaosu

【异名】 螃蟹甲,露木尔(藏文名)。

【来源】 为唇形科植物螃蟹甲 *Phlomis younghusbandii* Mukerjee 的干燥块根。

【产地】 主要为野生品。主产于西藏。

【采收加工】 9～10 月间采挖,洗净,晒干,或切片晒干。

【炮制】 除去杂质;未切片者,洗净,润透,切片,晒干。

【性状特征】 呈不规则的球形或长椭圆形,长 3～8cm,直径 1～3cm。表面黄色或黄褐色,有纵皱纹或明显抽沟,两端有略突起的细根或细根痕。体轻,质较硬,切面白色,粉性。气微,味甜。以个大、质较实者为佳。

【化学成分】 藏糙苏的主要成分是呋喃类香豆素,还含有环烯醚萜类、挥发油和大量人体所需宏量和微量元素。

【药理毒理】

**1. 镇咳、祛痰、平喘** 藏糙苏正丁醇提取物 6、12g/kg 对小鼠灌胃 3d,可显著延长氨水引咳的潜伏期,减少小鼠的咳嗽次数,12g/kg 可显著增加酚红致小鼠呼吸道分泌量[1];藏糙苏乙酸乙酯部位 4、8g/kg 对豚鼠灌胃 3d,可显著延长豚鼠组胺(His)致喘潜伏期[1]。

**2. 镇痛、抗炎** 藏糙苏水提取物 100、50、25mg/kg 小鼠腹腔注射给药 1 次,能显著减少醋酸致小鼠扭体反应的次数,抑制二甲苯致小鼠耳廓肿胀及角叉菜胶致足肿胀,且能降低毛细血管的通透性,显著抑制醋酸所致的小鼠腹腔炎症渗出,100mg/kg 剂量组能明显延长热板所致的小鼠舔后足的时间[2]。

**3. 抑菌** 藏糙苏水、乙醇提取物对标准菌株 ATCC27853、25922、25923 的 *MIC* 分别为 26.04、52.08、13.02;62.5、125、62.5mg/ml;水、乙醇提取物对 33 株耐亚胺培南铜绿假单胞菌的 $MIC_{50}$ 及 $MIC_{90}$ 分别为 52.08、62.5;104.17、125mg/ml[3]。

【药性】 甘,平。

【功能主治】 祛风清热,止咳止痰,生肌敛疮。用于感冒咳嗽,支气管炎,疮疡久不愈合。

【临床应用】 临床常用

(1) 风热感冒 本品可疏散风热,镇咳祛痰,用于治疗风热感冒,咽喉疼痛,咳嗽。

(2) 疮疡 本品可生肌敛疮,治疗疮疡久溃不敛。

【用法用量】 3～9g。

【成药例证】 七味螃蟹甲丸(《国家中成药标准汇编·藏药分册》) 药物组成:螃蟹甲、诃子、石灰华、甘草、丛菔、檀香、丁香。

功能主治:清热解毒,消炎止咳。用于感冒咳嗽,气管炎,音哑。

【贮藏】 置干燥处,防蛀。

【参考文献】
[1]刘敬,赵斌,王琼.藏药螃蟹甲镇咳祛痰平喘有效部位研究[J].中医药导报,2011,17(2):66-67.

[2]张超,李茂星,尚小飞,等.藏药螃蟹甲的镇痛抗炎作用[J].华西药学杂志,2011,26(2):135-137.

[3]杜宝中,仁增,次旺卓玛,等.藏药螃蟹甲提取物体外抗菌作用研究[J].西藏大学学报,2010,25(2):27-28.

(张硕峰 张彩峰 武汀 孙建宁)

## 948 藏菖蒲

Zangchangpu

【异名】 球达(《度母本草》),永苏堆巴、康毯、长都、那布卓尼、赤阿毯巴、次巴古、黑如嘎(《晶珠本草》)。

【来源】 为藏族习用药材。为天南星科植物藏菖蒲 *Acorus calamus* L.的干燥根茎。

【产地】 主要为野生品，栽培品亦有。主产于湖北、江苏、湖南、四川、重庆、辽宁等地。

【采收加工】 秋、冬二季采挖，除去须根和泥沙，晒干。

【炮制】 除去杂质，切片，干燥。

【性状特征】 呈扁圆柱形，略弯曲，长4～20cm，直径0.8～2cm。表面灰棕色至棕褐色，节明显，节间长0.5～1.5cm，具纵皱纹，一面具密集圆点状根痕；叶痕呈斜三角形，左右交互排列，侧面茎基痕周围常残留有鳞片状叶基和毛发状须根。质硬，断面淡棕色，内皮层环明显，可见众多棕色油细胞小点。气浓烈而特异，味辛。

【化学成分】 藏菖蒲的主要成分是挥发油，还含有糖类及氨基酸。藏菖蒲的挥发油为其主要药理活性成分。《中华人民共和国药典》2015年版规定，本品药材含挥发油不得少于2.0%(ml/g)。

【药性】 苦、辛，温，燥，锐。

【功能主治】 温胃，消炎止痛。用于补胃阳，消化不良，食物积滞，白喉，炭疽等。

【临床应用】 **临床常用**

治疗痰涎壅闭，神志不清，慢性气管炎，痢疾，肠炎，腹胀腹痛，食欲不振，风寒湿痹。

【用法用量】 3～6g。

【贮藏】 置通风干燥处。

（张硕峰　张彩峰　武汀　孙建宁）

## 949　藏木香

Zangmuxiang

【异名】 总状土木香，土木香，藏文名“玛奴”。

【来源】 为菊科植物总状青木香 *Inula racemose* Hook.f.的干燥根。

【产地】 主要为野生品。主产于湖北、陕西、新疆、四川、青海、西藏等地。

【采收加工】 秋末采挖，除去泥沙，晒干。

【性状特征】 呈圆锥形，略弯曲，长5～20cm；根头粗大，上有花茎及叶鞘残基，周围有多数圆柱形支根，表面暗棕色，有纵皱纹及须根痕。质坚硬，不易折断，断面略平坦，黄白色至浅灰黄色，有凹点状油室及少数白色光亮的针状结晶。气微香，味苦、辛。以条粗、色棕黄、香气浓者为佳。

【化学成分】 藏木香的主要成分是挥发油，还含有菊糖、三萜类和甾醇等成分。藏木香的挥发油为其主要药理活性成分。

【药理毒理】 **抗菌**　藏木香乙酸乙酯部位体外抑菌(大肠埃希菌和金黄色葡萄球菌)活性 *IC* 值为3.2μg/ml[1]。

【药性】 辛、苦，温。

【功能主治】 健脾和胃，调气解郁，止痛。用于慢性胃炎，胃肠功能紊乱，肋间神经痛，胸壁挫伤和岔气作痛，胎动不安。

【临床应用】 **临床常用**

(1) 气滞　本品味辛气香，辛香行气，气行滞消，痛则自止。

(2) 疟疾　本品味辛性温，辛温散邪，邪祛病除。治疗寒气内伏，秋凉复感新邪所致的疟疾，主因阳气素虚，寒邪潜伏少阴肾经，阴虚盛阳虚，阳气不行于外，症见但寒不热，或寒多热微，口不渴，兼胸胁苦满，神疲肢倦，舌苔白腻，脉象弦迟。

(3) 虫积　本品辛气香，其性温，有安蛔驱虫健脾和胃之功。用后蛔安痛止，脾健症消。

【成药例证】 **六味能消胶囊(《国家中成药标准编汇·内科脾胃分册》)**　药物组成：大黄、诃子、干姜、藏木香、碱花、寒水石、淀粉、糊精。

功能主治：宽中理气，润肠通便，调节血脂。适用于胃脘胀痛，厌食，纳差及大便秘结，还适用于高脂血症及肥胖症。

【用法用量】 3～9g，多入丸散服。

【贮藏】 置阴凉干燥处。

【参考文献】 [1]李晓强，李智勤，孟宪华，等.藏木香根的抗菌活性成分研究[J].中草药，2012，43(12)：2342-2344.

（张硕峰　张彩峰　武汀　孙建宁）

## 950　蚤状车前子

Zaozhuangcheqianzi

【来源】 为车前植物蚤状车前 *Plantago psyllium* L.的干燥成熟种子。

【产地】 主要为野生品，全国各地均产。

【采收加工】 夏秋种子成熟时采收果穗，晒干，搓出种子，除去杂质。

【炮制】 净制。

【性状特征】 呈舟状椭圆形，长2～3mm，宽大1～1.5mm，表面横棕色至棕褐色，常覆盖有灰白色膜状物，背部隆起，中央有一纵向狭长棕色色带，腹面凹陷成纵沟，沟底近中央处有一椭圆形种脐，色更深，两端钝圆而渐狭，靠近较宽一段腹面有圆点状珠孔。气味，味淡。

【药性】 二级湿寒。

【功能主治】 降热，利尿，止泻，止痛，消肿利咽。用于异常胆液质引起的头痛，咽喉痛，关节骨痛，尿频，尿痛，尿血，泻痢，口舌生疮。

【临床应用】 临床常用

(1) 头痛，咽喉痛，关节骨痛　本品止痛，用于各种疼痛，如头痛、咽喉痛、关节骨痛。

(2) 尿频，尿痛，尿血　本品利尿、止泻，可用于尿频、尿痛、尿血、泻痢。

(3) 口舌生疮　本品二级湿寒，消肿利咽，可用于口舌生疮。

【用法用量】 3～6g。

【成药例证】 **玛木然止泻胶囊(《卫生部药品标准·维吾尔药分册》)** 药物组成：黄连、乳香、诃子肉、毛诃子肉、西青果、血竭、没食子、天竺黄、石榴花、石榴皮、西黄芪胶、蚕状车前子、芫荽子、小檗果。

功能主治：清除败血，降解异常胆液质过盛，止泻。用于腹痛泻痢，呕恶，消化不良。

【贮藏】 置阴凉干燥处。

(刘娟　谢欣　彭成　敖慧)

## 951　皂矾

Zaofan

【异名】 青矾、绿矾(《新修本草》)，皂荚矾(《传信适用方》)。

【来源】 为硫酸盐类矿物水绿矾的矿石。

【产地】 主产于山东、湖南、陕西、甘肃、新疆、安徽、浙江、河南、四川。

【采收加工】 采挖后，除去杂石。

【炮制】 取原药材，除去杂质，打碎。

【性状特征】 为不规则碎块。浅绿色或黄绿色，半透明，具光泽，表面不平坦。质硬脆，断面具玻璃样光泽。有铁锈气，味先涩后微甜。

【化学成分】 皂矾的主要成分是含水硫酸亚铁($FeSO_4 \cdot 7H_2O$)，还含铜、铝、镁、锌等。皂矾的含水硫酸亚铁是其主要药理活性成分。

【药性】 酸，凉。归肝、脾经。

【功能主治】 解毒燥湿，杀虫补血。用于黄肿胀满，疳积久痢，肠风便血，血虚萎黄，湿疮疥癣，喉痹口疮。

【临床应用】 临床常用

(1) 久痢　本品杀虫补血，用于痢疾久延、脾胃亏损、寒热错杂所致的大便脓血、腹部隐痛、神疲乏力、食欲减退、舌白、脉沉迟等症。

(2) 喉痹　本品性凉、味酸。具有清热解毒的作用，可用于热毒蕴结、上灼于咽而致的咽部红肿、湿疮疥癣、喉痹口疮等症。

【用法用量】 0.8～1.6g。外用适量。

【成药例证】

**1. 复方皂矾丸(《中华人民共和国药典》2015年版)** 药物组成：海马、西洋参、皂矾、肉桂、核桃仁、大枣。

功能主治：温肾健髓，益气养阴，生血止血。用于再生障碍性贫血、白细胞减少症、血小板减少症、骨髓增生异常综合征及放疗和化疗所致的骨髓损伤、白细胞减少属肾阳不足、气血两虚证者。

**2. 升血灵颗粒(《卫生部药品标准中药成方制剂·第十六册》)** 药物组成：黄芪、新阿胶、皂矾、大枣、山楂。

功能主治：补气养血。适用于气血两虚所致的面色淡白、眩晕、心悸、神疲乏力、气短；缺铁性贫血见上述证候者。

**3. 胆石清片(《新药转正标准18》)** 药物组成：牛胆汁、羊胆汁、郁金、大黄、皂矾、硝石、芒硝、鸡内金、山楂、威灵仙。

功能主治：消石化积，清热利胆，行气止痛。用于肝胆湿热、腑气不通所致的胁肋胀痛、大便不通；胆囊结石见上述证候者。

**4. 和血胶囊(《卫生部药品标准中药成方制剂·第十九册》)** 药物组成：皂矾(制)、苍术(麸炒)。

功能主治：健脾燥湿，补气生血。用于脾胃虚弱，气血不足，面色萎黄，心悸乏力；缺铁性贫血见上述证候者。

**5. 臌症丸(《卫生部药品标准中药成方制剂·第**

二册》） 药物组成：皂矾（醋炙）、甘遂、大枣（去核炒）、木香、小麦（炒）。

功能主治：利水消肿，除湿健脾。用于臌症，胸腹胀满，四肢浮肿，大便秘结，小便短赤。

**【注意事项】** 孕妇慎用。

**【贮藏】** 置阴凉干燥处，防潮，防尘。

（刘娟　谢欣　彭成　敖慧）

## 952 皂角刺
Zaojiaoci

**【异名】** 皂荚刺（《太平圣惠方》），皂刺（《医学入门》），天丁（《本草纲目》），皂角针（《江苏植药志》），皂针（《中药材手册》）。

**【来源】** 为豆科植物皂荚 *Gleditsia sinensis* Lam.的干燥棘刺。

**【产地】** 主要为野生品，栽培品亦有。主产于江苏、湖北、河北、山西、河南、山东等地，广东、广西、四川、安徽、浙江、贵州、陕西、江西、甘肃等地均产。

**【采收加工】** 全年均可采收，干燥，或趁鲜切片，干燥。

**【炮制】** 净制。

**【性状特征】** 为不规则的厚片。表面木部黄白色，髓呈海绵状丹红棕色，周边棕紫色或棕褐色，质脆，易折断。无臭，味淡。

**【化学成分】** 皂角刺的主要成分是黄酮，还含有氨基酸、香豆素及其苷、甾醇、三萜、还原糖、三萜皂苷等。皂角刺的黄酮是其主要药理活性成分。

**【药理毒理】**

**1. 抗肿瘤** 皂角刺药液10、20、40g/kg灌胃小鼠，每日1次，连续3次，皂角刺含药血清培养液能诱导SW-480凋亡增高，降低Bcl-2的表达，升高Bax的表达[1]。皂角刺水煎液以56.25g/kg灌胃小鼠，每日2次，连续3周，肿瘤逐渐化脓溃烂缩小，免疫器官指数有所提高[2]。

**2. 抑菌、抗炎** 皂角刺水提取液和醇提取液对金黄色葡萄球菌都有一定的抑菌杀菌作用，且50.0、75.0、100.0mg/ml浓度的醇提取液对金黄色葡萄球菌的抑菌杀菌效果要好于同浓度的水提取液[3]。

**3. 抗凝血** 皂角刺水煎剂10g生药/kg单次灌胃家兔，可延长血浆复钙凝血时间、凝血酶原时间、白陶土部分凝血活酶时间、凝血酶时间，增强血浆抗凝血酶活性[4]。

**【药性】** 辛，温。归肝、胃经。

**【功能主治】** 消肿托毒，排脓，杀虫。用于痈疽初起或脓成不溃；外治疥癣麻风。

**【临床应用】**

**1. 临床常用**

（1）湿疮　本品性辛、味温，具有消肿、排脓的功效，可用于治疗因血热风盛、湿毒瘀结所致的湿疮、湿疹等症，症多见于皮损初起潮红热，轻度肿胀，继而粟疹成片或水疱密集，渗液流津，瘙痒无休。

（2）疖肿　本品具有消肿托毒、排脓的功效，用于痈疽初起或脓成不溃，临床上常用于治疗疖肿及皮肤浅表化脓性疾病。

**2. 临床新用** 皂角刺可用于治疗坐骨神经痛[5]。

**【用法用量】** 3～10g。外用适量，醋蒸取汁涂患处。

**【成药例证】**

**1. 皮肤病血毒丸（《卫生部药品标准中药成方制剂·第七册》）** 药物组成：茜草、桃仁、荆芥穗（炭）、蛇蜕（酒炙）、赤芍、当归、白茅根、地肤子、苍耳子（炒）、地黄、连翘、金银花、苦地丁、土茯苓、黄柏、皂角刺、桔梗、益母草、苦杏仁（去皮炒）、防风、赤茯苓、白芍、蝉蜕、牛蒡子（炒）、牡丹皮、白鲜皮、熟地黄、大黄（酒炒）、忍冬藤、紫草、土贝母、川芎（酒炙）、甘草、白芷、天葵子、紫荆皮、鸡血藤、浮萍、红花。

功能主治：清血解毒，消肿目痒。用于经络不和，温热血燥引起的风疹，温疹，皮肤刺痒，雀斑粉刺，面赤鼻齄，疮疡肿毒，脚气疥癣，头目眩晕，大便燥结。

**2. 润伊容胶囊（《国家中成药标准汇编·眼科耳鼻喉科皮肤科分册》）** 药物组成：蒲公英、千里光、侧柏叶、大血藤、柴胡、川木通、白芷、皂角刺。

功能主治：疏风清热解毒。用于风热上逆所致的痤疮。

**3. 郁金银屑片（《中华人民共和国药典》2015年版）** 药物组成：秦艽、当归、石菖蒲、关黄柏、香附（酒炙）、郁金（醋炙）、醋莪术、雄黄、马钱子粉、皂角刺、桃仁、红花、乳香（醋炙）、硇砂、玄明粉、大黄、土鳖虫、青黛、木鳖子。

功能主治：疏通气血，软坚消积，清热解毒，燥湿杀虫。用于银屑病(牛皮癣)。

**4. 口腔炎喷雾剂(《卫生部药品标准中药成方制剂·第十一册》)**　药物组成：蜂房、蒲公英、皂角刺、忍冬藤。

功能主治：清热解毒，消炎止痛。用于治疗口腔炎，口腔溃疡，咽喉炎等；对小儿口腔炎症有特效。

**【贮藏】**　置干燥处。

**【参考文献】**　[1]何峰，何光志，张利新.皂角刺含药血清诱导直肠癌细胞 SW-480 凋亡及其对 Bcl-2/Bax mRNA 表达的影响[J].中国实验方剂学杂志，2013，19(19)：217-220.

[2]王莹莹，刘伟杰，杜钢军.皂角刺抗肿瘤的初步研究[J].河南大学学报，2014，33(2)：88-90，103.

[3]刘建建，时鹏，黄涛.皂角刺提取物体外抑菌杀菌作用研究[J].医药导报，2013，32(3)：300-302.

[4]熊正国，张长城，袁丁.皂角刺药理作用的研究进展[J].山东医药，2007，47(20)：112-113.

[5]刘玺珍，马智.皂角刺煎剂治疗坐骨神经痛 117 例[J].北京中医药大学学报，1994，17(4)：21.

(刘娟　谢欣　彭成　敖慧)

## 953　泽兰

Zelan

**【异名】**　虎兰、龙枣(《神农本草经》)，虎蒲(《名医别录》)，小泽兰(《雷公炮炙论》)，地瓜儿苗(《救荒本草》)，红梗草(《滇南本草》)，风药(《本草纲目》)，奶孩儿(《纲目拾遗》)，蛇王草、蛇王菊、捕斗蛇草(《岭南采药录》)，接古草(《植物名汇》)，地环秧、地溜秧(《河北药材》)，甘露秧(《中药材手册》)，草泽兰(《陕西中药志》)。

**【来源】**　为唇形科植物毛叶地瓜儿苗 *Lycopus lucidus* Turcz.var.*hirtus* Regel 的干燥地上部分。

**【产地】**　主要为野生品，栽培品亦有，全国大部地区均产。主产于黑龙江、吉林、辽宁、河北、陕西、贵州、云南、四川等地。

**【采收加工】**　夏、秋二季茎叶茂盛时采割，晒干。

**【炮制】**　除去杂质，略洗，润透，切段，干燥。

**【性状特征】**　呈不规则的段。茎方柱形，四面均有浅纵沟，表面黄绿色或带紫色，节处紫色明显，有白色茸毛。切面黄白色，中空。叶多破碎，展平后呈披针形或长圆形，边缘有锯齿。有时可见轮伞花序。气微，味淡。

**【化学成分】**　泽兰的主要成分是三萜酸、酚酸，还含有黄酮、挥发油、糖苷、鞣质、树脂、皂苷等。泽兰的三萜酸和酚酸是其主要药理活性成分。

**【药理毒理】**

**1. 抗凝血、抗血小板聚集**　泽兰有效成分以1.2、2.4、3.6mg/kg 剂量灌胃肾上腺素与冰水致急性血瘀模型大鼠，连续 7d，中、高剂量血栓长度缩短，低剂量 PT 延长；中、高剂量能延长 APTT 和 TT、PT、FIB 则降低[1]。泽兰水煎剂以 3.9g/kg 的剂量灌胃正常小鼠 7d，可延长小鼠凝血时间；泽兰水煎剂15g/kg 灌胃正常兔，可延长家兔血浆复钙凝血时间、凝血酶原时间、白陶土部分凝血活酶时间及凝血酶时间，升高血浆抗凝血酶活性[2]。

**2. 改善血液流变性**　泽兰水提物 4g/kg 灌胃头低位悬吊致血瘀证模型兔 6d，能降低血液黏度、纤维蛋白原含量和红细胞聚集指数的异常升高[3]。

**3. 改善微循环**　泽兰水浸膏 2g/kg 头低位悬吊致血瘀证模型兔腹腔注射，10min 可使兔耳廓微循环改善，能扩张微血管管径，使血流速度加快，从粒摆、粒缓流变为粒流、粒线流，血中红细胞团块变小、变少[3]。

**4. 抗动脉粥样硬化**　泽兰水提物按 320、640、1280、2560、5120μg/ml 和泽兰醇洗脱物 40、80、160、320、640μg/ml 均可抑制人冠状动脉平滑肌细胞增殖[4]。

**5. 保肝、利胆**　泽兰水提醇沉液按 2.5、5.0、10g/kg 灌胃四氯化碳致肝损伤模型小鼠 6d，能降低血清 GOT，高剂量能降低肝体比；泽兰水提醇沉液按2.5、5.0、10g/kg 灌胃正常大鼠，能使给药后胆汁中的胆固醇、胆红素排出总量增加[5]。泽兰水提取物16.35、32.70g/kg 灌胃四氯化碳引起的肝损伤模型小鼠，连续 8 周，可使血清 AST 降低，减轻肝纤维化[6]。

**6. 保护胃黏膜**　泽兰醇提物按 200、400、800g/kg 灌胃冰醋酸所致胃黏膜损伤模型大鼠 7d，能降低溃疡指数，溃疡抑制率分别是 30.62%、36.20%、48.64%，能降低血清 MDA 水平，升高 SOD

水平，有升高 EGF 表达的趋势[7]。泽兰醇提物以 0.2、0.5、1.0g/kg 的剂量给小鼠灌胃，连续 5d，高剂量和中剂量的泽兰提物能降低无水乙醇引起的小鼠胃溃疡指数，溃疡抑制率分别为 72.0%和 57.4%，并均能使胃组织 SOD 活性升高，MDA 含量降低[8]。

**7. 改善肾纤维化**　泽兰免煎中药以 6g/kg 的剂量灌胃单侧输尿管结扎致肾损伤模型大鼠 14d，能有效抑制肾间质中 NF-κB 的过度表达、促进 VEGF 的表达，从而改善肾间质纤维化[9]。泽兰水煎剂以 0.5、1g/100g 的剂量灌胃大鼠 14d，低、中剂量使 RBC、Hb、HCT 升高，BUN、血清 Cr 值、TNF-α 降低，纠正了钙磷代谢紊乱，对大鼠肾衰竭有改善作用[10]。

**8. 抗氧化**　泽兰乙醇总提取物及其乙酸乙酯部位和正丁醇部位在浓度为 50mg/L 下具有较强的清除 DPPH·自由基能力，在浓度为 100mg/L 下表现出较强的超氧阴离子自由基能力和还原 $Fe^{3+}$ 能力[11]。此外，泽兰乙酸乙酯部位对 $Cu^{2+}$ 诱导的人体低密度脂蛋白氧化具有抑制作用，推测可能是由于泽兰的总酚酸在起抗氧化作用[12]。

**【临床应用】**

**1. 临床常用**

(1) 血瘀阻滞证　本品气味清香，辛散苦泄温通，善调经止痛、活血祛瘀，为妇科经产瘀血病症的常用药。可用治瘀血阻滞所致的月经不调、经闭、痛经、产后瘀滞腹痛等。泽兰行血而不峻，散瘀结而不伤正气，作用温和，与当归同用，治血瘀兼血虚之月经不调、经闭痛经、经行不畅。

(2) 热瘀互阻证　本品辛散苦泄，尚有祛瘀消肿、活血通络、止痛之效。可用治气血阻滞经络以及跌打损伤所致的肢体疼痛、麻木、瘀肿疼痛，及疮痈肿毒等。与红花、丹参同用，治跌打损伤、瘀肿疼痛及疮痈肿毒等。

(3) 水瘀互阻证　本品气香而温，味辛而散，能助运化，利水湿，悦脾气，可用治产后水肿、腹水身肿等。与防己、益母草同用，治瘀血阻滞、水瘀互结所致的水肿等。

**2. 临床新用**　泽兰可用于治疗慢性前列腺炎[13]。

**【用法用量】**　6～12g。

**【成药例证】**

**1. 跌打伤科酒（《卫生部药品标准中药成方制剂·第十九册》）**　药物组成：九节茶、泽兰、牛大力、毛麝香、大驳骨、徐长卿、两面针、山白芷、宽筋藤、黑老虎根、山桂花根、大叶紫珠。

功能主治：活血散瘀，消肿止痛。用于跌打损伤，积瘀肿痛，筋骨扭伤。

**2. 尿塞通片（《中华人民共和国药典》2015 年版）**　药物组成：丹参、泽兰、桃仁、红花、赤芍、白芷、陈皮、泽泻、王不留行、败酱、川楝子、小茴香（盐炙）、关黄柏（盐炙）。

功能主治：理气活血，通淋散结。用于气滞血瘀、下焦湿热所致的轻、中度癃闭，症见排尿不畅、尿流变细、尿频、尿急；前列腺增生见上述证候者。

**3. 可利肝颗粒（《卫生部药品标准中药成方制剂·第三册》）**　药物组成：穿山甲（烫）、泽兰、白薇、枳实、五味子、北豆根。

功能主治：理气化瘀，柔肝通络。用于慢性肝炎。

**【贮藏】**　置通风干燥处。

**【参考文献】**　[1]周迎春，郭丽新，王世龙.泽兰有效成分对急性血瘀大鼠凝血功能和体外血栓形成的影响[J].中医药学报，2013，41(1)：22-24.

[2]胡慧娟，祁公任，陈玉兴，等.泽兰水煎剂的抗凝血作用[J].中药药理与临床，1996，11(6)：28.

[3]刘新民，高南南，于澎仁，等.泽兰对模拟失重引起家兔血瘀症的改善作用[J].中草药，1991，22(11)：501-503.

[4]聂波，李佳彦，壬硕仁.泽兰对人冠状动脉平滑肌细胞增殖的影响[J].中西医结合心脑血管病杂志，2010，8(9)：1078-1080.

[5]谢人明，谢沁，陈瑞明.泽兰保肝利胆作用的药理研究[J].陕西中医，2004，25(1)：66-67.

[6]杨甫昭，张晓彬，冯英菊.泽兰水提物对四氯化碳致小鼠肝纤维化的防治作用[J].中国实验方剂学杂志，2008，1(7)：50-51.

[7]刘永生，李晓坤，王金菊.泽兰醇提物对实验性胃溃疡模型大鼠的影响[J].中国实验方剂学杂志，2010，16(15)：123-125.

[8]贲亮，徐铁，周微.泽兰提取物对乙醇致小鼠胃溃疡保护作用[J].时珍国医国药，2010，21(3)：589-590.

[9]李芳梅，宋恩峰.泽兰对 UUO 大鼠肾脏核转录因子及血管内皮生长因子的影响[J].湖北中医学院学报，2010，12(3)：3-6.

[10]曹赛霞，赵直光，孙德珍.泽兰防治慢性肾衰竭的实验研究[J].中国中西医结合肾病杂志，2008，9(8)：712-714.

[11]聂波，黄锋，刘勇.泽兰抗氧化活性的研究及活性部位的筛选[J].中国中药杂志，2010，35(13)：754-1756.

[12] Lee Min-Ja，Lee Hye-Sook，Park Sun-Dong，*et al*.

Protective Effects of Luteolin-7-O-beta-D-glucuronide Methyl Ester from the Ethyl Acetate Fraction of Lycopi Herba against Pro-oxidant Reactive Species and Low-density Lipoprotein Peroxidation[J]. Journal of Enzyme Inhibition and Medicinal Chemistry, 2010, 25(5): 702-707.

[13]陈定雄,莫秋柏,宾彬,等.大黄泽兰栓治疗慢性前列腺炎的临床研究[J].时珍国医国药,2009,20(4):1013-1014.

（刘娟　谢欣　彭成　敖慧）

## 954　泽泻

Zexie

【异名】　水泻、芒芋、鹄泻(《神农本草经》),泽芝、及泻(《名医别录》),禹孙(《本草纲目》),天鹅蛋、天秃(《药材资料汇编》),水泽、耳泽(《中药大辞典》),水白菜(《中国药材学》)。

【来源】　为泽泻科植物泽泻 *Alisma orientale* (Sam.) Juzep.的干燥块茎。

【产地】　主要为栽培品,野生品亦有。其道地产区为四川彭山、眉山、都江堰,福建建瓯、建阳等地,亦主产于江西、广东、广西。

【采收加工】　在移植当年12月下旬,大部分叶片枯黄时采挖。除去泥土、残叶,留下块茎中心的小叶片,用火炕干,火力不宜过大,否则块茎容易变黄。上炕后,每隔一昼夜翻动一次,大约三昼夜可全干,干后趁热放到撞笼里撞掉须根和粗皮即得。

【炮制】　**泽泻**　拣去杂质,大小分档,用水浸泡,至八成透捞出,晒晾,闷润至内外湿度均匀,切片,晒干。

**盐泽泻**　取泽泻片,照盐水炙法炒干。

【性状特征】　**泽泻**　呈圆形或椭圆形厚片,表面淡黄色或淡黄棕色,可见细小突起的须根痕,切面为黄白色,粉性,有多数细孔。气微,味微苦。以块大、黄白色、光滑、质充实、粉性足者为佳。

**盐泽泻**　形如泽泻片,表面淡黄棕色或黄褐色,偶见焦斑。味微咸。

【化学成分】　泽泻的化学成分主要是萜类,还含有糖类、微量元素等。泽泻的萜类成分是其主要药理活性成分。《中华人民共和国药典》2015年版规定,本品药材按干燥品计算,含乙酰泽泻醇($C_{13}H_{50}O_5$)不得少于0.050%;本品饮片按干燥品计算,含乙酰泽泻醇($C_{13}H_{50}O_5$)不得少于0.040%。

【药理毒理】

**1. 对泌尿系统的作用**

(1)利尿　以泽泻水提取物100、500、1000mg/kg连续灌胃给予雄性SD大鼠8d,每天1次,收集第1次和第8次给药后24h尿液,检测尿$Na^+$、尿$K^+$、尿$Cl^-$水平,泽泻水提物可显著增加大鼠尿量,增加大鼠$Na^+$、尿$K^+$和尿$Cl^-$水平,具显著利尿活性,其利尿活性可能通过调节降低肾脏髓质AQP2表达产生[1]。

(2)抗结石　连续灌胃给予泌尿系草酸钙结石模型大鼠泽泻总三萜提取物205.2、68.4、22.8mg/kg 28d,每天1次,能降低泌尿系结石大鼠的血BUN、Cr、24h尿$Ca^{2+}$含量、肾$Ca^{2+}$含量及右肾系数水平,增加24h尿量及肾组织$Mg^{2+}$含量,减少大鼠肾组织内草酸钙晶体的沉积,改善肾脏组织的损伤情况[2]。

(3)抗肾炎　泽泻甲醇热提取物50、200mg/kg灌胃给予免疫复合物肾炎大鼠20d,200mg/kg剂量能减少尿蛋白排泄量,降低肾小球细胞浸润、肾小管变性和再生以及抑制IC肾炎大鼠各种并发症的发生[3]。

**2. 对心血管系统的作用**

(1)降血脂　分别灌胃进食高脂饮食2周的小鼠0.3ml的泽泻水提物(2g/ml)、泽泻醇提物(2g/ml)及泽泻多糖溶液(25mg/ml)连续21d,每天1次,均能显著降低高脂血症模型小鼠血清中TC、TG,升高HDL-C,改善小鼠的动脉硬化指数值(AI),而且均能显著提高肝组织SOD活力,降低肝组织MDA含量,还能明显升高高脂血症肥胖小鼠的脾脏、胸腺指数值[4]。

(2)降血压　用泽泻煎剂(生药浓度25、50、100g/L)注入浴槽中观察对离体大鼠血管环张力,发现均能扩张大鼠离体血管[5]。

**3. 调节免疫**　连续5d灌胃小鼠泽泻水煎剂10、20g/kg,能抑制小鼠炭粒廓清速率及DMBC所致的接触性皮炎,20g/kg能明显减轻二甲苯引起的小鼠耳廓肿胀,抑制大鼠棉球肉芽组织增生,而对血清抗体含量及大鼠肾上腺内抗坏血酸含量无明显影响[6]。

**4. 减肥**　每天灌胃肥胖模型大鼠泽泻水煎剂20g/kg连续7周,能使大鼠Lee指数明显降低,性器官周围脂肪蓄积减少，血清甘油三酯含量明显低于对照组，并使肥胖大鼠体重稍有减轻[7]。

**5. 安全性评价**　小鼠腹腔注射泽泻煎剂的 $LD_{50}$ 为 36.36g/kg；醇提取物小鼠静脉注射的 $LD_{50}$ 为 0.78g/kg，腹腔注射的 $LD_{50}$ 为 1.27g/kg，用 4g/kg 剂量给小鼠灌服未见死亡[8]。对 1/2 肾切除的大鼠，以泽泻水煎剂 50g/(kg·d)灌胃 1 周后和 20g/(kg·d)灌胃 2 个月后其 24h 尿量增加，肾重/体重比值增加，在光镜下，可见肾小管内较多由脱落的上皮细胞碎屑形成的管型，肾间质局灶性炎症细胞浸润，肾小球结构基本正常[9]。

**6. 体内过程**　大鼠分别注射和灌服泽泻中主要成分 23-乙酰泽泻醇 B，主要药动学参数为口服：$t_{max}$ 为(122.15±15.23)min，$C_{max}$ 为(9.89±0.87)mg/L，$t_{1/2}$ 为(58.72±6.23)min，$AUC_{0\to t}$ 为(1854.970±142.31)μg·min/ml，$AUC_{0\to\infty}$ 为(1875.81±144.27)μg·min/ml，CL/F 为(2.89±0.13)ml/min；静脉注射 $t_{max}$ 为(10.04±0.78)min，$C_{max}$ 为(42.59±3.47)μg/ml，$t_{1/2}$ 为(32.05±2.53)min，$AUC_{0\to t}$ 为(2810.08±178.70)μg/(min·ml)，$AUC_{0\to\infty}$ 为(2812.41±224.63)μg/(min·ml)，$CL/F$ 为(1.74±0.54)ml/min[10]。

**【药性】**　甘、淡，寒。归肾、膀胱经。

**【功能主治】**　利水渗湿，泄热，化浊降脂。用于小便不利，水肿胀满，泄泻尿少，痰饮眩晕，热淋涩痛，高脂血症。

**【临床应用】**　临床常用

(1) 水肿，小便不利　泽泻甘淡渗利、利水作用较强，常与利水药配伍治疗水湿内停、水肿、小便不利，《如伤寒论》五苓散，与茯苓、猪苓、白术、桂枝配伍治疗膀胱气化不利蓄水之症。常与桑白皮、槟榔、赤茯苓配伍治疗妊娠浮肿、喘息气促。

(2) 淋证，泄泻　本品性寒渗湿下利，善于清膀胱、下焦湿热。治疗湿热蕴结膀胱之热淋，小便短赤、淋沥涩痛，常与车前子、木通等配伍以增强清热通淋之功。治疗湿热下注之带下，常与龙胆草、苦参、黄柏配伍。

(3) 遗精　泽泻能泄下焦之火。治相火偏亢之遗精，常与滋阴降火药同用，如《小儿药证直诀》六味地黄丸中与熟地黄、山茱萸、山药等同用。

**【用法用量】**　6～10g。

**【成药例证】**

**1. 血脂灵片(《中华人民共和国药典》2015 年版)**　药物组成：泽泻、决明子、制何首乌、山楂。

功能主治：化浊降脂，润肠通便。用于痰浊阻滞型高脂血症，症见头昏胸闷、大便干燥。

**2. 龙胆泻肝丸(《中华人民共和国药典》2015 年版)**　药物组成：龙胆草、黄芩、栀子、泽泻、木通、当归、生地黄、柴胡、生甘草、车前子。

功能主治：清肝胆，利湿热。用于肝胆湿热，头晕目赤，耳鸣耳聋，耳肿疼痛，胁痛口苦，尿赤涩痛，湿热带下。

**3. 眩晕宁颗粒[《卫生部药品标准中药成方制剂·第二十一册(中药保护)》]**　药物组成：泽泻、菊花、陈皮、白术、茯苓、半夏、女贞子、墨旱莲、牛膝、甘草。

功能主治：利湿化痰，补益肝肾。用于痰湿中阻、肝肾不足所致的眩晕，症见头晕目眩、胸脘痞闷、腰膝酸软。

**4. 肾炎解热片(《中华人民共和国药典》2015 年版)**　药物组成：白茅根、连翘、荆芥、蝉蜕、茯苓、泽泻、车前子、赤小豆、蒲公英、大腹皮、陈皮、石膏、杏仁、桂枝。

功能主治：疏风解热，宣肺利水。用于风热犯肺所致的水肿，症见发热恶寒、头面浮肿、咽喉干痛、肢体酸痛、小便短赤、舌苔薄黄、脉浮数；急性肾炎见上述证候者。

**5. 尿路通片(《新药转正标准 20》)**　药物组成：金钱草、海金沙、冬葵子、鸡内金、泽泻、小蓟、郁金、延胡索、芒硝。

功能主治：清热利湿，通淋排石。用于下焦湿热所致的石淋，症见腰痛、尿频、尿急、尿痛、淋沥不爽、苔黄腻、脉弦滑或滑数。

**【贮藏】**　置干燥处，防蛀。

**【参考文献】**　[1]伍小燕，陈朝，张国伟.泽泻水提物对正常大鼠利尿活性及肾脏髓质 AQP2 作用研究[J].实用临床医药杂志，2010，14(21)：5-10.

[2]区淑蕴，苏倩，彭可垄.泽泻总三萜提取物对大鼠泌尿系草酸钙结石形成的影响[J].华中科技大学学报(医学版)，2011，40(6)：634-639.

[3]贺玉琢，友广教道.泽泻的研究——泽泻的抗肾炎活性

[J].国外医学·中医中药分册,1997,19(5):58-59.

[4]李淑子,金在久,张善玉,等.泽泻不同提取物对高脂血症小鼠血脂及脂质过氧化的影响[J].中国实用医药,2008,32(3):7-9.

[5]冯志杰,翟俊霞,孙玉凤,等.泽泻对肝硬变大鼠主动脉的扩血管作用及机制[J].中国中西医结合消化杂志,2003,11(2):90.

[6]戴岳,杭秉茜,黄朝林,等.泽泻对免疫系统的影响及抗炎作用[J].中国中药杂志,1991,16(10):622-625.

[7]戴岳杭,秉茜.泽泻对谷氨酸钠肥胖大鼠的影响[J].中成药,1992,14(2):28-29.

[8]曹正国,刘继红,吴继洲,等.泽泻不同溶剂提取物对大鼠尿草酸钙结石形成的影响[J].中草药,2003,31(1):45.

[9]祝建辉,鲍晓荣,何华平,等.泽泻肾毒性研究[J].中药药理与临床,2007(3):62-64.

[10]罗永东,李小艳,邱丽莉,等.23-乙酰泽泻醇B大鼠体内药动学和生物利用度研究[J].中国实验方剂学杂志,2010,16(12):172-175.

（宋玉琴　潘媛　彭成　敖慧）

## 955　照山白

Zhaoshanbai

【异名】　万斤、万经棵(《山东中草药手册》),照白杜鹃(《高原中草药治疗手册》),达里(藏名)。

【来源】　为杜鹃花科植物照山白 *Rhododendron micranthum* Turcz.的干燥叶。

【产地】　主要为野生品。分布于辽宁、河北、河南、陕西、湖北、四川、山东等地。

【采收加工】　夏、秋二季采收,除去杂质,晒干。

【炮制】　净制。

【性状特征】　多反卷成筒状,有的破碎,完整叶呈长椭圆形或倒披针形,长2～5cm,宽0.6～1.5cm,全缘,上表面暗绿色或棕褐色,有白色腺鳞,下表面淡黄绿色,密被淡棕色腺鳞,叶柄长2～5mm。革质。以叶片完整、色暗绿者为佳。

【化学成分】　照山白主要含挥发油和黄酮。照山白的黄酮是其主要药理活性成分。

【药理毒理】

**1. 抗炎、镇痛**　分别灌胃小鼠照山白总黄酮0.054、0.108、0.216g/kg连续3d能显著抑制冰醋酸所致小鼠腹腔毛细血管通透性增加,能减轻二甲苯诱发的小鼠耳廓肿胀,显著抑制醋酸所致的小鼠扭体反应,减少扭体次数[1]。

**2. 抗前列腺增生**　分别灌胃小鼠照山白总黄酮0.054、0.108、0.216g/kg连续21d,对正常雄性小鼠丙酸睾丸素引起的前列腺增生有显著的抑制作用[1]。

**3. 保护缺血性心肌损伤**　用照山白醇提取物2、15、30g/kg连续灌胃大鼠8d,结果表明其对异丙肾上腺素所致的心急缺血模型大鼠血液中的CK、CK-MB、LDH有降低作用[2]。

**4. 安全性评价**　照山白的提木毒素-I小鼠口服半数致死量为4.5mg/kg,静脉注射的半数致死量为0.345mg/kg。犬一次静脉注射0.025mg/kg,能立即使其昏倒呻吟、呼吸暂停心跳缓慢、呃逆、口吐黏沫,3h后才能站起来,24h才能恢复正常。大鼠静脉注射0.1mg/kg后,心电图即显示心律不齐,P波消失,S-T段升高。用大鼠做亚急性毒性试验,每天灌胃0.45～0.9mg/kg,连续14或35d,均未见各重要脏器有明显病变[3]。

**5. 体内过程**　以72mg/kg照山白总黄酮对大鼠静脉注射给药后,杨梅苷、金丝桃苷和槲皮苷3种成分均符合二室模型。主要药动学参数分别为 $t_{1/2\alpha}$ 为5.03、4.02、4.01min; $t_{1/2\beta}$ 为26.75、26.03、21.59min;*AUC* 分别为152.71、131.21、207.06mg·min/L;金丝桃苷的绝对生物利用度为26.50%,槲皮苷的绝对生物利用度为3.33%。灌胃给药后,金丝桃苷和槲皮苷均符合一室模型,杨梅苷口服给药后,血中浓度很低,只能检测到几个点的血药浓度。因此无法进行体内药动学参数的估算。金丝桃苷和槲皮苷的 $T_{max}$ 分别为56.2、31.8min; $t_{1/2Ka}$ 分别为23.0、11.4; $t_{1/2Ke}$ 为89.6、55.9min; *AUC* 为104.3、26.9mg·min/L[4]。

【药性】　甘、苦、涩,温、轻、柔;有毒。

【功能主治】　温中,开胃,祛"巴达干",止咳祛痰,调元,滋补。用于消化不良,"铁垢巴达干",脘痞,胃刺痛,不思饮食,阵咳,气喘,肺气肿,营养不良,身体发僵,"奇哈"病。

【临床应用】　临床常用

(1)腰痛,风湿痹痛,产后周身疼痛　照山白具有祛风通络、调经止痛之功,可与威灵仙、防风、白芷、蜈蚣等配伍治疗腰痛、风湿痹痛、产后周身疼痛等。

(2) 痢疾　照山白性辛温，能散寒祛湿，常配仙鹤草、香青、老鹳草叶治疗痢疾。

(3) 咳嗽　照山白具有止咳祛痰作用，可配伍生姜、半夏等治疗咳嗽痰多等病证。

**【用法用量】** 1.5～3g。

**【成药例证】** **照山白浸膏片(《卫生部药品标准中药成方制剂·第三册》)**　药物组成：本品为照山白制成的浸膏片。

功能主治：祛风，散寒，活血，通络，祛痰，止咳。用于妇女产后风寒身痛、月经不调，痛经，老年慢性气管炎。

**【注意事项】** 本品有毒，做成制剂方可内服，内服不宜过量，孕妇禁用。

**【贮藏】** 置阴凉干燥处。

**【参考文献】** [1]杨秀岭，袁志芳，张兰桐，等.照山白总黄酮的药理作用研究[J].中草药，2005，37(4)：583-584.

[2]刘洋，王东风，黄娜.照山白醇提物对大鼠缺血心肌的保护作用[J].中国药师，2012，15(1)：12-14.

[3]北京军区照山白临床协作组.照山白总黄酮片治疗892例慢性气管炎的疗效观察[J].人民军医，1975，(10)：38-40.

[4]杨秀岭，袁志芳，张兰桐.照山白总黄酮中杨梅苷、金丝桃苷和槲皮苷在大鼠体内的药动学[J].中国医院药学杂志，2009，29(19)：1610-1614.

(宋玉琴　潘媛　彭成　敖慧)

## 956　赭石

Zheshi

**【异名】** 血师(《名医别录》)、代赭(《伤寒论》)、紫朱(《普济方》)、须丸(《神农本草经》)、土朱(《仁斋直指方》)、铁朱(《本草纲目》)、红石头(《河北药材》)、赤赭石(《四川中药志》)

**【来源】** 为氧化物类矿物刚玉族赤铁矿。

**【产地】** 主产于山西、山东、河南、河北等地多种矿床和岩石中，靠大、小五台山附近皆有赭石。河北龙关、石景山、蔚县、邢台等地，山西雁门山、代县、五台、宁武、交城、盂县、昔阳、壶关、陵川，高平、阳城诸县，河南辉县、潞王坟附近、林虑山一带，山东金岭镇、诸城等地皆产。

**【采收加工】** 全年均可采挖。采挖后，除去杂石。

**【炮制】** **赭石**　除去杂质，砸碎。

**煅赭石**　取净赭石，砸成碎块，照煅淬法煅至红透，醋淬，碾成粗粉。每100kg赭石，用醋30kg。

**【性状特征】** **赭石**　为鲕状、豆状、肾状集合体，多呈不规则的扁平块状。暗棕红色或灰黑色，条痕樱红色或红棕色，有的有金属光泽。一面多有圆形的突起，习称"钉头"；以色赤红、钉头明显、质重而脆、断面显层叠状者为佳。

**煅赭石**　为鲕状、豆状、肾状集合体。多呈不规则厚板状或块状，有棱角。棕红色至暗棕红色或铁青色。条痕樱红色或棕红色。半金属光泽。一面分布较密的钉头，呈乳头状，另一面与突起相对应处有同样大小的凹窝。体重，质坚硬，断面层叠状或颗粒状。无臭，无味。以色棕红、有钉头、断面层叠状者为佳。

**【化学成分】** 为赤铁矿石，主要含三氧化二铁($Fe_2O_3$)，并含中等量硅酸及铝化物，小量镁、锰、钙、钛等。

**【药理毒理】** **镇静、抗炎、止凝**　以20%生赭石，20%煅赭石混悬液按0.2ml/10g剂量灌胃健康小鼠，连续给药4d，每日1次，末次给药40min后分进行了腹腔注射戊四氮后观察抽搐发作潜伏期时间及15min内惊厥动物数、足跖皮下注射角叉菜胶致炎后测定鼠足肿胀度、用内径1mm玻璃毛细管于眼球后静脉丛取血测定凝血时间等药理实验，生、煅赭石有提高入睡动物百分率、延长抽搐潜伏期，减少惊厥动物数、抑制小鼠组肿胀度、缩短出血时间[1]。

**【药性】** 苦，寒。归肝、心、肺、胃经。

**【功能主治】** 平肝潜阳，重镇降逆，凉血止血。用于眩晕耳鸣，呕吐，噫气，呃逆，喘息，吐血，衄血，崩漏下血。

**【临床应用】**

**1. 临床常用**

(1) 肝阳上亢证　本品长于平肝潜阳，又有清泻肝热之功。适用于肝阳上亢所致头晕目眩、烦躁易怒等症，常与生地黄、生龙骨、生牡蛎等滋阴潜阳之品配伍，如《医学衷中参西录》镇肝息风汤。若肝阳上亢、肝火上炎之头晕头痛、心烦难寐，则多与珍珠母、石决明、磁石等潜阳安神、清心肝热之品配伍。

(2) 呕吐，呃逆，嗳气　本品善降胃气以治胃气上逆之呕吐、呃逆及嗳气不止等症，常与旋覆花、半夏、生姜等降逆止呕之品同用，如《伤寒论》旋覆代赭汤。若肝火犯胃、胃气不降之呕吐，则与龙胆草、青黛等清肝胆实火药物配伍，如《医学衷中参西录》镇逆汤。若治宿食结于肠间、胃气不降之呕吐、嗳气、大便秘结者，常与泻下去积之品配伍，如《医学衷中参西录》赭遂攻结汤，与甘遂、芒硝等同用。

(3) 气逆喘息　本品可降上逆之肺气而平喘。适用于喘哮有热、卧睡不得者，如《普济方》中单用本品研末，米醋调服取效。若治肺肾不足、阴阳两虚之虚喘，常与人参、山茱萸、山药、胡桃肉等补肺肾、纳气平喘之品配伍，如《医学衷中参西录》参赭镇气汤。

(4) 血热出血证　本品有凉血止血之效，又兼能降气、降火。适用于气火上逆、破血妄行之出血证。《斗门方》中单用本品煅烧醋淬，研细粉调服，治吐血、衄血。《普济方》中用本品研细粉，醋汤调服，治崩漏下血。若治因热而胃气上逆，症见吐血、衄血、胸中烦热者，可与竹茹、半夏、白芍等清胃降逆之品配伍，如《医学衷中参西录》寒降汤。若治疗血热崩中漏下，可与其他凉血、止血药同用。

**2. 临床新用**　赭石可用于治疗银屑病[2]。

**【用法用量】**　10～30g，先煎。

**【成药例证】**

**1. 脑立清丸(《中华人民共和国药典》2015年版)**　药物组成：磁石、赭石、珍珠母、清半夏、酒曲、酒曲(炒)、牛膝、薄荷脑、冰片、猪胆汁(或猪胆粉)。

功能主治：平肝潜阳，醒脑安神。用于肝阳上亢，头晕目眩，耳鸣口苦，心烦难寐；高血压见上述证候者。

**2. 止痫散(《卫生部药品标准中药成方制剂·第三册》)**　药物组成：寒水石、紫石英、赤石脂、白石脂、石膏、龙骨、牡蛎、赭石、钩藤、桂枝、大黄、干姜、滑石、甘草。

功能主治：镇惊安神，清热化痰，平肝息风。用于各种类型癫痫。

**3. 肝胆清胶囊(《国家中成药标准汇编内科·肝胆分册》)**　药物组成：猪鬃草、金钱草、龙胆、大黄、黄连、延胡索、鸡内金、赭石、吴茱萸、微粉硅胶、交联聚维酮。

功能主治：清热祛湿，利胆排石。用于肝胆湿热所致的胆囊炎、胆石症。

**4. 解毒通淋丸(《国家中成药标准汇编内科·肾系分册》)**　药物组成：八角莲、半枝莲、半边莲、泽泻、重楼、虎杖、猫爪草、赭石。

功能主治：清热，利湿，通淋。用于下焦湿热所致的非淋菌性尿道炎，症见尿频、尿痛、尿急。

**5. 和胃降逆胶囊(《国家中成药标准汇编·内科脾胃分册》)**　药物组成：朱砂七、赭石、天仙藤、老龙皮、楤木、蒲公英。

功能主治：活血理气，清热化瘀，和胃降逆。用于慢性浅表性胃炎、慢性萎缩性胃炎及伴有肠腺上皮化生、非典型增生属气滞血瘀证者。

**【注意事项】**　孕妇慎服。

**【贮藏】**　置于干燥阴凉处、防潮。

**【参考文献】**
[1]刘淑花，毕俊英.生或煅赭石微量元素含量及药理作用比较[J].微量元素与健康研究，2003，20(1)：6-7.

[2]李欣，李斌，李福伦.寻常型银屑病进行期血热证与方药的相关性研究[J].中医杂志，2012，53(10)：843-847.

(宋玉琴　潘媛　彭成　敖慧)

## 957　浙贝母

Zhebeimu

**【异名】**　土贝母(《本草正》)，象贝(《经验广集》)，浙贝、象贝母(《百草镜》)，大贝母(《本草正义》)。

**【来源】**　为百合科植物浙贝母 *Fritillaria thunbergii* Miq.的干燥鳞茎。

**【产地】**　主要为栽培品，野生品亦有。其道地产区为浙江宁波，嵊州为“浙贝母”之乡，主要产于浙江鄞州、余姚等地，为浙江著名道地药材“浙八味”之一。近年江苏、上海栽培面积较大。湖南、安徽、福建等地有栽培。建于浙江省宁波市鄞州区鄞江镇、樟水镇的浙贝母GAP研究基地已通过原国家食品药品监督管理总局验收。

**【采收加工】**　初夏植株枯萎时采挖，洗净。大小分开，大者除去芯芽，习称“大贝”；小者不去芯芽，习称“珠贝”。分别撞擦，除去外皮，拌以煅过的贝壳粉，吸去擦出的浆汁，干燥；或取鳞茎，大小分开，洗净，除去芯芽，趁鲜切成厚片，洗净，干燥，习称“浙贝片”。

**【炮制】**　取原材料，除去杂质，洗净，润透，切厚片，干燥；或打成碎块。

**【性状特征】** **珠贝**　为完整的鳞茎，呈扁圆形，高1～1.5cm，直径1～2.5cm。表面类白色，外层两枚鳞叶肥厚，略似肾形，互相抱合，内有小鳞叶2～3枚及残茎。

**大贝**　为鳞茎外层的单瓣鳞叶，略呈新月形，高1～2cm，直径2～3.5cm，外表面类白色至淡黄白色，内表面白色或淡棕色，被有白色粉末。质硬而脆，易折断，断面白色至黄白色，富粉性。气微，味苦。

**浙贝片**　为鳞茎外层的单瓣鳞叶切成的片。椭圆形或类圆形，直径1～2cm，边缘表面淡黄色，切面平坦，粉白色。质脆，易折断，断面粉白色，富粉性。

以上均以鳞叶肥厚、质坚实、粉性足、断面色白者为佳。

**【化学成分】**　浙贝母的主要成分为甾醇类生物碱、淀粉和皂苷。浙贝母的生物碱和皂苷是其主要药理活性成分。《中华人民共和国药典》2015年版规定，本品药材含贝母素甲（$C_{27}H_{45}NO_3$）和贝母素乙（$C_{27}H_{43}NO_3$）的总量，不得少于0.080％。

**【药理毒理】**

**1. 对呼吸系统的作用**

（1）镇咳、祛痰　腹腔注射浙贝母醇提取物4g/kg能明显减少电刺激猫喉上神经引起的咳嗽次数，浙贝母醇提取物以15g/kg灌胃大鼠能明显增加呼吸道分泌量[1]，浙贝母碱或去氢浙贝母碱以4mg/kg灌胃或皮下注射，对氢氧化铵引咳小鼠、机械刺激引咳豚鼠和电刺激喉上神经引咳猫均有镇咳作用[2]。

（2）松弛平滑肌　浙贝母提取物贝母素甲和贝母素乙对卡巴胆碱引起的豚鼠离体器官收缩有较强的抑制作用，0.1、1、10μmol/L浓度均能使卡巴胆碱引起的气管条收缩量效曲线右移，提示浙贝母可能是通过作用于气管壁M受体而起到舒张气管的作用[3]。

**2. 抗肿瘤**　浙贝母水煎液灌胃给药1.60g/kg能明显抑制C57小鼠抑制Lewis肺癌增重；当浓度为75mg/ml，作用LM2细胞48h，有增加LM2细胞凋亡的作用[4]。

**3. 改善血液流变学**　浙贝母水煎液5g/kg灌胃给药，连续1周，能明显降低大鼠红细胞聚集指数，提高红细胞变形能力；在低切变率$1s^{-1}$时能明显降低大鼠全血黏度，在高切变率（$100s^{-1}$和$50s^{-1}$）时能轻度增加大鼠全血黏度[5]，浙贝母75％乙醇提取物0.48、1.60g/kg灌胃给药3d，能轻度延长大鼠电刺激颈动脉血栓形成时间，以及轻度延长凝血时间和部分凝血酶原时间[6]。

**4. 止泻**　浙贝母75％乙醇提取物0.8、2.40g/kg小鼠灌胃给药，对蓖麻油所致的小肠性腹泻和番泻叶所致的大肠性腹泻都有明显减少腹泻次数的作用，其中对蓖麻油所致的小肠性腹泻模型止泻作用更强[7]。

**5. 抗炎、抗溃疡**　浙贝母75％乙醇提取物0.8、2.4g/kg连续3d灌胃小鼠，有显著的抗炎作用，对二甲苯所致的小鼠耳廓肿胀、角叉菜胶所致的小鼠足跖肿胀有抑制作用，对醋酸提高小鼠腹腔毛细血管通透性有抑制作用[8]。

**6. 镇痛、镇静**　对小鼠灌胃浙贝母75％乙醇提取物2.4g/kg，能减少乙酸引起的扭体反应次数，提高热痛刺激甩尾反应的3h痛阈值[9]；浙贝母碱和去氢浙贝母碱1、2mg/kg皮下注射能抑制醋酸所致的小鼠扭体反应，剂量为2mg/kg皮下注射时能减少小鼠单位时间内的活动次数，浙贝母碱和去氢浙贝母碱以4mg/kg灌胃能提高小鼠睡眠率，延长小鼠睡眠时间[2]。

**【药性】**　苦，寒。归肺、心经。

**【功能主治】**　清热化痰止咳，解毒散结消痈。用于风热咳嗽，痰火咳嗽，肺痈，乳痈，瘰疬，疮毒。

**【临床应用】**　**临床常用**

（1）痰热咳嗽　本品苦寒泄热，苦寒较重而无甘味，开泄力强，长于清热化痰、降泄肺气，尤宜于痰热郁肺咳嗽及风热咳嗽。治疗痰热咳嗽常与瓜蒌、桔梗以清热化痰、润肺止咳，如《医学心悟》贝母瓜蒌散。治风热咳嗽，常与桑叶、牛蒡子等疏散风热药同用。

（2）瘰疬，瘿瘤，疮痈，肺痈　本品善于泄热化痰散结，散结消肿之功较川贝母甚，故较川贝母更为常用。治疗痰火郁结之瘰疬，常与玄参、牡蛎等配伍，如《医学心悟》消瘰丸。治疗瘿瘤，常与海藻、昆布等化痰、软坚散结药物配伍。治疗乳痈、肺痈，常与清热解毒、消痈散结药物配伍，如蒲公英、鱼腥草、桔梗等。

【用法用量】 5～10g。

【成药例证】

1. 参贝止咳颗粒[《国家中成药标准汇编·内科肺系(二)分册》] 药物组成:北沙参、浙贝母、前胡、苦杏仁、款冬花、法半夏、百部、蝉蜕、荆芥、重楼、连翘、陈皮、薄荷、甘草、蔗糖、羧甲基纤维素钠、糊精。

功能主治:清肺,化痰,止咳。用于急性支气管炎及慢性单纯型支气管炎急性发作之咳嗽。

2. 利咽解毒颗粒(《中华人民共和国药典》2015年版) 药物组成:板蓝根、金银花、连翘、薄荷、牛蒡子(炒)、山楂(焦)、桔梗、大青叶、僵蚕、玄参、黄芩、地黄、天花粉、大黄、浙贝母、麦冬。

功能主治:清肺利咽,解毒退热。用于外感风热所致的咽痛、咽干、喉核红肿、两腮肿痛、发热恶寒;急性扁桃体炎、急性咽炎、腮腺炎见上述证候者。

3. 橘红丸(《中华人民共和国药典》2015年版) 药物组成:化橘红、陈皮、半夏(制)、茯苓、甘草、桔梗、苦杏仁、紫苏子(炒)、紫菀、款冬花、瓜蒌皮、浙贝母、地黄、麦冬、石膏。

功能主治:清肺,化痰,止咳。用于痰热咳嗽,痰多,色黄黏稠,胸闷口干。

4. 清肺抑火丸(《中华人民共和国药典》2015年版) 药物组成:黄芩、栀子、知母、浙贝母、黄柏、苦参、桔梗、前胡、天花粉、大黄。

功能主治:清肺止咳,化痰通便。用于痰热阻肺所致的咳嗽,痰黄稠黏,口干咽痛,大便干燥。

5. 乳核内消液(《卫生部药品标准中药成方制剂·第六册》) 药物组成:浙贝母、当归、赤芍、漏芦、茜草、香附、柴胡、橘核、夏枯草、丝瓜络、郁金、甘草。

功能主治:疏肝活血,软坚散结。用于经期乳胀痛有块,月经不调或量少色紫成块及乳腺增生。

【注意事项】 不宜与川乌、制川乌、草乌、制草乌、附子同用。

【贮藏】 置干燥处,防蛀。

【参考文献】 [1]汪丽燕,韩传环.皖贝与川贝和浙贝止咳祛痰的药理作用比较[J].安徽医学,1993,14(3):57-58.

[2]钱伯初,许衡钧.浙贝母碱和去氮浙贝母碱的镇咳镇静作用[J].药学学报,1985,20(4):306-308.

[3]周颖,季晖,李萍.五种贝母甾体生物碱对豚鼠离体气管条M受体的拮抗作用[J].中国药科大学学报,2003,34(1):58-60.

[4]杨庆,聂淑琴,翁小刚,等.乌头、贝母单用及配伍应用体内外抗肿瘤的实验研究[J].中国实验方剂学杂志,2005,11(4):25-28.

[5]蒋文跃,杨宇,朱自平,等.化痰药半夏、瓜蒌、浙贝母、石菖蒲对大鼠血液流变性的影响[J].中医杂志,2002,43(2):215-216.

[6]张发明,沈雅琴,朱自平,等.辛温合归脾胃经中药药性研究——抗血栓形成和抗凝作用[J].中国中药杂志,1997,22(11):691-693.

[7]张发明,沈雅琴,朱自平,等.辛温合归脾胃经中药药性研究(Ⅴ)——抗腹泻作用[J].中药药理与临床,1997,13(5):2-5.

[8]张明发,沈雅琴,朱自平,等.辛温(热)合归脾胃经中药药性研究(Ⅲ)——抗炎作用[J].中药药理与临床,1998,14(6):12-16.

[9]张明发,沈雅琴,朱自平等.辛温(热)合归脾胃经中药药性研究(Ⅳ)——镇痛作用[J].中药药理与临床,1996,12(4):1-4.

(宋玉琴 潘媛 彭成 敖慧)

## 958 浙桐皮

Zhetongpi

【异名】 丁皮(《药材资料汇编》)、刺桐皮(《中药材手册》)、接骨药(《贵州草药》)、樗叶花椒皮(《中国高等植物图鉴》)、椿叶花椒(《广西植物》)。

【来源】 为芸香科植物樗叶花椒 *Zanthoxylum ailanthoides* Sieb. et Zucc. 的树皮或者朵椒 *Zanthoxylummolle* Rehd.的干燥树皮。

【产地】 主要为野生品。主产于福建、广西、云南、浙江、湖南等地。

【采收加工】 立夏前后剥取树皮,将钉刺向内折,晒干。

【炮制】 取原药材,除去杂质,稍泡后洗净,润透,切块,干燥。

【性状特征】 **樗叶花椒** 皮呈片状或板片状,两边略卷曲,厚约0.1cm,外表灰黑色,具纵裂纹,并有分布教密的钉刺,钉刺类圆形,高1～1.5cm,顶尖,基部直径1～1.5cm,内表面棕黄色,光滑,在钉刺相对的皮内有印。质硬而韧,不易折断,断面不整齐,气微香,味微麻辣。

**朵椒** 外表面灰黑色,粗糙,钉刺稍大,刺尖多脱落。

以上均以皮薄、带钉刺者为佳。

【化学成分】 浙桐皮主要含有生物碱和挥发油。浙桐皮的生物碱为其主要药理活性成分。

【药性】 辛、微苦,温。归肝经。

【功能主治】 祛风除湿,通络止痛。用于腰膝肩背疼痛,外治皮肤湿疹。

【临床应用】 临床常用

(1) 痹证　本品用于风湿痹痛,具有祛风湿、通经络的功效,主要适用于下肢关节痹痛以及腰膝疼痛等症,临床常配伍牛膝、薏苡仁、五加皮等药同用。

(2) 湿疹,疥癣　本品又能清热化湿,用治湿热下注、脚膝疼痛的病症,可配合萆薢、木通等药同用。此外,本品外用治疥癣,可配合川桐皮、蛇床子、大黄,浸酒外搽。

【用法用量】 6～9g。外用适量。

【贮藏】 置通风干燥处。

（宋玉琴　潘媛　彭成　敖慧）

## 959　珍珠

Zhenzhu

【异名】 真珠(《雷公炮炙论》),真朱(《本草经集注》),蚌珠(《南方志》),珠子(《儒门事亲》),濂珠(《增订伪药条辨》)。

【来源】 为珍珠贝科动物马氏珍珠贝 *Pteria martensii* (Dunker)、蚌科动物三角帆蚌 *Hyriopsis cumingii* (Lea)或褶纹冠蚌 *Cristaria plicata* (Leach)等双壳类动物受刺激形成的珍珠。

【产地】 主要为人工培养品,天然品亦有。前一种海产珍珠其道地产区为广西合浦,亦主产于广东、海南、广西等沿海地区。后两种淡水珍珠主产于安徽、江苏、黑龙江等地。

【采收加工】 自动物体内取出,洗净,干燥。

【炮制】 **珍珠**　洗净,晾干。

**珍珠粉**　取净珍珠,碾细,照水飞法制成最细粉。

【性状特征】 **珍珠**　呈类球形,长圆形、卵圆形或棒形,直径1.5～8mm。表面类白色、浅粉红色、浅黄绿色或浅蓝色,半透明,光滑或微有凹凸,具特有的彩色光泽。质坚硬,破碎面显层纹。气微,味淡。以纯净、质坚、有彩光者为佳。

**珍珠粉**　粉末类白色。不规则碎块,半透明,具彩虹样光泽。表面显颗粒性,由数至十数薄层重叠,片层结构排列紧密,可见致密的成层线条或极细密的微波状纹理。

【化学成分】 珍珠主要含碳酸钙、氨基酸、无机盐、维生素、核酸等。珍珠的氨基酸为其主要药理活性成分。

【药理毒理】

**1. 对中枢神经的作用**　超细珍珠粉按300、600、900mg/(kg·d)的剂量给小鼠灌胃给药,连续30d,可改善睡眠[1]。珍珠粉混悬液按1200mg/kg对咖啡因致惊厥小鼠模型腹腔注射给药,60min后可延长咖啡因引起的惊厥潜伏时间,可对抗小鼠惊厥,可使小鼠脑内单胺类递质5-HT、5-HIAA的含量升高[2]。

**2. 抗疲劳、增强免疫力**　珍珠粉按0.125、0.250、0.500g/kg对小鼠灌胃给药,每日1次,连续30d,可显著延长小鼠负重游泳时间,降低运动后小鼠血清尿素含量,增加小鼠肝糖原[3]。珍珠粉按260mg/kg给大鼠灌胃给药,每日1次,连续10d,可明显提高大鼠外周血T淋巴细胞的比值;增强外周血中性白细胞的吞噬功能及提高脾脏抗体形成细胞的比值[4]。

**3. 抗衰老**　珍珠水解液按2、3g/kg给中老年大鼠灌胃给药,连续23d,可提高中老龄大鼠SOD活性,减少LPO的生成,降低脂褐质的含量[5]。

**4. 镇痛**　珍珠粉按300mg/kg给酒石酸锑钾腹腔注射致扭体小鼠模型腹腔注射,30min后,可明显减少小鼠扭体次数[2]。

**5. 抗心律失常**　水溶性珍珠粉按0.5、1g/kg的浓度对大鼠灌胃给药,30min后可加快心律失常后窦性节律的恢复[6]。

**6. 抗辐射**　珍珠末、珍珠层粉、珍珠粉按0.3k/kg给$^{60}Co$-γ辐射小鼠灌胃给药,每日1次,连续9d,均可延长小鼠生存时间[7]。

**7. 抗骨质酥松**　珍珠活性蛋白溶液按50μg/kg对正常小鼠灌胃给药,每日1次,连续10周,可明显降低去卵巢大鼠尿肌酐、尿钙、尿羟脯氨酸水平,显著提高股骨骨密度[8]。

**9. 抗菌**　全珍珠粉按2、5g/kg,水溶性珍珠粉按5g/kg分别对痤疮丙酸杆菌给药,连续7d,均可明显抗痤疮丙酸杆菌感染[9]。

**10. 保肝**　珍珠粉按200mg/kg给酒精致肝损伤小鼠模型灌胃给药,连续10d,可降低血清ALT、

AST、MDA的水平，提高SOD的活性，降低升高的肝脏指数[10]。

**【药性】** 甘、咸，寒。归心、肝经。

**【功能主治】** 安神定惊，明目消翳，解毒生肌，润肤祛斑。用于惊悸失眠，惊风癫痫，目赤翳障，疮疡不敛，皮肤色斑。

**【临床应用】**

**1. 临床常用**

(1) 心神不宁，心悸失眠　本品甘寒，质重沉降，入心、肝经，重可镇怯，故有安神定惊之效。主治心神不宁、心悸失眠等症，单用即效，如《肘后备急方》用本品研末与蜜和服。性寒清热，甘寒益阴，故更适用于心虚有热之心烦不眠、多梦健忘、心神不宁等症，可与酸枣仁、柏子仁、五味子等养心安神药同用。

(2) 惊风，癫痫　本品性寒质重，清心、肝之热而定惊止痉。治疗小儿痰热之急惊风、高热神昏、痉挛抽搐者，可与牛黄、胆南星、天竺黄等清热化痰药配伍，如《杂病源流犀烛》金箔镇心丸；本品与朱砂、麝香、伏龙肝同用，可治小儿惊啼及夜啼不止，如《圣惠方》真珠丸；用治小儿惊痫、惊惕不安、吐舌抽搐等症，可与朱砂、牛黄、黄连等配伍，如《医宗金鉴》镇惊丸)。

(3) 目赤翳障，视物不清　本品性寒清热，入肝经，善于清肝明目、消翳，故可用治多种眼疾；若治眼目翳障初起，可与琥珀、熊胆、麝香、黄连等配伍，研极细，点眼，如《医学心语》珍珠散；用治肝经风热或肝火上攻之目赤涩痛、眼生翳膜，常与青葙子、菊花、石决明等清肝明目之品配伍，如《证治准绳》真珠散。

(4) 口中诸疮，疮疡肿毒，溃久不敛　本品有清热解毒、生肌敛疮之功，用治口舌生疮、牙龈肿痛、咽喉溃烂等症，多与硼砂、青黛、冰片、黄连、人中白合用，共为细末，吹入患处，如《丹台玉案》珍宝散；如治疮疡溃烂、久不收口者，可用本品配炉甘石、黄连、血竭、钟乳石等，研令极细，调匀，外敷，如《张氏医通》珍珠散。亦可用珍珠与牛黄共为末，如《全国中成药处方集》珠黄散。

**2. 临床新用**　珍珠可用于治疗烧伤[11]、复发性口腔溃疡[12]。

**【用法用量】** 0.1～0.3g，多入丸散用。外用适量。

**【成药例证】**

**1. 珠珀惊风散(《卫生部药品标准中药成方制剂·第二册》)**　药物组成：珍珠、琥珀、人工牛黄、天竺黄、胆南星、僵蚕(姜制)、全蝎(甘草制)、钩藤、人中白(漂飞)、蝉蜕、人工麝香、山药(麸炒)、朱砂、冰片。

功能主治：息风化痰，镇惊安神。用于小儿夜啼，惊跳痰多，高热惊厥。

**2. 小儿珍珠镇惊丸(《国家中成药标准汇编·口腔肿瘤儿科分册》)**　药物组成：珍珠、木香、人工牛黄、雷丸、胆南星、琥珀、银柴胡、胡黄连、人工竺黄、鸡内金(炒)、槟榔、朱砂、六神曲。

功能主治：清热化痰，镇惊。用于小儿痰热惊风兼内伤食积所致的惊惧不安，痰涎壅盛。

**3. 珍珠八宝眼药(《卫生部药品标准中药成方制剂·第六册》)**　药物组成：珍珠、冰片、炉甘石(煅)、硼砂(制)、牛黄、硼砂(煅)、石蟹(煅)、黄连干浸膏。

功能主治：消障明目，止痛退肿。主治红筋，白障，赤肿烂眼，畏日羞明，迎风流泪。

**4. 珍珠冰硼散(《卫生部药品标准中药成方制剂·第七册》)**　药物组成：珍珠、朱砂、冰片、硼砂(煅)、玄明粉。

功能主治：祛腐，解毒，消炎止痛。用于口舌生疮，齿龈腐烂，肿痛，急慢性咽喉炎。

**5. 珍珠牛黄散(《卫生部药品标准中药成方制剂·第九册》)**　药物组成：珍珠、牛黄、硼砂、儿茶、薄荷、黄柏、青黛、川贝母、朱砂、灯心草(炭)、冰片。

功能主治：清热解毒，消肿止痛。用于热毒壅盛引起的白喉，咽喉肿痛，喉痹口疳。

**【注意事项】** 珍珠入药内服，必须经过炮制加工，将其研磨为如面粉一样的极细粉末，否则可能对脏腑特别是脾胃产生损害。将珍珠研磨成细粉，可促进胃肠吸收，提高治疗效果，而且是越细越好。外用也是如此。

**【贮藏】** 密闭。

**【参考文献】** [1]王丽云，凌宝银，赵荣.超细珍珠粉对小鼠改善睡眠的影响[J].现代预防医学，2007，34(2)：273-274.

[2]潘建新，顾振纶.珍珠粉对中枢神经系统影响的研究[J].中成药，1999，21(11)：596-597.

[3]张锦卫，竹剑平.珍珠粉抗疲劳作用的实验研究[J].中国医院药学杂志，2005，25(4)：358-359.

[4]王潮临,宁耀瑜,程建萍.珍珠粉对大鼠免疫功能的影响[J].广西医科大学学报,1994,11(3):280.

[5]胡盛珊,王大元.珍珠水解液抗衰老作用的实验研究[J].中草药,1994,25(4):203-204.

[6]章蕴毅,顾文.水溶性珍珠粉对心脏的药理作用[J].中成药,1994,16(9):35-37.

[7]徐志,胡德荣,曹彩,等.珍珠末对果蝇寿命和小鼠抗辐射能力的影响[J].中成药,1998,20(2):29.

[8]陈连剑,李成,李婷.珍珠活性蛋白抗骨质疏松的实验研究[J].中药材,2004,27(5):363-365.

[9]马仙萍,田国祥,丁伟勇.珍珠粉对痤疮丙酸杆菌感染的体内药效学研究[J].中国药业,2004,9(9):16-17.

[10]赵斐,竹剑平.珍珠粉对小鼠酒精肝的保护作用的实验研究[J].中外医疗,2008,(25):30.

[11]蒙诚跃,梁自乾,黄安林,等.烧伤溃疡珍珠膏治疗烧伤创面疗效的观察[J].中成药,2002,24(10):814-815.

[12]李林可,黄颐玉,陈颖.珍珠口疮冲剂治疗复发性口腔溃疡临床观察[J].北京中医药大学学报,1999,22(6):66-67.

（何亚聪　李燕　彭成　敖慧）

## 960　珍珠母

Zhenzhumu

**【异名】** 珠牡、珠母(《本草图经》),明珠母(《中药志》),真珠母。

**【来源】** 为蚌科动物三角帆蚌 *Hyriopsis cumingii* (Lea)、褶纹冠蚌 *Cristaria plicata* (Leach)或珍珠贝科动物马氏珍珠贝 *Pteria martensii* (Dunker)的贝壳。

**【产地】** 主要为人工培养品,天然品亦有。其道地产区为广西合浦,亦主产于广东、海南、广西等沿海地区,及安徽、江苏、黑龙江等地。

**【采收加工】** 全年均可收集,将贝壳用碱水煮过,漂净,刮去外层黑皮,煅至松脆即成。

**【炮制】** **珍珠母**　除去杂质,打碎。

**煅珍珠母**　取净珍珠母,照明煅法煅至酥脆。

**【性状特征】** **三角帆蚌**　略呈不等边四角形。壳面生长轮呈同心环状排列。后背缘向上突起,形成大的三角形帆状后翼。壳内面外套痕明显;前闭壳肌痕呈卵圆形,后闭壳肌痕略呈三角形。左右壳均具两枚拟主齿,左壳具两枚长条形侧齿,右壳具一枚长条形侧齿;具光泽。质坚硬。气微腥,味淡。

**褶纹冠蚌**　呈不等边三角形。后背缘向上伸展成大形的冠。壳内面外套痕略明显;前闭壳肌痕大呈楔形,后闭壳肌痕呈不规则卵圆形,在后侧齿下方有与壳面相应的纵肋和凹沟。左、右壳均具一枚短而略粗后侧齿和一枚细弱的前侧齿,均无拟主齿。

**马氏珍珠贝**　呈斜四方形,后耳大,前耳小,背缘平直,腹缘圆,生长线极细密成片状。闭壳肌痕大,长圆形。具一凸起的长形主齿。

**生珍珠母**　呈不规则碎块状,白色或灰白色,有光泽。质脆而重。气微,味淡。

**煅珍珠母**　呈不规则碎块或粉末状,灰白色,质酥脆。气微,味微咸。

**【化学成分】** 珍珠母含碳酸钙、有机物、蛋白质、微量元素等。珍珠母的蛋白质为其主要药理活性成分。

**【药理毒理】**

**1. 镇静、安眠**　珍珠母超微粉总蛋白按生药量218.75g/kg对对氯苯丙氨酸致失眠小鼠模型灌胃给药,在5min内可明显改善失眠症状,减少小鼠活动时间,显著升高血中ATCH含量[1]。

**2. 抗抑郁**　珍珠母超微粉0.247、0.741、1.235mg/kg,珍珠母烘烤品0.1917、0.78、1.8mg/kg、珍珠母生品按0.26、0.5751、0.9585mg/kg给小鼠灌胃给药,40min后进行悬尾实验,可减少小鼠悬尾实验的完全不动时间[2]。

**【药性】** 咸,寒。归肝、心经。

**【功能主治】** 平肝潜阳,安神定惊,明目退翳。用于头痛眩晕,惊悸失眠,目赤翳障,视物昏花。

**【临床应用】**

**1. 临床常用**

(1) 肝阳上亢,头晕目眩　本品咸寒入肝,与石决明相似,有平肝潜阳、清泻肝火作用,适用于肝阴不足、肝阳上亢所致的头晕目眩、耳鸣、心悸失眠等症,常与白芍、生地黄、龙齿等同用,如《医醇賸义》甲乙归藏汤;治疗肝阳眩晕、头痛者,又常与石决明、牡蛎、磁石等平肝药同用,以增强平肝潜阳之功。若肝阳上亢并有肝热烦躁易怒者,可与钩藤、菊花、夏枯草等清肝火药物配伍。

(2) 惊悸失眠,心神不宁　本品质重入心经,有镇惊安神之功。治疗心悸失眠、心神不宁,可与朱砂、龙骨、琥珀等安神药配伍,如《普济本事方》珍珠母丸；若配伍天麻、钩藤、天南星等息风止痉药，可用治癫痫、惊风抽搐等。

（3）目赤翳障，视物昏花　本品性寒清热，有清肝明目之效，用治肝热目赤、羞明怕光、翳障，常与石决明、菊花、车前子配伍，能清肝明目退翳；用治肝虚目暗、视物昏花，则与枸杞子、女贞子、黑芝麻等配伍，可养肝明目；若属肝虚目昏或夜盲者，可与苍术、猪肝或鸡肝同煮服用。现代珍珠层粉制成眼膏外用，治疗白内障、角膜炎及结膜炎等，均有一定疗效。

**【用法用量】** 10～25g，先煎。

**【成药例证】**

**1. 降压平片（《卫生部药品标准中药成方制剂·第三册》）** 药物组成：夏枯草、葛根、珍珠母、菊花、淡竹叶、芦丁、槲寄生、黄芩、薄荷脑、地龙、地黄。

功能主治：清热平肝潜阳。用于肝火上扰所致的头晕、目眩、耳鸣、口苦咽干；高血压病见上述证候者。

**2. 冠心安口服液（《卫生部药品标准中药成方制剂·第十六册》）** 药物组成：野菊花、川芎、延胡索、珍珠母、茯苓、桂枝、首乌藤、牛膝、降香、三七、半夏、大枣、甘草、柴胡、冰片。

功能主治：活血行气，宽胸散结。用于气滞血瘀所致的胸痹，症见胸闷、心悸、心前区刺痛；冠心病心绞痛见上述证候者。

**3. 安神补心丸（《中华人民共和国药典》2015年版）** 药物组成：丹参、五味子、石菖蒲、首乌藤、地黄、墨旱莲、女贞子、菟丝子、合欢皮、珍珠母。

功能主治：养心安神。用于心血不足、虚火内扰所致的心悸失眠、头晕耳鸣。

**4. 牛黄消炎灵胶囊（《卫生部药品标准中药成方制剂·第十册》）** 药物组成：牛黄、水牛角浓缩粉、黄芩、朱砂、雄黄、珍珠母、栀子、石膏、冰片、郁金、盐酸小檗碱。

功能主治：清热解毒，镇静安神。用于气分热盛，高热烦躁；上呼吸道感染，肺炎，气管炎见上述证候者。

**【贮藏】** 置干燥处，防尘。

**【参考文献】** [1]刘侗，康馨元，任伯颖，等.珍珠母超微粉蛋白及寡肽对小鼠镇静安眠作用比较[J].吉林中医药，2014(2)：172-173.

[2]李影，孙佳明，张静，等.珍珠母不同炮制品对小鼠抗抑郁作用研究[J].吉林中医药，2014，34(4)：388-392.

（何亚聪　李燕　彭成　敖慧）

## 961　支柱蓼

Zhizhuliao

**【异名】** 九牛造、草留居、赶山鞭、红三七、红蜈蚣七、鸡心七、鸡血七。

**【来源】** 为蓼科植物支柱蓼 *Polygonum suffultum* Maxim 的根茎。

**【产地】** 多为栽培品。主产于湖北恩施、宜昌及陕西等地。

**【采收加工】** 秋季采挖，洗净，切片，晒干备用。

**【炮制】** 除去杂质，洗净，润透，切片，干燥；或用时捣碎。

**【性状特征】** 呈珠结节状，有的稍弯曲，长2～7cm，直径0.7～1.5cm。表面红棕色或紫褐色，有点状须根痕及残留须根，顶端有茎和纤维状基生叶残基。质硬，易折断，断面淡红棕色。近边缘处有白色点状（维管束）断续排列成环。气微，味苦涩。

**【化学成分】** 支柱蓼含鞣质、蒽醌等。支柱蓼的蒽醌为其主要药效成分。

**【药性】** 苦、涩，凉。

**【功能主治】** 散瘀止血，理气止痛。用于跌打损伤，腰痛，胃痛，崩漏，外伤出血。

**【临床应用】** 临床常用

（1）跌打损伤，腰痛，胃痛　本品可活血散瘀，理气止痛。用于跌打损伤，腰痛，胃痛。

（2）外伤出血　本品涩可收敛固涩，用于崩漏，外伤出血兼有热象。

**【用法用量】** 9～15g，煎服或泡酒服。外用适量。

**【贮藏】** 置于燥处。

（何亚聪　李燕　彭成　敖慧）

## 962　知母

Zhimu

**【异名】** 蚳母、连母、野蓼、地参、水参、水浚、货母、蝭母（《本草经集注》），芪母（《广雅》），提母（《范子计然》)，女雷、女理、儿草、鹿列、韭逢、儿踵草、东根、水须、苦心(《名医别录》)，昌支(《唐本草》)，穿地龙(《山东中药》)。

**【来源】** 为百合科植物知母 *Anemarrhena asphodeloides* Bge.的干燥根茎。

**【产地】** 商品主要为野生，人工栽培亦有。主产于河北、山西、陕西、内蒙古等地。以河北易县、涞源一带产者品质为全国之首。其中河北易县所产"西陵知母"最为道地。建于河北省张家口蔚县，保定易县、石家庄灵寿、邯郸涉县，山西省绛县南樊镇的知母GAP种植基地已通过原国家食品药品监督管理总局验收。

**【采收加工】** 春、秋二季采挖，除去须根和泥沙，晒干，习称"毛知母"；或除去外皮，晒干。

**【炮制】** **知母** 除去杂质，洗净，润透，切厚片，干燥，去毛屑。

**盐知母** 取知母片，照盐水炙法炒干。

**【性状特征】** **知母** 呈不规则形厚片，外表皮黄棕色至棕色，有的可见凹陷或突起的点状根痕。切面黄白色至黄色。质硬，易折断。气微，味微甜、略苦，嚼之带黏性。

**盐知母** 本品形如知母片，色黄或微带焦斑。味微咸。

**【化学成分】** 知母含皂苷类、黄酮类、多糖、生物碱、有机酸等。知母的皂苷为其主要药理活性成分。《中华人民共和国药典》2015版规定，本品药材按干燥品计算，含芒果苷($C_{19}H_{18}O_{11}$)不得少于0.70%。含知母皂苷BⅡ($C_{45}H_{76}O_{19}$))不得少于3.0%；本品饮片按干燥品计算，含芒果苷($C_{19}H_{18}O_{11}$)不得少于0.40%。含知母皂苷BⅡ($C_{45}H_{76}O_{19}$))不得少于2.0%。

**【药理毒理】**

**1. 解热** 生知母和盐知母水煎液按1、2g/kg对酵母菌致高热大鼠灌胃给药，连续14d，可降低酵母菌致高热大鼠的体温[1]。

**2. 抗炎** 知母水提物按5、7.5g/kg和知母总多糖200mg/kg对二甲苯致小鼠耳廓肿胀模型灌胃给药，连续2d，可显著抑制耳廓肿胀[2]。知母单体成分——(-)-Nyasol按1、5、10μM对BV-2细胞给药，孵育6h，可削弱白细胞介素和肿瘤坏死因子mRNA的表达[3]。

**3. 对血糖的影响** 知母皂苷按50、100、200mg/kg对四氧嘧啶糖尿病小鼠灌胃给药，72h后可显著提高糖尿病小鼠的耐糖量，降低实验性糖尿病小鼠的空腹血糖[4]。

**4. 抗衰老** 知母皂苷按100、200、400mg/kg D-半乳糖致衰老小鼠模型灌胃给药，连续给药6周，可有效抑制小鼠脑组织中LPO含量的升高，提高全血GSH-Px、红细胞CAT和脑中SOD的活力，促进衰老小鼠的学习记忆能力[5]。

**5. 抗抑郁** 知母微粉与知母提取物分别按1.0、2.0g/kg对悬尾和强迫游泳致抑郁小鼠灌胃给药，连续7d，可显著地缩短小鼠不动时间[6]。

**6. 对心血管的作用**

(1) 抗血栓 知母皂苷AⅢ按10、20、40mg/kg给动-静脉旁路致血栓小鼠模型给药，每日1次，连续7d，可减小血栓的湿重和干重[7]。

(2) 抗动脉粥样硬化 知母皂苷按60、120、240mg/kg给高脂饲料致高脂血症和动脉粥样硬化鹌鹑模型灌胃给药，连续2周，可明显降低血清TC、TG、LDL、HDL含量，提高HDL/TC比值，缩小动脉斑块面积，减轻动脉粥样硬化程度[8]。

**7. 脑保护** 知母皂苷化合物按10、20、40mg/kg给播线法致脑缺血再灌注大鼠灌胃给药，连续5d，可明显减小脑梗死范围，减轻自由基损伤、炎症反应[9]。

**8. 保肝** 知母总黄酮按125、250、500mg/kg溴酸钾致肝损伤小鼠模型灌胃给药，连续5d，可明显降低因$KBrO_3$引起的小鼠血浆ALT水平，提高应激小鼠肝组织匀浆的ORAC、GSH及GSH-Px活性，降低血浆中MDA水平[10]。

**9. 保肾** 知母总黄酮按125、250、500mg/kg给溴酸钾致肾损伤小鼠模型灌胃给药，连续5d，可有效降低血清肌酐水平和肾组织中丙二醛含量，提高肾损伤小鼠肾组织的抗氧化能力指数、谷胱甘肽、半胱氨酸及维生素C水平[11]。

**10. 抗甲状腺亢进症** 知母皂苷按50、100、200mg/kg给皮下注射左旋甲状腺素钠致甲亢模型小鼠灌胃给药，连续9d，可使甲亢小鼠的体重降低、心率加快、自发活动增加、血清甲状腺素水平升高[12]。

**11. 体内过程** 知母皂苷B-Ⅱ按20、30mg/kg

分别对比格犬单剂量交叉静注或灌胃，定时采集血样，测定比格犬体内的血药浓度，并计算药代动力学参数。比格犬口服知母皂苷 B-Ⅱ后的绝对生物利用度为(0.72±0.29)%[13]。

**【药性】** 苦、甘，寒。归肺、胃、肾经。

**【功能主治】** 清热泻火，滋阴润燥。用于外感热病，高热烦渴，肺热燥咳，骨蒸潮热，内热消渴，肠燥便秘。

**【临床应用】**

**1. 临床常用**

(1) 热病烦渴　本品味苦甘，性寒质润，苦寒能清热泻火除烦，甘寒质润能生津润燥止咳，善治外感热病、高热烦渴者，常与石膏相须为用，如《伤寒论》白虎汤。

(2) 肺热燥咳　本品主入肺经而长于泻肺热、润肺燥，用治肺热燥咳，常配贝母用，如《证治准绳》二母散；若配杏仁、莱菔子，可治肺燥久咳气急，如《奇方类编》宁嗽煎。

(3) 骨蒸潮热　本品兼入肾经，能滋肾阴、泻肾火、退骨蒸，用治阴虚火旺所致骨蒸潮热、盗汗、心烦者，常配黄柏、生地黄等药用，如《医宗金鉴》知柏地黄丸。

(4) 内热消渴　本品性甘寒质润，能泻肺火、滋肺阴，泻胃火、滋胃阴，泻肾火、滋肾阴，可用治阴虚内热之消渴证，常配天花粉、葛根等药用，如玉液汤(《医学衷中参西录》)。

(5) 肠燥便秘　本品功能滋阴润燥，可用治阴虚肠燥便秘证，常配生地黄、玄参、麦冬等药用。

**2. 临床新用**　知母可用于治疗女性围绝经期综合征[14]、过敏性紫癜[15]。

**【用法用量】** 6～12g。

**【成药例证】**

**1. 大补阴丸(《中华人民共和国药典》2015 年版)**　药物组成：熟地黄、龟甲、知母、黄柏、猪脊髓。

功能主治：滋阴降火。用于阴虚火旺，潮热盗汗，咳嗽咯血，耳鸣遗精。

**2. 清肺抑火丸(《中华人民共和国药典》2015 年版)**　药物组成：黄芩、栀子、黄柏、浙贝母、桔梗、前胡、苦参、知母、天花粉、大黄。

功能主治：清肺止咳，化痰通便。用于痰热阻肺所致的咳嗽、痰黄稠黏、口干咽痛、大便干燥。

**3. 养阴降糖片(《中华人民共和国药典》2015 年版)**　药物组成：黄芪、地黄、党参、枸杞子、葛根、玄参、知母、玉竹、五味子、牡丹皮、虎杖、川芎。

功能主治：养阴益气，清热活血。用于气阴不足、内热消渴，症见烦热口渴、多食多饮、倦怠乏力；2 型糖尿病见上述证候者。

**4. 清胃黄连丸(大蜜丸、水丸)(《中华人民共和国药典》2015 年版)**　药物组成：黄连、石膏、黄芩、栀子、连翘、知母、黄柏、玄参、地黄、牡丹皮、赤芍、天花粉、桔梗、甘草。

功能主治：清胃泻火，解毒消肿。用于肺胃火盛所致的口舌生疮，齿龈、咽喉肿痛。

**【贮藏】** 置通风干燥处，防潮。

**【参考文献】** [1]高慧，陈缤，贾天柱.知母盐制前后的药效学比较研究[J].时珍国医国药，2010，21(1)：41-42.

[2]陈万生，乔传卓.知母抗炎作用初探[J].药学情报通讯，1993，11(3)：14-15.

[3]Lee H J，Li H，Chang H R，*et al*.(-)-Nyasol，Isolated from Anemarrhena Asphodeloides Suppresses Neuroinflammatory Response Through the Inhibition of I-κBα Degradation in LPS-Stimulated BV-2 Microglial Cells[J].Journal of Enzyme Inhibition & Medicinal Chemistry，2012，28(5)：954-959.

[4]李春梅，高永林，李敏，等.知母皂苷对小鼠血糖的影响[J].中药药理与临床，2005，21(4)：22-23.

[5]马玉奎，周晓棉，王立辉，等.知母皂苷对 D-半乳糖衰老模型小鼠的作用[J].沈阳药科大学学报，2004，21(6)：450-453.

[6]张陆军，王伟，邢东明，等.知母微粉的溶出及活性研究[J].中草药，2005，36(5)：576-579.

[7]李素燕，赵振虎，裴海云，等.知母皂苷 AⅢ抗血栓作用研究[J].军事医学科学院院刊，2006，30(4)：340-343.

[8]韩兵，李春梅，李敏，等.知母皂苷的降脂及抗动脉粥样硬化作用[J].上海中医药杂志，2006，40(11)：68-70.

[9]邓云，徐秋萍，刘振权，等.知母皂苷化合物对脑缺血再灌注大鼠的保护作用[J].北京中医药大学学报，2005，28(2)：33-35.

[10]李满妹，江涛，黄杰昌，等.知母总黄酮对溴酸钾诱发小鼠肝损伤的保护作用[J].中草药，2008，39(2)：252-255.

[11]江涛，黄杰昌，郑洁静，等.知母总黄酮对溴酸钾诱导小鼠肾损伤的保护作用[J].中国药理学通报，2007，22(12)：1517-1521.

[12]李欣，陈长勋，郭娟.知母总皂苷对甲亢模型小鼠影响的实验研究[J].中华中医药学刊，2012，30(7)：1581-1583.

[13]蔡飞，朱宏辉，孙亮，等.知母皂苷 B-II 在比格犬体内的药代动力学研究[J].中药新药与临床药理，2013，24(1)：66-70.

[14]黄远媛,冷贵兰.大补阴丸治疗女性更年期综合征60例临床观察[J].中国中药杂志,2004,29(4):374-375.

[15]邱金山.加味大补阴丸治疗过敏性紫癜42例[J].时珍国医国药,2001,12(2):192.

(何亚聪 李燕 彭成 敖慧)

## 963 栀子(焦栀子)

Zhizi(Jiaozhizi)

**【异名】** 木丹(《神农本草经》),鲜支(《上林赋》),卮子(《汉书》孟康注),支子(《本草经集注》),越桃(《名医别录》),山栀子(《药性论》),枝子(《新修本草》),小卮子(《本草原始》),黄鸡子(《广西中药志》),黄荑子(《闽东本草》),黄栀子(《江苏药材志》)。

**【来源】** 为茜草科植物栀子 *Gardenia jasminoides* Ellis 的干燥成熟果实。

**【产地】** 主要为栽培品,野生品亦有。其道地产区为湖南省涟源市一带,主产于浙江、湖南、江西、湖北、福建等地。建于浙江省淳安县枫树岭镇,平阳县昆阳镇水亭;江西省丰城市隍城镇,樟树市吴城镇、中洲乡新干县界埠乡、金川镇,临川区进贤县;湖北省孝感市南区西河镇、杨店镇、肖岗镇,大悟县黄站镇;湖南省浏阳砰山村浏阳官渡镇;四川省泸州市纳溪区等的栀子GAP种植基地已通过原国家食品药品监督管理总局验收。

**【采收加工】** 9～11月果实成熟呈红黄色时采收,除去果梗和杂质,蒸至上气或置沸水中略烫,取出,干燥。

**【炮制】** **栀子** 取原药材,除去杂质,碾碎。

**焦栀子** 取栀子,或碾碎用中火炒至表面焦褐色或焦黑色,果皮内表面和种子表面为黄棕色或棕褐色,取出,放凉。

**【性状特征】** **栀子** 呈长卵圆形或椭圆形,长1.5～3.5cm,直径1～1.5cm。表面红黄色或棕红色,具6条翅状纵棱,棱间常有1条明显的纵脉纹,并有分枝。顶端残存萼片,基部稍尖,有残留果梗。果皮薄而脆,略有光泽;内表面色较浅,有光泽,具2～3条隆起的假隔膜。种子多数,扁卵圆形,集结成团,深红色或红黄色,表面密具细小疣状突起。气微,味微酸而苦。以皮薄、饱满、色红黄者为佳。

**焦栀子** 形如栀子或为不规则碎块,表面焦褐色或焦黑色。果皮内表面棕色,种子表面为黄棕色或棕褐色,气微,味微酸而苦。

**【化学成分】** 栀子含有环烯醚萜类、三萜类、挥发油类、黄酮类、有机酸酯类等。栀子的环烯醚萜类是其主要药理活性成分。《中华人民共和国药典》2015版规定,本品药材按干燥品计算,含栀子苷($C_{17}H_{24}O_{10}$)不得少于1.8%;本品饮片焦栀子按干燥品计算,含栀子苷($C_{17}H_{24}O_{10}$)不得少于1.0%。

**【药理毒理】**

**1. 保肝** 栀子黄色素按4mg/g对$CCl_4$致肝损伤小鼠灌胃给药,连续2d,可抑制$CCl_4$引起的小鼠血清AST、ALT、LDH及肝脏MDA含量和肝脏指数的升高、肝脏GSH含量的降低、肝小叶内灶性坏死、对Cyt P450具有选择性的抑制作用;还可升调GSH等自由基清除剂的含量,保护肝细胞膜结构与功能的完整性,阻止肝细胞对酶的释放而保护受$CCl_4$损伤的肝脏、肝微粒体内的代谢活化[1]。

**2. 促进胆汁分泌** 栀子的有效成分京尼平苷(含量为56.3%)按50、100mg/kg剂量给大鼠灌胃,给药后20min后开始检测,均可显著增加大鼠胆汁流量,降低胆汁内胆固醇含量,增加胆汁内$HCO_3^-$浓度[2]。

**3. 解热** 栀子水溶性部分和栀子醇溶性部分按0.3g/kg对内毒素所致发热模型家兔灌胃给药,连续5d,可显著降低家兔体温[3]。

**4. 抗炎、镇痛** 栀子总苷按40、80mg/kg给角叉菜致大鼠足肿胀、棉球致肉芽组织增生大鼠灌胃给药,连续3d,可明显抑制角叉菜致大鼠足肿胀、棉球致肉芽组织增生;栀子总苷按40、80mg/kg给对醋酸致小鼠腹腔毛细血管通透性增加模型灌胃给药,可明显抑制小鼠腹腔毛细血管通透性增加、升高小鼠的痛阈,抑制小鼠扭体反应[4]。

**5. 抗肿瘤** 栀子多糖按100μg/ml对Hca-f腹水肝癌细胞和$S_{180}$肉瘤细胞小鼠给药,均有抑制作用[5]。

**6. 降血糖、降血脂** 栀子水提取物按2g/kg的剂量给高糖高脂饮食加链脲佐菌素腹腔注射致Ⅱ型糖尿病大鼠灌胃给药,每日1次,连续4周,可使大鼠的空腹血清胰岛素有所下降,胰岛素敏感指数明显升高;可明显降低胆固醇、甘油三酯,升高高密度脂蛋白胆固醇[6]。

**7. 抗病毒**　栀子提取物按200、400mg/kg给流感病毒致肺部炎症小鼠模型灌胃给药,连续5d,每日2次,可明显抑制小鼠肺部炎症,降低流感病毒感染后小鼠的死亡率、延长存活时间,同时降低小鼠血清NO含量[7]。

**8. 抗氧化**　栀子水提取物按1mg/ml对黄嘌呤氧化酶水溶液给药,孵育20min,可抑制黄嘌呤氧化酶活性[8]。

**9. 安全性评价**　栀子水提物按0.5、1.0、2.0g/kg BM对大鼠灌胃给药,连续30d,可引起大鼠生长发育迟缓。肝脏组织化学检查发现,琥珀酸脱氢酶和葡萄糖-6-磷酸酶活性增加,电镜下可见肝脏双核细胞增多,肝细胞周围血管数量增多,血管明显扩张,肝线粒体肥大,粗面内质网增生[9]。栀子水提液按1.49、2.98、5.96g/kg对$C_{57}$BL雄性小鼠灌胃,高剂量的栀子水提液应对6周,对肝细胞的损伤很明显,在第4周时ALT与第6周时AST活性明显升高,可造成小鼠明显的肝细胞水样变和ALT、AST、TBIL等生化指标异常[10]。

**10. 体内过程**　栀子苷按60mg/kg对大鼠灌胃给药,灌胃后不同时间点取血测定。药物代谢动力学参数表明,栀子苷在大鼠体内分布广,消除慢,清除率低,平均滞留时间长,吸收总量大,生物利用度高。从分布的结果来看,血浆中药物浓度最高;组织中药物浓度由高到低依次为肾、肝、脾和脑[11]。

**【药性】**　苦,寒。归心、肺、三焦经。

**【功能主治】**　**栀子**　泻火除烦,清热利湿,凉血解毒;外用消肿止痛。用于热病心烦,湿热黄疸,淋证涩痛,血热吐衄,目赤肿痛,火毒疮疡,外治扭挫伤痛。

**焦栀子**　凉血止血。用于血热吐血,衄血,尿血,崩漏。

**【临床应用】**

**1. 临床常用**

(1) 热病心烦　本品苦寒清降,能清泻三焦火邪、泻心火而除烦,为治热病心烦、躁扰不宁之要药,可与淡豆豉同用,如《伤寒论》栀子豉汤;若配黄芩、黄连、黄柏等,可用治热病火热炽盛,三焦俱热而见高热烦躁、神昏谵语者,如《外台秘要》黄连解毒汤。

(2) 湿热黄疸　本品有清利下焦肝胆湿热之功效,可用治肝胆湿热郁蒸之黄疸,常配茵陈、大黄等药用,如茵陈蒿汤(《伤寒论》),或配黄柏用,如栀子柏皮汤(《金匮要略》)。

(3) 血淋涩痛　本品善清利下焦湿热而通淋,清热凉血而止血,故可治血淋涩痛或热淋证,常配木通、车前子、滑石等药用,如八正散(《和剂局方》)。

(4) 血热吐衄　本品功能清热凉血,可用治血热妄行之吐血、衄血等证,常配白茅根、大黄、侧柏叶等药用,如《十药神书》十灰散;本品若配黄芩、黄连、黄柏用,可治三焦火盛迫血妄行之吐血、衄血,如《外台秘要》黄连解毒汤。

(5) 目赤肿痛　本品清泻三焦热邪,可治肝胆火热上攻之目赤肿痛,常配大黄用,如《圣济总录》栀子汤。

(6) 火毒疮疡　本品功能清热泻火、凉血解毒,可用治火毒疮疡、红肿热痛者,常配金银花、连翘、蒲公英用;或配白芷以助消肿,如《普济方》缩毒散。

**2. 临床新用**　栀子可用于治疗稳定性心绞痛[12]。

**【用法用量】**　**栀子**　6~10g。外用生品适量,研末调敷。

**焦栀子**　6~9g。

**【成药例证】**

**1. 栀子金花丸(《中华人民共和国药典》2015年版)**　药物组成:栀子、黄连、黄芩、黄柏、金银花、知母、天花粉、大黄。

功能主治:清热泻火,凉血解毒。用于肺胃热盛,口舌生疮,牙龈肿痛,目赤眩晕,咽喉肿痛,吐血衄血,大便秘结。

**2. 导赤丸(《中华人民共和国药典》2015年版)**　药物组成:黄连、栀子、黄芩、连翘、木通、大黄、玄参、赤芍、滑石、天花粉。

功能主治:清热泻火,利尿通便。用于火热内盛所致的口舌生疮、咽喉疼痛、心胸烦热、小便短赤、大便秘结。

**3. 龙胆泻肝丸(《中华人民共和国药典》2015年版)**　药物组成:龙胆草、黄芩、栀子、车前子、泽泻、川木通、当归、地黄、柴胡、炙甘草。

功能主治:清肝胆,利湿热。用于肝胆湿热,头晕目赤，耳鸣耳聋，耳肿疼痛，胁痛口苦，尿赤涩痛，湿热带下。

**4. 越鞠丸(《中华人民共和国药典》2015 年版)** 药物组成：醋香附、川芎、炒栀子、苍术(炒)、六神曲(炒)。

功能主治：理气解郁，宽中除满。用于胸脘痞闷，腹中胀满，饮食停滞，嗳气吞酸。

**【贮藏】** 置通风干燥处。

**【参考文献】**

[1]张德权.栀子黄色素对四氯化碳肝损伤小鼠的影响[J].营养学报，2002，24(3)：269-273.

[2]朱振家，钱之玉，陆莉华，等.栀子提取物京尼平苷和西红花苷利胆作用的研究[J].中草药，1999，30(11)：841.

[3]黄群莲，王利国，唐灿，等.巴中产栀子解热抗炎药理效应研究[J].中国药师，2014，17(2)：191-193.

[4]吴虹，魏伟，宋礼华.栀子总苷的抗炎镇痛作用研究[J].中国中医药信息杂志，2006，13(7)：31-32.

[5]石若夫，李大力，田春宇，等.栀子多糖的抗肿瘤活性研究[J]. 林产化学与工业，2002，22(4)：67-69.

[6]费曜，朱丹平，刘凡，等.栀子对 STZ 诱导的 2 型糖尿病大鼠血糖及血脂的影响[J].中药药理与临床，2011，27(6)：49-52.

[7]王意忠，崔晓兰，高英杰，等.栀子提取物抗病毒试验研究[J]. 中国中药杂志，2006，31(14)：1176-1178.

[8]Liu L M，Cheng S F，Shieh P C，*et al*. The Methanol Extract of Euonymus Laxiflorus，Rubia Lanceolata and Gardenia Jasminoides Inhibits Xanthine Oxidase and Reduce serum uric acid level in rats.[J]. Food & Chemical Toxicology，2014，70(2)：179-184.

[9]齐娜，蒋致诚，苏忆兰，等.栀子水提物对大鼠毒性作用的探讨[J].食品工业科技，2004，25(5)：122-124.

[10]林庆勋，徐列明.栀子水提液对小鼠的肝毒性及健脾保肝方的预防作用[J].上海中医药大学学报，2009，23(6)：59-63.

[11]吴欢，吴虹，袁美燕，等.栀子苷在正常大鼠体内的药物代谢动力学和组织分布[J].安徽中医学院学报，2011，30(2)：57-59.

[12]周靖，江玉，邓志，等.血府逐瘀汤联合越鞠丸加减治疗稳定性心绞痛 43 例[J].中国实验方剂学杂志，2009，19(24)：291-295.

(何亚聪　李燕　彭成　敖慧)

## 964　蜘蛛香

Zhizhuxiang

**【异名】** 马蹄香(《广西中药志》)、乌参(《常用草药治疗手册》)、土细辛、心叶缬草、养心莲、臭药、猫儿屎、老虎七、香草、修包子，鸡屎臭药，巴冬。

**【来源】** 为败酱科植物蜘蛛草 *Valeriana jatamansi* Jones.的干燥根茎和根。

**【产地】** 主要为野生品。主要分布于我国西南地区及山西、甘肃、河南、湖北、湖南、广西、西藏。

**【采收加工】** 9～10 月间采挖，去残叶及泥沙，洗净晒干即可。

**【炮制】** 除去杂质，洗净，润透，切片，晒干。

**【性状特征】** 根茎呈圆柱形，略扁，稍弯曲，少分枝，长 1.5～8cm，直径 0.5～2cm；表明暗棕色或灰褐色，有紧密隆起的环节和突起的点状根痕；质坚实，不易折断，折断面略平坦，黄棕色或灰棕色，可见筋脉点断续排列成环，根细长，稍弯曲，长 3～15cm，直径约 0.2cm，有浅纵皱纹，质脆，气特异，味微苦、辛。

**【化学成分】** 蜘蛛香主要含有挥发油类、环烯醚萜类、黄酮类、绿原酸、咖啡酸等成分。蜘蛛香的环烯醚萜类成分是其主要药理活性成分。

**【药理毒理】**

**1. 中枢抑制作用**

(1) 抗焦虑、抗抑郁　蜘蛛香乙醇提取物按 1.0、1.5、2.0g/(kg·d)剂量灌胃给予惊厥模型小鼠，连续给药 6d，对行为学观察小鼠发生点头并伴随更严重的面部肌肉抽动阵挛的惊厥率无影响，且小鼠死亡率降低，测得小鼠脑组织中 GABA 含量升高，Gly 含量降低[1]。

(2) 镇静、催眠　蜘蛛香乙醇提取物按 0.3、0.6、0.9g/(kg·d)连续灌胃 7d，用高架十字迷宫焦虑动物模型测得大鼠开臂时间和开臂次数明显增加，脑组织中神经递质 5-HT 含量减少、NE 含量升高、DA 含量减少[2]。缬草素 20、10、5mg/(kg·d)给予大鼠灌胃，10d 后，用高架十字迷宫致焦虑动物模型，10mg/(kg·d)剂量的可明显提高大鼠的开臂时间和开臂次数[3]。蜘蛛香环烯醚萜按 24.92、12.46、6.23mg/kg 灌胃雄性大鼠肠易激综合征模型，每天 1 次，连续 28d，能降低血清和结肠中的 5-HT，而下丘脑的 5-HT 显著升高[4]。

**2. 抗肿瘤**　400 μg/ml 蜘蛛香乙醇提取物对 SW480 结肠癌细胞的抑制率为 47.34%，能使细胞停留于 S 期和 G2/M 期，增加细胞脱落率，抑制细胞增殖并降低划痕实验的细胞迁移能力[5]。蜘蛛香总黄酮按150、50mg/(kg·d)对肝癌$H_{22}$小鼠灌胃给药，连续10d，抑瘤率分别为30.06%、25.97%[6]。

**3. 降血脂**　蜘蛛香醇提物按1.25、2.5、5生药g/kg灌胃给予高脂血症大鼠，每天1次，连续2周，能显著升高血清及肝组织中TC、TG、LDL-C的含量，且血清中ALT和AST含量也显著升高[7]。

**【药性】**　微苦，辛，温。归心、脾、胃经。

**【功能主治】**　理气止痛，消食止泻，祛风除湿，镇惊安神。用于脘腹胀痛，食积不化，腹泻痢疾，风湿痹痛，腰膝酸软，失眠。

**【临床应用】**　**临床常用**

(1) 腹痛　本品理气止痛，消食止泻。可用于食积腹痛，呕泻腹痛，胃气痛等。治疗呕泻腹痛，可配伍石菖蒲根，用瓦罐炖酒服(《四川中药志》)；治疗胃气痛，可单用开水吞服或煨水服(《贵州草药》)。

(2) 跌打损伤，筋骨痛　本品祛风除湿，行血活血。可单用泡酒用于跌打损伤，筋骨痛等。

(3) 风寒感冒　本品辛温散寒，可与生姜合用治疗风寒感冒(《贵州草药》)。

**【用法用量】**　3～6g。

**【成药例证】**

**1. 香果健消片(《卫生部药品标准中药成方制剂·第八册》)**　药物组成：蜘蛛香(炒焦)、草果(去壳、沙焦)、木香(炒)、糯米。

功能主治：健胃消食。用于消化不良，气胀饱闷，食积腹痛，胸满腹胀。

**2. 醒脾养儿胶囊(《国家中成药标准汇编·内科脾胃分册》)**　药物组成：一点红、毛大丁草、山栀茶、蜘蛛香。

功能主治：醒脾开胃，养血安神，固肠止泻。用于脾气虚所致的食欲不振，便溏腹泻，夜寐不安。

**3. 肠胃舒胶囊(《国家中成药标准汇编·内科脾胃分册》)**　药物组成：草果、木香、蜘蛛香、紫地榆、草血竭。

功能主治：清热燥湿，理气止痛，止痢止血。用于湿热蕴结所致的食少纳呆，脘腹疼痛。

**4. 胃复舒胶囊(《国家中成药标准汇编·内科脾胃分册》)**　药物组成：蜘蛛香、半夏(姜制)、黄芩、干姜、蒲公英、枳壳、黄连、槟榔、荜澄茄、甘草。

功能主治：理气消胀，清热和胃。用于寒热错杂所致的胃脘，痞满疼痛，嗳气吞酸，食欲减退，浅表性、糜烂性等慢性胃炎见上述证候者。

**【贮藏】**　置干燥处，防尘，防蛀。

**【参考文献】**
[1]闫智勇，彭佳，秦晋之，等.蜘蛛香对惊厥小鼠行为学及脑组织γ-氨基丁酸和甘氨酸含量的影响[J].中药药理与临床，2010，26(1)：47.

[2]闫智勇，彭佳，秦晋之，等.蜘蛛香对焦虑模型大鼠行为学及脑组织神经递质含量的影响[J].中药药理与临床，2008，24(3)：67-69.

[3]王延丽，石晋丽，郭建友等.缬草素抗焦虑活性研究[J].中国实验方剂学杂志，2011，17(6)：126-128.

[4]闫兴丽，洪缨，石晋丽等.蜘蛛香环烯醚萜对肠易激综合征模型大鼠5-HT和5-HIAA的影响[J].中国中药杂志，2011，36(9)：1235-1238.

[5]兰明，张占平，林玉等.蜘蛛香提取物对人结肠癌SW480细胞增殖抑制及抗转移作用[J].中华中医药学刊，2015，33(2)：293-295.

[6]兰明，林玉，张瑞桐，等.蜘蛛香总黄酮对肝癌H22小鼠抗肿瘤作用及对pathways in cancer的影响[J].中华中医药学刊，2014，32(5)：1006-1008.

[7]陈朝勇，闫智勇，李少华，等.蜘蛛香对高脂血症大鼠血脂及肝功能的影响[J].中国实验方剂学，2012，18(19)：154-157.

（杨雨婷　潘媛　彭成　敖慧）

## 965　指甲花叶

Zhijiahuaye

**【异名】**　散沫花(《南方草木状》)。

**【来源】**　为千屈菜科植物指甲花*Lawsonia inermis* L.的干燥叶。

**【产地】**　主要为栽培品。江苏、浙江、福建、台湾、广东、海南、广西等地庭园均有栽培。

**【采收加工】**　夏季采摘，洗净，晒干。

**【性状特征】**　本品多卷曲破碎，完整者展平后为椭圆形或长圆形，稀倒卵行，长2～4cm，宽1～1.5cm，先端急尖，基部楔形，全缘或微波状，具短柄；叶柄短；托叶小，早落，质脆易碎。气微，味淡或微咸。

**【化学成分】**　指甲花叶主要含呫吨酮类、香豆素、黄酮素、甾醇素等。

**【药性】**　湿热。

**【功能主治】**　助阳生发，强胃理血。用于性欲不振，阳事不举，胃弱食少，脉阻筋痛，口舌生疮，皮肤瘙痒，各种出血，烧伤，烫伤。

【临床应用】 临床常用

血证　本品收敛止血，可用于各种创伤出血，烧伤，烫伤。

【用法用量】 3～4g。外用适量。

【贮藏】 置阴凉干燥处。

（杨雨婷　潘媛　彭成　敖慧）

## 966　枳椇子

Zhijuzi

【异名】 木蜜（陆玑《诗疏》），树蜜（崔豹《古今注》），拐枣（《救荒本草》），天藤（《滇南本草》），木珊瑚、鸡爪子、棘枸（《本草纲目》），白石枣（《医林纂要》），万寿果（《药物出产辨》），鸡爪梨（《中国树木分类学》），碧久子（《广州植物志》），枳枣（《中药志》）。

【来源】 为鼠李科植物枳椇 *Hovenia dulcis* Thunb.的干燥成熟种子。

【产地】 野生品与栽培品均有。主产于河北、山东、山西、河南、陕西、甘肃、四川北部、湖北西部、安徽、江苏、江西（庐山）。日本、朝鲜也有分布。

【采收加工】 10～11月，果实成熟时采收，除去果壳、果柄等杂质，收集种子，晒干，生用。

【炮制】 除去杂质，晒去灰屑，用时捣碎。

【性状特征】 本品呈扁圆形，直径3～5.5mm，厚1.5～2.5mm。表面棕红色、棕黑色或绿棕色，有光泽，平滑或可见散在的小凹点，顶端有微凸的合点，基部凹陷处有点状种脐，背面稍隆起，腹面有一条纵行隆起的种脊。种皮坚硬，不宜破碎，胚乳乳白色，子叶淡黄色，肥厚，均富油性。气微，味微涩。

【化学成分】 枳椇子含葡萄糖及苹果酸钙等成分。

【药理毒理】 **解酒**　生药剂量为1.15g/ml枳椇子醇提物对肝纤维化大鼠灌胃0.01ml，每天1次，连续6周，能降低肝脏组织中的TIMP-1的mRNA表达[1]。生药剂量为1.15g/ml枳椇子醇提物对大鼠急性肝损伤模型灌胃，每天1次，连续6周，能明显降低肝脏内MDA含量，升高SOD活性，肝脏细胞无炎性浸润剂气球样变，胶原纤维增生呈局限性[2]。剂量为0.5、0.25、0.125g/ml的枳椇子醇提物给予急性乙醇中毒小鼠灌胃3h内观察，可降低酒后血中乙醇浓度，增强肝脏中ADH活性[3]。

【药性】 甘，平。归心、脾经。

【功能主治】 止渴除烦，清湿热，解酒毒。用于酒精中毒，烦渴呕逆，二便不利等症。

【临床应用】 临床常用

（1）水肿证，小便不利证　本品既能利小便，也能通大便而消肿。用于水湿停蓄所致的水肿、小便不利证，可与猪苓、泽泻、桑白皮等同用。

（2）酒醉　本品能“解酒毒”（《滇南本草》），用于酒醉，如《世医得效方》枳椇子丸，用本品与麝香为末服。用于酒色过度、成劳吐血，如《重庆草药》中以之与红甘蔗炖猪心肺服用。

【用法用量】 4.5～9g。

【贮藏】 置通风干燥处。

【参考文献】 [1]刘秀玲，张洪，王飞.枳椇子提取物对实验大鼠肝组织中TIMP-1与MMP-13表达的影响[J].中国中药杂志，2006，31(13)：1097-1100.

[2]宋娟，张洪，黄徐英.枳椇子对肝纤维化大鼠脂质过氧化的动态影像[J].山东医药，2006，46(14)：24-26.

[3]陈绍红，李爱里，李少华，等.枳椇子对酒后血中乙醇质量浓度和肝中乙醇脱氢酶活性的影响[J].中国中药杂志，2006，31(13)：1094-1096.

（杨雨婷　潘媛　彭成　敖慧）

## 967　枳壳

Zhiqiao

【来源】 为芸香科植物酸橙 *Citrus aurantium* L.及其栽培变种的干燥未成熟果实。

【产地】 野生品或栽培品均有。其道地产区为重庆綦江，四川江津，江西新干、清江、吉安、贵溪，湖南益阳、阮江，福建宁德、福安。此外，浙江、江苏、湖北、广东等地也产。四川产者称为“川枳壳”，江西产者称“江枳壳”，湖南产者称“湘枳壳”，福建产者称“建枳壳”，江苏产者称“苏枳壳”。以江枳壳、川枳壳质量最佳。

【采收加工】 7月下旬至8月上旬果皮尚绿时采收，自中部横切为两半，晒干或低温干燥。

【炮制】 **枳壳**　取原药材，除去杂质，洗净润透，切薄片，干燥后筛去碎落的瓤核。

**麸炒枳壳**　取麸皮撒入热锅内。用中火加热，待冒烟时，加入枳壳片。迅速拌炒至深黄色。麸皮呈焦黄色时，取出，筛去焦麸皮，放凉。每100kg枳壳片，用麸皮10kg。

**【性状特征】** **枳壳** 呈半球形，直径3～5cm。外果皮棕褐色至褐色，有颗粒状突起，突起的顶端有凹点状油室；有明显的花柱残迹或果梗痕。切面中果皮黄白色，光滑而稍隆起，厚0.4～1.3cm，边缘散有1～2列油室，瓤囊7～12瓣，少数至15瓣，汁囊干缩呈棕色至棕褐色，内藏种子。质坚硬，不易折断。气清香，味苦、微酸。以外皮绿色、果皮肉厚而又白色凸起、质坚硬、香气浓者为佳。

**枳壳片** 为不规则弧状条形薄片，长达5cm，宽达1.3cm。切面外果皮棕褐色至褐色，中果皮黄白色至黄棕色，近外缘有1～2列点状油室，内侧有的有少量紫褐色瓤囊。

**麸炒枳壳** 为不规则弧状条形薄片，色较深，有的有焦斑。

**【化学成分】** 枳壳主要含有挥发油、黄酮类、生物碱类、香豆素类等成分。枳壳的挥发油类、黄酮类、生物碱类为主要药理活性成分。《中华人民共和国药典》2015年版规定，本品药材及其饮片按干燥品计算，含柚皮苷（$C_{27}H_{32}O_{14}$）不得少于4.0%、新橙皮苷（$C_{28}H_{34}O_{15}$）不得少于3.0%。

**【药理毒理】**

**1. 调节胃肠运动** 剂量为12.5%、25%、50%、75%、100%的枳壳水煎剂体外作用于兔的离体小肠，给药3min，振幅减弱，紧张性下降，且呈剂量依赖作用，结果发现枳壳对家兔十二指肠自发活动有抑制作用[1]。剂量为20g/kg的生枳壳水煎液对正常小鼠灌胃做肠推进运动实验，能显著增加小鼠胃肠运动距离[2]。

**2. 对血管的作用** 0.005～0.32g/L枳壳醇提物能够浓度依赖性收缩大鼠离体胸主动脉，其作用机制可能与激活血管平滑肌上的电压依赖性钙通道，促使胞外$Ca^{2+}$内流有关；同时也作用于血管内皮细胞，促进NO的释放，部分抵消其缩血管作用[3]。

**3. 利胆排石** 10.8g/只的枳壳水煎液给予正常大鼠灌胃，1h后胆总管插管记录胆汁流量，枳壳水煎液能显著促进大鼠胆汁流量[4]。

**4. 降血脂** 以每天300mg/kg的枳壳总黄酮给予高脂血症模型大鼠灌胃，连续28d，测得血清中的总胆固醇、甘油三酯、低密度脂蛋白降低，高密度脂蛋白升高[5]。

**5. 降血糖** 以20周高脂饮食诱导的代谢综合征小鼠为模型，在饮食中添加5%的柚皮苷，持续10周后，小鼠的高血糖得到了缓解。400mg/kg和200mg/kg的柚皮苷对实验性2型糖尿病大鼠灌胃，每天1次，连续20d，测得空腹血糖、空腹胰岛素、总胆固醇、甘油三酯和肝脏MDA含量均显著下降，且体重下降得到了缓解，肝脏SOD的活力显著提高。

**6. 抗过敏** 50%枳壳水浸液0.5ml体外可显著抑制大鼠肥大细胞脱颗粒，保护肥大细胞的细胞膜，可增加膜的稳定性，而阻止其脱颗粒，可能是治疗过敏性疾病的机制之一[6,7]。

**7. 抗肿瘤** 枳壳所含川陈皮素对A549非小细胞肺癌作用，在10～40mg/ml的集落形成24h抑制率为10%～50%，Hoechst 33258染色48h后，细胞核出现明显凋亡，流式细胞仪检测到细胞周期阻滞于$G_2$/M期，$G_0$/$G_1$期细胞明显减少，且呈剂量依赖。川陈皮素对Caco-2、HeLa、$HepG_2$、A375、SW1990细胞采用MTT法测得的$IC_{50}$分别为86.15、35.21、102.25、147.31、75.37mmol/L；以70、35、17.5mmol/L的川陈皮素作用HeLa细胞48h，用Hoechst 33258荧光染色可见细胞核固缩，染色质聚集；用流式细胞技术仪可见细胞凋亡随剂量增加而增加[8]。浓度为5、7.5、10、12.5mmol/L的川陈皮素药液加入到猪脑建立的微管蛋白聚合-解聚反应体系中，于37℃、350nm下检测最高吸光度分别为0.130、0.109、0.086、0.071；对微管蛋白聚合的抑制率分别为16.7%、30.1%、44.9%、54.5%[9]。

**【药性】** 苦、辛、酸，微寒。归脾、胃经。

**【功能主治】** 理气宽中，行滞消胀。用于胸胁气滞，胀满疼痛，食积不化，痰饮内停，脏器下垂。

**【临床应用】** **临床常用**

（1）气滞证 本品辛散苦降，善破气消积，行气宽中。治中满下虚，腹胁胀满，常与茴香同用，如《御药院方》茴香枳壳丸。治心腹壅滞，两肋胀满，可与大黄、白芷、桑白皮等同用，如《卫生宝鉴》止咳丸。

（2）结胸，咳嗽胸痹 本品善破气结而通痞塞，为治气结胸痞塞满所常用。治上气胸满，喘息气绝，常配伍下气除满、泻火除蒸之药，如《圣济总录》厚朴枳壳汤，以之与厚朴、黄芩、桂枝等同用。治结胸、心下痛欲死者，常与桔梗同用，如《奇效良方》桔梗枳壳汤。治痰郁证，常配伍行气解郁、化痰胸宽之品，如《万病回春》瓜蒌枳壳汤，以之与瓜蒌、香附、苍术等同用。治痰热结胸之胸脘痞闷疼痛，常配伍清热化痰宽胸之药，如《丹溪心法》二陈加枳壳汤，以之与茯苓、陈皮、半夏等同用。治痰涎壅盛之胸痛痞塞、咳嗽痰多，常配伍燥湿化痰、行气散结之品，如《麻科活人全书》枳壳前胡汤，以之与前胡、防风、桔梗等同用。

（3）湿热便秘　本品气微寒，善解热毒，如《伤寒图歌活人指掌》枳壳栀子汤，以之与栀子、豆豉同用。治产后虚羸、大便秘涩，常配伍滋阴润燥，补血止血之品，如《太平惠民和剂局方》阿胶枳壳丸，以之与阿胶同用。

此外，枳壳还可用于肠风下血、气虚大便不快等，常配伍川芎、人参、麦冬、生地等补气升阳、平肝止痛之药。

**【用法用量】** 3～10g。

**【成药例证】**

**1. 通宣理肺丸[《国家中成药标准汇编·内科肺系(二)分册》]** 药物组成：紫苏叶、前胡、桔梗、苦杏仁、麻黄、甘草、陈皮、制半夏、茯苓、炒枳壳、黄芩。

功能主治：解表散寒，宣肺止嗽。用于感冒咳嗽，发热恶寒，鼻塞流涕，头痛无汗，肢体酸痛。

**2. 木香理气丸(《国家中成药标准汇编·内科脾胃分册》)** 药物组成：木香、大黄、牵牛子(炒)、槟榔、枳实、枳壳、香附(醋制)、厚朴(姜汁炙)、乌药、陈皮、山楂、黄芩等19味。

功能主治：行气宽中，化滞通便。用于气郁不舒，停食停水，胸胁痞闷，脘腹胀满，恶心呕吐，倒饱嘈杂，大便秘结。

**3. 参苏丸[《国家中成药标准汇编·内科肺系(一)分册》]** 药物组成：党参、紫苏叶、葛根、前胡、茯苓、制半夏、陈皮、炒枳壳、桔梗、木香、甘草、生姜、大枣、蜂蜜。

功能主治：疏风散寒，祛痰止咳。用于体弱感冒风寒，恶寒发热，头痛鼻塞，咳嗽痰多，胸闷呕逆。

**4. 调肝和胃丸(《国家中成药标准汇编·内科脾胃分册》)** 药物组成：姜半夏、甘草、陈皮、白芍、乌药、郁金、醋青皮、姜厚朴、六神曲、枳壳、当归、槟榔、砂仁、柴胡、焦山楂、番泻叶。

功能主治：疏肝和胃。用于胸胁胀满，嘈杂吐酸，恶心呕吐。

**5. 参茸补肾片(《国家中成药标准汇编·内科气血津液分册》)** 药物组成：黄芪、酸枣仁、五味子、九节菖蒲、鹿茸、砂仁、泽泻、当归、红参、豆蔻、六神曲、厚朴、牡丹皮、白术、小茴香、大青盐、远志、山楂、干姜、枳壳、阳起石、肉苁蓉、附子、茯苓、山茱萸、杜仲、海马、麦芽、莱菔子、槟榔、覆盆子、天冬、狗肾、韭菜子、补骨脂、麦冬、化橘红、驴肾、牛膝、甘草、肉桂、山药、党参、锁阳、白芍、仙茅、枸杞子、川芎。

功能主治：补肾壮阳，益气养血。用于阴阳两虚，症见阳痿、阴冷、梦遗滑精、神疲乏力等。

**【贮藏】** 置阴凉干燥处，防蛀。

**【参考文献】**

[1]管福兰，言惠洁.枳壳对兔体外小肠运动影响的研究[J].中医药学刊，2002，20(2)：181-182.

[2]马亚兵.枳壳的胃肠作用及炮制前后的变化[J].中药药理与临床，1996，12(6)：28-29.

[3]庄须国，潘振伟，刘晓丹，等.枳壳醇提物对大鼠离体胸主动脉环的收缩作用与机制.中国药理学通报，2008，24(6)：810-814.

[4]文莉，陈靓，舒成仁.几种中药煎液对大鼠胆汁排出的影响[J].时珍国医国药，2005，16(2)：114.

[5]李顺文，吴琦，赵诗云，等.枳壳总黄酮降血脂作用的实验研究[J].实用中西医结合临床，2013，13(3)：91-94.

[6]郑红，周新灵，明彩荣，等.黄芩甙、枳壳抗肥大细胞脱颗粒的实验研究[J].中国中医基础医学杂志，2005，11(6)：434.

[7]李振伟，于桂华.黄芩甙、枳壳治疗过敏性疾病的实验研究.实用药物与临床，2005，8(S1)：32-33.

[8]苏明媛，牛江龙，李林等.川陈皮素的体外抑癌活性及其机制研究[J].中成药，33(9)：1479-1483.

[9]刘义，吴科锋，李延平.川陈皮素体外对微管蛋白聚合的影响[J].中国中药杂志，2008，33(18)：2113-2115.

（杨雨婷　潘媛　彭成　敖慧）

## 968 枳实

Zhishi

**【异名】** 酸橙。

**【来源】** 为芸香科植物酸橙 *Citrus aurantium* L.及其栽培变种或甜橙 *Citrus sinensis* Osbeck 的干燥幼果。

**【产地】** 秦岭南坡以南各地，大多为栽培品，有时也为半野生品。

【采收加工】 5～6月收集自落的果实，除去杂质，自中部横切为两半，晒干或低温干燥，较小者直接晒干或低温干燥。

【炮制】 枳实　取原药材，除去杂质，洗净润透，切薄片，干燥。

麸炒枳实　取麸皮撒入热锅内。用中火加热，待冒烟时，加入净枳实片。迅速拌炒至深黄色。麸皮呈焦褐色时，取出，筛去焦麸皮，放凉。每100kg枳实片，用麸皮10kg。

【性状特征】 枳实　呈半球形，少数为球形，直径0.5～2.5cm。外果皮黑绿色或暗棕绿色，具颗粒状突起和皱纹，有明显的花柱残迹或果梗痕。切面中果皮略隆起，厚0.3～1.2cm，黄白色或黄褐色，边缘有1～2列油室，瓤囊棕褐色。质坚硬。气清香，味苦、微酸。

枳实片　呈不规则弧状条形或圆形薄片。切面外果皮黑绿色至暗棕绿色，中果皮部分黄白色至黄棕色，近外缘有1～2列点状油室，条片内侧或圆片中央具棕褐色瓤囊。气清香，味苦、微酸。

麸炒枳实　为不规则弧状条形或圆形薄片，色较深，有的有焦斑。

【化学成分】 枳实主要化学成分有挥发油类、生物碱类、黄酮类、香豆素类、柠檬苦素等。枳实的挥发油、生物碱、黄酮为其主要药理活性成分。《中华人民共和国药典》2015年版规定，本品药材及其饮片按干燥品计算，含辛弗林（$C_9H_{13}NO_2$）不得少于0.30%。

【药理毒理】

**1. 调节胃肠运动**　枳实水提液按10ml/kg灌胃给予功能性消化不良大鼠，每天1次，连续4周，能明显增加胃窦组织SP、MTL，减少序贯活性肠肽[1]。0.2、1.2mg/ml枳实煎剂作用于兔离体肠平滑肌20min，1.2mg/ml对离体肠平滑肌收缩幅度、频率、张力有抑制作用，0.2mg/ml微量剂量能明显降低其活动[2]。

**2. 抗肝脏氧化作用**　枳实醇提物体外抗氧化研究表明，对·OH $IC_{50}$为2.71mg/ml、$O^{2-}$·为5.02mg/ml、DPPH·$IC_{50}$为0.54mg/ml；作用于小鼠肝、肾、心组织匀浆的脂质过氧化抑制作用分别为0.58、1.03、0.69mg/ml[3]。剂量为3.2、6.4、9.59g枳实醇提物对糖尿病小鼠灌胃，每日1次，连续4周，能显著增加小鼠肝脏GSH含量及SOD活性；降低GSH-Px活性、MDA和NO含量，降低其血糖水平[4]。

**3. 抗血栓**　1g/(kg·d)（含生药0.3g/ml）、2.5g/(kg·d)（含生药0.75g/ml）的枳实水煎液给予高血小板聚集大鼠模型灌胃，每天1次，连续10d，能明显抑制血小板及红细胞聚集[5]。

【药性】 苦、辛、酸，微寒。归脾、胃经。

【功能主治】 破气消积，化痰散痞。用于积滞内停，痞满胀痛，泻痢后重，大便不通，痰滞气阻，胸痹，结胸，脏器下垂。

【临床应用】 临床常用

（1）积滞内停，痞满胀痛，泻痢后重，大便不通　本品辛散苦降，治疗食积不化、脘腹胀满疼痛、嗳腐气臭者，常与山楂、莱菔子、麦芽等同用，如《症因脉治》枳实散；治疗脾胃虚弱、运化无力、食积不化、脘腹痞满、不思饮食者，常与白术同用，如《内外伤辨惑论》卷下引张洁古方；或再加木香、砂仁，如《摄生秘剖》香砂枳术丸。若脾胃虚弱、寒热互结所致心下痞满、不思饮食、体弱倦怠，或胸腹痞满、食少不化、大便不畅者，常配伍人参、白术、茯苓、半夏、干姜、厚朴、黄连、麦芽等，以健脾和胃、消痞除满，如《兰室秘藏》枳实消痞丸；治疗积滞内阻，生湿蓄热，脘腹痞满，闷乱不安，食欲不振，大便秘结，或泻痢后重，舌红苔黄腻，脉沉实者，常配伍大黄、黄芩、黄连、神曲、泽泻等，如《内外伤辨惑论》枳实导滞丸；治疗阳明腑实，大便秘结，胸脘痞满，腹部胀满，硬痛拒按，甚则潮热谵语，苔黄厚而干，或焦起刺，脉沉实；或热结旁流，虽下利清水臭秽，而腹满痛不减，按之坚硬，口舌干燥，脉滑数等，常与大黄、厚朴、芒硝同用，如《伤寒论》大承气汤；若肠胃燥热，大便硬，小便数者，常配伍麻子仁、大黄、厚朴、杏仁等，如《伤寒论》麻子仁丸；治疗产后宿食为病，腹中胀满，里急窘迫等，常配伍木香、槟榔、厚朴等，如《验方新编》枳实汤；若产后血气凝而少腹作痛，烦满不得卧者，常配伍芍药，如《金匮要略》枳实芍药散。

（2）痰滞气阻，胸脘痞满，胸痹结胸　本品辛散苦泄，治疗寒邪痰饮、停留胸膈、胸中气塞、短期痞闷的胸痹轻症，常配伍橘皮、生姜，如《金匮要略》橘枳姜汤，或单用，如《肘后备急方》胸痹痛方；治疗痰浊痹阻胸阳、心中痞气、气结在胸、胸满、胁下逆抢心之胸痹重症，常配伍薤白、桂枝、瓜蒌、厚朴，如《金匮要略》枳实薤白桂枝汤；若胸痹，心下气坚，疞刺不可俯仰，气促咳唾，引痛不可忍者，可与桔梗、陈橘皮、薤白等配伍，如《圣济总录》枳实桔梗汤；治疗痰热结胸、胸脘痞闷疼痛者，常与瓜蒌、半夏、黄连同用，如《温病条辨》小陷胸加枳实汤。若伤寒结胸欲绝、心膈高起、实满作痛、手不得近、体虚不能受攻者，常与人参、白术、炙甘草、炮姜等同用，如《太平惠民和剂局方》枳实理中丸；治疗水饮停滞于胃，心下坚，大如盘，边如旋盘者，常与白术同用，如《金匮要略》枳术汤。治疗热病余热未清，与痰气交结胸中，胸满心烦懊侬，常与栀子、豆豉配伍，如《伤寒论》枳实栀子豉汤。治疗痰涎壅盛，胸膈痞塞，或咳嗽恶心，饮食少思等，常配伍半夏、天南星、橘红、茯苓等，如《校注妇人良方》导痰汤。

**2. 临床新用**　枳实可用于治疗冠心病早搏[6]、非酒精性脂肪肝[7]、肾性蛋白尿[8]、糖尿病胃轻瘫[9]。

**【用法用量】**　3～10g。

**【成药例证】**

**1. 枳实导滞丸(《中华人民共和国药典》2015年版)**　药物组成：枳实、大黄、黄连、黄芩、六神曲、白术、茯苓、泽泻。

功能主治：消积导滞，清利湿热。用于饮食积滞、湿热内阻所致的脘腹胀痛、不思饮食、大便秘结、痢疾里急后重。

**2. 沉香化滞丸(《国家中成药标准汇编·内科脾胃分册》)**　药物组成：沉香、牵牛子、枳实、五灵脂、山楂、枳壳、陈皮、香附、厚朴、莪术、砂仁、三棱、木香、青皮、大黄、蜂蜜。

功能主治：理气化滞。用于饮食停滞，胸腹胀满。

**3. 开胃丸(《国家中成药标准汇编·内科脾胃分册》)**　药物组成：白术、陈皮、厚朴、枳实。

功能主治：健脾和胃，理气除胀。用于消化不良，停食停水，胸腹胀满，不思饮食。

**4. 健脾丸(《中华人民共和国药典》2015年版)**　药物组成：党参、白术、陈皮、枳实、山楂、麦芽。

功能主治：健脾开胃。用于脾胃虚弱，脘腹胀满，食少便溏。

**【注意事项】**　孕妇慎用。

**【贮藏】**　置阴凉干燥处，防蛀。

**【参考文献】**

[1]朱金照，张志坚，张捷.中药枳实对功能性消化不良大鼠胃排空的影响[J].中国临床药学杂志，2005，14(5)：291-294.

[2]张启荣，朱克刚，彭吉霞，等.枳实煎剂对兔离体肠平滑肌活动的影响[J].中国中医药科技，2006，13(5)：335-336.

[3]焦士蓉，马力，黄承钰，等.枳实提取物的体外抗氧化作用研究[J].中药材，2008，31(1)：113-116.

[4]焦士蓉，黄承钰，王波，等.枳实提取物对实验性糖尿病小鼠肝脏抗氧化防御功能的影响[J].卫生研究，2007，36(6)：689-692.

[5]吉中强，纪文岩，宋鲁卿，等.枳实对血瘀模型大鼠血栓前状态的影响[J].山东中医杂志，2003，2(6)：360-362.

[6]管喜文，龚传美，李松风，等.四逆散对31例冠心病早搏者的作用研究[J].中药药理与临床，1992，8(4)：37-38.

[7]潘丰满，黄江荣.柴胡疏肝散治疗非酒精性脂肪肝82例临床观察[J].时珍国医国药，2009，20(8)：2010-2011.

[8]杨建民.自拟黄龙汤治疗肾性蛋白尿35例分析[J].中华中医药学刊，2005，23(2)：341.

[9]董文玲.枳实消痞丸加减治疗糖尿病胃轻瘫32例疗效观察[J].时珍国医国药，2009，20(2)：476-477.

（杨雨婷　潘媛　彭成　敖慧）

## 969　中介蝮蛇

Zhongjiefushe

**【异名】**　七寸子、七寸蛇、麻七寸、扎嘎勒卖图、毛盖。

**【来源】**　为蝰科动物中介腹蛇 *Agkistrodon halys* Pallas.Intermedius (Strauch)的新鲜或干燥体。

**【产地】**　主要为野生品。我国甘肃、内蒙古、宁夏、青海、山西均有分布，浙江省境内也有少量分布，国外分布于俄罗斯西伯利亚南部和蒙古。

**【采收加工】**　多于夏秋二季捕捉，剖开蛇腹，除去内脏，洗净，先用或在腹腔内均匀地涂撒食盐粉，用木片分开腹部，干燥后拆去木片。

**【炮制】**　净制。

**【性状特征】**　全体长50～60cm，呈直线状，头略呈三角形，稍扁平，背面砂黄色，具两行深褐色圆斑，左右圆斑往往并合，其间的砂黄色在背面形成一列窄横纹;眼后黑眉较宽,其上缘镶黄白色边。上唇浅褐色主要占上唇鳞。鼻间鳞两外侧尖细而微弯向后;中段背鳞23～25行;腹鳞+尾下鳞187～229,平均207。有颊窝,有管牙。

**【药性】** 二级干热,有毒。

**【功能主治】** 祛散寒气,除湿舒筋。用于关节内痛,肩痛背痛,手足麻木,偏瘫痉挛,口眼㖞斜。

**【临床应用】** **临床常用**

(1)中风 中介蝮蛇祛散寒气,除湿舒筋,可治疗由风痰阻络、气血亏虚、肝肾不足导致的中风,症见半身不遂、口舌㖞斜、手足麻木疼痛、肢体痿软无力、舌暗淡、苔白腻,脉沉。

(2)痹证 中介蝮蛇祛散寒气,除湿舒筋,可治疗由风寒湿瘀导致的肢体关节疼痛、屈伸不利、手足麻木不仁、筋脉拘急、畏寒喜暖、腰腿沉重、行走不便、舌暗淡、苔白腻、脉沉或沉缓,即风湿性关节炎、类风湿关节炎、骨关节炎。

**【用法用量】** 2.5～4.5g,研粉,温开水冲服,或与其他药配伍使用。鲜品适量。

**【贮藏】** 置干燥通风处防蛀。

(刘露丝 谢欣 彭成 敖慧)

## 970 中亚白及

Zhongyabaiji

**【来源】** 为兰科植物盔红门兰 *Orchis morio* L.、雄红门兰 *Orchis mascula* L.、斑叶红门兰 *Orchis maculata* L.、绿花舌唇兰 *Orchis chlorantha* Gust.等的干燥块茎。

**【采收加工】** 夏秋采挖,除去杂质,置沸水中片刻,取出晒干。

**【性状特征】** 呈卵圆形、椭圆形、类圆形或掌形,长1.5～4cm,直径0.5～2cm。表面黄白色至淡灰色,有少数的细皱纹,时有粗皱缩;质坚实,沉重,致密,微半透明,断面角质样。无臭,味淡。

**【药性】** 二级湿热。

**【功能主治】** 壮阳生精,养心生血。用于阳弱早泄,神倦血少,精少不孕,肌体抽搐,瘫痪,痴呆,脱发,寐差。

**【临床应用】** **临床常用**

肝肾亏损证 中亚白及壮阳生精,养心生血。可治疗由肝肾亏损,阴精不足,筋脉失养导致的渐见肢体痿软无力,尤以下肢明显,腰膝酸软,不能久立甚至步履全废,腿胫大肉渐脱,眩晕耳鸣,舌咽干燥,遗精或遗尿。

**【用法用量】** 5～8g。

**【成药例证】**

**1. 伊木萨克片(《卫生部药品标准·维吾尔药分册》)** 药物组成:中亚白及、麝香、龙涎香、西红花、马钱子(制)、乳香、牛鞭、肉豆蔻、丁香、高良姜、罂粟壳。

功能主治:补肾壮阳,益精固涩。用于阳痿,早泄,滑精,遗尿及神经衰弱。

**2. 温肾苏拉甫片(《卫生部药品标准·维吾尔药分册》)** 药物组成:中亚白及、肉豆蔻、高良姜、附子、肉豆蔻衣、肉桂、罂粟壳、西红花。

功能主治:温肾除湿。用于早泄,遗精,遗尿等症的治疗。

**【贮藏】** 置阴凉干燥处。

(刘露丝 谢欣 彭成 敖慧)

## 971 钟乳石

Zhongrushi

**【异名】** 石钟乳(《神农本草经》),虚中、钟乳(《吴普本草》),公乳,留公乳,芦石,夏石(《名医别录》),黄石砂(《药性论》),卢布,夏乳根(《石药尔雅》)。

**【来源】** 为碳酸盐类矿物方解石族方解石。

**【产地】** 主产于广西、湖北、四川和山西等地。

**【采收加工】** 全年均可采。采收后,除去杂石,洗净,晒干。

**【炮制】** **钟乳石** 洗净,砸成小块,干燥。

**煅钟乳石** 净钟乳石块,照明煅法煅至红透。

**【性状特征】** **钟乳石** 为钟乳状集合体,略呈圆锥形或圆柱形。表面白色、灰白色或棕黄色,粗糙,凹凸不平。体重,质硬,断面较平整,白色至浅灰白色,对光观察具闪星状的亮光,近中心常有一圆孔,圆孔周围有多数浅橙黄色同心环层。气微,味微咸。以色白或灰白、圆锥形、断面具闪星状亮光者为佳。

**煅钟乳石** 呈灰白色不规则碎块或粉末,质地酥脆，光泽度降低或消失。质地酥脆者为佳。

**【化学成分】** 钟乳石主含碳酸钙($CaCO_3$)，此外尚含有少量的硅、铁、铝、镁和微量的砷、锰、钛、铜、锶、钠等十多种元素。《中华人民共和国药典》2015年版规定，本品含碳酸钙($CaCO_3$)不得少于95.0%。

**【药性】** 甘，温。归肺、肾、胃经。

**【功能主治】** 温肺，助阳，平喘，制酸，通乳。用于寒痰咳喘，阳虚冷喘，腰膝冷痛，胃痛泛酸，乳汁不通。

**【临床应用】** **临床常用**

肺虚喘急　钟乳石温肺，助阳，平喘，制酸，通乳。可与菟丝子、石斛合用，如《千金翼方》记载："治五劳七伤，损肺气，阳气绝，手足冷，心中少气，髓虚腰疼脚痹，身烦口干不能食：钟乳二两，菟丝子一两，石斛一两，吴茱萸半两。"可与牛奶合用治疗腰膝酸软，如《崔氏纂要方》记载："治积冷上气，坐卧不得，并风虚劳损，腰脚弱：钟乳三两，牛奶一大升。"可与漏芦合用通乳，如《千金方》记载："治无乳汁：石钟乳、漏芦各二两"；"治虚损，通顺血脉，极补下气：钟乳五两，附子、甘菊各二两，石斛、苁蓉各五两，清酒三斗"。

**【用法用量】** 3～9g，先煎。

**【成药例证】**

**1. 子宫锭(《卫生部药品标准中药成方制剂·第一册》)**　药物组成：制乳香、儿茶、钟乳石、硼砂、硇砂、蛇床子、没药、雄黄、血竭、红丹、冰片、麝香、白矾。

功能主治：活血化瘀，化腐生肌，消肿止痛，燥湿收敛，解毒杀虫。用于妇女带下，阴痒及不孕症。

**2. 喉痛丸(《卫生部药品标准中药成方制剂·第十册》)**　药物组成：大黄、绿豆、橘红、琥珀、人参、钟乳石(制)、柳枝、绿茶、青果清膏、玄明粉、寒水石、水牛角浓缩粉、羚羊角、蜂蜜、五倍子、牛黄、沉香、朱砂、硼砂。

功能主治：清音化痰，退热止嗽。用于咽喉肿痛，肺热咳嗽，口干舌燥，大 便不通。

**3. 延龄长春胶囊(《卫生部药品标准中药成方制剂·第十七册》)**　药物组成：鹿茸(去毛)、鹿鞭、狗鞭、猪睾丸、大海米、狗骨、海马、蛤蚧(去头足)、熟地黄、龟甲胶、黄精(酒制)、制何首乌、山茱萸、人参、蛇床子、淫羊藿(炙)、钟乳石(锻)。

功能主治：补肾，填精补髓，纳气平喘。用于肾阳不足，精血亏虚，腰膝酸痛，四肢寒冷，体倦乏力，须发早白，神疲消瘦。

**4. 还精煎口服液(《卫生部药品标准中药成方制剂·第十八册》)**　药物组成：地黄、熟地黄、何首乌、桑椹子、女贞子、沙苑子、锁阳、钟乳石、牛膝、菟丝子、续断、白术(炒)、远志(炙)、石菖蒲、菊花、细辛、地骨皮、车前子。

功能主治：补肾填精，扶正祛邪，阴阳两补，益元强壮。用于肾虚所致头晕心悸，腰酸肢软，以及中老年原发性高血压。

**【贮藏】** 置阴凉干燥处。

(刘露丝　谢欣　彭成　敖慧)

## 972　肿节风

Zhongjiefeng

**【异名】** 驳节茶(《岭南采药录》)、接骨木(《植物名实图考》)、九节风(《分类草药性》)、观音茶(《生草药性备要》)、九节茶(《生草药性备要》)、铜脚灵仙(《四川中药志》)、鸭脚节、山牛膝、珍珠兰、九节草、野靛、学士茶、接骨丹、接骨草、接骨金粟兰、九节兰、节骨茶、接骨莲、竹茶等。

**【来源】** 为金粟兰科植物草珊瑚 *Sarcandra glabra* (Thunb.) Nakai 的干燥全草。

**【产地】** 主要为栽培品，野生品亦有。主产于江西、浙江、广西。建于三明市三元区莘口镇格氏栲自然保护区、三元区岩前镇楼源国有林场、岩前镇吉口国有林场等地的GAP种植基地已通过原国家食品药品监督管理总局验收。

**【采收加工】** 夏、秋二季采挖，除去杂质，晒干。切段。以外皮色棕红、叶多者为佳。

**【炮制】** 去杂质，洗净，润透，切段，干燥。

**【性状特征】** 长50～120mm。根茎较粗大，密生细根。茎圆柱形，多分枝，直径0.3～1.3cm；表面暗绿色至暗褐色，有明显细纵纹，散有纵向皮孔，节膨大；质脆，易折断，断面有髓或中空。叶对生，叶片卵状披针形至卵状椭圆形，长5～15cm，宽3～6cm；表面绿色、绿褐色至棕褐色或棕红色，光滑；边缘有粗锯齿，齿尖腺体黑褐色；叶柄长约1cm；近革质。穗状花序顶生，常分枝。气微香，味微辛。以茎、叶色绿者为佳。

**饮片**　呈不规则的段。根茎密生细根。茎圆柱形，表面暗绿色至暗褐色，有明显细纵纹，散有纵向皮孔，节膨大。切面有髓或中空。叶多破碎，表面绿色、绿褐色至棕褐色或棕红色，光滑；边缘有粗锯齿，齿尖腺体黑褐色，近革质。气微香，味微辛。以茎、叶色绿者为佳。

**【化学成分】**　肿节风主要成分有香豆素、黄酮和有机酸，还含挥发油、酯类、酚类等。肿节风的香豆素是其主要药理活性成分。《中华人民共和国药典》2015年版规定，本品药材及其饮片按干燥品计算，含异嗪皮啶($C_{11}H_{10}O_5$)不得少于0.020%，含迷迭香酸($C_{18}H_{16}O_8$)不得少于0.020%。

**【药理毒理】**

**1. 抗肿瘤**　肿节风70%乙醇提取物以5mg/kg灌胃CNE1、CNE2细胞造模的裸小鼠30d，可使人鼻咽癌细胞株CNE1、CNE2裸鼠模型的瘤重明显减轻，抑瘤率分别为40.8%和46.8%，同时下调Bcl-2蛋白、上调Bax蛋白的表达，促进细胞凋亡[1]。

**2. 抗凝血**　肿节风60%醇提物(1.2g生药/ml)，以0.1ml/10g剂量灌胃外源性抗体造成的免疫性血小板减少小鼠，每天1次，连续13d，结果显示其能缩短小鼠断尾出血时间及凝血时间，加强血小板的收缩功能，但对正常血小板数最无明显影响；对阿糖胞苷引起的血小板及白细胞下降有显著的治疗作用[2]。

**【药性】**　苦、辛，平。归心、肝经。

**【功能主治】**　清热凉血，活血消斑，祛风通络。用于血热发斑发疹，风湿痹痛，跌打损伤。

**【临床应用】**

**1. 临床常用**

跌打损伤，风湿关节痛　肿节风清热凉血，活血消斑，祛风通络。在《分类草药性》记载："治一切跌打损伤，风湿麻木，筋骨疼痛。"《福建药物志》记载："活血散瘀，清热解毒，消肿止痛。根治跌打损伤，风湿关节痛，疟疾，痢疾，腰腿痛，骨折，产后腰痛，月经不调。"

**2. 临床新用**　肿节风可用于治疗复发性口疮[3]。

**【用法用量】**　9～30g。

**【成药例证】**

**1. 万通炎康片(《中华人民共和国药典》2015年版)**　药物组成：苦玄参、肿节风。

功能主治：疏风清热，解毒消肿。用于外感风热所致的咽部红肿、牙龈红肿、疮疡肿痛；急慢性咽炎、扁桃体炎、牙龈炎、疮疖见上述证候者。

**2. 跌打生骨颗粒(《国家中成药标准汇编·骨伤科分册》)**　药物组成：战骨、肿节风、自然铜、丹参、延胡索、牛膝、杜仲、糊精。

功能主治：活血祛瘀，消肿止痛，强筋健骨。用于骨折。

**3. 肿节风片(《卫生部药品标准中药成方制剂·第十三册》)**　药物组成：本品为肿节风浸膏片。

功能主治：消肿散结，清热解毒。用于肺炎，阑尾炎，蜂窝织炎；大剂量用于肿瘤。

**4. 肿节风浸膏(《卫生部药品标准中药成方制剂·第十三册》)**　药物组成：本品为肿节风制成的浸膏。

功能主治：消肿散结，清热解毒。用于肺炎，阑尾炎，蜂窝织炎；大剂量用于肿瘤。

**5. 肿节风注射液(《卫生部药品标准中药成方制剂·第十四册》)**　药物组成：本品为肿节风经提取制成的灭菌水溶液。

功能主治：清热解毒，消肿散结。用于热毒壅盛所致肺炎、阑尾炎，蜂窝织炎、细菌性痢疾、脓肿，与肿节风片联合用于消化道癌、胰腺癌、肝癌等肿瘤。

**【贮藏】**　置通风干燥处。

**【参考文献】**　[1]康敏，唐安洲，梁刚，等.肿节风提取物对鼻咽癌裸鼠移植瘤细胞凋亡的影响[J].中药材，2008，31(10)：1529-1533.

[2]徐国良，肖兵华，陈奇，等.肿节风及其分离部位对免疫性血小板减少性紫癜小鼠血小板的影响[J].中国实验方剂学杂志，2005，11(4)：33-36.

[3]鲁祖畴，吴凡.新癀片治疗复发性口疮40例观察[J].中成药，1994，16(10)：30.

(刘露丝　谢欣　彭成　敖慧)

## 973　朱砂

Zhusha

**【异名】**　丹粟(《山海经》)，丹砂(《神农本草经》)，赤丹(《淮南子》)，汞沙(《石药尔雅》)，辰砂

(《本草图经》)。

【来源】 为硫化物类矿物辰砂族辰砂,主含硫化汞(HgS)。

【产地】 主要产地为贵州的铜仁、湖南的辰溪、沅陵等;道地产区为湖南的辰溪。

【采收加工】 采挖后,选取纯净者,用磁铁吸净含铁的杂质,再用水淘去杂石和泥沙,研成细粉,或用水飞法制成极细的粉末。

【炮制】 朱砂粉取朱砂,用磁铁吸去铁屑,或照水飞法,水飞,晾干或40℃以下干燥。

【性状特征】 朱砂 为粒状或块状集合体,呈颗粒状或块片状。鲜红色或暗红色,条痕红色至褐红色,具光泽。体重,质脆,片状者易破碎,粉末状者有闪烁的光泽。气微,味淡。

朱砂粉 为朱红色极细粉末,体轻,以手指撮之无粒状物,以磁铁吸之,无铁末,气微,味淡。

【化学成分】 朱砂主要成分为硫化汞(HgS),此外,还含铅、钡、镁、铁、锌、锰等25种微量元素,《中华人民共和国药典》2015年版规定,本品药材含硫化汞(HgS)不得少于96.0%;本品饮片含硫化汞(HgS)不得少于98.0%。

【药理毒理】

**1. 抗心律失常** 朱砂混悬液(水飞朱砂与2.5%淀粉混悬液混合配制成25%的)0.60g/(kg·d)灌胃家兔,每天一次,连续5d。可明显对抗氯仿-肾上腺素和草乌注射液所致心律失常[1]。

**2. 镇静** 朱砂混悬液1、1.5g/kg灌胃小鼠,一天一次,连续5d,可减少苯丙胺所致兴奋小鼠的自发活动次数;可明显延长水合氯醛所致麻醉小鼠的睡眠时间[2]。

**3. 抗惊厥** 朱砂混悬液0.01g/次灌胃小鼠,一天1次,连续7d,可明显延长安纳咖所致小鼠惊厥的潜伏时间[3]。

**4. 安全性评价** 小鼠静脉注射朱砂煎剂$LD_{50}$为12g/kg,动物中毒表现为少动、反应迟钝、肾缺血、肝脏肿大等[4]。

**5. 体内过程** 小鼠单次口服朱砂的吸收半衰期为0.02h,消除半衰期为13.35h。口服朱砂后在动物的心、肾、肝、脾、肺、大脑、小脑等组织中均有不同程度的分布,而且随着服药次数的增加,组织中含汞是逐渐增大,其中尤以肾、肝突出[3]。

【药性】 甘,微寒;有毒。归心经。

【功能主治】 清心镇惊,安神解毒。用于心悸易惊,失眠多梦,癫痫发狂,小儿惊风,视物昏花,口疮,喉痹,疮疡肿毒。

【临床应用】 临床常用

(1) 神志不安,心悸,怔忡,失眠 朱砂能镇定心神,适用于各种神志不安的病症。如心火亢盛、心烦不寐,可配合清心安神的黄连、磁石等药同用;如高热神昏,可配清热、开窍的牛黄、麝香等同用;如痰热惊痫,可配豁痰定惊的天竺黄、胆南星等同用;如血虚心悸、失眠,可配养血安神的丹参、地黄、当归、柏子仁等同用。由此可见,朱砂随不同配伍能用于实热血虚等病症,无不取其重镇安神的作用。

(2) 惊风,诸痫,癫狂 本品清心、重镇,有镇静安神之效,可用于由热邪炽盛或痰热蒙蔽心窍所致,症见高热、神昏、惊痫抽搐、痰迷癫狂、精神恍惚等。与生石膏、寒水石、麝香等同用,治温热病热火炽盛之高热烦躁、神昏谵语等证;与牛黄、钩藤、全蝎等同用,可用于小儿惊风,高热烦躁;与磁石、神曲同用,可用于风痰诸痫,精神恍惚,口吐白沫等证。

(3) 疮毒肿痛,口舌生疮,咽喉肿痛 朱砂外用具有解毒功能,与雄黄、山慈菇、麝香、千金子等配伍,外涂治疮毒肿痛;与冰片、硼砂、玄明粉等吹喉,治疗口舌生疮、咽喉肿痛等症。

【用法用量】 0.1~0.5g,多入丸散服,不宜入煎剂。

【成药例证】

**1. 朱砂安神丸(《卫生部药品标准中药成方制剂·第十一册》)** 药物组成:朱砂、黄连、炙甘草、生地黄、当归。

功能主治:镇心安神、泻火养心。主要用于心火偏亢,阴血不足,心烦神乱、失眠多梦,耳鸣耳聋,视物昏花。

**2. 磁朱丸(《卫生部药品标准中药成方制剂·第十册》)** 药物组成:磁石、朱砂、六曲。

功能主治:重镇安神、潜阳明目。主要用于水火不济,心悸失眠,耳鸣耳聋,视物昏花。

**3. 安宫牛黄丸(《中华人民共和国药典》2015年版)** 药物组成:牛黄、水牛角浓缩粉、麝香、珍珠、朱砂、雄黄、黄连、黄芩、栀子、郁金、冰片。

功能主治：清热解毒，镇惊开窍。用于热病，邪入心包，高热惊厥，神昏谵语；中风昏迷及脑炎、脑膜炎、中毒性脑病、脑出血、败血症见上述证候者。

**4. 七厘散(《中华人民共和国药典》2015 年版)** 药物组成：血竭、儿茶、乳香(制)、没药(制)、红花、朱砂、冰片、麝香。

功能主治：化瘀消肿，止痛止血。用于跌打损伤，血瘀疼痛，外伤出血。

**5. 冰硼散(《中华人民共和国药典》2015 年版)** 药物组成：冰片、硼砂(煅)、朱砂、玄明粉。

功能主治：清热解毒，消肿止痛。用于热毒蕴结所致的咽喉疼痛、牙龈肿痛、口舌生疮。

**【注意事项】**

1. 注意按规定量服用，不可过量服用。

2. 朱砂不宜入煎剂，因朱砂遇高温发生化学反应产生氧化汞、游离汞使毒性增强。

3. 应用朱砂及其制剂应中病即止，不可长期服用。

4. 注意药物的配伍影响，尤其是服用含朱砂的中药，不能同时服用具有还原性的西药：溴化物(巴氏合剂)、碘化物(碘化钾)、硫酸亚铁等因为它们之间相互作用生成毒性很强的溴化汞或碘化汞，易引起药源性肠炎。

5. 患者服用含朱砂剂量较大的药物应定期检查肝、肾功能，有肝肾功能不全的应禁用或慎用。

6. 注意个体服药的差异性，尤其对儿童、老人应该从小剂量开始，逐渐加用至治疗量，不可过量应用。

**【贮藏】** 置干燥处。

**【参考文献】** [1]李钟文，董桂共，蒋传富，等.朱砂及朱砂安神丸镇心安神功效的研究[J].中国中药杂志，1993，18(7)：436.

[2]康永，李先荣，程霞.朱砂对中枢神经系统某些药理作用的研究及其毒性观察[J].时珍国医国药，1998，9(6)：532.

[3]徐莲英，蔡贞贞，陈顺超.中药朱砂体内吸收、分布和药效学研究[J].中成药研究，1988，10(5)：2.

[4]岳旺，刘文虎，王兰芬.中国矿物药的急性毒性(LD50)测定[J].中国中药杂志，1989，14(2)：42.

(代良萍　谢欣　彭成　敖慧)

## 974　朱砂根

Zhushagen

**【异名】** 凤凰肠、老鼠尾(《生草药性备要》)，平地木、石青子、凉伞遮金珠、山豆根、地杨梅(《植物名实图考》)，散血丹、浪伞根、金鸡爪(《岭南采药录》)，高脚罗伞(《陆川本草》)，小罗伞(《南宁市药物志》)，土丹皮(《广西中药志》)，金锁匙、开喉箭、三条根、三两金、高茶风、铁凉伞、雪里开花(《湖南药物志》)，金鸡凉伞(《杭州药植志》)，大罗伞、大凉伞、凤凰翔(广州部队《常用中草药手册》)，红铜盘、高脚铜盘、青红草、硬脚金鸡、珍珠伞、桂笃油(《浙江民间常用草药》)，真珠凉伞(《福建中草药》)。

**【来源】** 为紫金牛科植物朱砂根 *Ardisia crenata* Sims 的干燥根。

**【产地】** 主要为野生品。主产于我国浙江、安徽、江西等省区。

**【采收加工】** 秋季采挖根部，洗净，切段，晒干。

**【炮制】** 净制。

**【性状特征】** 为根簇生于略膨大的根茎上，呈圆柱形，略弯曲，长 5～30cm，直径 0.2～1cm。表面灰棕色或棕褐色，可见多数纵皱纹，有横向或环状断裂痕，皮部和木部分离。质硬而脆，易折断，断面不平坦，皮部厚，约占断面的 1/3～1/2，类白色或粉红色，外侧有紫红色斑点散在，习称“朱砂点”；木部黄白色，不平坦。气微，味微苦，有刺舌感。

**饮片** 为不规则的段，外表皮灰棕色或棕褐色，可见纵皱纹，有横向或环状断裂痕，皮部和木部分离。切面皮部厚，约占 1/3～1/2，类白色或粉红色，外侧有紫红色斑点散在；木部黄白色，不平坦。气微，味微苦，有刺舌感。

**【化学成分】** 朱砂根主要成分是三萜皂苷类，还有香豆素和其他的甾醇类成分。朱砂根的三萜皂苷类是其主要药理活性成分。《中华人民共和国药典》2015 年版规定，本品药材按干燥品计算，含岩白菜素($C_{14}H_{16}O_9$)不得少于 1.5%；本品饮片按干燥品计算，含岩白菜素($C_{14}H_{16}O_9$)不得少于 1.0%。

**【药理毒理】**

**1. 抗病原微生物** 朱砂根水煎液对甲型溶血性链球菌、乙型溶血性链球菌和金黄色葡萄球菌的

*MIC* 为 1∶40,1∶40 和 1∶20;对甲型溶血性链球菌、乙型溶血性链球菌和金黄色葡萄球菌的 *MBC* 为 1∶20,1∶10 和 1∶10[1]。

**2. 抗炎**　朱砂根 70%乙醇提取物 0.6g/kg 和 0.8g/kg 灌胃小鼠,单次给药 1.5h 后,可明显抑制醋酸所致小鼠腹腔通透性的增高;朱砂根 70%乙醇提取物 280、174mg/(kg·d)灌胃大鼠,给药 3d,可明显减小大鼠足趾肿胀,抑制蛋清诱发的足肿胀度[1]。

**3. 抗氧化**　朱砂根石油醚部位质量浓度在 55.56mg/L 时,对 DPPH·的清除率为 50.55%[2]。

**4. 安全性评价**　朱砂根 70%乙醇提取物小鼠灌胃给药,$LD_{50}$ 为 3.677g/kg。动物死亡多发生于给药后 2h 内,表现为鼻腔出血,呼吸抑制,进而发生阵挛性惊厥而死亡[1]。

**【药性】**　微苦、辛,平;归肺、肝经。

**【功能主治】**　解毒消肿,活血止痛,祛风除湿。用于咽喉肿痛,风湿痹痛,跌打损伤。

**【临床应用】　临床常用**

(1) 喉痹、乳蛾　本品入肺经,可清肺热,解毒,可用于由肺热、阴虚所致,白喉、乳蛾,症见咽喉肿痛,咽喉、鼻等处灰白粗厚的假膜形成及外毒素引起的心肌、神经及其他脏器的损害,伴有发热、乏力、恶心、呕吐、头痛等。治咽喉肿痛,可单味水煎服;或配射干、甘草等清热解毒、利咽消肿药同用;亦可以根磨汁含咽;或研粉吹喉。此外,治白喉,可配活血祛瘀之土牛膝,清肺热之黄芩和凉散上焦之连翘使用。

(2) 跌打损伤,风湿痛　本品治风湿关节痛或跌打损伤,可用于由风寒湿邪侵袭人体筋肉关节所致的跌打损伤或风湿痛,症见关节的疼痛,剧痛,刺痛,隐隐作痛,酸痛等。单味水煎或酒浸后服用,亦可配木通、桑寄生、大血藤等应用。

**【用法用量】**　3～9g。

**【成药例证】**

**1. 金术跌打丸(《国家中成药标准汇编·骨伤科分册》)**　药物组成:大黄、莪术(制)、三棱(制)、红花、三七、川芎(制)、郁金、土鳖虫、徐长卿、天南星(胆汁制)、木香、泽兰、降香、朱砂根、蒲黄、蜂蜜(炼)。

功能主治:活血散瘀,消肿止痛。用于跌打损伤,瘀血肿痛,筋骨扭伤。

**2. 伤痛酊(《卫生部药品标准中药成方制剂·第七册》)**　药物组成:芙蓉叶、徐长卿、两面针、朱砂根、雪上一枝蒿、薄荷脑、樟脑、肉桂油。

功能主治:去瘀活血,消肿止痛。用于扭伤、挫伤、挤压伤、腱鞘炎等急性软组织损伤。

**3. 云香祛风止痛酊(《中华人民共和国药典》2015 年版)**　药物组成:白芷、大皂角、桂枝、木香、莪术、五味藤、豆豉姜、朱砂根、枫荷桂、买麻藤、广西海风藤、香樟、山豆根、薄荷脑、千斤拔、羊耳菊、虎杖、过岗龙、穿壁风、徐长卿、细辛、樟脑。

功能主治:祛风除湿,活血止痛。用于风湿骨痛,伤风感冒,头痛,肚痛,心胃气痛,冻疮。

**4. 正骨水(《中华人民共和国药典》2015 年版)**　药物组成:九龙川、木香、海风藤、土鳖虫、豆豉姜、猪牙皂、香加皮、莪术、买麻藤、过江龙、香樟、徐长卿、降香、两面针、碎骨木、羊耳菊、虎杖、五味藤、千斤拔、朱砂根、横经席、穿壁风、鹰不扑、草乌、薄荷脑、樟脑。

功能主治:活血祛瘀,舒筋活络,消肿止痛。用于跌打扭伤,骨折脱位以及体育运动前后消除疲劳。

**5. 治伤软膏(《国家中成药标准汇编·骨伤科分册》)**　药物组成:毛冬青、楤木、矩形叶鼠刺根、朱砂根、三叶赤楠根、地龙、黄毛耳草、马尾松根、蛇葡萄根、花榈木根、苦参、金灯藤、骨碎补、水杨梅根、穿破石。

功能主治:散瘀,消肿,止痛。用于跌打损伤局部肿痛。

**【贮藏】**　置干燥处。

**【参考文献】**　[1]田振华,何燕,骆红梅,等.朱砂根抗炎抗菌作用研究[J].西北药学志,1998:109-110.

[2]李园园,李锟,王俊霞,等.朱砂根抑制 α-葡萄糖苷酶与抗氧化活性研究[J].天然产物研究与开发,2012,(24):1257-1260.

(代良萍　谢欣　彭成　敖慧)

## 975　珠子参

Zhuzishen

**【异名】**　鸡腰参、大金线吊葫芦(《昆明民间常用草药》),珠儿参、白地瓜(《贵州药用植物目录》)。

**【来源】**　为五加科植物珠子参 *Panax japonicus* C.A.Mey.var.*major* (Burk.) C.Y.Wu et K.M.Feng

或羽叶三七 *Panax japonicus* C. A. Mey. var. *bipinnatifidus* (Seem.) C.Y.Wu et K.M.Feng 的干燥根茎。

**【产地】** 主要为野生品。珠子参商品主要产地为云南，陕西、四川等地也有少量出产。

**【采收加工】** 秋季采挖，切片，晒干。

**【炮制】** 除去杂质，用时捣碎。

**【性状特征】** 略呈扁球形、圆锥形或不规则菱角形，偶有呈连珠状的，直径0.5～2.8cm。表面棕黄色或黄褐色，有明显的疣状突起及皱纹，偶有圆形凹陷的茎痕，有的一侧残存细的节间。质坚硬，断面不平坦，淡黄白色，粉性。

**【化学成分】** 珠子参主要化学成分为齐墩果烷型皂苷类，还有挥发油类、糖类、微量元素等。珠子参的皂苷是其主要药理活性成分。《中华人民共和国药典》2015年版规定，本品药材及其饮片按干燥品计算，含竹节参皂苷Ⅳa($C_{24}H_{66}O_{11}$)不得少于3.0%。

**【药理毒理】**

**1. 镇痛** 珠子参水煎液2.50、5.00、10.00g/kg，灌胃小鼠，单次给药1h后，均可明显延长醋酸溶液所致小鼠扭体出现潜伏期，降低15min内出现的扭体反应次数[1]。

**2. 抗炎** 珠子参水煎液2.50、5.00、10.00g/kg灌胃小鼠，每日1次，连续7d，均可明显减轻二甲苯致小鼠耳廓炎性肿胀和角叉菜胶致小鼠足跖炎性肿胀，并且随剂量的增加而增强[1]。

**3. 促凝血作用** 浓度为0.0391%、0.625%、2.5%、5%的珠子参水提取物溶液加入抗凝兔血，5%珠子参水提取物可显著缩短凝血时间，且凝血时间随浓度增高而逐渐缩短[2]。

**4. 对免疫功能的影响** 珠子参总皂苷100mg/kg灌胃小鼠，每天1次，连续20d，可明显增强T细胞促有丝分裂原PHA和ConA所诱导下的脾细胞增殖效应；12.5～100mg/mL珠子参总皂苷对体外T细胞丝裂原PHA刺激下的脾细胞增殖效应均有不同程度的增强作用[3]。

**5. 增强造血功能** 珠子参水煎液2.5、5.0和10.0g/kg，灌胃给药，每日1次，连续12d。可改善CY或Co-γ辐射致模型小鼠骨髓造血功能障碍，升高红细胞、血红蛋白、白细胞、血小板，增加骨髓有核细胞及网织红细胞[4]。

**【药性】** 苦、甘，微寒。归肝、脾、胃经。

**【功能主治】** 补肺养阴，祛瘀止痛，止血。用于气阴两虚，烦热口渴，虚劳咳嗽，跌仆损伤，关节痹痛，咳血，吐血，衄血，崩漏，外伤出血。

**【临床应用】** **临床常用**

(1) 咳嗽　本品滋阴润肺，可用于由热病伤阴，气阴双亏所致咳嗽，烦渴，咽痛等。

(2) 血证　本品止血生肌，可用于由血瘀而致，症见吐血，崩漏，月经不调，外伤出血等。

**【用法用量】** 3～9g。

**【成药例证】**

**1. 痛舒胶囊(《国家中成药标准汇编·骨伤科分册》)** 药物组成：七叶莲、灯盏细辛、玉葡萄根、三七、珠子参、栀子、重楼、甘草。

功能主治：活血化瘀，舒筋活络，化痞散结，消肿止痛。用于跌打损伤，风湿性关节痛，肩周炎，痛风性关节痛，乳腺小叶增生。

**2. 盘龙七片(《卫生部药品标准中药成方制剂·第二十册》)** 药物组成：盘龙七、壮筋丹、五加皮、杜仲、当归、珠子参、青蛙七、过山龙、秦艽、木香、祖司麻、络石藤、川乌、白毛七、铁棒锤、草乌、老鼠七、支柱蓼、红花、没药、竹根七、缬草、伸筋草、牛膝、丹参、羊角七、八里麻、重楼、乳香。

功能主治：活血化瘀，祛风除湿，消肿止痛。用于风湿性关节炎，腰肌劳损，骨折及软组织损伤。

**3. 盘龙七药酒(《卫生部药品标准中药成方制剂·第二十册》)** 药物组成：盘龙七、壮筋丹、五加皮、杜仲、当归、珠子参、青蛙七、过山龙、秦艽、木香、祖司麻、络石藤、川乌、白毛七、铁棒锤、草乌、老鼠七、支柱蓼、红花、没药、竹根七、缬草、伸筋草、牛膝、丹参、羊角七、八里麻、重楼、乳香、红曲。

功能主治：活血化瘀，祛风除湿，消肿止痛。用于风湿性关节炎，跌打损伤，腰肌劳损，软组织损伤。

**【贮藏】** 置干燥处，防蛀。

**【参考文献】** [1]贺海波，石孟琼，陈涛，等.珠子参水提物抗炎镇痛作用的实验研究[J].第三军医大学学报，2010，10(30):2224-2227.

[2]贺海波，石孟琼，罗涛，等.珠子参总皂苷通过促进Nrf2转

位拮抗新生大鼠心肌细胞氧化应激损伤[J].第三军医大学学报，2012,34(15):1527-1531.

[3]朱新华，后文俊，李存德.珠子参总皂苷对脾细胞增殖效应影响的研究[J].昆明医学院学报，1994,15(1):65-67.

[4]段泾云，陈瑾明.珠子参对血液和造血功能的影响[J].西北药学杂志，1996,11(2):72-73.

（代良萍　谢欣　彭成　敖慧）

## 976 猪胆粉

Zhudanfen

【来源】 为猪科动物猪 *Sus scrofadommestica* Brisson.胆汁的干燥品。

【产地】 主要为饲养品。目前猪胆粉药材主要来源于家猪的胆汁，全国各地均产。

【采收加工】 猪宰杀后取胆囊，将胆囊挂起晾干，或在半干时稍微压扁再进行干燥，研磨成细粉后即为猪胆粉药材。

【炮制】 净制。

【性状特征】 为黄色、灰黄色粉末。气微腥，味苦，易吸潮。

【化学成分】 猪胆粉主要化学成分为胆汁酸类，此外还有胆色素、脂类、粘蛋白及无机物等。胆汁酸类为其药理活性成分。《中华人民共和国药典》2015年版规定，本品按干燥品计算，含牛磺猪去氧胆酸($C_{26}H_{45}O_6NS$)不得少于2.0%。

【药性】 苦，寒。归肝、胆、肺、大肠经。

【功能主治】 清热润燥，止咳平喘，解毒。用于顿咳，哮喘，热病烦渴，目赤，喉痹，黄疸，泄泻，痢疾，便秘，痈疮肿毒。

【临床应用】 临床常用

(1) 咳喘证　本品苦寒质润，清降之余复有润燥之功，清除肺热，宜降肺气，又不燥劫肺阴，可用于肺热壅盛或燥热咳喘证，症见痰涎多、咳嗽、喘息、短气、胸膈痞闷、咽喉不利，腰膝酸软、肢体无力，或肢体浮肿。

(2) 泻痢　本品清热，解肠经热毒，可用于肠热泻痢，症见浑身无力，舌苔浊腻，食欲下降，心烦焦躁，头身困重，口渴恶心。

【用法用量】 0.3～0.6g，冲服或入丸散。外用适量。

【成药例证】

**1. 护肝片(《中华人民共和国药典》2015年版)** 药物组成：柴胡、茵陈、板蓝根、猪胆粉、绿豆、五味子。

功能主治：疏肝理气，健胃消食，具有降低转氨酶作用。用于慢性肝炎及早期肝硬化。

**2. 妇宁栓(《卫生部药品标准中药成方制剂·第二十册》)** 药物组成：苦参、黄芩、黄柏、猪胆粉、乳香、没药、莪术、儿茶、蛤壳粉、冰片、红丹。

功能主治：清热解毒，燥湿杀虫，去腐生肌，用于湿热下注所致的带下症、阴痒、阴蚀，症见黄白带下，量多味臭，阴部瘙痒或有小腹疼痛；阴道炎，阴道溃疡，宫颈糜烂见上述证候者。

**3. 藿胆片(《中华人民共和国药典》2015年版)** 药物组成：藿香提取物、猪胆粉。

功能主治：芳香化湿，清热通窍，用于湿浊内蕴、胆经郁火所致的鼻塞、流清涕或浊涕、前额头痛。

【贮藏】 密封，避光，置阴凉干燥处。

（代良萍　谢欣　彭成　敖慧）

## 977 猪苓

Zhuling

【异名】 豕零、豕橐(《庄子》)，假猪屎(《神农本草经》)，地乌桃(《图经本草》)。

【来源】 为多孔菌科真菌猪苓 *Polyporus umbellatus* (Pers.) Fries.的干燥菌核。

【产地】 主要为野生品。在我国分布较广，主产于河北、山西、河南等省。

【采收加工】 春、夏、秋季采挖，晒干或趁鲜切片，晒干。

【炮制】 净制。

【性状特征】 菌核呈不规则条状、圆块状或扁块状，有的有分枝，长5～25cm，直径3～8cm表面灰黑色、棕黑色，皱缩或瘤状突起。体轻、质硬，断面颗粒性，类白色或黄白色。气微，味淡。

【化学成分】 猪苓主要化学成分是多糖类和甾体类化合物。猪苓的多糖为其药理活性成分。《中华人民共和国药典》2015年版规定，本品药材按干燥品计算，含麦角甾醇($C_{28}H_{44}O$)不得少于0.070%；本品饮片按干燥品计算，含麦角甾醇($C_{28}H_{44}O$)不得少于0.050%。

【药理毒理】

**1. 利尿**　猪苓煎剂按0.25～0.5g生药/kg静脉注射或肌内注射，单次给药后，对不麻醉犬具有比较明显的利尿作用，并能促进钠、钾、氯等电解质的排出。

**2. 抗肿瘤**　猪苓多糖注射液20mg/kg，0.2ml腹腔注射接种YAC-1小鼠胸腺瘤细胞系的荷瘤小鼠，每日1次，连续15d。可明显高提高对照组脾细胞淋转率，增强NK细胞活性[1]。

**3. 抗辐射**　照射前2h和48h予受致死剂(800rad)全身照射的小鼠腹腔注射猪苓多糖8mg，均可明显增加受照射动物的存活率[2]。

**【药性】**　甘、淡，平。归肾、膀胱经。

**【功能主治】**　利水渗湿。用于小便不利，水肿，泄泻，淋浊，带下。

**【临床应用】**

**1. 临床常用**

(1) 水肿　本品性味甘淡性沉降，入肾、膀胱经而利水道，可用于由水湿内停所致的水肿证，症见腹中胀甚，头面周身皆肿，两目之肿不能开视，心中发热，周身汗闭不出，大便干燥，小便短赤，不利，其两腕肿甚不能诊脉，按之移时，水气四开。以之与茯苓、泽泻、白术、桂枝同用，用于水湿内停之水肿，小便不利及表邪不解，随经入脏之膀胱蓄水证；以之与滑石、通草、黄柏等同用，用于湿热蓄积，膀胱气化不利之水肿证；以之与泽泻、茯苓、白术同用，用于脾虚水肿，小便不利。

(2) 淋浊　本品泻膀胱，通利小便，小便畅，则淋浊除，可用于由阴虚有热所致的淋浊证，症见小便频数而痛，尿出混浊，或尿道流出浊物似脓等。可单味用，如治妊娠子淋；以之与生地黄、木通、滑石等同用，用于热淋；以之与茯苓、车前草、白茅根等同用，用于血淋。

(3) 泄泻　本品渗除水湿，湿浊去，则泄泻止，可用于由内伤饮食夹湿所致的泄泻，症见发热、腹痛，里急后重，每次排便量少，有时只排出少量气体和黏液，粉色较深，多呈黏冻状，可混血液等。以之配茯苓、泽泻、厚朴等，最宜于水湿泄泻；以之与肉豆蔻、黄柏同用，治肠胃寒湿，濡泻无度。

(4) 带下　本品利湿浊而带下除，可用于由湿毒内蕴所致的带下证，症见白带量多，或色、质、气味发生异常等。以之与茯苓、车前子、泽泻等同用，尤宜于湿毒带下；可与苍术、白术、山药等配伍治寒湿带下；与人参、白术、茯苓等同用治脾虚带下。

(5) 脚气　本品能渗利水湿，可用于由感受湿邪所致的脚气证，症见足胫无力，麻木酸痛，挛急，脚不肿而日见枯瘦，饮食减少，小便热赤，舌红，脉弦数等。用鸡鸣散加入本品治湿脚气；以之与薏苡仁、木瓜、当归等同用治干脚气。

(6) 黄疸　本品使水湿之邪从小便除，可用于由湿热交蒸所致的黄疸证，症见食欲减低、上腹饱胀、急性胆道疼痛、急性溶血、长时间乏力、纳差、尿色加深，粪色浅黄等。可用茵陈蒿汤加入本品，治湿热黄疸且热重于湿；若治湿重于热，以之与茯苓、白术同用。

**2. 临床新用**　猪苓可用于治疗顽固性头痛[3]。

**【用法用量】**　6～12g。

**【成药例证】**

**1. 三清胶囊(《国家中成药标准汇编·内科肾系》)**　药物组成：猪苓、茯苓、泽泻、地黄、枸杞子、白茅根、白术、陈皮、桑白皮、大腹皮、金银花、连翘、续断、藕节(炒炭)。

功能主治：清热利湿，凉血止血。用于下焦湿热所致急、慢性肾盂肾炎，泌尿系感染引起的小便不利，恶寒发热，尿频、尿急，少痛疼腹等。

**2. 四苓散(《卫生部药品标准中药成方制剂·第四册》)**　药物组成：茯苓、猪苓、泽泻、白术(炒)。

功能主治：利水渗湿。用于水湿泄泻，小便不利。

**3. 茵陈五苓丸(《卫生部药品标准中药成方制剂·第四册》)**　药物组成：茵陈、泽泻、茯苓、猪苓、白术(炒)、肉桂。

功能主治：清湿热，利小便。用于肝胆湿热，脾肺郁引起的湿热黄疸胆腹胀满，小便不利。

**4. 五苓片(《卫生部药品标准中药成方制剂·第十册》)**　药物组成：茯苓、泽泻、猪苓、桂枝、白术。

功能主治：温阳化气，利湿行水。用于小便不利，水肿腹胀，呕逆泄泻，渴不思饮。

**5. 威喜丸(《卫生部药品标准中药成方制剂·第**

十三册》) 药物组成:茯苓、猪苓。

功能主治:利湿,补肾固下。用于肾虚遗精,妇女白带。

【贮藏】 置通风干燥处。

【参考文献】 [1]杜肖娜,王润田,刘殿武,等.中药猪苓多糖抑瘤作用机理的初探[J].中华微生物学和免疫学杂志,2001,21(3):296-297.

[2]吕宝璋,吴忠忱,单京瑞,等.柴胡和猪苓多糖的生化作用及抗辐射损伤原理的研究[J].解放军医学杂志,1984,9(1):1-4.

[3]关俭.五苓散治疗顽固性头痛41例[J].时珍国医国药,2000,11(5):458.

(代良萍 谢欣 彭成 敖慧)

## 978 猪牙皂

Zhuyazao

【异名】 皂荚(《神农本草经》),皂角(《肘后备急方》),鸡栖子(《广志》),牙皂(《普济本事方》),乌犀(《本草纲目》),猪牙皂角(《海上集验方》),小皂(《本经逢原》),眉皂、小皂荚(《中药志》)。

【来源】 为豆科植物皂荚 *Gleditsia sinensis* Lam.的干燥不育果实。

【产地】 主要是栽培品,野生品亦有。主产于河北、山西、福建、广东、广西、陕西、宁夏、甘肃、四川、贵州、云南、山东、江苏、浙江等省(区)。

【采收加工】 秋季采收不育果实,除去杂质,干燥。

【炮制】 **猪牙皂** 除去杂质,洗净,晒干。用时捣碎。

**炒猪牙皂** 取净沙子,置锅内,用文火炒热,加入净猪牙皂,拌炒至疏松鼓起呈深棕色,取出,筛去沙子,放晾。

【性状特征】 **猪牙皂** 呈圆柱形,略扁而弯曲,长5～11cm,宽0.7～1.5cm。表面紫棕色或紫褐色,被灰白色蜡质粉霜,擦去后有光泽,并有细小的疣状突起和线状或网状的裂纹。顶端有鸟喙状花柱残基,基部具果梗残痕。质硬而脆,易折断,断面棕黄色,中间疏松,有淡绿色或淡棕黄色的丝状物,偶有发育不全的种子。气微,有刺激性,味先甜而后辣。以个小、饱满、色紫褐、有光泽者为优。

**炒猪牙皂** 微鼓起,色泽深棕色,有光泽,气微香,有刺激性。

【化学成分】 猪牙皂的主要成分是三萜皂苷,还含有鞣质、烷烃、甾醇、微量元素等。猪牙皂的三萜皂苷是其主要药理活性成分。

【药理毒理】

**1. 抗炎、抗过敏** 猪牙皂70%乙醇提取物按200、500、1000mg/kg给对角叉菜胶致大鼠足跖肿胀,巴豆油所致小鼠耳廓肿胀以及醋酸所致小鼠腹腔毛细血管通透性升高,compound48/80致大鼠皮肤过敏反应,组胺与5-羟色胺致小鼠全身过敏反应模型灌胃给药,均可明显抑制大鼠足跖肿胀,小鼠耳廓肿胀以及腹腔毛细血管通透性升高,并且呈剂量依赖性;均可抑制小鼠、大鼠全身过敏反应[1]。

**2. 抗肿瘤** 猪牙皂正丁醇提取物按0.3、0.15g/kg的浓度对小鼠灌胃给药,每天2次,连续2d,可明显抑制人肝癌SMMC-7721细胞生长[2]。

【药性】 辛、咸,温;有小毒。归肺、大肠经。

【功能主治】 祛痰开窍,散结消肿。用于中风口噤,昏迷不醒,癫痫痰盛,关窍不通,喉痹痰阻,顽痰喘咳,咯痰不爽,大便燥结,外治痈肿。

【临床应用】 **临床常用**

中风,痫证,喉痹证 猪牙皂味辛而性窜,能通利气道,祛痰通窍开闭,故凡中风、痰厥、癫痫、喉痹等属痰涎壅盛,关窍阻闭者,均可用此。顽痰胶阻于肺而见咳逆上气,稠痰难咯,不能平卧者尤宜用之。正如徐灵胎所谓:“稠痰黏肺,不能清涤,非此不可。”

【用法用量】 1.5～3g,多入丸散用。外用适量,研末吹鼻取嚏或研末调敷患处。

【成药例证】

**1. 暑症片(《中华人民共和国药典》2015年版)** 药物组成:猪牙皂、细辛、薄荷、广藿香、木香、白芷、防风、陈皮、清半夏、桔梗、甘草、贯众、枯矾、雄黄、朱砂。

功能主治:祛寒辟瘟,化浊开窍。用于夏令中恶昏厥,牙关紧闭,腹痛吐泻,四肢发麻。

**2. 槟榔四消丸(水丸、大蜜丸)(《中华人民共和国药典》2015年版)** 药物组成:槟榔、酒大黄、炒牵牛子、猪牙皂、醋附香、五灵脂(醋炙)。

功能主治:消食导滞,行气泻水。用于食积痰饮,消化不良,脘腹胀痛,嗳气吞酸,大便秘结。

**3. 通关散(《中华人民共和国药典》2015年版)**

药物组成：猪牙皂、鹅不食草、细辛。

功能主治：通关开窍。用于痰浊阻窍所致的气闭昏厥、牙关紧闭、不省人事。

**4. 麝香心痛膏(《国家中成药标准汇编·内科心系分册》)**　药物组成：麝香、白芷流浸膏、猪牙皂流浸膏、冰片、水杨酸甲酯、樟脑、盐酸苯海拉明。

功能主治：芳香开窍，理气止痛。用于气滞血瘀引起的胸痹心痛，证见：胸痹、胸痛、憋气等。

**【注意事项】**

1. 内服剂量不宜过大，以免引起呕吐、腹泻。

2. 孕妇及咯血、吐血患者禁用。

**【贮藏】**　置干燥处，防蛀。

**【参考文献】**　[1]Dai Y, Chan Y P, Chu LM. *etal*. Antiallergic and Anti-inflammatory Properties of the Ethanolic Extract from Gleditsiasinensis[J]. Biolpham Bull, 2002, 25(9): 1170-1182.

[2]王红卫，张赤志，许汉林，等.猪牙皂正丁醇含药血清抑制人肝癌细胞 SMMC-7721 的实验研究[J].中西医结合肝病杂志，2013,23(5):279-281.

（董艳红　谢欣　彭成　敖慧）

## 979　猪殃殃

Zhuyangyang

**【异名】**　锯锯草、活血草、锯锯子草、锯锯藤、拉拉藤(《贵州民间方药集》)，小锯子草、锯耳草、拉拉藤、细叶茜草(《云南中草药》)，小禾镰草、血见愁(《广西中药志》)。

**【来源】**　为茜草科植物猪殃殃 *Galium aparine* L.的干燥全草。

**【产地】**　主要为野生品。主产于云南、贵州、广西等地。

**【采收加工】**　夏季采收，除去杂质，晒干。

**【炮制】**　取原药材，除去杂质，洗净，切段，干燥，筛去灰屑。

**【性状特征】**　根极小。茎呈方柱形，多分枝，直径约 1mm；表面灰绿色或绿褐色，四棱上有倒生小刺；质脆，易折断，断面中空。叶 6～8 片，轮生，无柄；叶片多卷缩、破碎，完整者展平后呈披针形或条状倒披针形，长 1～2cm，宽 0.2～0.4cm，边缘及下表面中脉有倒生小刺。聚伞花序腋生或顶生，花小，易脱落。果小，常呈二半球形，绿褐色，密生白色钩毛。气微，味淡。以色绿、有花果者为佳。

**【化学成分】**　猪殃殃的主要成分是生物碱，还含有环烯醚萜、黄酮、有机酸、糖苷等。猪殃殃的生物碱是其主要药理活性成分。

**【药性】**　辛、微苦，微寒。

**【功能主治】**　渗湿，利尿。用于小便不利，水肿，泄泻，尿路感染，白带。

**【临床应用】**　临床常用

小便不利，水肿，泄泻，带下，尿路感染　本品渗湿，利尿，可用于小便不利，尿频，尿急，尿痛，水肿，泄泻，带下。

**【用法用量】**　6～12g。

**【成药例证】**

**1. 平眩胶囊(《国家中成药标准汇编·脑系经络肢体分册》)**　药物组成：万丈深、楤木、黄精、天麻、三七、猪殃殃、仙鹤草。

功能主治：滋补肝肾，平肝潜阳。用于肝肾不足，肝阳上扰所致眩晕，头昏，心悸耳鸣，失眠多梦，腰膝酸软。

**2. 铁帚清浊丸(《国家中成药标准汇编·外科妇科分册》)**　药物组成：猪殃殃、铁扫帚、粉萆薢、鱼腥草、蒲公英、黑蚂蚁、预知子、车前子、茯苓、山药、益智、菟丝子、沙苑子、金樱根、远志、甘草。

功能主治：清热解毒，利湿去浊。用于慢性前列腺炎下焦湿热证。

**【贮藏】**　置干燥处。

（董艳红　谢欣　彭成　敖慧）

## 980　猪鬃草

Zhuzongcao

**【异名】**　猪毛七、岩棕(《草木便方》)，猪鬃草(《天宝本草》)，铁线草、铁丝纽(《贵阳民间药草》)，鱼鳞草、乌脚芒(《泉州本草》)，猪鬃漆、降龙草(《贵州民间方药集》)，石中珠、猪毛漆(《中国药用植物志》)，小猪毛七、猪毛肺筋草、石长生(《四川中药志》)，青丝还阳、碰碰草、铁光棍、铁丝分金(《湖南药物志》)，水猪毛七(《浙江药用植物志》)，猪棕七(《湖北中草药志》)，猪鬃七(《秦岭巴山天然药物志》)，黑草、扇叶铁线蕨(《广西药用植物名录》)，肺心草、岩甲、扫把萁(《贵州中草药名录》),铁骨狼萁(山东)。

**【来源】** 为铁线蕨科植物铁线蕨 *Adiantum capillus-veneris* L.的干燥全草。

**【产地】** 主要为野生品。铁线蕨主产于广东、广西、福建、台湾、浙江、江苏、江西、安徽、湖北、湖南、四川、云南、贵州、陕西、山西等地;白背铁线蕨主产于云南、四川、陕西、甘肃、山西、河北等地。

**【采收加工】** 夏、秋季采收,洗净,晒干。

**【炮制】** 除去杂质,切段。

**【性状特征】** 长15～40cm。根茎横生,密被棕色披针形鳞片及较疏纤细须根。叶近生,一至三回羽状复叶,叶柄长9～15cm,棕黑色,稍有光泽;羽片及小羽片均为互生,微皱缩,展平后呈斜扇形或斜方形,长1～2cm,宽近于长,灰绿色或棕黄色,先端3～6浅裂,裂片边缘有细齿,基部宽楔形,叶脉细;羽片及小羽片均有细柄。孢子囊群矩圆形,着生小羽片上部边缘。气微,味淡。以柄黑、叶多而色绿者为佳。

**【化学成分】** 猪鬃草的主要成分是糖苷。还含有酯、甾醇等。猪鬃草的糖苷为其主要的药理活性成分。

**【药性】** 微苦,凉。归肝、肾经。

**【功能主治】** 清热,消炎,利尿。用于感冒发热,肺热咳嗽,咯血,乳腺炎,急性肾炎,膀胱炎;外治疔疮。

**【临床应用】** **临床常用**

(1) 肺热炽盛证　本品具有清热消炎之功,可用于热毒之邪侵袭肺系所致的感冒发热、肺热咳嗽、咯血、风水水肿。

(2) 湿热下注证　猪鬃草能清热利尿,可用于湿热下注之淋证,可见小便不利,尿频,尿痛等症状。

(3) 疔疮　猪鬃草有清热解毒功效,可用于火热之邪蕴于肌肤所致的疔疮,乳痈等。

**【用法用量】** 9～30g。

**【成药例证】**

**1. 肝胆清胶囊(《国家中成药标准汇编·内科肝胆分册》)** 药物组成:猪鬃草、金钱草、龙胆、大黄、延胡索、鸡内金、赭石、吴茱萸。

功能主治:清热祛湿,利胆排石。用于肝胆湿热所致的胆囊炎、胆石症。

**2. 前列倍喜胶囊(《国家中成药标准汇编·外科妇科分册》)** 药物组成:猪鬃草、蝼蛄、王不留行、皂角刺、刺猬皮。

功能主治:清利湿热,活血化瘀,利尿通淋。用于湿热瘀阻所致的小便不利,淋漓涩痛,以及前列腺炎、前列腺增生见上述证候者。

**【贮藏】** 置干燥处。

(董艳红　谢欣　彭成　敖慧)

## 981　竹节参

Zhujieshen

**【异名】** 竹节三七(《百草镜》),甜七、竹根七(《草木便方》),竹节人参(《中国药用植物志》),竹节七、竹七(《中药形性经验辨别法》),萝卜七、白三七(《中药材品种论述》),水三七(《贵州草药》),明七、野三七、鸡头七(《云南经济植物》),野田七(《广西本草选编》),蜈蚣七、七叶子(《全国中草药汇编》)。

**【来源】** 为五加科人参属植物竹节参 *Panax japonicus* C.A.Mey.的干燥根茎。

**【产地】** 主要为野生品,也有栽培品。竹节参东起日本,西至尼泊尔,北自甘陕,南到锡金都有分布,我国主产于陕西、甘肃、安徽、浙江、江西、福建、河南、湖南、湖北、广西、西藏等地。

**【采收加工】** 9～10月挖取根茎,除去须根,洗净泥土,晒干或烘干。

**【炮制】** 用时捣碎。

**【性状特征】** 呈竹鞭状,扁圆柱形,稍弯曲,有的具肉质侧根。长5～22cm,直径0.8～2.5cm,节密集,节间长0.8～2cm,每节上方有一圆形深陷的茎痕,表面灰棕色或黄褐色,粗糙,有致密的纵皱纹及根痕。质硬脆,易折断,断面较平坦,黄白色至淡黄色有多个淡黄色维管束点痕,排列成圈。气微,味苦、后微甜。以条粗、质硬、断面色黄白者为佳。

**【化学成分】** 竹节参的主要成分是皂苷,还含有糖、多炔、氨基酸、挥发油等。竹节参的皂苷是其主要药理活性成分。

**【药理毒理】**

**1. 镇痛**　竹节参总皂苷按32.8、40.9、51.2、

64.0、80mg/kg 对醋酸致小鼠扭体反应模型腹腔注射，可使小鼠扭体反应次数减少，呈剂量依赖性[1]。

**2. 抗疲劳**　竹节参提取物 5mg 生药/ml 对小鼠随意饮用，连续 14d，进行小鼠游泳实验，可使 LDH 活力明显增强、小鼠肌糖原、肝糖原含量增加；连续 29d，可使小鼠血乳酸的恢复速率明显提高、降低小鼠血清尿素氮[2]。

**3. 对中枢神经系统的作用**

(1) 镇静　竹节参总皂苷按 50、100mg/kg 对小鼠腹腔注射给药，可明显减少小鼠的自发活动，100mg/kg 在 0.5h 时对小鼠的作用力较强[3]。

(2) 抗惊厥　竹节参总皂苷按 200、300mg/kg 的剂量对戊四氮致惊厥小鼠模型进行腹腔注射给药，小鼠惊厥，可使小鼠半数惊厥量明显提高[2]。

(3) 改善学习记忆力　竹节参总皂苷按 50、100、200mg/kg 对结扎双侧颈总动脉致血管性痴呆 SD 大鼠模型灌胃给药，每天 1 次，连续 55d，可使大鼠寻找平台的逃避潜伏期明显缩短；可使大鼠海马组织脂质过氧化产物丙二醛(MDA)含量明显增加，超氧化物歧化酶(SOD)、谷胱肽过氧化物酶(GSH-Px)的含量明显下降，提高 γ-氨基丁酸(GABA)含量，降低 Glu/GABA 的比值，增加 GSH-Px、SOD 活性，降低 MDA 含量[3]。

**4. 对免疫功能的影响**　竹节参总皂苷 25、50、100mg/kg 的对小鼠进行灌胃给药，连续 14d，100mg/kg 可抑制小鼠脾脏，脾脏指数降低[4]。

**5. 对心血管系统的作用**　竹节参提取物按 0.15、0.3g/kg 对异丙肾上腺素(ISO)致急性心肌缺血大鼠静脉注射，能降低血清中磷酸肌酸激酶和乳酸脱氢酶的释放；也能降低血清和心脏匀浆中丙二醛水平，心脏系数减少显示对心肌水肿有抑制作用，保护心肌 GSH-Px；$Na^{+}$-$K^{+}$-ATP 酶和 $Ca^{2+}$-$Mg^{2+}$-ATP 酶活性[5]。

**6. 抗肿瘤**　竹节参总皂苷按 25、50、100mg/kg 的对移植性肉瘤 $S_{180}$ 小鼠和 $H_{22}$ 腹水癌小鼠进行 0.1ml/10g 进行灌胃给药，连续 10d，小鼠平均肿瘤重量均降低；各剂量对 $H_{22}$ 腹水癌小鼠都有延长生存时间的作用，其中低剂量生存时间最长[6]。12.5、25、50、100、200、400、800、1600μg/ml 对 HL-60 细胞作用，不同浓度的竹节参总皂苷对细胞生长的抑制率呈剂量依赖性[7]。

**7. 抗炎**　竹节参的水煎液、大孔树脂吸附物和醇提液按 40g/kg 对二甲苯致小鼠耳廓肿胀模型灌胃给药，均可显著减轻小鼠耳廓肿胀；大孔树脂吸附物按 10、20、40g/kg 和醇提物按 40g/kg 浓度对醋酸致腹腔毛细血管通透性小鼠模型灌胃给药，能抑制小鼠腹腔毛细血管通透性亢进[8]。

**【药性】**　甘、微苦，微温。归肝、脾、肺经。

**【功能主治】**　散瘀止血，消肿止痛，祛痰止咳，补虚强壮。用于痨嗽咯血，跌仆损伤，咳嗽痰多，病后虚弱。

**【临床应用】　临床常用**

(1) 痨嗽咯血　竹节参既能止血，又能散瘀，有止血不留瘀之特点，可用于体内外多种出血病证，对于出血兼有瘀滞者尤宜。因其主入肺经，故尤善治痨嗽咯血。

(2) 跌仆损伤　竹节参功能活血散瘀，消肿止痛，可用于血瘀诸痛证，尤为治跌打伤痛之要药。可单用捣烂，温酒冲服，也可磨酒外搽。

(3) 虚劳咳嗽　竹节参能祛痰止咳，用于咳嗽痰多。因其又能滋补强壮，故治虚劳咳嗽，有痰无痰者皆宜。

(4) 虚弱　竹节参味甘，能滋补强壮，用于病后体虚，倦怠乏力。诚如《本草纲目拾遗》所云土人患虚弱者，以之蒸鸡服，可以医劳弱诸虚百损之病。

**【用法用量】**　6～9g。

**【成药例证】　茯蚁参酒(《国家中成药标准汇编·内科心系分册》)**　药物组成：茯苓、卷柏、当归、千年健、天麻、党参、黑蚂蚁、黄芪、竹节参、三七。

功能主治：彝医：唉明格，麻左。中医：益肾健脾，养心安神。用于失眠，纳差。

**【贮藏】**　置通风干燥处，防蛀。

**【参考文献】**
[1]陈淑清，余立江，江帆.竹节参总皂苷的镇痛、镇静、抗惊及解痉作用和毒性试验[J].华西药学杂志，1987，2(2)：85-89.

[2]刘红.竹节人参提取物抗疲劳的实验研究[J].湖北民族学院学报(医学版)，2001，18(3)：426.

[3]赵晖，王蕾，张秋霞，等.竹节参总皂苷对血管痴呆大鼠递质氨基酸及自由基代谢的影响[J].中国老年学杂志，2010，30(21)：3096-3098.

[4]闵静，敖明章，刘慧明，等.竹节参总皂苷对免疫器官的影

响[J].湖北职业技术学院学报,2008,11(1):109-111.

[5]刘家兰,李德清,段先宇.竹节人参提取物对异丙肾上腺素致大鼠急性心肌缺血损伤的保护作用[J].湖北民族学院学报(医学版),2004,21(3):13-15.

[6]袁丁,左锐,张长城.竹节参总皂苷抑制小鼠肿瘤生长的实验研究[J].时珍国医国药,2007,18(2):277-278.

[7]袁丁,左锐,张长城.竹节参总皂苷对人白血病细胞株 HL-60 的作用[J].中西医结合学报,2007,5(5):570-572.

[8]吴瑕,陈东辉,雷玲,等.竹节人参抗炎镇痛作用研究[J].中药药理与临床,2007,23(5):43-45.

（董艳红　谢欣　彭成　敖慧）

## 982　竹茹

Zhuru

**【异名】** 淡竹皮茹(《名医别录》),竹皮(《金匮要略》),青竹茹(《药性论》),淡竹茹(《食疗本草》),麻巴(《草木便方》),竹二青(《上海常用中草药》),竹子青(《中草药学》)。

**【来源】** 为禾本科植物青秆竹 *Bambusa tuldoides* Munro、大头典竹 *Sinocalamus beecheyanus* (Munro) McClure var. *pubescens* P.F.Li 或淡竹 *Phyllostachys nigra* (Lodd.) Munro var. *henonis* (Mitf.) Stapf ex Rendle 的茎秆的干燥中间层。

**【产地】** 主要为栽培品。淡竹主产于山东、河南及长江流域以南各地。青秆竹主产于广东、广西。大头典竹主产于广东、海南及广西。

**【采收加工】** 全年均可采制,取新鲜茎,除去外皮,将稍带绿色的中间层刮成丝条,或削成薄片,捆扎成束,阴干。前者称"散竹茹",后者称"齐竹茹"。

**【炮制】** **竹茹** 除去杂质,切段或揉成小团。

**姜竹茹** 取净竹茹,照姜汁炙法,炒至黄色。

**【性状特征】** **竹茹** 为卷曲成团的不规则丝条或呈长条形薄片状。宽窄厚薄不等,浅绿色、黄绿色或黄白色。纤维性,体轻松,质柔韧,有弹性。气微,味淡。

**姜竹茹** 形如竹茹,黄绿色或黄色,微具黄色焦斑和姜的气味,味淡而微辛。

**【化学成分】** 竹茹的主要成分是三萜、黄酮,还含有多糖、氨基酸、酚性物质、树脂等。竹茹的三萜、黄酮是其主要药理活性成分。

**【药理毒理】**

**1. 抗菌** 竹茹水煎液对金黄色葡萄球菌、枯草芽孢杆菌、大肠埃希菌、黑曲霉最低抑菌浓度为 62.5mg/ml[1]。竹茹超临界二氧化碳萃取得到的水相提取物对金黄色葡萄球菌、枯草芽孢杆菌、大肠埃希菌、黑曲霉、桔青霉菌、啤酒酵母最低抑菌浓度分别为 4.9、5.3、6.4、4.9、16、16mg/ml[2]。

**2. 抗氧化** 竹茹黄酮在 0.005～0.050g/L 可促进皮肤角质形成细胞增殖,0.005g/L 可促进成纤维细胞的增殖活力;竹茹黄酮在 0.005g/L、内酯在 0.0005g/L、0.0050g/L 时可明显地降低 MDA 的生成、增高 SOD 的活性[3]。

**【药性】** 甘,微寒。归肺、胃、心、胆经。

**【功能主治】** 清热化痰,除烦,止呕。用于痰热咳嗽,胆火挟痰,惊悸不宁,心烦失眠,中风痰迷,舌强不语,胃热呕吐,妊娠恶阻,胎动不安。

**【临床应用】** **临床常用**

(1) 肺热咳嗽,痰黄及病热烦躁,惊悸　本品味甘微寒性润,善清热化痰和除痰。治痰热壅肺,咯痰黄稠者,多用鲜品,与黄芩、瓜蒌、贝母等相配,以增强清肺化痰之功。烦躁惊悸属热者皆可投用,痰热者最宜,虚热者亦可,《备急千金要方》温胆汤治痰热上扰,胆胃不和,证见胸闷痰多,烦躁不眠,或惊悸不宁,或呕吐呃逆者,即以竹茹配枳实、橘皮、半夏等,理气化痰、清胆和胃;治产后虚热上冲,证见烦乱呕逆者,可配生石膏、白薇、枣肉等药,共奏清虚热,和胃气之功,方如《金匮要略》竹皮大丸;产后内虚,烦热短气,可配人参、茯苓、甘草、黄芩等同用,以益气补虚,清热除须,方如《备急千金要方》甘竹茹汤。

(2) 胃热呕吐,妊娠恶阻　本品清热降逆止呕,为治热性呕逆之要药。治胃热气逆呕呃,常配黄芩、山栀子、生姜等药,以增强清胃降逆止呕之力,方如《延年秘录》竹茹饮。若属痰热客胃,证见脘闷呕吐,舌苔黄腻者,常配黄连、陈皮、半夏等药,以清热化痰,降逆止呕,方如《温热经纬》黄连竹茹橘皮半夏汤。胃虚有热者,可配人参、陈皮、生姜等补虚清热,降逆止呕,方如《金匮要略》橘皮竹茹汤。竹茹清降力缓,兼能安胎,能治恶阻,胎动属热者。治怀胎蕴热之恶阻呕逆,常配枇杷叶、陈皮、半夏等药,以清热降逆止呕。治胎动不安,单用即可,有清热安胎之效，或与黄芩、苎麻根等药合用，以增强药力。

（3）吐血，衄血，尿血，崩漏　本品清热凉血而止血，且有消瘀之效，可治血热吐血、衄血、尿血及崩漏等证属血热妄行者。但其力较缓，临床多入复方，常与生地黄、白茅根、大蓟、小蓟等药同用。

**【用法用量】** 5～10g。

**【成药例证】**

**1. 小儿止嗽糖浆（《中华人民共和国药典》2015年版）** 药物组成：玄参、麦冬、胆南星、杏仁水、槟榔（焦）、桔梗、竹茹、桑白皮、天花粉、川贝母、瓜蒌子、甘草、炒紫苏子、知母、紫苏叶油。

功能主治：润肺清热，止嗽化痰。用于小儿痰热内蕴所致的发热，咳嗽、黄痰，咳吐不爽，口干舌燥，腹满便秘，久嗽痰盛。

**2. 小儿清肺化痰口服液（《中华人民共和国药典》2015年版）** 药物组成：麻黄、黄芩、石膏、葶苈子、前胡、炒紫苏子、苦杏仁（炒）、竹茹。

功能主治：清热化痰，止咳平喘。用于小儿风热犯肺所致的咳嗽，症见呼吸气促、咳嗽痰喘、喉中作响。

**3. 消痤丸（《中华人民共和国药典》2015年版）** 药物组成：升麻、柴胡、麦冬、野菊花、黄芩、玄参、石膏、石斛、龙胆、大青叶、金银花、竹茹、蒲公英、淡竹叶、夏枯草、紫草。

功能主治：清热利湿，解毒散结。用于湿热毒邪聚结肌肤所致的粉刺，症见颜面皮肤光亮油腻、黑头粉刺、脓疱、结节，伴有口苦、口黏、大便干；痤疮见上述证候者。

**4. 清喉利咽颗粒（《中华人民共和国药典》2015年版）** 药物组成：黄芩、西青果、桔梗、竹茹、胖大海、橘红、枳壳、桑叶、醋香附、紫苏子、紫苏梗、沉香、薄荷脑。

功能主治：清热利咽，宽胸润喉。用于外感风热所致的咽喉发干、声音嘶哑；急慢性咽炎、扁桃体炎见上述证候者，常用有保护声带作用。

**5. 抗腮灵糖浆（《卫生部药品标准中药成方制剂·第十七册》）** 药物组成：夏枯草、柴胡、枳壳、甘草、竹茹、大青叶、大黄、牛蒡子、生石膏。

功能主治：清热解毒，消肿散结。用于腮腺炎，淋巴结炎，扁桃腺炎，咽峡炎等症。

**【贮藏】** 置干燥处，防霉，防蛀。

**【参考文献】**
[1]方芳，张恒，贾建波，等.7种美容中药水煎液的抑菌作用[J].江苏农业科学，2013，41(2)：65-268.

[2]张建友，吴晓琴，张英.竹茹提取物成分分析及功能初探[J].食品工业科技，2011，32(2)：151-153.

[3]洪新宇，朱云龙，陈林根，等.竹茹提取物黄酮和内酯延缓皮肤细胞衰老的效能[J].日用化学工业，2003，33(5)：302-304.

（陈林　敖慧　彭成）

## 983　苎麻根

Zhumagen

**【异名】** 苎根（《名医别录》），苎麻（《本草经集注》），野苎麻（《本草纲目拾遗》）。

**【来源】** 为荨麻科植物苎麻 *Boehmeria nivea* (L.) Gaud.的干燥根茎及根。

**【产地】** 主要为栽培品。主产于云南、贵州、广西、广东、福建、江西、台湾、浙江、湖北、四川，以及甘肃、陕西、河南等。

**【采收加工】** 冬、春季采挖，除去地上茎和泥土，晒干。一般选择食指粗细的根，太粗者不易切片，药效亦不佳。

**【炮制】** **苎麻根**　取原药材，除去杂质，洗净，润透，切厚片，干燥。

**苎麻根炭**　取净苎麻根片，置锅内，用武火加热，炒至表面呈焦黑色，内部焦黄色时，喷淋清水少许，熄灭火星，取出，凉透。

**【性状特征】** **苎麻根**　为圆形或类圆形厚片，木部淡黄色，中间有数个同心环纹，纤维性，皮部灰褐色。周边灰棕色至灰褐色。气微，味淡，嚼之略有黏性。

**苎麻根炭**　表面焦黑色，内部焦黄色，味微苦。

**【化学成分】** 苎麻根的主要成分是黄酮，还含有有机酸、生物碱、酚等。苎麻根的黄酮是其主要药理活性成分。

**【药理毒理】**

**1. 抗菌**　苎麻根有机酸的最低抑菌浓度：肺炎球菌、大肠埃希菌为0.04mg/ml，金色葡萄球菌、猪副伤寒杆菌、白色葡萄球菌为0.06mg/ml，沙门杆菌和李氏杆菌为0.08mg/ml，肺炎杆菌为0.1mg/ml[1]。

**2. 兴奋子宫**　0.5%苎麻根黄酮苷2.5mg/40ml

对小鼠、兔和豚鼠离体未孕子宫有兴奋性,可使子宫收缩增强,张力提高,频率加快;对怀孕子宫有抑制作用,使子宫收缩力减弱,张力变小,频率变慢[2]。

**3. 安全性评价**　苎麻根注射液 5g/ml 对小鼠腹腔注射,$LD_{50}$为 2373.97mg/kg[3]。苎麻根黄酮苷小鼠腹腔注射 $LD_{50}$为 2369mg/kg[4]。

**【药性】**　甘,寒。归心、肝、肾、膀胱经。

**【功能主治】**　止血,安胎。用于胎动不安,先兆流产,尿血;外治痈肿初起。

**【临床应用】　临床常用**

(1) 血热出血证　本品性寒而入血分,功能凉血止血。凡血分有热,络损血溢之诸出血证,皆可应用。若出血量少,证情较轻者,可单用本品煎服;证情较重,出血不止,有气随血脱之象者,应配伍人参、蛤粉等同用,如苎根散(《圣济总录》)。

(2) 胎动不安,胎漏下血　本品既能止血,又能清热安胎,历来视为安胎之要药。凡胎热不安、胎漏下血之证,可单用取效,如《梅师集验方》治妊娠胎动下血腹痛,以单味苎麻根煎汤服用。若治劳损所致的胎动腹痛下血,常配地黄、阿胶、当归、白芍等同用,如苎根汤(《小品方》)。

(3) 热毒痈肿　本品性寒能清热解毒,故可用治热毒痈肿,多以外用为主,常以鲜品捣敷患处。如《本草图经》治痈疽发背初起,未成脓者,《梅师集验方》治乳痈初起微赤,均以本品捣敷;《外台秘要》《肘后备急方》治丹毒,单用本品煮浓汁外洗。

**【用法用量】**　9～30g。外用适量。

**【成药例证】**

**1. 孕康合剂(孕康口服液)、孕康颗粒(《中华人民共和国药典》2015 年版)**　药物组成:山药、续断、黄芪、当归、狗脊(去毛)、菟丝子、桑寄生、杜仲(炒)、补骨脂、党参、茯苓、炒白术、阿胶、地黄、山茱萸、枸杞子、乌梅、白芍、砂仁、益智、苎麻根、黄芩、艾叶。

功能主治:健脾固肾,养血安胎。用于肾虚型和气血虚弱型先兆流产和习惯性流产。

**2. 腮腺宁糊剂(《卫生部药品标准中药成方制剂·第八册》)**　药物组成:芙蓉叶、白芷、大黄、苎麻根、赤小豆、乳香(醋炙)、薄荷油。

功能主治:散瘀解毒,消肿止痛。用于腮腺炎,红肿热痛。

**【贮藏】**　置干燥处,防蛀。

**【参考文献】**
[1]盛忠梅,朱天倬,倪淑春,等.苎麻根化学成分及抗菌作用研究[J].中国兽医杂志,1984,10(5):38-40.

[2]盛忠梅,朱天倬,卿上田,等.苎麻根黄酮甙对子宫肌作用的研究[J].中国兽医科技,1988,18(11):10-11.

[3]刘湘新,盛忠梅,黎觐臣,等.苎麻根注射液的毒性试验[J].中国兽医科技,1991,21(3):32-34.

[4]朱天倬,盛忠梅,邹志军,等.苎麻根黄酮甙的安全毒理学评价[J].湖南农学院学报,1988,14(2):91-95.

(陈林　敖慧　彭成)

## 984　紫贝齿

Zibeichi

**【异名】**　紫贝(《新修本草》),砑螺(《本草图经》),文贝(《南州异物志》)。

**【来源】**　为宝贝科动物绶贝 *Mauritia arabica* (Linnaeus)的贝壳。

**【产地】**　主要为野生品。主产于海南、广东、广西、福建、台湾等地。

**【采收加工】**　5～7 月间捕捉,除去贝肉,洗净,晒干。

**【炮制】**　除去杂质,洗净,晒干,用时打碎。

**【性状特征】**　呈卵圆形或长卵圆形,长 3.5～7.6cm,宽 2.1～4.4cm,高 1.7～4.0cm。螺旋部明显或可见。背部膨圆,表面棕褐色、暗灰蓝色或棕黄色,平滑而有光泽,常布满不甚规则的棕褐色断续条纹和纵横交错形成的白色星状斑点。缘稍厚,上面具紫褐色斑点。腹部扁平,壳口窄长、微弯,前端略宽,内、外两唇齿各 20～34 枚红褐色或黄棕色。壳内面紫蓝色或黄白色。质坚硬。无臭、无味。

**【药性】**　咸,平。归肝经。

**【功能主治】**　明目,潜阳。用于目赤肿痛,角膜云翳,头胀眩晕。

**【临床应用】　临床常用**

肝阳上亢,头晕目眩　本品味咸性平,主入肝经,具有显著的平肝潜阳作用,多与石决明、牡蛎、磁石等镇潜肝阳药同用,以增强平肝潜阳之力。

**【用法用量】**　煎服,10～15g;宜打碎先煎,或研末入丸、散剂。

**【贮藏】**　置干燥处。

(陈林　敖慧　彭成)

## 985　紫草

Zicao

**【异名】** 藐、茈草(《尔雅》),茈莀(《广雅》),紫丹、紫芙(《神农本草经》),地血(《吴普本草》),紫草茸(《小儿药证直诀》),鸦衔草(《本草纲目》),紫草根(《现代实用中药》),山紫草(《江苏植药志》),红石根(《辽宁经济植物志》),野紫草、野麻灯(《湖南药物志》),大紫草(《江苏植物志》),红紫草(《湖北中草药志》),紫根紫草根子(《长白山植物药志》),红条紫草(广西)。

**【来源】** 为紫草科植物新疆紫草 *Arnebia euchroma* (Royle) Johnst.或内蒙紫草 *Arnebia guttata* Bunge 的干燥根。

**【产地】** 主要为栽培品。新疆紫草主产于新疆天山南北部、西藏西部、甘肃等地区;内蒙紫草主产于内蒙古、新疆、甘肃、宁夏、河北等。

**【采收加工】** 栽后两年即可收获,"霜降"前后或第二年尚未出土时挖取根部,挖时可在一侧开深沟,待根露出后采挖防止弄伤弄断,去掉地上部分枯枝茎叶,抖净泥土,忌用水洗,剪去须根及残茎,装筐运回。置干净、通风的阴凉处摊晾,除去剩余泥土,晾至干透,即可。若烘干,温度不宜过高,以 45～50℃烘干为宜。

**【炮制】** **新疆紫草**　除去杂质,切厚片或段。

**内蒙紫草**　除去杂质,洗净,润透,切薄片,干燥。

**【性状特征】** **新疆紫草**　呈不规则的长圆柱形,多扭曲,长 7～20cm,直径 1～2.5cm。表面紫红色或紫褐色,皮部疏松,呈条形片状,常 10 余层重叠,易剥落。顶端有的可见分歧的茎残基。体轻,质松软,易折断,断面不整齐,木部较小,黄白色或黄色。气特异,味微苦、涩。

**新疆紫草切片**　为不规则的圆柱形切片或条形片状,直径 1～2.5cm。紫红色或紫褐色。皮部深紫色。圆柱形切片,木部较小,黄白色或黄色。

**内蒙紫草**　呈圆锥形或圆柱形,扭曲,长 6～20cm,直径 0.5～4cm。根头部略粗大,顶端有残茎 1 或多个,被短硬毛。表面紫红色或暗紫色,皮部略薄,常数层相叠,易剥离。质硬而脆,易折断,断面较整齐,皮部紫红色,木部较小,黄白色。气特异,味涩。

**内蒙紫草切片**　为不规则的圆柱形切片或条形片状,有的可见短硬毛,直径 0.5～4cm,质硬而脆。紫红色或紫褐色。皮部深紫色。圆柱形切片,木部较小,黄白色或黄色。

**【化学成分】** 紫草的主要成分是萘醌,还含有脂肪酸、多糖等。紫草的萘醌是其主要药理活性成分。《中华人民共和国药典》2015 年版规定,本品药材及其饮片按干燥品计算,含羟基萘醌总色素以左旋紫草素($C_{16}H_{16}O_5$)计,不得少于 0.80%;含 $\beta,\beta'$-二甲基丙烯酸阿卡宁($C_{21}H_{22}O_6$)不得少于 0.30%。

**【药理毒理】**

**1. 抗炎**　紫草醇提物(含紫草素 56%左右)按 100mg/kg 对正定霉素、甲醛致大鼠后掌水肿性炎症模型腹腔注射,可抑制大鼠后掌水肿性炎症。2%的紫草醇提取物吐温 80 溶液按 0.1ml/10g 剂量对醋酸致小鼠腹膜渗出性炎症模型灌胃,连续 5d,按 0.5ml/100g 对肉芽致大鼠组织增生性炎症模型灌胃,可抑制小鼠腹膜渗出性炎症和大鼠组织增生性炎症[1]。从紫草中提取的紫草素 10mg/kg 对巴豆油致小鼠耳炎症和酵母致大鼠足趾肿模型皮下注射,可抑制小鼠耳炎症和大鼠足趾肿[2]。

**2. 抗菌**　1%紫草提取物 0.1ml/(只·次)肌内注射 3d,可降低腹腔注射胃膜素金黄色葡萄球菌小鼠死亡率,有明显保护作用[3]。紫草乙酸乙酯、石油醚、氯仿及正丁醇提取物对鼠伤寒沙门菌、福氏痢疾杆菌、金黄色葡萄球菌、枯草芽孢杆菌、啤酒酵母、巨大芽孢杆菌、溶壁微球菌 *MIC* 均小于 2.0mg/ml,对金黄色葡萄球菌和枯草杆菌抑制效果最理想,除氯仿 *MIC* 为 1.5mg/ml 外,均低于 1.0mg/ml[4]。100%紫草水浸液对金黄色葡萄球菌、白色葡萄球菌、铜绿假单胞菌、大肠埃希菌、伤寒杆菌、甲型链球菌、乙型链球菌的抑菌环直径平均值分别为 1.151、0.900、0.792、1.088、1.079、1.208、1.104[5]。紫草丙酮提取物对猪粪链球菌、炭疽杆菌、李斯特菌、金黄色葡萄球菌的 *MIC* 分别为 0.03、0.03、0.08、0.11mg/ml[6]。新疆紫草色素对番茄叶霉菌抑制作用明显,抑制孢子萌发的 $EC_{50}$ 为 17.4μg/ml,抑制孢子萌发芽管长度的 $EC_{50}$ 为 1.0μg/ml,抑制菌丝生长

的 $EC_{50}$ 为 200.4μg/ml；浓度为 800μg/ml 时对番茄叶霉病的离体防治效果达到 90.5%[7]。

**3. 抗肿瘤** 紫草多糖按 400、200、100mg/kg 给 $S_{180}$ 荷瘤小鼠腹腔注射，每日 1 次，连续 7d，可抑制小鼠瘤，抑瘤率高达 43.05%[8]。

**4. 止血** 紫草乙酸乙酯提取物按 5、10、20g/kg 对小鼠断尾出血模型灌胃，连续 7d，可明显缩短小鼠断尾出血时间，5g/kg 能提升血小板数量[9]。

**5. 安全性评价** 新疆紫草的石油醚提取物、乙酸乙酯提取物、乙醇提取物、水提物的小鼠灌胃最大耐受量分别为 2、12.5、19.5、23.4g/kg[10]。紫草水煎液给成年小鼠与孕鼠分别灌胃 5.0、10、20g/kg 时就可诱发微核率阳性[11]。

**【药性】** 甘、咸，寒。归心、肝经。

**【功能主治】** 清热凉血，活血解毒，透疹消斑。用于血热毒盛，斑疹紫黑，麻疹不透，疮疡，湿疹，水火烫伤。

**【临床应用】 临床常用**

(1) 温病血热毒盛，斑疹紫黑，麻疹不透 本品咸寒，入肝经血分，有凉血活血、解毒透疹之功。治温毒发斑，血热毒盛，斑疹紫黑者，常配赤芍、蝉蜕、甘草等药用，如紫草快斑汤(《张氏医通》)；若配牛蒡子、山豆根、连翘等药用，可治麻疹不透，疹色紫暗，兼咽喉肿痛者，如紫草消毒饮(《张氏医通》)；若配黄芪、升麻、荆芥等，可治麻疹气虚，疹出不畅，如紫草解饥汤(《证治准绳》)。

(2) 疮疡，湿疹，水火烫伤 本品甘寒清热解毒，咸寒能清热凉血，并能活血消肿，治痈肿疮疡，可配银花、连翘、蒲公英等药用；若配当归、白芷、血竭等药，可治疮疡久溃不敛，如生肌玉红膏(《外科正宗》)。治湿疹，可配黄连、黄柏、漏芦等药用，如紫草膏(《仁斋直指方》)。若治水火烫伤，可用本品以植物油浸泡，滤取油液，外涂患处，或配黄柏、丹皮、大黄等药，麻油熬膏外搽。

**【用法用量】** 5～10g。外用适量，熬膏或用植物油浸泡涂擦。

**【成药例证】**

**1. 紫雪散(《中华人民共和国药典》2015 年版)** 药物组成：紫草、防风、当归、地黄。

功能主治：清热开窍，止痉安神。用于热入心包、热动肝风证，症见高热烦躁、神昏谵语、惊风抽搐、斑疹吐衄、尿赤便秘。

**2. 紫花烧伤软膏(《中华人民共和国药典》2015 年版)** 药物组成：紫草、地黄、熟地黄、冰片、黄连、花椒、甘草、当归。

功能主治：清热凉血，化瘀解毒，止痛生肌。用于Ⅰ、Ⅱ度以下烧伤、烫伤。

**3. 白蚀丸(《中华人民共和国药典》2015 年版)** 药物组成：紫草、灵芝、降香、盐补骨脂、丹参、红花、制何首乌、海螵蛸、牡丹皮、黄药子、苍术(泡)、甘草、蒺藜、龙胆。

功能主治：补益肝肾，活血祛瘀，养血驱风。用于肝肾不足、血虚风盛所致的白癜风，症见白斑色乳白、多有对称、边界清楚，病程较久，伴有头晕目眩、腰膝酸痛。

**4. 紫归治裂膏(《卫生部药品标准中药成方制剂·第四册》)** 药物组成：紫草、当归、白敛、甘草、冰片、二甲基亚砜。

功能主治：活血、生肌止痛。用于手足皲裂。

**5. 紫松皮炎膏(《国家中成药标准汇编·眼科耳鼻喉科皮肤科分册》)** 药物组成：醋酸地塞米松、松馏油、薄荷脑、麝香草酚、徐长卿、紫草、当归、防风、白芷、大黄。

功能主治：凉血活血，祛风润燥。用于血热血瘀，肌肤失养所致引起的神经性皮炎、慢性湿疹等。

**【贮藏】** 置干燥处。

**【参考文献】** [1]楼雅卿，张远，陆道培，等.紫草醇提取物对动物实验性炎症过程的影响及毒性实验[J].北京医学院学报，1979，21(2)：83-87.

[2]王文杰，白金叶，刘大培，等.紫草素抗炎及对白三烯 $B_4$ 生物合成的抑制作用[J].药学学报，1994，29(3)：161-164.

[3]郭纲琬，龙裕能，邵燕，等.脓疡散及紫草提取物对感染细菌小鼠的保护及祛痰作用[J].中药药理与临床，1985，1(1)：65.

[4]侯美珍，韦红群，潘英明.紫草不同溶剂提取物抑菌活性研究[J].食品工业科技，27(11)：52-54.

[5]宓伟，王志强，邱世翠，等.紫草体外抑菌作用研究[J].时珍国医国药，2007，18(9)：2217.

[6]胡永金，乔金玲，朱仁，等.紫草与大青叶提取物体外抑菌效果研究[J].安徽农业科学，2010，38(9)：4565-4567.

[7]梁彩萍，张国珍，李重九.紫草色素对番茄叶霉病菌的室内抑菌活性研究[J].农药学学报，2004，6(3)：48-52.

[8]张秀娟，穆坤，杨姗姗，等.紫草多糖对 S180 荷瘤小鼠红细

胞流动性与带3蛋白的影响[J].亚太传统医药,2007,3(9):30-33.

[9]努尔艾买提江,阿布来提,买尔旦,等.新疆紫草止血作用研究[J].时珍国医国药,2010,21(11):2889-2891.

[10]戴冰,周新蓓,尹爱武.新疆软紫草四种溶媒系统提取物紫草素含量测定及急性毒性的实验研究[J].中国中医药科技,2005,12(3):168-169.

[11]李啸红,杨柳,姬可平,等.中药紫草的遗传毒性实验研究[J].中国生育健康杂志,2003,14(3):167-169.

（陈林　敖慧　彭成）

## 986　紫草茸

Zicaorong

**【异名】**　赤胶(《吴普本草》),紫矿(《新修本草》),紫梗(《本草纲目》),紫胶(蔡邦华《昆虫分类学》),虫胶(《中药志》)。

**【来源】**　为胶蚧科昆虫紫胶虫 *Laccifer lacca* Kerr 所分泌的胶质。

**【产地】**　为野生品。主产于云南、四川、台湾。

**【采收加工】**　夏、秋二季 采收,干燥。

**【炮制】**　除去杂质。

**【性状特征】**　本品呈槽状或块状,长1～7cm,厚0.5～2cm,表面红棕色或紫褐色,凹凸不平,有皱纹、小虫眼及孔隙。一面凹入成沟。质硬而脆,断面有放射状排列的长圆形虫窝,其内常见白色粉末或紫黑色虫之尸体。气微,味微涩。以块大、色紫、有光泽者为佳。

**【化学成分】**　紫草茸主要含树脂、蜡、色素。

**【药性】**　甘、咸,平。

**【功能主治】**　凉血,和血,敛疮。用于月经过多;外治外伤出血,湿疹,溃疡不敛。

**【临床应用】**　**临床常用**

(1) 血证　本品性平偏凉,凉血和血,可用于月经过多,外伤出血,可与茜草等配伍。

(2) 湿疮,溃疡　本品可敛疮生肌,可治疗湿疹、溃疡等。

**【用法用量】**　1.5～6g。外用适量,多作油膏用。

**【贮藏】**　置通风干燥处。

（彭芙　敖慧　彭成）

## 987　紫河车

Ziheche

**【异名】**　人胞(《本草拾遗》),胞衣(《梅师集验方》),混沌皮、混元丹(《本草蒙筌》),胎衣(《本草纲目》),胎盘、衣胞(《全国中草药汇编》)

**【来源】**　为健康人的干燥胎盘。

**【产地】**　各地均有。

**【采收加工】**　将新鲜胎盘除去羊膜及脐带,反复冲洗至去净血液,蒸或置沸水中略煮后,干燥。

**【炮制】**　砸成小块或研成细粉。

**【性状特征】**　呈圆形或碟状椭圆形,直径9～15cm,厚薄不一。黄色或黄棕色,一面凹凸不平,有不规则沟纹,另一面较平滑,常附有残余的脐带,其四周有细血管。质硬脆,有腥气。

**【化学成分】**　紫河车主要含多种蛋白、多糖、氨基酸等。

**【药理毒理】**

**1. 对生殖系统的作用**　紫河车按2ml(按人鼠之间药物剂量换算后给药获得剂量)灌胃给药15d,均能降低围绝经期大鼠的FSH、LH水平和提高E2水平[1]。

**2. 增强记忆力**　1.50、3.75g/kg紫河车混悬液连续灌胃14d,能使小鼠在小鼠跳台法被动回避反应实验中致小鼠信息获得不良的影响及亚硝酸钠致小鼠记忆巩固损伤跳台平台停留潜伏期延长,跳台错误次数减少,并呈现明显的量效关系[2]。

**3. 抗贫血**　小鼠灌胃给予浓度为250g/L的0.3ml紫河车混悬液,连续12d,可升高失血性贫血和CTX化学损伤性贫血模型RBC数量和Hb含量[3]。

**4. 其他药理作用**　连续给小鼠灌胃20d紫河车口服液在10.54、21.08g/(kg·bw)一定剂量范围内,能显著增加小鼠外周血阳性T淋巴细胞的数目,并能明显地促进小鼠体重,能明显增加小鼠前列腺-贮精囊/体重的比重[4]。浓度为50%的紫河车煎液按20ml/kg灌胃,能提高正常小鼠的T淋巴细胞比率,并提高泼尼松导致的免疫抑制小鼠T淋巴细胞及淋巴细胞的数量、胸腺指数,改善胸腺形态[5]。

**【药性】**　甘、咸,温。归心、肺、肾经。

**【功能主治】**　温肾补精,益气养血。用于虚劳羸瘦,阳痿遗精,不孕少乳,久咳虚喘,骨蒸劳嗽,面色萎黄,食少气短。

**【临床应用】**　**临床常用**

(1) 肾阳虚证　本品补肾阳,益精血,可用于肾阳不足,精血衰少,症见阳痿遗精,腰酸,头晕耳鸣,单用即可,亦可与补肾阳、益精血药同用。如与龟甲、杜仲、牛膝等同用,可治肾阳虚衰,精血不足之足膝无力,目晕耳鸣,男子遗精,女子不孕等,如大造丸(《诸证辨疑》)。

(2) 肺肾两虚证　本品入肺、肾经,补肺气,益肾精,纳气平喘,单用,或与人参、蛤蚧、冬虫夏草等同用,可治肺肾两虚,久咳虚喘,骨蒸劳嗽。

(3) 气血两虚证　本品能益气血,治产后乳汁缺少,面色萎黄,食少气短等,可单用,或与人参、黄芪、当归等同用。

**【用法用量】**　2～3g,研末吞服。

**【成药例证】**

**1. 补肾固齿丸(《中华人民共和国药典》2015年版)**　药物组成:熟地黄、地黄、鸡血藤、紫河车、骨碎补(盐炙)、漏芦、丹参(酒炙)、五味子(酒炙)、山药、郁金(醋炙)、炙黄芪、牛膝、野菊花、茯苓、枸杞子、牡丹皮、泽泻(盐炙)、肉桂。

功能主治:补肾固齿,活血解毒。用于肾虚火旺所致的牙齿酸软,咀嚼无力,松动移位,龈肿齿衄;慢性牙周炎见上述证候者。

**2. 河车大造丸(《中华人民共和国药典》2010年版)**　药物组成:紫河车、熟地黄、天冬、麦冬、杜仲(盐炒)、牛膝(盐炒)、黄柏(盐炒)、龟甲(醋炙)。

功能主治:滋阴清热,补肾益肺。用于肺肾两亏,虚劳咳嗽,骨蒸潮热,盗汗遗精,腰膝酸软。

**3. 河车补丸(《卫生部药品标准中药成方制剂·第三册》)**　药物组成:紫河车、人参、五味子(醋炙)、续断、牛膝、天冬、熟地黄、麦冬、陈皮、牡蛎、干姜、黄柏。

功能主治:滋肾阴,补元气。用于肾阴不足,元气亏损引起;身体消瘦,精神疲倦,腰酸腿软,自汗盗汗。

**4. 紫河车胶囊(《卫生部药品标准中药成方制剂·第四册》)**　药物组成:紫河车制成的胶囊。

功能主治:温肾补精,益气养血。用于虚劳羸瘦,骨蒸盗汗,咳嗽气喘,食少气短,阳痿遗精,不孕少乳。

**5. 益气养元颗粒(《卫生部药品标准中药成方制剂·第六册》)**　药物组成:党参、白术(麸炒)、黄芪(蜜炙)、当归、麦冬、白芍、熟地黄、陈皮、远志(甘草炙)、紫河车、肉桂。

功能主治:益气补血,养心安神。用于气血两亏引起的头晕目眩,精神恍惚,肢体倦怠,气短自汗,心悸失眠,病后及产后体虚,月经过多。

**【贮藏】**　置干燥处,防蛀。

**【参考文献】**
[1]曾莉,张丽,刘裕萍,等.紫河车对围绝经期模型大鼠E2、LH、FSH干预作用研究[J].世界科学技术—中医药现代化,2014,16(7):1637-1641.

[2]曹艳花,吕鹏月.紫河车及其代用品对小鼠学习记忆的影响[J].食品与药品,2007,9(9):18-20.

[3]吕鹏月,李定格,石俊英,等.中药紫河车与猪、牛、羊胎盘补血作用的药理实验研究[J].山东医药工业,2002,21(5):51-52.

[4]邹梅,赵生友,孙兰,等.紫河车口服液的功效学研究[J].中国实用医药,2010,5(34):114-115.

[5]苏是煌,林志和,陈北阳,等.紫河车对小鼠细胞免疫功能的调节作用[J].湖南中医杂志,1993,9(6):44-46.

（彭芙　敖慧　彭成）

## 988　紫花地丁

Zihuadiding

**【异名】**　紫花地丁草(《备急千金要方》),箭头草(《救荒本草》),独行虎《本草纲目》),地丁草(《本草再新》)。

**【来源】**　为堇菜科植物紫花地丁 *Viola yedoensis* Makino 的干燥全草。

**【产地】**　主要为野生品。主产于江苏、浙江、安徽、辽宁、河北、河南、山东、福建、江西、湖南、湖北等。

**【采收加工】**　春、秋二季采收,除去杂质,晒干。

**【炮制】**　除去杂质,洗净,切碎,干燥。

**【性状特征】**　本品多皱缩成团。主根长圆锥形,直径1～3mm;淡黄棕色,有细纵皱纹。叶基生,灰绿色,展平后叶片呈披针形或卵状披针形,长1.5～6cm,宽1～2cm;先端钝,基部楔形或稍心形,边缘具钝锯齿,两面有毛;叶柄细,长2～6cm,上部具明显狭翅。花茎纤细;花瓣5,紫堇色或淡棕色;花距细管状。蒴果椭圆形或3裂,种子多数,淡棕色。气微,味微苦而稍黏。以色黄绿、整齐、无杂质者为佳。

**【化学成分】**　紫花地丁主要含黄酮及其苷类,香豆素及其苷类,生物碱、内酯等。

**【药理毒理】**

**1. 抗菌**　1g/ml 紫花地丁水煎剂、4g/ml 紫花地丁乙醇提取物和乙酸乙酯部位稀释 10 倍对大肠埃希菌、沙门菌、金黄色葡萄球菌、表皮葡萄球菌有较强的抑菌作用[1]。紫花地丁的香豆素成分、黄酮成分、挥发油是其抗菌的物质基础[2-4]。

**2. 抗病毒**　6mg/(kg·d)紫花地丁水浸出物灌胃 10d,可抑制 DHBV 在 1d 龄麻鸭的复制作用。0.6mg/ml 紫花地丁水浸出物对 HBsAg 的抑制作用随着培养时间延长逐渐增强,第 9d 达到 35.4%。3mg/ml 对 HBeAg 的抑制率在第 6 天最高,达到 38.6%。紫花地丁水浸出物能有效地抑制 HBV DNA 复制,最高抑制率达到 86.1%;3mg/ml 组在第 9d 抑制率仍有 42.3%[5]。紫花地丁的环肽对甲型 H1N1 流感病毒具有较强的抑制作用,其半数抑制浓度(IC50)为 $2.27\pm0.20\mu g/ml$[6]。

**3. 抗炎、镇痛**　3.0、6.0、9.0g/kg 紫花地丁水提物灌胃 7d,对二甲苯致小鼠耳肿胀及鸡蛋清致小鼠足肿胀均有显著的抑制作用,并能显著减少醋酸致小鼠扭体反应次数,显著提高热板致痛小鼠痛阈值[7]。紫花地丁含药血清 5%、10%、20% 可使经 LPS 活化的巨噬细胞 NO 分泌量显著降低;5% 含药血清可使 TNF-α 分泌量在浓度降低,而 10%、20% 浓度可使其升高;5% 含药血清可使 IL-6 分泌量降低,20% 浓度可使其升高[8]。

**4. 抗肿瘤**　0.15、0.3g/ml 紫花地丁水提液、醇提液连续灌服 U14 荷瘤小鼠 13d,可抑制荷瘤鼠肿瘤组织生长,提高 U14 荷瘤鼠的胸腺和脾脏指数,IL-2 及 TNF-α 水平,降低瘤组织中突变型 P53 和 Bcl-2 蛋白的表达[9]。

**5. 安全性评价**　紫花地丁水提物对小鼠灌胃给药 *MTD* 为 480g/(kg·d)[7]。

**【药性】**　苦、辛,寒。归心、肝经。

**【功能主治】**　清热解毒,凉血消肿。用于疔疮肿毒,痈疽发背,丹毒,毒蛇咬伤。

**【临床应用】　临床常用**

(1) 热毒证　本品苦泄辛散,寒能清热,入心肝血分,故能清热解毒,凉血消肿,消痈散结,为治血热壅滞,痈肿疮毒,红肿热痛的常用药,尤善治疗毒。治疗疮肿毒,痈疽发背,丹毒等,可单用鲜品捣汁内服,以渣外敷;或配金银花、蒲公英、野菊花等药,如五味消毒饮(《医宗金鉴》);治乳痈,常与蒲公英同用,煎汤内服,或熬膏敷患处;治肠痈,常与大黄、大血藤、白花蛇舌草等同用。

(2) 毒蛇咬伤　本品兼可解蛇毒,治毒蛇咬伤,可用鲜品捣汁内服,亦可配雄黄少许,捣烂外敷。

此外,还可治疗肝热目赤肿痛及外感热病。

**【用法用量】**　15～30g。

**【成药例证】**

**1. 消炎退热颗粒[《国家中成药标准汇编·内科肺系(一)分册》]**　药物组成:大青叶、蒲公英、紫花地丁、甘草。

功能主治:清热解毒,凉血消肿。用于感冒发热,上呼吸道感染,咽喉肿痛及各种疮疖肿痛。

**2. 二丁颗粒(《国家中成药标准汇编·内科肝胆分册》)**　药物组成:紫花地丁、蒲公英、板蓝根、半边莲。

功能主治:清热解毒,利湿退黄。用于热疖痈毒,湿热黄疸,外感风热,咽喉肿痛,风热火眼等症。

**3. 妇平胶囊(《国家中成药标准汇编·外科妇科分册》)**　药物组成:金荞麦、紫花地丁、莪术、败酱草、杠板归、大血藤、一枝黄花。

功能主治:清热解毒,化瘀消肿。用于下焦湿热、瘀毒所致之白带量多,色黄质黏,或赤白相兼,或如脓样,有异臭,少腹坠胀疼痛,腰部酸痛,尿黄便干,舌红苔黄腻,脉数;盆腔炎、附件炎等见上述证候者。

**4. 蓝蒲解毒片(《国家中成药标准汇编·眼科耳鼻喉科皮肤科分册》)**　药物组成:板蓝根、蒲公英、紫花地丁。

功能主治:清热解毒。用于肺胃蕴热引起的咽喉肿痛。

**5. 紫花地丁软膏(《卫生部药品标准中药成方制剂·第一册》)**　药物组成:紫花地丁稠膏。

功能主治:抗菌消炎。用于一切疖肿,乳腺炎。

**【贮藏】**　置于燥处。

**【参考文献】**　[1]陈胡兰,汤沛然,陈兴,等.紫花地丁抗炎及体外抑菌作用活性部位的筛选研究[J].成都中医药大学学报,2008,31(2):52-53.

[2]孙艺方,杜利利,周乐,等.紫花地丁抗菌活性成分研究[J].中国中药杂志,2011,36(19):2666-2671.

[3]李定刚,张武岗,宋毓民,等.紫花地丁抗菌活性成分研

究[J].西北农林科技大学学报:自然科学版,2006,34(4):87-90.

[4]祁伟,董岩.紫花地丁挥发油化学成分分析及其抑菌作用研究[J].德州学院学报,2011,27(2):41-45.

[5]王玉,吴中明,敖弟书.紫花地丁抗乙型肝炎病毒的实验研究[J].中药药理与临床,2011,(5):70-74.

[6]刘忞之,杨燕,张书香,等.紫花地丁中抗甲型H1N1流感病毒的环肽[J].药学学报,2014,(6):905-912.

[7]李艳丽,胡彦武.紫花地丁水提物急性毒性试验及其抗炎镇痛作用研究[J].湖北农业科学,2013,52(2):390-392.

[8]张智伟,蔡琨,于红红,等.紫花地丁含药血清对巨噬细胞炎症因子分泌的影响[J].免疫学杂志,2014,30(1):53-56.

[9]张涛,苍薇,田黎明,等.紫花地丁对U14荷瘤鼠抑瘤作用的实验研究[J].时珍国医国药,2011,22(12):2926-2927.

(彭芙 敖慧 彭成)

## 989 紫花杜鹃

Zihuadujuan

**【来源】** 为杜鹃花科植物紫花杜鹃 *Rhododendron mariae* Hance 的干燥叶或带叶嫩枝。

**【产地】** 主要为栽培品。主产于四川、广东等地。

**【采收加工】** 全年均可采收,晒干。

**【炮制】** 除去杂质,切段。

**【性状特征】** 本品叶呈椭圆状披针形、椭圆形或倒卵圆形,长1.2～9cm,宽1～3.5cm;先端急尖,有短硬尖头,基部楔形,上表面灰绿色,有稀疏的伏毛,下表面淡绿色,散生黄棕色伏毛,均以主脉处较多;叶柄长0.3～1cm,密被黄棕色糙伏毛;质脆,易折断,断面不平整,淡黄色。无臭,味微涩。以叶多、色绿、枝嫩者佳。

**【化学成分】** 紫花杜鹃主要含黄酮、挥发油、萜等成分。紫花杜鹃的黄酮为其主要物质基础。

**【药性】** 微辛,微温。

**【功能主治】** 止咳,祛痰。用于慢性支气管炎。

**【临床应用】** **临床常用**

咳嗽,咯痰 本品可宣肺止咳化痰,用于咳嗽痰多,如紫花杜鹃片。

**【用法用量】** 30～45g。

**【成药例证】**

**1. 紫花杜鹃胶囊(《国家中成药标准汇编·内科肺系(二)分册》)、紫花杜鹃片(《卫生部药品标准中药成方制剂·第十册》)** 药物组成:紫花杜鹃。

功能主治:止咳,祛痰。用于气管炎。

**2. 祛痰止咳颗粒(《卫生部药品标准中药成方制剂·第十册》)、祛痰止咳胶囊(《新药转正标准83》)** 药物组成:党参、紫花杜鹃、水半夏、芫花(醋制)、甘遂(醋制)、白矾。

功能主治:健脾燥湿,祛痰止咳。主要用于慢性支气管炎及支气管炎合并肺气肿、肺心病所引起的痰多,咳嗽,喘息等症。

**【贮藏】** 置干燥处。

(彭芙 敖慧 彭成)

## 990 紫花前胡

Zihuaqianhu

**【异名】** 土当归、鸭脚七、野辣菜、山芫荽、桑根子苗、鸭脚前胡、鸭脚板。

**【来源】** 为伞形科植物紫花前胡 *Peucedanum decusivum*(Miq.)Maxim.的干燥根。

**【产地】** 主要为野生品。主产于湖南、贵州、四川等地。

**【采收加工】** 秋、冬二季地上部分枯萎时采挖,除去须根,晒干。

**【炮制】** 除去杂质,洗净,润透,切薄片,晒干。

**【性状特征】** 本品多呈不规则圆柱形、圆锥形或纺锤形,主根较细,有少数支根,长3～15cm,直径0.8～1.7cm。表面棕色至黑棕色,根头部偶有残留茎基和膜状叶鞘残基,有浅直细纵皱纹,可见灰白色横向皮孔样突起和点状须根痕。质硬,断面类白色,皮部较窄,散有少数黄色油点。气芳香,味微苦、辛。

**【化学成分】** 紫花前胡主要含香豆素类及其苷类、挥发油等。紫花前胡的香豆素及其苷类是其主要药理活性成分。《中华人民共和国药典》2015年版规定,本品饮片按干燥品计算,含紫花前胡苷($C_{20}H_{21}O_9$)不得少于0.90%。

**【药理毒理】**

**1. 抗过敏性哮喘** 紫花前胡苷10mg/kg给OVA致过敏性哮喘小鼠显著抑制气道炎性反应和气道高反应,降低血清或BALF中IgE、IL-4、IL-5和IL-13的水平;抑制细胞系P65、p-P65水平;增加细胞质P65、IκBα蛋白和减弱NF-κB DNA-结合力[1]。

**2. 抗血小板聚集** 50μg/ml紫花前胡亲水性部

位、醇浸液对PAF诱导的兔血小板聚集有一定的抑制作用。紫花前胡苷是主要活性成分之一[2]。

**【药性】** 苦、辛,微寒。归肺经。

**【功能主治】** 降气化痰,散风清热。用于痰热喘满,咯痰黄稠,风热咳嗽痰多。

**【临床应用】** 临床常用

本品功效与前胡类似,常用于痰热喘满,咯痰黄稠,风热咳嗽痰多。

**【用法用量】** 3～9g,或入丸、散。

**【贮藏】** 置阴凉干燥处,防霉,防蛀。

**【参考文献】** [1]熊友谊,时维静,俞浩,等.紫花前胡苷抑制哮喘小鼠气道炎性反应和NF-κB信号传导通路[J].基础医学与临床,2014,34(5):690-694.

[2]张艺,贾敏如.中药紫花前胡抗血小板活化因子(PAF)作用的研究[J].成都中医药大学学报,1997,20(1):39-40.

（彭芙　敖慧　彭成）

## 991　紫金龙

Zijinlong

**【异名】** 黑牛膝、川山七、串枝莲(《云南中草药》),豌豆跌打、大麻药(《云南思茅中草药选》),豌豆七(《云南中草药选》),野豌豆(《中国民族药志》)。

**【来源】** 为罂粟科植物紫金龙 *Dactylicapnos scandens* (D.Don) Hutchins.的干燥根。

**【产地】** 主要是栽培品,野生品亦有。主产于广西、四川、云南、西藏等地。

**【采收加工】** 秋季采挖,除去杂质,晒干。

**【炮制】** 除去杂质,洗净,晒干,研粉。

**【性状特征】** 根圆柱形,略弯曲,有的有分枝,长5～30cm,直径0.5～4cm,根头部稍粗大而扭曲,有数个茎基残留。表面暗灰棕色或暗紫褐色,有明显沟纹。质硬而脆,折断时有粉尘,断面浅灰棕色至暗紫褐色,可见放射状纹理。气微,味苦、微麻。以条粗长、苦味浓者为佳。

**【化学成分】** 紫金龙的主要成分是生物碱。紫金龙的生物碱是其药理活性成分。

**【药理毒理】**

**1. 镇痛** 紫金龙总生物碱按30、50、100mg/kg剂量对醋酸致扭体反应的小鼠灌胃给药,1h后,50、100mg/kg的剂量可明显减少小鼠扭体反应次数,并呈一定量效关系;按剂量100mg/kg对福尔马林致痛小鼠模型灌胃给药,1h后,可明显抑制小鼠疼痛[1]。

**2. 缓解戒断症状** 紫金龙总醇提物剂量按150、300、600mg/kg对吗啡依赖小鼠模型灌胃,可抑制对小鼠跳跃次数、扭体症状和体重下降这三个戒断症状,其中,150、300mg/kg还可抑制其抓脸次数[2]。

**【药性】** 苦、辛,凉。

**【功能主治】** 镇痛,止血。用于胃痛,神经性头痛,牙痛,外伤肿痛、出血。

**【临床应用】** 临床常用

(1) 血证　《云南中草药》《云南思茅中草药选》均云本品具有止血作用;可用于外伤出血,血崩,妇女产后流血过多。《全展选编·内科》言紫金龙粉每日三次,每次七分,开水送服,可治内伤出血。

(2) 痛证　《云南思茅中草药选》言本品用于止痛,如神经性头痛,牙痛,关节痛,胃痛。

**【用法用量】** 研末口服,每次1～3g。外用适量,研粉撒敷患处。

**【成药例证】**

**1. 风湿跌打酊(《国家中成药标准汇编·骨伤科分册》)** 药物组成:紫金龙、苦树皮、徐长卿、水三七。

功能主治:祛风除湿、活血化瘀、消肿止痛。用于风湿关节痛、跌打损伤、扭伤挫伤所引起的腰腿、关节、筋肌疼痛。

**2. 云南蛇药(《卫生部药品标准中药成方制剂·第十九册》)** 药物组成:紫金龙、臭牡丹、白花蛇舌草、虎杖、夏枯草、半边莲、鱼腥草、杠板归、龙胆、茜草、白茅根。

功能主治:解毒镇痛,利尿消肿,止血、散瘀。用于毒蛇咬伤,毒蜂、蝎子、蜈蚣等蜇伤。

**3. 近视乐眼药水(《卫生部药品标准中药成方制剂·第二十册》)** 药物组成:本品为紫金龙经提取、精制加工制成的眼药水。

功能主治:调节视力。用于治疗青少年近视,假性近视和连续近距离使用视力所引起的眼疲劳。

**4. 云南红药散(《卫生部药品标准中药成方制剂·第十七册》)、云南红药胶囊(《卫生部药品标准中药成方制剂·第十五册》)** 药物组成:三七、重楼、紫金龙、玉葡萄根、滑叶跌打、大麻药、金铁锁、石菖蒲、西南黄萍(芩)、制黄草乌。

功能主治：止血镇痛，活血散瘀，祛风除湿。用于胃溃疡出血，支气管扩张咯血，功能性子宫出血，月经过多，眼底出血，眼结膜出血，鼻衄，痔疮出血，软组织挫伤，风湿性关节炎，风湿性腰腿痛等。

**【注意事项】** 孕妇禁服。有报道服用该药浸膏片可致心律不齐。

**【贮藏】** 置阴凉干燥处。

**【参考文献】** [1]吴勐，王银叶，艾铁民.紫金龙总生物碱的镇痛作用及其机制初探[J].中草药，2003，34(11)：1022-1025.

[2]王聪，肖怀，王立云，等.紫金龙总提取物对吗啡依赖小鼠戒断症状的影响[J].安徽农业科技，2011，39(16)：9594-9595.

（肖丽萍　潘媛　彭成　敖慧）

## 992　紫萁贯众

Ziqiguanzhong

**【异名】** 綦、月尔(《说文》)，紫綦(《尔雅》郭璞注)，綦蕨(《尔雅》郑樵注)，茈萁(《后汉书·马融传》)，紫蕨、迷蕨(《本草纲目》)，蕨基(《广雅疏证》)，大贯众(《山东中草药手册》)，毛老鼠、毛狗子(《湖南药物志》)。

**【来源】** 为紫萁科植物紫萁 *Osmunda japonica* Thunb.的干燥根茎和叶柄残基。

**【产地】** 主要为栽培品，野生品亦有。主产于河南、甘肃、山东、安徽、江苏、浙江、湖北、湖南、四川、云南、贵州等地。

**【采收加工】** 春、秋季采挖根茎，削去叶柄、须根，除净泥土，晒干。

**【炮制】** **紫萁贯众**　取原材料，除去杂质，洗净，润透，切厚片或小块，干燥。

**紫萁贯众炭**　取紫萁贯众块(片)，置锅内，用武火炒至表面焦黑色、内部呈棕褐色时，喷淋少许清水、熄灭火星，取出凉透。

**【性状特征】** **紫萁贯众**　呈圆锥形、近纺锤形、类球形或不规则长球形，稍弯曲，先端钝，有时具分枝，下端较尖。

**紫萁贯众炭**　形如紫萁贯众，表面焦黑色，内部棕褐色，质脆易碎。

**【化学成分】** 紫萁贯众的主要是甾体、酯，还含有多糖、鞣质、矿物质等。紫萁贯众的甾体、酯是其主要药理活性成分。

**【药理毒理】**

**1. 抗菌**　1g/ml 的紫萁根状茎对大肠埃希菌、枯草杆菌、金黄色葡萄球菌、酵母菌的抑菌效果均不错，以抑制枯草杆菌最为明显，其中，紫萁根状茎醇提液比水提液的平均抑菌圈直径大 2mm[1]。

**2. 促凝血**　紫萁贯众的生品和炭品按 0.75、2.25g 生药/kg 体重的剂量对小鼠灌胃给药，连续 3d，均能缩短凝血时间，但炭品的凝血作用明显强于生品[2]。

**【药性】** 苦、微寒；有小毒。归肺、胃、肝经。

**【功能主治】** 清热解毒，止血，杀虫。用于疫毒感冒，热毒泻痢，疮痈肿毒，吐血，衄血，便血，崩漏，虫积腹痛。

**【临床应用】** **临床常用**

(1) 风热感冒，温毒发斑，痄腮等　本品既能清气分之实热，又能解血分之热毒。治疗温毒发斑、痄腮，可与清热解毒之板蓝根、大青叶等同用；若治疗风热感冒、温毒之邪在卫分时，当与发散风热药薄荷、金银花等同用；因本品能解热毒、祛瘀，对无名肿痛、肋间神经痛亦有一定疗效。

(2) 血热出血　本品苦，微寒，能凉血止血。善治血热出血，如崩漏下血，可单味研末服，或与五灵脂等同用。亦治血热吐血、衄血、便血，常与凉血止血之品同用，根据出血在上、中、下焦不同部位选择，如在上、中焦常选用侧柏叶、白茅根，如在下焦常选用地榆、槐花。

(3) 虫积腹痛　本品具有杀虫之功，可用于钩虫、蛔虫等肠道寄生虫。

**【用法用量】** 5～9g。

**【成药例证】** **舒胃药酒(《国家中成药标准汇编·内科脾胃分册》)**　药物组成：紫萁贯众、草果、肉桂、甘草、八角茴香。

功能主治：温中散寒，理气止痛。用于寒凝气滞所致的胃脘痛，消化不良。

**【注意事项】** 用量不宜过大。

**【贮藏】** 贮干燥容器内，紫萁贯众炭摊晾散热，防复燃。

**【参考文献】** [1]张泽宏，何义发.紫萁提取液抑菌试验的初步研究[J].西南大学学报(自然科学版)，2008，30(2)：95-98.

[2]胡昌江,叶茂,邓世蓉,等.绵马贯众、紫萁和单芽狗脊贯众饮片抗菌及凝血试验对比研究[J].中国药物应用与监测,2004,(4):52-54.

（肖丽萍　潘媛　彭成　敖慧）

## 993　紫石英

Zishiying

**【异名】** 氟石、萤石(《全国中草药汇编》)。

**【来源】** 为氟化物类矿物萤石族萤石。

**【产地】** 主产于浙江、山东、甘肃、江苏、湖北等地。

**【采收加工】** 除去杂石,砸成碎块。

**【炮制】** **紫石英**　取原药除去杂质,洗净,选取紫色透明者,干燥。研碎或捣碎。

**煅紫石英**　取净紫石英块,置适宜的容器内,用无烟武火加热煅至红透,立即倒入米醋中淬酥,如此反复煅淬2～3次,取出,干燥,捣碎。每紫石英100kg,用米醋30kg。

**【性状特征】** **紫石英**　为不规则碎块。紫色或绿色,半透明至透明,有玻璃样光泽。气微,味淡。以色紫、质坚、发亮、无杂石者为佳。

**煅紫石英**　为不规则碎块或粉末。表面白色、棕色或紫色,无光泽。质酥脆。有醋香气,味淡。

**【化学成分】** 紫石英的主要成分是氟化钙,还含有氧化铁、镉、铬、铜、锰、镍、铅、锌、钇、铈,偶杂有铀等。《中华人民共和国药典》2015年版规定,本品药材按干燥品计算,含氟化钙($CaF_2$)不得少于85.0%;本品饮片按干燥品计算,含氟化钙($CaF_2$)不得少于80.0%。

**【药理毒理】**

**1. 改善排卵障碍**　紫石英按4.8g/(kg·d)的剂量灌胃大鼠连续14d,能促进卵巢卵泡刺激素受体的表达,而抑制黄体生成素受体的表达[1]。

**2. 镇静、催眠**　不同色泽紫石英不同色泽组(23#、25#、29#)按生药20g/(kg·d)对小鼠灌胃给药,连续3d,均能减少小鼠自主活动次数;相同剂量对戊巴比妥钠致失眠的小鼠模型灌胃,可延长小鼠的睡眠时间[2]。

**3. 安全性评价**　不同色泽紫石英(23#、25#、29#)小鼠灌胃 *MTD* 为240g/kg[2]。

**【药性】** 甘,温。归肾、心、肺经。

**【功能主治】** 温肾暖宫,镇心安神,温肺平喘。用于肾阳亏虚,宫冷不孕,惊悸不安,失眠多梦,虚寒咳喘。

**【临床应用】** 临床常用

(1)肾阳不足　本品味甘,性温而又入肾经,故能温补肾阳。可用于治肾阳不足所致阳痿不育、女子宫寒不孕。男子治疗阳痿不举可与白石英、续断、人参等品同用;妇人胎胞虚冷,久不受孕者,用本品配伍香附、当归、熟地、川芎等,见于《青囊秘方》;另外,治疗肾阳不足所致阳痿不举、宫寒不孕均可与粳米共用。

(2)心神不宁　本品上能镇心,下能益肝,重以去怯,故可补益而能安定心神,治疗心神不宁之怔忡、癫痫等。对心悸心烦、怔忡惊悸者配伍人参、远志、茯苓等品,如《千金翼方》补心汤;对杂病癫痫者与白矾制丸同用;对痫病重症者如大人风引、小儿惊痫瘈疭,日数十发,以之与配伍牡蛎、龙骨、滑石等品同用,如《备急千金要方》紫石煮散。

**【用法用量】** 9～15g,先煎。

**【成药例证】**

**1. 止痫散(《卫生部药品标准中药成方制剂·第三册》)**　药物组成:寒水石、紫石英、赤石脂、白石脂、石膏、龙骨、牡蛎、赭石、钩藤、桂枝、大黄、干姜、滑石、甘草。

功能主治:镇惊安神,清热化痰,平肝息风。用于各种类型癫痫。

**2. 震灵丸(《卫生部药品标准中药成方制剂·第四册》)**　药物组成:赤石脂(醋煅)、禹余粮(醋煅)、朱砂、紫石英(醋煅)、赭石(醋煅)、乳香(制)、没药(制)、五灵脂(醋炒)。

功能主治:固涩冲任,止血定痛。用于崩漏,吐血,咳血,便血,尿血。

**3. 结核丸(龟龙丸)(《卫生部药品标准中药成方制剂·第十册》)**　药物组成:龟甲(醋炙)、牡蛎、鳖甲(醋炙)、地黄、熟地黄、天冬、百部(蜜炙)、阿胶、北沙参、龙骨、紫石英(煅)、麦冬、熟大黄、白及、川贝母、蜂蜡。

功能主治:滋阴降火,补肺止嗽。用于阴虚火旺引起的潮热盗汗,咳痰咯血,胸胁闷痛,骨蒸痨咳,肺结核，骨结核。

**4. 芪冬颐心口服液(《中华人民共和国药典》2015年版)**　药物组成：黄芪、麦冬、人参、茯苓、地黄、龟甲(烫)、紫石英(煅)、桂枝、淫羊藿、金银花、丹参、郁金、枳壳(炒)。

功能主治：益气养心，安神止悸。用于气阴两虚所致的心悸、胸闷、胸痛、气短乏力、失眠多梦、自汗、盗汗、心烦；病毒性心肌炎、冠心病心绞痛见上述证候者。

**【贮藏】**　置干燥处。炮制品贮于干燥容器内，密闭。

**【参考文献】**
[1]付灵梅，谭朝阳，王丽君，等.紫石英对排卵障碍大鼠卵巢局部卵泡刺激素受体、黄体生成素受体表达的影响[J].中国实验方剂学杂志，2011，17(5)：184-186.

[2]王怡薇，朱传静，王彦礼，等.不同色泽紫石英镇静催眠抗惊厥作用的研究[J].中国实验方剂学杂志，2011，17(15)：199-201.

(肖丽萍　潘媛　彭成　敖慧)

## 994　紫苏梗

Zisugeng

**【异名】**　紫苏茎(《雷公炮炙论》)，苏梗(《药品化义》)，紫苏枝茎、苏茎(《侣山堂类辨·论药》)，紫苏杆(《湖南药物志》)，紫苏草(《江苏省植物药材志》)。

**【来源】**　为唇形科植物紫苏 *Perilla frutescens* (L.) Britt.的干燥茎。

**【产地】**　主要为栽培品，野生品亦有。主产于湖北、河南、四川、江苏、广西、山东、广东、浙江、河北、山西等省区。

**【采收加工】**　秋季果实成熟后采割，除去杂质，晒干，或趁鲜切片，晒干。

**【炮制】**　除去杂质，稍浸，润透，切厚片，干燥。

**【性状特征】**　呈类方形厚片，表面紫棕色或暗紫色，切面木部黄白色，有细密的放射状纹理，髓部白色，疏松或脱落。以外皮色紫棕、有香气者为佳。

**【化学成分】**　紫苏梗的主要成分是挥发油，还有黄酮、皂苷等。紫苏梗的挥发油是其主要药理活性成分。《中华人民共和国药典》2015年版规定，本品药材按干燥品计算，含迷迭香($C_{18}H_{16}O_8$)不得少于0.1%。

**【药理毒理】**

**1. 对子宫内膜的作用**　紫苏梗醇提液按0.1、0.2、0.4、0.6g/只对雌性小鼠腹腔注射，连续4d，均能增加子宫内膜碳酸酐酶活性[1]。

**2. 促肠收缩**　25、50g/L紫苏梗水提液作用于手术致缺血-再灌注大鼠模型的离体结肠，能明显增加离体结肠收缩振幅，同时显著降低结肠张力[2]。25、50、100g/L紫苏梗水提液各12.5μl作用于手术致肢体缺血再灌注大鼠离体单个结肠平滑肌细胞，可明显收缩大鼠离体单个结肠平滑肌细胞[3]。

**3. 改善血液流变性**　紫苏梗水提液按126mg/(kg·d)给大鼠灌胃，连续5d，能明显降低低切时的全血黏度，低切时的全血还原黏度，红细胞聚集指数，红细胞变形指数、红细胞电泳指数和血浆黏度[4]。

**【药性】**　辛，温。归肺、脾经。

**【功能主治】**　理气宽中，止痛，安胎。用于胸膈痞闷，胃脘疼痛，嗳气呕吐，胎动不安。

**【临床应用】　临床常用**

**气滞诸证**　本品性微温，能使郁滞上下宣行，疏气而不迅下，凡顺气诸品惟此纯良。治疗脾胃气滞，胸膈痞闷，胃脘疼痛，嗳气呕吐等表现者，可与陈橘皮、半夏等同用，如《圣济总录》苏橘汤；对食积气滞者，佐以山楂、莱菔子等；脾胃寒凝气滞者佐以生姜；妊娠胎气不安呕吐者，与陈皮、砂仁等同用；对气血逆乱而致咳血、吐血者，可与白茅花配伍为用。

**【用法用量】**　5～10g。

**【成药例证】**

**1. 搜风理肺丸(《卫生部药品标准中药成方制剂·第三册》)**　药物组成：荆芥穗、紫苏梗、薄荷、前胡、陈皮、苦杏仁(去皮炒)、桔梗、枳壳(去瓤麸炒)、旋覆花、竹茹、法半夏、瓜蒌子(蜜炙)、黄芩、甘草。

功能主治：清热解表，宣肺止咳。用于外感风寒，肺失宣降引起，发热恶寒，头痛无汗，四肢酸软，鼻塞流涕，咳嗽痰多，胸闷喘急。

**2. 理气定喘丸(《卫生部药品标准中药成方制剂·第七册》)**　药物组成：紫苏子(炒)、紫苏梗、紫苏叶、陈皮、法半夏、茯苓、芥子(炒)、莱菔子(炒)、苦杏仁(炒)、川贝母、桑白皮(蜜炙)、款冬花、紫菀、黄芪(蜜炙)、白术(麸炒)、百合、麦冬、天冬、知母、地黄、当归、何首乌(黑豆酒炙)、阿胶(蛤粉炙)。

功能主治:祛痰止咳,补肺定喘。用于肺虚痰盛引起的咳嗽痰喘,胸膈满闷,心悸气短,口渴咽干。

**3. 胃苏颗粒(《新药转正标准 9》)** 药物组成:紫苏梗、香附、陈皮、香橼、佛手、枳壳等。

功能主治:理气消胀,和胃止痛。主治气滞型胃脘痛,症见胃脘胀痛,窜及两胁,得嗳气或矢气则舒,情绪郁怒则发作加重。胸闷食少,排便不畅,舌苔薄白,脉弦等。用于慢性胃炎及消化性溃疡见上述证候者。

**4. 风梅颗粒[《国家中成药标准汇编·内科肺系(二)分册》]** 药物组成:东风桔、岗梅、枇杷叶、山白芷、广东土牛膝、紫苏梗、薄荷脑。

功能主治:镇咳祛痰。用于伤风感冒,支气管炎等引起的咳嗽。

**5. 祛浊降脂茶(《国家中成药标准汇编·内科气血津液分册》)** 药物组成:荷叶、车前草、番泻叶、紫苏叶、紫苏梗、绞股蓝、茶叶。

功能主治:清热利湿、泻热通便。用于减肥,降脂。

**【贮藏】** 置阴凉干燥处。

**【参考文献】** [1]王惠玲,肖明,冯立新.紫苏梗、孕酮对子宫内膜酶活性效应的比较试验[J].西安医科大学学报,1990,11(2):121-124.

[2]刘蓉,唐方.紫苏梗对大鼠离体结肠肌条收缩运动的影响[J].天津中医药,2007,24(2):144-146.

[3]刘蓉,唐方.紫苏梗影响结肠平滑肌细胞收缩作用的实验研究[J].天津中医药,2009,26(3):184-186.

[4]徐在品,邓小燕,门吉英,等.紫苏不同部位提取物对大鼠血液流变性的影响[J].生物医学工程学杂志,2006,23(4):762-765.

(肖丽萍　潘媛　彭成　敖慧)

## 995　紫苏叶

Zisuye

**【异名】** 苏(《名医别录》),苏叶(《本草经集注》),紫菜(《植物名实图考》)。

**【来源】** 为唇形科植物紫苏 *Perilla frutescens* (L.) Britt.的干燥叶(或带嫩枝)。

**【产地】** 主要为栽培品,野生品亦有。在全国大部分地区均有分布,主产于湖北、河南、四川、江苏、广西、广东、浙江、河北、山西等地,以湖北、河南、四川、山东、江苏等地产量大,以广东、广西、湖北、河北等地所产者品质佳。

**【采收加工】** 净叶在夏季枝叶繁茂,花开前采收。南方 7～8 月,北方 8～9 月,枝叶茂盛时,摊在地上或悬于通风处阴干,干后将叶摘下即可。

**【炮制】** 除去杂质和老梗;或喷淋清水,切碎,干燥。

**【性状特征】** 呈不规则的段或未切叶。叶多皱缩卷曲、破碎,完整者展平后呈卵圆形。边缘具圆锯齿。两面紫色或上表面绿色,下表面紫色,疏生灰白色毛。叶柄紫色或紫绿色。带嫩枝者,枝的直径 2～5mm,紫绿色,切面中部有髓。气清香,味微辛。

**【化学成分】** 紫苏叶的主要成分是挥发油,还含有黄酮、三萜、木脂素、多酚、有机酸、氨基酸等。紫苏叶的挥发油是其主要的药理活性成分。《中华人民共和国药典》2015 年版规定,本品药材含挥发油不得少于 0.40%ml/g;本品饮片含挥发油不得少于 0.20%ml/g

**【药理毒理】**

**1. 解热** 紫苏水提浸膏按 12.5、25g/kg 及挥发油 3.56g/kg 给耳缘静脉注射伤寒、副伤寒甲、乙三联菌苗致发热家兔模型灌胃,均可降低体温[1]。

**2. 对胃肠道的作用** 紫苏叶油按 31.25～250μg/ml 浓度对胃肠动力障碍大鼠离体结肠平滑肌细胞给药,可促进大鼠离体结肠平滑肌细胞收缩,其效应呈剂量依赖关系,最大效应质量浓度为 250μg/ml[2]。

**3. 抗菌** 紫苏叶挥发油对金黄色葡萄球菌的 *MIC* 值为 500μg/ml;对大肠埃希菌的 *MIC* 值为 1250μg/ml[3]。

**4. 抗过敏** 紫苏叶提取物粗品按 0.15g/kg 的剂量给巴豆油致小鼠耳廓肿胀模型灌胃,连续 5d,可抑制小鼠耳廓肿胀;按 0.28g/kg 的剂量给组织胺致大鼠皮肤毛细血管通透性增加模型灌胃,连续 7d,可使大鼠皮肤毛细血管通透性增加[4-5]。

**5. 对血脂的影响** 紫苏叶提取物按 0.17、0.5、1.5g/kg 的剂量给家兔灌胃,连续 4 周和 8 周,均能降低高脂血症模型家兔血清中 TC、TG、LDL-C 的含量,并能提高血清中 HDL-C 的水平;同时,能够降低血清中MDA的水平以及增强SOD的活性[6,7]。

**6. 安全性评价**　湖北紫苏叶挥发油灌胃小鼠 $LD_{50}$ 为3.10g生药/kg[8]。

**【药性】**　辛，温。归肺、脾经。

**【功能主治】**　解表散寒，行气和胃。用于风寒感冒，咳嗽呕恶，妊娠呕吐，鱼蟹中毒。

**【临床应用】**

**1. 临床常用**

(1) 风寒感冒　本品辛散性温，可疏表解肌，发汗解表之力较为缓和，轻症可单用，重症须与其他发散风寒药合用。因其外能解表散寒，内能行气宽中，故风寒表证而兼气滞，胸脘满闷，恶心呕逆者，较为适宜，常与理气宽中之品同用，如《太平惠民和剂局方》香苏散，以之与香附、陈皮等同用。又因略兼化痰止咳之功，故对风寒引起的感冒，症见咳喘痰多者，亦可与化痰止咳药同用，如《温病条辨》杏苏散，以之与杏仁、桔梗等药同用。若患者体虚气弱，复感风寒者，配人参等同用，以扶正祛邪。

(2) 脾胃气滞，胸闷呕吐　本品味辛能行，以宽中除胀，和胃止呕，且兼有一定的理气安胎之功，可用治中焦气机郁滞之胸脘胀满、恶心呕吐。偏寒者，常与砂仁等温中止呕药同用；偏热者，常与黄连等清胃止呕药同用；若胎气上逆，胸闷呕吐，胎动不安者，常与砂仁等理气安胎药配伍。本品的行气之功，还可治七情郁结，痰凝气滞之梅核气，常与半夏、厚朴等同用，如《金匮要略》半夏厚朴汤。

此外，紫苏能解鱼蟹之毒，对进食鱼蟹中毒而致腹痛吐泻，能和中解毒。可单用本品煎汤服用，或配伍生姜、藿香等药。

**2. 临床新用**　紫苏叶可用于治疗胃、十二指肠溃疡[9]、糖尿病胃轻瘫[10]、癔球症[11]。

**【用法用量】**　5～10g。

**【成药例证】**

**1. 祛暑片(《卫生部药品标准中药成方制剂·第三册》)**　药物组成：紫苏叶、广藿香、香薷、檀香、木瓜、茯苓、丁香、甘草。

功能主治：祛暑散寒，止呕止吐。用于中暑感冒引起憎寒发热，头热身倦，胸腹胀满，呕吐泄泻。

**2. 解肌宁嗽丸(《中华人民共和国药典》2015年版)**　药物组成：紫苏叶、前胡、葛根、苦杏仁、桔梗、半夏(制)、陈皮、浙贝母、天花粉、枳壳、茯苓、木香、玄参、甘草。

功能主治：解表宣肺，止咳化痰。用于外感风寒、痰浊阻肺所致的小儿感冒发热、咳嗽痰多。

**3. 香苏调胃片(《中华人民共和国药典》2015年版)**　药物组成：紫苏叶、广藿香、香薷、木香、厚朴(姜炙)、砂仁、枳壳、陈皮、山楂(炒)、麦芽(炒)、白扁豆(去皮)、葛根、甘草、六神曲(麸炒)、生姜。

功能主治：解表和中，健胃化滞。用于胃肠积滞、外感时邪引起身热体倦、饮食少进、呕吐乳食、腹胀便泻、小便不利。

**【贮藏】**　置阴凉干燥处。

**【参考文献】**
[1]王静珍，陶上乘，邢永春，等.紫苏与白苏药理作用的研究[J].中国中药杂志，1997，22(1)：48-51.

[2]刘蓉，唐方.紫苏提取物对肢体缺血再灌注大鼠结肠环行肌条运动的影响[J].中草药，2008，39(10)：1450-1452.

[3]郭群群，杜贵彩，李荣贵.紫苏叶挥发油抗菌活性研究[J].食品工业科技，2003，24(9)：25-27.

[4]黄丽，韦保耀，滕建文.紫苏叶抗过敏有效成分的研究[J].食品科技，2005，(5)：90-93.

[5]韦保耀，黄丽，滕建文，等.紫苏叶抗过敏作用的评价[J].食品科技，2006，(8)：284-286.

[6]谭健民，陈春华，徐在品，等.紫苏叶提取物对高脂血症家兔血脂及脂质过氧化的影响[J].安徽农业科学，2008，36(18)：7701-7702.

[7]陈春华，谭健民，徐在品，等.紫苏叶提取物抗家兔动脉粥样硬化的实验研究[J].时珍国医国药，2008，19(11)：2651-2653.

[8]文莉.湖北紫苏叶挥发油的小鼠急性毒性试验[J].中国药师，2006，9(11)：1033-1035.

[9]王启琴.香苏汤治疗胃、十二指肠溃疡30例[J].南京中医药大学学报(自然科学版)，1993，9(1)：20.

[10]梁贵廷.加味香苏散治疗糖尿病胃轻瘫98例[J].中医杂志，2003，44(3)：209-209.

[11]陈晓鸥，颜红.半夏厚朴汤联合电针治疗癔球症45例临床观察[J].中医杂志，2014，55(5)：408-411.

（周勤梅　谢欣　彭成　敖慧）

## 996　紫苏子

Zisuzi

**【异名】**　苏子(《本草经集注》)，黑苏子(《饮片新参》)，野麻子、铁苏子(《江苏植药志》)。

**【来源】**　为唇形科植物紫苏 *Perilla frutescens*

(L.) Britt.的干燥成熟果实。

**【产地】** 主要为栽培品，野生品亦有。主产于湖北、河南、四川、江苏、广西、山东、广东、浙江、河北、山西等省区。

**【采收加工】** 紫苏子容易自然脱落，当大部分果实成熟时即可采收，晒干，除去碎枝杂物后即可。

**【炮制】** **紫苏子** 取原药材，除去杂质，洗净，干燥。

**炒苏子** 取净苏子置锅内，用文火加热，炒至爆裂有香气逸出时，取出放凉。

**蜜苏子** 取炼蜜用适量开水稀释，加入净苏子拌匀，稍闷，置锅内，用文火加热，炒至深棕色，不粘手为度，取出放凉。每100kg紫苏子用炼蜜10kg。

**苏子霜** 取净苏子碾碎，加热，用布或吸油纸包裹，压榨去油，研细。

**【性状特征】** **紫苏子** 呈卵圆形或类球形，直径约1.5mm。表面灰棕色或灰褐色，有微隆起的暗紫色网纹，基部稍尖，有灰白色点状果梗痕。果皮薄而脆，易压碎。种子黄白色，种皮膜质，子叶2，类白色，有油性。压碎有香气，味微辛。以颗粒饱满、均匀、灰棕色、搓之香气浓郁、无杂质者为佳。

**炒紫苏子** 形如紫苏子，表面灰褐色，有细裂口，有焦香气。

**【化学成分】** 紫苏子中主要含挥发油、氨基酸、微量元素等。《中华人民共和国药典》2015年版规定，本品药材及其饮片按干燥品计算，含迷迭香酸($C_{18}H_{16}O_8$)不得少于0.25%。炒紫苏子按干燥品计算，含迷迭香酸($C_{18}H_{16}O_8$)不得少于0.20%。

**【药理毒理】**

**1. 镇咳、平喘、祛痰** 紫苏子水提物按0.37mg/kg、炒紫苏子水提物按0.106mg/kg给正常大鼠灌胃给药1次，采用大鼠毛细血管法进行试验，发现均有明显的祛痰作用[1]。紫苏子脂肪油按2.5、5g/kg给小鼠灌胃给药1次，可使氨水引咳小鼠咳嗽潜伏期显著延长，咳嗽次数显著减少；紫苏子脂肪油5g/kg给小鼠腹腔注射1次，可使喷雾组织胺和乙酰胆碱所致的支气管哮喘小鼠喘息性抽搐的潜伏期明显延长[2]。

**2. 抗过敏** 炒紫苏子醇提取物按1.28、0.64、0.32g/kg给200μg OVA和8mg $Al(OH)_3$(氢氧化铝凝胶)致敏小鼠灌胃，每天1次，连续21d，能提高IFN-γ水平，降低IL-4水平，纠正过敏小鼠Th1/Th2异常偏向Th2漂移，使其恢复正常[3]。

**3. 降血脂** 紫苏子按0.8、4.2、25.0g/kg混入高脂饲料喂饲大鼠，连续30d，能降低高脂血症大鼠血清TC、TG水平[4]。紫苏子油纳米乳0.014ml/g给小鼠灌胃，每天1次，连续给药7d，能降低腹腔注射75%蛋黄乳复制的急性高脂血症小鼠血浆胆固醇水平，包括降低LDL-C、TG及TC量，并提高HDL-C含量[5]。

**4. 调节免疫** 炒紫苏子醇提取物269、134mg生药/kg给小鼠灌胃，每天1次，连续16d，可使小鼠T淋巴细胞转化能力显著增强，提高溶血素、IL-2、γ-干扰素水平及溶菌酶含量[6]。

**5. 益智、改善记忆力** 炒紫苏子醇提物按67、134、268mg/kg给15月龄的老年小鼠+0.1ml/10g灌胃，每天1次，连续21d，可降低老龄小鼠跳台法错误反应率和Y型迷宫错误反应率[7]。紫苏子油按1.35、2.7、5.4g/kg给小鼠灌胃，每天1次，连续15d，能对抗东莨菪碱致小鼠记忆获得障碍，使其记忆获得能力得到改善；能提高小鼠水迷路测验的正确百分率，缩短到达终点时间；能不同程度增加小鼠脑内RNA、DNA，蛋白质含量；能明显增加小鼠脑组织中NE和DA含量，降低5-HT的含量[8]。

**6. 保肝** 紫苏子水提液按4.2、8.3、25.0g/kg给小鼠灌胃，每天1次，连续30d，可使$CCl_4$(四氯化碳)诱发的化学性肝损伤小鼠组织形态学上的肝细胞变性、坏死得到明显的改善和恢复，血清ALT和AST水平下降[9]。

**7. 安全性评价** 紫苏种子脂肪油162.5g/kg给小鼠腹腔注射，观察7d，未见小鼠中毒死亡，表明$LD_{50}>162.5g/kg$[10]。超临界$CO_2$萃取的紫苏子油按0.4ml/10g给禁食15h的健康小鼠灌胃，上下午各1次，给药1h后，小鼠活动减少，5h后活动增加，第2天小鼠活动正常，连续观察7d，小鼠的毛泽、活动、进食无异常，动物无死亡，紫苏子油小鼠灌胃$LD_{50}>76.8g/kg$[11]。

**【药性】** 辛，温。归肺经。

**【功能主治】** 降气化痰，止咳平喘，润肠通便。用于痰壅气逆，咳嗽气喘，肠燥便秘。

**【临床应用】 临床常用**

(1) 咳喘痰多　本品性主降，长于降气化痰，气降痰消则咳喘自平。用治痰壅气逆，咳嗽喘逆，痰多胸痞，常配白芥子、莱菔子以化痰降气，如《韩氏医通》三子养亲汤；治上实下虚之喘咳，则配半夏、厚朴、陈皮、肉桂、当归等温肾化痰降气之品，如《太平惠民和剂局方》苏子降气汤。

(2) 肠燥便秘　本品富含油脂，能润燥滑肠，又能降泄肺气以助大肠传导，常配火麻仁，顺气滑肠，如《严氏济生方》紫苏麻仁粥。

**【用法用量】** 3～10g。

**【成药例证】**

**1. 苏子降气丸(《中华人民共和国药典》2015年版、《卫生部药品标准中药成方制剂·第二册》)**　药物组成：炒紫苏子、厚朴、前胡、甘草、姜半夏、陈皮、沉香、当归。

功能主治：降气化痰，温肾纳气。用于上盛下虚、气逆痰壅、咳嗽喘息、胸隔痞塞。

**2. 降气定喘丸(《卫生部药品标准中药成方制剂·第十二册》)**　药物组成：麻黄、葶苈子、紫苏子、桑白皮、白芥子、陈皮。

功能主治：降气定喘，除痰止咳。用于慢性支气管炎，支气管哮喘，咳嗽气促等症。

**3. 咳喘丸(《卫生部药品标准中药成方制剂·第二册》)**　药物组成：麻黄(蜜炙)、苦杏仁、甘草、荆芥、桑白皮(蜜炙)、紫苏子(炒)。

功能主治：止咳平喘。用于伤风感冒，鼻塞，流涕，咳嗽，气喘，痰多。

**【贮藏】** 置通风干燥处，防蛀。

**【参考文献】** [1]王永奇，刑福有，刘凡亮，等.紫苏子镇咳、祛痰、平喘作用的药理研究[J].中南药学，2003，1(3)：135-138.

[2]王静珍，陶上乘，宋兆仪.紫苏与白苏药理作用的研究[J].中国中药杂志，1997，22(1)：50-51.

[3]王钦富，王永奇，郭连英，等.过敏小鼠模型 Th1/Th2 漂移和纠正[J].中国免疫学杂志，2007，23(7)：597-599.

[4]王雨，刘佳，高敏，等.紫苏子对高脂血症大鼠血脂水平的影响[J].贵阳医学院学报，2006，31(4)：336-338.

[5]欧阳五庆，吴旭锦，朱小甫，等.紫苏子油纳米乳的制备及其对小鼠急性高血脂症的影响[J].上海交通大学学报，2007，25(6)：536-540.

[6]王钦富，于超，张巍峨，等.炒紫苏子醇提取物对小鼠免疫功能的影响[J].中国自然医学杂志，2004，6(1)：16-18.

[7]张巍峨，于超，王钦富，等.炒紫苏子醇提取物对小鼠智力的影响[J].中国中医药科技，2004，11(3)：162-163.

[8]周丹，韩大庆，王永奇，等.紫苏子油对小鼠学习记忆能力的影响[J].中草药，1994，25(5)：251-252，280.

[9]王雨，刘佳，高敏，等.紫苏子对化学性肝损伤的实验研究[J].贵州医药，2006，30(9)：836-837.

[10]王静珍，陶上乘，宋兆仪.紫苏与白苏药理作用的研究[J].中国中药杂志，1997，22(1)：50-51.

[11]谭晓华，叶丽明，葛发欢.紫苏子油的超临界 $CO_2$ 萃取及其药效学研究[J].中药材，1999，22(10)：520-523.

(岳美颖　敖慧　彭成)

## 997 紫藤子

Zitengzi

**【异名】** 紫腾豆、腾花子、紫金藤子(《江苏植药志》)，土木鳖(《中草药手册》)，藤萝子。

**【来源】** 为豆科植物紫藤 *Wisteria sinensis* Sweet 的干燥成熟种子。

**【产地】** 栽培品与野生品均有。主要分布在华北、华东、中南、西南及辽宁、陕西、甘肃。北方为种植，长江以南为野生。

**【采收加工】** 冬季果实成熟时采收，晒干，除去果壳。

**【炮制】** 净制。

**【性状特征】** 呈扁圆形，直径1～1.8cm。表面暗红褐色，微有光泽，有的有皱纹，一端有明显的种脐，线形，白色或浅棕色，长1～3mm。质硬，不易破碎。子叶2，肥厚，黄绿色。气微，味淡，嚼之有豆腥味。以身干、粒大、饱满、无杂质者为佳。

**【化学成分】** 紫藤子的主要成分是生物碱。紫藤子的生物碱是其主要药理活性成分。

**【药性】** 甘，微温；有小毒。归肝、胃、大肠经。

**【功能主治】** 驱虫，止痛。

**【临床应用】 临床常用**

(1) 筋骨疼痛　本品味甘性温，活血通络，单用即可用于治疗筋骨疼痛，如《江苏植物志》："治筋骨疼痛。泡酒服。"

(2) 腹痛、吐泻　本品有驱虫、止痛之功，可用于治疗食物中毒、腹痛、吐泻及蛲虫病。

**【用法用量】** 1.5～3g。

**【注意事项】** 服用量过大有中毒危险，其毒性物质基础为金雀花碱。内服须炒透。

**【贮藏】** 置干燥处。

（潘媛 敖慧 彭成）

## 998 紫菀

Ziwan

**【异名】** 紫蒨(《名医别录》)，青菀(《吴普本草》)，返魂草根、夜牵牛(《斗门方》)，紫菀茸(《本草述》)。

**【来源】** 为菊科植物紫菀 *Aster tataricus* L.f.的干燥根及根茎。

**【产地】** 主要为栽培品，分布于黑龙江、吉林、辽宁、河北等地。主产于东北、内蒙古东部及南部、山西、河北、河南西部、陕西及甘肃南部等地。

**【采收加工】** 春、秋二季采挖，除去有节的根茎(习称"母根")和泥沙，编成辫状晒干，或直接晒干。

**【炮制】** **紫菀** 除去杂质，洗净，稍润，切厚片，干燥。

**蜜紫菀** 取紫菀片，照蜜炙法，炒至不粘手。

**【性状特征】** 根茎呈不规则块状，大小不一，表面紫红色或灰红色，顶端殖留茎基及叶柄殖痕，中下部丛生多数细根，质坚硬，断面较平坦，显油性；根多数，细长，长3～15cm，直径0.1～0.3cm，多编成辫状，表面紫红色或灰红色，有纵皱纹，质较柔韧，易折断，断面淡棕色，边缘一圈现紫红色，中内有细小木心。气微香，味甜、微苦。以根长、色紫红、质柔韧者为佳。

**【化学成分】** 紫菀的主要成分是三萜皂苷，还含有植物甾醇、多肽、黄酮、酚等。紫菀的三萜皂苷是其主要药理活性成分。《中华人民共和国药典》2015年版规定，本品药材按干燥品计算，含紫菀酮($C_{30}H_{50}O$)不得少于0.15%；本品饮片按干燥品计算，含紫菀酮($C_{30}H_{50}O$)不得少于0.10%。

**【药理毒理】**

**1. 镇咳、祛痰** 紫菀水煎剂按10、20g/kg给小鼠灌胃，30min后能显著增加小鼠呼吸道酚红排泄量；紫菀酮按100、300mg/kg和表木栓醇按300mg/kg给小鼠灌胃，30min后也能显著增加小鼠呼吸道酚红排泄量，可明显祛痰。灌胃给予紫菀水煎剂按10、20g/kg对氨水致咳嗽模型小鼠灌胃，能降低咳嗽的次数；而紫菀酮、表木栓醇按300mg/kg给氨水致咳嗽模型小鼠灌胃，也能显著降低小鼠的咳嗽次数[1]。

**2. 抗氧化** 紫菀中的槲皮素和山柰酚(1g/L)对脂质过氧化物的抑制率分别约为91.0%和91.4%，对超氧化自由基产生的抑制率分别约为98.6%和97.3%；其中的东莨菪素和大黄素对超氧化自由基产生的抑制率分别为99.1%和94.2%[2]。

**3. 抗肿瘤** 连续5d灌胃给予紫菀中环五肽成分astin A、B、C(0.5、0.5、5mg/kg)后，对肉瘤180细胞增长的抑制率分别被40%、26%、45%[3]。

**4. 安全性评价** 紫菀醇提物(30%、60%、90%)分别以15g/kg给小鼠灌胃，3～6h为死亡高峰期，死亡现象均发生在24h内，死亡率依次为50%、70%、100%；且其乙酸乙酯部位0.5g/kg灌胃3h后开始出现小鼠死亡，24h内全部死亡，$LD_{50}$为0.19g/kg[4]。

**【药性】** 辛、苦，温。归肺经。

**【功能主治】** 润肺下气，消痰止咳。用于痰多喘咳，新久咳嗽，劳嗽咳血。

**【临床应用】** **临床常用**

咳嗽 本品气温而不热，质润而不燥，故对咳嗽之症，不论外感或内伤，寒嗽或热咳，皆可配用，为化痰止咳要药。与白前、桔梗、甘草等配伍煎服治咳嗽气逆、咯痰不爽；与款冬花、川贝、麦冬、阿胶等品同用治肺虚久咳、痰中带血。

**【用法用量】** 5～10g。

**【成药例证】**

**1. 止咳片[《国家中成药标准汇编·内科肺系(二)分册》]** 药物组成：紫菀、白前、荆芥、甘草、百部、滑石粉、陈皮、桔梗。

功能主治：疏风解表，止咳化痰。用于感冒引起的咳嗽，咯痰不爽等。

**2. 半枝莲片[《国家中成药标准汇编·内科肺系(二)分册》]** 药物组成：紫菀、荆芥、白前、桔梗、百部、陈皮、甘草。

功能主治：疏风解表，止咳化痰。用于感冒引起的咳嗽，咯痰不爽等。

**3. 复方吉祥草含片[《国家中成药标准汇编·内科肺系(二)分册》]** 药物组成：吉祥草、紫菀、麻黄、鱼腥草、桔梗、虎杖、罂粟壳、冰片、薄荷素油、梨膏。

功能主治：宣肺平喘，清热润燥，止咳化痰。用于支气管炎、肺炎所引起的咳嗽、胸闷、痰多等症状。

**4. 宁嗽露糖浆[《国家中成药标准汇编·内科肺系(二)分册》]**　药物组成：麻黄、紫菀、百部(蒸)、甘草、蒲公英。

功能主治：止咳化痰。用于伤风咳嗽及急、慢性支气管炎。

**5. 急支糖浆(《中华人民共和国药典》2015年版)**　药物组成：鱼腥草、金荞麦、四季青、麻黄、紫菀、前胡、枳壳、甘草。

功能主治：清热化痰，宣肺止咳。用于外感风热所致的咳嗽，症见发热、恶寒、胸膈满闷、咳嗽咽痛；急性支气管炎、慢性支气管炎急性发作见上述证候者。

**【贮藏】**　置阴凉干燥处，防潮。

**【参考文献】**　[1]卢艳花，王峥涛.紫菀祛痰镇咳作用及其有效部位和有效成分[J].中草药，1999，30(5)：360-362.

[2] Ng TB，Liu F，Lu Y，*et al*. Antioxidant Activity of Compounds from the Medicinal Herb Aster Tataricus[J]. Comp Biochem Physic Part C，2003，136(6)：109-115.

[3] Morita H，Nagashima S，Uchiumi Y，*et al*. Cyclic Peptides from Higher Plants. XXVIII. Antitumor Activity and Hepatic Microsomal Biotransformation of Cyclic Pentapeptides，Astins，from Aster Tataricus[J]. Chem Pharm Bull (Tokyo)，1996，44(5)：1026-1032.

[4]邵静，金晶，张勉，等.紫菀毒性部位和款冬花配伍相杀部位的研究[J].时珍国医国药，2009，20(6)：1308-1310.

(徐世军　敖慧　彭成)

## 999　紫珠叶

Zizhuye

**【异名】**　大风叶、白狗肠、大叶紫珠。

**【来源】**　为马鞭草科植物杜虹花 *Callicarpa formosana* Rolfe 的干燥叶。

**【产地】**　主要为野生品。主产于广东、广西、云南、河北等地。

**【采收加工】**　夏、秋二季枝叶茂盛时采摘，干燥。

**【炮制】**　除去杂质，洗净，切段，干燥。

**【性状特征】**　本品多皱缩、卷曲，有的破碎。完整叶片展平后呈卵状椭圆形或椭圆形，长4～19cm，宽2.5～9cm。先端渐尖或钝圆，基部宽楔形或钝圆，边缘有细锯齿，近基部全缘。上表面灰绿色或棕绿色，被星状毛和短粗毛；下表面淡绿色或淡棕绿色，密被黄褐色星状毛和金黄色腺点，主脉和侧脉突出，小脉深入齿端。叶柄长0.5～1.5cm。气微，味微苦涩。

**【化学成分】**　紫珠叶主要含多糖、黄酮、萜类等。紫珠叶的黄酮、萜类是其主要药理活性。《中华人民共和国药典》规定，本品药材按干燥品计算，含毛蕊花糖($C_{29}H_{36}O_{15}$)不得少于0.36%。

**【药性】**　苦、涩，凉。归肝、肺、胃经。

**【功能主治】**　凉血收敛止血，散瘀解毒消肿。用于衄血，咯血，吐血，便血，崩漏，外伤出血，热毒疮疡，水火烫伤。

**【药理毒理】**　**镇痛**　1000mg/kg紫珠叶醇提物灌胃，能明显抑制冰醋酸诱发的小鼠扭体次数；化合物Ⅱ、Ⅲ在剂量为100mg/kg时灌胃能抑制冰醋酸诱发的小鼠扭体次数，化合物Ⅵ在剂量为50mg/kg时能明显抑制[1]。

**【临床应用】**　**临床常用**

各种出血　本品性凉而不寒，兼有活血作用，故收敛止血而不留瘀，活血而无耗散，凉血而不阻遏，为止血佳品，广泛用于各种原因之内外出血(《临床常用中药手册》)。

**【用法用量】**　3～15g；研末吞服1.5～3g。外用适量，敷于患处。

**【成药例证】**

**1. 烧烫宁喷雾剂(《国家中成药标准汇编·外科妇科分册》)**　药物组成：虎杖、牡丹皮、黄柏、紫珠叶、忍冬藤、连翘、蒲黄、五味子、儿茶、冰片。

功能主治：清热解毒，活血化瘀，收敛生肌。用于Ⅰ度或Ⅱ度烧烫伤。

**2. 痔炎消颗粒(《卫生部药品标准中药成方制剂·第十二册》)**　药物组成：火麻仁、紫珠叶、槐花、金银花、地榆、白芍、三七、茅根150g，茵陈、枳壳。

功能主治：清热解毒，润肠通便，止血，止痛，消肿。用于痔疮发炎肿痛、肛裂疼痛及痔疮手术后大便困难、便血等及老年人便秘。

**3. 妇炎灵胶囊(《卫生部药品标准中药成方制剂**

剂·第十七册》)　药物组成:紫珠叶、硼酸、苦参、樟脑、仙鹤草、白矾、百部、冰片、蛇床子、苯扎溴铵。

功能主治:清热燥湿,杀虫止痒。用于湿热下注引起的阴部瘙痒,灼痛,赤白带下,或兼见尿频、尿急、尿痛等症,以及霉菌性、滴虫性、细菌性阴道炎见上述证候者。

**【贮藏】** 置通风干燥处。

**【参考文献】** [1]任风芝,牛桂云,栾新慧,等.紫珠叶化学成分的镇痛活性研究[J].天然产物研究与开发,2003,15(2):155-156.

(彭芙　敖慧　彭成)

## 1000　自然铜

Zirantong

**【异名】** 石髓铅(《雷公炮炙论》),方块铜(《药材学》)

**【来源】** 为硫化物类矿物黄铁矿族黄铁矿。

**【产地】** 主产于四川、湖北、湖南、云南、安徽、江苏、河北及辽宁等地。

**【采收加工】** 全年均可采挖。除去杂石及黑锈者,选黄色明亮者入药。

**【炮制】** **自然铜**　除去杂质洗净干燥。用时砸碎。

**煅自然铜**　取净自然铜置锅内煅至暗红,醋淬至表面呈黑褐色,光泽消失,并酥松。

**【性状特征】** **自然铜**　本品晶形多为立方体,集合体呈致密块状。表面亮淡黄色有金属光泽;有的黄棕色或棕褐色无金属光泽。具条纹条痕绿黑色或棕红色。体重质坚硬或稍脆易砸碎,断面黄白色有金属光泽;或断面棕褐色可见银白色亮星。

**煅自然铜**　形如自然铜,表面黑褐色,光泽消失并疏松。

**【化学成分】** 自然铜主要含二硫化铁等。

**【药理毒理】**

**1. 促进骨折愈合**　1g/ml自然铜按每只2ml灌胃给药5～20d,二前肢骨折家兔骨痂的不溶性胶原显著升高,无机物钙、磷含量均明显增加[1]。0.5g/ml自然铜煎剂灌胃5ml,能够明显提高骨折家兔骨痂中微量元素Zn、Fe、Mn的含量,促进骨折愈合[2]。

**2. 抗真菌**　自然铜煎剂200mg/ml外涂于石膏样毛癣菌接种造成豚鼠实验性癣模型的病灶部位,有一定的治疗效果。100mg/ml对石膏样毛癣菌抑菌率为100%,对曲霉菌的作用较次于石膏样毛癣菌;200mg/ml对白色念珠菌的抑菌率可达90%[3]。

**3. 安全性评价**　小鼠静脉注射自然铜煎剂的$LD_{50}$为1.92g/kg,煅自然铜$LD_{50}$则为3.83g/kg[4,5]。

**【药性】** 辛,平。归肝经。

**【功能主治】** 散瘀止痛,续筋接骨。用于跌打损伤,筋骨折伤,瘀肿疼痛。

**【临床应用】** **临床常用**

(1) 跌打损伤,骨折伤筋　本品味辛性平,归肝经入血分,有行血散瘀、续筋接骨之效,尤长于促进骨折的愈合,故为伤科要药。用治跌打损伤、瘀血肿痛,既可内服,亦可外敷。如《张氏医通》自然铜散,即以本品配合当归、羌活、骨碎补、乳香等,为散,醇酒调服。用治跌仆骨折,瘀阻肿痛;《医宗金鉴》八厘散则以之配苏木、乳香、没药、血竭等为散,用治跌打伤痛。

(2) 闪腰岔气,心气刺痛　本品散瘀止痛之效,尚可用治多种血瘀气滞作痛。如经验方以之配土鳖虫。等分为末,每服5分,开水送下,用治闪腰岔气,腰痛难忍;《卫生易简方》则单用本品火煅醋淬九次,研末以醋调服,用治心气刺痛。

(3) 瘿瘤　本品可用于防治瘿瘤,如《仁斋直指方》有以本品"贮水瓮中,逐日饮食,皆用此水,其瘿自消"的记载。

(4) 疮疡,烫伤　本品可用于治疗疮疡、烫伤,如《圣济总录》自然铜散,以本品配密陀僧、甘草、黄柏,调涂或干敷,治一切恶疮及水火烫伤。

**【用法用量】** 3～9g,多入丸散服,若入煎剂宜先煎。外用适量。

**【成药例证】**

**1. 骨折挫伤胶囊(《中华人民共和国药典》2015年版)**　药物组成:猪骨(制)、黄瓜子(制)、自然铜(煅)、红花、大黄、当归、乳香(炒)、没药(制)、血竭、土鳖虫。

功能主治:舒筋活络,消肿散瘀,接骨止痛。用于跌打损伤,扭腰岔气,筋伤骨折属于瘀血阻络者。

**2. 接骨七厘片(《卫生部部颁药品标准中药成方**

**制剂·第十八册》）** 药物组成：乳香（炒）、没药（炒）、当归、土鳖虫、骨碎补（烫）、硼砂、血竭、自然铜（煅）、大黄（酒炒）。

功能主治：活血化瘀，接骨止痛。用于跌打损伤，续筋接骨，血瘀疼痛。

**【注意事项】**

1\. 自然铜有一定毒性，其毒性成分是其中的杂质砷。通过煅淬炮制后砷含量下降，毒性也明显降低。中毒可出现剧烈呕吐、腹痛、体软乏力，腹泻始为稀便，渐转为黑色稀便等砷中毒症状。

2\. 不宜久服。

**【贮藏】** 置干燥处。

**【参考文献】**
[1]王智兴，蔡亚，张凤华.自然铜对家兔骨折后骨痂中胶原、钙、磷等影响[J].上海第二医学院学报，1985，(4)：262-264.

[2]吕德成，吴汝舟.自然铜对家兔骨痂中微量元素含量影响的实验研究[J].大连医学院学报，1991，13(4)：30-32.

[3]关洪全，常淑云，李建春，等.自然铜抗真菌活性的实验研究[J].中药药理与临床，1994，10(6)：20-21.

[4]铁步荣.自然铜中砷含量的研究[J].中国中药杂志，1991，16(6)：341.

[5]徐中显，王艳，王敦山.自然铜炮制条件与溶出成分的关系[J].安徽中医学院学报，1997，16(5)：47.

（王艳芳　杨玉梅）

## 1001　棕榈

Zonglü

**【异名】** 棕（《山海经》），拼榈（《异物志》），拼榈木皮（《本草拾遗》、《重修政和经史证类备用本草》），棕榈皮（《本草汇》），陈棕（《本草纲目拾遗》），棕毛（《本草求原》），棕榈毛（《玉楸药解》），棕皮炭（《中国药物学》），陈棕炭（《中药材》），棕衣树、棕树、棕皮、棕骨、陈棕毛（《全国中草药汇编》），棕板（《中华人民共和国药典》）。

**【来源】** 为棕榈科植物棕榈 *Trachycarpus fortunei*（Hook.f.）H.Wendl.的干燥叶柄。

**【产地】** 主要为栽培品。主产于湖南、四川、江苏、浙江，在河北、河南、山东、山西、安徽等地亦有分布。

**【采收加工】** 割取旧叶柄下延部分和鞘片，除去纤维状的棕毛，晒干。

**【炮制】** **棕榈** 除去杂质，洗净，干燥。

**棕榈炭** 取净棕榈，照煅炭法，制炭。

**【性状特征】** **棕榈** 呈长条板状，一端较窄而厚，另端较宽而稍薄，大小不等。表面红棕色，粗糙。有纵直皱纹；一面有明显的凸出纤维，纤维的两侧着生多数棕色茸毛。质硬而韧，不易折断，断面纤维性。气微，味淡。以片大、皮厚、棕红色、陈久者为佳。

**棕榈炭** 呈不规则块状，大小不一。表面黑褐色至黑色，有光泽，有纵直条纹；触之有黑色炭粉。内部焦黄色，纤维性。略具焦香气，味苦涩。

**【化学成分】** 棕榈的主要成分是原儿茶醛、原儿茶酸，还含有黄酮及其苷、对羟基苯甲酸等。棕榈的原儿茶醛和原儿茶酸是其主要药理活性成分。

**【药理毒理】** **止血** 棕榈、炒棕榈炭、砂烫棕榈炭水煎液按12.6g/kg的剂量给家兔灌胃，可降低其血小板聚集，提高血液黏度，其中砂烫棕榈炭效果最好，其次为炒棕榈炭[1]。

**【药性】** 苦、涩，平。归肺、肝、大肠经。

**【功能主治】** 收敛止血。用于吐血，衄血，尿血，便血，崩漏。

**【临床应用】** **临床常用**

血证　本品药性平和，味苦而涩。收敛性强，宜于治出血而无瘀滞者。可单味使用，或随证配伍相应药物，效果更佳。治疗血热妄行之吐血、衄血、咳血常配其他凉血止血药，如《十药神书》十灰散以之与山栀、小蓟等同用。治疗脾不统血、冲任不固之崩漏下血，常与益气固涩药品配伍，如《医学衷中参西录》固冲汤，以之与煅龙骨、白术、黄芪等同用。

另外，本品苦涩收敛，还能止泻止带，可用于久泻久痢，妇女带下。

**【用法用量】** 3～9g，一般炮制后用。

**【成药例证】** **血安胶囊（《卫生部药品标准中药成方制剂·第十五册》）** 药物组成：棕榈。

功能主治：收敛止血。用于月经过多、崩漏，症见月经量多、淋漓不止、或产后恶露不尽。

**【贮藏】** 置干燥处。

**【参考文献】**
[1]任遵华，王琦，郭长强，等.棕榈及其制炭品的药理作用比较[J].时珍国药研究，1992，3(1)：7-9.

（侯飞侠　吴清华　裴瑾）

## 1002　棕榈子

Zonglüzi

**【异名】** 败棕子(《药材学》),棕树果(《云南中草药》)。

**【来源】** 为棕榈科植物棕榈 *Trachycarpus fortunei*(Hook.f) H.Wendl.的成熟果实。

**【产地】** 主要为栽培品。主产于江西、江苏、安徽、浙江、福建等地。

**【采收加工】** 11～12月果实成熟时采收,除去杂质,干燥。

**【炮制】** 除去杂质,用时捣碎。

**【性状特征】** 呈肾形或扁球形。果径长0.8～1.2cm,宽0.5～0.8cm,表面灰黄色至棕褐色,肾形的凹面有沟,果基部位于沟的一端,有果柄或圆形的果柄痕,沟另端果顶有小圆点状疤痕。果皮薄,膜质,易剥落,未成熟者常皱缩;果肉棕黑色,种子极坚硬,切面乳白色,角质,气微,味涩、微甜。

**【化学成分】** 棕榈子的主要成分是多酚类,还含有缩合鞣质类、有机酸类、固醇类及棕榈蜡、甘露聚糖等成分。

**【药性】** 苦、涩,平。归肝、肺经。

**【功能主治】** 收敛止血。用于吐血,衄血,便血,尿血,痢疾。

**【临床应用】** **临床常用**

吐血,衄血,便血,尿血,痢疾。

本品治疗血崩,棕榈子、乌梅肉、干姜俱烧存性为末各二两,每服二钱,空心乌梅汤调服。(《古今医统》引《鑫斯广育》如圣散)。

还可治跌打损伤,腰痛下血,胎动不安,棕榈子炒研为末,每服三钱,茶酒任下。

**【成药例证】** **血尿胶囊(《卫生部药品标准中药成方制剂·第十七册》)** 药物组成:棕榈子、菝葜、薏苡仁。

功能主治:清热利湿,凉血止血。用于急、慢性肾盂肾炎血尿,肾小球肾炎血尿,泌尿结石及肾挫伤引起的血尿及不明原因引起的血尿,亦可作为治疗泌尿系统肿瘤的辅助药物。

**【用法用量】** 3～10g。

**【贮藏】** 置通风干燥处,防蛀。

(武汀　张荣　孙建宁)

## 1003　祖师麻

Zushima

**【异名】** 祖师麻、大救驾、金腰带(《中医大辞典》),走师麻、麻药子、麻豆豆、黄狗皮、爬岩香、冬青、矮坨坨(《中华本草》)。

**【来源】** 为瑞香科植物黄瑞香 *Daphne giraldii* Ntcsche.、陕甘瑞香 *Daphne tangutica* Maxim.或凹叶瑞香 *Daphne retusa* Hemsl.的干燥根茎及根皮。

**【产地】** 主要为野生品,栽培品亦有。其道地产区为六盘山区及海原南华山等地,亦主产于宁夏固原、隆德、泾源等县。山西省、甘肃省、江西省、湖北省、四川省等亦有栽种。

**【采收加工】** 春、秋二季采收,连根挖出或拔出后,洗净泥土,剥取根、茎皮,捆成小把,晒干;山区群众常将根、茎皮编成绳索状,系于腰间,令汗浸渍百日后,取下晒干,备用。

**【炮制】** 除去杂质,润透,切丝,晒干。

**【性状特征】** 呈长条状,卷曲,厚0.5～2mm。外表面黄褐色或灰褐色,根皮较粗糙,茎皮光滑,具纵皱纹及横长皮孔,栓皮易成片脱落。内表面浅灰黄色或灰白色,较光滑。质韧,不易折断,断面纤维性,黄白色。气微,味微苦,具持久的麻舌感。以条宽长、皮厚者为佳。

**【化学成分】** 祖师麻的主要成分是萜,还含有黄酮、木质素等。祖师麻的萜是其主要药理活性成分。

**【药理毒理】**

**1. 抗炎、镇痛** 祖师麻醋酸乙酯提取部位提取物按0.04、0.08g/kg给冰醋酸致小鼠的扭体反应模型灌胃,连续6d,能减少注射冰醋酸致小鼠的扭体反应次数;祖师麻提取物按0.04、0.08g/kg的剂量给冰醋酸致小鼠毛细血管通透性增加小鼠模型灌胃,连续7d,高剂量可抑制小鼠毛细血管通透性增加;祖师麻提取物0.02、0.04、0.08g/kg剂量给佐剂致原发性大鼠后足趾肿胀大鼠灌胃,连续24d,可减轻大鼠后足趾肿胀[1]。

**2. 抗肿瘤** 祖师麻注射液按218.7、72.9、24.3、8.1、2.7、0.9、0.3mg/ml的浓度进行体外实验,均可抑制巨噬细胞RAW264.7分泌VEGF,从而减缓肿瘤细胞的增长速度[2]。

**【药性】** 辛、苦，温；有小毒。归肺、心经。

**【功能主治】** 祛风通络，活血止痛。用于风湿痹痛，头痛，痈肿疮毒，跌打损伤，胃脘疼痛等症。

**【临床应用】**

**1. 临床常用**

(1) 气滞血瘀证　祖师麻辛、苦，温，与当归、丁香、肉桂同用，可活血散瘀，活络止痛；与生姜、薄荷脑、樟脑透皮剂同用，可增强药物吸收速度。

(2) 风寒感冒　本品辛甘温，与生姜、葱白同用治疗风寒感冒(《陕西中草药》)；与鸡蛋同煮治疗中风麻木，半身不遂，皮肤痒疹(《陕西中药志》)。

(3) 风湿痹痛，头痛　本品入肺、心经，与甘草同用，治疗心胃疼痛(《宁夏中草药手册》)；与防风、土木香、羌活、独活等同用治疗腰腿疼痛，风湿痹痛。

**2. 临床新用**　祖师麻可用于治疗急性软组织挫伤[3,4]、肩周炎[5]。

**【用法用量】** 3～6g。

**【成药例证】**

**1. 复方祖司麻止痛膏(《国家中成药标准汇编·脑系经络肢体分册》)**　药物组成：祖司麻流浸膏、冰片、樟脑、冬青油、芸香浸膏、颠茄流浸膏、薄荷脑。

功能主治：祛风除湿，活血消肿，消炎止痛。用于腰背痛及风湿所致的局部疼痛。

**2. 盘龙七片、盘龙七酒(《卫生部药品标准中药成方制剂·第二十册》)**　药物组成：盘龙七、壮筋丹、五加皮、杜仲、当归、珠子参、青蛙七、过山龙、秦艽、木香、祖司麻、络石藤、川乌、白毛七、铁棒锤、草乌、老鼠七、支柱蓼、红花、没药、竹根七、缬草、伸筋草、牛膝、丹参、羊角七、八里麻、乳香。

功能主治：活血化瘀，祛风除湿，消肿止痛。用于风湿性关节炎，腰肌劳损，骨折及软组织损伤。

**【注意事项】** 孕妇忌服。

**【贮藏】** 置阴凉干燥处。

**【参考文献】**
[1]王宇华，许惠琴，狄留庆，等.祖师麻提取物的镇痛与抗炎作用研究[J].中草药，2007，38(11)：1697-1700.

[2]张文亮，王淑美，贾萍，等.祖师麻对巨噬细胞分泌 VEGF 和表达 HIF-1a 的影响[J].中药药理与临床，2007，23(2)：39-40.

[3]段华，母发旭.祖师麻止痛喷雾剂治疗急性软组织挫伤临床研究[J].中成药，2012，34(8)：1447-1551.

[4]魏川生，高猷萍.超短波和祖师麻注射液治疗软组织疼痛60例[J].中国中西医结合杂志，1994，(S)：350.

[5]武光良.穴位注射为主治疗三叉神经痛 236 例观察[J].中国中医基础医学杂志，1998，8(S)：193.

(吴清华　裴瑾)

# 附　录

## 系统中药学

成都中医药大学　彭　成

当今自然科学呈现两极化发展的趋势，不断分化，不断综合。具有原创思维的中药学，怎样合理分化、系统集成，是中药学必须面对和解决的问题。为了促进中药学科整合、学术创新、产业集成和提高中医药临床疗效，笔者应用复杂系统科学的研究思路，来阐释"系统中药学"的科学内涵、认知过程和现代研究。

### 第一节　系统中药学的科学内涵

复杂系统科学是21世纪的科学，它是研究系统复杂性规律的科学。自美籍奥地利生物学家贝塔朗菲（Bertalanffy，Ludwig Von）提出系统科学以来，系统科学的理论和方法不断演变和发展，系统论、信息论、控制论、协同论、突变论、耗散结构，以及相变论、混沌论、超循环论等新科学理论相继诞生。我国科学家钱学森首次提出了"开放的复杂巨系统"的概念和方向，认为，所谓"复杂性"，实际是开放的复杂巨系统的动力学特征[1]；成思危认为，复杂科学有三个主要特点：研究对象是复杂系统，研究方法是定性判断与定量计算相结合、微观分析与宏观综合相结合、还原论与整体论相结合、科学推理与哲学思辨相结合的方法，研究深度不限于对客观事物的描述，而是更着重于揭示客观事物构成的原因及其演化的历程，并力图尽可能准确地推测其未来的发展[2]。笔者认为，系统是若干要素组成的同外部环境相互作用的具有特定功能的有机整体；系统的要素是构成系统的元素，是系统发生、发展和变化的基础；系统的结构是系统的内部组织，是各要素在相互作用中形成的关系；系统的功能是系统在与环境相互作用中表现出来的特性、行为、效能和作用[3]。而中药是一个复杂体系，中药的生态环境和中药作用的机体也是一个复杂体系，要认识和研究这三个复杂体系，就必须在复杂系统科学理论和方法的指导下，坚持"系统中药学"的特色，应用多维评价的方法，研究中药复杂系统的关键要素、结构与功能，即中药的品种、品质、制药、药性、功效、应用（简称"品、质、制、性、效、用"）[3-5]。

#### 一、品种

品种包括药材品种、炮制品种和中成药品种。

药材品种包括自然环境下野生的药用植物物种和药用动物物种，也包括人工栽培的药用植物品种和驯化家养的药用动物品种，还包括天然药用矿物及人工加工品。药材品种从来源来看，有植物药、动物药、矿物药和人工加工品，其中植物药占绝大多数；从基原看，有单基原、双基原、多基原，其中单基原的药材为数较多，是主流。炮制品种是中药临床应用的主要形式，即中药经加工炮制后的各种中药临床应用饮片，也包括目前临床应用的新型饮片，如单味中药浓缩颗粒（中药配方颗粒）、中药颗粒饮片、袋泡剂、煮散剂、超微粉等，其中，配方颗粒应用较为广泛。中成药品种是在中医药理论指导下，以中药饮片为原料，经过药学和临床研究，并经国家药品监督管理部门批准，按规定的生产工艺和质量标准制成的可直接供临床使用的制剂。我国现存最早的医学典籍之一《黄帝内经》收载成药9种，包括丸、散、膏、丹、药酒等剂型；《伤寒杂病论》收载成药60余种，剂型有丸剂、散剂、膏剂，以及栓剂、洗剂、灌肠剂等；北宋政府官办药局“惠民和剂局”，专司制药和售药，并编写了《太平惠民和剂局方》，该书是我国历史上第一部由国家刊行的中成药药典，收方788首，对后世影响极大。目前，中成药品种近万种，中成药剂型达50余种，主要包括散剂、颗粒剂、胶囊剂、丸剂、滴丸剂、片剂、浸膏剂、栓剂、丹剂、锭剂、贴膏剂、茶剂、膜剂、海绵剂、糕剂、熨剂、条剂、钉剂、线剂、曲剂、灸剂、烟剂、煎膏剂、流浸膏剂、软膏剂、凝胶剂、合剂（含口服液）、酒剂（亦称药酒）、酊剂、糖浆剂、注射剂、乳剂、露剂、搽剂、洗剂、油剂、气雾剂、喷雾剂等。

## 二、品质

品质即指中药的质量，它反映的是中药种质、种苗、栽培、采收、产地加工、炮制、制剂等方面固有的整体特性的质量，包括外在品质和内在品质两部分。①外在品质，主要指中药的性状质量，其质量评价内容包括以“辨状论质”为基础的形、色、气、味和以显微鉴别、理化测定为手段的质量评价。②内在品质，主要包含遗传物质和药效物质。中药遗传物质主要是研究中药的遗传品质，即研究药材的生物遗传特性和优势，如优质品种的种质资源、遗传多样性、品种多样性、遗传分子标记，以及遗传物质与优质药材的生产、临床疗效的关系。中药药效物质是标定中药内在品质的主要方式，其研究主要应用化学和生物学的技术和方法，揭示基于临床疗效的中药有效部位、有效组分、有效成分，并达到可用分子式和结构式表示的具有一定物理常数的质量标志物。

## 三、制药

制药主要包括药材产地加工、饮片炮制、中成药制药。①药材产地加工是指药用部位收获至形成商品药材而进行的初步处理和干燥等产地加工过程，主要包括采收、净制、干燥、规格分级、包装、贮藏等。其中，干燥的加工方法非常丰富，如阴干、烘干、熏硫、蒸、煮、烫、发汗等产地加工方法。传统形成的药材产地加工方法不仅具有区域药材生产、中医流派、医家用药习惯等特征，并蕴涵着丰富的科学道理，赋予了中药性状、规格、品质、药性等诸多内涵。②饮片炮制是中医药的一大特色，其历史悠久、技术独到、理论和技术体系完整，作用显著。饮片炮制的方法众多，临床上常用的传统炮制饮片多通过净制法、切制法、炒制法（加辅料或不加辅料炒）、炙法（加酒、醋、姜汁、蜂蜜等辅料）、煅法、蒸法、煮法、燀法、发酵法、发芽法、制霜法、烘焙法、水飞法等制备而成，而新型饮片，多采用现代制药技术制备而成。③中成药制药不仅是传统的膏、丹、丸、散，而更多的是现代中成药生产制剂，其剂型达50多种，包括固体剂型、半固体剂型、液体剂型、气体剂型等。

中药制药过程是广泛的，即包括药材加工、饮片炮制、中成药制药，也包括中药汤剂的煎煮、中药人工制品、中药曲类发酵和中药配方颗粒的制备、中药生物工程、中药制药设备等方面的内容。

## 四、药性

药性是中药作用于机体的基本性质和特征的高度概括，是中药基本理论的核心，是中药区别于植物药和天然药物的显著标志。药性的主要内容包括四气、五味、归经、升降浮沉、有毒无毒、补泻、润燥等。①四气即寒热温凉四种性质，是药物作用于机体后产生寒、热等不同效应的高度概括。②五味是指药物有酸、苦、甘、辛、咸不同的药味，因此具有不同的作用。③归经表示药物对人体作用的部位，归是作用的归属，经是脏腑经络的总称。④升降浮沉表示药物对人体作用的不同趋向性。⑤有毒无毒是指药物对机体是否有损害作用，并不是所有的中药都有毒性，有毒中药专门指那些药性强烈，对人体有毒性或副作用，安全剂量小，用之不当或药量超过常量，即对人体产生危害，甚至可致人死亡的中药。⑥药物虚实补泻是从药物作用于机体所发生的反应概括出来的，是与所治疾病的虚实性质相对应而确定的。⑦润燥是对药物祛除燥邪或湿邪，以及治疗燥证或湿证的作用性质的概括，是相对燥邪、湿邪，或燥证、湿证而言的，主要是反映药物对人体阴液变化的影响。

除此之外，在历代文献中，药性还有走守、动静、刚柔、猛缓及敛散、滑涩、轻重等记载。

## 五、功效

功效是系统中药学的核心和主体，是系统中药学区别于传统主流本草学、现代药理学的重要特征，是现代中药学的学科标志。中药功效是在中医药理论指导下，对中药治疗作用、保健作用的理性概况，主要分为治疗功效和保健功效。

治疗功效又可分为消除疾病发生的原因、发挥治本作用的对因治疗功效和改善疾病症状、发挥治标作用的对症治疗功效，以及对疾病直接发挥治疗作用的对病治疗功效。①对因治疗作用不外是祛除病邪，消除病因，恢复脏腑功能的协调，纠正阴阳偏盛偏衰的病理现象。简言之，即祛邪、扶正、调理脏腑功能。②对症治疗作用是指中药治疗功效中能消除或缓解患者自觉痛苦症状或临床体征的特殊效能。对病治疗功效就是针对中医的“病”发挥治疗作用的功效，如截疟、驱蛔虫等，分别针对疟疾、蛔虫病发挥治疗作用。

保健功效是在中医药理论指导下将中药对人体预防或养生、康复等作用进行概括和总结而形成的，包括预防功效和养生功效。①预防功效是指采用以药物为主的多种手段，如烟熏、洗浴、佩带或内服等，防止某些疾病的发生和发展。②养生功效指用中药以增强人体适应能力，强身健体，调理情志，养护脏腑，延缓衰老等方面的作用。

另外，随着现代研究的不断深入，中药新的功效不断被发现、认识和使用，如青皮、枳实升压抗休克，泽泻、山楂降血脂，罗布麻降血压，砒霜抗癌治疗白血病等。

## 六、应用

中药临床应用是医药结合的桥梁，反映中药临床合理应用的精髓和中医临床治病救人的根本，主要包括中药临床应用的形式、方法和规律。其应用形式主要有饮片和成药，应用方法与规律主要包括配伍、用法、用量、禁忌等方面的内容。

（1）配伍：指按照病情的不同需要和药物的不同特点，有选择地将两种或两种以上的药物配合在一起应用。古人将中药的配伍关系总结为七个方面，称为“七情”，即单行、相须、相使、相畏、相杀、相恶、相反。

（2）中药饮片和中成药的用法：主要包括给药途径、不同剂型、服药方法等方面的内容。①中药饮片和中成药的给药途径，主要包括胃肠道给药和不经胃肠道给药两类。其中，不经胃肠道给药又包括注射给药、呼吸道给药、皮肤给药、黏膜给药等。②中药剂型包括汤剂、颗粒剂、丸剂、片剂、灌肠剂、栓剂、注射剂、气雾剂、洗剂、搽剂、软膏剂、膏药、涂膜剂、巴布剂、离子透入剂、滴眼剂、滴鼻剂、含漱剂、栓剂等。③服药方法主要是根据病情需要和药物特性，选择适当的服药时间，也是合理用药的要求。

（3）中药的用量：不仅包括中药饮片单味药用于治疗的常用有效量、方剂中各药的相对用量、药物的实际利用量，也包括中成药应用的剂量。①单味药常用有效剂量的实质，是药物应用于机体后，能够产生特定生物效应的量。②方剂中的相对用量是指在方剂中，单味药与其他药物配合后产生共同效应的需要量。③实际利用量主要是指由于药材质量、炮制、剂型、制剂、服法等多种因素的影响，药物实际利用不同的量。因此，在中药饮片和中成药实际应用中应高度重视。

（4）用药禁忌：主要包括证候禁忌、配伍禁忌、妊娠禁忌和饮食宜忌四个方面。①证候禁忌是指某些病证应当避免使用某种或者某类中药饮片或中成药。②配伍禁忌是指两药合用后使治疗效应下降，或使毒副作用增强，或产生新的毒副作用效应者，原则上都不宜合用。历来把这些视为配伍禁忌药，并概括为“十八反”和“十九畏”。③妊娠禁忌是指妇女在妊娠期间使用某些饮片或中成药会损害母体及胎元以致引起堕胎的药物，包括禁用药与慎用药两类。禁用药多是大毒的药物、引产堕胎药、破血消癥药、峻下逐水药；慎用药包括通经祛瘀、行气破滞、辛热燥烈、滑利通窍类药物。④饮食宜忌是指服用中药饮片及中成药期间禁忌进食某些食物，简称食忌，又称忌口，以免降低、破坏药效，或引发不良反应。

另外，儿童、老人由于生理、心理不同于成年人，药物在吸收、分布、代谢、排泄的过程与成人有差异。儿童应根据体重或年龄计算用药剂量和使用途径，尽量避免使用含有毒性成分的中成药，并根据中成药治疗效果，尽量缩短儿童用药疗程，及时减量或停药；老年人因机体组织器官衰老，对药物的吸收、代谢速度减慢，应避免使用对肝脏、肾脏等药物代谢器官有损害的药物，也应避免对心脏、血管等组织有损害的药物；运动员因其职业特殊性，对含有兴奋性成分的药物应避免使用；而中成药的服用则应按药品说明书的要求安全合理使用。

## 第二节　系统中药学的认知过程

纵观本草的发展，尤其是主流本草的发展历史，我们可以清晰地看到，从古至今，中医药无不重视整体、系统、动态的变化过程，已经有“系统中药”的萌芽。而真正出现系统中药学的认知，是中国中药高等教育以来，逐渐认识、提出、形成和发展起来的科学体系。

1956年8月6日，国务院正式行文批准在北京、上海、成都、广州建立四所中医学院。1956年9月1日招生，中药学仅是中医学专业的一门课程，涉及本草、方剂相关内容。1959年5月8日，经原中华人民共和国卫生部(59)131号文批准在原成都中医学院开办中药本科专业，招生60人。中药本科专业的创办，使传统中药人才培养进入国家高等教育系列，成为我国高等教育的重要组成部分，也是我国中医药高等教育史上的一个里程碑。但中药本科专业建设与教材无可借鉴。为此，凌一揆教授提出“大中药”的概念。“大中药”包括本草与方剂、中药栽培与鉴定、中药炮制与制剂、中草药化学、中药药理等方面的内容。为了创办中药本科专业，构建“大中药”体系，凌一揆、雷载权教授主编了《中药学讲义》《方剂学讲义》，徐楚江、冯向贤老师编写了《中药制剂学讲义》《中药炮炙学讲义》，贾敏如、李方尧教授编写了《中药鉴定学讲义》，曾万章、万德光教授编写了《药用植物学讲义》，万德光教授编写了《药用动物学讲义》，陈道森、邓先久老师编写了《中药栽培学讲义》，肖崇厚教授编写了《中草药化学》，沈映君教授参编了《中药药理学》。其后，原成都中医学院主编了第一版全国高等中医院校教材《中药学》《中药炮制学》《中药鉴定学》《中药化学》和规划教材《临床中药学》《中药药理学》《药用动物学》等中药专业主干课程。

“大中药”概念的提出和“大中药”课程体系的构建，是凌一揆教授“系统中药”思想的主要内容。为了揭示系统中药学的科学内涵和关键要素，笔者于2000年以来，在国家973计划、国家自然科学基金重点项目等国家级项目的支持下，针对中药品种的多样性、化学成分的复杂性、药效作用的多向性、临床应用的广泛性，选择常用中药附子作为研究对象，研究附子不同来源，不同炮制品种，不同制备工艺，不同化学层次的空间特征、生态特征、数量特征、化学特征和生物学特征，试图阐明附子空间、时间、剂量与效应之间的动态变化过程，揭示中药附子的物质基础、生物效应和应用规律；系统研究了参附注射液的品种、质量、安全性与有效性、临床和制药生产关键技术应用，实施全程自动化数字监控，进行品质控制。并首次提出中药“品质性效用”和中药注射剂“品质制性用”的多维评价研究模式，系统研究附子和参附注射液的品种、品质、制药、药性、功效、应用，取得了明显的社会和经济效益。其中，“附子的系统研究与开发应用”获得2010年度四川省科学技术进步一等奖，“参附注射液品质控制与产业化关键技术应用”获得2013年度国家科学技术进步二等奖。王永炎院士函评“附子的系统研究与开发应用”时写道：“对附子进行‘品、质、性、效、用’一体化的研究与开发当是首创，项目体现了科学性、前瞻性、创新性和实用性，是一种值得向国内外推广辐射的新模式，具有中医药的原创思维和原创优势。”肖培根院士在函评意见中写到“本项目构建的中药系统研究‘多维评价’的理论、方法和实践体系，对中药资源的系统研究与应用，具有示范推广作用”。

2006年，成都中医药大学本科教学评估时，笔者带领成都中医药大学药学院的专家，对成都中医药大学中药本科教育的理念进行了总结，即为“医药结合、系统中药、实践创新”，并对“系统中药学”进行了解释，即“系统中药学是指中药是一个系统，是研究中药认采种制用应(品质性效用)等理论和技术的系统知识”[6,7]。2010年，笔者在《中药与临床》杂志发表论文，详细阐述了“系统中药”产生的背景和科学内涵，并应用复杂系统科学研究的思路，结合系统中药学的特点，提出“多维评价”是“系统中药”研究的优选方法，还以中药附子为研究实例，系统阐释了“系统中药”“品、质、性、效、用”“多维评价”的实践方法[3]。2012年，针对中药注射剂研制与生产过程中存在的关键科学和技术问题，笔者在《中药与临床》杂志发表论文，提出中药注射剂“品质制性用”的研究模式，并以参附注射液为例，解析中药注射剂研制与生产过程中“品种、质量、制药、性效、临床应用”几个关键问题的科学内涵，为中药注射剂的研制与生产提供了新的思路[4]。2017年，笔者在《中药与临床》杂志发表论文，再论“品、质、制、性、效、用”的科学内涵，自此，系统中药学的理论体技术系和实践方法日渐成熟[5]。

## 第三节　系统中药学的现代研究

### 一、品种的研究

**1. 药材品种**　中药药材品种的研究，主要包括中药品种考证、中药品种调查、中药品种比较、中药品种鉴定和中药品种与生态环境、栽培养殖、采收加工、物质基础、药理毒理、功效应用等方面的内容。

目前，药材品种研究的热点领域主要有种质资源、新品种培育、规范化种养殖和道地药材研究等；药材品种研究的现代方法主要有DNA分子遗传标记技术、中药化学指纹图谱技术、组织形态三维定量分析等。①DNA分子遗传标记技术，为从居群和分子水平上揭示中药材道地性的生物学实质提供了可能。同时，可用于中药材鉴定与道地性研究的RFLP、RAPD、AFLP、测序技术、DNA barcoding技术等DNA分子遗传标记技术，又具有快速、微量、特异性强及不受生长发育阶段、供试部位、环境条件影响等特点[8,9]。②中药化学指纹图谱技术，已广泛应用于中药药材品种质量标准研究，涉及薄层扫描(TLCS)、高效液相色谱(HPLC)、气相色谱(GC)、高效毛细管电泳(HPCE)等色谱法，紫外光谱(UV)、红外光谱(IR)、质谱(MS)、核磁共振(NMR)、X-射线衍射等光谱法以及各种色谱光谱联用分析技术[10,11]。③组织形态三维定量分析，全面表征中药组织形态结构细胞的空间位置和结构与功能的关系，而且实现了中药组织鉴定三维定量与数字可视化[12,13]。

**2. 炮制品种**　近年来，中药炮制品种在炮制辅料、炮制技术、炮制规范、炮制原理、新型饮片等方面的研究取得了一系列的创新和发展。

(1) 炮制辅料研究方面：先后建立了姜、蜜、酒、醋、盐等国家标准，对麦麸、蛤粉、滑石粉、河砂、酒、醋、盐、姜、蜂蜜、油等辅料的炮制作用进行了研究[14]。

(2) 炮制技术和炮制规范研究方面：不仅将饮片炮制老药工的炮制经验数据化，建立了科学、实用的规范化的炮制工艺模式，为中药饮片生产的规范化、规模化创造了良好的条件[15]，而且相继修订和增补了常用中药及藏、蒙、维等特色民族医药的饮片炮制规范。另外，饮片生产中有诸多以主观判断为主的情况，如“火力”的控制仍然主要靠药工“以手试温”，“火候”的判断主要通过眼看、鼻嗅、口尝、手试等方法，对药材形状、颜色、大小、断面、气、味、质地等进行多方位判断，炒制过程中炒香、炒焦和蒸制中“黑如漆，甜如饴”，以及毒性中药半夏、川乌、附子等饮片“口尝微有麻舌感”等。目前，针对以上这些方面的客观判断进行了有益探索，并取得了明显进展[16,17]。

(3) 新型饮片研究方面：主要有单味中药浓缩颗粒(中药配方颗粒)、中药颗粒饮片、袋泡剂、煮散剂、超微粉等新型饮片[18]。①单味中药浓缩颗粒是以中药饮片为原料，经提取、分离、浓缩、干燥、制粒、包装等工艺制成的产品，具有不用煎煮，调剂、服用方便，清洁卫生等优点，以成方颗粒为主、单味中药浓缩颗粒为辅的颗粒制剂，是一种兼顾随证调方和复方合煎两个特点的汤剂改革尝试。②中药颗粒饮片是在传统饮片的基础上，根据每种药物发挥最大效益的原则，经加工制成一定颗粒状，干燥、灭菌，单味定量分装而成的一种统一规格、统一剂量、统一质量标准的新型饮片，颗粒饮片既保持了传统中药饮片的固有优点，又弥补了不足，是目前取代传统饮片的最佳新型饮片，是目前国际上竞相大力研究推广使用的饮片新剂型。③袋泡剂是将经过炮制后的药物研成粉末，用耐热水浸泡、通透性较好的滤纸机械包装成协定剂量，供配方使用。其有效成分易于渗出、服用方便，但因存在含淀粉、糖类药物容易虫蛀变质，熟地、黄精等少数药物不易粉碎，乳香、没药等树脂类药物细粉不易被水渗透等现象，不利于全面推广应用。当今传统中药饮片产业的发展主流是不再拘泥于传统中药饮片一种剂型，饮片产业正在向着多剂型、方便型、科学型方向发展，发展速度越来越快，产品的技术含量越来越高。

**3. 中成药品种**　中成药是中医临床应用的形式，中成药的主要研究内容包括组方原理、给药剂型、制备工艺、质量控制、有效性、安全性和临床应用。①处方是中成药研究的基础，中成药处方的来源主要有经方、验方、协定方和科研方。②中成药的剂型和制备方法是中成药研究开发的核心内容，研究结果直接关系到中成药的安全性、有效性、稳定性、适用性和经济性。中成药剂型的选择应根据药物的性质和临床用药的需要，首先要考虑起效快慢、作用时间长短、给药途径与方式、作用部位；其次还要考虑生物利用度高低、用药剂量大小、质量是否稳定可控、使用是否安全方便等；再根据临床治疗和药物性质设计工艺，选择工业化生产路线。③中成药质量研究的关键在于建立适合中成药品种自身特点的质量控制与评价科学方法，即制定科学的质量标准。中成药的质量控制与评价研究一般包括中药材原料质量控制和中药制剂质量控制两大部分。中药材质量控制标准的核心内容是鉴别和含量测定，鉴别方法要求专属、灵敏，含量测定方法要求能控制有效成分含量，且要进行方法学考察，以确保中成药产品质量的可控性。中成药制剂的质量控制的核心内容为制法、理化性质、鉴别、含量测定与稳定性的研究。④中成药的功能应用与作用机制研究，要从实验研究和临床研究两个方面揭示中成药的物质基础作用原理。尤其要在中医药理论指导下，应用制药新技术、新工艺、新设备和新辅料，以提高中成药的研究水平，创新药物或进行中成药大品种的二次开发[19]。如在急救用药方面，已经研发了全国中医医院急症必备中成药50多个，其中参附注射液、参麦注射液、清开灵注射液、醒脑静注射液、灯盏花素注射液、双黄连注射液等已广泛应用。在重大疾病用药方面，复方丹参滴丸、地奥心血康、心可舒胶囊等是治疗冠心病心绞痛常用的有效之品；以薏苡仁油为主要成分的康莱特注射液对原发性非小细胞肺癌及原发性肝癌有良好的治疗效果；以蟾蜍、斑蝥、鸦胆子油、砒霜为主要原料制成的中成药品种对肿瘤的治疗有很好的疗效；清开灵注射液、鱼腥草注射液、板蓝根冲剂、新雪颗粒、金莲清热颗粒、灯盏细辛注射液、复方苦参注射液和香丹注射液等中成药防治呼吸道病毒感染有较好疗效。另外，中成药大品种的二次开发，成效显著。如复方丹参方[20]、参附方[4]、藿香正气方[21]的二次开发，是中成药大品种二次开发成功的典范。

## 二、品质的研究

中药品质研究的核心是中药的质量，主要包括遗传物质、有效成分、毒性成分与有害物质、全成分指纹图谱等研究内容。

(1) 中药遗传品质研究：主要是研究优质药材的生物遗传特性和优势，如优质品种的种质资源、遗传多样性、品种多样性、遗传分子标记，以及遗传物质与优质药材的生产、临床疗效的关系。

(2) 中药有效成分研究：是指具有一定生物活性，可以用分子式和结构式表示，并具有一定物理常数的单体化合物。如，青蒿素是从中药黄花蒿(*Artemisaannua*)中提取的一种抗疟有效成分[22]，柴胡皂苷A、柴胡皂苷$B_2$、柴胡皂苷C和柴胡皂苷D是柴胡抗溃疡的有效成分[23]；但至今大部分中药的有效成分仍未得以阐明，如《中华人民共和国药典》2015年版一部收载的2598种中药材（包括部分饮片和提取物）及其制剂中，仅60%有化学成分研究报道,约20%进行过较系统的成分研究,其研究任务任重而道远。

(3)毒性成分与有害物质:分外源性的有害物质和内源性的毒性成分。①外源性有害物质主要来源于两个方面,一是重金属的污染,如砷、铅、汞、铜和镉等金属元素的污染与药用植物种植环境、土壤、水源、农药化肥使用、存储运输和炮制等多个因素相关,关系到中药产品质量;二是农药等残留,包括杀虫剂、杀菌剂、除草剂、生长调节剂等。其中,六六六、DDT等化学性质稳定,在环境中降解缓慢,且脂溶性强,易于在生物体内富聚,残留毒性大。②内源性有毒有害物质主要是指内源性毒性成分,如川乌、附子、草乌等中的乌头碱,马钱子中的士的宁和关木通、广防己、青木香所含的马兜铃酸等。

(4)全成分指纹图谱研究:中药化学成分的含量高低只是中药品质的化学表征,并不能完全代表中药的毒效关系。因此,全成分指纹图谱研究成为目前中药品质研究的重要手段。近年来利用高效液相色谱(HPLC)、气相色谱-质谱联用技术(GC-MS)、高效液相色谱-质谱联用技术(HPLC-MS)等技术方法,建立中药指纹图谱,进行品质研究,为中药材的质量评价提供了更加可靠的依据。而中药品质的核心还是需要落实到中药的疗效,基于遗传物质、化学表征、生物活性评价的品质研究是未来的主要研究方向。

## 三、制药的研究

中药制药研究,主要包括药材产地加工、饮片炮制、提取工艺、制剂工艺、自动化生产等制药过程。我们以参附注射液[4]为例,来阐述制药研究的主要环节。

**1. 产地加工与饮片炮制**　附子的产地加工是降低附子毒性的重要手段之一,其传统加工中强调胆巴浸泡,胆巴的质量直接影响附子药材的质量,我们制定了胆巴的质量标准。参附注射液以黑顺片入药,我们对黑顺片的炮制工艺过程中胆巴浸泡、漂洗次数、蒸煮处理等每个工艺步骤的总生物碱、双酯型生物碱、单酯型生物碱、核苷类物质(尿苷、腺苷)、糖类物质(果糖、葡萄糖、蔗糖、麦芽糖)、无机盐离子、浸出物、灰分等指标的变化规律进行了研究,制订了黑顺片炮制工艺及工艺技术参数,既能保证附片的减毒存效,又能保证中药注射剂的质量。红参产地加工与炮制,即选好的参根剪去须根及支根,装入蒸笼中蒸2~3 min,先武火后文火,蒸至参根呈半透明时熄火,冷后取出晒干或烘干,我们项目组建立了鉴定红参药材的TLC法和近红外光谱法和人参皂苷、糖蛋白等成分含量测定方法,并建立了红参内控标准的指纹图谱。

**2. 提取与制剂工艺研究**　①黑顺片的提取工艺是关系到参附注射液安全有效的重要因素。我们采用UV、HPLC、HPLC/MS、HPLC/ ELSD等分析方法,深入研究黑顺片提取工艺中煎煮时间、煎煮次数、加水量等因素变化过程中水提液总生物碱、酯型生物碱和双酯型生物碱的量时曲线,在组分水平和分子水平上探讨煎煮时间、加水量对黑顺片化学成分谱(库)的生物碱成分及毒性关系,黑顺片成分与功效关系,揭示了传统水煎对黑顺片毒性成分的控制规律;通过黑顺片生物碱成分模拟水解分析,确定毒性成分的水解影响因素、水解产物和黑顺片提取的最佳时间。②对红参提取时回流加醇时间、乙醇浓度、回流升温时间、冷却时间,各次回流液的醇度、体积,对浓缩时的蒸汽压力、真空度、浓缩时间、浓缩液的相对密度及温度,以及主要阶段的蛋白质、树脂、鞣质、草酸盐、钾离子、含量、热原、指纹图谱、微生物数及部分阶段的溶血、异常毒性进行研究,确定红参提取工艺。③对参附注射液工艺中除淀粉、蛋白质、鞣质、树脂等高分子物质和除热原、灭菌工艺、内包材等进行研究,建立产品各阶段药物含量、指纹图谱等方面的质量控制方法。

**3. 自动化生产与在线检测**　应用网络控制技术、中药指纹图谱质量控制和近红外在线检测等技术,对参附注射液的生产自动控制系统的主要设备和主要技术参数进行研究,对工艺参数进行实时在线存储、传输、备份和反馈,通过红外在线自动监测仪和软系统对参附注射液生产线的监控点实现远程在线控制。

## 四、药性的研究

**1. 四气**　四气是指寒、热、温、凉四气,又称为四性,主要反映药物影响人体阴阳盛衰、寒热病理变化的作用性质,是中药最基本的药性。早在《神农本草经》序例中就有，药“有寒热温凉四气”的记载。药物寒热温凉，是从药物作用于机体所发生的反应概括出来的，与所治疾病的寒热性质相对应。也就是说药物寒热温凉的性质是由用药后机体的反应和病症的寒热决定的。具体而言，能够减轻或消除热症的药物，一般为寒性或凉性；反之，能够减轻或消除寒症的药物，一般属热性或温性。四性之外，还有平性，指药物性质平和、作用较缓和，实际上仍略有微寒、微温的差异，其性平是相对而言，仍未超出四性的范围。

现代对中药四气的研究，通常将其分为寒凉及温热两大类进行，主要针对中医临床寒热病证的表现与机体各系统功能活动变化的关系，研究四性与中枢神经系统、自主神经系统、内分泌系统、能量代谢等有密切关系[24]。①中枢神经系统方面，多数寒凉药对中枢神经系统呈现抑制性作用，如金银花、板蓝根、钩藤、羚羊角、黄芩等；多数温热药则具有中枢兴奋作用，例如麻黄、麝香、马钱子等。②自主神经系统方面，多数寒凉药能降低交感神经活性、抑制肾上腺皮质功能、升高细胞内 cGMP 水平，相反多数温热药能提高交感神经活性、增强肾上腺皮质功能、升高细胞内 cAMP 水平。③内分泌系统方面，主要是通过影响下丘脑-垂体-肾上腺皮质、下丘脑-垂体-甲状腺以及下丘脑-垂体-性腺内分泌轴发挥作用。如，温热药人参、黄芪、白术、当归、鹿茸、肉苁蓉、刺五加、何首乌等可兴奋下丘脑-垂体-肾上腺皮质轴，使血液中 ACTH、皮质醇含量升高；附子、肉桂、紫河车、人参、黄芪、何首乌等具有兴奋下丘脑-垂体-甲状腺轴的作用，使血液中促甲状腺激素或 $T_3$、$T_4$ 水平升高；人参、刺五加、淫羊藿、附子、肉桂、鹿茸、紫河车、补骨脂、冬虫夏草、蛇床子、仙茅、巴戟天等可以兴奋下丘脑-垂体-性腺内分泌轴。④能量代谢方面，不同药性的药物对能量代谢功能的作用与影响下丘脑-垂体-甲状腺轴功能、$Na^+$-$K^+$-ATP 酶活性有关，温热药能够促进机体的能量代谢，而寒凉药则表现为抑制机体的能量代谢。另外，还应用化学、生物热力学、系统生物学等对四气的物质基础、热力学过程、系统生物学变化进行了研究。

**2. 五味**　本义是指辛、甘、酸、苦、咸五种口尝而直接感知的真实滋味，后来随着用药实践的发展，五味成了药物功效作用的概况。由此可知，确定味的主要依据一是药物的滋味，二是药物的作用。现代研究表明，五味的物质基础是不同类型的化学物质，而这不同类型的化学物质作用于机体，产生药理作用，从而调节人体阴阳，扶正祛邪，消除疾病[24]。

①辛味药主要含挥发油，其次为生物碱、苷类等，辛能散、能行，具有发散、行气、行血等功效，主要与扩张血管、改善微循环、发汗、解热、抗炎、抗病原体、调整肠道平滑肌运动等作用相关。②甘味药多含糖类、苷类、蛋白质、氨基酸、维生素等成分，甘能补、能和、能缓，具有补虚、和中、调和药性、缓急止痛等功效，具有调节机体免疫系统功能、增强机体抗病能力以及缓和拘急疼痛，调和药性等方面的作用。③酸味药多含有机酸和鞣质，酸能收、能涩，具有收敛固涩等功效，主要表现在抗病原微生物、收敛、止泻、止血、消炎等方面的作用。④苦味药含各种生物碱、苷类、挥发油、黄酮、鞣质等，苦能泄、能燥，具有清热、燥湿、泻下等功效，主要有抗菌、抗炎、杀虫、平喘止咳、致泻、止吐等作用。⑤咸味药主要含碘、钠、钙、钾、镁等无机盐成分，多为矿物类及动物类药材，咸能软，能下，具有软坚散结和泻下等功效，具有抗肿瘤、抗炎、抗菌、镇静、镇痛、解热、降血脂、降血压、降血糖、抗凝血、利尿等方面的作用。

中药五味，不一定是用以表示药物的真实滋味，更主要是用以反映药物作用在补、泄、散、敛等方面的特征性，而研究五味-化学成分-药理作用之间的规律性，对探索中药五味学说的现代内涵，具有重要意义。

**3. 归经**　归经是中药药性理论的重要组成部分，“归”是指药物的归属，即指药物作用的部位，“经”是指经络及其所属脏腑；归经是药物对机体治疗作用及适应范围的归纳，是中药对机体脏腑经络选择性的作用。归经的现代研究，多从药物的药理作用、药物在体内的分布、受体结合等方面开展工作。

(1) 药理作用方面：李仪奎等对 429 种常用中药按药理活性分组，统计各组的归经频数，发现两者之间存在相关性[25]。如具有抗惊厥作用的钩藤、天麻、全蝎、蜈蚣等 22 味中药均入肝经，入肝经率达 100%，而与不具有抗惊厥作用中药的入肝经率仅为

42.9%，有显著差异；具有泻下作用的大黄、芒硝、芦荟等18味中药入大肠经率亦达100%，明显高于其他411味中药10.5%的入大肠经率；具有止咳作用的杏仁、百部、贝母等18味药，具祛痰作用的桔梗、前胡、远志等23味药，具平喘作用的麻黄、地龙、款冬花等13味药，入肺经率分别为100%、100%和95.5%，符合"肺主呼吸""肺为贮痰之器"的论述；鹿茸、淫羊藿、补骨脂等53味壮阳中药全部入肾经，符合中医认为肾主生殖的理论。

(2) 药物在体内分布方面[26]：对23种中药的有效成分在体内的分布与中药归经之间的联系进行分析，发现其中20种中药归经所属的脏腑与其有效成分分布最多的脏腑基本一致(61%)和大致相符(26%)，符合率高达87%。如，鱼腥草(归肺经)所含鱼腥草素肺组织分布多，丹参(归心、肝经)所含隐丹参酮肝、肺分布最多；$^3$H-川芎嗪的肝脏、胆囊摄取率最高，与川芎归肝、胆经相符，$^3$H-麝香酮主要分布于心、脑、肺、肾等血液供应充足的组织和器官，并能迅速透过血脑屏障进入中枢神经系统，与麝香归心经、通关利窍、开窍醒脑的传统认识相符。采用同位素示踪，高效液相色谱分析和放射自显影等技术对32味中药归经及其在体内吸收、分布、代谢、排泄方面进行定性、定位和定量的动态观察，显示其与相应药物归经的脏腑基本相符；由此可以得出，中药有效成分在体内选择性分布是中药归经的物质基础。

(3) 受体结合研究方面[27]：受体具有明确定位的特点，与归经概念的特征极为相似，中药归经极有可能是与其作用于某种或某几种受体有关。以受体结合来研究归经，可以在更深层次上揭示归经的机制，避免中西医内脏概念不一致所导致的确定归经定位难的不足。如，附子所含消旋去甲乌药碱具有兴奋心肌α、β受体的作用；去甲猪毛菜碱具有兴奋β、α受体的作用；氧化甲基多巴胺为α-受体激动剂，具有强心、升压作用，与附子归心经相符；槟榔可作用于M胆碱能受体而引起腺体分泌增加，使消化液分泌旺盛、食欲增加，与中医药理论中的槟榔归胃、大肠经一致。

**4. 升降浮沉**　升降浮沉是药物作用在人体内呈现的一种走向和趋势，向上向外的作用称为升浮，向下向内的作用称为沉降。一般来说，具有解表、透疹、祛风湿、升阳举陷、开窍醒神、温阳补火、行气解郁及涌吐等功效的药物，其作用趋向主要是升浮；具有清热、泻火、利湿、安神、止呕、平抑肝阳、息风止痉、止咳平喘、收敛固涩及止血等功效的药物，其作用趋向主要是沉降。目前对中药升降沉浮理论的实验研究较少，主要是结合方药的药理作用进行辨析[28]。如，补中益气汤可以选择性地提高在体及离体动物子宫平滑肌的张力，加入升麻、柴胡的制剂作用明显；如果去掉升麻、柴胡则作用减弱且不持久，单用升麻、柴胡则无作用；说明升麻、柴胡具有升阳举陷之功。柿蒂提取物对大鼠膈肌标本的收缩呈现先增强后抑制的作用，并且随浓度增高，增强效应持续的时间越短，抑制效应出现的时间越早，抑制作用越强，体现了柿蒂降逆的功效。有些中药具有升浮和沉降的双向作用趋向，如麻黄发汗、解表具有升浮的特性，又能止咳平喘、利尿消肿而具有沉降的特性；白芍上行头目祛风止痛，具有升浮的特性，又能下行血海以活血通经，又具有沉降的特点；黄芪既能补气升阳、托毒生肌，具有升浮的特性，又能利水消肿、固表止汗，具有沉降的特点。

**5. 有毒无毒**　有毒无毒是通过中药对机体是否有毒性损害作用，而加以判别区分。绝大多数中药没有毒害作用，属无毒；只有那些药性强烈，对人体有毒性或副作用，安全剂量小，用之不当或药量超过常量，即对人体产生危害，甚至可致人死亡的中药有毒性，属有毒中药。我国古代医药学家，早在公元前《国语》中就有以含乌头的肉喂狗，以验其毒性记载，具有现代毒理实验的萌芽，而真正开始应用现代毒理学的理论、技术和方法来研究中药的毒性、毒作用机制及产生毒作用的物质基础，始于20世纪20年代，国内外学者才开始应用现代毒理学方法对中药的毒性进行系统研究。其研究主要包括三方面的内容，一是研究有毒中药对人体可能发生危害的剂量(浓度)、接触时间、接触途径等，以及危害的程度，就是研究有毒中药的毒性结果，为安全性评价和管理法规制订提供毒理学信息，包括有毒中药的急性毒性、长期毒性、遗传毒性、生殖毒性、致癌性等；二是研究有毒中药经皮肤、黏膜和各种生物膜进入靶部位，在体内分布，经生物转化成活性物质，与体内靶分子发生反应而引起生物体危害的过程，就是研究有毒中药对生物体毒作用的细胞、分子及生化机制；三是依据基础毒理学、机制毒理学提供的资料和临床应用的经验，研究有毒中药或有毒中药组成的药品，按规定使用，是否具有足够低的危险性，为临床安全合理用药提供依据[29]。

## 五、功效的研究

**1. 治疗作用**　中药最主要的用途是治病，其治疗作用是中药功效的主流；凡符合用药目的并能达到防治疾病的作用叫作治疗作用。其治疗作用又可分为消除疾病发生的原因、发挥治本作用的对因治疗作用和改善疾病症状、发挥治标作用的对症治疗作用。

（1）对因治疗作用：不外是祛除病邪，消除病因，恢复脏腑功能的协调，纠正阴阳偏盛偏衰的病理现象。简言之，即祛邪、扶正、调理脏腑功能。如麻黄散寒，西瓜解暑，常山截疟等属祛邪去因作用；人参补气，附子助阳，当归补血等属扶正作用；而柴胡疏肝，丹参调经，杏仁止咳则属调理脏腑功能。

（2）对症治疗作用：是指中药治疗功效中能消除或缓解患者自觉痛苦症状或临床体征的特殊效用，这一作用，无论是从古代医药文献的记载、古今临床应用实例，还是根据现代药理、药化研究结果，均可证明其客观存在。如麻黄平喘、生姜止呕、延胡索止痛、三七止血皆属“对症”功效[30]。

中药治疗作用的现代研究，主要是根据中药的功能主治，首选符合中医理论、具有中医特色的试验方法及病证动物模型，直接证实其功效作用；其次可选用现代医学的疾病动物模型及实验方法，间接研究其功效作用。由于中药常具有多方面的功效或通过多种方式发挥作用等特点，应选择相应的技术方法加以研究。通过研究，首先应回答中药是否有效，有效的范围、作用的强度、起效的快慢与持续的时间；其次应明确中药的主要药效作用和次要药效作用是什么，与同类中药比较有什么优势和特色；最后应排除各种影响实验结果的干扰因素，全面分析、综合归纳实验结果，找出内在规律，上升到中药功效理论的高度，用以阐明中药药效作用的规律。

**2. 保健作用**　中药保健作用是在中医药理论指导下，对中药预防或养生保健作用的概况和总结。

（1）中药预防作用：是治疗作用的延伸，但与治疗作用有本质的区别。治疗作用是针对疾病，而预防作用是应用中药治未病，是使“无病机体”保健健康。一般采用的方式是用一些中药烟熏、洗浴、佩带以及内服而发挥防病作用。《本草纲目》记载，苍耳“为末水服，辟恶邪、不染疫疾”；茅香、兰草“并煎汤浴，辟疫气”；大蒜“立春元旦，作五辛盘食，辟温疫”；黄连“预解胎毒”，“小儿初生，以黄连煎汤浴之，不生疮及丹毒”。

（2）中药养生保健作用：中药养生源远流长，早在《神农本草经》就记载了大量养生延年的药物。如灵芝“久食，轻身不老，延年”。

中药养生保健作用的现代研究，主要是根据受试中药预防保健功用的特点，选用合格实验动物及相关材料，在国家认证通过的实验室或基地，按照国家保健作用评价程序和检验方法，科学评价中药在免疫调节、延缓衰老、增智、促进生长发育、抗疲劳、减肥、保护心血管系统、抗辐射、抗癌、抗突变等保健作用。如中药免疫调节作用至少应完成细胞免疫、体液免疫和单核-巨噬细胞功能方面的试验；中药延缓衰老作用应进行生存试验、过氧化脂质含量测定和超氧化物歧化酶活性检测；中药促智作用需选用跳台试验、避暗试验、穿梭箱试验、水迷宫试验，研究受试中药对记忆获得、巩固和再现的作用；中药抗疲劳作用必须进行负重游泳试验和爬杆试验；中药减肥作用需完成受试药物对大鼠肥胖模型的减肥试验；中药抗辐射作用首先应进行小鼠抗辐射 30d 存活试验，若结果为阳性，需继续进行外周血象、骨髓象、染色体畸变和精子畸形检查，以确定中药抗辐射的保健作用[31]。

另外，随着现代研究的不断深入，中药新的功效不断被发现、被认识和使用，如青皮、枳实升压抗休克[32]，泽泻、山楂降血脂[32]，罗布麻降血压[33]，砒霜抗癌、治疗白血病等[32]，有显著疗效。

## 六、应用的研究

### （一）中药饮片

中药饮片临床应用的现代研究，主要包括组方配伍、用法用量等方面的研究内容。

**1. 组方配伍**　饮片组方配伍应用，是中医药治疗疾病的显著特点，是反映中医临床用药特色的关键。饮片组方配伍应用主要围绕饮片的配伍层次、配伍关系、配伍环境、配伍比例等方面进行研究[34]。

**配伍层次的研究**　包括饮片配伍、组分配伍、成分配伍等三个方面。

(1) 饮片配伍：研究的主要内容是药效物质基础与作用机制，不论何种配伍关系，配伍后均将产生物质基础和生物效能的变化，达到增效减毒的作用；饮片配伍也可以根据药物的性质和临床的需求，通过不同的药物组合、不同的配伍环境、不同的炮制品种、不同的用量比例、不同的给药剂型、不同的煎服方法、不同的给药途径等，控制中药饮片发挥疗效的方向。

(2) 组分配伍：主要是以系统科学思想为指导，以药化、药理、药物信息学、计算科学和复杂性科学等多学科技术为手段，从临床出发，遵循传统配伍理论与原则，强化主效应，减轻或避免副效应，形成针对特定病证的组效关系明确的中药组分配伍形式。组分配伍研究主要包括组分的提取、分析、评价和作用机制研究几方面，其核心就是药效物质和作用原理研究。①组分提取：根据中药的性质与功用，采用溶剂提取、溶剂分配、超临界萃取等技术方法，提取不同极性或不同类别的化学成分提取物，再用大规模工业色谱分离制备技术，对提取物进行纯化，获得组分。②组分分析：组分样品是典型的复杂体系，包含种类众多、含量变化的化合物。必须采用定性、定量的分析方法，如色谱、光谱、化学指纹图谱等技术手段，分析揭示中药组分的物质基础。③组分评价：在中医药功效理论指导下，主要选择拟治疗病证相对特异的动物模型或指标，以整体、器官药理水平评价样品组分的活性，必要时结合细胞和分子药理实验，阐明各种组分单独应用和配伍后各层次效应及分子网络调控通路，探索活性组分，揭示组效关系，并根据不同药物组分组合的活性综合评价结果，寻求组分间的最佳配伍配比关系。④组分作用机制研究：得到药效确切的中药组分后，从临床出发，以药化、药理、药物信息学、计算科学和复杂性科学等多学科技术为手段，进一步深化研究，阐明其治疗病证的药效物质和作用原理。

(3) 成分配伍：是在饮片配伍、组分配伍研究的基础上，进一步揭示各组分中化学成分之间的配伍配比关系，以期较清晰地说明其与组分配伍、饮片配伍的内在本质联系。如附子大黄属典型的寒热配伍，附子味辛甘大热，"能行、能补"，大黄味苦性寒，"能泄"；附子可温补心阳、肾阳、脾阳和去寒邪，大黄可通腑泻浊除积滞。附子大黄配伍源于东汉·张仲景《金匮要略·腹满寒疝宿食病脉证治第十》载大黄附子汤，方中以大黄苦寒攻下、通腑降浊，附子辛热散寒、温阳气，二药相合，寒热并用，温通并行，辛苦通降，相反相成，主治阳虚便秘证。为揭示附子大黄成分配伍对阳虚便秘的治疗作用及其作用机制，在附子大黄饮片配伍、组分配伍治疗阳虚便秘动物模型的基础上，采用KM乳鼠的结肠Cajal间质细胞(结肠ICC)模型研究附子大黄成分配伍对结肠ICC的作用机制。结果表明附子大黄饮片配伍，对阳虚便秘模型动物的排便疗效优于单用附子或大黄，作用机制与其调节胃肠激素和肠神经递质的分泌有关；附子大黄组分附子总碱与大黄总蒽醌配伍，对阳虚便秘模型大鼠的作用最优，其发挥温阳通便功效的作用机制与调控肠运动相关胃肠肽的分泌有关，主要与调节MTL、SS、AchE的水平有关；附子大黄成分乌头碱大黄素配伍，1∶2配伍对结肠ICC具有减毒增效作用。

**配伍关系的研究**　主要指中药七情配伍。现代主要采用化学分离分析技术和药理学实验方法，研究中药七情配伍关系中各药效物质(有效组分和有效成分)间增效、减毒和调节的内在联系。

(1) 单行：即不用其他药物辅助，单独应用于临床。如独参汤，以一味人参补气固脱，用于气虚欲脱或阳虚欲脱者。

(2) 相须：指性能功效相类似的药物配合应用，增强其原有疗效。如大黄芒硝相须为用，治疗积滞便秘，尤以热结便秘为宜。现代研究表明生大黄能刺激肠道，增加蠕动而促进排便；芒硝的主要成分为硫酸钠，在肠中不易吸收，易形成高渗盐溶液，使肠道保持大量水分，容积增大，刺激肠黏膜感受器，反射性地引起肠蠕动亢进而致泻。二药伍用，泻下之力量更强。

(3) 相使：指性能功效相似的药物配合应用，以一种药物为主，另一种药物为辅，辅药能提高主药的疗效。如黄连木香配伍，治疗湿热下痢，黄连清热燥湿止痢，木香行气化滞止痛，相使为用。现代研究表明黄连体外对痢疾杆菌有抑制作用，体内对痢疾杆菌感染致死小鼠有保护作用；黄连木香配伍，木香能使黄连中盐酸小檗碱的达峰时间提前、血药浓度增加，对14种(株)能够引起感染性腹泻的病原菌有较强的抗菌活性，对在体或离体胃肠道运动有抑制作用，有一定的抗炎镇痛作用，其治疗感染性腹泻的范围和强度较优。

(4) 相畏、相杀：是同一配伍关系的两种提法。相畏，指一种药物的毒性反应或副作用，能被另一种药物减轻或消除；相杀，指一种药物能减轻或消除另一种药物的毒性或副作用。如附子与甘草配伍，附子的毒性能被甘草减轻和消除，所以说附子畏甘草；甘草能减轻或消除附子的毒性或副作用，所以说甘草杀附子的毒。现代毒理学研究证明，附子的毒性主要是心脏毒、神经毒，毒性组分主要是酯性生物碱，毒性成分主要是乌头碱。甘草能明显降低附子的毒性，以乌头碱计，附子单煎液总生物碱含量为0.22%，附子甘草分煎后混合液为0.02%，附子甘草合煎液为0.01%；甘草皂苷、甘草黄酮、甘草多糖均能降低附子酯性生物碱的毒性，附子酯性生物碱$LD_{50}$为37.69mg/kg，附子酯性生物碱与甘草皂苷、甘草黄酮、甘草多糖1∶2配伍，毒性明显下降，$LD_{50}$分别为110.58、104.78、83.59mg/kg；甘草总黄酮能延长乌头碱诱发的小鼠心律失常的潜伏期，甘草类黄酮和异甘草素能使乌头碱诱发的动物心律失常持续时间明显减少；甘草酸在体内的水解产物葡萄糖醛酸能与乌头类生物碱的羟基结合，生成低毒或无毒的葡萄糖醛酸络合物而由尿排出，从而降低附子的毒性。

(5) 相恶：指两种药物合用，一种药物与另一药物相互作用而致原有功效降低，甚至丧失药效。如丁香恶郁金，因郁金能削弱丁香的行气作用。现代研究证明，丁香配伍郁金能抑制动物胃肠的运动，桂郁金和绿丝郁金可减弱丁香对小鼠胃排空的促进作用，抑制呕吐家鸽的止吐作用。

(6) 相反：指两种药物合用，能产生毒性反应或副作用。如甘遂、大戟、海藻、芫花与甘草配伍，将产生毒副作用，属中药“十八反”。现代毒理学研究表明甘遂、大戟、海藻、芫花与甘草配伍，$LD_{50}$下降，毒性增强；连续给药7d，观察实验动物各系统症状指征，检测肝功、肾功、心肌酶谱，做心、肝、肾组织病理观察，发现配伍前后，药物对呼吸系统均无明显影响，但对实验大鼠循环、消化、神经系统有不同程度的损害，导致实验动物心率加快，ALT升高、心肌酶谱各项指标异常变化，心脏、肝脏、肾脏组织充血、出血，小灶性炎细胞浸润，细胞组织肿胀变性及空泡样改变；说明“十八反”药物不宜配伍使用。但不可一概而论，情况非常复杂。如附子与贝母配伍，也属“十八反”配伍。现代研究，附子与贝母合煎，没有新的化学成分的产生，但附子毒性成分乌头碱的溶出明显增多，乌头碱在血中的保留时间明显延长，毒性增加，附子强心作用减弱；乌头碱与贝母总碱配伍，明显延长室性心动过速和室颤时间，增加乌头碱的心脏毒性，降低去甲乌药碱提高心肌收缩力的作用；附子能剂量依赖性地增加$LM_2$细胞凋亡率，浙贝母也有增加$LM_2$细胞凋亡的作用，附子与浙贝母1∶1配伍，能$LM_2$细胞凋亡率显著降低，表明两药合用对$LM_2$肿瘤的抑制作用减弱。但附子与浙贝母1∶2配伍，对小鼠Lewis肺癌具抑瘤作用。

**配伍环境的研究**　主要包括配伍外环境和配伍内环境的研究。外环境是指中药配伍前影响药效物质基础与作用机制的因素总和，包括中药的品种、产地、炮制、制剂等影响配伍的因素。内环境是指配伍后影响药效物质基础与作用机制的因素总和，包括配伍的不同形式、不同条件、不同的配伍过程发生的物理、化学和生物效应的总和。如附子与甘草配伍，附子为单基原植物，不同产地毒性差异较大，毒性物质主要为双酯性生物碱，炮制后双酯性生物碱含量明显降低，久煎有利于双酯型生物碱水解，水解产物为苯甲酸，煎煮超过6h后，双酯型生物碱基本全部水解，毒性基本消失；配伍甘草，酸性环境改变了毒性成分氮原子的正电效应和空间结构，有利于双酯型生物碱水解成单酯型生物碱；甘草皂苷具有对抗附子酯性生物碱的心脏毒性效应，和甘草酸铵通过酸性基团结合成盐，改变生物碱的存在形式，发挥协同抑制作用，达到降低双酯型生物碱毒性的目的。又如附子大黄配伍，附子总生物碱含量呈升高趋势，酯性生物碱的含量呈降低趋势，大黄主要成分含量影响较小；经人工胃液和人工肠液孵化后，总生物碱含量显著升高，双酯型生物碱含量降低；人工肠液对新乌头碱和次乌头碱的稳定性强于乌头碱，人工胃液对大黄主要成分的稳定性强于人工肠液。

**配伍比例的研究**　中药剂量比例不同，药物配伍后发生药效、药性的变化不同，临床适应证就不同。如黄连与吴茱萸配伍，是典型的寒热配伍，配伍剂量比例不同，主治功效差异很大。黄连与吴茱萸6∶1配伍为左金丸，黄连与吴茱萸1∶6配伍为反左金丸。左金丸主治肝火犯胃之胁肋胀痛，呕吐吞酸，嘈杂嗳气，口苦咽干，舌红，脉弦数。反左金颠倒二药的用量比例，则药性偏温热，临床常用于脘痞嘈杂泛酸，又呕吐清水，畏寒，舌苔白滑，偏于胃寒甚者。现代研究表明，左金丸与反左金在相同模型上体现了不同的证治药效，左金丸能明显防治大鼠的热型（包括胃热Ⅰ°和胃热Ⅱ°模型）急性胃黏膜损伤，符合左金丸的临床证治；但在胃寒模型中，由于证治不符，药效越来越差。反左金在胃热模型中几乎无效；但在胃寒模型中（包括胃寒Ⅰ°、胃寒Ⅱ°和胃寒Ⅲ°模型）则体现出显著的保护作用，且随着三个模型寒性程度的增强，其防治胃黏膜损伤的作用也随之增强；在胃寒Ⅱ°模型中病理检测反左金的疗效明显优于左金丸；而在胃寒Ⅲ°模型上，这种差距体现的更明显，反左金防治胃黏膜损伤的疗效从损伤指数和病理检测上都明显地优于左金丸，左金丸的作用较差。实验结果还表明单味黄连或吴茱萸的药效不如二者配伍使用好。

**2. 用法用量**

（1）用量：是指为了达到一定治疗目的，中药饮片所应用的剂量，一般指日服药量，中药饮片的用量与药物自身性质，临床需要、患者情况以及地域、季节等因素有关，不能一概而论。汤剂一般为一日一剂，每剂分2次或3次服用；病情急重者，可每隔2～4h左右服药1次，昼夜不停，使药力持续，利于顿挫病势；发汗药、泻下药，因药力较强，服药应中病即止，一般以得汗、得下为度，不必尽剂，以免汗、下太过，损伤正气；呕吐病人服药宜小量频服。剂量的现代研究主要应注意量效关系、时效关系。

（2）用法：主要包括给药途径、服药方法等方面的内容。①给药途径主要包括胃肠道给药和不经胃肠道给药两类。不经胃肠道给药包括注射给药、呼吸道给药、皮肤给药、黏膜给药等。②服药方法是根据病情需要和药物特性，选择适当的服药时间，也是合理用药的要求，包括晨起空服，饭前服，饭后服，睡前服，发作前服，热药凉服，凉药热服等方式。

另外，中药饮片临床应用时，还要注意证候禁忌、配伍禁忌、妊娠禁忌，饮食宜忌和儿童、孕妇、老人的用药特点，密切关注药物在吸收、分布、代谢、排泄过程中的差异。

## （二）中成药

中成药是中医药的重要组成部分，其应用具有悠久的历史。我国现存最早的医学典籍《黄帝内经》，载方13首，其中就有9种成药，包括丸、散、膏、丹、药酒等剂型。医圣张仲景《伤寒杂病论》收载成药60余种，其中剂型有丸剂、散剂、膏剂，以及栓剂、洗剂、灌肠剂等。宋代政府高度重视中成药的研究、收集、制作和使用，尤其是北宋政府官办药局"惠民和剂局"，专司制药和售药，并编写了《太平惠民和剂局方》，该书是我国历史上第一部由国家刊行的中成药药典，收方788首，对后世影响极大；如纳气平喘黑锡丹、开创化学制剂的先例；又如清心开窍的至宝丹，疏肝解郁的逍遥散，解表化湿的藿香正气散等，至今沿用。

新中国成立以后，中成药的研发和应用得到很大发展。目前，中成药品种上万种，中成药剂型达50余种，其中常用的中成药剂型有固体剂型、半固体剂型、液体剂型、气体剂型等。①固体剂型主要有散剂、颗粒剂、胶囊剂、丸剂、滴丸剂、片剂、浸膏剂、栓剂、丹剂等，以及锭剂、贴膏剂、茶剂、膜剂、海绵剂、糕剂、熨剂、条剂、钉剂、线剂、曲剂、灸剂、烟剂等。②半固体剂型主要有煎膏剂、流浸膏剂、软膏剂、凝胶剂等剂型。③液体剂型主要有合剂（含口服液）、酒剂（亦称药酒）、酊剂、糖浆剂等，以及注射剂、乳剂、露剂、搽剂、洗剂、油剂等。④气体剂型主要有气雾剂、喷雾剂；气体剂型可用于呼吸道吸入、皮肤、黏膜和腔道给药。

中成药的研究主要包括创新药物研发和中成药大品种二次开发[35]。中成药的创新研究包括创新药物的发现、处方组成原理、成药制备、质量标准、稳定性控制、药理毒理研究、临床试验等方面的内容。中成药大品种二次开发，主要包括质量提升，有效性、安全性和经济性再评价等方面的内容。概言之，主要包括三方面的研究内容：①处方组成与制药方法研究：处方是中成药研究的基础，中成药处方主要来源于经方、验方、医院制剂和科研协定方，其组成应遵循三方面的原则，一是理法方药一致性原则，二是君臣佐使的配伍原则，三是突出临床应用的原则。制药方法的研究是中成药研究开发的核心内容，研究结果直接关系到中成药的安全性、有效性、稳定性、适用性和经济性。应根据临床的需要、药物的性质和工业化的程度选择适宜的剂型、设计制备工艺及工业化生产。②中成药的功能主治与作用机制研究：中成药的功效和主治病证的确定，要求全面、准确，突出主要作用和临床定位。研究中应以药效学的实验研究和客观标准化的临床研究为主，同时多学科结合，从而阐明其发挥疗效的物质基础和作用机制，指导临床安全合理应用。③成药的质量控制与评价方法研究：中成药的质量好坏直接影响其疗效发挥，建立适合中成药品种自身特点的质量控制与评价方法至关重要。中成药的质量控制与评价研究一般包括中药材原料质量控制和中药制剂质量控制两大部分，部分中成药以中药提取物、有效部位或有效成分为中间体原料的，还要进行中间体原料的质量控制研究。

中成药的合理应用主要包括依法用药、辨证用药、安全用药几方面。①依法用药：首先应按照中华人民共和国《药品管理法》的要求，依法合理应用中成药；其次，应按照国家基本药物制度和医疗工伤保险药物目录，做好合理用药；再者，按照处方药与非处方药分类管理，合理用药；最后，根据《药品管理法》和《医疗机构制剂注册管理办法》的相关规定，合理使用医疗机构的中药制剂，满足人民群众的需求。②辨证用药：辨证使用中成药，主要是根据患者的临床表现，辨析确立疾病的证候属性，进而立法、处方、用药，即“法随证立，方从法出”；但在应用过程中应注意，同一疾病由于发病的时间、地区以及患者体质的不同，或是处于不同的发展阶段，可以见到不同的证；不同的疾病在发展过程中，可以出现相同的证，因而中成药在应用时，可采用“同病异治”或“异病同治”的方法。中医临床实践中，常碰到一些疾病，病因病机单一，证候属性区分度不强，可直接按照西医的病名、病理状态和理化检查结果来使用中成药，即辨病论治；如高脂血症，属中医“痰浊”“瘀血”的范畴，可选用血脂康胶囊、绞股蓝总苷胶囊等中成药。临床实践中，常将中医的辨证与西医的辨病结合起来，辨证辨病结合使用中成药；如冠心病心绞痛是西医病名，中医辨证属胸痹气滞气瘀、瘀血阻络、寒凝心脉、心气不足、气阴两虚等证候类型，分别选用速效救心丸、复方丹参滴丸等治气滞血瘀证，选用地奥心血康、血塞通颗粒等治瘀血阻络证，选用冠心苏合滴丸、宽胸气雾剂等治寒凝心脉证，选用通心络胶囊、补心口服液等治心气不足证，选用黄芪生脉饮、滋心剂型，已成为中医药临床治疗危重病症的独特武器。③安全用药：由于历史原因，一些早期的注射剂品种审批不严格，安全试验和临床试验不够完善，以及由于中药材原料品种混乱、成分复杂、制剂工艺不规范、质量标准不完善、联合用药不合理、给药途径不恰当，以及患者体质等因素，造成中药注射剂频频出现不良反应，甚至出现死亡病例。因此，中药注射剂的使用，一要辨证用药，严格按照药品说明书的功能主治使用，禁止超范围用药；二要严格按照药品说明书推荐剂量、调配要求、给药速度、疗程使用药品；三要根据适应证，合理选择给药途径；四是中药注射剂宜单独使用，谨慎联合用药，如确需联合使用其他药品时，应谨慎考虑与中药注射剂的间隔时间以及药物相互作用等问题；五是对老人、儿童、肝肾功能异常患者等特殊人群应慎重使用，加强监测；六要加强用药监护，用药前要认真检查药物，用药过程中应密切观察用药反应，发现异常，立即停药，采用积极救治措施，救治患者。

**【参考文献】** [1]钱学森，于景元，戴汝为.一个科学新领域——开放的复杂巨系统及其方法论[J].自然杂志，1990，13(1)：3-10.

[2]成思危.复杂科学与管理[J].南昌大学学报，2000，(3)：1-6.

[3]彭成.系统中药与多维评价[J].中药与临床，2010，1(1)：7-10.

[4]彭成.试论中药注射剂“品质制性用”的研究模式[J].中药与临床，2012，3(2)：1-4.

[5]彭成.再论“系统中药学”之“品质制性效用”[J].中药与临

床,2017,8(1):1-3.

[6]彭成.成都中医药大学药学院本科教学工作水平评估.2006;28-30(内部资料).

[7]彭成,刘贤武,董小萍.依循“系统中药学”思想,创新中药教育理念[J].成都中医药大学学报(教育科学版),2008,10(1):5.

[8]毛帅,刘朝奇,向婷婷,等.基于DNA水平的中国药用植物分子鉴定方法[J].中国实验方剂学杂志,2014,20(5):238-242.

[9]蒋超,黄璐琦,袁媛,等.金银花中几种分子的真伪鉴别方法比较及其研究进展[J].世界科学技术—中医药现代化,2014,16(8):1831-1839.

[10]李强,杜思邈,张忠亮,等.中药指纹图谱技术进展及未来发展方向展望[J].中草药,2013,44(22):3095-3104.

[11]陈林伟,秦昆明,徐雪松,等.中药指纹图谱数据库的研究现状及展望[J].中草药,2014,45(21):3041-3047.

[12]肖小河,乔传卓,苏中武,等.黄连类中药组织显微定量图像模式识别[J].中草药,1998 ,29(8):549-553.

[13]王华英,郭中甲,张志会,等.基于像面数字全息术的中药饮片细胞定量成像技术研究[J].中国激光,2012,39(2):0209002.

[14]袁星,杨添钧,黎量,等.中药炮制用辅料的现况及对策[J].中药与临床,2015,6(1):62-64.

[15]杨明,钟凌云,薛晓,等.中药传统炮制技术传承与创新[J].中国中药杂志,2016,41(3):357-361.

[16]吴纯洁.中药炮制共性技术之一——“火力火候”的研究思路探讨[J].中国中药杂志,2008,33(15):1926-1928.

[17]陈林,刘友平,陈鸿平,等.电子鼻在川芎不同产地不同等级评价中的应用[J].中药与临床,2013,4(1):7-10.

[18]李琴.中药新型饮片的特点和存在问题分析[J].中国临床研究,2012 ,25(12):1231-1232.

[19] 屠鹏飞,姜勇,郭晓宇.新形势下中药创新药物的发现与研发[J].中国中药杂志,2016,40 (17):3423-3428.

[20]张伯礼,高秀梅,商洪才,等.复方丹参方的药效物质基础与作用机理研究[J].世界科学技术—中医药现代化,2003,5(5):14-17.

[21]彭成,白礼西.名优中成药研究与应用——藿香正气液[M].北京:人民卫生出版社,2011.

[22]屠呦呦,倪慕云,钟裕蓉,等.中药青蒿的化学成分和青蒿素衍生物的研究(简报)[J].中药通报,1981,(2):31.

[23]张岩,王帅,孟宪生,等.基线覆盖融合结合相对校正因子对柴胡抗溃疡有效组分的质量控制方法研究[J].药物分析杂志,2013,33(7):1185-1189.

[24]李文兰,张秀丽,隋峰,等.中药性味理论的现代研究进展[J].中国实验方剂学杂志,2015,21(12):227-230.

[25]李仪奎,徐莲英,马建平.中药药理和归经关系的统计分析[J].中药通报,1988,13(7):48-50.

[26]陆光伟.中药归经及其成分在体内的分布[J].中成药研究,1984,(5):38-39.

[27]丁荣施.略论中药归经和受体学说[J].广东医学,1986,7(5):28-30.

[28]俞仲毅,韩翠翠.中药升降浮沉研究相关问题探讨[J].上海中医药大学学报,2013,27(3): 7-12.

[29]彭成.中药毒理学[M].北京:中国中医药出版社,2012:8-62.

[30]张廷模,彭成.中华临床中药学[M].第2版.北京:人民卫生出版社,2015:25-27.

[31]彭成.中医药动物实验方法学[M].北京:人民卫生出版社,2008:1071-1110.

[32]彭成.中药药理学[M].第3版.北京:中国中医药出版社,2012:212-214,185-186,221-224,375-376.

[33]唐敏,黄昆仑,罗云波,等.罗布麻叶与茶降血压效果比较实验研究[J].食品科技,2013,38(11):71-79.

[34]彭成.试论中药配伍研究的方法与实践[J].中药与临床,2012,3(1):1-4,10.

[35]彭成,彭代银.中药药理学[M].北京:中国医药科技出版社,2014:59-65.

# 医学名词缩略词表

| 缩写 | 全 称 | 中 文 |
|---|---|---|
| 3H-TdR | 3H-thymidine | 3H-胸腺嘧啶核苷 |
| 4-AP | 4-amino-pynidine | 4-氨基吡啶 |
| 5-HIAA | 5-Hydroxyindoleacetic acid | 5-羟吲哚乙酸 |
| 5-HT | 5-Hydroxytryptamine | 5-羟色胺 |
| 6-keto-$PGF_{1\alpha}$ | 6-keto-prostaglandinF1α | 6-酮-前列腺素 |
| 6-OHDA | 6-Hydroxy Dopamine | 6-羟基多巴胺 |
| A2SMA | A2 Smooth Muscle Actin | A2 平滑肌肌动蛋白 |
| A549 | Human Lung Adenocarcinoma Cell | 肺癌细胞 |
| AA | Arachidonic Acid | 花生四烯酸 |
| ABP | Achyranthes Bidentata Polysaccharide | 牛膝多糖 |
| abts | 2,2′-amino-di(3-ethyl-benzothiazoline sulphonic acid-6)ammonium salt | 2,2′-氨基-二(3-乙基-苯并噻唑啉磺酸-6)铵盐 |
| AC | Adenylate Cyclase | 腺苷酸环化酶 |
| Ach | Acetylcholine | 乙酰胆碱 |
| AchE | Acetyl Cholinesterase | 乙酰胆碱酯酶 |
| ACPS | Actinidia Chinensis Polysaccharide | 猕猴桃多糖复合物 |
| ACTD | Actinomycin D | 放线菌素 D |
| ACTH | Adrenocorticotropic Hormone | 促肾上腺皮质素 |
| AD | Alzheimer's Disease | 阿尔茨海默病 |
| ADH | Anti-diuretic Hormone | 抗利尿激素 |
| ADP | Adenosine Diphosphate | 二磷酸腺苷 |
| AEP | Anti-epilepsy Peptide | 抗癫痫肽 |
| AGEs | Advanced Glycationend Products | 糖基化终产物 |
| AHR | Hydroxyl Free Radical Ability | 羟自由基能力 |
| AI | Atherosclerotic Index | 动脉粥样硬化指数 |
| AIF | Apoptosis Inducing Factor | 凋亡诱导因子 |
| AK | Adenylate Kinase | 苷酸激酶 |
| AKP | Alkaline Phosphatase | 碱性磷酸酶 |
| ALB | Albumin | 白蛋白 |
| ALDH | Acetaldehyde Dehydrogenase | 乙醛脱氢酶 |
| ALP | Alkaline Phosphatase | 碱性磷酸酶 |

续表

| 缩写 | 全　称 | 中　文 |
|---|---|---|
| ALT | Alanine Aminotransferase | 谷丙转氨酶 |
| ANAE | Acid α-naphthyl Acetate Esterase | 酸性 α-醋酸萘酯酶 |
| Ang | Angiopoietin | 促血管生成素 |
| AngⅡ | AngiotensinⅡ | 血管紧张素Ⅱ |
| Angò | Angiotensinò | 血管紧张素 ò |
| ANH | Aniline Hydroxylase | 苯胺羟化酶 |
| ApoA1 | Apolipoprotein A1 | 载脂蛋白 A1 |
| ApoB | Apolipoprotein B | 载脂蛋白 B |
| ApoE | Apolipoprotein E | 载脂蛋白 E |
| APTT | Activated Partial Thromboplastin Time | 激活部分凝血酶时间 |
| AQP | Aquaporin | 水通道蛋白 |
| AS | Atherosclerosis | 动脉粥样硬化 |
| ASAT | Aspartate aminotransferase | 天门冬氨酸氨基转移酶 |
| ASP | Aspartic acid | 天冬氨酸 |
| AST | Aspartate transaminase | 谷草转氨酶 |
| ATCH | Adrenocor ticotropic hormone | 促肾上腺皮质激素 |
| ATP | Adenosine Triphosphate | 三磷酸腺苷 |
| AUC | Area Under Curve | 曲线下面积 |
| AVP | Argentifie Vaso Pressin | 精氨酸加压素 |
| B16 | melanoma cell | 黑色素瘤细胞 |
| BCG | Bacillus Calmette - Guerin | 卡介苗 |
| Bcl-2 | B-cell lymphoma-2 | B 淋巴细胞瘤-2 基因 |
| bFGF | Basic fibroblast growth factor | 成纤维细胞生长因子 |
| BIL | Bilirubin | 胆红素 |
| BP | Blood Pressure | 血压 |
| BSA | Albumin from bovine serum | 牛血清白蛋白 |
| BUN | Blood Urea Nitrogen | 血尿素氮 |
| cAMP | Cyclic adenosine monophosphate | 环磷酸腺苷 |
| CAT | Catalase | 过氧化氢酶 |
| cBSA | Cationic Bovine Serum Albumin | 牛血清蛋白 |
| CD | Cluster of Differentiation | 白细胞分化抗原 |
| CD25 | Cluster of Differentiation 25 | 分化簇 25 |
| CD3 | Cluster of Differentiation 3 | 分化簇 3 |
| CD4 | Cluster of Differentiation 4 | 分化簇 4 |
| CD8 | Cluster of Differentiation 8 | 分化簇 8 |
| Cdk2 | Cyclin-dependent Kinases 2 | 周期蛋白依赖性激酶 2 |

续表

| 缩写 | 全　称 | 中　文 |
|---|---|---|
| CFU | Colony Forming Unit | 菌落生成单位 |
| CFU-E | Colony Forming Unit-Erythroid | 红细胞集落生成单位 |
| CFU-GM | Colony Forming Unit-granulocyte-monocyte | 粒细胞-单核细胞集落生成单位 |
| CFUS | Colony Forming Unit-spleen | 脾集落形成单位 |
| CGA | Chlorogenic Acid | 绿原酸 |
| cGMP | cyclic Guanosine Monophosphate | 环磷酸鸟苷 |
| ChAT | Choline Acetyltransferase | 胆碱乙酰转移酶 |
| Cho | Choline | 胆碱 |
| CIA | Collagen-induced Arthritis | 胶原性关节炎 |
| CIC | Circulating Immunocomplex | 循环免疫复合物 |
| CIRI | Cerebral Ischemia Reperfusion Injury | 脑缺血再灌注 |
| CⅣ | Collagen Type Ⅳ | Ⅳ型胶原 |
| CK | Creatine Kinase | 肌酸激酶 |
| CKMB | Glutathione | 肌酸激酶同工酶 |
| CL | Cardiolipin | 心磷脂 |
| CL | Clearance | 清除率 |
| Cmax | Maximum Concentration | 最大浓度 |
| CMC-Na | Sodium carboxymethyl cellulose | 羧甲基纤维素钠 |
| Co Ⅰ | Collagen Ⅰ | Ⅰ型胶原 |
| Co Ⅲ | Collagen Ⅲ | Ⅲ型胶原 |
| Co Ⅳ | Collagen Ⅳ | Ⅳ型胶原 |
| Coll α Ⅰ | Collagen Type1α Ⅰ | Ⅰ型胶原蛋白1α |
| Con A | Concanavalin A | 伴刀豆球蛋白A |
| COPD | Chronic Obstructive Pulmonary Disease | 慢性阻塞性肺疾病 |
| Cor | Cortisol | 皮质醇 |
| CORT | Corticosterone | 皮质酮 |
| COX | Cyclooxygenase | 环氧化酶 |
| COX-1 | Cyclooxygenase-1 | 环氧合酶-1 |
| COX-2 | Cyclooxygenase-2 | 环氧合酶-2 |
| CPE | Cytopathic effect | 致细胞病变效应 |
| CPK | Creatine phosphocreatine kinase | 磷酸肌酸激酶 |
| Cap3 | Caspase-3 | 半胱氨酸蛋白酶 |
| Cr | Creatinine | 肌酐 |
| CRH | Corticotropin-Releasing Hormone | 促肾上腺皮质激素释放激素 |
| CRP | C-reactionprotein | C-反应蛋白 |
| CSF | Colony Stimulating Factor | 集落刺激因子 |

续表

| 缩写 | 全称 | 中文 |
|---|---|---|
| CST | Concretion Startup Time | 凝固启动时间 |
| CT | Coagulation Time | 凝固时间 |
| CTGF | Connective Tissue Growth Factor | 结缔组织生长因子 |
| cTnI | Cardiac troponin Ⅰ | 心肌肌钙蛋白Ⅰ |
| cTn-T | Cardiac troponin-T | 心肌肌钙蛋白-T |
| CY | Cyclophosphamide | 环磷酰胺 |
| CYP1A1 | Cytochrome P450,family 1,subfamily a,polypeptide 1 | 细胞色素 P450 1A1 |
| CYP2E1 | Cytochrome P450,family 2,subfamily e,polypeptide 1 | 细胞色素 P450 2E1 |
| d | day | 天 |
| DA | Dopamine | 多巴胺 |
| DCPPla-1 | Dendrobium candidum protocom polysaccharide la-1 | 铁皮石斛原球茎的多糖 |
| D-GaIN | D-gain lps liver injury | d-galn+lps 肝损伤 |
| D-gal | D- Galactose | D-半乳糖 |
| DHPP | 2-2-diphenyl-1-picry-hydrazylradical | 二苯代苦味肼基自由基 |
| DM | Diabetes Mellitus | 糖尿病 |
| DMBA | Dimethylbenzanthracene | 二甲基苯并蒽 |
| DMEM | Dulbecco's minimum Essential Medium | 亚甲基双丙烯酰胺 |
| DMN | Dimethylnitrosamine | 二甲基亚硝胺 |
| DNA | Deoxyribonucleic acid | 脱氧核糖核酸 |
| DNCB | 2,4-dinitrochlorobenzene | 2,4-二硝基氯苯 |
| DNFB | 2,4-dinitrofluorobenzene | 2,4-二硝基氟苯 |
| DOPAC | 3,4-2 hydroxy benzene acetic acid | 3,4-二羟基苯乙酸 |
| DPD | Deoxypyridinoline | 脱氧吡啶酚 |
| DPPH | 1,1-Diphenyl-2-picrylhydrazyl radical 2 | 1,1-二苯基-2-三硝基苯肼 |
| DTH | Delayed Type Hypersensitivity | 迟发型变态反应 |
| E2 | Estradiol | 雌二醇 |
| EAC | Ehrlich ascites carcinoma | 艾氏腹水癌 |
| EC50 | 50% Effective Concentration | 半数有效浓度 |
| Eccr | Endogenous Creatinine Clearance Rate | 内生肌酐清除率 |
| ECHO | Echogram | 超声 |
| ELISA | Enzyme-linked Immunosorbent Assay | 酶联免疫吸附测定法 |
| eNOS | endothelial Nitric Oxide Synthase | 内皮型一氧化氮合酶 |
| EOP | Eucommia Polysaccharide | 杜仲多糖 |
| EPO | Erythropoietin | 促红细胞生成素 |
| ERK | Extracellular Signal-Regulated Kinase | 细胞外信号调节激酶 |
| ERα | Estrogen Receptor Alpha | 雌激素受体α |

续表

| 缩写 | 全　称 | 中　文 |
|---|---|---|
| ERβ | Estrogen Receptor Beta | 雌激素受体β |
| ESC | Ehrlich Solid Cancer | 小鼠艾氏癌 |
| ET | Endothelin | 内皮素 |
| ET-1 | Endothelin 1 | 内皮素-1 |
| Fas | Fatty Acid Synthase | 脂肪酸合成酶 |
| FBG | Fasting Blood Glucose | 空腹血糖值 |
| FFA | Free Fatty Acids | 游离脂肪酸 |
| FGF | Fibroblast Growth Factor | 成纤维细胞生长因子 |
| FIB | Fibrinogen | 纤维蛋白原 |
| Fn | Fibronectin | 纤维连接素 |
| FRAP | Fluorescence Recovery After Photobleaching | 亚铁还原能力实验 |
| FSH | Follicle-Stimulating Hormone | 卵泡刺激素 |
| GABA | γ-aminobutyric Acid | γ-氨基丁酸 |
| GAP | Good Agricultural Practice | 中药材生产质量管理规范 |
| GAP-43 | Growth Associated Protein-43 | 生长相关蛋白 |
| GAS | Gastrin | 胃泌素 |
| GH | Growth Hormone | 促生长素 |
| G-HTB | G -Han Type Buffer | 克-汉式缓冲液 |
| Glu | Glutamic Acid | 谷氨酸 |
| GM-CSF | Granulocyte Macrophage Colony Stimulating Factor | 粒细胞集落刺激生物因子 |
| GnRH | Gonadotropin Releasing Hormone | 促性腺激素释放激素 |
| GOT | Glutamic Oxalacetic Transaminase | 谷草转氨酶 |
| GSH | Glutathione | 谷胱甘肽 |
| GSH-Px | Glutathione Peroxidase | 谷胱甘肽过氧化物酶 |
| GSH-Re | Glutathione Reductase | 谷胱甘肽还原酶 |
| GST | Glutathione Stransferase | 还原型谷胱甘肽转移酶 |
| h | hour | 小时 |
| HA | Hyaluronic Acid | 透明质酸 |
| Hb | Hemoglobin | 血红蛋白 |
| HbA1c | Glycosylated Hemoglobin | 糖化血红蛋白 |
| HBeAg | Hepatitis B e Antigen | 乙肝病毒e抗原 |
| HBsAg | Hepatitis b Surface Antigen | 乙型肝炎表面抗原 |
| HBV | Hepatitis B Virus | 乙肝病毒 |
| Hc | Haemolysin | 溶血素 |
| HCC | Primary Hepatocellular Carcinoma | 原发性肝细胞癌 |
| HCG | Human Choionic Gonadotophin | 人绒毛膜促性腺激素 |

续表

| 缩写 | 全　称 | 中　文 |
|---|---|---|
| HCT | Hematocrit | 血细胞比容 |
| HDL | High Density Lipoprotein | 高密度脂蛋白 |
| HDL-C | High Density Lipoprotein-Cholesterol | 高密度脂蛋白胆固醇 |
| HeLa | Henrietta Lacks strain of cancer cells | 海拉癌细胞株 |
| HepG2 | Human hepatocellular Carcinomar | 人类肝癌细胞 |
| Heps | Hydroxyethyl Piperazine Ethanesulfonic Acid | 羟乙基哌嗪乙磺酸 |
| HGB | Hemoglobin | 血红蛋白 |
| HIF-1α | Hypoxia Inducible Factor-1α | 缺氧诱导因子-1α |
| His | Histamine | 组织胺 |
| HIV | Human Immunodeficiency Virus | 人类免疫缺陷病毒 |
| HIV-1 | Human immunodeficiency virus 1 | 人体免疫缺陷病毒 1 |
| HL-60 | Human promyelocytic leukemia cells | 人早幼粒白血病细胞 |
| HP | Helicobacter Pylori | 幽门螺杆菌 |
| HPLC | High Performance Liquid Chromatography | 高效液相色谱 |
| HR | Heart Rate | 心率 |
| HSP70 | Heat Shock Protein 70 | 热休克蛋白 70 |
| HSV | Herpes Simplex Virus | 单纯疱疹病毒 |
| HSV-2 | Herpes Simplex Virus Type 2 | Ⅱ型单纯疱疹病毒 |
| HUVEC | Human Vascular Endothelial Cells | 人血管内皮细胞 |
| HVA | Herpes Virus Ateles | 高香草酸 |
| HYP | Hydroxyproline | 羟脯氨酸 |
| I/R | Ischemia/Reperfusion | 心肌缺血再灌注 |
| $IC_{50}$ | 50% Inhibitory Concentration | 半抑制浓度 |
| ICAM-1 | Intercellular Cell Adhesion Molecule-1 | 细胞间黏附分子-1 |
| $ID_{50}$ | Median Infective Dose | 半数感染剂量 |
| IFN | Interferon | 干扰素 |
| IFN-γ | Interferon-γ | 干扰素-γ |
| Ig | Immunoglobulin | 免疫球蛋白 |
| IGF | Insulin-like Growth Factors | 胰岛素样生长因子 |
| IGFBP-3 | Insulin-like Growth Factor Binding Protein-3 | 胰岛素样生长因子结合蛋白-3 |
| IL | Interleukin | 白细胞介素 |
| IMD | Intermedin | (垂体)中叶激素 |
| iNOS | inducible Nitric Oxide Synthase | 诱导型一氧化氮合酶 |
| IVC | Inferior Vena Cava | 下腔静脉 |
| KA | Kainic Acid | 红藻氨酸 |
| KHB | Krebs-Henseleit bicarbonate buffer | 克-汉二氏重碳酸盐缓冲液 |

续表

| 缩写 | 全　称 | 中　文 |
|---|---|---|
| LA | Lactic Acid | 乳酸 |
| LCAT | Lecithin Cholesterol Acyltransferase | 卵磷脂-胆固醇酰基转移酶 |
| LDH | Lactate Dehydrogenase | 乳酸脱氢酶 |
| LDL | Low Density Lipoprotein | 低密度脂蛋白 |
| LDL-C | Low Density Lipoprotein Cholesterol | 低密度脂蛋白胆固醇 |
| LDL-R | Low Density Lipoprotein-Receptor | 低密度脂蛋白受体 |
| LF | Lipofuscin | 脂褐素 |
| LH | Luteinizing Hormone | 促黄体生成素 |
| LN | Laminin | 层黏蛋白 |
| LPF | Lipofuscin | 脂褐素 |
| LPO | Lipidperoxide | 过氧化脂质 |
| LPS | Lipopolysaccharide | 脂多糖 |
| LTD4 | Human Leukotriene D4 | 人白三烯 D4 |
| LVEDP | Left Ventricular End-diastolic Pressure | 左心室舒张末期压力 |
| LVP | Left Ventricular Pressure | 左心室压力 |
| LVSP | Left Ventricular Systolic Pressure | 左心室收缩压 |
| LY | Lymphocyte | 淋巴细胞 |
| MAD | Malonaldehyde | 血清丙二醛 |
| MAO | Monoamine Oxidase | 单胺氧化酶 |
| MAOA | Monoamine Oxidase A | 单胺氧化酶 A |
| MAOB | Monoamine Oxidase B | 单胺氧化酶 B |
| MAPK | Mitogen-activated Protein Kinases | 丝裂原活化蛋白激酶 |
| M-ATP | Myosin Adenosine Triphosphate | 骨骼肌肌球蛋白三磷酸腺苷 |
| MBC | Minimum Bactericidal Concentration | 最低杀菌浓度 |
| MCA | Methylcholanthrene | 3-甲基胆蒽 |
| MCAO | Middle Cerebral Artery Occlusion | 中脑动脉闭塞 |
| MCP-1 | Monocyte Chemoattratctant Protein-1 | 单核细胞趋化蛋白-1 |
| MCP-1 | Membrane Cofactor Protein | 膜辅因子蛋白 |
| MDA | Malondialdehyde | 丙二醛 |
| MDCK | Madin-Darby canine kidney | 马-达二氏犬肾(细胞系) |
| MDH | Malate Dehydrogenase | 苹果酸脱氢酶 |
| MDR | Multiple Drug Resistance | 多重耐药性 |
| mfn2 | Mitofusin2 | 线粒体融合蛋白 2 |
| MHCII | Major Histocompatibility Complex Ⅱ | 主要组织相容性复合体Ⅱ |
| MIC | Minimum Inhibitory Concentration | 最低抑菌浓度 |
| MIC50 | 50% Minimum Inhibitory Concentration | 半数抑制浓度 |

续表

| 缩写 | 全 称 | 中 文 |
| --- | --- | --- |
| MIC90 | 90% Minimum Inhibitory Concentration | 90%抑菌浓度 |
| MIC | Minimal Inhibitory Concentrations | 最小抑菌浓度 |
| min | minute | 分钟 |
| MIS | Mullerian Inhibiting Substance | 抗苗勒管激素 |
| MIS | Myocardial Infarction Size | 心肌梗死面积 |
| MLT | Melatonin | 褪黑素 |
| MMP | Matrix Metallo Proteinase | 基质金属蛋白酶 |
| MMP-1 | Matrix Metalloproteinase -1 | 软骨中基质金属蛋白酶-1 |
| MMP-9 | Matrix Metalloprotein-9 | 基质金属蛋白酶-9 |
| MO | Monocytes | 单核细胞 |
| MPO | Myeloperoxidase | 过氧化物酶 |
| mRNA | Messenger RNA | 信使核糖核酸 |
| MTB | Mycobacterium tuberculosis | 结核分枝杆菌 |
| MTD | Maximum Tolerated Dose | 最大耐受量 |
| MTL | Motilin | 胃动素 |
| MTT | Thiazolyl blue | 噻唑蓝 |
| MVD | Microvessel Density | 微血管密度 |
| NA | Noradrenaline | 去甲肾上腺素 |
| NAA | N-Acetyl-L-aspartic acid | N-乙酰-L-天门冬氨酸 |
| NAG | N- acetyl -β-D- glucosaminidase | N-乙酰-β-D-葡萄糖苷酶 |
| NCE | Normochromatic Erythrocyte | 正染红细胞 |
| NDEA | Diethylnitrosamine | 二乙基亚硝胺 |
| NDV | Chicken Newcastle Disease Virus | 鸡新城疫病毒 |
| NE | Noradrenaline | 去甲肾上腺素 |
| NF | Nuclear Transcription Factor | 核转录因子 |
| NF-κB | Nuclear Transcription Factor-κB | 核转录因子-κB |
| NGF | Nerve Growth Factor | 神经生长因子 |
| NIH | National Institutes of Health | 美国国立卫生研究院 |
| NK | Natural Killer Cell | 自然杀伤细胞 |
| nNOS | neuronal Nitric Oxide Synthase | 神经元型一氧化氮合酶 |
| NO | Nitric Oxide | 一氧化氮 |
| NOS | Nitric Oxide Synthase | 一氧化氮和酶 |
| NPN | Non-Protein Nitrogen | 非蛋白氮 |
| NPRO | N-nitrosoproline | N-亚硝基脯氨酸 |
| OGD/R | Oxygen-Glucose Deprivation/Reoxygenation | 氧葡萄糖剥夺/复氧 |
| OMP | Osteoid Maturation Period | 类骨质成熟时间 |

续表

| 缩写 | 全　称 | 中　文 |
|---|---|---|
| OPG | Osteoprotegerin | 可溶性蛋白骨保护素 |
| ORAC | Oxygen Radical Absorbance Capacity | 氧化自由基吸收能力 |
| ox-LDL | oxidized-Low Density Lipoprotein | 氧化修饰低密度脂蛋白 |
| PAF | Platelet-Activating Factor | 血小板活化因子 |
| PAI-1 | Plasminogen Activator Inhibitor-1 | Ⅰ型纤溶酶原激活剂抑制剂 |
| PBR | Peripheral Benzodiazepine Receptor | 外周苯二氮卓受体 |
| PC | Picryl Chloride | 苦基氯 |
| PCⅢ | Procollagen typeⅢ | Ⅲ型前胶原 |
| PCA | Passive Cutaneous Anaphylaxis | 被动皮肤过敏反应 |
| PCE | Perchloroethylene | 四氯乙烯 |
| PCNA | Proliferating Cell Nuclear Antigen | 增殖细胞核抗原 |
| PE | Phenylephrine | 苯肾上腺素 |
| PFC | Plaque Forming Cells | 溶血空斑形成细胞 |
| PG | Prostaglandin | 前列腺素 |
| PHA | Phytohaemagglutinin | 植物血凝素 |
| PHA | Polyhydroxyalkanoates | 聚羟基脂肪酸酯 |
| PKA | Protein Kinase A | 蛋白激酶 A |
| PLT | Platelet | 血小板 |
| PMS | Premenstrual Syndrome | 经前期综合征 |
| PNS | Primary Nephrotic Syndrome | 原发性肾病综合征 |
| POD | Peroxidase | 过氧化物酶 |
| PON | Paraoxonase | 对氧磷酶 |
| POV | Peroxide Value | 过氧化值 |
| PPE | Porcine Pancreatice Elastase | 猪胰弹性蛋白酶 |
| PR | Progesterone Receptor | 孕激素受体 |
| PRL | Prolactin | 垂体泌乳素 |
| PRP | Platelet Rich Plasma | 富血小板血浆 |
| PT | Prothrombin Time | 凝血酶原时间 |
| PTH | Parathormone | 甲状旁腺素 |
| PTT | Partial Thromboplastin Time | 部分凝血活酶时间 |
| Px | Paraxylene | 对二甲苯 |
| QA | Quinolinic Acid | 喹啉酸 |
| RAGE | Receptor for Advanced Glycation Endproducts | 糖基化终物受体 |
| RANKL | Receptor or Activator of NF-κB Ligand | 配位体受体活化剂 |
| RAW | Rat Mouse Macrophage | 小鼠巨噬细胞(IL-1β) |
| RBC | Red Blood Cell | 红细胞 |

续表

| 缩写 | 全 称 | 中 文 |
|---|---|---|
| RCR | Red Blood Cell C3b Receptor Rosette | 红细胞 C3b 受体花环结合率 |
| REMS | Rapid Eye Movement Sleep | 快速动眼睡眠 |
| RES | Reticuloe Endothelin System | 网状内皮系统 |
| RHR | Renal Hypertensive Rats | 肾性高血压大鼠 |
| RICR | Red Blood Cell Immune Complex Rosette | 红细胞免疫复合物花环结合率 |
| RNA | Ribonucleic Acid | 核糖核酸 |
| ROS | Reactive Oxygen Species | 活性氧 |
| RPHA | Reversepassive Hemagglutination | 反向被动血凝反应 |
| RSV | Respiratory Syncytial Virus | 呼吸道合胞病毒 |
| RT-PCR | Reverse Transcription-Polymerase Chain Reaction | 逆转录聚合酶链反应 |
| RV | Rotavirus | 轮状病毒 |
| s | second | 秒 |
| SA | Sialic Acid | 唾液酸 |
| SCE | Sister Chromatid Exchange | 姐妹染色单体互换 |
| Scr | Serum Creatinine | 血清肌酐 |
| SDH | Succinate Dehydrogenase | 琥珀酸脱氢酶 |
| SGPT | Serum glutamic pyruvic transaminase | 血清谷丙转氨酶 |
| SHR | Spontaneously Hypertensive Rats | 自发性高血压大鼠 |
| SOD | Superoxide Dismutase | 超氧化物歧化酶 |
| SP | Substance P | P 物质 |
| SRBC | Sheep Red Blood Cell | 绵羊红细胞 |
| STZ | Streptozotocin | 链脲佐菌素 |
| SWS | Slow-Wave Sleep | 慢波睡眠期 |
| SWS2 | Slow Wave Sleep Phase 2 | 慢波睡眠Ⅱ期 |
| T | Testosterone | 睾酮 |
| $T_{1/2}$ | Half-life | 半衰期 |
| $t_{1/2\alpha}$ | Distribution Half-life | 分布相半衰期 |
| $t_{1/2\beta}$ | Elimination Half-life | 消除相半衰期 |
| $T_4$ | Thyroxine | 血清甲状腺素 |
| TAA | Tumor Associated Antigen | 人肿瘤相关抗体 |
| TAA | Thioacetamide | 硫代乙酰胺 |
| TAC | Total Antioxidant Capacity | 总抗氧化能力 |
| TACE | Transhepatic Arterial Chem Otherapy and Embolization | 肝动脉化疗栓塞术 |
| TBA | Total Bile Acid | 总胆汁酸 |
| TBHQ | tert-Butylhydroquinone | 特丁基对苯二酚 |
| TBiL | Total Bilirubin | 总胆红素 |

续表

| 缩写 | 全 称 | 中 文 |
|---|---|---|
| TC | Total Cholesterol | 总胆固醇 |
| TCHO | Total Cholesterol | 总胆固醇 |
| TEA | 4 - aminopyridine | 四乙基铵 |
| TG | Triglyceride | 甘油三酯 |
| TGF | Transforming Growth Factor | 转化生长因子 |
| Th1 | Helper T cell 1 | 辅助性 T 细胞 1 |
| Th2 | Helper T cell 2 | 辅助性 T 细胞 2 |
| TI | Therapeutic Index | 治疗指数 |
| TIMP | Tissue Inhibitor of Metalloproteinases | 基质金属蛋白酶抑制剂 |
| TIMP-1 | Tissue Inhibitor of Metalloproteinase-1 | 基质金属蛋白酶抑制剂-1 |
| TLR | Toll-like Receptors | Toll 样受体家族 |
| Tmax | Time of Maximum Concentration | 达峰时间 |
| TMP | Trimethoprim | 甲氧苄啶 |
| TNF | Tumor Necrosis Factor | 肿瘤坏死因子 |
| TNOS | Total Nitric Oxide Synthase | 总一氧化氮合成酶 |
| TOS | Trabecular Bone Osteoid Surface Area | 骨小梁类骨质表面积 |
| TP | Total Protein | 血清总蛋白 |
| Tpeak | Time to Peak | 达峰时间 |
| TRAP | Tartrate-Resistant Acid Phosphatase | 抗酒石酸盐酸性磷酸酶 |
| TRIS-HCL | Tris(hydroxymethyl)aminomethane | 三羟甲基氨基甲烷 |
| TSH | Thyroid Stimulating Hormone | 促甲状腺激素 |
| TSOD | Total Superoxide Dismutase | 总超氧化物歧化酶 |
| TSP | Total Serum Protein | 总血清蛋白质 |
| TT | Thrombin Time | 凝血酶时间 |
| TXB2 | Thromboxane B2 | 血栓素 B2 |
| UDP-GT | UDP-glucuronosyltransferases | UDP-葡萄糖醛酸转移酶 |
| UDS | Unscheduled DNA Synthesis | 非程序性 DNA 合成 |
| UR | Urea | 尿素 |
| VCAM-1 | Vascular Cell Adhesion Protein 1 | 血管细胞黏附蛋白 1 |
| VEGF | Vascular Endothelial Growth Factor | 血管内皮生长因子 |
| Ver | Verapamil | 维拉帕米 |
| VF | Ventricular fibrillation | 心室颤动 |
| VIP | Vasoactive Intestinal Peptide | 血管活性肠肽 |
| VitC | Vitamin C | 维生素 C |
| VLDL-C | Very Low Density Lipoprotein Cholesterol | 极低密度脂蛋白胆固醇 |
| Vmax | Maximum rate of reaction | 最大反应速率 |

续表

| 缩写 | 全　称 | 中　文 |
| --- | --- | --- |
| VPB | Ventricular premature beat | 室性早搏 |
| VSMCs | Vascular Smooth Muscle　Cells | 血管平滑肌细胞 |
| VT | Ventricular Tachycardia | 室性心动过速 |
| WBC | White Blood Cell | 白细胞 |
| WHO | World Health Organization | 世界卫生组织 |
| XOD | Xanthine Oxidase | 黄嘌呤氧化酶 |
| α1-MG | α1-Microglobulin | α1-微球蛋白 |
| α-SMA | α-Smooth Muscle Actin | α平滑肌肌动蛋白 |
| β2-MG | β2-Microglobulin | β2-微球蛋白 |
| β-NAG | N-acetyl-β-glucosaminidase | N-乙酰-β-葡萄糖苷酶 |
| γ-GT | Gamma Glutamyl Transferase | γ-谷氨酰转移酶 |

# 索　引

## 笔画索引

### 一画



### 二画



### 三画

**四画**

### 五画



### 六画

## 七画

### 八画

## 九画

十画

十一画



十二画

## 十三画



## 十四画



## 十五画



## 十六画



## 十七画

十八画



十九画以上

# 拉丁名索引

A

B

D

E

Q



R

T